Manfred Kaufmann

Serban D. Costa

Anton Scharl (Hrsg.)

Die Gynäkologie

2., vollständig überarbeitete und aktualisierte Auflage

Manfred Kaufmann
Serban D. Costa
Anton Scharl (Hrsg.)

Die Gynäkologie

2., vollständig überarbeitete und aktualisierte Auflage

Mit 372 Abbildungen und 197 Tabellen

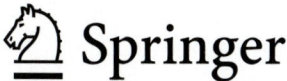

Kaufmann, Manfred, Prof. Dr. med.
Klinik für Gynäkologie und Geburtshilfe
Johann Wolfgang Goethe-Universität Frankfurt
Theodor-Stern-Kai 7
60590 Frankfurt

Costa, Serban D., Prof. Dr. med., Dr. h.-c.
Universitätsfrauenklinik
Otto-von Guericke-Universität Magdeburg
Gerhart-Hauptmann-Straße 35
39108 Magdeburg

Scharl, Anton, Prof. Dr. med.
Frauenklinik
Klinikum St. Marien Amberg
Mariahilfbergweg 7
92211 Amberg

ISBN-10 3-540-25664-4 Springer Medizin Verlag Heidelberg
ISBN-13 978-3-540-25664-9 Springer Medizin Verlag Heidelberg

Bibliografische Information der Deutschen Bibliothek
Die Deutsche Bibliothek verzeichnet diese Publikation in der Deutschen Nationalbibliografie;
detaillierte bibliografische Daten sind im Internet über http://dnb.ddb.de abrufbar.

Dieses Werk ist urheberrechtlich geschützt. Die dadurch begründeten Rechte, insbesondere die der Übersetzung, des Nachdrucks, des Vortrags, der Entnahme von Abbildungen und Tabellen, der Funksendung, der Mikroverfilmung oder der Vervielfältigung auf anderen Wegen und der Speicherung in Datenverarbeitungsanlagen, bleiben, auch bei nur auszugsweiser Verwertung, vorbehalten. Eine Vervielfältigung dieses Werkes oder von Teilen dieses Werkes ist auch im Einzelfall nur in den Grenzen der gesetzlichen Bestimmungen des Urheberrechtsgesetzes der Bundesrepublik Deutschland vom 9. September 1965 in der jeweils geltenden Fassung zulässig. Sie ist grundsätzlich vergütungspflichtig. Zuwiderhandlungen unterliegen den Strafbestimmungen des Urheberrechtsgesetzes.

Springer Medizin Verlag
springer.de

© Springer Medizin Verlag Heidelberg 2006

Printed in Germany

Die Wiedergabe von Gebrauchsnamen, Handelsnamen, Warenbezeichnungen usw. in diesem Werk berechtigt auch ohne besondere Kennzeichnung nicht zu der Annahme, dass solche Namen im Sinne der Warenzeichen- und Markenschutz-Gesetzgebung als frei zu betrachten wären und daher von jedermann benutzt werden dürften.

Produkthaftung: Für Angaben über Dosierungsanweisungen und Applikationsformen kann vom Verlag keine Gewähr übernommen werden. Derartige Angaben müssen vom jeweiligen Anwender im Einzelfall anhand anderer Literaturstellen auf ihre Richtigkeit überprüft werden.

Planung: E. Narciß
Projektmanagement: U. Meyer-Krauss
Lektorat: M. Mallwitz, Tairnbach
SPIN 10961605
Zeichnungen: A. Cornford, Darmstadt
Einbandgestaltung: deblik Berlin, Bild links: J. Gieffers, Institut für Medizinische Mikrobiologie und Hygiene, Universität zu Lübeck
Satz: medionet AG, Berlin
Druck: Stürtz GmbH, Würzburg
Gedruckt auf säurefreiem Papier   2122 – 5 4 3 2 1 0

Wir müssen das, was wir denken auch sagen,
wir müssen das, was wir sagen auch tun,
und wir müssen das, was wir tun dann auch sein.

A. Herrhausen (1930–1989)

Vorwort zur 2. Auflage

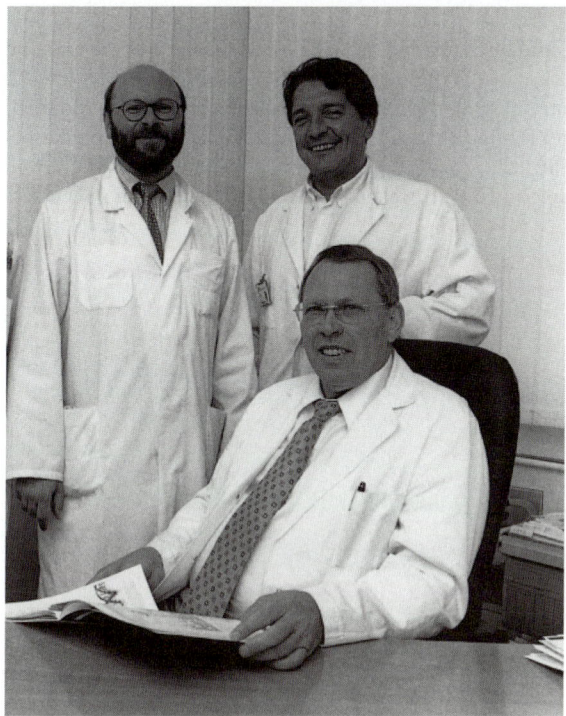

Prof. Dr. med. Manfred Kaufmann
Prof. Dr. med. Dr. h.c. Serban D. Costa
Prof. Dr. med. Anton Scharl

Die Gynäkologie unterliegt derzeit einem enormen Wandel. Dieser ist einerseits bedingt durch den großen technischen Fortschritt auf diesem Gebiet, der Erweiterung der ambulanten diagnostischen und therapeutischen Möglichkeiten, andererseits aber auch durch gesellschaftliche und gesundheitspolitische Veränderungen.

Neuerungen haben sich zum Beispiel in veränderten Empfehlungen zur Hormontherapie im Klimakterium ergeben. Der Trend zu minimal-invasiven Eingriffen nimmt zu, wenn auch nicht immer in seiner Bedeutung überprüft. Disease-Management-Programme für das »Mamma-Karzinom« sind bundesweit etabliert, Brustkrebszentren im Aufbau. Neue adjuvante Therapieempfehlungen mit dem Einsatz innovativer Immuntherapien, wie z. B. Herceptin, geben Anlass zu großer Hoffnung auf verbesserte Ergebnisse, einschließlich einer Heilung bei Mamma-Karzinomen.

Zentren für die Diagnose und Therapie gynäkologischer Malignome werden entstehen, die neue Ausbildungscurricula erfordern. Hier gilt es eine Aus- und Weiterbildung im Rahmen von Austausch und verbesserter Vernetzung zu schaffen.

Ziel des vorliegenden Buches ist nach wie vor die Darstellung des heutigen Standard- und Expertenwissens auf dem Gebiet der konservativen und operativen Gynäkologie sowie der gynäkologischen Endokrinologie und Reproduktionsmedizin.

Seit Erscheinen der ersten Auflage sind drei Jahre vergangen. Wir haben uns bemüht, in der zweiten Auflage alle zwischenzeitlich gemachten Fortschritte entsprechend einer »evidenz-basierten Medizin« zu berücksichtigen. Bei der Neuauflage wurden die zahlreichen Hinweise aus der Leserschaft einbezogen und fehlende Aspekte ergänzt. Außerdem hat das Buch eine gründliche Überarbeitung und Aktualisierung aller Kapitel erfahren. Darüber hinaus sind noch eine ganze Reihe von neuen Kapiteln mit aufgenommen worden, um das Fachgebiet abzurunden:

- Blutungs- und Gerinnungsstörungen
- Laparoskopische Operationen in der Gynäkologie
- Kinder- und Jugendgynäkologie
- Apparative Diagnostik
- Psychosoziale Onkologie in der Gynäkologie
- Naturheilverfahren in der Gynäkologie
- Rechtsvorschriften
- Bewerbung und Karriereplanung in der Medizin

Die im Anhang zusätzlich aufgenommene Zusammenstellung von Leitsymptomen und diagnostischen Algorithmen stellt unseres Erachtens eine wertvolle praktische Hilfe dar. Auch hier konnten zusätzlich geschaffene Leitlinien auf dem Gebiet der Gynäkologie eingearbeitet werden.

Wir sind überzeugt, inhaltlich alle Anforderungen des Schwerpunktes Gynäkologische Onkologie, der Gynäkologischen Endokrinologie und Reproduktionsmedizin sowie den gesamten Bereich der Diagnostik und Therapie in der Gynäkologie erfasst zu haben.

Wir hoffen, dass dieses Buch sowohl für den angehenden Facharzt in der Weiterbildung als auch für die Facharztprüfung eine wertvolle Unterstützung darstellt. Gleichzeitig sollte »Die Gynäkologie« aber auch für den niedergelassenen Facharzt eine Fundgrube an Wissen sein und als Leitfaden dienen. Zusammen mit dem ebenfalls bei Springer erschienen Buch »Die Geburtshilfe« stellt es das derzeit aktuellste und vom Wissensumfang vollständigste Werk der Frauenheilkunde dar.

Da unsere Zeit besonders geprägt ist von zunehmender Bürokratisierung, Dokumentationsaufträgen und teilweise überzogenen Qualitätskriterien, muss die Medizin wieder mehr in den Vordergrund gerückt werden. Erfreulicherweise begeistern sich immer mehr Frauen für das Fach. Im Moment sind die Rahmenbedingungen für eine Klinikkarriere und ein erfülltes Familienleben noch nicht geschaffen. Unter anderem deshalb existieren sicher Nachwuchsprobleme vor allem im Facharzt- und Oberarztbereich.

Wir wünschen der zweiten Auflage eine ebenso weite und rasche Verbreitung wie bei der ersten Auflage und sind auf Rückmeldungen von Seiten der Leser sehr gespannt.

Allen Autoren danken wir recht herzlich für die erneute konstruktive Zusammenarbeit, ebenso unseren Mitarbeiter/-innen aus unseren jeweiligen Kliniken. Ein besonderer Dank gilt erneut dem Springer-Verlag, Heidelberg, insbesondere Frau Narciß und der externen Lektorin, Frau Mallwitz.

Die positive Kritik über die erste Auflage hat uns beflügelt zu dieser zweiten Auflage, welche Ihnen als »Benutzer« im Alltag hoffentlich wertvolle Unterstützung gibt.

Herbst 2005

Prof. Dr. med. Manfred Kaufmann

Prof. Dr. med. h.c. Serban Dan Costa

Prof. Dr. med. Anton Scharl

Geleitwort zur 1. Auflage

Die sich fast überschlagenden technischen Fortschritte in der Gynäkologie zwingen zu einer in immer kürzeren Abständen notwendigen Aktualisierung vorhandener Fachbücher oder, wie vorliegend, zu einer Neuerscheinung, die a priori von der **gegenwärtigen** Sachlage bestimmt ist. Und so erscheint mir dieses neue Fachbuch als etwas absolut Erwünschtes.

Das Buch ist für die Anwendung in Klinik und Praxis konzipiert, damit auch speziell für die Facharztausbildung. Die Relevanz der Texte ist dadurch garantiert, dass die verschiedenen Kapitel von 35 für die jeweilige Thematik spezialisierten Autoren abgefasst sind. Dies garantiert eine optimale, gründliche und auch das weniger Bekannte berücksichtigende Darstellung.

Die Texte sind häufig aufgelockert, indem knappe Auflistungen von wesentlichen Gegebenheiten oder Handlungsgeboten eingefügt sind, was die Übersicht verbessert. Vorzügliche Abbildungen ergänzen die streng sachbezogenen Texte.

Besonders erfreulich ist die ausführliche Berücksichtigung der gynäkologischen Endokrinologie inklusive seltener Störungen und ihr Bezug auf die Praxis, ferner die Ergänzung der onkologischen Organkapitel durch eine sehr anschauliche bildreiche Darstellung der Operationstechniken. Eine besonders ausführliche Bearbeitung hat das Mammakarzinom erfahren. Erwähnenswert sind auch die Kapitel über Notfälle sowie psychosomatische und psychiatrisch bedeutsame Konstellationen und deren Behandlung. Etwas gänzlich neues, modernes und aktuell Notwendiges ist das ausführliche Kapitel über ein optimales klinisches Management.

Im Anhang sind alle für unser Fach wesentlichen Medikamente aufgeführt, ferner gesetzliche, für unser Fach wesentliche Verordnungen sowie fachbezogene Internet-Adressen.

Ich bin überzeugt, dass dieses so ausführliche und mit großem Einsatz geschaffene Fachbuch jene Aufmerksamkeit und Verbreitung findet, die es verdient.

Prof. Schmidt-Matthiesen

Vorwort zur 1. Auflage

Menschen in den Industrieländern lassen sich kaum von etwas Anderem mehr faszinieren und gleichzeitig beängstigen als von den Naturwissenschaften und damit auch der Medizin. Die durch Medien rasch verbreiteten und geschürten Ängste können zur Mobilisierung der Bevölkerung bis hin zu gesellschaftlichen Veränderungen führen. Gleichzeitig hat die Gesundheit mit den dazugehörigen Lifestylefaktoren einen sehr hohen Stellenwert in der heutigen Gesellschaft erlangt.

Neue Prioritäten verbunden mit medizinischem Fortschritt haben gerade in der Frauenheilkunde zu tiefgreifenden strukturellen Veränderungen geführt. Plötzlich treten Konflikte auf, die nur entstehen, weil inzwischen Dinge realisierbar sind, die bis vor wenigen Jahren nicht einmal denkbar waren. Das betrifft beispielsweise die Familienplanung oder die Bewältigung der Probleme des Älterwerdens. Man halte sich etwa vor Augen, dass sich die Lebenserwartung der Frau in den letzten 150 Jahren auf 80 Jahre verdoppelt hat.

Wie in fast allen Bereichen der Medizin fand in den letzten 5 Jahren auch und besonders in der Frauenheilkunde ein Paradigmenwechsel statt. Fragestellungen führen soweit, dass neue rechtliche Grundlagen geschaffen werden müssen. Ein klassisches Spannungsfeld beispielsweise ist die zunehmend machbare operative Radikalität und die gleichzeitige Hinwendung zu immer mehr minimal-invasiven operativen Verfahren.

Eine konsequente Qualitätssicherung ist in allen Bereichen der Gynäkologie vorrangig zu fordern und wurde in diesem Buch entsprechend berücksichtigt. Hierzu gehört auch, dass neue diagnostische und vor allem therapeutische Konzepte und Vorgehensweisen entsprechend einer »Evidenz-basierten Medizin« gemessen werden.

Ein Ziel des vorliegenden Buches ist die Darstellung des heutigen Standard- und Expertenwissens auf dem Gebiet der Gynäkologie sowie der gynäkologischen Endokrinologie.

Die Gynäkologie in Deutschland und hier insbesondere die gynäkologische Onkologie – das Mammakarzinom eingeschlossen – hat zusammen mit der gynäkologischen Endokrinologie auch international gesehen einen hohen Standard erreicht. Dieser Standard wird aufgezeigt und kritisch mit neuen Möglichkeiten diskutiert. Dabei kann verständlicherweise nicht alles dargestellt werden, was derzeit machbar ist.

Die Darstellungen und Sichtweisen sind vor allem geprägt durch die eigenen Erfahrungen der Autoren und insbesondere die der Herausgeber und deren Tätigkeit an der Heidelberger Universitätsklinik (Manfred Kaufmann und Serban Costa) unter dem Wirken der Lehrer Josef Zander, Fred Kubli und Gunther Bastert bzw. an der Kölner Universitätsklinik (Anton Scharl) unter Achim Bolte.

Ganz sicher ist auch ein Einfluss auf dem Gebiet der gynäkologischen Onkologie durch Heinrich Schmidt-Matthiesen, Frankfurt und Albrecht Pfleiderer, Freiburg, zu sehen. Heinrich Maass, Hamburg, setzte wesentliche Impulse bezüglich des Mammakarzinoms.

Das vorliegende Buch erhebt den Anspruch, alle Aspekte der Gynäkologie abzuhandeln, die in der Facharztweiterbildung Gynäkologie und Geburtshilfe gefordert werden. Es deckt inhaltlich die Anforderungen der fakultativen Weiterbildungen in der speziellen gynäkologischen Onkologie und operativen Gynäkologie sowie gynäkologischen Endokrinologie ab.

Auch der niedergelassenen Kollegin und Kollegen kann dieses Buch als Nachschlagewerk für einzelne Fragen dienen.

Bei 35 Autoren mit 52 einzelnen Kapiteln ist es möglich, Expertenwissen aus verschiedenen Blickwinkeln gut darzustellen, auch wenn dies evtl. zu Wiederholungen bzw. kontroverser Darstellung führen kann.
Die Herausgeber gehen davon aus, dass der Leser gerade diese vielfältige Sichtweise schätzt und sie als Grundlage für die eigene klinische Tätigkeit nutzen kann.

Wir danken ganz herzlich allen Autoren für die lebhafte und konstruktive Zusammenarbeit. Wir glauben, auch dies ist ein Beispiel für ein gelungenes und heute von allen gefordertes Qualitätsmanagement. Genauso bedanken wir uns bei den Mitarbeiterinnen und Mitarbeitern der Klinik.

Unser Dank gilt selbstverständlich auch dem Springer-Verlag, Heidelberg, insbesondere Frau Dr. Zimpelmann, Frau Narciß und Frau Weber sowie der externen Lektorin Frau Dr. Mund und Herrn Wieland, dem Hersteller. Ihre ständigen, kritischen Anregungen und auch geduldigen und ermutigenden Diskussionen haben dieses Buch erst ermöglicht.

Unser besonderer Dank gilt dem Grafiker, Herrn Cornford, der fachkundig auf alle unsere Wünsche eingegangen ist.

Sie, der Leser, mögen entscheiden, welchen Verbreitungsgrad dieses Buch erhält und welche Verbesserungen es beinhaltet.

Sommer 2002

Inhaltsverzeichnis

I Anatomie, Physiologie und klinische Embryologie

1 Anatomie des Genitale ... 3
M. Kaufmann und A. Zimpelmann

1.1 Bestandteile des weiblichen Genitale ... 3
1.2 Anatomie des Beckens ... 3
1.3 Das innere weibliche Genitale, Lage des Uterus im kleinen Becken ... 5
1.4 Anatomische Voraussetzungen für Standard- und Radikaloperationen ... 7

2 Anatomie von Bauchwand und Brust ... 13
M. Kaufmann und A. Zimpelmann

2.1 Anatomie der Bauchwand ... 13
2.2 Anatomie der Brust und der Achselhöhle ... 13

3 Anatomie des Darmes und der Blase ... 19
M. Kaufmann und A. Zimpelmann

3.1 Darm ... 19
3.2 Blase ... 19

4 Embryologie, Entwicklungsanomalien und Fehlbildungen des weiblichen Genitale und der Brust ... 21
U.-J. Göhring, A. Ahr, A. Scharl und S. D. Costa

4.1 Einleitung ... 21
4.2 Embryologie des Urogenitalsystems ... 21
4.3 Angeborene Genitalfehlbildungen ... 24
4.4 Angeborene Fehlbildungen der unteren Harnorgane und des Enddarms ... 27
4.5 Operative Korrektur von angeborenen Genitalfehlbildungen ... 27
4.6 Embryologie der Mamma ... 29

5 Ovarialfunktion ... 37
D. Hornung und L. Kiesel

5.1 Einleitung ... 37
5.2 Hypothalamus ... 37
5.3 Hypophyse ... 39
5.4 Ovar ... 42

6 Physiologie der Brust ... 47
I.-T. Bäckert-Sifeddine und L. Kiesel

6.1 Entwicklung der Brust ... 47
6.2 Hormonelle Regulation der Brust ... 47
6.3 Laktation ... 48

II Gynäkologische Endokrinologie und Reproduktionsmedizin

7 Regulation der Geschlechtsreife ... 53
D. Hornung und L. Kiesel

7.1 Einleitung ... 53
7.2 Entwicklung der sekundären Geschlechtsmerkmale ... 53
7.3 Beschleunigtes Längenwachstum ... 54
7.4 Knochenentwicklung ... 55
7.5 Körperzusammensetzung ... 55
7.6 Menarche ... 55
7.7 Adrenarche ... 56

8 Regulation der Fortpflanzungsfunktion ... 57
D. Hornung und L. Kiesel

8.1 Einleitung ... 57
8.2 Spermatozoentransport im weiblichen Genitaltrakt ... 57
8.3 Oozytentransport ... 58
8.4 Endometriumveränderungen nach Konzeption ... 58
8.5 Der Regelkreis Hypothalamus – Hypophyse – Ovar ... 59

9 Klimakterium, Postmenopause und Senium ... 61
H. Kuhl

9.1 Physiologie und Erkrankungen ... 61
9.2 Hormonsubstitution ... 76

10 Gestörte sexuelle Entwicklung ... 105
I.-T. Bäckert-Sifeddine und L. Kiesel

10.1 Einleitung ... 105
10.2 Gonadendysgenesien ... 105
10.3 Intersexualität ... 109
10.4 Hormontests zur Differenzierung verschiedener Formen des Pseudohermaphroditismus ... 116
10.5 Empfehlung zum praktischen Vorgehen bei Intersexualität ... 116
10.6 Pubertas tarda ... 117
10.7 Pubertas praecox ... 118
10.8 Transsexualität ... 120

11 Zyklus- und Ovulationsstörungen ... 123
I.-T. Bäckert-Sifeddine und L. Kiesel

11.1 Einleitung ... 124
11.2 WHO-Klassifikation der Ovarialinsuffizienz ... 124
11.3 Zyklustempo- und Blutungsstörungen ... 124
11.4 Untersuchungsgänge und Tests zur Überprüfung der Ovarialfunktion und der übergeordneten Zentren ... 130
11.5 Primäre Ovarialinsuffizienz ... 138
11.6 Hypothalamische Ovarialinsuffizienz ... 139
11.7 Hypophysäre Ovarialinsuffizienz ... 141
11.8 Hyperprolaktinämische Ovarialinsuffizienz ... 143
11.9 Hyperandrogenämische Ovarialinsuffizienz ... 149
11.10 Adrenale Hyperandrogenämie ... 151
11.11 Ovarielle Hyperandrogenämie ... 153
11.12 Hyperthecosis ovarii ... 154
11.13 Polyzystisches Ovarsyndrom (PCO-Syndrom) ... 154
11.14 Adrenogenitales Syndrom (AGS) ... 157
11.15 Luteinized-unruptured-follicle-Syndrom (LUF) ... 159
11.16 Ovulation mit Oozytenretention ... 160
11.17 Empty-follicle-Syndrom ... 160
11.18 Corpus-luteum-Insuffizienz ... 160

12 Fertilitätsstörungen und Sterilität ... 163
A. K. Ludwig, K. Diedrich, M. Ludwig und R. E. Felberbaum

12.1 Einleitung ... 163
12.2 Rechtliche Grundlagen der Sterilitätsbehandlung in Deutschland ... 166
12.3 Diagnostik im Rahmen der Sterilitätsbehandlung ... 166
12.4 Kinderwunschbehandlung ... 170

12.5	Komplikationen im Rahmen der Sterilitätsbehandlung	185
12.6	Schwangerschaft und Geburt nach Sterilitätsbehandlung	187
12.7	Folgen	189
12.8	Daten des deutschen IVF-Registers	191

13 Kontrazeption und Familienplanung ... 195
M. Ludwig, R. E. Felberbaum, J. M. Weiss und K. Diedrich

13.1	Einleitung – Geschichte der Kontrazeption	195
13.2	Einsatz der Kontrazeption	196
13.3	Sterilisation	204
13.4	Kontrazeption des Mannes	206

III Erkrankungen der Genitalorgane

14 Lageveränderungen ... 209
A. Scharl und U.-J. Göhring

14.1	Einleitung	209
14.2	Begriffsbestimmung	209
14.3	Abweichungen von der Längsachse	210
14.4	Senkungszustände (Deszensus)	211

15 Gynäkologische Urologie ... 227
E. Petri

15.1	Störungen der Kontinenz	227
15.2	Harnwegsinfektionen in der Gynäkologie	240
15.3	Urologische Komplikationen bei gynäkologischen Eingriffen und Nachbestrahlung	241
15.4	Palliative Harnableitung	243
15.5	Erkrankungen der weiblichen Harnröhre	243

16 Blutungs- und Gerinnungsstörungen ... 245
E. Lindhoff-Last

16.1	Physiologie von Gerinnung und Fibrinolyse	245
16.2	Angeborene und erworbene Gerinnungsstörungen	246
16.3	Thromboembolische Erkrankungen	248

17 Endometriose ... 255
R. Baumann

17.1	Allgemeine Grundlagen	255
17.2	Diagnostik	260
17.3	Klinisches Management	264
17.4	Abschließende Bemerkungen	269

18 Entzündungen ... 271
A. Ahr und A. Scharl

18.1	Infektionen der Vulva	271
18.2	Infektionen der Vagina	275
18.3	Infektionen des Uterus	278
18.4	Infektionen des oberen Genitaltrakts	279
18.5	Geschlechtskrankheiten	281

19 Extrauteringravidität ... 287
P. Oppelt

19.1	Einleitung	287
19.2	Häufigkeit und Ätiologie	287
19.3	Lokalisation	288
19.4	Diagnostik	288
19.5	Therapie	290
19.6	Sonderformen	297
19.7	Fertilität	299

20 Chronisches Unterbauchschmerzsyndrom ... 303
R. Gätje

20.1	Diagnostik	304
20.2	Gynäkologische Erkrankungen und Operationen bei chronischen Unterbauchschmerzen	305
20.3	Chronischer Unterbauchschmerz als psychosomatische Erkrankung	307
20.4	Nicht gynäkologische Erkrankungen bei chronischen Unterbauchschmerzen	307
20.5	Therapie	307

IV Tumoren der Genitalorgane

21 Vulva ... 313
S. D. Costa

21.1	Einleitung: Dysplasiesprechstunde	313
21.2	Prämaligne Erkrankungen der Vulva	313
21.3	Vulvakarzinom	317
21.4	Nachsorge	320
21.5	Behandlung des Rezidivs	321
21.6	Prognose	321

22 Vagina ... 323
S. D. Costa

22.1	Einleitung	323
22.2	Epidemiologie	323
22.3	Ätiologie	323
22.4	Histopathologie und Ausbreitung	324
22.5	Symptome	324
22.6	Diagnostik	324
22.7	Stadieneinteilung	325
22.8	Therapie	325
22.9	Prognose	327
22.10	Nachsorge	327

23 Cervix uteri ... 329
G. Oettling und R. Kreienberg

23.1	Gutartige Neubildungen der Cervix uteri	329
23.2	Neoplasien der Cervix	330
23.3	Prävention und Evaluation	339
23.4	Therapeutisches Management	345
23.5	Nachsorge und Rezidivbehandlung	351

24 Corpus uteri ... 355
V. Hanf und R. Kreienberg

24.1	Gutartige Neubildungen des Corpus uteri	355
24.2	Uterus myomatosus	356
24.3	Endometriumkarzinom	368

25 Sarkome ... 391
W. Eiermann und O. Gaß

25.1	Allgemeines	391
25.2	Klinik der weiblichen Genitalsarkome	393
25.3	Therapie	398
25.4	Nachsorge	402
25.5	Mammasarkome und phylloide Tumoren	402

26 Adnexe ... 405
J. Schwarz, S. Mahner und F. Jänicke

26.1	Pathogenese und histologische Klassifikation	405
26.2	Diagnostik	411
26.3	Klinisches Management benigner Ovarialtumoren	416

26.4	Maligne Ovarialtumoren	417
26.5	Klinisches Management maligner epithelialer Ovarialtumoren	420
26.6	Klinisches Management maligner nicht-epithelialer Ovarialtumoren	432
26.7	Klinisches Management bei Tumoren niedrig maligner Potenz	433
26.8	Klinisches Management bei Tubenkarzinom	434
26.9	Rehabilitation und Nachsorge	434

27 Gestationsbedingte Trophoblasterkrankungen (Blasenmole und Chorionkarzinom) 437
S. D. Costa

27.1	Einleitung	437
27.2	Epidemiologie	437
27.3	Ätiologie	438
27.4	Pathologie	438
27.5	Diagnostik	439
27.6	Klassifikation und Stadieneinteilung	441
27.7	Therapie	442
27.8	Prognose	445
27.9	Nachsorge	445

28 Malignome in der Schwangerschaft 447
A. Scharl, A. Ahr und U.-J. Göhring

28.1	Allgemeines	447
28.2	Therapiemodalitäten während der Schwangerschaft	448
28.3	Mammakarzinom	450
28.4	Zervixkarzinom	453
28.5	Endometriumkarzinom	455
28.6	Vulvakarzinom	455
28.7	Ovarialtumoren	455
28.8	Gastrointestinale Karzinome	456
28.9	Urologische Malignome	457
28.10	Schilddrüsenkarzinom	457
28.11	Malignes Melanom	457
28.12	Hämatologische Malignome	458
28.13	Metastasierung in Plazenta und Fetus	460

V Erkrankungen und Tumoren der Brust

29 Entzündungen der Brustdrüsen 465
W. Eiermann und A. Scharl

29.1	Einleitung	465
29.2	Mastitis puerperalis	465
29.3	Nonpuerperale Mastitiden	467

30 Gutartige Veränderungen der Brustdrüse 471
A. Ahr und T. Diebold

30.1	Einleitung	471
30.2	Diagnostik der benignen Brustdrüsenveränderungen	471
30.3	Subgruppen der benignen Brustveränderungen	472

31 Mammakarzinom 477
M. Kaufmann, G. von Minckwitz, A. Scharl und S. D. Costa

31.1	Biologie des Mammakarzinoms	477
31.2	Früherkennung und Prävention	493
31.3	Adjuvante Therapie des Mammakarzinoms	504
31.4	Therapie bei Metastasierung	522

VI Onkologische Beratung und Nachsorge

32 Krebs und Hormone 537
H. Kuhl

32.1	Einleitung	537
32.2	Rolle der Hormone in der Karzinogenese	537
32.3	Mammakarzinom	538
32.4	Endometriumkarzinom	542
32.5	Ovarialkarzinom	544
32.6	Zervix- und Vulvakarzinom	545
32.7	Andere Karzinome	546
32.8	Zusammenfassung	546

33 Tumornachsorge 549
S. D. Costa, M. Kaufmann, G. von Minckwitz, A. Scharl, R. Kreienberg, W. Eiermann und F. Jänicke

33.1	Einleitung	549
33.2	Dokumentation, Koordination und Information	549
33.3	Allgemeine Aspekte der Nachsorge beim Mammakarzinom und anderen gynäkologischen Malignomen	550
33.4	Spezielle Aspekte der Nachsorge	550

34 Schmerztherapie, Palliativmedizin und Hospizbetreuung bei gynäkologischen Malignomen 557
M. Zimmermann, S. Djahansouzi, P. Dall und B. Lanzinger

34.1	Schmerztherapie	557
34.2	Palliativmedizin	561
34.3	Menschenwürdig leben bis zuletzt	567

35 Psychosoziale Onkologie in der Gynäkologie 571
M. Keller

35.1	Einleitung	571
35.2	Grundlagen der psychosozialen Onkologie	571
35.3	Tumorerkrankung und Behandlung im subjektiven Krankheitserleben	571
35.4	Krankheitsbewältigung	573
35.5	Partner und Familie	574
35.6	Psychosoziale Risikofaktoren und diagnostische Befunderhebung	575
35.7	Psychosoziale Interventionen	575
35.8	Die Situation der behandelnden Ärzte	577
35.9	Perspektiven	577

36 Genetische Beratung bei gynäkologischen Erkrankungen 579
B. Prieshof und S. D. Costa

36.1	Einleitung	579
36.2	Genetik der gynäkologischen Krebserkrankungen	579
36.3	Genetik gutartiger gynäkologischer Erkrankungen	583

VII Operative Eingriffe

37 Allgemeines zu operativen Interventionen....... 587
M. Kaufmann und D. H. Bremerich

37.1	Einleitung	587
37.2	Allgemeine Überlegungen und operative Entwicklungen	588
37.3	Aufklärung	590
37.4	Aufgabenteilung zwischen Operateur und Anästhesist	590
37.5	Präoperative Untersuchungen	591

37.6	Postoperative Versorgung	593
37.7	Spezielle apparative Diagnostik	593

38	**Laparoskopische Operationen in der Gynäkologie**	**595**
	R. Gätje und M. Kaufmann	
38.1	Einleitung	595
38.2	Myomenukleation	596
38.3	Adnexeingriffe	596
38.4	Tubenchirurgie	597
38.5	Sterilisation	597
38.6	Extrauteringravidität	597
38.7	Laparoskopische Eingriffe in der Schwangerschaft	598
38.8	Hysterektomie	598
38.9	Gynäkologische Malignome	598

39	**Vulva**	**601**
	M. Kaufmann	
39.1	Hautveränderungen der Vulva	601
39.2	Bartholin-Abszess/-Zyste	601
39.3	Condylomata acuminata	601
39.4	Operation des Introitus bzw. von Hymenalstenosen	601
39.5	Beschneidungen (»Female Genital Mutilation«) und operative Korrektur	601
39.6	Vulvakarzinom	603

40	**Vagina**	**611**
	M. Kaufmann	
40.1	Exzision eines Vaginalseptums	611
40.2	Korrektur der Zystozele (Kolporrhaphia anterior, vordere Beckenbodenplastik)	611
40.3	Kolposuspensionsplastik	611
40.4	Korrektur der Enterozele	614
40.5	Korrektur der Rektozele (Kolporrhaphia posterior, hintere Beckenbodenplastik)	615
40.6	Operation eines alten Dammrisses 3. Grades	615
40.7	Neovagina	615
40.8	Vaginalkarzinom	616
40.10	Korrektur von Urinfisteln	616
40.11	Korrektur von Darmfisteln	616

41	**Uterus**	**619**
	M. Kaufmann	
41.1	Fraktionierte Kürettage	619
41.2	Konisation	619
41.3	Hysterektomie	620
41.4	Operative Eingriffe bei Malignomen des Uterus	624
41.5	Myomenukleation	629
41.6	Hysteroskopie	630
41.7	Uterusfehlbildungen	633

42	**Adnexe**	**635**
	M. Kaufmann	
42.1	Tuben	635
42.2	Ovar	636
42.3	Operative Eingriffe bei Malignomen des Ovars und der Tube	637
42.4	Operation bei Rezidiven	639

43	**Mamma**	**641**
	M. Kaufmann und A. Scharl	
43.1	Allgemeines	641
43.2	Gewebegewinnung zur histologischen Diagnosestellung	642
43.3	Eingriffe bei gutartigen Befunden	649
43.4	Operative Therapie des Mammakarzinoms	650
43.5	Operative Therapie des duktalen Carcinoma in situ (DCIS)	666
43.6	Plastisch-ästhetische Operationen	667

VIII Notfälle

44	**Gynäkologische Notfalldiagnostik**	**675**
	J. Süß	
44.1	Einleitung	675
44.2	Anamnese	676
44.3	Befunderhebung	677
44.4	Genitale Blutung als Leitsymptom	679
44.6	Akutes Abdomen	682
44.7	Extragenitale Ursachen akuter abdominaler Beschwerden	683
44.8	Gynäkologische Operationen als Ursache einer Notfallsituation	685
44.9	Schock	687

45	**Allgemeine Notfalltherapie in der Gynäkologie**	**689**
	J. Süß	
45.1	Akuter Harnverhalt	689
45.2	Akute Atemnot	689
45.3	Schockbehandlung	691
45.4	Kardiopulmonale Reanimation	693
45.5	Konservatives Vorgehen bei gynäkologischen Erkrankungen	694
45.6	Operative Therapie bei gynäkologischen Erkrankungen	694
45.7	Notfallmedikamente	694

46	**Psychiatrische Notfälle und Forensik in der Gynäkologie**	**695**
	J. Süß	
46.1	Einleitung	695
46.2	Leitsymptome beim psychiatrischen Notfall	695
46.3	Angst/Panikattacke	699
46.4	Depression	701
46.5	Suizidalität	702
46.6	Strategien der Notfalltherapie	704
46.7	Forensische Medizin in der Gynäkologie	707

IX Gynäkologische Sprechstunde

47	**Gynäkologische Praxis**	**715**
	K. König, R. Gätje, J. Süß, A. Scharl und T. Bareiter	
47.1	Anamnese	715
47.2	Untersuchungen	717
47.3	Befunddokumentation	720
47.4	Abrechnung	720
47.5	Ärztliches Aufklärungsgespräch	721
47.6	Kinder- und Jugendgynäkologie	724

48	**Apparative Diagnostik**	**733**
	R. Gätje, C. Sohn, A. Scharf, J. Heinrich, S. Zangos, V. Jacobi, C. Menzel, T. Diebold und J. Vogl	
48.1	Einleitung	733
48.2	Möglichkeiten und Grenzen der bildgebenden Verfahren	734
48.3	Gynäkologische Sonographie des kleinen Beckens	734
48.4	Kolposkopie	743
48.5	Andere bildgebende Verfahren	746
48.6	Röntgen- und MR-Mammographie in der Brustdiagnostik	748
48.7	Mammasonographie	753
48.8	Sonographie der Axilla	757

48.9	Sonographie in der Nachsorge	758
48.10	Dopplersonographie der Mamma	758

49 Labor — 761
R. Gätje

49.1	Gynäkologische Praxis.	761
49.2	Laboruntersuchungen in der gynäkologischen Onkologie	762
49.3	Laboruntersuchungen in der gynäkologischen Endokrinologie	763

50 Naturheilverfahren in der Gynäkologie — 765
W. F. Jungi

50.1	Einleitung	765
50.2	Begriffe und Charakteristika	765
50.3	Methodenübersicht	766
50.4	Verbreitung von Naturheilverfahren generell, in der Gynäkologie und speziell in der gynäkologischen Onkologie	766
50.5	Motive zur Anwendung von Naturheilverfahren	767
50.6	Beispiele häufig angewendeter Naturheilverfahren	767
50.7	Wirksamkeitsnachweis, Risiken	769
50.8	Schlussfolgerungen und Empfehlungen	769

X Sexualmedizin und Psychosomatik

51 Die Physiologie der Sexualität — 773
W. Eicher

51.1	Einleitung	773
51.2	Sexualphysiologie	773

52 Sexuelle Funktionsstörungen — 779
W. Eicher

52.1	Einleitung	779
52.2	Libidostörungen	779
52.3	Orgasmusstörungen	780
52.4	Algopareunie (Kohabitationsschmerzen)	781
52.5	Vaginismus	782
52.6	Indirekte Sexualstörungen	783
52.7	Therapie sexueller Funktionsstörungen	783
52.8	Sexualverhalten in bestimmten Lebensphasen	785

53 Sexuelle Zwischenstufen, Geschlechtsidentität und Transsexualismus — 789
W. Eicher

53.1	Intersexualität	789
53.2	Transsexualität	789

54 Andere psychosomatische Krankheitsbilder — 793
W. Eicher

54.1	Einleitung	793
54.2	Psychosomatische Unterleibsschmerzen	793
54.3	Fluor genitalis, Pruritus	795
54.4	Psychogene Blutungsstörungen	795
54.5	Psychosomatische Faktoren der Sterilität und Schwangerschaft	797

XI Qualitätsmanagement in Klinik und Praxis, Rechtsvorschriften, Bewerbung und Karriereplanung

55 Qualitäts-Management in Klinik und Praxis: »Kobra, übernehmen Sie« oder »Mission: Impossible. Im geheimen Auftrag«? — 803
J. Süß

55.1	Einleitung	803
55.2	Was ist (gute) Qualität?	804
55.3	Was ist Management?	808
55.4	Was ist Qualitäts-Management im Gesundheitswesen?	813
55.5	Wie wird Qualitäts-Management in Klinik und Praxis eingeführt?	818
55.6	Warum macht Qualitäts-Management im Gesundheitswesen Sinn?	825
55.7	Blick in die Zukunft: »Krankenhaus 2015 – Wege aus dem Paragraphendschungel« (die Andersen-Studie 2000)	830

56 Rechtsvorschriften in der Gynäkologie — 835
R. Ratzel

56.1	Verordnung von Kontrazeptiva an Minderjährige	835
56.2	Reproduktionsmedizin	835
56.3	Schwangerschaftsabbruch	838
56.4	Sterilisation	840
56.5	Lebendgeburt, Totgeburt, Fehlgeburt	842

57 Bewerbung und Karriereplanung in der Medizin — 843
S. Costa

57.1	Einleitung	843
57.2	Voraussetzungen für die Stellensuche	843
57.3	Verbesserung der Chancen für die gewünschte Stelle	847
57.4	Bewerbungsunterlagen	849
57.5	Bewerbungsgespräch	850
57.6	Schlusswort	852

Anhang

A1 Leit(d)linie und Algorithmen — 855
R. Gruber, J. Krieg und J. Süß

A2 Normalwerte — 865
E. Siebzehnrübl

A3 Medikamente — 869
E. Siebzehnrübl, G. von Minckwitz, H. Kuhl und R. Gätje

A3.1	Endokrinologika	869
A3.2	Urologika	869
A3.3	Onkologika	869

A4 Wichtige Adressen — 887
A. Zimpelmann und G. von Minckwitz

Farbteil — 893

Stichwortverzeichnis — 913

Autorenverzeichnis

Ahr, André, Priv.-Doz. Dr. med.
Am Ziegelturm 4, 63552 Gelnhausen

Bäckert-Sifeddine, Iris-T., Dr. med.
Hindenburgstraße 20, 71083 Herrenberg

Bareiter, Tanja, Dr. med.
Klinik für Gynäkologie und Geburtshilfe,
Johann Wolfgang Goethe-Universität Frankfurt, Theodor-Stern-Kai 7,
60596 Frankfurt

Baumann, Rudolf, Prof. Dr. med.
Bürgerhospital Frankfurt, Frauenklinik, Nibelungenallee 37–41,
60318 Frankfurt

Bremerich, D. H., Priv.-Doz. Dr. med.
Klinik für Anästhesiologie und Schmerztherapie,
Johann Wolfgang Goethe-Universität Frankfurt, Theodor-Stern-Kai 7,
60590 Frankfurt

Costa, Serban D., Prof. Dr. med., Dr. h.c.
Otto-von-Guericke-Universität Magdeburg, Universitätsfrauenklinik,
Gerhart-Hauptmann-Straße 35, 39108 Magdeburg

Dall, Peter, Prof. Dr. med.
Universitätsfrauenklinik, Moorenstraße 5, 40225 Düsseldorf

Diebold, Thomas, Dr. med.
Institut für Diagnostische und Interventionelle Radiologie,
Klinikum der Johann Wolfgang Goethe-Universität, Theodor Stern-Kai 7,
60590 Frankfurt

Diedrich, Klaus, Prof. Dr. med.
Universitätsklinikum Schleswig-Holstein, Campus Lübeck, Klinik für
Frauenheilkunde und Geburtshilfe, Ratzeburger Allee 160, 23538 Lübeck

Djahansouzi, S., Dr. med.
Universitätsfrauenklinik, Moorenstraße 5, 40225 Düsseldorf

Eicher, Wolfgang, Prof. Dr. med.
Diakonissenkrankenhaus, Frauenklinik, Speyerer Straße 91–93,
68163 Mannheim

Eiermann, W., Prof. Dr. med.
Frauenklinik, Bayerisches Rotes Kreuz, Taxisstraße 3, 80637 München

Felberbaum, Ricardo, Prof. Dr. med.
Klinikum Kempten Oberallgäu GmbH, Klinik für Frauenheilkunde und
Geburtshilfe, Robert-Wexler-Str. 50, 84739 Kempten

Gätje, Regine, Priv.-Doz. Dr. med.
Klinik für Gynäkologie und Geburtshilfe,
Johann Wolfgang Goethe-Universität Frankfurt, Theodor-Stern-Kai 7,
60596 Frankfurt

Gaß, O., Dr. med.
Frauenklinik, Bayerisches Rotes Kreuz, Taxisstraße 3, 80637 München

Göhring, U.-J., Priv.-Doz. Dr. med.
Johanniter-Krankenhaus Bonn, Gynäkologische Geburtshilfe,
Friedrich-Wilhelm-Stift GmbH, Johanniter-Straße 3–5, 53113 Bonn

Gruber, Jürgen, Dr. med.
Frauenklinik, Klinikum St. Marien Amberg, Mariahilfbergweg 5–7,
92224 Amberg

Hanf, Volker, Prof. Dr. med.
Georg-August-Universität Göttingen, Frauenklinik,
Robert-Koch-Straße 40, 37075 Göttingen

Heinrich, Jürgen, Prof. Dr. med.
AG Zervixpathologie und Kolposkopie, Schabernack 1, 18574 Garz/Rügen

Hornung, Daniela, Priv.-Doz. Dr. med.
Klinik für Frauenheilkunde und Geburtshilfe, Universität Lübeck,
Ratzeburger Allee 160, 23538 Lübeck

Jänicke, Fritz, Prof. Dr. med.
Klinik und Poliklinik für Gynäkologie Eppendorf, Martinistraße 52,
20246 Hamburg

Jacobi, Volkmar, Prof. Dr. med.
Institut für Diagnostische und Interventionelle Radiologie,
Klinikum der Johann Wolfgang Goethe-Universität, Theodor Stern-Kai 7,
60590 Frankfurt

Jungi, Walter Felix, Dr. med.
Kirchhalde 7, CH-9303 Wittenbach, Schweiz

Kaufmann, Manfred, Prof. Dr. med.
Klinik für Gynäkologie und Geburtshilfe,
Johann Wolfgang Goethe-Universität Frankfurt, Theodor-Stern-Kai 7,
60596 Frankfurt

Keller, Monika, Dr. med.
Sektion Psychoonkologie, Klinik für Psychosomatische und Allgemeine
Klinische Medizin, Im Neuenheimer Feld 155, 69120 Heidelberg

Kiesel, Ludwig, Prof. Dr. med.
Universitätsfrauenklinik, Albert-Schweitzer-Straße 33, 48149 Münster

König, Klaus, Dr. med.
Berufsverband der Frauenärzte e. V., Feldbergstraße 1, 61449 Steinbach

Kreienberg, R., Prof. Dr. med.
Universitätsfrauenklinik Ulm, Prittwitzstraße 43, 89075 Ulm

Krieg, Jürgen, Dr. med.
Frauenklinik, Klinikum St. Marien Amberg, Mariahilfbergweg 5–7,
92224 Amberg

Kuhl, Herbert, Prof. Dr. med.
Klinik für Gynäkologie und Geburtshilfe, Experimentelle Endokrinologie,
Johann Wolfgang Goethe-Universität Frankfurt, Theodor-Stern-Kai 7,
60596 Frankfurt

Lanzinger, Barbara, MdB
Platz der Republik 1, 11011 Berlin

Lindhoff-Last, Edelgard, Priv.-Doz. Dr. med.
Medizinische Klinik III, Schwerpunkt Angiologie,
Johann Wolfgang Goethe-Universität Frankfurt, Theodor-Stern-Kai 7,
60590 Frankfurt

Ludwig, Michael, Priv.-Doz. Dr. med.
Endokrinologikum Hamburg, Zentrum für Hormon- und Stoffwechselerkrankungen, gynäkologische Endokrinologie und Reproduktionsmedizin, Lornsenstraße 6, 22767 Hamburg

Ludwig, Annika K., Dr. med.
Universitätsklinikum Schleswig-Holstein, Campus Lübeck, Klinik für Frauenheilkunde und Geburtshilfe, Ratzeburger Allee 160, 23538 Lübeck

Mahner, Sven, Dr. med.
Klinik und Poliklinik für Gynäkologie Eppendorf, Martinistraße 52, 20246 Hamburg

Menzel, Christian, Priv.-Doz. Dr. med.
Klinik für Nuklearmedizin, Johann Wolfgang Goethe-Universität Frankfurt, Theodor-Stern-Kai 7, 60590 Frankfurt

Minckwitz von, Gunter, Priv.-Doz. Dr. med.
Klinik für Gynäkologie und Geburtshilfe,
Johann Wolfgang Goethe-Universität Frankfurt, Theodor-Stern-Kai 7, 60596 Frankfurt
German Breast Group,
Schleussnerstraße 42, 63263 Neu-Isenburg

Oettling, Günter, Priv.-Doz. Dr. med.
Kreiskrankenhaus Calw, Abteilung Gynäkologie, Eduard-Conz-Straße 11, 75365 Calw

Oppelt, Peter, Dr. med.
Universitätsfrauenklinik Erlangen, Universitätsstraße 21–23, 91054 Erlangen

Petri, Eckhard, Prof. Dr. med.
HELIOS Kliniken Schwerin, Frauenklinik, Wismarsche Straße 393–397, 19049 Schwerin

Prieshof, Bernd, Dr. med.
Klinik für Gynäkologie und Geburtshilfe,
Johann Wolfgang Goethe-Universität Frankfurt, Theodor-Stern-Kai 7, 60596 Frankfurt

Ratzel, Rudolf, Dr. jur.
Lenbachplatz 1/Ottostraße 1, 80333 München

Scharf, Alexander, Dr. med.
Frauenklinik der MHH, Oststadtklinik, Podbielstraße 380, 30659 Hannover

Scharl, Anton, Prof. Dr. med.
Klinikum St. Marien Amberg, Frauenklinik, Mariahilfbergweg 5–7, 92211 Amberg

Schwarz, Jörg, Priv.-Doz. Dr. med.
Klinik und Poliklinik für Gynäkologie Eppendorf, Martinistraße 52, 20246 Hamburg

Siebzehnrübl, Ernst, Prof. Dr. med. Dr. med. habil.
Zentrum für Reproduktionsmedizin, Hanauer Landstraße 328–330, 60314 Frankfurt

Sohn, Christof, Prof. Dr. med.
Universitätsfrauenklinik Heidelberg, Voßstraße 9, 69115 Heidelberg

Süß, Jochen, Dr. med.
Klinikum St. Marien, Mariahilfbergweg 7, 92224 Amberg

Vogl, T. J., Prof. Dr. med.
Institut für Diagnostische und Interventionelle Radiologie, Klinikum der Johann Wolfgang Goethe-Universität, Theodor-Stern-Kai 7, 60590 Frankfurt

Weiss, J. M., Dr. med.
Universitätsklinikum Lübeck, Klinik für Frauenheilkunde und Geburtshilfe, Ratzeburger Allee 160, 23538 Lübeck

Zangos, Stefan, Dr. med.
Institut für Diagnostische und Interventionelle Radiologie, Klinikum der Johann Wolfgang Goethe-Universität, Theodor-Stern-Kai 7, 60590 Frankfurt

Zimmermann, Michael, Dr. med.
Klinik für Anästhesiologie und Schmerztherapie,
Johann Wolfgang Goethe-Universität Frankfurt, Theodor-Stern-Kai 7, 60590 Frankfurt

Zimpelmann, Annette, Dr. med.
Deutsches Krebsforschungszentrum (DKFZ), Im Neuenheimer Feld 280, 69120 Heidelberg

Anatomie, Physiologie und klinische Embryologie

1 **Anatomie des Genitale** – 3
M. Kaufmann und A. Zimpelmann

2 **Anatomie von Bauchwand und Brust** – 13
M. Kaufmann und A. Zimpelmann

3 **Anatomie des Darmes und der Blase** – 19
M. Kaufmann und A. Zimpelmann

4 **Embryologie, Entwicklungsanomalien und Fehlbildungen des weiblichen Genitale und der Brust** – 21
U.-J. Göhring, A. Ahr, S.D. Costa und A. Scharl

5 **Ovarialfunktion** – 37
D. Hornung und L. Kiesel

6 **Physiologie der Brust** – 47
I.-T. Bäckert-Sifeddine und L. Kiesel

Anatomie des Genitale

M. Kaufmann und A. Zimpelmann

1.1 Bestandteile des weiblichen Genitale – 3

1.2 Anatomie des Beckens – 3

1.3 Das innere weibliche Genitale, Lage des Uterus im kleinen Becken – 5

1.4 Anatomische Voraussetzungen für Standard- und Radikaloperationen – 7

1.1 Bestandteile des weiblichen Genitale

Bestandteile des weiblichen Genitale
- Labia majora,
- Labia minora,
- Vestibulum vaginae,
- Introitus vaginae,
- Hymen,
- Klitoris,
- Glandulae vestibularis minoris und majoris (Bartholin-Drüsen) sowie
- Mons pubis (Abb. 1.1).

1.2 Anatomie des Beckens

Knöcherner Beckenring. Das knöcherne Becken besteht aus folgenden Teilen:
- Os sacrum,
- Symphyse und
- den beiden Ossa coxae, welche sich aus
  - Os ileum,
  - Os ischii und
  - Os pubis
  zusammensetzen.

Zu den wichtigsten **Bandverbindungen** gehören:
- das Lig. inguinale als Grenzmarke zwischen ventraler Bauchwand und Oberschenkel, zwischen der Spina ilia-

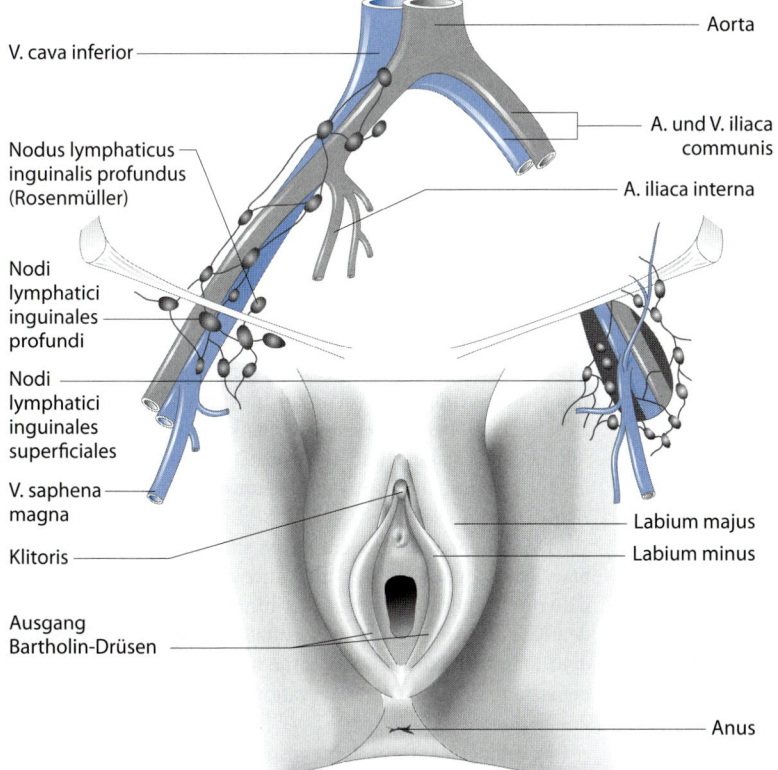

 Abb. 1.1. Anatomie der Vulva

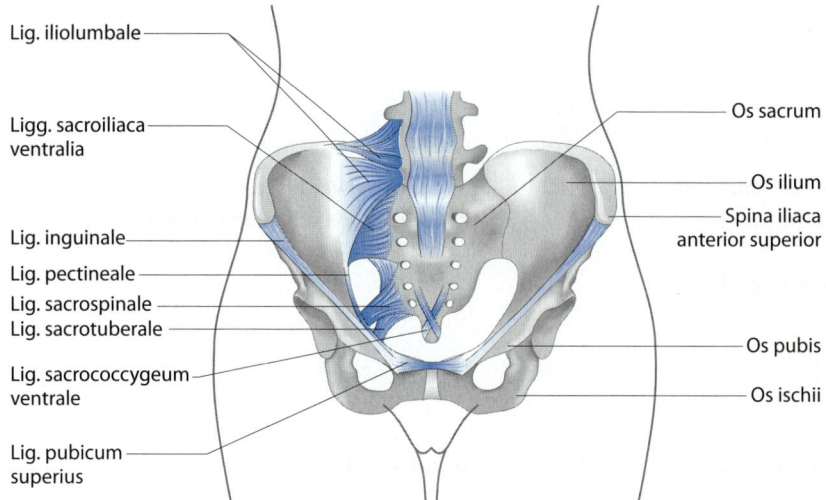

◘ Abb. 1.2. Knöchernes Becken und Ligamente

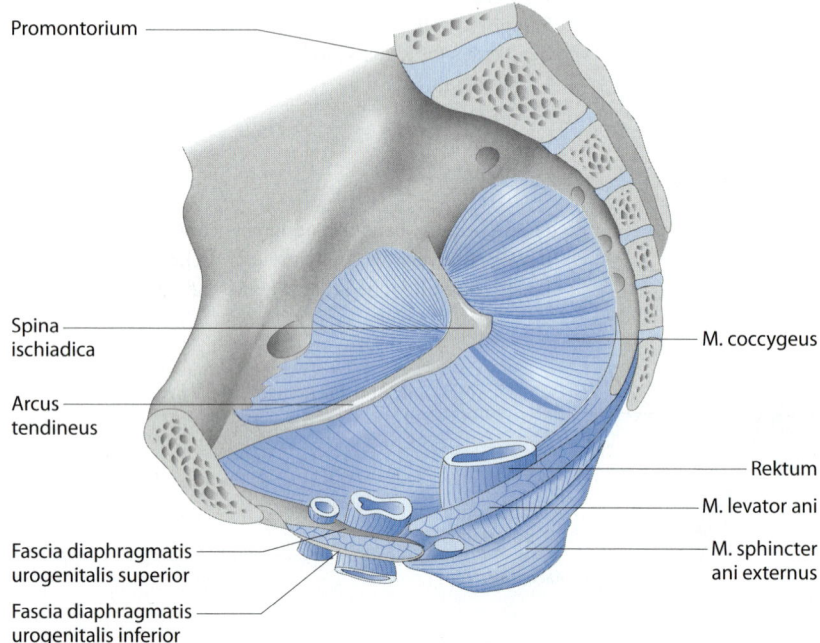

◘ Abb. 1.3. Beckenboden von innen

ca anterior superior und dem Tuberculum pubicum des Schambeins verlaufend,
- das **Lig. sacrospinale**, vom Seitenrand des Kreuz- und Steißbeins zur Spina ischiadica verlaufend, sowie
- das **Lig. sacrotuberale**, welches wie das Lig. sacrospinale ansetzt und am Tuber ischiadicum endet (◘ Abb. 1.2).

Beckenboden. Der Beckenboden spannt sich zwischen dem knöchernen Beckenring mit den entsprechenden Durchtrittsöffnungen aus. Er besteht aus:
- einer inneren Schicht, dem **Diaphragma pelvis,**
- einer mittleren Schicht, dem **Diaphragma urogenitale**, und
- einer unteren **Damm- und Schließmuskelschicht** (◘ Abb. 1.3).

Das **Diaphragma pelvis**, das einen großen Teil des Beckens nach unten trichterförmig verschließt, besteht v. a. aus dem **M. levator ani und dem M. coccygeus**. Der M. levator ani verläuft vom Arcus tendineus (verdickte Faszie des M. obturatorius internus) von hinten schräg nach vorne zur Innenfläche des Schambeins. Zwischen den beiden Levatorenschenkeln liegt der **Levatorspalt** mit Urethra, Vagina und Rektum. Die Innervation der Mm. levator ani und coccygeus erfolgt unwillkürlich durch direkte Äste des Plexus sacralis.

Das **Diaphragma urogenitale** ist eine muskulös-bindegewebige Platte zwischen Sitz- und unteren Schambeinästen kaudal vom Diaphragma pelvis. Der hintere Abschnitt besteht aus den **Fasciae diaphragmatis urogenitalis superior und inferior** und dem **M. transversus perinei profundus**, der zwischen den Sitzbeinästen verläuft. Die Innervation erfolgt durch Muskeläste des N. pudendus.

M. sphincter ani und M. bulbospongiosus gehören zur Damm- und Schließmuskelschicht und bilden um Anus und Vulva eine

1.3 · Das innere weibliche Genitale, Lage des Uterus im kleinen Becken

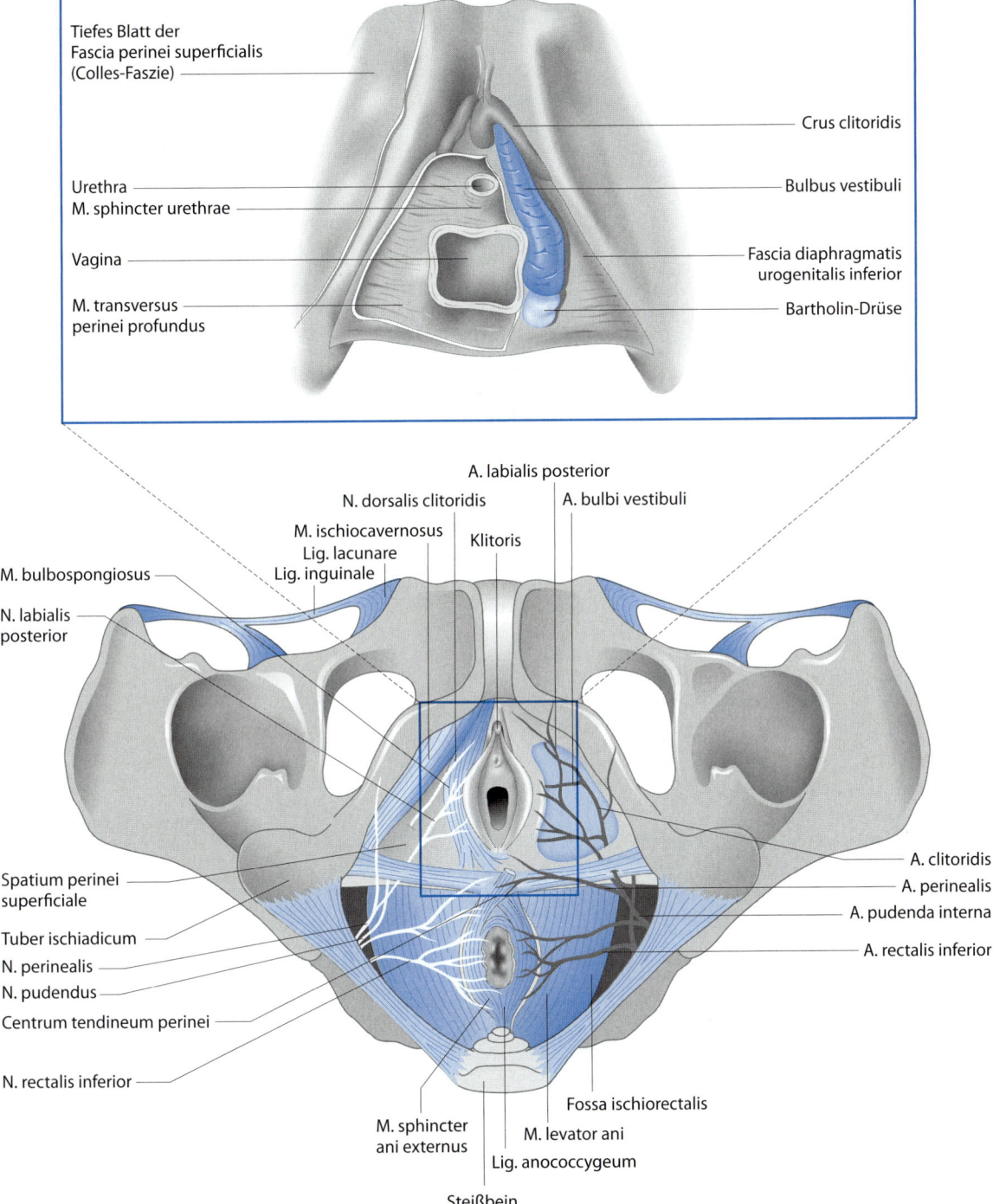

Abb. 1.4. Beckenboden: Muskulatur und Faszien, Gefäß- (*rechts*) und Nervenverläufe (*links*)

Achterschlinge mit dem Centrum tendineum in der Mitte. Die **Mm. ischiocavernosi** bedecken die Schwellkörper der Klitoris (Abb. 1.4). Die Damm- und Schließmuskulatur wird willkürlich durch den N. pudendus innerviert.

1.3 Das innere weibliche Genitale, Lage des Uterus im kleinen Becken

Halteapparat der Genitalorgane. Die **Stützfunktion der inneren Genitalorgane** übernehmen verschiedene Bänder und Gewebezüge, welche jedoch nicht für Senkungszustände des Genitale verantwortlich sind. Diese Rolle übernimmt der Beckenboden.

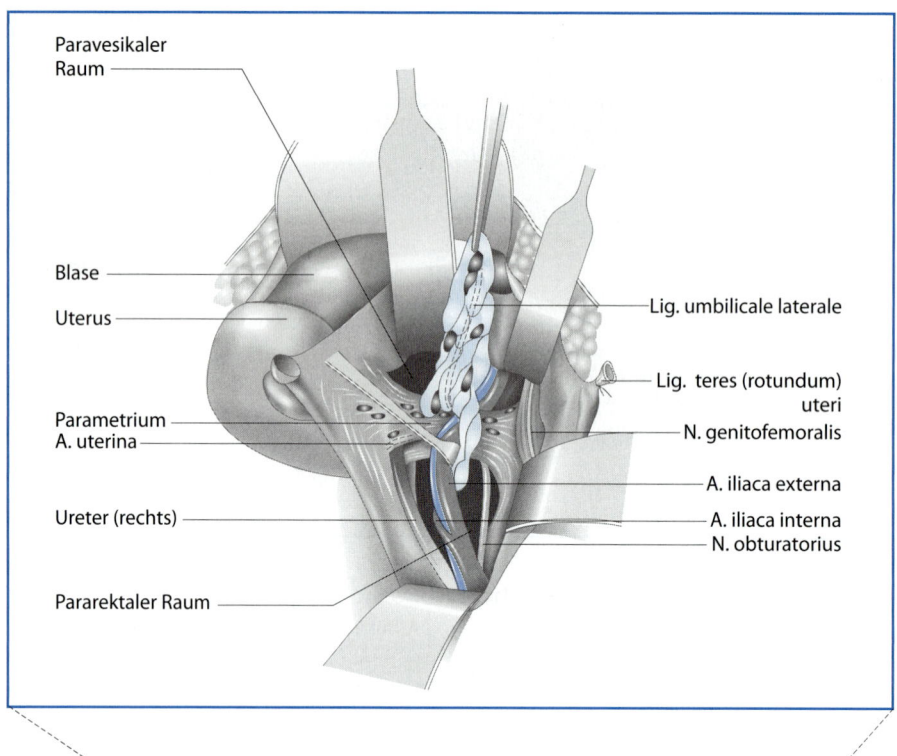
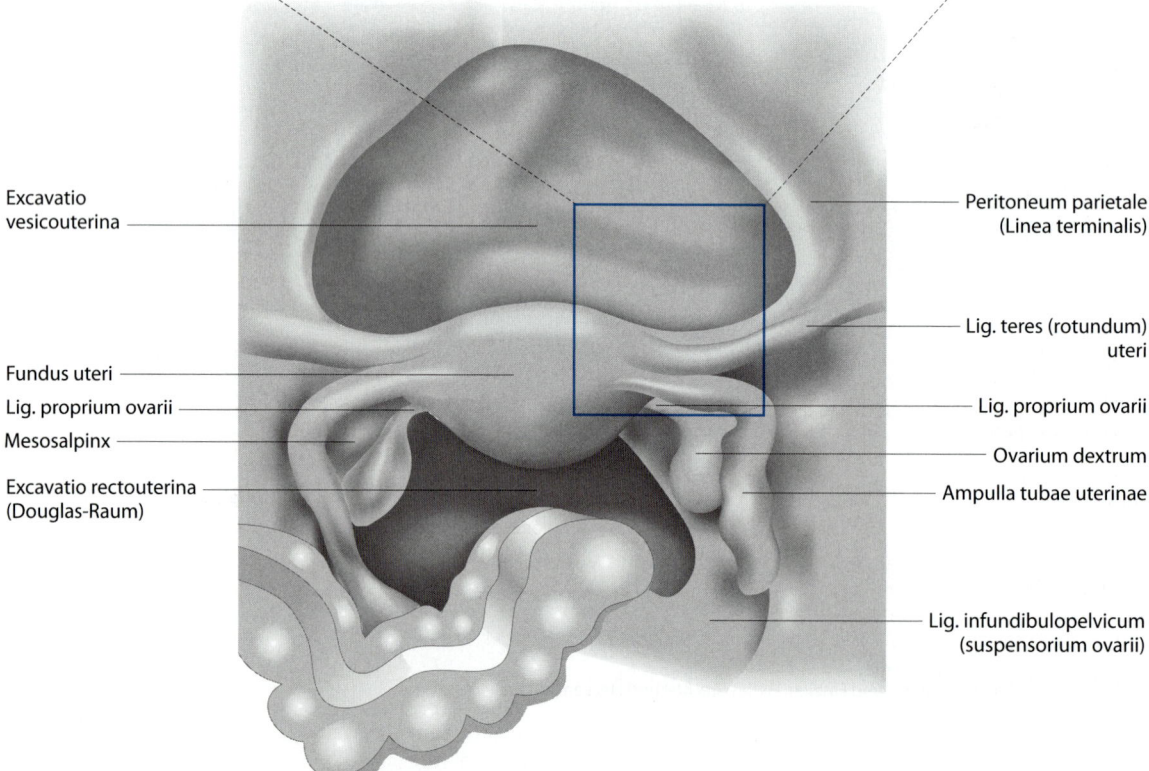

Abb. 1.5a,b. Anatomische Situation im kleinen Becken aus der Operationsperspektive (**a**) und im Längsschnitt (**b**)

1.4 · Anatomische Voraussetzungen für Standard- und Radikaloperationen

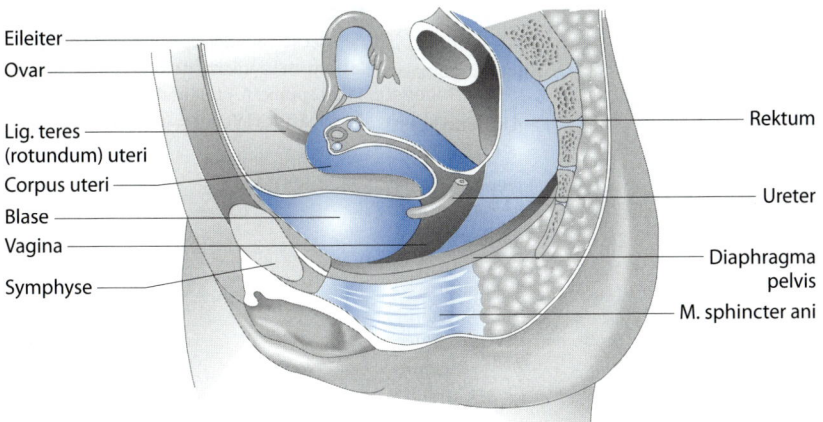

◘ Abb. 1.5b

Der Halteapparat der Gebärmutter besteht vor allem aus:
- den Parametrien
  (Ligg. cardinalia, Lig. Web),
- den Ligg. sacrouterinae und
- den Ligg. pubovesicalia.

Das Lig. rotundum (Lig. teres uteri) zieht jeweils vom Tubenwinkel des Uterus durch den Leistenkanal bis in die Labia majora.

Aufhängebänder des Ovars sind:
- das Lig. proprium ovarii (Lig. uteroovaricum), vom Uterus zum Ovar verlaufend, und
- das Lig. infundibulopelvicum
  (Lig. suspensorium ovarii).

Eine Detaildarstellung des Parametriums mit der gebildeten paravesikalen und -rektalen Grube zeigt der Ausschnitt in ◘ Abb. 1.5a.

1.4 Anatomische Voraussetzungen für Standard- und Radikaloperationen

Neben dem Halteapparat der Genitalorgane sind für operative Eingriffe v. a.
- Gefäßverläufe,
- der Verlauf des Ureters,
- das Lymphabflusssystem sowie
- die Anatomie von Blase und Darm

wichtig. Die arterielle Gefäßversorgung der wichtigsten Strukturen des kleinen Beckens zeigt ◘ Abb. 1.6 a, b in der Übersicht, im Detail und im Längsschnitt.

Die **Prädilektionsstellen für Verletzungen des Ureters** sind
(◘ Abb. 1.7):
- die Überkreuzungsstelle des Ureters mit A. und V. iliaca communis,
- die Unterkreuzung der A. uterina sowie
- der Eintritt des Ureters in die Blase.

Die arterielle Versorgung des Ureters zeigt für die einzelnen Abschnitte ◘ Abb. 1.8.

Die **Lymphabflusssituation** für Vulva, Zervix, Corpus uteri und die Ovarien sind in den ◘ Abb. 1.9–1.12 dargestellt.

Die anatomische Situation für eine **pelvine und paraaortale Lymphonodektomie** gibt ◘ Abb. 1.13 wieder.

Für die pelvine Lymphonodektomie ist es unerlässlich, die Begrenzungen des paravesikalen und des pararektalen Raumes zu kennen.

Der paravesikale Raum wird begrenzt:
- medial durch die obliterierte Umbilikalarterie;
- lateral durch den M. obturatorius internus entlang der seitlichen Beckenwand;
- dorsal durch das Lig. cardinale posterior;
- ventral durch die Symphyse.

Der pararektale Raum wird begrenzt:
- ventral durch das Lig. cardinale;
- dorsal durch das Os sacrum;
- medial durch das Rektum;
- lateral durch die A. iliaca interna (A. hypogastrica);
- kaudal durch den M. levator ani.

Den operativen **Zugang zur Darstellung der paraaortalen Lymphknoten** mit Spaltung des Peritoneums und Durchtrennung des Treitz-Bandes zeigt ◘ Abb. 1.14.

Kapitel 1 · Anatomie des Genitale

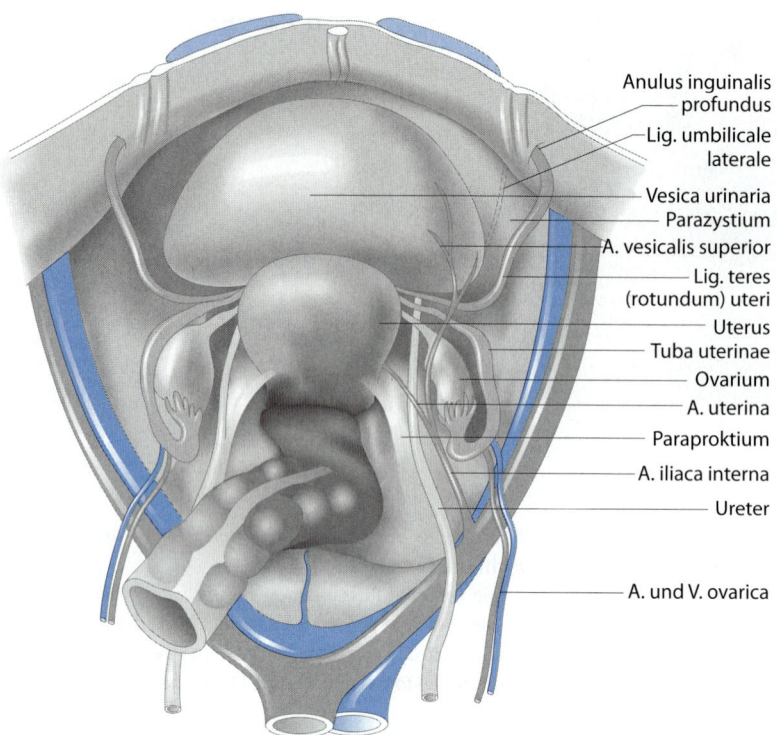

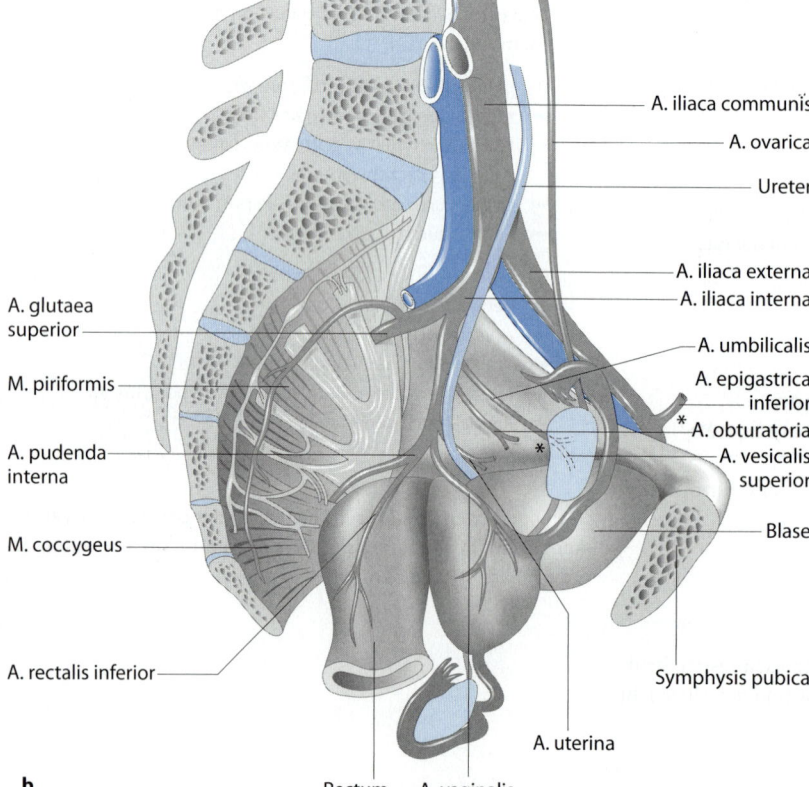

Abb. 1.6a,b. Wichtige Strukturen im kleinen Becken aus der Operationsperspektive (**a**) und im Längsschnitt (**b**)
* Rami pubici A. oburatoriae und Rami pubici A. epigastrica inferior = »Corona mortis«

1.4 · Anatomische Voraussetzungen für Standard- und Radikaloperationen

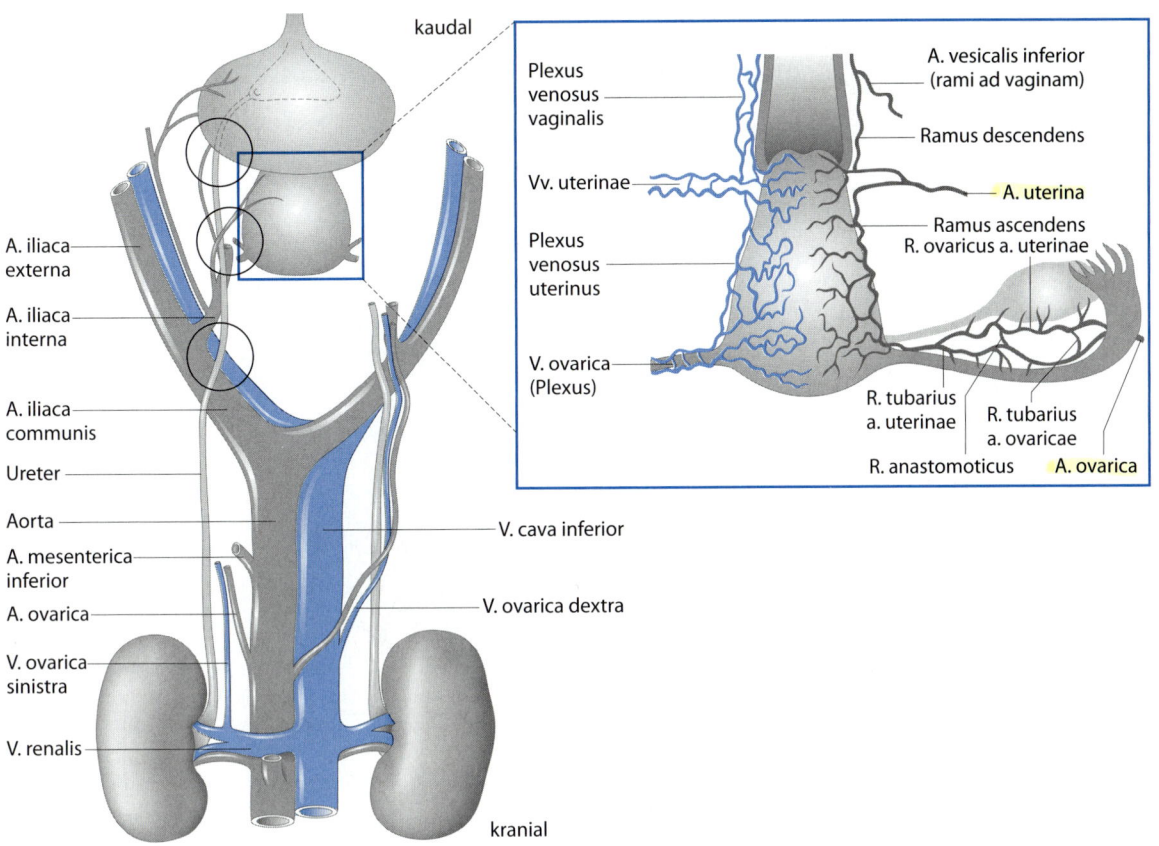

Abb. 1.7. Prädilektionsstellen für Verletzungen des Ureters aus der Operationsperspektive

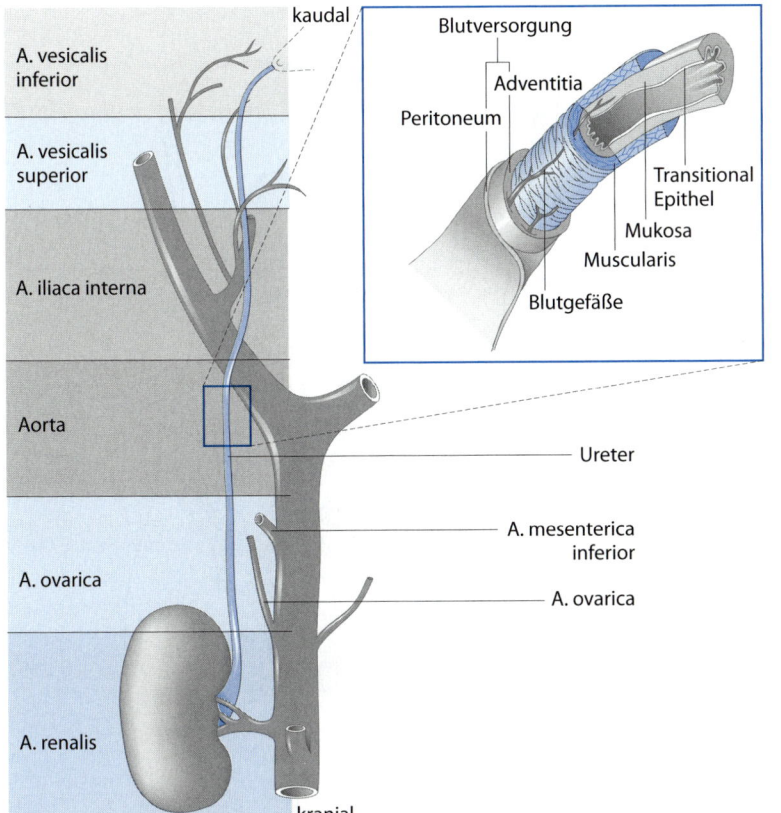

Abb. 1.8. Arterielle Versorgung des Ureters

Kapitel 1 · Anatomie des Genitale

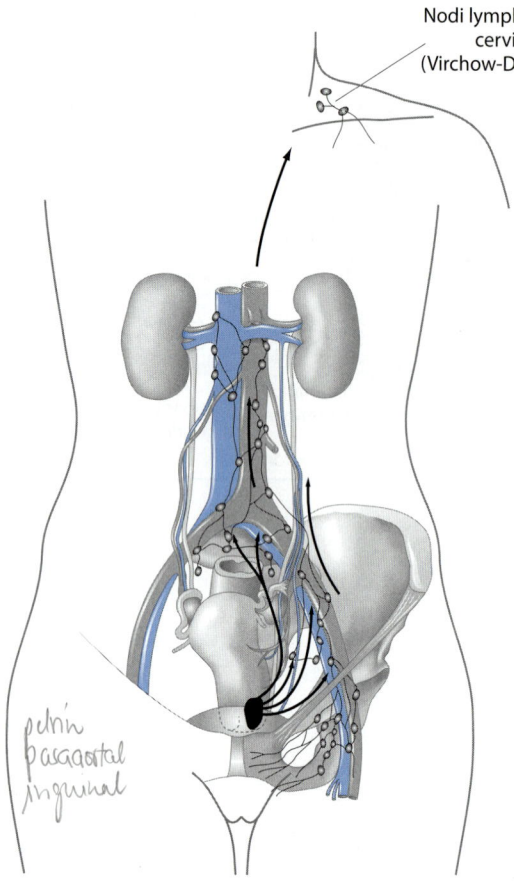

Abb. 1.9. Lymphabflusswege beim Zervixkarzinom

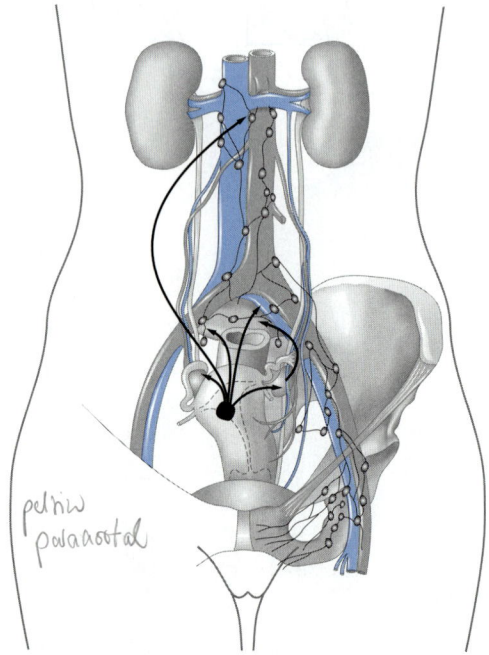

Abb. 1.10. Lymphabflusswege beim Korpuskarzinom

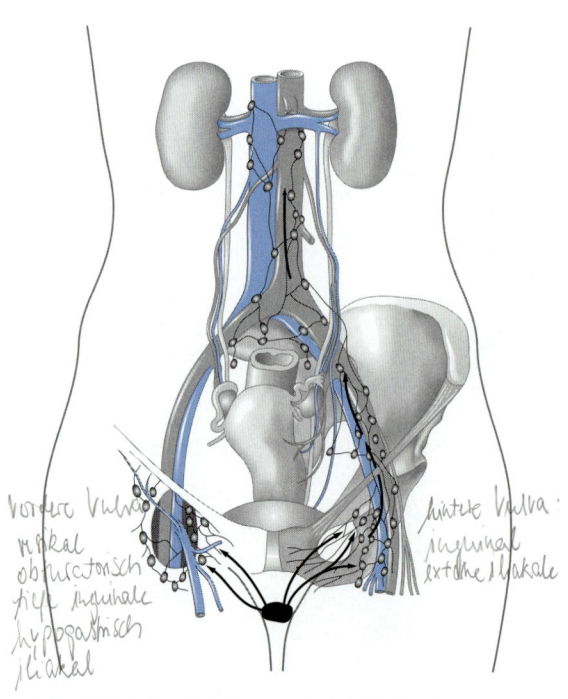

Abb. 1.11. Lymphabflusswege beim Vulvakarzinom

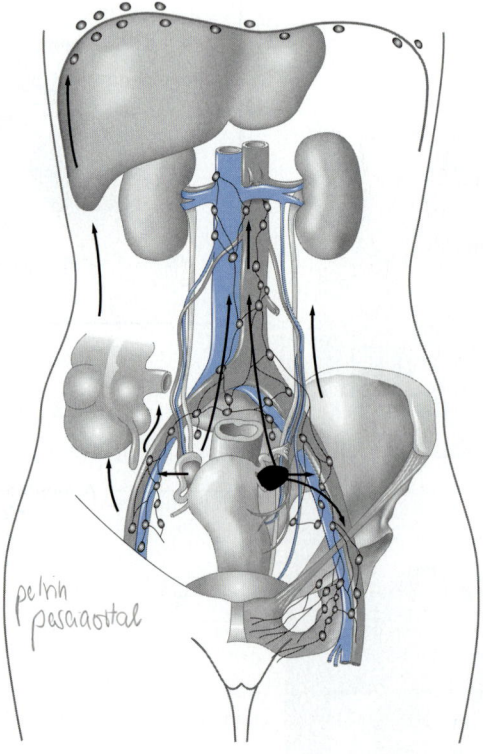

Abb. 1.12. Lymphabflusswege beim Ovarialkarzinom

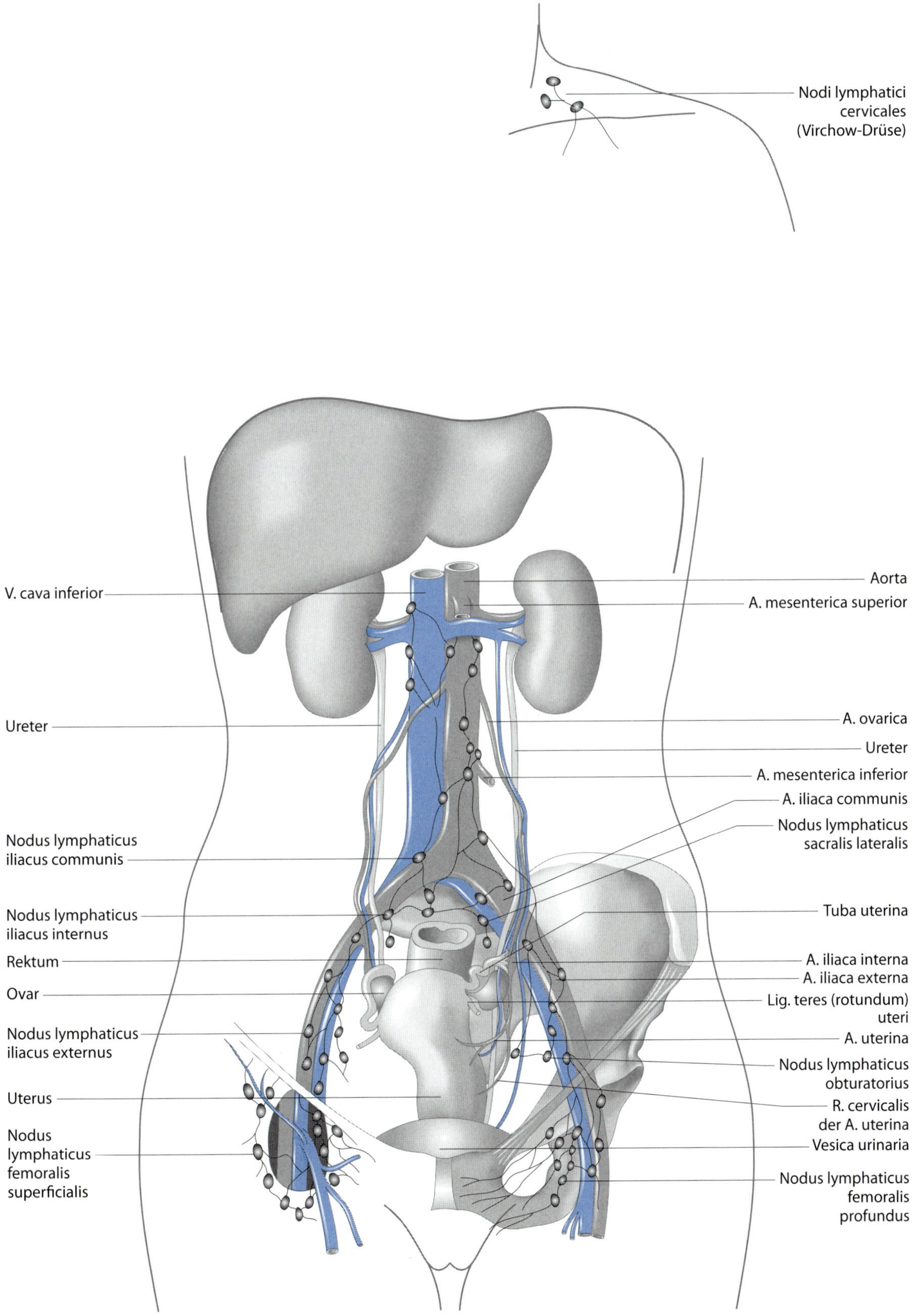

1.4 · Anatomische Voraussetzungen für Standard- und Radikaloperationen

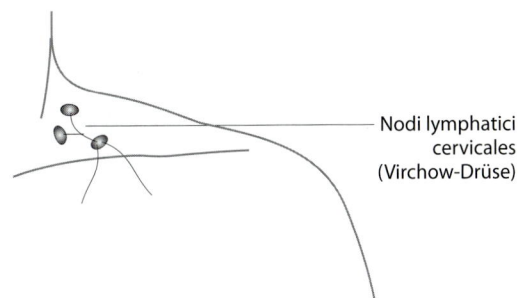

Abb. 1.13. Lokalisation pelviner und paraaortaler Lymphknoten

Kapitel 1 · Anatomie des Genitale

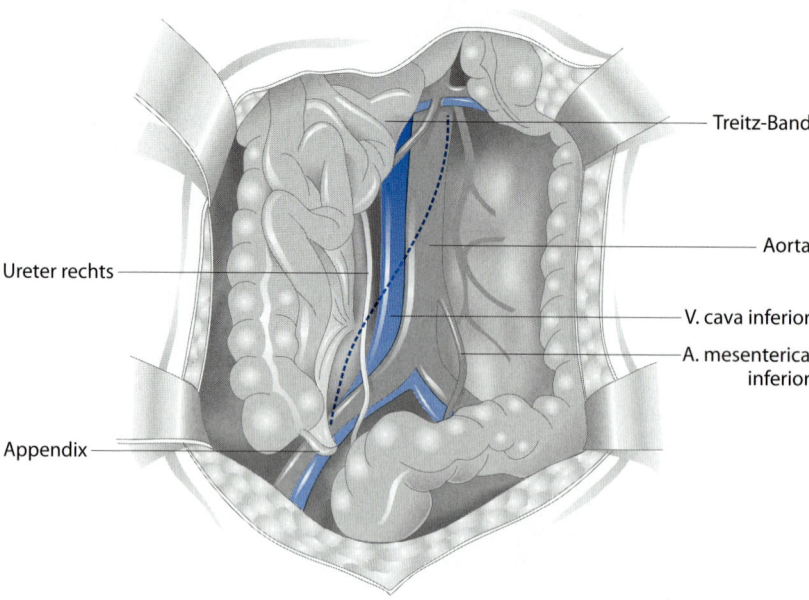

Abb. 1.14. Operativer Zugang zur Darstellung der paraaortalen Lymphknoten nach Spaltung des Peritoneums

Anatomie von Bauchwand und Brust

M. Kaufmann und A. Zimpelmann

2.1 Anatomie der Bauchwand – 13
2.2 Anatomie der Brust und der Achselhöhle – 13
2.2.1 Brust – 13
2.2.2 Achselhöhle – 13

Literatur – 13

2.1 Anatomie der Bauchwand

Die anatomischen Kenntnisse der Bauchwand sind sowohl für **abdominalchirurgische Eingriffe** als auch für **rekonstruktive Verfahren** der Thoraxwand, der Brust, des Beckenbodens, der Vulva und der Vagina erforderlich. Den Aufbau der vorderen Bauchwand zeigen die ◘ Abb. 2.1 und 2.2. Die arterielle Blutversorgung geben die ◘ Abb. 2.3 und 2.4 wieder.

2.2 Anatomie der Brust und der Achselhöhle

2.2.1 Brust

Die Brust geht aus dem nicht zurückgebildeten Rest einer auch beim Menschen angelegten **Milchleiste** hervor. Die Brust einer erwachsenen Frau besteht aus **Stroma und epithelialen Elementen**. Die Individualität der Brust in Größe, Form, Konsistenz und Kontur wird
- vom Fettgewebe,
- den drüsigen Anteilen und
- der Elastizität des Bindegewebes

bestimmt. Die gesunde Brust ist auf der **Fascia pectoralis** leicht verschiebbar und reicht von der 3.–6. Rippe sowie vom Brustbein bis zur vorderen Axillarlinie (◘ Abb. 2.5). Senkrecht zur Thoraxwand verlaufen, in Haut und Muskulatur verankert, die **Cooper-Ligamente**, welche den Stützapparat des Drüsenorgans bilden.

Der Drüsenkörper wird von 2 **bindegewebigen Blättern**, der Faszie des M. pectoralis und des M. serratus lateralis sowie der Subkutanfaszie, umgeben (◘ Abb. 2.6). Die **arterielle Versorgung** erfolgt vorwiegend aus der A. thoracica interna, der 2. und 3. A. intercostalis und der A. thoracica lateralis.

Aufbau des sekretorischen Organs. Mit den Azini beginnt das sekretorische Organ in der Peripherie. Eine Vielzahl von Azini bilden einen **Lobulus**. Die Lobuli werden wiederum zu 15–20 **Lobi** zusammengefasst, deren Ausführungsgänge sich retromamillär zu **Sinus lactiferi** erweitern, um dann auf der Mamillenoberfläche zu enden (◘ Abb. 2.7). Die lobulären Strukturen werden v. a. durch Progesteron, die duktalen durch Östrogen beeinflusst.

2.2.2 Achselhöhle

Anatomische und chirurgische Begrenzung. Die anatomische Begrenzung der Achselhöhle wird von den Rändern der Mm. pectoralis major und minor, des M. latissimus dorsi sowie der V. axillaris gebildet. Chirurgisch haben McDivitt at al. (1968) 3 Ebenen der Axilla definiert, die den jeweiligen Lymphknotengruppen entsprechen (◘ Abb. 2.8):
- Level I: alle Lymphknoten lateral und kaudal des M. pectoralis major;
- Level II: alle Lymphknoten zwischen lateralem und medialem Rand des M. pectoralis minor;
- Level III: alle Lymphknoten medial und kranial des M. pectoralis minor.

Lymphabfluss. Die Brust wird zu 70–80 % über die **axillären Lymphknotenstationen** drainiert. Es kann auch zum Abfluss in die **supraklavikulären, zervikalen und subskapulären Lymphknoten** kommen. Die medialen Anteile der Mamma haben ihren Abfluss z. T. in die **parasternalen Lymphknoten** entlang der V. thoracica interna. Ein Abfließen zur kontralateralen Seite ist über subkutane Anastomosen im Sternumbereich möglich.

> Für Operationen der Axilla ist die genaue Kenntnis der Gefäß- und Nervenverläufe erforderlich (◘ Abb. 2.9). Folgende Strukturen sollten erhalten und entsprechend intraoperativ dargestellt werden:
> - N. thoracicus longus (innerviert M. serratus; bei Durchtrennung resultiert eine Scapula alata);
> - thorakodorsales Gefäß-Nerven-Bündel mit Abgang der Arterie und Vene zum M. latissimus dorsi;
> - ein Ast oder beide Äste des N. intercostobrachialis.

Literatur

McDivitt RW, Stewart FS, Berg JS (1968) Atlas of tumor pathology, tumors of the breast. Armed Forces Institute of pathology. Walter Reed Hospital, Washington DC

Schiebler TH, Schmidt W, Zilles K (1999) Anatomie, 8. überarb. u. aktual. Aufl. Berlin, Heidelberg, New York: Springer

Kapitel 2 · Anatomie von Bauchwand und Brust

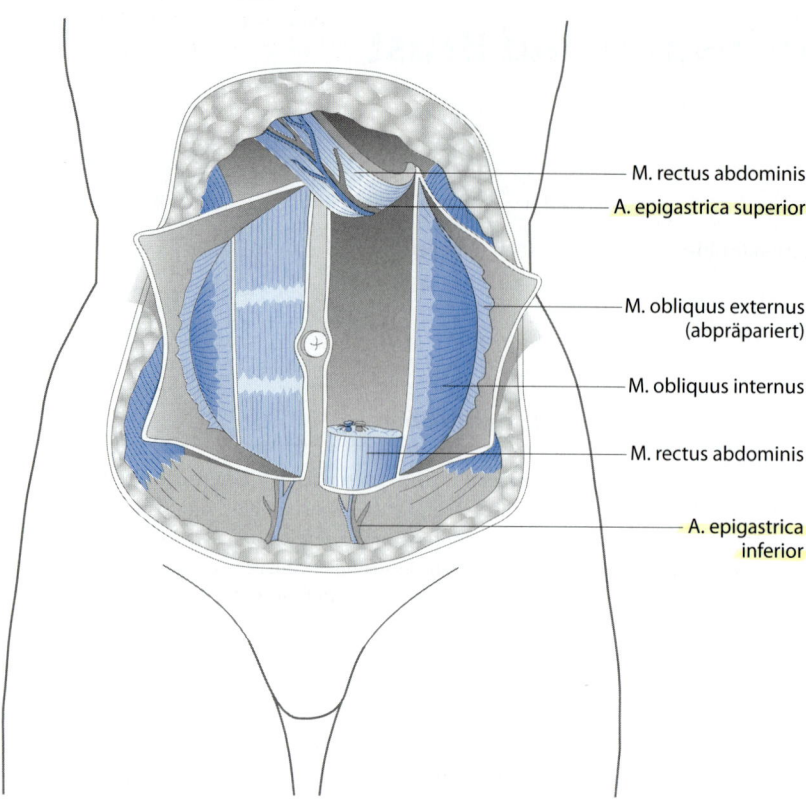

Abb. 2.1. Anatomischer Aufbau der Bauchwand von außen

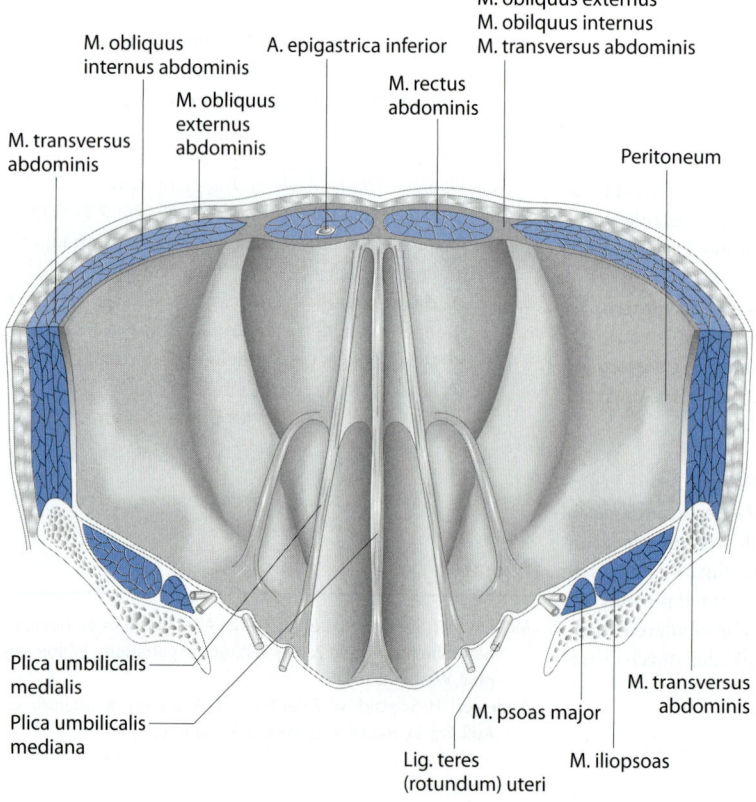

Abb. 2.2. Anatomischer Aufbau der Bauchwand von innen

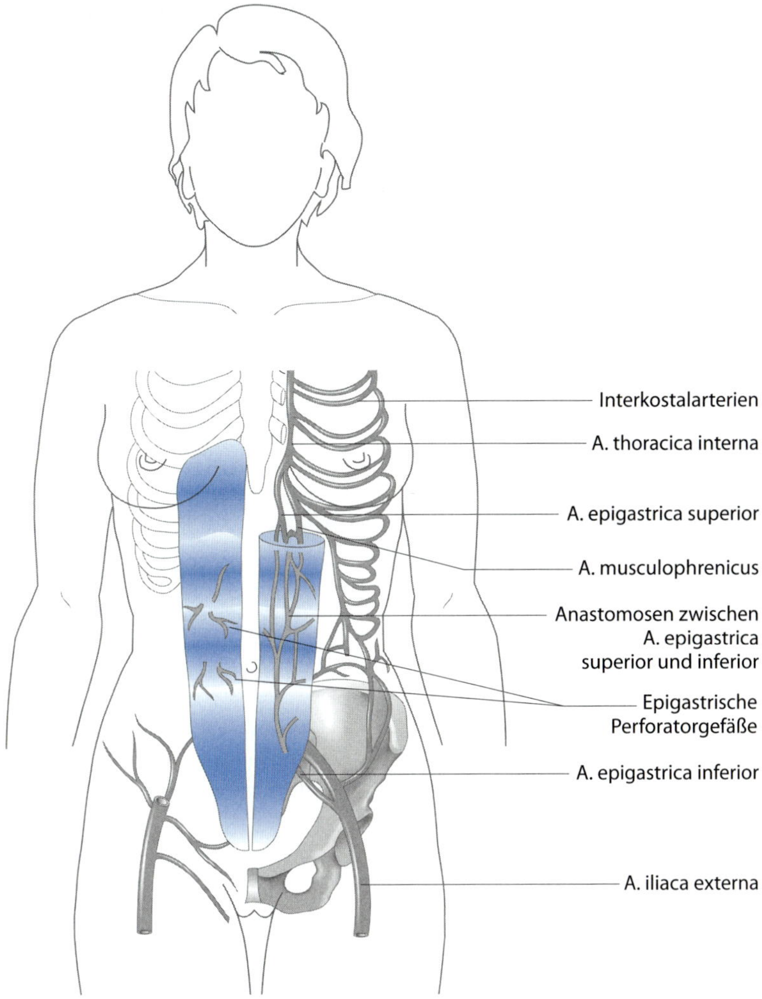

Interkostalarterien
A. thoracica interna
A. epigastrica superior
A. musculophrenicus
Anastomosen zwischen
A. epigastrica
superior und inferior
Epigastrische
Perforatorgefäße
A. epigastrica inferior
A. iliaca externa

Abb. 2.3. Arterielle Blutversorgung der Bauchwand in der Ansicht

A. epigastrica inferior superficialis
Subdermaler Plexus
Scarpa-Faszie
M. obliquus
externus
Linea alba
A. epigastrica inferior profunda
(unterteilt in 2 Hauptäste)
M. obliquus internus
M. transversus abdominis

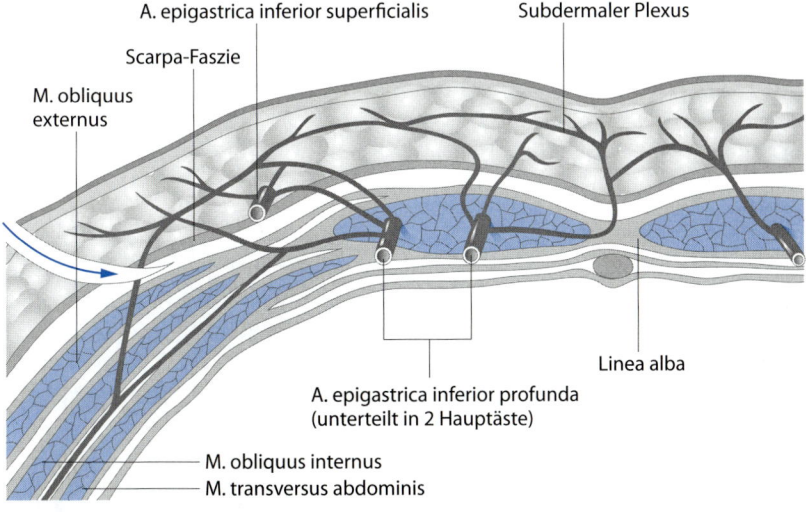

Abb. 2.4. Arterielle Blutversorgung der Bauchwand im Querschnitt

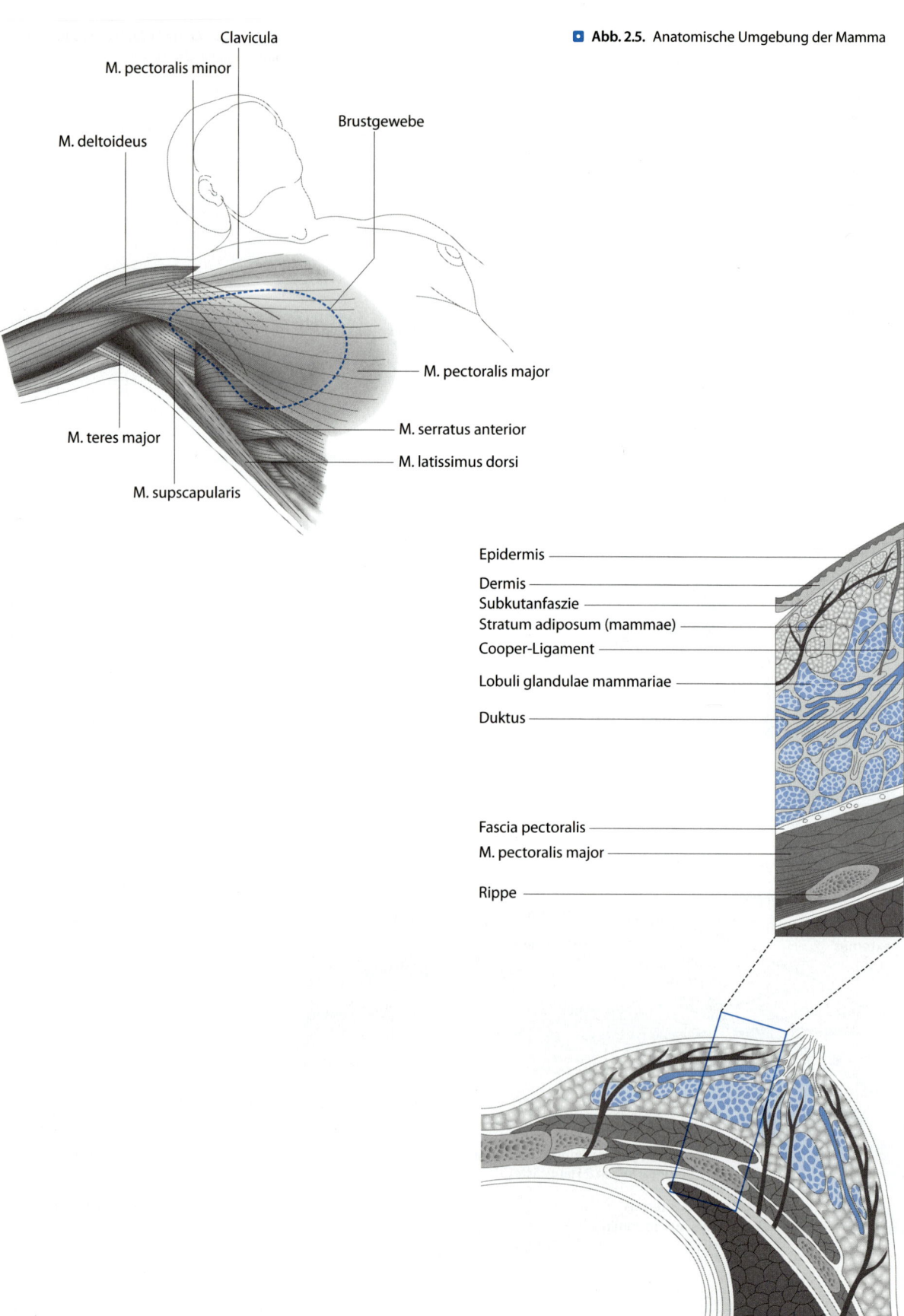

◘ Abb. 2.5. Anatomische Umgebung der Mamma

◘ Abb. 2.6. Feinbau der Mamma ▶

2.2 · Anatomie der Brust und der Achselhöhle

Abb. 2.7. Struktur und Terminologie der Mamma

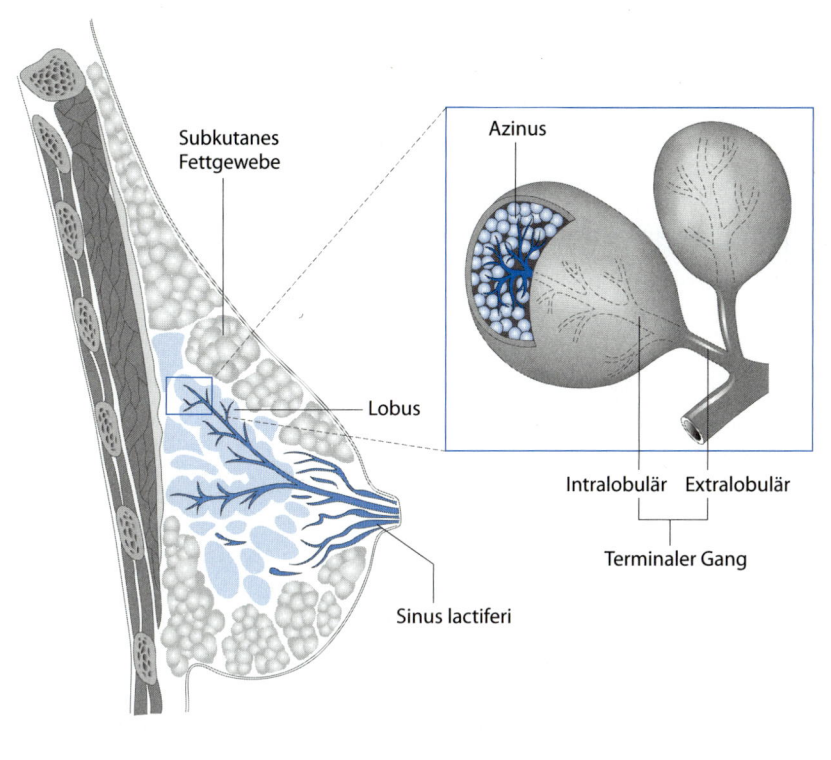

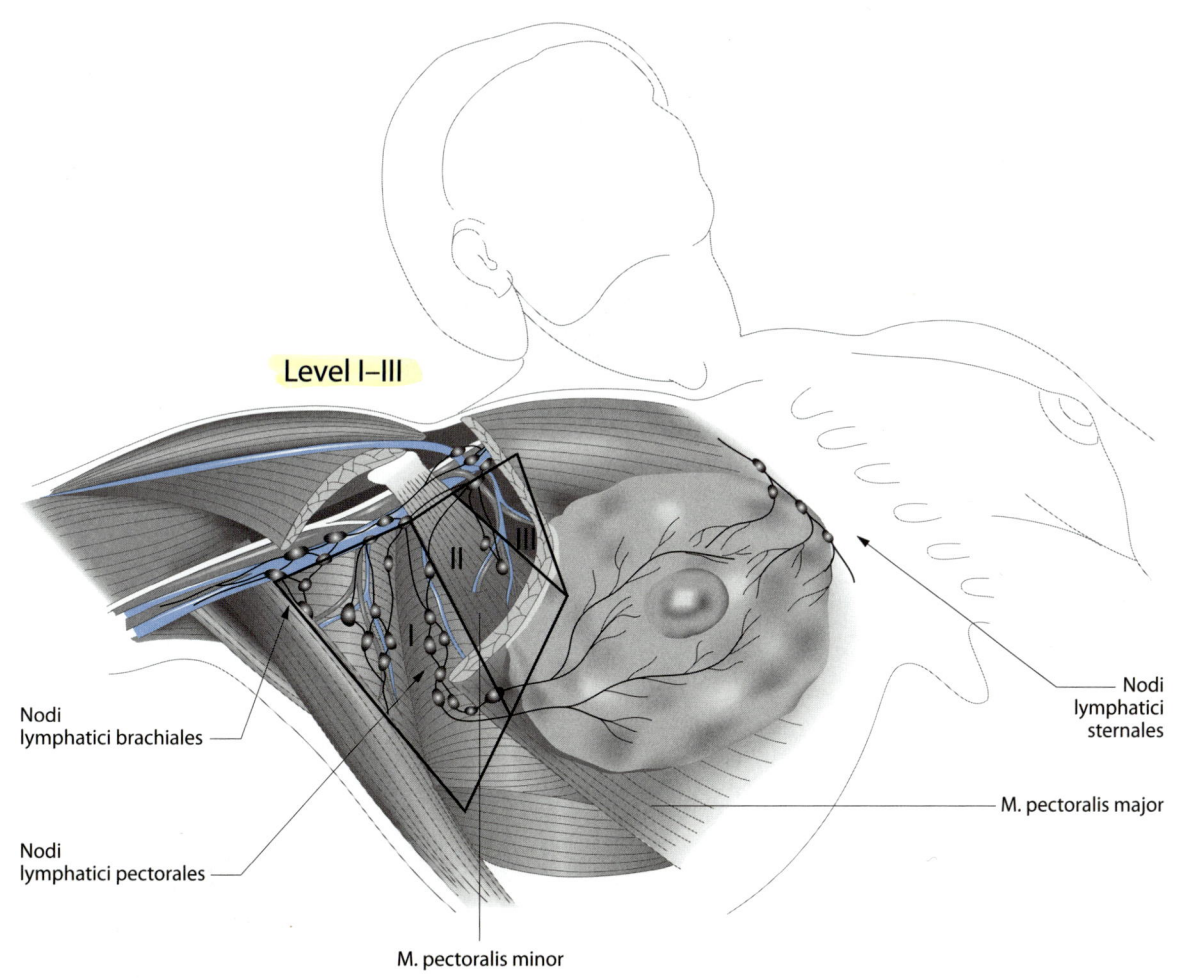

Abb. 2.8. Lymphabflusswege der Mamma und schematische Darstellung der Level I–III

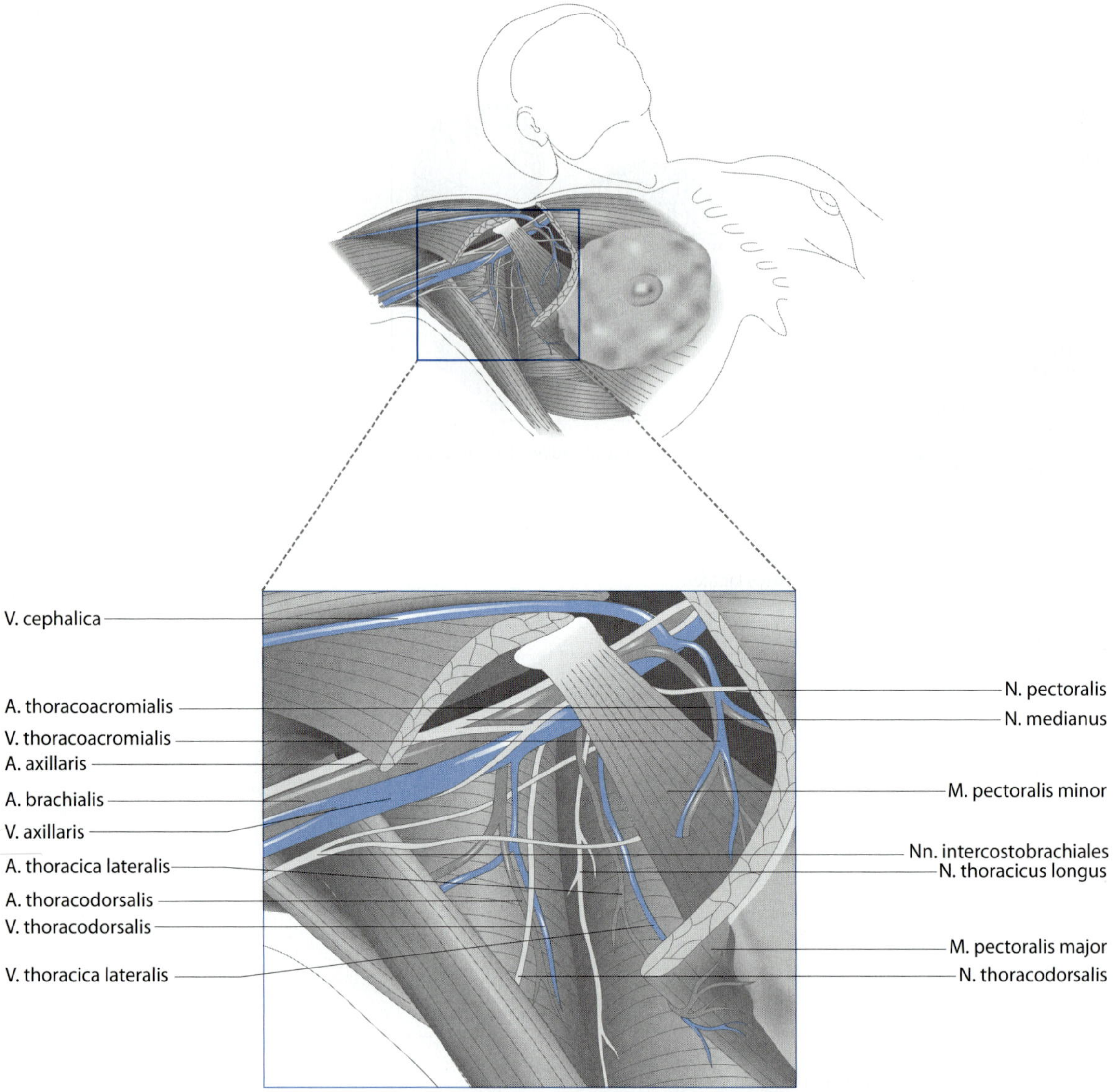
V. cephalica
A. thoracoacromialis
V. thoracoacromialis
A. axillaris
A. brachialis
V. axillaris
A. thoracica lateralis
A. thoracodorsalis
V. thoracodorsalis
V. thoracica lateralis
N. pectoralis
N. medianus
M. pectoralis minor
Nn. intercostobrachiales
N. thoracicus longus
M. pectoralis major
N. thoracodorsalis

Abb. 2.9. Gefäß- (*links*) und Nervenverläufe in der Axilla

Anatomie des Darmes und der Blase

M. Kaufmann und A. Zimpelmann

3.1 Darm – 19

3.2 Blase – 19

Literatur – 19

3.1 Darm

Für notwendige darmchirurgische Eingriffe (z. B. Resektionen) sind v. a. **anatomische Kenntnisse der arteriellen Blutversorgung** notwendig. Abb. 3.1 zeigt die Blutversorgung des Kolons, einschließlich Rektum und Sigma.

3.2 Blase

Die Blase ist ein **muskuläres Hohlorgan**, deren Form in Abhängigkeit von Füllungsstand, Körperstellung und Lage der Nachbarorgane variiert. Im leicht gefüllten Zustand kann man sie mit einer nach vorn gekippten Pyramide vergleichen, wobei die kraniale Seite mit parietalem Peritoneum bedeckt ist. Der **Blasengrund** ist zum Beckenboden gerichtet und im subperitonealen Bindegewebe fixiert. Von innen betrachtet, lässt sich das **Trigonum vesicae** abgrenzen, an dessen oberen beiden Ecken die Ureteren einmünden und an dessen unterer Ecke die Urethra abgeht. Die Schleimhaut dieses Bereichs ist glatt, zeigt eine verstärkte Gefäßzeichnung und ist fest mit der Muskelschicht verwachsen (Abb. 3.2).

Literatur

Schiebler TH, Schmidt W, Zilles K (1999) Anatomie, 8. überarb. u. aktual. Aufl. Berlin, Heidelberg, New York: Springer

Sobotta J (2000) Atlas der Anatomie des Menschen; Rumpf, Eingeweide, untere Extremitäten (Bd 2), 21. neubearb. Aufl. München: Urban & Fischer

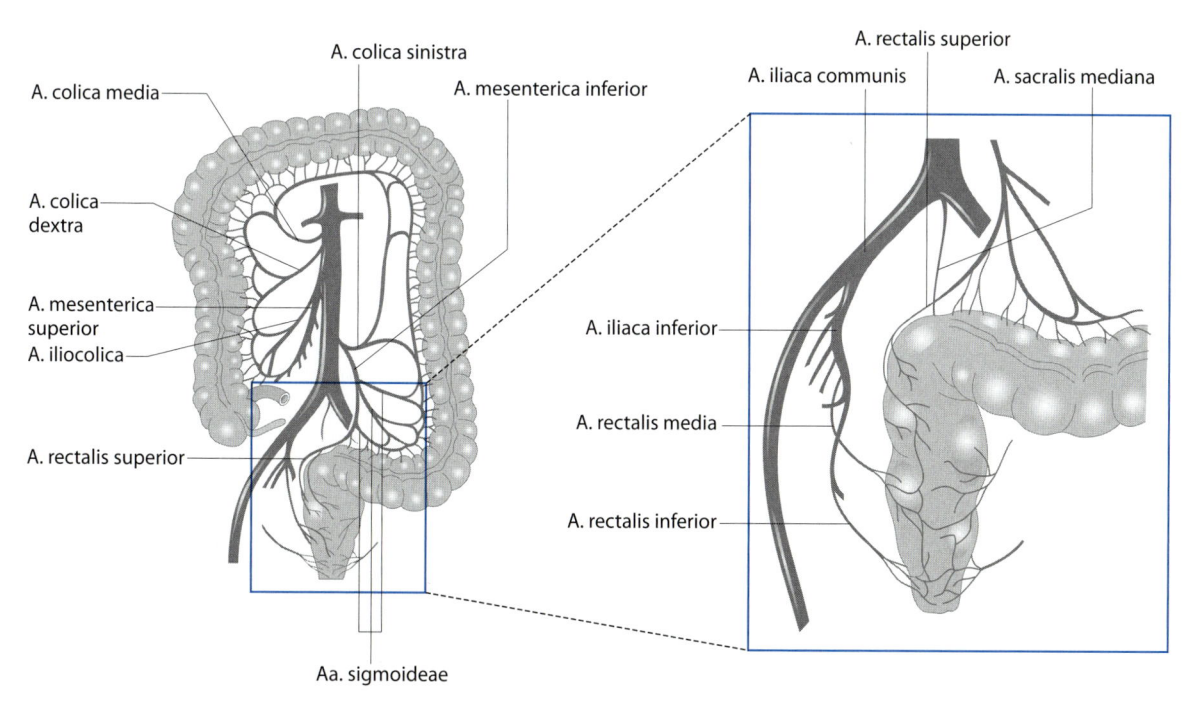

Abb. 3.1. Gefäßversorgung des Kolons (Gefäßversorgung von Rektum und Sigma im Ausschnitt)

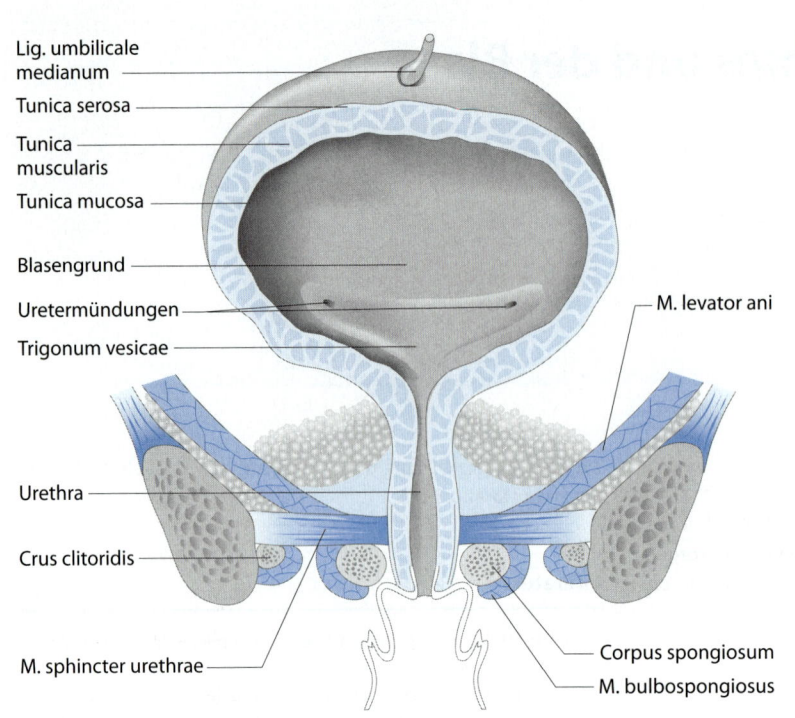

Abb. 3.2. Weibliche Harnblase, Frontalansicht, aufgeschnitten

- Lig. umbilicale medianum
- Tunica serosa
- Tunica muscularis
- Tunica mucosa
- Blasengrund
- Uretermündungen
- Trigonum vesicae
- Urethra
- Crus clitoridis
- M. sphincter urethrae
- M. levator ani
- Corpus spongiosum
- M. bulbospongiosus

Embryologie, Entwicklungsanomalien und Fehlbildungen des weiblichen Genitale und der Brust

U.-J. Göhring, A. Ahr, S.D. Costa und A. Scharl

4.1	Einleitung – 21		4.5	Operative Korrektur von angeborenen Genitalfehlbildungen – 27
4.2	Embryologie des Urogenitalsystems – 21		4.5.1	Hysteroskopische Septumdissektion – 27
4.3	Angeborene Genitalfehlbildungen – 24		4.5.2	Metroplastik – 28
4.3.1	Angeborene Vaginalzysten – 24		4.5.3	Neovagina – 29
4.3.2	Doppelseitige Agenesie der Müller-Gänge – 24		4.6	Embryologie der Mamma – 29
4.3.3	Einseitige Agenesie der Müller-Gänge – 24		4.6.1	Morphologische Embryologie – 29
4.3.4	Vaginalaplasie, Uterusaplasie, Mayer-Rokitansky-Küster-Hauser-Syndrom – 25		4.6.2	Experimentelle Morphologie – 30
4.3.5	Atresia vaginae, Atresia cervicis, Atresia uteri – 25		4.6.3	Die postnatale Entwicklung der Mamma – 31
4.3.6	Hymenalatresie – 25		4.6.4	Angeborene und erworbene Entwicklungsstörungen beim Menschen – 31
4.3.7	Doppelbildungen und Septierungen – 26		4.6.5	Hypoplasien – 34
4.4	Angeborene Fehlbildungen der unteren Harnorgane und des Enddarms – 27			Literatur – 34

4.1 Einleitung

Die Embryologie der Genitalorgane muss sich weiterhin im Wesentlichen auf die Beschreibung von **Beobachtungen** bei **Tier und Mensch** beschränken.

Die **Bedeutung** der Kenntnis **embryologischer Fehlentwicklungen und chromosomaler Alterationen** liegt für den Kliniker in der Diagnostik phänotypisch erkennbarer Krankheitsbilder (z. B. Störungen der Sexualentwicklung bei Gonosomenaberrationen) sowie der Diagnostik und Therapie angeborener genitaler Fehlbildungen (z. B. Vaginalatresie bei Mayer-Rokitansky-Küster-Syndrom).

> Im Falle maligner Erkrankungen stellt die Kenntnis embryonaler Zusammenhänge die Grundlage einiger Operationsmethoden dar. So wird beispielsweise bei Vaginalkarzinomen in Abhängigkeit von der Lokalisation des Primärtumors entweder eine inguinale Lymphonodektomie (bei Befall der unteren Vagina) oder eine pelvine Lymphonodektomie (bei Befall der oberen Vagina) durchgeführt, da die Lymphabflussgebiete embryonal determiniert sind.

Zahlreiche **genetische Alterationen** können in malignen Tumoren nachgewiesen werden. Dabei ist jedoch unklar, ob es sich um Ursachen des malignen Wachstums oder Folgen der Entdifferenzierung handelt. Als neue Entwicklung ist die Entdeckung der sog. **BRCA-Gene** (»breast cancer genes«) I und II beim familiären Mamma- und Ovarialkarzinom zu erwähnen. Im Fall von Mutationen treten Mamma- bzw. Ovarialkarzinome mit einer Wahrscheinlichkeit von bis zu 80 % auf (▶ Kap. 36).

Im vorliegenden Kapitel wird eine **Übersicht klinisch relevanter embryologischer Erkenntnisse** präsentiert. Auf die Darstellung komplexer, für den Kliniker nicht unmittelbar relevanter Grundlagen wird verzichtet und auf Speziallliteratur verwiesen.

4.2 Embryologie des Urogenitalsystems

> Es existieren mehrere Einteilungen der Embryonalentwicklung, die auf der Gestationszeit und/oder der Schädel-Steiß-Länge beruhen. Für klinische Belange ist die Kenntnis der Zeitspanne, in der einzelne Entwicklungsschritte ablaufen, wichtig, da etwaige Noxen je nach Zeitpunkt der Einwirkung unterschiedliche Schäden hervorrufen können.

Der frühe Embryo ist phänotypisch indifferent, d. h. für beide Geschlechter identisch. Primär sind die Genitalien weiblich, erst durch die Einwirkung von Androgenen und des Müller'schen inhibitorischen Faktors (Muellerian »inhibitory substance«, s. unten) kommt es zur männlichen Differenzierung der Genitalien.

> **Männliche Differenzierung (aktiver, hormoneller Prozess):**
> - Testosteron induziert die Differenzierung innerer männlicher Genitalorgane durch Einwirkung auf den Wolff-Gang.
> - Dihydrotestosteron (peripherer Metabolit des Testosterons) führt zur Maskulinisierung der äußeren Genitalien.
> - Der Müller'sche inhibitorische Faktor (MIF) bewirkt die Regression der weiblichen inneren Sexualorgane.
>
> **Weibliche Entwicklung (passiver Vorgang, durch Fehlen einer Hormoneinwirkung induziert):**
> - Das Fehlen der testikulären Androgene und des MIF resultiert in der Degeneration des Wolff-Ganges und der Entwicklung der Müller-Strukturen.

MIF ist ein Glykoprotein, das entsprechende Gen ist auf dem Chromosom 19p13.2–13.3 lokalisiert (Übersicht bei Lane u. Donahoe 1998). Dieser spezielle Faktor gehört zur Familie der TGF-β-Wachstumsfaktoren, seine Synthese führt zur Regression der Müller-Gänge beim männlichen Embryo. MIF wird bereits klinisch eingesetzt, indem die Serumkonzentration als ein spezifischer Marker zur Diagnostik des Kryptorchismus und zum Nachweis funktionsfähigen Hodengewebes bei ungewissem Genitalstatus verwendet wird (Lee et al. 1997). Außerdem wird er von Granulosazelltumoren in großen Mengen sezerniert, zudem könnte er eine Bedeutung als Tumormarker erlangen. Präklinische Untersuchungen haben gezeigt, dass MIF eine Wachstumshemmung von Vulvakarzinom-, Ovarialkarzinom- und Melanomzelllinien hervorruft, sodass sich hier ein möglicher therapeutischer Ansatz abzeichnet.

Entwicklungsgeschichtlich sind die **Harnorgane** und das **Genitalsystem** eng miteinander **verbunden**. Sie entwickeln sich aus einer gemeinsamen Leiste im Bereich der Hinterwand der Bauchhöhle. Bereits bei der Konzeption wird das Geschlecht des Embryos genetisch determiniert. Erst ab der 7. Entwicklungswoche kommt es zur Unterscheidung der morphologischen Merkmale.

Zwischen Urniere und dorsalem Mesenterium werden die Gonaden in der 4. Entwicklungswoche angelegt. Diese **Urkeimzellen** sind ab der 4. Woche in der Wand des Dottersacks nachweisbar und wandern in der 6. Woche in die Gonadenanlagen ein. Gleichzeitig entwickeln sich vom Zölomepithel aus die **primären Keimstränge** (indifferente Gonadenanlage, da morphologisch nicht zwischen weiblich und männlich differenziert werden kann). Die primären Keimstränge lösen sich beim weiblichen Feten durch einwanderndes Mesenchym in Zellhaufen auf, die in den zentralen Bereich des Ovars verdrängt werden (Medulla ovarii). Die 2. Generation von Keimsträngen wird ebenfalls vom Zölomepithel gebildet, sie bleiben im Bereich der Rinde des Ovars liegen (Rindenstränge). Hier vermehren sich die Keimzellen durch mitotische Teilung und bilden **Keimzellnester** (Eiballen), wodurch auch die Rindenstränge zerfallen. Im Folgenden treten die Eizellen in die **Prophase der ersten Reifeteilung** ein und werden hier arretiert (Diktyotänstadium). Im inneren Rindenbereich werden die Eizellen von Follikelzellen umgeben und bilden die **Primärfollikel**.

Das intraembryonale Mesoderm bildet in der 3. Entwicklungswoche
- das paraxiale Mesoderm (Entwicklung der Somiten),
- die Seitenplatten (Aufspaltung in parietales und viszerales Mesoderm, Begrenzung des intraembryonalen Zöloms) und
- das intermediäre Mesoderm.

Letzteres bildet den nephrogenen Strang. Aus diesem werden in der 3.–4. SSW 3 Nierensysteme angelegt (Vorniere, Urniere, Nachniere; ◘ Abb. 4.1). Im Bereich der Vornieren (Nephros) entwickelt sich der Vornierengang, der in der 4. Woche sekundär zum Urnierengang wird (**Wolff-Gang**). Vor- und Urniere bil-

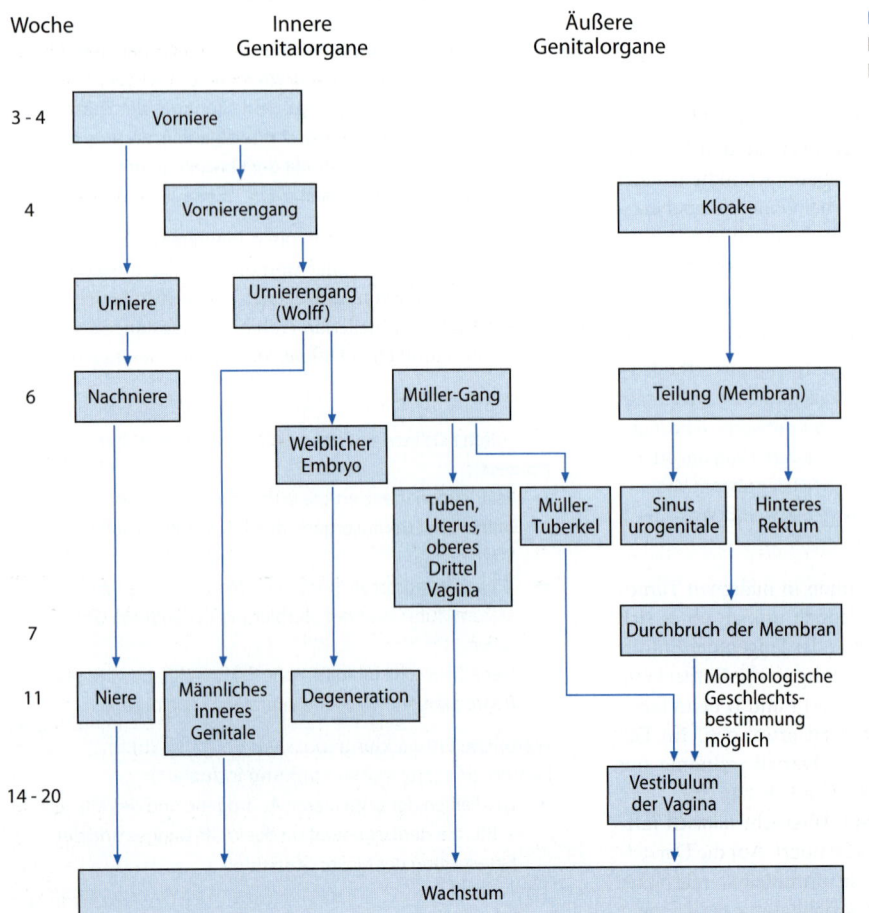

◘ **Abb. 4.1.** Zeitliche Abfolge der embryologischen Entwicklung der weiblichen Genitalorgane

4.2 · Embryologie des Urogenitalsystems

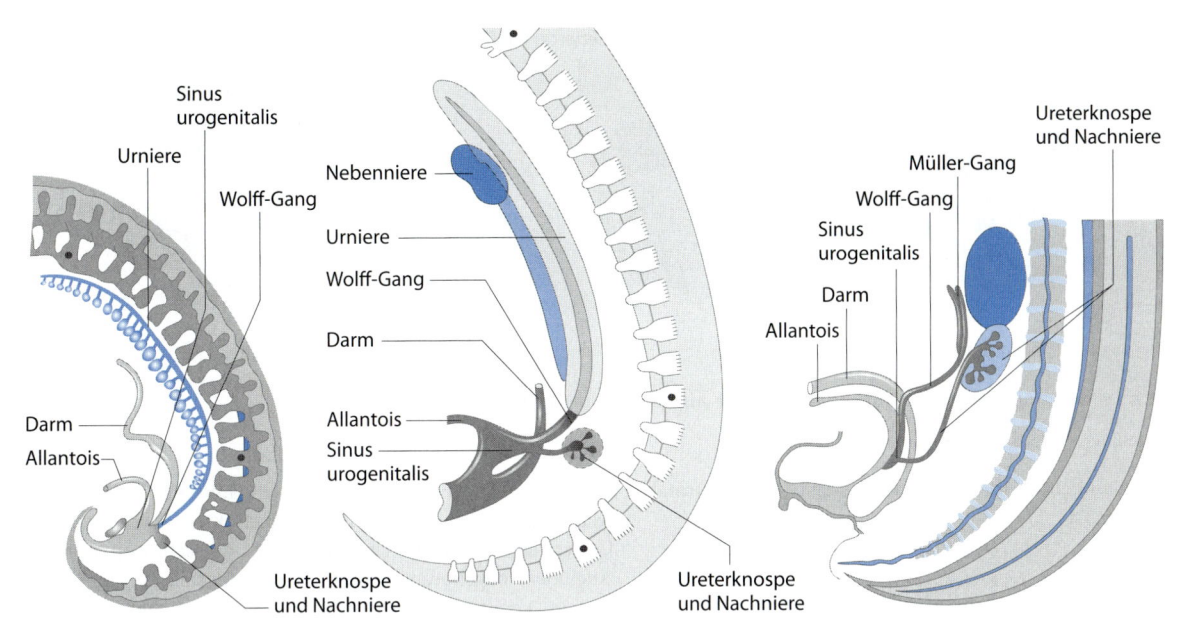

Abb. 4.2. Anlage der männlichen und weiblichen Genitalorgane am Ende der Differenzierung

den sich zurück. Die Nachniere ist die eigentliche Anlage der definitiven Niere. Sie verlagert sich zunehmend nach kranial. Die Urniere degeneriert nahezu vollständig. Reste davon verlagern sich zunehmend nach kaudal, wobei sie mit den Gonaden eng verbunden bleiben.

Durch das kaudale Vorwachsen des Septum urorectale in der 6. Embryonalwoche wird die sog. Kloake geteilt. Nach dorsal bildet sich bis zum Ende der 7. Entwicklungswoche der **Anorektalkanal** und nach ventral der primitive **Sinus urogenitalis**. An der Verschmelzungsstelle zwischen Kloakenmembran und Septum urorectale entsteht das primitive Perineum. Aus dem primitiven Sinus urogenitalis gehen
— die Harnblase, die ursprünglich eine Verbindung zur Allantois besitzt (später Urachus/Lig. umbilicale medianum),
— die Prostata,
— die Pars membranacea der Urethra sowie
— die Pars phallica beim Mann und die Urethra bei der Frau
hervor. Der äußere Sinusabschnitt bleibt bei der Frau als Vestibulum vaginae erhalten.

Ab der 6. Entwicklungswoche sind beim Embryo 2 Genitalkanäle vorhanden, die in die Kloake einmünden. Es handelt sich dabei um den **Urnierengang** (**Wolff-Gang**) und den **Müller-Gang**, der parallel zum Wolff-Gang verläuft. Beide sind paarig angelegt. Gebildet wird der Müller-Gang aus sich longitudinal einstülpendem Zölom im Bereich der vorderen Oberfläche der Urogenitalleiste. Nach kranial besitzt er eine trichterförmige Öffnung zur Zölomhöhle. Der Verlauf ist anfangs lateral des Urnierengangs. Dieser wird ventral überkreuzt. In der Mitte treffen die Müller-Gänge zusammen. An dieser Stelle entsteht eine breite, transversal verlaufende Falte zwischen den Beckenwänden, welche die Müller-Gänge zentral einschließt (**Lig. latum uteri**). Nach Vereinigung bilden beide Müller-Gänge den **Uterovaginalkanal**. Gemeinsam wachsen sie nach kaudal und finden Anschluss an die Hinterwand des Sinus urogenitalis. Hier kommt es zu einer kleinen Vorwölbung des Sinus (Mül-

ler-Hügel) mit nachfolgender Ausbildung der Vaginalplatte. Im Alter von 11 Wochen bildet sich ein Lumen als Verbindung zwischen Sinus urogenitalis und Uterus. Die Wolff-Gänge münden lateral davon in den Sinus urogenitalis.

Je nach Geschlechtsdeterminierung entwickeln sich beide Gänge weiter (Abb. 4.2):
— **Beim Mann** bildet sich der Müller-Gang vollständig zurück, während aus dem Wolff-Gang der Ductus deferens wird.
— **Bei der Frau** bilden sich die Wolff-Gänge zum größten Teil zurück. Relikte können als Epoophoron im Mesovarium, etwas kaudaler als Paroophoron oder als Gartner-Zyste in den lateralen Vaginalwänden nachweisbar sein. Aus den Müller-Gängen werden Tuben mit den Öffnungen zur Zölomhöhle (Ostium abdominale der Tuben) und durch Fusion und Luminisierung der Uterus sowie die oberen 2/3 der Vagina (Abb. 4.3).

Das äußere Genitale und das untere Drittel der Vagina entsteht durch Faltung der Kloakenmembran. Beiderseits der Kloakenmembran verdichtet sich das Gewebe. Nach ventral bildet sich der Genitalhöcker, nach lateral entstehen die Genitalwülste, und nach der Trennung in Urogenital- und Analmembran entstehen in der 6. Entwicklungswoche die Urethral- und die Analfalten. Der Genitalhöcker verlängert sich bei der Frau zur Klitoris (Abb. 4.3). Aus den Genitalwülsten entwickeln sich die Labia majora und aus den Urethralfalten die Labia minora. Das Lumen der Vagina bleibt anfangs durch eine dünne Gewebeplatte aus Epithel des Sinus und einer dünnen Mesodermschicht vom Sinus urogenitale getrennt. Das Vestibulum der Vagina formiert sich zwischen der 14. und 20. Woche. Die Separation der zunächst gemeinsamen Öffnung von Urethra und Vagina findet erst in der 2. Schwangerschaftshälfte statt.

Die externen Genitalorgane können am Ende der 6. Woche in der Perinealregion bereits gesichtet werden. Histologisch ist eine Geschlechtsbestimmung in der 7.–10. Woche möglich, während dies makroskopisch erst ab der 11.–12. Woche gelingt,

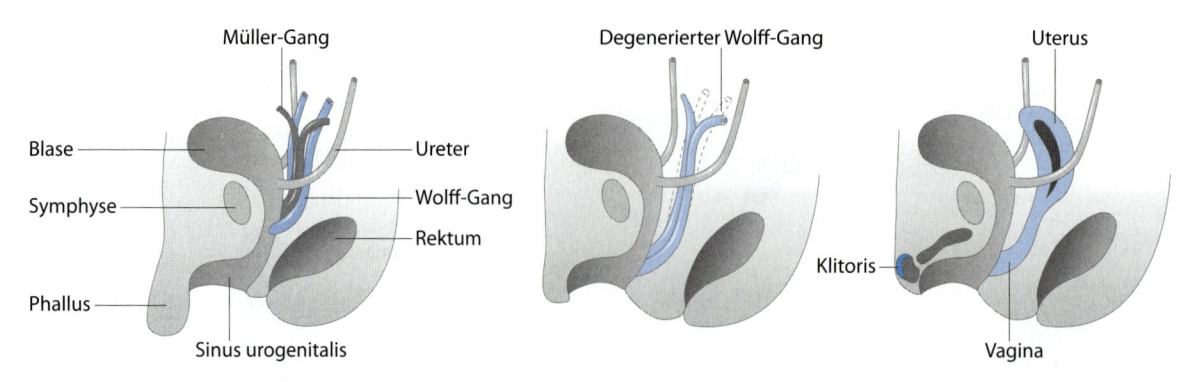

Abb. 4.3. Differenzierung der weiblichen Geschlechtsorgane aus den Wolff- und Müller-Gängen

wenn bei männlichen Embryonen die Fusion der Labioskrotalfalte vollzogen ist.

4.3 Angeborene Genitalfehlbildungen

Anatomische Störungen der Entwicklung der Geschlechtswege gehören zu den **Differenzierungsfehlbildungen**. Aufgrund der engen Beziehung zum Urogenitalsystem sind sie sehr oft mit Entwicklungsstörungen des ableitenden Harnsystems kombiniert. Eine Korrelation zu Chromosomenanomalien besteht nicht.

> **Überblick über die angeborenen Fehlbildungen**
> — **Agenesie:** fehlende Anlage eines Körperteils;
> — **Aplasie:** Ausbleiben der Entwicklung eines angelegten Körperteils aus der embryonalen Organanlage;
> — **Atresie:** Fehlen der natürlichen Mündung eines Hohlorgans (meist als angeborene Fehlentwicklung);
> — **Dysgenesie:** anlagebedingte Fehlentwicklung im Sinne der Fehlbildung einer Organanlage oder eines Organteils;
> — **Dysplasie:** pathologische Fehlgestaltung als Folge gestörter morphologischer Gewebe- oder Organentwicklung.

4.3.1 Angeborene Vaginalzysten

Angeborene vaginale Zysten werden auf Reste des mesonephrischen (Wolff-)Ganges (sog. Gartner-Zysten) oder des Müller-Ganges (Müller-Zysten) zurückgeführt, die eine wässrige, geruchlose Flüssigkeit enthalten. Die häufigeren Gartner-Zysten finden sich am vorderen Introitus (bei 10 bzw. 2 Uhr in Steinschnittlage), während die Müller-Zysten in Höhe des Hymenalsaumes im unteren Drittel der Vagina lokalisiert sind (⬛ Abb. 4.4).

Inzidenz und Therapie. Insgesamt ist die Inzidenz sehr niedrig, fast immer handelt es sich um symptomlose Zysten als Zufallsbefund bei jungen Frauen und Mädchen. Die Therapie besteht in der Exzision der Zysten, wobei differenzialdiagnostisch an muzinöse Zysten sowie an eine Endometriose gedacht werden muss. Fehlbildungen des Harntraktes (Nierenagenesie, Ureterstau, Ektopie des Ureters) sollten ausgeschlossen werden. Auch bei Neugeborenen kommen solche Zysten in einer Größe von 0,5–1 cm vor, die sich zumeist spontan zurückbilden.

4.3.2 Doppelseitige Agenesie der Müller-Gänge

Das vollständige Fehlen von Tube, Uterus und oberem Anteil der Vagina durch Agenesie der Müller-Gänge ist mit dem Leben nicht vereinbar und findet sich in Kombination mit anderen Fehlbildungen bei lebensunfähigen Kindern.

4.3.3 Einseitige Agenesie der Müller-Gänge

Hierbei kommt es zur unauffälligen Ausbildung der vorhandenen Seite bei fehlender Entwicklung der betroffenen Seite. Es findet sich das Bild des Uterus unicornis. Eine Vergesellschaf-

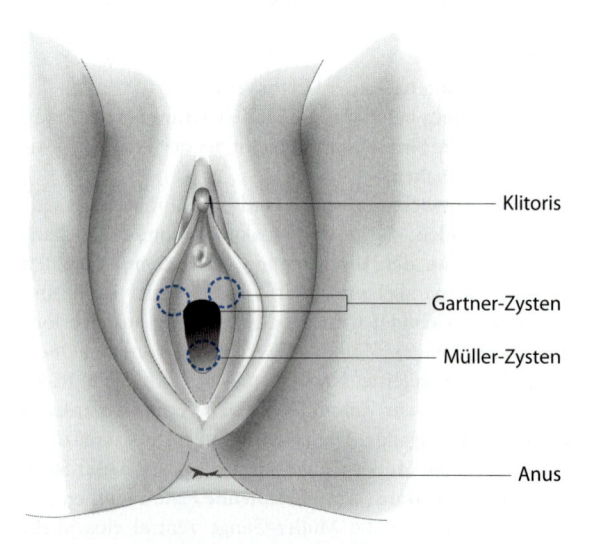

Abb. 4.4. Angeborene Vaginalzysten (Gartner- bzw. Müller-Zysten) betreffen zumeist Mädchen und junge Frauen, bei der Exstirpation sollten auch evtl. vorhandene Gänge mitentfernt werden, um Rezidive zu verhindern; außerdem ist an Fehlbildungen im Harntrakt zu denken

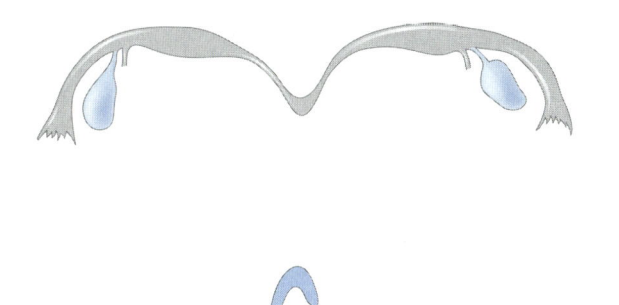

Abb. 4.5. Schematische Darstellung des Genitale bei Mayer-Rokitansky-Küster-Hauser-Syndrom

tung mit einer gleichzeitigen Nieren- und/oder Ovarialagenesie ist möglich.

4.3.4 Vaginalaplasie, Uterusaplasie, Mayer-Rokitansky-Küster-Hauser-Syndrom

Die beiden Müller-Gänge verlaufen parallel, ohne dass es zu einer Verschmelzung der Membranen kommt. Geschieht dies auch weiter kranial, so resultiert ein rudimentärer, als Strang angelegter Uterus (**Uterus bicornis rudimentarius solidus**). Dieses Krankheitsbild wird als **Aplasia uterovaginalis** (von-Mayer-Rokitansky-Küster-Hauser-Syndrom, ◘ Abb. 4.5) bezeichnet. Die beiden Uterushörner gehen beiderseits in die unauffälligen Tuben über. Beide **Ovarien** sind **normal entwickelt** und in den jeweiligen Fossae ovaricae gelegen. Oftmals findet sich eine **große, wulstige Harnröhrenmündung**. Eine **Assoziation mit anderen Fehlbildungen** ist vorhanden. So finden sich in 15 % eine **einseitige Nierenagenesie**, in 40 % **Doppelanlagen der ableitenden Harnwege** und in 5–12 % **Skelettanomalien**.

Die **Inzidenz** dieser Dysgenesie beträgt **1 : 5 000** neugeborene Mädchen. Ein familiär autosomaler Erbgang lässt sich teilweise zeigen.

Bei unauffällig weiblichem **Genotyp** (46XX) entwickelt sich aufgrund der normal angelegten Ovarien ein weiblicher **Phänotyp**. Die Pubertät verläuft bis auf eine primäre Amenorrhö unauffällig. Im Kindesalter kann es selten zur Ausbildung eines Hydro- oder Mukokolpos kommen. Meist entwickeln die Patientinnen **im Verlauf der Pubertät zyklische zunehmende Unterbauchschmerzen**. Diese und die **primäre Amenorrhö** sind in der Regel Anlass, einen Gynäkologen zu konsultieren. Eine **Schwangerschaft** ist aufgrund der Uterusaplasie **unmöglich**. Die operative Herstellung einer **Neovagina** ist notwendig.

4.3.5 Atresia vaginae, Atresia cervicis, Atresia uteri

Nur **sehr selten** finden sich angeborene Stenosen als Ursache von Atresien der Müller-Gänge. **Erworbene Veränderungen** entstehen zumeist durch Verletzungen oder Infektionen.

Klinik. Die Vagina kann auf ein Grübchen am Introitus reduziert sein oder ein tieferes Grübchen darstellen. Der Uterus und die Tuben können angelegt oder ebenfalls atretisch sein. Im Falle des angelegten Uterus kann ein Teil der kranialen Vagina vorhanden sein. In diesen Fällen entsteht mit der Pubertät eine **Hämatometra**. Klinisch haben die Patientinnen in diesen Fällen **rezidivierende Unterbauchschmerzen** und ggf. einen Unterbauchtumor. Alle Patientinnen bemerken eine **primäre Amenorrhö** und evtl. **Kohabitationsprobleme**.

Diagnostik.
- Inspektion (einschließlich Vaginoskopie bzw. Hysteroskopie),
- Palpation und
- Sonographie (transvaginal, soweit möglich, sonst perineal, rektal, abdominal mit stark gefüllter Harnblase).

Unter Umständen ist eine diagnostische Laparoskopie notwendig. Die Durchführung einer urologischen Diagnostik ist ratsam.

Differenzialdiagnostisch muss an eine **testikuläre Feminisierung** gedacht werden. Zur Herstellung der Kohabitationsfähigkeit muss die Scheide plastisch wiederhergestellt werden (**Neovagina**).

4.3.6 Hymenalatresie

Es handelt sich um einen Verschluss der Vagina durch ein nicht perforiertes Hymen.

Pathogenese. Bei dieser **Hemmungsfehlbildung** unterbleibt der Durchbruch am Müller-Hügel bzw. es vereinigen sich die Hymenalfalten aufgrund eines überschießenden Wachstums in der Mitte zum **Hymen occlusivus** (entwicklungsgeschichtlich ist der Ausdruck »Hymen imperforatus« nicht gerechtfertigt; ◘ Abb. 4.6).

Klinik. Die Öffnung im Hymen fehlt. Auch wenn dies nicht erkannt wird, zeigen sich **während der Kindheit meistens keine Symptome**. Lediglich in Einzelfällen kann es durch eine starke zervikale Schleimproduktion zum **Mukokolpos** oder zur **Mukometra** kommen. Bei Einsetzen der ersten Regelblutungen kann das Menstrualblut nicht abfließen. Es besteht somit eine **primäre Amenorrhö**. Es treten **zyklisch zunehmende Schmerzen** auf. Diese menstruellen Beschwerden ohne Periodenblutung werden **Molimina menstrualia** genannt. Zu den periodischen Unterbauchschmerzen gesellen sich Übelkeit, Kopfschmerzen, Unwohlsein und ein allgemeines Krankheitsgefühl.

Diagnostik. Zunehmend wölbt sich das Hymen durch das sich anstauende Blut vor. Von abdominal und rektal tastet man einen **prall elastischen Tumor** (**Hämatokolpos**). Die Aufstauung in der Vagina kann sich auf das Uteruskavum (**Hämatometra**), in die Tuben (**Hämatosalpingen**) und das Abdomen ausdehnen. Meist sitzt der kleine Uterus dem Hämatokolpos auf. Mittels abdominaler oder auch perinealer oder rektaler Sonographie lässt sich die Ausdehnung gut darstellen. **Fehlbildungen** des Uterus und der harnableitenden Organe **sollten ausgeschlossen werden** (◘ Abb. 4.7). Differenzialdiagnostisch muss man die Scheidenplasie in Erwägung ziehen.

Therapie. Es erfolgt die **quere Inzision und digitale Erweiterung des Hymens,** sodass das teerartige Blut langsam abfließen kann.

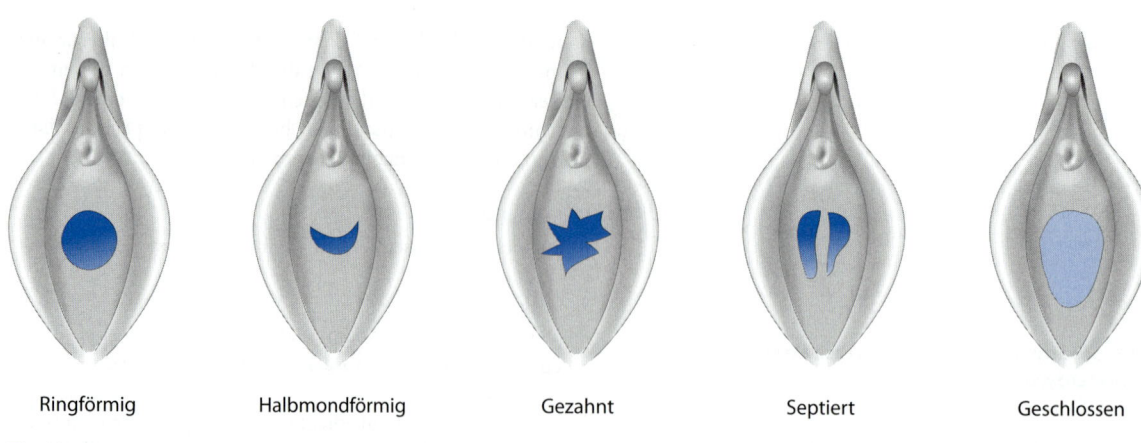

| Ringförmig | Halbmondförmig | Gezahnt | Septiert | Geschlossen |

Abb. 4.6. Formvarianten des Hymens in Abhängigkeit vom Ausmaß des Durchbruchs am Müller-Hügel

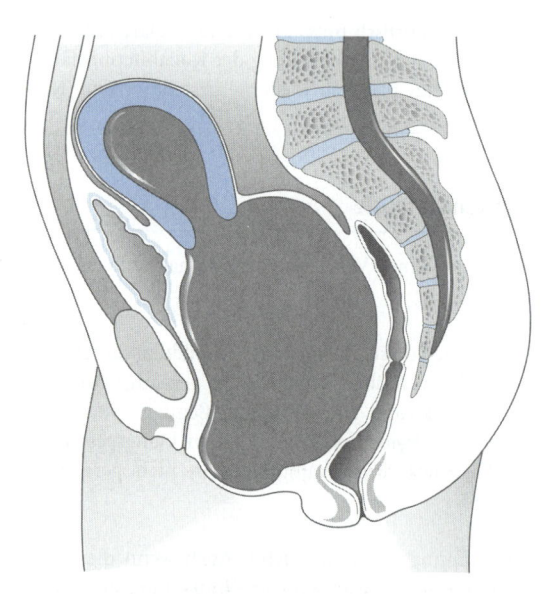

Abb. 4.7. Sagittaler Schnitt durch das Becken bei ausgedehntem Hämatokolpos und Hämatometra

> **Doppelbildungen und Septierungen**
> - Hymen septus seu duplice perforatus: doppelte Hymenalöffnung als geringster Grad der genitalen Fehlbildung ohne Krankheitswert (Hymenalseptum);
> - Vagina subsepta: alleinige Septierung im unteren Anteil der Scheide;
> - Uterus subseptus: unauffällige Uterusform und -größe mit Septum im oberen Anteil des Kavums;
> - Uterus septus: unauffällige Uterusform und -größe bei unterteiltem Kavum;
> - Uterus arcuatus: eingedellter Fundus uteri;
> - Uterus bicornis unicollis: zweigehörnter Uterus mit einer Zervix;
> - Uterus bicornis bicollis: zweigehörnter Uterus mit geteilter Zervix;
> - Uterus duplex (Uterus didelphys): Doppelanlage des Uterus (und der Vagina) mit oder ohne vaginales Septum (Abb. 4.8).

Prognostisch sind in unkomplizierten Fällen keine Probleme zu erwarten. Bei Mitbeteiligung von Uterus und/oder Tube kann eine spätere Sterilität resultieren.

4.3.7 Doppelbildungen und Septierungen

Pathogenese. Nach Verschmelzen der kaudalen Anteile der Müller-Gänge entstehen Uterus und Vagina. Findet keine Vereinigung statt, entstehen die verschiedensten Formen von Septierungen und Doppelanlagen entlang des gesamten Verlaufs der Gänge. Sofern der Uterus äußerlich eine normale Form hat, spricht man von einem **septierten Uterus**. Der Uterus subseptus ist die häufigste Uterusfehlbildung. Bei Vorliegen eines Uterus subseptus werden in bis zu 90 % Aborte nachgewiesen. Besteht eine stärkere Ausdehnung, so nennt man dieses Krankheitsbild **Uterus bicornis**. Hier liegt die Abortrate bei ca. 30 %.

Zu **Schmerzen** kommt es normalerweise nur bei asymmetrischer Anlage (z. B. Uterus bicornis mit fehlendem Anschluss des rudimentären Anteils an den Hauptuterus), wenn ein Endometrium in Funktion angelegt wurde, aber kein Anschluss zur Vagina besteht. Die zunehmenden Molimina menstrualia sind Ausdruck des **fehlenden Abflusses der Menstruation**. Periodisch zunehmend bildet sich eine Hämatometra (Blutansammlung im Uterus) oder Hämatosalpinx (Blutansammlung in der Tube).

Zur Diagnosesicherung dienen
- Sonographie (Abb. 4.8),
- Hysteroskopie,
- Laparoskopie und
- z. T. auch noch die Hysterosalpingographie.

Bei Beschwerden muss die Abflussbehinderung beseitigt werden. Bei habituellen Aborten oder wiederholten Frühgeburten, die ursächlich auf eine Uterusfehlbildung zurückzuführen sind, kann die Indikation zur operativen Wiederherstellung eines einheitlichen Uteruskavums (**Metroplastik**) gegeben sein. Ansonsten sind Uterusdoppelbildungen oft Zufallsbefunde bzw. nach-

4.5 · Operative Korrekturen von angeborenen Genitalfehlbildungen

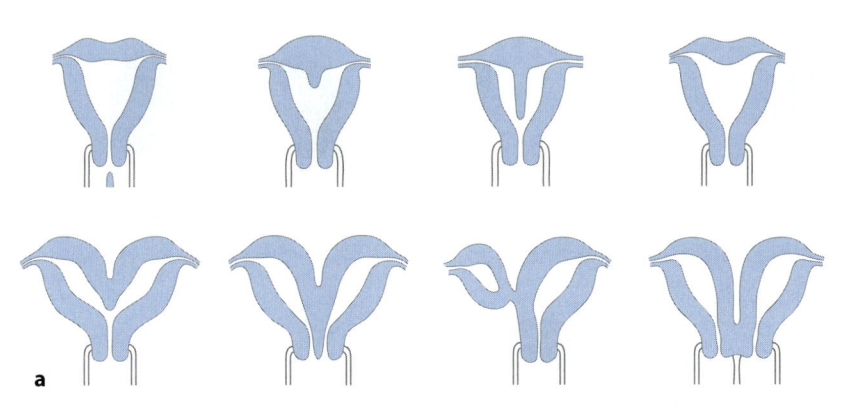

Abb. 4.8a,b. Septenbildungen im Genitalbereich (**a**). Uterus bicornis (transvaginale Sonographie; **b**)

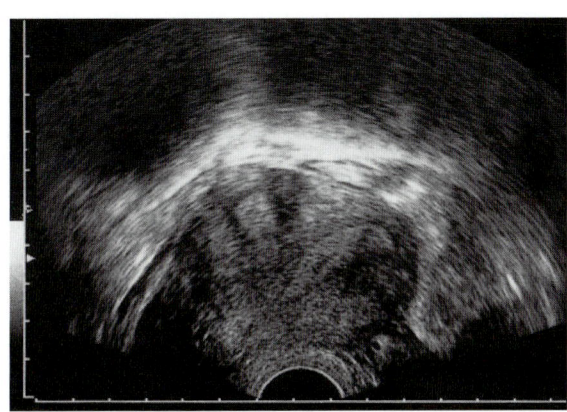

weisbare Auffälligkeiten im Rahmen von Sterilität oder Aborten.

> In seltenen Fällen können Doppelbildungen Probleme unter der Geburt verursachen (Lageanomalien, Wehenschwäche, unkoordinierte Wehen, Zervixdystokie). Im Allgemeinen wird das zweite Horn jedoch mit zunehmender Schwangerschaftsdauer verdrängt. Eine Uterusfehlbildung ist keine Kontraindikation für die Durchführung einer Spontangeburt.

4.4 Angeborene Fehlbildungen der unteren Harnorgane und des Enddarms

Fehlbildungen der unteren Harnorgane
- kongenitale Zystenniere,
- Becken- und Hufeisenniere,
- Nierenaplasie,
- Ureterdoppelanlage,
- Urachuszysten und -fisteln,
- Ektopie /Ekstrophie der Blase sowie
- Hypospadie oder Epispadie (in entsprechenden Lehrbüchern der Urologie nachzulesen; Abb. 4.9).

Entwicklungsverzögerungen des Septum urogenitale führen zu einem **Persistieren der Kloake**, sodass Enddarm, Vagina und Urethra in einem gemeinsamen Raum münden. Eine **Analatresie** entsteht durch einen fehlenden Durchbruch der Analmembran bzw. durch eine sekundäre Epithelialisierung. Mit einer Häufigkeit von 1 : 3 500 Geburten ist dieses Krankheitsbild selten. Es lässt sich ultrasonographisch nicht sicher diagnostizieren (Abb. 4.10).

4.5 Operative Korrektur von angeborenen Genitalfehlbildungen

4.5.1 Hysteroskopische Septumdissektion

Empfehlung

Eine absolute Indikation zur Durchführung einer hysteroskopischen Septumdissektion besteht bei Vorliegen von habituellen Aborten, eine relative Indikation bei primärer oder sekundärer Sterilität.
Zuvor muss in jedem Fall laparoskopisch dokumentiert werden, dass es sich um ein Uterusseptum handelt (Differenzialdiagnose: Uterus bicornis mit Gefahr der Perforation).

Durchführung. Zur besseren Übersicht sollte die Operation in der 1. Zyklushälfte durchgeführt werden. Eine GnRH-Analogontherapie ist nicht notwendig. Die Dissektion wird mit einer Nadel vorgenommen und kaudal in der Mitte des Septums in Richtung Fundus uteri begonnen. Dabei kontrolliert man die Tiefe der Dissektion durch Blick auf die internen Tubenöffnungen. Bei Nachweis einer Eindellung im Uterus sollte man keine Perforation riskieren. Eine Form entsprechend eines Uterus arcuatus ist ausreichend.

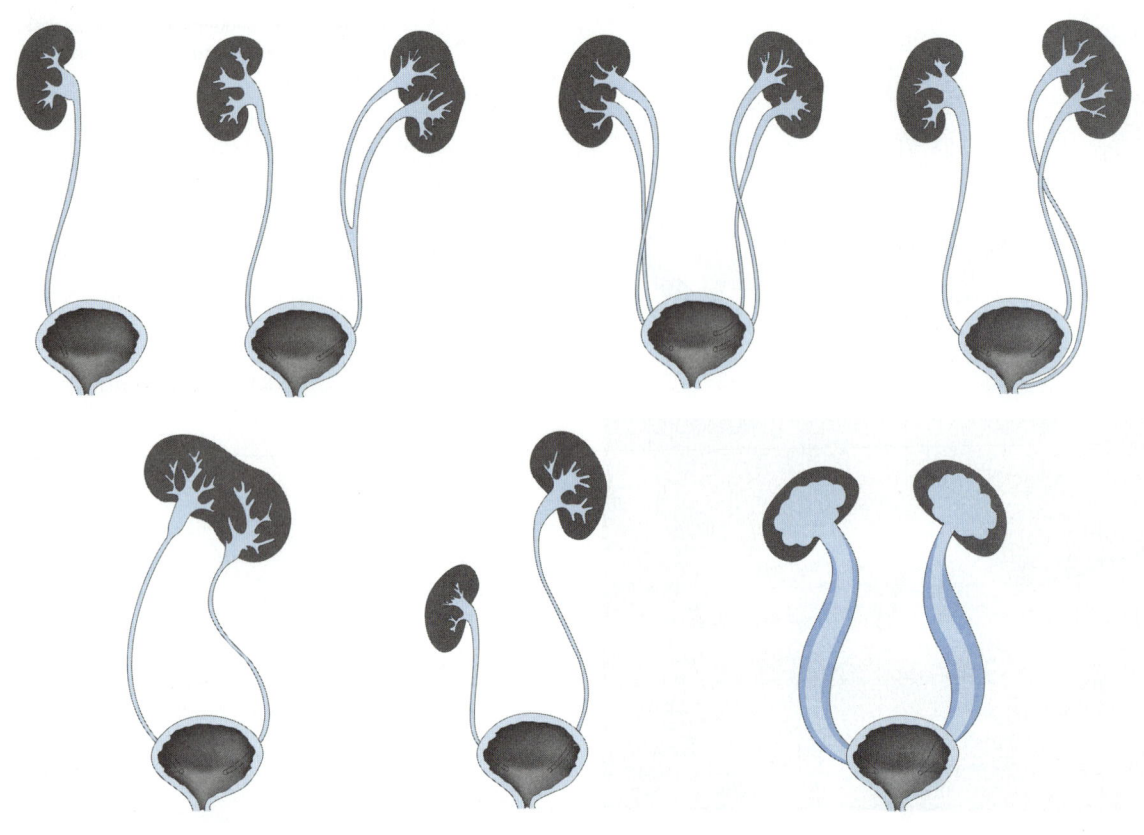

Abb. 4.9. Fehlbildungen im Bereich der Harnleiter und der Nieren

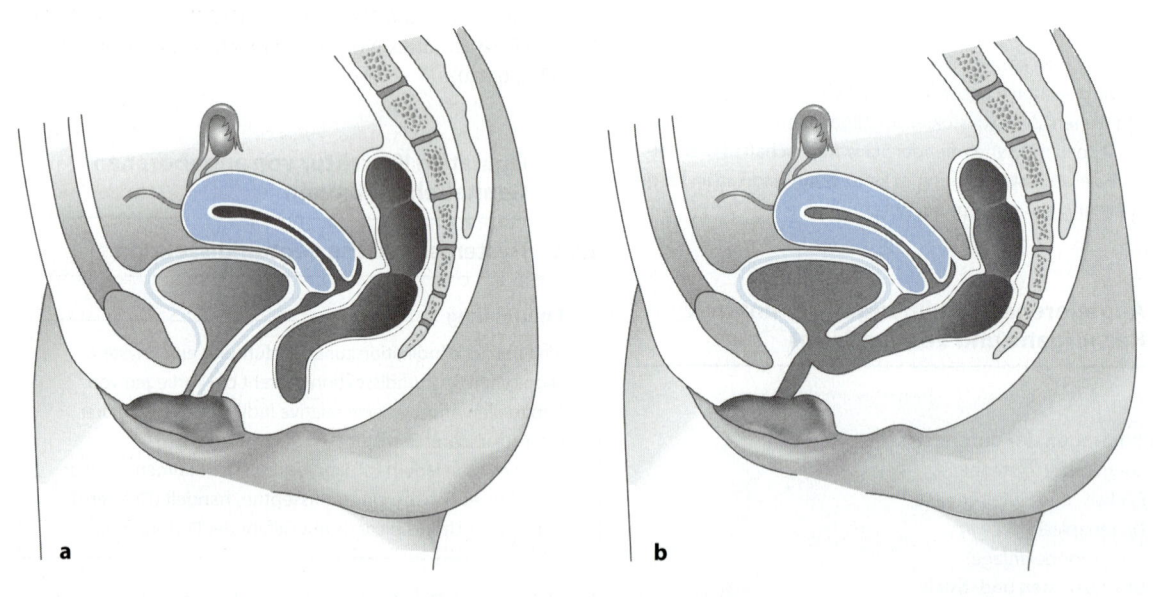

Abb. 4.10a,b. Fehlmündungen im Bereich des Enddarms. **a** Atresia ani. **b** Anus vestibularis

Postoperativ wird eine Östrogentherapie für 3 Monate empfohlen. Zusätzlich kann ein intrauteriner Dilatator (IUD) eingesetzt werden. Eine Kontrollhysteroskopie mit Entfernung des IUD sollte nach 3 Monaten durchgeführt werden.

4.5.2 Metroplastik

Die **Indikation** zur Durchführung einer Metroplastik liegt vor bei habituellen Aborten oder wiederholten Frühgeburten, die ursächlich auf eine ausgedehnte Uterusfehlbildung (Uterus duplex, bicornis oder arcuatus) zurückzuführen sind. **Ziel der Operation** ist das Bilden eines einheitlichen Uteruskavums.

Bei der klassischen abdominalen **Operation nach Strassmann** (Erstbeschreibung 1907) werden die Uterushörner quer eröffnet und mit dem Septum reseziert. Der Verschluss des Uterus erfolgt zweischichtig durch extramuköse und folgend seromuskuläre Einzelknopfnähte.

Zunehmend wurde der Versuch unternommen, die **Kavumeröffnung** zu minimieren. So wird von Jones u. Jones (Erstbeschreibung 1953) ein Uterusseptum nur noch sagittal keilförmig exzidiert und das Kavum auch sagittal vernäht. Bret et al. (Erstbeschreibung 1962) resezieren sogar nur noch das Septum selber, nachdem sie den Uterus sagittal inzidiert haben.

Die **Erfolgsraten einer Metroplastik** werden mit Schwangerschaftsraten von 55–85 % angegeben. Die Anzahl habitueller Aborte sinkt von 90 % vor dem Eingriff bis auf 20 % nach der Korrektur. Aufgrund der ausgedehnten Eröffnung des Uteruskavums sollten zwischen Operation und Schwangerschaftseintritt 9–12 Monate liegen. Des Weiteren sollte mit der Patientin die elektive Sectio caesarea besprochen werden.

4.5.3 Neovagina

Indikationen zur Konstruktion einer Neovagina sind die komplette Aplasia vaginae, der männliche Transsexualismus oder ein Zustand nach ausgedehnten gynäkologischen Radikaloperationen oder Bestrahlungen.

> Vor der Durchführung einer Operation müssen die anatomischen Begebenheiten exakt dargestellt werden. Zudem ist die Durchführung einer bildgebenden Diagnostik der ableitenden Harnwege notwendig.

Verfahren. Zur Anlage einer Neovagina wurden über 100 verschiedene Verfahren beschrieben, mit mehr oder weniger guten Ergebnissen. Im Folgenden werden einige als erfolgreich nachgewiesene Methoden kurz dargestellt.

Neovaginaoperationen
- Neovagina nach Vecchetti: Durch eine an der vorderen Bauchwand angebrachte, verstellbare Zugapparatur wird zwischen Blase und Rektum ein Tunnel angelegt. Dabei wird das Epithel des Hymens in das Spatium urethrovesicale hineingezogen. Die Abpräparation der Blase vom Uterus (Uterusrudiment) wird zunehmend laparoskopisch durchgeführt. Zwischen Urethra und Rektum wird ein Faden platziert, der im Zentrum der Hymenalplatte mündet. An diesem wird das Gegenstück (Olive) befestigt, welches dann nach innen gezogen wird.
- Meshgraft-Technik nach Lang: Aus der Verbrennungschirurgie entwickelte Lang ein Verfahren (Erstbeschreibung 1976), über ein Teflonphantom ein Maschentransplantat (am besten aus Hüfthaut) zu spannen, das in der präformierten Scheide innerhalb weniger Wochen anheilt. Bei dieser Methode sind Schrumpfungsneigungen und Abstoßungsreaktionen gering. Zudem besteht die Möglichkeit des Sekretabflusses wegen der Maschentechnik.
- Techniken unter Einsatz des Pelveoperitoneums: Zunehmend wird das Douglas-Peritoneum als Epithelersatz genutzt. Nach Eröffnung des Peritoneums und Mobilisierung wird es in verschiedenen abdominalen oder vaginalen Techniken am vorhandenen Scheidenende bzw. am Introitus fixiert und kranial zwischen Blasenrückwand und Rektum verschlossen.
- Methoden unter Verwendung von Darmanteilen: Hierbei handelt es sich um sehr ausgedehnte abdominal-vaginale Eingriffe, bei denen End-zu-End-Anastomosen der gewählten Darmanteile (Ileum, Zäkum, Sigma) als »Scheidenepithel« verwendet werden. Diese Methoden werden heute kaum noch eingesetzt.

4.6 Embryologie der Mamma

Zum Verständnis der Anomalien, die sich aus der Entwicklung der Mammae ergeben können, ist zu erinnern, dass sich die Organogenese in utero unter dem **Einfluss von Geschlechtshormonen** vollzieht und dass es möglich ist, experimentell Missbildungen der Drüsenanlagen zu induzieren. Daher werden zunächst die morphologische und die experimentelle Embryologie, danach die angeborenen und erworbenen Entwicklungsstörungen beim Menschen dargestellt.

4.6.1 Morphologische Embryologie

4.6.1.1 Differenzierungsphasen

Die Entwicklung der Brustdrüse vollzieht sich beim Menschen, wie bei allen Säugern, stufenweise. Dabei wird auch in der Embryologie der Mammae des Menschen die **Phylogenese nachgeahmt**. Die kontinuierliche Differenzierung der Drüsenanlage beginnt bei menschlichen Embryonen in der 5. Embryonalwoche mit einer flächenhaften Epithelverdickung an der seitlichen Rumpfwand und geht dann in die Ausbildung von Einzelanlagen über.

Bei der **Differenzierung des angelagerten Mesenchyms** hat das Epithel die führende Rolle. Im Einzelnen werden folgende Entwicklungsphasen durchlaufen:
- Im 2. Embryonalmonat entsteht an der seitlichen Thorax- und Bauchwand menschlicher Embryonen von 6–8 mm Scheitel-Steiß-Länge (SSL) eine flächenhaft streifenförmige Epithelverdickung, die als Milchstreifen (Milchleiste) bezeichnet wird. Der Milchstreifen ist das Terrain überzähliger Mammaanlagen. Sie zieht von der Oberschenkelinnenseite pararektal über die Brüste nach lateral in die Axillen (◘ Abb. 4.11).
- Daraus entsteht durch zunehmende Verbreiterung des Epithels auf 4–6 Schichten im Gebiet der späteren Einzelanlage die Milchleiste bei Embryonen von 9–15 mm Länge.
- Bis auf die Region der bleibenden Anlage bildet sich die Milchleiste bei 12–15 mm langen Embryonen wieder zurück.
- Daran schließt sich das hügel-, knospen- oder kugelförmige Stadium der Einzelanlage an. Im 3.–4. Monat, bei einer SSL von 14–22 mm, bilden Epithelproliferationen, die

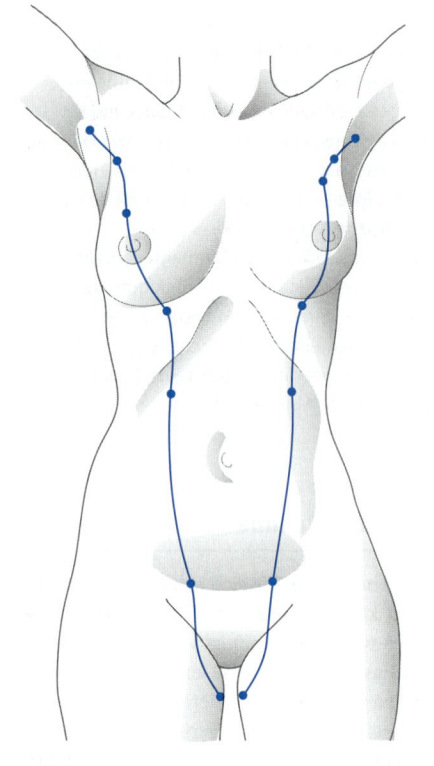

Abb. 4.11. Milchleiste mit möglichem Vorkommen von zusätzlichen Brustanlagen

> Das Wachstum ist schon in dieser frühen Entwicklungsphase von hormonalen Einflüssen abhängig:
> - Insulin fördert das fetale Wachstum und die soliden Sprossen der Mammaanlage,
> - Prolaktin stimuliert das insulininduzierte Wachstum,
> - Aldosteron regt Gangentwicklung und Sekretion an und
> - Progesteron steigert die Sekretion.

Explantate von Mammagewebe dieses Stadiums bedürfen im Kulturmedium des Insulins, später sind auch Steroide und Hypophysenhormone erforderlich.

4.6.2 Experimentelle Morphologie

4.6.2.1 Sexualdimorphismus und sensible Phase

Aus Tierversuchen ist bekannt, dass bei der Maus erst ab dem 15. Tag der intrauterinen Entwicklung ein **Sexualdimorphismus** feststellbar ist. Im früheren Stadium, bis 10./11. Tag, ist die Mammogenese der Maus unabhängig von spezifischen Hormonen. Die sensible Phase der Drüsenentwicklung liegt zwischen dem 12. und 14. Tag, am 15. Entwicklungstag ist sie bereits weitgehend erloschen.

Während die Anlage bei **weiblichen Feten** einen schmaleren Hals zwischen Knospe und Epidermis zeigt, der sich am 16./17. Tag wieder zurückbildet – wodurch die Knospe in die Epidermis einbezogen wird –, besitzt die Anlage bei **männlichen Feten** eine stärkere zirkuläre Mesenchymreaktion. Sie ist für die weitere Entwicklung von Bedeutung und steht offenbar unter dem Einfluss des fetalen Testishormons. Der Sexualdimorphismus ist also steuerbar.

Entwicklung nach Kastration. Die Gonadektomie beider Geschlechter hat eine weibliche Differenzierung der Mammaanlagen zur Folge. Die **weibliche Differenzierung** stellt demnach eine neutrale, nicht hormonale Form dar.

Androgenwirkung und Antiandrogeneffekt. Die Differenzierung der Mamma in die männliche oder in die weibliche Richtung hängt davon ab, ob in einer bestimmten Zeit der Entwicklung Androgene wirksam wurden oder nicht. Rattenfeten, die nach dem 13. Tag einem **Antiandrogen** ausgesetzt wurden, zeigen eine **weibliche Differenzierung** ihrer Mammaanlagen. Androgene der fetalen Hoden allein hemmen die Brustdrüsenentwicklung in weiblicher Richtung.

> Östrogene haben für die intrauterine Histogenese der Mamma offenbar keine Bedeutung. Die Mamma differenziert sich stets als weibliches Organ, wenn nicht Androgene eine männliche Prägung bewirken.

4.6.2.2 Hormonale Induktion von Fehlbildungen

Androgene. Androgene verhindern normalerweise die Ausbildung von größeren Drüsenanlagen und von Saugwarzen.

Dies könnte die Ursache von Fehlbildungen der Mamillen sein, d. h. der Athelie.

- sich im kranialen Teil der Milchleiste entwickeln, kleine Hügel und senken sich dann als Knospe oder Kugel in das Mesenchym ein. Dieser Vorgang ist mit einer Vermehrung der örtlichen Mesenchymzellen verbunden.
- Bei einer SSL von ca. 30 mm folgt der zapfen- oder kolbenförmige Wachstumsabschnitt. Jetzt wird die epitheliale Anlage elongiert. Durch oberflächliche Epitheldesquamation entsteht die Milch- oder Warzengrube, von der die sog. Primärsprossen – dies sind die späteren Ausführungsgänge – ausgehen.
- Solide Epithelsprossungen lassen vom 5.–6. Monat an eine Lumenbildung erkennen. Die sich vergrößernde Anlage reicht bei 15 cm langen Feten bis zur Subkutis.
- Die peripheren Enden der Sprossen weiten sich am Ende der Gravidität und bilden die sekretgefüllten Endbläschen.

4.6.1.2 Induktoren und hormonale Stimulatoren

Die Knospenbildung kommt lediglich durch die **Wanderung von Epidermiszellen** in die Mammaknospe zustande. Die Bildung der voneinander unabhängigen Individualanlagen wird auf die Wirkung eines mesenchymalen Induktors zurückgeführt, dessen RNS-reiche Zellen dem topisch benachbarten Müller-Gang entstammen.

Östrogene. Wenn die Wirkstoffe den Muttertieren oder den Feten appliziert werden, stimulieren Östrogene – in Abhängigkeit von der Dosierung – die **Ausbildung der Drüsenanlagen und der Saugwarzen**. Bei Störungen in der sensiblen Phase kommt es dosisabhängig in bis zu 95 % zu Missbildungen der Mammae (Amastie, Mikromastie).

Am 15. Tag lag die Missbildungsrate nur noch bei 5 %. Diese **Missbildungen** sind morphologisch gekennzeichnet durch eine gehemmte Entfaltung der Anlage, durch Hauttaschen mit Hyperkeratosen und undifferenzierte Zellproliferationen der epithelialen und mesenchymalen Anteile.

Progesteron. Progesteron bewirkt bei 3 % weiblicher Mausfeten eine **Hemmung der Gangentwicklung**, aber keine Athelie. Bei männlichen Feten ist die Progesteronwirkung dem Antiandrogeneffekt vergleichbar: Die Drüsenanlagen differenzieren in die weibliche Richtung.

Steroide. Die Blockade des Syntheseschritts vom Pregnenolon zum Progesteron durch das synthetische Steroid Cyanoketon führt zu einer **partiellen Virilisierung** der Milchdrüse, wobei die Ausbildung der Saugwarzen bei weiblichen Feten nur teilweise gehemmt wird. Die Befunde sind der Hypoplasie der Brustdrüsen beim Menschen mit angeborenem AGS vergleichbar, das durch diese Blockade nachgeahmt wird.

4.6.3 Die postnatale Entwicklung der Mamma

Nach der intrauterinen Entwicklung mit Lokalisation in Höhe des 4. Interkostalraums sind die Brustdrüsen beim Neugeborenen nur als Drüsengänge angelegt, Azini fehlen noch. **Hormonelle Einflüsse von Seiten der Mutter** bewirken bei 1/3 der Neugeborenen während der ersten Lebenstage bis -wochen die Absonderung der »Hexenmilch«, einer kolostrumartigen Flüssigkeit. Die **kindliche Mamma** befindet sich **bis zur Pubertät in einem Ruhestadium**.

> Die Entartung evtl. palpabler Knoten ist in dieser Lebensphase so unwahrscheinlich, dass Mammographie oder gar Tumorexstirpation nicht indiziert sind.

In der **Pubertät** bewirkt die zunehmende **Östrogensynthese** die **Ausdifferenzierung der Drüsengänge**, die **Gestagene stimulieren die Entwicklung der Lobuli** (▶ Kap. 6 und 7). Erst jetzt werden manche fehlerhaften Anlagen offensichtlich.

4.6.4 Angeborene und erworbene Entwicklungsstörungen beim Menschen

Entwicklungsstörungen der Mammae (bi- und unilateral)
- Defektbildungen,
- Überschussbildungen
- primäre (angeborene)
- sekundäre (erworbene) Hypoplasien.

4.6.4.1 Defektbildungen

Amastie. Mit dem Begriff der Amastie wird die Agenesie von Drüsenkörper und Mamille bezeichnet.

Die **bilaterale Form** ist **äußerst selten** und dann häufig mit **weiteren Fehlbildungen** kombiniert (Gaumenspalten, Hypertelorismus, Sattelnase sowie Veränderungen am M. pectoralis major, der Ulna, der Hand, des Fußes, der Ohren, des Urogenitaltrakts oder des Habitus). Eine **Amastie** mitsamt **ektodermaler Dystrophie, Lipoatrophie und Diabetes mellitus** wird als **Aredyld-Syndrom** bezeichnet.

Eine **unilaterale Amastie** kommt etwas häufiger vor als die bilaterale. Sie ist auf eine **Störung der Entwicklung der Milchleiste in der 6.** SSW zurückzuführen. Amastien in uni- oder bilateraler Form finden sich bei weiblichen Feten 4-mal häufiger als bei männlichen.

Athelie. Unter Athelie versteht man die **fehlende Anlage der Mamille**.

Sie ist bei **Hypoplasien** der Mamma häufiger, bei regelrecht angelegtem Drüsenkörper selten zu sehen. Die fehlende Brustwarze wird gelegentlich durch eine fleckförmige Pigmentierung der Haut markiert.

Amazie. Die Amazie als Ausdruck einer Aplasie beschreibt das **Vorliegen einer rudimentären Anlage der Mamma**, dabei kann die Mamille angelegt sein, hypoplastisch sein oder völlig fehlen.

Aplasie und hochgradige Hypoplasie sind klinisch in der **Gravidität** oder der Stillzeit eindeutig zu unterscheiden: Nicht bei einer aplastischen, wohl aber bei einer hypoplastischen Mamma ist in dieser Phase eine Größenzunahme und Sekretion zu erwarten. Sinngleich mit dem Begriff der Hypoplasie wird auch von **Mikromastie** gesprochen, sie kann beidseitig konstitutionell bedingt sein, im Sinne eines Infantilismus oder als Ausdruck einer genitalen Hypoplasie bei unzureichender hormonaler Stimulation.

Syndrome. Entwicklungsstörungen der Brustdrüse als Ausdruck einer Differenzierungsstörung der Somatopleura sind häufig mit **Hemmungsbildungen** der Brustmuskulatur sowie der 2.–5. Rippe und mit Hautanomalien verbunden. Die teratogenetische Determinationsperiode liegt in den ersten Embryonalwochen, spätestens am Ende der 4. Woche. Zur Athelie, Polythelie oder Dislokation der Brustwarze treten trophische Störungen der Haut sowie ektodermale Dysplasien mit Hypotrichosis oder ipsilateraler Alopezie.

Diese Merkmalkombinationen einer angeborenen oder hereditären **masto-muskulo-ossären Dysplasien** sind im sog. **Poland-Syndrom** zusammengefasst. Erstmals 1841 ist das Krankheitsbild als **Fehlen der Pektoralismuskulatur** im Bereich des Schultergürtels mit Veränderungen an der ipsilateralen oberen Extremität beschrieben. Zusätzliche Fehlentwicklungen, die inkonstant auftreten, wurden inzwischen in das Syndrom integriert:
- Fehlen der Mamma oder der Brustwarze,
- Knorpel- oder Knochendefekte an den Rippen,
- Störungen der subkutanen Bindegewebsentwicklung sowie
- Brachysyndaktylie.

Bei der im Rahmen des Poland-Syndroms häufig beobachteten **Mammahypoplasie** ist die rudimentäre Brustanlage nach kranial und medial verlagert. Betroffen sind eher das weibliche Geschlecht und eher die rechte Körperseite. Die Ätiologie des Poland-Syndroms ist unklar. Familiäre Häufungen sind nicht bekannt. Nach Thalidomid-Gaben sind ähnliche Befunde mitgeteilt worden.

Bei einer Reihe komplexer morphogenetischer Störungen kommt es zum Bild der »widely spaced nipples«, die einen pathologischen Intermamillarindex aufweisen (Verhältnis Mamillenabstand zum Brustumfang, der Mittelwert liegt bei 23,21 ± 1,24).

4.6.4.2 Überschussbildungen

Allgemeines. Die örtliche Persistenz ektodermaler Blastomreste im Bereich des Milchstreifens führt zur Ausbildung einer **Überzahl von Brustwarzen und Brustdrüsen**. Kausale Faktoren sind nicht bekannt. Ein Häufigkeitsunterschied zwischen den Geschlechtern besteht nicht.

Diese Plusvarianten der Drüsenanlagen sind Vermehrung von Mamillen (Polythelie, Hyperthelie) und von Drüsenanlagen (Polymastie, Hypermastie) und treten in einer Häufigkeit von 1–5 % auf. Die linke Körperseite ist mit 54 % (gegenüber rechts: 46 %) häufiger betroffen, das männliche Geschlecht mit 70 % häufiger als das weibliche (30 %).

Bei Frauen wird die Überschussbildung oft erst in der **Stillperiode** manifest. In den meisten Fällen liegt jeweils nur eine akzessorische Warze oder Drüse vor.

> Überschussbildungen haben aktuell oder im späteren Leben klinische Relevanz, daher sollte schon bei der Neugeborenenuntersuchung auf sie geachtet werden:

- Polymastien können mit weiteren Entwicklungsstörungen vergesellschaftet sein, wie z. B.
  - Fehlbildung der ableitenden Harnwege (Polythelien wie Polymastien sollten Anlass zu sonographischen Untersuchungen der ableitenden Harnwege sein),
  - Herzrhythmusstörungen,
  - Pylorusstenose,
  - Epilepsie und
  - erhöhte Inzidenz von Neoplasien der Nieren.
- Auch im Rahmen des **Fleischer-Syndroms** (Verlagerung der Brustwarzen nach lateral, Nierenhypoplasie) tritt eine Polymastie gehäuft auf.
- In der Polymastie kann es zu den gleichen Erkrankungen kommen wie in den orthotopen Mammae:
  - Fibroadenomen,
  - Papillomen,
  - malignen Neoplasien.
- Akzessorische Anlagen unterliegen den gleichen hormonellen Einflüssen wie die normale Brust, daher kann es ebenso zu
  - pubertärem Wachstum,
  - prämenstruellen Schwellungen sowie
  - postpartal zur Laktation kommen.

Polythelien und Polymastie. Polythelien, also zusätzliche oder akzessorische Brustwarzen, finden sich **bei beiden Geschlechtern** in einer Häufigkeit von 2–10 ‰. Sie liegen bei 2/3 der Fälle im Bereich der Milchleiste (◘ Abb. 4.11), dabei überwiegend in deren kaudalem Anteil. Mehr als 2 akzessorische Brustwarzen sind nur selten zu sehen.

Das zeitliche Zusammentreffen von Rückbildung der Milchleiste und Entwicklung des Urogenitalsystems erklärt das gemeinsame Vorkommen von Polythelien und Fehlbildungen der ableitenden Harnwege.

Formen der Polythelie. Die **Polythelia completa** besteht aus Mamille und Areola, weist jedoch kein Drüsenparenchym auf und ist also eine Pseudomamma. Sie ist mit 53 % die häufigste Form der Überschussbildung. Infolge des fehlenden Drüsenparenchyms kommt es bei diesen Formen nicht zur Laktation. Ansonsten sind Verwechslungen mit der Polymastia completa klinisch möglich, eine sichere Trennung gelingt nur durch die mikroskopische Untersuchung. In der Areola können Talgdrüsen und Haare auftreten.

Eine **Polythelia mamillaris** bezeichnet die Ausbildung einer akzessorischen Mamille außerhalb oder innerhalb des Warzenhofs. Makroskopisch ist bei diesen Formen, die in der Gesamtzahl knapp 23 % ausmachen, die Mamille nicht leicht zu identifizieren. In der Mamillenspitze erkennt man dann eine Öffnung oder Grube, einen Hornpfropf oder eine Verfärbung. Symmetrische Anlagen sprechen für eine Polythelie. Die **Polythelie des Warzenhofs** ist auf eine Verdoppelung der Anlage im Knospenstadium zurückzuführen. Durch unabhängige Gangsysteme ist die getrennte Milchabgabe möglich. Neben der Polythelia duplex sind auch Mehrfachbildungen der Brustwarzen in der Areola beschrieben. Familiäre Häufungen der Polythelie und deren Heredität sind mehrfach erwiesen.

Die **Polythelia areolaris**, eine Brustwarzenanlage ohne Mamille und ohne Bestandteile eines Drüsenkörpers, nimmt ebenfalls 23 % aller Hyperthelien ein. Die Areola wölbt sich kaum über das Niveau der Haut vor, ihr Pigmentierungsgrad ist geringer als der eines Nävus. Histologisch finden sich neben Haaren, Talg- und Schweißdrüsen eine stärkere Pigmentation der areolären Epidermis sowie Drüsenrudimente und Verhornungen. Der Nachweis der glatten Muskulatur des M. areolaris ist hier, wie in den anderen Polythelieformen, ein sicheres Merkmal. Haarinseln als Äquivalent einer Areola, jedoch ohne Drüsenrudimente, sind typisch für die **Polythelia pilosa**. Diese Haarinseln finden sich eher bei Männern. Sie liegen symmetrisch, vorzugsweise in der Gegend unterhalb der Mamille bis zum Nabel, und kommen häufig kombiniert mit anderen Polythelieformen vor.

Polymastie (zusätzliche rudimentäre Mammae). Die **Mamma accessoria** (auch Polymastia completa; ◘ Abb. 4.12) ist eine seltene und ausschließlich bei Frauen vorkommende Überschussbildung im Sinne einer dystopen Mikromastie mit Mamille und Areola, also ein verkleinertes Organ mit allen geweblichen Bestandteilen, das vom orthotopen Drüsenkörper getrennt ist.

Die **Polymastia mamillaris** und die **Polymastia areolaris** sind laktationsfähige, dystope Drüsenanlagen. Bei ersterer liegt eine Mamille ohne Areola vor. Bei der Polymastia areolaris fehlt die Mamille, allerdings ist eine Areola ausgebildet, an deren Oberfläche durch die hier einmündenden Milchgänge Milch austreten kann.

Die **Mamma aberrata** (oder Polymastia glandularis), eine dystope parenchymatöse Drüsenanlage ohne Mamille und ohne

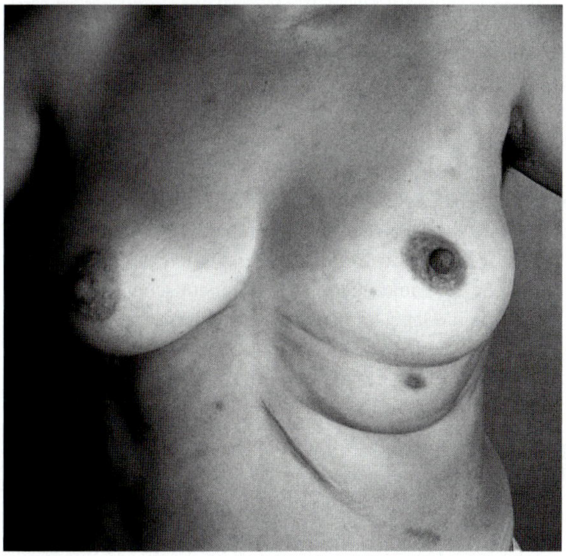

4.6 · Embryologie der Mamma

Abb. 4.12. Akzessorische Mammae (inframamillär mit Mamille und axillär)

Die **lobuläre Proliferation und Sekretion** während der Gravidität und im Wochenbett führt bei fehlender Entleerung der Drüsen und Gänge zu Sekretretention und Zystenbildungen mit rasch einsetzenden Schwellungszuständen, Schmerzen und chronischen Entzündungen. Nach dem Abstillen bildet sich das stimulierte Drüsengewebe völlig oder partiell zurück. Infolge der Sekretretention mit chronisch resorptiv entzündlicher Veränderung kommt es häufig zur Adenofibromatose uneinheitlichen Aufbaus mit residualen Zysten und knotigen Infiltraten mit evtl. fortbestehenden Schmerzen.

Wie im originären Mammagewebe finden sich auch im dystopen Drüsengewebe **Neoplasien** unterschiedlichen Reifegrades. Der häufigste Tumor in der aberrierenden Mamma ist das Mammakarzinom, das Fibroadenom steht erst an 2. Stelle.

> **Cave**
>
> Aberrierendes Mammagewebe findet sich hauptsächlich im Gebiet der Axilla, entgeht häufig den Vorsorgeuntersuchungen und kann Ausgangspunkt eines Malignoms sein. Wenn auch die Zahl der malignen Tumoren in überzähligen Brustdrüsen absolut gesehen klein ist, so soll das aberrierte Drüsenparenchym doch in besonderem Maß zur Kanzerisierung neigen. Daher wird empfohlen, das verlagerte Drüsengewebe operativ zu entfernen, und zwar unabhängig davon, ob es symptomlos ist oder periodische Schmerzen auslöst.

Topographie der Polythelie und Polymastie. Die meist rudimentären überzähligen Organanlagen entwickeln sich ganz überwiegend im **Gebiet des ursprünglichen Milchstreifens** und treten daher am häufigsten an der **Vorderseite des Thorax bis zum Abdomen** hin auf. Die akzessorischen Anlagen oberhalb der regulären Mamma sind **lateral in Richtung der Axilla** lokalisiert, die inferioren Anlagen dagegen sind medial positioniert. Diese medial inferioren Anlagen sind i. d. R. Rudimente, die superior lateralen dagegen sind zumeist größer und vollständiger, d. h. akzessorische oder aberrierende Mammae. Diese sind kirsch- bis mandarinengroße, weiche Anschwellungen, die unter physiologischer Stimulation bis faustgroß werden.

Areola, fällt als subkutaner, meist weicher Drüsenkörper bei der Palpation auf und schwillt oft vor der Menstruation sowie in der Gravidität und Laktation an. Bei dieser häufigen Entwicklungsstörung können Ausführungsgänge als feine Poren im Wochenbett Milch austreten lassen. Die Mammae aberratae axillares, die in etwa 15 % der Fälle mit anderen Formen von Hyperthelie und Hypermastie vergesellschaftet sind, stellen meist unilaterale und isolierte, d. h. mit der Brustdrüse nicht in Zusammenhang stehende Anlagen von Erbs- bis Faustgröße, dar, die von normaler äußerer Haut bedeckt sind. Auffällige Pigmentationen oder Mamillen fehlen, gelegentlich sind in der Kutis 1–6 unregelmäßig verteilte Milchporen vorhanden. Der verlagerte Drüsenteil liegt meist in der vorderen Axillarfalte oder in der Achselhöhle und wird beim Anheben des Armes prominent. Vereinzelt ist ein Processus axillaris vorhanden, eine Parenchymbrücke zur orthotopen Mamma, sodass verschiedene Formen von Vorwölbungen im Gebiet der Plica axillaris anterior auftreten können.

Die **Häufigkeit einer Polymastie** wird mit 3–6 % angegeben. Bilaterale Formen (42 %) finden sich umso häufiger, je größer die einzelne Anlage ausgebildet ist.

> Das dystope Drüsenparenchym reagiert in derselben Weise wie das der orthotopen Milchdrüse auf hormonelle Stimulation. Das führt zu Schwellungen in Pubertät und Gravidität und zu Laktation im Wochenbett. Daher werden die meisten Polymastien in der Gravidität bzw. in der Stillperiode festgestellt.

Die Achselhöhlenmamma erreicht regelmäßig am 2.–4. Wochenbetttag unter schmerzhafter Anspannung ihren Höhepunkt in Form einer gänseei- bis apfelgroßen Anschwellung, die am 6.–8. Tag einsetzende, spontane Rückbildung ist am 10.–12. Wochenbetttag weitgehend abgeschlossen.

Mikroskopisch entspricht die Mamma aberrata dem alters- und funktionsgemäßen Aufbau der Brustdrüse: Bei jüngeren Frauen sind die Lobuli gleichmäßiger entwickelt, mit zunehmendem Alter steht eine Adenofibromatose im Vordergrund.

Polymastien, die außerhalb des Milchstreifens entstehen, lassen annehmen, dass embryonal auch **außerhalb des Milchstreifens** gleichartige Epithelproliferationen auftreten können, die sich üblicherweise wieder zurückbilden und nur selten zur Überschussbildung führen. Solche ungewöhnlichen Lokalisationen sind beschrieben am Rücken, in der Lumbal- und Glutealregion, an der Außenseite des Oberschenkels, über dem Trochanter major, am Kopf, am Ohrmuschelansatz und am Tragus. Hier sei auch die **Mamma aberrata vulvae** angeführt. Sie wird als runde, ovale oder pendelnde Neubildung von Kirsch- bis Hühnereigröße an den großen Labien beobachtet. Die Knotenbildung tritt v. a. während der Geschlechtsreife und dann in der Schwangerschaft unter dem Einfluss der hormonalen Stimulation des ektopen Drüsengewebes auf. Die postpuerperale Involution der aberrierten, vulvären Mammae bleibt unvollständig, und auf diesem Zustand baut jede weitere Hyperplasie bei folgenden Schwangerschaften auf. So erklärt sich die Wachstumstendenz dieser Anschwellungen.

> Fibroadenome der Mamma aberrans vulvae oder gar dysontogenetische Karzinome der Vulva auf dem Boden aberranten Mammagewebes sind selten beschrieben.

4.6.5 Hypoplasien

Allgemeines.

> **Definition**
>
> Die Drüsenkörper wachsen, beginnend zumeist mit der linken Seite, während der Geschlechtsreife häufig asynchron oder asymmetrisch. Geringgradige Größenunterschiede der Mammae sind ohne Bedeutung. Auffällige Seitendifferenzen nennt man Anisomastie.

Diesen Formen dürften **Störungen** in der Anlage, der Entwicklung und Differenzierung des Bildungsblastems zugrunde liegen. Entsprechend vielgestaltig kann die resultierende Mammaasymmetrie ausfallen.

> **Klassifizierung der Mammaasymmetrie**
> - Grad 1: einseitige Brusthypoplasie oder Amastie;
> - Grad 2: zusätzlich sind Mamille, Hautanhangsgebilde und Unterhautfettgewebe hypoplastisch (Elastizitätsverlust des Gewebes, Fehlen von Schweißdrüsen);
> - Grad 3: zusätzlich Fehlbildungen der Muskulatur (Fehlen des M. pectoralis major und/oder minor, des M. latissimus dorsi, des M. rhomboideus, des M. trapezius und des M. serratus anterior);
> - Grad 4: zusätzlich zu Grad 1–3 Skelettanomalien – wie Kurzhals, Pterygium colli und Skoliose – sowie Dysplasien von Rippen, Klavikula, Sternum, Arm, Hand und Fingern.

Entwicklungsstörungen der Brustdrüse werden während der Kindheit i. allg. nicht erkannt, außer sie sind mit Defektbildungen des Thorax oder einer Athelie verbunden. Gewöhnlich erst **in der Geschlechtsreife** treten Fehlentwicklungen (Aplasien) oder Unterentwicklungen (Hypoplasien, Hypomastien) in Erscheinung. Die Hypoplasie ist nur in seltenen Fällen im Reifungs- und Erwachsenenalter auf eine direkte Schädigung des regelrecht angelegten Drüsenparenchyms zurückzuführen, in der Mehrzahl aber auf endokrine Störungen.

Primäre (angeborene) Ursachen. Primäre (angeborene) Ursachen liegen den Hypoplasien oder Aplasien der Brustdrüse zugrunde, mit denen infolge des **primären Hypogonadismus** die Formen der **Gonadendysgenesie** verbunden sind und die gewöhnlich erst dann offenkundig werden, wenn die in der Pubertät erwartete Mammaentwicklung ausbleibt. Gleichartige Hypoplasien finden sich neben selteneren Formen der reinen Gonadendysgenesie, dem sog. **Swyer-Syndrom**, und beim Agonadismus, v. a. beim **Turner-Syndrom**. Der Mangel an mammotropen Wachstumsimpulsen bei einer **primären Ovarialinsuffizienz** führt zu einer fehlenden Ausbildung des Drüsenkörpers der Mamma und zu kleineren blassen Mamillen, bei Erwachsenen nur Form und Größe einer Mamma virilis annehmend, in Wirklichkeit aber auch im höheren Lebensalter infantile Brustdrüsen darstellend.

Sekundäre (erworbene) Ursachen. Wenngleich Ursachen einer sekundären Unterentwicklung der Brustdrüse nicht immer eruierbar sind, werden doch in der Mehrzahl der Fälle **anamnestische Hinweise** vorliegen, die die Störung des regelrechten Wachstums der Brust erklären – seien es Verletzungen, entzündliche Erkrankungen oder therapeutische Maßnahmen in der Kindheit. Dabei kann es sich um Traumata handeln, Verbrennungen oder Abszesse, aber auch um strahlentherapeutische oder operative Eingriffe am Areolakomplex. Gerade vor iatrogener Verursachung ist zu warnen.

> **Cave**
>
> Nicht nur, dass es für eine Tumorentnahme an der kindlichen oder pubertären Brust keine Indikation gibt – auch nur kleine Gewebeentnahmen an der kindlichen Brustanlage würden zu schweren Störungen in der weiteren Ausbildung der Brustform führen, ist die Brustdrüse in der Kindheit doch nur auf einem kleinen Raum hinter der Mamille angelegt. Aber auch Thorakotomien bei Kindern führen zu Fehlentwicklungen der Brust, wenn sie im 3. oder 4. Interkostalraum durchgeführt werden, sodass als Zugang zur Pleurahöhle der 7. oder 8. Interkostalraum vorgeschlagen wird.

Auch die **Bestrahlung der Brustdrüsenanlage** während der Kindheit führt dosisabhängig zu Störungen der Entwicklung der Mamma: 15–20 Gy induzieren bereits eine Entwicklungshemmung, 30–40 Gy führen zu einem endgültigen Entwicklungsstillstand des Drüsenkörpers sowie zur begleitenden Fibrose und Hypoplasie des Drüsenkörpers.

Literatur

Ahmad FK, Sherman SJ, Hagglund KH (2000) Twin gestation in a woman with a uterus didelphys. A case report. J Reprod Med 45: 357–359

Beischer NA: (1998) Differences in obstetrical and gynaecological diseases in different populations: prevalences of prematurity, congenital malformations, prolapse, genital tract carcinomas and infections. Aust N Z J Obstet Gynaecol 38: 133–137

Belleannee G, Brun JL, Trouette H, Mompart JP, Goussot JF, Brun G, de Mascarel A (1998) Cytologic findings in a neovagina created with Vecchietti's technique for treating vaginal aplasia. Acta Cytol 42: 945–948

Bobin JY, Zinzindohoue C, Naba T, Isaac S, Mage G (1999) Primary squamous cell carcinoma in a patient with vaginal agenesis. Gynecol Oncol 74: 293–297

Borruto F, Chasen ST, Chervenak FA, Fedele L (1999) The Vecchietti procedure for surgical treatment of vaginal agenesis: comparison of laparoscopy and laparotomy. Int J Gynaecol Obstet 64: 153–158

Byrne J, Nussbaum-Blask A, Taylor WS, Rubin A, Hill M, O'Donnell R, Shulman S (2000) Prevalence of Mullerian duct anomalies detected at ultrasound. Am J Med Genet 94: 9–12

Carranza-Lira S, Sauer-Ramirez R, Bolivar-Flores YJ (1999) Neovagina with cultured allogenic epidermal sheets. Eur J Obstet Gynecol Reprod Biol 82: 77–79

Literatur

Chatwani A, Nyirjesy P, Harmanli OH, Grody MH (1999) Creation of neovagina by laparoscopic Vecchietti operation. J Laparoendosc Adv Surg Tech A 9: 425–427

Chun JK, Behnam AB, Dottino P, Cohen C (1998) Use of the umbilicus in reconstruction of the vulva and vagina with a rectus abdominis musculocutaneous flap. Ann Plast Surg 40: 659–663

Cicinelli E, Romano F, Didonna T, Schonauer LM, Galantino P, Di Naro E (1999) Resectoscopic treatment of uterus didelphys with unilateral imperforate vagina complicated by hematocolpos and hematometra. Fertil Steril 72: 553–555

Diedrich K (Hrsg) (2000) Gynäkologie und Geburtshilfe. Heidelberg: Springer

Digray NC, Mengi Y, Goswamy HL, Thappa DR (1999) Rectovaginoplasty for vaginal atresia with anorectal malformation. J Urol 162: 514–515

Fedele L, Bianchi S, Zanconato G, Raffaelli R (2000) Laparoscopic creation of a neovagina in patients with Rokitansky syndrome: analysis of 52 cases. Fertil Steril 74: 384–389

Fedele L, Bianchi S, Zanconato G, Raffaelli R, Zatti N (2000) Laparoscopic creation of a neovagina in a woman with a kidney transplant: case report. Hum Reprod 15: 692–693

Gastol P, Baka-Jakubiak M, Skobejko-Wlodarska L, Szymkiewicz C (2000) Complete duplication of the bladder, urethra, vagina, and uterus in girls. Urology 55: 578–581

Giacalone PL, Laffargue F, Faure JM, Deschamps F (1999) Ultrasound-assisted laparoscopic creation of a neovagina by modification of Vecchietti's operation. Obstet Gynecol 93: 446–448

Giraldo JL, Habana A, Duleba AJ, Dokras A (2000) Septate uterus associated with cervical duplication and vaginal septum. J Am Assoc Gynecol Laparosc 7: 277–279

Heinonen PK (2000) Clinical implications of the didelphic uterus: long-term follow-up of 49 cases. Eur J Obstet Gynecol Reprod Biol 91: 183–190

Hoeffel C, Olivier M, Scheffler C, Chelle C, Hoeffel JC: (1997) Uterus didelphys, obstructed hemivagina and ipsilateral renal agenesis. Eur J Radiol 25: 246–248

James CA, Watson AR, Twining P, Rance CH (1998) Antenatally detected urinary tract abnormalities: changing incidence and management. Eur J Pediatr 157: 508–511

Lane AH, Donahoe PK (1998) New insights into Mullerian inhibiting substance and its mechanism of action. J Endocrinol 158: 1–6

Lee CL, Wang CJ, Liu YH, Yen CF, Lai YL, Soong YK (1999) Laparoscopically assisted full thickness skin graft for reconstruction in congenital agenesis of vagina and uterine cervix. Hum Reprod 14: 928–930

Lee MM, Donahoe PK, Silverman BL et al. (1997) The infant with ambiguous genitalia: measurements of serum Mullerian inhibiting substance in the evaluation of children with nonpalpable gonads. Curr Ther Endocrinol Metabol 6: 216–223

Leissner J, Black P, Filipas D, Fisch M, Hohenfellner R (2000) Vaginal reconstruction using the bladder and/or rectal walls in patients with radiation-induced fistulas. Gynecol Oncol 78: 356–360

Louis-Sylvestre C, Haddad B, Paniel BJ (1997) Creation of a sigmoid neovagina: technique and results in 16 cases. Eur J Obstet Gynecol Reprod Biol 75: 225–229

Marcus S, al-Shawaf T, Brinsden P (1996) The obstetric outcome of in vitro fertilization and embryo transfer in women with congenital uterine malformation. Am J Obstet Gynecol 175: 85–89

McLean JM (1995) Embryology and anatomy of the female genital tract. In: Fox H, Wells M (eds): Haines and Taylor obstetrical and gynaecological pathology, 4th edn. New York: Churchill & Livingstone: 1–40

Moen MH (2000) Creation of a vagina by repeated coital dilatation in four teenagers with vaginal agenesis. Acta Obstet Gynecol Scand 79: 149–150

Mosny DS, Bender HG (1995) Gutartige Erkrankungen der Mamma. In: Bender GH (Hrsg) Klinik der Frauenheilkunde und Geburtshilfe, Bd. 8

Ota H, Tanaka J, Murakami M, Murata M, Fukuda J, Tanaka T, Andoh H, Koyama K (2000) Laparoscopy-assisted Ruge procedure for the creation of a neovagina in a patient with Mayer-Rokitansky-Küster-Hauser syndrome. Fertil Steril 73: 641–644

Phupong V, Pruksananonda K, Taneepanichskul S, Tresukosol D, Virutamasen P (2000) Double uterus with unilaterally obstructed hemivagina and ipsilateral renal agenesis: a variety presentation and a 10-year review of the literature. J Med Assoc Thai 83: 569–574

Romer T: (1998) The value of GnRH agonist treatments before hysteroscopic septum dissection. Zentralbl Gynäkol 120: 42–44

Romer T, Bojahr B, Muller J, Lober R (1996) Early diagnosis of congenital and acquired intrauterine causes of abortion by post-abortion hysteroscopy. Geburts Frauenheilkd 56: 542–545

Romer T, Lober R (1997) Hysteroscopic correction of a complete septate uterus using a balloon technique. Hum Reprod 12: 478–479

Rose CH, Rowe TF, Cox SM, Malinak LR (2000) Uterine prolapse associated with bladder exstrophy: surgical management and subsequent pregnancy. J Matern Fetal Med 9: 150–152

Ruiz-Parra A, Barreto-Hauzeur E, Angel-Muller E (1997) Asymmetry of the labia minora, uterus didelphys, unilateral imperforate vagina and other Mullerian anomalies. Int J Gynaecol Obstet 58: 329–330

Sadler TW, Langman J (1997) Medizinische Embryologie. Stuttgart: Thieme

Sakurai H, Nozaki M, Sasaki K, Nakazawa H (2000) The use of free jejunal autograft for the treatment of vaginal agenesis: surgical methods and long-term results. Br J Plast Surg 53: 319–323

Samad A, Hussain S, Arshad M, Moazam F (2000) Diagnosis and management of the neonatal cloaca. JPMA J Pak Med Assoc 50: 71–73

Schmidt WA (1995) Pathology of the vagina. In: Fox H, Wells M: Haines and Taylor obstetrical and gynaecological pathology, 4th edn. New York: Churchill & Livingstone: 166–168

Sheth SS, Sonkawde R (2000) Uterine septum misdiagnosed on hysterosalpingogram. Int J Gynaecol Obstet 69: 261–263

Spence JE (1998) Vaginal and uterine anomalies in the pediatric and adolescent patient. J Pediatr Adolesc Gynecol 11: 3–11

Tanaka YO, Kurosaki Y, Kobayashi T, Eguchi N, Mori K, Satoh Y, Nishida M, Kubo T, Itai Y (1998) Uterus didelphys associated with obstructed hemivagina and ipsilateral renal agenesis: MR findings in seven cases. Abdom Imag 23: 437–441

Tavassoli FA (1996) Pathology of the breast. Norwalk: Appleton & Lange

Templeman CL, Hertweck SP, Levine RL, Reich H (2000a) Use of laparoscopically mobilized peritoneum in the creation of a neovagina. Fertil Steril 74: 589–592

Templeman C, Hertweck P, Levine R, Reich H (2000b) A new technique for the creation of a neovagina. J Pediatr Adolesc Gynecol 13: 99

Templeman CL, Lam AM, Hertweck SP (1999) Surgical management of vaginal agenesis. Obstet Gynecol Surv 54: 583–591

Tillem SM, Stock JA, Hanna MK (1998) Vaginal construction in children. J Urol 160: 186–190

Wood EG, Batzer FR, Corson SL (1999) Ovarian response to gonadotrophins, optimal method for oocyte retrieval and pregnancy outcome in patients with vaginal agenesis. Hum Reprod 14: 1178–1181

Woodhouse CR (1999) The gynaecology of exstrophy. BJU Int 83 (Suppl 3): 34–38

# Ovarialfunktion

D. Hornung und L. Kiesel

5.1	Einleitung – 37	5.3.2	Hypophysäre Hormone – 39
5.2	Hypothalamus – 37	5.3.3	Regulation der Hypophysenfunktion – 39
5.2.1	Anatomie – 37	5.4	Ovar – 42
5.2.2	Hypothalamische Hormone – 38	5.4.1	Anatomie – 42
5.2.3	Regulation der Hypothalamusfunktion – 38	5.4.2	Ovarielle Hormone – 42
5.3	Hypophyse – 39	5.4.3	Regulation der Ovarialfunktion – 42
5.3.1	Anatomie – 39		Literatur – 45

5.1 Einleitung

Bei der Frau hängt die **normale Ovarialfunktion** und damit auch die **erfolgreiche Reproduktion** vom komplexen Zusammenspiel verschiedener Organsysteme ab:
— Hypothalamus,
— Hypophyse,
— Ovar und
— als Zielorgan dem Uterus.

Nur wenn alle Organe aufeinander abgestimmt funktionieren, kann die pubertäre sexuelle Reife erlangt und die reproduktive Phase der Frau bis zur Menopause korrekt durchlaufen werden.

Hormonelle Steuerung. Neuroendokrine Signale des **Hypothalamus** in Form der pulsatilen GnRH-Sekretion stimulieren die Freisetzung von FSH und LH aus der **Hypophyse**, dieses wiederum bedingt den **Ovarialzyklus** mit Follikelentwicklung, Steroidbiosynthese, Ovulation und Corpus-luteum-Phase. Hierbei führt FSH zum Wachstum des dominanten Follikels, zur Proliferation der Granulosazellen und zu einer deutlichen Zunahme der Östrogenproduktion. Diese Östrogenerhöhung stimuliert den mittzyklischen LH-Gipfel, welcher die Ovulation des dominanten Follikels und die Corpus-luteum-Bildung auslöst. Wenn keine Schwangerschaft eintritt, bleibt die trophoblastäre HCG-Bildung aus. Die fehlende trophoblastäre HCG-Bildung mündet in der Regression des Corpus luteum. Es resultiert ein Absinken der Östrogen- und Gestagenspiegel. Während des Zyklus' reagiert das **Endometrium** mit einer Proliferation in der östrogendominanten Follikelphase und mit einer Transformation in der progesterondominanten Corpus-luteum-Phase. Infolge des raschen Steroidhormonabfalls zum Ende des Zyklus wird das Endometrium durch die Menstruationsblutung abgestoßen, der nächste Zyklus wird eingeleitet. Positives bzw. negatives Feedback zwischen allen Organsystemen ist erforderlich, um zyklische Eireifung und eine erfolgreiche Einnistung des befruchteten Eies zu ermöglichen.

5.2 Hypothalamus

5.2.1 Anatomie

Die für eine normale Ovarialfunktion bedeutenden Strukturen im Gehirn sind Hypothalamus und Hypophyse.

> **Definition**
>
> Der Hypothalamus besteht aus den Nuclei supraopticus, paraventricularis und arcuatus, liegt im Bereich der Hirnbasis frontolateral vom 3. Ventrikel und bildet die Verbindung zwischen Di- und Telenzephalon. Er reguliert die Fortpflanzungsfunktion, indem er das vegetative Nervensystem mit der Schaltzentrale für die hormonelle Steuerung verbindet.

Aus dem hypothalamischen Bereich der Eminentia mediana stammt die venöse Hauptblutversorgung der Hypophyse. Durch das **hypophysäre Pfortadersystem** können so hypothalamische Gonadotropin-Releasing-Hormone (GnRH) direkt via **Tractus tuberoinfundibularis** in die Hypophyse transportiert werden.

Nervenfasertypen. Der Hypothalamus besteht aus 2 verschiedenen Arten von Nervenfasern: **Myelinisierte Fasern**, die zum Hypothalamus führen, setzen Norepinephrin und Serotonin frei und tragen damit zur Regulation der GnRH-Produktion bei. Die Zellkerne dieser Neurone liegen außerhalb des Hypothalamus. **Unmyelinisierte Faserverbindungen** aus dem Hypothalamus dagegen sind für die Peptidsynthese und -freisetzung zuständig (z. B. GnRH). Eng mit der reproduktiven Funktion verbunden sind auch die **Nervenfasern des medialen Hypothalamus**, die GnRH und Dopamin sezernieren. Hier liegen die GnRH-Fasern hauptsächlich in den präoptischen Arealen des vorderen Hypothalamus, im Nucleus arcuatus des mediobasalen Hypothalamus und im tuberalen Hypothalamus. Die tuberohypophysealen Dopaminfasern initiieren die beschriebene Hormonfreisetzung. Im Gegensatz zur üblichen Blut-Hirn-Schranke erlauben die portalen Kapillaren auch einen Durchtritt von großen Molekülen wie GnRH. Ermöglicht wird dies durch eine dünne, gefensterte Endothelschicht (Abb. 5.1).

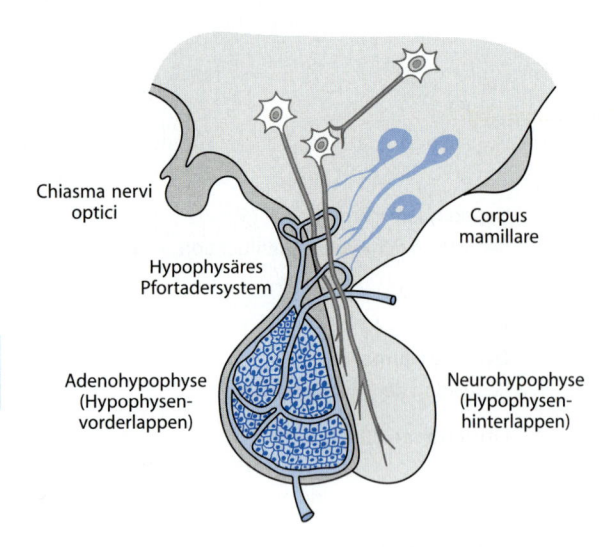

Abb. 5.1. Neuroanatomische Verhältnisse der Region von Hypothalamus und Hypophyse mit portalem Gefäßsystem

5.2.2 Hypothalamische Hormone

> Die Produktion und Freisetzung von hypophysären Hormonen ist abhängig von **5 wichtigen hypothalamischen Peptiden**:
> – GnRH,
> – TRH (»thyreotropin releasing hormone«),
> – CRF (»corticotropin releasing factor«),
> – GHRF (»growth hormone releasing factor«) und
> – Somatostatin.

Pulsatile GnRH-Freisetzung. GnRH ist ein Decapeptid, wird in Neuronen als Prohormon synthetisiert und aus Nervenendigungen in den Portalkreislauf der Hypophyse mit zyklusabhängiger Frequenz pulsatil freigesetzt. Entsprechend tritt die episodische GnRH-Freisetzung in der Follikelphase alle 60–90 min. auf, während das Freisetzungsintervall in der Lutealphase bis zu 3 h betragen kann. Die Halbwertszeit des zirkulierenden GnRH ist mit 2–4 min. sehr kurz.

GnRH-Amplitude. Neben dieser sog. Frequenzmodulation der GnRH-Freisetzung ist die Amplitudenmodulation für die hypophysäre FSH- und LH-Sekretion von Bedeutung. So ist z. B. eine zunehmende GnRH-Amplitude am Beginn der Pubertät zu beobachten. Die häufigere GnRH-Sekretion am Anfang des Zyklus wird von einer niedrigeren Amplitude begleitet, bei seltenerer GnRH-Sekretion in der 2. Zyklushälfte ist sie dann entsprechend höher. Bei unregelmäßiger GnRH-Pulsfrequenz resultieren ein niedriger FSH- und LH-Level und damit auch Amenorrhö und Anovulation (**sekundäre Ovarialinsuffizienz**). Falls die GnRH-Pulse zu häufig sind bzw. eine tonische GnRH-Einwirkung vorliegt (medikamentöse GnRH-Agonisten-Therapie; »flare up«), folgt auf eine kurze Stimulation die Down-Regulation der hypophysären GnRH-Rezeptoren mit verminderter FSH- und LH-Sekretion. In der Folge nimmt auch die Ovarialaktivität stark ab.

Therapie mit GnRH-Agonisten. GnRH-Agonisten haben eine hohe Bindungsaffinität zum GnRH-Rezeptor und lassen sich außerdem nicht von Enzymen des Hypothalamus und der Hypophyse abbauen, wie dies mit dem natürlichen GnRH geschieht. Zur Anwendung kommen die GnRH-Agonisten z. B. in der Therapie der Endometriose, des Uterus myomatosus oder der Pubertas praecox, aber auch zur Down-Regulation im Rahmen der In-vitro-Fertilisation. Die GnRH-Agonisten werden subkutan, intranasal oder auch intramuskulär angewandt und führen vorübergehend zu einem postmenopausalen Status. Demgegenüber wird das natürliche GnRH in pulsatiler Form subkutan oder intravenös appliziert, um die Follikelreifung bei Patientinnen mit hypothalamischer Amenorrhö zu therapieren.

TRH (»thyreotropin releasing hormone«). Hypothalamisches TRH stimuliert die hypophyseale Bildung von TSH, welches für die Bildung von T3 und T4 in der Schilddrüse benötigt wird. Die TRH-Neurone führen vom paraventrikulären Nukleus zur Eminentia mediana. Die TRH-Sekretion wird von aufsteigenden katecholaminergen Neuronen stimuliert und durch Schilddrüsenhormone inhibiert.

> Sowohl eine Schilddrüsenüber- als auch -unterfunktion kann den Zyklus und die Ovulation negativ beeinflussen.

CRF (»corticotropin releasing factor«). Der CRF kontrolliert die hypothalamische ACTH-Produktion. Die entsprechenden Neurone enden, ebenso wie GnRH- und TRH-Neurone, in der Eminentia mediana. CRF spielt eine wesentliche Rolle bei der Stressverarbeitung. So wird CRF z. B. bei einer Hypoglykämie durch aufsteigende katecholaminerge Neurone stimuliert, während zirkulierendes Kortisol die CRF-Ausschüttung vermindert. Eine reproduktive Dysfunktion tritt sowohl bei einem Kortisolexzess (z. B. Anorexia nervosa, hypothalamische Amenorrhö) als auch bei einem ACTH-Exzess (Cushing-Syndrom) auf. Möglicherweise wirkt CRF inhibierend auf GnRH.

GHRF (»growth hormone releasing factor«). GHRF steuert durch pulsatile Freisetzung die Produktion und Sekretion von GH (»growth hormone«) aus der Hypophyse. Die GHRF-Neurone ziehen vom mediobasalen Hypothalamus zur Eminentia mediana. GH spielt eine wesentliche Rolle beim Wachstum, einschließlich der Regulation von Skelett- und Muskelentwicklung sowie der Lipolyse. Wenn GH exzessiv gebildet wird, kommt es zur Akromegalie. GHRF wird durch Somatostatin, IGF-1 und IGF-2 (»insulin-like growth factor«) inhibiert.

Somatostatin. Der Gegenspieler zu GHRF ist Somatostatin. So wird durch eine tonische Somatostatinsekretion weniger GHRF und damit auch weniger GH produziert. Somatostatin inhibiert daneben auch die TSH-Sekretion, die Bildung von gastrointestinalen Hormonen, die gastrointestinale Durchblutung sowie möglicherweise die Immunabwehr.

5.2.3 Regulation der Hypothalamusfunktion

> Die Hypothalamusfunktion wird durch verschiedene positive und negative Feedbackmechanismen reguliert. Auf übergeord-

neter zentraler Ebene modulieren Norepinephrin, Dopamin und endogene Opioide die GnRH-Produktion. FSH und LH der Hypophyse sowie Steroide, Aktivin und Inhibin des Ovars gehören zum Rückkoppelungsmechanismus auf zentraler und peripherer untergeordneter Ebene.

Neurotransmitter beeinflussen die Reproduktion durch **Regulation der hypothalamischen GnRH-Sekretion**. So stimulieren noradrenerge Neurone durch den Neurotransmitter Norepinephrin die GnRH-Neurone. Im Gegensatz dazu unterdrücken α-adrenerge Blocker bei ovarektomierten Patientinnen die GnRH-Pulsation. Ebenfalls überwiegend blockierend wirkt Dopamin auf die GnRH-Sekretion. Durch In-vitro-Studien konnte jedoch auch eine partielle stimulatorische Wirkung von Dopamin auf die GnRH-Produktion nachgewiesen werden. Auf Prolaktin hat Dopamin ebenfalls eine inhibierende Wirkung. Endogene Opioide aus dem Nucleus arcuatus supprimieren die GnRH-Bildung ebenso wie die medikamentöse Gabe von β–Endorphinen bei gesunden Frauen. Zudem kann ein Absinken der LH-Ausschüttung beobachtet werden.

Der **Feedbackmechanismus der Hypophyse auf den Hypothalamus** ist weniger gut bekannt. Vermutlich beeinflussen aber Hypophysenhormone den Hypothalamus über den retrograden Blutfluss des Portalsystems von der Hypophyse zum Hypothalamus.

Bedeutung ovarieller Hormone. Die ovariellen Steroide Östrogen und Progesteron wirken auf den Hypothalamus ein, modulieren die GnRH-Produktion und damit indirekt auch die Hypophysenhormone FSH und LH. Bei postmenopausalen oder auch ovarektomierten Patientinnen führt ein niedriger Östrogenspiegel zu einer hohen GnRH-Frequenz und -Amplitude. Unter Östrogensubstitution ist dieser Prozess, zumindest teilweise, reversibel.

Im Verlauf des Zyklus kann eine **biphasische Beeinflussung von GnRH durch Östrogen und Gestagen** beobachtet werden. Anfangs wird die Gonadotropinsekretion inhibiert, später stimuliert. Die ansteigende FSH-Menge am Ende eines Zyklus' dient der Rekrutierung und Reifung einer neuen Follikelkohorte für den Folgezyklus. Eine abfallende FSH-Konzentration am Anfang des nächsten Zyklus' führt dazu, dass typischerweise nur ein einziger dominanter Follikel heranreift, die übrigen Follikel sich nicht weiter entwickeln und damit eine Mehrlingsschwangerschaft vermieden wird. Der unmittelbar präovulatorische GnRH-Gipfel wird durch einen hohen Östrogenspiegel moduliert. Progesteron in der zweiten Zyklushälfte erhöht die LH-Amplitude bei abnehmender LH-Frequenz. ◘ Abbildung 5.2 stellt die Spiegel von Östrogen, Progesteron, FSH und LH im Verlauf des ovariellen Zyklus sowie eine typische Basaltemperaturkurve dar (▶ Abschn. 11.4.3).

> **Definition**
>
> Die Basaltemperatur entspricht der oral, rektal oder vaginal gemessenen Körpertemperatur beim morgendlichen Aufwachen. Der thermogenetische Effekt des nach der Ovulation vom Corpus luteum gebildeten Progesterons führt zu einem Anstieg der Körpertemperatur um 0,3–0,5 °C. Der Temperaturanstieg tritt 24–36 h nach der Ovulation ein. Die Phase der Hyperthermie dauert durchschnittlich 12–13 Tage an.

GnRH kann die **Konzentration von GnRH-Rezeptoren der Hypophyse** bei physiologischer pulsatiler Frequenz erhöhen (sog. Self-priming-Effekt). Bei hoher GnRH-Frequenz dagegen (z. B. in der Menopause) oder bei tonischer GnRH-Exposition (z. B. bei der medikamentösen GnRH-Agonistentherapie) wird die Anzahl der GnRH-Rezeptoren herunter reguliert. Damit kommt es zu einer refraktären Gonadotropinantwort.

5.3 Hypophyse

5.3.1 Anatomie

Die Hypophyse liegt geschützt in der **Sella turcica** an der Hirnbasis und ist neben dem Hypothalamus die zweite für die Reproduktion wichtige Struktur im Gehirn. Sie besteht aus **3 Anteilen**: Hypophysenvorderlappen (Adenohypophyse), Hypophysenhinterlappen (Neurohypophyse) und Hypophysenstiel.

5.3.2 Hypophysäre Hormone

Die Adenohypophyse hat sich aus der Rathke-Tasche entwickelt, ihre Hormone bewirken nicht nur eine Stimulation des Ovars, sondern auch eine positive Beeinflussung von Schilddrüse und Nebennierenrinde. **Die Neurohypophyse** entsteht als Ausstülpung des Zwischenhirns und hat somit einen neuroektodermalen Ursprung. Hier werden Oxytozin und Vasopressin freigesetzt, die in gebundener Form (an Neurophysine) in die Peripherie gelangen. In dem Bereich zwischen Hypophysenvorder- und -hinterlappen (Hypophysenzwischenlappen) wird Melanotropin gebildet. Auch diesen Bereich kann man als Adenohypophyse bezeichnen.

Die Adenohypophyse fungiert als Schaltstation zwischen Hypothalamus und Ovar. Sie wird durch GnRH stimuliert, ihre Hormone FSH und LH binden hauptsächlich an Rezeptoren des Ovars und regulieren die Steroidgenese sowie die Eireifung.

5.3.3 Regulation der Hypophysenfunktion

Wechselbeziehung zwischen Hypophyse und Ovar. Die Hypophysenhormonsekretion steht unter hypothalamischer Kontrolle und wird durch ovarielle Steroide moduliert. Die **Physiologie der Ovarialfunktion** beruht darauf, dass durch die pulsatile GnRH-Freisetzung des Hypothalamus GnRH-Rezeptoren der Hypophyse mit hoher Affinität besetzt werden. Daraus resultieren dann Synthese und Sekretion von FSH und LH. Die Ausschüttung von Gonadotropinen aus Speichergranula wird durch Kalziumkanäle reguliert. **Gonadotropine** können den Hypothalamus durch einen retrograden Blutfluss im Portalsystem beeinflussen. Die Hauptmodulation der Ovarialsteroide und -inhibine bezüglich der FSH- und LH-Produktion geschieht an der Hypophyse, aber auch am Hypothalamus. So wirkt **Östradiol** als klassischer negativer Rückkoppelungsmechanismus auf die Gonadotropinsekretion. Im Verlauf des Zyklus' treten sowohl inhibierende als auch stimulierende Effekte von Östradiol auf. Der mittzyklische LH-Anstieg setzt einen Schwellenwert der Östradiolkonzentration voraus, welcher den LH-Gipfel im Sinne einer positiven Rückkoppelung bedingt.

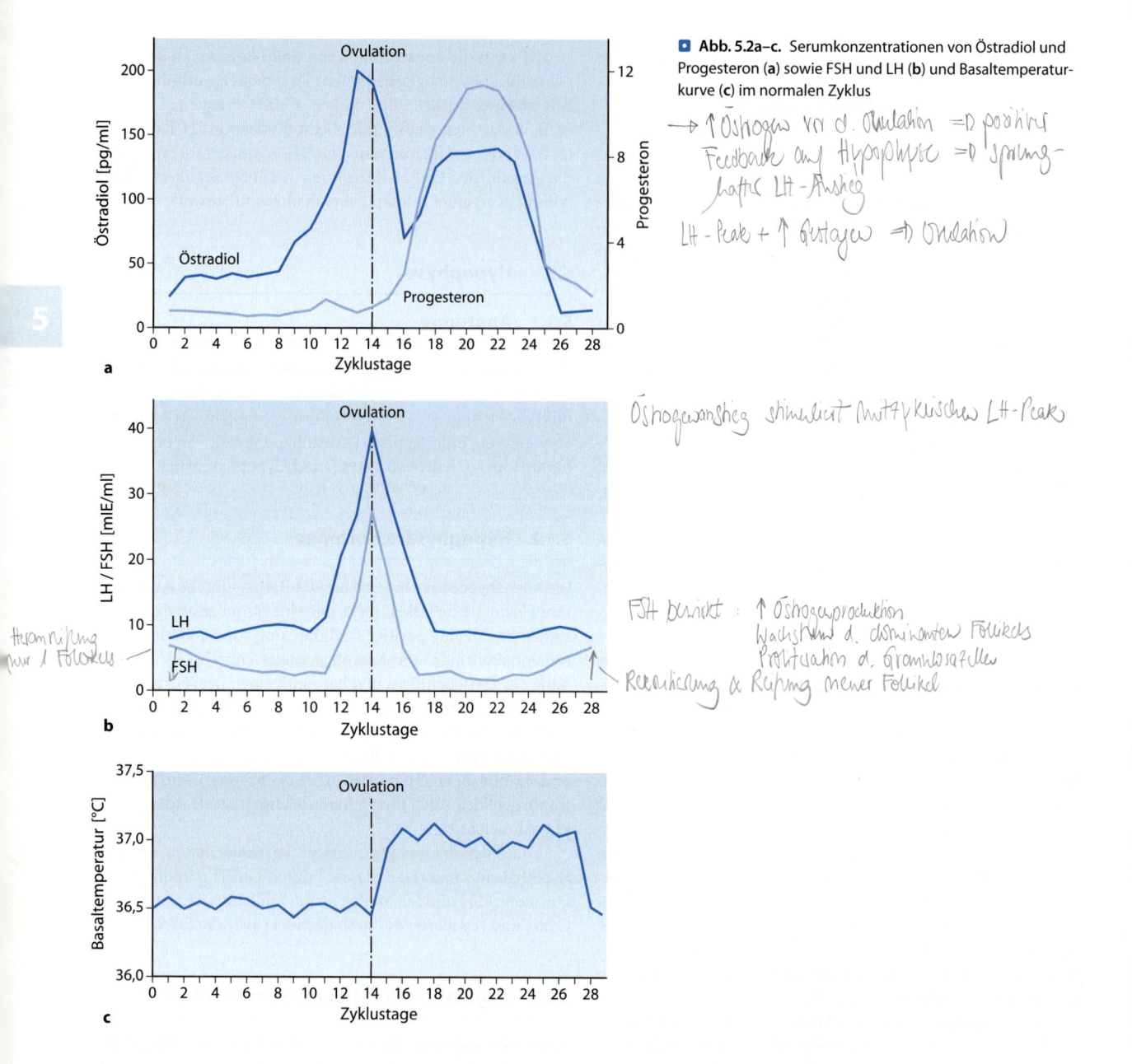

Abb. 5.2a–c. Serumkonzentrationen von Östradiol und Progesteron (**a**) sowie FSH und LH (**b**) und Basaltemperaturkurve (**c**) im normalen Zyklus

Ansteigende präovulatorische Progesteronwerte unterstützen das positive Feedback des Östradiols und beeinflussen die Dauer des LH-Gipfels. Auf diese Art ist es möglich, dass der heranreifende Follikel selbst den richtigen Zeitpunkt der Ovulation reguliert. β-Endorphine senken die GnRH-Pulsfrequenz durch Bindung an Progesteronrezeptoren von β-Endorphinneuronen des Hypothalamus.

Auch andere **ovariell sezernierte Substanzen**, wie z. B. Inhibin oder Aktivin, regulieren die Gonadotropinsekretion. Diese Substanzen werden von den Granulosazellen des Ovars produziert und bestehen aus α- und β-Untereinheiten. Dabei ist **Inhibin** aus einer α- und einer β-Untereinheit zusammengesetzt, **Aktivin** aus zwei β-Untereinheiten. Inhibin blockiert die FSH-Freisetzung, Aktivin stimuliert sie. Weitere Hormone und Wachstumsfaktoren wie LH, IGF-1 oder auch intestinale Peptide stimulieren die Inhibinproduktion. Inhibin sorgt außerdem mit Unterstützung von LH für die Androgenproduktion in ovariellen Thekazellen. Androgene fördern die FSH-Freisetzung der Hypophyse und unterdrücken gleichzeitig die LH-Produktion (Abb. 5.3).

Die Prolaktinsynthese und -sekretion der Hypophyse steht im Gegensatz zur FSH-/LH-Bildung unter tonisch inhibitorischer Kontrolle des Hypothalamus durch die Wirkung von Dopamin. Die stärkste physiologische Stimulation von Prolaktin erfolgt durch das Stillen, die dafür zuständigen Mediatoren sind aber bisher nicht vollständig bekannt. Möglicherweise erfolgt der Prolaktinanstieg durch eine Verminderung des hemmenden Dopamins oder durch stimulatorische Faktoren wie Vasopressin, TRH, β-Endorphine, Angiotensin II oder Substanz P. Auch eine Kombination der genannten Mechanismen wäre denkbar (Abb. 5.4).

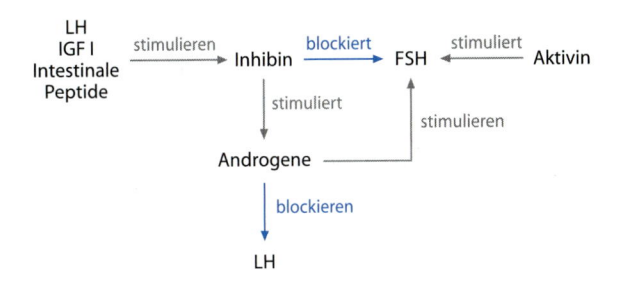

Abb. 5.3. Einfluss von Inhibin und Aktivin auf die FSH- und LH-Freisetzung

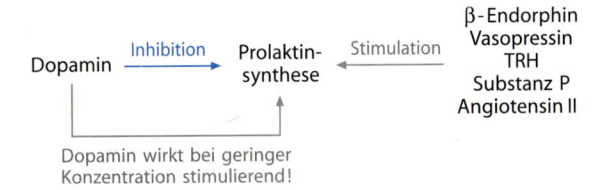

Abb. 5.4. Physiologie der Prolaktinsynthese und -sekretion durch Wegfall der Dopamininhibition und mögliche stimulatorische Faktoren

5.3.3.1 Hypophysenvorderlappenfunktion

> Die drei für die Reproduktion wichtigsten Hypophysenvorderlappenhormone sind die Gonadotropine FSH und LH sowie das Polypeptid Prolaktin.

FSH und LH sind strukturell einander ähnliche Glykoproteine. Beide sind Dimere aus zwei α- und β-Untereinheiten mit einer Größe von ca. 30 kD (z. B. glykosylierte Polypeptide), die eine enge, nicht kovalente Bindung eingehen. Die menschlichen FSH- und LH-α-Untereinheiten sind identisch und kommen z. B. auch bei TSH und HCG vor. Alle 4 genannten Hormone unterscheiden sich demnach ausschließlich in ihren β-Untereinheiten. Plasmahormonspiegelmessungen orientieren sich deshalb nur an den β-Einheiten. Die **FSH-Rezeptoren der ovariellen Granulosazellen** sorgen für die Gametenproduktion der Gonaden. Insbesondere werden diejenigen Follikel des Ovars stimuliert, die Eizellen enthalten. Hierbei wirken **FSH, LH, Androstendion und Östradiol** synergistisch auf die Follikelreifung. Granulosazellen aromatisieren unter dem Einfluss von FSH Androgene zu Östradiol. Die höchste FSH-Sekretion fällt mit dem LH-Gipfel zusammen. Wenn man die Abfolge der Gonadotropin- und Steroidstimulation betrachtet, so wird zunächst nur FSH, dann FSH und Östradiol und zum Schluss FSH, LH und Östradiol für die Follikelreifung benötigt.

LH-Rezeptoren scheinen durch FSH beeinflusst zu werden. Die **Wirkung des LH** selbst führt dann dazu, dass ovarielle Thekazellen mehr Androgene produzieren, die wiederum von Granulosazellen zu Östradiol umgewandelt werden. Außerdem stimuliert LH

- die Eireifung,
- die Wiederaufnahme der meiotischen Teilung, welche im Fetalleben sistierte,
- die Ovulation,
- die Luteinisierung der Granulosazellen,
- die Progesteronproduktion sowie
- die Corpus-luteum-Bildung.

Inwieweit und in welcher Konzentration LH für die eigentliche Follikelreifung erforderlich ist, kann nicht abschließend beurteilt werden.

> Die Gonadotropine können aus dem Urin postmenopausaler Frauen extrahiert und zur Stimulation bei Frauen mit einer Ovarialinsuffizienz verwendet werden. In letzter Zeit werden FSH und LH jedoch zunehmend als gentechnologisch hergestellte Substanzen statt der Extrakte verwendet.

Das dritte Hormon des Hypophysenvorderlappens ist **Prolaktin**. Als Polypeptid mit 198 Aminosäuren wird es von den laktotrophen Zellen des Hypophysenvorderlappens sezerniert. Bezüglich der Aminosäuresequenz besteht Ähnlichkeit mit dem menschlichen GH und dem HPL (humanes plazentares Laktogen). Während der Schwangerschaft und Stillzeit nehmen die laktotrophen Zellen zu. Prolaktin ist in eine Reihe von **metabolischen Prozessen** integriert. Innerhalb der Reproduktionsphysiologie beeinflusst es die Brustdrüsenentwicklung, die Milchsekretion und die Erhaltung von neuen LH-Rezeptoren während der Follikulogenese. Prolaktin steht unter tonisch inhibitorischer Kontrolle der Dopaminfreisetzung aus dem Hypothalamus.

Eine **Hyperprolaktinämie** kann ein wesentlicher Grund für Sterilität sein. Hierbei sind Oligomenorrhö oder sekundäre Amenorrhö bzw. Zyklusunregelmäßigkeiten und Galaktorrhö mögliche Erscheinungsformen. Es gibt viele Gründe für eine Hyperprolaktinämie, z. B.:

- Hypophysenadenome,
- Hypothyreose,
- Stress oder
- Medikamente, welche die Dopaminwirkung oder -synthese beeinträchtigen.

5.3.3.2 Hypophysenhinterlappenfunktion

> **Definition**
>
> Der Hypophysenhinterlappen bzw. die Neurohypophyse beeinflusst die Reproduktionsphysiologie mit Hilfe der Hormone Oxytozin und Vasopressin.

Entwicklungsgeschichtlich ist die Neurohypophyse eine Verlängerung des Hypothalamus, wobei die neuralen Verbindungen erhalten geblieben sind. **Oxytozin und Vasopressin** werden als Prohormone in den Zellen der supraoptischen und paraventrikulären Hypothalamuskerne gebildet. An das große Transportprotein Neurophysin gebunden, werden diese Hormone in die Granula der terminalen Nervenenden der Hypophyse transportiert und dort gespeichert. Sie können in die portale Zirkulation oder auch in den Liquor cerebrospinalis freigesetzt werden.

Vasopressin (oder auch ADH: antidiuretisches Hormon) ist das wichtigste Hormon für **Volumenregulation und Osmolalität**. Es reguliert die Diurese und reagiert auf zunehmenden osmotischen bzw. abnehmenden hydrostatischen Druck des Blutes. Bei einer Wasserüberladung wird die ADH-Sekretion gedrosselt, bei zunehmender Osmolarität rasch gesteigert. Die ADH-Regulation funktioniert vermutlich durch ein Osmorezeptor-Neuronen-System des vorderen Hypothalamus. Ein ADH-Mangel führt zu einem **Diabetes insipidus** mit massivem Wasserverlust. Umgekehrt kommt es zu einer exzessiven Wasserretention bei dem **Syndrom der inadäquaten ADH-Sekretion** (SIADH).

Oxytozin beeinflusst hauptsächlich Geburt und Laktation. Dieses Hormon ist zwar nicht Auslöser der Geburt, stimuliert aber die Myometriumkontraktionen im späteren Geburtsverlauf. Bei Schwangeren erhöht sich die Anzahl der Oxytozinrezeptoren im Myometrium durch eine Östrogenwirkung, um kurz vor dem Entbindungstermin einen Maximalwert zu erreichen. Der Oxytozinspiegel steigt v. a. in der Austreibungsperiode an und ist später auch für die uterine Hämostase nach der Geburt der Plazenta wichtig.

> Intravenös verabreichtes Oxytozin wird zur Geburtseinleitung und zur Behandlung von postpartalen Blutungen bei unzureichender Uteruskontraktion verwendet.

Regulation der Laktation. Oxytozin spielt daneben über einen komplexen neurogenen Reflexbogen eine wichtige Rolle bei der Milchejektion. Dieser Prozess beginnt mit dem Saugen des Kindes, was die Nervenenden der Mamille stimuliert. Über Nervenfasern des Rückenmarks werden Mittelhirn und Hypothalamus erreicht, von dort wird die Oxytozinfreisetzung der Neurohypophyse reguliert. Oxytozin bewirkt die Kontraktion von azinären, myoepithelialen Zellen der Brustdrüse und damit den Milchfluss. Schmerzen oder Stress können diesen neurogenen Reflexbogen blockieren und die Milchproduktion hemmen. Bei Stillproblemen ist deshalb eine entspannte Atmosphäre für Mutter und Kind ganz besonders wichtig. Intranasal appliziertes Oxytozin kann den Milchfluss erleichtern. Bei einigen Müttern bewirkt bereits das Schreien ihres Säuglings eine Oxytozinfreisetzung und den Beginn der Milchsekretion.

Die **Regulation** der **Oxytozin- und Vasopressinsekretion** vom Hypophysenhinterlappen wird durch cholinerge und noradrenerge Neurotransmitter sowie durch Opioidpeptide gesteuert. **Noradrenerge Fasern** beeinflussen die Oxytozin- und Vasopressinsekretion ebenfalls: α-adrenerge Neurone führen zu einer Stimulation, während β-adrenerge Neurone supprimierend wirken. Verschiedene **Opioidpeptide** modulieren die Oxytozin- und Vasopressinfreisetzung positiv oder negativ. Andere Faktoren, welche die Regulation beeinflussen, sind z. B.:
- Östrogene mit einer Zunahme der Oxytozinrezeptoren und damit einer zunehmenden Oxytozinsensitivität,
- TRH mit einer Oxytozin- und Vasopressinstimulation sowie
- Angiotensin II, welches eine wichtige Rolle bei der Regulation der Vasopressinsekretion spielt.

5.4 Ovar

5.4.1 Anatomie

> **Definition**
>
> Der monatliche Prozess der Follikelreifung ist ein Komplex aus Signalen des Hypothalamus und der Hypophyse sowie der entsprechenden Antwort des Ovars mit Steroidbiosynthese und zyklusentsprechender Follikelentwicklung. Primordiale Keimzellen entstammen dem Endoderm des Dottersacks und wandern in der 5. Gestationswoche in die Genitalleiste.

Während des intrauterinen Lebens entsteht durch fortlaufende Mitosen und Meiosen eine maximale Anzahl von 6–7 Mio. Keimzellen in der 20. Gestationswoche. Durch Follikelatresie und Apoptose wird diese Menge auf 1–2 Mio. Keimzellen zum Zeitpunkt der Geburt reduziert. Zu Beginn der Pubertät stehen dann nur noch ca. 300 000 Keimzellen zur Reproduktion bereit.

Granulosazellen, Thekazellen, Makrophagen und die Follikel selbst sind an der Steroidgenese und Follikelentwicklung beteiligt. **Die Granulosazellen** synthetisieren nach FSH-Einwirkung Östrogene, sind mit den Oozyten assoziiert und durch die Basalmembran vom umgebenden Stroma getrennt. **Die Thekazellen** liegen im ovariellen Bindegewebe und produzieren Androgene. **Die Makrophagen** im ovariellen Interstitium regulieren das Ovar durch die Freisetzung von Zytokinen wie Interleukin-1 und Tumornekrosefaktor.

5.4.2 Ovarielle Hormone

Das Ovar ist an der **Biosynthese und Sekretion von 3 Steroidhormonen** beteiligt: Östrogenen, Progesteronen und Androgenen. Alle Steroide sind **Abkömmlinge des Cholesterols** und haben eine ähnliche Kohlenstoffringstruktur mit 4 fusionierten Ringen. Hierbei besitzen Östrogene 18 Kohlenstoffatome, Progesterone 21 und Androgene 19. **Cytochrom P450** ist wesentlich für die Umwandlung von Cholesterol zu Steroidhormonen, da es Nikotinamidadenindinukleotidphosphat und aktivierten Sauerstoff enthält, welches für die Hydroxylierungsreaktion benötigt wird. Die Abspaltung eines Fragments von 6 Kohlenstoffatomen wandelt Cholesterol in **Pregnenolon** um, das der **direkte Vorläufer des Progesterons** ist. Pregnenolon muss dazu an der Hydroxylgruppe auf Position 3 oxidiert werden, die Doppelbindung wechselt ihre Position. Die komplette Entfernung der 2 Kohlenstoffseitenketten vom Kohlenstoff an Position 21 der Progesterone resultiert in den **Androgenen Testosteron und Dihydrotestosteron**. Die 19 Kohlenstoffandrogene werden aromatisiert, um die **Östrogene Östron und Östradiol** zu bilden (Abb. 5.5).

5.4.3 Regulation der Ovarialfunktion

Ein komplexer **Rückkoppelungsmechanismus**, einschließlich der ovariellen Steroide, moduliert die hypothalamische GnRH-Freisetzung, die hypophysäre Gonadotropinsekretion und die zyklische Follikelreifung. **Die Oogenese** selbst ist wahrscheinlich hauptsächlich durch lokale Feedbackmechanismen geregelt. Ovarielle Hormone wie Östradiol, aber auch andere Substanzen, wie Wachstumsfaktoren und Neuropeptide, beeinflussen die **Follikelreifung mit ihren 3 Phasen**: Follikelphase, Ovulation und Lutealphase.

Follikelphase. Die Follikelphase dauert etwa 10–14 Tage und beinhaltet eine komplexe Kaskade von Follikelentwicklung und Selektion des dominanten Follikels. Es bestehen hohe lokale Östradiolspiegel, wenn ein Follikel sprungreif ist. Es ist noch nicht bekannt, welche Mechanismen für die Differenzierung eines Primordialfollikels verantwortlich sind. Hierbei wandelt sich eine **Oozyte**, umgeben von Granulosazellvorläufern, zu einem **Primärfollikel**, wobei die Oozyte von einer Einzelschicht

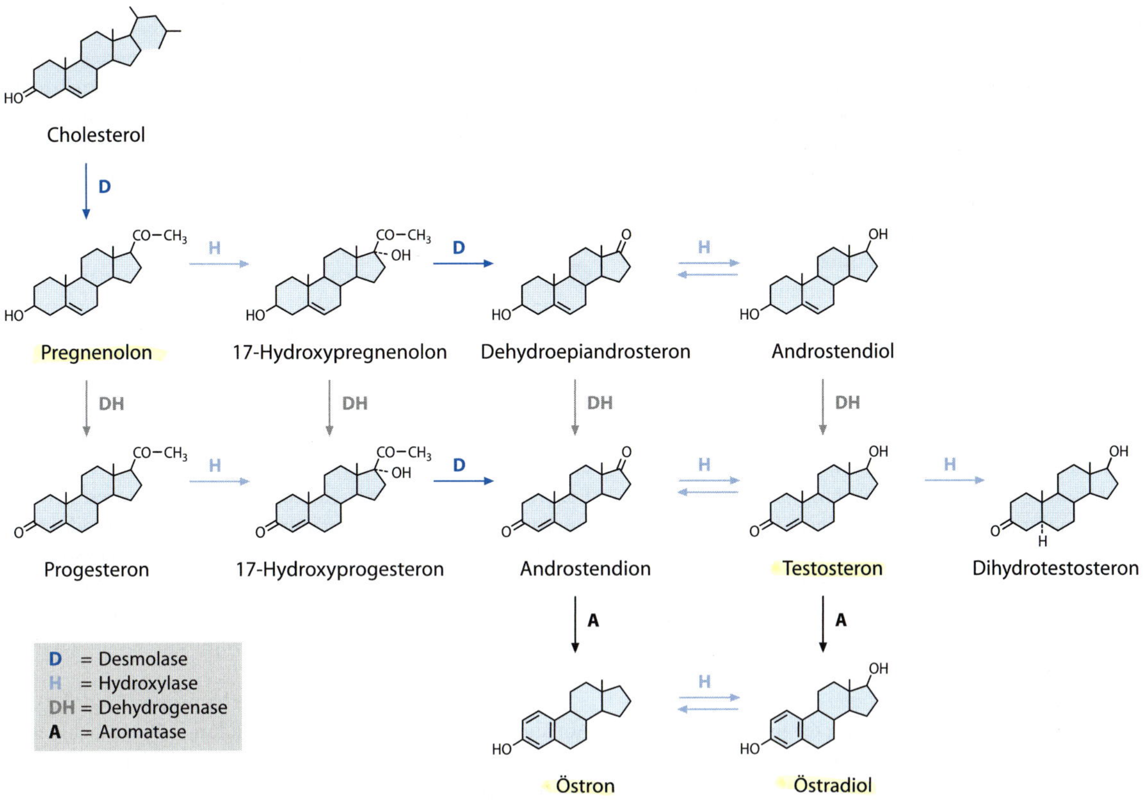

5.4 · Ovar

Abb. 5.5. Schema der Östrogen- und Androgensynthese im Ovar

kubischer Granulosazellen umgeben ist. Da in Primordialfollikeln keine FSH-Rezeptoren existieren, scheint diese Entwicklung gonadotropinunabhängig zu sein.

Primär- und Sekundärfollikel. Die Granulosazellen des Primärfollikels produzieren Mukopolysaccharide und bilden damit die Zona pellucida, welche die Oozyte umgibt. Eine weitere Proliferation der Granulosazellen und ein Follikelwachstum resultieren in der Formation des Sekundärfollikels. Hier ruhen die primären Oozyten in der ersten Prophase der ersten meiotischen Teilung, umgeben von einigen Schichten kubischer Granulosazellen. Bei Sekundärfollikeln besitzen die Granulosazellen FSH-, Östrogen- und Androgenrezeptoren. Ab diesem Stadium ist die Follikelentwicklung gonadotropinabhängig.

Durch die **Bindung von FSH an die Rezeptoren der Granulosazellen** werden weitere Rezeptoren induziert, die Granulosazellen selbst proliferieren, und das Aromataseenzymsystem wird stimuliert. Dieses Aromatasesystem ist für die ovarielle Östrogenbiosynthese sehr wichtig, weil es dadurch zu einer Umwandlung von Androgenen in Östrogene kommt.

Patientinnen mit angeborenem Enzymdefekt besitzen nicht die Möglichkeit, Östrogene zu bilden. Dieser **Östrogenmangel** und der damit fehlende Feedbackmechanismus zeigt sich in fehlender normaler Follikelentwicklung, sexueller Unreife und primärer Amenorrhö. Bei Frauen mit normalem Zyklus bewirkt dagegen die östrogenreiche Follikelumgebung ein Follikelwachstum. **Östrogen** modifiziert die Ovarialfunktion durch Stimulation der Granulosazellproliferation und durch die Zunahme von Anzahl und Sensitivität der FSH-Rezeptoren, was zu einer Anregung der Aromataseaktivität und zur weiteren Östrogenbiosynthese führt.

Wenn der **individuelle FSH-Schwellenwert** überschritten ist, stimuliert FSH die Granulosazellen zur Produktion von IGF-2 (»insulin-like growth factor«). Dieser diffundiert in das umgebende Ovarialstroma und bewirkt eine Differenzierung der Thekazellen zur **Theka-interna-Zellschicht**. Auf diese Weise werden die Thekazellen, welche den dominanten Follikel direkt umgeben, zur Exprimierung von LH-Rezeptoren angeregt. Sie antworten gleichzeitig zur Granulosazellproliferation des Sekundärfollikels auf zirkulierendes LH und beginnen mit der Produktion des Östrogenvorläufers Androstendion aus Cholesterol. **Androstendion** wird dann in den Granulosazellen zu Östradiol aromatisiert. Die Granulosa- und Thekazellen sind bei der Östrogenbiosynthese derart eng aneinander gekoppelt, dass diese Interaktion als **Zweizell-Zweigonadotropin-Theorie** der **ovariellen Steroidgenese** gilt. Das System steht in einem empfindlichen Gleichgewicht, wie die Wirkung der Androgene in den Granulosazellen zeigt.

> Obwohl Androstendion in niedrigen Konzentrationen die Aromataseaktivität und Östrogenbiosynthese stimuliert, hemmen hohe Konzentrationen diesen Vorgang und führen zur Follikelatresie.

Bei **hohen Androgenspiegeln** wird die Aktivität der 5α-Reduktase erhöht, welche Androstendion in Dihydrotestosteron umwandelt. Dieses kann dann später nicht mehr zu Östrogen umgewandelt werden. So bestimmt eine fein abgestimmte Hormonbalance über weitere Follikelentwicklung bzw. -atresie. Um eine übermäßige Androgenproduktion zu verhindern, sezernieren Granulosazellen Aktivin. Aktivin inhibiert einerseits die Androgenproduktion der Theka-interna-Zellen und stimuliert andererseits die FSH-Sekretion der Hypophyse. Durch FSH werden die Aromatisierungsmechanismen in den Granulosazellen aktiviert und LH-Rezeptoren induziert. Eine weitere **Proliferationsunterstützung der Granulosazellen** geschieht durch die Wirkung von IGF-1. Es wird nach hypophysärer Stimulation in der Leber gebildet, durch eine Fusion an **IGF-Bindungsproteine** (IGF-BP) gebunden und wieder neutralisiert. Diese IGF-BP werden in organspezifischen Mustern lokal synthetisiert. Bisher sind 6 unterschiedliche Bindungsproteine bekannt, im Ovar dominieren die Bindungsproteine 4 und 5. FSH potenziert die Wirkung von IGF-1 durch die Induktion von IGF-BP-Proteasen, indem aus einer Abnahme der Bindungsproteine eine verstärkte Wirkung des IGF-1 resultiert. Wenn dagegen FSH vermindert ist, bauen Proteasen die Bindungsproteine nicht ab, und IGF-1 kann durch eine Bindung an die IGF-BP seine biologische Wirkung nicht mehr ausüben.

Innerhalb des **Sekundärfollikels** sammelt sich **Follikelflüssigkeit** in dem interzellulären Spalt zwischen den Granulosazellen und formt eine Höhle, während die Granulosazellen weiter proliferieren und Östrogen synthetisieren. Diese Flüssigkeit spiegelt die Steroidogenese der umgebenden Granulosa- und Thekazellen und enthält Plasmaproteine, Proteoglykane, Prolaktin und Inhibin. Die Formation eines Antrums wandelt den Follikel in einen kleinen **Tertiärfollikel** um. Die 2–3 Schichten der Granulosazellen, welche die Oozyte umgeben, liegen nun exzentrisch und werden Cumulus oophorus genannt. Große Tertiärfollikel heißen auch **Graaf-Follikel** (◘ Abb. 5.6).

Das **Endstadium** der **Follikelentwicklung** ist gonadotropinabhängig. Die Follikel, welche später dominant werden, wachsen im Durchmesser und in der Anzahl der Granulosazellen, haben hohe Östrogenkonzentrationen und niedrige Androgen-Östrogen-Konzentrationsverhältnisse. **In der Lutealphase**, welche dem ovulatorischen Zyklus vorausgeht, werden Follikel mit einem Durchmesser von 1–5 mm für die Kohorte rekrutiert, aus der dann der dominante Follikel hervorgeht. Die Rekrutierung setzt voraus, dass ein Follikel die beschleunigte Entwicklungsstufe erreicht und die Möglichkeit zur späteren Ovulation besteht. Die exponenzielle Wachstumsphase von 5 zu 20 mm Durchmesser hängt wesentlich von Gonadotropinen ab und findet während der Follikelphase des ovulatorischen Zyklus statt. In dieser Zeit wird auch der **dominante Follikel** ausgewählt, der dann zur Ovulation vorbestimmt ist. Dabei sind die Eizellen des dominanten Follikels den Eizellen der nicht dominanten Follikel gleichwertig. Das gesamte Wachstum vom kleinen Sekundär- zum präovulatorischen Follikel benötigt etwa 85 Tage. Die übrigen Follikel der Kohorte produzieren v. a. Steroide in der frühen Follikelphase.

> In der mittleren Follikelphase, etwa eine Woche vor der Ovulation, produziert typischerweise ein einziger Follikel mehr Östrogen als die anderen und wird damit dominant.

Die unterschiedlichen Östrogenspiegel konnten durch Messungen aus der Ovarialvene bereits zwischen dem 5. und 7. Zyklustag festgestellt werden. Der dominante Follikel hat den Vorteil einer stärkeren Granulosazellproliferation, zusammen mit einer höheren Anzahl von FSH-Rezeptoren, einer besseren Aromatisierungsfähigkeit und einer vermehrten Östrogenproduktion. Daneben steigt auch die Follistatinproduktion. **Follistatin** bindet spezifisch **Aktivin** und reduziert damit dessen Wirkung. Bei verminderter Aktivinmenge überwiegt die Wirkung von **Inhibin**, mit einer Steigerung der Androgenproduktion in der Theka interna.

Ein weiterer Rückkoppelungsmechanismus sorgt für die Abnahme der hypophysären FSH-Bildung. Die zunehmende Östrogenproduktion des dominanten Follikels fällt deshalb mit der abnehmenden FSH-Produktion zusammen. Die anderen Follikel, welche sich zwar weiterentwickelt haben, aber nicht dominant sind, besitzen eine höhere Androgen-Östrogen-Ratio und werden dadurch atretisch. Daneben wird das Aktivin der nicht dominanten Follikel durch das Follistatin des dominanten Follikels gebunden, Inhibin kann hier seine Wirkung voll entfalten. Der dominante Follikel kann durch die steigende LH-Sensitivität seiner Rezeptoren den FSH-Mangel ausgleichen und seine Steroidbiosynthese fortsetzen, mit einem maximalen Östrogenspiegel etwa 24–36 h vor der Ovulation. Die Progesteronsynthese beginnt 24–48 h vor der Ovulation, mit einem deutlichen Anstieg 12–24 h vor der Ovulation.

Zu **Beginn des Zyklus** sorgt das Östradiol sämtlicher Follikel der Kohorte für die Proliferation der Basalis des Endometriums zur Funktionalis. **In der späten proliferativen Phase** kann

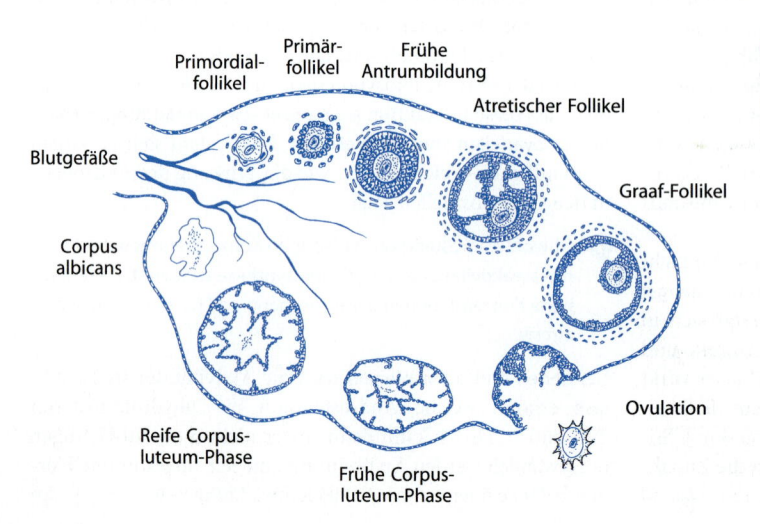

◘ **Abb. 5.6.** Entwicklung der weiblichen Keimzellen im Ovar vom Primärfollikel bis zum Graaf-Follikel, Ovulation und Umwandlung des gesprungenen Follikels in Corpus luteum und Corpus albicans

der dominante Follikel allein eine genügend hohe Östradiolmenge produzieren.

Ovulation. Der präovulatorische LH-Gipfel und in etwas geringerem Ausmaß auch der FSH-Gipfel sind ein Ergebnis des positiven Rückkoppelungsmechanismus des Östradiols auf die Hypophyse. Daneben verliert der dominante Follikel die Fähigkeit, GnSIF (»gonadotropinsurge inhibiting factor«) zu produzieren. Durch die Kombination beider genannter Wirkungen kommt es zum LH-Gipfel, welcher der Ovulation um etwa 36 h vorausgeht und das Ende der Follikelphase markiert. Vor der Ruptur vergrößert sich der Follikel massiv, aber durch Messungen konnte gezeigt werden, dass der Follikel nicht unter hohem Druck steht. Der Oozyten-Cumulus-Komplex wird nicht explosiv, sondern sanft ausgestoßen. Durch große Mengen an LH werden Prostaglandine mit Hilfe des »second messenger« Proteinkinase C induziert. Die Prostaglandine wiederum aktivieren Proteasen in der Follikelwand. Bei einer ausreichenden Proteasenwirkung wird die Basalmembran aufgelöst, die das ovarielle Stroma von der Granulosazellschicht trennt. Der Inhalt des Follikels gewinnt Anschluss an das Gefäßsystem, daneben wird die Follikeloberfläche permeabel, die Follikelflüssigkeit kann in die freie Bauchhöhle bzw. in den darüber liegenden Fimbrientrichter gelangen. Sobald die Follikelflüssigkeit Anschluss an das Gefäßsystem gewonnen hat, wird eintretendes LDL-Cholesterin zur Progersteronsynthese genutzt. Die weitere **Metabolisierung von Progesteron** zu Androgenen benötigt Theka-interna-Zellen, da nur sie und nicht die Granulosazellen die dafür notwendigen Enzyme besitzen. Die entstehenden Delta-4-Androgene können aber von den Granulosazellen weiter aromatisiert werden. Bei der Ovulation wird durch den LH-Gipfel auch die Produktion von Progesteronrezeptoren in den Granulosazellen stimuliert.

Lutealphase. In der Lutealphase werden die Granulosazellen des dominanten Follikels im Gelbkörper reorganisiert, und es werden vermehrt Progesterone gebildet. Der Gelbkörper erfährt eine rasche Neovaskularisation, sieht deshalb am Anfang auch eher rot als gelb aus (**Corpus rubrum**). Die Angiogenese wird durch Wachstumsfaktoren wie BFGF (»basic fibroblast growth factor«) und VEGF (»vascular endothelial growth factor«) gefördert. VEGF wird durch LH oder HCG stimuliert und in den Granulosazellen gebildet. Die Neovaskularisation ist für eine ausreichende Versorgung mit Präkursoren der Steroidbiosynthese unerlässlich. Daneben wird das Gefäßsystem auch für den raschen Abtransport der sezernierten Hormone zu Hypothalamus, Hypophyse und Endometrium benötigt. Bei einer inadäquaten Gefäßversorgung kann eine **Corpus-luteum-Insuffizienz** resultieren.

Das **Corpus luteum** besteht aus umgebenden interstitiellen Thekazellen, vaskulären Komponenten und morphologisch veränderten Granulosazellen, den sog. luteinisierten Granulosazellen.

Hohe Progesteronspiegel unterdrücken, zusammen mit hohen Östrogenspiegeln, durch einen negativen Rückkoppelungsmechanismus die Gonadotropinsekretion.

Der Gelbkörper ist in den ersten 4 Tagen nach der Ovulation noch gonadotropinunabhängig, danach benötigt er einerseits eine kontinuierliche tonische und andererseits eine pulsatile LH-Stimulation. Es werden dann ca. 250 mg Progesteron pro Tag gebildet.

Falls **keine Schwangerschaft** eintritt, geht der Gelbkörper innerhalb von ca. 14 Tagen nach der Ovulation zugrunde. Die genauen Mechanismen der **Luteolyse** sind noch nicht bekannt, wobei jedoch Prostaglandine eine Rolle zu spielen scheinen. Mit dem Rückgang des Gelbkörpers nehmen auch die Progesteron- und Östrogenproduktion ab, neue Follikel wachsen mit ansteigendem FSH-Wert heran. Hiermit wird der nächste Zyklus der Follikelentwicklung eingeleitet.

Das luteotrope **Schwangerschaftshormon HCG** unterhält die Gelbkörperfunktion. HCG wird zunächst von dem fetalen Trophoblasten gebildet, bindet an den LH-Rezeptor und unterstützt die Progesteronproduktion des Corpus luteum, bis die plazentare Steroidgenese ausgereift ist. Hierbei muss HCG sehr rasch ansteigen, um die nachlassende Sensitivität des Corpus luteum auszugleichen.

> In der Frühschwangerschaft verdoppelt sich der HCG-Wert etwa alle 2 Tage. Der luteoplazentare Shift von der Gelbkörper- zur Plazentasteroidgenese geschieht etwa in der 8. Gestationswoche. Ein Wechsel des Produktionsortes der Steroide spiegelt sich in der Art der Progesteronmetabolite wieder. So wird 17-α-OH-Progesteron nur vom Gelbkörper gebildet, beim Absinken dieses Metaboliten übernimmt der Trophoblast zunehmend die Steroidproduktion.

Literatur

Johnson J, Canning J, Kanedo T, Pru JK, Tilly JL (2004) Germline stem cells and follicular renewal in the postnatal mammalian ovary. Obstet Gynecol Surv 59 (7): 518-520

Leidenberger F, Strowitzki T, Ortmann O (Hrsg) (2005) Klinische Endokrinologie für Frauenärzte, 3. vollst. überarb. erw. Aufl. Berlin, Heidelberg, New York: Springer

Wulf KH, Schmidt-Matthiesen H (1994) Klinik der Frauenheilkunde und Geburtshilfe, Bd 3: Endokrinologie und Reproduktionsmedizin III. In: Krebs D, Schneider HPG (Hrsg) München, Wien, Baltimore: Urban & Schwarzenberg

Physiologie der Brust

I.-T. Bäckert-Sifeddine und L. Kiesel

6.1 Entwicklung der Brust – 47
6.2 Hormonelle Regulation der Brust – 47
6.3 Laktation – 48
Literatur – 49

6.1 Entwicklung der Brust

Die Brust ist **ektodermalen Ursprungs**. Intrauterin wird beidseits des Thorax und des Abdomens eine **Milchleiste** angelegt, von der beim Menschen i. d. R. je eine Brustanlage pro Seite erhalten bleibt. Die fetale Brust ist eine knotige Region von unterschiedlicher Größe. Das Drüsengewebe reagiert auf die mütterlichen Hormone. Es lassen sich entsprechende Veränderungen an den Drüsenkämmen nachweisen. Nach der Geburt kommt es zur Involution des Gewebes, die mit dem 2. Lebensjahr abgeschlossen ist (Howard u. Gusterson 2000; Naccarato et al. 2000; ▶ Abschn. 4.6).

Ab etwa dem 9. Lebensjahr bewirkt die beginnende ovarielle Östrogenproduktion die Größenzunahme der Areola sowie deren vermehrte **Pigmentierung**. Die Brustdrüse beginnt, sich unter der Areola durch die Ausbildung erster Milchgänge zu entwickeln. Klinisch wird diese Veränderung etwa mit dem 10. Lebensjahr, mit der sog. **Brustknospung**, dem Tanner-Stadium B2, augenfällig (▶ Kap. 7).

In den ersten 1–2 Jahren nach der Menarche überwiegt die Östrogenproduktion aufgrund der meist noch anovulatorischen Zyklen. Die **Östrogene** stimulieren das Längenwachstum und die **Ausbildung der Ductus**. Gleichzeitig wird periduktal Bindegewebe und Fettgewebe aufgebaut und die Vaskularisation vermehrt, sodass es zum **Größenwachstum der Brust** kommt. Nach Einsetzen der zyklischen Ovarialfunktion **differenzieren sich** die **Milchgänge und Lobuli** aufgrund der **Wirkung des Progesterons**. Unter dem Einfluss von Progesteron proliferieren die Alveolarzellen und differenzieren sich zu **sekretorischen Zellen**.

> Die normale Brustentwicklung bedarf einer ausgewogenen Östrogen- und Progesteronzufuhr.

Das Fortschreiten der Brustentwicklung wird klinisch entsprechend der Einteilung nach Tanner beurteilt (▶ Kap. 7).

Die Differenzierung der Lobuli ist an der Anzahl der Ductus pro Lobulus festzustellen. Man unterscheidet 4 Typen:
– Postpubertäre Nulliparae zeigen Lobuli vom Typ 1, auch terminale duktale lobuläre Einheit (TDLU) genannt. Diese weist 6–7 Ductus pro Lobulus auf.
– Aus den Typ-1-Lobuli entwickeln sich Typ-2-Lobuli, die eine komplexere Morphologie und eine größere Anzahl von Ductus aufweisen. Ist keine Schwangerschaft eingetreten, persistiert die Entwicklung der Lobuli auf diesem Entwicklungsstand.
– Während einer Schwangerschaft entwickeln sich unter dem Einfluss hoher Östrogen-, Progesteron-, und Prolaktinserumspiegel die Lobuli vom Typ 1 und 2 schnell zu Lobuli vom Typ 3. Diese besitzen ca. 80 Ductus pro Lobulus.
– Während der Laktation entwickeln sich die sekretorisch aktiven Typ-4-Lobuli.

Nach dem Abstillen erfolgt eine Rückbildung vom Typ 4 in die Differenzierungsstufen 2 und 3. Nach der Menopause findet eine weitere partielle Rückbildung der Lobulusdifferenzierung statt, sodass Lobuli Typ 1 prozentual gegenüber Typ 2 und 3 zunehmen (Russo u. Russo 1997).

Hormonelle Steuerung der Brustentwicklung. Die normale Brustentwicklung benötigt neben Östrogenen, Progesteron und Prolaktin auch **Insulin, Kortisol, Thyroxin, Wachstumshormon und Wachstumsfaktoren**. Östrogene und Progesteron allein führen nicht zu einer kompletten Differenzierung der Brust.

6.2 Hormonelle Regulation der Brust

> Wie die Entwicklung der Brust, so unterliegt auch ihre Funktion einer hormonellen Regulation. Während der Geschlechtsreife zeigt sie zyklische Veränderungen, nach der Menopause tritt eine Atrophie des Brustparenchyms und ein Ersatz durch Fettgewebe (Involution) ein.

Die Steuerung von Wachstum und Zellproliferaton der Brust ist sehr komplex. Neben Östrogenen und Gestagenen wirken noch weitere Steroide sowie Protein- und Schilddrüsenhormone mit. Deren Wirkung auf die Epithelzellproliferation wird zudem durch autokrine und parakrine Mechanismen (Wachstumsfaktoren) modifiziert.

> Die Effekte der Sexualsteroide auf die Brust während des Zyklus sind nicht identisch mit denjenigen in anderen Sexualorganen. So entspricht etwa die ausschließliche proliferative Wirkung des Östrogens am Endometrium im normalen Zyklus nicht seiner Wirkung am Brustgewebe.

Die Proliferation des Brustgewebes ist abhängig vom kombinierten Effekt des Östrogens und Progesterons. Zudem wird die Zellproliferation im Brustgewebe durch
– Prolaktin,
– Kortisol,

- Wachstumshormon,
- Insulin und
- Wachstumsfaktoren wie
    - »insulin like growth factor 1« (IGF-1),
    - »endothelial growth factor« (EGF) und
    - »transforming growth factor α« (TFG-α)

aktivierend beeinflusst. Bei menstruierenden Frauen zeigt sich die höchste Zellproliferationsrate in der Lutealphase, wenn die Progesteronserumspiegel hoch sind (Olsson et al. 1996).

Die Wirkung dieser Substanzen wird durch die **Bindung an intrazelluläre Steroidrezeptoren** (hier binden Östrogene, Progesteron, Schilddrüsenhormone und Glukokortikoide) und **membrangebundene Rezeptoren** (hier binden z. B. Prolaktin, Katecholamine, Oxytozin, IGF-1, EGF, TGF-α und -β) vermittelt.

Diese Rezeptoren sind im Brustgewebe nachweisbar, ihre Expression und Produktion ist hormonabhängig. Die **Bildung von Östrogenrezeptoren** im Brustgewebe nimmt mit ansteigendem Östrogenspiegel ab und steigt mit abfallenden Östrogen- und ansteigenden Progesteronwerten an. **Bei Frauen mit einem ovulatorischen Zyklus** findet man eine kontinuierliche Verringerung der Östrogenrezeptorendichte von der Follikelphase bis zur Lutealphase. Die **Produktion von Progesteronrezeptoren** (PR) wiederum ist abhängig vom Östrogenspiegel und von der Anzahl der Östrogenrezeptoren. Die **Anzahl der Progesteronrezeptoren** in der Brust ist relativ konstant. **Die Anzahl der Prolaktinrezeptoren** korreliert mit den Östrogenrezeptoren, da ihre Produktion östrogenvermittelt ist. Gleichzeitig wird die Bildung von Prolaktinrezeptoren durch adrenale Glukokortikoide wie Kortison und Aldosteron, Schilddrüsenhormone sowie Androgene angeregt.

Die Prolaktinrezeptoren des Mammagewebes binden neben Prolaktin, dem Hauptlaktogen, auch andere die Laktation beeinflussende Hormone, die in der Schwangerschaft von der Plazenta gebildet werden, z. B. humanes Plazentalaktogen (HPL).

> Progesteron und andere Gestagene haben neben ihrer direkten proliferativen Eigenwirkung folgende antiöstrogene Effekte:
> - Suppression der Gonadotropine und damit der Ovarialfunktion, gefolgt von reduzierter Östrogenausschüttung in den Kreislauf;
> - Stimulation der 17-β-Hydroxydehydrogenaseaktivität, welche die Umwandlung von hoch aktivem Östradiol in das weniger wirksame Östron bewirkt (Östron hat eine geringere Affinität zum Östrogenrezeptor und dissoziiert schneller);
> - Reduktion der Östrogenrezeptordichte in den Target-Geweben;
> - direkter Effekt auf die Zellmultiplikation.

Prolaktin. Prolaktin ist für die Entwicklung der lobuloalveolären Einheit erforderlich, nicht aber für die Entwicklung der Ductus. Die Laktogene bewirken direkt – und damit synergistisch zum Progesteron – eine Zunahme des Zellwachstums und der DNA-Synthese. Bei völligem Entzug von Prolaktin bildet sich das Brustdrüsengewebe, wie in der Menopause, zurück, es entsteht das Bild der Involutio mammae. Die entscheidende Wirkung des Prolaktins und der laktogenen Hormone auf das Brustdrüsengewebe liegt in der **Auslösung der Milchproduktion** in den Alveolen und Lobuli. Diese laktogene Wirkung des Prolaktins und der anderen Laktogene wird aber, im Gegensatz zum proliferationsfördernden Effekt, durch Progesteron gehemmt.

Diejenigen Hormone, die klassisch als **Stimulatoren des Brustwachstums** angesehen werden (Östrogene, Progesteron, Prolaktin, Wachstumshormon, adrenale Steroide und Schilddrüsenhormon), entfalten ihre Wirkung auf die Epithelzellproliferation teilweise auch indirekt durch **Induktion oder Hemmung von Wachstumsfaktoren**, die z. T. außerhalb der Brust (z. B. in der Leber), aber auch im Stroma und Parenchym der Brust gebildet werden. Diese Wachstumsfaktoren binden an Rezeptoren, deren Besetzung auf teilweise noch nicht geklärtem Wege zur Aktivierung der DNA-Synthese und Zellteilung führt.

In der Brust besteht ein ausgewogenes Verhältnis von stimulierenden Faktoren, wie IGF, EGF/TGF-α, und inhibierenden Faktoren, wie TGF-β. Welche **Rolle die Wachstumsfaktoren** bei der Differenzierung und Funktion der Brust spielen, ist noch unklar.

> Die zyklischen Veränderungen des Brustparenchyms dokumentieren sich durch Änderungen des histologischen Bildes:
> - In der Follikelphase ist das Stroma dicht und zellreich.
> - In der Lutealphase wird das Stroma aufgelockert und ödematös; progesteroninduziert tritt eine Dilatation der Duktus auf, das Alveolarepithel differenziert sich zu sekretorischen Zellen. Es wird nicht nur die höchste Mitoserate, sondern auch die größte Apoptoserate erreicht, mit einem Maximum etwa am 28. Zyklustag. Durch die Apoptose wird die postmenstruelle Regression der Brust bewirkt. Klinisch bemerken die Frauen ein Spannungsgefühl und eine Größenzunahme der Brust in der Lutealphase.

6.3 Laktation

> Die Laktation erfordert die Umwandlung der inaktiven terminalen Alveolarzellen in milchsezernierende Zellen. Dies erfordert ein hormonelles Milieu und eine Stimulation, die physiologischerweise nur in der Schwangerschaft existiert.

Etwa ab der 8. Schwangerschaftswoche (SSW) **steigen die Prolaktinspiegel** im Serum an, und zwar bis zu einem Maximum von etwa 200–400 ng/ml zum Zeitpunkt der Geburt (Tabelle 6.1). Neben Prolaktin hat **humanes Plazentalaktogen** (HPL), welches ab der 6. SSW gebildet wird, einen laktogenen Effekt, der wesentlich schwächer ist als derjenige des Prolaktins.

Während der Schwangerschaft wird nur **Kolostrum**, bestehend aus desquamierten Zellen und einem Transsudat, gebildet, da Progesteron die eigentliche Laktation inhibiert. Progesteron interferiert mit der **Prolaktinwirkung** an dessen Rezeptoren der Alveolarzellen. Sowohl **Östrogen** als auch Progesteron sind für die Expression des Prolaktinrezeptors erforderlich, jedoch antagonisiert Progesteron gleichzeitig die Prolaktinwirkung an dessen Rezeptor, da Progesteron die Bindungskapazität des Pro-

Abb. 6.1. Regulation der Laktation

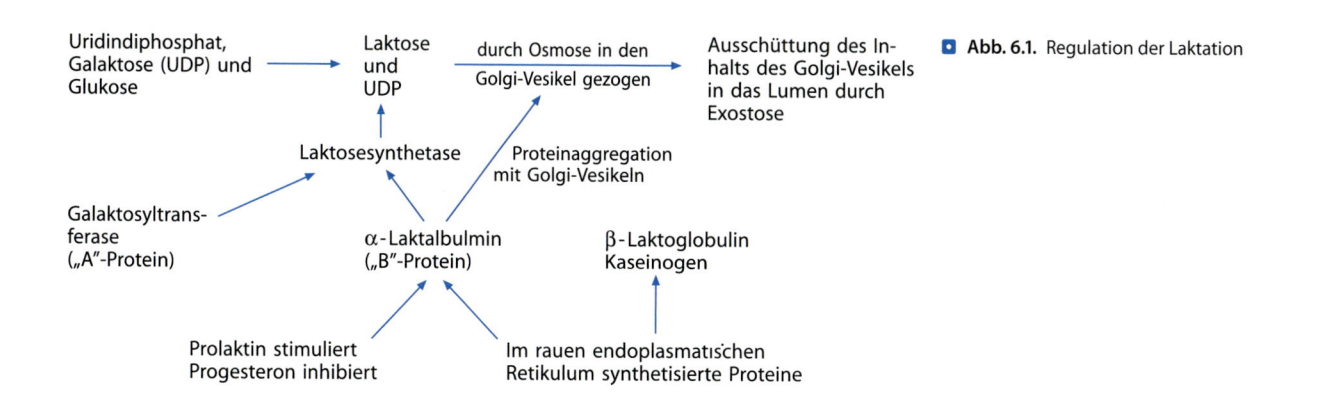

```
Uridindiphosphat,        Laktose      durch Osmose in den    Ausschüttung des In-
Galaktose (UDP) und  →   und      →   Golgi-Vesikel gezogen  halts des Golgi-Vesikels
Glukose                  UDP                                  in das Lumen durch
                                                              Exostose
                     Laktosesynthetase    Proteinaggregation
                                          mit Golgi-Vesikeln
Galaktosyltrans-
ferase               α-Laktalbulmin       β-Laktoglobulin
(„A"-Protein)        („B"-Protein)        Kaseinogen

           Prolaktin stimuliert        Im rauen endoplasmatischen
           Progesteron inhibiert       Retikulum synthetisierte Proteine
```

Tabelle 6.1. Normale Serumspiegel für Prolaktin in der Schwangerschaft

Schwangerschafts-alter	Prolaktinwert [ng/ml]	Prolaktinwert [IU/ml]
1. Trimenon	≤ 50	≤ 1600
2. Trimenon	≤ 100	≤ 3200
3. Trimenon	≤ 400	≤ 6500

laktinrezeptors reduziert. Die zirkadiane Schwankung der Prolaktinsekretion persistiert in der Schwangerschaft.

Post partum fallen Progesteron-, Östrogen- und Humanes-Plazentalaktogen- (HPL-)Serumspiegel rapide ab. Insbesondere der inhibierende Effekt von Progesteron auf Prolaktin und auf die Bildung von a-Laktatalbumin entfällt. Dessen Anstieg stimuliert die **Bildung der Laktosesynthetase**, durch die der Laktoseanteil der Milch erhöht wird. Die Größenzunahme der Brust und die Milchsekretion setzen ca. 3–4 Tage nach der Geburt ein, wenn die Steroide ausreichend abgebaut wurden.

Änderungen des Prolaktinserumspiegels nach der Geburt. Auch der Prolaktinserumspiegel fällt nach der Geburt ab, jedoch wesentlich langsamer als derjenige der Sexualsteroide, gleichzeitig wird durch den **Saugreflex die Ausschüttung von Prolaktin** bei jedem Stillen erneut angeregt. Die Serumwerte fallen in der 1. Woche auf etwa 100 ng/ml, nach 2–3 Monaten liegen die Serumspiegel bei 40–50 ng/ml. Direkt nach dem Stillen steigt der Prolaktinserumspiegel auf das 20- bis 40-fache an. Durch das Stillen wird gleichzeitig die TSH- und somit in erster Linie die **TRH-Ausschüttung** angeregt. TRH wiederum ist ein potenter Stimulus für die Prolaktinsekretion.

Prolaktininduzierte Effekte. Prolaktin initiiert die Milchproduktion in den Alveolen und Lobuli. Die Gentransskription für die Kontrolle der Osmolarität, Fettsäurensynthese und Milchproteinproduktion ist ebenfalls prolaktininduziert. Synergistisch zum Prolaktin wirkt insbesondere **Kortisol**, aber auch **Insulin und IGF-1** stimulieren die Synthese der Milchproteine. Insulin scheint wesentlich für die Produktion von Kasein zu sein. Um eine ausgewogene Milchproduktion zu erzielen, bedarf es neben der genannten Hormone einer ausgewogenen Ernährung und ausreichender Flüssigkeitszufuhr.

Oxytozin. Die Neurohypophyse sezerniert pulsatil Oxytozin. Die Oxytozinausschüttung (und somit der Milchfluss) wird durch das Saugen, im Laufe der Zeit oft schon durch indirekte Reize (z. B. das Weinen des Kindes), provoziert. Oxytozin bewirkt Kontraktionen der myoepithelialen Zellen der Alveoli und Lobuli, wodurch das Alveolarvolumen entleert wird. Dadurch werden die weitere Milchproduktion und die Füllung der Alveolaren angeregt. Die Regulation der Milchproduktion ist in Abb. 6.1 dargestellt.

Literatur

Cunningham FG, MacDonald PC (1997) Williams Obstetrics, 20th edn. Stanford: Appelton & Lange

Engstrom BE, Burman P, Holdstock C, Karlsson FA (2004) Effects of growth hormone (GH) on ghrelin, leptin, and adiponectin in GH-deficient patients. Obstet Gynecol Surv 59 (6): 435–437

Howard BA, Gusterson BA (2000) Human breast develpment. J Mammary Gland Biol Neoplasie 5 (2): 119–137

Naccarato AG, Viacava P Vignati S et al. (2000) Bio-morphological events in the development of the human female mammary gland from fetal age to puberty. Virchows Arch 436 (5): 431–438

Olsson H, Jernström H, Alm P, Kreipe H, Ingvar C, Jönsson P-E, Rydén S (1996) Proliferation of the breast epithelium in relation to menstrual cycle phase, hormonal use, and reproductive factors. Breast Cancer Res Treat 40 (2): 187–196

Russo J, Russo IH (1997) Role of differentiation in the pathogenesis and prevention of breast cancer.

Tanner JM (1962) Wachstum und Reifung des Menschen. Stuttgart: Thieme

Gynäkologische Endokrinologie und Reproduktionsmedizin

7 Regulation der Geschlechtsreife – 53
D. Hornung und L. Kiesel

8 Regulation der Fortpflanzungsfunktion – 57
D. Hornung und L. Kiesel

9 Klimakterium, Postmenopause und Senium – 61
H. Kuhl

10 Gestörte sexuelle Entwicklung – 105
I.-T. Bäckert-Sifeddine und L. Kiesel

11 Zyklus- und Ovulationsstörungen – 123
I.-T. Bäckert-Sifeddine und L. Kiesel

12 Fertilitätsstörungen und Sterilität – 163
A. K. Ludwig, K. Diedrich, M. Ludwig und R. E. Felberbaum

13 Kontrazeption und Familienplanung – 195
M. Ludwig, R. E. Felberbaum, J. M. Weiss und K. Diedrich

Regulation der Geschlechtsreife

D. Hornung und L. Kiesel

7.1 Einleitung – 53

7.2 Entwicklung der sekundären Geschlechtsmerkmale – 53

7.3 Beschleunigtes Längenwachstum – 54

7.4 Knochenentwicklung – 55

7.5 Körperzusammensetzung – 55

7.6 Menarche – 55
7.6.1 Endometrium – 55
7.6.2 Menstruationsmechanismus – 56

7.7 Adrenarche – 56

Literatur – 56

7.1 Einleitung

In der Pubertät vollzieht sich ein **physischer und psychischer Wandel** beim jungen Mädchen. Die sekundären Geschlechtsmerkmale – Brust, Schamhaare und Achselhaare – entwickeln sich, daneben kommt es zu einem beschleunigten Längenwachstum, zur Knochenentwicklung und zum Wechsel in der Körperzusammensetzung (Muskel-/Fettverteilung).

Normalerweise treten die sichtbaren Veränderungen in der Pubertät typischerweise zwischen dem 8. und 13. Lebensjahr auf, das Mittel liegt bei 11 Jahren.

> **Definition**
>
> Erscheinen sekundäre Geschlechtsmerkmale, wie Schamhaare oder eine sich entwickelnde Brust, vor dem 8. Lebensjahr, so spricht man von **Pubertas praecox**. Falls bis zum 14. Lebensjahr noch keines dieser Merkmale entwickelt ist, bezeichnet man dies als **Pubertas tarda**.

Nicht nur der Anfangszeitpunkt der Pubertät unterliegt großen **Schwankungsbreiten**. Auch die Dauer, um die Reifeentwicklung zu vollenden, variiert erheblich: So können zwischen den ersten Zeichen der Pubertät und der kompletten Geschlechtsreife 1,5–6 Jahre vergehen.

> Eine normale Entwicklung ist v. a. dadurch charakterisiert, dass die Verhältnisse der einzelnen Pubertätsentwicklungsstadien aufeinander abgestimmt sind. Die korrekte Progression der verschiedenen Stadien ist wichtiger als das chronologische Alter, zu welchem sie erscheinen.

7.2 Entwicklung der sekundären Geschlechtsmerkmale

Thelarche, Pubarche, Menarche. Der Zeitpunkt der Pubertätsentwicklung gesunder Mädchen variiert stark. Von **Tanner** wurden Studien zur Entwicklung des physiologischen Wandels während der Pubertät durchgeführt. Er beschrieb die spezifischen Stadien der **Thelarche** (Brustentwicklung), **Pubarche** (Entwicklung der Schamhaare), Zunahme des Längenwachstums und **Menarche** (erste Periodenblutung).

> **Definition**
>
> Die Thelarche ist typischerweise die erste äußere Erscheinungsform der Pubertät und wurde von Tanner in 5 Stadien eingeteilt (Abb. 7.1). Dauer und Stadien der Brustentwicklung variieren sehr stark und hängen vom Ernährungszustand und von genetischen Faktoren ab. Die Zeitspanne zwischen den Stadien 2 und 5 beträgt im Mittel 4 Jahre, einige Frauen erreichen das Stadium 5 jedoch erst während oder nach der ersten Schwangerschaft.

Die **Entwicklung der Brust als endokrines Organ** bedarf einer Hormonstimulation. Hierbei wirken **Östrogene** auf das duktale Wachstum ein, **Progesteron und Prolaktin** stimulieren die lobuloalveoläre Entwicklung. Prolaktin reguliert daneben auch die Laktation (▶ Kap. 6).

> **Definition**
>
> Die Entwicklung der Schambehaarung wurde von Tanner ebenfalls in 5 Stadien eingeteilt (Abb. 7.2). Hauptsächlich die pubertäre Zunahme der adrenalen Androgenproduktion beeinflusst das Wachstum von Scham- und Achselbehaarung. Dabei tritt die Achselbehaarung gleichzeitig mit der Schambehaarung auf. Obwohl Thelarche und Adrenarche zeitlich aneinander gekoppelt sind, beginnen Brust- und Schamhaarentwicklung nicht notwendigerweise gleichzeitig.

> Typischerweise ist die Brustentwicklung als erstes Zeichen der Pubertät oft schon recht weit fortgeschritten, ehe die Schambehaarung erscheint. Nur in Ausnahmefällen ist diese Reihenfolge umgekehrt.

Die Genitalentwicklung bei Mädchen ist bisher nicht durch standardisierte Stadien definiert. Ein wesentlicher Unterschied vom kindlichen zum pubertären Stadium lässt sich an der Oberfläche von Vagina und Labien erkennen. So ist in der präpuber-

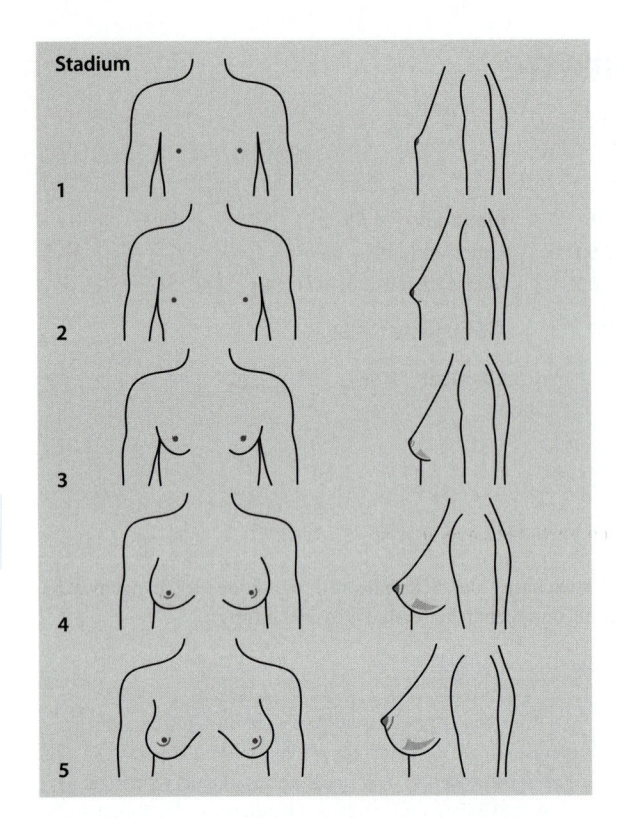

Abb. 7.1. Tanner-Stadien der Brustentwicklung. Stadium 1: kindliches Stadium, nur die Papille ist erhöht; Stadium 2: vergrößerter Areoladurchmesser, Brustknospe bildet kleinen Hügel; Stadium 3: weitere Brustvergrößerung mit kontinuierlich runder Kontur; Stadium 4: Areola und Papille bilden einen zweiten Hügel auf der übrigen Brust; Stadium 5: reife, erwachsene Brust mit glatter, runde Kontur

7.3 Beschleunigtes Längenwachstum

Längenwachstum bei Mädchen und Jungen. In der frühen Kindheit ist die **Wachstumskurve** extrem steil, nimmt dann jedoch bis zur Pubertät hin immer weiter ab. Erst zum Zeitpunkt der Pubertät erreicht sie einen 2. Gipfel. Dieser Gipfel liegt, nach Marshall und Tanner, im Mittel bei 12 Jahren. Typischerweise fällt dieser **Wachstumsschub** bei Mädchen mit anderen frühen pubertären Veränderungen wie dem Erreichen des Brustentwicklungsstadiums 2–3 zusammen. Meistens liegt der Wachstumsschub noch vor der Menarche (Abb. 7.3).

Im Gegensatz dazu ist der **Wachstumsgipfel bei Jungen** erst in der späten Pubertätsphase angesiedelt, wenn die Genitalien bereits gut entwickelt sind. Der maximale Wachstumszuwachs ist bei Mädchen und Jungen vergleichbar (25 und 28 cm). Dadurch, dass Jungen aber ein 2 Jahre länger andauerndes präpubertäres Wachstum aufweisen, bevor sie den pubertären Schub erleben, resultiert die endgültige und deutlichere Größendifferenz zwischen älteren Jungen und Mädchen.

Hormonelle Steuerung des Längenwachstums. Der jugendliche Wachstumsschub wird durch **Wachstumshormone (GH)** und **gonadale Sexualsteroide** stimuliert, die adrenalen Hormone scheinen hier eine untergeordnete Rolle zu spielen. Kinder mit

tären Phase das Epithel von Scheide und Labien extrem dünn und hellrot. Durch die Östrogeneinwirkung wirken Vulva und Vagina dann später rosa, eine muköse Vaginalsekretion tritt auf. Im Mikroskop können diese Veränderungen anhand eines Zellabstriches geprüft werden. Daneben kann man eine Vergrößerung des Uterus bemerken, die durch eine Tastuntersuchung bzw. durch Sonographie verifiziert werden kann.

Nach neueren Untersuchungen könnten eine prämature Adrenarche und Pubarche bei sonst gesunden Mädchen die ersten klinischen Zeichen von Ovarialfunktionsstörungen sein (Martin et al. 2004).

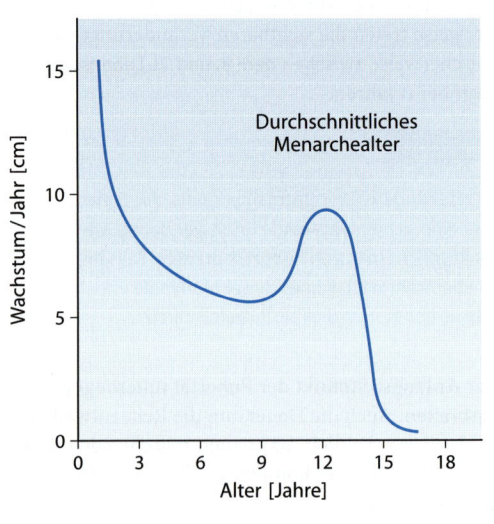

Abb. 7.3. Längenwachstumskurve mit zweitem Wachstumsgipfel zum Zeitpunkt der frühen Pubertät (Mädchen)

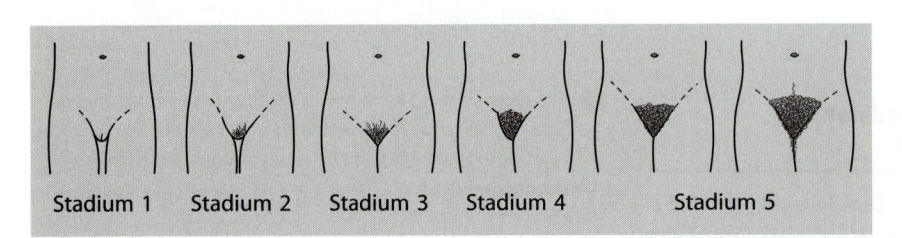

Abb. 7.2. Tanner-Stadien der Schamhaarentwicklung. Stadium 1: kindlich, ohne Behaarung; Stadium 2: spärliches Wachstum von wenigen, geraden Haaren; Stadium 3: zunehmende Anzahl von dichteren, dunkleren, gewellten Haaren, Wachstum in Richtung Mons pubis; Stadium 4: Behaarung vom erwachsenen Typ, jedoch noch ohne Ausbreitung auf den Oberschenkel; Stadium 5: erwachsenes Verteilungsmuster mit geringer Ausbreitung auch auf den Oberschenkel

mangelnder adrenaler Steroidproduktion haben einen normalen Wachstumsschub, während Kinder mit schwerem Hypogonadismus in ihrem Wachstum deutlich zurückbleiben.

> Zur Therapie von Kindern mit GH- und Gonadotropinmangel werden beide Hormone benötigt, eine ausschließliche GH-Substitution reicht nicht aus.

7.4 Knochenentwicklung

Die **Reifung des Knochens (Knochenalter)** korreliert besser mit der Menarche als das chronologische Alter und ist ein nützlicher Hinweis, um den Entwicklungsprozess eines Kindes zu erfassen. Das Knochenalter wird mit Hilfe einer Röntgenaufnahme von Handgelenk und Hand, Ellbogen oder Knie bestimmt. Zum Vergleich dienen Standards der normalen Knochenentwicklung der Allgemeinbevölkerung. Nach Tabellen von Bayley und Pinneau können mit Hilfe der aktuellen Größe und der Knochenalterbestimmung Aussagen zur Endgröße getroffen werden.

7.5 Körperzusammensetzung

Zusätzlich zur Entwicklung der sekundären Geschlechtsmerkmale und dem beschleunigten Wachstum ändert sich **in der Pubertät** auch die Körperzusammensetzung. **Bei präpubertären Kindern** entsprechen sich Körperfettmenge, Knochenmenge und Muskelmenge ungefähr bei beiden Geschlechtern.

> **Definition**
>
> Nach der Pubertät besitzen Frauen etwa doppelt soviel Fett wie Männer, Männer haben dagegen etwa 1,5-mal soviel Muskel- und Knochenmasse wie Frauen.

Der relative Fettanteil und die absolute Fettmasse scheinen ein wichtiges Kriterium für den Beginn der Menstruationen zu sein. So muss bei der europäischen Bevölkerung typischerweise ein Gewicht von ca. 48–49 kg vor der Menarche erreicht werden. Das gilt nicht für alle Ethnien: In Afrika und Asien wird dieses Gewicht meist nicht erreicht.

Gleichzeitig mit dem Wachstum von Scham- und Achselbehaarung beginnen auch die **apokrinen Drüsen** mit ihrer Sekretion. Die **Talgdrüsen** werden ebenfalls in der Pubertät aktiver, was sich häufig in einer Akne widerspiegelt.

7.6 Menarche

Die Menstruation als regelmäßige Abbruchblutung des Endometriums ist ein Charakteristikum der reproduktiven Jahre.

> **Definition**
>
> Die Menarche oder erste Menstruation tritt im Mittel zwischen dem 12. und 13. Lebensjahr auf, das mittlere Intervall zwischen ersten Zeichen der Pubertät bis zur Menarche beträgt 2 Jahre.

Der Menstrualzyklus wird durch ein komplexes Zusammenspiel der neuroendokrinen Hormonachse Hypothalamus – Hypophyse – Ovar gesteuert. Eine pulsatile GnRH-Sekretion des Hypothalamus stimuliert die hypophysäre FSH- und LH-Freisetzung, dies führt zur Follikelreifung und Steroidgenese der ovariellen Theka- und Granulosazellen.

Pubertätsbeginn. Der Beginn der Pubertät ist genetisch determiniert. Umweltfaktoren wie auch der Ernährungszustand der jungen Mädchen führen daneben aber auch zur Modulation des Menarchealters. Extremes Über- oder Untergewicht ist häufiger bei spätem Menarchealter vorhanden, bisweilen kommt es dadurch sogar zur primären Amenorrhö. Ein geringes Übergewicht beschleunigt eher die Pubertätsentwicklung und führt zum jüngeren Menarchealter.

Zur Physiologie der Reproduktion gehört selbstverständlich auch das **Endometrium** als intrauterine Umgebung für die Embryoimplantation (▶ Abschn. 7.6.1). Die übliche **Zykluslänge** beträgt 28±2 Tage, jedoch bleibt die Definition flexibel. So ist auch noch ein ovulatorischer Zyklus von 26–34 Tagen als normal zu betrachten. Der erste Blutungstag ist auch der erste Zyklustag. Der Menstruationszyklus wird in **Follikel- bzw. Proliferationsphase** vor der Ovulation und in **Luteal- bzw. Sekretionsphase** nach der Ovulation eingeteilt. Die Lutealphase ist mit 14±2 Tagen die konstanteste Phase im Zyklus.

Die **Menstruationsblutung** dauert beim ovulatorischen Zyklus typischerweise zwischen 4 und 6 Tagen an, es werden zwischen 25 und 60 ml Blut pro Zyklus verloren. Auch bei **anovulatorischen Zyklen** kann es zu Blutungen durch Östrogen- oder Gestagenentzug kommen. Solche anovulatorischen Zyklen kommen z. B. bei Stress, Gewichtsverlust, Reisen oder Leistungssport vor, aber auch im ersten Jahr nach der Menarche sowie perimenopausal.

7.6.1 Endometrium

In der **frühen proliferativen Phase** ist das Endometrium nur bis zu 2 mm dick. Die Basalzellschicht proliferiert und regeneriert die endometriale Epithelzellschicht bis zum 5. Zyklustag. Die Drüsen sind tubulär, eng und gestreckt, mit einem niedrigen, kubischen Epithel. Während der **Proliferationsphase** nimmt die mitotische Aktivität bei Stroma- und Drüsenzellen zu. **In der späten Proliferationsphase** beginnt eine glanduläre Hyperplasie, das Endometrium verdickt sich. Daneben nimmt auch der Anteil an Stroma zu.

> Das Endometrium besteht aus 3 verschiedenen Lagen:
> - Die Basalzone am Übergang von Myometrium zu Endometrium unterliegt nur einem geringen zyklischen Wandel, sie bleibt auch bei der Periodenblutung erhalten. Dagegen werden die beiden folgenden Lagen zyklisch durch die Periodenblutung erneuert:
> - die Intermediärzone oberhalb der Basalis und
> - die Compacta direkt unterhalb der Endometriumoberfläche.

Nach der Ovulation verändert sich das Endometrium: Ein Stromaödem tritt auf, die Drüsenepithelien akkumulieren glykogenreiche Vakuolen an ihrer Basis, es entwickeln sich Spiralarterien, das Endometrium wird bis zu 6 mm dick (Abstand zwischen Myometrium und Lumen; nicht zu verwechseln mit der sonographisch ermittelten Endometriumdicke, welche von Myometrium zu Myometrium gemessen wird). In der prämenstruellen Phase wird das Stroma von Makrophagen, Monozyten und anderen Leukozyten infiltriert.

7.6.2 Menstruationsmechanismus

Zu Beginn der Periode kommt es zu einem deutlichen Progesteronabfall. Ob dies jedoch tatsächlich der Auslöser der Menstruation ist, ist bisher unbekannt. Möglicherweise existieren noch zwischengeschaltete Mediatoren. Prostaglandine reichern sich während der sekretorischen Phase im Endometrium an und führen zur Vasokonstriktion der Arteriolen. Dieser ischämische Prozess geht der Periodenblutung unmittelbar voraus und bedingt eine unzureichende Perfusion der oberen Endometriumhälfte. Sobald die verengten Arterien sich wieder erweitern, beginnt die Blutung. Die nachfolgende Vasokonstriktion und die rasche Formation von Thrombozytenaggregaten sorgen für die Hämostase und begrenzen den Blutverlust während der Menstruation. Eine Reepithelisierung beginnt bereits am 2. Zyklustag und ist bis zum 5. Zyklustag abgeschlossen.

Neben Progesteron und Prostaglandinen spielen noch weitere Faktoren eine Rolle für die Menstruation. So steigt nach der Ovulation die Anzahl der Lysosomen im Endometrium an, die saure Phosphataseaktivität ist ebenfalls erhöht. Progesteron stabilisiert die Lysosomen. Falls keine Schwangerschaft eintritt, führt ein Abfall des Progesteronspiegels in der späten Sekretionsphase zur allmählichen Auflösung der lysosomalen Membranen. Freigesetzte Hydrolasen trennen Zellen, führen z. T. zu Endometriumnekrosen und letztendlich zur Abstoßung des Endometriums. Diese Wirkung wird durch eine lokale Hypoxie nach Prostaglandinsekretion noch unterstützt. Weiterhin setzen lysosomale Phospholipasen Arachidonsäure frei, in der Folge steigt die Produktion des endometriellen Prostaglandins, insbesondere $PGF_{2\alpha}$, an. Hierdurch werden uterine Kontraktionen ausgelöst.

> Normales Menstruationsblut bildet keine Koagel, weil es viele Plasminogenaktivatoren enthält, die eine rasche Fibrinolyse bewirken. Falls es aber z. B. durch Myome zur Hypermenorrhö kommt, werden auch Koagel gebildet, da die Menge an proteolytischen Enzymen nicht ausreicht. Falls das Blut z. B. zum Ende der Menstruation längere Zeit im Cavum uteri verbleibt, verfärbt es sich braun, da die proteolytischen Enzyme länger einwirken können.

7.7 Adrenarche

> **Definition**
>
> Die Adrenarche entspricht dem Anstieg der adrenalen Androgensynthese vom kindlichen bis zum erwachsenen Androgenspiegel. Die Adrenarche beginnt etwa mit dem 7. Lebensjahr und endet ungefähr mit dem 14. Lebensjahr.

Hormonelle Regulation. Während der Adrenarche entwickelt sich die Zona reticularis der Nebennierenrinde. Im Blut kann man vermehrte Mengen von DHEA und DHEAS sowie von Androstendion messen, dies wird jedoch nicht durch eine gesteigerte ACTH-Ausschüttung erreicht. Erhöhte Androgenmengen werden durch die Pubarche repräsentiert, sie sind ca. 3–4 Jahre vor einer Östrogen- und Progesteronproduktion nachzuweisen. Auf andere Teilbereiche der Pubertät scheint die Adrenarche jedoch keinen Einfluss zu haben. Findet z. B. die Adrenarche verfrüht statt, verändert sich deshalb nicht das normale Menarchealter. Umgekehrt führt auch eine Nebennierenrindeninsuffizienz nicht zu Veränderungen beim beschleunigten Längenwachstum oder anderen Zeichen der Pubertät.

Literatur

Bayley N, Pinneau SR (1952) Tables for predicting adult height from skeletal age: Revised for use with the Grulich-Pyle hand standards. J Pediatr 40: 423

Engstrom BE, Burman P, Holdstock C, Karlsson FA (2004) Effects of growth hormone (GH) on ghrelin, leptin, and adiponectin in GH-deficient patients. Obstet Gynecol Surv 59 (6): 435–437

Huber J (1998) Endokrine Gynäkologie. Maudrich-Verlag

Kaiser R, Leidenberger F (1996) Hormonbehandlung in der gynäkologischen Praxis. Stuttgart, New York: Thieme

Keck C, Neulen J, Breckwoldt M (1997) Endokrinologische Reproduktionsmedizin, Andrologie. Stuttgart, New York: Thieme

Leidenberger F, Strowitzki T, Ortmann O (Hrsg) (2005) Klinische Endokrinologie für Frauenärzte, 3. vollst. überarb. erw. Aufl. Berlin, Heidelberg, New York: Springer

MartinDD, SchweizerR, SchwarzeCP, ElmlingerMW, RankeMB, BinderG (2004) The early dehydroepiandrosterone sulfate rise of adrenarche and the delay of pubarche indicate primary ovarian failure in Turner syndrome. Obstet Gynecol Surv 59 (12): 824–825

Seminara SB, Messager S, Chatzidaki EE et al. (2004) Gynecology: normal and abnormal menstrual function. The GPR54 gene as a regulator of puberty. Obstet Gynecol Surv 59 (5): 351–353

Tanner JM, Whitehouse RH, Marshall W (1975) Assessment of skeletal maturity and prediction of adult height (TW 2 Method). London: Academic Press

Regulation der Fortpflanzungsfunktion

D. Hornung und L. Kiesel

8.1 Einleitung – 57

8.2 Spermatozoentransport im weiblichen Genitaltrakt – 57

8.3 Oozytentransport – 58

8.4 Endometriumveränderungen nach Konzeption – 58

8.5 Der Regelkreis Hypothalamus – Hypophyse – Ovar – 59
8.5.1 Veränderungen in der Pubertät – 59
8.5.2 Regelkreis im Erwachsenenalter – 59

Literatur – 60

8.1 Einleitung

Die Fortpflanzung hängt von dem **komplexen Zusammenspiel vieler verschiedener Organe** ab, die sich teilweise gegenseitig beeinflussen. So ist es für die Fortpflanzung erforderlich, dass die Spermatozoen durch Zervix, Uterus und Tuben wandern. Die befruchtete Eizelle muss dann den Weg zurück durch die Tube in das Cavum uteri finden (◘ Abb. 8.1). Beide **Wanderungsrichtungen** werden durch die Wirkung der Sexualsteroide Östrogen und Gestagen gehemmt bzw. gefördert.

> Die Einnistung des Embryos in das Endometrium kann nur stattfinden, wenn das Endometrium durch Hormonstimulation phasengerecht vorbereitet ist. Zum Heranreifen einer befruchtungsfähigen Eizelle ist das Zusammenwirken von Hypothalamus, Hypophyse und Ovar erforderlich.

8.2 Spermatozoentransport im weiblichen Genitaltrakt

Der Transport der Spermatozoen hängt wesentlich von folgenden Parametern ab:
- Motilität (von einer möglichst großen Anzahl morphologisch normaler Spermatozoen abhängig),
- ein durch Östrogeneinfluss optimal durchlässiger Zervikalschleim,
- normale Transportfunktion von Vagina, Zervix, Uterus und Tuben sowie
- Zervikalkrypten als Speicherreservoir für Spermatozoen.

Durch den langen Weg der Spermatozoen vom hinteren Scheidengewölbe bis zur Befruchtung in der Tube wird eine **Selektion der Spermatozoen** getroffen. Von den Millionen Spermien einer

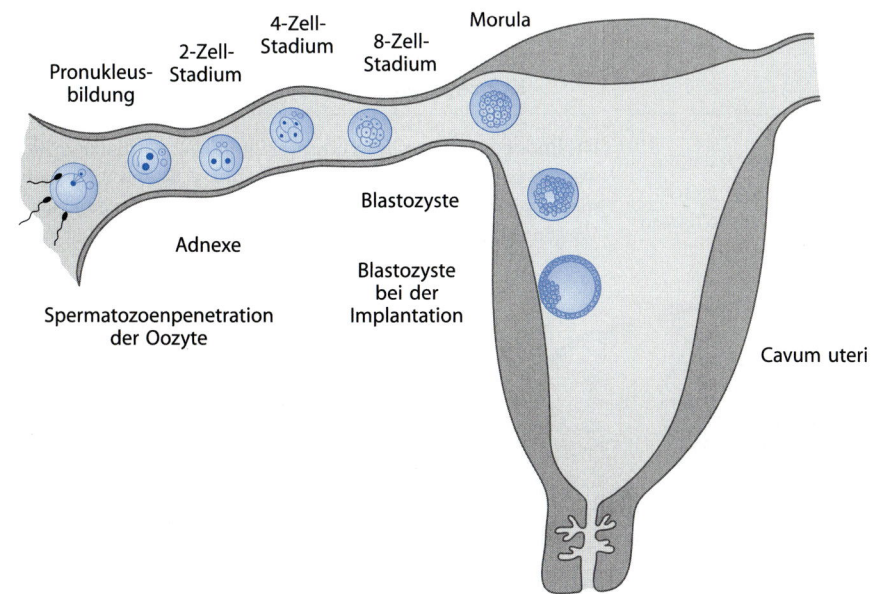

◘ Abb. 8.1. Wanderung der befruchteten Zygote durch die Tube in das Cavum uteri bis zur Nidation in das Endometrium: Spermatozoenpenetration der Oozyte im ampullären Bereich der Tube; Entwicklung der befruchteten Oozyte mit Pronukleusbildung, 2-, 4- und 8-Zell-Stadium und Morula bis zur Blastozyste

Ejakulation bleiben nur wenige 100 optimale Spermien übrig. Fehlgeformte, nicht oder nur schlecht motile Spermien haben keine Chance, an der Befruchtung teilzunehmen.

Der Zervixschleim verändert sich periovulatorisch unter maximalem Östrogeneinfluss. Er besteht aus fibrillären Glykoproteinen, löslichen Stoffen – wie z. B. Glukose, Mannose, Maltose, Lipiden, Peptiden, Aminosäuren, Proteinen und anorganischen Salzen – und zu 95 % aus Wasser. Die Spermien haben unter diesen Bedingungen eine optimale Penetrationsfähigkeit. Unter Progesteroneinfluss dagegen ist der Zervixschleim weniger wasserhaltig und deshalb auch zähflüssiger. Die mizellenartige, parallele Struktur in der **Östrogenphase** bedingt große Zwischenräume für die Spermienpenetration. Diese Struktur ist in der **Lutealphase** nicht mehr vorhanden. Hier sind die Zwischenräume ca. um den Faktor 5–10 kleiner, der Zervixmukus eher gitterförmig angeordnet. Bereits 1–2 Tage nach der Ovulation können die Spermien den Zervixschleim nicht mehr passieren.

> In den Zervixkrypten sind die Spermatozoen für mehrere Tage überlebensfähig. Die Speicherkapazität der Krypten ist abhängig von der Größe der Krypten, aber auch von den aktuellen Hormoneinflüssen. Zervixkrypten können unter Östrogeneinfluss zu 20 % besiedelt sein, unter Progesteroneinfluss dagegen nur zu 5%.

Weg der Spermien. Von der Zervix aus wandern die Spermien weiter durch das Cavum uteri in die Tuben. Dort können sie bereits wenige Minuten postkoital nachgewiesen werden. Im Cavum uteri steigt die Anzahl der Spermien in den folgenden Stunden kontinuierlich an und bleibt über ca. 24 h konstant, um danach rapide abzufallen. Die Spermatozoen befinden sich in der uterinen Flüssigkeit, die unter Östrogeneinfluss zum Zeitpunkt der Ovulation ihr maximales Volumen besitzt. Durch die Wanderung der Spermatozoen in die Tube wird die Anzahl der Spermien weiter reduziert: Den kornualen Teil des Cavum uteri können nur ca. 1000 Spermatozoen in Richtung des isthmischen Teils der Tube überwinden. In den ampullären Teil gelangen noch etwa 200 Spermatozoen. Auf diesem Weg liegt wegen der **Selektion** eine hohe **Qualität der Spermien** vor; fehlgeformte Spermatozoen werden in der Tube kaum noch angetroffen.

8.3 Oozytentransport

> Der Fimbrientrichter stülpt sich zum Zeitpunkt der Ovulation über den Cumulus oophorus, die Zilien schlagen rhythmisch und transportieren das Ei nach der Ovulation durch die Tube in Richtung Uterus. Die Fimbrien können die Eizelle auch aus dem Douglas-Raum aufnehmen, d. h. eine Eizelle aus dem Ovar der Gegenseite kann in die kontralaterale Tube gelangen.

Weg des Ovums durch die Tube. Das Ei ist noch bis zu 24 h nach der Ovulation lebensfähig, danach geht es, wenn es nicht befruchtet wurde, zugrunde. Nach einer Befruchtung im ampullären Teil der Tube wird die Zygote sehr langsam in den Isthmus weitertransportiert. Der Aufenthalt einer befruchteten Eizelle in der Tube beträgt etwa 3 Tage. In dieser Zeit hat sich die Zygote bereits mehrfach geteilt und befindet sich mindestens im 8-Zell-Stadium, wenn sie in das Cavum uteri gelangt.

Hormonelle Steuerung. Der oben beschriebene Transport der Zygote durch die Tube wird ganz wesentlich durch hormonellen Einfluss gesteuert: Östrogene erhöhen den Tonus der glatten Muskulatur im Isthmus, zusätzlich tritt in der Tubenwand ein erhöhter Turgor durch Wassereinlagerung auf (ebenfalls Östrogeneffekt). Daneben schlagen die Zilien periovulatorisch langsamer. In dieser Zeit wird das Endometrium auf eine Nidation vorbereitet. Zunehmende Progesteronmengen in der **Lutealphase** antagonisieren dann die Östrogenwirkung auf die Tube. Östrogen und Progesteron gelangen direkt vom gesprungenen Follikel bzw. vom Corpus luteum in das Tubenlumen. Sie treffen dort auf zytoplasmatische Rezeptoren in der Endosalpinx und in der Myosalpinx (hier sind die Rezeptoren weniger zahlreich). Die Sexualsteroide liegen postovulatorisch in der Tube in wesentlich höheren Konzentrationen als im Blut vor, präovulatorisch entsprechen sich die Konzentrationen in Blut und Tubenlumen nahezu. Das **sexualhormonbindende Globulin (SHBG)** ist in der Tube nur in sehr geringen Mengen vorhanden. Die Sexualsteroide können also nur in geringerem Ausmaß gebunden werden und wirken deshalb verstärkt in ihrer biologisch aktiven Form.

Daneben findet man in der Tube auch erhöhte Konzentrationen von Katecholaminen (Adrenalin, Noradrenalin), Prostaglandinen und Peptiden (Substanz P, Neuropeptid Y, VIP – vasoaktives Polypeptid). In welcher Art diese Substanzen die Tubenmotilität und den Zygotentransport beeinflussen können, ist letztendlich noch nicht geklärt.

8.4 Endometriumveränderungen nach Konzeption

Die Endometriumveränderungen während des normalen Zyklus werden in ▶ Kap. 7 beschrieben und sind in ◘ Abb. 8.2 zusammenfassend dargestellt. An dieser Stelle nun werden diejenigen Vorgänge angeführt, welche im Endometrium nach der Kon-

◘ **Abb. 8.2.** Endometriumphasen im Verlauf des normalen Zyklus: proliferative Phase, sekretorische Phase und Desquamation zum Beginn der Menstruation

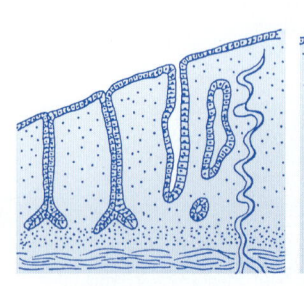

Proliferationsphase   Sekretionsphase   Desquamationsphase

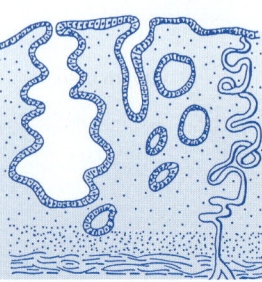

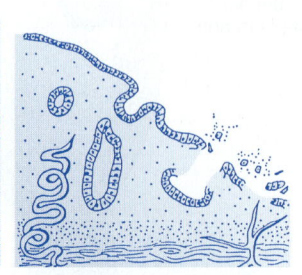

8.5 · Der Regelkreis Hypothalamus – Hypophyse – Ovar

zeption in der Frühphase der Schwangerschaft ablaufen. **3 Tage nach Konzeption** erreicht die Zygote das Cavum uteri. Hier trifft sie auf ein Endometrium in der frühen Lutealphase. Nun erfolgt die **Invasion in das Endometrium** und dessen Umwandlung zur **Dezidua**. Betroffen ist dabei in erster Linie das Stroma:
- Die Stromazellen vergrößern sich und lagern Glykogen und Fett ein.
- Eine spezifische extrazelluläre Matrix bildet sich aus.
- Immunkompetente Zellen wandern in das Endometrium ein.

Eine typische pathologische Veränderung der Dezidua ist das **Arias-Stella-Phänomen**. Dabei finden sich hyperchromatische polymorphe Zellkerne, Ursache ist eine persistierend erhöhte Gonadotropinstimulation. Diese Veränderung kann als Hinweis auf das Vorliegen einer **Extrauteringravidität** dienen.

8.5 Der Regelkreis Hypothalamus – Hypophyse – Ovar

8.5.1 Veränderungen in der Pubertät

In der Kindheit zeichnet sich das Hypothalamus-Hypophysen-Ovar-System durch eine **hohe Sensibilität gegenüber der negativen Rückkoppelung** aus. Dies bedeutet, dass bereits sehr geringe Sexualsteroidmengen die zentrale Gonadotropinproduktion hemmen. **In der Pubertät** nimmt dann die negative Rückkoppelungssensibilität graduell ab. Es werden dann etwa 10-fach höhere Steroidmengen als in der Kindheit benötigt, um die Gonadotropinsekretion zu supprimieren.

Das **LH-Sekretionsmuster** ändert sich im Verlauf der Geschlechtsreife folgendermaßen (◘ Abb. 8.3):
- **In der Kindheit** schwanken die LH-Werte im Bereich von 2–4 mIE/ml ohne tageszeitliche Häufungen.
- **In der Pubertät** steigt die pulsatile GnRH-Sekretion – ganz besonders in den nächtlichen Schlafphasen – an, als Folge davon erhöht sich auch die nächtliche LH-Sekretion mit Werten zwischen 8 und 12 mIE/ml. Erstaunlicherweise korrelieren die Pulsationsspitzen mit den REM-Traumphasen. Am Tag liegt die LH-Sekretion in der Pubertät bei etwa 4 mIE/ml und damit nur geringfügig höher als in der Kindheit.
- **Bei der erwachsenen Frau** ist der Unterschied zwischen Tag- und Nachtrhythmus wieder deutlich geringer ausgeprägt. Die LH-Werte schwanken hier – fast tageszeitlich unabhängig – um Werte zwischen 5 und 12 mIE/ml.

8.5.2 Regelkreis im Erwachsenenalter

Die **Regulation der Fortpflanzung** wird beim Menschen durch ein **endokrines Kontrollsystem** gesteuert. Hierbei beeinflussen nicht nur die zentralen Organe (Hypothalamus und Hypophyse) über endokrine Mechanismen das periphere Organ Ovar; durch positive und negative Rückkoppelungen kann auch das Ovar in Vorgänge des ZNS eingreifen. Sexualhormone, Peptide und Proteohormone wirken als Botenstoffe.

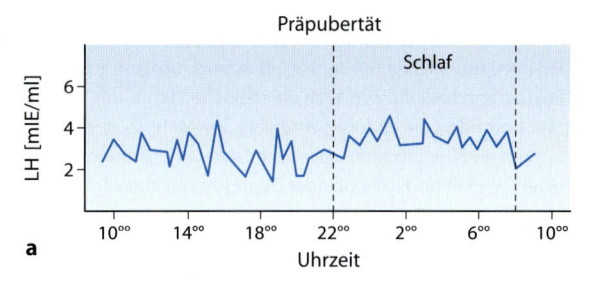

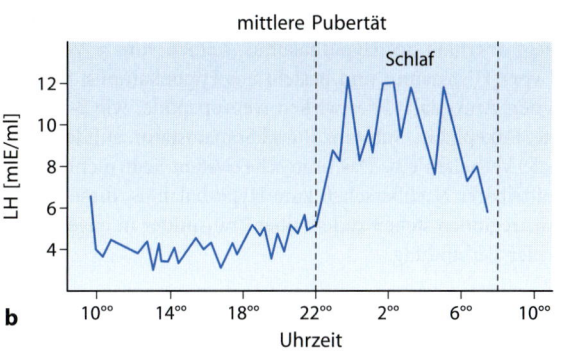

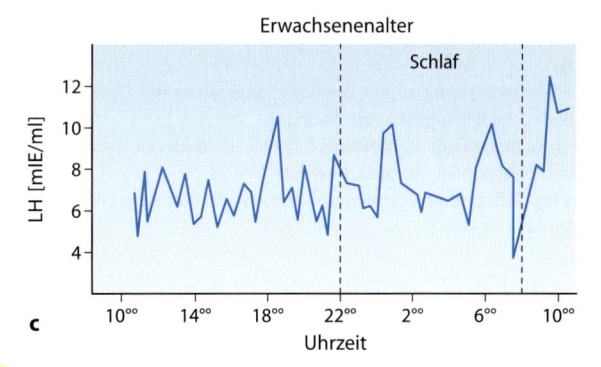

◘ **Abb. 8.3 a–c.** Tages- und Nachtrhythmus der LH-Sekretion im Verlauf von Kindheit (**a**), Pubertät (**b**) und Erwachsenenalter (**c**)

Vom ZNS ziehen unzählige Neurone, die auch untereinander mit Synapsen in Verbindung stehen, zum Hypothalamus. Verschiedene Transmittersubstanzen wirken stimulierend oder inhibierend auf die GnRH-Neurone, indem sie an spezifische Rezeptoren binden.

Stimulierende Transmittersubstanzen sind:
- vasoaktives Polypeptid (VIP),
- Substanz P,
- Adrenalin,
- Noradrenalin und
- Azetylcholin.

Inhibierende Transmittersubstanzen sind:
- γ-Aminobuttersäure (GABA),
- 5-OH-Tryptamin und
- Opioide.

> Die oben erwähnten Transmitter sind nicht ausschließlich für den rein körperlichen Teil der Fortpflanzungsfunktion zuständig, sondern beeinflussen auch die seelische Stimmung. So sind ganz besonders die endogenen Opiate, wie Metenkephalin, Dynorphin und β-Endorphin, aber auch GABA an psychogenen Effekten, wie Libido, Euphorie oder Depressionen, beteiligt.

Die **Libido** ist bei der Frau von der Anwesenheit von Sexualsteroiden unabhängig, kann aber durch Androgene weiter gesteigert werden. Von großer Bedeutung ist zudem das **limbische System.** Es liegt oberhalb des Hypothalamus, seitlich vom 3. Ventrikel und vom Hirnstamm und besteht aus Hippokampus, Septum und den Amygdala. Hier wirken Neuropeptide, wie β-Endorphine, Enkephalin, Substanz P und Somatostatin, auf das emotionale Verhalten ein. Das limbische System liegt nicht nur in unmittelbarer Nachbarschaft zum Hypothalamus, diese beiden Gehirnregionen stehen zudem über Transmitter in enger funktioneller Verbindung.

Literatur

Karck U (1996) GnRH und seine Analoga. Wissenschaftliche Verlagsgruppe
Keller PJ (1995) Hormon- und Fertilitätsstörungen in der Gynäkologie. Berlin, Heidelberg, New York: Springer
Martius G, Breckwoldt M, Pfleiderer A (1996) Lehrbuch der Gynäkologie und Geburtshilfe. Stuttgart, New York: Thieme
White M (1995) Estrogen, progesteron and vascular reactivity. Endocr Rev 16: 739

9 Klimakterium, Postmenopause und Senium

H. Kuhl

9.1 Physiologie und Erkrankungen – 61
9.1.1 Einleitung – 61
9.1.2 Definitionen – 61
9.1.3 Zeitlicher Verlauf und Einflussfaktoren – 62
9.1.4 Ursachen der Menopause – 64
9.1.5 Endokrine Veränderungen – 64
9.1.6 Fertilität – 67
9.1.7 Hormondiagnostik – 67
9.1.8 Klimakterisches Syndrom – 68
9.1.9 Osteoporose – 71
9.1.10 Psyche und ZNS – 73
9.1.11 Sexualität – 74
9.1.12 Herz- und Kreislauferkrankungen – 75
9.1.13 Fettstoffwechsel – 75
9.1.14 Metabolisches Syndrom – 76
9.1.15 Fazit – 76

9.2 Hormontherapie – 76
9.2.1 Definition – 77
9.2.2 Indikationen und Diagnostik – 78
9.2.3 Verordnung – 79
9.2.4 Auswahl der Therapie – 81
9.2.5 Klinische Wirkungen der Hormontherapie – 83
9.2.6 Prävention und Therapie der Osteoporose – 86
9.2.7 Herz-, Kreislauf-, Stoffwechsel- und Demenzerkrankungen – 88
9.2.8 Gynäkologische Karzinome und Hormontherapie – 91
9.2.9 Kontraindikationen – 92
9.2.10 Unerwünschte Wirkungen – 93
9.2.11 Pharmakologie der Östrogene und der Gestagene – 96

Literatur – 101

9.1 Physiologie und Erkrankungen

9.1.1 Einleitung

Folgen der hormonellen Umstellung. Die Störung bzw. das **Erlöschen der Ovarialfunktion** in der Perimenopause ist mit einem Abfall der Östradiol- und Progesteronspiegel und einem langfristigen Östrogenmangel verbunden. Während des Klimakteriums kommt es zunehmend zu **Zyklusstörungen** und bei dem überwiegenden Teil der Frauen zu typischen Beschwerden (Hitzewallungen, Schweißausbrüche, Schlafstörungen), die nach der Menopause allmählich wieder abklingen.

Ursache der Menopause, die bei 1 % der Frauen bereits vor dem 40. Lebensjahr eintritt (**Climacterium praecox**), ist die völlige **Erschöpfung der Ovarialfollikel**. Der langfristige Ausfall der Östrogene verursacht eine allgemeine **Abnahme der Durchblutung**, einen **gesteigerten Kollagenabbau** sowie eine **Dehydratisierung** des Gewebes. **Weitere Folgen** des **Östrogenmangels** sind:

- die Involution der Brust, des Uterus, der Zervix und der Vagina;
- eine Atrophie des Vaginalepithels, die zu Entzündungen und Dyspareunie führen kann;
- atrophische Veränderungen im Harntrakt, die zu Urethritis, Zystitis und Kolpitis sowie zur Harninkontinenz führen können;
- eine altersabhängige Degeneration der Haut und Schleimhäute;
- Veränderungen der Knorpelstruktur und der Durchblutung, welche das Auftreten von Gelenkerkrankungen fördern;
- bei etwa 30 % der Frauen eine Beschleunigung des altersabhängigen Verlusts an Knochenmasse, insbesondere im Bereich der Spongiosa – die Osteoporose – führt zu einem Anstieg der Frakturen, v. a. im Bereich der Wirbelkörper und des Oberschenkelhalses, sodass die allgemeine Morbidität zunimmt (Greendale et al. 1999);
- Beeinträchtigung mentaler und kognitiver Funktionen, Zunahme depressiver Zustände sowie von Angst und Reizbarkeit;
- Beschleunigung der Manifestation der Alzheimer-Erkrankung;
- Beeinträchtigung der Sexualität, in erster Linie aufgrund atrophischer Veränderungen des Genitals, die eine Dyspareunie zur Folge haben können;
- Verursachung einer Hyperlipoproteinämie und der beschleunigten Entwicklung einer Atherosklerose bei langfristigem Östrogenmangel – die Folge ist eine starke Zunahme der ischämischen und zerebrovaskulären Erkrankungen nach der Menopause.

Insgesamt jedoch sind die hier beschriebenen Veränderungen **Teil** des **normalen Alterungsprozesses**, welcher ein komplexes und vielschichtiges Geschehen darstellt und nicht ausschließlich der Abnahme der Hormonproduktion anzulasten ist.

9.1.2 Definitionen

Im Gegensatz zum Mann, bei dem es normalerweise nicht zu einschneidenden altersabhängigen Veränderungen des Endokriniums und der Fertilität kommt, erreicht die Frau in der 5. Dekade einen Lebensabschnitt, in dem das Ovar während einer mehr oder weniger langen Übergangsphase seine generative und endokrine Funktion verliert.

> **Definition**
>
> Die prämenopausale Übergangsphase, auch als Klimakterium bezeichnet, ist von zunehmenden Zyklusstörungen und häufig von typischen Beschwerden gekennzeichnet, die auf einen wechselnden temporären Ausfall der Östrogenproduktion zurückgeführt werden können.

Es gibt jedoch Fälle, bei denen bis zuletzt regelmäßige und ovulatorische Zyklen auftreten und die Menopause ohne vorhergehende klimakterische Symptome eintritt. Ebenso unterschiedlich ist die Dauer des Klimakteriums, die zwischen mehreren Wochen und mehreren Jahren schwankt.

> **Definition**
>
> Entsprechend der Definition der WHO bezeichnet man die letzte spontane Menstruation (bzw. eine vaginale Blutung, die von der Frau als normale Menstruation beurteilt wird) als Menopause (Tabelle 9.1; im Gegensatz dazu versteht man im angloamerikanischen Sprachraum unter »menopause« den Zeitraum nach der letzten Menstruation, der bei uns »Postmenopause« genannt wird.)

Zeitliche Einteilung der Menopause. Die Menopause, die das endgültige Erlöschen der Ovarialfunktion und damit das Ende der Fertilität signalisiert, lässt sich nur retrospektiv nach einer 12-monatigen Amenorrhö festlegen. Deshalb bezeichnet man als **Klimakterium** den Zeitraum zwischen dem Beginn der unregelmäßigen Zyklen und der Menopause einschließlich der folgenden 12 Monate. Von der WHO wurde zusätzlich der Begriff der **menopausalen Übergangsphase** eingeführt, welcher die Zeit unmittelbar vor der letzten Menstruation umfasst. Die **Postmenopause** beginnt – bei entsprechenden endokrinen Gegebenheiten (s. unten) – nach der 12-monatigen Amenorrhö und dauert etwa 15 Jahre an. Daran schließt sich das **Senium** an. Als **Prämenopause** bezeichnet man den Zeitraum zwischen dem 40. Lebensjahr und dem Beginn des Klimakteriums, der von einer allmählichen Veränderung der Regulation der Ovarialfunktion gekennzeichnet ist (Tabelle 9.1). Das Erlöschen der Ovarialfunktion vor dem 40. Lebensjahr wird als **Climacterium praecox** bezeichnet.

Folgen der hormonellen Umstellung. Das Auftreten klimakterischer Beschwerden und die Entwicklung östrogenmangelbedingter Erkrankungen lassen sich nicht eindeutig den definierten Kategorien zuordnen. Hitzewallungen können bereits in der Prämenopause auftreten, während 5–20 % der Frauen im Klimakterium trotz unregelmäßig gewordener Zyklen asymptomatisch bleiben. Ein Teil der Patientinnen leidet auch nach der Menopause über viele Jahre an vasomotorischen Beschwerden. Andererseits können Erkrankungen, die mit einem Östrogenmangel verbunden sind (wie z. B. Osteoporose und Atherosklerose), bereits in der Prämenopause ihren Ausgang nehmen. Dabei können die altersabhängigen Veränderungen von den östrogenmangelabhängigen Veränderungen überlagert, verstärkt und beschleunigt werden. Das allmähliche Erlöschen der Ovarialfunktion während des Klimakteriums hat zur Folge, dass die Fertilität immer mehr zurückgeht. Zu beachten ist jedoch, dass vor dem endgültigen Sistieren der Ovarialfunktion eine Schwangerschaft immer noch möglich ist.

9.1.3 Zeitlicher Verlauf und Einflussfaktoren

Unregelmäßige Zyklen prägen nicht nur das Klimakterium, sondern treten auch über einen längeren Zeitraum nach der Menarche auf. Das Klimakterium, in dem die unregelmäßigen Zyklen häufig von vasomotorischen Symptomen begleitet sind, beginnt im Durchschnitt mit 47 Jahren. Zuvor, in den Jahren der Prämenopause, kann man trotz regelmäßiger Zyklen bereits **subtile Veränderungen der Hormonsekretion** beobachten. Dies hat zur Folge, dass bei Frauen mit ovulatorischen Zyklen die **Follikelphase** allmählich kürzer wird, während die **Lutealphase** relativ konstant bleibt (Tabelle 9.2). Im Klimakterium beobachtet man über mehrere Monate bis einige Jahre eine zunehmende **Corpus-luteum-Insuffizienz**, die schließlich in **anovulatorische Zyklen** übergeht (Tabelle 9.3).

Die **vasomotorische Symptomatik** nimmt während des Klimakteriums zu, erreicht in dem Jahr vor der Menopause mit nahezu 50 % betroffener Frauen ein Maximum und geht danach wieder zurück.

Tabelle 9.1. Definitionen. (Nach: WHO 1981)

Lebensabschnitt	Parameter
Prämenopause	Zeitraum zwischen 40. Lebensjahr und Beginn des Klimakteriums: normalerweise asymptomatisch; regelmäßige, aber verkürzte ovulatorische Zyklen; FSH zyklisch, aber erhöht; Progesteronwerte leicht rückläufig
Klimakterium	Übergangsphase zwischen Prämenopause und Postmenopause (bis 12 Monate nach der Menopause): unregelmäßige Zyklen, Oligomenorrhöen, häufig klimakterische Beschwerden; starke Variationen der FSH-, LH- und Östradiolspiegel; zunehmende Corpus-luteum-Insuffizienz
Menopause	Letzte spontane Menstruation
Postmenopause	Zeitraum nach der Menopause bis zum Senium, beginnend nach 12-monatiger Amenorrhö: Amenorrhö, hohe LH- und FSH-Spiegel, Östrogenmangel
Climacterium praecox	Menopause vor dem 40. Lebensjahr; Endokrinium wie nach der normalen Menopause
Senium	Späte Postmenopause nach dem 65. Lebensjahr

9.1 · Physiologie und Erkrankungen

Tabelle 9.2. Durchschnittliche Länge regelmäßiger ovulatorischer Zyklen in Abhängigkeit vom Alter

Alter [Jahre]	Zykluslänge [Tage]	Follikelphase [Tage]	Lutealphase [Tage]
20	30,0 ± 3,9		
25	29,8 ± 3,5	16,9 ± 3,7	12,9 ± 1,8
30	29,3 ± 3,2		
35	28,2 ± 2,7		
40	27,3 ± 2,8		
45	25,4 ± 2,3	10,4 ± 2,9	15,0 ± 0,9
50	23,2 ± 2,9	8,2 ± 2,8	15,9 ± 1,3

Tabelle 9.3. Charakteristik der Zyklen in verschiedenen Lebensphasen

Alter [Jahre]	Ovulatorisch [%]	Lutealphasendefekt [%]	Anovulatorisch
20–25	60	30	10
25–30	80	15	5
30–35	85	10	5
35–40	80	15	5
40–45	70	20	10
45–50	50	35	15

> Das Klimakterium beginnt im Durchschnitt mit 47 Jahren, die mittlere Dauer beträgt 4 Jahre, sodass die Menopause im Durchschnitt mit 51 Jahren eintritt (Tabelle 9.4).

Einflussfaktoren auf das Menopausenalter. Es kann von verschiedenen Faktoren beeinflusst werden, zudem existieren erhebliche genetische und regionale Unterschiede. So erleben Frauen im südlichen Europa die Menopause etwa 1 Jahr früher als die übrigen Europäerinnen. Es gibt Familien, bei denen eine frühe Menopause genetisch bedingt zu sein scheint. **Verschiedene Erkrankungen** können zu einem früheren Erreichen der Postmenopause führen. Bei starken Raucherinnen tritt die Menopause um etwa 2 Jahre früher ein. Auch eine Hysterektomie kann durch Beeinträchtigung der ovariellen Blutversorgung das Auftreten von klimakterischen Symptomen auslösen und den Eintritt der Menopause beschleunigen (Eicher et al. 1996). Die Anwendung hormonaler Kontrazeptiva oder anderer Hormonpräparate kann zwar das Erreichen der Postmenopause verdecken, hat jedoch kaum einen Einfluss auf den Zeitpunkt der Menopause. Es besteht auch kein Zusammenhang zwischen Menarche- und Menopausenalter.

Tabelle 9.4. Altersabhängige Verteilung des Eintretens des Klimakteriums und der Postmenopause

Alter [Jahre]	Klimakterium [%]	Postmenopause [%]
45	33	7
46	34	8
47	37	13
48	39	21
49	38	30
50	40	37
51	37	50
52	29	61
53	14	72
54	14	81
55	10	88

Climacterium praecox. Vom Climacterium praecox, einer vorzeitigen Menopause vor dem 40. Lebensjahr, ist etwa 1 % aller Frauen betroffen. Immerhin muss man bei bis zu 10 % der Patientinnen mit primärer oder sekundärer Amenorrhö mit einem vorzeitigen Erlöschen der Ovarialfunktion rechnen. Die jährliche Inzidenz des Climacterium praecox liegt in der Altersgruppe von 15–29 Jahren bei 1 pro 10.000 Frauen und steigt bei den 30- bis 39-Jährigen auf knapp 8 pro 10.000. Bei den prämenopausalen Frauen (40–44 Jahre) beträgt die Inzidenz etwa 9 pro 1000 Frauen jährlich (Davis 1996). Eine primäre Amenorrhö ist normalerweise nicht mit Hitzewallungen und anderen vasomotrischen Symptomen verbunden, doch können diese nach Absetzen einer Hormonsubstitution auftreten.

9.1.4 Ursachen der Menopause

Ovarielle Ursachen. Die Ursache des allmählichen Erlöschens der Ovarialfunktion während des Klimakteriums ist im Ovar selbst zu suchen. Während beim Mann die Spermatogenese bis ins höhere Alter anhält, ist die Oogenese bereits im 7. Fetalmonat beendet. Noch während der verbleibenden Fetalzeit nimmt die Zahl der Oozyten ab, sodass im Ovar des Mädchens bei der Geburt noch etwa 300 000–500 000 Primordialfollikel vorhanden sind. In der Folgezeit sind die Primordial- und Primärfollikel einer permanenten Atresie und Resorption unterworfen, sodass ihre Zahl ständig abnimmt (Abb. 9.1). Das endgültige Sistieren der ovariellen Funktion, welches sich in der Menopause manifestiert, ist letzten Endes die Folge einer völligen Erschöpfung des ovariellen Speichers an Primärfollikeln.

Das **Climacterium praecox** ist mit einer primären oder sekundären Amenorrhö verbunden, wobei die endokrinen Veränderungen denen der normalen Menopause entsprechen, d. h. bei bestehendem Östrogenmangel befinden sich die FSH-Spiegel permanent im postmenopausalen Bereich. Die vorzeitige Menopause beruht auf einer **frühen Erschöpfung des Follikelapparats**. Davon zu unterscheiden ist die hypergonadotrope sekundäre Amenorrhö mit noch vorhandenen Follikeln.

> **Ursachen des Climacterium praecox**
> — Chromosomenanomalien;
> — Autoimmunerkrankungen, z. B. Schilddrüse, Nebennierenrinde, Polyendokrinopathien, Vitiligo, Myasthenia gravis, systemischer Lupus erythematodes, perniziöse Anämie, idiopathische Thrombozytopenie, juveniler Diabetes mellitus, Glomerulonephritis, rheumatoide Arthritis, M. Crohn, Asthma;
> — Metabolische Erkrankungen: z. B. Galaktosämie, Hämochromatose;
> — Familiäre Belastung;
> — Virusinfektionen, z. B. Mumps;
> — Chemotherapie;
> — Radiotherapie;
> — Hypergonadotrope Amenorrhö bei normalem Karyotyp, z. B. gonadotropinresistentes Ovarsyndrom.

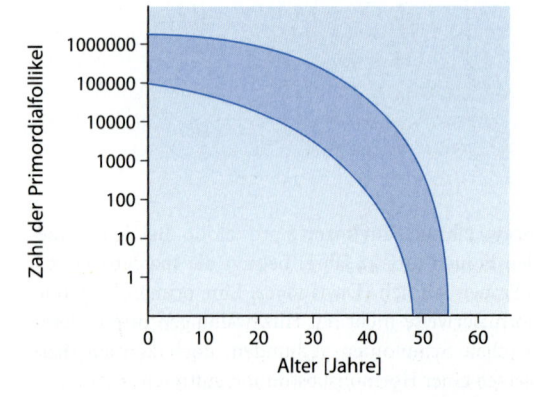

Abb. 9.1. Altersabhängige Abnahme der Primordialfollikel im Ovar

Chromosomale Ursachen. Eine Chromosomenanomalie findet man am häufigsten bei primärer Amenorrhö (über 50 %), z. B. 45/X0 (Turner-Syndrom), 46/XY oder bestimmten Deletionen auf dem X-Chromosom. Bei sekundärer Amenorrhö wurden z. B. 47/XXX und andere Mosaike entdeckt. Da vermutlich ein bestimmtes Gen auf dem X-Chromosom für die vorzeitige Menopause verantwortlich ist, können auch andere Aberrationen des X-Chromosoms eine Rolle spielen (Davies 1996). Auch bei verschiedenen Autoimmunerkrankungen tritt das Climacterium praecox gehäuft auf, wie z. B. bei Schilddrüsenerkrankungen (Hashimoto-Thyreoiditis) und Nebenniereninsuffizienz (M. Addison).

> Bei einem vorzeitigen Sistieren der Ovarialfunktion infolge einer Chemo- oder Radiotherapie kann es nach Monaten oder Jahren zu einer spontanen Restitutio ad integrum kommen (Davies 1996).

Bei **Frauen mit hypergonadotroper Amenorrhö**, die einen normalen Karyotyp aufweisen, findet man hohe Gonadotropinspiegel und einen Östrogenmangel, der sich häufig in einer entsprechenden Symptomatik bemerkbar macht (Hitzewallungen, Dyspareunie, verringerte Knochendichte). Dazu zählt auch das sog. **gonadotropinresistente Ovarsyndrom**, bei dem noch ovarielle Follikel vorhanden sind. Bei 25 % der hypergonadotropen Patientinnen mit sekundärer Amenorrhö und vorhandenen Follikeln muss man – auch wenn dieser Zustand über Jahre bestand – noch mit spontanen Ovulationen und bei 1/3 von ihnen sogar noch mit einer Schwangerschaft rechnen. Diese kann durch eine Hormonsubstitution gefördert werden. Dabei können die sich im postmenopausalen Bereich befindenden FSH- und LH-Spiegel wieder abfallen.

9.1.5 Endokrine Veränderungen

9.1.5.1 Gonadotropine

Der starke Rückgang der reifenden Follikel nach Erreichen des 40. Lebensjahres macht sich in **Veränderungen** des **hypothalamo-hypophysär-ovariellen Regelkreises** bemerkbar. Bereits in der Prämenopause kommt es zu einer Abnahme der Östradiolspiegel und der Produktion des Inhibins, einem an der Kontrolle der Follikelreifung beteiligten Peptid, in den Granulosazellen der reifenden Follikel. Infolgedessen steigen die Serumspiegel der Gonadotropine allmählich an, insbesondere die des FSH, da dessen Sekretion von Inhibin selektiv inhibiert wird (Abb. 9.2). Dies ist vermutlich auch der Grund für die Verkürzung der Zykluslänge, die man bei prämenopausalen Frauen mit regelmäßigen ovulatorischen Zyklen beobachtet. Offensichtlich beschleunigt der erhöhte FSH-Spiegel die Follikelreifung und verkürzt die Follikelphase. Gleichzeitig beobachtet man auch eine signifikante Verringerung der Progesteronspiegel.

Im Klimakterium kommt es wegen der geringen Zahl der verbliebenen Follikel immer seltener zu einer adäquaten Follikelreifung, sodass dieser Lebensabschnitt immer stärker von Oligomenorrhöen geprägt ist. Die irreguläre Follikelreifung führt zu schwankenden Östradiol- und Inhibinspiegeln und immer häufiger zu einer Corpus-luteum-Insuffizienz und anovulatorischen Zyklen.

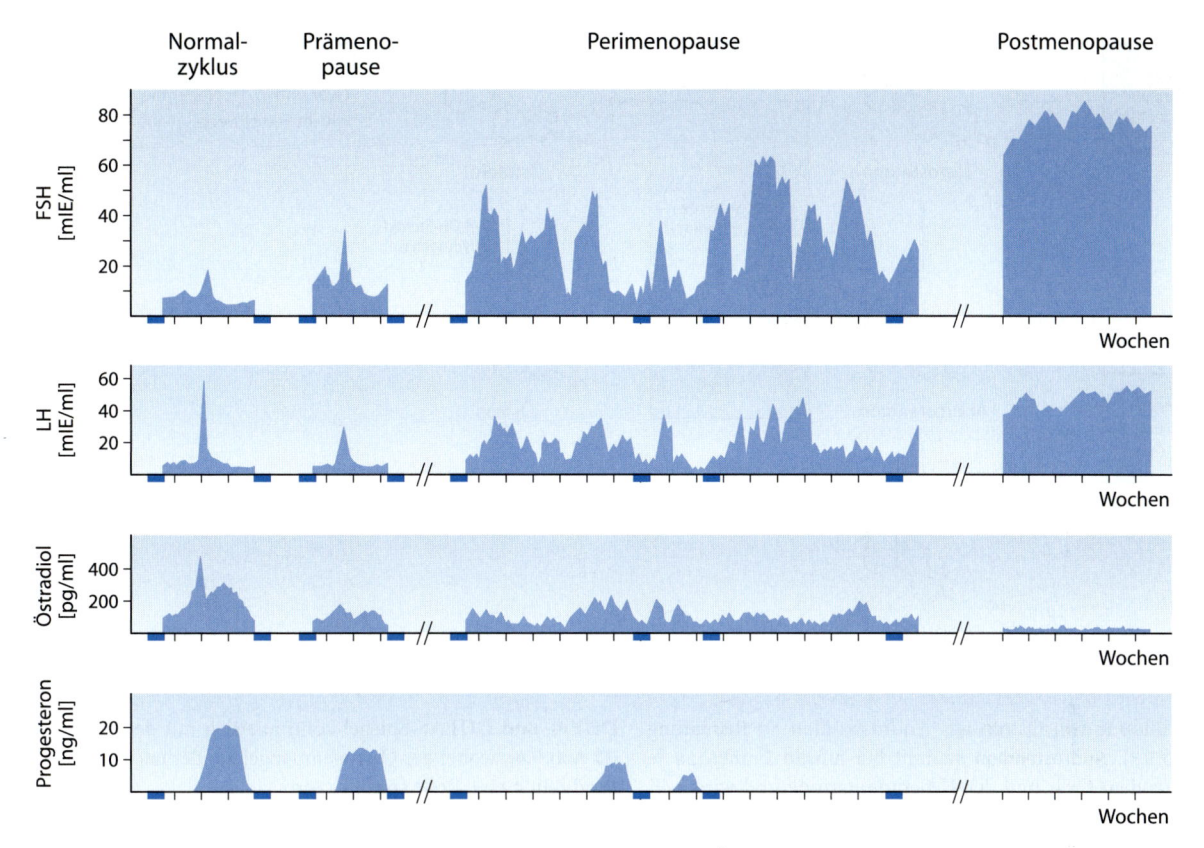

Abb. 9.2. Typischer individueller Verlauf der Serumkonzentrationen von FSH, LH, Östradiol und Progesteron während eines ovulatorischen Normalzyklus, eines ovulatorischen Zyklus in der Prämenopause und während der Peri- und Postmenopause

Anovulatorische Zyklen. Der Anteil der anovulatorischen Zyklen, der mit 45 Jahren bei etwa 15 % liegt, nimmt im Klimakterium bis zur Menopause ständig zu. Deshalb ist diese Lebensphase trotz der insgesamt niedrigeren Östrogenproduktion von einer Östrogendominanz geprägt. Der Progesteronmangel ist im Hinblick auf das erhöhte Risiko einer Endometriumhyperplasie von besonderer Bedeutung. Deshalb sind regelmäßige Gestagengaben über 10–14 Tage indiziert (Kuhl 1999). Andererseits ist auch bei Oligomenorrhöen mit Zyklen von 50–70 Tagen Dauer in 40 % mit Ovulationen zu rechnen.

Hormonelle Einflüsse. Die zunehmende Ovarialinsuffizienz hat wegen der unzureichenden Feedback-Hemmung der Sexualsteroide einen starken Anstieg der Gonadotropine zur Folge (Abb. 9.2). Als spezifischer Marker gilt dabei das FSH, dessen hypophysäre Sekretion zusätzlich von dem Peptidhormon Inhibin kontrolliert wird, welches in den Granulosazellen der reifenden Follikel sowie im Corpus luteum entsteht. Entsprechend der sporadisch und nur unregelmäßig stattfindenden Follikelreifung kommt es im Klimakterium zu schwankenden Östradiol- und Inhibinspiegeln und infolgedessen zu einem Auf und Ab der FSH- und LH-Spiegel, wobei der Anstieg des FSH weitaus stärker ausgeprägt ist (Abb. 9.2). Die Gonadotropinspiegel können über mehrere Tage, aber auch über einige Wochen erhöht sein, um dann wieder in den Normalbereich abzufallen. In ähnlicher Weise schwanken die Östradiolspiegel, wobei gelegentlich sehr hohe Werte erreicht werden.

> Nach dem ersten starken Anstieg der Gonadotropinspiegel kommt es bei 60 % der Frauen während eines Zeitraums von bis zu 2,5 Jahren noch vereinzelt zu Ovulationen. Selbst nach einer 12-monatigen Amenorrhö kann man bei 10 % der über 45-Jährigen eine Ovulation feststellen. Dies ist für die Diagnose der Menopause und für die Frage der Notwendigkeit kontrazeptiver Maßnahmen von Bedeutung.

In der Postmenopause befinden sich die FSH-Spiegel konstant über 40 mIE/ml. Aufgrund des Ausfalls der Feedback-Hemmung durch Inhibin und die ovariellen Sexualsteroide steigt nach der Menopause der FSH-Spiegel auf durchschnittlich 60 mIE/ml, d. h. auf Werte, die 15- bis 20-mal so hoch sind wie in der Follikelphase. Auch der LH-Spiegel nimmt stark zu, ohne das Ausmaß des FSH-Anstiegs zu erreichen. Das Maximum der Gonadotropinspiegel wird 2–3 Jahre nach der Menopause erreicht, danach sind sie allmählich wieder rückläufig und erreichen im Senium bei einem Teil der Frauen prämenopausale Werte. **Nach bilateraler Ovarektomie** sind langfristig die Serumkonzentrationen des FSH höher und die des LH niedriger als nach der natürlichen Menopause.

9.1.5.2 Östrogene

Bei jungen Frauen wird das Östradiol größtenteils in den reifenden Follikeln des Ovars produziert, sodass andere Quellen, wie die Aromatisierung von Testosteron bzw. Androgenpräkursoren im Fett- und Muskelgewebe, nur eine untergeordnete Rolle spielen. Dies ändert sich **nach der Menopause:** Wegen des Abfalls der ovariellen Östradiolproduktion gewinnt die peri-

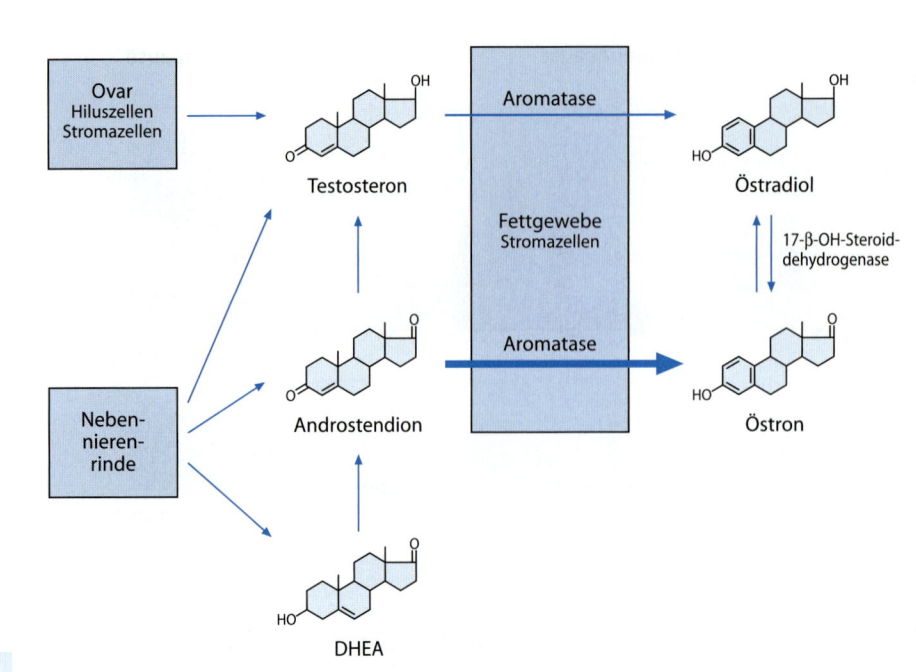

Abb. 9.3. Schematische Darstellung der Biosynthese der Sexualsteroide im Ovar und in der Nebennierenrinde sowie im Fettgewebe

phere Bildung von Östron aus Androstendion an Bedeutung (Abb. 9.3). **Androstendion** stammt bei jungen Frauen zu je 50 % aus dem Ovar und der Nebennierenrinde und wird z. T. aus Dehydroepiandrosteron (DHEA) gebildet.

> Obwohl nach der Menopause das Ovar immer noch eine gewisse endokrine Aktivität behält – Stroma und Hiluszellen produzieren weiterhin Testosteron –, ist die Östrogenaktivität in der Postmenopause überwiegend von der Nebennierenfunktion abhängig.

Bei adipösen Frauen ist die adrenale Produktion von Androstendion erhöht und zudem die Aromatasekapazität in den Stromazellen des Fettgewebes gesteigert, sodass man bei Frauen mit Übergewicht häufig erhöhte Serumspiegel von Östron findet (Abb. 9.3). Da das schwache Östrogen Östron im Endometrium zu dem stark wirksamen Östradiol transformiert werden kann, beobachtet man nicht selten bei adipösen postmenopausalen Frauen eine Endometriumproliferation, die zu uterinen Blutungen führen kann.

> Langfristig sinkt der Östradiolspiegel nach der Menopause auf 20–30 % der prämenopausalen Werte ab.

9.1.5.3 Androgene

Testosteron. Im Gegensatz zu Androstendion, DHEA und DHEA-Sulfat (DHEAS) fällt der Serumspiegel des Testosterons nach der Menopause nicht ab (Tabelle 9.5). Etwa 30–40 % des Testosterons stammen weiterhin aus dem Ovar, und zwar aus den Hilus- und Stromazellen. Deshalb beobachtet man nach einer Ovarektomie einen deutlichen Abfall des Serumtestosterons. Die aufgrund des Östrogenmangels entstehende Androgendominanz kann sich in einem zunehmenden Hirsutismus bemerkbar machen.

Androstendion. Androstendion stammt zu 80 % und DHEA zu 90 % aus der Nebennierenrinde. Während Ersteres in der Postmenopause auf etwa die Hälfte absinkt, nehmen die DHEA- und DHEAS-Spiegel kontinuierlich mit dem Alter ab (Abb. 9.4), wobei der Östrogenmangel bei der nachlassenden Produktion eine Rolle spielen kann.

9.1.5.4 Andere Hormone

In der Postmenopause ist der Prolaktinspiegel um etwa 30 % niedriger als bei jüngeren Frauen. Da sowohl der Stimulationstest als auch der Suppressionstest eine abgeschwächte Reaktion zeigen, kann von einem Einfluss des Östrogenmangels auf die Prolaktinsekretion ausgegangen werden. **Melatonin**, welches eine starke zirkadiane Rhythmik mit einem Maximum in der Nacht zeigt, erreicht in der Kindheit die höchsten Werte und fällt mit dem Alter kontinuierlich ab. Weder die Serumkonzentration des **ACTH**, noch dessen Rhythmik oder Reaktion auf Stress und andere Faktoren verändern sich in der Postmenopause. Ähnliches gilt für die **Schilddrüsenfunktion** oder den **Vasopressinspiegel**. Dagegen fällt der Spiegel des **Wachstumshormons (GH)** nach der Menopause leicht ab.

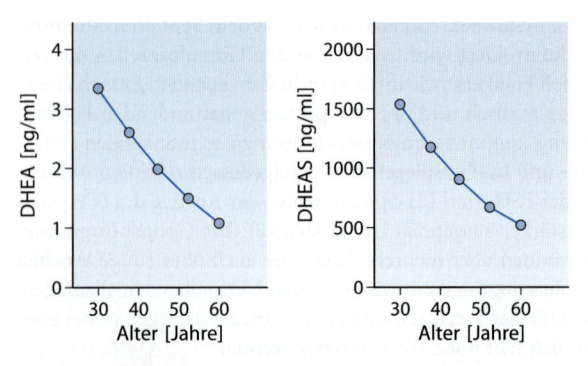

Abb. 9.4. Altersabhängiger Abfall der Serumkonzentrationen von DHEA und DHEAS bei der Frau

Tabelle 9.5. Serumkonzentrationen verschiedener Hormonparameter in der Follikelphase eines Normalzyklus und in der Postmenopause

Hormon	Frühe Follikelphase	Postmenopause
Östradiol [pg/ml]	40–70	10–30
Östron [pg/ml]	50–100	20–60
Progesteron [ng/ml]	0,3–0,5	0,1–0,4
17α-OH-Progesteron [ng/ml]	0,3–0,7	0,1–0,4
Testosteron [ng/ml]	0,2–0,4	0,2–0,6
Androstendion [ng/ml]	1,0–1,9	0,5–1,1
DHEA [ng/ml]	4,5–5,5	1,8–2,4
DHEAS [ng/ml]	1400–3000	250–1500
Kortisol [ng/ml]	80–160	80–160
Aldosteron [ng/ml]	20–100	15–70
LH [mIE/ml]	3–12	20–80
FSH [mIE/ml]	2–11	25–160
Prolaktin [µIE/ml]	100–600	70–400
SHBG [nmol/l]	30–90	20–80

9.1.6 Fertilität

Zeitlicher Verlauf der Fertilität. Die Fertilität, die zwischen dem 25. und dem 40. Lebensjahr allmählich zurückgeht, fällt in der Prämenopause bis zum 45. Lebensjahr drastisch ab.

> Das jährliche Schwangerschaftsrisiko beträgt im Alter von 40–44 Jahren etwa 10 % und im Alter von 45–49 Jahren 2–3 %. Vermutlich spielt dabei auch die nachlassende Fertilisierbarkeit der gealterten Oozyten eine Rolle.
> Man muss jedoch betonen, dass Schwangerschaften auch jenseits des 45. Lebensjahres möglich sind. Aus diesem Grunde sollte man bei Vorliegen von anamnestischen bzw. klinischen Verdachtsmomenten (zusätzlich zur Amenorrhö bzw. Oligomenorrhö auch morgendliche Übelkeit, Spannen in den Brüsten etc.) nicht zögern, einen Schwangerschaftstest zumindest im Urin durchzuführen.

9.1.7 Hormondiagnostik

Eine ausführliche **Anamnese** kann bereits wertvolle Hinweise auf mögliche endokrinologische Störungen geben. Aufgrund der Unregelmäßigkeit der Zyklen und der starken Schwankungen der Gonadotropin- und Östradiolspiegel ist in der Prämenopause der Einsatz von **Hormonbestimmungen** zur Diagnostik nur dann sinnvoll, wenn gezielte Fragen beantwortet werden sollen. Bei Frauen nach Hysterektomie ohne Adnexektomie ist man, sofern nicht aufgrund östrogenmangelbedingter Beschwerden bereits eine Therapie durchgeführt wird, i. allg. auf Hormonanalysen angewiesen.

Bei Oligomenorrhöen stellt sich mit Rücksicht auf das erhöhte Risiko einer Endometriumhyperplasie die Frage nach dem Auftreten anovulatorischer Zyklen oder einer Corpus-luteum-Insuffizienz. Hierbei kann die Erstellung einer **Basaltempe**raturkurve weiterhelfen, während Progesteronbestimmungen nur selten Aufschluss geben können. Eine **vaginalsonographische Untersuchung** lässt ein hoch aufgebautes Endometrium als mögliche Folge eines längeren Östrogeneinflusses bei fehlendem Progesteroneinfluss erkennen. Normalerweise kann man durch eine zyklische Therapie mit einem Gestagen- bzw. – bei Östrogenmangelerscheinungen – einem Östrogen-Gestagen-Präparat eine Endometriumhyperplasie verhindern.

Zytologie. Die Aussagekraft vaginalzytologischer Untersuchungen ist begrenzt. Da das Vaginalepithel sehr empfindlich bereits auf schwache Östrogeneinflüsse reagiert, korrelieren das Ausmaß der Proliferation und damit die verschiedenen Indizes nicht mit dem Östradiolspiegel. Deshalb findet man im Klimakterium einen normalen Östrogeneffekt und selbst in der Postmenopause bei vielen Frauen ein proliferiertes Vaginalepithel.

> **Cave**
>
> Zu beachten ist, dass bestimmte Umstände einen Östrogeneffekt vortäuschen können, wie z. B.
> - Trichomoniasis,
> - virale Infektionen,
> - Diabetes mellitus,
> - Kortikoide,
> - Digitalis (Digitoxin),
> - Deszensus,
> - Prolaps oder
> - eine Hysterektomie.
>
> Auch die Verwendung östrogenhaltiger Kosmetika (z. B. Haarwasser) kann eine entsprechende Wirkung auf das Vaginalgewebe zur Folge haben.

Sekundäre Amenorrhö. Bei einer sekundären Amenorrhö ist zunächst durch eine HCG-Bestimmung eine Schwangerschaft auszuschließen. Ein Östrogenmangel lässt sich durch einen negativen Gestagentest oder eine Östradiolbestimmung erkennen. Als Ursache der Zyklusstörungen prämenopausaler Frauen kommen außerdem eine Hyperprolaktinämie oder eine Hypothyreose in Frage, zu deren Abklärung die Bestimmung des Prolaktin- bzw. des TSH-Spiegels angezeigt ist. Hinweise auf ein polyzystisches Ovarsyndrom (PCO) lassen sich durch die ultrasonographische Untersuchung des Ovars sowie durch einen erhöhten LH-FSH-Quotienten, erhöhte Testosteron- und normale oder erhöhte Östradiolserumwerte absichern. Zur Differenzialdiagnose von Androgenisierungserscheinungen kommt die Bestimmung von Testosteron, SHBG, freiem Testosteron, DHEAS, Androstendion und 17α-Hydroxyprogesteron in Frage (▶ Kap. 11).

9.1.7.1 Diagnose der Postmenopause

> **Definition**
>
> Die Diagnose der Menopause lässt sich nur retrospektiv stellen. Bei Frauen im entsprechenden Alter bedeuten eine Amenorrhö von 12 Monaten, ein sich konstant im postmenopausalen Bereich befindlicher FSH-Spiegel (> 40 mIE/ml bei 3 Messungen im Abstand von mehreren Wochen) sowie ein Östrogenmangel (< 30 pg/ml oder negativer Gestagentest) mit relativ hoher Wahrscheinlichkeit, dass die Postmenopause eingetreten ist.

Östrogenmangelerscheinungen wie Hitzewallungen oder atrophische Beschwerden im Urogenitaltrakt sind häufige Begleitsymptome, doch ist etwa 1/4 der Frauen asymptomatisch.

> Ein Östrogenmangel besteht – zumindest in der frühen Postmenopause – nicht in allen Fällen. Insbesondere bei adipösen Patientinnen kann eine verstärkte adrenale Aktivität zu erhöhten Spiegeln an Androgenen bzw. Androgenpräkursoren (z. B. Androstendion) führen, die im Fettgewebe vermehrt zu Östrogenen aromatisiert werden.

Die Bestimmung des LH, das nach der Menopause ebenfalls ansteigt, ist zur Diagnose weniger geeignet, da es auch präovulatorisch und z. T. beim PCO-Syndrom hohe Werte erreichen kann. Auch wenn die Wahrscheinlichkeit gering ist, sollte eine Schwangerschaft ausgeschlossen werden.

> **Cave**
>
> Bei Auftreten bestimmter Symptome (z. B. Leistungsabfall) sollte auch an Anämie, Hypothyreose und Nebennierenrindenunterfunktion gedacht werden. Bei schweren Depressionen lässt sich durch eine neurologische und psychiatrische Untersuchung eine endogene bzw. organisch bedingte Depression abklären.

9.1.7.2 Diagnose des Climacterium praecox

Bei Verdacht auf Climacterium praecox können neben der ausführlichen Untersuchung, einer ausführlichen Familien- und Eigenanamnese sowie der Bestimmung von FSH-, Östradiol- und Prolaktinspiegel folgende Untersuchungen zur genaueren Abklärung der möglichen Ursachen notwendig sein (s. oben):

- Bestimmung des Karyotyps (v. a. im Alter von < 30 Jahren),
- Bestimmung des Blutbildes,
- Bestimmung des Gesamtproteinwertes,
- Bestimmung des Rheumafaktors,
- Suche nach antinukleären Antikörpern,
- Bestimmung des Nüchternglukosewertes sowie
- Beurteilung der Nebennierenrinden- und Schilddrüsenfunktion (einschließlich Antithyreoglobulin und antimikrosomaler Antikörper).

Daneben können eine radiologische Untersuchung der Knochendichte sowie die vaginalsonographische Untersuchung des Ovars auf vorhandene Follikel sinnvoll sein. Ovarialbiopsien bringen normalerweise keine zusätzlichen Informationen.

> Bei einer primären Amenorrhö bzw. bei einer sekundären Amenorrhö, die vor dem 40. Lebensjahr eintritt, besteht der Verdacht auf Climacterium praecox. Bei primärer Amenorrhö oder einer sekundären Amenorrhö vor dem 30. Lebensjahr mit zuvor nur wenigen Blutungsepisoden ist eine genetische Untersuchung angezeigt.

Bei primärer Amenorrhö treten keine vasomotorischen Symptome, wohl aber andere Östrogenmangelerscheinungen auf. Bei etwa 75 % dieser Patientinnen kann man bei Knochendichtemessungen eine verminderte Knochenmasse feststellen.

Bei sekundärer Amenorrhö mit normalem Karyotyp sind die FSH- und LH-Spiegel meist im postmenopausalen Bereich und die Östrogenwerte erniedrigt, obwohl der Gestagentest bei der Hälfte der Frauen positiv ist. Normalerweise beobachtet man bei 75 % der betroffenen Frauen die entsprechenden Östrogenmangelsymptome (Hitzewallungen, Dyspareunie) und bei 50 % einen Knochenmasseverlust.

> Sind noch ovarielle Follikel vorhanden, so findet man nicht selten FSH-Werte unter 40 mIE/ml. In solchen Fällen, bei denen die LH- und FSH-Werte gelegentlich abfallen und die Östradiolspiegel höher sind als in der normalen Menopause, besteht keine absolute Infertilität, und die Chance einer Konzeption liegt bei 10–15 %.

9.1.8 Klimakterisches Syndrom

> Die Veränderungen des Endokriniums, insbesondere der ständige Wechsel der Serumspiegel der Sexualsteroide, können erhebliche Auswirkungen auf die zentralen Funktionen und die Befindlichkeit haben und vegetative und psychische Symptome hervorrufen (◘ Tabelle 9.6).

Symptomatik und Ätiologie. Unter dem klimakterischen Syndrom leiden etwa 70 % der Frauen in der Peri- und Postmenopause, wobei Hitzewallungen, Schweißausbrüche und Schlafstörungen als Leitsymptome gelten. Sie sind Folgen des Östrogenmangels bzw. Östrogenentzugs. Die Ätiologie ist nicht geklärt, doch wird angenommen, dass neuroendokrine Mechanismen unter Beteiligung der endogenen Opioide (Endorphine) eine Rolle spielen.

9.1 · Physiologie und Erkrankungen

Tabelle 9.6. Häufigkeit klimakterischer Beschwerden bei Frauen im Alter zwischen 45 und 54 Jahren

Beschwerden	Häufigkeit [%]
Nervosität, Reizbarkeit	90
Müdigkeit, Antriebslosigkeit, Leistungsabfall	80
Hitzewallungen/Schweißausbrüche	70
Depressive Verstimmung, Weinkrämpfe	70
Kopfschmerzen	70
Vergesslichkeit, Konzentrationsschwäche	65
Gewichtszunahme	60
Schlafstörungen	50
Gelenk- und Muskelschmerzen	50
Herzbeschwerden	40
Obstipation	40
Libidoverlust	30
Parästhesien	25
Schwindel	20

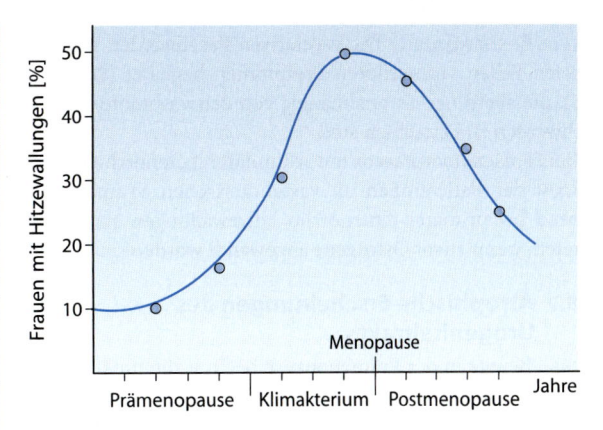

Abb. 9.5. Prozentualer Anteil der Frauen in der Prämenopause, im Klimakterium und in der Postmenopause, die an Hitzewallungen leiden

9.1.8.1 Verlauf und Inzidenz der Hitzewallungen

Hitzewallungen werden als auf- oder absteigende **Wärmewellen** (»flashes«) empfunden, die vom Hals, Kopf oder von der Brust ausgehen und mit einem wellenförmigen **Erröten** (»flushes«) verbunden sind. Ihnen folgt unmittelbar der **Schweißausbruch** in den betroffenen Bereichen. Die Hitzewallung kündigt sich häufig durch ein Druckgefühl im Kopf und ein gewisses Unbehagen an, wobei als Auslöser eine vermehrte Adrenalin- und Neurotensinausschüttung und ein Anstieg der Herzfrequenz in Frage kommen. Kurze Zeit später fällt der Noradrenalinspiegel im Serum ab, die dadurch ausgelöste Vasodilatation führt zu einer Verstärkung der peripheren Durchblutung, zu einem Anstieg der Leitfähigkeit der Haut und zu einer Zunahme der Hauttemperatur und ist mit dem **subjektiven Gefühl der Hitzewallung** verbunden. Aufgrund des Wärmeverlusts durch die kutane Vasodilatation und den Schweißausbruch fällt die Kerntemperatur leicht ab. Meist folgt danach ein Gefühl des Frierens. Nachts sind die Hitzewallungen und Schweißausbrüche häufig mit Schlafstörungen verbunden. Obwohl die Hitzewallung ein vaskuläres Phänomen ist, wird sie nicht von einer Veränderung des Blutdrucks begleitet.

Dauer der Symptomatik. Die Hitzewallungen sind von unterschiedlicher Dauer und können nur wenige Wochen, aber auch viele Jahre andauern. Etwa 80 % der Frauen mit klimakterischem Syndrom leiden länger als ein Jahr an Hitzewallungen, 25–50 % sogar länger als 5 Jahre. Im Gegensatz zu den anderen östrogenmangelbedingten Beschwerden gehen die vasomotorischen Symptome mit zunehmendem Alter wieder zurück (**Abb. 9.5**). Die mittlere Dauer einer Hitzewallung liegt bei etwa 3 min, sie kann aber auch nach wenigen Sekunden beendet sein oder bis zu 1 h anhalten. Die Häufigkeit dieser Episoden schwankt individuell erheblich und kann bei Frauen mit starken Beschwerden bei mehr als 20 Episoden pro Tag liegen.

Einflussfaktoren. Das Auftreten einer Hitzewallung kann durch Stress (Aufregung, Ärger, Freude), Alkohol, Kaffee, heiße Speisen und Getränke gefördert und durch eine warme Umgebung verlängert werden. Dagegen hat Fieber einen abschwächenden Effekt, und eine kühle Umgebung kann das Auftreten von Hitzewallungen verhindern oder reduzieren.

> **Cave**
> Auch bestimmte Medikamente können Hitzewallungen auslösen, wie z. B.
> – Antiöstrogene,
> – Insulin,
> – Niazin,
> – Nifedipin,
> – Nitroglyzerin oder
> – Kalzitonin.
> Allergische Reaktionen können von Hitzewallungen begleitet sein, ebenso ist bei einer Hyperthyreose mit entsprechenden Beschwerden zu rechnen.

Schlafstörungen. Schlafstörungen können eine erhebliche Einschränkung der Lebensqualität bedeuten, da sie das allgemeine Wohlbefinden und die Leistungsfähigkeit beeinträchtigen und körperliche Beschwerden verursachen können. Sie sind geprägt durch eine verlängerte Einschlafzeit, vermehrte Wachphasen und eine Verschlechterung der Schlafqualität, wobei die Tiefschlafphase III verkürzt ist und die Phase IV kaum noch erreicht wird. Vermutlich spielt dabei der östrogenmangelbedingte Abfall des Noradrenalins und Serotonins im ZNS eine Rolle. Es kann zwischen Einschlafstörungen und häufigen Aufwachphasen unterschieden werden. Letztere treten häufig im Zusammenhang mit Schweißausbrüchen auf. Auffallend ist, dass bei klimakterischen Schlafstörungen die Einschlafzeit verlängert ist, häufige Unterbrechungen der Schlaf-Wach-Zyklen stattfinden und die Schlaftiefe abnimmt. Die Abnahme der REM-Phasen, die für die Erholung während des Schlafs wichtig sind, dürfte eine entscheidende Rolle bei dem Rückgang der Leistungsfähigkeit im Klimakterium spielen.

Weitere Beschwerden. Die vegetativen Beschwerden werden in vielen Fällen von weiteren Symptomen begleitet (Tabelle 9.6), die allerdings als unabhängig von den vasomotorischen Beschwerden zu betrachten sind.

Bei **Climacterium praecox** mit sekundärer Amenorrhö leiden 70–80 % der Patientinnen an vasomotorischen Symptomen, während bei primärer Amenorrhö Hitzewallungen erst dann auftreten, wenn zuvor Östrogene angewandt worden sind.

9.1.8.2 Atrophische Erscheinungen des Urogenitaltrakts

Uterus. Bereits in der Prämenopause beginnt die funktionelle Länge des Cavum uteri abzunehmen. Nach der Menopause beschleunigt sich dieser Prozess, vermutlich infolge des Östrogenmangels, der nicht nur eine Atrophie des Endometriums, sondern auch des Myometriums verursacht. Dabei kommt es meist auch zu einer Regression bestehender Myome. Das Endometrium postmenopausaler Frauen enthält nur noch ein sehr dünnes Epithel, die Blutgefäße sind extrem dünnwandig und brüchig, sodass es häufig zu subklinischen Blutungen kommt.

> Normalerweise wird in der Postmenopause eine Endometriumdicke von < 5 mm (doppelte Endometriumdicke) gemessen. Trotz des atrophischen Zustands enthalten Uterus bzw. Endometrium noch Östrogen- und Progesteronrezeptoren, sodass eine Hormonsubstitution rasch zu einer Proliferation führt.

Zervix. Im Klimakterium und nach der Menopause ist auch die Zervix atrophischen Veränderungen unterworfen. Die Zervix schrumpft, und das zervikale Epithel wird dünn und vulnerabel, reagiert aber weniger empfindlich als das Vaginalepithel auf einen Östrogenmangel. Deshalb findet man bei vielen postmenopausalen Frauen noch ein reifes Plattenepithel der Zervix, auch wenn das Vaginalepithel bereits atrophisch ist. Die endozervikalen Drüsen werden atrophisch, der Zervixschleim nimmt stark ab, dies trägt zur vaginalen Trockenheit bei. Die Grenze zwischen Platten- und Zylinderepithel verschiebt sich von der Ektozervix in den Zervikalkanal, sodass die kolposkopische Untersuchung erschwert ist.

Vagina. Die Involution der Vagina in der Postmenopause macht sich in einer Größenabnahme und dem Verlust der Rugae bemerkbar. Das Plattenepithel atrophiert, und das Vaginalgewebe wird zunehmend vulnerabel, sodass es beim Koitus zu Traumatisierungen kommen kann. Ursache sind die mit dem Östrogenmangel verbundenen atrophischen Veränderungen und die verminderte Lubrikation aufgrund der reduzierten Durchblutung. Etwa die Hälfte der Frauen leidet in der Postmenopause an unzureichender Lubrikation, die häufig eine ausgeprägte Dyspareunie zur Folge hat. Die Atrophie verursacht bei vielen Patientinnen Trockenheit, Brennen oder Juckreiz.

Ein ausgeprägter Östrogenmangel führt zu einem Verlust der glykogenhaltigen Superfizialzellen und infolgedessen zu einer Veränderung der Vaginalflora und einem Anstieg des pH-Wertes auf 5–8. Letzteres begünstigt das Auftreten von Infektionen mit Trichomonas vaginalis, Candida albicans, Staphylo- und Streptokokken, Kolibakterien oder Gonokokken.

Bei der **atrophischen Vaginitis** treten häufig Fluor, Ulzerationen und genitale Blutungen in Erscheinung. Etwa 15 % der postmenopausalen Blutungen gehen von dem atrophischen Vaginalepithel aus.

> Nach einer Ovarektomie stellen sich die genannten Veränderungen viel rascher ein als bei der natürlichen Menopause.

Veränderungen des Vaginalepithels. Da das Vaginalepithel sehr empfindlich bereits auf geringe Östrogenstimuli reagiert, korreliert die Proliferation nicht mit dem Östradiolspiegel. Nicht selten findet man in der Postmenopause ein gemischtes Zellbild (z. B. 40 % Parabasalzellen, 45 % Intermediärzellen und 15 % Superfizialzellen), während bei einer totalen Atrophie ein Reifeindex von 90 % Parabasal- und 10 % Intermediärzellen zu erwarten ist. Letzteres findet man jedoch nur bei etwa 20 % der postmenopausalen Frauen, während 40 % eine mäßige und 10 % sogar eine ausgeprägte Proliferation des Vaginalepithels zeigen.

Vulva. Die Involution der Vulva ist mehr eine Folge des Alterungsprozesses, während die Atrophie der Vulvahaut sowie der Verlust des Turgors und der Elastizität auf einen Östrogenmangel zurückzuführen sind. Die Hautveränderungen können zu Dystrophien führen, insbesondere zum Lichen sclerosus (▶ Kap. 21). Der Sklerosierungsprozess kann eine Stenose des Introitus verursachen. Die Frauen klagen über Pruritus, Schmerzen und ein Gefühl des Wundseins.

Harntrakt. Wie bei anderen Organen überlagern sich im Klimakterium und in der Postmenopause die Auswirkungen des Östrogenmangels mit denen des Alterns. Der Abfall der Östrogenspiegel führt zu Veränderungen des Blasen- und Urethraepithels und zu einer Verringerung der Durchblutung und Elastizität des Gewebes. Dies verstärkt die altersabhängige **Erschlaffung des Beckenbodens** und trägt zum Nachlassen der Integrität des neuromuskulären Systems bei. Mit dem Östrogenmangel ist eine zunehmende Atrophie des Epithels der Urethra und des Blasendreiecks sowie eine zunehmende Quervernetzung des Kollagens im periurethralen Bindegewebe verbunden. Die verringerte Durchblutung führt zu einem Rückgang von Turgor und Tonus der glatten Urethramuskulatur und des Blasendetrusors. Aufgrund dieser Veränderungen entwickelt sich häufig ein **Urethralsyndrom** mit

- einer abakteriellen oder bakteriellen Urethritis,
- Zystitis und
- Kolpitis sowie
- Miktionsstörungen.

Symptome wie Dysurie, Pollakisurie, Nykturie, Harndrang oder Hemmung des Harnflusses hängen meist mit einem atrophischen Urethraepithel zusammen. Auch die sog. **Reizblase bzw. die Urge-Inkontinenz** (Dranginkontinenz) können durch die Atrophie der Urethra- und Blasenmukosa verursacht sein. Etwa die Hälfte der klimakterischen und postmenopausalen Frauen leidet unter Stressinkontinenz, wobei diese Beschwerden häufig bereits in der Prämenopause auftreten. Bei der **Stressinkontinenz** kann der Östrogenmangel über einen Tonusverlust der Urethra die Beschwerden verstärken und zusätzlich Symptome der Reizblase verursachen.

Brust. Die Brust zählt zu den wichtigen Zielorganen der Östrogene und Gestagene. Der Östrogenmangel im Klimakterium und nach der Menopause führt zu einer Involution der Mammae. Der Anteil des Drüsengewebes nimmt stark ab, der des Binde- und Fettgewebes zu. Mastopathische Veränderungen bilden sich nach der Menopause häufig zurück, und der Anteil der Frauen mit Mastopathia fibrocystica, der im Klimakterium bei etwa 40 % liegt, fällt auf 10 % in der Altersgruppe zwischen 65 und 75 Jahren ab. Andererseits steigt die Inzidenz des Mammakarzinoms mit zunehmendem Alter steil an.

Hautveränderungen. Mit zunehmendem Alter wird die Haut atrophisch und dünn, verliert ihre Elastizität und wird trocken. Auch die Fähigkeit zur Wundheilung lässt nach. Diese Veränderungen werden durch Sonnenexposition verstärkt. Auch ein Östrogenmangel beschleunigt diese altersabhängige Degeneration der Haut, da die Östrogene an der Regulation der metabolischen Aktivität der Epidermiszellen und Fibroblasten beteiligt sind. Nach einer Ovarektomie oder der Menopause kommt es zu einer Abnahme der Mitoserate der Epidermis bis zur epidermalen Atrophie. Die Vaskularisierung und Durchblutung der Dermis nehmen ab, der Abbau des Kollagens verstärkt sich, die Kollagensynthese geht zurück, und das subkutane Fett geht allmählich verloren. Es treten zunehmend degenerative Veränderungen der Kollagen- und Elastinfasern in Erscheinung. Der Östrogenmangel führt zudem zu einer Abnahme der Hyaluronsäuresynthese und -polymerisation, sodass die Wasseraufnahme und -speicherung im Netz der sauren Mukopolysaccharide reduziert ist (Dehydratisierung). Insgesamt wird die altersabhängige Abnahme der Hautdicke verstärkt.

> Da auf diese Weise die Erneuerung der Haut stark beeinträchtigt ist, hat UV- bzw. Sonnenlicht bei postmenopausalen Frauen eine weitaus stärker schädigende Wirkung auf die Struktur der Haut als bei jüngeren Frauen.

Androgenetische Erscheinungen. Da die Testosteronspiegel nach der Menopause nicht abfallen und das freie Testosteron aufgrund des verringerten SHBG-Spiegels sogar ansteigt, kommt es durch den Ausfall der Östrogene zu einem Überwiegen der Androgenwirkung im Haarfollikel, sodass sich bei einem Teil der postmenopausalen Frauen ein Hirsutismus entwickelt.

Schleimhäute. Ein Östrogenmangel führt zu Veränderungen der Mund- und Nasenschleimhaut, was sich beispielsweise in einem Gefühl der Trockenheit bemerkbar macht. Häufig kommt es auch zu Problemen mit der Zahnprothese, wobei ein Knochenmasseverlust des Kiefers Auswirkungen auf den Sitz des Zahnersatzes haben kann. Die postmenopausale **Keratoconjunctivitis sicca** ist eine häufige Erscheinung, die auf den Östrogenmangel zurückzuführen ist. Auch Probleme mit Kontaktlinsen in dieser Lebensphase sind als Folge von östrogenmangelbedingten atrophischen Veränderungen der Kornea und der Konjunktiva sowie einer Unterfunktion der Tränendrüsen zu verstehen.

Gelenke und Muskeln. Rheumatische Erkrankungen und degenerative Gelenkerkrankungen, insbesondere der Hüftgelenke und Knie, spielen eine wichtige Rolle bei der Morbidität postmenopausaler Frauen, wobei die Schwere der Erkrankungen mit der klimakterischen Symptomatik korreliert. Der Östrogenmangel scheint auch das Auftreten einer Osteoarthrose und Osteoarthritis zu fördern, wobei eine beschleunigte Schädigung der Knorpel, in erster Linie der Kollagenmatrix, beteiligt sein dürfte (Felson u. Nevitt 1999).

9.1.8.3 Dysfunktionelle Blutungen

Wenn im Klimakterium die Zyklen unregelmäßig und zunehmend anovulatorisch werden, treten dysfunktionelle Blutungen in den Vordergrund. Aufgrund einer **Follikelpersistenz** kann es dabei zu hohen Östradiolspiegeln kommen, die bei längerfristiger Einwirkung und dem Ausfall des Progesterons eine **Endometriumhyperplasie** verursachen. Es gibt aber auch dysfunktionelle Blutungen aus einem mäßig proliferierten Endometrium, die in unregelmäßigen Abständen auftreten.

> Irreguläre Blutungen bei Frauen über 40 Jahren sowie ungewöhnliche, verstärkte oder verlängerte Blutungen sind auf jeden Fall histologisch abzuklären. Dies gilt v. a. für Frauen in der Postmenopause, auch wenn die Blutungen schwach sind und nach kurzer Zeit sistieren (NAMS 2000). Sie werden häufig bei adipösen postmenopausalen Frauen beobachtet. In etwa 10 % der Fälle ist ein Endometriumkarzinom die Ursache. Andere organische Ursachen dysfunktioneller Blutungen im Klimakterium können submuköse Myome oder Endometriumpolypen sein.

Diagnostik dysfunktioneller Blutungen
- Anamnese (Blutungsanamnese, Begleitsymptome),
- Gestagentest,
- Hormonanalyse,
- sonographische Untersuchung des Endometriums,
- Hysteroskopie sowie
- fraktionierte Abrasio.

9.1.9 Osteoporose

Bei der Osteoporose handelt es sich um eine **systemische Knochenerkrankung**, die aufgrund einer niedrigen Knochendichte und gestörten Mikroarchitektur mit einem erhöhten Risiko typischer Frakturen (Wirbelkörper, Radius, Schenkelhals) verbunden ist.

Definition

Nach der Definition der WHO spricht man von einer Osteopenie, wenn der Knochenmineralgehalt um 1,0–2,5 Standardabweichungen (SD) unter dem Mittelwert der »peak bone mass« (maximale Knochendichte im Alter von etwa 30 Jahren) liegt, und von einer Osteoporose, wenn die Abweichung mehr als 2,5 SD beträgt. Liegen bereits Frakturen vor, so spricht man von einer manifesten Osteoporose. Man unterscheidet bei der primären Osteoporose zwischen Typ I (postmenopausale Osteoporose), Typ II (senile Osteoporose) und jugendlicher Osteoporose (Schulte 1997; Hadji et al. 1998).

Von der Osteoporose sind in Deutschland 3–5 Mio. Frauen, d. h. etwa 30 % aller postmenopausalen Frauen, betroffen. Von ihnen erleiden etwa 50 % eine Fraktur, wodurch die Lebensqualität erheblich verschlechtert und die Mortalität erhöht wird.

> Die häufigsten Frakturen betreffen den Oberschenkelhals, die Wirbelsäule und den distalen Radius. Bei Wirbelkörpereinbrüchen, die mit akuten und chronischen Rückenschmerzen verbunden sind, ist mit einer Größenabnahme und einer Kyphose zu rechnen.

9.1.9.1 Knochenmasseverlust

Zeitlicher Verlauf. Die vorhandene Knochenmasse ist der wichtigste messbare Faktor zur Abschätzung des Frakturrisikos. Sie erreicht zwischen dem 25. und 35. Lebensjahr ihr Maximum (»peak bone mass«) und nimmt danach allmählich um 0,3–0,5 % jährlich ab (Abb. 9.6). Frauen haben nicht nur eine geringere Knochenmasse als Männer, bei ihnen beginnt auch der Knochenmasseverlust viel früher. Im Klimakterium bzw. in der Postmenopause beschleunigt sich nämlich der Knochenabbau auf etwa 1–2 % jährlich, bei einem Teil der Frauen, den sog. »fast losers«, in den ersten 5–10 Jahren nach der Menopause sogar auf 3–6 % jährlich (Abb. 9.6). Im Klimakterium ist der Knochenabbau zumeist höher als in der Postmenopause. Disponierte Patientinnen können aber auch in höherem Alter noch einen jährlichen Verlust von über 3 % aufweisen, auch wenn sich der Knochenmasseverlust i. allg. bei etwa 1 % jährlich einpendelt. Das Frakturrisiko ist von der bestehenden Knochendichte und von der Geschwindigkeit des Knochenabbaus abhängig.

Ursachen. Neben einer genetischen Disposition (belastete Familienanamnese) sind v. a. ein Östrogenmangel, eine lange Immobilisation, Bewegungsmangel, Kalzium- und Vitamin-D-Unterversorgung, eine Hyperthyreose oder eine Langzeitglukokortikoidtherapie an der Entstehung der Osteoporose beteiligt (Tabelle 9.7). Rauchen und übermäßiger Kaffee- oder Alkoholkonsum können den Knochenmasseverlust verstärken. Eine vorzeitige Menopause beschleunigt den Knochenabbau. Dies gilt auch für längerfristige Östrogenmangelzustände in jüngeren Jahren, z. B. bei Anorexia nervosa, Hyperprolaktinämie und Leistungssport. Schlanke und kleine Frauen scheinen ein höheres Risiko zu tragen. Im fortgeschrittenen Alter (> 70 Jahre) werden Frakturen zunehmend durch Koordinations- und Gleichgewichtsstörungen, eingeschränktes Seh- und Hörvermögen und eine verringerte Stützfunktion des schwächer gewordenen Muskelapparats mitbedingt, die die Sturzgefahr erhöhen.

9.1.9.2 Pathophysiologie

> Sowohl der kortikale als auch der trabekuläre Knochen sind einem ständigen Umbau unterworfen, wobei die Resorption durch die Osteoklasten und der Knochenanbau durch die Osteoblasten erfolgt. Allerdings ist von der postmenopausalen Osteoporose überwiegend die Spongiosa (trabekuläre Knochen) und weniger die Kompakta betroffen.

Osteoklasten, Osteoblasten. Durch den **Östrogenabfall** wird der Knochenumbau über eine Aktivierung der Osteoklasten und Osteoblasten beschleunigt. **Die Osteoklasten** werden durch Parathormon und 1,25-Vitamin D stimuliert und durch Kalzitonin und Östradiol gehemmt. Als Marker ihrer Aktivität gelten die Hydroxyprolinausscheidung, die Pyridinolin-crosslinks und die tartratresistente saure Phosphatase im Plasma. In einem begrenzten Bereich wird durch die Osteoklasten das Knochenmineral (Hydroxylapatit) aufgelöst und die organische Matrix (Kollagen) abgebaut. Es entsteht eine Resorptionslakune, die zunächst von mononukleären Zellen besiedelt wird. Anschließend beginnen hier die Osteoblasten mit dem Anbau neuer Knochenmasse. **Die Osteoblasten**, die ebenfalls durch Vitamin D stimuliert werden, bilden zunächst die Kollagenmatrix mit dem Osteoidsaum sowie Osteokalzin. Anschließend wird das Osteoid nach einer Reifungsphase durch Einlagerung von Hydroxylapatitkristallen mineralisiert.

> **Cave**
>
> Bei jungen Frauen besteht normalerweise ein homöostatisches Gleichgewicht, sodass exakt die resorbierte Knochenmenge durch neuen Knochen ersetzt wird. Mit zunehmendem Alter, v. a. bei einem Östrogenmangel, nimmt jedoch die Osteoblastenaktivität und damit die Neubildung des Knochens ab, sodass die Knochenresorption überwiegt und die Knochenmasse abnimmt. Der Knochenmasseverlust wird überdies dadurch beschleunigt, dass unter einem Östrogenmangel die Osteoklasten hyperaktiv werden und die Umbauzyklen in immer rascheren Abständen stattfinden (»high-turnover«). Damit verbunden ist die Mobilisierung von Kalzium, die zu einem Abfall der PTH-Sekretion führt. Infolgedessen nehmen die Bildung von 1,25-Dihydroxy-Vitamin-D3 und die intestinale Kalziumresorption ab.

> Man beobachtet ein Dünnerwerden der Kompakta und eine Ausdünnung der trabekulären Strukturen in der Spongiosa bis zum völligen Abbau. Solange diese noch vorhanden sind, lässt sich durch eine geeignete Therapie der Prozess umkehren. Beim Fehlen der Trabekel ist ein Knochenaufbau nicht mehr möglich.

9.1.9.3 Diagnose

Da eine **Therapie nur bei noch vorhandenen Knochenstrukturen möglich** ist, ist die frühzeitige Erkennung einer Osteoporose notwendig. Mit einer spezifischen Eigen- und Familienanamnese lassen sich Indizien, z. B. Immunsuppressivatherapie, Abnahme der Körpergröße um > 4 cm, Frakturen ohne ent-

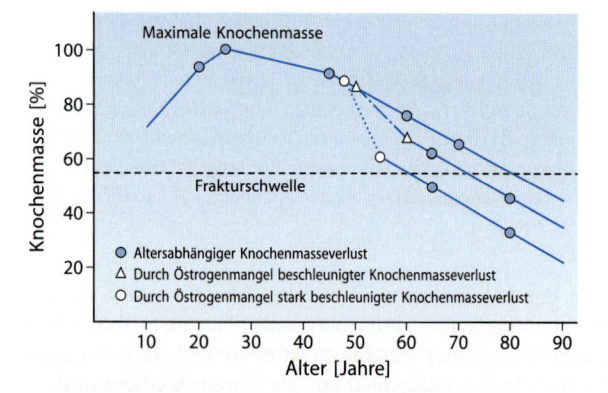

Abb. 9.6. Altersabhängige Veränderung der Knochenmasse der Frau: Einfluss des Östrogenmangels nach der Menopause

9.1 · Physiologie und Erkrankungen

Tabelle 9.7. Risikofaktoren für die Entwicklung der postmenopausalen Osteoporose bzw. für mit Frakturen einhergehende Stürze

Risikofaktor(en)	Ursache
Alter über 70 Jahre	
Belastete Familienanamnese	
Niedriges Körpergewicht	z. B. durch Anorexia nervosa, Hyperprolaktinämie, Leistungssport
Späte Menarche, frühe Menopause, längerfristige Amenorrhö	
Bewegungsmangel, geringe körperliche Belastung	
Immobilisation	
Unterversorgung mit Kalzium und Vitamin D	z. B. bei Laktoseintoleranz
Starkes Rauchen, übermäßiger Kaffee- oder Alkoholkonsum	
Hohe Phosphatzufuhr	z. B. Cola, Fleisch
Hyperthyreose	
Langfristige Glukokortikoidtherapie	
Schlechter Gesundheitszustand	
Risikofaktoren für mit Frakturen einhergehende Stürze	
Koordinations- und Gleichgewichtsstörungen	
Vermindertes Seh- und Hörvermögen	

sprechendes Trauma, und Risikofatoren (Tabelle 9.7) erkennen. Ein wichtiger **Risikofaktor** ist der **Östrogenmangel**.

Bildgebende Verfahren. Bei einer vorhandenen Fraktur und/oder bestehenden Risikofaktoren kann eine **osteodensitometrische Untersuchung** die Therapieentscheidung erleichtern. Sie kann zur Verlaufskontrolle einer Therapie wiederholt werden, und zwar zunächst nach einem Jahr, danach in größeren Abständen (Miller et al. 1998). Geeignet sind die **duale Röntgenabsorptiometrie (DXA)** und die **quantitative Computertomographie (QCT)**. Bei der **quantitativen Ultrasonometrie (QUS)** handelt es sich um eine neue, nicht invasive, strahlenfreie Methode, die den radiologischen Verfahren gleichwertig ist.

Laborwerte. Neben der Bestimmung der **urinären Hydroxyprolin- und Kalziumausscheidung** gibt es inzwischen Laborparameter, die einen Hinweis auf die Knochenresorption und den Knochenaufbau geben (Tabelle 9.8). Möglicherweise kann ihre Bestimmung die Risikobeurteilung, Verlaufskontrolle sowie Auswahl und Kontrolle der Therapie, die auf der Basis der Anamnese, klinischen Untersuchung und einer Knochendichtemessung erfolgt, ergänzen (Schulte 1997; Seibel et al. 1997).

> Eine alleinige Bestimmung von biochemischen Markern ist wenig sinnvoll. Zu beachten ist zudem die relativ große Streuung, die zirkadiane Rhythmik und die Variationen von Tag zu Tag.

Tabelle 9.8. Biochemische Marker des Knochenanbaus und des Knochenabbaus

Marker	Nachweis in
Knochenanbau	
Gesamtalkalische Phosphatase (TAP)	Serum
Knochenspezifische alkalische Phosphatase (BAP)	Serum
Osteokalzin (OC), Bone-Gla-Protein (BGP)	Serum
Carboxyterminales Prokollagen-Typ-I-Propeptid (PICP)	Serum
Aminoterminales Prokollagen-Typ-I-Propeptid (PINP)	Serum
Knochenabbau	
Kalzium	Serum, Urin
Hydroxyprolin (OHP)	Urin
Pyridinolin (PYD)	Urin
Deoxypyridinolin (DPD)	Urin
Carboxyterminale Kollagen-Typ-I-Crosslink-Telopeptide (ICTP)	Urin, Serum
Aminoterminale Kollagen-Typ-I-Crosslink-Telopeptide (INTP)	Urin
Tartratresistente saure Phosphatase (TRAP)	Serum
Knochensialoprotein (BSP)	Serum

9.1.10 Psyche und ZNS

Wirkung der Östrogene. Im Allgemeinen haben Östrogene einen erregenden, aktivierenden Effekt auf das ZNS, der sich auch morphologisch in einer verstärkten synaptischen Vernetzung bemerkbar macht. Entsprechend der individuellen Disposition wirken Östrogene **euphorisierend, aktivierend und antidepressiv** und verbessern zudem möglicherweise die kognitiven Funktionen, das Kurzzeitgedächtnis, die Lern- und Konzentrationsfähigkeit sowie die sensorischen und sensomotorischen Fähigkeiten (Haskell et al. 1997; Burke u. Morgenlander 1999).

Östrogenmangel. Ein Östrogenmangel kann zu Störungen der mentalen und kognitiven Funktionen führen und das Wohlbefinden beeinträchtigen. Auch die häufig auftretende Minderdurchblutung des Gehirns, die bis zur Entwicklung zerebraler Ischämien führen kann, trägt zum Rückgang der zentralen Funktionen bei. Die als Bestandteil der klimakterischen Symptomatik betrachteten Beschwerden wie Nervosität, Reizbarkeit, Angst und depressive Verstimmungen lassen sich durchaus dem Einfluss wechselnder Hormonspiegel auf das ZNS zuordnen. Als affektive Störungen werden sie zwar stark vom sozialen Umfeld beeinflusst, das Ausmaß der Reaktionen kann jedoch durch einen Östrogenentzug verstärkt werden. Zu beachten ist außerdem, dass die Probleme des Alterns die vom Östrogenabfall abhängigen Veränderungen überlagern.

Über die Hälfte der Frauen leidet im Klimakterium und in den ersten Jahren der Postmenopause unter depressiven Verstimmungen und anderen psychischen Symptomen, die unterschiedlich stark ausgeprägt sind. Für einen kausalen Zusammenhang mit dem Östrogenentzug spricht, dass sich durch eine Östrogensubstitution häufig eine Besserung erzielen lässt.

> Depressive Verstimmungen sind ein von den vasomotorischen Symptomen unabhängiges Phänomen und häufig von Angst, Gedächtnis- und Konzentrationsschwächen sowie Reizbarkeit und Nervosität begleitet. Man beobachtet sie vermehrt bei Frauen, die bereits in jüngeren Jahren am prämenstruellen Syndrom oder an prämenstruellen vasomotorischen Beschwerden gelitten haben.

Bei diesen Frauen nimmt man als Ursache eine **Abnahme der Serotoninaktivität im ZNS** aufgrund eines Östrogenabfalls und eine erhöhte Sensitivität gegenüber affektiven Einflüssen an (Kuhl 1997). Für diesen Zusammenhang spricht auch der günstige therapeutische Effekt von Serotoninagonisten.

9.1.10.1 Psychiatrische und neurologische Erkrankungen

Durch ihren aktivierenden Effekt auf das ZNS können Östrogene die Symptomatik der **Parkinson-Krankheit** sowie die Anfallshäufigkeit bei **Epilepsie** verstärken. Inwieweit der Östrogenmangel einen günstigen Einfluss auf diese Erkrankungen hat, ist nicht geklärt. Hinsichtlich der Inzidenz und des Verlaufs psychiatrischer Erkrankungen scheint es jedoch keine wesentlichen Veränderungen im Klimakterium und in der Postmenopause zu geben.

9.1.10.2 Demenz und Alzheimer-Erkrankung

Von der Demenz zu unterscheiden ist eine gewisse **Beeinträchtigung der kognitiven Fähigkeiten** (z. B. schlechtes Gedächtnis), die altersabhängig zunimmt. **Die Alzheimer-Erkrankung** ist die häufigste Demenzerkrankung, der Verlauf dieser Erkrankung scheint sich nach der Menopause beträchtlich zu beschleunigen. Es wird geschätzt, dass in Deutschland etwa 1 Mio. Menschen am M. Alzheimer leiden. Die Symptome treten nach dem 65. Lebensjahr zunehmend in Erscheinung, wobei die Inzidenz mit dem Alter exponenziell ansteigt (Tabelle 9.9). In den Niederlanden wurde eine Prävalenz des M. Alzheimer von insgesamt 6,3 % gefunden. Unter den Fällen von Demenz sind 72 % der Alzheimer-Erkrankung zuzuordnen, 16 % der vaskulären Demenz, 6 % der Parkinson-Demenz und 5 % anderen Formen. In der Gruppe der über 65-Jährigen leiden 17 % an der Alzheimer-Krankheit und 8 % an anderen Formen von Demenz, bei den über 85-Jährigen ist 1/3 betroffen.

Beim M. Alzheimer handelt es sich um einen neurodegenerativen Prozess, der schleichend verläuft und zu einer erheblichen Abnahme der Hirnmasse führt. Die Pathogenese ist nicht geklärt, doch dürfte bei bis zu 20 % der Betroffenen eine genetische Disposition vorliegen. Offensichtlich ist das Risiko bei Frauen, die das Apolipoprotein-E4-Allel aufweisen, erhöht.

> Erste Anzeichen einer beginnenden Alzheimer-Erkrankung sind die Unfähigkeit zu lernen und der Verlust des Kurzzeitgedächtnisses. Danach beobachtet man zunehmend ein Nachlassen der geistigen und kognitiven Fähigkeiten und Wortfindungsprobleme bis zum Verlust des Orientierungsvermögens und des Wiedererkennens von Familienangehörigen. Dieser Prozess zieht sich unaufhaltsam über 5–15 Jahre hin. Auch psychische Veränderungen wie Depressionen, Reizbarkeit oder Misstrauen können in Erscheinung treten.

9.1.11 Sexualität

Symptomatik. Mit zunehmendem Alter treten sexuelle Dysfunktionen immer häufiger auf. Eine wichtige Rolle spielen dabei v. a. die mit einem Östrogendefizit verbundenen atrophischen Veränderungen der Vagina. Eine atrophische Kolpitis und Dyspareunie beeinträchtigen die Sexualität, auch wenn Frauen mit ausgeprägtem Östrogenmangel orgasmusfähig bleiben können. Im Klimakterium und in der Postmenopause lässt sich eine kontinuierliche Abnahme der sexuellen Aktivität feststellen. Bereits in der Prämenopause klagen 15 % der Frauen trotz regelmäßiger Zyklen über eine trockene Scheide, ihr Anteil wächst im Klimakterium auf 30 % und in der Postmenopause auf bis zu 50 %.

Ein direkter Einfluss des Klimakteriums oder eines Östrogenabfalls auf die Libido ist nicht zu erkennen. Im Gegensatz dazu nimmt man an, dass ein Libidoverlust nach einer bila-

Tabelle 9.9. Altersabhängige Prävalenz der Demenz

Alter [Jahre]	Frauen [%]	Männer [%]	Gesamt [%]
55–59	0,6	0,2	0,4
60–64	0,4	0,5	0,4
65–69	1,0	0,8	0,9
70–74	2,1	2,0	2,1
75–79	6,2	6,0	6,1
80–84	19,3	13,7	17,6
85–89	32,7	28,4	31,5
> 90	40,6	41,2	40,7
Gesamt	7,9	3,8	6,3

9.1 · Physiologie und Erkrankungen

teralen Ovarektomie zumindest teilweise auf den deutlichen Abfall des Testosteronspiegels zurückzuführen ist.

> In der Postmenopause nimmt mit zunehmendem Alter das sexuelle Interesse ab, und das Erleben des Orgasmus nimmt mehr Zeit in Anspruch als in jüngeren Jahren.

Das **Nachlassen des sexuellen Interesses** in der Postmenopause wird auch von Partnerkonflikten, einem Selbstwert- und Attraktivitätsverlust, dem Fehlen eines geeigneten Partners und von körperlichen Behinderungen beeinflusst.

9.1.12 Herz- und Kreislauferkrankungen

Herz- und Kreislauferkrankungen sind nicht nur beim Mann, sondern auch bei der Frau die **häufigste Todesursache** (Abb. 9.7). Inzwischen stirbt mehr als die Hälfte aller Frauen am Herzinfarkt. Dies hängt u. a. mit der gestiegenen Lebenserwartung zusammen. Während jedoch jüngere Frauen weitgehend vor der Erkrankung geschützt sind, steigt die Rate des Myokardinfarkts nach der Menopause stark an (Abb. 9.8; Kuhl 1996).

> Zu beachten ist, dass die Mortalität wegen kardiovaskulärer Erkrankungen bei Frauen sehr hoch ist. Im Alter von 50 Jahren liegt sie bei 5 pro 1000 Frauen jährlich und steigt auf 18 im Alter von 60 und auf 25 im Alter von 70 Jahren.

Die vorliegenden Daten und experiementellen Befunde lassen den Schluss zu, dass der **postmenopausale Östrogenmangel** bei den ischämischen **kardiovaskulären und zerebrovaskulären Erkrankungen** eine kausale Rolle spielt. Dabei sind nicht nur die **Veränderungen des Fettstoffwechsels**, sondern auch der **Ausfall** der **direkten protektiven Wirkungen** der **Östrogene** in den Arterien beteiligt (Kuhl 1999). Allerdings ist die Prädisposition ein entscheidender Faktor, da es nur bei einem Teil der Frauen nach der Menopause zu einer beschleunigten Atherosklerose kommt.

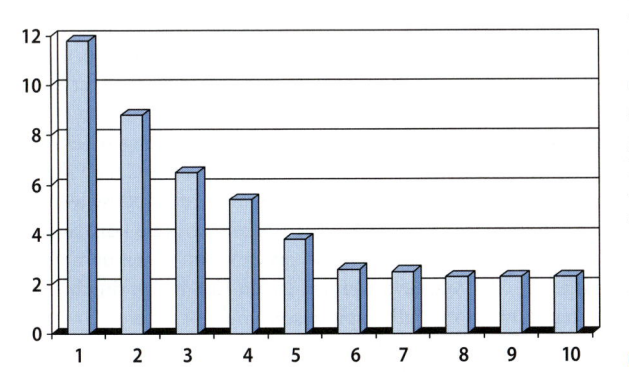

◘ **Abb. 9.7.** Mortalität nach Todesursachen der weiblichen Bevölkerung im Jahr 2005 in Deutschland; prozentuale Häufigkeit (*1* chronische ischämische Herzkrankheit, *2* Herzinsuffizienz, *3* akuter Myokardinfarkt, *4* Schlaganfall, nicht als Blutung oder Infarkt bezeichnet, *5* bösartige Neubildung der Brustdrüse, *6* Pneumonie, Erreger nicht näher bezeichnet, *7* hypertensive Herzkrankheit, *8* bösartige Neubildung in Bronchien und Lunge, *9* bösartige Neubildung im Dickdarm, *10* nicht näher bezeichneter Diabetes mellitus).

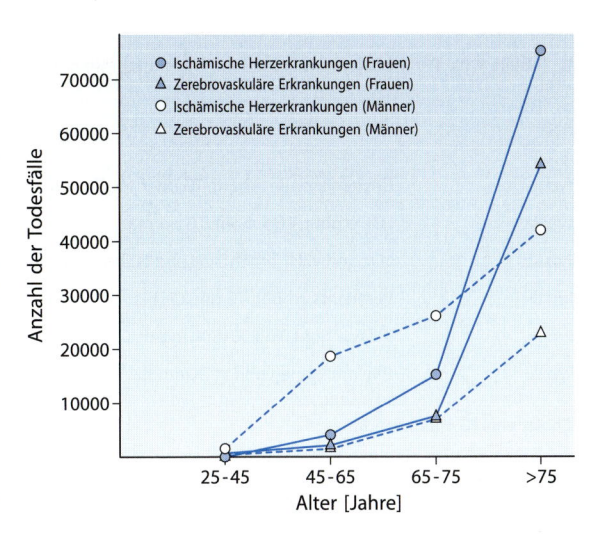

◘ **Abb. 9.8.** Zahl der Todesfälle wegen ischämischer Herzerkrankungen und Schlaganfall bei Frauen und Männern im Jahre 1995 in Deutschland

Einfluss des Östradiols. Östradiol hat einen vasodilatatorischen Effekt auf die Arterien – mit Ausnahme der mesenterialen und pulmonalen Gefäße – und stabilisiert den Blutdruck. Die Gefäßerweiterung erfolgt sowohl über das Endothel (Steigerung der Freisetzung des vasodilatatorisch wirksamen Stickoxids und Prostazyklins, Verminderung des vasokonstriktorisch wirksamen Endothelin-1) als auch durch einen direkten Einfluss auf die glatten Muskelzellen (Hemmung des Kalziumeinstroms). Deshalb beobachtet man nach der Menopause durch eine allmähliche Engerstellung der Arterien eine zunehmende Verminderung der Durchblutung. Die Strömungsgeschwindigkeit des Blutes nimmt ab und der vaskuläre Widerstand zu (Kuhl 1999). Da es gleichzeitig bei vielen Frauen zu atherosklerotischen Veränderungen kommt, wächst das Risiko ischämischer Erkrankungen mit der Dauer des Östrogenmangels.

9.1.13 Fettstoffwechsel

Einfluss der Östrogene. Bei der Frau haben die Östrogene einen erheblichen Einfluss auf den Fettstoffwechsel. Dabei scheint v. a. die hepatische Elimination der potenziell atherogenen Lipoproteine, nämlich der VLDL-Remnants und der LDL, durch eine Induktion der hepatischen B/E- und E-Rezeptoren von den Östrogenen gefördert zu werden. Die HDL, die beim Rücktransport des Cholesterins aus der Peripherie zur Leber eine wichtige Rolle spielen und der Entwicklung einer Atherosklerose entgegenwirken, stehen ebenfalls unter einem gewissen Einfluss der Östrogene.

> Nach der Menopause hat der Östrogenmangel erhebliche Auswirkungen auf den Fettstoffwechsel.

Veränderungen des Lipidprofils. Man findet einen Anstieg des Gesamtcholesterins um 25 %, des LDL-Cholesterins um 20 %, des VLDL-Cholesterins um 130 %, der Triglyzeride um 15 %, des Apolipoprotein E um 25 % und des Lipoprotein A um 25 %, während sich das Apolipoprotein B nicht verändert. Das HDL-Cholesterin und die Apolipoproteine AI und AII zeigen nach der natürlichen oder operativen Menopause kei-

Tabelle 9.10. Perimenopausale Frauen mit Hyperlipoproteinämie: Anteil der verschiedenen Fettstoffwechselstörungen (nach Fredrickson)

Typ	Charakteristik	Anteil [%]
Typ I	Chylomikronen erhöht, TG über 1000 mg/dl	0,2
Typ IIa	LDL erhöht, CH erhöht, TG normal	54
Typ IIb	LDL und VLDL erhöht, CH und TG leicht erhöht	25
Typ III	Remnants erhöht, TG und CH bis 1500 mg/dl	1
Typ IV	VLDL erhöht, TG 200–500 mg/dl, CH normal	18
Typ V	Chylomikronen und VLDL erhöht, TG über 1000 mg/dl, CH über 400 mg/dl	2

CH = Cholesterin, TG = Triglyzeride

ne signifikanten Veränderungen. Infolgedessen nimmt bereits im Klimakterium und in den ersten Jahren nach der Menopause der Anteil der Frauen mit Fettstoffwechselstörungen rasch zu. Etwa 1/3 der Frauen weist ein erhöhtes Gesamtcholesterin (> 5,7 mmol/l = 220 mg/dl) auf, 27 % ein erhöhtes LDL-Cholesterin (> 3,9 mmol/l = 150 mg/dl) und 22 % erhöhte Triglyzeridwerte (> 1,69 mmol/l = 150 mg/dl). Unter den perimenopausalen Frauen mit einer Hyperlipoproteinämie tritt der Typ II am häufigsten auf (◘ Tabelle 9.10).

Folgen der Lipidveränderungen. Die nach der Menopause zunehmende Hyperlipoproteinämie führt zu einer beschleunigten Entwicklung der Atherosklerose. Dazu trägt auch der Ausfall der Östrogenwirkung in der Arterienwand bei. Die in die Intima der Arterien einwandernden LDL werden durch freie Sauerstoffradikale oxidiert und von Makrophagen aufgenommen. Daraus entwickeln sich Schaumzellen, die sich ablagern und die glatten Muskelzellen zur Proliferation anregen. Östrogene wirken antioxidativ und reduzieren die Oxidation der Lipoproteine, sodass diese die Intima verlassen und in der Leber eliminiert werden können. Darüber hinaus hemmen Östrogene die Proliferation der glatten Muskelzellen.

9.1.14 Metabolisches Syndrom

Bei vielen postmenopausalen Frauen entwickelt sich ein sog. metabolisches Syndrom, das mit einem hohen **kardiovaskulären Risiko** verbunden ist. Dabei spielt der **Östrogenmangel** eine wichtige Rolle, da er die Entwicklung der Insulinresistenz begünstigt. Infolgedessen vermindert sich die Metabolisierung der triglyzeridreichen Lipoproteine, und es kommt zur **Hyperinsulinämie**, zum **Blutdruckanstieg**, zum **Abfall der HDL** und zum **Anstieg der LDL**. Die vermehrte Fetteinlagerung im zentralen Bereich führt zur **Adipositas vom androiden Typ.** Die Entwicklung der Atherosklerose ist beschleunigt und das Herzinfarktrisiko erhöht.

> **Symptomkomplex des postmenopausalen metabolischen Syndroms**
> - Glukosestoffwechsel
>   - erhöhte Insulinresistenz,
>   - reduzierte Insulinelimination,
>   - reduzierte Insulinsekretion;
> - Fettstoffwechsel
>   - erhöhtes Gesamt- und LDL-Cholesterin,
>   - erhöhter Anteil an kleinen, dichten LDL,
>   - erhöhte Triglyzeridwerte,
>   - reduziertes HDL2,
>   - erhöhtes Lipoprotein (a),
>   - erhöhtes Auftreten androider Adipositas;
> - Sonstiges
>   - erhöhte Harnsäurewerte,
>   - erhöhter Faktor VII,
>   - erhöhtes Fibrinogen,
>   - erhöhte PAI-1-Freisetzung,
>   - beeinträchtigte Gefäßfunktion,
>   - arterielle Hypertonie.

Durch eine Hormonsubstitution kann die Insulinsensitivität gesteigert, die Elimination der Remnants und der LDL gefördert und die vaskuläre Funktion verbessert werden.

9.1.15 Fazit

Die in der Perimenopause in Erscheinung tretenden Hormonveränderungen und der langfristige Östrogenmangel verursachen nicht nur vasomotorische und psychische Symptome, sondern können auch die altersabhängigen Veränderungen des körperlichen und psychischen Zustands verstärken und die Entstehung von Erkrankungen wie Osteoporose, metabolische Störungen und Atherosklerose fördern sowie zentrale Funktionen beeinträchtigen. Störungen, die durch einen Hormonmangel ausgelöst oder verstärkt werden, lassen sich i. allg. durch eine fachgerechte Hormontherapie bessern oder beheben.

9.2 Hormontherapie

> **Definition**
>
> International wird die Hormonersatztherapie (hormonal replacement therapy, HRT) oder Hormonsubstitution heute als Hormontherapie (HT) bezeichnet, da die Indikation nicht mehr in der Substitution der physiologischerseits abnehmenden Hormonproduktion, sondern in der Behandlung von dadurch ausgelösten Beschwerden besteht.

Östrogensubstitution. Beschwerden und Erkrankungen, die auf einen Östrogenmangel zurückzuführen sind, lassen sich am besten durch eine Östrogensubstitution behandeln. Wegen des Risikos einer Endometriumhyperplasie muss **bei nicht hysterektomierten Frauen** regelmäßig ein **Gestagen** zusätzlich verabreicht werden. Jede Hormontherapie benötigt eine Indikation, die auf der Basis eines individuellen **Nutzen-Risiko-Profils** gestellt und jährlich überprüft werden sollte. Dabei sollte die Patientin ausführlich über die Vor und Nachteile der jeweiligen Hormontherapie informiert werden.

Indikationen und Kontraindikationen. Als Indikationen für eine Hormontherapie gilt die **Notwendigkeit einer Therapie** akuter Beschwerden (klimakterisches Syndrom, atrophische Veränderungen). Dabei sollte die **niedrigste effektive Dosis** verwendet werden. Auch wenn die Indikation zur Prävention und Therapie der Osteoporose offiziell eingeschränkt wurde, stellt die Hormontherapie die effektivste Behandlung dar. Östrogene können die Entwicklung der Atherosklerose hemmen, sofern die Behandlung frühzeitig begonnen wird. Trotzdem ist eine primäre Prävention arterieller Erkrankungen als alleinige Indikation wegen der Risiken nicht zu rechtfertigen, zumal hierfür geeignete spezifische Medikamente zur Verfügung stehen. Möglicherweise wird auch die Manifestation der Alzheimer-Krankheit durch Östrogene verzögert. Diese Empfehlungen wurden kürzlich überarbeitet (Ortmann u. König 2005).

> **Empfehlungen für den praktischen Umgang mit der Hormontherapie**
> - Eine Hormontherapie im Klimakterium und in der Postmenopause soll nur bei bestehender Indikation eingesetzt werden.
> - Eine Nutzen-Risiko-Abwägung und Entscheidung zur Therapie muss gemeinsam mit der Rat suchenden Frau erfolgen. Diese Entscheidung muss regelmäßig überprüft werden.
> - Die Hormontherapie ist die wirksamste medikamentöse Behandlungsform vasomotorischer Symptome. Damit assoziierte klimakterische Symptome können verbessert werden.
> - Die vaginale, orale oder parenterale Gabe von Östrogenen ist zur Therapie und Prophylaxe der Urogenitalatrophie geeignet.
> - Bei nichthysterektomierten Frauen muss die systemische Östrogentherapie mit einer ausreichend langen Gabe von Gestagenen (mindestens 10 Tage pro Monat) in suffizienter Dosierung kombiniert werden.
> - Hysterektomierte Frauen sollten nur eine Monotherapie mit Östrogenen erhalten.
> - Die Östrogendosis sollte so niedrig wie möglich gewählt werden.
> - Derzeit besteht keine ausreichende Evidenz, bestimmte für die Hormontherapie zugelassene Östrogene oder Gestagene bzw. ihre unterschiedlichen Darreichungsformen zu bevorzugen.
> - Die Hormontherapie ist zur Prävention der Osteoporose und osteoporosebedingter Frakturen geeignet. Dazu wäre allerdings eine Langzeitanwendung erforderlich, die mit potenziellen Risiken verbunden ist.
> - Die Hormontherapie ist nicht zur Primär- bzw. Sekundärprävention der koronaren Herzkrankheit und des Schlaganfalls geeignet.
> - Die Empfehlungen beziehen sich nicht auf Frauen mit einer prämaturen Menopause.

> **Cave**
>
> Absolute Kontraindikationen sind
> - ungeklärte vaginale Blutungen,
> - Mammakarzinom,
> - akute thromboembolische Erkrankungen,
> - Porphyria cutanea tarda.
>
> Die wichtigsten relativen Kontraindikationen sind
> - Lebererkrankungen,
> - eine ausgeprägte Hypertriglyzeridämie und
> - eine Thrombophilie,
> - unbehandelter Bluthochdruck.

Hormonauswahl. Bei der Therapie sollten nur **natürliche Östrogene** (Östradiol, konjugierte Östrogene, Östriol) eingesetzt werden, die in unterschiedlichen Dosierungen und Applikationsformen zur Verfügung stehen. Auch bei der Gestagenkomponente kann man zwischen dem natürlichen Progesteron sowie den Progesteron- und Nortestosteronderivaten wählen. Bei Frauen, bei denen Östrogene kontraindiziert sind oder die Östrogene nicht vertragen, kann die Behandlung mit reinen Gestagenen oder mit verschiedenen nicht hormonalen Medikamenten in Erwägung gezogen werden.

> **Nebenwirkungen der Hormontherapie (größtenteils dosisabhängig)**
> - thromboembolische Erkrankungen,
> - irreguläre Blutungen,
> - Gewichtsveränderungen,
> - Brustspannen,
> - Ödeme,
> - gastrointestinale Beschwerden.

9.2.1 Definition

Bei der Hormontherapie handelt es sich nicht um die Wiederherstellung physiologischer Hormonkonzentrationen, sondern um eine Therapie, mit der akute östrogenabhängige Beschwerden gebessert oder beseitigt und östrogenmangelbedingte Erkrankungen verhindert werden können. Dabei wird nicht versucht, die zyklischen Schwankungen der Östradiol- und Progesteronspiegel zu imitieren, sondern durch die Applikation geeigneter Präparate einen ausreichenden therapeutischen Effekt zu erzielen.

> **Cave**
>
> Auch wenn zahlreiche Präparate mit Östradiol das natürliche Östrogen der Frau enthalten, sind bei ihrer Anwendung bestimmte Nebenwirkungen und Risiken nicht völlig auszuschließen.

Dies gilt in entsprechender Weise für die konjugierten equinen Östrogene, für Progesteron und die verschiedenen synthetischen Gestagene. Deshalb sollte eine Hormontherapie – sei es zur Therapie akuter Beschwerden oder zur Prävention östrogenmangelbedingter Krankheiten – nur bei entsprechender Indikation durchgeführt werden.

> **Empfehlung**
>
> Die Notwendigkeit der Behandlung sollte in jährlichen Abständen überprüft werden.

9.2.2 Indikationen und Diagnostik

9.2.2.1 Anamnese

Eine gründliche Anamnese erleichtert Diagnose- und Indikationsstellung und gibt wertvolle Hinweise auf bestehende Risikofaktoren wie auch Kontraindikationen. Bei der Anamnese sollten nicht nur das Zyklusgeschehen, sondern auch die somatischen und psychischen Veränderungen abgefragt werden.

> **Anamnese bei klimakterischen oder postmenopausalen Patientinnen**
> - Eigenanamnese:
>   - Zyklusstörungen, letzte Menstruation, Menstruationsgeschichte,
>   - Schwangerschaften (Zahl, Alter, Verlauf),
>   - gynäkologische Erkrankungen (Myome, Endometriose, Ovarialzysten),
>   - gynäkologische Tumoren/Karzinome,
>   - Anwendung von Hormonen (Zyklusregulierung, Kontrazeption),
>   - Anwendung anderer Medikamente,
>   - Ernährungsgewohnheiten (vegetarisch, viel Fleisch, Milchweißunverträglichkeit),
>   - Genussmittel (Rauchen, Alkohol, Kaffee, Cola),
>   - prämenstruelles Syndrom, Ödeme,
>   - Mastopathien, Mastodynien,
>   - Körpergewicht, Gewichtsveränderungen,
>   - klimakterische Beschwerden (Hitzewallungen, Schlafstörungen),
>   - Herzbeschwerden (Herzrasen, Beklemmung),
>   - depressive Verstimmungen, Antriebsschwäche,
>   - Reizbarkeit, Nervosität, Angstzustände,
>   - Leistungsabfall, Konzentrations- und Gedächtnisschwäche,
>   - Sexualität, Dyspareunie, Libidoverlust,
>   - Harnwegsbeschwerden, Harninkontinenz, Senkungserscheinungen,
>   - atrophische Erscheinungen (trockene Scheide), Kolpitis, Vulvitis,
>   - Augenbeschwerden (Keratokonjunktivitis),
>   - Rückenschmerzen, Gelenkschmerzen, Abnahme der Körpergröße,
>   - Herz- und Kreislauferkrankungen (Thrombose, Hypertonie, Hyperlipoproteinämie),
>   - andere Allgemeinerkrankungen (Diabetes mellitus, Lebererkrankungen, Gallensteine).
> - Familienanamnese:
>   - venöse thromboembolische Erkrankung vor dem 40. Lebensjahr,
>   - Mammakarzinom,
>   - Osteoporose,
>   - ischämische Herzerkrankungen, Hyperlipoproteinämie,
>   - zerebrovaskuläre Erkrankungen, Alzheimer-Krankheit.

Inhalte der Anamnese. Für die Anamnese kann die Anwendung der Bewertungsskala der deutschen Menopausegesellschaft (**Menopause Rating Scale**) hilfreich sein, die eine Reihe von Symptomen abfragt und die auch zur Kontrolle des Therapieerfolgs geeignet ist (Abb. 9.9). Sie ersetzt den Kupperman-Index, der sich auf die häufigsten klimakterischen Beschwerden bezieht, die nach Auftreten und Schweregrad abgefragt und entsprechend ihrer Bedeutung gewichtet werden. Neben dem Zeitpunkt, der Stärke und der Dauer der letzten Menstruation sind das Zyklusverhalten der letzten Monate oder Jahre sowie Auffälligkeiten in der Menstruationsgeschichte zu erfassen. Größere Zeiträume von Amenorrhöen können z. B. als Hinweis auf eine geringere Knochenmasse gedeutet werden. Inhalt der Bewertungsskala ist auch die Frage nach einer Hormonbehandlung zur Zyklusregulierung oder der Anwendung hormonaler Kontrazeptiva. Patientinnen, die längere Zeit orale Kontrazeptiva angewandt haben, sind erfahrungsgemäß eher mit einer Hormontherapie einverstanden. Die Frage nach bestimmten Krankheiten (z. B. Thrombose, Hypertonie), besonderen Ernährungsgewohnheiten oder nach Genussmitteln (z. B. Rauchen, Alkohol) kann dazu beitragen, Risikofaktoren zu erkennen. Von besonderer Bedeutung für die Erkennung von Risikofaktoren ist eine ausführliche Familienanamnese (s. oben; Burger et al. 2004).

9.2.2.2 Untersuchung

Neben der allgemeinen und gynäkologischen Untersuchung sind auch die notwendigen Vorsorgeuntersuchungen durchzuführen, da das Risiko gynäkologischer Malignome mit dem Alter zunimmt.

9.2 · Hormontherapie

Menopause Bewertungsskala
Menopause Rating Scale (MRS)

Name: _____
Alter: _____

	Beschwerden
	keine leichte mittlere starke sehr starke
	0 0,1 0,2 0,3 0,4 0,5 0,6 0,7 0,8 0,9 1,0

1. Wallungen, Schwitzen
2. Herzbeschwerden
3. Schlafstörungen
4. Depresive Verstimmungen
5. Nervosität, Reizbarkeit
6. Allgemeine Leistungsminderung, Gedächtnisminderung
7. Sexualität
8. Harnwegsbeschwerden
9. Trockenheit der Scheide
10. Gelenk- und Muskelbeschwerden

Datum: 6.11.1997 | 27.11.1997
Durchschnittswert: 0,55 | 0,1

Präparat: _____
Dosis: _____
Uterus vorhanden: ja / nein
Blutung vorhanden: ja / nein
Ovarien vorhanden: ja / nein

Urheberrecht:
Expertengruppe der Deutschen Menopausegesellschaft:
Professor Hauser, Luzern
Professor Huber, Wien
Professor Keller, Zürich
Professor Lauritzen, Ulm
Professor Schneider, Münster

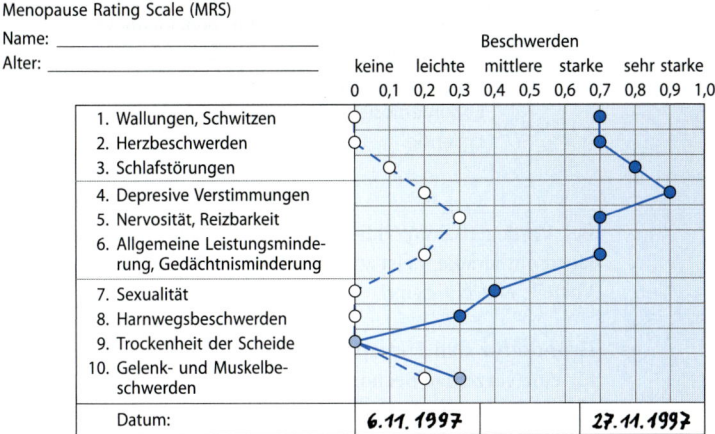

Abb. 9.9. Ausmaß der klimakterischen Beschwerden und die Wirkung einer Hormonsubstitution, dargestellt mit Hilfe der Menopausebewertungsskala (Menopause Rating Scale)

Untersuchung der klimakterischen bzw. postmenopausalen Patientin
- Allgemeine Untersuchung:
  - Blutdruck,
  - gynäkologische Untersuchung,
  - Brustuntersuchung, ggf. Mammographie,
  - zytologischer Abstrich,
  - Test auf okkultes Blut im Stuhl,
  - Urinuntersuchung,
  - Gewicht, Größe,
  - Palpation der Schilddrüse.
- Untersuchungen bei besonderen Fragestellungen:
  - Ausschluss einer Schwangerschaft,
  - Gestagentest,
  - Hormonbestimmungen (z. B. Progesteron, Östradiol, FSH, Prolaktin),
  - transvaginale Sonographie,
  - Endometriumbiopsie, fraktionierte Abrasio,
  - Kohlenhydratstoffwechsel,
  - Fettstoffwechsel,
  - Hämostase,
  - Osteodensitometrie,
  - Schilddrüsenfunktion.

9.2.2.3 Hormonbestimmungen

Die **Bestimmung des Östradiolspiegels** ist normalerweise nicht notwendig, da man sich in erster Linie an der Anamnese und am klinischen Befund orientieren kann. Ein Östrogenmangel macht sich meist in einer entsprechenden Symptomatik bemerkbar, wobei Hitzewallungen nicht immer vorhanden sein müssen. Auch die Überwachung der Therapie richtet sich nach der Besserung der Beschwerden und benötigt normalerweise keine Kontrolle durch Hormonanalysen.

Hormonspiegelbestimmung. Wenn während der Hormontherapie die Therapie durch die Bestimmung des Östradiolspiegels kontrolliert werden soll, so ist darauf zu achten, dass die Blutentnahme in dem Zeitraum zwischen 2 und 10 h nach der Einnahme bzw. am 2. Tag nach der Pflasterapplikation erfolgt. Zu einem späteren Zeitpunkt abgenommene Proben können entsprechend der Pharmakokinetik niedrige Werte ergeben. Zu bedenken ist auch, dass es große individuelle Variationen hinsichtlich der Höhe und des Verlaufs der Östradiolkonzentration im Serum gibt und dass bei identischen Hormonspiegeln die Wirkung ganz unterschiedlich sein kann. Bei Anwendung von konjugierten Östrogenen ist eine Östradiolbestimmung wenig sinnvoll, da sie wesentliche Wirkstoffkomponenten (die equinen Östrogene) nicht erfasst. Gleiches gilt für die Anwendung von Ethinylöstradiol, welches weder zu Östradiol gespalten wird noch mit dem Östradiol-RIA gemessen werden kann.

9.2.3 Verordnung

Ein **ausführliches Gespräch** mit der Patientin über die Wirkungen, Nebenwirkungen und Risiken ist von großer Bedeutung für Akzeptanz und Compliance. Dabei sollten speziell die Frage der Gewichtszunahme, das mögliche Auftreten von Blutungen und das Karzinomrisiko angesprochen werden. Auf **vorübergehende Beschwerden** wie Brustspannen, Empfindlichkeit der Brustwarzen, Wassereinlagerung (»schwere Beine«) sollte hingewiesen und die Problematik der im Beipackzettel erwähnten, z. T. erheblichen Nebenwirkungen besprochen werden. Die Hormontherapie erfolgt auf der Basis einer Indikationsstellung, wobei eine gemeinsam mit der Patientin durchgeführte **Nutzen-Risiko-Abwägung** die Entscheidung erleichtert. Dabei sind die Kontraindikationen zu beachten.

> **Individuelle Nutzen-Risiko-Analyse der Hormontherapie**
> - Erhöhtes Osteoporoserisiko bei:
>   - niedriger Knochenmasse,
>   - familiärer Belastung,
>   - später Menarche, früher Menopause,
>   - langfristiger Amenorrhö,
>   - Untergewicht,
>   - Bewegungsmangel, Immobilisation,
>   - kalziumarmer Ernährung,
>   - Rauchen, hohem Kaffeekonsum, Alkoholabusus,
>   - Glukokortikoidtherapie,
>   - Hyperthyreose.
> - Erhöhtes Mammakarzinomrisiko bei:
>   - Präkanzerose oder Mammakarzinom in der Vorgeschichte,
>   - familiärer Belastung,
>   - früher Menarche, später Menopause,
>   - Nulliparität, später erster ausgetragener Schwangerschaft (> 30 Jahre),
>   - Adipositas.
> - Erhöhtes Risiko venöser Thrombosen bei:
>   - Thrombose in der Vorgeschichte,
>   - familiärer Belastung,
>   - längerer Immobilisation,
>   - ausgeprägter Adipositas,
>   - Thrombophlebitis,
>   - ausgeprägter Varikosis.
> - Erhöhtes kardiovaskuläres Risiko bei:
>   - familiärer Belastung,
>   - Fehlen oder vorzeitigem Verlust der Ovarialfunktion,
>   - Rauchen, Adipositas, Hypertonie,
>   - Hypercholesterinämie.

> **Absolute und relative Kontraindikationen für die Hormontherapie**
> - Absolute Kontraindikationen
>   - ungeklärte vaginale Blutung,
>   - unbehandelte Endometriumhyperplasie,
>   - Mammakarzinom,
>   - bestehende venöse oder arterielle thromboembolische Erkrankung,
>   - Porphyria cutanea tarda.
> - Relative Kontraindikationen
>   - schwere Lebererkrankung,
>   - Cholestase,
>   - Gallensteine,
>   - Pankreatitis,
>   - Hyperlipoproteinämie Typ IV und V,
>   - gastrointestinale Störungen,
>   - Blutdruckanstieg unter Östrogeneinnahme,
>   - unbehandelter Bluthochdruck,
>   - Thromboembolien unter Östrogeneinnahme,
>   - Thrombophilie,
>   - Uterus myomatosus,
>   - Endometriose,
>   - Epilepsie.

Bei Vorliegen akuter klimakterischer Beschwerden führt die Hormontherapie meist zu einer raschen Besserung, sodass ihre Vorteile einsichtig sind.

Gründe für den Therapieabbruch. Die wichtigsten Gründe für eine vorzeitige Beendigung der Therapie sind Blutungsprobleme, Brustspannen und andere Begleiterscheinungen. Da eine Prävention der Osteoporose nur sinnvoll ist, wenn sie langfristig durchgeführt wird, ist in besonderem Maße auf die Risiken und die Notwendigkeit einer Therapie zu achten (s. oben). Wird trotz bestehender Risikofaktoren eine Hormonbehandlung gewünscht, ist auf eine ausführliche Aufklärung und das ausdrückliche Einverständnis der Patientin zu achten.

Die **Auswahl von Typ und Dosis** des Östrogens erfolgt in empirischer Weise, wobei die Dosis gegen die Beschwerden austitriert wird. Der Therapieerfolg ist abhängig von der Östrogendosis und der Dauer der Behandlung (Burger et al. 2004).

> Da auch das Ausmaß der Nebenwirkungen dosisabhängig ist (McKenzie et al. 2004), sollte auf eine möglichst niedrige Dosis geachtet werden – Merksatz: »So viel wie nötig, so wenig wie möglich«.

Gleiches gilt für die Gabe von Gestagenen, welche bei einem vorhandenen intakten Uterus indiziert sind, um das Risiko einer Endometriumhyperplasie weitgehend zu reduzieren (Pickar et al. 1998; Greendale u. Arriola 1999).

Individuelle Dosisfindung. Die Art der Hormontherapie sollte in individueller Weise gestaltet werden, die nicht nur von den Risikofaktoren, sondern auch vom Stadium des Klimakteriums oder der Dauer eines Östrogenmangels abhängt. Zu Beginn der Therapie kann eine häufigere Konsultation nötig sein, um Nebenwirkungen abzustellen und die Dosis anzupassen. Die Frage, ob die transdermale oder die orale Therapie bevorzugt werden soll, ist ebenfalls individuell zu entscheiden. Aufgrund der hohen Östrogenkonzentrationen während der ersten Leberpassage beeinflusst die orale Behandlung den hepatischen Metabolismus stärker als die transdermale Applikation, was sich in einigen Serumparametern bemerkbar macht (Tabelle 9.11).

> **Empfehlung**
>
> Bei ausgeprägter Hypertriglyzeridämie, schweren Leber- und Gallenblasenerkrankungen, einem Blutdruckanstieg unter oraler Substitution sowie bei gastrointestinalen Beschwerden ist die transdermale Applikation indiziert. Wenn ein Effekt auf den Fettstoffwechsel erwünscht ist, z. B. bei bestehender Hypercholesterinämie, ist die orale Therapie zu bevorzugen.

9.2 · Hormontherapie

Tabelle 9.11. Einfluss der oralen und transdermalen Östrogentherapie auf verschiedene Serumparameter (die Wirkungen können durch zusätzliche Gestagene modifiziert werden)

Parameter	2 mg Östradiol oral	50–100 μg Östradiol transdermal
FSH	–30 %	–40 %
SHBG	+100 %	–
CBG	–	–
Angiotensinogen	+80 %	–
IGF-1	–15 %	+25 %
hGH	+250 %	–
GHBP	+100 %	–
Prokollagen I	–10 %	+25 %
Prokollagen III	–10 %	+50 %
Kalzium/Kreatinin	–60 %	–40 %
Gesamtcholesterin	–5 %	–
LDL-Cholesterin	–15 %	–5 %
HDL-Cholesterin	+15 %	–
Triglyzeride	+5 %	–5 %

FSH = follikelstimulierendes Hormon; SHBG = sexualhormonbindendes Globulin; CBG = kortikosteroidbindendes Globulin; IGF = »insulin-like growth factor«; hGH = »human growth hormone«; GHBP = »growth hormone-binding proteine«; LDL = »low density lipoprotein«; HDL = »high density lipoprotein«

9.2.4 Auswahl der Therapie

Für die **individuelle Auswahl der Therapie** stehen nicht nur unterschiedliche Östrogene und Gestagene, sondern auch unterschiedliche Therapieschemata zur Verfügung (Abb. 9.10).

9.2.4.1 Gestagenmonotherapie

Im Klimakterium kommt es zunehmend zu einer Corpus-luteum-Insuffizienz bzw. zu anovulatorischen Zyklen, sodass längerfristig das **Risiko einer Endometriumhyperplasie** aufgrund eines ungehinderten Östrogeneinflusses erhöht ist. Durch eine **zyklische Behandlung** mit einem Gestagen lässt sich das Risiko senken und die Zykluskontrolle verbessern. Zudem bietet eine kontinuierliche Gestagengabe die Möglichkeit der sicheren **Kontrazeption**, doch ist hierbei mit **Blutungsstörungen** zu rechnen.

Alternativen. Bei Frauen, bei denen Östrogene kontraindiziert sind oder nicht vertragen werden, lassen sich **vasomotorische Symptome** in vielen Fällen durch eine Therapie mit **20–40 mg Medroxyprogesteronazetat** (Abb. 9.11) oder **20–40 mg Megestrolazetat** bessern. Die Therapie ist jedoch **zur Prävention der Osteoporose und Atherosklerose nicht geeignet und bessert auch keine atrophischen Erscheinungen im Genitalbereich**.

9.2.4.2 Östrogenmonotherapie

Empfehlung

Bei hysterektomierten Frauen ist die alleinige Therapie mit Östradiol oder konjugierten Östrogenen ausreichend. Eine zusätzliche Gestagengabe ist normalerweise überflüssig, zumal bei einem Teil der Frauen gestagenbedingte Nebenwirkungen auftreten.

- Östrogen kontinuierlich
- Östrogen/Gestagen zyklisch
- Östrogen kontinuierlich, Gestagen sequenziell
- Östrogen kontinuierlich, Gestagen alternierend
- Östrogen kontinuierlich, Gestagen alle 3 Monate
- Östrogen/Gestagen kombiniert kontinuierlich
- Östrogen kontinuierlich, levonorgestrelhaltiges Intrauterinpessar
- Gestagen zyklisch
- Gestagen kontinuierlich

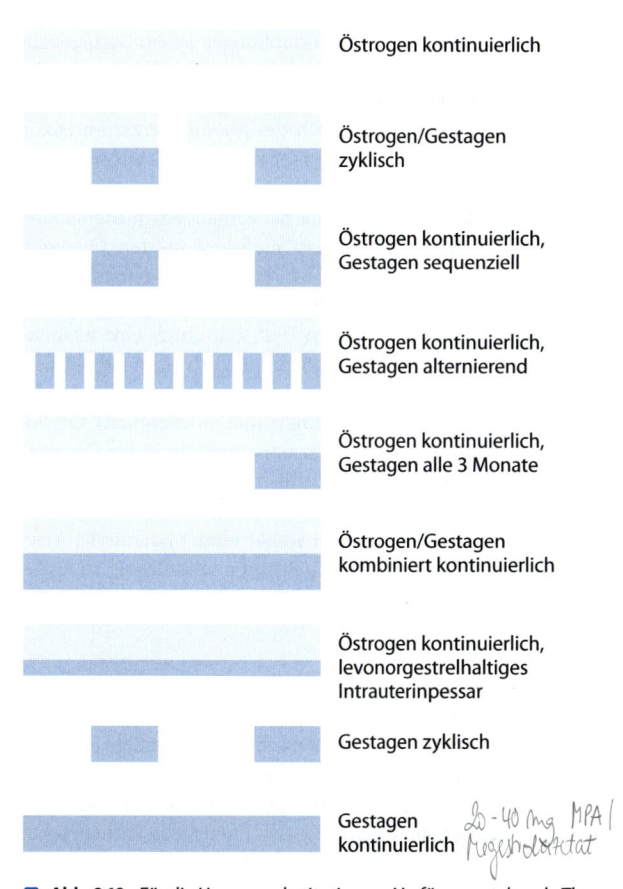

Abb. 9.10. Für die Hormonsubstitution zur Verfügung stehende Therapieformen

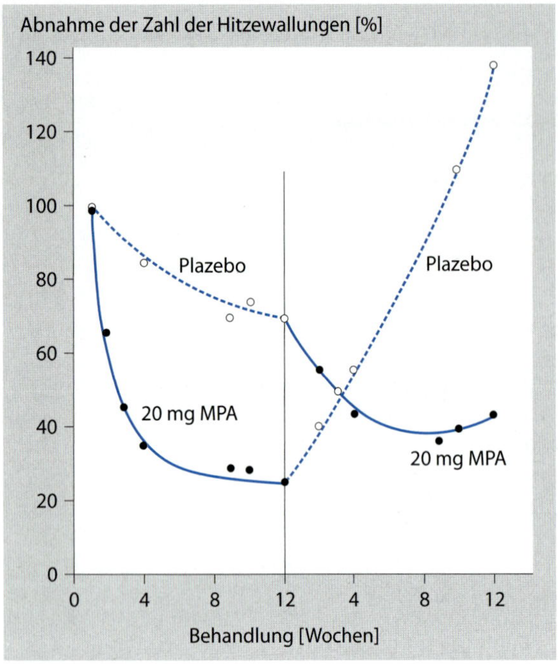

Abb. 9.11. Überkreuzvergleich der Wirkung eines Plazebos und einer Therapie mit 20 mg Medroxyprogesteronazetat (MPA) auf Hitzewallungen

Lediglich bei gutartigen Brusterkrankungen ist ein **Gestagenzusatz** sinnvoll. Ein günstiger Effekt auf den Knochen ist nur für Norethisteron und Tibolon nachgewiesen. Für einen Schutzeffekt der Gestagene hinsichtlich des Mammakarzinomrisikos gibt es keinen Beleg; sie erhöhen sogar das Brustkrebsrisiko.

Nur **in Ausnahmefällen** (Risikopatientinnen, Unverträglichkeit von Gestagenen) kann auch **bei vorhandenem Uterus** eine alleinige Behandlung mit einem niedrig dosierten Östrogen in Erwägung gezogen werden, wobei das Endometrium sonographisch und gelegentlich durch einen Gestagentest überwacht werden muss. Ansonsten lässt sich durch eine adäquate Behandlung mit oralem (zu Beginn täglich einmalig 2–4 mg, danach 1–2 mg) bzw. vaginalem (0,5 mg täglich während der ersten 3 Wochen, danach 0,5 mg 2-mal wöchentlich) Östriol eine Proliferation des Endometriums und damit der Gestagenzusatz vermeiden. Östriol ist jedoch nicht zur Prävention der Osteoporose geeignet.

Eine rein lokale Östrogentherapie ohne systemische Wirkungen ist durch die vaginale Applikation sehr niedriger Dosen, wie z. B. 0,03 mg Östriol oder 0,01–0,025 mg bzw. 7,5 µg Östradiol (Vaginalring), möglich.

9.2.4.3 Zyklische Therapie

Indikationen. Die Sequenztherapie eignet sich v. a. für das Klimakterium, da in diesem Lebensabschnitt regelmäßige Entzugsblutungen noch akzeptiert werden und bestehende unregelmäßige Zyklen stabilisiert werden können. Auch in den ersten Jahren nach der Menopause ist bei vielen Frauen das Sequenzschema die bessere Alternative, wenn sich mit der kontinuierlichen Kombinationstherapie keine Amenorrhö erreichen lässt und unregelmäßige Blutungen die Fortsetzung der Therapie gefährden.

Kontinuierliche Therapie. Das ältere Sequenzschema war gekennzeichnet durch eine Östrogenphase an den ersten 10–12 Tagen, gefolgt von 10 Tagen mit einer Östrogen-Gestagen-Kombination, an die sich ein hormonfreies Intervall von 7 Tagen anschloss. Da es in dieser Woche bei manchen Patientinnen zu einem Wiederauftreten der Beschwerden kommen kann, ist eine durchgehende kontinuierliche Östrogentherapie vorzuziehen, die über 10–14 Tage pro Zyklus von einer zusätzlichen Gestagengabe überlagert wird. Die Gestagenentzugsblutungen werden durch die Östrogeneinnahme nicht beeinflusst.

> **Beispiele**
> - 1 mg Östradiol (Tag 1–16), 1 mg Östradiol + 1 mg Norethisteronazetat (Tag 17–28);
> - 2 mg Östradiolvalerat (Tag 1–16) und 2 mg Östradiolvalerat + 0,075 mg Levonorgestrel (Tag 17–28);
> - 0,625 mg konjugierte Östrogene (Tag 1–14) und 0,625 mg konjugierte Östrogene + 5 mg Medroxyprogesteronazetat (Tag 15–28);
> - transdermale Gabe von 50 µg Östradiol (Tag 1–14) und 50 µg Östradiol + 10 µg Levonorgestrel (Tag 15–28).

9.2.4.4 Langzyklus

Sequenzielle Gestagengabe. Inwieweit es möglich ist, das zusätzliche Gestagen nur alle 3 Monate über 14 Tage zu verabreichen, ist – v. a. im Hinblick auf das Endometriumkarzinomrisiko – noch nicht endgültig geklärt. Die bisher vorliegenden Erfahrungen mit der Einnahme von 0,625 mg konjugierten Östrogenen über 10 Wochen, gefolgt von 0,625 mg konjugierten Östrogenen + 10 mg Medroxyprogesteronazetat über 2 Wochen, deuten darauf hin, dass die Häufigkeit der Endometriumhyperplasie nur geringfügig höher ist als beim üblichen zyklischen Schema. Allerdings sind die Entzugsblutungen erheblich stärker und dauern länger als bei den normalen Zyklen, auch treten Zwischenblutungen häufiger auf. Trotzdem würden 80 % der Frauen diese Form der langen Zyklen bevorzugen.

9.2.4.5 Kontinuierliche Kombinationstherapie

Wunsch nach Amenorrhö. Regelmäßige Blutungen werden von den meisten postmenopausalen Frauen nicht mehr akzeptiert, sodass eine Form der Hormontherapie gewünscht wird, die eine **langfristige Amenorrhö** gewährleistet. Bei der kontinuierlichen Kombinationstherapie verhindert das Gestagen von Beginn an die Proliferation des Endometriums, sodass es nach einiger Zeit zur Atrophie des Endometriums und damit zur Amenorrhö kommt. Dabei ist normalerweise eine Gestagendosis ausreichend, welche nur halb so hoch ist wie bei der sequenziellen Therapie.

> **Beispiele**
> - kontinuierliche Einnahme von 1 mg Östradiol + 0,5 mg Norethisteronazetat;
> - 2 mg Östradiolvalerat + 0,7 mg Norethisteron;
> - 0,625 mg konjugierte Östrogene + 2,5 mg Medroxyprogesteronazetat;
> - transdermale Gabe von 25 µg Östradiol + 125 µg Norethisteronazetat.

> In den ersten Monaten der Therapie treten häufig Zwischenblutungen auf, welche die Compliance beeinträchtigen können. Dies ist v. a. im Klimakterium und in der frühen Postmenopause der Fall. Deshalb wird zunächst die Sequenztherapie empfohlen, während der Wechsel zur Kombinationstherapie erst dann erfolgen soll, wenn die Entzugsblutungen unter der Sequenztherapie schwächer geworden sind.

Therapie bei Frauen im Klimakterium. Im Klimakterium kann die zyklische Anwendung einer Kombination von 2 mg Östradiol und 1 mg Norethisteronazetat über 23 von 28 Tagen versucht werden, wenn noch die Notwendigkeit kontrazeptiver Maßnahmen besteht. Allerdings ist die kontrazeptive Wirksamkeit dieser Methode nicht nachgewiesen. Eine **zuverlässige Kontrazeption** ist durch die Anwendung eines Intrauterinpessars, das täglich 20 µg Levonorgestrel freisetzt, möglich, wobei durch die hohe lokale Gestagenkonzentration gleichzeitig eine Endometriumatrophie erreicht und die proliferative Wirkung eines oral eingenommenen Östrogens gehemmt wird. Mit systemischen Wirkungen des Gestagens ist kaum zu rechnen, doch treten in den ersten Wochen häufig Zwischenblutungen auf.

Therapie bei älteren Frauen. Wird bei älteren postmenopausalen Frauen mit der Hormontherapie begonnen, so empfiehlt sich die Kombinationstherapie. Allerdings sollte die Östrogendosis zu Beginn möglichst niedrig sein, um östrogenabhängige Nebenwirkungen (z. B. Brustspannen) zu vermeiden und möglichst rasch eine Amenorrhö zu erreichen. Eine **Erhöhung der Gestagendosis** während der ersten Wochen kann die Anpassung beschleunigen.

> **Beispiele**
> - kontinuierliche Einnahme von 1 mg Östradiol + 0,5 mg Norethisteronazetat;
> - transdermale Gabe von 25 µg Östradiol + 125 µg Norethisteronazetat.

9.2.4.6 Intervallmäßige Gestagengabe

In der Entwicklung befindet sich derzeit ein **neues Schema**, bei dem zur kontinuierlichen Östrogentherapie das Gestagen in 3-Tages-Intervallen – unterbrochen von 3 Tagen ohne Gestagen – eingenommen wird. Damit lässt sich, wie bei der kontinuierlichen Behandlung mit Östrogen-Gestagen-Kombinationen, bei einem Teil der Patientinnen eine Amenorrhö erzielen.

9.2.4.7 Tibolon

Tibolon stellt **keine mögliche Alternative** für Frauen dar, bei denen **Östrogene kontraindiziert** sind oder nicht vertragen werden. Es bessert vasomotorische Symptome und atrophische Erscheinungen des Urogenitaltrakts und hat eine günstige Wirkung auf den Knochen. Dagegen scheint Tibolon nicht zur Atheroskleroseprophylaxe geeignet zu sein – es senkt zwar die Triglyzeridwerte, hat aber keinen Einfluss auf das LDL-Cholesterin. Zudem senkt es die Spiegel des HDL-Cholesterins um 20–30 %. Tibolon hat keinen proliferativen Effekt auf das Endometrium, sodass es bei den meisten Frauen zur Amenorrhö kommt. Da ein kleiner Teil der eingenommenen Dosis des Tibolons in ein Derivat des Ethinylöstradiols umgewandelt wird, ist bei Frauen mit Kontraindikation für Östrogene Vorsicht geboten.

9.2.4.8 Zusätzliche Androgengabe

Da das Ovar nach der Menopause weiterhin Androgene produziert, fallen die Testosteronspiegel normalerweise nicht ab. Nach einer Hysterektomie oder Ovarektomie kann es jedoch zu einer starken **Abnahme der Testosteronwerte** kommen, was möglicherweise bei einigen Frauen psychische Auswirkungen hat. Einzelne Studien haben unter der Gabe von Testosteronpräparaten, zusätzlich zu den Östrogenen, einen günstigen Einfluss auf das Wohlbefinden, den Antrieb und die Libido festgestellt, doch ist die Wirkung – zumindest bei Serumtestosteronkonzentrationen im physiologischen Bereich – umstritten.

> **Cave**
> Bei unphysiologisch hohen Testosteronspiegeln muss bei einem Teil der Patientinnen mit dem Auftreten androgener Nebenwirkungen (z. B. Hirsutismus) bis zu Virilisierungserscheinungen gerechnet werden.

Relativ **physiologische Testosteronkonzentrationen** lassen sich mit der Implantation von Östradiol-Testosteron-Kristallen erzielen, die in Deutschland nicht zur Verfügung stehen. Inwieweit die Anwendung von Testosteronpflastern geeignet ist, muss noch geklärt werden.

9.2.5 Klinische Wirkungen der Hormontherapie

Leitsymptom des klimakterischen Syndroms sind Hitzewallungen und Schweißausbrüche. Beruhen sie – ebenso wie Schlaflosigkeit und andere Symptome – tatsächlich auf einem Östrogendefizit, so ist eine Hormontherapie das Mittel der Wahl. Zu beachten ist, dass auch ein Plazebo kurzfristig recht wirksam sein kann (Abb. 9.12). Deshalb lässt sich die Wirksamkeit alternativer Präparate nur in plazebokontrollierten, doppelblind und überkreuz durchgeführten Vergleichsstudien prüfen, wobei eine Anwendungsdauer von mindestens 3 Monaten erforderlich ist.

> Mit der Östrogensubstitution lassen sich Hitzewallungen, Schweißausbrüche und andere klimakterische Symptome rasch bessern oder beseitigen (Hays et al. 2003). Die Wirkung ist abhängig von der Dosis und der Dauer der Behandlung. Die kli-

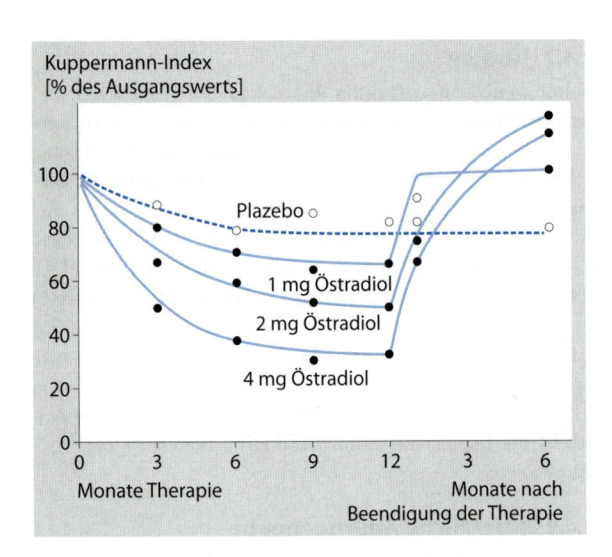

Abb. 9.12. Dosisabhängige Wirkung von Östradiol auf das klimakterische Syndrom (Kupperman-Index) im Vergleich zur Wirkung eines Plazebos sowie die Folgen des Absetzens der Therapie

nische Bedeutung dieser signifikant nachweisbaren Besserung unterliegt stark subjektiven Wertungen. Nach dem Absetzen muss mit einem Rebound-artigen Wiederauftreten der Symptome gerechnet werden (Abb. 9.12).

Dosierung. Die Hormontherapie wird mit einer Standarddosis, z. B. 0,5–1 mg Östradiol oder 0,3–0,45 mg konjugierte Östrogene oral bzw. 25–37,5 μg Östradiol transdermal, begonnen. Nach 3 Monaten empfiehlt sich eine Überprüfung des Therapieerfolgs, wobei bei unzureichender Wirkung die Dosis erhöht wird. Ist eine völlige Beseitigung der Beschwerden erreicht, so kann versucht werden, die Dosis des Östrogens zu reduzieren. Im Allgemeinen erreicht man mit 0,625 mg konjugierten Östrogenen oder 1 mg Östradiol bei 60 % der Patientinnen eine Besserung und bei 20 % eine Beseitigung der Hitzewallungen.

Eine **Dosis von 4 mg Östradiol** sollte nur im Ausnahmefall angewandt werden – ggf. ist es vorteilhaft, sie auf 2 Tagesdosen zu verteilen. Bei einem kleinen Teil der Patientinnen lassen sich auch durch sehr hohe Östrogendosen die Hitzewallungen nicht beseitigen. Anstelle der früher üblichen zyklischen Verabreichung der Östrogene mit einem hormonfreien Intervall von 7 Tagen ist die kontinuierliche Anwendung der Östrogene zu empfehlen, da in der hormonfreien Woche nicht selten die klimakterischen Beschwerden wieder auftreten.

Östriol ist zwar ein schwächeres Östrogen, doch lässt sich in Dosen von 2–4 mg oral bei 80 % der Frauen eine Besserung der Beschwerden erreichen. Falls Östrogene nicht vertragen werden oder kontraindiziert sind, lässt sich durch die Gabe von 10–40 mg Medroxyprogesteronazetat oder Megestrolazetat eine deutliche Besserung der Hitzewallungen erzielen (Abb. 9.11). Auch Tibolon und andere Gestagene sind wirksam, doch sollte auf die Anwendung von Nortestosteronderivaten in hoher Dosierung verzichtet werden, da sie aufgrund ihrer leichten androgenen Eigenschaften einen ungünstigen Einfluss auf den Fettstoffwechsel haben.

Vasomotorische Symptome. Androgene haben keine Wirkung auf vasomotorische Symptome und beeinflussen auch nicht diejenigen der Östrogene. Hinsichtlich der Wirkung von Pflanzen- oder Organextrakten auf die klimakterischen Symptome fehlt der eindeutige Nachweis einer Wirkung, welche über die eines Plazebos hinausgeht (Pinkerton u. Santen 1999; Tyce et al. 2003). Eine gewisse Besserung der vasomotorischen Symptome konnte unter der Behandlung mit Clonidin (0,1–0,2 mg tgl.), Gabapentin (300 mg), Fluoxetin (20 mg), Venlafaxin (37,5–75 mg) und Paroxetin (10–20 mg) beobachtet werden. Vasomotorische Symptome sind jedoch keine zugelassene Indikation, doch haben diese selektiven Serotoninwiederaufnahmeinhibitoren (SSRI) einen günstigen Effekt auf die Psyche (Stearns et al. 2003). Beachtet werden muss, dass es gelegentlich auch zu einer Verschlechterung von Depressionen (Suizidrisiko) kommen kann.

9.2.5.1 Psyche

Die Östrogentherapie führt auch zu einer **Besserung depressiver Verstimmungen** und des Befindens und zu einer **Zunahme der geistigen Aktivität** und Vigilanz. Dies ist nur z. T. eine Folge der verstärkten zerebralen Durchblutung. Östrogene aktivieren die zentralnervösen Funktionen, verstärken die synaptische Vernetzung und erhöhen die Neurotransmitteraktivität. In verschiedenen Untersuchungen wurde eine Verbesserung der sensomotorischen und kognitiven Funktionen beobachtet, doch ist diese Wirkung noch umstritten (Haskell et al. 1997).

Die günstigen Auswirkungen der Östrogene auf Psyche und Stimmung hängen von der **Dosis** ab und können in einem gewissen Ausmaß **durch Gestagene beeinträchtigt** werden. Dabei gibt es offensichtlich keine Unterschiede zwischen den verschiedenen Gestagentypen. Vermutlich kommt der Effekt nur bei disponierten Patientinnen zum Tragen, z. B. bei Frauen, die in jüngeren Jahren am prämenstruellen Syndrom litten. Ob die Östrogensubstitution einen Einfluss auf die Libido hat, ist fraglich.

9.2.5.2 Larviertes klimakterisches Syndrom

Zu beachten ist, dass etwa 20 % der peri- und postmenopausalen Frauen keine Hitzewallungen erleben, jedoch an anderen Symptomen des klimakterischen Syndroms leiden (larviertes klimakterisches Syndrom). Auch in diesen Fällen lassen sich
— Schlafstörungen,
— Herzbeschwerden,
— depressive Zustände,
— Leistungsabfall,
— Nervosität sowie
— Gelenk- und Muskelschmerzen

durch eine **Hormontherapie** effektiv therapieren (Hauser 1997). **Bei Schlafstörungen** werden durch die Hormontherapie die Einschlafzeit und die Zahl und Dauer der Aufwachphasen reduziert sowie die Schlaftiefe, der Anteil des REM-Schlafs und die Gesamtschlafdauer erhöht.

9.2.5.3 Atrophische Erscheinungen

Beschwerden, die mit der **Atrophie des Vaginalepithels** verbunden sind, lassen sich durch eine lokale oder systemische Behandlung mit Östrogenen beseitigen. Es kommt zu einer Stimulation der Proliferation und Reifung des Vaginalepithels und infolgedessen zu einer Normalisierung der Vaginalflora und des pH-

Wertes. Aufgrund der verstärkten Durchblutung des Vaginalgewebes nimmt die Transsudation und Lubrikation zu, sodass es zu einer deutlichen Besserung bei Dyspareunie kommt.

> Die günstigen Wirkungen sind weniger von der Dosis als von der Behandlungsdauer abhängig. Während die Besserung der Atrophie des Vaginalepithels bereits nach wenigen Tagen sichtbar wird, benötigt die vollständige Wiederherstellung des Vaginalgewebes eine Behandlungsdauer von mehr als 12 Monaten. Deshalb kann eine Dyspareunie während der ersten Therapiemonate noch andauern. Der Wirkungseintritt erfolgt bei sexuell aktiven Frauen rascher.

Dosierung. Im Allgemeinen reicht die Einnahme von 0,625 mg konjugierten Östrogenen oder 1 mg Östradiol für eine deutliche Besserung der Vaginalatrophie aus, auch bei zusätzlicher Gabe eines Gestagens. Sehr effektiv ist auch die vaginale Applikation von 0,5 mg Östriol. Nach einer initialen Therapie über 3 Wochen sollte auf die Erhaltungsdosis von 2-mal wöchentlich 0,5 mg Östriol umgestellt werden.

> **Cave**
> Durch die starke Resorption des Östriols im Vaginalgewebe werden Östriolspiegel wie nach Einnahme von 8 mg Östriol erreicht, sodass bei täglicher Applikation mit systemischen Wirkungen, z. B. mit einer Proliferation des Endometriums, zu rechnen ist.

Eine rein lokale Wirkung im Vaginalbereich lässt sich dagegen durch die topische Applikation von 0,03 mg Östriol, von 0,025 mg Östradiol oder eines Vaginalrings erzielen, der täglich 7,5 μg Östradiol freisetzt. Bei diesen niedrigen Dosen sind systemische Wirkungen ausgeschlossen und eine zusätzliche Gestagengabe unnötig.

Androgene und Progesteron haben ebenfalls eine proliferative Wirkung auf das Vaginalepithel, die nur schwer von derjenigen der Östrogene zu unterscheiden ist. Gestagene stimulieren die Proliferation der Basalschicht und eine teilweise Differenzierung zu den Intermediärzellen sowie eine vorzeitige Exfoliation. Androgene fördern ebenfalls die Proliferation und Differenzierung bis zur Intermediärschicht sowie eine vorzeitige Exfoliation, sie verstärken zudem die Durchblutung des Vaginalgewebes.

Die Behandlung mit 2,5 mg **Tibolon** bewirkt eine leichte Proliferation des Vaginalepithels und eine Zunahme des Maturation-Index sowie Besserung einer trockenen Scheide mit Dyspareunie. Neuere Untersuchungen sprechen dafür, dass sich durch die Stimulation von purinergen Rezeptoren (P2Y2-Rezeptoragonisten) eine nichthormonelle Steigerung der Scheidensekretion erreichen lässt (Kweansik Min et al. 2002).

Bei atrophischen Dystrophien der Vulvahaut (Lichen sclerosus) wurde früher die Anwendung einer Salbe mit 2 % Testosteronpropionat empfohlen. Da das Androgen gut resorbiert wird, ist bei dieser Therapie auf das **Auftreten androgener Nebenwirkungen** zu achten. Darüber hinaus gibt es Hinweise darauf, dass die eigentliche Wirkung nicht vom Testosteron, sondern von der Salbengrundlage Petrolatum ausgeht. Eine langfristige Besserung lässt sich offensichtlich durch die Behandlung mit einer Salbe erreichen, die ein wirksames Kortikosteroid (z. B. 0,05 % Clobetasoldipropionat) enthält (Barhan u. Ezenagu 1997).

Harntrakt. Die Östrogensubstitution bewirkt eine **Proliferation der Mukosa** der Urethra und des Blasentrigonums, zudem fördert sie die Wassereinlagerung und damit die Turgeszenz des Bindegewebes. Die Elastizität und Durchblutung der Urethra und der Muskeltonus nehmen zu und bewirken einen Anstieg des Druckprofils. Deshalb ist bei postmenopausalen Frauen mit einer Hormontherapie eine effektive Behandlung der atrophischen Zystitis und Urethritis und der damit verbundenen Miktionsbeschwerden möglich. Allerdings ist nur eine langfristige Therapie erfolgreich. Die Östrogensubstitution erbringt bei etwa 70 % der Patientinnen eine subjektive Besserung der Beschwerden, wobei der Effekt schon nach wenigen Tagen eintritt.

> **Dosierung**
> – 0,5–1 mg Östradiol,
> – 25–50 μg Östradiol transdermal oder
> – 0,3–0,625 mg konjugierte Östrogene.
> Auch mit Östriol (2 mg oral oder 0,5 mg vaginal) lässt sich häufig ein zufriedenstellender Erfolg erzielen.

Urge-Inkontinenz. Da bei der Urge-Inkontinenz der Östrogenmangel eine wichtige Rolle spielt, kommt es unter der Hormontherapie häufig zu einer Besserung der Miktionsfrequenz, des Harndrangs und der Inkontinenz. Auch bei leichteren Fällen von **Stressinkontinenz** (SIK I. Grades, weniger bei SIK II. Grades) kann die Östrogensubstitution eine subjektive Besserung erbringen, doch lässt sich meist eine Operation nicht vermeiden. Sowohl vor der Operation als auch später ist eine Hormontherapie indiziert, da hierdurch die postoperative Wundheilung gefördert wird. Falls es sich um bisher nicht substituierte Patientinnen handelt, ist die intravaginale Behandlung mit Östriol vorzuziehen. Da die Östrogene eine Proliferation der Vaginalmukosa bewirken, verliert die Patientin die Empfindlichkeit gegenüber dem Urin, und das Gefühl des Harnbrennens verschwindet.

Bei einer **kombinierten Stress- und Urge-Inkontinenz** ist eine zusätzliche Östrogensubstitution indiziert, weil eine alleinige chirurgische Behandlung meist nicht ausreichend ist. Der Erfolg einer Hormontherapie kann durch begleitende Maßnahmen, wie Verringerung belastender Faktoren, Physiotherapie, Pessarbehandlung usw., unterstützt werden.

Haut und Schleimhäute. Die mit einem Östrogenmangel verbundenen degenerativen Veränderungen der Haut – insbesondere die Atrophie der Epidermis, die Abnahme der Durchblutung, der Abbau des Kollagens und die Schädigung der Elastinfasern – lassen sich durch eine Östrogensubstitution aufhalten bzw. bessern. Dabei sind niedrige Dosen offensichtlich wirksamer als hohe. Die Behandlung führt zu einer Zunahme der Hautdicke, der Hyaluronsäuremenge sowie des Wasser- und Kollagengehalts. Darüber hinaus wird die Wirkung der Androgene auf die Haut bzw. die Haarfollikel und Talgdrüsen eingeschränkt.

Auch die **Veränderungen der Mundschleimhaut** infolge eines Östrogenmangels – wie z. B. Schrumpfung, verminderte Durchblutung, Trockenheit und Gingivitis – lassen sich durch die Hormontherapie bessern.

Veränderungen an den Augen. Nach der Menopause kann es zur Atrophie der Kornea und der Konjunktiva, zu einer Unterfunktion der Tränendrüsen und einer Keratoconjunctivitis sicca mit der damit verbundenen Unverträglichkeit von Kontaktlinsen kommen. Hierbei hat sich die Hormontherapie als sehr wirksam erwiesen. Geeignet ist auch die lokale Therapie mit einer Salbe (6 mg Östriolsukzinat/100 g).

9.2.6 Prävention und Therapie der Osteoporose

9.2.6.1 Osteoporose und Östrogene

Der **östrogenmangelbedingte Knochenabbau** lässt sich kausal durch eine adäquate Östrogensubstitution verhindern. Da ein Östrogenmangel v. a. die Resorption der Spongiosa beschleunigt, macht sich die Wirkung einer Hormontherapie am stärksten an den trabekulären Knochen, insbesondere an den Wirbelkörpern, bemerkbar. Die Östrogene wirken primär über eine Hemmung der Osteoklastenaktivität. Im höheren Alter kommt es dann vermehrt zu einem Verlust an Kompakta (kortikalem Knochen) und einer Zunahme der Knochendichte durch periostiale Apposition (Ahlborg et al. 2003).

Indikationsstellung. Eine Substitution ist dann indiziert, wenn die osteodensitometrische Messung am Radius eine Spongiosadichte ergibt, die 2 Standardabweichungen unterhalb des Mittelwertes gesunder Frauen liegt, oder wenn eine 2. Messung nach 6–9 Monaten zeigt, dass die Patientin zu den »fast losers« gehört (jährlicher Spongiosaverlust von mehr als 3,5%). Am stärksten profitieren Patientinnen mit einem raschen »turnover« von der Östrogentherapie. Aufgrund der in randomisierten kontrollierten Studien gefundenen Risiken wurde die Indikation der Prävention der Osteoporose für die Hormontherapie eingeschränkt. Demnach sollte sie bei postmenopausalen Frauen mit hohem Frakturrisiko nur dann eingesetzt werden, wenn andere zugelassene Medikamente nicht vertragen werden oder kontraindiziert sind.

Neuere Untersuchungen sprechen dafür, dass eine nichtmedikamentöse Intervention bereits bei Frauen erfolgen sollte, die nur eine mäßig verminderte Knochendichte aufweisen. Diese Gruppe hat dennoch ein erhöhtes Frakturrisiko und sollte deshalb zu nichtmedikamentösen Maßnahmen wie Sport und gesunder, kalziumreicher Diät angehalten werden (Siris et al. 2004).

Kombinationstherapie. Inwieweit die **zusätzliche Gabe eines Gestagens** den günstigen Effekt verstärkt, ist nicht geklärt. Bisher wurde eine verstärkte Zunahme der Knochenmasse nur unter der kontinuierlichen kombinierten Therapie mit Östradiol und Norethisteronazetat beobachtet. Dagegen fand man mit der Kombination von Medroxyprogesteronazetat oder Progesteron mit konjugierten Östrogenen keinen zusätzlichen Effekt des Gestagens (Writing Group for the PEPI Trial 1996). Die zusätzliche Gabe von Androgenen scheint dagegen den günstigen Effekt der Östrogene zu verstärken. Bei Anwendung von Implantaten mit 50 mg Östradiol allein oder mit 50 mg Östradiol + 50 mg Testosteron alle 3–6 Monate erfolgte die Zunahme der Knochenmineraldichte an den Wirbelkörpern und im Oberschenkelhals mit der Östrogen-Androgen-Kombination rascher und war stärker ausgeprägt.

Die transdermale Applikation von Östradiol ist ebenso wirksam wie die orale Behandlung. Bei längerfristiger Substitution (5–8 Jahre) ist mit einer **Senkung der Frakturrate um 50 %** zu rechnen, wobei sich die Protektion bevorzugt an den Wirbelkörpern bemerkbar macht. Der knochenaufbauende Effekt tritt auch bei älteren Frauen und bei manifester Osteoporose ein.

Dosierung. Als ausreichend wirksame Dosen gelten 25–50 µg Östradiol transdermal, 0,5–1 mg Östradiol oder 0,3–0,625 mg konjugierte Östrogene. Die zusätzliche Gabe von 1000–1500 mg Kalzium und 800–1000 IE Vitamin D verstärkt den Effekt der Östrogene. Im Allgemeinen wird eine Hormontherapie zur Prävention der Osteoporose über einen **Zeitraum von mindestens 5 Jahren**, bevorzugt von 10 Jahren oder länger empfohlen.

Verschiedene Untersuchungen deuten darauf hin, dass nach **Absetzen einer mehrjährigen Hormontherapie** der Gewinn an Knochenmasse auch in der folgenden Zeit zu Buche schlägt. Zwar kommt es durch den Ausfall der Östrogene zunächst zu

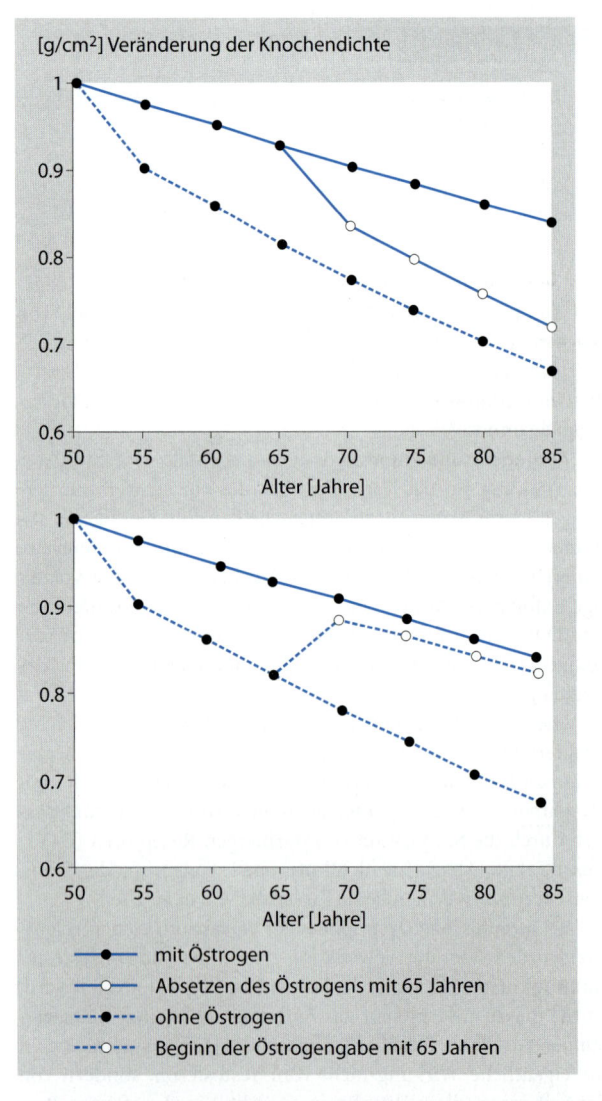

Abb. 9.13. Schematische Darstellung der altersabhängigen Veränderungen der Knochendichte postmenopausaler Frauen mit oder ohne Östrogensubstitution, nach Absetzen der Östrogensubstitution sowie nach einem Beginn der Östrogentherapie mit 65 Jahren

einer beschleunigten Knochenresorption, doch ist trotzdem die Knochenmasse höher als bei Frauen, die nicht substituiert wurden. Bei älteren postmenopausalen Frauen mit manifester Osteoporose führt eine Hormontherapie, selbst wenn sie im Alter von 65 Jahren begonnen wird, zu einer erheblichen Zunahme der Knochenmasse (Abb. 9.13; Schneider et al. 1997). Allerdings sind in diesem Alter wegen der ungünstigen Nutzen-Risiko-Relation Raloxifen oder Bisphosphonate vorzuziehen. Eine Überwachung des Therapieerfolgs während der Hormontherapie ist nur bei besonderen Gründen erforderlich.

Stürze. Ein wichtiger Aspekt bei der Prävention der Osteoporose ist die Tatsache, dass Frakturen des proximalen Femurs und des Radius in erster Linie die Folge eines Sturzes sind. Etwa 5 % aller Stürze führen zu Frakturen. Ursache sind häufig
- schlechte Balancefähigkeit,
- Störungen der Motorik,
- Visuseinschränkung,
- Einfluss von Medikamenten sowie
- Unaufmerksamkeit und andere kognitive Defizite.

Da die Östrogensubstitution die zerebrale Durchblutung erhöht, die kognitiven Funktionen und den gesamten körperlichen Zustand verbessert, dürfte es auch zu einer Abnahme der Stürze kommen, was einen wesentlichen Beitrag zur Senkung des Frakturrisikos bedeutet (Naessen et al. 1997).

9.2.6.2 Alternative Therapien

Für den Fall, dass eine Substitution mit Östrogenen kontraindiziert ist, nicht vertragen oder von der Patientin abgelehnt wird, stehen verschiedene Medikamente zur Verfügung, die den Knochenabbau verhindern oder sogar einen Knochenanbau stimulieren (Tabelle 9.12). Von entscheidender Bedeutung zur Prävention der Osteoporose ist die körperliche Aktivität. Regelmäßige körperliche Betätigung, und sei es nur Spazierengehen, vermindert das Frakturrisiko effektiv. Eine »Dosis-Wirkungs-Beziehung« besteht auch hierfür (Feskanich et al. 2002).

> Grundsätzlich ist auf eine ausgewogene Ernährung mit ausreichender Versorgung mit Kalzium und Vitaminen (D, B_{12}, K) zu achten. Körperliche Aktivität unterstützt den Knochenaufbau, längere Phasen der Immobilisierung sind zu vermeiden.

9.2.6.3 Selektive Östrogenrezeptormodulatoren (SERM)

Tierversuche zeigen, dass es möglich ist, die Effekte von Sexualsteroiden auf den Knochen von ihren reproduktiven Wirkungen zu trennen und mechanismusspezifische Liganden zu entwickeln. Diese sollen, anders als die klassische Hormonersatztherapie, nur ausgewählte Effekte am Rezeptor bewirken (selektive Östrogenrezeptormodulatoren = SERM; Kousteni et al. 2002).

Tamoxifen sowie die neueren Wirkstoffe **Raloxifen** und **Droloxifen** hemmen die Knochenresorption. Für Raloxifen wurde eine Steigerung der Knochendichte und der Knochenmineralisierung und eine Verminderung der Frakturrate nachgewiesen (Boivin et al. 2003). **Tamoxifen** und **Raloxifen** hemmen das Wachstum rezeptorpositiver Mammakarzinome und reduzieren über einen Zeitraum von 3–5 Jahren die Inzidenz des Mammakarzinoms, doch sind die langfristigen Auswirkungen nicht geklärt. Sie haben jedoch keine Wirkung auf vasomotorische Symptome und können diese sogar auslösen. Sie erhöhen das Risiko venöser thromboembolischer Erkrankungen, während die Wirkung auf das kardiovaskuläre Risiko nicht geklärt ist. Im Gegensatz zu **Tamoxifen** erhöht **Raloxifen** nicht das Risiko des Endometriumkarzinoms. Während die Wirkungen der Östrogene und Gestagene auf den gesamten Organismus aus vielen Untersuchungen bekannt sind, fehlen bisher ausreichende Untersuchungen über die Effekte der SERM auf viele Organe (Spencer et al. 1999; Gail et al. 1999).

9.2.6.4 Tibolon

Bei Tibolon handelt es sich um ein Derivat des Norethynodrels, welches als Gestagen-Prodrug nach der Einnahme in ein wirksames Gestagen in Metaboliten mit schwachen östrogenen und androgenen Wirkungen sowie in ein Derivat des Ethinylöstradiols umgewandelt wird. Die bisher vorliegenden Untersuchungsergebnisse lassen den Schluss zu, dass bei postmenopausalen Frauen die Therapie mit täglich 2,5 mg Tibolon innerhalb eines Jahres zu einer Zunahme des trabekulären Knochengewebes um etwa 8 % führt. Im weiteren Verlauf der Behandlung bleibt diese Knochendichte erhalten. Die Zunahme der kortikalen Knochenmasse erfolgte langsamer und erreichte nach 2 Jahren einen um etwa 5 % höheren Wert als zu Therapiebeginn.

9.2.6.5 Anabolika

Anabolika hemmen vermutlich die Knochenresorption und können v. a. bei älteren Patientinnen mit fortgeschrittener Osteoporose von Bedeutung sein. Allerdings ist mit androgenen Nebenwirkungen (Hirsutismus, Stimmveränderungen, Fettstoffwechselveränderungen) zu rechnen.

9.2.6.6 Kalzium und Osseinpräparate

Da es im Alter verstärkt zu einem ernährungsbedingten Kalziummangel kommt, ist eine Supplementation mit 1–1,5 g Kalzi-

Tabelle 9.12. Medikamente zur Prävention oder Therapie der Osteoporose

Hemmung des Knochenanbaus	Stimulation des Knochenabbaus
Östrogene	Fluoride
Norethisteron	Anabolika
Tibolon	Parathormonfragmente
Antiöstrogene	
Kalzitonin	
Bisphosphonate	
Kalzium	
Vitamin D	
Kalziferol	
Kalzitriol	
Alfakalzidol	
Thiaziddiuretika	

um täglich zu empfehlen. In Kombination mit Vitamin D₃ bzw. Vitamin-D-Metaboliten ist eine gewisse **Reduktion des altersabhängigen Knochenabbaus und der Frakturrate** möglich. Wirksamer als Kalzium ist offensichtlich ein Ossein-Hydroxylapatit-Präparat, welches Kollagen, Peptide (u.a. IGF-1, TGF-β, Osteokalzin), Phosphor und Kalzium enthält. Die Wirkung ist allerdings bei Patientinnen mit einem starken Knochenmassenverlust nicht ausreichend und mit der Wirkung einer Hormontherapie nicht vergleichbar.

9.2.6.7 Vitamin D

Die individuellen Unterschiede hinsichtlich des Osteoporoserisikos beruhen möglicherweise auf **genetischen Besonderheiten des Vitamin-D-Rezeptors**. Im Zusammenhang mit dem postmenopausalen Östrogenmangel beschleunigt sich der Knochen-Turnover, der PTH-Spiegel fällt ab, und es entsteht weniger 1,25(OH)-2-Vitamin-D₃. Mit zunehmendem Alter entwickeln sich ein **Vitamin-D-Mangel** und eine **Vitamin-D-Resistenz**. Darüber hinaus hat die **Reduktion der intestinalen Vitamin-D-Rezeptoren** eine verminderte Kalziumresorption zur Folge. Die Therapie mit Kalzitriol (1,25(OH)-2-Vitamin-D₃) oder α–Kalzidol (1-α-Hydroxy-Vitamin-D₃) in einer Dosis von 1 μg täglich und zusätzlicher Kalziumeinnahme kann den altersbedingten Knochenmassenverlust (< 3,5 % jährlich) hemmen.

> Bei einer beschleunigten Knochenresorption (> 3,5 % jährlich) ist eine ausreichende Wirkung nur mit Östrogenen, Raloxifen, Kalzitonin oder Bisphosphonat zu erwarten.

9.2.6.8 Kalzitonin

Kalzitonin spielt bei der Kontrolle des Knochenumbaus eine wichtige Rolle, da es die **Knochenresorption durch die Osteoklasten hemmt**. Deshalb lässt sich durch eine Therapie mit Kalzitonin, dessen Sekretion in der Postmenopause vermindert ist, der postmenopausale Knochenmassenverlust verhindern. Geeignet ist v. a. das **Salm-Kalzitonin**, welches wirksamer ist als das humane, und zwar in einer Tagesdosis von 200 IE intranasal, wobei der Zusatz von 1 g Kalzium zu empfehlen ist. Kalzitonin wirkt v. a. auf den **trabekulären Knochen**, insbesondere bei Patientinnen mit raschem Knochenabbau (»fast losers«), während der Effekt auf den kortikalen Knochen fraglich ist. Aufgrund seines **analgetischen Effekts** ist der Einsatz von Kalzitonin insbesondere in der akuten Phase nach einer Fraktur sinnvoll.

9.2.6.9 Bisphosphonate

Es handelt sich um Derivate des **Pyrophosphats**, die eine Affinität zu Hydroxylapatit aufweisen und die **Knochenresorption durch die Osteoklasten hemmen**. Seit der Einführung von Etidronat wurden zahlreiche andere Bisphosphonate entwickelt, die erheblich wirksamer sind (Clodronat, Pamidronat, Alendronat, Risedronat, Tiludronat). Im Gegensatz zu den ersten Bisphosphonaten blockieren die neuen Substanzen nicht die Mineralisation des Knochens. Sie sind v. a. bei Patientinnen mit raschem Knochenabbau (»fast loser«) wirksam, wobei v. a. die **Resorption der Spongiosa gehemmt** wird.

Aufgrund der Zunahme der Knochendichte wird unter der Therapie mit Bisphosphonaten eine Senkung der Frakturrate erreicht (Black et al. 2000; Watts 2001). Es gibt aber Berichte über **Osteonekrosen des Kiefers unter einer Langzeittherapie**. Andererseits wurde nachgewiesen, dass die biochemischen Effekte von Biphospohonaten auf den Knochenstoffwechsel auch bei einer Therapiedauer von 10 Jahren stabil bleiben (Bone et al. 2004).

> **Empfehlung**
>
> Die Therapie wird am besten während der Phase des raschen Knochenmassenverlusts durchgeführt, und zwar entweder in zyklischer (z. B. 400 mg Etidronat täglich über 2 Wochen, gefolgt von 10 Wochen mit 1 g Kalzium und 500 IE Vitamin D täglich) oder kontinuierlicher Weise (z.B. 10 mg Alendronat oder 5 mg Risedronat und zusätzlich 0,5–1,5 g Kalzium täglich). Eine intravenöse Gabe alle 3–6 Monate hat den gleichen Effekt auf die Knochendichte wie die orale Administration.

9.2.6.10 Fluoride

Natriumfluorid und Natriummonofluorophosphat stimulieren die Knochenbildung durch **Erhöhung der Osteoblastenzahl** und erhöhen die Knochenmineraldichte der Wirbelkörper über die **Bildung von Fluorapatit** (anstelle von Hydroxylapatit). Es fehlt bisher allerdings der Nachweis, dass auch die Frakturrate gesenkt wird. Deshalb wird es derzeit nicht zur Behandlung der Osteoporose empfohlen.

9.2.6.11 Strontium

Die Behandlung mit Strontiumranelat verhindert den postmenopausalen Knochenmassenverlust und senkt die Frakturrate.

9.2.6.12 Parathormon

Das Parathormon (PTH) übt einen **anabolen Effekt auf den Knochen** aus und kann den Knochenaufbau stimulieren. Verwendet wird es z. B. in Form von Injektionen. Da es bei kontinuierlicher Infusion vorwiegend die Knochenresorption steigert, besteht über die Art seiner Anwendung noch keine Klarheit (McClung 2004; Hodsman et al. 2004; Black et al. 2003).

9.2.7 Herz-, Kreislauf-, Stoffwechsel- und Demenzerkrankungen

9.2.7.1 Kardiovaskuläre Erkrankungen

Kardiovaskuläre Erkrankungen sind die häufigste Todesursache bei Frauen über 60 Jahre. Nach der Menopause kommt es zu einem starken Anstieg der Inzidenz und Schwere von koronaren Herzerkrankungen aufgrund der beschleunigten Entwicklung einer Atherosklerose (Birkhäuser et al. 2004). Dieser pathologische Vorgang ist von der Dauer des Östrogenmangels abhängig, kann aber durch eine rechtzeitige Östrogensubstitution aufgehalten werden. **Östrogene verhindern die Akkumulation der LDL in der arteriellen Intima** und **erhalten die Funktion des Endothels**, während bestimmte Gestagene die **Östrogenwirkung beeinträchtigen** können (◘ Tabelle 9.13).

Nahezu alle vorliegenden Beobachtungsstudien kamen zu dem Ergebnis, dass die Hormontherapie das Risiko kardiovaskulärer Erkrankungen auf etwa die Hälfte reduziert (Bush 1996; Barrett-Connor 1996; Grodstein et al. 2000). Dagegen fanden verschiedene randomisierte, kontrollierte Untersuchungen keinen protektiven Effekt oder sogar eine vorüberge-

Tabelle 9.13. Einfluss der Östrogene und Gestagene auf das Herz- und Kreislaufsystem

Östrogene	Gestagene
1. Fettstoffwechsel	
Erhöhung des HDL-CH	Senkung des HDL-CH
Erhöhung der TG und VLDL	Senkung der TG und VLDL
Induktion der LDL-Rezeptoren	
Induktion der Remnant-Rezeptoren	
2. Vasomotorische Wirkungen auf die Arterienwand	
— Endothelabhängige Wirkungen	
Vasodilatation	Vasokonstriktion
Wirkungsverstärkung von Dilatatoren	
Wirkungsabschwächung von Konstriktoren	
Erhöhung der Stickoxidfreisetzung	Senkung der Stickoxidfreisetzung
Erhöhung der Prostazyklinfreisetzung	
Reduktion der Endothelin-1-Freisetzung	
— Endothelunabhängige Wirkungen	
Hemmung des Kalziumeinstroms in die glatten Muskelzellen	
— Antiatherogene Wirkungen	
Hemmung der radikalinduzierten LDL-Oxidation	
Hemmung der radikalabhängigen Inaktivierung von Stickoxid	
Schutz vor radikalinduzierten Endothelläsionen	
Hemmung der Proliferation und Wanderung glatter Muskelzellen	
Verhinderung arterieller Spasmen	
Reduktion der Synthese von Adhäsionsfaktoren	
— Wirkung auf die Venen	
Vasodilatation	Erhöhung der Dehnbarkeit
Erhöhung der Permeabilität	Erhöhung des Füllungsvermögens

CH = Cholesterin; TG = Triglyzeride; VLDL = »very low density lipoproteins«; LDL = »low density lipoproteins«; HDL = »high density lipoproteins«

hende Zunahme der kardiovaskulären Erkrankungen unter der Behandlung mit Östrogen-Gestagen-Kombinationen (Hulley et al. 1998; Grady et al. 2002; Manson et al. 2003; Lobo 2004; Writing Group for the Women's Health Initiative Investigators 2002), während mit reinen Östrogenen bei den Koronarerkrankungen ein günstiger Effekt beobachtet wurde (Hodis et al. 2001; The Women's Health Initiative Steering Committee 2004).

Die Hormontherapie erhöht das Risiko für venöse thromboembolische Erkrankungen auf das 2- bis 3fache, insbesondere im 1. Behandlungsjahr. Dies beruht auf dem Einfluss der Hormone auf die Hämostase, aber auch auf ihren direkten Wirkungen auf die Gefäßwand (Tabelle 9.13). Das erhöhte Thromboserisiko spielt auch bei der Entstehung ischämischer zerebraler und kardialer Erkrankungen eine Rolle. Möglicherweise hat die transdermale Östrogentherapie keinen oder nur einen geringen Einfluss auf das Thromboserisiko.

Das Risiko einer **Hypertonie**, die als wichtiger Risikofaktor für Herzerkrankungen, Schlaganfall und transitorische ischämische Attacken gilt, steigt mit dem Alter und scheint durch einen Östrogenmangel gefördert zu werden. Dafür spricht auch die Zunahme des Gefäßwiderstandes und die Abnahme der Durchblutung nach der Menopause. Normalerweise kann die Hormontherapie zu einer Senkung eines erhöhten Blutdrucks beitragen. Eine Blutdruckerhöhung wurde nur in Einzelfällen unter der Behandlung mit konjugierten Östrogenen beobachtet. Bei Patientinnen, deren Blutdruck mit Antihypertensiva eingestellt wurde, ist eine Hormontherapie möglich, wobei die transdermale Therapie zu bevorzugen ist.

Hinsichtlich des **Schlaganfallrisikos** ist die Datenlage sehr inkonsistent, doch scheint die Mortalität nicht erhöht zu sein. In der HER-Studie wurde bei Frauen mit manifesten Herzkrankungen keine Erhöhung der zerebralen Insulte festgestellt, während in der WHI-Studie mit angeblich gesunden Frauen vermehrt Schlaganfälle unter der Hormontherapie aufgetreten waren (Hulley et al. 1998; Grady et al. 2002; Writing Group for the Women's Health Initiative Investigators 2002). Andere Studien fanden zu Beginn der Therapie eine vorübergehende Zunahme der Ereignisse, insgesamt jedoch keinen signifikanten Einfluss (Grodstein et al. 1996; Paganini-Hill 2002).

Die Konfusion über die **Prävention koronarar Herzerkrankungen** durch die Hormontherapie beruht auf den großen Unterschieden zwischen den Untersuchungskollektiven und Therapieformen. Einerseits haben Östrogene günstige Wirkungen auf die Arterienwand, die z. T. durch Gestagene antagonisiert werden, andererseits können sie die Entstehung von Thrombosen erleichtern (Tabelle 9.13). Darüber hinaus kann die Hormontherapie entsprechend der Zusammensetzung des verwendeten Präparats und der Applikationsweise den Fettstoffwechsel beeinflussen und z. B. eine Hypercholesterinämie erheblich bessern.

9.2.7.1 Primäre Prävention der Atherosklerose

Da die Leber die Synthese und Elimination der Lipoproteine kontrolliert, sind die Wirkungen der Östrogene auf den Fettstoffwechsel in erster Linie von ihrem **hepatischen Effekt** abhängig. Dementsprechend haben Östradiol und konjugierte Östrogene nur bei oraler Applikationsweise eine ausgeprägte Wirkung, während transdermales Östradiol nur teilweise wirksam ist und Östriol bei der üblichen Dosierung keine Veränderungen verursacht (Tabelle 9.11).

Bei oraler Östrogentherapie wird durch die Induktion der hepatischen LDL- und Remnant-Rezeptoren die Elimination dieser atherogenen Partikel in der Leber verstärkt, sodass der Serumspiegel des LDL-Cholesterins abfällt. Gleichzeitig kommt es zu einer Erhöhung der HDL-Spiegel (Tabelle 9.14). Die Steigerung der Triglyzerid- und VLDL-Synthese ist zwar unerwünscht, muss jedoch nicht als Risikoerhöhung interpretiert werden, da die höheren Triglyzeridspiegel nicht von einer gestörten Lipolyse ausgehen, sondern Ausdruck eines verstärkten Turnovers sind. Die Zunahme des Cholesterinrücktransports aus den Gefäßen in die Leber durch das HDL dürfte ebenfalls zum **protektiven Effekt** der Hormontherapie beitragen.

> **Empfehlung**
>
> Bei postmenopausalen Frauen mit einer Hyperlipoproteinämie Typ II führt die Substitution mit einem Sequenzpräparat mit Östradiol und Norethisteronazetat zu einer Senkung des Gesamtcholesterinspiegels um 14 %, des LDL-Cholesterinspiegels um 19 %, des Apolipoprotein-B- und des Lipoprotein-(a)-Spiegels um 18 %. Dabei ist die Reduktion des LDL-Cholesterins umso stärker ausgeprägt, je höher der Wert zuvor war. Auch bei der seltenen genetisch bedingten Hyperlipoproteinämie Typ III lassen sich durch die Einnahme potenter Östrogene die stark erhöhten Cholesterin- und Triglyzeridwerte rasch senken. Bei Patientinnen mit Hypertriglyzeridämie bzw. gestörter Lipolyse (Typ IV oder V) ist die transdermale Östradiolbehandlung vorzuziehen, da in diesen Fällen eine Steigerung der Triglyzeridsynthese die Situation verschlechtern könnte (Tabelle 9.14).

Ergänzt wird der günstige Effekt auf den Fettstoffwechsel durch die **antioxidativen und antiatherogenen Wirkungen der Östrogene in der Arterienwand**, die der Entwicklung der atherosklerotischen Plaques entgegengerichtet sind (Tabelle 9.13). Östrogene hemmen nämlich die Oxidation der LDL sowie die Proliferation und Migration der glatten Muskelzellen.

Da die meisten direkten Wirkungen der Östrogene und Gestagene auf die Gefäßwand endothelabhängig sind, ist eine

Tabelle 9.14. Hormonsubstitution bei postmenopausalen Frauen mit Risikofaktoren

Risikofaktor	Therapie
Hypercholesterinämie (Typ II)	Orale Therapie
Hyperlipoproteinämie (Typ III)	Orale Therapie
Hypertriglyzeridämie (Typ IV)	Transdermale Therapie
Hypertriglyzeridämie (Typ V)	Transdermale Therapie
Hypertonie	Transdermale Therapie
Varikosis	Transdermale Therapie
Lebererkrankungen	Transdermale Therapie
Operation	Transdermale Therapie
Endometriose	Kombiniert Östrogen und Gestagen
Multiple Sklerose	Möglich
Epilepsie	Progesteronderivate
Diabetes mellitus	Transdermale Therapie
Rheumatoide Arthritis	Eher günstige Auswirkung
Otosklerose	Möglich

primäre Prävention von **koronaren Herzerkrankungen** nur möglich, wenn die Endothelfunktion noch weitgehend intakt ist. Bei Frauen mit ausgeprägten Endothelschäden, z. B. bei älteren postmenopausalen Frauen mit bestehender Atherosklerose, haben Östrogene keinen Effekt auf die Progression der Atherosklerose (Hodis et al. 2003). Bei rechtzeitigem Beginn der Therapie, d. h. in den ersten 5 Jahren nach der Menopause, verhindern Östrogene die Entwicklung der Atherosklerose ebenso effektiv wie die Anwendung von Statinen (Hodis et al. 2001; Akhrass et al. 2003; Birkhäuser et al. 2004). Auch in der WHI-Studie wurde nach etwa 7-jähriger Behandlung mit 0,625 mg konjugierten Östrogenen bei Frauen der Altersgruppe 50–59 Jahre eine Senkung des relativen Risikos von koronaren Herzerkrankungen um 44% festgestellt, wobei die Signifikanzschwelle nur knapp verfehlt wurde (Women's Health Initiative Steering Committee 2004). Dies ist deshalb bemerkenswert, weil der durchschnittliche Body-mass-Index der teilnehmenden Frauen mit 30,1 kg/m2 die Grenze zur Adipositas überschritt. Insgesamt wurde das Herzinfarktrisiko der postmenopausalen Frauen (50–79 Jahre bei Studienbeginn) durch die reine Östrogentherapie nicht erhöht (relatives Risiko 0,91). Dagegen war das Herzinfarktrisiko unter der kontinuierlichen Therapie mit 0,625 mg konjugierten Östrogenen und 2,5 mg Medroxyprogesteronazetat um 24% erhöht, insbesondere im 1. Behandlungsjahr (Manson et al. 2003). Dies ist ein Hinweis auf einen ungünstigen Einfluss der Gestagenkomponente, die den protektiven Effekt der Östrogene antagonisieren kann. Aber auch hier zeigte sich in der Gruppe der Frauen, bei denen die Menopause weniger als 10 Jahre zurücklag, keine Erhöhung des Risikos (relatives Risiko 0,89). Das erhöhte Herzinfarktrisiko der Gesamtgruppe im 1. Behandlungsjahr deutet darauf hin, dass viele Frauen bereits massive Gefäßschäden aufwiesen, sodass es sich eher um eine Studie zur sekundären Prävention handelte.

Randomisierte kontrollierte Studien haben gezeigt, dass die Hormontherapie nicht zur sekundären Prävention koronarer Herzerkrankungen geeignet ist (Hulley et al. 1998; Herrington et al. 2000; Birkhäuser et al. 2004). In einigen Studien wurde sogar eine vorübergehende Zunahme der Herzinfarktrate im 1. Behandlungsjahr beobachtet. Da bei schweren Schädigungen des Endothels mit instabilen Plaques zu rechnen ist, deren Ruptur durch eine Hormontherapie gefördert werden könnte, kann das Reinfarktrisiko zu Beginn einer Hormonbehandlung gesteigert sein, zumal das Thromboserisiko erhöht ist (Birkhäuser et al. 2004).

Bei einer reinen Östrogentherapie scheint selbst bei Vorliegen einer manifesten Atherosklerose das Risiko koronarer Herzerkrankungen nicht erhöht zu sein, insbesondere bei Anwendung niedrig dosierter Präparate. Auch wenn bei rechtzeitigem Beginn der protektive Effekt der Östrogene zum Tragen kommt, stellt die primäre Prävention koronarer Herzerkrankungen keine alleinige Indikation für eine Hormontherapie dar, da ausreichende Alternativen (z. B. Statine) zur Verfügung stehen. Bei bestehenden Herzerkrankungen ist bei Vorliegen starker klimakterischer Beschwerden eine niedrig dosierte Hormontherapie (bevorzugt transdermal) möglich, wenn gleichzeitig eine internistische Therapie (z. B. Behandlung mit Statinen) durchgeführt wird.

9.2.7.2 Insulinresistenz und Diabetes mellitus

Einfluss auf den Glukosestoffwechsel. Bei gesunden postmenopausalen Frauen führt die Hormontherapie zu einer leichten Senkung der Nüchternglukosewerte und des Nüchterninsulinspiegels sowie zu einer leichten Verschlechterung der Glukosetoleranz. Die in der Postmenopause zunehmend in Erscheinung tretende Insulinresistenz und Hyperinsulinämie, die häufig von erhöhten Androgenserumkonzentrationen sowie von weiteren Symptomen (Hochdruck, Hyperlipoproteinämie) des metabolischen Syndroms begleitet und mit einem hohen kardiovaskulären Risiko verbunden sind, lassen sich durch eine adäquate Substitution mit Östrogenen bessern. Dabei ist die transdermale Substitution vorzuziehen bzw. – bei oraler Therapie – auf eine möglichst niedrige Dosis zu achten (z. B. 0,625 mg konjugierte Östrogene, 1–2 mg Östradiol). Da der Gestagenzusatz (mit Ausnahme des Progesterons) die Insulinsensitivität beeinträchtigen kann, sind niedrige Gestagendosen zu bevorzugen (North American Menopause Society 2000). Es gibt Hinweise darauf, dass bei Frauen mit abnormaler Glukosetoleranz die Hormontherapie eine bestehende Atherosklerose verschlechtern kann.

Bei postmenopausalen Patientinnen mit nicht insulinabhängigem Diabetes mellitus (NIDDM) werden durch eine zyklische Therapie mit 2 mg Östradiol und 1 mg Norethisteronazetat die Serumkonzentrationen der Nüchternglukose, des freien Testosterons, des C-Peptids, des LDL-Cholesterins und des IGF-1 gesenkt und der Glukoseverbrauch leicht erhöht.

> **Cave**
>
> Zu beachten ist allerdings, dass bei Patientinnen mit Diabetes mellitus die erhöhten Triglyzeridspiegel durch orale Östrogene weiter erhöht werden können.

9.2.7.3 Alzheimer-Erkrankung, kognitive Funktion

Prävention durch Hormontherapie. Der postmenopausale Östrogenmangel scheint die degenerativen Veränderungen des Zentralnervensystems bei der Alzheimer-Erkrankung zu beschleunigen. Die bisher vorliegenden Ergebnisse von Fallkontrollstudien deuten darauf hin, dass die Manifestation der Alzheimer-Krankheit durch eine Hormontherapie verschoben wird. Dadurch scheint die Inzidenz der Erkrankung in Abhängigkeit von der Östrogendosis und der Dauer der Behandlung erheblich reduziert zu werden. Vermutlich dauert es aber viele Jahre, bis die Vorteile offensichtlich werden (Henderson et al. 1997; Zandi et al. 2002). Diese Frage muss jedoch noch durch randomisierte prospektive Untersuchungen abgeklärt werden. Eine bestehende Alzheimer-Erkrankung scheint durch eine Hormontherapie nicht gebessert zu werden.

Wegen widersprüchlicher Studienergebnisse stellt die Prävention einer kognitiven Dysfunktion aber keine Indikation zur Hormontherapie dar (Shumaker et al. 2003, 2004).

9.2.8 Gynäkologische Karzinome und Hormontherapie

> **Cave**
>
> Da Östrogene das Wachstum von Brusttumorzellen fördern können und die Hormontherapie die Inzidenz des Mammakarzinoms leicht erhöht, gilt Brustkrebs als absolute Kontraindikation für eine Behandlung mit östrogenhaltigen Präparaten oder mit Tibolon.

Die Erhöhung des relativen Risikos ist vergleichbar mit derjenigen bei einer frühen Menarche oder späten ersten Geburt. Eine 5-jährige Hormontherapie erhöht die Zahl der Brustkrebsdiagnosen innerhalb eines Zeitraums von 20 Jahren um 2 Fälle und eine 10-jährige Hormontherapie um 6 Fälle pro 1000 postmenopausale Frauen.

Individuelle Therapieentscheidung. Eine randomisierte skandinavische Studie (HABITS) zeigte, dass nach der Behandlung eines Mammakarzinoms die HRT zu einem deutlich erhöhten Rezidivrisiko führt (Holmberg et al. 2004). Nach Möglichkeit sollten Hormonmangelbeschwerden bei diesen Frauen daher mit nicht hormonellen Maßnahmen behandelt werden. Frühere Fallkontrollstudien hatten dagegen kein höheres Rezidivrisiko durch HRT ergeben (O'Meara et al. 2001; Chlebowski et al. 2001; Col et al. 2001).

Da klimakterische Beschwerden und andere östrogenmangelbedingte Veränderungen die Lebensqualität der Patientinnen stark beeinträchtigen können, ist die Frage einer Hormontherapie individuell zu entscheiden. Im Einzelfall lässt sich nach einem rezidivfreien Intervall von 2 Jahren bei besonderer Indikation und auf ausdrücklichen Wunsch der Patientin eine niedrig dosierte Hormontherapie rechtfertigen.

Tamoxifen. Zwar schützt die Tamoxifen-Therapie nach einem behandelten Mammakarzinom vermutlich vor Osteoporose, doch treten klimakterische Beschwerden in ca. 30 % der Fälle auf. Hier lässt sich durch die tägliche Einnahme von 20–

40 mg Medroxyprogesteronazetat oder Megestrolazetat häufig eine ausreichende Besserung erzielen. Atrophische Beschwerden im Urogenitaltrakt lassen sich durch eine lokale Therapie beheben, wobei darauf geachtet werden muss, dass systemische Östrogeneffekte vermieden werden. Die Wirkung des Tamoxifens hinsichtlich der Atherosklerose ist nicht geklärt, doch ist offensichtlich das Risiko venöser thromboembolischer Erkrankungen sowie eines Endometriumkarzinoms erhöht.

Raloxifen. Ähnlich wie Tamoxifen reduziert auch Raloxifen die Inzidenz des Mammakarzinoms in den ersten Behandlungsjahren, doch sind die langfristigen Auswirkungen nicht geklärt. Es ist zur Prävention der Osteoporose zugelassen, hat aber keine Wirkungen auf vasomotorische Symptome und kann sogar Hitzewallungen auslösen. Raloxifen erhöht ebenfalls das Risiko venöser Thrombosen, aber nicht das Risiko des Endometriumkarzinoms.

> Die Hormontherapie erhöht nicht das Risiko des Vulva- oder Zervixkarzinoms. Die bisher vorliegenden Erfahrungen lassen auch keine ungünstigen Auswirkungen der Hormontherapie nach behandeltem Vulva- oder Zervixkarzinom erkennen, sodass keine Kontraindikation besteht. Während eine reine Östrogensubstitution das Endometriumkarzinomrisiko erhöht, ist dies bei der Östrogen-Gestagen-Therapie nicht der Fall. Nach behandeltem Endometriumkarzinom – zumindest bei Stadium I – ist die Substitution mit einer Östrogen-Gestagen-Kombination vertretbar. Hinsichtlich des Ovarialkarzinoms ist die Datenlage inkonsistent, doch scheint eine Langzeittherapie mit reinen Östrogenen das Risiko zu erhöhen, während Östrogen-Gestagen-Kombinationen keinen signifikanten Einfluss haben.

9.2.9 Kontraindikationen

9.2.9.1 Thromboembolische Erkrankungen

> **Cave**
>
> Während der akuten Phase einer venösen thromboembolischen Erkrankung ist die Hormontherapie kontraindiziert. Da die Behandlung mit Östrogen-Gestagen-Präparaten das Risiko erhöht, sollten sie bei Auftreten einer tiefen Beinvenenthrombose sofort abgesetzt werden.

Nach behandelter thromboembolischer Erkrankung ist eine Hormontherapie in der Zeit der Antikoagulanzientherapie möglich, z. B. transdermal mit Östradiol. Bei diesen Patientinnen besteht wegen des erhöhten Thromboserisikos künftig eine **relative Kontraindikation**, wobei das Risiko ggf. durch ein selektives Screening abzuklären und gegen die Indikationen abzuwägen ist. Wenn bei bestehender Varikose eine Substitution erwünscht ist, sollte Östradiol in möglichst niedriger Dosis bevorzugt werden.

9.2.9.2 Fettstoffwechsel, Lebererkrankungen
Hypertriglyzeridämie und Pankreatitis bedeuten für die orale Östrogengabe eine Kontraindikation. Bei einer Hypertriglyzeridämie kann die Einnahme von Östrogenen einen starken Anstieg der Triglyzeridspiegel verursachen, sodass für eine Hormontherapie nur die transdermale Applikation zu empfehlen ist.

Bei Lebererkrankungen ist zu beachten, dass Östrogene die exkretorische Funktion der Leber beeinträchtigen können, sodass bei entsprechender Disposition eine Cholestase gefördert werden könnte. Auch hier ist bei entsprechender Indikation die transdermale Therapie mit Östradiol vorzuziehen. Eine **Porphyria cutanea tarda** stellt eine **absolute Kontraindikation** für die Hormontherapie dar. Dies gilt analog für bestehende Gallenerkrankungen, da Östrogene die Zusammensetzung der Galle verändern und die Bildung von Gallensteinen fördern können. **Benigne Lebertumoren** können sich unter der Einnahme oraler Kontrazeptiva entwickeln, doch ist über eine entsprechende Wirkung natürlicher Sexualsteroide nichts bekannt. Bei einem Lebertumor in der Vorgeschichte ist – bei sorgfältiger Überwachung – gegen eine Therapie mit transdermalem Östradiol und Progesteron nichts einzuwenden.

9.2.9.3 Endometriose und Uterusmyome
Östrogene und Endometriose. Die Endometriose ist östrogenabhängig, sodass es nach der Menopause i. allg. zu einer Regression kommt. Da eine Endometriose unter einer Hormontherapie wieder symptomatisch werden kann, sollte bei entsprechender Indikation die Östrogendosis möglichst niedrig gehalten und mit einem Gestagen kombiniert werden. Bis zu einer Serumöstradiolkonzentration von 50 pg/ml (bei der Therapie mit Östradiol) kommt es nur bei wenigen Patientinnen zu einer Zunahme der Endometriose. Bei Anwendung von 0,625 mg konjugierten Östrogenen ist bei etwa 15 % der Patientinnen mit einem erneuten Wachstum zu rechnen (Surrey 1999).

> Zu beachten ist, dass in Ausnahmefällen auch Tamoxifen das Endometriosewachstum stimulieren kann.

Bei einer **Endometriosebehandlung mit einem GnRH-Analogon**, die zu einer massiven Suppression der Ovarialfunktion führt, ist eine niedrig dosierte Add-back-Therapie (z. B. 0,3 mg konjugierte Östrogene + zyklisch Gestagen) möglich.

Östrogene und Myome. Auch das Wachstum uteriner Myome ist östrogenabhängig, sodass es nach der Menopause meist zu einem Schrumpfen des Tumors kommt. Eine niedrig dosierte orale Östrogensubstitution (0,625 mg konjugierte Östrogene oder 1 mg Östradiol) mit zusätzlicher kontinuierlicher Gabe eines Gestagens führt meist nicht zu einer Vergrößerung der Leiomyome oder des Uterus. Trotzdem ist bei Vorliegen von Uterusmyomen unter der Hormontherapie eine sonographische Überwachung anzuraten. Außerdem ist bei Frauen mit submukösen Myomen das Risiko abnormaler Blutungen unter der Hormontherapie erhöht. **Tibolon** hat meist keinen Einfluss auf asymptomatische Myome, doch wurde im Einzelfall sowohl eine Größenabnahme als auch -zunahme beobachtet.

9.2.9.4 Andere relative Kontraindikationen
Da eine Epilepsie durch Östrogene ungünstig beeinflusst werden kann, ist eine Hormontherapie möglichst niedrig dosiert und unter sorgfältiger Kontrolle durchzuführen. **Multiple Sklerose, rheumatoide Arthritis und Otosklerose** stellen **keine Kontraindikation** für die Hormontherapie dar.

> **Cave**
>
> Bei Lupus erythematodes und Antiphospholipidantikörpern sollte wegen des erhöhten Thromboserisikos auf eine strenge Indikationsstellung geachtet werden.

9.2.10 Unerwünschte Wirkungen

9.2.10.1 Gewichtszunahme und andere Begleiterscheinungen

Nebenwirkungen bzw. Begleiterscheinungen, wie **Übelkeit, gastrointestinale Beschwerden, Kopfschmerzen, Brustspannen** usw., treten meist zu Beginn einer Therapie auf und sind als **Zeichen einer Überdosierung** zu verstehen. Deshalb lohnt sich der Versuch, mit möglichst niedrigen Dosen einzuschleichen und die Dosis allmählich zu steigern. Dazu eignen sich z. B. 0,3 mg konjugierte Östrogene oder 0,5 mg Östradiol(valerat) durch Halbierung einer 1-mg-Tablette oder zunächst die Anwendung von Tropfen mit Östradiolvalerat (1 Trpf. = 0,1 mg). Diese Maßnahme ist v. a. dann zu empfehlen, wenn sich die Patientin bereits längere Zeit im Zustand eines Östrogendefizits befindet.

Häufig klagen die Frauen über eine **Zunahme des Körpergewichts**. Da es unter einem Östrogenmangel zu einem Flüssigkeitsverlust im Gewebe kommt, führt die Östrogentherapie zu einer **Rehydratisierung** und damit zu einer physiologischen Gewichtszunahme um 1–2 kg. Eine darüber hinaus gehende Zunahme beruht normalerweise auf einer Zunahme des Fettgewebes infolge einer vermehrten Kalorienaufnahme oder eines verringerten Kalorienverbrauchs.

> Die bisher vorliegenden zahlreichen Untersuchungen haben ergeben, dass Frauen in diesem Lebensabschnitt auch ohne Hormontherapie zunehmen und dass die Substitution im Durchschnitt das Gewicht nicht erhöht.

Wirkung der Gestagene. Wenn es im Einzelfall zu einer ausgeprägten raschen Gewichtszunahme kommt, so ist dies die Folge einer dispositionsbedingten verstärkten Wassereinlagerung, die von Brustspannen, Ödemen und schweren Beinen begleitet ist. Wenn diese Symptome während der zyklischen Gestagengabe in Erscheinung treten und mit depressiven Verstimmungen oder Reizbarkeit verbunden sind, so ist dies als Auswirkung des Gestagens zu betrachten. Häufig sind davon Frauen betroffen, die in jüngeren Jahren am prämenstruellen Syndrom litten. Gestagene können auch den Appetit beeinflussen und bei einer allmählichen Gewichtszunahme eine Rolle spielen. Bei depressiven Verstimmungen und Reizbarkeit während der Gestagenphase kann eine **Erhöhung der Östrogendosis** die Situation verbessern. Diese Maßnahme hilft auch bei trockener Scheide, sofern nicht zusätzlich eine lokale Östrogentherapie bevorzugt wird. Bei Auftreten von **Seborrhö oder Hirsutismus** ist die **Anwendung von Gestagenen mit antiandrogener Wirkung** zu empfehlen.

Bei **Kopfschmerzen** während der Einnahme kann versucht werden, durch **Reduktion der Östrogendosis** eine Besserung zu erzielen. Treten sie während des einnahmefreien Intervalls auf, so beruhen sie auf dem Östrogenabfall, der zur Vasokonstriktion führt. In diesem Fall können die Östrogene durchgehend ohne Pause eingenommen werden.

9.2.10.2 Blutungen

> **Cave**
>
> Eine längerfristige ungehinderte, nicht durch Gestagen unterbrochene Östrogeneinwirkung ist mit dem erhöhten Risiko einer Endometriumhyperplasie bzw. eines Endometriumkarzinoms verbunden. Dies gilt gleichermaßen für die endogenen Östrogene wie für die reine Östrogensubstitution, wobei das Risiko abhängig ist von der Östrogenkonzentration bzw. -dosis und von der Dauer der Einwirkung.

Dosierung. Während nach einer 2-jährigen Therapie mit 0,3 mg konjugierten Östrogenen keine erhöhte Inzidenz einer Endometriumhyperplasie (1,7 %) gefunden wurde, beobachtete man bei einer Dosis von 0,625 mg bei 29 % und bei einer Dosis von 1,25 mg konjugierter Östrogene bei 53 % der Frauen eine **Endometriumhyperplasie** (Notelovitz et al. 1997). Demnach könnte unter regelmäßiger sonographischer Überwachung bei einer niedrig dosierten Therapie mit 0,3 mg konjugierten Östrogenen auf den Gestagenzusatz verzichtet werden. Die 3-jährige Therapie mit 0,625 mg konjugierten Östrogenen führte bei 28 % der Frauen zu einer zystisch-glandulären, bei 23 % zu einer adenomatösen (komplexen) und bei 12 % zu einer atypischen Hyperplasie (Writing Group for the PEPI Trial 1996).

> **Definition**
>
> Um bei amenorrhöischen peri- oder postmenopausalen Frauen zu überprüfen, ob ein längerfristiger Östrogeneinfluss besteht, sollte ein Gestagentest durchgeführt werden. Wenn dieser positiv ausfällt, sollte er regelmäßig monatlich vorgenommen werden, fällt er negativ aus, einmal jährlich. Bei einem negativen Gestagentest findet man bei der sonographischen Untersuchung eine durchschnittliche Endometriumdicke von 5 mm oder weniger und einen Östradiolspiegel von etwa 20 pg/ml.

Endometriumhyperplasie, Endometriumkarzinom. Um bei der Östrogensubstitution die Entwicklung einer Endometriumhyperplasie zu vermeiden, ist bei Frauen mit intaktem Uterus die **regelmäßige zusätzliche Gabe eines Gestagens** indiziert. Dabei kommt es weniger auf die Gestagendosis als auf die **Dauer der Anwendung** an. Bei zyklischer Therapie ist die Gabe über 10–14 Tage pro Monat erforderlich. Zu beachten ist, dass das Gestagen auch bei korrekter Anwendung das Risiko eines Endometriumkarzinoms nur reduzieren, aber nicht völlig ausschließen kann. Eine Endometriumhyperplasie lässt sich auch mit sehr hohen Gestagendosen nicht völlig verhindern, sodass i. allg. mit einer Inzidenz von etwa 1 % zu rechnen ist. Eine vollständige sekretorische Transformation ist auch mit hohen Gestagendosen nur bei höchstens 70 % der Patientinnen zu erzielen, wobei zu bedenken ist, dass es nicht auf diesen Effekt, sondern auf die Vermeidung einer Hyperplasie ankommt. In vielen Präparaten sind die Dosierungen der Gestagene unnötig hoch (Tabelle 9.15), was im Hinblick auf mögliche Nebenwirkungen (Tabelle 9.16) von Bedeutung für die Compliance sein kann.

Wenn sich unter einer Östrogensubstitution eine **zystisch-glanduläre** oder **adenomatöse Endometriumhyperplasie** entwi-

Tabelle 9.15. Für die Hormonsubstitution empfohlene Dosierungen der Östrogene und Gestagene

Östrogene	Gestagene
Oral	
0,5–1 mg Östradiol	200–300 mg Progesteron
0,5–1 mg Östradiolvalerat	2 mg Chlormadinonazetat
0,3–0,625 mg konjugierte Östrogene	1 mg Cyproteronazetat
1–4 mg Östriol	5–10 mg Medroxyprogesteronazetat
	5 mg Medrogeston
	10–20 mg Dydrogesteron
	0,7–1 mg Norethisteronazetat
	0,075 mg Levonorgestrel
Transdermal	
0,025–0,05 mg Östradiol (Pflaster)	0,25 mg Norethisteronazetat
0,5–1 mg Östradiol (Gel)	
Intranasal	
150–300 mg Östradiol	
Vaginal	
0,5 mg Östriol	
0,025 mg Östradiol	
Intramuskulär	
4 mg Östradiolvalerat	
Intrauterin (IUP)	0,02 mg Levonorgestrel

Tabelle 9.16. Nebenwirkungen, die bei 5–10 % der Frauen unter der Hormonsubstitution auftreten und i. allg. dem Östrogen oder Gestagen zugeschrieben werden

Östrogen	Gestagen
Mastalgie	Mastalgie
Rasche Gewichtszunahme	Langsame Gewichtszunahme
Ödeme	Ödeme
Kopfschmerzen	Schmierblutungen
Wadenkrämpfe, schwere Beine	Schwere Beine
Gastrointestinale Beschwerden	Depressive Verstimmung
Übelkeit	Abdominale Krämpfe
Reizbarkeit	Schmierblutungen
Hyperpigmentierung	Dysmenorrhö
Mukorrhö	Trockene Scheide, Dyspareunie
Mastopathie	Müdigkeit
Cholestase	Seborrhö, Hirsutismus

> Bei Vorliegen einer atypischen Hyperplasie, die bei etwa 1/3 der Patientinnen zu einem invasiven Karzinom führt, ist dagegen die Gestagentherapie nur bei 20 % erfolgreich. Eine langfristige Östrogenbehandlung ohne regelmäßigen Gestagenzusatz führt bei etwa 10 % der Frauen zu einem Endometriumkarzinom.

Inzidenz. Übrigens wird ein Endometriumkarzinom am häufigsten bei postmenopausalen Blutungen bei Patientinnen ohne Hormonsubstituion diagnostiziert. Auch unter der oralen Behandlung mit 1–2 mg Östriol wurden Hyperplasien und Karzinome des Endometriums gefunden, aber nicht häufiger als bei Frauen ohne Substitution (Granberg et al. 1997). Bei asymptomatischen peri- und postmenopausalen Frauen findet man nur sehr selten eine Hyperplasie (bei 0,6 %) oder ein Karzinom des Endometriums (bei 0,07 %), sodass vor einer Hormontherapie keine Biopsie nötig ist (Korhonen et al. 1997).

Cave

Treten jedoch bei unbehandelten postmenopausalen Frauen uterine Blutungen auf, so müssen diese umgehend abgeklärt werden (durch Abrasio und/oder Hysteroskopie). Auch unter einer Hormontherapie auftretende ungewöhnliche Blutungen müssen histologisch abgeklärt werden. Dies gilt sowohl für schwere und/oder verlängerte Entzugsblutungen als auch für rezidivierende Durchbruchblutungen, die unter einer zyklischen Therapie auftreten.

ckelt, so lässt sie sich normalerweise durch eine 3-monatige Behandlung mit einem Gestagen (z. B. 10 mg Medroxyprogesteronazetat) beseitigen (Writing Group for the PEPI Trial 1996).

Dabei lässt sich durch eine transvaginale sonographische Untersuchung des Endometriums die Entscheidung für oder gegen eine Kürettage erleichtern. **Bei einer Endometriumdicke bis zu 4 mm** ist nicht mit pathologischen Veränderungen zu rechnen, meist findet man ein atrophisches Endometrium und ganz selten eine Hyperplasie oder einen Polypen (Granberg et al. 1997). **Bei einer Stärke von über 8 mm** ist jedoch eine weiterführende Diagnostik (Hysteroskopie, Abrasio und histologische Untersuchung) anzuraten. Die transvaginale Sonometrie ist v. a. bei der kontinuierlichen Kombinationstherapie und zur Abklärung von Endometriumpolypen und submukösen Myomen sinnvoll.

Auftreten von Blutungen. Unter der zyklischen oder kontinuierlichen kombinierten Östrogen-Gestagen-Therapie sind irreguläre leichte Blutungen nicht ungewöhnlich. Vor allem bei der kontinuierlichen Kombinationstherapie ist in den ersten 4–6 Monaten bei mehr als der Hälfte der Frauen mit Blutungen zu rechnen, bei einigen von ihnen dauern sie länger als ein Jahr. Diese hohe Zahl von irregulären Blutungen, die auch bei der zyklischen Therapie auftreten können, sind der Hauptgrund dafür, dass 75 % der Patientinnen innerhalb der ersten 3 Jahre die Hormontherapie beenden. Blutungen, die zu Beginn einer kontinuierlichen kombinierten Östrogen-Gestagen-Therapie auftreten, lassen sich häufig durch eine Erhöhung der Gestagendosis beenden. Auch unter der Behandlung mit Tibolon beobachtet man in den ersten Monaten bei etwa 10 % der Frauen leichte Blutungen.

Ursache der Blutungen. Als Ursache kommen zunächst Einnahmefehler in Frage, insbesondere bei den gestagenhaltigen Tabletten. Inwieweit die Interaktion bestimmter Pharmaka die Serumkonzentration der Sexualsteroide beeinflussen kann, ist für die Hormontherapie kaum untersucht. Abnormale Blutungen gehen v. a. von submukösen Myomen, Hyperplasien oder Polypen des Endometriums, einer Endometritis oder einem Adenokarzinom aus. Auch Erosionen und Polypen der Zervix, zervikale oder vaginale intraepitheliale Neoplasien, eine atrophische Vaginitis sowie ein Vulvakarzinom können verantwortlich sein.

Die Ursachen von **leichten Blutungen aus einem atrophischen Endometrium** sind nicht geklärt. Es wird angenommen, dass ein Ungleichgewicht der Wirkungen der Östrogen- und Gestagenkomponenten auf Epithel und Stroma dafür verantwortlich ist. Im Epithel hemmt das Gestagen die östrogeninduzierte Proliferation, während es im Stroma die Proliferation sogar fördert. Bei atrophischem Endometrium gehen Schmierblutungen häufig von brüchigen oberflächlichen Gefäßen aus, deren endotheliale Integrität gestört ist. Dies beruht vermutlich darauf, dass die Angiogenese durch Gestagene stimuliert wird, ohne dass das Epithel proliferiert.

> **Empfehlung**
>
> Wenn unter einer kontinuierlichen Kombinationstherapie mit Amenorrhö plötzlich Schmierblutungen auftreten, kann eine vorübergehende Erhöhung der Östrogendosis oder eine 5-tägige Einnahmepause die Schmierblutungen beenden. Längerfristig kann auch eine Verringerung der Gestagendosis helfen. Tritt die Blutung bei einer Sequenztherapie vorzeitig während der Gestagenphase auf, kann eine Erhöhung der Gestagendosis nützlich sein.

9.2.10.3 Venöse thromboembolische Erkrankungen

Östrogenwirkungen. Östrogene wirken auch in den Venen dilatatorisch und erhöhen deren Permeabilität, sodass das extrazelluläre Flüssigkeitsvolumen ansteigen kann, während Gestagene die Dehnbarkeit und das Füllungsvermögen der Venen verstärken. Dies kann bei entsprechender Disposition zu Venenschmerzen und den sog. »schweren Beinen« führen. Aufgrund des vasodilatatorischen Effekts können bestehende Krampfadern und »Besenreiser« stärker in Erscheinung treten.

Risiken der Hormontherapie. Die Hormontherapie scheint das Risiko venöser thromboembolischer Erkrankungen auf das 3- bis 4-Fache zu erhöhen (Daly et al. 1996; Jick et al. 1996). Möglicherweise ist das Risiko unter einer transdermalen Östradioltherapie nicht erhöht. Allerdings ist das absolute Risiko, das ohne Hormonbehandlung bei 1:10.000 liegt, sehr gering.

Hämostasefaktoren. Die Ursachen der Risikoerhöhung sind nicht klar, denn die Veränderungen der Hämostasefaktoren können das erhöhte Risiko kaum erklären. Unter der Hormontherapie beobachtet man i. allg. eine leichte Senkung des Fibrinogens, des Plasminogenaktivatorinhibitors, des Antithrombin III und des Protein S sowie einen leichten Anstieg des Protein C. Gleichzeitig deuten die höheren Werte des Fibrinopeptid A und des Thrombin-Antithrombin-Komplexes auf eine leicht erhöhte Thrombinaktivität hin (Writing Group for the Estradiol Clotting Factors Study 1996; Meade 1997).

Die Beobachtung, dass die Thrombosefälle überwiegend im 1. Einnahmejahr auftreten, deutet auf den starken Einfluss einer entsprechenden **Prädisposition** hin. Neben den **Risikofaktoren Adipositas, Varikosis und Thrombophlebitis** (nicht aber Rauchen) ist v. a. der Eigen- und Familienanamnese Beachtung zu schenken. Bei einer belasteten Familienanamnese (Thrombose bei Verwandten 1. Grades vor dem 40. Lebensjahr) ist das Thromboserisiko deutlich erhöht. Neben einem hereditären Mangel an Antithrombin III, Protein C oder Protein S findet man häufig eine APC-Resistenz (Faktor-V-Leiden-Mutation), deren heterozygote Form das Risiko auf das 8-Fache, die homozygote Form auf das 50-Fache erhöht.

Inwieweit eine **Hormontherapie bei Vorliegen einer Thrombophilie** das Thromboserisiko weiter erhöht, ist nicht geklärt. Da die Prävalenz der hereditären Störungen sehr gering ist und die betroffenen Frauen selbst unter einer Hormontherapie nur selten eine Thrombose erleiden, ist ein allgemeines Screening nicht gerechtfertigt. Bei belasteter Eigen- oder Familienanamnese kann jedoch ein selektives Screening die Abschätzung des individuellen Risikos erleichtern. In solchen Fällen sollte das Nutzen-Risiko-Verhältnis sorgfältig abgewogen und eine Hormontherapie nur bei Vorliegen einer echten Indikation in Erwägung gezogen werden.

Die verschiedenen Auswirkungen einer Hormonersatztherapie sind in ◘ Tabelle 9.17 zusammengefasst.

Tabelle 9.17. Nachgewiesene, wahrscheinliche und ungeklärte Auswirkungen der Hormontherapie

Vorteile und Risiken der Hormonsubstitution	Wirkung
Günstige Wirkungen nachgewiesen:	
Klimakterisches Syndrom	Rasche Besserung bei 70–80 %
Urogenitalsyndrom	Rasche Besserung
Osteoporose	Zunahme der Knochendichte um 2–5 % jährlich Abnahme des Frakturrisikos um 25–50 % (jährlich 17 Fälle weniger pro 10.000 Frauen)
Kolonkarzinom	Abnahme des Risikos um 20–30 %
Auswirkungen nicht geklärt	
Kardiovaskuläre Erkrankungen	
Primäre Prävention	Bei frühzeitiger Anwendung günstiger Effekt
Sekundäre Prävention	Erhöhtes Risiko zu Beginn der Anwendung
Kognitive Störungen, M. Alzheimer	Nicht geklärt
Ungünstige Wirkungen wahrscheinlich	
Mammakarzinom	Erhöhung des relativen Risikos um 35 % (5 Jahre HT: 20 Fälle mehr pro 10.000 Frauen) (10 Jahre HT: 60 Fälle mehr pro 10.000 Frauen) (15 Jahre HT: 120 Fälle mehr pro 10.000 Frauen)
Gallenblasenerkrankungen	Erhöhung des relativen Risikos um 40 % (jährlich 36 Fälle mehr pro 10.000 Frauen)
Ungünstige Wirkungen nachgewiesen	
Endometriumkarzinom	Erhöhung des relativen Risikos bei langfristiger Östrogenmonotherapie auf das 10-Fache (jährlich 5 Fälle mehr pro 10.000 Frauen) Keine Risikozunahme bei Kombination mit Gestagen
Venöse thromboembolische Erkrankungen	Erhöhung des relativen Risikos auf das 2- bis 3-Fache (jährlich 2 Fälle mehr pro 10.000 Frauen; bei erhöhtem Risiko jährlich 39 Fälle mehr pro 10.000 Frauen)

HT = Hormontherapie

9.2.11 Pharmakologie der Östrogene und der Gestagene

9.2.11.1 Struktur und Wirkung der Östrogene

Auswahl der Östrogene. Da sich der allgemeine Gesundheitszustand mit zunehmendem Alter verschlechtert, muss das mit der Substitution verbundene Nebenwirkungsrisiko so gering wie möglich gehalten werden. Aus diesem Grund werden zur Hormontherapie die sog. natürlichen Östrogene empfohlen, während das bei der oralen Kontrazeption verwendete Ethinylöstradiol wegen seines höheren Risikopotenzials nicht verwendet werden soll.

> **Definition**
>
> Zu den natürlichen Östrogenen zählen Östradiol, Östradiolester (z. B. Östradiolvalerat), die konjugierten Östrogene und Östriol (◘ Abb. 9.14). Bei bestimmten Indikationen kommen auch Antiöstrogene, die z. T. gewisse östrogene Eigenschaften aufweisen, für die Therapie in Frage. Da deren östrogene Wirkung in bestimmten Organen in unterschiedlicher Weise ausgeprägt ist, werden sie auch als SERM (selektive Östrogenrezeptormodulatoren) bezeichnet.

Unterschiede einzelner Östrogene. Die verschiedenen Östrogene unterscheiden sich in ihrer Wirkungsstärke, die wiederum in verschiedenen Organen oder metabolischen Systemen in unterschiedlicher Weise sichtbar werden kann. Beispielsweise haben die konjugierten equinen Östrogene im Vergleich zu den Wirkungen auf vasomotorische Symptome einen stärkeren hepatischen Effekt als Östradiol (◘ Tabelle 9.18). Östriol gilt als schwaches Östrogen, dessen Anwendung in der üblichen Dosierung im Endometrium, im Knochen und in der Leber nicht zum Tragen kommt, das aber z. B. im Urogenitaltrakt sehr wirksam ist.

Wirkungsweise. Die Wirkungen sind i. allg. abhängig von der Dosis und der Applikationsweise. Unterschiedliche Applikationsformen bedeuten Unterschiede in der Resorption und im Metabolismus. Bei oraler Anwendung ist der Metabolismus im Gastrointestinaltrakt und während der 1. Leberpassage sehr stark, sodass nur ein kleiner Teil als unverändertes Hormon, ein großer Teil jedoch als Metabolit zirkuliert. Trotzdem ist der Effekt des Östradiols auf den hepatischen Metabolismus bei der oralen Gabe erheblich stärker als bei der transdermalen – sofern man von gleichen peripheren Serumkonzentrationen ausgeht –, da die lokalen Wirkstoffkonzentrationen in der Leber nach der oralen Applikation 4- bis 5-mal so hoch sind.

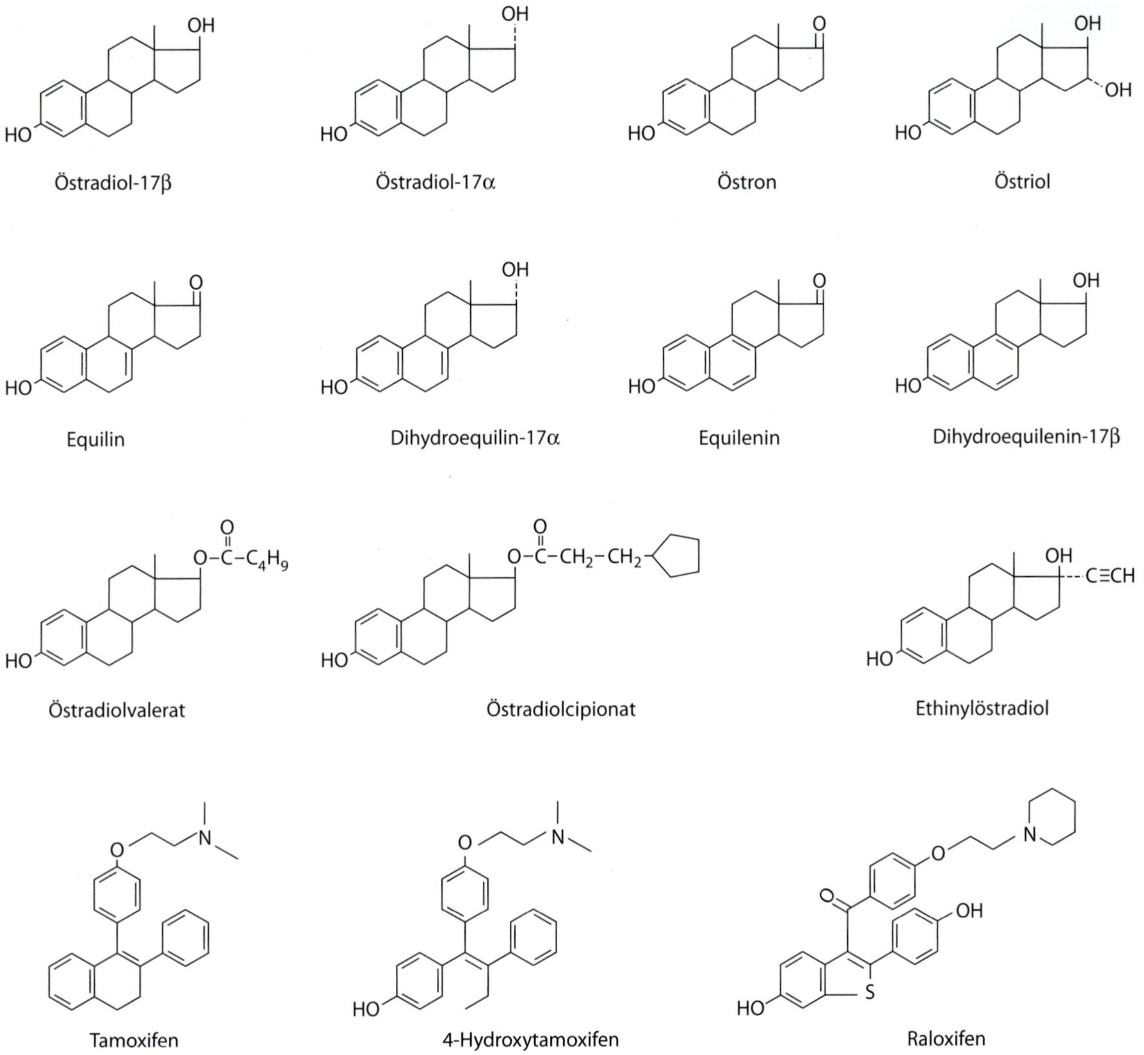

9.2 · Hormontherapie

Östradiol-17β   Östradiol-17α   Östron   Östriol

Equilin   Dihydroequilin-17α   Equilenin   Dihydroequilenin-17β

Östradiolvalerat   Östradiolcipionat   Ethinylöstradiol

Tamoxifen   4-Hydroxytamoxifen   Raloxifen

Abb. 9.14. Strukturformeln der Östrogene sowie einiger Antiöstrogene

Tabelle 9.18. Relative Wirkungsstärke verschiedener Östrogene im Vergleich zu Östradiol, bezogen auf verschiedene klinische, hormonale und hepatische Parameter

Parameter	Östradiol [%]	Östriol [%]	Östronsulfat [%]	Konjugierte Östrogene [%]	Ethinylöstradiol [%]
Hitzewallungen	100	30		120	12 000
Vaginalepithel	100	30	90	150	15 000
Urinäres Kalzium	100	10	90	200	4 000
FSH	100	30	90	110	12 000
HDL-Cholesterin	100	20		150	40 000
SHBG	100		90	300	50 000
Angiotensinogen	100		150	500	35 000

FSH = follikelstimulierendes Hormon; HDL = »high density lipoprotein«; SHBG = sexualhormonbindendes Globulin

> **Cave**
>
> Zu beachten ist, dass es bei gleicher Behandlung sehr große inter- und intraindividuelle Variationen sowohl in der Höhe als auch im Verlauf der Serumkonzentrationen des Hormons und seiner Metaboliten gibt. Selbst bei identischen Hormonspiegeln existieren große Schwankungen hinsichtlich der individuellen Wirkungen.

Plasmaproteinbindung. Im Serum ist Östradiol zu 37 % an SHBG und zu 61 % an Albumin gebunden, sodass nur 1–2 % in freier Form zirkulieren. Auch Equilin, Equilenin und Dihydroequilenin-17β werden von SHBG gebunden, während Östriol und die verschiedenen Östrogensulfate v. a. an Albumin binden. Allerdings kann der größte Teil der zirkulierenden Steroide biologisch wirksam werden, da die Östrogene rasch aus der Proteinbindung dissoziieren.

Orale Applikation. Nach der oralen Applikation von **Östradiol oder Östradiolvalerat** (das rasch zu Östradiol gespalten wird) erfolgt bereits im Dünndarm und in der Leber eine weitgehende Metabolisierung zu Östron und Östronsulfat, sodass nur 5 % der Dosis in unveränderter Form resorbiert werden. Bei einer Dosis von 2 mg Östradiol oder Östradiolvalerat beobachtet man einen raschen Anstieg der Serumkonzentration des Östradiols, der nach 6–8 h ein Maximum von durchschnittlich 40 pg/ml erreicht und danach allmählich abfällt. Bei täglicher Einnahme kommt es zur Akkumulation, sodass nach einigen Tagen ein Östradiolspiegel von 80–100 pg/ml erreicht wird. Auffallend ist, dass dieser Wert über 10–12 h erhalten bleibt (◘ Abb. 9.15). Dies beruht darauf, dass im Serum die Konzentration des Östrons 4- bis 5-mal und die des Östronsulfats 200-mal so hoch ist wie die des Östradiols. Da diese schwach wirksamen Metaboliten zu Östradiol retransformiert werden können, stellen sie einen großen inerten Hormonspeicher dar und verhindern den raschen Abfall des Östradiolspiegels.

Transdermale/perkutane Applikation. Bei der transdermalen oder perkutanen Applikation wird die starke Metabolisierung des Östradiols vermieden, sodass trotz der Dosis von 50 oder 100 µg täglich ähnliche Östradiolspiegel erreicht werden wie nach oraler Einnahme von 1 oder 2 mg Östradiol. Die Serumkonzentration des Östrons ist nur etwa halb so hoch wie die des Östradiols. Wegen der Umgehung der 1. Leberpassage wird der hepatische Metabolismus nicht oder nur geringfügig beeinflusst.

Es stehen für die transdermale oder perkutane Applikation 3 Systeme zur Verfügung:
- das Reservoirpflaster,
- das Matrixpflaster und
- das Östradiolgel.

Das Reservoirpflaster enthält eine alkoholische Lösung von 2, 4 oder 8 mg Östradiol. Nach dem Aufkleben diffundiert das Östradiol durch die Haut und erreicht über das Kapillarsystem den Kreislauf. Mit einer Tagesdosis von 50 µg werden Östradiolspiegel von 30–65 pg/ml und mit einer Tagesdosis von 100 µg Spiegel von 60–110 pg/ml erreicht. Meist kommt es am 3. Tag zu einem Konzentrationsabfall, weshalb das Pflaster im Abstand von 3,5 Tagen gewechselt wird (◘ Abb. 9.15).

Beim Matrixpflaster ist das Östradiol in der adhäsiven Polymerschicht des Pflasters verteilt und diffundiert relativ gleichmäßig in die Haut, sodass über einen Zeitraum von 7 Tagen der Östradiolspiegel nur allmählich abnimmt (◘ Abb. 9.15). Einige Hersteller empfehlen deshalb den Pflasterwechsel alle 3,5 Tage.

Nach Auftragen des Gels penetriert das Östradiol in die Haut und wird im Stratum corneum gespeichert. Die Absorption endet, wenn das hydroalkoholische Gel getrocknet ist. Es gibt ein Präparat mit 0,1 % Östradiol, mit dem bei einer Dosis von 1 mg Östradiol (in 1 g Gel) nach 3–4 h ein maximaler Östradiolspiegel von etwa 90 pg/ml erreicht wird, der danach wieder abfällt. Ein anderes Präparat mit 0,06 % Östradiol wird in

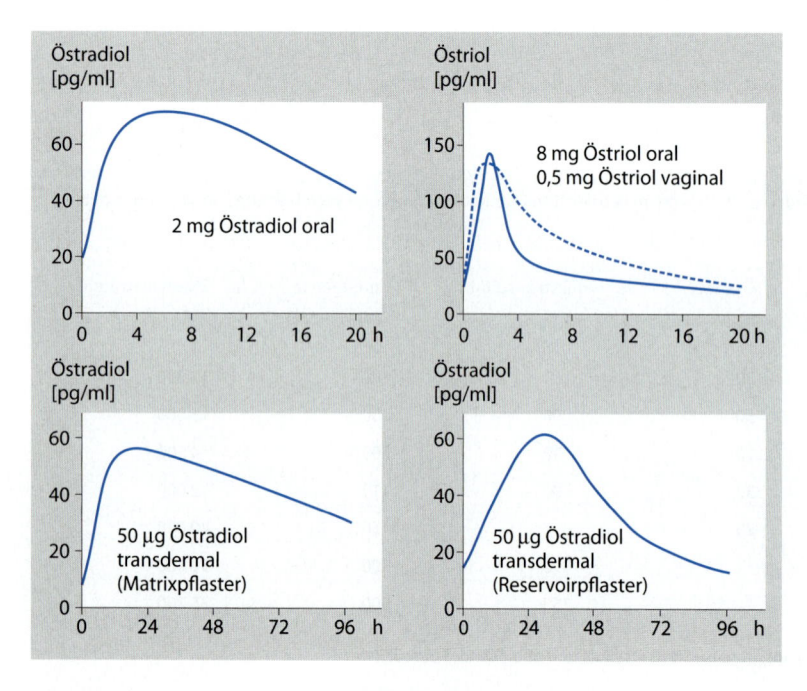

◘ **Abb. 9.15.** Verlauf der Serumkonzentrationen von Östradiol nach oraler Einnahme von 2 mg Östradiol oder nach transdermaler Applikation von 0,05 mg Östradiol mit dem Matrix- oder dem Reservoirpflaster sowie der Verlauf der Serumkonzentrationen von Östriol nach oraler Einnahme von 8 mg Östriol oder nach vaginaler Applikation von 0,5 mg Östriol

Dosierungen von 1,5 mg (2,5 g Gel) und 3 mg Östradiol (5 g Gel) angewandt.

Intranasale Applikation. Nach der Gabe von 300 μg Östradiol mit einem Nasenspray steigt der Östradiolspiegel innerhalb 10 min auf 1200 pg/ml und fällt danach rasch wieder ab, sodass nach 12 h der Ausgangswert erreicht wird. Die Wirkung entspricht der von 2 mg Östradiol oral oder von 50 μg transdermal.

Subkutane Gabe. In den angelsächsischen Ländern verwendet man 2,2 mm große Presslinge mit 25 mg kristallinem Östradiol, die mit Hilfe eines Trokars subkutan implantiert werden. Durch die kontinuierliche Abgabe des Östradiols aus dem Depot werden relativ gleichmäßige Östradiolspiegel von etwa 80 pg/ml erzielt. Mit einem Depot von 100 mg liegen die Östradiolspiegel zu Beginn zwischen 150 und 250 pg/ml und nach 12 Monaten noch bei 50 pg/ml.

Vaginale Applikation. Aufgrund der raschen Resorption und geringen Metabolisierung lassen sich bei vaginaler Applikation eines Östrogens Serumkonzentrationen erzielen, die 10- bis 20-mal so hoch sind wie bei oraler Einnahme der gleichen Dosis. Deshalb findet man bei vaginaler Anwendung von 0,5 mg Östradiol einen maximalen Östradiolspiegel von 2700 pg/ml mit entsprechender systemischer Wirkung. Eine ausschließlich lokale Wirkung lässt sich nur bei sehr niedrigen Dosen erreichen, wie z. B. bei Anwendung von **Vaginaltabletten** mit 10 oder 25 μg Östradiol. Auch nach der **Insertion eines Silikonrings**, der täglich konstant 7,5 μg Östradiol freisetzt, ist nach einem kurzfristigen vorübergehenden Anstieg des Östradiols im Serum eine lokale Wirkung gewährleistet. Im Gegensatz dazu gibt es Vaginalringe, die täglich 100–200 μg Östradiol freisetzen, wodurch es zu Östradiolspiegeln zwischen 60 und 150 pg/ml und einer entsprechenden systemischen Wirkung kommt (Takeshi et al. 2002).

Intramuskuläre Applikation. Mit der Injektion von Östradiolestern entsteht im Muskel ein mikrokristallines Primär- oder im Fettgewebe ein Sekundärdepot, aus dem der Ester allmählich freigesetzt und in der Leber zu Östradiol gespalten wird. Nach intramuskulärer Injektion von 5 mg Östradiolvalerat wird innerhalb von 2 Tagen ein maximaler Östradiolspiegel von etwa 680 pg/ml erreicht. Danach fällt er wieder ab und liegt nach 1 Woche bei 50 pg/ml. Nach Injektion von 5 mg Östradiolcipionat (Östradiolzyklopentylpropionat) ist wegen der stärkeren Lipophilität des Esters der Gipfelwert des Östradiols im Serum mit 340 pg/ml niedriger und tritt erst nach 4 Tagen auf.

9.2.11.2 Konjugierte Östrogene

Definition

Als konjugierte Östrogene oder Östrogenkonjugate bezeichnet man normalerweise Schwefelsäure- und Glukuronsäureester der Östrogene. Die konjugierten equinen Östrogene stellen einen Extrakt aus dem Harn trächtiger Stuten dar und enthalten eine Mischung wasserlöslicher Natriumsalze der Sulfate verschiedener Östrogene (Tabelle 9.19).

Tabelle 9.19. Zusammensetzung der konjugierten equinen Östrogene (die Substanzen liegen als Natriumsalz des jeweiligen Sulfats vor)

Substanz	Anteil [%]
Gesamtpräparat	100,0
Estron	49,1
Equilin	22,8
Dihydroequilin-17α	13,5
8,9-Dehydroöstron	3,9
Östradiol-17α	3,7
Equilenin	2,8
Dihydroequilenin-17α	1,6
Dihydroequilin-17β	1,5
Dihydroequilenin-17β	0,7
Östradiol-17β	0,5

Präparate mit Östrogenkonjugaten, die nicht aus Pferdeharn gewonnen werden, tragen die Bezeichnung »**veresterte Östrogene**«. Die **equinen konjugierten Östrogene** bestehen zur Hälfte aus Östronsulfat, das nach der Einnahme z. T. in Östradiol umgewandelt wird, sowie aus Equilin und anderen equinen Östrogenen, die beim Menschen nicht vorkommen (Abb. 9.14). Die Östron-, Equilin- und Equileninkonjugate sind hormonal unwirksam und wirken erst nach Hydrolyse und Umwandlung in Östradiol-17β, Dihydroequilin-17β und Dihydroequilenin-17β.

Östriol und Östriolsukzinat oral. Aufgrund der starken Metabolisierung im Intestinaltrakt gelangen nach oraler Gabe nur 1–2 % der Östrioldosis unverändert in den Kreislauf. Nach Einnahme von 4 mg Östriol wird nach 1–4 h ein maximaler Östriolspiegel von 35 pg/ml erreicht, der bei täglicher Einnahme auf 130 pg/ml ansteigt. Da beim Östriol die enterohepatische Zirkulation eine wichtige Rolle spielt, kann es nach einer Mahlzeit zu einem zweiten Maximum im Serumspiegel kommen. Östriol zählt zu den kurzzeitig wirksamen Östrogenen und wirkt deshalb in den üblichen Dosierungen nicht proliferativ auf das Endometrium. Erst bei hohen Dosen oder einer Aufteilung der Tagesdosis auf eine 2- oder 3-malige Einnahme ist das Östriol über eine ausreichende Zeit in der Zielzelle anwesend, sodass es proliferierend wirkt. In diesem Fall ist eine zusätzliche Gestagengabe erforderlich. Östriolsukzinat wird langsam und nahezu unverändert im Dünndarm resorbiert und in der Leber gespalten, sodass es als Östriol wirksam wird.

Östriol und Östriolsukzinat vaginal. Aufgrund der guten Resorption und geringen Metabolisierung treten unter der vaginalen Behandlung Östriolserumkonzentrationen auf, die 10- bis 20-mal höher liegen als bei oraler Gabe der gleichen Dosis. Beispielsweise tritt 1–2 h nach vaginaler Applikation von 0,5 mg Östriol eine maximale Östriolserumkonzentration von 100–160 pg/ml auf, wie man sie auch bei der oralen Therapie mit 8 mg Östriol täglich findet (Abb. 9.15). Dementsprechend beobachtet man auch unter der vaginalen Therapie systemische Wirkungen. Um eine Proliferation des Endometriums zu vermeiden, wechselt man nach der täglichen Applikation von 0,5 mg während der ersten Therapiewochen auf die Erhaltungsdosis von 2-mal 0,5 mg pro Woche.

9.2.11.3 Pharmakologie der Gestagene

> **Definition**
>
> Gestagene sind definiert als Substanzen, die ein proliferiertes Endometrium sekretorisch transformieren. Diese Eigenschaft stellt auch die primäre Indikation für die zusätzliche Gabe der Gestagene zur Östrogensubstitution dar. Für diesen Zweck stehen das natürliche Progesteron sowie synthetische Progesteronderivate und Nortestosteronderivate zur Verfügung (Abb. 9.16).

Die hormonale Wirksamkeit der Gestagene beruht auf der 3-Ketogruppe und der Doppelbindung zwischen den Kohlenstoffatomen C4 und C5. Bei den »Gestagenen«, die diese Struktur nicht aufweisen, handelt es sich um sog. Prodrugs, die rasch nach der Einnahme in das eigentliche Gestagen umgewandelt werden. Die Gestagene werden größtenteils oral verabreicht.

Progesteron. In einem ovulatorischen Zyklus liegt der Progesteronspiegel in der Lutealphase zwischen 10 und 25 ng/ml. Da Progesteron sehr rasch metabolisiert wird (Bioverfügbarkeit von 10 %), sind relativ hohe Dosen des mikrokristallinen Progesterons erforderlich. Ein ausreichender Effekt auf das Endometrium wird mit 200–300 mg oral oder 200 mg vaginal erreicht. Nach oraler Einnahme von 200 mg tritt innerhalb von 3–4 h eine maximale Progesteronserumkonzentration von etwa 20 ng/ml auf, die jedoch rasch wieder abfällt. Da Progesteron den Metabolismus kaum beeinflusst, ist es v. a. für Risikopatientinnen geeignet.

> Zu beachten ist, dass bei oraler Behandlung die verschiedenen Progesteronmetaboliten mit relativ hohen Serumkonzentrationen zirkulieren können, wobei es allerdings große interindividuelle Unterschiede gibt. Einige dieser Metaboliten sind physiologisch wirksam. Beispielsweise ist das Deoxykortikosteron ein starkes Mineralokortikoid, das die aldosteronantagonistische Wirkung von Progesteron teilweise kompensiert. Die Ring-A-re-

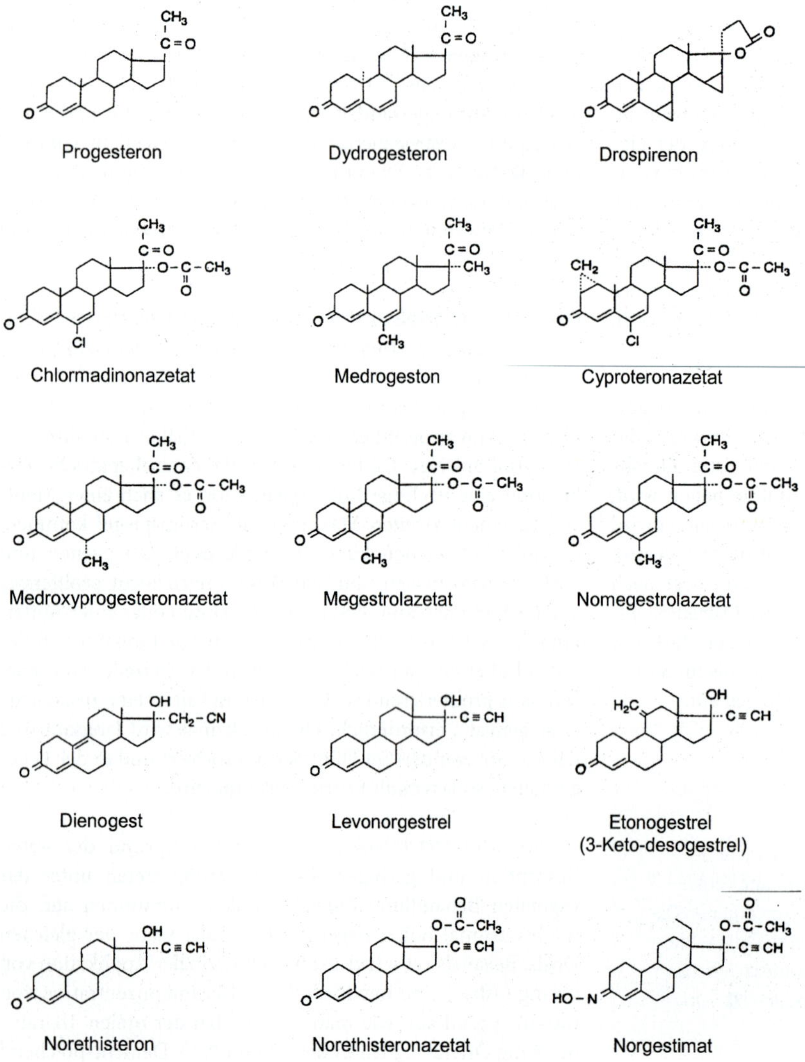

Abb. 9.16. Strukturformeln des Progesterons sowie verschiedener synthetischer Gestagene

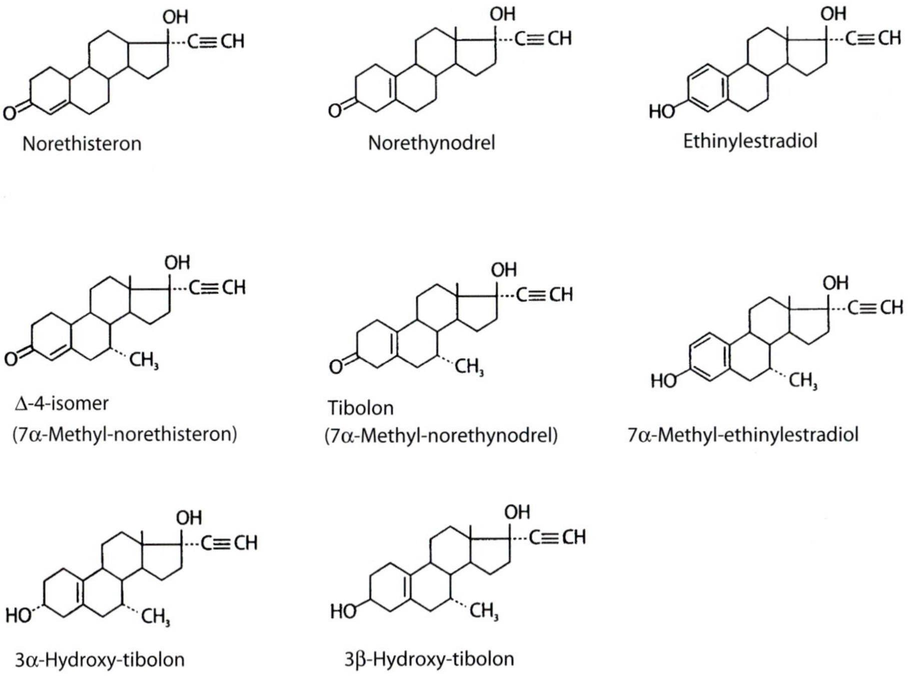

Abb. 9.17. Strukturformeln des Tibolons und seiner wichtigsten Metaboliten

duzierten Metaboliten (Pregnanolone) wirken sedierend, sodass bei Anwendung des Progesterons die abendliche Einnahme zu empfehlen ist.

Progesteronderivate. Die Progesteronderivate haben nur geringe Auswirkungen auf den Metabolismus, was in erster Linie auf das Fehlen der Ethinylgruppe zurückzuführen ist. Zu den bei der Hormontherapie verwendeten Substanzen zählen
— Chlormadinonazetat (1–2 mg),
— Medroxyprogesteronazetat (5–10 mg),
— Cyproteronazetat (1 mg),
— Medrogeston (5 mg) und
— Dydrogesteron (10–20 mg).

In den angegebenen Dosierungen haben Chlormadinonazetat und Cyproteronazetat gewisse antiandrogene und Medroxyprogesteronazetat schwache androgene Eigenschaften. Die Bioverfügbarkeit der Progesteronderivate beträgt – mit Ausnahme des Dydrogesterons – nahezu 100 %. **Dydrogesteron** ist ein Retroprogesteron, das im Gegensatz zu den anderen Gestagenen keinen zentralen Effekt hat, d. h. dass es weder die Basaltemperatur noch die Gonadotropinsekretion beeinflusst.

Nortestosteronderivate. Von den 19-Nortestosteronderivaten werden bei der Hormontherapie nur das Norethisteron bzw. Norethisteronazetat (1 mg), das DL-Norgestrel (0,5 mg) bzw. Levonorgestrel (0,075–0,25 mg) und das Dienogest (2 mg) angewandt. Mit Ausnahme des Dienogests, das antiandrogen wirkt, haben diese Gestagene geringe androgene Partialwirkungen, die sich normalerweise bei gleichzeitiger Anwendung von Östrogenen nicht bemerkbar machen. Lediglich bei einigen Stoffwechselparametern kann es zu einer Einschränkung der östrogeninduzierten Veränderungen kommen. Norethisteronazetat wird rasch zu Norethisteron gespalten, dessen Bioverfügbarkeit zwischen 50 und 77 % liegt. DL-Norgestrel setzt sich je zur Hälfte aus dem starken Gestagen Levonorgestrel und dem hormonal unwirksamen Dextronorgestrel zusammen. Die Bioverfügbarkeit des Levonorgestrels beträgt nahezu 100 %. Bei Anwendung eines levonorgestrelhaltigen Intrauterinpessars werden täglich 20 µg des Gestagens freigesetzt, wobei es zu hohen lokalen Konzentrationen im Endometrium kommt, während systemische Wirkungen aufgrund der niedrigen Serumspiegel kaum in Erscheinung treten.

Drospirenon. Drospirenon ist ein Spirolactonderivat und hat eine ausgeprägte antimineralokortikoide Wirkung, die aber weitgehend durch einen Anstieg des Aldosterons kompensiert wird. Die gestagene Wirkung am Endometrium entspricht etwa 10% der von Levonorgestrel. Es hat eine antiandrogene Partialwirkung, die etwa 1/3 der von Cyproteronazetat entspricht. Nach der Einnahme von 3 mg steigt der Drospirenon-Spiegel auf 60–87 ng/ml an, akkumuliert aber bei täglicher Anwendung.

Tibolon. Tibolon (2,5 mg) ist das 7α-Methylderivat des Norethynodrels – ein Gestagen-Prodrug – und wird nach der Einnahme in Metaboliten umgewandelt, die ausgeprägte gestagene und androgene sowie östrogene Wirkungen aufweisen. Der gestagene und androgene Effekt geht von dem 4-en-Isomer aus, die östrogene Wirkung wird dem 3-α- und dem 3-β-Hydroxytibolon zugeschrieben, dürfte aber in erster Linie von dem ebenfalls gebildeten 7α-Methyl-ethinylöstradiol ausgehen (◘ Abb. 9.17).

Literatur

Ahlborg HG, Johnell O, Turner CH et al. (2003) Bone loss and bone size after menopause. N Engl J Med 349: 327–224

Akhrass F, Evans AT, Wang Y, Rich S, Kannan CR, Fogelfeld L, Mazzone T (2003) Hormone replacement therapy is associated with less corona-

ry atherosclerosis in postmenopausal women. J Clin Endocrinol Metab 88: 5611–5614
Bakalov VK, Vanderhoof VH, Bondy CA, Nelson LM (2002) Adrenal antibodies detect asymptomatic autoimmune adrenal insufficiency in young women with spontaneous premature ovarian failure. Human Reprod 17: 2096–2100
Barhan S, Ezenagu L (1997) Vulvar problems in elderly women. Postgrad. Med. 102: 121–132
Barrett-Connor E (1996) The menopause, hormone replacement, and cardiovascular disease: the epidemiologic evidence. Maturitas 23: 227–234
Birkhäuser M, Braendle W, Keller PJ, Diesel L, Kuhl H, Neulen J (2004) Empfehlungen zur Substitution mit Estrogenen und Gestagenen im Klimakterium und in der Postmenopause. J Menopause 2: 28–36
Black DM, Greenspan SL, Ensrud KE et al. (2003) The effects of parathyroid hormone and alendronate alone or in combination in postmenopausal osteoporosis. N Engl J Med 349: 1207–1215
Black DM, Thrompson DE, Bauer DC et al. (2000) Fracture risk reduction with alendronate in women with osteoporosis: the fracture intervention trial. J Clin Endocrinol Metab 85: 4118–4124
Boivin G, Lips P, Ott SM et al. (2003) Contribution of raloxifene and calcium and vitamin d3 supplementation to the increase in the degree of mineralization of bone in postmenopausal women. J Clin Endocrinol Metab 88: 4199–4205
Bone HG, Hosking D, Devogelaer J-P et al. (2004) Ten years' experience with alendronate for osteoporosis in postmenopausal women. Obstet Gynecol Surv 59 (8): 597–598
Burger H, Archer D, Barlow D et al. (2004) Practical recommendations for hormone replacement therapy in the peri- and postmenopause. Climacteric 7: 210–216
Burke JR, Morgenlander JC (1999) Update on Alzheimer's disease. Postgrad Med 106: 85–96
Bush TL (1996) Evidence for primary and secondary prevention of coronary artery disease in women taking oestrogen replacement therapy. Eur Heart J 17 (Suppl. D): 9–14
Chlebowski RT, McTiernan A (2001) Hormone replacement therapy after a diagnosis of breast cancer in relation to recurrence and mortality. J Natl Cancer Inst 93 754ff.
Chlebowski RT, McTiernan A (1999) Elements of informed consent for hormone replacement therapy in patients with diagnosed breast cancer. J Clin Oncol 17: 130–142
Col NF, Hirota LK, Orr RK, Erban JK, Wong JB, Laer J (2001) Hormone replacement therapy after breast cancer: A systematic review and quantitative assessment of risk. J Clin Oncol 19: 2357
Daly E, Vessey MP, Hawkins MM, Carson JL, Gough P, Marsh S (1996) Risk of venous thromboembolism in users of hormone replacement therapy. Lancet 348: 977–980
Davies SR (1996) Premature ovarian failure. Maturitas 23: 1–8
Eicher W, Breckwoldt M, Riedel HH, Runnebaum B (1996) Kommt es durch Hysterektomie zur vorzeitigen Ovarialinsuffizienz? Frauenarzt 37: 50–54
Espeland MA, Rapp SR, Shumaker SA et al. (2004) Conjugated equine estrogens and global cognitive function in postmenopausal women: women's health initiative memory study. Obstet Gynecol Surv 59 (10): 712–714
Felson DT, Nevitt MC (1999) Estrogen and osteoarthritis: how do we explain conflicting study results? Preventive Med 28: 445–448
Feskanich D, Willett W, Colditz G (2002) walking and leisure-time activity and risk of hip fracture in postmenopausal women. JAMA 288: 2300–2306
Gail MH, Costantino JP, Bryant J, Croyle R, Freedman L, Helzlsour K, Vogel V (1999) Weighing the risks and benefits of tamoxifen treatment for preventing breast cancer. J Natl Cancer Inst 91: 1829–1846
Grady D, Herrington D, Bittner V et al. (2002) Cardiovascular disease outcomes during 6.8 years of hormone therapy. JAMA 288: 49–57
Granberg S, Ylöstalo P, Wikland M, Larlsson B (1997) Endometrial sonographic and histologic findings in women with and without hormonal replacement therapy suffering from postmenopausal bleeding. Maturitas 27: 35–40
Greendale GA, Lee NP, Arriola ER (1999) The menopause. Lancet 353: 571–580
Grodstein F, Stampfer MJ, Manson JE, Colditz JE, Willett WC, Rosner B, Speizer FE, Hennekens CH (1996) Postmenopausal estrogen and progestin use and the risk of cardiovascular disease. N Engl J Med 335: 453–461
Grodstein F, Stampfer MJ, Colditz GA et al. (1997) Postmenopausal hormone therapy and mortality. New Engl J Med 336: 1769–1775
Grodstein F, Manson JAE, Colditz GA, Willett WC, Speizer FE, Stampfer MJ (2000) A prospective, observational study of postmenopausal hormone therapy and primary prevention of cardiovascular disease. Ann Intern Med 133: 933–941
Hadji P, Wüster C, Emons G, Schulz KD (1998) Prävention der Osteoporose – eine Herausforderung für die gynäkologische Praxis. Frauenarzt 39: 1864–1877
Haskell SG, Richardson ED, Horwitz RI (1997) The effect of estrogen replacement therapy on cognitive function in women: a critical review of the literature. J Clin Epidemiol 50: 1249–1264
Hauser GA (1997) Das larvierte klimakterische Syndrom. J Menopause 4: 7–15
Hays J, Ockene JK, Brunner RL et al. (2003) Effects of estrogen plus progestin on health-related quality of life. N Engl J Med 348: 1839–1854
Henderson VW (1997) Estrogen, cognition, and a woman's risk of Alzheimer's disease. Am J Med 103: 11S-18S
Herrington DM, Reboussin DM, Brosnihan KB et al. (2000) Effects of estrogen replacement on the progression of coronary artery atherosclerosis. N Engl J Med 343: 522–529
Hodis HN, Mack WJ, Azen SP et al. (2003) Hormone therapy and the progression of coronary-artery atherosclerosis in postmenopausal women. N Engl J Med 349: 535–545
Hodis HN, Mack WJ, Lobo RA et al. (2001) Estrogen in the prevention of atherosclerosis. Ann Intern Med 135: 939–953
Hodsman AB, Hanley DA, Ettinger MP et al. (2004) Efficacy and safety of human parathyroid hormone- (1–84) in increasing bone mineral density in postmenopausal osteoporosis. Obstet Gynecol Surv 59 (5): 356–358
Holmberg L, Anderson H, for the HABITS Steering Data Monitoring Committees (2004) HABITS (hormonal replacement therapy after breast cancer – is it safe?): a randomized comparison trial stopped. Obstet Gynecol Surv 59 (6): 442–443
Hulley S, Grady D, Bush T, Furberg C, Herrington D, Riggs B, Vittinghoff E (1998) Randomized trial of estrogen plus progestin for secondary prevention of coronary heart disease in postmenopausal women. J Am Med Ass 280: 605–613
Irwin ML, Yasui Y, Ulrich CM et al. (2003) Effect of exercise on total and intraabdominal body fat in postmenopausal women: a randomized, controlled trial. JAMA 289: 323–330
Jick H, Derby LE, Wald Myers M, Vasilakis C, Newton KM (1996) Risk of hospital admission for idiopathic venous thromboembolism among users of postmenopausal estrogens. Lancet 348: 981–983
Kessel B (2004) Hip fracture prevention in postmenopausal women. Obstet Gynecol Surv 59 (6): 446-455
Korhonen MO, Symons JP, Hyde BM, Rowan JP, Wilborn WH (1997) Histologic classification and pathologic findings for endometrial biopsy specimens obtained from 2964 perimenopausal and postmenopausal women undergoing screening for continuous hormones as replacement therapy (CHART 2 Study) Am J Obstet Gynecol 176: 377–380
Kousteni S, Chen J-R, Bellido T et al. (2002) Reversal of bone loss in mice by nongenotropic signaling of sex steroids. Science 298: 843–846
Kuhl H (1996) Kardiovaskuläre Protektion durch Östrogen/Gestagen-Substitution. Dtsch Ärztebl 93: A1116-A1119

Literatur

Kuhl H (1997) Depressive Verstimmungen und Steroidhormone des Ovars. Arch Gynecol Obstet 260: 515–528

Kuhl H (1999) Klimakterium, Postmenopause und Hormontherapie. Bremen: UNI-MED

Kuhl H, Taubert HD (1987) Das Klimakterium: Pathophysiologie – Klinik – Therapie. Stuttgart: Thieme

Kweansik Min K, Munarriz R, Yerxa BR et al. (2002) Selective P2Y2 receptor agonists stimulate vaginal moisture in ovariectomized rabbits. Fertil Steril 79: 393–398

Lobo RA (2004) Evaluation of cardiovascular event rates with hormone therapy in healthy, early postmenopausal women. Arch Intern Med 164: 482–484

MacLennan AH (2004) Obstet Gynecol Surv 59 (2): 65–67

Manson JAE, Hsia J, Johnson KC et al. (2003) Estrogen plus progestin and the risk of coronary heart disease. N Engl J Med 349: 523–534

McClung M (2004) Parathyroid hormone for the treatment of osteoporosis. Obstet Gynecol Surv 59 (12): 826–832

McKenzie J, Jaap AJ, Gallacher S et al. (2004) Metabolic, inflammatory, and hemostatic effects of a low-dose continuous combined hrt in women with type 2 diabetes: potentially safer with respect to vascular risk. Obstet Gynecol Surv 59 (7): 524–525

Meade TW (1997) Hormone replacement therapy and haemostatic function. Thrombos Haemostas 78: 765–769

Meunier PJ, Roux C, Seeman E et al. (2004) The effects of strontium ranelate on the risk of vertebral fracture in women with postmenopausal osteoporosis. N Engl J Med 350: 459–468

Meunier PJ, Roux C, Seeman E et al. (2004) The effects of strontium ranelate on the risk of vertebral fracture in women with postmenopausal osteoporosis. Obstet Gynecol Surv 59 (7): 526–527

Miller P, Lukert B, Broy S, Civitelli R, Fleischmann R et al. (1998) Management of postmenopausal osteoporosis for primary care. Menopause 5: 123–131

Miller PD, Barlas S, Benneman SK et al. (2004) An approach to identifying osteopenic women at increased short-term risk of fracture. Obstet Gynecol Surv 59 (11): 768

NAMS (2000) Consensus Opinion of The North American Menopause Society. Menopause 7: 5–13

Naessen T, Lindmark B, Larsen HC (1997) Better postural balance in elderly women receiving estrogens. Am J Obstet Gynecol 177: 412–416

North American Menopause Society (2000) Effects of menopause and estrogen replacement therapy or hormone replacement therapy in women with diabetes mellitus: Consensus opinion. Menopause 7: 87–95

Notelovitz M, Varner RE, Rebar RW et al. (1997) Minimal endometrial proliferation over a two-year period in postmenopausal women taking 0,3 mg of unopposed esterified estrogens. Menopause 4: 80–88

O'Meara ES, Rossing MA, Daling JR, Elmore JG, Barlow WE, Weiss NS (2001) Hormone replacement therapy after a diagnosis of breast cancer in relation to recurrence and mortality. J Natl Cancer Inst 93: 754

Ortmann O, König K (2005) Hormontherapie im Klimakterium und in der Postmenopause. Dtsch Ärztebl 102: 144–147

Penotti M, Fabio E, Modena AB et al. (2003) Effect of soy-derived isoflavones on hot flashes, endometrial thickness, and the pulsatility index of the uterine and cerebral arteries. Fertil Steril 79: 1112–1117

Pickar JH, Thorneycroft I, Whitehead M (1998) Effects of hormone replacement therapy on the endometrium and lipid parameters: a review of randomized clinical trials, 1985 to 1995. Am J Obstet Gynecol 178: 1087–1099

Pinkerton JV, Santen R (1999) Alternatives to the use of estrogen in postmenopausal women. Endocr Rev 20: 308–320

Reid IR, Brown JP, Burckhardt P et al. (2002) Intravenous zoledronic acid in postmenopausal women with low bone mineral density. N Engl J Med 346: 653–661

Sami Jabara LK, Christenson CY, Wang JM et al. (2003a) Stromal cells of the human postmenopausal ovary display a distinctive biochemical and molecular phenotype. J Clin Endocrinol Metab 88: 484–492

Schneider DL, Barrett-Connor EL, Morton DJ (1997) Timing of postmenopausal estrogen for optimal bone mineral density. J Am Med Ass 277: 543–547

Schulte HM (1997) Osteoporose: Diagnose, Therapie und Prophylaxe. Gynäkologe 30: 352–356

Seibel MJ, Baylink DJ, Farley JR et al. (1997) Basic science and clinical utility of biochemical markers of bone turnover – a congress report. Exp Clin Endocrinol Diabetes 105: 125–133

Shumaker SA, Legault C, Rapp SR et al. (2003) Estrogen plus progestin and the incidence of dementia and mild cognitive impairment in postmenopausal women. the women's health initiative memory study: a randomized, controlled trial. JAMA 289: 2651–2662

Shumaker SA, Legault C, Kuller L et al. (2004) Conjugated equine estrogens and incidence of probable dementia and mild cognitive impairment in postmenopausal women: women's health initiative memory study. JAMA 291: 2947–2958

Siris ES, Chen Y-T, Abbott TA et al. (2004) Bone mineral density thresholds for pharmacologic intervention to prevent fractures. Arch Intern Med 164: 1108–1112

Spencer CP, Morris EP, Rymer JM (1999) Selective estrogen receptor modulators: women's panacea for the next millenium? Am J Obstet Gynecol 180: 763–770

Stearns V, Beebe KL, Iyengar M, Dube E (2003) Paroxetine controlled release in the treatment of menopausal hot flashes: a randomized, controlled trial. JAMA 289: 2827–2834

Surrey ES (1999) Add-back therapy and gonadotropin-releasing hormone agonists in the treatment of patients with endometriosis: can a consensus be reached? Fertil Steril 71: 420–424

Takeshi M, Mishell DR Jr, Ben-Chetrit A et al. (2002) Vaginal rings delivering progesterone and estradiol may be a new method of hormone replacement therapy. Fertil Steril 78: 1010–1016

The Women's Health Initiative Steering Committee (2004) Effects of conjugated equine estrogen in postmenopausal women with hysterectomy. JAMA 291: 1701–1712

Tice JA, Ettinger B, Ensrud K et al. (2003) Phytoestrogen supplements for the treatment of hot flashes: the isoflavone clover extract (ice) study- a randomized, controlled trial. JAMA 290: 207–214

Wassertheil-Smoller S, Hendrix SL, Limacher M et al. (2003) Effect of estrogen plus progestin on stroke in postmenopausal women: the women's health initiative-a randomized trial. JAMA 289: 2673–2684

Waters DD, Alderman J Hsia J et al. (2002) Effects of hormone replacement therapy and antioxidant vitamin supplements on coronary atherosclerosis in postmenopausal women: a randomized controlled trial. JAMA 288: 2432–2440

Watts NB (2001) Risedronate for the prevention and treatment of postmenopausal osteoporosis: results from recent clinical trials. Osteoporos Int Suppl 3: S17-S22

Women's Health Initiative Steering Committee (ed) (2004) Effects of conjugated equine estrogen in postmenopausal women having undergone hysterectomy: the women's health initiative randomized, controlled trials. Obstet Gynecol Surv 59 (8): 599–600

Writing Group for the Estradiol Clotting Factors Study (1996) Effects on haemostasis of hormone replacement therapy with transdermal estradiol and oral sequential medroxyprogesterone acetate: a 1-year, double-blind, placebo-controlled study. Thrombos Haemostas 75: 476–480

Writing Group for the PEPI Trial (1996) Effects of hormone therapy on bone mineral density. J Am Med Ass 276: 1389–1396

Writing Group for the Women's Health Initiative Investigators (2002) Risks and benefits of estrogen plus progestin in healthy postmenopausal women. JAMA 288: 321–333

World Health Organisation (1981) Report of a WHO scientific group. Research on the menopause. WHO Tech Rep Ser 670: 3–120

Zandi PP, Carlson MC, Plassman BL et al. (2002) Hormone replacement therapy and incidence of alzheimer disease in older women: the cache county study. JAMA 288: 2123–2129

Gestörte sexuelle Entwicklung

I.-T. Bäckert-Sifeddine und L. Kiesel

10.1 Einleitung – 105

10.2 Gonadendysgenesien – 105
10.2.1 Ullrich-Turner-Syndrom – 105
10.2.2 Polysomie X – 107
10.2.3 Swyer-Syndrom – 108
10.2.4 XX-Gonadendysgenesie – 108

10.3 Intersexualität – 109
10.3.1 Testikuläre Dysgenesie – 109
10.3.2 Echter Hermaphroditismus – 110
10.3.3 Pseudohermaphroditismus – 111
10.3.4 Angeborene Störungen der Testosteronbiosynthese – 111
10.3.5 Testikuläre Insensitivität gegenüber hCG – 113
10.3.6 Endorganresistenz gegenüber Testosteron – 113
10.3.7 5-α-Reduktasemangel = pseudovaginale periskrotale Hypospadie – 114
10.3.8 Vanishing-testes-Syndrom – 115
10.3.9 Swyer-Syndrom – 115
10.3.10 Zufuhr von Antiandrogenen – 115
10.3.11 Pseudohermaphroditismus femininus – 115
10.3.12 Plazentarer Aromatasemangel – 116
10.3.13 Übertragung von Androgenen und synthetischen Gestagenen aus dem mütterlichen Kreislauf – 116
10.3.14 Fehlbildungen des Intestinums und des Harntrakts (nicht hormonell induziert) – 116

10.4 Hormontests zur Differenzierung verschiedener Formen des Pseudohermaphroditismus – 116
10.4.1 hCG-Test – 116
10.4.2 SHBG-Androgenresistenztest – 116

10.5 Empfehlung zum praktischen Vorgehen bei Intersexualität – 116

10.6 Pubertas tarda – 117

10.7 Pubertas praecox – 118
10.7.1 Pubertas praecox vera – 118
10.7.2 Pseudopubertas praecox – 119

10.8 Transsexualität – 120

Literatur – 120

10.1 Einleitung

Definition

Die Störungen der sexuellen Entwicklung umfassen sowohl die abnorme Ausbildung der Geschlechtsorgane als auch die abnorme Identifikation mit der weiblichen Rolle und dem dazugehörigen Sexualverhalten bzw. dessen Akzeptanz.

In erster Linie sollen im Folgenden die organischen Anomalien der sexuellen Entwicklung beschrieben werden.

Das Erkennen einer Störung der sexuellen Entwicklung setzt die **Kenntnis** des **Normalbefundes** voraus. Die Ausprägung des Geschlechts und die sexuelle Entwicklung sind sehr variabel. Es muss unterschieden werden zwischen
- chromosomalem,
- zellulärem und
- gonadalem

Geschlecht sowie dem der inneren und der äußeren Geschlechtsorgane und letztendlich auch dem der Geschlechtsidentität und der Geschlechtsrolle (◘ Tabelle 10.1). Dies zeigt, dass die **Zuordnung zu einem Geschlecht** wesentlich komplexer ist, als auf den ersten Blick angenommen wird.

10.2 Gonadendysgenesien

Definition

Krankheitsbilder, bei denen die Gonaden als bindegewebige Stränge statt als normale Gonaden mit Keimgewebe entwickelt sind, nennt man Gonadendysgenesien. Man bezeichnet die auf diese Art veränderten Gonaden im englischen als Streak-Gonaden, im deutschen als Stranggonaden.

Die **Chromosomenanalysen** zeigen variable Befunde. Es gibt feminine, zwittrige und maskuline Phänotypen. Im Folgenden werden die femininen und zwittrigen Phänotypen dargestellt, da die maskulinen i. d. R. beim Pädiater oder Urologen behandelt werden. **Leitsymptome** der Gonadendysgenesie sind, bis auf wenige Ausnahmen, die **abnorme Pubertät** und die **primäre Amenorrhö**.

10.2.1 Ullrich-Turner-Syndrom

Definition, Inzidenz. Obwohl bei Frauen mit normalem Chromosomensatz eines der beiden X-Chromosomen als inaktiviert gilt, führt der Verlust eines X-Chromosoms zu einem typischen Krankheitsbild, welches als Ullrich-Turner-Syndrom bekannt ist. Es ist die häufigste Störung der sexuellen Entwicklung. Das

Tabelle 10.1. Aspekte der Geschlechtsdetermination

Geschlechtsdetermination	Merkmale
Genetisches (chromosomales) Geschlecht	Bestimmung durch Nachweis des X- und Y-Chromatins sowie des männlichen (46XY) und weiblichen (46XX) Karyotyps, ggf. eines Mosaikbefundes sowie einer gonosomalen Aberration, welche numerisch oder strukturell sein kann
Zelluläres Geschlecht	Primordiale Keimzellen (Geschlechtsbestimmung)
	Hormonell gesteuerte Zellen der Gonaden (Wolff-Gänge, Sinus urogenitalis)
	H-Y-Antigen-sensible Zellen (einige somatische Zellen)
	Auf H-Y-Antigen nicht reagierende Zellen (Keimzellen und übrige somatische Zellen)
Gonadales Geschlecht	Primäre Gonadendifferenzierung als Ergebnis der Geschlechtsdetermination in testikulärer oder ovarieller Richtung oder, im Falle des Hermaphroditismus, mit beiderlei Gewebe
Inneres Genitale	Individuen mit Ovarien oder ohne Testes und Entwicklung eines sonst normalen weiblichen inneren Genitales
	Entsprechende Entwicklung des männlichen inneren Genitales bei vorliegenden Hoden
Äußeres genitales Geschlecht	Individuen ohne Hoden oder mit Ovarien entwickeln sich in weiblicher Richtung
	Individuen mit funktionierenden Hoden entwickeln sich in männlicher Richtung
	Im Falle des Pseudohermaphroditismus liegt ein abnormes inneres und/oder äußeres Genitale vor, fakultativ bei Gonadendysgenesie und meist bei normalem Karyotyp; vorwiegend wird ein virilisiertes Genitale im weiblichen Geschlecht bzw. ein intersexuelles äußeres (und weibliches inneres) Genitale bei gonadal männlichen Individuen beobachtet
Geschlechtsidentität und Geschlechtsrolle	Die Geschlechtsidentität wird beeinflusst durch die persönliche Erfahrung der Geschlechtsrolle; die Geschlechtsrolle ist die Manifestation der Geschlechtsidentität, die nach außen zur Schau getragen wird
Sekundäre Geschlechtsmerkmale	Geschlechtsspezifische Veränderungen in der Pubertät; die Pubertät ist ein Reifungsprozess im gonadalen, genitalen und somatischen Bereich, der die Ausprägung des weiblichen oder männlichen Phänotyps bewirkt, der die entsprechende Persönlichkeitsentwicklung folgt

Ullrich-Turner-Syndrom findet sich mit einer Häufigkeit von ca. 1:3 000 (1:2 500–1:5 000) der neugeborenen Mädchen. Ob es vermehrt bei Kindern älterer Väter auftritt, wird kontrovers diskutiert. Familiäre Häufungen wurden beschrieben, sind aber selten.

Ursache. Patientinnen mit Ullrich-Turner-Syndrom haben eine Monosomie X, d. h. den Chromosomensatz 45X0. Bei der Untersuchung auf Barr-Körperchen ergibt sich ein negativer Befund. Der Verlust eines X-Chromosoms führt zu einer Störung der normalen Ovarentwicklung. Das vorhandene X-Chromosom stammt vermutlich von der Mutter. Diese These wird unterstrichen durch:
- die fehlende Korrelation des Auftretens eines Ullrich-Turner-Syndroms mit dem Alter der Mutter,
- einer fraglichen Korrelation zum Alter des Vaters sowie
- die Ergebnisse von Untersuchungen bei gleichzeitig aufgetretenen X-chromosomalen Erkrankungen.

Variationen. Neben der kompletten Monosomie X können auch partielle Verluste am X-Chromosom zum klinischen Bild des Ullrich-Turner-Syndroms mit unterschiedlich stark ausgeprägten Symptomen führen. Der Verlust von Anteilen des X-Chromosoms kann bedingt sein durch Bildung eines Isochromosoms des langen Armes, durch Deletionen am langen oder kurzen Arm oder durch Ringbildung. Bei allen **strukturellen Anomalien** des **X-Chromosoms** findet man immer Symptome des Ullrich-Turner-Syndroms.

Gene, die die **Ovarialfunktion beeinflussen**, sind auf dem langen Arm des X-Chromosoms und dem proximalen Anteil des kurzen Armes lokalisiert. Auf dem distalen Teil des kurzen Armes finden sich die **Gene für das Längenwachstum**. Die Monosomie X führt, im Gegensatz zu den Mosaiken, häufig (bis zu 98 %) zu **Spontanaborten**. Die **Mosaike**, 45X/46XX, 45X/46XX/47XXX, führen, je nach prozentualem Anteil der monosomen Zellen, zu mehr oder weniger ausgeprägten Symptomen des Ullrich-Turner-Syndroms.

Klinik. Symptome und Befunde des Ullrich-Turner-Syndroms zeigt ▪ Tabelle 10.2. In der Regel ist die **Intelligenz** normal ausgebildet. Die **psychosexuelle Ausrichtung** ist eindeutig weiblich. Die Patientinnen weisen jedoch auffällig lange und starke Bindungen an die Mutter auf. Eine Vielzahl der Betroffenen lebt dauerhaft ohne Sexualpartner.

Befunde bei Neugeborenen. Häufig ist das **Geburtsgewicht** niedriger als normal. Die Hand- und Fußrücken weisen **Ödeme** auf, welche auf Teleangiektasien zurückzuführen sind und meist eine spontane Remission zeigen. Ein **Pterygium colli** ist nicht immer ausgebildet, oft besteht stattdessen nur eine schlaffe Nackenhautfalte. Der **Haaransatz reicht tief in den Nacken**. **Dystrophien der Finger- und Zehennägel** sowie vermehrte **Pigmentnävi** sollten an ein Ullrich-Turner-Syndrom denken lassen.

Die **Entwicklung als Kleinkind** ist meist unauffällig, erst im späteren Verlauf bildet sich das typische Erscheinungsbild aus.

10.2 · Gonadendysgenesien

Tabelle 10.2. Die häufigsten und typischen Symptome für das Ullrich-Turner-Syndrom. (Nach Stolecke 1992)

Symptom	Häufigkeit [%]
Kleinwuchs	96–100
Tiefer Haaransatz im Nacken	80–90
Ohrdysmorphie	60–80
Schildthorax	60–80
Hyperplastische/hyperkonvexe Nägel	50–80
Naevi pigmentosi	60–70
Lymphödem beim Neugeborenen und Säugling	40–80
Cubitus valgus	40–60
Pterygium colli	ca. 50
Sexueller Infantilismus	90–100
Primäre Amenorrhö	ca. 90–99
Gonadendysgenesie	90–95

Gynäkologischer Befund. Die Patientinnen haben i. d. R. eine **primäre Amenorrhö**. Die **Thelarche und Pubarche** bleiben meist ganz aus oder treten deutlich verspätet und/oder in stark reduzierter Ausprägung ein. Dadurch entsteht das Bild des sexuellen Infantilismus.

> Allerdings sind bei einigen Frauen eine Menarche und sogar Schwangerschaften beschrieben (Gardner u. Sutherland 1996), sodass diese das Vorliegen eines Ullrich-Turner-Syndroms nicht ausschließen.

An **gynäkologisch auffälligen Befunden** finden sich außerdem:
- weiter Abstand der Brustwarzen;
- in der Regel sind die Ovarien durch einen bindegewebigen Strang ersetzt (»streak ovaries«, Stranggonaden);
- der Uterus ist hypoplastisch, ebenso die Tuben, Vagina und Vulva;
- die großen Labien sind unpigmentiert;
- die kleinen Labien fehlen häufig;
- unbehandelt ist die Vaginalhaut dünn und verletzlich;
- der Vaginalabstrich zeigt zytologisch eine abnorme Atrophie;
- Pubes- und Axillabehaarung fehlen meist oder sind nur spärlich entwickelt.

Histologischer Befund der Ovarien. Beim Neugeborenen finden sich im Ovar alle Varianten zwischen normalen Ovarialstrukturen und bindegewebigen Stranggonaden. Aufgrund der Tatsache, dass während der Pubertät meist kein Follikelbesatz oder kaum noch ein solcher nachweisbar ist, wird davon ausgegangen, dass die Gonadendysgenesie als Folge einer raschen Follikelregression zu sehen und nicht in einem angeborenen Fehlen des Follikelbesatzes zu suchen ist. Bewiesen wird diese Theorie auch durch Nachweis von Follikeln bei Embryonen mit X0-Chromosomensatz. Daher ist es selten möglich, dass Mädchen mit X0-Chromosomensatz doch eine Pubertät durchlaufen.

> Das Risiko der malignen Entartung der Streak-Gonaden bei Frauen mit X0-Chromosomensatz ist nicht erhöht.

Hormonelle Befunde. Der Serumspiegel der Gonadotropine ist in den ersten beiden Lebensjahren und ab der Pubertät stark erhöht (Göretzlehner u. Lauritzen 1995). Der Östradiolspiegel ist stark erniedrigt. Der Minderwuchs ist Folge des endogenen Sexualsteroidmangels während der Kindheit und Adoleszenz. Die Somatostatinkonzentration im Serum ist normal bis leicht erhöht, die Sekretion des Wachstumshormons normal. Auch die IGF-1-Konzentration ist unauffällig.

Diagnostik. Die Diagnostik besteht aus
- Anamnese,
- klinischer Untersuchung,
- Ultraschall,
- Chromosomenanalyse,
- evtl. einer Laparoskopie sowie
- Hormonanalysen.

Therapie.

> **Empfehlung**
>
> Die Patientinnen bedürfen einer dauerhaften Substitutionstherapie mit Sexualsteroiden.
> Die Therapie sollte mit dem chronologischen Pubertätsalter – dies entspricht einem Knochenalter von 10–12 Jahren – einsetzen. Bis zum natürlichen Menarchealter sollten ausschließlich natürliche Östrogene ohne Gestagen verabreicht werden. Danach erfolgt eine Sequenztherapie.

Um die ausgebliebene Entwicklung der sekundären Geschlechtsmerkmale zu ermöglichen, sollte eine **Sequenztherapie** mit gleich langen Phasen reiner Östrogengabe und kombinierter Östrogen-Gestagen-Gabe erfolgen, Monotherapien mit Östrogen-Gestagen-Gemischen sind ungeeignet. Beginnt die Therapie erst **nach dem üblichen Menarchealter**, kann gleich mit der Sequenztherapie begonnen werden. Da die Diagnose heute vor dem Menarchealter bekannt sein sollte, ist die der Physiologie angepasste Hormonersatztherapie (Tabelle 10.3) anzustreben. Solange die Epiphysenfugen noch nicht verschlossen sind, kann die Hormontherapie einen Wachstumsschub bewirken, der durch zusätzliche Gabe von Wachstumshormon unterstützt werden kann.

> Ethinylöstradiol sollte in der Substitutionstherapie eher nicht eingesetzt werden. Östradiol ist vorzuziehen.

10.2.2 Polysomie X

Definition, Inzidenz. Wie auch beim Ullrich-Turner-Syndrom können trotz theoretisch inaktivierter X-Chromosomen bei Vorkommen von 3 oder auch mehr X-Chromosomen Anomalien entstehen. Diese Krankheitsbilder beweisen, dass bei der Inaktivierung des 2. X-Chromosoms nicht alle Genloci inaktiviert sind, sondern nur Teilbereiche. Die Tetrasomie und Pentasomie X scheint bei Kindern älterer Mütter gehäuft aufzutreten, sodass hierfür ursächlich eine »non-disjunction X« in der Oogenese angenommen wird.

Tabelle 10.3. Hormonelle Behandlung des Ullrich-Turner-Syndroms. (Nach Göretzlehner u. Lauritzen 1995)

Therapiealter	Dosierung
Behandlungsbeginn vor dem Menarchealter	
Substitution vom (9.) 10.–12. Lebensjahr	Östradiol 1 mg oder Östradiolvalerat 1 mg; die Medikation soll oral, täglich und kontinuierlich ohne Pause bis zur Menarche erfolgen
Nach der Menarche	
2-Phasentherapie mit Östrogenen und Gestagenen	Östrogengabe über 20–22 Tage in einer Dosierung von 2 mg Östradiol, 2 mg Östradiolvalerat Zusätzlich Gestagen oral täglich vom 11.–20. (22.) Behandlungstag an; es werden 2 mg Chlormadinonazetat, 5 mg Lynestrenol, 5 mg Norethistosteronazetat, 2,5–5 mg Medroxyprogesteronazetat oder 10 mg Medrogeston eingesetzt Der neue Behandlungszyklus beginnt nach 7-tägiger Pause; wenn in der Pause klimakterische Beschwerden auftreten, Verkürzung der Pause auf 5 Tage Sequenzpräparate zyklisch über Jahre
Substitutionsbeginn nach dem 12. Lebensjahr	Wie 2-Phasen-Therapie mit Östrogenen + Gestagenen

Klinik. 2/3 der Frauen mit Trisomie X sind klinisch unauffällig, mit normalen Genitalien und somatischen Befunden sowie funktionstüchtigen Ovarien. Sie haben unauffällige Kinder geboren. Ein Grund, von einer Schwangerschaft abzuraten, besteht nicht. Die Ovarien können aber auch dysgenetisch verändert sein. Relativ häufig zeigt sich eine leichte geistige Retardierung. Vermehrt wurde eine prämature Menopause beschrieben (Gardner u. Sutherland 1996). Frauen mit höhergradiger X-Polysomie sind klinisch wesentlich auffälliger. Die Ovarialfunktion ist meist gestört. Die Frauen sind steril (Gardner u. Sutherland 1996). Es finden sich ein eunuchoider Hochwuchs mit Skelettanomalien, Strabismus, geistige Retardierung bis hin zur hochgradigen Oligophrenie und häufig epileptische Anfälle. Folgende Chromosomensätze können auftreten:

- 47XXX,
- 48XXXX,
- 49XXXXX oder
- Mosaike aller Art, auch kombiniert mit 45X0.

Therapie. Bei frühzeitiger Ovarialfunktionsstörung ist eine Östrogen-Gestagen-Substitution zur Osteoporoseprophylaxe erforderlich, ansonsten erübrigt sich eine Therapie.

10.2.3 Swyer-Syndrom

Das Swyer-Syndrom wird klassisch auch als reine Gonadendysgenesie oder XY-Gonadendysgenesie bezeichnet und muss vom Ullrich-Turner-Syndrom abgegrenzt werden. Durch seinen Chromosomenbefund (46XY) unterscheidet es sich von der XX-Gonadendysgenesie. Da das Swyer-Syndrom nicht nur eine Gonadendysgenesie aufweist, sondern auch ein zum Chromosomensatz differentes Geschlecht, wird es auch dem Pseudohermaphroditismus masculinus zugeordnet. Die nähere Beschreibung erfolgt dort.

10.2.4 XX-Gonadendysgenesie

Zur XX-Gonadendysgenesie gehören die reine XX-Form der Gonadendysgenesie, die ovarielle Dysgenesie und die symmetrisch gemischte XX-Dysgenesie (Buyse 1990; Tabelle 10.4).

10.2.4.1 Reine XX-Form der Gonadendysgenesie

Ursache, Chromosomensatz. Wahrscheinlich handelt es sich um eine autosomale Genmutation mit rezessiver Wirkung. Die XX-Gonadendysgenesie tritt z. T. gehäuft familiär auf. Der Chromosomensatz ist unauffällig: 46XX.

Klinik. Die Patientinnen haben ein rein weibliches äußeres Genitale, es zeigt sich keine Androgenisierung. Die Müller-Gangderivate sind normal ausgebildet, aber infantil entwickelt. Die Pubertät bleibt infolge mangelnder hormoneller Stimulation aus. Die Werte für FSH und LH sind ab der Pubertät erhöht, für Östradiol erniedrigt. Die Gonaden sind als rein bindegewebige Streak-Gonaden ausgebildet. Es ist kein Follikelbesatz nachweisbar, somit ist anhand der Gonadenhistologie eine Geschlechtszuordnung nicht möglich.

Tabelle 10.4. Übersicht der XX-Gonadendysgenesie

Dysgenesietyp	Chromosomensatz	Gonadenbefund
XX-Gonadendysgenesie	46XX	Streak-Gonaden
Ovarielle Dysgenesie	46XX	Insuffiziente Funktion der Ovarien
Symmetrisch gemischte Dysgenesie	46XY, 45X0 oder Mosaik 47XYY	Eine Seite Hoden, andere Seite rudimentäres Ovar

> Es besteht keine Tendenz der Streak-Gonaden zur malignen Entartung.

Therapie. Diese entspricht den Richtlinien, die im Abschnitt über das Ullrich-Turner-Syndrom ausführlich beschrieben sind (Tabelle 10.3).

10.2.4.2 Ovarielle Dysgenesie

Ursache und Chromosomensatz. Nach der Differenzierung der Gonaden zu Ovarien kommt es zu einer exogen bedingten Störung der Gonadenentwicklung. Ursache und Art der Schädigungsmechanismen sind unbekannt. Der Chromosomensatz ist unauffällig: 46XX.

Klinik. Das Genitale ist normal weiblich ausgebildet, bleibt aber infolge mangelnder hormoneller Stimulation infantil. Die sekundären Geschlechtsmerkmale entwickeln sich in der Pubertät nur spärlich. Die Gonaden können histologisch und klinisch eindeutig dem Ovar zugeordnet werden. Die Dysgenesie der Ovarien zeigt unterschiedlich starke Ausprägung. Immer sind histologisch eine Tunica albuginea sowie kortikale und medulläre Strukturen nachweisbar. Histologisch kann eine follikuläre und eine afollikuläre Form unterschieden werden. Bei der follikulären Form lassen sich Primordialfollikel nachweisen. Im adulten Ovar bilden sich jedoch keine Sekundär- oder Tertiärfollikel aus.

Therapie. Die Therapie entspricht der beim Ullrich-Turner-Syndrom beschriebenen Vorgehensweise (Tabelle 10.3).

10.2.4.3 Symmetrisch gemischte XX-Dysgenesie

Ursache und Chromosomensatz. Es kommt in der Fruchtanlage zu einer Chromosomenanomalie. Dabei finden sich häufig Chromosomensätze mit Mischformen. Die häufigsten sind:
- 46XY,
- 45X0 oder
- ein Mosaik mit einer 47XYY-Linie.

Es sind aber für diese Frauen eine große Zahl an Varianten des Chromosomensatzes denkbar. Die Zuordnung zu diesem Typ der Gonadendysgenesie erfolgt mehr anhand des Gonadenbefundes (s. »Klinik«).

Häufigkeit. Die symmetrisch gemischte XX-Dysgenesie tritt sehr selten auf, genaue Zahlen liegen nicht vor.

Klinik. Typischerweise haben diese Patientinnen unilateral einen Hoden und kontralateral ein rudimentäres Ovar. Deshalb wird dieser Typ der Gonadendysgenesie auch symmetrisch gemischte Dysgenesie genannt. Phänotypisch können diese Patientinnen feminin, intersexuell oder maskulin erscheinen. In der Regel liegen Wachstumsstörungen vor. Meist weisen die Betroffenen Dysmorphiezeichen auf, die dem Erscheinungsbild beim Ullrich-Turner-Syndrom ähneln. Die anatomische Ausbildung des inneren Genitales hängt von der Gonadenkonstellation ab. Es können typischerweise ausgesprochene Seitendifferenzen bestehen (Stolecke 1995a).

Abbildung 10.1 zeigt das äußere Genitale eines Kindes mit gemischter Gonadendysgenesie. Der Chromosomensatz ist 46XY.

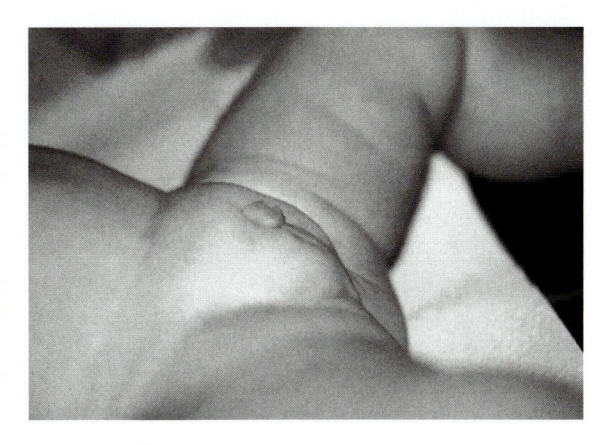

Abb. 10.1. Äußeres Genitale eines Kindes mit gemischter Gonadendysgenesie, Chromosomensatz 46XY. (Mit freundlicher Genehmigung Dr. U.-A. Mau, Abt. klinische Genetik der Universität Tübingen)

Therapie.
> Da die dysgenetischen Gonaden eine ausgesprochen hohe Tendenz zur malignen Entartung haben, sollten sie frühzeitig entfernt werden.

Abhängig von der Tendenz des Phänotyps sind häufig kosmetisch-operative Korrekturen des äußeren Genitales erforderlich. Ist die weitere Entwicklung in Richtung Frau geplant, muss eine Hormonsubstitutionstherapie, wie beim Ullrich-Turner-Syndrom beschrieben, eingeleitet werden (Tabelle 10.3). Soll eine maskuline Entwicklung angestrebt werden, wird auf die einschlägige pädiatrische und urologische Literatur verwiesen.

10.3 Intersexualität

Jedes Genitale ist primär in der Embryonalzeit indifferent. Durch die Ausbildung von H-Y-Antigen und Testosteron wird dieses maskulin differenziert (Ray u. Picard 1998). Bleibt der Einfluss dieser beiden Parameter aus, ist die Differenzierung feminin. Bei der Intersexualität wird die begonnene Differenzierung frühzeitig unterbrochen, sodass die Zwittrigkeit persistiert, oder es setzt im Verlauf der sexuellen Entwicklung eine der ursprünglichen Anlage gegenläufige Entwicklung ein. Einen Überblick gibt Tabelle 10.5.

10.3.1 Testikuläre Dysgenesie

Die Entwicklung der Testes und der Ovarien kann zu jedem Zeitpunkt durch Störfaktoren unterbrochen werden. Da die Ausbildung des männlichen Phänotyps testosteronabhängig ist, führt die gestörte Testesfunktion zu variablen Anomalien der Sexualorganentwicklung. Tritt die funktionelle Schädigung der Testes sehr früh auf, wird die Ausbildung des männlichen äußeren Genitales und der männlichen Gangsysteme gestört, sodass der Phänotyp der Intersexualität resultiert. Tritt die Störung nach beendeter Ausbildung der Geschlechtsorgane auf, resultiert eine isolierte testikuläre Dysgenesie. Ein typisches Beispiel hierfür ist das Klinefelter-Syndrom (47XXY) und seine Varianten.

Tabelle 10.5. Formen des Pseudohermaphroditismus

Typ	Ursache	Defekt
Pseudohermaphroditismus masculinus	Angeborene Störungen der Testosteronbiosynthese	Mangel an P450scc Mangel an 3-β-Hydroxysteroiddehydrogenase/$\Delta^{4,5}$-Isomerase Mangel an P450c-17-α-Hydroxylase Mangel an P450c-17-Hydroxylase/17,20-Lyase Mangel an 17-β-Hydroxysteroidoxidoreduktase
Testikuläre Insensivität	Insensivität gegenüber hCG testikulär	
Endorganresistenz gegenüber Testosteron	Resistenz der Erfolgsorgane gegen Testosteron	
Testikuläre Feminisierung		Androgenrezeptoren fehlen oder sind funktionsgestört
Reifenstein-Syndrom		Androgenrezeptoren fehlen partiell oder sind teilweise abnorm ausgebildet
Pseudovaginale periskrotale Hypospadie		5-α-Reduktasemangel, mangelhafte Konversion von Testosteron in Dihydrotestosteron
Vanishing-testes-Syndrom	Fehlende Testesfunktion in der 8.–10. SSW	
Swyer-Syndrom		Defekt des testesdeterminierenden Gens auf dem Y-Chromosom
Antiandrogenzufuhr	Exogene Zufuhr von Antiandrogenen	
Pseudohermaphroditismus femininus	Adrenogenitales Syndrom Plazentarer P450-Aromatasemangel Exogene Zufuhr von Androgenen und synthetischen Gestagenen Fehlbildungen des Intestinums und des Harntrakts	

10.3.2 Echter Hermaphroditismus

Definition. Das Erscheinungsbild des echten Hermaphroditismus wird definiert durch die **gleichzeitige Anlage** von regelhaft ausgebildetem **testikulärem und ovariellem Gewebe**. Die Bezeichnung ist unabhängig vom phänotypischen oder chromosomalen Geschlecht. Man unterscheidet einen echten **Hermaphroditismus lateralis, bilateralis und unilateralis**. Bei der lateralen Form ist auf einer Adnexseite ein normales Ovar, auf der anderen ein normaler Testis zu finden (ca. 30 %), beim bilateralen ist auf beiden Seiten ein Ovotestis (ca. 20 %), beim unilateralen auf der einen Seite ein Ovotestis und auf der anderen Seite ein normaler Testis oder ein Ovar (ca. 50 %) angelegt.

Klinik. Das äußere Genitale ist immer intersexuell ausgebildet. Die inneren Genitalien sind entsprechend der auf der jeweiligen Seite vorliegenden Gonade formiert. Der Uterus hat deshalb meist nur eine Tube auf der Seite des Ovars. Ein Fehlen des Uterus ist selten. Die Hoden haben i. d. R. einen Samenstrang. Häufig ist eine Prostata, wenn auch rudimentär, angelegt. 2/3 der Patienten menstruieren. Es sind Fälle mit Menstruation und gleichzeitiger Samenfadenausscheidung beschrieben. Je nach Relation von Östrogenen und Androgenen entwickelt sich während der Pubertät ein mehr femininer oder maskuliner **Behaarungstyp**. Auch die weiteren **sekundären Geschlechtsmerkmale** werden hierdurch beeinflusst. Die Pubertät tritt jedoch nicht unbedingt spontan ein. Auch sind gegenläufige Entwicklungen, z. B. mit Brustentwicklung bei Virilisierung, in der Pubertät möglich. Die **Ovarien** liegen immer an ihrer normalen anatomischen Position, **Testis und Ovotestis** können an jeder beliebigen Stelle des Deszensusweges der Testes liegen. Etwa 50 % der Patienten haben eine **Leistenhernie**. Die **Intelligenz** ist normal ausgeprägt. Die Patienten sind i. d. R. steril. Es wurden in der Literatur bislang 4 Schwangerschaften beschrieben.

Hormonproduktion. Die Hormonproduktion ist abhängig von der Ausbildung der Gonaden. Die Serumspiegel von Androgenen und Östrogenen liegen meist im unteren Normbereich bzw. unterhalb des Normbereichs.

Histologie. Die **Hoden** haben oft nur Kanälchen, die mit Sertoli-Zellen und undifferenzierten Vorstufen der Spermiogenese ausgefüllt sind. Aber auch die abgeschlossene Spermiogenese bis zum Spermium ist möglich. Die Anzahl der Leydig-Zellen ist nicht vermehrt. Die **Ovarien** haben Primordialfollikel, die eine normale Follikulogenese bis zur reifen Oozyte durchlaufen können. Der **Ovotestis** weist beide Gewebeanteile auf, die häufig durch ein bindegewebiges Septum getrennt sind, aber auch direkt aufeinander treffen können. Auch in diesen ist eine Follikel- und Spermienreifung möglich.

Chromosomensatz. Der Chromosomensatz 46XX liegt bei 60 % der Patienten, der Satz 46XY bei 12 %, die Konstellation 46XX/46XY bei ca. 12 % und verschiedene gonosomale Mosaike bei ca. 16 % der Patienten vor.

Therapie.

> Die testikulären Anteile des Ovotestis sind meist nicht funktionstüchtig, neigen aber zu maligner Entartung, weshalb sie entfernt werden sollten.
> Die Festlegung der Geschlechtsrolle ist sehr sorgfältig abzuwägen und muss möglichst früh erfolgen.

Noch vor der Pubertät sollten die gegengeschlechtlichen Anteile der inneren Genitalorgane entfernt werden. Das äußere Genitale muss ggf. passend zur festgelegten Geschlechtsrolle plastisch-chirurgisch korrigiert werden. Mit Beginn der Pubertät ist eine **Hormonsubstitutionstherapie** einzuleiten. Bei weiblicher Determinierung erfolgt die Hormonsubstitution wie beim Ullrich-Turner-Syndrom beschrieben (◘ Tabelle 10.3). Bei männlicher Determinierung wird auf die entsprechende pädiatrische und urologische Literatur zur Hormonsubstitution verwiesen.

Neben den medizinischen Maßnahmen ist eine **psychische Führung** wichtig. Falls die festgelegte Geschlechtsrolle nicht der standesamtlich gemeldeten entspricht, sollte so früh wie möglich das Berichtigungsverfahren eingeleitet werden.

10.3.3 Pseudohermaphroditismus

Bei Patienten mit Pseudohermaphroditismus sind das äußere Genitale sowie die Gonaden und die chromosomale Geschlechtszugehörigkeit widersprüchlich angelegt. Die Patienten haben die Gonaden nur eines Geschlechts. Man unterscheidet den **Pseudohermaphroditismus masculinus** (Hoden) und den **Pseudohermaphroditismus femininus** (Ovarien).

10.3.3.1 Pseudohermaphroditismus masculinus

Pathophysiologie. Ursachen für einen maskulinen Pseudohermaphroditismus sind:
- angeborene Störung der Testosteronbiosynthese,
- eine testikuläre Insensitivität gegenüber hCG und LH,
- eine Endorganresistenz gegenüber Testosteron,
- ein 5-α-Reduktasemangel,
- das »Vanishing-testes-Syndrom« und Varianten,
- ein Defekt auf dem Y-Chromosom, genannt Swyer-Syndrom sowie
- die Zufuhr von Antiandrogenen.

Aufgrund der gestörten Androgenwirkung kommt es bei gonadal und chromosomal rein männlich ausgerichteten Individuen zur Ausbildung weiblicher äußerer Genitalien mit mehr oder weniger stark ausgeprägter Differenzierungsstörung. Anteile der Müller-Gänge fehlen im Prinzip immer, da die Wirkung des Anti-Müllerian-Hormons embryonal ungestört ist. Der **Chromosomensatz ist immer 46XY**. Zur diagnostischen Differenzierung des Pseudohermaphroditismus masculinus stehen verschiedenen hormonelle Stimulationstests zur Verfügung, die in
▶ Abschn. 10.4 dargestellt sind.

10.3.4 Angeborene Störungen der Testosteronbiosynthese

Die Bildung des Testosterons kann auf 5 Ebenen gestört sein. Bei 3 Enzymen führt deren Störung gleichzeitig zur Störung der adrenalen Hormonsynthese und somit zu einer Nebennierenhyperplasie. Diese Enzymdefekte treten auch bei genetisch weiblichen Individuen auf. In diesen Fällen bleiben sie jedoch ohne wesentliche Auswirkung.

> Es sind folgende Defekte der Testosteronbiosynthese beschrieben (Sinnecker 1994):
> - Mangel an P450scc (»cholesterol side chain cleavage deficiency«),
> - Mangel an 3-β-Hydroxysteroiddehydrogenase/$\Delta^{4,5}$-Isomerase,
> - Mangel an P450c-17-α-Hydroxylase,
> - Mangel an P450c-17-Hydroxylase/17,20-Lyase sowie
> - Mangel an 17-β-Hydroxysteroidoxidoreduktase (= 17-β-Hydroxysteroiddehydrogenase, 17-β-Ketosteroidreduktase).
>
> Die 3 erstgenannten Enzymstörungen gehen zusätzlich mit einer Nebenniereninsuffizienz einher, während die beiden letztgenannten nur zur testikulären Insuffizienz führen. Alle 5 Varianten werden autosomal rezessiv vererbt, der Chromosomensatz ist 46XY. Bei allen Varianten sind keine Derivate der Müller-Gänge mehr nachweisbar.
> ◘ Abbildung 10.2 zeigt die verschiedenen Ausbildungsformen der Androgenisierung des weiblichen äußeren Genitales.

10.3.4.1 Mangel an P450scc

Klinik. Das Genitale ist weiblich bis intersexuell ausgebildet. Derivate der Wolf-Gänge fehlen oder sind nur rudimentär angelegt. Es besteht aufgrund des Enzymmangels eine schwere adrenale Insuffizienz mit ausgeprägtem Salzverlustsyndrom. Dieses führt zur Lebensgefahr, wenn es nicht rechtzeitig erkannt wird. Aufgrund der frühzeitigen Diagnose ist auch schon vor der Pubertät bekannt, dass diese nicht spontan eintreten wird, sondern hormonell-medikamentös eingeleitet werden muss.

Hormonstatus. Die ACTH- und Reninkonzentrationen sind erhöht. Nach ACTH-Stimulation bleibt der Kortisolanstieg aus. Ab der Pubertät liegt hormonell ein hypogonadotroper Hypogonadismus vor.

Therapie. Eine umgehende Substitution mit Gluko- und Mineralokortikoiden ist unbedingt erforderlich. In der Regel wird sich aufgrund des Ausgangsbefundes des äußeren Genitales eine soziale Differenzierung zum weiblichen Geschlecht entwickeln. Die Pubertät muss hormonell eingeleitet werden (◘ Tabelle 10.3), dann muß eine dauerhafte Substitution erfolgen. Unter Umständen sind kosmetische operative Korrekturen des äußeren Genitales erforderlich.

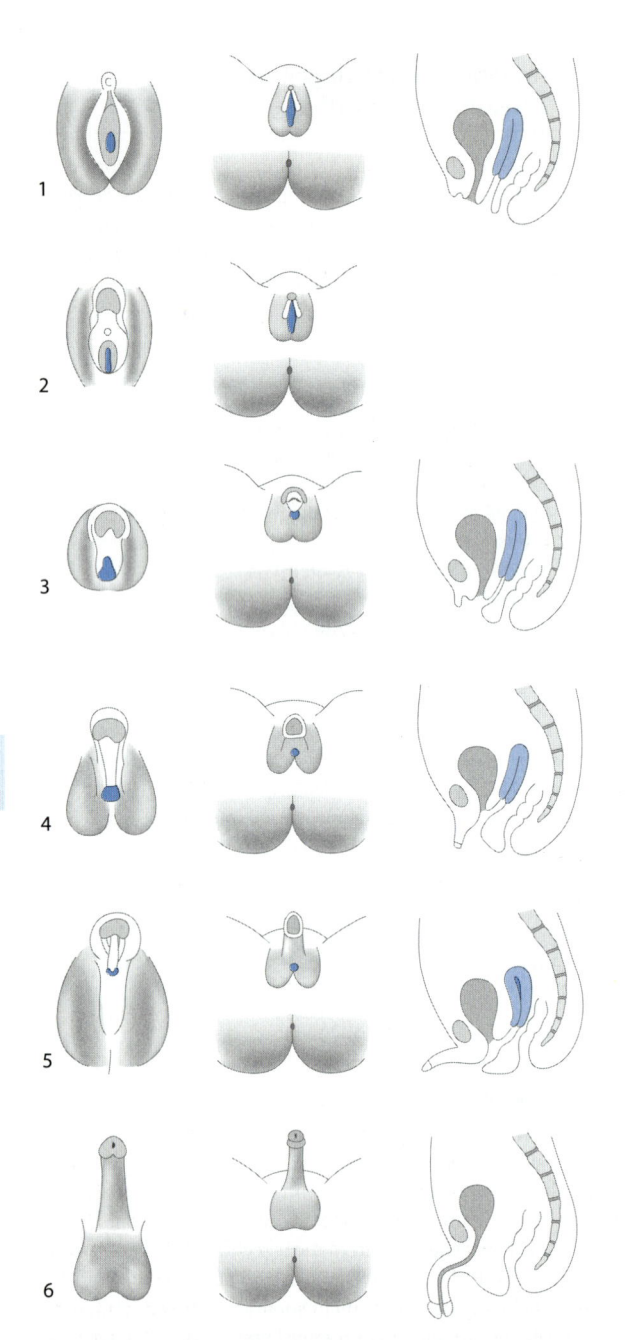

Abb. 10.2. Stadien der Virilisierung des weiblichen äußeren Genitales bei gonadalen und chromosomalen Störungen der Sexualdifferenzierung (*1* normal weiblich, *2–5* Virilisierung, *6* normal männlich). (Nach Sinnecker 1994)

> Die Gonaden sollten wegen des Entartungsrisikos entfernt werden.

10.3.4.2 Mangel an 3-β-Hydroxysteroiddehydrogenase/Δ4,5-Isomerase

Klinik. Das Genitale zeigt intersexuelle Fehlbildungen unterschiedlicher Ausprägung. Meist liegen ein kleiner Phallus sowie eine teilweise Fusion der Labioskrotalwülste vor. Die Derivate der Wolff-Gänge sind normal ausgebildet. In der Pubertät ist eine Gynäkomastie häufig. Besteht eine Teilinsuffizienz der 3-β-Hydroxysteroiddehydrogenase/Δ^{4,5}-Isomerase, kommt es zur prämaturen Pubarche. Lebensbedrohliche Addison-Krisen treten im Säuglingsalter auf.

Hormonstatus. 17-α-Hydroxypregnenolon, DHEA und DHEAS sind basal und nach ACTH- oder hCG-Gabe erhöht. Diese Parameter sind durch Steroide supprimierbar. Der Quotient Δ^5/Δ^4-Isomerase ist erhöht.

Therapie. Vorrangig ist die Steroidsubstitution. Später ist die sexuelle Orientierung meist eher maskulin, jedoch abhängig vom äußeren Genitale. Unter Umständen ist eine kosmetische operative Korrektur des äußeren Genitales erforderlich. Je nachdem, welches Geschlecht für die weitere Entwicklung gewählt wurde, muss mit der Pubertät eine entsprechende Hormonsubstitution erfolgen. Im Falle der weiblichen Entwicklung muss entsprechend den Empfehlungen aus ▶ Tabelle 10.3 bereits präpubertär begonnen werden. Aufgrund der Genitalbefunde wird jedoch häufiger die maskuline Entwicklung angestrebt.

10.3.4.3 Mangel an P450c-17-α-Hydroxylase

Klinik. Der Aspekt des äußeren Genitales reicht von einem weiblichen Erscheinungsbild über eine Intersexualität bis zu einem männlichen Äußeren mit Hypospadie. Derivate der Wolff-Gänge sind nur rudimentär angelegt oder fehlen. Es bestehen eine Hypertonie, Salz- und Wasserretention sowie eine hypokaliämische Alkalose. In der Pubertät bleibt die altersentsprechende Entwicklung aus.

Hormonstatus. Die Werte für Desoxykortikosteron, Kortikosteron, die C-18-hydroxylierten Steroide, ACTH und Progesteron sind erhöht. Die Spiegel der Mineralokortikoide liegen im Normbereich. Ab der Pubertät zeigt sich hormonell ein hypergonadotroper Hypogonadismus.

Therapie. Eine frühzeitige Kortisolsubstitution ist erforderlich. Ab der Pubertät muss eine Hormonsubstitution entsprechend dem sozialen Geschlecht eingeleitet werden.

> Bei weiblicher Ausprägung mit männlichen Gonaden müssen diese vor Beginn der Hormonsubstitution wegen des Risikos der malignen Entartung und der androgenisierenden Wirkung eventueller hormoneller Restfunktionen der Gonaden entfernt werden.

10.3.4.4 Mangel an P450c-17-Hydroxylase/17,20-Lyase

Klinik. Klinisch variiert die Ausbildung des Genitales von einer normal weiblichen Erscheinung bis zum hypoplastischen männlichen Genitale. Die Wolff-Gänge sind hypoplastisch bis normal angelegt. Die Pubertätsentwicklung bleibt weitgehend aus, dies betrifft auch genetisch weibliche Individuen. Der Enzymmangel kann zu einer leichten Virilisierung führen.

Hormonstatus. Die Werte von Testosteron, Androstendion, DHEA und Östradiol sind erniedrigt. Nach hCG-Gabe erfolgt ein überhöhter Anstieg der Spiegel von 17-α-Hydroxyprogesteron und 17-α-Hydroxypregnenolon. Mit der Pubertät zeigt sich eine klassisch hypergonadotrope Reaktionslage.

Therapie. Je nach sozialer Geschlechtszugehörigkeit ist die entsprechende Hormonsubstitution einzuleiten. Bei weiblicher Orientierung muss zuvor die männliche Gonade entfernt werden, um **malignen Entartungen** unter der Substitution vorzubeugen und eine eventuelle Androgenisierung zu vermeiden. Unter Umständen ist eine operative Korrektur des äußeren Genitales erforderlich.

10.3.4.5 Mangel an 17-β-Hydroxysteroidoxidoreduktase

Klinik. Das Genitale ist überwiegend weiblich ausgebildet, selten intersexuell. Die Derivate der Wolff-Gänge sind hypoplastisch bis normal angelegt. In der Pubertät verliert sich der Enzymdefekt häufig spontan. Bei 46XY-Patienten kommt es zur ausgeprägten Virilisierung, trotz ursprünglich eher weiblichem äußerem Genitale. Eine Gynäkomastie wird in unterschiedlicher Ausprägung beobachtet.

Hormonstatus. Im 1. Lebensjahrzehnt sind die basalen Werte für Östron und Androstendion erhöht. Nach hCG-Gabe tritt altersunabhängig ein vermehrter Anstieg der Östron- und Androstendionspiegel im Vergleich zu Östradiol und Testosteron auf. Die Werte von LH und FSH sind ab der Pubertät erhöht.

Therapie. Die meisten Patienten werden bis zur Pubertät als Mädchen angesehen. Es sollte vor Einleitung einer sequenziellen Östrogen-Gestagen-Substitution eine Orchidektomie erfolgen, um der Virilisierung entgegenzuwirken. Bei intersexuellem Genitale und einer männlichen Zuordnung wird bereits im Alter von 3 Jahren eine plastische Korrektur des äußeren Genitales empfohlen. Schon im frühen Säuglingsalter soll mehrfach mit Testosteronpräparaten behandelt werden.

10.3.5 Testikuläre Insensivität gegenüber hCG

Pathophysiologie. Das testikuläre Gewebe ist aus unbekanntem Grund gegenüber dem Einfluss von hCG und somit auch LH insensitiv. Eine entsprechende Gewebedifferenzierung ist somit nicht möglich.

Klinik. Das äußere Genitale variiert von einem rein weiblichen Äußeren über eine intersexuelle Erscheinung bis zum Bild des hypoplastischen männlichen äußeren Genitales. Die weibliche Ausprägung überwiegt. Müller-Gangderivate fehlen, Wolff-Gangstrukturen sind variabel ausgebildet.

Histologie. Es liegt eine Leydig-Zellhypoplasie der Gonaden vor, oder die Leydig-Zellen fehlen ganz.

Hormonstatus. Mit der Zeit der Pubertät bildet sich hormonell ein hypergonadotroper Hypogonadismus mit niedrigen Androgen- und Östradiolspiegeln aus.

Therapie. Eine sehr sorgfältige Geschlechtszuordnung ist wichtig. Diese muss sich an der Klinik und ggf. dem Wunsch des Patienten orientieren. Bei femininem Äußeren und ebensolcher Prägung erfolgt die Hormontherapie bereits vor der Pubertät wie beim Ullrich-Turner-Syndrom (Tabelle 10.3).

Die Hoden sollten wegen fehlender hormoneller Funktion und Entartungsrisiko entfernt werden.

10.3.6 Endorganresistenz gegenüber Testosteron

Es existieren **2 Formen** der Endorganresistenz gegenüber Testosteron: die testikuläre Feminisierung und das Reifenstein-Syndrom, auch Syndrom der partiellen Androgenresistenz genannt.

10.3.6.1 Testikuläre Feminisierung — *Androgeninsensitivitätssyndrom*

Die **klinischen Erscheinungsformen** sind in Abb. 10.3 dargestellt.

Pathophysiologie. Die testikuläre Feminisierung wird durch einen X-chromosomalen Erbgang hervorgerufen. Die Patientinnen sind H-Y-Antigen positiv, d. h. auch bei XX-Chromosomensatz liegen Y-Genanteile vor.

Klinik. Die Androgenrezeptoren fehlen, oder ihre Funktion ist erheblich gestört. Somit können die gebildeten Androgene ihre typische androgene Wirkung nicht erzielen. In der Konsequenz ist das äußere Genitale weiblich.

> Ein Hinweis auf eine testikuläre Feminisierung sind Inguinalhernien oder Resistenzen in der Leiste von Mädchen in der Kindheit.

Die Vagina ist kurz und endet blind, Uterus und Tuben fehlen. Die Testes als Gonaden sind meist nicht komplett deszendiert. Die Pubertät setzt normal ein, feminine sekundäre Geschlechtsmerkmale mit spärlicher Behaarung entwickeln sich. Müller-Gänge und Wolff-Gänge fehlen (Sinnecker 1994). Selten zeigen die Patientinnen Virilisierungszeichen.

Histologie. Präpuberal findet man fast normale altersentsprechende Hoden, nach der Pubertät sind nur wenige Samenkanälchen ausgebildet, die Spermiogenese fehlt. Das maligne Entartungsrisiko ist nur gering erhöht.

Hormonstatus. Vom 2. Lebensjahr an sind die Testosteron- und LH-Serumwerte für ein Mädchen zu hoch. Nach der Pubertät steigen der basale Testosteron- und der LH-Serumspiegel an, ebenso die Stimulierbarkeit dieser Hormone. Gleichzeitig sind die Östradiolspiegel im Vergleich zu normalen Männern erhöht und im unteren Normalbereich für Frauen.

Hormonstatus. Der SHBG-Test fällt negativ aus (s. unten).

Anti-Müller-Hormon ↑

Therapie. Die Gonaden sollten beim Auftreten von Virilisierungszeichen frühzeitig entfernt werden. Ist dies nicht der Fall, können sie belassen werden. Bei Fehllage der Testes empfiehlt sich deren Entfernung im Kindesalter. Die hormonelle Therapie muss, auch zur Induktion der Pubertät, entsprechend den Angaben in der Tabelle 10.3 erfolgen. Zur Herstellung der Kohabitationsfähigkeit ist ggf. eine vaginale Dehnungstherapie, evtl. auch eine plastisch-chirurgische Intervention erforderlich.

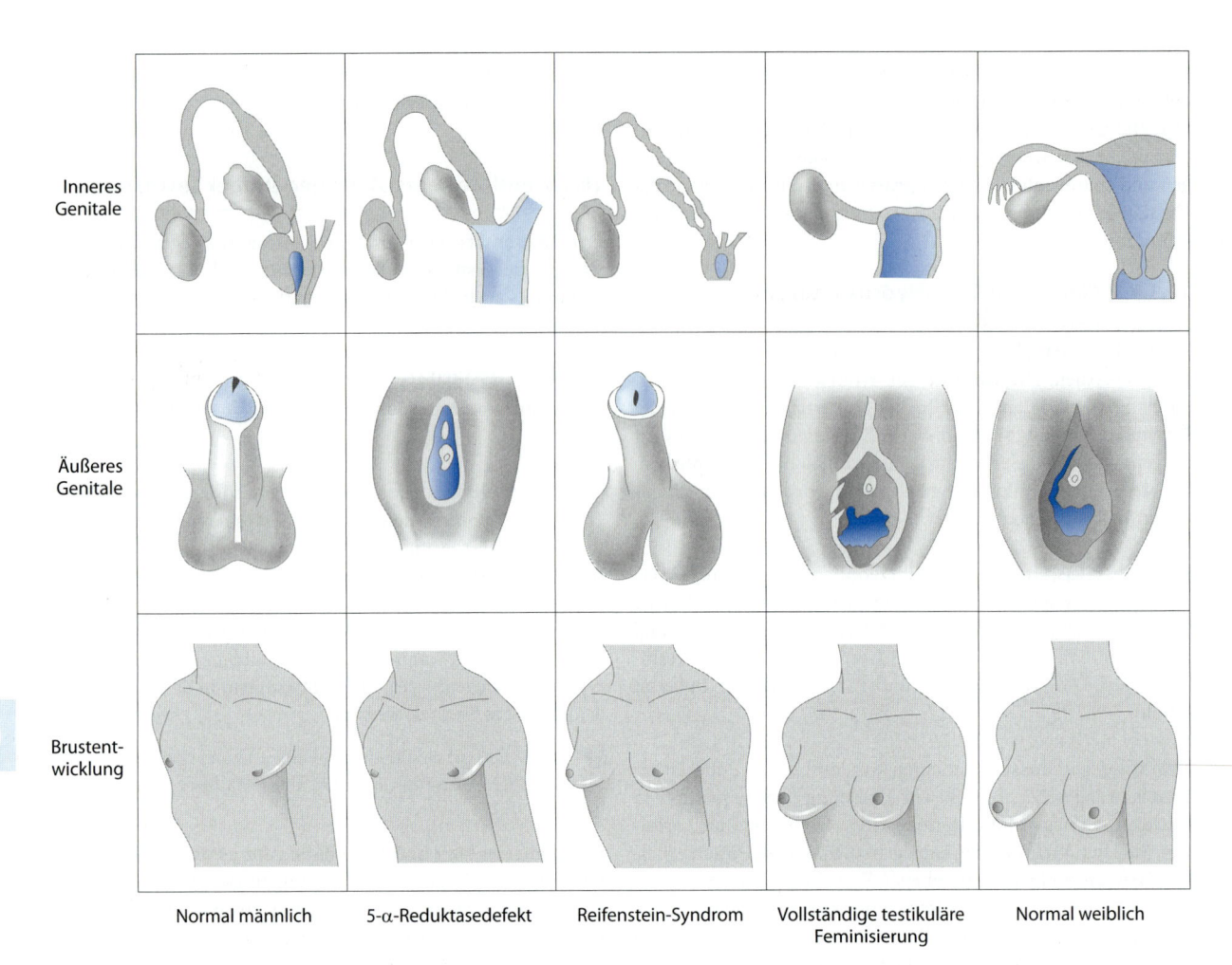

Abb. 10.3. Klinische Erscheinungsformen bei Androgenresistenzsyndrom

10.3.6.2 Reifenstein-Syndrom = Syndrom der partiellen Androgenresistenz

Pathophysiologie. Es liegen ein partieller Androgenrezeptormangel oder teilweise abnorme Androgenrezeptoren als Ursache der Veränderung vor.

Klinik. Das äußere Genitale ist mit einer großen Varianz von zwittrig mit vaginalem Rezessus über hypoplastisch maskulin bis normal männlich angelegt. Die Wolff-Gänge sind hypoplastisch bis normal ausgebildet. Die Müller-Gänge fehlen. Als Gonaden liegen Hoden vor, die häufig Lageanomalien aufweisen. Die Pubertät setzt normal ein, jedoch werden die sekundären Geschlechtsmerkmale meist nur mäßig ausgeprägt. Meist entwickelt sich eine Gynäkomastie.

Histologischer Befund. Die Bildung von Spermatozoen fehlt. Die Spermiogenese arretiert auf der Stufe der Spermatozyten.

Hormonstatus. Die LH- und Testosteronserumspiegel sind im Vergleich zu den männlichen Normwerten erhöht, ebenso die Östradiolspiegel. Der SHBG-Androgenresistenztest verläuft mit abgeschwächter Reaktion.

Therapie. Geschlechtszuordnung und Planung der Therapie sind vom klinischen Aspekt und dem Alter bei der Diagnosestellung abhängig. Es muss bei der Geschlechtsdeterminierung beachtet werden, dass eine verminderte Wirksamkeit der Androgene vorliegt. Deshalb ist es günstiger, bei intersexuellem Genitale die Prägung in die weibliche Richtung zu planen. Bei Frühdiagnose und geplanter Entwicklung in die weibliche Richtung sollte eine frühzeitige Gonadenentfernung erfolgen, um einer Androgenisierung und dem Risiko der malignen Entartung vorzubeugen.

10.3.7 5-α-Reduktasemangel = pseudovaginale periskrotale Hypospadie

Pathophysiologie. Eine mangelhafte Konversion von Testosteron in Dihydrotestosteron liegt dieser Variante der sexuellen Entwicklungsstörung zugrunde. Die Folge ist eine unzureichende Testosteronwirkung in dihydrotestosteronabhängigen Geweben.

Klinik. Das Genitale ist intersexuell, die Wolff-Gangderivate sind normal angelegt. Müller-Gänge sind nicht ausgebildet. Die normal ausgeformten Testes sind oft dystop gelegen. Die Pubertät setzt normal ein. Die Entwicklung verläuft normal, mit Ausbildung normaler androgener Merkmale, jedoch sind diese geringer ausgeprägt. Eine Gynäkomastie entwickelt sich nicht.

Histologischer Befund. Die Testes zeigen ein normales histologisches Bild.

Hormonstatus. Der Quotient von Testosteron zu Dihydrotestosteron ist im Serum erhöht. Im Urin ist der Quotient 5-α- zu 5-β-C-21 und -C-19- Steroiden erniedrigt. Im Serum ist eine leichte LH-Erhöhung nachweisbar. Nach hCG-Gabe steigt die Ratio Testosteron/Dihydrotestosteron weiter an (s. unten).

Therapie. Die Therapie richtet sich nach der Geschlechtszuordnung:
- **Weiblich:** Es sollte die frühzeitige Entfernung der Gonaden erfolgen und bereits zur Einleitung der Pubertät die Hormonsubstitution durchgeführt werden (Tabelle 10.3).
- **Männlich:** Es sollte eine hoch dosierte Testosteronsubstitution erfolgen. Die Dihydrotestosterongabe wird diskutiert (Stolecke 1995a).

10.3.8 Vanishing-testes-Syndrom

Pathophysiologie. Ursache des Vanishing-testes-Syndroms ist eine fehlende Testesfunktion in der 8.–10. Schwangerschaftswoche. Die Folge hiervon ist eine unzureichende Differenzierung des Genitales (Stolecke 1995a). Aus welchem Grund die Testesfunktion sistiert, ist unklar.

Klinik. Man findet ein intersexuelles Genitale mit variabler Differenzierung der Geschlechtsgänge. Tritt der degenerative Verlust des testikulären Gewebes nach der 14. Schwangerschaftswoche auf, kommt es zur Anorchie.

Hormonstatus. Mit der Pubertät findet sich ein hypergonadotroper Hypogonadismus mit niedrigen Testosteron- und Östradiolserumwerten.

Therapie. Je nach festgelegter Geschlechtsdifferenzierung muss die entsprechende Hormonsubstitution, auch zur Einleitung der Pubertät, erfolgen. Falls die Differenzierung weiblich sein soll, wird die Substitution wie beim Ullrich-Turner-Syndrom beschriebenen (Tabelle 10.3) durchgeführt.

10.3.9 Swyer-Syndrom

Pathophysiologie. Ursächlich besteht ein Defekt des testesdeterminierenden Gens auf dem Y-Chromosom (Witkowski et al.1995). Zusätzlich wird angenommen, dass H-Y-Antigen-positive Patienten einen Rezeptordefekt für das H-Y-Antigen aufweisen. Einige Patienten sind H-Y-Antigen-negativ.

> Besonders bei H-Y-Antigen-positiven Patienten entarten die Gonaden maligne.

Klinik. Der Habitus ist infantil. Die Körpergröße ist meist normal, gelegentlich eunuchoid. Das Knochenalter ist vermindert. Die maligne Entartung der Gonaden kann bei 27–35 % der Betroffenen beobachtet werden. Das Swyer-Syndrom tritt familiär gehäuft auf. **Das äußere Genitale** imponiert feminin, hypoplastisch und ist nach der Pubertät spärlich behaart. Die Vagina ist atrophisch. Die Mammae sind hypo- bis aplastisch. Die Sekundärbehaarung ist meist nur gering ausgebildet, gelegentlich entwickeln sich leichte Maskulinisierungszeichen (tiefe Stimme, Klitorishypertrophie, Hirsutismus etc.). **Das innere Genitale** weist Streak-Gonaden, bilaterale Tuben und einen hypoplastischen Uterus auf.

Histologie. Es treten bindegewebige Stranggonaden ohne Keimzellepithel, gelegentlich mit testikulären Elementen, auf.

Hormonstatus. Hormonell liegt eine hypergonadotrope Gonadeninsuffizienz vor.

Therapie. Vor der Pubertät sollten die Gonaden zur Malignomprophylaxe entfernt werden. Die Hormonersatztherapie erfolgt wie beim Ullrich-Turner-Syndrom beschrieben, inklusive Pubertätsinduktion (Tabelle 10.3).

10.3.10 Zufuhr von Antiandrogenen

Bei den Patienten kommt es infolge **exogener Zufuhr** von **Antiandrogenen** während der Frühschwangerschaft oder während der Pubertät zu Störungen der sexuellen Entwicklung. Diese können, je nach Ausmaß der antiandrogenen Wirkung und dem Zeitpunkt der Einnahme, eine große Variabilität der Befunde hervorrufen. Die Patienten können das Bild der »vanishing testes« zeigen, oder es kommt nach normaler männlicher Entwicklung bis zur Pubertät bei erst dann beginnender Zufuhr antiandrogen wirkender Substanzen zu einer Hemmung der normalen Pubertätsentwicklung.

10.3.11 Pseudohermaphroditismus femininus

Definition. Beim weiblichen Pseudohermaphroditismus ist bei chromosomal und gonadal weiblichen Individuen das äußere Genitale vermännlicht. Das Genitale kann von einer Klitorishypertrophie bis zum rein männlichen Aspekt mit allen Übergangsformen des Intersex verändert sein.

Ursachen. In der Regel wird die Ausbildung des maskulinen oder intersexuellen Genitales bei XX-Individuen durch eine vermehrte Androgenproduktion, die mit einer Synthesestörung einhergeht, hervorgerufen. Begründet sind die erhöhten Androgenspiegel in
- einer angeborenen virilisierenden Nebennierenrindenhyperplasie (adrenogenitales Syndrom; s. P450c-21- und P450c-11-Mangel),
- einem plazentaren P450-Aromatasemangel,
- der Übertragung von Androgenen und synthetischen Gestagenen aus dem mütterlichen Kreislauf oder
- Fehlbildungen des Intestinums und des Harntrakts (nicht hormonell induziert).

10.3.12 Plazentarer Aromatasemangel

Normalerweise wandelt die Plazenta Androgene der fetoplazentaren Einheit in Östrogene um. Bei Aromatasemangel geschieht dies nur unzureichend. In der Folge finden sich bei Mutter und Kind **Symptome** der **vermehrten Androgenwirkung**. Bezüglich der Feten ist dies nur für Mädchen relevant. Hier tritt eine **Androgenisierung** des Genitales auf. Dieser Aromatasemangel kann in den Ovarien des Kindes persistieren.

10.3.13 Übertragung von Androgenen und synthetischen Gestagenen aus dem mütterlichen Kreislauf

Insbesondere Gestagene des 19-Nortestosterontyps sind hier zu nennen. Sie wurden in der Abortprophylaxe eingesetzt. Danazol hat ebenfalls eine virilisierende Wirkung bei weiblichen Feten. Ohne exogene Zufuhr kann bei der Mutter durch androgenproduzierende Tumoren oder Enzymedefekte (z. B. adrenogenitales Syndrom) ein erhöhter Androgenspiegel vorliegen, der auf den Feten einwirkt.

10.3.14 Fehlbildungen des Intestinums und des Harntrakts (nicht hormonell induziert)

Bei weiblichen Kindern sind Missbildungen der ableitenden Harnwege und des Intestinums, kombiniert mit intersexuellem äußerem Genitale, beschrieben worden. Die Ursache ist unklar.

10.4 Hormontests zur Differenzierung verschiedener Formen des Pseudohermaphroditismus

10.4.1 hCG-Test

Prinzip. hCG führt zu einer Stimulation der Leydig-Zellen und damit zum Anstieg des Testosteronspiegels im Serum. Bei gestörter Testosteronbiosynthese steigen die Spiegel der Vorstufen des Testosterons deutlich stärker als diejenigen des Testosterons selbst an. Bei einer Hypoplasie der Leydig-Zellen, einer Gonadendysgenesie und einer Anorchie ist der Anstieg aller Hormonwerte insuffizient oder aufgehoben. Ein unzureichender Testosteronanstieg im hCG-Kurztest schließt eine normale Leydig-Zellfunktion nicht aus.

Durchführung. Beim Kurztest werden 5 000 IE hCG/m² Körperoberfläche intramuskulär injiziert. Es erfolgt eine Blutabnahme zur Analyse der Spiegel von Testosteron, Dihydrotestosteron, evtl. auch Androstendion vor und 3 Tage nach der hCG-Injektion.

Bewertung. Ein Anstieg des Testosteronspiegels auf pubertäre Werte >1 ng/ml spricht für eine normale Leydig-Zellfunktion. Bei ausbleibender oder insuffizienter Antwort sollte ein langer Test angeschlossen werden.

Durchführung eines langen Tests. Es werden 7 Injektionen mit je 1500 IE hCG jeden 2. Tag intramuskulär verabreicht. Hormonanalysen (Parameter: s. »Kurztest«) werden vor der ersten Injektion und einen Tag nach der letzten Injektion vorgenommen.

Bewertung. Der Testosteronspiegel steigt bis zum 8. Lebensjahr im Mittel um das 90-Fache des basalen Wertes an. Die absoluten Werte sollten zwischen 3,2 und 18,8 ng/ml liegen.

10.4.2 SHBG-Androgenresistenztest

Prinzip. Die SHBG-Serumkonzentration fällt durch die Wirkung von Stanazolol, einem testosteronähnlichen anabolen Steroid, auf die Hälfte ab. Bei partieller Androgenrestistenz ist diese Reaktion vermindert, bei kompletter Resistenz aufgehoben.

Durchführung. 0,2 mg/kg KG Stanazolol werden jeweils an 3 aufeinander folgenden Abenden eingenommen. Eine SHBG-Analyse erfolgt vor der ersten Einnahme (Tag 0) und an den Tagen 5, 6, 7 und 8 nach Testbeginn.

Bewertung. Zur Bewertung wird der niedrigste SHBG-Spiegel der Tage 5–8 herangezogen. Ab dem 4. Lebensmonat ist ein Abfall des Serumspiegels auf < 63,4 % des Ausgangswertes normal. Bei kompletter Androgenresistenz fehlt der Abfall komplett, bei partieller ist er niedriger.

10.5 Empfehlung zum praktischen Vorgehen bei Intersexualität

Zeigt das Genitale eines Neugeborenen **keine eindeutige Ausprägung des Geschlechts**, sollten folgende Punkte schon beim leisesten Zweifel beachtet werden:

— Das Geschlechts sollte primär nicht definitiv festgelegt werden. Die Standesamtsmeldung soll erst erfolgen, wenn die Geschlechtszuordnung definitiv bezüglich der geplanten weiteren Entwicklung des Kindes abgeschlossen ist.
— Den Eltern gegenüber sollte sehr behutsam vorgegangen werden. Begriffe wie »Zwitter« oder »Intersexualität« sollten vermieden werden. Für einen Laien sind diese Begriffe schwer einzuordnen, es kann zu schweren Störungen der Eltern-Kind-Beziehung kommen. Um den Eltern aber dennoch verständlich zu machen, weshalb Untersuchungen erforderlich sind, kann z. B. von nicht definitiv ausgereiften Geschlechtsorganen gesprochen werden. Die Geburt des Kindes sollte vorerst von den Eltern nicht öffentlich bekannt gegeben werden.
— Die Diagnostik sollte umgehend eingeleitet werden. Sie umfasst die zytogenetische Untersuchung, eine Ultraschalluntersuchung des inneren Genitales, ggf. eine Gonadenbiopsie und auch Hormontests (s. oben).
— Bei den Besprechungen der Befunde und des weiteren Vorgehens mit den Eltern sollte ein Psychologe mit anwesend sein, der idealerweise die Eltern auch weiter betreut.
— Sowohl bei der Diagnostik als auch v. a. bei der Festlegung des Geschlechts und des weiteren Procedere sollten ein

Kinderendokrinologe, ein Urologe und/ oder Kinderchirurg eng einbezogen werden.
- Entscheidend für die Festlegung des Geschlechts ist nicht die chromosomale Geschlechtszugehörigkeit, sondern die Möglichkeit, aufgrund der Ausgangssituation langfristig kohabitationsfähige Geschlechtsorgane zu erzielen. Da die operative Rekonstruktion eines funktionsfähigen Penis heute zwar möglich, aber wesentlich schwieriger ist, empfiehlt es sich häufig, das Geschlecht als weiblich zu definieren, auch bei 46XY-Kindern. Die Ausbildung einer Neovagina ist heute technisch meist befriedigend zu erzielen. Die Induktion der Pubertät und die Ausbildung sekundärer Geschlechtsmerkmale sind durch entsprechende hormonelle Substitution (Tabelle 10.3) gut zu erzielen. Wichtig ist die frühzeitige Entfernung aller potenziell virilisierender Faktoren, d. h. operative Entfernung des Testesgewebes. Bei lebenslänglicher Orientierung des Kindes am definierten Geschlecht, mit entsprechender hormoneller Substitution und Reaktion der Umwelt, entwickelt sich das Kind psychosexuell entsprechend dem angestrebten Phänotyp.
- Da die Eltern als Laien mit der Situation oft stark überfordert sind, muss sehr sorgfältig abgewogen werden, ob das chromosomale Geschlecht, wenn es zum definierten und/ oder phänotypischen Geschlecht variiert, mitgeteilt wird. Eine Störung der Eltern-Kind-Beziehung kann aus diesem Wissen resultieren.

10.6 Pubertas tarda

Unter dem Begriff der Pubertas tarda wird eine Vielzahl von Diagnosen zusammengefasst. Entscheidend ist, die Ursache der verzögert einsetzenden Geschlechtsentwicklung zu erfassen und Normvarianten von pathologischen, therapiebedürftigen Befunden zu unterscheiden.

Ursachen. Die Gonadenfunktion verläuft bei diesen Patientinnen nicht regelhaft. Die erste zu klärende Frage ist, ob es sich um eine primäre (hypergonadotrope) oder eine sekundäre bzw. tertiäre (hypogonadotrope, zentrale) Ovarialinsuffizienz handelt. Zudem müssen chromosomal bedingte Ursachen abgeklärt werden.

Diagnostik. Eine genaue Anamnese bezüglich Vorerkrankungen, insbesondere zu Unfällen mit Schädelbeteiligung oder Voroperationen, ist erforderlich. Neurologische, internistische und gynäkologische Untersuchungen sind notwendig. Es sollte eine Knochenalterbestimmung erfolgen, ebenso eine Sonographie des inneren Genitales und der Nebennieren. Eine Chromosomenanalyse ist genauso notwendig. Abb. 10.4 zeigt einen effektiven Diagnostikbaum zur Differenzierung der Ursachen einer Pubertas tarda.

Hormonstatus. Schilddrüsenparameter, Gonadotropine, Androgene, Kortisol, Östrogene und Progesterone müssen kon-

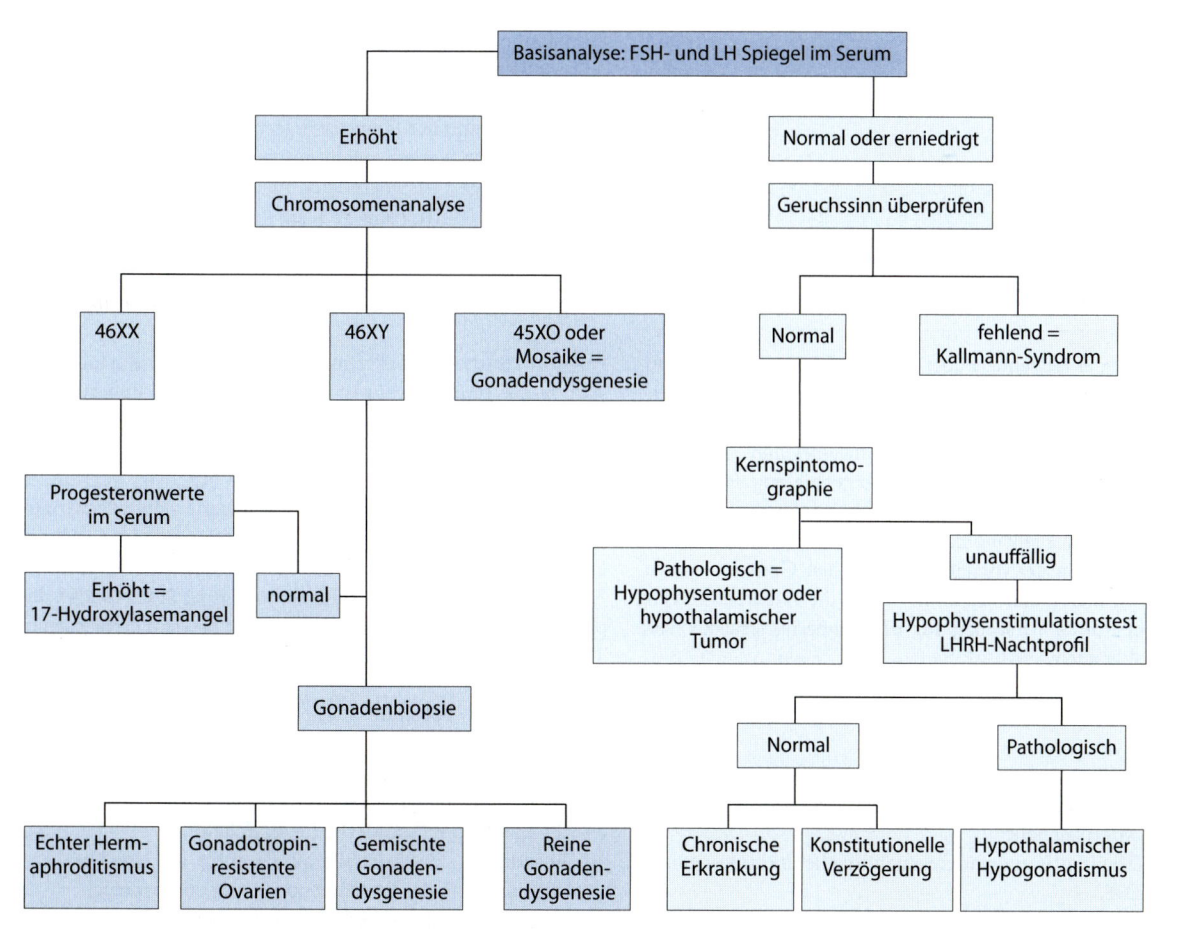

Abb. 10.4. Diagnoseschema bei echter Pubertas tarda. (Nach Gerhard u. Heinrich 1994)

trolliert werden. Zur Beurteilung der Pulsatilität der Gonadotropinsekretion bedarf es eines Spontansekretionsprofils. Der LHRH-Test kann bei positivem Verlauf eine hypophysäre Schädigung ausschließen.

Symptome. Die typischen klinischen Symptome sind die primäre Amenorrhö, ausbleibende oder verzögerte Thelarche und Pubarche sowie das verzögerte Längenwachstum.

Therapie. Es darf keine Hormonsubstitution ohne genaue Diagnosestellung durchgeführt werden. Wenn die Diagnose sichergestellt und eine Hormonsubstitution nicht kontraindiziert ist, kann entsprechend dem beim Ullrich-Turner-Syndrom (Tabelle 10.3) dargestellten Schema eine Substitutionstherapie eingeleitet werden. Abhängig vom Knochenalter und der körperlichen Entwicklung kann direkt mit einer Sequenzdauertherapie begonnen werden. Besser ist es, mit der die Pubertät einleitenden Therapie zu beginnen, auch wenn die Patientin bereits 18 Jahre oder älter ist. Dies ist insbesondere wichtig, wenn die Epiphysenfugen noch nicht verschlossen sind und alle sekundären Geschlechtsmerkmale fehlen, aber noch ausgebildet werden sollen.

10.7 Pubertas praecox

> **Definition**
> Man unterscheidet eine Pubertas praecox vera von einer Pseudopubertas praecox. Bei der Pubertas praecox vera setzt eine vorzeitige hypothalmisch-hypophysäre Pubertätsentwicklung ein. Im Gegensatz dazu ist bei der Pseudopubertas praecox die vorzeitige Geschlechtsentwicklung durch eine autonome Hormonproduktion bedingt.

10.7.1 Pubertas praecox vera

Die vorzeitig einsetzende Pubertätsentwicklung ist immer isosexuell.

Ursache. Die Aktivierung der hypothalamischen sexotropen und hypophyseotropen Strukturen erfolgt vorzeitig. Infolgedessen setzt die gonadale Regelung verfrüht ein. Es resultiert eine zyklische gonadale Hormonproduktion. Der eigentliche Grund für das Einsetzen der vorzeitigen zyklischen Gonadotropinregulation ist meist nicht bekannt. Oft ist die Pubertas praecox vera idiopathisch. Ursachen für eine Pubertas praecox vera können aber auch
- Tumoren (Astrozytome, Optikusgliome, Ependymome, Pinealistumoren) in der Region des Hypothalamus und des Tuber cinereum,
- ein Hydrozephalus,
- eine Porenzephalie,
- eine Mikrozephalie,
- eine Meningitis und andere entzündliche Erkrankungen des ZNS,
- eine tuberöse Sklerose,
- eine Hyperthyreose,
- ein McCune-Albright-Syndrom,
- ein M. Addison oder auch
- sekundäre Schädigungen nach Operationen, Hirnverletzungen oder Radiatio

sein. Eine relativ häufig Ursache (16 %) sind hypothalmische Hamartome. Sie bestehen aus ektopen GnRH-produzierenden Neuronen. In der Regel stimulieren sie die Gonadotropinsekretion pulsatil. Die Tumoren selbst sind meist von kleiner Größe, sodass neurologische Begleiterscheinungen selten sind (Stolecke 1995b). Ein familiär gehäuftes Vorkommen ist bei der weiblichen Form – im Gegensatz zur männlichen – selten. Die Pubertas praecox vera tritt jedoch bei Mädchen wesentlich häufiger auf (das Verhältnis Mädchen zu Knaben beträgt 7 : 1).

Klinik. Anamnestisch sind familiäres Auftreten der Pubertas praecox und zerebrale Erkrankungen im Neugeborenenalter zu eruieren. Die Pubertas praecox tritt zwischen dem Säuglingsalter und dem 6. Lebensjahr auf. Die Pubertätsmerkmale sind unterschiedlich stark ausgeprägt. Die Pubertät kann sich einem normalen Verlauf entsprechend entwickeln oder Varianten ihres Ablaufs zeigen (z. B. Pubarche vor Thelarche). Die Entwicklung kann sehr langsam vonstatten gehen oder sehr rasch ablaufen. Nicht selten bleibt die Adrenarche aus. **Der Uterus** nimmt an Größe zu, ebenso die Ovarien. Sie zeigen immer sonographische Hinweise für die Stimulation (Zysten über 4 mm Durchmesser). **Die Ovarfunktion** kann aber auch komplett einsetzen, mit dem Auftreten von Ovarialzysten. Meist sind es Luteinzysten oder Follikelzysten, die durch verstärkte oder einseitige gonadotrope Stimulation entstehen. Aufgrund der vorzeitigen Östrogenproduktion kommt es zum verfrühten Wachstumsschub und somit zur Vorverlegung des Knochenalters. Infolgedessen sind die Kinder zu Beginn der Pubertas praecox größer als Gleichaltrige und werden im Verlauf relativ immer kleiner, da ihr Längenwachstum wegen des vorzeitigen Epiphysenschlusses schneller beendet wird.

> Die idiopathische Pubertas praecox vera ist eine Ausschlussdiagnose. Alle anderen möglichen Ursachen müssen sicher ausgeschlossen werden.

Hormonstatus. Die Sekretion der Gonadotropine erfolgt pulsatil. Je nach Entwicklungsstand findet man der Pubertät entsprechende Sekretionsmuster der Gonadotropine bis hin zum typischen zyklischen Verlauf von Gonadotropinen, Östradiol und Progesteron der geschlechtsreifen Frau. Der Verlauf der Östrogenserumspiegel und Progesteronwerte zeigt alle Varianten, die während der Pubertät auftreten können. Der Spiegel des DHEAS kann der normalen Sekretion einer geschlechtsreifen Frau entsprechen. Der LHRH-Test kann je nach Fortschritt der pubertären Entwicklung dem pubertären bis dem erwachsenen Typ entsprechen.

Therapieziele. Folgende Ziele werden durch die Therapie angestrebt:
- Beendigung der fortschreitenden pubertären Entwicklung bis zum normalen Pubertätsalter;
- Rückbildung entstandener Reifezeichen;
- Beendigung der Skelettalterakzeleration, um eine Verschlechterung der Endlängenprognose zu vermeiden;
- Vermeidung von seelischen Schäden bei Kindern und Eltern.

Die derzeitige Standardtherapie ist die **Behandlung mit GnRH-Analoga** zur Down-Regulation der hypophysären Gonadotropinsekretion. Durch die Desensibilisierung der gonadotropinbildenden Hypophysenvorderlappenzellen wird die ovarielle Stimulation unterbrochen. Die Spiegel der Sexualsteroide fallen wieder in den präpubertären Bereich. Die Therapie wird i. d. R. gut vertragen, ist effektiv und reversibel.

Der **Wirkungseintritt** erfolgt 2–4 Wochen nach Therapiebeginn. Je schneller die Therapie begonnen wird, desto eher kann die **Akzeleration der Knochenreife** noch beeinflusst werden. Diese stellt für die langfristige Entwicklung der Kinder das bedeutendste Problem dar, da sie sekundär zu vermindertem Längenwachstum führt.

> Liegt das Knochenalter zu Therapiebeginn unter 10 Jahren, ist die Prognose bezüglich der Endgröße günstig. Liegt es über 13 Jahre, ist der Normalisierungseffekt der Therapie weniger stark ausgeprägt.

Falls es bereits zu **zyklischen Blutungen** gekommen ist, sistieren diese spätestens nach der nächsten Blutung. Die sekundären Geschlechtsmerkmale bilden sich meist ca. 1/2 Jahr nach Einsetzen der Therapie weitgehend zurück. Aufgrund der initialen FSH-/LH-Erhöhung (»flare-up«) kommt es häufig zu einer **Abbruchblutung nach Abfall der Östrogenwerte**. Eltern und Patientin sollten darauf vorbereitet werden, insbesondere wenn noch keine Menstruation eingetreten war. Durch den Östrogenabfall sind vorübergehend Hitzewallungen und Stimmungsschwankungen möglich.

Dauer der Therapie. Die Therapie sollte mindestens bis zum 10. Lebensjahr, auf jeden Fall aber bis zu einem Knochenalter von 13 Lebensjahren fortgesetzt werden, um die verbesserte Wachstumsprognose zu erhalten. Nach Absetzen der Therapie ist darauf zu achten, dass die Skelettalterzunahme der Längenalterzunahme entspricht und dieser nicht vorauseilt. Einige **Dosierungsempfehlungen** sind der ◘ Tabelle 10.6 zu entnehmen.

Die früher übliche Therapie mit hoch dosierten Gestagenen wurde durch die GnRH-Analoga komplett abgelöst.

Liegt der Pubertas praecox vera eine **zerebralorganische Erkrankung** wie ein Hirntumor zugrunde, muss diese in Absprache mit den neurochirurgischen Fachkollegen behandelt werden. Kann eine ursächliche Therapie nicht oder nur teilweise erfolgen, wird ebenfalls die GnRH-Analogatherapie eingeleitet.

Bei den Harmatomen ist eine GnRH-Analogatherapie meist ausreichend, sodass nur bei deutlicher Wachstumstendenz die operative Therapie diskutiert werden muss.

> Neben der medikamentösen Therapie ist die psychologische Betreuung der Kinder wichtig, da sie von ihrer Umgebung aufgrund des physisch deutlich älteren Erscheinungsbildes oft wesentlich überfordert werden und in Schule oder Kindergarten wegen der frühen Geschlechtlichkeit emotionalen Belastungen im Umgang mit anderen Kindern und Erwachsenen ausgesetzt sind.

10.7.2 Pseudopubertas praecox

Pubertätsähnliche Veränderungen können entstehen, wenn Androgene oder Östrogene frühzeitig außerhalb des hypothalamisch-hypophysären Regelkreises gebildet werden. Die Verteilung der Sexualhormone kann für das Geschlecht untypisch sein, sodass die Entwicklung nicht eindeutig isosexuell ist. Synonym wird der Begriff der vorzeitigen Geschlechtsentwicklung verwendet.

Ursachen:
- Hormonal-overlap-Syndrom;
- McCune-Albright-Syndrom;
- Late-onset-Formen der Nebennierenrindenhyperplasie;
- adrenale hormonaktive Tumoren;
- autonome Ovarialzysten;
- andere hormonproduzierende Ovarialtumoren;
- exogene Hormonzufuhr.

10.7.2.1 Hormonal-overlap-Syndrom

Beim sog. **hypophysären Überlappungssyndrom** besteht eine Hypothyreose. In deren Folge tritt eine vorzeitige pubertäre Entwicklung ein, bedingt durch eine TRH-induzierte FSH-Ausschüttung, gelegentlich begleitet von einer Hyperprolaktinämie und Galaktorrhö. Diese Form der Pubertas praecox wird erfolgreich durch die Therapie der Hypothyreose behandelt.

◘ **Tabelle 10.6.** Dosierung von GnRH-Analoga zur Behandlung der Pubertas praecox vera. (Nach Stolecke 1995b)

»Generic name«	Präparatname	Anwendungsart	Dosis
Buserelin	Suprefact	Täglich nasal Täglich s. c.	600–1200 µg/Tag 10–30 µg/kg/Tag
Triptorelinazetat	Decapaptyl	Alle 4 Wochen s. c.	75 (50–100) µg/kg
Nafarelin	Synarela	Täglich nasal Täglich s. c.	800–1200 µg/Tag 2 µg/kg/Tag
Depotpräparate			
Goserelinazetat	Zoladex Gyn	Alle 4 Wochen s. c.	3,8 mg
Leuprorelinazetat	Enantone Gyn	Alle 4 Wochen	44,1 mg

10.7.2.2 McCune-Albright-Syndrom

Symptome. Man findet eine isosexuelle Pubertas praecox, polyostotische fibröse Dysplasien, großflächige Pigmentierungen der Haut sowie knöcherne Läsionen. Die **Knochenveränderungen** finden sich bevorzugt in den langen Röhrenknochen. Röntgenologisch zeigen sich zystische Aufhellungen. Spontanfrakturen und Deformierungen treten auf. Gesichts- und Gehirnschädel weisen hyperostotische Bezirke auf. Im Ovar finden sich rekurrierende Ovarialzysten, die autonom Östrogene produzieren.

Diagnostik. Bei rezidivierenden Ovarialzysten muss immer an ein McCune-Albright-Syndrom gedacht werden. Die Zysten sind im Ultraschall gut nachweisbar, ebenso ihr wechselhaftes Auftreten und die Dynamik der Größenentwicklung. Mit Skelettszintigraphie und Röntgen lassen sich die typischen Kochenveränderungen nachweisen und die Diagnose bestätigen.

Hormonstatus. Die Östrogenspiegel sind für das jugendliche Alter zu hoch und können periovulatorische Werte erreichen bei altersentsprechend niedrigem FSH- und LH-Wert.

Therapie. Die gesteigerte Östrogensynthese kann durch den Aromatasehemmer Testolacton reduziert werden (10–40 mg/Tag; Stolecke 1995b).

10.7.2.3 Late-onset-Formen der Nebennierenrindenhyperplasie

Hierbei handelt es sich um eine schwache Form des adrenogenitalen Syndroms (AGS; ▶ Abschn. 11.14).

10.7.2.4 Adrenale hormonaktive Tumoren

Adrenale Tumoren sind häufig hormonaktiv. Meist überwiegt die Androgenproduktion. Symptome des M. Cushing können zusätzlich auftreten. Die pubertäre Entwicklung ist meist nicht ausschließlich feminin, sodass häufig frühzeitig der entsprechende Verdacht entsteht.

Die Gonadotropinwerte sind altersentsprechend niedrig. Die Steroidbildung ist gesteigert. Die Diagnose wird durch Hormonanalysen und bildgebende Untersuchung der Ovarien und Nebennieren gestellt. Eine operative Therapie sollte baldmöglichst erfolgen.

10.7.2.5 Autonome Ovarialzysten

Diese Zysten sind autonom hormonaktiv und können ohne Beteiligung der hypothalamisch-hypophysären Achse zur Ausbildung von pubertären Reifezeichen führen. Meist handelt es sich um Follikelzysten, die persistieren und durch die physiologisch erhöhte Gonadotropinsekretion im frühen Kindesalter hervorgerufen werden.

Die Tumoren sind durch konservative Maßnahmen nicht von Granulosazelltumoren zu unterscheiden. Die chirurgische Intervention ist deshalb erforderlich, wenn die Zysten im Verlauf keine Regression zeigen und größer als 10 cm sind. Die alleinige Punktion führt meist nicht zum Erfolg. Eine konservative Therapie ist bei der autonomen Östrogenproduktion häufig nicht erfolgreich.

10.7.2.6 Andere hormonbildende Ovarialtumoren

Hierzu gehört der Granulosazelltumor. Er kann in einer soliden, aber auch zystischen Form auftreten. Durch die Östrogenproduktion verursacht er eine vorzeitige östrogenbetonte Geschlechtsentwicklung. Bis zu 25 % der Granulosazelltumoren sind primär maligne. Weiterhin sind Thekome, Gonadoblastome und epitheliale Tumoren immer oder fakultativ hormonaktiv.

Zur **Diagnostik** werden Hormonanalysen (niedrige Gonadotropinwerte, erhöhte Spiegel der Sexualsteroide) und bildgebende Verfahren (Ultraschall, CT, MRT) herangezogen. Die **Therapie** besteht immer in der operativen Tumorentfernung.

10.7.2.7 Exogene Hormonzufuhr

Länger dauernde Anwendung von sexualsteroidhaltigen Cremes können Zeichen einer vorzeitigen Geschlechtsentwicklung hervorrufen (z. B. Östrogencreme bei Labiensynechie). Auch können hormonhaltige Lebensmittel diese Symptome hervorrufen.

10.8 Transsexualität

Im Falle der Transsexualität ist die **Geschlechtsidentität** und auch die Geschlechtsrolle des Patienten entgegengesetzt zur chromosomalen, gonadalen und physiologischen Geschlechtszuordnung. Die Patienten durchlaufen eine normale Pubertät. Die sekundären Geschlechtsmerkmale sind entsprechend dem chromosomal-gonadalen Geschlecht entwickelt.

Die Patienten haben das dringende Bedürfnis, das somatische Geschlecht ihrer Geschlechtsidentität anzupassen. Sie fühlen sich im falschen Körper gefangen. Sie versuchen, bezüglich Kleidung und Beruf soweit irgend möglich entsprechend ihrer Geschlechtsidentität zu leben. Oft zeigen sich schon im Kindesalter gegengeschlechtliche Verhaltensweisen. Die **sexuelle Ausrichtung** ist von der Geschlechtsidentität der Patienten aus heterosexuell (Sigusch 1994).

Nach ausführlicher psychologisch-psychiatrischer Beratung ist unter Einhaltung der gesetzlichen Bestimmungen eine **das Geschlecht verändernde Therapie** in Deutschland möglich.

Literatur

Buyse ML (1990) Birth defects encyclopedia. Cambridge, Massachusetts: Blackwell Scientific Publications, pp 805–806

Gardner RJM, Sutherland GR (1996) Chromosome abnormalities and genetic counselling. New York: Oxford University Press, pp 193–253

Gerhard I, Heinrich U (1994) Die Pubertät und ihre Störungen. In: Runnebaum B, Rabe T (Hrsg) Gynäkologische Endokrinologie und Fortpflanzungsmedizin, Bd.1. Berlin: Springer, pp 263–303

Göretzlehner G, Lauritzen C (1995) Praktische Hormontherapie in der Gynäkologie. Berlin: de Gruyter

Nielsen J, Sillesen I (1983) Das Turner Syndrom. Bücherei des Pädiaters Bd. 86. Stuttgart: Enke

Overzier C (1961) Hermaphroditismus verus n. In: Overzier C (Hrsg) Die Intersexualität. Stuttgart: Thieme

Rey R, Picard JY (1998) Embryology and endocrinology of genital development. Baillieres Clin Endocrinol Metab 12 (12): 17–33

Sigusch V (1994) Leitsymptome der transsexuellen Entwicklungen. Dtsch Ärztebl 91/20: B1085-B1088

Sinnecker GHG (1994) Praktisches Vorgehen bei Intersexualität. Monatsschr Kinderheilkd 142: 623–642

Literatur

Stolecke H (1992) Pathophysiologie und Klinik des gestörten Längenwachstums. In: Stolecke H (Hrsg) Endokrinologie des Kindes- und Jugendalters, 2. Aufl. Berlin: Springer

Stolecke H (1995a) Störungen der sexuellen Differenzierung. In: Wulf KH, Schmidt-Matthiesen H (Hrsg) Klinik der Frauenheilkunde und Geburtshilfe, Bd 1, 3. Aufl. München: Urban und Schwarzenberg, pp 163–183

Stolecke H (1995b) Störungen der sexuellen Reifung bei Mädchen. In: Wulf KH, Schmidt-Matthiesen H (Hrsg) Klinik der Frauenheilkunde und Geburtshilfe, Bd. 1, 3. Aufl. München: Urban und Schwarzenberg, pp 185–208

Witkowski R, Prokop O, Ullrich E (1995) Lexikon der Syndrome und Fehlbildungen. Berlin: Springer

Yanovski JA, Rose SR, Municchi G et al. (2003) Treatment with a luteinizing hormone-releasing hormone agonist in adolescents with short stature. Obstet Gynecol Surv 58 (10): 668–670

Zyklus- und Ovulationsstörungen

I.-T. Bäckert-Sifeddine und L. Kiesel

11.1	Einleitung – 124	11.9.3	Tests zur Differenzierung des Ursprungs der Hyperandrogenämie – 151
11.2	WHO-Klassifikation der Ovarialinsuffizienz – 124	11.10	Adrenale Hyperandrogenämie – 151
11.3	Zyklustempo- und Blutungsstörungen – 124	11.10.1	Pathophysiologie – 151
11.3.1	Typisierung – 124	11.10.2	Klinik – 151
11.3.2	Zyklustempostörungen – 126	11.10.3	Hormonparameter – 151
11.3.3	Außerhalb der Menstruation auftretende Blutungen – 127	11.10.4	Ergänzende Untersuchungen – 152
11.3.4	Dysfunktionelle Blutungen – 128	11.10.5	Therapie – 152
11.3.5	Blutungstypanomalien – 128	11.11	Ovarielle Hyperandrogenämie – 153
11.4	Untersuchungsgänge und Tests zur Überprüfung der Ovarialfunktion und der übergeordneten Zentren – 130	11.11.1	Pathophysiologie – 153
		11.11.2	Klinik – 153
		11.11.3	Hormonparameter – 153
		11.11.4	Ergänzende Untersuchungen – 154
11.4.1	Anamnese – 130	11.11.5	Therapie – 154
11.4.2	Gynäkologische Untersuchung – 131	11.12	Hyperthecosis ovarii – 154
11.4.3	Basaltemperaturkurve – 131	11.12.1	Pathophysiologie – 154
11.4.4	Hormonstatus – 131	11.12.2	Klinik – 154
11.4.5	Funktionstests – 134	11.12.3	Hormonparameter – 154
11.4.6	Endometriumbiopsie – 137	11.12.4	Therapie – 154
11.5	Primäre Ovarialinsuffizienz – 138	11.13	Polyzystisches Ovarsyndrom (PCO-Syndrom) – 154
11.5.1	Pathophysiologie – 138	11.13.1	Pathophysiologie – 155
11.5.2	Klinik – 138	11.13.2	Klinik – 156
11.5.3	Hormonparameter – 138	11.13.3	Folgen des PCO-Syndroms – 156
11.5.4	Histologisches Bild – 139	11.13.4	Hormonparameter – 156
11.5.5	Therapie – 139	11.13.5	Histologisches Bild – 157
11.6	Hypothalamische Ovarialinsuffizienz – 139	11.13.6	Therapie – 157
11.6.1	Pathophysiologie – 139	11.14	Adrenogenitales Syndrom (AGS) – 157
11.6.2	Klinik – 140	11.14.1	Pathophysiologie – 157
11.6.3	Hormonparameter – 140	11.14.2	Klinik – 158
11.6.4	Therapie – 141	11.14.3	Hormonparameter – 158
11.7	Hypophysäre Ovarialinsuffizienz – 141	11.14.4	Therapie – 158
11.7.1	Pathophysiologie – 141	11.15	Luteinized-unruptured-follicle-Syndrom (LUF) – 159
11.7.2	Klinik – 142	11.15.1	Pathophysiologie – 159
11.7.3	Hormonparameter – 142	11.15.2	Klinik – 159
11.7.4	Ergänzende Untersuchungen – 142	11.15.3	Diagnostik – 160
11.7.5	Therapie – 142	11.15.4	Therapie – 160
11.8	Hyperprolaktinämische Ovarialinsuffizienz – 143	11.16	Ovulation mit Oozytenretention – 160
11.8.1	Pathophysiologie – 143	11.17	Empty-follicle-Syndrom – 160
11.8.2	Klinik – 145	11.18	Corpus-luteum-Insuffizienz – 160
11.8.3	Hormonparameter – 146	11.18.1	Pathophysiologie – 160
11.8.4	Ergänzende Untersuchungen – 146	11.18.2	Klinik – 161
11.8.5	Therapie – 147	11.18.3	Diagnostik – 161
11.9	Hyperandrogenämische Ovarialinsuffizienz – 149	11.18.4	Therapie – 161
11.9.1	Pathophysiologie der vermehrten Androgenproduktion – 149		Literatur – 161
11.9.2	Pathophysiologie der vermehrten Androgenwirkung – 150		

11.1 Einleitung

Der Begriff »Zyklusstörungen« fasst **Zyklustempostörungen und Blutungsstörungen** unter einem Begriff zusammen. Dies sind die Leitsymptome der Ovarialinsuffizienz, in deren Folge sie häufig, aber nicht unausweichlich auftreten. Die **Ovarialinsuffizienz** kann Ursache sein für
- Follikulogenesestörungen,
- Ovulationsstörungen und
- eine Corpus-luteum-Insuffizienz.

Die Ovarialinsuffizienz wird unterteilt in **die primäre** und **die sekundäre Ovarialinsuffizienz**.

> Die Einteilung der Ovarialinsuffizienz und somit auch der Zyklusstörungen erfolgt u. a. nach der WHO-Klassifikation (▶ Abschn. 11.2) oder nach dem Leitsymptom der hormonellen Dysregulation:
> - primäre Ovarialinsuffizienz,
> - hypothalamische Ovarialinsuffizienz,
> - hypophysäre Ovarialinsuffizienz,
> - hyperprolaktinämische Ovarialinsuffizienz oder
> - hyperandrogenämische Ovarialinsuffizienz.

Die Beschreibung der verschieden Störungen soll sich im Folgenden an der hormonellen Situation orientieren. Besondere Problemstellungen, die einer einzigen hormonellen Störung allein nicht zugeordnet werden können, werden im Anschluss in gesonderten Abschnitten behandelt. Die nicht direkt hormonell bedingten Blutungsstörungen werden in anderen Kapiteln dieses Buches dargestellt. Die Physiologie des Zyklus und der Ovarialfunktion wird ausführlich in ▶ Kap. 5 behandelt.

> **Entitäten der Ovulationsstörungen**
> - Ausbleiben der Ruptur des Follikels mit konsekutiver Luteinisierung der Granulosazellen (LUF = »unruptured luteinized follicle«);
> - Follikelruptur ohne Freisetzung der Oozyte;
> - Reifung eines »leeren« (»empty«) Follikels«, d. h. ein reifer Follikel enthält keine Oozyte;
> - Ovulation mit unzureichender Luteinisierung (Lutealphasendefekt, Corpus-luteum-Insuffizienz).

11.2 WHO-Klassifikation der Ovarialinsuffizienz

Die WHO-Klassifikation der Ovarialinsuffizienz sowie die Diagnosen und Hinweise zur **typischen hormonellen Konfiguration** zeigt ◘ Tabelle 11.1. Aufgrund dieser Einteilung wurde ein **klassischer Untersuchungsbaum** entwickelt (◘ Abb. 11.1). Er wird als theoretischer Untersuchungsgang noch immer häufig zitiert, jedoch im Rahmen der täglichen klinischen Praxis i. d. R. nicht mehr angewandt. Die WHO-Einteilung der Ovarialinsuffizienz wird ebenfalls nur selten verwendet. **Im klinischen Alltag** werden meist aus praktischen Gründen neben dem Serumspiegel des Prolaktins gleichzeitig auch diejenigen von LH, FSH, Androgenen und Östradiol untersucht.

11.3 Zyklustempo- und Blutungsstörungen

11.3.1 Typisierung

> **Definition**
> Der normale Zyklus mit einer Dauer von 26–32 Tagen und einer Blutungsdauer von 2–7 Tagen ist das Richtmaß für die Benennung der Zyklus- und Blutungsstörungen.

Man kennt folgende feststehende Begriffe zur Beschreibung der verschiedenen Typen der Menstruationsblutung (◘ Abb. 11.2):

1. **Eumenorrhö**: normal starke Blutung im normal langen Zyklus;
2. **Hypomenorrhö**: sehr schwache Periodenblutung;
3. **Brachymenorrhö**: Blutungsdauer < 3 Tage;
4. **Hypermenorrhö**: sehr starke Blutung, Blutverlust > 80 ml pro Periodenblutung;
5. **Menorrhagie**: sehr starke und sehr lange andauernde Blutung;
6. **Metrorrhagie**: Auftreten von Zwischenblutungen.

Die außerhalb der Menstruation auftretenden Blutungen während des Zyklus werden wie folgt genannt (◘ Abb. 11.2):

7. **postmenstruelles Spotting**: Schmierblutung, die nach der Blutung persistiert oder nach nur wenigen Tagen erneut auftritt;
8. **prämenstruelles Spotting**: Schmierblutung, die vor der eigentlichen Menses auftritt;
9. **Mittelblutung**: Blutung, die zum Zeitpunkt der Ovulation auftritt;
10. **azyklische Dauerblutung**: lang anhaltende Blutung ohne Bezug zum Zyklus;

Die Zyklustempostörungen werden mit folgenden Begriffen klassifiziert (◘ Abb. 11.2):

11. **Polymenorrhö**: Blutungsintervalle unter 25 Tagen;
12. **Oligomenorrhö**: Zyklusdauer von mehr als 35 Tagen und weniger als 3 Monaten;
13. **primäre Amenorrhö**: Ausbleiben der Menarche bis über das 16. Lebensjahr hinaus;
14. **sekundäre Amenorrhö**: Ausbleiben der Menstruation für mehr als 3 Monate.

Die Oligomenorrhö wird sehr häufig zusammen mit der Amenorrhö als **Oligoamenorrhö** bezeichnet. Das Eintreten einer Amenorrhö ist häufig ein dynamischer Prozess, der über leicht verlängerte Zyklen über die Oligomenorrhö zur Amenorrhö führt. Dieser Dynamik wird mit dem Begriff Oligoamenorrhö Rechnung getragen.

Alternativ können **Blutungstörungen** eingeteilt werden in:
- Zyklustempoanomalien (Nr. 11–14),

11.3 · Zyklustempo- und Blutungsstörungen

Tabelle 11.1. WHO-Klassifikation der Ovarialinsuffizienz

Gruppeneinteilung nach WHO	Diagnose	Hormonparameter
I	Hypothalamisch-hypophysäre Unterfunktion	Hochgradiger Östrogenmangel, Normoprolaktinämie
II	Hypothalamisch-hypophysäre Dysfunktion	Bis auf Progesteron normale Hormonparameter
III	Primäre Ovarialinsuffizienz	Erhöhte FSH-Werte, normale Prolaktinspiegel
IV	Kongenitale oder erworbene Anomalien im Genitaltrakt, des Endometriums, des Uterus oder der Vagina	Normale Hormonparameter, Störungen mit negativem Östrogentest
V	Hyperprolaktinämische Ovarialinsuffizienz	Nachweisbarer Tumor der Hypophyse (Prolaktinom)
VI	Hyperprolaktinämische Ovarialinsuffizienz	Kein nachweisbarer Tumor, funktionell oder medikamentös induziert
VII	Hypothalamisch-hypophysäre Störungen	Im Gegensatz zu den Gruppen I und II werden die Störungen der Gruppe VII durch Tumoren ohne Hyperprolaktinämie hervorgerufen

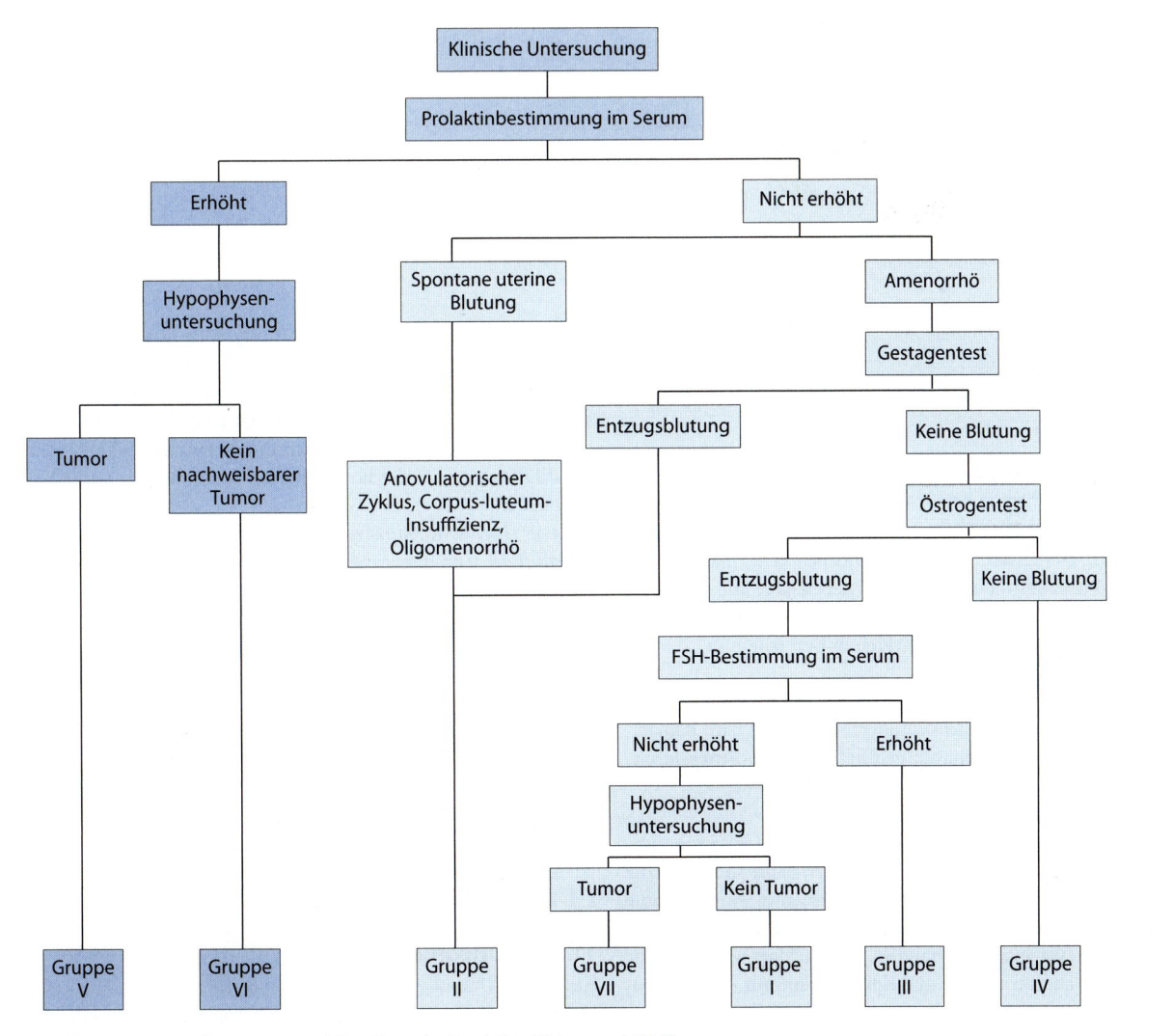

Abb. 11.1. Untersuchungsgang und Einteilung der Ovarialinsuffizienz nach WHO

1. Eumenorrhö
4. Hypermenorrhö
2. Hypomenorrhö
5. Menorrhagie
3. Brachymenorrhö
13., 14. Amenorrhö

11. Polymenorrhö
12. Oligomenorrhö
6. Metrorrhagie
8. Prämenstruelles Spotting
7. Postmenstruelles Spotting

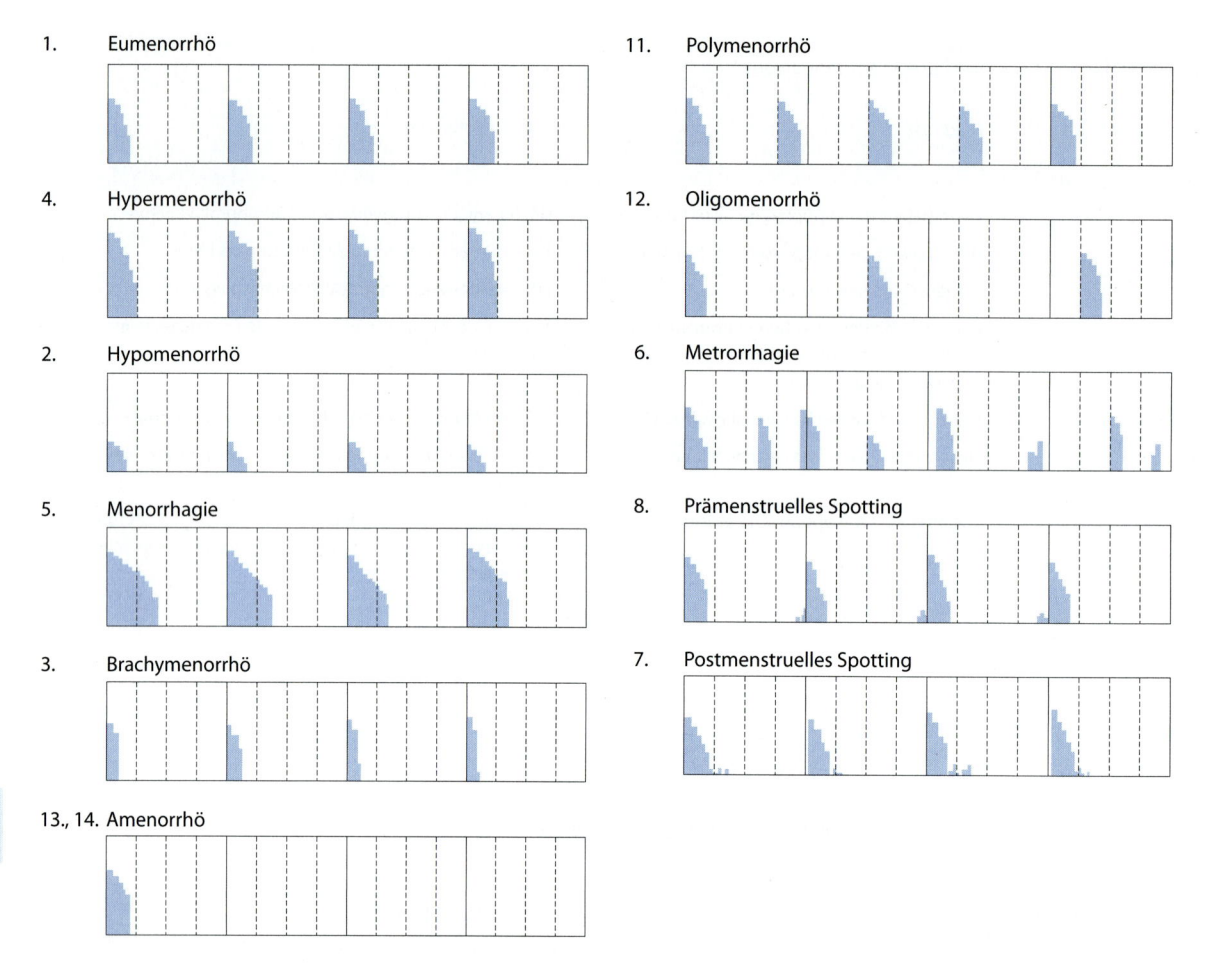

Abb. 11.2. Graphische Darstellung verschiedener Blutungstypen

- Blutungstypusanomalien (Nr. 2–5),
- Zusatzblutungen (Nr. 7–9),
- dysfunktionelle Blutungen (Nr. 6, 10).

11.3.2 Zyklustempostörungen

11.3.2.1 Polymenorrhö

Auftreten, Ursachen. Die Polymenorrhö tritt häufig während der Pubertät und nach dem 35. Lebensjahr auf. Als Ursache kommen verkürzte Follikelreifungsphasen, verkürzte Lutealphasen und anovulatorische Zyklen in Betracht.

Diagnostik. Für die Diagnostik werden die Anamnese erhoben, Aufwachtemperaturkurve über 2–3 Monate zur Beurteilung der beiden Zyklusphasen geführt sowie die Progesteronwerte in der Lutealphase kontrolliert.

Therapie. Wenn die häufigen Blutungen zur Anämie führen, ist eine Therapie erforderlich, daneben kann aber auch die Einschränkung der Lebensqualität der Patientin eine Therapie begründen. Da es sich bei der Polymenorrhö i. d. R. um eine funktionelle Normvariante handelt, ist eine Hormonsubstitution sinnvoll. Die verkürzte Follikelphase kann mit einer Östrogensubstitution, z. B. Östradiol 1–2 mg täglich oder 0,3–0,4 mg Ethinylöstradiol vom Tag 9–14, behandelt werden.

Prinzipiell kann die Follikelreifungsstörung auch mit **Antiöstrogenen** wie Clomifen behandelt werden. Dies würde gleichzeitig eine Corpus-luteum-Insuffizienz therapieren. Dennoch sollte diese Therapie – wegen der Gefahr der Überstimulation und auch des Mehrlingsrisikos im ungeschützten Zyklus – der Sterilitätstherapie unter kontrollierten Bedingungen vorbehalten bleiben.

Die Corpus-luteum-Insuffizienz kann durch **Progesteronsubstitution** (100 mg intravaginal in der 2. Zyklushälfte vom 14.–24. Zyklustag) behandelt werden. Alternativ können Gestagene, z. B. Prothil 10 mg, im selben Zeitraum oral verabreicht werden.

Auch **Östrogen-Gestagen-Kombinationen** in niedriger bis mittlerer Dosierung, z. B. Prosiston oder Primosiston, können für die 2. Zyklushälfte verschrieben werden.

Neben der Substitution einzelner Hormone kann auch eine **komplette Substitutionstherapie** mit zyklischen Östrogen-Gestagen-Kombinationspräparaten oral oder mit Pflastern erfolgen.

Zur Behandlung der Polymenorrhö kann eine **Abrasio** i. d. R. keine Verbesserung erzielen.

11.3.2.2 Oligomenorrhö

Auftreten, Ursachen. Die Oligomenorrhö ist i. d. R. Ausdruck einer beginnenden oder manifesten Ovarialinsuffizienz mit fehlender oder verzögerter Follikulogenese. Die Ursachen hierfür können mannigfach sein. Hierfür wird auf die später folgenden Abschnitte der Ovarialinsuffizienzen verwiesen. Insgesamt 70 % der Oligomenorrhöen treten sekundär auf.

Diagnostik. Eine Basaltemperaturkurve wird über 3 Zyklen geführt. Im Falle der anovulatorischen Zyklen ist die hormonelle Diagnostik, z. B. wie unter ▶ Abschn. 11.2 beschrieben, einzuleiten.

Therapie. Besteht eine biphasische Oligomenorrhö, so ist eine Therapie nicht erforderlich. Die anovulatorische Oligomenorrhö, welche wesentlich häufiger als die ovulatorische auftritt, muss entsprechend ihren Ursachen behandelt werden. Die Therapien werden in den entsprechenden Abschnitten ausführlich dargestellt.

11.3.2.3 Amenorrhö

Auftreten, Ursachen. Die Amenorrhö ist die extremste Form der Oligomenorrhö und kann neben funktionellen Ursachen auch durch anatomische/organische Anomalien hervorgerufen sein sowie als Folge von operativen Eingriffen, z. B. einer Kürettage, auftreten.

Diagnostik. Die Diagnostik umfasst neben der immer erforderlichen gynäkologischen Untersuchung und Anamnese
- eine sehr sorgfältige körperliche Untersuchung auf Stigmata einer Chromosomenanomalie, ggf. eine Chromosomenanalyse,
- das Erheben eines Hormonstatus,
- die ausführliche Psychosozialanamnese,
- die Sonographie des kleinen Beckens,
- invasive Maßnahmen wie Laparoskopie oder Hysteroskopie.

Therapie. Die Therapie richtet sich nach der Ursache der Amenorrhö. Entscheidend ist, dass ein chronischer Östrogenmangel verhindert werden muss. Eine konsequente Substitution mit Östrogen-Gestagen-Präparaten ist erforderlich. Die Therapie der Amenorrhö wird mit allen Aspekten ausführlich bei der hypothalamischen Ovarialinsuffizienz und im ▶ Kap. 10 beschrieben.

> **Cave**
>
> Bei jeder Oligo- oder Amenorrhö muss primär an die durch eine Schwangerschaft bedingte physiologische Amenorrhö gedacht werden. Vor jeglicher Therapie muss selbige ausgeschlossen werden, in erster Linie zum Schutz des Embryos, aber auch aus juristischen Gründen.

11.3.3 Außerhalb der Menstruation auftretende Blutungen

11.3.3.1 Postmenstruelles Spotting

Auftreten, Ursache. Das postmenstruelle Spotting, auch postmenstruelle Schmierblutung genannt, entsteht aufgrund organischer Veränderungen, z. B.
- Myomen,
- mangelnder Reaktionsbereitschaft des Endometriums oder
- relativen Östrogenmangel oder verzögerter Abstoßung des Endometriums.

Von postmenstruellem Spotting spricht man, wenn nach einer Periodenblutung von 5 Tagen Blutungen fortbestehen, die jedoch weniger stark sind als die eigentliche Regelblutung.

Diagnostik. Zur Diagnostik gehören
- die Anamneseerhebung,
- eine Ultraschalluntersuchung zum Ausschluss organischer Veränderungen,
- das Führen eines Blutungskalenders und
- das Messen der Basaltemperatur über 3 Monate.

Therapie. Die Therapie besteht in der Substitution mit Östrogen-Gestagen-Präparaten (z. B. Cyclo-Progynova, Trisequens oder 0,2–0,4 mg Ethinylöstradiol bzw. 1–2 mg Östradiol vom 2.–8. Zyklustag), bei Kinderwunsch in einer Stimulationstherapie (▶ Kap. 12).

11.3.3.2 Prämenstruelles Spotting

Auftreten, Ursachen. Das prämestruelle Spotting ist eines der Symptome der Corpus-luteum-Insuffizienz. Es tritt auf, wenn aufgrund der gestörten Gelbkörperfunktion der Progesteronspiegel verzögert abfällt, bei gleichzeitig normalem oder verfrühtem Östrogenabfall. Das Synonym ist die **prämenstruelle Schmierblutung**.

Diagnostik. Es empfiehlt sich das Führen eines exakten Blutungkalenders für 3 Monate und das Messen der Basaltemperatur. Weiterhin sind die Östradiolspiegelbestimmung in der Folikelphase und die Östradiol- sowie Progesteronspiegelbestimmung in der Lutealphase sinnvoll. Andere Blutungsursachen, wie z. B. Kontaktblutungen, müssen ausgeschlossen werden.

Therapie. Beim prämenstruellen Spotting können primär Gestagene zyklisch verabreicht werden, und zwar vom 16.–25. Zyklustag (z. B. 10 mg Primolut-Nor, Duphaston oder 100 mg Progesteron-Vaginalovula pro Tag). Bei Erfolglosigkeit der Gestagenmonotherapie erfolgt die kombinierte Östrogen-Gestagen-Therapie, ebenfalls in der 2. Zyklushälfte vom 16.–25. Zyklustag (z. B. Primosiston oder Prosiston). Bei Kinderwunsch wird das prämenstruelle Spotting wie die Corpus-luteum-Insuffizienz behandelt (▶ Kap. 12).

11.3.3.3 Mittzyklische Ovulationsblutung (Mittelblutung)

Auftreten, Ursachen. Die mittzyklische Ovulationsblutung, auch als Mittelblutung bezeichnet, tritt in der Mitte des Zyklus zum Zeitpunkt der Ovulation auf. Sie wird durch den ovulationsbedingten Abfall des Östrogenserumspiegels hervorgerufen.

Diagnostik. Im Zuge der Anamnese wird nach wiederholtem Auftreten von Blutungen in der Zyklusmitte gefragt. Das Messen der Basaltemperaturkurve und das genaue Führen eines Blutungkalenders beweisen den Zusammenhang.

Therapie. Für die Therapie kommen 0,2–0,4 mg Ethinylöstradiol oder 1–2 mg Östradiol vom 10.–16. Zyklustag infrage.

Bei Kinderwunsch sollte eine Stimulationstherapie erfolgen; ▶ Kap. 12).

> **Cave**
>
> Bei allen atypischen Blutungen kann eine nicht erkannte Schwangerschaft, Abort oder EUG Ursache sein.

11.3.4 Dysfunktionelle Blutungen

11.3.4.1 Azyklische Dauerblutung

Auftreten, Ursachen. Die azyklische Dauerblutung wird durch eine insuffiziente Ovarialfunktion mit ausbleibender Follikulogenese und fehlender Corpus-luteum-Bildung bei noch geringer Restaktivität bezüglich der ovariellen Östrogensynthese hervorgerufen oder durch pathologische Schwangerschaften.

Diagnostik. Zur Diagnostik zählt, neben der Anamneseerhebung, die Spiegelbestimmung von LH, FSH, Östradiol und Progesteron und Schwangerschaftstest.

Therapie. Als Therapie eignet sich die »hormonelle Kürettage« durch hoch dosierte Östrogen-Gestagen-Substitution, z. B. Prosiston für 20 Tage, oder Gabe eines Ovulationshemmers, z. B. Oviol. Im Anschluss sollte entweder eine Substitutions- oder Stimulationstherapie bzw. eine Therapie der Ursache der Ovarialstörung erfolgen.

11.3.5 Blutungstypanomalien

11.3.5.1 Hypomenorrhö

Auftreten, Ursachen. Die Hypomenorrhö kann Symptom einer beginnenden Ovarialinsuffizienz sein. Die demzufolge niedrigeren Östrogenserumspiegel haben eine unzureichende Östrogenisierung des Endometriums und damit eine verminderte Proliferation zur Folge. Die Menstruationsblutung ist somit schwächer als üblich. Weiterhin kann ein partieller Östrogenrezeptormangel des Endometriums oder ein partieller Schaden der Decidua basalis des Endometriums, z. B. nach Kürettage oder anderen Eingriffen am Endometrium, ursächlich sein. Daneben können chronisch-entzündliche Veränderungen oder eine Endometriumatrophie nach längerem Gestagengebrauch die Hypomenorrhö hervorrufen.

Diagnostik. In der Diagnostik kommen zum Einsatz:
- Anamnese (weniger als 2 Vorlagen pro Tag),
- Ultraschall (auch mittzyklisch niedriges Endometrium),
- Basaltemperaturkurve,
- Bestimmung der Spiegel von Östradiol (mittzyklisch) und Progesteron (in der Lutealphase),
- ggf. Hysteroskopie.

Therapie. Bei Sterilität ist eine Stimulationstherapie empfehlenswert (▶ Kap. 12). Bei Auftreten der Hypomenorrhö nach operativen Eingriffen am Cavum uteri kann eine hysteroskopische Synechiolyse intrakavitär zur Therapie angewandt werden. Im Anschluss oder auch als alleinige Therapie kann konjungiertes Östrogen in einer Dosis von 2,5 mg täglich bis zum Auftreten einer Durchbruchblutung gegeben werden. Ab der Durchbruchblutung wird die Östrogendosis auf 1,25 mg täglich reduziert und über weitere 26 Tage verabreicht; von Tag 21–26 wird 10 mg Medroxyprogesteronazetat zusätzlich verabreicht. Im Anschluss werden zwei Östrogen-Gestagen-Zyklen durchgeführt.

11.3.5.2 Brachymenorrhö

Der Brachymenorrhö liegt i. d. R. eine Endometriumanomalie zugrunde, entsprechend der Hypomenorrhö. Der Begriff Brachymenorrhö wird im täglichen Gebrauch i. d. R. nicht verwendet. Stattdessen wird der Begriff »Hypomenorrhö« synonym benutzt.

11.3.5.3 Hypermenorrhö

Auftreten, Ursachen. Die Ursachen der Hypermenorrhö sind meist organisch bedingt:
- intramurale oder submuköse Myome,
- Myohyperplasia uteri,
- Endometriumhyperplasien und
- Polypen.

Daneben können eine Endometritis, eine Lutealinsuffizienz, Intrauterinpessare und auch eine Kontraktilitätsstörung des Myometriums die Hypermenorrhö hervorrufen. Internistische Erkrankungen wie Gerinnungsstörungen, Nieren- oder Leberinsuffizienz und Bluthochdruck können ebenso ursächlich sein. Bezüglich des Pathomechanismus auf der Ebene der Prostaglandine: s. »Menorrhagie«. Infolge der Hypermenorrhö kann sich eine hypochrome Anämie ausbilden.

Diagnostik. Anamnestisch benötigt die Patientin mehr als 5 Vorlagen am Tag, meist muss der Tampon oder die Vorlage häufiger als 2-stündlich gewechselt werden, oft wird Abgang von Koageln angegeben. Eine Ultraschalluntersuchung des inneren Genitale ist erforderlich. Eine Ovarialinsuffizienz sollte ausgeschlossen werden. Wenn diese Untersuchungen alle unauffällig sind, muss die internistische Abklärung veranlasst werden. Als kombinierte diagnostische und therapeutische Maßnahme kann eine Kürettage veranlasst werden.

Therapie. Folgende therapeutische Optionen bestehen:
- Häufig erbringt die Kürettage eine Besserung der Symptomatik.
- Im Falle von Myomen oder der Myohyperplasie und persistierenden Beschwerden ist eine längerfristige Gestagendauertherapie oder die Östrogen-Gestagen-Therapie in der 2. Zyklushälfte (z. B. 16.–25. Zyklustag 1 Tbl. Östroprimolut) sinnvoll, insbesondere dann, wenn eine Tendenz zur Anämie besteht.
- Mit GnRH-Analoga kann ebenfalls therapiert werden. Die damit provozierte sekundäre Amenorrhö ermöglicht den Anstieg des Hämoglobingehalts im Blut. Diese Maßnahme eignet sich insbesondere zur präoperativen Vorbehandlung anämischer Patientinnen mit Uterus myomatosus, um das Transfusionsrisiko im Rahmen der sich anschließenden operativen Therapie (Hysterektomie oder Myomenukleation) zu senken.
- Die Therapie mit nicht steroidalen Antiphlogistika wird in dem Abschnitt »Menorrhagien« beschrieben.

11.3.5.4 Menorrhagien

Auftreten, Ursachen. Die Menorrhagie lässt eine Zugehörigkeit der Blutung zum Zyklus erkennen. Sie ist gekennzeichnet durch sehr lange anhaltende und sehr starke Blutungen. Ursache sind organische Veränderungen, wie Uterus myomatosus, Myohyperplasia uteri, Polypen oder auch Karzinome, aber auch alle anderen Ursachen der Hypermenorrhö (s. dort). Oft ist die Menorrhagie von einem prämenstruellen oder postmenstruellen Spotting schwer zu unterscheiden, auch die Ursachen dieser beiden Erscheinungen können zu Menorrhagien führen. Infolge der Menorrhagie kann eine hypochrome Anämie auftreten. Pathophysiologisch wird die verstärkte Blutung unterstützt von einer Störung im Prostaglandinhaushalt. Dieser im Folgenden beschriebene Mechanismus wirkt auch bei der Hypermenorrhö und Metrorrhagie: Die Blutungsstärke der Menstruation wird von der Ratio Prostaglandin PGF zu PGE (PGF/PGE) stark beeinflusst. Im Endometrium werden z. B. bei Menorrhagien vermehrt zyklische Endoperoxide (PGG_2, PGH_2) produziert, aus denen das Myometrium vermehrt Prostazykline (PGI_2) synthetisiert. PGI_2 wirkt am Endometrium gerinnungshemmend und vasodilatatorisch. Infolgedessen tritt ein vermehrter Blutverlust auf. Zusätzlich führt ein größeres Angebot an PGG_2 und PGH_2 zu vermehrter Synthese von PGE_2 und zu verminderter Synthese von $PGF_{2\alpha}$. Der Quotient aus $PGF_{2\alpha}$ und PGE wird kleiner. Damit ist das vasokonstriktorische Element ($PGF_{2\alpha}$) vermindert, wodurch ebenfalls die Blutungstärke zunimmt (◘ Abb. 11.3).

Neuere Untersuchungen sprechen dafür, dass auch Störungen der Angiogenese, z. B. eine abnormale Expression von Angiopoetinen und Tie-Rezeptoren für die Menorrhagie eine Rolle spielen (Blumenthal et al. 2002).

Diagnostik. Die Diagnostik besteht aus Anamneseerhebung, Ultraschalluntersuchung, Abrasio und Hysteroskopie.

Therapie. Folgende therapeutische Möglichkeiten stehen zur Verfügung:
1. Behandlung der Ursache, dies erfolgt meist operativ in Form einer Hysteroskopie und Abrasio, einer Hysterektomie oder – in den letzten Jahren – auch durch hysteroskopische Endometriumablation beim Wunsch nach Erhalt des Uterus.
2. Sind operative Maßnahmen nicht erforderlich, kontraindiziert oder von der Patientin nicht gewünscht, kann eine hormonelle Therapie mit einem Östrogen-Gestagen-Gemisch, welches über den ganzen Zyklus gegeben wird, oder mit einer zyklischen Östrogen-Gestagen-Therapie behandelt werden.
3. Statt der hormonellen Therapie ist auch die Hemmung der Zyklooxygenase mit nicht steroidalen Antiphlogistika möglich. Es wird über 3 Tage 3-mal täglich 500 mg Mefenaminsäure oder über 3 Tage je 750 mg eingenommen, im Anschluss über weitere 5 Tage je 250 mg Naproxen oder 550 mg Naproxen 3-mal am ersten Tag und über weitere 5 Tage 3-mal täglich 275 mg. Auf diese Weise ist eine Reduktion des Blutverlusts um 30 % möglich. Diese Therapieform ist in Deutschland relativ ungebräuchlich, da die Präparate für diese Indikation nicht zugelassen sind.

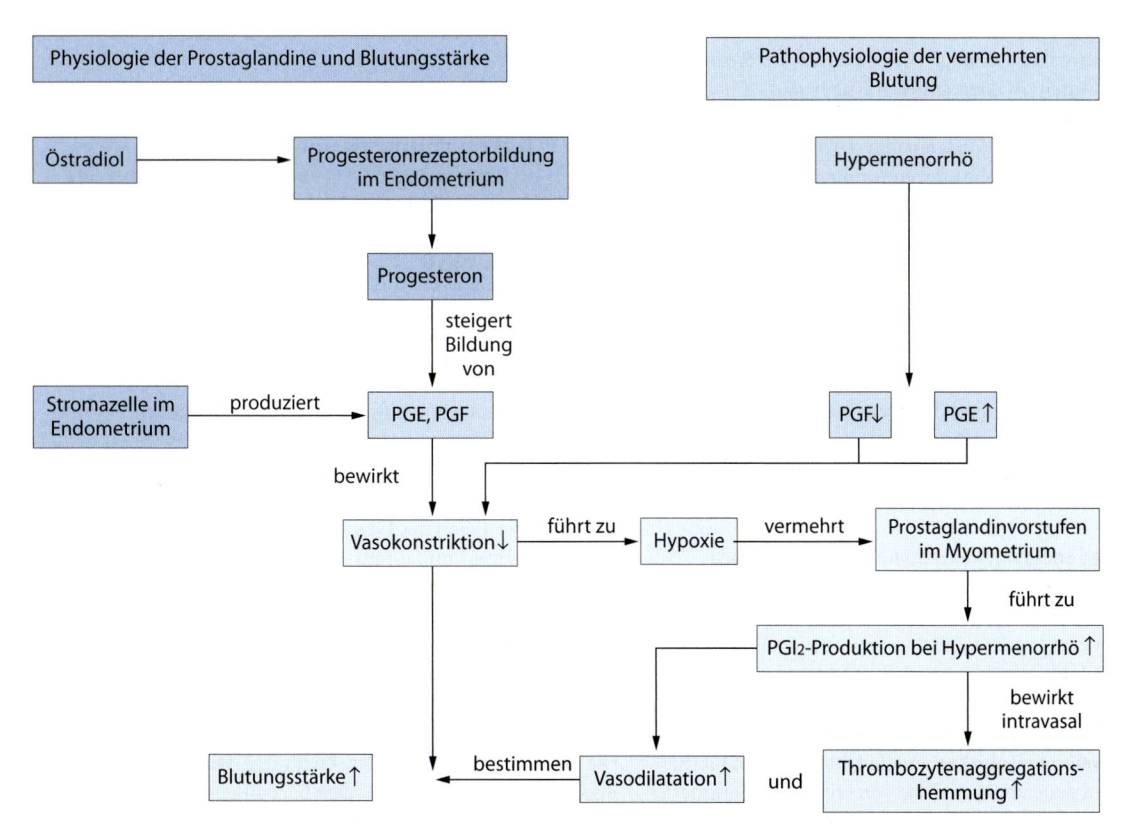

◘ **Abb. 11.3.** Prostazyklinwirkung am Endometrium

Die Medikation ist jedoch gut geeignet für Patientinnen mit Kontraindikationen für eine hormonelle Therapie und Wunsch nach Uteruserhaltung oder gleichzeitiger Kontraindikation für einen operativen Eingriff.

11.3.5.5 Metrorrhagien

Auftreten, Ursachen. Metrorrhagien treten gehäuft während der Pubertät und im Klimakterium auf. In diesen Phasen werden vermehrt Follikelreifungsstörungen sowie Anovulationen mit Follikelpersistenz beobachtet. In der Folge entsteht ein vermehrter und verlängerter Östrogeneinfluss auf das Endometrium. Dies kann eine glandulär-zystische Hyperplasie als überschießende Reaktion des Endometriums auf den gesteigerten Östrogeneinfluss hervorrufen. Infolge dieser Entwicklung treten azyklische, stärkere Durchbruchblutungen auf. Neben diesen hormonellen Ursachen liegen oft auch **organische Veränderungen**, wie Myome, Endometriumpolypen und Karzinome des Uterus und der Zervix, vor. Iatrogen können Intrauterinpessare und auch Ovulationshemmer als Nebenwirkung die Metrorrhagie nach sich ziehen. Pathophysiologisch soll bei der Metrorrhagie eine gesteigerte Enzymaktivität der Zyklooxygenase eine Rolle spielen. Die Zyklooxygenase ist ein Enzym der Prostaglandinsynthese und führt bei der Metrorrhagie zur gesteigerten PGI_2-Produktion. Dieses Prostaglandin bewirkt durch seinen vasodilatatorischen Effekt die vermehrte Blutung. Die im Rahmen der Metrorrhagie auftretenden Blutungen können dem zyklischen Geschehen nicht zugeordnet werden.

Diagnostik. Zur Diagnostik gehören die gynäkologische Untersuchung mit Ultraschall des inneren Genitale, das Erheben der Blutungsanamnese sowie evtl. das Erstellen einer Basaltemperaturkurve. Während der Pubertät und bei sicher iatrogen induzierter Metrorrhagie genügen diese konservativen diagnostischen Maßnahmen. In allen anderen Fällen muss eine Kürettage zur histologischen Endometriumdiagnostik und Ursachenklärung erfolgen. Begleitend ist eine Hysteroskopie zu empfehlen, während der gezielte Biopsien entnommen werden können. Die alleinige Endometriumbiopsie ist nicht ausreichend, da das Endometrium sehr unregelmäßig verändert sein kann und die Biopsie nicht unbedingt repräsentativ für das gesamte Endometrium ist.

Therapie. Die diagnostische Kürettage zieht bei manchen Frauen bereits die Regulierung des Zyklus nach sich, insbesondere bei Polypen als Ursache der Metrorrhagie. Die Behandlung des Myoms wird ausführlich in ▶ Kap. 24 besprochen. Für die hormonell bedingten Metrorrhagien kommen, je nach Alter und Bedürfnis der Patientin, folgende Therapievarianten infrage:

1. **Hormonelles orales Antikonzeptivum**; es sollte zur ausreichenden Endometriumproliferation ein Zweiphasenpräparat verordnet werden. Bei einer kontinuierlichen Östrogen-Gestagen-Kombination kann aufgrund der Progesteronwirkung mit Reduktion der Östrogenrezeptoren das Endometrium nicht ausreichend proliferieren. Hieraus können erneut Blutungsstörungen resultieren.
2. **Zweiphasenhormonsubstitution;** die Überlegungen hierbei entsprechen denen bei der Gabe von Ovulationshemmern. Die Therapie ist geeignet für Patientinnen, die anderweitig verhüten oder ein hormonelles orales Antikonzeptivum ablehnen. Beide Therapieformen folgen dem Kaufmann-Schema mit reiner Östrogengabe in der ersten Zyklushälfte und Östrogen-Gestagen-Gabe über 10–14 Tage in der zweiten Zyklushälfte.
3. **Alleinige Gestagengabe** vom 16.–25. Zyklustag (= 10 Tage); die applizierte Dosis muss für die sekretorische Umwandlung des Endometriums ausreichend hoch gewählt werden (z. B. 10 mg Lynestrenol, Norethisteron oder Medroxyprogesteronazetat). Diese Therapieform ist häufig ausreichend, insbesondere während der Pubertät.
4. Bei älteren Frauen ohne weiteren Kinderwunsch, die gerne Blutungsfreiheit erzielen möchten, aber keine Hysterektomie wünschen, ist die **Endometriumablation** eine mögliche Therapie.
5. Eine **Hysterektomie** als Behandlung von Blutungsstörungen bei Frauen ohne (weiteren) Kinderwunsch wird häufig abgelehnt aus der Sorge um eine negative Beeinflussung der Lebensqualität und der Sexualität. Mehrere neuere, teilweise randomisierte Studien sprechen dafür, dass diese Sorge unbegründet ist. In amerikanischen und europäischen Untersuchungen wurde keine Verschlechterung der generellen Lebensqualität, der sexuellen Appetenz oder der Sexualfunktion durch die Hysterektomie nachgewiesen (Kuppermann et al. 2004, Hurskainen et al. 2004, Kritz-Silverstein et al. 2004).

Verglichen mit einer hormonellen Therapie scheint die Hysterektomie eher günstig auf die Lebensqualität und die sexuelle Appetenz zu wirken: In 2 randomisierten Studien waren 50% der Patientinnen in der medikamentösen Behandlungsgruppe so unzufrieden mit den Ergebnissen, dass sie sich noch während der Studienlaufzeit hysterektomieren ließen (Kuppermann et al. 2004, Hurskainen et al. 2004).

11.4 Untersuchungsgänge und Tests zur Überprüfung der Ovarialfunktion und der übergeordneten Zentren

11.4.1 Anamnese

Die Anamnese beinhaltet Fragen nach:
- Zyklusdauer,
- Blutungsdauer und -stärke,
- Veränderungen von Blutungsdauer und -stärke,
- Menarche,
- Telarche,
- Pubarche,
- Veränderungen des Gewichts,
- Allgemeinerkrankungen,
- Medikamenten und
- insbesondere auch eine umfassende psychosoziale Anamnese, die günstigerweise beim Erstkontakt nur angesprochen wird und nach Herstellen eines Vertrauensverhältnisses intensiv erfragt wird.

Die Bedeutung einer guten Anamnese wird auch durch die Beobachtung unterstrichen, dass bei eumenorrhoischen Frauen fast nie eine Anovulation vorkommt (Malcolm u. Cumming 2003).

11.4.2 Gynäkologische Untersuchung

Die gynäkologische Untersuchung beinhaltet die klinische Untersuchung und die Sonographie des inneren Genitale (▶ Kap. 47).

11.4.3 Basaltemperaturkurve

Durch die Erstellung der Basaltemperaturkurve wird auf einfache, indirekte Weise – durch Überprüfung des progesteronbedingten Temperaturanstiegs – die Ovulation mit relativer Sicherheit nachgewiesen und die Funktion des Corpus luteum überprüft (▶ Abschn. 5.2.3).

Durchführung. Die morgendliche Aufwachtemperatur wird gemessen. Die Messung erfolgt entweder oral, vaginal oder rektal. Um eine aussagekräftige Messung zu erhalten, muss die Schlafphase mindestens 6 h dauern.

> **Interpretation der Basaltemperaturkurve**
> - Normaler Verlauf: die Temperatur ist vor der Ovulation etwa 0,3–0,5°C niedriger als nach der Ovulation. Direkt vor der Ovulation sinkt die Temperatur minimal ab, um dann in 2 Tagen auf das postovulatorische Niveau zu steigen. Dieses Plateau dauert 10–14 Tage an. Vor Einsetzen der Blutung fällt die Temperatur wieder auf das präovulatorische Niveau ab (◘ Abb. 11.4).
> - Pathologische Verläufe (◘ Abb. 11.5–11.7):
>   - anovulatorische Zyklen: die Temperatur bleibt über den ganzen Zyklus auf dem selben Niveau, der Temperaturanstieg entfällt (◘ Abb. 11.5);
>   - Corpus-luteum-Insuffizienz: der Temperaturanstieg nach der Ovulation dauert länger als 2 Tage an und ist treppenförmig (Abb. 11.6); die Lutealphase, d. h. die Phase der höheren Temperatur, dauert weniger als 10 Tage an, die Temperatur fällt langsam über mehrere Tage oder rasch ab (◘ Abb. 11.7).
>
> Das Problem der korrekten Messung besteht darin, dass die Temperatur vor dem Aufstehen und nach einer Ruhezeit von mindestens 6 h gemessen werden muss, sonst sind die Verläufe verfälscht. Für Schichtarbeiterinnen und Frauen mit kleinen Kindern oder sehr unregelmäßigem Leben ist die Methode nicht geeignet. Infektionserkrankungen können die Kurven ebenfalls verfälschen.

11.4.4 Hormonstatus

Die **Parameter der Basisdiagnostik** sind in ◘ Tabelle 11.2 zusammengefasst. Die Umrechnungsfaktoren sind Anhaltswerte. Die genauen Faktoren sind abhängig vom benutzten Test-Kit und dem verwendeten Analyseverfahren.

Die Werte für LH und FSH dienen der **Überprüfung der hypothalamisch-hypophysären Einheit**, die Spiegel von Östradiol und Progesteron der **Beurteilung von Ovarialantwort, Follikulogenese und Corpus-luteum-Funktion**. Die Werte von Androstendion und Testosteron ermöglichen die **Kontrolle der Androgenproduktion**. Zusammen mit DHEAS ist eine Zuordnung des Ursprungs einer Hyperandrogenämie – ovariell oder adrenal – möglich. Androstendion wird bis zu 70 % im Ovar, DHEAS zu 80 % in der Nebennierenrinde produziert (Runnebaum u. Rabe 1994). Testosteron kann in beiden Organen gebildet werden. Der Serumspiegel des Testosterons bestimmt, zusammen mit

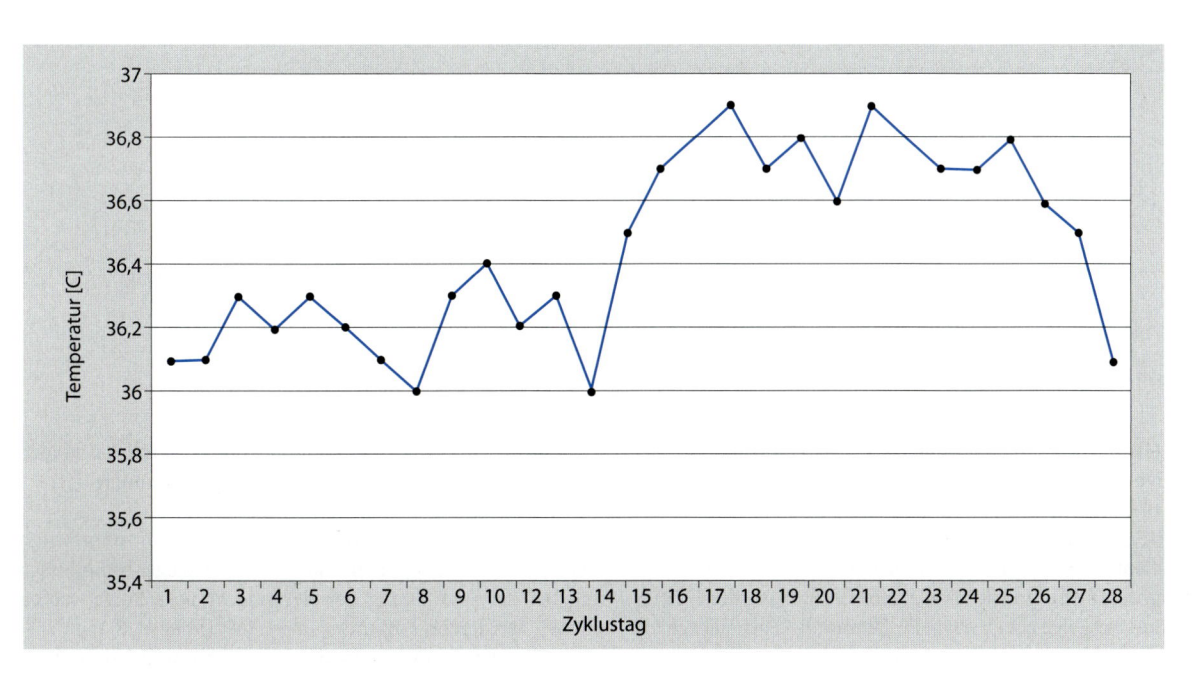

◘ **Abb. 11.4.** Normaler Verlauf einer Basaltemperaturkurve

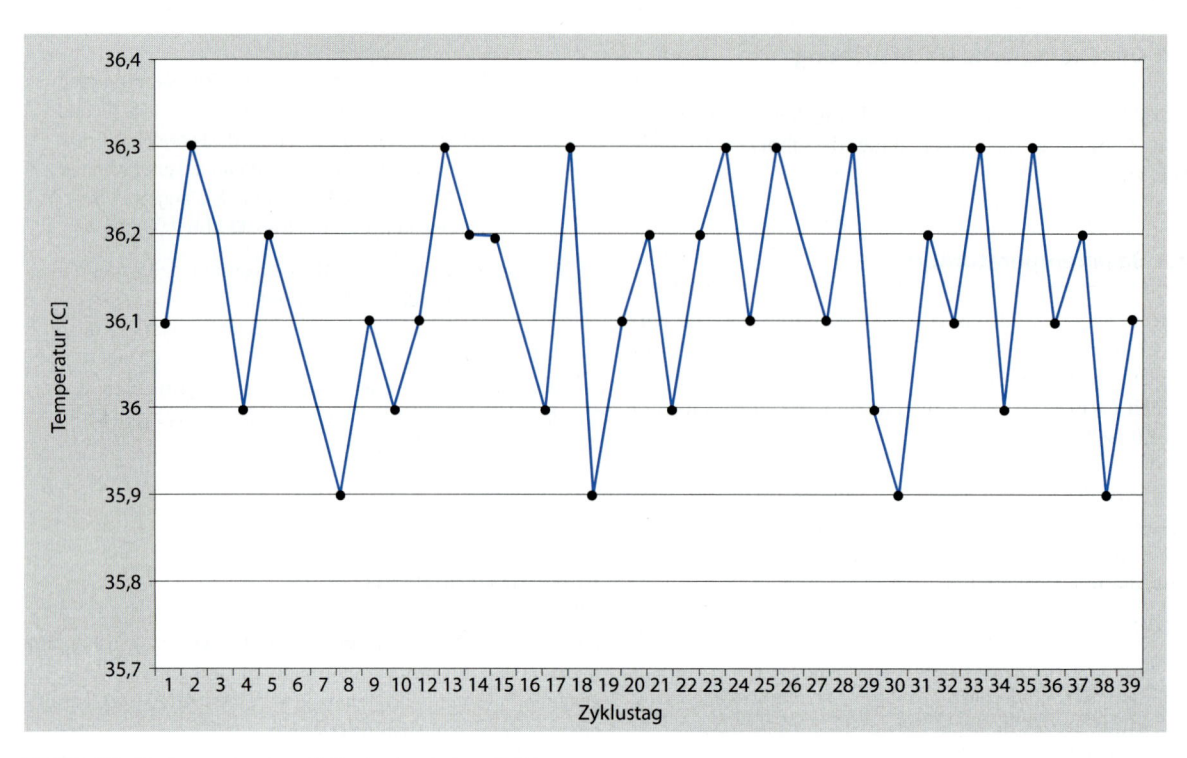

Abb. 11.5. Basaltemperaturkurve bei anovulatorischem Zyklus

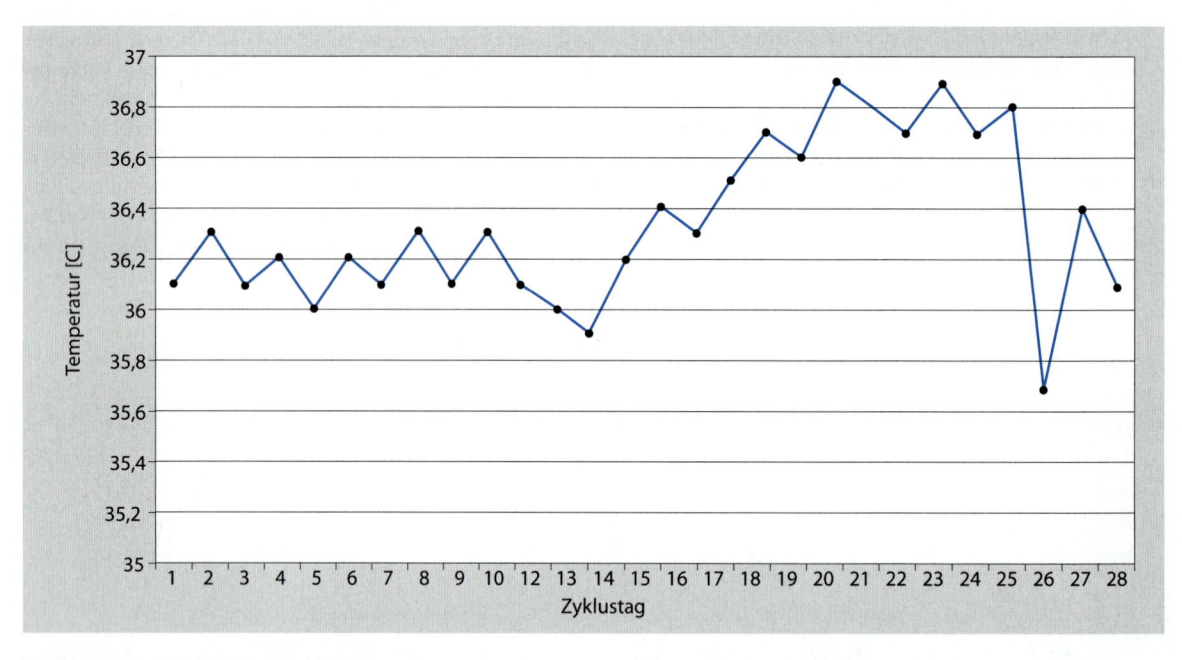

Abb. 11.6. Basaltemperaturkurve bei treppenförmigem Temperaturanstieg, Corpus-luteum-Insuffizienz

dem SHBG-Spiegel, die Intensität der klinischen Symptome, die eine Hyperandrogenämie hervorrufen.

Prolaktin führt bei erhöhten Spiegeln über die Störung der GnRH-Pulsatilität zur Ovarialinsuffizienz. Die Bestimung von TSH dient der Überprüfung der Schilddrüsenfunktion, deren Störung eine Hyperprolaktinämie und eine Störung der GnRH-Sekretion zur Folge haben kann. Prolaktin soll wegen der schlafinduzierten Hyperprolaktinämie frühestens 1,5–2 h nach dem morgendlichen Aufwachen bestimmt werden.

DHEA, DHEAS, Androstendion und Testosteron werden unter dem Sammelbegriff der **Androgene** subsummiert.

Problematik bei der Beurteilung der Hormonparameter. Prinzipielle Einflussgrößen, die die Serumspiegel beeinflussen und bei der Beurteilung der Befunde berücksichtigt werden müssen, werden im Folgenden dargestellt (Rabe et al. 1994):
– **kurzzeittige Schwankungen** bei Stress, körperlichen und psychischen Belastungen (besonders bei Hormonen, die

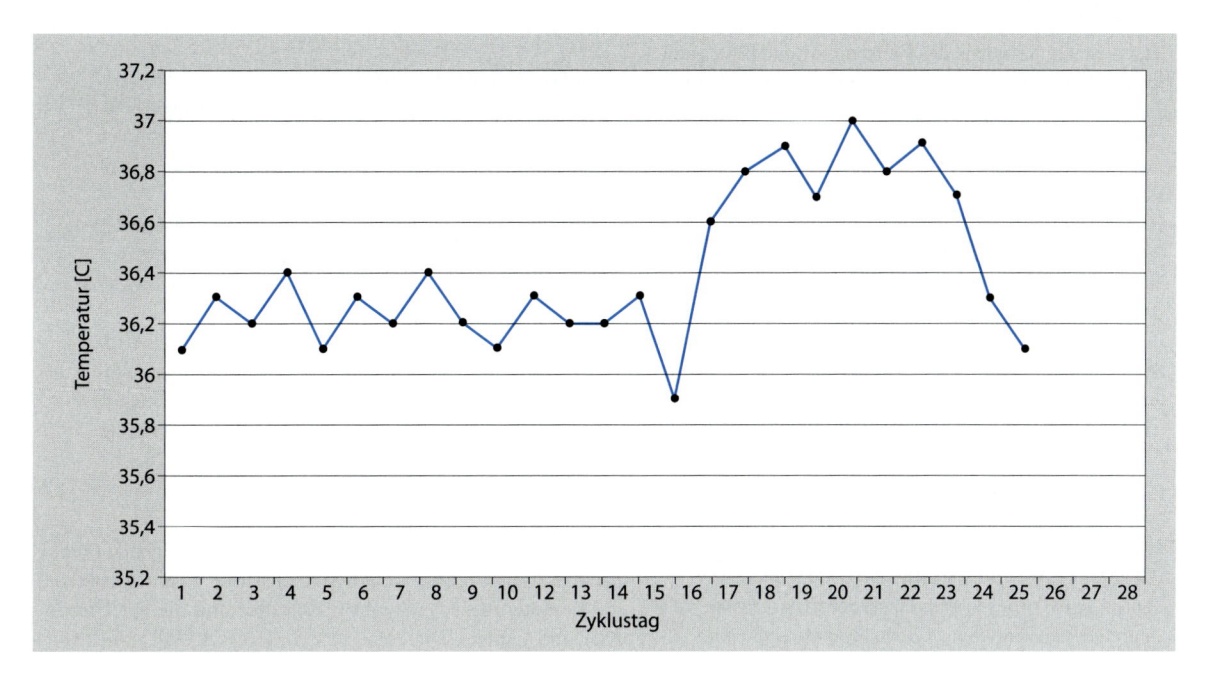

Abb. 11.7. Basaltemperaturkurve bei verkürzter Lutealphase

Tabelle 11.2. Parameter der Basisdiagnostik in der frühen Follikelphase (3.–6. Zyklustag) und in der Lutealphase (etwa 20. Zyklustag)

Parameter	Einheit	Umrechnungsfaktor
LH	MU/ml	
FSH	MU/ml	
Östradiol	pg/ml bzw. pmol/l	pg/ml × 3,67 = pmol/l
Testosteron	ng/ml bzw. nmol/l	ng/ml × 3,74 = nmol/l
Androstendion	ng/ml	
DHEAS	µg/ml bzw. µmol/l	µg/ml × 0,0256 = µmol/l
Prolaktin	ng/ml bzw. µU/ml	ng/ml × 20 = µU/ml
TSH	U/l	
SHBG	nmol/l	
Lutealphase		
Progesteron	ng/ml bzw. nmol/l	ng/ml × 3,18 = nmol/l
Östradiol	pg/ml bzw. pmol/l	pg/ml × 3,67 = pmol/l

der Regulation durch ACTH unterliegen, wie Kortisol, DHEAS, 17-α-Hydroxyprogesteron);
- **Tagesrhythmik** (ausgeprägt bei Kortisol und Prolaktin, weniger bei DHEAS, 17-α-Hydroxyprogesteron, 17-Hydroxypregnenolon);
- **pulsatile Ausschüttung**, besonders bei Proteohormonen (LH, FSH, Prolaktin) und Progesteron;
- **Zyklusabhängigkeit** (zyklusabhängige Schwankungen treten bei allen ovariellen Steroiden – Östrogen, Progesteron, Testosteron, Androstendion, 17-α-Hydroxyprogesteron – auf sowie bei den Gonadotropinen LH und FSH; geringe oder keine Zyklusschwankungen finden sich bei DHEAS und 17-Hydroxypregnenolon); die zeitlich korrekte Blutentnahme ist besonders kritisch, bevor die Diagnose anovulatorischer Zyklus gestellt wird (Malcolm et al. 2003);
- **Lebensalter** (Prämenopause, Perimenopause und Postmenopause beeinflussen die Hormonparameter wesentlich);
- **Labormethode** (jede Laboranalyse unterliegt einer Fehlerbreite);
- **Körperhaltung** (diese spielt z. B. bei der Aldosteronbestimmung eine Rolle);
- **Bestimmungsfehler** (zufällige Fehler bei der Messung, selten auch Verwechslungen).

Infolgedessen ist die Kenntnis des Zeitpunktes der Blutabnahme sowie der Umstände sehr wichtig. Eventuelle Medikamenteneinnahmen müssen bekannt sein.

> **Spezielle Parameter, die die Hormonanalyse beinflussen**
> 1. Prolaktin: Es kann bei abendlicher Blutabnahme fälschlicherweise erhöht gemessen werden, bedingt durch den zirkadianen Rhythmus, ebenso nach Brustpalpation, nach Geschlechtsverkehr sowie bei akutem, kurz andauerndem Stress.
> 2. Progesteron: Da der Serumspiegel des Progesterons sowohl von der basalen als auch der pulsatilen Sekretion von Progesteron bestimmt wird, ist die Aussagekraft von Progesteronserumwerten eingeschränkt interpretierbar, da Schwankungen der Serumprogesteronspiegel auftreten. Diese führen nach Wuttke u. Hinney (1998) bei ca. 15 % der Patientinnen zur fälschlichen Diagnose einer Corpus-luteum-Insuffizienz. Diese Fehlinterpretationen können z. T. durch die Analyse von mindestens 3 Progesteronserumwerten in der Lutealphase oder durch die Analyse eines sog. Pool-Serums (d. h. es wird an 3 oder mehr verschiedenen Terminen Serum abgenommen, zusammengegeben und hieraus Progesteron analysiert) vermieden werden. Da aber sowohl die basale als auch die pulsatile Sekretion von Progesteron gestört sein kann, stellt das Poolen keine absolute Sicherheit vor verfälschten Werten dar.

> Alle Hormonparameter der Follikelphase sollten zwischen dem 2. und 5. Zyklustag analysiert werden, da zu diesem Zeitpunkt die Parameter in ihrer Basalsekretion ohne wesentlichen Einfluss von Follikeln erfasst werden. Spätere Analysen sind durch den Einfluss der verschiedenen Feedback-Mechanismen der Follikulogenese und des Corpus luteum beeinflusst. Die Aussagekraft der erhaltenen Werte ist dann eingeschränkt.

11.4.5 Funktionstests

11.4.5.1 GnRH-Test
Beschreibung. Der GnRH-Test überprüft die Gonadotropinreserven des Hypophysenvorderlappens. Mit dem Test lässt sich das Ansprechen der Hypophyse kontrollieren und somit eine hypothalamische von einer hypophysären Ovarialinsuffizienz unterscheiden; Synonym: LHRH-Test.

Indikationen. Der GnRH-Test findet Anwendung bei einer normo- oder hypogonadotropen Amenorrhö vermutlich zentraler Genese.

Durchführung. Es werden 0,1 mg LHRH (Relefakt) langsam i. v. injiziert. Blutabnahme und Analyse von LH und FSH erfolgen direkt vor der LHRH-Gabe sowie 20, 40 und 60 min nach der LHRH-Injektion.

> **Interpretation des GnRH-Tests**
> - Normaler Befund: LH-Anstieg nach 20–40 min. auf das 4fache des Ausgangswertes, FSH steigt in wesentlich geringerem Ausmaß an. Die hypothalamisch-hypophysäre Achse arbeitet ungestört.
> - Negativer Befund: Es erfolgt kein oder nur ein sehr geringer Anstieg von LH, die hypophysären Reserven sind vermindert bzw. fehlen; Hinweis auf hypophysäre Funktionsstörung.
> - Inverse Reaktion: FSH steigt deutlich stärker als LH an; diese Art der Regulation ist in der Pubertät physiologisch, danach ist sie ein Zeichen für eine gestörte Hypothalamusfunktion und tritt z. B. bei Patientinnen mit Anorexia nervosa auf.

Bei der Interpretation der Befunde ergibt sich folgende **Problematik**: Bei lange bestehender hypothalamischer Insuffizienz sind die Rezeptoren der Hypophyse reduziert und die Speicher für FSH und LH leer. Die Folge ist ein negativer GnRH-Test trotz hypothalamischer Funktionsstörung und unauffälliger Hypophyse. Deshalb empfiehlt es sich, bei lang dauernder Anamnese einen längeren GnRH-Test mit pulsatiler Gabe von GnRH mit einer Pumpe über mehrere Tage zu applizieren und danach die LH- und FSH-Spiegel erneut zu kontrollieren.

11.4.5.2 TRH-Test
Beschreibung. TRH regelt die Freisetzung von TSH, Prolaktin und Wachstumshormon. Durch den TRH-Test wird die Fähigkeit des Hypophysenvorderlappens überprüft, TSH und Prolaktin auszuschütten.

Indikation. Der TRH-Test kommt zum Einsatz bei Verdacht auf Schilddrüsenfunktionsstörungen, insbesondere einer Hypothyreose, als Ursache einer Hyperprolaktinämie. Zudem ist der Test in der Diagnostik bei Verdacht auf eine latente Hyperprolaktinämie nützlich.

Durchführung. Frühestens 2 h postprandial erfolgt die intravenöse Injektion von 0,2 mg TRH. 30 min vor sowie 15, 30 und 60 min nach der Injektion wird eine Blutprobe zur Analyse der Spiegel von TSH und Prolaktin entnommen. Im vereinfachten Test ist die Abnahme jeweils einer Probe 30 min vor und 30 min nach der TRH-Gabe ausreichend.

Interpretation. Die Interpretation des TRH-Tests ist in Tabelle 11.3 dargestellt.

11.4.5.3 Metoclopramidtest
Beschreibung. Der Metoclopramidtest dient der Überprüfung der Prolaktinreserven.

Indikation. Der Metoclopramidtest wird bei Verdacht auf latente Hyperprolaktinämie durchgeführt.

Durchführung. Für die Durchführung kommt ein beliebiger Zeitpunkt zwischen 8 Uhr morgens und 18 Uhr abends infrage, aus Standardisierungsgründen günstigerweise in der Mitte der Lutealphase (die Prolaktinsektretion ist östradiolabhängig).

Tabelle 11.3. Interpretation des TRH-Tests

Funktionslage	TSH basal [µIE/ml]	TSH nach TRH-Test [µIE/ml]	Δ TSH
Euthyreot	≤ 7	≤ 25, Anstieg	≥ 2
Hyperthyreose	< 1	< 7 bzw. kein Anstieg	< 2
Primäre subklinische Hypothyreose	> 7	> 25	> 25
Sekundäre Hypothyreose (HVL)	Nicht nachweisbar	Kein Anstieg	Entfällt
Tertiäre Hypothyreose	Niedrig	Verzögerter Anstieg (Maximum nach 1–2 h)	2

Tabelle 11.4. Interpretation des Metoclopramidtests

Funktionslage	Prolaktin basal	Prolaktin stimuliert
Normal	Im Normbereich	Bis 300 ng/ml
Latente Hyperprolaktinämie	Im Normbereich	300–400 ng/ml
Manifeste Hyperprolaktinämie	Erhöht	> 400 ng/ml oder > 20-Faches des Ausgangswertes

Zunächst wird ein venöser Zugang angelegt, dann erfolgt die Abnahme einer Blutprobe, anschließend die Gabe von 10 mg Metoclopramid (z. B. Paspertin) intravenös. Nach 25 min wird eine 2. Blutprobe entnommen, beide Blutproben werden zur Prolaktinbestimmung genutzt.

Interpretation. Zur Bestimmung der Werte in der Lutealphase kann die Tabelle 11.4 herangezogen werden.

> In der frühen Follikelphase findet man eine geringere Prolaktinkonzentration nach Metoclopramidinjektion.

11.4.5.4 Prolaktinhemmtest

Hintergrund. Die laktotrophen Zellen der Hypophyse reagieren auf Dopamin und dopaminerge Substanzen mit einer Suppression der Prolaktinproduktion.

Indikation. Der Prolaktinhemmtest wird bei Verdacht auf eine Hyperprolaktinämie eingesetzt.

Durchführung. Es werden 5 mg Bromocriptin vor der Mahlzeit oral verabreicht. Vor der Einnahme sowie 2 und 4 h danach erfolgt eine Blutabnahme für die Prolaktinbestimmung.

> **Interpretation des Prolaktinhemmtests**
> - Normaler Befund: der Prolaktinwert sinkt 2 h nach der Bromocriptingabe. Das Minimum ist nach 4–8 h erreicht und liegt im unteren Nachweisbereich.
> - Hyperprolaktinämie: der Prolaktinwert sinkt deutlich (wie bei normoprolaktinämischen Frauen).
> - Autonomes Adenom: der Prolaktinwert sinkt nur wenig.

11.4.5.5 Dexamethasonhemmtest

Beschreibung. Mit Hilfe des Dexamethasonhemmtests wird die Supprimierbarkeit adrenaler Androgene (DHEAS, Testosteron) überprüft (zur Kontrolle des Kortisols ist ein Dexamethasonkurztest ausreichend). Es gibt zahlreiche Testverfahren mit unterschiedlicher Dexamethasondosierung und Testdauer. Der im Folgenden beschriebene Test ist eine der gebräuchlichsten Varianten.

Indikation. Indikationen für die Durchführung eines Dexamethasonhemmtests sind eine Hyperandrogenämie, der Ausschluss einer autonomen tumorbedingten Hyperandrogenämie sowie die Zuordnung der Hyperandrogenämie zur ovariellen oder adrenergen Achse.

Durchführung. Der Test beginnt mit einer Blutabnahme zur Analyse der Serumandrogenspiegel (DHEAS, Testosteron, Kortisol, Androstendion), danach erfolgt die kontinuierliche tägliche Einnahme von 0,5 mg Dexamethason um ca. 23 Uhr. Nach 10–14 Tagen wird unter stressfreien Bedingungen erneut Blut abgenommen, und zwar zur Kontrollbestimmung der Serumandrogenspiegel morgens um 8 Uhr.

> **Interpretation des Dexamethasonhemmtests**
> - Normaler Befund: die Serumspiegel von DHEAS, Testosteron und Kortisol nehmen deutlich ab, die Androgenwerte sinken in den Normbereich, der Kortisolspiegel liegt morgens noch zwischen 20 und 40 ng/ml, der Androstendionwert verändert sich nicht.

> - Autonome Androgenproduktion: DHEAS- und Testosteronwerte fallen nicht oder nur wenig ab, Kortisol- und Androstendionserumwerte entsprechen der normalen Testreaktion; bei dieser Reaktionskonstellation der Androgenwerte besteht der Verdacht auf einen androgenproduzierenden Nebennierenrindentumor oder eine ektope ACTH-Produktion.

Bei der Interpretation des Dexamethasonhemmtests ergibt sich folgende **Problematik**: Die unter »Durchführung« angegebenen Zeiten müssen eingehalten werden. Die Dexamethasontablette verhindert den nächtlichen ACTH-Anstieg, der durch das physiologische Kortisoltief gegen 3–4 Uhr morgens ausgelöst wird. Die Kontrolle der Hormonparameter muss morgens um 8 Uhr erfolgen, um Fehlinterpretationen aufgrund der zirkadianen Rhythmik und der Veränderung der Hormonparameter durch Einflüsse des Tages, wie Stress, Schmerz etc., zu vermeiden (Runnebaum u. Rabe 1994).

11.4.5.6 ACTH-Kurztest

Hintergrund. ACTH stimuliert die Nebennierenrinde, die Hormone Kortisol, DHEA, DHEAS, Testosteron und 17-α-Hydroxyprogesteron zu produzieren.

Indikation. Der ACTH-Kurztest findet Verwendung bei Verdacht auf andrenogenitales Syndrom, Hyperandrogenämie sowie primäre oder sekundäre Nebennierenrindeninsuffizienz.

Durchführung. In der Follikelphase erfolgt um 8 Uhr die Blutabnahme zur Bestimmung der Kortisol-, DHEAS-, 17-α-Hydroxyprogesteron-, Progesteron- und Testosteronspiegel. Im Anschluss werden intravenös 25 IE Kortikotropin (ACTH, Synacthen) verabreicht. Eine erneute Blutabnahme der zur Analyse genannten Hormonparameterspiegel wird 30, 60 und 120 min nach der ACTH-Injektion vorgenommen.

> **Interpretation des ACTH-Kurztests**
> - Normaler Befund: der Kortisolspiegel steigt um mindestens das Doppelte des Ausgangswertes an, in geringem Maß steigen auch die DHEAS-, 17-α-Hydroxyprogesteron-, Progesteron- und Testosteronspiegel im Serum an.
> - Nebennierenrindeninsuffizienz: der Kortisolanstieg fällt niedriger als normal aus oder entfällt ganz.
> - Verdacht auf 21-Hydroxylasedefekt: überschießender Anstieg von Testosteron- und 17-α-Hydroxyprogesteronwert.

Bei dem Test ergibt sich folgende **Problematik**: Er muss wegen der zirkadianen Schwankungen der analysierten Hormonparameter morgens um 8 Uhr durchgeführt werden.

11.4.5.7 Gestagentest

Ziel. Der Gestagentest dient der Beurteilung der endogenen Östrogenaktivität.

Indikation. Diagnostiziert werden kann eine primäre oder sekundäre Amenorrhö, nach vorherigem Ausschluss einer Schwangerschaft.

Durchführung. An 10 aufeinander folgenden Tagen erfolgt die orale Einnahme eines Gestagenpräparats (z. B. Prothil 5 mg, täglich 2-mal 1 Tbl., oder Orgametril 10 mg, 1 Tbl. täglich).

> **Interpretation des Gestagentests**
> - Positiver Befund: 2–7 Tage nach Absetzen des Gestagens tritt eine Entzugsblutung auf. Diese darf sehr schwach ausfallen, sollte aber stärker als ein kurzes Spotting sein. In diesem Fall besteht eine ausreichende endogene Östrogenproduktion für die Endometriumproliferation. Sie ist aber nicht ausreichend, um einen suffizienten Follikel sowie ein Corpus luteum zu bilden, welches über seine Progesteronproduktion das Endometrium sekretorisch transformiert und somit eine regelrechte Abbruchblutung ermöglicht.
> - Negativer Befund: es tritt keine Entzugsblutung ein; die endogene Östrogenproduktion reicht nicht aus, um eine Proliferation des Endometriums zu bewirken. Zur weiteren Diagnostik ist ein Östrogen-Gestagen-Test anzuschließen.

Bei der Interpretation des Gestagentests ergibt sich folgende **Problematik**: Vor dem Test sind anatomische Ursachen der Amenorrhö, wie Hymenalatresie, Uterusaplasie etc., auszuschließen. Die präparatespezifische Dosis zur Transformation des Endometriums darf nicht unterschritten werden, um falsch-negative Ergebnisse zu vermeiden.

11.4.5.8 Östrogen-Gestagen-Test

Beschreibung. Mit Hilfe des Östrogen-Gestagen-Tests kann die Fähigkeit des Körpers, ein Endometrium aufzubauen und eine Abbruchblutung entstehen zu lassen, überprüft werden. Dieser Test ist somit ein funktioneller Test des Endometriums.

Indikation. Der Test dient der Abklärung einer primären oder sekundären Amenorrhö und eines negativen Gestagentests.

Durchführung. Nach Ausschluss einer Schwangerschaft erfolgt die orale Gabe eines 2-Phasen-Östrogen-Gestagen-Präparats über 21 Tage (z. B. 2 mg Östradiolvalerat über 21 Tage, zusätzlich während der letzten 10 Tage 0,5 mg Norgestrel).

> **Interpretation des Östrogen-Gestagen-Tests**
> - Positiver Befund: 2–5 Tage nach Absetzen des Präparats tritt eine Entzugsblutung auf, die sehr schwach sein darf. Die Ursache der Amenorrhö liegt in einer zentralen Störung des Regelmechanismus oder im Ovar.
> - Negativer Befund: es tritt keine Blutung ein; in diesem Fall liegt die Ursache der Amenorrhö im Bereich des Uterus.

Die zu beachtende auftretende **Problematik** entspricht der beim Gestagentest geschilderten.

11.4.5.9 Clomiphentest

Beschreibung. Der Clomiphentest dient zum Nachweis der hypothalamisch-hypophysären Funktion. Die Gabe eines Antiöstrogens bewirkt die vermehrte GnRH-Sekretion und infolgedessen die vermehrte FSH- und LH-Ausschüttung aus der Hypophyse, welche die Follikulogenese und Östradiolproduktion bewirken.

Indikation. Der Clomiphentest dient der Überprüfung der Stimulierbarkeit der Ovarien und dem Nachweis des Ausmaßes einer hypothalamisch-hypophysären Funktionsstörung.

Durchführung. Der Test beginnt mit einer basalen Blutabnahme zur LH- und Östradiolwertbestimmung am 5. Zyklustag. Im Anschluss erfolgt die Einnahme von 50 mg Clomiphen vom 5.–9. Zyklustag. Dann wird eine erneute Bestimmung der LH- und Östradiolspiegel am 10. Zyklustag vorgenommen.

> **Interpretation des Clomiphentests**
> - Normaler Befund: Östradiol- und LH-Wert steigen nach 5 Tagen um mindestens das Doppelte an, die hypothalamisch-hypophysäre Achse ist ungestört.
> - Ovarielle Störung: vermehrte LH-Ausschüttung bei unverändert niedrigem Östradiolwert.
> - Hypothalamisch-hypophysäre Störung: der LH-Wert steigt nicht an, infolgedessen bleibt auch der Östradiolspiegel unverändert.

Beim Clomiphentest kann folgende **Problematik** auftreten: Es kann eine Überstimulation resultieren (▶ Kap. 12). Die Patientinnen sollten deshalb zusätzlich sonographisch überwacht und zudem über die Konzeptionsmöglichkeit und ggf. antikonzeptiv beraten werden (s. auch HMG-Test).

11.4.5.10 HMG-Test

Beschreibung. Der HMG-Test dient der Überprüfung der Stimulierbarkeit des Ovars mit Gonadotropinen. Zudem kann er zum Ausschluss einer primären Ovarialinsuffizienz bei normogonadotropen Frauen verwendet werden. Der Test wird selten angewandt.

Indikation. Indikationen sind der Verdacht auf vorzeitige Ovarialerschöpfung (prämature Menopause), Resistant-ovarian-Syndrom sowie ergänzend zur Abgrenzung von der hypothalamisch-hypophysären Ovarialinsuffizienz.

Durchführung. Es erfolgt eine Ovarialstimulation mit 150 IE humanem menopausalem Gonadotropin (HMG; z. B. Menogen, Humegon 2 Amp. à 75 IE) über 10 Tage. Nach 5 und 10 Tagen wird Blut zur Östradiolbestimmung im Serum abgenommen. Am 10. Tag wird zusätzlich ein sonographischer Follikelnachweis vorgenommen.

> **Interpretation des HMG-Tests**
> - Normaler Befund: deutlicher Östradiolanstieg und sonographischer Follikelnachweis.
> - Negativer Befund: Ausbleiben oder nur geringer Anstieg des Östradiolspiegels im Serum, kein Follikelwachstum.

Folgende **Problematik** kann beim HMG-Test auftreten: Es kann zu Überstimulationen kommen. Die Patientinnen sollten hierüber informiert und sonographisch überwacht werden. Da dieser Test meist bei Frauen mit Kinderwunsch angewandt wird, muss auf die eventuelle Schwangerschaftschance nur bei fehlendem Kinderwunsch deutlich hingewiesen werden und eine Antikonzeptionsberatung vor Testbeginn erfolgen. Anderenfalls muss deutlich auf das Mehrlingsrisiko hingewiesen werden. Bei mehr als 2 Follikeln über 13 mm Durchmesser zum Zeitpunkt der Ovulation muss die Patientin über die Notwendigkeit des geschützten Geschlechtsverkehrs informiert werden.

11.4.6 Endometriumbiopsie

Beschreibung. Die Endometriumbiopsie dient der Diagnostik der Corpus-luteum-Insuffizienz und der Rezeptivität des Endometriums.

Indikation. Die Endometriumbiopsie kann bei Verdacht auf eine Corpus-luteum-Insuffizienz, bei hormontherapieresistenten Blutungsstörungen nach Ausschluss anatomischer oder neoplastischer Veränderungen sowie bei Vorliegen einer Sterilität durchgeführt werden.

Durchführung. Am 12., 13. oder 14. Tag nach der Ovulation – bei 28- bis 32-tägigen Zyklen – wird, nach vorheriger β-hCG-Kontrolle im Serum, mit einer Strichkürettage oder einer Saugbiopsie Endometrium zur histologischen Untersuchung – ggf. auch zur Östrogen- und Progesteronrezeptorkontrolle – gewonnen und entsprechend untersucht.

Interpretation. Die sekretorische Umwandlung des Endometriums der gesamten Probe sollte mindestens dem 10. Lutealphasentag entsprechen. Ist dies nicht der Fall, spricht man von unterwertig transformiertem Endometrium. Die Besetzung mit Östrogen- und Progesteronrezeptoren sollte homogen und ausreichend sein. Eine insuffiziente sekretorische Umwandlung bei normalem Rezeptorbesatz lässt auf eine Corpus-luteum-Insuffizienz schließen. Bei Rezeptormangel bleibt die Progesteronwirkung am Endometrium aus, sodass es nicht ausreichend sekretorisch umgewandelt wird. Aufgrund der mangelnden hormonellen Wirkung bei ausreichend hohen Serumhormonspiegeln entstehen Blutungsstörungen.

Problematik. Die Aussagekraft der Endometriumbiopsie wird verbessert, indem gleichzeitig ein Zyklus-Monitoring erfolgt oder eine Basaltemperaturkurve geführt wird, um exakt den Tag 12 nach der Ovulation bestimmen zu können. Anderenfalls können Fehlinterpretationen auftreten, wenn die Ovulation zu einem späteren Zeitpunkt stattfindet, ohne dass der Untersucher hiervon Kenntnis hat. Das Hauptproblem der Untersuchung besteht in fehlenden Normwerten. Weiterhin ist der Schwellenwert nicht bekannt, d. h. ab welcher Verzögerung der Endometriumsekretion von einer abnormen sekretorischen Umwandlung mit klinischen Konsequenzen ausgegangen werden muss. Derzeit wird angenommen, dass das Endometrium mindestens dem 10. Tag der Lutealphase bei Entnahme am 12. Tag der Lutealphase entsprechen sollte.

11.5 Primäre Ovarialinsuffizienz

Die primären Ovarialstörungen werden in erster Linie in ▶ Kap. 10 abgehandelt. Sie sind bedingt durch eine **Anomalie oder durch Funktionsdefekte des Ovars** selbst. Physiologisch tritt die primäre Ovarialinsuffizienz in der Postmenopause auf. Man bezeichnet die primäre Ovarialinsuffizienz synonym auch als hypergonadotrope Ovarialinsuffizienz oder hypergonadotropen Hypogonadismus.

11.5.1 Pathophysiologie

Bei der primären Ovarialinsuffizienz liegt eine **Störung im Ovar** vor.

> **Ursachen der primären Ovarialinsuffizienz**
> — Chromosomenanomalien (▶ Kap. 10),
> — Ovarialagenesie (▶ Kap. 10),
> — Resistant-ovary-Syndrom,
> — unzureichender Follikelbesatz der Ovarien (▶ Kap. 10),
> — Ovarialinsuffizienz nach therapeutischen Noxen (Chemotherapie, Radiatio),
> — Nikotinkonsum,
> — Autoimmunerkrankungen,
> — evtl. Virusinfektionen (z. B. Mumps),
> — hypophysäre oder ektop gelegene FSH- und LH-produzierende Tumoren,
> — idiopathisch,
> — genetisch/ethnisch sowie
> — physiologisch: Menopause.

Durch die Unfähigkeit des Ovars, auf die Gonadotropine adäquat – d. h. mit Östradiol- und Inhibinproduktion – zu reagieren, kommt es zur **Störung** des über diese Ovarprodukte geregelten negativen **Feedback-Mechanismus** mit der hypothalamisch-hypophysären Einheit. In der Folge sezerniert die Hypophyse wesentlich mehr FSH und deutlich vermehrt LH als normal.
Chromosomenanomalien sind auch trotz sekundärer Amenorrhö – selbst bei Zustand nach Gravidität – im Zusammenhang mit einem echten Climacterium praecox möglich.

> Die Ursachen Chromosomenanomalie, Ovarialagenesie und Ovarialinsuffizienz nach therapeutischen Noxen sind die häufigsten Ursachen für eine pathologische primäre Ovarialinsuffizienz.

Das Turner-Syndrom sowie die weiteren Gonadendysgenesien, die alle eine primäre Ovarialinsuffizienz zur Folge haben, sind in ▶ Kap. 10 dargestellt. Die Polysomie X ist häufig, jedoch nicht zwangsläufig mit einer vorzeitigen Ovarialinsuffizienz vergesellschaftet. Man findet die Chromosomensätze 47XXX, 48XXXX, 49XXXXX oder auch Mosaikformen (z. B. 46XX,47XXX oder andere; ▶ Kap. 10). **Das Resistant-ovary-Syndrom**, bei dem eine Resistenz gegenüber Gonadotropinen bei erhaltenem Follikelapparat besteht, ist eher selten.

In einigen Fällen ist die Kombination der primären Ovarialinsuffizienz mit **Autoimmunerkrankungen** beobachtet worden (◨ Tabelle 11.5). Ursache ist eine Autoimmunendokrinopathie. Sie kann nachgewiesen werden mittels Autoantikörpernachweis an Gewebeschnitten und histologischem Nachweis einer mononukleären Infiltration des Ovarialstromas.

Noxen wie Chemotherapeutika oder eine Radiatio können zur Degeneration des Follikelbesatzes führen. Die Wirkung ist dosis- und altersabhängig. Die Kombination beider Therapieformen führt wesentlich häufiger als die jeweilige Monotherapie zur irreversiblen Ovarschädigung.

Bei jüngeren Frauen scheinen die Auswirkungen weniger ausgeprägt zu sein als bei älteren. Eine Chemo- und Strahlentherapie vor der Pubertät scheint die Gonadenfunktion ebenfalls deutlich weniger zu beeinflussen als nach der Pubertät.

Nikotin bewirkt ein früheres Einsetzen der Menopause und könnte somit eine Rolle bei der Entwicklung des Climacterium praecox spielen. Der Pathomechanismus ist noch ungeklärt.

Bei den sehr selten vorkommenden **hypophysären** oder **ektop gelegenen Tumoren**, die FSH und LH produzieren, können trotz hypergonadotroper Reaktionslage Follikel nachgewiesen werden.

Die primäre Ovarialinsuffizienz scheint insbesondere bei ursächlich unklaren Fällen eine **genetische Komponente** zu haben und tritt bei manchen Volksgruppen gehäuft auf.

11.5.2 Klinik

Es zeigen sich folgende klinische Befunde:
— Amenorrhö,
— hypergonadotrope Regulationslage,
— fehlende Follikulogenese, infolgedessen niedrige Östradiol- und Progesteronserumwerte,
— niedriges Endometrium,
— negativer Gestagentest,
— Beschwerden entsprechend der Postmenopause und
— Sterilität.

Die pubertäre Entwicklung kann völlig normal verlaufen sein, insofern gibt die Anamnese keine Hinweise auf eine primäre Ovarialinsuffizienz, es sei denn, es liegen eine primäre Amenorrhö oder auffällige Stigmata bei der klinischen Untersuchung vor.

11.5.3 Hormonparameter

Die FSH- und LH-Spiegel im Serum sind deutlich erhöht, wobei der FSH-Wert i. d. R. stärker gegenüber der Norm ansteigt als

11.6 · Die hypothalamische Ovarialinsuffizienz

Tabelle 11.5. Autoimmunerkrankungen, in deren Begleitung die primäre Ovarialinsuffizienz auftreten kann

Autoimmunerkrankungen	
Endokrine Erkrankungen	Hyperparathyreoidismus
	M.-Addison
	Autoimmunerkrankungen der Schilddrüse (Thyreoiditis, Thyreotoxikose)
	Diabetes mellitus
Hämatologische Erkrankungen	Perniziöse Anämie
	Autoimmunbedingte hämolytische Anämie Idiopathische thrombozytopenische Purpura
Sonstiges	Juvenile rheumatoide Arthritis
	Myasthenia gravis
	Mukokutane Candidiasis
	Alopezie
	Vitiligo

der LH-Wert. Der Östradiol- und der Progesteronwert im Serum liegen unterhalb der Norm.

Hormontests. Die Durchführung von Hormontests ist nicht erforderlich. Die Bestimmung von Östradiol-, FSH- und LH-Serumspiegeln in der frühen Follikelphase (2.–5. Zyklustag) in 3 aufeinanderfolgenden Zyklen mit jeweils **hypergonadotroper Reaktionslage** ist beweisend. **Bei Amenorrhö** ist meist eine einmalige Bestimmung der Gonadotropine, zusammen mit den Prolaktin- und Androgenserumwerten, ausreichend.

11.5.4 Histologisches Bild

Ovarbiopsien bei Frauen mit primärer Ovarialinsuffizienz zeigen einen deutlich **verminderten bis fehlenden Follikelbesatz** und eine **vermehrte Fibrosierung** des Stromas, ähnlich dem Bild der natürlichen Postmenopause. Die einzige Ausnahme bildet das Resistant-ovary-Syndrom, bei welchem reichlich Primordial- und Primärfollikel, aber keine Zeichen einer Follikulogenese oder Ovulation gefunden werden. Makroskopisch sind die Ovarien glatt.

11.5.5 Therapie

Zur Behandlung des Östrogenmangels ist eine **Substitutionstherapie** mit natürlichen Östrogenen in Kombination mit einem Gestagen – günstigerweise entsprechend dem normalen Zyklus – als Zweiphasenpräparat zu verabreichen.

> **Empfehlung**
>
> Bei jungen Frauen mit Antikonzeptionswunsch kann ein orales hormonelles Antikonzeptivum verabreicht werden, wenn der primären Ovarialinsuffizienz eine prämature Menopause zugrunde liegt, da in diesen Fällen unter der Substitutionstherapie Ovulationen auftreten können.

Zur Therapie der **Sterilität** ▶ Kap. 12.

> **Cave**
>
> Unbehandelt besteht das Risiko der Osteoporose und der Zunahme kardiovaskulärer Erkrankungen. Eine dauerhafte hormonelle Substitutionstherapie bei fehlender Kontraindikation ist deshalb notwendig. Die Patientinnen sollten hierüber ausführlich informiert werden.

11.6 Hypothalamische Ovarialinsuffizienz

11.6.1 Pathophysiologie

Kennzeichen der hypothalamischen Ovarialinsuffizienz ist **eine reduzierte Aktivität des hypothalamischen Pulsgenerators**. Die Pulsfrequenz der GnRH-Sekretion ist vermindert oder aufgehoben. Physiologisch findet sich dieser Regulationstyp in der Präpubertät und während der Laktation.

> **Ursachen der hypothalamischen Ovarialinsuffizienz**
> - psychogene Belastungen,
> - Stress,
> - Anorexia nervosa,
> - anorektische Reaktion,
> - Leistungssport,
> - Tumoren (Kraniopharyngeom),
> - traumatische Läsionen,
> - Kallmann-Syndrom (olfaktogenitale Dysplasie),
> - Medikamente.

Die häufigsten Ursachen für die hypothalamische Ovarialinsuffizienz sind eine schwere psychische Belastung sowie die schwere Mangelernährung in Form von Untergewicht, wie dies bei Anorexia nervosa oder bei Leistungssportlerinnen auftritt. Für den intakten Pulsgenerator ist i. d. R. eine Mindestfettmasse von ca. 22 % des Körpergewichts (Body mass index > 19) erforderlich. Wird dies unterschritten, tritt eine Störung des Pulsgene-

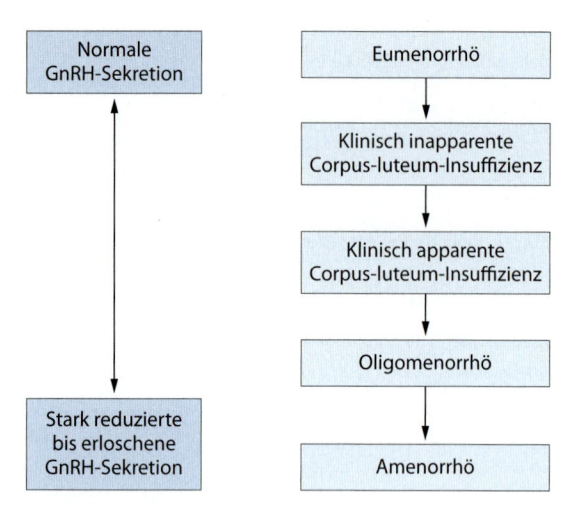

Abb. 11.8. Verlauf der klinischen Symptome bei der hypothalamischen Ovarialinsuffizienz in Abhängigkeit von der Schwere der Hypothalamusstörung

> Die hypothalamische Ovarialinsuffizienz ist eine Ausschlussdiagnose, da fast alle hormonellen Störungen letztendlich in eine gestörte GnRH-Pulsatilität münden, so z. B. die Hyperprolaktinämie und die Hyperandrogenämie. Diese werden in den entsprechenden Kapiteln behandelt, da in diesen Fällen die Ursache der Zyklusstörung nicht primär im Hypothalamus liegt.

11.6.2 Klinik

Folgende **klinische Befunde** können bei der hypothalamischen Ovarialinsuffizienz festgestellt werden:
- Corpus-luteum-Insuffizienz mit und ohne Oligomenorrhö,
- primäre oder sekundäre Amenorrhö,
- Gewichtsverlust,
- im Falle von Tumoren Kopfschmerzen, Schwindel und Sehstörungen sowie
- beim Kallmann-Syndrom zusätzlich oben genannte Symptome.

rators auf. Wegen der psychogenen Komponente wird die hypothalamisch bedingte Amenorrhö auch als Notstandsamenorrhö, Stressamenorrhö, Situationsamenorrhö und psychogene Amenorrhö bezeichnet.

Die hypothalamische Ovarialinsuffizienz ist eine **dynamische Zyklusstörung** (◘ Abb. 11.8). Die GnRH-Pulsrate kann, bei leichten Einschränkungen, der frühen Follikelphase des Zyklus entsprechen, mit jedoch niedrigeren Amplituden. Bei Zunahme der Schwere der Störung nehmen die Anzahl der Pulse und ihre Amplitude weiter ab. Bei Frauen mit Amenorrhö und negativem Gestagentest treten nur noch mit der Schlafphase assoziierte GnRH-Pulse auf. Bei der schwersten Form sind keine GnRH-Pulse mehr nachweisbar.

Die Veränderung der GnRH-Pulsatilität wird hervorgerufen durch
- die Inhibition der endogenen Opiate,
- den Anstieg des Kortikotropin-releasing-Faktors und des Oxytozins (bei chronischem Stress) oder
- hypothalamisch wirksame Medikamente (Morphin und seine Derivate, Kalziumantagonisten, dopaminerge Pharmaka wie z. B. Psychopharmaka).

Beim **Kallmann-Syndrom** besteht ein Kerndefekt oder eine Kernhypoplasie im Nucleus arcuatus und somit das Fehlen der GnRH-Produktion. Es handelt sich um einen kongenitalen Defekt mit hereditärer Komponente. Die Expressivität ist individuell verschieden. In unterschiedlichem Ausmaß treten Anomalien des Gesichtsschädels, des Riechhirns und des hypothalamischen Kerns in Erscheinung. Es können Schädeldeformitäten und Spaltmissbildungen auftreten, die funktionellen Einbußen des Hypothalamus reichen von erniedrigten Gonadotropinwerten mit gutem Ansprechen auf Clomifen bis zum kompletten Sistieren der GnRH-Sekretion, sodass eine LH- und FSH-Produktion nur mit dauernder GnRH-Substitution zu erzielen ist. Auch das Riechvermögen kann zwischen normal entwickeltem Geruchssinn und kompletter Anosmie liegen.

Beim **Kraniopharyngeom** sind die Neurosekretion und der Prolaktin-inhibiting-Faktor vermindert.

Tritt die hypothalamische Ovarialinsuffizienz als Folge einer psychischen Belastung **frühzeitig nach der Menarche** auf, etabliert sich **nie ein regelmäßiger Zyklus**. Die Patientinnen zeigen Oligomenorrhöen und im Anschluss evtl. sekundäre Amenorrhöen. Frauen, die einen stabilen biphasischen Zyklus entwickelt haben, sind weniger anfällig für eine sekundäre Amenorrhö als jene, die immer einen instabilen Zyklus aufwiesen.

11.6.3 Hormonparameter

Die **FSH- und LH**-Werte sowie die **Östradiol- und Progesteronserumspiegel** können **deutlich erniedrigt sein oder im Normbereich** liegen. Beim Kallmann-Syndrom sind die Gonadotropinwerte immer niedriger als normal. Gonadotropine, Prolaktin, Insulin, fT_4 und Leptin sind niedriger als normal oder im unteren Normbereich; Kortisol, »IGF-binding protein 1« zeigen höhere Werte (Andrico et al. 2002).

Hormontests. Folgende Tests stehen zur Verfügung:
- GnRH-Test: die LH- und FSH-Sekretion im GnRH-Test erfolgt verzögert und vermindert bei untergewichtigen Frauen (▶ Kap. 11.4).
- Kombination von Gestagen- und Clomifentest als Hormontest zur Beurteilung der Schwere der Hypothalamusstörung:
  1. Sind beide Tests positiv, liegen die basalen Östrogenwerte über der Endometriumschwelle und knapp unterhalb der positiven Feedback-Schwelle von ca. 150 pg/ml, eine zwar verminderte, aber noch zirkadian vorhandene GnRH-Ausschüttung ist nachgewiesen.
  2. Bei positivem Gestagentest und negativem Clomifentest kann geschlossen werden, dass die Anzahl der GnRH-Pulse in 24 h vermindert ist. Wegen der längeren Halbwertszeit dominiert FSH gegenüber LH im Serum. Der Östradiolspiegel liegt knapp über der Endometriumschwelle. Das Antiöstrogen Clomifen kann die Gonadotropinsekretion nicht mehr aktivieren.

3. Beide Tests sind negativ: Die Östradiolwerte liegen unterhalb der Endometriumschwelle, die Gonadotropinreserven sind selten normal, meist erniedrigt bis fehlend.

11.6.4 Therapie

Bei Frauen ohne Kinderwunsch, mit Tumoren, traumatischen Läsionen, Kallmann-Syndrom oder medikamentös bedingter hypothalamischer Ovarialinsuffizienz sollte der Hormonmangel **wie bei der primären Ovarialinsuffizienz** behandelt werden. Im Falle von **Tumoren** muss eine neurochirurgische Vorstellung erfolgen.

Patientinnen mit Anorexia nervosa oder anorektischer Reaktion sollten unbedingt einer Psychotherapie zugeführt werden. Die zu erwartende Compliance bei der Hormonersatztherapie ist i. d. R. ohne psychologische Begleittherapie gering. Durch Änderung der psychischen Situation soll zudem eine Normalisierung des Gewichts und somit des Zyklus erreicht werden.

Normgewichtigen Patientinnen sollte neben der Substitution ebenfalls eine psychologische Begleitung angeraten werden. Zur Motivation kann als Erstmaßnahme ein Entspannungstraining zur besseren Stressbewältigung angeboten werden. Je besser der Zusammenhang zwischen psychisch belastendem Ereignis und Zyklusstörung zu erkennen ist, desto besser sind die Heilungschancen der Patientin. In diesen Fällen sind durchaus Spontanremissionen zu erwarten, wenn der stressauslösende Umstand verarbeitet ist oder entfällt.

Leistungssportlerinnen mit primärer Amenorrhö benötigen nicht unbedingt eine Östrogensubstitution zur Osteoporoseprophylaxe, da die Osteoporose erst auftritt, nachdem der Knochen Kontakt mit Östrogenen hatte. Diese Frauen reagieren auf jegliche Veränderung des Körpers sehr sensibel. Auch minimalste Wassereinlagerungen, die durch Östrogen- und Gestagengabe nicht zu vermeiden sind, beeinflussen die Leistungsfähigkeit dieser Patientinnen negativ. Es muss deshalb mit einer unzuverlässigen Einnahme der Medikation gerechnet werden. Wurden bei primärer Amenorrhö aber Östrogene verabreicht, tritt die Problematik der Osteoporose auch für diese Frauen auf. Deshalb ist es in den Fällen mit primärer Amenorrhö günstiger, in Absprache mit der Patientin auf eine Hormonsubstitution zu verzichten. Es sollte auf eine ausgewogene Ernährung mit hohem Kalziumanteil geachtet werden.

Frauen mit sportbedingter sekundärer Amenorrhö sind ebenfalls sehr schwer zu motivieren, eine Hormonsubstitution zur Osteoporoseprophylaxe durchzuführen. Ursache hierfür ist die hormonbedingte Zunahme des Körperwasseranteils, die eine Gewichtszunahme zwischen 1 und 3 kg ausmachen kann. Diese Frauen beeinträchtigt aber jedes zusätzliche Gramm Körpergewicht in ihrer Leistungsfähigkeit, sodass diese Gewichtszunahme nicht toleriert wird. Es sollte den Frauen eine Substitution im Intervall vorgeschlagen werden. Zudem muss auf kalziumreiche Kost geachtet werden. Eventuell ist die ergänzende Gabe von Bisphosphonaten sinnvoll, insbesondere, wenn bereits Ermüdungs- oder Belastungsfrakturen aufgetreten sind.

> Die Grenze zwischen der durch Leistungssport bedingten Amenorrhö und begleitender Anorexia nervosa ist bei Leistungssportlerinnen sehr unscharf. Eine sensible Betreuung dieser Frauen ist wesentlich und gehört in die Hände entsprechender Spezialisten.

Die Therapie der aus der hypothalamischen Ovarialinsuffizienz resultierenden **Sterilität** wird ausführlich in ▶ Kap. 12 dargestellt.

11.7 Hypophysäre Ovarialinsuffizienz

Die Abgrenzung einer reinen hypophysären Ovarialinsuffizienz ist häufig schwierig. In der Regel wird aus diesem Grund die hypophysäre Ovarialinsuffizienz gleichzeitig mit der hypothalamischen Ovarialinsuffizienz als **hypothalamisch-hypophysäre Ovarialinsuffizienz** bezeichnet. Dennoch soll aus Gründen der Vollständigkeit und Übersichtlichkeit die hypophysäre Ovarialinsuffizienz gesondert abgehandelt werden.

11.7.1 Pathophysiologie

Die hypophysäre Ovarialinsuffizienz entsteht durch eine **gestörte FSH- und LH-Produktion und/oder -Sekretion** in der Hypophyse ohne hypothalamische Störung.

> **Ursachen der hypophysären Ovarialinsuffizienz**
> - idiopathische HVL-Insuffizienz,
> - Sheehan-Syndrom,
> - Tumoren: Adenome, Gliom, Meningeom, Kraniopharyngeom, Metastasen,
> - Infektionen: Meningitis, Enzephalitis, Syphilis,
> - Systemerkrankungen: Sarkoidose, eosinophiles Granulom, Thalassämie etc.,
> - Gefäßerkrankungen: z. B. bei Diabetes mellitus, Arteriitis cranialis, Apoplexie,
> - Traumata des Schädels,
> - Zustand nach Operation des Hypothalamus,
> - Zustand nach Radiatio sowie
> - Hypophysensteine.

Die ausschließlich hypophysär bedingte Ovarialinsuffizienz (»isolated gonadotropin deficiency«) ist selten. Meist tritt sie sekundär und als Folge eines globalen Hypopituitarismus auf. Die häufigsten Ursachen sind Tumoren und Traumata.

Die postpartale Nekrose des Hypophysenvorderlappens (**Sheehan-Syndrom**) ist heute eine seltene geburtshilfliche Komplikation, in deren Folge die gesamte Sekretionsleistung des Hypophysenvorderlappens zum Erliegen kommt. Die Nekrobiose des Hypophysenvorderlappens entsteht i. d. R. durch einen Spasmus der Infundibulumarterien, hervorgerufen durch einen protrahierten hämorrhagischen Schock. Die Anfälligkeit der Hypophyse ist am Ende der Schwangerschaft besonders hoch, da sie zu diesem Zeitpunkt hyperplastisch ist. Der Spasmus bedingt eine ischämische Nekrose. Die hypophysäre Nekrose kann aber auch bei schwerem Schock außerhalb der Schwangerschaft auftreten. Bleiben mehr als 30 % der Adenohypophyse erhalten, ist mit keinen Ausfällen zu rechnen.

Das **Ausmaß der hypophysären Störung** ist sehr unterschiedlich. Der partielle Hypopituitarismus ist wesentlich häufiger als der totale Ausfall der Hypophysenfunktion. Am häufigsten und als erstes ist i. d. R. die Gonadotropinsekretion gestört, es folgen das Wachstumshormon, ACTH, TSH und Vasopressin. Im Vordergrund der Symptomatik steht jedoch der **Verlust der adrenokortikotropen und thyreotropen Funktion**. Dies kann zu lebensbedrohlichen Zuständen führen. Post partum kann die ausbleibende Laktation ein erster Hinweis für eine hypophysäre Nekrose sein.

Bei den aufgeführten **Tumoren** handelt es sich meist um Adenome des Hypophysenvorderlappens, die STH (eosinophiles Adenom bei Akromegalie), ACTH (basophiles Adenom bei M. Cushing) oder Prolaktin produzieren. Die Hypophysenfunktion wird in diesen Fällen gestört durch:

- Verdrängung des restlichen Hypophysengewebes durch das Adenom und somit reduzierte Sekretionsleistung infolge einer Druckatrophie;
- Störung der Feedback-Mechanismen durch vermehrte Produktion troper Hormone, infolgedessen vermehrte Aktivität der Erfolgsorgane mit überschießender, unkontrollierter Hormonproduktion, die die Regulation des Hypothalamus stört;
- Unterbrechung der Portalvenenzirkulation, somit kann GnRH, welches über die Portalvene vom Hypothalamus zur Hypophyse gelangt, letztere nicht erreichen.

Systemerkrankungen führen meist über eine Schädigung des Gefäßsystems und damit über Durchblutungsstörungen zur hypophysären Insuffizienz. Der Pathomechanismus bei der Thalassämie ist unklar, aufgrund von GnRH-Tests konnte gezeigt werden, dass die Ovarialinsuffizienz hypophysär bedingt ist.

Die idiopathische hypophysäre Ovarialinsuffizienz ist sehr selten, ebenso das Auftreten von **Hypophysensteinen**. Sie haben die verringerte Produktion von LH und eine abnorme biologische Aktivität des LH zur Folge. Eine seltene Ursache der idiopathischen hypogonadotropen Ovarialinsuffizienz scheint die Mutation des GnRH-Rezeptors zu sein, mit verminderter Ansprechbarkeit des GnRH-Rezeptors und der Hypophyse auf den GnRH-Stimulus.

11.7.2 Klinik

Gynäkologisch fallen zuerst die Amenorrhö sowie der Libidoverlust auf. Nach einer Geburt zeigt sich eine Hypo- oder Agalaktorrhö. Das fehlende Nachwachsen der rasierten Genitalbehaarung deutet ebenfalls auf ein Sheehan-Syndrom hin. Bei Tumoren können durch diese bedingten weitere Symptome, wie Sehstörungen, Kopfschmerz und Schwindel, auftreten. **Weitere nicht gynäkologische Symptome** sind

- Müdigkeit,
- Blässe,
- Schlaffheit,
- Adynamie,
- Gewichtszunahme,
- Virilisierung,
- Gelenkbeschwerden,
- Hitze- und Kälteintoleranz,
- Hypotonie,
- Hypertonie,
- Akromegalie,
- Ödeme,
- Leistungsabfall,
- Verlust der Achsel- und Schambehaarung,
- Wesensveränderung,
- Pigmentschwund,
- Diabetes insipidus etc.

11.7.3 Hormonparameter

Die **Serumgonadotropinspiegel** liegen im unteren Normbereich bis unter der Nachweisgrenze. Der **Prolaktinwert** ist meist erhöht, **Östradiol-** und **Progesteronserumspiegel** sind erniedrigt. Die **TSH-, T3-** und **T4-Werte** sind niedrig, die adrenalen **Androgenwerte** im Serum können ebenso erhöht sein wie die **Kortikosteroidspiegel** (ACTH-produzierendes Adenom), oder sie sind stark erniedrigt (Nekrobiose). Bei Akromegalie ist der **STH-Wert** im Serum erhöht.

> **Hormontests**
> - GnRH-Test: negativ oder nur geringfügiger Anstieg der Gonadotropinwerte;
> - Gestagentest: negativ;
> - Clomifentest: negativ bis schwach positiv;
> - HMG-Test: normale Stimulierbarkeit des Ovars mit HMG.

Zur weiteren Diagnostik des Hypopituitarismus verweisen wir auf einschlägige internistische Fachbücher, um den Rahmen dieses Kapitels nicht zu sprengen.

11.7.4 Ergänzende Untersuchungen

> **Empfehlung**
> Es muss bei jeglicher hypophysären Funktionsstörung eine Tumordiagnostik erfolgen.

Die früher häufig angewandte röntgenologische Kontrolle der Sella turcica ist nicht mehr Maßnahme der Wahl. Die Schädelkernspintomographie (MRT) ermöglicht eine differenzierte Aussage über Lage und Größe von intrakraniellen Tumoren. Sie ist heute die Untersuchungsmethode der 1. Wahl, alternativ kommt ein Computertomogramm (CT) infrage.

11.7.5 Therapie

Die Wahl des therapeutischen Verfahrens ist abhängig von der Ursache der Ovarialinsuffizienz. **Tumoren** müssen einer neurochirurgischen Behandlung zugeführt werden, so diese möglich ist. Alternativ kommt bei manchen Tumoren, wie dem STH-produzierenden Adenom, die Radiatio infrage. Diese kann auch bei Metastasen, ebenso wie die Chemotherapie, die Maßnahme der Wahl sein.

Empfehlung

Bei jeglicher Therapieform muss die sekretorische Funktion der Hypophyse bezüglich ihrer sämtlichen Hormone im Anschluss an die Therapie weiter überprüft werden.

Der **Ausfall der Gonadotropine** ist relativ einfach durch Hormonanalysen nachweisbar, in dieser Situation aber nicht das vordringlichste hormonelle Problem der Patientin. Eine interdisziplinäre Behandlung mit einem internistischen Endokrinologen ist für Frauen mit Hypophysenfunktionsstörung unerlässlich, insbesondere um Addison-Krisen und ähnliche schwerwiegende Dysregulationen zu vermeiden.

Gynäkologischerseits muss eine konsequente **Östrogen-Gestagen-Substitutionstherapie** erfolgen, mit Ausnahme derjenigen Patientinnen, die an einem hormonsensiblen Tumor erkrankt sind. Die Substitutionstherapie sollte in Form von Sequenzpräparaten mit natürlichen Östrogenen erfolgen. Ethinylöstradiol eignet sich wegen der Nebenwirkungen weniger gut zur Hormonersatztherapie, mit Ausnahme bei jungen Patientinnen, die zusätzlich eine Antikonzeption wünschen. Bei Zustand nach therapeutischen Maßnahmen, Infektionen oder Unfällen muss eine dauerhafte Hormonsubstitutionstherapie mit Östrogen-Gestagen-Präparaten erfolgen. Bei Kinderwunsch ist eine Stimulationstherapie erforderlich (▶ Kap. 12).

11.8 Hyperprolaktinämische Ovarialinsuffizienz

11.8.1 Pathophysiologie

Die Hyperprolaktinämie führt zu **Follikulogenesestörungen** durch Beeinträchtigung der hypothalamischen Pulsatilität. Sie ist ein Symptom unterschiedlicher Erkrankungen.

Mögliche Ursachen einer hyperprolaktinämischen Ovarialinsuffizienz

- **Physiologische Ursachen:**
  - Gravidität,
  - postpartale Laktation,
  - Stress (Hypoglykämie, Operationen, Schmerz, Überforderung, Sport etc.),
  - Schlaf,
  - Koitus sowie
  - Brust-Mamillen-Massage, Brustuntersuchung.
  Die beiden letztgenannten Ursachen führen nur zur passageren Hyperprolaktinämie.
- **Hypophysäre Störungen:**
  - Hyperplasie bzw. autonome Prolaktinzelladenome (Prolaktinome),
  - nicht prolaktinproduzierende Tumoren der Hypophyse (z. B. STH-produzierendes Adenom),
  - M. Cushing,
  - Biosynthese biologisch inaktiver Prolaktinvorstufen,
  - Hypophysenzysten,
  - Entzündung der Hypophyse sowie
  - Zustand nach Radiatio der Sella turcica.
- **Störungen im Bereich des Hypothalamus und des Hypophysenstiels:**
  - traumatische Hypophysenstielläsion (Zustand nach Operationen, Unfällen),
  - Tumoren im Bereich des Hypothalamus (z. B. Kraniopharyngeom, Astrozytom),
  - Sarkoidose,
  - Histiozytose,
  - Enzephalitis,
  - primäre Hypothyreose,
  - Hydrocephalus internus sowie
  - Empty-sella-Syndrom.
- **Neurogene und psychiatrische Störungen:**
  - Reizung von Thoraxwandnerven (z. B. bei Herpes zoster, Mammaprothesen, Tumoren, Narben),
  - psychiatrische Erkrankungen,
  - psychogene Hyperprolaktinämie (z. B. chronische Überforderung),
  - Pseudokyese (Scheinschwangerschaft),
  - Tabes dorsalis,
  - Syringomyelie sowie
  - traumatische Rückenmarkläsionen.
- **Sonstige Ursachen:**
  - Medikamente, insbesondere Antidepressiva, Magen-Darm-Mittel und Neuroleptika (◻ Tabelle 11.6),
  - ektope Prolaktinproduktion (z. B. Dermoid, Bronchialkarzinom, Hypernephrom),
  - Niereninsuffizienz,
  - Leberzirrhose,
  - Nelson-Syndrom,
  - akute Porphyrie,
  - Hyperandrogenämie,
  - Endometriose,
  - Intrauterinpessar,
  - Bierkonsum,
  - proteinreiche Nahrung sowie
  - östrogenproduzierende Tumoren (Chorionkarzinom).

Bei der **Hyperprolaktinämie** wird die hypothalamische Dopaminsekretion gehemmt oder ihre Produktion blockiert. Dopamin wirkt als Prolaktininhibitor. Die **Störung der Dopaminwirkung** kann hervorgerufen werden durch:
- direkte Unterbrechung der Portalvene,
- indirekt durch Drucksteigerung in der Hypophyse,
- Medikamentenwirkung oder
- Überwiegen sekretionsfördernder Faktoren (z. B. TRH bei Hypothyreose; ◻ Tabelle 11.7).

Zu den die Prolaktinsekretion fördernden Faktoren gehört auch GnRH (Sarapura u. Schlaff 1993).

Das Neuropeptid Galanin scheint die östrogeninduzierte Prolaktinsekretion zu vermitteln. Dieses Neuropeptid wird durch Östrogeneinfluss vermehrt und senkt die Dopaminspiegel in der Eminentia mediana. Daneben wirken serotoninartige

Tabelle 11.6. Beispiele für den Prolaktinserumspiegel steigernde Medikamente. (Nach Leidenberger 1998)

Substanz	Anwendung	Beispiel
Methyldopa	Antihypertensivum	
Clonidin	Antihypertensivum	Clonidin
Reserpin	Antihypertensivum	Reserpin
Verapamil	Kalziumantagonist	Verapamil
Haloperidol	Neuroleptikum	Haldol
Levomepromazin	Neuroleptikum	Neurocil
Morphin	Neuroanalgetikum	Morphin
Amitryptilin	Antidepressivum	Equilibrin
Imipramin	Antidepressivum	Tofranil
Trimipramin	Antidepressivum	Stangyl
Metoclopramid	Magen-Darm-Mittel	Paspertin
Ranitidin	H_2-Blocker	Zantic
Cimetidin	H_2-Blocker	Tagamet
Cyproteronazetat	Gestagen/Antiandrogen	Androcur

Tabelle 11.8. Einige körpereigene Substanzen, die den Prolaktinserumspiegel erhöhen. (Nach Leidenberger 1998)

Prolaktinspiegelerhöhung durch körpereigene Substanzen	
Hormone	Östrogene
	Thyreotropin-releasing-Hormon (TRH)
	STH-releasing-Hormon
	Oxytozin
	GnRH
Sonstiges	Endogene Opiate (z. B. Endorphin)
	Serotonin
	Bradykinin
	Kalzitonin
	Galanin
	Gastrin
	Sekretin
	Histamin
	Neurophysin
	Neurotensin
	Thrombozytenaktivierender Faktor
	Thymosinfaktor 3
	Vasoaktives intestinales Peptid (VIP)
	Vasopressin
	Cholezystokinin
	Substanz P
	Melatonin
	Arginin
	Bombesin
	Angiotensin II
	Vitamin D
	Epidermaler Wachstumsfaktor (EGF)
	Fibroblastenwachstumsfaktor (FGF)

Substanzen, Opioide, Histamin und Oxytozin fördernd auf die Prolaktinsekretion (Tabelle 11.8 und Abb. 11.9).

Davon unabhängig ist die **autonome Prolaktinproduktion** beim Adenom. In diesen Fällen ist die Dopaminproduktion zusätzlich zur Prolaktinproduktion stark erhöht. Die Pulsatilität der Prolaktinsekretion erlischt, ebenso der zirkadiane Rhythmus. Dopamin reagiert verändert auf Plasmakatecholamine. Die Prolaktinproduktion reagiert vermindert oder gar nicht auf hypothalamische Stimuli (Benker et al. 1990).

Der **Zyklus und die Ovulation** werden durch die Hyperprolaktinämie gestört, da sowohl Dopamin als auch Opioide die GnRH-Freisetzung hemmen. Zudem konnte bei hyperprolaktinämischen Patientinnen ein erhöhter Spiegel der inhibitorischen Opiate (β-Endorphin) nachgewiesen werden. Das heißt, die Wirkung des Prolaktins setzt letztendlich auch im Hypothalamus an und zieht eine **Störung des Pulsgenerators** und somit eine **gestörte Gonadotropinfreisetzung** nach sich (Kiesel u. Bäckert 1997). Die GnRH-Sekretion ist in Abhängigkeit vom Ausmaß der Hyperprolaktinämie gestört. Sie kann nur leicht vermindert, aber auch gänzlich erloschen sein. Aufgrund dessen können die klinischen Symptome der Hyperprolaktinämie von einer latenten Corpus-luteum-Insuffizienz bis zur Amenorrhö reichen.

Die **Hyperprolaktinämie bei Medikamenteneinnahme** entsteht ebenfalls durch Antagonisierung der Dopaminwirkung an den laktotropen Zellen des Hypophysenvorderlappens.

Eine **Hypothyreose** führt über einen erhöhten TRH-Spiegel zur Hyperprolaktinämie. Das TRH stimuliert die laktotropen Zellen direkt (Abb. 11.10).

Tabelle 11.7. Wirkmechanismus und Ätiologie des endogenen Dopaminmangels

Pathophysiologische Wirkung	Ätiologie des Dopaminmangels
Dopaminsynthesehemmung	M. Parkinson, Methyldopa
Speicher- bzw. Freisetzungsstörung	Reserpin, Methyldopa, TRH (z. B. Hypothyreose), Opiate
Turnover-Veränderung	Prolaktinome, Stress
Dopaminrezeptormangel oder -blockade	Psychopharmaka (z. B. Phenothiazine), Magen-Darm-Therapeutika (z. B. Metoclopramid), Östrogene, Gestagene
Hypophysäre Pfortaderzirkulationsstörung	Hypophysäre Zellhyperplasie, Tumoren (außer Prolaktinom), Traumata, Gefäßaberrationen

11.8 · Hyperprolaktinämische Ovarialinsuffizienz

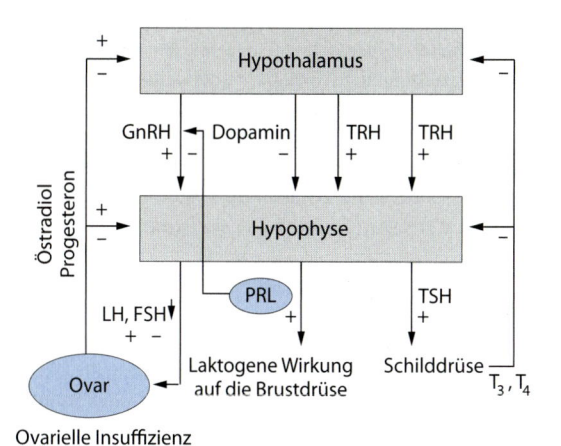

Abb. 11.9. Pathomechanismus der ovariellen Insuffizienz infolge einer Hyperprolaktinämie

Tabelle 11.9. Prolaktinsynthesehemmende körpereigene Substanzen. (Nach Leidenberger 1998)

Prolaktinsynthesehemmende Substanzen	
Körpereigene Substanzen	Azetylcholin
	γ-Aminobuttersäure
	Dopamin
	Histidyl-Prolin-Diketopiperazin (HPD)
	Somatostatin
	GAP (gonadoliberinassoziiertes Protein)
	Nervenwachstumsfaktor (NGF)
Andere Einflussgrößen	Östrogenmangelzustände
	Leben in großen Höhen

Prolaktin. Prolaktin wird in verschiedenen Formen (großmolekulare Form, glykolysiert und als Proteohormon mit einem Molekulargewicht von ca. 21 500 kD) gebildet. Die biologische Wirksamkeit dieser Prolaktinvarianten ist unterschiedlich. Infolgedessen können Serumhyperprolaktinämien ohne klinische Auffälligkeiten und bei normalen ovulatorischen Zyklen nachgewiesen werden. Die Produktion des Prolaktins, welches aus biologisch inaktiven großmolekularen Vorstufen durch gezielte enzymatische Abspaltung von Aminosäuren im Hypophysenvorderlappen gebildet wird, ist nicht durch seine Erfolgsorgane, sondern direkt vom Hypothalamus reguliert. Die Regulation erfolgt zentralnervös in geringem Maße stimulierend, hauptsächlich jedoch durch Inhibition über das hypothalamische Dopamin. Neben diesem konnten als Hemmfaktoren γ-Aminobuttersäure (GABA) und gonadoliberinassoziiertes Protein nachgewiesen werden (Tabelle 11.9).

Folge der Hyperprolaktinämie und der gestörten hypothalamischen GnRH-Sekretion sind Follikulogenesestörungen. In deren Folge wiederum tritt eine gestörte Östrogen- und Progesteronproduktion auf. Diese führt dann zur fehlenden Prolaktinantagonisierung aufgrund des Progesteronmangels. Bei chronischer Hyperprolaktinämie kann der Östrogenmangel zu einer Reduzierung der SHBG-Spiegel führen. Daraufhin treten bei hyperprolaktinämischen Patientinnen vermehrt Androgenisierungserscheinungen auf. Gleichzeitig wird bei diesen Frauen, auch unabhängig von der Chronizität, häufig eine Zunahme der Spiegel andrenaler Androgene (DHEAS) beobachtet. Aufgrund der fehlenden ovariellen Stimulation bei Gonadotropinmangel kommt es zu einer verminderten ovariellen Testosteronsekretion.

Die α-Reduktaseaktivität ist bei chronisch hyperprolaktinämischen Patientinnen vermindert. Die α-Reduktase wandelt Testosteron in Dihydrotestosteron um, welches in erster Linie für die androgene Wirkung des Testosterons an der Haut verantwortlich ist.

11.8.2 Klinik

Die klinischen Erscheinungen können von normalen ovulatorischen Zyklen mit klinisch inapparenter Corpus-luteum-Insuffizienz bis zur Amenorrhö reichen. Aufgrund der Zyklusstörungen entstehen **Sterilität und Infertilität**, die häufig Anlass für die Konsultation des Gynäkologen sind.

Die Galaktorrhö ist ein weiteres, nicht obligates, aber relativ typisches Symptom der Hyperprolaktinämie. Das Ausmaß dieses Symptoms korreliert nicht mit den Prolaktinserumspiegeln, weshalb bei normoprolaktinämischen Patientinnen eine

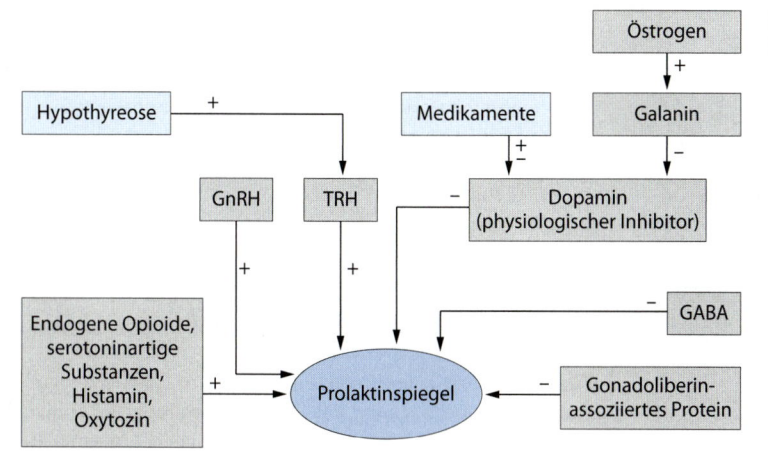

Abb. 11.10. Den Prolaktinspiegel beeinflussende Faktoren

Galaktorrhö auftreten und gleichzeitig dieses Symptom bei Frauen mit ausgeprägter Hyperprolaktinämie fehlen kann.

Aufgrund der Ovarialinsuffizienz bei Hyperprolaktinämie wird von den Frauen ein **Libidoverlust** beschrieben.

Sind **Tumoren** die Ursache der Hyperprolaktinämie (Prolaktinome und alle anderen Tumoren), können **Sehfeldeinschränkungen und Kopfschmerzen** auftreten. Bei Prolaktinomen korreliert die Tumorgröße oft mit den Prolaktinserumspiegeln, d. h. je höher der Prolaktinspiegel im Serum gemessen wird, desto größer ist der Tumor. Sekundär entwickelt sich ein **Hypogonadismus** mit erniedrigten LH- und FSH-Spiegeln, tertiär eine **Hypothyreose** wegen des Absinkens der TSH-Werte. Eine Nebenniereninsuffizienz als Folge eines großen Prolaktinoms ist selten. Im Verlauf zeigen sich die Prolaktinserumspiegel meist langfristig konstant, ebenso die Tumorgröße. Aufgrund dessen sind **jährliche Kontrollen des Prolaktinspiegels und der Tumorgröße** bei medikamentös eingestellter Hyperprolaktinämie ausreichend.

> Wie die Pathophysiologie zeigt, muss auch bei **Androgenisierungserscheinungen** an eine **Hyperprolaktinämie** gedacht werden.

Das bedeutendste unspezifische Symptom ist das **prämenstruelle Syndrom** (PMS; ◘ Tabelle 11.10). Ursache sind die **erniedrigten Progesteronspiegel** infolge der **Corpus-luteum-Insuffizienz** und die Wirkung des Prolaktins an der Brust.

Bereits **vor der Menarche** kann ein Prolaktinom bestehen. Dies führt infolge der Hyperprolaktinämie zur **primären Amenorrhö**. Daneben tritt in manchen Fällen eine **Pubertas tarda** auf. Die beginnende sekundäre sexuelle Reifung kann durch die Hyperprolaktinämie gestoppt werden, d. h. die Sexualentwicklung beginnt, wird aber nicht vollendet.

Selten kann die Hyperprolaktinämie sekundär zu hohen Gonadotropinwerten führen und eine **hypergonadotrope Ovarialinsuffizienz** vortäuschen. Nach medikamentöser Einstellung der Prolaktinspiegel in den Normbereich normalisieren sich in diesen Fällen die Gonadotropinwerte im Serum.

Bei chronischer Hyperprolaktinämie mit Amenorrhö treten dieselben Langzeitfolgen auf wie bei anderweitig verursachten Amenorrhöen, d. h. es entsteht ein chronischer Östrogenmangel. Wesentliche Folge ist die Störung des Knochenstoffwechsels mit dem **Risiko der Osteoporose**. Nicht geklärt ist, ob der Östrogenmangel ausschließliche Ursache der Osteoporose ist, oder ob das Prolaktin selbst in den Knochenstoffwechsel eingreift.

11.8.3 Hormonparameter

Aufgrund der Pathophysiologie sollten neben dem Prolaktinspiegel auch die **Serumwerte der Androgene, der Gonadotropine und des TSH** analysiert werden. Der Prolaktinwert kann trotz bestehender klinischer Symptome noch im Normbereich liegen oder exzessiv erhöht sein. Verursacht wird die ausgeprägte Hyperprolaktinämie fast immer durch ein Makroprolaktinom.

> **Empfehlung**
>
> Ab einem Serumwert des Prolaktins von 100 ng/ml muss man mit einem nachweisbaren Prolaktinom rechnen, ab Werten von 200–500 ng/ml ist das Vorliegen eines **Prolaktinoms sicher**. Bei Werten unter 100 ng/ml ist ein Prolaktinom nicht ausgeschlossen, da bei sehr großen Tumoren durch Kompression die Sekretion von Prolaktin wieder gesenkt wird. Ein einmalig erhöhter Prolaktinwert sollte, insbesondere bei fehlender Klinik, **kontrolliert** werden, da physiologische, der Untersuchung vorausgehende Gründe den Spiegel fälschlicherweise erhöhen können.
> Als **Ursache für eine Amenorrhö** kommen nur basale Prolaktinwerte **ab 40 ng/ml** infrage. Liegen die **basalen Werte darunter**, sind sie als Ursache einer **Oligomenorrhö, Corpus-luteum-Insuffizienz, Follikulogenesestörung oder Sterilität** zu berücksichtigen, können aber eine **Amenorrhö nicht erklären**. Die bei Hypothyreose nachgewiesenen Prolaktinspiegel sind meist nur mäßig erhöht, bis maximal 40 ng/ml.

> **Hormontests**
> — Metoclopramidtest: Vorteil dieser Untersuchung ist die hohe Korrelation zu den nächtlichen Prolaktinwerten, sodass auf diesem Wege nächtliche Hyperprolaktinämien diagnostiziert werden können. Der Test eignet sich besonders bei latenten Hyperprolaktinämien. Bei Amenorrhö ist er überflüssig.
> — TRH-Test: Der TRH-Test ist erforderlich, da bei hyperprolaktinämischen Patientinnen 4- bis 5-mal mehr latente oder manifeste Hypothyreosen nachgewiesen wurden als bei normoprolaktinämischen Frauen. Zudem führt die latente Hypothyreose über leicht erhöhte TRH-Werte zur Hyperprolaktinämie.

11.8.4 Ergänzende Untersuchungen

Zum Ausschluss eines Prolaktinoms bzw. zur Größenkontrolle und Verlaufsüberwachung sollte eine **Diagnostik der Sella turcica** durchgeführt werden. Heute erfolgt diese in erster Linie mit Hil-

◘ Tabelle 11.10. Symptome des prämenstruellen Syndroms

Beschwerden	Häufigkeit [%]
Psychische Beschwerden	
Nervöse Reizbarkeit, Ruhelosigkeit, Angstzustände	75
Dysphorie	80
Körperliche Symptome	
Spannungs- und Schwellungsgefühl in den Mammae und dem Abdomen	70
Obstipation und Flatulenz	50
Ödeme in den Fingern und den unteren Extremitäten	Keine Angaben
Hautjucken und Kopfschmerzen	45
Neigung zu Asthma, Migräne, Urtikaria, vasomotorischer Rhinitis, Epilepsie	Selten

fe der Kernspintomographie. Steht diese nicht zur Verfügung, wird eine Computertomographie durchgeführt. Die Nachweisgrenze der beiden Methoden für Hypophysenadenome liegt bei einem Tumordurchmesser von 4 mm. Die früher übliche Darstellung der Sella turcica in einer konventionellen Röntgenschichtaufnahme wurde durch diese Methoden abgelöst.

> **Definition**
>
> Ab einer Größe von 10 mm spricht man vom Makroprolaktinom, unter 10 mm vom Mikroprolaktinom.

Einen seltenen Befund stellt das **Symbol der »leeren Sella«** (»empty sella«) dar. Es entsteht einerseits bei anatomischen Normvarianten der Sella, wenn diese überdurchschnittlich groß ist und sich die Hypophyse in der Kurvatur des Dorsum sellae verliert, oder nach Entzündungen und chirurgischen Eingriffen.

Gesichtsfeldbestimmung. Makroprolaktinome können, wie alle größeren Hypophysentumoren, den Sehnerv komprimieren, wenn sie sich supra- und parasellär entwickeln.

> **Empfehlung**
>
> Da in der Schwangerschaft die Hypophyse bereits physiologisch an Größe zunimmt, ist eine entsprechende Überwachung bei bekannten Hypophysentumoren besonders in der Schwangerschaft wichtig.

11.8.5 Therapie

Ziel der Therapie ist die Normalisierung der Prolaktinspiegel, jedoch nicht die komplette Blockade der Prolaktinsekretion. Dopaminagonisten – die Therapeutika der Wahl für die meisten Patientinnen – sind die hierfür geeigneten Substanzen.

> Nicht jede Hyperprolaktinämie ist behandlungspflichtig. Frauen mit Kinderwunsch oder einem Makroprolaktinom müssen behandelt werden. Alle anderen Situationen stellen relative Indikationen für eine Therapie dar. Bei Galaktorrhö ist ein Therapierfolg nur bei gleichzeitiger Hyperprolaktinämie zu erzielen. Sinnvoll kann die Behandlung beim prämenstruellen Syndrom sein.

Wenn keine Therapie durchgeführt wird, muss eine **ausreichende Östrogenversorgung** sichergestellt sein, um langfristige Folgen des Östrogenmangels zu vermeiden. Eine chronische Anovulation mit sekundärer Amenorrhö und dem Risiko der endometrialen Hyperplasie sollte durch eine zyklische Gestagengabe oder Östrogen-Gestagen-Substitution vermieden werden. Da Östrogene eine Hyperplasie der prolaktinbildenen Zellen der Hypophyse begünstigen, sollten Präparate mit niedrigem Östrogenanteil gewählt werden.

Es stehen einige Pharmaka zur Verfügung, die zur **Normalisierung der Prolaktinserumspiegel** führen. Hierzu gehören die Ergotaminderivate Bromocriptin (z. B. Dopergin, Kirim, Pravidel), Metergolin (z. B. Liserdol) und Cabergolin (Dostinex). Diese Substanzen sind Dopaminagonisten. Reine Dopaminpräparate, deren Anwendung zur Behandlung der Hyperprolaktinämie in Deutschland unüblich ist, können prinzipiell ebenfalls zur Behandlung der Hyperprolaktinämie eingesetzt werden. Mit Ausnahme des Cabergolins müssen alle genannten Ergotaminderivate täglich eingenommen werden. Der Prolaktinspiegel wird über eine Dosisanpassung in den Normalbereich titriert. Die Dosen sind der ◘ Tabelle 11.11 zu entnehmen (Benker et al. 1990). Einige der Substanzen stehen auch zur **parenteralen monatlichen Applikation** zur Verfügung (z. B. Bromocriptin, 50–100 mg i.m. alle 4 Wochen).

Bromocriptin ist das am längsten angewandte Präparat. Seine Einführung erfolgte 1971. Es ist ein effektiver Dopaminagonist, der die Prolaktinsekretion supprimiert, die Größe von Prolaktinomen verkleinert und eine normale Gonadenfunktion wiederherstellt. Die selben Effekte können ebenso mit den anderen genannten Substanzen erreicht werden. Cabergolin soll weniger kardiovaskuläre Beschwerden zur Folge haben.

Im Falle der durch eine Hypothyreose induzierten Hyperprolaktinämie genügt häufig die **Behandlung der Hypothyreose**. Sind Medikamente die Ursache der Hyperprolaktinämie, sollte versucht werden, auf andere Präparate umzustellen – in Absprache mit dem Kollegen, der die Medikation verordnet hat (◘ Abb. 11.11).

Sind **Lebensgewohnheiten** (Alkohol, proteinreiche Ernährung, starker Stress) oder internistische Erkrankungen die Ursache für die Hyperprolaktinämie, müssen in erster Linie diese Faktoren beseitigt werden. Eine medikamentöse Therapie der Hyperprolaktinämie erübrigt sich dann in der Regel.

11.8.5.1 Nebenwirkungen der Therapie

Folgende Nebenwirkungen können auftreten:
- gastrointestinale Beschwerden, wie Übelkeit, Erbrechen, Obstipation, Appetitlosigkeit und Magen-Darm-Beschwerden;

◘ **Tabelle 11.11.** Substanzen und Dosierungen zur Behandlung der Hyperprolaktinämie

Präparat	Übliche Dosis	Applikationsmodus
Bromocriptin	2,5–10 mg täglich	Oral
	50–100 mg alle 4 Wochen	Intramuskulär (für diese Indikation in Deutschland nicht zugelassen)
Lisurid	0,2–0,6 mg täglich	Oral
Pergolid	0,025–0,1 mg täglich	Oral
Cabergolin	0,2–3 mg wöchentlich	Oral
Dopamin	0,03–0,15 mg täglich	Oral

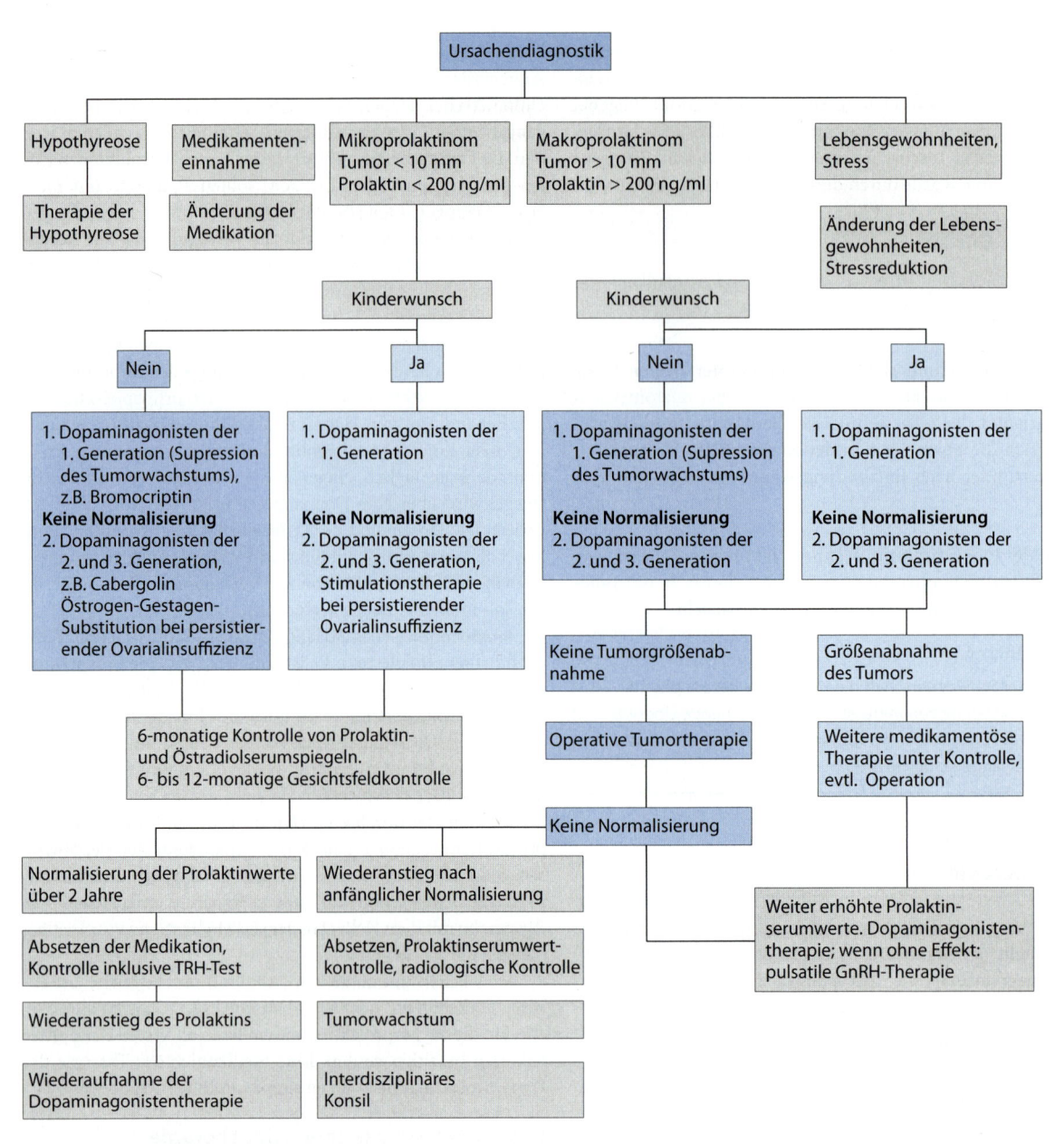

Abb. 11.11. Vorgehen bei Hyperprolaktinämie

```
                              Ursachendiagnostik
                                     |
   ┌──────────┬──────────────┬──────────────┬──────────────┬──────────────┐
Hypothyreose  Medikamenten-  Mikroprolaktinom  Makroprolaktinom  Lebensgewohnheiten,
              einnahme       Tumor < 10 mm     Tumor > 10 mm     Stress
              |              Prolaktin <200ng/ml Prolaktin >200ng/ml
Therapie der  Änderung der                                        Änderung der Lebens-
Hypothyreose  Medikation                                          gewohnheiten,
                                                                  Stressreduktion
                             Kinderwunsch       Kinderwunsch
                           Nein    Ja          Nein    Ja
```

- **Mikroprolaktinom, Kinderwunsch Nein:**
  1. Dopaminagonisten der 1. Generation (Supression des Tumorwachstums), z.B. Bromocriptin
  Keine Normalisierung
  2. Dopaminagonisten der 2. und 3. Generation, z.B. Cabergolin Östrogen-Gestagen-Substitution bei persistierender Ovarialinsuffizienz

- **Mikroprolaktinom, Kinderwunsch Ja:**
  1. Dopaminagonisten der 1. Generation
  Keine Normalisierung
  2. Dopaminagonisten der 2. und 3. Generation, Stimulationstherapie bei persistierender Ovarialinsuffizienz

- **Makroprolaktinom, Kinderwunsch Nein:**
  1. Dopaminagonisten der 1. Generation (Supression des Tumorwachstums)
  Keine Normalisierung
  2. Dopaminagonisten der 2. und 3. Generation

- **Makroprolaktinom, Kinderwunsch Ja:**
  1. Dopaminagonisten der 1. Generation
  Keine Normalisierung
  2. Dopaminagonisten der 2. und 3. Generation

Weitere Schritte: 6-monatige Kontrolle von Prolaktin- und Östradiolserumspiegeln. 6- bis 12-monatige Gesichtsfeldkontrolle.

- Normalisierung der Prolaktinwerte über 2 Jahre → Absetzen der Medikation, Kontrolle inklusive TRH-Test → Wiederanstieg des Prolaktins → Wiederaufnahme der Dopaminagonistentherapie
- Wiederanstieg nach anfänglicher Normalisierung → Absetzen, Prolaktinserumwertkontrolle, radiologische Kontrolle → Tumorwachstum → Interdisziplinäres Konsil
- Keine Tumorgrößenabnahme → Operative Tumortherapie → Keine Normalisierung
- Größenabnahme des Tumors → Weitere medikamentöse Therapie unter Kontrolle, evtl. Operation
- Weiter erhöhte Prolaktinserumwerte: Dopaminagonistentherapie; wenn ohne Effekt: pulsatile GnRH-Therapie

---

- **kardiovaskuläre Beschwerden**, wie Hypotonie, Bradykardie, aber auch (seltener) Hypertonie und sehr selten Herzinfarkte;
- **neurologische Beschwerden**, wie Kopfschmerzen, Sehstörungen, Müdigkeit, Schwindel, Mundtrockenheit, Miktionsbeschwerden, Schlafstörungen, psychosomatische Unruhe, Halluzinationen und Verwirrtheit.

Wegen der Nebenwirkungen wird empfohlen, die Präparate bevorzugt abends oder auf 2 Tagesdosen verteilt einzunehmen. Da im Laufe der Einnahmezeit i. d. R. eine gewisse **Gewöhnung bezüglich der Nebenwirkungen** auftritt, sollte die Zieldosis langsam eingeschlichen und sorgfältig austitriert werden. Insbesondere Hypotonie, Übelkeit, Erbrechen und Schwindel treten bei Carbergolin deutlich seltener und weniger ausgeprägt auf.

Selbst Makroprolaktinome können i. d. R. erfolgreich mittels Dopaminagonisten behandelt werden, sodass ein operativer Eingriff meist vermieden werden kann. In seltenen Fällen treten **Resistenzen zu Beginn oder während der Therapie** gegenüber Dopaminagonisten auf. In diesen Fällen kann ein Therapieversuch mit oralem Dopamin unternommen werden (Benker 1990). Bei weiterer Therapieresistenz muss die Indikation einer neurochirurgischen Intervention abgeklärt werden. Die Zyklusnormalisierung ist neurochirurgisch jedoch nur in 40–70 % der Fälle zu erzielen.

Die hormonelle orale Antikonzeption ist bei gleichzeitiger antiprolaktinämischer Therapie möglich. Wegen der Östrogenwirkung ist in einzelnen Fällen die Erhöhung der Dopaminagonistendosis erforderlich (Sarapura u. Schlaff 1993).

Bei Patientinnen mit idiopathischer oder psychogener/stressinduzierter Hyperprolaktinämie kann nach 6 Monaten ein

Therapieauslassversuch bei weiteren Prolaktinserumspiegelkontrollen unternommen werden. Wenn die Prolaktinspiegel normal sind und im MRT kein Tumor nachweisbar ist, kann die Therapie ebenfalls beendet werden unter anfangs 6-monatiger Prolaktinkontrolle (Colao et al. 2003). In allen anderen Fällen muss die Therapie als Dauertherapie angesehen werden. Ein Absetzen der Medikation führt i. d. R. zur erneuten Hyperprolaktinämie.

Die sorgfältige **Dosisfindung** sollte nicht nur zur Minimierung der Nebenwirkungen erfolgen. Eine Überdosierung, also zu starke Suppression des Prolaktins, führt ebenso zur Corpusluteum-Insuffizienz wie die Hyperprolaktinämie selbst. Ist die richtige Dosis gefunden, genügen 6- bis 12-monatige Prolaktinspiegelkontrollen.

11.8.5.2 Therapie in der Schwangerschaft

Idealerweise wird ein Makroprolaktinom bereits vor der Schwangerschaft medikamentös behandelt. Mikroprolaktinome bedürfen in der Schwangerschaft keiner Behandlung, Prolaktinserumspiegelkontrollen sind ausreichend. Im Falle eines exzessiven Anstiegs der Prolaktinserumspiegel (deutlich über dem normalen Anstieg in der Schwangerschaft) sind **bildgebende Hypophysenkontrollen** und die **Einleitung einer Therapie** erforderlich, wenn **neurologische Symptome** auftreten. Die Indikation zum Abbruch der Gravidität ist nur in Fällen extremer neurologischer Notfälle notwendig.

> **Empfehlung**
>
> In der Schwangerschaft sollte die Therapie bei Makroprolaktinomen fortgesetzt werden, da die Hypophyse in der Schwangerschaft physiologisch um 50–70 % an Größe zunimmt. Das weitere Wachstum eines Prolaktinoms kann zu Schäden am Sehnerv und/oder zur Abklemmung des Hypophysenstiels führen. Bromocriptin ist nach derzeitigem Kenntnisstand nicht teratogen. Ob Auswirkungen auf die Fertilität der Nachkommen entstehen, ist bisher noch nicht bekannt (Sarapura u. Schlaff 1993).

Die antihyperprolaktinämische Wirkung dieser Substanzen wird auch zum **Abstillen** eingesetzt. Für Einzelheiten bezüglich dieser Indikation wird auf die einschlägige geburtshilfliche Literatur verwiesen.

> **Normwerte des Prolaktins in der Schwangerschaft**
> – im 1. Trimenon bis 50 ng/ml;
> – im 2. Trimenon bis 100 ng/ml;
> – im 3. Trimenon bis 200 ng/ml.

11.9 Hyperandrogenämische Ovarialinsuffizienz

11.9.1 Pathophysiologie der vermehrten Androgenproduktion

Die Androgene haben **3 Bildungsorte**: die Nebennierenrinde, das Ovar und die periphere Konversion von Vorstufen in biologisch aktive Formen, z. B. in der Haut.

DHEAS wird in erster Linie adrenal gebildet, ebenso **DHEA**. **Androstendion** wird hauptsächlich im Ovar und in der Nebennierenrinde sowie zu einem kleinen Anteil durch periphere Konversion gebildet. **Testosteron** entsteht zu 25 % im Ovar, zu 25 % in der Nebennierenrinde und zu 50 % durch periphere Konversion, **Dihydrotestosteron** durch periphere und ovarielle Konversion.

Pathophysiologisch sind die in ◘ Abb. 11.12 genannten **vier Mechanismen** für die **Entstehung einer Hyperandrogenämie** von Bedeutung.

Die **organisch bedingten Ursachen vermehrter Androgenbildung** werden unter der Beschreibung der adrenalen und der ovariellen Hyperandrogenämie dargestellt. Daneben gibt es weitere Gründe für eine Hyperandrogenämie:

– Iatrogen induzierte Hyperandrogenämie durch **medikamentöse Therapien**:
    – Androgene,
    – Anabolika,
    – Gestagene (19-Nortestosteronderivate),
    – Danazol,
    – ACTH,
    – Glukokortikoide,
    – Diuretika (Azetazolamid),
    – Antirheumatika (Penicillamin),
    – Metopiron,
    – Antihypertensiva (Diazoxid, Proglizem) und
    – Hydantoine.
– Hypophysentumoren:
    – Prolaktinom (damit Östrogenmangel), bewirkt eine Absenkung des SHBG-Serumspiegels und führt somit zum Anstieg von freiem Testosteron im Serum und
    – eosinophiles Adenom (Akromegalie, Östrogenmangel durch gestörte LH- und FSH-Sekretion).
– Intersexualität:
    – XY-Gonadendysgenesie und
    – männlicher Hermaphroditismus.

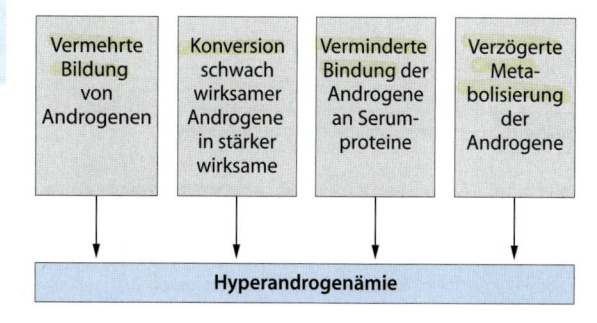

◘ **Abb. 11.12.** Pathophysiologische Mechanismen der Hyperandrogenämie

11.9.2 Pathophysiologie der vermehrten Androgenwirkung

Die Wirkung bzw. Effektivität der Androgene am Zielorgan hängt nicht nur vom **Serumspiegel** der Androgene ab. Wesentlich ist auch die Ausstattung der Zielorgane mit **Rezeptoren** für die Androgene, die **Affinität** der Androgene zu den Rezeptoren und der **Enzymbesatz** der Erfolgsorgane.

> Die Androgene wirken mit bei:
> — der Genitalentwicklung,
> — der Ausbildung der Mamma- und Sekundärbehaarung,
> — der geschlechtsspezifischen Differenzierung des ZNS,
> — der Pubertätsentwicklung, Menarche und Adrenarche,
> — der Zyklusfunktion,
> — dem Sexualverhalten und der Libido und
> — der extragenitalen Östrogensynthese in allen Lebensabschnitten der Frau.
>
> Extragenital beeinflussen die Androgene:
> — die Talgdrüsenaktivität,
> — die Knochenreifung und -struktur,
> — den Proteinstoffwechsel (proteinanabol) sowie
> — den Fettstoffwechsel.

Das **Dihydrotestosteron** ist ein insbesondere **an der Haut und deren Anhangsgebilden stark wirksames Androgen**. Es wird aus Testosteron mittels der 5-α-Reduktase direkt am Wirkort gebildet. Die Ausstattung mit diesem Enzym und mit Androgenrezeptoren ist individuell und ethnisch bedingt sehr verschieden.

Da nur aus freiem Testosteron Dihydrotestosteron gebildet werden kann, ist für die Symptomatik auch die **Serumkonzentration an Bindungsproteinen** wesentlich. Testosteron bindet in erster Linie an SHBG. Die **SHBG-Serumkonzentration** wird durch den Östradiolspiegel beeinflusst, da **Östradiol die SHBG-Produktion in der Leber** aktiviert (◘ Abb. 11.13). Die **Schilddrüsenhormone** wirken bezüglich der SHBG-Produktion ebenfalls **stimulierend**. Durch Androgene, Progesteron und Kortikoide wird die SHBG-Produktion vermindert. Normalerweise liegt bei Frauen 1 % des Gesamttestosterons ungebunden vor.

Im Fettgewebe werden aus Androgenen Östrogene metabolisiert (◘ Abb. 11.14.). Dieser Metabolisierungsweg ist der **bedeutendste extraovarielle Östrogenlieferant** des Organismus. Die produzierte Östrogenmenge hängt vom **Fettgewebsanteil des Körpers** und von der vorhandenen Substratmenge, also dem Testosteron, ab.

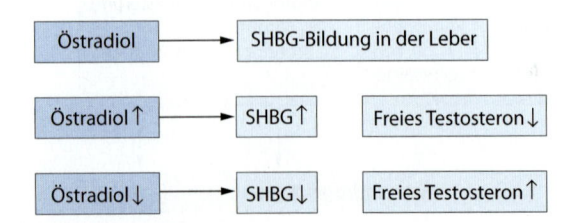

◘ **Abb. 11.13.** Wechselwirkungen zwischen Östradiolspiegel, SHBG-Spiegel und freiem Testosteron

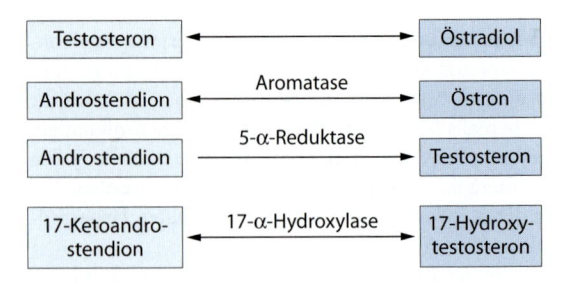

◘ **Abb. 11.14.** Die Androgen-Östrogen-Metabolisierung im Fettgewebe

Die **Inaktivierung** der **Androgene** erfolgt in der **Leber** durch Metabolisierung zu 17-Ketosteroiden, die durch Veresterung wasserlöslich und somit nierengängig werden. Auch die Metabolisierung der Androgene in der Leber erfolgt über die 5-α-Reduktase.

Stoffwechselstörungen, wie starkes Untergewicht, Porphyrie, die Einnahme von Barbituraten und eine Hypothyreose, können die Aktivität der 5-α-Reduktase in der Leber reduzieren und somit zu einer **verminderten Androgendeaktivierung** führen. Dieser Effekt tritt jedoch nicht gleichzeitig in der Haut auf, sodass hier die Aktivität der 5-α-Reduktase unverändert bleibt. Durch den verminderten Abbau der Androgene ist ihre Wirkung peripher verstärkt.

> Die Hyperandrogenämie führt zu einer **Erhöhung des LDL/HDL-Cholesterinquotienten** zugunsten der LDL-Fraktion. Diese Imbalance hat, zusammen mit der Störung der Östrogensynthese, zur Folge, dass die Hyperandrogenämie langfristig zu **Arteriosklerose** und damit zu **erhöhtem Apoplex- und Herzinfarktrisiko** sowie einer erhöhten Inzidenz des Endometriumkarzinoms führt.

Nicht selten beschreiben Patientinnen **Androgenisierungserscheinungen**, die sich auch objektiv nachvollziehen lassen, ohne dass Zyklusstörungen auftreten. Bei diesen Patientinnen findet man normale Androgenserumspiegel. Ursache ist eine konstitutionelle Androgenisierung. In der Regel zeigt die Familienanamnese, dass andere blutsverwandte Frauen mit ähnlichen Problemen behaftet sind. **Ursachen** für diese Erscheinungen sind wahrscheinlich

— ein höherer Verbrauch an Präkursoren in der Peripherie,
— die beschleunigte Umwandlung von Androstendion in Testosteron und Dihydrotestosteron,
— eine gesteigerte 5-α-Reduktaseaktivität in der Haut und
— eine gesteigerte Sensibilität der Androgenrezeptoren.

Prinzipiell gibt es **4 Gruppen von Hyperandrogenämien**:
1. androgenproduzierende Tumoren;
2. endokrine Störungen wie das Cushing-Syndrom, Hyperprolaktinämie, Akromegalie;
3. Defizite der adrenalen oder ovariellen Enzyme wie beim adrenogenitalen Syndrom;
4. das PCO-(polyzystische Ovarien-)Syndrom.

Es erfolgt eine Einteilung nach überwiegend adrenaler und ovarieller Hyperandrogenämie.

11.9.3 Tests zur Differenzierung des Ursprungs der Hyperandrogenämie

Zunächst sollen Tests zur Differenzierung des Ursprungs der Androgene beschrieben werden.

Tests zur Unterscheidung der adrenalen von der ovariellen Hyperandrogenämie

1. **Basaler Hormonstatus:** bei ovarieller Hyperandrogenämie sind die Androstendion- und Testosteronspiegel erhöht; bei adrenaler Hyperandrogenämie ist in erster Linie DHEAS, aber auch Testosteron im Serum erhöht.
2. **Adrenale Suppression:** durch Kortikoidgabe wird die adrenale Androgenproduktion supprimiert; der verbleibende Anteil an Serumtestosteron und -androstendion entspringt hauptsächlich dem Ovar (Dexamethasonhemmtest).
3. **Stimulation der Nebennierenrinde:** ACTH-Test; wesentlich bei der Beurteilung ist das Verhalten der Hormonparameter auf die Stimulation (unverändert, Abfall oder Anstieg), bei Autonomie bleiben insbesondere die Nebennierenrindenandrogene unverändert.
4. **Ovarielle Suppression:**
   – Mit Gabe von GnRH-Analoga wird die ovarielle Steroidsynthese durch Hemmung der Gonadotropinsekretion unterdrückt. Testosteron- und Androstendionwerte nehmen ab.
   – Durch die Zufuhr von Östrogenen wird die ovarielle Androgenproduktion ebenfalls gehemmt, sodass bei der Kontrollanalyse in erster Linie die adrenalen Anteile der Androgenproduktion nachgewiesen werden. Androstendion- und Testosteronspiegel sinken.
   Bei beiden Varianten der ovariellen Supression sinkt der Androstendionspiegel mehr als der Testosteronspiegel, aufgrund der größeren ovariellen Produktion in Relation zur adrenalen.
5. Kombination des Stimulations- und Suppressionstests: ACTH-Dexamethasontest, der die Überprüfung des Regelmechanismus der Nebennierenrinde komplett ermöglicht.

11.10 Adrenale Hyperandrogenämie

11.10.1 Pathophysiologie

Biochemie des Androgens. In der Nebennierenrinde werden Progesteron, Gestagene, Glukokortikoide, Mineralkortikosteroide, Östrogene und Androgene gebildet. Die Androgene werden aus Cholesterol über Pregnenolon und 17-α-Hydroxyprogesteron (17-α-OHP) synthetisiert. Aus 17-α-OHP wird in erster Linie DHEA produziert, welches rasch zum DHEAS sulfatiert wird. Beide sind sehr schwache Androgene, DHEAS wirkt biologisch kaum androgenisierend. Neben diesem wird jedoch, wenn auch in wesentlich kleineren Mengen, Testosteron gebildet.

Die Sekretionsleistung der Nebennierenrinde unterliegt einer Tag-Nacht-Rhythmik. Der Feedback-Mechanismus der adrenalen Androgensynthese wird z. T. über ACTH und Prolaktin gesteuert. Aufgrund dessen haben Frauen mit chronischer Hyperprolaktinämie meist neben der ovariellen auch eine adrenale Hyperandrogenämie. Diese beiden Mechanismen sind nur einzelne Aspekte der Steuerung der adrenalen Androgenproduktion. Der genaue Regulationsmechanismus für die adrenale Androgensynthese ist noch nicht geklärt.

Die vermehrte Androgenproduktion wird u. a. verursacht durch **Störungen der Aktivität der Enzyme**, welche zur Aldosteron- und Kortisolproduktion erforderlich sind.

Ursachen der erhöhten Androgenproduktion
- androgenproduzierendes Adenom der Nebennierenrinde,
- adrenogenitales Syndrom,
- M. Cushing (hypophysäres ACTH-produzierendes Adenom),
- ACTH-produzierender extrahypophysärer Tumor,
- paraneoplastisches Syndrom,
- Stress,
- Prolaktinom.

Beim **M. Cushing** kommt es zu einer gestörten Kortisoltagesrhythmik und zur Störung der hypothalamisch-hypophysären Achse. **ACTH-produzierende Tumoren** führen zu einer Nebennierenrindenhyperplasie und zur autonomen Hormonproduktion. Bei beiden Formen zieht die ACTH-induzierte, gesteigerte Kortisolproduktion eine **vermehrte Bereitstellung von Pregnolon** nach sich. Es werden deshalb nicht nur vermehrt Kortikoide, sondern auch Androgene synthetisiert, sodass eine **hyperandrogenämische Ovarialinsuffizienz** resultiert.

Auch beim **paraneoplastischen Syndrom** liegt eine autonome, gesteigerte Steroidhormonproduktion vor, meist bedingt durch eine ACTH-Produktion.

11.10.2 Klinik

Wenn Tumoren die Ursache für die Hyperandrogenämie sind, setzen die Androgenisierungserscheinungen oft abrupt ein. Die **Symptome** der Androgenisierung sind:
- Hirsutismus (◘ Tabelle 11.12),
- Akne,
- Seborrhö,
- Zyklusstörungen,
- tiefe Stimme,
- Klitorishypertrophie,
- Veränderung der Fettverteilung (◘ Tabelle 11.13),
- Zunahme der Muskulatur.

11.10.3 Hormonparameter

Im Zuge der Diagnostik müssen die Spiegel der verschiedenen Androgene bestimmt werden. Die **DHEA- und DHEAS-Spiegel**

Tabelle 11.12. Symptome des Hirsutismus im Vergleich zum normalen femininen Erscheinungsbild

Normal	Hirsutismus
Terminale Flaumhaare an Armen und Beinen	Dickes, stärker pigmentiertes Terminalhaar
Triangelförmige Genitalbehaarung	Übergreifen der Genitalbehaarung auf die Oberschenkel, rautenförmige Ausbreitung zum Nabel, Übergreifen auf die Analregion
Keine Behaarung der Brust und der Mamillen	Mamillenbehaarung, Behaarung des intermammären Sulkus
Keine Rückenbehaarung	Behaarung des Rückens
Glatter Haaransatz des Haupthaars	Lateral leicht zurückgewichener Haaransatz mit Ausbildung von Geheimratsecken
Konstante Haardichte im Laufe des Lebens	Zunehmender Haarverlust mit Ausbildung einer Stirnglatze oder Abnahme der Haardichte der oberen Anteile des Haupthaars
Flaumbehaarung im Gesicht	Dickes und stärker pigmentiertes Haar im Gesicht, bevorzugt Oberlippe, Kinn und Wangen

Tabelle 11.13. Vergleich der femininen und maskulinen Fettverteilung

Feminin	Maskulin
Ausbilden von Fettgewebsanteilen der Mammae	Keine Fettanteile der Mammae, außer Unterhautfettgewebe
Fettgewebe betont an Hüften, Oberschenkel und Gesäß, schmale Taille	Fettgewebe betont am Bauch, (»Trommelbauch«), fehlende schmale Taille

sind bei adrenaler Hyperandrogenämie immer erhöht, ebenso der Testosteronwert. Der Androstendionspiegel liegt im Normbereich. Die Östradiol-, FSH-, LH- und Progesteronserumkonzentrationen können im Normbereich liegen oder aufgrund der androgenämisch bedingten zentralen Störung pathologisch verändert sein. Bei Verdacht auf M. Cushing muss ein Kortisoltagesprofil erstellt und der ACTH-Spiegel im Serum kontrolliert werden.

Hormontests. Es werden ein Dexamethasonhemmtest und ein ACTH-Stimulationstest durchgeführt (s. Hormontests, ▶ Kap. 11.4).

11.10.4 Ergänzende Untersuchungen

Ist mittels der Hormontests eine autonome Androgenproduktion nachgewiesen, die voraussichtlich ihren Ursprung in der Nebennierenrinde hat, muss eine Sonographie der Nebenniere und ggf. eine Kernspin- oder Computertomographie erfolgen. Zudem muss eine Kontrolle der Hypophyse zum Ausschluss eines Hypophysenadenoms, ebenfalls mittels Kernspin- oder Computertomographie, veranlasst werden.

Immer sollte auch eine sonographische Kontrolle des Ovars erfolgen. Ermöglichen weder die Hormontests noch die bildgebenden Verfahren eine eindeutige Diagnose bezüglich des Ursprungs der Androgene, so kann bei ausgeprägter Hyperandrogenämie die phlebographisch kontrollierte Blutentnahme aus den Ovarialvenen und den Nebennierenvenen seitengetrennt die Analyse der Androgene ermöglichen. Somit ist oft eine Lokalisation des Ortes der vermehrten Androgenbildung möglich. Da diese Untersuchung mit Komplikationen behaftet sein kann, kommt sie für die Routinediagnostik bei einer mäßiggradigen Hyperandrogenämie nicht infrage.

11.10.5 Therapie

Bei nachgewiesenem Tumor ist die operative Therapie erforderlich. Eine Suppression der Androgene ist, wie dies bereits mit den diagnostischen Tests bewiesen wurde, in diesen Fällen nicht möglich.

Ist kein Tumor nachweisbar, kann die adrenale Hyperandrogenämie mit einer niedrig dosierten Kortisontherapie behandelt werden. In der Regel wird Dexamethason verabreicht. Die Dosis liegt bei 0,25 –1 mg/Tag und wird immer abends verabreicht, um den Anstieg des ACTH-Spiegels in den frühen Morgenstunden zu kupieren. Bei gleichzeitiger Hyperprolaktinämie genügt oft die Einstellung der Hyperprolaktinämie, ohne dass eine Kortikoidtherapie erforderlich wäre. Die Nebenwirkungen der Kortikoidtherapie sind M.-Cushing-ähnliche Symptome, wie Gewichtszunahme, Ödembildung und Hirsutismus.

Zur Behandlung des reinen Hirsutismus bei fehlendem Kinderwunsch stehen die Antiandrogene Chlormadinonazetat und Cyproteronazetat zur Verfügung, die auch bei adrenalem Hirsutismus erfolgreich angewandt werden (▶ Abschn. 11.11: »Ovarielle Hyperandrogenämie«).

Spironolacton, ein Aldosteronantagonist, kann sowohl systemisch als auch lokal zur Behandlung insbesondere des Hirsutismus eingesetzt werden. Zur systemischen Therapie werden kontinuierlich 50–200 mg Spironolacton (Aldactone) täglich verabreicht. Da Spironolacton zu uterinen Blutungsstörungen führt, ist es nicht als Monotherapeutikum geeignet. Günstig ist es als Zusatz zur hormonellen oralen Antikonzeption (Randall 1997).

> **Cave**
>
> Spironolacton sollte in der Schwangerschaft wegen der Feminisierung männlicher Feten nicht gegeben werden. Beachtet werden sollte, dass Spironolacton zur Behandlung der Hyperandrogenämie in Deutschland nicht zugelassen ist. Bei einer Dosis von 200 mg/Tag sollte, wegen der Gefahr der Hyperkaliämie, der Kaliumspiegel im Serum kontrolliert werden.

In Deutschland ebenfalls für die Behandlung der Hyperandrogenämie nicht zugelassen ist **Finasterid** (Proscar). Es blockiert die Umwandlung von Testosteron in Dihydrotestosteron und ist somit insbesondere beim schweren Hirsutismus sehr effektiv. In der Behandlung der Akne scheint es aber weniger wirksam zu sein als Cyproteronazetat (Carmina u. Lobo 2002). Bei Einnahme dieses Präparats muss jedoch eine konsequente Antikonzeption erfolgen, da das Präparat für Söhne teratogen ist. In den USA wird auch **Flutamid** (Fugerel) in Dosen von 250–750 mg täglich eingesetzt. Das Medikament ist jedoch lebertoxisch und in Deutschland für diese Indikation nicht zugelassen.

11.11 Ovarielle Hyperandrogenämie

11.11.1 Pathophysiologie

Im Ovar sind die Thekazellen für die **Konversion der Androgenvorstufen aus Cholesterin** zuständig. Ihre Funktion ist LH-gesteuert. Es wird in den Thekazellen überwiegend Androstendion und im Ovarialstroma überwiegend Testosteron gebildet. Aus den Androgenen wird unter dem Einfluss der Aromatase in den Granulosazellen Östradiol gebildet. Die Aromatase wird durch FSH aktiviert. Infolgedessen führt eine gestörte LH- und FSH-Sekretion zur gestörten Androgenproduktion (◘ Abb. 11.15).

11.11.2 Klinik

Alle Zustände der gestörten, verminderten Östrogenproduktion können letztendlich zu **Symptomen** der **Hyperandrogenämie** führen. Neben der ovariellen Aromatisierung von Testosteron zu Östradiol erfolgt diese auch im Fettgewebe. Im Gegensatz zur ovariellen Aromatisierung des Östradiols unterliegt die Aromatisierung im Fettgewebe nicht der Gonadotropinregulation (◘ Abb. 11.14).

> **Ursachen der ovariellen Hyperandrogenämie**
> - Androgenproduzierende Tumoren, z. B. Arrhenoblastom;
> - Hyperinsulinämie und Adipositas, in deren Folge das polyzystische Ovar-(PCO-)Syndrom;
> - Hyperthekosis ovarii;
> - Hiluszell- und Stromahyperplasie

Die Pathophysiologie des sog. **polyzystischen Ovarsyndroms (PCO)** wird unten gesondert beschrieben.

11.11.3 Hormonparameter

Es werden die selben **Parameter wie** bei der **adrenalen Hyperandrogenämie** untersucht. In diesem Fall sind die Serumwerte von Testosteron und Androstendion erhöht, während derjenige von DHEAS im Normbereich liegt. Ein kombiniertes Auftreten einer ovariellen und adrenalen Hyperandrogenämie ist jedoch durchaus möglich und nicht selten. In diesem Fall sind alle Parameter erhöht, zusätzlich meist auch Prolaktin.

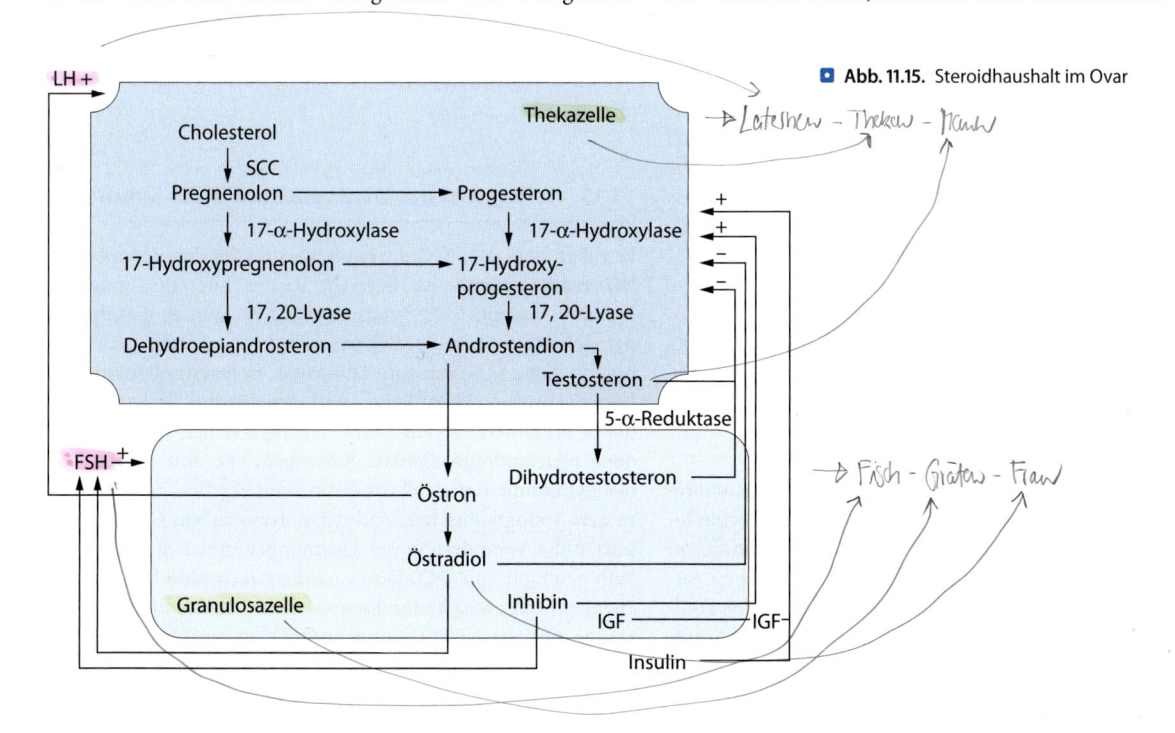

◘ **Abb. 11.15.** Steroidhaushalt im Ovar

Hormontests. Auch hier wird wie bei der adrenalen Hyperandrogenämie verfahren. Mit GnRH-Analoga oder mit einer Östrogensubstitution ist die Androgenproduktion in diesen Fällen gut zu supprimieren, wohingegen die Dexamethasongabe keinen wesentlichen Effekt auf die Androgenproduktion hat.

11.11.4 Ergänzende Untersuchungen

Bei Verdacht auf eine ovarielle Hyperandrogenämie ist die **Sonographie der Ovarien** obligat. Eventuell kann eine zusätzliche **Computer- oder Kernspintomographie** erforderlich werden. Auch hier kann in sehr unklaren Fällen die **phlebographisch kontrollierte Blutentnahme** angezeigt sein (▶ Abschn. 11.10: »Adrenale Hyperandrogenämie«).

11.11.5 Therapie

Bei bestehendem Kinderwunsch wird auf ▶ Kap. 12 verwiesen. Besteht **kein Kinderwunsch**, sind die antiandrogen wirksamen Gestagene **Cyproteronazetat und Chlormadinonazetat** in Kombination mit **Ethinylöstradiol** die Mittel der Wahl. Beide genannten Gestagene stehen auch als Monosubstanz zur Verfügung. **Cyproteronazetat** darf nur noch bei schwerem Hirsutismus verordnet werden, da in Laborversuchen der Verdacht auf ein **erhöhtes Leberzellkarzinomrisiko** geäußert wurde. Klinisch konnte dieser Verdacht zwar bisher nicht bestätig werden, doch wurde das Risiko vom ehemaligen Bundesgesundheitsamt (BGA) als so hoch eingestuft, dass die Zulassung von Cyproteronacetat beschränkt wurde. **Chlormadinon** als Alternative zu Cyproteronazetat ist weniger stark antiandrogen wirksam. Andere antiandrogen wirkende Gestagene wie **Dienogest und Drospirenon** sind erst kurze Zeit auf dem Markt. Bei leichten Androgenisierungserscheinungen zeigen sie im klinischen Alltag eine gute Effektivität. Die Wirkung des **Östrogenanteils** beruht einerseits auf der **Supprimierung der ovariellen Androgenproduktion** und andererseits auf der **vermehrten SHBG-Bildung**.

Ist eine **periphere antiandrogene Wirkung nicht erforderlich**, kann jedes orale hormonelle Antikonzeptivum oder auch eine **Östradiol-Gestagen-Substitutionstherapie** erfolgen. Ist die Ursache der Hyperandrogenämie ein **Ovarialtumor**, so muss dieser operativ behandelt werden. Besteht gleichzeitig Übergewicht, muss dieses reduziert werden (▶ Abschn. 11.13: »PCO-Syndrom«).

11.12 Hyperthecosis ovarii

11.12.1 Pathophysiologie

Die Hyperthecosis ovarii ist eine **seltene Form der Hyperandrogenämie**. Der Pathomechanismus ist noch unklar. Morphologisch finden sich **multiple Inseln hyperplastischer luteinisierter Thekazellen**, die über das ganze verdichtete Ovarialstoma verteilt sind. Die **Thekazellinseln** haben **keinen Bezug zu den Follikeln**. Im Ovar werden vermehrt **Androgene** gebildet, die zu **ausgeprägter Virilisierung** führen.

Es gibt Hinweise, dass die Hyperthecosis ovarii **autosomal dominant vererbt** wird und eine besondere Form der Gonadendysgenesie darstellt. Die Hyperthecosis ovarii ist ein zum PCO-Syndrom gänzlich unterschiedliches Krankheitsbild, welches zu erheblicher Virilisierung der Patientin führen kann und deshalb frühzeitig behandelt werden muss.

11.12.2 Klinik

Es treten **Androgenisierungserscheinungen** mit Klitorishypertrophie, Hirsutismus, Amenorrhö, Akne, Alopezie und tiefer Stimmlage auf.

11.12.3 Hormonparameter

Der **Testosteronserumspiegel** ist **deutlich erhöht** (bis zum 8-fachen der Norm), die **LH- und FSH-Konzentrationen** im Serum liegen **im unteren Normbereich**.

Hormontests. Die Testosteronproduktion ist mit HCG-Gaben stimulierbar und weder mit Kortison noch mit Östrogen-Gestagen-Substitution zu supprimieren. Die Androgenproduktion verhält sich wie bei einem androgenproduzierenden Tumor.

11.12.4 Therapie

Eine Ovulation ist auch mit einer Stimulationstherapie nicht zu erzielen.

> Die Hyperandrogenämie ist medikamentös nicht erfolgreich zu behandeln.

Die Langzeiteinwirkung der vermehrten Androgenexposition führt zu **irreversiblen Veränderungen** sowohl des Äußeren der Patientin als auch der kardiovaskulären Situation und des Effekts des Östrogenmangels. Aufgrund dieser Fakten ist bei Patientinnen mit Hyperthecosis ovarii die **bilaterale Ovarektomie und dauerhafte Östrogen-Gestagen-Substitutionstherapie** erforderlich.

11.13 Polyzystisches Ovarsyndrom (PCO-Syndrom)

Darüber, dass das PCO die **häufigste Ursache für die weibliche Hyperandrogenämie** ist, herrscht in der Literatur Einigkeit. Darüber, was ein PCO-Syndrom exakt ist, gibt es jedoch keinen definitiven Konsens. Das ursprünglich von Stein-Leventhal beschriebene Syndrom mit Adipositas, polyzystischen vergrößerten Ovarien, Hirsutismus und Amenorrhö findet sich in dieser Form heute relativ selten. Häufiger zeigen sich **verschiedene hyperandrogenämische Störungen**, die mit einem Teil der Symptome des PCO-Syndroms einhergehen, insbesondere dem sonographischen Bild der polyzystischen Ovarien mit oder ohne Veränderung der Hormonparameter. Es wird deshalb heute oft von »**PCO-like**« **veränderten Ovarien** bei entsprechendem Ultraschallbefund gesprochen. Die Begriffe »polyzystische Ovarien (PCO)« und »polyzystisches Ovarsyndrom« werden oft synonym verwandt. So gilt das PCO-Syndrom nicht

11.13 · Polyzystisches Ovarsyndrom (PCO-Syndrom)

als Erkrankung sui generis, sondern als eine Veränderung der Ovarien und der Hypothalamus-Hypophysen-Ovar-Achse, die bestimmte klinische Merkmale unterschiedlich ausgeprägt und unterschiedlich häufig vorweist.

Das alleinige Bild polyzystischer Ovarien spricht weder für das Vorliegen eines PCO-Syndroms noch für ein erhöhtes Infertilitätsrisiko (Hassan u. Killick 2003).

11.13.1 Pathophysiologie

Im Folgenden werden sowohl das PCO-Syndrom als auch PCO mit dem Begriff PCO-Syndrom verwendet, da bezüglich des Pathomechanismus keine Differenzierung möglich ist. **Der genaue Pathomechanismus** des heterogenen Bildes des PCO-Syndroms und seine Ursachen sind noch nicht geklärt. Die bisher vorliegenden Fakten werden im Folgenden dargestellt.

Im Normalfall ist die ovarielle Androgensynthese mit der Östrogensynthese koordiniert. Die Androgensynthese ist LH-abhängig, die Ansprechbarkeit der Thekazellen auf LH wird von vielen Wachstumsfaktoren beeinflusst. IGF, Inhibin und Tumornekrosefaktor α potenzieren die Antwort der Thekazellen auf LH. Insulin hat an den Thekazellen dieselbe Wirkung wie die Wachstumsfaktoren. Sexualsteroide (Östradiol und Östron) und Aktivin inhibieren die ovarielle Androgenproduktion (◘ Abb. 11.15).

Die beim PCO-Syndrom **gesteigerte Androgenproduktion** erfolgt im Ovar. Eine adrenale Komponente ist sekundär als Folge des gestörten Feedback-Mechanismus möglich. Die bei einem Teil der Patientinnen auftretende Hyperprolaktinämie wird ebenfalls durch diesen Mechanismus hervorgerufen.

Beim PCO entsteht ein **Circulus vitiosus**, der durch mehrere Aspekte unterhalten wird: Ausgangspunkt ist häufig ein **Übergewicht** während der Pubertät. Dieses Übergewicht führt zur Insulinresistenz oder tritt vielleicht auch in der Folge auf. Die Insulinresistenz führt zu erhöhten Insulinserumspiegeln. Die Hyperinsulinämie zieht eine vermehrte **Sensibilisierung der Hypophyse gegenüber GnRH** nach sich. Dadurch wird vermehrt LH ausgeschüttet. LH steigert die Androgenproduktion im Ovar. Diese Androgene werden im Fettgewebe in Östradiol konvertiert. Es resultiert eine frühzeitig gesteigerte **extraovarielle Östrogenproduktion**.

Im Ovar bewirkt Insulin – wie oben beschrieben – direkt eine Sensibilisierung der Thekazellen und gleichzeitig eine Steigerung der Bioverfügbarkeit von IGF1. IGF1 wiederum steigert die Sensibilität des Ovars gegenüber Gonadotropinen. Dies zieht eine vermehrte ovarielle Androgenproduktion nach sich.

Die **vermehrte Androgenmetabolisierung** führt zu einer gesteigerten Östronproduktion. Auch Östron bewirkt eine Sensibilisierung der Hypophyse gegenüber GnRH, sodass wiederum vermehrt LH sezerniert wird. Gleichzeitig senkt Östron den Dopaminspiegel, sodass eine Hyperprolaktinämie resultiert. Bei Adipösen wurde weiterhin ein Dopaminpolymorphismus und somit ein biologischer Dopaminmangel beobachtet. Dieser führt ebenfalls zur gesteigerten LH-Sekretion und Hyperprolaktinämie.

Die Insulinresistenz fördert eine **Überexpression des Cytochroms P450c**. Dieses hat sowohl 17-Hydroxylase- als auch 17,20-Lyaseaktivität. P450c hat eine hohe Potenz bei der Konversion von 17-Hydroxypregnenolon in Dehydroepiandrosteron. Dieses ist der Präkursor für Androstendion. Aufgrund dessen entsteht ein **Überschuss an 17-OH-Progesteron**. Diesen Überschuss findet man bereits bei Mädchen in der Zeit der Menarche und bei PCO-Patientinnen mit ovulatorischen Zyklen (Rosenfield 1997; ◘ Abb. 11.16).

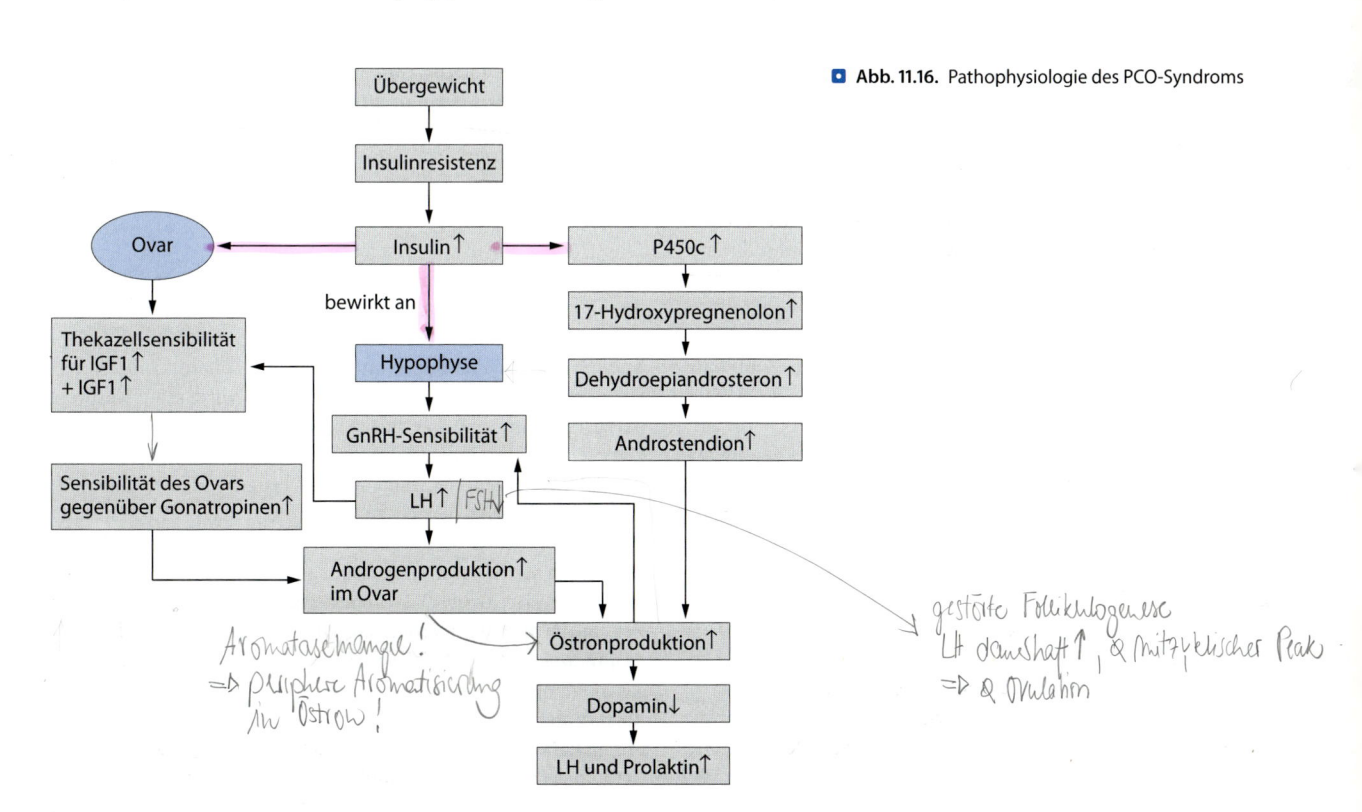

◘ **Abb. 11.16.** Pathophysiologie des PCO-Syndroms

> Die Insulinresistenz tritt nur bei oligoamenorrhöischen Frauen mit Hyperandrogenämie auf. Eumenorrhöische hyperandrogenämische Patientinnen haben keine Insulinresistenz. Demnach scheint das Insulin zusätzlich eine direkte zyklusstörende Wirkung zu besitzen.

Sowohl die Neigung, eine Insulinresistenz zu entwickeln, als auch die Ausbildung eines PCO-Syndroms scheinen nach derzeitigem Kenntnisstand u. a. **genetisch determiniert** zu sein. Bei einigen Diabetesformen mit Hyperandrogenämie und Autoantikörpern gegen Insulin findet sich ebenfalls das Bild des PCO-Syndroms.

Zusammenfassend zeigt sich, dass beim PCO die **gesamte ovarielle Steroidsynthese gestört** sein kann. Das PCO-Syndrom scheint das morphologische Endprodukt eines dynamischen Prozesses zu sein. Auslöser für diesen Prozess ist ein **Androgenüberschuss und/oder eine Hyperinsulinämie** mit Insulinresistenz unterschiedlicher Ursache.

Bei Patientinnen mit PCO-Syndrom wurde auch eine erhöhte periphere 5-α-Reduktase-Aktivität nachgewiesen. Dies spricht dafür, dass auch die periphere Steroidgenese einen signifikanten Beitrag zu den Hormonsteuerungen bei PCO-Syndrom leistet (Fassnacht et al. 2003).

11.13.2 Klinik

Die einzelnen Symptome treten unterschiedlich häufig auf, in Klammern ist die in der Literatur durchschnittlich angegebene Häufigkeit vermerkt (Leidenberger 1998):
- unterschiedlich stark ausgeprägtes Übergewicht (41 %),
- Oligoamenorrhö (51 %),
- Hirsutismus (69 %),
- Sterilität (74 %),
- dysfunktionelle Blutungen (29 %),
- Galaktorrhö sowie
- Diabetes mellitus.

Patientinnen mit einem PCO-Syndrom haben vermehrt Aborte.

Es zeigt sich ein **typischer Sonogrammbefund** mit vergrößerten Ovarien, die randständig multiple (mindestens 10) kleine Zysten bis maximal 10 mm Durchmesser aufweisen. Unter diesem Aspekt ist es bedenklich, dass viele Frauen mit Symptomen eines PCO-Syndroms nicht ausreichend abgeklärt und unzureichend behandelt werden (Legro et al. 2002). Die Zysten liegen perlschnurartig entlang dem Rand des Ovars. Zentral finden sich keine Zysten. Die Ovarialkapsel ist verdickt, das Stroma echodicht und ebenfalls verdickt.

Die **makroskopische Begutachtung** der Ovarien zeigt glatte, vergrößerte Organe, meist ohne oder mit nur wenigen Ovulationsnarben. Die Ovarialkapsel ist verdickt, das Stroma vermehrt. Die morphologischen Veränderungen des Ovars finden sich i. d. R. bilateral, können jedoch auch unilateral auftreten (Leidenberger 1998).

11.13.3 Folgen des PCO-Syndroms

Die Symptome Adipositas, Hyperinsulinämie und Hyperandrogenämie, die unabhängig voneinander auftreten können, sich aber gegenseitig bedingen, sind von **großer therapeutischer und prognostischer Relevanz**. Sie beinhalten ein großes Risiko für die Entwicklung von Herz-Kreislauf-Störungen, Fettstoffwechselstörungen und Diabetes mellitus (Rotterdam Consensus 2003; ▸ Abb. 11.17).

Mögliche Folgen des PCO-Syndroms

- **Chronische Anovulation**
  - Oligo-/Amenorrhö
  - Infertilität
  - Endometriumhyperplasie
  - ggf. Endometriumkarzinom
- **Hyperandrogenämie**
  - Hirsutismus
  - Akne
  - Alopezie
- **Metabolische Störungen**
  - Hyperinsulinämie
  - Glukoseintoleranz
  - Diabetes mellitus Typ 2
  - Hyperlipoproteinämie

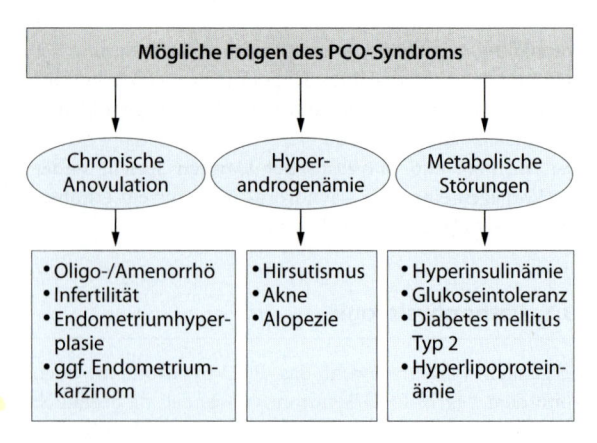

▸ **Abb. 11.17.** Folgen des PCO-Syndroms

11.13.4 Hormonparameter

Der **LH-Serumspiegel** ist im Basishormonstatus häufig, z. T. aber nur leicht erhöht. Der **FSH-Spiegel** liegt im Normbereich oder ist erniedrigt. Infolgedessen beträgt die **LH/FSH-Ratio** typischerweise mehr als 2. Frauen mit Übergewicht und Insulinresistenz haben häufiger normale oder nur gering erhöhte LH-Serumspiegel und LH/FSH-Ratio. Durch die gesteigerte Östradiolmetabolisierung im Fettgewebe besteht meist nur ein relativer Östrogenmangel. **Androstendion- und Testosteronspiegel** sind erhöht, meist auch der Spiegel des freien Testosterons bei mäßiggradigem Östrogenmangel. Die **Progesteronproduktion** entspricht meist kontinuierlich derjenigen der Follikelphase, da i. d. R. eine Anovulation besteht. Bei jeder 2.–3. Frau ist der **Prolaktinwert** erhöht, der **SHBG-Spiegel** erniedrigt. Patientinnen mit niedrigem SHBG-Wert weisen ausgeprägtere und häufiger hirsute Veränderungen auf.

Hormontests. Zum Einsatz kommt der **GnRH-Test**, dabei ist der LH-Anstieg deutlich größer als bei normozyklischen Patientinnen. Rosenfield (1997) beschreibt einen **modifizierten GnRH-Test**: Nach Vorbehandlung mit Dexamethason zur Supprimierung der adrenalen Androgenproduktion wird eine Blutprobe zur Bestimmung der Basishormonparameter entnommen. Dann erfolgt die Gabe von 100 μg Nafarelin s. c. Nach 8 h steigt der FSH-Wert deutlich weniger an als bei gesunden Frauen, LH verhält sich normal. Nach 24 h sind bei Frauen mit PCO die Spiegel von Androstendion, 17-OH-Progesteron und Östron wesentlich stärker gestiegen als bei gesunden Frauen. Insbesondere die Werte für 17-OH-Progesteron steigen wesentlich stärker als alle anderen Steroide an. Dies ist typisch für PCO-Patientinnen. Die selbe Reaktion tritt nach Gabe von HCG auf.

Beim **oralen Glukosetoleranztest (OGTT)** liegt der Blutzucker nach oraler Glukosegabe bei Patientinnen mit Insulinresistenz ohne Diabetes meist nur im suspekten Bereich, kann aber auch pathologische Werte erzielen. Aussagekräftiger ist die gleichzeitige Analyse des Insulins, welches überproportional stark bei Insulinresistenz und somit auch bei PCO-Patientinnen ansteigt. Dieser Test sollte durchaus bereits bei jungen Mädchen frühzeitig und großzügig durchgeführt werden, um Risikopatientinnen baldmöglichst zu erfassen und einer entsprechenden Prävention zuzuführen.

11.13.5 Histologisches Bild

Die Ovarien zeigen folgende **histologische Befunde**:
- eine verdickte Tunica albuginea,
- eine Hyperplasie der Theca interna,
- ein verdicktes kortikales Stroma und
- multiple subkapsulär gelegene Follikel verschiedener Reifestadien.

Corpora lutea werden i. d. R. nicht gefunden.

11.13.6 Therapie

Die Therapie richtet sich einerseits nach den Symptomen und andererseits nach den Wünschen der Patientin. Entscheidend ist die Frage, ob ein **aktueller Kinderwunsch** vorliegt. Bei Adipositas ist in jedem Fall eine **Gewichtsreduktion** der wichtigste Therapieschritt (s. unten). Auf diese Weise ist es häufig möglich, eine Normalisierung der Androgenwerte und des Zyklus zu erreichen. Zur Sterilitätstherapie ▶ Kap. 12.

Die Suppression der Androgenbildung kann auf verschiedene Weise und mit unterschiedlichen Zielen erfolgen:
- **Supression mit Östrogenen:** Hierzu bietet sich die Östrogensubstituton an. Sie bewirkt eine vermehrte Bindung der Androgene an Transportproteine durch Steigerung der SHBG-Synthese und eine Suppression der Gonadotropinsekretion. Da die adipösen, anovulatorischen Patientinnen häufig eine nicht zu vernachlässigende extraovarielle Östrogenproduktion aufweisen, sollte die Östrogensubstitution mit einem Gestagen kombiniert werden. Dies kann in Form eines Monopräparats oder eines zyklischen Präparats erfolgen. Die Gestagenkomponente sollte selbst keine androgene Wirkung haben. Deshalb sind Chlormadinonazetat oder Cyproteronazetat vorzuziehen. Bei Cyproteronazetat müssen jedoch die Zulassungsbeschränkungen beachtet werden.
- **Suppression mit GnRH-Analoga:** Prinzipiell ist die gestörte Gonadotropinsekretion mit GnRH-Analoga erfolgreich zu behandeln. Gleichzeitig mit der ovariellen Östrogensynthese wird auch die Androgensynthese supprimiert. Wegen der Gefahr der Osteoporose und auch wegen der hohen Kosten ist diese Therapieform als alleinige dauerhafte Therapie jedoch ungeeignet.
- **Glukokortikoide:** Sie sind für PCO-Patientinnen nur geeignet, wenn sekundär eine adrenale Hyperandrogenämie zusätzlich zum PCO-Syndrom auftritt. Selbst in diesen Fällen sollte der Einsatz der Glukokortikoide sehr zurückhaltend erfolgen, da sie sich ungünstig auf die Adipositas auswirken und die Insulinresistenz fördern. Die Dosis sollte abends verabreicht werden und so gewählt sein, dass der morgendliche Kortisolspiegel zwischen 20 und 30 ng/ml liegt. In der Regel werden täglich 0,25–0,5 mg Dexamethason entsprechend 3,75–7,5 mg Prednisolon verabreicht.
- **Behandlung des Hirsutismus:** Neben den die Androgene supprimierenden Medikamenten kann zusätzlich Spironolacton zur Behandlung des Hirsutismus eingesetzt werden (▶ Abschn. 11.10: »Adrenale Hyperandrogenämie«).
- **Behandlung des Hyperinsulinsmus:** Der Hyperinsulinismus kann behandelt werden durch eine Diät und auch medikamentös, z. B. mit Diazoxid oder Metformin (Insulinsensibilisierungsbehandlung). Die erfolgreiche Behandlung der Hyperinsulinämie allein führt häufig zur Normalisierung des Zyklusgeschehens. Wichtig ist, bereits in der Pubertät und davor auf ein Normalgewicht zu achten und die Patientin entsprechend zu beraten. Unter Umständen ist bereits während der Pubertät eine Androgensuppression einzuleiten.
Die Behandlung mit Metformin ist bei adipösen wie bei normalgewichtigen PCO-Patientinnen wirksam (Morin-Papunen et al. 2003; McCarthy et al. 2004).
- **Kompetitive Androgenrezeptorblockade:** Die antiandrogen wirksamen Gestagene Chlormadinonazetat und Cyproteronazetat (CPA) besetzen kompetitiv die Androgenrezeptoren. Sie können als Monosubstanz oder in Kombination mit Östrogenen angewandt werden. In niedriger Dosierung, dann kombiniert mit 35 µg Ethinylöstradiol (EE), wird CPA (2 mg täglich) kontinuierlich über 21 Tage, gefolgt von einer 7-tägigen Pause, gegeben. In der hohen Dosierung werden 50–100 mg CPA mit 40–50 µg EE über 14 Tage, gefolgt von 14 Tagen CPA in gleicher Dosis ohne EE, verabreicht. Diese Dosierung ist bei ausgeprägtem Hirsutismus zu empfehlen.
CPA kann auch als Monotherapie (50–100 mg dauerhaft täglich) verordnet werden. Diese Variante ist wegen möglicher Blutungsstörungen in erster Linie für hysterektomierte Frauen geeignet. Zu beachten ist, dass bei sehr hohen Dosen die ACTH-Produktion blockiert wird und eine Nebennierenrindeninsuffizienz resultiert.
- **Kombinationen:** Wenn eine Patientin mit einem Therapieansatz allein nicht erfolgreich behandelt werden kann, ist die Kombination der Komponenten Kortisol, Cyproteronazetat, Ovulationshemmer und Spironolacton möglich.

11.14 Adrenogenitales Syndrom (AGS)

Das adrenogenitale Syndrom ist eine **genetisch bedingte Störung des Androgenstoffwechsels**, die es in einer Early-onset- und einer Late-onset-Form gibt. Bei der Early-onset-Form treten Syptome direkt nach der Geburt auf, während diese bei der Late-onset-Form erst mit der Pubertät zutage treten.

11.14.1 Pathophysiologie

Hervorgerufen wird das AGS durch verschiedene genetisch bedingte Enzymdefekte in der Kortisolbiosynthese. Durch den **Enzymmangel** kommt es zum **Kortisolmangel** und damit zum **Überschuss an Androgenen**. Das mit 95 % am häufigsten defekte Enzym ist die 21-Hydroxylase, deren Gen auf Chromosom 6 lokalisiert ist. Es sind aber 9 weitere Enzyme bekannt, deren Mangel ein AGS hervorrufen kann.

Durch den **Mangel an 21-Hydroxylase** wird 17-α-Hydroxyprogesteron nicht mehr zu Desoxykortisol und Kortisol metabolisiert. Ebenso ist die Umwandlung von Progesteron zu Desoxikortisosteron und Kortikosteron unterbrochen. Wenn die 21-Hydroxylase komplett ausfällt, ist auch die Synthese von Aldosteron hochgradig gestört. Durch die fehlende Kortisolproduktion ist das Biofeedback-System der CRF-ACTH-Achse insuffizient. In der Folge wird ACTH überschießend produziert. Diese **chronische Überstimulation der Nebennierenrinde** führt morphologisch zu einer Nebennierenrindenhyperplasie.

11.14.2 Klinik

Das Ausmaß der klinischen Symptomatik ist abhängig von der Intensität des Enzymmangels. **Bei schwerem Enzymmangel** findet sich bei weiblichen Neugeborenen eine unterschiedlich stark ausgeprägte Maskulinisierung des äußeren Genitale bis hin zur Ausbildung eines Phallus mit Hypospadie (Keck et al. 1997). Aufgrund des Mangels an Mineralokortikoiden kann es zum Salzverlustsyndrom kommen, welches bei Nichterkennen lebensgefährlich wird. Bei der Late-onset-AGS-Form zeigen sich **Virilisierungszeichen**, wie z. B. Hirsutismus und Alopezie sowie Zyklusstörungen. Bedingt wird das Late-onset-AGS wohl durch einen gering ausgeprägten 21-Hydroxylasemangel.

11.14.3 Hormonparameter

Erhöht sind die Serumspiegel von Progesteron, 17-α-Hydroxyprogesteron, Androstendion, Testosteron und ACTH, erniedigt sind der Kortisol- und der Aldosteronspiegel.

Hormontests. Es wird ein **ACTH-Test** durchgeführt, insbesondere zur Diagnostik eines Late-onset-AGS. Beim Early-onset-AGS sind die **peripheren Hormonparameter** zur Diagnostik ausreichend.

> **Empfehlung**
>
> Beim ACTH-Test wird nüchtern ACTH (0,25 mg i.m.) verabreicht und vorher sowie 60 und 120 min nach der ACTH-Gabe Kortisol, Progesteron, 17-α-Hydroxyprogesteron und Testosteron bestimmt. Der Spiegel von Kortisol steigt nicht an, während die anderen Parameter überschießend nach ACTH-Gabe ansteigen. Der Serumausgangswert kann im oberen Normbereich oder leicht erhöht sein.

11.14.4 Therapie

Die fehlenden Gluko- und Mineralokortikoide müssen umgehend ersetzt werden. Wenn eine Patientin mit Late-onset-AGS eine Schwangerschaft anstrebt, sollte sie ebenfalls ausreichend **mit Kortikoiden substituiert** werden, um eine Virilisierung weiblicher Feten zu vermeiden. Bei Patientinnen mit Early-onset-AGS besteht schon von der ursprünglich pädiatrisch-endokrinologischen Betreuung her die Substitution der Mineralo- und Glukokortikoide.

Ziel der Substitution ist es, ACTH in den Normbereich zu supprimieren und somit die Stimulation der Nebennierenrinde zu bremsen. Wenn die Dosierung optimal gewählt wird, kann man einen Rückgang der Androgenisierungserscheinungen und eine Normalisierung der Ovarfunktion erreichen.

Zur **Normalisierung** der **postpuberalen Hyperandrogenämie** kann man beim AGS sowohl Dexamethason als auch Kortisol verabreichen. Im Regelfall sollte die Dosis dem natürlichen Kortisolspiegel entsprechend über den Tag verteilt werden: 50 % der Gesamtdosis morgens, 25 % nachmittags und 25 % spät abends. Bei geringerer Störung des Kortisolhaushalts kann auch Hydrokortison zum Einsatz gebracht werden.

> **Empfehlung**
>
> Entscheidende Parameter zur Überprüfung der Therapie sind die Serumandrogen- und ACTH-Spiegel. Alle diese Werte müssen in den Normbereich supprimiert werden.

Dexamethason. Zu berücksichtigen ist, dass Dexamethason ein lang wirksames Glukokortikoid ist und deshalb die Hypothalamus-Hypophysen-Nebennierenrinden-Achse stärker supprimiert als Prednisolon oder Kortison in vergleichbaren Dosen. Dexamethason hat weiterhin den Vorteil, dass es eine geringere Flüssigkeitsretention bewirken soll. Die letzte Dosis wird spät abends verabreicht, wobei hier meist 0,5 mg Dexamethason ausreichend sind. Um einen medikamentös induzierten M. Cushing zu verhindern, müssen regelmäßig die Kortisolnüchternspiegel morgens um 8 Uhr bestimmt werden. Bei Serumspiegeln von 20–30 ng/ml sind Überdosierungssymptome nicht zu erwarten.

Die Glukokortikoidsubstitution muss **auch** bei einem **Late-onset-AGS**, für das dieselben Therapieprinzipien wie für ein Early-onset-AGS gelten, langfristig durchgeführt werden. Diese Substitution kann mit einer antiandrogenen Antikonzeption kombiniert werden (Leidenberger 1998). Bezüglich der Therapie des Salzverlustsyndroms (Substitution z. B. mit Fludrokortison, oral 0,1 mg/Tag) sollte der bisher betreuende Endokrinologe zu Rate gezogen werden, wie auch die ganze Substitutiontherapie interdisziplinär erfolgen sollte.

> **Cave**
>
> Dringend beachtet werden muss, dass bei Verletzungen, Erkrankungen, Infektionen oder Operationen der Kortisonbedarf erheblich steigt. Bei schweren Erkankungen und Operationen muss eine Substitution wie bei M. Addison erfolgen, ebenso unter einer Geburt.

Unter der Geburt sollte alle 6 h 100 mg Hydrokortison i. v. gegeben werden. **Nach der Entbindung** wird die Dosis alle 48 h halbiert, bis die vor der Schwangerschaft übliche Dosis erreicht wird. Ebenso wird bei Operationen und schweren Infektionen verfahren. **Während der Schwangerschaft** führt eine Überdosierung des Kortisons zur Suppression der kindlichen Nebennierenrindenfunktion. Die Überdosierung zeigt sich in einem Abfall des Östrogenspiegels im Serum der Schwangeren.

11.15 Luteinized-unruptured-follicle-Syndrom (LUF)

Die genaue Ätiologie des LUF ist unklar. Nachgewiesen wurden:
- erniedrigte mittzyklische LH-Peaks,
- Fehlen des präovulatorischen Progesteronanstiegs,
- Anomalien der Prostaglandinsynthese sowie
- Anomalien der Oozyte.

Auch wurden Zusammenhänge mit der idiopathischen Sterilität (Zaidi et al. 1995) gezeigt.

11.15.1 Pathophysiologie

Etwa **eine Woche vor der Ovulation** nimmt der Follikel schnell an Größe zu (von < 12 auf 16–25 mm). Sowohl Steroide als auch Proteoglykane, die von den Granulosazellen sezerniert werden, tragen zu diesem **schnellen Wachstum** bei. FSH fördert über Prostaglandine die Produktion des Plasminogenaktivators in den Granulosazellen. Dieser fördert die Umwandlung des Plasminogens in das proteolytisch aktive Enzym Plasmin. Dieses greift Komponenten der Basalmembran an. Zudem ist es an der Konversion der Prokollagenase in das aktive Enzym Kollagenase beteiligt. Die Kollagenase bewirkt die **Spaltung verschiedener Kollagenarten**. In der Thekaschicht ist das sog. interstitielle Kollagen Typ I und III nachweisbar. In der Basalschicht, die die Thekazellen von den Granulosazellen trennt, findet man das interstitielle Kollagen Typ IV. Die Kollagenasen bewirken eine schrittweise Verdauung der Follikelwand. Sie führt zur Vorwölbung der Oberfläche des präovulatorischen Follikels und zur **Ruptur der Wand** (Abb. 11.18).

Die eigentliche **Follikelreifung und Ovulation** besteht aus 3 entscheidenden Ereignissen:
1. Aufnahme der Meiose;
2. Luteinisierung der Granulosazellen, die im Corpus luteum gipfelt;
3. Verdauung und Ruptur der Follikelwand.

Der präovulatorische **LH-Peak** triggert diese 3 Ereignisse. Jedoch benötigt jeder dieser Schritte einen unterschiedlich intensiven **LH-Stimulus**. Die Meiose reagiert bereits auf niedrige LH-Spiegel. Die adäquate Luteinisierung benötigt höhere LH-Level. Um eine Follikelruptur zu erzielen, bedarf es sehr hoher LH-Werte. Auf diese Weise führen LH-Peaks, die die Schwelle zur Auslösung der Ruptur der Follikelwand nicht erreichen, zwar zur Meiose und mehr oder weniger adäquaten Luteinisierung des Follikels, nicht jedoch zur Follikelruptur.

Die **Follikelruptur** wird durch Prostaglandin $F_{2\alpha}$ ausgelöst. Dessen Produktion im Ovar ist FSH-/LH-abhängig. Bei Patientinnen mit LUF konnten erniedrigte und verspätete LH-Peaks nachgewiesen werden. Der LH-Rezeptorbesatz der Corpora lutea von Frauen mit LUF ist gegenüber normal ovulierenden Frauen erniedrigt (Evers 1993). Dieses zentral bedingte LUF ist meist nicht in jedem Zyklus nachweisbar, sondern tritt unregelmäßig auf.

Ein anderer Pathomechanismus für das LUF kann eine **Störung des Prostaglandinhaushalts im Ovar** sein, der durch eine chronische Entzündungsreaktion bedingt wird. Dieser Typus tritt gehäuft bei Patientinnen mit Adhäsionen im kleinen Becken, Zustand nach Infektion des inneren Genitales oder Endometriose auf. Auch die Entfernung der Adhäsionen, denen ein mechanisches Ovulationshindernis zugeschrieben werden könnte, führt nicht zur effektiven Therapie des LUF. In diesen Fällen tritt das LUF in jedem Zyklus auf. Der LH-Peak ist normal hoch.

11.15.2 Klinik

Das LUF-Syndrom ist charakterisiert durch **regelrechte Zyklen und vorgetäuschte Ovulationen**, wie die Hormonprofile im Verlauf des Zyklus annehmen lassen. Die Basaltemperaturkurven sind biphasisch. Die **Follikelphase** verläuft normal. Die **Lutealphase** ist normal lang. Die Patientinnen konsultieren den Gynäkologen in erster Linie wegen unerfüllten Kinderwunsches. Ein LUF kann sowohl im stimulierten als auch im Spontanzyklus auftreten.

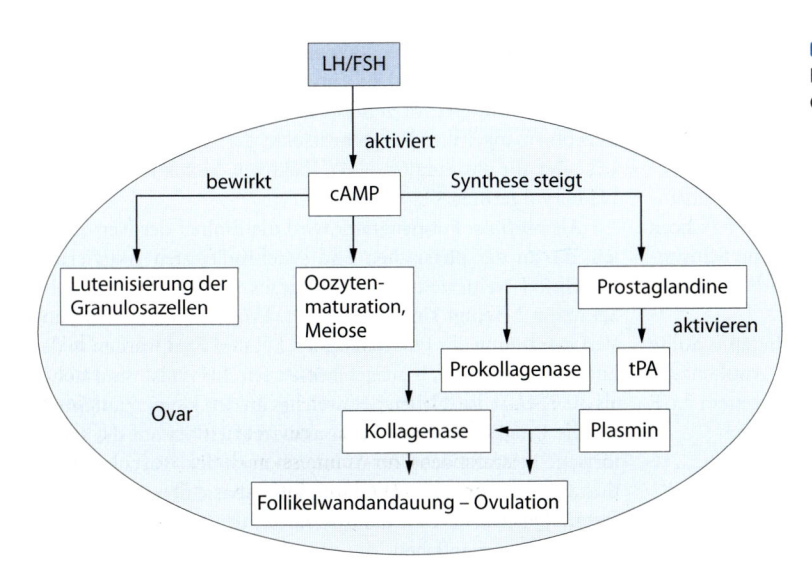

Abb. 11.18. Pathomechanismus der Ovulation beim LUF (*tPA* »tissue plasminogen activator«; wird in Granulosazellen gebildet)

Das durch Infektionen hervorgerufene LUF kann Ursache für den fehlenden Erfolg (Ausbleiben von Schwangerschaften) einer mikrochirurgischen Intervention sein.

11.15.3 Diagnostik

Anamnestisch sollte primär ein regelmäßiger Gebrauch von Antiphlogistika, wie z. B. Indometacin, ausgeschlossen werden. Indometacin und ähnliche Prostaglandinsynthesehemmer können durch Störung der Prostaglandinsynthese ein LUF hervorrufen (▶ Abschn. 11.15.1: »Pathophysiologie«). Azetylsalizylsäure scheint diese Wirkung nicht zu besitzen.

Bei genauer **hormoneller und sonographischer Überwachung des Zyklus** zeigen sich folgende Auffälligkeiten:
1. der LH Peak ist niedriger als normal;
2. in der ersten Hälfte der Lutealphase liegt der Progesteronspiegel unter 10 ng/ml;
3. die Sonographie zeigt ein normales Follikelwachstum, jedoch bleibt die Ovulation aus; der Follikel nimmt nach dem LH-Peak noch an Größe zu, im weiteren Verlauf trennt sich die Granulosaschicht von der Follikelwand und täuscht eine Septierung vor.

Zur Sicherung der Diagnose sind prinzipiell die Laparoskopie mit Nachweis der fehlenden Ovulationsmarke auf dem Ovar sowie die **gleichzeitige Analyse von Progesteron und Östrogen in der Douglas-Flüssigkeit** 2 Tage nach dem LH-Peak anwendbar. Die erniedrigte Ratio von Östrogen und Progesteron in der Douglas-Flüssigkeit im Vergleich zur Ratio der Serumkonzentrationen und der makroskopische Ovarbefund gelten als beweisend. Im Alltag ist dieser Weg jedoch nicht unbedingt praktikabel, weshalb man sich auf die Punkte 1–3 in der Diagnostik beschränken muss.

11.15.4 Therapie

Ein Regime mit HMG-/HCG-Stimulation hat sich als besonders effektiv zur Behandlung des LUF erwiesen. Es wird hierzu eine Stimulationstherapie mit HMG durchgeführt, bis der Follikel reif ist. Zur **Ovulationsinduktion** werden entweder 1000 IE HCG und 24 h später weitere 9000 IE HCG oder 15 000 IE HCG mit 150 IE HMG kombiniert verabreicht. Die alleinige Auslösung eines reifen Follikels mit dem einen der beiden Regimes ist deutlich weniger effektiv als die Kombination mit der Stimulationstherapie. Weniger effektiv, aber einfacher in der Anwendung, ist die Stimulation mit Clomifen und die Ovulationsinduktion mit einer der beiden genannten Möglichkeiten (Check et al. 1992). Wenn mit diesen beiden Methoden eine Schwangerschaft nicht zu erzielen ist, kann eine In-vitro-Fertilisation erfolgversprechend angewandt werden (▶ Kap. 12).

Frauen ohne Kinderwunsch bedürfen keiner Therapie. Sollte kein Konzeptionswunsch bestehen, muss eine Antikonzeption durchgeführt werden, da auch bei nachgewiesenem LUF Schwangerschaften aufgetreten sind.

11.16 Ovulation mit Oozytenretention

Dieses Phänomen wurde im Rahmen der In-vitro-Fertilisation erstmals beobachtet. In nachweislich bereits ovulierten Follikeln konnten bei der Follikelpunktion noch reife Oozyten gewonnen werden. Die meisten Beobachtungen beziehen sich auf stimulierte Zyklen, in einem Fall ist jedoch auch ein unstimulierter Zyklus beschrieben. Pathophysiologisch wird eine **Überexpression von FSH in der späten Follikelphase** als Ursache diskutiert. FSH soll die Synthese der Hyaluronsäure hemmen. Infolgedessen ist die Ausdehnung der Kumulusmasse verzögert und somit die Lösung des Cumulus-Oozyten-Komplexes von der Follikelwand. Inwieweit dieses Phänomen physiologisch auftritt und wie häufig, ist noch nicht geklärt.

11.17 Empty-follicle-Syndrom

Auch dieses Phänomen trat erstmals bei der In-vitro-Fertilisation in Erscheinung. Bei der Follikelpunktion werden Granulosazellen gefunden, ohne dass Oozyten gewonnen werden können. Voraus gingen normale Stimulationsbehandlungen. Der Pathomechanismus auch dieses Phänomens ist noch ungeklärt, ebenso die Frage nach der Häufigkeit und der Ursache. Aktuell wird als Ursache für das Empty-follicle-Syndrom eine **Fehlanwendung** oder eine **insuffiziente Wirkung** des verabreichten HCG-Präparats, z. B. infolge einer Wirkungseinbuße, diskutiert. Ndukwe et al. (1997) konnten durch eine Nachinjektion von HCG einer anderen Charge noch reife Oozyten aus dem bis dahin nicht punktierten Ovar 36 h nach der 2. und 72 h nach der ersten HCG-Gabe gewinnen.

11.18 Corpus-luteum-Insuffizienz

Die Corpus-luteum-Insuffizienz ist definiert als ein Defekt des Corpus luteum mit unzureichender oder ungenügend langer Progesteronproduktion.

11.18.1 Pathophysiologie

Die **Ursachen** der Corpus-luteum-Insuffizienz sind vielfältig. Pathophysiologisch wird sie entweder durch leichte bis mittelschwere Störungen im zentralen GnRH-Pulsgenerator, durch Rezeptormangel und Rezeptordefekte der Granulosazellen für LH oder die Produktion einer inaktiven Molekülvariante des LH hervorgerufen.

Als **zentraler Pulsgenerator** wird die Einheit der Nervenzellen, die an der phasischen und synchronisierten Aktivierung der GnRH-Neurone und an der daraus resultierenden GnRH-Sekretion beteiligt sind, bezeichnet. Progesteron bewirkt eine Verlangsamung des Pulsgenerators. LH und FSH werden in der Lutealphase alle 3–5 h ausgeschüttet. Die LH-Pulse sind höher als die FSH-Pulse. Neben LH, welches an den kleinen Luteinzellen die Progesteronproduktion aktiviert, wirken auf die sekretorische Leistung des Corpus luteum auch der »vascular endothelial growth factor« (VEGF) und der »basic fibroblast growth factor« (BFGF), da diese die Ausbildung des kompletten Corpus luteum erst ermöglichen.

Störungen des zentralen Pulsgenerators führen dazu, dass die pulsatile GnRH-Sekretion in zu häufigen oder zu seltenen Pulsen erfolgt, sodass die LH-Sekretion der Hypophyse unphysiologisch für die Lutealphase stattfindet (Wuttke u. Hinney 1998).

Die Corpus-luteum-Insuffizienz tritt bei der hypothalamisch-hypophysären, der hyperprolaktinämischen und der hyperandrogenämischen Ovarialinsuffizienz auf. Unabhängig davon finden sich einige Symptome der Corpus-luteum-Insuffizienz auch bei **Progesteronrezeptormangel des Endometriums**, trotz ausreichender Corpus-luteum-Funktion.

11.18.2 Klinik

Klinisch zeigen sich
- verkürzte Zyklen,
- eine verkürzte Lutealphase, infolgedessen eine Polymenorrhö,
- prämenstruelles Spotting,
- eine insuffiziente sekretorische Umwandlung des Endometriums,
- Sterilität und
- Infertilität.

Liegen die **Progesteronwerte** in der Mittlutealphase bei 2- bis 3-maliger Messung über 8 ng/ml, kann eine Corpus-luteum-Insuffizienz mit relativ großer Sicherheit ausgeschlossen werden.

11.18.3 Diagnostik

Zur Diagnostik gehören
- Erhebung der Anamnese,
- Erstellung eines Zykluskalenders,
- Führen einer Basaltemperaturkurve (◘ Abb. 11.6 und 11.7),
- Progesteronbestimmung in der Lutealphase,
- Erhebung des Hormonstatus zur Ursachenanalyse und ggf.
- eine Endometriumsbiopsie.

11.18.4 Therapie

Prinzipiell sollte die **Therapie ursächlich** erfolgen. Hierzu wird auf die verschiedenen vorbeschriebenen Störungen der Ovarialfunktion verwiesen. Weiterhin können die hypothalamische und die ovarielle Corpus-luteum-Insuffizienz mit ein- oder mehrmaligen **HCG-Gaben** behandelt werden.

Insgesamt 30 % der Patientinnen reagieren auf HCG-Gaben nicht. In diesen Fällen ist die Gabe von **Progesteron** sinnvoll. Ist eine kausale Therapie nicht erwünscht, nicht notwendig oder nicht möglich, kann eine **Gestagensubstitution** in der Lutealphase vom 14.–24. Zyklustag erfolgen.

Literatur

Andrico S, Gambera A, Specchia C et al. (2002) Leptin in functional hypothalamic amenorrhoe. Hum Reprod 17 (8): 20043–20048

Bakalov VK, Vanderhoof VH, Bondy CA, Nelson LM (2002) Adrenal antibodies detect asymptomatic autoimmune adrenal insufficiency in young women with spontaneous premature ovarian failure. Hum Reprod 17: 2096–2100

Benker G, Jaspers C, Häusler G, Reinwein D (1990) Control of Prolactin Secretion. Klin Wochenschr 68: 1157–1167

Blumenthal RD, Taylor AP, Goldman L et al. (2002) Abnormal expression angiopoietins and tie receptors in menorrhagic endometrium. Fertil Steril 78: 1294–1300

Carmina E, Lobo R (2003) Treatment of hyperandrogenic alopecia in women. Fertil Steril 79: 91–95

Check JH, Dietterich C, Nowroozi K, Wu CH (1992) Comparison of various therapies for the luteinized unruptured follicle syndrome. Int J Fertil 37 (1): 33–40

Colao A, Di Sarno A, Cappabianca P et al. (2004) Withdrawal of long-term cabergoline therapy for tumoral and nontumoral hyperprolactinemia. Obstet Gynecol Surv 59 (5): 349–351

Evers JLH (1993) The luteinized unruptured follicle syndrome. Baillière's Clinical Obstet Gyn 7 (2): 363–387

Hurskainen R, Teperi J, Rissanen P et al. (2004) Clinical outcomes and costs with the levonorgestrel-releasing intrauterine system or hysterectomy for treatment of menorrhagia: randomized trial 5-year follow-up. JAMA 291: 1456–63

Ibanez L, Potau N, Ferrer A et al. (2003) Anovulation in eumenorrheic, nonobese adolescent girls born small for gestational age: insulin sensitization induces ovulation, increases lean body mass, and reduces abdominal fat excess, dyslipidemia, and subclinical hyperandrogenism. Obstet Gynecol Surv 58 (5): 319–320

Käser O, Friedberg V, Ober KG, Thomsen K, Zander J (1991) Gynäkologie und Geburtshilfe in 3 Bänden. Stuttgart: Thieme

Keck Ch, Neulen J, Breckwoldt M (1997) Endokrinologie, Reproduktionsmedizin, Andrologie. Stuttgart: Thieme: 57–58

Kiesel L, Bäckert I-T (1997) Diagnostik und Therapie von Follikelreifungsstörungen und der Corpus-luteum-Insuffizienz – Grenzen der medikamentösen Therapie. Arch Gynecol Obstet 260 (1–4): 481–489

Kritz-Silverstein D, Von Muhlen DG, Ganiats TG, Barrett-Connor E (2004) Hysterectomy status, estrogen use and quality of life in older women: the Rancho Bernado study. Qual Life Res 13: 55

Kuppermann M, Varner RE, Summitt RL Jr et al. (2004) Effect of hysterectomy versus medical treatment on health-related quality of life and sexual functioning. JAMA 291: 1447–1455

Leidenberger FA (1998) Klinische Endokrinologie für Frauenärzte. Heidelberg: Springer

Malcolm C, Cumming DC (2003) Does anovulation exist in eumenorrheic women? Obstet Gynecol 102: 317–318

Mazer, Norman A, Shifren JL (2003) Transdermal testosterone for women: a new physiological approach for androgen therapy. Obstet Gynecol Surv 58 (7): 489-500

McCarthy EA, Walker SP, McLachlan K, Boyle J, Permezel M (2004) Metformin in obstetric and gynecologic practice: a review. Obstet Gynecol Surv 59: 118–127

Ndukwe G, Thornton S, Fishel S, Dowell K, Aloum M, Green S (1997) 'Curring' empty follicle syndrome. Hum Reprod 12 (1): 21–23

Rabe T, Grunwald K, Runnebaum B (1994) Androgenisierungserscheinungen der Frau. In: Runnebaum B, Rabe T (Hrsg) Gynäkologische Endokrinologie und Fortpflanzungsmedizin, Bd. 1. Berlin: Springer

Randall BB (1997) Diagnosis and therapy of hyperandrogenism. In: Baillière's Clin Obstet Gynaecol. Hyperandrogenic states and hirsutism. London: Baillière Tindall

Rosenfield RL (1997) Current concepts of polycystic ovary syndrome. In: Baillière's Clin Obstet Gynaecol. Hyperandrogenic states and hirsutism. London: Baillère Tindall

Rotterdam ESHRE/ASRM-sponsored PCOS Consensus Workshop Group (2004) Revised 2003 consensus on diagnostik criteria and longterm health risks related to polycystic ovary syndrome. Fertil Steril 81 (1): 19–25

Runnebaum B, Rabe T (Hrsg) (1994) Gynäkologische Endokrinologie und Fortpflanzungsmedizin, Bd. 1 und 2. Berlin: Springer

Sarapura V, Schlaff WD (1993) Recent advances in the understanding of the pathopysiology and treatment of hyperprolactinemia. Cur Opin Obs Gyn 5: 360–367

Wuttke W, Hinney B (1998) Die normale und die gestörte Funktion des Corpus luteum. Reproduktionsmedizin 14: 18–26

Zaidi J, Jurkovic D, Campbell S, Collins W, McGregor A, Tan SL (1995) Luteinized unruptured follicle: morphology, endocrine function and blood flow changes during the menstrual cycle. Hum Reprod 10 (1): 44–49

Fertilitätsstörungen und Sterilität

A. K. Ludwig, K. Diedrich, M. Ludwig und R. E. Felberbaum

12.1	Einleitung – 163		12.5	Komplikationen im Rahmen der Sterilitätsbehandlung – 185
12.1.1	Terminologie – 163		12.5.1	Onkogenes Risiko einer ovariellen Stimulation – 185
12.1.2	Zunahme der Unfruchtbarkeit? – 164		12.5.2	Operationsrisiko der Follikelpunktion – 185
12.1.3	Ursachen einer bestehenden Paarsterilität – 164		12.5.3	Ovarielles Hyperstimulationssyndrom (OHSS) – 185
12.1.4	Assistierte Reproduktion – 165		12.6	Schwangerschaft und Geburt nach Sterilitätsbehandlung – 187
12.1.5	Assistierte Fertilisation – 165		12.6.1	Inzidenz des Frühaborts und der ektopen Gravidität nach assistierter Reproduktionstherapie – 188
12.1.6	Schwangerschaftsraten – 165		12.6.2	Mehrlingsschwangerschaften – 188
12.2	Rechtliche Grundlagen der Sterilitätsbehandlung in Deutschland – 166		12.7	Folgen – 189
12.3	Diagnostik im Rahmen der Sterilitätsbehandlung – 166		12.7.1	Risiken für Schwangerschaft und Geburt der nach assistierter Reproduktion geborenen Kinder – 189
12.3.1	Erstgespräch – 167		12.7.2	Gesundheit der Kinder nach Kryokonservierung – 190
12.3.2	Diagnostik bei der Frau – 168		12.7.3	Familienstruktur nach assistierter Reproduktion – 191
12.3.3	Diagnostik beim Mann – 169		12.8	Daten des deutschen IVF-Registers – 191
12.4	Kinderwunschbehandlung – 170			Literatur – 191
12.4.1	Therapie des anovulatorischen Faktors – 170			
12.4.2	Therapie der tubaren Sterilität – 173			
12.4.3	In-vitro-Fertilisation – 175			
12.4.4	Therapie der männlichen Infertilität – 180			
12.4.5	Intrauterine Insemination – 181			
12.4.6	Idiopathische Sterilität – 184			

12.1 Einleitung

Trotz allen Wertewandels in unserer modernen Lebenswelt, trotz tiefgreifender Veränderungen gesellschaftlicher Zielsetzungen und individueller Lebenskonzepte hat sich die **Familie** als kleinste und intimste Zelle der Gesellschaft erhalten. Der Wunsch vieler Paare nach einem Kind ist auch heute so tief und existenziell, wie er es in der Geschichte der Menschheit immer war. Die **Fähigkeit, zu empfangen und zu gebären**, stellt für viele Frauen die Essenz ihrer Weiblichkeit dar, ebenso wie die Zeugungsfähigkeit für viele Männer von entscheidender Bedeutung ist. Daher bedeutet ein sich nicht erfüllender Kinderwunsch für das betroffene Paar eine schwere Belastung in vielerlei Hinsicht. Es handelt sich um einen Krankheitszustand beider Partner mit beträchtlichem Leidensdruck. Der **unerfüllte Wunsch nach einem Kind** kann dabei weitreichende soziale und psychologische Konsequenzen haben. Das Lebenskonzept und das Bild der Betroffenen von sich selbst als vollwertige Menschen werden dabei in Frage gestellt. In Abhängigkeit von soziokulturellen Faktoren kann die ungewollte Kinderlosigkeit auch massive soziale Probleme bis hin zur vollständigen sozialen Ächtung nach sich ziehen.

Ein betroffenes Paar hat verschiedene Möglichkeiten, sich diesem Problem zu stellen. Die **Kinderlosigkeit als Schicksal** anzunehmen und aus diesem Verzicht heraus Kraft für andere Aufgaben zu schöpfen, ist eine mögliche Lösung. Eine andere Möglichkeit wäre eine **Adoption**, wobei festzustellen ist, dass die Zahl der zu adoptierenden Kinder weit hinter der Zahl der gestellten Anträge zurückbleibt. Die Chancen, ein **Pflegekind** zu bekommen, sind ungleich günstiger. Auch hier wird deutlich, dass die meisten Paare sich ein Kind nicht nur zur Betreuung, sondern als festen Bestandteil ihrer Familie wünschen.

Eine weitere Alternative für das betroffene Paar ist der Versuch, die Möglichkeiten der Medizin in der Behandlung der Kinderlosigkeit zu nutzen. Dabei gehört zu den wichtigsten Aufgaben des Arztes die umfassende Aufklärung über die Erfolgsaussichten, Risiken sowie körperlichen und psychischen Belastungen, die mit der **Sterilitätsbehandlung** verbunden sind, sodass dann das betroffene Paar selbst in die Lage versetzt wird, zu entscheiden, ob es diese medizinischen Hilfen zur Erfüllung des Kinderwunsches in Anspruch nehmen will.

12.1.1 Terminologie

> **Definition**
>
> Von einer sterilen Partnerschaft wird gesprochen, wenn trotz regelmäßigem Geschlechtsverkehr ohne kontrazeptive Maßnahmen innerhalb von 2 Jahren keine Schwangerschaft eintritt.

Diese Definition geht auf die bereits ältere Erkenntnis zurück, nach der selbst im Alter optimaler Konzeptionserwartung **erst im Verlauf des 2. Jahres** bei gesunden Partnern mit einer nahezu 100 %igen Konzeption gerechnet werden kann. Wenn bei einem gesunden Paar die Menstruation der Partnerin ausbleibt, so liegt die **statistische Wahrscheinlichkeit** einer **normalen Schwangerschaft** bei ca. **70 %**. Die Möglichkeit einer klinischen Fehlgeburt wird dabei mit 9–10 % angegeben. Diese Zahlen gilt es zu berücksichtigen, wenn man die im Folgenden dargestellten Therapieansätze und ihre Erfolgsraten bewerten möchte.

> **Definition**
>
> Der Begriff der weiblichen Sterilität bezeichnet die Unfähigkeit einer Frau, zu empfangen, unabhängig von den zugrunde liegenden Störungen.

Dabei wird zwischen einer **primären Sterilität** – die Frau war noch nie schwanger – und einer **sekundären Sterilität** unterschieden. Im letzteren Fall sind bereits Schwangerschaften vorausgegangen, unabhängig davon, ob diese Schwangerschaften auch zur Austragung der Leibesfrucht geführt haben.

> **Definition**
>
> Die Infertilität beschreibt die Unfähigkeit einer Frau, eine empfangene Leibesfrucht bis zur Geburt eines lebensfähigen Kindes auszutragen. Die Begriffe Sterilität und Infertilität werden häufig synonym verwendet.

Die **Abgrenzung** der Infertilität von der Sterilität ist grundsätzlich wichtig, da diesen Störungen häufig verschiedene Ursachen zugrunde liegen, welche ihrerseits zu anderen therapeutischen Konsequenzen führen müssen. Rezidivierende Aborte nach vorangegangenen ausgetragenen Schwangerschaften würden entsprechend als sekundäre Infertilität bezeichnet werden.

Im angelsächsischen Schrifttum wird generell von »infertility« gesprochen, auch im Sinne eines Sterilitätsbegriffs, obwohl der Terminus »sterility« auch gebräuchlich ist. Die strenge Differenzierung zwischen Sterilität und Infertilität ist nicht international gebräuchlich.

Grundsätzlich favorisieren wir den Begriff des **unerfüllten Kinderwunsches** oder den Begriff der **Subfertilität**, da mittlerweile klar wird, dass es sich eigentlich um ein relatives Problem der Zeugungsfähigkeit handelt. Die wirkliche »Sterilität« gibt es nur in Ausnahmefällen. Auch bei einer hochgradigen Tubenpathologie oder einer hochgradigen Einschränkung der männlichen Zeugungsfähigkeit ist eigentlich immer – wenn auch im beschränkten Maße – die Möglichkeit einer Spontankonzeption gegeben.

Der Begriff der **männlichen Subfertilität** bringt zum Ausdruck, dass aufgrund einer Einschränkung der Ejakulatqualität eine spontane Konzeption zwar ausbleibt, diese aber unter Einsatz unterstützender Maßnahmen, wie der Aufbereitung und Konzentration des Ejakulats und der Durchführung einer intrauterinen Insemination, doch erzielt werden kann. Die **schwere männliche Subfertilität**, also die hochgradige Einschränkung des Ejakulats in allen seinen 3 bestimmenden Parametern:
- Konzentration,
- Motilität und
- Morphologie

war bis vor kurzem gleichbedeutend mit völliger männlicher Sterilität. Erst mit dem Aufkommen der Technik zur assistierten Fertilisation, durch die ein einzelnes Spermium in eine einzelne Eizelle verbracht wird, konnte diesen Männern, die bisher als völlig unbehandelbar galten, geholfen werden.

Selbst bei Männern, deren Ejakulat keinerlei Spermien aufweist, bei denen also definitionsgemäß eine **Azoospermie** vorliegt, können mittlerweile durch den **Einsatz bioptischer Techniken**
- mikrochirurgische epididymale Spermienaspiration = MESA,
- testikuläre Spermienextraktion = TESE und
- perkutane Spermienaspiration = PESA

einzelne Spermien gewonnen und durch die intrazytoplasmatische Spermieninjektion (ICSI) mit einer weiblichen Eizelle vereinigt werden.

12.1.2 Zunahme der Unfruchtbarkeit?

Der Anteil unfruchtbarer Paare wird auf 15–20 % geschätzt. In Deutschland geht man von **mehr als 1,5 Millionen ungewollt kinderloser Paare** aus. Die Ursachen für die offensichtlich steigende Unfruchtbarkeit von Paaren mit bestehendem Kinderwunsch sind vielfältig und teilweise umstritten. Diskutiert werden **schädliche Umwelteinflüsse**, insbesondere die hohe Belastung an Schadstoffen, aber auch die **veränderten Lebensgewohnheiten** der Menschen. So wird bei vielen Frauen die Erfüllung des Kinderwunsches in eine spätere Lebensphase verlegt, sodass einige die Sterilität begünstigende Faktoren (z. B. Entzündungen) über einen längeren Zeitraum wirksam werden können und zum anderen auch die altersbedingte Fruchtbarkeitsminderung ins Gewicht fällt. Andererseits existieren jedoch Erhebungen vom Anfang des 20. Jahrhunderts, in denen bereits von einer Sterilität bei 11 % der Paare berichtet wird. Insofern ist es schwierig, eine Zunahme der Unfruchtbarkeit tatsächlich zu verifizieren. Zumindest erscheint sie aufgrund der oben genannten Gründe plausibel.

12.1.3 Ursachen einer bestehenden Paarsterilität

Auf prozentuale Angaben muss bei der Ursachenverteilung verzichtet werden, da epidemiologische Studien nur begrenzt vorliegen und nach verschiedenen Selektionskriterien sehr unterschiedliche Zahlen kursieren. Die häufigste Ursache liegt auf Seiten der Frau mit Sicherheit im endokrinen Bereich. Hier sind sekundäre endokrine Störungen, wie die Hyperprolaktinämie, die Schilddrüsenfunktionsstörung und die Hyperandrogenämie adrenaler Genese abzugrenzen von direkten ovariellen Störungen, wie dem hypogonadotropen Hypogonadismus, dem hypergonadotropen Hypergonadismus und der ovariellen Hyperandrogenämie in ihren verschiedenen Erscheinungsformen.

Neben den endokrinen Störungen gibt es auf Seiten der Frau insbesondere die **tubaren Ursachen, uterinen Ursachen** sowie die **Endometriose**. Beim Mann stehen **Einschränkungen der Spermienqualität** im Vordergrund. Dazu kommen seltene Fälle eines hypogonadotropen Hypogonadismus des Mannes oder das

Vorliegen sekundärer Endokrinopathien, wie z. B. einer Hyperprolaktinämie oder Schilddrüsenfunktionsstörung oder auch der adrenale Enzymdefekt mit adrenaler Hyperandrogenämie. Dies macht jedoch sicherlich weniger als 3 % der Fälle einer Einschränkung der männlichen Zeugungsfähigkeit aus.

Die sog. **idiopathische Sterilität** beschreibt entweder das komplette Fehlen jedweder Einschränkung der Fertilität auf Seiten beider Partner oder aber das Vorliegen minimaler Veränderungen auf beiden Seiten, die für sich genommen den unerfüllten Kinderwunsch nicht erklären können, sondern nur in ihrer Kombination dann zum Ausbleiben der gewünschten Schwangerschaft führen.

Aus dem Gesagten wird deutlich, dass die Abklärung von Sterilität und Infertilität immer von Anfang an beide Partner berücksichtigen muss. Bei der sehr wichtigen Anamneseerhebung ist nach **hereditären Fertilitätsstörungen** zu fragen. Zudem sind
- berufliche Belastungen (Stress),
- Strahlenexposition,
- Eintritt der Pubertät sowie
- Entwicklung der primären und sekundären Geschlechtsmerkmale

wichtige richtungsweisende Gesichtspunkte und unbedingt zu eruieren. Ein Maldescensus testis beim Mann muss anamnestisch festgehalten werden, ebenso wie Erkrankungen, die einer Fertilitätsstörung Vorschub leisten können (Gonorrhö, Mumps, Leberparenchymschädigung). Exzessiver Konsum von Alkohol, Nikotin und Medikamenten kann bei beiden Partnern ursächlich für eine eingeschränkte Fertilität sein. Ebenso können chronische Erkrankungen, z. B. des Gastrointestinaltraktes (Colitis ulcerosa, M. Crohn, Hämochromatose) für eine weibliche Fertilitätsstörung verantwortlich sein (Bradley u. Rosen 2004).

> Der wichtigste organisch-anatomische Faktor bei der weiblichen Sterilität ist die Tubenfunktion.

Ursachen eines **tubaren Sterilitätsfaktors** können entzündliche Erkrankungen, operative Eingriffe, Endometriose oder Fehlbildungen sein. **Schäden im Bereich der Zervix** können zu einer Dysmukorrhö führen, die die Spermienpenetration empfindlich stören und die Konzeptionschancen herabsetzen kann. Die Cervix uteri hat eine dichotome Aufgabe, nämlich zum einen eine Barriere gegen unerwünschte mikrobiologische Invasion zu bilden und zum anderen die periovulatorische Penetration der Spermien zu erlauben. In diesem Sinne muss der zervikale Mukus ein biochemisches Milieu enthalten, das wegbereitend für vitale Spermatozoen ist, während es die Passage abnormaler und avitaler Spermien verhindert. Desgleichen muss die Immunantwort der Zervix angesichts drohender Infektion prompt und ausreichend sein, während die gleiche Immunreaktion gegenüber dem Spermium als fremdem Antigen gedämpft wird.

Treten nun **pathologische Antikörper gegen Spermien im Zervikalmukus** auf, die zu Agglutination und Immobilisation der Spermien führen, so spricht man von einem **immunologischen Faktor**. Fehlt der Mukus, z. B. als Folge einer ausgedehnten Konisation, fast völlig, so spricht man von einem **zervikalen Faktor**. In beiden Fällen ist die intrauterine Insemination die Therapie der Wahl. Selbst bei einer normalen hormonalen Stimulation kann es vorkommen, dass das Endometrium – z. B. nach früheren intrauterinen Infektionen, Mehrfachkürettagen, Pyometra oder bei bestehenden Fehlbildungen – nicht normal reagiert und die für eine Implantation notwendigen Voraussetzungen nicht bietet. In diesem Fall liegt ein **uteriner Faktor** vor. Zervikale, uterine und immunologische Sterilität treten in ihrer Inzidenz gegenüber ovarieller, tubarer und männlich bedingter Ehesterilität deutlich zurück.

12.1.4 Assistierte Reproduktion

Unter assistierter Reproduktion versteht man alle Maßnahmen, die über eine Zyklusoptimierung hinausgehen, wie die In-vitro-Fertilisation (IVF) und die intrazytoplasmatische Spermieninjektion (ICSI). Umstritten ist, ob auch die intrauterine Insemination (IUI) zur assistierten Reproduktion gezählt werden soll.

Mit der Geburt des ersten Kindes nach erfolgreicher **In-vitro-Fertilisation (IVF)** und anschließendem **intrauterinem Embryotransfer (ET)** im Jahre 1978 begann eine neue Ära der Reproduktionsmedizin. Sie stellte einen Meilenstein in der Entwicklung der Kinderwunschbehandlung dar. Diese Technik eröffnete einen Weg zur Behandlung hoffnungsloser Fälle tubarer Sterilität, bei denen auch mikrochirurgische Refertilisationsversuche nicht mehr möglich sind. Anfangs heftig umstritten, ist diese Technik mittlerweile wissenschaftlich anerkannt und gesellschaftlich akzeptiert.

> Der Indikationsbereich der IVF/ET hat sich dabei in den letzten 10 Jahren deutlich erweitert: Neben der Endometriose und der idiopathischen Sterilität spielt v. a. die männliche Subfertilität eine zunehmend wichtige Rolle.

Der **männliche Faktor** als Grund für eine **IVF** hat in den Jahren von 1981–1990 von durchschnittlich 3 % auf **über 30 %** zugenommen. Allerdings muss auch das für die IVF aufbereitete Ejakulat Minimalanforderungen erfüllen, um eine Fertilisierung der durch Follikelpunktion gewonnenen Eizellen erreichen zu können. Werden diese Kriterien nicht erfüllt, so ist die IVF/ET keine erfolgreiche Behandlung bei männlich bedingter Paarsterilität.

12.1.5 Assistierte Fertilisation

In den Jahren seit 1992 hat durch die Einführung der **intrazytoplasmatischen Spermieninjektion (ICSI)** mittels der Technik der Mikromanipulation bei Paaren, die bisher als nicht behandelbar galten, eine Erneuerung der **Behandlung der männlichen Subfertilität** stattgefunden. Bei schwerem Oligo-Astheno-Teratozoospermie-Syndrom können durch diese Technik Fertilisationsraten von 65 % erzielt werden. In über 90 % der Behandlungszyklen kommt es zum Transfer von 1–3 Embryonen.

12.1.6 Schwangerschaftsraten

Durch die Techniken der IVF und der IVF mit ICSI konnte den allein in Deutschland derzeit geschätzten 1,5 Millionen ungewollt kinderlosen Paaren die **Hoffnung auf ein eigenes Kind** gegeben werden.

Im Jahr 2003 wurden über 105.000 IVF oder IVF/ICSI-Zyklen in Deutschland durchgeführt, 1998 waren es noch

45.000 Zyklen. Die Schwangerschaftsrate nach konventioneller IVF lag 2003 bei 28,4 % pro durchgeführtem Embryotransfer, diejenige nach ICSI betrug 27,7 % pro durchgeführtem Transfer (deutsches IVF-Register, Jahrbuch 2003). Die kumulative Schwangerschaftsrate nach 6 Behandlungszyklen liegt bei 60 % der behandelten Paare.

Im Vergleich dazu werden in einer Population gesunder Paare, die keine Antikonzeption betreiben, bei regelmäßigem Geschlechtsverkehr 25 % der Frauen im ersten Monat schwanger. Insgesamt 60 % dieser Paare erreichen diesen Zustand innerhalb von 6 Monaten, 75 % in 9 Monaten, 80 % in einem Jahr und annähernd 90 % in 18 Monaten. **Unter optimalen Konzeptionsbedingungen** werden demnach mehr als 40 % der Menstruationszyklen nicht in eine Schwangerschaft münden. Diese Zahlen gilt es zu berücksichtigen, wenn man die Therapieansätze der assistierten Reproduktion bewerten möchte.

Seit 1978 wurden die Möglichkeiten zur ovariellen Stimulation durch den Einsatz der **menschlichen urinären Menopausengonadotropine (HMG)**, gefolgt von der **Kombination mit GnRH-Analoga** optimiert und so die Rate abgebrochener Stimulationszyklen deutlich gesenkt. Dies wirkte sich in einer Verbesserung der Fertilisations- und Schwangerschaftsraten aus.

12.2 Rechtliche Grundlagen der Sterilitätsbehandlung in Deutschland

Rechtliche Grundlagen der Sterilitätsbehandlung werden berufsrechtlich durch die **Richtlinien zur Durchführung der assistierten Reproduktion**, in novellierter Form von der Bundesärztekammer 1998 verabschiedet, und strafrechtlich durch das **Embryonenschutzgesetz (ESchG)** definiert.

Die Richtlinien enthalten v. a. **Bestimmungen zu personellen und technischen Voraussetzungen**, um überhaupt eine künstliche Befruchtung durchführen zu dürfen. Es finden sich ferner Hinweise auf notwendige und sinnvolle diagnostische Verfahren vor Beginn einer Sterilitätsbehandlung, um individuelle Risiken frühzeitig entdecken und die Paare darüber aufklären zu können.

Mit dem ESchG, rechtswirksam seit dem 1. Januar 1991, wurde in Deutschland ein Regelwerk geschaffen, wie es weltweit nicht in dieser Form besteht. So werden verschiedene **Therapieformen**, wie sie in anderen europäischen Ländern und weltweit täglich praktiziert werden, prinzipiell verboten. Dazu gehören:

- die Eizellspende,
- die Embryonenspende sowie
- die Leihmutterschaft.

Diese Verbote entwickelten sich aus dem Verständnis heraus, einem Missbrauch dieser Methoden möglichst effektiv entgegenwirken zu wollen. Wenn dies auch sicherlich gelungen ist, so muss man sich jedoch verdeutlichen, dass damit einer nicht kleinen Gruppe von ratsuchenden Paaren eine erfolgversprechende Behandlung in Deutschland versagt bleibt.

Ferner sind **untersagt**:

- die Forschung an Embryonen,
- Klonierungsexperimente,
- Keimbahntherapie und
- die Verwendung von Spermien zur Erzielung einer Befruchtung nach dem Tod des Mannes, von dem diese Spermien stammen (Post-mortem-Insemination oder IVF).

Problematik überzähliger Embryonen. Prinzipiell ist es untersagt, mehr als 3 Embryonen pro Embryotransfer in die Gebärmutterhöhle zu übertragen und überhaupt mehr als 3 Eizellen pro Behandlungszyklus zu befruchten. Damit soll vermieden werden, dass – wie z. B. in England geschehen – Tausende von Embryonen über Jahre tiefkühlgelagert werden, da die Paare, aus deren Gameten die Embryonen entstanden sind, ihren Kinderwunsch bereits verwirklichen konnten, keine weitere Behandlung mehr wünschen oder nicht mehr kontaktierbar sind. Dieses ethische Problem – die Frage, was mit solchen Embryonen dann geschehen soll – kann somit nicht entstehen. Andererseits ist damit aber auch die Auswahl von Embryonen in vitro nicht möglich und somit eine Optimierung der Schwangerschaftsraten durch die Übertragung der am weitesten entwickelten Embryonen nicht durchführbar. Während im Ausland erst am Tag des Embryotransfers entschieden wird, welche Embryonen übertragen und welche für einen späteren Transfer eingefroren werden, so muss dies in Deutschland bereits im Vorkernstadium geschehen. Der Vorteil einer besseren Selektion von Embryonen im Teilungsstadium hinsichtlich ihrer weiteren Entwicklungsfähigkeit im Vergleich zur Selektion von Eizellen im Vorkernstadium muss somit den behandelten Paaren in Deutschland vorenthalten bleiben. In skandinavischen Ländern wird mittlerweile bevorzugt nur noch ein Embryo transferiert.

Die **Kostenübernahme** für eine Sterilitätsbehandlung wird im Sozialgesetzbuch V § 27a geregelt. Durch das Gesundheitsmodernisierungsgesetz (GMG) wurde die Kostenübernahme seit dem 1.1.2004 grundlegend geändert. Die gesetzliche Krankenkasse übernimmt nun 50 % der Kosten bei den ersten 3 Versuchen, die restlichen 50 % müssen von dem Patienten selbst übernommen werden. Hierbei eingeschlossen sind auch die Kosten der für die Stimulation benötigten Medikamente. Ferner sind die Bedingungen für die Kostenübernahme verschärft worden. Eine Kostenübernahme erfolgt nur dann, wenn

- die Frau 25–40 Jahre alt ist,
- der Mann 25–50 Jahre alt ist,
- das Paar verheiratet ist,
- die Spermien des Ehemannes verwendet werden,
- nicht eine Sterilisation Ursache der Sterilität ist.

Die Umsetzung des GMG wird durch die Richtlinien des Bundesausschusses der Ärzte und Krankenkassen geregelt.

12.3 Diagnostik im Rahmen der Sterilitätsbehandlung

Voraussetzung einer **suffizienten Sterilitätstherapie** ist zunächst eine sinnvolle **Diagnostik** zur Ursachenfindung und zur Optimierung der Therapieplanung. Hinsichtlich der geplanten Schwangerschaft sollten vor Therapiebeginn folgende Untersuchungen durchgeführt werden:

- Blutgruppenbestimmung,
- Messung des Rötelntiters sowie

— zervikaler Chlamydienabstrich.

So kann bereits vor einer Schwangerschaft eine Rötelnimpfung durchgeführt und ein bestehender Chlamydieninfekt saniert werden.

> Die prophylaktische Gabe von Folsäure (0,4 mg/Tag) sollte integraler Bestandteil jeder Sterilitätsbehandlung sein.

Darüber hinaus sollte bei beiden Partnern eine **infektiologische Abklärung** hinsichtlich einer Hepatitis B und ggf. C sowie einer HIV-Infektion durchgeführt werden, um nicht während der Behandlung eine Infektion des möglicherweise noch nicht betroffenen Partners herbeizuführen. Dabei ist durch die Richtlinien des Bundesausschusses der Ärzte und Krankenkassen bei beiden Partnern der HIV-Test und bei der Frau die Testung auf Hbs-Ag sowie die Prüfung des Rötelnschutzes vorgeschrieben.

Ferner ist von besonderer Bedeutung, dass stets die **Diagnostik bei Mann und Frau** parallel durchgeführt wird, um nicht zunächst – wie immer noch häufig praktiziert – eine Maximaldiagnostik auf Seiten der Frau einschließlich einer Laparoskopie zur Abklärung des Tubenfaktors durchzuführen, um dann anschließend bei negativem Befund ein Spermiogramm zu planen.

12.3.1 Erstgespräch

Dem Erstgespräch, optimal mit beiden Partnern, kommt im Rahmen der Sterilitätsbehandlung eine besondere Bedeutung zu. Hier wird – oft zum ersten Mal – mit beiden Partnern das gemeinsame Problem thematisiert und eine **gemeinsame Anamnese** erhoben. Es dient nicht nur einer ersten Kontaktaufnahme, sondern hat auch den Sinn, vorhandene Befunde zur bereits vorliegenden Diagnostik und durchgeführten Therapie zu sammeln, auszuwerten und weitere Möglichkeiten der Behandlung in ihren Abläufen zu besprechen. Hier kann auch geklärt werden, inwiefern das Paar überhaupt die eine oder andere vorgeschlagene Therapie für sich akzeptieren kann.

Die **körperliche Untersuchung des Mannes** inkl. apparativer (Skrotalsonographie) und laboranalytischer Diagnostik gehört in das Gebiet des erfahrenen Andrologen. Wenn also der Gynäkologe selbst nicht über eine solche Erfahrung verfügt, sollte hier ein entsprechender Fachkollege hinzugezogen werden. Während des Erstgesprächs sollte die einfache **Frage** nach der **Dauer des Kinderwunsches** erhoben werden.

Anamneseerhebung bei Kinderwunschbehandlung
- Gynäkologische Anamnese:
  - Menarche,
  - Zyklusanamnese,
  - Dysmenorrhö,
  - Dyspareunie,
  - gynäkologische Operationen,
  - vorangegangene Adnexitiden,
  - Galaktorrhö,
  - Schilddrüsenerkrankungen,
  - vorangegangene Schwangerschaften und deren Verläufe einschließlich Schwangerschaftskomplikationen und -erkrankungen,
  - evtl. vorliegende histologische Befunde und Ergebnisse genetischer Untersuchungen von Abortmaterial.
- Allgemeine medizinische Anamnese:
  - »body mass index«,
  - Voroperationen,
  - Medikamenteneinnahme,
  - anamnestische Faktoren, die ein Risiko für eine hormonelle Stimulation und eine Schwangerschaft darstellen (z. B. kardiovaskuläre Erkrankungen, Nikotinabusus etc.).
- Familienanamnese:
  - bekannte Disposition für die Entwicklung genetischer Erkrankungen,
  - nahe Verwandte mit habitueller Abortneigung,
  - nahe Verwandte mit Fehlbildungen.
- Sozialanamnese:
  - berufliche Tätigkeit als Hinweis auf eine Exposition gegenüber toxischen Substanzen.
- Sexualanamnese:
  - Frequenz des Geschlechtsverkehrs,
  - intravaginale Ejakulation sowie
  - Dyspareunie.
- Andrologische Anamnese:
  - Eintritt der Pubertät,
  - Stimmmutation,
  - Bartwuchs,
  - Maldescensus testis in der Kindheit,
  - Mumpserkrankung im Kindesalter,
  - Galaktorrhö,
  - Schilddrüsenerkrankungen,
  - entzündliche Vorerkrankungen des Hodens,
  - Allgemeinanamnese inklusive onkologischer Vorerkrankungen,
  - Medikamenteneinnahme,
  - »body mass index«.
- Lebensweise beider Partner:
  - Ernährung (»body mass index«),
  - Essstörungen,
  - Nikotin,
  - Alkoholkonsum,
  - chronischer Stress.

Der **gemeinsame Termin** für ein **Erstgespräch** ist nicht zuletzt deswegen von Bedeutung, um beiden Partnern von vorneherein zu verdeutlichen, dass es sich stets um ein **gemeinsames Problem** und damit auch um eine **gemeinsame Therapie** handelt – auch wenn größtenteils bei der Frau die Behandlungen durchgeführt werden. Somit wird auch die Frage der »Schuld« irrelevant, die häufig von dem einen oder anderen Partner in den Raum gestellt wird. Da es sich bei dem Kinderwunsch um ein gemeinsames Anliegen handelt, ist es immer auch eine gemeinsame Diagnose und immer eine gemeinsame Therapie. Hier gilt es zudem, den häufigen Einwurf des Partners zu entkräften, der seiner Frau gegenüber feststellt, dass sie alles entscheiden müsse, da sie schließlich auch behandelt wird.

Die Abhandlung der Sexualanamnese scheint initial möglicherweise überflüssig, insbesondere die Frage nach der Form des Geschlechtsverkehrs. Hier sei jedoch auf das Beispiel eines Paares verwiesen, welches sich in der Sterilitätssprechstunde mit angeblich seit über 2 Jahren bestehendem Kinderwunsch vorstellte, tatsächlich aber erst seit wenigen Wochen überhaupt regelrecht Geschlechtsverkehr hatte, da zuvor aufgrund einer Hymenalstenose ein intravaginaler Verkehr überhaupt nicht möglich war.

12.3.2 Diagnostik bei der Frau

Bei guter Organisation der Diagnostik kann innerhalb weniger Wochen eine komplette **Sammlung aller relevanten Befunde** vorliegen. **Bei der körperlichen Untersuchung** sollten insbesondere beurteilt werden:
- Körpergröße und -gewicht,
- Hirsutismus (Lokalisation), Akne, Striae distensae, Akanthosis nigricans,
- Mammae,
- Pubes,
- äußeres Genitale,
- inneres Genitale (Hinweis auf Endometrioseknoten rektovaginal bzw. parametran),
- sonographische Beurteilung des Uterus (Fehlbildungen, zyklusgerechtes Endometrium) sowie
- sonographische Beurteilung der Adnexe (Saktosalpinx? Ovarien beiderseits vorhanden?)

Wenn sinnvoll, so sollte im Rahmen des **Zyklus-Monitoring** zunächst ein basaler Hormonstatus zwischen dem 3. und 5. Zyklustag angestrebt werden. Hier werden die Spiegel folgender Hormone bestimmt:
- LH (luteinisierendes Hormon),
- FSH (follikelstimulierendes Hormon),
- Östradiol (E_2),
- Prolaktin,
- Testosteron,
- DHEAS,
- sexualhormonbindendes Globulin (SHBG),
- ggf. Androstendion,
- basales TSH (thyreoideastimulierendes Hormon); bei auffälligem Befund zusätzlich fT_3 (freies Trijodthyronin) und fT_4 (freies Thyroxin) sowie ggf. Schilddrüsenantikörper (TPO-AK, TRAK),
- Kortisol (tageszeitabhängig, daher bei auffälligen Werten Kontrolle im nüchternen Zustand um 8 Uhr morgens) sowie
- 17-OHP (17α-Hydroxyprogesteron) als Hinweis auf einen kongenitalen 21-Hydroxylasemangel (zyklusabhängig, daher nur in der frühen Follikelphase sinnvoll).

Bei weitergehenden Auffälligkeiten der Schilddrüsen- oder Nebennierenrindendiagnostik, des Prolaktins oder anderer Hormonparameter sollte die Patientin einem entsprechend geschulten gynäkologischen Endokrinologen zur weiteren Abklärung vorgestellt werden. Auf die Einzelheiten der endokrinologischen Diagnostik wird an dieser Stelle nicht eingegangen.

Bei Verdacht auf eine Follikelreifungsstörung kann die Patientin dann für den 11. Zyklustag wieder einbestellt werden, um eine **Transvaginalsonographie**, eine **Follikulometrie** und eine **Endometriummessung** durchzuführen. Dies kann durch die Bestimmung des Östradiol- und ggf. LH-Spiegels ergänzt werden. Bei Vorhandensein eines präovulatorischen Follikels von 18–20 mm kann in den nächsten 18 h mit dem Beginn der Ovulation gerechnet werden. Mehrfache Messungen des Progesterons – am 5., 7. und 9. Tag nach der Ovulation – helfen, eine Lutealphaseninsuffizienz sicher auszuschließen. In den meisten Fällen genügt eine einzige gezielte Messung 6–7 Tage post ovulationem.

Die **Beurteilung des Zervikalmukus** am Tag der Ovulation kann helfen, die Entscheidung für oder wider eine Insemination zu fällen. Allerdings muss bedacht werden, dass die Validierung dieser Tests in der Vergangenheit bisher nicht gelungen ist. Insbesondere hinsichtlich des Postkoitaltests – also der Untersuchung des Zervikalschleims auf das Vorhandensein von Spermien nach vollzogenem Geschlechtsverkehr – existieren derartig viele Varianten hinsichtlich der Auswertung, dass in einer Metaanalyse weder ein positiver noch ein wie auch immer beurteilter negativer Postkoitaltest irgendeine Bedeutung für den späteren Eintritt einer Schwangerschaft hatten.

Bei **Vorliegen regelmäßiger Zyklen** in den vergangenen 2 oder mehr Jahren ist bei regelmäßigem Geschlechtsverkehr eine Störung der Follikelreifung oder eine bedeutende Lutealphaseninsuffizienz extrem unwahrscheinlich. Zumindest ist nicht zu erwarten, dass aufgrund einer solchen Störung – bei regelmäßigem Zyklus – keine Schwangerschaft eingetreten ist.

Ist das parallel zum Zyklusmonitoring angefertigte **Spermiogramm** des Partners weitgehend unauffällig, so sollte in Abhängigkeit von der Anamnese die Indikation zur Abklärung der Tubenfunktion geprüft werden, die optimal durch eine Laparoskopie mit Chromopertubation, kombiniert mit einer Hysteroskopie, nach Ende der Regelblutung bis zum Tag 11 des Zyklus erfolgen sollte. So kann in einem relativ kurzen und komplikationsarmen Eingriff nicht nur die Frage nach intrauterinen Synechien oder Fehlbildungen, sondern auch nach peritubaren Adhäsionen, ovariellen sowie zervikalen Auffälligkeiten, Tubenverschlüssen bzw. eine Endometriose kurzfristig und sicher geklärt werden. Bei weniger lang dauernder Sterilität, sehr jungen Patientinnen und keinem Hinweis auf eine Störung der Tubenfunktion kann nach entsprechender Aufklärung des Paares auch eine Hysterosalpingokontrastmittelsonographie durchgeführt werden. Hier ist es jedoch wichtig, das Paar darüber aufzuklären, dass falsch-positive und falsch-negative Befunde auftreten können.

Die Erfahrungen mit der kernspintomographischen Beurteilung des uterinen Cavums und der Tubendurchgängigkeit (dreidimensionale dynamische MR-Hysterosalpingographie) sind sehr begrenzt. Der guten Auflösung stehen die hohen Kosten gegenüber (Unterweger et al. 2002).

Die notwendige zusätzliche **genetische Diagnostik bei der Frau** in Fällen schwerer männlicher Subfertilität bei geplanter ICSI-Behandlung wird später in diesem Kapitel behandelt.

12.3.3 Diagnostik beim Mann

Auf die Notwendigkeit einer **ausführlichen andrologischen Anamnese** sowie der körperlichen Untersuchung wurde bereits hingewiesen. Hier können die Beurteilung der Körperproportionen, der Körperbehaarung, des Bartwuchses und der Stimme sowie das Vorhandensein einer Gynäkomastie diagnostisch wegweisend auf endokrine Störungen oder auch Chromosomenanomalien wie ein Klinefelter-Syndrom sein. Die systematische Überprüfung des Geruchssinns gehört sicherlich nicht in die Routinediagnostik, eine Hyposmie kann jedoch erfragt werden und ist Hinweis auf ein Kallmann-Syndrom.

Zur **Untersuchung des Hodens** gehört neben der Bestimmung des Hodenvolumens mit Hilfe eines Orchidometers die Beurteilung der Konsistenz und der Lage sowie die Palpierung des Nebenhodens und der Ductus deferentes. Dies sollte durch eine Sonographie ergänzt werden, um z. B. auch Hodentumoren auszuschließen, die sich im Rahmen einer Sterilität signifikant häufiger finden.

Eine rektale Untersuchung ermöglicht die **Beurteilung der Prostata**, eine transrektale Sonographie die **Beurteilung der Samenblasen**. Hier sollte sich der Gynäkologe, der meist die erste Kontaktadresse des hilfesuchenden Kinderwunschpaares darstellt, von vornherein der Hilfe eines andrologisch versierten Kollegen, sei dies nun ein internistischer Androloge, ein Urologe oder Dermatologe, versichern. Nur der konsequent interdisziplinäre Ansatz von Diagnostik und Therapie wird zum Erfolg in der Kinderwunschbehandlung führen.

Endokrinologische Untersuchungen sollten primär die Bestimmung von
- LH,
- FSH,
- Testosteron,
- DHEAS,
- sexualhormonbindendem Globulin (SHBG),
- TSH,
- Prolaktin

umfassen. Auffällig niedrige Gonadotropinspiegel können Hinweis auf einen idiopathischen hypothalamischen Hypogonadismus sein, auffällig hohe Werte sind Zeichen eines peripheren Hypogonadismus. Weiterführende Tests, z. B. bei auffälligen Testosteronwerten, beinhalten u. a. den HCG-Test zur Testosteronstimulation.

Wesentliche Aussagen wird ein **Spermiogramm** liefern, welches in jedem Fall nach dem Standard der WHO durchgeführt werden sollte. Nur so sind überhaupt eine Interpretation und ein Vergleich mit Vorbefunden möglich. Die Beurteilung nach einer Karenzzeit von 3–5 Tagen muss enthalten:

- Volumen,
- Gesamtspermienzahl,
- Spermienkonzentration (pro ml),
- Beurteilung der Motilität:
  - schnell progressive Spermien (A),
  - langsam progressive Spermien (B),
  - lokal motile Spermien (C) und
  - nicht motile Spermien (D) sowie
- Beurteilung der Morphologie.

Als **Referenzwerte** können eine **Spermienkonzentration** von 20 Mio. Spermien/ml Ejakulat sowie entweder 50 % progressiv motile Spermien (A + B) oder mindestens 25 % schnell progressiv motile Spermien (A) unabhängig von der B-Motilität erwartet werden. Den **Grenzwert der Morphologie** muss jedes Labor – nach Auffassung der WHO – selbst finden, da es sich hier auch um eine subjektive Einschätzung handelt. Bei der Beurteilung nach den sog »strikten Kriterien« gilt ein Wert von 15 % oder höher als unauffällig.

Die **Auffälligkeiten des Spermiogramms** werden in ■ Tabelle 12.1 beschrieben. Zusätzliche Informationen bringt der **MAR-Test** (»mixed antiglobulin reaction«), der als positiv gilt, wenn mehr als 10 % IgG- oder IgA-antikörpergebundene Spermien nachweisbar sind. Bei einem Anteil von mehr als 50 % ist von einer immunologischen Sterilität auszugehen. Eine immunsuppressive Therapie erbringt keinen Vorteil. Hier ist – nach heutiger Auffassung – die ICSI die Therapie der Wahl, wenn nicht infektiologische Untersuchungen eine behandlungsbedürftige Infektion erkennen helfen und nach gezielter antibiotischer Therapie der MAR-Test negativ ist.

Bei mehr als 1 Mio. Leukozyten pro ml Ejakulat muss in jedem Fall eine **Infektionssuche** nach Chlamydien und Ureaplasma urealyticum folgen. **Biochemische Untersuchungen** können bei entsprechendem Verdacht auf Funktionsstörungen bzw. Entwicklungsstörungen von Prostata (Zink, prostataspezifische saure Phosphatase), Samenblasen (Fruktose) und Nebenhoden (α-Glukosidase, L-Carinitin) hinweisen.

Bei einer **Azoospermie** kann eine Hodenbiopsie nicht nur aus therapeutischen Gründen – zur Gewinnung von Spermien für eine ICSI-Behandlung –, sondern auch aus diagnostischen Gründen diskutiert werden, um Hodentumoren besser ausschließen zu können. Dies wird jedoch stets eine individuelle Beurteilung durch einen Urologen erfordern. Die empfohlenen **genetischen Untersuchungen** bei Oligozoospermie bzw. Azoospermie, insbesondere vor Durchführung einer ICSI-Behandlung, sind weiter unten aufgeführt.

■ **Tabelle 12.1.** Einteilung der Spermiogrammpathologien (*OAT* Oligoasthenoteratozoospermie)

	Normozoospermie	Oligozoospermie	Asthenozoospermie	Teratozoospermie	OAT-Syndrom
Anzahl [Millionen/ml]	> 20	< 20	> 20	> 20	< 20
Motilität [%]	> 50 (A + B) oder > 25 (A)	> 50 (A + B) oder > 25 (A)	< 50 (A + B) und <25 (A)	> 50 (A + B) oder > 25 (A)	< 50 (A + B) und <25 (A)
Normale Morphologie [%]	> 15	> 15	> 15	< 15	< 15

12.4 Kinderwunschbehandlung

12.4.1 Therapie des anovulatorischen Faktors

Mit etwa 35–40 % stehen die ovariellen Funktionsstörungen, einhergehend mit einer ausbleibenden Ovulation, im Vordergrund der Kinderwunschbehandlung. Klinisch können sich diese Störungen in einer Vielzahl von Symptomen äußern. Diese reichen von der **Regeltempostörung** über die **Oligoamenorrhö** bis zur **primären oder sekundären Amenorrhö**, z. T. einhergehend mit Galaktorrhö, Über- oder Untergewicht, Hyper- oder Hypothyreose, Hirsutismus, Akne und Seborrhö.

Dabei sind die Begriffe der Amenorrhö, der Oligomenorrhö, des anovulatorischen Zyklus und der Corpus-luteum-Insuffizienz lediglich deskriptiv, sie beschreiben den Schweregrad der Störung im menstruellen Zyklus, geben aber keinen Hinweis auf die Ursache der ovariellen Dysfunktion.

Ziel der Behandlung ist der ovulatorische Zyklus mit nachfolgender Schwangerschaft. Die Therapie sollte effektiv, sicher und kostengünstig sein und die Patientin wenig belasten. Daher muss sie so weit wie möglich auf die einzelne Patientin ausgerichtet werden. Voraussetzung für den sinnvollen und wirksamen Einsatz der zahlreichen zur Verfügung stehenden Medikamente, die der ovariellen Stimulation und Ovulationsauslösung dienen, ist daher die **klare Indikationsstellung**, die auf einer gezielten Diagnostik zu beruhen hat.

12.4.1.1 Hypothalamische Störungen der Ovarialfunktion (WHO I)

In diesem Fall liegt eine **Amenorrhö aufgrund des Ausfalls der hypothalamisch-hypophysären Steuerung** vor. Die Patientin weist keine endogene Östrogenproduktion auf. Die Prolaktinwerte liegen im Referenzbereich, die LH-Werte sind in der Regel niedrig, während die Konzentration von FSH im Serum normal oder erniedrigt sein kann. Insgesamt liegt das Krankheitsbild eines hypogonadotropen Hypogonadismus vor. Diese Patientinnen weisen keine feststellbare Raumforderung im Bereich der Hypophyse oder des Hypothalamus auf. **Ursächlich** kann eine anatomische Zerstörung der GnRH-produzierenden Kerngebiete im mediobasalen Hypothalamus sein. In diesem Fall fehlt die übergeordnete pulsatile GnRH-Sekretion, die für die Aufrechterhaltung des menstruellen Zyklus über die hypothalamo-hypophysär-ovarielle Achse unabdingbar ist. Durch entsprechende stereotaktische Eingriffe am mediobasalen Hypothalamus von Rhesusaffen konnte experimentell der Zustand eines hypogonadotropen Hypogonadismus induziert werden. Aber auch eine Durchtrennung des Hypophysenstiels, und damit eine Aufhebung der Verbindung von mediobasalem Hypothalamus und Adenohypophyse, kann – ebenso wie eine Zerstörung der Adenohypophyse selbst, z. B. nach einem neurochirurgischen Eingriff an der Hypophyse – zum Bild einer anovulatorischen Störung der WHO–Gruppe I führen.

Von diesen anatomisch bedingten Funktionsausfällen sind Störungen abzugrenzen, die zu einer **Unterdrückung** der **pulsatilen GnRH-Sekretion** führen. Hierbei sind v. a. Stresszustände (z. B. die sog. Lageramenorrhö), aber auch die Anorexia nervosa zu nennen.

> Die Diagnose der hypothalamischen Amenorrhö ist eine Ausschlussdiagnose. Verlässliche Messungen von GnRH im Blut sind nicht möglich. Andere Ursachen der Amenorrhö sowie internistische oder neurologische Ursachen müssen vorher abgeklärt worden sein.

Es erscheint verständlich, dass je nach vorliegender Ursache – ob anatomischer oder funktioneller Art – der Schweregrad unterschiedlich ausgeprägt ist und sich daher die **Therapie an diesem Schweregrad zu orientieren** hat. Während die Patientin mit zerstörter Adenohypophyse und fehlender Reaktion im GnRH-Test nur durch die exogene Zufuhr von Gonadotropinen erfolgreich stimuliert werden kann, wird bei Ausfall der hypothalamischen Funktion sowie bei der gestagennegativen Patientin, die nach Gabe von Clomifen keine ovulatorischen Zyklen aufweist, die pulsatile Zufuhr von GnRH als Mittel der Wahl angesehen.

Der große Vorteil dieser Therapie liegt in der **Substitution oberhalb der ovariell-hypophysären Ebene**, sodass die physiologischen Rückkopplungen zwischen Ovar und Hypophyse, die die Follikelreifung und Ovulation sowie die Corpus-luteum-Bildung steuern, spontan ablaufen können. Diese **Feinsteuerung** kann bei der direkten Stimulation der Ovarien mit exogenen Gonadotropinen nicht stattfinden.

Die **GnRH-Pumpe** (Zyklomat) wird unter der Kleidung getragen. Das Hormon GnRH kann über eine batteriebetriebene Pumpe i. v. oder s. c. appliziert werden. Die Applikation beginnt mit der subkutanen Gabe von 5 µg GnRH pro Puls. **Sonographische und endokrinologische Untersuchungen** schließen sich zum Nachweis der Follikelreifung, der Ovulation und der Corpus-luteum-Bildung an. Erfolgt mit der Initialdosis von 5 µg GnRH/Puls innerhalb von 20 Tagen keine normale Follikelreifung, so wird die Dosis pro Puls schrittweise bis auf 20 µg GnRH/Puls erhöht. Bei korrekter Indikationsstellung kann mittels dieser einfach anzuwendenden Therapie eine Ovulationsrate von fast 100 % erzielt werden.

12.4.1.2 Hypothalamisch-hypophysäre Dysfunktion (WHO II)

Im Gegensatz zur Amenorrhö aufgrund eines Ausfalls der hypothalamisch-hypophysären Achse, wie sie für die Patientin der WHO-Gruppe I typisch ist, liegt im Fall der anovulatorischen Patientin der WHO-Gruppe II eine **Dysfunktion der hypothalamisch-hypophysären Steuerung** vor. Diese kann mit einer Vielzahl menstrueller Störungen vergesellschaftet sein wie Corpus-luteum-Insuffizienz, anovulatorischen Zyklen und Amenorrhö. Dabei liegt eine ausreichende endogene Östradiolsekretion mit normalen Östrogenkonzentrationen im Serum vor. Der Gestagentest fällt bei diesen Patientinnen typischerweise positiv aus. FSH-, LH- und Prolaktinspiegel befinden sich im Referenzbereich.

> Die wichtigste Untergruppe der Patientinnen mit hypothalamisch-hypophysärer Dysfunktion stellen die Frauen mit Syndrom der polyzystischen Ovarien (PCO-Syndrom) dar.

Das polyzystische Ovarsyndrom (PCOS) ist eine der häufigsten Ursachen unter den endokrinen Störungen der Frau, insbesondere im Fall der hyperandrogenämischen Funktionsstörung. Das PCOS hat in der Allgemeinbevölkerung eine Prävalenz von 3–5 %.

12.4 · Kinderwunschbehandlung

> **Definition**
>
> Nach der Konsensuskonferenz des National Institute of Health (NIH) 1990 wird ein PCOS definiert durch:
> - eine Oligo- oder Amenorrhö und
> - eine laboranalytisch nachweisbare Hyperandrogenämie und/oder einen Hyperandrogenismus.
>
> Eine 2003 erfolgte Konsensuskonferenz der ESHRE und ASRM hat diesen beiden Diagnosekriterien
> - den morphologischen Aspekt des polyzystischen Ovars hinzugefügt. Nach Meinung dieser in Rotterdam abgehaltenen Konsensuskonferenz müssen 2 der jetzt 3 Diagnosekriterien vorliegen, um die Diagnose stellen zu können.

Die Bedeutung des morphologischen Aspektes als Diagnosekriterium gilt als umstritten. Tatsächlich konnte durch eine kürzlich publizierte Arbeit gezeigt werden, dass der rein morphologische Aspekt polyzystischer Ovarien bei regelmäßigem Zyklus keinen Zusammenhang mit dem Bild eines PCOS zeigt (Adams et al. 2004).

Das PCOS und das metabolische Syndrom. In den letzten Jahren ist immer deutlicher geworden, dass es in vielen Fällen als eine Frühform des metabolischen Syndroms angesehen werden muss. Das metabolische Syndrom besteht aus der Kombination von
- Adipositas,
- Hypertriglyzeridämie,
- Hypertonus und
- gestörter Glukosetoleranz.

Etwa 25 % der PCOS-Patientinnen weisen ein Übergewicht, etwa 40 % eine Adipositas auf. Bei 30–35 % der Patientinnen liegt eine Insulinresistenz vor. Man muss davon ausgehen, dass 5–10 % dieser Patientinnen einen manifesten Diabetes mellitus Typ 2 haben. PCOS-Patientinnen weisen vermehrt eine Dyslipidämie auf, haben häufiger einen Hypertonus sowie weitere frühe Marker einer Arteriosklerose, wie erhöhte Spiegel an PAI-1, Endothelin-1, Homocystein und C-reaktivem Protein (CRP). Hieraus ergibt sich, dass die Betreuung der PCOS-Patientin über die kosmetische Problematik des Hyperandrogenismus (Akne, Hirsutismus, Alopezie) und den unerfüllten Kinderwunsch hinausgeht. Die Prävention von Langzeitrisiken ist bei diesen Patientinnen enorm wichtig.

Diagnostik. Klinische Leitsymptome des PCOS sind die Zeichen der Hyperandrogenämie (Akne, Alopezie, Hirsutismus) sowie die anamnestische Angabe einer Oligo- oder Amenorrhö. Bei deutlichen Hinweiszeichen auf eine adrenale Komponente der Hyperandrogenämie muss die wesentliche Differenzialdiagnose eines adrenalen Enzymdefektes (sog. »late-onset-AGS«, adrenogenitales Syndrom) ausgeschlossen werden. In diesen Fällen sollte zur weiteren differenzialdiagnostischen Abklärung ein ACTH-Test sowie ggf. auch eine molekulargenetische Diagnostik durchgeführt werden. Differenzialdiagnostisch muss an die Möglichkeit eines Cushing-Syndroms oder eines androgenproduzierenden Tumors gedacht werden.

Laboranalytisch findet man neben erhöhten Androgenspiegeln (Testosteron, DHEAS, Androstendion) häufig einen erhöhten LH/FSH-Quotienten, einen erniedrigten SHBG-Spiegel, eine Erhöhung des freien Insulin-growth factor 1 (IGF-1) und ein erhöhtes Nüchterninsulin. Das Diagnosekriterium des zugunsten von LH verschobenen LH/FSH-Quotienten > 2 ist typisch und findet sich in etwa 60 % der Fälle eines PCOS. Der verschobene Quotient stellt jedoch kein notwendiges Diagnosekriterium für ein PCOS dar.

Zur Abschätzung einer peripheren Insulinresistenz wird ein oraler Glukosetoleranztest mit 75 g Glukose unter standardisierten Bedingungen durchgeführt. Glukose und Insulin werden nüchtern sowie nach 60 und 120 min kontrolliert. Dabei ist die Berücksichtigung der Präanalytik von außerordentlicher Bedeutung. Glukose muss entweder in speziellen Abnahmesystemen mit Natriumfluorid (NaF) stabilisiert werden oder kann gemeinsam mit Insulin aus gefrorenem Plasma bestimmt werden. Zur Insulinbestimmung ist es wichtig, das Blut innerhalb von 20–30 min abzuseren und einzufrieren. Die gefrorene Probe muss gekühlt verschickt werden. Ansonsten kommt es zu einem Zerfall des sensiblen Parameters Insulin und zu falsch-negativen Befunden. Ein im Nüchternzustand gemessener Glukose/Insulin-Quotient von < 4,5 (gemessen als Quotient von Glukose in mg/dl und Insulin in mIE/l) gilt als Beleg für eine Insulinresistenz. Darüber hinaus lässt sich bei unauffälligen Quotienten eine periphere Insulinresistenz nur durch eine überschießende Insulinsekretion bzw. einen mangelhaften Abfall des Insulins nach 2 Stunden diagnostizieren.

Pathophysiologie. Pathophysiologisch wird der Hyperinsulinämie eine immer größere Bedeutung zugeschrieben. Insbesondere bei adipösen, aber auch bei schlanken Patienten liegt häufig eine Insulinresistenz mit Hyperinsulinämie vor. Die Hyperinsulinämie bewirkt in der Hypophyse eine vermehrte LH-Ausschüttung, wodurch in den Thekazellen des Ovars vermehrt Androgene produziert werden, zu deren Aromatisierung zu Östrogenen jedoch nicht ausreichend FSH zur Verfügung steht. Zudem wirkt das Insulin direkt auf das Ovar und die Nebennierenrinde und führt zu einer Zunahme der Androgenproduktion. Im Fettgewebe werden so vermehrt Androgene kontinuierlich, azyklisch in Östrogenen aromatisiert, die wiederum eine Proliferation des Endometriums hervorrufen, ohne dass dieser Effekt von Progesteron opponiert wird. Die Östrogene bewirken in der Hypophyse wiederum eine vermehrte LH-Ausschüttung, womit ein **Teufelskreis** geschlossen wird.

12.4.1.3 Therapie

Clomifen. Bei der hypothalamisch-hypophysären Dysfunktion, v. a. bei bestehendem Syndrom der polyzystischen Ovarien, ist nach wie vor das Antiöstrogen Clomifen das **Therapeutikum der 1. Wahl**. Clomifen ist ein **nichtsteroidales Östrogen** mit chemischer Ähnlichkeit zum Chlortrianisen. Es ist gut wasserlöslich, kann oral absorbiert werden, wird über die Leber und den Darm ausgeschieden und zirkuliert im enterohepatischen Kreislauf. Clomifen besitzt einen schwachen eigenen Östrogeneffekt, seine Hauptwirkung erklärt sich jedoch durch seine **Kompetition mit Östradiol** um die Bindung an den Östrogenrezeptoren von Hypothalamus und Adenohypophyse. Durch diese Bindung sind Hypothalamus und Hypophyse nicht in der Lage, auf die tatsächlich zirkulierende Östrogenmenge adäquat zu reagieren. Die »Falschmeldung« einer unzureichenden Östrogenkonzentration wird mit einer vermehrten Sekretion von

FSH und LH beantwortet. Diese **erhöhte Gonadotropinsekretion** soll die Follikelreifung stimulieren und schließlich zur Ovulation führen.

Da die **Bindung des Clomifens an den Östrogenrezeptor** nur kurzzeitig ist, besteht die Möglichkeit, dass nach Absetzen der Medikation der Hypothalamus unter der zunehmenden Östradiolproduktion durch die reifenden Follikel im Sinne des positiven Feedback-Mechanismus mit einem LH-Peak reagiert und die Ovulation auslöst. Die Behandlung mit Clomifen wird am 2.–5. Tag nach Einsetzen einer spontanen Regelblutung oder nach einer Gestagenentzugsblutung begonnen, wobei im ersten Therapiezyklus mit **50 mg Clomifen/Tag für 5 Tage** begonnen werden sollte.

Zahlreiche Studien zur **Anwendung von Clomifen bei PCO-Syndrom** haben dessen Wirksamkeit belegt. Die Ovulationsraten liegen bei 60–85 %, die Schwangerschaftsraten bei 30–40 %, die Abortrate bei 13–25 %. Allerdings muss bei Patientinnen mit PCO-Syndrom mit einer Rate von **Clomifen-non-respondern von ca. 35 %** gerechnet werden. Die Faktoren, die über ein Ansprechen bzw. Nichtansprechen auf die Clomifentherapie entscheiden, sind weiterhin unklar. Allerdings scheinen v. a. adipöse Patientinnen sowie solche mit deutlicher Hyperandrogenämie, Hyerinsulinämie und einer Amenorrhö zu den Nonrespondern zu gehören.

> Schließt man alle weiteren Sterilitätsursachen aus, so kann bei anovulatorischen Patientinnen der WHO-Gruppe II nach 6 Behandlungen mit Clomifen von einer kumulativen Schwangerschaftsrate von über 60 % ausgegangen werden. Dies unterstreicht die Bedeutung des einfach anzuwendenden und preiswerten Präparats für die Behandlung der Anovulation.

Das **Monitoring der PCO-Syndrompatientin unter Behandlung mit Clomifen** sollte die vaginalsonographische **Follikulometrie**, die **Östradiol-** und **LH-Serumspiegel**bestimmung in der Follikelphase sowie die **Progesteronserumspiegel**bestimmung in der Lutealphase beinhalten.

Cave
Eine Anwendung von Clomifen ohne Monitoring, v. a. ohne transvaginalsonographische Kontrolle, ist wegen des deutlich erhöhten Risikos einer Mehrlingsschwangerschaft abzulehnen.

Bleibt eine Ovulation aus, so wird die Dosis im nächsten Zyklus auf **100 mg/Tag** und ggf. im Folgezyklus auf **150 mg/Tag** erhöht. Eine Erhöhung der Clomifendosis auf über 150 mg/Tag hat keine Vorteile, da durch den erhöhten antiöstrogenen Effekt eine Verschlechterung der Follikulogenese eintritt.

Aufgrund der Ergebnisse erster Studien scheinen sich auch Aromatasehemmer, z. B. das in der Therapie des Mammakarzinoms etablierter **Letrozol**, als **Alternative zu Clomifen** für die ovarielle Stimulation zu eignen (Fisher et al. 2002, Mitwally et al. 2003).

Clomifen in Kombination mit HCG. Weist die Patientin eine ausreichende Follikelreifung auf (diagnostizierbar durch Follikulometrie und Östradiolbestimmung im Serum), bleibt jedoch die Ovulation aus, so kann diese durch die **s.c.-Applikation von 5000 IE urinärem hCG** (u-hCG) oder 250 μg rekombinantem hCG (r-hCG) bei Nachweis eines Leitfollikels von > 18 mm Durchmesser ausgelöst werden.

Gonadotropine. Im Falle einer **Resistenz gegenüber der Behandlung mit Clomifen**, wie sie bei **35 % der Patientinnen** mit PCO-Syndrom zu erwarten ist, besteht die Indikation für eine Gonadotropintherapie. Die Rate der **Mehrlingsgravditäten** ist mit **30 %** hoch. **Spontanaborte** treten in **ca. 25 %** auf. Das Hauptproblem der Gonadotropinbehandlung ist die **hohe Rate an Überstimulationssyndromen** (OHSS) mit teilweise schweren Verläufen. Dies ist bei der Stimulation der PCOS-Patientin zur monofollikulären Reifung jedoch weniger zu erwarten. Das OHSS ist eher als schwere Komplikation bei der multifollikulären Reifung im Rahmen der IVF-Behandlung zu sehen.

Heute stehen **verschiedene Gonadotropine** zur Verfügung. Neben den früher eingesetzten urinären humanen menopausalen Gonadotropinen (**HMG**) gibt es Präparate mit gereinigtem oder aber gentechnisch hergestelltem sog. **rekombinantem FSH**, die völlig frei von jeder LH-Aktivität sind.

Step-up-Stimulation. Für die Durchführung einer Gonadotropinbehandlung bei bestehendem PCO-Syndrom ist es von ganz entscheidender Bedeutung, die **gesteigerte Sensitivität der Ovarien für exogen zugeführte Gonadotropine** zu berücksichtigen. Auf diesem Ansatz beruht die Einführung der sog. **Low-dose-Stimulation**. Um die hormonelle Imbalance in der Follikelphase auszugleichen, erscheint es hierbei sinnvoll, **hoch gereinigtes FSH in niedriger Dosierung längerfristig** zu verabreichen. Die Behandlung beginnt mit 50–75 IU FSH pro Tag über 14 Tage. Sollte die Patientin dabei ein multifollikuläres Wachstum zeigen, so wird der Behandlungszyklus abgebrochen und die Dosis im nächsten Zyklus auf 37,5 IU reduziert. Die Dosis kann alle 10–14 Tage um 37,5 IU (= 1/2 Amp.) erhöht werden, bis ein aktives Follikelwachstum feststellbar ist.

Es werden 5000 IU u-hCG appliziert, wenn nicht mehr als 3 Leitfollikel > 18 mm zu sehen sind. Wird diese Zahl überschritten, sollte aufgrund des zu großen Mehrlingsrisikos auf eine Ovulationsinduktion verzichtet werden. Mit diesem Regime scheint es gelungen zu sein, die Schwellendosis (»threshold value«) für die Entwicklung eines einzelnen Leitfollikels herauszutitrieren, selbst bei hoch sensibel reagierenden Patientinnen, wie bei bestehendem PCO-Syndrom. Durch diese Art der Behandlung werden in ca. 70 % der Therapiezyklen Ovulationen erzielt, von diesen sind ca. 70 % Monoovulationen.

Die **Schwangerschaftsraten** sowie die **Zahl der Aborte** unterscheiden sich nicht wesentlich von den Ergebnissen einer konventionellen Gonadotropintherapie. Dagegen werden nur in geringen Prozentsätzen Mehrlingsgravditäten und schwere Überstimulationssyndrome beobachtet.

Step-down-Stimulation. Um die physiologische zyklische FSH-Sekretion zu simulieren, wurden sog. Step-down-Behandlungsprotokolle entworfen. Von diesen verspricht man sich eine **physiologischere Art** der **Follikelrekrutierung**.

Gewichtsreduktion. Übergewicht und Adipositas sind häufig bei Patientinnen mit PCO-Syndrom zu finden. Gerade in diesem Kollektiv tritt häufig die bereits beschriebene partielle Insulinresistenz mit Hyperinsulinämie auf, die über ovarielle Insulinrezeptoren zur gesteigerten Androgensekretion führen kann.

12.4 · Kinderwunschbehandlung

Die Adipositas ist in hohem Maße mit einer **Resistenz gegenüber Clomifen**, aber auch Gonadotropinen zur Ovulationsinduktion vergesellschaftet. Frauen mit Adipositas benötigen signifikant höhere Gonadotropindosen zur Ovulationsinduktion im Vergleich zu nicht adipösen Patientinnen. Die **Schwangerschaftsrate** in diesen beiden Gruppen mit PCO-Syndrom scheint gleich zu sein, aber adipöse Frauen mit diesem Krankheitsbild erleiden in 60 % einen spontanen Abort im Vergleich zu durchschnittlich 27 % in der Gruppe der nicht adipösen Patientinnen.

Aufgrund dieser Datenlage sollten adipöse Frauen mit PCO-Syndrom unbedingt vor dem Beginn einer Stimulationsbehandlung zur Gewichtsreduktion angehalten werden. Allerdings sind solche Diäten in der täglichen Praxis nicht immer durchzusetzen. Alternative Behandlungsansätze zur Therapie der bestehenden Hyperinsulinämie mit Metformin bieten einen pathogenetisch sinnvollen Ansatz.

Metformin. Die Gabe des oralen Antidiabetikums Metformin bietet insbesondere bei PCOS-Patientinnen mit einer Insulinresistenz eine sinnvolle Alternative. Metformin wirkt über die Hemmung der hepatischen Glukoneogenese, eine verstärkte Glukoseaufnahme in die Muskulatur, eine verzögerte Glukoseresorption und hat eine appetitsenkenden Wirkung sowie einen direkten Effekt auf Ovar und Nebennierenrinde. Metformin kann als effektive Therapie bei unerfülltem Kinderwunsch der PCOS-Patientin angenommen werden, da mittlerweile zahlreiche Studien dazu durchgeführt worden sind. Diese wurden mittlerweile in 2 großen Metaanalysen ausgewertet. Demnach kann insbesondere bei der Kombination einer Metformin-Therapie mit einer Clomifen-Stimulation von einer 3- bis 4-fach erhöhten Chance auf eine Konzeption ausgegangen werden.

Als Hauptnebenwirkungen der Metformintherapie werden Diarrhöen und Meteorismus beschrieben. Daher wird eine einschleichende Gabe von Metformin empfohlen. Die Dosis sollte langsam von 500 mg/Tag auf 1500–2000 mg/Tag gesteigert werden. Da Metformin zur Therapie des PCOS jedoch nicht zugelassen ist, muss die Therapie als »off-lable use« erfolgen (McCarthy et al. 2004).

Glukokortikoide. Die zusätzliche Gabe von 0,25–0,5 mg Dexamethason kann bei nachgewiesener Erhöhung der adrenalen Androgenwerte (DHEA, DHEAS) eine sinnvolle Ergänzung der Stimulation mit Clomifen oder mit Gonadotropinen sein. Der Erfolg einer zusätzlichen Glukokortikoidgabe bei Clomifenbehandlung konnte nachgewiesen werden. Die Einnahme muss spätabends erfolgen.

Operative Verfahren. Am Anfang der Behandlung des PCO-Syndroms stand – historisch betrachtet – die operative Behandlung im Sinne der Keilresektion. Durch die damit verbundene Reduktion der Stromamasse, einhergehend mit einem Abfall der ovariellen Androgensekretion, gelang es, die Oligomenorrhö und die Infertilität bei PCO-Syndrom erfolgreich zu behandeln. **Schwangerschaftsraten** zwischen 25 und 85 % wurden beschrieben.

Die Keilresektion ist heute dem »**laparoscopic ovarian drilling**« gewichen, bei dem mit einer monopolaren Nadel subkapsulär gelegene Follikel zerstört werden (Amer et al. 2002). Metaanalysen konnten zeigen, dass das laparoskopische ovarielle Drilling hinsichtlich Schwangerschaftsraten und Abortraten ebenso effektiv wie eine Clomifen-Therapie ist. Die Mehrlingsrate ist im Vergleich zur Clomifen-Therapie niedriger.

Assistierte Reproduktion. Die Techniken der assistierten Reproduktion (ART) stellen die **einzige erfolgversprechende Alternative** bei jahrelanger frustraner Behandlung des PCO-Syndroms dar. Während jedoch die ovarielle Stimulation für die Befruchtung in vivo die Reifung und Ovulation möglichst nur eines einzigen Follikels zum Ziel hat, wird bei der extrakorporalen Befruchtung bewusst die Hyperstimulation angestrebt, um möglichst viele Eizellen und Embryonen zur Verfügung zu haben. Aufgrund der hohen Sensibilität der Ovarien bei bestehendem PCO-Syndrom ist die **kontrollierte ovarielle Hyperstimulation** zur IVF meist erfolgreich. Die Zahl der gewonnenen Eizellen liegt im Durchschnitt höher als bei Frauen ohne PCO-Syndrom bei gleichzeitig schlechterer Eizellqualität.

Die **Schwangerschaftsraten** nach vollzogenem Transfer scheinen sich jedoch nicht zu unterscheiden (ca. 30 %). Ein weiteres Problem bei dieser Patientinnengruppe stellt die **erhöhte Abortrate** dar. Beträgt diese bei Patientinnen ohne Hinweis auf ein PCO-Syndrom ca. 20–30 %, so werden bei PCO-Syndrompatientinnen Abortraten nach IVF von bis zu 44 % beobachtet. Wahrscheinlich spielt auch hier die Hyperinsulinämie eine ganz wesentliche Rolle. Dennoch stellt die IVF im Falle einer Patientin mit PCO-Syndrom und mehreren gescheiterten Versuchen der Ovulationsinduktion zur Konzeption in vivo einen gerechtfertigten Therapieversuch dar.

12.4.2 Therapie der tubaren Sterilität

12.4.2.1 Mikrochirurgische Optionen

> **Definition**
>
> Störungen der Tubenfunktion gehören zu den häufigsten Ursachen für ungewollte Kinderlosigkeit. Die Inzidenzzahlen schwanken, je nach Literaturangabe und geographischer Provenienz, zwischen 20 und 40 %.

Ursachen und Therapie der Tubenfunktionsstörungen. Verantwortlich sind meist entzündliche Erkrankungen durch Keimaszension im kleinen Becken, Endometriose und peritubare Verwachsungen als Folge früherer operativer Eingriffe, intrauteriner Kontrazeption oder einer ektopen Gravidität. Bei diesen Patientinnen gilt es nun zu entscheiden, welche einer rekonstrukiven Tubenchirurgie oder aber einer alternativen Therapieform wie IVF/ET zugeführt werden soll. Erfolg und Misserfolg der gewählten Therapie hängen dabei primär von der Qualität der durchgeführten Diagnostik ab. Nicht jede tubare Pathologie ist geeignet für eine chirurgische Versorgung. Die zur Verfügung stehenden diagnostischen Möglichkeiten zur Abklärung der tubaren Situation umfassen
- die Hysterosalpingographie,
- die Sonographie,
- die Laparoskopie mit Chromopertubation sowie
- die Hysteroskopie, Salpingoskopie und Tuboskopie.

Betrachtet man die **Schwangerschaftsraten** nach mikrochirurgischer Intervention, so fallen diese, je nach Eingriff und

Tabelle 12.2. Ergebnisse der Mikrochirurgie. (Nach Scheidel et. al. 1999)

Operation	Anzahl der Patientinnen	Geburten [%]	Tubargraviditäten [%]	Aborte [%]
Refertilisation	55	41,8	3,6	5,5
Proximale Anastomose	69	18,9		
Adhäsiolyse		7–75	0–6,7	
Fimbrioplastik		17–57	0–25	
Salpingostomie	178	16,9	11,2	3,9
Salpingostomie (Literaturzusammenstellung)	1047	23,4	9,2	7,6

Befund, auffallend unterschiedlich aus und eben häufig deutlich schlechter als nach Einsatz der Techniken der extrakorporalen Befruchtung. Allein die Behandlung der kornualen Obstruktion und die Reanastomose im Sinne der Refertilisierung nach stattgehabter Tubenligatur scheinen eine Domäne der Mikrochirurgie mit guten Ergebnissen zu bleiben (Tabelle 12.2).

Keinesfalls sollten die Methoden der assistierten Reproduktion auf der einen und der Mikrochirurgie auf der anderen Seite als miteinander konkurrierende Therapieverfahren dargestellt werden. Sie sind vielmehr **Teil der multimodalen Strategie** in der Behandlung der Sterilität und Infertilität. Auch heute noch sollte bei bekannter tubarer Sterilität zunächst die **mikrochirurgische Operation als Therapie der 1. Wahl** angesehen werden. Während bei der IVF das zugrunde liegende Problem, nämlich die gestörte Tubenfunktion, lediglich umgangen wird, bietet der chirurgische Ansatz die **Möglichkeit einer kausalen Therapie**. Dies stellt einen prinzipiell und qualitativ entscheidenden Unterschied dar.

Cave

Die IVF mit Embryonentransfer sollte jenen Patientinnen vorbehalten bleiben, die den allgemein akzeptierten Ausschlusskriterien zur operativen Intervention unterliegen.

Kontraindikationen
- Absolute Kontraindikationen zur Mikrochirurgie
  - Entzündung,
  - Tuberkolose,
  - Fehlen der Pars ampullaris tubae,
  - Tubenlänge nach Mikrochirurgie nur 3–4 cm,
  - nicht therapierbare zusätzliche Sterilitätsfaktoren.
- Relative Kontraindikationen
  - ausgedehnte Adhäsionen oder »frozen pelvis«,
  - bipolarer Tubenverschluss (»bipolar tubal disease«),
  - Reokklusion nach mikrochirurgischem Eingriff,
  - mehrkammerige, dickwandige Hydrosalpinx,
  - > 35 Jahre,
  - männlicher Faktor,
  - zusätzliche Sterilitätsfaktoren.

Prinzipiell zu unterscheiden sind mikrochirurgisch durchgeführte **Adhäsiolysen** (Ovariolyse, Salpingolyse und Lyse von extragenitalen Adhäsionen) von **rekonstruktiven Eingriffen** an der Tube. Dabei differenziert man die tubouterine Implantation von der tubotubaren Anastomose. Letztere meint die **Vereinigung zweier vorhandener Tubensegmente**. Diese kann
- interstitiell-isthmisch,
- interstitiell-ampullär,
- isthmisch-isthmisch,
- isthmisch-ampullär oder
- ampullo-ampullär

durchgeführt werden, in Abhängigkeit von der Lokalisation des tubaren Schadens.

Unter **Salpingoneostomie** versteht man die Wiederherstellung eines neuen Ostiums bei distaler Tubenpathologie. Diese kann terminal, ampullär, isthmisch oder auch kombiniert durchgeführt werden. Davon abzugrenzen ist die **Fimbrioplastik**, die die Rekonstruktion vorhandener Fimbrien meint. Diese kann durch Deagglutination und Dilatation, mit Inzision der Serosa bei komplettem Verschluss oder auch in Kombination verschiedener Verfahrenstechniken erreicht werden (Tabelle 12.3).

In jedem Fall ist zur Durchführung von mikrochirurgischen Operationen ein **spezielles Instrumentarium** unerlässlich. Chirurgische Mikropinzetten und Mikronadelhalter sowie ein Operationsmikroskop sind Grundvoraussetzungen. Eine Tubenfasszange ist praktisch nie erforderlich, da eine ausreichende und zudem schonendere Fixierung mit den Fingern erfolgen kann. Zu den Instrumenten, die für die gynäkologische Mikrochirurgie speziell entwickelt wurden, gehören die **atraumatischen Taststäbe nach Swolin**. Diese biegsamen und teflonbeschichteten Stäbe können der jeweiligen operativen Situation und Notwendigkeit angepasst werden. Die Durchführung der genannten mikrochirurgischen Operationen ist nur möglich geworden durch die Entwicklung entsprechender **Nahtmaterialien**. In der gynäkologischen Mikrochirurgie kommen Fäden der Stärke 6/0–9/0 zur Anwendung.

Tabelle 12.3. Schwangerschaftsraten nach Salpingostomie einiger ausgewählter Arbeitsgruppen. (Nach Scheidel et al. 1999)

Arbeitsgruppe	Anzahl der Patientinnen	Geburten [%]	Tubargraviditäten [%]	Aborte [%]
Swolin 1975	33	24	18	
Gomel 1983	89	31,5	9	4,5
Boer-Meisel 1986	108	22,2	18	6
Schlösser u. Dolff 1986	205	19,0	1,9	3,4
Thie et al. 1986	161	33,0	9	11
Winston 1988	273	23,1	9,5	16,5

12.4.3 In-vitro-Fertilisation

> **Definition**
>
> Unter In-vitro-Fertilisation (IVF) versteht man die Befruchtung von Eizellen außerhalb des Körpers zur Erzielung einer Schwangerschaft.

Historie. Ursprünglich wurde diese Technik zur Überwindung der tubaren Sterilität, also beim Verschluss der Eileiter, entwickelt. Nachdem bereits im Laufe der 1970er-Jahre erstmalig über Erfolge hinsichtlich der Befruchtung von menschlichen Eizellen und der Weiterentwicklung von Embryonen bis zur Blastozyste berichtet wurde, konnte doch bis 1978 keine Schwangerschaft und Geburt beim Menschen nach IVF erzielt werden. Am 20. Juli 1978 wurde Louise Brown als erstes Kind nach einer IVF-Behandlung in England geboren. Dieser Erfolg war auf die Pionierarbeit des Gynäkologen Patrick Steptoe und des Physiologen Robert Edwards zurückzuführen. Seit diesem Jahr hat die IVF sich zunehmend verbreitet und wird mittlerweile fast weltweit praktiziert. Man darf schätzen, dass inzwischen weit über 1 Mio. Kinder nach einer IVF-Behandlung geboren worden sind. Der Ablauf der Behandlung hat sich indes kaum geändert und soll hier in den wesentlichen Zügen dargestellt werden.

12.4.3.1 Follikelpunktion

Nach entsprechender ovarieller Stimulation unter kontrollierten Bedingungen, (s. unten) können die Eizellen durch **transvaginale ultraschallgesteuerte Follikelpunktion** gewonnen werden. Hierzu wird an eine handelsübliche Ultraschallvaginalsonde eine Führungseinrichtung montiert, durch welche die Punktionsnadel geführt werden kann. Die Führungslinie wird auf dem Ultraschallmonitor durch entsprechende Software sichtbar gemacht, sodass der Operateur stets kontrollieren kann, in welchen Bereich des Ovars er bei Bewegung der Nadeln punktieren wird. So können Komplikationen – insbesondere Verletzungen von Blase, Darm und größeren Bauchgefäßen – effektiv vermieden werden. Die Follikelpunktion benötigt nach durchschnittlichem Ansprechen der Ovarien auf die hormonelle Stimulation etwa 5–10 min, der Unterdruck zum Absaugen der Follikelflüssigkeit sowie der Eizelle wird i. d. R. elektrisch durch ein entsprechendes System erzeugt. Verschiedene handelsübliche Punktionsnadeln sind erhältlich, die sich meist nur geringfügig unterscheiden.

Die Follikelpunktion wird je nach Behandlungszentrum **mit oder ohne Narkose** durchgeführt. Es hat sich bewährt, zumindest eine leichte Sedierung und Schmerzbetäubung durchzuführen, z. B. 7,5 mg Midazolam oral und 50 mg Pethidin i. m. etwa 30–45 min vor Beginn des Eingriffs. Bei schmerzempfindlichen Patientinnen bzw. wenn zahlreiche Follikel vorhanden sind und die Punktion erwartungsgemäß eher länger dauern wird oder auf jeder Seite mehr als einmal die Vaginalwand punktiert werden muss, empfiehlt sich eine Kurznarkose mit Propofol, die von den Patientinnen erfahrungsgemäß sehr gut toleriert wird.

12.4.3.2 Fertilisation der gewonnenen Eizellen

Die punktierten **Oozyten-Cumulus-Komplexe**, also Eizellen mit umgebenden Granulosazellen, werden steril gewonnen und direkt unter dem Mikroskop aus der Follikelflüssigkeit herausgesucht und in Reagenzgläser mit auf 37°C vorgeheiztem Medium verbracht. Die Reagenzgläser werden im **Inkubator** bei feuchter Atmosphäre mit 5 % CO_2, 5 % O_2 und 90 % N_2 bei 37 °C gelagert, bis alle Punktate untersucht sind, und dann in das IVF-Labor in einen ähnlichen Inkubator verbracht.

12.4.3.3 Spermienaufbereitung

Parallel zur Follikelpunktion wird eine **Ejakulatprobe des Partners** erbeten, diese wird nach Gewinnung zunächst zur Liquifizierung in einem separaten Inkubator bei 37 °C gelagert und dann aufbereitet. Hierzu bieten sich prinzipiell die Glaswollfiltration, die Dichtegradientenzentrifugation und das Swim-up-Verfahren an.

Bei der **Glaswollfiltration** wird die Spermiensuspension nach Waschen mit Kulturmedium – d. h. Zentrifugieren des Ejakulats, Verwerfen des Überstandes und Überschichten des Zell-Pellets mit Medium mit nachfolgendem Aufschütteln der Suspension – über eine spezielle Glaswolle, z. B. in einer Insulinspritze, gegeben. Durch die Glaswolle werden immotile oder wenig motile Spermien zurückgehalten, während durch die Schwerkraft die motileren Spermien nach unten wandern und unter der Spritze in einem neuen Reagenzglas mit dem Medium aufgefangen werden.

Ein **Dichtegradient** wird aus Partikeln in unterschiedlicher Konzentration aufgebaut, wobei diese Konzentrationsschritte konsekutiv übereinander gelagert werden. Ein 2-Schritt-Gradient ist relativ einfach aufzubauen, wobei aber auch mehr Schritte möglich sind und teilweise diskontinuierliche Gradienten verwendet werden. Die Idee besteht darin, durch die

Zentrifugation motile Spermien, immotile Spermien, Zellen etc. an den einzelnen Übergängen der Fraktionen zu akkumulieren, sodass schließlich eine **hochkonzentrierte Spermiensuspension** mit hohem Anteil gut motiler Spermien abgenommen werden kann. Percoll ist aufgrund einer fraglichen Schädigung der Eizellen bzw. Embryonen in den vergangenen Jahren in die Diskussion gekommen, wird aber noch immer vielfach verwendet.

Beim Swim-up-Verfahren wird nach Waschen des Ejakulats das so gewonnene Pellet nicht aufgeschüttelt, sondern für einige Zeit inkubiert, sodass motile Spermien aus eigenem Antrieb aus dem Pellet in das darüber liegende Medium wandern können. Wird dieses Medium dann abgenommen, so finden sich – wie bei den anderen Aufbereitungsmethoden – darin motile Spermien in höherer Konzentration ohne störende weitere Zellen. Das Swim-up-Verfahren ist, wie die anderen Methoden, vielfach modifiziert worden, prinzipiell wurde an den Techniken jedoch nichts verändert.

Ob tatsächlich eines der Verfahren gegenüber den anderen deutliche Vorteile hat, scheint fraglich, da in zahlreichen, sehr erfolgreich arbeitenden IVF-Gruppen weltweit sehr **divergente Verfahren** eingesetzt werden. Vielmehr scheint es bei suffizienter Durchführung mehr eine Frage der Erfahrung mit der einen oder anderen Technik zu sein, die den Erfolg bestimmt, als die Spermienaufbereitung selbst.

12.4.3.4 Entwicklung der Vorkerne und Embryonen

Zu den Eizellen werden im Reagenzglas die Spermien in einer Konzentration von etwa 100 000 pro Eizelle hinzugegeben, und diese Suspension wird über Nacht inkubiert. Am Folgetag können dann, etwa 16–18 h nach Beginn der Insemination der Eizellen, **Vorkerne** gesehen werden, wenn tatsächlich der Befruchtungsprozess begonnen hat. Das Auftreten des Vorkernstadiums bezeichnet dabei definitionsgemäß nicht die vollzogene Befruchtung, sondern vielmehr den Beginn eines mehrstufigen Prozesses, der schließlich mit der **Entwicklung** eines **neuen individuellen Genoms** endet.

Die Vorkerne können hinsichtlich ihrer Entwicklungsfähigkeit aufgrund von Polarisationserscheinungen relativ einfach beurteilt werden. Dazu bedient man sich des **Punkte-Scores von Scott u. Smith** (1998), welcher neben der Beurteilung des Zytoplasmas die Lage der Vorkerne zueinander sowie die Organisation der Nukleoli innerhalb der Vorkerne mit einbezieht.

> **Definition**
>
> Ein als optimal beurteiltes Stadium liegt vor, wenn das Zytoplasma homogen erscheint, die Vorkerne aneinandergelagert sind und die Nukleoli in einer Reihe der Kontaktstelle anliegen. So kann bereits im Vorkernstadium beurteilt werden, welche Eizelle sich zu einem qualitativ besseren Embryo entwickeln und eine hohe Chance zur Implantation haben wird.

Etwa 24 h nach Auftreten der Vorkerne (◘ Abb. 12.1a), also etwa 48 h nach der Follikelpunktion, werden die dann im Teilungsstadium befindlichen Embryonen im Vier- bis Sechs-Zellstadium, oder selten bereits im Acht-Zellstadium (◘ Abb. 12.1b,c), in die Gebärmutterhöhle transferiert. Auch hier ist eine Qualitätsbeurteilung möglich, wobei verschiedene Arbeitsgruppen unterschiedliche Grade der Qualität unterteilen. Der **Embryotransfer** wird mit kommerziell erhältlichen Kathetern aus Kunststoff, teilweise unter Verwendung einer Führungshilfe aus Metall, möglichst atraumatisch in den Fundusbereich des Uteruskavums durchgeführt.

12.4.3.5 Schwangerschaftsraten nach In-vitro-Fertilisation

Der Erfolg einer Behandlung hängt von verschiedenen Faktoren ab, ein wesentlicher ist das mütterliche Alter. Beispielhaft sei anhand der ◘ Abb. 12.2 gezeigt, inwieweit an einem Beispielkollektiv von über 2500 durchgeführten Embryotransfers die Verteilung von sich weiter entwickelnden Einlings- und Mehrlingsschwangerschaften bzw. Fehlgeburten zu erwarten ist. Durchschnittlich ist mit einer klinischen Schwangerschaft, definiert als Schwangerschaft mit nachweislicher Herzaktion, in etwa 24 % pro Embryotransfer zu rechnen. Die sog. **Baby-take-home-Rate pro Embryotransfer** beträgt etwa 18 % und steigt auf 50–60 % für das individuelle Paar, wenn bis zu 4 Embryotransfers durchgeführt werden.

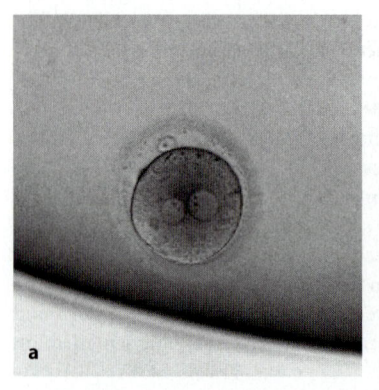

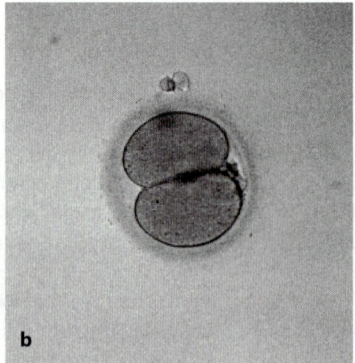

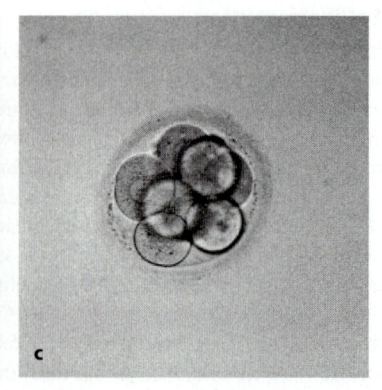

◘ **Abb. 12.1a–c.** Entwicklung des menschlichen Embryos. **a** Die Eizelle befindet sich im Vorkernstadium (Pronukleusstadium). Innerhalb des Eizellplasmas sind der kleinere weibliche und der größere männliche Vorkern zu erkennen. Direkt an der Berührungsstelle der Vorkerne befinden sich aufgereiht die Nukleoli. Dies spricht für eine gute Entwicklungskapazität dieser Eizelle im weiteren Verlauf. **b** Zweizellstadium eines menschlichen Embryos. Er hat sich regelmäßig geteilt. Beide Blastomeren sind gleich groß. Bei etwa 3 Uhr sind noch fragmentierte Reste der Polkörper zu erkennen. Der Embryo ist, wie auch die Eizelle, von der Zona pelucida umgeben. **c** Achtzelliger menschlicher Embryo mit sehr regelmäßig geteilten Blastomeren. In fast jeder Blastomere auf diesem Bild ist jeweils der Zellkern zu erkennen. (Nach B. Schöpper, Lübeck)

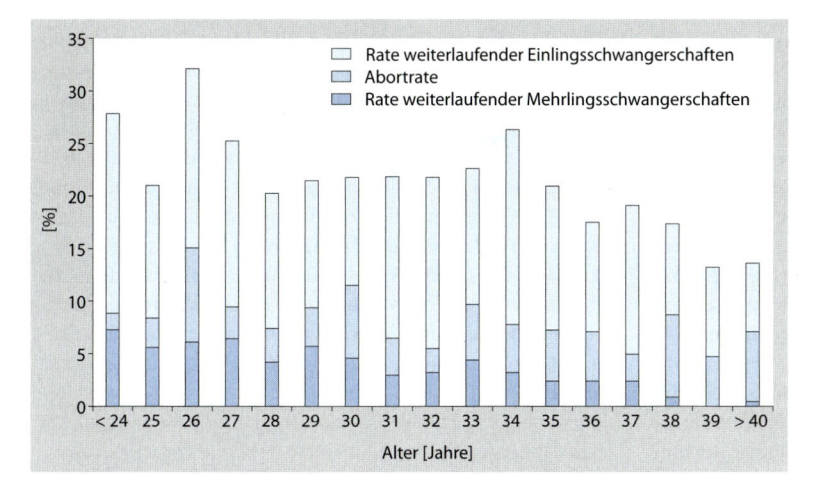

Abb. 12.2. Darstellung der Gesamtschwangerschaftsraten (klinische Schwangerschaftsraten) in Abhängigkeit vom Lebensalter der Patientin als Höhe der Säulen. Die Säulen sind dreigeteilt und beinhalten die weiterlaufenden Einlingsschwangerschaftsraten, die Abortraten und die weiterlaufenden Mehrlingsschwangerschaftsraten. Man findet mit zunehmendem Alter nicht nur eine abnehmende Gesamtschwangerschaftsrate, sondern auch eine steigende Abortrate und rückläufige Mehrlingsrate pro Embryotransfer. Die Daten beruhen auf 2573 ausgewerteten Behandlungszyklen zur IVF oder IVF/ICSI mit Embryotransfer an der Frauenklinik des Universitätsklinikums Lübeck. Bei 28 058 im Deutschen IVF-Register 2003 erfassten Behandlungen mittels konventioneller IVF betrug die durchschnittliche Schwangerschaftsrate pro Embryotransfer 28,4 %. Insgesamt 51 389 Behandlungen mittels IVF/ICSI führten zu einer durchschnittlichen Schwangerschaftsrate von 27,7 %.

> Dies bedeutet auf der anderen Seite aber auch, dass in etwa 40–50 % der Fälle den Paaren trotz allen verfügbaren Mitteln nicht geholfen werden kann. Schließlich muss man jedoch auch bedenken, dass ohne eine IVF-Behandlung die Wahrscheinlichkeit einer spontanen Schwangerschaft bei diesen Paaren auch über mehrere Jahre hinweg weniger als 5 % betragen würde.

Als **biochemische Schwangerschaft** wird eine Gravidität bezeichnet, die lediglich durch einen Anstieg des endogenen HCG nachweisbar war und durch einen spontanen Frühabort endet. Somit ist bei der Beurteilung von Publikationen zur Sterilitätsbehandlung stets genau auf die Terminologie zu achten: Handelt es sich um biochemische oder klinische Schwangerschaftsraten, wird die Abortrate genannt, wie hoch ist die tatsächliche Geburtenzahl? Wird die Schwangerschaftsrate auf den begonnenen Behandlungszyklus, die Follikelpunktion oder den durchgeführten Embryotransfer oder gar auf das individuelle Paar bezogen? Je nach Modifikation dieser Größen ergeben sich enorme Schwankungsbreiten der beschriebenen Raten.

Insbesondere in den vergangenen Jahren wurde die Strategie wiederbelebt, Embryonen erst in einem späteren Entwicklungsstadium zu transferieren, nämlich zum **Zeitpunkt der Blastozyste**, also etwa am 5. Tag der Entwicklung. Dies hat sich als vorteilhaft erwiesen, insbesondere, wenn sequenzielle Kulturmedien verwendet werden, die in ihrer Zusammensetzung den während der Entwicklung wechselnden Stoffwechselbedürfnissen des Embryos angepasst sind. So wird es möglich, dass aus einer Gruppe mehrerer Embryonen am Tag 2 der Entwicklung am Tag 5 nur noch 2 oder 3 überhaupt verbleiben, die sich bis dahin weiter entwickelt haben. Diejenigen, die sich nicht weiter entwickeln, hätten sich wahrscheinlich auch in der Gebärmutterhöhle nicht implantieren können und wären somit vergeblich transferiert worden. Diese **Selbstselektion außerhalb des Körpers** führt somit dazu, dass nur noch solche Embryonen transferiert werden, die eine deutlich höhere Chance zur Implantation aufweisen, sodass Implantationsraten von 30 % und Schwangerschaftsraten von 70 oder 80 % glaubhaft berichtet werden, wenn bei einer jungen Patientin mindestens 9 oder mehr befruchtete Eizellen zur Verfügung stehen.

> **Cave**
>
> Die wesentliche Voraussetzung, nämlich die Auswahl von Embryonen außerhalb des Körpers, ist allerdings in Deutschland aufgrund der Bestimmungen des ESchG nicht möglich, sodass der Blastozystentransfer hier nicht durchführbar ist (▶ Abschn. 12.2).

12.4.3.6 Kryokonservierung

Die **Eizellen im Vorkernstadium**, welche in einem Behandlungszyklus nicht weiterkultiviert werden – nur die Kultivierung von maximal 3 Embryonen ist nach dem ESchG erlaubt – müssen entweder verworfen oder kryokonserviert, also bei -196° C in flüssigem Stickstoff tiefkühlgelagert werden. Dies entspricht im Wesentlichen dem Vorgehen im Ausland, wobei aber dort i. d. R. Embryonen im Teilungsstadium kryokonserviert werden. Die Tiefkühllagerung von nicht fertilisierten Eizellen hat nur sehr schlechte Ergebnisse erbracht, die Tiefkühllagerung von Spermien hingegen wird bereits seit vielen Jahren sehr effektiv zur Lagerung von Spermienspenden oder zur Anlage einer »**Fertilitätsreserve**« vor Durchführung einer onkologischen Therapie bei noch nicht abgeschlossener Familienplanung eingesetzt.

Verschiedene Protokolle werden weltweit zur Kryokonservierung eingesetzt. Prinzipiell kann man davon ausgehen, dass die Lagerungsdauer selbst keinerlei Einfluss auf die Entwicklungsfähigkeit der Eizellen bzw. Embryonen hat. **Gefrier- und Auftauprozess** allerdings führen dazu, dass nur noch etwa 30 % der ursprünglichen Zellen für eine weitere Kultivierung und für einen Transfer zur Verfügung stehen. Die Implantationschance dieser Zellen ist vermutlich gegenüber nicht eingefrorenen Zellen etwas reduziert, sodass mit einer Schwangerschaftschance von etwa 18 % und einer Geburtenrate von etwa 14 % pro Transfer gerechnet werden kann.

Aktuelle Entwicklung im Bereich der **Kryokonservierung von nichtfertilisierten Eizellen oder auch Ovargewebe** weisen in die Richtung, dass es in der Zukunft durchaus möglich sein wird, auch bei der Frau eine solche Fertilitätsreserve vor Durchführung einer onkologischen Therapie anzulegen. Erste, sehr positive Ergebnisse sind dazu in den vergangenen Jahren veröffentlicht worden. Wenn Ovargewebe vor einer onkologischen Therapie entnommen wird, so kann es insbesondere mittels **Vitrifizierung** kryokonserviert gelagert werden. Zur Wiederherstellung der Fertilität kann dieses Gewebe dann entweder orthotop im Bereich der Ovarloge oder aber auch heterotop, z. B. subkutan, replantiert werden. Erste positive Ergebnisse mit Wiederaufnahme der Ovarfunktion durch eine solche Technik sind berichtet worden; ein Kind wurde bisher nach einer solchen Maßnahme geboren.

12.4.3.7 Kontrollierte ovarielle Stimulation

Während für die ovarielle Stimulation zur Konzeption in vivo die monofollikuläre Eizellreifung das erklärte Ziel der Behandlung ist, so wird im Rahmen der In-vitro-Fertilisation bewusst eine **Superovulation**, sprich eine multifollikuläre Reifung angestrebt. Man spricht daher auch von der sog. »**kontrollierten ovariellen Hyperstimulation**«. Während man in der Frühzeit der IVF allein den im Spontanzyklus gereiften Follikel punktierte und somit nur eine einzige Eizelle zur Verfügung stand, zeigte sich doch bald, dass es möglich ist, durch die Verabreichung von Gonadotropinen zahlreiche Follikel aus der Follikelkohorte heranreifen zu lassen. Die **Gewinnung zahlreicher Eizellen** bedeutete die Möglichkeit, mehrere Embryonen für die Rücksetzung in utero zur Verfügung zu haben. Diese in der Veterinärmedizin seit längerem bekannte Möglichkeit der Superovulation erlaubte es, die erzielten Schwangerschaftsraten in einen Bereich anzuheben, der aus einer experimentellen Technik eine etablierte Behandlungsform mit realistischen und akzeptablen Erfolgsaussichten machte.

Allerdings war der **vorzeitige Anstieg der LH-Konzentration im Serum** mit nachfolgender **vorzeitiger Luteinisierung** des Follikels verantwortlich für eine relativ **niedrige Effizienz** der ovariellen Stimulation mit Gonadotropinen als einzigem Agens im Rahmen eines IVF-Programms. Gleichzeitig hatte der vorzeitige LH-Anstieg einen **negativen Einfluss auf die Oozyten- und Embryonenqualität** und infolgedessen auf die Schwangerschaftsrate. Durch Einführung der **Vorbehandlung mit agonistischen Analoga des GnRH** konnten diese Schwierigkeiten und Nachteile weitestgehend behoben und die **Rate der abgebrochenen Stimulationszyklen bis auf 2 %** gesenkt werden.

> Der Einsatz der **GnRH-Agonisten** im Rahmen der ovariellen Stimulation markiert den Beginn des sog. »modernen Managements« im Rahmen der assistierten Reproduktion (ART).

Die Ovulationsinduktion ist planbar geworden, wodurch sich die Belastungen der Behandlung für Patienten und behandelnde Ärzte erheblich reduziert haben. Als Stimulationsbehandlung zunächst der 2. Wahl hat sich die **Suppression der endogenen Hormonproduktion** durch GnRH-Analoga mit anschließender Gonadotropinstimulation bewährt und immer mehr durchgesetzt.

»**Flare-Protokolle**«: **kurzes und ultrakurzes Protokoll.** Beide Protokolle versuchen, die anfänglich erhöhte Gonadotropinsekretion im Sinne der Follikelstimulation zu nutzen. Im sog. kurzen Protokoll wird der **GnRH-Agonist ab dem 1. Zyklustag täglich** s.c. (z. B. 600 µg Buserelin/Tag) oder nasal (z. B. 2-mal 2 200-µg-Hübe Nafarelin/Tag) **bis zur Ovulationsauslösung mittels HCG** gegeben. Die **Gonadotropinstimulation beginnt 2–3 Tage nach der ersten Agonistengabe**. Im sog. ultrakurzen Protokoll wird der **GnRH-Agonist** subkutan oder nasal nur an den **Zyklustagen 2, 3 und 4** verabreicht. Die **Gonadotropinstimulation kann dann ab dem 2. Zyklustag** beginnen. Die HCG-Gabe zur Ovulationsauslösung erfolgt, wenn die bekannten Kriterien (Leitfollikel von etwa 17–18 mm Durchmesser) erfüllt sind. Die Überwachung der follikulären Reifung erfolgt vorwiegend mit vaginalsonographischen Kontrollen des Follikelwachstums.

> **Empfehlung**
>
> Am 1. Zyklustag sollte vor Beginn der Stimulation eine Basisvaginalsonographie erfolgen, um bestehende **funktionelle Ovarialzysten (> 15 mm)** oder zystische Adnexbefunde anderer Genese auszuschließen. Liegen solche vor, sollte ein **Spontanzyklus** oder eine durch **Gestagene induzierte Blutung abgewartet** werden. Bei Persistenz eines zystischen Befundes muss dieser vor Beginn der Stimulation abgeklärt werden.

Beide Protokolle vermeiden mit großer Sicherheit den vorzeitigen LH-Anstieg. Ihr **Vorteil** liegt darin, dass sie den Stimulationszyklus nur unwesentlich verlängern. Mit einem Verbrauch von ca. 27 Amp. Gonadotropine pro Stimulationszyklus sind beide kostengünstig und liegen nur unwesentlich über dem Verbrauch bei Gonadotropinstimulation ohne vorherige Analogonbehandlung. **Nachteilig** ist die erhöhte Konzentration von LH in der frühen Follikelphase aufgrund der endogenen verstärkten Gonadotropinfreisetzung, die sich negativ auf die Follikelreifung auswirken kann.

Bezüglich der Anzahl der gewonnenen Eizellen und transferierter Embryonen haben sich die »**Flare-Protokolle**« gegenüber dem sog. **langen Protokoll** in prospektiv vergleichenden Untersuchungen als unterlegen erwiesen. Im Hinblick auf die **Schwangerschaftsraten** ergaben retrospektive Untersuchungen einen signifikanten **Vorteil** in der Gruppe **des langen Protokolls**, unabhängig vom verwendeten jeweiligen GnRH-Analogon. In prospektiven Studien lag die Schwangerschaftsrate im langen Protokoll gegenüber dem kurzen Protokoll ebenfalls höher (25,7 % vs. 16,6 %), der Unterschied war jedoch nicht signifikant.

»**Langes Protokoll**«. Das lange Protokoll hat sich weltweit weitestgehend durchgesetzt. Es strebt die **Desensitivierung der Hypophyse vor Beginn der Gonadotropinstimulation** an. Zu diesem Zweck wird der **GnRH-Agonist** entweder täglich subkutan oder nasal bzw. in Form eines Depotpräparats subkutan (z. B. 3,6 mg Goserelin) oder intramuskulär (z. B. 3,2 mg Triptorelin) **ab der mittleren Lutealphase** (22. Zyklustag) oder ab der frühen Follikelphase (1. Zyklustag) verabreicht. Der **Vorteil** des Medikationsbeginns in der mittleren Lutealphase liegt in dem Zusammenfall des »flare-up« mit dem physiologischen Gonadotropinanstieg zu diesem Zeitpunkt. Als **Nachteil** muss die

Möglichkeit bezeichnet werden, möglicherweise in eine bereits bestehende, extrem frühe Gravidität hineinzutherapieren. Teratogene Effekte der GnRH-Analogapräparate konnten jedoch nicht festgestellt werden.

Statistisch signifikante Vorteile des einen oder anderen Regimes haben sich bislang nicht gezeigt. Insgesamt 14 Tage nach Beginn der GnRH-Agonistenmedikation kann von einer weitestgehenden Entkopplung der hypothalamo-hypophysär-ovariellen Achse ausgegangen werden. Bei LH-Werten < 10 mIU/ml und Östradiolwerten < 50 pg/ml kann die HMG-Stimulation beginnen. Vorher erfolgt eine Basisvaginalsonographie zum Ausschluss funktioneller Ovarialzysten. Solche Zysten treten beim langen Potokoll in ca. 13–25 % der Stimulationszyklen, vorzugsweise im ersten, auf. Dabei handelt es sich in den meisten Fällen um Follikelzysten, bewirkt durch den auf bereits im Wachstum begriffene Follikel treffenden stimulierenden »Flare-up-Effekt«. Aufgrund der später einsetzenden hypophysären Blockade ovulieren diese Follikel jedoch nicht und verharren im Zustand der funktionellen Zyste. Da sie zu einem erhöhten Gonadotropinverbrauch und zur Größenzunahme der Ovarien führen können, sollten sie vor Beginn der Stimulation behandelt werden, z. B. durch transvaginale Punktion. Alternativ kann im langen Protokoll bei fortgesetzter Agonistenmedikation die Regression der Zysten abgewartet werden. Diese scheint beim mittlutealen Beginn der Agonistengabe früher einzusetzen.

> **Empfehlung**
>
> Die Stimulation wird üblicherweise mit 150–225 IE FSH durchgeführt. Die transvaginale Follikulometrie ist wichtig zur Kontrolle der Follikelreifung und Festlegung der Ovulationsinduktion. Der positive Effekt einer Dosiserhöhung ist – im Gegensatz zum Step-up-Protokoll bei der PCOS-Patientin – als eher fragwürdig zu bewerten. Hat sich der Stimulationszyklus nach IVF und ET als nicht erfolgreich erwiesen, so kann im nächsten Zyklus mit einer höheren Anfangsdosis begonnen und die Dosis auch schneller erhöht werden, um die individuell unterschiedliche Schwellendosis (»threshold level«) zu erreichen. Stellt sich ein Leitfollikel, nach Möglichkeit aber mehrere Follikel, von etwa 17–18 mm Durchmesser in der Follikulometrie dar, werden am Abend des Kontrolltages nach Absprache mit der Patientin 5.000–10.000 IE u-hCG oder 250 μg r-hCG HCG zur Ovulationsinduktion s.c. verabreicht. Die transvaginalsonographisch gesteuerte Follikelpunktion erfolgt 36 h später in leichter Sedierung oder in Allgemeinnarkose, wenn dies von der Patientin gewünscht wird.

Der **Zeitpunkt der Punktion** ist unter diesem Regime tatsächlich planbar geworden, in Abstimmung mit den Bedürfnissen des Institutsalltags und denen des Ehepaares. Muss die Ovulationsinduktion aufgrund besonderer Konstellationen um 24 oder auch 48 h verschoben werden, so ist dies vertretbar.

Durch das beschriebene lange Protokoll wird eine weitestgehende **Synchronisation der Follikelreifung** erreicht. Dies wiederum ermöglicht die Rekrutierung einer größeren Anzahl von Follikeln bzw. Eizellen, die dann für die IVF zur Verfügung stehen, als dies bei den anderen Protokollen der Fall ist. Dies hat allerdings auch im Einzelfall zu nicht akzeptablen **ekzessiven ovariellen Stimulationen** geführt. Über 40 Eizellen im Rahmen einer Punktion sind keine absolute Seltenheit. Solche Eizellzahlen mit all den anhängenden juristischen und ethisch-moralischen Implikationen ihrer Verwertung, Verwerfung oder Kryokonservierung sind heutzutage, v. a. seit Etablierung der ICSI als Routineverfahren mit ihren exzellenten Fertilisierungsraten bei fast völliger Unabhängigkeit vom Schweregrad der männlichen Subfertilität, nicht mehr hinzunehmen.

> Es muss Ziel sein, durch eine bewusstere, kontrolliertere ovarielle Stimulation eine gerade ausreichende Anzahl optimal gereifter Eizellen in der Metaphase II zu gewinnen. Angesichts der Tatsache, dass das deutsche Embryonenschutzgesetz nur die Rücksetzung von maximal 3 Embryonen erlaubt, sollte diese Anzahl bei nicht über 9 Eizellen liegen.

Lutealphase nach ovarieller Stimulation mit HMG und vorheriger GnRH-Agonistenmedikation – Stützung der lutealen Phase. Die Insuffizienz der Lutealphase nach ovarieller Stimulation mittels Gonadotropinen und vorheriger hypophysärer »Down-Regulation« durch GnRH-Agonisten (langes Protokoll) wurde erstmals 1987 beschrieben. 8 Tage nach der die Ovulation induzierenden HCG-Gabe kommt es zu einem massiven Abfall der Konzentrationen sowohl von Progesteron als auch von Östradiol im Serum. Die hypophysäre LH-Sekretion bleibt bis zum Ende der Lutealphase blockiert, damit wird den zahlreichen Corpora lutea der notwendige Stimulus entzogen, und es kommt zu einer vorzeitigen Luteolyse. Endometriumbiopsien zeigten eine Verzögerung der sekretorischen Umwandlung in mehr als 50 % der stimulierten Zyklen. Die ovarielle Stimulation nach dem langen Protokoll bedarf der Unterstützung in der Lutealphase. Diese kann in Form weiterer Gaben von HCG erfolgen. Dieses Vorgehen ermöglicht eine zeitgerechte Entwicklung des Endometriums und eine entsprechende Erhöhung der Schwangerschaftsraten.

> **Cave**
>
> Allerdings kann durch diese Medikation bei multizystischer Luteinisierung der Follikelzysten ein ovarielles Hyperstimulationssyndrom (OHSS) verstärkt oder auch erst induziert werden.

Alternativ dazu hat sich die **intravaginale Gabe von natürlichem Progesteron über 14 Tage** als effektive und sichere Methode etabliert. Aufgrund des Nebenwirkungsspektrums ist daher dem Progesteron der Vorzug zu geben.

Kontrollierte ovarielle Hyperstimulation unter Verwendung von antagonistischen GnRH-Analoga. Auch die GnRH-Antagonisten, die Modifikationen des ursprünglichen Dekapeptids darstellen, sind in der Lage, am hypophysären GnRH-Rezeptor mit hoher Affinität zu binden. Im Unterschied zu den GnRH-Agonisten lösen sie aber keine Gonadotropinsekretion aus. Im Unterschied zu den GnRH-Agonisten besitzen die GnRH-Antagonisten also keine eigene intrinsische Aktivität. GnRH-Antagonisten bewirken einen innerhalb von Stunden einsetzenden Abfall der Spiegel der Gonadotropine und Sexualsteroide. Anstelle einer Verminderung der GnRH-Rezeptoren, wie bei den Agonisten, konkurriert der GnRH-Antagonist mit dem nativen GnRH um die Bindung an den zellmembranständigen Rezeptoren. Da diese klassische **kompetitive Rezeptorblockade** dem Massenwirkungsgesetz folgt, zeigt die Anwendung der GnRH-Antagonisten in viel sensiblerem Ausmaß eine Dosisabhängigkeit. Der antagonisierende Effekt an der Hypophyse setzt sofort und ohne zwischenzeitlich stimulierenden Effekt ein. Diese auf einem völlig anderen pharmakologischen Wirkprinzip der GnRH-Antagonisten beruhenden Effekte eröffnen neue Behandlungsmodalitäten bei den oben genannten Indikationen.

In dem Bemühen, ein Stimulationsprotokoll unter Anwendung der GnRH-Antagonisten zu entwickeln, welches die Stabilität und Anwenderfreundlichkeit des »langen Protokolls« erhält, ohne dabei dessen Nachteile in Kauf nehmen zu müssen, wurden 2 Stimulationsprotokolle entwickelt. Im sog. **»Mehrfachdosisprotokoll«** beginnt die Stimulation ab dem 2. Zyklustag im spontanen Menstruationszyklus. Die Initialdosis beträgt dabei i. allg. 2 Ampullen eines urinären oder rekombinanten Gonadotropinpräparats. Erst ab dem Zeitpunkt, wenn eine vorzeitige Ovulation zu erwarten wäre, also ab dem 6. Stimulationstag, wird zusätzlich der GnRH-Antagonist täglich subkutan bis zum Zeitpunkt der Ovulationsauslösung verabreicht. Die Ovulationsauslösung erfolgt – wie im langen agonistischen Protokoll – durch HCG, wobei 36 h nach der HCG-Gabe die transvaginalsonographisch gesteuerte Follikelpunktion durchgeführt wird.

> **Cave**
>
> Das ovarielle Hyperstimulationssyndrom stellt als rein iatrogenes und im Einzelfall deletär verlaufendes Krankheitsbild eine der Hauptkomplikationen der Behandlung zur assistierten Reproduktion dar. Dabei ist bekannt, dass der Einsatz der GnRH-Agonisten die Inzidenz dieses mit Volumenvermehrung der Ovarien, Aszitesbildung, Hämokonzentration und im Einzelfall thromboembolischen Ereignissen einhergehenden Krankheitsbildes erhöht.

Parallel zu dem geschilderten Stimulationsverfahren wurde ein weiteres Stimulationsprotokoll entwickelt, in dem der GnRH-Antagonist Cetrorelix in einer höheren Dosis, nämlich 3 mg, s.c. zu einem festgelegten Zeitpunkt (dem 8. Zyklustag bzw. dem 7. Stimulationstag) verabreicht wird. Dieses sog. **Einzeldosisprotokoll**, welches v. a. in Frankreich entwickelt worden ist, hat sich ebenfalls als klinisch praktikabel und hoch effizient erwiesen. Auch dieses Stimulationsverfahren ist in prospektiv randomisierten Studien überprüft worden. Dabei zeigte sich, ebenso wie bei der Mehrfachgabe, eine deutlich niedrigere Rate abzubrechender Zyklen aufgrund einer insuffizienten Stimulation.

Zusammenfassend kann gesagt werden, dass beide beschriebenen Stimulationsprotokolle – also sowohl die Mehrfachgabe eines GnRH-Antagonisten, als auch die Einzelgabe – sich als effektive, klinisch praktikable und sichere Therapiemodalitäten erwiesen haben. Dabei ist das **Sicherheitsprofil** dieses GnRH-Antagonisten der neuesten Generation ausgezeichnet. Waren die früheren Vertreter dieser Substanzgruppe mit dem Nachteil belastet, dass sie Histaminfreisetzungen induzieren konnten, so musste keine einzige Patientin im Rahmen der bisher durchgeführten Studien zur assistierten Reproduktion aufgrund eines allergischen Geschehens aus der Studie ausscheiden.

> Die GnRH-Antagonisten im Rahmen der kontrollierten Stimulation zur In-vitro-Fertilisation ermöglichen eine sichere Kontrolle der LH-Konzentration während der Stimulation bei gleichzeitig signifikanter Verkürzung der Behandlungszeit und offensichtlich deutlicher Verringerung des Risikos für ein ovarielles Hyperstimulationssyndrom.

12.4.4 Therapie der männlichen Infertilität

12.4.4.1 Medikamentöse Therapie

Bei der Betrachtung der Therapie der männlichen Infertilität muss man die **Impotentia coeundi**, also die Unfähigkeit zur Vollziehung des Geschlechtsverkehrs, von der **Impotentia generandi**, also der Unfähigkeit, trotz vollzogenem Geschlechtsverkehr eine Schwangerschaft zu erzielen, unterscheiden.

Hinsichtlich der **Impotentia generandi** wurde in der Vergangenheit über viele Jahre hinweg versucht, die Spermienqualität durch **medikamentöse Maßnahmen** in Fällen einer idiopathischen männlichen Subfertilität zu verbessern bzw. die Schwangerschaftsraten zu steigern. Insbesondere wurden hier eingesetzt:
- HCG-/HMG-Injektionen,
- pulsatile GnRH-Gaben,
- Mesterolon,
- Aromatasehemmer,
- Clomifen,
- Tamoxifen,
- Kallikrein sowie
- Pentoxyphyllin.

Diese Substanzen wurden in verschiedenen prospektiv randomisierten Studien an entsprechend geeigneten Patientenkollektiven untersucht, ohne dass eine von ihnen in irgendeiner Weise einen positiven Effekt auf die Erzielung einer Schwangerschaft gehabt hätte. Eine Übersicht zu diesen Studien findet sich u. a. bei Nieschlag u. Behre (2000). Neuere Untersuchungen könnten vermuten lassen, dass vielleicht durch länger dauernde **FSH-Therapien** bei Einschränkung der Spermienqualität Erfolge zu erzielen sind. Erste Ergebnisse bedürfen jedoch noch einer Absicherung durch größere prospektive randomisierte Studien, bevor diese Therapien in der Praxis eingesetzt werden können.

> Bisher muss man davon ausgehen, dass bei einer idiopathischen männlichen Subfertilität keine wirkungsvolle medikamentöse Therapie verfügbar ist.

Anders ist die Sachlage, wenn **Ursachen für die Infertilität** eruierbar sind. Hier können teilweise sehr effektiv Therapien eingesetzt werden, wenn z. B. hormonelle Störungen vorliegen (◘ Tabelle 12.4). Diese Therapien gehören jedoch in die Hand des erfahrenen Andrologen bzw. internistischen Endokrinologen.

Bei einer Impotentia coeundi, z. B. aufgrund von Fehlbildungen des Genitale, neurologischen Ursachen (z. B. Paraplegie) oder vaskulären Problemen, existieren verschiedene **konservative und invasive Therapieansätze**. Von großer Bedeutung

12.4 · Kinderwunschbehandlung

Tabelle 12.4. Medikamentöse Therapien bei nicht idiopathischer männlicher Infertilität

Bezeichnung	Pathophysiologie	Therapieoption
Kallmann-Syndrom Idiopathischer hypothalamischer Hypogonadismus (IHH)	Mangel an GnRH	Pulsatile GnRH-Gabe, HCG-/HMG-Injektionen
Hypophyseninsuffizienz (z. B. nach Radiatio des Schädels) Hyperprolaktinämie	Störung der Hypothalamus-Hypophysen-Testis-Achse	Dopaminagonisten, Operation

ist die Erkennung psychologischer Ursachen einer Impotentia coeundi, um hier entsprechende Therapien veranlassen zu können. Der Vollständigkeit halber seien hier auch die Möglichkeiten der **SKAT (Schwellkörperinjektionstherapie)** erwähnt, bei der durch intrakavernöse Applikation vasoaktiver Substanzen ein im Wesentlichen physiologischer Ablauf der Erektion erzielt werden kann. Voraussetzung hierfür ist die Selbstapplikation eines entsprechenden Medikaments und damit die Auswahl entsprechend geeigneter Patienten. Operativ steht z. B. die Implantation hydraulischer Systeme zur Verfügung.

In der medikamentösen Therapie der psychogenen und organischen Erektionsstörung nimmt der relativ spezifische **Phosphodiesterase-V-Inhibitor Sildenafil** (Viagra) eine besondere Position ein. Sildenafil hemmt den Abbau von zyklischem GMP, welches nach sexueller Stimulation durch die Guanylatzyklase, vermittelt durch Stickstoffmonoxid, synthetisiert wird. Zyklisches GMP führt zu einer Relaxation des Gefäßsystems der Corpora cavernosa mit Erhöhung der Blutzufuhr. Somit wirkt Sildenafil nur nach sexueller Stimulation und Freisetzung von Stickstoffmonoxid. Den Hauptindikationsbereich hat dieses Medikament bei arteriell bedingten Durchblutungsstörungen des Corpus cavernosum – bei venöser oder kavernöser Problematik ist kein Effekt zu erwarten. Nach umfangreichen Studien kann nach korrekter Indikationsstellung in über 80 % nach 6 Monaten Therapie mit einem Ansprechen gerechnet werden. Die beschriebenen schweren Nebenwirkungen mit Todesfolge waren auf eine Kombination des Medikaments mit Nitraten zurückzuführen, die sich aufgrund eines gleichartigen Wirkungsmechanismus in ihrer kardiovaskulären Wirkung potenzieren. Werden Patienten mit Herzinfarkt innerhalb der letzten 6 Monate, Schlaganfall, schwerer Herzrhythmusstörung, deutlichem Hypertonus oder Hypotonus, schwerer Herzinsuffizienz oder instabiler Angina pectoris von der Therapie ausgenommen, so ist bei deutlichem Benefit nur mit leichten Nebenwirkungen, wie Gesichtsrötungen und Kopfschmerzen, zu rechnen. Auch für diese Medikation gilt jedoch die Einbindung in eine fachlich kompetente Diagnostik und Indikationsstellung.

12.4.5 Intrauterine Insemination

Als erster Schritt in der **Therapie der männlichen Subfertilität**, der idiopathischen Sterilität oder aber auch **bei zervikalen Ursachen** der Sterilität bietet sich die intrauterine Insemination (IUI) an, die sich gegenüber anderen Techniken der Insemination, wie z. B. intrazervikal oder intravaginal, als überlegen und technisch einfacher durchführbar als die intratubare Methode erwiesen hat.

Hintergrund, Vorbereitung. Prinzipiell wird bei der Insemination das Ejakulat aufgearbeitet, sodass andere Zellbestandteile und die Ejakulatflüssigkeit entfernt sowie der Prozentsatz motiler Spermien erhöht wird. Somit steht eine hochkonzentrierte Spermiensuspension mit motilen Spermien zur Verfügung. Hintergrund dieser Technik ist die Überlegung, dass durch die IUI erste Hindernisse, wie die Zervix, überwunden und die Spermien in den Bereich des Uterusfundus appliziert werden. Die zu überwindende Wegstrecke wird somit maximal verkürzt. Ferner darf man annehmen, dass bei einer Ejakulation im Rahmen des Geschlechtsverkehrs etwa 40 Mio. Spermien in das hintere Scheidengewölbe gelangen, aber nur etwa 10 %, also 400 000, bis in das Uteruskavum vordringen. Von diesen 400 000 Spermien gelangen wiederum etwa 10 % bis zur Tube und nur 200 bis zur Eizelle. Es ist leicht nachvollziehbar, dass unter diesen Bedingungen bei einer Reduktion von Spermienzahl und -motilität im Ejakulat eine Fertilisierung unwahrscheinlicher wird, wenn nicht durch assistierende Maßnahmen, wie die IUI, die Chance erhöht wird. Die **Aufbereitung der Spermien** erfolgt durch übliche Verfahren, wie die Glaswollfiltration, eine Percoll-Zentrifugation oder Swim-up-Verfahren. Teilweise werden verschiedene Techniken miteinander kombiniert.

12.4.5.1 Abwägung der Insemination gegenüber anderen Verfahren

Empfehlung

> Es scheint, dass eine alleinige IUI ohne zusätzliche hormonelle Stimulation kaum Vorteile gegenüber dem zeitlich optimierten Geschlechtsverkehr erbringt, sodass für dieses Verfahren zumindest eine leichte Stimulation empfohlen wird. Diese kann mit Clomifen oder auch mit Gonadotropinen durchgeführt werden.

Die **Erfolge der IUI** sind geringer als diejenigen der IVF und liegen pro Behandlungszyklus bei 7–15 % klinischer Schwangerschaftsrate nach hormoneller Stimulation. Kumulativ können etwa 30–40 % klinische Schwangerschaften im individuellen Fall nach bis zu 6 Behandlungen erreicht werden.

Es soll hier auch erwähnt werden, dass einige Autoren in der IUI lediglich die Möglichkeit sehen, eine ohnehin eintretende **Schwangerschaft zeitlich vorzuverlegen** – d. h. die Chance, innerhalb von etwa 2 Jahren schwanger zu werden, ist mit und ohne IUI gleich hoch, allerdings wäre die Schwangerschaft mit einer IUI früher zu erwarten. Insofern bedarf auch die IUI – trotz der einfachen Durchführung ohne notwendige operative Eingriffe wie bei der IVF – einer **strengen Indikationsstellung**. Ein über 2 Jahre bestehender, bisher unerfüllter Kinderwunsch bei regelmäßigem ungeschütztem Geschlechtsverkehr sollte also nachweislich vorhanden sein. Die Beobachtung, dass möglicherweise mit der IUI der Eintritt einer Schwangerschaft lediglich vorverlegt wird und die Patientinnen, die nach der IUI schwanger werden, auch ohne diese Maßnahme schwanger geworden wären, rechtfertigt dennoch nicht den Verzicht auf diese Technik.

Man sollte nicht vergessen, dass oftmals auch **das Alter der Patientin** eine wesentliche Rolle bei der Entscheidung für eine Therapie spielen sollte. Stellt sich also eine 32-jährige Frau mit seit 2 Jahren bestehendem Kinderwunsch zur Beratung vor und ergibt ein Spermiogramm eine leichte Oligoasthenozoospermie, ist durchaus eine IUI gerechtfertigt. Aufgrund der genannten Beobachtungen sollte die IUI jedoch **auf maximal 4 Zyklen beschränkt** werden, die in zeitlich engem Abstand zueinander liegen können. Sollte es danach nicht zum Eintritt einer Schwangerschaft gekommen sein, ist die Durchführung von invasiveren Maßnahmen, wie einer IVF oder ICSI, mit dem ratsuchenden Paar zu besprechen, da die Wahrscheinlichkeit, mit einer IUI dann noch eine Schwangerschaft erreichen zu können, deutlich geringer wird.

12.4.5.2 Technik der Insemination

Bei der IUI wird die Patientin in **Steinschnittlage** gelagert und die Portio mit Spekula eingestellt, ein Anhaken der vorderen Muttermundlippe ist in den allermeisten Fällen nicht notwendig. Der **Inseminationskatheter**, der in zahlreichen Variationen kommerziell erhältlich ist, wird dann über den Zervikalkanal in das Uteruskavum eingeführt, wobei möglichst eine Tangierung des fundalen Endometriums vermieden werden sollte. Nach Einführung wird die Spermiensuspension langsam appliziert, das Volumen sollte 0,3–0,5 ml nicht überschreiten. Bei höheren Volumina werden, v. a. bei zu schneller Applikation, gelegentlich **vasovagale Reaktionen** beobachtet. Gelegentlich können leichtere **Blutungen** von der Portiooberfläche bzw. aus dem Zervikalkanal beobachtet werden, die aber i. d. R. schnell sistieren.

12.4.5.3 Die donogene Insemination

Von der homologen (AIH: »artificial insemination with husbands sperms«) muss die donogene IUI (**AID**: »**artificial insemination with donor sperms**«) unterschieden werden. Bei der homologen IUI werden die Spermien des Partners, bei der heterologen die Spermien eines Spenders verwendet. Beide Verfahren sind in Deutschland zulässig, es wird allerdings nur die homologe IUI von der Krankenkasse bezahlt.

> **Indikationen der donogenen IUI**
> - Bei Azoospermie, wenn auch im Nebenhoden und Hoden keinerlei fertilisierungsfähige Spermien vorhanden sind, aber ein Kinderwunsch trotzdem erfüllt werden soll.
> - Wenn bei schwerwiegender männlicher Subfertilität die homologe IUI keinen Erfolg verspricht, eine ICSI-Behandlung aber von dem Paar nicht akzeptiert werden kann.
> - Bei Vorliegen genetischer Veränderungen beim Ehemann, die nicht auf das Kind übertragen werden sollen, insbesondere in Fällen, in denen ein Schwangerschaftsabbruch auch bei schwerwiegenden Erkrankungen für ein Paar nicht infrage kommt.
> - Wenn bei Verwendung der Spermien des Ehemanns eine Infektion der Partnerin droht (z. B. HIV) und auch ein minimales Risiko der Übertragung nach entsprechender Aufbereitung nicht getragen werden kann.

Die **Erfolge** der donogenen Insemination werden nach 4–6 Behandlungen mit bis zu 90 % angegeben. Wenn für das einzelne Paar ethisch akzeptabel, so steht also hier bei den oben genannten Indikationen eine sehr effektive Therapie zur Verfügung.

12.4.5.4 Intrazytoplasmatische Spermieninjektion (ICSI)

Entwicklung. Im Jahre 1992 wurde von dem italienischen Arzt Gianpierro Palermo in der Arbeitsgruppe um André Van Steirteghem erstmalig über Schwangerschaften und Geburten nach einer Technik berichtet, die die Autoren selbst als intrazytoplasmatische Spermieninjektion bezeichneten (ICSI). Seitdem wurde vielfach über diese Technik berichtet, zahllose Arbeiten haben gezeigt, dass sie jeder anderen Form der assistierten Fertilisation – insbesondere auch der subzonalen Spermieninjektion (SUZI) – überlegen ist: Die Fertilisierungsraten der Eizellen sind ebenso hoch wie nach einer herkömmlichen IVF-Behandlung, wobei jedoch bei der ICSI mit Spermien gearbeitet wird, die bei einer herkömmlichen IVF-Behandlung allenfalls in etwa 5 % der Fälle oder seltener zu einer Befruchtung führen würden.

Vergleich mit der In-vitro-Fertilisation. Bei kritischer Beurteilung der beiden Techniken – IVF und ICSI – in prospektiv randomisierten Studien in Fällen tubar bedingter Sterilität konnte sich **kein Vorteil der ICSI gegenüber der IVF** zeigen, weder hinsichtlich der Fertilisationsraten noch hinsichtlich der Entwicklungsmöglichkeiten der Embryonen, deren Qualität oder Implantationschance in das Endometrium nach dem intrauterinen Embryotransfer.

> Die ICSI ist jedoch **von Vorteil in Fällen immunologisch bedingter Sterilitätsformen** sowie **beim Ausbleiben einer Fertilisierung** oder außergewöhnlich niedriger Fertilisationsraten nach einer herkömmlichen IVF-Behandlung bei unauffälligem Spermiogramm.

12.4.5.5 MESA und TESE

Seit 1992 konnte in verschiedenen Publikationen gezeigt werden, dass auch bei der Verwendung epididymaler Spermien, gewonnen durch **MESA** (»**microsurgical sperm aspiration**«) oder testikulärer Spermien, gewonnen durch **TESE** (»**testicular sperm extraction**«), Fertilisierungen und Schwangerschaften erzielbar sind. Möglicherweise sind die Befruchtungsraten nach Verwendung dieser oftmals etwas unreiferen Spermienvorläufer tendenziell geringer als bei der Verwendung ejakulierter Spermien. Dies kann jedoch aufgrund noch immer limitierter Erfahrungen noch nicht endgültig beantwortet werden.

> **Cave**
>
> Andere Verfahren zur Spermiengewinnung, die nicht dem mikrochirurgischen Standard entsprechen, also z. B. eine perkutane Punktion des Nebenhodens oder Hodens ohne Präparation der einzelnen Strukturen, wird von den meisten Operateuren abgelehnt, da hierdurch zu viele Strukturen zerstört und Komplikationen, wie z. B. Hämatome, provoziert werden.

12.4.5.6 Mikroinjektion von Spermatiden

Die Verwendung von **runden Spermatiden**, d. h. vollkommen unausgereiften Spermienvorläuferzellen, ist nach allgemeiner Auffassung offenbar wenig erfolgversprechend. Immer wieder werden vereinzelt Schwangerschaften berichtet, nicht selten entstehen jedoch Zweifel darüber, welche Reifungsstufe tatsächlich für die Injektion verwendet wurde. Im Tierexperiment konnte zumindest beim Primaten mit runden Spermatiden keine Fertilisierung erreicht werden. Weiter entwickelte Spermatiden, also **elongierte Formen**, hingegen konnten sehr wohl bereits vielfach zur Erzielung von Fertilisationen und Schwangerschaften verwendet werden. Sie sollten jedoch nur Verwendung finden, wenn keine weiter entwickelten Zellen zur Verfügung stehen.

12.4.5.7 Technik der intrazytoplasmatischen Spermieninjektion

Für die Patientin selbst ändert sich am Vorgehen bei der **Durchführung eines Zyklus zur ICSI** nichts gegenüber dem Zyklus zur herkömmlichen IVF-Behandlung: Ovarielle Stimulation, Follikelpunktion und Embryotransfer bleiben in ihren Abläufen gleich, der prinzipielle Unterschied liegt in den Labormethoden.

Die gewonnenen Eizellen werden hier enzymatisch (durch kurze Inkubation mit Hyaluronidase) und mechanisch (durch wiederholtes Aufziehen mit dünnen Glaskapillaren unterschiedlichen Durchmessers) von den umliegenden Granulosazellen befreit. Nur so kann die Eizelle hinsichtlich ihrer Kernreife beurteilt und die Mikroinjektion durchgeführt werden. Die **Kernreife** liegt vor, wenn ein **Polkörper** sichtbar ist und die Eizelle sich somit in der **Metaphase II** befindet.

Gleichzeitig wird das gewonnene **Ejakulat** mit den herkömmlichen Methoden – also Glaswollfiltration, Percoll-Zentrifugation oder Swim-up-Verfahren – aufbereitet, um die vitalen Spermien von den avitalen und der Ejakulatflüssigkeit zu trennen.

Die so aufbereiteten Eizellen und Spermien werden dann in eine **Petri-Schale** verbracht, wobei – klassischerweise – in einem zentralen Mediumtropfen die Spermien und in der Peripherie die Eizellen in einzelnen Medientropfen gelagert werden. Die Medientropfen werden zur Aufrechterhaltung des pH-Wertes, zum Schutz vor Verdunsten sowie vor anderen Umwelteinflüssen mit einer Ölschicht überdeckt. In den zentralen Medientropfen wird zusätzlich zur Erhöhung der Viskosität Polyvinylpyrrolidon (PVP) gegeben, um die **Manipulation der Spermien** mit den Pipetten zu erleichtern.

Der für die ICSI verwendete **Mikromanipulator** wurde in den vergangenen Jahren verschiedentlich modifiziert, prinzipiell funktionieren jedoch alle Geräte in gleicher Weise: Die Petri-Schale wird unter einem invertierten Mikroskop auf einem auf Körpertemperatur vorgeheizten Tisch gelagert, wo sie in 2 Dimensionen verschoben werden kann. Der Mikromanipulator verfügt über 2 steuerbare Pipettenhalter, wobei links eine Haltepipette und rechts eine Injektionspipette eingesetzt wird. Die Haltepipette hat einen Durchmesser von etwa 40–80 μm mit einem Innendurchmesser von etwa 20 μm und ist an der Spitze abgerundet und stumpf. **Die Injektionspipette** hat einen Durchmesser von etwa 4–5 μm – also den Durchmesser eines Spermienkopfes –, ist an der Spitze abgeflacht mit einem Winkel von etwa 30° geschärft und verfügt über einen zusätzlichen, an der Spitze befindlichen Dorn, zur besseren Penetration der Eizellhüllen. Die Steuerung des Soges innerhalb der Pipette erfolgt je nach System hydraulisch, mit Öl oder durch Luftdruck.

Zunächst wird ein einzelnes **Spermium aus dem zentralen Mediumtropfen** in die Injektionspipette aufgenommen, dann ein »Eizelltropfen« in der Peripherie in das zentrale Blickfeld verbracht und die Eizelle durch Anbringen der Haltepipette von links in ihrer Lage fixiert. Um möglichst nicht den Spindelapparat zu verletzen, den man mit einer gewissen Wahrscheinlichkeit in der Nähe des Polkörpers erwarten darf, wird die Eizelle mit dem Polkörper bei 12 Uhr fixiert, die Injektionspipette mit dem darin befindlichen Spermium wird dann von rechts an die Eizelle gebracht und durch die Zona pellucida und das Oolemma in das Ooplasma eingeführt. Zur sicheren **Penetration des Oolemma**, also der Eizellmembran, wird dann ein Sog aufgebaut, bis durch diesen Sog das Oolemma sicher durchbrochen ist. Erst dann werden durch vorsichtigen Druck das Aspirat sowie das in der Injektionspipette befindliche Spermium in das Ooplasma injiziert. Nach Entfernung der Injektionspipette aus der Eizelle und der Lösung der Fixierung durch die Haltepipette ist die ICSI abgeschlossen.

Um die Eizellen nicht zu lange den Umwelteinflüssen und z. B. Temperaturschwankungen auszusetzen, die nie vollkommen vermieden werden können, sollten immer nur **maximal 3 Eizellen pro Injektionsvorgang** in die Petri-Schale verbracht werden, bei Anfängern ggf. nur eine Eizelle.

Die **Auswahl der Spermien für die ICSI** erfolgt nach Beurteilung der individuellen Spermienmorphologie und -motilität. So ist es fast immer möglich, auch bei einer nahezu kompletten Nekrozoospermie oder Teratozoospermie noch immer zumindest lokal motile Spermien mit fast einwandfreier Morphologie für die Injektion zu identifizieren.

> Andererseits konnte in verschiedenen Arbeiten gezeigt werden, dass allein die Motilität des individuellen Spermiums für den Erfolg hinsichtlich einer Fertilisierung der injizierten Eizelle von Bedeutung ist.

Ferner kann nicht damit gerechnet werden, dass ein **morphologisch auffälliges Spermium** mit einer höheren Wahrscheinlichkeit genetisch aberrant ist, sodass bei der Verwendung von motilen Spermien mit morphologischen Veränderungen nach heutigem Wissen nicht von einer erhöhten Rate genetischer Auffälligkeiten bei den Nachkommen ausgegangen werden muss.

Nach Durchführung der ICSI werden die injizierten Eizellen wie bei der herkömmlichen IVF im **Inkubator** über Nacht für 16–20 h inkubiert. Das weitere Verfahren gleicht wiederum der IVF, wobei allerdings das Auftreten der Vorkerne bereits etwa 4–6 h früher beobachtet werden kann. Grund dafür ist, dass durch ICSI den Spermien ein zeitlicher »Vorsprung« durch die mechanische Überwindung von Zona pellucida und Oolemma verschafft wird.

12.4.5.8 Genetische Risiken bei männlicher Subfertilität

Durch die Einführung von ICSI in das Spektrum der Möglichkeiten zur assistierten Fertilisation wurden **verschiedene genetische Auffälligkeiten** hochaktuell bzw. erstmalig beschrieben, die für eine männliche Subfertilität verantwortlich sein könnten und somit vor Durchführung der ICSI abgeklärt werden sollten, um die betroffenen Paare genetisch beraten zu können. Auf diese Veränderungen soll hier nur ansatzweise eingegangen werden, zur Vertiefung sei auf die weiterführende Literatur verwiesen.

> Bei Männern mit eingeschränkter Spermienzahl finden sich häufiger strukturelle und numerische Chromosomenaberrationen, die in diesem Kollektiv in etwa 5 % der Fälle zu erwarten sind. Im Falle einer Azoospermie sind diese Auffälligkeiten in bis zu 15 % der Fälle beschrieben worden.

Interessanterweise finden sich bei Paaren, die zu einer ICSI-Behandlung anstehen, auch **auf der weiblichen Seite vermehrt chromosomale Veränderungen**. Dies wird dadurch erklärt, dass es möglicherweise erst dann zu einer Einschränkung der Fortpflanzungsfähigkeit in einer individuellen Paarkonstellation kommt, wenn zusätzlich zu einer schlechten Spermienqualität auch bei der Partnerin zumindest leichte Einschränkungen der Fertilität vorhanden sind. Diese können sich als geringe Mosaike, aber auch als komplexe Translokationen darstellen.

Empfehlung

In jedem Fall sollte bei einem relevanten positiven Befund eine genetische Beratung erfolgen, die es dem Paar ermöglicht, sich nach umfassender Information auch über die möglichen Auswirkungen auf die angestrebte Schwangerschaft – wie beispielsweise erhöhte Abortraten – für oder gegen die anstehende ICSI-Behandlung zu entscheiden.

Bei Männern mit einer **obstruktiven Azoospermie**, insbesondere bei kongenitaler Aplasie des Vas deferens (**CBAVD oder CUAVD**: »congenital bilateral/unilateral absence of the vas deferens«), finden sich gehäuft Mutationen im Bereich des Mukoviszidosegens (CFTR: »cystic fibrosis transmembrane regulator«). So ist hier auch diese Abklärung sinnvoll und anzustreben und bei positivem Befund auch die Partnerin zu untersuchen, um eine entsprechende individuelle Risikoabschätzung zu ermöglichen.

Andere relevante Befunde beziehen sich auf **weitere genetische Konstellationen**, wie z. B. die myotone Dystrophie, die mit einer geminderten Fertilität assoziiert sein können, sowie syndromale Krankheitsbilder. Mikrodeletionen auf dem Y-Chromosom finden sich ebenfalls umso häufiger, je weniger Spermien im Ejakulat gefunden werden können, zeigen also eine positive Assoziation zum Grad der Oligozoospermie.

Diese **Mikrodeletionen** werden selbstverständlich an jeden gezeugten männlichen Nachkommen weitergegeben, sodass dieser, ebenso wie sein Vater, eine geminderte Fertilität zu erwarten hat. Eine vor jeder Behandlung durchzuführende genetische Diagnostik in diesem Bereich ist aber insofern fraglich, als nie das gesamte Y-Chromosom untersucht werden kann und an den verschiedensten Stellen Deletionen beschrieben wurden. Wird also in der Routinediagnostik keine Mikrodeletion gefunden, so wird man bei der Beratung darauf hinweisen müssen, dass dennoch eine **eingeschränkte Fertilität**, insbesondere bei männlichen Nachkommen, nicht ausgeschlossen werden kann. Bei Vorliegen einer Mikrodeletion entscheiden sich die betroffenen Paare nach entsprechender Aufklärung über den Befund und die zu erwartende Störung häufig dennoch für die Behandlung. Die Suche nach Deletionen des sog. Azoospermiefaktors auf dem Y-Chromosom ist für das Verständnis der männlichen Subfertilität von immenser Bedeutung. Sie komplettiert gut die sinnvolle genetische Abklärung des männlichen Faktors.

12.4.6 Idiopathische Sterilität

Definition

Die idiopathische Sterilität ist eine Ausschlussdiagnose und kann erst dann gestellt werden, wenn sämtliche andere Faktoren, die zu einem unerfüllten Kinderwunsch führen können, abgeklärt worden sind.

Die Daten zur **Behandlung der idiopathischen Sterilität** sind widersprüchlich, es kann festgehalten werden, dass bisher kein überzeugendes Behandlungskonzept für dieses Patientenkollektiv gefunden wurde. Also ist es gerechtfertigt, hier zunächst mit dem Versuch einer intrauterinen Insemination zu beginnen, wobei der Erfolg in einer prospektiv randomisierten Studie tendenziell besser war, wenn zusätzlich auch hormonell mit Gonadotropinen stimuliert wurde. Sollte sich hierunter nach 4–5 konsequent durchgeführten Zyklen keine Schwangerschaft einstellen, so ist auch der Versuch einer IVF gerechtfertigt. Patienten können dahingehend beraten werden, dass in diesem Kollektiv nach größeren Untersuchungen nach 4 Behandlungsversuchen in etwa 35 % eine fortlaufende Schwangerschaft erreicht werden kann.

Die IVF hat in diesem Zusammenhang wiederum **zusätzlich diagnostischen Charakter**, da in vitro geprüft werden kann, inwieweit die Eizellen überhaupt im homologen System, d. h. mit den Spermien des Partners, fertilisiert werden können. Unter Umständen ist in einem Folgezyklus eine **ICSI-Behandlung** gerechtfertigt, wenn trotz suffizienter Eizellreife und ausreichender Spermienqualität keine Fertilisierung erreicht werden konnte. Ansonsten ist allerdings der zusätzliche Einsatz von ICSI bei der idiopathischen Sterilität bei ausreichender Fertilisierungsrate im homologen System nicht erwiesenermaßen von Vorteil.

12.5 Komplikationen im Rahmen der Sterilitätsbehandlung

> Eine Behandlung, die auf die Erfüllung eines Kinderwunsches ausgerichtet ist, sollte im Interesse der Patientin möglichst keine oder nur geringe gesundheitliche Risiken beinhalten. Zwar haben neben dem deutschen Gesetzgeber (Sozialgesetzbuch V) auch die WHO sowie internationale Fachgesellschaften die ungewollte Kinderlosigkeit als Krankheit anerkannt, dennoch ist dieser Zustand nicht einer Situation gleichzusetzen, die unbedingtes und sofortiges risikobehaftetes Handeln rechtfertigen würde. Eine suffiziente Aufklärung der Patientin vor der Behandlung ist somit von essenzieller Bedeutung. Prinzipiell müssen kurzfristige und mögliche langfristige Risiken klar unterschieden werden.

12.5.1 Onkogenes Risiko einer ovariellen Stimulation

Zu den möglichen langfristigen Risiken gehört v. a. die Frage nach dem möglichen onkogenen Potenzial einer ovariellen Stimulationsbehandlung. Hierzu wurden in der Vergangenheit verschiedene retrospektive Studien publiziert, die allerdings noch immer **keine endgültige Klarheit** in dieser Frage erbringen konnten.

So muss man offenbar von einem **möglicherweise erhöhten Risiko eines sich später entwickelnden Ovarialkarzinoms** ausgehen, wenn **mehr als 12 Behandlungszyklen mit Clomifen** durchgeführt werden. Konsequenterweise muss daher die Zahl dieser Zyklen auf maximal 6–9 limitiert werden, wobei die Durchführung einer größeren Anzahl dieser Behandlungen meist auch wenig sinnvoll ist, da wenig erfolgversprechend ist.

Hinsichtlich der **Gonadotropinstimulation** ist ein erhöhtes Risiko für die Entwicklung gynäkologischer Malignome – insbesondere des Ovarialkarzinoms – eher nicht anzunehmen. Hier ist es interessant, dass bei unkritischer Auswertung von onkologischen Daten tatsächlich überproportional viele Patientinnen mit gynäkologischem Malignom und Sterilitätsbehandlung gefunden werden. Berücksichtigt man jedoch, dass die **Kinderlosigkeit** an sich ein deutliches Risiko für die Entwicklung z. B. eines Ovarialkarzinoms darstellt, so wird diese Beobachtung relativiert. Tatsächlich lassen sich die meisten positiven Befunde hinsichtlich eines erhöhten Risikos bei vormals mit Gonadotropinen behandelten Patientinnen durch die Berücksichtigung von erhebbaren Risikofaktoren erklären. In der **Beratung vor einer Stimulationstherapie** braucht daher – unter Berücksichtigung der internationalen Literatur – **nicht über ein erhöhtes Risiko für spätere onkologische Erkrankungen aufgeklärt** zu werden, jedoch sollten durchaus die o. g. Schwierigkeiten bei der Interpretation der vorliegenden Daten besprochen werden (Brinton et. al. 2004).

12.5.2 Operationsrisiko der Follikelpunktion

Von größerer Bedeutung für die Beratung der Patientinnen sind die **kurzfristigen Risiken**. Hierzu gehören

- das Problem des ovariellen Hyperstimulationssyndroms (OHSS),
- die Mehrlingsschwangerschaften sowie
- die – erfreulich seltenen – Risiken der operativen Eingriffe im Rahmen der Follikelpunktion, also insbesondere das Problem einer intraabdominellen Blutung, Organverletzung und Entzündung.

Das **Risiko einer Organverletzung** oder **Gefäßpunktion** mit konsekutiver intraabdomineller, interventionspflichtiger Blutung wird nach Daten größerer Kollektive im Promillebereich gesehen. Bei entsprechender Erfahrung des Punkteurs kann über ein Risiko von 1 : 1000 aufgeklärt werden.

Entzündliche Komplikationen, wie z. B. ein Tuboovarialabszess nach einer Follikelpunktion, sind offenbar **extrem selten**, sodass eine prophylaktische Antibiotikagabe von den meisten Autoren als wenig sinnvoll angesehen wird. Tatsächlich sind viele der kasuistisch berichteten Abszedierungen nach Follikelpunktion trotz einer prophylaktischen Antibiotikagabe aufgetreten.

> **Empfehlung**
>
> Eine Reinigung der Scheide mit **steriler NaCl-Lösung** vor Durchführung der Punktion reicht vollkommen aus, eine Reinigung mit desinfizierenden Lösungen wurde in prospektiven Studien als nachteilig für den Behandlungserfolg angesehen, sodass hierauf in jedem Fall verzichtet werden sollte.

> **Cave**
>
> Interessanterweise verlaufen Tuboovarialabszesse nach einer Follikelpunktion häufig klinisch latent und werden hinsichtlich ihrer Symptomatik häufig auf die durchgeführte Stimulationsbehandlung zurückgeführt. Latenzen in den berichteten Fällen von bis zu 60 Tagen bis zur adäquaten Therapie waren durchaus keine Seltenheit.

12.5.3 Ovarielles Hyperstimulationssyndrom (OHSS)

Klinisch von höchster Bedeutung ist das OHSS, welches man hinsichtlich seines Auftretens als **frühes** (bis zu 7 Tage nach der Follikelpunktion) und **spätes** (mehr als 7 Tage nach der Follikelpunktion) OHSS klassifizieren kann. Die Einteilung erfolgt klinisch anhand verschiedener Parameter (◘ Tabelle 12.5). Formalpathogenetisch kommt es beim OHSS zu einer **Flüssigkeitsverschiebung aus dem Intravasalraum in den sog. dritten Raum**, d. h. zur Ausbildung von **Aszites, Pleura- und** ggf. auch **Perikardergüssen sowie** Ödemen. Dies ist für die Patientin klinisch subjektiv am belastendsten. Der wesentliche Faktor bei der Behandlung des OHSS ist die auf die erwähnten Flüssigkeitsverschiebungen folgende **Erhöhung der Blutviskosität und des Hämatokrits**. Dies führt zu einer **erhöhten Thromboseneigung** der Patientinnen, was dieses Krankheitsbild zu einem potenziellen Lebensrisiko machen kann. **Venöse und arterielle Thrombosen** sind bisher viel-

Tabelle 12.5. Klassifikation des OHSS nach verschiedenen Autoren

Klassifikation nach			Klinische und laborchemische Befunde
WHO	I (leicht)	I	Östradiolkonzentration > 1500 pg/ml, Ovarialzysten bis 5 cm
		II	Ovarienvergrößerung bis 12 × 12 cm, abdominale Beschwerden
	II (mäßiggradig)	III	Abdominale Aufblähung, Übelkeit
		IV	Erbrechen
	III (schwer)	V	Ovarienvergrößerung > 12 × 12 cm Aszites
		VI	Pleuraerguss, Schwere Hämokonzentration, Thromboembolien
Golan et al. 1989	Leicht	I	Abdominales Spannungsgefühl, Unwohlsein
		II	Übelkeit, Erbrechen, Durchfall
	Mäßig	III	Aszites sonographisch nachweisbar
	Schwer	IV	Aszites klinisch nachweisbar, Pleuraerguss, Dyspnoe
		V	Hämokonzentration, Veränderung der Gerinnungsparameter, verminderte Nierendurchblutung und -funktion

Tabelle 12.6. Thromboembolische Komplikationen im Rahmen eines OHSS. (Mod. nach Ludwig et al. 2000)

Arbeitsgruppe	Lokalisation
Ayhan et al. 1993	V. jugularis interna
Aurousseau et al. 1995	A. humeri, A. carotis interna, A. poplitea
Bachmeyer et al. 1994	V. jugularis interna
Benifla et al. 1994	V. jugularis interna
Benshushan et al. 1995	Tiefe Venenthrombose
Choktanasiri u. Rojanasakul 1995	A. femoralis (beiderseits)
Dalrymple et al. 1982	V. femoralis, V. iliaca externa
Dumont et al. 1980	A. cerebri anterior
Ellis et al. 1998	V. jugularis interna
Fournet et al. 1991	V. jugularis interna
Germond et al. 1996	Aorta/A. subclavia/A. axillaris
Hignett et al. 1995	V. jugularis interna
Horstkamp et al. 1996	V. jugularis interna
Hulinsky und Smith 1995	V. jugularis externa
Humbert et al. 1973	A. vertebralis
Kaaja et al. 1989	Tiefe Venenthrombose
Kermode et al. 1993	A. carotis interna
Kligman et al. 1995	Tiefe Venenthrombose
Kodama et al. 1995	A. cerebri media
Ludwig et al. 1999	A. coronaria (Herzinfarkt)
Ludwig et al. 2000	V. tibialis
Mills et al. 1992	V. subclavia
Mozes et al. 1965	A. carotis interna, A. femoralis
Moutos et al. 1997	V. jugularis interna (bilateral)
Neau et al. 1989	A. cerebri media
Rizk et al. 1990	A. cerebri media
Stewart et al. 1997b	V. axillaris, V. jugularis/V. subclavia/V. brachiocephalica, V. subclavia
Waterstone et al. 1992	Sinusvenenthrombose
Vauthier-Brouzes et al. 1993	V. jugularis interna

fach in der Literatur an den verschiedensten Lokalisationen beschrieben worden und wurden auch als ursächlich für die seltene Komplikation eines Herzinfarkts aufgrund eines OHSS erkannt (Tabelle 12.6).

Kausalpathogenetisch ist das Krankheitsbild sehr viel klarer, verschiedene **Zytokine** wurden bisher in der Literatur diskutiert, wie z. B. das VEGF oder das Renin-Angiotensin-Aldosteron-System. Ferner werden individuelle FSH-Rezeptorverändrungen als mögliche Ursache diskutiert. Offensichtlich handelt es sich um ein multikausales Geschehen, welches im Endeffekt zu einer Erhöhung der Gefäßpermeabilität und damit zu oben genannten Veränderungen führt. Getriggert werden die Veränderungen erst durch die Gabe von HCG zur Ovulationsinduktion. Ein OHSS ohne HCG-Gabe bzw. ohne endogene Ovulationsauslösung wurde bisher noch nicht beschrieben, jedoch thromboembolische Komplikationen, wobei die postulierten veränderten Gerinnungseigenschaften des Blutes bereits durch die unphysiologischen Sexualsteroidspiegel, insbesondere des Östradiols, entstehen.

> **Empfehlung**
>
> Da HCG als Triggersubstanz zu werten ist, die das Überstimulationssyndrom erst auslöst, verzichtet man bei drohendem OHSS auf die HCG-Gabe und bricht den Stimulationszyklus ab.

Alle anderen klinischen Erscheinungen – wie die typische Gewichtszunahme, Dyspnoe, abdominelle Schmerzsymptomatik, Oligurie bis zum akuten Nierenversagen und Leukozytose – sind sekundärer Natur und durch die Volumenverschiebungen bzw. die Folge der erhöhten Zytokinaktivität zu erklären.

Therapie. Therapeutisch muss sich der behandelnde Arzt auf die symptomatische Therapie und Vermeidung der potenziell lebensbedrohlichen Komplikationen konzentrieren. Somit beruht das Vorgehen auf folgenden Schritten:
- intravenöse Volumensubstitution, wenn trotz oraler Zufuhr der Hämatokrit dauerhaft über 40 % liegt,
- Kontrolle von Elektrolythaushalt, Kreatinin und Leberwerten,
- Thromboseprophylaxe durch niedermolekulares Heparin und Antithrombosestrümpfe, Mobilisation der Patientin, soweit dies von der subjektiven Befindlichkeit her möglich ist,
- Weiterführung der Lutealphasensubstitution ausschließlich mit vaginaler Progesterongabe, Verzicht auf jede weitere HCG-Gabe,
- Analgesie und ggf. Sedierung,
- bei drohender Oligurie Unterstützung der Nierenfunktion mit Dopamin in nierenwirksamer Dosis sowie
- im Extremfall Punktion von Aszites oder Pleura- bzw. Perikardergüssen.

Insbesondere die letztgenannte Maßnahme wird in der Literatur durchaus nicht einheitlich diskutiert. Während einige Autoren frühzeitig zur Punktion raten und damit gute Erfolge publizieren, sind andere eher zurückhaltend und punktieren erst bei deutlich subjektiver Beeinträchtigung der Patientin bzw. nachweislich eingeschränktem Gashaushalt. Dieses Vorgehen beruht auf der Beobachtung, dass bei noch aktivem OHSS die Körperhöhlenergüsse schnell nachlaufen und somit die Punktion nur von kurzer Wirkdauer und bei abklingendem OHSS ohnehin kurzfristig mit einer Besserung der Symptomatik und einem Rückgang der Ergüsse zu rechnen ist.

Zur Kontrolle des Therapieansprechens sollten kontrolliert werden:
- täglich das Blutbild, insbesondere der Hämatokrit;
- täglich das Körpergewicht;
- täglich die Flüssigkeitsbilanz (Einfuhr und Ausfuhr), wenn notwendig exakte Bestimmung der Ausfuhr durch Verwendung eines Dauerkatheters;
- je nach Verlaufsform auch relativ kurzfristig Kreatinin- und Elektrolytwerte sowie ggf. die Leberenzyme.

Die Empfehlung zur Kontrolle der Leberenzyme ergibt sich aus der Beobachtung von transienten Leberenzymveränderungen im Rahmen des OHSS bis hin zur Ausbildung einer Hyperbilirubinämie mit Ikterus. Diese transienten Veränderungen verschwinden fast ausschließlich innerhalb weniger Tage nach Abklingen des OHSS, ohne weitere Leberschäden nach sich zu ziehen. Ursächlich ist möglicherweise der unphysiologisch hohe Spiegel der Sexualsteroide.

> **Cave**
>
> Eine seltene Komplikation des OHSS ist die Stieldrehung der extrem vergrößerten Ovarien – eine Situation, die eine sofortige operative Intervention erforderlich macht. Hier muss peinlich darauf geachtet werden, dass die Ovarien so wenig wie möglich tangiert werden, da ansonsten möglicherweise diffuse Blutungen resultieren, die ggf. nur durch eine Ovarektomie beherrscht werden können. Die ohnehin vorhandene abdominelle Schmerzsymptomatik, die eigentlich bei kaum einer Patientin mit OHSS fehlt – verursacht durch den Aszites und die vergrößerten Ovarien –, kann bisweilen zu einer Verschleierung der Stieldrehung führen, sodass diese Komplikation stets bedacht werden muss.

Zusammenfassend muss festgehalten werden, dass das OHSS in die Hände erfahrener Zentren gehört und bei Aufnahme einer Patientin in peripheren Krankenhäusern ohne entsprechende Erfahrung entweder eine umgehende Verlegung oder zumindest eine permanente konsiliarische Betreuung angestrebt werden muss. Eine interdiszplinäre Zusammenarbeit mit Internisten ist teilweise hilfreich, andererseits aber aufgrund der notwendigen partiell paradoxen Therapie mit massiver Flüssigkeitszufuhr trotz vorhandenem Aszites und permanenter täglich zunehmender Wassereinlagerung bisweilen schwierig.

> **Cave**
>
> Die frühzeitige Bereitschaft, Diuretika zu geben, um damit die subjektive Symptomatik der Patientin zu verbessern, führt zwangsläufig zu einer Verschlechterung des Hämatokrits. Auf die Problematik der Aszites- bzw. Pleurapunktion wurde bereits ausführlich eingegangen.

Insgesamt kann davon ausgegangen werden, dass schwerwiegende Komplikationen eher die Ausnahme bleiben, wenn adäquat in einem erfahrenen Zentrum therapiert wird.

12.6 Schwangerschaft und Geburt nach Sterilitätsbehandlung

Zum Zeitpunkt der Inauguration der IVF bestand zunächst keine Klarheit darüber, ob dabei pathologische Schwangerschaftsverläufe gehäuft auftreten könnten. Der Hinweis, dass bestimmte **Schwangerschaftskomplikationen**, wie Gestosen und Plazentainsuffizienzen sowie Aborte, nach Sterilitätsbehandlung häufiger vorkommen, sollte Bestandteil der Patientenaufklärung sein.

Jede medizinische Therapie ist mit spezifischen, für die Behandlungsmethode typischen Problemen und Risiken belastet. Diese müssen hinsichtlich ihrer Bedrohung für den Patienten, ihrer Behandelbarkeit und der Möglichkeit ihrer Vermeidung gegen den Leidensdruck und den Wunsch nach Hilfe und Linderung der Beschwerden gewichtet werden. Dies gilt für jede medizinische Therapie, nicht für die Sterilitätstherapie allein.

Die Besonderheit bei der Sterilitätstherapie liegt allerdings darin, dass die Schwangerschaft selbst keinen Krankheitszustand darstellt und sich die Ergebnisse der Sterilitätstherapie und insbesondere der Techniken einer assistierten Reproduktion in Bezug auf Schwangerschaftsverlauf und Schwangerschaftspathologien stets mit den Zahlen innerhalb eines normalen Schwangerenkollektivs vergleichen lassen müssen. Die kritische Auseinandersetzung mit den Ergebnissen der IVF und auch der IVF mit ICSI muss also den Fragen nach
- der Abortrate,
- der Mehrlingsschwangerschaftsrate,
- der Schwangerschaftspathologie und ihrer Inzidenz,
- der Entbindungsart und
- der Missbildungsrate

bei den geborenen Kindern nachgehen.

12.6.1 Inzidenz des Frühaborts und der ektopen Gravidität nach assistierter Reproduktionstherapie

Gefahr des Aborts. Eine Abortrate von 22,6 %, wie sie im ART-World-Report 1995 angegeben wird, imponiert auf den ersten Blick als hoch. Auf der anderen Seite gestaltet es sich grundsätzlich schwierig, Abortraten anzugeben. Pränatalmediziner z. B. beklagen, dass zur exakten Risikoabschätzung invasiver Eingriffe – wie der Amniozentese, der Chorionzottenbiopsie und der Fetalblutentnahme – basale fetale Abortraten für die individuelle Schwangerschaftswoche, in der der Eingriff vorgenommen werden soll, nicht verfügbar sind. Werden nach Spontankonzeption auftretende Aborte in sehr frühen Schwangerschaftswochen, die klinisch als verspätete Regelblutung imponieren können, eingeschlossen, ergibt sich eine Abortrate in der Größenordnung von über 40 %. Belegt ist **das mütterliche Alter als prädisponierender Faktor** für das **Frühabortgeschehen**: Für über 40-Jährige, die einen nicht unerheblichen Anteil an der reproduktionsmedizinischen Klientel darstellen, wurde eine Spontanabortrate von 13,6 % ermittelt. Dem ART-World-Report 1995 zufolge lag die Rate vor der 20. Schwangerschaftswoche beendeter Schwangerschaften nach IVF-ET bei 21,5 %, zwischen der 20. und 27. Schwangerschaftswoche bei 0,4 % und jenseits der 28. Schwangerschaftswoche bei 0,3 %. Die deutschen Daten weichen nur unwesentlich von diesen Angaben ab.

Grundsätzlich ist von einer erhöhten Abortrate bei Kinderwunschpatientinnen auszugehen. Die Ursache liegt aber offenbar weniger bei der durchgeführten Therapie als vielmehr bei dem behandelten Klientel.

Extrauterine Gravidität. Wird die Gesamtrate unvollendeter Schwangerschaften von 26,5 % näher aufgeschlüsselt, so ergibt sich in 4,3 % der Fälle das Vorliegen einer ektopen Gravidität (EUG). Dies ist mehr als doppelt so hoch wie in einem Normalkollektiv, für das die Inzidenz der EUG mit ca. 2 % angegeben wird. Die genauen Ursachen hierfür sind weiterhin nicht geklärt. Ein ungünstiger Einfluss geschädigter Tubenschleimhaut auf den Eitransport, tuboskopisch als Agglutinationen und Rarefizierung des Flimmerepithels bis hin zur postentzündlichen Stenose imponierend, und auch erweiterter Saktosalpingen erscheint einleuchtend. Die Tatsache, dass die Inzidenz der ektopen Gravidität nach intrazytoplasmatischer Spermieninjektion mit nur 0,9 % gegenüber 4,3 % nach IVF-ET deutlich niedriger ist, spricht für die ätiologische Bedeutung des Tubenfaktors, da dieser in dem durch andrologische Subfertilität geprägten Kollektiv steriler Paare meist negativ ist. Um die ektope Gravidität zu vermeiden, käme nur die vorherige beiderseitige Salpingektomie in Betracht, wie sie im Fall schwer geschädigter Tuben zu erwägen wäre – zumal ein ungünstiger Einfluss der geschädigten Tuben selbst auf den Implantationsvorgang durch große randomisierte Studien sehr gut belegt ist.

> **Cave**
>
> Im Fall einer andrologisch bedingten Sterilität ist die Salpingektomie auf jeden Fall kontraindiziert.

12.6.2 Mehrlingsschwangerschaften

Die Rate an Mehrlingsschwangerschaften ist sowohl **nach HMG-Stimulation** und anschließendem Verkehr zum optimalen Zeitpunkt (VZO) als auch **nach IVF-ET** deutlich gegenüber dem Normalkollektiv erhöht.

Liegt die **Mehrlingsrate** im Normalkollektiv bei 1 %, so beträgt sie nach Gonadotropinstimulation 30 %. Dies bedeutet, dass das therapeutische Ziel einer ovariellen Stimulation zur Reifung und Ovulation möglichst nur eines einzelnen Follikels für die Befruchtung in vivo häufig nicht erreicht wird.

Mehrlingsraten. Während international Einlingsschwangerschaften nach IVF-ET in 71,8 % erzielt wurden, machten Zwillinge 23,7 %, Drillinge 4,3 % und Vierlinge oder höhergradige Mehrlinge 0,3 % aus. In Deutschland ist die Rate der Zwillinge mit 14,1 % niedriger, die Rate der Drillinge dagegen mit 3,3 % entsprechend der Größenordnung von Ländern vergleichbaren reproduktionsmedizinischen Standards. So betrug die Inzidenz der Drillingsgeburten in den USA 5,5 %, die der höhergradigen Mehrlingsgeburten 0,4 %. In Australien lag die Drillingsgeburtenrate bei 2,3 %, im Falle der höhergradigen Mehrlinge sogar bei 0 %. Hier kommt die Ausübung des selektiven Fetozids zum Tragen, also die Reduktion einer Drillings- oder höhergradigen Mehrlingsschwangerschaft in eine Zwillings- oder Einlingsschwangerschaft. Die Tatsache, dass der selektive Fetozid die Inzidenz an Schwangerschaftspathologie vermindert und zum anderen das »vital outcome« verbessert, kann als gesichert angesehen werden.

> Die Mehrlingsrate ist für die Inzidenz der Schwangerschaftspathologie, die Entbindungszeit und -art sowie für die perinatale Morbidität und Mortalität der geborenen Kinder von entscheidender Bedeutung.

Jedoch birgt der Eingriff des selektiven Fetozids **Risiken für den Fortbestand der Schwangerschaft**, wobei das Risiko für den Verlust der Schwangerschaft – auch zu einem späteren Zeitpunkt – mit bis zu 1 % angegeben wird. Außerdem ist er mit großen ethischen und moralischen Problemen belastet. Es ist zu fragen, ob dies wirklich der gangbare Weg sein sollte. Es erscheint widersinnig, auf der einen Seite jede nur mögliche Anstrengung zu unternehmen, um eine Schwangerschaft zu ermöglichen, und auf der anderen Seite die Feten zu töten.

Bei Zwillingen beträgt die **Inzidenz einer EPH-Gestose** 11,5 % und steigt bei Drillingen auf 17,1 %, während sie bei Einlingsschwangerschaften nur 6,7 % beträgt. Konkordant steigt die **Rate intrauteriner Retardierung** von 3,9 % auf 7,4 % bzw. 10,5 %. Das **Auftreten vorzeitiger Wehen** nimmt von 10,7 % im Fall der Einlingsschwangerschaft auf 37,8 % im Fall der Zwillingsschwangerschaft und auf 46,1 % bei Drillingen zu. Dies hat eine direkte Auswirkung auf die **Rate der hospitalisierten Schwangeren**, die bei Drillingsschwangerschaften 42,1 % beträgt. Während der Prozentsatz der vor der 37. Schwangerschaftswoche geborenen Drillinge 83,3 % beträgt, sinkt dieser Anteil bei der Geminischwangerschaft auf 33,1 % und auf 9,5 % im Fall der Einlingsgravidität. Dabei beträgt die **Rate** der zwischen der **27. und der 32. Schwangerschaftswoche** geborenen Drillinge 60,3 %, während dies nur bei 14,4 % der Einlinge der Fall ist. Dies hat direkte Konsequenzen für die **Entbindungsart** und den **Zustand der Neugeborenen** nach IVF. So werden Drillinge in 96 % der Fälle durch eine Sectio caesarea entbunden, bei Zwillingen sind es noch 66 %, während die Rate bei den Einlingen auf 35 % sinkt. Diese Zahl mag weiterhin überhöht erscheinen. Nimmt man jedoch zur Kenntnis, dass in vielen geburtshilflichen Abteilungen ohne ein IVF-Programm die Rate der Schnittentbindungen 20 % übersteigt und bei der IVF-Patientin weitere emotionale Stressfaktoren und Ängste sowohl für die Schwangere als auch für den entbindenden Arzt hinzukommen, so erscheint diese Zahl legitim. Es gilt, die Sorge der Eltern um das Kind zu respektieren, die nach aller Erfahrung eher bereit sind, für sich selber Nachteile durch den Entbindungsmodus in Kauf zu nehmen als das sehnlich gewünschte Kind Gefahren auszusetzen.

Insgesamt 81 % aller geborenen Drillinge weisen ein **Geburtsgewicht** von weniger als 2500 g auf, während dies nur in 14 % aller Einlingsschwangerschaften der Fall ist. Rund 29 % aller Drillinge müssen post partum auf einer neonatologischen Intensivstation behandelt werden. Bei Zwillingen sinkt die Rate auf 8 % und bei Einlingen auf 3,2 %.

> Mehrlingsschwangerschaften treten nach IVF nicht nur häufiger auf, sie sind auch durch eine 8-fach höhere Inzidenz der Monochorionizität von 3,2 % gegenüber 0,4 % in der allgemeinen Population besonders belastet. Für die Schwangerenvorsorge ist es wichtig zu wissen, dass monochoriale Mehrlinge einer besonderen Gefährdung durch das fetofetale Transfusionssyndrom ausgesetzt sind.

Als ein bedeutender kausaler Faktor wird ein **veränderter Zeitablauf in der Embryonalentwicklung** vermutet. In Tierversuchen an Fischen konnten durch Senken der Umgebungstemperatur und Verringerung des Sauerstoffangebots in den späten Zellteilungsstadien monozygote Zwillinge, aber auch Fehlbildungen induziert werden.

Ein **pathologisches CTG** findet sich bei Mehrlingen nach Spontankonzeption nicht häufiger als bei Einlingen. Die Zahlen bei den Mehrlingsschwangerschaften nach Sterilitätstherapie sind allerdings zu klein, um sinnvoll interpretiert werden zu können. Grünes Fruchtwasser und eine Azidose sub partu wurden bei Mehrlingen nach Spontankonzeption wie nach Sterilitätstherapie deutlich seltener dokumentiert als bei Einlingen. Hier kommt möglicherweise eine großzügigere Sektioindikation mit einer nach Sterilitätstherapie knapp 3- bis 4-fach höheren Rate als nach Spontankonzeption zum Tragen. **Sonstige Geburtsrisiken** wurden bei Mehrlingen in gleicher Größenordnung und ohne Unterschied wie bei Einlingen dokumentiert.

12.7 Folgen

12.7.1 Risiken für Schwangerschaft und Geburt der nach assistierter Reproduktion geborenen Kinder

Im Rahmen der ICSI-Behandlung wurde die Frage nach dem genetischen Risiko und der Fehlbildungsrate bei Geburt erneut aktualisiert, da von Kritikern v. a. der ausgeschaltete Selektionsprozess des einzelnen Spermiums, welches letztendlich die Eizelle fertilisieren wird, thematisiert wurde. Es scheint jedoch bei Heranziehung bekannter biologischer Daten unwahrscheinlich, dass die Selektion durch den Biologen oder Laborarzt zu mehr Risiken führt als diejenigen unter natürlichen Bedingungen. So wurde verschiedentlich angeführt, dass auch unter natürlichen Bedingungen weder der weibliche Genitaltrakt noch der weibliche Gamet in irgendeiner Weise in der Lage sind, gegen genetische Auffälligkeiten in den Spermien zu selektieren – dies wird nicht zuletzt durch die Mendel-Regeln gezeigt. Vielmehr findet die hauptsächliche Selektion gegen genetische Veränderungen bereits vor der Implantation bzw. in der Frühphase der Schwangerschaft statt, was deutlich darin zum Ausdruck kommt, dass in über 50 % aller Aborte vor der 12. SSW chromosomale Auffälligkeiten zu finden sind.

Daten zur Pränataldiagnostik von Schwangerschaften nach ICSI zeigen somit auch eher keine allgemein erhöhte Rate chromosomaler Veränderungen bei den untersuchten Feten, es sei denn, es werden auch solche Schwangerschaften mit einbezogen, bei denen die Eltern bereits chromosomale Auffälligkeiten aufweisen. Diese kommen bekanntermaßen in diesem Kollektiv von Patienten häufiger vor. Eine solche Erhöhung wird aber letztendlich nicht auf die ICSI-Technik zurückzuführen sein, sondern auf eben die genetische Vorbelastung der Rat suchenden Eltern. Allerdings zeigt sich, dass die Rate gonosomaler Auffälligkeiten nach einer ICSI-Behandlung in der Pränataldiagnostik erhöht ist. Es gibt bisher nur eine einzige Studie, die dies in einer ausreichend großen Zahl von Schwangerschaften im Vergleich von IVF und ICSI untersucht hat. Es fand sich eine Steigerung von den erwarteten 0,2 % in der Allgemeinpopulation auf etwa 0,65 % nach einer ICSI-Behandlung. Auch dies mag ein Effekt sein, der durch die erhöhte Prävalenz von diploiden und disomen Spermien bei Männern mit einer Einschränkung der Spermienqualität – insbesondere der Spermienzahl –

zu erklären sein wird. So war denn auch in dieser belgischen Untersuchung das Risiko von D-novochromosomalen Anomalien signifikant abhängig von der Zahl der Spermien im Ejakulat. Weitere Untersuchungen werden notwendig sein, um dieses Risiko weiter einschätzen zu können.

Wichtig ist jedoch in diesem Zusammenhang eine differenzierte **genetische Beratung** hinsichtlich der möglichen Bedeutung derartiger Auffälligkeiten (z. B. Turner-Syndrom, Klinefelter-Syndrom) für das geborene Kind. Prospektive Untersuchungen konnten klar zeigen, dass bei entsprechender nondirektiver Beratung sich kaum Eltern für einen Schwangerschaftsabbruch bei solchen Veränderungen entscheiden, sondern eher für das Austragen der Schwangerschaft.

Erhöhtes Risiko in der Schwangerschaft. Im Schwangerschaftsverlauf kommt es bei Maßnahmen der assistierten Reproduktion zu einer Verkürzung der Schwangerschaftsdauer mit dem Resultat eines höheren Anteils frühgeborener Kinder. Dies wiederum führt zu einer vermehrten neonatalintensivmedizinischen Überwachung der Kinder mit häufigeren Komplikationen in der direkt postpartalen Zeit.

Bereits während des Schwangerschaftsverlaufes ist das Risiko einer Präeklampsie erhöht. Dies wurde durch verschiedene Untersuchungen weltweit bestätigt. Ursache dafür ist möglicherweise ein Problem bei der Implantation, welches einerseits ursächlich verantwortlich ist für den unerfüllten Kinderwunsch und andererseits ursächlich verantwortlich ist für eben diese Komplikationen. Wie unten ausgeführt, finden sich diese Komplikationserhöhungen jedoch unabhängig von der gewählten Technik der Kinderwunschbehandlung und sind insofern nicht Resultat einer invasiven Kinderwunschbehandlung, sondern eher des zugrunde liegenden Problems der nicht eingetretenen Schwangerschaft.

Erhöhte Fehlbildungsrate. Zahlreiche Untersuchungen wurden weltweit bereits durchgeführt, um die Frage zu klären, inwieweit nach einer IVF- oder ICSI-Behandlung ein erhöhtes Fehlbildungsrisiko vorliegt. Viele Jahre war man davon ausgegangen, dass grundsätzlich nach der IVF-Behandlung nicht damit zu rechnen sei. Erste Untersuchungen im direkten Vergleich von IVF und ICSI, bei denen kein Unterschied zwischen beiden Techniken gefunden wurde, führten zu der Schlussfolgerung, dass das Fehlbildungsrisiko auch nach einer ICSI-Behandlung nicht relevant von demjenigen bei einer Spontankonzeption abweiche.

Untersuchungen aus Deutschland, Skandinavien sowie Australien haben dann jedoch zeigen können, dass allerdings das Risiko einer großen Fehlbildung etwa um den Faktor 1,4 höher liegt in Schwangerschaften nach IVF oder ICSI im Vergleich zu spontan konzipierten Schwangerschaften.

Auch nach zahlreichen weiteren Studien gibt es offensichtlich zwischen IVF und ICSI keinen Unterschied in der Fehlbildungsrate. Dies wurde auch durch kürzlich publizierte Metaanalysen bestätigt. Bisher ist nicht klar, worauf dieses erhöhte Fehlbildungsrisiko zurückzuführen ist. Möglicherweise besteht auch hier eine Korrelation zu dem genetischen Hintergrund der Eltern, wobei sich jedoch keine isolierte genetische Veränderung finden lässt, an der sich diese Korrelation festmachen lassen könnte. Auch nach Adjustierung der Kollektive z. B. hinsichtlich Alter bzw. der Anamnese oder genetischer Risikofaktoren bleibt eben dieses erhöhte Fehlbildungsrisiko um den Faktor 1,4 erhalten. Weitere Untersuchungen insbesondere im direkten Vergleich zu Kindern, die nach einer Inseminationsbehandlung oder nach einer herkömmlichen Stimulation per vias naturales gezeugt wurden, werden notwendig sein, um die Frage endgültig zu klären, ob möglicherweise die In-vitro-Kultur einen relevanten Risikofaktor darstellt oder nicht.

Ein besonderes Augenmerk liegt dabei auch auf sog. Imprinting-Fehlern wie dem Angelman-Syndrom oder dem Beckwith-Wiedemann-Syndrom. Beide Erkrankungen sind höchst selten, finden sich aber gehäuft sowohl nach einer herkömmlichen IVF- wie auch nach einer ICSI-Therapie. Verschiedene Untersuchungen konnten mittlerweile aber auch belegen, dass diese Veränderungen unabhängig von diesen Techniken auch bei weniger invasiven Formen der Sterilitätsbehandlung (z. B. Clomifen-Stimulation, Insemination) vermehrt zu finden sind.

Zusammengenommen deuten diese Daten dahin, dass das erhöhte Fehlbildungsrisiko nicht abhängig ist von den angewandten Techniken, sondern zurückzuführen ist auf den genetischen Hintergrund der Eltern. Es scheint also die »Subfertilität« oder die »ungewollte Kinderlosigkeit« per se einen genetisch determinierten Risikofaktor darzustellen. Dies wird auch gestützt durch Daten, die belegen, dass nach Spontankonzeptionen ohne Maßnahmen einer Kinderwunschbehandlung, aber bei einer Kinderwunschdauer von mehr als 12 Monaten das Risiko für Schwangerschaftskomplikationen (z. B. Präeklampsie, Frühgeburtlichkeit, Abruptio placentae) sowie für das geborene Kind (niedriges Geburtsgewicht, Fehlbildungsrisiko) erhöht sind. Weitere Untersuchungen werden in Zukunft zeigen müssen, ob über eine gezielte Analytik das Risiko in Einzelfällen definiert beraten werden kann.

Zur **postnatalen Entwicklung** von Kindern nach einer IVF- oder ICSI-Behandlung existieren bisher verschiedene Studien, die v. a. in Europa, aber auch in Australien durchgeführt worden sind. Teilweise wurden die Kinder bis zum Alter von 10 Jahren untersucht. Gute, prospektiv-kontrollierte Studien mit gutem Studiendesign liegen bisher zu einem Alter von 5 Jahren vor. Alle diese Studien können einheitlich dahingehend interpretiert werden, dass momentan nicht von einer auffälligen mentalen oder körperlichen Entwicklung der Kinder bis zum Alter von 5 Jahren ausgegangen werden muss.

12.7.2 Gesundheit der Kinder nach Kryokonservierung

Zur Geburt und Gesundheit von Kindern nach einer Kryokonservierung und konsekutivem Transfer nach Auftauen von Embryonen bzw. Vorkernstadien existieren nur wenige Daten aus bisher mehreren weltweiten Studien. Keine dieser Studien, die Kinder bis zum 9. Lebensjahr einschließen, konnte im Vergleich zu spontan konzipierten Kindern Unterschiede hinsichtlich der körperlichen oder geistigen Entwicklung feststellen. Auch hier wurde jedoch verschiedentlich auf das Problem der Mehrlingsschwangerschaften und die damit verbundene Frühgeburtlichkeit mit konsekutivem Einfluss auf die Entwicklungsmöglichkeiten der Kinder hingewiesen.

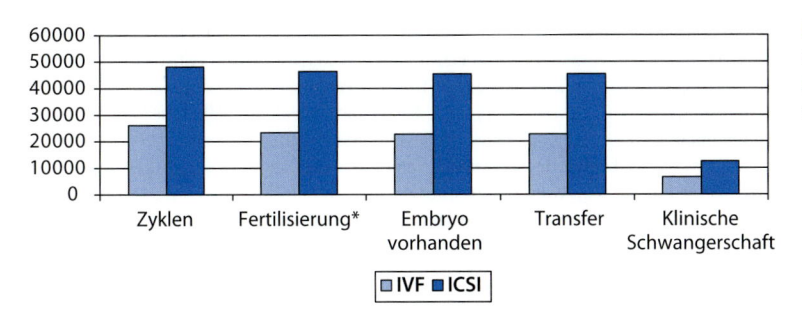

Abb. 12.3. Darstellung der Erfolgsraten nach IVF und IVF/ICSI gemäß den Daten des deutschen IVF-Registers (2003). Fertilisierung* Transfer = mindestens eine Eizelle befruchtet

12.7.3 Familienstruktur nach assistierter Reproduktion

Bereits vor Einführung der IVF in das Spektrum der Behandlungsmöglichkeiten eines unerfüllten Kinderwunsches wurde vor den möglichen Gefahren der »kalten Konzeption« und dem **Arzt als potenziellem »drittem Elternteil«** für die Bildung einer natürlichen Familiensituation gewarnt. Ferner wurde diskutiert, ob nicht möglicherweise die über viele Jahre gewachsenen Wunschvorstellungen von ungewollt kinderlosen Paaren letztendlich durch das reale Neugeborene enttäuscht werden und sich dadurch **negative Einflüsse in der Erziehung und Versorgung des Kindes** bemerkbar machen. Weder dies noch andere Unterschiede zu Familien, die durch spontane Konzeption entstanden sind, konnten durch regelrechte prospektive Studie bestätigt werden. Als einziger Unterschied blieb bestehen, dass Mütter nach einer IVF-Behandlung tatsächlich ängstlicher sind und ihr Kind »überbehüten«. Dies wird jedoch nicht als negativ für die Entwicklung der geborenen Kinder interpretiert.

> **Zusammenfassung**
> - Die Familienstruktur nach einer künstlichen Befruchtung ist nicht anders zu werten als diejenige nach spontaner Konzeption.
> - Weder nach herkömmlicher IVF noch nach Kryokonservierung oder ICSI ist mit einer erhöhten Rate an Fehlbildungen der Kinder zu rechnen.
> - Nach einer ICSI-Behandlung ist möglicherweise eine erhöhte Rate gonosomaler Aberrationen zu finden.
> - Nach einer ICSI-Behandlung ist nicht mit einer auffälligen Entwicklung der geborenen Kinder, zumindest bis zum 2. Lebensjahr, zu rechnen.

12.8 Daten des deutschen IVF-Registers

Das Deutsche IVF-Register (DIR) stellt **eine der umfangreichsten Datensammlungen** zur assistierten Reproduktion weltweit dar. So konnten für das Jahr 2003 insgesamt 107.675 Behandlungen aus 116 teilnehmenden Zentren registriert werden. Dabei gelang es, 81,68 % dieser Behandlungen (n = 86.458) in prospektiver Form zu dokumentieren und auszuwerten. Dies bedeutet, dass es möglich war, den jeweiligen Behandlungsversuch zu melden, noch bevor das Behandlungsergebnis abzusehen war. Dies wiederum stellt ein wichtiges Qualitätskriterium dieser Datenerhebung dar.

Bei 28.058 erfassten Behandlungen mittels konservativer IVF betrug die durchschnittliche klinische Schwangerschaftsrate 28,43 %. Insgesamt 51.389 ICSI-Behandlungen führten zu einer durchschnittlichen klinischen Schwangerschaftsrate von 27,70 % (Abb. 12.3).

In beiden Fällen konnte eine direkte Abhängigkeit vom Lebensalter der Frau gezeigt werden. Betrug die Schwangerschaftsrate pro Embryotransfer bis zum 40. Lebensjahr nach IVF 24,63 % und nach IVF/ICSI 22,61 %, so fiel sie nach dem 40. Lebensjahr auf 12,17 % nach IVF und 11,57 % nach IVF/ICSI. Dies unterstreicht die Bedeutung der frühzeitigen Diagnosestellung und Einleitung einer adäquaten Therapie, um wertvolle, für das betroffene Paar möglicherweise entscheidende Zeit nicht zu verlieren.

Es konnte eine direkte Korrelation der **Häufigkeit der Mehrlingsschwangerschaften** mit der Zahl der zurückgesetzten Embryonen festgestellt werden: Betrug die Zwillingsrate bei Frauen ≤ 35 Jahre und bei Frauen > 35 Jahre nach Rücksetzung von nur 2 Embryonen 23,7 % bzw. 14,2 %, so stieg die Zwillingsrate nach Rücksetzung von 3 Embryonen auf 26,7 % bzw. 21,0 %. Beim Transfer von 2 Embryonen betrug die Drillingsrate bei Frauen ≤ 35 Jahre und Frauen > 35 Jahre 0,6 % bzw. 0,2 % und stieg nach dem Transfer von 3 Embryonen immerhin auf 5,8 % bzw. 1,3 %.

> Unter Berücksichtigung der erhöhten Inzidenz von Schwangerschaftspathologie sowie Mortalität und Morbidität der meist zu früh und unreif geborenen Kinder bei höhergradigen Mehrlingsschwangerschaften sollte – zumindest für jüngere Frauen unter 35 Jahren mit bekannt höherer Implantationswahrscheinlichkeit – die Begrenzung der zurückgesetzten Embryonen auf nur 2 pro Transfer gefordert werden.

Literatur

Adams JM, Taylor AE, Crowley WF Jr, Hall JE (2004) Polycystic ovarian morphology with regular ovulatory cycles: insights into the pathophysiology of polycystic ovarian syndrome. J Clin Endocrinol Metab 89: 4343–4350

Amer SAK, Gopalan V, Li TC et al. (2002) long term follow-up of patients with polycystic ovarian syndrome after laparoscopic ovarian drilling: clinical outcome. Hum Reprod 17: 2035–2042

Bonduelle M, Aytoz A, Wilikens A et al. (1998) Prospective follow-up study of 1987 children born after intracytoplasmic sperm injection (ICSI). In: Filicori M, Flamigni C (eds) Treatment of infertility: the new frontiers. New Jersey: Communications Media for Education Inc, pp 445–461

Bradley RJ, Rosen MP (2004) Subfertility and gastrointestinal disease: unexplained is often undiagnosed. Obstet Gynecol Surv 59 (2): 108–117

Brinton LA, Lamb EJ, Moghissi KS et al. (2004) Cancer risk after the use of ovulation-stimulating drugs. Obstet Gynecol 103: 1194–1203

Cheung W, Hung Y, Ng E, Chung Ho P (2002) a randomized double-blind comparison of perifollicular vascularity and endometrial receptivity in ovulatory women taking clomiphene citrate at two different times. Hum Reprod 17: 2881–2884

Engel W, Schmid M, Pauer H-U (1998) Genetik und mikroassistierte Reproduktion durch intrazytoplasmatische Spermieninjektion. Dtsch Ärztebl 95: 1548–1553

Fassnacht M, Schlenz N, Schneider S et al. (2003) beyond adrenal and ovarian androgen generation: increased peripheral 5a-reductase activity in women with polycystic ovary syndrome. J Clin Endocrinol Metab 88: 2760–2766

Felberbaum RE, Albano C, Ludwig M., Riethmüller-Winzen H, Grigat M, Devroey P, Diedrich K (2000) Controlled ovarian stimulation for assisted reproduction with HMG and concomitant midcycle administration of the LHRH-antagonist Cetrorelix (Cetrotide®) according to the multiple dose protocol – results of a prospective non controlled phase III study. Hum Reprod 15: 1015–1020

Felberbaum R, Ludwig M, Diedrich K (1998) Kontrollierte ovarielle Stimulation (COS) mit GnRH-Antagonisten. Reproduktionsmedizin 14: 187–193

Felberbaum RE, Ludwig M, Diedrich K (2001) Agonists and antagonists: formulation and indication. Clin North Am 12: 45–56

Fisher SA, Reid RL, Van Vugt DA, Casper RF (2002) A randomized double-blind comparison of the effects of clomiphene citrate and the aromatase inhibitor letrozole on ovulatory function in normal women. Fertil Steril 78: 280–285

Fosas N, Marina F, Torres PJ et al. (2003) The births of five spanish babies from cryopreserved donated oocytes. Hum Reprod 18: 14171421

Garcia-Velasco JA, Mahutte N G, Corona J et al. (2004) removal of endometriomas before in vitro fertilization does not improve fertility outcomes: a matched, case-control study. Fertil Steril 81: 1194–1197

Golan A, Ron-El R, Herman A, Soffer Y, Weinraub Z, Caspi E (1989) Ovarian Hyperstimulation Syndrome: an update review. Obstet Gynecol Surv 44: 430–438

Hansen M, Bower C, Milne E, de Klerk N, Kurinczuk J (2005) Assisted reproductive technologies and the risk of birth defects – a systematic review. Hum Reprod 20: 328–338

Hassan MAM, Killick SR (2003) Ultrasound diagnosis of polycystic ovaries in women who have no symptoms of polycystic ovary syndrome is not associated with subfecundity or subfertility. Fertil Steril 80: 966–975

Jackson RA, Gibson KA, Wu YW Croughan MS (2004) Perinatal outcomes in singletons following in vitro fertilization: a meta-analysis. Obstet Gynecol 103: 551–563

Katalinic A, Rosch C Ludwig M (2004) Pregnancy course and outcome after intracytoplasmic sperm injection: a controlled, prospective cohort study. Fertil Steril 81: 1604–1616

Küpker W, Al-Hasani S, Diedrich K (1996) Intrazytoplasmatische Spermatozoeninjektion. TW Urol Nephrol 8: 31–38

Legro RS, Urbanek M, Kunselman AR et al. (2003) self-selected women with polycystic ovary syndrome are reproductively and metabolically abnormal and undertreated. Obstet Gynecol Surv 58 (1): 30–31

Legro RS, Azziz R, Ehrmann D et al. (2004) Minimal response of circulating lipids in women with polycystic ovary syndrome to improvement in insulin sensitivity with troglitazone. Obstet Gynecol Surv 59 (8): 595–597

Ludwig M, Katalinic A (2003) Pregnancy course and health of children born after ICSI depending on parameters of male factor infertility. Hum Reprod 18: 351–357

Ludwig M, Diedrich K (1998) 20 Jahre IVF – Rückblick und Zukunftsperspektiven. Frauenarzt 39: 689–693

Ludwig M, Al-Hasani S, Küpker W, Diedrich K (1996) Intrazytoplasmatische Spermatozoeninjektion (ICSI). Überblick über die aktuelle Situation. Frauenarzt 37: 1624–1634

Ludwig M, Al-Hasani S, Küpker W, Diedrich K (1998) Kryokonservierung menschlicher Eizellen im Pronukleusstadium: Prinzpien und Ergebnisse. In: Diedrich K (Hrsg) Weibliche Sterilität: Ursachen, Diagnostik und Therapie, 1. Aufl. Berlin, Heidelberg, New York: Springer: 623–651

Ludwig M, Al-Hasani S, Felberbaum R, Diedrich K (1999) New aspects of cryopreservation of oocytes and embryos in assisted reproduction and future perspectives. Hum Reprod 14 (Suppl): 14: 162–185

Ludwig M, Diedrich K (1999) In-vitro-Fertilisation und intrazytoplasmatische Spermieninjektion: Gibt es ein Gesundheitsrisiko für die geborenen Kinder? Dtsch Ärztebl 96: 2892–2901

Ludwig M., Diedrich K (2001) Evaluation of an optimal luteal phase support protocol. Acta Obstet Gynecol Scand 80: 452– 466

Ludwig M, Felberbaum RE, Diedrich K (2000) Erfolge mit der Anwendung von Cetrotide® in der ovariellen Stimulation zur IVF: Ergebnisse der Zwischenauswertung einer Beobachtungsstudie. J Fertil Reprod 10: 36–42

Ludwig M, Küpker W (1998) Genetik in der Andrologie. In: Diedrich K (Hrsg) Weibliche Sterilität – Ursachen, Diagnostik und Therapie, 1. Aufl. Berlin, Heidelberg, New York: Springer: 591–621

Ludwig M, Küpker W, Hahn K, Al-Hasani S, Diedrich K (1998) Klinische Bedeutung Y-chromosomaler Mikrodeletionen im Rahmen reproduktionsgenetischer Routinediagnostik bei schwerer männlicher Subfertilität. Geburtsh Frauenheilkd 58: 73–78

Ludwig M, Pergament D, Schwinger E, Diedrich K (2000) The situation of preimplantation genetic diagnosis in Germany: legal and ethical problems. Prenat Diagn 20: 567–570

Ludwig M, Schöpper B, Katalinic A, Sturm R, Al-Hasani S, Diedrich K (2000) Experience with the elective transfer of two embryos under the conditions of the German embryo protection law: results of a retrospective data analysis of 2573 transfer cycles. Hum Reprod 15: 319–324

McLachlan K, Boyle J, Permezel M (2004) metformin in obstetric and gynecologic practice: a review. Obstet Gynecol Surv 59(2): 118–127

Mitwally MFM, Casper RF (2003) aromatase inhibition reduces gonadotropin dose required for controlled ovarian stimulation in women with unexplained infertility. Hum Reprod 18: 1588–1597

Morin-Papunen L, Vauhkonen I, Koivunen R et al. (2003) Metformin versus ethinyl estradiol-cyproterone acetate in the treatment of nonobese women with polycystic ovary syndrome: a randomized study. J Clin Endocrinol Metab 88: 148–156

Nieschlag E, Behre HM (2000) Andrologie: Grundlagen und Klinik der reproduktiven Gesundheit des Mannes, 2. Aufl. Berlin, Heidelberg, New York: Springer

Oktay K, Buyuk E, Veeck L et al. (2004) Embryo development after heterotopic transplantation of cryopreserved ovarian tissue. Obstet Gynecol Surv 59(7): 520–522

Poirot C, Vacher-Lavenu M-C, Helardot P et al. (2002) Human ovarian tissue

Scheidel P, Hepp H, DeCherney AH (1999) Operative Techniken der Reproduktionsmedizin. München: Urban & Schwarzenberg

Schröder AK, Tauchert S, Ortmann O, Diedrich K Weiss JM (2003) Die Insulinresistenz beim polyzystischen Ovar-Syndrom. Wien Klin Wochenschr 115: 812–821

Schröder AK, Tauchert S, Ortmann O, Diedrich K, Weiss JM (2004) Insulin resistance in patients with polycystiv ovary syndrome. Ann Med 36: 426–439

Smits C, Olatunbosun O, Delbaere A et al. (2003) ovarian hyperstimulation syndrome resulting from a mutation in the follicle-stimulating hormone receptor. N Engl J Med 349: 760–766

Snick HK, Snick TS, Evers JL, Collins JA (1997) The spontaneous pregnancy prognosis in untreated subfertile couples: the Walcheren primary care study. Hum Reprod 12: 1582–1588

Spandorfer SD, Davis OK, Barmat LI et al. (2004) relationship between maternal age and aneuploidy in in vitro fertilization. Pregnancy loss. Obstet Gynecol Surv 59 (11): 773–774

Literatur

Stikkelbroeck LN, Hermus MA, Braat DDM et al. (2003) Fertility in women with congenital adrenal hyperplasia due to 21-hydroxylase deficiency. Obstet Gynecol Surv 58 (4): 275–284

Unterweger M, De Geyter C, Frohlich JM et al. (2002) Three-dimensional dynamic mr-hysterosalpingography: a new, low invasive, radiation-free and less painful radiological approach to female infertility. Hum Reprod 17: 3138–3141

Vasseur C, Rodien P, Beau I et al. (2003) A chorionic gonadotropin-sensitive mutation in the follicle-stimulating hormone receptor as a cause of familial gestational spontaneous ovarian hyperstimulation syndrome. N Engl J Med 349: 753–759

Weiss JM, Felberbaum RE, Ludwig M, Diedrich K (2001) Behandlung der gestörten Ovarfunktion: ovarielle Stimulation und Substitution. Gynäkologe 34: 641–652

WHO (1999) WHO Laborhandbuch zur Untersuchung des menschlichen Ejakulates und der Spermien-Mukus-Interaktion, 4. Aufl. Berlin, Heidelberg, New York: Springer

Kontrazeption und Familienplanung

M. Ludwig, R. E. Felberbaum, J. M. Weiss und K. Diedrich

13.1	Einleitung – Geschichte der Kontrazeption – 195		13.3	Sterilisation – 204
			13.3.1	Definition – 204
13.2	Einsatz der Kontrazeption – 196		13.3.2	Häufigkeit und Indikationen – 205
13.2.1	Kontrazeption ohne äußere Mittel – 197		13.3.3	Technische Durchführung – 205
13.2.2	Kontrazeptive Wirkung des Stillens – 199		13.3.4	Ergebnisse – 205
13.2.3	Orale Kontrazeptiva – 199		13.4	Kontrazeption des Mannes – 206
13.2.4	Langzeitkontrazeptiva – 202			Literatur – 206
13.2.5	Barrieremethoden – 203			
13.2.6	Intrauterinpessar (IUP) – 204			

13.1 Einleitung – Geschichte der Kontrazeption

Die Möglichkeit, den Eintritt einer Schwangerschaft zeitlich zu bestimmen bzw. die Konzeptionsmöglichkeit zu regulieren, ist sicherlich eine der wesentlichsten **gesellschaftlichen Entwicklungen** des 20. Jahrhunderts gewesen. Kaum eine andere Entwicklung wird gesellschaftliche Strukturen und soziale Verhaltensweisen mehr beeinflusst haben. Die Altersstruktur der deutschen Bevölkerung veranschaulicht ◘ Abb. 13.1.

Bereits aus dem **Altertum** wird über die Möglichkeiten der Kontrazeption berichtet. Beschrieben werden verschiedenste **Pflanzenextrakte**, die einzunehmen oder lokal intravaginal anzuwenden sind. **Soranus von Ephesus** beschreibt für die Frau als Methode der Kontrazeption, sich nach der Ejakulation des Mannes zurückzuziehen, den Atem anzuhalten, in die Hocke zu gehen und zu niesen – zusätzlich kann durch Auswischen der Scheide versucht werden, den Samen aus dem weiblichen Körper zu »lösen«. Es wird berichtet, dass Kamelen auf langen Reisen Steine in den Uterus gelegt wurden, um damit eine Trächtigkeit zu verhindern – sozusagen eine erste Anwendung von intrauterinen Pessaren.

Kondome werden seit dem 16. Jahrhundert zur Vermeidung von Geschlechtskrankheiten eingesetzt. Andere Methoden wie die Scheidenspülung mit Spritzen (Charles Knowlton, USA, 1832) und das Scheidendiaphragma (Wilhelm Mensinga, Flensburg, 1881) wurden im 19. Jahrhundert entwickelt (Staupe u. Vieth 1996).

Anfang des 20. Jahrhunderts wurde von Graefenberg das **Intrauterinpessar** vorgestellt. Die Intrauterinpessare wurden dann wegen massiver Komplikationsraten mit Todesfällen aufgrund von entzündlichen Verläufen verboten. Ursächlich dafür war jedoch v. a. die Tatsache, dass diese über die Cervix hinaus in die Vagina reichten und so eine ideale Infektionsstraße darstellten.

Mittlerweile gilt die **orale Kontrazeption** als sicherste Möglichkeit der reversiblen Methoden zur Familienplanung. Auf

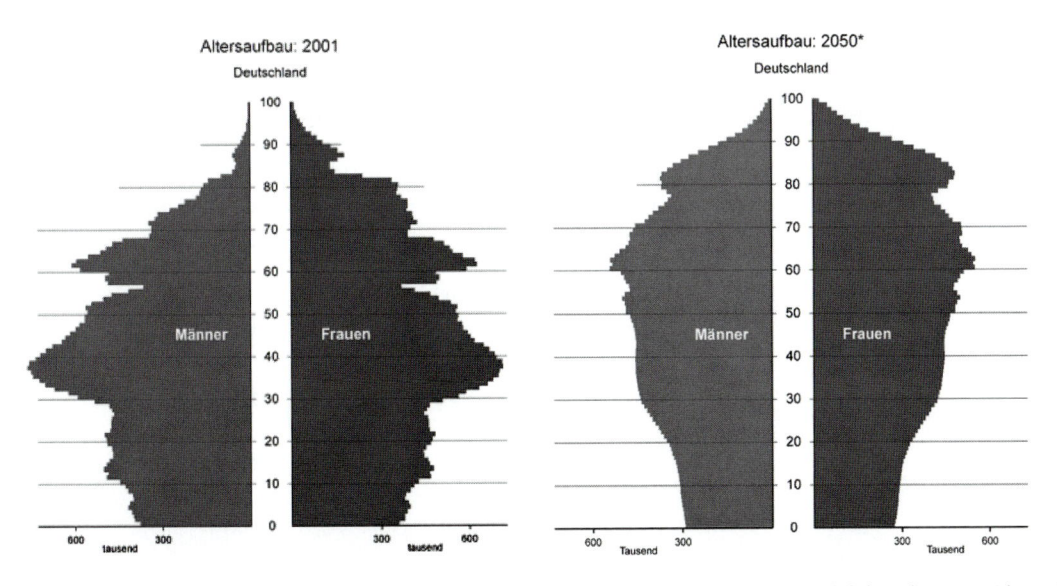

◘ **Abb. 13.1.** »Altersaufbau 2001« (http://www.destatis.de/basis/d/bevoe/bevoegra2.php) und voraussichtliche »Alterspyramide 2050« (http://www.destatis.de/basis/d/bevoe/bev_pyr4.php) in Deutschland (©: Statistisches Bundesamt, Wiesbaden 2005, * s. unter Literatur)

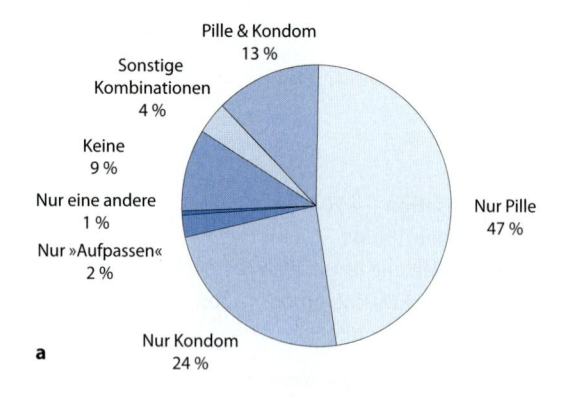

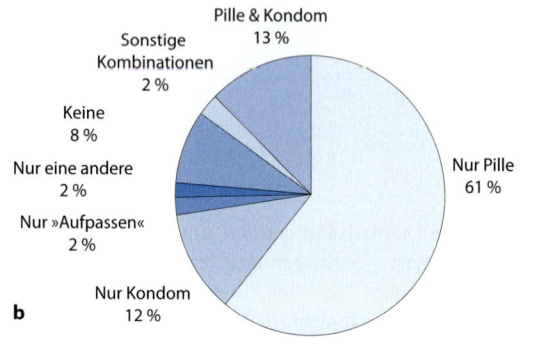

Abb. 13.2a,b. Verwendung von Kontrazeptionsmethoden in Deutschland bei koituserfahrenen Männern (**a**) und Frauen (**b**). (Nach Bundeszentrale für gesundheitliche Aufklärung 1998a, b)

> **Definition**
>
> Der Bestimmung der Zuverlässigkeit einer Methode kommt große Bedeutung zu. Hierzu wird im Allgemeinen der Pearl-Index herangezogen. Er beschreibt die Wahrscheinlichkeit des Eintretens einer Schwangerschaft, wenn 100 Frauen über 1 Jahr lang (100 »Frauenjahre« bzw. 1200 Anwendungsmonate) mit einer bestimmten Methode verhüten würden. Ein Pearl-Index von 10 bedeutet also, dass bei 10 dieser 100 Frauen eine Schwangerschaft eingetreten ist.

13.2 Einsatz der Kontrazeption

Zur Nutzung kontrazeptiver Maßnahmen liegt aussagekräftiges Zahlenmaterial aus Umfragen vor, die durch die Bundeszentrale für gesundheitliche Aufklärung (BZgA 1998a, b) regelmäßig durchgeführt werden. Es zeigte sich ein nicht unerhebliches **Wissensdefizit** dahingehend, wann überhaupt mit einer Konzeption zu rechnen ist. So gingen nur 43 % der Männer und 61 % der Frauen davon aus, dass dieser Zeitpunkt zwischen 2 Regelblutungen läge. Etwa 25–30 % der Befragten lokalisierten diesen Zeitpunkt auf die Tage direkt vor der Regelblutung, direkt danach oder konnten überhaupt keine Angabe dazu machen (Tabelle 13.1; Bundeszentrale für gesundheitliche Aufklärung 1998b). Wenn man nunmehr auch Daten darüber heranzieht, inwiefern ein erster Geschlechtsverkehr eher geplant war oder eher überraschend kam, so kann man aus Abb. 13.3 ersehen, dass es bei den Mädchen in etwa 22 % und bei den Jungen in etwa 30 % völlig überraschend zum ersten Koitus kam. Hinzu kommt, dass unabhängig vom Geschlecht in ca. 40 % nur vage damit gerechnet wurde (Bundeszentrale für gesundheitliche Aufklärung 1998a). Damit ist die **Kontrazeptionssituation beim ersten Koitus** sicherlich alles andere als optimal.

Andererseits zeigt aber Abb. 13.4, dass über die vergangenen Jahre hinweg ein eher **positiver Trend im Verhütungsverhalten** Jugendlicher beim ersten Koitus zu ersehen ist. So

diese sowie andere Möglichkeiten soll in diesem Kapitel eingegangen werden. Abb. 13.2 zeigt, dass die orale Kontrazeption bei Männern in 47 % und bei Frauen in 61 % die einzige und damit klar am weitesten verbreitete Möglichkeit der Verhütung darstellt (Bundeszentrale für gesundheitliche Aufklärung 1998b). Erstaunlich ist allerdings, dass noch immer etwa 10 % der Männer und Frauen gar nicht verhüten bzw. sich auf etwas verlassen, was in der Umfrage der Bundeszentrale für gesundheitliche Aufklärung als »Aufpassen« umschrieben wird.

Tabelle 13.1. Kenntnisse über den optimalen Konzeptionszeitpunkt – Ergebnisse einer bundesweiten Befragung 1998; »Was glauben Sie: Wann wird eine Frau bei ungeschütztem Geschlechtsverkehr am ehesten schwanger?«. (Nach Bundeszentrale für gesundheitliche Aufklärung 1998a, b)

	Männer (n = 615) [%]	Frauen (n = 608) [%]	Koituserfahrene (n = 949) [%]	Koitusunerfahrene (n = 266) [%]
Während der Regelblutung	1,1	0,8	0,9	1,1
An den Tagen unmittelbar nach der Regelblutung	12,7	12,0	12,1	13,2
Etwa in der Mitte zwischen 2 Regelblutungen	42,9	60,9	55,0	41,0
An den Tagen unmittelbar vor der Regelblutung	15,0	11,5	12,5	14,7
Zu jeder Zeit	11,5	10,2	10,5	12,0
Weiß nicht	16,4	4,3	8,1	18,0
Keine Angaben	0,3	0,3	0,4	–

13.2 · Einsatz der Kontrazeption

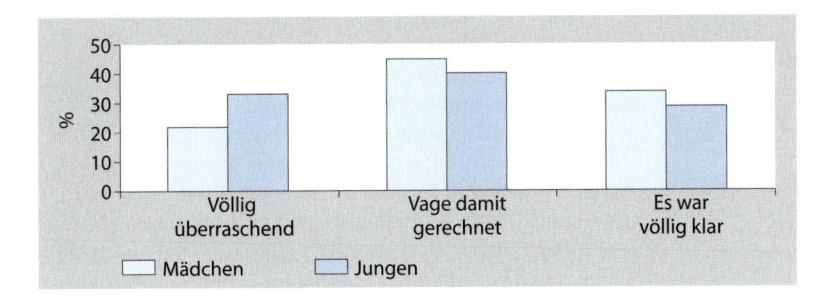

Abb. 13.3. Erster Geschlechtsverkehr nach Plan oder Zufall. (Nach Bundeszentrale für gesundheitliche Aufklärung 1998a, b)

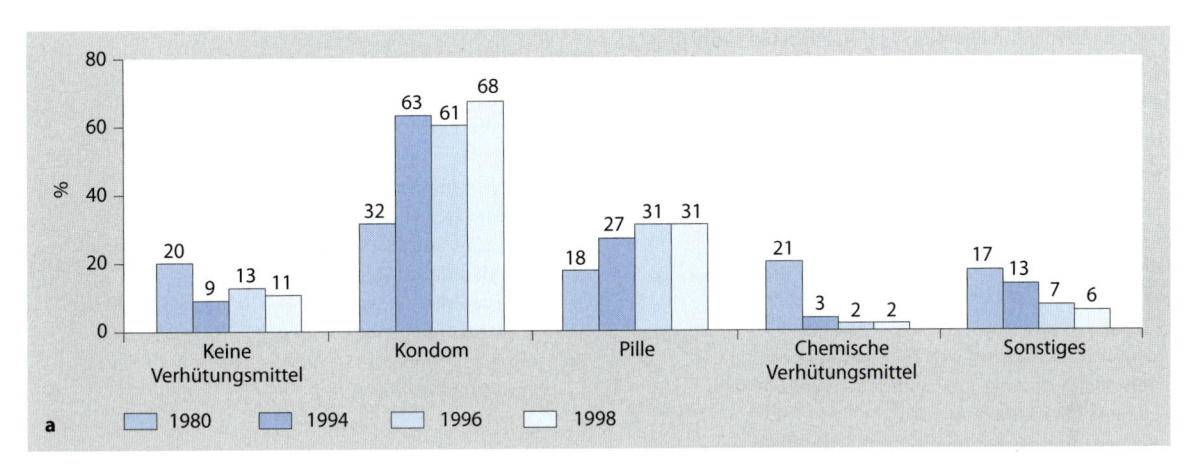

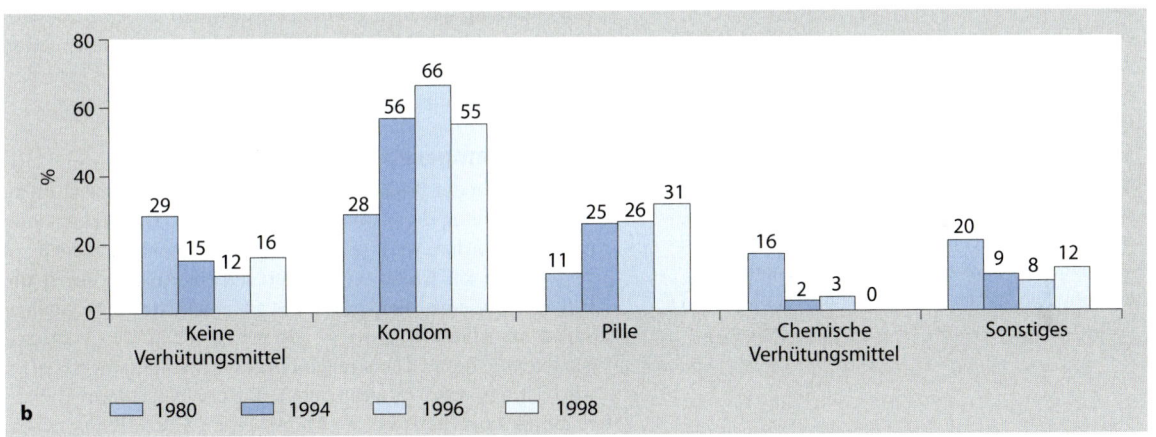

Abb. 13.4a,b. Verhütungsverhalten beim ersten Geschlechtsverkehr bei Mädchen (a) und Jungen (b) im Trendvergleich. (Nach Bundeszentrale für gesundheitliche Aufklärung 1998a, b)

wird zunehmend mit einem Kondom verhütet – was sicherlich unter Berücksichtigung der gleichzeitigen Vorbeugung sexuell übertragbarer Erkrankungen der idealen Situation entspricht. Allerdings wird hier bei den Jungen in der Subanalyse eine Abnahme verzeichnet, wahrscheinlich bedingt durch die Nutzung oraler Kontrazeptiva durch die Partnerin. Nur in etwa 11 % wird von Mädchen und in 16 % von Jungen angegeben, dass keine Kontrazeption durchgeführt wurde. Dies ist im Gegensatz zu den Zahlen von 1980 – 20 % der Mädchen, 29 % der Jungen – eine positive Entwicklung (Bundeszentrale für gesundheitliche Aufklärung 1998a).

13.2.1 Kontrazeption ohne äußere Mittel

13.2.1.1 Coitus interruptus

Unter Coitus interruptus versteht man das Abbrechen des Geschlechtsverkehrs vor der Ejakulation. Weniger problematisch als die immer wieder postulierten psychischen Probleme, die dadurch angeblich forciert werden, wofür aber jede Datenlage fehlt, ist die enorm hohe Versagerquote (Pearl-Index: 10–20). Er kann somit nicht als Methode der Wahl empfohlen werden.

13.2.1.2 Periodische Enthaltsamkeit

Die periodische Enthaltsamkeit wäre dann eine relativ sichere Methode der Kontrazeption, wenn der **Ovulationszeitpunkt** durch einfache Mittel im Alltag bestimmbar wäre.

Neben Verträglichkeit, Wirksamkeit und Unschädlichkeit als Merkmale einer guten kontrazeptiven Methode wurde auch dessen **einfache Anwendbarkeit** als Qualitätsparameter postuliert. Der Hintergrund zur Anwendung dieser Methode ist, dass

- Spermien eine Überlebensdauer von etwa 3 Tagen haben,
- Eizellen etwa 6–12 h nach Ovulation fertilisierbar sind und
- die Ovulation extern bestimmbar ist.

Dies wird durch größere epidemiologische Studien belegt, die zeigen konnten, dass tatsächlich bei Geschlechtsverkehr bis zu 6 Tagen vor der Ovulation eine Konzeption eintreten kann, dass aber die **Wahrscheinlichkeit einer Konzeption** nahezu auf Null absinkt, wenn die Ovulation stattgefunden hat.

> Die höchste Chance der Konzeption besteht am Tag direkt vor der Ovulation (Dunson et al. 1999).

Zur Berechnung des Zeitpunkts der Ovulation bzw. der Tage mit hoher Wahrscheinlichkeit einer Konzeption bieten sich an:
- die Kalkulation anhand von Zykluskalendern unter der Vorstellung, dass die Follikelphase stets etwa 14 Tage einnimmt (Kalendermethoden);
- Beobachtung des Zervixschleims vor dem physiologischen Hintergrund, dass sich die Konsistenz der Zervixschleims um den Zeitpunkt der Ovulation herum verändert (Billings-Methode, symptothermale Methode);
- Messung der Basaltemperatur vor dem physiologischen Hintergrund, dass ein Anstieg des Progesteronserumspiegels nach der Ovulation mit einem durchschnittlichen Anstieg der Temperatur von etwa 0,2 °C einhergeht (Basaltemperaturmethode);
- Messung der LH-Konzentration im Morgenurin vor dem physiologischen Hintergrund, dass ein Anstieg der LH-Konzentration immer der Ovulation vorausgeht.

13.2.1.3 Kalendermethoden

Voraussetzung für alle Kalendermethoden ist die **Führung eines Zykluskalenders über mindestens 12 Monate**, um die Regelmäßigkeit des Zyklus zu belegen und Schwankungen berücksichtigen zu können.

> **Definition**
>
> Nach Ogino errechnen sich die fruchtbaren Tage vom 19.–12. Tag vor Eintritt der nächsten Regelblutung, da er davon ausging, dass Spermien eine Überlebensdauer von 3 Tagen haben und die Ovulation zwischen dem 12. und 16. Tag vor der nächsten Regelblutung eintritt. Bei einem unregelmäßigen Zyklus errechnet sich somit das fertile Intervall als die Dauer des längsten Zyklus abzüglich 18 Tage und die Dauer des kürzesten Zyklus abzüglich 11 Tage. Dies ist beispielhaft in der Übersicht dargestellt.

Knauss und Marshall gehen von etwas anderen Daten bei ihrer Berechnung aus. Knauss nahm an, dass bei einer gesunden Frau stets am 15. Tag vor der nächsten Menstruation die Ovulation stattfindet, Marshall gibt an, dass sich die Zeit fertiler Tage berechnet als die Dauer des längsten Zyklus abzüglich 18 Tage und die Dauer des kürzesten Zyklus abzüglich 10 Tage. Das kürzeste Intervall der periodischen Enthaltsamkeit errechnete somit Knauss, hatte damit allerdings auch eine höhere Versagerquote. Der Pearl-Index dieser Verfahren liegt bei 14–40.

Kalendermethode nach Ogino, Berechnung des fertilen Zeitraums bei einer mittleren Zykluslänge von 26–31 Tagen
- Annahme:
  - Spermienüberlebensdauer: 3 Tage,
  - Vorliegen einer fertilisierungsfähigen Eizelle: 12.–16. Tag vor Einsetzen der nächsten Menstruation,
  - Zyklusdauer: 26–31 Tage.
- Kürzeste Zyklusdauer (26 Tage) – 18 Tage = 8. Zyklustag (erster fruchtbarer Tag).
- Längeste Zyklusdauer (26 Tage) – 11 Tage = 20. Zyklustag (letzter fruchtbarer Tag).

Voraussetzung bei allen Autoren ist das Führen des Zykluskalenders vor Anwendung der Methode über mindestens ein Jahr, die völlige Abstinenz während des fertilen Intervalls und das Abwarten von mindestens 4 Menstruationen post partum.

13.2.1.4 Temperaturmethode

Das Erstellen der **Basaltemperaturkurve** erlaubt im Nachhinein die Bestimmung der stattgehabten Ovulation. Dies kann angenommen werden, wenn ein **signifikanter Temperaturanstieg** zu verzeichnen ist. Dieser ist definiert als ein Anstieg innerhalb von 48 h auf Temperatur, die an 3 aufeinander folgenden Tagen um mindestens 0,2 °C höher liegt als an den vorangegangenen 6 Tagen. Die strenge Form der Temperaturmethode wird dann praktiziert, wenn vom 3. Tag der hyperthermen Phase an bis zum Eintreten der Menstruation Geschlechtsverkehr vollzogen wird, nicht aber während der verbleibenden Zeit des Zyklus.

Bei Praktizieren dieser Methode liegt der **Pearl-Index** bei etwa 1. Wird die Temperaturmethode gelockert und wird auch nach Einsetzen der Menstruation für die ersten 6–7 Tage Geschlechtsverkehr vollzogen, so steigt der Pearl-Index auf etwa 3.

> **Cave**
>
> Wichtig ist, dass die Temperatur immer morgens vor dem Aufstehen nach ausreichender Nachtruhe einheitlich oral, vaginal oder rektal gemessen wird. Nur dann ist gewährleistet, dass nicht technisch oder organisch bedingte Temperaturschwankungen die Messung negativ beeinflussen und eine Auswertung nicht mehr zulassen.

13.2.1.5 Zervixschleim-, symptothermale und Billings-Methode

Nach Billings ist eine Konzeption nur an solchen Tagen wahrscheinlich, an denen der Zervixschleim deutlich verflüssigt ist. Kommerzielle Anbieter vermarkten hier auch die Möglichkeit einer mikroskopischen Beurteilung des Farnkrautphänomens. Allein mit der Beobachtung des Zervixschleims liegt der **Pearl-Index** im Bereich von etwa 30.

Bei zusätzlicher Führung einer Basaltemperaturkurve kann die strenge Temperaturmethode weiter optimiert werden. Es wird empfohlen, dass nach Verschwinden des flüssigen Zervixschleims 3 höhere Temperaturwerte abgewartet werden sollen, welche die 6 vorangegangenen übersteigen, und erst dann von einer unfruchtbaren Phase auszugehen. Hierzu wird ein Pearl-Index von 0,8 angegeben.

13.2.1.6 Computertestsysteme

Ein Testsystem, wie z. B. das Gerät Persona, ist in der Lage, über einen Computerchip gemessene Daten kontinuierlich zu verarbeiten. Das System erreicht die Sicherheit der Kontrazeption durch **Messung von Östron-3-Glukuronid und LH im Morgenurin**, wobei es über längere Zeit aus den Daten der individuellen Menstruationszyklen lernt. Dieser Lernprozess führt dazu, dass die Notwendigkeit von Urinmessungen zunehmend geringer wird. Das Rechensystem geht von einer Lebenszeit der Spermien von 2–3 Tagen aus und einer Lebenszeit der Eizelle von maximal 24 h. Nach Messung der Hormone über spezielle Teststäbchen wird dann durch rote bzw. grüne Lampen angezeigt, ob die Möglichkeit einer Konzeption besteht oder nicht. Nachteilig sind die **relativ hohe Versagerquote** von 6,5 (Pearl-Index) und der relativ hohe Preis für die Anschaffung (Starterset incl. Gerät und Teststäbchen € 99,95) bzw. die Verbrauchsmaterialien (8 bzw. 24 Teststäbchen € 13,60 bzw. € 39,30).

13.2.2 Kontrazeptive Wirkung des Stillens

Stillen ist v. a. in Ländern der sog. Dritten Welt ein **wichtiges Instrument zur postpartalen Kontrazeption**. Auch wenn es eigentlich zur Kontrazeption ohne äußere Mittel zählen müsste, soll es daher an dieser Stelle separat abgehandelt werden. Zur Möglichkeit der Kontrazeption liegen mittlerweile umfangreiche Ergebnisse einer kollaborativen WHO-Studie vor.

Hieraus lässt sich ableiten, dass nach Geburt bei stillenden Müttern im Mittel **nach etwa 17–40 Wochen die Menstruation wieder einsetzte** – ganz wesentlich abhängig davon, wo die Daten weltweit erhoben wurden (WHO 1998b). Faktoren, die die Dauer lokal beeinflussten, waren insbesondere das Stillverhalten (z. B. Zufüttern von kalorischen Lösungen) sowie eine hohe Parität, ein niedriger Body-mass-Index und eine hohe Frequenz kindlicher Erkrankungen, wobei lediglich der höhere Body-mass-Index die Dauer der Amenorrhö verlängerte, die beiden anderen Faktoren sie jedoch verkürzten (WHO 1998a).

> Die Wahrscheinlichkeit einer Schwangerschaft liegt innerhalb der ersten 6 Monate nach der Geburt zwischen 0,9 und 1,2 % und steigt auf etwa 6,6–7,4 % innerhalb der ersten 12 Monate, wenn voll gestillt wird (WHO 1999). Unter diesen Bedingungen ist also das Stillen eine akzeptable Methode der Kontrazeption.

Zur prinzipiellen Frage der **Kontrazeption während der Stillzeit** kann angegeben werden, dass hier hormonelle Maßnahmen zu einer **Beeinträchtigung der Milchmenge** führen können. Es ist eine Minimierung der Dosis anzustreben und bei der Wahl einer hormonellen Methode einem reinen Gestagenpräparat, z. B. aber auch einem Implantat (Implanon), der Vorzug zu geben. Vorteilhaft sind aufgrund dieser Überlegungen nicht hormonelle Möglichkeiten der Kontrazeption, wie das Einlegen **eines Intrauterinpessars** etwa 5–6 Wochen post partum.

13.2.3 Orale Kontrazeptiva

13.2.3.1 Einleitung

Die Idee einer oralen Kontrazeption geht auf die Arbeiten von Ludwig Haberlandt, einem Innsbrucker Physiologen (1885–1932), zurück. Er stellte die Überlegung an, dass die **Gabe von Östrogenen und Gestagenen** – wie in der Schwangerschaft physiologisch – die Ovulation unterdrücken müsste. Er konnte bereits zeigen, dass die orale Gabe von Plazentaextrakten bzw. Ovarialextrakten schwangerer Tiere bei nicht trächtigen Tieren eine zeitweilige Kontrazeption verursachte (Haberlandt 1924). Dennoch dauerte es fast 40 Jahre, bis tatsächlich das erste orale Kontrazeptivum als solches zugelassen wurde. Dies lag u. a. daran, dass zunächst die synthetische Herstellung von Steroiden entwickelt werden musste.

Das erste Präparat wurde auf dem amerikanischen Markt nach den Arbeiten von Gregory Pincus unter dem Namen Enovid im Jahre 1960 eingeführt. Das erste Präparat **auf dem deutschen Markt** wurde 1961 zugelassen (Anovlar). Es folgte in der damaligen DDR das Präparat Ovosiston im Jahr 1965.

Als die ersten oralen Kontrazeptiva entwickelt wurden, enthielten diese pro Tablette 150 µg Ethinylöstradiol. Diese Dosis wurde im Laufe der Jahre gesenkt, sodass die mittlerweile erhältlichen »**Mikropillen**« nur noch 30–35 µg und seit nunmehr über 5 Jahren teilweise auch nur noch 20 µg Ethinylöstradiol enthalten. Ferner wurde die inital gewählte Dosis von 250 µg Levonorgestrel pro Tablette teilweise auf mehr als die Hälfte reduziert. **Verschiedenste Gestagene** mit vollkommen verschiedenen Wirkungsspektren sind mittlerweile im Einsatz. Als **Pearl-Index** wird ein Wert von 0,1–0,5 angegeben, wobei die kombinierten Präparate einen besseren Schutz gewährleisten (Pearl-Index von 0,1) als die reinen Gestagenpräparate (Pearl-Index von 0,5).

13.2.3.2 Inhaltsstoffe

Mittlerweile sind **fast 70 Präparate** zur oralen Kontrazeption auf dem deutschen Markt erhältlich, die sich im Wesentlichen in der gestagenen Komponente sowie seiner Dosierung, der Dosis des Ethinylöstradiols und dem Dosierungsschema unterscheiden.

Die **östrogene Komponente** ist heute fast ausschließlich das **Ethinylöstradiol**. In nur einem Präparat in Deutschland (Ovosiston) wird Mestranol verwendet, welches nach Metabolisierung in der Leber ebenfalls in Ethinylöstradiol umgewandelt wird. In einem weiteren Präparat (Gestamestrol) ist ebenfalls Mestranol enthalten – es ist jedoch nicht zur Kontrazeption zugelassen, sondern nur zur Therapie von Androgenisierungserscheinungen. Der Hersteller weist aber auf eine kontrazeptive Wirkung hin.

Tabelle 13.2. Gestagene und ihre Wirkung. (Nach Neumann u. Düsterberg 1998)

Gestagene	Wirkung			
	Antiandrogen	Androgen	Östrogen	Antimineralokortikoid
19-Nortestosteronderivate				
13-Methylgonane				
Norethisteron	–	+	+	–
Dienogest	+++	–	–	–
Lynestrenol[a]	–	+	+	–
Norethinodrel[a]	–	+/–	+	–
13-Ethylgonane				
Levornogestrel	–	+	–	–
Norgestimat[b]	–	+	–	–
3-Ketodesogestrel	–	+	–	–
Gestoden	–	+	–	+
Hydroxyprogesteronderivate				
Chlormadinonazetat	+	–	–	–
Cyproteronazetat	++++	–	–	–
Megestrolazetat	+	–	–	–
Medroxyprogesteronazetat		+/–	–	–
Spironolactonderivat				
Drospirenon	++	–	–	+

[a] Wird in die Wirksubstanz Norethisteron metabolisiert.
[b] Wird in die Wirksubstanz Levornogestrel metabolisiert.

Die **gestagene Komponente** wirkt insbesondere hemmend auf die gonadotrope Funktion der Hypophyse. Ferner kommt eine negative Wirkung auf den Zervixmukus, die Tubenmotilität und die Endometriumrezeptivität hinzu. Eine Zusammenstellung der in oralen Kontrazeptiva verwendeten Gestagene enthält Tabelle 13.2.

Es ist auch erkennbar, dass einige Gestagene mehr oder weniger gute **antiandrogene Potenz** besitzen. Das wirksamste ist **Cyproteronazetat**, gefolgt von Dienogest, Drospirenon und Chlormadinonazetat. Der Einsatz dieser Kontrazeptiva bietet sich stets dann an, wenn eine **Androgenisierung** (Hirsutismus, Akne etc.) besteht, die gleichzeitig therapiert werden soll.

Ein besonderes Gestagen stellt **Drospirenon** dar, welches sich nicht von den anderen beiden genannten Gruppen ableitet, sondern von Spironolacton. Dies führt zu einer **Verminderung** der ansonsten beobachteten **Gewichtszunahme** oder sogar zu einer **Gewichtsabnahme**. Es kommt durch die **mineralokortikoide Wirkung** zu einer Verminderung prämenstrueller ödembedingter Beschwerden.

13.2.3.3 Dosierungsschemata

Bei den Dosierungsschemata der oralen Kontrazeptiva kann man unterscheiden zwischen **reinen Gestagenpräparaten (sog. »Minipille«)** und den **Kombinations- und Mehrphasenpräparaten**. Die Depotpräparate werden nicht oral appliziert und an einer anderen Stelle dieses Kapitels abgehandelt.

Die **reinen Gestagenpräparate** haben den Vorteil eines vollkommenen Verzichts auf die östrogene Wirkkomponente – was v. a. bei internistischen Erkrankungen indiziert sein kann. Allerdings muss gerade hier auf eine sehr zeitgenaue Einnahme geachtet werden, um nicht die kontrazeptive Sicherheit zu gefährden. Dies ist deshalb zu beachten, weil eine antiovulatorische Wirkung dieser Präparate in aller Regel nicht besteht, sondern nur die gestagenen Wirkungen auf Tubenmotilität, Endometrium und Zervixschleim vorliegen. Da aufgrund der vorhanden ovariellen Aktivität die Östrogenproduktion schwankt, kann es bei diesen Präparaten häufiger zu Zwischenblutungen kommen. Eine Ausnahme bildet hierbei Cerazette, ein reines Gestagenpräparat (Desogestrel), welches kontinuierlich eingenommen wird und antiovulatorisch wirksam ist.

Im Gegensatz zu einer »Minipille« wird unter einer **»Mikropille«** ein Präparat verstanden, bei welchem die Ethinylöstradioldosis auf 30 µg oder weniger gesenkt wurde.

Einstufenpräparate beinhalten über die gesamte Zyklusdauer eine einheitliche Dosis von Ethinylöstradiol und Gestagen, während **Zweistufenpräparate** bei gleichbleibender Östradioldosis die Gestagendosis im Verlauf eines Zyklus einmal und **Dreistufenpräparate** die Dosis 3-mal steigern. Andere Dreistufenpräparate modifizieren zusätzlich die Östradioldosis mit einer Steigerung zur Zyklusmitte oder haben die maximale Gestagendosis in der Zyklusmitte. **Zweiphasenpräparate** hingegen beinhalten in der ersten Zyklushälfte nur Ethinylöstradiol und erst in der zweiten Zyklushälfte auch ein Gestagen.

Empfehlung

Es bietet sich an, als initiales Präparat bei der Erstverschreibung ein Einphasenpräparat zu wählen, da es keine eindeutigen Vorteile für die anderen Dosierungsschemata gibt. Nur wenn diese Einphasenpräparate nicht vertragen werden, Zwischenblutungen etc. auftreten, kann überlegt werden, ein entsprechendes anderes Präparat zu wählen. Bei Androgenisierungserscheinungen wäre darauf zu achten, ein Präparat mit einem antiandrogen wirksamen Gestagen zu wählen.

13.2.3.4 »Notfallkontrazeption« – »Morning-after-pill«

Zur postkoitalen Kontrazeption (»Notfallkontrazeption«, »morning-after-pill«, »Pille danach«) steht bei entsprechender Indikation das Präparat Duofem 750 und Levogynon 750 µg zur Verfügung. Hier werden 2 Tabletten mit jeweils 750 µg Levonorgestrel im Abstand von 12 h eingenommen. Der Hersteller gibt an, dass bis zu 72 h nach ungeschütztem Geschlechtsverkehr mit einer Wirkung gerechnet werden kann. Dies entspricht auch der Zeit, die in der internationalen Literatur für Präparate wie Tetragynon angegeben wird – dieses Präparat wurde jedoch nur für einen Zeitraum von 48 h zugelassen und ist in Deutschland im Handel nicht mehr verfügbar. Nach einer Studie von Ellertson et al. (2003) wurden bei korrekter Anwendung innerhalb von 1–3 Tagen 77 % der zu erwartenden Schwangerschaften verhindert und bei Anwendung innerhalb von 3–4 Tagen 73 %.

An Nebenwirkungen stehen v. a. Übelkeit und Erbrechen im Vordergrund – der Hersteller empfiehlt, bei Erbrechen innerhalb der ersten 2 h nach Einnahme der ersten beiden Dragees die Einnahme zu wiederholen. Gemäß einer sehr umfangreichen, prospektiven, randomisierten Studie konnte gezeigt werden, dass die Nebenwirkungen bei einem reinen Levonorgestrelpräparat signifikant geringer sind als nach der Einnahme eines Kombinationspräparats.

> Bei der Beratung hilfesuchender Patientinnen ist jedoch stets auch dahingehend aufzuklären, dass diese Form der Kontrazeption keinen 100%igen Schutz bietet und bei Ausbleiben der nächsten Regelblutung umgehend ein Schwangerschaftstest durchgeführt werden sollte.

Gemäß der oben genannten Studie kam es nach der Einnahme eines Kombinationspräparats (Ethinylöstradiol 100 µg plus Levonorgestrel 500 µg, 2-malig im Abstand von 12 h) zu mehr Schwangerschaften als nach Einnahme eines Präparats mit Levonorgestrel (750 µg, 2-malig im Abstand von 12 h) allein. Beim Kombinationspräparat betrug die Schwangerschaftsrate 3,2 %, beim Levonorgestrelpräparat nur 1,1 % (relatives Risiko: 0,36; 95 %-Konfidenzintervall: 0,18–0,70).

Der Wirkungsmechanismus dieser Präparate ist bis heute nicht geklärt. Möglicherweise kommt es durch die relativ hohe Hormondosis zu einer Störung der Implantation im Endometrium oder zu einer kurzfristigen negativen Wirkung auf die Tubenfunktion. In jedem Falle lässt sich die Rate ungewollter Schwangerschaften nach ungeschütztem Verkehr durch diese Präparate maximal reduzieren.

> Alternativ steht bei Überschreiten der 48-h-Frist noch die Möglichkeit der Einlage eines kupferhaltigen Intrauterinpessars bis zu 4–5 Tage post coitum zur Verfügung. Dabei wird die Störung der Implantation als Wirkmechanismus genutzt.

13.2.3.5 Nicht kontrazeptiver Nutzen der oralen Kontrazeptiva

Verschiedene Studien und Metaanalysen konnten in den vergangenen Jahren belegen, dass neben der kontrazeptiven Sicherheit auch ein Benefit hinsichtlich der Entwicklung maligner Erkrankungen zu erwarten ist. Insgesamt ist – je nach Art der Erkrankung – mit einer Risikoreduktion von 25–80 % zu rechnen.

Hinsichtlich des Ovarialkarzinoms ist mit einer Risikoreduktion um 30–40 % bei der Einnahme über 1 Jahr zu rechnen. Dieselbe Untersuchung, die Cancer and Steroid Hormone Study (CASH study), konnte ferner belegen, dass sich nach 5- bis 9-jähriger Einnahme das Risiko um 60 % und nach mehr als 10-jähriger Einnahme sogar um 80 % vermindert. In einer Metaanalyse von 16 Studien ließen sich diese Zahlen im Wesentlichen bestätigen. Es zeigte sich eine Risikoreduktion von 40 %, 53 % bzw. 60 %, wenn orale Kontrazeptiva für 4, 8 bzw. 12 Jahre eingenommen worden waren (Schlesselmann 1995). Über die Inzidenz von benignen Ovarialtumoren kann wenig gesagt werden, die Daten hierzu sind eher widersprüchlich. Zumindest aber kann man davon ausgehen, dass wahrscheinlich funktionelle Ovarialzysten in ihrer Inzidenz vermindert sind.

Ein Endometriumkarzinom tritt nach oraler Kontrazeption in der Vergangenheit weniger häufig auf. Auch hier liegt also ein protektiver Effekt vor. Es ist von einer Risikoreduktion in der Größenordnung von 20 % nach einem Jahr, 50 % nach 4 Jahren und 70 % nach 12 Jahren auszugehen (Schlesselman 1991).

Hinsichtlich des Mammakarzinoms hält sich die Hypothese, dass möglicherweise eine Einnahme oraler Kontrazeptiva bereits vor dem 18. Lebensjahr mit einer gering erhöhten Inzidenz von Mammakarzinomen einhergehen könnte. Diese Daten sind jedoch aufgrund des extrem niedrigen Grundrisikos in dieser Bevölkerungsgruppe sehr schwer zu validieren. Insgesamt wird man in der Beratung auf dieses sehr fragliche Risiko hinweisen können, es aber vor dem Hintergrund der schwachen Datenlage gegenüber dem potenziellen Nutzen relativieren dürfen.

Benigne Mammatumoren wurden ebenfalls in zahlreichen Studien hinsichtlich ihrer Inzidenz unter Einnahme oraler Kontrazeptiva untersucht. Hier scheint ein reduziertes Risiko für das Fibroadenom und die fibrös-zystische Mastopathie zu bestehen, wenn man eine kürzlich erschienene Zusammenstellung größerer epidemiologischer Studien heranzieht (Garbe et al. 2000).

Weitere nicht kontrazeptive positive Effekte der oralen Kontrazeption sind in der Tabelle 13.3 aufgelistet.

13.2.3.6 Mortalitätsrisiko von oralen Kontrazeptiva

Auf die Senkung der Inzidenz einiger onkologischer Erkrankungen wurde bereits eingegangen.

Als wesentliche Nebenwirkung der oralen Kontrazeptiva wird stets das Thromboserisiko zitiert (Tabelle 13.4). Das Mortalitätsrisiko von oralen Kontrazeptiva ist ganz eindeutig von einem gleichzeitig bestehenden Nikotinabusus abhängig (Tabelle 13.5). Der Zusammenhang zwischen Thromboembo-

Tabelle 13.3 Schutzwirkungen hormonaler Kontrazeptiva. (Mod. nach gyne, 3/2000, S. 72)

Erkrankung	Relatives Risiko unter oraler Kontrazeption
Eisenmangelanämien	0,5
Menstruationsstörungen	0,37–0,72
Dysmenorrhöen	0,37
Unregelmäßige Zyklen	0,35
Dysfunktionelle Blutungen (Metrorrhagien)	0,3
Zwischenblutungen	0,28
Akne und Seborrhö	0,5
Aufsteigende Genitalinfektionen	0,3–0,6
Uterus myomatosus	0,83
Osteoporose	0,05

Tabelle 13.4. Wahrscheinlichkeit eines thromboembolischen Ereignisses in Abhängigkeit vom Status der Einnahme: Erstverschreibung, aktuelle Einnahme oder ehemalige Einnahme. (Nach Spitzer 1996)

Diagnose	Relatives Risiko (95 %-Konfidenzintervall)
Thromboemboliekategorie	
Lungenembolie	2,0 (1,2–3,4)
Tiefe Venenthrombose	1,2 (0,8–1,9)
Gebrauch von oralen Kontrazeptiva	
Erstverschreibung	2,7 (1,3–5,7)
Aktuelle oder ehemalige Einnahme von Kontrazeptiva	1,4 (1,0–2,1)

Tabelle 13.5. Zusammenhang zwischen der Einnahme oraler Kontrazeptiva, Nikotinabusus und der Mortalität. (Nach Kay et al. 1984)

Altersgruppe [Jahre]	Mortalitätsrisiko Raucherinnen	Nichtraucherinnen
< 35	1 : 10 000	1 : 77 000
35–44	1 : 2000	1 : 6700
> 44	1 : 550	1 : 2500

lien und dem Alter ist in ■ Tabelle 13.6 aufgeführt – das relativ niedrige absolute Risiko wird hieraus leicht ersichtlich.

Insgesamt wird man auch festhalten können, dass offenbar ein erhöhtes Risiko mit **Gestagenen der 2. und 3. Generation**, insbesondere Gestoden, Desogestrel und Norgestimat, nicht besteht, auch wenn dies Mitte der 1990er-Jahre sehr in die Diskussion gerückt wurde. Vielmehr liegt bei diesbezüglichen Studien offenbar ein Fehler vor, der u. a. daraus resultiert, dass überproportional viele Patientinnen mit einem erhöhten Thromboembolierisiko neuere Kontrazeptiva verschrieben bekommen hatten. Ferner bestand in der Gruppe der Patientinnen mit neueren Kontrazeptiva ein erhöhtes Basisrisiko durch andere Faktoren (Body-mass-Index, kardiovaskuläre Erkrankungen etc.). ■ Tabelle 13.4 zeigt außerdem, dass es gerade Patientinnen mit einer Erstverschreibung sind, die eine solche Komplikation entwickeln. Dieses Risiko relativiert sich deutlich im weiteren Verlauf der Einnahme.

> Wesentlich ist also bei der Rezeption von oralen Kontrazeptiva der Hinweis auf die gleichzeitige Reduktion oder den kompletten Verzicht auf Nikotin.

13.2.4 Langzeitkontrazeptiva

13.2.4.1 Depotgestagene (Dreimonatsspritze)

Unter diese Überschrift fällt v. a. das Medikament Depot Clinovir, welches 150 mg Medroxyprogesteronazetat enthält. Das Präparat hat eine hohe kontrazeptive Sicherheit, jedoch einen Depoteffekt, der oftmals deutlich über die geplanten 3 Monate hinausgeht. Teilweise kommt es erst nach über einem Jahr zur Wiederherstellung der Fertilität. Der Pearl-Index wird mit 0,3 angegeben.

> Das Präparat ist daher prinzipiell nur dann indiziert, wenn alle anderen Methoden der oralen Kontrazeption oder ein IUP nicht infrage kommen. Es wäre allerdings zu überlegen, ob in solchen Fällen neuere Medikamente, wie Implanon, welches ebenfalls eine hormonelle Langzeitkontrazeption bietet, eine bessere Alternative sind.

13.2.4.2 Implanon

Die **Idee einer hormonalen Langzeitkontrazeption** im Gegensatz zur kurzfristigen Kontrazeption mit Einnahme der »Pille« ist nicht neu, wie die vorangehende Beschreibung der sog. Dreimonatsspritze zeigt. Vor 30 Jahren stellten die injizierbaren Depotgestagene einen innovativen Durchbruch bei der Prävention habitueller Aborte dar. Dabei stellte man fest, dass sich dadurch auch eine kontrazeptive Wirkung ergab. Bereits vor über 20 Jahren wurde das Präparat Norplant entwickelt, welches aus 6 Kapseln mit dem Gestagen Levonorgestrel besteht. Aufgrund des Silikons, welches ebenfalls Inhaltsstoff des Präparats ist, kam es immer wieder zu Unverträglichkeiten.

Implanon hingegen besteht aus einem silikonfreien Implantat, etwa 4 cm lang mit einem Durchmesser von 2 mm. Als Wirkstoff enthält Implanon 68 mg kristallines 3-Ketodesogestrel, welches den Wirkstoff Etonogestrel freisetzt. Der Wirkstoffkern ist von einer dünnen, 0,06 mm dicken Freisetzungsmembran umgeben, die aus Ethylenvinylazetat besteht. Das Implantat kann innerhalb von wenigen Minuten subkutan eingelegt und wieder entfernt werden. Bereits innerhalb von 8 h nach Einlage werden Blutspiegel in Ovulationshemmdosis erreicht (Croxatto u. Mäkäräinen 1998). Andererseits findet aber keine vollständige Suppression der ovariellen Aktivität statt, sodass eine weiter bestehende basale Östradiolsekretion keine

13.2 · Einsatz der Kontrazeption

Tabelle 13.6. Inzidenz von Thromboembolien in Abhängigkeit vom Alter. (Nach Farmer et al. 1997)

Alter [Jahre]	14–19	20–24	25–29	30–34	35–39	40–44	45–49
Frauenjahre der Exposition × 10^6	2832	6039	5534	3606	1581	0493	0116
Fälle einer Thromboembolie	6	21	17	14	14	7	4
Rate einer Thromboembolie[a]	2,12	3,48	3,07	3,88	9,16	14,2	38–48

[a] bezogen auf 10^4 Frauenjahre.

Veränderung der Knochendichte bei einer prospektiven Untersuchung im Vergleich zu einer nicht hormonell behandelten Kontrollgruppe zeigte (Beerthuizen et al. 2000). Somit ist auch das Endometrium zwar flach, jedoch nicht atrophisch (Croxatto u. Mäkäräinen 1998).

Die **kontrazeptive Sicherheit** ist für mindestens 3 Jahre gegeben. Bisher wurde in 73 429 Zyklen keine Schwangerschaft beobachtet. Der **Pearl-Index** beträgt 0.

In über 90 % der Fälle findet sich eine **Normalisierung des Zyklus innerhalb der ersten 3 Monate** nach Entfernung des Implantats aufgrund der relativ kurzen Halbwertszeit von Etonogestrel und der nicht stattfindenden Depotbildung eines Gestagens (Croxatto et al. 1999). In einer anderen Studie wird berichtet, dass in 94 % innerhalb von 3 Wochen nach Entfernen des Implants mit dem Nachweis einer Ovulation gerechnet werden kann.

In etwa 48 % der Fälle kommt es zu einer **Oligo- oder Amenorrhö**, während 34 % der entsprechend beobachteten Patientinnen ihren normalen Zyklus beibehielten. Bei 18 % kam es zu einer **Polymenorrhö** bzw. verlängerten Blutungsereignissen. Tatsächlich ist auch ein unregelmäßiges Blutungsverhalten der häufigste Grund für ein Verlassen dieser Methode (Croxatto et al. 1999). Hier spielt jedoch v. a. eine Rolle, dass vor dem Einlegen von Implanon über mögliche Veränderungen des Blutungsverhaltens aufgeklärt wird. Dann scheint die Abbruchrate deutlich geringer zu sein.

Ansonsten wird das Präparat **gut vertragen**, lokale Reaktionen oder Komplikationen an der Applikationsstelle stellen die Ausnahme dar. Insgesamt findet sich ein mittlerer Anstieg des Body-mass-Index von 3,5 %. Eine Verschlechterung einer vorbestehenden Akne oder das Neuauftreten einer Akne muss in 12,6 % erwartet werden – demgegenüber wird sich eine bestehende Akne in 12,8 % verbessern (Croxatto et al. 1999).

13.2.4.3 NuvaRing und Evra transdermales Pflaster – alternative Applikationsformen

Die Einführung des NuvaRings stellte insofern eine Innovation dar, als es zum einen eine reversible Methode der Kontrazeption für einen Zyklus bedeutet, zum anderen aber nur eine einmalige, vaginale Applikation erfordert. Der NuvaRing setzt kontinuierlich 15 µg Ethinylöstradiol und 120 µg Etonogestrel frei. Eine Woche nach Einlage werden die Maximalwerte erreicht, die bei 40 % bzw. 30 % der Gestagen- bzw. Ethinylöstradioldosis eines vergleichbaren oralen Präparates mit 150 µg Desogestrel und 30 µg Ethinylöstradiol liegen (Timmer u. Mulders 2000).

Die Einlage erfolgt für 21 Tage durch die Patientin selbst. Nach einer ringfreien Woche wird der nächste Ring eingelegt. Er hat einen Durchmesser von 54 mm und ist 4 mm dick. Der Pearl-Index wird mit 0,65 angegeben. Bei 1145 Frauen kam es in 12 109 Zyklen nur zu 6 Schwangerschaften. 3 davon waren auf Applikationsfehler (zu frühes Entfernen bzw. zu langes ringfreies Intervall) zurückzuführen (Roumen et al. 2001). Nur in 4,4 % kam es in einer Phase-III-Studie zu Blutungsstörungen (größtenteils Schmierblutungen), bei 1–2 % der Anwenderinnen tritt eine Amenorrhö ein. Diejenigen Paare, die den Ring für 1 Jahr nutzten, zeigten eine hohe Zufriedenheit. 87 % der Anwenderinnen und 74 % der Partner spürten den Ring beim Geschlechtsverkehr nicht. 95 % der Partner gaben an, dass der Ring sie nicht störe (Roumen et al. 2001).

Insbesondere dann, wenn niedrige Ethinylöstradioldosen gewünscht werden, ein reines Gestagenpräparat oder ein IUD nicht infrage kommen, ist der NuvaRing eine elegante Alternative. Nachteilig ist der Preis (ein Ring € 19,81, drei Ringe € 40). Eine andere Form der parenteralen Applikation eines Kontrazeptivums stellt die transdermale Gabe dar (Evra transdermales Pflaster; Norelgestromin 6 mg, Ethinylestradiol 600 µg pro Pflaster). Es wird an Tag 1, 8 und 15 des Zyklus neu geklebt. Die Kosten sind mit € 19,36 für 3 Pflaster dem NuvaRing vergleichbar.

Auch wenn direkte Vergleichsstudien nicht bestehen, so scheint doch die Zykluskontrolle (Auftreten von Schmierblutungen) unter dem NuvaRing besser zu sein. Es wird der einzelnen Patientin überlassen sein müssen, sich für die eine oder andere Form der Kontrazeption zu entscheiden.

13.2.4.4 Langzyklus

Präparate, die eine geringe Kumulationsdosis des Gestagens aufweisen, führen bei guter Zufriedenheit der Anwenderinnen in einem hohen Prozentsatz zur Amenorrhö, wenn sie über mehrere Zyklen hinweg kontinuierlich – ohne Pause – eingenommen werden. Geeignet ist z. B. Valette (2 mg Dienogest, 30 µg Ethinylöstradiol). Dies gilt insbesondere bei zusätzlichen medizinischen Indikationen wie Dysmenorrhö, Endometriose oder Hypermenorrhöen. Während im ersten Zyklus noch in etwa 50 % der Fälle Schmierblutungen zu erwarten sind, reduziert sich dies im weiteren Verlauf auf unter 15 %. Die meisten Patientinnen (> 90 %), die ein solches modifiziertes Einnahmeschema nutzen, sind damit sehr zufrieden (Göretzlehner et al. 2004; Glasier et al. 2003).

13.2.5 Barrieremethoden

Die Kontrazeption mit Barrieremethoden beruht auf der **Vermeidung einer Aszension der Spermien** in den Uterus bzw. einer Vermeidung der Ejakulation in die Vagina überhaupt.

Die gebräuchlichste Methode, die gleichzeitig einen wirksamen Schutz vor der Übertragung von Geschlechtskrankheiten darstellt, ist das **Kondom**. Zum Zweck des Infektionsschutzes wurde es auch ursprünglich im 16. Jahrhundert entwickelt. Der **Pearl-Index** liegt bei regelrechter Anwendung zwischen 0,4 und 2. Tatsächlich liegt die Unsicherheit in der Praxis bei einem Pearl-Index von bis zu 12, was meistens auf **Anwendungsfehler** – v. a. einen zu späten Einsatz – zurückzuführen ist.

Andere Barrieremethoden haben insbesondere in der Bundesrepublik Deutschland nur marginale Bedeutung, so beispielsweise die **Anwendung von spermiziden Substanzen** (Tabletten, Schaumtabletten, Ovula, Cremes etc.). Die **Versagerquote** scheint relativ hoch zu sein, genauere und verlässliche Angaben eines Pearl-Index stehen daher nicht zur Verfügung (Teichmann 1997).

Auch **Portiokappe** und **Scheidendiaphragma** haben in Deutschland keine weite Verbreitung gefunden. Die **Versagerquote** soll bei einem Pearl-Index von 2–7 liegen und ist offenbar beim Scheidendiaphragma niedriger als bei der Portiokappe, insbesondere wenn zusätzlich eine spermizide Substanz eingesetzt wird. Der Nachteil des Scheidendiaphragmas ist allerdings, dass es nach einmaliger Einlage allenfalls 12 h belassen werden kann, während die Portiokappe für einen ganzen Zyklus eingesetzt wird.

13.2.6 Intrauterinpessar (IUP)

Die »Spirale«, das Intrauterinpessar (IUP) bzw. »intrauterine device« (IUD), wurde erstmalig in den 1920er-Jahren entwickelt. Diese **IUPs der 1. Generation** wiesen jedoch eine hohe Rate entzündlicher Komplikationen auf, da sie die Cervix uteri überbrückten und damit die Möglichkeit aszendierender Infektionen deutlich erhöhten. Ihre Anwendung galt daher als Kunstfehler, sodass viele Jahre IUPs nicht eingesetzt wurden. Die Einführung der Lippes-Schleife – ein **IUP der 2. Generation** – zeichnete sich durch Verwendung von Kunststoff aus sowie dadurch, dass außer einem Faden keine Verbindung mehr zur Vagina bestand. **IUPs der 3. Generation** hatten durch einen Kupferanteil eine höhere kontrazeptive Sicherheit. **IUPs der 4. Generation** schließlich gibt es seit Anfang der 1970er-Jahre. Sie zeichnen sich durch eine kontinuierliche Gestagenabgabe aus. Ursprünglich konnten diese IUPs jedoch nur kurze Zeit intrauterin verbleiben, was ihre Verbreitung in der Routine deutlich eingeschränkt hat.

Das **Intrauterinsystem Mirena** ist ein IUP mit Gestageninhalt. Es kann bis zu 5 Jahren intrauterin verbleiben und hat einen Pearl-Index von 0,1. Die unangenehmen **Nebenwirkungen** eines IUP hinsichtlich Hypermenorrhö und ggf. Dysmenorrhö treten bei Mirena aufgrund der Gestagenkomponente nicht auf. Eine vorbestehende Dysmenorrhö sowie die Blutungsstärke nehmen eher ab. Nach einem Jahr entwickelt sich in etwa 20 % eine **Amenorrhö**. Bei den übrigen Patientinnen kann i. d. R. mit eine **Reduktion der Menstruationsdauer** auf etwa 1–2 Tage gerechnet werden. Andererseits muss im ersten halben Jahr auch mit gelegentlichen **Zwischenblutungen** gerechnet werden. Der initial hohe Preis ist gerechtfertigt durch die längere Liegedauer und die positiven Effekte auf das Blutungsverhalten. Die möglichen, initial häufigen Zyklusunregelmäßigkeiten bedürfen jedoch einer guten Aufklärung vor Einlegen dieses IUP.

Die **Wirkung** der IUPs ist nach wie vor **nicht endgültig geklärt**. Die abortive Wirkungskomponente scheint eher gering zu sein. Vielmehr besteht offenbar eine **Inaktivierung der Spermien**. Die **gestagene Wirkung** führt zu einer **Störung des Eizelltransports in den Tuben**, einer Veränderung des Zervixschleims sowie einer **Störung der endometrialen Rezeptivität**.

Einlegen des IUPs. Eingelegt werden die IUPs unter sterilen Bedingungen unter Verwendung eines Applikators während der Menstruation. Zu dieser Zeit ist die Einlage bei Parae meist problemlos möglich. **Optimal** ist auch die **Einlage etwa 5–6 Wochen post partum**. Eine Einlage direkt post partum ist mit einer erhöhten Perforationsgefahr assoziiert und sollte daher vermieden werden. Bei Nulliparae kann die Überwindung der Zervix schwierig sein. Gelegentlich ist eine Dilatation bis Hegar 4 notwendig.

Nach Einlage des IUPs muss eine regelmäßige **Kontrolle des intrauterinen Sitzes** gewährleistet sein, v. a. nach der ersten Menstruation, dann in halbjährlichen Abständen. Wichtig ist, dass Patientinnen darüber aufgeklärt sind, sich bei jedweder Problematik umgehend vorzustellen. Dies betrifft insbesondere Hinweise auf **infektiöse Komplikationn innerhalb der ersten 3 Wochen** nach Einlage.

Noch immer hält sich die These, dass das Tragen eines IUPs mit einem erhöhten **Risiko der Adnexitis bzw. tubaren Sterilität** einherginge. Nach Korrektur methodischer Mängel in der Auswertung bzw. störender Parameter in der Kontrollgruppe fand sich nicht mehr das initial postulierte 10-fach erhöhte relative Risiko (RR), sondern nur noch eines von 3,3 (95 %-Konfidenzinterval: 2,3–5,0) bzw. von 1,8 für IUPs mit Kupferanteil bzw. Gestagenanteil (95 %-Konfidenzinterval: 0,8–4,0). Vermutlich reduziert sich dieses Risiko noch weiter, wenn nur solche Populationen betrachtet werden, bei denen die Prävalenz sexuell übertragbarer Erkrankungen niedrig ist und die Zahl der Sexualpartner limitiert ist (Grimes 2000). Tatsächlich ist das Infektionsrisiko allenfalls innerhalb der ersten 20 Tage nach Einlage des IUPs erhöht. Der **Pearl-Index** hängt u. a. von dem verwendeten Modell ab, liegt aber im Bereich von etwa 3.

13.3 Sterilisation

13.3.1 Definition

> **Definition**
>
> Unter dem Begriff der Sterilisation versteht man eine operative Form der permanenten Unfruchtbarmachung der Frau zum Ziel der Kontrazeption. Dieser operative Eingriff kann dabei sowohl den Transportweg des Eis bzw. den Aszensionsweg der Spermien betreffen als auch den Fruchthalteapparat selbst.

In diesem Sinne kann auch die **Hysterektomie** einen sterilisierenden Eingriff darstellen. Davon zu unterscheiden ist die Kastration, d. h. die Entfernung der Gonaden. Die **Kastration** führt zwar auch zur Unfruchtbarmachung, geht aber immer mit hormonellen Ausfallserscheinungen einher.

13.3.2 Häufigkeit und Indikationen

Häufigkeit. Die Sterilisation ist die weltweit am häufigsten verwendete Methode der Kontrazeption. Dabei wird die Sterilisation der Frau häufiger durchgeführt als die Vasektomie des Mannes (Wilson 1996). Man geht davon aus, dass etwa 12 % aller Frauen im reproduktionsfähigen Alter sich einer sterilisierenden Maßnahme unterziehen.

Die **häufigste Indikation** zur definitiv sterilisierenden Maßnahme ist heutzutage zweifelsohne die abgeschlossene Familienplanung. Medizinische, eugenische oder soziale Indikationen sind hinter der familienplanerischen Indikation deutlich zurückgetreten.

> Idealerweise sollte der Eingriff ohne Zeitdruck im Intervall und gerade nicht in zeitlichem Zusammenhang mit einer Schwangerschaft, einem Abort oder einer Geburt durchgeführt werden.

13.3.3 Technische Durchführung

Bei der operativen Sterilisation sind prinzipiell **3 Zugangswege** möglich und auch beschritten worden, nämlich
- die Laparoskopie,
- die Laparotomie,
- die Kuldotomie.

Am weitesten verbreitet ist heutzutage ohne Zweifel die laparoskopische Sterilisation. Die Kuldotomie, also der vaginale Zugang über das hintere Scheidengewölbe, hat nur noch untergeordnete Bedeutung.

13.3.3.1 Laparoskopische Sterilisationsverfahren

Elektrokoagulation. Die Elektrokoagulation der Tuben ist zur Zeit die am häufigsten angewandte Sterilisationsmethode bei laparoskopischem Zugang. Da die unipolare Elektrokoagulation aufgrund unkontrollierter Stromverdichtungen, z. B. am Darm, mit einer höheren Komplikationsrate behaftet war, ist sie weitestgehend von der bipolaren Koagulation abgelöst worden. Bei der bipolaren Koagulation fließt der Strom nur zwischen den beiden Branchen des Operationsinstruments. Verbrennungen an anderen Organen, z. B. dem Darm, können nur entstehen, wenn sie versehentlich mit der Koagulationszange gefasst oder berührt werden. Die Koagulation sollte am isthmoampullären Übergang erfolgen, wobei auf die Gründlichkeit der Koagulation gesteigerten Wert gelegt werden muss. Eine Koagulation an anderer Stelle ist bezüglich einer möglichen Refertilisierung ungünstig und sollte v. a. bei jüngeren Frauen vermieden werden.

Es empfiehlt sich, die Koagulation an 2 Stellen vorzunehmen, die ca. 0,5 cm voneinander entfernt liegen. Eine komplette Destruktion von 3–6 cm, wie früher empfohlen, ist nicht angebracht. Die Durchtrennung der Tuben nach durchgeführter Elektrokoagulation ist wegen der möglicherweise höheren Inzidenz einer Fistelbildung umstritten.

Clip-Sterilisation und Kunststoffringe. Zur Clip-Sterilisation werden heute nur noch Kunststoff-Clips verwendet. Dabei handelt es sich in erster Linie um den sog. Hulka-Clip oder den Filshie-Clip. Beide vermitteln einen die therapeutische Sicherheit erhöhenden Nachokklusionseffekt. Die Verwendung von abschnürenden Kunststoffringen erfolgt v. a. in den USA und in den Entwicklungsländern. Beide Methoden, Clip und Kunststoffring, haben den Vorteil der relativen Ungefährlichkeit im Vergleich zur Koagulation. Es werden ca. 2–3 cm Tube mit diesen Verfahren zerstört.

13.3.3.2 Laparotomische Sterilisationsverfahren

Zwei laparotomische Sterilisationsverfahren haben weltweit Bedeutung erlangt, nämlich die **Methode nach Pomeroy** und die **Methode nach Labhardt/Uchida** (Bishop u. Nelms 1930).

Methode nach Pomeroy. Diese Methode ist ausgesprochen unkompliziert, sie kann sowohl im Wochenbett über einen subumbilikalen Semilunarschnitt als auch im Intervall über eine suprasymphysäre Minilaparotomie durchgeführt werden. Auch eine Durchführung mit vaginalem Zugang im Sinne der Kuldotomie ist möglich. In allen Fällen wird die Tube über den gewählten Zugang hervorluxiert und dann im mittleren Abschnitt mit einer Klemme gefasst und gequetscht. Die so gebildete Schlinge sollte mit einem resorbierbaren Faden abgebunden und dann reseziert werden. Das entfernte Tubenstück sollte 1–2 cm lang sein und nicht zu nahe an der Ligatur abgesetzt werden. Es besteht sonst die Gefahr, dass sich die Gefäße aus der Ligatur zurückziehen und bluten. Nach Auflösen des resorbierbaren Nahtmaterials distanzieren sich die Tubenstümpfe. Die Versagerquoten dieser einfachen Technik sind denen nach Elektrokoagulation, Ring- oder Clip-Sterilisation vergleichbar.

Methode nach Labhardt und Uchida. Auch hier wird die Tube über den gewählten Zugangsweg hervorluxiert. Anschließend werden am isthmoampullären Übergang ca. 2 ml physiologische Kochsalzlösung mit Adrenalinzusatz in die Mesosalpinx injiziert. Die Injektion der Flüssigkeit erleichtert die sich dann anschließende Ausschälung der Tube aus der Mesosalpinx. Das Tubenrohr wird über eine Strecke von ca. 1,5 cm reseziert und die Tubenrohrstümpfe ligiert. Die inzidierte Serosa zwischen den beiden Tubenstümpfen wird mit einer fortlaufenden Naht verschlossen, wobei das uterusnahe Tubenende zwischen die Peritonealblätter versenkt wird. Das Ende des distalen Tubenabschnitts befindet sich dagegen über dem verschlossenen Lig. latum. Auf diesem Wege soll eine spontane Rekanalisation sicher vermieden werden.

> Bei beiden Verfahren gilt, dass das Resektat unbedingt zur histopathologischen Untersuchung eingesandt werden muss, da nur so Sicherheit hinsichtlich Verwechslungen mit anderen anatomischen Strukturen, wie z. B. dem Lig. rotundum, gewährleistet werden kann.

13.3.4 Ergebnisse

Die **Wirksamkeit der operativen Sterilisation der Frau** ist außerordentlich hoch. Die Versagerrate liegt nach aktuellen Publikationen bei nur 1–2 auf 1000 Behandlungen. Die Komplikationsrate ist als insgesamt gering zu bezeichnen (Wilson 1996). Zirka 2–13 % der Frauen, die sich einer Sterilisation unterzogen haben, bedauern im weiteren Verlauf diese Entscheidung auf irgendeine Weise. Nur 1–3 % fassen jedoch die Möglichkeit einer operativen Refertilisierung ernsthaft ins Auge. Die Zahl derer, die eine Behandlung durch assistierte Reproduktion in Anspruch nehmen, dürfte höher liegen. Die meisten Frauen empfinden nach der Sterilisation keine negative Veränderung ihres Sexuallebens.

Es gibt eine anhaltende Diskussion dahingehend, dass durch eine Sterilisation **Störungen der Menstruationsfrequenz bzw. deren Stärke** sowie Dysmenorrhöen häufiger vorkommen. Dies kann durch eine kürzlich publizierte, umfangreiche, prospektive, kontrollierte Studie mit über 9500 Frauen nach Sterilisation nicht bestätigt werden.

Die Chancen einer Refertilisierungsoperation hängen vom Ausmaß und der Lokalisation des zerstörten Tubenabschnitts ab. Die Zerstörung der Tube ist bei Clip-Sterilisation i. d. R. geringer als bei der Elektrokoagulation. Die Chance für eine Schwangerschaft durch eine Refertilisierungsoperation wird nach Clip-Sterilisation mit 80–90 %, nach chirurgischen Methoden mit 45–70 % und nach Elektrokoagulation mit 25–80 % angegeben.

13.4 Kontrazeption des Mannes

Bei jeder Planung kontrazeptiver Möglichkeiten darf die Alternative der männlichen Kontrazeption nicht außer Acht gelassen werden. An **medikamentösen Möglichkeiten** wird geforscht, eine verlässliche und einsetzbare Technik ist hier jedoch noch nicht gefunden.

Insofern beschränkt sich die Alternative auf die **chirurgische Durchtrennung der Ductus deferentes**. Sie ist einfacher und mit weniger Risiken durchführbar als die Sterilisation der Frau. Auch von daher muss sie bei jeder geplanten Sterilisation der Frau mit erläutert werden. Zu Einzelheiten der Sterilisation des Mannes sei der Leser auf Lehrbücher der Urologie verwiesen.

Literatur

Beerthuizen R, van Beek A, Massai R, Mäkäräinen L, in't Hout J, Coelingh-Bennink HJ (2000) Bone mineral density during long-term use of the progestagen contraceptive implant Implanon® compared to a nonhormonal method of contraception. Hum Reprod 15: 118–122

Bishop E, Nelms WF (1930): A simple method of tubal sterilization. NY State J Med 39: 214

Bundeszentrale für gesundheitliche Aufklärung (1998a) Jugendsexualität 1998. Endergebnisse. Wiederholungsbefragung von 14–17-jährigen und ihren Eltern. Köln: BZGA

Bundeszentrale für gesundheitliche Aufklärung (1998b) Sexual- und Verhütungsverhalten 16- bis 24-jähriger Jugendlicher und junger Erwachsener. Köln: BZGA

Croxatto HB, Mäkäräinen L (1998) Pharmakodynamik und Wirksamkeit von Implanon®. Contaception 58: 91S-97S

Croxatto HB, Urbancsek J, Massai R, Coelingh BH, van Beek A (1999) A multicentre efficacy and safety study of the single contraceptive implant Implanon. Implanon Study Group. Hum Reprod 14: 976–981

Dunson DB, Baird DD, Wilcox AJ, Weinberg CR (1999) Day-specific probabilities of clinical pregnancy based on two studies with imperfect measures of ovulation. Hum Reprod 14: 1835–1839

Ellertson C, Evans M, Ferden S et al. (2003) Extending the time limit for starting the yuzpe regimen of emergency contraception to 120 hours. Obstet Gynecol 101: 1168–1171

Farmer RDT, Lawrenson RA, Thompson JG, Hambleton IR (1997) Population-based study of risk of venous thromboembolism associated with varous oral contraceptives. Lancet 349: 83–88

Garbe E, Heinemann LAJ, Rabe T, Winkler UH (2000) Nicht-kontrazeptiver Nutzen der Pille – ein oft unbeachteter Fakt. Zentralbl Gynakol 122: 18–274

Glasier AF, Smith KB, van der Spuy ZM et al. (2003) Amenorrhea associated with contraception: an international study on acceptability. Contraception 67: 1–8

Göretzlehner G, Ahrendt H-J, Brucker C (2004) Langzyklus und Langzeiteinnahme. Eine neue Form der oralen hormonalen Kontrazeption? Frauenarzt 45: 199–203

Grimes DA (2000) Intrauterine device and upper-genital-tract infection. Lancet 356: 1013–1019

Haberlandt L (1924) Über hormonale Sterilisierung weiblicher Tiere. II. Mitteilung (Injectionsversuche mit Corpus-Luteum, Ovarial- und Placentaopton). Pflügers Archiv für die gesamte Physiologie 200: 1–13

Kay CR (1984) Royal College of General Practitioner's oral contraception study. Clin Obstet Gynecol 11: 1018–1022

Neumann F, Düsterberg B (1998) Entwicklung auf dem Gebiet der Gestagene. Reproduktionsmedizin 14: 257–264

Peterson HB, Jeng G, Folger SG, Hillis SA, Marchbanks PA, Wilcox LS (2000) The risk of menstrual abnormalities after tubal sterilization. N Engl J Med 343: 1681–1687

Roumen FJME, Apter D, Mulders TMT, Dieben TOM (2001) Efficacy, tolerability and acceptability of a novel contraceptive vaginal ring releasing etonogestrel and ethinyl oestradiol. Hum Reprod 16: 469–475

Schlesselman JJ (1991) Oral contraceptives and neoplasia of the uterine corpus. Contraception 43: 557–579

Schlesselman JJ (1995) Net effect of oral contraceptive use on the risk of cancer in women in the United States. Obstet Gynecol 85: 793–801

Spitzer WO (1996) The future or oral contraceptives: research priorities. Hum Reprod 11: 688–689

Staupe G, Vieth L (1996) Die Pille – von der Lust und von der Liebe. Berlin: Rowohlt

Teichmann AT (1997) Empfängnisverhütung. Stuttgart: Thieme

Timmer CJ, Mulders TMT (2000) Pharmacokinetics of etonogestrel and ethinylestradiol released from a combined contraceptive vaginal ring. Clin Pharmacokinet 39: 233–242

WHO (1998a) The World Health Organization Multinational Study of Breast-feeding and Lactational Amenorrhea. II. Factors associated with the length of amenorrhea. World Health Organization Task Force on Methods for the Natural Regulation of Fertility. Fertil Steril 70: 461–471

WHO (1998b) The World Health Organization Multinational Study of Breast-feeding and Lactational Amenorrhea. I. Description of infant feeding patterns and of the return of menses. World Health Organization Task Force on Methods for the Natural Regulation of Fertility. Fertil Steril 70: 448–460

WHO (1999) The World Health Organization multinational study of breast-feeding and lactational amenorrhea. III. Pregnancy during breast-feeding. World Health Organization Task Force on Methods for the Natural Regulation of Fertility. Fertil Steril 72: 431–440

Wilson EW (1996) Sterilization. Baillere's Clin Obstet Gynaecol 10 (1): 103

---

* Für den Zeitraum von 2002 bis 2050 wurden die Ergebnisse der mittleren Variante der 10. koordinierten Bevölkerungsvorausberechnung herangezogen. Dieser Variante liegen folgende Annahmen zugrunde:
1) Die Geburtenhäufigkeit bleibt während des gesamten Zeitraums der Vorausberechnung bei 1,4 Kinder pro Frau;
2) Die Lebenserwartung bei Geburt steigt bis 2050 für Mädchen auf 86,6 Jahre und für Jungen auf 81,1 Jahre; die »fernere« Lebenserwartung beträgt 2050 für 60-jährige Frauen 28 weitere Lebensjahre und für gleichaltrige Männer etwa 24 Lebensjahre;
3) Der Außenwanderungssaldo der ausländischen Bevölkerung beträgt 200.000 jährlich; die Nettozuwanderung der Deutschen geht von etwa 80.000 im Jahr 2002 schrittweise zurück bis zum Nullniveau im Jahr 2040.

Erkrankungen der Genitalorgane

14   Lageveränderungen   – 209
A. Scharl und U.-J. Göhring

15   Gynäkologische Urologie   – 227
E. Petri

16   Blutungs- und Gerinnungsstörungen   – 245
E. Lindhoff-Last

17   Endometriose   – 255
R. Baumann

18   Entzündungen   – 271
A. Ahr und A. Scharl

19   Extrauteringravidität   – 287
P. Oppelt

20   Chronisches Unterbauchschmerzsyndrom   – 303
R. Gätje

Lageveränderungen

A. Scharl und U.-J. Göhring

14.1	Einleitung – 209
14.2	Begriffsbestimmung – 209
14.3	Abweichungen von der Längsachse – 210
14.3.1	Lateroposition, -version, -flexion – 210
14.3.2	Verdrehungen – 210
14.3.3	Inversio uteri – 210
14.3.4	Retroversio/-flexio uteri – 210
14.4	Senkungszustände (Deszensus) – 211
14.4.1	Definition – 211
14.4.2	Beckenbodenanatomie – 213
14.4.3	Pathophysiologie – 214
14.4.4	Ätiologie – 214
14.4.5	Klinische Einteilung – 215
14.4.6	Symptomatik – 216
14.4.7	Deszensus und Harninkontinenz – 216
14.4.8	Diagnostik – 216
14.4.9	Therapie – 219
14.4.10	Vaginalprolaps nach Hysterektomie – 224
14.4.11	Zelenkorrektur mittels Netzen – 224
	Literatur – 225

14.1 Einleitung

Die **enge anatomische Beziehung zwischen Genital- und Harntrakt** bedingt vielfältige funktionelle Wechselwirkungen. Die Beurteilung und Therapie von Senkungsleiden erfordert daher immer eine urologische Abklärung, auch wenn keine Harnbeschwerden angegeben werden, ebenso wie die Diagnostik einer Inkontinenz auch eine Beurteilung von Lageveränderungen der Genitalorgane einschließen muss. Dadurch ergibt sich eine enge Verquickung mit der Urogynäkologie (▶ Kap. 15).

Die Beweglichkeit des Uterus ist durch seine federnde Aufhängung im kleinen Becken durch die sog. »Haltebänder« gegeben. Von besonderer Bedeutung sind die Ligg. sacrouterina und die Ligg. cardinalia. Allerdings darf nicht jede Abweichung von der »regelrechten« Lage als pathologisch angesehen werden. Vielmehr erlaubt die physiologische Beweglichkeit des Uterus **vielfältige Variationen**, welche dann als Normvarianten und nicht als krankhaft angesehen werden sollten, solange sie nicht zu Beschwerden, Störungen der physiologischen Anpassungsfähigkeit oder Funktionsstörungen benachbarter Organe führen.

14.2 Begriffsbestimmung

Definition

Die »regelrechte« Lage des Uterus im kleinen Becken ist mittelständig, gegenüber der Längsachse der Vagina nach vorne geneigt (Anteversio) und zwischen Fundus und Cervix uteri nach vorne abgeknickt (Anteflexio).

Durch Anteversio und Anteflexio erhält der Uterus eine anteponierte, nach vorne zur Symphyse gerichtete Lage (Abb. 14.1). Dies ermöglicht dem Uterus einerseits eine unbehinderte **Größenzunahme während der Schwangerschaft**. Andererseits liegt damit die Portio in der Kreuzbeinhöhle über dem muskulären Beckenboden (M. levator ani) und wird von diesem gestützt. Damit ist die **Gefahr eines Uterusprolapses** durch eine Beckenbodenhernie am geringsten. Verlagerungen des Uterus nach ventral über den Levatorspalt, der eine vorgegebene Bruchpforte darstellt, begünstigen dagegen das Auftreten von Senkungen.

> Allerdings sollte nicht eine bestimmte Uteruslage als »normal« definiert werden, sondern diejenige Position des Genitales, welche die physiologisch notwendige Mobilität und Anpassungsfähigkeit ermöglicht.

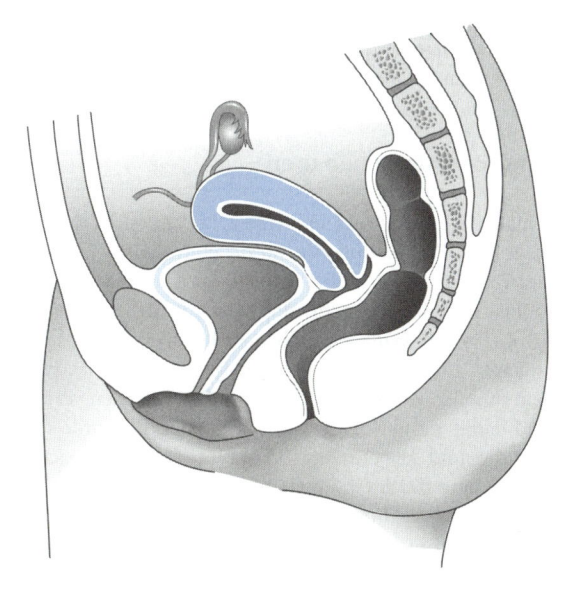

Abb. 14.1. Normale Lage des Uterus im Becken

Definition

Als Lageveränderungen werden alle Abweichungen
- von der Mittelachse und der physiologischen Flexion (Ante- und Retroposition, -version, -flexion; Lateroposition, -version, -flexion),
- von der kraniokaudalen Position (Senkungen) sowie
- Verdrehungen (Rotation, Torsion) und
- eine Inversion (Umstülpung des Uterus)

gezählt, ohne dass damit eine Aussage über ihren Krankheitswert verbunden ist. Pathologische Bedeutung kommt dabei v. a. den Senkungszuständen zu.

14.3 Abweichungen von der Längsachse

14.3.1 Lateroposition, -version, -flexion

Die seitliche Verlagerung nach rechts (**Dextropositio**) oder links (**Sinistropositio**) oder die **Flexion** können als Normvariante vorkommen und haben nur dann Bedeutung, wenn die Lageveränderung durch Tumoren, Myome oder Verwachsungen bedingt ist.

14.3.2 Verdrehungen

Verdrehungen des gesamten Uterus um seine Längsachse werden als **Rotation**, Verdrehungen des Korpus gegen die Zervix als **Torsion** bezeichnet. Sie sind ohne Krankheitswert, wenn sie nicht durch pathologische Prozesse (Entzündungen, Tumoren) entstehen.

14.3.3 Inversio uteri

Die Inversio uteri tritt fast ausschließlich bei der Geburt auf und ist sehr selten. **Die puerperale Inversion** ist ein schweres Krankheitsbild mit einer nicht zu vernachlässigenden Mortalität. **Die nicht puerperale Inversion** ist noch seltener und entsteht meist als Folge der Geburt eines Tumors (Myom) durch Zug.

14.3.4 Retroversio/-flexio uteri

Die normale Lage des Uterus im kleinen Becken ist in ◘ Abb. 14.2 a dargestellt. Eine Retroversio/-flexio uteri wird bei knapp 10 % aller Frauen gefunden, v. a. bei kleinem Uterus, wie er in der Kindheit oder in der Postmenopause auftritt. Retroversio und Retroflexio sind **in der Mehrzahl der Fälle asymptomatische Normvarianten**, solange der Uterus mobil ist (◘ Abb. 14.2 b). Wie häufig ein mobiler, retroflektierter Uterus Beschwerden verursacht und damit Krankheitswert hat, ist unklar. Er wurde für Dysmenorrhö und Hypermenorrhö verantwortlich gemacht. Meist haben diese Beschwerden aber andere Ursachen. Die oft angegebenen Rückenschmerzen sind meist statisch-orthopädisch bedingt und nicht durch die Lageanomalie. Nachgewiesen wurde aber, dass bei einem kleinen Prozentsatz von Frauen mit Kreuzschmerzen und Retroflexio die Beschwerden nach Aufrichten des Uterus verschwanden, also vermutlich durch die Lageanomalie verursacht waren (Beck 1995).

Auch eine Sterilität wird gelegentlich auf eine Retroflexio uteri zurückgeführt. Die frühere Annahme, dass ein retroflektierter Uterus in der Kreuzbeinhöhle wie ein Tumor auf das vegetative Nervensystem der hinteren Beckenwand drücke und so Schmerzen auslöse, erscheint heute zweifelhaft. Auch

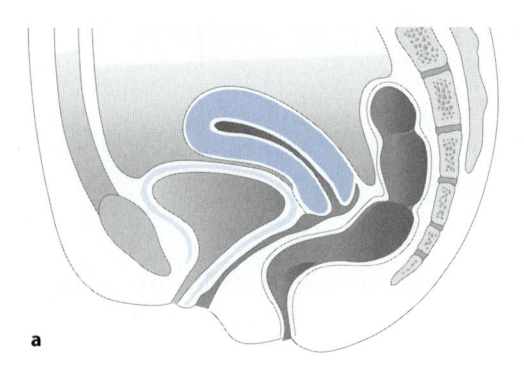

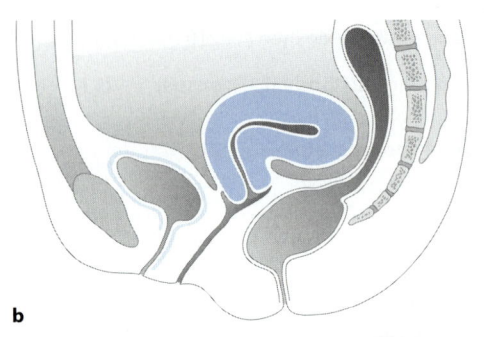

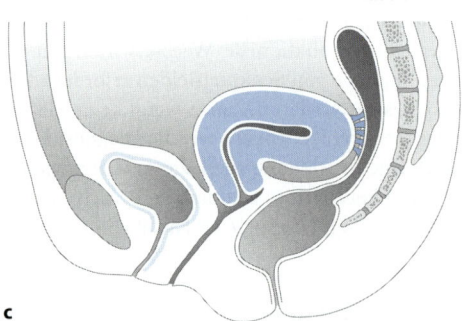

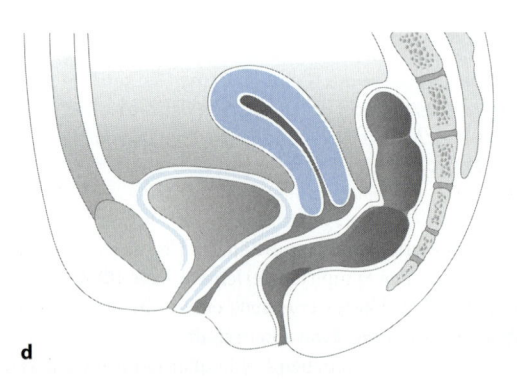

◘ **Abb. 14.2 a–d.** Normaler Situs (**a**). Retroflexio uteri mobilis (**b**). Retroflexio uteri fixata (**c**). Anteflexio uteri (**d**)

ein retroflektierter Uterus im ersten Trimenon der Schwangerschaft verursacht kaum je Beschwerden und richtet sich meist spontan auf (Beck 1995). Unterbleibt allerdings die Aufrichtung, wird der wachsende Uterus im kleinen Becken fixiert (**Retroflexio uteri incarcerata**) und führt zu zunehmenden Beschwerden, wie z. B. Harnverhalt.

Retroflexio uteri fixata. Eine Retroflexio uteri fixata (Abb. 14.2 c) entsteht durch Verwachsungen, v. a. des Fundus uteri mit dem Rektum, als Folge von Entzündungen, Endometriose oder Operationen. Sie kann verantwortlich sein für:
- Kreuzschmerzen,
- Dysmenorrhö,
- Dyspareunie,
- Blutungsanomalien sowie
- Verdauungsstörungen.

Eine Behandlung der Retroflexio uteri ist lediglich bei auftretenden Symptomen indiziert.

Therapie. Die Therapie der Retroflexio mobilis besteht in einer **manuellen Aufrichtung** des Uterus. Unklar ist die Effektivität einer Behandlung mit einem Smith-Hodge-Pessar.

Nur wenn die Aufrichtung des Uterus zu einer deutlichen Besserung der Beschwerden führt, ist eine operative Aufrichtung indiziert.

> **Indikation für eine operative Korrektur**
> - wiederholte Aborte im 3. und 4. Monat oder Sterilität ohne andere Ursache,
> - Hyper- oder Dysmenorrhö und Kohabitationsbeschwerden, die sich nach manueller Aufrichtung bessern,
> - Prophylaxe gegen Verwachsungen bei Sterilitätsoperationen oder bei Endometriose sowie
> - Allen-Masters-Syndrom; ausgeprägter Deszensus oder Prolaps des Uterus mit Retroflexio bei Frauen, die ihre Fertilität zu erhalten wünschen (Hirsch et al.1995).

Die operative Korrektur erfolgt auf abdominalem Wege. In der Vergangenheit wurden zahlreiche Methoden angewandt, von denen viele heute verlassen sind, wie z. B. die Fixation des Corpus uteri an den Bauchdecken nach Kocher oder die einfache Fixation des Korpus am Blasenperitoneum. Prinzipiell stehen heute **2 Verfahren** zur Verfügung: die Raffung der Ligg. sacrouterina oder die Verkürzung der Ligg. rotunda.

Die Raffung der Ligg. sacrouterina erfolgt, indem sie hinter dem Uterus in der Mittellinie miteinander und mit der Zervix vernäht werden. Oft wird mit diesem Eingriff eine Verödung des Douglas-Raumes verbunden. Dadurch wird die Cervix uteri nach dorsal verlagert, und der abdominale Druck wirkt auf die Hinterseite des Fundus ein, sodass eine Anteflexio resultiert (Abb. 14.2 d). Der Eingriff kann mit der **Kürzung der Ligg. rotunda** verbunden werden, was auch laparoskopisch möglich ist. Die anatomischen Ergebnisse der Lagekorrektur sind meistens gut.

> **Cave**
> Die vor der Operation geklagten Beschwerden sind postoperativ allerdings nur bei 50 % der Patientinnen beseitigt. Außerdem führt die Antefixation selbst gelegentlich zu Beschwerden, die evtl. sogar eine erneute Operation notwendig machen (Hirsch et al. 1995). Die Indikation zur Antefixationsoperation muss daher sehr streng gestellt werden.

Bei einer Retroflexio uteri fixata kann versucht werden, durch eine operative Adhäsiolyse den Uterus zu mobilisieren und aufzurichten. Aber auch hier ist der dauerhafte Erfolg höchst zweifelhaft, rezidivierende Verwachsungen sind häufig.

14.4 Senkungszustände (Deszensus)

14.4.1 Definition

> **Definition**
> Die Definition einer »Senkung« ist unscharf. Eine Senkung gilt dann als gegeben, wenn die Beweglichkeit der Beckenorgane das physiologische Maß überschreitet und ist damit sehr stark der individuellen klinischen Interpretation unterworfen. Ein Deszensus kann als Hernie des Beckenbodens angesehen werden, bei der die Beckenorgane durch den Levatorspalt (Hiatus genitalis) als Durchtrittspforte treten.

Zele/Ptose. Eine Senkung kann vorübergehend auftreten, v. a. nach Entbindungen, oder dauerhaft sein. Tiefer treten können Anteile ansonsten normal gelagerter Organe in Form von Aussackungen oder Vorstülpungen. Im pathologisch anatomischen Sinn handelt es sich dabei um Faszienhernien. Die Organausstülpungen werden als **Zelen** bezeichnet (z. B. Zystozele; Abb. 14.3). Senken sich die Organe insgesamt durch den Hiatus, so liegt eine Hiatushernie vor, die als **Ptose** bezeichnet wird. Eine Zystozele ist demnach eine Vorwölbung oder Aussackung des Blasenbodens bei ansonsten normal situierter Blase, eine Zystoptose dagegen eine Senkung der gesamten Blase (Richter et al. 1998). Im klinischen Sprachgebrauch findet sich diese Unterscheidung jedoch nicht. In den meisten Fällen liegen Kombinationen aus Zelen und Ptosen vor. Hinter dem **klinischen Begriff** einer Zystozele verbirgt sich sowohl eine Aussackung des Blasenbodens (Zele) als auch ein Tiefertreten des Bla-

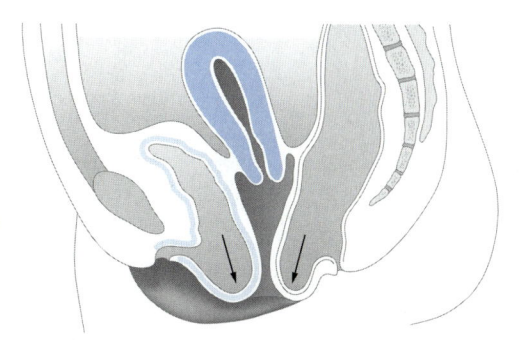

Abb. 14.3. Ausbildung von Zysto- und Rektozele

senbodens bei Erhöhung des intraabdominalen Drucks (Ptose).

Die regelrechte Lage von Uterus und Vagina ist ◘ Abb. 14.4 a zu entnehmen. Ein Tiefertreten des Uterus durch den Hiatus urogenitalis wird als Descensus uteri bezeichnet, ein Tiefertreten der Vagina als Descensus vaginae. Meist ist die Senkung des Uterus mit einem individuell unterschiedlich ausgeprägten Deszensus der Scheidenhinter- und vorderwand verbunden (Descensus uteri et vaginae; ◘ Abb. 14.4 b). Die Senkung kann so weit fortschreiten, dass Uterus und Vaginalhaut vor dem Introitus sichtbar werden (Partialprolaps ◘ Abb. 14.4 c) oder die Scheide komplett umgestülpt wird und der Uterus vor der Vulva zu liegen kommt (Totalprolaps; ◘ Abb. 14.4 d).

Betroffen von einem Descensus uteri et vaginae sind in der Regel auch diejenigen Nachbarorgane, die mit Zervix und Vagina bindegewebig verbunden sind (Harnblase, Urethra, Rektum, Douglas-Raum). Ventral führt die Senkung des Blasenbodens und evtl. der Urethra zu einer (Urethro-)Zystozele (◘ Abb. 14.5) und dorsal die Senkung der Rektumvorderwand zu einer Rektozele (◘ Abb. 14.6). Ein Absinken des hinteren Scheidengewölbes, v. a. nach Hysterektomie, führt zu einem Deszensus des Douglas-Peritoneums (Excavatio rectouterina) und einer Douglas-Zele. Enthält diese Douglas-Hernie Darmschlingen, handelt es sich um eine Enterozele (Bender u. Beck 1990; ◘ Abb. 14.7).

Im Falle von Urethra und Blase wird zwischen einem vertikalen und einem rotatorischen Deszensus unterschieden. Beim rotatorischen Deszensus ist die ventrale Fixation von Blase und Urethra distal intakt. Beim Tiefertreten beschreiben Blase und proximale Urethra eine Kreisbahn um den erhaltenen Fixationspunkt. Ist die ventrale Fixation der Urethra auch in den distalen Abschnitten defekt, dann treten Blase und Harnröhre entlang

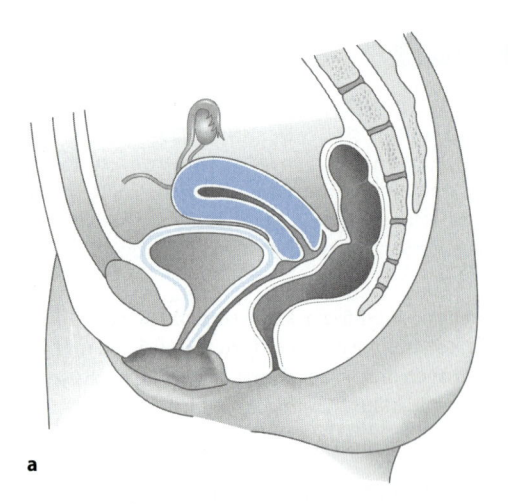

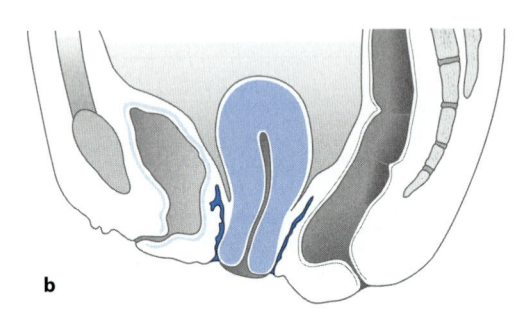

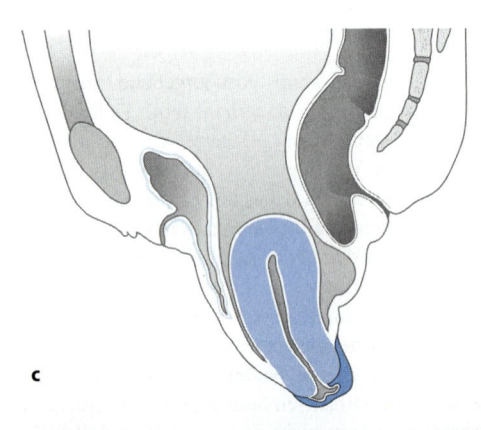

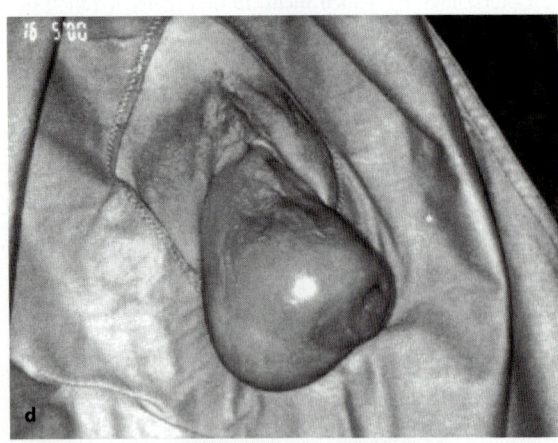

◘ **Abb. 14.4 a–d.** Normaler Situs (**a**). Descensus uteri et vaginae (**b**). Prolaps des Uterus (**c**). Totalprolaps (**d**)

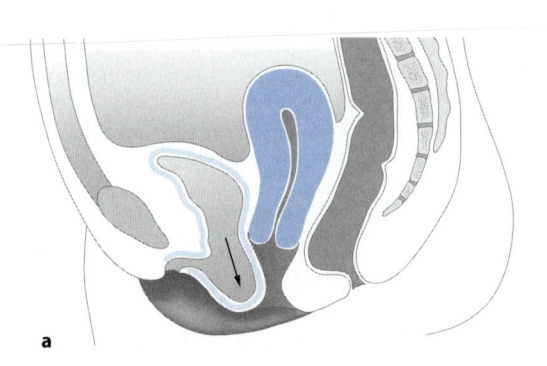

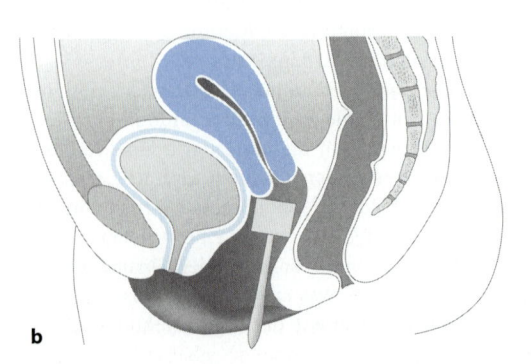

◘ **Abb. 14.5 a, b.** Descensus uteri und Zystozele (**a**). Nach Korrektur mit Würfelpessar (**b**)

14.4 · Senkungszustände (Deszensus)

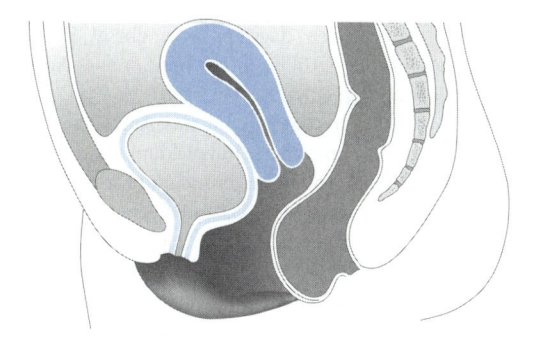

Abb. 14.6. Rektozele

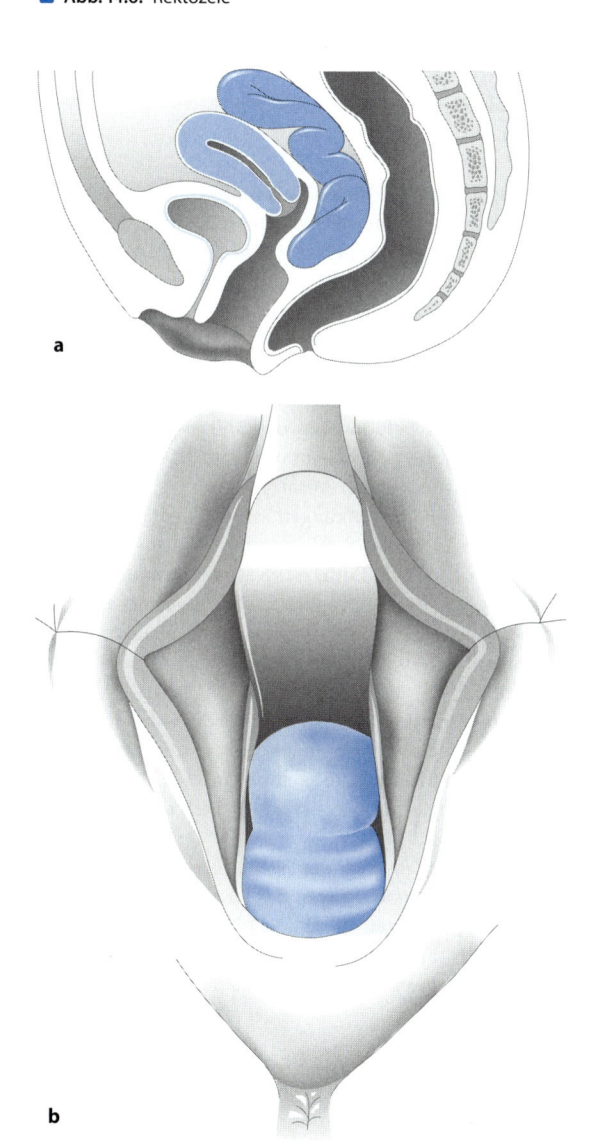

Abb. 14.7 a, b. Enterozele (a). Rektozele und Enterozele: zwischen Rektozele und Enterozele ist an der Scheidenhaut eine typische Schnürfurche zu erkennen (b)

einer vertikalen Linie senkrecht tiefer (**vertikaler Deszensus**). Klinisch werden häufig Kombinationen beobachtet. Pathogenetisch können Urethrozystozelen durch Überdehnung der Scheidenwand (**Dehnungszystozele, zentraler Defekt**) entstehen oder durch Erschlaffung bzw. Abriss der paravaginalen Aufhängestrukturen der Scheide am Arcus tendineus (**Verlagerungszystozele, lateraler Defekt**). Bei letzterer ist die Scheidenwand selbst intakt, die typischen Rugae der Vaginalvorderwand sind erhalten. Dehnungszystozelen sind wesentlich häufiger. Nicht selten liegen auch Mischformen vor.

Das Verständnis der Senkungsvorgänge beruht auf der Kenntnis der Beckenbodenanatomie und den Vorstellungen von deren Funktionsprinzipien.

14.4.2 Beckenbodenanatomie

Uterus, Vagina und die benachbarten Organe Blase und Rektum werden physiologischerweise durch einen aus Bindegewebe, Faszien und Muskeln bestehenden **Bandapparat** in Position gehalten.

> **Definition**
>
> Der Beckenboden begrenzt das kleine Becken nach kaudal und wird durch eine median gespaltene Muskelschale, das Diaphragma pelvis, gebildet. Dieses besteht aus den beiden Schlingen des M. levator ani, die den Hiatus urogenitalis als median gelegenen Spalt umschließen. Dieser Levatorspalt wird partiell durch das quer zwischen den Schambeinästen ausgespannte sog. Diaphragma urogenitale (hauptsächlich M. transversus perinei profundus) abgedeckt.

Die **klinische Bedeutung** dieses Diaphragmas für die Beckenbodenstabilität und die Genese von Senkungen ist gering. Bei 1/4 der Frauen soll es gar nicht angelegt sein. Außerdem wird es durch Geburten zerstört und die muskulären Anteile narbig umgewandelt (Lahodny 1991).

Ligamenta. Die bindegewebigen Haltestrukturen im kleinen Becken werden auch als **Fascia pelvis visceralis** zusammengefasst. Die Verankerung des Uterus im kleinen Becken erfolgt v. a. über die Zervix. Das **Lig. latum** zwischen Beckenwand und Uteruskörper ist dagegen eine dünne Lamelle, welche Corpus uteri und Tube große Beweglichkeit ermöglicht. Die größte Bedeutung für die Median- und Sagittalposition der Zervix kommt den **Ligg. cardinalia** (Parametrium) zu, die an der Basis des Lig. latum von der hinteren seitlichen Beckenwand ausgehend in die Zervix einmünden und Gefäß- und Nervenversorgung an den Uterus heranführen. Für die Fixation der Zervix in anterioposteriorer Richtung sind die **Ligg. vesicouterina** und die **Ligg. sacrouterina** verantwortlich. Das **Lig. vesicouterinum** zieht von der Vorderfläche der Cervix uteri zur seitlichen Blasenwand und von dort aus als **Lig. pubourethrale** zur parasymphysären Innenfläche des Os pubis. Das **Lig. sacrouterinum** läuft von der Zervixhinterwand um das Rektum herum zum Kreuzbein. Die Bedeutung des **Lig. rotundum** für die Position des Uterus ist gering. Dieses Ligament kann, wie physiologischerweise während der Schwangerschaft, je nach Notwendigkeit stark gedehnt und verlängert werden.

Die veränderte **Anatomie bei verschiedenen Senkungszuständen** wurde anhand anatomischer Präparationen beschrieben. Ausführliche Darstellungen hierzu finden sich bei Richter et al. (1998).

14.4.3 Pathophysiologie

Statik und Fortpflanzung. Anders als im Tierreich stehen beim Menschen die Erfordernisse der Statik in Konflikt mit den Notwendigkeiten der Fortpflanzung. Der zweibeinige Gang des Menschen rückt die für die Geburt nötige Lücke des Beckenbodens (Hiatus genitalis) in das Zentrum der maximalen Belastung durch die Schwerkraft und begünstigt damit die Entwicklung von Senkungen der Genitalorgane. Dieses Tiefertreten über das physiologische Maß hinaus entsteht durch ein Ungleichgewicht zwischen der Haltefunktion des Beckenbodens und der auf ihn wirkenden Druckbelastung. Wenn die funktionellen und statischen Haltemechanismen dem von kranial einwirkenden Druck nicht mehr standhalten, kommt es im Bereich des geringsten Widerstandes, also im Hiatus genitalis, zur Hernie, an der die dem Hiatus aufliegenden Organe (Uterus, Vagina, Harnblase, Rektum) beteiligt sind. Diese Senkung tritt zunächst nur unter Druckbelastung (z. B. Pressen) auf, später kann es zum permanenten Deszensus kommen. Meist befindet sich dabei der Uterus in Mittelstellung oder Retroflexio.

Bedeutung der Bauchmuskulatur. Ein wesentlicher funktioneller Haltemechanismus der Baucheingeweide ist die Bauchwandmuskulatur. Durch ihren Tonus gewährleistet sie die Stabilität der Bauchhöhle und erzeugt gewissermaßen einen Sog auf die Bauchorgane, welche der Schwerkraft entgegenwirkt und damit den Beckenboden entlastet. Bei schlaffen Bauchdecken ist dieser Effekt gestört, die Eingeweide »schweben« nicht mehr, sondern lasten mit ihrem Gewicht auf dem Beckenboden.

14.4.4 Ätiologie

> An der Ätiologie einer Senkung sind 2 Faktoren entscheidend beteiligt:
> 1. eine Verminderung der Stabilität von Beckenboden und Halteapparat sowie
> 2. eine Erhöhung des auf dem Beckenboden lastenden Drucks.
>
> Pathogenetisch wird die Senkung als Ergebnis unterschiedlicher Faktoren angesehen. Dazu gehören:
> - Rasse,
> - Konstitution,
> - Geburtstrauma,
> - Iatrogene Faktoren,
> - Unterernährung,
> - Adipositas und
> - Alter.

14.4.4.1 Prädisponierende Faktoren

Das Auftreten eines Deszensus zeigt in unserem Kulturkreis eine enge **Beziehung zu Zahl und Art der Geburten**. Das Geburtstrauma betrifft v. a. die Ansätze der Levatorschenkel sowie den Arcus tendineus der Fascia pelvis visceralis. Im Extremfall kann es dadurch zu Abrissen des Levators am Schambein oder der bindegewebigen Verankerung von Blase und Urethra kommen. Bei ausgedehnten Dammrissen dagegen wird dorsal Raum geschaffen und die ventralen Strukturen geschont, sodass dabei nur selten ein Prolaps auftritt (Richter et al. 1998).

Die Bedeutung des Geburtstraumas für das Auftreten von Senkungen gilt aber nicht für viele Entwicklungsländer, in denen trotz hoher Geburtenzahlen Deszensus und Harninkontinenz seltene Phänomene darstellen. Dies lässt darauf schließen, dass neben konstitutionellen Faktoren v. a. **die Lebensweise ein wichtiger Einflussfaktor** ist. Besonders solche Bedingungen, welche den intraabdominellen Druck erhöhen und dadurch den Beckenboden stark belasten, prädisponieren zum Deszensus:
- chronische Obstipation,
- chronischer Husten, z. B. bei Asthma bronchiale,
- schweres Heben und Tragen,
- Adipositas,
- Aszites sowie
- Tumoren.

Von großer Bedeutung sind **konstitutionelle Faktoren** wie Asthenie mit allgemeiner »Bindegewebsschwäche«, welche neben Haltungsschäden, Varizen und Hernien auch zu Deszensus und Prolaps prädisponieren.

Auch **nervale Erkrankungen,** wie Anlagestörungen des kaudalen Nervensystems, Erkrankungen der Spinalnerven S1–S4 oder diabetische Neuropathien, können durch Paralyse des Beckenbodens in seltenen Fällen einen Deszensus auslösen.

Bei angeborenen Deformitäten des Beckenrings, v. a. dem Spaltbecken, finden Beckenbodenmuskulatur und Fascia pelvis visceralis keine ausreichenden Ansatzpunkte.

Prädisponierend für Senkungen wirken zudem **iatrogene Schädigungen** des muskulären oder bindegewebigen Beckenbodens, etwa wenn der durch Entfernung der Gebärmutter durchtrennte bindegewebige Halteapparat nicht wieder adaptiert wurde. Auch nach Entfernung großer, raumfüllender Tumoren des kleinen Beckens kann die Beckenbodenstabilität beeinträchtigt sein.

Atrophische Veränderungen und Verlust der Gewebeelastizität des Genitals durch Östrogenmangel in Postmenopause und Senium verstärken die Beckenbodeninsuffizienz. Deshalb werden Senkungserscheinungen meist erst bei älteren Frauen klinisch manifest.

Vor allem in der Zeit nach den Weltkriegen wurde über die Zunahme von Lageveränderungen des Genitals als Folge einer **Mangelernährung** berichtet.

Die Prädisposition von **schwerer körperlicher Arbeit** für die Ausbildung von Lageanomalien ist sozialmedizinisch bedeutsam.

14.4.4.2 Primäre und sekundäre Senkung

> **Definition**
>
> Richter et al. (1998) unterscheiden eine primäre Senkung als Folge einer Schwäche der Beckenbindegewebe von einer sekundären Senkung als Folge einer Beckenbodeninsuffizienz. Im klinischen Alltag werden diese Veränderungen allerdings kaum jemals in ihrer Reinform angetroffen. Vielmehr liegen meist Kombinationen vor, die sich im Einzelfall mehr oder weniger dem einen oder anderen Extrem annähern können.

Primäre Senkung. Die primäre Senkung kann auch bei Nulliparae auftreten und ist durch gut ausgebildete Levatorschenkel gekennzeichnet. Als ursächlich werden, neben konstitutionellen Faktoren und Geburtstraumen, auch Operationen und eine starke Antefixation des Uterus angesehen. Aufgrund der **Nachgiebigkeit des uterinen Halteapparats** (Fascia pelvis visceralis) wandern Uterus und intrapelvine Scheide aus der Kreuzbeinhöhle nach ventral auf die Bruchpforte des Hiatus levatoris ani zu. Damit sind sie verstärkt dem vertikal wirkenden intraabdominalen Druck ausgesetzt, wodurch die Beckenbodenfaszie verstärkt belastet wird. Dies setzt einen Circulus vitiosus in Gang, der die Lageveränderung des Uterus verstärkt, den Levatorspalt als Bruchpforte weitet, damit den Halteapparat noch mehr belastet und schließlich zum Partialprolaps führen kann.

Klinisches Ergebnis einer primären Senkung ist eine Streckung der Vagina und Verlagerung nach ventral. Die Levatoren sind dagegen normal geformt, der Beckenboden schüsselförmig. Der meist retroflektiert-vertierte Uterus liegt der unpaaren (dorsalen) Levatorenplatte auf. Die Zervix ragt in die Lichtung des Hiatus diaphragmatis pelvis hinein. Der Uterus ist damit mechanischen Belastungen ausgesetzt. Eine **typische Folge** sind Zirkulationsstörungen mit Ödem und Bindegewebsneubildung. Dadurch kommt es zu **Formveränderungen des Uterus** in Form einer Hypertrophie und/oder einer Verlängerung des Collum uteri (Elongatio colli uteri; Richter et al. 1998).

Sekundäre Senkung. Die sekundäre Senkung entsteht als **Folge einer Insuffizienz des muskulären Beckenbodens** (Diaphragma pelvis), meist als Folge von Verletzungen des Levators, z. B. durch Überdehnung und Einrisse bei der Geburt. Durch die verminderte Leistungsfähigkeit des Diaphragmas wird die eher schüsselförmige Form des Beckenbodens in einen auf den Hiatus zulaufenden Trichter verwandelt. Klinisch erscheint die unpaare Levatorenplatte nach kaudal geneigt, ihre funktionelle Länge verkürzt, der Sagittaldurchmesser des Hiatus verlängert. Die Levatoren verkümmern, die Krümmung der Vagina und die Anhebung des Harnröhren-Blasen-Übergangs verschwinden. Der Uterus findet auf der Levatorplatte keinen Halt mehr, er ist im weiten Hiatus urogenitalis völlig dem intraabdominalen Druck ausgesetzt. Dadurch wird der bindegewebige Beckenboden (Fascia pelvis visceralis) maximal beansprucht sowie sekundär überdehnt und verschlissen. Der Uterus zeigt keine Hypertrophie oder Elongatio. Vielmehr entspricht er gänzlich der endokrinen Situation und wird bei den zumeist älteren Frauen atrophisch. Das Endergebnis ist ein **Prolaps des Uterus und der Vagina.** Die Vaginalvorderwand ist dabei meist gänzlich ausgestülpt, die Hinterwand nur bis zu ihrem distalen Drittel (Richter et al. 1998).

> In der Praxis entsteht ein Deszensus als multifaktorielles Geschehen, der entscheidende Faktor lässt sich meist nicht eruieren. Ursachen und Ausmaß einer Senkung sind individuell sehr unterschiedlich. Der Zweck der klinischen Untersuchung liegt dementsprechend weniger in der Erfassung der Kausalität als in erster Linie in der genauen Beschreibung der anatomischen Gegebenheiten, auf welcher die Therapieplanung aufbaut.

14.4.5 Klinische Einteilung

> **Definition**
>
> Klinisch werden Senkungen und Vorfälle nach dem Organ benannt, welches deszendiert ist oder zu sein scheint.

14.4.5.1 Descensus uteri et vaginae

Ein Descensus uteri et vaginae entspricht einer **Beckenbodenhernie**, bei der Uterus und Scheide durch den Levatorspalt nach kaudal treten. Kommen sie dabei teilweise oder gänzlich vor der Vulva zu liegen, spricht man von einem Partial- oder Totalprolaps (Abb. 14.4). Eine Sonderform stellt der **Descensus colli uteri elongati** dar. Dabei befindet sich das Corpus uteri in normaler Position im Becken, das Collum uteri ist jedoch massiv verlängert, dadurch besteht ein Deszensus der Portio.

> Der Schweregrad des Descensus uteri ist am besten im Stehen zu bestimmen, 3 Grade werden unterschieden:
> - Grad 1: Die Zervix deszendiert bis in das untere Vaginaldrittel.
> - Grad 2: Die Portio tritt beim Pressen aus dem Introitus hervor.
> - Grad 3: Der gesamte Uterus tritt beim Pressen vor den Introitus.

14.4.5.2 Zystozele und Urethrozele

Entstehung. Eine Zystozele entsteht im Zusammenhang mit einem Deszensus der vorderen Vaginalwand durch Aussackung der pubovesikovaginalen Faszie (Abb. 14.5 a). **Eine Urethrozele** tritt meist zusammen mit einer Vesikozele auf, ist aber keine Zele im eigentlichen Sinn, da die Urethra nicht geweitet, sondern nur verlagert ist. Die meist ursächlichen Geburtsverletzungen entstehen v. a. bei gynoiden Beckenformen im Bereich der vesikovaginalen Faszie, während die spitzen Schambeinbögen bei androiden und andropoiden Becken eher schützend wirken.

14.4.5.3 Rektozele

Die Rektozele entspricht einer Hernienbildung der rektovaginalen Faszie, die meist auf Verletzungen dieser Faszie unter der Geburt zurückzuführen ist und durch Bindegewebsschwäche und chronische Obstipation begünstigt wird (Abb. 14.6). Eine geringe, asymptomatische Rektozele besteht bei nahezu allen Mehrgebärenden.

14.4.5.4 Enterozele und Douglasozele

Die Enterozele entsteht durch eine Hernienbildung der Excavatio rectouterina zwischen den Ligg. sacrouterina (**Douglasozele**), durch welche Dünndarmschlingen vorfallen (Abb. 14.7). Enterozelen finden sich häufig nach vaginaler oder abdominaler Hysterektomie. Ein Teil dieser Enterozelen hat vermutlich bereits bei der Primäroperation bestanden und wurde nicht korrigiert. Allerdings kann die Hysterektomie auch die Stabilität des Beckenbodens beschädigen. Die Ligg. cardinalia und sacrouterina verlieren ihre mediane Verankerung an der Zervix. Wenn dies bei der Operation nicht berücksichtigt und die Stümpfe am Scheidenende verankert werden, weichen diese Strukturen nach lateral und dorsal, es resultiert eine vergrößerte Bruchpforte.

14.4.6 Symptomatik

Die Symptomatik eines Descensus genitalis ist **vielgestaltig und uncharakteristisch**. Häufig sind Beschwerden durch die Senkung auch mit solchen einer **Harninkontinenz** kombiniert, die dann wegen der größeren praktischen Bedeutung für die Frau im Vordergrund stehen. Eine schwach bis mäßig ausgeprägte Senkung kann asymptomatisch sein. Treten **Beschwerden** auf, so sind diese i. d. R. im Liegen geringer ausgeprägt. Sie werden meist beschrieben als:
- Druck-, Schwere-, Fremdkörper- oder Völlegefühl,
- ziehende Schmerzen im Unterbauch oder
- dem Empfinden, dass »etwas nach unten drängt, vor- oder herauszufallen droht«.

14.4.6.1 Zystozele und Urethrozele
Eine Zystozele kann zu folgenden **Blasenbeschwerden** führen:
- Restharnbildung,
- Harnverhalt,
- Pollakisurie,
- Harnwegsinfekten sowie
- (seltener) Harninkontinenz.

Häufig liegt bei Zystozelen ein **Quetschhahnphänomen** vor. Dabei kommt es beim Pressen zum **rotatorischen Deszensus** des Blasenhalses, welcher zusammen mit der Blasenhinterwand absinkt. Dadurch wird die Urethra abgeknickt, was die Kontinenz verstärkt. Die Frauen urinieren gegen einen Widerstand. Dies kann zur **Hypertrophie des Detrusors mit Balkenharnblase** führen. Im Extremfall ist eine Blasenentleerung nur nach manueller Reposition der Zystozele möglich. Für die Behandlung ist bedeutsam, dass dadurch eine eigentlich vorliegende **Harninkontinenz** (z. B. durch eine hypotone Urethra) **maskiert** werden kann (**larvierte Harninkontinenz**). Erfolgt eine operative Korrektur der Zystozele ohne gleichzeitige Behandlung der Inkontinenz, so ist die Patientin postoperativ inkontinent.

Bei einer Urethrozele findet sich dagegen häufig ein **vertikaler Deszensus** des Blasenhalses mit **Stressinkontinenz**.

14.4.6.2 Rektozele und Enterozele
Eine Rektozele wird klinisch meist durch **Defäkationsstörungen** manifest. Die unvollständige Darmentleerung führt dabei zu **Völle- und Druckgefühl** sowie **Obstipation**. Auch ein Prolaps der Rektozele vor die Vulva kann auftreten. Selten kann eine Rektozele durch Druck auf die hintere Blasenwand Blasenbeschwerden verursachen. Ebenfalls selten kann bei einer Enterozele eine Inkarzeration von Dünndarmschlingen mit Ileus und akutem Abdomen entstehen.

Zysto-, Rekto- und Enterozele sowie die deszendierte Zervix können zu **Kohabitationsbeschwerden** durch mechanische Behinderung, die größere Scheidenweite zu einer verminderten sexuellen Stimulation führen. Nicht selten wird der Deszensus bei der Selbstuntersuchung gefühlt und als schwere, angstbesetzte Veränderung des gesamten Unterleibs oder **als Tumorbildung interpretiert**.

14.4.6.3 Prolaps
Beschwerdebild. Durch einen Prolaps kann es zu pathologischem **Fluor**, einer Verdickung und **Entzündung** der prolabierten Scheidenschleimhaut sowie zu **blutenden Erosionen** und **Ulzerationen** der Portio kommen. Nicht selten treten **Harnblasenentleerungsstörungen** sowie eine **Obstipation** auf. Das vorgefallene Organ stört beim Sitzen, Gehen und nicht zuletzt beim Geschlechtsverkehr.

14.4.6.4 Rückenschmerzen
Rückenschmerzen gynäkologischer Ursache. »Kreuzschmerzen« werden von Frauen mit Deszensus häufig geäußert. Allerdings dürfen sie nicht leichtfertig als senkungsbedingt interpretiert werden. Nach Schätzungen sind **Kreuzschmerzen nur bei 10–20 % der Frauen** auf ein gynäkologisches **Leiden** zurückzuführen, und ein Deszensus ist nur eine von mehreren möglichen gynäkologischen Ursachen (neben Endometriose, Entzündungen, Tumoren, Knochenmetastasen, Osteoporose, neurovegetativen Störungen, Schmerzen ohne Organbefund; Beck 1995).

> Konstitutionelle Bedingungen und Erkrankungen, welche die Entwicklung eines Prolaps begünstigen, prädisponieren auch zu anderen Erkrankungen, die mit Rückenschmerzen einhergehen können. Dies muss bei der Indikation zu operativen Korrekturen des Beckenbodens aufgrund von »Kreuzschmerzen« bedacht werden, bei der Vorhersage des Operationserfolgs hinsichtlich der Schmerzen ist Vorsicht angezeigt.

14.4.7 Deszensus und Harninkontinenz

Ein Deszensus ist häufig, aber nicht notwendigerweise mit einer Harninkontinenz verbunden. Allerdings gibt es keine strenge Korrelation zwischen dem Ausmaß der Senkung und der Schwere der Inkontinenz. Eine starke Senkung kann aber auch durch Abklemmen des Blasenausgangs und durch Zystozelenbildung zu **Harnentleerungsstörungen** bis hin zu Harnverhalt und Restharnbildung führen. Harnverhalt und Restharnbildung wiederum können Ursache sein für Pollakisurie oder eine Überlaufblase mit paradoxer Inkontinenz oder rezidivierende Harnwegsinfektionen. Andererseits kann eine Senkung durch Abklemmen von Blasenausgang und Urethra eine Inkontinenz verschleiern (**larvierte oder latente Inkontinenz, Quetschhahnphänomen**), die nach operativer Therapie des Deszensus manifest wird. Selten kann durch einen Deszensus auch eine Abknickung der Urethren mit konsekutivem Aufstau der oberen Harnwege verursacht werden.

14.4.8 Diagnostik

Die Diagnose einer Lageanomalie wird primär durch die **gynäkologische Untersuchung** gestellt. Diese erfolgt in Steinschnittlage. Dabei ist der Beckenboden entlastet, und der Einsatz von Scheidenspekula ändert die intraabdominalen Druckverhältnisse. Dies muss bei der Interpretation der Befunde berücksichtigt werden. Manchmal kann es sinnvoll sein, die bimanuelle Palpation an der stehenden Patientin durchzuführen.

14.4.8.1 Anamnese

Senkungen ohne Symptome werden von den Patientinnen meist nicht registriert. Andererseits empfinden viele der v. a. älteren Patientinnen **Scheu und Scham**, über entsprechende Beschwerden zu sprechen.

Bei der Bedeutung konstitutioneller Faktoren für die Ausbildung von Lageveränderungen ist die **Familienanamnese** ebenso wichtig wie die Frage nach **Geburten**, Geburtstraumata und geburtshilflichen Eingriffen sowie nach der **körperlichen Beanspruchung** durch Beruf, Familie und Hobbys.

Gynäkologische Untersuchung. Bei ihr werden Senkungen zwar bemerkt, häufig bei fehlenden Beschwerden vom Untersucher aber nicht für erwähnenswert gehalten und der Patientin nicht mitgeteilt. Dies ist durchaus verständlich, aus der Überlegung heraus, dass möglicherweise erst das Wissen um die Veränderung bei der Patientin Angst und sekundär Beschwerden verursacht. Andererseits liegt darin aber die Ursache für unerfreuliche und für alle Seiten nachteilige Missverständnisse, wenn der Patientin von anderer Seite der Befund dann eröffnet wird, möglicherweise noch mit dem Hinweis auf die Notwendigkeit einer sofortigen Operation und gleichzeitigem Unverständnis darüber, wie so ein Befund übersehen werden konnte.

Veränderungen im Genitalbereich können **zwischenmenschliche Beziehungen** beeinflussen. Umgekehrt können Störungen zwischenmenschlicher Beziehungen und sexuelle Probleme in den Genitalbereich projiziert werden. Nicht selten dienen vorhandene anatomische Veränderungen auch dem Kausalitätsbedürfnis der Patientinnen und werden zur Erklärung für **Störungen seelischer oder zwischenmenschlicher Natur** herangezogen.

Gesprächsführung. Im Gespräch mit der Patientin ist es daher nicht nur erforderlich, sehr sensibel auch auf beiläufige Bemerkungen zu achten, »zwischen den Zeilen zu lesen« und die Patientin durchaus auch gezielt nach Problemen zu fragen. Vielmehr ist auch Zurückhaltung gefordert in der Bewertung möglicherweise ausgeprägter Untersuchungsbefunde und v. a. in der Interpretation vorangegangener Inspektionen durch andere Untersucher. Nachgewiesene relevante Lageveränderungen sollten der Patientin auch dann mitgeteilt werden, wenn sie symptomlos sind und keine therapeutischen Konsequenzen erfordern. Eine entsprechende Erklärung und der Hinweis auf die Harmlosigkeit der Veränderung beugen einer unnötigen Beunruhigung der Patientin zuverlässig vor und sind in jedem Falle günstiger, als wenn es zu dem oben geschilderten Szenario kommt.

14.4.8.2 Klinische Untersuchung

Klinisch liegt in der Regel eine **Kombination aus primärer** (Insuffizienz der Beckenbodenfaszie) **und sekundärer Senkung** (Insuffizienz der Beckenbodenmuskulatur) vor. Dementsprechend finden sich die typischen Veränderungen meist gleichzeitig in unterschiedlicher Ausprägung. Die häufigsten Befunde sind in Tabelle 14.1 zusammengestellt.

Aufgrund der **Bedeutung der Statik** für Lageanomalien muss der gesamte Körper beobachtet werden. Haltungsanomalien, Wirbelsäulenveränderungen, Fehlstellungen des Beckens und von Bein- und Fußgelenken müssen ebenso Beachtung finden wie Störungen der Statik des Abdomens durch Schwäche der Bauchwandmuskulatur, offene Bruchpforten, Hernien, Narben, Hängebauch und Fettschürzen.

Gynäkologische Inspektion. Sie zeigt häufig eine schlaffe Vulva, einen klaffenden Introitus und ein niedriges, narbiges Perineum. Der Analring ist oft etwas nach dorsal verlagert, erscheint schlaff, flach und weit und lässt die typische radi-

Tabelle 14.1. Klinische Untersuchung

Untersuchungsgang	Häufige Befunde
Inspektion	– Vulva schlaff, Introitus klaffend – Perineum niedrig, narbig verändert – Analring nach dorsal verlagert, schlaff, weit und flach, Aufhebung der radiären Fältelung, – Auftreten von Hämorrhoiden – Zervix oder Uterus bei Prolaps vor der Vulva liegend
Spekulumeinstellung	– Beim Pressen Tiefertreten der Vaginalwände und/oder der Portio sowie Ausbildung von Zysto-, Rekto, Douglaso- oder Enterozele
Palpation	– Defekte Levatorschenkel auseinanderweichend, vermindert kontraktionsfähig – Levatorplatte konusförmig nach unten hängend – Rektum nahezu vertikal in den Anus mündend – Vaginalwand weist tastbare Lücken an der Innenseite auf – Portio unmittelbar hinter dem Introitus liegend – Elongatio colli – Bei Rektozele Proplaps der hinteren Scheidenwand vor die Vulva, Perineum dünn ausgezogen
Rektale Palpation	– Unterscheidung zwischen Douglaso-, Entero- und Rektozele – Bei dauerndem Prolaps uteri et vaginae Vaginal- und Portioepithel trocken, derb, perlmuttartig glänzend, gelegentlich ulzeriert

äre Fältelung vermissen. Häufig treten Hämorrhoiden auf. Bei einem Prolaps liegt die Zervix oder auch der gesamte Uterus vor der Vulva. Durch Sprechen, Lachen oder Husten kann evtl. ein Prolaps von Vagina und Uterus provoziert werden. Durch Zug an der Portio mittels einer Kugelzange kann das Ausmaß der Senkung oft besser als durch Pressen beurteilt werden. Nach Reposition der verlagerten Organe läuft durch Pressen der Senkungsvorgang erneut ab und kann in seinem Ablauf beobachtet werden.

Spekulumeinstellung. Bei ihr sieht man während des Pressens ein Tiefertreten der Vaginalwände und/oder der Portio sowie die Ausbildung einer Zysto-, Rekto-, Douglaso- oder Enterozele. Bei einer Zystozele ist der Blasenboden abgesenkt, gleichzeitig die proximale vordere Scheidenwand und das vordere Scheidengewölbe vorgewölbt. Bei einer Zystourethrozele ist die Blasentaille verstrichen, das Faltenrelief des Blasenhalses verschwunden. Der Harnröhrenwulst ist nicht mehr derb, prominent und seitlich gut abgegrenzt. Vielmehr hat die Harnröhre ihre elastische Festigkeit verloren und fühlt sich teigig und wie ausgewalzt an. Die vorgewölbte Harnröhren-Blasen-Partie nimmt eine breite Kahnform an.

Die Diagnose einer Zystozele wird durch eine volle Harnblase erleichtert, die Zele wird dabei als Vorwölbung an der vorderen Vaginalwand sichtbar, die beim Pressen tiefer tritt. Eine volle Harnblase verbessert auch die Aussagemöglichkeiten über die Verankerung der Urethra. Bei eingesetztem hinterem Spekulum und Pressen kann zudem gut beobachtet werden, wie sich die Zystozele ausbildet bzw. verstärkt. Auf diese Weise lässt sich zwischen einem rotatorischen und einem vertikalen Deszensus unterscheiden. Besonders vor geplanten operativen Korrekturen ist die Differenzialdiagnose zwischen zentralen und lateralen Defekten des Diaphragmas bedeutsam (Dehnungs- vs. Verlagerungszystozele). Erstere können nämlich durch eine vordere Scheidenplastik korrigiert werden, bei lateralen Defekten dagegen würde diese die vorhandenen Lücken noch vergrößern.

Dehnungszystozelen machen sich durch eine schlaffe und ausgewalzte Scheidenhaut bemerkbar. Bei **Verlagerungszystozelen** dagegen zeigt das Scheidenepithel erhaltene Rugae, die seitlichen Sulci der Vagina sind abgeflacht und verstrichen. Spannt die Patientin die Beckenbodenmuskulatur an, dann wird die vordere Vaginalwand, anders als beim zentralen Defekt, nicht angehoben, da die seitliche Verbindung zu den Beckenbodenmuskeln nicht mehr intakt ist. Bei der Unterscheidung hilft auch der **Elevationstest**. Dabei werden die Sulci mit den geöffneten Branchen einer Kornzange angehoben. Verschwindet dabei die Zystozele und tritt auch beim Pressen nicht wieder auf, liegt ein lateraler Defekt vor. Bleibt die Zystozele dagegen bestehen, dann handelt es sich um einen zentralen Defekt. Bei einer Kombination aus Verlagerungs- und Dehnungszystozele verschwindet die Zystozele nur teilweise.

Bei einer Beckenbodeninsuffizienz findet das hintere Spekulum am Damm keinen Halt, sondern rutscht leicht nach außen. Der **Levatortest** kann anhand der durch willkürliches Anspannen des Levators erreichten Anhebung des hinteren Spekulums Aufschluss über die Funktion der Beckenbodenmuskulatur geben.

Palpation. Bei der Palpation wird die Position des Uterus in Ruhe und beim Pressen beurteilt, ebenso Verlauf und Stärke der Levatorenschenkel in Ruhe und nach Anspannung des Beckenbodens sowie die retrosymphysäre Verankerung der Urethra. Intakte Levatoren springen kulissenartig vor und sind gut zu tasten. Defekte Levatorenschenkel sind gewöhnlich auseinandergewichen, kaum abzugrenzen, gehen flach in den Schambogen über und sind vermindert kontraktionsfähig. **Die Levatorplatte** bildet keine schüsselförmige Rundung mit nahezu horizontalem Verlauf von Vagina und terminalem Rektum, sondern hängt konusförmig nach unten, das Rektum mündet nahezu vertikal in den Anus. Bei der Palpation der Innenseiten des Beckenbodens lassen sich häufig Lücken ertasten. Durch die Insuffizienz des uterinen Halteapparats liegt die Portio unmittelbar hinter dem Introitus statt tief in der Kreuzbeinhöhle. Der deszendierte Uterus weist häufig eine verlängerte Zervix (Elongatio colli) auf und ist nicht selten gestreckt oder retroflektiert. Die Patientin lässt sich von der inneren Hand »sehr leicht« untersuchen, ohne dem tastenden Finger Widerstand entgegenzusetzen.

Bei der Rektozele wölbt sich die hintere Scheidenwand, v. a. beim Pressen, bis in das untere Scheidendrittel vor und prolabiert vor die Vulva. Bei der rektovaginalen Untersuchung kann die Ausstülpung eindeutig dem Rektum zugeordnet werden. Bei der Rektozele findet man häufig einen dünn ausgezogenen Damm, gelegentlich einen geringen Tonus des M. sphincter ani. Hohe Rektozelen sind meist Folge einer nicht weit genug nach kranial ausgedehnten hinteren Scheidenplastik. Oberhalb der perineovaginalen Operationsnarbe wölbt sich dabei das Rektum zipfelmützenförmig in die Scheide vor.

Rektale Palpation. Sie ermöglicht die Unterscheidung von Douglaso-, Entero- und Rektozele, v. a. während des Pressens. Im Gegensatz zur Rektozele zeigt bei der Douglaso- oder Enterozele die im Septum rectovaginale nachweisbare Vorwölbung keine Verbindung mit dem Rektum. Gelegentlich findet sich eine Querfurche, mit der sich Douglasozelen von Rektozelen abgrenzen. Eine Enterozele kann leicht übersehen werden. Gelegentlich sind die von den Patientinnen angegebenen **für Hernien typischen Beschwerden** wegweisend: Blähungen und kolikartige Schmerzen, die sich häufig nach körperlicher Anstrengung verstärken. Selten lässt sich an einer Enterozele ein tympanitischer Klopfschall erzeugen, wenn diese stark geblähte Darmschlingen enthält. Besonders bei der stehenden oder pressenden Patientin kann in einer Enterozele häufig die Peristaltik der Dünndarmschlingen getastet werden. Bei differenzialdiagnostischen Schwierigkeiten zwischen Rekto- und Enterozele kann die **Perinealsonographie** oder auch eine **Röntgenkontrastdarstellung des Dünndarms** die Dünndarmschlingen in der Zele nachweisen.

Bei einem Prolaps uteri et vaginae sind Uterus und Scheidenwand vor die Vulva gestülpt. Die vordere Vaginalwand ist meist gänzlich evertiert, die hintere Scheidenwand dagegen nur bis zum unteren Drittel. Bei einem Totalprolaps kann der Fundus uteri mit den Fingern umfasst werden.

Klagt eine Frau über einen »Vorfall« und ist dieser bei der klinischen Untersuchung nicht zu verifizieren, muss die Portio mit einer Kugelzange gefasst und die Mobilität des Uterus geprüft werden. Ein Prolaps uteri et vaginae ist nicht selten **mit Zelen vergesellschaftet**.

Bei einem andauernden Prolaps verändert sich das Aussehen des Vaginal- und Portioepithels. Es ähnelt nicht mehr einer »Schleimhaut«, sondern ist trocken, derb, perlmuttartig glänzend. Die Verdickung des Epithels ebenso wie das Auftreten von Ulzera ist dabei nur teilweise auf die **mechanische Irritation** zurückzuführen, vielmehr spielen **Perfusionsstörungen** eine bedeutende Rolle. Prolapsulzera können malignen Ulzerationen ähneln.

> **Cave**
>
> Die Koinzidenz von Prolaps und Portiokarzinom ist nicht selten. Deshalb ist eine histologische Untersuchung immer dann erforderlich, wenn Ulzera nach Reposition nicht rasch abheilen. Eine zytologische Untersuchung des Ulkus wird durch die sekundäre Entzündung erschwert.

Auch wenn neurologische Störungen selten Ursache einer Lageveränderung sind, sollte die klinische Diagnostik eine **orientierende neurologische Untersuchung** beinhalten. Kann bei der rektalen Untersuchung die willentliche, kräftige Kontraktion des Analsphinkters nachgewiesen werden, so spricht dies für eine vorhandene supraspinale Kontrolle des Sphinkters und der Beckenbodenmuskulatur. Auch Husten (**Hustenreflex**) oder Reizen der Perinealhaut mit einer Nadel (**Analreflex**) führen zu einer sicht- und fühlbaren Kontraktion des Sphinkters. Intakte Reflexe sprechen für ein gleichsinniges Zusammenspiel des Diaphragma pelvis.

14.4.8.3 Urethrozystoskopie

Die Zystoskopie enthüllt **Anzeichen einer chronisch-rezidivierenden Infektion** und Deformierungen der Harnblase. Eine Balkenharnblase weist auf ein Quetschhahnphänomen hin. Nicht selten findet sich dabei das trabekuläre Relief der Blaseninnenwand nur in dem oberhalb des Diaphragmas gelegenen Blasenanteil, während die subdiaphragmale Aussackung eine glatte und überdehnte Wandung zeigt. Mittels **Chromozystoskopie**, bei der ein nierengängiger Farbstoff intravenös appliziert wird, kann orientierend die Ausscheidungsfunktion der Nieren geprüft werden.

14.4.8.4 Inkontinenzdiagnostik

Bei der klinische Untersuchung muss bei Lageveränderungen immer auch auf das Vorhandensein einer Inkontinenz geachtet und entsprechende Untersuchungen durchgeführt werden (▶ Abschn. 15.1.2.2).

Die klinische Bedeutung ihrer Ergebnisse dürfen nicht überbewertet werden. Nicht zuletzt aus forensischen Gründen empfiehlt sich eine weitergehende urodynamische Diagnostik aber vor Senkungsoperationen.

14.4.8.5 Bildgebende Diagnostik

Die Objektivierung der pelvinen Lageveränderungen erfolgte jahrzehntelang mittels **Viszeroradiographie**. Dabei handelt es sich um die Röntgenkontrastdarstellung von Blase und Urethra (mittels Docht oder Kettchen), Scheide und Enddarm in Ruhe und unter Belastung (z. B. Pressen). Eine ausführliche Darstellung der Methode und ihrer Ergebnisse geben Richter et al. (1998). Heutzutage wird sie meist durch die **sonographische Funktionsdiagnostik des Beckens** ersetzt. Besonders, wenn bei komplexen Störungen die Dynamik der Lageveränderungen der Beckenorgane erfasst werden soll, wird in spezialisierten Einrichtungen die **dynamische Kernspintomographie** angewendet.

Dieses aufwändige Verfahren erfasst die Lageveränderungen der Urogenitalorgane und des Darmes in Ruhe und unter Belastung und gibt die Dynamik wie in einem Film wieder. Der **Ausschluss einer Harnstauung** erfolgt durch Nieren- und Blasensonographie und evtl. durch ein intravenöses Urogramm.

14.4.8.6 Laboruntersuchungen

Wegen der Häufigkeit von Harnwegsinfekten bei Zystozelen sollte eine Urinkultur angefertigt werden.

14.4.8.7 Praktisches Vorgehen

Für die Verlaufsbeobachtung oder die Operationsplanung müssen die Befunde klinisch genau nach Art und Ausmaß des Deszensus beschrieben werden. **Vor einer Operation** ist der Ausschluss eines Quetschhahnphänomens erforderlich, da dieses eine präoperativ bestehende Harninkontinenz verschleiern kann, die dann postoperativ manifest wird.

Viszeroradiographie oder dynamische Kernspintomographie sind bei Rezidiven und komplexen symptomatischen Senkungen sinnvoll, v. a. wenn auch Funktionsstörungen oder eine Inkontinenz des Enddarms vorliegen. Diese Krankheitsbilder sollten in spezialisierten Zentren behandelt werden.

14.4.9 Therapie

Therapieplanung. Die Therapie des Deszensus ist abhängig von der Symptomatik, der kombinierten Zelenbildung und der Operationsfähigkeit der Patientin. Auch das Alter und der Wunsch nach erhaltener Fertilität und Sexualfunktion muss berücksichtigt werden (Heit et al. 2003). Ein Deszensus ohne Beschwerden und ohne Folgestörungen (z. B. Restharnbildung, rezidivierende Harnwegsinfektionen) stellt keine Operationsindikation dar.

14.4.9.1 Prophylaxe

Vermeidbar sind v. a. Bedingungen, welche zur intraabdominalen Druckerhöhung führen, wie z. B. **Adipositas** und **chronische Obstipation**. Aufgrund der hohen kausalen Bedeutung von Geburten kommt dem adäquaten **postpartalen Verhalten** inklusive Wochenbett- und Beckenbodengymnastik eine wichtige Bedeutung zu.

Besonders hingewiesen werden muss auf die **Möglichkeit einer iatrogenen Mitverursachung eines Deszensus**. Vor allem der Hysterektomie, die noch dazu häufig aufgrund eines bestehenden Deszensus erfolgt, kommt eine zentrale Bedeutung bei der Ausbildung einer Douglasozele und Enterozele zu. Die Häufigkeit von Enterozelen nach vaginaler Hysterktomie wird mit 1–5 % angegeben.

> Bei Eingriffen, welche die tragenden Strukturen des Beckenbodens nach ventral verlagern, wie z. B. abdominale Inkontinenzoperationen nach Marshall-Marchetti oder Burch, wird die retrouterine Bruchpforte zwischen den Ligg. sacrouterina vergrößert und dadurch das Risiko für Douglasozelen und Enterozelen erhöht.

14.4.9.2 Konservative Therapie

Bei geringgradigem Deszensus kann sich eine **Kräftigung der Levatoren durch Beckenbodengymnastik** in Verbindung mit

Gewichtsnormalisierung und lokaler oder systemischer Östrogentherapie günstig auswirken. Eine Stärkung der bindegewebigen Strukturen wird dadurch aber nicht erreicht, weshalb bei fortgeschrittener Senkung durch das Beckenbodentraining meist kein ausreichender Effekt erzielt wird. Dennoch kann dieser konservative Therapieversuch lohnen. Auf jeden Fall verbessert er bei Erfolglosigkeit die Operationsmotivation der Patientin.

14.4.9.3 Pessartherapie

Für die konservative Therapie der Senkung stehen Pessare zur Verfügung. **Ziel der Pessartherapie** ist es, den zu weiten Levatorenspalt zu überbrücken und damit das Eintreten der Genitalorgane in die Bruchpforte zu verhindern. Pessare sind bei bestehenden Kontraindikationen gegen die Operation oder zur temporären Behandlung, wenn die Operation aufgeschoben werden soll, indiziert. Voraussetzung für die Verwendung von Ring- oder Schalenpessaren ist das Vorhandensein von ausreichend tragfähigen Resten der Beckenbodenmuskulatur, auf die sich das Pessar als Widerlager stützen kann. Ist kein stützendes Widerlager vorhanden, können **Würfelpessare** (◘ Abb. 14.5 b) eingesetzt werden, welche v. a. durch Adhäsionskräfte in der Scheide wirken.

Die Größe der Pessare muss individuell bestimmt und sorgfältig an die gegebene anatomische Situation (Weite des Hiatus genitalis, Weite der Scheide, Weite des Scheideneingangs) angepasst werden. Eine Pessartherapie ist bei Vorliegen einer Rekto- oder Enterozele meist wenig erfolgreich, da in dieser Situation i. d. R. keine ausreichende Beckenbodenmuskulatur vorhanden ist, um das Pessar zu halten. Ein Nachteil der Pessartherapie ist die Notwendigkeit des regelmäßigen Wechsels (alle 4–6 Wochen), was den Besuch beim Arzt erfordert. Würfelpessare können allerdings von der Patientin selbst eingelegt und so z. B. nachts regelmäßig entfernt werden (Kolle et al. 1998).

> **Mögliche Komplikationen der Pessartherapie**
> — Druckulzera nach längerer Anwendung,
> — Entwicklung von Fluor durch Entzündungen, v. a. bei zu großen Pessaren und atrophischem Scheidenepithel.

Sehr sinnvoll ist die **Kombination der Pessareinlage mit der lokalen Applikation von Östrogenen**. Diese wirken sich günstig auf die Stabilität des Beckenbodens aus und verhindern die Atrophie des Vaginalepithels.

Defäkationsprobleme und Obstipation bei einer Rektozele können konservativ durch Modifikation der Nahrung und reichlich Flüssigkeitszufuhr angegangen werden.

14.4.9.4 Operative Therapie

> Ein Deszensus ohne Beschwerden oder klinische Symptomatik ist keine Operationsindikation, die lediglich kosmetische vaginale Rekonstruktion nicht sinnvoll. Ziel einer Deszensusoperation ist es, eine vorhandene Symptomatik durch Wiederherstellung der normalen Anatomie und Normalisierung gestörter Funktionen zu beseitigen. Bei der Indikationsstellung und Operationsplanung ist zu berücksichtigen, dass Deszensus und Harninkontinenz häufig kombiniert auftreten.

Inkontinenz- und Deszensusoperationen haben getrennte Indikationen. Die **Deszensuschirurgie** ist nur in beschränktem Maße in der Lage, eine gleichzeitig bestehende Stressinkontinenz zu beseitigen. Vielmehr kann durch die Senkungsoperation eine Harninkontinenz erst manifest oder verschlimmert werden, z. B. durch die Beseitigung der Zystozele bei einem Quetschhahnphänomen. Eine **sorgfältige präoperative Diagnostik** ist daher entscheidend für den Operationserfolg und die Zufriedenheit der Patientin.

Bei symptomatischem Deszensus ist meist ein operativer Eingriff notwendig. Da Deszensusoperationen i. d. R. mit der Entfernung der Gebärmutter verbunden sind, andererseits erneute Schwangerschaften und Geburten die Rezidivgefahr erhöhen, sollte die Operation wenn möglich erst **nach Abschluss der Familienplanung** erfolgen.

> **Auswahl des Operationsverfahrens unter Berücksichtigung**
> — der Beschwerden der Patientin,
> — ihres Allgemeinzustandes,
> — spezieller Risikofaktoren,
> — der Ergebnisse der gynäkologischen, urodynamischen und evtl. apparativen Untersuchungen und
> — der Erfahrung des Operateurs.

Bei postmenopausalen Frauen wirkt eine präoperative, mehrwöchige lokale oder systemische Östrogentherapie, die der Atrophie von Schleimhäuten und Bindegewebe des Genitals entgegenwirkt, günstig auf die operative Präparierbarkeit des Gewebes und die postoperative Heilung. Bestehen **Druckulzera nach Pessartherapie oder bei Prolaps**, sollten diese präoperativ nach Reposition von Uterus und Vagina durch eine Scheidentamponade mit Östrogensalbe zur Abheilung gebracht sein, um die postoperative Wundheilung nicht zu gefährden.

Die **Operationsverfahren sowie spezielle Indikationen** und Komplikationsmöglichkeiten werden in den einschlägigen Operationslehren ausführlich beschrieben (Hirsch et al. 1995; Richter et al. 1998). Auf eine eingehende Darstellung wird daher im Folgenden verzichtet, es werden lediglich die Operationsprinzipien beschrieben.

Indikationen für eine Hysterektomie. Da bei Senkungen in den allermeisten Fällen auch ein Descensus uteri vorliegt, werden Deszensusoperationen meist mit einer Hysterektomie verbunden. Nur in Ausnahmefällen, in denen eine operative Korrektur bei weiter bestehendem Kinderwunsch nicht zu vermeiden oder der Patientin aufgrund eingeschränkter Operabilität keine Hysterektomie zuzumuten ist bzw. die Patientin diesen Eingriff ablehnt, wird der Uterus belassen. Der typische Eingriff ist die vaginale Hysterektomie mit vorderer und hinterer Kolporrhaphie.

Bei der Uterusexstirpation aufgrund eines Deszensus muss, unabhängig vom Zugangsweg, besonders darauf geachtet werden, dass die Stabilität der ligamentären, den Beckenboden stützenden Strukturen erhalten und gestärkt wird. Dies erfolgt durch Raffung und mediane Vereinigung der Ligg. sacrouterina (hinteres Scheidengewölbe) mit den Stümpfen der Ligg. cardinalia und dem Scheidenende (◘ Abb. 14.8). Weiterhin wird die

14.4 · Senkungszustände (Deszensus)

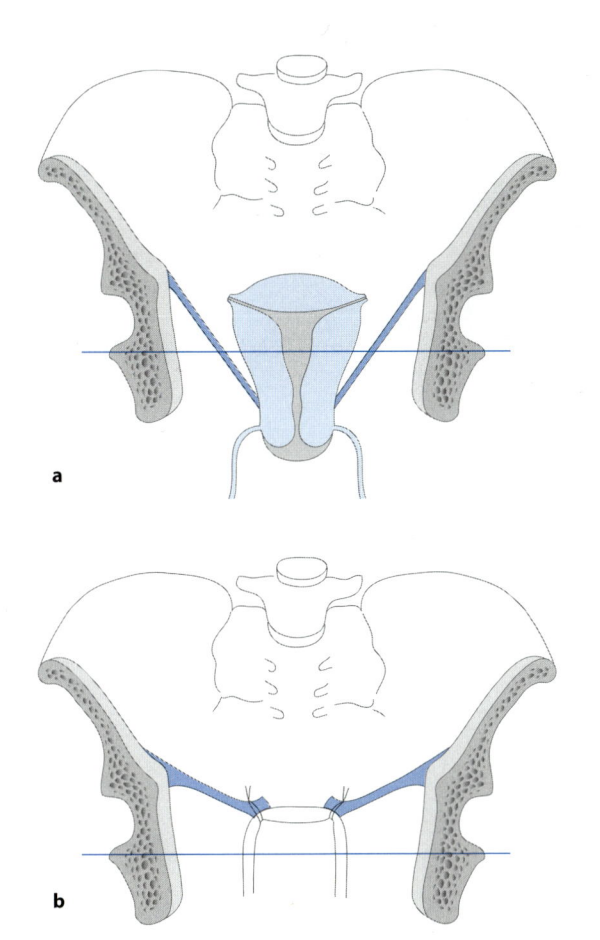

Abb. 14.8 a, b. Prinzip der Hysterektomie als Deszensusoperation. Der Scheidenstumpf wird an den gerafften Parametrienstümpfen aufgehängt (Lig. sacrouterina, Lig. cardinale)

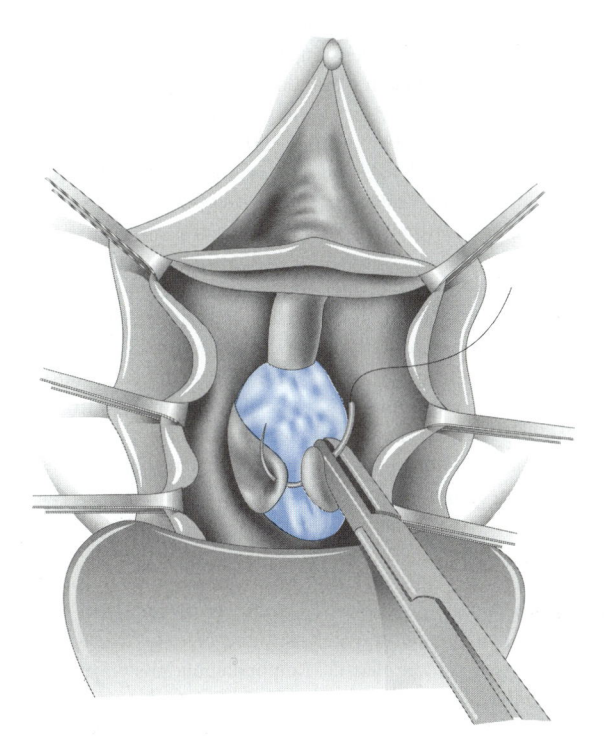

Abb. 14.9. Prinzip der vorderen Plastik: Die Scheidenhaut ist in der Mittellinie gespalten und nach lateral im Spatium vesicovaginale von der Blase abpräpariert. Das paravesikale Gewebe (Blasenpfeiler) wird nun von lateral gefasst und durch quere Nähte nach medial verlagert und vernäht. Dadurch entsteht unter der Blase eine Doppelung der Faszie

hohe Peritonealisierung empfohlen, deren Wert aber umstritten ist. Sind die Ligg. sacrouterina schwach und geben wenig Halt, wie bei schweren Senkungen, bieten sie häufig wenig Substrat für die Fixation des Scheidenstumpfs. In diesem Fall bietet sich die Befestigung der Vagina am Lig. sacrospinale an (**sakrospinale Fixation** nach Amreich-Richter).

Zur Behandlung eines Deszensus der vorderen Scheidenwand und einer Zystozele wird die Hysterektomie mit einer vorderen Plastik (**Kolporrhaphia anterior, Diaphragmaplastik**) kombiniert. Dabei wird die vordere Vaginalwand nach ihrer medianen Spaltung nach lateral im Septum vesicovaginale abpräpariert. Durch seitlich weit ausholende quere Einzelknopfnähte wird eine Zystozele versenkt und das perivesikale und periurethrale Gewebe sowie das Diaphragma urogenitale gerafft (Abb. 14.9). Überschüssige Scheidenhaut wird reseziert.

> **Cave**
> Der Operateur muss darauf bedacht sein, nicht durch zu exzessive Präparation, z. B. bei Legen der sog. Kelly-Stoeckel-Nähte, den paraurethralen Gefäß-Nerven-Plexus zu verletzen, da dies einer Inkontinenz Vorschub leisten kann.

Postoperativ treten, v. a. bedingt durch ein Ödem und das Unvermögen zur Erschlaffung des Beckenbodens, nicht selten vorübergehend Blasenentleerungsstörungen auf (Restharnbildung, Harnverhalt, Überlaufblase), sodass die passagere Einlage eines suprapubischen Katheters empfohlen wird. Die suprapubische ist der transurethralen Katheterisierung überlegen, da auf diese Weise die Miktionsfähigkeit bei liegendem Katheter überprüft und trainiert werden kann und Harnwegsinfektionen seltener auftreten.

Obwohl durch die Kolporrhaphia anterior eine Stressinkontinenz verbessert werden kann, ist sie aufgrund der häufigen Rezidive nach heutiger Ansicht nicht zur Therapie einer operationswürdigen Inkontinenz geeignet. Liegt eine solche vor, muss der Eingriff daher mit einer adäquaten Inkontinenzoperation (z. B. Kolposuspension, Schlingenoperation, »tension-free vaginal tape«; TVT) kombiniert werden. Diese ist insbesondere bei einem vertikalen Blasenhalsdeszensus oder einer hypotonen Urethra erforderlich.

Eine vordere Scheidenplastik ist lediglich bei zentralem Defekt indiziert. Liegt ein lateraler Defekt vor, also eine Insuffizienz der paravaginalen Verankerung der Scheide, würde eine mediane Raffung nur zu einer Vergößerung der lateralen Faszienlücken führen. In diesem Fall ist eine paravaginale Kolpopexie das adäquate Vorgehen.

Paravaginale Kolpopexie. Prinzip der Operation ist es, die Verankerung der Scheide an der seitlichen Beckenwand wieder herzustellen. Dazu wird die Scheidenwand entlang ihrer Sulci mit mehreren Einzelknopfnähten an die Muskelfaszie des Arcus tendineus fasciae pelvis zwischen Schambein und Spina ischiadica angeheftet. Dabei wird auch der Blasenhals eleviert (ähnlich wie bei der Kolposuspension) und eine Stressinkontinenz beseitigt. Der Eingriff kann von abdominal durch Eröffnung des Cavum Retzii oder von vaginal erfolgen. Meist müssen zusätzlich noch eine gleichzeitig vorliegende Dehnungszystozele (zentraler Defekt) und Rektozele beseitigt werden, sodass entweder ein primär vaginaler Zugang gewählt wird oder ein kombiniert abdominovaginaler Eingriff erfolgt (Hirsch et al. 1995).

Kolporrhaphia anterior und ventrale Levatorplastik. Um die ventrale Bruchpforte stabiler als durch die Kolporraphie zu verschließen, wurde eine zusätzliche ventrale Levatorplastik vorgeschlagen, bei der die ventralen Anteile der Levatorschlingen (M. puborectalis) hinter der Urethra in der Mittellinie vereinigt werden. Da diese Operation zu einer Verengung der Scheide im mittleren Drittel mit möglichen Kohabitationsbeschwerden führen kann, wenn gleichzeitig eine Kolporrhaphia posterior erfolgt, hat sich dieser Vorschlag nicht allgemein durchgesetzt.

Kolporrhaphia posterior (Kolpoperineoplastik). Ein Deszensus der hinteren Vaginalwand und eine Rektozele werden durch eine hintere Plastik (Kolporrhaphia posterior, Kolpoperineoplastik) behandelt. Sie verkleinert den dorsalen Abschnitt des Hiatus urogenitalis und strafft die Levatoren und hat daher im Rahmen einer Deszensusoperation für die Stabilisierung des Beckenbodens große Bedeutung. Auch bei abdominalen Inkontinenzoperationen ist sie gelegentlich erforderlich, weil die Ventralverlagerung und Elevation des Blasenhalses den dorsalen Anteil des Beckenbodens gegenüber dem abdominalen Druck stärker exponiert und dadurch eine vorbestehende Rektozele vergrößern kann. Die Kolpoperineoplastik ist bei auseinandergewichenen Levatorschenkeln mit klaffendem Introitus und niedrigem Damm indiziert.

Bei dem Eingriff wird nach medianer Spaltung die Scheidenhaut nach lateral von der Rektumvorderwand abpräpariert. Die Ausdehnung der hinteren Plastik nach kranial richtet sich nach den individuellen Gegebenheiten. Durch quere Nähte wird eine Rektozele versenkt und das pararektale Gewebe in der Mitte vereinigt und gerafft. Weiterhin werden die dorsalen Abschnitte der Levatoren dargestellt und median vor dem Rektum vereinigt (Abb. 14.10). Überschüssige Scheidenhaut wird reseziert, da bei ungenügender Resektion der Vaginalhaut am Introitus Falten entstehen, welche die Kohabitation beeinträchtigen können.

Bei Zustand nach Episiotomien kann die Hiatuslücke einseitig betont sein. Dies muss bei der Korrektur berücksichtigt werden. Die Plastik darf nicht zu kurz sein, sonst entstehen Schleimhautbürzel, die zu einer Dyspareunie führen können, und hohe Rektozelen. Wird anstelle des perinealen Gewebes nur die Dammhaut gerafft, kommt es ebenfalls zur Dyspareunie sowie hoher Rezidivgefahr. Werden die Levatoren, v. a. in der kaudalen Scheidenhälfte, zu sehr gekürzt, kann eine sog. **Sanduhrvagina** entstehen, die möglicherweise Kohabitationsbeschwerden nach sich zieht.

> Bei der hinteren Plastik kommt es darauf an, Damm und Beckenboden zu stärken, ohne Introitus und Scheide zu stark zu verengen, da daraus Kohabitationsstörungen resultieren können. Dabei ist zu bedenken, dass die in der Postmenopause einsetzende Atrophie infolge des Östrogendefizits zu einer weiteren Schrumpfung des Introitus und der Scheidenweite führt. Mit einer behandlungsbedürftigen Introitusstenose nach Kolpoperineoplastik ist in etwa 7 % zu rechnen.

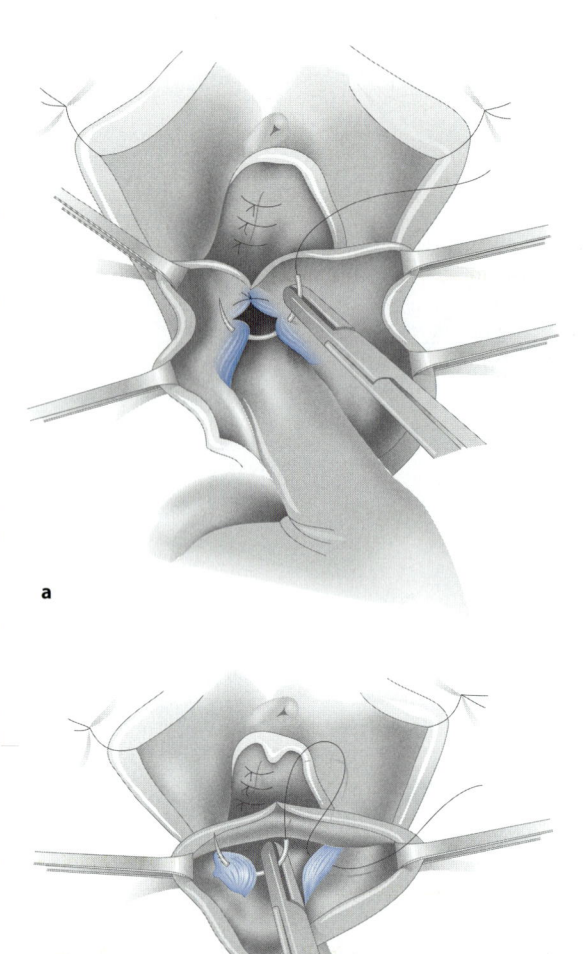

Abb. 14.10 a, b. Prinzip der hinteren Plastik: Die Scheidenhaut ist in der Mittellinie gespalten und nach lateral im Spatium rectovaginale vom Rektum abpräpariert. Das pararektale Gewebe (Rektumpfeiler) wird nun von lateral gefasst und durch quere Nähte nach medial verlagert und vernäht. Dadurch entsteht unter dem Rektum eine Doppelung der Faszie (**a**). Anschließend werden die Levatorschenkel beidseits freigelegt und median vereinigt. Dadurch wird der Damm verbreitert und der Hiatus genitalis verkleinert (**b**)

Kolpohysterektomie. Wenn bei älteren Frauen ein Totalprolaps vorliegt und die Kohabitationsfähigkeit nicht erhalten werden soll, kann eine Kolpohysterektomie erfolgen. Der Eingriff ist wenig belastend und technisch einfacher als die organerhaltenden Verfahren. Nachteil ist das Fehlen der Vagina als stabilisierendes Element bei der Rekonstruktion des Beckenbodens und dass eine später auftretende Harninkontinenz nur schwer zu korrigieren ist (Hisch et al. 1995). Außerdem ist die Bedeutung des Verlusts der Vagina für die Frau nicht immer gut abschätzbar. Das **Prinzip** besteht darin, die deszendierte Scheide vor der Hysterektomie zu deepithelialisieren. Anschließend erfolgt die Abpräparation des Uterus von Blase und Zervix, wie bei der vaginalen Hysterktomie.

Therapie der Douglaso- oder Enterozele.
Die Therapie einer Douglaso- oder Enterozele besteht ausschließlich in einer Operation, Pessareinlagen sind wirkungslos. Der Eingriff kann von vaginal, abdominal oder kombiniert abdominovaginal erfolgen. Im Prinzip handelt es sich um eine Hernienoperation. **Beim vaginalen Vorgehen** wird die Scheidenhaut bis in den Douglas-Raum gespalten und nach den Seiten hin abpräpariert, sodass eine komplette Darstellung und Freipräparation des Bruchsacks bis zu seinem tiefsten Punkt möglich ist. Der Bruchsack wird eröffnet, das Peritoneum hoch verschlossen und Bruchsack und überschüssige Scheidenhaut reseziert. Die Bruchpforte wird durch mediane Vereinigung der Ligg. sacrouterina verschlossen. Durch eine Raffung des perirektalen Gewebes und der Levatorschenkel wird, wie bei der hinteren Plastik, die Schwachstelle zwischen den Ligg. sacrouterina verstärkt. Das Scheidengewölbe wird zur Wiederherstellung der physiologischen Vaginalachse mit den Sakrouterinligamenten vernäht. Wenn diese atrophisch sind, was häufig vorkommt, muss eine sakrospinale Fixation der Scheide durchgeführt werden.

Sofern ein **abdominaler Zugang** gewählt wird, etwa weil eine isolierte Enterozele ohne Deszensus weiterer Beckenorgane vorliegt oder aus anderen Gründen eine Laparotomie nötig ist, bietet sich zur Beseitigung der Hernie der Verschluss des Douglas-Peritoneums nach Moschcowitz an. Das Prinzip besteht in der Obliteration des Douglas-Raumes durch etagenweise angelegte zirkuläre oder semizirkuläre Nähte, welche Zervixhinterwand bzw. die Hinterwand des Scheidenendes, Sakrouterinligamente und Rektumvorderwand vereinigen. Das Verfahren entspricht der hohen Peritonealisierung bei der vaginalen Operation. Der Vaginalstumpf wird mit einer Kunststoffschlinge am Kreuzbein fixiert, entsprechend der abdominalen Operation eines Vaginalprolapses (◻ Abb. 14.11).

Deszensusoperationen unter Belassung des Uterus. In Ausnahmefällen können Deszensusoperationen unter Belassung des Uterus nötig werden. Die Indikation hierfür kann die Ablehnung der Gebärmutterentfernung durch die Patientin sein oder eine eingeschränkte allgemeine Operabilität bei sehr alten oder multimorbiden Frauen, denen die Belastung einer Hysterektomie nicht zugemutet werden kann. Die **Manchester-Operation** nach Donald und Fothergill (Hirsch et al. 1995) soll die Beseitigung eines Deszensus der vorderen Vaginalwand unter Belassung des Uterus ermöglichen (◻ Abb. 14.12). Dabei erfolgt im Prinzip eine vordere Plastik, nach Amputation der Portio werden die Parametrien vor der Zervix und mit der Vaginalhaut vernäht. Die Amputation der Portio ist erforderlich, wenn eine Elongatio colli vorliegt. Der Operationseffekt auf den Deszensus soll mit demjenigen bei einer Hysterektomie vergleichbar sein (Hirsch et al. 1995). Allerdings kommt es häufig zu Dyspareunien. Durch die Amputation der Portio wird außerdem die Wahrscheinlichkeit einer Konzeption deutlich vermindert und die Gefahr einer Fehl- bzw. Frühgeburt erhöht.

Liegt nur ein mäßiger Deszensus und keine Elongatio colli vor, kann die Portio erhalten werden, was für die Fertilität von

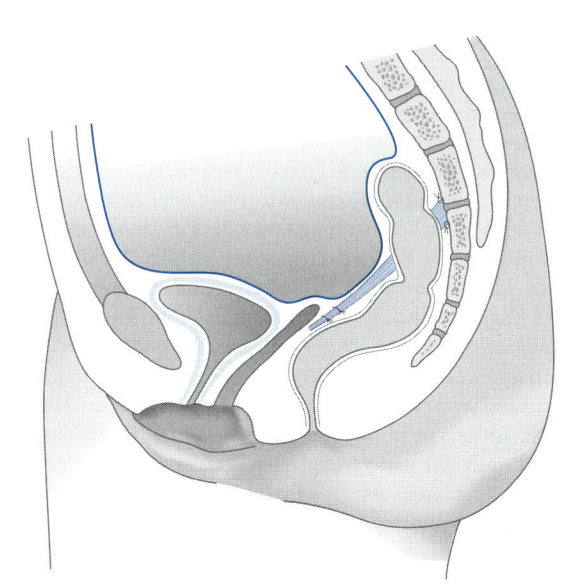

◻ **Abb. 14.11.** Prinzip der Sakrokolpopexie: Durch Fixation des Scheidenstumpfs am Os sacrum hat die Scheide eine physiologische Verlaufsrichtung. Der intraabdominale Druck presst Vagina und Interponat gegen den Beckenboden und wird dadurch aufgefangen

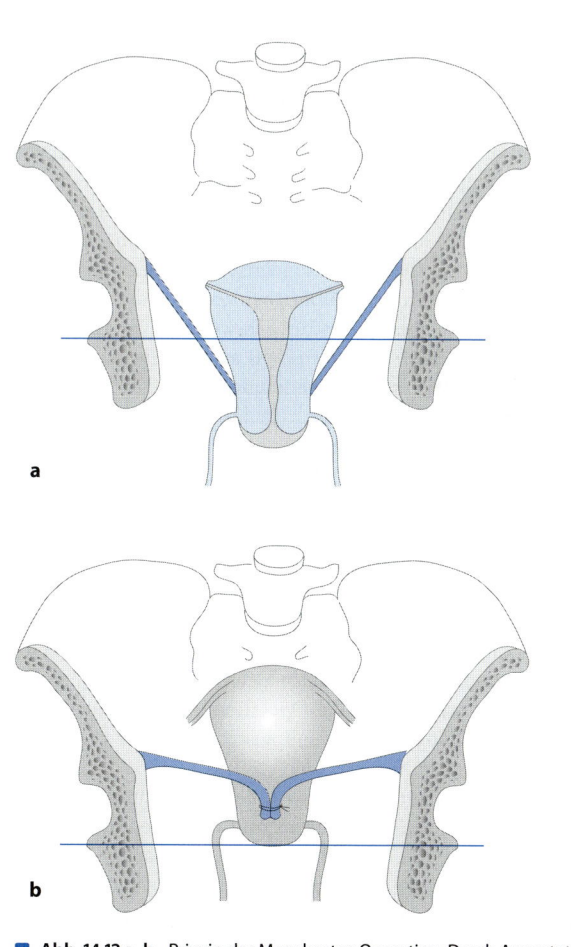

◻ **Abb. 14.12 a, b.** Prinzip der Manchester-Operation: Durch Amputation der Zervix und Fixation der Ligg. cardinalia an der Zervixvorderwand wird diese nach kranial und dorsal verlagert, sodass der Uterus in eine antevertierte Position kommt

Vorteil ist. Wie bei der Manchester-Operation werden dabei die parauterinen Ligg. cardinalia an der Zervixvorderwand vereinigt und fixiert (Hirsch et al. 1995). **Bei abdominalem Vorgehen** kann eine Hysterosakropexie erfolgen. Dieser Eingriff entspricht im Prinzip der Sakrokolpopexie zur Versorgung eines Scheidenprolapses. Die Rückwand der Zervix wird über ein Interponat am Periost des Sakrums fixiert. Zusätzlich werden noch die Sakrouterinligamente gerafft, entsprechend der Antefixationsoperation.

Bei eingeschränkter allgemeiner Operabilität kann unter Verzicht auf die Kohabitationsfähigkeit ein Deszensus mit einer partiellen oder **kompletten Kolpokleisis** (Scheidenverschluss) behandelt werden. Als Alternative dazu wird auch die Fixation des Uterus an der vorderen Bauchwand vorgeschlagen.

Rezidivprophylaxe nach Deszensusoperation. Zur Rezidivprophylaxe ist nach Deszensusoperationen ein **spezifisches Beckenbodentraining** empfehlenswert. Konditionen, welche chronisch die Belastung des Beckenbodens erhöhen, wie Übergewicht, Asthma bronchiale, Obstipation und unphysiologisch schweres Heben und Tragen, sollten beseitigt oder vermieden werden. Auch das Fortführen der präoperativ begonnenen **Östrogentherapie** ist günstig.

14.4.10 Vaginalprolaps nach Hysterektomie

Nach vaginaler oder abdominaler Hysterektomie kann mit einer Häufigkeit von etwa 1 % ein Vaginalprolaps auftreten. Dieser Zustand kann selten als reiner Vaginalprolaps mit gleichmäßigem Deszensus von Vaginalvorder- und -hinterwand vorliegen, dabei findet sich dann die Hysterektomienarbe an der Fornix vaginae in Führung. Beim Mischtyp in Verbindung mit Entero- und Rektozele treten insbesondere Anteile der Vaginalhinterwand vor den Introitus. **Als Ursachen** kommen dieselben Faktoren in Frage, die bereits beschrieben wurden. Vor allem aber geht der Prolaps des Scheidenstumpfs auf eine Insuffizienz der vorhergehenden operativen Behandlung zurück. Da meist ältere Frauen betroffen sind, spielt auch die altersbedingte Gewebeinvolution eine Rolle, welche die Prolapsbildung begünstigt.

Therapie. Die Therapie ist operativ. Da bei Zustand nach Hysterektomie die Strukturen nicht oder nur noch ungenügend zur Verfügung stehen, an welche das Scheidenende normalerweise fixiert wird (Ligg. sacrouterina), müssen Alternativen genutzt werden. Auf vaginalem Wege kann das Scheidenende am rechtsseitigen Lig. sacrospinale angeheftet werden (**Vaginaefixatio sacrospinalis nach Amreich-Richter;** ◘ Abb. 14.13). Beim häufigeren Mischtyp wird die Operation, je nach Bedarf, mit vorderer und hinterer Plastik und Beseitigung einer Douglaso- und Enterozele kombiniert.

Bei abdominalem Zugang wird, nach Eröffnung des Peritoneums, Abdrängen des Rektums und Darstellen des Os sacrum, die Kuppel des Scheidenendes am Lig. flavum der lateralen rechten Seite des Os sacrum, etwa in Höhe von S3, fixiert (Sakrokolpopexie). Auch eine Fixation am Promontorium ist möglich und führt zu einer etwas steileren Lage der Vagina.

Reicht die Scheidenlänge für eine direkte Fixierung am Periost nicht aus, kann ein Interponat, z. B. aus einem Prolenenetz, verwendet werden (◘ Abb. 14.11).

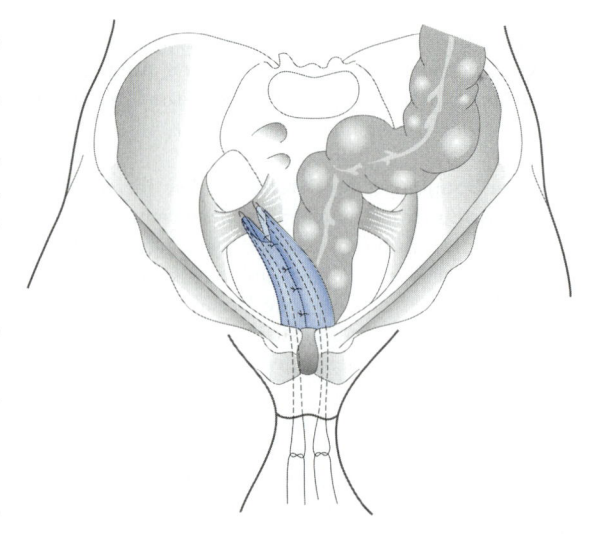

◘ **Abb. 14.13.** Prinzip der sakrospinalen Kolpopexie nach Amreich-Richter: Der Scheidenstumpf wird am Lig. sacrospinale fixiert

Teilweise wird auch vorgeschlagen, das als Interponat verwendete Netz zwischen Rektum und Vagina bis zum Perineum zu führen und Perineum, Vagina und Rektum am Netz und dieses am Sakrum zu fixieren. Hierzu ist ein kombiniert abdominal-vaginaler Eingriff nötig (Cronje 2004). Das Peritoneum muss über dem Band geschlossen werden, damit keine Bruchpforten für den Darm entstehen. Die ebenfalls vorgeschlagene **Fixation des Scheidenendes an der vorderen Bauchdecke** mittels eines extraperitoneal und paravesikal geführten Interponats führt zu einer unphysiologischen Lage der Scheide, erweitert die Bruchpforte zum Douglas-Raum und erhöht damit die Gefahr einer dorsalen Hernie (Douglasozele, Enterozele; Hirsch et al. 1995).

14.4.11 Zelenkorrektur mittels Netzen

Zur Reparatur eines großen, v. a. aber rezidivierenden Prolaps des vorderen oder hinteren Kompartiments werden in den letzten Jahren zunehmend Netze aus biologisch inerten, nichtresorbierbaren Materialien (z. B. Prolene) verwendet. Das Prinzip besteht im Einlegen eines Netzes unter Blase oder Rektum und der spannungsfreien Verankerung an der Beckenwand. Dadurch wird die insuffiziente Beckenbodenfaszie verstärkt. Operationstechnisch wird wie bei der vorderen oder hinteren Koporrhaphie das Vaginalepithel in der Medianlinie eröffnet und nach lateral abpräpariert. Ein zugeschnittenes Netz wird an den 4 Ecken an festen Strukturen des Beckenbodens verankert (Arcus tendineus fasciae pelvis, Ligg. sacrouterina). Die wissenschaftliche Literatur hierzu ist noch relativ spärlich. Die Komplikationen sind nach Art und Häufigkeit vergleichbar mit anderen Deszensusoperationen. Als spezifische Komplikationen werden in bis zu 9 % Erosionen der Vaginalhaut über den Netzen beschrieben. Bei Beobachtungszeiten zwischen 1 und 4 Jahren werden Rezidive in weniger als 10 % der Fälle beobachtet (Dwyer et al. 2004; de Tayrac et al. 2002).

Literatur

Beck L (1995) Kreuzschmerzen aus gynäkologischer Sicht. In: Bender HG (Hrsg) Klinik der Frauenheilkunde und Geburtshilfe, Bd 8: Gutartige gynäkologische Erkrankungen I. München Wien: Urban & Schwarzenberg, S 263–268

Bender HG, Beck L (1990) Senkungszustände des weiblichen Genitals: Ursachen – Symptomatik – Diagnostik. In: Beck L, Bender HH (Hrsg) Klinik der Frauenheilkunde und Geburtshilfe, Bd 9: Gutartige gynäkologische Erkrankungen II. München Wien: Urban & Schwarzenberg, S 35–40

Bender HG, Beck L, Eberhard J (1990) Operative Therapie der Senkungszustände und der Harninkontinenz. In: Beck L, Bender HH (Hrsg) Klinik der Frauenheilkunde und Geburtshilfe, Bd 9: Gutartige gynäkologische Erkrankungen II. München Wien: Urban & Schwarzenberg, S 41–63

Cronje HS (2004) Colpo sacrosuspension for severe genital prolapse. Int J Gynaecol Obstet 85: 30–35

de Tayrac R, Gervaise A, Fernandez H (2002) Cure de cystocèle voie basse par prothèse sous-vésicale libre. J Gynecol Obstet Biol Reprod 31: 597-599

Dwyer PL, O'Reilly BA (2004) Transvaginal repair of anterior and posterior compartment prolapse with Atrium polypropylene mesh. BJOG 111: 831–836

Heit M, Rosenquist C, Culligan P et al. (2003) Predicting treatment choice for patients with pelvic organ prolapse. Gynecol Oncol 101: 1279=1284

Hirsch HA, Käser O, Ikle FA (1995) Atlas der gynäkologischen Operationen. Stuttgart New York: Thieme

Kolle D, Kunczicky V, Uhl-Steidl M, Pontasch H (1998) Sicherheit und Akzeptanz der Selbstapplikation von Würfelpessaren und Urethrarinpessaren. Gynäkol Geburtshilfliche Rundsch 38: 242–246

Labodny J (1991) Vaginale Inkontinenz- und Deszensuschirurgie. Stuttgart: Enke

Richter K (1985) Lageanomalien. In: Kaiser O, Friedberg V, Ober KG, Thomsen K, Zander J (Hrsg) Gynäkologie und Geburtshilfe III/1. Stuttgart New York: Thieme, S 4.1–4.80

Richter K, Heinz F, Terruhn V (1998) Gynäkologische Chirurgie des Beckenbodens. Stuttgart New York: Thieme

Gynäkologische Urologie

E. Petri

15.1 Störungen der Kontinenz – 227
15.1.1 Klassifikation der Kontinenzstörungen – 228
15.1.2 Diagnostik – 228
15.1.3 Stressinkontinenz – 231
15.1.4 Dranginkontinenz (Urge-Inkontinenz) – 237
15.1.5 Reflexinkontinenz, Überlaufinkontinenz, extraurethrale Inkontinenz – 239

15.2 Harnwegsinfektionen in der Gynäkologie – 240
15.2.1 Ätiologie – 240
15.2.2 Diagnostik – 240
15.2.3 Therapie – 241

15.3 Urologische Komplikationen bei gynäkologischen Eingriffen und Nachbestrahlung – 241
15.3.1 Postoperative Harnabflussstörungen – 242

15.4 Palliative Harnableitung – 243

15.5 Erkrankungen der weiblichen Harnröhre – 243

Literatur – 244

Die engen anatomischen und funktionellen Beziehungen zwischen **Harntrakt und Genitalsystem** sind in der **gemeinsamen embryologischen Entwicklung** begründet. Aus der engen Nachbarschaft resultieren pathologisch-anatomische und pathophysiologische Wechselbeziehungen. Entzündliche oder neoplastische, vom Genitale ausgehende Prozesse können auf das harnableitende System übergreifen und umgekehrt.

Die **gynäkologische Urologie** umfasst Diagnostik und Therapie von
- Harnwegsinfektionen,
- Funktionsstörungen des Beckenbodens, der Blasenspeicherung und -entleerung der Frau,
- weiblicher Harninkontinenz sowie
- alters-, hormon- und iatrogen bedingten urogenitalen Gewebe- und Funktionsveränderungen.

Die **Inzidenz** urogynäkologischer Fragestellungen nimmt, bedingt durch Enttabuisierung der weiblichen Harninkontinenz, durch die zunehmende Lebenserwartung und den gesteigerten Anspruch auf Lebensqualität zu. Die differenzierten Möglichkeiten der Diagnostik und die neuen Kenntnisse zum Wirkmechanismus konservativer und operativer Therapien erlauben eine wesentlich effektivere Therapie, als dies noch vor 20 Jahren möglich gewesen wäre.

15.1 Störungen der Kontinenz

Harnblase und Harnröhre stehen in ihrer komplexen Speicher- und Entleerungsphase unter zentraler Kontrolle und stellen eine **neurophysiologische Einheit** dar. Ein synchronisierter Ablauf muss im Säuglingsalter zunächst erlernt werden und kann durch verschiedene physiologische sowie äußere Einflüsse gestört und im Alter durch degenerative Veränderungen wieder »verlernt« werden.

An der **Innervation des unteren Harntrakts** sind das vegetative und das somatische Nervensystem mit einer großen Anzahl von verschiedenen Reflexbahnen über folgende Nerven beteiligt:
- der sympathische N. hypogastricus aus dem thorakolumbalen Grenzstrang (Th10–L2),
- der parasympathische N. pelvicus aus dem sakralen Miktionszentrum (S2–4) sowie
- der somatische N. pudendus aus den motorischen Vorderhörnern (S2–4).

Häufigste Störung dieses komplexen Wechselspiels ist das **Versagen des Verschlussmechanismus**, zumeist bedingt durch eine Sphinkterinkompetenz (Stressinkontinenz).

Phylogenetisch stellt der **Beckenboden** eine Schwachstelle dar, welche schon bei 20-jährigen, ansonsten blasengesunden Frauen unter bestimmten Belastungsbedingungen einen Urinverlust zulässt. Allgemeine Bindegewebsschwäche, Adipositas sowie die chronische Bronchitis (Raucherinnen!) stellen bereits Risikofaktoren dar, welche durch geburtstraumatische Veränderungen und Alterungsprozesse zu einer **Inzidenz der Stressinkontinenz** zwischen 30 % (65 Jahre) und 50 % (80 Jahre) führen können.

> **Definition**
>
> »Harninkontinenz« ist kein selbstständiges Krankheitsbild, sondern Ausdruck einer funktionellen Störung im physiologischen Zusammenspiel von Füllphase (Reservoirfunktion) und Entleerungsphase (normale Miktion) der Harnblase. Das Spektrum der kausalgenetischen Faktoren ist groß und reicht von der einfachen Sphinkterinsuffizienz auf dem Boden eines Tonusverlusts der Beckenbodenmuskulatur über neurogene Schädigungen (Detrusor-Sphinkter-Dyskoordination, hypotone Urethra, Denervierung des Beckenbodens) bis hin zu einer Vielzahl von psychosomatischen Fehlregulationen. Die Ätiologie kann
> - kongenital,
> - traumatisch,

- entzündlich,
- neoplastisch,
- degenerativ oder
- psychosomatisch

sein.

15.1.1 Klassifikation der Kontinenzstörungen

Es gibt die Möglichkeit der einfachen und klinisch praktikablen Unterteilungen, z. B. in eine **aktive Inkontinenz** (ungehemmte Kontraktionen der Blasenmuskulatur) und eine **passive Inkontinenz** (Versagen des Verschlussmechanismus).

> **Klassifikation der International Continence Society (ICS)**
> - **Stressinkontinenz**: unfreiwilliger Urinverlust unter körperlicher Belastung, wenn der Blasendruck ohne Detrusorkontraktion den Urethradruck übersteigt (besser wohl als Sphinkterinkompetenz bezeichnet).
> - **Dranginkontinenz**: Harnverlust bei nicht unterdrückbarem Harndrang
>   - **motorisch**: unkontrollierbare Detrusorkontraktionen,
>   - **sensorisch**: ohne Detrusorkontraktionen, verfrühter Harndrang, kleine Blasenkapazität.
> - **Reflexinkontinenz**: Harnverlust infolge anomaler spinaler Reflexaktivität (»neurogene Blase«, z. B. durch angeborene Fehlbildungen, Myelomeningozele, Bandscheibenprolaps, Querschnittsläsion).
> - **Überlaufinkontinenz**: Harnverlust, bei dem der Blasendruck den Harnröhrenverschlussdruck bei Blasenwandüberdehnung ohne Detrusorkontraktionen übersteigt (keine eigentliche Inkontinenz, sondern infravesikale Obstruktion – z. B. beim Prostataadenom des Mannes im urologischen Bereich).
> - **extraurethrale Inkontinenz**: Urinabgang durch einen Bypass des intakten Sphinktermechanismus (z. B. durch angeborene Fehlbildungen, wie Ureterektopien, oder alle Fisteln).
>
> Relativ häufig sind Mischformen, v. a. von Stress- und Dranginkontinenz, aber auch neurogene Störungen (z. B. partielle Denervierung des Beckenbodens, larvierte »neurogene Blase«, stoffwechselbedingte Polyneuropathien, z. B. bei Diabetes mellitus) können das klinische Bild komplizieren.

Vor allem **geburtsbedingt** kommt es häufig zu begleitenden Funktionsstörungen des analen Kontinenzmechanismus, auf diese wird bei der Pathophysiologie der Stressinkontinenz nochmals hingewiesen, ihre detaillierte Darstellung würde jedoch den Rahmen dieses Kapitels sprengen.

Unwillkürlicher Urinabgang und Senkungszustände treten häufig gemeinsam auf, ohne sich jedoch gegenseitig zu bedingen. Beide Zustände beziehen ihren Krankheitswert ausschließlich aus den durch sie verursachten Beschwerden (z. B. Wundsein bei Harninkontinenz, Ulkusbildung bzw. Kohabitationsbeschwerden durch Deszensus) und/oder durch soziale Beeinträchtigung. Leitlinie jeder weiteren Diagnostik und Therapie ist deshalb der individuelle Leidensdruck.

15.1.2 Diagnostik

15.1.2.1 Anamnese

Symptome im Bereich der Organe des kleinen Beckens werden einer **Tabuzone** zugeordnet, über die je nach Erziehung und Bildungsstand überhaupt nicht oder nur widerwillig gesprochen wird. Um Angaben über die Zahl der benötigten Vorlagen oder über die Häufigkeit des Wäschewechsels zu bekommen, ist bisweilen einige gesprächstechnische Geschicklichkeit erforderlich. Wichtig ist in diesem Zusammenhang auch die Frage, ob die Patientin den Besuch öffentlicher Einrichtungen vom Vorhandensein leicht erreichbarer Toiletten abhängig macht. Es gilt, während des Gesprächs eine vertrauensvolle Atmosphäre zu schaffen, die das Thema enttabuisiert und offene, ehrliche Angaben ermöglicht.

Während junge gesunde Frauen nur unter extremen physischen und psychischen Belastungen kleine Mengen Urin verlieren können, **steigt die Inzidenz mit jeder Lebensdekade** an, wobei Frauen ab 45 Jahren in bis zu 50 % gelegentlich und in 10 % bereits täglich und schwerwiegend inkontinent sind. Im Senium steigt die Häufigkeit durch zunehmende Bindegewebserschlaffung, Hormonmangel und degenerative zentralnervöse Störungen bis hin zum **völligen Verlust der zentralen Kontrolle der Miktion** mit Totalinkontinenz weiter an.

> Eine subtile Anamnese unter Berücksichtigung der Infektions- und Sexualanamnese sowie Erfassung bisheriger und aktueller Therapien ist Voraussetzung jeder weiteren Abklärung.

Bei der Häufigkeit der Symptome »Urinabgang« und »Deszensus« muss sich die Diagnostik am Leidensdruck der Patientin und ihrer Bereitschaft orientieren, eine bestimmte Therapie durchführen zu lassen. Der **Krankheitswert** wird subjektiv sehr verschieden eingeschätzt: Eine Patientin wird beispielsweise klaglos den Wechsel von 2–3 Vorlagen pro Tag tolerieren und käme nie auf die Idee, sich deshalb einer eingreifenden Therapie zu unterziehen, eine andere benötigt beim Joggen eine kleine Slipeinlage und fühlt sich wesentlich in ihrer Lebensqualität beeinträchtigt.

Inkontinenz bei der Kohabitation oder zunehmendes Wundsein bis zur Ulkusbildung können als Begleitsymptom eine **psychosoziale Isolation** herbeiführen, die auch die **Partnerschaft** unter große Belastungen stellt.

Anamnestische Angaben bei Harnblasenerkrankungen sind häufig **unspezifisch**, Symptome wie Pollakisurie, imperativer Harndrang und Dysurie treten sowohl beim akuten Harnwegsinfekt als auch beim Urethralsyndrom mit sterilen Harnwegen auf, sie können aber auch das Beschwerdebild einer Dranginkontinenz mit ungehemmten Detrusorkontraktionen beschreiben. Die Verwendung von Fragebögen kann allenfalls eine Orientierung geben und der Bewusstmachung des Problems dienen (Fitzgerald et al. 2002). Kontrollierte Studien haben gezeigt, dass die empfohlenen Scores eine Fehlerquote von 20–30 % beinhalten.

Tabelle 15.1. Pharmaka, die eine Harninkontinenz provozieren oder verschlechtern

Substanz	Wirkungsmechanismus	Typ der Inkontinenz
α-Rezeptorenblocker Phenoxybenzamin Prazosin Labetalol Doxazocin	Relaxation des Sphinkters	Stressinkontinenz
Blasensedativa Anticholinergika Anti-Parkinson-Medikamente Trizyklische Antidepressiva	Provokation inkompletter Blasenentleerung	Überlaufinkontinenz
Blasenstimulanzien Cholinergika Koffein	Erhöhte Erregbarkeit des Detrusors	Dranginkontinenz
Sedativa Antihistaminika Antidepressiva Antipsychotische Substanzen Tranquilizer Hypnotika	Reduktion der Sensibilität Gestörtes Blasenfüllungsgefühl	Dranginkontinenz/Überlaufinkontinenz
Verschiedene Alkohol, Drogen (Halluzinogene) Schleifendiuretika Lithium	Reduktion der zentralen Inhibition Erhöhung der Blasenfüllungsrate Polydipsie	Dranginkontinenz/Enuresis Dranginkontinenz Dranginkontinenz

> Wenige gezielte Fragen sind entscheidend für die erforderliche weitere Diagnostik. Eine Patientin ohne jegliche Nykturie, die voll durchschlafen kann, hat keine neurogene Reflexblase oder ausgeprägte motorische Dranginkontinenz. Andererseits sollte eine regelmäßige 2- bis 3-malige Nykturie bei einer prämenopausalen Frau weitere diagnostische Schritte zum Ausschluss einer neurologischen Störung induzieren. Diabetes mellitus, Schilddrüsenerkrankungen, Herzinsuffizienz und eine Reihe von psychiatrischen und psychosomatischen Krankheitsbildern können Blasenentleerungsstörungen nach sich ziehen, wobei hier v. a. auf eine sorgfältige Medikamentenanamnese zu achten ist. α-Adrenergika, Psychopharmaka und besonders verschiedene Suchtmittel können Auslöser einer urologischen Symptomatik sein (◘ Tabelle 15.1).

Bei Pollakisurie und Drangsymptomatik sollte frühzeitig ein **Miktionstagebuch** über 3–4 Tage geführt werden, in dem Zeitpunkt und Menge der spontanen Miktionen eingetragen werden. Auch hier lässt sich eine grobe Differenzierung von Verhaltensfehlern und möglicher neurologischer Blasenentleerungsstörungen treffen. Bei konservativer Therapie dient dieses Miktionsprotokoll gleichzeitig der Verlaufskontrolle, der Dosisfindung sowie einem kontinuierlichen Blasentraining mit willkürlicher Verlängerung von Miktionsintervallen und Vergrößerung der Kapazität.

Cave

Eine kontinuierliche Registrierung der Miktion über Wochen und Monate führt jedoch sehr leicht zur Neurotisierung der Patientin und ergibt keinen zusätzlichen Informationswert.

15.1.2.2 Klinische Untersuchung

Die gynäkologische Untersuchung berücksichtigt **pathologische Veränderungen der Beckenbodenanatomie** in Ruhe, beim Husten, Pressen sowie beim Kneifen und soll Atrophie- und Infektzeichen aufdecken. In diesem Rahmen können **klinische Provokationstests**, wie Husten- und Pressenlassen bei gefüllter Blase im Liegen oder im Stehen, durchgeführt werden Bei schwerem Deszensus oder Prolaps muss diese Prüfung nach Reposition des Genitale wiederholt werden, um eine larvierte Harninkontinenz zu erkennen. Die **Palpation** der **Beckenbodenmuskulatur und die Kontraktilität** z. B. des M. levator ani sollte mit der **Prüfung des Analsphinkters** und des **Bulbocavernosusreflexes bei rektovaginaler Untersuchung** ebenso Teil der ersten klinischen Untersuchung sein wie die **Prüfung der Sensibilität** in der Anogenitalregion. Die sorgfältige Untersuchung auf zentrale oder paravaginale Fasziendefekte dient bereits der **Therapieplanung**.

Zum Ausschluss eines »Quetschhahnmechanismus« kann die Einlage eines weichen Schalenpessars dienen, wobei es hierbei durch die Reposition der Blasenhalsregion und Streckung der abgeknickten Harnröhre zu Inkontinenzzeichen kommen kann. Auch bei mehrfachen Rezidiven und narbigen Scheidenverhältnissen dient die präoperative Einlage des Pessars (unter zusätzlicher lokaler Applikation von Östrogenen) nicht nur der Mobilisation und Dehnung von Narben, sondern auch als klinischer Test zur Beantwortung der Frage, ob eine kranioventrale Verlagerung der Blasenhalsregion zu einer Verbesserung der Inkontinenzsymptomatik führt.

Die immer wieder empfohlene **Bonney-, Marshal- oder Mayo-Probe** kann nur Auskunft darüber geben, wie mobil die vordere Vaginalwand ist und ob sie z. B. für eine Kolposuspension ohne Vorbehandlung geeignet ist. Als Test für die Differenzialdiagnose der Harninkontinenz bzw. Abklärung des Kontinenzmechanismus ist sie ungeeignet, da sie immer zu einer Kompression der Urethra führt. Bei dieser Untersuchung wird die Blasenwand in der Gegend des Trigonums mit Hilfe einer in die Scheide eingeführten Klemme angehoben. Eine Inkontinenz bei Zug und eine Kontinenz bei Elevation deuten auf einen insuffizienten Blasenschluss mit Harninkontinenz hin.

Auch der in den angloamerikanischen Ländern beliebte **Q-Tip-Test** zur Prüfung der Mobilität der Urethra als Basisdiagnostik kann nur mit großen Einschränkungen empfohlen werden. Als Ersatz für das Urethrozystogramm ist er zu unspezifisch.

Die wenig befriedigende Aussagekraft des einfachen klinischen Stresstests hat zur Beschreibung des **Vorlage-Wiege-Tests (»Pad-weigh-test«)** durch die International Continence Society geführt. Unter standardisierten Bedingungen wird mit vorgeschriebenen Belastungstests unter Wiegen von Vorlagen das objektiv verlorene Urinvolumen entweder in einer Untersuchungszeit von 1 h oder bei einem Langzeittest (24 h) bestimmt. Unter Berücksichtigung von zusätzlich aufgefangenem Schweiß oder Fluor gilt eine Gewichtszunahme von mehr als 1 g pro Stunde als Urinverlust. In der Praxis oder auch im klinischen Alltag hat der Test keine weite Verbreitung gefunden, nachdem er den subjektiven Leidensdruck nicht widerspiegeln kann, sondern allenfalls im Rahmen einer wissenschaftlichen Objektivierung hilfreich ist.

Eine *orientierende Harnuntersuchung,* bei auffälligem Befund eine Urinkultur, ggf. Chlamydiennachweis und spezielle Untersuchungen auf Anaerobier sind vor weiterer intensiver Diagnostik obligat.

Nach mehreren Dekaden radiologischer Dominanz auf dem Gebiet der bildgebenden Darstellung des unteren Harntrakts durch Zystogramme in Ruhe und Belastung unter Verwendung von Kettchen und Dochten sowie kombinierter Viszerographie mit Darstellung der Rektumampulle und der Scheide werden diese morphologischen Untersuchungen zunehmend durch die **Sonographie** ersetzt. Prinzipiell unterscheidet man 2 verschiedene Untersuchungsmethoden:
- **endosonographische Applikation**: Vaginal-/Rektalsonographie;
- **externe Applikation**: Perineal-/Introitus-/Abdominalsonographie.

Die Arbeitsgemeinschaft Urogynäkologie hat **Empfehlungen zur Sonographie des unteren Harntrakts** im Rahmen der urogynäkologischen Funktionsdiagnostik erarbeitet (Schär et al. 2004). Der Ermittlung von Winkeln und Distanzen kommt eine nur untergeordnete Rolle zu, wesentlich ist die Erfassung der gestörten Topographie in Ruhe und Belastung, die gleichzeitig Hinweise zum therapeutischen Vorgehen gibt.

15.1.2.3 Urodynamische Diagnostik

Die apparative Diagnostik dient der **Objektivierung**
- der vesikalen Reservoirfunktion,
- der urethralen Verschlussfunktion,
- der Miktion,
- der Morphologie,
- der urethrovesikalen Funktionseinheit und
- deren Störungen.

Die Untersuchung muss nach anerkannten **Normen** und mit einer **standardisierten Technik** durchgeführt werden. Der Befundbericht muss alle relevanten Messdaten enthalten, die Ergebnisse werten und zu einer Diagnose und Therapieempfehlung kommen.

> **Konstellationen, bei denen eine Funktionsprüfung der unteren Harnwege erfolgen sollte**
> - Diskrepanz zwischen subjektiven Beschwerden und klinischem Bild;
> - bei Rezidiven;
> - vor geplanter operativer Therapie (nicht zuletzt aus forensischen Gründen).
>
> Es gibt Befundkonstellationen, bei denen sich die urodynamische Untersuchung erübrigt. Nicht immer ergeben urodynamische Messungen eindeutig interpretierbare Befunde.

Die **Zystometrie** dient der Beurteilung der Speicherfunktion der Blase sowie der Erkennung von sensorischen und motorischen Störungen. Folgende zystometrische Parameter sind zu beschreiben:
- Sensibilität,
- Kapazität,
- Compliance und
- Kontraktilität.

Ziel der Zystometrie ist die Erkennung von neurologischen Funktionsstörungen, sensorischen und motorischen Dranginkontinenzen sowie deren Abgrenzung von der Stressinkontinenz. Bei normaler Sensibilität, ausreichend hoher Kapazität und fehlenden Zeichen ungehemmter Detrusorkontraktionen ist eine neurologische Schädigung der Blase weitgehend auszuschließen.

Die Beschränkung auf die Zystometrie im Rahmen der Stressinkontinenzabklärung, wie sie in der Urologie aufgrund methodischer Bedenken in einigen Kliniken erfolgt, erlaubt lediglich eine Ausschlussdiagnostik, jedoch keinen objektiven Beweis und keine Klassifikation der Sphinkterinkompetenz. Deshalb ist immer die **Kombination mit einer Urethraldruckprofilmessung** in Ruhe und Belastung zu empfehlen. Unter Verwendung der Mikrotip-Transducer ist eine Abgrenzung der hyporeaktiven (schlechte Drucktransmission) von der hypokontraktilen (hypotonen) Urethra möglich, welches wesentliche Hinweise für die Auswahl des Therapieverfahrens und v. a. für die Prognose gibt.

Die **Uroflowmetrie** gibt Hinweise auf eine gestörte Blasenentleerung und kann bei der Frau zur Objektivierung von Miktionsstörungen nach Radikaloperationen, Strahlentherapie oder nach komplexen Rekonstruktionen bei anatomischen oder funktionellen infravesikalen Obstruktionen im Bereich des Beckenbodens eingesetzt werden. Weitere Untersuchungen wie Druckflussmessungen, Beckenbodenelektromyographie und Kombinationen mit der Videographie sind nur bei komplexen Fragestellungen in einem spezialisierten Zentrum sinnvoll.

Die **Urethrozystoskopie** dient der Erkennung und dem Ausschluss von Erkrankungen der Blase und der Harnröhre (Entzündungen, Tumoren, Steine, Divertikel) und anderen Begleitpathologika (Anomalien, Obstruktionen, Trabekulierungen). Trotz verfeinerter bildgebender Methoden sollte sie integraler Bestandteil der Ausbildung bleiben, da sie nicht nur im Rahmen des Stagings gynäkologischer Tumoren, sondern bei allen komplexen Blasenentleerungsstörungen und in der Differenzialdiagnostik zu urologischen Erkrankungen nicht zu ersetzen ist.

15.1.3 Stressinkontinenz

15.1.3.1 Pathophysiologie

> **Definition**
>
> Erhöhungen des intravesikalen Druckes (z. B. durch Husten, Lachen, Niesen, Bauchpresse) verursachen auf dem Boden einer Insuffizienz des Verschlussmechanismus einen passiven, unwillkürlichen Urinverlust (Sphinkterinkompetenz). Der klinische Schweregrad wird nach Ingelman-Sandberg eingeteilt in:
> ▼

- Grad I: Harnverlust beim Husten, Pressen, Niesen, schwerem Heben;
- Grad II: Harnverlust beim Gehen, Bewegen, Aufstehen;
- Grad III: Harnverlust in Ruhe ohne Belastung (nicht jedoch im Liegen)

Bei intraabdominaler Druckerhöhung übersteigt der Blaseninnendruck den Harnröhrenverschlussdruck in Ruhe meist beträchtlich, da diese intraabdominale Druckerhöhung simultan auch auf die proximale Urethra übertragen wird und diese somit komprimiert wird. Es kommt dennoch nicht zum Urinverlust. Neben dieser passiven Druckübertragung erfolgt unter Stressbedingungen eine **aktive Kontraktion** der **quergestreiften Sphinkter- und Beckenbodenmuskulatur** mit daraus resultierender Anhebung und partieller Kompression der Urethra (Abb. 15.1).

> **Folgende Parameter beeinflussen den Ruheverschlussdruck der Harnröhre**
> - Tonus der glatten Muskulatur,
> - Tonus der quergestreiften Muskulatur,
> - Füllung der periurethralen Gefäßplexus, die die Urethra wie eine Blutdruckmanschette umgeben,
> - Elastizität der Gewebe (Kollagengehalt) sowie
> ▼

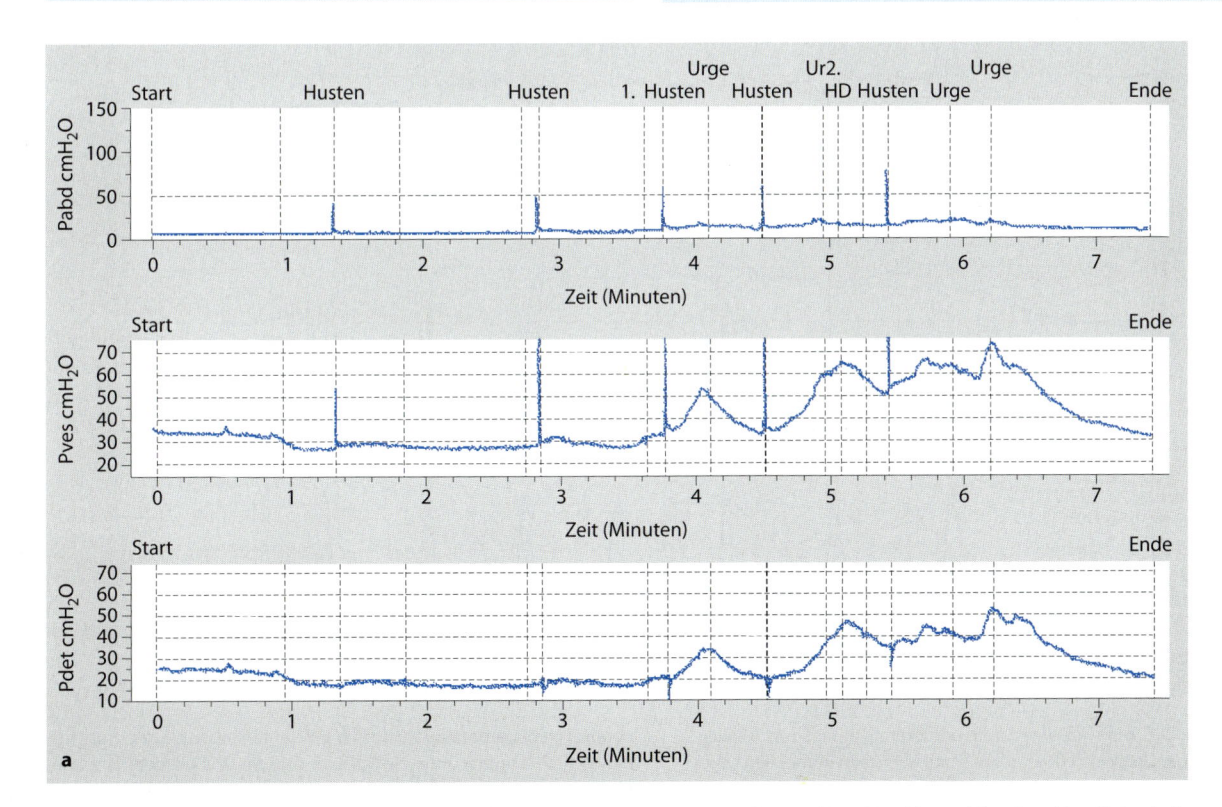

Abb. 15.1. a Beim kontinuierlichen Auffüllen der Harnblase kommt es unter regelmäßigen Provokationen (hier Hustenstöße) zu zunehmenden ungehemmten Detrusorkontraktionen – zu erkennen an den Druckanstiegen in der Harnblase (*Pves*) bei stabilem Druck im Abdominalraum (*Pabd*).

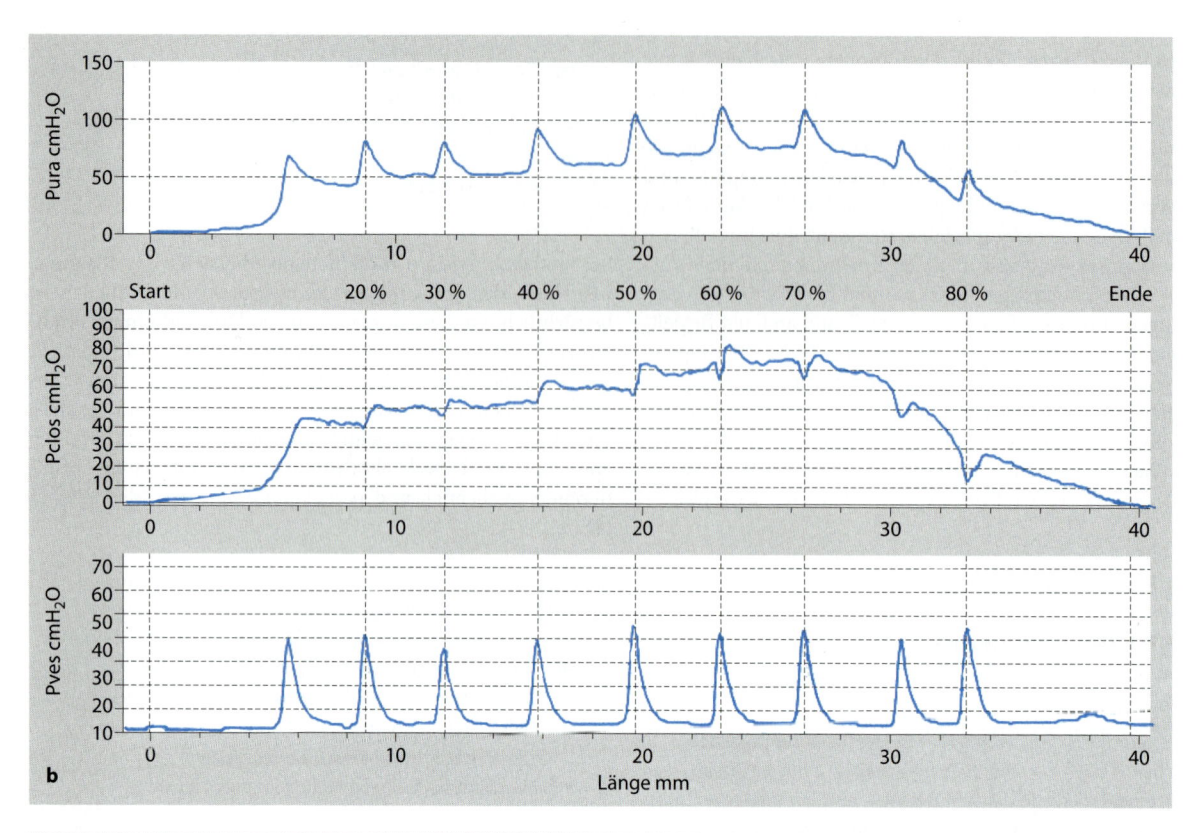

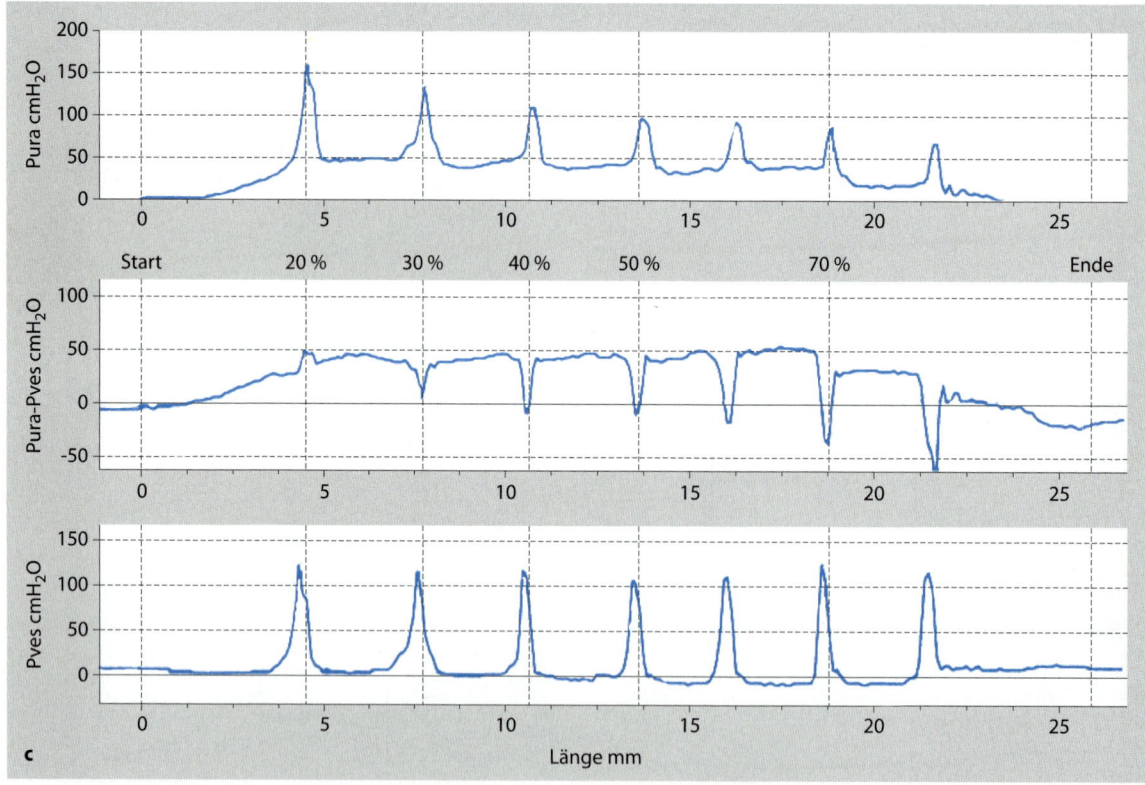

Abb. 15.1. b Unauffälliges Urethradruckprofil unter Stress (Hustenstöße): der Druck in der Harnröhre (*Pura*) übersteigt immer den Druck in der Harnblase (*Pves*), d. h. sorgt für einen Verschluss der ableitenden Harnwege. **c** Urethrastressprofil bei Harninkontinenz (Sphinkterinkompetenz): im Gegensatz zur Kurve in **b** sinkt unter Belastung der Druck in der Harnröhre immer unter die Nulllinie, d. h. der Druck in der Harnblase übersteigt den Verschlussdruck und resultiert in einer Inkontinenz

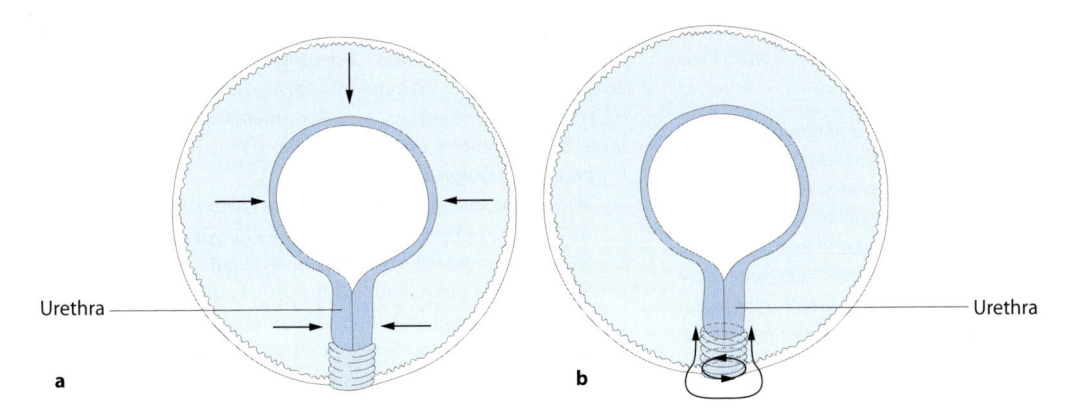

Abb. 15.2 a, b. Passive Komponente des Kontinenzmechanismus: bei intakter Topographie und Druckanstieg im Abdomen simultane Drucktransmission auf Blase und proximale Urethra (**a**). Aktive Komponente des Kontinenzmechanismus: bei kontraktiler und intakter Beckenbodenmuskulatur nach Reizung bzw. Auslenkung (z. B. Husten, Pressen) Kontraktion und damit Kompression der Urethra (**b**)

- Östrogeneinfluss (»Versiegelungseffekt« durch Haften der durch Östrogen hoch aufgebauten Harnröhrenwände).

Alle Komponenten unterliegen Alterungsprozessen, v. a. dem postmenopausalen Östrogenmangel.

Untersuchungen der letzten Jahre haben die **Bedeutung geburtstraumatischer Veränderungen** aufgezeigt, wobei nicht nur passive Überdehnungen bis Zerreißungen, sondern auch partielle Denervierungen durch direkte Rhexis oder Demyelinisierung eine Erklärung für die z. T. enttäuschenden Therapieergebnisse geben. Wesentlicher **Risikofaktor** ist dabei die Spontangeburt mit einem kritischen Geburtsgewicht von > 3500 g.

Neben Geburten führen andere **chronische Überlastungen der Beckenbodenmuskulatur** (u. a. schwere körperliche Arbeit, Adipositas, chronische Bronchitis bei Nikotinabusus) neben **konstitutionellen Faktoren** (typische Konstellation: Varikosis, Hernien, Senkfüße) zu einem Auseinanderweichen der Levatorschenkel und Ausbildung einer »Beckenbodenhernie« (Jiang et al. 2004). Unter Belastungsbedingungen gleiten dann Blase und proximale Urethra aus dem »abdominopelvinen« Gleichgewicht, sodass die physiologischen Kontinenzmechanismen versagen (Abb. 15.2 u. 15.3).

15.1.3.2 Therapie

Aus den Ausführungen zur komplexen Pathophysiologie der Sphinkterinkompetenz wird deutlich, dass weder bei der konservativen noch bei der operativen Behandlung eine zu favorisierende, allen anderen überlegene Methode existiert und andererseits die fast missionarische Propagierung oder Verdammung einzelner Prinzipien keine Basis hat. Grundsätzlich wäre immer eine **Funktionsprüfung mit urodynamischer Messung von Blasen- und Harnröhrendruckverhalten** bei Blasenfüllung in Ruhe und unter Belastung wünschenswert (Urethrozystotonometrie) sowie eine sonographische Darstellung der morphologischen Situation mittels Perineal- oder Introitussonographie. Bei leichten Formen und zunächst geplanter konservativer Therapie erscheint sie jedoch nicht zuletzt wegen des hohen Aufwands entbehrlich.

> Eine weiterführende Diagnostik muss jedoch spätestens bei Diskrepanz zwischen subjektiven Beschwerden und klinischem Befund, bei Rezidiven sowie vor geplanter operativer Therapie durchgeführt werden. Sie erlaubt die Klassifikation in eine hyporeaktive (Beckenbodeninsuffizienz) und eine hypokontraktile (neurogene) Form der Inkontinenz und schließt eine Blasenfunktionsstörung (ungehemmte Detrusorkontraktionen, »neurogene Blase«) aus.

Die **Entscheidung zur Therapie** wird nach entsprechender Beratung ausschließlich durch den Leidensdruck und die persönliche Akzeptanz der Patientin bestimmt. Grundsätzlich sollte immer ein konservativer Therapieversuch empfohlen werden – sei es zur Verbesserung der lokalen Gewebeverhältnisse (z. B. Östrogenapplikation, Pessartherapie), zum Erlernen von Kompensationsmechanismen bei leichten Formen und noch jungen Frauen mit noch nicht abgeschlossener Familienplanung

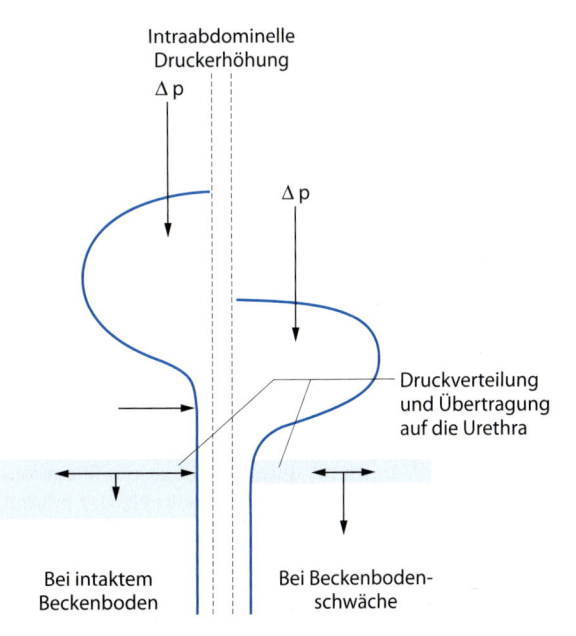

Abb. 15.3. Veränderungen der Drucktransmission bei intaktem und insuffizientem Beckenboden

oder im Zuge der Verbesserung der Motivation zur operativen Rekonstruktion nach monatelanger frustraner konservativer Therapie.

> Trotz Propagierung durch die Laienpresse und durch einzelne Untersucher sollte die Möglichkeit der konservativen Therapie nicht überschätzt werden. Weder wird eine Stressinkontinenz Grad III durch eine Physiotherapie oder Elektrostimulation geheilt, noch können Beckenbodentraining und Pessare einen Totalprolaps beseitigen. Für die Mehrzahl der v. a. älteren Frauen sind die neuen vaginalen und intraurethralen Hilfsmittel nicht akzeptabel, bei Berufstätigen scheitert das konsequente Beckenbodentraining oft an vermeintlichen oder echten Zeit- und Organisationsproblemen.

Die Langzeitwirkung der **Physiotherapie** und der chronischen **Elektrostimulation** erklärt sich als passiver Trainingseffekt mit der Entwicklung einer Muskelhypertrophie und reduzierten Ermüdbarkeit durch Enzyminduktion zur verstärkten Utilisation glykolytischer Energiegewinnung, was sich histochemisch nachweisen lässt.

Die theoretisch sinnvolle **Gabe von α-Adrenergika** ist als Dauertherapie wegen ihrer **erheblichen Nebenwirkungen** (Blutdruckanstieg, Tachykardie, pektanginöse Beschwerden und Kopfschmerz) wenig geeignet. Bei peri- und postmenopausalen Frauen ist eine **lokale oder systemische Östrogengabe** immer sinnvoll. Hormone haben vielfältige Angriffspunkte am unteren Harntrakt und Genitale:

- Steigerung der Proliferation und Maturation von Vaginalepithel und Urothel;
- Steigerung der Füllung der periurethralen Venenplexus;
- Steigerung des Kollagengehalts und damit der Elastizität;
- α-adrenerge Wirkung an der glatten Muskulatur;
- Normalisierung des Scheidenmilieus und damit Reduzierung des Harnwegsinfektrisikos.

Viel Hoffnung auf eine effektive **medikamentöse Therapie** liegt in dem seit August 2004 in Deutschland für mittelschwere bis schwere Belastungsinkontinenz zugelassenen Medikament Duloxetin, einem Serotonin-Noradrenalin-Wiederaufnahmehemmer (Dmochowski et al. 2004; Bump et al. 2003).

Pessare haben in den letzten Jahren durch neue und lokal besser verträgliche Materialien in Form der klassischen vaginalen Sieb-, Schalen- und Ringpessare eine Renaissance erlebt und sind bei nicht operationswilligen bzw. -fähigen Patientinnen bei korrekter Auswahl von Größe und Form in bis zu 80 % erfolgreich einzusetzen. Nach Voroperationen dienen sie unter reichlicher lokaler Applikation von Östrogenen der lokalen Narbenaufweichung und Mobilisation der Scheide vor einer neuerlichen Rekonstruktion. Das **Würfelpessar** dient der Behandlung des Prolaps, nicht der Harninkontinenz.

Einfache vaginale **Tampons** (+ Östrogen) sowie obstruierende oder trainierende vaginale Fremdkörper (Pro-Dry, Femcon, Fembowls) sind obstruierend, durch Induktion von Reflexkontraktionen oder durch direkten Kontraktionsreiz des muskulären Hohlorgans Scheide wirksam, wesentlicher limitierender Faktor ist v. a. bei älteren Patientinnen die Compliance.

Die **operative Therapie** hat sich in den letzten Jahren durch erste systematische, objektive Nachuntersuchungen erheblich gewandelt. Der Stellenwert eines Verfahrens wird bestimmt durch eine möglichst langfristige Gewährleistung von Kontinenz (die früher üblichen Drei- oder Sechsmonatsuntersuchungen sind irrelevant) bei möglichst geringer Quote an beeinträchtigenden Nebenwirkungen wie Drangsymptomen, obstruktiven Miktionsbeschwerden oder Kohabitationsproblemen. Es gibt heute 3 zumindest in ihrer Konzeption anerkannte **operative Strategien**:

- Reposition der proximalen Urethra (Blasenhalsregion) in das »abdominopelvine« Gleichgewicht mit dem Ziel der Verbesserung der Drucktransmission auf die Urethra unter Belastungsbedingungen (Kolposuspension und traditionelle Schlingenplastiken; Bombieri et al. 2003);
- Wiederherstellung der pubourethralen Verankerung der Urethra an der Symphyse im Bereich des mittleren und distalen Urethradrittels (TVT);
- Verbesserung der Koaptation (Versiegelungskraft) der Urethra und des Urothels durch intra- oder periurethrale Injektion von Kollagen, Kunststoffmaterialien oder kleinen, abwerfbaren Ballons.

Prospektiv randomisierte Studien und Metaanalysen haben gezeigt, dass die **vaginalen Korrekturen** (vordere Plastik, Pubokokzygeusplastik, ventrale Levatorplastik mit Kurzarmschlinge usw.) zwar in vielen Kliniken noch immer als Primärverfahren geübt werden, bei Langzeitnachuntersuchungen mit etwa 50 % Rezidiven aber ebenso schlecht abschneiden wie die v. a. in der Urologie in vielen Variationen beliebten **Nadelsuspensionen** (Stamey, Pereyra, Raz, Gittes, Eickenberg, Vesica usw.). Auch diese Methoden werden im internationalen Konsens nicht mehr als Routine- oder gar Standardverfahren empfohlen.

> **Empfehlung**
>
> Als »golden standard« gilt immer noch die Kolposuspension, die sich aus der Operation nach Marshall-Marchetti-Krantz entwickelt und nach der Erstbeschreibung durch Burch vielfältige Modifikationen erfahren hat. Ziel ist es, durch Fassen der Vaginalfaszie bzw. Vaginalwand und Fixation der Nähte am Cooper-Ligament (Lig. ileopectineum) über die Anhebung der vorderen Vaginalwand die Urethra und die funktionell so wichtige Blasenhalsregion in eine kranioventrale Richtung, also zurück in das »abdominopelvine Gleichgewicht« zu verlagern und damit die Drucktransmission auf die proximale Urethra unter Belastungsbedingungen zu verbessern (◘ Abb. 15.4).

Bei Primäreingriffen lassen sich mit korrekter Technik Langzeiterfolge (Daten mit bis zu 24 Jahren Nachbeobachtungszeit liegen vor) in 80–90 % der Fälle erzielen. Etwa 20 % geringer sind die Chancen **nach Voroperationen**, was die Notwendigkeit der korrekten Auswahl der besten Methode schon beim Ersteingriff unterstreicht. Die retziuskopische oder laparoskopische Variante der Kolposuspension konnte nicht die Erfolgsrate der offenen Technik erreichen und ist zudem durch relativ hohe Kosten belastet.

Einen anderen pathophysiologischen Grundgedanken hat die lose Einlage eines Nylonnetzbandes um den mittleren Harnröhrenanteil (**TVT** = »tension free vaginal tape«; ◘ Abb. 15.5). Dabei soll versucht werden, die fehlende Verankerung der Ligg. pubourethralia durch entsprechende Narbenbildung zu ersetzen. Der Vorteil dieser Methode liegt in der Möglichkeit

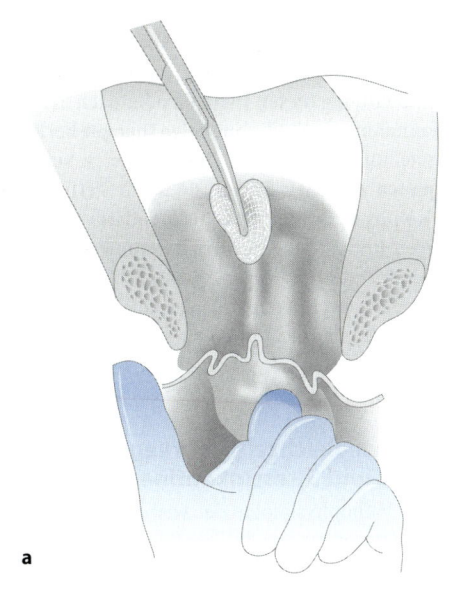

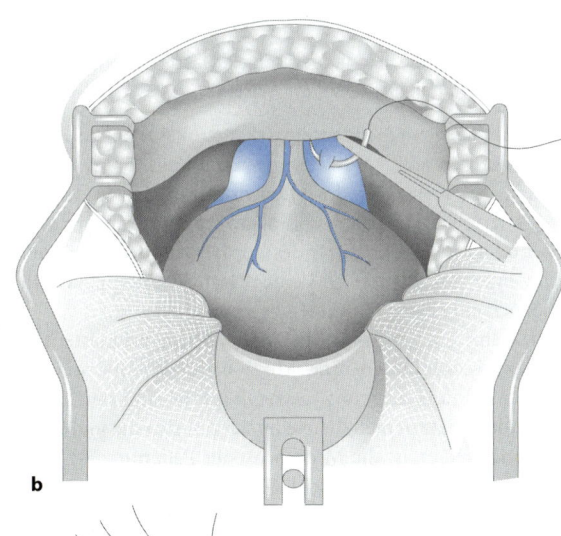

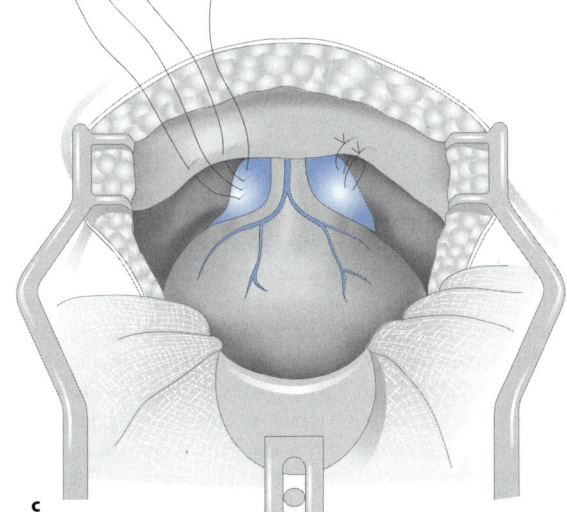

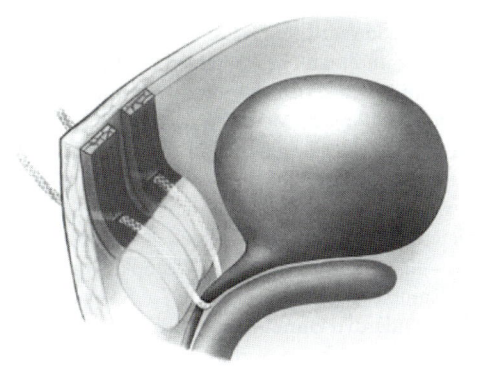

Abb. 15.5. Spannungsfreie Schlinge um die mittlere Urethra (TVT)

der Einlage in Lokalanästhesie bei deutlich verkürzter Liegezeit im Krankenhaus. Zwischenzeitlich liegen die ersten Fünfjahresergebnisse vor, welche bei Heilungs- und Besserungsraten um 90 % die Konkurrenzfähigkeit zur Kolposuspension dokumentieren. Das größte Operationsrisiko bei diesem Verfahren ist die Blasenläsion, die jedoch einfach zu erkennen und zu beheben ist (Wang 2004).

Erste Studienergebnisse zeigen, dass die Einlage von spannungsfreien Vaginalschlingen (z. B TVT) und die modifizierte Kolposuspension vergleichbare Behandlungserfolge haben (Valpas et al. 2003; Ward et al. 2002). Der große Erfolg der TVT-Operation hat zur Entwicklung einer Vielzahl von Nachahmerprodukten geführt, für die leider keinerlei prospektive Vergleichsstudien vorliegen. Im Sinne einer evidenzbasierten Medizin sind jedoch außerhalb von Studien harte Daten zu fordern, welche weder für die verschiedenen Modifikationen der retropubischen Schlingen noch für den neuen transobturatorischen Zugang von außen nach innen (TOT) oder von innen nach außen (TVT-O) vorliegen.

Es erscheint bei einem breiten paravaginalen Abriss (fehlende Verankerung der Scheide) die **Kolposuspension** sinnvoller, da sie neben der Behebung der Harninkontinenz auch den anatomischen Defektverschluss ermöglicht. Bei der reinen Stressinkontinenz ohne wesentlichen Deszensus oder sonstige Begleitpathologie bietet sich die **TVT-Methode** mit deutlich verkürzter Krankenhausverweildauer an.

> Eine Risikogruppe stellen Frauen mit hypotoner Urethra dar, bei denen der Verschlussdruck der Harnröhre schon in Ruhe deutlich unter der Norm liegt (einfache Faustregel: 100–Alter der Patientin = normaler Verschlussdruck). Hier ist mit Versagerraten der konventionellen Operationen zwischen 40 und 80 % zu rechnen. Es wird von einigen, v. a. urologischen Arbeitsgruppen die Durchführung einer Schlingenoperation empfohlen.

◀

Abb. 15.4 a–c. Modifizierte Kolposuspension: stumpfes Medialisieren von Blase und Urethra mit Tupfer unter Darstellung der Vaginalfaszie (**a**). Tangenzial laterales Einstechen im Bereich des Blasenhalses unter Verwendung eines nicht resorbierbaren Nahtmaterials (**b**). Knüpfen unter lockerem Anheben mit dem in der Vagina platzierten Finger unter Vermeidung jeglicher Spannung (fast immer »Luftknoten«!) (**c**)

Bei der **Schlingenoperation** wird zumindest unter Belastung eine Obstruktion der Urethra durch ein Anpressen an die Schlinge bewirkt. Während in den angloamerikanischen Ländern alloplastische Bänder aus Goretex, Marlex, Silastic und anderen Kunststoffen wegen der schnellen Durchführbarkeit bei allerdings notwendigen Revisions- und Explantationsoperationen (bis zu 20 %) bevorzugt werden, empfiehlt sich im Allgemeinen biologisches Material (Faszie aus der Obliquus-externus-Aponeurose, haltbar gemachte Leichenfaszie – Tutoplast), welche kaum Einheilungsprobleme bietet.

Haben alle Standardverfahren nicht den gewünschten Erfolg gezeitigt und ist durch die Narbenbildung eine funktionelle Harnröhre nicht mehr nachweisbar, besteht die Möglichkeit, durch **intraurethrale oder periurethrale Injektion Kunststoffen oder Hyaluronsäure** (Macroplast, Zuidex usw.) die Urethra durch die Schaffung von Depots für einen besseren Verschluss einzuengen. Die **Erfolgsraten von etwa 30–40 %** werden teilweise erst nach mehreren Injektionen (und damit hohen Kosten) erreicht.

Bei schwerer Rezidivinkontinenz und erheblicher Beeinträchtigung der Lebensqualität wird man in Einzelfällen die Frauen zu einer **definitiven Harnableitung über einen kontinenten Pouch** dem Urologen vorstellen.

> Die früher geübte Praxis der grundsätzlichen simultanen Hysterektomie bei jeder Inkontinenzoperation sollte aufgegeben werden, nachdem die Hysterektomie den Erfolg in keiner Weise beeinflusst, eher verschlechtert, zumindest nicht verbessert hat. Die Hysterektomie im Rahmen einer Inkontinenzoperation bedarf einer eigenen Indikation.

Gleiches gilt für die in breiter Form durchgeführten **vaginalen »Plastiken«**, die häufig ohne Beschwerden erfolgen. Eine große Zystozele mit Beschwerden oder Restharnbildung und rezidivierenden Harnwegsinfekten bedarf der Versorgung, eine prolabierende Rektozele mit Defäkationsbeschwerden oder ein Scheidenstumpfprolaps mit entsprechender Symptomatik werden versorgt.

Cave

Bei Zystozelen sollte auf das Vorliegen eines zentralen Defekts (»Pulsionszystozele«) mit ausgewalzter Scheidenhaut oder eines paravaginalen Abrisses der Fixation der Scheide am Arcus tendineus (erhaltene Rugae) geachtet werden. Bei paravaginalem Defekt würde die zusätzliche vordere Plastik zu einer weiteren Öffnung der Bruchlücken führen, sollte also unterbleiben und eher ein abdominales Vorgehen gewählt werden.

Zusammenfassend sollte eine klinisch und/oder urodynamisch gesicherte Stressinkontinenz zunächst immer einer **konservativen Therapie** zugeführt werden. Leichte Formen lassen sich mittels **Physiotherapie** kompensieren, was für viele Frauen einen zufriedenstellenden Zustand herstellt. Bei jungen Frauen können zusätzlich vaginale Konen (Femcon) oder Kugeln (Fembowls) den Trainingseffekt steigern. Peri- und postmenopausale Frauen sollten immer zumindest lokal **mit Östrogenen behandelt** werden. Durch Östrogene ist die Erlangung von Kontinenz nicht zu erwarten, über die verbesserten lokalen Geweberverhältnisse werden aber sowohl für die konservative als auch für eine operative Therapie deutliche bessere Vorraussetzungen geschaffen, wobei die psychotrope Wirkung nicht unterschätzt werden sollte. Bei Ablehnung dieser Therapie oder nach Erfolglosigkeit dieser Maßnahmen steht die **operative Therapie** bei korrekter Indikationsstellung und Auswahl des geeigneten Verfahrens mit Erfolgsquoten zwischen 80 und 90 % zur Verfügung. Die modifizierte Kolposuspension muss als Standardverfahren gelten. Bei Rezidiven und Vorliegen einer hypotonen Urethra wird eine Schlingenoperation erwogen. Erst nach Ausschöpfen aller konventionellen Techniken sind vor einer definitiven Harnableitung intraurethrale Injektionen zu diskutieren. Einen Überblick des Therapiekonzepts in Abhängigkeit von urodynamischen Messdaten gibt ◘ Abb. 15.6.

15.1.3.3 Therapie bei gleichzeitig vorliegendem Deszensus und Stressinkontinenz

Die Komplexität der Pathophysiologie der weiblichen Harnkontinenz und des Deszensus macht **verschiedene therapeutische Angriffspunkte** notwendig. Die Indikation zur Operation sollte die Erfolgsaussicht in Relation zu möglichen postoperativen Komplikationen berücksichtigen.

> Eine nicht störende Inkontinenz und ein Deszensus ohne Beschwerden sollten nicht operiert werden.

Die lediglich **kosmetische vaginale Rekonstruktion** ohne subjektive Beschwerden sollte der Vergangenheit angehören. Inkontinenzeingriffe, Korrektur des Deszensus und Hysterektomie haben getrennte Indikationen. Ein großer Uterus myomatosus oder ein breitbasig aufsitzendes Vorderwandmyom können Ursache einer Pollakisurie und einer Drangsymptomatik sein, nicht jedoch eine Harninkontinenz verursachen.

Nur wenn eine **konservative Therapie** mit **mindestens 3-monatigem** Beckenboden- und Miktionstrainig, Hormonsubstitution und Infektsanierung ausgeschöpft ist und der Therapieerfolg die Patientin nicht befriedigt, ergibt sich die **Indikation zur Operation**. Auch ist die Motivation der Patientin zum operativen Eingriff nach fehlgeschlagener konservativer Therapie wesentlich besser. **Eine Deszensusoperation** sollte nur bei Beschwerden oder relevanter klinischer Symptomatik (hohe Restharnmengen, rezidivierende Harnwegsinfekte, Defäkationsbeschwerden) das Ziel haben, eine Rekonstruktion der Anatomie unter Erhaltung der Kontinenz und der Kohabitationsfähigkeit zu erreichen.

Die **Deszensuschirurgie** ist nur im beschränkten Maße in der Lage, eine gleichzeitig bestehende Stressinkontinenz zu heilen. Sie kann zusätzlich sogar durch die operative Technik zu **Läsionen an der Urethra** führen, so z. B. bei extensiver Präparation in der Periurethralregion, wie sie bei Kelly-Stoeckel-Nähten oder ventralen Levatorplastiken mit Kurzarmschlinge erforderlich ist. Die dabei resultierende zusätzliche Störung der periurethralen Gefäßnervenplexus kann eine Harninkontinenz provozieren, ebenso kann bei schwerem Prolaps die korrekte anatomische Rekonstruktion eine larviert vorliegende Stressinkontinenz bei Quetschhahnmechanismus demaskieren. Es muss daher unter Berücksichtigung der präoperativen Diagnostik individuell abgewogen werden, ob eine zusätzliche Inkontinenzoperation erforderlich ist.

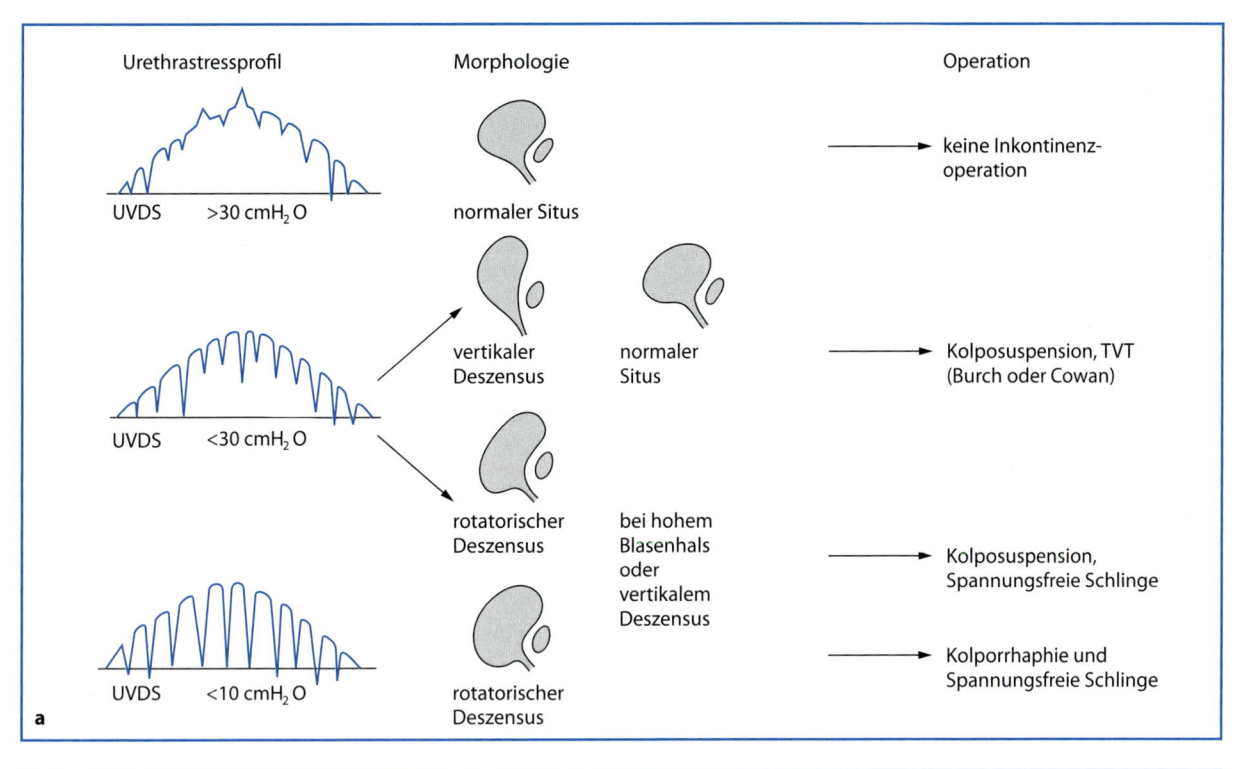

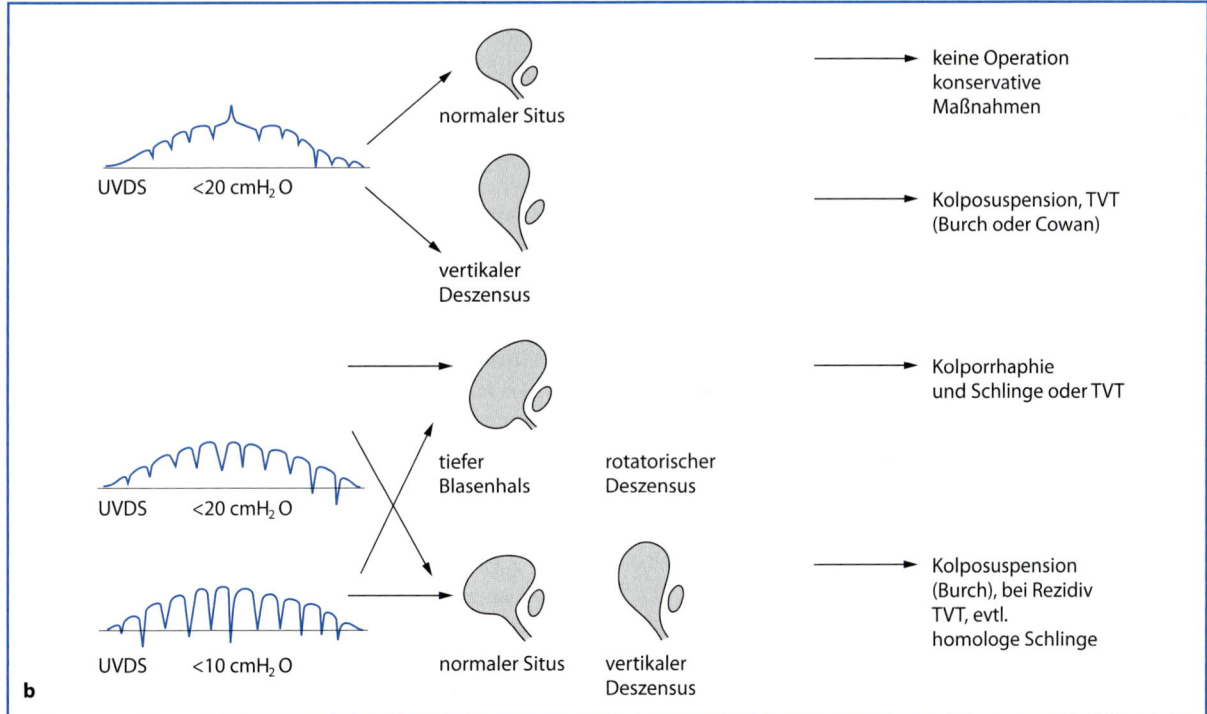

Abb. 15.6 a, b. Therapiekonzept bei der Stressinkontinenz in Abhängigkeit von urodynamischen Messdaten und morphologischem Befund: hohes (**a**) und niedriges Urethradruckprofil (**b**)

15.1.4 Dranginkontinenz (Urge-Inkontinenz)

Die **Ätiologie** von Reizsymptomen der Blase ist vielfältig, sie tritt symptomatisch bei einer Vielzahl von entzündlichen und degenerativen Erkrankungen des unteren Harntrakts ebenso auf wie bei der Urolithiasis, Malignomen und neurologischen supra-sakralen Störungen. Hier soll nur die Behandlung der idiopathischen Form diskutiert werden.

In der Gynäkologie können wir, wie in der Klassifikation erläutert, zwischen der **motorischen Form** mit ungehemmten Detrusorkontraktionen bei der Blasenfüllung und der schwieriger zu diagnostizierenden **sensorischen Form** mit herabge-

Tabelle 15.2. Stufentherapie bei Dranginkontinenz

Therapiestufe	Beispiel
1. Blasentraining (Miktionskalender)	Biofeedback
2. Östrogenisierung (zumindest lokal)	
3. Pharmakotherapie	Anticholinergika Myotrope Spasmolytika
4. Elektrostimulation	Vaginal Sakralforamenstimulation
5. Sakralwurzelblockade	
6. Harnblasendenervierung	Peripher (transvaginal, retropubisch) Zentral (extradural/intradurale Rhizotomie)
7. Blasenaugmentation (Enterozystoplastik)	
8. Supravesikale Harnableitung	

setzter Reizschwelle, frühem erstem Harndrang und vorzeitiger Relaxation des Beckenbodens unterscheiden. Die genaue Diagnosestellung ist nur mittels einer urodynamischen Funktionsdiagnostik möglich. Aufgrund der z. T. nebenwirkungsträchtigen Behandlungsmethoden wird eine Stufentherapie empfohlen (Tabelle 15.2).

15.1.4.1 Verhaltensmaßregeln, Biofeedback

Ziel aller konservativen Therapiemaßnahmen ist die Verlängerung der Miktionsintervalle und die Erhöhung der funktionellen Blasenkapazität. Das alte chinesische Sprichwort »Die Blase ist ein Spiegel der Seele« erklärt die Wechselwirkungen zwischen Psyche und Funktionsstörung. Bei unklarem Harndrang-Pollakisurie-Nykturie-Reizblasen-Syndrom empfiehlt sich nach Ausschluss eines Harnwegsinfekts (häufigste Ursache) und gynäkologisch-urologischer Primärerkrankungen (Tabelle 15.3) bei postmenopausalen Frauen immer eine zumindest topische Östrogenapplikation, bei prämenopausalen Frauen die Anlage eines Miktionsprotokolls. Dabei sollen über nur wenige Tage (nicht Wochen!) Uhrzeit der Miktion und Miktionsmenge registriert werden. So lassen sich auf einfache Weise Polydipsie, psychogene oder stressbedingte Störungen (z. B. Normalisierung der Drangsymptome am Wochenende und im Urlaub) von zirkadianen Miktionen mit nur kleinsten Blasenvolumina (z. B. Erstsymptom einer multiplen Sklerose, partieller Bandscheibenprolaps, andere neurologische Erkrankungen) differenzieren, die immer Anlass zu einer neurourologischen Abklärung sein sollten.

Das Miktionsprotokoll kann zur Einleitung eines Blasentrainings dienen. Eine schnelle Besserung der Symptomatik kann mittels zusätzlicher Elektrostimulation und/oder Gabe von Blasensedativa (zumeist Anticholinergika) erreicht werden.

Ziel ist, durch Aufklärung, Training und Selbstkontrolle den Circulus vitiosus (Angst vor Schmerzen/urinverlustprophylaktische Blasenentleerung – reduzierte funktionelle Blasenkapazität – verfrühter Harndrang) dadurch zu unterbrechen, dass eine sukzessive Ausdehnung der Miktionsintervalle trainiert wird.

In der adjuvanten Pharmakotherapie haben sich eine Reihe neurotroper Spasmolytika bewährt (Tabelle 15.4):
- die tertiären Amine Oxybutynin (Dridase) und Propiverin (Mictonorm),
- ein neuer selektiver Muskarinantagonist (Tolterodin) sowie
- die quaternären Amine, wie Scopolamin (Buscopan), Methanthelin (Vagantin), Emepronium (Uro-Ripirin) und Trospium (Spasmex, Spasmolyt).

> Eine Stabilisierung der Symptomatik durch die adjuvante Pharmakotherapie ist frühestens nach 12 Wochen zu erwarten. Dies muss der Patientin vor Aufnahme der Therapie unmissverständlich klar gemacht werden.

Als Teil der Therapie, nicht zuletzt als Dokumentationskontrolle, sollte das Miktionstagebuch mit Miktionsintervallen und Zeiten auch eines unfreiwilligen Urinverlusts fortgeführt werden. Als Biofeedbacktechnik unter Zuhilfenahme urodynamischer Messtechnik kann ein messbarer physiologischer Parameter der Patientin als audiovisuelles Signal dargeboten werden (z. B. intravesikaler Druckanstieg bei ungehemmter Detrusorkontraktion), um so den Lernprozess zu beeinflussen. Die Erfolgsraten liegen

Tabelle 15.3. Gynäkologisch-urologische Erkrankungen, die zu einer Dranginkontinenz führen können

Ursache	Erkrankung
Symptomatisch	Unspezifischer Harnweginfekt
	Spezifische Zystitis (Tbc, Bilharzia)
	Interstitielle Zystitis, Radiozystitis
	Östrogenmangel
	Infravesikale Obstruktion (mechanisch, funktionell)
	Anatomische Anomalien (Urethraldivertikel, Urethralkarunkel, Urethralprolaps)
	Fremdkörper, Steine (infravesikal, intravaginal, intrauterin)
	Tumoren (Blase, Urethra)
	Neurologische Läsionen (suprasakral)
Psychogen Idiopathisch	Reizblase
	Urethralsyndrom
	Frequency-urgency-Syndrom

Tabelle 15.4. Pharmaka mit spasmolytischer Wirkung

Neurotrope Spasmolytika	Dosis [mg]
Anticholinergika	
Tertiäre Amine	
Oxybutynin (Dridase)	2–3 × 5
Oxybutinin (Kentera) transdermal	2 × wöchentl. 1 Pflaster 3,9 mg/24 n
Propiverin (Mictonorm)	2–3 × 15
Quarternäre Amine	
N-Butylscopolamin (Buscopan)	3–5 × 10–20
Methathelin (Vagantin)	3–4 × 50–100
Propanthelin (Corrigast)	3–4 × 15–30
Emepronium (Uro-Ripirin)	3 × 200
Trospium (Spasmex, Spasmolyt)	2–3 × 15–20
Muskarinrezeptorantagonisten	
Tolterodin (Detrusitol)	2–4 × 4–8
Darifenacin (Emselex)	7,5–15
Solifenacin (Vesikur)	5– max. 10
Trizyklische Antidepressiva	
Imipramin (Tofranil)	1–3 × 25–50
β₂-Adrenergika	
Isoprenalin (Aludrin)	4 × 0,1–0,2
Terbutalin (Bricanyl)	2–3 × 2,5
Clenbuterol (Spiropent)	1–3 × 0,01
Myotrope Spasmolytika	**Dosis [mg]**
Muskelrelaxanzien, Antispasmodika	
Papaverin (Optenyl)	2 × 150
Flavoxat (Spasuret)	3–4 × 200
Kalziumantagonisten	
Nifedipin (Adalat)	3 × 10–20
Flunarizin (Sikelium)	2 × 10
Verapamil (Isoptin)	2–4 × 120
Prostaglandinsyntheseinhibitoren	
Indometacin (Amuno)	2–3 × 25
Flurbiprofen (Froben)	3–4 × 50
Diclofenac (Voltaren)	2–3 × 50

bei maximal 50 % und verlangen einen hohen zeitlichen Aufwand bei gleichzeitig notwendiger guter Compliance.

15.1.4.2 Elektrostimulation

Die Elektrostimulation von Nerven des kleinen Beckens kann durch **Aktivierung inhibitorischer Neurone** des sympathischen N. hypogastricus oder durch **Aktivierung des inhibitorischen Pudendus-Pelvis-Reflexes** die Harnblase motorisch ruhigstellen. Bei der vaginalen Stimulation zur Ruhigstellung des Detrusors ist ein phasisches Stimulationsmuster mit einer Frequenz von 10 Hz vorteilhaft. Nach 2-monatiger Anwendung liegt die Erfolgsrate bei ca. 70 %, 6 Monate nach Beendigung der Stimulation liegt diese nur noch bei 45 %, und 30 % haben einen mehrjährig anhaltenden Therapieerfolg.

Überwiegend im Behandlungskonzept der Urologen sind **hyperbare Harnblasendehnung**, superselektive **Sakralwurzelblockaden** bis hin zur selektiven Rhizotomie oder die **selektive Stimulation von Nerven** durch implantierbare Schrittmacher angesiedelt. Bei schweren therapieresistenten Fällen werden operative Verfahren, wie die Blasenaugmentation bis hin zur supravesikalen Harnableitung, oft zur einzigen Alternative bei schwer eingeschränkter Lebensqualität.

15.1.5 Reflexinkontinenz, Überlaufinkontinenz, extraurethrale Inkontinenz

Diese Formen werden nur selten vom Gynäkologen behandelt, seine Aufgabe besteht in der Stellung der Verdachtsdiagnose und Weiterleitung zum Urologen oder in der konsiliarischen Mitbetreuung.

Reflexinkontinenz. Die Reflexinkontinenz ist die klassische »neurogene Blase«, wie sie kongenital bei Fehlbildungen des ZNS und des Rückenmarks, z. B. bei der Spina bifida oder Myelomeningozele, später dann v. a. beim Rückenmarktrauma (schwerer Bandscheibenprolaps, Querschnitt) und neurologischen Erkrankungen (MS, degenerative Erkrankungen des ZNS) auftreten kann. Ursache ist die Ausschaltung der zerebralen Kontrolle über den spinalen Miktionsreflex, wobei die Miktion weder willentlich eingeleitet noch unterbrochen werden kann. Die Sensibilität kann bei einem inkompletten Lähmungsbild erhalten sein. Ausgedehnte urodynamische und neurologische Diagnostik sind Basis einer zumeist nur symptomatischen Therapie, die interdisziplinär durch Urologen, Neurologen, Neurochirurgen, Traumatologen usw. erfolgen muss.

Überlaufinkontinenz. Die Überlaufinkontinenz wird zwar in vielen gynäkologischen Lehrbüchern immer wieder nach Radikaloperationen im kleinen Becken erwähnt, dürfte aber bei einer stadiengerechten Radikalität eher ein Zeichen eines mangelhaften perioperativen Blasenmanagements sein. Es handelt sich korrekterweise nicht um eine Inkontinenzform, sondern um eine mechanische oder funktionelle Obstruktion, wie sie z. B. bei der chronischen Obstruktion beim Prostataadenom auftreten kann. In der Gynäkologie muss nach protrahierten Geburtsverläufen bei großem Kind (passagere sensorische Störung), nach Radikaloperationen und komplexen rekonstruktiven Eingriffen bei Prolaps und Harninkontinenz auf eine infravesikale Obstruktion, verbunden mit hohen Restharnmengen bei evtl. zusätzlich gestörter Sensibilität, geachtet werden.

> **Empfehlung**
>
> Deshalb sollte bei allen Eingriffen, bei denen erwartungsgemäß eine Blasendrainage für mehr als 48 h notwendig sein wird, ein suprapubischer Katheter eingelegt werden, der das Miktionstraining ermöglicht, gleichzeitig ohne zusätzliche Manipulationen die Blasendrainage sichert und eine Kontrolle des Restharns ermöglicht.

Extraurethrale Inkontinenz. Die extraurethrale Inkontinenz ist gekennzeichnet durch einen Urinabgang bei intaktem Sphinktermechanismus der Urethra über andere anatomische oder iatrogene Kanäle. Kongenital sind ektope Uretermündungen, sekundär v. a. Fisteln durch Trauma oder Tumoreinbruch auszuschließen. Das urodynamische Prinzip ist dabei völlig unterbrochen (s. unten).

15.2 Harnwegsinfektionen in der Gynäkologie

Harnwegsinfektionen sind neben dem infektiösen Fluor die **häufigsten Infektionen** bei gynäkologischen Patientinnen. Vor dem Eintritt der Pubertät liegt die Häufigkeit der Harnwegsinfekte bei ca. 1 %, bei geschlechtsreifen Frauen erfolgt ein Anstieg mit jeder Lebensdekade, wobei die Inzidenz abhängig ist von
- der Zahl vorausgegangener Schwangerschaften und Geburten,
- sozialen Faktoren,
- sekundären Harnabflussstörungen durch Deszensus und Tumoren,
- dem Menopausenstatus,
- sexueller Aktivität und
- vorangegangenen operativen oder strahlentherapeutischen Maßnahmen.

> **Definition**
>
> Eine signifikante Bakteriurie ist definiert als das Vorhandensein von mehr als 100 000 Keimen pro ml Urin, wobei diese asymptomatisch bei völliger Beschwerdefreiheit, aber auch mit den typischen Symptomen des schmerzhaften Harndrangs sowie der Pollakisurie bis hin zur Dranginkontinenz vorliegen kann.

15.2.1 Ätiologie

Gramnegative, seltener grampositive Erreger sind die häufigste Ursache bakterieller Entzündungen des unteren Harntrakts, oft als Mischinfektionen. Wesentlich seltener sind Trichomonaden, Hefen, Mykoplasmen, Chlamydien oder Viren, wobei die Bedeutung einiger dieser Erreger noch diskutiert wird. Das Erregerspektrum bei Harnwegsinfektionen variiert bei ambulanten und hospitalisierten Patienten und im Verlauf chronischer Infektionen.

> Häufigster Erreger ist E. coli mit einer Inzidenz zwischen 60 und 75 %, gefolgt von Proteus mirabilis mit 10 %.

Bei stationären Patientinnen sowie in Alten- und Pflegeheimen findet sich eine Abnahme der Häufigkeit von E. coli und ein Anstieg von Klebsiellen, Proteusarten und Pseudomonas aeruginosa.

Das wichtigste **Erregerreservoir** stellt der Darm, wobei über die Besiedlung des Introitus vaginae die aszendierende Infektion durch die Harnröhre erfolgen kann, v. a. dann, wenn die natürlichen Schutzmechanismen des sauren Scheidenmilieus versagen.

> Eine physiologische Laktobazillenflora und der resultierende niedrige pH-Wert sind ein natürlicher Abwehrmechanismus, der peri- und v. a. postmenopausal versagen kann und eine wesentliche Erklärung für den Anstieg der Inzidenz von Harnwegsinfekten bei Frauen in der Postmenopause und im Senium darstellt.

Infektionsverlauf. Nach Einwandern der Keime aus dem Reservoir des Introitus vaginae entwickelt ein Teil der Patientinnen dysurische Beschwerden (Urethralsyndrom), nach Einwandern in die Blase entsteht die klassische Zystitis, bei der immer gleichzeitig Bakterien am Urothel, aber auch frei im Urin nachweisbar sind.

Neuere Untersuchungen haben gezeigt, dass die **Harnwegsinfektanfälligkeit** von Mädchen und Frauen Ausdruck eines immunologisch-biologischen Abwehrdefekts ist. Im Hinblick auf die Ätiologie rezidivierender Harnwegsinfekte der Frau ist die Frage ungeklärt, welcher Faktor für das Überleben von Bakterien in der Vaginalhaut erkrankter Frauen verantwortlich ist bzw. wodurch eine signifikante Kolonisation in der Vaginalhaut gesunder Frauen verhindert wird. Der wesentliche biologische Unterschied in der Gruppe der gesunden Frauen gegenüber den infektanfälligen Frauen besteht in der unterschiedlichen Bakterienadhärenz gramnegativer Bakterien an den Vaginalepithelien. Die Virulenz der Bakterien wird wesentlich durch die Immunitätslage des Wirtes beeinflusst, wobei z. B. im angloamerikanischen Bereich der Gebrauch von Diaphragmen und Spermiziden zu einer Veränderung der vaginalen Flora und der Oberfläche von Uroepithel und Bakterien führt, was die dort z. T. hohen Harnwegsinfektquoten erklären kann.

Der **rezidivierende Harnwegsinfekt** bei Frauen ist nur selten ein anatomisches, urodynamisches oder mechanisches und somit auch kein chirurgisches Problem, sondern eher ein biologisch-immunologisches.

15.2.2 Diagnostik

Basis der Diagnostik ist ein sauber gewonnener **Mittelstrahlurin**, wobei das Untersuchungsprofil neben Erregertypisierung und Keimzahlbestimmung v. a. bei Rezidiven ein Antibiogramm umfassen sollte.

> **Cave**
>
> Der Nachweis mehrerer Keimarten spricht für eine Kontamination, sollte also keinesfalls Anlass zur Entnahme eines Katheterurins, sondern allenfalls zu einer Kontrolle des Befundes sein.

Die per definitionem **für eine Infektion notwendige Keimzahl** von > 10^5 darf keine starre Grenze sein, sondern muss im Einzelfall in Kenntnis der Entnahmetechnik, der Nierenfunktion und der Medikamenteneinnahme individuell interpretiert werden.

> Der Einmalkatheterismus zur Gewinnung von Urin sollte dem Wochenbett, anatomischen Normvarianten bzw. obstruierenden Tumoren des Introitus vorbehalten bleiben.

Der Begriff der Harnwegsinfektion umfasst eine Reihe von klinischen Symptomen, deren **Differenzierung** problematisch sein kann. Bei etwa 50 % der Frauen mit akuten dysurischen Beschwerden ergibt die Mittelstrahlkultur keine signifikante Bakteriurie. Andererseits können völlig asymptomatische Frauen Keimzahlen bis 100 000 aufweisen. Lediglich etwa 50 % der dysurischen Frauen haben 10^5 Keime im Mittelstrahlurin, sodass bei Vorliegen einer akuten Dysurie und Pyurie dennoch therapiert werden muss. Dies sollte v. a. schon deshalb erfolgen, weil sich bei 1/3 der Frauen, die sich klinisch mit einer typischen Zystitis vorstellen, bereits subklinische Zeichen einer **Pyelonephritis** nachweisen lassen.

Die **Differenzierung zwischen oberer und unterer Harnwegsinfektion** mit Hilfe der Ureterkatheterisierung, des Blasenauswaschtests oder dem Antibody-coating-Test ist aufwändig und häufig nicht verfügbar.

15.2.3 Therapie

Bei der Behandlung der Harnwegsinfektion müssen unterschieden werden:
- asymptomatische Bakteriurie,
- manifeste Harnwegsinfektion,
- Prophylaxe rezidivierender Harnwegsinfektionen,
- Infektsanierung bei persistierender Bakteriurie,
- Bakteriurie in der Schwangerschaft,
- perioperative Prophylaxe,
- Harnwegsinfektion in der Postmenopause sowie
- unkomplizierte Harnwegsinfektion.

Die **asymptomatische Bakteriurie**, auch mit Keimzahlen über 1000, bedarf mit Ausnahme der Schwangerschaft keiner Behandlung. Sie wird bei 2–8 % aller Frauen nachgewiesen und sollte allenfalls Anlass zu einer Kontrolle sein.

Die **manifeste Harnwegsinfektion** sollte zur Reduktion der Nebenwirkungen, nur kurzzeitigen Beeinträchtigung der körpereigenen Flora und natürlich Reduktion der Therapiekosten **nur kurzzeitig behandelt** werden. Die 3-tägige Behandlung mit einem Antibiotikum ist sicher ausreichend, es gibt Arbeiten, die eine Einmaldosis oder nur eine eintägige Therapie als gleichwertig belegen konnten.

Bei Frauen mit **mehr als 3–5 Harnwegsinfekten pro Jahr** muss eine Prophylaxe diskutiert werden. Dabei muss beachtet werden, dass antibiotische Substanzen, die eine Resistenz in der Darmflora verursachen, auch eine Resistenzbildung in der vaginalen Flora bewirken und damit dem Harnwegsinfektrezidiv Vorschub leisten.

---

4 Antibiotikagruppen zur Therapie und Rezidivprophylaxe
- Trimethoprim,
- Sulfamethoxazol,
- Nitrofurantoin,
- Cefalexin

Eine solche **Rezidivprophylaxe** bei Frauen mit rezidivierenden Harnwegsinfektionen kann über ein halbes Jahr und länger durchgeführt werden, wobei nach Absetzen etwa 50 % der Frauen eine Remission aufweisen. Bei sexuell aktiven Frauen kann eine Einzeldosisprophylaxe, die unmittelbar nach dem Koitus eingenommen wird, hilfreich sein. Als Alternative zur Langzeitbehandlung mit niedrig dosierten Antibiotika wird die Behandlung mit **Immunstimulanzien** empfohlen, wobei die Ergebnisse bisher v. a. im Hinblick auf die hohe Rate an Spontanheilungen nicht überzeugend sind.

Cave

Persistierende Bakteriurien bedürfen einer urologischen Diagnostik, um eine Steinerkrankung, kongenitale Harnwegsanomalien, Reflux und interstitielle Nephritiden auszuschließen.

Unter den **nosokomialen Infektionen** in der Gynäkologie stellen die Harnwegsinfekte mit weitem Abstand die häufigste Komplikation dar (70 %). Das Auftreten von Harnwegsinfekten wird entscheidend durch Anwendungshäufigkeit und Liegedauer des Blasenverweilkatheters beeinflusst, welcher streng indiziert und mit möglichst kurzer Liegezeit angewandt werden sollte. Eine Kurzzeitantibiotikaprophylaxe hat bei der Hysterektomie möglicherweise einen Einfluss auf das Entstehen von Wund- und Stumpfinfektionen, nicht jedoch auf postoperative Bakteriurien. Unter diesem Aspekt ist eine 3-Tages-Prophylaxe bei abdominovaginalen Rekonstruktionen, Radikaloperationen und Fisteleingriffen indiziert.

Die Therapie des **Harnwegsinfekts in der Postmenopause** und im Senium sollte aufgrund der eindeutigen Ergebnisse vieler Studien primär in der zumindest lokalen Östrogentherapie und Sanierung des lokalen Schutzmilieus bestehen. Die meisten Harnwegsinfekte sind mit einer lokalen Östriol- oder Östradiolbehandlung gut zu beeinflussen.

Insgesamt muss bei unkomplizierten Harnwegsinfekten unter einfacher Steigerung der Diurese, lokaler Wärmeapplikation und einer spasmoanalgetischen Therapie mit **spontanen Abheilungsraten** von bis zu 50 % gerechnet werden. Wird eine Antibiose wegen der akuten Symptomatik von der Patientin gewünscht, ist letztlich aber eine Einmaldosis ausreichend. Die vorliegenden Studien dokumentieren, dass eine vergleichbare Wirksamkeit bei 1- bis 2-tägiger Therapie im Vergleich zur 10- bis 14-tägigen Therapie besteht. Hierzu hat sich die Behandlung mit Trimethoprim-Sulfamethoxazol oder Trimethoprim allein (2-mal 2 Tbl. der gängigen Präparate) bewährt. Alternativ käme eine 1- bis 2-tägige Behandlung mit 3–4 g Cefalexin infrage.

15.3 Urologische Komplikationen bei gynäkologischen Eingriffen und Nachbestrahlung

Die enge anatomische und funktionelle Beziehung zwischen Harntrakt und Genitalsystem erklärt die recht häufigen funktionellen und auch anatomischen Störungen im Bereich der ableitenden Harnwege. **Peri- und postoperative Blasenentleerungsstörungen** nach ausgedehnten Eingriffen im kleinen Becken und Radikaloperationen zur Behandlung von Genitalkarzinomen treten häufig auf und bedeuten für die Frauen bei Persistenz eine erhebliche Einschränkung der Lebensqualität. Seltene, aber typische Komplikationen gynäkologischer Eingriffe sind Verletzungen der ableitenden Harnwege mit resultierenden Fisteln, die bei vaginalen Operationen in 0,2–4,1 %, bei abdominalen Eingriffen in 0,3 % im Bereich der Harnblase und etwa halb so häufig als Verletzung des Harnleiters auftreten können.

Atypische topographische anatomische Verhältnisse bei Karzinomoperationen, bei Endometriose oder ausgedehnten

Verwachsungen nach vorangegangenen Entzündungen mit schwieriger Identifikation der anatomischen Strukturen können Ursache von Harnleiterverletzungen sein, häufig erfolgen diese auch bei vermeintlich einfachen abdominalen Hysterektomien. Prädilektionsstellen sind die Überkreuzungsstelle der Ovarialgefäße, die Absetzungsteile der A. uterina im Bereich ihrer Unterkreuzung des Ureters und die unmittelbar prävesikalen Ureterabschnitte, v. a. bei der Radikaloperation nach Wertheim. Neben tangenzialen Eröffnungen des Harnleiterlumens und vollständiger Durchtrennung sind insbesondere versehentliche Quetschungen und Unterbindungen im Rahmen von Ligaturen und Umstechungen bei Blutung häufigste Ursache.

> **Empfehlung**
>
> Nicht zuletzt aus forensischen Gründen ist deshalb vor jeder gynäkologischen Operation im kleinen Becken eine sonographische Darstellung der ableitenden Harnwege bzw. des Nierenbeckenkelchsystems zu empfehlen, welche postoperativ wiederholt werden sollte.

Diese Dokumentation ist schon deshalb wichtig, weil nicht immer **typische Symptome** der Ligatur bzw. Verletzung, wie Flankenschmerz, Koliken und Fieber, auftreten müssen. Häufig dauert es mehrere Tage, bis eine direkte Verletzung durch Verbindung des Urinoms mit dem Scheidenstumpf oder eine Nekrosefistel durch Urinabgang durch die Scheide symptomatisch werden.

> **Empfehlung**
>
> Nach ausgedehnten Operationen und Präparationen am Harntrakt und bei jeder unklaren postoperativen Temperaturerhöhung sollte deshalb eine Sonographie oder ein Urogramm zum Nachweis eines glatten Abflusses aus den ableitenden Harnwegen erfolgen.

Therapeutisch wird zunehmend innerhalb der ersten 14 Tage die Sofortintervention empfohlen, wobei in Abhängigkeit von Höhe und Ausdehnung der Verletzung eine Harnleiterneueinpflanzung auch mittels plastischer Verlagerung der Harnblase (Psoas-hitch-Technik) oder Lappenplastik aus der Harnblase (Boari-Plastik) durchgeführt werden kann. Bei schlechtem Allgemeinzustand oder verzögerter Diagnostik empfiehlt sich zunächst die **Sicherung des Abflusses aus der Niere**, entweder durch einen eingelegten Ureterenkatheter, oder, falls dies unmöglich ist, durch perkutane Nephropyelostomie. Es kann dann bei gesicherter Nierenfunktion eine plastische Rekonstruktion im Intervall nach 6–8 Wochen durchgeführt werden, wenn die lokalen Gewebeverhältnisse stabilisiert sind und die Patientin sich vom Ersteingriff erholt hat.

Die häufigeren **Blasenverletzungen** resultieren aus direkter Öffnung bzw. Verletzung der Blasenwand bei der Präparation oder postoperativ eingetretenen Nekrosen.

> **Empfehlung**
>
> Das Abpräparieren der Harnblase von der Zervixvorderfläche, v. a. nach Kaiserschnitten, kann zu nekrotischen Veränderungen der Blasenhinterwand führen. Eine intraoperativ erkannte Läsion sollte dargestellt und 2-schichtig verschlossen werden. Bei unklaren Gewebeverhältnissen empfiehlt sich die intraoperative retrograde Auffüllung der Harnblase mit Prüfung auf Dichtigkeit.

Bei Abgang von Urin durch die Scheide im Intervall kann neben einer Auffüllung mit Farblösungen und Nachweis des direkten Urinabgangs durch das Foramen eine Urethrozystoskopie eine Lokalisation und Größendiagnostik ermöglichen. Auch hier wird die frühzeitige Intervention mit Verschluss empfohlen, bei verzögerter Diagnostik sollte bis zum reizlosen Abheilen und Abklingen des Wundödems 6–8 Wochen gewartet werden.

Im Gegensatz zu den früher in der Gynäkologie geübten vaginalen Operationstechniken, welche sämtlich zu einem Verlust an funktioneller Scheidenlänge und häufig – aufgrund der extensiven Präparation durch partielle Denervierung und Störung der Vaskularisierung – zu einer Stressinkontinenz führen, sollten abdominale Operationsmethoden wegen ihrer hohen Erfolgsquote mit der Möglichkeit der Interposition von gut vaskularisertem Gewebe (z. B. Peritoneal- oder Netzlappen) favorisiert werden. Bei fehlendem Kohabitationswunsch oder günstigen topographischen Verhältnissen kann die Fistel von vaginal verschlossen werden, evtl. unter zusätzlicher Verwendung eines Bulbocavernosusfettlappens.

15.3.1 Postoperative Harnabflussstörungen

Ursachen. Präexistente neurologische Schäden des Beckenbodens (Spontangeburten) sowie jahrzehntelang anhaltendes fehlerhaftes Miktionsverhalten (Blasenentleerung nur mit Bauchpresse) tragen nach gynäkologischen Operationen gemeinsam mit dem direkten Operationstrauma, partiellen Denervierungen und mechanischen Obstruktionen recht häufig zu perioperativ lang anhaltenden Blasenentleerungsstörungen bei.

Bei ausreichendem Pflegepersonal und fehlender Notwendigkeit der Bilanzierung der Ausscheidung bedürfen die Mehrzahl der kleineren und mittleren gynäkologischen Eingriffe keiner **perioperativen Dauerdrainage der Harnblase**. Ist jedoch eine Blasendrainage aufgrund von Funktionsstörungen oder wegen notwendiger Bilanzierung der Ausscheidung länger als 48 h erforderlich, sollte die **Einlage einer suprapubischen Drainage** erwogen werden.

> Der suprapubische Katheter reduziert die Infektionsrate um etwa 50 %, ist für die Patientinnen wesentlich angenehmer und erlaubt ein Miktionstraining durch Abklemmen und Ermöglichen der Spontanmiktion sowie bei Restharn ein Ablassen desselben über den suprapubischen Drainageschlauch. Er nimmt der Patientin den psychischen Druck, nach Entfernen des Dauerkatheters Wasser lassen zu müssen, um eine erneute Katheterisierung zu vermeiden.

Durch die stadiengerechte Radikalität bei gynäkologischen Karzinomoperationen (v. a. Operationen des Kollumkarzinoms) ist die Rate an schwerwiegenden Störungen von Sensibilität und

Funktion der Harnblase nach derartigen Eingriffen deutlich reduziert. Fast immer aber wird auch bei eingeschränkter Radikalität die Sensibilität der Blasenfüllung schwer beeinträchtigt, wobei das langsam wiederkehrende Blasenfüllungsgefühl häufig durch den Dehnungsreiz des Peritonealüberzugs simuliert wird, nicht jedoch durch eine Wiederkehr der Blasensensibilität.

> Neurologische Schädigungen der Blasenfunktion korrelieren eng mit der Länge der Scheidenmanschette und der Breite der resezierten Parametrien.

Basis des Blasentrainings ist eine Miktion nach der Uhr unter konsequenter Restharnkontrolle, welche sonographisch erfolgen kann. Eine Pharmakotherapie ist wenig aussichtsreich, da weder α-Sympatholytika zur Relaxation des Blasenauslasses noch muskelstimulierende Substanzen (Ubretid, Myocholine) einen nachweisbaren Effekt haben.

Bei extensivem Operationstrauma können **Antiphlogistka** hilfreich sein. Gleiches gilt nach extensiven vaginalen Rekonstruktionen oder Inkontinenzoperationen, bei denen ja zumindest eine funktionelle infravesikale Obstruktion angestrebt wird. Neben der Vermeidung von Überkorrekturen ist postoperativ ein konsequentes **Miktionstraining** mit Hinweisen zum Miktionsverhalten hilfreich. Frauen, die über Jahrzehnte die Blase nur durch Anwenden der Bauchpresse entleert haben, werden z. B. nach einem Inkontinenzeingriff immer obstruiert sein. Es muss hier auf eine entspannte Miktionshaltung, vollständiges Relaxieren des Beckenbodens und Abwarten der Induktion einer Detrusorkontraktion hingewirkt werden. In hartnäckigen Fällen kann eine Entlassung bei liegendem suprapubischem Katheter und das Abklingen des periurethralen Ödems abgewartet werden. Die **verständnisvolle Führung** ist häufig wichtiger als die Anwendung verschiedenster theoretisch wirksamer Blasenspezifika. So können die häufig auf die Blase projizierten Ängste vor einem Versagen z. B. eines Inkontinenzeingriffs oder vor einem evtl. ungünstigen histologischen Befund nach Radikaloperation überwunden werden.

Das Anlegen einer postoperativen Blasendrainage rechtfertig allein nicht eine **Antibiotikaprophylaxe**. Eine solche Antibiose ist selten zielgerichtet und begünstigt die Selektion von resistenten Keimen. Es erscheint sinnvoller, bei Entfernen der Blasendrainage eine Urinkultur anzulegen und eine gezielte Behandlung entsprechend Antibiogramm durchzuführen.

15.4 Palliative Harnableitung

Sowohl beim unbehandelten als auch beim behandelten Karzinom des kleinen Beckens übertreffen die urologischen Komplikationen alle anderen an zahlenmäßiger Bedeutung und Folgenschwere. **Folge und Schwere der Harnabflussstörung** korrelieren nicht zwangsläufig mit dem Tumorstadium, sodass besonders die Gefahr in der anfänglichen Symptomlosigkeit der Ureterstenose liegt. Wenngleich die Durchführung einer palliativen Ableitung mittels innerer **Harnleiterschiene** oder **perkutaner Nephropyelostomie** natürlich in der Hand des Urologen liegt, ist der Gynäkologe derjenige, der die Indikation zur Durchführung stellt.

Bei nachgewiesenen oder vermuteten Karzinomen des kleinen Beckens mit zunehmender Niereninsuffizienz sollte eine Harnableitung bei folgenden Konstellationen angeboten werden:
- Eine gezielte Therapie ist nur nach vorheriger Entlastung möglich – die Patientin ist vorbehandelt, die therapeutischen Möglichkeiten sind jedoch noch nicht ausgeschöpft.
- Die Patientin ist vorbestrahlt und ohne morphologischen Nachweis eines Rezidivs, die Stenose evtl. postaktinisch induziert.
- Die Patientin ist inkurabel, aber im guten Allgemeinzustand mit der Chance einer nochmaligen Entlassung aus klinischer Behandlung.

Hier werden an die **ethisch-ärztliche Einstellung** hohe Anforderungen gestellt, allgemeinverbindliche Empfehlungen können nicht gegeben werden. 6 Monate nach palliativer Ableitung sind etwa 50 % der Frauen gestorben. Es muss nochmals betont werden, dass die Verantwortung nicht auf den Urologen abgewälzt werden kann, für den mit den neuen ultraschallgesteuerten Techniken die Durchführung kein Problem darstellt. Die Indikationsstellung muss am gynäkologischen Krankheitsbild orientiert sein.

15.5 Erkrankungen der weiblichen Harnröhre

Die weibliche Harnröhre ist in ihren distalen Teilen auch embryologisch ein Geschlechtsorgan und unterliegt allen **hormonellen und degenerativen Veränderungen** wie die übrigen Genitalorgane. Kohabitation und Traumen, Entzündungen und Tumoren des äußeren Genitals und der Scheide greifen schnell auf die Harnröhre und die Blasenhalsregion über. Die **Symptomatik ist diffus** und lässt oft keine primäre Zuordnung des kranken Organs zu:
- Druck im Genitalbereich,
- suprapubische Schmerzen,
- Schmerz beim Koitus sowie
- intermittierende oder nur episodenhaft auftretende Pollakisurie

können direkt organisch, aber auch psychosomatisch verursacht sein. Chronische Kolpitis, Schaumovula, Pessare und Kondome als Antikonzeptiva, verschiedene Kohabitationspraktiken, aber auch autoerotische Manipulationen, v. a. im Jungmädchenalter, können oft ausgeprägte urethrale Beschwerden provozieren.

Eine einfache **Beratung** über Flüssigkeitszufuhr und Spüleffekt, Miktion beim ersten Harndrang oder in bestimmten Zeitintervallen, Blasenentleerung nach dem Koitus sowie vorübergehender Verzicht auf Tampons, Kondom und Schaumovula erfordern zwar Zeit, beseitigen aber mehr als 2/3 aller Beschwerdebilder. Endoskopische und röntgenologische Untersuchungen sollten nicht als erste Maßnahme eingesetzt werden.

Bei **Frauen im Senium** finden sich im Rahmen der allgemeinen Bindegewebsschwäche häufig polypöse Veränderungen im Meatus urethrae externus, welche ähnlich dem Genitaldeszensus einem **Urethralschleimhautprolaps** entsprechen. Diese Strukturen werden häufig als Karunkel oder Polypen missdeutet und können bei mechanischer Reizung erheblich bluten. Kommt es unter einer lokalen Östrogenisierung nicht zu einer Besserung der Symptomatik, können die Strukturen mit einer Diathermienadel abgetragen werden.

Kontrovers wird die Häufigkeit von **Harnröhrendivertikeln** diskutiert, in der urologischen Literatur werden häufig extrem hohe Zahlen angegeben. Divertikel können nach Geburtstrauma, Infektionen oder Obstruktionen von paraurethralen Drüsen entstehen. Bei weit offenem Divertikelhals simulieren sie eine **Pseudoinkontinenz**, nach Infektionen kann auch Pus aus der Urethra austreten. Sie verursachen Sitz- und Druckbeschwerden, bei entsprechendem Volumen führen sie zur Kohabitationsunfähigkeit. Am häufigsten finden sich die Divertikel im distalen Harnröhrendrittel und können dort vom Meatus aus weit eröffnet werden. Im proximalen Drittel in der Nähe der Blasenhalsregion müssen sie sorgfältig abgetragen und die Öffnung zur Harnröhre hin verschlossen werden. Die **Diagnostik** ist gelegentlich schwierig, sie gelingt nur in Kombination mit der Urethrozystoskopie und der Doppelballonkathetermethode. Sonographisch lässt die paraurethrale hypodense Raumforderung an ein Divertikel denken. In etwa 10 % kommt es zur Ausbildung von **Divertikelsteinen**, bei chronischer Infektion auch zur Penetration und Ausbildung einer urethrovaginalen Fistel.

In der Urologie häufig diagnostiziert und behandelt werden **Harnröhrenengen** mittels vollständiger Inzision der gesamten Harnröhrenlänge oder nur des Meatus. Bei Frauen in der Postmenopause und im Senium kommt es aufgrund der endokrinen Sensibilität der Gewebe im Rahmen der urogenitalen Altersatrophie auch zu **Schrumpfungsprozessen** im Bereich des Meatus externus. Nur in seltenen Fällen ist diese vermeintliche Enge funktionell wirksam und einer Östrogenisierung ebenso zugänglich wie die entsprechenden Veränderungen im Bereich des Introitus vaginae. Besteht nach ausreichender lokaler Östrogenisierung weiterhin eine obstruierte Miktion oder Restharn, kann eine Inzision des Meatus urethrae bei 6 Uhr mit der Elektronadel diskutiert werden.

Beim Urethralsyndrom und der Urethritis muss anamnestisch nach evtl. irritierenden Tampons, Schaumbädern, desodorierenden Seifen und Genitalkosmetika gefahndet werden, allgemeine Infektionen – v. a. Virusinfektionen – durch Urinkulturen, Abstriche und Serologie ebenso ausgeschlossen werden wie proktologische Erkrankungen, deren Beschwerden häufig in die Harnröhre projiziert werden. Zu differenzieren ist die sog. »**Honeymoon-Zystitis**«, die besser postkoitale Urethritis genannt werden sollte, da es direkt nach der Kohabitation zu massivem Brennen und dysurischen Beschwerden kommt. Bei ausgeprägtem Leidensdruck und Versagen einer Kurzzeitantibiose empfiehlt sich eine Langzeittherapie, z. B. mit 50 mg Nitrofurantoin am Abend.

Literatur

Atti V, Aarre K, Jorma P et al. (2003) Tension-free vaginal tape and laparoscopic mesh colposuspension in the treatment of stress urinary incontinence: immediate outcome and complications-a randomized clinical trial. Acta Obstet Gynecol Scand 82:-554–671

Bump R et al. (2003) Duloxetine for SUI: Meta-analysis of worldwide efficacy. Congress of the Society of Urodynamics and Female Urology (SUFU), Chicago, USA, April 2003

Cardozo L (Hrsg) (1997) Urogynecology. New York, London: Churchill Livingstone

Dmochowski R, Miklos J, Norton PA et al. (2003) duloxetine versus placebo for the treatment of north american women with stress urinary incontinence. J Urol 170: 1259–1263

Fischer W, Kölbl H (Hrsg) (1995) Urogynäkologie in Praxis und Klinik. New York, Berlin: deGruyter

FitzGerald MP, Stablein U, Brubaker L (2002) Urinary habits among asymptomatic women. Am J Obstet Gynecol 187: 1384–1388

Jiang K, Novi JM, Darnell S, Lily A (2004) Exercise and urinary incontinence in women. Obstet Gynecol Surv 59 (10): 717–721

Petri E (Hrsg) (2001) Gynäkologische Urologie. 3. Aufl. Stuttgart: Thieme

Pschyrembel W, Strauss G, Petri E (Hrsg) (1991) Praktische Gynäkologie. New York, Berlin: deGruyter

Schär G, Kölbl H et al (1996) Recommendations of the German Association of Urogynecology on Functional Sonography of the Lower Female Urinary Tract. Int Urogynecol J 7: 105–108

Schüssler B, Schwenzer T, Staufer F (1993) Empfehlungen der Arbeitsgemeinschaft Urogynäkologie zu urogynäkologischer Diagnostik und Therapie. Frauenarzt 34: 402–408

Ward K, Hilton P (2002) Prospective multicentre randomised trial of tension-free vaginal tape and colposuspension as primary treatment for stress incontinece. BMJ 325: 67–73

16

Blutungs- und Gerinnungsstörungen

E. Lindhoff-Last

16.1	Physiologie von Gerinnung und Fibrinolyse – 245		16.3.1	Pathophysiologie – 248
			16.3.2	Thrombophilie – 248
16.1.1	Hormonbedingte, frauenspezifische Veränderungen des Blutgerinnungssystems – 246		16.3.3	Habituelle Abortneigung und Thrombophilie – 249
			16.3.4	Schwangerschaft und Wochenbett – 250
16.2	Angeborene und erworbene Gerinnungsstörungen – 246		16.3.5	Orale Kontrazeptiva – 252
			16.3.6	Hormonsubstitution im Klimakterium – 252
16.2.1	Erworbene Gerinnungsstörungen – 246		16.3.7	Malignome, Chemotherapie und Thromboembolierisiko – 252
16.2.2	v.-Willebrand-Syndrom – 247			
16.2.3	Diagnostik – 247		16.3.8	Thromboserisiko und -prophylaxe bei gynäkologischen Operationen – 253
16.2.4	Vorgehen bei gynäkologischen Operationen – 247			
				Literatur – 254
16.3	Thromboembolische Erkrankungen – 248			

16.1 Physiologie von Gerinnung und Fibrinolyse

Dem Gerinnungssystem kommen physiologischerweise zwei gegensätzliche Aufgaben zu. Durch ständige Antikoagulation wird einerseits die kontinuierliche Blutströmung aufrechterhalten, andererseits muss bei einer Gefäßverletzung die Gerinnung möglichst rasch einsetzen und sich auf den Ort der Gefäßverletzung beschränken, um einen Blutverlust möglichst gering zu halten und den Kreislauf ungehindert aufrechtzuerhalten. Sowohl exzessive Blutungen als auch intravaskuläre Thrombosen und Embolien sind in der Regel Ausdruck einer Störung des hämostaseologischen Gleichgewichtes.

Die **Blutgerinnung** (**Hämostase**) wird ausgelöst, sobald das Endothel eines Gefäßes durch ein Trauma, eine Operation oder eine Erkrankung geschädigt wird und subendotheliale Strukturen mit Bestandteilen des Blutes in Kontakt treten. Der Vorgang kann unterteilt werden in eine **primäre** und eine **sekundäre Komponente.** Die primäre Hämostase umfasst eine reflektorische nervös und humoral vermittelte Vasokonstriktion, durch die die Blutzufuhr im Verletzungsbereich gedrosselt wird. Gleichzeitig kommt es zur Bildung eines **primären Thrombus,** der zunächst überwiegend aus Thrombozyten besteht. Diese adhärieren am freigelegten Kollagen des Subendothels, aggregieren miteinander und verschließen primär die Wunde. Diese Vorgänge laufen innerhalb von Sekunden ab und sind von großer Bedeutung bei der Begrenzung eines Blutverlustes aus Kapillaren, kleinen Arteriolen und Venolen. Die Phase der sekundären Hämostase umfasst die Verfestigung des primären Thrombus durch ein Netzwerk aus Fibrin und erfordert die **Bildung** von Thrombin durch das plasmatische Gerinnungssystem (Mann 2003; Abb. 16.1). Diese Abläufe benötigen einige Minuten und sind wichtig zur Verhinderung von Blutungsrezidiven nach einer Verletzung.

Mit der Bildung eines Thrombus werden reaktiv auch Gerinnungsinhibitoren und das fibrinolytische System aktiv (Nesheim 2003). Während erstere das Ausmaß der Fibrinbildung begrenz-

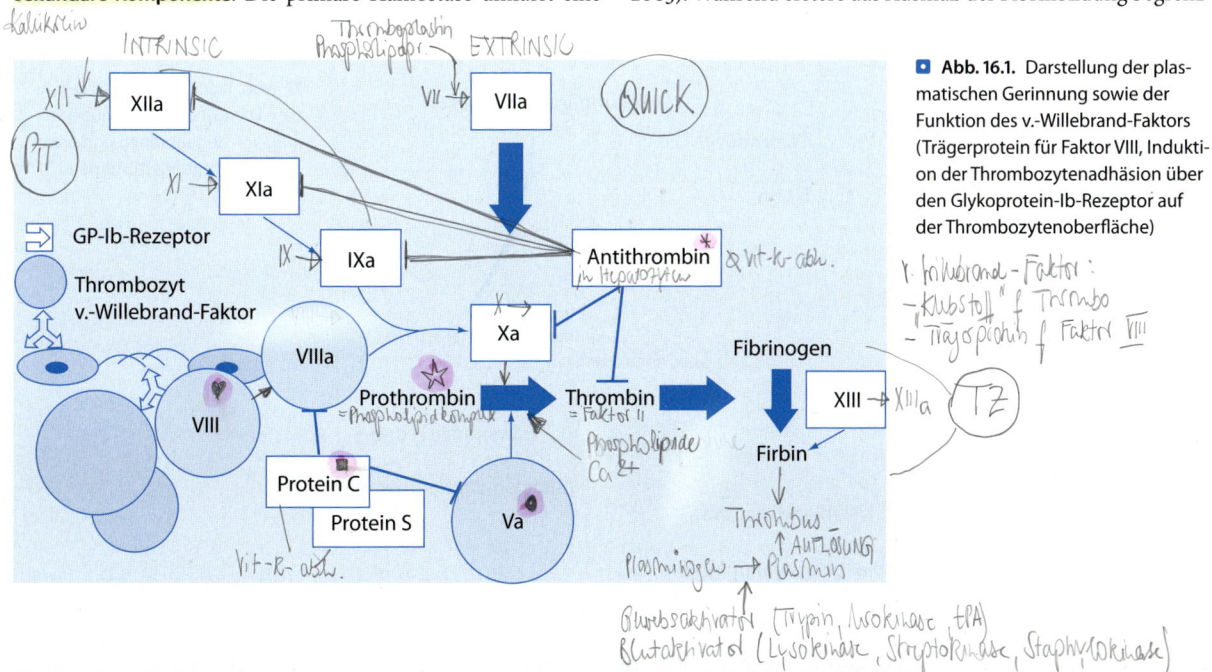

Abb. 16.1. Darstellung der plasmatischen Gerinnung sowie der Funktion des v.-Willebrand-Faktors (Trägerprotein für Faktor VIII, Induktion der Thrombozytenadhäsion über den Glykoprotein-Ib-Rezeptor auf der Thrombozytenoberfläche)

en, wird die Auflösung des Thrombus durch Fibrinolyse eingeleitet. Bleibt ein Thrombus über mehrere Tage bestehen, so wird er zunehmend refraktär gegen einen fibrinolytischen Abbau.

16.1.1 Hormonbedingte, frauenspezifische Veränderungen des Blutgerinnungssystems

Epidemiologische Untersuchungen konnten nachweisen, dass es **geschlechtspezifische Unterschiede** bezüglich der Konzentrationen von Gerinnungsinhibitoren und -faktoren zwischen Männern und Frauen gibt. So konnte gezeigt werden, dass die Gerinnungsinhibitoren Protein C und Protein S bei Frauen mit steigendem Lebensalter im Vergleich zu Männern signifikant ansteigen. Auf der anderen Seite waren unter Einnahme oraler Kontrazeptiva bei Frauen die Konzentrationen von Fibrinogen, Faktor VIII und Faktor IX höher als bei gleichaltrigen Männern, während die Protein-S-Werte signifikant niedriger lagen. Hierdurch lässt sich möglicherweise zumindest teilweise das erhöhte Thromboserisiko unter Einnahme oraler Kontrazeptiva erklären (Lowe et al. 1997).

Im Verlauf der normalen Schwangerschaft kommt es zur kontinuierlichen Zunahme des prokoagulatorischen Potenzials, hauptsächlich bedingt durch den Anstieg plasmatischer Gerinnungsfaktoren. Spätestens ab der 20. Schwangerschaftswoche steigen das Fibrinogen, die Gerinnungsfaktoren II, V, VIII, IX, X und XII sowie der v.-Willebrand-Faktor kontinuierlich an. Veränderungen von Gerinnungsinhibitoren im Verlauf der normalen Schwangerschaft betreffen hauptsächlich das Protein-C-Protein-S-System. Dieses System hat neben dem Antithrombin die wichtigste Inhibitorfunktion im Bereich des plasmatischen Gerinnungssystems. Während der Schwangerschaft kommt es zu einer progredienten Protein-S-Verminderung, während sich die Protein-C- und Antithrombinspiegel nicht verändern.

Ursache dieser weitreichenden Veränderungen in der Schwangerschaft sind – soweit bisher bekannt – hormonelle Veränderungen wie z. B. die im Verlauf der Schwangerschaft ansteigende Östrogenkonzentration (Kemkes-Matthes 2001).

16.2 Angeborene und erworbene Gerinnungsstörungen

Bei einer Blutungsneigung unterscheidet man zum einen zwischen Störungen der primären und sekundären Hämostase und zum anderen zwischen angeborenen und erworbenen Gerinnungsstörungen. Etwa 90–95% aller Patienten, die zur Abklärung einer Blutungsneigung in eine entsprechende Ambulanz kommen, haben eine erworbene Störung, und unter diesen steht wiederum die medikamenteninduzierte Blutungsneigung an 1. Stelle. Eine weitere häufige Ursache ist eine erworbene Thrombozytopenie. Unter den angeborenen Blutungsneigungen dominiert das v.-Willebrand-Syndrom mit einer Inzidenz von 1 : 200 bis 1 : 1000 (Abb. 16.2).

16.2.1 Erworbene Gerinnungsstörungen

Eine der wichtigsten erworbenen Gerinnungsstörungen stellt die **disseminierte intravasale Gerinnung (DIG)** dar, die auch als **Verbrauchskoagulopathie** bezeichnet wird. Sie tritt immer als Folge einer anderen Grunderkrankung auf. An erster Stelle steht dabei die Sepsis, meist bedingt durch gramnegative Erreger. Infolge der z. B. durch Bakterientoxine aktivierten Gerinnung bilden sich Mikrothromben, die die Kapillaren verschließen und letztlich zum Multiorganversagen führen. Gleichzeitig bewirkt die Entstehung von Mikrothromben einen vermehrten Verbrauch von Thrombozyten und Gerinnungsfaktoren. Wird dieser Verbrauch nicht rechtzeitig erkannt, kommt es zu einer vermehrten Blutungsneigung, die mit einer sehr hohen Letalität einhergeht.

Neben der Verbrauchskoagulopathie können zahlreiche andere Erkrankungen zu einer **Thrombozytopenie** führen, wobei eine spontane Blutungsneigung erst dann auftritt, wenn die Thrombozytenzahlen unter 20.000/μl liegen. Im Bereich zwischen 20.000 und 150.000/μl findet man i. d. R. keine Petechien. Unterzieht sich ein solcher Patient jedoch einer Operation, wird er vermehrt nachbluten.

In der Schwangerschaft wird eine Thrombozytopenie mit Thrombozytenzahlen <150.000/μl bei etwa 7–10% aller Patientinnen beobachtet, wobei zahlreiche Differenzialdiagnosen

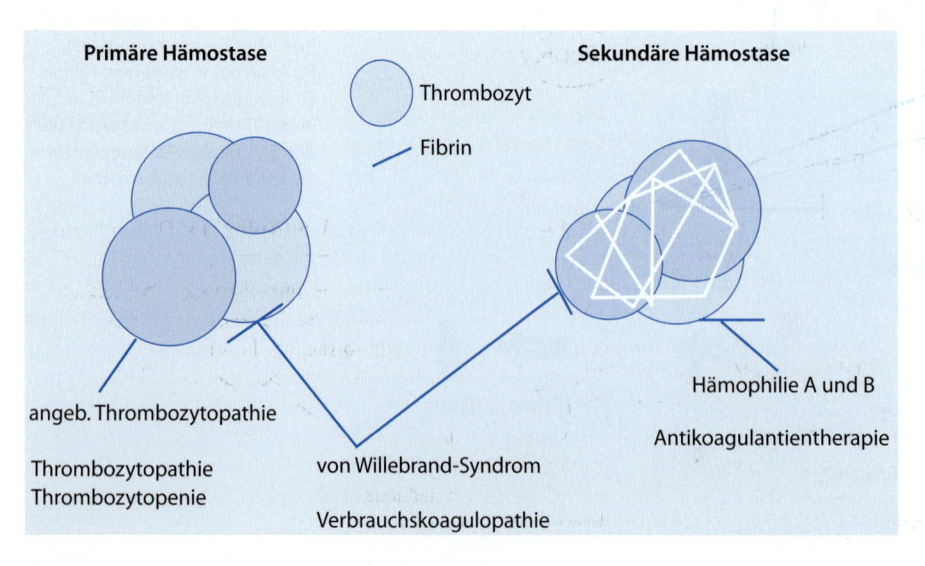

Abb. 16.2. Primäre und sekundäre Hämostase – Gegenüberstellung von angeborenen und erworbenen Gerinnungsstörungen

wie die idiopathische thrombozytopenische Purpura (ITP), ein HELLP-Syndrom oder ein Antiphospholipidsyndrom in Betracht gezogen werden müssen. Schwere Thrombozytopenien mit Thrombozytenzahlen <50.000/µl sind jedoch selten und treten mit einer Wahrscheinlichkeit von 0,1% auf (Karim et al. 2004). Eine ITP in der Schwangerschaft weist ein niedriges Risiko für Blutungskomplikationen auf, aber Mutter und Kind benötigen in Einzelfällen eine entsprechende Therapie, um die Thrombozytenzahlen anzuheben (Webert et al. 2003).

Eine weitere sehr häufige erworbene Gerinnungsstörung ist die **Thrombozytopathie**, also die Funktionsstörung der Thrombozyten. Dazu kann es z. B. bei ausgeprägter Nieren- oder Leberinsuffizienz oder als Folge von Medikamenten wie Thrombozytenaggregationshemmern, nichtsteroidalen Antiphlogistika oder Antibiotika kommen. Wegen der vielen in Frage kommenden Ursachen sollte man bei einer plötzlich auftretenden Blutungsneigung einer Patientin auch immer an eine erworbene Thrombozytopathie denken.

Am häufigsten führen jedoch **Antikoagulanzien** zu einer erworbenen Gerinnungsstörung, entweder orale Antikoagulanzien, die die Vitamin-K-abhängigen Gerinnungsfaktoren II, VII, IX und X hemmen, oder Heparine, die die Faktoren II und X inhibieren.

Ein extrem seltenes Krankheitsbild (Inzidenz: 1 : 1 Mio.), das ebenfalls in die Rubrik der erworbenen Gerinnungsstörungen gehört, ist die **erworbene Hemmkörperhämophilie**. Dabei bilden sich meist Autoantikörper gegen Faktor VIII. Die Folge ist eine Erniedrigung des Faktors VIII und damit eine massive Blutungsneigung, die typischerweise »wie aus heiterem Himmel« auftritt und unbehandelt mit einer Mortalität von über 20% einhergeht. Wegen seiner Gefährlichkeit sollte man dieses Krankheitsbild kennen. Meist tritt es in der Schwangerschaft oder kurz nach der Entbindung auf, ohne dass sich eine Ursache dafür findet.

Zur Verdeutlichung soll folgende **Kasuistik** dienen:

> **Falldarstellung**
>
> Eine 30-jährige Patientin mit völlig komplikationsloser Schwangerschaft und spontaner Entbindung 2 Wochen zuvor, bei der anamnestisch weder eine Blutungs- noch eine Thromboseneigung bestanden, entwickelt akut eine massive Schwellung des linken Beins. Die PTT ist mit 90 s verlängert, ohne dass eine Heparingabe vorausgegangen ist, und das Hb liegt bei 9,7 g/dl, weist also eine Anämie aus. In der Phlebographie findet sich kein Hinweis auf eine tiefe Beinvenenthrombose. Bei Aufnahme ist die Patientin bereits kreislaufinstabil und der Umfang des linken Beins doppelt so groß wie der des rechten. Das Hb beträgt inzwischen 6,9 g/dl. Im beschriebenen Fall handelte es sich daher um eine lebensbedrohliche Einblutung aufgrund einer erworbenen Hemmkörperhämophilie.

16.2.2 v.-Willebrand-Syndrom *Prävalenz 1%*

Beim v.-Willebrand-Syndrom liegt ein Mangel des v.-Willebrand-Faktors vor. Dieser dient zum einen als eine Art Klebstoff zwischen Thrombozyten und freiliegendem Kollagen und bewirkt dadurch die Thrombozytenadhäsion – einen Prozess der primären Hämostase. Zum anderen stellt er ein Transportprotein für den Gerinnungsfaktor VIII dar. Bei einem Mangel kann Faktor VIII leichter abgebaut werden, was eine zusätzliche Störung der sekundären Hämostase bewirkt (Abb. 16.1). Meistens wird dieses Krankheitsbild autosomal dominant vererbt.

Typisch sind Schleimhautblutungen (Nasenbluten, Zahnfleischblutungen) und eine Hämatomneigung, die sich oft erstmals nach der Einnahme von Thrombozytenaggregationshemmern bemerkbar macht. Kennzeichnend ist zudem gerade bei jungen Frauen eine verstärkte Monatsblutung, die von diesen oft gar nicht als krankhaft wahrgenommen wird, da solche Menorrhagien in der Familie als normal gelten (Shankar et al. 2004). In der Schwangerschaft kommt es meist bei Frauen mit einem milden v.-Willebrand-Syndrom zu einem Absinken der Blutungsneigung, da der v.-Willebrand-Faktor physiologischerweise in der Schwangerschaft ansteigt. Nach der Entbindung kann es dann jedoch zu Blutungskomplikationen kommen, da im Wochenbett ein rascher Abfall des v.-Willebrand Faktors nachzuweisen ist (Scharrer 2004).

16.2.3 Diagnostik

Die **Anamneseerhebung** ist bei Patientinnen mit Blutungsneigung viel wichtiger als jede Art von Labordiagnostik. Zunächst muss der Blutungstyp exakt definiert werden. Schleimhautblutungen sprechen z. B. eher für eine primäre Hämostasestörung, Gelenkblutungen für einen Defekt der sekundären Hämostase. Darüber hinaus gilt es zu erfahren, ob die Patientin eine spontane Blutungsneigung hat oder Blutungen ausschließlich nach Operationen, Zahnextraktionen oder Entbindungen auftreten. Auch nach Nasenbluten, Hämaturie, gastrointestinalen Blutungen und Hämatomneigung ist zu fragen. Klären sollte man zudem, ob Lebererkrankungen oder eine Malabsorption bekannt sind. Eine bislang nicht diagnostizierte Leberzirrhose kann als erstes Symptom eine Blutungsneigung hervorrufen, wenngleich die Erkrankung dann schon weit fortgeschritten ist.

Unabdingbar ist auch die ausführliche Medikamentenanamnese. Dabei sollte man daran denken, dass eine Nachblutung nach einer Operation auch durch eine 3 Tage zurückliegende Einnahme einer Tablette Acetylsalicylsäure (z. B. ASS 100) ausgelöst sein kann. Die acetylsalicylsäureinduzierte Thrombozytenaggregationshemmung ist irreversibel, und bis sich neue Thrombozyten gebildet haben, dauert es im Schnitt 7 Tage. Ganz wichtig ist darüber hinaus die Familienanamnese. Gibt es keine Familienmitglieder mit vermehrter Blutungsneigung, sind angeborene Gerinnungsstörungen eher unwahrscheinlich.

16.2.4 Vorgehen bei gynäkologischen Operationen

Bei Auftreten akuter Blutungskomplikationen bei gynäkologischen Operationen sollten differenzialdiagnostisch chirurgische Blutungsursachen, bisher nicht bekannte angeborene Blutungsneigungen wie beispielsweise das v.-Willebrand-Syndrom und medikamentös induzierte Blutungsneigungen, induziert durch Heparine oder Thrombozytenaggregationshemmer, voneinander abgegrenzt werden, da sich anhand der Ursachen teilweise unterschiedliche Therapiekonzepte dieser Blutungskomplikationen ergeben.

Evidenzbasierte Daten zur Therapie stehen leider nicht zur Verfügung, sodass auf Fallsammlungen und klinische Erfahrungswerte zurückgegriffen werden muss.

Bei großen Blutverlusten und instabilen Kreislaufverhältnissen werden, solange keine Frischplasmen zur Verfügung stehen, akut in erster Linie Kristalloide und Erythrozytenkonzentrate eingesetzt, was eine Verdünnung aller plasmatischen Gerinnungsfaktoren zur Folge hat. Eine blutungsbedingte Verlustkoagulopathie geht daher nahezu immer mit einer Verdünnungskoagulopathie einher. Hier steht die Substitutionstherapie mit Frischplasma ganz im Vordergrund (Mousa et al. 2004). Die intravenöse Anwendung von Minirin kann insbesondere bei primären Hämostasestörungen einen additiven Effekt auf die Blutstillung haben, da Faktor VIII und v.-Willebrand-Faktor aus endogenen Speichern freigesetzt werden. Antifibrinolytika wie Tranexamsäure können insbesondere bei den Patientinnen zum Einsatz kommen, bei denen FFP- und Miniringabe nicht zum gewünschten Blutungsstillstand führen (Koscielny et al. 2004a). In Einzelfällen kann ein erworbener Faktor-XIII-Mangel oder ein massiver Fibrinogenverlust im Vordergrund stehen, sodass bei nicht stillbaren Blutungen entsprechende Faktorenkonzentrate appliziert werden sollten. Bei gleichzeitig bestehender Thrombozytopenie ist auch die Gabe von Thrombozytenkonzentraten gerechtfertigt. Nur wenn alle diese Maßnahmen nicht greifen, kann ein »off label use« von aktiviertem Faktor-VII-Konzentrat diskutiert werden.

Bei erworbener Hemmkörperhämophilie sollte die Patientin umgehend in ein hämostaseologisches Zentrum zur weiteren Therapie verlegt werden. Hier stehen insbesondere immunsuppressive Massnahmen und eine Substitutionstherapie – beispielsweise mit aktiviertem Faktor VII, der für diese Indikation zugelassen ist – zur Verfügung.

> In jedem Fall sollte, insbesondere bei positiver Eigenanamnese bezüglich einer Blutungsneigung, ein Screening auf eine entsprechende Hämostasestörung präoperativ erfolgen, um schwere Blutungskomplikationen postoperativ zu verhindern.

Hier steht ein Screening auf primäre Hämostasestörungen, z. B. mit dem Plättchenfunktionsanalyzer PFA 100, ganz im Vordergrund (Koscielny et al. 2004b).

16.3 Thromboembolische Erkrankungen

16.3.1 Pathophysiologie

Virchow beschrieb bereits 1856 3 Faktoren, die er als wesentlich für die Thromboseentstehung ansah und die unter dem Begriff der Virchow'schen Trias zusammengefasst werden. Dabei handelt es sich um
- Veränderungen der Gefäßwand,
- Veränderungen der Blutströmung und
- Veränderungen der Zusammensetzung des Blutes.

Die Mehrzahl der venösen Thrombosen sind Gerinnungsthromben, die fibrin- und erythrozytenreich sind und als wesentlichen pathogenetischen Faktor die Strömungsverlangsamung im venösen Niedrigdrucksystem aufweisen. Sie entstehen zu über 90% in den unteren Extremitäten, oftmals nach vorangegangener Immobilisation. Venöse Thrombosen können asymptomatisch verlaufen oder aber zu Gefäßentzündung, schmerzhafter Extremitätenschwellung und lebensbedrohlicher Lungenembolie führen. Da die Aktivierung der plasmatischen Gerinnung der wichtigste Pathomechanismus ist, sind Heparine und Cumarinderivate besonders effektiv in der Prävention und Behandlung venöser Thrombosen, während Thrombozytenaggregationshemmer hier nicht ausreichend wirksam sind.

16.3.2 Thrombophilie

Im höheren Lebensalter steigt die Inzidenz der Phlebothrombose dramatisch an. Sie beträgt im Alter unter 45 Jahre nur 1 : 10.000 und nimmt bei über 60-Jährigen auf etwa 1 : 100 zu. An das Vorliegen einer hereditären Thrombophilie sollte insbesondere gedacht werden, wenn sich eine thromboembolische Komplikation vor dem 45. Lebensjahr, aber auch in einem Graubereich bis zum 60. Lebensjahr manifestiert, wenn es sich um spontane, besonders schwerwiegende oder rezidivierende Ereignisse handelt, eine atypische Lokalisation vorliegt und in der Familienanamnese Thromboembolien beschrieben werden (Willeke et al. 2002).

Die venösen Thrombosen können bei Vorliegen einer thrombophilen Störung spontan auftreten, häufig sind sie jedoch getriggert durch zusätzliche Risikofaktoren wie Schwangerschaft, Einnahme oraler Kontrazeptiva, postmenopausale Hormonsubstitution, Traumata, operative Eingriffe, entzündliche Erkrankungen oder Immobilisation.

APC-Resistenz (Faktor-V-Leiden-Mutation). Die häufigste Ursache einer hereditären venösen Thrombose ist die Resistenz von Faktor Va gegen aktiviertes Protein C (APC-Resistenz, ◻ Tabelle 16.1). Der APC-Resistenz liegt in etwa 95% der Fälle eine Punktmutation im Gen des Gerinnungsfaktors V zugrunde, wodurch der Faktor Va unempfindlich wird für die Wechselwirkung mit aktiviertem Protein C (APC). Diese Mutation wird nach dem Entdeckungsort in den Niederlanden als Faktor-V-Leiden-Mutation bezeichnet. Aber auch eine Schwangerschaft, die Einnahme oraler Kontrazeptiva, das Vorhandensein von Antiphospholipidantikörpern und eine erhöhte Aktivität von Faktor VIIIa haben Einfluss auf die APC-Sensitivität und gehen mit einem erhöhten Thromboserisiko einher (Dahlbäck 2004).

Bei Frauen mit APC-Resistenz steigt das Thromboserisiko deutlich an durch eine hormonelle Kontrazeption. Während die alleinige Einnahme von Kontrazeptiva das Thromboserisiko 4- bis 8-fach je nach Präparat erhöht, bedeutet das zusätzliche Vorliegen einer APC-Resistenz eine 35-fache Erhöhung des relativen Risikos. Man nimmt an, dass orale Kontrazeptiva die Wirkung von aktiviertem Protein C zusätzlich herabsetzen können. Neuere Untersuchungen zeigen, dass die Faktor-V-Leiden-Mutation auch mit einem erhöhten Risiko für rezidivierende Aborte und Schwangerschaftskomplikationen einhergehen kann (Lindhoff-Last 2004).

Prothrombinmutation G20210A. Hierbei handelt es sich um eine Punktmutation in einer nichttranslatierten Region des Prothrombingens, die sich bei bis zu 10% aller Patienten mit venösen Thrombosen nachweisen lässt.

Tabelle 16.1. Thrombophilie: Inzidenzen und relatives Risiko für venöse Thrombosen

Gerinnungsstörung	Prävalenz in der Normalbevölkerung (%)	Relatives Risiko (%)	Anteil der Thrombosen (%)
Faktor V Leiden (heterozygot) G1691A	5	7	19–40
Prothrombinmutante (heterozygot) G20210A	3	3	7–16
Faktor V L + Prothrombinmutante (heterozygot)	<0,05	20	2,3
Faktor V Leiden (homozygot)	0,02	40	3
Persistierend erhöhter Faktor VIII	11	5	25
Protein-C-Mangel	0,3	4	4–5
Protein-S-Mangel	?	2–?	2–4
Antithrombinmangel	0,1	4–30	1,5
Erworben: Antiphospholipidsyndrom	1–5	5–10	

Persistierende Faktor-VIII-Erhöhung. Erhöhte Faktor-VIII-Werte werden bei Patienten mit venösen Thrombosen in einer Häufigkeit von 20–40% gefunden im Vergleich zu etwa 10% in der gesunden Normalbevölkerung. Die Faktor-VIII-Spiegel steigen mit zunehmendem Alter an. Bei Frauen mit hormoneller Kontrazeption sind die Faktor-VIII-Spiegel signifikant höher als bei Frauen, die keine Hormonpräparate einnehmen (Schmitt et al. 2004).

Angeborene Mangelzustände der Gerinnungsinhibitoren Antithrombin, Protein C und Protein S. Diese sind selten und führen meist schon vor dem 40. Lebensjahr zu venösen Thrombosen.

Antiphospholipidsyndrom (APS). Dieses Syndrom ist gekennzeichnet durch das Vorliegen von Antiphospholipidantikörpern (APLA). Dabei handelt es sich um eine heterogene Gruppe von Antikörpern, die mit Epitopen negativ geladener gerinnungsaktiver Phospholipide und Proteine reagieren. Die Antikörper sind in der Regel erworben, nur in etwa 10% der Fälle treten sie hereditär auf. Das Antiphospholipidsyndrom tritt typischerweise mit folgenden klinischen Manifestationen auf:
- venöse und/oder arterielle Thrombosen,
- Thrombozytopenie (meist 50.000–100.000/µl),
- wiederholte (≥3) Spontanaborte oder Frühgeburten.

Um die Diagnose eines APS stellen zu können, muss mindestens 1 klinisches Kriterium (vaskuläre Thrombose oder Schwangerschaftskomplikation) vorliegen bei gleichzeitigem Nachweis von Antikardiolipinantikörpern und/oder Lupusantikoagulans. In etwa 80% der Fälle sind Frauen betroffen. Bei Patienten mit systemischem Lupus erythematodes lassen sich in 12–34% der Fälle Antiphospholipidantikörper nachweisen (Levine et al. 2004).

Für andere Veränderungen wie die Hyperhomozysteinämie ist die Bedeutung für das venöse Thromboembolierisiko noch nicht abschließend geklärt.

16.3.3 Habituelle Abortneigung und Thrombophilie

> Frauen mit einer Thrombophilie haben nicht nur ein erhöhtes Risiko für schwangerschaftsassoziierte Thrombosen, sondern können auch andere vaskuläre Komplikationen wie eine Präeklampsie oder eine erhöhte Abortrate aufweisen.

0,5–1,0% aller Frauen im gebärfähigen Alter weisen wiederholte Aborte auf. Frühaborte im 1. Trimester sind signifikant mit der Faktor-V-Leiden-Mutation, der aktivierten Protein-C-Resistenz ohne Nachweis einer Faktor-V-Leiden-Mutation und mit einer Prothrombinmutation (G20210A) assoziiert. Bei Patientinnen mit einer Faktor-V-Leiden-Mutation lässt sich eine ausgeprägtere Assoziation bei Spät- im Vergleich zu wiederholten Frühaborten nachweisen. Bei Frauen mit Spätaborten können eine Faktor-V-Leiden-Mutation, eine Prothrombinmutation oder ein Protein-S-Mangel von klinischer Relevanz sein. Bezüglich der erworbenen thrombophilen Neigungen lassen sich wiederholte Aborte besonders häufig beim Antiphospholipidsyndrom nachweisen. Assoziationen zwischen thrombophilen Polymorphismen und einem erhöhten Risiko für eine intrauterine Wachstumsretardierung sind wiederholt in Studien mit kleinen Fallzahlen beobachtet worden, konnten jedoch in Studien mit großen Fallzahlen nicht bestätigt werden.

Anticardiolipinantikörper oder Lupusantikoagulanzien und antinukleäre Antikörper waren dagegen signifikant häufiger bei Frauen, die Kinder mit einem zu niedrigen Geburtsgewicht geboren hatten, nachweisbar als in der Kontrollgruppe. Dagegen gab es bezüglich der Häufigkeit einer angeborenen Thrombophilie keine signifikanten Unterschiede bei den betroffenen Frauen im Vergleich zur Kontrollgruppe. Daher bleibt die Ätiologie der intrauterinen Wachstumsretardierung in den meisten Fällen nach wie vor ungeklärt und ist wahrscheinlich nicht mit einer hereditären Thrombophilie assoziiert.

Bezüglich einer Präeklampsie sowie des schwangerschaftsinduzierten Hypertonus und einer Thrombophilie zeigten sich in den durchgeführten Studien widersprüchliche Ergebnisse (Lindhoff-Last et al. 2004). In einer kürzlich durchgeführten Literaturrecherche wurden 26 Studien bezüglich der Faktor-V-Leiden-Mutation, der MTHFR-Mutante und der Prothrombin-G20210A-Mutation analysiert, nachdem die Fälle nach der Schwere der Erkrankung unterteilt worden waren. Eine Assoziation mit einer Präeklampsie konnte nach Ausschluss der schweren Fälle nicht beobachtet werden. Bei Analyse der schweren Fälle zeigte sich jedoch eine Assoziation mit der Faktor-V-Leiden-Mutation, und zu einem geringeren Ausmaß, mit der Hyperhomocysteinämie und Protein-S- sowie Antithrombinmangelzuständen (Rey et al. 2003, Kupferminc et al. 2005).

Da eine angeborene thrombophile Neigung und das Antiphospholipidsyndrom eine wesentliche Ursache habitueller Aborte sein können, ist ein therapeutischer Benefit unter Therapie mit Antithrombotika wie unfraktioniertem Heparin (UFH), niedermolekularem Heparin (NMH) und Low-dose-Aspirin denkbar. Bei Frauen mit Antiphospholipidsyndrom und wiederholten Aborten konnte gezeigt werden, dass die Gabe von **UFH in Kombination mit Aspirin** im Vergleich zu alleiniger Gabe von Aspirin signifikant die **Anzahl erfolgreicher Schwangerschaften erhöhen** konnte (Rai et al. 1997).

Bezüglich der Behandlung von Frauen mit angeborener Thrombophilie und Aborten existieren derzeit nur unkontrollierte Studien mit kleinen Fallzahlen, die einen Benefit unter Therapie mit NMH nachweisen konnten, da 78–85% der behandelten Schwangerschaften erfolgreich verliefen (Greer et al. 2005; Brenner et al. 2005), allerdings fehlen bisher multizentrische randomisierte, kontrollierte Studien, die die Evidenz einer Behandlung mit NMH in der Prävention habitueller Aborte eindeutig belegen (Lindqvist et al. 2005).

Zusammenfassend können sowohl die hereditäre Thrombophilie als auch das Antiphospholipidsyndrom wesentlich bei der Pathogenese von Aborten beteiligt sein, insbesondere, nachdem andere zugrundeliegende Ursachen, wie z. B. Chromosomenanomalien, ausgeschlossen worden sind. In diesen Fällen kann ein Thrombophiliescreening zur weiteren Abklärung empfohlen werden. NMH allein oder in Kombination mit Aspirin stellt eine mögliche Behandlungsoption bei diesen Frauen dar. Bisher gibt es jedoch keine Rationale für ein generelles Screening bei Patientinnen mit Präeklampsie, schwangerschaftsinduziertem Hypertonus oder intrauteriner Wachstumsretardierung.

16.3.4 Schwangerschaft und Wochenbett

In der Schwangerschaft steigt physiologischerweise das Thromboserisiko zunehmend an, um zu verhindern, dass die Mutter bei der Entbindung verblutet. Während Schwangerschaft, Wochenbett und Stillzeit kann daher eine Therapie mit Antikoagulanzien aus verschiedenen Indikationen notwendig sein. Um das richtige Medikament in der entsprechenden Dosierung zu wählen, muss zunächst eine Risikostratefizierung bezüglich thrombembolischer Ereignisse erfolgen. Es lassen sich 3 Risikokategorien zur Abschätzung des Thromboserisikos in der Schwangerschaft definieren (Lindhoff-Last et al. 2000).

Thromboserisiko in Schwangerschaft und Wochenbett
- Gering erhöhtes Risiko:
    - gesicherte thrombophile Diathese (außer Antithrombinmangel) ohne Thromboembolieanamnese,
    - Zustand nach Thromboembolie mit nachweisbaren Triggerfaktoren ohne ausgeprägte Residuen (nicht assoziiert mit Gravidität, Kontrazeptiva oder Thrombophilie),
    - Patientinnen mit mehreren Risikofaktoren (ohne nachweisbare thrombophile Diathese),
    - asymptomatische Patientinnen mit Nachweis von Antiphospholipidantikörpern.
- Mäßig erhöhtes Risiko:
    - Zustand nach Thrombembolie und Protein-C- oder -S- Mangel oder Faktor-V-Leiden – Mutation oder Prothrombinmutation,
    - Zustand nach spontaner Thromboembolie,
    - Zustand nach Thromboembolie in einer früheren Gravidität oder unter oraler Antikonzeption,
    - Antithrombinmangel Typ I und II ohne Thromboembolieanamnese,
    - Zustand nach rezidivierenden Thrombembolien ohne nachweisbare Ursache (ohne dauerhafte Antikoagulation),
    - Zustand nach rezidivierenden Aborten (>1) bei Antiphospholipidantikörpersyndrom (zusätzliche Gabe von ASS 100 mg in der 12.–36. SSW).
- Stark erhöhtes Risiko:
    - Künstlicher Herzklappenersatz mit und ohne Thromboembolieanamnese,
    - Zustand nach Rezidivthromboembolie trotz suffizienter medikamentöser Prophylaxe,
    - Patientinnen unter dauerhafter oraler Antikoagulation,
    - Zustand nach Thrombembolie und Antithrombinmangel,
    - Zustand nach Thrombembolie in der aktuellen Schwangerschaft,
    - Zustand nach Thrombembolie und Antiphospholipidantikörpersyndrom (plus ASS »low dose«).
- Individuelle Risikofaktoren, Risikokonstellationen und Auslöser, die zu einer höheren Risikoeinstufung führen können:
    - Sectio caesarea (bis 14 Tage postoperativ),
    - Immobilisierung,
    - sonstige Operation,
    - familiäre Thromboseneigung,
    - Adipositas,
    - »schwere« Thrombembolie in der Vorgeschichte,
    - Varikose,
    - Thrombophlebitis,
    - Hyperemesis/Dehydratation,
    - Lebensalter >35 Jahre.

Danach muss das optimale medikamentöse Regime gewählt werden. Bei der Wahl des Medikamentes sind die Teratogenität und das Blutungsrisiko sowohl der Mutter als auch des Fetus oder des gestillten Kindes von entscheidender Bedeutung. Häufig ist ein Wechsel des Antikoagulans in den einzelnen Phasen einer Schwangerschaft und Stillzeit notwendig. Die folgende Auflistung gibt Indikationen und Kontraindikationen an (nach Schäfer et al. 2001).

> **Indikationen und Kontraindikationen für Antikoagulanzien in der Schwangerschaft**
> - Acetylsalicylsäure (ASS):
>   Eine Behandlung mit ASS zur Thrombozytenaggregationsprophylaxe (bis 300 mg tgl.) kann durchgeführt werden.
> - Clopidogrel und Ticlopidin:
>   Für beide Medikamente liegen keine ausreichenden Erfahrungen vor.
> - Heparin:
>   Sowohl niedermolekulare als auch unfraktionierte Heparine können sowohl als Thromboseprophylaxedosis als auch in therapeutischer Dosis verordnet werden.
> - Danaparoid und Hirudin:
>   Danaparoid ist das Medikament der 1. Wahl bei Heparinunverträglichkeit, da für dieses Medikament ausreichende Erfahrung in der Schwangerschaft besteht. Lepirudin sollte wegen der Plazentagängigkeit und der Unsicherheit, ob eine Teratogenität besteht, nur als Ultima ratio eingesetzt werden.
> - Cumarinderivate:
>   Die Cumarinembryopathie tritt nur im 1. Trimenon auf, wobei das Risiko einer Embryopathie besonders ausgeprägt zwischen der 6. und 12. Schwangerschaftswoche ist (Bates et al. 2004). Die Cumarinembryopathie ist gekennzeichnet durch hypoplastische Nase, vorzeitige Kalzifizierung in den Epiphysen der langen Röhrenknochen, disproportionale Verkürzung der proximalen Gliedmaßen, Störungen der Augen- und Ohrenentwicklung, intrauterine Wachstumsretardierung und mentale Entwicklungsretardierung.
>   Im 2. und 3. Trimenon sind Defekte im zentralen Nervensystem in bis zu 5% der Fälle beschrieben, die wahrscheinlich durch zerebrale Blutungen prä- und peripartal ausgelöst werden. Das Abortrisiko liegt unter Gabe von Warfarin bei 24% (Chan et al. 2000).
>   Alle zur Teratogenität und zum Abortrisiko vorliegenden Daten wurden bisher jedoch nur für Warfarin erhoben. Wie hoch diese Risiken unter Phenprocoumon, das überwiegend in Deutschland eingesetzt wird, einzuschätzen sind, bleibt bisher völlig unklar. Da Phenprocoumon jedoch eine wesentlich längere Halbwertszeit (t1/2: 5–7 Tage) aufweist als Warfarin (t1/2: 2 Tage) sollte bei Frauen mit Schwangerschaftswunsch und einer Indikation zu einer langfristigen oralen Antikoagulation vor Beginn der Schwangerschaft rechtzeitig die Therapie von Phenprocoumon auf Warfarin umgesetzt werden.
>   Bei Nachweis einer Frühschwangerschaft sollte aufgrund der Teratogenität und des erhöhten Abortrisikos
>   das Cumarin möglichst umgehend auf ein niedermolekulares Heparin in entsprechender Dosierung umgesetzt werden.
> - Fibrinolytika:
>   Die Behandlung mit Fibrinolytika ist lebensbedrohlichen Situationen vorbehalten. Besondere Vorsicht ist in der Perinatalphase geboten.
>   - Streptokinase: Es liegen Berichte zu über 150 v. al im 1. Trimenon behandelten Frauen vor. Diese ergaben weder teratogene noch andere gravierende Auswirkungen. Streptokinase gelangt allenfalls in Spuren durch die Plazenta.
>   - Urokinase: Es liegen einige Fallberichte mit unauffälligem Ausgang vor.
>   - Altepase: Zur Anwendung in der Schwangerschaft liegen keine ausreichenden Erfahrungen vor.

> **Indikationen und Kontraindikationen für Antikoagulanzien in der Stillzeit**
> - Acetylsalicylsäure (ASS):
>   Eine Behandlung mit ASS in der Thrombozytenaggregationsprophylaxe (bis 300 mg tgl.) kann bedenkenlos durchgeführt werden.
> - Clopidogrel und Ticlopidin:
>   Für beide Medikamente liegen keine ausreichenden Erfahrungen vor.
> - Heparin:
>   Während der Gabe von sowohl niedermolekularem als auch unfraktioniertem Heparin darf weiter gestillt werden.
> - Cumarinderivate:
>   Bei Patientinnen, die mit Phenprocoumon behandelt werden, wurden ca. 10% der Erhaltungsdosis eines Erwachsenen in der Muttermilch errechnet. Acenocoumarol und Warfarin sind dagegen nicht in der Muttermilch nachweisbar.
> - Danaparoid und Hirudin:
>   Für beide Medikamente gibt es wenige Daten. Sowohl Danaparoid als auch Hirudin konnten mit herkömmlichen Labormethoden nicht in der Muttermilch nachgewiesen werden. Selbst wenn Spuren beider Medikamente in die Muttermilch übergehen sollten, kann eine gastrointestinale Resorption durch das Baby nicht erfolgen, sodass eine Applikation beider Substanzen möglich erscheint.
> - Fibrinolytika:
>   Nach Anwendung von Fibrinolytika kann weiter gestillt werden.

Grundsätzlich ist in Analogie zur Prophylaxe und Therapie von thrombembolischen Erkrankungen bei Nichtschwangeren wegen der besseren Bioverfügbarkeit und der geringeren Inzidenz von Nebenwirkungen die Gabe von niedermolekularem Heparin (NMH) der Applikation von unfraktioniertem Heparin (UFH) in der Schwangerschaft und Stillzeit vorzuziehen. Es existiert keine Zulassung für NMH in der Schwangerschaft.

Die Erfahrung mit dieser Substanzgruppe während Schwangerschaft und Stillzeit in den letzten 10 Jahren zeigt jedoch, dass nur ein sehr geringes Risiko für die Mutter und das Kind existiert (Sanson et al. 1999). Bei Patientinnen mit einem **gering erhöhten Risiko** sollte während der Schwangerschaft keine medikamentöse Thromboseprophylaxe durchgeführt werden. Eine medikamentöse Thromboseprophylaxe ist bei Auftreten zusätzlicher Risiken und im Wochenbett bis 4–6 Wochen post partum mit NMH in Hochrisikodosis notwendig. Bei **mäßig erhöhtem Risiko** sollte die Gabe von NMH zu Beginn der Risikofeststellung (in den meisten Fällen zu Beginn der Schwangerschaft) bis 6 Wochen post partum in Hochrisikodosierung (50–100 anti-Xa-Einheiten/kgKG pro Tag) erfolgen. Liegt ein **stark erhöhtes Risiko** vor, sollte die körpergewichtsadaptierte Gabe eines NMH in einer hohen Dosis (100–200 anti-Xa-Einheiten/kgKG pro Tag) zu Beginn der Risikofeststellung, evtl. auch schon präkonzeptionell je nach Indikation und Risikostruktur, erfolgen.

Bei allen Patientinnen mit erhöhtem thrombembolischem Risiko sollte von Beginn der Schwangerschaft bis mindestens 6 Wochen post partum eine **Kompressionstherapie** mit oberschenkellangen Kompressionsstrümpfen oder Kompressionsstrumpfhosen der Klasse II durchgeführt werden. Besteht eine Indikation für eine längerfristige orale Antikoagulation, kann nach Entbindung eine Umstellung auf Warfarin erfolgen, da Warfarin im Gegensatz zu Phenprocoumon wegen einer höheren Polarität und einer geringeren Lipophilie nicht in aktiver Form in die Muttermilch sezerniert wird.

16.3.5 Orale Kontrazeptiva

Die meisten der seit 40 Jahren angewendeten oralen Kontrazeptiva sind eine Kombination von Östrogen und Gestagen. Es sind jedoch je nach Präparat unterschiedliche Risiken bezüglich venöser Thrombosen sowie kardiovaskulärer Erkrankungen vorhanden.

Grundsätzlich ist das Risiko für eine thrombembolische Erkrankung bei der Anwendung oraler Kontrazeptiva mit einem niedrigen Östrogenanteil und einem Gestagen ca. 3- bis 4-fach erhöht. In 2 erst kürzlich publizierten Metaanalysen (Hennessy et al. 2001; Kemmeren et al. 2001) wurde ein höheres Risiko bei der Verwendung von oralen Kontrazeptiva der 3. Generation gegenüber der 2. Generation um den Faktor 1,5–1,8 gezeigt. Bei oraler Kontrazeption mit einem Pillenpräparat, das nur ein niedrig dosiertes Gestagen (1. und 2. Generation) beinhaltet, ist das thrombembolische Risiko niedriger als bei Kombinationspräparaten (Petitti 2003). Das Risiko für thrombembolische Erkrankungen ist im 1. Jahr der Benutzung von oralen Kontrazeptiva am größten, aber auch nach dem 1. Jahr bleibt das Risiko erhöht (Bloemenkamp et al. 2000).

Bei der Entscheidung, ob zu einer oralen Kontrazeption geraten werden kann, müssen verschiedene Aspekte bei der Beratung beachtet werden:
Anamnestisch sollte eine thrombembolische Erkrankung in der Vorgeschichte ausgeschlossen werden. Des Weiteren müssen die Familienanamnese bezüglich thrombolischer Erkrankungen und dispositioneller Risikofaktoren der zu beratenden Frau für thrombembolische Erkankungen erhoben werden. Ein Thrombophilie-Screening sollte nur bei positiver Eigen- oder Familienanamnese durchgeführt werden. Unter dem Gesichtspunkt thrombembolischer Risiken sollte eine Pille der 2. Generation oder ein reines Gestagenpräparat (mit einem Gestagen der 1. oder 2. Generation) gewählt werden.

Bei Frauen mit einer thrombembolischen Erkrankung in der Vorgeschichte ist laut ACOG (American College of Obstreticians and Gynecologists) und WHO das Risiko für erneute Ereignisse unter oraler Kontrazeption unakzeptabel und diese somit kontraindiziert. Für Frauen mit positiver Familienanamnese, Risiken für thrombembolische Erkrankungen oder nachgewiesener Thrombophilie sind die Empfehlungen uneinheitlich. Eine Beratung muss hier unter dem Gesichtspunkt einer Maximierung der Kontrazeption und einer Minimierung der Risiken erfolgen. Bei Vorhandensein mehrerer Risikofaktoren bezüglich thrombembolischer Erankungen (z. B. Thrombophilie und Adipositas) ist von einer oralen Kontrazeption eher abzuraten.

Wenn eine Indikation wegen thrombembolischer Erkrankungen für eine orale Antikoagulation besteht, sollte allerdings eine orale Kontrazeption für die Dauer der oralen Antikoagulation durchgeführt werden, da eine Schwangerschaft unter Einnahme von Vitamin-K-Antagonisten aufgrund des teratogenen Risikos unerwünscht ist.

16.3.6 Hormonsubstitution im Klimakterium

Die Östrogentherapie wird bei postmenopausalen Frauen seit etwa 60 Jahren angewendet. Belegte Vorteile einer Behandlung sind die klinisch relevante Minderung der postmenopausalen Beschwerden sowie Prävention und Behandlung der Osteoporose. Durch die Women's Health Initiative (WHI) wurden 2 große randomisierte Studien bereits 1991 initiiert, durch die festgestellt werden sollte, inwieweit kardiovaskuläre Ereignisse durch entweder die alleinige Einnahme von equinem Östrogen oder durch Einnahme eines Kombinationspräparates mit Progestin reduziert werden könnten. Die WHI-Studie bezüglich des Kombinationspräparates musste 2002 nach einer mittleren Dauer von 5,2 Jahren gestoppt werden, da koronare Herzkrankheit (KHK), Apoplex und venöse Thrombosen häufiger bei Frauen unter der Kombinationstherapie als bei Frauen ohne Medikation auftraten (Writing Group for the WHI 2002). Auch die alleinige Einnahme von equinem Östrogen in hysterektomierten postmenopausalen Frauen wurde 2004 gestoppt, da das Risiko für einen Apoplex signifikant unter Therapie erhöht war, während die KHK-Inzidenz nicht beeinflusst wurde und das Hüftfrakturrisiko gesenkt werden konnte (Writing Group for the WHI 2004). Aus diesen Ergebnissen leiten sich neue Empfehlung ab, die einen Einsatz der postmenopausalen Hormonsubstitution bei Auftreten von postmenopausalen Beschwerden in der niedrigsten effektiven Dosis für die kürzest mögliche Zeit empfehlen.

16.3.7 Malignome, Chemotherapie und Thromboembolierisiko

17%–26% aller gynäkologischen Malignompatientinnen, die operiert werden müssen, würden ohne adäquate Thromboseprophylaxe eine tiefe Beinvenenthrombose entwickeln (AWMF-Leitlinie Thromboseprophylaxe in der Chirurgie

2003). Diese prothrombotische Neigung kann entweder durch direkte Aktivierung des Gerinnungssystems durch Tumorzellen entstehen oder durch indirekte Wirkung der Tumorzellen auf Endothel, Thrombozyten, Monozyten und Makrophagen. Darüber hinaus kann die Entstehung venöser Thrombosen durch operative Eingriffe und/oder Chemotherapie sowie durch die Anlage von zentralvenösen Zugängen massiv verstärkt werden.

Gynäkologische, onkologische Patientinnen sind häufig in fortgeschrittenem Lebensalter, und nicht selten werden die Beckenvenen durch die Tumormassen bereits lokal komprimiert. Venöse intimale Verletzungen durch eine präoperative Bestrahlung oder während der Operation selbst sowie die Tatsache, dass die Operationen insbesondere bei Ovarialkarzinomen häufig viel Zeit in Anspruch nehmen und nicht selten Resttumorgewebe trotz Debulking zurückbleiben muss, führen zu einem wesentlich erhöhten Thromboserisiko peri- und postoperativ insbesondere bei diesen Patientinnen. Daher weisen Tumorpatientinnen das höchste peri- und postoperative Thromboserisiko auf und sollten daher eine medikamentöse Hochrisikothromboseprophylaxe entweder mit UFH oder mit NMH erhalten. Es ist bisher ungeklärt, ob bei Tumorpatientinnen mit Becken- oder Bauchtumoren postoperativ auch eine prolongierte Thromboseprophylaxe nach Entlassung durchgeführt werden sollte.

> **Beispielhafte Risikogruppen für die Einschätzung des peri- und postoperativen Thromboserisikos (nach den AWMF-Leitlinien 2003)**
> - Niedriges Risiko:
>   – kleinere oder mittlere operative Eingriffe mit geringer Traumatisierung,
>   – Verletzungen ohne oder mit geringem Weichteilschaden,
>   – kein zusätzliches bzw. nur geringes dispositionelles Risiko.
> - Mittleres Risiko:
>   – länger dauernde Operationen,
>   – gelenkübergreifende Immobilisation der unteren Extremität im Hartverband,
>   – niedriges operations- bzw. verletzungsbedingtes Thromboembolierisiko und zusätzlich dispositionelles Thromboserisiko.
> - Hohes Risiko:
>   – größere Eingriffe in der Bauch- und Beckenregion bei malignen Tumoren oder entzündlichen Erkrankungen,
>   – Polytrauma, schwerere Verletzungen der Wirbelsäule, des Beckens und/oder der unteren Extremität,
>   – größere Eingriffe an Wirbelsäule, Becken, Hüft- und Kniegelenk,
>   – größere operative Eingriffe in den Körperhöhlen der Brust-, Bauch- und/oder Beckenregion,
>   – mittleres operations- bzw. verletzungsbedingtes Risiko und zusätzliches dispositionelles Risiko,
>   – Patienten mit Thrombosen oder Lungenembolien in der Eigenanamnese.

In einer einzigen randomisierten, doppelblinden Studie, in der die einwöchige Gabe von NMH verglichen wurde mit einer NMH-Applikation für 4 Wochen, zeigte sich eine relative Risikoreduktion von 60% sowohl für phlebographisch nachgewiesene als auch für proximale tiefe Beinvenenthrombosen in der Patientengruppe, die die prolongierte Thromboseprophylaxe erhalten hatte (Bergqvist et al. 2002).

Bei Patientinnen mit Mammakarzinomen können chirurgische Eingriffe und/oder eine hormonmodulierende Therapie beispielsweise mit Tamoxifen insbesondere in Kombination mit einer Chemotherapie das Thromboserisiko deutlich erhöhen. Daher sollte eine Hochrisikothromboseprophylaxe z. B. mit niedermolekularem Heparin (NMH) bei Patientinnen mit Mammakarzinom vor und während entsprechender Interventionen erwogen werden (Caine et al. 2003).

16.3.8 Thromboserisiko und -prophylaxe bei gynäkologischen Operationen

Die meisten stationär behandelten Patienten weisen einen oder mehrere Risikofaktoren für die Entwicklung einer venösen Thrombose auf, wobei die Risikofaktoren häufig kumulieren. Typisch sind beispielsweise eine Immobilität im Rahmen von Operationen, zunehmendes Lebensalter, Übergewicht, zentralvenöse Katheter, Thrombosen in der Vorgeschichte sowie eine angeborene oder erworbene Thrombophilie. Ohne Thromboseprophylaxe liegt die Inzidenz objektiv gesicherter, im Krankenhaus erworbener Thrombosen bei großen gynäkologischen Eingriffen bei benigner Grunderkrankung bei 11–17%, wobei 1/3 dieser Thrombosen die proximalen tiefen Beinvenen betrifft, die wesentlich häufiger Lungenembolien induzieren als distale Unterschenkelvenenthrombosen (Geerts et al. 2004; AWMF-Leitlinie 2003).

Bei kurzen Eingriffen, die weniger als 30 min dauern, ist bei jungen Patientinnen ohne zusätzliche thromboembolische Risikofaktoren bei niedrigem Thromboserisiko die Durchführung einer medikamentösen Thromboseprophylaxe nicht erforderlich, wenn eine frühe Mobilisation postoperativ durchgeführt wird (Geerts et al. 2004). Es ist allerdings dabei zu berücksichtigen, dass das Risiko einer venösen Thrombose bei Sectio höher ist als bei vaginaler Entbindung (Bates et al. 2004). Daher wird in den deutschen interdisziplinären AWMF-Leitlinien 2003 empfohlen, dass bei operativen Eingriffen in der Schwangerschaft und postpartal eine risikoadaptierte Thromboseprophylaxe erfolgen sollte. In den nordamerikanischen Leitlinien (Bates et al. 2004) wird dagegen empfohlen, nur bei zusätzlichen Risikofaktoren wie Thrombophilie, Lebensalter >35 Jahre, Übergewicht oder prolongierter Immobilisation neben Antiembolieströmpfen auch eine medikamentöse Thromboseprophylaxe mit niedermolekularem oder unfraktioniertem Heparin durchzuführen.

Bei älteren Patientinnen mit länger dauernden Operationen sollte auf jeden Fall eine medikamentöse Thromboseprophylaxe erfolgen, wobei zwischen einem mittleren und einem hohen Thromboserisiko zu unterscheiden ist (s. oben). In 4 randomisierten, klinischen Studien, in denen die 3-mal tägliche Gabe von unfraktioniertem Heparin mit der 1-mal täglichen Gabe von NMH verglichen wurde, zeigte sich eine ähnliche Effektivität und Sicherheit bei der Gabe von NMH im Vergleich zu UFH (Geerts et al. 2004).

Literatur

AWMF-Leitlinie (2003) Stationäre und ambulante Thromboembolie-Prophylaxe in der Chirurgie und der perioperativen Medizin, AWMF-Leitlinien-Register Nr.002/001, Beilage zu den Mitteilungen der Deutschen Gesellschaft für Chirurgie, Heft 2/2003

Bates SM, Greer IA, Hirsh J, Ginsberg JS (2004) Use of antithrombotic agents during pregnancy. The 7th ACCP conference on antithrombotic and thrombolytic therapy. Chest 126: 627S–644S

Bergqvist D, Agnelli G, Cohen AT et al. (2002) Duration of prophylaxis against venous thromboembolism with enoxaparin after surgery for cancer. N Engl J Med 346: 975–980

Bloemenkamp KW, Rosendaal FR, Helmerhorst FM, Vandenbroucke JP (2000) Higher risk of venous thrombosis during early use of oral contraceptives in women with inherited clotting defects. Arch Intern Med 160: 49–52

Brenner B, Hoffman R, Carp H, Dulitsky M, Younis J (2005) Efficacy and safety of two doses of enoxaparin in women with thrombophilia and recurrent pregnancy loss: the LIVE-ENOX study. J Thromb Haemost 3: 227–229

Caine GJ, Stonelake PS, Rea D, Lip GYH (2003) Coagulapathic complications in breast cancer. Cancer 98: 1578–1586

Chan WS, Anand S, Ginsberg JS (2000) Anticoagulation of pregnant women with mechanical heart valves. Arch Intern Med 160: 191–196

Dahlbäck B (2004) APC resistance: what have we learned since 1993? J Lab Med 28: 21–27

Geerts WH, Pineo GF, Heit JA, Bergqvist D, Lassen MR, Colwell CW, Ray JG (2004) Prevention of venous thromboembolism. 7th ACCP conference on antithrombotic and thrombolytic therapy. Chest 126: 338S–400S

Greer IA; Nelson-Piercy C (2005) Low-molecular weight heparins for thromboprophylaxis and treatment of venous thromboembolism in pregnancy: a systematic review of safety and efficacy. Blood (in press)

Hennessy S, Berlin JA, Kinmann JL, Margolis DJ, Marcus SM, Strom BL (2001) Risk of venous thromboembolism from oral contraceptives containig gestodene and desogestrel versus levonorgestrel: a meta analysis and formal sensitivity analysis. Contraception 64: 125–133

Karim R, Sacher RA (2004) Thrombocytopenia in pregnancy. Curr Hematol Rep 3: 128–133

Kemkes Matthes B (2001) Veränderungen des Gerinnungssystems in der Schwangerschaft. Z Kardiol 90: Suppl 4: 45–48

Kemmeren JM, Algra A, Grobbee DE (2001) Third generation oral contraceptives and risk of venous thrombosis: a meta analysis. BMJ 323: 131–134

Koscielny J, von Tempelhoff GF, Ziemer S, Radtke H, Schmutzler M, Sinha P, Salama A, Kiesewetter H, Latza R (2004a) A practical concept for preoperative management of patients with impaired primary hemostasis. Clin Appl Thromb Hemost 10: 155–166

Koscielny J, Ziemer S, Radtke H, Schmutzler M, Pruss A, Sinha P, Salama A, Kiesewetter H, Latza R (2004b) A practical concept for preoperative identification of patients with impaired primary hemostasis. Clin Appl Thromb Hemost 10: 195–204

Kupferminc MJ (2005) Thrombophilia and preeclampsia: The evidence so far. Clin Obstet Gynecol 48: 406–415

Levine JS, Branch DW, Rauch J (2002) The antiphospholipid syndrome. N Engl J Med 346 (10): 752–763

Lindhoff-Last E, Sohn Ch, Ehrly AM, Bauersachs RM (2000) Aktuelles Management der Thrombembolie in Schwangerschaft und Wochenbett. Zentralbl Gynäkol 122: 4–17

Lindhoff-Last E (2004) Maternal thrombophilia and obstetric complications. J Lab Med 28: 34–41

Lindqvist PG, Merlo J (2005) Low molecular weight heparin for repeated pregnancy loss: is it based on solid evidence? J Thromb Haemost 3: 221–223

Lowe GDO, Rumley A, Woodward M, Morrison CE, Philippou H, Lane DA, Tunstall-Pedoe H (1997) Epidemiology of coagulation factors, inhibitors and activation markers: 3rd Glasgow MONICA Survey I. Illustrative reference ranges by age, sex and hormone use. Br J Haematol 97: 775–784

Mann KG (2003) Thrombin formation. Chest 124: 4S–10S

Mousa HA, Walkinshaw S (2004) Major postpartum haemorrhage. Curr Opin Obstet Gynecol 123:595–603

Nesheim M (2003) Thrombin and fibrinolysis. Chest 124: 33S–39S

Petitti DB (2003) Clinical Practice. Combination estrogen-progestin oral contraceptives, N Engl J Med 349: 1443–1450

Rai R, Cohen H, Dave M, Regan L (1997) Randomised controlled trial of aspirin and aspirin plus heparin in pregnant women with recurrent miscarriage associated with antiphospholipid antibodies. BMJ 314: 253–257

Rey E, Kahn S, David M et al. (2003) Thrombophilic disorders and fetal loss: a meta-analysis. Lancet 361: 901–908

Sanson BJ, Lensing AW, Prins MH, Ginsberg JS et al. (1999) Safety of low-molecular-weight heparin in pregnancy: a systemic review. Thromb Haemost 81: 668–672

Schaefer C, Spielmann H (2001) Arzneiverordnung in Schwangerschaft und Stillzeit. Urban & Fischer: München, Jena

Scharrer I (2004) Women with von Willebrand disease. Hämostaseologie 24: 44–49

Schmitt J, Humpich M, Luxembourg B, Lindhoff-Last E (2004) Relationship between endogenous clotting factor activities and BMI, gender, age or oral contraceptive use. Haemostaseologie A77

Shankar M, Lee CA, Sabin CA, Economides DL, Kadir RA (2004) Von Willebrand disease in women with menorrhagia: a systematic review. BJOG 111: 734–740

Webert KE, Mittal R, Sigouin C, Heddle NM, Kelton JG (2003) A retrospective 11-year analysis of obstetric patients with idiopathic thrombocytopenic purpura. Blood 102: 4306–4311

Willeke A, Gerdsen F, Bauersachs R, Lindhoff-Last E (2002) Rationelle Thrombophilie-Diagnostik. Dtsch Ärztebl 99: A2111–2118

Writing Group for the Women's Health Initiative Investigators (2002) Risks and benefits of estrogen plus progestin in healthy postmenopausal women: principal results form the Women's Health Initiative randomized controlled trial. JAMA 288: 321–333

Writing Group for the Women's Health Initiative Investigators (2004) Effects of conjugated equine estrogen in postmenopausal women with hysterectomy. JAMA 291: 1701–1712

Endometriose

R. Baumann

17.1	**Allgemeine Grundlagen** – 255		17.2.5	Laparoskopie – 262	
17.1.1	Definition – 255		17.2.6	Differenzialdiagnose – 263	
17.1.2	Inzidenz/Epidemiologie – 255		**17.3**	**Klinisches Management** – 264	
17.1.3	Ätiologie und Pathogenese – 255		17.3.1	Allgemeine therapeutische Maßnahmen – 264	
17.1.4	Histologisches Erscheinungsbild der Endometrioseerkrankung – 258		17.3.2	Hormontherapie – 264	
17.1.5	Maligne Veränderungen auf dem Boden einer Endometrioseerkrankung – 258		17.3.3	Gestagene – 264	
			17.3.4	Östrogen-Gestagen-Kombinationen – 265	
			17.3.5	Danazol – 265	
17.1.6	Klassifikation der Endometrioseerkrankung – Stadieneinteilung – 259		17.3.6	**GnRH-Analoga** – 266	
			17.3.7	Operative Therapie – 267	
17.2	**Diagnostik** – 260		**17.4**	**Abschließende Bemerkungen** – 269	
17.2.1	Anamnese – 260				
17.2.2	Klinische Untersuchung – 261			**Literatur** – 270	
17.2.3	Bildgebende Verfahren – 261				
17.2.4	Serummarker – 261				

17.1 Allgemeine Grundlagen

17.1.1 Definition

> **Definition**
>
> In den Lehrbüchern der Frauenheilkunde wird die Endometriose definiert als das Vorkommen von Endometrium oder endometriumähnlichem Gewebe außerhalb des Cavum uteri.

Da bei über 90 % aller geschlechtsreifen Frauen eine retrograde Menstruation nachgewiesen werden kann, könnte man die Endometriose – entsprechend dieser Definition – auch als einen »**physiologischen**« Prozess bezeichnen.

> Erst durch das Auftreten klinischer Symptome, wie Schmerzen oder Infertilität – bedingt durch das Einwachsen von Endometriosezellen in andere Organe, wie z. B. Ovarien, Blase, Rektum oder Ligg. sacrouterinae – entsteht aus dem »physiologischen« Zustand der Endometriose die eigentliche Endometrioseerkrankung.

17.1.2 Inzidenz/Epidemiologie

Häufigkeit. Die Anzahl der von einer Endometrioseerkrankung betroffenen Frauen ist nicht genau bekannt. Die Angaben in unkontrollierten klinischen Studien bewegen sich zwischen 1 und 53 %. Epidemiologische Studien aus den USA lassen vermuten, dass zwischen 6 und 8 % aller Frauen im reproduktionsfähigen Alter von einer Endometrioseerkrankung betroffen sind. In den alten Bundesländern machen Patientinnen mit einer Endometrioseerkrankung etwa 5 % des Klientels der niedergelassenen Gynäkologen aus.

> Bei Sterilitätspatientinnen findet man in etwa 40–60 % eine Endometrioseerkrankung.

Diese sehr differierenden Angaben lassen sich dadurch erklären, dass eine **definitive Diagnose nur histologisch möglich** ist und i. d. R. nur durch einen invasiven Eingriff, wie z. B. eine Laparoskopie, gestellt werden kann bzw. zufällig im Rahmen eines operativen Eingriffs. Nichtinvasive Nachweismethoden stehen derzeit noch nicht zur Verfügung.

17.1.3 Ätiologie und Pathogenese

Die Endometrioseerkrankung wurde erstmals 1860 von v. Rokitansky beschrieben. Obwohl seit dieser Zeit Unmengen von Arbeiten zur Ätiologie und Pathogenese der Endometrioseerkrankung erschienen sind, ist der eigentliche Mechanismus der Krankheitsentstehung bis heute ungeklärt. Die unbeantworteten Kernfragen lauten: Wie kommt es zum Auftreten von Endometrium oder endometriumähnlichem Gewebe außerhalb des Cavum uteri, und warum können die Endometriumzellen an diesem für sie fremden Ort überleben? Aus den vielen Erklärungsversuchen der letzten Jahrzehnte haben sich **2 Theorien** herauskristallisiert, die heute allgemein diskutiert werden: die **Transplantationstheorie nach Sampson** (1940) und die **Metaplasietheorie nach Meyer** (1919).

Transplantationstheorie nach Sampson. Sampson vermutete, dass durch retrograde Menstruation vitale Endometriumzellen über die Tuben in das Abdomen gelangen, sich dort implantieren und invasiv in die Umgebung einwachsen können. Wie erwähnt, kommt es bei 90 % aller Frauen zu einer retrograden

Menstruation. Es gelangen jedoch nicht nur während der Menstruationsblutung vitale Endometriumzellen über die Tuben in das kleine Becken. Es konnte gezeigt werden, dass infolge eines **präovulatorischen uterotubaren Sogeffekts** Albuminsphären, ebenso wie Spermien, innerhalb von 5 min vom äußeren Muttermund in den ampullären Anteil der Tuben gelangen können. Als Nebeneffekt kann dieser Sog Zellen und Gewebefragmente aus dem Zervikalkanal, dem unteren Uterinsegment sowie dem Cavum uteri in die Tuben transportieren. Da die fimbriofolliculäre Okklusion nicht komplett ist, können auf diese Weise auch außerhalb des Menstruationszeitraums vitale Müller-Traktepithelien in die Bauchhöhle gelangen.

Weitere Fakten sprechen für die Transplantationstheorie: Endometriosezellen können **lymphogen und hämatogen ausgestreut** werden. Auf diese Weise können gut durchblutete extrapelvine Organe, wie Muskeln (z. B. Diaphragma) oder Leber, befallen werden. Darüber hinaus ist es eine bekannte klinische Erfahrung, dass es **nach gynäkologischen Operationen**, insbesondere nach Kaiserschnitten, zu einer Endometriose im Bereich des Hautschnitts kommen kann. Die Verteilung der Endometrioseherde im kleinen Becken spricht ebenfalls für eine Entstehung durch retrograde Menstruation bzw. durch das Eindringen von vitalen Endometriumzellen über die Tuben.

Metaplasietheorie nach Meyer. Sie besagt, dass Endometrioseherde an Ort und Stelle **aus pluripotenten Zölomzellen entstehen**. Unterstützt wird die Metaplasietheorie durch die Beobachtung, dass Frauen mit einer primären Amenorrhö oder mit Fehlbildungen ohne uterines Endometrium, wie z. B. einem Meyer-Küster-Rokitansky-Syndrom, in seltenen Fällen auch eine Endometrioseerkrankung entwickeln können. Daneben existieren Einzelfallbeobachtungen an Männern, die wegen eines Prostatakarzinoms mit Östrogenen behandelt wurden und unter dieser Therapie eine Blasenendometriose entwickelten. Die Metaplasietheorie betont jedoch, dass eine Endometrioseerkrankung nicht aus sich heraus entstehen kann. Es bedarf zur Entstehung **ständiger »Reize« auf das Zölomepithel**. Diese Reize könnten Sexualsteroide, wie z. B. Östrogene, sein. Es wird auch nicht ausgeschlossen, dass die durch **Reflux oder aktiven Transport in die Bauchhöhle** gelangten vitalen Endometriumzellen selbst einen Reiz auf die Mesothelzellen des Peritoneums ausüben, der zu einer Entstehung von Endometrioseherden an Ort und Stelle führt. Möglicherweise können auch Abbauprodukte von Endometriumzellen in der Bauchhöhle einen **Stimulus auf das Peritoneum** ausüben, der dann zur Metaplasie der Zellen vor Ort beiträgt. Es scheint, dass Substanzen existieren, die in der Lage sind, im Mesothel Metaplasien auszulösen. Damit würden sich die Transplantations- und die Metaplasietheorie nicht ausschließen, sondern vielmehr ergänzen.

Da, wie erwähnt, nahezu alle Frauen retrograd menstruieren, ist die Frage zu stellen, warum nicht alle Frauen im Laufe ihres Lebens eine Endometrioseerkrankung entwickeln. Möglicherweise ist dies der Fall, ohne dass es zu klinischen Symptomen oder makroskopisch sichtbaren Endometrioseherden kommt. So haben licht- und elektronenoptische Untersuchungen an **Biopsien von makroskopisch normalem Peritoneum** bei Sterilitätspatientinnen zum **Nachweis von Endometrioseherden** geführt.

Ein wesentlicher **Risikofaktor für die Entwicklung einer Endometrioseerkrankung** scheint die absolute **Anzahl der Menstruationstage** zu sein. Frauen mit einem verkürzten Zyklus und daher mehr Menstruationstagen haben ein doppelt so hohes Risiko, eine Endometrioseerkrankung zu entwickeln, wie Frauen mit »normaler« Zykluslänge. Dasselbe gilt für das **Menarchealter**. Dieses ist bei Endometriosepatientinnen signifikant niedriger als bei Frauen, die nicht an einer Endometrioseerkrankung leiden.

Offensichtlich spielt die **»Menge« der vitalen Endometriumzellen**, die in die Bauchhöhle gelangen, eine entscheidende Rolle. In diesem Zusammenhang sollte man auch folgende Tatsache bedenken: Das reproduktive Verhalten in den Ländern der sog. 1. Welt hat sich in den letzten 200-Jahren erheblich verändert. Die Zeitspanne zwischen Menarche und Menopause hat sich verlängert. Die Frauen bekommen erheblich weniger Kinder, es wird weniger und kürzer gestillt. Auch diese Veränderungen tragen dazu bei, dass sich die absolute Anzahl der Menstruationstage vergrößert hat und somit die Bauchhöhle mit größeren Mengen vitaler Endometriumzellen belastet wird.

Warum aber sterben nicht alle vitalen Endometriumzellen ab, die in die Bauchhöhle gelangen, und werden nicht, wie z. B. abgestorbene Spermien, von Makrophagen resorbiert? Seit längerer Zeit wird diskutiert, dass **Veränderungen des Immunsystems** dazu beitragen könnten, dass Endometriumzellen an das Peritoneum andocken und anschließend invasiv in die Umgebung einwachsen können.

Immunologische Abläufe. Es ist jedoch nicht klar, ob eine **Dysfunktion des Immunsystems** Folge oder Ursache der Endometrioseerkrankung ist. Im Serum von Endometriosepatientinnen sind Antikörper gegen Endometrium nachweisbar. Diese **Bildung von Autoantikörpern** führt zu einer **abakteriellen Entzündung** im Bereich der Endometrioseherde. Daneben ist auch die Konzentration organunspezifischer Autoantikörper im Serum und in der Peritonealflüssigkeit (PF) bei Endometriosepatientinnen erhöht. Als antigenpräsentierende Zellen spielen **Makrophagen** eine wesentliche Rolle zu Beginn des Entzündungsprozesses, der als Reaktion des Immunsystems auf das Eindringen von vermeintlichen Fremdzellen in die Bauchhöhle abläuft. In der PF von Endometriosepatientinnen sind Makrophagen der dominierende Zelltyp. Nach der Aktivierung produzieren diese Makrophagen Faktoren, die die **Proliferation von Monozyten** im Knochenmark stimulieren. Die Monozyten gelangen über das Blut an den Ort der Störung und nehmen hier wiederum als aktivierte Makrophagen an der Abwehrreaktion und somit am Entzündungsprozess teil. Als Folge der Aktivierung werden von den Makrophagen eine ganze Reihe von **Zytokinen** in die PF freigesetzt und finden sich dort in erhöhter Konzentration, wie z. B. Tumornekrosefaktor, Interleukin-1 oder Wachstumsfaktoren.

Es wird vermutet, dass die aktivierten Makrophagen bei Endometriosepatientinnen partielle Defekte aufweisen, die dazu führen, dass vitale Endometriumzellen nicht abgebaut werden können, zumindest nicht alle. Ein Hinweis für die **gestörte Immunantwort** könnte die Beobachtung sein, dass Endometriosepatientinnen eine **reduzierte zellvermittelte zytotoxische Wirkung** gegen autologe Endometriumzellen bzw. eine verminderte Aktivität der Natural-killer-Zellen aufweisen. Neben dieser Störung der Immunantwort bzw. des Abwehrmechanismus – die es den Endometriosezellen erlaubt, in der für sie »falschen« Umgebung zu überleben – scheinen in der PF von Endometriosepatientinnen auch Stoffe vorzukommen, die die Invasion dieser Zellen fördern (Gätje et al. 1996).

Invasives Wachstum. Wie aber sind die Endometriosezellen, nachdem sie das Immunsystem »überlistet« haben, in der Lage, sich an das Peritoneum anzulagern und invasiv in die Tiefe zu wachsen? An dieser Stelle sei ein Seitenblick auf die Tumorbiologie erlaubt. Eine Tumorzelle muss sich zunächst aus ihrem Gewebeverband lösen. Danach dockt sie an einen anderen Gewebeverband an und wächst in diesen ein. Hierbei spielen Oberflächenadhäsionsmoleküle, wie z. B. E-Cadherine, eine wichtige Rolle. Sie sind reichlich an den Zelloberflächen nicht maligner Zellen vorhanden und dienen dem Zusammenhalt der Zellen bzw. des Gewebeverbands. Erst der Verlust von E-Cadherinen ermöglicht es einer Tumorzelle, ihren Zellverband zu verlassen. Es konnte gezeigt werden, dass Endometriosezellen deutlich **weniger E-Cadherine exprimieren** als normale Endometriumzellen (Gätje et al. 1997). Nachdem die Endometriosezellen in die extrazelluläre Matrix eines fremden Gewebeverbands eingedrungen sind, müssen sie **Anschluss an das Gefäßsystem** finden. Hierzu sind sog. Angiogenesefaktoren erforderlich. Interleukin-8, ein potenter Angiogenesefaktor, ist in der PF von Endometriosepatientinnen in deutlich erhöhter Konzentration zu finden.

So führte auch die Zugabe von Antikörpern des Gefäßendothelwachstumsfaktors (VEGF-A) zur Wachstumshemmung von roten Endometriosezellen an Nacktmäusen (Hull et al. 2003). Inwieweit der Plazentawachstumsfaktor (PlGF), der in der PF von Endometriosepatientinnen in signifikant höherer Konzentraion gefunden wurde, eine Neovaskularisation begünstigt, ist noch unsicher (Suzumori et al. 2004).

Verlauf. Die klinische Erfahrung zeigt, dass die Endometrioseerkrankung häufig progredient verläuft. Redwine (1987) ordnete den äußerlichen farblichen Aspekt der Endometrioseherde dem Alter der von ihm untersuchten Patientinnen zu. Mit zunehmendem Alter der Patientinnen veränderten sich Farbe und Form der Endometrioseherde in typischer Weise (Tabelle 17.1):

- Patientinnen mit 21 Jahren hatten nur klare helle Bläschen,
- bei den 26-jährigen Frauen fand er überwiegend rötliche Herde,
- bei den 28-Jährigen überwiegend schwarze und andere Läsionen und
- bei den 32-jährigen Patientinnen nur noch die typischen schwarzpulverartigen Läsionen.

Diese Befunde weisen darauf hin, dass die Endometrioseerkrankung in **typischen Stadien** abläuft: Zuerst erscheinen die jungen, aktiven, hellen Herde, danach kommt es zu einer Hyperämie (Rotfärbung) in den betroffenen Bezirken mit weiterer Invasion. Durch die nun erfolgende entzündliche Reaktion wird in der Umgebung der Herde Narbengewebe gebildet. Durch das Narbengewebe wird die weitere Ausdehnung der Endometriose im Bereich dieser Herde beendet. Im Endzustand sieht man dann alte, durch Ablagerung von Hämosiderin dunkle bis schwarze, jedoch nicht mehr aktive Herde, die von weißlichem Narbengewebe umgeben sind.

Ob eine **Therapie** diesen »natürlichen« Verlauf der Endometrioseerkrankung aufhalten kann, ist nicht bekannt. Es ist auch nicht geklärt, ob und in welchem Umfang **Spontanheilungen** vorkommen. Von wenigen plazebokontrollierten Studien wissen wir, dass es bei 50 % der mit Plazebo behandelten Patientinnen zu einer Progression der Erkrankung kommt.

> **Komponenten der Entstehung einer Endometrioseerkrankung**
> - regelmäßig stattfindende Menstruationsblutungen mit retrogradem Anteil;
> - Stimulation des Endometriums bzw. der Endometrioseherde mit Östrogenen;
> - veränderte Immunantwort auf körpereigene Endometriumzellen;
> - eine zumindest vorübergehende Veränderung der Eigenschaften ektoper Endometriumzellen, die sie in die Lage versetzt, mit fremden Geweben Kontakt aufzunehmen und in sie einzuwachsen,
> - Endometrioseerkrankung des Myometriums.

Tabelle 17.1. Makroskopisches Erscheinungsbild der Endometriose in Abhängigkeit vom Alter

Erscheinungsbild/Läsionstyp	Patientenzahl	Mittleres Alter [Jahre]	Streubreite [Jahre]
Helle Bläschen	6	21,5	17–26
Helle Bläschen und andere helle Läsionen	8	23,0	17–28
Helle und sonstige Läsionen	14	23,4	17–31
Rote Läsionen	16	26,3	16–38
Rote und andere Läsionen	22	26,9	17–43
Alle nicht schwarzen Läsionen	55	27,9	17–42
Weiße und andere Läsionen	24	28,3	17–43
Schwarze und andere Läsionen	34	28,4	17–43
Nur weiße Läsionen	8	29,5	20–39
Nur schwarze Läsionen	48	31,9	20–52

17.1.4 Histologisches Erscheinungsbild der Endometrioseerkrankung

Die histologische Untersuchung, die zur Sicherung der Diagnose stets durchgeführt werden sollte, ergibt nicht immer ein eindeutiges Ergebnis. Je nach Herkunft der Gewebeproben können sich ganz **unterschiedliche Befunde** ergeben. Grundsätzlich kann man die Endometrioseerkrankung in **4 verschiedene histopathologische Erkrankungen** unterteilen:
- Endometrioseerkrankung des Peritoneums;
- Endometrioseerkrankung der Ovarien;
- »tiefe, knotige« Endometrioseerkrankung im Bereich der Ligamente des kleinen Beckens,
- Adenamyose.

Die **Endometrioseerkrankung des Peritoneums** kommt als **intraperitoneale** sowie als **subperitoneale** Form vor. Bei der intraperitonealen Erkrankung werden elektronenoptisch Herde von endometrialem Epithel und Stroma gefunden, die von Mesothel umgeben sind. Bei der subperitonealen Erkrankung sind die Herde im Bindegewebe unter dem Mesothel angesiedelt. Sie bestehen aus zystisch erweiterten Drüsen, die das Peritoneum bläschenförmig vorwölben können und von Mesothel bedeckt sind. Da die Drüsen aus diesem Grunde keine Ausführungsgänge besitzen, werden sie durch die Aktivität der Endometriosezellen erweitert. Durch eine »Ruptur« der Drüsen können die Endometriosezellen auswachsen und dann wie Polypen unter das bedeckende Mesothel vorwachsen. Man nimmt an, dass diese hellen bläschenförmigen Herde den frühen, sehr aktiven Stadien der Erkrankung entsprechen.

Bei den auch heute noch von vielen als für eine Endometrioseerkrankung typisch beschriebenen »**schwarzpulverartigen**« **Herden** im Bereich des Peritoneums handelt es sich i. d. R. um alte, nicht mehr aktive Endometrioseherde, angefüllt mit Hämosiderin und umgeben von weißlichem Narbengewebe, das die Blutversorgung dieser alten Herde beeinträchtigt.

Die **Endometrioseerkrankung der Ovarien** wird als **Endometriom** oder, aufgrund ihres Inhalts, als »**Schokoladenzyste**« bezeichnet. Bei diesem Krankheitsbild handelt es sich nicht um eine tiefe, sondern um eine oberflächliche Endometriose: Zunächst siedelt sich ein Herd auf der Oberfläche des Ovars an. An der Ansiedelungsstelle stülpt sich die Oberfläche, zusammen mit dem Endometrioseherd, ein. Dadurch entsteht eine Zyste oder Höhle, deren Wände von der Oberfläche des Ovars gebildet werden. Über die eingestülpte Oberfläche breiten sich die Endometrioseherde aus. Durch die Ausdehnung der Zyste kommt es zu Fibrosen in der Zystenwand, Hämosiderin wird hier abgelagert, und nach einiger Zeit geht die ursprüngliche typische Struktur verloren.

> Das ovarielle Stroma wird i. d. R. nicht befallen, die Endometriosezyste des Ovars ist also immer eine extraovarielle Zyste. Diese Tatsache sollte man sich vor Augen halten, bevor man – insbesondere bei jüngeren Patientinnen – ein ganzes Ovar wegen einer »Schokoladenzyste« entfernt.

Bei der sog. **tiefen Endometrioseerkrankung** handelt es sich um knotige Veränderungen im Bereich der Bänder bzw. des Bindegewebes im kleinen Becken, wie z. B. der Ligg. sacrouterinae oder des Spatium rectovaginale. Die mikroskopische Untersuchung der Herde aus diesem Bereich ergibt glatte und gestreifte Muskelzellen, dazwischen Drüsen und Stroma von Endometrium. Diese Herde besitzen **ausgeprägte proliferative Eigenschaften** und zeigen nur sehr geringe zyklische Veränderungen, d. h. sie werden von den üblichen hormonellen Therapieschemata wahrscheinlich nur wenig beeinflusst.

Bei der Endometrioseerkrankung des Myometriums (Adenomyose) liegen Endometriumdrüsen und Stroma im Myometrium.

17.1.5 Maligne Veränderungen auf dem Boden einer Endometrioseerkrankung

Sampson wies schon 1925 darauf hin, dass auf dem Boden einer Endometrioseerkrankung ein Karzinom entstehen kann (Sampson 1925). Um sicher zu sein, dass ein Karzinom aus einer Endometriose heraus entstanden ist, müssen folgende **Kriterien** erfüllt sein:
- Gutartiges Endometriosegewebe sollte in direktem Zusammenhang mit dem malignen Gewebe stehen.
- Die maligne Veränderung sollte im Endometriosegewebe entstanden sein.
- Eine metastatische Absiedelung aus einem anderen Organ sollte ausgeschlossen sein.
- Stets sollte das endometriale Stroma nachweisbar sein, das die typischen epithelialen Drüsen umgibt.

Häufigkeit maligner Entartung. Man nimmt an, dass etwa 1 % aller Endometriome des Ovars maligne entarten. Aus folgenden Gründen ist es jedoch nicht möglich, genauere Zahlen anzugeben:
- Es ist nicht bekannt, wie viele Frauen tatsächlich von einer Endometrioseerkrankung betroffen sind.
- In vielen Einzelfallberichten ist die histopathologische Aufarbeitung des Gewebes ungenügend.
- Durch die Ausdehnung der Karzinomerkrankung zum Zeitpunkt der Diagnosestellung ist das ursprüngliche Endometriosegewebe zerstört und nicht mehr nachweisbar.

Die Malignome, die von einer Endometrioseerkrankung ausgehen, können in **2 Gruppen** eingeteilt werden:
- Malignome innerhalb des Ovars,
- mit Sitz außerhalb des Ovars.

Etwa 75 % aller bösartigen Veränderungen, die auf dem Boden einer Endometrioseerkrankung entstehen, haben ihren **Sitz im Ovar**. In der Häufigkeit danach folgen die Veränderungen im Bereich des Septum rectovaginale, der Tuben, der Blase und des Rektums selbst. Bei den endometriosebedingten Malignomen des Ovars handelt es sich in ca. 70 % um **endometroide Karzinome**. Betroffen sind meist jüngere Frauen zwischen 30 und 40 Jahren. Das zweithäufigste Karzinom ist das sog. **klarzellige Karzinom**, das mittlere Alter der betroffenen Frauen beträgt 51 Jahre. Sehr selten sind Sarkome sowie squamöse Karzinome.

Bei den endometriosebedingten Malignomen außerhalb der Ovarien ist das **endometrioide Karzinom des Corpus uteri** mit 66 % ebenfalls das häufigste Karzinom. Auch bei dieser Erkrankung sind meist Frauen zwischen dem 30.und 40. Lebensjahr betroffen. Sarkome, die auf dem Boden einer Endometrioseerkrankung außerhalb der Ovarien entstanden sind, wurden beschrieben, sind jedoch sehr selten.

Zusammenfassend bleibt festzuhalten, dass maligne Veränderungen auf dem Boden einer Endometrioseerkrankung zwar selten sind, jedoch durchaus vorkommen können. Da insbesondere jüngere Frauen von solch einem Ereignis betroffen sind, sollte stets an eine solche fatale Möglichkeit gedacht werden.

17.1.6 Klassifikation der Endometrioseerkrankung – Stadieneinteilung

Die Klassifikation der Endometrioseerkrankung erfolgt in Deutschland leider sehr willkürlich und regional unterschiedlich. Daneben sind auch noch Größenangaben von Ovarialzysten bzw. Endometriosen wie z. B. »hühnereigroß« oder »tomatengroß« im Gebrauch, die eher dem landwirtschaftlichen Vokabular entsprechen als exakten Maßangaben, wie sie im Zeitalter der Sonographie eigentlich selbstverständlich sein sollten. Bedingt durch diese Eigenart sind Operationsberichte von Endometriosepatientinnen praktisch nie zu vergleichen. Es muss daher empfohlen werden, sich zur Dokumentation der Befunde zumindest an die in den Lehrbüchern angegebenen Einteilungen zu halten.

> **Einteilung der Endometrioseerkrankung**
> — Endometriosis genitalis interna,
> — Endometriosis genitalis externa,
> — Endometriosis extragenitalis.

Bei der **Endometriosis genitalis interna** sind der Uterus sowie die Tuben betroffen. Wächst das Endometrium in das Myometrium ein, so spricht man von einer **Adenomyosis uteri**.

Die Endometrioseerkrankung des interstitiellen Tubenabschnitts wird auch als **Salpingitis isthmica nodosa** bezeichnet. Ursprünglich wurde die Bezeichnung »Salpingitis« gewählt, weil man vermutete, dass es sich um eine infektiös verursachte Veränderung handelt. Jede Endometrioseerkrankung führt jedoch zu einer abakteriellen Entzündung, sodass die Bezeichnung »Salpingitis« durchaus richtig ist, wenn auch nicht im ursprünglichen Sinne. Bei der Salpingitis isthmica nodosa sind die kornualen Anteile der Tuben durch das vom Uterus her eingewachsene Endometrium knotig verdickt und aufgetrieben. Bei der Chromopertubation während einer Laparoskopie erscheinen die Tuben in diesem Bereich häufig verschlossen bzw. verfärben sich, je nach angewandtem Pertubationsdruck, im Bereich der Cornua weißlich oder bläulich.

Bei der **Endometriosis genitalis externa** sind die Ovarien, der Douglas-Raum sowie die Ligg. sacrouterinae betroffen.

Alle Endometrioseherde außerhalb des kleinen Beckens werden als **Endometriosis extragenitalis** bezeichnet.

Es ist sicherlich leicht nachvollziehbar, dass eine solche Einteilung für die Praxis wenig geeignet ist. Bei genauer Untersuchung wird man immer feststellen, dass die Endometrioseerkrankung **alle aufgeführten Regionen** mehr oder weniger betrifft. Dies bedeutet jedoch, dass man andere Einteilungen finden muss, die den Gegebenheiten der Praxis besser entsprechen, die international und auch national anerkannt werden und die schließlich dazu führen, dass Patientendaten vergleichbar sind.

Diese Erkenntnis hat dazu geführt, dass eine große Anzahl von **Schemata** entwickelt wurde. Alle basierten und basieren auf

— einer Beschreibung der Lokalisation der Endometrioseherde,
— ihrer Ausdehnung bzw. Größe sowie
— der infolge der Endometrioseerkrankung entstandenen Adhäsionen.

Unterschiedliche Behandlungsmethoden können bezüglich ihrer Effektivität nur dann miteinander verglichen werden, wenn man einheitliche Klassifikationen verwendet. Daher wurde von der American Fertility Society (heute: **American Society for Reproductive Medicine**) 1979 ein Klassifikationsschema erarbeitet, an das sich bis heute weltweit die führenden Experten halten. Die sichtbaren Endometrioseherde und Verwachsungen werden in ein vorgegebenes Schema des kleinen Beckens eingezeichnet. Entsprechend der Ausdehnung werden Punkte vergeben. Die Summe der erreichten Punkte ergibt das Stadium der Erkrankung, das von I = mild bis IV = extensiv reichen kann. Dieses System stellt eine erhebliche Verbesserung dar, u. a. weil es weltweit angenommen wurde. Das Schema wurde 1985 aufgrund der bis dahin gewonnenen Erfahrungen überarbeitet und als »**Revised AFS-Klassifikation**« (rAFS-Klassifikation) von der Fachwelt anerkannt (◘ Abb. 17.1). Die wesentlichen Veränderungen im Vergleich zur alten Klassifikation waren die Bezeichnung des Stadiums I als »minimal« und die Bezeichnung des Stadiums IV als »severe«/schwer. Darüber hinaus wurde eine Endometrioseerkrankung der Tube nicht mehr als getrennte Kategorie aufgeführt. Natürlich ist auch das rAFS-Schema nicht frei von Schwächen. So gibt es z. B. keine Punkte für Endometrioseherde außerhalb des kleinen Beckens; allerdings können solche Herde in einer speziellen Spalte als »additional endometriosis«/zusätzliche Endometriose eingetragen werden. Ein weiterer Einwand besteht darin, dass das Schema nicht zwischen Schmerzen und Infertilität unterscheidet.

> Es ist eine bekannte klinische Erfahrung, dass die sichtbare Ausdehnung der Endometrioseherde nicht mit der Schmerzintensität korreliert. Dagegen scheint die Eindringtiefe in das betroffene Gewebe mit der Schmerzintensität in einem direkten Zusammenhang zu stehen. Implantate von mehr als 5 mm Eindringtiefe sind schmerzhafter als oberflächliche Herde, sie wirken histologisch aktiver und in Phase mit dem eutopen Endometrium. Oberflächliche Implantate sind dagegen häufiger mit einer Infertilität vergesellschaftet.

Zusammenfassend bleibt Folgendes festzuhalten: Die rAFS-Klassifikation ist eine objektive, wenn auch nicht perfekte, unter Experten anerkannte Klassifizierung der Endometrioseerkrankung. Sie hat sicherlich viele Nachteile, derzeit existiert jedoch kein besseres international anerkanntes Einteilungsschema. Über eine Verbesserung, die auch neuere Erkenntnisse der Grundlagenforschung mit einbezieht, wird diskutiert.

Name der Patientin			Datum	

Stadium I (minimal) 1-5
Stadium II (mild) 6-15
Stadium III (moderat) 16-40
Stadium IV (schwer) >40
Total _____

Laparoskopie _____ Laparotomie _____ Photographie _____
Empfohlene Behandlung _____
Prognose _____

			< 1 cm	1–3 cm	> 3 cm
Peritoneum	Endometriosis				
		Oberflächlich	1	2	4
		Tief	2	4	6
Ovar	R	Oberflächlich	1	2	4
		Tief	4	16	20
	L	Oberflächlich	1	2	4
		Tief	4	16	20

			Partial	Vollständig
	Posteriore Cul-de-sac-Obliteration		4	40

			< 1/3 Einschluss	1/3–2/3 Einschluss	> 2/3 Einschluss
Ovar	Adhäsionen				
	R	Zart	1	2	4
		Fest	4	8	16
	L	Zart	1	2	4
		Fest	4	8	16
Tube	R	Zart	1	2	4
		Fest	4*	8*	16
	L	Zart	1	2	4
		Fest	4*	8*	16

* Wenn das Fimbirienende der Tube vollständig eingeschlossen ist, werden 16 Punkte vergeben.

Zusätzliche Endometriose _____ Assoziierte Pathologie _____

Bei normalen Tuben und Ovarien zu verwenden   Bei abnormalen Tuben und Ovarien zu verwenden

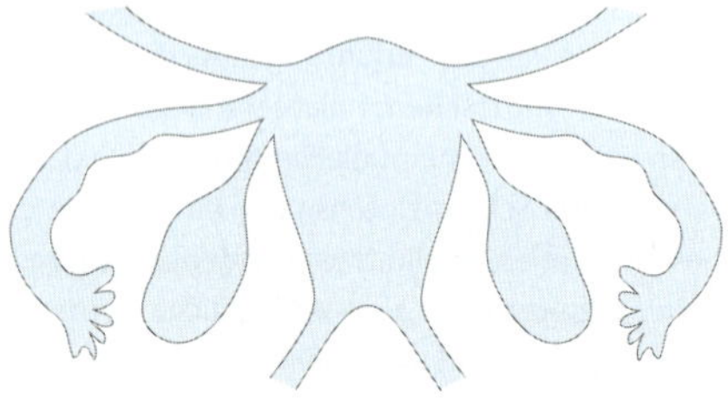

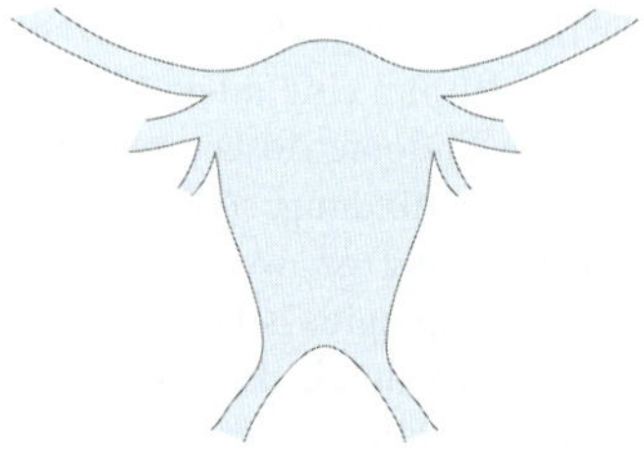

Abb. 17.1. Das rAFS–Schema (»revised« ASF-Klassifikation der American Society for Reproductive Medicine)

17.2 Diagnostik

17.2.1 Anamnese

> Das Leitsymptom der Endometrioseerkrankung ist die Dysmenorrhö. Daneben sind typische Beschwerden, die immer an eine Endometrioseerkrankung denken lassen sollten: Unterleibsschmerzen, die in der 2. Zyklushälfte beginnen, gefolgt von einer schmerzhaften Regelblutung und anschließender Beschwerdefreiheit bis zur Mitte des folgenden Zyklus.

Dieses Beschwerdebild kann leicht den **Volumenänderungen des ektopen Endometriums** zugeordnet werden. Besteht eine Endometriosis genitalis interna, kann es zu verlängerten Regelblutungen kommen, da die Kontraktilität der Uterusmuskulatur eingeschränkt ist. Neben diesen typischen Beschwerden klagen viele Betroffene auch über **chronische Unterleibsschmerzen**, die nicht dem Zyklus zugeordnet werden können. Je nach Lokalisation und Ausdehnung der Endometrioseherde kann es zu **Dyspareunien** kommen, die u. U. so stark ausgeprägt sind, dass kein Geschlechtsverkehr mehr ausgeübt werden kann.

Allerdings haben ca. 30–40 % der Endometriosepatientinnen keine Beschwerden, und die Erkrankung wird nur zufällig im Zusammenhang mit anderen diagnostischen Maßnahmen festgestellt. Am häufigsten wird die Zufallsdiagnose »Endometrioseerkrankung« bei der Abklärung einer Sterilität gestellt.

Bei Sterilitätspatientinnen findet sich laparoskopisch in 50–60 % eine Endometrioseerkrankung! Diese hohe Zahl besagt, dass man bei jeder Sterilitätspatientin zumindest an eine Endometrioseerkrankung denken sollte. Wie erwähnt, stehen die von der Patientin geklagten Schmerzen und die Ausdehnung der Endometrioseerkrankung nicht in einem direkten Zusammenhang. Ausgedehnte endometriosebedingte Verwachsungen im Bereich des kleinen Beckens (sog. »frozen pelvis«) können absolut schmerzlos sein, während einige wenige sichtbare, jedoch aktive Herde in jedem Zyklus zu einer mehrtägigen Arbeitsunfähigkeit führen können.

17.2.2 Klinische Untersuchung

Das Ergebnis der klinischen bzw. gynäkologischen Untersuchung ist abhängig von der Ausdehnung und Lokalisation der Erkrankung. Bei leichten und mittleren Stadien kann der Palpationsbefund absolut unauffällig sein. Zur besseren Beurteilung des Douglas-Raumes sowie der Parametrien ist immer eine rectovaginale Untersuchung durchzuführen.

Bei leichteren Stadien kann man im Douglas-Raum und in den Ligg. sacrouterinae evtl. diskrete Knötchen tasten. Bei weiter fortgeschrittener Erkrankung bzw. bei ausgedehntem Befall des Douglas-Raumes kann eine Retroflexio uteri fixata bestehen, mit dicken knotigen Strukturen im Bereich der Ligg. sacrouterinae sowie im Bereich des Spatium rectovaginale. Sind die Adnexe endometriotisch verändert, sind die vergrößerten Ovarien zu tasten, nicht immer besteht jedoch eine Dolenz bei der Palpation.

Bei der Spekulumeinstellung lassen sich selten Endometrioseherde auf der Portiooberfläche sowie im vorderen und hinteren Scheidengewölbe nachweisen. Schmerzen oder Blutungen aus verdächtigen Bezirken, die zeitgleich mit der Menstruation erfolgen, sind – unabhängig von der Körperregion – auf eine Endometrioseerkrankung verdächtig und bedürfen der sorgfältigen Abklärung.

17.2.3 Bildgebende Verfahren

Bei Verdacht auf eine Endometrioseerkrankung stehen mehrere bildgebende Untersuchungsverfahren zur Verfügung:
— Ultraschall,
— Computertomographie (CT) und
— Magnetresonanztomographie (MRT).

Alle 3 Untersuchungstechniken sind jedoch nicht beweisend. Mit Hilfe der Ultraschalluntersuchung kann man zwischen soliden und zystischen Befunden unterscheiden, man kann die Größe von Zysten feststellen und eine relativ genaue Lokalisationsdiagnostik durchführen. Ebenso ist der Ultraschall ideal geeignet, um schnell, preiswert und ohne Belastung der Patientin die Wachstumstendenz von zystischen Befunden zu kontrollieren. Eine sichere Unterscheidung zwischen hämorrhagischen und endometriotischen Ovarialzysten ist jedoch nicht möglich. Allerdings erleichtert eine sorgfältige präoperative Ultraschalluntersuchung die Entscheidung, ob laparoskopisch operiert werden kann oder ob eine primäre Laparotomie erforderlich ist.

Die CT ist eine teure Untersuchung mit Strahlenbelastung der Patientin, die keine zusätzliche Information erbringt. Ähnliches gilt für die MRT, sie ist eine teure Untersuchung, die für die normale Diagnosestellung der Endometrioseerkrankung nicht erforderlich ist. Bei schwierigen differenzialdiagnostischen Überlegungen kann sie eingesetzt werden, möglicherweise hat sie einen gewissen Wert bei der Vermutungsdiagnose »Adenomyosis uteri«, hier stehen wissenschaftliche Untersuchungen jedoch noch aus.

17.2.4 Serummarker

> Die definitive Diagnose »Endometrioseerkrankung« kann derzeit nur durch einen invasiven diagnostischen Eingriff wie z. B. eine Laparoskopie gestellt werden. Selbst bei sorgfältiger Durchführung der Laparoskopie durch einen erfahrenen Untersucher kann jedoch die Ausdehnung falsch beurteilt werden, oder es können, bedingt durch die Vielfalt der makroskopischen und mikroskopischen Erscheinungsbilder, Endometrioseherde nicht als solche erkannt werden.

Nach einer Behandlung der Endometrioseerkrankung, sei sie chirurgisch oder medikamentös, stehen keine spezifischen Überwachungsmethoden zur Verfügung, die es erlauben, den Erfolg der Therapie zu überprüfen oder ein Rezidiv sicher zu erkennen. Daher wird seit einiger Zeit intensiv nach Serummarkern gesucht, mit deren Hilfe die Diagnose durch eine einfache Blutentnahme gestellt werden könnte und ebenso eine Therapieüberwachung möglich wäre. Ein solcher Marker sollte idealerweise folgende Eigenschaften besitzen:
— hohe Sensitivität,
— hoher positiver Vorhersagewert sowie
— gute Korrelation mit der Ausdehnung der Erkrankung.

Darüber hinaus sollte dieser Marker einfach und mit hoher Präzision in jedem Labor bestimmt werden können. Derzeit werden eine ganze Anzahl von Substanzen überprüft. Es soll an dieser Stelle nur ein Marker ausführlicher besprochen werden, nämlich CA 125, für dessen Bestimmung Kits im Handel sind. CA 125 ist ein Membranglykoprotein mit einem ungefähren Molekulargewicht von 200 kD. Es kommt in eutopem, ektopem sowie in karzinomatös verändertem Endometrium vor. Daneben findet man es in den Tuben, in der Zervix, im Peritoneum, in der Pleura sowie im Perikard. Auch in den fetalen Müller-Gängen konnte es nachgewiesen werden. Ebenso wurden im Serum von Patientinnen mit einem Ovarialkarzinom erhöhte Werte gefunden. Darüber hinaus können bei einer ganzen Reihe von gutartigen gynäkologischen sowie nicht gynäkologischen Erkrankungen und in der Gravidität erhöhte Serumspiegel nachgewiesen werden:
— akute und chronische Adnexitis,
— Endometritis,
— Pankreatitis,
— Perikarditis,
— Peritonitis,

- chronische Lebererkrankungen,
- Überstimulationssyndrom.

Erstmals wies Barbieri (1986) auf den Zusammenhang zwischen Endometrioseerkrankung und erhöhten CA 125-Werten hin.

Obwohl die Bestimmung der CA 125-Werte im Serum mit einer ganzen Reihe von **Fehlermöglichkeiten** behaftet ist (Zeitpunkt der Blutentnahme im Zyklus, Blutentnahme unter Hormontherapie, Laborprobleme mit der Standardkurve), ergeben sich eine ganze **Reihe von möglichen Indikationen** für den Einsatz der CA 125-Bestimmung bei der Endometrioseerkrankung:
- bei Patientinnen mit Sterilitätsproblemen als Screening-Methode,
- bei Patientinnen mit chronischen Unterbauchbeschwerden,
- bei nachgewiesenen Ovarialzysten bei Dysmenorrhö und
- zur Kontrolle des Therapieerfolgs nach Operation bzw. nach medikamentöser Therapie.

Zusammenfassend bleibt festzuhalten, dass alle Serummarker noch weit davon entfernt sind, die Anforderungen zu erfüllen, die an einen idealen biologischen Marker gestellt werden. Derzeit scheint nur CA 125 geeignet, Endometriosepatientinnen nach einer Therapie zu überwachen.

17.2.5 Laparoskopie

Die Laparoskopie mit histologischer Sicherung ist der »**golden standard**« in der Diagnosestellung der Endometrioseerkrankung.

Der beste **Zeitpunkt** für die Durchführung einer diagnostischen Laparoskopie bei einer vermuteten Endometrioseerkrankung ist sicherlich die **späte Lutealphase**, da dann die blutgefüllten und angeschwollenen Endometrioseherde besonders gut sichtbar sind. Allerdings ist zu diesem Zeitpunkt eine **Frühgravidität** nie sicher auszuschließen. Zu bevorzugen ist daher bei Sterilitätspatientinnen die erste Zyklushälfte als geeigneter Zeitpunkt für eine diagnostische Laparoskopie.

Für die Erhebung eines aussagefähigen Befundes ist ein **sorgfältiges systematisches Vorgehen** unabdingbar: Beginnend auf einer Seite sollten im Uhrzeigersinn
- das Ovar,
- die Tube,
- die Vorderseite des Uterus,
- das Blasendach sowie
- die andere Adnexe

beschrieben werden. Danach erfolgt nach dem Anheben des Uterus die Beschreibung
- der Uterushinterwand,
- der Beschaffenheit der Ligg. sacrouterinae sowie
- der Farbe und der Menge der Peritonealflüssigkeit (PF) im Douglas-Raum.

Bei der Endometrioseerkrankung ist die **PF häufig sanguinolent verfärbt**. Sie sollte abgesaugt werden, um auch Herde darstellen zu können, die darunter verborgen sind. Danach sind die Ovarien anzuheben und die **Fossae ovaricae** zu inspizieren. Hier sind oft Herde nachzuweisen, die bei oberflächlicher Betrachtung leicht übersehen werden können. Weiter ist es erforderlich, den gesamten **Dünn- und Dickdarm**, soweit einsehbar, zu überprüfen. Insbesondere im Bereich der **Appendix vermiformis** kann man Endometrioseherde finden. Leber und Diaphragma sind ebenfalls zu kontrollieren, da auch sie Sitz von Herden sein können. Immer sind
- die Größe,
- die Farbe und
- die Ausdehnung

der Endometrioseherde zu dokumentieren. Am besten erfolgt diese Dokumentation mit Hilfe der **Videolaparoskopie**, wie sie heute allgemein üblich ist. Die Vielfältigkeit der makroskopischen Erscheinungsbilder kann es auch dem Erfahrenen schwer machen, die Diagnose »Endometrioseerkrankung« auf Anhieb zu stellen (Abb. 17.2–17.7).

> **Empfehlung**
>
> Trotz typischer makroskopischer Befunde sollten immer Biopsien zur histologischen Sicherung der Diagnose entnommen werden.

Wird eine diagnostische Laparoskopie wegen einer Sterilität durchgeführt, ist sie mit einer **Chromopertubation** zu kombinieren. Bei Patientinnen mit einer Endometrioseerkrankung fällt bei genauer Betrachtung der Fimbrienenden auf, dass sich häu-

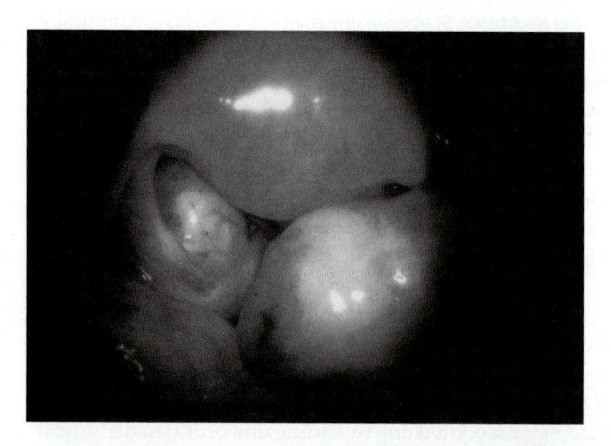

Abb. 17.2. Endometriosezysten in beiden Ovarien (▶ Farbteil)

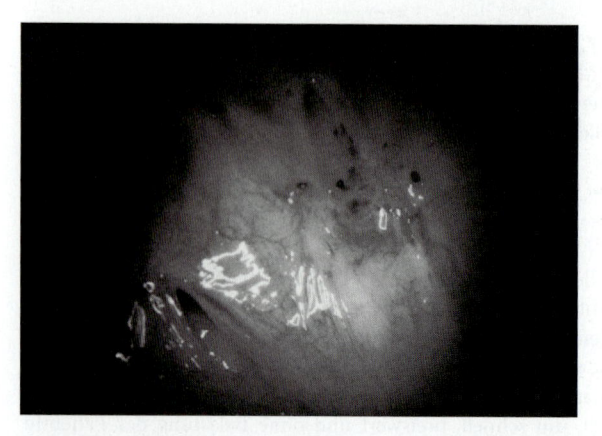

Abb. 17.3. Typische schwarzpulverartige Endometrioseherde (▶ Farbteil)

17.2 · Diagnostik

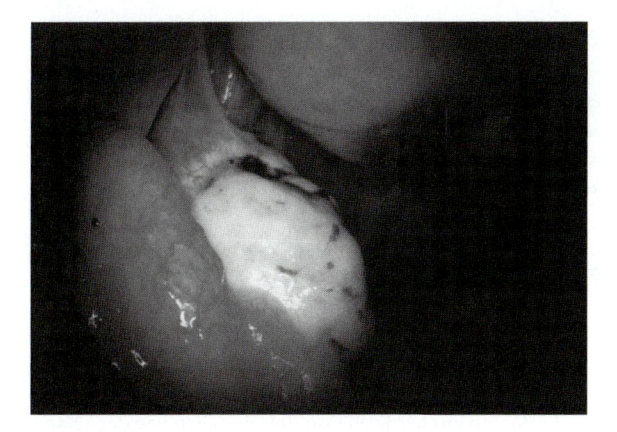

Abb. 17.4. Endometriose des Ovars (▶ Farbteil)

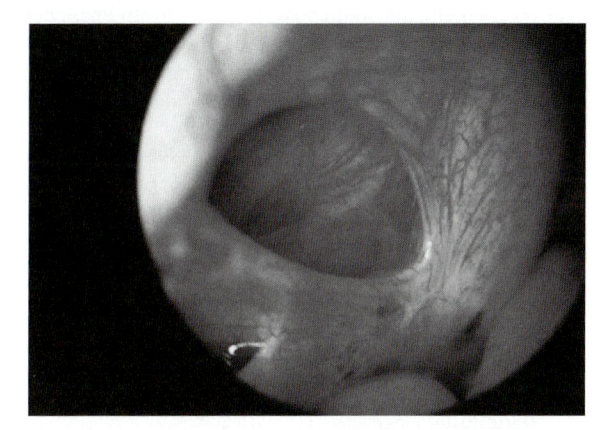

Abb. 17.5. Sogenanntes Allen-Masters-Syndrom (durch geburtstraumatische Schädigung der Gebärmutterbänder bedingte Schmerzen, Dysmenorrhö, Dyspareunie, Pollakisurie, Rektumtenesmen und allgemeine Schwäche) auf dem Boden einer Endometriose (▶ Farbteil)

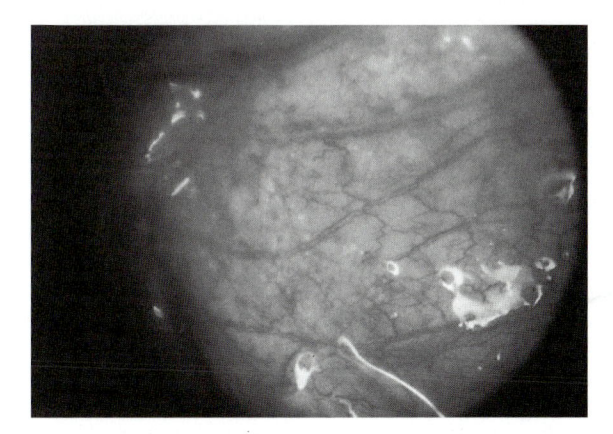

Abb. 17.6. Helle, aktive Endometrioseherde im Bereich der Blase (▶ Farbteil)

fig zunächst ein himbergeleeartiges Sekret aus den Tuben entleert, bevor es zum freien Austritt der Farbstofflösung kommt. Nach Beendigung der Laparoskopie ist die Ausdehnung der Endometrioseerkrankung in ein Klassifikationsschema einzutragen. Es empfiehlt sich die Benutzung des rAFS-Schemas (s. oben).

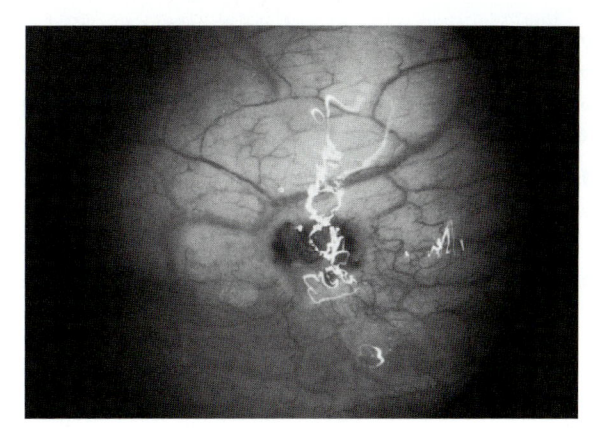

Abb. 17.7. Dunkle, ältere Endometrioseherde im Bereich der Blase (▶ Farbteil)

Bei Blutungen aus dem Darm bzw. aus der Blase sind andere endoskopische Untersuchungsverfahren, wie **Rektoskopie, Koloskopie oder Zystoskopie**, erforderlich.

17.2.6 Differenzialdiagnose

Obwohl die Diagnosestellung »Endometrioseerkrankung« letztlich histologisch durch eine Biopsie erfolgen-sollte, ergeben sich doch im Vorfeld der invasiven Diagnostik eine **Reihe von differenzialdiagnostischen Überlegungen**. Diese sind abhängig von der geklagten Symptomatik, der Lokalisation der Beschwerden sowie den klinischen Befunden. Daneben müssen die Ergebnisse der bildgebenden Verfahren mit in die Differenzialdiagnose einbezogen werden. Obwohl die Endometrioseerkrankung nie auf nur ein Organ beschränkt ist, soll hier der besseren Übersichtlichkeit halber doch schematisch die organbezogene Differenzialdiagnostik aufgeführt werden.

> **Differenzialdiagnosen bei Endometrioseerkrankung**
> — Portio und Vagina:
>   – Epithel- und Gartner-Gangzysten,
>   – Zervix- und Vaginalkarzinom sowie
>   – Rektumkarzinomdurchbruch in die Vagina.
> — Adenomyosis uteri:
>   – Uterus myomatosus,
>   – Endometritis,
>   – Korpuskarzinom.
> — Ovarien:
>   – chronische Adnexitis,
>   – hämorrhagische Zyste,
>   – Myom,
>   – Ovarialkarzinom.
> — Dougla Raum:
>   – Divertikulose des Sigmas,
>   – chronische Appendizitis,
>   – Rektumkarzinom,
>   – Ovarialkarzinom,
>   – Metastasen im Douglas-Raum.

17.3 Klinisches Management

Bevor man sich über eine Therapie der Endometrioseerkrankung Gedanken macht, muss man sich über eines im Klaren sein:

> Da trotz vieler Anstrengungen Ätiologie und Pathogenese noch immer nur bruchstückhaft bekannt sind, ist keine der heute zur Verfügung stehenden Therapiemaßnahmen kurativ.

Für die Behandlung können daher auch keine standardisierten Therapieempfehlungen gegeben werden.

Die individuelle Situation der Patientin, ihr reproduktiver Status, ihr Alter sowie der Grad der Schmerzempfindung sind für die Wahl des therapeutischen Vorgehens ausschlaggebend.

Behandlungsziele
- Schmerzfreiheit,
- Behandlung einer durch die Endometrioseerkrankung bedingten Infertilität,
- Entfernung von Endometriomen des Ovars,
- Behandlung von Endometrioseherden außerhalb des kleinen Beckens sowie
- ein möglichst langes rezidivfreies Intervall.

Mehrere der aufgeführten Punkte können zusammen das Behandlungsziel ausmachen und erfordern dementsprechend eine sorgfältige individuelle Therapieplanung. Etwas überspitzt ausgedrückt kann man sagen, dass jede Patientin einen eigenen **individuellen Therapieplan** benötigt.

17.3.1 Allgemeine therapeutische Maßnahmen

Die alleinige symptomatische Therapie der Endometrioseerkrankung erfordert wegen ihrer vielschichtigen Problematik und häufigen Rezidive eine enge **vertrauensvolle Zusammenarbeit zwischen Patientin und Arzt**. Daneben ist die **Teilnahme an Selbsthilfegruppen** sehr hilfreich und kann dazu beitragen, dass Schmerzen weniger intensiv empfunden bzw. besser verarbeitet werden. Ebenso scheint **körperliches Training** die Schmerzsymptomatik erheblich verringern zu können; möglicherweise blockieren bzw. mindern Endorphine, die während eines körperlichen Trainings freigesetzt werden, die endometriosebedingten Schmerzempfindungen. Es wurde gezeigt, dass bei Frauen mit einer Endometrioseerkrankung, und hier insbesondere bei solchen mit ausgeprägten Schmerzen, die β-Endorphinkonzentration in den peripheren Monozyten vermindert ist. Es kann daher nicht ausgeschlossen werden, dass die Erniedrigung der Schmerzschwelle bei Endometriosepatientinnen durch eine **geringere β-Endorphinkonzentration im ZNS** verursacht wird.

Auch erhöhte Prostaglandinkonzentrationen, wie man sie im Bereich der Endometrioseherde findet, könnten für die Schmerzen verantwortlich sein. Jedenfalls lassen sich endometriosebedingte Schmerzen durch Prostaglandinsynthesehemmer gut lindern. Man kann jedoch keine Empfehlung für ein bestimmtes Präparat abgeben. Ganz wichtig ist es, **vor** dem Auftreten der Schmerzen mit der Behandlung zu beginnen. Da die typischen Schmerzen der Endometrioseerkrankung zyklusabhängig auftreten, ist diese Forderung sicher leicht zu erfüllen.

Es wurden auch sehr gute Erfahrungen in der Zusammenarbeit mit Schmerztherapeuten gemacht. Diese setzen bei Bedarf stärkere Analgetika, Nervenblockaden, Akupunktur oder auch Entspannungsübungen ein. Es bleibt jedoch festzuhalten, dass die **symptomatische Schmerztherapie** nichts an den endometriotischen Herden bzw. Verwachsungen ändert.

17.3.2 Hormontherapie

Alle derzeit angewandten hormonellen Therapien basieren auf der **Unterdrückung der Funktion der Ovarien**. Hierdurch wird die eventuelle hormonelle Stimulation der ubiquitär verbreiteten Endometrioseherde ebenso unterbrochen wie der »Nachschub« der vitalen Endometriumzellen aus dem Cavum uteri. Die Hormontherapie beruht auf der Erfahrung, dass eine Endometrioseerkrankung nur während der reproduktiven Phase der Frau auftritt, sowie der Beobachtung, dass durch den Eintritt einer Gravidität eine Endometrioseerkrankung gebessert werden kann.

Empfehlung

Für die Ruhigstellung der Ovarien geeignet sind Sexualsteroide, die über das negative Feedback den Regelkreis Hypothalamus – Hypophyse – Ovar blockieren, wie z. B. Ovulationshemmer. Daneben stehen mit den GnRH-Analoga Medikamente zur Verfügung, die direkt die hypophysäre Ausschüttung der Gonadotropine blockieren.
Zur Hormontherapie können eingesetzt werden:
- **Gestagene**: 17-β-Hydroxyprogesteronderivate und 19-Nortestosteronderivate,
- **Östrogen-Gestagen-Kombinationen** (gestagenbetont, nicht zyklisch, ohne Pausen),
- **Androgenderivate** wie z. B. Danazol (17-β-Ethinyltestosteronisoxazol-17-ol),
- **GnRH-Analoga**.

17.3.3 Gestagene

Der genaue **Wirkungsmechanismus** der Gestagene ist nicht geklärt. Die Dauergabe von **5–20 mg Medroxyprogesteronazetat (MPA)** führt zu einer Amenorrhö. Unter dieser Therapie kommt es zu Östradiolserumwerten von 20–30 pg/ml. Diese Hormonkonstellation (MPA + niedrige Östradiolwerte) führt am Endometrium zu einer Dezidualisierung. Die Endometrioseherde zeigen diese Veränderung jedoch nur in geringem Maße. Da die Induktion von Gestagenrezeptoren von der Östradiolkonzentration abhängig ist, erscheint es vorteilhaft, die »Basisproduktion« des ovariellen Östradiols nicht durch zu hohe Dosen von Gestagenen zu blockieren.

Empfehlung

Es wurden gute Erfahrungen mit der **täglichen Gabe von 5–10 mg MPA** gemacht. Kommt es unter dieser Therapie zu einer Durchbruchblutung, kann die Therapie abgesetzt und nach Beendigung der Blutung erneut mit derselben Dosierung begonnen werden.

Zur **Langzeittherapie**, wie sie bei der Endometrioseerkrankung häufig erforderlich ist, wird die Behandlung mit Depot-Präparaten bevorzugt, z. B. 150 mg MPA i. m. Diese Dosis kann nach 6–8 Wochen wiederholt verabreicht werden, anschließend werden 150 mg alle 10 Wochen i. m. injiziert. Blutungen werden mit diesem Schema sehr selten beobachtet. Der Vorteil einer Therapie mit **Depot-Präparaten** ist die **geringe Hormonbelastung** im Vergleich zur oralen Therapie. Es gibt Patientinnen, die seit Jahren nach diesem Schema behandelt werden, ohne dass es bisher zu einem Rezidiv kam.

> **Vorteile einer Gestagen-Dauertherapie**
> - einfache Durchführung,
> - Verringerung der Schmerzsymptomatik,
> - gleichzeitige Kontrazeption,
> - möglicher Stillstand des Krankheitsprozesses,
> - niedrige Therapiekosten.
>
> **Nachteile**
> - mögliche Gewichtszunahme,
> - Schmierblutungen,
> - eventuelles Wachstum von Myomen,
> - längere Amenorrhödauer nach Beendigung der Therapie.

17.3.4 Östrogen-Gestagen-Kombinationen

> **Empfehlung**
>
> Für jüngere Patientinnen, deren Familienplanung noch nicht abgeschlossen ist, sollte die Dauertherapie mit einem gestagenbetonten Ovulationshemmer bevorzugt werden.

Als Gestagene in solchen Präparaten kommen 17-β-Hydroxyprogesteronderivate sowie 19-Nortestosteronderivate in Frage. Die Dauergabe eines gestagenbetonten Ovulationshemmers führt, ebenso wie die alleinige Gestagentherapie, zu einer **Dezidualisierung des Endometriums**. Im Laufe der Behandlung, die ein Jahr und länger dauern kann, kommt es zu einer **Nekrobiose** und eventuellen **Resorption der Endometrioseherde**.

> Da es zu Beginn der Behandlung zu einer kurzfristigen Hypertrophie der Endometrioseherde kommen kann, verstärken sich die Beschwerden möglicherweise zunächst. Darüber ist die Patientin zu informieren.

Vor- und Nachteile einer Östrogen-Gestagen-Dauertherapie entsprechen denen einer Therapie mit Ovulationshemmern.

> **Empfehlung**
>
> Abschließend sei noch einmal dringlichst darauf hingewiesen, dass eine solche Dauertherapie ohne Einnahmepausen durchgeführt werden muss, soll sie Erfolg haben. Es kommt leider immer wieder vor, dass entsprechend der Konfektionierung als Ovulationshemmer die Präparate zyklisch eingenommen werden. Damit ist jedoch der erwünschte Effekt nicht zu erzielen.

17.3.5 Danazol

Wirkungsweise. Danazol ist ein Steroid, das strukturell einem synthetischen Androgen, dem 17-α–Ethinyltestosteron, ähnelt. Viele seiner Wirkungen und Nebenwirkungen sind durch diese **Ähnlichkeit mit dem Testosteron** bedingt. Der genaue Wirkungsmechanismus ist unbekannt. Im Serum verdrängt Danazol Testosteron und Östradiol vom steroidhormonbindenden Globulin (SHBG). Durch einen direkten Effekt auf die Leber wird die SHBG-Produktion vermindert, als Resultat nimmt die Konzentration des freien Testosterons im Serum zu. In den Zielzellen bindet Danazol an den Androgenrezeptor, nicht jedoch an den Östrogenrezeptor. In der Nebenniere sowie im Ovar hemmt Danazol die Steroidsynthese. Auf der hypothalamisch-hypophysären Ebene verhindert es den mittzyklischen LH- und FSH-Peak und senkt die basalen LH- und FSH-Serumkonzentrationen. Als Resultat dieser Effekte sind die peripheren **Östradiol- und Progesteronwerte erniedrigt**. Ohne die zyklische Östradiol- und Progesteronsekretion kommt es am Endometrium, ebenso wie an den Endometrioseherden, zu einer vorübergehenden Atrophie.

Es wird darüber spekuliert, ob Danazol auch direkt an die Androgen- und Progesteronrezeptoren des endometriotischen Gewebes binden kann und dadurch eine **Hemmung der Proliferation der Endometriosezellen** bewirkt. Weiter hat Danazol einen sog. immunmodulatorischen Effekt: In vitro unterdrückt es die makrophagenabhängige T-Zellaktivierung der B-Zellen, ebenso wird die IgG-Produktion der B-Zellen gehemmt. Ein ähnlicher Effekt führt in vivo zu einer Senkung der pathologischen Autoantikörperproduktion und zu einer **klinischen Besserung bei Autoimmunerkrankungen**. Bei etwa der Hälfte der Frauen, die an einer Endometrioseerkrankung leiden, können im Serum Autoantikörper gegen Endometrium nachgewiesen werden. Die Behandlung mit Danazol führt bei diesen Patientinnen zu einer Senkung der Immunglobulinspiegel und Unterdrückung der Autoantikörperbildung. Ebenso greift Danazol in die zellvermittelte Immunreaktion ein. Möglicherweise spielt, wie oben erwähnt, die funktionelle Veränderung der peripheren Lymphozyten, der natürlichen Killerzellen sowie der Makrophagen und Monozyten eine entscheidende Rolle bei der Pathogenese der Endometrioseerkrankung. Danazol scheint in der Lage zu sein, diese Veränderungen des Immunsystems rückgängig zu machen.

> **Empfehlung**
>
> Die Tagesdosis von Danazol beträgt mindestens 600 mg. Man kann die Therapie auch mit 800 mg/Tag beginnen und nach Eintritt der Amenorrhö die Dosis auf 600 mg/Tag reduzieren. Die Behandlung sollte zwischen 4 und 6 Monate dauern. Bei ausgedehnteren Endometrioseerkrankungen, wie z. B. rAFS-Stadium III oder IV, ist in einigen Fällen eine Behandlungsdauer von bis zu 9 Monaten erforderlich.

Insbesondere **Endometriosezysten im Bereich der Ovarien** bzw. **Herde im Bereich der Ureteren** können eine längere Behandlung erforderlich machen. Die Behandlungserfolge sind, zumindest vorübergehend, gut. Die subjektiven Beschwerden bessern sich rasch, meist schon im Verlauf der ersten Behandlungswoche. Eine Abheilung bzw. Regression der Herde konnte, je nach

Untersucher und Untersuchungszeitpunkt, bei 70–90 % der Patientinnen beobachtet werden.

Über **Schwangerschaftsraten** nach einer Danazoltherapie zu berichten, wie es aus leicht nachvollziehbaren Gründen immer wieder getan wird, ist problematisch. Es ist bis heute nicht geklärt, ob eine gering ausgeprägte Endometrioseerkrankung überhaupt einen Sterilitätsfaktor darstellt. Darüber hinaus findet man bei sterilen Paaren i. d. R. eine ganze Anzahl von Problemen, wie z. B. einen pathologischen Zervixfaktor, eine Lutealphaseninsuffizienz, einen pathologischen Tubenfaktor, Einschränkungen des Spermiogramms u. a. Dies bedeutet aber, dass alle bisher untersuchten Kollektive viel zu inhomogen sind, sodass eine Vergleichbarkeit praktisch nicht gegeben ist. Mit diesen Einschränkungen sind Schwangerschaftsraten zwischen 23 und 83 % nach einer Danazol-Therapie zu betrachten.

> **Empfehlung**
>
> Da Danazol die Ovulation nicht sicher hemmt, sollten die Patientinnen unter der Behandlung zu anderen **kontrazeptiven Methoden** greifen.

Die **Nebenwirkungen** von Danazol sind nicht unerheblich und beruhen im Wesentlichen auf seinen **androgenen und anabolen Eigenschaften**:
- Akne,
- Hirsutismus,
- fettige und ölige Haut bzw. Haare,
- Gewichtszunahme,
- Depressionen,
- Hitzewallungen,
- Nachtschweiß,
- Ödeme,
- Schwindel,
- Durchbruchblutungen,
- Muskelkrämpfe,
- trockene Scheide,
- irreversible Stimmveränderungen (Stimme wird tiefer),
- bei versehentlicher Einnahme in der Gravidität Vermännlichung weiblicher Feten sowie
- Veränderungen des Leber- und Fettstoffwechsels.

Aus den zahlreichen Nebenwirkungen ergeben sich die Kontraindikationen einer Danazol-Therapie.

Insbesondere die **Veränderungen im Bereich des Fettstoffwechsels** sind erheblich, jedoch wenig bekannt. Es kommt zu einer signifikanten Erniedrigung der High-density-Lipoproteine (HDL) und zu einem Anstieg der Low-density-Lipoproteine (LDL). Durch diese Konstellation wird eine bestehende **Atherosklerose verschlechtert** und das Entstehen einer Atherosklerose zumindest nicht verhindert.

Trotz dieser Nebenwirkungen ist Danazol aufgrund seiner Wirkungsmechanismus ein **Therapeutikum der 1. Wahl**, allerdings nur **bei ganz ausgeprägten Erkrankungsstadien** mit Befall bzw. Beeinträchtigung vitaler Organe, die einer chirurgischen Therapie nur schwer zugänglich sind, bzw. nach unvollständiger chirurgischer Therapie.

17.3.6 GnRH-Analoga

GnRH-Analoga sind Abkömmlinge des natürlichen Dekapeptids. Sie sind an Position 6 oder 10 oder an beiden verändert und werden daher langsamer abgebaut. Dadurch blockieren sie die GnRH-Rezeptoren der Adenohypophyse und **hemmen die LH- und FSH-Ausschüttung**. Die Follikelreifung im Ovar unterbleibt, die Östradiolproduktion fällt auf ein perimenopausales bzw. postmenopausales Niveau ab.

Das Fehlen des proliferativen Effekts der ovariellen Östrogene führt zu einer **Atrophie des uterinen Endometriums** sowie der Endometrioseherde. Vor dem therapeutisch erwünschten Abfall der Gonadotropinwerte und damit auch der Östradiolspiegel kommt es nach der Verabreichung eines Analogons jedoch zunächst zu einem kurzzeitigen Anstieg, der als sog. **Flare-up-Effekt** bekannt ist. Dieser Effekt kann vorübergehend die Symptome verstärken.

Anwendung. GnRH-Analoga können nicht oral verabreicht werden, da sie im Magen-Darm-Trakt sehr schnell abgebaut werden. Es existieren eine ganze Reihe von Präparaten, die sich nicht nur chemisch, sondern auch im Verabreichungsmodus unterscheiden. Im Handel sind
- Buserelin und Nafarelin als Nasensprays,
- Goserelin als Depot-Implantat und
- Triptorelinazetat als Depot-Injektion.

Der **Wirkungsmechanismus** sowie der therapeutische Effekt aller Präparate ist identisch. Allerdings ist die **Bioverfügbarkeit** der einzelnen Verabreichungsformen unterschiedlich. Nasal verabreichbare Analoga erscheinen zwar besser steuerbar, sind aber für eine Langzeittherapie wenig praktikabel. Es werden nur 2–5 % des nasal verabreichten Wirkstoffs resorbiert. Diese geringe Resorptionsrate kann durch eventuelle Affektionen der Nasenschleimhaut noch verschlechtert werden. Darüber hinaus ist es wenig erfolgversprechend, Patientinnen dazu anzuhalten, über 4–6 Monate im Abstand von 8–12 Stunden ein Nasenspray anzuwenden. Es haben sich in der Praxis die über 4 Wochen wirksamen Depot-Präparate hervorragend bewährt.

> **Empfehlung**
>
> Man muss jedoch berücksichtigen, dass einige Patientinnen den Wirkstoff sehr schnell abbauen. Daher sollte man im Zweifelsfall die Östradiolkonzentration im Serum unter der Therapie kontrollieren und evtl. die Abstände der Injektionen verkürzen.

Welche **absoluten Östradiolwerte** angestrebt werden sollten, ist allerdings ungeklärt. Es wurde die Erfahrung gemacht, dass die Östradiolwerte mit den Depot-Präparaten i. d. R. auf unter 20 pg/ml Serum absinken. Diese Konzentrationen scheinen einen ausreichenden therapeutischen Effekt zu haben.

Die **Nebenwirkungen** einer Behandlung mit GnRH-Analoga beruhen auf dem induzierten Östradiolmangel:
- Hitzewallungen,
- Migräne,
- Depressionen,
- trockene Vagina mit Dyspareunie sowie
- Demineralisierung des Knochens.

Diese Nebenwirkungen führen bei ausführlich aufgeklärten Patientinnen selten zu Therapieabbrüchen.

> Ein erheblicher Nachteil einer länger dauernden GnRH-Therapie ist der Kalziumverlust aus dem Knochen.

Die Angaben in der Literatur über den tatsächlichen **Kalziumverlust** sind widersprüchlich, da die bisher zur Verfügung stehenden Messmethoden mit einer Fehlerquote von 3–5 % behaftet sind und der Kalziumverlust des Knochens nach einer 6-monatigen Behandlung etwa 5 % beträgt. Ein Befund von Gertken et al. (1992) sollte jedoch zur Vorsicht mahnen: Sie fanden bei der Untersuchung von Patientinnen, die mit Depot-Präparaten behandelt worden waren, einen Kalziumverlust von bis zu 12 %! Derzeit wird in Studien überprüft, ob eine sog. »**Add-back-Therapie**«, die aus einer zusätzlichen Gabe von Östrogenen besteht, bei einer Langzeittherapie mit GnRH-Analoga das Entstehen einer Osteoporose verhindern könnte.

> **Empfehlung**
>
> Man sollte einer Langzeittherapie, d. h. Behandlung über mehr als 6 Monate, skeptisch gegenüberstehen, da auch solche Therapien die Endometrioseerkrankung nicht heilen können. Empfehlenswert ist die Behandlung über 4 Monate, wobei Östadiolserumwerte unter 20 pg/ml anzustreben sind.

Vergleich GnRH-Analoga/Danazol. GnRH-Analoga sind therapeutisch ebenso effektiv wie Danazol. Aufgrund ihres Wirkungsmechanismus und ihrer Nebenwirkungen unterscheiden sie sich jedoch wesentlich. So ist z. B. die Behandlung von kleineren Endometriosezysten im Bereich der Ovarien mit GnRH-Analoga wenig erfolgversprechend, während ein Behandlungsversuch mit Danazol in einem solchen Falle durchaus gemacht werden kann. Wenig sinnvoll ist es, nach einer beidseitigen Ovarektomie Rezidive einer Endometrioseerkrankung, die aufgrund einer Substitutionstherapie entstanden sind, mit GnRH-Analoga zu behandeln.

Als wesentlicher **Vorteil der Therapie mit GnRH-Analoga** gilt die fehlende Beeinträchtigung des Leber- und Fettstoffwechsels. Auch das Gerinnungssystem wird nicht tangiert. Damit steht mit den GnRH-Analoga ein Behandlungsprinzip zur Verfügung, das sich auch durch seine Kontraindikationen erheblich vom Danazol unterscheidet und die Palette der medikamentösen Therapien wesentlich erweitert. Dennoch muss man festhalten, dass auch die Therapie mit GnRH-Analoga **keine kausale Therapie** darstellt und die **Rezidivrate** nach 5 Jahren ca. 50 % beträgt.

17.3.7 Operative Therapie

Die operative Therapie der Endometrioseerkrankung hat folgende **Ziele**:
- Entfernung bzw. Zerstörung der sichtbaren Endometrioseherde,
- Lösung von Verwachsungen,
- Wiederherstellung der Funktion der Eileiter,
- Verbesserung der Fertilität sowie
- Schmerzfreiheit.

Diese unterschiedlichen Ziele erfordern ein **differenziertes Vorgehen**. Steht bei jüngeren Patientinnen der **Erhalt der Fertilität** bzw. deren Verbesserung im Vordergrund, so sollte entsprechend den Regeln der klassischen Mikrochirurgie vorgegangen werden: so viel pathologisch verändertes Gewebe wie möglich entfernen und das operative Trauma möglichst gering halten. Steht die **Beseitigung von Schmerzen** im Vordergrund, so ist möglichst das gesamte veränderte Gewebe zu entfernen, ohne Rücksicht auf die Fertilität. Das entsprechende Vorgehen ist mit der betroffenen Patientin ausführlich vor der Operation zu besprechen und die Operation dementsprechend zu planen.

> Es muss ausdrücklich darauf hingewiesen werden, dass eine Endometrioseerkrankung i. d. R. operativ nicht geheilt werden kann. Aus verbliebenen, nicht sichtbaren Mikroherden bzw. aus tiefen subperitonealen Herden können immer wieder Rezidive entstehen. Man sollte daher die Indikation zu einer Operation immer sehr sorgfältig abwägen, zumal es offensichtlich auch eine nicht unbedeutende Rate von Spontanremissionen zu geben scheint.

Laparoskopie/Laparotomie. Ob primär eine Laparotomie oder eine Laparoskopie durchgeführt wird, hängt zunächst von der Erfahrung und dem Können des Operateurs ab. Allerdings nimmt in jüngerer Zeit die Anzahl der Laparotomien zugunsten der Laparoskopien ab. Nur sehr ausgedehnte, tiefe Endometrioseherde im Bereich des Spatium rectovaginale bzw. ein ausgedehnter Befall des Darmes mit einer evtl. notwendig werdenden Anastomose oder eine Ummauerung bzw. Infiltration der Ureteren können eine primäre Laparotomie erforderlich machen. Grundsätzlich sollten jedoch solch ausgedehnte Befunde nur in Kliniken mit spezieller Erfahrung und Ausstattung operiert werden. Der laparoskopische Zugang ist heute das **Vorgehen der Wahl**. Es sollte so vorgegangen werden, dass bei der Laparoskopie die Diagnose gestellt und in derselben Sitzung, soweit möglich, die operative Sanierung angestrebt wird. Mit welchen **Instrumenten** operiert wird, hängt wiederum von der Erfahrung des Operateurs sowie von der apparativen Ausstattung ab. Die Anwendung eines **Lasers** ist nicht unbedingt erforderlich, er hat jedoch bei der Vaporisation von Endometrioseherden unbestreitbare Vorteile. Ansonsten wird, wie auch bei der Laparotomie, mit **Scheren, Zangen und bipolarer Koagulation** gearbeitet.

> Ganz wesentlich für den Erfolg der Operation sowie für die Vermeidung von postoperativen Adhäsionen ist die ständige Befeuchtung des Gewebes mit physiologischer NaCl-Lösung. Der Operateur muss sich der Tatsache bewusst sein, dass jede Energieanwendung zu einem thermischen Schaden nicht nur in der gewünschten Region, sondern auch in der Umgebung führen kann.

Die **Größe des primären Eingriffs** richtet sich nach der vorgefundenen Ausdehnung der Endometrioseerkrankung und dem geplanten Ziel. Es ist wenig sinnvoll, eine geplante diagnostische Laparoskopie in eine mehrstündige Laparotomie mit einer eventuellen Darmresektion umzuwandeln. Hierzu ist eine 2. operative Sitzung zu planen, mit entsprechender Vorbereitung sowohl der Patientin als auch des Operationssaals. Solch ein Vorgehen mit evtl. dazwischengeschalteter medikamentöser Vorbehandlung der Patientin wird als **3-Schritt-Therapie** bezeichnet.

Zu den **Einzelheiten der operativen Techniken** sei auf die einschlägigen Operationslehren verwiesen bzw. auf die operativen Kapitel dieses Buches. Kurz eingegangen werden soll jedoch auf die Besonderheiten der operativen Behandlung häufig betroffener Organe, wie Peritoneum, Ovar, Harnblase und Ureteren.

Peritoneum. Oberflächliche Herde in und unter dem Peritoneum können koaguliert, vaporisiert oder exzidiert werden. Bei der Koagulation ist die Erhitzung der Umgebung zu berücksichtigen, die insbesondere in der Nähe der Ureteren zu schweren, zunächst unbemerkten Schäden führen kann. Tiefere Herde im Bindegewebe lassen sich i. d. R. mit der Schere leichter entfernen als mit dem Laser. Grundsätzlich ist es sicherer, mit bipolaren als mit monopolaren Instrumenten zu arbeiten, da hierbei der Weg des Stroms durch das Gewebe eindeutig vorgegeben ist.

Ovar. Die operative Behandlungstechnik von Endometriomen des Ovars ist abhängig von deren Größe. Oberflächliche kleine Herde von bis zu 5 mm Durchmesser können koaguliert, vaporisiert oder exzidiert werden. Bei Zysten bis zu einem Durchmesser von 5 cm sollte die Zyste eröffnet und der Zystenbalg unter größtmöglicher Schonung des Restovars ausgeschält werden. Dabei muss man sich immer vor Augen halten, dass es sich bei den Endometriomen des Ovars um eine Invagination des Cortex ovarii handelt und die Endometrioseherde innerhalb der Zyste eigentlich oberflächliche Herde sind. Probleme mit der Blutstillung können sich ergeben, wenn der Zystenbalg bis an den Hilus ovarii heranreicht.

> **Empfehlung**
>
> Endometriome, deren Durchmesser größer als 5 cm ist, sollten i. d. R. medikamentös vorbehandelt werden. Da diese großen Zysten häufig mit der Umgebung verbacken sind, muss ein primäres Vorgehen per Laparotomie sorgfältig erwogen werden.

Es ist nicht sinnvoll, in einer mehrstündigen laparoskopischen Operation ein Endometriom zu entfernen und dabei die Funktion des Restovars durch Hitzeschädigung zu zerstören, zumal auch nicht bekannt ist, wie oft ein Ovar laparoskopisch operiert werden kann, ohne dass es seine Funktion einstellt. Der Neuaufbau des Ovars nach Entfernung einer Endometriosezyste kann sowohl durch Naht als auch durch Klebung mit Fibrinkleber erfolgen.

Darm. Die chirurgische Behandlung von Endometrioseherden im Bereich des Darmes sollte immer in Zusammenarbeit mit einem Viszeralchirurgen erfolgen. Endometrioseherde in höheren Darmabschnitten können sich durch eine zyklische Dunkelverfärbung des Stuhles bemerkbar machen, Herde im Bereich des Rektums führen zu zyklusabhängigen Blutungen aus dem Darm. Je nach Sitz können Endometrioseherde des Darmes bei der rectovaginalen bzw. rektalen Untersuchung getastet werden. Bei Befunden in höheren Darmabschnitten sind eine Rektoskopie, eine Koloskopie, ein Kontrasteinlauf, eine CT oder auch eine MRT erforderlich.

> Die endgültige Diagnose kann erst während der Operation gestellt werden, wobei immer ein Karzinom ausgeschlossen werden muss.

In der Regel ist für Operationen am Darm eine Laparotomie erforderlich, da die Herde in der Darmwand häufig nicht zu sehen, jedoch gut zu palpieren sind. In vielen Fällen muss der betroffene Darmabschnitt reseziert werden. Dies kann insbesondere im Bereich des Rektums bzw. im Bereich des Spatium rectovaginale zu erheblichen operationstechnischen Problemen führen – bis hin zur Notwendigkeit der Anlage eines passageren oder endgültigen Anus praeter.

Harnblase. Endometrioseherde im Bereich der Blase erfordern eine sehr zurückhaltende Operationstechnik. Kleine Herde können koaguliert werden, wobei auch hier stets die Ausdehnung des thermischen Schadens zu berücksichtigen ist. Größere Herde mit einer Beteiligung der Lamina muscularis können eine Teilresektion erforderlich machen. Solche Eingriffe sind nur zusammen mit einem Urologen durchzuführen.

> **Empfehlung**
>
> Grundsätzlich sollte bei Beteiligung der Blase zunächst immer ein **medikamentöser Behandlungsversuch** unternommen werden.

Ureter. Bei ausgedehnten Endometrioseerkrankungen im Bereich des kleinen Beckens ist immer an eine Ummauerung oder Infiltration der Ureteren zu denken. In solchen Fällen ist eine regelmäßige Ultraschallkontrolle der Nierenbecken empfehlenswert, da hierdurch eine beginnende Stauung frühzeitig diagnostiziert werden kann. Ist der Ureter nicht infiltriert, kann er vom Peritoneum bzw. vom umgebenden Bindegewebe abgeschoben werden. Ist er mit der Umgebung verbacken, ist die Präparation extrem schwierig. Wenn bei der Blutstillung die periureteralen Gefäße geschädigt werden, kann eine Ureterfistel entstehen. Wird der infiltrierte Ureter durchtrennt, sollte eine Anastomose nur im Bereich von endometriosefreiem Gebiet durchgeführt werden. Anderenfalls ist die Neuimplantation des Ureters in die Harnblase zu bevorzugen. Daraus geht hervor, dass solche Eingriffe nur in Zusammenarbeit mit einem Urologen erfolgen dürfen.

Einen rein symptomatischen Ansatz der operativen Therapie hat die laparoskopische präsakrale Neurektomie. Eine präoperative medikamentöse Behandlung wird empfohlen. Etabliert hat sich diese Methode noch nicht, jedoch liegen vielversprechende Ergebnisse vor, weitere Studien folgen (Zullo et al. 2003).

Im Zusammenhang operativer Therapien bei Endometrioseerkrankung erscheinen 3 Fragen wichtig:
— Warum haben Endometriosepatientinnen ein erhöhtes Risiko für die Ausbildung von postoperativen Adhäsionen?
— Kann eine präoperative medikamentöse Behandlung dieses Risiko vermindern?
— Wie substituiert man Patientinnen nach einer radikalen operativen Sanierung der Endometrioseerkrankung (Adnexektomie + Hysterektomie)?

Ein wesentliches Problem jeder chirurgischen Intervention ist die **postoperative Bildung von Adhäsionen**. Wie aber kommt es zur Adhäsionsbildung, und warum sind Adhäsionen gerade bei Patientinnen mit einer Endometrioseerkrankung besonders häufig?

Zur Beantwortung dieser Fragen soll zunächst in aller Kürze der **physiologische Wundheilungsprozess** skizziert werden: Durch jede Verletzung der Körperoberfläche und auch des Peritoneums (z. B. durch einen operativen Eingriff) kommt es zu einer Zerstörung von **Mastzellen**. Aus den geschädigten Mastzellen werden **Histamine und vasoaktive Kinine** freigesetzt. Die Durchlässigkeit der Kapillaren wird erhöht, und es tritt vermehrt **fibrinreiches Exsudat** aus. Die entstehenden **Fibrinablagerungen** werden durch Fibrinolyse unter Aktivierung von Plasmin aufgelöst. Dieser physiologische Wundheilungsvorgang hinterlässt keine oder nur ganz geringe Narben bzw. Adhäsionen.

Anders verläuft die **Wundheilung bei einer Hypoxie des Gewebes**, wie sie normalerweise bei einer Operation bzw. bei einer Entzündung besteht. Die Ausschüttung von Plasminogenaktivator ist vermindert, die Fibrinolyse herabgesetzt; Fibroblasten und Kapillaren wandern bzw. sprossen in die Fibrinablagerungen ein, es entstehen **bleibende Narben und Adhäsionen**. Durch die endometriosebedingte, abakterielle Entzündung haben Endometriosepatientinnen per se eine erhöhte Neigung zur Adhäsionbildung. Weiter besteht bei diesen Patientinnen eine Hyperämie des kleinen Beckens, die ein blutarmes Operieren sehr erschwert. Da die Endometriose invasiv in die Organe einwächst und dadurch die Organgrenzen und Schichten nur sehr schwer darstellbar sind, kommt es häufig zu **unvermeidlichen diffusen Blutungen**.

Durch eine **präoperative medikamentöse Behandlung**, die durch einen hypoöstrogenen Zustand die Blutfülle im kleinen Becken und den betroffenen Organen vermindert, wird das operative Vorgehen wesentlich erleichtert. Darüber hinaus wird durch eine solche Behandlung die Menge der bei Endometriosepatientinnen vermehrten, fibrinreichen Peritonealflüssigkeit verringert. Insgesamt wird das Milieu des kleinen Beckens so verändert, dass es postoperativ zu einer geringeren Ausbildung von Adhäsionen zu kommen scheint. Die **Verbesserung der präoperativen Ausgangssituation** kann durch eine Danazol-Therapie ebenso erreicht werden wie durch eine Behandlung mit LH-RH-Analoga, die bevorzugt werden sollte. Zum einen wird ein ausgeprägt hypoöstrogener Zustand erreicht, zum anderen wird das Gerinnungssystem präoperativ nicht nachteilig beeinflusst.

Empfehlung

Wie lange eine präoperative Behandlung dauern sollte, wird kontrovers diskutiert. Eine 2- bis -3monatige Vorbehandlung wird jedoch als ausreichend erachtet.

Eine **postoperative medikamentöse Nachbehandlung** nach einer mikrochirurgischen Endometrioseoperation mit dem Ziel, die Fertilität zu verbessern, wird als nicht sinnvoll angesehen. Es ist davon auszugehen, dass – wie nach anderen mikrochirurgischen Fertilitätsoperationen – die Chance, eine Gravidität zu erzielen, innerhalb der ersten 12–18 Monate nach der Operation am größten ist. Diese Chance sollte nicht durch eine länger dauernde medikamentöse Nachbehandlung gemindert werden.

Grundsätzlich sollte bei **Patientinnen mit noch nicht abgeschlossener Familienplanung** immer versucht werden, den Uterus sowie wenigstens ein funktionsfähiges Ovar zu erhalten. Es gibt jedoch Situationen, in denen dies nicht möglich ist, z. B. ausgedehnte Rezidive nach multiplen medikamentösen und operativen Therapieversuchen oder eine tiefe Infiltration von Blase, Darm und Ureteren beim rAFS-Stadium-IV.

Cave

Ein solch schwerwiegender Eingriff, wie die Entfernung von Uterus und Ovarien bei einer Frau im reproduktionsfähigen Alter, sollte sehr sorgfältig abgewogen werden, denn im Anschluss an eine solche Operation stellt sich selbstverständlich die Frage nach der hormonellen Substitution. Es sind mehrere Fälle bekannt, bei denen es nach einer radikalen operativen Sanierung der Endometriose mit Hysterektomie und beidseitiger Adnexektomie durch die nachfolgende Substitutionstherapie zu erheblichen rezidivbedingten Komplikationen kam (z. B. Infiltration der Ureteren mit nachfolgender Hydronephrose).

Eine **generelle Therapieempfehlung** kann nicht gegeben werden. Grundsätzlich ungeeignet erscheinen jedoch fertig konfektionierte Präparate, wie sie für die Behandlung klimakterischer Beschwerden im Handel sind.

Empfehlung

Empfohlen werden kann für mindestens 6-Monate die Gabe eines Gestagens, wie z. B. Norethisteronazetat in einer Dosierung von 5–10 mg/Tag. Nach 6 Monaten werden zusätzlich 1–2 mg Östradiolvalerat bzw. 0,3–0,6 mg konjugierte Östrogene pro Tag verabreicht. Unter der Substitutionstherapie müssen die Patientinnen zunächst sehr kurzfristig kontrolliert werden. Insbesondere empfehlen sich regelmäßige sonographische Kontrollen der Nieren, um eine eventuelle Stauung frühzeitig zu erkennen. Weiterhin ist die jährliche Durchführung einer Osteodensitometrie sinnvoll. Ob mit der angegebenen Therapie das verfrühte Auftreten einer Osteoporose verhindert werden kann, ist bis jetzt jedoch noch nicht nachzuweisen.
Bei Patientinnen ohne aktuellen Kinderwunsch wird die Levonorgestrelhaltige Spirale (Mirena) zur längerfristigen Schmerzpräfention nach organerhaltender Operation diskutiert (Vercellini et al. 2003): Umfangreiche Studien diesbezüglich werden folgen.

17.4 Abschließende Bemerkungen

Keine der heute zur Verfügung stehenden Behandlungsmethoden der Endometrioseerkrankung ist kausal bzw. kurativ. Jede Therapie – ob medikamentös, operativ oder kombiniert – hat **spezifische Vor- und Nachteile**. Nur die radikale Operation, d. h. die Entfernung des Uterus zusammen mit beiden Adnexen, führt zu einem Erlöschen der Erkrankung. Nach jeder anderen Behandlung kommt es innerhalb von 5 Jahren bei der Hälfte der Patientinnen zu einem Rezidiv. Man kann bei der Endometrioseerkrankung daher mit gutem Recht von einer **chronisch-**

rezidivierenden, östrogenabhängigen Erkrankung sprechen. Aus diesem Grunde müssen an den Arzt, der eine Endometriosepatientin behandelt, hohe Anforderungen gestellt werden:
- Er sollte die klassischen Operationsmethoden ebenso exzellent beherrschen wie die modernen endoskopischen Verfahren.
- Er sollte ein erfahrener gynäkologischer Mikrochirurg sein.
- Nicht zuletzt sollte er mit der gynäkologischen Endokrinologie vertraut sein.

Selbst wenn dieser Arzt über all diese Eigenschaften verfügen sollte, wird er die Endometrioseerkrankung nicht heilen können, jedoch in der Lage sein, seine Patientinnen vor viel Leid und Enttäuschung zu bewahren.

Literatur

Abbott JA, Hawe J, Clayton RD, Garry R (2003) The effects and effectiveness of laparoscopic excision of endometriosis: a prospective study with 2- to 5-year follow up. Hum Reprod 18: 1922–1927

Barbieri RL, Niloff JM, Bast RC (1986) Elevated serum concentrations of CA125 in patients with advanced endomtriosis. Fertil Steril 45; 630–634

Gätje R, Kotzian S, Herrmann G, Baumann R, Starzinski-Powitz A (1997) Nonmalignant epithelial cells, potentially invasive in human endometriosis, lack the tumor suppressor molecule E-Cadherin. Am J Pathol 150: 461–467

Gätje R, Starzinski-Powitz A, Kotzian S, Baumann R (1996) Invasivität von Endometriosezellen. Arch Gyn Obstet 258 (Supp II): 146

Garcia-Velasco JA, Mahutte NG, Corona J et al. (2004) Removal of endometriomas before in vitro fertilization does not improve fertility outcomes: a matched, case-control study. Fertil Steril 81: 1194–1197

Gertken D, Martschansky N, Schweppe KW (1992) Veränderungen des Knochenstoffwechsels unter GnRH-Analogon-Suppression bei Endometriosepatientinnen. 106. Tagung der Norddeutschen Gesellschaft für Gynäkologie und Geburtshilfe. All Wiss Dienst 33: 4

Hull ML, Carnock-Jones DS, Chan CLK et al. (2003) Antiangiogenic agents are effective inhibitors of endometriosis. J Clin Endocrinol Metab 88: 2889–2899

Meyer R (1919) Über den Stand der Frage der Adenomyositis und Adenomyome im Allgemeinen und insbesondere über Adenomyositis seroepithelialis und Adenomyometritis sarcomatosa. Zentralbl F Gynäkol 43: 745–750

Redwine DB (1987) Age related evolution in color appearance of endometriosis. Fertil Steril 48: 1062–1063

Rokitansky C (1860) Über Uterusdrüsen-Neubildung in Uterus und Ovarialcarcinom. ZKK Gesellschaft der Ärzte zu Wien 37: 577–584

Sampson JA (1925) Endometrial carcinoma of the ovary, arising in endometrial tissue in that organ. Arch Surg 10: 1–72

Sampson JA (1940) The development of the implantation theory for the origin of peritoneal endometriosis. Am J Obstet Gynecol 40: 549–556

Suzumori N, Sugiura-Ogasawara M, Katano K et al. (2003) Women with endometriosis have increased levels of placental growth factor in the peritoneal fluid compared with women with cystadenomas. Hum Reprod 18: 2595–2598

Vercellini P, Frontino G, De Giorgi O et al. (2003) Comparison of a levonorgestrel-releasing intrauterine device versus expectant management after conservative surgery for symptomatic endometriosis: a pilot study. Fertil Steril 80: 305–309

Zullo F, Palomba S, Zupi E et al. (2003) Effectiveness of presacral neurectomy in women with severe dysmenorrhea caused by endometriosis who were treated with laparoscopic conservative surgery: a 1-year prospective, randomized, double-blind, controlled trial. Am J Obstet Gynecol 189: 5–10

Entzündungen

A. Ahr und A. Scharl

18.1	Infektionen der Vulva – 271		18.4	Infektionen des oberen Genitaltrakts – 279
18.1.1	Vulvovaginale Kandidiasis – 271		18.4.1	Adnexitis – »Pelvic Inflammatory Disease« (PID) – 279
18.1.2	Virale Infektionen – 272		18.4.2	Genitaltuberkulose – 281
18.1.3	Bakterielle Infektionen – 274			
18.2	Infektionen der Vagina – 275		18.5	Geschlechtskrankheiten – 281
18.2.1	Bakterielle Kolpitis – 275		18.5.1	Gonorrhö – 281
18.2.2	Trichomoniasis – 277		18.5.2	Lymphogranuloma venereum – 282
18.3	Infektionen des Uterus – 278		18.5.3	Granuloma inguinale – 283
18.3.1	Zervizitis – 278		18.5.4	Syphilis (Lues) – 283
18.3.2	Endometritis/Endomyometritis – 279			Literatur – 285

18.1 Infektionen der Vulva

18.1.1 Vulvovaginale Kandidiasis

Erreger. Verursachender Pilz der Kandidiasis ist überwiegend Candida albicans (oder andere Candidasubtypen), vereinzelt treten Torulopsistypen oder sehr selten andere Pilze auf. In einer belgischen Studie wurden bei Frauen mit Pilzinfektionen in 68 % der Fälle Candida albicans, in 16 % C. glabrata und in 9 % C. psarapilosis isoliert (Tiene et al. 2002). Insgesamt 75 % aller Frauen sind mindestens einmal in ihrem Leben, ca. 45 % mehr als 2-mal an einer vulvovaginalen Kandidiasis erkrankt. In der zitierten belgischen Studien war eine positive Pilzkultur am häufigsten bei Schwangeren und am seltensten bei postmenopausalen Frauen ohne Hormonsubstitution (Bauters et al. 2002). Bei Frauen mit Ovulationshemmern war das Risiko einer Pilzkolonisation umso höher, je höher die Östrogendosis des oralen Antikonzeptivums war.

Symptomatik und Diagnostik. Typische Symptome dieser Infektion sind vulvovaginaler Juckreiz mit weißlich-bröckligem Fluor. Weitere Beschwerden können ein vaginales Wundgefühl, vulväres Brennen, Dyspareunie oder Dysurie sein (◘ Abb. 18.1). Keines dieser Symptome ist typisch für die vulvovaginale Kandidiasis, trotzdem kann die klinische Verdachtsdiagnose anhand des klassischen Beschwerdebildes gestellt werden. Durch den Nachweis von Pseudohyphen und/oder Pilzsporen im mikroskopischen Nativ- oder gramgefärbten Präparat bzw. dem Nachweis von Pilzen in der Vaginalkultur wird die Diagnose gesichert (◘ Abb. 18.2). Die Identifikation der Pseudohyphen/Pilzsporen im Nativpräparat wird durch den Zusatz von 10%igem KOH erleichtert, da dieses zu einer Lyse der Epithelzellen führt.

Therapie. Der zufällige Pilznachweis im Nativpräparat der asymptomatischen Patientin bedarf keiner Therapie. Rund 20 % aller Frauen weisen geringe Mengen von Pilzen als normale Standortflora der Scheide auf. Die **Behandlungsempfehlungen** sind in ◘ Tabelle 18.1 dargestellt. Alle aufgeführten Therapien, ob lokal oder systemisch, sind in ihrer Effektivität vergleichbar und daher austauschbar.

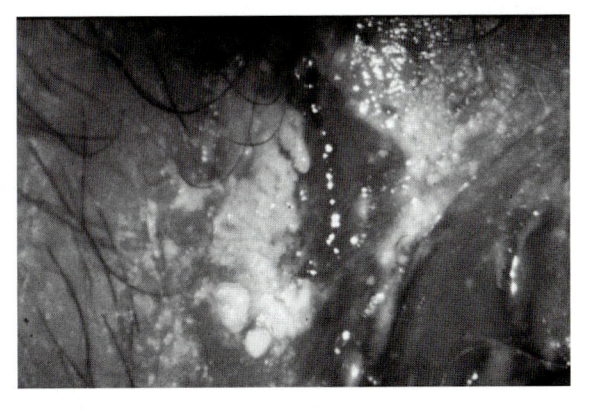

◘ **Abb. 18.1.** Vulväre Candida-Infektion mit weißen Belägen und ausgeprägter Hautläsion. (Aus Friese et al. 2003) (▶ Farbteil)

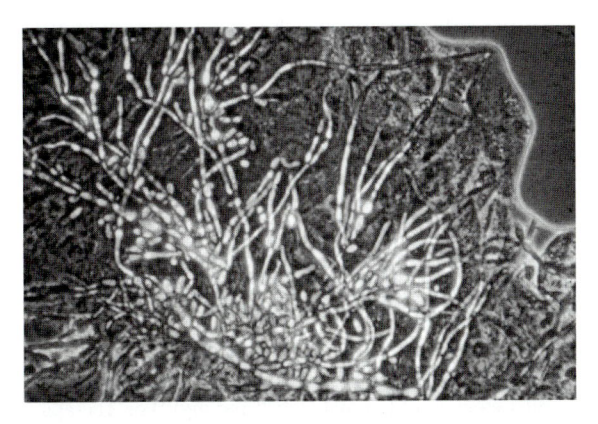

◘ **Abb. 18.2.** Keimschläuche im Nativpräparat bei vaginaler Candidainfektion (▶ Farbteil)

Tabelle 18.1. Behandlungsempfehlung bei vulvovaginaler Kandidiasis

Patientinnen	Wirkstoff und Dosierung
Nicht schwangere Frauen	*Lokal* Butoconazol-Creme (2 %) 5 g, intravaginal für 3 Tage Clotrimazol-Creme (1 %) 5 g, intravaginal für 7–14 Tage Clotrimazol-Vaginaltabletten (100 mg) für 7 Tage bzw. 2 Tbl. täglich für 3 Tage Clotrimazol-Vaginaltablette (500 mg) als Einmaldosis Miconazol-Creme (2 %) 5 g, intravaginal für 7 Tage Miconazol-Vaginalzäpfchen (200 mg), 1-mal täglich für 3 Tage Miconazol-Vaginalzäpfchen (100 mg), 1-mal täglich für 7 Tage Nystatin-Vaginaltablette (100.000 Einheiten), 1-mal täglich für 14 Tage Tioconazol-Salbe (6,5 %) 5 g, intravaginal als Einmaldosis Terconazol-Creme (0,4 %) 5 g, intravaginal für 7 Tage Terconazol-Creme (0,8 %) 5 g, intravaginal für 3 Tage Terconazol-Vaginalzäpfchen (80 mg), 1-mal täglich für 3 Tage *Oral* Fluconazol-Tbl. (150 mg) als Einmaldosis
Schwangere Frauen	*Lokal* Butoconazol-Creme (2 %) 5 g, intravaginal für 7 Tage Clotrimazol-Creme (1 %) 5 g, intravaginal für 7 Tage Miconazol-Creme (2 %) 5 g, intravaginal für 7 Tage Terconazol-Creme (0,4 %) 5 g, intravaginal für 7 Tage

---

Empfehlung

Schwere Formen der vulvovaginalen Kandidiasis und rezidivierende Infektionen innerhalb eines kurzen Intervalls (2 Monate) bedürfen einer längerfristigen, 10- bis 14-tägigen Lokal- oder systemischen Oraltherapie.

Therapiekontrolle. Nur bei Persistenz oder rezidivierenden Symptomen ist eine Kontrolluntersuchung durchzuführen. Eine Partnermitbehandlung ist nicht notwendig, denn die vulvovaginale Kandidiasis wird nicht durch Sexualkontakt übertragen. Nur wenige Partner zeigen eine Balanitis als Zeichen einer Pilzinfektion. Diese symptomatischen Männer bedürfen natürlich einer antimykotischen Lokaltherapie. Bei Frauen mit rezidivierenden, therapieresistenten Pilzinfektionen ist an eine Partnererkrankung zu denken.

Problem der rezidivierenden vulvovaginalen Kandidiasis. Definitionsgemäß spricht man von einer rezidivierenden vulvovaginalen Kandidiasis nach 4 oder mehr dieser Infektionen. Es sind ca. 5 % aller Frauen betroffen. Die Ursache ist noch unklar. Gehäuft findet sich dieses Krankheitsbild
- bei immunsupprimierten Frauen,
- bei Diabetikerinnen,
- nach wiederholten Antibiotikatherapien oder
- bei Kortisoneinnahme.

Es gibt aber auch viele Betroffene ohne diese Risikokonstellationen.

Eine optimale **Therapie** konnte bisher nicht gefunden werden. Empfohlen wird eine bis zu 6-monatige orale Langzeittherapie mit Ketoconazol (einmal täglich 100 mg). Vor Therapiebeginn wird ein positives Kulturergebnis gefordert. Bei diesen Patientinnen sollten regelmäßige Untersuchungen zur Therapiekontrolle und -verträglichkeit erfolgen. Eine routinemäßige Partnerbehandlung ist nicht notwendig.

18.1.2 Virale Infektionen

18.1.2.1 Condylomata acuminata

Erreger. Mehr als 20-verschiedene HPV-Typen lassen sich im Genitaltrakt nachweisen. Die meisten HPV-Infektionen verlaufen asymptomatisch, subklinisch oder unerkannt. Condylomata acuminata (spitze Feigwarzen) werden durch die HPV-Typen-6 und 11 hervorgerufen. Mischinfektionen – auch mit den onkogenen HPV-Typen-16, 18, 31, 33 und 35 – sind häufig. Die onkogenen Typen sind mit präinvasiven und invasiven Veränderungen assoziiert. Die HPV-Infektion gehört zu den sexuell übertragbaren Erkrankungen, die Prävalenz bei 20- bis 30-jährigen Frauen beträgt ca. 25 %.

Symptomatik und Diagnostik. Kondylome finden sich
- auf der Portio,
- vaginal,
- vulvär,
- urethral,
- perianal und
- anal.

Die Diagnose kann klinisch durch den klassischen, hahnenkammartigen Warzennachweis gestellt werden (Abb. 18.3). Eine bioptische Sicherung ist in den wenigsten Fällen notwendig. Ausnahmen sollten erfolgen bei
- Verfärbungen,
- Ulzerationen,
- Therapieversagen oder
- bei immunsuppressiven Patientinnen.

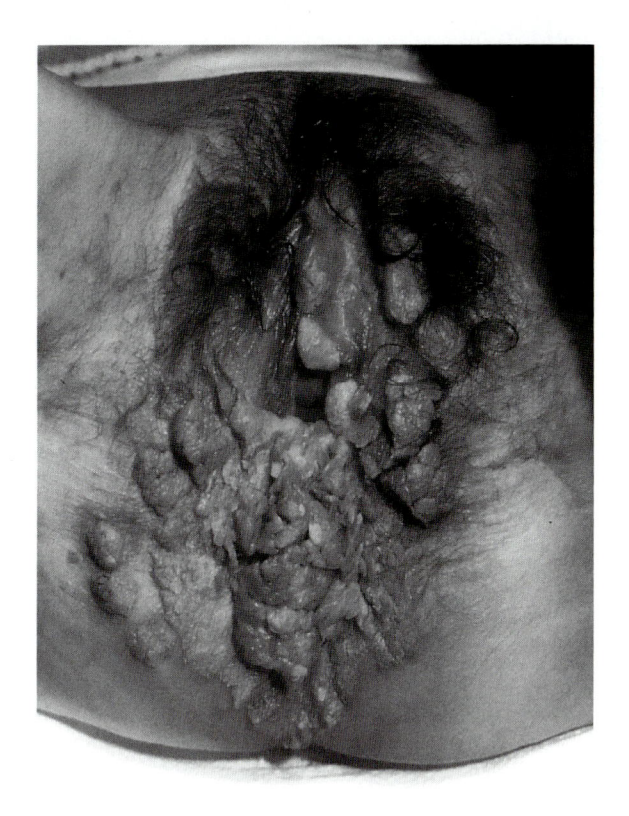

Abb. 18.3. Ausgeprägter vulvärer und perianaler Befall mit Condylomata acuminata (▶ Farbteil)

Therapie. Eine kausale Therapie der Kondylome ist zur Zeit nicht möglich. Vakzinationen befinden sich bisher noch im Versuchsstadium. Daher ist das primäre Behandlungsziel die Entfernung aller sichtbaren Warzen. Dies erfolgt entweder
- chirurgisch: durch Vereisen bzw. Verätzen,
- lokal chemotherapeutisch und/oder
- allgemein immunstimulierend.

Genitalwarzen sind oft asymptomatisch und bleiben unerkannt.

Spontane Heilung. Sind die Warzen entweder von der Patientin oder dem Arzt erkannt, ist der Wunsch nach Behandlung groß, obwohl in einer Beobachtungsstudie gezeigt wurde, dass bei den meisten Patientinnen die Warzen ohne Behandlung abheilten. Bei einigen Patientinnen, z. B. immunsupprimierten oder schwangeren Frauen, zeigt sich eine starke Ausbreitungsdynamik der Kondylome.

Therapieoptionen, Behandlungsziel. Die unterschiedlichen Behandlungsarten sind in ihrer Effektivität vergleichbar, die Rezidivrate liegt im Mittel bei 30 %. Meist kommt es innerhalb von 3-Monaten nach Therapieabschluss zum Rezidiv. Behandlungsziel muss die vollständige Entfernung aller sichtbaren Kondylome sein. Zu welcher Behandlung man sich schlussendlich entschließt, hängt ab von
- der Größe des befallenen Areals,
- der Anzahl der Warzen,
- der anatomischen Region und
- dem Wunsch sowie der Compliance der Patientin.

Es wird zwischen der Selbstbehandlung (z. B. Betupfen mit Podophyllotoxin oder Eincremen mit Imiquimod) und ärztlicher Behandlung (z. B. chirurgisch-ablative Therapie, Verätzung mit Trichloressigsäure) unterschieden. Generell reagieren Kondylome auf feuchten Schleimhäuten besser auf topische Behandlungen (z. B. Imiquimod) als Kondylome auf trockenen Arealen. Die Patientinnen sollten vor der Primärbehandlung auf die Rezidivmöglichkeit und ggf. die Notwendigkeit der Mehrfachtherapie ausreichend aufgeklärt werden. Auch ist auf die Gefahr der Übertherapie zu achten: Bei einzelnen asymptomatischen Kondylomen ist nicht sofort eine chirurgische Intervention angezeigt, hier kann entweder zunächst abgewartet oder topisch behandelt werden.

> **Empfehlung**
> - bei geringem Kondylombefall ohne klinische Symptomatik zunächst 3-monatige Kontrolle, ggf. konsequente Kolpitisbehandlung bzw. bei kleinem Flächenbefall Versuch der Lokaltherapie, z. B. mit Trichloressigsäure;
> - bei ausgeprägtem Kondylombefall Laser-Therapie, ggf. nach vorheriger Kolpitisbehandlung; ist der Flächenbefall ausgedehnt, muss wegen der großen Wundfläche 2-zeitig vorgegangen werden.

Kombinationstherapie. Welche Bedeutung die Therapiekombination aus Laser plus Imiquimodnachbehandlung auf das Rezidivrisiko hat, wird zzt. in einer Multizenterstudie ausgewertet. Die Post-Laser-Interferon-Therapie hatte in verschiedenen Studien keinen Einfluss auf die Rezidivhäufigkeit. Bei der Laser-Therapie (i. allg. mit einem CO_2-Laser) handelt es sich gegenüber den anderen ablativen Methoden um einen blutungsarmen Eingriff, und die behandelten Stellen heilen narbenfrei ab. Der Eingriff kann ambulant und in den allermeisten Fällen in Lokalanästhesie durchgeführt werden.

18.1.2.2 Herpes genitalis

Erreger. Der Herpes genitalis wird hauptsächlich durch den Herpes-simplex-Virus-Typ-2 (HSV-2) hervorgerufen, seltener durch HSV-1, welcher häufiger zum Herpes labialis führt. Neben dem Primärinfekt kann die Herpesinfektion in eine latente, lebenslange Infektion übergehen, welche jederzeit zu einer rezidivierenden Herpesinfektion führen kann. Die Übertragung findet hauptsächlich auf sexuellen Wege statt.

Symptomatik. Der Primärinfekt ist infolge der fehlenden Antikörperreaktion mit einer ausgeprägteren klinischen Symptomatik verbunden als die rezidivierenden Infektionen. Nach einer Inkubationszeit von einer Woche treten im Bereich der Vulva und der Zervix schmerzhafte Bläschen auf, welche nach Aufplatzen und krustösem Stadium unter heftigen Schmerzen und ggf. Juckreiz ohne Narbenbildung abheilen. Genitaler Fluor ist häufig (Abb. 18.4). Die Vagina ist seltener betroffen. Grippeähnliche Allgemeinsymptome, wie z. B. Abgeschlagenheit, Fieber, Kopfschmerzen, Muskel- und Gelenkschmerzen, können begleitend auftreten. Eine über das Lokalstadium hinausgehende komplizierende Herpesinfektion findet sich praktisch nur bei immunsupprimierten Patientinnen und ist dann mit einer hohen Mortalität verbunden.

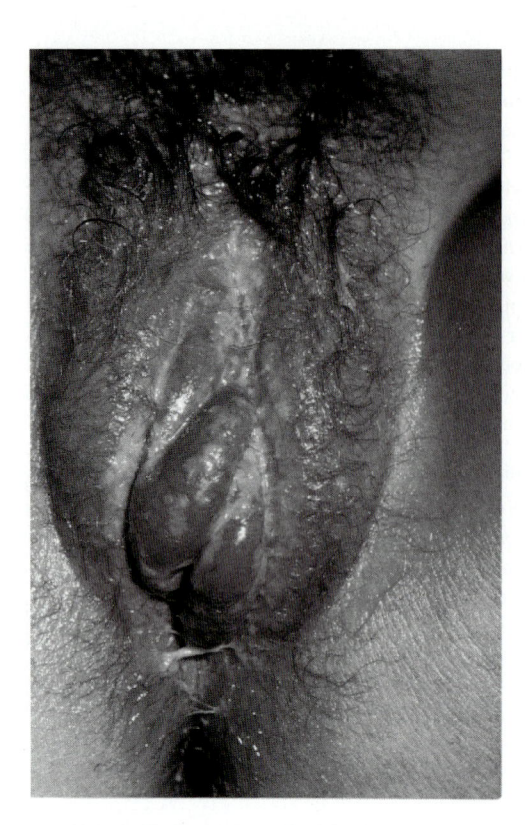

Abb. 18.4. Herpes genitalis; bei ausgeprägtem Fluor genitalis finden sich flächenhaft seröse Bläschen, z. T. schon in Krustenbildung. Die Labien sind beiderseits ausgeprägt ödematös verändert und stark gerötet. (▶ Farbteil)

Tabelle 18.2. Behandlungsempfehlungen bei Herpes genitalis

Behandlungsform	Wirkstoff und Dosierung
Lokal	Aciclovir-Creme 0,5 , 2-mal täglich für 2 Wochen
Systemisch	Aciclovir oral, 3-mal 400 mg für 10 Tage
	Aciclovir oral, 5-mal 200 mg für 10 Tage
	Famciclovir oral, 3-mal 250 mg für 10 Tage
	Valaciclovir oral, 2-mal 1 g für 10 Tage
Behandlungsempfehlungen des rezidivierenden Herpes genitalis	
Systemisch	Aciclovir oral, 3-mal 400 mg für 5 Tage
	Famciclovir oral, 2-mal 125 mg für 5 Tage
	Valaciclovir oral, 2-mal 500 mg für 5 Tage
Suppressive Dauertherapie für 1 Jahr	
	Aciclovir oral, 3-mal 400 mg
	Famciclovir oral, 2-mal 125 mg
	Valaciclovir oral, 2-mal 500 mg

Diagnostik. Die Diagnose der Herpes-genitalis-Infektion erfolgt hauptsächlich über die Anamnese und den klinischen Untersuchungsbefund, seltener sind ein Virusnachweis aus dem Bläschengrund oder die Herpesserologie notwendig. Die sensitivste Methode ist der Virusnachweis in der Zellkultur. Vorhandene Herpesvirusschnelltests sind wegen zu geringer Sensitivität abzulehnen. Die Herpesserologie hat einen Stellenwert in der Primärdiagnostik, nicht bei rezidivierenden Infektionen, da rezidivierende Herpes-genitalis-Infektionen nicht mit einer Antikörpertiterveränderung verbunden sein müssen. Differenzialdiagnostisch muss bei ulzerierenden Genitalläsionen auch an andere sexuell übertragbare Erkrankungen gedacht werden.

Therapie. Die systemischen, antiviralen Medikamente können die Symptome kontrollieren und den Krankheitsverlauf – bei frühzeitigem Therapiebeginn – verkürzen (Tabelle 18.2). Es handelt sich jedoch nicht um eine kausale Therapie. Eine latente HSV-2-Infektion bzw. die Rezidivintervalle oder -intensität werden durch die Medikamente nicht beeinflusst. Durch randomisierte Studien konnten 3-effektive antivirale Medikamente definiert werden:
— Aciclovir,
— Valaciclovir und
— Famciclovir.

Die lokale Therapie mit Aciclovir ist der systemischen Therapie unterlegen. Die Behandlung sollte bei inkompletter Abheilung über die 10-Tages-Empfehlung hinaus fortgeführt werden. In der Schwangerschaft sollte auf die orale und systemische Aciclovir-Gabe verzichtet werden, da über mögliche teratogene oder fetale toxische Wirkungen bisher keine ausreichenden Informationen vorliegen.

Rezidivierende Herpes-genitalis-Infektionen. Die meisten Patientinnen mit HSV-2-Infektionen werden nach der Erstmanifestation rezidivierende Episoden von genitalen Läsionen aufweisen. Die rezidivierenden HSV-2-Infektionen verlaufen mit einer milderen klinischen Symptomatik. Die frühzeitige antivirale Therapie ist entscheidend für den Krankheitsverlauf. Bei ersten Prodromalempfindungen (z. B. Juckreiz, Empfindungsstörungen, Brennen der Haut ohne sichtbare Hautläsionen) sollte mit der systemischen Therapie begonnen werden. Eine tägliche suppressive Dauertherapie, z. B. mit Aciclovir, reduziert bei Patientinnen mit mehrfachen rezidivierenden genitalen HSV-2-Infektionen das Risiko um ca. 75 %. Die Behandlungsdauer beträgt 1 Jahr.

Infektionsprävention. In einer randomisierten, placebokontrollierten Studie wurde gezeigt, dass sich das Risiko einer Herpesvirustransmission bei monogamen Paaren mit einem infizierten Partner um 75 % senken lässt durch die tägliche Einnahme von 300 mg Valaciclovir. Die Häufigkeit einer klinischen Virusreaktivierung wurde durch diese Valaciclovir-Prophylaxe um 50 % vermindert (Corey et al. 2004).

18.1.3 Bakterielle Infektionen

Bakterielle Infektionen der Vulva äußern sich meist als **Infektionen der benachbarten Drüsen**, z. B. als Bartholinitis oder Follikulitis. Reine bakterielle Infektionen, verursacht durch Staphylococcus aureus oder Streptokokken der Gruppe-A, finden sich gehäuft bei Kindern und sollten durch eine bakteriologische Kultur gesichert werden. **Die bakterielle Vulvitis bei Kindern** wird mit Metronidazol (2-mal 7 mg/kg KG/Tag für 7 Tage oral) oder mit Clindamycin (2-mal 10 mg/kg KG/Tag für 7 Tage oral) therapiert. **Entzündungen der Haaranhangdrüsen** bedürfen nur in

Ausnahmefällen einer systemischen antibiotischen Therapie. In den meisten Fällen reicht die Lokaltherapie mit Povidonjod und Tetrazyklinvaseline (2%ig) aus bzw. erfolgt bei Furunkelbildung nach zentraler Einschmelzung die Stichinzision.

Bartholinitis. Durch den Verschluss des Ausführungsgangs der paarig angelegten Bartholin-Drüse kommt es zur Zystenbildung mit möglicher sekundärer bakterieller Besiedlung und dem klinischen Vollbild der Bartholinitis. Häufig ist eine Gonorrhö die Ursache. Klinisch imponiert eine schmerzhafte entzündliche Schwellung im hinteren Drittel der Vulva – die Patientin kann sich nicht setzen. Therapeutisch erfolgt die operative Sanierung mittels Marsupialisation. Dabei wird die Zyste ca. 2 cm inzidiert, ein bakteriologischer Abstrich entnommen (Cave: Gonorrhö), die Zystenränder werden mit Einzelknopfnähten mit der äußeren Haut vernäht und eine Wunddrainage eingelegt. Ab dem 1. postoperativen Tag werden Sitzbäder mit Kamille oder Kaliumpermanganat durchgeführt. Eine antibiotische Therapie wird nicht empfohlen.

18.2 Infektionen der Vagina

Die klinischen Symptome einer Kolpitis sind vaginaler, z. T. übelriechender Ausfluss, vulvärer Juckreiz und Irritationen. Die 3 häufigsten Erkrankungen, welche mit vaginalem Ausfluss einhergehen, sind:
- Trichomoniasis,
- bakterielle Kolpitis und
- Kandidiasis.

Die **Diagnose** der Kolpitis erfolgt anhand einer pH-Messung und/oder mikroskopischen Nativuntersuchung des Fluors (Abb. 18.5). Der normale pH-Wert der Vagina liegt im sauren Bereich (3,7–4,5) und ist durch die Bildung von Milchsäure aus Glykolyseprozessen der Laktobazillen (Döderlein-Bakterien) bedingt. Für die mikroskopische Nativuntersuchung des Fluors werden jeweils 1–2 Tropfen 0,9%ige NaCL-Lösung oder Kaliumhydroxid (KOH) auf einen Objektträger mit der Fluorprobe vermischt und bei 400facher Vergrößerung beurteilt. Ein fischartiger Geruch des Fluors direkt nach Kontakt mit KOH lässt auf eine Aminkolpitis schließen. Pseudohyphen oder Pilzgeflechte einer Kandidose sind in der KOH-Probe einfach zu identifizieren. Die mobilen Trichomonaden bzw. »clue-cells« bei Haemophilus vaginalis (Aminkolpitis) lassen sich besser in NaCl-Lösung erkennen. Der klinische Nachweis einer vulvären Entzündung ohne auffälligen vaginalen Nativbefund, verbunden mit geringem oder fehlendem Fluor vaginalis, können Hinweis auf eine allergische, mechanische, chemische oder andere nichtinfektiöse Irritation der Vulva sein. Der mikrobiologische Kulturnachweis bringt nur selten einen zusätzlichen ursächlichen Hinweis für die vaginalen Fluorbeschwerden und ist für spezielle Fragestellungen reserviert (z. B. Gonorrhö, Genitaltuberkulose, Chlamydien usw.).

18.2.1 Bakterielle Kolpitis

> **Definition**
>
> Die bakterielle Kolpitis ist ein klinisches Syndrom, welches durch den Ersatz der physiologischen Döderlein-Flora durch hohe Konzentrationen von anaeroben Bakterien, Haemophilus vaginalis oder Mycoplasma hominis gekennzeichnet ist.

Obwohl die bakterielle Kolpitis die **häufigste Ursache für vaginalen Fluor oder Schmerzen** ist, sind ca. 50 % aller Frauen, welche die diagnostischen Kriterien für eine bakterielle Kolpitis erfüllen, asymptomatisch. Die **Ursachen** für die mikrobiologischen Veränderungen sind noch nicht vollständig geklärt. Obwohl die bakterielle Kolpitis mit Promiskuität assoziiert ist, ist ungeklärt, ob es durch den Geschlechtsverkehr zur Übertragung der pathogenen Keime kommt. Sicher ist, dass Frauen, welche niemals sexuell aktiv waren, extrem selten an einer bakteriellen Kolpitis erkranken.

> Die Mitbehandlung des Partners hat keinen präventiven Effekt auf die Rezidivrate der bakteriellen Kolpitis.

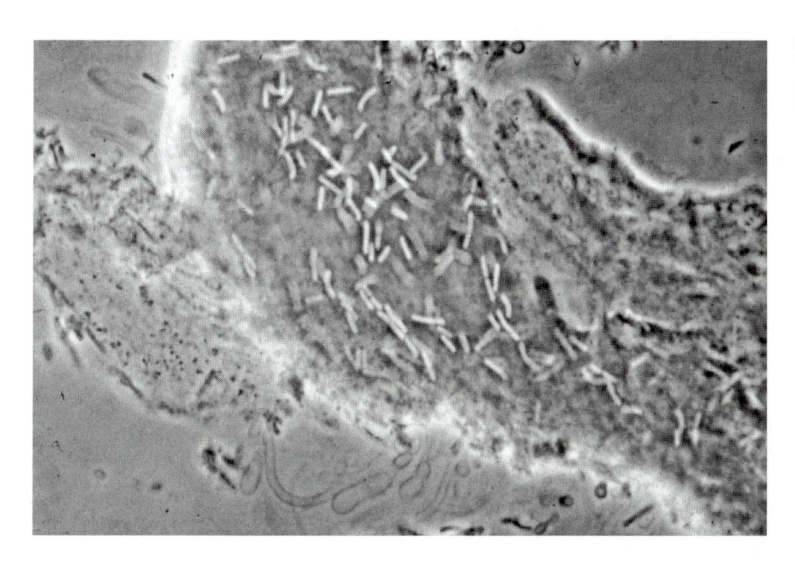

Abb. 18.5. Clue cells mit aufsitzenden kleinen Stäbchen im Nativpräparat bei der Phasenkontrastmikroskopie (aus Friese et al. 2003) (▶ Farbteil)

18.2.1.1 Symptomatik und Diagnostik

Die Diagnose der bakteriellen Kolpitis kann anhand der klinischen Symptome und/oder durch die Nativmikroskopie bzw. ein gramgefärbtes Präparat erfolgen (Abb. 18.6):
- homogener, weißlicher, nicht entzündlicher Fluor;
- mikroskopischer Nachweis von sog. »clue-cells«;
- pH-Wert des Vaginalsektrets > 4,5;
- positiver Amintest: fischartiger Geruch, nachdem 10%iges KOH und Vaginalsekret auf dem Objektträger zusammengebracht wurden.

Ein **Grampräparat** mit Angabe der relativen Konzentration der ortsfremden Bakterien im Vergleich zur normalen Vaginalflora (evtl. mit relativer Angabe der Entzündungszellen) ist eine akzeptable Laboruntersuchung zur Diagnosestellung der bakteriellen Kolpitis. Eine Kultur von Haemophilus vaginalis ist wegen der geringen Spezifität nicht notwendig.

18.2.1.2 Therapie

Das **Behandlungsziel** ist die Reduktion der vaginalen Beschwerden und der Entzündungszeichen (Tabelle 18.3). Jede Frau mit symptomatischer Kolpitis bedarf einer Therapie, unabhängig von einer möglicherweise bestehenden Schwangerschaft.

Gehäuft findet sich eine bakterielle Kolpitis **begleitend bei Entzündungen des oberen Genitaltrakts** [z. B. Endo-/Endomyometritis, Adnexitis oder Perivaginitis (nach operativen Eingriffen)]. In einer Studie konnte durch die präoperative lokale Metronidazol-Behandlung bei bakterieller Kolpitis das Risiko für eine postoperative Adnexitis signifikant reduziert werden. Daher ist es empfehlenswert, vor vaginalen operativen Eingriffen eine bakterielle Kolpitis auszuschließen bzw. bei Nachweis zu behandeln.

> **Empfehlung**
>
> Eine Nachuntersuchung ist bei Beschwerdefreiheit nicht notwendig. Die Rezidivrate der bakteriellen Kolpitis ist hoch, eine Partnerbehandlung führt zu keiner Senkung der Rezidivrate.
> Patientinnen mit Metronidazol-Therapie sollten vor gleichzeitigem Alkoholkonsum gewarnt werden (bis zu 24 h nach Therapie). Clindamycin-Creme kann Latex aufweichen (Kondome, Diaphragma).

Die Metronidazol-Einmaltherapie (2 g) ist als alternative Therapie möglich, obwohl die therapeutische Effizienz bei bakterieller Kolpitis gegenüber der 7-tägigen Therapie geringer ausge-

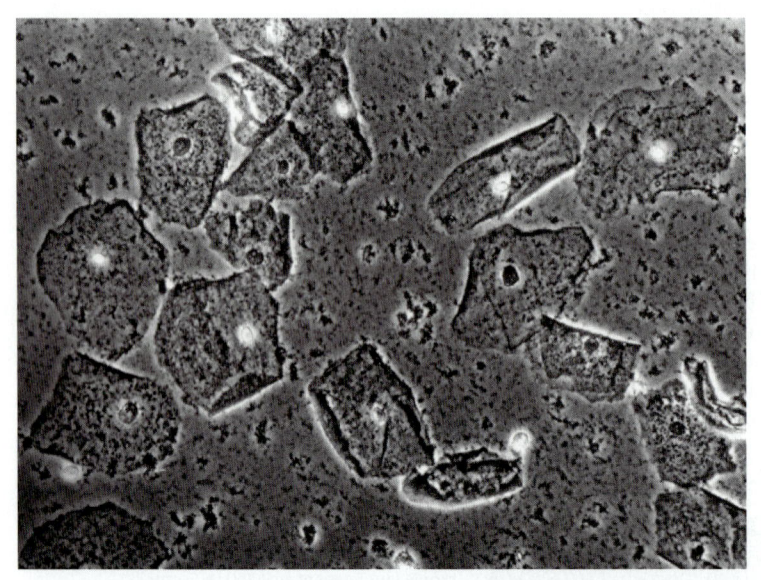

Abb. 18.6. Kokkenkolpitis in der Phasenmikroskopie

Tabelle 18.3. Behandlungsempfehlung bei bakterieller Kolpitis

Patientinnen	Wirkstoff und Dosierung
Nicht schwangere Frauen	Metronidazol oral, 2-mal 500 mg für 7 Tage
	Clindamycin-Creme 2 %, ein gefüllter Applikator (5 g) zur Nachtzeit intravaginal für 7 Tage
	Metronidazol-Gel 0,75 %, ein gefüllter Applikator (5 g) 2-mal täglich intravaginal für 5 Tage
	Metronidazol oral, 2 g als Einmaldosis
	Clindamycin oral, 2-mal 300 mg für 7 Tage
Schwangere Frauen	Metronidazol oral, 3-mal 250 mg für 7 Tage
	Metronidazol oral, 2 g als Einmaldosis
	Clindamycin oral, 2-mal 300 mg für 7 Tage
	Metronidazol-Gel 0,75 %, ein gefüllter Applikator (5 g) 2-mal täglich intravaginal für 5 Tage

prägt ist. Die Effizienz der 7-Tages-Lokaltherapien mit Metronidazol- bzw. Clindamycin-Creme unterscheiden sich in einem 4-wöchigen Follow-up nicht voneinander (78 % vs. 82 %). Die gleichen Ergebnisse finden sich beim Vergleich Metronidazol-Creme/Metronidazol-Gel (84 % vs. 75 %).

Die bisherigen **Bedenken gegenüber Metronidazol** in Bezug auf eine mögliche humane Teratogenität konnten in einer Metaanalyse nicht nachvollzogen werden. Ausschließlich bei extrem hohen Dosen und langer Verabreichung konnte in Tierversuchen eine Teratogenität nachgewiesen werden.

Tabelle 18.4. Behandlungsempfehlung bei Trichomoniasis

Patientinnen	Wirkstoff und Dosierung
Schwangere und nicht schwangere Frauen	Metronidazol oral, 2 g als Einmaldosis Metronidazol oral, 2-mal 500 mg für 7 Tage

> **Cave**
>
> Die bakterielle Kolpitis bei schwangeren Frauen ist mit zahlreichen geburtshilflichen Problemen verbunden (vorzeitige Wehentätigkeit, vorzeitiger Blasensprung), die zu einer möglichen Frühgeburt führen können. Empfehlenswert ist daher das Screening auf eine bakterielle Kolpitis zu Beginn des 2. Trimesters. Schwangere sollten unbedingt auch bei asymptomatischer Kolpitis therapiert werden.

Therapie in der Schwangerschaft. Sowohl Hochrisikoschwangere (mit positiver Frühgeburtsanamnese) als auch Schwangere mit geringem Risiko sollten bei nachgewiesener Kolpitis (auch asymptomatisch) entsprechend den Empfehlungen behandelt werden. Eine Kontrolle bei Schwangeren ca. 4 Wochen nach Behandlungsende ist wegen der hohen Rezidivgefahr der bakteriellen Kolpitis wichtig. Die intravaginale Therapie mit Clindamycin-Creme wird nicht empfohlen, in randomisierten Studien war diese Behandlungsform mit einer erhöhten Frühgeburtsrate verbunden (Vermeulen u. Bruinse 1999).

18.2.2 Trichomoniasis

Symptomatik und Diagnostik. Erreger der Trichomoniasis ist das Protozoon Trichomonas vaginalis. Bei Männern verläuft die Infektion zumeist asymptomatisch bis symptomarm. Die Trichomoadeninfektion der Frau ist dagegen in den allermeisten Fällen durch eine symptomatische Kolpitis mit gelblich-schaumigem Fluor verbunden, welcher einen unangenehmen Geruch aufweist. Portio uteri, Vaginalwände und auch Vulva zeigen entzündliche Irritationen. Der Nachweis erfolgt im Nativpräparat mittels Phasenkontrastmikroskopie (Abb. 18.7).

> **Cave**
>
> In der Schwangerschaft kann die Trichomonadeninfektion zu vorzeitigem Blasensprung und Frühgeburt führen.

Therapie. Die Therapie der Trichomoniasis ist in Tabelle 18.4 dargestellt. Eine Kontrolluntersuchung nach Reduktion der Symptome ist nicht notwendig.

> **Empfehlung**
>
> Eine Partnerbehandlung ist erforderlich. Bis zum Therapieabschluss sollte Geschlechtsverkehr nicht oder nur mit Kondom erfolgen.

Die systemische Metronidazoltherapie erreicht, im Gegensatz zur Lokaltherapie, ausreichende Wirkspiegel, um gleichzeitige Trichomonadeninfektionen der Harnröhre oder der perivaginalen Drüsen zu behandeln und ist daher der Lokaltherapie vorzuziehen.

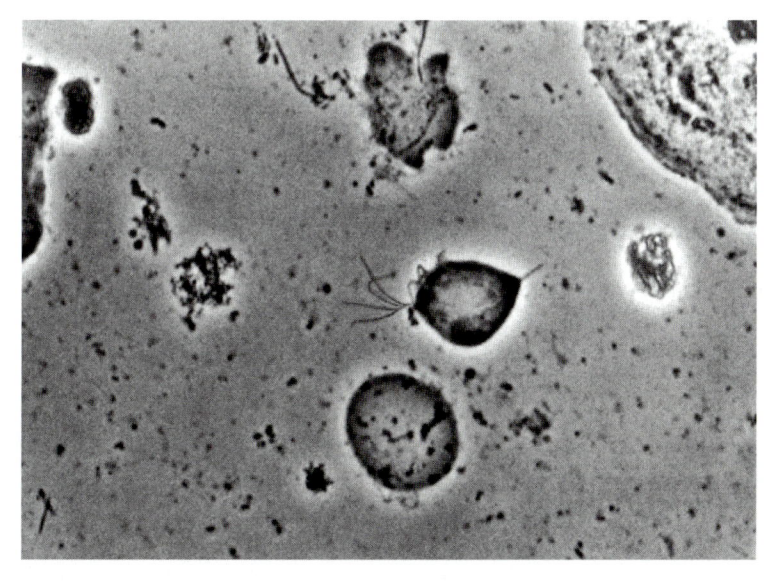

Abb. 18.7. Trichomoniasis in der Phasenkontrastmikroskopie

18.3 Infektionen des Uterus

18.3.1 Zervizitis

Symptomatik und Diagnostik. Die Zervizitis kann asymptomatisch verlaufen oder durch einen vaginalen Ausfluss bzw. atypische Blutungen, z. B. Kontaktblutungen, charakterisiert sein. Im endozervikalen Nativpräparat finden sich massenhaft polymorphkernige Leukozyten und ggf. Bakterien. Die Nativmikroskopie ist zur Diagnosestellung einer Zervizitis aber zu unspezifisch und hat allein zur Unterstützung der Verdachtsdiagnose einen Stellenwert. Die Zervizitis wird hauptsächlich durch Chlamydien und Neisseria gonorrhoeae verursacht. Schnelltests sind wegen zu niedriger Sensitivität und Spezifität nicht empfehlenswert. Stattdessen ist es sinnvoll, eine Laboruntersuchung durch eine sensitive Methode (PCR-Amplifikation oder Kultur) durchzuführen.

Therapie. Die Behandlung richtet sich nach den Testergebnissen. Ist bei der Patientin mit einer schlechten Compliance zu rechnen, d. h. die Wahrscheinlichkeit der Kontrolluntersuchung bzw. Wiedervorstellung vor Therapiebeginn nach Diagnosesicherung ist gering, kann auch bei Verdachtsdiagnose mit einer Behandlung begonnen werden.

> **Empfehlung**
>
> Eine Kontrolluntersuchung nach Therapie und eine Partnerbehandlung wird empfohlen. Geschlechtsverkehr sollte erst nach abgeschlossener Behandlung von Patientin und Partner wieder aufgenommen werden. Die Rezidivhäufigkeit der Zervizitis ist groß.

18.3.1.1 Chlamydienzervizitis

Von einer Chlamydieninfektion sind junge, sexuell aktive Frauen betroffen. Ein asymptomatischer Verlauf ist bei Männern und Frauen bekannt. Derzeit wird ein **jährliches generelles Screening** bei asymptomatischen jungen Frauen zwischen dem 20. und 24. Lebensjahr diskutiert. Die gesundheitlichen Folgeerkrankungen einer Chlamydieninfektion, z. B. Frühgeburtsbestrebungen oder Infertilitätsprobleme, und die damit verbundenen Gesundheitskosten rechtfertigen die Screening-Forderung. Zwischenzeitlich wurde bei schwangeren Frauen das Chlamydien-Screening in die deutschen Mutterschaftsrichtlinien aufgenommen. In einer grundlegenden randomisierten Studie zeigten Scholes et al. (1996), dass durch Chlamydien-Screening die Rate von »pelvic inflammatory disease« um 56 % gesenkt werden konnte. Der optimale Screening-Test ist aber noch nicht gefunden (Shrier et al. 2004).

Eine Chlamydieninfektion kann zu einer akuten/subakuten/chronischen **Adnexitis** führen, mit schweren und evtl. irreversiblen Schädigungen der Tuben, wodurch **Sterilität oder Extrauteringraviditäten** verursacht werden können (Abb. 18.8).

> Eine Chlamydieninfektion stellt somit trotz der evtl. blanden Klinik ein potenziell gravierendes Krankheitsgeschehen dar und muss deshalb sehr ernst genommen und konsequent behandelt werden.

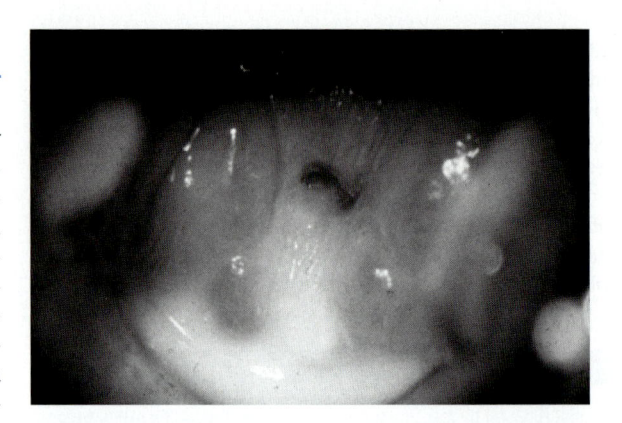

Abb. 18.8. Chlamydienzervizitis. (Aus Friese et al. 2003) (▶ Farbteil)

Eine klinische **Kontrolluntersuchung** ist ca. 3 Wochen nach Therapiebeendigung sinnvoll. Aufgrund der hohen Effektivität ist ein erneuter Chlamydientest nach Doxycyclin- bzw. Azithromycin-Einnahme nicht notwendig. Nur bei persistierenden oder rezidivierenden Beschwerden sollte eine erneute Diagnostik, ca. 3 Wochen nach Antibiosebeendigung, erfolgen. Sexualpartner sollten sich, wenn sexueller Kontakt bis zu 60 Tage vor Beginn klinischer Symptome bestand, ebenfalls testen und ggf. behandeln lassen. Verkehr wird erst nach Beendigung der Therapie empfohlen.

Therapie. In Tabelle 18.5 werden die Behandlungsempfehlungen der Chlamydienzervizitis aufgeführt. **Azithromycin und Doxycyclin** sind in ihrer Effektivität vergleichbar. Ist die Compliance der Patientin fraglich, wird die Einmaldosistherapie mit Azithromycin empfohlen. Die Therapiekosten von Azithromycin liegen deutlich über denen von Doxycyclin. Vergleicht man aber die Therapieerfolge in einem Risikokollektiv, schneidet Azithromycin im Vergleich zu dem über einen längeren Zeitraum verabreichten Doxycyclin deutlich besser ab und ist somit in Bezug auf langfristige Kosteneinsparung in diesem Spezialkollektiv vorzuziehen. **Erythromycin** ist weniger effektiv als die beiden vorgenannten Antibiotika und mit z. T. ausgeprägten gastrointestinalen Nebenwirkungen verbunden. Dies kann zu einer verfrühten Beendigung der Therapie durch die Patientin führen. **Ofloxacin** besitzt eine gute Therapieeffektivität, liegt

Tabelle 18.5. Behandlungsempfehlung der Chlamydienzervizitis

Patientinnen	Wirkstoff und Dosierung
Nicht schwangere Frauen	Azithromycin oral, 1 g als Einmaldosis
	Doxycyclin oral, 2-mal 100 mg für 7 Tage
	Erythromycin oral, 4-mal 500 mg für 7 Tage
	Ofloxacin oral, 2-mal 200 mg für 7 Tage
Schwangere Frauen	Erythromycin oral, 4-mal 500 mg für 7 Tage
	Amoxicillin oral, 3-mal 500 mg für 7 Tage

Tabelle 18.6. Behandlungsempfehlung bei Infektionen des oberen Genitaltrakts (PID)

Therapie	Wirkstoff und Dosierung
Parenteral und oral	Cefoxitin 2 g i. v. alle 6 h plus Doxycyclin 100 mg oral alle 12 h
	Clindamycin 900 mg i. v. alle 8 h plus Gentamicin (Anfangsdosis mit 2 mg/kg KG, gefolgt von einer Erhaltungsdosis von 1,5 mg/kg KG alle 8 h)
	Ofloxacin 400 mg i. v. alle 12 h plus Metronidazol 500 mg i. v. alle 8 h
	Ampicillin/Sulbactam 3 g alle 6 h plus Doxycyclin 100 mg oral alle 12 h
	Ciprofloxacin 200 mg i. v. alle 12 h plus Doxycyclin 100 mg oral alle 12 h plus Metronidazol 500 mg i. v. alle 8 h
Nur oral	Ampicillin/Sulbactam 2-mal 375 mg plus Doxycyclin 2-mal 100 mg
	Ofloxacin 2-mal 400 mg plus Metronidazol 2-mal 500 mg
	Trovafloxacin 200 mg/Tag

mit den Therapiekosten aber im oberen Bereich und hat keinen Vorteil in Bezug auf das Therapieintervall. Dies gilt auch für die neuen **Chinolone**.

18.3.2 Endometritis/Endomyometritis

Erreger. Ursächlich handelt es sich um eine aufsteigende Infektion der Cervix uteri. Die häufigsten Erreger sind
- Chlamydia trachomatis,
- Gonokokken,
- Streptokokken und
- anaerobe Bakterien, wie z. B. Bacteroides species und Clostridien.

Selten findet sich eine Genitaltuberkulose mit Beteiligung des Endo-/Myometriums. Der Ausbreitungsweg erfolgt bei dieser Infektion hämatogen.

Symptomatik und Diagnostik. Die klinische Erscheinungsform ist charakterisiert durch Blutungsstörungen (Menometrorrhagien, Zwischenblutungen, Schmierblutungen), Uterusdruckschmerz und – bei der komplizierten Verlaufsform – durch Fieber, allgemeine Schwäche und Unterbauchschmerzen. Die bakteriologische Kultur bringt nur in den wenigsten Fällen ein aussagekräftiges Ergebnis. Allenfalls bei Gewinnung von Eiter aus dem Cavum uteri oder der bakteriologischen Anzüchtung von Abrasionsmaterial gelingt eine Erregeranzüchtung.

Therapie. Therapeutisch sollte eine Antibiotikakombination gewählt werden, welche alle möglichen Erreger erfasst. Die unkomplizierte Endometritis (ohne Fieber) kann ambulant und mit oraler Antibiose behandelt werden. Bei der komplizierten Endo-/Myometritis wird die stationäre Behandlung mit intravenöser Antibiose, Bettruhe und ggf. Schmerztherapie empfohlen. Die Behandlung der Endometritis/Endomyometritis entspricht der Therapie der Infektion des oberen Genitaltrakts (◘ Tabelle 18.6).

18.4 Infektionen des oberen Genitaltrakts

18.4.1 Adnexitis – »Pelvic Inflammatory Disease« (PID)

> **Definition**
>
> Bei den Infektionen des oberen Genitalbereichs werden eine Kombination aus Endometritis, Salpingitis, Tuboovarialabszess und Peritonitis des kleinen Beckens als PID – »pelvic inflammatory disease« – zusammengefasst.

18.4.1.1 Erreger und Verlauf

Als Erreger kommen Bakterien der normalen Scheidenflora in Betracht, z. B.
- Anaerobier,
- Gardnerella vaginalis,
- Haemophilus influenzae,
- Enterokokken und insbesondere
- sexuell übertragbare Keime, wie Chlamydien und Neisseria gonorrhoeae.

> Das gravierendste Problem bei der PID ist die Tatsache, dass sie mit massiven Zerstörungen der Tubenanatomie und -funktion einhergehen und daher zu Infertilität und Extrauteringravidität führen kann.

Leider korreliert das Ausmaß der Tubenschädigung nicht mit der Klinik. Ganz im Gegenteil verläuft die Chlamydienadnexitis häufig klinisch wenig eindrucksvoll, führt aber zu schweren Zerstörungen der Adnexe.

18.4.1.2 Symptomatik und Diagnostik

Die akute PID ist aufgrund der vielfältigen Symptomatik und laborchemischen Zeichen schwierig zu differenzieren. Zunächst ist die PID eine Infektion der sexuell aktiven Frau und zeigt eine inverse Häufigkeit zum Alter. Differenzialdiagnostisch müssen v. a. eine Appendizitis und eine Extrauteringravidität abgrenzt werden.

Diagnostische Laparoskopie. Die Laparoskopie stellt eine hilfreiche diagnostische Maßnahmen dar: Das kleine Becken kann endoskopisch beurteilt und die bakteriologische Diagnostik komplementiert werden. Aber nur in wenigen Fällen wird eine Laparoskopie zur diagnostischen Sicherung durchgeführt. Zum einen weist ein Teil der betroffenen Frauen mit akuter PID einen milden bis asymptomatischen Verlauf auf, und weder Patientin noch Arzt halten eine Laparoskopie für gerechtfertigt, zum anderen steht die Laparoskopie bei Diagnosestellung nicht immer zur Verfügung. Auch kann durch die Laparoskopie eine Endometritis differenzialdiagnostisch nicht ausgeschlossen werden.

Klinik. Tatsächlich wird die Diagnose »PID« anhand klinischer und laborchemischer Parameter gestellt.

> **Klinische Zeichen einer PID**
> — ein- oder beidseitige Unterbauchschmerzen,
> — Portiolüftungs-/-schiebeschmerz,
> — Temperaturerhöhung über 38 °C,
> — zervikaler oder vaginaler Fluor.

Diagnostik. Bei den **laborchemischen Untersuchungen** weisen eine erhöhte Blutkörperchensenkungsgeschwindigkeit, ein erhöhter CRP-Wert und ein positiver bakteriologischer Keimnachweis auf eine PID hin. Zusätzlich kann die **Vaginosonographie** – mit dem Nachweis einer Wandverdickung der Tuben, freier Flüssigkeit oder einem Tuboovarialabszess – eine zusätzliche Hilfestellung sein. Alle diese Methoden weisen im Vergleich mit der Laparoskopie einen positiven Vorhersagewert von 65–90 % auf und sind somit relativ unspezifisch. Es ist darauf hinzuweisen, dass bei nicht wenigen Frauen ein milder bis asymptomatischer Krankheitsverlauf vorliegen kann. Deshalb muss v. a. bei jungen Frauen immer differenzialdiagnostisch an eine PID gedacht und großzügig die Abklärung bzw. Therapie indiziert werden. Auch Blutungsstörungen oder Dyspareunie können auf eine PID hindeuten, was aber häufig nicht bedacht wird, sodass sie unerkannt bleibt.

> **Cave**
>
> Der bakteriologische Erregernachweis aus einem Portioabstrich und selbst aus einem Abstrich der Tuben repräsentiert nur unzureichend die tatsächlich kausal verantwortliche Flora. Insbesondere Anaerobier, die praktisch immer am Krankheitsgeschehen beteiligt sind, entgehen häufig der kulturellen Diagnostik.

18.4.1.3 Therapie

Konservative Therapie. Von vielen Experten wird die Forderung gestellt, die Behandlung der PID unter stationären Bedingungen durchzuführen. Auf diese Weise kann eine Immobilisation und Überwachung der Patientin mit parenteraler Antibiose erfolgen (Tabelle 18.6). Heutzutage bedeutet die Durchführung einer intravenösen Therapie aber nicht automatisch eine Hospitalisation, und es gibt bisher keine Daten, welche die Therapieeffizienz einer ambulanten mit der einer stationären Behandlung verglichen haben. Es existieren bisher auch keine Studien bei PID, die den Therapieerfolg einer parenteralen Antibiose mit dem einer oralen Therapie vergleichen. Die Entscheidung, ob eine Patientin stationär aufgenommen wird, hängt von dem klinischen Erscheinungsbild und der Erfahrung des Untersuchers ab.

> **Stationäre Aufnahme bei PID**
> — Appendizitis kann nicht sicher ausgeschlossen werden;
> — schwangere Patientin;
> — Versagen der ambulanten oralen Antibiotikatherapie;
> — fehlende Compliance;
> — schwere Übelkeit, Erbrechen;
> — hohe Temperatur und schweres Krankheitsgefühl;
> — Nachweis eines Tuboovarialabszesses;
> — immunsupprimierte Patientin (z. B. HIV).

Therapiebeginn, Antiobiotikaauswahl. Die Therapie muss sofort einsetzen, auf das Ergebnis des Antibiogramms kann nicht gewartet werden (Tabelle 18.6). In der Therapie sollten daher Antibiotika bevorzugt werden, welche ein breites Wirkspektrum gegen aerobe und anaerobe Keime besitzen und die häufigsten Erreger der PID – also Neisseria gonorrhoeae und Chlamydia trachomatis – mit erfassen. Es gibt viele Studien, die sowohl eine hohe Effektivität der oralen als auch der parenteralen Antibiotikatherapie zeigen konnten. Einen direkten Vergleich »oral gegen parenteral« gibt es jedoch bisher nicht.

Durchführung der Therapie. Die Empfehlung lautet, die parenterale Therapie für die ersten 48 h durchzuführen und nach klinischer Symptombesserung eine Umstellung auf eine orale Antibiose vorzunehmen. Tritt nach spätestens 48 h keine Minderung der Beschwerden unter der oralen oder i. v. Antibiose ein, wird eine diagnostische Laparoskopie zur Diagnosesicherung gefordert. Bei ambulanter Therapie sollte sich die Patientin nach ca. 72 h zu einer Kontrolle vorstellen. Auch hier müssen bei Persistenz der Beschwerden weitere diagnostische Untersuchungen oder chirurgische Interventionen in Betracht gezogen werden. Bei allen empfohlenen Therapien wird eine 14-tägige Therapiedauer gefordert. Eine Kontrolluntersuchung ist 4–6 Wochen nach abgeschlossener Therapie sinnvoll. Die Untersuchung und ggf. Therapie des Sexualpartners ist bei PID sinnvoll, wenn der letzte Verkehr innerhalb von 60 Tagen vor Symptombeginn stattgefunden hat, da sonst eine Reinfektion droht. Für die Partnerbehandlung gelten die gleichen Therapieempfehlungen.

Tuboovarialabszess. Bei Diagnose eines Tuboovarialabszesses wird die Clindamycin-Therapie aufgrund des größeren Wirkspektrums gegenüber Anaerobiern präferiert. **Ampicillin/Sulbactam**, kombiniert mit **Doxycyclin**, zeigen eine gute Wirkung gegen Chlamydien, Gonokokken und Anaerobier und wirken effektiv bei Patientinnen mit Tuboovarialabszess. **Ciprofloxacin** ist wenig wirksam gegenüber Chlamydien, daher ist die Kombination mit Doxycyclin empfehlenswert. Aufgrund der geringen Wirkung der **Chinolone** auf Anaerobier ist den empfohlenen Therapieregimes **Metronidazol** beigefügt. Eine begleitende antiphlogistische Therapie mit **Prostaglandinsynthesehemmern** wird häufig empfohlen, ihr Nutzen wurde aber bisher nicht kontrolliert überprüft.

> **Empfehlung**
>
> Tubovarialabszesse müssen chirurgisch saniert werden. Auch bei Auftreten von therapieresistenten Konglomerattumoren ist eine antibiotische Therapie unzureichend und deshalb eine Operation notwendig.

Gegenwärtig ist ungeklärt, ob eine endoskopische oder eine offene Operation vorzuziehen ist und ob und wie lange vor der Operation eine Antibiose vorgeschaltet werden sollte.

18.4.2 Genitaltuberkulose

Die Genitaltuberkulose war vor Jahrzehnten ein häufiges gynäkologisches Krankheitsbild, ist aber durch die konsequente Tuberkulostatikatherapie deutlich in den Hintergrund getreten und kann als **Rarität** in der gynäkologischen Praxis angesehen werden. Bei Patientinnen mit **therapieresistenten Unterbauchbeschwerden, HIV-positiven Frauen** und **Ausländerinnen** sollte **differenzialdiagnostisch** an eine Genitaltuberkulose gedacht werden.

> **Definition**
>
> Bei der Genitaltuberkulose handelt es sich um die disseminierte Form der Tuberkulose, es kommt zu einer hämatogenen Streuung des Mycobacterium tuberculosis aus dem Primärherd. Eine Übertragung durch Sexualkontakt tritt praktisch nicht auf.

Symptomatik. Klinische Manifestationen sind – neben uncharakteristischen Beschwerden, wie z. B. Nachtschweiß, Gewichtsverlust, Inappetenz und körperlicher Leistungsverlust – Blutungsirregularitäten, Unterbauchschmerzen und durch die Entzündung bedingte Störungen des Tubenfaktors, welche zur Sterilität führen.

Diagnostik. Eine zuverlässige Diagnosestellung gelingt nur mit dem **kulturellen Nachweis** der Tuberkelbakterien aus Sputum, Eiter, Menstrualblut oder Punktaten. Die mikroskopische Untersuchung zum Nachweis säurefester Stäbchen oder der histopathologische Nachweis von Granulomen ist als unspezifisch anzusehen.

> Gewebematerial, z. B. bei einer Laparoskopie gewonnen, sollte nicht nur histologisch, sondern auch kulturell untersucht werden. Eine Resistenzbestimmung bei der Erstdiagnose und auch im Therapieverlauf ist obligat.

Therapie. Therapeutisch ist immer eine langfristige Kombinationsbehandlung mit Tuberkulostatika zu fordern (◘ Tabelle 18.7). Aufgrund möglicher Rezidive sollte die Behandlungsdauer bis zu 12 Monate betragen. Eine chirurgische Intervention ist nur beim Nachweis eines Tuboovarialabszesses notwendig. **In der Schwangerschaft** kann die Behandlung der Tuberkulose in den ersten 20 Wochen mit Isoniazid und Ethambutol durchgeführt werden. Ab der 20. SSW ist die Gabe von Rifampicin ebenfalls möglich, sollte aber wegen möglicher postpartaler maternaler und fetaler Blutungsgefahren nicht in den letzten Wochen vor der Geburt gegeben werden.

18.5 Geschlechtskrankheiten

18.5.1 Gonorrhö

In Deutschland besteht bei einer Infektion durch **Neisseria gonorrhoeae** eine **anonymisierte Meldepflicht** an das Gesundheitsamt, bei Therapieverweigerung ist auch eine namentliche Meldung der Erkrankten gefordert. Unterschieden wird eine **untere** (Zervizitis, Urethritis, Bartholinitis, Proktitis) und **obere Gonorrhö** (Pelveoperitonitis, Salpingitis, Endometritis).

Symptomatik. Die klinischen Beschwerden der **unteren Gonorrhö** können sich äußern als:
- grünlich-eitriger Fluor,
- Pollakisurie, Dysurie,
- Vulvitis sowie
- eitrige, blutige Auflagerungen des Stuhls.

Die klinische Erscheinung der **oberen Gonorrhö** ist charakterisiert durch:
- ziehende Unterbauchschmerzen,
- Druckdolenz des Unterbauchs sowie
- leichte Temperaturerhöhung.

Die meisten Infektionen bei Frauen verlaufen aber **asymptomatisch**, bis sich Komplikationen manifestieren, wie z. B. eine Adnexitis. Als Folge treten irreparable Tubenschäden auf.

Diagnostik. Der Nachweis erfolgt über die Kultur. Hinweise liefert auch das Nativpräparat mit dem Nachweis von intrazel-

◘ **Tabelle 18.7.** Behandlungsempfehlung bei Genitaltuberkulose

Genitaltuberkulose	Wirkstoff und Dosierung
Ohne bakterielle Sekundärinfektionen	Isoniazid oral, 5 mg/kg KG als Einmaldosis Rifampicin oral, 10 mg/kg KG als Einmaldosis Pyrazinamid oral, 25–30 mg/kg KG als Einmaldosis Ethambutol oral, 2- bis 3-mal 15 mg/kg KG
Kombinationsantibiotika bei bakteriellen Sekundärinfektionen	Ciprofloxacin oral, 2-mal 0,5 g Ofloxacin oral, 2-mal 0,2 g

Tabelle 18.8. Behandlungsempfehlung bei unkomlizierten Gonokokkeninfektionen der Zervix, der Urethra und des Rektums

Patientinnen	Wirkstoff und Dosierung
Nicht schwangere Frauen	Cefixim oral, 400 mg als Einmaldosis Ciprofloxacin oral, 500 mg als Einmaldosis Ofloxacin oral, 400 mg als Einmaldosis plus Azithromycin oral, 1 g als Einmaldosis Doxycyclin oral, 2-mal 100 mg
Schwangere Frauen	Cefixim oral, 400 mg als Einmaldosis Ceftriaxon i. m., 125 mg als Einmaldosis

lulären Diplokokken bzw. das Gram-Präparat, in welchem sich die Gonokokken rot darstellen.

Therapie. Patientinnen mit einer Gonokokkeninfektion weisen häufig gleichzeitig eine Chlamydienbesiedelung auf. Daher sollte in der Behandlung ein Antibiotikum gewählt werden, welches effektiv beide Keime bekämpft. Diese sog. **Dualtherapie** mit prophylaktischer Chlamydienmitbehandlung ohne diagnostischen Nachweis war in den USA mit einer deutlichen Reduktion der Prävalenz der Chlamydien verbunden (Tabelle 18.8). Eine **Nachuntersuchung** nach Behandlung mit den empfohlenen Antibiotika ist nicht notwendig.

> Persistierende oder wieder auftretende Beschwerden deuten eher auf eine Reinfektion als auf ein Therapieversagen hin. Deshalb ist es besonders wichtig, den Sexualpartner einer Therapie zuzuführen. Therapieresistente Symptome, wie z. B. Urethritis oder Zervizitis, können auf eine Koinfektion durch Chlamydien oder andere Keime hinweisen.

Partnertherapie. Alle Sexualpartner während der letzten 3 Monate vor Beginn der klinischen Symptome sollten über die Infektion informiert und einer Therapie zugeführt werden. Liegt der letzte Verkehr länger als 3 Monate zurück, wird der letzte Partner mitbehandelt. Sexualverkehr sollte erst nach Therapiebeendigung und Mitbehandlung des Partners wieder aufgenommen werden.

Erfolgsraten. Für alle angegebenen Therapien ist eine Erfolgsrate von > 98 % bekannt. Die Auflistung in Tabelle 18.8 bietet nur einige der wirksamen Medikamente an. Bevorzugt wurden Antibiotika mit einer oralen Einmalgabe und zufriedenstellender Erfolgsrate. Die **Doxycyclin-Therapie** ist am kostengünstigsten. **Spectinomycin** (2 g i. m.) ist ebenfalls effektiv, aber sehr teuer und muss zudem injiziert werden. Diese Therapie sollten Patientinnen mit einer Unverträglichkeit gegen die angegebenen Antibiotika erhalten. Ist eine Cephalosporin-Unverträglichkeit bekannt, wird alternativ in der Schwangerschaft Spectinomycin (2 g i. m.) als Einmaltherapie verordnet.

18.5.1.1 Komplizierte Gonorrhö

Obere Gonorrhö. Die Behandlung der oberen Gonorrhö (Endometrium, Salpingen, Pelveoperitoneum) wird mit den gleichen Therapeutika durchgeführt wie diejenige der unkomplizierten Form, allerdings ist die Behandlungsdauer auf 7 Tage ausgedehnt.

Tabelle 18.9. Behandlungsempfehlung bei disseminierter Gonokokkeninfektion

Patientinnen und Therapie	Wirkstoff und Dosierung
Schwangere und nicht schwangere Frauen, i. v.-Therapie	Ceftriaxon i. v., 1 g als Einmaldosis Cefotaxim i. v., 3-mal 1 g Ceftizoxim i. v., 3-mal 1 g Ciprofloxacin i. v., 2-mal 500 mg Ofloxacin i. v., 2-mal 400 mg Spectinomycin i. m., 2-mal 2 g
Nach 24–48 h erfolgt die Umstellung der i. v. Therapie auf orale Antibiotika (Behandlungsdauer insgesamt 7 Tage)	Cefixim, 2-mal 400 mg Ciprofloxacin, 2-mal 500 mg Ofloxacin, 2-mal 400 mg

Pharynxgonorrhö. Gonokokkeninfektionen des Pharynx sind seltener als die genitale Gonorrhö. Koinfektionen mit Chlamydia trachomatis sind möglich. Daher sollte auch bei dieser Form der Infektion die Dualtherapie (s. »Therapie der unteren Gonorrhö«) zum Einsatz kommen. Einmaltherapien mit den o. a. Antibiotika sind ausreichend (Tabelle 18.8).

Disseminierte Gonorrhö. Über eine Bakteriämie der Gonokokken kommt es zu der seltenen disseminierten Gonorrhö. Klinische Symptome sind petechiale oder pustolöse Hautefloreszenzen, Arthralgien, Tendosynovitis oder septische Arthritis. Komliziert werden kann die Erkrankung durch eine Perihepatitis, Endokarditis und/oder Meningitis. Die Patientinnen werden unter stationären Bedingungen antibiotisch behandelt (Tabelle 18.9).

18.5.2 Lymphogranuloma venereum

Das Lymphogranuloma venereum ist eine seltene Erkrankung und wird durch die Serotypen L1, L2 und L3 von Chlamydia trachomatis hervorgerufen.

Das **klinische Erscheinungsbild** ist eine meist einseitige inguinale und/oder femorale Lymphadenopathie. Vereinzelt findet sich auch eine Proktokolitis oder entzündliche Mitbeteiligung des perirektalen oder perianalen Gewebes mit nachfolgender Fistel- oder Strikturenbildung (Abb. 18.9).

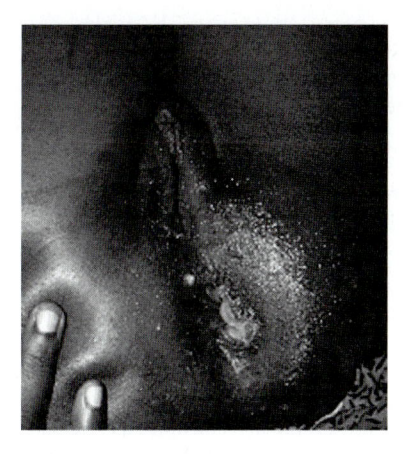

Abb. 18.9. Ausgeprägte Lymphogranulomatose mit perianaler Abszessbildung (▶ Farbteil)

Tabelle 18.10. Behandlungsempfehlung bei Lymphogranuloma venereum

Patientinnen	Wirkstoff und Dosierung
Nicht schwangere Frauen	Doxycyclin oral, 2-mal 100 mg für 21 Tage Erythromycin oral, 4-mal 500 mg für 21 Tage
Schwangere Frauen	Erythromycin oral, 4-mal 500 mg für 21 Tage

Die Diagnose wird serologisch gestellt und durch Ausschluss anderer Ursachen von Lymphadenopathien oder genitalen Ulzerationen. Sexualpartner sollten untersucht und bei Diagnosestellung mitbehandelt werden.

Die Behandlung zeigt ◘ Tabelle 18.10. Auch beim Lymphogranuloma venereum handelt es sich um eine **meldepflichtige Geschlechtskrankheit**.

18.5.3 Granuloma inguinale

Diese seltene, ebenfalls **meldepflichtige Erkrankung** wird durch das intrazelluläre, gramnegative Bakterium **Calymmatobacterium (Donovania) granulomatis** verursacht.

Klinisch finden sich schmerzlose, rasch zunehmende Ulzerationen des Genitale ohne Lymphadenopathie. Die ulzerösen Läsionen sind stark vaskularisiert und bluten leicht bei Berührung.

Das Bakterium kann nicht kultiviert werden, sodass die **Diagnose** mittels Nachweis sog. Donovan-Körper im Quetschpräparat oder per Biopsie gelingt. Andere Sexualkrankheiten sind auszuschließen.

Die Therapie ist in ◘ Tabelle 18.11 dargestellt. Sexualpartner sollten ebenfalls untersucht und bei klinischen Symptomen oder Sexualkontakt innerhalb der letzten 60 Tage mitbehandelt werden. Bei fehlendem Therapieerfolg sollte zu den o. a. Therapieregimes Gentamicin (3-mal 1 mg/kg KG/Tag i. v.) gegeben werden.

18.5.4 Syphilis (Lues)

Die Syphilis gehört zu den **meldepflichtigen Geschlechtskrankheiten**. Sie wird in eine **primäre** (Ulkus am Infektionsort), eine **sekundäre** (verschiedene Manifestationen, z. B. Ausschlag, Schleimhautläsionen oder Lymphadenopathie) und eine **tertiäre Form** (mit z. B. kardialer, neurologischer, ophthalmischer, audiotorischer und/oder gummatöser Beteiligung) unterschieden. Es handelt sich somit um eine **systemische Erkrankung**, welche durch das Bakterium **Treponema pallidum** hervorgerufen wird. Zwischen den einzelnen Krankheitsstadien können unterschiedlich lange asymptomatische Latenzzeiten liegen (Wochen bis Jahre), sodass eine Syphilis auch in der Latenzzeit als Zufallsbefund diagnostiziert werden kann.

Die **sexuelle Übertragung** erfolgt nur, wenn mukokutane Läsionen vorhanden sind (◘ Abb. 18.10: Lues im Stadium I). Diese Manifestationen sind typisch für das 1. Jahr der Infektion.

Diagnostik. Die Diagnose der frühen Syphilis gelingt mit der **Dunkelfeldmikroskopie** bzw. mit **direkt fluoreszierenden Antikör-**

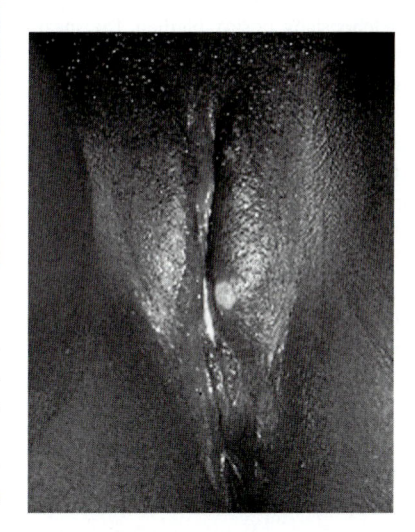

Abb. 18.10. Klinisches Erscheinungsbild der Lues im Stadium I; an der linken großen Labie findet sich ein scharf begrenztes, derbes, schmerzloses Ulkus (Ulcus durum), ggf. mit einem vergrößerten inguinalen Lymphknoten (▶ Farbteil)

Tabelle 18.11. Behandlungsempfehlung bei Granuloma inguinale

Patientinnen	Wirkstoff und Dosierung
Nicht schwangere Frauen	Cotrimoxazol oral, 2-mal 0,96 g für 21 Tage Doxycyclin oral, 2-mal 100 mg für 21 Tage Ciprofloxacin oral, 2-mal 750 mg für 21 Tage Erythromycin oral, 4-mal 500 mg für 21 Tage
Schwangere Frauen	Erythromycin oral, 4-mal 500 mg für 21 Tage

pertests aus Exsudat oder Gewebe der Primärläsion. Als **serologische Diagnosemöglichkeiten** stehen verschiedene Methoden zur Verfügung:
- als Suchtest der Treponema-pallidum-Hämagglutinationstest (TPHA-Test);
- als nicht treponaler Test die Cardiolipinreaktion (z. B. »venereal disease research laboratory«; VRDL);
- als treponaler Bestätigungstest der indirekte Immunfluoreszenznachweis der treponemenspezifischen IgG- und IgM- Antikörper (Fluoreszenz-Treponema-Antikörper-Absorptionstest; FTA-ABS).

Ein Test allein ist zur Diagnosestellung unzuverlässig, da die nicht treponalen Tests falsch-positive Ergebnisse in Verbindung mit anderen Erkrankungen liefern können. Die **Cardiolipinreaktion** wird erst im späteren Verlauf der Primärinfektion positiv. Der **VRDL-Titerverlauf** korreliert i. d. R. mit dem Krankheitsverlauf. **Zur Verlaufsbeurteilung** sollten jedoch nur Titerveränderungen um mindestens 4 Stufen (z. B. von 1 : 4 auf 1 : 32) herangezogen werden. Bei den meisten Patienten wird nach erfolgreicher Therapie der nicht treponale Test negativ, bei einigen kann der Test allerdings lebenslang positiv bleiben. **Die spezifischen IgM-Antikörper** sind nach einigen Monaten nicht mehr nachweisbar, wohingegen die spezifischen IgG-Antikörper bei vielen Lueserkrankten lebenslang positiv bleiben (»**Seronarbe**«). Die **treponalen Antikörpertests** korrelieren nicht mit der Krankheitsaktivität und sollten nicht zur Therapiebeurteilung genutzt werden. Um zuverlässige Aussagen über den Titerverlauf zu erhalten, wird empfohlen, die gleiche Testmethode im identischen Labor durchzuführen.

Besonderheiten bei HIV-Infektion. Die serologischen Luestests bei HIV-Infizierten können abnorme Resulate liefern. Für diese Patienten können alternative Nachweismethoden, z. B. die Dunkelfeldmikroskopie in der frühen Erkrankungsphase, genutzt werden. Weiterhin weisen HIV-positive Patienten einen progressiveren Krankheitsverlauf und häufigeres Therapieversagen auf.

Therapie. Die Standardtherapie aller Stadien der Syphilis ist die parenterale Penicillin-G-Gabe (◘ Tabelle 18.12). Die Verabreichung, Dosierung und Therapiedauer hängt vom Krankheitsstadium und den klinischen Symptomen ab. Bisher gibt es keine vergleichenden Studien, welche das optimale Regime der Penicillin-Therapie zeigen konnten. Die parenterale Gabe von Penicillin G ist die bisher einzig dokumentierte Antibiotikatherapie bei schwangeren Frauen mit Syphilis. Daher sollte bei Schwangeren mit einer bekannten Penicillin-Allergie eine Desensibilisierung versucht werden und ggf. die Penicillin-Therapie erfolgen.

Verlaufskontrolle. Therapieversager finden sich bei jedem Therapieregime. Es gibt bisher keine eindeutigen Kriterien dafür, wann ein Therapieerfolg oder -versagen vorliegt. Die Patienten sollten nach 6 und 12 Monaten klinisch und serologisch nachuntersucht werden. Patienten mit persistierenden Symptomen oder einem Titeranstieg lassen den Verdacht auf ein Versagen der Therapie oder eine Reinfektion zu. Auch ein mangelhafter Titerabfall 6 Monate nach Therapie spricht für ein Therapieversagen. Diese Patientinnen sollten, nach HIV-Testung, erneut behandelt werden. Bei HIV-positiven Patientinnen wird eine engmaschigere Nachuntersuchung (alle 3 Monate) empfohlen.

Jarisch-Herxheimer-Reaktion. Die Jarisch-Herxheimer-Reaktion (Freisetzung von Endotoxinen durch T. pallidum) findet sich gehäuft in der Frühphase der Syphilis und tritt innerhalb der ersten 24 h nach Antibiose auf. Klinische Symptome sind u. a.

◘ **Tabelle 18.12.** Behandlungsempfehlung bei Syphilis

Syphilis	Wirkstoff und Dosierung
Primär- oder Sekundärstadium	Benzathin-Penicillin g i. m., 2,4 Mio-IE als Einmalgabe *Bei Penicillinallergie:* Doxycyclin oral, 2-mal 100 mg für 14 Tage Tetracyclin oral, 4-mal 500 mg für 14 Tage
Latenzphase	Benzathin-Penicillin g i. m., 2,4 Mio-IE als Einmalgabe Benzathin-Penicillin g i. m., 7,2 Mio IE insgesamt; jeweils 2,4 Mio IE 1-mal wöchentlich über 3 Wochen *Bei Penicillinallergie:* Doxycyclin oral, 2-mal 100 mg für 14 Tage Tetracyclin oral, 4-mal 500 mg für 14 Tage bzw. 4 Wochen Therapiedauer, wenn Infektion länger als 1 Jahr bekannt oder Latenzphase unbekannt
Tertiärstadium	Benzathin-Penicillin g i. m., 7,2 Mio IE insgesamt; jeweils 2,4 Mio IE 1-mal wöchentlich über 3 Wochen *Bei Penicillinallergie:* Doxycyclin oral, 2-mal 100 mg für 14 Tage Tetracyclin oral, 4-mal 500 mg für 14 Tage
Neurolues	Wässriges Penicillin i. v., 3 Mio IE alle 4 h für 14 Tage
Syphilis in der Schwangerschaft	Benzathin-Penicillin g i. m., 2,4 Mio IE für 14 Tage *Bei Penicillinallergie (Testung):* Ceftriaxon i. v., 1-mal 2 g für 14 Tage (Kreuzallergie!) Erythromycin oral, 4-mal 500 mg für 21 Tage

- akute febrile Temperaturen,
- Kopfschmerzen und
- Myalgien.

Antipyretika können die Symptome lindern. Die begonnene Antibiose sollte trotz dieser Komplikation – nach Ausschluss einer Allergie – fortgeführt werden.

Kongenitale Syphilis. Im Rahmen der Mutterschaftsvorsorge wird bei jeder Schwangeren eine serologische Syphilisdiagnostik durchgeführt. Wird anhand des serologischen Ergebnisses die Diagnose einer Primärinfektion oder der Verdacht auf eine persistierende Syphilisinfektion gestellt, erfolgt die Behandlung, wie in ◘ Tabelle 18.12 dargestellt.

> **Fällen, in denen Neugeborene behandelt werden sollten**
> - Neugeborene von Müttern mit unbehandelter Syphilis zum Geburtszeitpunkt;
> - bei maternalen Titerverläufen, welche den Verdacht auf ein Therapieversagen oder eine Reinfektion zulassen;
> - Behandlung mit Erythromycin oder anderen Nicht-Penicillinen in der Schwangerschaft;
> - Syphilisbehandlung 1 Monat vor der Entbindung;
> - Neugeborene von Müttern mit zweifelhafter Syphilistherapie.

Literatur

ACOG educational bulletin (1997) Antibiotics and gynecologic infections. American College of Obstetricians and Gynecologists. Number 237. Int J Gynaecol Obstet 58 (3): 333–40

Aka N, Vural EZ (1997) Evaluation of patients with active pulmonary tuberculosis for genital involvement. J Obstet Gynaecol Res 23 (4): 337–340

AWMF online. Empfehlungen zur bakteriellen Vaginose in Gynäkologie und Geburtshilfe. AWMF-Leitlinie Reg 015/028

AWMF online. Vulvovaginalkandidose. AWMF-Leitlinie Reg 013/004

Baker DA, Blythe JG, Miller JM (1999) Once-daily valacyclovir hydrochloride for suppression of recurrent genital herpes. Obstet Gynecol 94 (1): 103–106

Bauters TGM, Dhont MA, Temmerman MIL, Nelis HJ (2002) Prevalence of vulvovaginal candidiasis and susceptibility to fluconazole in women. Am J Obstet Gynecol 187: 569–74

Beutner KR, Wiley DJ, Douglas JM, Tyring SK, Fife K, Trofatter K, Stone KM (1999) Genital warts and their treatment. Clin Infect Dis 28 Suppl 1: S37–S56

Brugha R, Ke0ersmaekers K, Renton A, Meheus A (1997) Genital herpes infection: a review. Int J Epidemiol 26 (4): 698–709

Buck HW (1998) Imiquimod (Aldara cream). Infect Dis Obstet Gynecol 6 (2): 49–51

Carpenter CCJ, Fischl MA, Hammer SM et al. (1997) Antiretroviral therapy for HIV infection in 1997: updated recommendations of the International AIDS Society – USA Panel. JAMA 277: 1962–1969

Centers for Disease Control and Prevention (1998) 2002 guidelines for treatment of sexually transmitted diseases. MMWR 51 (RR-6): 1–87

Corey L, Wald A, Sacks SL et al. (2004) Once-daily valacyclovir to reduce the risk of transmission of genital herpes. N Engl J Med 350: 11–20

Dalton VK, Haefner HK, Reed BD et al. (2002) Victimization in patients with vulvar dysesthesia/vestibulodynia: is there an increased prevalence? J Reprod Med 47: 829–34

Friese K, Schäfer A, Hof H (2003) Infektionskrankheiten in Gynäkologie und Geburtshilfe. Berlin Heidelberg New York: Springer

Garey KW, Amsden GW (1999) Intravenous azithromycin. Ann Pharmacother 33 (2): 218–22

Maw RD (1998) Treatment of anogenital warts. Dermatol Clin 16 (4): 829–834

Mertz GJ (1996) Management of genital herpes. Adv Exp Med Biol 394: 1–10

Munday PE (1997) Clinical aspects of pelvic inflammatory disease. Hum Reprod 12 (11 Suppl): 121–126

Panel P, Madelenat P (1997) Laparoscopy and salpingitis. For whom? When? How? Contracept Fertil Sex 25 (7–8): 576–581

Pearlman MD, Yashar C, Ernst S, Solomon W (1996) An incremental dosing protocol for women with severe vaginal trichomoniasis and adverse reactions to metronidazole. Am J Obstet Gynecol 174: 934–936

Reed BD, Haefner Hope K, Cantor L (2003) Vulvar dysesthesia (vulvodynia): a follow-up study. J Reprod Med 48: 409–16

Scholes D, Stergachis A, Heidrich FE, Andrilla H, Holmes KK, Stamm WE (1996) Prevention of pelvic inflammatory disease by screening for cervical infection. N Engl J Med 334: 1362–6

Sciarra JJ (1997) Sexually transmitted diseases: global importance. Int J Gynaecol Obstet 58 (1): 107–119

Sedlacek TV (1999) Advances in the diagnosis and treatment of human papillomavirus infections. Clin Obstet Gynecol 42 (2): 206–220

Shrier LA, Dean D, Klein E et al. (2004) Limitations of screening tests for the detection of chlamydia trachomatis in asymptomatic adolescent and young adult women. Obstetrical & Gynecological Survey 59 (7): 513–15

Simon C, Stille W (1997) Tuberkulose. In: Simon C, Stille W (Hrsg) Antibiotika-Therapie in Klinik und Praxis. Stuttgart, New York: Schattauer: 557–567

Stanberry L, Cunningham A, Mertz G et al. (1999) New developments in the epidemiology, natural history and management of genital herpes. Antiviral Res 42 (1): 1–14

Tyring SK, Arany I, Stanley MA, Tomai MA, Miller RL, Smith MH, McDermott DJ, Slade HB (1998) A randomized, controlled, molecular study of condylomata acuminata clearance during treatment with imiquimod. J Infect Dis 178 (2): 551–555

Vermeulen GM, Bruinse HW (1999) Prophylactic administration of clindamycin 2 % vaginal cream to reduce the incidence of spontaneous preterm birth in women with an increased recurrence risk: a randomised placebo-controlled double-blind trial. Br J Obstet Gynaecol 106 (7): 652–657

Walker CK, Workowski KA, Washington AE, Soper D, Sweet RL (1999) Anaerobes in pelvic inflammatory disease: implications for the Centers for Disease Control and Prevention's guidelines for treatment of sexually transmitted diseases. Clin Infect Dis 28 Suppl 1: S29–S36

Extrauteringravidität

P. Oppelt

19.1	Einleitung – 287		19.6	Sonderformen – 297
19.2	Häufigkeit und Ätiologie – 287		19.6.1	Zervikalgravidität – 297
19.3	Lokalisation – 288		19.6.2	Intramurale Gravidität – 297
19.4	Diagnostik – 288		19.6.3	Interstitielle/kornuale Gravidität – 298
19.4.1	Klinik – 288		19.6.4	Ovarialgravidität – 298
19.4.2	Labor (HCG, Progesteron) – 288		19.6.5	EUG nach Hysterektomie – 298
19.4.3	Ultraschall – 289		19.6.6	Das gravide Abdomen – 299
19.5	Therapie – 290		19.6.7	HCG-Persistenz – 299
19.5.1	Operationen – 290		19.7	Fertilität – 299
19.5.2	Medikamentöse Therapie – 293			Literatur – 301
19.5.3	Exspektatives Vorgehen – 296			

19.1 Einleitung

Historie. Bereits im frühen Mittelalter war die Extrauteringravidität (EUG) ein bekanntes und gefürchtetes Krankheitsbild, welches Regnier de Graaf (1641–1673, Namensgeber des Graaf-Follikels) bildlich in einem Kupferstich seines Lehrbuchs der Gynäkologie »De mulierum organis generationi inserventibus« (»Über die der Zeugung dienstbaren Organe der Frauen«) darstellte (Graaf de Regnier 1672). Mit einer Mortalität von 69 % war die Extrauteringravidität Ende des 19. Jahrhunderts eine der häufigsten Todesursachen bei jungen Frauen, die erst mit der Einführung der Salpingektomie an Schrecken verlor (Parry u. Lea 1876). Bereits 1884 konnte Tait bei 38 Patientinnen mit EUG zeigen, dass durch eine Salpingektomie die Mortalitätsrate auf 5 % reduziert werden kann (Tait 1884). Dank verbesserter Diagnostik sank die Mortalität und beträgt heute unter 0,01 %, bezogen auf alle Schwangerschaften.

19.2 Häufigkeit und Ätiologie

Mit **Zunahme der Genitalinfektionen** stieg die Inzidenz der Extrauteringraviditäten in den letzten Jahren. So kam es in den USA zwischen 1970 und 1989 zu einem Anstieg von 4,5 auf 16,1 EUG pro 1000 Schwangerschaften. Genaue Angaben über die Inzidenz sind leider nicht möglich, da es in den meisten Ländern (wie auch Deutschland) keine nationale Erfassung gibt. So finden sich in der Literatur Angaben, die zwischen 3 und 21 Extrauteringraviditäten pro 1000 Geburten schwanken.

> Als Hauptursache bei der Fehleinnistung des Trophoblasten wird die Salpingitis gesehen.

Diese **Salpingitis** muss nicht unbedingt mit einer symptomatischen Infektion (Staphylokokken, Gonokokken, Tuberkulose) einhergegangen sein, sondern kann auch »stumm«, d. h. asymptomatisch als Folge eines Chlamydieninfekts auftreten. Ein Zusammenhang besteht auch mit dem Tragen einer **Intrauterin**spirale, die eine Aszension von Infektionen begünstigt (Bouyer et al. 2000).

Tubenchirurgie führt ebenfalls zu einer erhöhten EUG-Rate, da durch die Manipulation lokale Entzündungsreaktionen begünstigt werden und es im Abheilungsprozess zu intraluminalen Segel- und Adhäsionsbildungen kommt. Gleiches gilt nach abgelaufenen **EUG in der Anamnese**. Auch Patientinnen, die sich direkt in einer **Sterilitätsbehandlung** (hormonelle Stimulation wie auch IVF/ICSI) befinden, haben eine erhöhte Gefahr der Fehleinnistung. Als **weitere Ursachen** werden
- angeborene Anomalien der Tuben,
- hormonelle Dysfunktionen aufgrund einer Ovarialinsuffizienz sowie
- embryonale Faktoren

angesehen, welche jedoch im Einzelfall schwer nachzuvollziehen sind.

All diese **Risikofaktoren** können zu Zerstörung der Zilien, Bildung von intraluminalen Stenosen und Segeln oder sogar zum Tubenverschluss führen.

> **Ursachen für die Entstehung einer EUG**
> - Tubenmotilität/-kontraktilität;
> - Zilienschlag;
> - tubares Faltenrelief und Architektur;
> - intraluminale Flüssigkeitsbewegungen und sekretorische Prozesse.
>
> **Risikofaktoren für eine EUG**
> - Salpingitis;
> - Zustand nach Tubenchirurgie;
> - Extrauteringravidität in der Anamnese;
> - hormonelle Sterilitätstherapie;
> - Nikotinabusus;
> - Tragen einer Intrauterinspirale.

19.3 Lokalisation

Kommt es zur Einnistung der Blastozyste außerhalb des Cavum uteri, so spricht man von einer extrauterinen Gravidität (EUG). Zirka 98 % aller Fehleinnistungen finden **im Bereich der Tube** statt, wobei der ampulläre Teil um ein Vielfaches häufiger betroffen ist als der isthmische Teil. Implantationen im Ovar, der Zervix oder der freien Bauchhöhle zählen eher zu den Raritäten. Entdeckt werden diese Lokalisationen (◘ Abb. 19.1) oft erst intraoperativ und bedürfen einer speziellen Therapie (▶ Abschn. 19.6).

> **Lokalisationen bzw. Formen einer EUG**
> - ampullärer Tubenabschnitt;
> - isthmischer Tubenabschnitt;
> - interstitieller Tubenabschnitt;
> - Tubarabort;
> - ovarial;
> - abdominal;
> - zervikal.

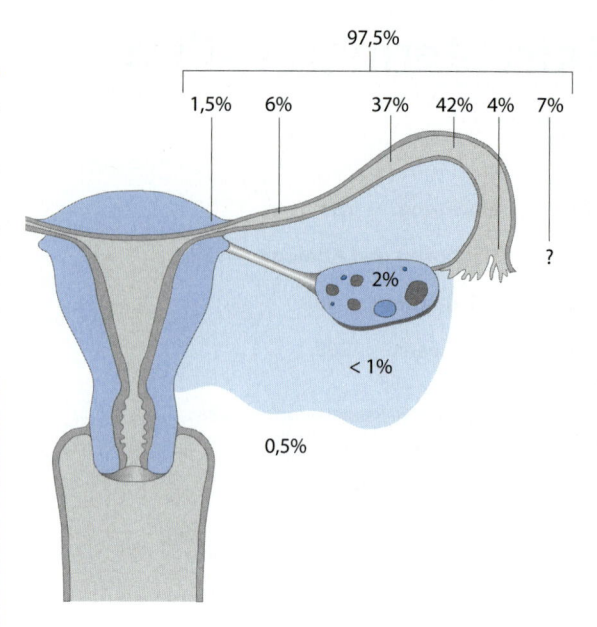

◘ **Abb. 19.1.** Lokalisation der EUG

19.4 Diagnostik

19.4.1 Klinik

Patientinnen mit EUG trifft man in der Praxis/Klinik häufig in der **6.–9. Schwangerschaftswoche** (SSW) an. Zu diesem Zeitpunkt hat die EUG eine Größe erreicht, die bei einem Sitz in der Tube zu Wandspannungen führt und sich durch ziehende **Unterbauchschmerzen** (seitenabhängig) äußert. Liegt ein Tubarabort oder bereits eine Ruptur vor, wird der Schmerz eher stumpf und diffus im kleinen Becken angegeben. Ursächlich hierfür ist primär Blut in der freien Bauchhöhle, welches einen Peritonealreiz auslöst. Die in diesem Fall oft beschriebene Abwehrspannung des Abdomens sieht man in der Praxis eher selten.

Kommt es zur **Nidation der EUG in der freien Bauchhöhle**, können die ersten Schwangerschaftsmonate symptomfrei ablaufen. Zu fortgeschrittenem Schwangerschaftsalter treten krampfartige Unterbauchbeschwerden auf, für die es klinisch häufig keine Erklärungen gibt. Auch im Ultraschall (abdominal) lässt sich die Diagnose der Abdominalgravidität oft nicht stellen. Klärung kann in diesen Fällen eine Vaginalsonographie in der Frühgravidität bringen, die den kleinen Uterus neben der Gravidität zeigt.

> Allerdings steht und fällt die Diagnose der sehr seltenen Abdominalgravidität damit, dass man überhaupt an diese Möglichkeit denkt!

Bei der **bimanuellen Untersuchung** ist evtl. eine (schmerzhafte) Resistenz im betroffenen Unterbauchabschnitt zu tasten. Oft lässt sich das Schwangerschaftsprodukt v. a. wegen der geringen Größe oder der vorhandenen Abwehrspannung nicht tasten.

Bei der Festlegung des genauen Schwangerschaftsalters fällt auf, dass die Patientinnen über eine abgeschwächte letzte Menstruationsblutung berichten. Diese, wie auch die bei Diagnosestellung oft vorliegende Schmierblutung, beruht meistens auf einer hormonellen Dysbalance. Durch die verminderte Sekretion von HCG des Trophoplasten (EUG) resultiert ein sekundärer Progesteronmangel, der zum Absterben der Lamina functionalis führt und sich letztendlich in einer Schmierblutung zeigt (Gauwerky u. Oppelt 1999).

> **Klassische Trias einer Patientin mit EUG**
> - leichte vaginale Schmierblutung,
> - ziehende Unterbauchschmerzen (die oft 2–3 Tage zuvor nur als unangenehmes Ziehen empfunden wurden);
> - sekundäre Amenorrhö.

Die **lokalisationsabhängige Symptomatik** ist in ◘ Tabelle 19.1 wiedergegeben.

19.4.2 Labor (HCG, Progesteron)

Die klinische Laboruntersuchung mit ihren **quantitativen Hormonbestimmungen** ist eine wichtige Ergänzung in der Diagnostik der EUG. Von verschiedensten Autoren wurden diverse Schemata und Tab.n erstellt, die der Diagnosestellung dienlich sein sollen. Es ist aber festzustellen, dass es bis heute keinen eindeutigen laborchemischen Test gibt, der eine EUG sicher mittels Labordiagnostik allein erkennen kann. Alle gemessenen Hormonwerte, HCG wie auch Progesteron, müssen immer im Rahmen der synoptischen Diagnostik betrachtet werden.

19.4.2.1 HCG

Der HCG-Verlauf zählt zu den **wichtigsten Beurteilungsparametern** einer Frühgravidität. Die Korrelation von quantitativem HCG mit der Schwangerschaftswoche (SSW) und dem Ultraschall ergibt den Grundstein in der Abklärung.

Tabelle 19.1. Lokalisationsabhängige Symptomatik bei EUG

Lokalisation	Symptome
Tubargravidität	Ziehende Unterbauchschmerzen (häufig einseitig)
Tubarabort	Chronische, mittelstarke Unterbauchschmerzen (oft nicht lokal begrenzt)
Tubarruptur	Stechender einseitiger Unterbauchschmerz, hämorrhagischer Schock, gelegentlich Schulterschmerzen (N.-phrenicus-Reiz)
Abdominalgravidität	Ziehende bis krampfartige Abdominalschmerzen (meist erst bei fortgeschrittener Schwangerschaft)

Empfehlung

So ist z. B. bei einem HCG-Wert im Serum von 1000 IE/l und leerer Kavumhöhle in der 6.–7. SSW sicherlich von einer EUG auszugehen, auch wenn der Ultraschall einen unauffälligen Befund im kleinen Becken ergibt. Die EUG könnte in diesem Fall in der Sonographie z. B. durch Darmgase überlagert sein.

Zusätzlich muss darauf hingewiesen werden, dass der aktuelle HCG-Spiegel kein zuverlässiges Charakteristikum bezüglich der Intaktheit der EUG ist und dass ein negativer HCG-Wert im Serum eine EUG nicht unbedingt ausschließt. In der Literatur werden immer wieder **Rupturen mit negativem oder niedrigem HCG-Level** als Komplikation beschrieben (Ginath et al. 2000; Brennan et al. 2000).

Da v. a. in der Frühschwangerschaft, bei negativem Ultraschallbefund (leeres Cavum uteri), eine EUG schwer zu diagnostizieren ist, wurde der **HCG-Verlauf** von intakten intrauterinen und ektopen Graviditäten sowie Aborten untersucht und eine Einteilung erstellt, die für den jeweiligen Verlauf typisch erscheint (Tabelle 19.2).

19.4.2.2 Progesteron

Trotz vieler Untersuchungen gelang es nicht, einen Absolutwert für das Progesteron zur Unterscheidung zwischen intra- und extrauteriner Gravidität zu finden. Aus diesem Grund ist das Progesteron nur als weiterer **ergänzender Baustein** in der Diagnostik der EUG zu sehen. Werte unterhalb von 5–8 ng/ml unterstützen den Verdacht einer EUG, wobei ähnliche Werte auch bei gestörten intrauterinen Graviditäten zu finden sind.

Empfehlung

Bei einem Progesteronwert von über 15–25 ng/ml ist von einer intakten intrauterinen Gravidität auszugehen (Gracia u. Barnhart 2001). Die Bestimmung der Progesteronkonzentrationen im Serum gehört jedoch nicht zum Routineprogramm bei der Primärdiagnostik einer EUG.

19.4.3 Ultraschall

Neben dem oft nicht zum Schwangerschaftsalter passenden HCG-Spiegel ist der Ultraschall die zweite elementare Säule in der Diagnostik der EUG. Mit der Einführung der **Vaginalsonographie** konnte aufgrund der kurzen Distanz zu den Adnexen sowie der verbesserten Bildauflösung die Trefferquote bis auf ca. 95 % angehoben werden (Paul et al. 2000). Durch den **Einsatz des Dopplers** wurde die Qualität der Ultraschalldiagnostik nochmals verbessert (Born 1998).

> Zu erwähnen bleibt, dass das Auffinden der ektopen Gravidität im Schallbild stark abhängig vom Schwangerschaftsalter, der Qualität des Ultraschallgeräts wie auch letztendlich von der Erfahrung des Untersuchers ist.

Die **Bedeutung der Vaginalsonographie** in der Diagnostik einer EUG wurde von verschiedenen Autoren untersucht, die eine Sensitivität zwischen 80 und 95 % zeigten.

Tabelle 19.2. Verlauf der HCG-Werte bei intakter intrauteriner Gravidität, ektoper Gravidität und Abort

	Tag 10–20 post ovulationem	Tag 20–30 post ovulationem	Nach Tag 30 post ovulationem
Intrauterine Gravidität	Schnelle Verdoppelung	Schneller Anstieg	Anstieg
Extrauteringravidität	Oft langsame Verdoppelung	Oft langsamer Anstieg bis Abfall	
Abort (ohne Stukturnachweis in der Sonographie)	Meist Plateau bis abfallende Werte	Meist schneller Abfall	
Abort ohne positive Herzaktion	Langsamer Anstieg	Meist schneller Abfall	
Abort mit noch derzeit vorhandener Herzaktion	Oft Verlauf wie bei intakter intrauteriner Gravidität	Verlangsamter Anstieg	Langsamer Anstieg bis Abfall

> **Empfehlung**
>
> Der früheste Zeitpunkt für die sonographische Diagnostik einer intrauterinen Gravidität wird ab dem 35. Tag post menstruationem angegeben. Zu diesem Zeitpunkt ist ein Gestationssack von > 2 mm sichtbar, bei einem zu erwartenden HCG-Wert von ca. 1400 IE/l.

19.4.3.1 Ultraschallbild

Die EUG zeigt sich im Vaginalschall oft als **zystische Struktur** (Chorionhöhle) mit einem dicken echodichten Ring (◯ Abb. 19.2). Die Darstellung von fetalen Strukturen und positiver Herzaktion (in solchen Fällen spricht man im Klinikjargon von »stehender EUG«) ist eher selten, da die Patientin meist schon vor diesem Zeitpunkt symptomatisch wird (◯ Abb. 19.3). Der sog. **Pseudogestationssack** entsteht durch Flüssigkeitsansammlungen und stellt sich im Vergleich zu einer intakten Gravidität asymmetrisch dar.

> Problematisch ist auch die Abgrenzung der EUG gegenüber einem Corpus luteum. Dieses lässt sich nur schwer zum Ovar hin abgrenzen, weist ein trabekuläres Echomuster (Koagel) auf und besitzt keine echodichte Ringstruktur.

> **Cave**
>
> Beim Fehlen einer Fruchthöhle im Cavum uteri in der Vaginalsonographie und positivem Schwangerschaftstest sollten immer die folgenden Differenzialdiagnosen in Betracht gezogen werden:
> — ektope Gravidität,
> — gestörte Frühgravidität (bei Blutungen in der Anamnese: bereits abortiert) sowie
> — Schwangerschaftsalter nicht korrekt (z. B. unregelmäßiger Zyklus; dann quantitatives HCG im Serum bestimmen und HCG-Verläufe – Verdoppelung der Werte alle 2 Tage bei intakter Schwangerschaft – je nach klinischem Bild abwarten).

19.5 Therapie

19.5.1 Operationen

Die operative Behandlung der Extrauteringravidität zählt heutzutage zu den standardisierten Verfahren.

> Neben der Entfernung der EUG als primäres Ziel sollte ebenso immer eine tubenerhaltende Operation die höchste Priorität besitzen, wenn man bedenkt, dass 50 % der Patientinnen zu diesem Zeitpunkt kinderlos sind.

Mit der Beschreibung von Tait (1884) zur erfolgreichen **Behandlung der EUG per Laparotomie** wurde erstmals eine Technik beschrieben. Dennoch lag die Letalität zu dieser Zeit weiterhin bei etwa 67 %, da diagnostische Möglichkeiten sehr beschränkt waren, man sich auf unsichere Schwangerschaftszeichen verlassen musste und freies Blut nur per Lavage nachweisen konnte.

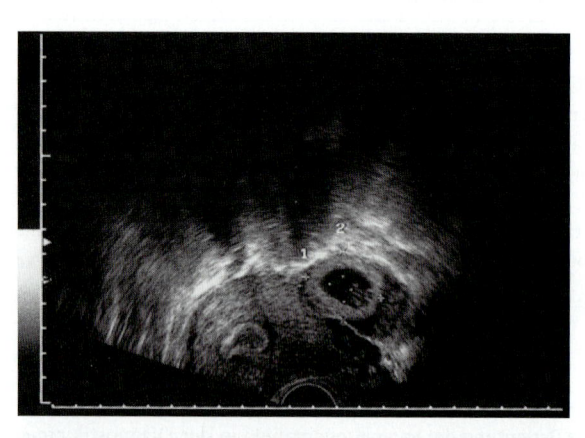

◯ **Abb. 19.2.** Tubare EUG retrouterin

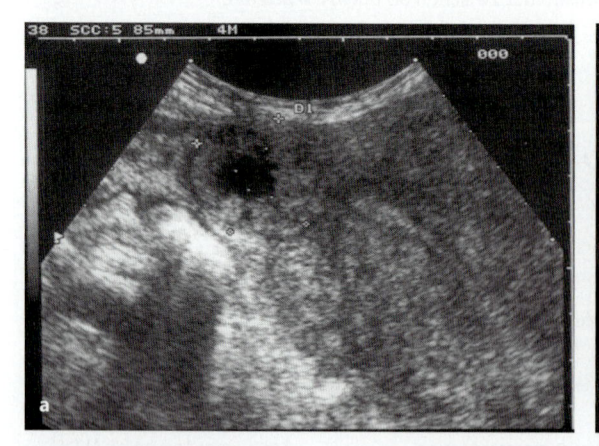

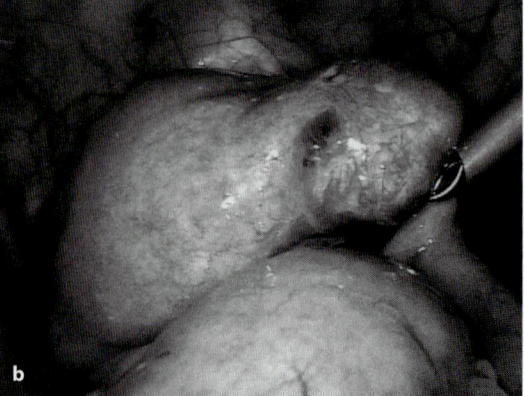

◯ **Abb. 19.3a,b.** EUG im interstiellen Tubenanteil rechts. Erfolgreiche Behandlung durch laparoskopische Injektion von 30 mg Methotrexat. **a** Ultraschallbild, **b** laparoskopischer Situs

> **Empfehlung**
>
> Eine absolute Operationsindikation besteht, wenn eine symptomatische EUG oder sonographisch freie Flüssigkeit vorliegen. Andererseits sollte ein operatives Vorgehen bei einem negativen Ultraschallbefund sowie gleichzeitigen HCG-Werten < 1000 IE/l sorgfältig abgewogen werden, da beim intraoperativen Inspizieren des kleinen Beckens die EUG aufgrund der kleinen Größe häufig noch nicht lokalisiert werden kann.

Während die **Laparotomie** früher als das Standardvorgehen galt, ist heute ihre Bedeutung eher zweitrangig. Durch die Laparoskopie und die alternativen medikamentösen Behandlungsformen wird nur noch in 1–2 % der Fälle das Abdomen konventionell eröffnet. Als **Indikation** zählt die gleichzeitige mikrochirurgische Versorgung der Tube oder die rupturierte Tubargravidität mit Hämatoperitoneum, welches die Sicht während der Laparoskopie extrem einschränken kann.

> **Cave**
>
> Bei sicherem Vorliegen von intraabdominalen Adhäsionen (beweisend sind nur klare schriftliche Aussagen in Operationsberichten bei Abdominaloperationen in der Anamnese) sowie bei fortgeschrittenen Ovarial- und Abdominalgraviditäten ist eine Laparoskopie kontraindiziert.

Neben dem kosmetischen **Vorteil der Laparoskopie** sind verkürzte Operationszeiten und Krankenhausaufenthalte, minimaler intraoperativer Blutverlust und insgesamt gesehen eine schnellere Rekonvaleszenz weitere Argumente, die für dieses Vorgehen sprechen. Welche Art des operativen Zugangs letztendlich gewählt wird, ist individuell zu entscheiden und hängt stark von der Erfahrung des Operateurs ab. Durch die Etablierung der Endoskopie im gynäkologischen Fachbereich werden heutzutage ca. 98 % aller Extrauteringraviditäten per Laparoskopie therapiert, sie zählt somit zum sog. »**golden standard**«.

Da in den Grundzügen die **Operationstechniken** für Laparotomie und Laparoskopie identisch sind, sollen die einzelnen Verfahren im Folgenden zusammen vorgestellt werden.

19.5.1.1 Salpingotomie

Der **Tubenerhalt** sollte das oberste Ziel bei der Behandlung der EUG sein.

Operatives Vorgehen. Zu Beginn der Operation sollte ein Hämatoperitoneum abgesaugt werden, um optimale Sichtverhältnisse zu erlangen und den Operationssitus komplett darzustellen. Zur einfacheren Blutstillung wird das Einspritzen von 1–3 ml einer Vasopressinverdünnung in die Mesosalpinx empfohlen. Alternativ kann eine Xylocain-Adrenalin-Verdünnung (2 ml Xylocain 2 % mit Adrenalin auf 6 ml NaCl) verwandt werden. Nach Fixierung mit 2 atraumatischen Zangen wird die Tube linear am antimesenterialen Bereich mit der Schere oder der Hochfrequenznadel (mono- oder bipolar) eröffnet. Die Extraktion des Trophoblastengewebes erfolgt am besten unter Hydrodissektion oder mit der Löffelfasszange. Auf diese Weise ist eine minimale Traumatisierung gewährleistet, der Mukosaschaden am geringsten und somit auch die Gefahr von späteren Vernarbungen und Segelbildungen (die eine erneute EUG-Entstehung begünstigen) verkleinert. Nach der Entfernung sollte die Blutstillung mit einer feinen bipolaren Zange erfolgen, um die Mukosa soweit als möglich zu schonen. Ist dies erfolglos, stehen folgende Maßnahmen als Alternative zu Verfügung:
- Kompression,
- falls nicht erfolgreich: Re-Instillation von Vasopressin, (s. oben),
- Koagulation oder Naht der Mesosalpinx im Basisbereich der EUG,
- Segmentresektion sowie
- Salpingektomie

Der Einsatz eines Lasers ist heutzutage weitestgehend durch die Hochfrequenzchirurgie verdrängt worden. Hohe Anschaffungs- und Wartungskosten bei keinem eindeutigen Vorteil rechtfertigen den **Einsatz der Laser-Chirurgie** nicht.

Ob die **Inzision** nach der EUG-Entfernung wieder verschlossen werden sollte, wird unter den Experten kontrovers diskutiert. Die meisten Operateure verzichten auf die Naht der Tube, da diese eine hohe Selbstheilungstendenz aufweist und großes endoskopisches Geschick vorausgesetzt werden muss, um die Traumatisierung nicht noch zu vergrößern. Sollten die Wundränder nicht adaptiert sein, empfiehlt sich eine Einzelknopf- oder fortlaufende Naht mit PDS oder Vicryl (Fadenstärke 6/0–8/0; ◘ Abb. 19.4; Gauwerky u. Oppelt 1999; Hucke 1997).

19.5.1.2 Segmentresektion

Die Segmentresektion ist ein Verfahren, welches hauptsächlich angewandt wird, wenn eine Tube bereits fehlt oder schwer korrigierbar verschlossen ist und die erkrankte Tube aufgrund des Schadens nicht per Salpingotomie (s. oben) operiert werden kann. **Ziel der Operation** sollte eine Tubenanastomose in gleicher Sitzung oder zu einem späteren Zeitpunkt sein, um eine Konzeption via naturalis zu ermöglichen. Ist die Tube über die EUG hinaus ödematös und/oder entzündlich verändert oder liegen weitere korrekturbedürftige Befunde (z. B. schlierenartige Adhäsionen) vor, ist eine Tubenanastomose in einer 2. Sitzung empfehlenswert.

Die **Anastomosentechnik** sollte i. d. R. per Laparotomie durchgeführt werden. Die **Refertilisationstechnik** per Laparoskopie hat sich allerdings inzwischen stark verfeinert und liefert in der Hand des erfahrenen Operateurs vergleichbare Ergebnisse (Yoon et al. 1999). Dieses Verfahren der Segmentresektion und primären Anastomose wurde erstmals von Stangel et al. (1976, 1980) beschrieben, der dies am offenen Bauch mit dem Mikroskop durchführte.

Operatives Vorgehen. Beim Absetzen des Segments und primärer Anastomose sollte, wenn möglich, zu Beginn der Resektion die Mesosalpinx im betroffenen Teil mit einer Vasopressinverdünnung unterspritzt werden. Beim Absetzen des distalen und proximalen Tubenanteils ist es empfehlenswert, auf die feine bipolare Koagulationszange zu verzichten, um eine thermische Schädigung der Mukosa zu verhindern. Alternativ kann (bei geplanter sekundärer Anastomose) distal und proximal der EUG vor der Segmentresektion ein Clip gesetzt werden. Dieses gewebeschonende Vorgehen verhindert thermische Gewebedefekte in nicht betroffenen Tubensegmenten und gewährleistet eine maximal mögliche Tubenlänge für die spätere Tubenana-

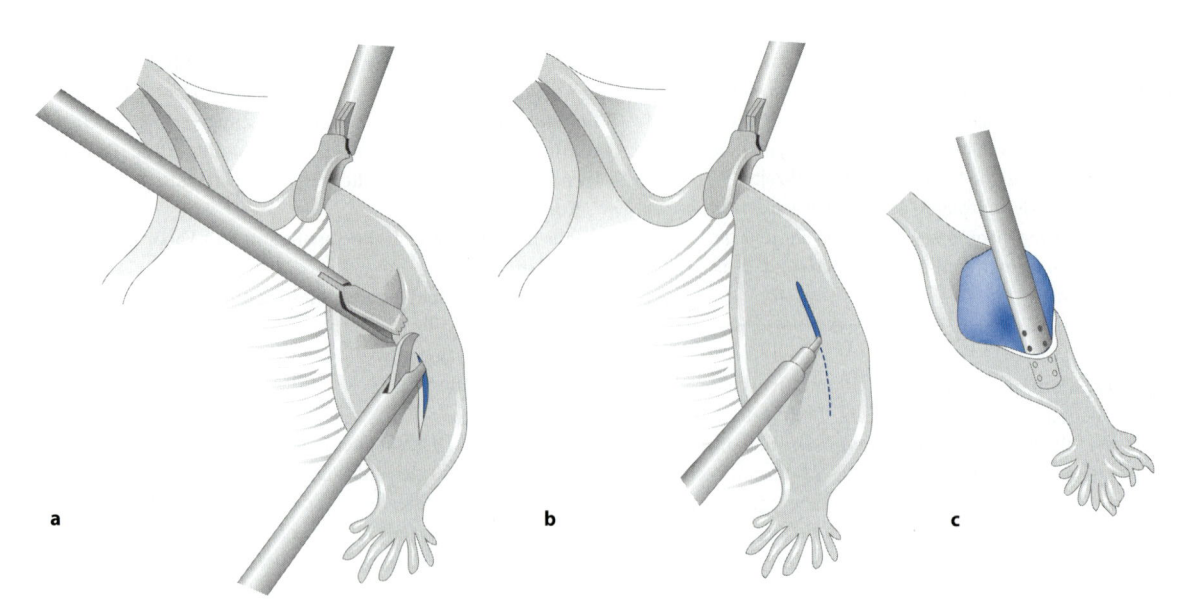

Abb. 19.4. Salpingotomie bei EUG. (Nach Gauwerky 1999)

stomose. Während des Abtrennens der EUG von der Mesosalpinx ist der Einsatz der bipolaren Koagulationszange Mittel der Wahl.

> Für die primäre oder sekundäre Anastomosentechnik per laparotomiam oder per laparoscopiam gelten stets die Grundsätze der Mikrochirurgie, deren oberstes Gebot die minimale Traumatisierung der Tube ist (Gauwerky 1999).

Ob die Anastomosierung mit 2, 3 oder 4 seromuskulären Einzelknopfnähten erfolgen soll, wird von verschiedenen Autoren unterschiedlich beurteilt. Als Nahtmaterial sollten jedoch für die Mesosalpinx Fadenstärken von 6/0 sowie für die Tube von 8/0–10/0 verwendet werden (Abb. 19.5).

19.5.1.3 Koagulation

Bei bereits abgeschlossenem Kinderwunsch und kleiner Auftreibung der Tube durch die EUG ist auch die komplette Koagulation mit der bipolaren Zange möglich (Abb. 19.6). Das **Vorgehen** entspricht dem einer laparoskopischen Tubensterilisation.

> **Empfehlung**
>
> Da bei dieser Methode keine Histologie gewonnen wird, ist bei fehlendem postoperativem Abfall des HCG-Spiegels die Interpretation schwierig. Um diese Gefahr zu umgehen, empfiehlt es sich, vor der Koagulation eine Aspirationszytologie zur Beweissicherung zu entnehmen.

19.5.1.4 Exprimieren und Absaugen

Bei im ampullären Bereich lokalisierter EUG wird immer wieder das **Ausstreichen und Absaugen des Trophoblasten** beschrieben (Abb. 19.7). Dieses Vorgehen ist aus zweierlei Gründen **umstritten**. Einerseits ist nicht gesichert, dass das Schwangerschaftsprodukt vollständig entfernt wurde, zum anderen wird von manchen Autoren eine höhere Beschädigung der Mukosa im empfindlichen Fimbrienbereich vermutet. Zu Problemen kann es bei der Blutstillung kommen, da die Blutungs-

quelle z. T. nur schwer zu identifizieren ist. Koagulation mit der feinen bipolaren Zange oder Unterspritzen von Vasopressin (▶ Abschn. 19.5.1.1) wären in diesem Fall der richtige Weg. Eine Alternative wäre eine longitudinale Eröffnung des Fimbrientrichters und Entfernung der EUG analog zur Salpingektomie.

19.5.1.5 Salpingektomie

Indikation. Die Salpingektomie ist indiziert, wenn die Tube im Ganzen so geschädigt ist, dass ein organerhaltendes Operieren nicht sinnvoll erscheint oder die Familienplanung bereits abgeschlossen ist. Sie stellt auch die ultima ratio bei nicht stillbaren Blutungen beim tubenerhaltenden Vorgehen dar. Das Absetzen der Tube ist das technisch einfachste und schnellste Verfahren bei der Behandlung der EUG und bietet die größte Sicherheit, kein Restgewebe zurückzulassen. Dies sind wahrscheinlich Gründe, weshalb diese Technik oft durchgeführt wird. Angesichts der Tatsache, dass aufgrund der verbesserten und frühzeitigen (frühes Schwangerschaftsalter) Diagnostik eine Extrauteringravidität in einem frühen Stadium operiert wird, sollte man jedoch stets ein konservatives Vorgehen anstreben!

Operatives Vorgehen. Die Tubektomie kann einerseits per Koagulation (mono- oder bipolar) mit der Zange, andererseits über die Schlinge/gestochene Ligatur oder kombiniert erfolgen. Unabhängig von der Technik sollte darauf geachtet werden, dass möglichst wenig Mesosalpinx abgesetzt wird, um die Durchblutung und damit die Funktion des Ovars zu erhalten (Abb. 19.8).

> **Empfehlung**
>
> Nach einer therapeutischen Operation bei Extrauteringraviditäten ist immer eine Drainage in den Douglas-Raum zu legen, um rechtzeitig eine Nachblutung zu erkennen!

Die **operativen Möglichkeiten** sind zusammenfassend in Tabelle 19.3 zusammengestellt.

19.5 · Therapie

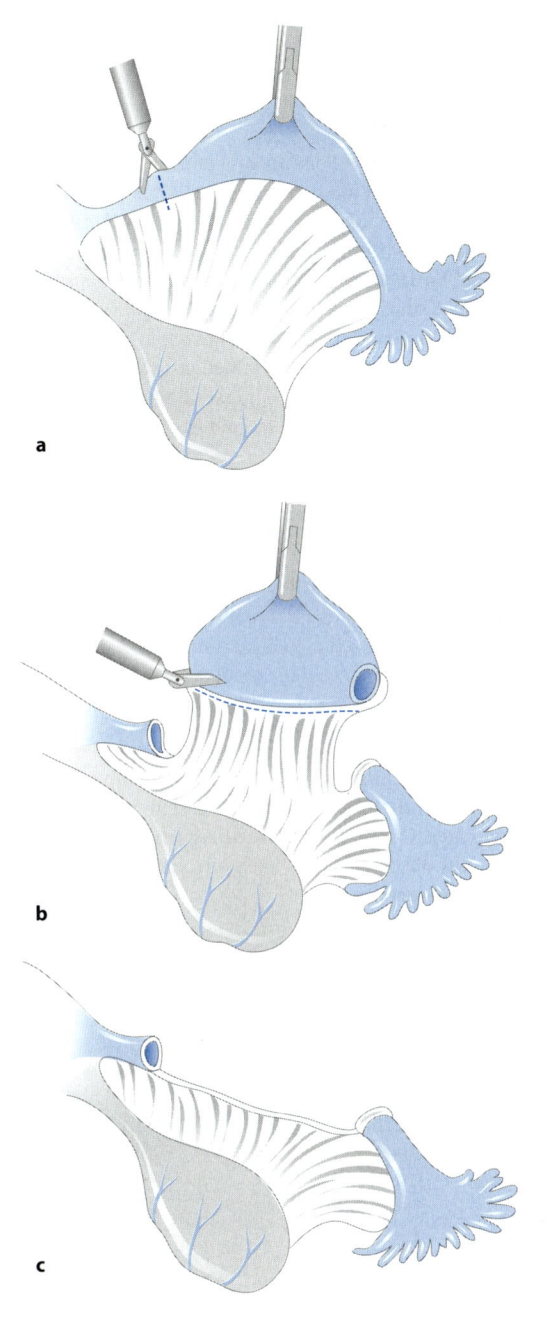

Abb. 19.5a–c. Segmentresektion bei EUG. (Nach Gauwerky 1999)

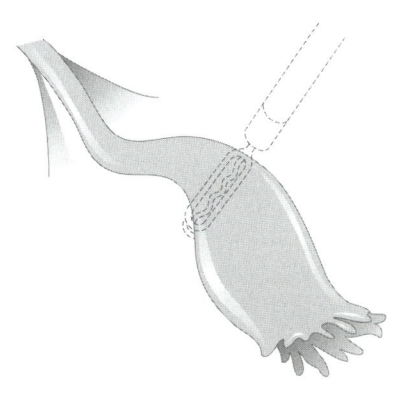

Abb. 19.6. Koagulation der EUG

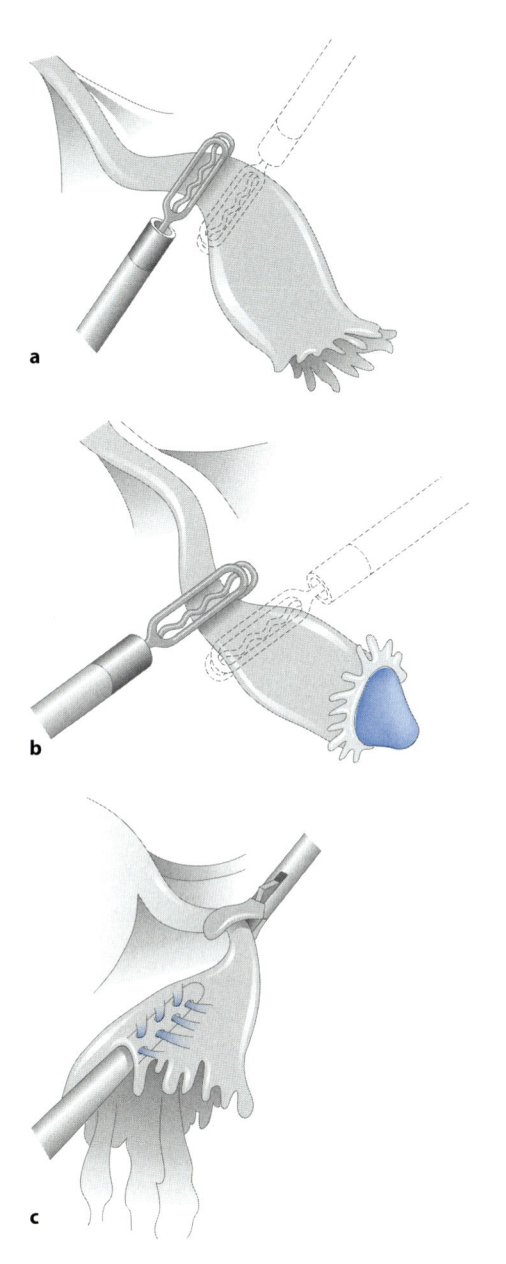

Abb. 19.7a–c. Ausstreichen und Absaugen

19.5.2 Medikamentöse Therapie

Die medikamentöse Therapie der asymptomatischen Extrauteringravidität hat in den letzten 25 Jahren erheblich an **Bedeutung** gewonnen. So ist heute die medikamentöse Therapie der EUG unter Berücksichtigung bestimmter **Ein- und Ausschlusskriterien** in erfahrener Hand ein weit verbreitetes Mittel. Ob man die Patientin nach Beginn der systemischen Therapie stationär oder ambulant führt, ist einerseits abhängig von den eigenen Erfahrungen und andererseits von der Wohnortentfernung sowie dem Bildungsstand der Patientin (Realisierung der Gefahr). In der Regel empfiehlt es sich, auch bei Symptomfreiheit die Patientin unter stationären Bedingungen zu beobachten, damit im Falle einer Tubarruptur sofort operativ eingegriffen werden kann. Bei fallenden HCG-Werten und anhaltender

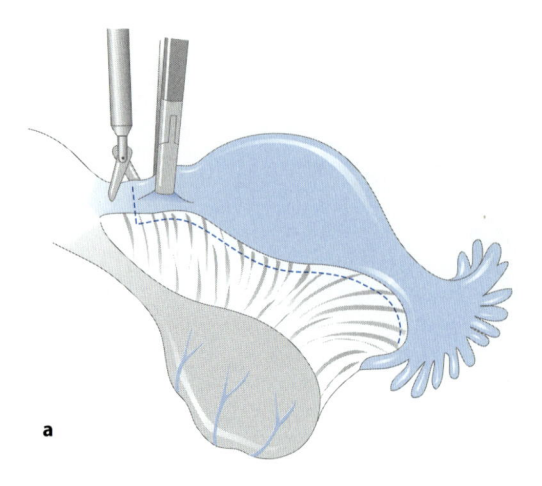

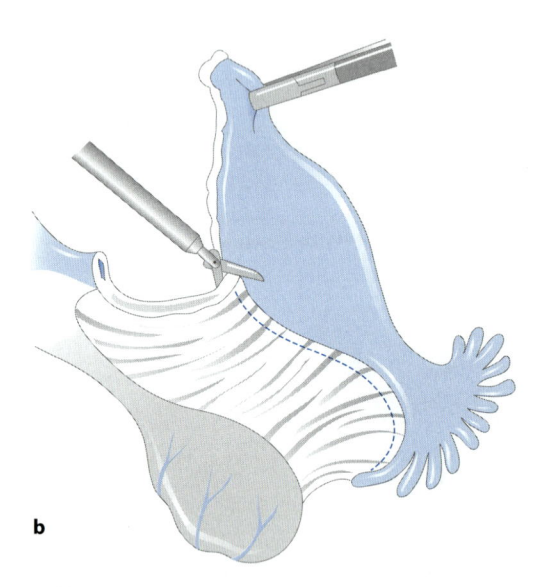

Abb. 19.8a,b. Salpingektomie

Symptomfreiheit können nach wenigen Tagen die weiteren Kontrollen ambulant durchgeführt werden.

19.5.2.1 Methotrexat

Wirkmechanismus. Der Folsäureantagonist Methotrexat (MTX) zählt zu einem der am meisten eingesetzten Chemotherapeutika in der Behandlung der EUG. Durch die Hemmung der Dihydrofolatreduktase wird die Synthese der Aminosäuren Thymin und Purin verhindert, welche essenzielle Bausteine für DNA und RNA sind. Vor allem das Trophoblastgewebe wird durch MTX zerstört. Seit der ersten erfolgreichen Behandlung einer EUG mit Methotrexat sind verschiedenste Applikationsformen beschrieben worden. Bei richtiger Indikationsstellung ist von einer Erfolgsquote zwischen 93 und 97 % auszugehen.

Anwendung. Die Applikation kann i. m., i. v. oder direkt lokal (per Laparoskopie oder sonographisch gesteuert) in das Gewebe erfolgen (Abb. 19.3, Tabelle 19.4).

> Wichtig für die Therapie mit MTX ist jedoch die Indikationsstellung. Als generell ungeeignet für eine MTX-Therapie der EUG gelten Patientinnen, die symptomatisch sind und bei denen Unterbauchschmerzen vorliegen bzw. wenn die EUG ultrasonographisch größer als 4 cm ist und bereits Anhaltspunkte für eine intraabdominale Blutung bestehen.

Die Auswahl der Patientinnen für eine MTX-Therapie erfolgt zzt. individualisiert, da es keine randomisierten Studien zum Vergleich zwischen Operation und medikamentöser Therapie gibt. Insofern gilt die MTX-Gabe nach wie vor als ein **experimenteller Therapieansatz**.

Ausschlusskriterien für eine MTX-Therapie
- Sichtbare fetale Strukturen, insbesondere positive Herzaktion;
- Adnexbefund > 4 cm;
- HCG-Wert im Serum > 6000 IE/l;
- Patientin klinisch nicht stabil bzw. symptomatisch;
- Patientin psychisch nicht stabil;

Tabelle 19.3. Therapiemöglichkeiten. (Mod. nach Keckstein u. Hucke 2000)

Sitz/Form der EUG	Operationstechnik/medikamentöse Therapie
Ampulläre Tubargravidität	Salpingotomie, Segmentresektion, Salpingektomie, (Methotrexat)
Isthmische Tubargravidität	Salpingotomie, Segmentresektion (ggf. mit Reanastomosierung), Salpingektomie, (Methotrexat)
Interstitielle/intramurale Tubargravidität	Resektion des Befundes, Koagulation, (Methotrexat)
Ovarialgravidität	(Teil-) Resektion des Ovars, Koagulation
Tubarabort	Exprimieren/Absaugen, Fimbriotomie, Salpingektomie
Abdominalgravidität	Resektion des Befundes, (Methotrexat)
Zervikalgravidität	Hysterektomie, (Methotrexat)
Kornualgravidität	Keilexzision der Uteruskante, Hysterektomie, (Methotrexat)

Tabelle 19.4. Applikationsformen und Dosierungen von Methotrexat

Applikationsform	Dosierung
i. v.	30 mg einmalig oder 1 mg/g KG über 2–5 Tage (+ Leucovorin)
i. m.	1 mg/g KG über 2–5 Tage (+ Leucovorin) oder 50 mg/m² Körperoberfläche einmalig
Lokal	1 mg/g KG einmalig (hysteroskopisch, laparoskopisch, sonographisch) oder 10–50 mg einmalig

- Myelosuppression;
- Übelkeit;
- Photosensibilisierung;
- Pneumonie;
- Stomatitis;
- Enteritis;
- Alopezie.

Dosierung. An der Universitätsfrauenklinik in Frankfurt/Main beispielsweise wurden die Patientinnen anfangs mit hoch dosierten MTX-Dosen behandelt. Die Therapie der EUG war zwar erfolgreich, aber die Nebenwirkungen erheblich. Daraufhin wurde an EUG-Gewebe in vitro eine neue Dosierung erarbeitet, welche über viele Jahre mit einer Erfolgsquote von ca. 95 % eingesetzt wird. Nach Berücksichtigung aller Ausschlusskriterien, Bestimmung des quantitativen HCG-Spiegels und ausführlicher Aufklärung der Patientin über das Vorgehen erhält die Frau 30 mg Methotrexat i. v. als Bolus. Kommt es zu keiner Symptomatik in den folgenden Tagen, erfolgt am 5.–6. Tag eine erneute HCG-Bestimmung. Wenn kein HCG-Abfall, sondern ein Plateau oder sogar ein HCG-Anstieg vorliegt, erhält die Patientin einen 2. Bolus von 30 mg MTX i. v. Kommt es schließlich zum Abfall, erfolgen die HCG-Kontrollen in wöchentlichen Abständen bis zu einem HCG-Spiegel < 5 IE/l. Insgesamt 66 % der Patientinnen im beschriebenen Kollektiv erhielten eine einmalige, 9 % eine 2-malige MTX-Gabe. Alle Frauen bekamen während der Therapie keinerlei supportive Medikation (z. B. Leucovorin) und zeigten keinerlei Nebenwirkungen (◨ Tabelle 19.5).

MTX und Schwangerschaft. Allgemeine Befürchtungen, dass es nach dem Einsatz von MTX bei darauf folgenden Geburten zu einer erhöhten Rate von Fehlbildungen, Aborten oder induzierten malignen Tumoren kommt, wurden durch ein Vielzahl an Untersuchungen widerlegt (Korbel et al. 2000; Zhu et al. 1998). Aus Sicherheitsgründen soll zwischen der letzten MTX-Applikation und erneut angestrebter Schwangerschaft bei malignen Trophoblasterkrankungen 1 Jahr, nach EUG ½ Jahr (niedrigere Dosierung) vergehen, um eventuellen Fehlbildungen vorzubeugen. Es ist zu empfehlen, dies vor Therapiebeginn ausführlich zu besprechen und eine sichere Antikonzeption zu planen. Zur Orientierung dient der Entwurf zur Aufklärung bei MTX-Therapie im Anhang.

Tabelle 19.5. Vergleich von mit MTX behandelten Patientinnen. (Nach Oppelt et al. 1996; Stovall u. Ling 1993; Lipscomb et al. 1999)

	Oppelt	Stovall	Lipscomb
Anzahl Patientinnen	77	100	352
Anzahl erfolgreicher Behandlungen (bzw. in %)	73 (95 %)	96 (96 %)	322 (92 %)

Cave

Auch bei einem HCG-Wert < 5 IE/l ist der Befund sonographisch noch 2–3 Monate nachweisbar und kann zu einem verspäteten Tubarabort führen, welcher primär durch Unterbauchschmerzen symptomatisch wird.

19.5.2.2 Prostaglandine

Wirkmechanismus. Prostaglandine wirken im Gegensatz zum Methotrexat nicht direkt am Trophoblastgewebe, sondern führen zu einer Muskelkontraktion der Tubenwand sowie einer Vasokonstriktion der Gefäße. Die dadurch entstandene Hypoxie führt zur Nekrose des Schwangerschaftsgewebes, das in der Folge resorbiert wird. Der Vorteil gegenüber MTX wird in den geringeren Nebenwirkungen gesehen, wobei diese stark von der Dosis abhängen.

Indikationsstellung. Für diese Therapie kommen dieselben Patientinnen wie bei der Behandlung mit Methotrexat in Betracht, jedoch sind die Ausschlusskriterien noch strenger abzustecken, da in der Literatur die Erfahrungen mit Prostaglandinen bei EUG um ein Vielfaches geringer sind als bei der Behandlung mit Methotrexat.

Anwendung. Zum Einsatz kommen sowohl lokale Applikationen per Laparoskopie als auch systemische. In einer nationalen Multicenterstudie wurde die lokale und systematische Applikation von Prostaglandin bei nicht rupturierten Extrauteringraviditäten untersucht. Für HCG-Werte unter 2500 IE/l konnte eine Erfolgsquote von insgesamt 84 % nachgewiesen werden, bei Werten darüber sank die Quote auf 25 %. Zusammenfassend betrachtet stellt v. a. die lokale Injektion von Prostaglandinnen eine Alternative zu Methotrexat dar (◨ Tabelle 19.6). Eine längere Pause vor dem Anstreben einer neuen Schwangerschaft

Tabelle 19.6. Applikationsformen und Dosierungen von Prostaglandin

Applikationsform	Dosierung
i. v.	500 μg Prostaglandin E_2 einmalig oder 500 μg Prostaglandin E_2 2-mal täglich über 3 Tage
Lokal	5–20 mg Prostaglandin $F_{2\alpha}$

ist aus pharmakologischen Gründen, wie nach MTX-Therapie, nicht erforderlich.

> **Nebenwirkungen der Anwendung von Prostaglandinen**
> - Herzrhythmusstörungen;
> - Krämpfe;
> - Erbrechen;
> - Asthmaanfälle;
> - Blutdruckanstieg.

19.5.2.3 Hyperosmolare Lösungen

Weit weniger Erfahrung gibt es mit der lokalen Instillation von hyperosmolarer Glukoselösung direkt in den Fruchtsack. Die Idee besteht darin, durch **Aufbau eines osmotischen Druckgradienten** das EUG-Gewebe zu zerstören, ohne auf toxische Substanzen zurückzugreifen, um somit eine möglichst geringe Schädigung der Mukosa zu erlangen. Angewandt werden sollte diese Methode nur bei nicht rupturierten EUG sowie einem HCG-Level < 2500 IE/l (Tabelle 19.7; Lehner et al. 2000).

19.5.2.4 RU 486 (Mifepriston)

Das zur Abortinduktion in Deutschland zugelassene Mifepriston spielt derzeit keine Rolle in der Behandlung der EUG. Verschiedene Studien konnten nur einen **mäßigen bis sehr schlechten Erfolg** vorweisen, wobei Einmaldosen von 600 mg Mifepriston bis hin zu 200 mg täglich über 4 Tage (jeweils oral) untersucht wurden. Lediglich die Arbeitsgruppe um Gazvani konnte erste positive Erfolge mit einer Dosierung von 50 mg/m² KOF (z. T. in Kombination mit Methotrexat) vermelden (Gazvani et al. 1998).

19.5.2.5 Trichosanthin

Alternativ soll noch auf einen **Wurzelextrakt** aus China hingewiesen werden, welche dort auch zur Abortinduktion eingesetzt wird. Der Extrakt wird aus der Wurzel von Trichosanthes kirilowii maxim extrahiert und entwickelt einen **zytotoxischen Effekt** an den Ribosomen. Appliziert wird die Substanz i. m. und weist Erfolgsquoten zwischen 80 und 90 % auf.

Tabelle 19.7. Applikationsformen und Dosierungen von hyperosmolarer Glukose

Applikationsform	Dosierung
Lokal	5–20 ml 50 %ige Glukoselösung

19.5.3 Exspektatives Vorgehen

Die Festlegung der laparoskopischen Salpingotomie/-ektomie als »golden standard« sowie einige vielversprechende Ergebnisse bei der medikamentösen Behandlung der Extrauteringravidität ließen das exspektative Vorgehen in der Hintergrund treten. In einer **randomisierten Studie aus dem Jahre 1955** beobachtete Lund 119 Patientinnen mit EUG exspektativ (vs. 166 operierte Patientinnen; Lund 1955). Da es zu dieser Zeit weder Ultraschalluntersuchungen noch quantitative HCG-Bestimmungen gab, erfolgte die Diagnose durch fehlende Chorionzotten im Abradat. Während des bis zu einem Monat dauernden stationären Aufenthalts konnten 68 der 119 Patientinnen des exspektativen Armes erfolgreich behandelt werden (Erfolgsrate: 57 %). Insgesamt 51 Frauen mussten aufgrund einer Symptomatik (intraabdominelle Blutung, Persistenz) sekundär operiert werden.

In einer weiteren großen Arbeit wurden 493 Patientinnen mit EUG unersucht und davon 118 Frauen für das exspektative Vorgehen selektioniert. **Einschlusskriterien** waren:
- ein HCG-Abfall um > 2 % innerhalb von 2 Tagen,
- Ausschluss einer intrauterinen Gravidität,
- ein Adnexbefund < 4 cm,
- keine positive Herzaktion sowie
- Ausschluss einer intraabdominellen Blutung.

Die Patientinnen wurde **ambulant** alle 1–3 Tage per Ultraschall untersucht und der HCG-Spiegel überwacht, bis der Wert unter 10 IE/l fiel. Bei auftretender Symptomatik oder Anstieg der HCG-Konzentration im Serum wurde sofort eine Laparoskopie durchgeführt. Insgesamt 77 von 118 Frauen konnten auf diese Weise erfolgreich behandelt werden (65 %), 44 Patientinnen mussten sich bei auftretender Symptomatik oder HCG-Spiegelanstieg einer Laparoskopie unterziehen.

Ergebnisse. Es wurde ein Zusammenhang zwischen der Höhe des HCG und der damit verbundenen erfolgreichen Behandlung gezeigt. Mit Festlegung eines Cut-off-Wertes für das HCG < 200 IE/l konnten 88 %, für HCG > 2000 IE/l 25 % der Patientinnen mit EUG erfolgreich per exspektativem Vorgehen therapiert werden. In der Gruppe der 77 Spontanremissionen wurde ein HCG-Median von 374 IE/l (20–10 762 IE/l) im Vergleich zu 741 IE/l (165–14 047 IE/l) ermittelt.

Im **Literaturüberblick** finden sich eine Vielzahl von Untersuchungen bei exspektativem Vorgehen mit z. T. sehr kleinen Patientenzahlen. Allen gemeinsam sind ähnliche Einschlusskriterien und Erfolgsquoten von ca. 50–70 %. Ergebnisse weiterer Studiengruppen sind in Tabelle 19.8 zusammengefasst.

19.6 · Sonderformen

Tabelle 19.8. Ergebnisse exspektativen Vorgehens

Autor	Anzahl Patientinnen	Erfolgreiche Behandlungen: Anzahl/Prozent
Lund 1955	119	68/57
Korhonen et al. 1994	118	77/65
Ylostalo et al. 1992	83	57/69
Cacciatore et al. 1995	71	49/69
Trio et al. 1995	67	49/73
Shalev et al. 1995	60	28/48

Kriterien zur Behandlung der EUG mittels exspektativem Vorgehen
- Patientin klinisch und psychisch stabil;
- Ausschluss einer intrauterinen Gravidität;
- Adnexbefund < 4 cm;
- HCG-Wert < 4000 IE/l;
- HCG-Abfall < doppelte Inter-Assay-Varianz innerhalb von 48 h;
- keine positive Herzaktion.

Zusammenfassung. Dank Überwachung durch Sonographie und quantitative HCG-Bestimmungen im Serum lässt sich ein exspektatives Vorgehen vertreten, wenn die aufgeführten Kriterien erfüllt sind. Sollte sich die Patientin nach ausführlicher Aufklärung über das weitere Vorgehen und eventuelle Komplikationen für diese Art der Behandlung entscheiden, muss eine stationäre Aufnahme zur Überwachung erfolgen. Nach Abfall der HCG-Werte auf < 5 IE/l sollten im Falle eines sichtbaren Adnexbefundes kurzfristige (z. B. zunächst alle 2 Wochen, danach längere Abstände, je nach Befund) sonographische Kontrollen erfolgen und die Patientin bei Entlassung auf die Komplikationsmöglichkeit eines Tubaraborts oder einer Tubenruptur hingewiesen werden. Die Frau sollte zudem darüber aufgeklärt werden, dass frühestens 4–6 Wochen, nachdem die Resorption (= sonographisch nicht mehr sichtbar) des Schwangerschaftsproduktes (EUG) erfolgte, die Realisierung des Kinderwunsches erneut angestrebt werden sollte, um die Rezidivgefahr zu verringern.

19.6 Sonderformen

19.6.1 Zervikalgravidität

Als **auslösender Faktor** der seltenen Zervikalgravidität wird primär die Abruptio in der Anamnese angesehen. Erklärungen für die Nidation in die Zervix sind einerseits die Verschleppung von Endometrium in den Zervikalkanal im Rahmen einer Abrasio/Abruptio, andererseits Veränderungen im Cavum uteri (Asherman-Syndrom, Uterus myomatosus), die eine regelrechte Nidation verhindern und eine »Weiterwanderung« der befruchteten Eizelle bewirken.

Symptomatisch wird diese Art der Gravidität hauptsächlich durch z. T. starke vaginale Blutungen ohne für einen Abort typische krampfartige Unterbauchbeschwerden. Die **Diagnostik** erfolgt, wie oben bereits beschrieben, anhand des HCG-Wertes sowie durch Sonographie. Es zeigt sich ein leeres Kavum mit hoch aufgebauter Schleimhaut und einer aufgetriebenen Zervix (ggf. mit zystischer Struktur).

> Versuche, die EUG per sonographisch assistierter Kürettage zu entfernen, misslingen oft, da es durch die Penetration der Blutgefäße zu starken Blutungen kommen kann. Werden die Blutungen durch Tamponaden, Einlegen von geblockten Kathetern, Cerclagen (McDonald/Shirodkar) oder Umstechungen der unteren Äste der A. uterina nicht gestillt, bleibt in manchen Fällen nur noch die Hysterektomie als letzte Möglichkeit der Therapie (Has et al. 2000). Im Fall einer asymptomatischen Zervikalgravidität wäre eine medikamentöse Therapie mit Methotrexat (lokal oder systemisch) primär anzustreben (Goldberg u. Widrich 2000).

19.6.2 Intramurale Gravidität

Bei der seltenen intramuralen Gravidität kommt es zur **Implantation in die Lamina muscularis des Uterus** ohne Beziehung zum Cavum uteri oder der Tube. **Sonographisch** zeigt sich die Gravidität als zystische Struktur mit echodichtem Randsaum, ohne in das echoreiche, hoch aufgebaute Endometrium eingebettet zu sein. Als Risikofaktoren zählen v. a. Voroperationen, insbesondere Interruptiones, sowie abgelaufene Infektionen. Das **klinische Bild** ist dem im ▶ Abschn. 19.4.1 beschriebenen ähnlich.

Therapie. In Abhängigkeit vom Beschwerdebild kann unter Berücksichtigung der Ausschlusskriterien eine primäre Therapie mit Methotrexat versucht werden, wobei eine engmaschige, ggf. anfangs stationäre Überwachung empfohlen wird. Sobald Beschwerden angegeben werden, ist die Operation Mittel der Wahl, da eine medikamentöse Therapie mit MTX erst ca. 4–5 Tage nach ihrem Beginn greift. Ob die EUG per Laparoskopie oder Laparotomie exzidiert wird oder evtl. eine Hysterektomie notwendig erscheint, hängt von der Lokalisation, dem Zustand der Patientin und letztendlich der Erfahrung des Operateurs ab.

> **Cave**
>
> Eine der großen Gefahren der intramuralen Einnistung stellt speziell die Uterusruptur dar (Ruckhäberle et al. 2001). Aufgrund der starken Vaskularisation des Myometriums kann es im Fall einer Ruptur oder während der operativen Exzision bei der Blutstillung zu erheblichen Problemen kommen.

19.6.3 Interstitielle/kornuale Gravidität

Wie die intramurale, so ist auch die interstitielle Gravidität eine seltene Lokalisation, welche wegen ihrer ausgeprägten Vaskularisation oft zu **erheblichen Blutungen** führen kann. Beiden gemeinsam ist, dass eine organerhaltende Operation schwierig zu realisieren und alternativ nur eine Behandlung mit Methotrexat beschrieben ist (Bremner et al. 2000; Beigi et al. 2000; Gherman et al. 2000; Moon et al. 2000).

19.6.4 Ovarialgravidität

Mit 1–3 % aller ektopen Schwangerschaften zählt die Ovarialgravidität zu den seltenen Erscheinungsformen und stellt eine gewisse Schwierigkeit in der Diagnostik dar (Einenkel et al. 2000). Die Patientinnen klagen i. d. R. nicht über krampfartige Unterbauchbeschwerden, wie bei der typischen Tubargravidität (Ausmelken der EUG durch die Tube), sondern geben einen chronischen Unterbauchschmerz an. In der **Vaginalsonographie** zeigt sich neben dem leeren Kavum ein Befund im betroffenen Ovar, der sich im frühen Schwangerschaftsalter leicht mit einem Corpus luteum verwechseln lässt (Hönigl u. Reich 1997).

Als **Erklärungsmodell** fungiert einerseits die Vorstellung einer primären Implantation und andererseits der sekundären Einnistung im Ovar nach Tubarabort. Gestützt wird diese These durch Fallberichte von Ovarialgraviditäten nach Stimulation und intrauteriner Insemination (IEI; Bontis et al. 1997). Bereits 1878 beschäftigte sich Spiegelberg mit dieser Sonderform einer EUG und stellte **Kriterien** auf, die erfüllt sein müssen, um von einer Ovarialgravidität sprechen zu können (Spiegelberg 1878):
— Die Tube sowie der Fimbrientrichter müssen intakt sein, ohne Adhäsionen zum Ovar.
— Die EUG muss an einer gängigen Stelle am Ovar sitzen.
— Das Schwangerschaftsprodukt muss über das Lig. ovarii proprium mit dem Uterus verbunden sein.
— In der Histologie muss sich Ovarialgewebe am Fruchtsack nachweisen lassen.

Diagnostik. Wie bereits beschrieben, stellt die Diagnose eine gewisse Herausforderung dar, zumal sich fast nie eine positive Herzaktion in der EUG im Ovar nachweisen lässt (Einenkel et al. 2000). Da sich in vielen Fällen, neben positivem Schwangerschaftstest und der klinischen Symptomatik, auch freie Flüssigkeit (häufig frühe Ruptur) findet, erfolgt eine Laparoskopie, bei der sich in der Befund als solcher schließlich zeigt.

Therapie. Als Therapiekonzept im operativen Bereich stehen die endoskopischen Techniken mit vollständiger(!) Ausschälung des Befundes oder die Ovarektomie zu Verfügung.

Alternativen zeigen eine Reihe von Fallberichten, in denen erfolgreiche medikamentöse Konzepte, wie Methotrexat oder Prostaglandin $F_{2\alpha}$, dargestellt werden.

> Wichtig bei diesen Anwendungen ist, dass die Ein- und Ausschlusskriterien, die bei der Tubargravidität angewandt werden, nie übergangen werden!

Für welches Therapiekonzept man sich schließlich entscheidet, hängt vom Operationssitus und der persönlichen Erfahrung des Therapeuten ab. Da zur Diagnose der Ovarialgravidität (bis auf wenige Ausnahmen) eine Laparoskopie notwendig ist, bevorzugen viele Autoren ebenfalls eine **operative, organerhaltende Sanierung**. Zum Eröffnen des Befundes eignet sich häufig die bi- oder tripolare Nadelelektrode. Die Blutstillung sollte, wenn vorhanden, mit einer feinen, bipolaren Koagulationszange erfolgen, um die Hitzeschädigung des Ovarialgewebes so gering wie möglich zu halten und die restlichen Follikel zu schonen. Ob die Enukleationsstelle per Naht oder Fibrinkleber adaptiert werden soll oder nicht, ist dem Operateur überlassen. Die Erfahrung zeigt, dass sich die Wundflächen meistens von selbst aneinanderlegen und keine weitere Intervention notwendig ist. Sollte es postoperativ zu einer Persistenz hoher HCG-Werte kommen, bleiben die medikamentösen Vorgehensweisen als alternative sekundäre Möglichkeiten offen.

19.6.5 EUG nach Hysterektomie

In der Literatur existieren **vereinzelt Fallberichte** von Graviditäten sowohl nach abdomineller als auch nach vaginaler Hysterektomie (Isaacs et al. 1996; Köster et al. 2000). Zur **Entstehung** dieser Schwangerschaften liegen verschiedene Theorien vor, wobei der zeitliche Abstand zur Hysterektomie für die Ätiologie bedeutsam ist.

> **Definition**
>
> Von der sog. späten EUG spricht man bei Schwangerschaften, die erst viele Monate oder Jahre nach der Entfernung des Uterus entstanden sind. Ursächlich wird ein Fistelgang zwischen dem Scheidenende und der freien Bauchhöhle oder ein Tubenprolaps in die Scheide angenommen (Isaacs et al. 1996).
> Dagegen geht man bei der sog. frühen EUG nach Hysterektomie davon aus, dass die Schwangerschaft bereits vor dem Eingriff eingetreten ist und während der Operation nicht bemerkt wurde oder aufgrund des frühen Gestationsalters noch nicht wahrgenommen werden konnte.

Als Lokalisation kommen einerseits die Tuben und andererseits das freie Abdomen infrage.

Abschließend soll noch auf einem **Fallbericht** verwiesen werden, in dem ein gesundes Kind in der 36. SSW nach Hysterektomie per Kaiserschnitt zu Welt gebracht wurde. Diese Schwangerschaft trat nach stattgehabter Kohabitation 3 Tage vor einer geplanten Hysterektomie auf.

19.6.6 Das gravide Abdomen

Zur Vervollständigung soll an dieser Stelle auch die **intakte Abdominalgravidität** besprochen werden. Die Inzidenz wird in der Literatur zwischen 1 : 3 000 und 1 : 10 000 angegeben, dieses Krankheitsbild besitzt z. T. immer noch eine hohe Mortalität.

> Aufgrund der Lokalisation im freien Abdomen kommt man oft erst im fortgeschrittenen Schwangerschaftsalter zur Diagnose, da anfänglich keine oder nur eine sehr geringe Symptomatik (krampfartige Unterbauchschmerzen) besteht.

Typisch für diese Art der Gravidität sind erst spät erfolgte abdominelle Ultraschalluntersuchungen, bei denen der nicht gravide Uterus häufig **mit einem Myom verwechselt** wird. Als absolute Rarität soll an diesem Punkt auch auf die Möglichkeit einer **heterotopen Schwangerschaft**, also eine parallele abdominelle und intrauterine Gravidität, hingewiesen werden (Ludwig et al. 1999).

> **Empfehlung**
> Da bei einer Abdominalgravidität von einer erhöhten Gefahr für das Leben der Mutter auszugehen ist (ca. 5–20 %) und eine kindliche Mortalität von bis zu 80 % beschrieben wird, ist eine Beendigung der Schwangerschaft mit der Diagnosestellung anzustreben.

Therapeutisches Vorgehen. Unter entsprechendem Management ist eine stationäre Überwachung bis zum Erreichen eines lebensfähigen Schwangerschaftsalters zu diskutieren. Die bei der Sectio caesarea anstehende Frage, ob die Plazenta entfernt werden sollte, ist auch heute unter den Experten sehr umstritten, wobei in letzter Zeit die Mehrzahl ein Verbleiben in corporis empfiehlt (mit kurz abgetrennter Nabelschnur; Mekki et al. 1998). Da bei derartigen Operationen ein erhöhter Blutverlust als Komplikation der Plazentalösung aus dem Implantationsbett auftreten kann, sollten optimale Bedingungen bestehen und ausreichend Erythrozytenkonzentrate und »fresh frozen plasma« (FFP) gekreuzt sein.

19.6.7 HCG-Persistenz

19.6.7.1 HCG-Persistenz nach Operation

Eine **unvollständige Entfernung des Trophoblastgewebes** (Restgewebe bei z. B. Salpingotomie oder Streuung bei z. B. rupturierter EUG) kann zur Persistenz oder sogar zum erneuten Anstieg des HCG-Levels führen. Mit einer Inzidenz von 2–5 % nach einer operativen Sanierung des Befundes zeigt sich diese Form erst in den postoperativen HCG-Kontrollen. Sollte am 3.–4. postoperativen Tag ein Plateau oder evtl. leichter Anstieg des HCG-Wertes zu verzeichnen sein, wäre bei Beschwerdefreiheit eine erneute Kontrolle in 2 Tagen nach ausführlicher Aufklärung über Komplikationen zu vertreten. Bei nahezu denselben Ergebnissen in der Kontrolle muss von einer persistierenden Extrauteringravidität ausgegangen werden, die bei weiterer Asymptomatik medikamentös behandelt werden sollte.

Therapie. Als Standard zur Behandlung der persistierenden EUG hat sich Methotrexat als Mittel der Wahl gezeigt. Wie bereits oben beschrieben, stehen verschiedene Dosierungen sowie Applikationsformen (hier bevorzugt i. m. oder i. v.) zur Verfügung. Wichtig ist eine engmaschige, ggf. sogar stationäre Überwachung der Patientin. Sollte es im Verlauf zu einer Symptomatik kommen, ist eine erneute operative Sanierung indiziert. Für den Fall, dass in der ersten Operation eine Salpingotomie durchgeführt wurde, ist – abhängig von der Situation bezüglich Kinderwunsch – evtl. eine Salpingektomie der betroffenen Seite zu empfehlen.

> **Empfehlung**
> Während des Zweiteingriffs darf nicht versäumt werden, auch an untypischen Stellen (Douglas-Raum, Peritoneum, Lebernische etc.) nach ektopem Gewebe zu suchen.

19.6.7.2 HCG-Persistenz nach Methotrexattherapie

Kommt es nach mehrmaliger Verabreichung von MTX nicht zu einem Abfall des HCG-Spiegels (ca. 5 Tage nach letzter Applikation), sollte die Indikationsstellung für die medikamentöse Therapie nochmals überprüft werden. Häufiger **Fehler bei der Indikationsstellung** ist ein positiver Herzaktionsnachweis vor Therapiebeginn. Eine **operative** Entfernung des Trophoblastgewebes ist anzuraten.

19.7 Fertilität

> Ziel der meisten Therapieansätze ist es, die bereits durch die EUG geschädigte Tube nicht noch mehr zu verletzen, um die Voraussetzungen für eine erneute Schwangerschaft zu optimieren, da – wie bereits erwähnt – ca. 50 % der Patientinnen bei Diagnosestellung kinderlos sind.

Insgesamt lässt sich zur Fertilität nach EUG nur schwer eine Aussage treffen. So gibt es Ergebnisse aus einer Vielzahl von Studien unterschiedlicher Therapieverfahren. Entscheidend sind
- der Zustand der betroffenen und kontralateralen Tube,
- der Gesamtsitus (Adhäsionen, Endometriose, polyzystische Ovarien etc.) sowie
- die Qualität der Spermas des Partners (Wahrscheinlichkeit des Eintretens einer Schwangerschaft).

Nach Berücksichtigung all dieser Aspekte sollte mit der Patientin die **weitere Familienplanung** besprochen und evtl. alternative Konzeptionsmethoden (IVF, ICSI) diskutiert werden. Zur Überprüfung der Tubendurchgängigkeit kann eine **Hysterosalpingographie** oder neuerdings die **Kontrastmittelsonographie** mit Echovist (8.–10. Tag post menstruationem) durchgeführt werden (Sohn et al. 2001).

> Vor dem Anstreben einer erneuten Schwangerschaft sollten 2–3 Regelzyklen abgelaufen und kein EUG-Produkt sonographisch mehr nachzuweisen sein.

Beim Vergleich der (unterschiedlichen) Therapiemöglichkeiten bezüglich der späteren **Schwangerschaftsquote** findet man sowohl für die einzelnen medikamentösen Vorgehensweisen als auch für die organerhaltenden Operationsverfahren Angaben zwischen 60 und 75 %.

> **Cave**
> Abhängig vom Ausgangssitus ist mit einer Wahrscheinlichkeit von 10–15 % von einer Wiederholung der EUG auszugehen.

Einverständniserklärung zur MTX-Therapie

Von einer Extrauterinschwangerschaft spricht man, wenn die Entwicklung der Schwangerschaft außerhalb der Gebärmutterhöhle erfolgt, und zwar in der Mehrzahl der Fälle in einem der Eileiter. Da es in einer solchen Situation zu außerordentlich bedrohlichen inneren Blutungen kommen kann, wird man i. d. R. die im Eileiter oder anderswo in der Bauchhöhle gelegene Schwangerschaft durch einen operativen Eingriff entfernen, wobei es von den im Einzelfall gegebenen Umständen abhängen wird, ob z. B. der befallene Eileiter entfernt werden muss oder belassen werden kann.

Bei einer gewissen Zahl von Extrauteringraviditäten stellt die Operation nicht die beste Behandlungsmethode dar. Hierbei kommen die folgenden Situationen in Betracht:
- wenn starke Verwachsungen den Zugang zur Bauchhöhle erschweren oder risikoreich machen,
- wenn die Schwangerschaft in der Wand der Gebärmutter bzw. des Gebärmutterhalses gelegen ist und nur schwierig zu entfernen wäre oder
- wenn allgemeine gesundheitliche Probleme den Verzicht auf eine Operation und Narkose ratsam erscheinen lassen.

Wenn in einem solchen Fall keine Beschwerden und kein Hinweis auf innere Blutungen vorliegen, die Ausscheidung des Schwangerschaftshormons (HCG) unter einer gewissen Höhe liegt und die Schwangerschaft bei einer Ultraschalluntersuchung ein bestimmtes Maß nicht überschreitet, kann eine medikamentöse Behandlung mit dem Präparat Methotrexat in Betracht gezogen werden. Hierbei handelt es sich um ein bewährtes Präparat bei der Behandlung von gut- und bösartigen Tumoren, die aus dem Gewebe der Nachgeburt entstanden sind. Bisher kann dieses Präparat bei Extrauterinschwangerschaften nur beim Vorliegen der oben genannten Ausnahmesituationen verwendet werden.

Die Behandlung besteht in einer einmaligen intravenösen Gabe von 30 mg Methotrexat. Dies führt allmählich zum Absterben des Gewebes der Nachgeburt über einen Zeitraum von mehreren Wochen. Regelmäßige Kontrollen des HCG-Spiegels im Blut und Ultraschalluntersuchungen sind bis zum völligen Schwinden der Schwangerschaft erforderlich. Die Dauer der stationären Behandlung kann nicht genau vorausgesagt werden. Wenn die Behandlung nicht zum gewünschten Ergebnis führt oder es zu Blutungen kommen sollte, kann eine Operation notwendig werden, doch ist dies selten.

Nach der Verabreichung des Methotrexats kann es im Ausnahmefall für einige Tage zu Übelkeit, Erbrechen und einer Entzündung der Mundschleimhaut kommen.

Es gibt keinen Anhaltspunkt für die Befürchtung, dass die Eierstöcke im Hinblick auf eine spätere Schwangerschaft durch die Behandlung geschädigt werden könnten. Vor dem Anstreben einer erneuten Schwangerschaft soll mindestens ein halbes Jahr vergehen, um eventuellen Fehlbildungen vorzubeugen.

Mit meiner Unterschrift erkläre ich meine Zustimmung, eine Behandlung mit Methotrexat vornehmen zu lassen. Eine Kopie der Einverständniserklärung habe ich erhalten.

_____

Ort/Datum

_____

(Unterschrift Patientin)

_____

Ort/Datum

_____

(Unterschrift Arzt/Ärztin)

Anhang: Entwurf zur Aufklärung bei MTX-Therapie (▶ Abschn. 19.5.2.1 im Text)

Literatur

Beigi RH, Wang J, Nakamoto DA, Shah DM, Loret de Mola JR (2000) Interstitial pregnancy. Fertil Steril 73 (6): 1232–1233

Bontis J, Grimbizis G, Tarlatzis BC, Miliaras D, Bili H (1997) Intrafollicular ovarian pregnancy after ovulation induction/intrauterine insemination: pathophysiological aspects and diagnostic problems. Hum Reprod 12 (2): 376–378

Born HJ (1998) Dopplerdiagnostik der ektopen Schwangerschaft. Ein diagnostischer Zugewinn? Gebfra 58: 263–268

Bouyer J, Rachou E, Germain E, Fernandez H, Coste J, Pouly JL, Job-Spira N (2000) Risk factors for extrauterine pregnancy in women using an intrauterine device. Fertil Steril 74 (5): 899–908

Bremner T, Cela V, Luciano AA (2000) Surgical management of interstitial pregnancy. J Am Assoc Gynecol Laparosc 7 (3): 387–389

Brennan DF, Kwatra S, Kelly M, Dunn M (2000) Chronic ectopic pregnancy – two cases of acute rupture despite negative hCG. J Emerg Med 19 (3): 249–254

Cacciotore B, Korhonen J, Stenman UH, Ylostalo P (1995) Transvaginal sonography and serum HCG in monitoring of presumed ectopic pregnancies selected for expectant management. Ultrasound Obstet Gynec 5: 297

Einenkel J, Baier D, Horn LC, Alexander H (2000) Laparoscopic therapy of an intact primary ovarian pregnancy with ovarian hyperstimulation syndrome. Hum Repro 15 (9): 2007–2040

Gauwerky JFH (1999) Mikrochirurgische Tubenchirurgie. In: Gauwerky JFH (Hrsg) Rekonstruktive Tubenchirurgie. Heidelberg: Springer: 95–121

Gauwerky JFH, Oppelt P (1999) Die Behandlung der Extrauteringravidität. In: Gauwerky JFH (Hrsg) Rekonstruktive Tubenchirurgie. Heidelberg: Springer: 153–175

Gazvani MR, Baruah DN, Alfirevic Z, Emery SJ (1998) Mifepristone in combination with methotrexate for the medical treatment of tubal pregnancy: a randomized, controlled trial. Hum Reprod 13 (7): 1987–1990

Gherman RB, Stitely M, Larrimore C, Nevin K, Coppola A, Wiese D (2000) Low-dose methotrexate treatment for interstitial pregnancy. A case report. J Reprod Med 45 (2): 142–144

Ginath S, Malinger G, Golan A, Shahmurov M, Glezerman M. (2000) Successful laparoscopic treatment of a ruptured primary abdominal pregnancy. Fertil Steril 74 (3): 601–602

Goldberg JM, Widrich T (2000) Successful management of a viable cervical pregnancy by single-dose methotrexate. J Womens Health Gend Based Med 9 (1): 43–45

Graaf de Regnier (1672) De mulierum organis generationi inserventibus (Über die der Zeugung dienstbaren Organe der Frauen). Leiden

Gracia CR, Barnhart KT (2001) Diagnosing ectopic pregnancy: decision analysis comparing six strategies. Obstet Gynecol 97 (3): 464–70

Has R, Ermis H, Ibrahimoglu L, Yildirim A (2000) A 22-week cervical pregnancy. Gynecol Obstet Invest 50 (2): 139–141

Hönigl W, Reich O (1997) Vaginalsonographie bei ovarieller Gravidität. Ultraschall Med 18: 233–236

Hucke J (1997) Extrauteringravidität: Klinisches Bild, Diagnostik, Therapie und spätere Fertilität. Stuttgart: WVG

Isaacs JD, Cesare CD, Cowan BD (1996) Ectopic pregnancy following hysterectomy: an update for the 1990s. Obstet Gynecol 88: 732

Köster St, Volz J, Melchert F (2000) Laparoscopic treatment of ectopic pregnancy after total vaginal hysterectomy. Gynae Endos 9: 69–70

Korbel M, Danihel L, Vojtassak J, Sufliarsky J, Redecha M, Niznanska Z, Bohmer D, Repiska V, Ilavska I (2000) Fertility after chemotherapy of gestational trophoblastic disease. Ceska Gynekol 65 (3): 167–170

Korhonen J, Stenman UH, Ylöstalo P (1994) Serum human chorionic gonadotropin dynamics during spontaneous resolution of ectopic pregnancy. Fertil Steril 61 (4): 632–636

Lehner R, Kucera E, Jirecek S, Egarter C, Husslein P (2000) Ectopic pregnancy Arch Gynecol Obstet 263 (3): 87–92

Lipscomb GH, McCord ML, Stovall TG, Huff G, Portera SG, Ling FW (1999) Predictors of success of methotrexate treatment in women with tubal ectopic pregnancies. N Engl J Med 341 (26): 1974–1978

Ludwig M, Kaisi M, Bauer O, Diedrich K (1999) Case report: The forgotten child – a case of heterotopic, intra-abdominal and intrauterine pregnancy carried to term. Hum Repro 14 (5): 1372–1374

Lund J (1955) Early ectopic pregnancy. Comments on conservative treatment. J Obstet Gynecol Br Emp 62: 70–76

Mekki Y, Gilles JM, Mendez L, O'Sullivan MJ (1998) Abdominal pregnancy: to remove or not to remove the placenta. Prim Care Update Ob Gyns 5 (4): 192

Moon HS, Choi YJ, Park YH, Kim SG (2000) New simple endoscopic operations for interstitial pregnancies. Am J Obstet Gynecol 182 (1 Pt 1): 114–121

Oppelt P, Gauwerky JFH, Baumann R, Schäfer D (1996) Operative versus medikamentöse (MTX) Therapie der Extrauteringravidität. Obstet Gynecol 258: 202

Parry JS, Lea HC (1876) Extrauterine pregnancy. In: Grey J (ed): 169

Paul M, Schaff E, Nichols M (2000) The roles of clinical assessment, human chorionic gonadotropin assays, and ultrasonography in medical abortion practice. Am J Obstet Gynecol 183 (Suppl 2): S34–S43

Ruckhäberle E, Maurer S, Kolben M (2001) Therapie der intramuralen Gravidität mit Methorexat. Gebfra 61: 42–44

Shalev E, Peleg D, Tsabari A, Romano S, Bustan M (1995) Spontaneous resolution of ectopic tubal pregnancy: natural history. Fertil Steril 63: 15

Sohn C, Krapfel-Gast AS, Schiesser M (2001) Sonographie in Gynäkologie und Geburtshilfe. Stuttgart: Thieme: 190–191

Spiegelberg O (1878) Zur Kasuistik der Ovarialschwangerschaft. Arch Gynaekol 13: 73–79

Stangel JJ, Gomel V (1980) Techniques in conservative surgery for tubal gestation. Clin Obstet Gynecol 23 (4): 1221–1228

Stangel JJ, Reyniak JV, Stone MC (1976) Conversative surgical management of tubal pregnancy. Obstet Gynecol 48: 241–244

Stovall TG, Ling FW (1993) Single-dose methotrexate: an expanded clinical trial. Am J Obstet Gynecol 168: 1759–1765

Tait RL (1884a) Pathology and treatment of extrauterine pregnancy. Br Med J 2: 317–323

Tait RL (1884b) Five cases of extrauterine pregnancy operated upon at the time of rupture. Br Med J 1: 1884

Trio D, Lapanski H, Strobel N, Ghidini A, Picciolo C (1995) Prognostic factors for successful expectant management of ectopic pregnancy. Fertil Steril 63: 469

Ylostalo P, Cacciatore B, Sjoberg J, Kaariainen M, Tenhunen A, Stenman UH (1992) Expectant management of ectopic pregnancy. Obstet Gynecol 80 (3 Pt 1): 345–348

Yoon TK, Sung HR, Kang HG, Cha SH, Lee CN, Cha KY (1999) Laparoscopic tubal anastomosis: fertility outcome in 202 cases. Fertil Steril 72 (6): 1121–1126

Zhu L, Song H, Yang X, Xiang Y (1998) Pregnancy outcome of patients conceiving within one year after chemotherapy for gestational trophoblastic tumor: a clinical report of 22 cases. Chin Med J 11 (11): 1004–1006

Chronisches Unterbauchschmerzsyndrom

R. Gätje

20.1	Diagnostik – 304	20.3	Chronischer Unterbauchschmerz als psychosomatische Erkrankung – 307
20.1.1	Anamnese und klinische Untersuchungen – 304		
20.1.2	Laparoskopie – 304	20.4	Nicht gynäkologische Erkrankungen bei chronischen Unterbauchschmerzen – 307
20.2	Gynäkologische Erkrankungen und Operationen bei chronischen Unterbauchschmerzen – 305	20.4.1	Irritable-bowel-Syndrom – 307
20.2.1	Endometriose – 305	20.5	Therapie – 307
20.2.2	Adhäsionen – 305	20.5.1	LUNA (»Laparoscopic Uterine Nerve Ablation«) und präsakrale Neurektomie – 308
20.2.3	Varicosis pelvis – 306	20.5.2	Hysterektomie – 308
20.2.4	Andere gynäkologische Erkrankungen – 306		Literatur – 308
20.2.5	Chronische Entzündungen – 306		

Häufigkeit. Chronische Unterbauchschmerzen, auch »chronic pelvic pain syndrome« (CPPS), sind ein sehr häufig beobachtetes Krankheitsbild in der Gynäkologie. Epidemiologische Untersuchungen aus den USA zeigen, dass bis zu 15 % der Frauen zwischen 18 und 50 Jahren unter chronischen Unterbauchschmerzen leiden. Damit stellt das chronische Unterbauchschmerzsyndrom ein Problem dar, das sowohl erhebliche medizinische **Kosten** verursacht als auch die **Lebensqualität** der betroffenen Patientinnen deutlich einschränkt. 10 % der ambulanten Patientinnen suchen ihren Frauenarzt wegen Unterbauchschmerzen auf, etwa 20 % der Laparoskopien und 10 % der Hysterektomien in den USA werden aufgrund chronischer Unterbauchschmerzen durchgeführt (Mathias et al. 1996).

> **Definition**
>
> Das chronische Unterbauchschmerzsyndrom ist definiert als zyklusabhängiger oder zyklusunabhängiger Unterbauchschmerz, der länger als 6 Monate besteht.

Ursachen. Chronische Unterbauchschmerzen können durch eine **Vielzahl von organischen Erkrankungen**, insbesondere des gynäkologischen, aber auch des urologischen, chirurgischen, gastroenterologischen, orthopädischen und neurologischen Fachgebiets verursacht sein.

> **Ursachen chronischer Unterbauchschmerzen**
> - Gynäkologische Ursachen:
>   – Endometriose,
>   – Endosalpingiose,
>   – Adenomyosis uteri,
>   – Myome,
>   – Polypen,
>   – IUD,
>   – chronische Entzündungen,
>   – Adhäsionen,
>   – Adnextumor,
>   – Ovarian-remnant-Syndrom,
>   – Varicosis pelvis,
>   – Fehlbildungen des inneren Genitales,
>   – Zervikalstenosen,
>   – Retroversio uteri,
>   – Descensus,
>   – Neoplasie.
> - Gastroenterologische Ursachen:
>   – Obstipation,
>   – Irritable-bowel-Syndrom,
>   – M. Crohn, Colitis ulcerosa,
>   – Divertikulitis,
>   – Chronische Appendizitis,
>   – Hernien,
>   – Laktoseintoleranz,
>   – Porphyrie,
>   – Neoplasma.
> - Urologische Ursachen:
>   – Urethralsyndrom,
>   – Chronische Zystitis,
>   – Interstitielle Zystitis,
>   – Detrusorhyperaktivität,
>   – Steinleiden,
>   – Neoplasma.
> - Orthopädische und muskuläre Ursachen:
>   – Degenerative Wirbelsäulenerkrankungen
>   – Beinlängendifferenz,
>   – Skoliose,
>   – Osteoporose,
>   – Lumbalisation/Sakralisation,
>   – Fibromyalgie.

- Neurologische Ursachen:
  - Periphere Neuropathie,
  - Bandscheibenvorfall,
  - Neoplasma.
- Psychiatrische Ursachen:
  - Depression,
  - Psychosomatische Ursachen.

Neben den organischen Erkrankungen spielen **psychogene Faktoren** unbestritten als Ursache eine große Rolle. Daher dürfen Soma und Psyche in der Behandlung von Patientinnen mit chronischen Unterbauchschmerzen nicht getrennt voneinander betrachtet werden. Dem folgend wird ein **integriertes psychosomatisches Vorgehen**, das primär sowohl den Ausschluss bzw. den Nachweis spezieller organischer Erkrankungen als auch psychogene Faktoren berücksichtigt, gefordert (Bodden-Heidrich 2000).

Durch einen **multifaktoriellen Ansatz** wird der Behandlungserfolg gegenüber einem monokausalen Ansatz vergrößert. Es gibt in der Literatur zahlreiche Untersuchungen, die sich mit dem Problem des chronischen Unterbauchschmerzes beschäftigen. Der Mangel an randomisierten Untersuchungen erschwert aber bei vielen der potenziellen Ursachen und möglichen Behandlungsmethoden die Bewertung. Insbesondere, da das chronische Unterbauchschmerzsyndrom als Erkrankung mit Wechselwirkungen zwischen körperlichen Symptomen und Befunden sowie psychischen Faktoren verstanden werden muss, kann ohne kontrollierte, randomisierte, doppelblinde Untersuchungen der effektive Erfolg der Therapie eines somatischen Befundes nicht sicher beurteilt werden.

20.1 Diagnostik

20.1.1 Anamnese und klinische Untersuchungen

Anamnese. In der Regel führt die Patientin, die sich mit chronischen Unterbauchschmerzen vorstellt, ihre Beschwerden alleinig auf organische Ursachen zurück. Man sieht die Patientin erstmals entweder nach einer langen Krankengeschichte, wobei mehrere Ärzte aufgesucht worden sind, oder aufgrund eines akuten Ereignisses, das erstmalig das Aufsuchen eines Arztes erforderlich macht, weil der Zustand für die Patientin oder ihrem Partner unerträglich geworden ist. Im Falle einer konsiliarischen Vorstellung handelt es sich fast immer um eine Patientin, bei der mehrere somatische **Therapien** (medikamentös oder operativ) erfolglos durchgeführt worden sind. Die ausführliche Anamnese, die auch auf
- soziale,
- familiäre sowie
- berufliche Belange und
- das Sexualleben

eingeht, bildet die Basis der Diagnostik.

Parameter, die im Rahmen der Anamnese erfasst werden müssen
- Dauer,
- Charakter,
- Stärke,
- Lokalisation,
- Zyklusabhängigkeit der Schmerzen.

Gezielt sollten Miktions-, Defäkations- und Menstruationsbeschwerden erfragt werden. Die Verwendung einer **Schmerzskala** bzw. das Führen eines **Schmerztagebuchs** kann insbesondere zum Therapie-Monitoring hilfreich sein.

Untersuchungen. Welche Untersuchungen neben einer sorgfältigen allgemein körperlichen Untersuchung und der gynäkologischen Untersuchung – die insbesondere auf die Schmerzpunkte bzw. -zonen und mögliche Triggerpunkte eingeht – notwendig sind, ergibt sich durch die Verdachtsdiagnose.

Diagnostische Maßnahmen, die bei den meisten Patientinnen sinnvoll sind
- Ultraschalluntersuchung des kleinen Beckens,
- Schwangerschaftstest,
- Urinuntersuchung,
- Ausschluss von Infektionen, insbesondere von Chlamydien- und Mykoplasmeninfektionen,
- Bestimmung von Infektionsparametern, wie Leukozytenzahl, CRP und BSG.

Kann keine eindeutige somatische Ursache der Beschwerden festgestellt werden, erfordert die weitere Behandlung eine **enge interdisziplinäre Zusammenarbeit** mit frühzeitiger konsiliarischer Untersuchung der Patientin. Im angloamerikanischen Raum wird dies bereits teilweise in sog. »Pelvic-pain-Sprechstunden« umgesetzt.

20.1.2 Laparoskopie

Häufigkeit. Chronische Unterbauchschmerzen sind eine der häufigsten Indikationen für eine diagnostische Laparoskopie. Die Häufigkeit, mit der bei der Laparoskopie ein auffälliger Organbefund erhoben werden kann, schwankt in den unterschiedlichen Untersuchungen zwischen 8 und 97 % (Tabelle 20.1). Entsprechend wird die Bedeutung der Laparoskopie für die Abklärung der Ursachen chronischer Unterbauchschmerzen in der Literatur sehr unterschiedlich bewertet. Zum einen wird die Routinelaparoskopie bei chronischen Unterbauchschmerzen abgelehnt, zum anderen wird gefordert, psychosomatische Ursachen erst nach Ausschluss organischer Ursachen durch eine Laparoskopie in Betracht zu ziehen.

> Die Indikationsstellung zur Laparoskopie, die als operativer Eingriff ein wenn auch kleines Risiko mit sich bringt, sollte erst nach interdisziplinärer Evaluation und Erstellung einer Verdachtsdiagnose erfolgen.

Tabelle 20.1. Beispiele für laparoskopische Befunde bei Patientinnen mit CPPS

Arbeitsgruppe	Patientenzahl	Auffälliger Befunde [%]
Kontoravdis et al. 1996	1629	76
Newham et al. 1996	136	70
Porpora u. Gomal 1997	128	97

> **Cave**
>
> Ein negativer laparoskopischer Befund schließt eine somatische Ursache des chronischen Unterbauchschmerzes nicht zwingend aus, da nicht alle organischen Ursachen durch eine Laparoskopie erkennbar sind. Auf der anderen Seite darf aber auch nicht jeder pathologische Befund als ursächlich oder ausschließlich kausal für die Beschwerdesymptomatik der Patientin angesehen werden.

20.2 Gynäkologische Erkrankungen und Operationen bei chronischen Unterbauchschmerzen

20.2.1 Endometriose

Die Endometriose (▶ Kap. 17) wird mit 30–50 %, neben den Adhäsionen, am häufigsten bei Patientinnen mit chronischen Unterbauchschmerzen durch eine Laparoskopie diagnostiziert. Die **Inzidenz der Endometriose** in der weiblichen Bevölkerung wird auf 6–15 % geschätzt aufgrund von Untersuchungen an Patientinnen, bei denen eine Laparoskopie zur Tubensterilisation oder ein abdomineller chirurgischer Eingriff bei nicht gynäkologischen Erkrankungen durchgeführt wurde.

> Das typische klinische Bild der Endometriose ist geprägt durch die Symptomtrias
> - sekundäre Dysmenorrhö,
> - zyklische Unterbauchschmerzen und
> - Dyspareunie.

Unterbauchschmerzen sind bei bis zu 50 % und Dysmenorrhö bei bis zu 91 % der Endometriosepatientinnen vorhanden. Die **Symptomatik der Endometriose** wird neben den zyklischen hormonell regulierten Veränderungen, die das Endometriosegewebe ähnlich wie das eutope Endometrium durchläuft, durch
- die Lokalisation der Läsionen,
- den Typ der Läsionen,
- die Invasionstiefe und
- sekundäre Veränderungen durch die Endometriose (z. B. Adhäsionen)

bestimmt. Es wird aber keine Korrelation zwischen Häufigkeit und Stärke der Schmerzen und dem Erkrankungsstadium gefunden (Vercellini et al. 1996). Bei Patientinnen, bei denen zur Tubensterilisation oder zur Abklärung einer Infertilität eine Laparoskopie durchgeführt wurde, zeigte sich keine Assoziation zwischen Dysmenorrhö und dem Nachweis von Endometrioseläsionen.

Die **Auffassung der Endometriose als Erkrankung** erfährt in den letzten Jahren einen Wechsel. Das alleinige Auftreten von Endometrioseherden wird nicht mehr als ausreichend angesehen, um von einer Erkrankung zu sprechen. Klinische Beobachtungen zeigen, dass eine gering ausgeprägte Endometriose häufig auch als Zufallsbefund bei symptomlosen Patientinnen gefunden wird. Tierexperimentelle Untersuchungen bei Rhesusaffen charakterisieren die **Endometriose als dynamische Erkrankung**, bei der sich ein großer Teil der Läsionen spontan zurückbildet. Der Nachweis einer gering ausgeprägten Endometriose stellt also eine Momentaufnahme dar und hat an sich noch keinen Krankheitswert.

> **Definition**
>
> Die Endometrioseerkrankung definiert sich demzufolge aus der Kombination des Nachweises von Endometrioseherden und einer dadurch verursachten klinischen Symptomatik (Schmerzen, Sterilität, Adhäsionen). Daraus leitet sich aber auch ab, dass der Nachweis einer minimalen oder milden Endometriose bei einer Laparoskopie zur Abklärung eines CPPS nicht zwangsläufig in allen Fällen kausal für die Beschwerden der Patientin verantwortlich ist.

Trotz zahlreicher Untersuchungen ist die **Pathogenese der Schmerzen durch die Endometriose** nicht vollständig geklärt, unstrittig ist aber die Beteiligung mehrerer Faktoren an der Schmerzentstehung bei Endometriosepatientinnen. So werden
- Adhäsionen,
- Narbenbildung,
- Kapselspannung,
- Entzündungsreaktionen,
- Prostaglandinproduktion und
- Irritation von Nervenfasern durch Endometrioseläsionen

als Ursachen in der Schmerzentstehung vermutet.

Wird die Endometriose als Ursache von chronischen Unterbauchschmerzen angesprochen, so kann durch entsprechende **hormonelle und/oder operative Therapien** bei bis zu 90 % der Patientinnen eine Besserung der Beschwerden erreicht werden.

20.2.2 Adhäsionen

Ursachen. Verwachsungen können durch verschiedene Ursachen – wie Adnexitis, Appendizitis, Endometriose oder auch Operationen – bedingt sein und u. a. Schmerzen und Sterilität verursachen. Die Rolle von Adhäsionen als Ursache von chronischen Unterbauchschmerzen ist aber nicht unumstritten, da Verwachsungen auch sehr häufig bei beschwerdefreien Patientinnen gefunden werden.

Häufigkeit. In der Literatur wird die Prävalenz von Adhäsionen bei Patientinnen ohne Unterbauchschmerzen mit ungefähr 14 % angegeben. Die Häufigkeit von Verwachsungen bei Patientinnen mit chronischen Unterbauchschmerzen schwankt zwischen 23 und 93 %.

Die Lokalisation der Adhäsionen korreliert mit der Lokalisation des Schmerzes. Aufgrund der hohen Rate an Bildung erneuter Verwachsungen nach Adhäsiolyse, die sich auch durch die verschiedenen prophylaktischen Maßnahmen nur unzureichend beeinflussen lässt, wird der **Sinn einer Adhäsiolyse** kontrovers diskutiert.

Adhäsiolyse. Die Erfolgsrate der Adhäsiolyse (definiert als Besserung der Schmerzsymptomatik) liegt nach verschiedenen, allerdings nicht randomisierten Untersuchungen ohne Kontrollkollektive zwischen 37 und 88 % (Nezhat et al. 2000). In einer randomisierten Studie zeigte sich aber, dass Patientinnen 9–12 Monate nach einer Adhäsiolyse keinen signifikanten Unterschied – bezogen auf den Unterbauchschmerz – verglichen mit der Kontrollgruppe, die keine Adhäsiolyse erhalten hatte, aufwiesen (Swank et al. 2003). Lediglich die Untergruppe von Patientinnen mit schweren vaskularisierten Adhäsionen des Darmes hatte nach der Adhäsiolyse weniger Unterbauchschmerzen als die Frauen der Kontrollgruppe. Die beste Aussicht auf Beschwerdefreiheit scheinen Patientinnen zu haben, bei denen eine komplette (69,3 %) oder zumindest partielle (57,5 %) Adhäsiolyse gelingt (Wolter u. Riedel 2000). In dieser retrospektiven Analyse konnte die Verbesserung der Symptomatik auch nach einem Jahr dokumentiert werden.

Zusammenfassend kann festgehalten werden, dass aus der Tatsache, dass nicht alle Adhäsionen zu Unterbauchschmerzen führen, nicht der Schluss gezogen werden sollte, dass Unterbauchschmerzen nicht durch Adhäsionen bedingt sein können. Insofern ist eine laparoskopische Adhäsiolyse bei Vorliegen von chronischen Unterbauchschmerzen indiziert, wenn ein Zusammenhang zwischen Schmerz und Adhäsionen angenommen wird.

20.2.3 Varicosis pelvis

Die Varicosis pelvis ist ein Befund, der sehr häufig bei der Transvaginalsonographie gesehen wird. Obwohl es in der Literatur keine Daten über die Häufigkeit der Varicosis pelvis in der Normalbevölkerung oder bei Patientinnen mit chronischen Unterbauchschmerzen gibt, ist es akzeptiert, dass die Varicosis pelvis und venöse Stauungen im Bereich des kleinen Beckens chronische Unterbauchschmerzen, Dyspareunie und Dysmenorrhö verursachen können. Taylor beschrieb 1949 erstmalig das **Pelvic-congestion-Syndrom** als organisches Korrelat des chronischen Unterbauchschmerzes, ausgelöst durch emotionale Spannungen. In der heutigen Zeit wird das Pelvic-congestion-Syndrom als venöse Insuffizienz oder venöse Stauung organischer Natur verstanden.

Bei Patientinnen mit chronischen Unterbauchschmerzen und Pelvic-congestion-Syndrom soll das Beschwerdebild durch **Embolisation oder Ligatur** der entsprechenden venösen Gefäße bei der überwiegenden Anzahl der Patientinnen verbessert werden (Venbrux u. Lambert 1999). Die Fallzahlen in diesen Studien sind allerdings sehr gering, und das Fehlen von Kontrollgruppen erschwert die Bewertung der Daten. Des Weiteren werden

– Gestagene,
– Danazol,
– GnRH-Analoga und
– orale Kontrazeptiva

zur Behandlung des Pelvic-congestion-Syndroms verwandt. Auch durch eine **Hysterektomie** soll das Syndrom positiv beeinflusst werden.

20.2.4 Andere gynäkologische Erkrankungen

Entwicklungsanomalien des Müller-Gangsystems oder **Stenosen** im Bereich der Zervix können durch Behinderung des Abflusses des Menstruationsblutes zu rezidivierenden Unterbauchschmerzen führen. Die Anamnese und gynäkologische Untersuchung führt bei diesen Patientinnen i. d. R. rasch zur richtigen Diagnose.

Myome, insbesondere submukös und intramural gelegene, können eine Dysmenorrhö verursachen, bei einem großen Uterus myomatosus kann dieser durch Beeinträchtigung der Nachbarorgane Beschwerden verursachen. Etwa 30 % der Patientinnen mit Uterus myomatosus klagen über Schmerzen.

Umstritten dagegen ist die **Rolle der Retroflexio uteri** als Ursache chronischer Unterbauchschmerzen. Die Retroflexio uteri ist i. d. R. als bedeutungslose Normvariante anzusehen. Nur in Einzelfällen sollte sie für chronische Unterbauchschmerzen, Dysmenorrhö und Dyspareunie verantwortlich gemacht werden. Insbesondere, wenn der Uterus durch Verwachsungen in der retroflektierten Lage fixiert ist, erscheint die Retroflexio als Ursache der Beschwerden plausibel. Trotz der umstrittenen Rolle dieser Lageveränderung gibt es in der Literatur einige aktuelle Veröffentlichungen zur laparoskopischen Antefixation des Uterus bei Patientinnen mit chronischen Unterbauchschmerzen mit Fallzahlen von 30–75 Patientinnen. Hohe Erfolgsraten von bis zu 84 % werden berichtet, allerdings erschwert das Fehlen von Kontrollgruppen auch hier die Bewertung der Daten (Carter 1999; Batioglu u. Zeyneloglu 2000; Gargiulo et al. 2000).

Unter dem **Ovarian-remnant-Syndrom** werden kontinuierliche oder auch zyklische Unterbauchschmerzen verstanden, die durch verbliebene Reste des Ovars nach inkompletter Ovarektomie verursacht werden. Vom Ovarian-remnant-Syndrom ist das **Residual-ovary-Syndrom** abzugrenzen, bei dem es nach Entfernung des Uterus ohne Adnexektomie zur Entwicklung von Unterbauchschmerzen und/oder Dyspareunie kommt, die sich auf die Ovarien zurückführen lassen. Es wird davon ausgegangen, dass Verwachsungen, die das Ovar in seinen zyklischen Veränderungen – wie Follikelwachstum, Ovulation etc. – behindern, wesentlich bei der Entwicklung der Beschwerden sind. Die Häufigkeit dieses Syndroms ist nicht genau bekannt, in der Literatur gibt es aber einige Fallsammlungen, in denen das Ovarian-remnant-Syndrom durch chirurgische Entfernung der verbliebenen ovariellen Reste oder durch konservative Suppression der ovariellen Funktion erfolgreich behandelt wurde.

20.2.5 Chronische Entzündungen

Die diagnostische Laparoskopie bei Patientinnen mit chronischen Unterbauchschmerzen zeigt in etwa 7 % der Fälle chronisch-entzündliche Prozesse im kleinen Becken. Es wird geschätzt, dass bis zu 30 % der Patientinnen **nach einer akuten Adnexitis** chronische Unterbauchschmerzen, Verwachsungen oder chronisch-rezidivierende Adnexitiden entwickeln. Wird ein chronisch-entzündlicher Prozess im kleinen Becken als

Ursache der Schmerzen vermutet, sollte diese Verdachtsdiagnose frühzeitig durch eine **Laparoskopie** abgeklärt und medikamentös behandelt werden.

20.3 Chronischer Unterbauchschmerz als psychosomatische Erkrankung

Das chronische Unterbauchschmerzsyndrom kann als psychosomatische Erkrankung verstanden werden, wobei es sich bei den Wechselwirkungen zwischen psychischen und somatischen Faktoren um ein **multifaktorielles Geschehen** handelt. Die Schmerzwahrnehmung der einzelnen Patientin wird nicht nur durch die somatischen Faktoren und Reize der Schmerzrezeptoren, sondern auch durch **psychologische Faktoren** – wie Erwartungen, Ängste und Erfahrungen im Umgang mit Schmerz – bestimmt.

Durch die Verbindung einer multidisziplinären individualisierten somatischen Untersuchung mit der psychosomatisch orientierten Sicht der chronischen Unterbauchschmerzen kann den Patientinnen ein **differenziertes Therapiekonzept** angeboten werden. Zahlreiche Untersuchungen zeigen gehäuft psychopathologische Auffälligkeiten bei Patientinnen mit chronischen Unterbauchschmerzen. Sie sind häufiger von **Depressionen, Neurosen und Angststörungen** betroffen als Kontrollkollektive (Bodden-Heidrich et al. 1999).

Wird bei Patientinnen eine **Depressivität** erkannt, stellt sich die Frage nach Ursache und Wirkung. Im Sinne der reaktiven Depression und der somatogenen Depression kann die Depression durch die somatische Erkrankung der Patientin verursacht sein. Andererseits kann das chronische Unterbauchschmerzsyndrom das **Korrelat einer »verleugneten« Depression ohne Organbefund** sein. Depression im Zusammenhang mit dem chronischen Unterbauchschmerzsyndrom erfordert eine interdisziplinäre und auch eine psychotherapeutische Behandlung. Eine antidepressive Therapie wird bei Patientinnen mit chronischen Unterbauchschmerzen und depressiven Symptomen empfohlen. Das Vorliegen einer endogenen Depression sollte stets ausgeschlossen werden.

Seit den 1980er-Jahren werden Erfahrungen mit **sexuellem Missbrauch** in Zusammenhang mit chronischen Schmerzen und insbesondere auch mit dem chronischen Unterbauchschmerzsyndrom gebracht. Bis zu 40 % der Patientinnen mit chronischen Unterbauchschmerzen sollen Missbrauchserfahrungen haben.

> Wichtig ist, sowohl die somatischen als auch die psychischen Komponenten des chronischen Unterbauchschmerzes zu beachten, da eine einseitige Fixierung auf psychische Ursachen bei der Patientin Angst und Abwehr verursachen kann.

20.4 Nicht gynäkologische Erkrankungen bei chronischen Unterbauchschmerzen

Aufgrund der Innervation können eine **Vielzahl von Erkrankungen** durch Schmerzen im kleinen Becken in Erscheinung treten. So wird geschätzt, dass bei über der Hälfte der Patientinnen, die sich ihrem Frauenarzt wegen chronischer Unterbauchschmerzen vorstellen, diese **gastrointestinale Ursachen** haben. Daher sollten in der Behandlung des chronischen Unterbauchschmerzes sowohl die häufigsten nicht gynäkologischen differenzialdiagnostischen Ursachen chronischer Unterbauchschmerzen bedacht als auch eine enge interdisziplinäre Zusammenarbeit angestrebt werden.

20.4.1 Irritable-bowel-Syndrom

Schätzungen gehen davon aus, dass bis zur Hälfte der Patientinnen mit chronischen Unterbauchschmerzen unter dem Irritable-bowel-Syndrom leiden. Das Irritable-bowel-Syndrom ist durch folgende **klinische Symptome** gekennzeichnet:
- **krampfartige Schmerzen**, die sich auch als Unterbauchschmerzen präsentieren können,
- **veränderte Stuhlfrequenz und -qualität**,
- **wechselndes Stuhlverhalten**,
- Blähungen,
- **Völlegefühl**,
- rektales **Völlegefühl** und
- **Gefühl der inkompletten Entleerung** nach Defäkation.

Die Beschwerden des Irritable-bowel-Syndroms können **zyklusabhängig** sein und sich zum Zeitpunkt der Menstruation verstärken. Dies kann dann fälschlicherweise eine gynäkologische Erkrankung vermuten lassen. Patientinnen mit Irritable-bowel-Syndrom zeigen ähnliche **psychische Auffälligkeiten**, wie sie bei Patientinnen mit chronischen Unterbauchschmerzen bereits oben beschrieben wurden (Walker et al. 1996). Entzündliche Darmerkrankungen, wie der M. Crohn und die Colitis ulcerosa sowie die Divertikulitis, mit organischen Veränderungen sind von dem psychosomatischen Irritable-bowel-Syndrom abzugrenzen.

20.5 Therapie

Wenn möglich, sollte sich die Therapie des chronischen Unterbauchschmerzes auf die vermutete Ursache ausrichten. Das American College of Obstetricians and Gynecologists hat **Richtlinien zur Therapie** des chronischen Unterbauchschmerzes erarbeitet, die den aufgezeigten multifaktoriellen Charakter herausstellen (ACOG technical bulletin 1996). Dementsprechend ist die **Kombination mehrerer Therapieansätze** häufig sinnvoll.

Die **medikamentöse Schmerztherapie** ist bei denjenigen Patientinnen mit chronischen Unterbauchschmerzen sinnvoll, bei denen **keine kausale Therapie möglich** oder eine solche nicht ausreichend wirksam ist. In der medikamentösen Schmerztherapie der chronischen Unterbauchschmerzen gelten die gleichen Prinzipien und die gleichen Therapiestufenschemata wie bei der Schmerztherapie anderer Erkrankungen. Die Schmerzmedikation **sollte kontinuierlich und nach Bedarf** durchgeführt werden.

Bei zyklusabhängigen Beschwerden kann die Behandlung mit **oralen Kontrazeptiva** oder die **Induktion einer medikamentösen Amenorrhö** (durch Gestagentherapie, kontinuierliche Gabe einer Östrogen-Gestagen-Kombination, gestagenhaltiges IUD) sinnvoll sein (Scialli 1999).

Auf die **Bedeutung einer antidepressiven Therapie** wurde bereits hingewiesen.

Die **Kombination** von medikamentöser oder auch chirurgischer Behandlung des chronischen Unterbauchschmerzsyndroms mit Psychotherapie, Erlernen von Entspannungstechniken oder der Anwendung physikalischer Maßnahmen kann den Therapieerfolg auch bei nachgewiesenen organischen Veränderungen verbessern. Die Applikation von Wärme oder Kälte und die Elektrostimulation werden als weitere mögliche Therapieoptionen genannt.

20.5.1 LUNA (»Laparoscopic Uterine Nerve Ablation«) und präsakrale Neurektomie

Die **sensorische Innervation der Organe des kleinen Beckens** wird nur über das autonome Nervensystem gestellt und leitet sich aus der embryologischen Entwicklung ab. Uterus, Vagina und Tuben als Abkömmlinge der Müller-Gänge werden durch Fasern des **Sympathikus** aus den **Segmenten Th10–L1** und **parasympathische Fasern** der Segmente S2–S4 jeweils über den inferioren und superioren hypogastrischen Plexus versorgt. Die Impulse aus dem Uterus werden über die Ligg. sacrouterinae in den hypogastrischen Plexus abgeleitet. Der superiore hypogastrische Plexus auf Höhe der Aortenbifurkation wird auch als **präsakraler Nerv** bezeichnet, obwohl die autonomen Nervenfasern nur bei etwa ¼ der Menschen einen distinkten Nerv formieren. Dagegen werden die Ovarien sowie die distalen Anteile der Tuben durch sympatische Fasern des Plexus mesentericus inferior aus den Etagen Th9 und Th10 versorgt.

Die präsakrale Neurektomie mit Resektion oder Ablation des superioren hypogastrischen Plexus ist eine umstrittene Methode zur Behandlung von medikamentös nicht therapierbaren Unterbauchschmerzen oder einer Dysmenorrhö. Die veröffentlichten randomisierten Untersuchungen können die Wirksamkeit der präsakralen Neurektomie nicht belegen. So konnten Candiani et al. (1992) bei 71 Endometriosepatientinnen keinen Unterschied bezüglich Reduktion von Dysmenorrhö, Dyspareunie und Unterbauchschmerzen zwischen der Gruppe, die eine konservative operative Behandlung erhielt, und der Gruppe, bei der zusätzlich eine präsakrale Neurektomie durchgeführt wurde, feststellen. Eine Metaanalyse von Wilson et al. (2000) ergab, dass die präsakrale Neurektomie oder LUNA keinen sicheren Effekt auf die Verminderung einer Dysmenorrhö, unabhängig von der Ursache, haben. Bei 141 Endometriosepatientinnen wurde allerdings in einer randomisierten Studie durch präsakrale Neurektomie eine signifikante Verbesserung der Dysmennorhö gefunden.

Durch **Resektion oder Ablation der Ligg. sacrouterinae** an ihrem Ansatz an der Cervix uteri werden bei der LUNA (»laparoscopic uterine nerve ablation«) die sympathischen Fasern des superioren hypogastrischen Plexus und parasympathischen Fasern aus S2–S4 unterbrochen. Bei Patientinnen mit schwerer Dysmenorrhö und zentralem Unterbauchschmerz soll durch diese partielle Ausschaltung der afferenten Fasern des Uterus die Schmerzsymptomatik verbessert werden.

> Es gibt nur wenig Daten aus randomisierten Studien zur Beurteilung der berichteten Erfolgsraten von bis zu 86 %. Dagegen sind die präsakrale Neurektomie und LUNA durch zahlreiche mögliche Komplikationen – wie Blutungen, Obstipation, Harnblasenentleerungsstörungen, chylushaltiger Aszites oder auch Uterusprolaps – belastet. Die präsakrale Neurektomie und LUNA sollten daher nur in spezialisierten Zentren und nach sorgfältiger Indikationsstellung durchgeführt werden.

20.5.2 Hysterektomie

In den USA werden 10 % der Hysterektomien aufgrund von chronischen Unterbauchschmerzen durchgeführt.

> **Empfehlung**
>
> Die Indikationsstellung zur Hysterektomie bei chronischen Unterbauchschmerzen sollte nach den Richtlinien des American College of Obstetricians and Gynecologists erst nach Ausschluss nicht uteriner somatischer Ursachen und Ausschöpfen der konservativen Therapieoptionen, wie Ovulationshemmer oder induzierte Amenorrhö, bei starker Beeinträchtigung der Patientin durch die chronischen Unterbauchschmerzen und insbesondere nach Abklärung psychosomatischer Faktoren erwogen werden (ACOG criteria set 1998). Die Patientin sollte, auch aus forensischen Gründen, darauf hingewiesen werden, dass chronische Unterbauchschmerzen ein multifaktorielles Krankheitsbild darstellen und dass die Beschwerden nicht in jedem Fall durch die Hysterektomie beseitigt oder gebessert werden können.

In einer Untersuchung an Patientinnen, bei denen Unterbauchschmerzen die alleinige oder die überwiegende Indikation zur Hysterektomie bildeten, waren bei 96 % nach einem Jahr oder länger die Unterbauchschmerzen (Tay u. Bromwich 1998) gebessert. Die Hysterektomie kann einerseits bei organischer (uteriner) Ursache der chronischen Unterbauchschmerzen, z. B. durch Bildung von postoperativen Adhäsionen oder Narben, den chronischen Unterbauchschmerz weiter unterhalten, andererseits symbolisiert der Uterus für viele Frauen ihre Weiblichkeit und ist fester Bestandteil der körperlichen Integrität. Daher kann der Verlust des Uterus psychologische Probleme aufwerfen.

Literatur

ACOG criteria set (1998) Hysterectomy, abdominal or vaginal for chronic pelvic pain. Int J Gynecol Obstet 60: 316–317

ACOG technical bulletin (1996) Chronic pelvic pain. Int J Gynecol Obstet 54: 59–68

Batioglu S, Zeyneloglu HB (2000) Laparoscopic plication and suspension of the round ligament for chronic pelvic pain and dyspareunia. J Am Assoc Gynecol Laparosc 7: 547–551

Bodden-Heidrich R (2000) Chronisches Unterbauchschmerzsyndrom. In: Neises M, Ditz S (Hrsg) Psychosomatische Grundversorgung in der Frauenheilkunde. Stuttgart: Thieme: 55–65

Bodden-Heidrich R, Kuppers V, Beckmann MW, Rechenberger I, Bender HG (1999) Chronic pelvic pain syndrome (CPPS) and chronic vulvar pain syndrome (CVPS): evaluation of psychosomatic aspects. J Psychosom Obstet Gynaecol 20: 145–151

Literatur

Candiani GB, Fedele L, Vercellini P, Bianchi S, Di Nola G (1992) Presacral neurectomy for the treatment of pelvic pain associated with endometriosis: a controlled study. Am J Obstet Gynecol 167: 100–103

Carter JE (1999) Carter-Thomason uterine suspension and positioning by ligament investment, fixation and truncation. J Reprod Med 44:417–422

GargiuloT, Leo L, Gomel V (2000) Laparscopic uterine suspension using three-stitch technique. J Am Assoc Gynecol Laparosc 7: 233–236

Gunter J (2003) Chronic pelvic pain: an integrated approach to diagnosis and treatment. Obstet Gynecol Surv 58 (9): 615–623

Howard FM (2003) Chronic pelvic pain. Obstet Gynecol 101: 594–611

Kontoravdis A, Chryssikopoulos A, Hassiakos D, Liapis A, Zourlas PA (1996) The diagnostic value of laparoscopy in 2365 women with acute and chronic pelvic pain. Int J Gynaecol Obstet 52: 243–248

Mathias SD, Kuppermann M, Liberman RF, Lipschutz RC, Steege JF (1996) Chronic pelvic pain: prevalence, health-related quality of life, and economic correlates. Obstet Gynecol 87: 321–327

Newham AP, van der Spuy ZM, Nugent F (1996) Laparoscopic findings in women with chronic pelvic pain. S Afr Med J 86: 1200–1203

Nezhat FR, Crystal RA, Nezhat CH, Nezhat CR (2000) Laparoscopic adhesiolysis and relief of chronic pelvic pain. JSLS 4: 281–285

Porpora MG, Gomel V (1997) The role of laparoscopy in the management of pelvic pain in women of reproductive age. Fertil Steril 68: 765–779

Richter HE, Holley RL, Chandraiah S, Varner RE (1998) Laparoscopic and psychologic evaluation of women with chronic pelvic pain. Int J Psychiat Med 28: 243–253

Scialli AR (1999) Evaluating chronic pelvic pain. A consensus recommendation. J Reprod Med 44: 945–952

Swank DJ, Swank-Bordewijk SCG, Hop WCJ et al. (2003) Laparoscopic adhesiolysis in patients with chronic abdominal pain a blinded, randomized, controlled multicenter trial. Lancet 361: 1247–1251

Tay SK, Bromwich N (1998) Outcome of hysterectomy for pelvic pain in premenopausal women. Aust N Z J Obstet Genaecol 38: 72–76

Taylor HC (1949) Vascular congestion and hyerpemia. Physiologic basis and history of concept. Am J Obstet Gynecol 57: 211–230

Venbrux AC, Lambert DL (1999) Embolization of the ovarian veins as a treatment for patients with chronic pelvic pain caused by venous incompetence (pelvic congestion syndrome). Curr Opin Obstet Gynecol 11: 395–399

Vercellini P, Cortesi I, Trespidi L, Parazzini F, De Giorgi O, Crosognani PG (1996) Endometriosis and pelvic pain: relation to disease stage and localization. Fertil Steril 65: 299–304

Walker EA, Gelfand AN, Gelfand MD, Green C, Katon WJ (1996) Chronic pelvic pain and gynecological symptoms in women with irritable bowel syndrome. J Psychosom Obstet Gynaecol 17: 39–46

Wilson ML, Farquhar CM, Sinclair OJ, Johnson NP (2000) Surgical interruption of pelvic nerve pathways for primary and secondary dysmenorrhöa. Cochrane Database Syst Rev: CD 001896

Wolter P, Riedel HH (2000) Eine retrospektive Studie zur Bedeutung der pelviskopischen Adhäsiolyse für die Behandlung chronischer Unterbauchbeschwerden (Januar 1996–Dezember 1997) 122: 368–373

Zullo F, Palomba S, Zupi E et al. (2003) Effectiveness of presacral neurectomy in women with severe dysmenorrhea caused by endometriosis who were treated with laparoscopic conservative surgery: a 1-year prospective, randomized, double-blind, controlled trial. Am J Obstet Gynecol 189: 5–10

Tumoren der Genitalorgane

21 Vulva – 313
S. D. Costa

22 Vagina – 323
S. D. Costa

23 Cervix uteri – 329
G. Oettling und R. Kreienberg

24 Corpus uteri – 355
V. Hanf und R. Kreienberg

25 Sarkome – 391
W. Eiermann und O. Gaß

26 Adnexe – 405
J. Schwarz, S. Mahner und F. Jänicke

27 Gestationsbedingte Trophoblasterkrankungen (Blasenmole und Chorionkarzinom) – 437
S. D. Costa

28 Malignome in der Schwangerschaft – 447
A. Scharl, A. Ahr und U.-J. Göhring

VI

Vulva

S. D. Costa

21.1 Einleitung: Dysplasiesprechstunde – 313

21.2 Prämaligne Erkrankungen der Vulva – 313
21.2.1 Plattenepithelhyperplasie (hyperplastische Dystrophie) – 314
21.2.2 Lichen sclerosus (atrophische Dystrophien) – 314
21.2.3 Gemischte Vulvadystrophien – 315
21.2.4 Vulväre intraepitheliale Neoplasien (VIN) – 315

21.3 Vulvakarzinom – 317
21.3.1 Epidemiologie – 317
21.3.2 Ätiologie – 317
21.3.3 Pathologie, Staging, Tumorausbreitung – 317
21.3.4 Diagnose – 318
21.3.5 Therapie – 319

21.4 Nachsorge – 320

21.5 Behandlung des Rezidivs – 321

21.6 Prognose – 321

Literatur – 321

21.1 Einleitung: Dysplasiesprechstunde

Vorteile der Dysplasiesprechstunde. Während entzündliche Veränderungen an der Vulva und der umgebenden Hautareale häufige Gründe für das Aufsuchen eines Gynäkologen darstellen, sind prämaligne und maligne Vulvaerkrankungen sehr selten. Da sowohl die prämalignen als auch die malignen Vulvaerkrankungen im Frühstadium generell als heilbar gelten, ist aber die Erfahrung bei Diagnose und Therapie dieser Erkrankungen von eminenter Bedeutung. Erfahrung mit einer seltenen Erkrankung kann jedoch nur dann gesammelt werden, wenn es gelingt, möglichst viele Patientinnen zu untersuchen. Dies ist nur dann möglich, wenn man spezielle Sprechstunden in großen gynäkologisch-onkologischen Zentren einrichtet, die von Spezialisten geführt werden und als Referenz für Niedergelassene dienen. Hier sollten außer der persönlichen Expertise auch alle Möglichkeiten der nichtinvasiven und invasiven Diagnostik vorhanden und außerdem eine enge interdisziplinäre Zusammenarbeit mit spezialisierten Pathologen und Dermatologen gewährleistet sein. Es werden nicht nur Primärdiagnosen gestellt, sondern die Patientinnen auch im Verlauf beobachtet, damit innovative Therapieansätze überprüft werden können.

Für die **Planung der Therapie** ist die Sexualanamnese von zentraler Bedeutung, da fast alle Maßnahmen Einfluss auf die Sexualität der Frau haben. Insbesondere ist darauf zu achten, auch bei älteren Patientinnen die Sexualanamnese zu erheben, da vulväre intraepitheliale Neoplasien (VIN) und v. a. Vulvakarzinome erst im höheren Alter auftreten. Die operative Therapie steht bei den meisten Dysplasien und beim Vulvakarzinom im Vordergrund. Die früher geübte Zurückhaltung bezüglich der operativen Radikalität im Senium wird zunehmend verlassen, da angesichts der verbesserten Anästhesiemethoden und der gestiegenen Lebenserwartung kurative Ansätze auch im hohen Alter möglich und anzustreben sind.

21.2 Prämaligne Erkrankungen der Vulva

Die **Nomenklatur der Vulvapräkanzerosen** ist erst in den letzten Jahren vereinheitlicht worden. Dies ist der Grund für das Fehlen epidemiologischer Daten über Inzidenz und Prävalenz echter Präkanzerosen.

> Der Altersgipfel der Präkanzerosen liegt zwischen 48 und 51 Jahren, während das Vulvakarzinom ein Altersmaximum ca. 10–12 Jahre später aufweist. Dies spricht für eine Latenzphase bis zur Entstehung eines invasiven Karzinoms aus einer präinvasiven Läsion.

Man spricht von einer prämalignen Läsion nur dann, wenn Zellatypien vorhanden sind. Je nach Entartungsrisiko unterscheidet man Dystrophien (Atypien selten vorhanden, Entartungsrate niedrig) und vulväre intraepitheliale Neoplasien (VIN: Dysplasien mit Zellatypien und Carcinoma in situ; Entartungsrate hoch). Die Grenzen zwischen den einzelnen Vulvaveränderungen sind fließend.

Klassifikation der Dystrophien und vulvären intraepithelialen Neoplasien (VIN)

- Dystrophien der Vulva*:
  - Plattenepithelhyperplasie (hyperplastische Dystrophie),
  - Lichen sclerosus (atrophische Dystrophie),
  - andere Dermatosen (Sonderformen, Mischformen).
- VIN:
  - VIN I = leichte Dysplasie,
  - VIN II = mittelgradige Dysplasie,
  - VIN III = schwere Dysplasie (Carcinoma in situ),

* Wenn die Dystrophien Zellatypien aufweisen, werden sie unter VIN eingeordnet.

Die früher geltende **Nomenklatur** bezog sich ausschließlich auf histopathologische Charakteristika, während in der neuen

sowohl makro- als auch mikroskopische Aspekte berücksichtigt werden. Folgende Diagnosen sollten nicht mehr verwendet werden:
- atypische Kondylome,
- M. Paget,
- M. Bowen,
- Erythroplasia Queyrat,
- Leukoplakie,
- Neurodermatitis,
- Kraurosis vulvae,
- Leukeratose,
- Carcinoma simplex und
- hyperplastische Vulvitis.

21.2.1 Plattenepithelhyperplasie (hyperplastische Dystrophie)

Häufigkeit, Ätiologie. Etwa 20–50 % aller Dystrophien sind durch eine Proliferation mit Verdickung des Epithels gekennzeichnet. Sie können in jedem Alter auftreten, gehäuft jedoch peri- und postmenopausal. Die Ätiologie ist unbekannt, allerdings ist diese Erkrankung oft mit Diabetes mellitus, gastrointestinalen Erkrankungen und mechanischen Irritationen vergesellschaftet.

Symptomatik. Die hyperplastischen Dystrophien verursachen meistens einen starken Juckreiz. Ihre Entstehung und Progredienz wird durch einen Circulus vitiosus (Juckreiz – Kratzen – Entzündung – Juckreiz – usw.) unterhalten.

Diagnostik. Bei der Inspektion, bei der ein Kolposkop hilfreich sein kann, werden Papeln – die zu größeren Flächen konfluieren können, von weißlicher bis dunkelbrauner Färbung, mit glänzender Oberfläche, ohne Abgrenzung gegenüber der Umgebung – gesichtet. Die dystrophischen Bezirke treten uni- oder bilateral symmetrisch auf (Abb. 21.1) und können mit leukoplakischen Hautveränderungen einhergehen (sog. Mischdystrophien). Palpatorisch ist die Vulva im betroffenen Bezirk diffus verdickt, weist jedoch keine umschriebene Knotenbildungen auf.

Differenzialdiagnose. Differenzialdiagnostisch sollte immer an ein invasives Karzinom gedacht werden, zumal eine makroskopische Unterscheidung oft nicht möglich ist. Außerdem kommen in Frage (Kühn u. Pickartz 2001):
- Lichen ruber planus,
- Pemphigus vulgaris,
- Psoriasis,
- Akanthosis nigricans oder
- das hereditäre Lymphödem der Vulva (Meige-Syndrom).

> **Empfehlung**
>
> Um die Diagnose zu sichern und die Ausdehnung der Läsion zu bestimmen, sollen Punch-Biopsien durchgeführt werden.

Die Biopsien werden in Lokalanästhesie entnommen, wobei die Entnahme aus Randbezirken (am Übergang zwischen nicht

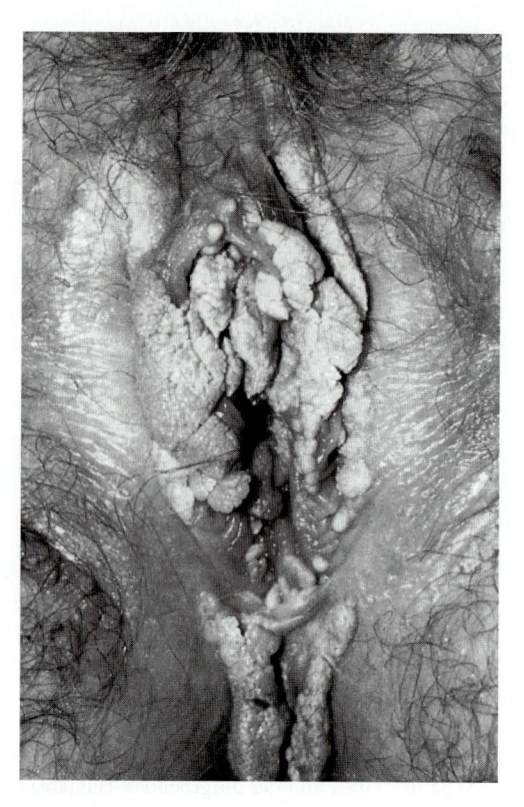

Abb. 21.1. Gemischte Vulvadystrophie mit hyperplastischen und atrophischen (Lichen sclerosus) Bereichen (▶ Farbteil)

betroffenem und betroffenem Gewebe) dem Pathologen die Beurteilung des Befundes erleichtert.

Die **Abstrichzytologie** an der Vulva wird zwar häufig durchgeführt, aber sie ist nur im Falle eines positiven Befundes (z. B. Zellatypien) wegweisend, da die falsch-negative Rate über 60–70 % beträgt.

Histologisch sind die Reteleisten verbreitert und vertieft. Akanthose, Hyperkeratose und eine Basalzellhyperplasie treten auf. Atypien sind in 10–15 % vorhanden, je nach Anteil werden die Läsionen den VIN zugeordnet.

Die **Therapie der Wahl** ist die Laser-Vaporisation. Nach Abheilung kann ggf. eine topische Anwendung von fluorierten Kortikosteroiden (Fluocinonid, Topsym) über 4–6 Wochen verabreicht werden.

21.2.2 Lichen sclerosus (atrophische Dystrophien)

> **Definition**
>
> Lichen sclerosus ist ein aktiver, chronischer, metabolischer Prozess des Vulvaepithels, der zu einer atrophischen Umwandlung der Vulva führt.

Dies tritt am häufigsten in der Menopause auf (Altersmaximum: 55 Jahre), u. U. aber auch schon in der Kindheit. Selten kommt ein Lichen sclerosus bei jungen Frauen vor, nimmt dann allerdings ganz ausgedehnte Formen an.

Die **Ätiologie** ist unbekannt, ein verringerter Rezeptorbesatz – speziell an Östrogenrezeptoren – wird diskutiert, manchmal assoziiert mit Autoimmunerkrankungen (perniziöse Anämie, Hypothyreose, Thyreotoxikose, Vitiligo, Alopecia areata, Lichen planus). Auf eine genetische Prädisposition weist das gehäufte Auftreten bei HLA-B40-Antigen-positiven Frauen hin.

Die **Symptome** bestehen in
- Pruritus (fast immer),
- Apareunie (in 40 %),
- Dyspareunie (in 80 %), meist infolge der Erosionen und der entstandenen Stenose,
- Brennen (auch bei der Miktion) und
- Blutungen (Dalziel 1995).

Diagnostik. Die Läsionen weisen einen weißlichen, elfenbeinfarbenen, perlmuttartigen Glanz auf (◘ Abb. 21.1). Sie treten typischerweise bogenförmig subpubisch auf und greifen auf die Innenseite der Labia majora und symmetrisch auf die Labia minora über. In den Randbezirken sind häufig entzündliche Formationen und Rhagaden zu erkennen. Im Verlauf der Erkrankung entsteht allmählich eine Schrumpfung/Stenose des Introitus (Scheideneingang), die Interlabialfalten werden nivelliert, im Extremfall ist keine Kohabitation mehr möglich, und auch die Miktion kann behindert werden. Bei der Beteiligung des Perineums und der Analregion nimmt die Läsion die Form einer 8 an (Verwechslung mit Intertrigo möglich). Nach Kratzen entstehen Einblutungen und Exkoriationen.

Differenzialdiagnostisch kommen in Frage:
- senile Atrophie (kein Pruritus, kleine und große Labien gut unterscheidbar),
- M. Paget,
- Radiodermatitis,
- Episiotomienarben und
- Vitiligo.

> Weder durch Inspektion noch durch Palpation ist eine Diagnosesicherung bzw. eine Abgrenzung gegenüber einem Karzinom möglich. Bei Therapieresistenz sollte immer ein Karzinom mittels Biopsie (z. B. Punch-Biopsie in Lokalanästhesie) ausgeschlossen werden.

Histologisch ist die Epidermis verschmälert. Reteverlust und oberflächliche Ödembildung sowie erosive und entzündliche lymphozytäre Begleitinfiltrate werden beobachtet. Spezifisch sind der Schwund der kollagenen und elastischen Bindegewebsfasern und eine Hyalinisierung, v. a. um die Gefäße.

Therapie. Die moderne Therapie besteht in der Laser-Vaporisation nach Diagnosesicherung mittels Histologie. Nach Abheilung sollte Testosteronpropionat-Creme (2 %) bis zu 2 Jahren (anfänglich zusammen mit Kortikosteroidsalben, um den Juckreiz und die Erosionen/Rhagaden zu beseitigen) appliziert werden. Die Nebenwirkungen der Testosterontherapie (Klitorishypertrophie, gesteigerte Libido, Hypertrichose und Akne) können vermieden werden, wenn die Applikation auf die Läsionen beschränkt bleibt. Kinder sollten ausschließlich mit Kortikosteroidsalben behandelt werden. Als neue Therapie – auf jeden Fall bei Testosteronresistenz, aber auch statt Testosteron – gelten Salben mit Clobetasolpropionat (Dermoxin-Salbe; 2-mal täglich für einen Monat, gefolgt von der einmal täglichen Verwendung für 3 Monate; Bracco et al. 1993).

Prognose. Die Prognose ist gut, aber eine langjährige Therapie ist i. d. R. erforderlich. Lichen sclerosus ist keine Präkanzerose im engeren Sinne, aber er ist in ca. 3–5 % der Fälle mit einem Carcinoma in situ bzw. Vulvakarzinom assoziiert. Bei Kindern werden Spontanheilungen in der Pubertät beobachtet, die Therapierbarkeit ist bei jungen Mädchen und Frauen gut (Powell et al. 2003). Junge Patientinnen mit Lichen sclerosus scheinen ein erhöhtes Risiko für ein Vulvakarzinom zu haben. Daher sind engmaschige kolposkopische Kontrollen dringend anzuraten.

21.2.3 Gemischte Vulvadystrophien

Häufigkeit. Etwa 15–30 % aller Vulvadystrophien sind gemischt, d. h. dass hyperplastische und atrophische Areale nebeneinander vorkommen. Das Entartungsrisiko ist mit 20 % (abhängig vom Grad der Atypien) hoch. Typischerweise entstehen hyperplastische Regionen in der Gegend der Klitoris und an der hinteren Komissur der Vulva auf dem Boden eines Lichen sclerosus.

> **Empfehlung**
>
> Die Diagnose muss histologisch gesichert werden (mehrfache Biopsien bei ausgedehnten/multiplen Herden, ausreichend tief, unter kolposkopischer Kontrolle und nach Toluidinblaufärbung = Collins-Test).

Therapie. Nach Ausschluss eines invasiven Karzinoms wird eine Laser-Vaporisation durchgeführt. Nach Abheilung der Wunden sollten Kortikosteroide (fluorierte kortisonhaltige Salben, z. B. Fluocinonid in Topsym), dann Testosteronpropionat (2 %) lokal angewendet werden. Bei Therapieresistenz bzw. beim Rezidiv können gute Ergebnisse mit 5 %iger 5-Fluorurazilsalbe erzielt werden. Systemisch können auch Vitamin-A-Derivate (Etretinat) angewandt werden, die allerdings reich an Nebenwirkungen sind. Falls Atypien vorhanden sind, sollten die Mischdystrophien wie die VIN behandelt werden.

21.2.4 Vulväre intraepitheliale Neoplasien (VIN)

> **Definition**
>
> Unter VIN werden die echten Präkanzerosen der Vulva zusammengefasst (s. oben: Übersicht). Je nach Ausmaß der atypischen Epithelproliferation und Zunahme der Störung der Epithelstruktur spricht man von leichter, mittelgradiger und schwerer (Carcinoma in situ) Dysplasie.

Die **Inzidenz** beträgt 2,1:100 000 und hat in den letzten Jahren v. a. bei jüngeren Frauen zugenommen, sodass bei 40 Jahren ein Altersgipfel angegeben wird (DiSaia u. Creasman 1997). Die Ursachen für den Häufigkeitsanstieg der VIN sind nicht bekannt, eine Vermehrung der invasiven Karzinome ist in den letzten 20 Jahren nicht festgestellt worden.

Histologische Klassifikation
- VIN I (= leichte Dysplasie): Die Veränderungen sind auf das untere Drittel des Epithels beschränkt.
- VIN II (= mittelgradige Dysplasie): Die Veränderungen sind in den unteren zwei Dritteln des Epithels nachweisbar.
- VIN III (= schwere Dysplasie, Carcinoma in situ): Das gesamte Epithel ist verändert.

Bei der **histologischen Klassifikation** des Schweregrades einer Dysplasie müssen folgende Kriterien beurteilt werden:
- Mitosereichtum (auch atypische Mitosen),
- Zellverhornung,
- Störung der Kern-Plasma-Relation zugunsten der Kerne,
- Hyperchromasie,
- Auftreten großer Nukleolen,
- Riesenzellbildung sowie
- basale Hyperplasie.

Die Basalmembran ist bei allen VIN intakt.

Die **Condylomata acuminata** entstehen durch Infektionen mit HPV (»human papilloma virus«) Typ 6 und 11 und werden als VIN I klassifiziert. Es gibt jedoch auch sog. atypische Kondylome (Buschke-Löwenstein-Tumoren, bowenoide Papulose, flache kondylomatöse Papeln, pigmentierte Papeln), die nach Infektionen mit HPV 16 und 18 entstehen und unterschiedliche Entartungstendenzen aufweisen. Die atypischen Kondylome werden – je nach Atypien – den VIN II und III zugeordnet.

Sonderformen des Carcinoma in situ sind
- der M. Bowen,
- die Erythroplasie Queyrat und
- der extramammäre M. Paget der Vulva.

Es handelt sich hierbei um histologische Diagnosen, die nach der neuen Nomenklatur verlassen worden sind, da sie sich klinisch und therapeutisch vom Carcinoma in situ nicht unterscheiden.

Cave
Zu beachten ist, dass der extramammäre M. Paget der Vulva in 30–50 % der Fälle mit einem Adenokarzinom des Rektums, der Urethra, der Zervix sowie der Bartholin-Drüsen und in 15 % der Fälle mit einem Adenokarzinom der Mamma vergesellschaftet ist. Daher ist die eingehende Diagnostik der genannten Organe erforderlich.

Die VIN können eine **melanozytäre Pigmentierung** aufweisen und müssen von einem Melanom der Vulva abgegrenzt werden (Abb. 21.2).

Symptome fehlen in 50 % der Fälle, ansonsten treten unspezifische Beschwerden auf:
- Pruritus vulvae,
- Missempfindungen,
- Brennen,
- Nässen,
- Stechen und
- Dyspareunie.

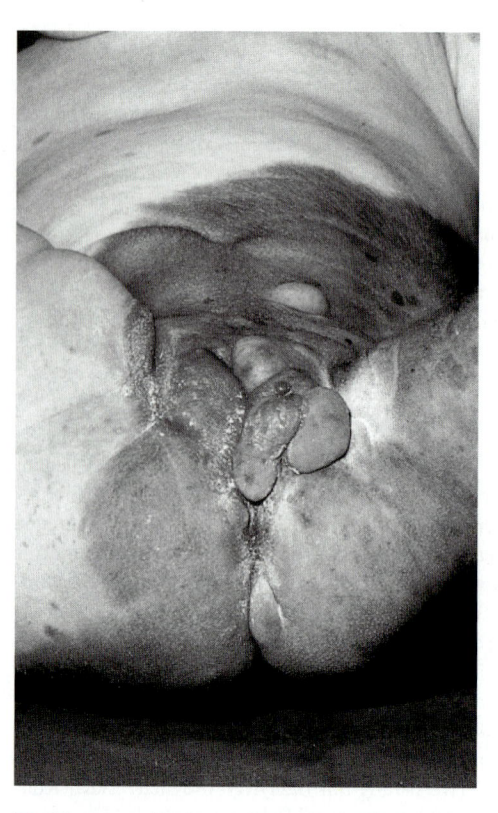

Abb. 21.2. Melanom – ausgedehnter Befall der Vulva, der Gluteal- und der Perianalregion mit Übergang auf die Haut oberhalb der Symphyse und am Unterbauch (► Farbteil)

Der **Therapiebeginn** wird oft über Jahre verschleppt, wobei sowohl Patientinnen als auch die behandelnden Ärzte dafür verantwortlich sind (Jones u. Joura 1999).

Diagnostik. Bei der **Inspektion** sollte die Hautfarbe beurteilt und nach Rhagaden, Exkoriationen und Krusten/Schuppen gesucht werden. Die Inspektion wird durch die **Kolposkopie** mit Anwendung von Essigsäure (Läsionen treten deutlicher hervor) ergänzt, wobei Veränderungen ab 2–3 mm erkennbar werden. **Palpatorisch** können Verdichtungen und Niveaudifferenzen festgestellt werden. Nach Ausschluss einer Infektion (bakterielle und virale Abstriche) sollte ein zytologischer Abstrich entnommen werden (**Cave:** 60–70 % falsch-negative Exfoliativzytologien). Suspekte Areale können durch 1 %ige Toluidinblaulösung markiert werden (Collins-Test: Toluidin hat eine erhöhte Affinität für Zellkerne in proliferationsaktiven Geweben), um eine gezielte **Biopsie** entnehmen zu können. Die Biopsie (Knips- oder Punch-Biopsie unter kolposkopischer Kontrolle; Exzision im Gesunden bei dunkel verfärbten Läsionen, wenn ein Melanom nicht ausgeschlossen werden kann) kann ambulant in Lokalanästhesie erfolgen.

Therapie. Die Therapie der Wahl der VIN ist die Laser-Therapie. Nach histologischer Sicherung werden kleine, oberflächliche Bezirke mittels CO_2-Laser vaporisiert. Bei einer Tiefenüberschreitung von 2 mm, in behaarten Bezirken und bei ausgedehnten Befunden wird eine Allgemeinnarkose erforderlich, und es sollte eine höhere Energiedichte des CO_2-Lasers (15–20 W) verwendet werden. Alternativ kann auch der Neodym-YAG-Laser zur Anwendung kommen, der durch eine höhere Eindringtiefe gekennzeichnet ist. Die Therapieerfolge der Laser-Behandlung werden mit 90 % angegeben, wobei allerdings Langzeitergebnisse fehlen.

Die **Hauptnachteile der Laser-Therapie** sind das Fehlen einer abschließenden histologischen Untersuchung und die Gefahr, ein invasives Karzinom zu übersehen. Die Heilungsphase beträgt 3–6 Wochen. Dementsprechend steigt die Morbidität v. a. bei älteren Patientinnen.

Bei **Multizentrizität** der VIN-Läsionen befürworten einige Autoren, v. a. bei jüngeren Frauen, die »Skinning-Vulvektomie«, wobei die gesamte Kutis der Vulva entfernt und – je nach Ausdehnung – evtl. durch Hauttransplantate ersetzt werden kann (◐ Abb. 39.5–39.7). Die Klitoris kann meistens geschont werden, die kosmetischen Ergebnisse sind sehr gut, und es tritt keine Dyspareunie auf.

Bei M. Paget und bei älteren, sexuell nicht mehr aktiven Patientinnen kann eine **einfache Vulvektomie** ohne inguinale Lymphonodektomie durchgeführt werden, wobei die Mobilisierung der Patientinnen frühzeitig möglich und die Morbiditätsrate niedrig ist.

21.3 Vulvakarzinom

Das Vulvakarzinom ist eine seltene Erkrankung, die meist im höheren Alter auftritt. Obwohl in den letzten Jahrzehnten Fortschritte erzielt worden sind, gehört es immer noch zu den schwierig zu behandelnden Malignomen.

21.3.1 Epidemiologie

Inzidenz. Die Inzidenz des Vulvakarzinoms beträgt 1,5:100 000 pro Jahr, es stellt etwa 4–5 % aller Genitalmalignome dar. Das Vulvakarzinom tritt meistens bei Frauen über 60 Jahren auf, der Altersgipfel ist mit 65 Jahren erreicht. Die Inzidenz ist seit Jahrzehnten stabil, die Prävalenz nimmt hingegen zu, was auf das steigende Durchschnittsalter in der Bevölkerung zurückgeführt wird. Etwa 15 % aller Vulvakarzinome treten bei Frauen unter 40 Jahren auf, meistens als Mikroinvasion bei bestehenden diffusen Dysplasien. 5 % der Vulvamalignome sind Melanome, deren Manifestation in der Vulva zwar selten (1–7 % aller Melanome), aber prognostisch ungünstig ist, weil die Diagnose oft zu spät gestellt wird.

Lokalisation. Über 60 % der Vulvakarzinome sind an den Labia majora lokalisiert, seltener sind Labia minora, Klitorisregion (»Klitoriskarzinom«) und die hintere Kommissur befallen. Sie treten meist einseitig auf, kontralaterale Abklatschtumoren müssen jedoch immer ausgeschlossen werden.

21.3.2 Ätiologie

Die Ursache des Vulvakarzinoms ist unbekannt. Als **Risikofaktoren** gelten:
- chronische Reize, wie die mechanische Irritation durch Kratzen bei Pruritus vulvae;
- Lichen sclerosus (in 3 % kombiniert mit einem Carcinoma in situ, in 4–5 % Übergang in ein invasives Karzinom);
- Plattenepithelhyperplasien (hyperplastische und gemischte Dystrophien), die nach 20–25 Jahren in ca. 5 % der Fälle in ein invasives Karzinom übergehen können;
- Atypische Kondylome (Risiko 15-fach erhöht);
- Vulvadysplasien (VIN);
- Infektionen mit humanen Papillomaviren (HPV-Typ 16 und 18) und Herpes-simplex-Typ-2-Viren (HSV); in bis zu 83 % der Vulvakarzinome wurde HPV-DNA nachgewiesen, in 41 % konnten HPV-DNA und HSV-Antigene festgestellt werden, ein ätiologischer Synergismus wird vermutet;
- Genitalinfektionen mit Chlamydia trachomatis (Lymphogranuloma venereum), Calymmatobacterium granulomatis (Granuloma inguinale) und Treponema pallidum (Lues);
- Rauchen (karzinogene Potenz von Tabakbestandteilen).

21.3.3 Pathologie, Staging, Tumorausbreitung

Insgesamt 90 % der Vulvakarzinome sind **Plattenepithelkarzinome.** Seltener treten Melanome (4,8 %), undifferenzierte Karzinome (3,9 %), Sarkome (2,2 %), Basalzellkarzinome (1,4 %), Karzinome der Bartholin-Drüsen (1 %) und Adenokarzinome (0,6 %) auf.

> **Grading-System beim Vulvakarzinom und seine prognostische Bedeutung**
> - G 1: hoch differenziertes, verhornendes Plattenepithelkarzinom mit langsamer Wachstumstendenz;
> - G 2: mäßig differenziertes oder gemischtzelliges Plattenepithelkarzinom mit unvollständiger Verhornung und undeutlicher Abgrenzung der invasiven Tumorzapfen vom Stroma;
> - G 3: gering differenziertes Plattenepithelkarzinom ohne Verhornung, fast ausschließlich suprabasale und basaloide Epithelverbände, rasches Wachstum.

> **Definition**
>
> Wenn die Invasionstiefe 1 mm nicht überschreitet, spricht man von einem Mikrokarzinom.

Die **Prognose** des Vulvakarzinoms wird entscheidend vom Lymphknotenbefall bestimmt, der bei der reichen Lymphgefäßversorgung frühzeitig erfolgen kann. Karzinome der hinteren Vulva und seltener der vorderen setzen Lymphknotenmetastasen in die inguinalen Lymphknoten um die V. femoralis und in die externen iliakalen Lymphknoten. Karzinome der vorderen Vulva metastasieren über den subsymphysären Plexus in die vesikalen und obturatorischen Lymphknoten und über die tiefen Bahnen in die tiefen inguinalen, hypogastrischen und iliakalen Lymphknoten.

In ◐ Tabelle 21.1 sind die Stadieneinteilungen nach FIGO und UICC gegenübergestellt. **Das FIGO-Staging** wird vornehmlich klinisch, d. h. präoperativ, verwendet, während die **TNM-Einteilung** nach Vorliegen der Histologie vorgenommen wird.

Tabelle 21.1. Stadieneinteilung des Vulvakarzinoms nach FIGO- bzw. UICC-Kriterien

FIGO	UICC	Tumorausdehnung
0	Tis	Carcinoma in situ
I	T1 N0 M0	Tumordurchmesser ≤ 2 cm, auf Vulva und/oder Perineum beschränkt
IA		Stromainvasion ≤ 1 mm
IB		Stromainvasion > 1 mm
II	T2 N0 M0	Tumordurchmesser > 2 cm, auf Vulva und/oder Perineum beschränkt
III	T3 N0 M0	Befall der unteren Urethra und/oder Vagina und/oder Anus und/oder
	T1-3 N1 M0	Einseitiger Befall der regionären Lymphknoten
IVA	T4 N0-2 M0	Befall der oberen Urethra und/oder Blasen-/Rektummukosa und/oder Beckenwand und/oder
	T1-3 N2 M0	Beidseitiger Befall der regionären Lymphknoten
IVB	Alle T, alle N M1	Fernmetastasen und/oder Befall der pelvinen Lymphknoten

Es gibt allerdings eine deutliche Diskrepanz zwischen dem klinischen und dem histologischen Staging, weil etwa 15 % der klinisch suspekten Lymphknoten histologisch nicht befallen sind und weil andererseits über 30 % der mikroskopisch nachweisbaren Lymphknotenmetastasen klinisch unauffällig waren.

Fernmetastasen treten erst sehr spät auf und betreffen v. a. die Haut des Unterbauchs und des Rumpfes, ferner Leber, Lunge, Pleura, Nieren, Myokard, Gehirn, Wirbelsäule und Milz.

21.3.4 Diagnose

Die **Symptomatologie** und die **klinische Diagnostik** des Vulvakarzinoms unterscheidet sich nicht von der Diagnostik der VIN.

Ein generelles Problem ist die **späte Diagnose**, die sowohl durch Patientinnen (bei asymptomatischen Läsionen spätes Aufsuchen des Arztes) als auch durch behandelnde Ärzte bedingt ist. In einer Untersuchung an 102 Patientinnen mit Vulvakarzinom konnten Jones u. Joura (1999) zeigen, dass die Symptome bei 88 % der Patientinnen länger als 6 Monate und bei 28 % länger als 5 Jahre bestanden. 31 % der Patientinnen konnten 3 und mehr Arztbesuche vorweisen, bevor das Vulvakarzinom diagnostiziert wurde. Nur in 1/4 der Fälle wurde eine Biopsie durchgeführt, wobei diese Patientinnen mehrheitlich ein frühes Vulvakarzinom (Stadium FIGO I) aufwiesen.

Folgende **Schlussfolgerungen** werden gezogen: Ein aktives Vorgehen (d. h. häufiger Biopsien beim Vorliegen von Läsionen) hätte das Auftreten einiger Vulvakarzinome verhindert. Bei Vorliegen sichtbarer, verdächtiger Läsionen sollte ein Spezialist konsultiert werden. Die **Läsionen** können uni- und bilateral auftreten, und es sollte immer nach kontralateralen Abklatschtumoren gefahndet werden. Die Läsionen können sich endophytisch entwickeln, von Ulzerationen überdeckt sein und die Umgebung derb infiltrieren oder exophytisch-blumenkohlartig zu einem großen Tumor wachsen Abb. 21.3. und 21.4). Superinfektionen bis hin zu Abszessen können exulzerierte Neoplasien komplizieren und führen oft zu einer inguinalen Lymphadenitis (palpatorisch häufige Verwechslung mit tumorös befallenen Lymphknoten).

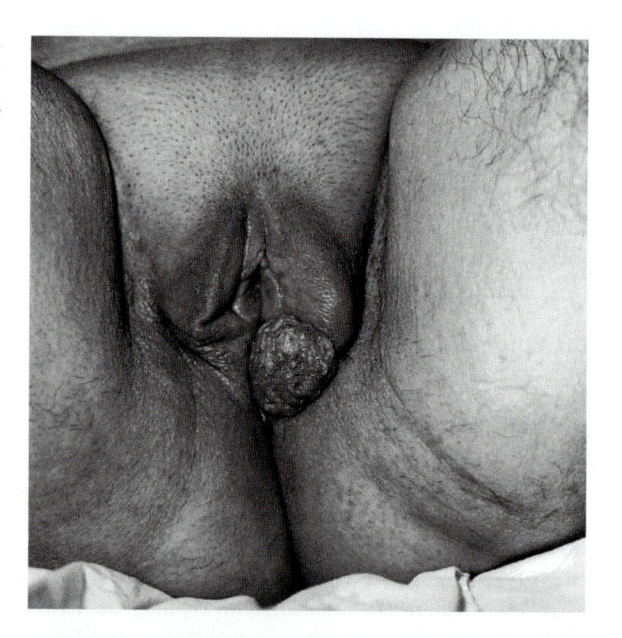

Abb. 21.3. Vulvakarzinom mit Befall der großen Labie links (▶ Farbteil)

Zusätzlich zu den bei den VIN beschriebenen diagnostischen Maßnahmen sollte eine **Zystorektoskopie** zur Beurteilung des Befalls benachbarter Organe (Urethra, Harnblase, Rektum) durchgeführt werden. Ein **CT bzw. MRT des Retroperitoneums** ist indiziert, um einen Befall der pelvinen und/oder paraaortalen Lymphknoten abzuklären.

Nur selten wird bei fortgeschrittenen bzw. metastasierenden Karzinomen der **Tumormarker SCC** bestimmt, um im Zweifelsfall zusätzliche Informationen zu gewinnen. Dessen Sensitivität ist beim Vulvakarzinom allerdings niedrig, sodass es keinen Grund für einen routinemäßigen Einsatz gibt.

21.3 · Vulvakarzinom

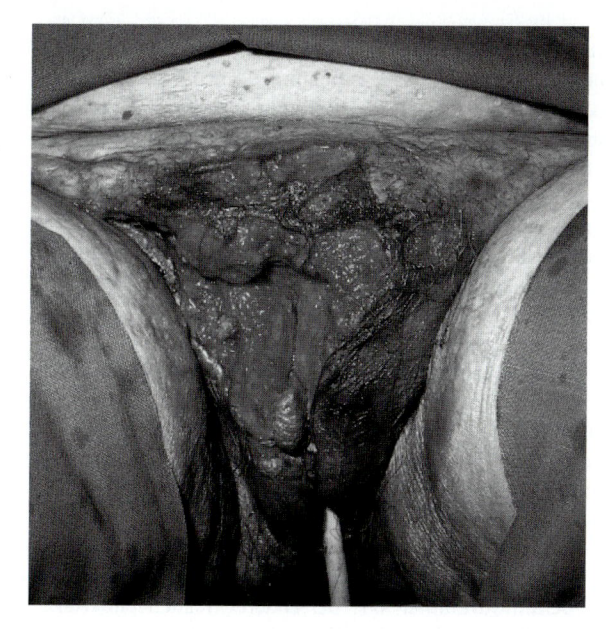

Abb. 21.4. Verschlepptes Vulvakarzinom, ausgehend von der Klitoris (sog. Klitoriskarzinom, wird wie das Vulvakarzinom behandelt) (▶ Farbteil)

Die Standardoperation des Vulvakarzinoms ist die **radikale Vulvektomie** mit En-bloc-Ausräumung der inguinalen und femoralen Lymphknoten. Die Vulva wird mit dem darunter liegenden Fettgewebe und den Lymphknoten entfernt, die freigelegten Femoralisgefäße mit dem M. sartorius gedeckt (▶ Kap. 39.6.2). Von besonderer Bedeutung ist die **tumorfreie Umgebung des Primärtumors, die mindestens 1, besser 2 cm breit sein sollte**, weil ansonsten die Lokalrezidivrate sehr hoch ist (Heaps et al. 1990). In den Stadien I und II führt die radikale Vulvektomie zu einem 5-Jahres-Überleben von 90 %.

Wenn die **inguinalen** Lymphknoten nachweislich (Schnellschnittuntersuchung) **tumorös infiltriert** sind, sollte auch eine **pelvine, extraperitoneale Lymphonodektomie** zumindest auf der befallenen Seite durchgeführt werden. Alternativ kann eine **Bestrahlung des kleinen Beckens** erfolgen. Die pelvinen Lymphknoten sind i. d. R. nicht befallen, wenn die inguinalen Lymphknoten frei von Metastasen sind. Selten – bei verschleppten Fällen – befällt das Vulvakarzinom die Vagina, das paravaginale, das paravesikale und das rektovaginale Gewebe. Je nach Alter, Allgemeinzustand und Lebenserwartung muss in solchen Fällen eine hintere oder vordere Exenteration erwogen werden.

> **Cave**
>
> Ein konservatives operatives Vorgehen in Frühfällen ist sehr problematisch, weil die Definition des »echten Frühfalls« (mikroinvasives Karzinom) schwierig und die Heilungsergebnisse der radikalen Vulvektomie sehr gut sind. Auch oberflächliche Karzinome mit einer Invasionstiefe bis 5 mm führen in 25 % zu inguinalen Lymphknotenmetasen (Homesley et al. 1993).

21.3.5 Therapie

Ein Schema zum therapeutischen Vorgehen ist in **Abb. 21.5** dargestellt.

21.3.5.1 Chirurgische Maßnahmen

Bei der Behandlung des Vulvakarzinoms steht die Operation im Vordergrund. Es gibt zahlreiche **Operationsmethoden**. Bei deren Auswahl müssen, außer der Ausdehnung der Erkrankung, auch das Alter der Patientin und die Erhaltung der Sexualfunktion berücksichtigt werden. Die Überlegenheit der radikalen gegenüber der eingeschränkten Operation ist hinreichend belegt. Das Alter der Patientin sollte nicht voreilig dazu verleiten, die Radikalität zu begrenzen.

Bei flachen Karzinomen von < 1 cm Durchmesser mit einer Invasionstiefe von < 1 mm auf einer ansonsten unveränderten Haut und bei Fehlen prognostisch ungünstiger histologischer Merkmale kann in Einzelfällen eine **Exzision im Gesunden** (mindestens 2 cm karzinomfreier Rand) oder eine **Teilvulvektomie** mit Präparation bis auf die Faszie durchgeführt werden. Nach Erhalt der histologischen Ergebnisse sind ggf. weiterführende Operationen erforderlich (Lymphonodektomie, radikale Vulvektomie).

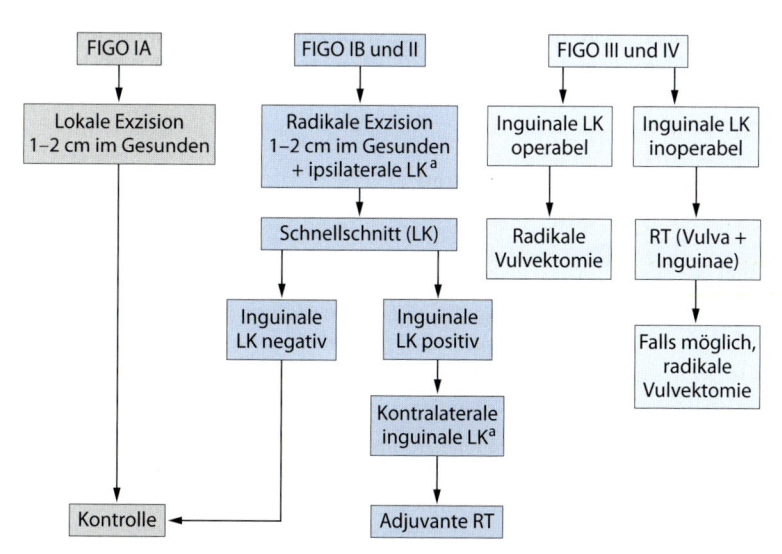

Abb. 21.5. Stadiengerechte Therapie des Vulvakarzinoms. (Mod. nach DiSaia u. Creasman 1997).
[a] = wenn das Karzinom 1 cm seitlich der Mittellinie liegt: ipsilaterale inguinale Lymphonodektomie, beim zentral liegenden Karzinom immer bilaterale inguinale Lymphonodektomie; LK = Lymphknoten; RT = Radiotherapie

FIGO IA → Lokale Exzision 1–2 cm im Gesunden → Kontrolle

FIGO IB und II → Radikale Exzision 1–2 cm im Gesunden + ipsilaterale LK[a] → Schnellschnitt (LK) → Inguinale LK negativ (Kontrolle) / Inguinale LK positiv → Kontralaterale inguinale LK[a] → Adjuvante RT

FIGO III und IV → Inguinale LK operabel: Radikale Vulvektomie / Inguinale LK inoperabel: RT (Vulva + Inguinae) → Falls möglich, radikale Vulvektomie

Die **Morbidität** einer radikalen Vulvektomie bleibt hoch. Die **Komplikationen** dieser Operation sind
- Wundheilungsstörungen (50 %),
- Lymphödeme der Beine (sofort oder als Spätfolge),
- Parästhesien im Innervationsgebiet des N. femoralis,
- Serombildung/Lymphozelen,
- Harnwegsinfekte (lange Liegedauer des Blasenkatheters),
- Thromboembolien,
- Nachblutungen (selten) und
- sexuelle Dysfunktion.

Bei großen, fortgeschrittenen Karzinomen stehen Schmerzzustände und fötidputride Absonderungen in Vordergrund. Hier kann nur **palliativ** eine Tumorreduktion durch elektrochirurgische oder Laser-Abtragung erreicht werden, die von einer offenen Wundbehandlung gefolgt wird. Dieses Vorgehen kann wiederholt, ein tragbarer Zustand kann manchmal über Jahre erreicht werden.

Die **chirurgische Behandlung des malignen Melanoms** besteht aus einer radikalen Hemivulvektomie oder totalen Vulvektomie. Es ist umstritten, ob eine inguinale Lymphadenektomie indiziert ist, weil sie die Prognose nicht ändert (Phillips et al. 1994). Eine inguinale Lymphonodektomie ist außerhalb von klinischen Studien nicht indiziert.

21.3.5.2 Strahlentherapie

Die **Strahlensibilität des Vulvakarzinoms** ist gering. Eine primäre Bestrahlung kann nur bei inoperablen Fällen indiziert sein. Oberflächliche Befunde werden mit schnellen Elektronen (bis zu 60 Gy) und die Leisten mit Telekobalt (40–60 Gy) bestrahlt. Die 5-Jahres-Überlebensraten werden mit 50 % angegeben (Fairey et al. 1985).

Es gibt nur wenige Berichte über die **präoperative Radiotherapie** beim lokal fortgeschrittenen Vulvakarzinom mit dem Ziel, eine Operabilität zu erreichen. Es existieren Berichte über eine Bestrahlung mit 30–55 Gy, wonach in bis zu 50 % der Fälle im Operationspräparat keine Tumoren mehr nachgewiesen wurden (Acosta et al. 1978) und ein 75,6 %iges 5-Jahres-Überleben erreicht werden konnte (Boronow et al. 1987). Die Anzahl der untersuchten Patientinnen war jedoch niedrig (14 bzw. 48), sodass eine abschließende Beurteilung dieses multimodalen therapeutischen Ansatzes nicht möglich ist.

Die **postoperative Radiotherapie** wird bei großen Tumoren (> 4 cm), bei Resektionen nicht oder nur knapp im Gesunden und bei ausgedehnter Hämangiosis/Lymphangiosis carcinomatosa angewandt. Bei nachgewiesenem regionalem Lymphknotenbefall (inguinal und v. a. pelvin, N2) führt die postoperative Bestrahlung der Inguina und des Beckens mit Telekobalt zu besseren Ergebnissen als die inguinopelvine Lymphonodektomie allein: 2-Jahres-Überlebensraten von 59 % gegenüber 31 % wurden registriert (Homesley et al. 1986). Bei den N0- und N1-Fällen wird die Prognose durch die Bestrahlung des Beckens nicht beeinflusst.

21.3.5.3 Chemotherapie und simultane Radiochemotherapie

Einige Substanzen, wie Adriamycin, Cisplatin, Bleomycin und 5-FU, besitzen eine **gewisse Wirksamkeit beim Vulvakarzinom**, wobei die Monotherapien zu kurzfristigen (7–8 Monate, in Einzelfällen bis zu 2 Jahre dauernden) Remissionen führen können (Deppe et al. 1977; Trope et al. 1980). Der Einsatz dieser Therapien sollte jedoch nur bei Patientinnen mit fortgeschrittenen, ansonsten nicht therapierbaren Tumoren bzw. beim Vorliegen von symptomatischen Fernmetastasen (z. B. pulmonalen Metastasen) überlegt werden.

Höhere Remissionsraten bis zu 56 % konnten im Rahmen einer EORTC-Studie mit der **Kombination von Bleomycin, Methotrexat und CCNU** bei Patientinnen mit fortgeschrittenen, inoperablen oder rezidivierenden Vulvakarzinomen (n = 25, insgesamt 3 Zyklen) erzielt werden (Wagenaar et al. 2001). Das mediane progressionsfreie Intervall betrug 4,8 Monate und das mediane Gesamtüberleben 7,8 Monate. **Nebenwirkungen** dieses Therapieschemas waren eine ausgeprägte Hämatotoxizität und moderat ausgeprägte Bleomycin-bedingte Lungenfibrosen. Die Autoren schlagen dieses Therapieregime für den **präoperativen Einsatz bei inoperablen Vulvakarzinomen** vor und gehen davon aus, dass die Hämatotoxizität durch die prophylaktische Gabe von Zytokinen (G-CSF) größtenteils zu verhindern wäre.

Radiochemotherapie. Wie bei anderen Plattenepithelkarzinomen, gilt die multimodale Therapie – bestehend aus simultaner Radiochemotherapie zur Tumorverkleinerung, gefolgt von einer radikalen Operation – als vielversprechendes Verfahren. In einer an 52 Patientinnen mit inoperablen inguinalen Lymphknotenmetastasen (N2 und N3) durchgeführten Studie der Gynecologic Oncology Group in den USA wurde simultan eine fraktionierte Bestrahlung mit 47,6 Gy (2-mal 2 Wochenzyklen mit 1–2 Wochen Pause) und ein Standardschema mit Cisplatin-5-FU (Cisplatin 50 mg/m^2 am 1. Tag, 1000 mg/m^2 5-FU an Tag 1–4, Wiederholung an Tag 21) verabreicht (Montana et al. 2000). Die Radiochemotherapie konnte bei 40 Patientinnen wie geplant durchgeführt werden, und in 38 Fällen war eine kurative Radikaloperation möglich. Bei der Hälfte der Operierten waren die inguinalen Lymphknoten tumorfrei. Während einer medianen Nachbeobachtungszeit von 78 Monaten hatten 20 Patientinnen überlebt, wobei 12 dieser Frauen keinerlei Anzeichen von Rezidiven oder Metastasen, die anderen Patientinnen lokoregionäre Rezidive aufwiesen.

In der retrospektiven Analyse von Han et al. (2000) konnte gezeigt werden, dass die kombinierte Radiochemotherapie der alleinigen Radiotherapie überlegen ist. Allerdings handelt es sich hier um eine retrospektive Analyse mit kleiner Patientenzahl (n = 54), sodass diese Ergebnisse nur als Hinweis für die Überlegenheit der Radiochemotherapie gewertet werden können.

21.4 Nachsorge

> 80 % der Rezidive treten in den ersten 2 Jahren auf. Die Mehrzahl sind Lokalrezidive, v. a. bei großen Primärtumoren und wenn primär Lymphknotenmetastasen nachgewiesen wurden. Die Untersuchungen zur Tumornachsorge sollten in den ersten 3 Jahren vierteljährlich und dann alle 4–6 Monate durchgeführt werden.

Die **Standarduntersuchung** im Rahmen der Nachsorge besteht aus
- Zwischenanamnese,
- Gewichtsbestimmung,

- Inspektion und Spekulumuntersuchung, ggf. mit Zytologie,
- Kolposkopie,
- Palpation vaginal, rektal, rektovaginal und inguino-femoral sowie
- Messen der Beinumfänge.

Ein **CT des Retroperitoneums** sollte nur dann durchgeführt werden, wenn Hinweise auf einen pelvinen und/oder paraaortalen Lymphknotenbefall bestehen.

21.5 Behandlung des Rezidivs

Die Behandlung des Rezidives hängt von der Vortherapie ab. Primär sollte immer eine **chirurgische Sanierung** angestrebt werden. Dabei werden häufig aufwändige plastische Operationen notwendig. Eine **Bestrahlung mit schnellen Elektronen** richtet sich nach der Vorbelastung des entsprechenden Areals und dem zeitlichen Intervall zur Vortherapie. Bei distanter Metastasierung (v. a. in die Lunge) ist bei Symptomatik und ausreichendem Allgemeinzustand eine **palliative Chemotherapie** zu erwägen.

21.6 Prognose

Die absolute 5-Jahres-Überlebensrate beträgt 50 %. Die Aufschlüsselung nach dem Stadium der Erkrankung ergibt folgende Werte:
- Stadium I: 83 %;
- Stadium II: 63 %;
- Stadium III: 41 %;
- Stadium IV: 15 %.

Der wichtigste **Prognoseparameter** beim Vulvakarzinom ist der Befall inguinaler Lymphknoten. Andere prognostische Faktoren sind die Tumorgröße, das Grading, die Invasionstiefe und der Einbruch des Tumors in die Lymph- und Blutbahn.

Literatur

Acosta AA, Given FT, Frazier AB, Cordoba RB, Luminari A (1978) Preoperative radiation therapy in the management of squamous cell carcinoma of the vulva: Preliminary report. Am J Obstet Gynecol 132: 198–206

Boronow RC, Hickman BT, Reagan MT, Smith RA, Steadham RE (1987) Combined therapy as an alternative to exenteration for locally advanced vulvovaginal cancer. Am J Clin Oncol 10 (2): 171–181

Bracco EL, Carli P, Sonni L et al. (1993) Clinical and histopathologic effects of topical treatment of vulval lichen sclerosus. J Reprod Med 38: 37–41

Dalziel KL (1995) Effect of lichen sclerosus on sexual function and parturition. J Reprod Med 40: 351–355

Deppe G, Bruckner HW, Cohen CJ (1977) Adriamycin treatment of advanced vulvar carcinoma. Obstet Gynecol 50 (1): 13–14

DiSaia PJ, Creasman WT (1997) Clinical Gynecologic Oncology, 5th edn. St. Louis: Mosby

Fairey RN, MacKay PA, Benedet JL, Boyes DA, Turko M (1985) Radiation treatment of carcinoma of the vulva, 1950–1980. Am J Obstet Gynecol 151: 591–597

Fetters MD, Lieberman RW, Abrahamse PH et al. (2003) Cost-effectiveness of pap smear screening for vaginal cancer after total hysterectomy for benign disease. J Lower Gen Tract Dis 7: 194–202

Han SC, Kim DH, Higgins SA, Carcangiu ML, Kacinski BM. (2000) Chemoradiation as primary or adjuvant treatment for locally advanced carcinoma of the vulva. Int J Radiat Oncol Biol Phys 47 (5): 1235–1244

Heaps JM, Fu YS, Montz FJ, Hacker NF, Berek JS (1990) Surgical-pathologic variables predictive of local recurrence in squamous cell carcinoma of the vulva. Gynecol Oncol 38: 309–314

Homesley HD, Bundy BN, Sedlis A, Adcock L (1986) Radiation therapy versus pelvic node resection for carcinoma of the vulva with positive groin nodes. Obstet Gynecol 68 (6): 733–740

Homesley HD, Bundy BN, Sedlis A, Yordan E, Berek JS, Jahshan A, Mortel R (1993) Prognostic factors for groin node metastasis in squamous cell carcinoma of the vulva. Gynecol Oncol 49: 279–283

Jones RW, Joura EA (1999) Analyzing prior clinical events at presentation in 102 women with vulvar carcinoma. Evidence of diagnostic delays. J Reprod Med 44: 766–768

Kühn W, Pickartz H (2001) Klinische Pathologie des weiblichen Genitale, 1. Aufl. Stuttgart: Wissenschaftliche Verlagsgesellschaft: 108–109

Montana GS, Thomas GM, Moore DH, Saxer A, Mangan CE, Lentz SS, Averette HE (2000) Preoperative chemo-radiation for carcinoma of the vulva with N2/N3 nodes: a gynecologic oncology group study. Int J Radiat Oncol Biol Phys 48 (4): 1007–1013

Moore RG, Granai CO, Gajewski W et al. (2003) Pathologic evaluation of inguinal sentinel lymph nodes in patients with vulvar cancer: a comparison of immunohistochemical staining versus ultrastaging with hematoxylin and eosin staining. Gynecol Oncol 91: 378–382

Phillips GL, Bundy BN, Okagaki T, Kucera PR, Stehman FB (1994) Malignant melanoma of the vulva treated by radical hemivulvectomy. Cancer 73: 2626–2632

Powell J, Wojnarowska F (2003) Childhood vulvar lichen sclerosus: the course after puberty Obstet Gynecol Surv 58 (1): 22–23

Trope C, Johnsson JE, Larsson G, Simonsen E (1980) Bleomycin alone or combined with mitomycin in treatment of advanced or recurrent squamous cell carcinoma of the vulva. Cancer Treat Rep 64: 639–642

Ulutin HC, Pak Y, Dede M (2002) Can radiotherapy be a treatment option for elderly women with invasive vulvar carcinoma without radical surgery? Eur J Gynaecol Oncol 23: 426–428

Wagenaar HC, Colombo N, Vergote I et al. (2001) Bleomycin, methotrexate, and CCNU in locally advanced or recurrent, inoperable, squamous-cell carcinoma of the vulva: an EORTC Gynaecological Cancer Cooperative Group Study. European Organization for Research and Treatment of Cancer. Gynecol Oncol 81 (3): 348–354

Vagina

S. D. Costa

22.1	Einleitung – 323		22.8	Therapie – 325
22.2	Epidemiologie – 323		22.8.1	Operation – 325
22.3	Ätiologie – 323		22.8.2	Radiotherapie – 326
22.4	Histopathologie und Ausbreitung – 324		22.8.3	Therapie des Rezidivs – 326
22.5	Symptome – 324		22.8.4	Spezielle Krankheitsbilder (Adenokarzinome/klarzellige Karzinome, Vaginalsarkome, Vaginalmelanome) – 327
22.6	Diagnostik – 324		22.9	Prognose – 327
22.6.1	Früherkennung – 324		22.10	Nachsorge – 327
22.6.2	Klinische Untersuchung – 324			Literatur – 327
22.6.3	Staging-Diagnostik – 324			
22.7	Stadieneinteilung – 325			

22.1 Einleitung

Vaginalkarzinome gehören zu den **seltensten gynäkologischen Malignomen** überhaupt.

Vereinbarungsgemäß werden Karzinome mit gleichzeitigem Befall der Vagina und der Zervix den Zervixkarzinomen zugeordnet. Es wird über einen **Schutz des Vaginalepithels** gegenüber karzinogenen Noxen spekuliert – eine Ursache hierfür ist nicht bekannt. Hingegen sind **sekundäre Malignome** (Metastasen) von Endometrium-, Urethral-, Blasen- und Rektumkarzinomen sowie gestationsbedingten Trophoblasttumoren wesentlich häufiger. Werden primäre Vaginalmalignome diagnostiziert, handelt es sich zumeist um **Plattenepithelkarzinome**, gefolgt von Melanomen, Sarkomen und klarzelligen Adenokarzinomen. Als **Früherkennungsmaßnahme** eignet sich die Exfoliativzytologie mit Papanicolaou-Färbungen. Die **Therapie** des Vaginalkarzinoms richtet sich nach dem Sitz des Tumors und der lokalen Ausbreitung. Operable Vaginalkarzinome werden wie Zervix- bzw. Vulvakarzinome operiert, um dem unterschiedlichen, in der Embryogenese begründeten Lymphabflussgebiet der Vagina gerecht zu werden.

22.2 Epidemiologie

Häufigkeit. Die Häufigkeit der Vaginalkarzinome beträgt 1–2 % aller gynäkologischen Malignome, mit einer Inzidenz von 0,7:100 000 pro Jahr. Über die Hälfte der Vaginalkarzinome sind im oberen Drittel der Vagina lokalisiert, 30 % im unteren Drittel und 20 % im mittleren Drittel (DiSaia u. Creasman 1997).

Altersverteilung. Die Altersverteilung liegt zwischen 35 und 90 Jahren mit einem Altersgipfel zwischen 70 und 79 Jahren. Bei jüngeren Patientinnen (jüngste Patientin 7 Jahre, älteste 42 Jahre) wurden bis vor 20 Jahren vermehrt klarzellige Adenokarzinome diagnostiziert, wofür die Therapie der Mütter mit dem synthetischen Diethylstilböstrol (DES) im 1. Trimenon verantwortlich gemacht wurde.

Inzidenz. Die Inzidenz ist bei Völkern niedriger, bei denen eine Zirkumzision der Männer durchgeführt wird und Peniskarzinome ebenfalls seltener auftreten (z. B. Juden, Moslems). Dieser Sachverhalt ist – wie auch beim Zervixkarzinom – wahrscheinlich auf epidemiologische Unterschiede zurückzuführen, da bislang keine Agenzien aus dem Smegma des Mannes nachgewiesen worden sind.

22.3 Ätiologie

Die Ätiologie des Vaginalkarzinoms ist unbekannt. Als **prädisponierende Faktoren**, deren Validierung nicht zuletzt wegen der Seltenheit der Erkrankung fast unmöglich ist, werden diskutiert:

- **VAIN** (vaginale intraepitheliale Neoplasie);
- **Infektionen**: Condylomata acuminata, Infektionen mit HPV Typ 16 und 18, Herpes-simplex-Viren (HSV), Syphilis;
- **chronische Traumatisierung** des Vaginalepithels bei Fluor, Leukorrhö, Vaginalpessar und Prolaps der Vaginalwände;
- **Strahlenexposition**: vermehrt Vaginalkarzinome nach Bestrahlung des kleinen Beckens;
- **Neoplasien der Vulva und der Zervix**; gleichzeitiges oder späteres Auftreten von Vaginalkarzinomen hat zur Formulierung der »Feldtheorie« geführt: durch die ontogenetisch gemeinsame Herkunft dieser Organe soll ihnen eine erhöhte Anfälligkeit gegenüber Karzinogenen gemeinsam sein;
- **Diethylstilböstrol-Einnahme** in der Schwangerschaft; klarzellige Adenokarzinome der Vagina sind gehäuft bei Mädchen und jungen Frauen beobachtet worden, deren Mütter Diethylstilböstrol (DES) in der Frühschwangerschaft

(1. Trimenon, Beginn vor der 18. Schwangerschaftswoche) eingenommen hatten: DES verhindert die Umwandlung des glandulären (Zylinder-)Epithels der oberen 2/3 der Vagina in Plattenepithel. Die erneute Stimulation dieses Gewebes durch endogene Östrogene in der Pubertät führt zu einer (benignen) Vaginaladenose, kann aber im Sinne einer kokarzinogenen Wirkung zur malignen Transformation führen. Allerdings wird DES v. a. als teratogen betrachtet, die Karzinogenität gilt als fraglich. Eine virale Genese und eine genetische Prädisposition werden diskutiert (DiSaia u. Creasman 1997). Da DES 1971 verboten wurde, wird dieses Karzinom zunehmend seltener und eine Klärung der Zusammenhänge immer unwahrscheinlicher.

22.4 Histopathologie und Ausbreitung

Histopathologie. Isolierte primäre Präkanzerosen der Vagina (vaginale intraepitheliale Neoplasien: VAIN) sind sehr selten und müssen immer von einer primären Läsion der Vulva bzw. der Cervix uteri abgegrenzt werden, die häufig auf die Vagina übergreifen.

> **Einteilung der VAIN nach Tiefenausdehnung in 3 Gruppen:**
> - VAIN I: Low-grade-Läsion: Auf das untere Drittel der Mukosa beschränkt;
> - VAIN II: Low-grade Läsion: Unteres und mittleres Drittel der Mukosa sind befallen;
> - VAIN III: High-grade-Läsion: Alle Mukosaschichten sind befallen, entspricht dem Carcinoma in situ.

Im Gegensatz zu den CIN gibt es nur wenig Informationen über die Ätiologie und den natürlichen Verlauf der VAIN. Sie können überall in der Vagina entstehen, treten aber gehäuft im oberen Drittel neben der Zervix auf und sind oft multilokulär.

90 % der Vaginalkarzinome sind Plattenepithelkarzinome, überwiegend nicht verhornend, seltener verhornend oder kleinzellig. Insgesamt 10 % sind Adenokarzinome, maligne Melanome und Rhabdomyosarkome (im Kindesalter).

> Die histomorphologische Diagnose eines primären Adenokarzinoms ist schwierig und kann nur nach Ausschluss einer Metastase eines Zervix-, Endometrium-, Ovarial- und evtl. auch eines Rektumkarzinoms gestellt werden.

Ausbreitung. Die meisten Vaginalkarzinome sind im oberen Drittel der hinteren Vaginalwand lokalisiert. Das Vaginalkarzinom breitet sich lokal zur Harnblase und zum Rektum hin aus und weist in ca. 20 % der Fälle primäre Lymphknotenmetastasen auf – die Lymphdrainage der oberen 2/3 der Vagina erfolgt in die Lymphknoten der Fossa obturatoria und entlang der Iliakalgefäße, während das untere Drittel in die inguinalen und femoralen Lymphknoten drainiert. Pulmonale, hepatische und ossäre Fernmetastasen kommen selten vor (v. a. beim Vaginalmelanom bzw. Sarkom). Im fortgeschrittenen Stadium kommt es zur Ausmauerung des kleinen Beckens mit Kompression/Infiltration der Ureteren und Urämie (häufigste Todesursache).

22.5 Symptome

Frühformen der Vaginalkarzinome sind i. allg. symptomlos. Ansonsten stehen Fluor und vaginale (v. a. postmenopausale) Blutungen im Vordergrund. Da sich das Vaginalkarzinom zunächst im lockeren paravaginalen Bindegewebe ausbreitet, sind Unterleibsschmerzen und Blasen-Darm-Symptomatik sehr späte Zeichen in fortgeschrittenen Stadien.

22.6 Diagnostik

22.6.1 Früherkennung

Als Früherkennungsmaßnahme eignet sich die Exfoliativzytologie unter kolposkopischer Kontrolle mit Jod- bzw. Essigsäureprobe.

> **Cave**
>
> Der Einsatz dieser Diagnostik wird bei älteren, nicht mehr sexuell aktiven Frauen oder nach einer Hysterektomie oftmals vernachlässigt, was die häufigen Spätdiagnosen zu erklären vermag.

22.6.2 Klinische Untersuchung

Bei der klinischen Untersuchung sind unbedingt die Leistenlymphknoten zu untersuchen und die Indikation zur gezielten Lymphknotenpunktion großzügig zu stellen, um ggf. die Radikalität der Therapie vorab zu planen. Im Rahmen der obligatorischen Narkoseuntersuchung zur klinischen Bestimmung des Stadiums sollten auch Biopsien unter kolposkopischer Sicht (Exzision oder Exkochleation mit scharfem Löffel) entnommen werden. Dabei empfiehlt sich die histologische Untersuchung von Proben aus den Randbezirken, um die Ausbreitung der invasiven Anteile abzuschätzen. Zusätzlich kann während der Narkose bei Fällen von Zervix-, aber auch Vaginalkarzinomen eine Zystourethroskopie und Rektosigmoidoskopie durchgeführt werden.

22.6.3 Staging-Diagnostik

Die Ausbreitungsdiagnostik schließt eine Magnetresonanztomographie (MRT) des kleinen Beckens ein, um Informationen über einen Tumorbefall der umgebenden Organe, aber auch der inguinalen und pelvinen Lymphknoten zu gewinnen. Falls eine MRT-Untersuchung durchgeführt wird, kann auf eine Computertomographie (CT) verzichtet werden, da keine zusätzlichen Erkenntnisse zu erwarten sind (Überlegenheit der MRT-Untersuchung gegenüber der CT im kleinen Becken, gleichwertig bezüglich der Beurteilung von pelvinen/retroperitonealen Lymphknoten).

Nach der histologischen Sicherung des Vaginalkarzinoms sollte die Leber ultrasonographisch untersucht und eine Thoraxröntgenaufnahme durchgeführt werden. Wenn eine Radiotherapie geplant ist, muss mittels **Kolonkontrasteinlauf bzw. Koloskopie** eine Divertikulitis ausgeschlossen werden.

22.7 Stadieneinteilung

> **Definition**
>
> Die FIGO- bzw. UICC-Einteilung gilt nur für primäre Vaginalmalignome. Gemäß therapeutischer Konsequenzen und laut internationaler Konventionen soll ein Vaginalkarzinom, das den äußeren Muttermund erreicht, den Zervixkarzinomen und eines, das die Vulva mitbefällt, den Vulvakarzinomen zugeordnet werden.

Die **Stadieneinteilung** ist in ◘ Tabelle 22.1 dargestellt.

3 (4) histopathologische Malignitätsgrade nach UICC
- GX: Differenzierungsgrad nicht bestimmbar;
- G1: gut differenziert;
- G2: mäßig differenziert;
- G3/4: schlecht differenziert/undifferenziert.

22.8 Therapie

Die Therapie des Vaginalkarzinoms wird stadiengerecht durchgeführt, wobei grundsätzlich die Möglichkeiten bestehen, im Stadium FIGO I und II entweder **primär zu bestrahlen oder zu operieren**. Aufgrund der Seltenheit dieses Karzinoms können keine randomisierten Vergleiche zwischen den beiden primären Optionen durchgeführt werden. In angelsächsischen Ländern wird primär der Strahlentherapie (Creasman et al. 1998), im deutschsprachigen Raum der Operation der Vorzug gegeben.

Die von Creasman et al. (1998) durchgeführte **Analyse der Krebsregisterdaten** aus den USA zeigt ein signifikant besseres Überleben ($p < 0{,}05$) bei Patientinnen im Stadium I, die operiert wurden (90 % 5-Jahres-Überlebensrate) gegenüber einer Strahlentherapie allein (63 %) bzw. einer kombinierten Operations-/Strahlentherapie (79 %). Allerdings handelt es sich hier um eine retrospektive Analyse, sodass die Entscheidung für die Art der Primärtherapie im Nachhinein nicht nachvollziehbar ist. Aufgrund eines fehlenden bundesdeutschen Krebsregisters sind keine Daten aus Deutschland erhältlich.

Über den **Stellenwert einer Chemotherapie** im Rahmen der Primärtherapie des Plattenepithelkarzinoms der Vagina gibt es keine hinreichenden Untersuchungen (Peters et al. 1985; Thigpen et al. 1986). Die bisher angewandten Zytostatika (Cisplatin, Mitoxantron) zeigten nur eine sehr begrenzte Wirksamkeit.

22.8.1 Operation

Die Therapie der **VAIN I und II** besteht in der Überwachung. Bei Progression sollte eine Laser-Vaporisation mit dem CO_2-Laser durchgeführt oder bei multizentrischen Läsionen die Laser-Therapie mit lokaler Applikation von 5-Fluoruracil-Creme kombiniert werden (Krebs 1989).

Beim **Rezidiv** und bei **multilokulärem VAIN III** erfolgt eine partielle oder totale Kolpektomie mit operativer Rekonstruktion (falls Kohabitationswunsch besteht).

◘ **Tabelle 22.1.** TNM- und FIGO-Klassifikation der Vaginalkarzinome

TNM	FIGO	Charakteristika
TX	–	Primärtumor kann nicht beurteilt werden
T0	–	Kein Anhalt für Primärtumor
Tis	0	Carcinoma in situ
T1	I	Tumor begrenzt auf die Vagina
T2	II	Tumor infiltriert paravaginales Gewebe, aber nicht bis zur Beckenwand
	IIA	Parametrien frei
	IIB	Parametrien befallen
T3	III	Tumor erreicht die Beckenwand
T4	IVA	Tumor infiltriert Mukosa der Blase und/oder des Rektums und/oder überschreitet die Grenze des kleinen Beckens
M1	IVB	Fernmetastasen
NX		Regionäre LK nicht beurteilbar
N0		Keine regionären LK befallen
N1		Unilateral befallene LK (Tumor in oberen zwei Dritteln der Vagina: Becken-LK; Tumor im unteren Drittel der Vagina: inguinale LK)
N2		Bilateral befallene LK (Becken- bzw. inguinale LK)

LK = Lymphknoten

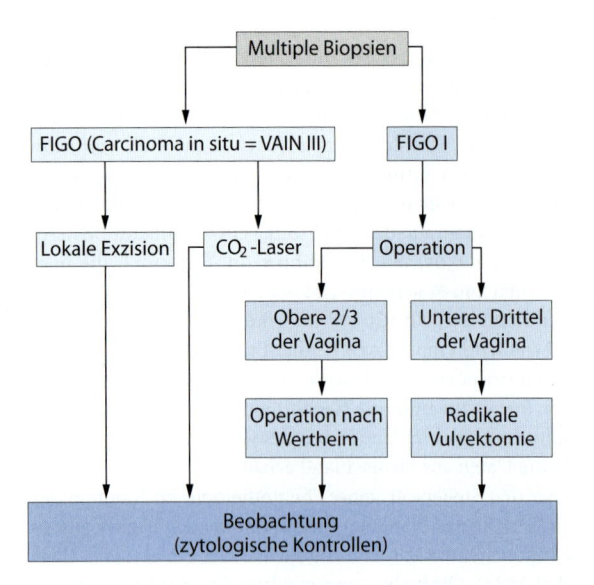

Abb. 22.1. Therapie des Vaginalkarzinoms – Stadien FIGO 0 und I. Grundsätzlich sind beide Therapieoptionen als gleichwertig anzusehen. In einigen Zentren ist die Laser-Chirurgie den multilokulären VAIN III vorbehalten. Wichtigste Voraussetzung für den Laser-Einsatz ist die histologische Sicherung mittels multipler Biopsien, um eine Invasion auszuschließen

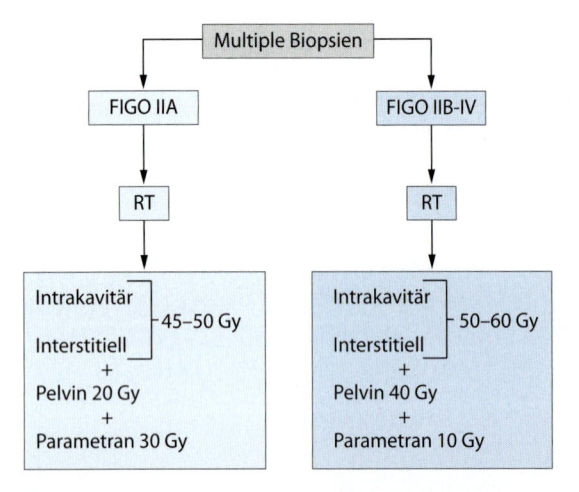

Abb. 22.2. Strahlentherapie des Vaginalkarzinoms – Stadien FIGO II–IV (RT = Radiotherapie; Gy = Gray). Vor jeder RT ist der Ausschluss einer Divertikulitis mittels Kolonkontrasteinlauf bzw. Koloskopie notwendig

Eine **radikale Operation** des Vaginalkarzinoms ist technisch nur im Stadium I und II bei zervix- bzw. introitusnahen Karzinomen möglich und sinnvoll (Abb. 22.1 und 22.2): Bei Befall der oberen zwei Drittel der Vagina erfolgt die Operation wie beim Zervixkarzinom (**Operation nach Wertheim**), bestehend aus radikaler Hysterektomie mit beidseitiger pelviner Lymphonodektomie, Entfernung der Parametrien bis zur Beckenwand sowie des paravaginalen/zervikalen Gewebes und einer ausreichenden Scheidenmanschette), beim unteren Drittel wie beim Vulvakarzinom (radikale Vulvektomie mit inguinaler und ggf. pelviner Lymphonodektomie).

Radikale Eingriffe wie die vordere und/oder hintere Exenteration werden nur selten durchgeführt, da die Ergebnisse der modernen radiotherapeutischen Techniken sehr gut und weniger belastend sind (Soper et al. 1989). Bei lokalisierter, fortgeschrittener Erkrankung bzw. beim Rezidiv nach Bestrahlung mit Knochenbeteiligung kann mittels **Knochenresektion** (Ramus inferior ossis pubis, Symphysis pubica) eine Tumorresektion im Gesunden durchgeführt werden, wobei hohe Überlebensraten ohne wesentliche Morbidität erreicht werden können (King et al. 1989).

22.8.2 Radiotherapie

> Die Strahlentherapie stellt die Behandlung der Wahl bei den meisten Vaginalkarzinomen dar (Abb. 22.2). Der Nutzen und die Komplikationen der Radiotherapie müssen in Abhängigkeit von Alter, Allgemeinzustand und sexueller Aktivität der Patientin besonders erwogen werden.

Die Radiotherapie des Vaginalkarzinoms besteht aus intrakavitärer bzw. interstitieller Behandlung (**Brachytherapie**) und **Teletherapie** (kombinierte Bestrahlung). Die externe Bestrahlung bezieht die pelvinen Lymphknoten und die Parametrien ein, die bei alleiniger Brachytherapie nur unzureichend behandelt wären. Bei großen Tumoren wird immer zuerst extern bestrahlt, um eine Größenreduktion zu erzielen, woraufhin die Brachytherapie folgt.

Die Bestrahlung wird v. a. **in den Stadien I und IIA** individualisiert angewandt, da in diesen Fällen **Dauerheilungen** möglich sind. Je nach Tumorsitz bzw. Infiltrationstiefe des paravaginalen Gewebes wird die gesamte Mukosa mit 65–80 Gy bestrahlt und entweder eine zusätzliche Dosis von 15–20 Gy appliziert oder eine interstitielle Bestrahlung des Tumors durchgeführt. Die pelvine und parametrane Bestrahlung wird im Stadium I nur bei tiefen, entdifferenzierten Läsionen, im Stadium IIA jedoch immer durchgeführt.

Auch **in den Stadien IIB–IV** kann die Bestrahlung in 10–50 % der Fälle zu dauerhaften Remissionen führen (Nanavati et al. 1993; Perez et al. 1988).

22.8.3 Therapie des Rezidivs

> Über 80 % der Rezidive treten in den ersten 2 Jahren auf und sind im kleinen Becken lokalisiert – dementsprechend fast immer klinisch nachweisbar.

Therapie. Die Therapie richtet sich nach der Größe und der Lokalisation des Befundes sowie nach dem Zeitpunkt des Auftretens. Nur im Fall von Spätrezidiven (z. B. nach 4–5 Jahren) kann eine erneute Strahlentherapie durchgeführt werden. Bei lokalisierten Prozessen kann eine interstitielle Bestrahlung das Tumorwachstum eindämmen. Eine operative Entfernung im Gesunden ist nur selten möglich. Wie beim Rezidiv des Zervixkarzinoms treten im Spätstadium tumorbedingt vaginale Blutungen auf, die kaum mittels straffer Tamponade gestoppt werden können.

Im Falle von **vaginalen Blutungen im Spätstadium** erfolgt entweder eine Verschorfungsbestrahlung oder eine Embolisation der zuführenden Gefäße unter angiographischer Kontrolle, die auch dauerhaft die Blutungsgefahr zu verhindern vermag.

22.8.4 Spezielle Krankheitsbilder (Adenokarzinome/klarzellige Karzinome, Vaginalsarkome, Vaginalmelanome)

Klarzellige Adenokarzinome. Klarzellige Adenokarzinome treten bei jungen und sehr jungen Patientinnen auf. Hier stellt die Operation die Therapie der Wahl dar, um Spätfolgen der Bestrahlung nach Möglichkeit zu vermeiden (strahlenbedingte Zweitkarzinome, radiogene Vaskulitis, Ovarialinsuffizienz). Empfohlen wird eine Wertheim-Operation mit partieller (Lokalisation im oberen Drittel der Vagina) oder kompletter Kolpektomie (Lokalisation in den unteren zwei Dritteln der Vagina) in den Stadien I und II. In den Stadien II und III soll eine primäre kombinierte Strahlentherapie durchgeführt werden, wobei im Falle von Rezidiven eine Exenteration zu erwägen ist (DiSaia u. Creasman 1997). Das Gesamtüberleben aller Stadien nach einer medianen Nachbeobachtungszeit von 15 Jahren beträgt 80 %, was auf die frühe Detektion zurückgeführt wird (meist in den Stadien I und II).

Vaginalsarkome. Sie sind sehr selten und werden operativ entfernt. Trotz der reichlichen Versorgung mit Blut- und Lymphgefäßen treten Fernmetastasen spät auf, was ebenfalls für die operative Entfernung spricht. Vor allem im Kindesalter (aber nicht nur) tritt das Sarcoma botryoides, eine Variante des Rhabdomyosarkoms, auf, das früher mittels radikaler Operation behandelt wurde. Nach neuen Berichten können Dauerheilungen durch lokale Exzision im Gesunden, gefolgt von adjuvanter Chemotherapie mit Vincristin, Actinomycin-D und Cyclophosphamid bzw. Doxorubicin und Ifosfamid erreicht werden (Copeland et al. 1985; Zanetta et al. 1999). Zur Tumorverkleinerung kann die Laser-Abtragung zum Einsatz kommen. Eine Laser-Therapie wird auch zur Blutstillung bzw. zur Abtragung von großen, exulzerierenden Tumormassen durchgeführt.

Maligne Melanome. Die Inzidenz der malignen Melanome der Vagina ist extrem niedrig und beträgt < 1 % aller Vaginalmalignome und < 1 % aller malignen Melanome bei der Frau. Die Operation stellt die Behandlung der Wahl dar, wobei sich die Radikalität nach Flächenausdehnung und Infiltrationstiefe richtet. Das operative Vorgehen entspricht dem beim primären Vaginalkarzinom (s. oben). Die Wertigkeit der inguinalen bzw. pelvinen Lymphonodektomie ist umstritten. DiSaia u. Creasman (1997) empfehlen eine Lymphonodektomie bei tiefen malignen Melanomen der Stadien III–V nach Clark (pelvin bei Läsionen im oberen Drittel, inguinal bei Läsionen in den unteren zwei Dritteln der Vagina). Die Prognose korreliert mit der Infiltrationstiefe und verschlechtert sich rapide, wenn sie mehr als 2 mm beträgt.

22.9 Prognose

Die 5-Jahres-Überlebensraten der einzelnen Stadien des Vaginalkarzinoms sind nach einer von Creasman et al. 1998 publizierten Analyse der amerikanischen Krebsregisterdaten in ▢ Tabelle 22.2 dargestellt.

Tabelle 22.2. 5-Jahres-Überlebensraten bei primärem Vaginalkarzinom in Abhängigkeit vom FIGO-Stadium. (Nach Creasman et al. 1998)

Stadium	5-Jahres-Überlebensrate [%]
0	96
I	73
II	58
III und IV	36

22.10 Nachsorge

Aufgrund der Seltenheit der malignen Vaginaltumoren können keine allgemeingültigen Empfehlungen zur Nachsorge ausgesprochen werden. Es können beispielsweise – in Abhängigkeit von der primären Lokalisation des Vaginalkarzinoms – die gleichen Nachsorgeuntersuchungen wie beim Zervix- bzw. Vulvakarzinom durchgeführt werden. Die Untersuchungsintervalle betragen dann 3 Monate in den ersten 2 Jahren, 6 Monate in den Jahren 3–5 und nachfolgend alle 12 Monate. Dabei kann man sich auf eine klinische Untersuchung (auf jeden Fall mit bimanueller rektovaginaler Palpation) beschränken, weiterführende Maßnahmen erfolgen nur beim Vorliegen von Symptomen.

Literatur

Copeland LJ, Gershenson DM, Saul PB, Sneige N, Stringer CA, Edwards CL (1985) Sarcoma botryoides of the female genital tract. Obstet Gynecol 66: 262–266

Creasman WT, Phillips JL, Menck HR (1998) The National Cancer Data Base Report on cancer of the vagina. Cancer 83: 1033–1040

DiSaia PJ, Creasman WT (1997) Invasive cancer of the vagina and urethra. In: DiSaia PJ, Creasman WT (eds) Clinical gynecologic oncology, 5th edn. St. Louis: CV Mosby: 233–252

King LA, Downey GO, Savage JE, Twiggs LB, Oakley GJ, Prem KA (1989) Resection of the pubic bone as an adjunct to management of primary, recurrent, and metastatic pelvic malignancies. Obstet Gynecol 73: 1022–1026

Krebs HB (1989) Treatment of vaginal intraepithelial neoplasia with laser and topical 5-Fluorouracil. Obstet Gynecol 73: 657–660

Nanavati PJ, Fanning J, Hilgers RD, Hallstrom J, Crawford D (1993) High-dose-rate brachytherapy in primary stage I and II vaginal cancer. Gynecol Oncol 51: 67–71

Perez CA, Camel HM, Galakatos AE, Grigsby PW, Kuske RR, Buchsbaum G, Hederman MA (1988) Definitive irradiation in carcinoma of the vagina: Long-term evaluation of results. Int J Radiat Oncol Biol Phys 15: 1283–1290

Peters WA III, Kumar NB, Morley GW (1985) Carcinoma of the vagina – Factors influencing treatment outcome. Cancer 55: 892–897

Soper JT, Berchuk A, Creasman WT, Clarke-Pearson DL (1989) Pelvic exenteration: Factors associated with major surgical morbidity. Gynecol Oncol 35: 93–98

Thigpen JT, Blessing JA, Homesley HD, Berek JS, Creasman WT (1986) Phase II trial of cisplatin in advanced or recurrent cancer of the vagina: A Gynecologic Oncology Group Study. Gynecol Oncol 23: 101–104

Zanetta G, Rota SM, Lissoni A, Chiari S, Bratina G, Mangioni C (1999) Conservative treatment followed by chemotherapy with doxorubicin and ifosfamide for cervical sarcoma botryoides in young females. Br J Cancer 80 (3–4): 403–406

Cervix uteri

G. Oettling und R. Kreienberg

23.1	**Gutartige Neubildungen der Cervix uteri** – 329	23.4	**Therapeutisches Management** – 345
23.1.1	Cervixpolyp – 329	23.4.1	Operative Therapie und Bestrahlung – 345
23.1.2	Cervixmyom – 329	23.4.2	Stadienbezogenes klinisches Management der zervikalen Neoplasien – 346
23.2	**Neoplasien der Cervix** – 330	23.4.3	Operationsverfahren – 348
23.2.1	Terminologie und Definitionen – 330	23.4.4	Strahlentherapie – 349
23.2.2	Epidemiologie – 331	23.4.5	Chemotherapie – 349
23.2.3	Ätiologie und Risikofaktoren – 332	23.4.6	Besondere Situationen – 350
23.2.4	Pathophysiologie und Pathogenese – 333	23.4.7	Nebenwirkungen der Therapie des Cervixkarzinoms – 350
23.2.5	Das invasive Cervixkarzinom – 335		
23.2.6	Ausbreitung und Prognosefaktoren – 338	23.5	**Nachsorge und Rezidivbehandlung** – 351
23.3	**Prävention und Evaluation** – 339	23.5.1	Nachsorge – 351
23.3.1	Anamnese und Symptome – 339	23.5.2	Diagnostik und Therapie bei Rezidiven – 351
23.3.2	Klinische Untersuchung und Befundung – 340		**Literatur** – 352
23.3.3	Weiterführende Diagnostik – 345		

23.1 Gutartige Neubildungen der Cervix uteri

Einteilung. Nach topographischer Zuordnung sollen gutartige Neubildungen der Cervix und des Uterus getrennt aufgeführt werden:

- Condylomata acuminata/Papillome;
- Cervixpolyp;
- Cervixmyom;
- mesodermaler Stromatumor;
- Pseudotumoren, z. B. Ovula Nabothi;
- seltene Tumoren anderer Genese.

Seltene Neubildungen der Cervix sind Condylomata acuminata und Papillome, beides viral bedingte kleine Tumoren des die Cervix überkleidenden Plattenepithels (s. ▶ Kap. 18). Häufiger anzutreffen ist der Cervixpolyp.

23.1.1 Cervixpolyp

> **Definition**
>
> Beim Cervixpolyp handelt es sich um eine epitheliale Geschwulst des Zervikalkanals. Ätiologisch ist der Cervixpolyp als Hyperplasie der endozervikalen Schleimhaut anzusehen.

Klinik. Im Vordergrund stehen Blutungen, z. B. nicht zyklusabhängige Schmierblutungen, Postmenopausenblutungen und Kontaktblutungen sowie zervikaler Fluor und Fremdkörpergefühl bzw. Fremdkörperreiz.

Diagnostik. Bei der Inspektion zeigt sich ein rotes, traubenförmiges Gebilde von weicher Konsistenz, die Oberfläche ist zumeist glatt, selten wird durch Blutung oder Ulzerationen ein malignes Geschehen vorgetäuscht. Differenzialdiagnostisch kommen submuköse Myome des Uterus im Statu nascendi, Cervixmyome und Karzinome in Betracht.

> Klinisch ist die Unterscheidung zwischen Cervixpolypen und Myomen bzw. malignen Tumoren leicht, denn die Cervixpolypen sind weich und nicht fest (Myome) oder bröckelig (Karzinome). Beweisend ist jedoch allein die Histologie!

Therapie. Die diagnostische Maßnahme ist in den meisten Fällen zugleich auch die ausreichende Therapie. Sichtbare Polypen werden mit der Kornzange gefasst und abgedreht, nicht sichtbare Polypen werden durch eine fraktionierte Abrasio – im Idealfall mit vorangegangener Hysteroskopie – gewonnen und einer histologischen Untersuchung zugeführt.

23.1.2 Cervixmyom

> **Definition**
>
> Bei Cervixmyomen handelt es sich um gutartige mesenchymale Neubildungen glatter Muskelfasern und des umliegenden Bindegewebes.

Klinik. Wie beim Cervixpolyp treten lokale Reizerscheinungen mit zervikalem Fluor und Fremdkörpergefühl auf. Bei erheblicher Größe des Myoms kann Druck auf Nachbarorgane, z. B. Blase, Darm und Ureteren, ausgeübt werden. Differenzialdiagnostisch zu erwägen und klinisch u. U. sehr schwer vom Cervixmyom abgrenzbar ist der sog. mesodermale Stromapolyp, der von der Vagina selbst oder von der Cervix ausgehen kann.

Therapie. Die einfachste Therapie besteht in der vaginalen Darstellung und lokalen Abtragung, was jedoch nur bei gestielten Tumoren relativ atraumatisch möglich ist. Im Falle eines dünnen Stiels hat sich das Legen präformierter Schlingenknoten (z. B. Ethibinder mit Metzler-Bues-Knoten) bewährt. Nach Zuziehen des ersten gelegten Knotens sollte eine zweite Sicherungsligatur proximal der ersten Ligatur angebracht werden. Die Entfernung des Myoms ist dann häufig durch einen einfachen Scherenschnitt bei der wachen Patientin möglich.

> In der Regel wird man jedoch die Myomabdrehung in Narkose (Allgemeinnarkose oder Regionalanästhesie) durchführen, um anschließend eine Kontrollhysteroskopie durchzuführen und eventuelle Reste des Myomstiels hysteroskopisch abzutragen. Außerdem können stärkere Blutungen auftreten, die man auf diese Weise eher beherrschen kann.

23.2 Neoplasien der Cervix

23.2.1 Terminologie und Definitionen

23.2.1.1 Transformationszone

Lokalisation. Präinvasive und invasive Läsionen der Cervix uteri gehen meistens vom Übergang des unverhornten Plattenepithels der Scheide und der Portio vaginalis uteri zum schleimproduzierenden Zylinderepithel der Endocervix aus. Zu Beginn der Pubertät befindet sich dieser Übergang normalerweise etwas außerhalb des Muttermundes (Abb. 23.1). Mit dem Einsetzen der Geschlechtsreife und der Ansäuerung der Scheide wird das chemisch und mechanisch weniger belastbare Zylinderepithel schrittweise durch Plattenepithel ersetzt, und zwar teilweise durch Metaplasie – d. h. durch von den Reservezellen des Zylinderepithels ausgehende Umdifferenzierung zu Plattenepithel – z. T. auch durch kontinuierliches Vorwachsen des Plattenepithels in Richtung Muttermund.

> **Definition**
>
> Der Bereich zwischen ursprünglicher und aktueller Grenzlinie zwischen Platten- und Zylinderepithel wird als Transformationszone bezeichnet. Normalerweise ist diese Grenzlinie während der Geschlechtsreife im Bereich der Portio vaginalis uteri lokalisiert und somit der direkten Untersuchung durch Spiegeleinstellung und Kolposkopie zugänglich. In der Postmenopause wandert diese Grenzlinie ins Innere des Zervikalkanals, wo sie meistens nicht mehr einsehbar ist.

> Die Umwandlungs- und Regenerationsvorgänge im Bereich der Transformationszone sind mit einer erhöhten Vulnerabilität verbunden: Durch chemische und mechanische Mikrotraumen sind die empfindlichen Basal- und Reservezellen für onkogene Agenzien, z. B. humane Papillomaviren (HPV), zugänglich. Wahrscheinlich wird die Transformationszone dadurch zur Prädilektionsstelle für neoplastische Veränderungen.

23.2.1.2 Intraepitheliale und invasive Neoplasien der Cervix uteri

Durch Infektion mit bestimmten humanen Papillomaviren (HPV) kann es im Bereich der Transformationszone zu virusinduzierten Wachstums- und Differenzierungsstörungen des Plattenepithels kommen, die als **Dysplasien** oder **zervikale intraepitheliale Neoplasien (CIN)** bezeichnet werden. Sie sind zytopathologisch mit
- einer Zunahme der Kern-Zytoplasma-Relation,
- dem Verlust der Zellpolarität und
- Kernatypien mit Hyperchromasie der Zellkerne

verbunden. Dysplastische Zellen erscheinen unreifer, dem basalen und parabasalen Zelltyp angenähert.

Diese Veränderungen können schrittweise **zum invasiven Karzinom fortschreiten**. Nach ihrem Schweregrad werden sie in **mehrere Stufen** eingeteilt:
- Bei **leichten Dysplasien (CIN I)** sind die Reifungsstörungen auf das basale Drittel des Plattenepithels beschränkt, und die oberflächlichen Schichten differenzieren nahezu normal aus.
- Entsprechend sind bei **mittelschweren Dysplasien (CIN II)** höchstens die basalen beiden Drittel des Epithels betroffen.
- Bei **schweren Dysplasien** reichen die Veränderungen bis fast zur Oberfläche, d. h. es findet noch ein Rest an Differenzierung statt.

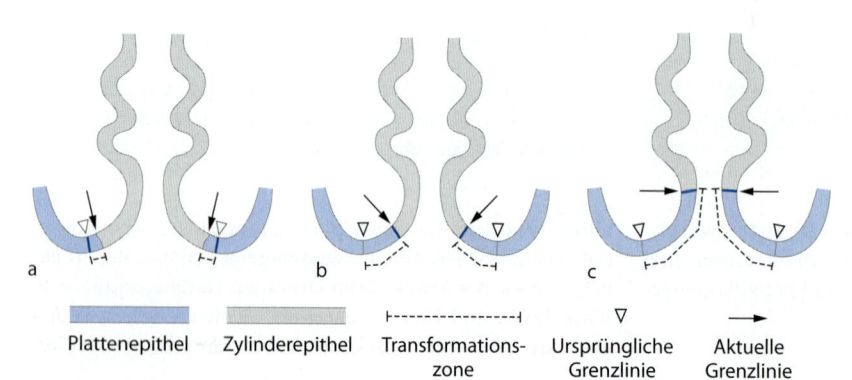

Abb. 23.1 a–c. Altersabhängige Lokalisation der Übergangszone zwischen unverhorntem Plattenepithel und schleimproduzierendem Zylinderepithel: in der Pubertät (**a**), beim Einsetzen der Geschlechtsreife (**b**) und in der Postmenopause (**c**)

Plattenepithel | Zylinderepithel | Transformationszone | Ursprüngliche Grenzlinie | Aktuelle Grenzlinie

- Als **Carcinoma in situ (CIS)** wird eine Läsion eingestuft, wenn über die gesamte Dicke des Epithels – von basal bis apikal – keinerlei Differenzierung festgestellt werden kann.
- Da schwere Dysplasien und In-situ-Karzinome histopathologisch und prognostisch ähnlich sind, werden sie unter dem Begriff »**CIN III**« zusammengefasst.

> Unabdingbare Voraussetzung für die Einstufung als präinvasive Läsion ist die Integrität der Basalmembran. Wird diese durchbrochen, so handelt es sich um ein invasives Karzinom.

Man geht davon aus, dass die dysplastischen Veränderungen ein **Kontinuum** bilden, wobei v. a. leichte und mittelschwere Dysplasien häufig reversibel sind, wogegen sich schwergradige Veränderungen und In-situ-Karzinome nur selten zurückbilden und ohne Behandlung häufig zum invasiven Karzinom fortschreiten.

Mehr als 80 % der Cervixkarzinome sind **Plattenepithelkarzinome**. Auch für die selteneren drüsigen Karzinome der Cervix uteri (ca. 15 %) werden präinvasive Vorstufen beschrieben, die allerdings von den meisten Autoren mit Begriffen wie »atypische endozervikale Hyperplasie« oder »Adenocarcinoma in situ« bezeichnet werden. Die CIN-analoge Bezeichnung als »zervikale glanduläre intraepitheliale Neoplasie (CGIN)« ist eher unüblich (Wright u. Richart 1997).

23.2.2 Epidemiologie

Eine große Zahl epidemiologischer Studien (Zusammenfassung bei Wright u. Richart 1997) hat klar bewiesen, dass zwischen dem Auftreten von Cervixkarzinomen sowie ihren Vorstufen und der Infektion mit bestimmten HPV-Typen eine eindeutige Beziehung besteht. Die **HPV-Exposition und -Infektion** geht der Entwicklung dysplastischer und invasiver Erkrankungen der Cervix uteri zeitlich voraus, wobei allerdings nur ein kleiner Teil der Infizierten manifeste Läsionen entwickelt.

> Die vorliegenden epidemiologischen Daten – ebenso biochemische und tumorbiologische Erkenntnisse – belegen, dass es sich bei der HPV-Infektion, die meistens durch Sexualkontakt erworben wird, um einen wesentlichen kausalen Faktor für präinvasive und invasive Neoplasien der Cervix uteri handelt.

23.2.2.1 Epidemiologie der HPV-Infektion

Die **Durchseuchung mit HPV-Viren** beginnt mit Aufnahme der sexuellen Aktivität. Bei jungen Frauen in westlichen Ländern erreicht die Prävalenz anogenitaler HPV-Infektionen zwischen dem 15. und 25. Lebensjahr ihr Maximum. In Abhängigkeit vom untersuchten Kollektiv und von der Empfindlichkeit der zum HPV-Nachweis eingesetzten Methode werden bei jungen Frauen **HPV-Prävalenzen zwischen 5 und 30 %** gefunden. Mit zunehmendem Lebensalter geht die Häufigkeit nachweisbarer HPV-Infektionen zurück. Dies hängt wahrscheinlich einerseits mit einer Abnahme der Zahl der Sexualpartner zusammen, andererseits mit zunehmender immunologischer Kompetenz bei der Abwehr der Infektionen.

> Es ist heute letztlich nicht geklärt, ob HPV-Infektionen vom Körper eliminiert werden können oder ob sie als latente Infektionen unterhalb der Nachweisgrenze persistieren.

Von den mehr als 70 bisher identifizierten HPV-Typen sind knapp 30 für Infektionen der Anogenitalregion relevant. Dabei lässt sich eine Gruppe von **Viren mit niedrigem onkogenem Risiko** (u. a. HPV 6, 11, 42, 43, 44) von einer Gruppe mit **mittlerem** (HPV 33, 35, 51, 52) und einer Gruppe mit **hohem onkogenem Risiko** (HPV 16, 18 und seltener 31 und 45) abgrenzen. Viren der Niedrigrisikogruppe werden in Kondylomen und CIN I gefunden, Viren der beiden anderen Gruppen treten ebenfalls in leichtgradigen Epithelveränderungen auf. In schwergradigen Veränderungen (CIN III, invasives Cervixkarzinom) lassen sich dagegen fast ausschließlich HPV der Hochrisikogruppe, seltener auch der mittleren Gruppe nachweisen.

> Nach neuesten Untersuchungen enthalten mehr als 99 % der invasiven Cervixkarzinome HPV-DNA.

23.2.2.2 Epidemiologie der zervikalen intraepithelialen Neoplasien (CIN)

Altersgleich mit der höchsten Prävalenz an floriden HPV-Infektionen wird auch ein Maximum an kondylomatösen Veränderungen und leichtgradigen Dysplasien (CIN I) beobachtet, wobei allerdings nur bei einem kleinen Prozentsatz der HPV-infizierten Frauen Epithelveränderungen nachweisbar sind. Die **Prävalenz** dieser leichtgradigen, meistens spontan reversiblen HPV-Läsionen dürfte bei jungen Frauen zwischen 1 und 5 % liegen.

Höhergradige Veränderungen des Cervixepithels (CIN II, CIN III) werden mit zeitlicher Verzögerung frühestens ab dem 20., häufiger jedoch zwischen dem 25. und 35. Lebensjahr beobachtet und nehmen danach in ihrer Häufigkeit wieder ab. Die **Prävalenz** dieser oft irreversiblen Veränderungen dürfte in Deutschland bei Frauen zwischen 25 und 35 Jahren etwa 1 % betragen.

23.2.2.3 Epidemiologie der invasiven Cervixkarzinome

Das Cervixkarzinom ist mit **jährlich etwa 500 000 Neuerkrankungen** weltweit nach dem Brustkrebs die **zweithäufigste Krebserkrankung** beim weiblichen Geschlecht, wobei erhebliche **regionale Unterschiede** zu verzeichnen sind: Die höchste Inzidenz mit jährlich 30 Fällen pro 100 000 Frauen sind im tropischen Südamerika und in manchen Regionen Asiens zu verzeichnen (in Kolumbien und Madras bis 50:100 000), die niedrigsten mit ca. 4:100 000 in den Staaten des nahen und mittleren Ostens, einschließlich Israel. In Europa und Nordamerika erkranken heute jährlich zwischen 10 und 20 von 100 000 Frauen an einem invasiven Cervixkarzinom (Deutschland: ca. 15:100 000).

> In Deutschland macht das Zervixkarzinom mit ca. 6200 Neuerkrankungen pro Jahr etwa 3,4 % aller neu aufgetretenen Krebsfälle der Frau aus und steht damit hinter den Karzinomen der Brustdrüse (24,4 %), des Dick- und Mastdarms (17,6 %), der Lunge (5,5 %), des Gebärmutterkörpers und des Magens (beide 5,1 %), der Eierstöcke (5,0 %), des Pankreas (4,0), der Harnblase (3,4 %) an 9. Stelle (Stand 2000; Deutsche Krebsgesellschaft 2004).

Die altersbezogene Erkrankungshäufigkeit steigt zwischen dem 36. und 45. Lebensjahr deutlich an und bleibt dann bis in hohe Alter praktisch konstant. Das mittlere Erkrankungsalter liegt bei 58 Jahren. Invasive Cervixkarzinome treten somit ca. 10 Jahre zeitverzögert nach den hochgradigen Dysplasien und In-situ-Karzinomen des Muttermundes auf.

> Die 5-Jahres-Überlebensrate beim Cervixkarzinom, die v. a. vom Tumorstadium bei Diagnosestellung abhängt, liegt in Deutschland derzeit etwa bei 64 %, d. h. bundesweit ist mit jährlich etwas mehr als 2000 durch Cervixkarzinome bedingten Todesfällen zu rechnen.

Bis zur Mitte der 1980er-Jahre zeigte die Inzidenz des Cervixkarzinoms in Deutschland – wie auch in den meisten anderen entwickelten Ländern – einen deutlich **rückläufigen Trend** und bleibt seither annähernd konstant. Für diesen Rückgang sind im Wesentlichen zytologische Vorsorgeuntersuchungen verantwortlich, durch welche präinvasive Vorstufen des Cervixkarzinoms erkannt und behandelt werden können. Abgenommen hat in erster Linie die **Häufigkeit der Plattenepithelkarzinome**, wohingegen die früher mit etwa 5–10 % der Fälle eher seltenen drüsigen Karzinome des Muttermundes (Adenokarzinome, Adenoakanthome) in ihrer Häufigkeit gerade bei jüngeren Frauen zugenommen haben. Sie machen heute etwa 15 % aller Cervixkarzinomfälle aus.

23.2.3 Ätiologie und Risikofaktoren

23.2.3.1 Humane Papillomaviren (HPV)

Ausgehend von der Beobachtung, dass Neoplasien des Gebärmutterhalses gehäuft bei Frauen mit mehreren Sexualpartnern auftreten, dagegen praktisch nie bei Virgines, wurden zahlreiche Untersuchungen zur Rolle aller möglichen sexuell übertragbaren Erreger angestellt. In den letzten 2 Jahrzehnten hat sich herauskristallisiert, dass die Infektion mit humanen Papillomaviren (HPV) den weitaus **wichtigsten Risikofaktor** für Cervixkarzinome und auch für eine Reihe weiterer anogenitaler Karzinome (Penis-, Vulvakarzinom) darstellt. Nach Meinung zahlreicher Autoren erfüllen die vorliegenden Daten alle Bedingungen, die für epidemiologische Kausalität gefordert werden: Die enge **Assoziation zwischen HPV-Infektionen und zervikalen Neoplasien** lässt sich konsistent in allen Studien nachweisen, sie ist spezifisch und steht in enger Übereinstimmung mit zell- und molekularbiologischen Beobachtungen. Außerdem treten HPV-Infektionen sowie präinvasive und invasive Veränderungen der Cervix in plausibler zeitlicher Abfolge auf.

> Die meisten der bekannten, aus dem Sexualverhalten resultierenden Risikofaktoren wie
> - früher Beginn der sexuellen Aktivität,
> - Zahl der Sexualpartner,
> - Zahl der Sexualpartner des männlichen Partners,
> - sexuell übertragene Erkrankungen in der Vorgeschichte,
> - Peniskarzinom des Partners sowie
> - Cervixkarzinom bei einer früheren Partnerin des männlichen Sexualpartners
>
> lassen sich auf das Risiko reduzieren, mit HPV infiziert zu werden.

Nachweis von HPV. Es existieren 2 unterschiedliche Prinzipien des HPV-Nachweises: Mit den älteren, unempfindlicheren Methoden werden die in den Proben vorhandenen HPV-Gensequenzen durch Hybridisierung mit spezifischen **Gensonden** direkt nachgewiesen (u. a. Southern-blot-, Dot-blot-, In-situ-Hybridisierung). Die niedrige Sensitivität dieser Methoden hat dazu geführt, dass in älteren Studien die wahre Prävalenz der HPV-Infektionen unterschätzt wurde. Mit den neueren Methoden werden die vorhandenen HPV-Gensequenzen zunächst durch **Polymerasekettenreaktion (PCR)** amplifiziert und erst dann durch Gensonden nachgewiesen. Nach Amplifikation liegen die Nachweisraten generell um den Faktor 2–3 höher als mit den älteren Methoden. Neuerdings wurde die **Hybrid-capture-Technik** eingeführt, welche die Einfachheit nicht amplifizierender Nachweisverfahren mit einer relativ hohen Empfindlichkeit verbindet.

> **Cave**
>
> Eine wichtige Rolle spielen auch die Entnahmetechnik und die Art der verwendeten Probe: Es hat sich gezeigt, dass der HPV-Nachweis in Zellabstrichen unempfindlicher ist als in Spülzytologien oder Gewebeproben.

Weitere Risikofaktoren. Durch die Identifizierung der HPV-Infektion als wichtigsten Risikofaktor zervikaler Neoplasien wurde die Rolle der »etablierten« Risikofaktoren, die im Folgenden kurz erläutert werden, relativiert (Übersicht bei Schiffman et al. 1996):

- **Soziokulturelle Faktoren.** Das häufige Auftreten von zervikalen Neoplasien bei niedrigem Sozialstatus kann durch die höhere Prävalenz von HPV-Infektionen erklärt werden. Niedrige Risiken für Nonnen, Mormonen und jüdische Frauen lassen sich durch die Abstinenz bzw. die niedrige Zahl von Sexualpartnern und damit dem geringeren Risiko einer HPV-Infektion erklären. Der Einfluss des häufigen Partnerwechsels und frühen Beginns der sexuellen Aktivität lässt sich größtenteils ebenfalls auf die damit verbundene Erhöhung des HPV-Infektionsrisikos reduzieren, allerdings scheint dem Alter beim ersten Sexualverkehr und bei der ersten Geburt unabhängig vom HPV-Infektionsrisiko eine gewisse Bedeutung zuzukommen, z. B. infolge einer höheren Vulnerabilität der Transformationszone in jungem Alter bzw. durch die insgesamt verlängerte Einwirkungszeit bei früher Erstexposition. Die Häufigkeit des Geschlechtsverkehrs spielt dagegen keine Rolle.
- **Gynäkologische und geburtshilfliche Faktoren.** Weder das Alter bei der Menarche oder Menopause noch Charakteristika des Menstruationszyklus oder – wie früher angenommen – hygienische Faktoren scheinen eine Rolle zu spielen. Dagegen ist Multiparität, unabhängig von anderen Faktoren, mit einem leicht erhöhten Cervixkarzinomrisiko verbunden. Der Mechanismus ist unklar, diskutiert wird u. a. der Einfluss multipler geburtsbedingter Traumata am Cervixepithel bzw. die während der Schwangerschaft reduzierte Immunabwehr gegenüber HPV.
- **Einflüsse des männlichen Partners.** Gut belegt sind erhöhte Cervixkarzinomrisiken für Partnerinnen von Männern mit Peniskarzinom und von Männern, die bereits mit einer an Cervixkarzinom erkrankten Frau verheiratet waren. Außerdem wurde gezeigt, dass Männer von Frauen mit Cervixkarzinom eine höhere Anzahl von Sexualpartnerinnen hatten und häufiger selbst an Kondylomen und anderen genitalen Infektionen erkrankt waren, wogegen der Kontakt zu Prostituierten kontrovers diskutiert

wird. Im Gegensatz zu älteren Auffassungen scheint der Beschneidung des männlichen Partners kein protektiver Effekt zuzukommen.
- **Sexuell übertragene Erkrankungen.** Wenn der Einfluss der HPV-Infektion berücksichtigt wird, kommt anderen sexuell übertragenen Erregern – wie Chlamydien, Gonokokken, Mykoplasmen, Trichomonaden, Treponemen, Zytomegalie- und Epstein-Barr-Viren – kein zusätzlicher risikoerhöhender Einfluss zu. Eine gewisse Rolle könnte allenfalls das Herpes-simplex-Virus Typ 2 (HSV 2) spielen: Laboruntersuchungen haben gezeigt, dass HSV-2-Proteine und -DNA-Bestandteile in manchen Cervixkarzinomen nachweisbar sind und dass HSV 2 unter bestimmten Bedingungen in der Lage sind, kultivierte Zellen zu transformieren. Außerdem zeigen Patientinnen mit Cervixkarzinom im Serum eine erhöhte Prävalenz für Anti-HSV-2-Antikörper. Allerdings bleibt nach Korrektur für HPV keine bzw. allenfalls eine marginale Erhöhung des Karzinomrisikos nachweisbar.
- **Rauchen.** In älteren Studien wurde in Abhängigkeit von der Dauer und Intensität des Rauchens eine Erhöhung des Risikos für Plattenepithelkarzinome der Cervix um den Faktor 2 festgestellt. Dies wurde durch immunsuppressive Einflüsse des Rauchens sowie durch im Cervixschleim von Raucherinnen nachweisbare Rauchbestandteile (u. a. Nikotin) erklärt. Neuere Untersuchungen in Lateinamerika konnten jedoch nach Berücksichtigung der HPV-bedingten Risiken bei Raucherinnen kein erhöhtes Cervixkarzinomrisiko feststellen. Allerdings war in den untersuchten Kollektiven die Zahl starker Raucherinnen relativ niedrig.
- **Hormonelle Kontrazeptiva und andere Verhütungsmethoden.** In zahlreichen Fallkontrollstudien wurde untersucht, ob die Einnahme oraler Kontrazeptiva das Risiko, an einem Cervixkarzinom zu erkranken, erhöht (Schiffman et al. 1996). Die vorliegenden Studien finden für das relative Risiko Werte zwischen 0,7 und 2,5. Jedoch berücksichtigt nur ein kleiner Teil dieser Studien den Einfluss von HPV. In einigen neueren Fallkontrollstudien wurde insbesondere festgestellt, dass speziell das Risiko für Adenokarzinome der Cervix uteri durch die Einnahme oraler Kontrazeptiva erhöht sein soll, allerdings ist die Datenlage nicht eindeutig. Möglicherweise begünstigt die Hormoneinnahme den transformierenden Einfluss von HPV, da in den transkriptionsregulierenden Sequenzen des HPV-Genoms hormonempfindliche Regulatorsequenzen nachgewiesen wurden. Barrieremethoden, insbesondere der Gebrauch von Scheidendiaphragmen zusammen mit spermiziden Gels, scheinen dagegen das Risiko zervikaler Neoplasien zu senken.
- **Ernährung.** Vitamin-A- und Folsäuremangel sollen mit einem erhöhten Risiko für zervikale Neoplasien verbunden sein, wogegen den Vitaminen C und E eine gewisse Schutzwirkung zugesprochen wird. Insgesamt sind die Daten zum Einfluss von Ernährungsfaktoren widersprüchlich, und die meisten vorliegenden Studien lassen den zentralen Einfluss der HPV-Infektionen außer Acht.
- **Vererbung.** Obwohl es einzelne Fallberichte von familiären Häufungen gibt, sind diese doch so spärlich, dass allgemein nicht von einer relevanten erblichen Risikobelastung ausgegangen wird.
- **Immunsuppression.** Eine abgeschwächte Immunitätslage ist mit dem erhöhten Nachweis von HPV-Infektionen und intraepithelialen Neoplasien der Cervix uteri korreliert. Dies konnte einerseits für immunsuppressiv behandelte nierentransplantierte Patientinnen gezeigt werden, andererseits ist die Häufigkeit HPV-assoziierter Veränderungen bei HIV-infizierten Frauen, insbesondere bei niedrigen CD-4-Zellzahlen, so beeindruckend, dass dafür die zu vermutende erhöhte HPV-Exposition dieses Kollektivs nicht allein verantwortlich gemacht werden kann. Andererseits ist bei HIV-positiven Frauen die Häufigkeit invasiver Cervixkarzinome nicht in entsprechendem Maße erhöht, was evtl. durch die relativ kurzen Beobachtungszeiten zu erklären ist. Erwähnenswert ist außerdem die erhöhte Nachweisrate von HPV und CIN bei Schwangeren, was auf eine schwangerschaftsbedingte Hemmung der Immunabwehr zurückgeführt wird. Entsprechend nimmt die Häufigkeit nachweisbarer HPV-Infekte im Wochenbett wieder deutlich ab.

23.2.4 Pathophysiologie und Pathogenese

23.2.4.1 HPV und ihre zellulären Effekte

Aufbau der HPV. HPV und ihre molekularbiologischen und pathophysiologischen Eigenschaften werden in mehreren Übersichtsartikeln und Lehrbüchern ausführlich dargestellt (z. B. Wright u. Richart 1997; ◘ Abb. 23.2). Humane Papillomaviren

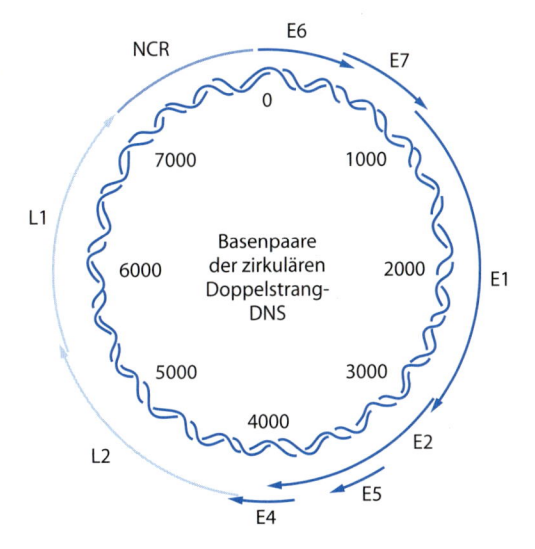

◘ **Abb. 23.2.** Schema des HPV-Genoms. NCR (»non-coding region«): Regulatorregion, d. h. Bindungsort für transkriptionsfördernde und -hemmende Faktoren, reguliert die Transkription der frühen (»early«) und späten (»late«) Genregionen und damit die Replikation des Virusgenoms und die Produktion von Viruspartikeln. E1–E7 (»early region«): Teilweise überlappende DNS-Segmente (»open reading frames«), die jeweils für ein virales Protein kodieren. Die 6 Genprodukte (E3 ist nicht vorhanden) dieser »early-genes« dienen der frühen Phase der Virusreplikation. Insbesondere E6 und E7 kodieren für 2 Onkoproteine, die einerseits der Virusvermehrung dienen und andererseits eine Schlüsselrolle bei der Immortalisierung und Transformation der Epithelzelle spielen. L1 und L2 (»late region«): Für virale Kapsidproteine kodierende DNS-Segmente, die spät im Replikationszyklus transkribiert werden

gehören zur Familie der Papovaviren. Sie besitzen im Inneren des Kapsids eine ca. 8 000 Basenpaare lange, zirkuläre Doppelstrang-DNS. Das umgebende ikosaedrische Kapsid besteht aus 72 Kapsomeren und hat einen Durchmesser von ca. 50 nm. Da die Oberflächenantigene der Papillomaviren sehr ähnlich sind, werden sie nach ihrer DNS-Sequenz klassifiziert. Humane Papillomaviren sind epitheliotroph und induzieren zumeist lokal begrenzte epitheliale Proliferationen. Sie können in den üblichen Zellkultursystemen nicht vermehrt werden.

Die virale DNA kodiert für mehrere Proteine. In der Reihenfolge der üblichen Transkription werden 6 »frühe Gene« (»early genes«: E1, E2, E4, E5, E6, E7) und 2 »späte Gene« (»late genes«: L1, L2) unterschieden. Hinzu kommt noch eine nicht kodierende Region (NCR) von etwa 1 000 Basenpaaren, die der Kontrolle von Replikation und Transkription des genetischen Materials dient. E1 und E2 regeln die virale mRNA-Synthese und Genexpression, das E4-Genprodukt dient wahrscheinlich der Reifung von Viruspartikeln. Die E5- und v. a. die E6/E7-Genprodukte spielen bei der Transformation der infizierten Zelle zur Tumorzelle eine entscheidende Rolle, indem sie mit zelleigenen Onkoproteinen und Tumorsuppressorproteinen interagieren. Die »späten Gene« L1 und L2 kodieren für virale Kapsidproteine, die für die typenspezifische Antigenität der HPV verantwortlich sind.

Die Expression der L1- und L2-Genprodukte ist von zellulären Transkriptionsfaktoren abhängig, die nur von ausdifferenzierenden Plattenepithelzellen exprimiert werden. Daher sind die Produktion von kompletten Virionen und die Ausbildung der HPV-typischen zytopathischen Effekte (u. a. Koilozyten) in Kondylomen und leichtgradigen Dysplasien, in denen eine Ausreifung der Plattenepithelzellen stattfindet, am ausgeprägtesten. Dagegen werden in höhergradigen Veränderungen und invasiven Kazinomen so gut wie niemals Viruspartikel produziert.

Eine zentrale Rolle bei der Immortalisierung und malignen Transformation der Plattenepithelzellen spielen die E6- und E7-Genprodukte: Das E7-Onkoprotein bindet an das Genprodukt des Retinoblastomgens (Retinoblastomprotein), welches unter physiologischen Bedingungen die Funktion eines proliferationshemmenden endogenen Tumorsuppressors übernimmt. Das E6-Onkoprotein bindet den Tumorsuppressor p53 und führt zur proteolytischen Degradierung von p53. Die simultane Inaktivierung von 2 Tumorsuppressorproteinen stellt wahrscheinlich einen zentralen Schritt auf dem Weg zur malignen Transformation dar. Da es sich bei der malignen Transformation jedoch um einen mehrschrittigen Mechanismus handelt, müssen weitere, bisher nicht identifizierte kanzerogene Faktoren hinzukommen, damit es zur malignen Entartung kommen kann. Somit dienen die durch E1–E7 kodierten »Frühproteine« dem Virus dazu, die Transkriptions- und Zellteilungsmaschinerie der Wirtszelle für die Virusreplikation nutzbar zu machen, wogegen die durch L1/L2-Transkription hergestellten Kapsidproteine zur Herstellung fertiger Virionen benötigt werden.

23.2.4.2 Verlauf der HPV-Infektionen

Eine HPV-Infektion läuft wahrscheinlich folgendermaßen ab: Zunächst muss ein Virus Zugang zu einer teilungsfähigen Basal- oder Reservezelle finden, was normalerweise im Bereich der vulnerablen Transformationszone der Cervix uteri geschieht. Es kann zu latenten Infektion kommen, bei der die Virus-DNS in der Wirtszelle persistiert, ohne zu krankhaften Veränderungen zu führen. In Abhängigkeit von der onkogenen Potenz des Virus und der Immunitätslage des Wirtes sowie von weiteren, bisher noch unbekannten Kofaktoren kann es jedoch auch zur Ausbildung einer produktiven Virusinfektion oder zur neoplastischen Umwandlung des Epithels kommen.

Latente Infektion. Bei der latenten Infektion gelangt die Virus-DNA in episomaler Form in den Zellkern und wird synchron während des normalen Zellzyklus repliziert. Die latent infizierten Zellen sind morphologisch unauffällig und nicht infektiös, da keine kompletten Viruspartikel gebildet werden. Latente Infektionen können nur mit amplifizierenden molekularen Techniken nachgewiesen werden (PCR). Bei den meisten Infizierten scheint die HPV-Infektion nach einem bestimmten Zeitraum spontan, d. h. ohne therapeutische Maßnahmen und ohne ausgeprägte virustypische Epithelveränderungen, auszuheilen, wahrscheinlich aufgrund immunologischer Reaktionen.

Produktive Virusinfektion. In manchen Fällen geht die latente Infektion in eine produktive Virusinfektion über, d. h. die Virus-DNS beginnt zu replizieren, was von zytologisch und histologisch feststellbaren Zell- und Gewebeveränderungen begleitet wird. Die Virusvermehrung findet parallel zur Ausreifung der Epithelzellen statt, und es kommt zur Ausbildung der typischen zytopathischen Effekte, wie Akanthose, Kernatypie, Mehrkernigkeit und zytoplasmische Vakuolisierung, was u. a. zum typischen Bild der Koilozyten führt. Als Inkubationszeiten, d. h. als Zeitspanne zwischen Exposition und manifester Läsion, werden meistens einige Wochen bis Monate angegeben. Die produktiven Virusinfektionen zeigen sich klinisch als Kondylome oder leichte Dysplasien (CIN I). Durch die Freisetzung kompletter Virionen sind diese Läsionen infektiös und wahrscheinlich für die Übertragung auf weitere Individuen verantwortlich. Kolposkopisch sind diese Veränderungen an einer essigweißen Reaktion im Bereich der Transformationszone, oft auch als kondylomatöse Läsionen erkennbar. In den meisten Fällen heilen die beschriebenen Veränderungen im Laufe der Zeit spontan aus.

Neoplastische Veränderungen. Es kann jedoch auch zur Ausbildung neoplastischer Veränderungen kommen, wenn der HPV-Infektion ein Virustyp mit mittlerem oder hohem onkogenem Risiko zugrunde liegt. Ein Schlüsselereignis bei der Umwandlung zur Neoplasie scheint die Integration der zunächst episomal vorliegenden viralen DNA in das Genmaterial der Wirtszelle zu sein. Dabei findet die Integration ins Wirtsgenom an zufälliger Stelle statt, die zirkuläre Virus-DNA dagegen öffnet sich aus unbekannten Gründen stets im Bereich der E1/E2-Gene. Wahrscheinlich kommt es dadurch zur Inaktivierung des E2-Gens und damit zur unkontrollierten Expression der E6/E7-Genprodukte, die normalerweise über das intakte E2-Genprodukt reguliert werden. Die somit durch Integration des Virusgenoms bedingte unkontrollierte Überexpression der E6- und E7-Genprodukte ist ein wesentlicher Schritt bei der malignen Transformation der infizierten Zellen. Ob es im Einzelfall in der Folge tatsächlich zur malignen Entartung kommt, hängt von Zusatzfaktoren – z. B. von der Immunabwehr des Wirtes, der onkogenen Potenz des HPV-Virus und von bisher nicht näher beschriebenen kokarzinogenen Faktoren – ab. Allerdings stellt die Integration des Virusgenoms keine obligate

Vorbedingung für die maligne Entartung dar: Im Gegensatz zu HPV des Typs 18, deren DNS in höhergradigen Läsionen und invasiven Karzinomen stets ins Wirtsgenom integriert ist, lässt sich bei HPV-16-assoziierten Karzinomen in etwa 25 % keine Integration nachweisen.

23.2.4.3 Verlauf und Prognose zervikaler intraepithelialer Neoplasien

In einer umfassenden Metaanalyse unter Berücksichtigung von mehr als 15 000 Krankengeschichten wurde für den **natürlichen Verlauf zervikaler intraepithelialer Neoplasien**, d. h. wenn keine Therapie durchgeführt wird, Folgendes festgestellt:

- **Leichte Dysplasien (CIN I)** bilden sich in 57 % spontan zurück, sie persistieren in 32 % und schreiten in 11 % zum Carcinoma in situ fort. In etwa 1 % entwickelt sich im weiteren Verlauf ein invasives Karzinom.
- **Mittelschwere Veränderungen (CIN II)** bilden sich in 43 % der Fälle zurück, sie persistieren in 35 % und schreiten in 22 % zum Carcinoma in situ und in 5 % zum invasiven Karzinom fort.
- Bei **schwerer Dysplasie und Carcinoma in situ (CIN III)** kommt es in 32 % zur spontanen Regression, in weniger als 56 % der Fälle zur Persistenz und in mehr als 12 % zum invasiven Karzinom.

Allerdings muss berücksichtigt werden, dass die Nachbeobachtungszeiten der zusammengefassten Studien z. T. relativ kurz waren. In anderen Studien mit Beobachtungszeiten von 12 Jahren und länger kam es beim Carcinoma in situ in bis zu 70 % der Fälle zur Entwicklung invasiver Karzinome (Übersicht bei Wright u. Richart 1997).

Zeitlicher Verlauf. Die durchschnittliche Progressionszeit bis zum Carcinoma in situ beträgt für leichte Dysplasien etwa 5–7 Jahre, für mittelschwere 3–4 Jahre und für schwere Dysplasien etwa 1 Jahr. Da der Übergang vom In-situ- zum invasiven Karzinom wahrscheinlich nochmals mehrere Jahre in Anspruch nimmt, kann von einer **durchschnittlichen Gesamtprogressionszeit** zwischen initialer Läsion und Invasivität von 10–15 Jahren ausgegangen werden. Diese aus Krankengeschichten errechneten Progressionszeiten korrespondieren gut mit den in ▶ Abschn. 23.2.2 angegebenen epidemiologischen Daten: HPV-Infektionen und leichtgradige Veränderungen werden am häufigsten zwischen dem 16. und 25. Lebensjahr beobachtet, mittel- und schwergradige Läsionen zeitverschoben zwischen dem 25. und 35. und invasive Karzinome gehäuft ab dem 36. Lebensjahr.

> **Cave**
>
> In einzelnen Fällen werden jedoch auch raschere Verläufe von unter einem Jahr vermutet. Wahrscheinlich können invasive Karzinome gelegentlich auch ohne Zwischenschaltung der üblichen Vorstufen direkt aus normalem oder leichtgradig verändertem Epithel hervorgehen.

23.2.5 Das invasive Cervixkarzinom

23.2.5.1 Ausbreitung

Invasive Cervixkarzinome entstehen meistens auf der **Grundlage schwergradiger intraepithelialer Neoplasien (CIN III)**. Sobald die Basalmembran durchbrochen wird, handelt es sich um ein invasives Karzinom. Charakteristischerweise breiten sich Cervixkarzinome zunächst lokal durch **kontinuierliches Vorwachsen** in die benachbarten Strukturen (Parametrien, Scheide, Corpus uteri) aus.

Metastasierung. Allerdings kann es schon in frühen Stadien zur **lymphogenen Metastasierung** kommen, wobei normalerweise zunächst die regionalen **pelvinen Lymphknotenstationen** (parazervikal und parametran, obturatorisch, präsakral und sakral sowie entlang der Aa. iliacae internae, externae und communes) befallen werden, später kann es dann zur Metastasierung in **paraaortale** und gelegentlich auch **inguinale** Lymphknoten kommen. Die primäre **hämatogene Metastasierung** ist eher selten (weniger als 5 % aller Cervixkarzinome) und erfolgt dann meistens in die **Lunge** oder die **Knochen**. Auch **Ovarialmetastasen** treten bei Plattenepithelkarzinomen nur selten auf (< 1%), bei Adenokarzinomen dagegen in etwas mehr als 10 % der Fälle auf.

23.2.5.2 Stadieneinteilung

Klinisch werden Cervixkarzinome entsprechend der **FIGO-Klassifikation** von 1995 eingeteilt. Diese in ihren Grundzügen seit über 45 Jahren gültige Stadieneinteilung ist in ◘ Tabelle 23.1 und ◘ Abb. 23.3 zusammengefasst. Modifiziert wurden in der Neufassung von 1995 die Kriterien zur Unterteilung des präklinischen Stadiums IA in IA1 und IA2, da bei Infiltrationstiefen bis 3 mm nur in 0,5 %, zwischen 3 und 5 mm dagegen in bis zu 8,2 % Lymphknotenmetastasen beobachtet wurden (Shingleton u. Thompson 1997). Die Einteilung der präklinischen Stadien (IA mit Unterteilung in IA1 und IA2) erfolgt histopathologisch nach adäquater Aufarbeitung eines Konus- bzw. Hysterektomiepräparats (s. unten). Im Stadium IB ist der Tumor auf den Uterus begrenzt, wobei ein Befall des Korpus nicht berücksichtigt wird. Das Stadium IB ist nochmals untergliedert in die Stadien IB1 (Tumor bis 4 cm) und IB2 (Tumor größer als 4 cm). Im Stadium II mit Befall der oberen Scheidenanteile (IIA) bzw. der Parametrien (IIB) werden normalerweise die Grenzen der lokalen Operabilität erreicht. Im Stadium III wird das untere Drittel der Scheide (IIIA) bzw. die Beckenwand (IIIB) erreicht, im Stadium IVA ist die Schleimhaut von Blase und/oder Rektum infiltriert.

> **Empfehlung**
>
> Die Einteilung der klinischen Stadien (IB und höher) erfolgt durch einen erfahrenen Untersucher auf der Grundlage des gynäkologischen Spekulum- und Tastbefundes, der am besten in Narkose erhoben wird. Bei Befall der Scheide muss zusätzlich durch Kolposkopie – evtl. unter Entnahme multipler Biopsien – die exakte Ausdehnung festgestellt werden.

◘ **Tabelle 23.1.** Stadieneinteilung des Cervixkarzinoms. (Nach FIGO)

Stadium		Definition
TNM	FIGO	
Tis	0	Carcinoma in situ (wird in Statistiken über das Cervixkarzinom nicht berücksichtigt)
T1	I	Begrenzt auf den Uterus, Ausdehnung auf Corpus uteri wird nicht berücksichtigt
T1a	IA	Präklinisches, ausschließlich mikroskopisch diagnostiziertes, invasives Cervixkarzinom: Invasionstiefe* ≤ 5 mm, horizontale Ausdehnung ≤ 7 mm
T1a1	IA1	Minimale Stromalnvasion: Invasionstiefe* ≤ 3 mm
T1a2	IA2	Stromalnvasion: Invasionstiefe* 3,1–5 mm
T1b	IB	Klinisch erkennbares, auf den Uterus begrenztes Karzinom, größer als Stadium IA
T1b1	IB1	Tumordurchmesser ≤ 4 cm
T1b2	IB2	Tumordurchmesser > 4 cm
T2	II	Ausdehnung über Uterus hinaus, aber nicht bis zur Beckenwand und nicht bis zum unteren Drittel der Scheide
T2a	IIA	Parametrien frei, Scheide bis maximal mittleres Drittel befallen
T2b	IIB	Parametrien befallen, tastbar verdickt, Beckenwand nicht erreicht
T3	III	Ausdehnung bis zur Beckenwand und/oder bis zum distalen Drittel der Scheide und/oder Hydronephrose oder stumme Niere
T3a	IIIA	Distales Scheidendrittel befallen, Parametrien frei
T3b	IIIB	Tumor erreicht Beckenwand oder verursacht Hydronephrose oder stumme Niere
T4a	IVA	Kleines Becken überschritten und/oder Infiltration der Schleimhaut von Blase und/oder Rektum
T4b	IVB	Fernmetastasen

* Die Infiltrationstiefe wird gemessen von der Basis des Oberflächen- oder Drüsenepithels bis zum tiefsten Punkt der Invasion; Voraussetzung für diese Messung sind Stufenschnitte des Konus bzw. der Cervix uteri.

Untersuchungsmethoden zur klinischen Stadieneinteilung nach der FIGO-Klassifikation
— intravenöse Kontrastdarstellung der Niere und der Harnwege zum Ausschluss einer Ureterstenose, Hydronephrose oder stummen Niere;
— Zystoskopie und Rektoskopie zum Ausschluss eines Tumoreinbruchs in Blase oder Enddarm – ein bullöses Schleimhautödem reicht zur Eingruppierung in das Stadium IVA nicht aus;
— Röntgenaufnahme des Thorax in 2 Ebenen;
— bei endozervikalem Wachstum und bei drüsigem Karzinom eine Kürettage des Uterus, möglichst mit Hysteroskopie, zum differenzialdiagnostischen Ausschluss eines vom Endometrium ausgehenden Karzinoms.

Die **klinische Stadieneinteilung** soll insbesondere im Hinblick auf therapeutische Entscheidungen (Operation? Bestrahlung?) die Fragen klären:
— Sind die Parametrien frei (Abgrenzung IB/IIB)?
— Besteht eine Operationsebene gegenüber der Beckenwand (Abgrenzung IIB/IIIB)?
— Ist die Scheide, insbesondere das untere Drittel, befallen (Abgrenzung IIA/IIIA)?

Das **intravenöse Urogramm** dient außerdem dazu, anatomische Varianten (Ureter duplex, Ureter fissus) nachzuweisen bzw. auszuschließen, was intraoperativ bei der Präparation des Ureters berücksichtigt werden kann.

Die **Ergebnisse zusätzlicher Untersuchungsmethoden** (Ultraschall, Computer- bzw. Kernspintomographie, Lymphographie, Phlebographie, Staging-Laparoskopie sowie Operationsbefund) werden bei der Stadieneinteilung zwar nicht berücksichtigt, sie können aber bei der Festlegung der Therapie mit einbezogen werden.

Prinzipiell stützt sich die Einteilung der klinischen Stadien somit auf einfache, weltweit verfügbare Untersuchungstechniken. Diese **klinisch orientierte Stadieneinteilung** ermöglicht es, die Ergebnisse der operativen und radiologischen Therapieansätze einigermaßen untereinander zu vergleichen. Ferner ist es möglich, frühere Therapieerfolge den heutigen gegenüberzustellen.

> Dabei ist bekannt, dass sich zwischen der klinischen Stadieneinteilung und der bei der histologischen Aufarbeitung von Operationspräparaten erhobenen Ausbreitung oft erhebliche Unterschiede ergeben: In einer Übersicht von 22 Arbeiten wurde festgestellt, dass im klinischen Stadium IB in 12 % und im Stadium IIA in 14 % ein parametraner Befall vorlag (»Under-Staging«), wogegen die im Stadium IIB klinisch vermutete parametrane Infiltration nur in 30 % im Operationspräparat histologisch nachgewiesen werden konnte (»Over-Staging«).

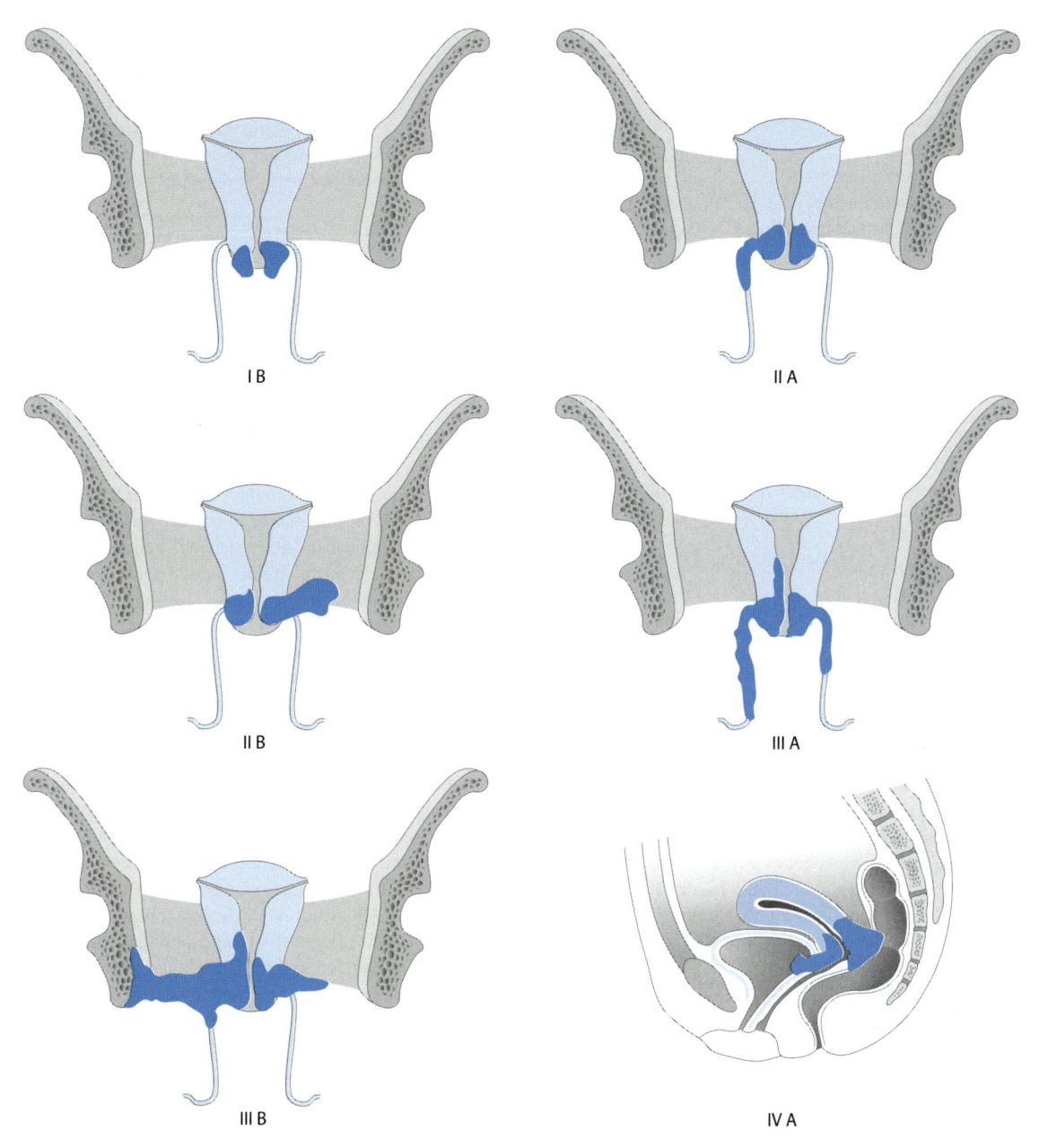

Abb. 23.3. Stadieneinteilung der Cervixkarzinome

23.2.5.3 Histologische Einteilung

Bei mehr als 80 % der invasiven Cervixkarzinome handelt es sich um **Plattenepithelkarzinome**, die wiederum in verhornende und nicht verhornende sowie in groß- und kleinzelligere Formen unterteilt werden. Der Anteil drüsiger Karzinome liegt bei 15 %, wobei es sich zu 2/3 um Adenokarzinome und zu 1/3 um adenosquamöse Karzinome handelt.

Alle anderen der im Folgenden aufgezählten Tumorformen sind außerordentlich selten. Demzufolge kann über prognostische Unterschiede nichts ausgesagt werden. **Drüsigen Karzinomen** wird von manchen Autoren im Vergleich zu Plattenepithelkarzinomen eine erhöhte Metastasierungsrate und schlechtere Prognose nachgesagt, sie werden aber nach den gleichen Kriterien wie Plattenepithelkarzinome therapiert.

> Einteilung der Zervixkarzinome (anerkannt von der WHO und der Internationalen Gesellschaft der Gynäkopathologen)
> - plattenepitheliale Tumoren:
>   – Plattenepithelkarzinome (verhornend/nicht verhornend).
> - warzenähnliche (verruköse) Karzinome:
>   – papilläre Karzinome;
>   – lymphoepitheliomähnliche Karzinome;

- drüsige Karzinome:
    - Adenokarzinome;
    - muzinöse Adenokarzinome (endozervikal/intestinal);
    - klarzellige Adenokarzinome;
    - seröse Adenokarzinome;
    - mesonephrische Adenokarzinome;
- andere epitheliale Tumoren:
    - adenosquamöse Karzinome;
    - »Glassy-cell-Karzinome«;
    - adenoid-zystische Karzinome;
    - adenoide Basalzellkarzinome;
    - Karzinoide;
    - kleinzellige Karzinome;
    - undifferenzierte Karzinome;
    - mesenchymale Tumoren (Sarkome);
    - gemischt epithelial/mesenchymale Tumoren.

Cave

Bei drüsigem Karzinom muss durch Hysteroskopie und fraktionierte Abrasio differenzialdiagnostisch ein vom Endometrium ausgehendes Karzinom mit sekundärer Cervixbeteiligung ausgeschlossen werden.

Bemerkenswert ist außerdem, dass Adenokarzinome der Cervix in 43 % und adenosquamöse Karzinome sogar in 68 % der Fälle von einer **intraepithelialen Neoplasie des zervikalen Plattenepithels (CIN)** begleitet werden, wobei es sich in der Hälfte dieser Fälle um schwergradige Dysplasien oder In-situ-Karzinome (CIN III) handelt. Diese Beobachtung kann als Hinweis auf eine gemeinsame Ätiologie, am ehesten HPV, gewertet werden.

23.2.5.4 Empfehlungen zur histologischen Aufarbeitung

> Die histopathologische Aufarbeitung von Operationspräparaten (Konus, einfache oder erweiterte Hysterektomiepräparate) muss sicherstellen, dass invasive Prozesse zuverlässig erfasst und die Resektionsränder eindeutig beschrieben werden.

Koni sollten als Ganzes in sagittalen Stufen aufgearbeitet werden, wobei mit dem mittleren, den Zervikalkanal enthaltenden Bereich begonnen und soweit fortgeschritten wird, bis nach lateral die Grenzen der pathologischen Läsionen mit Sicherheit erreicht und überschritten sind. Diese Darstellung in sagittalen Stufenschnitten ist anderen Methoden, z. B. der einfacheren und billigeren radiären Aufarbeitung, in ihrer Aussage deutlich überlegen. Die Präparate müssen so untersucht werden, dass der Tumor genau vermessen und der Abstand der Infiltrate vom Resektionsrand angegeben werden kann. Die Parametrien werden sagittal, die Scheide horizontal in Stufen präpariert. Tumoreinbrüche in Blut- und Lymphgefäße müssen erfasst und beschrieben werden. Entsprechendes gilt auch für eine Lymphangiosis carcinomatosa im Bereich der Parametrien und der Scheidenmanschette. Perivaskuläres Fettgewebe wird zur besseren Darstellung der Lymphknoten in Bouin-Lösung fixiert.

> Bei der erweiterten Hysterektomie mit Lymphonodektomie wird von der FIGO eine Mindestzahl von 20 beurteilbaren Lymphknoten gefordert. Die Lokalisation und Zahl der entfernten und der befallenen Lymphknoten muss exakt beschrieben werden. Dabei ist anzugeben, ob es sich um Mikro- oder Makrometastasen handelt, evtl. mit kapselübergreifendem Wachstum.

23.2.6 Ausbreitung und Prognosefaktoren

Der wichtigste Prognosefaktor beim Cervixkarzinom ist die **anatomische Ausdehnung**, die sich im Tumorstadium niederschlägt. Lokal spielen v. a. die Tumorgröße (Durchmesser, Volumen, Infiltrationstiefe), die Ausdehnung auf Nachbarorgane (Vagina, Corpus uteri und Endometrium, Blase und Rektum) sowie der Befall regionaler und sekundärer Lymphknotenstationen eine Rolle. Da der Lymphknotenbefall von der Ausdehnung des Primärtumors abhängt, handelt es sich um keinen unabhängigen Risikofaktor. Der histologische Subtyp spielt – mit Ausnahme des außerordentlich seltenen kleinzelligen Karzinoms, welches eine sehr schlechte Prognose hat – keine wesentliche Rolle. Auch der Differenzierungsgrad, das Alter der Patientin und tumorbiologische Faktoren (HPV-Typisierung, DNS-Ploidie, Onkogennachweis) sind nach bisherigen Erkenntnissen nur von untergeordneter Bedeutung.

Tumorgröße. In einer Untersuchung wurden 282 mikroinvasive Cervixkarzinome in Form von Serienschnitten aufgearbeitet und festgestellt, dass bei einem Gesamttumorvolumen von weniger als 420 mm^3 nicht mit einer Lymphknotenmetastasierung zu rechnen ist und dass nur eine der 282 Patientinnen ein Lokalrezidiv erlitt. Allerdings ist die Volumenbestimmung des Tumors für die Routinediagnostik zu aufwändig. In einer anderen Sammelstatistik fanden sich bei einer Invasionstiefe von bis zu 3 mm lediglich in 3 von 633 Fällen (0,5 %) Lymphknotenmetastasen, bei Invasionstiefen zwischen 3 und maximal 5 mm dagegen in 14 von 171 Fällen (8,3 %). Eine dritte Studie stellte bei Infiltrationstiefen zwischen 5 und 10 mm in 12,4 % Lymphknotenmetastasen fest, bei einer Tiefe von 10–15 mm in 26 % und zwischen 15 und 30 mm in 34,4 %. Beim Überschreiten einer Infiltrationstiefe von 30 mm wurden in 61,5 % Lymphknotenmetastasen gefunden. Entsprechendes gilt auch für den Zusammenhang zwischen Infiltrationstiefe und krankheitsfreier Überlebenszeit.

Der **Zusammenhang zwischen Metastasierung in Lymphknoten, Tumorstadium und 5-Jahresüberleben** ist in Tabelle 23.2 dargestellt: Im Stadium IB erniedrigt sich bei Nachweis befallener Lymphknoten die 5-Jahres-Überlebensrate von 90 auf 65 % (Shingleton u. Thompson 1997), die Überlebensrate beträgt bei Befall eines Lymphknotens bei erhaltener Kapsel 85 %, bei 2 oder mehr befallenen Lymphknoten bzw. bei Kapseldurchbruch jedoch nur noch 24 %.

> Allerdings spielt auch die lokale Wachstumsform des Cervixkarzinoms eine Rolle für die Prognose: Exophytisch wachsende Tumoren haben eine bessere Prognose als endophytisch wachsende, insbesondere ist bei Cervixhöhlenkarzinomen, u. a. wegen erschwerter Diagnostik, die Prognose verschlechtert.

Tabelle 23.2. Lymphknotenbefall und 5-Jahres-Überleben beim Cervixkarzinom in Abhängigkeit vom Tumorstadium; Sammelstatistik. (Mod. nach Shingleton u. Thompson 1997)

FIGO-Stadium	Prozentsatz der Patientinnen mit befallenen pelvinen Lymphknoten	Prozentsatz der Patientinnen mit befallenen paraaortalen Lymphknoten	5-Jahres-Überleben [%]
IA1	0–0,5	–	> 99
IA2	1–2 (–8,2)	–	≈ 99
IB	9–30	2,5–11	43–95
IIA	7–50	10–14	71–95
IIB	16–57	17–23	55–77
III	25–82	25–34	31–34
IVA	> 59	30–50	7–8

Entgegen früheren Annahmen spielt beim Cervixkarzinom die **Ausdehnung auf das Corpus uteri** doch eine gewisse prognostische Rolle (Shingleton u. Thompson 1997): In den Stadien IB und IIA soll die 5 Jahres-Überlebensrate bei Korpusinfiltration um 10–20 % vermindert sein.

Dem **histologischen Typ** des Cervixkarzinoms kommt insofern Bedeutung zu, als die seltenen kleinzelligen Karzinome eine deutlich schlechtere Prognose haben als die häufigeren Plattenepithelkarzinome. Nach Meinung mancher Autoren zeigen auch drüsige Karzinome eine schlechtere Prognose (z. B. Look et al. 1996), wogegen andere dies nicht bestätigen.

Auch das **histologische Grading** mit Einteilung in »gut«, »mittelmäßig« und »niedrig differenzierte Tumoren« (G1, G2, G3) spielt, obwohl nicht von vordergründiger Bedeutung, offenbar doch eine gewisse Rolle: G3-Karzinome zeigen häufiger pelvine und paraaortale Lymphknotenmetastasen als höher differenzierte Tumoren.

> Speziell beim Adenokarzinom der Cervix kommt dem Grading – wie auch beim Endometriumkarzinom – Bedeutung zu: Die 5-Jahres-Heilungsrate von G1-Adenokarzinomen (Stadium I) liegt bei 80 %, diejenige von G3-Tumoren bei nur 50 % (Zusammenfassung bei Shingleton u. Thompson 1997).

Dem **Einbruch des Tumors in Blut- und Lymphgefäße** kommt eine unabhängige prognostische Bedeutung zu: Lymphknotenbefall und Metastasierung sind bei nachgewiesenem Gefäßeinbruch häufiger, jedoch hängen die Nachweisrate und die Beschreibung derartiger Gefäßeinbrüche von der Sorgfalt der histopathologischen Aufarbeitung ab. Nach Buckley et al. (1996) vermindert sich im Stadium IA2 die 5-Jahres-Überlebensrate von 98 % ohne Lymphgefäßeinbruch auf 89 % mit nachweisbarer Lymphgefäßinvasion.

23.3 Prävention und Evaluation

23.3.1 Anamnese und Symptome

Anamese. Bei Patientinnen mit zervikalen Neoplasien lassen sich in der Vorgeschichte gehäuft sexuell übertragene Erkrankungen, insbesondere kondylomatöse Veränderungen, erfragen. Auch bei Schwächung der Immunabwehr (z. B. durch HIV oder Immunsuppression nach Organtransplantionen) treten gehäuft Läsionen des Muttermundes auf, jedoch darf insgesamt die Bedeutung der Anamnese nicht überschätzt werden. Wichtiger ist die Frage nach bisherigen Vorsorgeuntersuchungen und ihren Ergebnissen: Wurden Vorsorgeuntersuchungen in regelmäßigem jährlichem Rhythmus durchgeführt und liegt die letzte Untersuchung nicht wesentlich länger als 1 Jahr zurück, so ist eine fortgeschrittenen Neoplasie des Muttermundes sehr unwahrscheinlich. Umgekehrt ist das Risiko deutlich erhöht, wenn keine adäquaten Vorsorgeuntersuchungen durchgeführt wurden.

> Die einzige wirksame Maßnahme zur Vermeidung invasiver Cervixkarzinome ist die regelmäßige Vorsorgeuntersuchung, insbesondere die Entnahme von zytologischen Abstrichen und die Kolposkopie.

Vorsorgeuntersuchungen. Bereits bei Vorsorgeuntersuchungen in 3-jährlichem Rhythmus ist das relative Risiko eines invasiven Cervixkarzinoms etwa um den Faktor 4 erhöht. Liegt die letzte Vorsorgeuntersuchung 10 oder mehr Jahre zurück, ist das relative Risiko gegenüber dem einjährlichen Vorsorgerhythmus mehr als 12-fach erhöht.

Symptome. Patientinnen mit intraepithelialer Neoplasie des Muttermundes haben normalerweise keine klinischen Symptome. Auch bei invasiven Cervixkarzinomen können Krankheitszeichen erst spät auftreten. Typisch sind **Blutungsstörungen**, wie Menometrorrhagien oder Postkoital- und Postmenopausenblutungen. Von 100 Patientinnen mit im Stadium IA1 oder IA2, d. h. präklinisch diagnostiziertem Karzinom haben etwa 40 den Arzt wegen Blutungsstörungen bzw. Ausfluss aufgesucht, die übrigen Befunde wurden im Rahmen von Routine- und Vorsorgeuntersuchungen festgestellt. Ausgeprägter blutiger oder fleischwasserfarbener, oft unangenehm riechender **Fluor** tritt vornehmlich in fortgeschrittenen Stadien auf. **Schmerzen** stellen sich typischerweise erst bei sehr fortgeschrittenen Erkrankungen ein, z. B. bei Infiltration der lumbosakralen Nervenplexus. **Symptome von Seiten der Blase oder des Rektums** sind späten Stadien vorbehalten. Auch **Ödeme** der unteren Körperhälfte sowie **venöse Thrombosen** sind ausgesprochene Spätsymptome. Bei 1/3 der Patientinnen, die im Stadium III und IV diagnostiziert werden, bestehen Symptome seit weniger als 3 Monaten.

23.3.2 Klinische Untersuchung und Befundung

23.3.2.1 Gynäkologische Untersuchung

Bei jeder Vorsorgeuntersuchung und bei jeder gynäkologischen Untersuchung, insbesondere beim geringsten Verdacht auf eine zervikale Neoplasie (z. B. atypische Blutungen, Fluor), sollte eine **vaginale Untersuchung mit Spekulumeinstellung** und möglichst auch kolposkopischer Untersuchung des Muttermundes sowie bimanueller Tastuntersuchung durchgeführt werden. Die **Entnahme zytologischer Abstriche** ist obligat. Exophytisch wachsende Tumoren sowie ulzerierende Veränderungen bereiten normalerweise keine diagnostischen Probleme, jedoch könnten intrazervikal wachsende Tumoren leicht übersehen werden. Ein indirektes Hinweiszeichen ist eine Verhärtung und Verbreiterung der Cervix uteri. Bei der bimanuellen vaginalen und rektovaginalen Untersuchung muss auf mögliche Infiltrate der Parametrien sowie auf die Verschieblichkeit der Schleimhaut des Rektums geachtet werden.

23.3.2.2 Zytologie

Zellabstriche im Rahmen der Vorsorge. Seit Papanicolaou in den 1940er-Jahren eine Methode zur Färbung von Zellabstrichen entwickelt hat, stellt dieses Verfahren die wirksamste und kostengünstigste Suchmethode für Neoplasien des Muttermundes dar (Papanicolaou u. Traut 1941). Am eindrucksvollsten wird dies durch die Ergebnisse eines umfassenden kanadischen Screening-Programms in Britisch-Kolumbien dokumentiert, wo seit Beginn der 50iger Jahre inzwischen mehr als die Hälfte aller Frauen ab dem 20. Lebensjahr jährlich zytologisch untersucht werden. Die Inzidenz invasiver Cervixkarinome ließ sich von 28 Fällen pro 100 000 im Jahre 1955 auf etwa 8 pro 100 000 im Jahre 1977 senken, die Mortalität ging von 12 pro 100 000 (1958) auf knapp 4 pro 100 000 (1976) zurück. Noch eindrucksvoller fällt der Vergleich der jährlichen Inzidenz im untersuchten und nicht untersuchten Teil der weiblichen Bevölkerung aus: 1973 lag die Rate klinisch manifester invasiver Cervixkarzinome bei den nicht gescreenten Frauen bei 44,9 pro 100 000, bei den jährlich untersuchten Frauen jedoch bei nur 3,5 pro 100 000.

> In Deutschland übernehmen die Krankenkassen seit 1971 einmal jährlich ab dem 20. Lebensjahr die Kosten für einen zytologischen Abstrich sowie für weitere Vorsorgemaßnahmen, wie Erhebung einer gezielten Anamnese und die gynäkologische Untersuchung des äußeren und inneren Genitale und der Mammae. Außerdem wird ab dem 50. Lebensjahr eine Untersuchung auf okkultes Blut im Stuhl übernommen. Trotz der Teilnahme von nur etwa der Hälfte der berechtigten Frauen ist auch in Deutschland die Zahl der invasiven Cervixkarzinome deutlich zurückgegangen, und das Schwergewicht der festgestellten zervikalen Läsionen hat sich von schweren Dysplasien und In-situ-Karzinomen zugunsten der leicht- und mittelgradigen Veränderungen verschoben.

Obwohl die zusätzliche kolposkopische Untersuchung die Qualität der Vorsorgeuntersuchungen bekanntermaßen steigert, werden die Kosten hierfür von den Krankenkassen nicht übernommen.

Zuverlässigkeit der Cervixzytologie. Bei korrekter Entnahme des Abstrichs, **Einhaltung der empfohlenen einjährigen Intervalle zwischen den Abstrichen** und Beurteilung in einem qualifizierten zytologischen Labor handelt es sich um eine wirksame Suchmethode, **deren Erfolge von keiner anderen medizinischen Vorsorgemaßnahme auch nur annähernd erreicht werden.**

> Obwohl neuere Untersuchungen gezeigt haben, dass bei einmaliger Entnahme eines Abstrichs etwa die Hälfte, nach manchen Autoren unter suboptimalen Bedingungen sogar nur 20 % der höhergradigen Veränderungen entdeckt werden (Sensitivität des einzelnen Abstrichs je nach Qualifikation des abstreichenden Arztes und des zytologischen Labors zwischen 20 und 50 %; Schneider et al. 2000; Petry et al. 2003), ergibt sich aus der langsamen Entstehungsgeschichte der invasiven Cervixkarzinome über eine Zeitspanne von normalerweise 10–15 Jahren, dass bei jährlicher Entnahme eines Abstrichs trotz niedriger Sensitivität des einzelnen Abstrichs die kumulierte Trefferquote insgesamt außerordentlich hoch ist.

Unbedingt beachtet werden muss, dass sich hinter leichtgradigen zytologischen Befunden (II w, II D) durchaus auch schwergradige histologische Veränderungen verbergen können. Deshalb sollten zytologische Kotrollempfehlungen drinend befolgt und durch kolposkopische Untersuchungen ergänzt werden. Umgekehrt kann bei einem hochsuspekten zytologischen Abstrichbefund auch mit großer Wahrscheinlichkeit davon ausgegangen werden, dass histologisch eine höhergradige Veränderung des Muttermundes nachweisbar ist.

> **Empfehlung**
>
> Bei jedem auffälligen oder unklaren zytologischen Befund sollten deshalb eine kolposkopische Untersuchung und die nochmalige Entnahme eines zytologischen Abstrichs durchgeführt werden. Abhängig vom Befund müssen Biopsien entnommen oder eine Konisation durchgeführt werden (s. unten).

Praktische Durchführung des zytologischen Abstrichs. Vor der Entnahme eines zytologischen Abstrichs sollte für 24 h kein Geschlechtsverkehr und für eine Woche keine intravaginale antimikrobielle Behandlung stattgefunden haben. Während und bis eine Woche nach der Menstruationsblutung sollten keine Abstriche abgenommen werden. Der Abstrich wird bei der Spiegeleinstellung vor der bimanuellen Untersuchung durchgeführt, Gleitmittel und Essigsäure sollten zuvor nicht angewendet werden. Für die Abnahme empfiehlt sich ein feuchter Wattetupfer oder ein geeigneter Holzspatel, der intrazervikale Abstrich kann zur Erhöhung der Zellausbeute auch mit einem geeigneten Bürstchen (Cytobrush) durchgeführt werden.

> **Empfehlung**
>
> Der erste Abstrich erfolgt von der Oberfläche der Portio Vaginalis, wobei mit dem Wattetträger kreisförmige Wischbewegungen über die gesamte Portiooberfläche durchgeführt werden. Der zweite, intrazervikale Abstrich wird unter leicht drehenden Bewegungen des Wattetupfers bzw. des Bürstchens möglichst tief aus dem Zervikalkanal entnommen. Das Material wird sofort auf einem einzelnen oder 2 getrennten Objektträgern ausgestrichen und fixiert.

Dünnschichtzytologie. Zur Vorsorge des Zervixkarzinoms steht seit 1996 ein neues Verfahren zur Verfügung, die sog. Dünnschichtzytologie. Das Verfahren war ursprünglich in Deutschland entwickelt worden im Rahmen der Versuche zur Automatisation der Zytologie, wurde aber zunächst wieder verlassen. In den USA kam schließlich die flüssigkeitsbasierte Zytologie (»liquid based cytology«) auf den Markt.

Das Prinzip besteht darin, dass im Gegensatz zum **konventionellen Abstrich** (◘ Abb. 23.4 und 23.5) die vom Gebärmutterhals entnommene Probe nicht direkt auf einem Glasobjektträger ausgestrichen, sondern in eine alkoholische Lösung eingebracht und aufgearbeitet wird. Der Vorteil dieser Methode ist, dass Blut, Schleim und andere Störfaktoren eliminiert werden und überdies eine »randomisierte« (und somit sicher repräsentative) Probe in einer dünnen Schicht ohne Zellüberlagerungen zur mikroskopischen Analyse auf den Objektträger kommt (◘ Abb. 23.6). Dies ist beim konventionellen Abstrich nicht immer der Fall. Hier bleiben nach dem Ausstreichen ca.

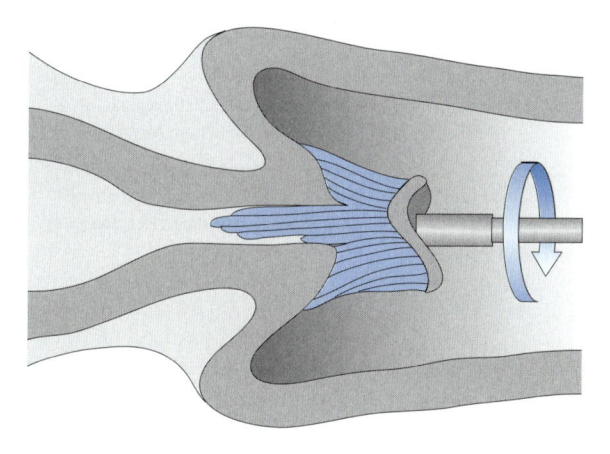

◘ **Abb. 23.4.** Probenentnahme für Abstrich

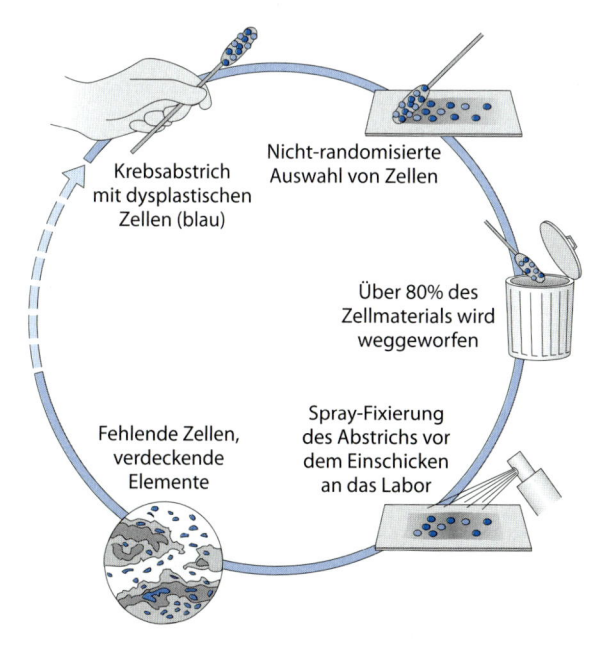

◘ **Abb. 23.5.** Konventioneller Krebsabstrich

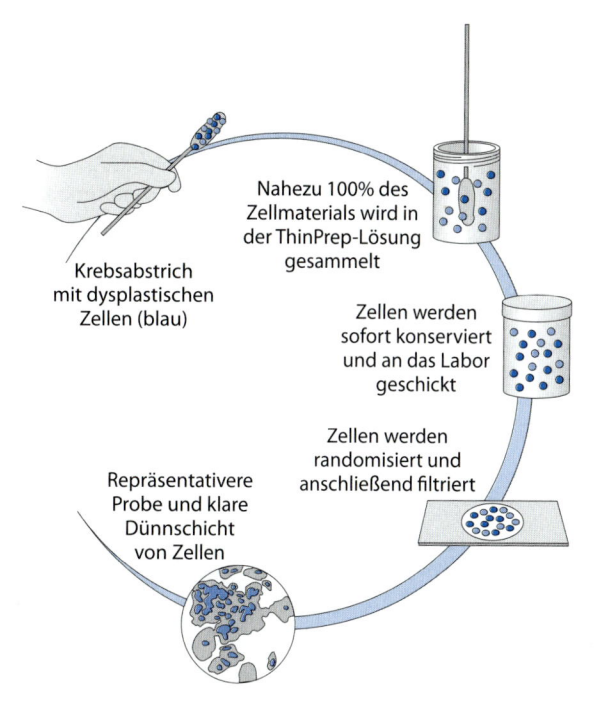

◘ **Abb. 23.6.** ThinPrep-Pap-Test

90 % der Zellen im Wattetupfer hängen, und evtl. gelangen die relevanten dysplastischen Zellen gar nicht auf den Objektträger.

Mehrere Studien weltweit konnten zeigen, dass mit dem neuen Verfahren nicht nur eine **höhere Nachweisrate** von Krebsvorstufen gelingt, sondern auch die Zahl zweifelhafter Abstriche reduziert werden konnte. Aufgrund der besseren Sensitivität und Spezifität der Methode haben mehrere Länder die Dünnschichtzytologie als Standardverfahren zur Früherkennung von Zervixdysplasien im Rahmen der gesetzlichen Krebsvorsorge eingeführt (England, Schottland, Wales 2003). In den USA beträgt der Anteil an Dünnschichtabstrichen bereits 70 % mit steigender Tendenz.

Für die Dünnschichtzytologie stehen **2 Methoden** zur Verfügung: Beim **Membranfiltersystem** werden die Zellen an eine Membran angesaugt und dann mit Luftdruck auf den Objektträger gesprüht. Bei der **Dichtegradientenzentrifugation** (◘ Abb. 23.6) wird die Probe zentrifugiert, und die zellulären Bestandteile, die sich am Boden sammeln, werden abpipettiert. Bei beiden Systemen wird schließlich das Präparat auf dem Objektträger wie der konventionelle Abstrich nach Papanicolaou gefärbt und mikroskopiert. Beide Dünnschichtsysteme haben von der US-amerikanischen Zulassungsbehörde FDA das Prädikat »**besser als konventionelle Zytologie**« erhalten.

In Deutschland und einigen anderen Ländern hat sich die Methode noch nicht als Standard im Rahmen der gesetzlichen Krebsvorsorge durchgesetzt. Die Qualität der bisher durchgeführten Studien gilt als noch nicht ausreichend, insbesondere fehlen bislang zuverlässige prospektiv randomisiert erhobene Daten. Außerdem ist die Dünnschichtzytologie technisch aufwändiger und erheblich teurer. Dünnschichtzytologie als Standard würde die gesetzlichen Krankenkassen bei 15 Mio. Vorsorgeabstrichen pro Jahr in Deutschland zusätzlich belasten. Außerdem besteht durch das bisherige System mit dem konventionellen Abstrich ein sehr effektives System zur Zervixkarzinomvorsorge. Trotz der mutmaßlich geringeren Sensitivität führt der jährliche konventionelle Abstrich zu einer 98 %igen Reduktion des Zervixkarzinoms bei einer Mortalität von praktisch Null. Eine wirksame Reduktion der Inzidenz des Zervixkarzinoms in Deutschland mit derzeit ca. 7000 Neuerkrankungen pro Jahr würde v. a. durch eine bessere Teilnahme an der Früherkennung erreicht werden können.

Es ist aus den genannten Gründen in den nächsten Jahren nicht damit zu rechnen, dass die Dünnschichtzytologie in den Katalog zur gesetzlichen Krebsvorsorge aufgenommen wird. Die privaten Krankenkassen wiederum erstatten ihren Versicherten diese Leistung. Es werden daher in Zukunft wahrscheinlich beide Systeme (Dünnschicht und konventioneller Abstrich) nebeneinander existieren.

Die Autoren bedanken sich bei Dr. Bernd Prieshof für den Abschn. »Dünnschichtzytologie«.

Zytologische Nomenklatur. In der Klassifikation der nach Papanicolaou gefärbten Exfoliativzytologien des Gebärmutterhalses finden die histopathologische Einteilungen der präinvasiven und invasiven Neoplasien des Muttermundes ihre Entsprechung: Nach dem in Deutschland üblichen »**Münchner Schema**« (Tabelle 23.3.) werden zytologische Normalbefunde ohne Verdacht auf neoplastische Veränderungen als **Pap I** oder – wenn zusätzlich entzündliche, regenerative, metaplasische oder

Tabelle 23.3. Gegenüberstellung unterschiedlicher Nomenklaturen zur Beschreibung histologischer und zytologischer Befunde an der Cervix uteri und der jeweils empfohlenen Maßnahmen (Hilgarth 1998; Link 1998; National Cancer Institute Workshop 1989; Levine 2003)

Histologie	Zytologie Bethesda-System (1988)	Münchner System (1975)	Empfohlene diagnostische und therapeutische Maßnahmen
Normales Plattenepithel	Normal	Pap I Pap II	Spekulumeinstellung und jährliche gynäkologische Vorsorge mit zytologischem Abstrich
Entzündliche Veränderungen		(Pap IIw*, Pap IIk*)	Zytologischer Kontrollabstrich, Veränderungen ggf. nach antimikrobieller Entzündungsbehandlung oder nach »Aufhellung« durch Hormongaben
HPV-assoziierte nicht neoplastische Veränderungen (z. B. Kondylom)	ASCUS (»atypical squamous cells of undetermined significance«) AGS (»atypical glandular cells«), unterteilt in: — AGS-NOS (»not otherwise specified«), — AGS – favor neoplasia	(Pap III**)	
Leichte Dysplasie (CIN 1)	LGSIL (Low-grade squamous intra-epithelial lesion)	Pap IIID	3-monatliche kolposkopische und zytologische Kontrolluntersuchungen, bei Persistenz nach einem Jahr histologische Klärung (Biopsie, LEEP oder Konisation, je nach Lokalisation und kolposkopischer Abgrenzbarkeit im Zervikalkanal auch Laser-Vaporisation möglich)
Mittelschwere Dysplasie (CIN 2)	HGSIL (High-grade squamous intra-epithelial lesion)		Kolposkopisch-zytologische Kontrolle und histologische Klärung sowie Entfernung im Gesunden (Konisation, LEEP, Hysterektomie, bei guter kolposkopischer Abgrenzbarkeit, v. a. nach endozervikal; ggf. auch Laser-Vaporisation)
Schwere Dysplasie und Carcinoma in situ (CIN 3)		Pap IVa	
Invasives Karzinom	Squamous cell carcinoma	(Pap IVb) Pap V	Kolposkopisch-zytologische Kontrolle und histologische Klärung, z. B. durch Biopsie; Konisation jedoch nur dann, wenn Entfernung im Gesunden erwartet werden kann, ansonsten Karzinomoperation oder Bestrahlung

* w,k = Wiederholung/Kontrolle empfohlen (in der Praxis übliche Zusätze, die im Münchner System nicht vorgesehen sind).
** = Unklarer Befund, der eine sichere Abgrenzung zwischen gut- und bösartig nicht zulässt (kurzfristige zytologische/kolposkopische Kontrolle oder sofortige histologische Klärung durch Biopsie oder Ausschabung).
LEEP = »loop electrosurgical excision procedure«

degenerative Veränderungen ohne Neoplasieverdacht gefunden werden – als **Pap II** bezeichnet. **Pap IIID** fasst die für leicht- und mittelgradige Dysplasien (CIN I und 2) typischen Zellbefunde zusammen, **Pap IVA** diejenigen für schwere Dysplasien und In-situ-Karzinome (CIN III). Bei **Pap IVb** lässt sich nach zytologischen Kriterien Invasivität nicht ausschließen, und bei **Pap V** besteht zytologisch der Verdacht auf ein invasives Malignom. Die Einstufung **Pap III** fasst eine uneinheitliche Gruppe von Zellabstrichen mit schweren entzündlichen oder degenerativen Veränderungen und/oder schlecht erhaltenem Zellmaterial zusammen, die es nach zytologischen Kriterien nicht erlauben, eine Neoplasie auszuschließen. Außerdem werden unter Pap III auch Zellabstriche mit abnormen endometrialen Drüsen- und Stromazellen, v. a. bei postmenopausalen Patientinnen, eingeordnet. Der Befund »Pap III« ist somit ohne nähere Angaben des zytologischen Labors nicht interpretierbar und macht normalerweise kurzfristige zytologische Kontrolluntersuchungen, evtl. nach hormoneller oder antimikrobieller »Aufhellungsbehandlung«, manchmal auch die histologische Klärung erforderlich.

> **Cave**
>
> Bei der Interpretation zytologischer Abstrichbefunde muss beachtet werden, dass vom zytologischen Befund nicht eindeutig auf eine spezifische histologische Veränderung geschlossen werden kann: »Pap IV a« bedeutet »zytologisch Verdacht auf CIN III«, wobei es sich im Einzelfall um eine Über- bzw. Unterschätzung der tatsächlich nachweisbaren histologischen Veränderung handeln kann.

Die **Sensitivität** zytologischer Abstriche für höhergradige zervikale Neoplasien wird mit 20–50 % angegeben, wobei Fehleinschätzungen meistens auf der Entnahme von nicht repräsentativem Zellmaterial und nur gelegentlich auf zytologischer Fehlbewertung beruhen. Außerdem sind zytologische Abstriche bei klinisch dringendem Verdacht auf ein invasives Karzinom nicht immer aussagekräftig, da die malignen Zellbefunde häufig durch Nekrosen und Zelldetritus maskiert werden. In diesen Fällen ist eine Gewebeentnahme zur histologischen Klärung indiziert. Umgekehrt lässt sich bei zytologischem Verdacht auf eine höhergradige Veränderung histologisch fast immer eine entsprechende Läsion verifizieren.

»**Bethesda-System**«. Aufgrund der neu gewonnenen Erkenntnisse zum biologischen Verhalten und zur Pathogenese der zervikalen Neoplasien wurde 1988 im angelsächsischen Raum eine **modifizierte zytologische Nomenklatur** vorgeschlagen (Tabelle 23.3). Das Kontinuum der histopathologisch als CIN I–3 klassifizierten Läsionen wird dabei durch 2 biologisch und prognostisch unterschiedliche Erkrankungen repräsentiert: Zum einen handelt es sich um **produktive HPV-Infektionen des Plattenepithels**, die durch ausgeprägte, HPV-typische zytopathische Veränderungen (Koilozyten, Mehrkernigkeit und Kernvergrößerungen) gekennzeichnet sind. Diese prognostisch günstigen Läsionen können durch alle im Anogenitalbereich relevanten HPV-Typen verursacht werden, d. h. sowohl durch solche mit niedrigem als auch durch solche mit hohem onkogenem Risiko. Vermutet der Zytologe anhand des Zellabstrichs eine derartige prognostisch eher günstige Veränderung, so lautet der zytologische Befund »**low grade squamous intraepithelial lesion (LGSIL)**«.

Hiervon abzugrenzen ist eine zweite Klasse HPV-bedingter Veränderungen, bei denen es sich um wirkliche Neoplasien mit dem Potenzial zur Progredienz handelt. Diese als **echte Präkanzerosen** einzustufenden Veränderungen sind meistens mit HPV aus der Hochrisikogruppe (v. a. HPV 16 und 18) assoziiert. Bei zytologischem Verdacht auf eine prognostisch eher ungünstige Läsion lautet der Befund »**high grade squamous intraepithelial lesion (HGSIL)**«. Zusätzlich wird in der Bethesda-Nomenklatur Nachdruck auf die Kennzeichnung technisch unzureichender Abstriche gelegt und die zwischen PAP II und IIID angesiedelte Kategorie der »**atypical squamous cells of undetermined significance (ASCUS)**« neu eingeführt. Der Befund »LGSIL« ist somit in etwa gleichbedeutend mit der Aussage »zytologischer Verdacht auf CIN I«, und »HGSIL« bedeutet soviel wie »zytologischer Verdacht auf CIN II oder 3«. Die entsprechende Abwandlung der histologischen Nomenklatur (»low grade CIN« anstatt CIN I und »high grade CIN« anstelle »CIN 2 und 3«) ist selbst in den angelsächsischen Ländern mehr oder weniger unbekannt geblieben. Ein Blick in amerikanische Lehrbücher und Publikationen zeigt schnell, dass die Bethesda-Nomenklatur die Vermischung histologischer Diagnosen mit zytologischen Verdachtsdiagnosen begünstigt, wogegen der Vorteil oder gar positive Nutzen gegenüber der Papanicolaou-Nomenklatur unklar bleibt.

Unabhängig von der verwendeten Nomenklatur besteht der wesentliche und bisher weder zytologisch noch histologisch gelöste Teil des Problems weiterhin darin, dass die Prognose gerade der niedriggradigen Läsionen im Einzelfall nicht vorhersagbar ist.

23.3.2.3 HPV-Hybridisierung

Mit der »**Hybrid-capture-Methode**« steht seit einigen Jahren erstmals ein ausreichend empfindliches Verfahren zur HPV-Hybridisierung zur Verfügung, mit dem es bei noch vertretbaren Kosten möglich ist, bei einer Patientin anhand eines einfachen Abstrichs festzustellen, ob es sich um eine Infektion mit HPV aus der Niedrig- oder der Hochrisikogruppe handelt. Allerdings wird die Anwendung dieses HPV-Gruppentests derzeitig **nur in ganz bestimmten Situationen** empfohlen, und zwar dann, wenn sich diagnostische oder therapeutische Konsequenzen ergeben. Eine typische Indikation stellt z. B. der wiederholte Nachweis einer leichten oder mittelgradigen Dysplasie (Pap IIID bzw. CIN I/2) über mehr als ein Jahr dar: Beim Nachweis von HPV der Low-risk-Gruppe (HPV 6, 11 etc.) wird man eher weiter überwachen, bei High-risk-HPV (HPV 16, 18 etc.) dagegen zur Sanierung der Läsion, z. B. durch Konisation, neigen.

Nicht abgeschlossen ist derzeit die Diskussion darüber, ob in Anbetracht der nur 20–50 %igen Sensitivität des zytologischen Zellabstrichs in der Krebsvorsorge zusätzlich oder alternativ zum Pap-Abstrich die **HPV-Hybridisierung als Sreening-Methode** eingesetzt werden soll, allerdings ist bisher u. a. nicht geklärt, wer die gegenüber dem Zellabstrich mehrfach höheren Kosten der HPV-Hybridisierung tragen soll und wie mit der zu erwartenden hohen Zahl an »Patientinnen« zu verfahren ist, die zwar »Risiko-HPV-positiv«, aber ansonsten zytologisch und klinisch unauffällig sind (Sherman et al. 2003; Zielinski et al. 2004).

23.3.2.4 Kolposkopie

> Obwohl die Kolposkopie der zytologischen Untersuchung als Suchmethode unterlegen ist, sollte sie trotzdem bei jeder gynäkologischen Untersuchung mit Entnahme eines zytologischen Abstrichs durchgeführt werden. Bei auffälligen zytologischen Abstrichen ist die Kolposkopie zur weiteren Diagnostik und ggf. zur gezielten Entnahme von Gewebeproben dringend zu empfehlen.

Bei der von Hinzelmann in den 1920 er-Jahren entwickelten Methode wird mit Hilfe eines binokularen Distanzmikroskops in bis zu 40-facher Vergrößerung der Muttermund, die Vagina und die Vulva betrachtet. Nach der **nativen Betrachtung** (Leukoplakien? Ulzera? Beurteilung der Blutgefäße mit dem Grünfilter) wird zur Darstellung suspekter Regionen mit **3- bis 5 %-iger Essigsäurelösung** betupft und für etwa eine Minute abgewartet. Suspekte Befunde stellen sich weißlich dar, wobei auf Punktierungen und mosaikartig erscheinende Befunde geachtet wird. Insbesondere unregelmäßige, grob strukturierte Mosaike und Punktierungen mit Niveaudifferenzen sind suspekt (Shaw 2003). Abschließend wird durch Betupfen mit **Schiller-Jodlösung** die sog. Jodprobe durchgeführt, wobei normales Plattenepithel durch seinen Glykogengehalt bräunlich angefärbt wird, wogegen suspekte Epithelbereiche die Fähigkeit zur Glykogenbildung verloren haben und sich deshalb bei der Jodprobe nicht anfärben. Für eine eingehendere Beschreibung der Kolposkopie und ihrer Möglichkeiten wird auf entsprechende Spezialliteratur verwiesen.

23.3.2.5 Biopsie und Konisation

> **Empfehlung**
>
> Vor jeder Gewebeentnahme am Muttermund wird dringend die kolposkopische Beurteilung, mindestens jedoch die Eingrenzung der suspekten Areale mittels der Schiller-Jodprobe empfohlen.

Biopsien. Zur histologischen Diagnostik werden Biopsien (Stanz- oder Knipsbiopsien, Bröckelentnahme mit dem scharfen Löffel) entnommen. Dies wird einerseits zur Differenzialdiagnose und Lokalisation präinvasiver Veränderungen, andererseits zur Diagnosesicherung bei klinischem Verdacht auf ein invasives Karzinom eingesetzt. Nach Möglichkeit sollten die entnommenen Gewebeproben zur Beurteilung eventueller Invasivität neben epithelialem Gewebe auch Bindegewebsanteile enthalten.

Konisation. Bei der Konisation handelt es sich um einen diagnostischen und unter bestimmten Voraussetzungen auch therapeutischen Eingriff. Er wird als Messerkonisation, ggf. auch als Laser-Konisation durchgeführt. Stets muss versucht werden, die Läsion in toto zu entfernen, d. h. die Form des Konus richtet sich nach der zuvor kolposkopisch und durch Entnahme von Biopsien vermuteten Lokalisation der Veränderung.

> **Empfehlung**
>
> Im Allgemeinen wird man, um die relevanten Anteile der Transformationszone im Ganzen zu erfassen, bei Frauen im geschlechtsreifen Alter eher einen flachen und breiten Konus, postmenopausal eher einen schmalen und hohen Konus schneiden. Die räumliche Orientierung des Konus sollte durch Markierungsfäden eindeutig festgelegt werden.

Die anschließende **Koagulation** der kraterförmigen Wundfläche und der angrenzenden Portiooberfläche dient der Blutstillung und vernichtet zusätzlich randständig zurückgelassene CIN-Anteile. Auf **Sturmdorf-Nähte** sollte **verzichtet** werden, da sie bei der weiteren Überwachung die kolposkopische Beurteilbarkeit des Muttermundes sowie die Aussagekraft künftiger zytologischer Abstriche beeinträchtigen. Die früher übliche **Elektrokonisation** sollte wegen fehlender Individualisierbarkeit der Konusform und wegen der durch Hitzekoagulation beeinträchtigten histologischen Beurteilbarkeit der Schnittränder heute nicht mehr zum Einsatz kommen.

»LLETZ« bzw. »LEEP«. Eine moderne und ambulant anwendbare Alternative stellt die Entfernung von Gewebe mit der Diathermieschlinge dar, die bis zur Konisation ausgedehnt werden kann. Diese Technik wird im europäischen Sprachraum als »large loop excision of transformation zone (LLETZ)«, in Amerika als »loop electrosurgical excision procedure (LEEP)« bezeichnet. Diese Methode verbindet einfache und billige Anwendbarkeit mit zumeist ausreichender Beurteilbarkeit der Schnittränder. In mehreren prospektiv-randomisierten Studien konnte nachgewiesen werden, dass zwischen der Messerkonisation, der Laser-Konisation und der Konisation mittels hochfrequenter Diathermieschlinge keine Unterschiede hinsichtlich Radikalität, Beurteilbarkeit des histologischen Präparats (einschließlich des Randes) und des Verlaufs (CIN-Rezidive, Rate an invasiven Karzinomen) bestehen (Giacalone et al. 1999; Vejerslev et al. 1999; Duggan et al. 1999). Alle bislang veröffentlichten randomisierten und quasi-randomisierten Studien wurden in einer Übersicht der Cochrane Datenbank analysiert, und auch hier wurden alle Konisationsmethoden als gleichwertig eingestuft (Martin-Hirsch et al. 2000).

Nebenwirkungen der Konisation. Bei der Konisation können eine Reihe von Nebenwirkungen und Komplikationen auftreten:

- In **mehr als 1 %** der Fälle ist mit therapiebedürftigen **Nachblutungen** zu rechnen.
- In einigen Prozent kommt es zur **Stenosierung des Zervikalkanals,** was sowohl zur Behinderung der weiteren zytologischen Überwachung als auch zur Beeinträchtigungen der Empfängnisfähigkeit führen kann.
- Des Weiteren ist bei späteren Schwangerschaften durch eine Beeinträchtigung des zervikalen Verschlussapparats mit einer erhöhten Rate an **Cervixinsuffizienzen** und Frühgeburten zu rechnen.
- Durch **Vernarbungen** können bei späteren Geburten gelegentlich auch Dystokien des Muttermundes auftreten.

Die Konisation stellt somit einen Eingriff dar, dessen **Indikation** stets kritisch bedacht werden muss. Dies wird in den folgenden

Abschnitten bei der Darstellung der adäquaten diagnostischen und therapeutischen Maßnahmen diskutiert. Insbesondere sollte niemals durch ein klinisch feststellbares, invasives Karzinom hindurch konisiert werden, da dies die therapeutischen Möglichkeiten und damit die Prognose ungünstig beeinflusst.

23.3.3 Weiterführende Diagnostik

23.3.3.1 Bildgebende Verfahren

Die zum klinischen Staging nach den FIGO-Richtlinien eingesetzten diagnostischen Verfahren wurden bereits in ▶ Abschn. 23.2.5 dargestellt. Die **Ausbreitungsdiagnostik** kann jedoch ggf. durch den zusätzlichen Einsatz der im Folgenden dargestellten bildgebenden Verfahren ergänzt und verbessert werden.

Lymphographie. Die Kontrastdarstellung der Lymphgefäße ist die beste Methode zum Nachweis von Lymphknotenmetastasen. Nachteilig ist, dass obturatorische und hypogastrische Lymphknoten nicht dargestellt werden können. Außerdem können sehr kleine Lymphknotenmetastasen und komplett obliterierte Lymphknoten nicht sichtbar gemacht werden. Der Anteil falsch-negativer Befunde liegt im Bereich der Beckenlymphknoten bei 14 %, die Sensitivität beträgt 79 % und die Spezifität 73 %. Trotzdem wird die Lymphographie heute nur noch selten durchgeführt, sodass bei mangelnder Erfahrung mit einer erhöhten Fehlerbreite dieser Methode gerechnet werden muss. Sie ist jedoch den anderen bildgebenden Verfahren, die nur über die Größe der Lymphknoten Auskunft geben, deutlich überlegen.

Computertomographie. Die Computertomographie ergibt bei der Beurteilung der pelvinen Lymphknoten in 25 % der Fälle falsch-negative Ergebnisse, die Sensitivität liegt lediglich bei 34 %. Dagegen lassen sich die paraaortalen Lymphknoten computertomographisch besser beurteilen: Hier liegt die Sensitivität bei 75 % und die Spezifität bei 91 %. Zur Beurteilung der Größe des Primärtumors und eventueller parametraner Infiltrate ist die CT-Untersuchung nicht oder allenfalls eingeschränkt geeignet.

Kernspintomographie. Die Kernspintomographie bietet bei der Beurteilung der Lymphknoten keine zusätzlichen Informationen, sie ist jedoch dazu geeignet, die Größe und Ausdehnung des Tumors im kleinen Becken sowie seine Abgrenzung zur Blase und zum Rektum zu beurteilen. Diese Methode stellt jedoch keinen Ersatz für die palpatorische Beurteilung des kleinen Beckens und der Parametrien dar.

Ultraschall. Der Ultraschall ist sowohl bei der Beurteilung des Primärtumors als auch der extrauterinen Ausdehnung und des Lymphknotenbefalls nur von eingeschränkter Bedeutung: Pelvine Lymphknoten werden mit einer Sensitivität von weniger als 20 % erkannt.

Positronen-Emissionstomographie (PET). Nach bisherigen Untersuchungen erbringt die PET keinen zusätzlichen Nutzen weder in der Diagnose des Primärtumors noch in der Detektion befallener Lymphknoten (Taritz et al. 2002).

23.3.3.2 Invasive diagnostische Maßnahmen

Neben kolposkopisch gezielten **Biopsien** aus der Scheide und vom Muttermund kommen **Feinnadelpunktionen** suspekter Lymphknoten in der Paraaortalregion, im kleinen Becken, im Inguinalbereich sowie in der Halsregion (Skalenuslymphome) in Frage. Die Feinnadelpunktion kann dabei entweder sonographisch geführt oder CT-gesteuert vorgenommen werden. Dies ist indiziert, wenn vergrößerte Lymphknoten bei positivem Metastasenhinweis für die weitere Behandlung relevant sind. Entsprechende Indikationen gelten auch für **Tru-cut-Biopsien** zur Differenzialdiagnose von karzinomatösen Infiltraten im kleinen Becken und hier besonders parametran.

Spezielle Indikationen zur **Staging-Laparotomie** bzw. **-Laparoskopie** sind die Klärung der pelvinen Operabilität und evtl. Ausschluss oder Bestätigung eines paraaortalen Lymphknotenbefalls. Bei der prätherapeutischen Laparotomie (Staging-Laparotomie) handelt es sich um einen überwiegend in den angloamerikanischen Ländern vorgenommenen Versuch, über die tatsächliche Tumorausdehnung zuverlässigere Aussagen zu gewinnen, um so besser entscheiden zu können, ob operative Maßnahmen oder eine primäre Strahlentherapie zum Einsatz kommen sollen. Diese Staging-Laparotomie hat sich nicht allgemein durchgesetzt, da sich gezeigt hat, dass der Befall der Parametrien auch durch sorgfältige transabdominale Tastuntersuchung und Entnahme von Biopsien nicht mit ausreichender Zuverlässigkeit beurteilt werden kann.

23.3.3.3 Laboruntersuchungen

Empfehlenswerte Untersuchungen sind, in Abhängigkeit von der Größe des möglichen Eingriffs, die üblichen Laboruntersuchungen, wie
- Blutbild,
- Elektrolyte,
- Gerinnungsstatus,
- Retentionswerte,
- Leberenzyme,
- Blutzucker und
- Blutgruppenbestimmung.

Die Bestimmung von **Serummarkern** ist beim Cervixkarzinom in der Primärdiagnostik von nur zweifelhaftem Nutzen. Tumormarkeruntersuchungen können jedoch in einzelnen Fällen zur Verlaufsbeobachtung bei fortgeschrittenen Erkrankungen bzw. Rezidiven eingesetzt werden. Bei Plattenepithelkarzinomen kommt hierzu der **Tumormarker SCC** (»squamous cell carcinoma antigen«), bei Adenokarzinomen das **CEA** (»carcino-embryonic antigen«) und **CA-125** in Frage (Evans u. Berschuck 1997).

23.4 Therapeutisches Management

23.4.1 Operative Therapie und Bestrahlung

Leichtgradige intraepitheliale Neoplasien bilden sich häufig spontan zurück und können deswegen **beobachtet** werden, wogegen **CIN-3-Läsionen** normalerweise **operativ saniert** werden müssen. Zur **Therapie invasiver Cervixkarzinome** stehen **operative und strahlentherapeutische Verfahren** zur Verfügung.

Prinzipiell wird in den frühen Stadien die kurative Sanierung angestrebt, wobei beim Mikrokarzinom (Stadium IA) ein organ- und fertilitätserhaltendes Vorgehen prinzipiell möglich ist. Die operativen Therapieverfahren sind ausführlich in den Operationslehrbüchern der Gynäkologie beschrieben (z. B. Rock u. Thompson 1997). Die folgende Darstellung bezieht die im Auftrag der deutschen Krebsgesellschaft und der deutschen Gesellschaft für Gynäkologie und Geburtshilfe erstellten Empfehlungen »**Diagnostische und therapeutische Standards beim Cervixkarzinom**«, die 1998 von der Arbeitsgemeinschaft für gynäkologische Onkologie (AGO) erarbeitet wurden, in die Diskussion mit ein. Operative und strahlentherapeutische Therapiemaßnahmen scheinen beim invasiven Cervixkarzinom, was den Therapieerfolg anbelangt, etwa gleichwertig zu sein. Vor- und Nachteile der einzelnen Therapieverfahren werden im Folgenden, geordnet nach dem Stadium der Erkrankung, zusammenfassend dargestellt.

23.4.2 Stadienbezogenes klinisches Management der zervikalen Neoplasien

23.4.2.1 Therapie zervikaler intraepithelialer Neoplasien (CIN)

Die Vorgehensweise hängt vom **Schweregrad der Veränderung** ab (◘ Tabelle 23.4).

Bei **CIN I und II** kann zunächst zugewartet werden, da in etwa der Hälfte der Fälle mit einer spontanen Rückbildung der Läsionen zu rechnen ist. Voraussetzung hierfür ist, dass die Läsion kolposkopisch im Ganzen beurteilbar ist und dass vom kolposkopisch auffälligsten Bereich das histologische Ergebnis einer Biopsie vorliegt. Wenn diese Voraussetzungen erfüllt sind, sollte in 3-monatlichen Intervallen zytologisch und kolposkopisch, ggf. unter Entnahme weiterer Biopsien, kontrolliert werden. Bei Persistenz über mehr als ein Jahr sollte die Sanierung erwogen, gleichfalls auch saniert werden, wenn die Patientin dies wünscht. In Frage kommen bei überschaubaren Veränderungen
- die Elektro- oder Kryokoagulation,
- die Entfernung mit der Diathermieschlinge (LEEP) bzw.
- die kolposkopisch gesteuerte Vaporisation mit dem CO_2-Laser.

Wenn der Prozess in den Zervikalkanal hineinreicht und kolposkopisch nicht sicher abgrenzbar ist, sollte zur histologischen Klärung und Sanierung eine Konisation durchgeführt werden.

Entsprechend muss bei **CIN III** eine Konisation dann durchgeführt werden, wenn die Läsion nach endozervikal nicht zweifelsfrei abgegrenzt werden kann (Cervixspreizung, Tracheloskopie). Bei eindeutiger Abgrenzbarkeit und bioptisch gesichertem Ausschluss eines invasiven Prozesses sowie bei unauffälliger Cervixabrasio kommt auch eine Sanierung durch Diathermieschlinge oder CO_2-Laser-Vaporisation in Frage. Sichergestellt sein muss jedoch, dass auch in der Tiefe von Cervixdrüsen evtl. vorhandene Neoplasieanteile miterfasst werden. Die Vaporisationstiefe muss beim Laser-Eingriff mindestens 7 mm betragen. Bei zusätzlichen Faktoren (Uterus myomatosus, definitiver Sterilisationswunsch, Rezidiv einer CIN, Karzinomangst der Patientin) kann jederzeit eine Hysterektomie durchgeführt werden. Die Erfolgsraten der organerhaltenden Therapieverfahren und der Hysterektomie sind vergleichbar, nach beiden Methoden ist in 3–5 % mit einem Rezidiv der präinvasiven Veränderungen zu rechnen (bei Rezidiven nach Hysterektomie handelt es sich um VAIN). Die zuverlässige zytologische und kolposkopische Nachkontrolle muss deshalb – besonders nach organerhaltendem Vorgehen – sichergestellt sein.

23.4.2.2 Therapie frühinvasiver Karzinome (Stadium IA)

Das Problem bei der Therapie frühinvasiver Cervixkarzinome besteht darin, die **Chancen und Risiken organerhaltender und radikaler Therapieverfahren** gegeneinander abzuwägen. Die Durchsicht der zahlreichen Studien zu diesem Thema zeigt, dass im Laufe der letzten Jahre grundlegende Definitionen mehrfach geändert wurden und außerdem von vielen Autoren unterschiedlich gebraucht werden. Der früher übliche Begriff der »**frühen StromaInvasion**«, bei der lediglich an einigen Stellen die Basalmembran durchbrochen wurde und noch keine eigentliche Infiltration eingetreten ist, wird nach der aktuell gültigen FIGO-Einteilung unter das Stadium IA1 mit ≤ 3 mm StromaInvasion subsumiert. Von mehr als 1000 dokumentierten Patientinnen mit einer solchen »frühen StromaInvasion« starben nur 0,2 %, von 572 Fällen mit einer Infiltrationstiefe zwischen 1 und 3 mm (Stadium IA1) immerhin 1,2 % und von 409 Fällen mit 3–5 mm Invasionstiefe 1,7 % am Cervixkarzinom (Burghardt et al. 1997). Bei der frühen StromaInvasion ist somit normalerweise ein im Gesunden entfernter Konus ausreichend, sofern die Nachbeobachtung sichergestellt ist.

Therapie im Stadium IA1. Beim invasiven präklinischen Karzinom mit einer StromaInvasion von maximal 3 mm Tiefe und maximal 7 mm horizontaler Ausdehnung genügt zur Behandlung eine in sano durchgeführte Konisation mit zusätzlicher unauffälliger Cervixkürettage, sofern die Diagnose an einem adäquat aufgearbeiteten Konus gesichert werden konnte. Die Entfernung des Konus kann mit dem Messer, mit dem Laser oder mit der elektrischen Schlinge erfolgen, wobei jedoch die Beurteilbarkeit der Schnittränder sichergestellt sein muss. Alternativ kommt auch die einfache Hysterektomie in Frage, die bei ausgedehntem ektozervikalem Befund durch eine kleine Scheidenmanschette ergänzt werden sollte, um die Entfernung im Gesunden sicherzustellen.

Therapie im Stadium IA2. Bei einer Infiltrationstiefe zwischen 3 und maximal 5 mm und einer maximalen Ausbreitung von bis zu 7 mm horizontal spricht man von einem »Mikrokarzinom«. Die Therapie besteht normalerweise in einer einfachen extrafaszialen Hysterektomie, wobei die Parametrien nicht mitentfernt werden, da keine parametrane Beteiligung zu erwarten ist. In einzelnen Fällen ist wahrscheinlich auch eine sicher im Gesunden durchgeführte Konisation ausreichend, dies muss noch durch Studien belegt werden. Bei dem nicht unerheblichen Risiko einer lymphogenen Metastasierung sollte bei beiden Verfahren (Hysterekomie, Konisation) zusätzlich eine pelvine Lymphonodektomie durchgeführt werden. Sind diese präklinischen Karzinome mit ungünstigen Zusatzkriterien verbunden (dissoziiertes, netzförmiges Wachstum, Unsicherheiten der histologischen Beurteilung, Einbruch in Lymph- und/ oder Blutgefäße, nur knapp im Gesunden entfernt), so muss in 1–3 %, nach manchen Autoren auch in bis zu 8 % der Fälle mit Lymphknotenmetastasen gerechnet werden (Buckley et al. 1996).

23.4 · Therapeutisches Management

Tabelle 23.4. Therapie der Neoplasien der Cervix uteri. (Nach Heinrich 1998; Arbeitsgemeinschaft für Gynäkologische Onkologie AGO 1998)

Histologie/Stadium	Therapie
Präinvasiv	
CIN 1, CIN 2	3-monatliche kolposkopisch-zytologische Kontrollen, bei Persistenz (ca. 1 Jahr) Sanierung durch Laser-Vaporisation, Exzisionsbiopsie, LEEP; bei endozervikalem Sitz Konisation
CIN 3	Nach histologischer Sicherung und bei kolposkopisch freiem Zervikalkanal sowie unauffälliger Cervixabrasio: Laser-Vaporisation möglich; in allen Zweifelsfällen und bei endozervikaler Ausdehnung: Konisation
Invasiv	
Stadium IA1	Konisation mit Cervix-Kürettage, bei abgeschlossener Familienplanung bzw. bei besonderem Sicherheitsbedürfnis der Patientin einfache Hysterektomie
Stadium IA2	Einfache Hysterektomie und pelvine LNE, bei dringendem Kinderwunsch nach ausführlicher Aufklärung auch Konisation und pelvine LNE möglich
Stadium IB	Erweiterte radikale abdominale Hysterektomie (Wertheim-Operation) mit pelviner LNE; bei Alter über 45 Jahren oder bei Adenokarzinomen zusätzlich Ovarektomie
Stadium IIA	Wie bei IB mit zusätzlicher Entfernung einer Scheidenmanschette, Sicherheitsabstand vom Tumor: > 2 cm
Stadium IIB	Wertheim-Operation mit sorgfältiger Entfernung der Parametrien bis zur Beckenwand und pelviner Lymphonodektomie; bei Befall der pelvinen Lymphknoten (intraoperative Schnellschnittuntersuchung) evtl. auch Entfernung der paraaortalen Lymphknoten (wahrscheinlich der Bestrahlung dieser Lymphknoten überlegen, prospektiv-randomisierte Studien stehen noch aus)
Stadien IB, IIA, IIB	Vom kurativen Erfolg her ist die alleinige Strahlentherapie der Operation ebenbürtig, es kommt jedoch nach Bestrahlung meistens zu einer starken Beinträchtigung der Sexualfunktionen (Radiokastration, Scheidenstenose); in den USA wird im Stadium IIB primär bestrahlt
Stadium III	Strahlentherapie
Stadium IV	Strahlentherapie; bei freier Beckenwand in einzelnen Fällen nach spezieller Aufklärung auch Exenteration möglich

LEEP = »loop electrosurgical excision procedure«.
LNE = Lymphonodektomie.

> **Empfehlung**
>
> Bei jungen Frauen mit dringendem Kinderwunsch und einem allseits sicher im Gesunden entfernten Befund stellt die Konisation mit pelviner Lymphonodektomie nach ausführlicher Risikoaufklärung ein vertretbares Verfahren dar, sofern kein Einbruch in Blut- oder Lymphgefäße nachweisbar ist. Nach erfüllter Familienplanung sollte stets die Hysterektomie mit pelviner Lymphonodektomie durchgeführt werden.

Beim adäquat behandelten Cervixkarzinom im Stadium IA liegen die 5-Jahres-Überlebensraten bei nahezu 100 %, trotzdem ist eine engmaschige Nachkontrolle dieser Patientinnen erforderlich.

23.4.2.3 Therapie klinisch manifester Cervixkarzinome (Stadium IB–IV)

Beim invasiven Cervixkarzinom kommt in allen Stadien neben der Operation die Bestrahlung als Therapie in Frage. In frühen Stadien, bei denen der Tumor die Beckenwand noch nicht erreicht hat (maximal Stadium IIB), stellt die Operation die primäre Behandlungsoption dar. Die Therapieerfolge beider Verfahren sind, was die Heilungs- und Überlebensraten betrifft, prinzipiell vergleichbar. In frühen Stadien wird allgemein die operative Behandlung der Bestrahlung vorgezogen, da die genaue Ausdehnung des Tumors festgestellt werden kann und da außerdem die Möglichkeit besteht, die Ovarien und die Scheide funktionsfähig zu erhalten.

In großen Studien konnte gezeigt werden, dass beim primären Plattenepithelkarzinom der Cervix uteri in weniger als 0,5 % der Fälle Ovarialmetastasen vorkommen. Beim fortgeschrittenen Cervixkarzinom und bei Rezidivtumoren konnten jedoch Ovarialmetastasen in bis zu 17 % der Fälle nachgewiesen werden. Bei Adenokarzinomen traten Ovarialmetastasen auch schon in frühen Tumorstadien (ab IB) in 12,5 % der Fälle auf.

> **Empfehlung**
>
> Bei drüsigen Cervixkarzinomen sollten deshalb im Rahmen der erweiterten Radikaloperation stets die Adnexe mit entfernt werden, desgleichen bei allen peri- und postmenopausalen Patientinnen und auch bei allen operativ behandelten Frauen mit fortgeschrittenem Plattenepithelkarzinom.

Im Bereich der Parametrien und der Vagina muss ab dem Stadium IB die Operation so ausgedehnt werden, dass die Cervix mit dem Tumor, die Parametrien, eine Scheidenmanschette sowie in einzelnen Fällen u. U. auch Anteile von Blase und Ureter entfernt werden. Bei der Auswahl des Operationsverfahrens ist zu berücksichtigen, dass Lymphknotenmetastasen nicht nur an der Beckenwand, sondern auch im Parametrium vorkommen: Im Stadium IB sind in 11,4 % der Fälle parametrane Lymphknoten befallen, und zwar in mehr als der Hälfte dieser Fälle im lateralen, beckenwandnahen Teil der Parametrien. Bei einer nur partiellen Resektion der Parametrien würde in diesen Fällen Karzinomgewebe in den belassenen lateralen Anteilen zurückbleiben und **Ausgangspunkt eines Beckenwandrezidivs** werden.

> Daraus ist zu folgern, dass bereits ab dem Stadium IB möglichst das gesamte Parametrium bis zur Beckenwand reseziert werden sollte.

Bei karzinomatös infiltrierten parametranen Lymphknoten ist in über 80 % mit einem **Befall pelviner Lymphknoten** zu rechnen, wogegen bei tumorfreien parametranen Lymphknoten nur in knapp 30 % der Fälle befallene pelvine Lymphknoten nachgewiesen werden konnten. Der Zusammenhang zwischen Tumorstadium und der Wahrscheinlichkeit, mit der pelvine und paraaortale Lymphknoten infiltriert sind, ist in ◻ Tabelle 23.2 zusammengefasst: Im Stadium IB muss bereits in 1/3 der Fälle mit pelvinen Lymphknotenmetastasen gerechnet werden, in den Stadien IIA und B steigt diese Wahrscheinlichkeit schrittweise auf bis zu 50 % an. Mit paraaortalen Lymphknotenmetastasen ist im Stadium IB in bis zu 10 % der Fälle zu rechnen, im Stadium II in etwa 20 % und im Stadium III in mehr als 30 %. Diese Daten müssen bei der Planung der operativen bzw. radiologischen Therapie des invasiven Cervixkarzinoms berücksichtigt werden.

Therapie im Stadium IB. Prinzipiell sollte v. a. bei jungen Patientinnen wegen der besseren Erhaltung der Sexualfunktionen die operative Therapie angestrebt werden. In Anbetracht der Häufigkeit parametraner Lymphknotenmetastasen (11,4 %, s. oben) muss jede Einschränkung der Operationsradikalität, d. h. die nur partielle Resektion der Parametrien, sorgfältig bedacht werden. Allenfalls bei kleinen Tumoren im Stadium IB1 ohne Gefäß- und Lymphknoteneinbrüche käme eine Einschränkung der parametranen Resektion in Betracht.

> **Empfehlung**
>
> Generell sollte ab dem Stadium IB die erweiterte radikale Hysterektomie (Wertheim-Operation) mit Entfernung der pelvinen Lymphknoten (Meigs-Operation; Meigs et al. 1949) durchgeführt werden (▶ Abschn. 41.3.3).

Therapie im Stadium IIA. Invasive Cervixkarzinome im Stadium IIA, d. h. mit Befall des oberen Teils der Scheide, werden wie invasive Karzinome im Stadium IB behandelt. Die Resektion im Bereich der Scheide muss sicher im Gesunden erfolgen, wobei ein Sicherheitsabstand von mindestens 2 cm gefordert wird.

Therapie im Stadium IIB. In vielen Ländern, besonders auch in den USA (Stehman et al. 1997), werden Patientinnen im Stadium IIB primär bestrahlt, wogegen in Europa und Japan, insbesondere in operativ ausgerichteten Zentren, zumeist primär operiert wird. Die Vorteile der Radikaloperation unter Erfassung der Parametrien bis zur Beckenwand liegen – neben der besseren Erhaltung der Sexualfunktionen – in der **Möglichkeit zur exakten histomorphologischen Beurteilbarkeit** der Tumorausbreitung im Bereich der Parametrien und Lymphknoten. Damit lassen sich **individuelle Prognosefaktoren** besser erfassen.

Da im Stadium IIB nach neueren Ergebnissen in bis zu 45 % mit einer Infiltration der paraaortalen Lymphknoten zu rechnen ist, wird zusätzlich eine vollständige paraaortale Lymphonodektomie empfohlen, wenn sich die pelvinen Lymphknoten im Schnellschnitt als positiv erwiesen haben. Unter diesen Bedingungen scheinen die Spätergebnisse nach Operation besser zu sein als nach Bestrahlung: Höckel u. Knapstein (1996) beobachteten bei primär bestrahlten Patientinnen eine 5-Jahres-Überlebensrate von 62 %, wogegen Burghardt et al. (1997) nach operativer Therapie ein um 13 % besseres 5-Jahres-Überleben von 75,3 % feststellten. Prospektiv randomisierte Studien zu diesem Thema liegen bisher nicht vor.

Therapie im Stadium III. Im sehr seltenen Stadium IIIA, in dem sich keine Tumorausbreitung zur Beckenwand, aber ein kontinuierlicher Befall des unteren Drittels der Vagina findet, ist ausnahmsweise eine Operation in Form einer erweiterten Radikaloperation nach Wertheim-Meigs unter Mitnahme der gesamten Scheide dann sinnvoll, wenn der Tumor in der Scheide ohne Beeinträchtigung von Blase, Urethra und Darm operiert und am Scheideneingang sicher in sano reseziert werden kann. Bei jungen Frauen kann zur Erhaltung der Kohabitationsfähigkeit eine Neovagina angelegt werden. Langzeitergebnisse liegen in Anbetracht der Seltenheit dieser Konstellation nicht vor. Das Stadium IIIB mit Ausbreitung des Tumors entlang der Parametrien bis zur Beckenwand ist wegen einer mangelnden Operationsebene zwischen Beckenwand und Parametrium als inoperabel einzustufen und muss primär bestrahlt werden. Durch Strahlentherapie wird auch in diesem ausgedehnten Stadium noch in etwa 1/3 der Fälle Heilung erzielt.

Therapie im Stadium IV. Im Stadium IVA mit Einbruch des Cervixkarzinoms in die Blase und/oder den Enddarm kann ggf. eine vordere bzw. hintere, evtl. auch eine totale Exenteration durchgeführt werden, wenn der Tumor die Beckenwand nicht erreicht und hier eine eindeutige Operationsebene gegeben ist. In allen anderen Fällen kommt nur die Strahlentherapie in Frage. Überraschenderweise liegen die 5-Jahres-Heilungsergebnisse nach operativer und/oder radiologischer Therapie bei isoliertem Blasen- und Rektumeinbruch bei etwa 30 %. Jüngeren Patientinnen kann die ausgedehnte Operation (Exenteration) somit durchaus in kurativer Absicht angeboten werden. Voraussetzung sollte allerdings sein, dass rekonstruktive Maßnahmen, wie Blasenersatz durch Pouch sowie langstreckige Darmresektionen im Rektum- und Sigmabereich mit tiefer Rektumanastomose und Bildung einer Neovagina, möglich sind und der Patientin zur Linderung der Folgen einer solchen maximalen Karzinomchirurgie angeboten werden können. Im Stadium IVB, d. h. bei Vorliegen von Fernmetastasen, ist normalerweise kein kurativer Therapieansatz mehr möglich. Durch Strahlen- und Chemotherapie können jedoch palliative Erfolge erzielt werden (s. unten).

23.4.3 Operationsverfahren

Die Operationsverfahren sind detailliert in ▶ Kap. 41 dargestellt. Im Einzelnen handelt es sich um

- Konisation (▶ Abschn. 41.2),
- totale extrafasziale Hysterektomie (▶ Abschn. 41.2 und 41.3),

- Radikaloperation nach Wertheim u. Meigs (▶ Abschn. 41.3.3)
- Lymphonodektomie (▶ Abschn. 41.3.3.3),
- Exenteration (▶ Abschn. 41.3.4).

23.4.4 Strahlentherapie

23.4.4.1 Primäre Strahlentherapie

> Beim Cervixkarzinom in den Stadien IB–IIB scheint die primäre Strahlentherapie der operativen Therapie hinsichtlich der 5- und 10-Jahres-Überlebensraten gleichwertig, bei fortgeschrittenen Cervixkarzinomen, die normalerweise inoperabel sind (ab Stadium III), stellt die primäre Strahlentherapie das Verfahren der Wahl dar. Die primäre Strahlentherapie sollte aus der Kombination einer lokalen Kontaktbestrahlung mit einer perkutanen Hochvoltbestrahlung bestehen.

Die **lokale Kontaktbestrahlung (Brachytherapie)** wurde früher mit Radium durchgeführt. Wegen der langen Liegezeiten und der hohen Strahlenbelastung des Personals wurde auf sog. **Afterloading-Verfahren** umgestellt, bei denen die Strahlenquelle (meist Caesium 137 oder Iridium 192) kurzfristig intrakavitär in Scheide und Uterus eingebracht wird. Die **Dosis** der intrakavitären Bestrahlung wird im Bereich der Gebärmutter auf die sog. A-Linie berechnet, die 2 cm lateral der Applikatormitte verläuft. Im Bereich der Scheide wird die Dosis auf eine Gewebetiefe von 5 mm berechnet. Intrakavitäre Bestrahlungen werden normalerweise **fraktioniert einmal wöchentlich** durchgeführt, wobei pro Sitzung üblicherweise eine Strahlendosis von 5–7 Gy, berechnet auf die Linie A (Uterus) bzw. 5 mm Gewebetiefe (Vagina), appliziert wird.

> An der Applikatoroberfläche, d. h. in unmittelbarer Tumornähe, werden dabei weit höhere tumorwirksame Strahlendosen im Bereich von über 100 Gy erreicht, wogegen die Strahlenbelastung der benachbarten Organe (Blase, Rektum) durch den steilen Intensitätsabfall deutlich niedriger liegt.

Die Kontraktbestrahlung wird durch eine **perkutane Hochvoltbestrahlung** ergänzt, die ebenfalls fraktioniert angewendet wird, z. B. 5-mal pro Woche jeweils 1,8 Gy, und eine Gesamtdosis von 50 Gy erreichen sollte. In Kombination mit der intrakavitären Bestrahlung sollten bei ausgedehntem Tumorbefall an der Beckenwand etwa 60 Gy erreicht werden. In typischer Weise wird eine perkutane Dosis von 50 Gy mit 4-mal 5 bis 4-mal 7 Gy intrakavitärer Bestrahlung (dosiert auf die Linie A bzw. im Bereich der Scheide auf 5 mm Gewebetiefe) kombiniert. Bei **Parametrienbefall** erhält die betroffene Seite einen **perkutanen Boost** von zusätzlich 10 Gy.

> **Empfehlung**
>
> Üblicherweise wird mit der Kontaktbestrahlung begonnen. Wenn jedoch ein großer Tumorkrater besteht oder der Zervikalkanal in den Tumormassen nicht auffindbar ist, wird zur »Formierung« der Cervix uteri und des Zervikalkanals mit der perkutanen Bestrahlung des kleinen Beckens begonnen und ggf. später lokal aufgesättigt. In dieser Reihenfolge wird auch bei Bestrahlung im fortgeschrittenen Stadium IVA (Befall von Blase bzw. Rektum) verfahren.

23.4.4.2 Postoperative Strahlentherapie

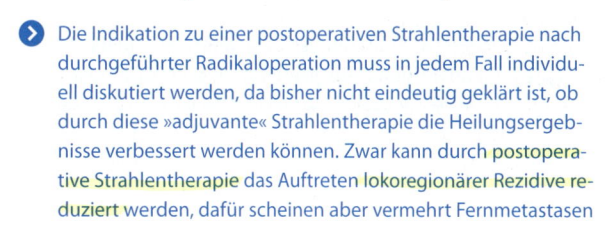

> Die Indikation zu einer postoperativen Strahlentherapie nach durchgeführter Radikaloperation muss in jedem Fall individuell diskutiert werden, da bisher nicht eindeutig geklärt ist, ob durch diese »adjuvante« Strahlentherapie die Heilungsergebnisse verbessert werden können. Zwar kann durch postoperative Strahlentherapie das Auftreten lokoregionärer Rezidive reduziert werden, dafür scheinen aber vermehrt Fernmetastasen aufzutreten.

Da es jedoch nach der Kombination aus Operation und Strahlentherapie häufig zu **erheblichen Nebenwirkungen**, wie Lymphödemen der Beine und strahlenbedingten Störungen des Darmes und der Blase, kommt, verzichtet man heute bei nodalnegativen Patientinnen i. allg. auf eine postoperative Bestrahlung. Diskutiert werden sollte die **Nachbestrahlung** bei
- großen Tumoren mit Durchmessern über 5 cm,
- bei nachgewiesener Invasion von Lymph- und Blutgefäßen,
- bei Metastasen in pelvinen Lymphknoten sowie
- bei chirurgischen Resektionsrändern mit nur knapp im Gesunden oder nicht im Gesunden entferntem Karzinom.

Die postoperative Bestrahlung besteht üblicherweise in einer **perkutanen Bestrahlung** mit ca. 50 Gy Gesamtdosis. Bei fraglichen bzw. positiven vaginalen Schnitträndern wird zusätzlich zur perkutanen Bestrahlung vaginal im Afterloading-Verfahren eine Dosis von 3-mal 5 bis 3-mal 7 Gy (dosiert auf eine Gewebetiefe von 5 mm) appliziert.

Obwohl der Wert einer **adjuvanten Bestrahlung der paraortalen Lymphknoten** (z. B. bei durch CT-gesteuerter Punktion nachgewiesenem Befall) nicht bewiesen ist und kontrovers diskutiert wird, sollte bei Befall der paraaortalen Lymphknoten die Bestrahlung dieser Region dann in Erwägung gezogen werden, wenn keine paraaortale Lymphonodektomie durchgeführt wurde.

23.4.5 Chemotherapie

Cervixkarzinome sprechen prinzipiell auf Chemotherapie an, wobei sich **Cisplatin** bzw. **Carboplatin und Ifosfamid** als wirksam erwiesen haben. Zusätzlich zu diesen Substanzen können auch Anthrazykline und Bleomycin eingesetzt werden.

23.4.5.1 Präoperative neoadjuvante Chemotherapie

Nach präoperativer zytostatischer Behandlung primär inoperabler Cervixkarzinompatientinnen ergaben sich keine Vorteile bei der lokalen Tumorkontrolle und im Gesamtüberleben. Bei kleineren und grundsätzlich operablen Tumoren scheint dagegen eine **neoadjuvante Chemotherapie** im Sinne einer Tumorverkleinerung und damit Erleichterung der Operation erfolgversprechend. Allerdings ist bisher nicht bewiesen, ob mit dieser Sonderform der Chemotherapie die Heilungsraten verbessert werden können.

23.4.5.2 Postoperative adjuvante Chemotherapie

Bis heute gibt es **keinen gesicherten Beweis** dafür, dass eine adjuvante Chemotherapie beim Cervixkarzinom Überlebensvorteile bringt. Außerhalb von Studien kann deswegen bis heute die adjuvante Chemotherapie beim Cervixkarzinom nicht empfohlen werden.

Nach neuesten Analysen ist eine **adjuvante Radiochemotherapie** bei Patientinnen mit primärem Cervixkarzinom einer alleinigen Radiatio bezüglich krankheitsfreiem und Gesamtüberleben signifikant überlegen (Peters et al. 2000; Yessaian et al. 2004). Insgesamt verbessert die Radiochemotherapie mit oder ohne Platinderivate das krankheitsfreie und Gesamtüberleben. Der absolute Gewinn beträgt 12 % bzw. 16 % (Daten aus 19 Studien mit 4580 Patientinnen; Green et al. 2001).

23.4.5.3 Chemotherapie bei Rezidiven und Metastasen

Unter zytostatischer Therapie beobachtet man in 35–50 % der Fälle Remissionen. Die **progressionsfreie Zeit** beträgt danach im Mittel 4–6 Monate und die **mittlere Überlebenszeit** 7–10 Monate. Monotherapien mit Cisplatin und Kombinationstherapien sind nach den bisher vorliegenden Ergebnissen gleichwertig.

> Eine palliative Chemotherapie ist nach heutigen Erkenntnissen nur dann indiziert, wenn in einem nicht bestrahlten Gebiet Tumorabsiedlungen auftreten, die zu Beschwerden führen und weder operiert noch bestrahlt werden können. Nach Vorbestrahlung ist die Wirkung chemotherapeutischer Maßnahmen wegen beeinträchtiger Durchblutung deutlich eingeschränkt.

23.4.6 Besondere Situationen

23.4.6.1 Blutungen beim Cervixkarzinom

Bei Cervixkarzinomen treten häufig **erhebliche vaginale Blutungen** auf, und zwar sowohl als Erstsymptom bei zuvor nicht diagnostizierten Tumoren in primär fortgeschrittenem Stadium als auch bei persistierenden oder rezidivierenden Tumoren.

Im Rahmen der **Diagnostik** (z. B. bei vaginalen Untersuchungen und Gewebeentnahmen) sollte es nach Möglichkeit vermieden werden, stärkere Blutungen auszulösen.

Empfehlung

Zunächst wird versucht, die Blutung durch Kompression mit Stieltupfern bzw. durch andere lokal blutstillende Maßnahmen – wie Chemo- oder Elektrokoagulation, Umstechung oder Ligatur bzw. durch straffes Austamponieren der Scheide – zum Stehen zu bringen. Bleibt dies erfolglos, kommt als sehr effektive Maßnahme bei nicht vorbestrahlten Patientinnen die notfallmäßige Kontaktbestrahlung (Brachytherapie, bis zu 10 Gy pro Einlage), in einzelnen Fällen auch die Ligatur der A. iliaca interna oder, nach radiologischer Darstellung, die Obliteration des blutenden Gefäßes (»Embolisation«) in Frage.

23.4.6.2 Cervixstumpfkarzinom

Da die suprazervikale Hysterektomie in westlichen Ländern seit mehreren Jahrzehnten nicht mehr üblich ist, kommen invasive Karzinomerkrankungen des Cervixstumpfes in entwickelten Ländern heute nur noch **selten** vor. Stadieneinteilung, Diagnostik und Therapie entsprechen dem üblichen Vorgehen. Allerdings sollte, sofern es von der Tumorausdehnung möglich ist, die **primäre Radikaloperation** durchgeführt werden, da die Kontaktbestrahlung und damit eine suffizient kombinierte Strahlentherapie beim Karzinom des isolierten Cervixstumpfes erschwert ist.

23.4.6.3 Adenokarzinom der Cervix

Adenokarzinome werden prinzipiell **wie Plattenepithelkarzinome** behandelt, die Prognose soll nach manchen Autoren gleich sein wie bei Plattenepithelkarzinomen, nach anderen Autoren etwas schlechter (▶ Abschn. 23.2.6). Beim **operativen Vorgehen** wird auch bei jüngeren Patientinnen generell die **Entfernung der Eierstöcke** empfohlen, da bei Adenokarzinomen gehäuft **Ovarialmetastasen** auftreten (12,5 %).

> **Cave**
>
> Im Gegensatz zu Plattenepithelkarzinomen, bei denen keine generellen Bedenken gegen eine Hormonsubstitution mit den üblichen östrogenhaltigen Präparaten bestehen, sollten bei Adenokarzinomen der Cervix, die in etwa 20 % der Fälle Östrogenrezeptoren exprimieren (Fujiwara et al. 1997), ausschließlich Gestagene oder pflanzliche Präparate zum Einsatz kommen.

23.4.6.4 Histologisch diagnostiziertes Cervixkarzinom nach einfacher Hysterektomie

Wird bei der histopatholgischen Untersuchung eines einfachen Hysterektomiepräparats ein Cervixkarzinom entdeckt, so handelt es sich glücklicherweise in den meisten Fällen um ein **präklinisches Cervixkarzinom** (Stadium IA). Bei Infiltrationstiefen von bis zu 3 mm (IA1) muss keine weitere Behandlung durchgeführt werden, bei Infiltrationstiefen zwischen 3 und 5 mm (IA2) muss bei einem Risiko von bis zu 8 % pelviner Lymphknotenmetastasen nach einfacher Hysterektomie im Zweiteingriff die **zusätzliche Lymphonodektomie** erwogen werden (▶ Abschn. 23.4.2). Ab dem Stadium IB sollte sekundär eine **Radikaloperation nach Wertheim-Meigs** unter Darstellung des Scheidenstumpfes und Abpräparation der Blase und des Rektums durchgeführt werden. **Alternativ** kann auch die **perkutane Strahlentherapie** des kleinen Beckens mit Kontaktbestrahlung des Vaginalstumpfes durchgeführt werden. Insgesamt ist die **Prognose** der nach Hysterektomie zufällig entdeckten Cervixkarzinome günstig, da es sich zumeist um kleine Tumoren handelt. Eine ungünstige Situation entsteht, wenn bei der Erstoperation bei fortgeschrittenem Karzinom Tumormaterial zurückgelassen wurde.

23.4.7 Nebenwirkungen der Therapie des Cervixkarzinoms

23.4.7.1 Postoperative Nebenwirkungen

> Die Letalität der radikalen Hysterektomie mit Lymphknotenentfernung liegt nach älteren Sammelstatistiken bei etwa 1 %. Als Operationsfolge traten in 0,3 % Blasen-Scheiden- und in 1,4 % Ureter-Scheiden-Fisteln auf.

Die **Häufigkeit postoperativer Blasenentleerungsstörungen** hängt von der Radikalität der Operation im Bereich von Blase und Ureter sowie der Parametrien ab. Bei Zerstörung pelviner Nervengeflechte kann es zur Detrusorschwäche kommen, die sich nach Erholung der Nervenplexus meistens spontan innerhalb von Tagen bis Wochen wieder bessert. Sie kann jedoch in seltenen Fällen über Wochen und Monate andauern und vereinzelt lebenslang persistieren.

> **Komplikationen**
>
> Fünf Monate nach Wertheim-Operation klagen etwa 1/3 der Patientinnen über erschwerte Miktion, nach 5 Jahren noch etwa 10 %. Erhöhte Restharnmengen konnten nach 5 Monaten bei etwa 10 %, nach 5 Jahren noch bei knapp 2 % festgestellt werden.

23.4.7.2 Nebenwirkungen der Bestrahlung

Postradiogene Beschwerden treten typischerweise erst 1–2 Jahre nach Abschluss der Bestrahlungsbehandlung auf. Bei postradiogener chronischer Proktitis, Sigmoiditis oder Enteritis kann es zu Tenesmen sowie Darmblutungen bis hin zu Ulzerationen im Bereich von Rektum und Sigma kommen. Diese Therapiefolgen sollten möglichst konservativ behandelt werden.

> **Cave**
>
> Eine Biopsie aus einem Ulkus im Bereich des Rektums zum Ausschluss eines Karzinomrezidivs ist kontraindiziert, da einerseits die Fistelbildung begünstigt wird und andererseits bei positivem Nachweis von Tumormaterial keine therapeutischen Möglichkeiten bestehen.

23.4.7.3 Behandlungsmöglichkeiten

Die in 1–2 % der Fälle auftretenden **Ureterstenosen** sind häufiger durch ein Rezidiv als durch die Operation oder Bestrahlung bedingt. Eine Harnableitung ist nur dann indiziert, wenn die Lebensqualität verbessert und nicht der Leidensweg der Patientin verlängert wird.

Ureter-Scheiden-Fisteln sind fast immer operativ bedingt und schließen sich in etwa 1/3 der Fälle spontan. Bei Persistenz sollten sie operativ verschlossen werden.

Blasen-Scheiden-Fisteln (1 %) und **Rektum-Scheiden-Fisteln** (2 %) treten gelegentlich als Folge von Strahlentherapie oder Operation auf, sie können jedoch auch durch Tumorwachstum bedingt sein. Im Falle einer tumorbedingten Blasen-Scheiden-Fistel ist die externe Harnableitung notwendig, bei einer radiogenen Blasen-Scheiden-Fistel sollte der operative Fistelverschluss angestrebt werden. Bei Rektum-Scheiden-Fisteln muss ein Anus praeter angelegt werden.

Lymphödeme der Beine treten v. a. nach einer Kombination von Operation und Strahlenbehandlung auf. Ihre Heilung ist nahezu unmöglich, jedoch lässt sich durch konsequente Lymphdrainagebehandlung meistens Linderung erzielen.

23.5 Nachsorge und Rezidivbehandlung

23.5.1 Nachsorge

> **Empfehlung**
>
> Nachsorgeuntersuchungen sollten in den ersten beiden Jahren nach Primärtherapie 3-monatlich, vom 3.–7. Jahr halbjährlich und ab dem 8. rezidivfreien Jahr jährlich durchgeführt werden. Dabei stehen die Zwischenanamnese sowie die klinische und gynäkologische Untersuchung im Vordergrund. Bildgebende Verfahren sind dagegen nur bei gezieltem Verdacht angezeigt.

> **Cave**
>
> Prinzipiell ist zu beachten, dass therapiebedingte Nachwirkungen, wie postoperative oder postradiogene Vernarbungen im kleinen Becken, die gleichen Symptome und Befunde zeigen können wie Karzinomrezidive. 90 % aller Rezidive treten in den ersten 2–3 Jahren nach Primärtherapie auf.

Besonderes Augenmerk muss auf **lokoregionäre Rezidive** im Bereich der Scheide und des kleinen Beckens gerichtet werden, da diese mit **guten Erfolgsaussichten** therapiert werden können, insbesondere, wenn primär keine Strahlenbehandlung stattgefunden hat. Deswegen stehen bei der Nachsorge die Inspektion, die Kolposkopie und die Entnahme von Zellabstrichen sowie die Palpation des kleinen Beckens bei der gynäkologischen Untersuchung im Vordergrund.

Laboruntersuchungen, insbesondere die Bestimmung von Tumormarkern (SCC beim Plattenepithelkarzinom, CEA und CA-125 bei drüsigen Karzinomen), sind nur in Sonderfällen sinnvoll. Im Rahmen der Nachsorge sollte die **psychosoziale Betreuung** der Patientinnen sorgfältig und unter Ausschöpfung aller Möglichkeiten durchgeführt werden, insbesondere gehört dazu auch eine Sexual- und Partnerberatung. Außer bei Adenokarzinomen ist gegen eine Hormonsubstitution mit Östrogenen nichts einzuwenden, bei Adenokarzinomen sollten ausschließlich Gestagene angewendet werden.

23.5.2 Diagnostik und Therapie bei Rezidiven

Bei Verdacht auf ein lokoregionäres Rezidiv muss vor einer eventuellen Operation geklärt werden, ob **weitere Tumorabsiedlungen**, z. B. paraaortale Lymphknotenmetastasen oder Lungenfiliae, vorhanden sind. Ferner muss sichergestellt sein, dass zwischen Tumor und Beckenwand eine **Operationsebene** besteht.

> **Diagnostische Maßnahmen bei Rezidiven**
> - gynäkologische Untersuchung,
> - Vaginalsonographie,
> - NMR-Untersuchung zur Beurteilung der topographischen Beziehung des Tumors zu anderen Organen,
> - Computertomographie zur Beurteilung der paraaortalen Lymphknoten,
> - i. v.-Urogramm sowie
> - Zysto- und Rektoskopie.

In Frage kommt präoperativ auch eine **gezielte Punktion bzw. Biopsie** aus dem Tumor. **Supraklavikuläre Lymphknotenmetastasen** sind durch Palpation, Sonographie und bei Verdacht durch Feinnadelpunktion oder Skalenusbiopsie auszuschließen. Ein **zentrales Rezidiv** im kleinen Becken, am Scheidenstumpf oder im Bereich der ursprünglichen Cervix kann auch nach Bestrahlung mit Erfolg operativ angegangen werden, wenn Aussichten darauf bestehen, das Tumorgewebe im Gesunden zu entfernen. Dazu kann eine vordere oder hintere oder gar totale Exenteration erforderlich sein (▶ Abschn. 23.4.3.5). Auch **paraaortale Mestastasen** können gelegentlich selektiv operativ entfernt werden. Tief sitzende Rezidive im Bereich der Scheide können entweder durch **Kolpektomie** behandelt werden, oder, falls die betroffene Region bisher nicht bestrahlt wurde, einer **Strahlentherapie** zugeführt werden.

Ein **Beckenwandrezidiv** ist insbesondere dann, wenn bereits eine komplette Strahlentherapie durchgeführt wurde, nicht heilbar. Entsprechendes gilt auch, wenn **Fernmetastasen** nachgewiesen werden können. In diesen Fällen kann eine **palliative Chemotherapie** durchgeführt werden, diese sollte allerdings erst dann begonnen werden, wenn die Patientin über Beschwerden klagt und durch die Chemotherapie Aussichten auf eine Besserung bestehen. Rezidivtumoren in vorbestrahlten Gebieten sprechen schlecht oder gar nicht auf Chemotherapie an.

Literatur

Arbeitsgemeinschaft Bevölkerungsbezogener Krebsregister in Deutschland (1997) Krebs in Deutschland, Häufigkeiten und Trends. Statistisches Landesamt Saarland

Arbeitsgemeinschaft für Gynäkologische Onkologie AGO (1998) Diagnostische und therapeutische Standards beim Cervixkarzinom. Frauenarzt 7: 1043–1047

Belhocine T, Thille A, Fridman V et al. (2002) Contribution of whole-body 18FDG PET imagining in the management of cervical cancer. Gynecol Oncol 87: 90–97

Brinton LA, Hoover RN (1997) Epidemiology of gynecologic cancers. In: Hoskins WJ, Perez CA, Young RC (eds) Principles and practice of gynecologic oncology. Philadelphia, New York: Lippincott-Raven: 3–29

Buckley SL, Tritz DM, van Le L et al. (1996) Lymph node metastases and prognosis in patients with stage IA2 cervical cancer. Gynec Oncol 63: 4–9

Burghardt E, Östör A, Fox H (1997) Editorial: The new FIGO definition of cervical cancer stage IA: a critique. Gynecol Oncol 65: 1–5

Deutsche Krebsgesellschaft. www.Krebsgesellschaft.de

Dunn T, Burke M, Shwayder J (2003) A »see and treat« management for high-grade squamous intraepithelial lesion pap smears. J Lower Gen Tract Dis 7: 104–106

Dunn TS, Killoran K, Wolf D (2004) Complications of outpatient LLETZ procedures. J Reprod Med 49: 76–78

Evans AC, Berschuck A (1997) Tumormarkers. In: Hoskins WJ, Perez CA, Young RC (eds) Principles and practice of gynecologic oncology. Philadelphia, New York: Lippincott-Raven: 177–195

Fujiwara H, Tortolero-Luna G, Mitchell MF, Koulos JP, Wright TC (1997) Adenocarcinoma of the cervix. Expression and clinical significance of estrogen and progesterone receptors. Cancer 79: 505–512

Green et al. (2001) Cochrane Database. Syst Rev (4): CD 00 2225

Heinrich J (1998) Leitlinien der AG Cervixpathologie und Kolposkopie, Sektion der DGGG: Intraepitheliale Neoplasien und frühinvasive Karzinome des unteren Genitaltraktes der Frau (Cervix uteri, Vulva, Vagina). Zentralbl Gynäkol 120: 200–202

Hertel H, Kohler C, Michels W et al. (2003) Laparoscopic-assisted radical vaginal hysterectomy: prospective Evaluation of 200 patients with cervical cancer. Gynecol Oncol 90: 505–911

Hilgarth M (1998) Münchner Nomenklatur II für die gynäkologische Zytodiagnostik. Frauenarzt 3: 392–393

Höckel M, Knapstein PG (1996) Uterine cervix in multimodality therapy. In: Sevin B K, Kapstein PG, Köchli OR (eds) Gynecologic oncology. Stuttgart, New York: Thieme: 82–134

Hwang DM, Lickrish GM, Chapman W et al. (2004) Long-term surveillance is required for all women treated for cervical adenocarcinoma in situ. J Lower Genital Tract Dis 8: 125–131

Johnson N, Khalili M, Hirschowitz L et al. (2003) Predicting residual disease after excision of cervical dysplasia. BJOG 110: 952–955

Landoni F, Maneo A, Maggioni A, Milani R, Cormio G, Mangioni C (1997) Randomized study comparing class II and class III radical hysterectomy in early cervical cancer. Int J Gynecol Cancer 7 (Boston), Suppl 2: 3 (Abstract)

Levine L, Lucci JA III, Dinh TV (2003) Atypical glandular cells: new Bethesda terminology and management guidelines. Obstetr Gynecol Surv 58 (6): 399–406

Link M (1998) Die Früherkennung des Cervixkarzinoms. Gynäkologe 29: 755–770

Look K, Brunetto VL, Clarke-Pearson DL, Averette HE, Major FJ, Alvarez RD, Homesley HD, Zaino RJ (1996) An analysis of cell type in patients with surgically stage Ib carcinoma of the cervix: a gynecologic oncology group study. Gynecol Oncol 63: 304–311

Massad SL, Collins YC (2003) Using history and colposcopy to select women for endocervical curettage: results from 2,287 cases. J Reprod Med 48: 1–6

Meigs JV (1945) The Wertheim operation for carcinoma of the cervix. Am J Obstet Gynecol 49: 542–553

Meigs JV, Parsons L, Nathanson IT (1949) Retroperitoneal lymph node dissection in cancer of the cervix. Am J Obstet Gynecol 57: 1087–1097

National Cancer Institute Workshop (1989) The 1988 Bethesda System for reporting cervical/Vaginal cytological diagnoses. JAMA 262: 931–934

National Cancer Institute, National Institutes of Health and Human Services, Bethesda, Maryland (eds) (2003) Results of a randomized trial on the management of cytology interpretations of atypical squamous cells of undetermined significance ASCUS-LSIL Triage Study (ALTS) Group. Am J Obstet Gynecol 188: 1383–1392

anoskaltsis T, James, Thomas E et al. (2004) Needle versus loop diathermy excision of the transformation zone for the treatment of cervical intraepithelial neoplasia: a randomized, controlled trial. Br J Obstet Gynaecol 190: 748–753

Papanicolaou GN, Traut HF (1941) The diagnostic value of vaginal smears in carcinoma of the uterus. Am J Obstet Gyn 42: 193–202

Park TW, Richart RM, Sun XW, Wright TC (1996) Association between human papillomavirus type and clonal status of cervical squamous intraepithelial lesion. J Natl Cancer Inst 88: 355–358

Parker MF, Zahn CM, Vogel KM et al. (2002) Discrepancy in the interpretation of cervical histology by gynecologic pathologists. Obstet Gynecol 100: 277–280

Peters WA, Lin PY, Barrett RJ, Stock RJ, Monk BJ, Berek JS, Souharni L, Grigsby P, Gordon WJr, Alberts DS (2000) Concurrent chemotherapy and pelvic radiation therapy compared with pelvic radiation therapy alone as adjuvant therapy after radical surgery in high-risk early-stage cancer of the cervix. J Clin Oncol 8: 1606–1613

Petry K-U, Menton S, Menton M, van Loenen-Frosch F, de Carvalho Gomes H, Holz B, Schopp B, Garbreht-Bütter S, Davies P, Boemer G, van den Akker E, Iftner T (2003) Inclusion of HPV testing in routine cervical cancer screening for women above 29 years in ermany: results for 8 466 patients. Br J Cancer 88: 1570–1577

Richart RM (1997) Cervical cancer precursers and their management. In: Rock JA, Thompson JD (eds) Te Linde's operative gynecology. Philadelphia, New York: Lippincott-Raven: 1385–1412

Rock JA, Thompson JD (1997) Te Linde's operative gynecology. Philadelphia, New York: Lippincott-Raven

Sadler L, Saftlas A, Wang W et al. (2004) Treatment for cervical intraepithelial neoplasia and risk of preterm delivery. JAMA 291: 2100–6

Sawaya GF, McConnell KJ, Kulasingam SL (2003) Risk of cervical cancer associated with extending the interval between cervical-cancer screenings. N Engl J Med 349: 1501–1509

Schauta F (1911) Die erweiterte vaginale Operation bei Carcinoma colli uteri aufgrund zehnjähriger Erfahrung. Monatsschr Geburtsh 33: 680–691

Schiffman MH, Brinton LA, Devesa SS, Fraumeni JF (1996) Cervical cancer. In: Schottenfeld D, Fraimeni JF (eds) Cancer epidemiology and prevention. New York, Oxford: Oxford University Press: 1090–1116

Shaw E, Sellors J, Kaczorowski J (2003) Prospective Evaluation of colposcopic features in predicting cervical intraepithelial neoplasia: degree of acetowhite change most important. J Low Gen Tract Dis 7: 6–10

Sherman ME, Lorincz AT, Scott DR et al. (2003) Baseline cytology, human papillomavirus testing, and risk for cervical neoplasia: a 10-year cohort analysis. J Natl Cancer Inst 95: 46–52

Schneider A, Hoyer H, Lotz B, Leistritza S, Kühne-Heid r, Nindl I, Müller B, Haerting J, Dürst M (2000) Screening for High-grade cervical intraepithelial neoplasia and cancer by testing for high-risk HPV, routine cytology or colposcopy. Int J Cancer (Pred Oncol) 89: 529–534

Shingleton HM, Thompson JD (1997) Cancer of the cervix. In: Rock JA, Thompson JD (eds) Te Linde's operative gynecology. Philadelphia, New York: Lippincott-Raven: 1413–1499

Skimmer EN, Gehrig PA, van Le L (2004) High-grade squamous intraepithelial lesions: abbreviating posttreatment surveillance. Obstet Gynecol 103: 488–492

Stehman FB, Perez CA, Kurman RJ, Thigpen JT (1997) Uterine cervix. In: Hoskins WJ, Perez CA, Young RC (eds) Principles and practice of gynecologic oncology. Philadelphia, New York: Lippincott-Raven: 785–857

Stillwell S, Houdmont M, Paterson MEL (1997) Ovarian fundion after radical hysterectomy for carcinoma of the cervix. Int J Gynecol Cancer 7: 46–49

Tavitz et al. zz (2992) zz zz

Wertheim E (1900) Zur Frage der Operation beim Uteruskrebs. Arch Gynäkol 61: 627–668

Wright TC, Richard RM (1997) Pathogenesis and diagnosis of preinvasive lesions of the lower genital tract. In: Hoskins WJ, Perez CA, Young RC (eds) Principles and practice of gynecologic oncology. Philadelphia, New York: Lippincott-Raven: 675–715

Wun T, Law L, Harvey D et al. (2003) Increased incidence of symptomatic venous thrombosis in patients with cervical carcinoma treated with concurrent chemotherapy, radiation, and erythropoietin. Cancer 98: 1514–1520

Yessaian A, Magistris A, Burger RA, Monk BJ (2004) Radical hysterectomy followed by tailored postoperative therapy in the treatment of stage IB2 cervical cancer: feasibility and indications for adjuvant therapy. Gynecol Oncol 94: 61–66

Zielinski GD, Bais AG, Helmerhorst TJ et al. (2004) HPV testing and monitoring of women after treatment of cin 3: review of the literature and meta-analysis. Obstetr Gynecol Surv 59 (7): 543–553

Corpus uteri

V. Hanf und R. Kreienberg

24.1	Gutartige Neubildungen des Corpus uteri – 355		24.2.11	Uterus myomatosus in der Schwangerschaft	– 367
24.1.1	Korpuspolyp – 355		24.2.12	Zusammenfassung – 368	
24.1.2	Adenomyosis uteri bzw. Adenomyomatose – 355		24.3	Endometriumkarzinom – 368	
24.2	Uterus myomatosus – 356		24.3.1	Epidemiologie – 368	
24.2.1	Epidemiologie – 356		24.3.2	Kollektivmerkmale und Pathogenese – 369	
24.2.2	Pathologie – 356		24.3.3	Histopathologie – 371	
24.2.3	Pathogenese/Ätiologie – 357		24.3.4	Stadieneinteilung – 373	
24.2.4	Symptome – 357		24.3.5	Prognosefaktoren – 373	
24.2.5	Diagnose – 357		24.3.6	Klinische Beurteilung – 376	
24.2.6	Indikationen zur Therapie – 359		24.3.7	Symptome – 376	
24.2.7	Therapieoptionen – 360		24.3.8	Diagnostik – 377	
24.2.8	Konservative/medikamentöse Therapie – 360		24.3.9	Staging und Primärtherapie – 379	
24.2.9	Operative Therapie – 363		24.3.10	Nachsorge – 385	
24.2.10	Kosten – 366		24.3.11	Rezidive und Fernmetastasen – 386	
				Literatur – 387	

24.1 Gutartige Neubildungen des Corpus uteri

24.1.1 Korpuspolyp

> **Definition**
>
> Beim Korpuspolyp handelt sich um eine umschriebene Hyperplasie der Endometriumschleimhaut.

Ätiologie. Die Ätiologie ist unklar, evtl. kommen hormonelle Dysbalancen für die Hyperplasie des Endometriums in Frage. Dafür spricht das bevorzugte Auftreten in der Peri- und Postmenopause, wobei in der Postmenopause unbedingt ein Endometriumkarzinom ausgeschlossen werden muss. Nicht selten treten Korpuspolypen und Endometriumkarzinome gemeinsam auf. Differenzialdiagnostisch kommen weiterhin Uterusmyome in Betracht.

Diagnostik. Typisches Symptom ist die Menorrhagie – leichte prämenstruelle bzw. postmenstruelle Blutungen. Der Uterus ist zumeist normal groß, ultrasonographisch wird der Polyp als umschriebene, zystisch aufgelockerte intrauterine Formation identifiziert.

Therapie. Die im Rahmen der Diagnostik obligat durchzuführende fraktionierte Kürettage stellt in den meisten Fällen gleichzeitig die adäquate Behandlung dar. Während mit einer malignen Entartung nur selten zu rechnen ist (Größenordnung ca. 1 %), besteht eine relevante Rezidivgefahr. Daher sollte man die fraktionierte Kürettage mit einer Hysteroskopie kombinieren, um weitere Polypen auszuschließen. Nur sehr selten können Atypien vorhanden sein, und in solchen Fällen muss – je nach Alter der Patientin – eine Hysterektomie diskutiert werden.

24.1.2 Adenomyosis uteri bzw. Adenomyomatose

> **Definition**
>
> Unter einer Adenomyosis bzw. Adenomyomatose versteht man eine spezielle Ausprägungsform der Endometriosis genitalis interna (▶ Kap. 17 »Endometriose«), also heterotope Wucherungen endometrialen Gewebes. Sind die Drüsenanteile diffus in das Myometrium eingewachsen, wird von Adenomyosis gesprochen. Finden sich die Endometrioseherde in Myomknoten, sollte der Ausdruck Adenomyomatose verwendet werden.

Daneben existieren eine Reihe sehr seltener, gutartiger, tumorös imponierender Veränderungen des Corpus uteri, wie **Retentionszysten, abgekapselte Abortreste** (z. B. nach kornualer Gravidität) oder **entzündliche Tumoren**. Bei den letzteren handelt es sich allerdings nicht um Blastome im engeren Sinne.

Die zahlenmäßig am häufigsten anzutreffende tumoröse Veränderung des Corpus uteri, die damit auch die größte klinische Relevanz aufweist, ist jedoch die **Gruppe der Korpusmyome**.

Gutartige Tumoren des Corpus uteri
- Uterusmyom,
- Korpuspolyp,
- Endometriose (Adenomyosis uteri und Adenomyomatosis) sowie
- seltene, nicht blastomatöse Veränderungen, z. B.:
  - Retentionszysten,
  - Abortreste,
  - entzündliche Tumoren,
  - Fremdkörper und
  - Granulome (z. B. nach Inkarzeration eines IUD).

24.2 Uterus myomatosus

24.2.1 Epidemiologie

Die Entwicklung gutartiger leiomyomatöser Veränderungen des Uterus stellt die **häufigste tumoröse Veränderung** des oberen weiblichen Genitaltrakts dar. Sie tritt bei etwa 20–50 % aller Frauen auf, die Zahlen schwanken in Abhängigkeit von Alter und Rasse sowie der Nachweismethode, die zur klinischen Feststellung benutzt wird.

> Genaue Angaben zur Prävalenz existieren nicht, da die Mehrzahl der Frauen mit myomatösen Veränderungen des Uterus keinerlei Symptome aufweisen.

Inzidenz. Die höchste Inzidenz besteht bei Frauen im reproduktionsfähigen Alter. Rassische Merkmale sind anscheinend von Bedeutung, da eine Myomentwicklung bei farbigen Frauen 3- bis 9-mal häufiger vorkommt als bei weißen. Darüber hinaus besteht bei dunkelhäutigen Frauen ein aggressiveres Wachstum. Daher sind symptomatische Verläufe, die medizinische Maßnahmen erfordern, in dieser Gruppe häufiger. In den USA wurden zwischen 1965 und 1987 mehr als 14 Mio. Hysterektomien durchgeführt, schätzungsweise unterzog sich jede 3. Frau bis zur Vollendung des 60. Lebensjahres diesem Eingriff. Insgesamt 67 % aller Hysterektomien bei Frauen mittleren Lebensalters wurden wegen myomatöser Veränderungen durchgeführt. Ein transabdominaler Zugangsweg wurde in ungefähr 75 % der Fälle gewählt.

Obwohl der Uterus myomatosus als die **wichtigste Indikationsstellung für eine Hysterektomie** bei prämenopausalen Frauen gilt und damit einen gewichtigen medizinökonomischen Faktor darstellt, gibt es nur eine unzureichende epidemiologische Datenbasis. Inzidenzangaben hängen u. a. von der Sorgfalt der Durchführung routinemäßiger histologischer Begutachtungen ab: In einer älteren Studie wurde im Anschluss an die pathologische Routineuntersuchung eine Stufenschnitttechnik bei 100 konsekutiv durchgeführten Hysterektomiepräparaten durchgeführt. Dieser systematische Ansatz verdreifachte die Anzahl der Myomknoten gegenüber den Angaben aus der Routinepathologie. Diese Untersuchung zeigte, dass in 77 der 100 konsekutiv aufgeschnittenen Uteri insgesamt ca. 650 Myomknoten festgestellt werden konnten, wobei multiple Knoten in 84 % der Fälle gefunden wurden. In Hysterektomiepräparaten, die mit der klinischen Diagnose »Uterus myomatosus« versehen worden waren, fanden die Untersucher zahlreichere und größere Myomknoten als in solchen Uteri, die wegen einer anderen klinischen Diagnose entfernt worden waren. Die Inzidenz war aber nicht statistisch signifikant unterschiedlich.

24.2.2 Pathologie

> Die überwiegende Mehrheit der glatt muskulären uterinen Tumoren ist histologisch und klinisch als gutartig einzustufen.

Histologisch gesehen handelt es sich in der Mehrzahl um **Leiomyome**. Deren maligne Verwandte, die Leiomyosarkome, sind dagegen glücklicherweise seltene Tumoren. Die Inzidenz von **Leiomyosarkomen** in Uteri, die unter der präoperativen Diagnose eines benignen Uterus myomatosus entfernt worden sind, wird mit etwa 0,5 % angegeben. Obwohl bezüglich der Altersverteilung von Leiomyom- und Leiomyosarkompatientinnen große Überlappungen bestehen, treten Sarkome tendenziell am Ende der Reproduktionsphase und in der Postmenopause auf.

Histologische Diagnosen, die mit der klinischen Diagnose »Uterus myomatosus« vergesellschaftet sein können
- Leiomyome,
- mitotisch aktive Leiomyome,
- zellreiche Leiomyome,
- bizarre Leiomyome,
- epitheloidzellige Leiomyome,
- plexiforme Tumoren,
- Leiomyosarkome,
- epitheloidzellige Leiomyosarkome,
- myxoide Leiomyosarkome,
- muskuläre Tumoren mit unklarem malignem Potenzial sowie
- andere verwandte, glattmuskuläre Tumoren:
  - intravenöse Leiomyomatose,
  - peritoneale Leiomyomatose und
  - sog. benigne metastasierende Leiomyome.

Leiomyome. Mikroskopisch bestehen Leiomyome aus Bündeln uniform strukturierter glatter Muskelzellen. Sie weisen typischerweise Spindelform mit undeutlich abgrenzbaren Zellgrenzen und reichlich blass eosinophilem Zytoplasma auf. Besonders im Querschnitt imponiert eine perinukleäre Aufhellung. Die Kerne selbst sind länglich strukturiert mit relativ stumpfen oder leicht ausgezogenen Enden. Generell finden sich kleine Nukleoli, das nukleäre Chromatin weist eine feine granuläre Struktur auf. Typischerweise werden in Teilung befindliche Zellkerne nur sehr selten beobachtet.

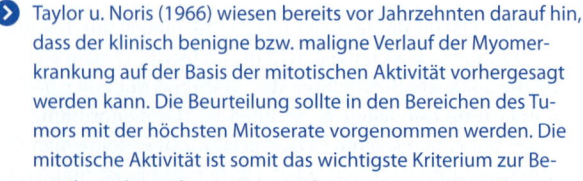

> Taylor u. Noris (1966) wiesen bereits vor Jahrzehnten darauf hin, dass der klinisch benigne bzw. maligne Verlauf der Myomerkrankung auf der Basis der mitotischen Aktivität vorhergesagt werden kann. Die Beurteilung sollte in den Bereichen des Tumors mit der höchsten Mitoserate vorgenommen werden. Die mitotische Aktivität ist somit das wichtigste Kriterium zur Beurteilung des malignen Potenzials eines myomatösen Tumors, aber beileibe nicht das einzige.

Später wurden neue Regeln aufgestellt und zur Einschätzung des malignen Potenzials folgende **histologische Kennzeichen** benutzt:
- Grad der nukleären Atypie,
- Tumorzellnekrose und
- mitotischer Index.

Auf die verschiedenen **histopathologischen Typen** kann im Rahmen dieser kurzen Übersicht nicht eingegangen werden, es wird auf Speziallteratur verwiesen.

24.2.3 Pathogenese/Ätiologie

Die Ätiologie der Myomerkrankung konnte **bisher nicht eindeutig aufgeklärt** werden, jedoch werden **genetische Alterationen** als verantwortlich angesehen. Aufgrund der Isoenzymausstattung verschiedener Einzelfasern konnte die Hypothese untermauert werden, dass ein Leiomyom aus einer einzelnen glatten Muskelzelle durch klonale Expansion hervorgeht. Zytogenetische Studien haben diese Hypothese weiter unterstützt und lassen vermuten, dass die Initiation und das Wachstum des Myoms in **spontanen Chromosomenveränderungen** innerhalb der glatten Muskelzelle begründet sind. Ein weiterer Hinweis auf die genetische Komponente bei der Entstehung der Myomerkrankung ist die **rassische Inzidenzverteilung**: farbige Frauen weisen eine deutlich höhere Inzidenz auf. Soziökonomische Unterschiede in den verschiedenen Rassen in Nordamerika lassen als alternativen Erklärungsversuch für die bestehenden Unterschiede allerdings auch **Umweltfaktoren** in Betracht kommen (s. unten).

Rolle der Östrogene. Die Beobachtung, dass Myome nur selten vor der Menarche auftreten, während der Reproduktionszeit an Größe zunehmen und nach der Menopause nur selten neu auftreten bzw. bestehende Myome häufig einer Größenregression unterliegen, unterstützt die Hypothese, dass Östrogene eine wichtige Rolle im Wachstum von Myomen spielen. Es konnte gezeigt werden, dass der Östrogenrezeptorgehalt im Myomgewebe höher ist als im umgebenden, nicht veränderten myometranen Gewebe. Andere Faktoren – z. B. Wachstumshormon, »insulin-like growth factor« I und II sowie epidermaler Wachstumsfaktor – unterstützen die Wirkung von Östradiol bei der Induktion des Myomwachstums.

Die beachtenswerte Tatsache, dass ein Großteil der Myome ohne Symptome bleibt, führt dazu, dass verlässliche Angaben über deren **Prävalenz** nicht verfügbar sind. Weniger noch kann über die wahre **Inzidenz** ausgesagt werden. Dennoch wären verlässliche Aussagen zur tatsächlichen Inzidenzveränderung bei einer gesundheitsökonomisch so relevanten Erkrankung natürlich von besonderem Interesse.

24.2.4 Symptome

Die Mehrzahl der myomatösen Veränderungen des Uterus bereiten den betroffenen Frauen **keinerlei Beschwerden** und stellen **keine Gesundheitsgefährdung** dar. Treten Beschwerden auf, sind sie in einem geringen Prozentsatz akuter (akute rote Degeneration) und in der überwiegenden Zahl der Fälle chronischer Natur. Ganz im Vordergrund stehen **Regelstörungen**.

> **Beschwerden bei Uterus myomatosus**
> - Blutungsunregelmäßigkeiten (in 30 % der Fälle):
>   - verlängerte Blutungen (Menorrhagie),
>   - verstärkte Blutungen (Hypermenorrhö), insbesondere mit Koagelabgang,
>   - Dysmenorrhö und
>   - gelegentlich regelunabhängige Blutungen (Metrorrhagien, insbesondere bei submukösen Myomen);
> - Schmerzen (selten allein, zumeist in Zusammenhang mit Blutungsunregelmäßigkeiten):
>   - akute Unterbauchschmerzen (z. B. durch Stieldrehung oder akute rote Degeneration) und
>   - selten: chronische Schmerzen im kleinen Becken (hier eher Adenomyose oder nicht myomatöse Genese);
> - genitourinäre Kompressionssyndrome (Pollakisurie, Stressinkontinenz, Urge-Symptomatik),
> - intestinale Kompressionssyndrome (Defäkationsbeschwerden, Obstipation),
> - Nierenstau durch Ureterkompression sowie
> - abdominale Umfangszunahme.

> Es bleibt zu betonen, dass die häufigste Beschwerde, die mit einem symptomatischen Uterus myomatosus verknüpft ist, die abnorme (verstärkte, ggf. verlängerte) Periodenblutung ist. Typischerweise entwickelt die Myompatientin von Periode zu Periode stärkere Blutungen, die zunächst zu einer Entleerung der Eisenspeicher und sekundär zu einer Eisenmangelanämie führen. So finden nicht wenige Patientinnen den Weg zum Frauenarzt oder in die Frauenklinik über den Hausarzt bzw. den Internisten.

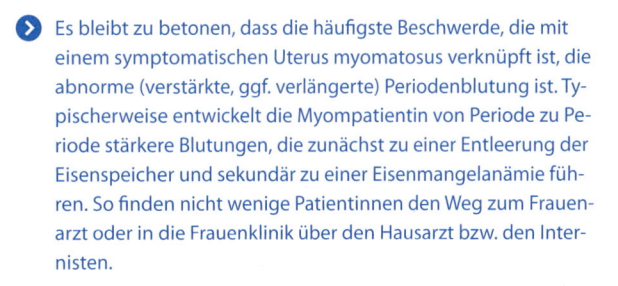

24.2.5 Diagnose

24.2.5.1 Klinik

Aus der Tatsache, dass Myome im Laufe des Reproduktionslebens auftreten und im höheren Lebensalter – also in der Nähe der Perimenopause – einen Altersgipfel erreichen, sind folgende wesentlichen **Differenzialdiagnosen** abzuleiten:
- dysfunktionelle Blutungsstörungen aufgrund gestörter zyklischer Ovarfunktion (z. B. anovulatorische Blutung),
- Ovarialtumoren (benigne und maligne),
- Schwangerschaft,
- Tuboovarialabszesse,
- angeborene Uterusfehlbildungen (Uterus bicornis, Uterus duplex),
- Endometriose und
- Korpuskarzinome bzw. Uterussarkome.

Bei der **Inspektion** können lediglich Zervixmyome und Myomata in statu nascendi gesichtet werden. Bei sehr großen Myomen kann der Uterus nach oben verzogen sein, sodass sich die Spekulumeinstellung schwierig gestaltet.

Die Basisinformation, die der **bimanuellen Tastuntersuchung** entnommen werden kann, besteht in einer Uterusvergrößerung oder eines mehr oder weniger mit dem Uterus in Zusammenhang stehenden Tumors im kleinen Becken. Ein Uterus myomatosus wird typischerweise als »derb« getastet, an der Uterusvorder- und -hinterwand können subseröse Myome fast immer palpiert werden. Die Palpation der Myome verursacht keine Schmerzen (Differenzialdiagnosen: Abszesse, entzündliche Tumoren, Endometriose). Wenn seitlich liegende Myome von der Uteruskante nicht getrennt getastet werden, spricht dies für das Vorliegen von Myomen und nicht für Ovarialprozesse.

Obwohl die Genauigkeit der Palpation in den Händen eines erfahrenen Klinikers recht hoch sein kann, muss vor einer weiteren Behandlung eine objektivere Untersuchungsmethode zur differenzialdiagnostischen Einordnung des erhobenen Befundes eingesetzt werden. In der modernen gynäkologischen Praxis darf das **Ultraschallgerät mit Transvaginalsonde** neben dem Untersuchungsstuhl nicht fehlen. Die Patientin erlebt die Ultraschalluntersuchung im Anschluss an die bimanuelle Tastuntersuchung als einen einzigen zusammengehörigen Untersuchungsgang ohne störenden Raumwechsel und ohne Zeitverzögerung.

24.2.5.2 Ultraschalldiagnostik

Die transvaginale Ultraschalluntersuchung eignet sich zum **Nachweis uteriner Vergrößerungen**, die am wahrscheinlichsten von Leiomyomen herrühren. Der Einsatz von **hochfrequenten Endovaginalsonden** erlaubt die Detektion vaginalnaher Veränderungen.

> **Cave**
>
> Bei großen myomatösen Uteri befinden sich fundusnahe Abschnitte jedoch häufig so weit vom Transducer entfernt, dass sie nicht effektiv mit hochfrequenten Sonden erfasst werden können.

Besondere **Schwierigkeiten** bei der Organzuordnung bereitet die Ultraschalldiagnose von gestielten intraligamentären Myomen. Die Differenzierung von Leiomyomen und Leiomyosarkomen ist nicht möglich. Weitere Probleme werden durch eine Adipositas der Patientin und den retrovertierten Uterus hervorgerufen.

Die Ergänzung der transvaginalen Ultraschalluntersuchung durch eine **transabdominale Untersuchung** bei voller Blase, die die Sonographie der Nieren mit einschließt, komplettiert die Ultraschalluntersuchung, insbesondere wenn ein operativer Eingriff geplant ist.

Die **Ultraschallmorphologie** von Myomen ist recht variabel: Die relative Echogenität hängt vom Verhältnis des Bindegewebes zur Masse der glatten Muskelzellen sowie vom Ausmaß von (zystischen) Degenerationen und ggf. Verkalkungen ab.

> Typischerweise handelt es sich um solide, hypoechogene Strukturen in annähernd runder Erscheinungsform.

Besteht die Möglichkeit des **Farbdopplereinsatzes**, so zeigen sich im Angio-Mode in der Peripherie des Myoms (Kapsel) die Gefäßquerschnitte der versorgenden Gefäße. Innerhalb der myomatösen Veränderungen sind Gefäßquerschnitte selten.

Bei der Durchmusterung des Uterus ist zum **Ausschluss endometrialer Veränderungen** (Polypen, Karzinom) auf den Endometriumreflex zu achten. Höhe, Homogenität, Abgrenzbarkeit gegenüber dem Myometrium sowie intrakavitäre Strukturen sind abzugrenzen. Zum **Ausschluss intrakavitärer Veränderungen** eignet sich als nächst invasivere Methode die **Sonohysterographie** unter Einsatz eines Sonokontrastmittels, z. B. Echovist.

Als experimentell gilt die **Methode der endoluminalen Ultraschalluntersuchung** der Gebärmutter. Nach Einführen einer dünnen Endoluminalsonde in das Uteruskavum können auf diese Art und Weise submuköse Myome und andere uterine Anomalitäten – wie Ovula Nabothi, endometriale Zysten, Synechien und hypoplastische Veränderungen – näher dargestellt werden. Es ist zu erwarten, dass künftig die breitere Anwendung des **3-D-Ultraschalls** zu weiteren Verbesserungen der Darstellung von Myomen führen wird.

Durch die **Kombination von bimanueller klinischer Untersuchung und Ultraschalluntersuchung** sollte dem evaluierenden Arzt eine räumliche Vorstellung über die Wachstumsform der Myome gegeben sein.

Je nach **Lage innerhalb des Uterus** unterscheidet man zervikale und korporale Myome, je nach Position innerhalb der Uteruswand subseröse, intramurale oder submuköse Myome (Mischformen kommen vor; ◘ Abb. 24.1).

Schließlich gibt es **intraligamentäre Myome** mit häufig schwieriger operativer Angehbarkeit und ausgeprägter Druckerscheinung auf Nachbarogane (Harnblase und Ureter). Eine Sonderform des subserösen Myoms ist das **gestielte subseröse**

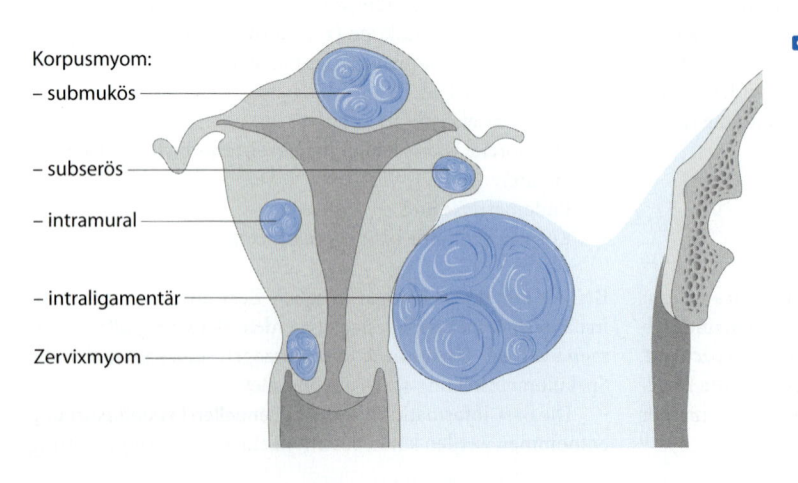

◘ **Abb. 24.1.** Myomformen

Myom. Gelegentlich ist zu beobachten, dass dieses Anschluss an Gefäße im großen Netz bekommt und sekundär der Myomstiel und damit die Verbindung zum Corpus uteri degeneriert. Auf diese Art und Weise kann sich ein Myom vollständig vom Entstehungsort ablösen, hier spricht man von einem »schmarotzenden Myom«.

24.2.5.3 Laboruntersuchungen

Um einen chronischen **Eisenmangel** bei anamnestischen Menorrhagien und Hypermenorrhöen auszuschließen, sollten ein **Blutbild** und der **Serumferritinspiegel** bestimmt werden. Letzterer erlaubt die Beurteilung des Schweregrades des Eisenmangels. Abweichungen vom Normwert zeigen den Eisenmangel bereits zu einem Zeitpunkt an, zu dem der Hb-Wert noch im Normbereich liegen kann. Ferritinwerte unter 12 ng/l beweisen einen Eisenmangel.

24.2.5.4 Zusätzliche apparative Untersuchungsverfahren

Weitere diagnostische Möglichkeiten zur Erhärtung der Verdachtsdiagnose »Uterus myomatosus« bestehen in der Durchführung einer **magnetresonanztomographischen Untersuchung** des kleinen Beckens sowie in der Durchführung einer **Endoskopie** (Hysteroskopie, ggf. Laparoskopie).

> **Cave**
>
> Die Durchführung einer computertomographischen Untersuchung, die in anderen Regionen zweifelsohne eine wertvolle diagnostische Maßnahme darstellt, ist im Bereich des kleinen Beckens häufig von fraglichem Wert. Dies gilt insbesondere zur weiteren artdiagnostischen Eingrenzung des Uterus myomatosus bei Fehlen spezifischer diagnostischer Kriterien in dieser Darstellungsmodalität. Ultraschalluntersuchungen sind dem CT generell überlegen.

Die **Magnetresonanztomographie** (MRT) wird bei der Diagnosestellung eines Uterus myomatosus nur selten benötigt. Allerdings gibt es einige Situationen, in denen die MRT zu einem Informationsgewinn beiträgt. So gelingt mittels MRT die Unterscheidung zwischen myomatösen Veränderungen und dem Vorliegen einer Adenomyosis, die in der T_2-gewichteten Aufnahme in ihrer lokalisierten und diffusen Form erkannt werden kann. Bei 92 von 93 Frauen mit einer Uterusvergrößerung gelang eine richtige artdiagnostische Einschätzung der Veränderungen. Eine Adenomyosis uteri wurde direkt von Leiomyomen abgegrenzt.

24.2.6 Indikationen zur Therapie

Durch die Entwicklung neuerer und besserer diagnostischer Verfahren ist es notwendig geworden, einige der traditionellen Indikationsstellungen zur Therapie des Uterus myomatosus zu überprüfen. Durch **Anwendung moderner bildgebender Verfahren**, insbesondere Ultraschall und gelegentlich Kernspintomographie des kleinen Beckens, ist es heute meistens möglich, zwischen myomatösen Veränderungen und einem Adnexprozess zuverlässig zu differenzieren. Ab einer gewissen Größe des Uterus und bei schnell wachsenden Prozessen kann es jedoch vorkommen, dass zumindest **invasive diagnostische Maßnahmen**, wie z. B. eine Laparoskopie, erforderlich werden.

Die Sorge, dass die Indikation oder **Fortführung einer Hormonersatztherapie** zum Wachstum präexistenter Myome und damit zu Sekundärproblemen führt, erscheint unbegründet. Es konnte gezeigt werden, dass eine Östrogenäquivalenzdosis von 0,625 mg konjugierten Östrogenen für eine Wachstumsstimulation uteriner Myome nicht ausreichend ist. Hiervon abzugrenzen sind Probleme bei **dysfunktionellen Blutungsstörungen**, die durch submuköse Myome hervorgerufen werden. Hier kann die Östrogenersatztherapie durchaus erschwert sein und eine hysteroskopische Myomentfernung nötig werden.

Verschiedene Autoren haben die **Entfernung eines Uterus myomatosus** dann empfohlen, wenn er eine willkürlich gewählte Größengrenze überschritten hatte. Üblicherweise wurde eine uterine Größe, die der 12. oder 14. Schwangerschaftswoche entsprach, als ausreichend angesehen, die Hysterektomie zu indizieren, und zwar unabhängig davon, ob Beschwerden bestanden oder nicht. Da eine solche Empfehlung in die Leitlinien der ACOG (American College of Obstetrics and Gynecology) eingegangen ist, eine rationale Basis aber nicht erkennbar war, wurde in einer Studie der **Einfluss der uterinen Größe auf das klinische Management** untersucht. Die Autoren folgerten, dass die Uterusgröße keinen Einfluss auf die Behandlung hat. Echte prospektive Studien, die die Langzeitmorbidität und -mortalität mit der Uterusgröße zum Zeitpunkt der Diagnosestellung korrelieren, sind nicht bekannt. Wenn die Uterusgröße jedoch zu Verdrängungserscheinungen und entsprechenden Symptomen führt, ist eine Therapie zu diskutieren.

Nicht selten ergibt sich die **Indikationsstellung zur Operation** aus der Beobachtung einer **raschen Größenzunahme** heraus, um ein Sarkomwachstum auszuschließen. Eine retrospektive Analyse der Krankenblätter von über 1300 Frauen mit Uterus myomatosus ergab jedoch keine Korrelation zwischen einer hohen Wachstumsgeschwindigkeit des Uterus und der histologischen Diagnose eines Leiomyosarkoms.

> Die unbestritten wichtigste Indikation für eine therapeutische Intervention ist eine zunehmende anämisierende Blutungsstörung bei Vorliegen eines Uterus myomatosus.

Submuköse Myome sind am häufigsten mit einer **Menorrhagie** vergesellschaftet, ein Myomsitz an anderer Stelle kann jedoch ebenfalls kausal angeschuldigt werden. Ein **intermenstruelles Spotting** (»Metrorrhagie«) kann ebenfalls durch submuköse Myome oder gestielte intrakavitäre Myome hervorgerufen sein. Werden Letztere durch die Eigenbeweglichkeit des Uterus in das untere Uterinsegment und später in den Zervikalkanal exprimiert, können sie, zusätzlich zu den trophisch bedingten Oberflächenerosionsblutungen, zu erheblichen periodenartigen Schmerzen führen. Wird das Myom vollständig aus dem Uterus ausgetrieben, so spricht man von einem »**Myoma in statu nascendi**«.

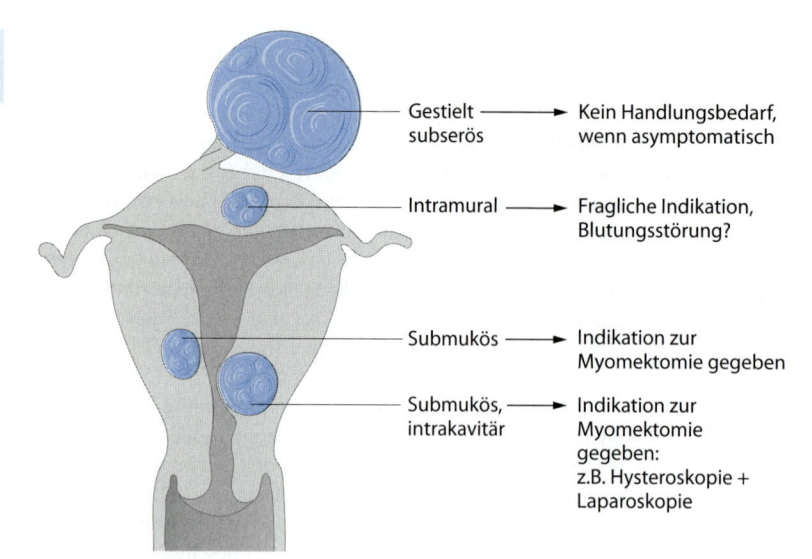

Abb. 24.2. Myome oder Uterus myomatosus bei Sterilität/Infertilität

- Gestielt subserös → Kein Handlungsbedarf, wenn asymptomatisch
- Intramural → Fragliche Indikation, Blutungsstörung?
- Submukös → Indikation zur Myomektomie gegeben
- Submukös, intrakavitär → Indikation zur Myomektomie gegeben: z.B. Hysteroskopie + Laparoskopie

> **Cave**
>
> Hier soll noch einmal darauf hingewiesen werden, dass die Hauptdifferenzialdiagnose für die Metrorrhagie jedoch die abnorme Endometriumproliferation darstellt. Ein Korpuskarzinom ist mittels fraktionierter Abrasio (und Hysteroskopie) obligat auszuschließen.

Die **Druckbeschwerden** sind nicht selten uncharakteristisch, die geklagten Symptome eher vage und häufig nur schwer von gastrointestinalen und genitourinären Symptomen abzugrenzen. Akute Schmerzen treten üblicherweise im Zusammenhang mit einer akuten Degeneration oder der Torsion eines gestielten Myoms auf.

Myome sind nur selten Ursache einer **primären Sterilität**, weil beispielsweise die Verlegung der Tubenostien im Cavum uteri durch eine myomatöse Veränderung fast nie komplett ist, sodass die Spermienaszension vollständig verhindert wäre. Andererseits können intrakavitäre Myome zu drucknekrotischen und entzündlichen Veränderungen des Endometriums führen, sodass aufgrund der **sekundären Veränderungen** die Einnistung des befruchteten Eies kompromittiert wird. Andererseits finden sich in der Literatur nicht wenige Hinweise darauf, dass bei idiopathischer Sterilität, die mit einem Uterus myomatosus vergesellschaftet war, in ca. 50 % der Fälle nach Durchführung einer Myomenukleation eine Schwangerschaft eintrat.

Besteht eine **Impotentia gestandi (Infertilität)**, die durch Abortieren des Konzeptus eine Kinderlosigkeit bedingt, ist bei Ausschluss anderer nachvollziehbarer Gründe ein Uterus myomatosus ebenfalls als mögliche Therapieindikation anzusehen. Aus rein mechanischen Überlegungen heraus erscheint ein submuköser oder intramural/submuköser Myomsitz eher mit einer Abortneigung vergesellschaftet zu sein als eine subseröse Lage. Durch eine hysteroskopische Myomabtragung kann die Abortrate halbiert werden, wobei das Ergebnis eindeutig vom Alter der Patientin abhängt (bessere Ergebnisse bei jüngeren Patientinnen; Abb. 24.2; Li et al. 1999).

24.2.7 Therapieoptionen

Konservatie/operative Therapie. Besteht nach Prüfung der Sachlage eine Therapieindikation, so ist zu prüfen, ob das Therapieziel auf konservativem oder auf chirurgischem Wege erreicht werden kann. Ein konservativer Therapieansatz kann angestrebt werden, wenn die Patientin perimenopausal ist und kein akuter Handlungsbedarf besteht (s. unten). Bei Fehlen akuter, schwerwiegender Symptome kann eine medikamentöse Therapie eingeleitet oder ganz einfach abgewartet werden, da in der Postmenopause die meisten Myome eine regressive Entwicklung durchmachen und Beschwerden i. d. R. abnehmen. Bestehen hingegen akute Beschwerden – z. B. eine sehr starke anämisierende Blutung, ein akutes Abdomen bei einer Stieldrehung, hochgradige Verdrängungs- oder Inkarzerationserscheinungen – stellt eine primär operative oder eine verzögert operative Therapie mit medikamentöser Vorbehandlung die Maßnahme der Wahl dar (Abb. 24.3).

24.2.8 Konservative/medikamentöse Therapie

Die medikamentöse Therapie
- kann als alleinige Therapie leichterer Störungen, z. B. einer leichten Menorrhagie, konzipiert sein,
- kann der Vorbereitung eines operativen Eingriffs dienen oder
- bezweckt die Überbrückung eines relativ begrenzten perimenopausalen Zeitraums bis zum Eintritt der Menopause, um die mögliche Selbstheilung abzuwarten.

24.2.8.1 Gestagene und Östrogene

Hier empfiehlt sich entweder die zyklische Verabfolgung von **Gestagenen** oder besser die Verabreichung eines gestagenbetonten kombinierten **oralen Kontrazeptivums**, um
1. die stromale Umwandlung des Endometriums auszunutzen,
2. gegenüber dem normalen ovulatorischen Zyklus mit niedrig dosierten Präparaten eine geringere Östrogenaktivität

24.2 · Uterus myomatosus

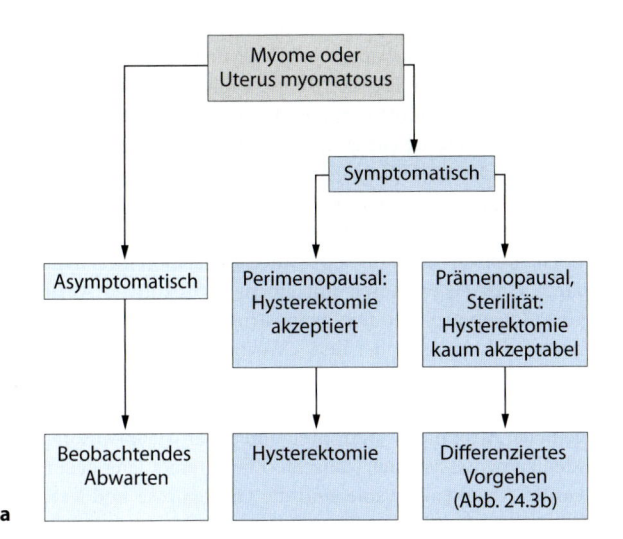

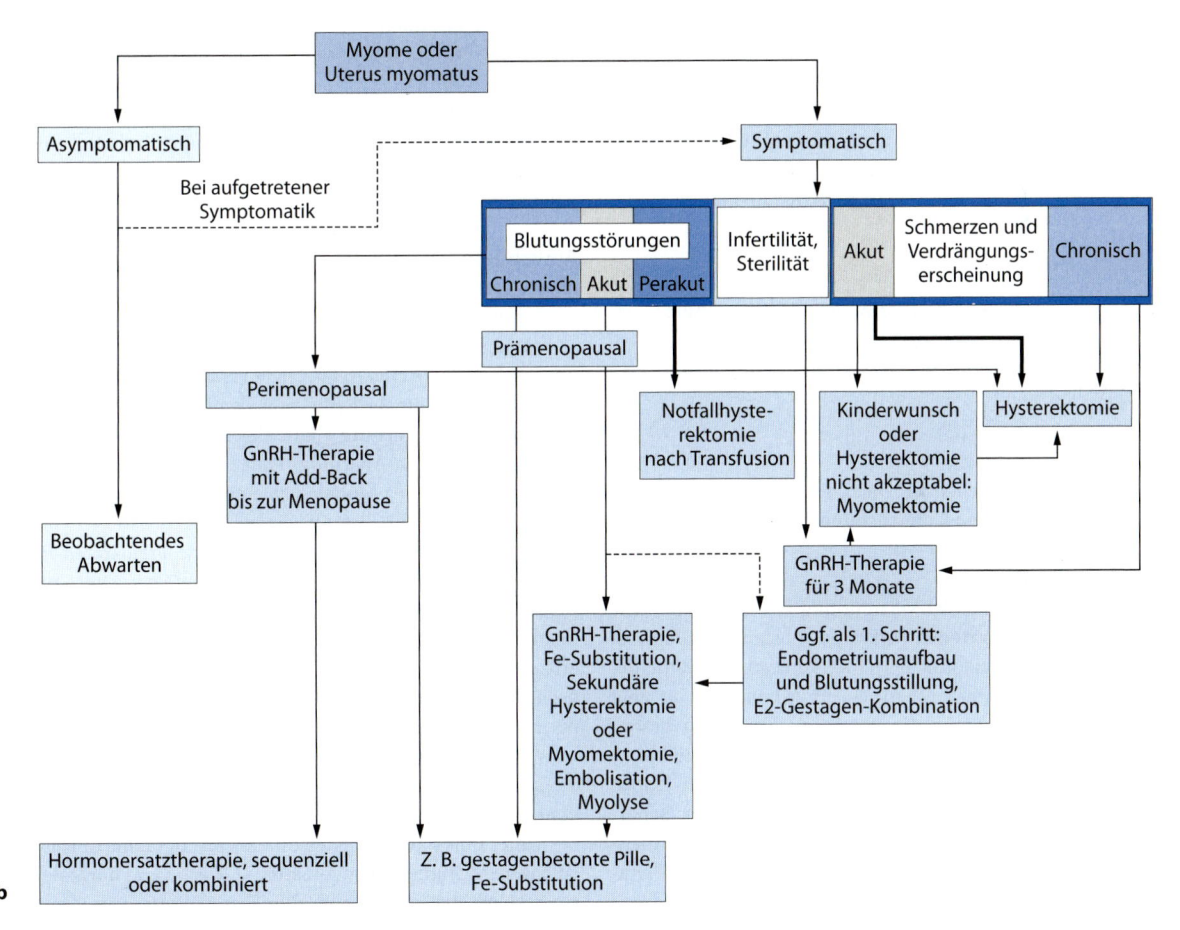

Abb. 24.3 a,b. Primär operative (a) und differenzierte Therapie (b) des Uterus myomatosus

vorzuhalten, um das Myomwachstum nicht weiter zu fördern und
3. ggf. sogar eine geringe Regression des Myomwachstums zu erzielen (z. B. norethisteronhaltige Ovulationshemmer).

Die niedrig dosierte Östrogen-Gestagen-Kombinationstherapie beruht auf dem rationalen Ansatz der **Induktion eines relativen Östrogenmangels**. Für die alleinige zyklusgerechte Gestagentherapie (z. B. Medroxyprogestronazetat – MPA – 10–20 mg täglich p. o., Tag 15–25) von leiomyomatösen Veränderungen gibt es nur eine schmale gesicherte Datenbasis. Zu erwarten ist durch eine solche zyklische Verabfolgung bestenfalls die Herabsetzung der Blutungsstärke durch den endometriotropen Effekt, jedoch keine Regression der Myome.

24.2.8.2 Mifepriston

Da das Myomgewebe Gestagenrezeptoren exprimiert, gibt es eine rationale Basis für eine **Antiprogesterontherapie**, z. B. mit Mifepriston (RU 486). In einer prospektiven, nicht randomisierten Studie wurden 30 Patientinnen mit asymptomatischen Myomen mit 3 verschiedenen Dosierungen von RU 486 behandelt (5 mg, 25 mg bzw. 50 mg RU 486 täglich für 3 Monate). Die Gabe von 25 mg und 50 mg RU 486 führte zu einer **Reduktion der Myomvolumina** um ca. 50 % nach 3 Monaten bei fast allen Patientinnen, während die niedrige Dosierung ineffektiv war. Als optimale Dosis werden 25 mg/Tag angesehen. Diese ersten Ergebnisse waren vielversprechend, weitere Untersuchungen wurden seitdem jedoch nicht veröffentlicht, was möglicherweise auf die rechtliche Problematik von RU 486 zurückzuführen ist.

24.2.8.3 Tibolon

Als **neue Therapieoption** steht die Substanz Tibolon zur Verfügung, die in einer randomisierten Studie an 38 postmenopausalen Patientinnen mit bekanntem Uterus myomatosus mit einer Kombinationstherapie, bestehend aus einem Östrogenpflaster (50 µg Östradiol/Tag) und 10 mg MPA p. o. täglich, für 12 Monate verglichen wurde (Fedele et al. 2000). Die Kombinationstherapie führte zu einem ultrasonografisch messbaren Myomwachstum und zur Zunahme der Endometriumdicke, während diese Parameter im Tibolon-Arm unverändert blieben.

> Die Autoren schlussfolgern, dass im Fall einer Hormonsubstitution in der Postmenopause bei Frauen mit Uterus myomatosus Tibolon einer Östrogen-Gestagen-Kombination vorzuziehen sei.

Trotz dieser vielversprechenden Daten sind angesichts der kleinen Patientenzahl weitere Untersuchungen notwendig.

24.2.8.4 Gestrinon

Im Jahr 1990 wurde über die Verwendung von Gestrinon, eine **antigestagen und antiöstrogen** wirksame Substanz zur Behandlung des Uterus myomatosus, berichtet. In etwa der Hälfte der 80 behandelten Patientinnen kam es zur Amenorrhö, in über 70 % zu einer **Verringerung des Uterusvolumens**. Von besonderer Bedeutung war, dass die Regression der Myome bis zu 1,5 Jahre nach Therapieende anhielt. Nachteilig waren jedoch **androgene Nebenwirkungen** – wie Akne, Hirsutismus, Seborrhö und Gewichtszunahme – die von der Mehrzahl der Patientinnen beklagt wurden, die allerdings nach Absetzen der Therapie rückläufig waren.

24.2.8.5 GnRH-Analoga

Die wichtigste medikamentöse Therapiemaßnahme bei der Behandlung der Myomerkrankung ist die **Induktion eines reversiblen hypogonadotropen Hypogonadismus** durch den Einsatz von GnRH-Analoga, ggf. auch durch GnRH-Antagonisten. Da derzeit nur die GnRH-Analoga in die Therapie des Uterus myomatosus eingeführt sind, soll im Folgenden ausschließlich von diesen die Rede sein. Sie eignen sich sowohl zur Behandlung vor einer geplanten Operation als auch zur überbrückenden Maßnahme, z. B. in der Perimenopause.

Wirkungsmechanismus. GnRH-Analoga binden an GnRH-Rezeptoren in der Hypophyse, was mit einem kurzen steilen Anstieg der Gonadotropinspiegel (FSH, LH) im Blut beantwortet wird. Dies führt zur gonadalen Antwort in Form kurzfristig erhöhter Östrogenspiegel (»flare-up«). Durch die unphysiologische Dauerstimulation der GnRH-Rezeptoren, die die physiologische pulsatile GnRH-Liberation des Hypothalamus überspielt, kommt es dann zur Down-Regulation der hypophysären GnRH-Rezeptoren mit einem konsekutiven Abfall der Gonadotropinspiegel. Das hypoöstrogene hypogonadale Stadium wird zwischen einer und 3 Wochen nach Beginn der Therapie erreicht. Die bekannten menopausalen Hormonentzugssymptome – wie Hitzewallung, Schlaflosigkeit, Irritabilität und genitale Atrophie – sind Bestandteil der Hauptwirkung des Medikaments. Als unerwünschte Effekte einer lang dauernden GnRH-Analoga-Therapie sind die Osteoporose und Veränderungen des Blutlipidprofils mit einem Anstieg des Gesamtcholesterins und einer ungünstigen Verschiebung des atherogenen Index zu verzeichnen.

Filicori et al. (1983) veröffentlichten den ersten wissenschaftlichen Bericht über die Behandlung einer Myompatientin mit einem lang wirksamen GnRH-Analogon. Seit dieser Veröffentlichung konnte in vielen weiteren Studien bestätigt werden, dass es durch diese Therapie zu einer **Verringerung des uterinen Volumens und des Myomvolumens** kommt.

Anwendung. Die verschiedenen GnRH-Analoga können subkutan, intramuskulär oder nasal appliziert werden. In einer randomisierten, Placebo-kontrollierten Doppelblindstudie an 38 prämenopausalen Myompatientinnen wurde Depot-Leuprolid über 6 Monate eingesetzt. Nach 12 Wochen konnte sonographisch eine maximale Reduktion der Uterusgröße festgestellt werden. Bei mehr als der Hälfte der Patientinnen betrug diese Reduktion 25–50 %. Allerdings kam es nach Absetzen der Therapie innerhalb von 3 Monaten zu einer **Wiedervergrößerung** auf durchschnittlich 88 % des Ausgangswertes.

Die gleiche Arbeitsgruppe erarbeitete **Prädiktoren für die Volumenverkleinerung** durch GnRH-Analoga: Alter, prätherapeutische Uterusgröße und Körpergröße waren ohne signifikante Beziehung zur Uterusverkleinerung. Jedoch korrelierte ein erhöhtes Körpergewicht umgekehrt proportional mit der Reduktion des Uterusvolumens. Offensichtlich war bei adipösen Frauen durch eine periphere Konversion extraovarieller androgener Östrogenvorstufen eine nur unzureichende Östradiolsuppression zu erzielen: Die Serumöstradiolspiegel lagen über 30 pg/ml.

Unter Einsatz der Magnetresonanztomographie untersuchte eine weitere Studie, wie myomatöses Gewebe und normales uterines Myometrium auf Leuprolid-Therapie reagieren. Die größte Volumenabnahme war im nicht myomatös veränderten Uterus zu verzeichnen.

Zusammenfassend bleibt festzustellen, dass eine GnRH-Analoga-Therapie zu einer Reduktion des Uterusvolumens und einer Größenabnahme von Myomknoten führt. Dabei beträgt der Reduktionseffekt zwischen 25 und 80 % und erreicht nach 12 Wochen Suppression ein Maximum. Nach Absetzen der Therapie kommt es innerhalb von 3–4 Monaten zu einer raschen Wiederzunahme der entsprechenden Volumina. Mithin handelt es sich bei der GnRH-Therapie nicht um eine Dauerlösung des Problems »Uterus myomatosus«, sondern nur um eine hoch effiziente Maßnahme, die weiterer definitiver therapeutischer Intervention (z. B. Operation) bedarf.

> **Cave**
>
> Eine längerfristige (> 6 Monate) GnRH-Therapie verbietet sich aufgrund der zu befürchtenden hypoöstrogenen Effekte, wie kardiovaskuläre Atherogenese und Osteoporose.

Eine längerfristige GnRH-Therapie kann in Ausnahmefällen (z. B. Inoperabilität aus medizinischen Gründen, Ablehnung der Operation durch die Patientin) durchgeführt werden, wenn sie mit einer Östrogenersatztherapie kombiniert wird (sog. »**Add-back-Therapie**«; ◘ Abb. 24.3 b). Dabei wird die GnRH-Analogon-induzierte Volumenreduktion des Uterus über eine längere Zeit erzielt und unerwünschte Nebenwirkungen durch die Hormonsubstitution kalkuliert vermieden.

In einer Pilotstudie wurde 5 Frauen mit Uterus myomatosus subkutan Leuprolid und 0,625 mg konjugierte equine Östrogene von Tag 1–25 und Medroxyprogesteronazetat (MPA) in einer Dosierung von 10 mg von Tag 16–25 oral verabreicht. Unter diesem Regime wurde kein Knochendichteverlust festgestellt. Die subjektiven Hormonentzugssymptome konnten unterdrückt werden.

> **Empfehlung**
>
> Es wird folgendes Regime vorgeschlagen: Applikation eines GnRH-Analogons über 12 Wochen, um durch kompletten Östrogenentzug eine maximale Volumenreduktion der myomatösen Veränderung zu erzielen; nach 12 Wochen Beginn einer kontinuierlichen zusätzlichen oralen Hormonersatztherapie mit bis zu 0,625 mg konjugierten equinen Östrogenen, kombiniert mit 2,5–5 mg MPA oral pro Tag.

Präoperativer Einsatz. Wenn eine konservative Myomentfernung unter Erhalt des Uterus geplant ist (z. B. bei myombedingter Infertilität, nach stattgehabten Aborten bei bestehendem Uterus myomatosus), kann präoperativ eine GnRH-Vorbehandlung über einen Zeitraum von 3 Monaten durchgeführt werden. Während einer randomisierten Placebo-kontrollierten Doppelblindstudie zum Einsatz von Leuprolid in der Vorbereitung zur Myomektomie wurden die Patientinnen in 2 Gruppen nach dem Uterusvolumen (größer bzw. kleiner als 600 cm^3) eingeteilt. Nach 3 Monaten Vorbehandlung profitierten die Patientinnen mit Uteri über 600 cm^3 mit der deutlichsten Größenreduktion sowie einem deutlich reduzierten intraoperativen Blutverlust. Für Patientinnen mit einem Uterusvolumen unter 600 cm^3 konnte gegenüber der Placebo-Gruppe keine statistisch nachweisbare Verringerung des Blutverlustes gezeigt werden.

Eine Literaturübersicht konnte diese Ergebnisse bei der Sichtung von insgesamt 26 Stunden bestätigen. Hierbei wurde jedoch betont, dass sich der Einsatz der GnRH-Therapie auf Frauen mit großen Myomen und/oder präexistenter Anämie beschränken sollte (Lethaby et al. 2003).

24.2.9 Operative Therapie

Es gibt **zahlreiche operative Techniken**, die beim Uterus myomatosus zum Einsatz kommen. Grundsätzlich kann ein offener, ein laparoskopischer oder ein vaginaler Zugang indiziert sein.

Das American College of Obstetricians and Gynecologists (ACOG) hat **Kriterien für die Behandlung des Uterus myomatosus** aufgestellt. Diesen Kriterien zufolge ist die Hysterektomie (abdominal-vaginal oder laparoskopisch) die Therapie der Wahl bei Patientinnen mit abgeschlossener Familienplanung. In solchen Fällen sind demnach ausgedehnte Myomektomien per laparotomiam nicht gerechtfertigt. Die ACOG-Kriterien unterscheiden diese Patientinnen von:
- Patientinnen, für die eine Hysterektomie nicht akzeptabel ist; hier ist die Myomektomie dann anzuwenden, wenn die Patientin über Vor- und Nachteile der Myomektomie gegenüber der Hysterektomie aufgeklärt worden ist und dennoch die Hysterektomie ablehnt;
- Patientinnen mit Kinderwunsch: Myomektomie bei Myomen, die möglicherweise in einem Kausalzusammenhang mit der Sterilität oder wiederholten Aborten stehen.

> **Cave**
>
> Bei Myomentfernungen sollte in erster Linie darauf geachtet werden, dass das Cavum uteri nicht eröffnet bzw. dass der Gewebedefekt mittels mehrschichtiger Naht verschlossen wird, um im Falle einer Schwangerschaft Uterusrupturen vorzubeugen.

Eine **laparoskopische Myomkoagulation (Myolyse)** sollte bei schwangeren Patientinnen vermieden werden.

Die **Morbidität und Mortalität der abdominalen Myomektomie** entspricht heute derjenigen der abdominalen Hysterektomie. Es werden eine 12 %ige Komplikationsrate (mehrheitlich postoperatives Fieber) und eine Transfusionsrate von 3 % angegeben.

> **Cave**
>
> Bei jeder Myomektomie sollte die Entstehung von Toträumen vermieden werden, um einer Einblutung und Hämatombildung vorzubeugen. Diese Hämatome setzen die nachfolgende Wandfestigkeit signifikant herab und leisten so bei einer nachfolgenden Schwangerschaft unter Wehentätigkeit einer Narbenruptur Vorschub. Ein mehrschichtiger Verschluss wird empfohlen.

24.2.9.1 Hysterektomie

Vaginale Hysterektomie. Es ist ganz unbestreitbar, dass die vaginale Hysterektomie im Vergleich zur abdominalen Hysterektomie mit einer erheblich geringeren Morbidität sowie niedrigeren direkten und indirekten Kosten verbunden ist. Wird daher von der Patientin mit der Indikation zum operativen Eingriff die definitive Problemlösung gewünscht und ist die Familienplanung abgeschlossen, sollte versucht werden, eine vaginale Hysterektomie durchzuführen. Die 3-monatige Vorbehandlung mit einem GnRH-Analogon ist, wie oben dargestellt, in der Lage, das Uterusvolumen signifikant zu reduzieren. Dadurch kann die Rate der vaginalen Hysterektomien deutlich erhöht werden.

Endoskopische Hysterektomie. Die endoskopische Hysterektomie bietet gegenüber der vaginalen Hysterektomie, ggf. unter laparoskopischer Kontrolle (laparoskopisch assistierte vaginale Hysterektomie = LAVH) bei wenig deszendierendem Uterus, keinen nennenswerten Vorteil. Handelt es sich um einen großen Uterus, muss dieser vor einer laparoskopischen Entfernung ggf. morcelliert werden. Die Bergung geschieht dann häufig durch eine hintere Kolpotomie, wodurch kein Vorteil gegenüber der vaginalen Hysterektomie erkennbar ist. Zudem ist die vaginale Hysterektomie in den Händen des Geübten ein rascher Eingriff, das verwendete Instrumentarium in jedem Falle billiger als die Spezialinstrumente, die bei einer kompletten laparoskopischen Hysterektomie erforderlich sind.

24.2.9.2 Myomektomie

Einer ausgedehnten laparoskopischen Myomektomie sollte eine **GnRH-Vorbehandlung** für 2 (–3) Monate vorangehen. Ziel dieser Behandlung ist erstens die Volumenverkleinerung des Myoms und zweitens die Reduktion der Blutversorgung des Myoms, um den intraoperativen Blutverlust so gering wie möglich zu halten. Längere GnRH-Vorbehandlungen können in einer degenerativen Umwandlung des Myomgewebes resultieren, die operative Schwierigkeiten mit sich bringt. Unter diesen Umständen kann die Operationsebene zwischen Myom und Pseudokapsel nur schwer erkennbar sein oder eine Aufweichung des Myomgewebes den Einsatz von Fasszangen erschweren.

Laparoskopische Myomektomie. Die laparoskopische Myomektomie kann ein Ersatz für die abdominale Myomektomie in speziellen Fällen sein. In erfahrenen Händen ist die Komplikationsrate gering. Der spezifische Vorteil ist der minimalinvasive Zugangsweg, der den Patientinnen unnötige Schmerzen erspart und in einer verkürzten Hospitalisations- und postoperativen Erholungsphase resultiert. Da der Darm bei dieser Methode kaum manipuliert wird, ist dem laparoskopischen Zugangsweg zu eigen, dass ein postoperativer Ileus extrem selten auftritt. Wundinfektionen sind ebenfalls sehr selten. Als obere Größengrenze für die laparoskopische Operabilität wird ein Myomdurchmesser von 15 cm (ca. 500 g) angesehen.

> Jede Patientin sollte präoperativ darüber aufgeklärt werden, dass eine Eröffnung des Abdomens intraoperativ erforderlich werden kann.

24.2.9.3 Myolyse

Als **alternatives Verfahren** zur laparoskopischen Myomektomie ist die energetische Degeneration des Myomgewebes anzusehen, welches nach erfolgter Behandlung in situ belassen wird. Es entsteht keine offene Wunde, der zu erwartende Blutverlust ist minimal. Nachteilig ist jedoch, dass die Eindringtiefe der zugeführten Energie nur begrenzt kontrollierbar ist. Ein Myomsitz in unmittelbarer Nähe sensibler Nachbarstrukturen (intraligamentärer Sitz, neben dem Ureter) kann diese Nachbarorgane gefährden. Umgekehrt kann ein zu vorsichtiges Herangehen zur Folge haben, dass nur eine Teilinvolution des Myoms eintritt und der gewünschte operative Erfolg ausbleibt. Eine Gewebekoagulation ist mittels Laser-Licht (Neodym-Yag-Laser), Hochfrequenzstrom, hyperthermischer Kochsalzlösung oder kryochirurgischer Methoden (z. B. tiefkalte Flüssigkeiten) möglich. Von den hier genannten Modalitäten haben bisher nur die ersten beiden klinische Verbreitung erlangt.

> **Cave**
>
> Eine weitere Eigenheit der Myolysetherapie ist das Verbleiben des denaturierten Gewebes in situ. Es kommt in der Folge zu einer Regression und zur Umwandlung in Narbengewebe. Da die Narbe von nicht vorhersagbarer Stabilität ist, darf dieses Verfahren bei Frauen im gebärfähigen Alter nicht angewandt werden.

Durchführung. Nach einer Vorbehandlung mit einem GnRH-Analogon wird per laparoscopiam eine Lichtleiterfaser in das Myomgewebe eingebracht und mit dem angeschlossenen Neodym-Yag-Laser (50–70 Watt Leistung) eine kugelförmige Nekrosezone von ca. 5 mm Durchmesser am Ende des Lichtleiters erzeugt. Auf diese Weise sind 50–75 Insertionen erforderlich, um ein kugeliges Myom von 5 cm Durchmesser ausgiebig zu devitalisieren. Die erforderliche Operationszeit für ein 8 cm großes Myom wird mit durchschnittlich 30 Minuten angegeben. Die Patientin kann noch am selben Tag entlassen werden.

Die **Nachteile** der Methode sind in allererster Linie der hohe apparative Aufwand und die damit verbundenen enormen Kosten. Von untergeordneter Relevanz ist die störende intraabdominale Rauchentwicklung.

24.2.9.4 Myomkoagulation

Durchführung. Die Methode wurde 1990 von A. Gallinat in Hamburg erstmalig angewandt (Gallinat u. Lueken 1993). Bipolarer Strom von 70–120 Watt dient zur Koagulation eines 7 cm großen Myoms in ca. 20 min. Es empfiehlt sich ebenfalls die Vorbehandlung mit einem GnRH-Analogon, um durch die devitalisierende Thermokoagulation ein Schrumpfen der Myome in einer Größenordnung von 30–50 % über den GnRH-Effekt hinaus zu erreichen. 6 Monate nach Therapie waren ca. 97 % der Patientinnen ausreichend behandelt. Von einer dauernden Myomreduktion darf ausgegangen werden.

> **Empfehlung**
>
> Um ein Leiomyosarkom bei der genannten Behandlung nicht zu übersehen (Inzidenz von Leiomyosarkomen bei der Verdachtsdiagnose »Leiomyom«: ca. 0,1–0,3 %), empfiehlt sich die Entnahme eines Stanzzylinders zum Zeitpunkt der laparoskopischen Myomkoagulation.

24.2.9.5 Myomembolisation

Seit Mitte der 1990-er Jahre wird die Myomembolisation oder besser die Embolisation der A. uterina (»uterine artery embolisation«; UAE) in der Behandlung des Uterus myomatosus eingesetzt. Es wird geschätzt, dass bisher über 25 000 Frauen mit Uterus myomatosus durch eine Myomembolisation behandelt wurden. Nach angiographischer Darstellung der A. uterina wird durch Injektion von Polyvinylpartikeln das Strombett der A. uterina verlegt und somit die Durchblutung der Myome und des Uterus vermindert. Als Folge kommt es innerhalb der fol-

Tabelle 24.1. Effekt der Myomembolisation auf Myomgröße und klinische Symptomatik

Effekt der Myomembolisation	Häufigkeit [%]
Reduktion Volumen des größten Myoms	33–86
Verbesserung der Symptome (gesamt)	61–96
Menorrhagie	83–95
Dysmenorrhö	77
Schmerzen	74
Abdominelles Druckgefühl	76
Zufriedene Patientinnen	ca. 90

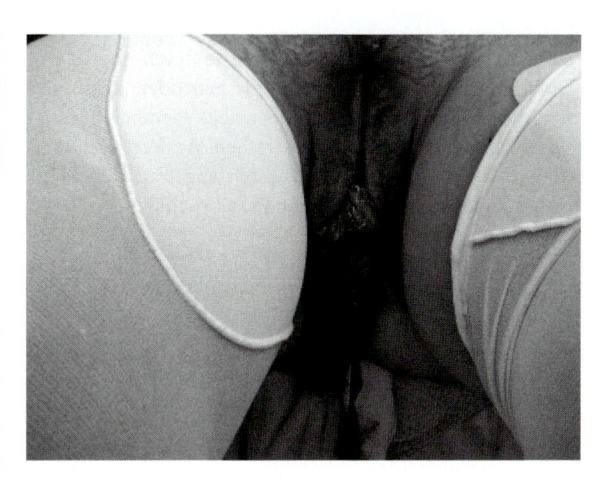

Abb. 24.4. Transzervikal ausgestoßenes nekrotisches Myom (ca. 6 Wochen nach Myomembolisation). Postoperativer Verlauf nach vaginaler Myomabtragung unkompliziert (▶ Farbteil)

genden Wochen zu einer Reduktion des Myom- und Uterusvolumens. Der maximale Therapieeffekt auf die Myomgröße ist nach 6–12 Monaten erreicht (◘ Tabelle 24.1).

Es gibt keine randomisierten Studien, die die traditionellen organerhaltenden Operationsverfahren mit der Myomembolisation vergleichen. Die Komplikationsrate scheint bei der Myomembolisation geringer zu sein als bei der Myomenukleation, allerdings ist die Zahl schwerer und letaler Komplikationen vergleichbar mit denen der Hysterektomie. Typische Begleiterscheinungen nach einer Myomembolisation sind Schmerzen (85 %), Fatigue (76 %), Übelkeit (47 %) und vaginale Blutungen/Ausfluss (18 %). Zudem wird bei der Hälfte der Patientinnen das sog. Postembolisationssyndrom mit Schmerzen, Temperaturerhöhung und Anstieg der Entzündungsparameter, das einige Tage nach der UAE auftritt, beobachtet. Es sind Todesfälle durch Lungenembolie oder Sepsis berichtet worden. Die durch eine Myomnekrose hervorgerufene Infektion mit konsekutiver Peritonitis oder Sepsis stellt eine schwere Komplikation nach UAE dar, die auch noch einige Wochen nach der UAE auftreten kann.

Insbesondere bei submuköser Myomlokalisation wird die transzervikale Ausstoßung nekrotischer Myome beobachtet (◘ Abb. 24.4). In Einzelfallpublikationen wird über Uterusruptur, uterine Wanddefekte, vesikouterine Fisteln, Ileus, fokale Blasennekrose, Nekrosen der Vagina und Uterusnekrosen berichtet. Verglichen mit der Hysterektomie muss nach einer Myomembolisation mit einer erhöhten Rate an Ovarialinsuffizienzen gerechnet werden. Es werden Raten von 2–15 % angegeben, bei Patientinnen über 45 Jahre sogar bis 50 %. Über die langfristigen Erfolgs- und Komplikationsraten gibt es bisher nur wenige Daten.

Da bisher keine gesicherten Daten für die Fertilität nach Myomembolisation vorliegen, muss ein **Kinderwunsch als relative Kontraindikation** gesehen werden. Es wurde in der Literatur bisher über etwa 100 Schwangerschaften nach Myomembolisation berichtet. Hierbei zeigte sich eine erhöhte Rate an Aborten und Geburtsrisiken (postpartale Blutungen, Frühgeburt, Sektiorate, Lageanomalien), verglichen mit dem Normalkollektiv und auch Patientinnen nach Myomenukleation.

Die Myomembolisation stellt eine vielversprechende Behandlungsalternative für Patientinnen mit symptomatischem Uterus myomatosus dar. Bei Patientinnen, denen die organerhaltende Operation nicht angeboten werden kann (multiple kleine Myome, Cervixmyom) oder Patientinnen mit hohem Operationsrisiko kann trotz der eingeschränkten Datenlage (◘ Tabelle 24.2) die Indikation für eine Myomembolisation als gegeben gesehen werden.

Die Autoren bedanken sich bei Priv. Doz. Dr. Regine Gätje für den Abschn. »Myomembolisation«.

24.2.9.6 Hysteroskopische Verfahren

Die Hysteroskopie spielt in der Behandlung der Myomerkrankung eine zunehmend größere Rolle. In der neueren Literatur wird sie als unverzichtbare diagnostische Modalität angesehen.

Tabelle 24.2. Langzeitergebnisse und sekundäre Eingriffe nach Myomembolisation

Publikation	Eingriff	Häufigkeit [%]
Spies et al. (2001)	Gynäkologische Eingriffe nach UAE, follow-up 12 Monate, n = 200	10
Broder et al. (2002)	Gynäkologische Eingriffe nach UAE, follow-up 37–59 Monate, n = 51	29
Razavi et al. (2003)	Gynäkologische Eingriffe nach UAE, mittleres follow-up 14,5 Monate, n = 62	8
Pron et al. (2003)	Hysterektomierate, follow-up 3 Monate, n = 551	1,5
Marret et al. (2003)	Rezidivrate, mittleres follow-up 30 Monate, n = 85	10

Es empfiehlt sich die **obligate diagnostische Hysteroskopie** vor der Durchführung einer offen-chirurgischen oder laparoskopischen Myomektomie. Dabei kann beurteilt werden, ob intramurale Myome das Cavum uteri erreichen. Andererseits können submuköse Myome hysteroskopisch abgetragen werden. Dabei sind folgende **Kontraindikationen** zu beachten:
- Vaginitis,
- Zervizitis,
- ausgedehnte Kavumsynechien (hysteroskopische Passage des Myoms nicht möglich),
- ausgedehnte intramurale Komponente,
- nicht korrigierte Anämie sowie
- Narkoseunfähigkeit.

Auch die hysteroskopische Myomektomie lässt sich nach einer 2- bis 3-monatigen **GnRH-Therapie** optimal durchführen. Gelegentlich kommt es unter dem Einsatz eines GnRH-Analogons zu einem nekrotischen Zerfall des Myoms und der Öffnung peritumoraler Gefäße mit starker, u. U. nicht stillbarer Blutung, die auf eine Hormontherapie nicht mehr anspricht. In diesen Fällen ist eine Hysterektomie (evtl. nach vorheriger Auftransfusion) unvermeidbar (Abb. 24.3).

Die **hysteroskopisch-operative Methode der Wahl** ist die Myomektomie mit dem Resektoskop unter Flüssigkeitsdilatation des Kavums.

> **Empfehlung**
>
> Es empfiehlt sich die Operation in medikamentös induzierter Blutarmut: 20 IE Vasopressin werden z. B. in 100 ml Kochsalzlösung verdünnt. Von dieser verdünnten Lösung werden ca. 3 ml auf jeder Seite in die zervikovaginale Übergangszone streng extravasal injiziert. Die konsekutive uterine Kontraktion und der losgelöste arterioläre Spasmus erlauben die blutarme Operation.

Unter hysteroskopischer Sicht kann nun mit der mono- oder bipolaren Schlinge das intrakavitäre/submuköse Myom Schicht für Schicht abgetragen werden.

Sobald aufgrund der vorangegangenen Ultraschalluntersuchung zu erwarten ist, dass die hysteroskopische Resektion in bedenklicher Weise die Uteruswand ausdünnt, sollte die **resektoskopische Operation unter laparoskopischer Kontrolle** erfolgen. Auf diese Art und Weise können Verletzungen intraabdominaler Organe durch monopolaren Strom im Fall einer Perforation sicher vermieden werden. Wenn es nicht möglich ist, das zu resezierende intrakavitäre Hindernis zu umfahren, sollte auf eine hysteroskopische Myomresektion verzichtet werden.

> **Cave**
>
> Letztendlich ist bei resektoskopischen Operationen eine Bilanzierung des Distensionsmediums vorzunehmen, insbesondere bei längerer Operationsdauer. Das Flüssigkeitsdefizit (Resorptionsvolumen) sollte 1 000 ml nicht überschreiten.

Nach hysteroskopischer Operation kann zum raschen **Wiederaufbau des Endometriums** für 10 Tage eine Östrogentherapie durchgeführt werden. Uterine Synechien entstehen nicht, wenn gegenüberliegende Kavumabschnitte nicht deepithelisiert wurden.

Eine **Myolyse mittels bipolarer Nadel oder Neodym-Yag-Laser-Einsatz** ist auch unter hysteroskopischer Sicht möglich, gilt jedoch als experimentell.

Physikalische Gewebedenaturation. In letzter Zeit sind erste Versuche unternommen worden, mit physikalischen Methoden Myomgewebe gezielt zu devitalisieren. Dazu gehört die Anwendung von heißem Wasser, das über eine Kanüle in das Gewebe eingebracht wird, oder der Einsatz kryochirurgischer Methoden, wie sie bereits für die Prostataadenombehandlung vorgeschlagen wurden (Zreik et al. 1998). Inwieweit diese neuen Verfahren eine Bereicherung des therapeutischen Arsenals darstellen, bleibt abzuwarten.

24.2.10 Kosten

Ein wichtiger Aspekt jeder Therapie stellen die Kosten dar. Aus der Kenntnis der therapeutischen Möglichkeiten, ihrer mittelbaren und unmittelbaren Kosten sowie der ihnen eigenen Effizienz heraus ist der Facharzt dann in der Lage, das für die Patientin geeignete und das **medizinökonomisch sinnvolle Verfahren** auszuwählen.

Zu den **direkten Kosten** einer Behandlung gehören die Aufwendungen für die operative Therapie, einschließlich Anästhesieverfahren und postoperativ ggf. erforderliche Intensivbetreuung, ferner Kosten für die Hospitalisation, u. U. auch für die Aufwendungen einer Pharmakotherapie, wenn ein konservativer medikamentöser Behandlungsversuch möglich ist. Zu den **mittelbaren gesellschaftlichen Kosten** zählen die Ausfälle am Arbeitsplatz durch Krankenhausaufenthalt und postoperative Erholungszeit.

Ein weiterer Aspekt ist, ob das gewählte Verfahren eine **Dauerlösung** erbringt oder lediglich zu einer Verbesserung des augenblicklichen Zustandes auf Zeit führt und dennoch weitere krankheitsbedingte Ausfälle mit letztendlich doch nicht zu umgehender Operation zu erwarten sind.

Da die **Hysterektomie** das **Standardverfahren zur Therapie** des Uterus myomatosus darstellt, sind die oben genannten Aufwendungen traditionellerweise eng mit den Aufwendungen für die Hysterektomie verknüpft. Doch diese Kosten sind ebenfalls starken Veränderungen unterworfen: Es wurde ermittelt, dass die durchschnittliche Hospitalisationsdauer aufgrund einer Hysterektomie im Jahre 1960 11 Tage und im Jahre 1984 7,2 Tage betrug. Zusätzlich zum Krankenhausaufenthalt war eine 5- bis 6-wöchige Erholungszeit zu veranschlagen. Der operationsbedingte Arbeitsausfall betrug in den USA zwischen 14 und 21 Arbeitstagen. Ein weiterer Aspekt ist das perioperative Risiko. Eine große Studie zeigte, dass das Mortalitätsrisiko in den 30 Tagen nach einer Hysterektomie für die Patientin 6-mal höher ist als für die Vergleichspopulation. Das Mortalitätsrisiko wird mit 0,5 ‰ angegeben.

> **Morbiditätsraten bei Hysterektomie**
> - Morbidität aufgrund Verletzung von Nachbarorganen: 0,5 %;
> - postoperative Nachblutungen: 2 %;
> - postoperatives Fieber: 15–38 %.

Aufgrund der erheblichen direkten und indirekten Kosten und der nicht zu vernachlässigenden Morbidität im Anschluss an die Hysterektomie wurde bereits vor fast 100 Jahren über die Möglichkeit eines organerhaltenden Therapieansatzes nachgedacht. Derzeit stehen hier medikamentöse sowie minimalinvasive operative Ansätze zur Verfügung.

Neuere Verfahren. Werden die klassischen chirurgischen Therapiekonzepte (abdominale oder vaginale Hysterektomie) mit neueren, minimalinvasiven chirurgischen Konzepten – wie der laparoskopischen Hysterektomie oder der laparoskopischen Myomkoagulation – verglichen, scheinen die neueren Verfahren mit einer Kostenersparnis und Morbiditätssenkung verbunden zu sein. Die Hospitalisationsdauer kann im Einzelfall auf 1–2 Tage mit einer knapp einwöchigen Erholungsphase reduziert werden. Dadurch werden die Kosten für den Krankenhausaufenthalt auf 1/5 bis 1/6 reduziert.

In den USA werden die **möglichen jährlichen Einsparungen** auf 750–800 Mio. Dollar geschätzt, wenn von einer jährlichen Hysterektomiefrequenz von 18,5 Mio. Eingriffen ausgegangen wird. In dieser Rechnung sind die Einsparungen durch geringere Arbeitsausfälle noch nicht mitberechnet.

Für den deutschen Bereich können nähere Angaben zur ökonomischen Dimension des Krankheitsbildes »Uterus myomatosus« nicht gemacht werden. Selbst der Gesundheitsbericht des statistischen Bundesamtes von 1998 macht keinerlei Angaben zu nicht karzinomatösen Erkrankungen aus dem gesamten Bereich der Gynäkologie. Es finden sich **keinerlei Inzidenz- oder Prävalenzraten**, geschweige denn Angaben zu den aus den Erkrankungen resultierenden direkten und indirekten Krankheitskosten.

24.2.11 Uterus myomatosus in der Schwangerschaft

Die **Inzidenz** des Uterus myomatosus in der Schwangerschaft beträgt nach Literaturangaben zwischen ca. 0,1 und 4 %. Die meisten Myome (80 %) bleiben während der Schwangerschaft unverändert, in etwa 20 % der Fälle wird eine Größenzunahme verzeichnet. Besonders große Myome (6–12 cm Durchmesser) werden tendenziell eher kleiner, keinesfalls aber größer.

Bereits im Jahre 1899 beschrieb Gebhard in »Veits Handbuch der Gynäkologie« die **rote Degeneration** eines Myoms in der Schwangerschaft als akutes, bedrohliches Ereignis. Diese Degenerationsform betrifft durchschnittlich 5–8 % der Myome in der Schwangerschaft.

Als mögliche **pathophysiologische Mechanismen** kommen die Striktur von Myomarterien sowie venöse Stauungserscheinungen an der Peripherie des Myoms in Frage.

Symptome bestehen im Wesentlichen in
- einem lokalisierten Schmerz im Bereich des Myomsitzes,
- dem Auslösen vorzeitiger Wehentätigkeit,
- geringgradiger Temperaturerhöhung und
- stressbedingter Leukozytose.

> **Mögliche Komplikationen beim Uterus myomatosus in der Schwangerschaft**
> - häufige Komplikationen
>   - Spontanaborte,
>   - vorzeitige Wehentätigkeit,
>   - Abruptio placentae*,
>   - postpartale Hämorrhagie;
> - seltene Komplikationen
>   - disseminierte intravasale Gerinnung,
>   - zervikale Schwangerschaft,
>   - spontanes Hämoperitoneum,
>   - Uterusinversion,
>   - Uterus incarceratus,
>   - L5-Radikulopathie,
>   - fetale Fehlbildungen, z. B. Extremitätenfehlbildungen und Kopfdeformierungen.
>
> * Das Risiko einer vorzeitigen Plazentalösung ist dann signifikant erhöht, wenn Myome mit einem Volumen über 200 cm^3 in unmittelbarer Nähe der Plazentaanhaftungsstelle liegen.

Die wesentlichen **Differenzialdiagnosen** dieser akuten abdominalen Schmerzereignisse sind
- vorzeitige Plazentalösung,
- Appendizitis,
- Adnextorsion sowie
- ggf. urogynäkologische Syndrome, wie Harnleiterstein und Pyelonephritis.

> Zeigt das Ultraschallbild in einem bereits bekannten Myom das Auftreten zystischer Hohlräume, ist dies für die Diagnose einer roten Degeneration richtungsweisend.

Therapie. Die Behandlung ist **symptomatisch** und besteht i. d. R. aus der Verabreichung von Paracetamol, ggf. Antibiotika und Bettruhe. Eine schwierige Entscheidung für den Kliniker ist die Frage, ob eine Laparotomie zum Ausschluss eines nicht gynäkologischen Prozesses erforderlich ist. Relativ selten (ca. 2 % der Myompatientinnen) erzwingt eine persistierende oder progrediente Schmerz- oder Entzündungssymptomatik eine operative Intervention. Eine solchermaßen unumgängliche Myomenukleation in der Schwangerschaft ist in erfahrenen Händen möglich.

> **Cave**
>
> Bei Patientinnen mit signifikanten myomatösen Veränderungen des Uterus ist in ca. 25 % ein Kaiserschnitt erforderlich, in 21 % der Fälle führen die Myome zu fetalen Lageanomalien. Im Rahmen einer Sektio sollte nach Möglichkeit keine Myomektomie durchgeführt werden. Eine Ausnahme bilden gestielte Myome mit einem Stiel unter 5 cm.

Haben die diagnostizierten Myome in der vorangegangenen Schwangerschaft ein signifikantes klinisches Problem herbeigeführt, sollte vor einer erneuten Schwangerschaft die **Myomektomie** erwogen werden. Da Myome typischerweise, wenn auch nicht immer, mit der postpartalen uterinen Involution ebenfalls kleiner werden, sollte der Eingriff erst **nach Abschluss aller**

Involutionsvorgänge und ggf. nach Vorbehandlung mit einem GnRH-Analogon vorgenommen werden.

24.2.12 Zusammenfassung

Bei der Myomerkrankung handelt es sich um die **häufigste nicht neoplastische Erkrankung des weiblichen Genitales**. Wenn auch etwa die Hälfte aller Myomträgerinnen asymptomatisch ist, kommt dem Uterus myomatosus aufgrund der großen Anzahl betroffener Frauen eine enorme medizinökonomische Bedeutung zu. Die starke Ausweitung der therapeutischen Möglichkeiten hat in den letzten Jahren dazu geführt, dass nun eine individualisierte Therapie möglich ist. Folgende **therapeutischen Maßnahmen** können bei der Behandlung des Uterus myomatosus eingesetzt werden:
- GnRH-Therapie bis zum Erreichen der Menopause;
- Hysterektomie bei definitivem Sanierungswunsch und abgeschlossener Familienplanung, hierbei ist der vaginale Zugangsweg zu bevorzugen;
- GnRH-Vorbehandlung vor geplanter definitiver chirurgischer Versorgung durch Hysterektomie oder Myomektomie, die offen, laparoskopisch oder hysteroskopisch erfolgen kann.

Ziel einer rationellen, modernen Medizin sollte sein, das für die Patientin Optimale mit einer resourcenschonenden Vorgehensweise zu erreichen. Das dafür notwendige Instrumentarium steht dem gut ausgebildeten Kliniker nunmehr zur Verfügung.

24.3 Endometriumkarzinom

Das Endometriumkarzinom ist in Deutschland das **häufigste Genitalkarzinom**. Histologisch handelt es sich in ca. 80 % um endometrioide Adenokarzinome. Das mittlere **Erkrankungsalter** liegt bei 63–65 Jahren (Partridge et al. 1996). Als häufiges frühes klinisches Symptom gilt die **Postmenopausenblutung**. Dank dieser Frühsymptomatik ist der Tumor bei Diagnosestellung in 75–80 % aller Fälle auf das Corpus uteri begrenzt. Unter Einbeziehung aller Stadien hat das Endometriumkarzinom eine **5-Jahres-Überlebensrate** von fast 80 % (◘ Tabelle 24.3). Seit 1988 gilt die **primär operative Therapie**, entsprechend einem chirurgischem Staging, als Standardtherapie. Die früher häufig primär angewandte Strahlentherapie wird heute adjuvant gemäß den gefundenen Risikomerkmalen eingesetzt. Hormon- und Chemotherapien sind v. a. der palliativen Behandlung zuzuordnen.

24.3.1 Epidemiologie

> Das Endometriumkarzinom ist in Nordeuropa und Nordamerika das häufigste Genitalkarzinom und nach dem Mamma- und Kolonkarzinom die dritthäufigste Krebserkrankung der Frau.

Die **Neuerkrankungsrate** wird in der BRD für 2003 mit ca. 18 Fällen pro 100 000 Einwohner angegeben, in den USA für 1991 mit ca. 21 Fällen pro 100 000 Einwohner. Global wird die standardisierte **Inzidenzrate** auf 14 geschätzt. Die **Mortalitätsraten** in der BRD und den USA liegen bei 3,3 und 3,4 pro 100 000 Einwohner, die **5-Jahres-Überlebensrate** beträgt damit ca. 85 %. Bei der Evaluation längerfristiger Überlebensraten ist zu berücksichtigen, dass zahlreiche Todesfälle auf vorbestehende und begleitende internistische Erkrankungen zurückzuführen sind (Hanf et al. 2004).

> Die Inzidenz steigt mit dem Alter kontinuierlich an und erreicht ihren Gipfel zwischen dem 70. und 80. Lebensjahr. Das Endometriumkarzinom ist somit überwiegend eine Erkrankung der Postmenopause – jedoch werden 2–4 % aller Fälle bei Frauen unter 45 Jahren registriert.

Insgesamt sind in den letzten Jahrzehnten deutliche **Schwankungen der Inzidenzraten** aufgetreten. Hohe Raten, die in den 1970er-Jahren in den USA beobachtet wurden (Häufigkeit von 48 Fällen pro 100 000 Einwohner), werden heute mit der damals weit verbreiteten Östrogensubstitutionstherapie ohne Gestagenzusatz in Verbindung gebracht.

Als **Kollektiv- bzw. Risikomerkmale** gelten Nulligravidität, insbesondere Sterilität, Adipositas und eine späte Menopause. Als statistisch wichtigster Risikofaktor ist zunehmendes Alter zu bewerten. So ist z. B. die altersspezifische Inzidenzrate für eine Frau zwischen 70 und 74 Jahren (110 pro 100 000) im Vergleich zu einer Frau zwischen 50 und 54 Jahren (38 pro 100 000) um den Faktor 3 erhöht.

Ethnische Faktoren. Schließlich zeigen auch verschiedene ethnische Gruppen z. T. deutlich unterschiedliche Inzidenzraten und Erkrankungsprognosen. So ist die Inzidenzrate für

◘ Tabelle 24.3. Adenokarzinom des Endometriums – Stadienverteilung und Prognose in Norwegen und den USA

Stadium	Häufigkeit [%]		5-Jahres-Überlebensrate [%]	
	Norwegen	USA	Norwegen	USA
0		2		90
I	81	61	83	85
II	11	8	75	70
III	6	7	41	50
IV	2	6	26	25
Unbekannt	–	16	–	–

Weiße in den USA 1,5- bis 2-mal so hoch wie für Schwarze. Die Prognose der schwarzen Frauen ist jedoch auch nach Berücksichtigung ihrer unterdurchschnittlichen medizinischen Versorgung deutlich schlechter (Hill et al. 1996). Diese Beobachtung wird auf die unterschiedliche Prävalenz histologischer Typen des Endometriumkarzinoms mit schlechter Prognose in verschiedenen ethnischen Gruppen zurückgeführt. So liegt die Wahrscheinlichkeit, an einem endometrioiden Adenokarzinomen zu erkranken, für schwarze Frauen deutlich niedriger als für weiße Frauen, wohingegen aggressive histologische Typen in beiden Gruppen gleich häufig sind (Plaxe et al. 1997). Auch für japanische Frauen ist eine niedrigere Inzidenzrate des Endometriumkarzinoms mit prozentual geringerem Anteil an endometrioiden Adenokarzinomen bekannt.

24.3.2 Kollektivmerkmale und Pathogenese

Entstehung. Das Adenokarzinom des Endometriums kann auf dem Boden eines normalen, eines atrophischen oder auch eines hyperplastischen Endometriums entstehen.

Zumindest 2 unterschiedliche **Entstehungsmechanismen** werden diskutiert: Für viele Frauen mit Endometriumkarzinom lässt sich eine anhaltend hohe **Östrogenexposition** – sei es aufgrund einer gesteigerten endogenen Östrogenproduktion oder durch exogene Östrogenzufuhr – finden (Tabelle 24.4). Für diese Situation ist ein allmähliches Fortschreiten der Kanzerisierung über verschiedene Hyperplasien bis hin zum Endometriumkarzinom beschrieben. Die so entstandenen Karzinome (Typ I) weisen i. allg. eine gute Differenzierung des Gewebes auf und gehen mit einer guten Prognose einher. Bei anderen Frauen muss eine **spontane Krebsentstehung** auf dem Boden eines atrophischen Endometriums angenommen werden (Typ II). In diese Gruppe fallen v. a. ältere Patientinnen. Es finden sich gehäuft histologisch seltenere Tumoren – wie seröse, klarzellige und undifferenzierte Karzinome – in fortgeschrittenem Stadium mit entsprechend schlechter klinischer Prognose (Emons et al. 2003 a).

Das häufigste Zweitkarzinom ist das **Mammakarzinom**, mit dem das Endometriumkarzinom einige Risikofaktoren teilt.

24.3.2.1 Östrogenabhängige Karzinogenese

Die Hypothese der östrogenabhängigen Karzinogenese für das Endometriumkarzinom ist nicht neu. In zahlreichen Studien der 1970er- und 80er-Jahre wurde für die Langzeitanwendung von Östrogentherapien ohne entsprechenden Gestagenzusatz eine erhöhte Rate an **Endometriumhyperplasien** sowie ein **erhöhtes Endometriumkarzinomrisiko** beschrieben.

> Das relative Risiko, an einem Endometriumkarzinom nach mindestens 10-jähriger Östrogenmonotherapie zu erkranken, liegt bei 9,5. Daraus hat sich für Frauen mit einem Uterus in situ bezüglich einer Hormontherapie die verbindliche Empfehlung der Kombination von einem Östrogen mit einem Gestagen abgeleitet. Hierfür stehen zahlreiche Therapieregimes und Präparate zur Verfügung. Auch bei östrogensezernierenden Ovarialtumoren ist ein erhöhtes Korpuskarzinomrisiko bekannt.

Die Einnahme von Phytoöstrogenen hat in einer retrospektiven Studie mit 500 Frauen ein reduziertes Endometriumkarzinomrisiko gezeigt (Horn-Ross et al. 2003).

Bezüglich der östrogenabhängigen Karzinogenese bleiben dennoch zahlreiche Fragen offen: Sind Östrogene selbstständige Karzinogene (Emons et al. 2003 b)? Oder sind sie klassische Promotoren mit einem oder mehreren vorausgehenden initiierenden Ereignissen? Oder wirken Östrogene hauptsächlich wachstumsstimulierend und setzen so das vulnerable genetische Material Angriffen durch andere Karzinogene aus? Die epidemiologischen Daten sprechen dafür, dass die Östrogene zu einem relativ **späten Zeitpunkt der Karzinogenese** eine Rolle spielen.

Nur etwa die Hälfte aller Endometriumkarzinome lässt sich mit der Theorie der lang anhaltenden Östrogenexposition erklären. Es müssen daher weitere **unbekannte Pathomechanismen** existieren. Für diese Fälle sind außer dem zunehmenden Alter keine Risikofaktoren bekannt.

24.3.2.2 Adipositas, Kinderlosigkeit und späte Menopause

> Zu den bekanntesten Risikofaktoren des Endometriumkarzinoms zählen Adipositas, Kinderlosigkeit und späte Menopause.

Diese Situationen gehen alle mit **anhaltend erhöhten Östrogenspiegeln** und dadurch mit kontinuierlicher Stimulation des Endometriums einher. Zwischen diesen Risikomerkmalen bestehen zahlreiche Verbindungen.

Für **adipöse Frauen** gibt es verschiedene endokrine Veränderungen, die zu einem erhöhten Östrogenspiegel beitragen. Hierzu zählen
- eine erhöhte ovarielle Produktion von Östradiol und Östron,
- eine verminderte Inaktivierung der Östrogene durch Hydroxylierung,

Tabelle 24.4. Kollektivmerkmale, die mit einem Endometriumkarzinom assoziiert sind

Risikofaktor	Risikoerhöhung [Faktor]
Zunehmendes Alter	2–3
Weiße Rasse	2
Übergewicht	2–10
Diabetes mellitus	2–3
Kinderlosigkeit	2–3
Menstruationsstörungen	2
Späte und »blutige« Menopause	2,5–4
Östrogenproduzierende Tumoren	5
PCO-Syndrom	5
Östrogenmonotherapie	10
Tamoxifen-Einnahme	6–7
Brustkrebserkrankung	2
Familiäres Risiko	?
Atypische Hyperplasie	29

– eine erhöhte adrenale Androgenproduktion – Androstendion – und
– eine erhöhte Konversion von Androstendion zu Östron im Fettgewebe.

Zudem konnten für adipöse Frauen erniedrigte SHBG-Spiegel mit dadurch erhöhtem freiem Östrogen nachgewiesen werden (Douchi et al. 1997). Für Diabetes mellitus und Hypertonie, die teilweise als eigenständige Risikofaktoren beschrieben werden, darf zumindest für Letzteres von einer Korrelation mit der Adipositas ausgegangen werden.

Mehrere Studien konnten einen **Einfluss** des **Alters** bei **Eintritt der Menopause** auf das Endometriumkarzinomrisiko zeigen. Das relative Risiko verdoppelt sich für Frauen, deren Menopause nach dem 52. Lebensjahr liegt, gegenüber Frauen mit Menopauseneintritt vor dem 49. Lebensjahr. Auch hier werden Adipositas sowie die Zunahme anovulatorischer – progesterondefizienter – Zyklen als ursächlich für den **relativen Östrogenüberschuss** diskutiert.

Für die beschriebenen Hochrisikogrupppen ist als **präventive Maßnahme** eine Regulation des Östrogenüberschusses bzw. ein Ausgleich des relativen oder absoluten Gestagenmangels anzustreben. Insbesondere eine adäquate Gewichtsreduktion ist dringend zu empfehlen. Zusätzlich erscheint für diese Frauen eine frühzeitige, bereits perimenopausal einsetzende zyklische oder kontinuierliche Gestagentherapie sinnvoll.

Bei dem meist frühzeitig zu diagnostizierenden östrogenabhängigen Endometriumkarzinom mit guter Prognose scheinen sich **Screening-Methoden**, wie die Vaginalsonographie, bei asymptomatischen Frauen selbst aus diesem Hochrisikokollektiv wirtschaftlich nicht zu bewähren.

24.3.2.3 Endometriumhyperplasien

> Für das östrogenabhängige Endometriumkarzinom werden bestimmte Hyperplasien des Endometriums als Vorläufer eingestuft.

Diese Annahme beruht auf folgenden Erkenntnissen:
– Bei Patientinnen mit Endometriumkarzinom finden sich gehäuft Hyperplasien in vorausgegangenen Kürettagen.
– Endometriumkarzinome und Hyperplasien bestehen häufig gleichzeitig in einem Uterus.
– Insbesondere atypische adenomatöse Hyperplasien ähneln histologisch einem gut differenzierten Endometriumkarzinom.

Für die Klinik ist hier eine Einteilung sinnvoll, die das nachfolgende Entartungsrisiko berücksichtigt. Vor allem Hyperplasien mit Zellatypien sind diesbezüglich gefährlich. Zusätzlich wurde früher der histologische Aspekt einer Hyperplasie mit »einfach«, »glandulär-zystisch« oder »komplex-adenomatös« bewertet (□ Tabelle 24.5).

> Insgesamt gilt, dass mit einer Hyperplasie asssoziierte Endometriumkarzinome bei jüngeren Frauen auftreten und eine deutlich bessere Prognose aufweisen als solche ohne Hyperplasie (Kaku et al. 1996).

Als **Therapie der Endometriumhyperplasie** kommt eine zyklische oder kontinuierliche Gestagentherapie in Frage. Die Dosierung richtet sich nach dem histologischen Befund und sollte umso

□ **Tabelle 24.5.** Einteilung der Endometriumhyperplasien und zugehöriges Entartungsrisiko

Hyperplasietyp	Entartungsrisiko [%]
Endometriumhyperplasie ohne Atypie	
Einfach (glandulär-zystisch)	1
Komplex (adenomatös)	3
Atypische Endometriumhyperplasie	
Einfach (glandulär-zystisch)	8
Komplex (adenomatös)	30

höher liegen, je größer das Entartungsrisiko der Hyperplasie eingestuft wird. Bei erneutem Auftreten dysfunktioneller Blutungen sollte auch eine erneute Abrasio – möglichst kombiniert mit einer Hysteroskopie – erfolgen. In diesen Fällen muss auch ein östrogenproduzierender Ovarialtumor ausgeschlossen werden. Insbesondere für die atypische komplexe Hyperplasie ist als Therapie eine sich kurzfristig anschließende Hysterektomie zu erwägen (Emons et al. 2003 a).

24.3.2.4 Einfache oder glandulär-zystische Hyperplasie

Bei der einfachen Hyperplasie kommt es aufgrund einer Proliferation von Endometriumdrüsen und Stroma zu einer **Endometriumverdickung**. Die Drüsenlumina sind zystisch erweitert (Schweizer-Käse-Aspekt). Das Drüsenepithel ist regelmäßig aufgebaut und häufig abgeplattet. Insgesamt zeigen Epithel und Stroma die Charakteristika der Proliferationsphase. Nach Erreichen einer für die Ernährung kritischen Endometriumhöhe treten hämorrhagische Nekrosen und Fibrinthromben in den dilatierten Venen auf. Die Progression zu einem Endometriumkarzinom wird hier, solange keine zellulären Atypien vorliegen, in ca. 1 % der Fälle beobachtet. Bei Vorhandensein zellulärer Atypien sind Progressionsraten von knapp 10 % beschrieben.

24.3.2.5 Komplexe oder adenomatöse Hyperplasie

Die komplexe Hyperplasie ist charakterisiert durch eine **exzessive Drüsenproliferation**. Das dazwischen liegende Stroma dünnt aus, bis hin zu der sog. Dos-à-dos-Stellung der meist englumigen Endometriumdrüsen. Zudem bilden sich zunehmend intraluminale Epithelpapillen. Bei Fehlen von Atypien, entsprechend einer adenomatösen Hyperplasie Grad 1, kommt es in weniger als 2 % der Fälle zur Progression in ein Endometriumkarzinom (Montgomery et al. 2004).

24.3.2.6 Atypische Hyperplasie

Entscheidend für Prognose und Klinik der atypischen Hyperplasie ist das Auftreten **zytologischer Atypien des Drüsenepithels**. Zumeist auf dem Boden einer adenomatösen Hyperplasie sind die Zellen des Epithels sowie die Zellkerne vergrößert, das Zellkern-Zytoplasma-Verhältnis steigt, und Kernpolymorphien treten auf. Die atypische adenomatöse Hyperplasie – eine weitere Differenzierung in Grad 2 und 3 (entsprechend einem Carcinoma in situ) ist für die Klinik überflüssig – gilt als sog. **obligate Präkanzerose**. Hier werden untersucherabhängige Progressionsraten zu einem Endometriumkarzinom zwischen 30 und 100 % beschrieben. Da insbesondere bei dieser Hyperplasieform Fehlbeurteilungen häufig sind, gilt hier die Empfehlung einer kurzfristigen Kontrollabrasio – i. allg. nach 6–8 Wochen –, falls auf eine baldige Hysterektomie verzichtet wird. Bis zur Kontrollabrasio sollte mit Gestagenen in mittelhoher Dosierung (z. B. 100 mg Medroxyprogesteronazetat – MPA – täglich) therapiert werden. Der Verzicht auf eine Hysterektomie bei erneuter Diagnose einer atypischen Hyperplasie ist nur bei Patientinnen mit Kinderwunsch nach entsprechender Aufklärung auf ausdrückliches Verlangen zu rechtfertigen.

24.3.2.7 Tamoxifen und Endometriumkarzinome

Seit der Einführung von Tamoxifen in der Therapie des Mammakarzinoms wurden ca. 150 Fälle von **Tamoxifen-assoziierten Endometriumkarzinomen** beschrieben.

> **Definition**
>
> Tamoxifen ist ein nicht steroidales Antiöstrogen. Seine hauptsächliche Wirkung beim Mammakarzinom wird auf die Blockade der Bindung von Östrogen an seinen Rezeptor zurückgeführt. Am Endometrium besitzt Tamoxifen eine schwache östrogenähnliche Wirkung.

Für östrogenrezeptorpositive Endometriumkarzinome konnte im Tierexperiment eine **erhöhte Wachstumsrate** unter Tamoxifen-Stimulation gegenüber Kontrollen nachgewiesen werden. Zusätzlich wurde eine **Steigerung der Progesteronrezeptorexpression** an Endometriumkarzinomzellen unter Tamoxifen beobachtet. Auch dies ist eine bekannte Wirkung von Östrogenen. Im menschlichen Vaginalepithel treten unter Tamoxifen-Einnahme **östrogentypische Veränderungen** auf.

> **Cave**
>
> Zahlreiche Berichte haben zwischenzeitlich auf einen Zusammenhang von Tamoxifen-Therapie und der Entwicklung von verschiedenen Endometriumveränderungen – wie Polypen, Hyperplasien, Karzinomen und Sarkomen – hingewiesen (Clement et al. 1996).

Seit der ersten Meldung von Endometriumkarzinomfällen unter Tamoxifen-Therapie wurde diese Problematik zunehmend untersucht. Das schwedische Krebsregister zeigte ein **6,4-faches relatives Risiko** für Patientinnen mit Mammakarzinom unter Einnahme von 40 mg Tamoxifen pro Tag, an einem Endometriumkarzinom zu erkranken. Das **Risiko eines Zweitkarzinoms** lag auch hier noch unter 2 % – 17 Fälle bei 931 behandelten Patientinnen. Die Daten einer US-amerikanischen Studie (NSABP-B-14-Projekt), die entsprechend dieser Fragestellung ausgewertet wurden, ergaben 2 Fälle von Endometriumkarzinomen in einer Kontrollgruppe von 1424 Patientinnen mit nodalnegativem, rezeptorpositivem Mammakarzinom. In der mit 20 mg Tamoxifen pro Tag therapierten Gruppe von 1418 Patientinnen fanden sich 14 Fälle mit Endometriumkarzinom. Dies entspricht einer **Erhöhung des relativen Risikos**, an einem Endometriumkarzinom zu erkranken, um den Faktor 7,2 unter Tamoxifen-Therapie.

> Es ist anzumerken, dass die mit Tamoxifen therapierten Frauen bei rezeptorpositivem Mammakarzinom dennoch einen deutlichen Überlebensvorteil gegenüber nicht therapierten Frauen aufweisen.

Bezüglich Stadium, histologischer Typisierung, Differenzierung und Prognose unterscheiden sich **Tamoxifen-assoziierte Endometriumkarzinome** nicht von den sonstigen Endometriumkarzinomen. Zu einem gegenteiligen Ergebnis führte nur eine Arbeit, in der bei 15 Patientinnen unter Tamoxifen-Therapie aggressivere Tumoren mit schlechterer Prognose gefunden wurden.

24.3.2.8 Familiäres Endometriumkarzinom

Ein gemeinsames Auftreten von Endometrium- und Kolonkarzinomen in einzelnen Familien wurde bereits im letzten Jahrhundert von Henry Lynch beschrieben. Da das Kolonkarzinom in diesen Familien führend ist, spricht man heute meist vom **familiären, nicht polypösen, kolorektalen Karzinom** (»hereditary nonpolyposis colorectal cancer«; HNPCC). Gehäuft treten in diesen Familien auch Adenokarzinome des Endometriums sowie seltener Karzinome von Magen und Ovarien auf. Im Jahr 1993 konnten verschiedene Forschergruppen für diese Karzinome charakteristische Mutationen – sog. Mikrosatelliteninstabilitäten – nachweisen.

Auch für Endometriumkarzinome wurden jetzt **Mikrosatelliteninstabilitäten** beschrieben, und zwar in ca. 20 % der sporadischen Fälle und in ca. 75 % der HNPCC-assoziierten Fälle. Mikrosatelliteninstabilitäten gelten nicht per se als Ursache einer Malignisierung, sondern sie weisen auf eine erhöhte Mutationsanfälligkeit des Genoms und damit auch von Onkogenen und Tumorsuppressorgenen hin.

24.3.3 Histopathologie

Makroskopisches Bild. Der überwiegende Teil der Endometriumkarzinome entsteht im Corpus uteri und weist entweder ein exophytisches Wachstum oder eine diffuse Verdickung des Endometriums auf. Der Tumor ist häufig von grau-weißlicher Farbe und hat eine leicht vulnerable Oberfläche mit fokalen Ulzerationen. Einblutungen und nekrotische Areale können vorhanden sein. Im Fall einer Myometriuminfiltration ist diese i. d. R. bereits makroskopisch auszumachen.

> Bis auf wenige Ausnahmen sind Endometriumkarzinome Adenokarzinome. Plattenepithelkarzinome kommen vor, sind jedoch extrem selten.

Adenokarzinome des Endometriums weisen **unterschiedliche histomorphologische Erscheinungen** auf, die mit einer unterschiedlichen Prognose einhergehen (Tabelle 24.6). Die häufigste Form in den USA und Nordeuropa ist das reine endometrioide Adenokarzinom.

24.3.3.1 Endometrioide Adenokarzinome

Das endometrioide Adenokarzinom stellt mit ca. 80 % den Großteil der Endometriumkarzinome dar. Es besteht aus relativ gleichmäßig angeordneten Drüsenschläuchen mit typischer Dos-à-dos-Lage ohne dazwischen liegendes Stroma. Für das **Vorliegen eines Endometriumkarzinoms**, in Abgrenzung zu einer atypischen Hyperplasie, sprechen folgende Merkmale:

Tabelle 24.6. Histologische Einteilung der Endometriumkarzinome

Histologie	Häufigkeit [%]	Prognose
Endometrioides Adenokarzinom	80–90	
Glandulär, villoglandulär, papillär	70–80	I. allg. gut, abhängig von Alter, Differenzierungsgrad, chirurgischem Stadium
Mit squamöser Differenzierung (adenosquamöses Karzinom)	< 10	
Mit squamöser Metaplasie	< 10	
Adenoakanthom	Selten	
Sekretorisch	Selten	
Mit Flimmerepithel		
Muzinöses Karzinom	Sehr selten	Wie endometrioides Karzinom
Seröses (serös-papilläres) Karzinom	< 5	Sehr schlecht
Klarzellkarzinom	< 5	Schlecht
Undifferenziertes Karzinom	2	Schlecht
Squamöses Karzinom	Sehr selten	Schlecht
Mischtypen		
Metastatisches Karzinom	Selten	

- Drüsenkonfluenz mit völligem Verschwinden des Stromas zwischen den Drüsen,
- Fibrose des Stromas und/oder
- Vorhandensein von Stromanekrosen.

Zellatypien und mitotische Aktivität können sehr unterschiedlich ausgeprägt sein.

Definition
Das Grading erfolgt gemäß den FIGO-Kriterien zunächst anhand der mengenmäßigen Gegenüberstellung von drüsigen und soliden Wachstumsstrukturen unter Ausschluss von squamösen und morulären Tumorformationen. Ein Tumor wird mit Grading 1 bewertet bei einem soliden Tumoranteil von 5 % oder weniger, mit Grading 2 bei 6–50 % und mit Grading 3 bei über 50 % solidem Tumoranteil.

Sollte das Ausmaß der Kernatypien zur erfolgten Einteilung in Widerspruch stehen (»notable nuclear atypia«), ist eine Heraufstufung um einen Punkt in der Grading-Skala erforderlich. Der so festgelegte **Differenzierungsgrad** eines Karzinoms gilt als ein wesentlicher Prognosefaktor.

Von den für den Differenzierungsgrad ausschlaggebenden soliden Wachstumsformationen muss die **squamöse Differenzierung** abgegrenzt werden.

Definition
Definitionsgemäß gilt ein Endometriumkarzinom als Adenokarzinom mit squamöser Differenzierung, wenn 10 % oder mehr des Tumors eine squamöse Differenzierung aufweisen.

Die frühere Begriffswahl des Adenoakanthoms – ein gut differenzierter Tumor mit squamöser Metaplasie – sowie des adenosquamösen Karzinoms – ein gering differenzierter Tumor mit squamöser Komponente, ähnlich einem squamösen Karzinom – wird zunehmend verlassen. Als Begründung hierfür gelten die gute Korrelation der Differenzierung beider Komponenten (squamös und glandulär) sowie die Abhängigkeit der Prognose vom glandulären Tumoranteil. Die früher vertretene Ansicht einer schlechten Prognose bei Vorhandensein eines squamösen Tumoranteils wird heute weniger mit der squamösen Differenzierung als durch den jeweiligen Differenzierungsgrad erklärt, der – wie oben beschrieben – durch den architektonischen Tumoraufbau sowie anhand der Bewertung vorliegender Zellatypien der glandulären Komponente festgelegt wird.

24.3.3.2 Seröse oder serös-papilläre Karzinome

Das seröse Karzinom des Uterus umfasst ca. 5 % aller Endometriumkarzinome und ähnelt durch sein papilläres Wachstum im Aussehen den serösen Karzinomen von Ovar und Tube. Es wird häufig erst **in fortgeschrittenem Stadium** bei älteren Frauen diagnostiziert und entsteht gewöhnlich auf dem Boden einer Endometriumatrophie (Typ-II-Endometriumkarzinom). Bestimmte intraepitheliale Karzinome werden mit dem serösen Karzinom des Endometriums häufig gemeinsam in einem Uterus gefunden und als mögliche Vorläufer dieser Neoplasie eingestuft.

Mikroskopisch finden sich fibrös-papilläre Formationen, ausgekleidet von zytoplasmaarmen Epithelzellen, häufig mit bizarren Formen, ausgeprägten Atypien und zahlreichen Mitosen. Im Zentrum dieser Einheiten liegen abgelöste Zellhaufen kleiner runder Zellen mit ebenfalls ausgedehnt vorhandenen Kernatypien. Teilweise finden sich Psammomkörperchen und Nekrosen, solides Wachstum ist eher selten. Das Grading erfolgt bei serösen Karzinomen anhand der vorliegenden Zellatypien.

> Die Prognose dieses Karzinomtyps muss, mit einer 5-Jahres-Überlebensrate von knapp 30 %, als sehr schlecht angesehen werden.

24.3.3.3 Klarzellkarzinome

Das Klarzellkarzinom des Uterus umfasst **weniger als 5 %** aller Endometriumkarzinome. Auch diese histologische Form findet sich v. a. bei älteren Frauen.

Mikroskopisch variiert das Erscheinungsbild – es wächst in soliden, papillären, tubulären oder gemischten Strukturen. Bei solidem Wachstum bestehen die vorhandenen Zellmassen aus charakteristischen hellen Zellen, deren hoher Glykogengehalt während der Gewebeaufbereitung ausgewaschen wird. Die Kerne sind i. allg. pleomorph und weisen zahlreiche Mitosen auf. Ein Charakteristikum, v. a. des papillären Wachstums, sind die »Hobnail-Zellen«, bestehend aus Zellkern ohne Zytoplasma. Ein dichtes hyalinisiertes Stroma gilt als zusätzliches Erkennungsmerkmal. Wie das seröse Karzinom erhält das Klarzellkarzinom einen Differenzierungsgrad gemäß den vorliegenden Zellatypien.

> Auch die Klarzellkarzinome des Uterus gehen mit einer schlechten Prognose einher, die 5-Jahres-Überlebensrate liegt bei ca. 40 %. Insgesamt scheint die Überlebensrate im chirurgischen Stadium I des Endometriumkarzinoms für Frauen mit Klarzellkarzinomen besser zu sein als bei jenen mit serösen Karzinomen.

24.3.3.4 Undifferenzierte Karzinome

Als undifferenzierte Karzinome werden ca. 2 % aller Endometriumkarzinome klassifiziert. Definitionsgemäß liegen bei diesem Typ **weder glanduläre noch squamöse Strukturen** vor. Teilweise erfolgt eine weitere Einteilung in großzellige und kleinzellige Formen. Eine positive Zytokeratinfärbung findet sich bei den meisten undifferenzierten Karzinomen. Auch für undifferenzierte Karzinome ist eine **schlechte Prognose** beschrieben.

24.3.3.5 Seltene Formen des Endometriumkarzinoms

Muzinöse Karzinome. Rein muzinöse Karzinome sind selten. Histologisch ähneln sie muzinösen Karzinomen der Ovarien oder der Endozervix. Die drüsige Gewebearchitektur ist bei dem meist gut differenzierten Tumor normalerweise erhalten. Ausgeprägte Atypien und Mitosen sind selten. Das Zytoplasma ist positiv für CEA, Muzikarmin und PAS. Die Prognose dieser Karzinome entspricht derjenigen von endometrioiden Karzinomen. Wichtig ist die Abgrenzung gegenüber einem endozervikalen Karzinom.

Squamöse Karzinome. Plattenepithelkarzinome des Uterus sind extrem selten. Bisher wurde in der Literatur über ca. 60 Fälle berichtet (Goodman et al. 1996). Differenzialdiagnostisch müssen ein primär zervikaler Tumor sowie ein endometrioides Adenokarzinom mit squamöser Differenzierung ausgeschlossen werden. Das squamöse Karzinom ist häufig mit chronischer Entzündung, Zervikalstenose und Pyometra assoziiert. Die Prognose gilt als schlecht.

Sekretorische Karzinome. Das sekretorische Karzinom zählt zu den sehr gut differenzierten Adenokarzinomen und ähnelt histologisch einem sekretorischen Endometrium mit intrazellulärem Glykogen. Das sekretorische Karzinom ist selten und geht mit einer guten Prognose einher.

Metastasen anderer Tumoren. Metastasen anderer Karzinome können sich im Endometrium ansiedeln. Bekannt ist dies für Karzinome der Brust, des Magen-Darm-Traktes, des Pankreas und der Niere. Am häufigsten finden sich Endometriummetastasen jedoch bei Genitaltumoren, v. a. bei Ovarialkarzinomen.

24.3.4 Stadieneinteilung

Empfehlung

Um eine adäquate Stadieneinteilung gemäß den FIGO-Kriterien zu gewährleisten (Tabelle 24.7), ist ein chirurgisches Staging erforderlich. Dazu sollte die Operation über einen geeigneten abdominalen Zugang – i. allg. über einen Längsschnitt – geführt werden und die Gewinnung von peritonealer Spülflüssigkeit zur zytologischen Beurteilung sowie eine abdominale und pelvine Exploration mit Biopsieentnahme makroskopisch auffälliger Befunde umfassen.

Diesen Maßnahmen sollte sich eine **Hysterektomie mit beidseitiger Adnexektomie** anschließen. Bei Vorliegen definierter Hochrisikofaktoren ist eine pelvine und paraaortale Lymphonodektomie indiziert. Alle chirurgisch entfernten Präparate müssen pathologisch begutachtet werden.

Ein Aufschneiden des Uterus zur makroskopischen Beurteilung der Myometriuminfiltration führt in ca. 90 % der Fälle zu einer korrekten Einschätzung, eine intraoperative **Schnellschnittbeurteilung** wird dennoch von einigen Autoren empfohlen.

Im Rahmen der **pathologischen Beurteilung** müssen
- Zelltyp,
- histologisches Grading,
- Tiefe der myometranen Infiltration,
- Vorhandensein von Gefäßeinbrüchen und
- Vorliegen eines Zervixbefalls sowie einer Lymphknotenmetastasierung

evaluiert werden.

Die **Bestimmung weiterer biologischer Merkmale** – wie Steroidrezeptorgehalt, Ploidie, S-Phase-Anteil und p53-Expression – wird zunehmend angestrebt.

Die **lymphatische Ausbreitung** ist abhängig vom Tumorsitz. Die unteren und mittleren Korpusanteile drainieren in die parametranen, parazervikalen und Obturatoriuslymphknoten. Der obere Korpusbereich und der Fundus drainieren in iliakale und paraaortale Lymphknoten.

24.3.5 Prognosefaktoren

Die für eine **adjuvante Therapie** des Endometriumkarzinoms ausschlaggebenden **Risikofaktoren** werden vornehmlich im Rahmen des chirurgische Eingriffs und der nachfolgenden histopa-

Tabelle 24.7. Chirurgisches Staging-System für das Endometriumkarzinom (FIGO 2000)

Stadium	Tumorbefall
I	Ausschließlich Corpus uteri
IA	Begrenzt auf das Endometrium
IB	Myometriuminfiltration < ½
IC	Myometriuminfiltration > ½
II	Ausbreitung auf die Cervix uteri
IIA	Begrenzt auf das endozervikale Drüsengewebe
IIB	Invasion des Zervixstromas
III	Intrapelvine Ausdehnung über den Uterus hinaus
IIIA	Invasion in Serosa oder Adnexe oder positive Spülzytologie
IIIB	Befall der Vagina
IIIC	Befall pelviner oder paraaortaler Lymphknoten
IV	Extrapelvine Tumorausdehnung
IVA	Befall von Blasen- oder Darmschleimhaut
IVB	Fernmetastasen, auch peritoneale Metastasen (nicht Beckenserosa) oder Lymphknotenbefall (auch inguinal), außer pelvin oder paraaortal

thologischen Beurteilung zugänglich. Die Grundlage hierfür bieten zwei große GOG-Studien der 1980er-Jahre.

> Das Tumorstadium entsprechend der FIGO-Richtlinie von 2000 ist der wichtigste Prognosefaktor.

Zudem konnten für bestimmte **uterine und extrauterine Faktoren** direkte Einflüsse auf die Erkrankungsprognose aufgezeigt werden (◘ Tabelle 24.8 und 24.9). Ein weiterer bedeutender Prognosefaktor ist das **Alter** der Patientin. Auch biologische Faktoren gewinnen für die Prognose an Bedeutung.

Die **uterinen Risikofaktoren** erlauben die Einschätzung der Wahrscheinlichkeit eines pelvinen oder paraaortalen Lymphknotenbefalls. Zu den uterinen Faktoren zählen
- der histologische Zelltyp,
- der Differenzierungsgrad,
- die Tiefe der myometranen Infiltration,
- die Ausdehnung der Erkrankung auf die Zervix und
- Gefäßeinbrüche.

Extrauterinen Faktoren umfassen
- das Vorhandensein von Adnextumoren,
- eine intraperitoneale Tumorausbreitung,
- eine positive Spülzytologie und
- eine pelvine oder paraaortale Lymphknotenmetastasierung.

24.3.5.1 Alter

Das Alter stellt einen wichtigen **unabhängigen Prognosefaktor** dar: Die Endometriumkarzinome der **älteren Frau** sind häufig nicht östrogenabhängig (Typ II) und gehören den aggressiveren histologischen Typen an. Bereits bei Diagnosestellung finden sich meist fortgeschrittene Tumorerkrankungen. **Bei jungen, prämenopausalen Frauen** stellt die Diagnoseverschleppung mit Erkennen der Erkrankung erst in fortgeschrittenen Tumorstadien ein Problem dar.

24.3.5.2 Histologischer Zelltyp

Bestimmte histologische Subtypen – wie serös-papilläre, klarzellige, undifferenzierte und squamöse Karzinome – haben eine **ungünstige Prognose**. Insgesamt sind die **nicht endometrioiden Endometriumkarzinome** relativ selten und umfassen je nach Population weniger als 10 % (Weiße in den USA und Nordeuropa) und ca. 50 % der Fälle (Schwarze in den USA, Japanerinnen). Das stadienunabhängige Gesamtüberleben dieser Gruppe beträgt ca. 35 % im Vergleich zu 90 % bei den endometrioiden Adenokarzinomen.

Die schlechteste Prognose hat das **serös-papilläre Karzinom**. Überlebensraten für Stadium I und II dieses Endometriumkarzinoms liegen zwischen 35 und 50 %, für Stadium III und IV bei 0–15 %. Das mittlere Erkrankungsalter liegt bei ca. 70 Jahren – fast 10 Jahre über dem mittleren Erkrankungsalter von Frauen mit endometrioidem Karzinom. Weitere Risikofaktoren sind für diesen histologischen Typ nicht bekannt. Eine Östrogenabhängigkeit besteht ebenfalls nicht. Prognosefaktoren wie Differenzierungsgrad und Myometriuminfiltration spielen hier kaum eine Rolle. Durch frühzeitige peritoneale Aussaat findet sich zudem häufig eine Diskrepanz zwischen klinischer und chirurgischer Stadienzuordnung. Nur Patientinnen mit chirurgischen Frühstadien weisen eine bessere Überlebensrate auf. Bisher bekannte adjuvante Therapien führen nur zu begrenzten Behandlungserfolgen (Nicklin u. Copeland 1996).

24.3.5.3 Differenzierungsgrad

Der Differenzierungsgrad eines endometrioiden Karzinoms gilt ebenfalls als **unabhängiger Prognosefaktor**: Je weniger differenziert ein Karzinom ist, desto häufiger liegen eine ausgedehnte Myometriuminfiltration, Gefäßeinbrüche und ein pelviner oder paraaortaler Lymphknotenbefall vor (◘ Tabelle 24.10).

Tabelle 24.8. Prognosefaktoren des Endometriumkarzinoms im klinischen Stadium I – Häufigkeit und Überlebensraten

Risikofaktor	Häufigkeit [%]	Ungefähre 5-Jahres-Überlebensrate [%]
Uterine Faktoren		
Grading 3	20	65
Stadium IC	17	65
Stadium IIB	15	85
Gefäßeinbrüche	7	65
Extrauterine Faktoren		
Pelvine Lymphknotenmetastasen	5	65
Paraaortale Lymphknotenmetastasen	5	40
Ovarielle Metastasen	4	60
Intraabdominelle Metastasen	5	50
Alter > 70 Jahre, Stadium I	13	65
Alter < 51 Jahre, Stadium I	11	95

Tabelle 24.9. Häufigkeit der Lymphknotenmetastasierung im klinischen Stadium I des Endometriumkarzinoms bei Vorliegen bestimmter Prognosefaktoren

Risikofaktor	Häufigkeit [%]	Pelvine Lymphknotenmetastasen [%]	Paraaortale Lymphknotenmetastasen [%]
Grading 3	25	18	11
Myometriuminfiltration			
Äußeres $2/3$	22	25	17
Äußeres $1/3$	42	18	12
Gefäßeinbrüche	15	27	19
Positive Peritoneallavage	12	25	19
Adnexmetastasen	5	32	20
Extrauterine Metastasen	6	51	23

Tabelle 24.10. Häufigkeit des retroperitonealen Lymphknotenbefalls pelvin (und paraaortal) beim Endometriumkarzinom in Abhängigkeit von Differenzierungsgrad und Invasionstiefe (nach Creasman et al. 2001)

Stadium/Grading	G1	G2	G3
pT1a	5 % (2 %)	12 % (2 %)	11 %
pT1b	9 % (2 %)	7 % (3 %)	11 % (7 %)
pT1c	10 % (4 %)	17 % (6 %)	11 % (12 %)

24.3.5.4 Myometriuminfiltration

Die Myometriuminfiltration wird in früheren Arbeiten noch in Dritteln angegeben, seit Etablierung der neuen FIGO-Kriterien 2000 wird in die Infiltration der inneren und äußeren Myometriumhälfte unterteilt. Die Infiltration bis in die äußere Myometriumhälfte gilt als **wichtiger negativer Prognoseparameter** – assoziiert mit extrauteriner Tumorausbreitung und hoher Rezidivquote (Shumsky et al. 1997). Bei tiefer Myometriuminfiltration finden sich gehäuft Tumoren mit Grading 3 und Gefäßeinbrüchen. Auch das Risiko eines Lymphknotenbefalls steigt mit Ausdehnung der Myometriuminfiltration (Tabelle 24.10).

24.3.5.5 Zervixbefall

Der Sitz eines Endometriumkarzinoms innerhalb des Uterus ist für eine Lymphknotenbeteiligung und damit für die Prognose ebenfalls bedeutend. So treten bei fundusnah gelegenen Karzinomen pelvine und paraaortale **Lymphknotenmetastasen** deutlich seltener auf als bei isthmozervikalem Tumorsitz.

Die Infiltration des zervikalen Stromas (Stadium IIB) geht mit einer schlechteren Prognose einher als ein nur endozervikaler Tumorbefall (Stadium IIA).

24.3.5.6 Gefäßeinbrüche
Bei Gefäßeinbrüchen in das Lymph- oder Blutgefäßsystem muss ebenfalls von einer **Prognoseverschlechterung** mit Zunahme des Lymphknotenbefalls ausgegangen werden (Cohn et al. 2002).

24.3.5.7 Adnexbeteiligung
Bei Adnexbeteiligung muss mit einem **Befall pelviner Lymphknoten** in 30 % der Fälle und mit einem **Befall paraaortaler Lymphknoten** in 20 % der Fälle gerechnet werden. Die Erkrankungsprognose ist für Patientinnen mit ausschließlicher Adnexmetastasierung (ca. 12 % der Fälle) deutlich besser als bei zusätzlicher Lymphknotenmetastasierung (5-Jahres-Überlebensrate von 85 % vs. 40–50 %).

24.3.5.8 Peritoneale Spülzytologie
Bei positiver Spülzytologie finden sich **Lymphknotenmetastasen** mit einer Häufigkeit von 20–25 % und eine intraabdominale Erkrankungsausdehnung in ca. 50 % der Fälle. Dennoch gibt es bei ca. 5 % der Patientinnen mit positiver Peritoneallavage keinen Hinweis auf eine extrauterine Erkrankungsausdehnung. Für diese Patientinnen ist die Bedeutung der peritonealen Spülzytologie als Prognosefaktor ungeklärt.

In der GOG-Studie wurde hier eine Rezidivrate von 19 % (6 von 32) gefunden. In 2 weiteren Serien mit insgesamt 75 Patientinnen wurde ebenfalls eine deutliche Prognoseverschlechterung beschrieben, wohingegen andere Autoren dies nicht bestätigen konnten (Preyer et al. 2003). Zu bedenken ist auch, ob evtl. durch einen vorhergehenden Eingriff am Uterus, wie eine Hysteroskopie oder eine Kürettage, maligne Zellen in den Bauchraum verschleppt wurden (Revel et al. 2004).

24.3.5.9 Intraperitoneale Ausdehnung
Bei intraperitonealer Tumorausdehnung finden sich bei 50 % der Patientinnen pelvine und bei 25 % paraaortale Lymphknotenmetastasen. Die **Prognose** der Erkrankung scheint im Stadium III und IV deutlich besser, wenn eine negative Spülzytologie vorliegt, als für den Fall einer positiven Peritoneallavage.

24.3.5.10 Pelvine und paraaortale Lymphknoten
Für Patientinnen mit Endometriumkarzinom im klinischen Stadium I ist in Abhängigkeit von der Infiltrationstiefe und dem Grading mit einer pelvinen und/oder paraaortalen Lymphknotenmetastasierung zu rechnen (Tabelle 24.8). Die Prognose der Erkrankung wird hierdurch deutlich negativ beeinflusst. Eine **Rezidivrate von 30–40%** wird für diese Frauen beschrieben, während solche mit anderen Hochrisikofaktoren und histologisch negativen Lymphknoten nur mit einer Rezidivrate von 15 % rechnen müssen. Zu einer **Lymphknotenmetastasierung** kommt es fast ausschließlich bei Vorliegen oben genannter Risikofaktoren. Dies betrifft ca. 25 % der Patientinnen im klinischen Stadium I. Für Betroffene mit einem hochdifferenzierten (G1)-Karzinom im Stadium pT1a ist mit einer Lymphknotenmetastasierung in maximal 5 % der Fälle zu rechnen.

24.3.5.11 Biologische Faktoren
Faktoren wie Steroidhormonrezeptoren, DNA-Gehalt, Ploidie, p53-Überexpression und Her-2/neu erscheinen teilweise prognostisch bedeutsam, für **Therapieentscheidungen** spielen sie jedoch bisher eine untergeordnete Rolle.

Das Vorhandensein von **Steroidhormonrezeptoren** in einem Endometriumkarzinom korreliert mit der Differenzierung, der Ploidie und der extrauterinen Erkrankungsausdehnung. I. allg. gilt ein progesteron- und/oder östrogenrezeptorpositives Karzinom als prognostisch günstig, wobei dem Progesteronrezeptor die größere Bedeutung zukommt. Zudem spricht ein positiver Hormonrezeptorstatus für eine verbesserte Ansprechrate auf eine Gestagentherapie im Fall eines Rezidivs. Bei schlecht differenzierten Karzinomen und dennoch positivem Östrogenrezeptornachweis konnten Mutationen des Östrogenrezptors nachgewiesen werden (Assikis et al. 1996).

Die **Ploidie** (erhöhter DNA-Index) und der **Anteil der S-Phasen-Fraktion** von Tumoren korrelieren mit der Rate regionaler Lymphknotenmetastasen und mit der Prognose einer Tumorerkrankung.

Eine **p53-Proteinüberexpression** konnte für Endometriumkarzinome, insbesondere auch bei serösen Tumoren, nachgewiesen werden. Bei der Untersuchung verschiedener biologischer Faktoren (Her-2/neu, p53, DNA-Analyse) bezüglich ihrer Aussagekraft in Hinblick auf die Erkrankungsprognose erwies sich eine p53-Überexpression als **stärkster unabhängiger Faktor** (Hamel et al. 1996; Kohler et al. 1996).

24.3.6 Klinische Beurteilung

Screening. Als mögliche Screening-Untersuchungen für das Endometriumkarzinom werden **histologische und zytologische Untersuchungen** sowie die **Vaginalsonographie** diskutiert. Gegen ein Screening spricht zum einen, dass bei asymptomatischen Frauen die Prävalenz für ein Endometriumkarzinom mit < 0,2–0,7 % niedrig ist. Zum anderen werden die meisten Endometriumkarzinome in Frühstadien diagnostiziert und haben eine gute Prognose. Dies gilt insbesondere auch für Frauen aus den bekannten Risikokollektiven, sodass auch hier kein sinnvoller Angriffspunkt zu finden ist. Nach Berücksichtigung von Sensitivität und Spezifität der zytologischen und der vaginalsonographischen Untersuchung werden positiv prädiktive Werte zwischen 0,7 und 3,5 % für asymptomatische Frauen ermittelt. Das heißt, dass in maximal 3 % der auffälligen Befunde ein Endometriumkarzinom vorliegt. Auch die sonographische Überwachung von asymptomatischen Patientinnen **unter Tamoxifen-Therapie** ist umstritten (Cecchini et al. 1996; Tepper et al. 1997). Dass die Kombination verschiedener Screening-Methoden eine durchschlagende Verbesserung bringt und sich wirtschaftlich rentiert, bleibt aufgrund oben erwähnter Tatsachen unwahrscheinlich.

24.3.7 Symptome

> Als klassisches Symptom des Endometriumkarzinoms gilt die Blutung nach der Menopause. Hier liegt in ca. 10 % der Fälle ein Endometriumkarzinom vor, bei Frauen über 70 Jahren sogar in

30 %, sofern die Blutung nicht durch exogene Hormongaben ausgelöst wurde.

Ebenso kann ein **blutiger oder dunkler Fluor** bei unauffälligem Vaginal- und Zervixbefund ein Hinweiszeichen für ein Endometriumkarzinom sein. Befunde wie eine **Hämato- oder Pyometra** müssen selbstverständlich auch auf ein Karzinom hin abgeklärt werden. Bei prämenopausalen Frauen – insbesondere bei jenen aus den oben beschriebenen Risikogruppen – sollten Blutungsstörungen im Sinne von Zwischenblutungen, prä- oder postmenstruellen Schmierblutungen, Hypermenorrhöen und Metrorrhagien Anlass zu besonderer Aufmerksamkeit sein. Da das Endometriumkarzinom häufig mit einem **Uterus myomatosus vergesellschaftet** ist, muss dieser als alleinige Erklärung für Blutungsstörungen hinterfragt werden.

Tabelle 24.11. Klinisches Staging des Korpuskarzinoms (FIGO 1971)

Stadium	Tumorausbreitung
I	Ausschließlich Corpus uteri
IA	Die Sondenlänge beträgt 8 cm oder weniger
IB	Die Sondenlänge beträgt mehr als 8 cm
II	Mitbeteiligung der Cervix uteri
III	Ausdehnung des Tumors über den Uterus hinaus, jedoch nicht jenseits des kleinen Beckens
IV	Tumorausdehnung auf Blase oder Rektum oder extrapelvin

24.3.8 Diagnostik

Bei symptomatischen Patientinnen gilt **zur Diagnosesicherung die fraktionierte Kürettage** mit histologischer Aufarbeitung weiterhin als »golden standard«. Die separate Beurteilung von Zervix- und Korpusabradat soll helfen, Adenokarzinome der Zervix und Endometriumkarzinome mit Zervixbefall von auf das Corpus uteri begrenzten Endometriumkarzinomen abzugrenzen. Die Bestimmung der Kavumgröße – durch Messung der Sondenlänge – gehört ebenfalls zu diesem Eingriff.

> **Cave**
>
> Bezüglich des Zervixabradats muss jedoch von einer hohen Rate falsch-positiver Befunde ausgegangen werden. Mit falsch-negativen Befunden einer Abrasio muss man in ca. 10 % rechnen. Durch eine der Abrasio vorangehende Hysteroskopie kann diesbezüglich eine Verbesserung erreicht werden.

Eine **ambulante Strichkürettage oder Aspirationsbiopsie** ist nur bei positivem Ergebnis aussagekräftig. Bei Patientinnen mit gesichertem Endometriumkarzinom ergab ein präoperativ erfolgtes Endometrium-Sampling in 33 % keine korrekte Diagnose.

Nach histologischer Diagnosesicherung wird eine **prätherapeutische Stadienzuordnung** und eine Evaluation der Patientin bezüglich ihrer Operabilität angestrebt. Als diagnostische Maßnahmen gehören hierzu:
- eine sorgfältige körperliche und gynäkologische Untersuchung mit Berücksichtigung der Lymphknotenstationen,
- eine Thoraxübersichtsaufnahme,
- ein Laborstatus,
- eine Vaginalsonographie zu Beurteilung von Myometrium und Ovarien,
- eine Sonographie der Nieren,
- ein Ausscheidungsurogramm bei klinischer Ausdehnung der Erkrankung über das Corpus uteri hinaus,
- eine Zysto- und Rektoskopie, insbesondere bei entsprechender Anamnese oder extrauteriner Erkrankungsausdehnung sowie
- fakultativ – entsprechend Symptomatik und Ergebnis der klinischen Untersuchung – eine Koloskopie, eine Computertomographie und/oder eine Kernspinuntersuchung.

Begleitende internistische Erkrankungen wie Hypertonus, kardiale Erkrankungen und Diabetes mellitus bedürfen der präoperativen Abklärung und Therapie. Für die Fälle, in denen ein operativer Eingriff nicht in Frage kommt, gilt weiterhin das klinische Staging gemäß FIGO 1971 (Tabelle 24.11). Bei chirurgischer Evaluation muss mit einer Erkrankungsausdehnung über den Uterus hinaus bei ca. 20–25 % der Patientinnen im klinischen Stadium I gerechnet werden.

24.3.8.1 Vaginalsonographie

Im Rahmen der Vaginalsonographie werden, neben der Beurteilung des Endometriums, standardmäßig
- eine Größenabschätzung des Uterus,
- eine Beurteilung der Adnexregion mit Ovarien und
- eine Einstellung des Douglas-Raumes zum Ausschluss freier Flüssigkeit

vorgenommen.

Als wichtigstes Beurteilungskriterium des Endometriums gilt die **Endometriumdicke**, die i. allg. als doppelte Endometriumbreite angegeben wird. Je nach Autor gelten 3–5 mm als Grenze, unterhalb derer keine Karzinome aufgetreten sind. Für diese Patientinnen wird immer wieder ein Verzicht auf histologische Abklärung auch nach aufgetretener vaginaler Blutung diskutiert. Zusätzliche sonomorphologische Beschreibungen betreffen die Echogenität des Endometriums und seine Homogenität und Abgrenzbarkeit gegenüber dem Myometrium. In verschiedenen Arbeiten wird versucht, anhand der Sonomorphologie die Diagnose zu erfassen. Zur Differenzierung zwischen Polypen, Hyperplasie und Karzinom wurden folgende **Kriterien** beschrieben:
- Ein inhomogenes Endometrium weist am ehesten auf ein Karzinom hin.
- Zystische Veränderungen finden sich vermehrt bei Endometriumpolypen.
- Ein hyperechogenes Endometrium ist typisch für eine Hyperplasie.

Mit überlappenden Charakteristika muss jedoch immer gerechnet werden.

Bei Endometriumkarzinomen wird zusätzlich versucht, das Vorliegen und die Tiefe einer **Myometriuminvasion** sonographisch zu bestimmen. Die Sensitivität und die Spezifität liegen hier zwischen 70 und 80 %.

Der zusätzliche Nutzen einer **Doppleruntersuchung** in der Diagnostik eines Endometriumkarzinoms ist trotz vorhandener Durchblutungsveränderungen fraglich.

Bei entsprechender Klinik sollte aber aufgrund sonomorphologischer Kriterien niemals auf eine als notwendig eingestufte histologische Abklärung verzichtet werden.

24.3.8.2 Computertomographie

> Die Computertomographie ist die bei inoperablen Patientinnen am häufigsten eingesetzte Staging-Untersuchung. Auch als diagnostische Maßnahme bei fortgeschrittenen Tumoren und zur Evaluation bei Rezidiven und Metastasen hat sie sich durchgesetzt.

Ein **vergrößerter Uterus** mit intrakavitärer Aufdehnung durch hypodense oder flüssigkeitsdichte Struktur, umgeben von kontrastverstärktem Myometrium, weist auf ein endometriales Geschehen hin. Eine über die Hälfte hinausgehende **Myometriuminfiltration** kann mit dieser Methode i. allg. diagnostiziert werden. Zudem kann anhand von Größe und Darstellung der **Cervix uteri** auf eine Einbeziehung in das maligne Geschehen geschlossen werden. Die Befundung einer Computertomographie umfasst zusätzlich die Fragen nach
- einer parametranen Infiltration,
- einer Tumorausdehnung in Richtung Beckenwände, Adnexe, Darm und Blase,
- einer Lymphknotenbeteiligung und
- einer peripheren Metastasierung.

Das CT eignet sich zur präoperativen Abschätzung einer Lymphknotenmetastasierung. Es ist aber der Vaginalsonographie bezüglich der Beurteilung der pelvinen Verhältnisse unterlegen!

Das Vorhandensein minimaler bis mikroskopischer Invasion von Organen führt zu einer **Unterschätzung des Tumorstadiums**.

Die **Indikation zu einer CT-Untersuchung** ist damit v. a. gegeben.
- für Frauen mit unklarem Palpationsbefund,
- für medizinisch inoperable Patientinnen,
- zur Abklärung bei fortgeschrittenem Tumorstadium und
- zur Metastasensuche bei histologisch aggressiven Tumoren.

24.3.8.3 Kernspintomographie

Die Kernspintomographie zur Beurteilung und zum Staging eines Endometriumkarzinoms erfordert den **Einsatz eines intravenösen Kontrastmittels**, i. allg. Gadolinium.

Auf t_1-gewichteten Bildern stellt sich ein Endometriumkarzinom isodens dar, wohingegen es sich **auf t_2-gewichteten Aufnahmen** i. allg. mit hoher Signalintensität oder heterogen zeigt. Eine Abgrenzung zu sonstigen Endometriumveränderungen – wie Hyperplasie, Polypen, submukösen Myomen oder intrakavitärer Flüssigkeit bzw. Koageln – ist ohne Kontrastmittel kaum möglich.

Nach intravenöser Gadoliniumgabe stellt sich ein Endometriumkarzinom im Verhältnis zur Umgebung zunehmend echodens dar, sodass eine Unterscheidung von Flüssigkeit oder von Nekrosen möglich wird. Die Feststellung einer **Myometriuminfiltration** erfolgt anhand des Vorhandenseins oder Fehlens einer scharfen Abgrenzung zwischen Endometrium und Myometrium, die Beurteilung der **Invasion** durch Ausmessen der Eindringtiefe der echodensen oder heterogenen Struktur des Karzinoms in das Myometrium.

Die kernspintomographische Diagnose einer Myometriuminfiltration wird durch eine **vorausgegangene Abrasio** nicht verhindert. Weitere **Tumorausdehnungen** werden anhand der Durchbrechung des die Organe hypodens umgebenden Fettgewebes befundet. Eine Bewertung der **Lymphknoten** erfolgt über ihre Größe.

Die **stadiengerechte Einteilung** eines Endometriumkarzinoms anhand einer kernspintomographischen Untersuchung wird mit 70–90 % angegeben und erscheint damit auch deutlich gerät- und untersucherabhängig. Die Indikationsstellung ist noch nicht eindeutig definiert und am ehesten in der Beurteilung der Myometriuminfiltration (Ergebnisse ungefähr vergleichbar der Vaginalsonographie) sowie der weiteren Ausdehnung der Erkrankung im kleinen Becken zu suchen.

24.3.8.4 Tumormarker

Als **Indikationen** zum klinischen Einsatz von Tumormarkern in der Diagnostik des Endometriumkarzinoms werden diskutiert:
- Evaluation der Erkrankungsausdehnung,
- Therapieüberwachung und
- Frühdiagnostik von Rezidiven.

All diese Indikationsstellungen sind mit Vorsicht zu behandeln und werden von zahlreichen Untersuchern als wenig hilfreich abgelehnt. Sicherlich nicht geeignet sind die bisher bekannten Tumormarker zum Einsatz im Rahmen von Screening-Untersuchungen.

Verschiedene Marker. Eingesetzt werden
- CA-125 sowie
- seltener LSA (»lipid-associated sialic acid«),
- CEA,
- CA-19-9 und
- CA-15-3.

Der **Nachweis erhöhter CA-125-Spiegel** ist abhängig vom Tumorstadium und findet sich in Frühstadien der Erkrankung bei 0–20 %, im Stadium IV bei 70–80 % der Fälle. Bei klinischem Stadium I oder II lassen erhöhte CA-125-Werte eine **extrauterine Ausbreitung** befürchten. Für die oben genannten Tumormarker gilt Ähnliches – eine Markerwerterhöhung ist erst bei extrauteriner Erkrankungsausdehnung zu erwarten. Insgesamt sind sie vergleichsweise weniger sensitiv als CA-125. Eine **Kombination von CA-125, CA-19-9 und CA-15-3** verbessert die Sensitivität für die Entdeckung eines Rezidivs oder einer Tumorprogresssion. Ob eine Tumormarkererhöhung der klinischen Diagnose eines Rezidivs zeitlich wesentlich vorausgeht, ist fraglich.

24.3.8.5 Hysteroskopie und fraktionierte Kürettage

Bei klinischem oder sonographischem Verdacht auf ein Endometriumkarzinom empfiehlt sich, der fraktionierten Kürettage eine Hysteroskopie voranzustellen. So wird eine **zuverlässige Gewebegewinnung** aus dem makroskopisch auffälligsten Bereich des Endometriums sowie eine Beurteilung des Zervikalkanals zur Differenzierung zwischen Stadium I und II möglich. Insbesondere auch bei persistierenden vaginalen Blutungen oder negativem Ergebnis einer Abrasio bei bestehendem Karzinomverdacht kann die Hysteroskopie mit der Möglichkeit der Kavumspülung zur weiteren Abklärung sinnvoll sein.

24.3.9 Staging und Primärtherapie

> Zur Behandlung des Endometriumkarzinoms ist die operative Intervention ohne vorausgegangene Strahlen- oder Chemotherapie heute i. allg. die Methode der Wahl (Partridge et al. 1996). Eine Operabilität ist bei ca. 90 % der Patientinnen gegeben.

Eine **postoperative Strahlentherapie** wird entsprechend dem chirurgischen und histopathologischen Befund eingesetzt. Der adjuvante Einsatz von **Gestagenen** nach adäquater Operation hat sich nach anfänglicher Begeisterung nicht als prognoseverbessernd erwiesen. Ebensowenig konnte in einer groß angelegten randomisierten Studie ein Vorteil für eine **adjuvante Chemotherapie**, in diesem Fall Doxorubicin, gefunden werden.

Primäre chirurgische oder Strahlentherapie. Die Überlegenheit einer primären Operation gegenüber einer primären Strahlentherapie ist jedoch nicht durch randomisierte Studien belegt. Befürworter des primären chirurgischen Stagings weisen auf die exakte Stadieneinteilung und Erfassung weiterer Prognosefaktoren durch die Operation hin, die helfen, Übertherapien und Therapieversäumnisse zu vermeiden. Onkologen, die eine primäre Strahlentherapie bevorzugen, führen als Vorteile ein präoperatives Down-Staging und eine geringere Metastasierungsrate für Risikopatientinnen an.

Für **prämenopausale Frauen mit Kinderwunsch** haben Kim et al. (1997) Daten zu einer alleinigen Gestagentherapie bei gut differenziertem Endometriumkarzinom präsentiert: Insgesamt wurden 21 Frauen behandelt. 13 von 21 Patientinnen zeigten ein Ansprechen auf die Gestagentherapie (60 %). Bei 3 von 13 trat ein Rezidiv auf, und eine operative Therapie musste folgen, ebenso wie bei den 8 Frauen ohne Ansprechen auf die Gestagentherapie. 3 der Frauen bekamen Kinder, 19 der 21 Patientinnen waren bei der letzten Nachsorge ohne Rezidivhinweis, eine Patientin entwickelte ein metastasierendes Endometriumkarzinom, und für eine Patientin lagen keine Daten vor. Eine solche Vorgehensweise stellt sicherlich auch weiterhin keine Standardtherapie dar. Als Alternative für prämenopausale Frauen mit dringendem Kinderwunsch und Low-risk-Erkrankung ist sie – mit großer Zurückhaltung – zu erwägen (Emons et al. 2003 a).

24.3.9.1 Operative Behandlung

Patientinnen mit Endometriumkarzinom werden auch heute noch nur zu einem geringen Anteil in **onkologischen Zentren** operiert. Anhand der prätherapeutischen Stadieneinteilung – mit Kenntnis des histologischen Typs, des Differenzierungsgrades und von Myometrium- oder Zervixbefall – ist die Möglichkeit gegeben, Patientinnen, bei denen eine weiterreichende Operation, z. B. eine Lymphonodektomie, durchgeführt werden muss, an entsprechende Einrichtungen zu überweisen.

Präoperativ erfolgen eine internistische und anästhesiologische Abklärung. Die Operationsaufklärung muss die Entfernung von Uterus, Tuben und Ovarien beinhalten und die Erlaubnis zu einer intraabdominalen Exploration mit Biopsieentnahmen sowie Tumor- und Lymphknotenentfernung einholen.

Der operative Zugang besteht i. allg. in einem Unterbauchlängsschnitt, der bei Notwendigkeit einer paraaortalen Lymphonodektomie erweitert werden kann. Nach Eröffnung des Peritoneums wird eine Peritoneallavage mit Entnahme von Spülflüssigkeit zur zytologischen Bewertung durchgeführt. Danach folgt eine gründliche abdominale Exploration mit Biopsie oder Exzision aller tumorverdächtigen Herde.

Die **Entnahmen von makroskopisch unauffälligem Gewebe** zur Detektion von Mikrometastasen hat sich nicht als hilfreich erwiesen. Die Uterusoberfläche wird sorgfältig auf einen evtl. vorhandenen **Serosadurchbruch** hin untersucht. Der Uterus wird durch 2 lange, gerade Klemmen, die den Tubenabgang und das Lig. rotundum der jeweiligen Seite gemeinsam fassen, geführt.

Die **vollständige abdominale Hysterektomie mit Adnexektomie** beidseits schließt sich an. Die Präparationsebene liegt extrafaszial, eine langstreckige Ureterpräparation ist nicht erforderlich. Das Absetzen von Uterus und Adnexen sollte en bloc, bei Zervixbefall unter Mitnahme einer Scheidenmanschette erfolgen. Bei (Stadium II) Zervixbefall ist die Mitnahme der Parametrien (Operation nach Wertheim) indiziert. Der Uterus wird häufig – möglichst an einem separaten Tisch – aufgeschnitten (von der Zervix aus, an den lateralen Kanten in Richtung Fundus), um die Beurteilung einer eventuellen Myometrium- und Zervixinfiltration vornehmen zu können. Die **makroskopische Betrachtung** führt in ungefähr 90 % der Fälle zu einer korrekten Befundung. Andere Arbeiten finden eine deutlich schlechtere Korrelation.

> I. allg. sollte daher ein intraoperativer Schnellschnitt angefertigt werden. Je entdifferenzierter ein Karzinom ist, desto unzuverlässiger werden sowohl die makroskopische als auch die Schnellschnittbeurteilung bezüglich dieser Fragestellung. So werden in solchen Fällen nach Erhalt des endgültigen histologischen Ergebnisses nicht selten Nachoperationen zur Lyphknotenentfernung erforderlich.

Eine **retroperitoneale Lymphonodektomie** ist als Staging-Maßnahme bei allen Fällen mit erhöhtem Risiko (> Stadium IA G1) indiziert

- bei entdifferenzierten Tumoren,
- bei Infiltration der äußeren Myometriumhälfte,
- bei einem Tumor im Bereich der Isthmus-Zervix-Region,
- bei Adnex- oder sonstiger extrauteriner Metastasierung,
- bei serösen, klarzelligen und squamösen Karzinomen sowie
- bei sichtbar oder palpabel vergrößerten Lymphknoten.

Die pelvine Lymphonodektomie beinhaltet die Entnahme von Fettgewebe und Lymphknoten entlang der distalen A. iliaca communis und der oberen A. iliaca externa jeder Seite sowie der Lymphknotengruppe entlang des N. obturatorius beidseits. In Deutschland wird eine komplette pelvine Lymphonodektomie empfohlen. **Eine paraaortale Lymphonodektomie** sollte sich bei pelvinem Lymphknotenbefall, bei vergrößerten paraaortalen Lymphknoten sowie generell bei Vorliegen von mehrerer Risikofaktoren anschließen. Eine großzügige Indikationsstellung wird zunehmend empfohlen (Blythe et al. 1997; Orr et al. 1997; Yokoyama et al. 1997, Hanf et al. 2004). In den USA wird i. allg. eine ausreichende Beurteilungsmöglichkeit der Erkrankungsprognose durch ein systematisches Lymphknoten-Sampling propagiert, aber auch dort gibt es zahlreiche Vertreter der kompletten Lymphonodektomie (Orr et al. 1996).

> Eine Lymphonodektomie ermöglicht zum einen die genauere Prognoseabschätzung und damit eine stadienangepasste adjuvante Therapie (Gretz et al. 1996), zum anderen wurde eine Prognoseverbesserung für lymphonodektomierte Patientinnen nachgewiesen.

Mit dieser Vorgehensweise erhält man ein chirurgisches Staging gemäß den FIGO-Kriterien von 2000 (Tabelle 24.7; Abb. 24.5 und 24.6).

In einzelnen Fällen wird die Operation durch eine **partielle oder vollständige Omentektomie** ergänzt. Dies erscheint v. a. bei papillär-serösen Endometriumkarzinomen mit entsprechendem Metastasierungsweg sinnvoll.

Bei Scheidenmetastasierung – Stadium IIIB des Endometriumkarzinoms – ist eine partielle oder komplette Kolpektomie zusätzlich zur oben genannten Operation indiziert.

Bei peritonealer Ausdehnung der Erkrankung sollte ein möglichst vollständiges Tumor-Debulking – entsprechend einer Operation bei Ovarialkarzinom – angestrebt werden.

Für **Patientinnen mit Stadium IVA** – Befall von Blase oder Rektum unter Einbeziehung der Schleimhaut – kann nach Aus-

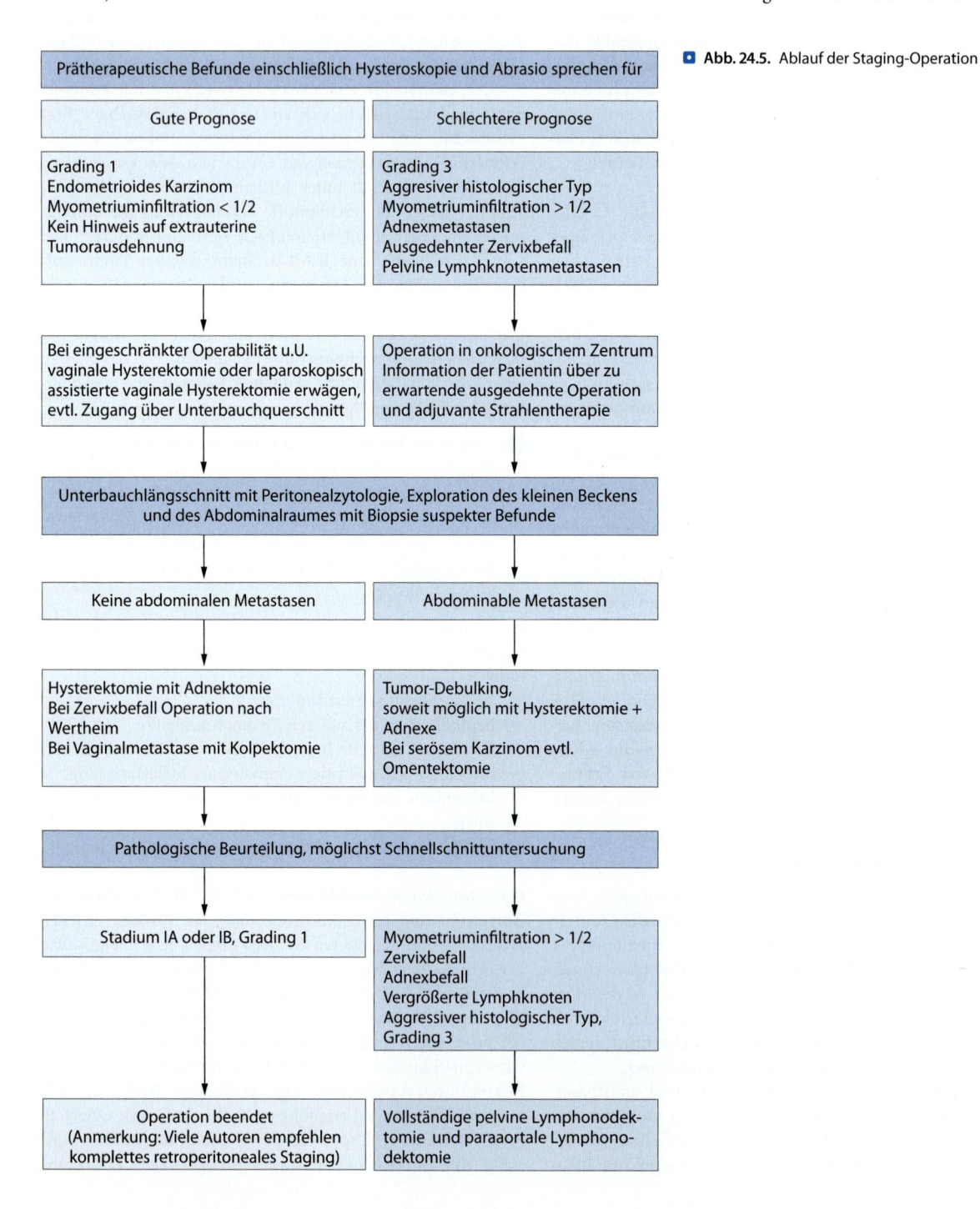

Abb. 24.5. Ablauf der Staging-Operation

```
Prätherapeutische Befunde einschließlich Hysteroskopie und Abrasio sprechen für
├── Gute Prognose
│   Grading 1
│   Endometrioides Karzinom
│   Myometriuminfiltration < 1/2
│   Kein Hinweis auf extrauterine Tumorausdehnung
│   ↓
│   Bei eingeschränkter Operabilität u.U. vaginale Hysterektomie oder laparoskopisch assistierte vaginale Hysterektomie erwägen, evtl. Zugang über Unterbauchquerschnitt
│
└── Schlechtere Prognose
    Grading 3
    Aggresiver histologischer Typ
    Myometriuminfiltration > 1/2
    Adnexmetastasen
    Ausgedehnter Zervixbefall
    Pelvine Lymphknotenmetastasen
    ↓
    Operation in onkologischem Zentrum
    Information der Patientin über zu erwartende ausgedehnte Operation und adjuvante Strahlentherapie

Unterbauchlängsschnitt mit Peritonealzytologie, Exploration des kleinen Beckens und des Abdominalraumes mit Biopsie suspekter Befunde
├── Keine abdominalen Metastasen
│   ↓
│   Hysterektomie mit Adnektomie
│   Bei Zervixbefall Operation nach Wertheim
│   Bei Vaginalmetastase mit Kolpektomie
│
└── Abdominable Metastasen
    ↓
    Tumor-Debulking, soweit möglich mit Hysterektomie + Adnexe
    Bei serösem Karzinom evtl. Omentektomie

Pathologische Beurteilung, möglichst Schnellschnittuntersuchung
├── Stadium IA oder IB, Grading 1
│   ↓
│   Operation beendet
│   (Anmerkung: Viele Autoren empfehlen komplettes retroperitoneales Staging)
│
└── Myometriuminfiltration > 1/2
    Zervixbefall
    Adnexbefall
    Vergrößerte Lymphknoten
    Aggressiver histologischer Typ, Grading 3
    ↓
    Vollständige pelvine Lymphonodektomie und paraaortale Lymphonodektomie
```

Stadium IA Grading 1 + 2	Stadium IB + IC Grading 1 + 2	Stadium IC mit weiteren Risikofaktoren	Stadium IIIC ohne komplette Lymphonodektomie*	Paraaortale Lymphknotenmetastasen	Seröses Karzinom
	Stadium IIA Grading 1 + 2	Stadium II mit weiteren Risikofaktoren	Lymphknotenstatus unbekannt*		
	Stadium IVA (non in sano operiert)	Stadium IIIA + IIIB	Stadium IIIB mit Tumor im Parakolpium		
		Stadium IIIC nach kompletter Lymphonodektomie	Stadium IVA (non in sano operiert)		
			Peritoneale Metastasierung		
Keine weitere Therapie	Intravaginale Brachytherapie	Kombinierte Radiatio empfohlen, Studienergebnisse jedoch uneinheitlich	Pelvine Strahlentherapie, Brachytherapie bei Indikation	Pelvine Strahlentherapie, mit paraaortalem Feld	Therapie unklar, evtl. Ganzabdomenbestrahlung und/oder Chemotherapie

◘ **Abb. 24.6.** Indikationen zur Strahlentherapie beim Endometriumkarzinom in Abhängigkeit vom Stadium (* Sekundäre Lymphonodektomie im Rahmen einer Reoperation erwägen!)

schluss von paraaortalen Metastasen und Fernmetastasen auch eine vordere und/oder hintere Exenteration indiziert sein.

Im Stadium IV des Endometriumkarzinoms ist eine **primäre Operabilität** nur in 25 % der Fälle zu erwarten. Gelingt die Tumorreduktion, wird die Prognose deutlich verbessert – das mittlere Überleben steigt von 8 auf 18 Monate. Auch bei Vorliegen von Fernmetastasen kann eine Hysterektomie zur Blutungsstillung und lokalen Tumorkontrolle sinnvoll sein.

Die **Gesamtkomplikationsrate der Staging-Operation** liegt bei ungefähr 20 %. Hierzu zählen u. a.:
- Lymphzysten,
- gastrointestinale oder urogenitale Verletzungen bzw. Stenosen,
- intraabdominale Blutung,
- Wundinfektion,
- Platzbauch,
- Thrombophlebitis und
- Lungenembolie.

Ernste Komplikationen wurden in 6 % der Fälle beschrieben. Bei adipösen Patientinnen treten im Vergleich zu einem normalgewichtigen Vergleichskollektiv deutlich häufiger perioperative Komplikationen auf.

Eine **pelvine und paraaortale Lymphknotenentfernung** kann zusätzlich zu einer Hysterektomie und Adnexektomie beidseits ohne wesentliche Veränderung der Morbidität und Mortalität der betroffenen Patientin erfolgen. Operationszeit, Blutverlust und Dauer des Krankenhausaufenthalts sind nach zusätzlicher Lymphonodektomie jedoch erhöht.

Eine bisher nicht etablierte, alternative Methode des chirurgischen Stagings für Patientinnen mit Erkrankung im Stadium I ist die **laparoskopisch assistierte vaginale Hysterektomie (LAVH)** mit laparoskopischer Lymphonodektomie (Fowler 1996). Die vorliegenden Erfahrungen mit dieser Methode sind begrenzt.

In einer Serie von 59 Patientinnen wurde die Notwendigkeit einer sekundären Laparotomie für 2 Patientinnen wegen Adipositas, für 6 Patientinnen wegen intraoperativ diagnostizierter intraabdominaler Ausdehnung sowie für 2 Patientinnen wegen Komplikationen (Ureterdurchtrennung, Blasenläsion) beschrieben. Der Krankenhausaufenthalt sowie die postoperative Erholungsphase sind bei diesem Vorgehen verkürzt. Zur weiteren Bewertung dieser Methode läuft eine GOG-Studie.

Der **vaginale Zugang** ist aus onkologischer Sicht unzureichend. Die vaginale Hysterektomie kann jedoch in Einzelfällen für Hochrisikopatientinnen mit Stadium I der Erkrankung sinnvoll sein. Eine Adnexektomie sollte auch bei diesem operativen Eingriff angestrebt werden.

24.3.9.2 Adjuvante Therapie

Entsprechend der Befunde des chirurgischen Staging werden die Patientinnen in **3 Risikogruppen** eingeteilt (◘ Tabelle 24.12). Die Bestrahlung der Scheide, des kleinen Beckens – mit oder ohne paraaortales Feld – oder des gesamten Abdomens sind erprobte adjuvante Therapien (◘ Abb. 24.6). Die Strahlentherapie sollte innerhalb von 6 Wochen nach Operation beginnen. Die Morbidität wächst mit Zunahme des bestrahlten Feldes. Zudem gibt es Anhaltspunkte für eine erhöhte Morbidität durch Strahlentherapie nach chirurgischem Staging, im Gegensatz zur Bestrahlung nach einfacher Hysterektomie.

Ackerman et al. (1996) ziehen die **Rolle einer adjuvanten Strahlentherapie** generell in Zweifel. Sie beschreiben in ihrem Kollektiv von 304 Patientinnen mit Endometriumkarzinom eine Rezidivrate von 18 %. Nach einer Primärbehandlung mit Operation und pelviner Strahlentherapie traten vermehrt Fernmetastasen auf, nach ausschließlicher Operation v. a. Lokalrezidive. Von den 28 Patientinnen ohne Fernmetastasen (52 % der Rezidive) wurden 21 bestrahlt. Nach einem minimalen Beobachtungszeitraum von 5 Jahren lebten 14 dieser Frauen

Tabelle 24.12. Postoperative Risikoabschätzung für Rezidivierung und Metastasierung

Geringeres Risiko	Mittleres Risiko	Hohes bis sehr hohes Risiko
Endometrioides Karzinom mit Grading 1 oder 2	Myometriuminfiltration > 1/2 Tumorbefall des Zervixstromas	Grading 3 Tumorbefall der Zervixdrüsen
Myometriuminfiltration < 1/2	Positive Spülzytologie	Adnexmetastasen
Keine extrauterine Tumorausdehnung	Keine extrauterine Tumorausdehnung Lymphogene, hämatogene Gefäßeinbrüche	Lymphknotenmetastasen Vaginalmetastasen Stadium IV Aggressive histologische Typen

rezidivfrei. Aufgrund dieses Ergebnisses schlägt die Arbeitsgruppe vor, die Strahlentherapie für den Fall eines Rezidivs zu reservieren. Die systematische und paraaortale Lymphonodektomie erlaubt den gezielten Einsatz der adjuvanten Radiotherapie (◻ Abb. 24.6).

Sowohl **chemotherapeutische** als auch **hormonelle Therapieansätze** nehmen in der adjuvanten Therapie des Endometriumkarzinoms nur einen sekundären Platz ein und sind hauptsächlich palliativen Fällen vorbehalten.

24.3.9.3 Vaginale Kontaktbestrahlung

Die vaginale Kontakttherapie erfolgt heute i. allg. als **High-dose-rate-Brachytherapie mittels Afterloading-Technik** (Nag 1996). Hierdurch ist ein optimaler Personalschutz zu erreichen. Die Therapieeinheiten liefern ungefähr 100–200 Gy/h. Die geplante Dosis wird so innerhalb weniger Minuten verabreicht. Als Quelle wird meist Iridium 192 eingesetzt. Eine ambulante Behandlung mit geringem Risiko der Applikatorverschiebung und nur minimaler Belastung der Patientin durch die Therapie ist so zu erreichen. Als Applikatoren werden i. allg. intravaginal zu platzierende Zylinder mit einem Durchmesser zwischen 2 und 4 cm verwendet.

Die **Dosis** wird normalerweise in 0,5 cm Entfernung von der Oberfläche des Vaginalzylinders angegeben. Die Wahl von Dosis und Fraktionierung ist sehr uneinheitlich. In Deutschland hat sich eine Bestrahlung der kranialen Scheidenhälfte mit 3-maliger Applikation von 7 Gy in wöchentlichen Abständen durchgesetzt. Teilweise wird auch eine Ausstrahlung der gesamten Vagina angestrebt, um eventuelle Streuherde am Urethralwulst zu erfassen.

Die **Indikationsstellung** für eine adjuvante vaginale Kontakttherapie liegt v. a. in der lokalen Kontrolle des Tumorwachstums für Patientinnen mit mittlerem und hohem Rezidivrisiko der Stadien IB–IIB. Hier ist die vaginale Kontakttherapie der perkutanen pelvinen Strahlentherapie überlegen, als deren Ergänzung sie auch häufig bei fortgeschritteneren Tumoren eingesetzt wird.

Komplikationen einer vaginalen Kontakttherapie sind abhängig von der Dosis der Einzelfraktion, der Gesamtbestrahlungsdosis, dem Durchmesser des Vaginalapplikators und der bestrahlten Scheidenlänge. Auftreten können in unterschiedlicher Ausprägung
- radiogene Blasenentzündungen,
- Vaginalstenosen,
- Strahlenproktitiden,
- Vaginalnekrosen mit Fistelbildung und
- Darmstenosen.

Schwere Komplikationen sind sehr selten.

24.3.9.4 Perkutane Strahlentherapie

Als **adjuvante Therapiemaßnahme** wird die perkutane Strahlentherapie v. a. bei fortgeschrittenen Stadien des Endometriumkarzinoms eingesetzt. Analysen weisen darauf hin, dass durch die Strahlentherapie zwar eine bessere lokale Kontrolle der Tumorerkrankung erreicht werden kann, eine positive Beeinflussung der Überlebenszeit der Patientin jedoch nicht generell zu erzielen ist. I. allg. wird als adjuvante postoperative Therapie eine **Kombination aus vaginaler Kontaktbestrahlung und perkutaner Strahlentherapie** gewählt.

> **Empfehlung**
>
> Die perkutane Strahlentherapie erfolgt über eine 2- oder 4-Feldertechnik (ventrales und dorsales Feld, evtl. zusätzlich seitliche Felder) unter Einbeziehung der Lymphknoten entlang der A. iliaca communis, beider Beckenwände und des oberen Scheidenabschnitts. Bei Kombination mit einer Brachytherapie muss ab einer bestimmten Dosis die Beckenmitte ausgeblockt werden. Die Gesamtdosis liegt bei 40–60 Gy mit Einzeldosen von täglich ca. 2 Gy, ergänzt durch 3-malige vaginale Applikation von 5 Gy in 1- bis 2-wöchentlichen Abständen.

Die **Komplikationsrate** und die **Schwere der Komplikationen** sind abhängig von Feldgröße und applizierter Dosis sowie von den vorausgegangenen abdominalen Operationen, insbesondere von der Ausdehnung der erfolgten Lymphonodektomie. Als Komplikationen können auftreten:
- intestinale Probleme:
  - Diarrhö,
  - intestinale Blutung und
  - Darmstenosierung bis hin zum Ileus;
- Fisteln:
  - intestinal,
  - rektovaginal und
  - urogenital sowie
- Lymphödeme der unteren Extremitäten.

Mit schweren Komplikationen ist in 6–8 % der Fälle zu rechnen.

Patientinnen mit niedrigem Rezidivrisiko. Frauen, deren Tumor auf das Endometrium beschränkt ist (Stadium IA) und ein Grading 1 oder 2 aufweist, profitieren nicht von einer postoperativen Brachytherapie (Orr et al. 1997). Die Heilungsrate liegt für diese Patientinnen nach alleiniger chirurgischer Therapie bei nahezu 100 %. Bei Stadium IB wird eine adjuvante vaginale Brachytherapie i. allg. empfohlen (◘ Abb. 24.6).

Patientinnen mit hohem Rezidivrisiko. Zu dieser Gruppe zählen Patientinnen im Stadium IIB, III und IV des Endometriumkarzinoms sowie jene mit Grading-3-Tumoren und histologisch aggressiven Subtypen (◘ Abb. 24.6). Für diese Frauen wird eine intravaginale Brachytherapie i. allg. als sinnvoll erachtet.

> **Indikationen für die Strahlentherapie**
> - Im Stadium IIIA des Endometriumkarzinoms liegt die Indikationsstellung für eine vaginale Strahlentherapie in der Tumorausdehnung auf Myometrium oder Zervix begründet. Eine zusätzliche perkutane Strahlentherapie erfolgt häufig, ist jedoch nicht durch Studienergebnisse untermauert (Schorge et al. 1996). Bei positiver Spülzytologie ohne sonstige extrauterine Ausdehnung der Erkrankung ist eine perkutane Strahlentherapie nicht prognoseverbessernd.
> - Für Patientinnen mit Erkrankung im Stadium IIIB wird nach Operation mit Kolpektomie neben der intravaginalen eine perkutane Bestrahlung bei Tumorausdehnung auf das Parakolpium empfohlen.
> - Bei Vorliegen eines pelvinen Lymphknotenbefalls – Stadium IIIC – ist der Effekt einer pelvinen Strahlentherapie nach Operation mit vollständiger Lymphonodektomie nicht bewiesen. Mit z. T. erheblichen Nebenwirkungen, abhängig vom Ausmaß der Lymphknotenentfernung, muss gerechnet werden. Bei histologisch gesicherten paraaortalen Lymphknotenmetastasen wird ein zusätzliches paraaortales Bestrahlungsfeld empfohlen. Die Indikation zur vaginalen Brachytherapie in diesem Tumorstadium wird von den oben genannten Indikationen abgeleitet.
> - Im Stadium IVA ist bei einer im Gesunden gelungenen Operation eine intravaginale Strahlentherapie ausreichend, für die anderen Patientinnen ist eine kombinierte Strahlentherapie zu fordern.
> - Für Frauen mit intraperitonealer Metastasierung als einzigem Hochrisikofaktor (Stadium IVB) liegen kaum Daten zu Behandlungsergebnissen vor. Auch hier sollte eine postoperative perkutane oder kombinierte Strahlentherapie erfolgen.
> - Patientinnen mit Grading-3-Tumoren ohne sonstige Risikomerkmale (Stadium IA oder IB) sind selten. In der GOG-Serie mit 766 Erkrankten fanden sich nur 8 Fälle mit ausschließlich diesem Risikofaktor. Eine postoperative Strahlentherapie erfolgte bei 3 dieser Patientinnen, keine hatte ein Rezidiv. In der Gruppe der restlichen 5 Frauen trat ein Rezidiv auf. Generelle Behandlungsempfehlungen können anhand dieser Datenlage nicht gegeben werden.

Für die histologischen Typen des Endometriumkarzinoms, die bekanntermaßen mit einer schlechten Prognose einhergehen (seröses, klarzelliges, undifferenziertes und squamöses Karzinom), sind die Prognosefaktoren, die für endometrioide Karzinome gefunden wurden, von nur geringer Bedeutung. Adjuvante stadienunabhängige Therapieempfehlungen sind nicht gesichert. Teilweise wird eine Ganzabdomenbestrahlung empfohlen.

Patientinnen mit mittlerem Rezidivrisiko. Zu dieser Gruppe zählen Patientinnen in den Stadien IC und IIA des Endometriumkarzinoms sowie solche mit positiver Spülzytologie ohne sonstige extrauterine Erkrankungen sowie Frauen mit inkomplettem chirurgischem Staging (◘ Abb. 24.6).

Für Patientinnen im **Stadium IC und IIA** besteht die Empfehlung zu einer intravaginalen Brachytherapie. Ob eine zusätzliche perkutane Strahlentherapie einen ergänzenden Nutzen für diese Gruppe erbringt, erscheint anhand der vorliegenden Studien fraglich. Es gibt allerdings auch Gegenstimmen, die eine externe Strahlentherapie für unerlässlich halten. Die lokale und regionale Tumorkontrolle wird verbessert, wohingegen ein Überlebensvorteil bei vermehrt auftretenden Fernmetastasen nicht gesichert ist. Andere Arbeitsgruppen schlagen für Patientinnen mit auf den Uterus begrenztem endometrioidem Endometriumkarzinom eine pelvine Strahlentherapie vor, falls mehr als ein ungünstiger Faktor – Grading 3, tiefe Myometriuminfiltration, Befall des Zervixstromas, Gefäßeinbrüche – vorliegt. Die 5-Jahres-Überlebensraten lagen bei 97 % für Patientinnen mit keinem oder einem Risikofaktor, bei 66 % für Erkrankte mit 2 Risikofaktoren und bei 17 % für Frauen mit 3 oder 4 Risikofaktoren. Für Patientinnen mit 2 Risikofaktoren konnte die 5-Jahres-Überlebensrate durch eine pelvine Strahlentherapie tendenziell verbessert werden (von 50 auf 70% – im untersuchten Kollektiv nicht signifikant).

Die oben genannten Studien bestehen i. allg. aus **retrospektiven Datenerhebungen**. Rückschlüsse werden anhand von Überlebens- und Rezidivraten, verglichen mit aus der Literatur entnommenen Daten oder mit historischen Kollektiven, gezogen. Eine prospektiv randomisierte Studie der GOG mit 448 Patientinnen im Stadium IB–IIB ohne Lymphknotenmetastasen ergab einen signifikanten Rückgang der Rezidivrate nach Radiatio, aber keinen signifikanten Benefit auf das Gesamtüberleben (Keys et al. 2004).

Die **Bedeutung einer positiven Spülzytologie** ohne extrauterine Karzinomausbreitung als Prognosefaktor ist nicht abschließend geklärt. Eine geeignete adjuvante Therapie gibt es für diese Patientinnen bisher nicht. Eine pelvine Strahlentherapie führt hier nicht zum Erfolg. Therapieerfolge außerhalb randomisierter Studien sind für dieses Kollektiv mit intraperitonealer ^{32}P-Applikation sowie mit adjuvanter Gestagentherapie beschrieben. Eine generelle Behandlungsempfehlung kann anhand dieser Einzelergebnisse nicht gegeben werden.

Therapieempfehlungen für **Patientinnen mit inkomplettem chirurgischem Staging** sind uneinheitlich. Falls von einer erneuten Staging-Laparotomie wegen erhöhtem Operationsrisiko ausnahmsweise abgesehen wird, ist eine kombinierte Strahlentherapie zu empfehlen. Eine Alternative für diese Frauen bietet das laparoskopische Re-Staging. Die Bewertung eines solchen Vorgehens steht aus.

24.3.9.5 Adjuvante Chemotherapie

Zur **Beurteilung des Effekts** einer adjuvanten Chemotherapie liegen nur wenige randomisierte Studien vor: Nach postoperativer pelviner und teilweise auch paraaortaler Strahlentherapie wurden 181 Patientinnen mit schlechter Prognose zur Hälfte einer Therapie mit Doxorubicin in einer Gesamtdosis von 500 mg/m^2 zugeführt. Innerhalb eines Beobachtungszeitraums von 5 Jahren gab es keine Unterschiede bezüglich der Rezidivraten in beiden Gruppen.

Die GOG verglich in der GOG-22-Studie die Abdomenganzbestrahlung mit einer alleinigen Chemotherapie: 98 auswertbare Patientinnen des Stadiums III und IV mit einem maximalen residualen Tumorrest von 2 cm wurden mit Abdomenganzbestrahlung behandelt. 90 Vergleichspatientinnen erhielten statt der Radiotherapie eine Chemotherapie mit Doxorubicin/Cisplatin. Nach einer medianen Follow-up-Zeit von 52 Monaten waren sowohl das krankheitsfreie als auch das Gesamtüberleben in der Chemotherapie signifikant besser (progressionsfreies Überleben nach 24 Monaten in der Bestrahlungsgruppe 46 %, in der Chemotherapiegruppe 59 % – Gesamtüberleben 59 vs. 70 %). Bei 7 % der Patientinnen musste die Chemotherapie wegen Unverträglichkeit abgebrochen werden. In der Chemotherapiegruppe waren 8 behandlungsassoziierte Todesfälle zu beklagen, in der Radiotherapiegruppe 4.

Als Konsequenz aus den Ergebnissen schlugen die Autoren eine Kombination von Chemotherapie mit einer eingeschränkten gezielten Bestrahlungsbehandlung vor. Daher vergleicht die randomisierte noch laufende GOG-84-Studie Patientinnen des FIGO-Stadiums III und IV, bei denen eine Bestrahlung der befallenen Lymphknotenareale durchgeführt wurde, im Hinblick auf die nachfolgende Chemotherapie: Es wurde entweder Cisplatin/Doxorubicin oder die Dreifachkombination Cisplatin/Paclitaxel/Doxorubicin appliziert. Da bisher keine evidenzbasierten Empfehlungen für Patientinnen mit nachgewiesenem paraaortalem Lymphknotenbefall existieren, sollten solche Patientinnen innerhalb von kontrollierten klinischen Studien behandelt werden.

> Die Nebenwirkungsrate der zytotoxischen Therapien ist insbesondere für ältere und an internistischen Erkrankungen leidenden Patientinnen beträchtlich.

24.3.9.6 Adjuvante Hormontherapie

Mittlerweile liegen 6 prospektiv randomisierte klinische Studien zum adjuvanten Einsatz von Gestagenen vor, die 4350 Patientinnen umfassen. Eine Metaanalyse dieser Studien zeigte, dass das Gesamtüberleben durch die adjuvante Gestagentherapie nicht beeinflusst wurde. Obwohl ein nicht signifikanter Trend für eine leichte Reduktion der Rezidivfälle und der endometriumkarzinomassoziierten Todesfälle bestand, war die Rate der Todesfälle anderer Genese erhöht. Die Autoren schlussfolgerten, dass die aktualisierten Daten einen Einsatz von Gestagen in der adjuvanten Behandlung des Endometriumkarzinoms nicht unterstützen.

24.3.9.7 Therapie des serösen Endometriumkarzinoms

Trotz der bereits beschriebenen schlechten Prognose des serösen Endometriumkarzinoms sollte für die Frühstadien dieses Tumors eine **umfassende Staging-Operation** und für die fortgeschrittenen Stadien eine **maximale Tumorreduktion** angestrebt werden.

Als **adjuvante Therapie** wird eine Kombination aus Doxorubicin und Cisplatin empfohlen. Die Ansprechraten liegen mit 20–25 % jedoch deutlich niedriger als z. B. beim Ovarialkarzinom, und ein Erfolg ist meist von kurzer Dauer. Insgesamt muss von einem relativ chemotherapieresistenten Karzinom ausgegangen werden. Die Evaluation von Paclitaxel für dieses Karzinom steht aus.

Ein alternativer Therapieansatz ist die **Ganzabdomenbestrahlung**. Auch hier sind Ansprechraten von maximal 30 % zu erwarten. Es wurden jedoch auch Langzeiterfolge beobachtet.

24.3.9.8 Östrogensubstitution bei Endometriumkarzinom

Ein Endometriumkarzinom in der Anamnese galt lange Zeit als Kontraindikation für eine Östrogensubstitution. Nach inzwischen vorliegenden nicht randomisierten Daten bezüglich einer Östrogenapplikation bei insgesamt 122 Patientinnen nach Endometriumkarzinom wurde für diese Gruppe **kein erhöhtes Rezidivrisiko** gefunden.

> **Empfehlung**
>
> Eine konkrete Indikation zu einer Östrogengabe sollte – wie für jede andere Frau auch – vorliegen. Die Aufklärung bedarf besonderer Sorgfalt und sollte die Prognose der vorausgegangenen Karzinomerkrankung berücksichtigen.

24.3.9.9 Präoperative und primäre Strahlentherapie

Die **primäre operative Therapie** des Endometriumkarzinoms hat sich größtenteils durchgesetzt. Dennoch gibt es einige onkologische Zentren, die eine **präoperative Strahlentherapie** bevorzugen und gerade für die Risikofälle der Stadien I und II durch die präoperative Therapie einen Überlebensvorteil sehen. Nach präoperativer intrakavitärer Strahlentherapie wird kurzfristig, nach präoperativer perkutaner Strahlentherapie nach 4–6 Wochen operiert.

Die **Indikation zu einer primären Strahlentherapie** besteht für Patientinnen mit stark erhöhtem Operationsrisiko aufgrund internistischer Erkrankungen und Adipositas. Diese Frauen – in den meisten Kollektiven weniger als 10 % aller Fälle – können erfolgreich strahlentherapeutisch behandelt werden. Bei einer Brachytherapie ist für medizinisch inoperable Patientinnen mit Endometriumkarzinom im Stadium I eine Mortalitätsrate von 2 % sowie eine Rate lebensbedrohlicher Komplikationen – kardiale, thromboembolische und pulmonale Ereignisse – von 4 % beschrieben.

Nach ausschließlicher strahlentherapeutischer Behandlung sollte nach 3 und 12 Monaten eine **Kontrollabrasio** erfolgen. Bei der Evaluation dieses medizinischen Risikokollektivs ist zu berücksichtigen, dass innerhalb eines Zeitraums von 5 Jahren ca. die Hälfte der Frauen an interkurrenten Erkrankungen stirbt. Daher sollten zum Vergleich unterschiedlicher Behandlungsmethoden entweder die erkrankungsspezifische Mortalitätsrate oder die Lokal- und Fernmetastasierungsrate berücksichtigt werden.

Die **intrakavitäre Strahlendosis** wird mit intrauterinen Radiumkapseln (Stockholm-Technik mit Heyman-Kapseln) oder über ein intrakavitär eingeführtes Applikatorsystem (z. B. Y-förmiger Tandemapplikator oder pilzförmiger Kunststoffapplikator), die vaginale Strahlendosis über einen angepassten Vaginalzylinder verabreicht. Das Zielvolumen umfasst die gesamte Uteruswandung bis zur Serosa. Auf eine adäquate Bestrahlung des unteren Uterinsegments und des Zervikalkanals muss geachtet werden. Als Zieldosis werden ca. 45 Gy auf einem Punkt 2 cm lateral der lateralen Applikatoroberfläche angestrebt. Je nach Indikationsstellung wird die Brachytherapie durch eine **perkutane Strahlentherapie** ergänzt. Bei Verzicht auf eine externe Bestrahlung ist eine therapeutische Strahlendosis an den Beckenwänden nicht zu erreichen. Die eingesetzten Behandlungsschemata sind für die einzelnen Institutionen sehr unterschiedlich und abhängig von den zur Verfügung stehenden Techniken.

Klinisches Stadium I. Für das klinische Stadium I des Endometriumkarzinoms konnten in einigen Untersuchungen mit präoperativ eingesetzten intrakavitären Implantaten gute Ergebnisse erzielt werden. Der Vergleich einer präoperativen Brachytherapie, kombiniert mit einer postoperativen externen Bestrahlung, gegenüber einer alleinigen postoperativen perkutanen Bestrahlung für Patientinnen mit ausgedehnter myometraner Infiltration oder Tumoren mit Grading 3 zeigte einen Überlebensvorteil für Frauen, die präoperativ mit einer Strahlentherapie behandelt wurden. Insgesamt wird für diese Methode eine rezidivfreie 5-Jahres-Überlebensrate von über 90 % angegeben. Die **Komplikationsrate** einer präoperativ durchgeführten intrakavitären Bestrahlung ist gering.

> Für inoperable Patientinnen im klinischen Stadium I kann nach kombinierter Strahlentherapie eine progressionsfreie 5-Jahres-Überlebensrate von 85–90 % erreicht werden. Ähnliche Ergebnisse beschreiben weitere Arbeitsgruppen für die alleinige Brachytherapie. Die alleinige Strahlentherapie stellt somit für dieses Kollektiv eine gute Behandlungsalternative dar.

Klinisches Stadium II. Insbesondere **bei ausgedehntem Befall der Cervix uteri** wird teilweise eine präoperative Strahlentherapie eingesetzt. Die Behandlungsmethoden – intrakavitäre Implantate, perkutane Strahlentherapie oder Kombinationen – sind uneinheitlich. Prospektive Studien zur Therapieevaluation fehlen. Für diese Patientinnengruppe werden 5-Jahres-Überlebensraten von 75–85% angegeben. **Für inoperable Patientinnen** dieses Erkrankungsstadiums sind die Therapieergebnisse nach kombinierter Strahlentherapie mit einer 5-Jahres-Überlebensrate von unter 50% verhältnismäßig schlecht. Andere Arbeitsgruppen beschreiben zufriedenstellende Ergebnisse nach Hochdosisbrachytherapie, mit einer rezidivfreien 5-Jahres-Überlebensrate von 69 %, nach kombinierter Strahlentherapie von 85 % (Fishman et al. 1996; Knocke et al. 1997).

> Damit ist ein Behandlungsansatz für inoperable Patientinnen vorhanden. Bei Operabilität der Patientin stellt die alleinige Strahlentherapie jedoch keine sinnvolle Alternative dar.

Klinisches Stadium III. Für Patientinnen mit klinischem Stadium III eines Endometriumkarzinoms – Ausdehnung der Erkrankung im kleinen Becken, jedoch nicht darüber hinaus – sind die Behandlungsergebnisse für alle angewandten Therapieformen unbefriedigend. Von einem Überlebensvorteil für Patientinnen nach operativer Therapie und Strahlentherapie gegenüber nur strahlentherapeutisch behandelten Frauen darf ausgegangen werden – medianes Überleben von 60 vs. 9 Monaten, mit einer durchschnittlichen 5-Jahres-Überlebensrate von 25 %.

Eine relativ junge Therapieform ist die **Hyperthermie**. Erreicht werden kann eine Hyperthermie mit klinischer Zielsetzung durch elektromagnetische Felder mit sehr hoher Mikrowellen- bzw. Radiowellenfrequenz oder mit Hilfe der Ultraschalltechnik. Angestrebte Gewebetemperaturen liegen bei ca. 43°C. Folgende biologische Grundlagen sprechen für eine **Kombination von Hyperthermie und Strahlentherapie**:

- Die Hyperthermie sensibilisiert neben der ihr eigenen Gewebetoxizität das Tumorgewebe für die Strahlenwirkung.
- Zentral gelegenes hypoxisches Tumorgewebe gilt als relativ strahlenresistent, ist jedoch thermosensibel.
- Peripher gelegenes Tumorgewebe ist per se gut strahlensensibel. Ob die Kombination von Strahlentherapie mit Hyperthermie in Fällen mit lokal ausgedehnten Tumoren oder auch bei Rezidiven im kleinen Becken zu einer tatsächlichen Verbesserung der Therapieergebnisse führt, ist unklar.

Klinisches Stadium IV. Für Patientinnen mit Stadium IV eines Endometriumkarzinoms zielt die Therapie insbesondere auf eine Symptomerleichterung ab. Langzeitüberlebende sind selten. Neben einer Strahlentherapie des kleinen Beckens kann eine Indikation zur Bestrahlung von Knochen- und symptomatischen Lymphknotenmetastasen – inguinal, paraaortal, mediastinal oder supraklavikulär – bestehen.

24.3.10 Nachsorge

> Wesentlich für die weitere Prognose der Erkrankung ist die frühzeitige Diagnose eines Scheidenrezidivs sowie eines Rezidivs oberhalb des Scheidenendes zentral im kleinen Becken, da diese einer Therapie zugänglich sind. Die meisten Rezidive treten in den ersten 2–3 Jahren nach Primärtherapie auf.

Die **5-Jahres-Überlebensrate** liegt für die Gesamtheit der **Scheidenrezidive** bei ca. 40–50 %, für die **pelvinen Rezidive** bei ca. 5 %. Die Diagnose eines asymptomatischen, heilbaren Rezidivs ist selten.

Bei der **guten Prognose insbesondere der Frühstadien** des Endometriumkarzinoms scheint der Verzicht auf ein festes Nachsorgeprogramm für Frauen mit geringem Rezidivrisiko gerechtfertigt (Shumsky et al. 1997). Für Karzinome im Stadium IA, G1 und G2, sowie Stadium IB, G1, darf von einer Rezidivrate unter 5 % ausgegangen werden. Postoperativ sollte eine Beratung bezüglich möglicher Rehabilitationsmaßnahmen erfolgen und eine psychische Betreuung angeboten werden.

> **Cave**
>
> Regelmäßige – mindestens halbjährliche – gynäkologische Untersuchungen im Rahmen der Vorsorge bei der bekanntermaßen erhöhten Zweitkarzinomrate (ca. 10 %!) und eine internistische Betreuung sollten jeder Betroffenen dringend empfohlen werden. Für Frauen mit mittlerem und hohem Rezidivrisiko ist die regelmäßige – in den ersten 3 Jahren nach Primärtherapie vierteljährliche – gynäkologische Untersuchung dringend anzuraten. Für dieses Kollektiv der Stadien I und II muss mit einer Rezidivrate von ca. 20 % gerechnet werden (Shumsky et al. 1997).

Der **Nutzen routinemäßiger Diagnostik** – wie die regelmäßige Erstellung von Röntgenaufnahmen der Lunge und die Bestimmung von Tumormarkern – ist fraglich. Gezielte Fragen nach Symptomen – rektalen oder vaginalen Blutungen, Schmerzen im Abdominalbereich bzw. an den Knochen sowie nach Atembeschwerden – und die körperliche wie auch gynäkologische Untersuchung sollten ausschlaggebend für eine weiterführende Diagnostik sein.

24.3.11 Rezidive und Fernmetastasen

Bei einem **Wiederauftreten der Karzinomerkrankung** müssen Heilung oder Palliation als **Therapieziel** festgelegt werden. Hierzu ist eine sorgfältige Diagnostik bezüglich der Ausdehnung des Rezidivs und eventueller Fernmetastasen erforderlich. Zudem müssen vorausgegangene Therapien bei einer weiteren Behandlung berücksichtigt werden. In Frage kommen
- Strahlentherapie,
- operative Intervention,
- Hormontherapien,
- Chemotherapien sowie
- Kombinationen der einzelnen Therapiemöglichkeiten.

Außer für Patientinnen mit zentralen Rezidiven sowie bei Frührezidiven der Scheide und im Bereich des Urethralwulstes ist eine Heilung ungewöhnlich.

Fernmetastasen treten mit abnehmender Häufigkeit in folgenden Lokalisationen auf:
- Lunge,
- Lymphknoten verschiedener Lokalisation,
- Skelett,
- Peritoneum,
- Leber und
- Gehirn.

24.3.11.1 Strahlentherapie

Für Patientinnen mit Lokalrezidiv kann eine Strahlentherapie – abhängig von Ausdehnung und Vorbehandlung – sinnvoll sein. Bei einem **Scheidenrezidiv** als einzigem Ort des Wiederauftretens eines Endometriumkarzinoms wird eine progressionsfreie 5-Jahres-Überlebensrate von 40 % bzw. eine spezifische 10-Jahres-Überlebensrate von 45 % beschrieben. Für ein **zentrales pelvines Rezidiv** liegen die entsprechenden Zahlen bei 20 und 24 %.

Interstitielle Techniken eignen sich insbesondere zur Strahlentherapie nicht nur oberflächlicher Rezidive der Scheide (Nag 1996). Bewährt haben sich transperineal einzusetzende Implantate – z. B. das Syed-Template. Die Nadeln werden unter Narkose perineal in das paravaginale Gewebe eingeführt, parallel zu einem intravaginal gelegenen Zylinder. Teilweise erfolgt die Nadeleinlage auch im Rahmen einer Laparotomie. Die so verabreichte Strahlendosis erreicht einen Tumor oberhalb des Scheidenabschlusses wesentlich zuverlässiger als ein ausschließlich intravaginal platzierter Applikator. Bei lateralen Rezidiven muss eine entsprechende Ausrichtung erfolgen.

Bei **Kombination mit einer perkutanen Strahlentherapie** liegen die interstitiell verabreichten Dosen bei 25–35 Gy, appliziert innerhalb von 2–3 Tagen Klinikaufenthalt. Auch nach im Rahmen der Primärtherapie erfolgter Radiatio kann dieses Verfahren unter Verzicht auf eine externe Bestrahlung eingesetzt werden (Nag 1996). Eine kritische Bewertung dieser Methode anhand der vorliegenden Daten ist schwierig, da die meisten Patientinnenkollektive unterschiedliche Primärtumoren sowie variable Vortherapien aufweisen.

Als schwerwiegende **Komplikationen**, die auch bei Patientinnen ohne gleichzeitige Laparotomie in mindestens 5 % zu erwarten sind, werden
- Lungenembolie,
- Sepsis,
- Thrombophlebitis und
- perineale Infektion

beschrieben. Späte Komplikationen umfassen Ileusproblematik, rektovaginale Fistelbildung und Strahlenproktitis.

24.3.11.2 Chirurgische Therapie

Einzelne Rezidivlokalisationen sind einer chirurgischen Therapie zugängig. Vor operativen Maßnahmen sollten **Fernmetastasen ausgeschlossen** sein.

Für Patientinnen mit **Vaginalrezidiv im Introitusbereich** – suburethrale Metastase – bietet sich eine chirurgische Revision an, wenn Aussicht auf Resektion im Gesunden besteht.

Für Patientinnen mit einem **isolierten zentralen Rezidiv im kleinen Becken** nach primär erfolgter Operation und Strahlentherapie – einer eher seltenen Konstellation – kann in einzelnen Fällen eine Rezidivresektion, ggf. mit vorderer und/oder hinterer Exenteration, eine geeignete Therapie darstellen. Es gibt wenige Berichte über große Patientinnenzahlen zu diesem Eingriff. In einer Serie mit 31 Frauen wurde bei 7 eine Exenteration im Rahmen der Primärtherapie durchgeführt, bei 4 Patientinnen bestand kein kurativer Therapieansatz. 8 von 20 Betroffenen mit Operation im Rahmen einer Rezidivtherapie sind Langzeitüberlebende, bei einer mittleren Nachbeobachtungszeit von 89 Monaten (Morris et al. 1996). Bei 12 von 20 der Patientinnen kam es zu schweren **postoperativen Komplikationen** – wie Darm- und Harnwegsfisteln, pelvinen Abszessen, Sepsis, Lungenembolie und zerebralem Insult. Dennoch ist dies die einzige Methode mit kurativem Therapieansatz für diese Gruppe von Patientinnen.

24.3.11.3 Hormonelle Therapie

Zur hormonellen Therapie bei Wiederauftreten einer Endometriumkarzinomerkrankung sind verschiedene **Gestagene, Tamoxifen und GnRH-Analoga** im Einsatz.

Die **Wirksamkeit von Gestagenen** wurde erschöpfend untersucht und in Übersichtsarbeiten bewertet. Die Ansprechrate liegt in früheren Arbeiten bei ungefähr 25 %, in neueren Arbeiten bei etwa 15 %. Die Wahl des Präparats und unterschiedliche Dosierungen sind nicht ausschlaggebend für den Therapieerfolg (Lentz et al. 1996). Ein verbessertes Ansprechen auf eine Gestagentherapie darf bei positivem Rezeptorstatus des Karzinoms und bei langem rezidivfreiem Intervall nach Primärtherapie erwartet werden. Die durchschnittliche progressionsfreie Zeit für mit Gestagen therapierte Patientinnen liegt bei 4 Monaten. Für Frauen mit partiellem oder komplettem Ansprechen auf die Therapie sind auch deutlich längere Remissionen beschrieben.

Auch zur **Wirksamkeit von Tamoxifen** beim metastasierten Endometriumkarzinom liegen zahlreiche Arbeiten mit jedoch unterschiedlichen Ergebnissen vor. Insgesamt erscheint der Behandlungserfolg begrenzt. Die mittlere Ansprechrate beträgt ca. 22 %. Auch nach einer bereits erfolgten Gestagentherapie ist bei Umstellung auf Tamoxifen kein erneutes Ansprechen zu erwarten. In mehreren Arbeiten konnte eine verstärkte Expression des Progesteronrezeptors bei Endometriumkarzinomen nach Vorbehandlung mit Tamoxifen gezeigt werden. Die klinische Bedeutung dieser Veränderung ist jedoch unklar, da bisher durch eine **Kombination von Tamoxifen und einem Gestagen** keine erhöhten Ansprechraten erreicht werden konnten. Eine GOG-Studie zur alternierenden Behandlung mit Megestrolazetat und Tamoxifen wurde 1996 geschlossen.

Das teilweise beobachtete Ansprechen metastasierter Endometriumkarzinome auf **GnRH-Analoga** wird bei postmenopausalen Patientinnen auf das Vorhandensein eines GnRH-Rezeptors an Endometriumkarzinomzellen zurückgeführt. Die bisher vorliegenden Fallzahlen sind niedrig. Eine Ansprechrate von ca. 30 % mit teilweise langer Remissionsdauer wird beschrieben (Jeyarajah et al. 1996). Eine andere Arbeitsgruppe konnte kein Ansprechen einer GnRH-Analoga-Therapie beim Endometriumkarzinom feststellen (Covens et al. 1997).

24.3.11.4 Zytotoxische Chemotherapie

Mit verschiedenen Mono- und Kombinationstherapien zytotoxischer Medikamente besteht die Möglichkeit, **objektive Remissionen** bei metastasiertem Endometriumkarzinom zu erreichen. Die bekannten Chemotherapien sind allesamt palliativ, und das beobachtete Ansprechen ist meist partiell und von kurzer Dauer. Die Zeit bis zum Progress liegt in den meisten Studien bei ungefähr 4–6 Monaten, die mediane Überlebenszeit bei 7–10 Monaten.

Als **wirksamste Medikamente** in der Behandlung des fortgeschrittenen Endometriumkarzinoms gelten mit einer Ansprechrate von 20 % oder mehr bei Monotherapie
- Cisplatin,
- Carboplatin,
- Doxorubicin,
- Epirubicin und
- Ifosfamid (Sutton et al. 1996).

Als vielversprechend ist auch Paclitaxel, mit einer Ansprechrate von 35 % (10 von 28 behandelten Patientinnen) zu bewerten (Ball et al. 1996). Cyclophosphamid, Mitoxantron und Methotrexat sind weitgehend inaktiv. Die Mehrzahl der vorhandenen Studien umfasst nur kleine Fallzahlen und inhomogene Patientinnenkollektive bezüglich erfolgter Vorbehandlungen.

Kombinationstherapien mit Cyclophosphamid, Doxorubicin und Cisplatin oder mit Cyclophosphamid und Doxorubicin haben zu Ansprechraten zwischen 30 und 55 % geführt. Auch hier ist die Mehrzahl der Remissionen partiell und von kurzer Dauer, mit einer medianen Überlebensrate von weniger als 12 Monaten.

> Die Kombination von Doxorubicin mit Cisplatin ist mit einer Ansprechrate von durchschnittlich 44 % die aktuelle Standardtherapie.

Die GOG-63-Studie verglich diesen chemotherapeutischen Standard (Adriamycin + Platin, AP) mit der Kombination von Doxorubicin + Paclitaxel. Die präliminären Ergebnisse weisen ein recht vergleichbares progressionsfreies und Gesamtüberleben in beiden Behandlungsarmen auf. Die nachfolgende GOG-77-Studie testete AP gegen G-CSF-unterstütztes AP + Paclitaxel. Obwohl die Ergebnisse der GOG-77-Studie noch nicht formal veröffentlicht wurde, zeigen die verfügbaren Ergebnisse eine Überlegenheit der Dreifachtherapie gegenüber dem heutigen Standard (AP). Die verbesserte klinische Ansprechrate lag bei 57 % (vs. 33 %). Progressionsfreies und Gesamtüberleben waren durch die Dreifachtherapie ebenfalls verbessert. Wenn reife Daten aus der Studie verfügbar werden, wird sich zeigen, ob die Inkaufnahme erhöhter Toxizität sich tatsächlich in einem signifikanten Überlebensvorteil niederschlägt. Neben diesen hochaggressiven Regimes wird die verträglichere Kombination Carboplatin/Taxol in Analogie zum Ovarialkarzinom eingesetzt.

Nachdem gezeigt werden konnte, dass Docetaxel eine wirksame Substanz in der Behandlung des metastasierten Endometriumkarzinoms darstellt, wurde in der kürzlich geschlossenen AGO-Uterus-4 ein wöchentliches Therapieregime mit Docetaxel bei rezidivierenden oder metastasierten Endometriumkarzinomen untersucht. Bis zum heutigen Tag hat keines der chemotherapeutischen Schemata, die in größeren kontrollierten klinischen Studien überprüft wurden, überzeugend seine Überlegenheit gegenüber einer palliativen endokrinen Therapie mit 200 mg MPA pro Tag oral beweisen können.

Die **Kombination** einer **zytostatischen Chemotherapie** mit einer **endokrinen Therapie** erbringt nach heutiger Kenntnis keinen weiteren Erfolg. Das Ansprechen auf eine Chemotherapie ist nicht von einer vorausgegangenen Hormontherapie abhängig. Es erscheint daher empfehlenswert, die toxischere Chemotherapie erst nach Versagen einer endokrinen Therapie – i. allg. einer Gestagentherapie – einzusetzen, außer man steht einer schnell progredienten metastatischen Erkrankung gegenüber.

Literatur

Ackerman IS, Malone G, Thomas E, Franssen J, Dembo A (1996) Endometrial carcinoma – relative effectiveness of adjuvant irradiation vs therapy reserved for relapse [see comments]. Gynecol Oncol 60 (2): 177–183

ACOG Committee Opinion. Uterine artery embolizazion. Obstet Gynecol 2004, 103: 403–404c

Assikis VJ, Bilimoria MM, Muenzner HD et al. (1996) Mutations of the estrogen receptor in endometrial carcinoma: evidence of an association with high tumor grade. Gynecol Oncol 63 (2): 192–199

Ball HG, Blessing JA, Lentz SS, Mutch DG (1996) A phase II trial of paclitaxel in patients with advanced or recurrent adenocarcinoma of the endometrium: a Gynecologic Oncology Group study. Gynecol Oncol 62 (2): 278–281

Berkowitz RP, Hutchins FL, Worthington-Kirsch RL. Vaginal expulsion of submucosal fibroids after uterine artery embolization. A report of three cases. J Reprod Med 1999, 44: 373–376

Blumenfeld ML, Turner LP (1996) Role of transvaginal sonography in the evaluation of endometrial hyperplasia and cancer. Clin Obstet Gynecol 39 (3): 641–655

Blythe JG, Edwards E, Heimbecker P (1997) Paraaortic lymph node biopsy: a twenty-year study. Am J Obstet Gynecol 176: 1157–1165

Broder MS, Goodwin S, Chen G et al. (2002) Comparison of long-term outcomes of myomectomy and uterine artery embolization. Obstet Gynecol 100: 864–868

Broder MS, Goodwin S, Chen G, Tang LJ, Costantino MM, Nguyen MH, Yegul TN, Erberich H. Comparison of long-term outcomes of myomextomy and uterine artery embolization. Obstet Gynecol 2003, 100: 864

Carpenter TT, Walker WJ. Pregnancy following uterine artery embolisation for symptomatic fibroids: a series of 26 completed pregnancies. BJOG 2005, 112. 321–325

Cecchini S, Ciatto S, Bonardi R et al. (1996) Screening by ultrasonography for endometrial carcinoma in postmenopausal breast cancer patients under adjuvant tamoxifen. Gynecol Oncol 60 (3): 409–411

Clement PB, Oliva E, Young RH (1996) Mullerian adenosarcoma of the uterine corpus associated with tamoxifen therapy: a report of six cases and a review of tamoxifen-associated endometrial lesions. Int J Gynecol Pathol 15 (3): 222–229

Cohn DE, Horowitz NS, Mutch DG et al. (2002) Should the presence of lymphvascular space involvement be used to assign patients to adjuvant therapy following hysterectomy for unstaged endometrial cancer? Gynecol Oncol 87: 243–246

Covens A, Thomas G, Shaw P et al. (1997) A phase II study of leuprolide in advanced/recurrent endometrial cancer. Gynecol Oncol 64 (1): 126–129

Creasman WT, Odicino FT et a. (2001) Carcinoma of the corpus uteri. J Epidemiol Biostat 6: 47–86

Creutzberg CL, van Putten WLJ, Doper PC et al. (2003) Survival after relapse in patients with endometrial cancer: results from a randomized trial. Gynecol Oncol 89: 201–209

De Blok S, de Vries C, Prinnsen HM, Bkaauwgeers HL, Jorna-Meijer L. Fatal sepsis after uterine artery embolization with microspheres. J Vasc Interv Radiol 2003, 14: 779–783

De Iaco PA, Muzzupapa G, Golfieri R, Ceccarini M, Roset B, Baroncini S. A uterine wall defect after uterine artery embolization for symptomatic myomas. Fertil Steril 2002, 77: 176–176

Douchi T, Ijuin H, Nakamura S et al. (1997) Correlation of body fat distribution with grade of endometrial cancer. Gynecol Oncol 65 (1): 138–142

Emons G, Günthert A, Hawighorst T, Hanf V (2003 a) Endokrine Therapie des Endometriumkarzinoms und seiner Präkanzerosen. Onkologe 9: 1234–1240

Emons G, Gründker C, Hanf V (2003 b) Sind Östrogene Karzigogene? Gynäkologe 36: 182–189

Fedele L, Bianchi S, Raffaelli R, Zanconato G (2000) A randomized study of the effects of tibolone and transdermal estrogen replacement therapy in postmenopausal women with uterine myomas. Eur J Obstet Gynecol Reprod Biol 88 (1): 91–94

Felemban A, Stein L, Tulandi T. Uterine restoration after repeated expulsion of myomas after uterine artery embolization. J Am Assoc Gynecol Laparosc 2001, 8: 442–444

FIGO Committe on Gynaecologic Oncology (2000) Staging classifications and clinical practice and guidelines of gynaecologic cancers. Int J Gynecol Obstetr 70: 207–312

Filicori M, Hall DA, Loughlin JS et al (1983) A conservative approach to the management of uterine leiomyoma: Pituitary desensitization by a luteinizing hormone-releasing hormone analogue. Am J Obstet Gynecol 147: 726–727

Fishman DA, Roberts KB, Chambers JT, Kohorn EI, Schwartz PE, Chambers SK (1996) Radiation therapy as exclusive treatment for medically patients with stage I and II endometrioid carcinoma of the endometrium. Gynecol Oncol 61: 189–196

Fowler JM (1996) Laparoscopic staging of endometrial cancer. Clin Obstet Gynecol 39 (3): 669–685

Gallinat A, Lueken RP (1993) Addendum-current trends in the therapy of myomata. In: Lueken RP, Gallinat A (eds) Endoscopic surgery in gynecology. Hamburg: Demeter: 69

Gaetje R, Zangos S, Vogl T, Kaufmann M. Myomembolisation – Pelviperitonitis bei abszediertem, nekrotischem Myom. Geburtsh Frauenheilk 2003; 63: 156–159

Gebhard C (1899) Veit's Handbuch der Gynäkologie 2: 439

Goodman A, Zukerberg LR, Rice LW, Fuller AF, Young RH, Scully RE (1996) Squamous cell carcinoma of the endometrium: a report of eight cases and a review of the literature. Gynecol Oncol 61 (1): 54–60

Goldberg J, Pereira L, Berghella V, Diamond J, Darai E, Seinera P, Seracchiolo R. Pregnancy outcomes after treatment for fibromyomata: uterine artery embolization versus laparsoscopic myomectomy. Am J Obstet Gynecol, 2004, 191: 18

Gretz HF rd, Economos K, Husain A et al. (1996) The practice of surgical staging and its impact on adjuvant treatment recommendations in patients with stage I endometrial carcinoma. Gynecol Oncol 61 (3): 409–415

Hamel NW, Sebo TJ, Wilson TO et al. (1996) Prognostic value of p53 and proliferating cell nuclear antigen expression in endometrial carcinoma. Gynecol Oncol 62 (2): 192–198

Hanf V, Günthert AR, Hawighorst T, Emons G (2004) Endometriumkarzinom. Gynäkologe 37: 907–915

Harmanli OH, Shunmugham S, Shen T et al. (2004) The negative predictive value of ‚inadequate' endometrial biopsy in diagnosing endometrial neoplasia. Obstetr Gynecol Surv 59 (8): 584–585

Hill HA, Eley JW, Harlan LC, Greenberg RS, Barrett RJ II, Chen VW (1996) Racial differences in endometrial cancer survival: the black/white cancer survival study. Obstet Gynecol 88 (6): 919–926

Horn-Ross PL, John EM, Canchola AJ et al. (2003) Phytoestrogen intake and endometrial cancer risk. J Natl Cancer Inst 95: 1158–1164

Huang LY, Cheng YF, Huang CC, Chang SY, Kung FT. Incomplete vaginal expulsion of pyoadenomyoma with sepsis and focal bladder necrosis after uterine artery embolization for symptomatic adenomyosis: case report. Hum Reprod 2003, 18: 167–171

Huh WJ, Powell M, Leath CA III et al. (2003) Uterine papillary serous carcinoma: comparisons of outcomes in surgical stage I patients with and without adjuvant therapy. Obstet Gynecol 91: 470–475

Hutchins FL, Worthington-Kirsch R, Berkowitz RP. Selective uterine artery embolization as primary treatment for symptomativ leiomyomata uteri. J Am Assoc Gynecol Laparosc 1999, 6: 279–284

Jeyarajah AR, Gallagher CJ, Blake PR, Oram DH, Dowsett M, Fisher C, Oliver RT (1996) Long-term follow-up of gonadotrophin-releasing hormone analog treatment for recurrent endometrial cancer. Gynecol Oncol 63 (1): 47–52

Kaku T, Tsukamoto N, Hachisuga T et al. (1996) Endometrial carcinoma associated with hyperplasia. Gynecol Oncol 60 (1): 22–25

Keys HM, Roberts JA, Brunetto VL et al. (2004) A phase III trial of surgery with or without adjunctive external pelvic radiation therapy in intermediate-risk endometrial adenocarcinoma: a gynecologic oncology group study. Obstetr Gynecol Surv 59 (7): 516–518

Kim YB, Holschneider CH, Ghosh K, Nieberg RK, Montz FJ (1997) Progestin alone as primary treatment of endometrial carcinoma in premenopausal women. Report of seven cases and review of the literature. Cancer 79 (2): 320–327

Knocke TH, Kucera H, Weidinger B et al. (1997) Primary treatment of endometrial carcinoma with high-dose-rate brachytherapy: results of 12 years of experience with 280 patients. Int J Radiat Oncol Biol Phys 37 (2): 359–365

Kohler MF, Carney P, Dodge R et al. (1996) p53 overexpression in advanced-stage endometrial adenocarcinoma. Am J Obstet Gynecol 175 (5): 1246–1252

Lentz SS, Brady MF, Major FJ, Reid GC, Soper JT (1996) High-dose megestrol acetate in advanced or recurrent endometrial carcinoma: a Gynecologic Oncology Group Study. J Clin Oncol 14 (2): 357–361

Lethaby A, Vollenhoven B, Sowter M (2002) Efficacy of pre-operative gonadotropin hormone releasing analogues for women with uterine fibroids undergoing hysterectomy or myomectomy: a systematic review. Br J Obstet Gynaecol 109: 1097–108

Li TC, Mortimer R, Cooke ID (1999) Myomectomy: a retrospective study to examine reproductive performance before and after surgery. Hum Reprod 14 (7): 1735–1740

Mall A, Shirk G, Van Voorhis BJ (2002) Previous tubal ligation is a risk factor for hysterectomy after rollerball endometrial ablation. Obstet Gynecol 100: 659–664

Marret H, Alonso AM, Cottier JP, Tranquart F, Herbreteau D, Body G (2003) Leiomyoma recurrence after uterine artery embolization. J Vasc Interv Radiol 14 (11): 1395–1399

Meyer WR. Embolization of uterine fibroids. RSNA 2001, Chicago

Montgomery BE, Daum GS, Dunton CJ (2004) Endometrial hyperplasia: a review. Obstetr Gynecol Surv 59 (5): 368–378

Morris M, Alvarez RD, Kinney WK, Wilson TO (1996) Treatment of recurrent adenocarcinoma of the endometrium with pelvic exenteration. Gynecol Oncol 60 (2): 288–291

Nag S (1996) Modern techniques of radiation therapy for endometrial cancer. Clin Obstet Gynecol 39 (3): 728–744

Nicklin JL, Copeland LJ (1996) Endometrial papillary serous carcinoma: patterns of spread and treatment. Clin Obstet Gynecol 39 (3): 686–695

Orr JW Jr, Holimon JL, Orr PF (1997) Stage I corpus cancer: is teletherapy necessary? Am J Obstet Gynecol 176 (4): 777–788

Orr JW Jr., Orr PF, Taylor PT (1996) Surgical staging endometrial cancer. Clin Obstet Gynecol 39 (3): 656–668

Partridge EE, Shingleton HM, Menck HR (1996) The National Cancer Data Base report on endometrial cancer. J Surg Oncol 61: 111–123

Payne JF, Haney AF. Serious complications of uterine artery embolization for conservative treatment of fibroids. Fertil Steril 2003, 79: 128–131

Plaxe SC, Saltzstein SL, Elliott EA, Matanoski GM, Rosenshein NB, Grumbine FC, Diamond EL (1997) Impact of ethnicity on the incidence of high-risk endometrial carcinoma. Gynecol Oncol 65 (1): 8–12

Pollard RR. Goldberg JM. Prolapsed cervical myoma after uterine artera embolization. A case report. J Reprod Med 2001, 46: 499–500

Preyer O, Obermair A, Formann E et al. (2002) The impact of positive peritoneal washings and serosal and adnexal involvement on survival in patients with stage IIIA uterine cancer. Gynecol Oncol 86: 269–273

Pron G, Mocarski E, Bennett J, Vilos G, Common G, Vanderburgh L. Pregnancy after uterine artery embolisation for leiomyomata: the Ontaria multicenter trial. Obstet Gynecol 2005, 105. 67–76

Ravazi MK, Hwang G, Jahed A, Modanloo S, Chen B. Abdominal myomectomy versus uterine fibroid embolization in the treatment of symptomatic leiolyomas. Am J Roetgenol 2003, 180: 1571–1575

Revel A, Tsafrir A, Anteby SO, Shushan A (2004) Does hysteroscopy produce intraperitoneal spread of endometrial cancer cells? Obstetr Gynecol Surv 59 (4): 280–284

Schorge JO, Molpus KL, Goodman A, Nikrui N, Fuller AF (1996) The effect of postsurgical therapy on stage III endometrial carcinoma. Gynecol Oncol 63: 34–39

Shashoua AR, Stringer NH, Pearlman JB, Behrmaram B, Stringer E. Ischemic uterine rupture and hysterectomy 3 months after uterine artery embolization. J Am Assoc Gynecol Laparosc 2002, 9: 217–220

Shumsky AG, Brasher PM, Stuart GC et al. (1997) Risk-specific follow-up for endometrial carcinoma patients. Gynecol Oncol 65 (3): 379–382

Siskin GP, Stainken BF, Dowling K, Meo PRN, Ahn J, Dolen EG. Outpatients uterine artery embolization for symptomatic uterine fibroids: experience in 49 patients. JVIR 2000, 11: 305–311

Spies JB, Ascher SA, Roth AR, Kim J, Levy E, Gomez-Jorge J. Uterine Artery Embolization for Leiomyomata. Obstet Gyn 2001, 98: 29–34

Spies JB, Roth AR, Gonsalves SM, Murphy-Skrzyniarz KM. Ovarian function after uterine artery embolization for leiomyomata: assessment with use of follicle stimulating hormone assay. JVIR 2001, 12: 437–442

Sultana CJ, Goldberg J, Aizenman L, Chon JK. Vesicouterine fistula after uterine artery embolization: a case report. Am J Obstet Gynecol 2002, 187: 1726–1727

Sutton GP, Blessing JA, DeMars RL, Moore D, Burke TW, Grendys EC (1996) A phase II Gynecologic Oncology Group trial of ifosfamide and mesna in advanced or recurrent adenocarcinoma of the endometrium. Gynecol Oncol 63 (1): 25–27

Taylor HB, Norris HJ (1966) Mesenchymal tumors of the uterus: IV. Diagnosis and prognosis of leiomyosarcomas. Arch Pathol 82: 40

Tepper R, Beyth Y, Altaras MM, Zalel Y, Shapira J, Cordoba M, Cohen I (1997) Value of sonohysterography in asymptomatic postmenopausal tamoxifen-treated patients. Gynecol Oncol 64 (3): 386–391

Yokoyama Y, Maruyama H, Sato S, Saito Y (1997) Indispensability of pelvic and paraaortic lymphadenectomy in endometrial cancers. Gynecol Oncol 64: 411–417

Zreik TG, Rutherford TJ, Palter SF, Troiano RN, Williams E, Brown JM, Olive DL (1998) Cryomyolysis, a new procedure for the conservative treatment of uterine fibroids. J Am Assoc Gynecol Laparosc 5 (1): 33–38

Sarkome

W. Eiermann und O. Gaß

25.1 Allgemeines – 391
25.1.1 Inzidenz und Epidemiologie – 391
25.1.2 Morphologie – 392

25.2 Klinik der weiblichen Genitalsarkome – 393
25.2.1 Vorsorgemöglichkeiten und Früherkennungsmaßnahmen – 393
25.2.2 Symptome und Diagnostik – 394
25.2.3 Sarkome des Uterus – 394
25.2.4 Extrauterine Sarkome des weiblichen Genitale – 397

25.3 Therapie – 398
25.3.1 Allgemeines – 398
25.3.2 Therapie der uterinen Sarkome – 398
25.3.3 Therapie der extrauterinen Genitalsarkome – 400
25.3.4 Therapie bei Lokalrezidiv und Fernmetastasierung – 402

25.4 Nachsorge – 402

25.5 Mammasarkome und phylloide Tumoren – 402
25.5.1 Mammasarkom – 402
25.5.2 Phylloide Tumoren – 403

Literatur – 404

25.1 Allgemeines

Definition

Sarkome sind von mesenchymalem Gewebe ausgehende bösartige Tumoren. Sie metastasieren früh und hauptsächlich hämatogen. Neben der Entstehung als Primärtumor ist auch die sarkomatöse Entartung primär benigner mesenchymaler Tumoren möglich.

25.1.1 Inzidenz und Epidemiologie

Mit nur 2–3 % aller malignen Neubildungen der Genitalorgane sind die Sarkome **seltene Geschwülste**. Sie sind zu 80 % im Corpus uteri, zu 8 % in der Zervix, zu 7 % in den Ovarien und zu je 2 % in Vagina und Vulva lokalisiert.

Sarkome der Genitalorgane kommen **in jedem Alter** vor. Sie manifestieren sich i. d. R. früher als die entsprechenden Karzinome dieser Organe. Den einzelnen histomorphologischen Typen lassen sich bestimmte Altersgipfel zuordnen:
- Die juvenilen Rhabdomyosarkome finden sich gehäuft bei 2- bis 6-Jährigen.
- Der Altersgipfel der Leiomyosarkome liegt bei 50 Jahren.
- Eine Häufung mesodermaler Mischsarkome findet sich zwischen 65 und 70 Jahren.

Infolge der Heterogenität der Sarkome und ihrer Seltenheit sind kaum aussagekräftige Daten zu erheben und also auch keine verbindlichen oder gar standardisierten Aussagen anzubieten. So schwanken die Angaben über die **5-Jahres-Überlebensraten** zwischen 0 und 75 %.

Als Ursache dieser extrem differierenden Zahlen wird in erster Linie die z. T. immer noch uneinheitliche Handhabung der **pathomorphologischen Bewertung und Benennung** dieser Geschwülste angesehen. In ihrem sehr unterschiedlichen Erscheinungsbild und mit ihrem oft nicht vorhersehbaren biologischen Verhalten bringt die heterogene Gruppe der Genitalsarkome eine Fülle von Problemen mit sich, sowohl für den Morphologen als auch für den Kliniker. Diskutiert wird, ob immunhistochemische Verfahren (Chu 2001; Nucci 2001; Poncelet 2001) oder der ±-Nachweis von Oxytocinrezeptoren (Loddenkemper 2003) zur Differenzierung und Klassifizierung der mesodermalen Geschwülste des Uterus und für deren Prognose herangezogen werden können.

Die **Inzidenz** der **uterinen Sarkome** wird mit 0,5–3,3 Fälle pro 100 000 Frauen angegeben. Insgesamt 87 % aller uterinen Sarkome sind Leiomyosarkome oder Karzinosarkome. Nach neueren Daten liegen die Karzinosarkome mit einer Inzidenz von 0,82 pro 100 000 an der Spitze, vor den Leiomyosarkomen, den endometrialen Stromasarkomen und den anderen Subtypen.

Es gibt **altersspezifische Inzidenzunterschiede** für Leiomyosarkome und Karzinosarkome. Das Karzinosarkom tritt im 5. Lebensjahrzehnt auf und zeigt danach einen stetigen Anstieg. Für schwarze Frauen liegt die Inzidenz zwischen 65 und 74 Jahren bei 11 pro 100 000, für weiße bei 3,5 pro 100 000. Leiomyosarkome treten früher auf als die Karzinosarkome und erreichen ihr Inzidenzplateau im mittleren Alter.

Bislang der einzige gesicherte ätiologische Faktor ist die Bestrahlung des kleinen Beckens, die bis zu 25 Jahre zurückliegen kann (Forney u. Buschbaum 1981). Dabei scheint eine Schwellendosis oder eine sichere Latenzperiode zwischen Bestrahlung und Entwicklung eines Karzinosarkoms nicht zu bestehen. Der Anteil von 17 % Karzinosarkomen bei Patientinnen, die vorher sicher einer Beckenbestrahlung ausgesetzt waren, ist gegenüber 2–4 % im Vergleichskollektiv signifikant. Die Beziehung zwischen Sarkomen und vorhergehender Strahlentherapie des Beckens scheint nur für die malignen Mischtumoren zu gelten, also für die Karzinosarkome und die Adenosarkome. Über Leiomyosarkome und endometriale Stromasarkome nach vorhergehender Strahlentherapie gibt es nur vereinzelte Berichte.

Über nicht gynäkologische, im Zustand nach Strahlentherapie entstandene Sarkome ist berichtet worden, dass diese Tumoren später entdeckt wurden und größere Aggressivität zeigten. Diese Beobachtungen sind im gynäkologischen Bereich, vielleicht auch nur bedingt durch die kleinen Fallzahlen, nicht bestätigt.

Auch **Ereignisse des reproduktiven Lebensabschnitts** werden als mögliche epidemiologische Faktoren für die uterinen Sarkome diskutiert. Die Ergebnisse der entsprechenden Studien sind allerdings widersprüchlich. So wird aus Norwegen berichtet, die Parität und besonders das frühe Gebäralter fördere die Sarkomhäufigkeit, während aus den USA mit zunehmender Parität eher eine Verminderung des Sarkomrisikos festgestellt wird. Auch wurde dort für nicht Verheiratete eine höhere Inzidenz berichtet als für Verheiratete und daraus ein möglicher protektiver Effekt durch die Schwangerschaft abgeleitet.

25.1.2 Morphologie

Die Bilder, die Genitalsarkome bieten, sind verwirrend **vielfältig**. Daraus erklären sich auch die beschreibende Nomenklaturvielfalt und unterschiedliche Ordnungsversuche.

Man findet folgende **Einteilungen**:
- nach dem Muttergewebe als differenziertes Sarkom, z. B.
  - Myosarkom,
  - Angiosarkom,
  - Liposarkom,
  - Myxosarkom,
  - Osteosarkom und
  - Weichteilsarkom;
- nach dem vorherrschenden Zelltyp als undifferenziertes Sarkom, z. B.
  - spindelzelliges Sarkom,
  - rundzelliges Sarkom und
  - polymorphzelliges Sarkom;
- nach primärem Sarkom
- und sarkomatöser Entartung primär benigner Tumoren.

Aktuelle histogenetische Konzepte gehen von der Tatsache aus, dass der Uterovaginalkanal mesodermalen Ursprungs ist und dass das **Mesoderm als wichtiger Mesenchymbildner** Ausgang verschiedener Formen spezialisierten Stütz- und Bindegewebes ist. Demnach lassen sich
- endometriale Stromasarkome,
- Leiomyosarkome von glatten Muskelzellen des Myometriums und
- mesodermale Mischgeschwülste von den unter der Oberfläche des Endometriums gelegenen pluripotenten Stammzellen

ableiten.

Eine **andere Einteilung** kommt den klinischen Fragestellungen eher entgegen – nämlich, die Sarkome zu unterscheiden nach:
- Lokalisation,
- Ausbreitungswegen,
- Ausmaß der Ausbreitung (Infiltrationstiefe in das Myometrium, Übergang auf die Nachbarschaft: Staging) und
- maligne Potenz.

Diese Kriterien sind die **wichtigsten prognostischen Parameter**, wie Untersuchungen der Überlebenszeiten zeigen, während histologische Subklassifikationen keinen entscheidenden Einfluss auf die Prognose dieser Tumoren haben.

Die **Ausbreitung von Tumorzellen** vollzieht sich auf 3 mögliche Arten, nämlich
- lymphogen,
- hämatogen und
- per continuitatem.

Welcher Ausbreitungsweg bevorzugt wird, hängt von anatomischen Gegebenheiten, spezifischen Eigenschaften der Tumoren sowie von Interaktionen zwischen Tumor und Wirtsorganismus ab.

Tumoren, die eine besonders enge Beziehung zu Gefäßspalten haben und eine auffallend starke Tumorvaskularisation aufweisen, zeigen häufig eine **primär hämatogene Aussaat**. Bei dieser hämatogenen Metastasierung finden sich Tumoreinbrüche am ehesten in neu gebildeten Tumorgefäßen, seltener ist die Invasion in kleine Venen aus der Tumorumgebung. Der Einbruch in große Venen wird nur sehr selten beobachtet. Die Arterien- und Arteriolenwände stellen eine hohe **Invasionsbarriere** dar.

Der **Grad der Malignität** bei Genitalsarkomen hängt von folgenden Merkmalen ab:
- histologischer Typ,
- Grading (definiert durch die Mitoserate, s. unten),
- Einbruch in Lymph- oder Blutgefäße,
- ausgeprägte Anaplasie (wird besonders bei histologisch schwer einzuordnenden Grenzfällen als Kriterium herangezogen),
- Hormonrezeptorgehalt und
- Tumorstadium (definiert durch Größe, Invasionstiefe, Übergang auf Nachbarstrukturen, Lymphknotenbefall und Fernmetastasen).

Das Vorhandensein von **Hormonrezeptoren** erlaubt in Sonderfällen den Einsatz endokriner Therapie, es gibt aber noch keine verbindlichen Daten über deren Wirksamkeit hinsichtlich der Überlebenszeiten. Therapeutisch bedeutsam scheint nur der Progesteronrezeptorgehalt zu sein.

Die **Mitoserate** gilt als der wichtigste Parameter zur Definition des Malignitätsgrades. Er wird nach der Zahl der Mitosen pro 10 Gesichtsfelder bei 400-facher Vergrößerung (»high power field«; HPF) beurteilt.

Klassifikationen unter histogenetischen Gesichtspunkten
1. Oberklassifikation:
   - homologe Tumoren (deren Gewebe ausschließlich aus uterinem Muttergewebe stammt);
   - Stromasarkome;
   - Leiomyosarkome;
   - Angiosarkome;
   - Fibrosarkome;
   - Karzinosarkome (homologe Müller-Mischsarkome);
   - heterologe Tumoren (enthalten auch Anteile ortsfremder Herkunftsgewebe);
   - Rhabdomyosarkome;
   - Chondrosarkome;
   - Osteosarkome;

▼

- Liposarkome;
- heterologe Müller-Mischsarkome.
2. Einteilung nach der Gynecologic Oncology Group (GOG; DiSaia u. Creasman 1997):
   - Leiomyosarkome;
   - endometriale Stromasarkome;
   - homologe Müller-Mischtumoren (Karzinosarkome);
   - heterologe Müller-Mischtumoren (gemischte mesodermale Sarkome);
   - andere Uterussarkome.
- Die GOG-Klassifizierung hat den Vorteil, in den 4 erstgenannten Kategorien die große Mehrzahl der uterinen Sarkome zu bündeln. So lassen sich schneller verwertbare Fallzahlen gewinnen und also auch eher Aussagen zur Diagnostik und Therapie machen.

Die **chirurgische und histopathologische Stadieneinteilung** ist von großer prognostischer Bedeutung. Das Stadium scheint als Prognosefaktor wichtiger zu sein als Differenzierungs- und Atypiegrad, Alter und histologischer Typ.

Für die **Genitalsarkome** existiert kein separates Staging. Nach allgemeiner Übereinkunft wird das FIGO-System, das für die uterinen Karzinome erstellt ist, analog auch für die uterinen Sarkome angewendet (◘ Tabelle 24.7).

Die uterinen Sarkome können ein **aggressives Wachstumsverhalten** mit frühzeitiger lymphatischer und/oder hämatogener Aussaat oder aber ein langsames Wachstum mit langen krankheitsfreien Intervallen zeigen (◘ Tabelle 25.1). Zu den aggressiven Typen gehören die Karzinosarkome, die High-grade-Leiomyosarkome und die endometrialen Stromasarkome. Die Überlebensrate ist niedrig, die meisten Patientinnen sterben innerhalb der ersten 2 Jahre nach Diagnosestellung. Andererseits finden sich bei Tumoren niedriger Malignitätsgrade, auch unter den Leiomyosarkomen und den endometrialen Stromasarkomen, hohe Heilungsraten. Erst nach langem krankheitsfreiem Intervall kommt es zum lokalen Rezidiv, und die Patientinnen können jahrelang mit ihrer Krankheit leben (Curtin et al. 1997).

> Bei den aggressiven Formen vergehen vom Auftreten der ersten Symptome bis zur Diagnose eines Sarkoms im Frühstadium i. d. R. nur wenige Wochen bis Monate.

In **frühen Stadien** uteriner Sarkome scheint die lymphatische der hämatogenen Metastasierung voranzugehen. Dabei kommt es zu ausgedehntem Befall unterschiedlichster Lymphknotengruppen. Aber auch eine hohe Inzidenz an Lungenmetastasen ist beschrieben. Die Lokalisation der Metastasen ist bei allen histologischen Untertypen gleich.

Gewöhnlich kommt es zur **extraabdominalen Metastasierung**, aber auch ausgedehnte intraabdominale und pelvine Aussaat ist bei Frauen, die an einem uterinen Sarkom sterben, die Regel. Intraabdominale Metastasen, bevorzugt als Tuboovarialtumoren, werden auch schon bei der Primärlaparotomie gefunden.

Auch das **Rezidiv nach chirurgischer Therapie** kann seinen Sitz intra- oder extraabdominal haben. Dabei scheinen die Karzinosarkome häufiger als die Leiomyosarkome Becken und Abdomen zu bevorzugen.

> Der Zeitraum zwischen der Primärtherapie und einem Rezidiv oder einer Metastasierung hängt wesentlich vom histologischen Untertyp ab. Niedrig maligne Sarkome können einen ausgesprochen blanden Verlauf aufweisen. Bei Sarkomen hoher Malignität ist nach einem Tumorprogress die Überlebenszeit nur kurz. Sie liegt beim metastasierten Karzinosarkom im Mittel unter einem Jahr.

25.2 Klinik der weiblichen Genitalsarkome

25.2.1 Vorsorgemöglichkeiten und Früherkennungsmaßnahmen

> Möglichkeiten, Vorstadien weiblicher Genitalsarkome und besonders der uterinen Sarkome zu erkennen, gibt es nicht.

Die zunächst subepitheliale Lokalisation dieser Geschwülste wird erst nach Durchdringung der deckenden Epithelschicht bzw. durch Defektbildung derselben zugänglich. Im Fall uteriner Sarkome ist dann das **Symptom »Blutung«** Ausdruck einer fortgeschritteneren Erkrankung. Zufällig bei Abstrichen erfasstes, abgeschilfertes Zellmaterial von penetrierenden Geschwülsten ist eher spärlich, oft autolytisch und meist schwer zu beurteilen.

Selbst bei den **an der Zervix lokalisierten Sarkomen** bleibt die Erfassung mit Hilfe der Exfoliativzytologie unsicher und auf Einzelfallbefunde beschränkt.

Die **geringe Effizienz der Vorsorgeuntersuchungen** und der diagnostischen Möglichkeiten überhaupt wird durch die Tatsache belegt, dass die Hälfte der uterinen Sarkome des Stadiums I zufällig postoperativ entdeckt werden, wenn anlässlich anderer Indikationen – wie Uterus myomatosus oder Descensus uteri – die Hysterektomie durchgeführt worden ist.

Wie bei den entsprechenden Karzinomen gibt es auch bei den **Sarkomen der Adnexe** keine Früherkennungsmaßnahmen, die effektvoll wären. An Vulva und Vagina, obwohl Veränderungen bei dieser Lokalisation eher fassbar sind, bleiben echte Vorstufen, weil subepithelial gelegen und daher nicht direkt zugänglich, ebenfalls nicht diagnostizierbar.

◘ **Tabelle 25.1.** Dreigliederung der uterinen Sarkome

Rezidivrisiko	Sarkomtyp	
Niedrig	Stromaknoten	Adenofibrome, Adenomyome, atypische polypoide Adenomyome (APA)
Mittel	Low-grade-Stromasarkome	Adenosarkome, Karzinofibrome
Hoch	High-grade-Stromasarkome	Karzinosarkome, Adenosarkome mit sarkomatöser Expansion, malignes papilläres Adenofibrom

Zwar sind wenige **prädisponierende Faktoren** bekannt, die zu Sarkomen führen können (in 1/3 der Fälle sind Hypertonie und Fettleibigkeit mit uterinen Sarkomen vergesellschaftet, und in 5–10 % findet sich in der Anamnese eine Bestrahlung des kleinen Beckens), dennoch lassen sich aufgrund der Seltenheit dieser Tumoren und aufgrund des Fehlens genetischer oder weiterer ätiologischer Faktoren keine Hochrisikokollektive erfassen oder Screening-Programme erstellen.

> Von Ausnahmen abgesehen, werden Genitalsarkome erst dann erfasst, wenn sie als sichtbare, tastbare oder sonographisch nachweisbare Tumoren imponieren.

25.2.2 Symptome und Diagnostik

Unabhängig von der Lokalisation sind die Symptome des sarkomatösen Wachstums **uncharakteristisch** und nicht tumorspezifisch. **Frühfälle** zeigen keinerlei Symptomatik und auch keine sonstigen Auswirkungen.

Eine **Progredienz** äußert sich durch die Volumenzunahme. Der Tumor wird dadurch sichtbar (Vulva, Vagina) bzw. tastbar oder sonographisch fassbar (Uterus, Tuben, Ovarien), oder er bewirkt durch Verdrängung von Nachbarorganen Funktionsstörungen, z. B. der Harnblase oder des Rektums. Intratumorale Einblutungen und Nekrosen bewirken Schmerzen im betroffenen Organ, u. U. auch in Nachbarorganen.

Bei 70–80 % der Erkrankten sind **Blutungssymptome** der eigentliche Anlass für den Arztbesuch. Eine **Metastasierung**, meist in die Lungen, bedingt manchmal die ersten Symptome, deren Abklärung dann die Suche nach dem Primärtumor erst auslöst.

Bei uterinen Sarkomen ist die **unregelmäßige Blutung**, vom Spotting bis hin zur Menorrhagie, das häufigste Symptom, welches in bis zu 95 % genannt wird. Etwa bei jedem 3. Fall werden teils **kolikartige Schmerzen** angegeben, die beim Leiomyosarkom sogar den Rang des Erstsymptoms erreichen. Auch **Tumorgefühl** im Bauch und starker, übel riechender **Ausfluss** führen die Patientinnen zur Untersuchung.

Bei vielen Frauen mit Karzinosarkomen ergibt die **Palpation** keinen pathologischen Befund, eine Vergrößerung des Uterus oder palpable Beckentumoren finden sich nur in 20–50 %. Gelegentlich sieht man **Gewebe im Zervikalkanal**.

> Die Trias aus Schmerz, Blutung in der Postmenopause und Gewebeabgang durch die dilatierte Zervix ist hochgradig verdächtig auf ein polypöses Karzinosarkom (Curtin et al. 1997).

Eine **Vergrößerung des Uterus**, wie beim benignen Leiomyom, zeigt sich bei 17–48 % der Patientinnen mit einem Leiomyosarkom.

Dass ein **rasches Größenwachstum von Myomen** auf einen malignen Prozess hinweise und eine chirurgische Intervention erfordere, wird zwar oft zitiert, in der Tat findet sich aber das rasche Größenwachstum des Uterus als Leitsymptom nur bei 2,6 % der Patientinnen mit einem Leiomyosarkom. Die Wahrscheinlichkeit, nach der Operationsindikation »Myome« im exstirpierten Uterus auf ein Leiomyosarkom zu stoßen, ist mit 0,13–0,81 % gering. Dabei ist mit zunehmendem Alter eine Häufung von 0,2 % in der 4. auf 1,7 % in der 7. Dekade festzustellen.

Die **rechtzeitige Diagnose** der genitalen Sarkome ist sowohl durch die mangelnden Möglichkeiten einer Früherkennung als auch durch die uncharakteristischen Symptome so sehr erschwert, dass der Erstuntersucher oft nicht einmal eine Vermutungsdiagnose stellen kann. Der Verdacht ergibt sich aus der Symptomatik und den Inspektions- und Tastbefunden, aus denen dann die Indikation zur invasiven Diagnostik abgeleitet wird.

Die **detaillierte Diagnose** ist meist sekundär, retrospektiv oder gar zufällig. Ausnahmen von dieser Regel bilden aufgebrochene Vulva- und Vaginalsarkome sowie jene uterinen Sarkome, die bereits im Muttermund sichtbar und so zugänglich sind. In diesen Fällen lässt sich die Diagnose durch einfache **Knipsbiopsie** sichern.

— **Empfehlung** —
Die Knipsbiopsie sollte immer am Rand des Befundes entnommen werden, um auch gesundes Gewebe bzw. den Übergang zum Sarkom dem Pathologen zur Verfügung zu stellen und so die Diagnose zu erleichtern.

Im Übrigen hat selbst die **diagnostische Abrasio** nur eingeschränkte Aussagekraft, wird doch in bis zur Hälfte der Fälle im Abradat kein sarkomspezifisches Gewebe nachgewiesen. Die Sensitivität ist für Karzinosarkome mit 91 % relativ hoch, bei Leiomyosarkomen aber liegt sie bei nur 50–75 %.

Die pathohistologische Untersuchung muss aber neben der Sicherung der Sarkomdiagnose auch Typus, Subtypus und Grading definieren, da von diesen Befunden **therapeutische Entscheidungen** abhängen können. Eine Schnellschnittuntersuchung kommt nicht in Betracht, da oft eine Untersuchung durch einen zweiten Pathologen (Referenzpathologie) erforderlich ist, um die Diagnose zu sichern.

Moderne **bildgebende Verfahren** (Sonographie, CT und MRT) werden in einem Teil der Fälle das differenzialdiagnostische Spektrum präoperativ einengen und ggf. den sarkomatösen Charakter einer Geschwulst mit einiger Wahrscheinlichkeit vorhersagen können. In gewissen Grenzen ist so auch ein präoperatives Staging möglich.

Immunhistologische Methoden zur Darstellung mesenchymaler und epithelialer Abkömmlinge können in differenzialdiagnostischen Problemfällen zum Beweis oder zum Ausschluss von Mischtumoren herangezogen werden.

25.2.3 Sarkome des Uterus

27.2.3.1 Allgemein

Weniger als 1 % aller gynäkologischen und 2–5 % aller uterinen Malignome sind Sarkome. Sie entstehen entweder aus den glatten Muskelzellen des Uterus (Leiomyosarkome) oder aus den Stromazellen des Endometriums (mesodermale = Müller- und Stromasarkome). Die Prognose hängt wesentlich ab vom Ausmaß der Erkrankung zum Zeitpunkt der Diagnose (Major et al. 1993). Bei den Karzinosarkomen (gemischte mesodermale Tumoren) lassen der Tumorsitz im Isthmus oder in der Zervix, Tumoreinbruch in die Lymphbahnen, seröse und Klarzellhistologie sowie Grad 2 oder 3 eine bereits zum Operationstermin erfolgte Metastasierung signifikant vorhersagen. Diese Faktoren in Verbindung mit einem eventuellen

Betroffensein der Adnexe, der Lymphknoten und des Peritoneums (Spülzytologie!) und der Tiefe der Invasion ins Myometrium sind für die Progression entscheidend.

Vorhandene heterologe Stromaelemente, deren Art, Grad oder mitotische Aktivität stehen dagegen in keiner Beziehung zu einer frühen Metastasierung. Die Rezidivrate wird für homologe uterine Sarkome mit 44 % angegeben gegenüber 63 % für heterologe; die Art der Heterologie beeinflusst das progressionsfreie Intervall nicht (Evans et al. 1988). In einer GOG-Studie erwies sich der Mitoseindex als einziger signifikanter Parameter hinsichtlich des progressionsfreien Intervalls (Major et al.1993). Bleibt das Sarkom auf den Uterus beschränkt, so kann die Operation allein schon kurativ sein. Der Wert einer Bestrahlung des kleinen Beckens ist nicht gesichert, und eine adjuvante Chemotherapie nach kompletter operativer Entfernung eines Stadium-I- oder -II-Sarkoms hat sich in randomisierten Studien als nicht wirkungsvoll erwiesen (Omura et al. 1985).

Die International Organisation of Gynecologic Pathologists belegt mit dem Terminus technicus »Karzinosarkom« alle jenen uterinen Neoplasien, in denen sich lichtmikrosopisch sowohl epitheliale als auch Stromaelemente finden, unabhängig von der Dignität der Letzteren (Silverberg et al. 1990)

25.2.3.2 Leiomyosarkome

Häufigkeit. Leiomyosarkome stellen 1/4 aller uterinen Sarkome oder 1 % der uterinen Malignome. Sie werden zu 60–70 % im Stadium I entdeckt (Jereczek et al. 1996).

Entstehung. Sie entstehen entweder durch maligne Entartung präexistenter Myome oder als primär maligne Tumoren im Myometrium. Das Entartungsrisiko präexistenter Myome wird mit 0,13–0,81 % angegeben.

Morphologie. Makroskopisch ist der überwiegend solitäre Tumor unscharf begrenzt, von fischfleischartiger Konsistenz und grau-gelber bis roter Farbe, heterogener Schnittfläche und ohne engen Bezug zur Mukosa. Nekrosen und Einblutungen sind häufig.

Histologie. Das histologische Bild zeigt faszikulär geordnete, spindelige Tumorzellen mit eosinophilem Zytoplasma und spindelig-ovalen, Nukleolen enthaltenden Kernen – oder aber auch erhebliche Zell- und Kernpleomorphien mit bizarren Formen. Die Tumoren können myxoide Areale enthalten. Neben zahlreichen Mitosen, atypischen Mitosen und »Sarkomnekrosen« weisen sie auch qualitative Malignitätskriterien (Myo- und Angioinvasion) und oft auch organübergreifende Infiltrate auf. Ein Grading-System ist nicht vorgesehen.

Grenzwertige Befunde mit 4–9 Mitosen pro 10 HPF (»high power fields«) werden als **UMP-Tumoren** eingestuft. Diese »leiomyoma at risk« (»tumors of uncertain malignant potency«) kommen in 1 % der Leiomyome vor. Die Angabe der Maximalwerte der Mitoserate aus 10 HPF weist die höchste Trennschärfe in Bezug auf prädiktive Malignität auf (O'Leary u. Steffes 1996). Für die Einteilung in die UMP-Gruppe sind aber nicht nur der Mitoseindex, sondern auch qualitative Malignitätskriterien maßgebend. Bei mehr als 10 Mitosen/10 HPF wird die Prognose stets schlecht (Tabelle 25.2).

Neben der Mitoserate sind also ausgeprägte Anaplasie der Tumorzellen, Tumoreinbruch in das Lymph- und Blutgefäßsystem sowie Sarkomnekrosen **weitere Kriterien der Malignität**, die besonders in histologisch schwer einzuordnenden Grenzfällen herangezogen werden.

Leiomyosarkome **metastasieren früh** und haben daher eine zweifelhafte Prognose. Rezidivfrei überleben 3 Jahre nur 31 % der Patientinnen. 2/3 der Frauen sterben innerhalb der ersten beiden Jahre am Lokalrezidiv oder an Metastasen, die meist in den Lungen, selten anderen Orts angesiedelt sind (Lucas et al. 1997).

Wichtige Prognosefaktoren beim Leiomyosarkom
- Menopausenstatus: prämenopausale Frauen erreichen zu 63,5 %, postmenopausale nur zu 5,5 % eine Überlebenszeit von 5 Jahren;
- Tumorstadium: Stadium-I-Patientinnen überleben für 5 Jahre zu 60–70 %, Patientinnen der Stadien III und IV nur zu 7–20 %;
- Mitoseindex: 0–4 Mitosen/10 HPF lassen eine 5-Jahres-Überlebensrate von 99 %, 10 und mehr Mitosen/10 HPF von nur noch 16 % erwarten;
- Malignitätsgrad: Grad I begründet zu 72 % eine 5-Jahres-Überlebenserwartung, bei Grad III und IV nur zu 20 %.

25.2.3.3 Endometriale Stromasarkome

Stromatogene Tumoren haben ihren zeitlichen Gipfel in der **Peri- und frühen Postmenopause**. Sie machen 1 % aller und etwa 10 % der nicht-epithelialen Tumoren aus. **Reife Stromatumoren**, also Stromaknoten und Low-grade-Stromasarkom, lassen sich histogenetisch klassifizieren. Unreife, auch als »**undifferenzierte High-grade-Stromasarkome unklarer Histogenese**« bezeichnet,

Tabelle 25.2. Histopathologische Beurteilungskriterien bei uterinen Leiomyosarkomen

Mitoserate/10 HPF	Zelluläre Atypien	Diagnose
0–4	Keine	Zellreiches Leiomyom
0–4	Vorhanden	Atypisches Leiomyom
5–9	Keine	Potenziell maligne (»low-grade malignant«)
5–9	Vorhanden	Leiomyosarkom (»low-grade malignant«)
10 und mehr	Keine oder vorhanden	Leiomyosarkom (»high-grade malignant«)

HPF = »high power fields«.

sind hoch maligne und machen einen radikalen Eingriff notwendig. Eine verlässliche Unterscheidung von (gutartigen) Stromaknoten und (bösartigen) Low-grade-Stromasarkomen ist nicht am Abradat, sondern erst am Hysterektomiepräparat möglich (Thomssen u. Löning 2001).

Endometriale Stromatumoren bestehen aus neoplastischen, endometrialen Stromazellen und werden nach ihren **Wachstumsformen** und nach der **Mitoserate** unterteilt. Zur **Differenzialdiagnose** zwischen den niedrig malignen und den hoch malignen Formen des Stromasarkoms wird die Mitosezahl herangezogen, wobei weniger als 10 Mitosen pro 10 HPF der niedrig malignen Form, mehr als 10 Mitosen pro 10 HPF der hoch malignen Form zugeordnet werden. Diese Einteilung wird aber in Frage gestellt, nachdem einerseits eine höhere Mitoserate das Verhalten der niedrig malignen Stromasarkome nicht verändert und andererseits über Stromaknötchen von mehr als 10 Mitosen pro 10 HPF berichtet wird und sich dieser Tumor doch gutartig verhält, wenn zugleich eine gute Differenzierung und eine scharfe Abgrenzung vorliegen.

In **jüngeren Einteilungsversuchen** spielt die Zahl der Mitosen keine Rolle mehr. Die Bezeichnung »endometriales Stromasarkom« bleibt einem Tumor vorbehalten, der histologische Ähnlichkeiten mit dem endometrialen Stroma aufweist. Davon abgetrennt ist das spärlich differenzierte endometriale Sarkom zu sehen, das in seinem anaplastischen Erscheinungsbild diese Ähnlichkeit vermissen lässt und dafür oft der Stromakomponente des Karzinosarkoms gleicht. Weder Mitosehäufigkeit noch Zellatypien haben prognostischen Wert, solange die Stadium-I-Sarkome die typisch endometriale Stromadifferenzierung zeigen. Curtin et al. (1997) schlagen eine **Dreiteilung** vor: die niedrig malignen und die hoch malignen Varianten des Stromasarkoms werden demnach ergänzt durch das undifferenzierte Sarkom – eine nicht-epitheliale, maligne Neoplasie, die sich vom Endometrium ableitet, aber histologisch weder endometriale Stromadifferenzierung noch einen der anderen Sarkomtypen (Rhabdomyosarkom oder Leiomyosarkom) erkennen lässt.

Low-grade-Stromasarkome machen mit über 70 % die größte Gruppe der stromatogenen Tumoren aus. Die Mehrzahl bildet breitbasige Korpuspolypen aus. Sie wachsen myo- und gefäßinvasiv, haben einen Mitoseindex von < 4/10 HPF, meist ohne atypische Mitosen, und sind i. d. R. hormonrezeptorpositiv. Charakteristisch für das niedrig maligne Stromasarkom ist das **Gefäßbild**: Viele der zahlreichen Tumorgefäße ähneln den Spiralarteriolen des normalen Endometriums, an die sich Tumorzellwirbel angelagert haben.

> Das Besondere an den Low-grade-Stromasarkomen sind die lokoregionalen Spätrezidive, die sich oft erst nach Jahrzehnten zeigen und von denen 35–45 % der Patientinnen betroffen sind, darunter auch solche des Stadiums I mit primär geringen Atypien bei kleiner Mitoserate. Bei Stadium II oder höher und bei mehr als 1 Mitose/10 HPF nimmt das lokale Rezidivrisiko des Low-grade-Stromasarkoms zu.
> Für die große Gruppe (83–87 %) der Aromatase-positiven unter den Low-grade-Stromasarkomen (LGSS) könnten sich durch den teils hohen Aromatase-Score neue Wege des Tumormanagements und der Therapie eröffnen (Reich u. Regauer 2004).

High-grade-Stromasarkome – undifferenziert und extrem mitosereich, 15 % der Sarkome bildend, außerordentlich pleomorph, mit hoher mitotischer Aktivität und atypischen Mitosen – gehen von der Mukosa aus, wachsen intrakavitär wie auch aggressiv myoinvasiv und treiben den Uterus deformierend auf.

Diagnostisches Leitsymptom ist die irreguläre vaginale Blutung, verbunden mit Schmerzen. Bei der Untersuchung zeigen sich weiche, fleischige, glatte Tumoren im Becken und polypöse Strukturen im Cavum uteri, die manchmal Anteile durch den Zervikalkanal in die Scheide entlassen. Das Myometrium erscheint diffus infiltriert, ohne dass eigentliche Tumoren erkennbar wären. Zur Zeit der Hysterektomie haben sich schon 50 % dieser Geschwülste über den Uterus hinaus ausgebreitet.

25.2.3.4 Maligne mesenchymale Mischtumoren

Bei den Mischtumoren tragen **epitheliale und nicht-epitheliale Komponenten** zum Aufbau der Geschwulst bei. In der Nomenklatur dieser Tumoren beschreibt das Präfix die (benigne oder maligne) epitheliale, das Suffix die nicht-epitheliale Komponente. Der Anteil der malignen mesenchymalen Tumoren an allen uterinen Sarkomen wird mit 30–60 % angegeben. Die homologen Formen dieser Mischgeschwülste weisen bei den sarkomatösen Komponenten ausschließlich Strukturen uterinen Ursprungs auf, während in den heterologen ortsfremde Strukturen vorliegen: Rhabdomyoblasten im Rhabdomyosarkom, Chondroblasten im Chondro-, Osteoblasten im Osteosarkom.

Karzinosarkome. Karzinosarkome beinhalten maligne epitheliale und maligne nicht-epitheliale Komponenten uterinen Ursprungs. Sie betreffen vorzugsweise die postmenopausale Frau, jüngere Frauen dagegen nur ausnahmsweise. Bei bis zu 17 % der Patientinnen findet sich eine frühere Strahlentherapie in der Anamnese, die Latenzzeit zur Radiatio liegt im Mittel bei 16 Jahren.

Symptomatik, Prognose. Es handelt sich i. d. R. um große und ausgedehnte, solitäre, polypöse Tumoren, die klinisch durch eine **abnorme vaginale Blutung** auffallen. Oft füllen sie das Cavum uteri aus und quellen durch den Zervikalkanal in die Scheide. Bei Klinikeinweisung zeigt 1/3 der Patientinnen eine organübergreifende Symptomatik, und mehr als 2/3 weisen einen ungünstigen Staging-Befund auf. Bereits im Stadium I sind bei 20–30 % die pelvinen und paraaortalen Lymphknoten betroffen. Die Überlebensrate für 5 und 10 Jahre liegt für die Stadien I und II bei 36–22 %, sie sinkt bei organübergreifender Erkrankung auf 10 %. Die Prognose ist also schlechter als die der stadiengleichen Korpuskarzinome. Rezidive sind praktisch inkurabel.

Morphologie. In der Schnittfläche sind Karzinosarkome fleischig und weisen hämorrhagische und nekrotische Bezirke auf. Die Tumoren sind üblicherweise in das Myometrium eingedrungen und durchbrechen oftmals die Serosa des Uterus.

Histologie. Mikroskopisch sind Karzinosarkome durch eine Vermischung von malignen epithelialen und malignen nicht-epithelialen Elementen gekennzeichnet. Die epitheliale Komponente, üblicherweise ein Adenokarzinom, ist eher mäßig bis spärlich differenziert. Der Stromaanteil ist meist ein hoch malignes Sarkom vom unbestimmten Typ, gelegentlich aber doch gut differenziert und als endometriales Stromasarkom, Fibrosarkom oder Leiomyosarkom erkennbar.

> Als wichtigste Prognosekriterien haben sich das Tumorstadium bei der Operation und die Invasionstiefe erwiesen.

Andere untersuchte histologische Prognosekriterien – wie Gewichtung epithelialer oder nonepithelialer Elemente und Anteil heterologer Komponenten – lassen sich bislang nicht verwerten.

Adenosarkome. Nach der Erstbeschreibung 1974 ist das Adenosarkom definiert als ein Tumor, der sich aus einer benignen epithelialen und einer malignen nicht-epithelialen Komponente zusammensetzt. Das Durchschnittsalter der betroffenen Population liegt zwischen 55 und 60 Jahren, also etwas früher als beim Karzinosarkom. Auch bei jüngeren Frauen und selbst bei Kindern sind Adenosarkome vereinzelt beschrieben worden. Wie bei anderen endometrialen malignen Tumoren ist die abnorme Blutung das Leitsymptom. Der Tumor entsteht eher solitär, bevorzugt im Fundus uteri, wächst in die Gebärmutterhöhle vor und erreicht durchschnittlich eine Größe von 5 cm. Gelegentlich wird eine Hyperöstrogenämie oder in der Anamnese eine Beckenbestrahlung berichtet.

Histologie. Mikroskopisch (Curtin et al. 1997) finden sich gutartige epitheliale Anteile vermengt mit bösartigen mesenchymalen. Der **epitheliale Anteil** ist i. allg. von papillärer Struktur mit zystisch erweiterten oder strichförmig komprimierten Drüsen. Metaplasien oder Atypien können vorliegen, aber ohne Übergang zur Malignität (beim Vorliegen herdförmiger karzinomatöser Elemente spricht man vom Karzinosarkom). Der **Stromaanteil** des Adenosarkoms ist von niedrigerem Malignitätsgrad als beim Karzinosarkom. Adenosarkome sind meist **homolog** und setzen sich aus spindel- oder rundzelligen Elementen, Fibroblasten und/oder endometrialen Stromazellen ähnelnden Zellen zusammen. Die Zahl der Mitosen liegt zwischen 3 und 20 pro 10 HPF. Hämorrhagien und Nekrosen, Schaumzellen und glatte Muskelzellen, Fibrosierungen und Hyalinisierungen können in unterschiedlichen Anteilen vorhanden sein. **Heterologe Stromakomponenten**, am ehesten Rhabdomyosarkome oder Chondrosarkome und Keimstrangabkömmlinge können gefunden werden, ohne dass sich dadurch das Verhalten des Tumors ändern muss.

> Die wichtigste histopathologische Variante des Adenosarkoms ist das sog. Adenosarkom mit sarkomatöser Expansion. Darunter versteht man die Anwesenheit eines reinen Sarkoms, üblicherweise höherer Malignität und höherer Mitosezahl, das mindestens 25 % des totalen Tumorvolumens einnimmt. Die Prognose wird durch das Vorhandensein dieses Charakteristikums drastisch verschlechtert: Tumoren mit diesem Merkmal entwickeln in 44–70 %, Tumoren ohne dieses Merkmal nur in 14–25 % ein Rezidiv.

Der **Tumorprogress**, der sich oft erst nach 5 oder mehr Jahren zeigt, betrifft üblicherweise die Scheide, das Becken oder das Abdomen. **Vaginale Metastasen** ähneln dem Primärtumor oder sind aus reinem Sarkom aufgebaut, **Fernmetastasen** bestehen dagegen fast immer aus reinen sarkomatösen Komponenten.

Ein erhöhtes **Rezidivrisiko** besteht bei
- Invasion in das Myometrium,
- extrauteriner Aussaat zur Zeit der Diagnosestellung,
- großem Primärtumor,
- Anwesenheit heterologer Elemente und
- hohem Sarkomgrad bzw. hohem Mitoseindex der stromalen Anteile.

Lymphknotenmetastasen sind in einer Serie der GOG nur bei der Trias aus sarkomatösem Stroma, Rhabdomyosarkom und Einbruch in das Lymph- oder Gefäßsystem gefunden worden. Die Lymphonodektomie sollte daher auf solche Fälle beschränkt bleiben.

25.2.4 Extrauterine Sarkome des weiblichen Genitale

25.2.4.1 Vulvasarkome

Epidemiologie. Insgesamt 2 % der malignen Vulvatumoren sind Sarkome. Von der Erkrankung betroffen sind alle Altersgruppen, bevorzugt aber jüngere Frauen. Das Durchschnittsalter liegt bei 38–42 Jahren.

> **Typen der Vulvasarkome**
> - Rhabdomyosarkom: Erkrankung von Kindern und jungen Frauen, metastasiert früh;
> - Dermatofibrosarcoma protuberans: seltener, metastasierender Tumor von dunkler Farbe, wird oft mit einem großen Nävus verwechselt;
> - malignes Fibrohistiozytom: aggressiver, früh metastasierender Tumor;
> - Epitheloidsarkom: Vorkommen v. a. bei jüngeren Frauen;
> - Kaposi-Sarkom: oft multiple Plaques und Knoten, serologisch HIV-positiv.

Symptomatik, Prognose. Die schnell wachsenden, zunächst indolenten Geschwülste führen sekundär zu Irritationen am Damm, wie Pruritus und Schmerzen, sowie zu Miktions- und Defäkationsbeschwerden, nach Exulzeration auch zu Blutungen. Sie metastasieren frühzeitig und überwiegend hämatogen. Der histologische Grad als wichtigster Prognosefaktor drückt sich folgendermaßen aus: Das undifferenzierte Rhabdomyosarkom wächst und metastasiert schnell, das gut differenzierte Leiomyosarkom wächst langsam, und seine Metastasierungstendenz ist gering.

> Zwischen dem Auftreten der ersten Symptome und der Diagnosestellung vergehen 3–12 Monate. Da zu diesem Zeitpunkt häufig schon Metastasen gesetzt sind, v. a. in die Lungen, ist eine prätherapeutische Metastasensuche unerlässlich.

25.2.4.2 Vaginalsarkome

Auch die **Sarkome der Vagina** sind mit 2 % aller hier beobachteten Malignome selten. Bei der Erwachsenen findet man neben noch selteneren Formen eher Leiomyosarkome, die meist erst ab einer Größe von bis zu 10 cm durch blutigen Ausfluss und Blasen- sowie Darmbeschwerden auf sich aufmerksam machen. Das **Durchschnittsalter** der betroffenen Frauen liegt zwischen 40 und 60 Jahren.

Embryonales Rhabdomyosarkom (Sarcoma botryoides; RMS). Das RMS dagegen dominiert bei Kleinkindern (bis 95 % der RMS manifestieren sich in den ersten 5 Lebensjahren) und Jugendlichen (älteste Patientin 21 Jahre). Der exophytisch wachsende Tumor füllt die Vagina aus und quillt traubenförmig in die Vulva vor (Abb. 25.1). Er greift bei seinem rapiden lokalen Wachstum auf Zervix, Blase und Urethra über, metastasiert lymphogen wie hämatogen, jedoch erst relativ spät. Da das histologische Bild stellenweise ganz unverdächtig sein kann, muss man bei jedem polypösen Vaginaltumor eines Kindes an ein RMS denken und den Tumor vollständig aufarbeiten.

25.2.4.3 Ovarialsarkome

Sarkome der Ovarien kommen in 1 % aller ovariellen Neoplasien vor. Bei den primären Sarkomen können folgende **Typen** unterschieden werden:

- Sarkome in Teratomen, hier primäre embryonale Sarkome oder sekundär in primär benignen adulten Teratomen entstandene Sarkome;
- Stroma- oder mesenchymale Sarkome, hier die Stromatosis und endometroide Stromasarkome sowie Fibro- und/oder Leiomyosarkome;
- maligne Müller-Mischtumoren als heterologe und homologe Formen.

Neben den primären gibt es auch **metastatische Sarkome** in den Ovarien. Als Ausgangstumoren werden retroperitoneale Sarkome, Lymphome und uterine Sarkome genannt.

Ovarialsarkome sind ganz überwiegend **Tumoren des Seniums**. Sie wachsen rasch und metastasieren frühzeitig. In 80 % der Fälle hat der Prozess bei Diagnosestellung die Grenzen des kleinen Beckens bereits überschritten. Die Überlebenswahrscheinlichkeit beträgt nach 2 Jahren 56 %, nach 5 Jahren 35 % (Le et al. 1997).

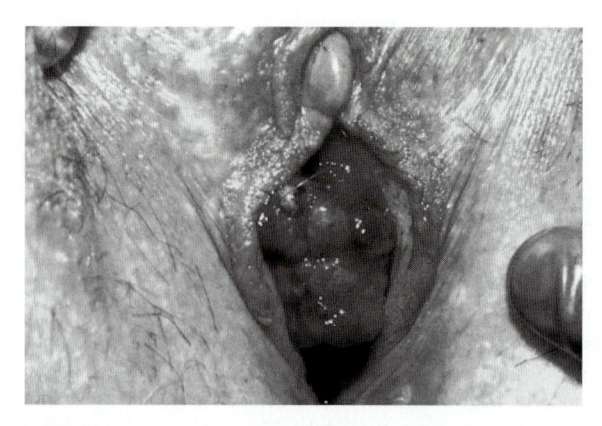

Abb. 25.1. Sarcoma botryoides bei einem 9-jährigen Mädchen (▶ Farbteil)

Bei aller kontrovers geführten Diskussion hat sich, besonders im deutschsprachigen Raum, eine **kombinierte operative und strahlentherapeutische Behandlung** durchgesetzt. Der Stellenwert der Chemotherapie ist bis heute gering, wenn auch über einige hoffnungsvolle Ansätze berichtet wird. Unter den zahlreichen getesteten **Zytostatika** haben sich nur wenige als wirksame Monotherapeutika erwiesen: Bei den gemischten mesodermalen Sarkomen scheinen Ifosfamid oder Cisplatin, bei den Leiomyosarkomen nur Doxorubicin eine signifikante Aktivität zu haben. Bei endometrialen Stromasarkomen und bei den malignen Mischtumoren mit hohem Adenokarzinomanteil ist der Versuch einer endokrinen Therapie möglich.

Die Behandlung ist in jedem Fall eine **interdisziplinäre Aufgabe** zwischen Gynäkologen, Radioonkologen und medizinischen Onkologen und sollte einem Tumorzentrum vorbehalten sein, da dort noch am ehesten über größere Zahlen verfügt werden kann.

25.3 Therapie

25.3.1 Allgemeines

> Operative Maßnahmen stehen im Vordergrund jeder Sarkomtherapie: Die möglichst radikale Operation gilt als Therapie der Wahl. Dabei soll eine genaue Stadieneinteilung erstellt werden. Diese entspricht bei allen Sarkomen dem Staging der entsprechenden Karzinome (z. B. Tabelle 24.7; FIGO 2000).

Tumorgewebe sollte auch auf **Hormonrezeptoren** untersucht werden. Falls die **Diagnose** histologisch erst am Operationspräparat verifiziert wird, ist der Primäreingriff sekundär zu komplettieren. Im Fall der Inoperabilität ist eine weitestgehende Tumorreduktion anzustreben.

Sarkome gelten generell als **wenig strahlen- und chemotherapiesensibel**. Die wenigen publizierten Kasuistiken lassen sichere Schlussfolgerungen nicht zu. Wie bei anderen Malignomen, wird man die Strahlentherapie bei aggressiven Tumoren, jungen Patientinnen und in kurativer Absicht einsetzen, obwohl die Ansprechrate unbekannt ist. Nach ausgedehnten Operationen würde eine Bestrahlung jedoch zu einer unvertretbar hohen Komplikationsrate (z. B. Fisteln, Anastomosendehiszenzen) führen, ohne die klare Aussicht einer sinnvollen Behandlung.

25.3.2 Therapie der uterinen Sarkome

Leiomyosarkome. Bei der Operationsplanung ist zu bedenken, dass die Prognose der Leiomyosarkome durch das lokale Geschehen und durch die Neigung zu früher hämatogener Metastasierung bestimmt wird.

- Im Stadium I ist also – nach genauer **Exploration des Abdomens** einschließlich peritonealer **Spülzytologie** – die einfache abdominale Hysterektomie Therapiestandard.
- Eine Indikation zur **Lymphonodektomie** besteht nicht, da die regionären Lymphknoten mit 3,5 % nur sehr selten befallen sind und eine prognosebestimmende Metastasierung früh hämatogen erfolgt.
- Von einer **Adnexektomie** ist zumindest in der Prämenopause abzuraten, da auch ovarielle Manifestationen sehr selten sind und die Kastration keinen Einfluss auf den Verlauf hat. Ist allerdings der Prozess über den Uterus hinaus fortgeschritten, ist wegen des dann häufigen Adnexbefalls (30 %) die beidseitige Entfernung der Adnexe erforderlich.
- Um der Forderung nach operativer Entfernung aller Tumormanifestationen als wichtigster Voraussetzung zur Verbesserung der Prognose zu entsprechen, sollte zum Zweck der radikalen Tumorresektion die **pelvine und aortale Lymphadenektomie** angeschlossen werden.

- Bei jüngeren Patientinnen, bei denen die Fruchtbarkeit erhalten werden soll, wird gelegentlich bei der Verdachtsdiagnose eines benignen Leiomyoms die **Myomenukleation** durchgeführt. Findet sich dann zufällig ein Leiomyosarkom, so ist eine komplettierende Operation nur für Patientinnen mit einem hochgradigen Leiomyosarkom indiziert.
- **Adjuvante Therapien** sind, wenn überhaupt, nur nach restloser Entfernung der Tumormassen einzusetzen.
- Die Wirksamkeit einer **adjuvanten Strahlentherapie** sollte nach 2 Zielpunkten evaluiert werden, nämlich der lokoregionalen Kontrolle und dem Überleben. Einzelfallbeobachtungen, nach denen die Häufigkeit pelviner Rezidive verringert werden könnte, sind nicht signifikant. Eine Verlängerung der Überlebenszeit ist nicht erkennbar. Ähnliche Beobachtungen konnten bei einer großen retrospektiven Analyse mit 208 an Leiomyosarkom erkrankten Frauen gemacht werden (Giuntoli et al. 2003). Da Leiomyosarkome mit weniger als 10 Mitosen pro 10 HPF aber ohnehin nur selten Lokalrezidive oder Fernmetastasen setzen, sollte bedacht werden, die adjuvante Strahlentherapie höchstens für die Gruppe der Leiomyosarkome einzusetzen, die eine höhere Mitoserate als 10 pro 10 HPF aufweisen. Die generelle Bestrahlung wird also nicht empfohlen.
- Eine **Monochemotherapie** lässt keinen Einfluss auf den Krankheitsverlauf erkennen. Der absolute Nutzen (Sarcoma Meta-Analysis Collaboration 1997), der aus einer Doxorubicin-haltigen adjuvanten Chemotherapie gezogen wird, ist mit 4 % Verbesserung der Überlebenswahrscheinlichkeit (Antmann 1997) so gering, dass die Frage nach dem Wert offen bleibt (DiSaia u. Creasman 1997).
- Im Fall eines späten **Tumorrezidivs** ist eine chirurgische Behandlung individuell zu indizieren.
- Patientinnen mit **Lungenmetastasen** sind Kandidaten für eine Thorakotomie.
- Bei lokalen und regionalen Rezidiven, gerade des niedriggradigen Leiomyosarkoms, ist die **Resektion** angezeigt (Curtin et al. 1997).

Stromasarkome. Folgende Therapieoptionen stehen zur Verfügung:
- **Operation**:
  - Die **radikale chirurgische Sanierung** ist angesichts des hohen lokalen Rezidivrisikos schon beim Low-grade-Stromasarkom die Therapie der Wahl, und die abdominale Hysterektomie vom Längsschnitt aus ist schon im Stadium I Standard (Thomssen u. Löning 2001). Ein ausgedehntes chirurgisches Staging ist nicht indiziert.
  - Im Stadium II (Zervixbefall) entsprechend dem Zervixkarzinom mit einer **(modifiziert) radikalen Hysterektomie** vorzugehen, erscheint plausibel, der Wert solchen Vorgehens ist aber noch nicht bewiesen. Im Rahmen der Radikalität können Nachbarstrukturen (Harnblase, Harnleiter, Darm) ggf. nicht geschont werden (Thomssen u. Löning 2001).
  - Die **beidseitige Adnexektomie** wird aus Gründen der ausreichend radikalen Sanierung zumindest für die High-grade-Fälle übereinstimmend indiziert. Für Low-grade-Tumoren lassen jüngere Untersuchungen keinen Vorteil erkennen (Gadducci et al. 1996). Dennoch ist die Ovarektomie auch für niedrig maligne Tumoren empfohlen, die typischerweise in hohem Maße rezeptorpositiv sind und auf eine Hormontherapie ansprechen. Solche Patientinnen haben bei Erhalt der Ovarien mit einer Rezidivrate von 100 % zu rechnen, gegenüber nur 43 % bei Zustand nach Ovarektomie.
  - Die pelvine (und ggf. paraaortale) **Lymphonodektomie** ist insbesondere bei den High-grade-Typen angezeigt (Gadducci et al. 1996). Obwohl ihre Bedeutung für die Low-grade-Tumoren und das Stadium I ungeklärt ist (Gadducci et al. 1996), sollte angesichts der ungünstigen Prognose dieser Erkrankung und der offensichtlichen Bedeutung der chirurgischen Sanierung die Indikation zur (wenigstens pelvinen) Lymphonodektomie großzügig gestellt werden (Thomssen u. Löning 2001).
- **Bestrahlung**:
  - Die **adjuvante Bestrahlung** scheint eine Reduzierung der Lokalrezidive zu ermöglichen, Belege für eine Verbesserung der Prognose quoad vitam stehen aber noch aus (Jereczek et al. 1996; Knocke et al. 1998).
  - Ob **Low-grade-Stromasarkome** adjuvant nachbestrahlt werden sollen, oder aber ob die alleinige chirurgische Sanierung ausreicht (DiSaia u. Creasman 1997), bleibt offen.
  - Bei **High-grade-Tumoren** sprechen positive Erfahrungen für eine Nachbestrahlung. Vorteile (Verbesserung der lokalen Kontrolle) sind aber gegen Nachteile (Beeinträchtigung der Lebensqualität bei kurzer Lebenserwartung) und in Anbetracht der hohen Rate an Fernmetastasen besonders sorgfältig abzuwägen. Bei fortgeschrittenen Fällen und bei eingeschränkter Operabilität erhält trotz fraglichen Nutzens die Bestrahlung den Vorzug vor der Chemotherapie.
- **Systemische Therapie**:
  - Die Bedeutung einer **adjuvanten Chemotherapie** bei endometrialen Stromasarkomen ist unklar. Bei verschiedenen Therapieregimes ergaben sich keine Unterschiede hinsichtlich Ansprech- und Überlebensrate.
  - Obwohl in der Mehrzahl der Low-grade-Stromasarkome Steroidhormonrezeptoren nachzuweisen sind, bleibt die Frage offen, ob die **Kastration** in der Prämenopause adjuvant eingesetzt werden soll (Jereczek et al. 1996), oder ob Gestagene oder Antiöstrogene adjuvant zu geben sind.
  - In der palliativen Situation der Low-grade-Stromasarkome kann eine **Progesterontherapie** in bis zu 30 % zu teilweise lang andauernden Remissionen führen.
  - Über die Beeinflussbarkeit der **High-grade-Stromasarkome** durch eine Hormontherapie liegen keine Erfahrungen vor (Thomssen u. Löning 2001).

Maligne Mischtumoren. Für die Therapie der malignen Mischtumoren bestehen folgende Möglichkeiten:
- **Karzinosarkome**:
  - Karzinosarkome werden wie die High-risk-Endometriumkarzinome **operiert**: Staging-Laparatomie mit Hysterektomie, bilateraler Adnexektomie, Omentektomie, radikaler pelviner (und paraaortaler) Lymphonodektomie (Arrastia et al. 1997). Ob ein Debulking, bei fortgeschrittener Erkrankung versucht, Einfluss auf die Prognose hat, ist unbewiesen (Thomssen u. Löning 2001; ◘ Tabelle 25.3).

- Für Patientinnen mit einem eindeutigen, intraabdominalen Tumorbefall bringt das **Lymphknoten-Sampling** keine zusätzliche prognostische Information.
- Patientinnen mit **fortgeschrittenem oder rezidivierendem Karzinosarkom** haben durch ein aggressives chirurgisches Vorgehen keinen Gewinn für den weiteren Verlauf.
- Bei **Passagestörungen des Darmtraktes** kann zugleich mit dem gynäkologischen auch ein chirurgischer Eingriff im Sinn einer Anastomose erforderlich werden.
- Durch eine Bestrahlung lässt sich die lokale Rezidivrate schon im Stadium I deutlich senken, ein Einfluss auf die Überlebenszeit ist aber nicht nachgewiesen (Knocke et al. 1998).
- Eine **adjuvante Chemotherapie** wird bei geringer Invasionstiefe (inneres Myometriumdrittel) nicht für erforderlich gehalten. Die generelle Verbesserung der Therapieergebnisse im Verlauf der letzten Jahrzehnte wird mit dem zunehmenden Einsatz adjuvanter Chemotherapie in Verbindung gebracht (Arrastia et al. 1997), und in der Tat sind in mehreren Berichten zytostatische Wirkungen belegt. Insgesamt aber ist der Nutzen chemotherapeutischer Maßnahmen nicht ausreichend gesichert (Thomssen u. Löning 2001).
- **Adenosarkome:**
    - Therapie der Wahl ist die **abdominale Hysterektomie**, in Risikofällen (Myoinvasion, sarkomatöse Expansion) mit Adnexektomie beiderseits und Lymphonodektomie.
    - Im Stadium II ist eine **(modifiziert) radikale Hysterektomie** angemessen.
    - Für die **Behandlung des Rezidivs** wird die chirurgische den Vorrang vor der radiologischen Therapie erhalten.
    - Adenosarkome mit **sarkomatöser Expansion** werden per se als High-grade-Sarkome angesehen und entsprechend radikalchirurgisch behandelt.

25.3.3 Therapie der extrauterinen Genitalsarkome

Vulvasarkom. Die Therapie des Vulvasarkoms ist i. d. R. die **radikale Vulvektomie** mit beidseitiger **inguinaler Lymphadenektomie**. Da Läsionen niedriger Malignitätsgrade aber nur selten in die Lymphknoten metastasieren, darf man sich in diesen Fällen auf die Tumorexzision weit im Gesunden und die Mitentfernung nur der klinisch befallenen Lymphknoten beschränken, wenn man das höhere Risiko eines Lokalrezidivs einzugehen bereit ist. Nach der Operation empfiehlt sich eine **Strahlentherapie** des Operationsfeldes mit 6000 cGy. Der Wert einer zusätzlichen adjuvanten Chemotherapie, wie sie bei Tumoren hoher Malignität diskutiert wird, ist nicht gesichert. Außer bei der eben genannten Indikation wird die Chemotherapie in der Behandlung des Rezidivs und der Metastasen eingesetzt, und zwar gewöhnlich als Polytherapie: Adriamycin zusammen mit Dacarbazin, Endoxan, Vincristin und Actinomycin-D. Die Remissionsrate liegt dabei um 50 %, die 5-Jahre-Überlebensrate bei 30–50 %.

Vaginalsarkom. Die operative Bandbreite reicht von der Exenteration bis zur lokalen Exzision. Diese ist für Spindelzell-, Leiomyo- oder Fibrosarkome die Therapie der Wahl, sofern der Tumor gut differenziert und umschrieben und sofern der Schnittrand nicht infiltriert ist. Während also **im Gesunden resezierte Tumoren** geringer Malignität keiner weiteren Behandlung bedürfen, wird für hochgradig maligne und nicht im Gesunden operierte Tumoren die Indikation zur **Strahlentherapie** gesehen. **Chemotherapiewirkungen** sind bekannt
- von Doxorubicin beim Leiomyosarkom,
- von Ifosfamid und Cisplatin bei den malignen Müller-Mischtumoren und
- von Cyclophosphamid bei Rhabomyosarkomen (Tabelle 25.4).

Als **strahlen- und chemotherapieresistent** gelten alveoläre Rhabdomyosarkome. Für diese und andere High-grade-Veränderungen sollte auch weiter an eine pelvine und/oder inguinale Lymphonodektomie gedacht werden (Thomssen u. Löning 2001). **Beim embryonalen Rhabdomyosarkom** (Sarcoma botryoides) hat die primär rein chirurgische Therapie versagt. Heute wird generell ein organerhaltendes Therapieprinzip vertreten (dies gilt auch für das zervikale Rhabdomyosarkom). Die Ergebnisse der Intergroup rhabdomyosarcoma studies belegen, dass mit einer primären Chemotherapie (VAC), gefolgt von einer lokalen Operation – aber ohne die früher übliche Exenteration –, Langzeitremissionen von über 70 % erreicht werden. Bei primär vaginalem Sitz der Läsion erleben 85 % krankheitsfrei 3 Jahre. Die Rolle einer Strahlentherapie bleibt hier unklar.

Ovarialsarkom. Sarkome, die von den Ovarien ihren Ausgang nehmen, werden entsprechend den Karzinomen **operiert**:
- Adnexexstirpation beiderseits,
- Hysterektomie,
- Netzresektion und
- ausführliches intraoperatives Staging durch Probeexision der einzelnen abdominalen Etagen

sind obligat. Wenngleich über die Wirksamkeit einer **Strahlentherapie** beim Ovarialsarkom keine allgemein gültigen Erfahrungen vorliegen, wird sie postoperativ doch mit den bei anderen Sarkomen genannten Einschränkungen empfohlen. Galten ehedem alle Versuche einer **Chemotherapie** der Ovarialsarkome als erfolglos, so weckten doch neuere Berichte die Hoffnung auf eine Verbesserung der Prognose durch eine **kombinierte Strahlen- und Chemotherapie** (VAC-Schema).

> Bei den erheblichen Widersprüchen hinsichtlich der Therapiewahl sollten individuelle Aspekte (Alter, Befund, Grading, Patientinnenentscheidung) in die Therapieplanung mit einfließen.

Tabelle 25.3. Stadienabhängige Prognose der uterinen Karzinosarkome

Tumorstadium	Anzahl der Patientinnen	Anteil rezidivfreier Patientinnen nach 3 Jahren [%]
I	245	36
II	55	22
III	69	10
IV	30	6

Tabelle 25.4. Chemotherapieschemata bei Sarkomen der weiblichen Genitalorgane

Tumortyp	Zytostatika	Dosierung	Zeitpunkt/Intervall	Verabreichungsmodus, Vorsichtsmaßnahmen
Fortgeschrittenes Leiomyosarkom	Ifosfamid	1,5 g/m^2 i. v.	Tag 1–5, alle 4 Wochen	Dauerinfusion, 12 h länger als Ifosfamid
	Mesna	1,8 g/m^2 i. v.	Tag 1–5, alle 4 Wochen	Dauerinfusion, 12 h länger als Ifosfamid
	Doxorubicin-Monotherapie	50–90 mg/m^2 i. v.	Tag 1, alle 3 Wochen	**Cave:** Kardiotoxizität (maximal 5–9 Zyklen)
Leiomyosarkom, Stromasarkom	Cisplatin-Monotherapie	75–100 mg/m^2 i. v.	60 min, alle 3 Wochen	Wässerung
Fortgeschrittenes Leiomyosarkom	Ifosfamid	5,0 g/m^2 i. v.	24–72 h, alle 4 Wochen	Dauerinfusion, 12 h länger als Ifosfamid
	Mesna	6,0 g/m^2 i. v.	36–84 h, alle 4 Wochen	Dauerinfusion, 12 h länger als Ifosfamid
	Doxorubicin	50 mg/m^2 i. v.	Tag 1, alle 4 Wochen	**Cave:** Kardiotoxizität (maximal 5–9 Zyklen)
Fortgeschrittener maligner Müller-Mischtumor des Ovars	Cisplatin	50–100 mg/m^2 i. v.	60 min, alle 4 Wochen	Wässerung
	Doxorubicin	40–60 mg/m^2 i. v.	15–30 min, alle 4 Wochen	**Cave:** Kardiotoxizität (maximal 5–9 Zyklen)
Fortgeschrittener maligner Müller-Mischtumor	Ifosfamid	5,0 g/m^2 i. v.	24–72 h, alle 4 Wochen	Dauerinfusion, 12 h länger als Ifosfamid
	Mesna	6,0 g/m^2 i. v.	36–84 h, alle 4 Wochen	Dauerinfusion, 12 h länger als Ifosfamid
	Cisplatin	50 mg/m^2 i. v.	60 min, alle 4 Wochen	Wässerung, Dosierung auch bis zu 100 mg/m^2
Fortgeschrittenes endometriales Stromasarkom	Doxorubicin	(Fallbericht über eine komplette Remission)		
	Ifosfamid	1,0 g/m^2 i. v.	Tag 1–5, alle 4 Wochen	Dauerinfusion, 12 h länger als Ifosfamid
	Mesna	1,8 g/m^2 i. v.	Tag 1–5, alle 4 Wochen	Dauerinfusion, 12 h länger als Ifosfamid
	Cisplatin	15 mg/m^2 i. v.	Tag 1–7, alle 4 Wochen	Wässerung
	Doxorubicin	60 mg/m^2 i. v.	Tag 7, alle 4 Wochen	**Cave:** Kardiotoxizität (maximal 5–9 Zyklen)
Müller-Mischtumor	Etoposid		Tag 1 + 2, alle 4 Wochen	
	Cisplatin	50 mg/m^2 i. v.	Tag 1, alle 4 Wochen	Wässerung
	Doxorubicin	50 mg/m^2 i. v.	Tag 1, alle 4 Wochen	**Cave:** Kardiotoxizität (maximal 5–9 Zyklen)
Rhabdomyosarkom der Cervix uteri und Vagina (Sarcoma botryoides)	Vincristin	1,5 mg/m^2 i. v.	Tag 1, 8, 15, alle 4 Wochen	
	Dactinomycin	1,5 mg/kg i. v.	Tag 1, 15 min, alle 4 Wochen	
	Cyclophosphamid	2,5 mg/kg p. o.	Tag 1–28, alle 4 Wochen	
	Doxorubicin	40 mg/m^2 i. v.	Tag 22, 15 min, alle 4 Wochen	**Cave:** Kordiotoxizität (maximal 5–9 Zyklen)

25.3.4 Therapie bei Lokalrezidiv und Fernmetastasierung

> Bei den uterinen Sarkomen entwickeln Fälle im Stadium I in 50 % und in den Stadien II–IV in 90 % einen Tumorprogress. Ist also schon die Primärtherapie wenig effektiv, so werden der Therapie der Rezidive und der Metastasen erst recht enge Grenzen gesetzt sein.

Operativ wird die Lokalsanierung angestrebt. Bei dem palliativen Charakter solcher Eingriffe ist stets die Lebensqualität der Patientin mit zu bedenken.

Wenn ein zweiter kurativer Ansatz möglich erscheint, sollte eine zusätzliche **Strahlen- und Chemotherapie** erwogen werden. Wenngleich die bisherigen Versuche wenig erfolgversprechend sind, bleibt sie doch als Ultima ratio denkbar. Die unbefriedigenden Ergebnisse der Polychemotherapie beim Progress zeigen sich in den geringen Ansprechraten (um 10 %) sowie der nur kurzen medianen Überlebenszeit von 7,2–11,6 Monaten.

> **Empfehlung**
>
> Den üblichen Richtlinien der palliativen Therapie entsprechend besteht eine Indikation zur Chemo- oder Strahlentherapie nur, wenn dadurch eine Verbesserung der Lebensqualität zu erwarten ist (Schmerzlinderung, Blutungsstopp etc.).

Bei den (hormonrezeptorpositiven Low-grade-)Stromasarkomen kann der **Versuch einer endokrinen Therapie** mit Gestagenen oder Antiöstrogenen gerechtfertigt sein (Thomssen u. Löning 2001).

25.4 Nachsorge

Die **Prognose** der genitalen Sarkome ist schlecht, und zwar unabhängig vom histologischen Tumortyp und der Lokalisation. Exaktes Staging und Grading sind wichtige Punkte zur Erstellung einer Prognose. Das Schicksal der Sarkompatientinnen entscheidet sich zumeist in den ersten 2 Jahren. Bestimmend für den Verlauf ist die **Fernmetastasierung**. Die Lungen, gefolgt vom Skelett, sind am häufigsten von Fernmetastasen betroffen.

> **Empfehlung**
>
> Ein Rezidiv oder Metastasen im Becken allein sind außerordentlich selten, sodass man im Falle eines Befundes im Becken immer eine Generalisierung ausschließen sollte. Daher sind eine Metastasensuche mittels Thoraxröntgenuntersuchung, Ultraschall der Leber bzw. Computertomographie des Abdomens sowie eine Knochenszintigraphie unerlässlich.

25.5 Mammasarkome und phylloide Tumoren

25.5.1 Mammasarkome

Mammasarkome stellen **1 % der malignen Neoplasien der Brustdrüsen** (Rilke u. Di Palma 1997). Diese kleine Gruppe wiederum ist unterteilt in

- Stromasarkome,
- Hämangiosarkome und
- Karzinosarkome.

Davon sind die Mehrzahl Stromasarkome, und hier am häufigsten die Fibrosarkome. Die Hämangiosarkome sind zu 10 % am Gesamtkollektiv beteiligt (Rilke u. Di Palma 1997). Die Anzahl der Karzinosarkome ist verschwindend gering.

Altersverteilung. Stromasarkome sind mit einem mittleren Erkrankungsalter in der 6. Dekade eine Erkrankung der älteren Frau, während die Hämangiosarkome bevorzugt bei der jüngeren Frau auftreten: Das besonders belastete Lebensalter liegt bei 34–46 Jahren.

Befunde. Hautsymptome oder Mamillenbeteiligung gehören nicht zum typischen Bild der Mammasarkome. Radiologische oder sonographische Befunde, die sarkomspezifisch wären, sind nicht bekannt, nur sind die Tumoren strahlendichter als das umgebende Drüsengewebe. Die histologische Sicherung der Diagnose erfolgt durch Core-cut-Biopsie, da die Feinnadelpunktion unzuverlässige Ergebnisse bringt. Die wichtigsten histologischen Parameter zur Einschätzung der Dignität sind Kernpolymorphie, periphere Begrenzung und Mitosezahl. Vor allem das Tumor-Grading hat einen großen Vorhersagewert bezüglich der Fernmetastasen, nicht aber für das Risiko eines Lokalrezidivs. Hormonrezeptoren werden gelegentlich nachgewiesen, ihre klinische Bedeutung ist aber ungeklärt.

25.5.1.1 Fibrosarkome

Fibrosarkome weisen nach Perioden langsamen Wachstums Zeiten einer rapiden Vergrößerung auf, die zur **Entstehung großer Tumoren** führen können. Die schmerzfreien, beweglichen Knoten sind von weicher Konsistenz und werden leicht für Fibroadenome gehalten (Bastert u. Costa 1996). Faserreichen Fibrosarkomen mit geringer Pleomorphie und niedrigem Mitoseindex, peripher gut begrenzt, mehr expansiv wachsend, leicht rezidivierend und von geringem Malignitätsgrad stehen faserarme, polymorphzellige, mitosereiche Varianten gegenüber, die destruktiv wachsen und eine hohe Metastasierungstendenz aufweisen.

25.5.1.2 Hämangiosarkome

Hämangiosarkome **wachsen rasch und diffus**, sind blutreich und schwammig und erinnern gelegentlich an ein inflammatorisches Karzinom. Dieser Tumor tritt eher bei der jungen Frau auf. Er setzt überwiegend hämatogene Metastasen.

25.5.1.3 Karzinosarkome

Karzinosarkome werden wie die epithelialen Malignome betrachtet und entsprechend behandelt. Die Geschwülste sind **wenig strahlensensibel**, und über die Wirkung zytostatischer oder endokriner Maßnahmen ist wenig bekannt.

Bei den **Rhabdomyosarkomen** allerdings sind unter Polychemotherapie erstaunliche Remissionen erreichbar. In nicht metastasierten Fällen bietet aber die lokale Sanierung durch radikale Chirurgie nach wie vor die beste kurative Chance.

Therapievorschläge reichen von der einfachen lokalen Tumorentfernung bis hin zur radikalen Mastektomie. Entscheidend ist, dass die Schnittränder tumorfrei sind. Unter dieser Prämisse ist die lokale Exzision erlaubt, im anderen Fall die Mastektomie erforderlich. Die Häufigkeit lokaler Rezidive ist in beiden Fällen gleich. Eine Verbesserung der Überlebensraten ist durch eine Mastektomie nicht erreichbar. Falls axilläre Lymphknoten klinisch betroffen sind, wird ein Sampling der Axilla durchgeführt.

> Sowohl den Stroma- als auch den Hämangiosarkomen ist zu eigen, dass sie sehr selten die axillären Lymphknoten befallen, dafür aber umso eher Fernmetastasen in Skelett, Lunge und Leber setzen. Dies hat zur therapeutischen Konsequenz, dass auf eine regelmäßige axilläre Lymphonodektomie verzichtet werden kann, ausgenommen beim Karzinosarkom.

Lokale Rezidive sind meist erneut operabel, anderenfalls sollte bestrahlt werden. Eine evtl. systemische Therapie richtet sich nach der pathohistologischen Diagnose (Bastert u. Costa 1996).

Prognose. Die 5-Jahres-Überlebensrate liegt beim Fibrosarkom um 73 %, bei den Stromasarkomen insgesamt bei 59 %. Beim Hämangiosarkom, das als wenig radio- und chemosensibel gilt, sind zwar allein durch chirurgische Maßnahmen Überlebenszeiten von bis zu 10 Jahren erzielt worden, aber die 5-Jahres-Überlebensraten, die mit dem zellulären Anteil der Angiosarkome korrelieren, sinken von 76 % beim Typ I (einschichtige Tumorzellanordnung) auf 15 % beim Typ III (solide Tumoren aus anaplastischen Zellen, Nekroseareale). Karzinosarkome haben i. d. R. eine noch schlechtere Prognose: Überlebensraten von mehr als 10 % sind selten, obwohl auch Fälle mit günstigerem Ausgang beschrieben sind.

25.5.2 Phylloide Tumoren

Die Gruppe der phylloiden Tumoren (Synonym: Cystosarcoma phylloides) zeigt strukturell und histogenetisch **enge Beziehungen zum Fibroadenom**. Sie werden in 25 % als eindeutig maligne, in weiteren 31 % als fraglich maligne, in 42 % als benigne eingestuft.

Morphologie. Phylloide Tumoren sind makroskopisch knollige, groblamelläre Tumoren von weicher Konsistenz und von weiß-gelblicher bis grau-roter Farbe. Sie haben eine Pseudokapsel, können rasch wachsen und eine beträchtliche Größe erreichen sowie durch nekrotischen Zerfall großer Knoten auch in der benignen Variante das Bild eines exulzerierenden Karzinoms imitieren (Abb. 25.2).

Das durchschnittliche **Erkrankungsalter** fällt in die 4. Dekade, benigne phylloide Tumoren treten etwas früher auf als maligne.

Für die **Therapie** der phylloiden Tumoren ist die histologische Dignitätseinschätzung von großer Bedeutung. Wenn die Histologie einen eindeutig benignen Befund erbracht hat, ist die großzügige Ausschälung des Tumors weit im Gesunden, mit einem Sicherheitsabstand von 2–3 cm bereits die endgültige Therapie.

> Bei der großen Neigung auch der benignen phylloiden Tumoren zu Lokalrezidiven wird allerdings nach mehrfacher lokaler Therapie der benignen Form die maligne Variante nachgewiesen. Daher sollte spätestens beim zweiten lokalen Rezidiv der benignen Form die Mastektomie durchgeführt werden.

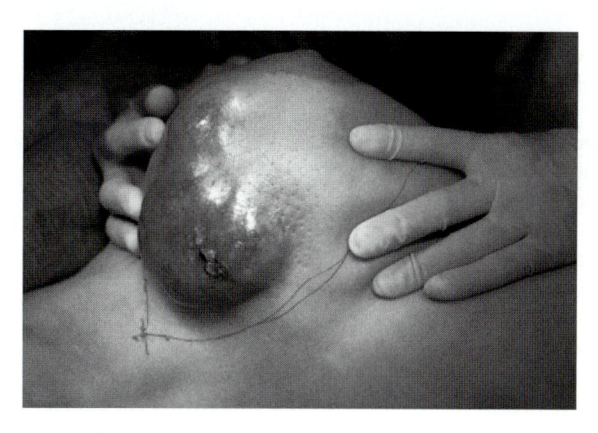

Abb. 25.2. Exulzeriertes und hämorrhagisch infarziertes Cystosarcoma phylloides (▶ Farbteil)

Das **Risiko einer malignen Entartung** primär benigner phylloider Tumoren liegt bei 30 %. Da keine mammographische oder sonographische Malignitätskriterien für diese Tumoren bekannt sind, ist die Entartung nur histologisch festzustellen.

Für die Gewinnung einer repräsentativen Gewebeprobe ist die **Biopsie** eindeutig der Feinnadelpunktion überlegen, da die Punktion bei dieser Tumorart eine hohe falsch-negative Trefferquote aufzuweisen hat.

Cave

Phylloide Tumoren eignen sich nicht für eine Schnellschnittuntersuchung. Im Gefrierschnitt kann nämlich die Unterscheidung zwischen Fibroadenom und benignem phylloidem Tumor schwierig sein, v. a. aber können sarkomatöse Strukturen als entdifferenziertes Karzinom gedeutet werden und zu überflüssiger operativer Radikalität führen. Also ist es sinnvoller, das Ergebnis des Fixierschnittes abzuwarten und zweizeitig vorzugehen (Petrek 1996).

Die **malignen phylloiden Tumoren** unterscheiden sich von der benignen Form durch ein sarkomatöses Stroma mit verstärkter Zellpleomorphie, hoher Mitosezahl und aggressivem Wachstum. Die sarkomatöse Matrix kann die verschiedensten Differenzierungsformen des Stützgewebes aufweisen, die resultierenden Bilder entsprechen dann meist dem Fibrosarkom oder dem Myxoliposarkom, aber auch Chondro-, Osteo- und Leiomyosarkome finden sich.

Die **regionären Lymphabflussgebiete** sind infolge biologischer Reaktionen auf Tumornekrosen zu 20 % klinisch auffällig, aber nur zu weniger als 5 % metastatisch betroffen (Rilke u. Di Palma 1997).

Fernmetastasen finden sich in etwa ¼ der malignen phylloiden Tumoren. Bevorzugte Lokalisationsgebiete sind
- Lunge,
- Skelett,
- Leber,
- Herz und
- peripheres Lymphsystem.

Fernmetastasen sind manchmal schon zum Zeitpunkt der primären Operation manifest, andere zeigen sich erst bis zu 12 Jahre später.

Therapie. Die Therapie der malignen phylloiden Tumoren war i. allg. die einfache Mastektomie. Nach jüngeren Untersuchungen ist aber auch die brusterhaltende Chirurgie erlaubt, sofern der Tumor mit 2–3 cm Abstand sicher im Gesunden entfernt und also die lokale Kontrolle gewährleistet ist. Bei entsprechendem klinischem Befund ist ein Sampling der Axilla ausreichend.

Lokalrezidive treten in 1/4 der malignen Fälle auf. Sie werden operativ entfernt, im Falle vormals konservativer Chirurgie durch Mastektomie.

Therapie der Fernmetastasen. Die Therapie der Fernmetastasen, sofern sie nicht operativ angehbar sind, zeigt entmutigende Ergebnisse. Weder von einer Strahlen- noch von einer Chemotherapie sind anhaltende Erfolge mitgeteilt. Wenn überhaupt, könnten bei Metastasen noch am ehesten Ifosfamid und Doxorubicin etwas bewirken. Additive wie ablative Hormontherapie gleichermaßen sind, unabhängig vom Hormonrezeptorstatus, ineffektiv. Die systemische Therapie folgt nicht den Richtlinien zur Behandlung der Mammakarzinome, sondern der Sarkome (Petrek 1996).

Die Prognose. Die Prognose auch der malignen Formen der phylloiden Tumoren wird als sehr gut bezeichnet: Angesichts der Seltenheit regionärer und der überschaubaren Häufigkeit von Fernmetastasen sind Dauerheilungen von bis zu 80 % erreichbar.

Literatur

Antmann KH (1997) Adjuvant therapy of sarcomas of soft tissue. Semin Oncol 24: 555

Arrastia CD et al. (1997) Uterine carcinosarcomas. Incidence and trends in management and survival. Gynecol Oncol 65: 158

Bai P et al. (1997) A clinical analysis of 153 uterine sarcomas. Chung Hua F Chang Ko Tsa Chih 32: 163

Bastert G, Costa SD (1996) Malignome der Mamma. In: Wulf K-H, Schmidt-Matthiesen H (Hrsg) Klinik der Frauenheilkunde und Geburtshilfe, Bd 12, 3. Aufl. München: Urban & Schwarzenberg: 124–230

Chu PG et al. (2001) Utility of CD10 in distinguishing between endometrial stromal sarcoma and uterine smooth muscle tumors. Mod Pathol 14 (5): 465–471

Curtin JP et al. (1997) Corpus: Mesenchymal tumors. In: Hiskins WJ et al. (eds) Principles and practice of gynecologic oncology, 2nd ed. Philadelphia: Lippincott-Raven: 897–918

Dinh TA, Oliva EA, Fuller AF Jr, et al. (2004) The treatment of uterine leiomyosarcoma: results from a 10-year experience (1990–1999) at the Massachusetts General Hospital. Obstetr Gynecol Surv 59 (5): 346–347

DiSaia PhJ, Creasman WT (1997) Clinical Gynecologic Oncology, 5th edn. St. Louis: Mosby: 177

Evans HL, Chawla SP, Simpson C et al. (1988) Smooth muscle neoplasms of the uterus other than ordinary leiomyoma. Cancer 62 (10): 2239–2247

FIGO Committe on Gynaecologic Oncology (2000) Staging classifications and clinical practice and guidelines of gynaecologic cancers. Int J Gynecol Obstetr 70: 207–312

Forney JP, Buschbaum HJ (1981) Classifying, staging, and treating uterine sarcomas. Contemp Ob Gyn 18 (3): 47, 50, 55–56, 61–62, 64, 69

Gadducci A et al. (1996) Endometrial stromal sarcoma: analysis of treatment failures and survival. Gynecol Oncol 63: 247

Giuntoli RL II, Metzinger DS, DiMarco CS et al. (2003) Retrospective review of 208 patients with leiomyosarcoma of the uterus: prognostic indicators, surgical management, and adjuvant therapy. Gynecol Oncol 89: 460–469

Jereczek B et al. (1996) Sarcoma of the uterus; a clonical study of 42 patients. Arch Gynecol Obstet 258: 171

Knocke Th et al. (1998) Results of postoperative radiotherapy in treatment of sarcoma of the corpus uteri. Cancer 83: 1972

Le T et al. (1997) Malignant mixed mesodermal ovarian tumor: treatment and prognosis: a 20-year experience. Gynecol Oncol 65: 237

Leppien G (1986) Sarkome der weiblichen Genitalorgane. In: Wulf K-H, Schmidt-Matthiesen H (Hrsg) Klinik der Frauenheilkunde und Geburtshilfe, Bd 11, 2. Aufl. München: Urban & Schwarzenberg: 266–281

Loddenkemper C, Mechsner S, Foss HD et al. (2003) Use of oxytocin receptor expression in distinguishing between uterine smooth muscle tumors and endometrial stromal sarcoma. Am J Surg Pathol 27 (11): 1458–1462

Major FJ, Blessing JA, Silverberg SG et al. (1993) Prognostic factors in early-stage uterine sarcoma. Cancer 71 (4 Suppl): 1702–1709

Lucas DR et al. (1997) Metastatic uterine lymphosarcoma to bone: a clinicopathologic study. Int J Surg Pathol 4: 159

Mc Divitt RW et al. (1966) Cystosarcoma phyllodes. Johns Hopkins Med J 120: 33

Nucci MR et al. (2001) h-Caldesmon expression effectively distinguishes endometrial stromal tumors from uterine smooth muscle tumors. Am J Surg Pathol 25 (4): 455–463

Olah KS et al. (1992) Leiomyosarcomas have a poorer prognosis than mixed mesodermal tumours when adjusting for known prognostic factors: the result of a retrospective study of 423 cases of uterine sarcoma. Br J Obstet Gynaecol 99: 590

Omura GA, Blessing JA, Major F et al. (1985) A randomized clinical trial of adjuvant adriamycin in uterine sarcomas. J Lin Oncol 3 (9): 1240–1245

O'Leary T, Steffes MW (1996) Can you count on the mitotic index? Hum Pathol 25: 147

Petrek JA (1996) Phylloides tumors. In: Harris JR et al. (eds) Diseases of the breast. Philadelphia: Lippincott-Raven: 863–868

Poncelet C, Walker F et al. (2001) Expression of CD44 standard and isoforms V3 and V6 in uterine smooth muscle tumors. Hum Pathol 32 (11): 1190–1196

Reich O, Nogales FF, Regauer S (2004) Gonadotropin-releasing hormone receptor expression in endometrial stromal sarcomas. Mod Pathol 18 (4): 573–576

Rilke F, Di Palma S (1997) Pathology. In: Bonadonna G et al. (eds) Textbook of breast cancer. London: Martin Dunitz

Sarcoma Meta-Analysis Collaboration (1997) Adjuvant chemotherapy for localized resectable soft-tissue sarcomas of adults: meta-analysis of individual data. Lancet 350: 1647

Silverberg SG, Major FJ, Blessing JA et al. (1990) Carcinosarcoma (malignant mixed mesodermal tumor) of the uterus. Int J Gynecol Pathol 9 (1): 1–19

Sutton GP et al. (1996) Ifosfamide and doxorubicin in the treatment of advanced leiomyosarcomas of the uterus: a GOG study. Gynecol Oncol 62: 226

Thomssen C, Löning T (2001) Sarkome der weiblichen Genitalorgane. In: Bender HG (Hrsg) Klinik der Frauenheilkunde und Geburtshilfe, Bd 11, 4. Aufl. München, Jena: Urban & Fischer: 191–206

Adnexe

J. Schwarz, S. Mahner und F. Jänicke

26.1	**Pathogenese und histologische Klassifikation** – 405		26.5.2	Operative Folgeeingriffe – 424	
26.1.1	Histologie – 405		26.5.3	Die Rolle der minimal invasiven Chirurgie – 427	
26.1.2	Ovarialzysten – 405		26.5.4	Organerhaltende Operation – 427	
26.1.3	Echte Neoplasien des Ovars – 407		26.5.5	Chemotherapie – 427	
26.2	**Diagnostik** – 411		26.5.6	Strahlentherapie – 431	
26.2.1	Anamnese und klinische Untersuchung – 412		26.5.7	Hormontherapie – 431	
26.2.2	Bildgebende Verfahren – 413		26.5.8	Immuntherapie – 432	
26.2.3	Tumormarker – 414		**26.6**	**Klinisches Management maligner nicht-epithelialer Ovarialtumoren** – 432	
26.2.4	Früherkennung und Screening – 415		26.6.1	Maligne Keimstrangtumoren – 432	
26.2.5	Differenzialdiagnosen – 415		26.6.2	Maligne Keimzelltumoren – 432	
26.3	**Klinisches Management benigner Ovarialtumoren** – 416		**26.7**	**Klinisches Management bei Tumoren niedrig maligner Potenz** – 433	
26.4	**Maligne Ovarialtumoren** – 417		**26.8**	**Klinisches Management bei Tubenkarzinom** – 434	
26.4.1	Inzidenz, Epidemiologie und Ätiologie – 417		**26.9**	**Rehabilitation und Nachsorge** – 434	
26.4.2	Stadieneinteilung – 418		26.9.1	Nachsorgeuntersuchungen – 435	
26.4.3	Prognosefaktoren – 419				
26.5	**Klinisches Management maligner epithelialer Ovarialtumoren** – 420			**Literatur** – 435	
26.5.1	Primäroperation – 420				

26.1 Pathogenese und histologische Klassifikation

Ovarialtumoren stellen eine heterogene Gruppe verschiedener histologischer Tumorentitäten dar. Neben der Unterscheidung zwischen Zysten und echten Neoplasien erfolgt die Einteilung anhand des histologischen Ursprungs. Dabei werden epitheliale Tumoren von Stromatumoren und Keimzelltumoren unterschieden. Alle echten Neoplasien des Ovars werden in gut- und bösartige Tumoren eingeteilt. Bei den epithelialen Neubildungen werden zusätzlich jene mit niedrig malignem Potenzial (LMP) oder Borderline-Tumoren abgegrenzt.

26.1.1 Histologie

Das Ovar ist auf seiner Oberfläche von einem einfachen kubischen Epithel umgeben. Sowohl feinstrukturell als auch histochemisch unterscheidet sich das ovarielle Oberflächenepithel nicht vom Peritonealepithel. Entwicklungsgeschichtlich leiten sich beide vom Zölomepithel (Müller-Epithel) ab, aus dem auch das Epithel von Tube und Uterus hervorgeht.

Unter dem Oberflächenepithel liegt als faserreiche Bindegewebsschicht die Tunica albuginea, die das Stroma ovarii (Bindegewebskörper) begrenzt. Dieser unterteilt sich in eine Rinden- (Substantia corticalis) und eine Markschicht (Substantia medullaris). Die Markschicht besteht aus lockerem Bindegewebe und Arterien, Venen und Lymphgefäßen, die am Hilus eintreten. In der Rindenschicht liegen die Eifollikel in verschiedenen Reifungsstadien sowie die Corpora lutea.

Eine Einteilung der Ovarialtumoren nach ihrem histologischen Ursprung ist in ◘ Abb. 26.1 wiedergegeben.

26.1.2 Ovarialzysten

Ovarialzysten stellen mit einem Anteil von 65 % aller Ovarialtumoren die größte Gruppe dar. Sie gehen zumeist von Derivaten der Follikel sowie von Einstülpungen oder Heterotopien des Zölomepithels aus. Neben Retentionszysten, die funktionell oder dysgenetisch entstanden sind und zumeist über Jahre unverändert bleiben, unterscheidet man funktionelle Zysten.

> **Definition**
>
> Unter funktionellen Zysten versteht man zystische, zystisch-solide und solide Wachstums- oder Regressionsvorgänge, die unter dem Einfluss der Gonadotropine, lokaler endogener Ovarialhormone und exogener Hormontherapie entstehen und sich i. d. R. nach einiger Zeit zurückbilden.

Kapitel 26 · Adnexe

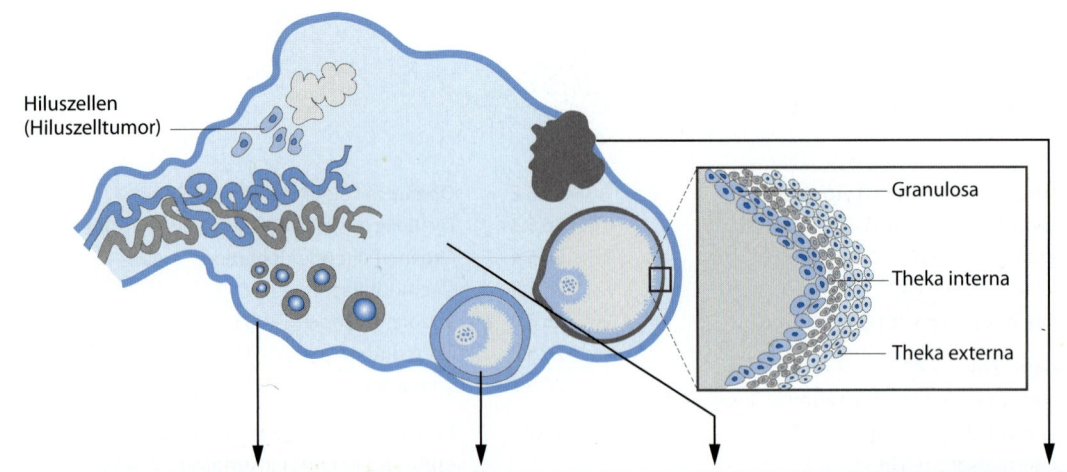

	Oberflächenepithelzellen	Keimzelle	Keimstrangstroma	Ovarialmetastasen
Häufigkeit	65–70%	15–20%	5–10%	5%
Typen	Seröser Tumor Muzinöser Tumor Endometrioider Tumor Hellzelliger Tumor Kleinzelliger Tumor Brenner-Tumor Mesodermaler (Müller-) Mischtumor Unklassifizierbare Tumoren	Teratom Dysgerminom Endodermaler Sinustumor Chorionkarzinom	Fibrom Granulosazelltumor Thekazelltumor Androblastom	Endometriumkarzinom Mammakarzinom Gastrointestinale Karzinome u.a.

Abb. 26.1. Einteilung der Ovarialtumoren anhand ihres histologischen Ursprungs

Tabelle 26.1. Zysten des Ovars

	Morphologie	Zahl und Größe	Bemerkungen
Follikelzyste	Einkammerig, dünnwandig, vorwiegend Theka-, wenig Granulosazellen	Meist einzeln, bis 6 cm	Meist Anovulation, Zyklusstörungen
Thekaluteinzyste	Mehrkammerige Zysten mit soliden Anteilen Granulosa- und luteinisierte Theka-interna-Schicht	Meist polyzystisch 3 bis > 10 cm	Bei Throphoblasttumoren oder exogener Überstimulation
Corpus-luteum-Zyste	Zyste mit z. T. soliden Anteilen	Einzeln, 3–6 cm	Häufig Amenorrhö
Endometriosezyste (Schokoladenzysten)	Zysten mit dunkelbraun-roten Blutmassen, Nachweis von Endometriumdrüsen	Zumeist einzeln, 3 bis > 6 cm	Zyklische Schmerzen
Zölomepithelzyste	Einstülpung des Zölomepithels in die Ovarialrinde	Wenige mm	
Ovarialstromahyperplasie	Ovarialrindenverbreiterung, z. T. mit Thekazellen im Ovarialstroma	2–4 cm großes, solides Ovar	Hyperöstrogenismus
Polyzystisches Ovar	Verdickte Tunica albuginea, Sekundärfollikel, Ovar insgesamt zumeist vergrößert	Zahlreiche, 1–3 cm große, einkammerige Zysten	Virilisierung
Ovarialödem	Ödem des Ovarialstromas	4–10 cm großes, weitgend solides Ovar	Virilisierung

In ◘ Tabelle 26.1 sind die verschiedenen Ovarialzysten aufgeführt. Von den echten Zysten müssen das **Ovarialstromaödem** und die **Ovarialstromahyperplasie** abgegrenzt werden.

> **Definition**
>
> Beim Ovarialstromaödem handelt es sich um meist bei Kindern oder jungen Erwachsenen auftretende Stromaveränderungen. Dabei ist das Ovar durch ein Ödem auf 4–10 cm vergrößert. Histologisch findet man im ödematös aufgelockerten Stroma in einigen Fällen luteinisierte Zellen und klinisch eine Virilisierung. Als Ursache wird eine Torsion des Ovars angenommen.
> Die Ovarialstromahyperplasie tritt bei peri- und postmenopausalen Frauen zumeist bilateral auf und ist gekennzeichnet durch eine tumorartige Rindenverbreiterung. Histologisch besteht diese aus einem zellreichen Ovarialstroma mit eingestreuten Luteinisierungsherden. Die Ovarialstromahyperplasie kann zum Hyperöstrogenismus mit erhöhtem Endometriumkarzinomrisiko führen.

Eine seltene Form der Stromahyperplasie ist das **Schwangerschaftsluteom**. Es tritt zumeist einseitig im 3. Trimenon auf und bildet sich postpartal spontan zurück. Klinisch sind ⅓ der Mütter und ⅔ der Töchter bei der Geburt virilisiert.

26.1.3 Echte Neoplasien des Ovars

Die **Klassifikation** der Ovarialtumoren erfolgt anhand ihrer Histogenese. Von der WHO werden insgesamt 9 Hauptgruppen mit jeweils verschiedenen Untergruppen unterschieden (◘ Tabelle 26.2). In Abhängigkeit vom histologischen Typ treten die Ovarialtumoren in unterschiedlicher Häufigkeit bilateral auf (◘ Tabelle 26.3).

26.1.3.1 Epitheliale Ovarialtumoren

> Die epithelialen Tumoren des Ovars machen etwa 2/3 aller primären Ovarialneoplasien und ca. 90 % der malignen Ovarialtumoren aus.

Das **Oberflächenepithel**, aus dem die epithelialen Ovarialtumoren hervorgehen, ist ein Abkömmling des Zölomepithels. Mit den Tumoren des pelvinen Peritoneums, der Eileiter und des Uterus bilden die epithelialen Ovarialtumoren aufgrund ihrer gemeinsamen Abstammung vom Zölomepithel eine histogenetische Einheit (**Müller-Tumoren**). Die Vielfalt im Erscheinungsbild ist Ausdruck der verschiedenen Differenzierungspotenzen des Zölomepithels (◘ Abb. 26.2).

◘ **Tabelle 26.2.** WHO-Einteilung der Ovarialtumoren

Stadium	Bedeutung
I	**Epitheliale Tumoren**
A	Seröse Tumoren
B	Muzinöse Tumoren
C	Endometrioide Tumoren
D	Hellzellige (mesonephroide) Tumoren
E	Brenner-Tumor
F	Gemischte epitheliale Tumoren
G	Undifferenzierte Karzinome
H	Unklassifizierte epitheliale Tumoren
II	**Stromatumoren**
A	Granulosastromazelltumoren 1. Granulosazelltumoren 2. Tumoren der Thekom-Fibrom-Gruppe
B	Androblastome, Sertoli-Leydig-Zelltumoren
C	Gynandroblastome
D	Unklassifizierte Stromatumoren
III	**Lipidzelltumoren**
IV	**Keimzelltumoren**
A	Dysgerminom
B	Endodermaler Sinustumor
C	Embryonales Karzinom
D	Polyembryom
E	Chorionkarzinom
F	Teratom
G	Gemischte Formen
V	**Gemischte Keimzelltumoren und Stromatumoren**
A	Reine Gonadoblastome
B	Gemischt, mit Dysgerminom und anderen Keimzelltumoren
VI	**Bindegewebige, nicht ovarspezifische Tumoren**
VII	Unklassifizierte Tumoren
VIII	Sekundäre metastatische Tumoren
IX	Tumorähnliche Veränderungen

Unterscheidung nach dem vorwiegenden Zelltyp
- seröse,
- muzinöse,
- endometrioide,
- hellzellige,
- kleinzellige Tumoren.

Unterscheidung nach dem Wachstumsmuster
- papilläre,
- zystische,
- solide Tumoren.

Tabelle 26.3. Relative Häufigkeit bilateraler Tumorentwicklung bei verschiedenen Geschwulsttypen. (Nach Stegner 1994)

Tumortyp	Relative Häufigkeit [%]
Metastasen	70
Seröse Karzinome	50
Undifferenzierte Karzinome	50
Endometrioide Karzinome	30–50
Seröse Borderline-Tumoren	30–40
Gonadoblastome	25–30
Muzinöse Karzinome	10–20
Dysgerminome	10–15
Fibrome	10
Brenner-Tumoren	5
Granulosazelltumoren	< 5
Androblastome	< 5
Unreife Teratome	1
Thekome	1

Seröse Ovarialtumoren. Seröse Ovarialtumoren sind gekennzeichnet durch zystische Hohlräume, die von einem serösen Epithel ausgekleidet und mit gelblicher Flüssigkeit gefüllt sind. Sie sind in ca. 60 % gutartig, in 10–15 % Borderline-Tumoren und in 20–30 % invasive Karzinome. Seröse Borderline-Tumoren kommen am häufigsten im Alter zwischen 30 und 50 Jahren und invasive Karzinome zwischen 50 und 70 Jahren vor. Sie zeichnen sich durch eine frühzeitige Ausdehnung über das ganze Abdomen aus sowie durch eine frühzeitige lymphatische Metastasierung und häufig eine pleuropulmonale Beteiligung.

> Bei Erstdiagnose findet man bei mehr als 70 % der Patientinnen ein Stadium III oder IV. Die Prognose seröser und muzinöser Karzinome unterscheidet sich in den jeweiligen Stadien nicht wesentlich.

Muzinöse Ovarialtumoren. Muzinöse Ovarialtumoren sind charakterisiert durch ein muzinös differenziertes, schleimbildendes Epithel, das demjenigen der Endozervix ähnelt. Insgesamt 70 % der muzinösen Tumoren sind benigne, 20 % sind Borderline- und 10 % maligne Tumoren.

> Im Vergleich zu serösen Ovarialkarzinomen findet man muzinöse Neubildungen deutlich häufiger in frühen Krankheitsstadien: Nur ca. 40 % der Patientinnen mit einem muzinösen Karzinom befinden sich bei Erstdiagnose im fortgeschrittenen Stadium III oder IV.

Endometrioide Tumoren. Endometrioide Tumoren machen 10 % der epithelialen Ovarialtumoren aus. Sie sind selten gutartig (endometrioides Zystadenom). Das endometrioide Karzinom ähnelt in seinem histologischen Erscheinungsbild dem Endometriumkarzinom. In ca. 20–30 % der endometrioiden Ovarialkarzinome findet sich ein – zumeist im histologischen Typ und Differenzierungsgrad identisches – simultanes Endometriumkarzinom.

> Karzinome, die im Endometrium und im Ovar gleichzeitig vorkommen, werden nach den Richtlinien der FIGO ausschließlich nach dem zur Diagnose führenden Symptom als Ovarial- oder Korpuskarzinom klassifiziert.

Eine spezielle Form der endometrioiden Tumoren stellt der maligne mesodermale (Müller-) Mischtumor dar. Diese Tumoren sind durch eine synchrone Entartung der epithelialen und mesenchymalen Komponente charakterisiert. Die mesenchymale Komponente kann homologe oder heterologe, d. h. organfremde Bestandteile enthalten. Die Tumoren sind histomorphologisch identisch mit den gleichnamigen Neubildungen des Uterus. Sie zählen zu den aggressivsten und weitgehend therapieresistenten Ovarialtumoren. Dies gilt insbesondere für diejenigen mit heterologen Gewebeanteilen.

> Die hellzelligen Ovarialkarzinome machen ca. 6 % aller malignen Ovarialtumoren aus und sind besonders häufig mit einer Endometriose des Ovars verbunden. Zwar befinden sich nur ca. 38 % der Patientinnen bei Erstdiagnose im fortgeschrittenen Stadium III oder IV, doch weisen Frauen mit hellzelligen Karzinomen, bezogen auf die jeweiligen Stadien, die schlechteste Prognose in allen histologischen Subgruppen auf.

Kleinzelliges Karzinom. Das kleinzellige Karzinom des Ovars ist ein sehr seltener, aber hoch maligner Tumor, an dem v. a. junge Frauen erkranken. Klinisch findet sich häufig eine Hyperkalzämie im Sinne eines paraneoplastischen Syndroms. Die Pro-

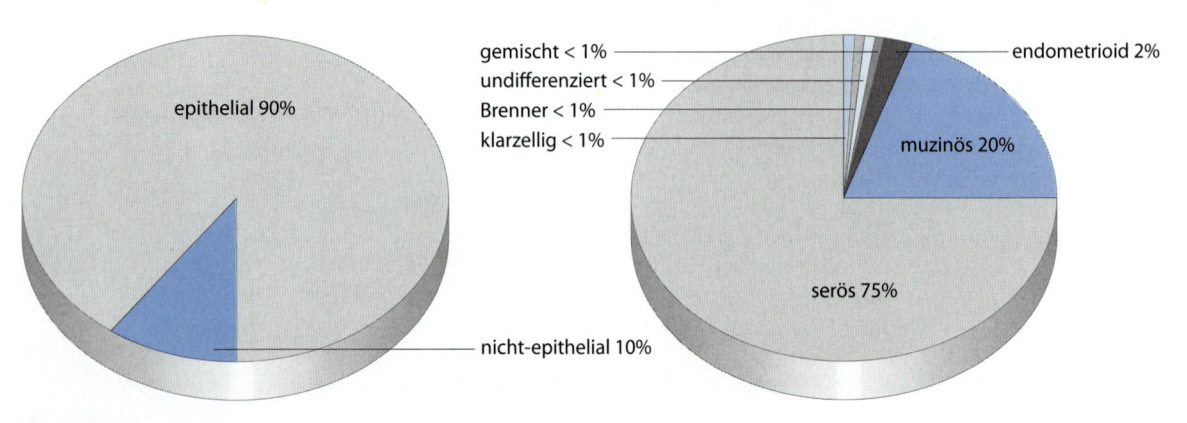

Abb. 26.2. Häufigkeit histologischer Formen maligner Ovarialtumoren

gnose ist trotz radikaler Operation und Chemotherapie sehr schlecht (ca. 10 % Überlebenswahrscheinlichkeit).

Brenner-Tumor. Eine besondere Tumorentität stellt der in 95 % der Fälle gutartige Brenner-Tumor dar. Histologisch bestehen diese Neoplasien aus soliden oder kleinzystischen Epithelinseln mit urothelähnlichen Zellelementen sowie aus kollagenreichem Stroma mit spindelförmigen Zellelementen.

> Die gemeinsame histogenetische Herkunft der epithelialen Tumoren erklärt die häufig multifokalen Neoplasien des weiblichen Genitale. Bei den serösen Karzinomen und Borderline-Tumoren des Ovars ist in ca. 50 % mit multifokaler (bilateraler) Entwicklung zu rechnen.

Ein **simultanes Auftreten** eines Tubenkarzinoms und eines serösen Ovarialkarzinoms findet sich in 5–10 %. Bei endometrioiden Ovarialtumoren muss in ca. 40 % mit Multifokalität gerechnet werden, wobei synchrone Endometriumkarzinome mit 30 % am häufigsten auftreten. In diesem Zusammenhang ist auch das Vorkommen sog. extraovarieller Ovarialkarzinome erklärbar. Hierbei findet sich bei sehr diskretem Befall des inneren Genitale und der Ovarien eine ausgedehnte peritoneale Dissemination. Dabei handelt es sich um eine maligne Transformation peritonealer Deckzellen, sodass diese Auflagerungen als multiple Primärtumoren bezeichnet werden können (maligne Variante der Endosalpingiose).

Tumoren mit niedriger maligner Potenz (»low malignant potential« = LMP oder Borderline-Tumoren). Im Jahre 1971 wurde erstmals der Begriff des Borderline-Tumors durch die FIGO eingeführt und 1973 durch die WHO übernommen. Ziel war es, eine Gruppe von malignen Ovarialtumoren zu identifizieren, die eine deutlich bessere Prognose als die herkömmlichen Ovarialkarzinome aufweisen. Sie machen 10–15 % der malignen Ovarialtumoren aus.

> Voraussetzung für die Diagnose »LMP« ist, dass trotz ausführlicher histologischer Untersuchung (ein Gewebeblock pro 1 cm Durchmesser) kein invasives, destruierendes Tumorwachstum nachgewiesen wird. Im Gegensatz zu In-situ-Karzinomen werden die Borderline-Tumoren des Ovars als eigenständige Tumorentität und nicht als Präkanzerose angesehen. Ein Übergang in invasive Karzinome ist nicht obligat.

Borderline-Tumoren finden sich in der Gruppe der serösen, muzinösen, hellzelligen, endometrioiden und auch der Brenner-Tumoren des Ovars. Die größte klinische Bedeutung haben aufgrund ihrer Häufigkeit und ihrer potenziellen Malignität, die serösen und muzinösen Borderline-Tumoren. Insgesamt ist die Prognose mit einer 10-Jahres-Überlebensrate von 70–90 % sehr gut.

Durch den Nachweis einer Aneuploidie mit der Durchflusszytometrie und auch durch den immunhistochemischen Nachweis des mutierten Tumorsuppressorgens p53 läßt sich eine **Subgruppe mit deutlich schlechterer Prognose** abgrenzen.

Der intraoperative Nachweis einer multiplen peritonealen Aussaat lässt nicht zwangsläufig die Diagnose eines invasiven Ovarialkarzinoms zu. So finden sich bei serösen Borderline-Tumoren in 20 % ausgedehnte peritoneale Implantate. Diese werden als autochthone, multifokale, intraperitoneale Neubildung erklärt und auch als Endosalpingiose bezeichnet.

> Der Nachweis von invasiven peritonealen Implantaten bei serösen Borderline-Tumoren ist ein wichtiger Prognosefaktor. Die 10-Jahres-Überlebenswahrscheinlichkeit bei Patientinnen mit nichtinvasiven peritonealen Implantaten beträgt 95–98 % im Vergleich zu 33 % bei invasiven peritonealen Implantaten. Aus diesem Grund müssen möglichst alle peritonealen Implantate chirurgisch entfernt und histologisch untersucht werden.

Aufgrund dieser Erkenntnisse wurde eine neue Einteilung der serösen Borderline-Tumoren vorgeschlagen, die jedoch nicht unumstritten ist:
- typische seröse Borderline-Tumoren (atypisch proliferierende Tumoren);
- mikropapilläre seröse Karzinome (MPSC);
- Borderline-Tumoren mit invasiven peritonealen Implantaten.

Bei der ersten Gruppe handelt es sich um die gutartigen Borderline-Tumoren. Sie gehen zumeist mit nicht invasiven, peritonealen Implantaten einher und haben eine sehr gute Prognose. Die Tumoren der 2. und 3. Gruppe werden als maligne Borderline-Tumoren mit entsprechend schlechter Prognose angesehen (Czernobilsky 1997).

Auch für die muzinösen Borderline-Tumoren wurde eine Unterteilung vorgeschlagen:
- atypisch proliferierende muzinöse Tumoren;
- proliferierende muzinöse Tumoren mit minimalen zytologischen Atypien.

Die atypisch proliferierenden muzinösen Tumoren sind zumeist unilateral auf das Ovar beschränkt (Stadium I). Die Prognose ist mit einer Überlebenswahrscheinlichkeit von 100 % hervorragend. Die proliferierenden muzinösen Tumoren mit minimalen zytologischen Atypien gehen häufig mit einer intraabdominalen Schleimbildung einher (Pseudomyxoma peritonei). Die Prognose ist mit einer Überlebenswahrscheinlichkeit von 40–50 % deutlich schlechter. Als weitere Ursachen für ein Pseudomyxoma peritonei werden Implantationsmetastasen eines muzinösen Ovarialkarzinoms, die intraabdominale Ruptur eines muzinösen Ovarialzystoms und v. a. eine Mukozele appendicis diskutiert.

Stromatumoren. Etwa 8 % aller Ovarialtumoren sind Neubildungen des Ovarialstromas. Als Ursprungsgewebe werden einerseits Zölomepithelstränge (Sertoli- und Leydig-Zellen) und andererseits das endokrin aktive Ovarialstroma (Granulosa- und Thekazellen) angesehen. Die meisten Stromatumoren sind gutartig. Über die Hälfte dieser Neoplasien bilden Steroidhormone und können folgende Symptome hervorrufen:
- Hyperöstrogenismus:
  - Pubertas präcox,
  - postpubertäre Blutungsstörungen infolge einer Endometriumhyperplasie sowie
  - erhöhte Rate an Endometriumkarzinomen (5–25 %);
- Hyperandrogenismus mit Virilisierung (selten).

Granulosazelltumoren. Granulosazelltumoren machen etwa 1–2 % aller Ovarialtumoren aus. Sie sind die am häufigsten östrogenproduzierenden Neoplasien, können aber auch Progesteron oder Testosteron bilden. Jeder Granulosazelltumor muss als potenziell maligne betrachtet werden. Etwa 30 % verhalten sich klinisch maligne, indem sie sich lokal infiltrierend ausdehnen können. Eine Metastasierung ist sehr selten, typisch sind Spätrezidive, die selbst 20 Jahre nach Primäroperation auftreten können.

Thekome, Fibrome. Thekazelltumoren (Thekome) und Ovarialfibrome sind fast ausnahmslos benigne Neoplasien. Thekome sind der zweithäufigste Typ endokrin aktiver Ovarialtumoren mit überwiegender Östrogenproduktion. Da über 80 % dieser Neubildungen bei postmenopausalen Frauen auftreten, finden sich klinisch häufig postmenopausale Blutungsstörungen sowie in bis zu 20 % der Fälle ein Endometriumkarzinom. Ovarialfibrome gehen in 1/3 der Fälle mit einer Aszitesbildung einher. In ca. 1 % ist zusätzlich ein Hydrothorax vorhanden. In diesen Fällen spricht man auch von einem Meigs-Syndrom.

Androblastome. Die Androblastome sind zumeist hormonproduzierende Tumoren, die vorwiegend bei jungen Frauen auftreten. Nur 10 % der Patientinnen sind älter als 45 Jahre. Die Androblastome werden aufgrund des vorherrschenden Zelltyps in 3 Gruppen unterteilt:
- Sertoli-Zelltumoren;
- Sertoli-Leydig-Zelltumoren;
- Leydig-Zelltumoren.

Die Sertoli-Zelltumoren gehen in 70 % mit einem Hyperöstrogenismus und nur in 20 % mit einer Virilisierung einher. Sie sind in den meisten Fällen gutartig. Bei den Sertoli-Leydig-Zelltumoren tritt bei 50–80 % der Patientinnen eine Virilisierung auf. Eigentümlicherweise ist diese endokrine Manifestation bei hoch differenzierten Tumorformen (25 %) seltener als bei weniger differenzierten (75 %). Bei den wenig differenzierten Tumoren treten in 7–27 % lokale Rezidive und/oder Metastasen auf. In Einzelfällen wurde von einer familiären Häufung berichtet. Die Leydig-Zelltumoren gehen in der Mehrzahl mit einer Virilisierung der Patientinnen einher und sind i. d. R. gutartig.

Lipidzelltumoren. Die Lipidzelltumoren des Ovars sind keine spezifische, histogenetisch einheitliche Gruppe. Die Mehrzahl leitet sich von steroidaktiven Zellen des Ovars ab. Die Tumoren sind zumeist von einer erhöhten Androgenbildung und Virilisation begleitet, und es findet sich häufig eine klinische Trias aus Adipositas, Hypertonie und diabetischer Stoffwechsellage. Alle Steroidzelltumoren zeichnen sich durch ihren Lipidgehalt aus und sind in den meisten Fällen gutartig.

Keimzelltumoren. Mit einem Anteil von 25 % an allen Ovarialtumoren sind die Keimzelltumoren die zweithäufigste Gruppe hinter den epithelialen Neubildungen. Mehr als 90 % sind gutartige, zystische Teratome (Dermoidzysten). Sie finden sich in jedem Lebensalter. In Kindheit und Adoleszenz machen sie 60 % aller Ovarialgeschwülste aus.

> Nur ca. 3–5 % der Keimzelltumoren sind maligne, mit nahezu ausschließlicher Manifestation im Kindes- und Adoleszentenalter, sodass diese Tumoren als altersspezifisches Ovarialmalignom dieser Lebensperiode anzusehen sind.

Eine Übersicht der häufigsten Ovarialtumoren bei Mädchen bis zum Alter von 15 Jahren zeigt ☐ Tabelle 26.4.

☐ **Tabelle 26.4.** Häufigkeit verschiedener Ovarialtumoren im Kindesalter (bis 14 Jahre). (Nach Stegner 1994)

Tumortyp	Relative Häufigkeit [n]
Unreife und gemischte Teratome	33
Dysgerminome	24
Embryonale Karzinome	21
Zystische Teratome	19
Benigne unspezifische Stromatumoren	14
Verschiedene	10
Gonadale Stromatumoren (Granulosazelltumoren, Androblastome)	9
Maligne epitheliale Tumoren	6
Gesamt	136

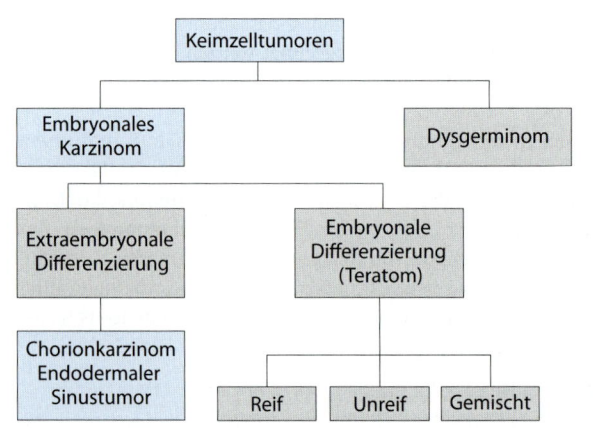

☐ **Abb. 26.3.** Klassifikation von Keimzelltumoren des Ovars. (Nach Stegner 1994)

Keimzelltumoren leiten sich von embryonalen Keimzellen mit embryonaler oder extraembryonaler Differenzierung ab (☐ Abb. 26.3). Besondere Bedeutung hat die vollständige **histologische Untersuchung**, da Mischformen mit unterschiedlichem biologischem Verhalten häufig sind. Art und Anteil der am wenigsten differenzierten Komponente bestimmen das klinische Verhalten.

Maligne Keimzelltumoren
- Dysgerminom;
- malignes Teratom;
- endodermaler Sinustumor;
- Chorionkarzinom.

> **Cave**
>
> Allen Tumoren gemeinsam ist eine häufig frühe lymphogene und auch hämatogene Metastasierung, v. a. in Lunge und Leber.

Das **Dysgerminom** hat aufgrund seiner hohen Strahlensibilität von allen malignen Keimzelltumoren die beste Prognose. Aufgrund seiner hohen Inzidenz zwischen dem 15. und 30. Lebensjahr ist es mit 20–30 % der häufigste maligne Ovarialtumor während der Schwangerschaft.

> In seltenen Fällen tritt das Dysgerminom in Zusammenhang mit einer Gonadendysgenesie auf. Bei Mädchen vor der Menarche sollte bei Diagnose eines Dysgerminoms eine zytogenetische Untersuchung durchgeführt und bei Vorliegen eines Y-Chromosoms auch das andere Ovar entfernt werden.

Der **endodermale Sinus- oder Dottersacktumor** ist der zweithäufigste maligne Keimzelltumor mit einem Altersgipfel im 2. und 3. Lebensjahrzehnt. Die Tumoren wachsen sehr rasch und zeichnen sich durch ihre α-Fetoprotein- (AFP-)Produktion aus.

> **Empfehlung**
>
> Das AFP im Serum ist ein idealer Marker zur Beurteilung des Therapieansprechens oder zur Rezidivdiagnostik.

Die **Teratome** stammen von Keimzellen nach der ersten Meiose ab und sind infolgedessen aus Elementen aller 3 Keimblätter aufgebaut. Innerhalb der verschiedenen Keimblätter werden **4 Differenzierungsgrade** unterschieden:
- **Grad 0:** alle Gewebeanteile sind reif;
- **Grad I:** kleine Herde mit abnormen Zellen oder embryonalem Gewebe, gemischt mit reifem Gewebe, geringe mitotische Aktivität;
- **Grad II:** mäßig große Areale von unreifem Gewebe, das mit reifem Gewebe vermischt ist, mäßige mitotische Aktivität;
- **Grad III:** große Areale unreifen Gewebes, hohe Mitoserate.

Zirca 99 % der ovariellen Teratome sind **reife zystische Teratome** (Dermoidzysten). Makroskopisch sind diese Neubildungen bis zu 50 cm groß und enthalten in ihren Zysten Talg oder seröse Flüssigkeit. Auf der Schnittfläche fallen ein oder mehrere »Kopfhöcker« auf, die Haare und/oder Zähne enthalten. Histologisch findet man v. a. Haut samt Anhangsgebilden sowie in unterschiedlicher Häufigkeit andere Gewebetypen (z. B. Muskel, Nerven, Schleimhaut u. a.). Neben diesen **polyphasischen Teratomen** kommen auch **monophasische** mit Gewebedifferenzierung nur eines Keimblatts vor:
- **Epidermoidzyste:** reine Epidermisauskleidung ohne Hautanhangsgebilde;
- **Struma ovarii:** ausschließlich aus Schilddrüsengewebe bestehend;
- **Karzinoid:** vom gastrointestinalen oder respiratorischen Epithel eines reifen Teratoms ausgehend.

Als **Pseudo-Meigs-Syndrom** wird die Kombination einer Struma ovarii mit einem Aszites bezeichnet.

26.1.3.2 Metastasen

Insgesamt 15 % aller malignen Ovarialtumoren sind Metastasen. Sie treten zumeist bilateral auf. Primärtumor ist in 30 % der Fälle ein Endometriumkarzinom und in 15–20 % ein Mamma- oder ein gastrointestinales Karzinom.

> **Definition**
>
> Als **Krukenberg-Tumor** wird eine morphologisch besondere Form der Ovarialmetastase bezeichnet. Dabei ist das Ovarialstroma durch einzelne oder kettenartig angeordnete Adenokarzinomzellen mit intrazellulärer Schleimbildung (sog. Siegelringzellen) durchsetzt. Krukenberg-Tumoren sind in 90 % Metastasen eines Magenkarzinoms.

Seltenere Lokalisationen des Primärtumors bei einem Krukenberg-Tumor sind Kolon, Rektum, Appendix vermiformis, Mamma, Cervix uteri, Gallenblase, Pankreas, Harnblase sowie Gallengang.

Einfluss auf die Prognose der Patientinnen mit Krukenberg-Tumoren haben das Alter, vorhandene Lymphknotenmetastasen sowie der Nachweis des Primärtumors. Die durchschnittliche Überlebenszeit ist bei unbekanntem Primärtumor mit 6 Monaten deutlich kürzer im Vergleich zu 27,5 Monaten bei bekanntem Ausgangsort der Erkrankung.

26.1.3.3 Intraoperative Schnellschnittdiagnostik

Die histologische Untersuchung ist die entscheidende und unverzichtbare Maßnahme zur **Typen- und Dignitätsbestimmung** der Ovarialgeschwülste. Aufgrund der z. T. erheblichen Größe und der heterogenen Struktur von Ovarialtumoren ist eine exakte Dignitätsbestimmung, insbesondere die Unterscheidung von LMP und invasiven Karzinomen, mit dem Schnellschnitt häufig nicht möglich. Hierzu müssen multiple repräsentative Areale im paraffineingebetteten Material untersucht werden. Auch der Nachweis von Aszites oder eine multiple peritoneale Aussaat lassen nicht zwangsläufig die Diagnose eines invasiven Ovarialkarzinoms zu. So findet sich z. B. bei serösen Borderline-Tumoren in 20 % eine ausgedehnte peritoneale Manifestation im Sinne einer Endosalpingiose. In Zweifelsfällen sollte daher die Operation abgebrochen und nach ausführlicher histologischer Untersuchung ggf. komplettiert werden.

26.2 Diagnostik

Ziel der Diagnostik ist – neben der Erkennung eines Ovarialtumors – die Unterscheidung zwischen Zysten und echten Neoplasien sowie deren Dignitätseinschätzung. Neben der ausführlichen Anamnese dienen hierzu die klinische Untersuchung, v. a. die bimanuelle Palpation, und der Ultraschall. Ergibt sich aus diesen Untersuchungen der Verdacht auf einen malignen Prozess, kann mit Hilfe der Computer- oder Magnetresonanztomographie die Ausdehnung der Erkrankung weiter untersucht werden.

> Derzeit steht jedoch kein bildgebendes Untersuchungsverfahren zur Verfügung, mit dem eine sichere Dignitätsbeurteilung von Ovarialtumoren möglich ist. Erst die histologische Untersu-

chung kann sicher zwischen malignen und benignen Neoplasien unterscheiden. Da aber insbesondere bei jungen Frauen über 95 % der Ovarialtumoren gutartige, v. a. funktionelle Zysten sind, liegt die besondere Schwierigkeit in der sicheren Abgrenzung dieser gutartigen, sich häufig selber zurückbildenden Zysten von echten Neoplasien, um unnötige Operationen zu vermeiden.

26.2.1 Anamnese und klinische Untersuchung

Durch eine sorgfältige Anamnese können Patientinnen einer **Risikogruppe** zugeteilt und bei Vorliegen eines Ovarialtumors eine **Dignitätseinschätzung** vorgenommen werden.

> **Cave**
>
> Als besondere Risikogruppe für einen malignen Ovarialtumor gelten Frauen, die
> - über 40 Jahre alt sind,
> - über persistierende gastrointestinale Symptome berichten (die nicht anderweitig zu erklären sind),
> - einen malignen Tumor, insbesondere der Brust oder des Gastrointestinaltrakts, in der Anamnese aufweisen und
> - über eine lange Vorgeschichte einer ovariellen Dysfunktion berichten.

26.2.1.1 Alter und Tumorvorkommen

Bei nachgewiesenem Ovarialtumor kann das **Alter der Frau** bereits erste Hinweise auf die Ursache und die Dignität geben. Hierzu können die Patientinnen **3 Risikogruppen** zugeteilt werden.
- Kindes- und Jugendalter;
- Geschlechtsreife;
- Postmenopause.

> Im Kindes- und Jugendalter gilt jeder Ovarialtumor als abnorm und bedarf der sofortigen Abklärung.

Abgesehen von multiplen Follikel- und Luteinzysten im Neugeborenenalter treten **im Kindes- und Jugendalter** keine funktionellen Zysten auf. Ovarialtumoren können in jeder Altersstufe auftreten, mit einem Häufigkeitsgipfel zwischen 10 und 14 Jahren. Das zystische, gutartige Dermoid ist der häufigste gutartige und das Dysgerminom der häufigste bösartige Tumor in dieser Altersgruppe.

> **Empfehlung**
>
> Präoperativ sollten bei allen Patientinnen α-Fetoprotein (AFP), HCG und Östrogene im Serum bestimmt werden.

Bei der geschlechtsreifen Frau haben funktionelle und Retentionszysten eine große Bedeutung in der Differenzialdiagnose von Ovarialtumoren. Funktionelle Zysten finden sich v. a. zu Beginn und gegen Ende der reproduktiven Phase, aufgrund der häufig bestehenden hormonellen Regulationsstörungen. Auch die physiologischen Vorgänge im Ovar – mit Follikelbildung, Ovulation, Transformation zum Corpus luteum mit Vaskularisation und Regression des Corpus luteum – sind sonographisch z. T. von echten Neoplasien und auch von frühen Ovarialkarzinomen kaum zu unterscheiden. Weiterhin erschweren entzündliche Veränderungen der Adnexe (Hydro-/Saktosalpinx, Tuboovarialabszess), die v. a. in dieser Altersgruppe vorkommen, die Differenzialdiagnose. Folge ist, dass die **histologische Untersuchung** bei den meisten Frauen bis zum 35. Lebensjahr Follikel- und Corpus-luteum-Zysten ergibt. Im Alter von 25–45 Jahren sind gutartige Ovarialtumoren etwa 10mal häufiger als bösartige. Dabei überwiegen bis zum 40. Lebensjahr Dermoidzysten, später machen muzinöse und seröse Zystome den Hauptanteil aus.

Mit dem Eintritt in die **Postmenopause** steigt die Inzidenz maligner Ovarialtumoren um den Faktor 3. Aufgrund des Wegfalls funktioneller und dem weitgehenden Fehlen entzündlicher Veränderungen oder der Endometriose muss jeder Ovarialtumor als abnorm angesehen und weiter abgeklärt werden.

26.2.1.2 Klinische Symptomatik

Es gibt **keine charakteristischen Symptome**, die auf einen Ovarialtumor hinweisen oder die eine eindeutige Differenzialdiagnose bei Vorliegen eines Ovarialtumors zulassen. Ovarialzysten sowie die meisten gutartigen Tumoren sind selbst bei erheblicher Größe asymptomatisch und werden häufig erst durch eine Routineuntersuchung entdeckt. Auch Patientinnen mit malignen Neoplasien sind lange Zeit beschwerdefrei.

> In klinischen Studien wurden die häufigsten Symptome des Ovarialkarzinoms ermittelt. Dabei standen Bauchschmerzen, eine Zunahme des Bauchumfangs und gastrointestinale Beschwerden im Vordergrund (Tabelle 26.5).

Abdominale Schmerzen können durch Raumbeengung und Druckerscheinungen bei sehr großen Tumoren auftreten. Bei intraligamentär entwickelten Neoplasien, Verwachsungen oder Einklemmungen des Tumors im kleinen Becken berichten die Frauen häufig über Unterleibs- und Kreuzschmerzen, ein Völlegefühl und ein Empfinden der Schwere. Bei Endometriose sind prämenstruelle **Unterleibsschmerzen** sowie Schmerzen beim Stuhlgang und Geschlechtsverkehr typisch.

Tabelle 26.5. Häufigste Symptome des Ovarialkarzinoms

Symptom	Prozent der Gesamtzahl
Bauchschmerzen	50
Bauchumfangszunahme	50
Gastrointestinale Beschwerden	20
Davon Obstipation	5,0
Gewichtsabnahme	20
Abnorme Blutungen	20
Miktionsbeschwerden	15
Druckgefühl im Becken	5,0
Kreuzschmerzen	5,0
Tumor von Patientin gefühlt	2,5
Keines	0,5

> Verschiedene Komplikationen, sowohl bei gutartigen als auch bei bösartigen Tumoren, können zu akuten Schmerzen und dem Bild eines akuten Abdomens führen. Dazu gehören in erster Linie die Stieldrehung, die Ruptur mit intraabdominaler Blutung und die akute Nekrose größerer Tumorabschnitte.

Eine **Stieldrehung** tritt bei ca. 10 % der malignen Ovarialtumoren und v. a. bei jüngeren Frauen auf. Häufige Symptome fortgeschrittener Ovarialkarzinome sind Darmobstruktionen und der mechanische Ileus durch Stenosierung des Lumens. Symptome wie Übelkeit und Erbrechen treten dabei umso früher auf, je weiter proximal die Stenose lokalisiert ist. Eine ausgedehnte Peritonealkarzinose mit Befall von Serosa, Mesenterium und Irritation der begleitenden Nerven kann ileusartige intestinale Dysfunktionen auch ohne direkte mechanische Behinderung der Darmpassage hervorrufen.

Vaginale Blutungen sind ein relativ häufiges Symptom bei Ovarialtumoren. Neben Blutungsstörungen aufgrund funktioneller Zysten, z. B. bei Follikelpersistenz, treten sie v. a. bei endokrin aktiven Tumoren auf. Weitere Ursachen können Blutungen bei gleichzeitig bestehendem Endometriumkarzinom oder aus Metastasen eines Ovarialkarzinoms in Corpus oder Cervix uteri sowie der Vagina sein.

Venöse Thrombosen der unteren Extremität können mit einem Ovarialkarzinom vergesellschaftet sein und stellen manchmal den ersten Hinweis dar. Selten tritt bei Patientinnen mit Ovarialkarzinom eine **Hyperkalzämie** oder eine **Kleinhirndegeneration** im Sinne eines paraneoplastischen Syndroms auf.

26.2.1.3 Klinische Untersuchung

> Auch im Zeitalter apparativer Untersuchungsverfahren ist die klinische Untersuchung unverzichtbarer Bestandteil und erster Untersuchungsschritt in der Erkennung und Dignitätsbeurteilung von Ovarialtumoren.

Die Untersuchung sollte immer mit der **Palpation des Abdomens** beginnen. Dabei können Tumoren, die aufgrund ihrer Größe aus dem kleinen Becken in die Bauchhöhle aufgestiegen sind, sowie intraabdominale Tumormassen – z. B. bei Befall des Omentum majus bei fortgeschrittenem Ovarialkarzinom – erkannt werden. Gerade im fortgeschrittenen Stadium (III und IV) findet man häufig nur kleine Ovarialtumoren, und beim extraovariellen Ovarialkarzinom können diese auch ganz fehlen.

Mit der **bimanuellen Palpation** werden Größe und Lage der Ovarien und das Vorhandensein von Tumoren im Bereich der Adnexe oder des kleinen Beckens beurteilt. Die Größe der Ovarien ist altersabhängig. Während der Geschlechtsreife sind sie mit einer Größe von bis zu 4–5 cm normalerweise gut tastbar. Organe ab einer Größe von 5 cm müssen als pathologisch vergrößert angesehen werden. In der Postmenopause sind die Ovarien mit einem Volumen von 4 cm^3 nicht mehr tastbar. Sind Eierstöcke dennoch tastbar, so gelten sie bereits als pathologisch vergrößert. In der amerikanischen Literatur wird dies als PMPO-Syndrom (»postmenopausal palpable ovary syndrome«) bezeichnet.

Wird ein **Tumor im Adnexbereich** getastet, so werden durch die bimanuelle Palpation – neben der Lokalisation, der Größe und der Oberflächenbeschaffenheit – auch seine Konsistenz und Schmerzhaftigkeit, seine Beziehung zur Umgebung sowie zu Parametrium und Rektum beurteilt. Es sollte immer auch eine rektale Tastuntersuchung durchgeführt werden, um Auflagerungen des Douglas-Peritoneums und Infiltrationen des Rektums beurteilen zu können. Retrouterin im Douglas-Raum gelegene Tumoren können teilweise nur von rektal ertastet werden.

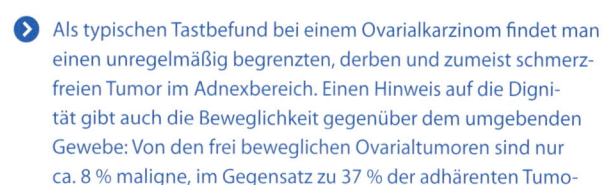

> Als typischen Tastbefund bei einem Ovarialkarzinom findet man einen unregelmäßig begrenzten, derben und zumeist schmerzfreien Tumor im Adnexbereich. Einen Hinweis auf die Dignität gibt auch die Beweglichkeit gegenüber dem umgebenden Gewebe: Von den frei beweglichen Ovarialtumoren sind nur ca. 8 % maligne, im Gegensatz zu 37 % der adhärenten Tumoren.

Ist der **Uterus entfernt**, ist die Beurteilung des Scheidenabschlusses und des Douglas-Raumes durch den tastenden Finger bis heute allen anderen Untersuchungen überlegen. Kleine Knötchen, die unscharf begrenzt sind, perlschnurartig entlang der Ligg. sacrouterina sitzen und selten fest auf der Beckenwand fixiert sind, stellen typische Befunde bei Ovarialkarzinomen dar.

26.2.2 Bildgebende Verfahren

26.2.2.1 Ultraschall

Die Sonographie, v. a. der transvaginale Ultraschall, wird zur weiteren **Abklärung und Dignitätsbeurteilung** tastbarer Ovarialtumoren eingesetzt. Weitere Indikationen sind die **Kontrolle von Resttumoren** unter Chemotherapie und die **Rezidivdiagnostik**. Die transvaginale Sonographie ist wenig zeitaufwändig oder belastend, gut reproduzierbar und nahezu immer anwendbar, sodass sie heutzutage als **Standardmethode** in der Diagnostik von Ovarialtumoren gilt. Bei alten Frauen mit vaginaler Atrophie oder bei Virgo intacta kann sie auch transrektal durchgeführt werden.

Cave

Bei sehr großen, das kleine Becken überschreitenden Tumoren oder sonographisch »leerem« kleinem Becken sollte auch transabdominal sonographiert werden, da der Tumor sonst nicht ausreichend beurteilt werden kann oder sogar übersehen wird.

Sonographischer Normalbefund. Die Ovarien liegen beiderseits neben dem Uterus. Als Leitstrukturen dienen Beckenwand und Iliakalgefäße. Bei der geschlechtsreifen Frau beträgt die Ovarialgröße 2 × 3 × 1,5 cm. Die Ovarien stellen sich etwas echoreicher als der Uterus dar und zeigen je nach Zyklusphase zystische Veränderungen. Heranreifende Follikel bilden sich als echoleere, rundliche Strukturen mit einer Größe bis zu 10 mm ab. Zum Zeitpunkt der Ovulation hat der Leitfollikel eine Größe von bis zu 20 mm erreicht. Nach der Ovulation kann er entweder nicht mehr oder entrundet dargestellt werden, und es findet sich häufig freie Flüssigkeit im Douglas-Raum. In der Postmenopause lassen sich die Ovarien häufig nicht erkennen, da sie im Vergleich zur Geschlechtsreife deutlich kleiner und echoärmer sind. Während die Tubenabgänge sonographisch meist gut nachweisbar sind, ist der weitere Verlauf der Eileiter erst bei einer pathologischen Flüssigkeitsansammlung darstellbar.

Tabelle 26.6. Sonographische Dignitätskriterien bei Ovarialtumoren. (Nach Sohn et al. 1998)

	Benigne	Maligne
Tumorgröße	< 5 cm	> 5 cm
Binnenstruktur	Homogen	Inhomogen
Randkontur	Glatt	Unscharf
Echogenität	Echoleer	Solide
Septen	Dünner als 3 mm	Breiter als 3 mm
Wandbeschaffenheit	Glatt	Papilläre Auflagerungen
Aufbau	Rein zystisch	Zystisch-solide
Freie Flüssigkeit	Nein	Ja

Sonographische Kriterien zur Dignitätsbeurteilung von Ovarialtumoren. Die wesentliche Bedeutung der transvaginalen Sonographie liegt in der Dignitätsdiagnostik von Ovarialtumoren. Während der Geschlechtsreife gilt es, insbesondere funktionelle Zysten von echten Neoplasien zu unterscheiden, um unnötige Operationen zu vermeiden. Bei den echten Neoplasien muss versucht werden, zwischen gutartigen und bösartigen Tumoren zu differenzieren, um die richtige Operationstechnik und den richtigen Zugangsweg zu wählen. Aus diesem Grund wurden verschiedene sonographische Kriterien zur Dignitätsdiagnostik entwickelt (Tabelle 26.6).

Zysten. Als einfache Zysten werden echoleere, einkammerige Raumforderungen mit dünner (< 3 mm), glatter Wand bezeichnet. Differenzialdiagnostisch kann es sich dabei um funktionelle, Paraovarial- und Endometriosezysten sowie um seröse und muzinöse Zystadenome handeln. Die Wahrscheinlichkeit eines malignen Tumors ist bei einfachen Zysten mit weniger als 1 % sehr gering.

Dermoidzysten. Dermoidzysten erscheinen sonographisch zumeist als Tumoren mit inhomogener, meist solider Binnenstruktur und gelegentlichen kalkdichten Echos. Typisch ist die sonographisch häufig schlechte Abgrenzbarkeit im Vergleich zum Tastbefund. Bei sonographisch eindeutigem Befund handelt es sich in über 90 % der Fälle um ein Dermoid. Differenzialdiagnostisch kommen noch eingeblutete Zysten, Zystadenome und Fibrome in Betracht.

26.2.2.2 Transvaginale Dopplersonographie

Die **Durchblutungsdiagnostik** bei Ovarialtumoren ist kein etabliertes Verfahren, sondern eine kontrovers beurteilte Methode im Experimentalstadium. Basierend auf dem Prinzip der Neovaskularisation wird die Dopplersonographie zur Dignitätsbeurteilung bei sonographisch nachgewiesenen Ovarialtumoren eingesetzt. Die häufigsten untersuchten Parameter sind die Anzahl der Gefäße sowie der Resistance- (RI) und der Pulsatilitätsindex (PI). Die Anzahl der gemessenen Gefäße im Tumor scheint keinen Rückschluss auf die Dignität des Tumors zuzulassen. Eine hohe diastolische Geschwindigkeit und ein niedriger Gefäßwiderstand werden bezüglich der Dignität als suspekt eingestuft. Für den RI wird häufig ein Grenzwert von 0,4 und für den PI von 1,0 angegeben. Verschiedene Studien konnten zeigen, dass die Kombination von Sonomorphologie und Bestimmung der Tumordurchblutung die Treffsicherheit in der Dignitätsbestimmung von Ovarialtumoren erhöhen kann.

26.2.2.3 Computertomographie

Die Computertomographie ist ein etabliertes, radiologisches Schnittbildverfahren. Die Dichte des Ovars unterscheidet sich kaum von der benachbarter Strukturen (Darm, Lymphknoten, Gefäße), sodass eine Identifizierung, insbesondere bei kleinen Ovarien, mit der Computertomographie schwierig sein kann (Alcazar et al. 2003).

> Für eine genaue Abgrenzung und topographische Zuordnung der Organe im kleinen Becken sollten nur Computertomographien vor und nach Gabe eines intravenösen Kontrastmittels sowie rektaler Kontrastmittelgabe durchgeführt werden.

Die Computertomographie hat keine Bedeutung bei der Früherkennung und bei der Differenzierung von Adnextumoren. Im Vergleich zur transvaginalen Sonographie bietet sie keine Vorteile, ist aber deutlich aufwändiger, teurer und mit einer Strahlenbelastung für die Patientin verbunden. Weiterer **Nachteil** ist der große Anteil falsch-negativer Befunde. Tumoren mit einer Größe unter 1 cm sowie eine Peritonealkarzinose werden häufig nicht erkannt. **Vorteil** der Computertomographie ist die Erkennung von Tumoren im Bereich der Hinterwand des Abdomens, v. a. paraaortale Lymphknotenmetastasen, sowie der Nachweis von Lebermetastasen. Aus diesem Grund wird die Computertomographie in der Rezidivdiagnostik und zur Verlaufskontrolle nach Chemotherapie eingesetzt.

26.2.2.4 Kernspintomographie

Die Kernspintomographie weist im Vergleich zur Computertomographie **keine Strahlenbelastung** auf. Erste Untersuchungen zur Anwendung dieser Methode beim Ovarialkarzinom zeigen jedoch, dass sie bis heute im Vergleich zur Computertomographie keine weiteren Vorteile bringt, insbesondere ist die Spezifität nicht höher.

26.2.3 Tumormarker

> Die Bestimmung von Tumormarkern dient der Verlaufskontrolle nach einer Operation oder Chemotherapie und nicht der Erkennung oder Dignitätsbestimmung von Ovarialtumoren.

CA-125. Der am häufigsten verwendete Tumormarker CA-125 ist durch eine hohe Rate falsch-positiver Befunde belastet. Neben Ovarialkarzinomen kann er auch bei intraabdominalen Entzündungen (z. B. Adnexitis, Tuboovarialabszess), bei Endometriose, während der Menstruation, in den ersten 3 Monaten einer Schwangerschaft und bei gutartigen Ovarialtumoren erhöht sein. Auch ein normaler CA-125-Wert schließt einen malignen Ovarialtumor nicht aus.

In Abhängigkeit vom histologischen Tumortyp werden die verschiedenen Tumormarker **in unterschiedlicher Häufigkeit** exprimiert und im Serum der Patientinnen nachgewie-

Tabelle 26.7. Tumormarker im Serum bei malignen Ovarialtumoren

Marker	Serum-positiv	Indikation
CA-125	80 % im Stadium III und IV Serös > 80 % Endometrioid > 60 %	Epitheliale Tumoren Keine direkte Korrelation zur Tumormasse
CEA	30–40 %	Besonders muzinöse Karzinome
CA-72–4		Nur bei epithelialen Tumoren, wenn CEA und CA-125 negativ sind
AFP		Dottersacktumor Erhöht auch beim Hepatom
HCG		Chorionkarzinom
LDH-ISO 1,2		Dysgerminom

sen. Tabelle 26.7 zeigt eine Zusammenfassung der wichtigsten Tumormarker bei malignen Ovarialtumoren.

Indikationen zur Untersuchung von Tumormarkern sind die Kontrolle des Therapieerfolgs nach Operation oder Chemotherapie sowie die Erkennung von Rezidiven. Aus diesem Grund sollte bei allen Patientinnen mit Ovarialtumoren präoperativ eine Serumprobe (10 ml) entnommen werden. Nach histologischer Bestätigung eines malignen Ovarialtumors muss dann die entsprechende Markerbestimmung vorgenommen werden.

> **Empfehlung**
>
> Beispiel für die Tumormarkerbestimmung: Bei Patientinnen mit Ovarialkarzinom wird immer der Tumormarker CA-125 bestimmt. Sollte dieser negativ sein, so werden zusätzlich die Marker CA-19–9, 72–4 und CEA untersucht. Falls sich ein erhöhter Tumormarkerwert ergibt und dieser in den postoperativen Tagen abfällt, ist die Eignung dieses Markers für die Verlaufskontrolle erwiesen.

26.2.4 Früherkennung und Screening

> Die Diagnose eines Ovarialkarzinoms erfolgt in 70 % der Fälle erst in den fortgeschrittenen Stadien III und IV. Wesentliche Ursache ist der symptomarme Verlauf in der Frühphase der Erkrankung. Die späte Diagnose in den fortgeschrittenen Stadien ist der Grund für die niedrigen Gesamt-5-Jahres-Überlebensraten, die zwischen 20 und 40 % liegen.

Die Vaginalsonographie und der Tumormarker CA-125 wurden hinsichtlich ihrer **Bedeutung als Screening-Methode** untersucht.

CA-125. Der Tumormarker CA-125 ist bei Patientinnen mit einem Ovarialkarzinom im Stadium FIGO I nur in der Hälfte der Fälle erhöht. Dagegen finden sich aber bei einer Vielzahl gutartiger Veränderungen erhöhte CA-125-Werte, sodass dieser Marker aufgrund seiner niedrigen Spezifität und Sensitivität zum Screening nicht geeignet ist.

Transvaginale Sonographie. Die transvaginale Sonographie ermöglicht den Nachweis geringgradiger morphologischer Veränderungen des Ovars und somit auch eine Erkennung von Frühformen des Ovarialkarzinoms. Diese Veränderungen sind aber nicht immer von den viel häufiger vorkommenden funktionellen Veränderungen sicher abgrenzbar, sodass eine Vielzahl falsch-positiver Befunde erhoben wird. Der Einsatz der Sonographie als Screening-Methode bei asymptomatischen Frauen unter Berücksichtigung des Alters weist eine **hohe Sensitivität und Spezifität** auf: In einer Untersuchung an 3 220 asymptomatischen postmenopausalen Frauen in den USA konnten alle Karzinome (n = 3) und gutartigen Ovarialtumoren (n = 41) nachgewiesen werden. Allerdings betrug der prädiktive Voraussagewert nur 6,7 %, sodass man 15 Laparotomien durchführen musste, um ein Karzinom nachzuweisen. Damit kann ein generelles Screening derzeit aufgrund der **ungünstigen Kosten-Nutzen-Analyse** nicht empfohlen werden. Verbesserungen der Voraussagekraft im Rahmen des Screenings – und damit eine bessere Praktikabilität im Sinne der Kostensenkung – könnten möglicherweise durch Eingrenzung der zu untersuchenden Frauen (zusätzliche Risikokriterien für ein Ovarialkarzinom) und gleichzeitige CA-125-Bestimmung herbeigeführt werden. Derartige Studien werden zur Zeit in den USA und Japan durchgeführt.

> **Empfehlung**
>
> Zwar kann zur Zeit ein generelles Screening nicht empfohlen werden, doch sollten gerade Patientinnen aus Risikogruppen – besonders mit einer familiären Belastung und auf jeden Fall solche, bei denen Mutationen der BRCA-Gene (▶ Kap. 36) nachgewiesen worden sind – regelmäßig gynäkologisch untersucht werden.

26.2.5 Differenzialdiagnosen

Von den Ovarialzysten und echten Neoplasien des Ovars müssen eine **Vielzahl anderer Erkrankungen** abgegrenzt werden, die ebenfalls zu einer Raumforderung im Adnexbereich führen können. Hierzu zählen:

- entzündliche Veränderungen,
- Tuboovarialabszesse,
- von einer Appendizitis ausgehender Abszess,
- von einer Sigmadivertikulitis ausgehender Abszess,
- Hydro-/Saktosalpinx,

- Extrauteringravidität,
- Endometriose,
- gestielte und intraligamentäre Myome,
- Tumoren der Eileiter,
- Paraovarialzysten/Hydatiden,
- Tubenkarzinom,
- Rektum- und Sigmakarzinom mit Infiltration der Adnexe,
- retroperitoneale Tumoren (Neurinome, Lipome etc.),
- Beckenniere.

Hinweis auf entzündliche Veränderungen geben eine Adnexitis sowie entzündliche Darmerkrankungen in der Vorgeschichte. Die gynäkologische Untersuchung bei entzündlichen Veränderungen ist häufig schmerzhaft. Allerdings ist dies gerade bei chronischen oder seit langem bestehenden entzündlichen Veränderungen nicht mehr der Fall, sodass fehlende Schmerzen eine entzündliche Erkrankung nicht ausschließen. Ebenso verhält es sich beim fehlenden laborchemischen Nachweis von Infektzeichen (Leukozyten, CRP). Erschwerend kommt hinzu, dass auch maligne Ovarialtumoren mit Schmerzen und einer Erhöhung der Infektzeichen einhergehen können.

Die **Hydrosalpinx** ist zumeist sonographisch durch ihr typisches Erscheinungsbild gut zu identifizieren. Kann das Ovar aber nicht sicher abgegrenzt werden, so ist die Differenzierung von zystischen Ovarialtumoren möglicherweise sehr schwierig.

Ein **Abszess im kleinen Becken** kann sonographisch mit zystischen und soliden Anteilen sowie teils mit bizarren Formen wie ein Ovarialkarzinom imponieren.

Zum Ausschluss einer **extrauterinen Gravidität** sollte bei allen Frauen in der Geschlechtsreife ein Schwangerschaftstest durchgeführt werden.

Eine ausgedehnte **Endometriose** kann sowohl klinisch als auch sonographisch wie ein Ovarialkarzinom imponieren. Fehlen die typischen Beschwerden der Endometriose, so wird die Diagnose häufig erst durch die histologische Untersuchung gestellt.

Myome müssen aufgrund ihrer Häufigkeit immer differenzialdiagnostisch von Ovarialtumoren abgegrenzt werden. Klinisch und sonographisch sind sie häufig gut zu erkennen und dem Uterus zuzuordnen. Allerdings können große, gestielte Myome zentrale Nekrosen aufweisen, sodass sie sonographisch als zystisch-solide Tumoren imponieren, die von einem Ovarialtumor nur schwer abgrenzbar sind.

Paraovarialzysten und Hydatiden können sonographisch mit Ovarialzysten verwechselt werden. Zumeist sind sie aufgrund ihrer geringen Größe Zufallsbefunde bei einer Laparoskopie oder Laparotomie.

Das **Tubenkarzinom** kann weder klinisch noch sonographisch von einem Ovarialkarzinom unterschieden werden. Selbst bei der histologischen Untersuchung kann eine Differenzierung schwierig sein.

Zum Ausschluss eines **Rektum- oder Sigmakarzinoms** sollte bei allen Patientinnen mit Verdacht auf ein Ovarialkarzinom eine Darmspiegelung (Rektosigmoidoskopie) durchgeführt werden. Auf diese Weise lässt sich auch eine Infiltration des Darms durch das Ovarialkarzinom nachweisen. Bei Patientinnen mit einem zystisch-soliden Adnexbefund und Eisenmangelanämie durch okkulte gastrointestinale Blutung sollte zum Ausschluss eines Krukenberg-Tumors mit zugrunde liegendem Magenkarzinom eine Gastroskopie durchgeführt werden.

26.3 Klinisches Management benigner Ovarialtumoren

Durch die klinische Untersuchung und insbesondere den Einsatz des transvaginalen Ultraschalls wird eine Vielzahl von Adnextumoren diagnostiziert. Die besondere Schwierigkeit besteht in der **Dignitätsbestimmung**, d. h. in der Differenzierung gutartiger von bösartigen Tumoren, sowie in der Abgrenzung echter Neoplasien von funktionellen Zysten. Auf der einen Seite sollten alle echten Neoplasien, insbesondere bösartige Ovarialtumoren, möglichst schnell operiert werden, auf der anderen Seite ist die Anzahl unnötiger Operationen bei funktionellen Zysten möglichst gering zu halten.

Auch wenn mit allen apparativen Untersuchungsmethoden und der klinischen Untersuchung die Dignitätsaussage eines Ovarialtumors ohne Histologie nicht fehlerfrei möglich ist, so erlauben sie doch eine Einteilung der Befunde in bestimmte **Risikogruppen**. Diese Einteilung richtet sich nach
- dem Beschwerdebild,
- dem Alter bzw. dem Menopausenstatus,
- der sonographischen Tumorstruktur und
- der Tumorgröße.

Prinzipiell besteht die Möglichkeit des abwartenden Verhaltens, des laparoskopischen Eingriffs und der Laparotomie.

Bei allen Patientinnen, bei denen sonographisch und klinisch eine funktionelle Zyste vermutet wird, ist zunächst ein **abwartendes Verhalten** mit regelmäßigen Kontrollen in 4-wöchentlichen Abständen indiziert. Die Kontrollen sollten 3 Monate, in Einzelfällen bis zu 5 Monate lang fortgesetzt werden. In diesem Zeitraum ist mit einer Rückbildung der funktionellen Zysten von 90 % zu rechnen. **Kriterien**, die für dieses Vorgehen sprechen, sind
- prä- und perimenopausale Patientinnen,
- sonographisch einfache, glatt begrenzte Zysten ohne papilläre Strukturen,
- maximale Größe der Zysten bis 7 cm,
- Zysten mit wabigen oder schleierförmigen Binnenechos (z. B. hämorrhagische Gelbkörperzysten),
- keine oder nur geringe Beschwerden sowie
- palpatorisch glatt begrenzter, mobiler, prall elastischer Ovarialtumor.

> Ab dem 40. Lebensjahr nimmt die Inzidenz von echten Ovarialneoplasien sprunghaft zu. 5 Jahre nach der Menopause finden sich noch funktionelle Zysten. Bei postmenopausalen Frauen mit einem Ovarialtumor muss aber zumeist von einer echten Neoplasie ausgegangen werden und eine weitere operative Abklärung erfolgen.

Neben dem Alter der Patientin hat auch die **Größe der diagnostizierten Zyste** eine Bedeutung bei der Frage, ob und wie lange unter sonographischer Beobachtung abgewartet werden kann. Bei Zysten mit einer Größe unter 4 cm finden sich in über 80 % Retentionszysten, bei einer Größe zwischen 6 und 8 cm jedoch nur noch in 40–45 %.

Es ist umstritten, ob Patientinnen mit Verdacht auf eine funktionelle Zyste mit **Östrogen-Gestagen-Präparaten** behandelt werden sollten. Zwar ist bekannt, dass die Einnahme von Ovulationshemmern zu einem verminderten Auftreten von funktionellen Ovarialzysten führt und somit diesbezüglich einen protektiven Effekt besitzt. Es konnte bis jetzt jedoch noch nicht bewiesen werden, dass die Gabe von Östrogen-Gestagen-Präparaten zu einer schnelleren Rückbildung solcher Zysten führt. Im Hinblick auf die Risiken auch einer kurzfristigen hoch dosierten Ovulationshemmereinnahme, insbesondere Thrombosen und Embolien, ist die Einnahme von Ovulationshemmern bei Patientinnen mit Verdacht auf funktionelle Zysten nur dann indiziert, wenn gleichzeitig andere Indikationen, z. B. eine Empfängnisverhütung, vorliegen.

Die **Indikation zur Operation** eines Ovarialtumors ist bei folgenden Kriterien gegeben:
- Größenzunahme einer Zyste,
- Persistenz der Zyste über 5 Monate,
- Beschwerden (Stieldrehung, Ruptur mit Blutung),
- typische Ultraschallbefunde (z. B. Endometriose, Dermoid),
- vor der Pubertät, postmenopausal,
- Verdacht auf echte Neoplasie sowie
- Verdacht auf malignen Ovarialtumor.

Mit der Indikation zur Operation muss über den **operativen Zugangsweg**, d. h. laparoskopisch oder durch Laparotomie, entschieden werden. Es steht außer Frage, dass bei Verdacht auf einen malignen Ovarialtumor eine Laparotomie, zumeist über abdominalen Längsschnitt, durchgeführt werden sollte. Bei gutartigen Ovarialtumoren hat die laparoskopische Diagnostik und operative Entfernung einen festen Platz in der gynäkologischen Beckenchirurgie. Entscheidend für die Sicherheit dieser Methode ist die richtige Indikationsstellung.

> **Cave**
>
> Ein »endoskopisches Anoperieren« von malignen Ovarialtumoren, Tubenkarzinomen oder Borderline-Tumoren muss vermieden werden.

Da i. d. R. bei frühen Tumorstadien auch bei der Laparoskopie nicht sicher ein benigner zystischer Tumor von einem Borderline-Tumor oder einem Ovarialkarzinom unterschieden werden kann, muss der in der Onkologie gültige **Grundsatz** der **unversehrten Bergung** von **Tumoren und Vermeidung** von **Kontamination** gewahrt werden (Regeln s. unten). Inwiefern dies Prognose der Patientin verschlechtert, ist umstritten. Bekannt ist jedoch, dass bereits nach kurzer Zeit **Implantationsmetastasen im ehemaligen Trokarkanal** entstehen können und dass nach Eröffnen eines Ovarialkarzinoms im Stadium FIGO IA oder B bei der folgenden Laparotomie Tumorzellen intraabdominal nachweisbar sind (dann Stadium FIGO IC).

> Ein entscheidender Prognosefaktor scheint auch die Latenzzeit bis zur Komplettierungsoperation zu sein. Eine zeitliche Verzögerung von mehr als 6–8 Tagen kann mit einer Metastasierung und Progression der Erkrankung und damit mit einer Verschlechterung der Prognose einhergehen.

> **Regeln zur operativen Versorgung benigner Ovarialtumoren**
> - präoperativ ausführliche klinische Untersuchung und suffiziente Ultraschalldiagnostik durch den Operator,
> - keine Laparoskopie beim geringsten Verdacht auf einen malignen Tumor,
> - Vermeidung einer Eröffnung des Tumors, kein intraabdominales Morcellement, sondern Extraktion des Tumors im Bergesack,
> - umgehende histologische Untersuchung des Tumors,
> - bei Nachweis eines malignen Tumors oder eines Borderline-Tumors Komplettierung der Operation durch Laparotomie mit Ausschneidung der ehemaligen Trokarkanäle innerhalb von 6–8 Tagen nach durchgeführter Laparoskopie.

Eine **Umfrage unter 273 deutschen Frauenkliniken** zeigte, dass das »Anoperieren eines malignen Ovarialtumors« kein seltenes Ereignis ist. Von insgesamt 127 Kliniken, die auf die Umfrage antworteten, berichteten 60 % über eigene Erfahrungen in 192 Fällen von Ovarialkarzinomen, Tubenkarzinomen, Borderline-Tumoren, Dysgerminomen und malignen Teratomen, die endoskopisch operiert wurden. Betrug der zeitliche Abstand zwischen der endoskopischen Operation und der nachfolgenden Radikaloperation mehr als 8 Tage, fanden sich in 52 % der Fälle Impfmetastasen in den Operationskanälen. Beim Ovarialkarzinom im Stadium IA und »offenem endoskopischem Anoperieren« sowie einer Verzögerung von mehr als 8 Tagen kam es in 73 % zu einer beim Zweiteingriff nachweisbaren schnellen Progression (in 53 % zu Stadium II und III; Kindermann et al. 1995). Sollte bei der Laparoskopie ein fortgeschrittenes Ovarialkarzinom diagnostiziert werden, empfiehlt sich eher das zweizeitige Vorgehen nach entsprechender Darmvorbereitung.

26.4 Maligne Ovarialtumoren

26.4.1 Inzidenz, Epidemiologie und Ätiologie

Das **Lebenszeitrisiko**, an einem Ovarialkarzinom zu erkranken, beträgt in den industrialisierten Ländern 1–2 %. Das Ovarialkarzinom ist nach dem Zervix- und Endometriumkarzinom das **dritthäufigste Genitalmalignom** der Frau. Als »**Problemkarzinom**« stellt es jedoch die größten Anforderungen an den Kliniker, und zwar aus folgenden Gründen:
1. Aufgrund des i. d. R. symptomarmen Verlaufs werden etwa 70 % der Ovarialkarzinome erst in fortgeschrittenem Stadium diagnostiziert. Jährlich sterben etwa 7 000 Frauen in Deutschland an einem Ovarialkarzinom. Damit stellt es die Hauptursache für Todesfälle infolge genitaler Krebserkrankungen dar.
2. Aufgrund der niedrigen Spezifität und Sensitivität der Tumormarkerbestimmung und der Vaginalsonographie ist ein effektives Screening bisher nicht möglich. Auch können mit den zur Zeit zur Verfügung stehenden Informationen mehr als 90 % der Ovarialkarzinompatientinnen nicht einer Risikogruppe zugeordnet werden.

3. Die radikale tumorreduktive Chirurgie ist in der Lage, die Überlebenszeiten deutlich zu verlängern. Sie stellt jedoch höchste Anforderungen an den chirurgisch tätigen Gynäkologen und an die interdisziplinäre Zusammenarbeit und Struktur.
4. Die systemische Therapie erfordert komplexe und intensive Therapieformen.

Etwa 90 % der Ovarialmalignome leiten sich von dem die Ovaroberfläche bedeckenden **Zölomepithel oder »Mesothel«** ab. Die **Ätiologie** ist bisher weitgehend unklar, 95 % der Ovarialkarzinome treten sporadisch auf. Zahlreiche **Risikofaktoren** für das Auftreten solcher sporadischer Ovarialkarzinome sind bekannt, keiner der diskutierten Faktoren ist jedoch in der Lage, eine Risikoerhöhung über den Faktor 2–3 hinaus anzuzeigen. Somit ist eine klare Zuordnung zu einer Risikopopulation über diese Faktoren nicht möglich. Es wird diskutiert, ob **Umwelt- und Ernährungsfaktoren** (z. B. eine überwiegend fleisch- und fetthaltige Ernährung) mit einer erhöhten Inzidenz einhergehen. **Reproduktive Faktoren** scheinen einen signifikanten Einfluss auf die Häufigkeit der Erkrankung zu haben.

Risikofaktoren für das Ovarialkarzinom
- allgemein
  - Lebensalter,
  - Familienanamnese,
  - BRCA 1 (BRCA 2),
  - »Ovulationsalter«;
- protektive Faktoren
  - Zahl der Schwangerschaften
  - Dauer der Einnahme oraler Kontrazeptiva
  - Hysterektomie
  - Tubenligatur;
- unklare (in Diskussion befindliche) Faktoren
  - Infertilität,
  - Alter bei Menarche/Menopause,
  - Alter bei der ersten Geburt,
  - Virusinfektionen (Mumps),
  - ionisierende Strahlung
  - Diät, Rauchen.

> Nach epidemiologischen Schätzungen wird angenommen, dass durch langzeitige Einnahme oraler Kontrazeptiva das Risiko auf etwa 60 % abgesenkt werden kann, wobei die Schutzwirkung 5–10 % pro Einnahmejahr zunehmen und 10–20 Jahre nach Absetzen anhalten soll.

Auf der anderen Seite scheinen **Infertilität** sowie die **medikamentöse Ovulationsauslösung** mit einem erhöhten Risiko in Verbindung zu stehen. Unklar hierbei ist, ob der Zustand der Infertilität selbst oder aber der hiermit korrelierte Gebrauch ovulationsauslösender Substanzen Grundlage für das erhöhte Risiko darstellen. Eine retrospektive Studie mit über 12 000 Frauen aus Kinderwunschsprechstunden zeigte als einzigen unabhängigen Risikofaktor die Nulliparität. Die Anwendung unterschiedlicher Ovulationsauslöser ging nicht mit einem signifikant erhöhten Risiko einher, an einem Ovarialkarzinom zu erkranken (Brinton et al. 2004). Grundsätzlich scheint das »Ovulationsalter«, also die kumulative Zahl der Follikelrupturen mit konsekutiven reparativen Vorgängen im Bereich der Ovarialoberfläche, in Korrelation zum Ovarialkarzinomrisiko zu stehen. Dies deckt sich mit der Beobachtung, dass Bevölkerungsgruppen mit einer höheren Fertilität und Kinderzahl, wie die Mormonen und Katholiken in Amerika, deutlich niedrigere Ovarialkarzinomraten aufweisen als andere weiße Amerikaner. Weiterhin konnte in den letzten Jahren in den industrialisierten Ländern eine rückläufige Inzidenz des Ovarialkarzinoms bei Frauen unter 45 Jahren beobachtet werden. Dies stimmt mit der dort hohen Rate der Anwendung oraler Kontrazeptiva überein.

Bei ca. 5–10 % der Ovarialkarzinome liegt eine **genetische Ursache** zugrunde. Bei Erkrankung einer Verwandten 1. Grades beträgt das relative Risiko 3 %, bei Frauen mit 2 erkrankten nahen Verwandten liegt die Inzidenz bereits bei ca. 30–40 %. Genetisch bedingte Ovarialkarzinome treten im Mittel etwa 10 Jahre früher auf als sporadische Tumoren.

Eine genetische Basis für eine familiäre Disposition zeigt sich durch **Genmutationen** auf den Chromosomen 17 (17q21) und 13 (13q12–13): Die Mutationen der Tumorsuppressorgene BRCA 1 (»breast cancer gen« 1), (Chromosom 17) und BRCA 2 (Chromosom 13) sind mit einem deutlich erhöhten Risiko für ein Mamma- oder Ovarialkarzinom verbunden.

> Das Risiko für Trägerinnen mit BRCA-1-Gendefekt, bis zum 70. Lebensjahr an einem Ovarialkarzinom zu erkranken, beträgt 44 % und 17 % bei Trägerinnen eines BRCA-2-Gendefekts.

Weitere signifikante Koinzidenzen von BRCA-1-Gendefekten sind mit dem Auftreten von Endometrium-, Prostata-, Kolon- und Pankreaskarzinomen beschrieben (**Lynch-II-Syndrom**). Die genetische Prädisposition wird bei Vorliegen einer Keimbahnmutation autosomal dominant vererbt. Die vererbte Kopie des mutierten Allels ist verantwortlich für die Prädisposition. Der Verlust bzw. die Inaktivierung des Wildtypallels in der somatischen Zelle führt dann zur Ausprägung des malignen Phänotyps. Hierbei sind bestimmte Mutationsmuster auf dem jeweiligen Gen eher für ein Ovarial- oder ein Mammakarzinom charakteristisch. Es ist heute vorstellbar, dass die Analyse von BRCA 1 und BRCA 2 künftig bei nachgewiesener familiärer Ovarialkarzinombelastung eingesetzt wird, um das Risiko für die weiblichen Verwandten 1. Grades abschätzen zu können. Als Screening-Untersuchung kann sie jedoch nicht empfohlen werden, da zum einen die Untersuchungen sehr aufwändig sind und zum anderen nur bei 5–10 % aller Ovarialtumoren eine genetische Ursache zugrunde liegt. Bis auf regelmäßige Vorsorgeuntersuchungen ist jedoch bis jetzt unklar, welche Konsequenzen aus einem positiven Ergebnis gezogen werden sollten (▶ Kap. 36).

26.4.2 Stadieneinteilung

Die Stadieneinteilung des Ovarialkarzinoms erfolgt nach den **Kriterien der FIGO** (◘ Tabelle 26.8). Sie ist entscheidend vom intraoperativen makroskopischen Befund und seiner histologischen Bestätigung abhängig.

26.4 · Maligne Ovarialtumoren

Tabelle 26.8. Stadieneinteilung des Ovarialkarzinoms

TNM	FIGO	Befundsituation
T1	I	Tumor begrenzt auf Ovarien
T1a	IA	Tumor auf ein Ovar begrenzt, Kapsel intakt, kein Tumor auf der Oberfläche des Ovars
T1b	IB	Tumor auf beide Ovarien begrenzt, Kapsel intakt, kein Tumor auf der Oberfläche beider Ovarien
T1c	IC	Tumor begrenzt auf ein Ovar oder beide Ovarien mit Kapselruptur, Tumor an Ovaroberfläche oder maligne Zellen im Aszites oder bei Peritonealspülung
T2	II	Tumor befällt ein Ovar oder beide Ovarien und breitet sich im Becken aus
T2a	IIA	Ausbreitung auf und/oder Implantate an Uterus und/oder Tube(n)
T2b	IIB	Ausbreitung auf andere Beckengewebe
T2c	IIC	Ausbreitung im Becken (2a oder 2b) und maligne Zellen im Aszites oder bei Peritonealspülung
T3 und/oder N1,2	III	Tumor befällt ein Ovar oder beide Ovarien, mit mikroskopisch nachgewiesenen Peritonealmetastasen außerhalb des Beckens und/oder regionären Lymphknotenmetastasen
T3a	IIIA	Mikroskopische Peritonealmetastasen jenseits des Beckens
T3b	IIIB	Makroskopische Peritonealmetastasen jenseits des Beckens, größte Ausdehnung ≤ 2 cm
T3c und/oder N1,2	IIIC	Peritonealmetastasen jenseits des Beckens oder N1,2; größte Ausdehnung > 2 cm und/oder regionäre Lymphknotenmetastasen
M1	IV	Fernmetastasen (ausgenommen Peritonealmetastasen)
NX	–	Regionäre Lymphknoten können nicht beurteilt werden
N0	–	Keine regionären Lymphknotenmetastasen
N1	–	Regionäre Lymphknotenmetastasen

> **Empfehlung**
>
> Um einen mikroskopischen Peritonealbefall auszuschließen, sollten systematisch Biopsien auch aus scheinbar nicht befallenen Arealen des Peritoneums entnommen und histologisch untersucht werden. Es empfiehlt sich dazu eine Standardisierung des operativen Vorgehens und dessen entsprechende Dokumentation.

Seit der Einführung eines akkuraten operativen Stagings sind die 5-Jahres-Überlebensraten für Patientinnen im Stadium FIGO I von 60 % auf etwa 90 % angestiegen. So muss bei 28 % der Patientinnen mit scheinbarem Stadium FIGO I und bei 43 % mit scheinbarem Stadium FIGO II durch sorgfältige operative Evaluation ein »Up-Staging« erfolgen. Dies betrifft den Befall
— des Diaphragmas (7 %),
— der paraaortalen Lymphknoten (18 %),
— der pelvinen Lymphknoten (6 %),
— des Omentum majus (8 %) sowie
— eine positive Peritonealzytologie (26 %).

26.4.3 Prognosefaktoren

Man unterscheidet beim Ovarialkarzinom **klinische, histologische und tumorbiologische Prognosefaktoren**. Die isolierte Betrachtung einzelner Faktoren, also die univariate Analyse, kann heutigen Ansprüchen jedoch nicht mehr genügen. In einer sog. multivariaten Untersuchung muss die unabhängige Aussagekraft eines Prognosefaktors aufgezeigt werden. Viele der neueren molekularbiologischen Faktoren haben bisher keinen Eingang in klinische Therapieentscheidungen finden können, da die meisten Analysen retrospektiv und an unterschiedlich therapierten Patientinnengruppen erhoben wurden. Hierzu sind in Zukunft kontrollierte prospektive Studien notwendig.

Die Stärke von Prognosefaktoren beim Ovarialkarzinom ist insbesondere vom Stadium der Erkrankung abhängig. So ist im **Stadium FIGO III/IV** die Größe des postoperativ verbliebenen Tumorrestes der weitaus stärkste unabhängige Prognosefaktor für die progressionsfreie Zeit und das Gesamtüberleben.

Es hat sich eingebürgert, den **maximalen Durchmesser der größten verbliebenen Tumorabsiedlung** als Maß heranzuziehen. Der eher traditionell angegebene Wert von 2 cm scheint jedoch nicht dem biologischen Grenzwert zu entsprechen. Untersuchungen zeigen, dass der Durchmesser nicht über 0,5 cm liegen sollte, wenn eine komplette Resektion anderweitig nicht möglich ist. Als »optimales« Ergebnis wird in der Literatur häufig ein Tumorrest < 1 cm angegeben. Die beste Prognose haben selbstverständlich Patientinnen, bei denen lediglich mikroskopische Tumorreste verbleiben (»makroskopisch tumorfrei«).

In den frühen **Stadien FIGO I und II** hingegen spielt der postoperative Residualtumor keine wesentliche Rolle, da bei adäquatem chirurgischem Vorgehen in aller Regel makroskopische Tumorfreiheit erreicht werden kann.

Das **histologische Grading** ist hauptsächlich in den frühen Stadien von Bedeutung, während es in den fortgeschrittenen Stadien (III/IV) in den meisten Analysen keinen prognostischen Wert besitzt. Mehrere multivariate Analysen haben zeigen können, dass für das Stadium FIGO I das Grading den stärksten prognostischen Faktor darstellt. In der univariaten Analyse ist auch die FIGO-I-Untergruppe (IA, IB, IC) von Bedeutung.

Das **Lebensalter** der Patientin ist in den meisten multivariaten Analysen ein unabhängiger Prognosefaktor. Frauen über 50 Jahre haben eine deutlich schlechtere Prognose als jüngere, unabhängig vom Ausmaß der Operation oder der Art der Chemotherapie. Weiterhin sind die präoperativ bestimmte **Aszitesmenge** und der retroperitoneale **Lymphknotenstatus** statistisch signifikante Prognosefaktoren.

Kontrovers diskutiert wird die prognostische Bedeutung des **histologischen Typs**. So scheinen muzinöse Karzinome die niedrigste, Klarzellkarzinome die höchste Rezidivrate aufzuweisen. Diese Beobachtung ist in anderen Untersuchungen jedoch nicht nachvollziehbar.

Die Geschwindigkeit des Abfalls des postoperativ bestimmten Tumormarkers **CA-125** als Ausdruck des Ansprechens auf die postoperative Chemotherapie lässt Rückschlüsse auf den weiteren Verlauf der Erkrankung zu. Die Höhe des CA-125-Wertes vor der tumorreduktiven Operation ist jedoch nicht mit der Prognose korreliert.

Neuere, **tumorbiologisch begründete Prognosefaktoren** können zusätzliche, vom Stadium und der Ausbreitung der Erkrankung unabhängige Informationen liefern. Parameter, die auf der Proliferationsrate der Tumorzellen basieren, sind
- der Anteil der Zellen in der S-Phase,
- der DNS-Gehalt der Tumorzellen (Ploidität) sowie
- das immunhistochemisch bestimmbare Proliferationsantigen Ki-67 (MIB 1).

Beim Ovarialkarzinom wird – im Gegensatz zum Mammakarzinom – der **Steroidhormonrezeptorstatus** für prognostisch unbedeutsam gehalten. Der Nachweis des **Onkogens Her-2/neu (c-erbB2)** oder von Mutationen des **Tumorsuppressorgens p53** sind mit einer erhöhten Proliferationsrate und schlechterer Prognose verknüpft. Auch Tumorproteasen, die vom malignen Gewebe vermehrt synthetisiert werden, korrelieren mit dem Ausmaß von Invasivität und Metastasierung. Erste Daten zeigen, dass der **Plasminogenaktivator Urokinase (uPA)** und sein Inhibitor **PAI-1** starke unabhängige Prognosefaktoren beim Ovarialkarzinom darstellen (Kuhn et al. 1999).

26.5 Klinisches Management maligner epithelialer Ovarialtumoren

Das klinische Management ist im Wesentlichen für alle Subtypen epithelialer Karzinome identisch.

26.5.1 Primäroperation

26.5.1.1 Allgemeine Vorbemerkungen

> Die radikale primäre Operation mit dem Ziel der vollständigen Entfernung sämtlicher makroskopisch fassbarer Tumormanifestationen und eine wirksame Kombinationschemotherapie stellen die beiden Säulen im modernen Behandlungskonzept des Ovarialkarzinoms dar.

Hierbei handelt es sich nicht um additive, sondern **synergistisch wirksame Therapieprinzipien**. Die vollständige Entfernung allen makroskopischen Tumorgewebes schafft die Voraussetzung für einen optimalen Wirkungsgrad der Polychemotherapie. Folgende **Hypothesen** liegen dieser Beobachtung zugrunde:

1. Mit zunehmender Größe verbleibender Resttumoren sinkt der Anteil der sich teilenden Zellen im Verhältnis zur Gesamtzellzahl ab, die Tumorverdopplungszeiten verlängern sich. Hierdurch kommt es zum Abflachen der Wachstumskurve und damit zu einer verminderten Sensitivität gegenüber einer Chemotherapie. Im Gegensatz dazu befinden sich bei kleinen Tumorresiduen zwischen 0,1 und 5 mg nahezu 100 % der malignen Zellen in der Proliferationsphase.
2. Größere Tumoren zeigen eine geringere Vaskularisation und insbesondere in zentralen Tumorarealen eine Hypoxie. Sie sind somit für die Chemotherapie schlechter zugänglich.
3. Vor allem bei großen Tumoren tritt bereits nach 2–3 Chemotherapiezyklen Resistenz und erneutes Tumorwachstum trotz Chemotherapie ein.

> In der klinischen Praxis zeigt sich als Konsequenz die Beobachtung, dass der maximale Durchmesser des postoperativ verbliebenen Residualtumors nach Primäroperation den wichtigsten prognostischen Parameter für das Überleben beim Ovarialkarzinom darstellt.

In einer großen Zahl klinischer Studien konnte die Sinnhaftigkeit eines **radikalen operativen Vorgehens** sowohl bezüglich der Verlängerung der Überlebenszeit als auch der resultierenden Lebensqualität nachgewiesen werden. Es wurde gezeigt, dass die primäre Chemotherapie und Verschiebung der Operation bei primär inoperabel erscheinenden Situationen für die Patientin von Nachteil ist, da bei möglichst kleinen Tumorresten eine weitaus höhere Effektivität der Chemotherapie zu erwarten ist. Inwieweit eine Gabe von 2–3 Zyklen Chemotherapie vor der Operation der fortgeschrittenen Tumoren mit Aszitesbildung einen Überlebensvorteil für die Patientinnen darstellt, wird zur Zeit untersucht, ebenso, ob die perioperative Morbidität, insbesondere durch Flüssigkeits- und Eiweißverlust, reduziert werden kann.

Die operative Behandlung des Ovarialkarzinoms erfordert **große Erfahrung**. Bei Feststellung eines schwierigen Operationssitus und dem Fehlen personeller und apparativer Voraussetzungen sollte die Sicherung der Diagnose durch Biopsie aus dem Ovarialtumor erfolgen und der Eingriff als Probelaparotomie beendet werden. Die Patientinnen profitieren nachweislich von der **Überweisung in ein operatives Zentrum**, welches über die entsprechenden personellen, strukturellen und apparativen Voraussetzungen verfügt. Eine inkomplette Operation mit anschließender Chemotherapie ist, wenn irgend möglich, zu vermeiden.

26.5.1.2 Operationsplanung und Vorbereitung

Da bei adäquatem radikalem Vorgehen im Stadium FIGO IIIC bei etwa 30–50 % der Operationen mit einer **Darmresektion** gerechnet werden muss und zumeist eine postoperative intensivmedizinische Betreuung der Patientin erforderlich ist, sollte die Möglichkeit bestehen, dass ein Chirurg hinzugezogen werden kann. Zudem ist es sinnvoll, die Patientinnen zumeist einige Tage vor dem operativen Eingriff einem Anästhesisten vorzustellen, um rechtzeitig nötige Untersuchungen planen zu können. Weiterhin ist eine extensive orthograde Darmspülung für 1–2 Tage obligate Voraussetzung für den Eingriff.

Bei Patientinnen mit Ileussymptomatik und Verdacht auf eine Darmstenose sollte vor der Darmspülung durch eine Koloskopie oder durch Röntgendiagnostik das Ausmaß der Stenose beurteilt werden. Bei hochgradigen Einengungen muss eine Darmspülung sehr vorsichtig durchgeführt werden, da es ansonsten zu einer akuten Ileussymptomatik kommen kann. Präoperativ sollte eine ausreichende Zahl von Erythrozytenkonzentraten und FFP (»fresh frozen plasma«) angefordert und bereitgestellt werden. Bei radikalen Eingriffen ist eine Bluttransfusion (z. T. mehr als 10 Erythrozytenkonzentrate) aufgrund des Blutverlustes notwendig. **Bei Frauen mit ausgedehntem Aszites** ist auch bei geringem Blutverlust die Gabe von FFP nötig, da es zu erheblichen Flüssigkeitsverschiebungen und zu einem Eiweißverlust über die Bauchhöhle kommen kann.

26.5.1.3 Ausbreitungsformen des Ovarialkarzinoms

Die Art der **Ausbreitung** und das **tumorbiologische Verhalten** des Ovarialkarzinoms unterscheiden sich grundsätzlich von der Situation beim Mammakarzinom (Tabelle 26.9). Ovarialkarzinome breiten sich auf folgenden Wegen aus:
- mit der Zirkulation der Peritonealflüssigkeit in der Peritonealhöhle,
- über die Lymphbahnen in die pelvinen und abdominalen Lymphknotenstationen und
- selten hämatogen.

Die häufigste und früheste Form der Ausbreitung von Ovarialkarzinomzellen erfolgt über die **Ablösung von Tumorzellen aus der Ovarialoberfläche**, die mit der Zirkulation der Peritonealflüssigkeit in der Bauchhöhle verteilt werden und sich auf dem Peritoneum implantieren können. So finden sich bereits im Frühstadium Implantationsmetastasen auf dem Peritoneum des Douglas-Raumes, des kleinen Beckens, der parakolischen Rinnen und des Diaphragmas, hier v. a. rechts. Gelegentlich lassen sich auch Tumorabsiedlungen im Dünndarmmesenterium feststellen (Abb. 26.4). Eine häufige Lokalisation von Tumorabsiedlungen betrifft das **Omentum majus**, welches oft völlig in eine tumoröse Platte (»omental cake«) umgewandelt ist. Selten finden sich Implantationen auf der **Leberkapsel** oder der **Magen- und Darmoberfläche**. Diese sind aufgrund der **geringen Invasivität des Ovarialkarzinoms** meist nur auf die Serosa dieser Organe begrenzt und lassen sich operativ leicht »abschälen«. Aus dem gleichen Grunde finden sich nahezu nie primär eine parenchymatöse Invasion der Leber oder ein transmuraler Einbruch in das Darm- oder Magenlumen. In den meisten Fällen kommt es jedoch zur **Agglutination und Kompression** der Darmschlingen und Organe von außen, ohne dass selbst in fortgeschrittenen Stadien intraluminales Wachstum nachweisbar ist. Das Ovarialkarzinom »respektiert die Organgrenzen«, was die Basis für die Möglichkeit des radikalen operativen Vorgehens liefert.

Die **lymphatische Ausbreitung** in die pelvinen und paraaortokavalen Lymphknoten ist der zweite typische Weg. Der Befall bei malignen Ovarialtumoren findet frühzeitig über das Lig. latum in die pelvinen Lymphknoten sowie über das Lig. infundibulopelvicum in die paraaortalen und pararenalen Lymphknoten statt. Somit kann auch bei (scheinbar) niedrigen Stadien mit ausschließlichem Beckenbefall in etwa 20 % der Fälle mit Lymphknotenmetastasen gerechnet werden. In der Regel werden zuerst die pelvinen und dann die paraaortalen Lymphknoten befallen. Ein ausschließlicher Befall der paraaortalen Lymphknoten ohne pelvine Beteiligung ist jedoch durch die Ausbreitung über die Lymphbahnen der Ovarialgefäßbündel nach kranial möglich (Abb. 26.4).

Eine **hämatogene Dissemination** ist, ähnlich wie die organüberschreitende Infiltration oder die Metastasierung in parenchymatöse Organe, äußerst selten. So finden sich nur bei etwa 2–3 % der Patientinnen primär intrahepatische oder pulmonale Metastasen. Häufiger manifestieren sich diese jedoch sekundär im späteren Verlauf der Erkrankung. Bei Frauen mit ausgeprägter Aszitesbildung kann ein meist rechtsseitiger Pleuraerguss im Sinne eines »sympathischen« Ergusses bestehen. Dieser ist in der Mehrzahl der Fälle tumorzellfrei. Präoperativ sollte eine Punktion zur zytologischen Untersuchung erfolgen.

26.5.1.4 Operatives Vorgehen

Ein **standardisiertes chirurgisches Vorgehen** erleichtert die Operation und hilft der postoperativen Dokumentation des intraoperativ festgelegten und pathologisch nachgewiesenen Tumorausbreitungsstadiums. Jeder Operateur sollte mit Hilfe eines standardisierten Operationsberichtes und einer schematischen Zeichnung die intraoperativen Tumorbefunde wie auch die individuellen Biopsiestellen dokumentieren. Jedes zurückgelassene Tumorgewebe muss nach Lokalisation und Größe beschrieben

Tabelle 26.9. Grundlegende Unterschiede des tumorbiologischen Verhaltens von Mamma- und Ovarialkarzinom

Mammakarzinom	Ovarialkarzinom
Frühe hämatogene Streuung	Lange lokal begrenztes Wachstum
Meist systemische Erkrankung	Intraabdominale/lymphogene Metastasierung
Häufig Fernmetastasen	Selten extraabdominale Metastasen
Geringer Einfluss des Operationsmodus	Großer Einfluss der Operationsradikalität
Limitierter Effekt der Chemotherapie	Deutlicher Effekt der Chemotherapie
Hauptproblem:	Hauptproblem:
»Mikrometastasen«	Intraabdominales Rezidiv
Systemische Erkrankung	Tumorpersistenz

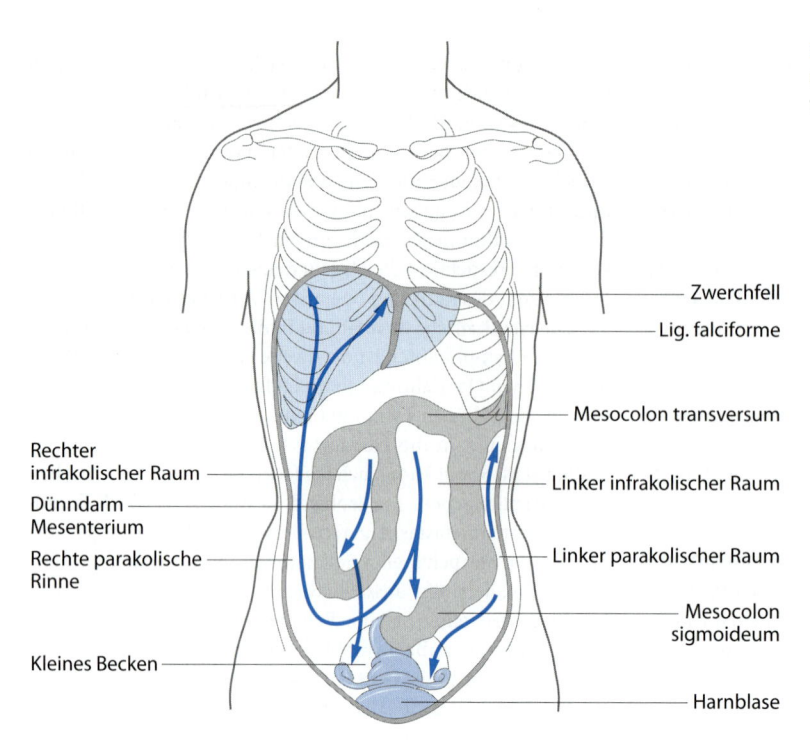

Abb. 26.4. Zirkulationswege aufgrund anatomischer Verhältnisse und intraabdominalem Druck von Peritonealflüssigkeit. (Nach Sevin 1991)

und in einer Zeichnung aufgeführt werden. Die Operationstechniken sind in ▶ Kap. 42 beschrieben.

> Bei jedem Verdacht auf das Vorliegen eines Ovarialkarzinoms muss grundsätzlich das Abdomen von einem Längsschnitt aus eröffnet werden. Dieser sollte initial von der Symphyse bis zum Nabel reichen und kann bei Bedarf nach Umschneidung des Nabels nach kranial bis zum Processus xiphoideus verlängert werden, um adäquate Resektionsmöglichkeiten bei Befall des Oberbauches und bei der paraaortalen Lymphonodektomie zu erreichen.

Peritonealzytologie und Biopsien. Nach Eröffnung des Bauchraums muss Peritonealflüssigkeit oder Aszites zur zytologischen Untersuchung asserviert werden. Falls keine Flüssigkeit vorgefunden wird, muss mit 100 ml Kochsalzlösung gespült und danach eine zytologische Probe entnommen werden (sog. Spülzytologie).

Nach Gewinnung der Spülzytologie erfolgen
— die sorgfältige manuelle Exploration der gesamten Peritonealhöhle sowie
— die Inspektion und Palpation der Leber, beider Zwerchfellkuppen, des gesamten Kolonrahmens, der parakolischen Rinnen und des Dünn- und Dickdarms mit den zugehörigen Mesenterien.

Auch die paraaortalen und pelvinen **Lymphknotenregionen** sollten sorgfältig palpiert werden. Vom rechten und linken Zwerchfell müssen **zytologische Abstriche** mit einem Holzspatel zur Diagnose okkulter Metastasen entnommen werden. Jede noch so kleine sichtbare oder tastbare Veränderung muss durch Biopsie abgeklärt und gesichert werden.

Die nun folgende operationstechnische Strategie richtet sich nach der **Ausdehnung und Ausbreitung** des Ovarialkarzinoms und hat zum Ziel, wenn irgend möglich makroskopische Tumorfreiheit zu erreichen. Bei Patientinnen mit scheinbar niedrigem Stadium und ausschließlichem Beckenbefall sollte durch das sorgfältige operative und histologische Staging eine falsch-niedrige Stadieneinteilung vermieden werden.

Hysterektomie und beidseitige Adnektomie, Resektion eines Konglomerattumors des Beckens. Die Hysterektomie und beidseitige Adnektomie sind obligate Bestandteile der Gesamtoperation.

> **Cave**
> Es muss immer versucht werden, ein Eröffnen oder eine Ruptur des Tumors zu vermeiden.

Oft ist es einfacher, die tumorösen Adnexe getrennt zu entfernen und somit einen besseren Zugang zu Uterus und Douglas-Raum zu gewinnen. Zur besseren Übersicht empfiehlt sich ein **retroperitonealer Zugang** zum kleinen Becken von kranial her. Hierzu wird das Peritoneum an der lateralen Beckenwand im Bereich der Linea terminalis gespalten. Anschließend werden beide Ureteren und Ovarialgefäßbündel dargestellt und angezügelt. Beide Ovarialbündel sollten so hoch wie möglich, optimal an ihrem Abgang aus der V. renalis oder den großen Gefäßen, abgesetzt werden. Dies kann gleichzeitig mit der paraaortalen Lymphonodektomie nach Mobilisierung des Zäkumkopfes und Darstellung des Retroperitonealraums vorgenommen werden. Oft wird der Versuch einer aggressiven Resektion des Tumors im Becken schon dann aufgegeben, wenn ein **Konglomerattumor** aus Adnexen, Uterus und Beckenperitoneum mit Beteiligung von Sigma und Rektum vorliegt. In den allermeisten Fällen ist es trotzdem möglich, makroskopische Tumorfreiheit im Bereich des Beckens zu erreichen.

Eine **En-bloc-Resektion** des inneren Genitale zusammen mit dem Rektosigmoid gelingt zumeist nach retroperitonealer Mobilisierung der Beckeneingeweide. Hierzu wird das Peritoneum des Harnblasendachs unter Füllung der Harnblase mit Blaulösung von der Lamina muscularis abpräpariert, im Bereich der Plica vesicouterina die Zervixvorderwand aufgesucht und die Harnblase in typischer Weise nach kaudal abgeschoben. Die Ureteren werden angezügelt und vom medial bedeckenden, tumorös befallenen Peritonealblatt separiert und lateralisiert. Dies gelingt i. d. R. ohne Schwierigkeiten, da das Ovarialkarzinom die Adventitia des Ureters normalerweise nicht infiltriert, sondern höchstens komprimiert. Nach Darstellung der den Ureter überkreuzenden Aa. uterinae beiderseits und Ligatur beider Gefäße gelingt nun die Resektion des tumorösen Gewebes von ventral nach dorsal unter Eröffnung der Vagina und unter Mitnahme des Douglas-Peritoneums und der befallenen Rektumanteile.

Lymphonodektomie. In fortgeschrittenen Tumorstadien ist in mindestens 50 % der Fälle mit einem tumorösen Befall der paraaortalen und pelvinen Lymphknoten zu rechnen. Der Anteil pelvinen und paraaortalen Befalls ist etwa gleich hoch. Wegen des Lymphabflusses der Ovarialgefäße in den Bereich der V. renalis sind alleinige paraaortale Metastasen auch ohne Nachweis pelviner Metastasen möglich. Deshalb wird sowohl die pelvine als auch die paraaortale Lymphonodektomie empfohlen. Da auch bei scheinbar niedrigen Stadien mit ausschließlichem Beckenbefall in etwa 20 % mit Lymphknotenmetastasen zu rechnen ist, kommt der Lymphonodektomie gerade in dieser Situation eine besondere Bedeutung zu. In einigen Untersuchungen konnte sogar ein positiver Effekt auf die Überlebenszeit nachgewiesen werden.

> **Empfehlung**
>
> Eine Lymphonodektomie ist somit bei allen Stadien sinnvoll, bei denen ansonsten auch intraperitoneal eine Reduktion der Tumormasse auf < 1 cm technisch möglich ist.

Postoperativ belassene Lymphknotenmetastasen scheinen zudem auf eine Chemotherapie schlechter anzusprechen als Tumorgewebe anderer Lokalisation.

Peritonektomie. Makroskopisch auffällige oder suspekte Veränderungen des Peritoneums müssen reseziert werden. Dies gilt für das Peritoneum
- des kleinen Beckens,
- des Blasendachs,
- der Kolonrinnen und
- evtl. auch im Bereich des Peritonealüberzugs des Zwerchfells.

Omentektomie. Das Omentum majus muss auch bei klinisch unverdächtigem Befund und frühem Stadium abgesetzt werden. Selbst im Stadium FIGO I finden sich bei 7–10 % der Patientinnen mikroskopische Netzmetastasen. Man unterscheidet die infrakolische von der radikalen infragastrischen Omentektomie. Bei makroskopischem Tumorbefall außerhalb des kleinen Beckens sollte die infragastrische Omentektomie distal der Gefäßarkaden der großen Kurvatur des Magens erfolgen, um einerseits die Bursa omentalis austasten, inspizieren und evtl. Tumorabsiedlungen entfernen zu können. Anderseits kann so das häufige Rezidiv am Querkolon, besonders im Bereich der linken Kolonflexur, vermieden werden. Auch bei extensivem Tumorbefall des Omentum majus gelingt die Resektion entlang der Schichten des Lig. gastrocolicum unter Schonung des Mesocolon transversum.

> Eine Appendektomie wird wegen häufigen Befalls der Appendix vermiformis immer durchgeführt.

Darmeingriffe. Beim FIGO-Stadium IIIC sind in etwa 30–50 % der Fälle Darmresektionen notwendig, um Tumorfreiheit oder eine ausreichende Tumorreduktion (Tumorrest < 1 cm) zu erreichen. Auf der anderen Seite sollen durch diese Eingriffe **spätere Darmstenosen verhindert** werden. Ziel der Operationen ist es, die Anlage eines Anus praeter auf jeden Fall zu vermeiden, um die Lebensqualität nicht zu mindern. Typische Resektionsstellen beim Vorliegen großer Tumormassen sind:
- der ileozäkale Übergang,
- der rektosigmoidale Bereich sowie
- das Querkolon.

Meist kann eine auch extensiv befallene tumoröse Netzplatte gut vom Querkolon abpräpariert und entfernt werden. Hier wird selten eine Darmresektion notwendig. Die En-bloc-Resektion von Rektosigmoid und innerem Genitale ist technisch nahezu immer möglich und erfolgreich. In enger **interdisziplinärer Zusammenarbeit** mit den Abdominalchirurgen kommen folgende weitere Techniken zur Anwendung:
- rechts- oder linksseitige Hemikolektomie,
- Dünndarmresektion und
- evtl. Milzexstirpation.

> **Cave**
>
> Um die Kurzdarmsymptomatik möglichst gering zu halten, darf nicht unter eine Darmlänge von 1,60 m Dünndarm und 80 cm Dickdarm reseziert werden.

Bei primärem Nachweis eines **Stadium IV mit intrahepatischer Absiedlung** oder **bei extraabdominalem Tumornachweis** muss die Radikalität des Primäreingriffs deutlich zurückgenommen und unter rein palliativen Gesichtspunkten (Verhinderung von Darmstenosen, Nierenabflussbehinderung, Aszitesreduktion) vorgenommen werden. Beim alleinigen Vorliegen eines Pleuraergusses mit positiver Zytologie wird ein radikales Vorgehen befürwortet, da Pleuraergüsse meist gut auf eine Chemotherapie ansprechen. Nach Entfernung der Tumormassen im kleinen Becken und der Lymphonodektomie wird **keine Peritonisierung** vorgenommen, da i. d. R. zu wenig Peritoneum verbleibt und sich hierdurch auch Lymphzysten vermeiden lassen, die gelegentlich zu prolongierter postoperativer Morbidität beitragen. Das Abdomen wird, je nach Ausdehnung des Eingriffs, über **2 oder 4 Drainagen in jedem Quadranten** drainiert, der Scheidenabschluss stumpf verschlossen und die Bauchdecken durch eine Allschichtnaht versorgt.

Eine **Antibiotikaprophylaxe** ist aufgrund der großen Wundfläche und langen Operationsdauer obligat. Sie kann mit einem Cephalosporin der 1. Generation durchgeführt und nach 6 h wiederholt werden. Bei Darmeingriffen sollte zusätzlich ein gegen Anaerobier wirksames Antibiotikum (z. B. Metronidazol) eingesetzt werden.

Tabelle 26.10. Operationsdaten und postoperative Komplikationen bei 103 Patientinnen mit Ovarialkarzinom, Stadium FIGO III. (Nach Kuhn et al. 1993)

Primäroperation (n = 103)	Median	Spannweite
Operationszeit	300 min	85–600
Blutkonservenverbrauch	4	0–58
Liegedauer auf Intensivstation	4 Tage	0–128
Komplikationen:		
Fieber > 38,5° C (> 3 Tage)	8,7 %	
Ileus/Subileus	8,7 %	
Notwendigkeit der Relaparotomie	1,0 %	
Anastomoseninsuffizienz	0 %	
Thrombose/Embolie	3,9 %	
Perioperative Letalität	1,0 %	

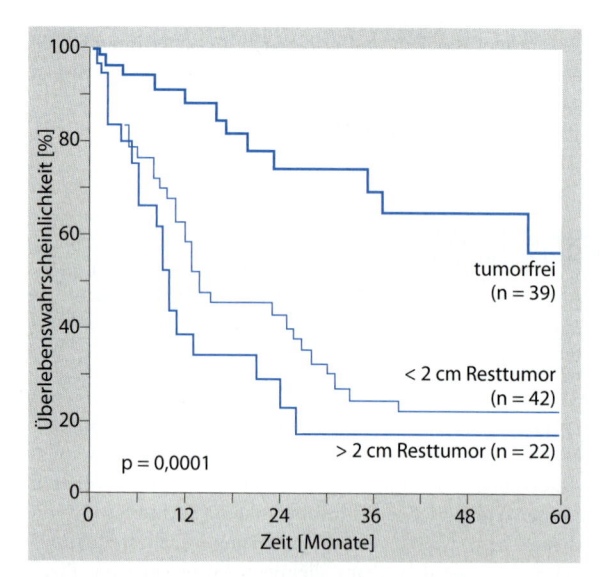

Abb. 26.5. Überlebenswahrscheinlichkeit beim fortgeschrittenen Ovarialkarzinom Stadium FIGO IIIC (n = 103) in Abhängigkeit vom Operationsergebnis nach radikaler primärer Operation. Patientinnen, bei denen makroskopische Tumorfreiheit erreicht werden konnte (n = 39) zeigen eine statistisch signifikant längere Überlebenszeit als Patientinnen, bei denen Resttumoren belassen werden mussten (p = 0,001). Die 5-Jahres-Überlebenswahrscheinlichkeit liegt bei tumorfreier Operation bei etwa 50 %. Zwischen Frauen mit Resttumor > 2 cm und < 2 cm ist der Unterschied der Überlebenszeiten statistisch nicht signifikant. Dies deutet darauf hin, dass der »optimale« anzustrebende Tumordurchmesser unter 1 cm liegt (s. unten). (Nach Kuhn et al. 1993)

Die **Morbidität und Mortalität** solcher tumorreduktiven oder Debulking-Operationen ist trotz der großen Ausdehnung und Dauer solcher Eingriffe akzeptabel (Tabelle 26.10). Patientinnen, bei denen durch eine solche radikale Operation makroskopische Tumorfreiheit erreicht werden kann, haben eine weitaus günstigere Prognose (5-Jahres-Überlebenswahrscheinlichkeit im Stadium FIGO III c: 50 %; Abb. 26.5). Im Stadium FIGO IIIC kann in Abhängigkeit von der Erfahrung des operativen Teams eine **postoperative Tumorfreiheit** in bis zu 60 % der Fälle erreicht werden. Wenn dies technisch unmöglich erscheint, sollten die maximalen Durchmesser der verbliebenen Tumorreste möglichst klein sein (optimal < 0,5 cm). Patientinnen mit Residualtumoren von 1–2 cm haben nach den Analysen einer holländischen Arbeitsgruppe (Abb. 26.6) eine annähernd gleiche Prognose wie bei Resten von > 5 cm Durchmesser. Eine neue Metaanalyse an fast 7000 Patientinnen mit fortgeschrittenen Ovarialkarzinomen konnte diesen deutlichen Zusammenhang ebenfalls zeigen (Abb. 26.7)

26.5.2 Operative Folgeeingriffe

Eine klare begriffliche Differenzierung verschiedener operativer Folgeeingriffe nach einer Primäroperation des Ovarialkarzinoms ist für die Dokumentation des Verlaufs und die Betreuung der Patientin von großer Bedeutung. Man unterscheidet:
- Komplettierungsoperation nach inkomplettem ersten Eingriff;
- Intervalloperation (Interventionslaparatomie);
- Second-look-Laparotomie;
- Second-effort-Operation-Operation (Nachoperation bei nachgewiesener Tumorpersistenz trotz und nach kompletter Chemotherapie);
- Operationen beim Rezidiv (Früh- oder Spätrezidiv);
- palliative Operation.

26.5.2.1 Operation nach »unvollständiger« Primäroperation (Komplettierung)

Eine Nachoperation bei unvollständigem Primäreingriff ist dann sinnvoll, wenn bei der Primäroperation die apparativen, strukturellen und personellen Voraussetzungen für eine radikale Tumorreduktion nicht gegeben waren. Es gibt Hinweise dafür, dass die **Effektivität der Chemotherapie** mit fortschreitender Tumorreduktion exponenziell zunimmt. Aus diesem Grunde sollte eine Chemotherapie erst nach optimaler Tumorreduktion eingesetzt werden.

26.5.2.2 Intervalloperation (sekundäres Debulking)

In retrospektiven und auch prospektiven Studien konnte nachgewiesen werden, dass bei Patientinnen, bei denen anläßlich der Primäroperation Tumorreste zurückbleiben mussten, durch eine erneute Tumorreduktion (»sekundäres Debulking«) eine **Verlängerung der progressionsfreien und der Gesamtüberlebenszeit** zu erreichen ist. Dies ist allerdings nur der Fall, wenn nach 2–3 Zyklen einer initialen Chemotherapie zumindest eine Partialremission des Tumors nachweisbar ist.

> **Cave**
> Bei primärer Progredienz oder Resistenz auf die Chemotherapie macht eine nochmalige tumorreduktive Operation keinen Sinn.

Dennoch bleibt festzuhalten, dass Patientinnen, bei denen vor Einsatz der Chemotherapie eine optimale Tumorreduktion

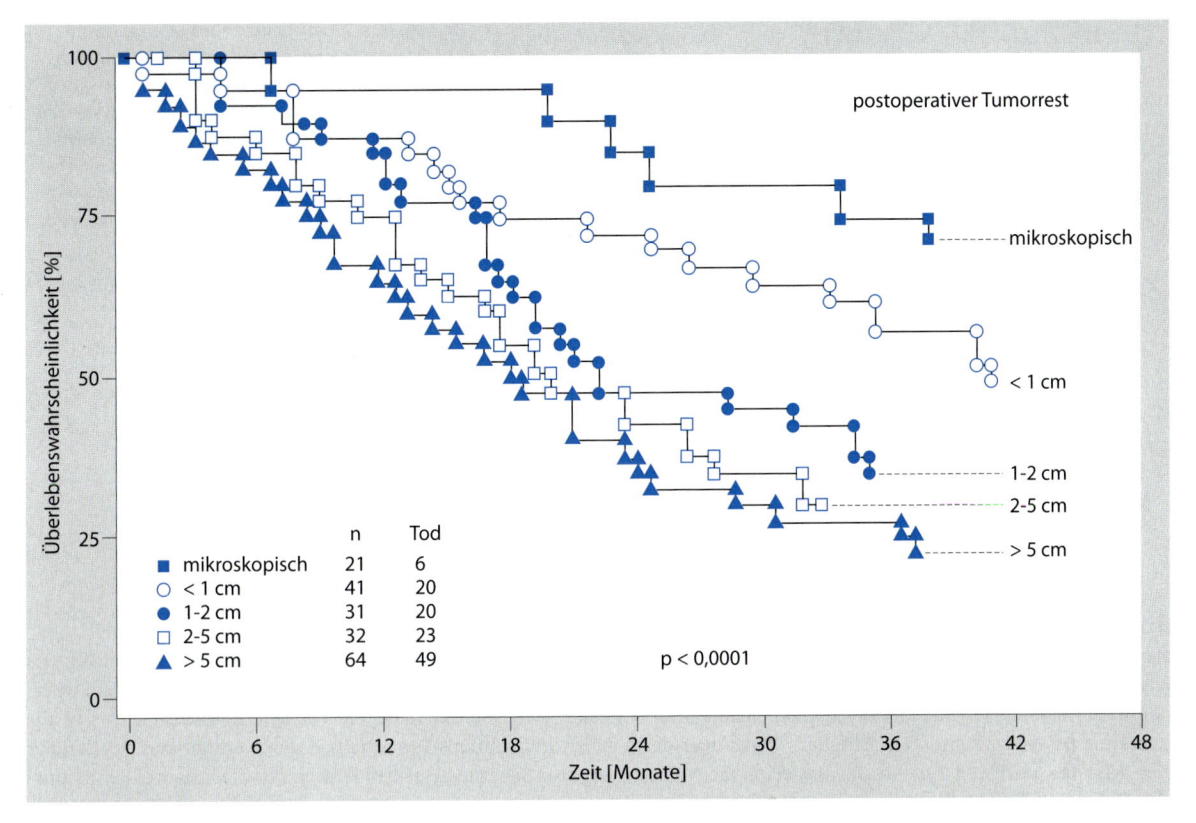

Abb. 26.6. Überlebenszeit in Abhängigkeit vom postoperativen Tumorrest bei Ovarialkarzinom im Stadium FIGO III (n = 198). Die Beziehung zwischen postoperativem Tumorrest und Überlebenszeit ist statistisch hoch signifikant (p < 0,0001). Beachtenswert ist, dass bei postoperativem Resttumor > 1 cm kein Überlebensvorteil durch die tumorreduktive Operation zu erreichen ist. (Mod. nach Bertelsen 1990)

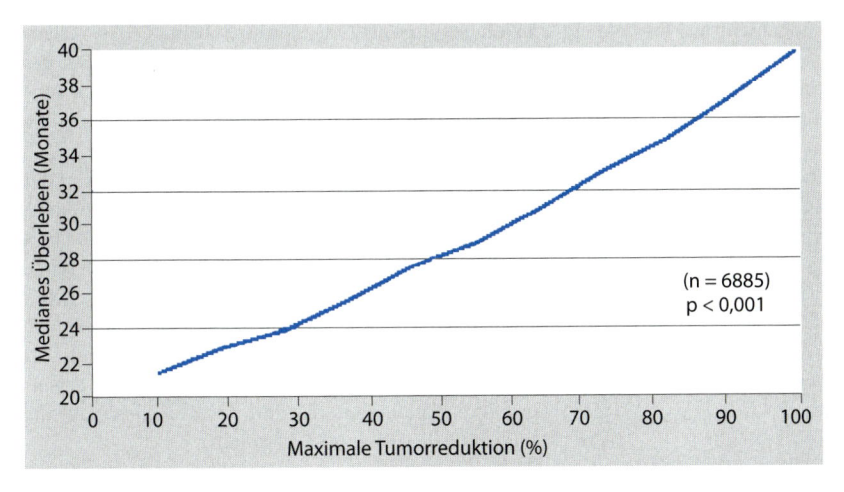

Abb. 26.7. Metaanalyse von 6848 Patientinnen mit fortgeschrittenem Ovarialkarzinom. Dargestellt ist die mediane Überlebenszeit in Abhängigkeit von der maximalen Tumorreduktion. (Mod. nach Bristow et al. 2002)

möglich war, längere Überlebenszeiten aufweisen als solche, bei denen dies erst im Rahmen der Intervalloperation erreicht werden konnte (Abb. 26.8).

Empfehlung

Somit sollten sich die operativen Bemühungen immer auf eine optimale operative Therapie im Rahmen des Primäreingriffs konzentrieren. Auch sollte ein sekundäres Debulking nur dann durchgeführt und geplant werden, wenn begründete Aussicht auf eine hierdurch zu erreichende makroskopische Tumorfreiheit besteht.

26.5.2.3 Second-look-Operation

Definition

Der Begriff der Second-look-Operation (SLO) steht für die aus diagnostischen Gründen durchgeführte und geplante Zweitlaparotomie beim Ovarialkarzinom, wenn nach Operation und Chemotherapie (4–6 Zyklen) mit klinischen, laborchemischen und apparativen Methoden eine Komplettremission festgestellt und mit anderen Methoden kein persistierender Tumor nachgewiesen werden kann.

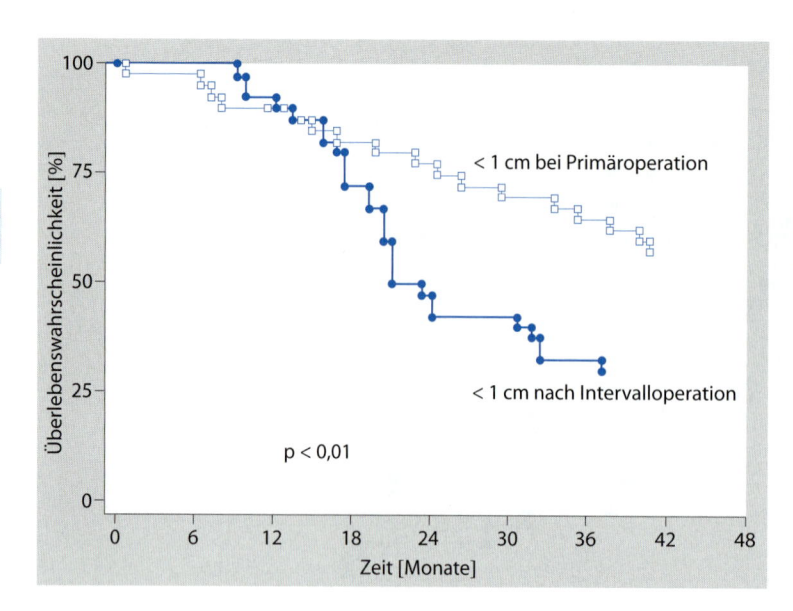

Abb. 26.8. Überlebenszeit beim fortgeschrittenen Ovarialkarzinom im Stadium FIGO III. Vergleich von primärer Tumorreduktion auf Tumorreste < 1 cm und sekundärer Tumorreduktion nach 2–3 Zyklen Chemotherapie (Intervalloperation). Die primäre radikale Operation zeigt gegenüber der Intervalloperation nach Induktionschemotherapie einen statistisch signifikanten Überlebensvorteil. (Mod. nach van der Burg et al. 1995)

Bisher können sämtliche nicht invasiven Untersuchungsmethoden zwar wertvolle Informationen im Falle größerer Tumorreste liefern, die Frage einer echten (histopathologischen) Vollremission ist damit jedoch nicht klärbar. Auch normale Tumormarkerbefunde beweisen keine Tumorfreiheit. Zwar liegt der **prädiktive Wert** des positiven Ergebnisses bei etwa 100 %, bei normalen Befunden der Tumormarker lässt sich jedoch in etwa 50 % der Fälle dennoch histologisch Tumor nachweisen. Somit kann die Tumorfreiheit, also die mikroskopische Komplettremission, nur durch die SLO bestätigt werden.

Obwohl die SLO als geplante operative Diagnostik weite Verbreitung gefunden hatte, wird sie mehr und mehr aus folgenden Gründen in Frage gestellt:
— Bis zu 50 % der bei der SLO mikroskopisch tumorfreien Patientinnen entwickeln in den nächsten 2 Jahren dennoch ein Rezidiv.
— Bei Nachweis von persistierenden Tumoren trotz Chemotherapie (kein Rezidiv!) haben erneute tumorreduktive Bemühungen keine Verlängerung der Überlebenszeit erbracht (»second effort«).
— Es ist fraglich, ob eine Verlängerung der Chemotherapie bei positivem Befund einen günstigen Effekt hat.
— Eine alternative Chemotherapie (»second line«) ist kurze Zeit nach der platinhaltigen Chemotherapie nur selten effektiv (etwa 25 % Remissionen).

Insgesamt hat sich in mehreren größeren Studien gezeigt, dass die Second-look-Operation die Überlebenszeit nicht beeinflusst. Zudem weist die operative Diagnostik gleichzeitig ein beträchtliches **Morbiditätsrisiko** auf.

> **Cave**
>
> Aus den oben genannten Gründen sollte die SLO nicht mehr als fester und geplanter Bestandteil der Primärtherapie des Ovarialkarzinoms empfohlen werden. Die Indikation zur SLO muss streng gestellt werden, sie sollte nur im Rahmen klinisch prospektiver Therapiestudien vorgenommen werden und hat in der Standardtherapie heute keinen Platz mehr.

26.5.2.4 Rezidivoperation

Es zeichnet sich heute deutlicher ab, dass nach optimaler primärer Tumorreduktion bei echten Rezidiven (keine Tumorpersistenz) erneute Eingriffe sinnvoll sein können. Hierbei ist die Chance, nochmals **Tumorfreiheit durch Entfernung des Rezidivs** zu erreichen, umso größer, je länger das »klinische Remissionsintervall« ist.

Es hat sich bewährt, die Rezidive nach dem Zeitpunkt ihres Auftretens in **Frührezidive** (innerhalb des ersten Jahres nach Beginn der Primärbehandlung) sowie in **Spätrezidive** einzuteilen. Eine erneute Tumorreduktion beim Frührezidiv hat sich als nicht sinnvoll herausgestellt, da hierdurch keine Lebensverlängerung zu erreichen ist. Beim Spätrezidiv ist, je nach Länge des rezidivfreien Intervalls und der individuellen Situation der Patientin, eine sekundäre tumorreduktive Operation in Erwägung zu ziehen.

Die **Indikation zur radikalen Rezidivoperation** sollte von der Chance, erneut postoperative Tumorfreiheit erreichen zu können, abhängig gemacht werden. Tumorfreiheit kann jedoch oft nur durch Darmresektionen (zu 50–70 % notwendig) erreicht werden. Wenn dies gelingt, kann im Anschluss an die Operation eine primär erfolgreiche platinhaltige Chemotherapie erneut gute Wirksamkeit zeigen (Reinduktionstherapie). Bei erneut erreichter Tumorreduktion oder -freiheit und erneuter (Second-line-)Chemotherapie sind positive Effekte auf die Überlebenszeit nachweisbar (Tabelle 26.11).

26.5.2.5 Palliative Operationen

> Palliative Operationen sind nur dann sinnvoll, wenn stenosierende Tumoren im Bereich des Darmes nach Primär- und Rezidivbehandlung resezierbar sind und ohne größere Gefährdung der Patientin entfernt werden können.

Beim Vorliegen eines **Ileus** bleibt trotz der schlechten Prognose häufig keine andere Wahl als eine erneute Operation. Die Anlage eines Anus praeter sollte jedoch Ultima Ratio bleiben. Bei Patientinnen mit großen Tumormassen im Oberbauch und Stenosierung des Magenausgangs bzw. Kompression des Duodenums kann eine perkutane Gastrostomie mittels Sonde (Eingriff auch endoskopisch in Lokalanästhesie durchführbar) sinnvoll

Tabelle 26.11. Ergebnisse radikaler Rezidivoperationen beim Ovarialkarzinom in Abhängigkeit vom verbliebenen Tumorrest und vom rezidivfreien Intervall. (Nach Bristow et al. 1996)

Autor/Jahr	Medianes rezidivfreies Intervall [Monate]	Zahl der Patientinnen	Tumorrest postoperativ	Mediane Überlebenszeit [Monate]	Signifikanz
Eisenkop et al. 1995	22	30	Mikroskopisch	43	p < 0,01
		6	Makroskopisch	5	
Vacarello et al. 1995	20	14	< 0,5 cm	> 41	p < 0,0001
		24	> 0,5 cm	23	
		19	Keine Operation	9	
Segna et al. 1993		61	< 2 cm	27,1	p = 0,0001
		39	> 2 cm	9	
Jänicke et al. 1992	16	14	Mikroskopisch	29	p = 0,004
		12	< 2 cm	9	
		4	> 2 cm	3	
Morris et al. 1988	43	17	< 2 cm	18	p < 0,2
		13	> 2 cm	13,3	

sein, um eine Flüssigkeitsaufnahme zu ermöglichen bzw. das quälende Tragen einer Magensonde zu vermeiden.

26.5.3 Die Rolle der minimal invasiven Chirurgie

Laparoskopische Operationen sind für die operative Therapie des Ovarialkarzinoms ungeeignet. Dies gilt sowohl für die Primäroperation als auch für sekundäre Eingriffe, wie z. B. den Versuch einer Komplettierungsoperation (Nachholen der Lymphonodektomie bei frühem Stadium) oder die Second-look-Operation. Bei laparoskopischer Operation eines sich sekundär als maligne erweisenden Ovarialtumors ist die **radikale Komplettierungsoperation** nach möglichst kurzem Intervall (< 10 Tage) anzuschließen. Wie Studien gezeigt haben, führt eine Verzögerung dieser Ergänzungsoperation zu einer Verschlechterung der Prognose (Kindermann et al. 1995). Da die Laparoskopie zunehmend zur diagnostischen Abklärung suspekter Ovarbefunde sowie zur Diagnosesicherung beim Verdacht auf Ovarialkarzinom eingesetzt wird, haben diese Regeln eine wichtige Bedeutung. Risiken der Laparoskopie im Vergleich zur Laparotomie sind möglicherweise die Implantationsmetastasen in den Stichkanälen sowie die intraoperativ häufiger auftretende Zystenruptur.

26.5.4 Organerhaltende Operation

Bei **jungen Patientinnen mit Kinderwunsch** kann unter folgenden Voraussetzungen die operative Therapie auf die Exstirpation nur einer Adnexe beschränkt werden:
— besondere histologische Form: hoch differenzierte Granulosazell- und Thekazelltumoren oder Androblastome und Dysgerminome, Tumoren niedrig maligner Potenz (LMP-Tumoren, früher Borderline-Tumoren), muzinöse Adenokarzinome G1, endometrioide Karzinome G1;
— Stadium FIGO IA: Tumoroberfläche glatt und frei, keine Kapselruptur oder Invasion, negative Peritonealzytologie,

Biopsie aus dem kontralateralen Ovar tumorfrei (Schnellschnitt), Omentum histologisch tumorfrei, pelvine (und paraaortale?) Lymphknoten tumorfrei.

In Anbetracht **der insgesamt schlechten Prognose** von Ovarialkarzinomen und der schwierigen Beurteilung bei der Heterogenität dieser Tumoren muss ein solches eingeschränktes Operationsverfahren sorgfältig mit der Patientin besprochen werden. Eventuell ist eine Nachoperation nach erfülltem Kinderwunsch sinnvoll.

26.5.5 Chemotherapie

26.5.5.1 Indikationen und Voraussetzungen

Neben der operativen Behandlung stellt die Chemotherapie die **zweite Säule im Gesamtbehandlungskonzept** des Ovarialkarzinoms dar. Klinische und experimentelle Daten weisen darauf hin, dass die Effektivität der Chemotherapie mit Reduktion der Tumorgröße nicht linear, sondern exponentiell zunimmt.

Ansprechrate und Effektivität der Chemotherapie beim Ovarialkarzinom hängen im Wesentlichen von 3 Faktoren ab:
— zugrunde liegende Tumorbiologie und Chemosensitivität (Grading, histologischer Typ, Her-2/neu-Expression, p53-Mutation u. a.),
— Zeitintervall zu einer eventuellen zytostatischen Vorbehandlung sowie der Art der vorausgegangenen Therapie sowie
— Tumorgröße (Durchmesser des größten Resttumors postoperativ).

Große Resttumoren (> 1 cm Durchmesser) reagieren i. allg. mit einer Remission, d. h. Volumenverkleinerung in 50–80 % der Fälle. Eine komplette Remission tritt sehr selten (< 10%) ein. Aufgrund der schlechteren Gefäßversorgung größerer Tumoren und des niedrigeren Anteiles proliferierender Zellen entsteht rasch, meist nach 2–3 Zyklen, eine Resistenz gegenüber der Chemotherapie mit erneuter Progression des Tumors. Im

Gegensatz hierzu besitzen kleinere Tumoren oder mikroskopische Tumorreste einen höheren Anteil proliferierender Zellen und sind damit einer Chemotherapie gegenüber deutlich empfindlicher. Dadurch ist eine völlige Vernichtung der Tumorzellen bei einem Teil der Patientinnen möglich. Hieraus lassen sich **3 Indikationen zur Chemotherapie** ableiten:

1. adjuvante Chemotherapie nach kompletter operativer Entfernung allen sichtbaren Tumorgewebes (Stadium FIGO I und II sowie makroskopische Tumorfreiheit bei Stadium FIGO III) zur Beseitigung der mikroskopischen Tumorreste als kurativer Ansatz;
2. primäre (Induktions-)Chemotherapie für 2–3 Zyklen mit nachfolgendem Versuch der operativen Entfernung der Resttumoren nach beginnender Remission (Intervalloperation);
3. palliative Chemotherapie zur Reduktion der Tumorgröße (Remission), möglicher Verbesserung der Lebensqualität und eventueller Lebensverlängerung.

26.5.5.2 Chemotherapeutika

Eine Reihe etablierter und in den letzten Jahren neu entwickelter Chemotherapeutika stehen zur Therapie des epithelialen Ovarialkarzinoms zur Verfügung. **Etablierte Substanzen** sind die Alkylanzien, Platinderivate, Anthrazykline und Etoposid. **Neue Entwicklungen** stellen die ursprünglich aus der pazifischen Eibe gewonnene Stoffgruppe der Taxane, die Topoisomerasehemmer (Hycamtin) sowie Gemcitabin (Gemzar) dar.

Vor **Einführung von Cisplatin** war die Alkylanzientherapie gängiger Standard. Die Einführung von Cisplatin Mitte der 1970er-Jahre führte zu einer deutlichen Erhöhung der Remissionsraten und auch zu einer Verlängerung der medianen Überlebenszeit beim fortgeschrittenen Ovarialkarzinom (◘ Abb. 26.9). Somit wurde die **Kombination von Cisplatin und Cyclophosphamid** zur Standardchemotherapie. Zeitgleich mit der Einführung von Cisplatin erhöhte sich die Radikalität der operativen tumorreduktiven Eingriffe durch Fortschritte in der peri- und postoperativen Intensivbetreuung.

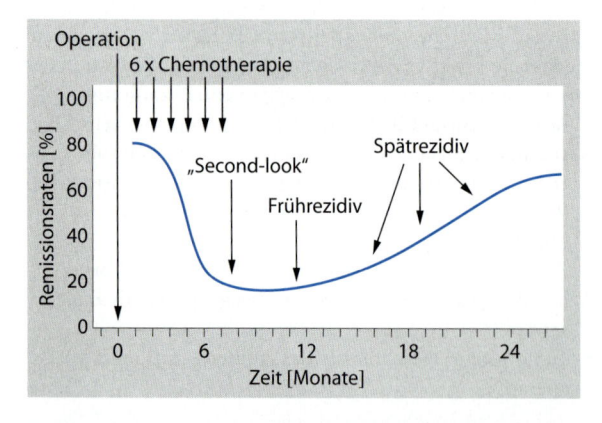

◘ **Abb. 26.9.** Chemosensitivität des Ovarialkarzinomrezidivs in Abhängigkeit vom Zeitintervall zur primären platinhaltigen Chemotherapie. Nach Abschluss der Primärtherapie sind durch andere Chemotherapeutika Remissionsraten von maximal 20–25 % zu erreichen. Diese sekundäre Chemotherapieresistenz nach platinhaltiger Chemotherapie nimmt im Verlauf der weiteren Beobachtung ab, sodass bei Auftreten eines Spätrezidivs (> 12 Monate platinfreie Zeit) erneut mit Remissionsraten ähnlich denen bei der Primärbehandlung zu rechnen ist

> Erst der synergistische Effekt von radikaler Operation und platinhaltiger Chemotherapie führte zu einer deutlichen Verbesserung der Ergebnisse beim fortgeschrittenen Ovarialkarzinom.

Mitte der 1990 er-Jahre wurde **Paclitaxel** (Taxol) in die Therapie eingeführt. Die international anerkannte amerikanische Studie GOG 111 zeigte eine weitergehende Erhöhung der Remissionsraten und Überlebenszeiten durch die **Kombination von Cisplatin und Paclitaxel** gegenüber dem bisherigen Standard Cisplatin/Cyclophosphamid. Diese Überlegenheit fand sich bei der prognostisch ungünstigen Subgruppe der Patientinnen mit postoperativen Resttumoren > 1 cm.

> Diese Daten wurden zwischenzeitlich auch in anderen großen europäischen Studien bestätigt, sodass die Kombination aus platin- und taxanhaltiger Chemotherapie zum heutigen Standard in der Primärtherapie des Ovarialkarzinoms wurde.

Ob eine **zusätzliche Gabe von Anthrazyklinen** (z. B. Epirubicin) als Dreierkombination die Effektivität weiter erhöhen kann, ist Gegenstand wissenschaftlicher Untersuchungen.

Das Analogon **Carboplatin** weist im Vergleich zu Cisplatin beim Ovarialkarzinom bei gleicher Effektivität ein deutlich **reduziertes Toxizitätsspektrum** auf. Dies betrifft v. a.
- die verminderte Alopezie,
- die geringere emetogene Wirkung sowie
- die geringere Nephro- und Neurotoxizität.

Auf die bei Cisplatin nötige Hyperhydratation kann bei Einsatz von Carboplatin verzichtet werden. Voraussetzung ist jedoch eine normale Nierenfunktion. Da Carboplatin überwiegend renal eliminiert wird, ist die Dosierung unter Berücksichtigung der Filtrationsleistung der Niere zu berechnen.

Die bei Paclitaxel beobachtete **Hypersensitivitätsreaktion** ist durch Prämedikation mit Dexamethason, Clemastin und Cimetidin zu unterdrücken.

Eine meist **100 %ige Alopezie** tritt bei Taxanen bereits nach den ersten Zyklen auf. **Polyneuropathieähnliche Sensibititätsstörungen** der Fingerspitzen und Fußsohlen sind relativ häufig, selten jedoch schwerwiegend und teilweise reversibel. Hauptnebenwirkung von Paclitaxel ist eine deutliche, aber kurz andauernde **Neutropenie**.

> Es ist bemerkenswert, dass mit zunehmender Infusionsdauer die Hämatotoxizität von Paclitaxel zunimmt. Die 3-stündige hat sich im Vergleich zur 24-stündigen Verabreichung durchgesetzt, da sie eine geringere Hämatotoxizität bei gleicher Wirksamkeit aufweist.

Da die Taxane vorwiegend **über die Leber ausgeschieden** werden, ist keine Interferenz mit der potenziell nephrotoxischen Wirkung der Platinderivate zu befürchten. Die Kombination von Cisplatin (weniger von Carboplatin) mit Taxanen kann jedoch die **Neurotoxizität** erhöhen.

> **Empfehlung**
>
> Wegen der Reduktion der Taxol-Elimination durch vorherige Platintherapie soll Taxol immer vor dem Platinpräparat verabreicht werden.

Neuere Chemotherapeutika sind der Topoisomerasehemmer **Topotecan (Hycamtin)** und der Antimetabolit **Gemcitabin (Gemzar)**. Beide Substanzen sind vorerst nur für die Second-line-Therapie zugelassen und zeichnen sich durch eine relativ geringe subjektive Toxizität (kaum Übelkeit und Erbrechen, keine totale Alopezie) aus. Dosislimitierende Nebenwirkung bei Topotecan ist v. a. die reversible Hämatotoxizität, insbesondere die deutliche Neutropenie bei der Mehrzahl der Patientinnen. Gemcitabin verursacht hingegen nur sehr selten eine ausgeprägte Neutropenie oder Leukopenie. Allerdings sind grippeähnliche Symptome und ein allgemeines Krankheitsgefühl charakteristisch.

26.5.5.3 Primäre (adjuvante) Chemotherapie

Eine adjuvante Chemotherapie erfolgt definitionsgemäß **nach kompletter operativer Entfernung allen sichtbaren Tumorgewebes**. Dies ist i. d. R. bei Patientinnen mit limitierter Tumorausdehnung im Stadium FIGO I und II möglich, aber auch bei postoperativer makroskopischer Tumorfreiheit im Stadium FIGO III. Hier kommt die primäre Kombinationschemotherapie zur Anwendung.

Primäre Chemotherapie. Carbo-Taxol-Protokoll: Paclitaxel, 175 mg/m² als Infusion über 3 h, Carboplatin AUC 5–6 i. v.; jeweils an Tag 1, jeweils Wiederholung an Tag 22 bzw. 29.

Adjuvante Chemotherapie im Stadium FIGO I und II. In den Stadien FIGO I und II ist die Effizienz der adjuvanten Chemotherapie umstritten. In den Tumorstadien FIGO IA/G1 und IB/G1 betragen die **5-Jahres-Überlebensraten** nach alleiniger Operation 98 bzw. 90 % und können durch eine adjuvante Chemotherapie nicht weiter verbessert werden. Die Sinnhaftigkeit einer adjuvanten Therapie im Stadium FIGO I und II mit erhöhtem Risiko (IA/B G2/3, IIA/B G2/3 und IC/IIC) wird jedoch kontrovers diskutiert. 2003 wurden 2 Studien veröffentlicht, die auch in frühen Stadien bei High-risk-Tumoren einen Überlebensvorteil chemoresistenter Patientinnen zeigen konnten (Trimbos et al. 2003). Die Indikation zur adjuvanten Chemotherapie ist bei Patientinnen **ab Stadium FIGO IC** oder bei schlecht differenzierten Tumoren (G3) gerechtfertigt. Zurzeit wird bei allen Patientinnen, außer im Stadium IAG1 oder IBG1, eine adjuvante Chemotherapie durchgeführt. Bei früheren Stadien kommt auch eine Carboplatin-Monotherapie in Frage.

Chemotherapie nach radikaler oder tumorreduktiver Operation im Stadium FIGO III und IV. In den fortgeschrittenen Stadien hat es sich bewährt, ebenfalls nach **Prognosegruppen** zu unterscheiden:
- Patientinnen mit postoperativer makroskopischer Tumorfreiheit und ausschließlich mikroskopischen Tumorresten;
- Patientinnen mit »optimaler« Tumorreduktion < 1 cm;
- Patientinnen mit Tumorresten > 1 cm;
- Patientinnen mit Stadium FIGO IV.

Wichtigste **Voraussetzung für eine eventuelle Heilung**, aber auch für eine Überlebenszeitverlängerung, stellt die Möglichkeit dar, mit der Kombinationschemotherapie eine **Vollremission** zu erzielen. Der höchste Prozentsatz klinischer und histologischer Vollremissionen wurde bisher mit platinhaltigen Kombinationschemotherapien erreicht. Neuere Daten zeigen, dass der **kombinierte Einsatz von Taxanen und Platinderivaten** eine noch weitergehende Erhöhung der Remissionsraten und Verlängerung der Überlebenszeiten möglich werden lässt. I. allg. werden 6 Zyklen einer platinhaltigen Kombinationschemotherapie verabreicht. Sollte danach ein postoperativ erhöhter CA-125-Wert noch nicht in den Normbereich abgefallen sein, kann eine Weiterführung der Chemotherapie sinnvoll sein. In der prognostisch günstigsten Gruppe der **Patientinnen mit lediglich mikroskopischen Tumorresten** lassen sich durch die adjuvante Kombinationschemotherapie 5-Jahres-Überlebensraten von ca. 50 % erreichen (Ozols et al. 2003; Abb. 26.5 und 26.6). **Bei optimaler Tumorreduktion** auf Tumorreste < 1 cm liegt die 5-Jahres-Überlebenswahrscheinlichkeit bei 40–50 %. Verbleiben allerdings Tumorreste von 1–2 cm, so reduziert sich das 5-Jahres-Überleben bei der Kombinationschemotherapie nach dem oben angegebenen Schema auf etwa 20–30 %. **Bei Patientinnen mit Resttumoren > 2 cm** und bei solchen im Stadium IV ist ebenfalls eine Vollremission anzustreben. Immerhin wird noch bei 23 % der Patientinnen mit größerem Tumorrest eine histologische Komplettremission anlässlich der Second-look-Operation konstatiert.

> **Empfehlung**
>
> Nach 2, spätestens 3 Zyklen sollten jedoch in dieser Situation die Qualität und das Ausmaß der Remission überprüft und bei mangelndem Erfolg die Therapie umgestellt werden.

26.5.5.4 Neoadjuvante Induktionschemotherapie

Indikation. Bei Patientinnen in fortgeschrittenen Stadien, ungünstiger Tumorausbreitung und geringer Aussicht auf eine primäre optimale Tumorreduktion kann vor der definitiven Operation zunächst eine Chemotherapie für maximal 3 Zyklen im Sinne einer Induktionstherapie oder neoadjuvanten Therapie verabreicht werden.

Lässt sich nach 2 oder 3 Zyklen dann mit klinischen, apparativen oder serologischen Untersuchungen eine **Remission** – also ein chemosensitiver Tumor – nachweisen, wird im Sinne einer Intervalloperation die **operative Entfernung der Tumoren** angeschlossen bzw. angestrebt. Es ist unklar, wie häufig durch eine solche Induktionstherapie sekundär eine optimale Tumorreduktion ermöglicht wird. Bei auf die Chemotherapie ansprechenden Patientinnen wird eine Tumorreduktion auf < 1 cm in 45 % der Fälle beschrieben (van der Burg et al. 1995). Postoperativ wird die Chemotherapie dann bis insgesamt mindestens 6 Zyklen fortgeführt.

> **Cave**
>
> Wird die Operation erst nach kompletter Chemotherapie angesetzt (»Second-effort-Operation-Operation«), ist ein positiver Einfluss auf die Überlebenszeit nicht nachweisbar, da zu diesem Zeitpunkt i. d. R. Resistenz auf weitere Chemotherapie besteht (▶ Abschn. 26.5.2.2: »Intervalloperation«).

26.5.5.5 Therapie bei Tumorprogression und Rezidiv

Nach vollständiger Primärbehandlung (Operation und Chemotherapie) kann nach unterschiedlich langen Zeitintervallen klinischer Rezidivfreiheit ein Tumorrezidiv auftreten. **Bei Frührezidiven oder primärer Progression** unter einer platinhaltigen Kombinationstherapie (Platinresistenz) ist eine Remission durch andere Therapeutika, auch durch Taxol, nur bei etwa 20 % der Patientinnen zu erreichen. Falls dieses Medikament nicht in der primären Kombinationstherapie zum Einsatz kam, sollte ein Versuch mit einer Taxol-Monotherapie erfolgen. Ob nach Kombinationstherapie von Platin und Taxol der nachgezogene Einsatz von Cyclophosphamid in dieser Situation höhere Remissionsraten erzielen kann, ist bisher nicht bekannt. Letztlich ist bei primärer Resistenz auf platinhaltige Chemotherapie von einer insgesamt schlechten Prognose auszugehen.

> **Empfehlung**
>
> Mit allen bisher zur Verfügung stehenden Substanzen (Paclitaxel, Alkylanzien, Etoposid, Topotecan, Gemcitabin) können Remissionsraten von maximal 20 % mit kurzen medianen Überlebenszeiten (10–12 Monate) erwartet werden. Deshalb ist in dieser Situation die Therapie mit der geringsten Nebenwirkungsrate zu wählen (◘ Tabelle 26.12).

Die Behandlung wird jeweils **bis zum Nachweis der Progression** fortgeführt und dann abgesetzt bzw. umgestellt.

Beim Spätrezidiv ist, je nach Länge des rezidivfreien Intervalls und der individuellen Situation der Patientin, eine sekundäre tumorreduktive Operation in Erwägung zu ziehen. Wenn dabei eine Tumorreduktion < 1 cm oder Tumorfreiheit erreicht wird, kann im Anschluss an die Operation eine primär erfolgreiche platinhaltige Chemotherapie erneut gute Wirksamkeit zeigen (◘ Tabelle 26.13). Beim Spätrezidiv kommt somit der wiederholte Einsatz der Kombinationschemotherapie (Reinduktion) in Frage. Die kürzlich veröffentliche Multizenterstudie ICON 4 konnte beim platinsensiblen Spätrezidiv eine Verlängerung des progressionsfreien Überlebens durch die Kombination von Carboplatin und Taxol im Vergleich zur Platin-Monotherapie zeigen (Parmar et al. 2003). Alternativ hierzu können Carboplatin, Taxol, verschiedene Alkylanzien sowie Etoposid in Form der Monotherapie eingesetzt werden.

Neue Entwicklungen, wie der Topoisomerasehemmer Topotecan oder auch Gemcitabin, erweitern die Palette der Möglichkeiten der Rezidivtherapie. Die optimale Sequenz- und Applikationsart stehen noch nicht fest. Sie muss sich am Allgemeinzustand der Patientin und der resultierenden Toxizität vor dem Hintergrund der Lebensqualität orientieren.

Die Behandlung mit den oben aufgeführten Medikamenten wird jeweils **bis zum Nachweis der Progression** fortgeführt und dann abgesetzt bzw. auf das jeweils andere Medikament umgestellt. Bei der Überwachung sind wöchentliche Blutbildkontrollen angezeigt. Im Einzelfall müssen bei ausgeprägter Leuko- oder Thrombozytopenie die Therapieintervalle verlängert oder die Einzeldosen reduziert werden.

26.5.5.6 Intraperitoneale Chemotherapie

Die intraperitoneale Applikation von Zytostatika **als Palliativmaßnahme** wurde in mehreren klinischen Studien untersucht

◘ **Tabelle 26.13.** Ansprechraten einer Second-line-Cisplatin-Therapie in Abhängigkeit vom Zeitintervall zur primären Chemotherapie mit Cisplatin. (Nach Markmann u. Hoskins 1993)

Zeit [Monate]	Ansprechen [%]
5–12	27
13–24	33
> 24	59

◘ **Tabelle 26.12.** Chemotherapie bei Frührezidiv oder primärer Tumorprogression

Arzneistoff	Verabreichung
Caelyx-Monotherapie	Liposomales Doxorubicin 40 mg/m² als Infusion, Wiederholung Tag 29
Hycamtin-Monotherapie	Topotecan 1,5 (1–2) mg/m² i. v. als Kurzinfusion (30 min) Tag 1–5, Wiederholung am Tag 21
Treosulfan	400–600 mg/Tag p. o. an Tag 1–28, 28 Tage Pause, Wiederholung an Tag 57; oder 5–7 g/m² i. v., Wiederholung an Tag 22–29
Gemzar-Monotherapie	Gemcitabine 1000 mg/m² i. v. als Kurzinfusion, Wiederholung Tag 8
Carboplatin-Monotherapie	Carboplatin AUC 5–6 i. v. Tag 1, Wiederholung an Tag 22 oder 29
Paclitaxel-Monotherapie	Paclitaxel 175–225 mg/m² als Infusion über 3 h, Wiederholung an Tag 22 oder 29
Docetaxel-Monotherapie	Docetaxel 100 mg/m² als Infusion über 1 h, Wiederholung am Tag 22
Cyclophosphamid	1000 mg/m² i. v. an Tag 1, Wiederholung an Tag 22–29; oder 100–150 mg/d per os kontinuierlich
Etoposid-Monotherapie	Etoposid 130 (–150) mg/m² i. v. Tag 1–3 oder Etoposid 200 mg/m²/Tag p. o. Tag 1–5, Wiederholung Tag 29
Ifosphamid	1,2 g/m² i. v. Tag 1–3, Wiederholung alle 4 Wochen
Melphalan	0,3 mg/Tag p. o. (8 mg/m²) an Tag 1–5, Wiederholung alle 4–6 Wochen

und hat sich als **wenig effektiv** und damit nicht sinnvoll erwiesen. Die Wirksamkeit ist durch die ungleichmäßige Verteilung der applizierten Substanzen durch Kammerung und postoperative Adhäsionen deutlich begrenzt. Trotz des direkten lokalen Kontakts des Zytostatikums mit der Tumoroberfläche ist nur mit **kurzstreckiger Diffusion in das Tumorgewebe** zu rechnen. Auf der anderen Seite führt die lokale Erhöhung der Konzentration zu Adhäsionen, Nekrosen und späteren Ileuserscheinungen oder Darmperforation.

26.5.5.7 Dosisintensivierte und Hochdosischemotherapie

Da es sich beim Ovarialkarzinom i. allg. um einen chemosensitiven Tumor handelt, besteht die Hoffnung, durch **Steigerung der Dosisintensität** von Alkylanzien, Platinderivaten und Taxol eine Erhöhung der Wirksamkeit zu erreichen. Diese Steigerung ist jedoch durch die resultierende **Myelotoxizität** limitiert. Der Einsatz hämatopoetischer Wachstumsfaktoren (G-CSF, GM-CSF) sowie peripherer hämatopoetischer Stammzellen haben neue Möglichkeiten der Dosiserhöhung und -intensivierung eröffnet. Eine Anwendung dieser Therapieformen außerhalb von Studien ist jedoch wegen der erheblichen Toxizität verfrüht und sollte deshalb nur im Rahmen von kontrollierten Studien erfolgen. In Deutschland wird derzeit die Hochdosischemotherapie beim Ovarialkarzinom im Rahmen einer multizentrischen, randomisierten Studie im Vergleich zur konventionell dosierten Standardtherapie untersucht.

26.5.6 Strahlentherapie

26.5.6.1 Primäre adjuvante Strahlentherapie

Die adjuvante Strahlentherapie wird im Vergleich zur Chemotherapie derzeit selten eingesetzt. In den wenigen randomisierten Untersuchungen, die die Ganzabdomenbestrahlung mit Alkylanzien oder Platinchemotherapie vergleichen, ergab sich meist eine **gleiche Wirksamkeit** der Methoden. Eine EORTC-Studie zum Vergleich der Strahlentherapie mit platinhaltiger Polychemotherapie läuft seit 1994.

Das **Zielvolumen** muss beim Ovarialkarzinom immer das gesamte Abdomen erfassen, im Beckenbereich wird i. d. R. ein Boost appliziert.

> Die Ganzabdomenbestrahlung wird nur bei postoperativen Tumorresten von weniger als 4 mm maximalem Durchmesser für sinnvoll erachtet.

Die **Vorteile der Ganzabdomenbestrahlung** liegen in der relativ kurzen Therapiedauer von 6–7 Wochen, die **Nachteile** sind insbesondere in der Erschwerung von operativen Folgeeingriffen, bedingt durch Adhäsionen und strahleninduzierte Gewebeveränderungen, zu sehen. Bei den Nebenwirkungen werden **Akut- und Spätreaktionen** unterschieden. Akutreaktionen sind Diarrhö, Übelkeit und Meteorismus (70–90 %), Leukopenie und/oder Thrombopenie Grad 2 und 3 (20–30 %). Als Spätreaktionen sind besonders revisionsbedürftige Dünndarmkomplikationen (< 5 %) sowie die Neigung zur chronischen Diarrhö (10–15 %) zu nennen.

Technik. Die Ganzabdomenbestrahlung wird als Open-field-Methode durchgeführt, mit einer Einzeldosis von 1,0–1,2 Gy und einer Gesamtdosis von 22–25 Gy (Nierendosis durch Blöcke < 18–20 Gy). Im Becken wird ein Boost bis zu einer Dosis von 45 Gy (maximal 50 Gy) verabreicht.

26.5.6.2 Strahlentherapie nach Operation und Chemotherapie

Indikation. Nach klinisch oder histologisch (durch Second-look-Operation) gesicherter kompletter Remission ist der Wert einer Ganzabdomenbestrahlung mit dem Ziel der Konsolidierung nicht gesichert. Dies gilt auch für die Erhaltungschemotherapie nach initialer Komplettremission. Bei Persistenz von Tumorgewebe nach Operation und Chemotherapie ist die Ganzabdomenbestrahlung, auch nach Durchführung einer sekundären Debulking-Operation (»Second-effort-Operation«) nicht indiziert.

26.5.6.3 Palliative perkutane Strahlentherapie

Umschriebene Rezidive, besonders im Becken, können eine Indikation zur palliativen Strahlentherapie darstellen. Bei etwa 70 % der Patientinnen kann ein Ansprechen des Tumors – v. a. bezüglich Schmerzen, Blutungen und neurologischer Symptome – erwartet werden.

26.5.6.4 Intraperitoneale Radionuklidtherapie

Ähnlich wie bei der intraperitonealen Chemotherapie (▶ Abschn. 26.5.5.6) wird auch die intraperitoneale oder intrapleurale Instillation von Radionukliden mehr und mehr verlassen. Gründe hierfür sind die **geringe Reichweite der Strahlung im Gewebe** (2–4 mm) und die nur schlecht berechenbare und häufig **inadäquate Dosisverteilung**.

26.5.7 Hormontherapie

Obwohl sich in etwa 70 % der Ovarialkarzinome Östrogen- und in ca. 50 % Progesteronrezeptoren nachweisen lassen, sind – wohl aufgrund der fehlenden Funktionalität dieser Rezeptoren – die **Remissionsraten auf Hormontherapien niedrig** (10–20 %). Bisher wurden endokrine Therapieformen i. d. R. jedoch erst nach Ausschöpfung sämtlicher chemotherapeutischer Schritte zum Einsatz gebracht. Wenn überhaupt, könnte eine Gestagentherapie bei Frauen mit hoch differenzierten endometrioiden Ovarialkarzinomen gewisse Erfolge versprechen. Ansonsten bleiben die Gestagentherapie, die Antiöstrogentherapie sowie die Therapie mit LH-/RH-Agonisten nicht mehr als ein Versuch.

Im Falle eines symptomlosen Tumormarkeranstieges nach vorheriger Komplettremission und ohne Korrelat in Bildgebung oder klinischer Untersuchung kann man bis zum Auftreten von Symptomen eine endokrine Therapie mit Tamoxifen oder einem Aromatasehemmer rechtfertigen. Bei einigen Patientinnen kann hierdurch eine längere Stabilisierung der Erkrankung und somit ein Hinauszögern der nebenwirkungsreicheren Chemotherapie erreicht werden (Bowman et al 2002).

Eine hormonelle Substitution erscheint beim Ovarialkarzinom gerechtfertigt und vertretbar. Beim endometrioiden Typ wird man eine kombinierte Substitution mit Östrogenen und Gestagenen bevorzugen.

26.5.8 Immuntherapie

Der **Stellenwert der Immuntherapie** in der Behandlung des Ovarialkarzinoms ist bisher noch unklar. Zahlreiche Immuntherapiestudien lassen jedoch erwarten, dass zukünftig die Standardchemotherapie des Ovarialkarzinoms durch eine Immuntherapie ergänzt werden könnte.

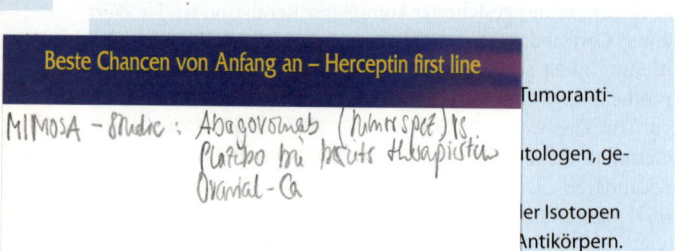

[Werbeeinschub: *Beste Chancen von Anfang an – Herceptin first line* / Herceptin trastuzumab]

[Handschriftliche Notiz: MIMOSA-Studie: Abagovomab (humnrspez) ts. Plazebo bei bereits therapierten Ovarial-Ca]

Tumorantikörper werden von Onkologen, ge[...] er Isotopen [...] Antikörpern. [...]gerung der medi[...] Radioimmuntherapie liegt in der Tatsache, dass für den Therapieeffekt nicht ausschließlich die Bindung des Antikörpers an die Tumorzelle erforderlich ist, sondern dass auch ungebundene Tumorzellen vom Isotop erreicht werden.

Der therapeutische Effekt unkonjugierter Antikörper beruht u. a. auf der **Bildung humaner Anti-Maus-Antikörper** (HAMA). Diese Antikörper können eine Immunantwort des Organismus auf das Tumorantigen induzieren und verstärken. Bei der Bestimmung von Tumormarkern entstehen jedoch Interferenzen mit den HAMA, die die In-vitro-Messmethode stören. Auf diese Weise kommt es zu falsch-hohen Messwerten für Tumormarker. Dies tritt nach Immunszintigraphie oder Immuntherapie mit entsprechenden Antikörpern auf. Eine korrekte Tumormarkerbestimmung ist jedoch durch eine unspezifische Fällung von Immunglobulinen mit Polyethylenglykol oder durch eine Säulenchromatographie möglich.

Die **Gabe von Zytokinen** zur Behandlung des Ovarialkarzinoms wurde in zahlreichen Studien untersucht. Die intraperitoneale Gabe von TNF (Tumornekrosefaktor) oder Interleukin-2 führt zum Rückgang eines malignen Aszites. Dennoch kann aufgrund der erheblichen Nebenwirkungen (Fieber, Schüttelfrost, allergische Reaktionen u. a.) der routinemäßige Einsatz dieser Therapieform nicht empfohlen werden. Außerdem fehlt bislang der Wirknachweis durch prospektive, randomisierte Studien.

26.6 Klinisches Management maligner nicht-epithelialer Ovarialtumoren

> **Definition**
> Etwa 10 % aller Ovarialmalignome nehmen ihren Ausgang nicht vom Zölomepithel oder »Mesothel«, sondern von den primordialen Keimzellen des Eierstocks oder von den Keimsträngen bzw. dem Mesenchym der embryonalen Gonaden. Somit unterscheidet man Keimstrang- von Keimzelltumoren.

Weiterhin finden sich **Metastasen extraovarieller Primärtumoren** sowie eine **Vielfalt extrem seltener Ovarialmalignome** – wie Sarkome, Lipoidzelltumoren u. a. Einzelheiten hierzu sind in ▶ Abschn. 26.1 dargestellt. Im Folgenden ist aufgrund der Seltenheit der Tumoren eine stichpunktartige Übersicht zu Häufigkeit, Prognose und Therapie aufgeführt.

Prinzipiell unterscheidet sich das klinische Management der nicht-epithelialen malignen Ovarialtumoren von dem des Ovarialkarzinoms durch den **unterschiedlichen Stellenwert** der tumorreduktiven Operation und der zur Anwendung kommenden Chemotherapeutika.

26.6.1 Maligne Keimstrangtumoren

Zusammensetzung. Diese Tumoren können Bestandteile von Stroma-, Theka-, Granulosa-, Sertoli-, Leydig-Zellen oder Kombinationen der genannten Gewebe aufweisen. Viele dieser Tumoren sind hormonell aktiv.

26.6.1.1 Granulosazelltumor

> **Charakteristika von Granulosazelltumoren**
> - Besonderheiten: meist Tumoren niedrig maligner Potenz;
> - Häufigkeit: 2 % aller Ovarialtumoren, 10 % aller malignen Ovarialtumoren;
> - Bilateralität: 5 %;
> - Stadienverteilung: 90 % im Stadium I;
> - Prognoseparameter: Größe, Mitoserate, Ploidiestatus;
> - Prognose: 10-Jahres-Überlebensrate zwischen 70 und 95 %, Spätrezidive sind auch nach 20–30 Jahren möglich;
> - Therapie: stadiengerechte Operation (s. unten).

Im **Stadium IA** sollte bei Frauen mit Kinderwunsch eine einseitige Ovarektomie (Adnektomie) und eine Abrasio durchgeführt werden, da ein Endometriumkarzinom ausgeschlossen werden muss. Bei großen Befunden sollte evtl. auch eine pelvine Lymphonodektomie vorgenommen werden.

In höheren Stadien (**Stadium IB und höher**) empfiehlt sich, eine beidseitige Adnektomie, Hysterektomie, Omentektomie und evtl. Lymphonodektomie durchzuführen. Bei verbliebenem Tumorrest ist eine Strahlentherapie möglich, da diese Tumoren strahlensensibel sind. Eine erneute Operation und ggf. eine Bestrahlung sind bei Rezidiven indiziert. Bei ausgedehnten Peritonealbefunden oder größeren, lokalen, nicht strahlensensiblen Tumoren ist eine Chemotherapie wie beim Ovarialkarzinom indiziert.

Eine Sonderform stellt der **juvenile Granulosazelltumor** dar, bei dem das biologische Verhalten günstiger ist, als nach histologischem Bild zu erwarten war.

26.6.2 Maligne Keimzelltumoren

Keimzelltumoren sind mit einem Anteil von 25 % aller Ovarialtumoren recht **häufig**, wobei es sich fast immer um Dermoidzysten handelt (90 %). Die Häufigkeit maligner Keimzelltumoren beträgt 5 % aller malignen Ovarialtumoren.

26.6.2.1 Dysgerminome

Dysgerminome sind die **häufigsten malignen Keimzelltumoren**, sie machen 3–5 % aller malignen Ovarialtumoren aus. Insgesamt 90 % aller Patientinnen sind jünger als 30 Jahre (1/3 der in der Schwangerschaft auftretenden Malignome).

Histologisch zeichnet sich das Dysgerminom durch eine Imitation primordialer Keimzellen aus. Die Kombination mit einer Gonadendysgenesie ist möglich und sollte durch genetische Untersuchungen abgeklärt werden. Die Tumoren haben zumeist eine **Größe** bis zu 20 cm Durchmesser und sind in 70–80 % auf die Ovarien begrenzt. Dementsprechend ist die **Prognose günstig**, und die 10-Jahres-Überlebensrate beträgt 75–90 %, im Stadium IA über 90 %. Die meisten Rezidive treten innerhalb des ersten Jahres auf.

Bei einseitigem Befall sollte
- eine einseitige Ovarektomie (Adnektomie),
- eine kontralaterale Biopsie und
- möglichst eine pelvine und paraaortale Lymphonodektomie

durchgeführt werden. Ist der **Erhalt der Fertilität nicht gewünscht** oder liegt Stadium IB und höher vor, sollte eine komplette Operation – ähnlich wie beim Ovarialkarzinom – durchgeführt werden.

Bei **Stadium IB und höher** sowie **dringendem Kinderwunsch** kann nach ausführlicher Risikoabwägung zusammen mit der Patientin vorerst eine einseitige Adnektomie und nach erfülltem Kinderwunsch dann die Komplettierungsoperation vorgenommen werden.

Bei **Gonadendysgenesie** besteht ein hohes Risiko der Bilateralität. Da diese Patientinnen häufig infertil sind, sollte zur Vermeidung eines Rezidivs immer eine beidseitige Adnektomie erfolgen.

Die **Chemotherapie der Wahl** bei den malignen Keimzelltumoren stellt heute das BEP-Protokoll (◘ Tabelle 26.14) dar und hat das bisher übliche VAC-Schema weitgehend ersetzt.

> Cisplatin liefert in dieser Indikation wohl etwas bessere Ergebnisse als Carboplatin. Dies gilt sowohl für die adjuvante als auch für die metastatische Situation der Keimzelltumoren.

26.6.2.2 Endodermaler Sinustumor

Der endodermale Sinustumor ist ein seltener, jedoch in der letzten Zeit etwas häufiger gefundener, **hoch maligner Keimzelltumor**. Diese Malignome treten zumeist einseitig auf und sind in 80 % der Fälle bei der Operation nicht mehr auf das Ovar begrenzt. Da die **Wachstumsgeschwindigkeit** des endodermalen Sinustumors als eine der höchsten unter den Malignomen gilt, kann es durch Stieldrehung zu dem Bild eines akuten Abdomens kommen, sodass notfallmäßige operative Eingriffe durchgeführt werden müssen. Als **Tumormarker** besitzt α-Fetoprotein eine hohe, nahezu 100 %ige Sensitivität, und es kann sehr zuverlässig zum Therapie-Monitoring verwendet werden. Die **Prognose** beim malignen endodermalen Sinustumor ist günstig, eine Heilung ist in mehr als 60 % der Fälle möglich.

Die **Therapie** besteht aus primärer Operation mit eingeschränkter Radikalität, wobei im Stadium IA eine einseitige Adnektomie mit anschließend aggressiver Chemotherapie (BEP) und in den Stadien IB und höher eine beidseitige Adnektomie und Hysterektomie, gefolgt von Chemotherapie nach dem BEP-Protokoll, durchgeführt werden sollen.

26.6.2.3 Unreifes Teratom

Unreife Teratome des Ovars sind insgesamt **selten** (weniger als 1 % aller malignen Ovarialtumoren), machen jedoch 15 % aller malignen Ovarialtumoren vor dem 20. Lebensjahr aus, mit einem **Altersgipfel bei 20 Jahren**. Sie sind meistens unilateral und erreichen eine Größe von 10–30 cm bei Diagnose. In 70 % werden sie im Stadium IA festgestellt. Die **Prognose** schwankt in Abhängigkeit vom Differenzierungsgrad, die 5-Jahres-Überlebensrate beträgt 30–80 %.

Eine organerhaltende **Therapie** ist im Stadium IA gerechtfertigt, sodass hier eine Adnektomie und evtl. Lymphonodektomie durchgeführt werden soll. Bei guter Differenzierung und operativ komplett entferntem Tumor kann auch bei höheren Stadien auf eine adjuvante Chemotherapie verzichtet werden. Bei schlechter Differenzierung ist eine Polychemotherapie nach dem BEP-Protokoll indiziert. Eine Radiatio ist wenig effektiv.

26.6.2.4 Seltene Keimzelltumoren

Nongestationale Chorionkarzinome (primäre Chorionkarzinome des Ovars), embryonale Karzinome und Polyembryome sind äußerst selten, gemischte Formen kommen aber häufiger bei jungen Frauen vor. Die **Prognose** kann aufgrund der Seltenheit dieser Tumoren schwer abgeschätzt werden, sie gelten als hoch maligne, aber eine dauerhafte Heilung ist durchaus möglich. Die **Therapie** besteht aus Adnektomie und evtl. Lymphonodektomie mit anschließender Polychemotherapie, z. B. BEP.

26.7 Klinisches Management bei Tumoren niedrig maligner Potenz

Klinisches Bild. Insgesamt 20–40 % der serösen und 5–15 % der muzinösen Tumoren sind bilateral entwickelt. In etwa 25 % zeigen sich zum Zeitpunkt der Operation schon Absiedlungen außerhalb des Ovars am Peritoneum und im Netz (muzinöse Tumoren sind eher begrenzt auf die Ovarien).

Das Auftreten von extraovariellen invasiven Implantaten korreliert im Vergleich zu anderen angenommenen Prognosefaktoren am stärksten mit dem Risiko eines Rezidivs bzw. dem Risiko des tumorbedingten Todes (Chan et al. 2004).

Die Abgrenzung der **Sondergruppe der Karzinome niedrig maligner Potenz** rechtfertigt sich durch die gegenüber den

◘ **Tabelle 26.14.** Primäre Chemotherapie der Keimzelltumoren (PEB-Protokoll)

Arzneistoff	Darreichungsform
Cisplatin	20 mg/m², Infusion über 1 h an Tag 1–5
Etoposid	100 mg/m², Infusion über 1 h an Tag 1–5
Bleomycin	30 mg als Kurzinfusion an Tag 1, 8 und 15
	Wiederholung am Tag 22
Cisplatin hier besser als Carboplatin!	

übrigen Karzinomen deutlich bessere Prognose. Die 10-Jahres-Überlebensraten betragen bei den serösen Tumoren etwa 75 %, bei den muzinösen etwa 70 %. Die 10-Jahres-Überlebensrate bei den fortgeschrittenen serösen Tumoren wird mit etwa 60 % angegeben. Charakteristisch ist, dass Rezidive auch nach langem Intervall (bis zu 20 Jahre) auftreten können.

Innerhalb der Gruppe der Karzinome niedriger maligner Potenz lässt sich durch Nachweis einer Aneuploidie (Durchflusszytometrie) und auch durch den Nachweis des mutierten Tumorsuppressorgens p53 (Immunhistochemie) eine **Subgruppe mit deutlich schlechterer Prognose** abgrenzen. Ob diese Patientinnen einen Vorteil von einer adjuvanten Chemotherapie erwarten können, ist noch ungeklärt. Inwiefern die neue histologische Einteilung der serösen Borderline-Tumoren einen Einfluss auf die Therapie haben sollte, ist ebenfalls noch ungeklärt und Gegenstand wissenschaftlicher Studien.

Die **Prinzipien der operativen Therapie** richten sich, wie bei den Karzinomen, nach dem Krankheitsstadium:

— **Stadium IA**: unilaterale Adnektomie, evtl. Keilresektion des kontralateralen Ovars, evtl. Omentektomie, evtl. Lymphonodektomie (insbesondere bei serösen Borderline-Tumoren); entscheidend sind multiple Probeentnahmen im Bereich des Peritoneums, um möglichst alle peritonealen Implantate histologisch untersuchen zu können;
— **Stadium IB–IV**: Hysterektomie, beidseitige Adnektomie, infrakolische Omentektomie, Lymphonodektomie. Unter der Voraussetzung eines ausreichenden intraoperativen Stagings und strenger Nachkontrollen durch z. B. Secondlook-Operation wird von einigen Autoren bei Wunsch nach Fertilitätserhalt auch ein zurückhaltendes Vorgehen mit einseitiger Adnexektomie vertreten (Chan et al. 2004). Bei Progression (z. B. bei Wiederanstieg initial erhöhter Tumormarker) ist eine Relaparotomie wegen der guten Prognose sinnvoll; die Indikation zu einer Chemotherapie orientiert sich, vergleichbar mit der Indikation zur radikalen Operation, zur Zeit hauptsächlich am Tumorstadium;
— **Stadium IA und IB**: bei Patientinnen mit Borderline-Tumoren, die auf ein oder beide Ovarien beschränkt sind, und ohne zytologischen Nachweis von Tumorzellen in der abdominalen Spülzytologie wird keine adjuvante Chemotherapie empfohlen;
— **Stadium IC und IIA**: inwiefern in dieser Situation eine adjuvante Chemotherapie zur Verbesserung der Prognose beiträgt, ist noch ungeklärt; bei serösen Tumoren mit invasiven, peritonealen Implantaten sowie mit einem mikropapillären Wachstumsmuster wird von einigen Autoren eine Chemotherapie für sinnvoll erachtet (Czernobilsky 1997);
— **Stadium IIB–IV**: bei diesen Stadien ist eine Chemotherapie wahrscheinlich sinnvoll, wobei platinhaltige Kombinationsschemata bevorzugt werden.

26.8 Klinisches Management bei Tubenkarzinom

Das primäre Tubenkarzinom ist eine **Rarität** und umfasst 0,3 % aller gynäkologischen Malignome. In Bezug auf das histologische Erscheinungsbild und das klinische Verhalten entspricht das Tubenkarzinom dem Ovarialkarzinom. In etwa 80 % der Fälle präsentieren sich die Patientinnen mit fortgeschrittener Erkrankung, wobei – wie beim Ovarialkarzinom – die Metastasen primär auf die Peritonealhöhle und die retroperitonealen Lymphknoten begrenzt sind. Die **Stadieneinteilung** entspricht derjenigen des Ovarialkarzinoms. Die Rolle der tumorreduktiven Operation dieser seltenen Erkrankung ist unklar, die Extrapolation der Erfahrungen mit dem epithelialen Ovarialkarzinom weist darauf hin, dass ein Benefit durch die Entfernung des makroskopischen Tumors erwartet werden kann. Auch bezüglich der postoperativen Chemotherapie sollten dieselben Protokolle wie beim epithelialen Ovarialkarzinom zur Anwendung kommen.

26.9 Rehabilitation und Nachsorge

Bei jährlich ca. 7400 Neuerkrankungen in Deutschland ist knapp die Hälfte der Patientinnen jünger als 60 Jahre und 10 % jünger als 47 Jahre. Eine **Heilung** lässt sich durchschnittlich nur bei 1/3 aller Patientinnen erreichen.

Fast alle betroffenen Frauen werden nach der Radikaloperation adjuvant chemo- oder radiotherapiert und dadurch mit hoher Toxizitäts- und Nebenwirkungsrate belastet. Eine **soziale Reintegration** ist in den meisten Fällen erst nach Abschluss aller adjuvanten Maßnahmen, damit also durchschnittlich erst 8–9 Monate nach Primäroperation, möglich. Bei fortgeschrittenen Tumorstadien führt die vorhandene Symptomatik bzw. die erforderliche palliative Chemotherapie meist zu einer Berufsunfähigkeit und zur Notwendigkeit stützender psychosozialer Maßnahmen.

Ziel der rehabilitativen Maßnahmen ist bei der geschilderten Problematik die Hilfestellung zur Wiedererlangung eines körperlichen, seelischen und sozialen Wohlbefindens. Geeignete Beratung, Hilfestellung und Unterstützung sollen der Patientin ermöglichen, notwendigerweise verbliebene Behinderungen und Beschwerden akzeptieren zu können und ihr Leben zu ihrer eigenen Zufriedenheit wieder selbstbestimmt zu führen. Wenn irgend möglich, sollte trotz der prinzipiell gegebenen unsicheren Prognose eine Wiedereingliederung in das Erwerbsleben oder in sonstige soziale Bindungen ermöglicht werden. Anschlussheilbehandlungen oder stationäre Heilverfahren in Rehabilitationskliniken sind hier besonders indiziert.

Bei Folgestörungen der Primärtherapie und klinischer Vollremission sind die am häufigsten notwendigen medikamentösen Maßnahmen die Regulierung von abdominalen Adhäsionsbeschwerden, entblähende Medikation und Verordnung von Sulfasalazin-Präparaten bei proktitischen Beschwerden. **Organische und psychische Kastrationsfolgen** lassen sich ausreichend nur mit einer Östrogensubstitution kompensieren. Alternativ kann ein »Mehrstufenplan« mit Sedativa, β-Betablockern oder Gestagenen eingesetzt werden.

Chemotherapieinduzierte **Polyneuropathien und Sensibilitätsstörungen** sind zumeist reversibel. Bei Persistenz können sie jedoch – zumindest im subjektiven Empfinden – durch elektrotherapeutische Behandlungen (z. B. Vierzellenbäder) gelindert werden.

Irreversible **renale Funktionseinschränkungen** können medikamentös nicht beeinflusst werden, erfordern jedoch Aufklärung zur erhöhten Flüssigkeitszufuhr.

Einschränkungen der Atemfunktion durch Pleuraverschwartungen nach malignen Ergüssen können durch Anleitung zur Atemgymnastik und Information über geeignete Trainingsprogramme – zumindest im subjektiven Empfindungseindruck – vermindert werden. Eine Aerosolinhalationstherapie kann bei zusätzlicher obstruktiver Komponente hilfreich sein.

Beckenbodentraining (evtl. mit Biofeedback) bei **Descensus vaginae oder Stuhlinkontinenz** nach En-bloc-Rektumresektion bessert die Restfunktionen und die soziale Befindlichkeit.

26.9.1 Nachsorgeuntersuchungen

> Nach Abschluss der operativen und adjuvanten chemotherapeutischen bzw. radiotherapeutischen Maßnahmen richten sich Art und Intervalle der Nachsorgeuntersuchungen in erster Linie nach der Modalität der Primärtherapie, deren Sekundärfolgen sowie nach den Prognosefaktoren (Residualsituation, Differenzierungsgrad des Tumors, Alter).

Bei klinischer Vollremission sind in den ersten 2 Jahren 3-monatliche Intervalle sinnvoll, danach werden Untersuchungen alle 6 Monate empfohlen. Für palliativ zu behandelnde Patientinnen sind die Untersuchungsintervalle oder die Art der Untersuchungen den individuellen Gegebenheiten entsprechend zu wählen.

Empfehlung

Die Häufigkeit gynäkologischer, radiologischer und sonographischer Untersuchungen muss immer am Einzelfall orientiert sein. Die Indikation sollte nur dann gestellt werden, wenn aus dem Ergebnis der Untersuchung direkte Konsequenzen für weitere Maßnahmen oder Therapien folgen können. Anderenfalls sind die Belastungen für die Patientin möglichst gering zu halten.

Ein **Rezidiv bzw. eine Tumorprogression** ist beim Ovarialkarzinom in den meisten Fällen auf das Abdomen und den Pleuraraum beschränkt. Entsprechend sollten folgende **Fragen** gestellt werden:
- Bestehen Beschwerden im Bauchraum?
- Sind seit der letzten Untersuchung Unregelmäßigkeiten in der Verdauung aufgetreten?
- Hat sich der Bauchumfang verändert?
- Bestehen neuerdings Probleme mit der Atmung?

Die **körperliche Untersuchung** sollte
- eine Gewichtskontrolle,
- die Palpation und Perkussion des gesamten Abdomens,
- eine gynäkologische (einschließlich rektale) Untersuchung,
- die Kontrolluntersuchung der Brust,
- Perkussion und Auskultation der Lunge,
- eine neurologische Orientierungsuntersuchung sowie
- eine Beurteilung des Leistungsvermögens

beinhalten.

Die **Bestimmung des Tumormarkers CA-125** im Rahmen der Nachsorge ist nur dann sinnvoll, wenn dieser präoperativ erhöht war.

Literatur

Alcazar JL, Merce LT, Laparte C et al. (2003) A new scoring system to differentiate benign from malignant adnexal masses. Am J Obstetric Gynecol 237: 163–167

Bastert G (1996) Spezielle gynäkologische Onkologie II. In: Klinik der Frauenheilkunde und Geburtshilfe, Bd 12. Urban & Schwarzenberg: 1–110

Bertelsen K (1990) Tumor reduction surgery and long-term survival in advanced ovarian cancer: a DACOVA study. Gynecol Oncol 38 (2): 203–209

Borgfeldt C, Andolf E (2004) Cancer risk after hospital discharge diagnosis of benign ovarian cysts and endometriosis. Acta Obstet Gynecol Scand 83: 395–400

Bowman A, Gabra H, Langdon SP, Lessells A, Stewart M, Young A, Smyth JF (2002) CA125 response is associated with estrogen receptor expression in a phase II trial of letrozole in ovarian cancer: identification of an endocrine-sensitive subgroup. Clin Cancer Res 8 (7): 2233–2239

Brinton LA, Lamb EJ, Moghissi KS et al. (2004) Cancer risk after the use of ovulation-stimulating drugs. Obstetr Gynecol Surv 59 (9): 657–659

Bristow RE, Lagasse LD, Karlan BY (1996) Secondary surgical cytoreduction for advanced epithelial ovarian cancer. Cancer 78: 2049–2062

Bristow RE, Tomacruz RS, Armstrong DK, Trimble EL, Montz FJ. (2002) Survival effect of maximal cytoreductive surgery for advanced ovarian carcinoma during the platinum era: a meta-analysis. J Clin Oncol 1; 20 (5): 1248–1259

Castillo G, Alcazar JL, Jurado M (2004) Natural history of sonographically detected simple unilocular adnexal cysts in asymptomatic postmenopausal women. Gynecol Oncol 92: 965–969

Chan JK, Lin YG, Loizzi V et al. (2003) Borderline ovarian tumors in reproductive-aged women: fertility-sparing surgery and outcome. J Reprod Med 48: 756–760

Czernobilsky B (1997) What's new in ovarian serous borderline tumors. Pathol Res Pract 193: 735–739

Gilks CB, Alkushi A, Yue JJW et al. (2002) Advanced-stage serous borderline tumors of the ovary: a clinicopathological study of 49 cases. Int J Gynecol Pathol 22: 29–36

Kindermann G, Maassen V, Kuhn W (1995a) Laparoscopic preliminary surgery of ovarian malignancies. Experiences from 127 German gynecologic clinics. Geburtsh Frauenheilkd 55 (12): 687–694

Kindermann G, Maaßen V, Kuhn W (1995b) Laparoskopisches »Anoperieren« von ovariellen Malignomen. Geburtsh Frauenheilkd 12: 687–694

Kuhn W, Jänicke F, Pache L et al. (1993) Entwicklung in der Therapie des fortgeschrittenen Ovarialkarzinoms FIGO III. Geburtsh u Frauenheilk 53: 293–302

Kuhn W, Schmalfeldt B, Reuning U et al. (1999) Prognostic significance of urokinase (uPA) and ist inhibitor PAI-1 for survival in advanced ovarian carcinoma stage FIGO IIIc. Br J Cancer 79: 1746–1751

Le T, Leis A, Pahwa P, Wright K et al. (2003) Quality-of-life issues in patients with ovarian cancer and their caregivers: a review. Obstetr Gynecol Surv 58 (11): 749–758

Mais V, Ajossa S, Mallarini G et al. (2003) No recurrence of mature ovarian teratomas after laparoscopic cystectomy. Obstet Gynecol 101: 1168–1171

Markmann M, Hoskins WJ (eds) (1993) Cancer of the ovary. New York: Raven

Obeidat B, Latimer J (2004) Can optimal primary cytoreduction be predicted in advanced-stage epithelial ovarian cancer? Obstetr Gynecol Surv 59 (10): 709–711

Ozols RF, Bundy BN, Greer BE, Fowler JM, Clarke-Pearson D, Burger RA, Mannel RS, DeGeest K, Hartenbach EM, Baergen R (2003) Gynecologic Oncology Group. Phase III trial of carboplatin and paclitaxel compared with cisplatin and paclitaxel in patients with optimally resected stage III ovarian cancer: a Gynecologic Oncology Group study. J Clin Oncol 1; 21 (17): 3194–200

Parmar MK, Ledermann JA, Colombo N, du Bois A, Delaloye JF, Kristensen GB, Wheeler S, Swart AM, Qian W, Torri V, Floriani I, Jayson G, Lamont A, Trope C; ICON and AGO Collaborators (2003) Paclitaxel plus platinum-based chemotherapy versus conventional platinum-based chemotherapy in women with relapsed ovarian cancer: the ICON4/AGO-OVAR-2.2 trial. Lancet 21; 361 (9375): 2099–2106

Schilder JM, Thompson AM, DePriest PD et al. (2002) Outcome of reproductive age women with stage IA or ic invasive epithelial ovarian cancer treated with fertility-sparing therapy. Gynecol Oncol 87: 1–7

Sevin BU (1991) Operative Behandlung des Karzinoms der Ovarien und der Tuben. In: Zander J, Graeff H (Hrsg) Gynäkologische Operationen, Kirschnersche Operationslehre, Bd 9, 3. Aufl. Springer, Berlin Heidelberg New York, S 317–334

Sohn C, Krapfl-Gast AS, Schiesser M (1998) Sonographie in Gynäkologie und Geburtshilfe. In: Checklisten der Medizin. Stuttgart: Thieme: 177

Stegner HE (1994) Pathologie der weiblichen Genitalorgane II. In: Doerr, Seifert, Uehlinger (Hrsg) Spezielle pathologische Anatomie, Bd 20/II. Berlin Heidelberg New York: Springer

Thigpen J, Blessing JA, DeGeest K et al. (2004) Cisplatin as initial chemotherapy in ovarian carcinosarcomas: a gynecologic oncology group study. Obstetr Gynecol Surv 59 (8): 589–590

Trimbos JB, Parmar M, Vergote I, Guthrie D, Bolis G, Colombo N, Vermorken JB, Torri V, Mangioni C, Pecorelli S, Lissoni A, Swart AM (2003) International Collaborative Ovarian Neoplasm 1; European Organisation for Research and Treatment of Cancer Collaborators – adjuvant chemotherapy in Ovarian Neoplasm. International Collaborative Ovarian Neoplasm trial 1 and Adjuvant chemotherapy In Ovarian Neoplasm trial: two parallel randomized phase III trials of adjuvant chemotherapy in patients with early-stage ovarian carcinoma. J Natl Cancer Inst 15, 95 (2): 105–112

van der Burg M, van Lent M, Buyse M et al. (1995) The effect of debulking surgery after induction chemotherapy on the prognosis in advanced epithelial ovarian cancer. N Engl J Med 332: 629–634

## Gestationsbedingte Trophoblasterkrankungen (Blasenmole und Chorionkarzinom)

S. D. Costa

27.1	Einleitung – 437		27.5.3	Tumormarker – β-HCG – 440	
27.2	Epidemiologie – 437		27.5.4	Molekularbiologische Untersuchungen – 440	
27.3	Ätiologie – 438		27.6	Klassifikation und Stadieneinteilung – 441	
27.3.1	Blasenmole – 438		27.7	Therapie – 442	
27.3.2	Destruierende Blasenmole – 438		27.7.1	Primäre Therapie – 442	
27.3.3	Plazentanaher Trophoblasttumor – 438		27.7.2	Therapie des Rezidivs – 445	
27.3.4	Chorionkarzinom – 438		27.8	Prognose – 445	
27.4	Pathologie – 438		27.9	Nachsorge – 445	
27.4.1	Histologie – 438		27.9.1	Schwangerschaft nach GTE – 445	
27.5	Diagnostik – 439			Literatur – 445	
27.5.1	Symptome und klinische Untersuchung – 439				
27.5.2	Apparative Diagnostik – 439				

27.1 Einleitung

Definition

Die gestationsbedingten Trophoblasterkrankungen (GTE) umfassen eine zytogenetisch und klinisch heterogene Gruppe von Krankheitsbildern, die durch eine abnorme Proliferation des trophoblastischen Gewebes gekennzeichnet sind.

Die Tumoren entstehen durch **Proliferation von Anteilen fetalen Chorions**, der **Differenzierungsgrad** spannt sich von benigne bis hoch maligne. GTE sind durch eine ausgeprägte Chemosensitivität gekennzeichnet und gelten – zusammen mit den Hodentumoren und den akuten Leukämien – als die malignen Erkrankungen, die durch Chemotherapie heilbar sind.

> Dabei ist eine Heilung auch beim Rezidiv und disseminierter Erkrankung in hohem Maße möglich.

Aufgrund dieser Eigenschaften gelten GTE auch als interessantes Forschungsmodell zur **Entschlüsselung der Chemosensitivität**. Während die epidemiologischen, diagnostischen und therapeutischen Eckdaten in den letzten Jahren nahezu unverändert geblieben sind, erlangt diese Tumorentität eine immer größere Bedeutung in Bezug auf ihre molekularbiologischen Eigenschaften. Des Weiteren handelt es sich um »**transplantierte**« **Tumoren**, da das genetische Material ausschließlich väterlichen Ursprungs ist, sodass immunologische Aspekte ebenfalls von großer Bedeutung sind.

27.2 Epidemiologie

Die GTE sind die häufigsten Neoplasien in der Schwangerschaft. Die **Inzidenz** der Blasenmolen variiert weltweit zwischen 1:125 Schwangerschaften in Mexiko sowie Taiwan und 1:1500 in den USA. Sie ist allerdings insgesamt weltweit rückläufig, was man der Früherkennung (Ultraschall, routinemäßige histologische Untersuchung nach Abrasio) und den Behandlungserfolgen zuschreibt. Daten aus Deutschland sind wegen eines fehlenden Krebsregisters nicht verfügbar, dürften jedoch weitgehend den amerikanischen Zahlen entsprechen: An der Universitätsfrauenklinik Frankfurt/Main mit einer Geburtenzahl von 1200/Jahr und ca. 2000 gestörten Schwangerschaften bzw. Aborten werden jährlich ca. 5 Blasenmolen und 1–2 metastasierende GTE behandelt.

Die Inzidenz ist bei Frauen, die **jünger als 20 und älter als 40 Jahre** sind, höher, wobei das Malignitätsrisiko mit steigendem Alter zunimmt. Insgesamt 10–15 % der Patientinnen mit einer Blasenmole in der Anamnese entwickeln destruierende Blasenmolen. Der Anteil der Chorionkarzinome beträgt 2–5 % der GTE (2,46/100 000 Schwangerschaften), wobei die Hälfte von Blasenmolen ausgeht.

27.3 Ätiologie

27.3.1 Blasenmole

> **Definition**
>
> Die Blasenmole (hydatiforme Mole, Mola hydatiformis) tritt als partielle (Mola hydatiformis partialis) oder komplette (»klassische« Blasenmole, Mola hydatiformis) auf.

Die **partielle Blasenmole** ist meistens triploid (69XXY) oder seltener 69XXX und entsteht durch gleichzeitige Befruchtung einer defekten Eizelle mit 2 Spermatozoen (Dispermie).

Die **komplette Blasenmole** entsteht durch eine defekte Keimanlage mit Verlust des Zellkerns (damit Verlust des genetischen Materials der Mutter) und Verdopplung des eingedrungenen väterlichen Chromosomensatzes. Insgesamt 90 % der Blasenmolen sind 46XX-homozygot, entstanden durch die Verdopplung eines väterlichen X-Spermiengenoms. Die restlichen 10 % sind 46XY-heterozygot und bestehen aus je einem X- und einem Y-Spermiengenom, die in die Eizelle eingedrungen sind.

Der Konzeptus kann als **komplettes väterliches Transplantat** angesehen werden. Die Einzelheiten der mütterlichen Immuntoleranz und deren Rolle bei der Tumorentstehung sind nicht geklärt.

> **Risikofaktoren**
> - Blasenmole in der vorausgegangenen Schwangerschaft,
> - rassische und genetische Prädisposition,
> - Blutgruppenkonstellation (am häufigsten: Mutter mit Blutgruppe A, Vater mit Blutgruppe 0), dieser Faktor ist jedoch zunehmend umstritten,
> - Unterernährung,
> - Blutsverwandtschaft (epidemiologische Daten),
> - Virusinfektionen,
> - Schwermetallbelastungen,
> - Störungen im Vitamin-A-Stoffwechsel,
> - verlängerte Follikel- und verkürzte Sekretionsphasen gegen Ende der Geschlechtsreife sowie
> - langjährige Einnahme von Kontrazeptiva (Palmer et al. 1999).

27.3.2 Destruierende Blasenmole

Als **Entstehungsmodus** der destruierenden Blasenmole (invasive Blasenmole, Mola hydatiformis destruens, Chorioadenoma destruens) wird die Unfähigkeit des mütterlichen Organismus angesehen, die Proliferation des molig veränderten Trophoblasten zu begrenzen. Die physiologischen Vorgänge der Implantation persistieren, das Trophoblastgewebe durchdringt das Myometrium und erreicht ggf. auch extrauterine Gewebe (auch sog. Fernmetastasen, die meist reversibel sind).

27.3.3 Plazentanaher Trophoblasttumor

Diese Form der GTE ist **äußerst selten** (es existieren nur wenige Einzelfallberichte), und sie entsteht am Implantationsort der Plazenta. Der plazentanahe Trophoblasttumor ähnelt einer Endomyometritis, er infiltriert das Myometrium und kann eine hämatogene Aussaat bewirken.

27.3.4 Chorionkarzinom

Die **Ursache** des Chorionkarzinoms ist unbekannt. Es entsteht häufiger nach Molenschwangerschaften (50 % aller Chorionkarzinome entwickeln sich nach Blasenmolen), Aborten und Extrauteringraviditäten, tritt jedoch auch nach normalen Schwangerschaften bzw. Geburten auf. Der zeitliche Abstand zwischen Schwangerschaftsvorgängen und dem Entstehen eines Chorionkarzinoms ist meist kurz (Tage bis Wochen), kann aber ebenso Jahre betragen. Primäre extrauterine Chorionkarzinome (Ovar, Lunge, Magen, Pankreas, Harnblase, Niere) entstehen durch eine Trophoblastmetaplasie und werden den **Teratomen** zugeordnet.

27.4 Pathologie

Die meisten **Blasenmolen** sind makroskopisch erkennbar: Der Uterus ist durch eine große Masse traubenförmigen Gewebes mit deformierten Zotten, zentralen Ödemarealen und multiplen kleinen Bläschen ausgefüllt. Ein Embryo bzw. Fetus ist bei der partiellen Blasenmole immer vorhanden, wobei die meisten Schwangerschaften als Abort enden (in den seltenen Fällen ausgetragener Schwangerschaften sind die Kinder schwerst fehlgebildet). Bei der kompletten Blasenmole fehlt in den meisten Fällen der Embryo. 2/3 aller Abortiveier im engeren Sinne (»Windeier«, »blighted ovum«) weisen hydatiforme Degenerationen der Zotten auf und werden als Prodromalstadien der Blasenmole angesehen. **Chorionkarzinome** bestehen aus knotigen, hämorrhagisch durchsetzten, blau-violetten Tumoren.

27.4.1 Histologie

Blasenmole. Mikroskopisch besteht die Blasenmole aus ödematös aufgetriebenen, avaskulären Zotten mit minimaler Proliferation des Trophoblastgewebes (Synzytio- und Zytotrophoblastelemente). Die destruierende Blasenmole unterscheidet sich histologisch nur durch eine zunehmende **Trophoblastproliferation** und Invasion des Myometriums.

> Voraussetzung für die Diagnose einer Blasenmole ist der Nachweis von Myometriumanteilen bei der histologischen Aufarbeitung.

Plazentanaher Trophoblasttumor. Beim plazentanahen Trophoblasttumor infiltrieren Trophoblastzellen das Myometrium und die Blutgefäße. In diesen Zellen kann HPL (»human placental lactogen«) nachgewiesen werden, während HCG (»human chorionic gonadotropine«) nur von einigen Zellen produziert wird, sodass die β-HCG-Werte im Serum niedrig sind.

Chorionkarzinom. Beim Chorionkarzinom sind keine Zotten mehr nachweisbar, anaplastische Synzytio- und Zytotrophoblastanteile sind schichtförmig oder als Inseln vorhanden und von hämorrhagischem bzw. nekrotischem Gewebe umgeben.

> **Cave**
>
> Bei einer Kürettage muss das gesamte Gewebe histologisch aufgearbeitet werden, da das Abradat manchmal nur einzelne Chorionkarzinominseln enthalten kann.

Bewertung der histologischen Diagnostik bei GTE. Die histologische Diagnostik der GTE ist oftmals **problematisch**, und die Übereinstimmung unter Experten beträgt nur 30 %.

> Der histologische Typ bzw. das histologische Grading korrelieren nicht immer mit dem Krankheitsverlauf.

Ausbreitung. Die GTE befallen primär meist den Uterus, sehr selten die Tuben. Während die partielle und die komplette Blasenmole auf den Uterus beschränkt bleiben, infiltrieren der plazentanahe Tumor und die destruierende Blasenmole das Myometrium und können sich auf die umgebenden Organe im Becken ausbreiten und auch Fernmetastasen setzen. Das Chorionkarzinom metastasiert ausschließlich hämatogen in praktisch alle Organe, bevorzugt jedoch in Lunge, Gehirn, Leber, Pelvis, Vagina, Darm und Nieren.

27.5 Diagnostik

27.5.1 Symptome und klinische Untersuchung

Die klinischen Zeichen einer Blasenmole werden von der **Dauer der bestehenden Schwangerschaft** bestimmt.

> **Symptome**
> - uterine Blutungen im 1. Trimenon (90 % aller Blasenmolen),
> - weiche Vergrößerung des Uterus, insbesondere nach Ausstoßung einer Mole,
> - Rückbildungsstörungen des Uterus nach Abort,
> - uterine Blutung mit Abgang von vesikulärem Gewebe (80 % der Fälle),
> - weicher Uterus, größer als es der Schwangerschaftsdauer entspricht,
> - Ovarialzysten (Thekaluteinzysten), häufig beiderseits (15–30 % der Fälle),
> - typischerweise Emesis/Hyperemesis,
> - Präklampsiezeichen in der Frühgravidität (1. Trimenon und Anfang des 2. Trimenon),
> - pulmonale, hepatische oder zerebrale Symptome (Chorionkarzinom) sowie
> - Zeichen einer Hyperthyreose durch Thyreotropinproduktion des Blasenmolengewebes.

27.5.2 Apparative Diagnostik

Sonographie. Im Vordergrund der Diagnostik steht die Ultrasonographie. Typisch sind **»poröse« Plazentamuster** (»Schneegestöber«; ◘ Abb. 27.1 und 27.2), die allerdings vor der 10. Schwangerschaftswoche so klein sein können, dass sie einem ultrasonographischen Nachweis möglicherweise entgehen (10 % falschnegative Resultate). Die Fruchthöhle und die Frucht fehlen oder weisen bei partieller Blasenmole Anomalien auf (meist Wachstumsretardierung, Oligohydramnion und multiple Fehlbildungen; Jauniaux 1999).

> **Empfehlung**
>
> Bei der Ultraschalluntersuchung sollten auch das Becken (begleitende Ovarialzysten), die Leber und die Nieren (Metastasen) mit einbezogen werden.

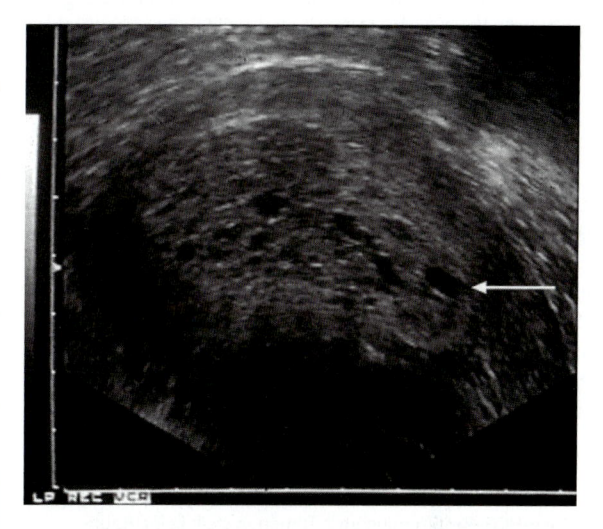

◘ **Abb. 27.1.** Vaginalsonographie einer destruierenden Blasenmole in der 12. Schwangerschaftswoche. Das Cavum uteri ist durch die molig veränderte Schwangerschaft ausgefüllt (»Schneegestöber«), ein Fetus ist nicht mehr erkennbar. Histologisch wurde eine destruierende Blasenmole diagnostiziert, ein Chorionkarzinom konnte ausgeschlossen werden

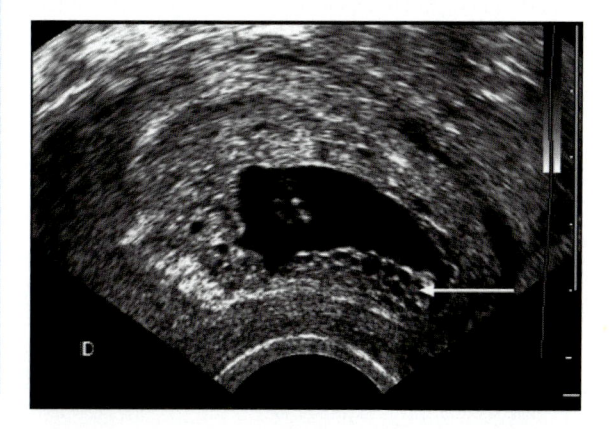

◘ **Abb. 27.2.** Vaginalsonographie einer Blasenmole in der 10. Schwangerschaftswoche. Der Pfeil deutet auf die aufgelockerte Dezidua mit Lakunen. Der Fetus ist bereits abgestorben

Histologische Diagnose, Kürettage, Hysteroskopie. Die Gewinnung des Gewebes für die histologische Diagnose erfolgt durch **Entleerung des Uterus** mittels Prostaglandin-Priming zur Erweichung der Zervix und anschließender Saugkürettage. Die Kürettage sollte möglichst vorsichtig von einem erfahrenen Arzt unter laufender Oxytozininfusion durchgeführt werden (**Perforationsgefahr**). **Blutkonserven** müssen gekreuzt vorhanden sein. Zur Beurteilung des Cavum uteri eignet sich die **Hysteroskopie**, die allerdings nur bei unklaren Befunden durchgeführt wird.

Staging-Diagnostik. Die **Ausdehnung der Erkrankung** wird durch Thoraxröntgenaufnahme, Ultraschall (Leber, Niere, kleines Becken) und Schädel-MRT sowie ggf. MRT des kleinen Beckens erfasst.

27.5.3 Tumormarker – β-HCG

Das β-HCG im Serum als Tumormarker nimmt eine ganz **besondere Stellung** in der Diagnostik der GTE ein.

> Der Verlauf der β-HCG-Werte korreliert derart präzise mit dem Tumorverhalten, dass Remissionen und Progressionen genau definiert werden können (Sensitivität nahezu 100 %; Ausnahme: plazentanaher Trophoblasttumor mit niedrigen β-HCG-Werten im Serum).

Das HCG wird **von proliferierenden Trophoblastzellen** synthetisiert. Für eine Blasenmole sprechen ungewöhnlich **hohe, persistierende β-HCG-Werte** wie in der Gravidität – v. a. nach der 12. Schwangerschaftswoche, wenn die HCG-Werte normalerweise abfallen. Während die β-HCG-Werte bei einer normalen Schwangerschaft nicht höher als 50 000–100 000 mIU/ml sind, betragen sie im Durchschnitt 200 000 mIU/ml bei Blasenmolen.

Empfehlung

Die β-HCG–Bestimmung im 2. Trimenon stellt keine Routineuntersuchung dar, wenn andere Verdachtsmomente fehlen. Folglich sollte sie durchgeführt werden, falls abnorme Ultraschallbefunde auf eine GTE hinweisen.

HCG-Bestimmungen **im Liquor** werden durchgeführt, sollten andere Untersuchungen einen Verdacht auf ZNS-Beteiligung ergeben haben (Bestimmung nicht notwendig bei eindeutigem Hinweis auf Metastasen, z. B. im Schädel-MRT). Das Verhältnis zwischen Serum- und Liquor-HCG beträgt normalerweise 70 : 1, ein geringeres Verhältnis spricht für eine ZNS-Metastasierung.

Niedrige, absinkende **HPL-Werte** können ebenfalls Zeichen einer Blasenmole sein. Allerdings wird HPL gegenwärtig nur selten bestimmt und hat insofern keine echte klinische Bedeutung mehr.

27.5.4 Molekularbiologische Untersuchungen

Die **Wachstumsregulation** der GTE unterliegt Mechanismen, die noch weitgehend unbekannt sind. Bedenkt man, dass die Schwangerschaft selbst im Rahmen der Implantation vorübergehend durch invasives Wachstum gekennzeichnet ist, das zu einem bestimmten Zeitpunkt gehemmt wird, könnte die Entschlüsselung dieses »**Stoppmechanismus**«, der offenbar bei einer destruierenden Mole gestört ist, zu wertvollen Hinweisen auf die Invasion maligner Tumoren führen. Möglich sind Vergleiche zwischen Entitäten, die sich untereinander durch einzelne Eigenschaften unterscheiden (z. B. einfache vs. destruierende Blasenmole – Unterschied: invasives Wachstum; destruierende Blasenmole vs. Chorionkarzinom – Unterschied: hämatogene Metastasierung). Einige Untersuchungen von Proliferations- bzw. Onkoproteinen sollen hier kurz Erwähnung finden.

PCNA (»proliferating cell nuclear antigen«). Das PCNA ist ein Protein, das sowohl die **Zellteilung** als auch **DNA-Reparationsvorgänge** regelt. Molykutty et al. (1998) haben die Expression von PCNA in Trophoblasten von 149 GTE und 96 normalen Plazenten untersucht. Eine signifikante Erhöhung der PCNA-positiven Zellen wurde in der Plazenta molarer Schwangerschaften nachgewiesen. Die **PCNA-Expression** korrelierte mit dem Regressionsgrad unter der Chemotherapie, nicht jedoch mit dem histologischen Grading. Diese Ergebnisse deuten auf eine Erhöhung von DNA-Reparationsvorgängen hin, wobei der Auslöser der DNA-Defekte unklar ist.

Telomerase. Eine Erhöhung der Telomeraseaktivität (Enzym, das an der DNA-Replikation an den Chromosomenenden beteiligt ist) wiesen Bae u. Kim (1999) in solchen GTE nach, aus denen sich **invasive Blasenmolen und Chorionkarzinome** entwickelten. Da in der normalen Plazenta keine Telomeraseaktivität nachweisbar war, könnte der Telomeraseaktivitätsnachweis einen prädiktiven Wert für die Malignisierungspotenz darstellen.

Verschiedene Proteine. Mehrere Arbeitsgruppen untersuchten **p53**, die p53-Effektorproteine **p21$^{WAF1/CIP1}$** und **mdm2** sowie den Cyclininhibitor **p57^{kip2}** bezüglich ihrer prognostische Relevanz bei GTE (Chilosi et al. 1998; Fulop et al. 1998; Cheung et al. 1998). p57 wird von mütterlichen Allelen exprimiert und fehlt dementsprechend, wenn nur väterliches genetisches Material vorhanden ist, z. B. bei kompletter Blasenmole. Die Expression von p57^{kip2} konnte in allen Plazenten von Spontanaborten und triploiden partiellen Molen nachgewiesen werden, war aber in kompletten Blasenmolen und Chorionkarzinomen aufgehoben – ein Hinweis auf den Verlust eines Inhibitors in fortgeschrittenen Stadien von GTE. Die Expressionen von p53, p21, mdm2 und Rb-Protein (Produkt des tumorsuprimierenden Retinoblastomgens) waren in kompletten Blasenmolen und Chorionkarzinomen erhöht. Dabei handelte es sich um nicht mutierte p53-Proteine (sog. Wildtyp), sodass eine Störung auf der Ebene der Expression anzunehmen ist.

> Die hier aufgeführten ersten Erkenntnisse zur Wachstumsregulation der GTE deuten darauf hin, dass in unklaren Fällen und bei sich entwickelnder Chemoresistenz die Bestimmung der Telomeraseaktivität und der p53-Expression zusätzliche Informationen zur Prognose liefern.
> Eine Unterscheidung zwischen partieller und kompletter Blasenmole kann durch eine p57-Bestimmung vorgenommen werden (Merchant et al. 2005).

27.6 Klassifikation und Stadieneinteilung

Klinische Einteilung der GTE. Für klinische Belange eignen sich Einteilungssysteme, die **anamnestische und klinische Parameter** enthalten, welche Voraussagen zum Krankheitsverlauf ermöglichen. In Tabelle 27.1 wird eine klinische Einteilung der gestationsbedingten Trophoblasterkrankungen dargestellt, welche von metastasierenden und nicht metastasierenden GTE ausgeht. Die nicht metastasierenden GTE können fast ausnahmslos durch Methotrexat oder Actinomycin-D geheilt werden.

Unter den metastasierenden GTE werden **2 Prognosegruppen** definiert, die sich bezüglich
- Krankheitsdauer (Abstand von der letzten Schwangerschaft),
- Lokalisation von Metastasen,
- HCG-Werten,
- vorausgegangener Chemotherapie sowie
- Art der vorausgegangenen Schwangerschaft (Abort oder ausgetragen)

unterscheiden. In der Gruppe IIB ist eine Resistenz gegenüber Monochemotherapien anzunehmen, sodass hier eine Polychemotherapie indiziert ist.

WHO-Einteilung der GTE nach Prognosefaktoren. Eine andere **Einteilung nach Prognosefaktoren** wurde am Charing Cross Hospital in London entwickelt und von der WHO mit kleinen Änderungen übernommen (Tabelle 27.2). Durch Addition der Punkte der einzelnen prognostischen Faktoren wird ein **individueller prognostischer Score** definiert. Gemäß der neuesten Empfehlung der WHO sollen folgende **Gruppen** gebildet werden:
- < 8: »low risk«;
- 8–12: »medium risk«;
- > 12: »high risk«.

Therapieversagen wurde bislang lediglich bei Patientinnen mit einem Score > 12 beobachtet.

Tabelle 27.1. Klinische Einteilung der gestationsbedingten Trophoblasterkrankungen (GTE)

Stadium	Klinische Parameter
I	Nicht metastasierende GTE
II	Metastasierende GTE
A	Low-risk-GTE < 4 Monate seit der letzten Schwangerschaft Keine ausgetragene Schwangerschaft vorangegangen β-HCG-Werte < 40 000 mIU/ml, im 24-h-Urin < 100 000 IU Keine Hirn- bzw. Lebermetastasen Keine vorausgegangene Chemotherapie
B	High-risk-GTE > 4 Monate seit der letzten Schwangerschaft Vorangegangene ausgetragene Schwangerschaft β-HCG-Werte > 40 000 mIU/ml, im 24-h-Urin > 100 000 IU Hirn- bzw. Lebermetastasen Vorausgegangene Chemotherapie

In der Erfassung der Prognosefaktoren richtet sich Bagshawe (1992) nach dem **Zeitintervall** und dem **Ausgang der vorangegangenen Schwangerschaft**. Diese 2 Faktoren korrelieren miteinander, da nach einem Abort bzw. nach einer ausgetragenen Schwangerschaft die größte zeitliche Verzögerung bis zur Diagnosestellung eintritt und dadurch eine Dissemination der Erkrankung wahrscheinlicher wird. Das kürzeste Zeitintervall zwischen Diagnose und Therapieanfang besteht erwartungsgemäß nach einer Blasenmole.

Da die **Tumorausbreitung** und die **Entstehung von Metastasen** nach einem recht gut definierten Muster vonstatten

Tabelle 27.2. WHO-Einteilung der GTE nach Prognosefaktoren. (Mod. nach Bagshawe 1992)

Prognosefaktoren	Punkte			
	0	1	2	6
Alter [Jahre]	≤ 39	> 39	–	–
Letzte Schwangerschaft	Blasenmole	Abort	Am Termin	–
Zeitintervall seit der letzten Schwangerschaft [Monate]	< 4	4–6	7–12	> 12
β-HCG im Serum [mIU/ml]	< 1000	1000–10 000	10 000–100 000	> 100 000
AB0-Blutgruppen (mütterlich/väterlich)	–	0/A A/0	B A/B	–
Größter Tumor [cm]	–	3–5	5	–
Metastasen [Lokalisation]	–	Milz, Nieren	Gastrointestinaltrakt, Leber	Gehirn
Anzahl Metastasen	–	1–4	4–8	8
Vorangegangene Chemotherapie	–	–	Monochemotherapie	Polychemotherapie

Score: < 8: low risk; 8–12: medium risk; > 12: high risk

Tabelle 27.3. Morphologische Charakteristika und Ausbreitung der GTE im Vergleich

GTE-Typ	Uterus	Myometrium-invasion	Hämangiosis	Fernmetastasen	β-HCG-Wert
Blasenmole	X				Hoch
Destruierende Blasenmole	X	X		(X)*	Hoch
Plazentanaher Trophoblasttumor	X	X	X	(X)*	Niedrig
Chorionkarzinom	X	X	X	X	Hoch

* = Fernmetastasen selten.

zu gehen scheinen – zuerst Invasion des Myometriums, dann Metastasen in der Vagina, der Milz, der Niere und der Lunge, erst spät im Gehirn und anderen Organen – spiegeln die Metastasierungsorte das Tumorstadium wider und werden im Score-System unterschiedlich gewichtet (Tabelle 27.3).

Die **Bedeutung der Blutgruppenzugehörigkeit** der Eltern ist umstritten, und auf ihre Erfassung kann im Zweifelsfall verzichtet werden. Die größte prognostische Relevanz liegt im **Ansprechen auf eine Chemotherapie**. Wenn bei der ersten Chemotherapie eine Resistenz entsteht, sind durch einen Therapiewechsel in 70 % der Fälle Heilungen zu erwarten (Newlands et al. 1998).

27.7 Therapie

27.7.1 Primäre Therapie

27.7.1.1 Blasenmole

Die Therapie der Blasenmole besteht in der **vollständigen Uterusentleerung** durch prostaglandininduzierte Ausstoßung und nachfolgender Aspirationskürettage. Je nach Größe des Uterus und nach hämodynamischer Ausgangssituation sollte präoperativ eine evtl. bestehende Anämie ausgeglichen werden, der Blutdruck im Normbereich liegen und 2 Einheiten Erythrozytenkonzentrate bereitgestellt werden. Während und 24 h nach der Aspirationskürettage wird Oxytozin intravenös verabreicht, um eine ausreichende Kontraktion des Uterus zu bewirken.

> **Cave**
>
> Eine seltene, aber gefürchtete Komplikation der Aspirationskürettage bei der Blasenmole ist die Perforation der Uteruswand. In solchen Fällen sollte unverzüglich eine Laparoskopie bzw. Laparotomie durchgeführt werden, um die Perforationsstelle und die Größe des Defekts festzustellen. In den meisten Fällen genügt es, Kontraktionsmittel (Oxytozin) zu verabreichen, sodass eine Hysterektomie nicht indiziert ist.

Bei **Perforationen bzw. Penetration des Myometriums** durch die Blasenmole kann bei persistierenden, hohen HCG-Werten eine konservative, uteruserhaltende Operation (Myometriumresektion) durchgeführt werden. In solchen Fällen ist der **Erhalt der Fertilität** möglich.

Die simultan bestehenden **Thekaluteinzysten** können auch nach Uterusentleerung entstehen bzw. an Größe zunehmen, bedürfen jedoch keiner spezifischen Therapie (Ausnahme: Komplikationen, wie Stieldrehung etc.).

Die **adjuvante Chemotherapie** mit Methotrexat ist bei der Blasenmole umstritten. In einer Studie konnten Rezidive durch Methotrexat bei 104 Patientinnen auf 3 % (n = 3) gesenkt werden, im Vergleich zu 9 % (n = 23) in der Kontrollgruppe. Eine andere Arbeitsgruppe erreichte zwar bei 420 Patientinnen eine Verminderung der Rezidivrate von 18 auf 7 %, ohne allerdings das Auftreten von metastatischen Trophoblasttumoren (22 %) und Chorionkarzinomen (1 bzw. 2 %) zu beeinflussen.

27.7.1.2 Destruierende Mole und Chorionkarzinom

Chemotherapie. Die Chemotherapie ist die Behandlung der Wahl der destruierenden Molen und Chorionkarzinome – wobei mit Methotrexat, Actinomycin-D und Etoposid spezifische und sehr wirksame Einzelsubstanzen zur Verfügung stehen. Die Chemotherapie richtet sich im Einzelfall nach den in Tabelle 27.2 aufgeführten Risikomerkmalen.

> **Empfehlung**
>
> Prinzipiell werden die destruierende Blasenmole sowie nicht metastasierende und Low-risk-Chorionkarzinome primär mit Methotrexat (und optional Folinsäure), Actinomycin-D oder Etoposid (Matsui et al. 1998) behandelt, während metastasierende High-risk-Chorionkarzinome entweder mit hoch dosiertem Methotrexat und Folinsäure (Leucovorin) oder mit Polychemotherapie nach dem EMA-CO-Schema (Etoposid, Methotrexat, Actinomycin-D – Cyclophospahmid, Oncovorin = Vincristin; Abb. 27.3) behandelt werden.

Bei **Chemoresistenz und/oder Unverträglichkeit** unter Methotrexat (v. a. Hepatotoxizität) sollte ein Wechsel auf eine Polychemotherapie wie bei High-risk-Chorionkarzinomen vorgenommen werden. Die **Anzahl der Therapiezyklen** richtet sich nach der β-HCG-Konzentration im Serum. Die meisten Autoren führen die Chemotherapie so lange durch, bis die β-HCG-Werte unter der Therapie während 8–12 Wochen negativ bleiben (d. h. bei Negativwerten werden noch etwa 2–3 Zyklen zur Stabilisierung des Therapieeffekts verabreicht). Die **Behandlungsergebnisse** sind in Tabelle 27.4 dargestellt.

Operative Therapie. Die Operation ist bei der Behandlung der GTE nur selten indiziert und darf nie am Anfang einer Therapie stehen – ausgenommen Uterusentleerung mittels Küretta-

27.7 · Therapie

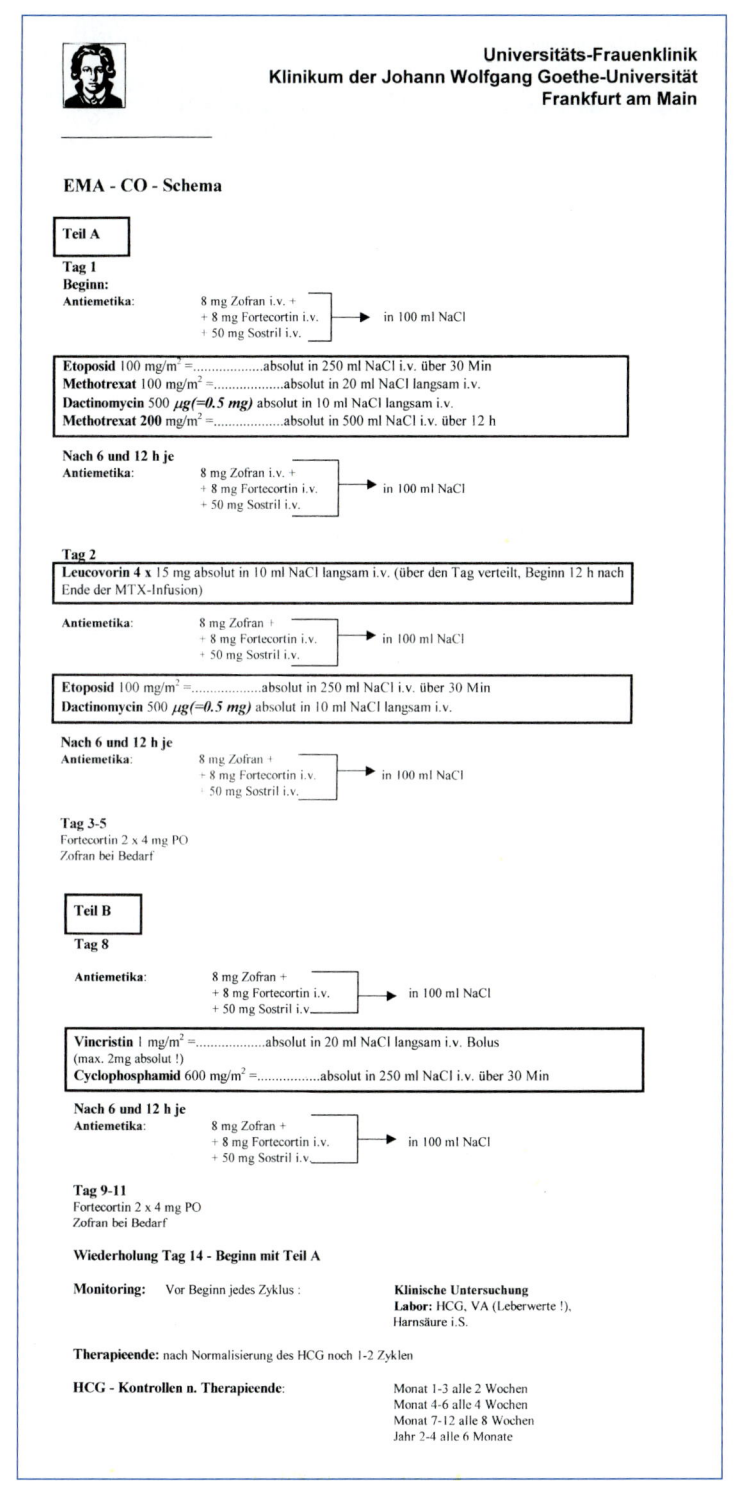

Abb. 27.3. EMA-CO-Schema der Frankfurter Universitäts-Frauenklinik

Universitäts-Frauenklinik
Klinikum der Johann Wolfgang Goethe-Universität
Frankfurt am Main

EMA - CO - Schema

Teil A

Tag 1
Beginn:
Antiemetika: 8 mg Zofran i.v. + 8 mg Fortecortin i.v. + 50 mg Sostril i.v. → in 100 ml NaCl

Etoposid 100 mg/m² = ... absolut in 250 ml NaCl i.v. über 30 Min
Methotrexat 100 mg/m² = ... absolut in 20 ml NaCl langsam i.v.
Dactinomycin 500 µg (=0.5 mg) absolut in 10 ml NaCl langsam i.v.
Methotrexat 200 mg/m² = ... absolut in 500 ml NaCl i.v. über 12 h

Nach 6 und 12 h je
Antiemetika: 8 mg Zofran i.v. + 8 mg Fortecortin i.v. + 50 mg Sostril i.v. → in 100 ml NaCl

Tag 2
Leucovorin 4 x 15 mg absolut in 10 ml NaCl langsam i.v. (über den Tag verteilt, Beginn 12 h nach Ende der MTX-Infusion)

Antiemetika: 8 mg Zofran + 8 mg Fortecortin i.v. + 50 mg Sostril i.v. → in 100 ml NaCl

Etoposid 100 mg/m² = ... absolut in 250 ml NaCl i.v. über 30 Min
Dactinomycin 500 µg (=0.5 mg) absolut in 10 ml NaCl langsam i.v.

Nach 6 und 12 h je
Antiemetika: 8 mg Zofran + 8 mg Fortecortin i.v. + 50 mg Sostril i.v. → in 100 ml NaCl

Tag 3-5
Fortecortin 2 x 4 mg PO
Zofran bei Bedarf

Teil B

Tag 8
Antiemetika: 8 mg Zofran + 8 mg Fortecortin i.v. + 50 mg Sostril i.v. → in 100 ml NaCl

Vincristin 1 mg/m² = ... absolut in 20 ml NaCl langsam i.v. Bolus (max. 2mg absolut !)
Cyclophosphamid 600 mg/m² = ... absolut in 250 ml NaCl i.v. über 30 Min

Nach 6 und 12 h je
Antiemetika: 8 mg Zofran + 8 mg Fortecortin i.v. + 50 mg Sostril i.v. → in 100 ml NaCl

Tag 9-11
Fortecortin 2 x 4 mg PO
Zofran bei Bedarf

Wiederholung Tag 14 - Beginn mit Teil A

Monitoring: Vor Beginn jedes Zyklus: Klinische Untersuchung
Labor: HCG, VA (Leberwerte !), Harnsäure i.S.

Therapieende: nach Normalisierung des HCG noch 1-2 Zyklen

HCG - Kontrollen n. Therapieende:
Monat 1-3 alle 2 Wochen
Monat 4-6 alle 4 Wochen
Monat 7-12 alle 8 Wochen
Jahr 2-4 alle 6 Monate

---

ge. Bei Vorliegen von Metastasen ist eine Operation sogar kontraindiziert. Indikationen für die Hysterektomie sind:
- plazentanaher Pseudotumor (schlechtes Ansprechen auf Chemotherapie),
- nicht metastasierende, chemotherapieresistente Blasenmolen und Chorionkarzinome sowie
- therapierefraktäre uterine Blutungen bei Uterusbefall.

Eine operative Entfernung kann bei isolierten, therapieresistenten Leber- oder Hirnmetastasen indiziert sein.

Strahlentherapie. Bei zerebralen Metastasen eines Chorionkarzinoms ist die Strahlentherapie (Ganzhirnbestrahlung mit 30–50 Gy) indiziert.

◻ **Tabelle 27.4.** Behandlungsergebnisse mit Chemotherapie bei GTE (alle Stadien)

Quelle	Therapieplan	Anzahl Patientinnen	Therapieresultate [%] (Anzahl Patientinnen)		
			CR	PR	PD
Smith et al. (1982)	Methotrexat*-Monotherapie	39 H: destruierende Mole + Chorionkarzinom	92 (36)	8 (3)	–
	Methotrexat* + Kalziumfolinat**	29 H: destruierende Mole + Chorionkarzinom	72,5 (21)	27,5 (8)	–
Wong et al. (1985)	Methotrexat*-Monotherapie	33 H: destruierende Mole + Chorionkarzinom	75,8 (25)	18,1 (6)	–
	Methotrexat* + Kalziumfolinat**	68 H: destruierende Mole + Chorionkarzinom	83,9 (52)	11,8 (8)	–
Bagshawe et al. (1989)	Methotrexat* + Folinsäure**	348 H: Chorionkarzinom 13 (Rezidiv nach Methotrexat) H: Chorionkarzinom	96 (335) 92 (12)	– –	4 (13 Rezidive) 8
Newlands et al. (1986)	EMA-CO*** (+ Hydroxyurea)	76 (keine Patientin mit Chemotherapie vorbehandelt) H: Chorionkarzinom	96 (73)		4 (3)
	EMA-CO***	56 (27 nicht mit Chemotherapie vorbehandelt) H: Chorionkarzinom	84 (47)		16 (3)
Azab et al. (1989)	Vinblastin + Bleomycin + Cisplatin	8 (nicht mit Chemotherapie vorbehandelt) H: Chorionkarzinom (7), destruierende Blasenmole (1)	50 (4)	37 (3)	13 (1)
Theodore et al. (1989)	Actinomycin-D + Etoposid + Cisplatin	22 (14 nicht mit Chemotherapie vorbehandelt) H: Chorionkarzinom	86 (19)	4 (1)	10 (2)
Soper et al. 1994	EMA-CO***	22 (16 nicht mit Chemotherapie vorbehandelt) H: Chorionkarzinom	77 (17)	14 (3)	9 (2)
Matsui et al. (1998)	Methotrexat*-Monotherapie	247 (keine Patientin mit Chemotherapie vorbehandelt) H: Low-risk-GTE	73	–	–
	Methotrexat* + Folinsäure**		60		
	Actinomycin-D-Monotherapie		84		
	Etoposid-Monotherapie		90		

CR = komplette Remission; PR = partielle Remission; PD = Progression; H = Histologie;
* = In den älteren Publikationen wird Methotrexat in der Dosierung 0,4–1 mg/kg i. m. verabreicht, neueren Arbeiten zufolge und aus Erfahrung stellt die Gabe von Methotrexat 30 mg absolut i. v. von Tag 1–5 alle 2 Wochen einen gleichwertigen Therapieansatz dar;
** = Folinsäure (Leucovorin) wird von einigen Autoren in der Dosierung 0,1 mg/kg i. m. verabreicht, um die methotrexatbedingte Toxizität zu begrenzen – wenn Folinsäure gegeben wird, sollte dies alternierend mit Methotrexat erfolgen: Methotrexat 1 mg/kg i. m. an Tag 1, 3, 5, 7 und Calciumfolinat 0,1 mg/kg i. m. an Tag 2, 4, 6, 8, Wiederholung an Tag 14 (7 Tage Therapiepause);
*** = EMA-CO-Schema nach Newlands et al. (1998; Charing Cross Hospital, Middlesex, Großbritannien) mit der supportiven Therapie der Universitätsfrauenklinik Frankfurt am Main (s. ◻ Abb. 27.3)

27.7.2 Therapie des Rezidivs

Tritt eine **Chemoresistenz nach primärer Polychemotherapie** auf, verschlechtert sich die Prognose deutlich. Die erneute Behandlung (»salvage-therapy«) muss individualisiert erfolgen und richtet sich nach der Vortherapie. Bei primär fortgeschrittenen GTE (metastasierende High-risk-GTE) erzielt man die besten Resultate durch eine **alternierende Kombinationstherapie** mit **Etoposid, Methotrexat, Actinomycin-D bzw. Cyclophosphamid und Vincristin** (EMA-CO-Schema, ◘ Abb. 27.3). Durch diese Primärtherapie werden in 84–91 % Dauerheilungen erreicht. Dieses Schema wird auch bei **Therapieresistenz gegenüber Monotherapien** mit Methotrexat oder Actinomycin-D bei Low-risk-GTE eingesetzt. In über 70 % der Fälle werden Dauerheilungen erzielt.

Bei **Versagen der Therapien** nach dem EMA-CO-Schema können noch in 50 % der Fälle komplette Remissionen mit
- Cisplatin, Vinblastin und Bleomycin,
- Actinomycin-D, Etoposid und Cisplatin oder
- Etoposid, Ifosfamid und Cisplatin

erzielt werden.

27.8 Prognose

Die Prognose der GTE richtet sich nach den von Bagshawe (1992) aufgeführten Faktoren (◘ Tabelle 27.2). Die **Heilungsrate** (Gesamtüberleben) beträgt für alle Blasenmolen (einschließlich der invasiven Blasenmole) 100 %. Die 5-Jahres-Überlebensrate beim Chorionkarzinom liegt für nicht metastasierende Fälle bei etwa 80 % und für metastasierende bei ungefähr 70 %.

> Eine Besonderheit dieser Erkrankungen liegt darin, dass auch bei metastasierenden, vorbehandelten Fällen Dauerheilungen erzielt werden können.

Das Risiko für das **Entstehen sekundärer Malignome** nach Polychemotherapie (EMA-CO-Schema) wird von Newlands et al. (1998) mit 1–2 % angegeben, da von 272 behandelten Patientinnen 2 eine akute myeloische Leukämie, 2 ein Zervixkarzinom und eine ein Magenkarzinom entwickelten.

27.9 Nachsorge

Angesichts der **hervorragenden Therapieerfolge auch bei Rezidiven** erlangen regelmäßige Nachuntersuchungen bei allen GTE eine besondere Bedeutung. Die Mehrzahl der Rezidive tritt in den ersten 6 Monaten auf. Es sollten regelmäßige β-HCG-Kontrollen, zuerst in 2- bis 3-wöchentlichen Intervallen und dann monatlich, für mindestens ein Jahr durchgeführt werden, weil das Risiko einer Revitalisierung von Trophoblastzellen bzw. einer Malignisierung besteht. Jede Erhöhung der β-HCG-Werte legt den Verdacht auf ein Rezidiv oder auf ein Malignom nahe und sollte wie bei einer invasiven Mole bzw. beim Chorionkarzinom behandelt werden. Im Fall einer Blasenmole scheint die Normalisierung der β-HCG-Konzentration im Serum ausreichend zu sein, um Rezidive auszuschließen (Batorfi et al. 2004; Lavie et al. 2005).

> Mindestens 1 Jahr lang sollten nach GTE Ovulationshemmer eingenommen werden, um eine Schwangerschaft mit HCG-Anstieg zu vermeiden.

Beim Chorionkarzinom sollte außer der β-HCG-Kontrolle im 1. Jahr auch eine Thoraxröntgenuntersuchung durchgeführt werden. β-HCG-Werte < 3 mIU/ml gelten als negativ, wobei kleine Herde mit < 100 000 Zellen durch die verfügbaren RIA-Kits nicht erfasst werden (die HCG-Produktion durch diese Herde führt nicht zu höheren, d. h. messbaren β-HCG-Konzentrationen).

Nachsorgeschema des US-amerikanischen National Cancer Institute

- Nach Normalisierung der β-HCG-Werte
  - vom 1.–3. Monat:
    β-HCG-Kontrollen alle 2 Wochen;
  - vom 3.–6. Monat:
    β-HCG-Kontrollen alle 4 Wochen;
  - vom 6.–12. Monat:
    β-HCG-Kontrollen alle 2 Monate;
  - ab dem 36. Monat:
    β-HCG-Kontrollen alle 6 Monate.
- Klinische Untersuchungen sollten bei jeder Auffälligkeit und routinemäßig alle 3 Monate in den ersten 2 Jahren, danach halbjährlich vorgenommen werden.
- Einmal jährlich ist eine Röntgenuntersuchung des Thorax durchzuführen, um evtl. eine pulmonale Metastasierung vor der klinischen Manifestation nachzuweisen.

27.9.1 Schwangerschaft nach GTE

Nach erfolgreicher Behandlung einer Blasenmole bestehen nach einem unauffälligen Kontrollverlauf von ca. 1 Jahr **keine Bedenken gegen eine Gravidität**. Dabei beträgt das Wiederholungsrisiko etwa 1–2 % nach einer Blasenmole und 28 %, nachdem bereits 2 Blasenmolen aufgetreten sind. Beim **Chorionkarzinom** empfehlen die meisten Autoren eine Rezidivfreiheit ohne Chemotherapie von 2–3 Jahren, bevor eine erneute Schwangerschaft angestrebt wird.

Die **Fertilität** wird weder durch die Erkrankung selbst noch durch die systemische Therapie beeinträchtigt (Woolas et al. 1998). **Kindliche Fehlbildungen** nach vorausgegangener Chemotherapie sind zwar nicht bekannt, können jedoch nicht mit Sicherheit ausgeschlossen werden.

Orale Kontrazeptiva sollten gegenüber den Intrauterinpessaren bei der Empfängnisverhütung nach GTE bevorzugt werden. Der Beginn der oralen Kontrazeption sollte erst nach Normalisierung der β-HCG-Werte erfolgen, da ansonsten ein leicht erhöhtes Rezidivrisiko besteht.

Literatur

Azab M, Droz JP, Theodore C et al. (1989) Cisplatin, vinblastine, and bleomycin combination in the treatment of resistant high-risk gestational trophoblastic tumors. Cancer 64: 1829–1818

Bae SN, Kim SJ (1999) Telomerase activity in complete hydatidiform mole. Am J Obstet Gynecol 180 (2): 328–333

Bagshawe KD (1992) Trophoblastic tumors: diagnostic methods, epidemiology, clinical features and management. In: Coppleson M (ed) Gynecologic oncology. Edinburgh, London, Melbourne, New York, Tokyo: Churchill Livingstone: 1027–1043

Bagshawe KD, Dent J, Newlands ES, Begent RHJ, Rustin GJS (1989) The role of low-dose methotrexate and folinic acid in gestational trophoblastic tumours (GTT). Br J Obstet Gynecol 96: 795–802

Batorfi J Vegh G, Szepesi J et al. (2004) How long should patients be followed after molar pregnancy? Analysis of serum hCG follow-up data. Eur J Obstet Gynecol 112: 95–97

Cheung AN, Shen DH, Khoo US et al. (1998) p21WAF/CIP1 expression in gestational trophoblastic disease: correlation with clinicopathological parameters, and Ki67 and p53 gene expression. J Clin Pathol 51 (2): 159–162

Chilosi M, Piazzola E, Lestani M et al. (1998) Differential expression of p57^{kip2}, a maternally imprinted cdk inhibitor, in normal human placenta and gestational trophoblastic disease. Lab Invest 78 (3): 269–276

Fulop V, Mok SC, Genest DR et al. (1998) p53, p21, Rb and mdm2 oncoproteins. Expression in normal placenta, partial and complete mole, and choriocarcinoma. J Reprod Med 43 (2): 119–127

Jauniaux E (1999) Partial moles: from postnatal to prenatal diagnosis. Placenta 20 (5–6): 379–388

Lavi I, Rao GG, Castrillon DH, Miller DS, Schorge JO (2005) Duration of human chorionic gonadotropin surveillance for parial hydatidiform moles. Am J Obstet Gynecol 192 (5): 1362–1364

Matsui H, Iitsuka Y, Seki K et al. (1998) Comparison of chemotherapies with methotrexate, VP-16 and actinomycin-D in low-risk gestational trophoblastic disease. Remission rates and drug toxicities. Gynecol Obstet Invest 46 (1): 5–8

Merchant SH, Amin MB, Viswanatha DS, Malhotra RK, Moehlenkap C, Joste NE (2005) p57^{kip2} immunohistochemistry in early molar pregnancies: emphasis on its complementary role in the differential diagnosis of hydropic abortuses. Hum Pathol 36 (2): 180–186

Molykutty J, Rajalekshmy TN, Balaraman NM et al. (1998) Proliferating cell nuclear antigen (PCNA) expression in gestational trophoblastic disease (GTD). Neoplasma 45 (5): 301–304

Newlands ES, Bagshawe KD, Begent RHJ et al. (1986) Developments in chemotherapy for medium- and high-risk patients with gestational trophoblastic tumours (1979–1984). Br J Obstet Gynecol 93: 63–69

Newlands ES, Bower M, Holden L et al. (1998) Management of resistant gestational trophoblastic tumors. J Reprod Med 43 (2): 111–118

Palmer JR, Drscoll SG, Rosenberg L et al. (1999) Oral contraceptive use and risk of gestational trophoblastic tumors. J Natl Cancer Inst 91 (7): 635–640

Smith EB, Weed JC, Tyrey L, Hammond CB (1982) Treatment of nonmetastatic gestational trophoblastic disease: results of methotrexate alone versus methotrexate-folinic acid. Am J Obstet Gynecol 144: 88–92

Soper JT, Evans AC, Clarke-Pearson DL et al (1994) Alternating weekly chemotherapy with etoposide-methotrexate-dactinomycin/cyclophosphamide-vincristine for high-risk gestational trophoblastic disease. Obstet Gynecol 83 (1): 113–117

Theodore C, Azab M, Droz JP et al. (1989) Treatment of high-risk gestational trophoblastic disease with chemotherapy combinations containing cisplatin and etoposide. Cancer 64: 1824–1828

Wong LC, Choo YC, Ma HK (1985) Methotrexate with citrovorum factor rescue in gestational trophoblastic disease. Am J Obstet Gynecol 152: 59–62

Woolas RP, Bower M, Newlands ES et al. (1998) Influence of chemotherapy for gestational trophoblastic disease on pregnancy outcome. Br J Obstet Gynecol 105 (9): 1032–1035

Malignome in der Schwangerschaft

A. Scharl, A. Ahr und U.-J. Göhring

28.1	Allgemeines – 447		28.5	Endometriumkarzinom – 455
28.2	Therapiemodalitäten während der Schwangerschaft – 448		28.6	Vulvakarzinom – 455
28.2.1	Operation – 448		28.7	Ovarialtumoren – 455
28.2.2	Chemotherapie – 448		28.7.1	Epidemiologie – 455
28.2.3	Strahlentherapie – 449		28.7.2	Histologie – 455
28.3	Mammakarzinom – 450		28.7.3	Diagnose – 455
28.3.1	Epidemiologie – 450		28.7.4	Therapie – 455
28.3.2	Diagnostik – 450		28.7.5	Prognose – 456
28.3.3	Stadieneinteilung – 451		28.8	Gastrointestinale Karzinome – 456
28.3.4	Therapie – 451		28.8.1	Magenkarzinom – 456
28.3.5	Stillen – 452		28.8.2	Kolorektales Karzinom – 456
28.3.6	Direkte Folgen des Mammakarzinoms für den Feten – 453		28.9	Urologische Malignome – 457
28.3.7	Schwangerschaft nach Mammakarzinom – 453		28.10	Schilddrüsenkarzinom – 457
28.4	Zervixkarzinom – 453		28.11	Malignes Melanom – 457
28.4.1	Epidemiologie – 453		28.12	Hämatologische Malignome – 458
28.4.2	Diagnostik – 453		28.12.1	Maligne Lymphome – 458
28.4.3	Histologie, Stadieneinteilung und Prognose – 453		28.12.2	Leukämie – 459
28.4.4	Therapie – 453		28.13	Metastasierung in Plazenta und Fetus – 460
28.4.5	Geburtsleitung – 454			Literatur – 460

28.1 Allgemeines

Krebserkrankungen während der Schwangerschaft sind selten und komplizieren etwa **1 von 1000 Lebendgeburten**. Eine Schwangerschaft erhöht nicht das Risiko für das Auftreten eines Malignoms.

Die **Inzidenz** spezifischer Malignome während der Schwangerschaft entspricht derjenigen nicht schwangerer Frauen vergleichbaren Alters. Die Krebsinzidenz steigt allgemein mit zunehmendem Lebensalter. Daher ist aufgrund der zur Zeit zu beobachtenden Tendenz zur Verschiebung von Schwangerschaften in das 3. und 4. Lebensjahrzehnt mit einer Zunahme der Häufigkeit von Karzinomdiagnosen während der Schwangerschaft und Stillzeit zu rechnen.

Die häufigsten während der Schwangerschaft beobachteten bösartigen Erkrankungen
- Karzinome der Brust,
- Karzinome der Zervix,
- Karzinome der Schilddrüse,
- Karzinome des Gastrointestinaltrakts,
- Karzinome des Ovars,
- Melanome und
- hämatologische Neoplasien (Lymphome, Leukämien).

Spezifische Problematik. Malignome in der Schwangerschaft stellen den behandelnden Arzt vor ein sehr komplexes Problem. Die Entscheidung darüber, die Behandlung während der Schwangerschaft durchzuführen, die Schwangerschaft vorzeitig zu beenden oder die gesamte oder Teile der Therapie bis nach der Geburt des Kindes zu verschieben, berührt neben medizinischen Überlegungen auch emotionale, religiöse, soziale und moralische Aspekte der Schwangeren und ihrer Familie. Die von den meisten schwangeren Krebspatientinnen geäußerte Hauptsorge ist es, »lange genug zu leben, um das Kind aufwachsen zu sehen«.

> Neben der schwierigen Aufgabe, eine junge Frau mit Krebserkrankung zu behandeln, muss auch Rücksicht auf die Schwangerschaft genommen werden, mit dem Ziel eines optimalen Verlaufs und der Geburt eines gesunden Neugeborenen.

Zwei grundlegende **Aspekte** müssen beachtet werden:
1. Einfluss der Krebserkrankung und ihrer Behandlung auf die Schwangerschaft;
2. Einfluss der Schwangerschaft auf Behandlung und Prognose des Malignoms.

Wie auch außerhalb der Schwangerschaft, stellen Operation, Strahlentherapie und Chemo-/Hormontherapie die wesentlichen Standbeine eines **onkologischen Therapiekonzepts** dar.

28.2 Therapiemodalitäten während der Schwangerschaft

28.2.1 Operation

Für die **Operationsplanung** müssen das Schwangerschaftsalter, die Art der Anästhesie, die geplanten organspezifischen operativen Manipulationen und Erfordernisse sowie ihre anatomischen, endokrinologischen und systemischen Einflüsse auf die Schwangerschaft Berücksichtigung finden. Nach Möglichkeit sollten die operativen Eingriffe im **2. Trimenon** erfolgen, da

- die Rate spontaner Aborte gegenüber dem 1. Trimenon deutlich geringer ist,
- die Exposition des Embryos gegenüber den für die Narkose verwendeten Medikamenten vermieden wird, auch wenn es keinen sicheren Anhalt dafür gibt, dass eine Narkose während der Schwangerschaft ein erhöhtes teratogenetisches Risiko darstellt (Czeizel et al. 1998),
- für intraabdominale Eingriffe der Uterus immer noch relativ klein und auf das kleine Becken beschränkt ist und
- das Risiko geringer ist, in Fällen von Adnextumoren funktionelle Veränderungen mit echten Tumoren zu verwechseln und unnötig zu operieren oder durch die Entfernung funktioneller Zysten wegen des vorzeitigen Entzugs von ovariellen Hormonen Aborte auszulösen.

Im **3. Trimenon** muss berücksichtigt werden, dass die intestinale Passage, insbesondere die Magenentleerung, durch den Platzbedarf des Uterus mit möglicher Einengung von Pylorus und Magen sowie aufgrund der muskelrelaxierenden Wirkung von Progesteron verzögert ist. Daher sollten alle Schwangeren zumindest in der 2. Hälfte der Schwangerschaft als nicht nüchtern betrachtet und für die Anästhesie entsprechende Vorsichtsmaßnahmen zur **Verminderung des Aspirationsrisikos** getroffen werden.

Darüber hinaus kann der vergrößerte Uterus in Rückenlage ein **Vena-cava-Syndrom** auslösen, mit Verminderung des Blutrückflusses zum Herzen, der Herzpumpleistung und der Plazentadurchblutung. Daher sollten Frauen mit fortgeschrittener Schwangerschaft in **Linksschräglage** gelagert werden.

Entgegen den Ergebnissen mancher Tierversuche konnten bisher beim Menschen keine Hinweise dafür gefunden werden, dass eine **Narkose** während der Schwangerschaft ein teratogenes Risiko darstellt. Auch die **Abortrate** scheint nicht erhöht. Die bei Frauen mit operativen Eingriffen während der Schwangerschaft beobachtete erhöhte Rate an **Früh- und Mangelgeburten** wird eher auf die der Operationsindikation zugrunde liegende Störung als auf die Narkose selbst zurückgeführt (Czeizel et al. 1998). Sofern die Indikation zur Operation während der Schwangerschaft besteht, sollte sich die Auswahl des Narkoseverfahrens und der dafür verwendeten Medikamente nach den Erfordernissen des operativen Eingriffs richten.

28.2.2 Chemotherapie

Es gibt **keine großen prospektiven Studien** zur Chemotherapie während der Schwangerschaft. Das gegenwärtige Wissen basiert daher größtenteils auf kleinen retrospektiven Analysen und Fallberichten. Eine ausführliche Übersicht bietet die Arbeit von Cardonick u. Iacobucci (2004).

28.2.2.1 Pathophysiologie

Die physiologischen Veränderungen während der Schwangerschaft beeinflussen **Dosierung und Toxizität** der Chemotherapeutika. Die Zunahme des renalen Blutflusses und der Filtrationsrate könnte die **renale Exkretion** der Substanzen beschleunigen. Die Amnionflüssigkeit könnte als »third space« agieren und evtl. die Toxizität durch **Verlangsamung der Elimination** erhöhen. Die physiologische Zunahme des Flüssigkeitsvolumens kann das **Verteilungsvolumen** der Substanzen verändern.

Eine **beschleunigte Ausscheidung** während der Schwangerschaft kann zu einer Verminderung des »area under the curve« und damit zu einer relativen Unterdosierung führen, andererseits kann das veränderte Verteilungsvolumen und evtl. eine beeinträchtigte Leberfunktion zu einer verzögerten Ausscheidung und erhöhter Toxizität führen. Die **Effekte auf den Fetus** hängen von den verabreichten Substanzen, dem Schwangerschaftsalter und der Dosierung ab.

Nahezu alle chemotherapeutischen Substanzen passieren die Plazenta, und für fast alle wurde in Tierversuchen **teratogene und mutagene Potenz** nachgewiesen. Ihr Einsatz während der Schwangerschaft kann beim Feten zu

- Fehlbildungen,
- Wachstumsretardierung,
- Aborten,
- intrauterinem Fruchttod und
- Organtoxizität (z. B. Myelotoxizität, Kardiotoxizität)

führen. Unterschieden werden muss zwischen dem direkten teratogenen und mutagenen Effekt der Zytostatika und den indirekten Folgen der mütterlichen Toxizität – wie Neutropenie, Infekte, Thrombozytopenie oder Kardiotoxizität.

Antimetaboliten, wie 5-Fluorouracil und Methotrexat, sowie **Alkylanzien**, wie Cyclophosphamid, gelten als hoch teratogen, dagegen wird das teratogene Potenzial von Vincaalkaloiden oder Doxorubicin als gering eingeschätzt (Cardonick u. Iacobucci 2004; Germann et al. 2004).

Über den Einsatz von Taxanen in der Schwangerschaft gibt es wenig Erfahrungen, diese allerdngs sprechen bisher nicht für ernsthafte Probleme (Gaducci et al. 2003; Mendez et al. 2003). Wgen des einzigartigen Wirkungsmechanismus der Taxane ist aber Zurückhaltung geboten, bis mehr Erfahrungen vorliegen: Taxane wirken auf die Mikrotubuli. Diese sind nicht nur bei der Zellteilung wichtig, sondern haben intrazelluläre und interzelluläre Funktionen.

28.2.2.2 1.–3. Trimenon

> Die kritischste Phase ist das 1. Trimenon, die Phase der Organogenese.

Tierversuche zeigten eine hohe Wahrscheinlichkeit für eine Schädigung, lassen aber nicht notwendigerweise auf die Situation beim Menschen schließen. Die Blastozyste in den ersten 2 Lebenswochen ist resistent gegen Teratogene. Falls sie durch die Zytostatika nicht abgetötet wird, muss nicht mit resultierenden Fehlbildungen gerechnet werden. In der **3.–8. Woche** der intrauterinen Entwicklung liegt die **Periode der stärksten Verwundbarkeit** gegenüber teratogenen Noxen. Mit Ausnahme von

Hirn und Gonaden ist die Organogenese nach der 11. Woche post conceptionem abgeschlossen.

Wird **in der frühen Gestationsphase** ein schwerer Schaden durch Chemotherapeutika induziert, resultiert eine Fehlgeburt. Falls aber zwischen der 2. und 10. Woche der Entwicklung eine subletale Schädigung erfolgt, kann eine Teratogenese eintreten. **Nach Abschluss der Organogenese** ist das Risiko für zytostatikainduzierte Geburtsdefekte stark vermindert, das Hauptrisiko besteht in der intrauterinen Wachstumsretardierung. Etwa 10–20 % der Neugeborenen, die während des 1. Trimenon Zytostatika ausgesetzt waren, haben schwerere Fehlbildungen, verglichen mit einer Rate von 3 % spontaner Fehlbildungen in der Normalbevölkerung.

Nach den vorliegenden, aber begrenzten Daten bringt die Chemotherapie nach Abschluss der Organogenese kein wesentliches teratogenes Risiko mit sich (Ebert et al. 1997), allerdings ist die **Entwicklung des ZNS** noch nicht komplett, und fetale Entwicklung und Wachstum können beeinträchtigt werden. Es wurde eine **Myelosuppression** bei Feten und Neugeborenen in 1/3 der Fälle einer chemotherapeutischen Behandlung von Schwangeren mit Leukämie beobachtet. Dennoch ist die Entwicklung von Kindern, deren Mütter in der Schwangerschaft eine Chemotherapie erhielten, i. d. R. gut (Ebert et al. 1997). Bei der Langzeitbeobachtung über 3–19 Jahre von 43 Kindern, deren Mütter in der Schwangerschaft chemotherapeutisch behandelt worden waren (19 davon während des 1. Trimenons), wurde keine wesentliche Beeinträchtigung der späteren Entwicklung auffällig.

Fallkontrollstudien und retrospektive Analysen fanden eine erhöhte Spontanabortrate, wenn die Zytostase während der Organogenese erfolgte. Später in der Schwangerschaft war das Abortrisiko nicht erhöht, die Rate an Totgeburten und intrauteriner Wachstumsretardierung war dagegen etwas erhöht: In einer Literaturanalyse trugen Germann et al. (2004) 160 Fälle zusammen, in denen eine Anthracyclinbehandlung während der Schwangerschaft erfolgte. In 73 % der Fälle war das »fetal outcome« unauffällig, Fehlbildungen wurden in 3 %, fetale Komplikationen in 8 %, Spontanaborte in 3 %, Frühgeburtlichkeit in 6 % und kindliche/fetale Todesfälle in 9 % beobachtet, letztere aber v. a. (40 %) als direkte Folge des mütterlichen Todes. Fetale Komplikationen traten v. a. bei Behandlung im 1. Trimester und bei Patientinnen mit Leukämie auf. Nach den vorliegenden Daten sollte eine Chemotherapie nach Möglichkeit nicht während des 1. Trimenons erfolgen (Cardonick u. Iacobucci 2004; Germann et al. 2004).

28.2.2.3 Präpartale Chemotherapie

Ebenso sollte eine **Chemotherapie kurz vor der Geburt** aus verschiedenen Gründen vermieden werden:
- Die Mutter kann durch Nebenwirkungen der Zytostase, wie Übelkeit und Hämatotoxizität, geschwächt sein.
- Die Plazenta erlaubt den Übertritt der Substanzen auf den Feten, fungiert andererseits aber auch als Ausscheidungsorgan.
- Bei einer Chemotherapie kurz vor der Geburt kann das Neugeborene noch Serumspiegel von Chemotherapeutika aufweisen, während gleichzeitig die Ausscheidung über die Plazenta wegfällt und die Metabolisierungskapazitäten des Neugeborenen noch unreif sind.

Aus diesen Gründen ist es zu vermeiden, die Geburt innerhalb eines Zeitraums von etwa 3 Wochen nach Chemotherapie zu planen.

> **Cave**
>
> Die Frau sollte während der Chemotherapie nicht stillen, da Zytostatika in die Muttermilch ausgeschieden werden.

Zu wenig ist bekannt über die **Entwicklung der Gonadenfunktion** und das **Malignomrisiko** bei Kindern, die intrauterin zytotoxischen Substanzen ausgesetzt waren. Aufgrund der unzureichenden Datenlage sollte die Verabreichung von Chemotherapeutika während der Schwangerschaft streng indiziert werden. Die verfügbare Literatur zeigt jedoch, dass Chemotherapie während der Schwangerschaft außerhalb des 1. Trimenons die Gesundheit des Kindes nicht wesentlich beeinträchtigt.

> Deshalb ist eine Schwangerschaft kein Grund, eine für die Behandlung der Mutter als nötig und sinnvoll erachtete Chemotherapie nicht anzuwenden.

28.2.3 Strahlentherapie

Die optimale Bestrahlung und das optimale Management der Schwangerschaft schließen sich gegenseitig aus. Die **Auswirkungen der Strahlentherapie auf die Frucht** hängen vom Schwangerschaftsalter zum Zeitpunkt der Bestrahlung und der Strahlendosis ab. Experimentelle Untersuchungen und die bisherigen Erfahrungen am Menschen (z. B. Überlebende von Hiroshima und Nagasaki) deuten darauf hin, dass bei Dosen über etwa 0,05–0,1 Gy (für locker ionisierende Strahlen) mit einem **Anstieg von Fehlbildungen** und einem erhöhten **Risiko für Malignome** in der Kindheit gerechnet werden muss. Eine Exposition des Feten mit weniger als 0,01 Gy gilt dagegen als relativ sicher.

> Fraktionierte Bestrahlung verursacht geringere Schäden als akute Bestrahlung. Strahlen mit hohem linearen Energietransfer (Neutronen oder a-Strahlen) weisen wesentlich stärkere Wirkungen auf (Doll u. Wakeford 1997; Mayr et al. 1998; Nakagawa et al. 1997). Bei höheren Dosen wurden verschiedene Schädigungen beobachtet. Fehlbildungen und geistige Retardierung sind die schwersten Risiken einer fetalen Strahlenexposition. Die Sensitivität für strahleninduzierte Fehlbildungen ist am höchsten von der 2.–8. Woche und für geistige Retardierung von der 8.–25. Woche nach Konzeption.

Ausführliche Übersichten über Strahlenbelastung und Schwangerschaft stammen von Mayr et al. (1998), Nakagawa et al. (1997) und Fenig et al. (2001).

> **Auswirkungen pränataler Strahlenexposition**
> - Tod des Embryos, Feten oder Neugeborenen,
> - makroskopisch-anatomische Fehlbildungen,
> - Wachstumsstörungen,

- geistige Retardierung,
- funktionelle Störungen,
- Fertilitätsstörungen,
- maligne Erkrankungen,
- vererbbare Defekte.

28.2.3.1 Embryonalperiode

In der **Präimplantationsphase** (etwa Tag 1–10 nach Konzeption) ist im Wesentlichen ein »**Alles-oder-nichts-Effekt**« zu beobachten: Die Strahlenbelastung der Blastozyste führt entweder zum Tod des Embryos oder zu keinen nachweisbaren Defekten. In der Zeit der **Organogenese** (etwa bis zur 10. Woche nach Konzeption) liegt die Phase der maximalen Teratogenität. Strahlenexposition kann zum Fruchttod oder zu schweren Anomalien und Entwicklungsdefekten führen.

28.2.3.2 Fetalperiode

Eine Strahlenexposition in der Fetalperiode induziert v. a. **Wachstums- und Funktionsstörungen**, die sich in retardiertem Wachstum und v. a. postnatal durch Mikrozephalie, Augenläsionen und Ausfallserscheinungen, z. B. des zentralen Nervensystems mit reduzierten kognitiven Fähigkeiten und Verhaltensstörungen, zeigen. Das Risiko für eine geistige Retardierung scheint besonders groß zwischen der 8. und 18. Woche nach Konzeption, da in diesem Stadium eine starke Zellvermehrung der Neuroblasten stattfindet.

Besonders empfindlich reagiert die Oogenese auf eine Strahlenexposition in utero. In Tierversuchen wurde eine Reduktion der primären Oozyten beobachtet. Die Gefahr von **Fertilitätsstörungen** beim Menschen lässt sich aufgrund der vorliegenden Daten nicht quantifizieren.

28.2.3.3 Strahleninduzierte Malignome

Die Einschätzung des Risikos strahleninduzierter Malignome durch intrauterine Strahlenexposition ist uneinheitlich. Es wird angenommen, dass eine Exposition des Feten mit Strahlendosen über 10 mGy das Risiko eines Malignoms in der Kindheit um etwa 6 % pro 1 Gy erhöht (Doll u. Wakeford 1997). Das Risiko soll etwa 2,5-fach höher sein als bei der Strahlenexposition Erwachsener. Derzeit kann nicht mit Sicherheit beurteilt werden, in welcher Weise das **strahlenbedingte Krebsrisiko** sich im Verlauf der pränatalen Entwicklung ändert. Zum Risiko strahleninduzierter, vererbbarer Defekte gibt es für den Menschen keine zuverlässigen Daten.

Falls eine Strahlentherapie unvermeidbar ist, muss sie mit höchster Sorgfalt und optimaler Abschirmung erfolgen. **Entscheidungen über den Einsatz der Strahlentherapie** während der Schwangerschaft, das Verschieben der Therapie oder die Beendigung der Schwangerschaft erfolgen sinnvollerweise im interdisziplinären Gespräch unter Berücksichtigung der Prognose, des Schwangerschaftsalters, des Behandlungsrisikos für den Feten und der ethischen und religiösen Überzeugungen der Patientin.

> Wenn immer möglich, sollte die Strahlentherapie während der Schwangerschaft vermieden werden.

28.3 Mammakarzinom

28.3.1 Epidemiologie

Das Mammakarzinom ist die häufigste maligne Erkrankung während und nach der Schwangerschaft. Das Durchschnittsalter der Betroffenen liegt zwischen 32 und 38 Jahren. Es tritt bei etwa 1 von 3 000 Schwangerschaften auf. Die Inzidenz eines Mammakarzinoms während der Schwangerschaft entspricht derjenigen nicht schwangerer Frauen vergleichbaren Alters. Da das individuelle Brustkrebsrisiko stark durch das Endokrinium beeinflusst wird, bedingt der veränderte Lebensstil in den westlichen Ländern einen Anstieg der Brustkrebshäufigkeit: Frühe Menarche, späte Menopause, geringe Anzahl von Geburten, kurze Gesamtstillzeit und höheres Alter bei der ersten Geburt sind signifikante Risikofaktoren (Clemons u. Goss 2001).

28.3.2 Diagnostik

Klinische Untersuchung. Die physiologischen Veränderungen der schwangeren und laktierenden Brust mit Zunahme an Größe und Festigkeit können das Auffinden eines diskreten Tumors verzögern und die frühe Diagnose verhindern. Daher sind längere Intervalle zwischen Auftreten von Symptomen und der Diagnosestellung nicht selten und liegen im Durchschnitt bei 5–15 Monaten. Die Diagnose erfolgt dementsprechend typischerweise **in einem späteren Stadium** als außerhalb der Schwangerschaft.

> Eine frühere Diagnose kann durch Selbstuntersuchung und routinemäßige ärztliche Palpation in Schwangerschaft und Stillzeit verbessert werden. Neben dem »Nichtdarandenken« ist die Hemmung, während der Schwangerschaft eine entsprechende Diagnostik durchzuführen, wohl ein weiterer Grund für die verschleppte Diagnose. Schwangerschaft oder Stillzeit sind kein Grund und keine Entschuldigung dafür, die Abklärung eines verdächtigen Befundes zu verschieben.

Bildgebende Diagnostik. Bei Auffälligkeiten und entsprechendem Verdacht stehen die gleichen Verfahren wie außerhalb der Schwangerschaft (Ultraschall, Mammographie) zur Verfügung. Die **Mammographie** sollte nicht zu zögerlich eingesetzt werden, da bei ausreichender Abschirmung die Strahlenbelastung des Feten ein geringes Risiko darstellt. Sie ist jedoch nicht als Screening-Mammographie sinnvoll, sondern nur zur Abklärung von nachweisbaren Tumoren oder bei anderen suspekten Befunden. Eine **Kernspintomographie** bringt keine Belastung durch radioaktive Strahlen mit sich. Allerdings sind die Erfahrungen an der schwangeren Brust limitiert, die Interpretation ist schwierig (Talele et al. 2003). Es gibt keine Veranlassung, eine indizierte Mammographie durch die Kernspintomographie zu ersetzen.

Diagnosesicherung. Die **Rate falsch-negativer Mammogramme** ist in der Schwangerschaft höher (ca. 25 %).

> Deshalb gilt auch bei der Schwangeren und Laktierenden die Regel, dass jede suspekte tastbare Resistenz histologisch abgeklärt werden muss.

Wie auch bei Nichtschwangeren ist dies fast immer durch minimal-invasive Eingriffe (Stanzbiopsie oder Vakuumsaugbiopsie) in Lokalanästhesie möglich. Eine offene Biopsie zur Abklärung ist nicht mehr zeitgemäß und auf Situationen zu beschränken, in denen das minimal-invasive Vorgehen zu keinem verlässlichen Ergebnis führt. Außerdem ist die Hemmung, eine offene Biopsie in Narkose, also eine »richtige« Operation, zur diagnostischen Abklärung durchzuführen, für Schwangere, aber auch für den Arzt höher als bei einer Stanze in Lokalanästhesie. Der Verzicht auf Stanzbiopsien kann damit auch für eine Diagnoseverschleppung verantwortlich sein.

> **Cave**
>
> Wichtig ist, dem Pathologen mitzuteilen, dass es sich um eine Probe aus einer schwangeren oder laktierenden Brust handelt, da sonst durch schwangerschaftstypische Veränderungen die Gefahr falsch-positiver Befunde erhöht ist.

28.3.3 Stadieneinteilung

Staging-Untersuchungen sollten so indiziert werden, dass das Strahlenrisiko für das Ungeborene minimiert wird. Dabei soll der **Zeitpunkt der Untersuchung** relativ zum Schwangerschaftsalter für die biologische Bedeutung der Strahlenbelastung entscheidender sein als die tatsächliche Dosis. Eine Strahlenexposition im 1. Trimenon kann zu kongenitalen Fehlbildungen führen. Die Karzinogenese ist eine weitere Gefahr für den Feten aufgrund einer Strahlenexposition (▶ Abschn. 28.2.3). Eine **Thoraxröntgenaufnahme** verursacht eine Belastung von 0,008 rad, eine **Knochenszintigraphie** dagegen eine Belastung von 0,1 rad.

Vor allem **nuklearmedizinische Verfahren** mit der Inkorporation offener Radionuklide stellen eine besondere Strahlengefahr für den Fetus dar. Falls sie nicht zu vermeiden sind, sollte durch rasche und vollständige Entleerung der Blase die Konzentration der Aktivität im kleinen Becken verhindert werden, z. B. durch einen Blasenkatheter.

Thoraxröntgenuntersuchungen mit adäquaten Abschirmungen gelten dagegen als relativ unproblematisch, sollten aber, wie alle Maßnahmen mit Strahlenbelastung, nur erfolgen, wenn sie für die weitere Therapie relevant sind.

Für die **Diagnose von Knochenmetastasen** ist eine Knochenszintigraphie aber dennoch einer Serie von Röntgenaufnahmen vorzuziehen, da sie eine höhere Sensitivität aufweist und so die Gesamtstrahlenbelastung, je nach Zahl der Röntgenaufnahmen, geringer ist.

Die **Leber** kann mit ausreichender Sensitivität durch Ultraschall abgeklärt werden, und für **Hirnmetastasen** steht die Kernspintomographie zur Verfügung. Beide Verfahren stellen keine Strahlenbelastung dar. Die **histologische Untersuchung** und das Grading unterscheiden sich nicht von Karzinomen außerhalb der Schwangerschaft.

Der **Steroidhormonrezeptornachweis** erfolgt immunhistochemisch und zeigt keinen Unterschied zwischen schwangeren und nicht schwangeren Patientinnen.

Insgesamt, ohne Berücksichtigung der Stadieneinteilung, scheint die **Prognose** von Karzinomen in Schwangerschaft und Stillzeit schlechter zu sein als bei nicht schwangeren Frauen. Allerdings kann dies auf die spätere Diagnose und damit das insgesamt ungünstigere Stadium zurückgeführt werden. Es konnte nicht gezeigt werden, dass der Schwangerschaftsabbruch die Prognose verbessert. Er kann allerdings erwogen werden, wenn aufgrund des Schwangerschaftsalters die therapeutischen Optionen für die Frau, wie Strahlentherapie und Chemotherapie, eingeschränkt sind.

28.3.4 Therapie

28.3.4.1 Frühe Karzinome (Stadien I und II)

Operation. Die Behandlung unterscheidet sich nicht prinzipiell von der Therapie außerhalb der Schwangerschaft. Allerdings sollte die Strahlentherapie während der Schwangerschaft nicht erfolgen. Aus diesem Grund ist die **modifiziert radikale Mastektomie** anstelle einer brusterhaltenden Operation die Methode der 1. Wahl. Da aber in vielen Fällen eine adjuvante Chemotherapie angezeigt ist, wird der Beginn der Bestrahlung ohnehin um Monate verschoben, sodass die Schwangerschaft in den meisten Fällen bis zum Ende der Chemotherapie ausgetragen sein dürfte. Damit ist, sofern die auch außerhalb der Schwangerschaft gültigen Voraussetzungen gegeben sind, meist auch eine Brusterhaltung möglich. Eine weitere Option, die mit der Patientin besprochen werden sollte, ist die **Verschiebung der Strahlentherapie** nach brusterhaltender Operation bis nach der Entbindung des Kindes.

> Inwiefern eine Verschiebung der Therapie das Risiko für die Mutter erhöht, wurde analysiert: Basierend auf der Häufigkeit von Lymphknotenmetastasen in Abhängigkeit von der Tumorgröße und der Wachstumsgeschwindigkeit von Mammakarzinomen wurde das Risiko für das Auftreten einer axillären Metastasierung durch Verzögerung der Therapie als wichtigster prognoserelevanter Faktor errechnet. Danach steigt das Risiko axillärer Lymphknotenmetastasen bei Tumoren mit mittlerer Wachstumsgeschwindigkeit (Zellverdopplungszeit 130 Tage) pro Tag der Therapieverschiebung um 0,028 %, für rasch wachsende Tumoren (Tumorzellverdopplungszeit 65 Tage) um 0,057 %. Dieser geringe Risikoanstieg kann für manche Frauen im 3. Trimenon akzeptabel sein, die eine brusterhaltende Therapie der Ablatio vorziehen.

Adjuvante Chemotherapie. Die Indikation zur adjuvanten Chemotherapie wird nach vergleichbaren Kriterien wie außerhalb der Schwangerschaft gestellt. Eine Chemotherapie nach dem 1. Trimenon ist offensichtlich nicht mit einem wesentlich erhöhten Risiko für fetale Fehlbildungen assoziiert, kann aber zu vorzeitigen Wehen und Fehlgeburten führen. Aufgrund des **Risikos der Teratogenität** sollte die Chemotherapie allerdings nicht während der Organogenese innerhalb des 1. Trimenons erfolgen. Daten über die kurzfristigen und langfristigen Effekte der Chemotherapie auf den Feten sind limitiert. In einer neuen, allerdings retrospektiven Analyse über 8 Jahre am MD Anderson Cancer Center berichteten Berry et al. (1999), dass die Chemotherapie während des 2. und 3. Trimenons ohne wesentliche Probleme erfolgen konnte. Allerdings sollten **Antimetaboliten**, wie Fluorouracil und Methotrexat, wegen des erhöhten teratogenen Potenzials eher vermieden werden, der Einsatz von **Anthracyklinen** ist zu bevorzugen (▶ Abschn. 28.2.2). Die Daten über die adjuvante Hormontherapie während der Schwangerschaft sind ebenfalls limitiert.

28.3.4.2 Fortgeschrittene Karzinome (Stadien III und IV)

Die Lebenserwartung für schwangere Mammakarzinompatientinnen in diesen Stadien liegt nach den meisten Studien bei einer **5-Jahres-Überlebensrate von 10 %**. Deshalb und aufgrund der Risiken für den Feten im 1. Trimenon sollte in diesem Schwangerschaftsstadium mit der Patientin und ihrer Familie die Möglichkeit eines Schwangerschaftsabbruchs diskutiert werden. Dieser bessert jedoch nicht die Prognose der Erkrankung. Im 2. und 3. Trimenon erfolgt die Therapie wie außerhalb der Schwangerschaft (◘ Abb. 28.1).

28.3.5 Stillen

Das Abstillen verbessert nicht die Prognose. Allerdings sollte **vor der Operation** abgestillt werden, um Größe und Blutversorgung der Brust zu vermindern. Auch **vor der Durchführung einer Chemotherapie** empfiehlt es sich abzustillen, da viele zytotoxische Substanzen (v. a. Cyclophosphamid und Methotrexat) in hohen Spiegeln in die Muttermilch übertreten.

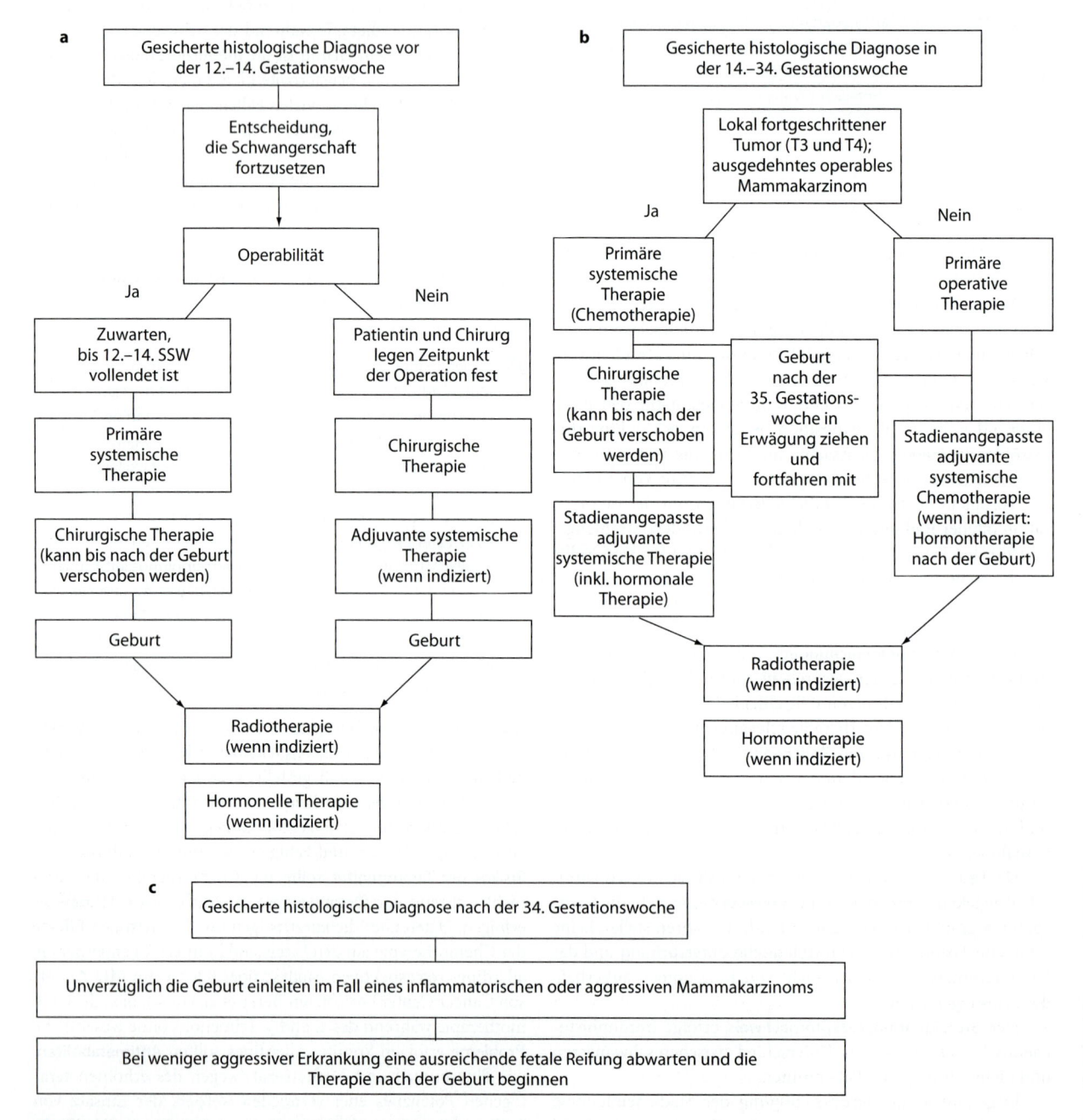

◘ **Abb. 28.1a–c.** Algorithmus zur Therapie bei Brustkrebs in der Schwangerschaft. Gesicherte histologische Diagnose vor der 12.–14. (**a**), in der 12.–34 (**b**) und nach der 34. Gestationswoche (**c**) (nach Loibl et al. 2005)

28.3.6 Direkte Folgen des Mammakarzinoms für den Feten

Es gibt **keine Hinweise** für eine direkte Schädigung der Frucht durch den Brustkrebs, ebensowenig wie Berichte über eine Metastasierung des Mammakarzinoms in den Feten. Allerdings wurden sehr selten Metastasen in der Plazenta beschrieben (Ben Brahim et al. 2001).

28.3.7 Schwangerschaft nach Mammakarzinom

Nach den vorliegenden, allerdings limitierten Daten scheint eine Schwangerschaft nach Behandlung eines Mammakarzinoms die **Prognose** nicht zu beeinflussen. Ebensowenig gibt es Hinweise für ein erhöhtes Risiko des Feten bei Schwangeren mit Mammakarzinom in der Anamnese (Kroman et al. 1997).

> **Empfehlung**
>
> Es empfiehlt sich, auf eine Schwangerschaft in den ersten 2 Jahren nach der Brustkrebsdiagnose zu verzichten. Die Begründung hierfür ist v. a., dass in dieser Zeit Frührezidive manifest werden, welche die Überlegungen hinsichtlich der Erfüllung des Kinderwunsches beeinflussen können.

Über nachfolgende Schwangerschaften bei Patientinnen, die eine Hochdosischemotherapie mit Knochenmarktransplantation erhalten haben, ist wenig bekannt. In einem Bericht über Schwangerschaften nach Knochenmarktransplantation wegen hämatologischer Erkrankungen wurde ein 25 %iges Risiko für Früh- und Mangelgeburten angegeben.

28.4 Zervixkarzinom

28.4.1 Epidemiologie

Die **Inzidenz** des Zervixkarzinoms ist stark abhängig von der Akzeptanz der Vorsorgeuntersuchungen in einer Bevölkerung (Sigurdsson 1999). Dementsprechend unterschiedlich ist auch die Häufigkeit von Zervixkarzinomen während der Schwangerschaft. Zunehmende Inanspruchnahme von Screening-Programmen in den letzten 3 Jahrzehnten führte auch zu einer Senkung der Häufigkeit von Zervixkarzinomen während der Schwangerschaft. Die Angaben schwanken von weniger als 1 bis zu 5 Zervixkarzinome auf 10 000 Schwangerschaften (Norstrom et al. 1997; Method u. Brost 1999; van Vliet et al. 1998).

Die meisten Veröffentlichungen über Zervixkarzinome in der Schwangerschaft beschreiben **betroffene Schwangere** als
- durchschnittlich jünger,
- mit einer höheren Zahl an Schwangerschaften und
- mit niedrigerem Tumorstadium

als nicht schwangere Frauen mit Zervixkarzinom. Dies ist vermutlich auf Inspektion und Entnahme eines zytologischen Abstrichs der Zervix im Rahmen der Schwangerenuntersuchung zurückzuführen (Norstrom et al. 1997; Method u. Brost 1999; Petru et al. 1998; van Vliet et al. 1998).

28.4.2 Diagnostik

Der Verdacht eines Zervixkarzinoms während der Schwangerschaft ergibt sich entweder **bei einer Routineuntersuchung** durch einen makroskopisch oder kolposkopisch suspekten Befund bzw. einen auffälligen zytologischen Abstrich oder durch die **Abklärung einer vaginalen Blutung** (Norstrom et al. 1997). Bei suspektem makroskopischem Befund erfolgt eine Biopsie zur histologischen Diagnosestellung. Bei auffälliger Zytologie oder Kolposkopie muss ein invasives Karzinom ausgeschlossen werden. Dies gelingt in den meisten Fällen mit ausreichender Zuverlässigkeit durch Zytologie, Kolposkopie und evtl. kolposkopisch gesteuerter Biopsien (Wright et al. 2003).

> **Cave**
>
> Wegen der erhöhten Morbidität bei einer Konisation (Blutungen, Frühgeburten) während der Schwangerschaft ist dieser Eingriff für Fälle zu reservieren, in denen eine Abklärung durch Kolposkopie nicht ausreichend gelingt – etwa bei intrazervikaler Lage der Veränderungen oder bei Fällen, in denen eine Mikroinvasion vermutet oder nachgewiesen wird, um ein fortgeschritteneres Karzinom auszuschließen.

28.4.3 Histologie, Stadieneinteilung und Prognose

Wie außerhalb der Schwangerschaft handelt es sich in den meisten Fällen um **Plattenepithelkarzinome**. Der Verlauf eines während der Schwangerschaft diagnostizierten Karzinoms unterscheidet sich nicht von dem außerhalb der Schwangerschaft. Bei Schwangeren finden sich Tumoren im Stadium I häufiger als bei nicht schwangeren Patientinnen, was insgesamt zu einer günstigeren Prognose führt. Bei gleichem Tumorstadium entspricht die 5-Jahres-Überlebensrate aber derjenigen außerhalb der Schwangerschaft (Method u. Brost 1999).

28.4.4 Therapie

28.4.4.1 Zervikale intraepitheliale Neoplasie

Nach Ausschluss eines invasiven Wachstums kann die Behandlung präinvasiver Veränderungen der Zervix [zervikale intraepitheliale Neoplasie (CIN) oder »squamous intraepithelial lesion« (SIL)] unter regelmäßiger Kontrolle (Zytologie und Kolposkopie alle 6–8 Wochen) bis nach der Geburt verschoben werden. Das Risiko der Progression einer CIN II/III-Läsion in ein invasives Karzinom während der Schwangerschaft ist gering, die Wahrscheinlichkeit einer spontanen Regression nach der Schwangerschaft soll bis zu 69 % betragen (Wright et al. 2003). Postpartal entspricht die Therapie derjenigen bei nicht schwangeren Patientinnen und wird etwa 6 Wochen post partum durchgeführt.

> **Cave**
>
> Erfolgte während der Schwangerschaft eine Konisation, kann diese wegen der hohen Rate positiver Operationsränder und dem häufigen Nachweis von Residuen nach der Geburt nicht als ausreichende Therapie gelten. Aus diesem Grund ist auch nach Konisation in der Schwangerschaft eine sorgfältige postpartale Kontrolle und ggf. Rekonisation obligat (Petru et al. 1998; Wright et al. 2003).

28.4.4.2 Invasives Karzinom

Die Behandlung des invasiven Zervixkarzinoms während der Schwangerschaft muss das Tumorstadium und das Schwangerschaftsalter berücksichtigen. Sorgfältige **Aufklärung** der Schwangeren über Optionen und Risiken für sie und das Ungeborene sind unumgänglich. Letztlich muss ein **individuelles Therapiekonzept** unter Berücksichtigung der medizinischen Notwendigkeiten und Chancen, der physischen und psychischen Belastung, aber auch der ethischen und religiösen Grundsätze der Patientin und ihrer Familie sowie der Familienplanung erarbeitet werden.

Stadien IA und IB. Traditionell wurde empfohlen, bei **Diagnose vor dem 3. Trimenon** eine stadiengerechte Therapie unmittelbar, d. h. ohne Rücksicht auf die Unreife des Kindes, durchzuführen und die Behandlung nur bei **Diagnose im letzten Trimenon** mit Rücksicht auf die Prognose des Kindes zurückzustellen. Allerdings gibt es auch zahlreiche Berichte über das **Verschieben der Behandlung** um bis zu 212 Tage bis zum Erreichen einer ausreichenden Reife des Ungeborenen bei frühen Karzinomen im Stadium IA und IB. Darin finden sich keine Hinweise darauf, dass dies zu einer Verschlechterung der Prognose für die Mutter führen würde (van et al. Vliet 1998; Petru et al. 1998).

> Deshalb kann man bei Tumoren im Stadium IA und frühem Stadium IB1 (kein »bulky tumor«) zumindest ab einem Schwangerschaftsalter von 20 Wochen davon ausgehen, dass die Fortsetzung der Schwangerschaft bis zum Erreichen einer ausreichenden fetalen Reife eine relativ sichere Option darstellt, sofern die Schwangere dies wünscht.

Zur Abschätzung des **maternalen Risikos** einer Fortsetzung der Schwangerschaft bei Diagnose im 2. Trimenon wurde als experimentelles Verfahren auch das laparoskopische, parametrane und pelvine Lymphknotenstaging vorgeschlagen (Hertel et al. 2001).

Bei minimal-invasivem Karzinom (Stadium IA) sprechen die bisherigen Erfahrungen dafür, dass eine **Konisation** mit tumorfreien Resektionsrändern und anschließender sorgfältiger Kontrolle auch vor der 20. Schwangerschaftswoche eine ausreichende onkologische Sicherheit gewährleistet (van Vliet et al. 1998; Petru et al. 1998). In Einzelfällen wurde während der Zeit zwischen Diagnose und definitiver Therapie eine **Chemotherapie** gegeben. Da systematische Studien fehlen, kann die Zweckmäßigkeit dieses Vorgehens nicht eingeschätzt werden. Entscheidet man sich für die **Fortsetzung der Schwangerschaft**, sollte dies bis zu einem Schwangerschaftsalter erfolgen, in dem nicht mehr mit einem wesentlichen Risiko für Lungenunreife, nekrotisierende Enterokolitis oder Hirnblutungen aufgrund der Frühgeburtlichkeit gerechnet werden muss (etwa 35. Schwangerschaftswoche). Entbindung und onkologische Behandlung sollten in einem Zentrum erfolgen, in dem optimale neonatale Betreuung des Neugeborenen und bestmögliche onkologische Therapie der Mutter gewährleistet sind.

Fortgeschrittene Stadien. Bei fortgeschrittenen Tumoren ab Stadium III oder bei Fernmetastasierung dagegen soll die definitive stadiengerechte Behandlung unmittelbar **der Diagnosestellung folgen** (Petru et al. 1998). Es ist vorstellbar, dass manche Patientin den damit evtl. verbundenen Verlust des Kindes ablehnt. In solchen Fällen kann die Durchführung einer platinhaltigen **Chemotherapie** nach dem 1. Trimenon und das Verschieben der lokoregionären Therapie bis nach der Geburt diskutiert werden. Bei Patientinnen mit der Diagnose eines lokal fortgeschrittenem Zervixkarzinoms im 1. oder frühen 2. Trimenon wurde über eine partielle Remission durch neoadjuvante Chemotherapie berichtet (Marana et al. 2001). Ausreichende Erfahrungen, um den Einfluss dieser Vorgehensweise auf die Prognose der Mutter einschätzen zu können, gibt es nicht.

Therapieoptionen in der Schwangerschaft. Die Art der onkologischen Behandlung unterscheidet sich nicht von dem Vorgehen außerhalb der Schwangerschaft. Da es sich i. d. R. um junge Frauen handelt, bei denen die Erhaltung der endokrinen Ovarialfunktion wünschenswert ist, ist bei operabler Situation die **chirurgische Therapie** (erweiterte radikale Hysterektomie und Lymphonodektomie) zu bevorzugen, anstelle der ebenfalls möglichen und an manchen Zentren durchgeführten **primären Strahlenbehandlung** (perkutane Bestrahlung plus Brachytherapie). Die bisherigen Erfahrungen zeigen kein wesentlich erhöhtes Risiko der Operation im Vergleich zur Situation außerhalb der Schwangerschaft (Petru et al. 1998). Die Operation sollte mit der **Kaiserschnittentbindung** kombiniert werden. Die Spontangeburt abzuwarten, erscheint wegen der Unmöglichkeit eines exakten Timings nicht sinnvoll. Allerdings scheint der Entbindungsmodus die Prognose der Mutter nicht zu beeinflussen (▶ Abschn. 28.4.5). In fortgeschritteneren, nicht operablen Stadien ist die **Strahlentherapie** indiziert. Eine Strahlentherapie im 1. Trimenon führt zum Abort. In höherem Schwangerschaftsalter ist dies nicht zuverlässig der Fall, sodass zumindest in diesen Fällen vor der Strahlentherapie die Schwangerschaft beendet werden sollte.

Die Indikation zur Chemotherapie (Radiochemotherapie) wird entsprechend den außerhalb der Schwangerschaft gültigen Kriterien gestellt.

28.4.5 Geburtsleitung

> Der Nachweis einer präinvasiven Läsion der Zervix ist keine Kontraindikation gegen eine vaginale Geburtsleitung.

Bei schwangeren Frauen mit nachgewiesenem invasivem Zervixkarzinom dagegen bestehen **Bedenken gegen die vaginale Geburt** – wie die Angst vor verstärkter Blutung, Dystokie, Tumorzellverschleppung und Infektion. Tatsächlich zeigen aber die meisten Studien keinen Unterschied im Krankheitsverlauf hinsichtlich des Geburtsmodus. Allerdings wurden vereinzelt Fälle eines **Tumorrezidivs im Bereich der Episiotomie** berichtet. Vor allem wegen des besseren Timings wird die operative Entbindung per Sectio caesarea, i. d. R. kombiniert mit der definitiven Radikaloperation, bevorzugt.

28.5 Endometriumkarzinom

Die Diagnose eines Endometriumkarzinoms in der Schwangerschaft ist eine extreme **Seltenheit**. Typischerweise wird die Diagnose bei einer Abortkürettage, einem Schwangerschaftsabbruch oder durch eine postpartale Ausschabung wegen persistierender Blutungen gestellt (Ayhan et al. 1999; Vaccarello et al. 1999). Die Therapie entspricht derjenigen außerhalb der Schwangerschaft.

28.6 Vulvakarzinom

Das Vulvakarzinom ist eine Erkrankung der älteren Frau. Allerdings wird eine Zunahme der Inzidenz präinvasiver und invasiver Läsionen bei jüngeren Frauen beobachtet (Jones et al. 1997). Dennoch beschränkt sich die Literatur zur **Koinzidenz von Vulvakarzinom und Schwangerschaft** auf wenige kleine Studien und Fallberichte. Es gibt keinen Hinweis darauf, dass die Schwangerschaft den Verlauf der Erkrankung verändert oder umgekehrt.

Therapie der Wahl ist die **Operation**, welche den gleichen Kriterien folgt wie außerhalb der Schwangerschaft (▶ Kap. 21): **radikale Vulvektomie** (bei kleineren Läsionen auch Resektion mit partieller Organerhaltung) und **inguinale/femorale Lymphonodektomie**. Außerhalb der Schwangerschaft erfolgt bei Lymphknotenbefall vielfach nach der Operation eine **Radiotherapie**. Bei schwangeren Patientinnen sollte diese adjuvante Bestrahlung bis nach der Geburt aufgeschoben werden, falls eine komplette chirurgische Exzision des Tumors möglich ist.

Die **Chemotherapie** hat keine klar definierte Indikation beim Vulvakarzinom. Außerhalb der Schwangerschaft wird gelegentlich bei lokal nicht resektablem Tumor oder Fernmetastasen eine platinhaltige Zytostase eingesetzt. Das gleiche Vorgehen ist in der Schwangerschaft nach Abschluss der Organogenese denkbar.

28.7 Ovarialtumoren

28.7.1 Epidemiologie

Eine sehr ausführliche Übersicht zum Problem von Ovarialtumoren, einschließlich Ovarialkarzinomen, in der Schwangerschaft bieten (Hermans et al. 2003). Mehr als 95 % aller während der Schwangerschaft auftretenden Ovarialtumoren sind **benigne**. Meist handelt es sich dabei um **funktionelle Veränderungen** (Corpus-luteum-Zysten), die im 2. Trimenon in über 90 % spontan verschwinden. Die **Inzidenz von Ovarialtumoren** während der Schwangerschaft, die einer operative Therapie bedürfen, wird auf etwa 1 pro 1 000 Schwangerschaften geschätzt. Die **Diagnose eines Ovarialkarzinoms** während der Schwangerschaft ist seltener und wird auf etwa 1 pro 5 000–25 000 Lebendgeburten geschätzt (Hermans et al. 2003).

> **Empfehlung**
>
> Operativ abgeklärt werden müssen komplexe, bilaterale, persistierende oder mit Aszites einhergehende Ovarialtumoren und solche mit mehr als etwa 6 cm Durchmesser.

Bei **Diagnose im 1. Trimenon** erfolgt die Operation am besten früh im 2. Trimenon, wenn das Risiko für Spontanaborte reduziert und noch ein ausreichender Zugang gewährleistet ist.

28.7.2 Histologie

Unter den malignen Ovarialtumoren in der Schwangerschaft sind **Keimzelltumoren** deutlich häufiger als im Normalkollektiv, da der Altersgipfel dieser Neoplasien in die typische Lebensphase für Schwangerschaft und Geburt fällt. Nur etwas mehr als 1/3 sind epitheliale Ovarialmalignome (Karzinome und Borderline-Tumoren), knapp die Hälfte sind Keimzelltumoren und etwa 10 % ovarielle Stromatumoren (Boulay u. Podczasky 1998; Hermans et al. 2003).

28.7.3 Diagnose

Viele Schwangere, bei denen ein Ovarialtumor diagnostiziert wird, sind **asymptomatisch**, und die Diagnose wird durch die Abklärung eines bei der geburtshilflichen Sonographie aufgefallenen Befundes oder zufällig bei der Durchführung eines Kaiserschnitts gestellt. Es wurde berichtet, dass bis zu 25 % der Schwangeren mit malignen Ovarialtumoren durch ein **akutes Abdomen** auffällig werden, vermutlich wegen der erhöhten Frequenz von Keimzelltumoren, die bei Schwangeren mit intraabdominaler Blutung, Torsion und Inkarzeration im kleinen Becken einhergehen können.

Bei Schwangeren mit malignen Ovarialtumoren liegt, im Gegensatz zur Allgemeinbevölkerung, überwiegend ein **Stadium I** vor. Dies ist auf die häufige zufällige Diagnose bei asymptomatischen Frauen und die Verteilung der histologischen Typen zu erklären (Boulay u. Podczaski. 1998).

28.7.4 Therapie

Das **Vorgehen** bei der Diagnose eines malignen Ovarialtumors in der Schwangerschaft ist abhängig
— vom histologischen Subtyp,
— dem Schwangerschaftsalter,
— dem Tumorstadium und
— den Wünschen der Frau bezüglich der gegenwärtigen und zukünftiger Schwangerschaften.

28.7.4.1 Keimzelltumoren

Meist liegt ein Stadium I vor. Die adäquate Therapie von Keimzelltumoren besteht, wie außerhalb der Schwangerschaft, in einem kompletten **operativen Staging**, bestehend aus:
— Omentektomie,
— pelviner und paraaortaler Lymphadenektomie (oder Lymphknoten-Sampling),
— Spülzytologie,

- peritonealen Probebiopsien,
- sorgfältiger Inspektion des kontralateralen Ovars sowie
- einseitiger Oophorektomie (bei einseitigem Tumor).

Es gibt keine Hinweise dafür, dass eine **Schwangerschaftsunterbrechung** die Prognose bessert. Alle malignen Keimzelltumoren, mit Ausnahme unreifer Teratome im Stadium IA G1 und kleinen Dysgerminomen im Stadium IA, erfordern eine **systemische Chemotherapie**. Diese besteht i. d. R. aus Bleomycin, Etoposid und Platin und erfolgt nach Abschluss der Organogenese. In seltenen Fällen fortgeschrittener Keimzelltumoren, die früh im 1. Trimenon diagnostiziert werden, kann die Beendigung der Schwangerschaft sinnvoll sein, um früh mit der Chemotherapie zu beginnen. Andererseits kann bei Diagnose gegen Ende der Schwangerschaft der Beginn der Chemotherapie evtl. bis nach der Geburt verschoben werden (Boulay u. Podczaski 1998; Hermans et al. 2003).

28.7.4.2 Epitheliale Tumoren

Bei Nachweis von Ovarialkarzinomen in der Schwangerschaft entsprechen die **Ziele der operativen Maßnahmen** denjenigen außerhalb der Schwangerschaft:
- histologische Sicherung,
- komplettes operatives Staging sowie
- optimales Debulking (Entfernung soviel Tumorgewebes wie operativ sicher und ohne Verstümmelung der Patientin möglich).

Wie auch außerhalb der Schwangerschaft kann bei fortbestehendem Kinderwunsch im Stadium IA G1 eine **fertilitätserhaltende Operation** durchgeführt werden, mit Erhalt von kontralateralem Adnex und Uterus sowie komplettem operativem Staging. Mit Ausnahme der G1/2-Karzinome im Stadium IA erfolgt auch bei Ovarialkarzinomen eine **Chemotherapie**.

Bei Vorliegen eines **fortgeschrittenen Ovarialkarzinoms** in der Frühschwangerschaft bedeutet die stadiengerechte Operation mit Hysterektomie, Adnexektomie und Tumor-Debulking natürlich gleichzeitig den **Abbruch der Schwangerschaft**, gefolgt von der Polychemotherapie. Wünscht die Patientin die Fortsetzung der Schwangerschaft, sind eine Tumorreduktion und ein operatives Staging fast immer auch unter Erhaltung des Uterus möglich, nach Abschluss der Organogenese gefolgt von der Polychemotherapie. Wenn fortgeschrittene Tumoren in der späten Schwangerschaft entdeckt werden (gewöhnlich während eines Kaiserschnitts), sollte bei abgeschlossener Reife des Kindes die Geburt – durch Sectio cesarea – erfolgen, mit anschließender stadiengerechter Operation. Bei **Diagnosestellung vor ausreichender fetaler Reife** sind eine präoperative Chemotherapie und das Verschieben der Operation bis zum Erreichen einer ausreichenden fetalen Reife möglich (Boulay u. Podczaski 1998; Hermans et al. 2003).

Die **Standardchemotherapie** des Ovarialkarzinoms ist gegenwärtig die Kombination von Paclitaxel und Cisplatin oder Carboplatin. Es gibt wenig Daten über die Anwendung von Paclitaxel bei Schwangeren, diese sprechen dafür, dass es nach Abschluss der Organogenese relativ sicher ist (Mendez et al. 2003). Sowohl für Carboplatin als auch für Cisplatin existieren Berichte über die Anwendung in der Schwangerschaft, mit günstigem Ausgang für das Kind, jedoch handelt es sich nur um Kasuistiken (Cardonick u. Iacobucci 2004).

28.7.4.3 Borderline-Tumoren

Die wichtigste Maßnahme bei Borderline-Tumoren des Ovars ist die **operative Entfernung** des Tumors. Die Chemotherapie spielt wegen der relativen Chemoresistenz dieser Tumoren keine wesentliche Rolle. In der Schwangerschaft erfolgt die operative Therapie wie bei nicht schwangeren Patientinnen. Die Erhaltung der Schwangerschaft ist gewöhnlich möglich (Boulay u. Podczaski 1998; Hermans et al. 2003).

28.7.5 Prognose

Nach den vorliegenden relativ spärlichen Daten entspricht die Prognose von Ovarialtumoren, welche während der Schwangerschaft entdeckt wurden, derjenigen nicht schwangerer Frauen. Das Schicksal ist abhängig von Stadium, histologischem Typ und Differenzierungsgrad (Boulay et al. 1998; Hermans et al. 2003).

28.8 Gastrointestinale Karzinome

28.8.1 Magenkarzinom

Die **Inzidenz** des Magenkarzinoms hat ihren Gipfel jenseits des 50. Lebensjahres. Nur 2 % aller Magenkarzinome werden vor dem 30. Lebensjahr entdeckt. Die Koinzidenz von Magenkarzinom und Schwangerschaft ist sehr selten.

> **Cave**
>
> Die unspezifischen Beschwerden (Übelkeit, Gewichtsverlust, epigastrische Schmerzen, Blähungen) werden häufig als schwangerschaftsbedingt missdeutet, weshalb die Diagnose spät erfolgt. Entscheidend für die Diagnose ist, daran zu denken, und bei Persistenz der Beschwerden jenseits der 16.–18. Schwangerschaftswoche eine Endoskopie durchzuführen.

Aus westlichen Ländern liegen nur Fallberichte vor. Wegen der höheren Inzidenz des Magenkarzinoms in Japan stammen die meisten Beobachtungen aus diesem Land: Magenkarzinome, die in der Schwangerschaft entdeckt werden, sind meist schlecht differenziert, in über 95 % weit fortgeschritten und haben eine **extrem ungünstige Prognose**. Die operative Resektion des Tumors gelingt in weniger als der Hälfte der Fälle. Die 4-Jahres-Überlebensraten liegen unter 5 % (Ueo e al. 1991).

Die **Therapie** entspricht derjenigen außerhalb der Schwangerschaft. Aufgrund der meist äußerst schlechten Prognose kann es keine Empfehlungen über das zeitliche Vorgehen, insbesondere über den Beginn der Therapie, mit Rücksicht auf die Schwangerschaft geben. Dies muss sehr individuell mit der Patientin besprochen werden.

28.8.2 Kolorektales Karzinom

Kolorektale Karzinome sind typischerweise Erkrankungen des höheren Lebensalters. Die Diagnose eines kolorektalen Karzinoms während der Schwangerschaft ist mit einer Häufigkeit von etwa 1 pro 13 000 Geburten selten.

Stadienbezogen unterscheiden sich die Überlebensraten nicht von denjenigen außerhalb der Schwangerschaft, allerdings wird die Diagnose häufig verschleppt, da die Symptome, wie beim Magenkarzinom, **unspezifisch** sind (Übelkeit, Blähungen, Obstipation, Anämie, Unterbauchschmerzen, Krämpfe, Blutungen) und als schwangerschaftsassoziierte gastrointestinale Beschwerden verkannt werden. Dementsprechend finden sich bei den meisten Patientinnen **fortgeschrittene Tumoren**. Ein Langzeitüberleben ist die Ausnahme (Capell et al. 2003; Walsh u. Fazio 1998). Eine frühe Diagnose ist der wichtigste Schlüssel für eine verbesserte Prognose.

> 80 % kolorektalen Karzinome in der Schwangerschaft finden sich im Rektum und wären der Diagnose relativ leicht zugänglich. Ähnlich wie beim Magenkarzinom ist der erste Schritt zur Diagnose, die Möglichkeit eines kolorektalen Karzinoms zu erwägen und bei Persistenz gastrointestinaler Beschwerden in der Schwangerschaft eine entsprechende Abklärung zu veranlassen. Digitale rektale Untersuchung, Suche nach okkultem Blut im Stuhl, Rektosigmoidoskopie und Koloskopie mit Biopsien zur histologischen Untersuchung sind auch in der Schwangerschaft ohne erhöhtes Risiko für Mutter und Kind möglich.

Die **operative Therapie** erfolgt wie außerhalb der Schwangerschaft. Wünscht die Patientin den Erhalt der Schwangerschaft, sollte bei Diagnose in der Frühschwangerschaft die Kolonresektion oder Proktosigmoidektomie nach Abschluss des 1. Trimenons erfolgen. Kolonresektionen können technisch zu jedem Schwangerschaftsalter unter Erhalt der Schwangerschaft durchgeführt werden, Proktektomien dagegen sind in fortgeschrittenerem Schwangerschaftsalter aufgrund des durch den graviden Uterus limitierten Zugangs problematisch. Stenosierende Tumoren des Rektosigmoids können durch Anlage eines Anus praeter und definitive Operation nach Beendigung der Schwangerschaft behandelt werden.

Eine **Chemotherapie** ist nach dem 1. Trimenon in der Schwangerschaft nicht kontraindiziert. **Bestrahlungen** sollten nicht in der Schwangerschaft erfolgen, sondern bis nach der Geburt verschoben werden (Capell et al. 2003; Walsh u. Fazio 1998).

28.9 Urologische Malignome

Urologische Malignome werden extrem selten in der Schwangerschaft diagnostiziert. Am häufigsten findet sich ein **Renalzellkarzinom**. Die **Symptome** bestehen meist aus
- tastbarem abdominalem Tumor,
- Flankenschmerzen und
- Hämaturie.

Sie werden häufig zunächst mit geläufigeren Erkrankungen verwechselt – wie Harnwegsinfekt, Pyelonephritis, drohende Fehlgeburt oder Präklampsie. Für die Diagnose entscheidend ist wiederum, zunächst die Möglichkeit in Betracht zu ziehen. Die **Abklärung** erfolgt durch Ultraschall, Zystoskopie, evtl. Kernspintomographie und Histologie. Die **Behandlung** folgt denselben Richtlinien wie außerhalb der Schwangerschaft, allerdings sollte keine Strahlentherapie der Schwangeren erfolgen. Inwiefern im 3. Trimenon mit Rücksicht auf den Feten die Behandlung verschoben wird, muss sorgfältig mit der Mutter besprochen werden (Guessin et al. 2002; Hendry 1997).

28.10 Schilddrüsenkarzinom

Schilddrüsenknoten finden sich häufiger bei Frauen als bei Männern. Es ist daher nicht ungewöhnlich, während der Schwangerschaft einen Knoten in der Schilddrüse festzustellen. Da etwa 5–10 % dieser Knoten maligne sind, bedürfen sie weiterer Abklärung. Die **Feinnadelaspiration** kann ohne Probleme in der Schwangerschaft erfolgen und gibt ausreichende diagnostische Sicherheit. Insgesamt ist die Koinzidenz von Schilddrüsenkarzinom und Schwangerschaft aber selten. Erfreulicherweise sind die in der Schwangerschaft entdeckten Schilddrüsenkarzinome **meist gut differenziert** mit exzellenter Prognose. Obwohl die Schwangerschaft einen trophischen Effekt auf die Schilddrüse ausübt, vermutlich vermittelt durch eine TSH-ähnliche Wirkung von HCG, hat umgekehrt die Schwangerschaft keinen ungünstigen Einfluss auf den Krankheitsverlauf. Die Prognose entspricht derjenigen nicht schwangerer Frauen (Morris 1998; Moosa u. Mazzaferri 1997).

Bei Nachweis eines gut differenzierten Karzinoms in der Frühschwangerschaft kann die **operative Therapie** bis in das 2. Trimenon verschoben werden, bei späterer Diagnose kann die Behandlung nach der Geburt erfolgen. Es gibt keine Hinweise darauf, dass diese Verzögerung der Therapie die Prognose verschlechtert. Die Operation entspricht dem Vorgehen außerhalb der Schwangerschaft (Morris 1998; Moosa u. Mazzaferri 1997). **Szintigraphien** und eine postoperative Behandlung mit [131]J sollten erst nach der Schwangerschaft erfolgen. Liegt allerdings mehr als 1 Jahr zwischen Diagnose und Behandlung, scheint das Risiko anzusteigen. Es gibt keine Daten, welche die Schwangerschaftsunterbrechung nahe legen würden. Patientinnen mit Schilddrüsenkarzinom muss auch nicht von weiteren Schwangerschaften abgeraten werden. (Moosa u. Mazzaferri 1997; Morris 1998)

28.11 Malignes Melanom

Die **Inzidenz** des malignen Melanoms steigt. Es ist keine Seltenheit im fortpflanzungsfähigen Alter. Eine Analyse des deutschen Melanomregisters ergab, dass 1% aller Melanompatientinnen bei der Diagnose schanger war (Garbe 1993). Es scheint klar, dass sich die Prognose von schwangeren und nicht schwangeren Patientinnen entspricht, sofern man gleiche Tumorstadien einander gegenüberstellt (MacKie 1999; Squatrito u. Harlow 1998; Teplitzki et al. 1998). Allerdings zeigen manche Studien, dass Melanome, die in der Schwangerschaft diagnostiziert werden, einen unproportional großen Anteil von Hochrisikolokalisationen (Kopf, Hals, Stamm) und hoher Tumordicke aufweisen (MacKie 1999; Daryanani et al. 2003; Teplitzki et al. 1998). Möglicherweise führen die physiologische Hyperpigmentation in der Schwangerschaft und die ärztliche Zurückhaltung, Biopsien an Schwangeren durchzuführen, zu einer Verschleppung der Diagnose und damit zu tieferer Invasion.

> Da die Prognose sehr stark vom Tumorstadium abhängt, ist die frühe Diagnose essenziell. Die Exzision einer suspekten Läsion kann zu jedem Zeitpunkt der Schwangerschaft in Lokalanästhesie erfolgen.

Die **operative Therapie** muss **sofort**, unabhängig vom Schwangerschaftsstadium, durchgeführt werden, ist nicht anders als außerhalb der Schwangerschaft und orientiert sich an Lokalisation und Invasionstiefe. Es gibt keine Hinweise dafür, dass eine **Schwangerschaftsunterbrechung** die Prognose verbessert oder dass eine nachfolgende Schwangerschaft das Rezidivrisiko erhöht. Derzeit gibt es keine ausreichende Klarheit über den Wert einer **adjuvanten Therapie** (Chemotherapie oder biologische Therapie) in der Schwangerschaft (Squatrito u. Harlow 1998; Teplitzki et al. 1998; MacKie 1999).

> Melanome sind diejenigen Malignome, die am häufigsten in Plazenta und Fetus metastasieren (Baergen et al. 1997; Alexander et al. 2003).

28.12 Hämatologische Malignome

28.12.1 Maligne Lymphome

Die **Inzidenz** von Lymphomen während der Schwangerschaft ist unklar. Die verfügbaren Informationen beruhen überwiegend auf Studien mit kleinen Fallzahlen und Fallberichten. Maligne Lymphome werden eingeteilt in den **M. Hodgkin** (MH) und **Non-Hodgkin-Lymphome** (NHL). Es gibt keine Hinweise dafür, dass eine Schwangerschaft den klinischen Verlauf von MH oder NHL beeinflusst (Peleg u. Ben-Ami 1998; Anselmo et al. 1999). Allerdings wurden in seltenen Fällen Metastasen in Plazenta und Fetus beschrieben (Catlin et al. 1999).

28.12.1.1 M. Hodgkin

Klassifikation. Etwa 40 % aller Lymphome werden als M. Hodgkin klassifiziert. Die histologische Einteilung folgt gegenwärtig der Rye-Modifikation der Klassifikation nach Lukes u. Butler (1966). Diese sieht eine **Einteilung** in 5 Typen vor:
- lymphozytenreich,
- noduläre Sklerose,
- Mischtyp,
- lymphozytenarm und
- unklassifiziert.

Epidemiologie und Prognose. Da es sich beim M. Hodgkin um eine Erkrankung junger Erwachsener mit einem Altersgipfel im 30. Lebensjahr handelt, ist das Zusammentreffen der Diagnose eines MH mit einer Schwangerschaft nicht selten und wird auf 1 Erkrankung pro 1 000–6 000 Schwangerschaften geschätzt. Die 20-Jahres-Überlebensraten sind, wenn gleiche Stadien und histologische Subtypen verglichen werden, nicht von der Schwangerschaft beeinflusst. Mit der seltenen Ausnahme von **fetal-plazentaren Metastasen** (Catlin et al. 1999) scheint ein MH die Schwangerschaft nicht negativ zu beeinflussen (Peleg u. Ben-Ami 1998).

Symptomatik. Die meisten Frauen mit MH sind asymptomatisch und werden durch Vergrößerung der zervikalen, axillären oder inguinalen Lymphknoten auffällig. Die klinischen Zeichen der Erkrankung, wie Müdigkeit und Anämie, werden nicht selten als schwangerschaftsbedingt fehlinterpretiert, was die Diagnose verzögern kann. Zusätzliche Symptome sind subfebrile Temperaturen, nächtliches Schwitzen und Gewichtsverlust.

Staging-Diagnostik. Das Staging des MH erfolgt nach dem **Ann-Arbor-System**, basierend auf
- der Zahl beteiligter Lymphknoten,
- der Lokalisation oberhalb oder unterhalb des Zwerchfells und
- der Anwesenheit oder Abwesenheit extralymphatischer Manifestationen.

Außerhalb der Schwangerschaft wird häufig eine Staging-Laparotomie durchgeführt, die bei Schwangeren vermieden wird. Zur Diagnostik erfolgen, neben der klinischen Untersuchung, Lymphknoten- und Knochenmarkbiopsien, thorakoabdominale Kernspintomographie, Blutuntersuchungen und evtl. eine Thoraxröntgenuntersuchung.

Therapie im 1. Trimenon. Das Behandlungskonzept muss individuell erstellt werden, unter Berücksichtigung der Wünsche der Mutter, der Schwere und dem Verlauf der Erkrankung sowie dem Schwangerschaftsalter. Die Säulen der Therapie des MH sind **Strahlen- und Chemotherapie** (Wolf et al. 1998). Daher wird bei fortgeschrittener Erkrankung im 1. Trimenon häufig zum Schwangerschaftsabbruch geraten, gefolgt von einer Radiochemotherapie. Sofern die Patientin die Erhaltung der Schwangerschaft wünscht, die Erkrankung sich in frühem Stadium oberhalb des Zwerchfells manifestiert und langsam zu wachsen scheint, ist auch eine sorgfältige Beobachtung und Therapie nach der Geburt möglich. Letztere wird dann eingeleitet, sobald kein wesentliches Risiko durch die fetale Unreife mehr besteht. Aus dem M. D. Andersen Hospital wurde auch berichtet, dass in 16 Fällen mit supradiaphragmaler Erkrankung eine Strahlentherapie unter sorgfältiger Abschirmung des Uterus erfolgte, ohne dass Fehlbildungen der Kinder auftraten. Auch eine Chemotherapie wurde bei M. Hodgkin bereits im 1. Trimenon der Schwangerschaft appliziert, ohne dass Schäden des Kindes beobachtet wurden. Daher ist es vertretbar, auf Wunsch der Frau die Schwangerschaft auch dann fortzusetzen, wenn im 1. Trimenon der unmittelbare Beginn der Therapie erforderlich ist.

Therapie im 2. und 3. Trimenon. Im 2. und 3. Trimenon kann man Patientinnen in frühen Stadien sorgfältig kontrollieren und die **Therapie nach der Geburt** beginnen, die bei ausreichender Reife des Kindes zwischen der 32. und 36. Schwangerschaftswoche induziert wird (Peleg u. Ben-Ami 1998; Anselmo et al. 1999). Falls eine Therapie vor der Geburt erforderlich ist, etwa bei symptomatischen Patientinnen in fortgeschritteneren Stadien, kann eine **Kombinationschemotherapie** erfolgen, da es keine Daten gibt, die bei gegebener Indikation eine Chemotherapie in der 2. Schwangerschaftshälfte verbieten würden (▶ Abschn. 28.2.2).

Aufgrund der wegen limitierten Erfahrungen bestehenden Unsicherheit wird teilweise empfohlen, Vinblastin als Monotherapie (6 mg/m² i. v. alle 2 Wochen) bis zur Geburt zu geben, da bei Verabreichung dieser Substanz in der 2. Schwangerschaftshälfte keine fetalen Abnormitäten beobachtet wurden. **Steroi-**

de können wegen des antiproliferativen Effekts auf den Tumor und der Induktion der fetalen Reife ebenfalls gegeben werden. Bei lokalisierter supradiaphragmaler Erkrankung ist mit sorgfältiger Abschirmung des Uterus auch eine **begrenzte Strahlentherapie** möglich (Peleg u. Ben-Ami 1998; Anselmo et al. 1999; Magonakis et al. 2003). Auf jeden Fall muss nach der Geburt eine adäquate Therapie erfolgen.

Insgesamt sind die **klinischen Verläufe** von Frauen mit Diagnose des MH in der Schwangerschaft günstig. Etwa 90 % erreichen ein komplettes Ansprechen auf die Therapie. Die 5-Jahres-Überlebensraten sind stadienabhängig, nach 5 Jahren sind 75–90 % der Frauen im Stadium I und II krankheitsfrei.

28.12.1.2 Non-Hodgkin-Lymphome

Da Non-Hodgkin-Lymphome (NHL) typischerweise bei älteren Patienten auftreten als MH, ist die **Koinzidenz** von NHL und Schwangerschaft selten. Deshalb gibt es hierüber nur anekdotische Fallberichte.

Die NHL sind eine **heterogene Gruppe lymphoproliferativer maligner Erkrankungen** mit unterschiedlichem biologischem Verhalten und Therapieansprechen. Wie der M. Hodgkin entstammen NHL dem lymphatischen Gewebe und können in andere Organe streuen. Aber der Verlauf von NHL ist sehr viel weniger vorhersehbar als derjenige des MH, und es besteht eine größere Wahrscheinlichkeit der **Ausbreitung** außerhalb des lymphatischen Systems. Die **Prognose** ist abhängig vom histologischen Typ, Stadium und Therapie.

Klassifikation und Prognose. Die histologische Klassifikation der NHL wurde in den letzten Jahren mehrfach modifiziert (Armitage u. Weisenburger 1998). Die mehr als 20 klinikopathologischen Entitäten können in 2 klinisch zweckmäßigere prognostische Gruppen eingeteilt werden: die indolenten und die aggressiven Lymphome.

- **Indolente NHL-Typen** haben eine relativ günstige Prognose, mit einem medianen Überleben bis zu 10 Jahren, sind aber in fortgeschrittenen klinischen Stadien als unheilbar anzusehen. Frühe Stadien (Stadium I und II) indolenter Lymphome können durch alleinige Strahlentherapie effektiv behandelt werden. Die meisten indolenten NHL sind nodulär (oder follikulär).
- Die **aggressiven Typen der NHL** haben einen wesentlich rascheren biologischen Verlauf, aber ein signifikanter Anteil der Patienten kann durch hoch dosierte Kombinationschemotherapie geheilt werden. Mit modernen Schemata werden 5-Jahres-Überlebensraten von 50–60 % und Heilungsraten von 30–60 % erreicht. Die meisten Rezidive treten innerhalb der ersten 2 Jahre auf.

NHL in der Schwangerschaft. Die meisten Frauen, bei denen in der Schwangerschaft ein NHL diagnostiziert wird, haben histologisch aggressive, fortgeschrittene Stadien. Die Schwangerschaft scheint **keinen ungünstigen Effekt** auf die Erkrankung auszuüben. Obwohl auch umgekehrt die NHL keinen direkten ungünstigen Einfluss auf den Verlauf der Schwangerschaft ausüben, verlaufen sie oft letal, daher ist der Ausgang der Schwangerschaft sehr eng mit dem Verlauf der mütterlichen Erkrankung verknüpft. Das **klinische Erscheinungsbild** der NHL ist ähnlich dem MH, aber die Symptomatik hat wenig prognostische Relevanz. Eine Staging-Laparotomie für NHL ist die Ausnahme, aber Knochenmarkbiopsien und Lumbalpunktionen sind üblich. Die NHL können Brust, Ovar und Plazenta befallen. Bei der Diagnose eines NHL in der Schwangerschaft finden sich üblicherweise fortgeschrittenere Stadien als bei MH.

> Die meisten dieser Lymphome sind aggressiv, und eine Verschiebung der Therapie bis nach der Geburt scheint die Prognose zu verschlechtern (Peleg u. Ben-Ami 1998). Bei aggressivem NHL wird daher die sofortige Therapie empfohlen.

Im **1. Trimenon** ist die Schwangerschaftsunterbrechung eine Option, welche die optimale Therapie für Frauen mit aggressivem NHL erlaubt. Im **2. und 3. Trimenon** soll die Kombinationschemotherapie unmittelbar begonnen werden. Bei Kindern, die intrauterin einer hoch dosierten doxorubicinhaltigen Chemotherapie ausgesetzt waren, wurden v. a. bei Gabe im 2. und 3. Trimenon postpartal keine Auffälligkeiten beobachtet. Die Beobachtungszeiten lagen hierbei zwischen mehreren Monaten und 11 Jahren. Bei **fortgeschrittenerem Schwangerschaftsalter** kommt auch eine vorzeitige Entbindung in Frage, um eine konventionelle Therapie ohne das Risiko einer intrauterinen Exposition gegenüber Strahlen- und Chemotherapie durchzuführen. Bei indolenten Lymphomen kann die Therapie gelegentlich unter sorgfältiger Überwachung auch bis nach der Geburt aufgeschoben werden (Peleg u. Ben-Ami 1998).

28.12.2 Leukämie

Die **Inzidenz** von Leukämien in der Schwangerschaft ist unbekannt. Wegen der **unspezifischen Symptome** (Müdigkeit, Blutungen, rezidivierende Infektionen), welche als schwangerschaftsbedingt gedeutet werden können, ist die Diagnose einer Leukämie in der Schwangerschaft nicht selten verzögert. Die **Diagnose** wird durch Ausstrichpräparate von peripherem Blut und Knochenmarkaspiraten gestellt.

Es spricht wenig dafür, dass die Schwangerschaft den natürlichen Verlauf der Erkrankung beeinflusst. Mit Ausnahme der seltenen Fälle von **Metastasierung in Plazenta und Feten** beeinflusst die Leukämie den Verlauf der Schwangerschaft nicht direkt. Wohl aber wird der Fetus indirekt durch die Erkrankung und Beeinträchtigung der Mutter sowie die spezifische Therapie belastet. Besonders maternale Blutungskomplikationen, Infektionen und Mangelernährung gefährden den Feten. Kinder, deren Mütter an einer Leukämie erkranken, haben ein **höheres Risiko** für Früh- und Mangelgeburt, intrauterinen Fruchttod und neonatale Zytopenie. Aber insgesamt ist der Ausgang der Schwangerschaft bei Frauen, bei denen eine Remission der Leukämie erreicht wird, günstig.

28.12.2.1 Akute Leukämie

> Die akute Leukämie in der Schwangerschaft erfordert eine unmittelbare, aggressive Therapie wegen der sehr ungünstigen Prognose von unbehandelten Patienten.

Das **mittlere Überleben** nicht schwangerer Frauen liegt ohne Behandlung bei etwa 2 Monaten. Daher sollte in den meisten Fällen die Behandlung ohne Rücksicht auf die Schwangerschaft unmittelbar begonnen werden. Dagegen ist die chronische Leukämie eine relativ langsam verlaufende Erkrankung, sodass die Behandlung aus fetalen Erwägungen verschoben werden kann.

Bei der Diagnose einer akuten Leukämie im **1. Trimenon** ist eine Abruptio nicht unbedingt erforderlich, sollte aber wegen der besonderen Belastung von Mutter und Embryo diskutiert werden. Eine adäquate **Polychemotherapie** muss unmittelbar begonnen werden. Cytarabin, Vincaalkaloide, Anthracycline und Kortikoide – die Basiskomponenten der Leukämietherapie – bieten kein besonderes teratogenes Risiko.

> **Empfehlung**
>
> Nach den vorliegenden Erfahrungen kann eine Polychemotherapie zur Behandlung akuter Leukämien im 2. und 3. Trimenon ohne wesentliches Risiko gegeben werden. Dabei sollten die Thrombozytenzahl nicht unter 20 000–50 000/µl, der Hb-Wert nicht unter 9 g-% und die Leukozytenzahlen nicht unter 500/µl fallen.

Die **Therapie und Überwachung** erfolgen wie außerhalb der Schwangerschaft. Mit aggressiver Therapie werden komplette Remissionen in etwa 75 % der Fälle erreicht. Sobald eine Remission erreicht ist, muss individuell die weitere Intensität der Therapie festgelegt werden. Dosisreduzierungen können evtl. das Rezidivrisiko erhöhen, vermindern aber andererseits das Risiko für den Feten. Individuell muss auch über den Zeitpunkt der evtl. vorzeitigen, geplanten Geburt und den Geburtsmodus entschieden werden. Dieser richtet sich in erster Linie nach dem mütterlichen Befinden. Die geborenen Kinder entwickeln sich nach den vorliegenden Daten normal (Cousoli et al. 2004).

28.12.2.2 Chronische Leukämie

Chronische Leukämien treten meist **im fortgeschrittenen Alter** auf und sind deshalb in der Schwangerschaft extrem selten. Insgesamt 90 % der chronischen Leukämien sind **chronisch-myeloische Leukämien** (Kipps 1998). Ihr Einfluss auf die Schwangerschaft ist unbekannt. Wie bei akuten Leukämien ist aber der Ausgang der Schwangerschaft im Wesentlichen vom mütterlichen Befinden abhängig. Die Erfahrungen über die Therapie in der Schwangerschaft beruhen auf wenigen Fallberichten (Strobl et al. 1999; Kuroiwa et al. 1998). Anders als bei akuten Leukämien ist i. d. R. keine unmittelbare aggressive **Therapie** nötig, sodass die zytostatische Behandlung oft mit Rücksicht auf den Feten verschoben werden kann. Das Therapieziel, die Kontrolle des peripheren Blutbildes, des mütterlichen Befindens und der Splenomegalie wurden in Einzelfällen auch ohne Chemotherapie – etwa durch **Plasmapherese** – erreicht (Strobl et al. 1999).

28.13 Metastasierung in Plazenta und Fetus

> **Definition**
>
> Die Plazenta ist ein respiratorisches Organ, eine komplexe endokrine Einheit und eine Barriere, welche zwar den selektiven Transfer von Substraten der Mutter zum Fetus erlaubt, aber den fetomaternalen Austausch von Zellen und vielen Makromolekülen verhindert.

Diese **Barrierefunktion** ist aber nicht perfekt. Dies wird durch die Erfahrung belegt, dass sowohl fetale Zellen im mütterlichen Blut (z. B. im Rahmen der Rhesusinkompatibilität) als auch, allerdings seltener, maternale Blutzellen in der fetalen Zirkulation gefunden werden können.

Dennoch sind **Metastasen eines Malignoms** der Mutter in Plazenta oder Fetus sehr selten. Bei soliden Tumoren wurde die Metastasierung in die Plazenta, nicht aber in den Feten beschrieben. Wohl aber fanden sich fetale Metastasen bei Melanomen und hämatologischen Neoplasien. Baergen et al. (1997) beschrieben 19 Patientinnen mit Melanomen, bei denen es zu Metastasen in der Plazenta gekommen war. In 5 dieser Fälle wurden zusätzlich auch die Feten befallen, woran 4 der Kinder starben. In einer Medlineanalyse von Alexander et al. (2003) wurden 87 Patientinnen mit malignen Erkrankungen während der Schwangerschaft identifiziert, bei denen es zu einer Metastasierung in Plazenta oder Fetus gekommen war, 27 davon waren auf Melanome zurückzuführen. Der Fetus war dabei in 6 der 27 Fälle befallen, 5 der 6 Kinder starben an der Erkrankung. Catlin et al. (1999) belegten, dass Zellen eines aggressiven Lymphoms in die fetale Zirkulation einbrechen und in den Feten metastasieren können. Auch bei maternalen Leukämien wurde eine transplazentare Transmission der Tumorzellen in den Fetus beschrieben.

> **Cave**
>
> Bei der Betreuung einer Schwangeren mit einer malignen Erkrankung sollte das Augenmerk auf der Therapie, aber nicht auf der Prävention einer fetalen Metastasierung liegen, denn es gibt keinen Weg festzustellen, ob oder wann diese vertikale Transmission auftreten könnte. Allerdings sollte v.a. bei Melanomen die Plazenta sorgfältig nach Metastasen untersucht werden, da ein Plazentabefall ein signifikantes Risiko für das Kind darstellt (Baergen et al. 1997; Alexander et al. 2003).

Literatur

Alexander A, Samlowski WE, Grossman D et al. (2003) Metastatic melanoma in pregnancy: risk of transplacental metastases in the infant. J Clin Oncol 21: 2179–2186

Anselmo AP, Cavalieri E, Enrici RM et al. (1999) Hodgkin's disease during pregnancy: diagnostic and therapeutic management. Fetal Diagn Ther 14: 102–5

Armitage JO, Weisenburger DD (1998) New approach to classifying non-Hodgkin's lymphomas: clinical features of the major histologic subtypes. Non-Hodgkin's Lymphoma Classification Project. J Clin Oncol 16: 2780–2795

Ayhan A, Gunalp S, Karaer C, Gokoz A, Oz U (1999) Endometrial adenocarcinoma in pregnancy. Gynecol Oncol 75: 298–299

Baergen RN, Johnson D, Moore T, Benirschke K (1997) Maternal melanoma metastatic to the placenta: a case report and review of the literature: Arch Pathol Lab Med 121: 508–511

Ben Brahim E, Mrad K, Driss M, Farah F et al. (2001) Placental metastasis of breast cancer. Gynecol Obstet Fertil, 29: 545–548

Berry DL, Theriault RL, Holmes FA et al. (1999) Management of breast cancer during pregnancy using a standardized protocol. J Clin Oncol 17 (3): 855–861

Boulay R, Podczaski E (1998) Ovarian cancer complicating pregnancy. Obstet Gynecol Clin North Am 25: 385–399

Literatur

Capell MS (2003) Colon cancer during pregnancy. Gastroenterol Clin North Am 32: 341–383

Cardonick E, Iacobucci A (2004) Use of chemotherapy during human pregnancy. Lancet Oncol 5: 283–291

Catlin EA, Roberts JD Jr, Erana R (1999) Transplacental transmission of natural-killer-cell lymphoma. N Engl J Med 341: 85–91

Clemons M, Goss P (2001) Estrogen and the risk of breast cancer. New Engl J Med 344: 276–285

Consoli U, Figuera A, Milone G et al. (2004) Acute promyelotic leukemia during pregnancy: report of 3 cases. Int J Hematol 79: 31–36

Daryanani D, Plukker JT, De Hullu JA, Kuiper H, Nap RE, Hoekstra H.J (2003) Pregnancy and early stage melanoma. Cancer 97: 2130–2133

Czeizel AE, Pataki T, Rockenbauer M (1998) Reproductive outcome after exposure to surgery under anesthesia during pregnancy. Arch Gynecol Obstet 261: 193–199

Doll R, Wakeford R (1997) Risk of childhood cancer from fetal irradiation. Br J Radiol 70: 130–139

Ebert U, Loffler H, Kirch W (1997) Cytotoxic therapy and pregnancy. Pharmacol Ther 74: 207–220

Fenig, E, Mishaeli, M, Kalish, Y, Lishner, M. (2001) Pregnancy and radiation. Cancer Treat Rev 27: 1–7

Gaducci A, Cosio S, Fanuchi A, Nardini V, Ronce M, Conte PF, Genazzani AR (2003) Chemotherapy with epirubicin and paclitaxel for breast cancer during pregnancy: case report and a review of the literature. Anticancer Res 23: 5225–5229

Garbe C (1993) Schwangerschaft, Hormonpräparate und malignes Melanom. Hautarzt 44: 347–352

Germann N, Goffinet, F, Goldwasser, F. (2004) Anthracyclines during pregnancy: embryo-fetal outcome in 160 patients. Ann Oncol 15: 146–150

Gnessin E, Dekel Y, Baniel J (2002) Urology 60: 1111

Hendry WF (1997) Management of urological tumours in pregnancy. Br J Urol 80 (Suppl 1): 24–28

Hertel H, Possover M, Kuhne-Heid R, Schneider A (2001) Laparoscopic lymph node staging of cervical cancer in the 19th week of pregnancy. A case report. Surg Endosc 15: 324

Hermans RH, Fische DC, van der Putten HW, van de Putte G, Einzmann T, Vos MC, Kieback DG (2003) Adnexal masses in pregnancy. Onkologie 26: 167–172

Jones RW, Baranyai J, Stables S (1997) Trends in squamous cell carcinoma of the vulva: the influence of vulvar intraepithelial neoplasia. Obstet Gynecol 90: 448–452

Kipps TJ (1998) Chronic lymphocytic leukemia. Curr Opin Hematol 5: 244–253

Kroman N, Jensen MB, Melbye M et al. (1997) Should women be advised against pregnancy after breast-cancer treatment? Lancet 350 (9074): 319–322

Kuroiwa M, Gondo H, Ashida K et al. (1998) Interferon-alpha therapy for chronic myelogenous leukemia during pregnancy. Am J Hematol 59: 101–102

Loibl S, v. Minckwitz G, Gwyn K et al. (2005) Breast Cancer during pregnancy - international recommendations from an expert meeting. Cancer (in press)

Lukes RJ, Butler JJ (1966) The pathology and nomenclature of Hodgkin's disease. Cancer Res 26: 1063–1083

MacKie RM (1999) Pregnancy and exogenous hormones in patients with cutaneous malignant melanoma. Curr Opin Oncol 11: 129–131

Marana HR, de Andrade JM, da Silva Mathes AC, Duarte G, da Cunha SP, Bighetti S (2001) Chemotherapy in the treatment of locally advanced cervical cancer and pregnancy. Gynecol Oncol 80: 272–274

Mayr NA, Wen BC, Saw CB (1998) Radiation therapy during pregnancy. Obstet Gynecol Clin North Am 25: 301–321

Mazonakis M, Varveris H, Fasoulaki M, Damilakis J (2003) Radiotherapy of Hodgkin's disease in early pregnancy: embryo dose measurements. Radiother Oncol 66: 333–339

Mendez LE, Mueller A, Salom E, Gonzalez-Quintero VH (2003) Paclitaxel and carboplatin chemotherapy administered during pregnancy für advances epithelial ovarian cancer. Obstet Gynecol 102: 1200–1202

Method MW, Brost BC (1999) Management of cervical cancer in pregnancy. Semin Surg Oncol 16: 251–260

Moosa M, Mazzaferri EL (1997) Outcome of differentiated thyroid cancer diagnosed in pregnant women. J Clin Endocrinol Metab 82: 2862–2866

Morris PC (1998) Thyroid cancer complicating pregnancy. Obstet Gynecol Clin North Am 25: 401–405

Nakagawa K, Aoki Y, Kusama T, Ban N, Nakagawa S, Sasaki Y (1997) Radiotherapy during pregnancy: effects on fetuses and neonates. Clin Ther 19: 770–777

Norstrom A, Jansson I, Andersson H (1997) Carcinoma of the uterine cervix in pregnancy. A study of the incidence and treatment in the western region of Sweden 1973 to 1992. Acta Obstet Gynecol Scand 76: 583–589

Peleg D, Ben-Ami M (1998) Lymphoma and leukemia complicating pregnancy. Obstet Gynecol Clin North Am 25: 365–383

Petru E, Scholl W, Gucer F, Giuliani A, Winter R (1998) Zervixkarzinom in der Schwangerschaft – praktische Empfehlungen. Gynakol Geburtshilfliche Rundsch 38: 85–87

Sigurdsson K (1999) The Icelandic and Nordic cervical screening programs: trends in incidence and mortality rates through 1995. Acta Obstet Gynecol Scand 78: 478–485

Sorosky JI, Sood AK, Buekers TE (1997) The use of chemotherapeutic agents during pregnancy. Obstet Gynecol Clin North Am 24: 591–599

Squatrito RC, Harlow SP (1998) Melanoma complicating pregnancy. Obstet Gynecol Clin North Am 25: 407–416

Strobl FJ, Voelkerding KV, Smith EP (1999) Management of chronic myeloid leukemia during pregnancy with leukapheresis. J Clin Apheresis 14: 42–44

Talele AC, Slanetz PJ, Edmister WB, Yeh ED, Kopa DB. The lactating breast (2003) MRI findings and literature review. Breast J 9: 237–240

Teplitzky S, Sabates B, Yu K, Beech DJ (1998) Melanoma during pregnancy: a case report and review of the literature. J LA State Med Soc 150: 539–543

Ueo H, Matsuoka H, Tamura, S et al. (1991) Prognosis in gastric cancer associated with pregnancy. World J Surg 15: 293–298

Vaccarello L, Apte SM, Copeland LJ, Boutselis JG, Rubin SC (1999) Endometrial carcinoma associated with pregnancy: A report of three cases and review of the literature. Gynecol Oncol 74: 118–122

van Vliet W, van Loon AJ, ten Hoor KA, Boonstra H (1998) Cervical carcinoma during pregnancy: outcome of planned delay in treatment. Eur J Obstet Gynecol Reprod Biol 79: 153–157

Walsh C, Fazio VW (1998) Cancer of the colon, rectum, and anus during pregnancy. The surgeon's perspective. Gastroenterol Clin North Am 27: 257–267

Wolf J, Engert A, Diehl V (1998) Issues in the treatment of Hodgkin's disease. Curr Opin Oncol 10: 396–402

Wright TC, Cox JT, Massad LS, Carlson J, Twiggs LB, Wilkinson EJ: (2001) Consensus Guidlines for the management of women with cervical intraepithelial neoplasia. Am J Obstet Gynecol 189: 295–304

Erkrankungen und Tumoren der Brust

29 **Entzündungen der Brustdrüse** – 465
W. Eiermann und A. Scharl

30 **Gutartige Veränderungen der Brustdrüse** – 471
A. Ahr und T. Diebold

31 **Mammakarzinom** – 477
M. Kaufmann, G. von Minckwitz, A. Scharl und S. D. Costa

Entzündungen der Brustdrüsen

W. Eiermann und A. Scharl

29.1 Einleitung – 465

29.2 Mastitis puerperalis – 465
29.2.1 Ätiologie und Pathogenese – 465
29.2.2 Inzidenz – 466
29.2.3 Klinik – 466
29.2.4 Prophylaxe – 466
29.2.5 Therapie – 467

29.3 Nonpuerperale Mastitiden – 467
29.3.1 Ätiologie – 467
29.3.2 Unspezifisch chronische Mastitis – 468

29.3.3 Tuberkulose der Mamma – 468
29.3.4 Sarkoidose der Mamma (Morbus Boeck) – 469
29.3.5 Mastitis bei Fremdkörpergranulomen – 469
29.3.6 Parasitäre Infektionen der Mamma – 469
29.3.7 Lues der Mamma – 469
29.3.8 Aktinomykose der Mamma – 469
29.3.9 Mykosen der Mamma – 470
29.3.10 Hidradenitis suppurativa der Mamma – 470

Literatur – 470

29.1 Einleitung

Die Mammae sind mit ihrer natürlichen Oberfläche kanalikulär verbundene Organe. Bakterielle Entzündungen führen i. d. R. über die Mamille zu einer **Galaktophoritis** und greifen von hier aus auf das lobuläre Parenchym und das umgebende Gewebe über. Während der **Laktation** ist das Gangsystem weitgestellt und von Sekret angefüllt und bietet so beste Voraussetzungen für Ausbreitung und Vermehrung eingedrungener Keime.

> Die Mastitis puerperalis, als häufigste Form aller Entzündungen der Brustdrüse, kann akut, eitrig, abszedierend oder phlegmonös in Erscheinung treten. Der wichtigste, weil am häufigsten vorkommende Erreger ist der Staphylococcus aureus.

Ursachen. Neben einer Infektion mit Staphylococcus aureus wurden weitere Bakterien, aber auch Viren als Ursache eitriger und nicht eitriger Mastitiden identifiziert, die als selbstständige Erkrankung oder als Begleitbefund bei allgemeinen Infektionen oder Neoplasien vorkommen können. Bei spezifischen Entzündungen und spezifischen Granulomen mit Manifestation im Brustdrüsengewebe sind primäre, häufig durch Kontakt mit Infizierten entstandene Infektionen bekannt.

Nicht erregerbedingte Ursachen. Ursache abakterieller, chronischer und granulierender Entzündungen sind zumeist chemische Reize eines retinierten Sekrets, dessen Eiweißkörper und Fettsäuren intensive, mesenchymale Reaktionen auslösen. Die primär im Bereich des Gangsystems lokalisierten Entzündungen greifen auf das umgebende Bindegewebe über, das wiederum mit einer starken Produktion von Lymphozyten und Plasmazellen reagieren kann (sog. Plasmazellmastitis). Durch subepitheliale Mesenchymproliferationen in den Milchgängen bewirkt die Entzündung gelegentlich eine Einengung oder völlige Obturation der Lichtung des Gangsystems.

Bei der **Mastopathia cystica fibrosa** und in der Umgebung von Karzinomen oder im Tumorgewebe selbst treten häufig lymphozytäre Infiltrate auf, sie werden als Ausdruck immunologischer Abwehrmechanismen aufgefasst. Invasiv-duktale Karzinome lösen i. d. R. keine oder nur eine geringgradige Infiltration aus, während das medulläre Karzinom mit lymphoidem Stroma den höchsten Gehalt an diesen Zellen aufzuweisen hat.

29.2 Mastitis puerperalis

29.2.1 Ätiologie und Pathogenese

Definition

Die Brustdrüsenentzündung im Wochenbett ist eine bakterielle Erkrankung der stillenden Wöchnerin, sie kommt bei nicht stillenden Wöchnerinnen nur selten vor. Der verursachende Keim ist in 90 % aller Fälle Staphylococcus aureus.

Übertragung. In der gleichen Häufigkeit ist die Brustwarze der Mutter nach dem Stillen mit Staphylokokken besiedelt. Der Hauptweg bei der Übertragung ist derjenige vom Nasen-Rachen-Raum der Mutter über den des Kindes auf die mütterliche Brustwarze. Die Mastitis puerperalis ist also v. a. eine Stillmastitis. Eine Schmierinfektion durch die Lochien spielt nur eine untergeordnete Rolle.

Pathogenese. Pathogenetisch ist die puerperale Mastitis in der Mehrzahl der Fälle eine kanalikulär von der Mamille auf den Drüsenkörper fortgeleitete, eitrige Entzündung, deren Leitschiene das von Sekret angefüllte und weitgestellte Gangsystem ist. Seltener handelt es sich um lymphogene, vom Integument ausgehende Entzündungen, für die vorzugsweise Rhagaden der Mamillen die Eintrittspforte darstellen und die besondere Ausdehnung des Gefäßsystems in der Laktation ein begünstigender Faktor ist. Hämatogen metastatische Mastitiden bei Septikopyämien sind große Ausnahmen.

29.2.2 Inzidenz

Das Vorkommen der Laktationsmastitis wird mit 1–9 % angegeben, dabei sind schwere Fälle heute weniger oft zu sehen. Vielleicht hängt die wieder zu beobachtende Zunahme der Fallzahlen mit der größer gewordenen **Stillbereitschaft** zusammen. Die Spitalmastitis, die früher die Mehrzahl der Fälle gestellt hat, ist heute selten geworden. Verkürzter Krankenhausaufenthalt, verbesserte Hygiene und ein besserer Informationsstand werden als Gründe dafür angenommen.

> Die späte Laktationsmastitis tritt meist erst nach der Klinikentlassung und überwiegend bei Primiparae auf. Mit 85 % kommt der Großteil der abszedierenden Mastitiden zwischen dem 15. und 35. Tag zur Therapie. Ein weiterer Inzidenzgipfel der Spätmastitis wird beim Abstillen und nach ca. 6 Monaten zur Zeit des Zahnens beobachtet.

29.2.3 Klinik

Erkrankungsbeginn. Die akute puerperale Mastitis wird häufig durch Rhagaden oder eine Thelitis mit entsprechender Schmerzhaftigkeit der Mamille angekündigt. Nach einer Inkubationszeit der Erreger von wenigen Stunden bis zu 3 Tagen kommt es zu Beginn der puerperalen Mastitis zur **Symptomtrias** Schmerzen, Fieber und Rötung der erkrankten Brust. Die lateralen Quadranten sind fast doppelt so häufig betroffen wie die medialen.

> **Cave**
>
> Als erstes und zunächst einziges Symptom werden oft nur angedeutete und daher nicht genügend beachtete oder falsch gedeutete Schmerzen an einer umschriebenen Stelle der Brust angegeben. Nicht selten ist aber auch das Fieber erstes Symptom, sodass plötzlich auftretendes Fieber oder langsam ansteigende Temperaturen am Ende der 1. Woche oder während der 2. Woche selbst dann an eine beginnende Mastitis denken lassen müssen, wenn an der Brust noch keinerlei Veränderungen festzustellen sind.

Die **Rötung** als 3. Initialsymptom tritt erst einen halben Tag nach Schmerzbeginn und Temperaturanstieg auf. Am häufigsten zeigt der obere äußere Quadrant, danach der untere äußere eine Hautrötung, ist wärmer als die Umgebung und bei der Palpation meist auffallend schmerzhaft. Die mit der Rötung verbundene Lymphangitis führt oft zu Lymphknotenschwellungen in der Axilla.

> Wird die Mastitis in der Frühphase erkannt und sofort konsequent therapiert, ist die Entzündung meistens zu beherrschen und Infiltration und damit Abszedierung zu vermeiden.

Erkrankungsverlauf. Im Fall des Fortschreitens der Erkrankung wird sich innerhalb von 2–3 Tagen an der geröteten, schmerzhaften Stelle ein nicht deutlich abgrenzbares, aber außerordentlich berührungsschmerzhaftes, derbes Infiltrat entwickeln, das nach Tagen (bis Wochen) einschmelzen und zu einem fluktuierenden Abszess werden kann. Bei der dann beginnenden Hautnekrose ist die Haut stark verdünnt und zusätzlich zur allgemeinen Schwellung vorgewölbt. Bei kleinen oder tiefer liegenden Abszessen dagegen kann die Fluktuation völlig fehlen. Feinnadelpunktion oder besser die Brustsonographie vermögen dann differenzialdiagnostische Klarheit zu erbringen.

Abszess. Zur Abszessbildung neigen sowohl die auf kanalikulärem Weg sich ausbreitende **Galaktophoritis purulenta** als auch die **phlegmonöse Mastitis**. Multiple Mikroabszesse konfluieren zu großen Eiterhöhlen, nehmen das gesamte Parenchym und Bindegewebe ein, brechen schließlich als eiternde Fisteln nach außen durch oder müssen operativ entleert werden. Neben möglichen Deformierungen des Drüsenkörpers kommt es auf jeden Fall zu narbigen Indurationen, die für die klinische und mammographische Diagnostik und Differenzialdiagnose gegenüber Tumoren Bedeutung haben.

> **Topographische Unterscheidung verschiedener Abszesse**
> - subareolärer Abszess: in der Umgebung der Brustwarze lokalisiert, Folge einer traumatischen Schädigung der äußeren Haut, einer Entzündung der Drüsen des Warzenhofs oder einer Galaktophoritis;
> - intramammäre Abszesse: herdförmiges Auftreten, als multiple oder einzelne Herde, bis zu faustgroß;
> - retromammäre Abszesse: wegen ihrer Lokalisation zwischen Drüsenkörper und Faszie des M. pectoralis major mit dem Risiko einer möglichen Ausbildung einer Thoraxwandphlegmone oder eines Pleuraempyems behaftet.

29.2.4 Prophylaxe

> Die Prophylaxe der Mastitis puerperalis ist von entscheidender Bedeutung. Sie muss zum Ziel haben, durch eine richtige Stilltechnik Schrunden und Rhagaden sowie Milchstau zu verhüten und durch eine verbesserte Anstaltshygiene den bakteriellen Hospitalismus zu bekämpfen, indem der Infektionsweg der Staphylokokken blockiert wird.

Die richtige **Stilltechnik** beinhaltet,
- dass die Brustwarzen und die Umgebung vor jedem Anlegen mit Wasser gründlich gereinigt werden,
- dass es Mutter und Kind während des Stillens bequem haben,
- dass der Säugling den ganzen Warzenhof mit dem Mund erfasst und kräftig saugt, wobei auf freie Nasenatmung des Kindes zu achten ist,
- dass das Kind während der ersten 3 Wochenbetttage nicht länger als 5 min an jeder Brust saugt (später können die Anlegezeiten auf 10–15 min verlängert werden) und
- dass das Kind während des Stillens nicht mit der Warze im Mund einschläft, da sonst mit Sicherheit Schrunden entstehen.

Bei jeder Mahlzeit sollen beide Brüste nacheinander angelegt werden, und zwar jeweils im Wechsel, weil dadurch die zuerst gegebene Brust sicher entleert wird, während das Anlegen der zweiten wesentlich dem Saugbedürfnis des Kindes und der Anregung der Milchproduktion dient.

Um **Rhagaden** zu verhüten, lässt man die Warzen während der Zeit des Wochenbetts an der Luft trocknen. Sind aber Schrunden erst einmal aufgetreten, werden die Warzen mit Honig oder einer Salbe bestrichen, die allerdings vor jedem Stillen vorsichtig und trocken wieder abzutupfen ist.

> **Cave**
>
> Keinesfalls dürfen feuchte Verbände auf Rhagaden gelegt werden, da sonst die Haut mazeriert. Lädierte Mamillen dürfen auch nicht angeatmet werden, zumindest bei einer Erkältung und in Grippezeiten sollte die Mutter beim Stillen und Betreuen des Säuglings einen Mundschutz tragen.

Sind **Rhagaden tief** und sehr schmerzhaft, wird das Kind für 1–2 Tage von der erkrankten Brust abgesetzt, die Milch aber zu den Stillzeiten abgepumpt oder ausgepresst.

29.2.5 Therapie

Zur Therapie der Mastitis puerperalis stehen verschiedene Maßnahmen zur Verfügung, die **stadienabhängig** zur Anwendung kommen:

Die **laktationseinschränkende Behandlung**, die in der Frühphase der Mastitis empfohlen wird, besteht in der niedrigen Dosierung eines **Prolaktinhemmers**, unmittelbar nach Auftreten der ersten Symptome, z. B. 1- bis 2-mal 1,25 mg Pravidel. Diese medikamentöse Therapie, die durch resorptive Maßnahmen unterstützt werden sollte, bezweckt eine Verminderung der Milchmenge und führt meist innerhalb von 12–24 h zur Entfieberung. Die Brust muss während dieser Zeit gut entleert und die Wöchnerin also zum Weiterstillen angehalten werden. Meist kann dann auf weitere Maßnahmen verzichtet werden.

Eine **antibiotische Behandlung** unter Fortführung der niedrig dosierten Prolaktinhemmung über 3–4 Tage würde sich anschließen.

> **Empfehlung**
>
> Wenn sich bei der laktationseinschränkenden Behandlung die klinischen Symptome innerhalb von 12–24 h nicht bessern, ist grundsätzlich ein penizillinaseresistentes Penizillinderivat zu empfehlen, hier am besten geeignet die Oxacillinreihe, die sowohl parenteral als auch oral gegeben werden kann. Alternativ kann Erythromycin verabreicht werden.

Die **physikalische Therapie** kommt im Frühstadium zur Förderung der Resorption, später zur Förderung der Einschmelzung in Frage.

Die **resorptive Behandlung** ist nur bei eben beginnender Brustentzündung sinnvoll. Die Brust wird ruhig gestellt, indem sie hoch gebunden und mit kalten Alkohol-Wasser-Umschlägen belegt wird, die Flüssigkeitsaufnahme wird eingeschränkt.

Besteht aber keine Hoffnung auf Resorption des Entzündungsherdes mehr, so ist durch eine Wärmebehandlung die Förderung der **Einschmelzung** zu betreiben: feucht-warme Umschläge, Kurzwellen oder Mikrowellen können verabreicht werden, bis nach Einschmelzung des ganzen Prozesses eine deutliche Fluktuation erkennbar wird.

Eine **chirurgische Behandlung** ist angezeigt, wenn es zur Abszedierung gekommen ist. Zum Zeitpunkt der Inzision muss der Abszess reif, d. h. das gesamte Infiltrat muss eingeschmolzen sein. Dann allerdings darf nicht länger zugewartet werden, da es sonst zur Einschmelzung weiterer Gewebeanteile kommt.

Durchführung der chirurgischen Therapie. Die Schnittführung ist zirkulär, oder sie liegt in der Mammaumschlagsfalte, der Bardenheuer-Linie. Eine Stichinzision kommt allenthalben bei sehr kleinen und oberflächlich gelegenen Abszessen in Betracht. Die quere Inzision birgt allerdings die Gefahr der Verletzung der Milchgänge und der nachfolgenden Entstehung von Milchgangfisteln und Milchzysten. Die **Bardenheuer-Inzision** ist angezeigt bei allen ausgedehnten Vereiterungen, bei allen größeren Einzelabszessen, die in den unteren Quadranten liegen, ferner bei retromammären Abszessen. Sie bietet den Vorteil des besten Abflusses, die Narbe bleibt unauffällig. Die bei größeren Abszessen stets notwendige Drainage lässt sich sowohl durch eine Gegeninzision als auch durch die Bardenheuer-Inzision direkt ausleiten, wobei sie am Wundrand fixiert werden kann.

> **Empfehlung**
>
> Überaus wichtig ist, dass klare Wundverhältnisse hergestellt werden: Die Abszesshöhle wird digital ausgetastet und ausgeräumt, stehende Gewebebrücken werden durchtrennt, alle Nebenhöhlen müssen ebenfalls eröffnet und drainiert werden. Die Abszesshöhlenwände können zusätzlich mit dem scharfen Löffel kürettiert werden. Die Wunde bleibt offen.

29.3 Nonpuerperale Mastitiden

29.3.1 Ätiologie

Die Entzündungen der nicht laktierenden Mamma sind deutlich seltener als diejenigen der laktierenden Brust. Die **Ätiologie** ist höchst unterschiedlich und nicht immer befriedigend zu erklären. Nur gelegentlich helfen anamnestische Hinweise weiter, wenn z. B. die puerperale Mastitis in seltenen Fällen in ein chronisches Stadium übergegangen ist oder wenn iatrogene Noxen erkennbar sind. Häufiger sind dagegen **chronische Entzündungen des Drüsenparenchyms**, die sich im Zusammenhang mit einer Gangektasie entwickeln, wobei der Prozess auf die parenchymreichen, peripheren Zonen fortgeleitet wird. Auch ist an die Möglichkeit **spezifischer Infektionen** zu erinnern.

Als **bakterielle Erreger** der Mastitis nonpuerperalis sind i. d. R. Streptokokken und Staphylokokken, aber auch anaerobe Keime identifiziert worden. Bevorzugte Lokalisation von einschmelzenden Entzündungen der Mamma ist der subareoläre Raum.

> Von Abszess- und Fistelbildungen sind Raucherinnen auffallend oft betroffen.

29.3.2 Unspezifisch chronische Mastitis

> **Definition**
>
> Die unspezifisch chronische Mastitis wird als Retentionssyndrom angesehen. Chronische Entzündungen des Drüsenparenchyms, die sich im Zusammenhang mit einer Gangektasie entwickeln, werden dabei in die parenchymreichen peripheren Zonen fortgeleitet.

Krankheitsbild. Das Syndrom ist gekennzeichnet durch eine Ektasie der subareolären Segmente der Milchgänge, durch Sekretretention sowie eine abakterielle, chronisch-granulierende und sklerosierende Galaktophoritis, die zu Gangobliterationen (Mastitis obliterans) führen kann. Die Frequenz der Gangektasie ist mit 25 % bei symptomlosen Frauen und einer Bevorzugung der Menopause hoch, dieses häufige morphologische Symptom gewinnt aber nur relativ selten durch entzündliche Komplikationen nosologische Bedeutung.

Pathogenese. Formalpathogenetisch ist die 1. Phase der Erkrankung durch eine Sekretbildung und Akkumulation in den Milchgängen mit Gangektasie gekennzeichnet. Die retinierte und chemisch alterierte Flüssigkeit löst in der 2. Phase einen chronischen Entzündungsprozess aus (**chemische Pathogenese** der Galaktophoritis). Die zirkumduktale, chronisch fortdauernde Galaktophoritis und Mastitis ist Folge einer Gangruptur. Ohne Ruptur der Wand des Milchgangs kommt es lediglich zu einer diskreten lymphoplasmazellulären Galaktophoritis, der sog. Plasmazellmastitis. In einer 3. oder **Spätphase** kann es zur chronisch-granulierenden oder granulomatösen Mastitis kommen. Hier sind präformierte Strukturen (Milchgänge und Stützgewebe) überlagert oder weitgehend zerstört. Dass jedoch jede granulomatöse Mastitis die Spätphase einer Gangektasie mit Galaktophoritis sei, wird bezweifelt.

> **Weitere ätiologische Faktoren für die Entstehung des Retentionssyndroms**
> - die Altersinvolution, bei der sich Gangektasien offensichtlich auch ohne Sekretionsdruck bilden;
> - hormonale Stimulationen bei prämenopausalen Frauen;
> - Entwicklungsstörungen der Mamille mit unphysiologischem Abfluss des Sekrets sowie gleichzeitig bestehende Dysplasien oder Tumoren.

Klinisch manifestiert sich die Erkrankung uni- oder bilateral, ein- oder mehrzeitig.

> Die wichtigsten klinischen Symptome täuschen gern ein Karzinom vor: tumorförmiges Infiltrat im Drüsenkörper in 70–100 %, Retraktion der äußeren Haut in 50–83 %, Retraktion der Mamille in 45 % der Fälle, dazu die »peau d´orange«.

Eine **Sekretion aus der Mamille** wird in 20–30 % der Fälle beobachtet, durch Ausfällung von Kalziumsalzen kommt es im Mammogramm zu den für die Gangektasie typischen streifen- oder lanzettförmigen Mikrokalzifikationen, die der radiären Anordnung der Milchgänge folgen. **Schmerzen** als Retentionsfolgen werden in 40–79 %, **Anschwellungen axillärer Lymphknoten** in 15 % der Fälle beschrieben.

> **Cave**
>
> Da die klinische Symptomatik in erster Linie auf das Vorliegen eines Karzinoms hinweist, ist dieses in jedem Fall histologisch auszuschließen.

Die **Therapie** besteht dann in der Exzision im gesunden Gewebe, d. h. die Präparation der Gänge bzw. des Tumorinfiltrats bis zur Grenze des umgebenden gesunden Gewebes, das konusförmig ausgeschnitten werden soll.

29.3.3 Tuberkulose der Mamma

> **Definition**
>
> Die Mastitis tuberculosa betrifft bevorzugt Frauen im reproduktionsfähigen Alter und ist i. d. R. eine einseitige Erkrankung.

Symptomatik. Das häufigste Symptom ist ein knotiges Infiltrat (in 65–75 % der Fälle), das mit und ohne Schmerzen auftreten und nach Kontakt zur Haut zur Hauteinziehung führen kann. In 50–70 % der Fälle sind axilläre Lymphknoten vergrößert, ein Symptom, das dem Infiltrat in der Brust häufig vorausgeht.

Verlauf. Das Bild kann Monate bis Jahre bestehen, ehe es in Spätphasen zu Kavernen, mischinfizierten Abszessen und tuberkulösen Fisteln kommt. Mammographisch werden Verschattungen festgestellt, die zumeist an ein Karzinom denken lassen.

Für die **Diagnostik** ist aber die Biopsie unentbehrlich, bei der entzündliche, granulamatöse Infiltrate mit zentraler Verkäsung gefunden werden. Die diagnostische Sicherung erfolgt endlich durch die bakteriologische Kultur der säurefesten Stäbchen und durch Tierbeimpfung.

Ätiologie. So gut wie alle Fälle der Mastitis tuberculosa sind als sekundäre Form bei der akuten Tuberkulose eines anderen Organs aufzufassen. Der lymphogen-retrograde Infektionsweg gilt als der häufigste, die kontinuierliche Fortleitung oder gar die hämatogene Infektion sind weitaus seltener.

Die **Therapie** ist immer noch eine kombinierte: Der Herd wird exstirpiert, nach Diagnosesicherung folgt die tuberkulostatische Polychemotherapie.

29.3.4 Sarkoidose der Mamma (Morbus Boeck)

> **Definition**
>
> Die Sarkoidose ist eine Erkrankung hauptsächlich der Lymphknoten, der Lunge, der Milz, der Leber, der Augen, des Knochenmarks oder der Glandula parotis, beteiligt sind in sehr seltenen Fällen auch die Mammae.

Symptomatik. Die solitär oder multipel in der Brust auftretende indolente und mobile Geschwulst unterscheidet sich zunächst nicht von einem Karzinom. Histologisch findet sich dann aber in den Brusttumoren eine typische, nicht verkäsende, epitheloidzellige Granulomatose mit Riesenzellen und chronischen Entzündungszeichen.

Differenzialdiagnostisch sind diese Granulome abzugrenzen von
- Typhoiden,
- Bruzelose,
- Blastomykose,
- Spirotrichosis,
- Histoplasmose,
- Kokzidiomykose,
- Zystizerkose,
- Filiariosis,
- Oxyuriasis

Die **Diagnose** einer Sarkoidose wird durch das gleichzeitige Vorliegen der Erkrankung in anderen Organen sowie labortechnisch (»angiotensin converting enzyme«, ACE, Lysozyme) erhärtet.

29.3.5 Mastitis bei Fremdkörpergranulomen

In einigen asiatischen Staaten sind in der Vergangenheit (Vietnam-Krieg) aus kosmetischen Gründen Brustaugmentationen durch **Injektion freien Silikons** in die Brustdrüsen durchgeführt worden. Die zunächst respektablen kosmetischen Ergebnisse sind aber teuer bezahlt: Die in der Folgezeit sich entwickelnden Granulome sind von anderen, einschließlich malignen Tumorbildungen nur schwer zu unterscheiden. Die Anamnese, die bilateralen Veränderungen, die unauffällige Form der Brustwarze und die fehlende Beteiligung der Haut sprechen klinisch, trotz ausgedehnten Tumornachweises im Parenchym, für die Benignität.

Die **Diagnose** wird durch Biopsie gesichert. Die Tumorentnahme ist bereits die Therapie, im Fall der diffusen Silikonose wird aber auch einmal die subkutane Mastektomie erforderlich.

29.3.6 Parasitäre Infektionen der Mamma

Über Erkrankungen dieser Art gibt es nur Einzelfallberichte. Die **Herkunft der Patientinnen** aus bestimmten Ländern sollte aber auch daran denken lassen.

Der **Schweinewurmbefall** (Dracunculiasis) ist im nahen Osten, in Afrika und auf dem indischen Subkontinent endemisch. Klinisch beeindrucken Hautblasen, die kalzifizierte Würmer bedecken.

Eine **Filariosis** findet sich gehäuft bei Patientinnen aus Sri Lanka. Der sich rasch ausbildende, harte Knoten mit »peau d´orange« und Hautfixation sowie spiraligen Verkalkungen in der Mammographie wird klinisch regelmäßig mit einem Malignom verwechselt. Die Entfernung des Tumors mitsamt dem entzündlich infiltrierten Parenchym ist bereits ein kurativer Eingriff.

Die **Echinokokkose** der Mamma ist auch in stark verseuchten Ländern selten (< 1 %). Die Infektion der Brust erfolgt ausschließlich hämatogen. Der entstehende Tumor erscheint klinisch eher benigne, die axillären Lymphknoten sind reaktiv beteiligt. Der laborchemische Casoni-Test ist positiv. Die komplette operative Entfernung einer intakten Echinokokkenzyste dient der Diagnostik, ist aber auch die lokale definitive Therapie.

29.3.7 Lues der Mamma

Die syphilitischen Erkrankungen der Mamma, die **in allen 3 Stadien** beobachtet wurden, sind eher von historischem Interesse.

Der **Primäraffekt**, an Mamille und Areole lokalisiert und mit einer Lymphadenitis axillaris verbunden, war mit 5–10 % an den extragenitalen Primäraffekten beteiligt.

Das **Sekundärstadium** als diffuse oder umschriebene syphilitische Mastitis mit multiplen, abgrenzbaren, knotigen Infiltraten von Bohnen- bis Walnussgröße mit Übergängen in verkäste Gummen war auch früher sehr selten zu sehen.

Die **tertiäre Form der Lues** ist unter allen syphilitischen Manifestationen in der Brust am häufigsten beobachtet worden. Diese Mastitis gummosa, das Gumma der Brustdrüse, tritt 5–12 Jahre nach dem Primäraffekt als kirsch- bis walnussgroßer Knoten von harter Konsistenz auf, scharf begrenzt und schmerzlos. Er neigt durch Einwachsen in die Haut zur Retraktion und zur Orangenhaut. Als »Pseudoszirrhus« imponiert das Gumma klinisch als Karzinom, pathohistologisch dagegen eher als verkäsende Tuberkulose. Die Sicherung der Diagnose erfolgt serologisch.

29.3.8 Aktinomykose der Mamma

Die sog. Strahlenpilzkrankheit der Brustdrüse ist sehr selten. Der Erreger der Krankheit, der **Actinomyces israelii**, ist ein anaerober Saprophyt der normalen Schleimhäute und kommt bevorzugt in der Mundhöhle vor.

Ätiologie. Bei der primären Aktinomykose der Mamma gelangen die Erreger von der Mamille in die Sinus und in das Gangsystem, wo sie eine eitrig abszedierende Mastitis hervorrufen. Die sekundäre Aktinomykose als fortgeleitete Erkrankung der Lunge und der Thoraxwand mit Ausbildung retromammärer Abszesse wird nicht mehr beobachtet.

Differenzialdiagnostisch sind zu erwähnen: Neoplasien, chronisch-eitrige Mastitiden, Lues, Tuberkulose und chronische Osteomyelitis der Rippen.

Die **Diagnose** wird aus dem Eiter durch bakteriologische Untersuchung gestellt.

Die **Therapie** ist die primär hoch dosierte Gabe von Penicillin (4–6 mg IE/Tag), alternativ stehen Tetrazykline und Erythromycin zur Verfügung. Eine operative Therapie wird nur noch ausnahmsweise für erforderlich gehalten.

29.3.9 Mykosen der Mamma

Mykosen des Mammaparenchyms sind **seltene Erkrankungen**. Es handelt sich dabei um die Sporotrichosis, die Blastomycosis oder um eine Infektion mit Aspergillus flavus.

Ätiologie. Die Infektion kann sich transthorakal von den Lungen her ausbreiten, sie kann aber auch über die Brustwarzen einwandern, wobei z. B. die Mundhöhle des gestillten Säuglings die Quelle sein kann.

Krankheitsbild. Die retromamilläre Region ist bevorzugter Lokalisationsort für die intramammäre Mykose. Die knotigen Infiltrate können indolent bleiben. Lokale Fibrose mit Einziehung der Warze und Abszessbildung oder gar Fixierung des Drüsenkörpers auf der Thoraxwand treten erst im fortgeschrittenen Verlauf der Erkrankung auf.

Diagnostik. Feingeweblich sind mykotische von tuberkulösen oder luetischen Mastitiden nur schwer zu unterscheiden. Es ist daher stets notwendig, aus Exprimaten oder Gewebeproben die bakteriologische Untersuchung zu veranlassen.

Die **Therapie** der Parenchymmykosen der Mamma ist primär eine antimykotisch-medikamentöse, sie ist oft monatelang fortzuführen.

29.3.10 Hidradenitis suppurativa der Mamma

Die **chronische Entzündung der Montgomery-Drüsen** der Areole führt zu rezidivierenden Abszessen oder Furunkeln, aus denen in fortgeschrittenen Fällen tief reichende, subareoläre Abszesse entstehen.

Die **Therapie** wird zunächst konservativ medikamentös sein, bei Therapieversagen ist die lokale Exstirpation der betreffenden Montgomery-Drüse erforderlich.

Literatur

Bässler R (1978) Pathologie der Brustdrüse. In: Doerr W et al. (Hrsg) Spezielle pathologische Anatomie. Berlin Heidelberg New York: Springer
Brun del Re R (1996) Puerperale und nonpuerperale Mastitis. 117. Tagung der Oberrheinischen Gesellschaft für Geburtshilfe und Gynäkologie, Colmar
Haagensen CD (1986) Diseases of the breast, 3rd edn. Philadelphia: WB Saunders
Mosny DS, Bender HG (1995) Gutartige Erkrankungen der Mamma und formkorrigierende Operationen. In: Bender HG (Hrsg) Klinik der Frauenheilkunde und Geburtshilfe, Bd 8, 3. Aufl. München: Urban & Schwarzenberg

Gutartige Veränderungen der Brustdrüse

A. Ahr und T. Diebold

30.1	Einleitung – 471		30.3.3	Phylloides-Tumor – 475
30.2	Diagnostik der benignen Brustdrüsenveränderungen – 471		30.3.4	Intraduktales Papillom – 475
			30.3.5	Fettnekrose – 475
30.3	Subgruppen der benignen Brustveränderungen – 472		30.3.6	Duktektasie – 475
			30.3.7	Lipom – 475
30.3.1	Fibrozystische Veränderungen – 473			**Literatur – 475**
30.3.2	Fibroadenom – 474			

30.1 Einleitung

Die Brust besteht aus **3 Gewebearten**: Drüsengewebe, Fettgewebe und umgebendes Bindegewebe. Das **Drüsengewebe** wiederum besteht aus den Drüsenläppchen (lobulärer Anteil) und den Drüsengängen (duktaler Anteil). Bei der laktierenden Frau wird die Milch von den Zellen der Drüsenläppchen produziert und dann durch die Gänge zur Brustwarze geleitet. Der **bindegewebige Anteil** der Brust besteht aus Fettgewebe und fibrösem Bindegewebe, welches durch seine ligamentartige Anordnung der Brust die äußere Form gibt.

Jedes dieser Brustdrüsenareale kann im Laufe der Zeit Veränderungen erfahren, welche dann zu **Symptomen** führen können. Dieses Kapitel beschreibt die gutartigen Brustdrüsenveränderungen.

> Die häufigsten gutartigen Brustdrüsenveränderungen sind fibrozystische und entzündliche Erkrankungen sowie gutartige Mammatumoren.

Gutartige Brustdrüsenveränderungen sind **sehr häufig**. Bei 9 von 10 Frauen finden sich mikroskopisch derartige Veränderungen. Anders als beim Mammakarzinom sind diese jedoch niemals lebensbedrohlich, können aber teilweise mit **ausgeprägten Symptomen** verbunden sein (z. B. bei der Mastitits).

Cave

Vereinzelt sind gutartige Brustdrüsenveränderungen mit einem erhöhten Mammakarzinomrisiko verbunden (Harris et al. 2000).

30.2 Diagnostik der benignen Brustdrüsenveränderungen

Benigne Veränderungen der Brust finden sich häufig im **äußeren, oberen Quadranten** der Mamma als verdicktes Areal, welches dann bei der Selbstuntersuchung oder bei der klinischen Untersuchung durch den Frauenarzt getastet wird. Andere **Beschwerden**, wie Schmerzen oder ein-/beidseitige Galaktorrhoe, machen die betroffene Frau ebenfalls aufmerksam. Wie bereits oben beschrieben, können benigne Veränderungen der Brust auch ohne Symptome auftreten und dann z. B. als Zufallsbefund in der Routinemammographie entdeckt werden.

Der erste Diagnoseschritt ist die **Anamneseerhebung**, gefolgt von der **klinischen Untersuchung**. In der Eigen- und Familienanamnese wird nach Symptomen und Risikofaktoren für das Mammakarzinom und benignen Mammaveränderungen gefragt. Bei der klinischen Brustuntersuchung mit Einbeziehung der Lymphabflussgebiete wird nach knotigen Veränderungen des Drüsenparenchyms (Beschaffenheit, Größe, Verschieblichkeit zur Haut oder Brustwand) und auch der Haut gesucht. Ebenso sollte auf Veränderungen der Brustwarze und auf Brustwarzensekret geachtet werden. Je nach Befund schließen sich dann **apparative diagnostische Untersuchungsmethoden**, ggf. mit Entnahme einer Biopsie, an.

Die wichtigsten apparativen Untersuchungsmethoden der Brust sind **Mammographie und Mammasonographie**. Bei der Mammographie wird auf Parenchymverdichtungen und Kalzifikationen geachtet. Parenchymverdichtungen können durch gutartige und bösartige Veränderungen hervorgerufen werden. Die Größe, Strahlendichte und Begrenzung des Herdes geben Hinweise, ob es sich eher um eine benigne oder maligne Mammaveränderung handelt. **Kalzifikationen** sind kleine Kalkablagerungen im Drüsengewebe, welche als kleine weiße Punkte in der Mammographie imponieren.

> Gruppierte Mikrokalzifikationen (Abb. 30.1) finden sich gehäuft beim invasiven und intraduktalen Mammakarzinom, wohingegen sich isolierte Kalzifikationen auch bei benignen Brustdrüsenveränderungen finden lassen. Da Mikrokalzifikationen nur durch die Mammographie erkannt werden können, stellt diese die einzige zum Screening geeignete Methode dar.

Wird in der Mammographie ein suspektes Areal, z. B. mit einer Mikrokalzifikation, gefunden, kann durch eine gezielte **Ausschnittsvergrößerung** ein Informationszugewinn erzielt werden.

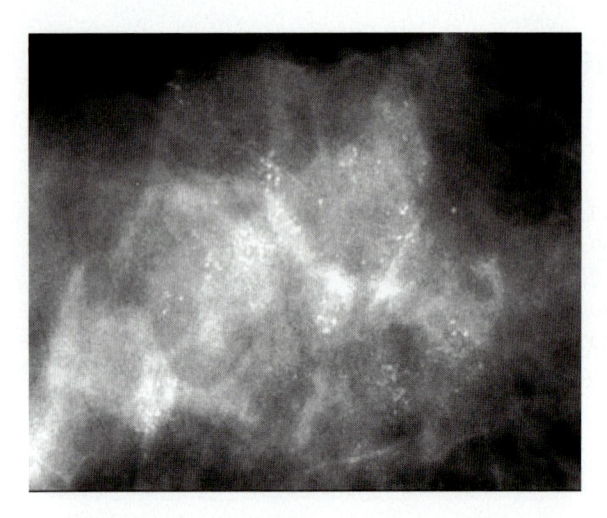

Abb. 30.1. Ausschnittsvergrößerung einer Mammographie mit Darstellung einer suspekten Mikrokalkgruppe bei primärem Mammakarzinom (Tumorstadium: pT2 (2,7 cm) pN1 M0, invasiv-duktal, Hormonrezeptorstatus positiv)

Empfehlung

Finden sich Veränderungen in der Mammographie, welche die Diagnose einer gutartigen Erkrankung der Brustdrüse zulassen, ist es sinnvoll, eine kurzfristige Verlaufskontrolle durchzuführen (z. B. nach 4–6 Monaten). Bei allen nicht sicher als benigne einzustufenden mammographischen oder sonographischen Befunden ist eine histologische Klärung zu fordern.

Nur durch die feingewebliche Untersuchung kann ein Mammakarzinom ausgeschlossen werden! Die **Hochfrequenzmammasonographie** ist eine zusätzliche Untersuchungsmethode und wird bei auffälligem klinischen Tastbefund oder auffälliger Mammographie eingesetzt. In der Verlaufskontrolle von gutartigen Drüsenveränderungen hat die Mammasonographie ihren Stellenwert, da im Gegensatz zur Mammographie keine Strahlenbelastung besteht, die Kosten niedriger sind und durch die Sonographie mammographisch auffällige Befunde weiter eingegrenzt werden können.

Bei ein- oder beidseitiger **Galaktorrhoe** wird die **zytologische Untersuchung** des Sekrets empfohlen, wobei v. a. bei beidseitiger Galatorrhoe andere Ursachen – wie ein Prolaktinom, Medikamenteneinnahme etc. – ausgeschlossen werden müssen. Dabei wird das Sekret direkt auf einen Glasobjektträger ausgestrichen und anschließend fixiert. Bei blutigem Brustwarzensekret besteht der Verdacht auf ein Milchgangpapillom. Mittels der **Duktographie**, einer Röntgenuntersuchung, wird das Milchgangsystem durch Kontrastmittel dargestellt, ein Papillom kann lokalisiert und gezielt durch eine Exzision entfernt werden (Abb. 30.2).

30.3 Subgruppen der benignen Brustveränderungen

Die **Einteilung** der benignen Brustdrüsenveränderungen erfolgt in Anlehnung an Page und Anderson (2000).

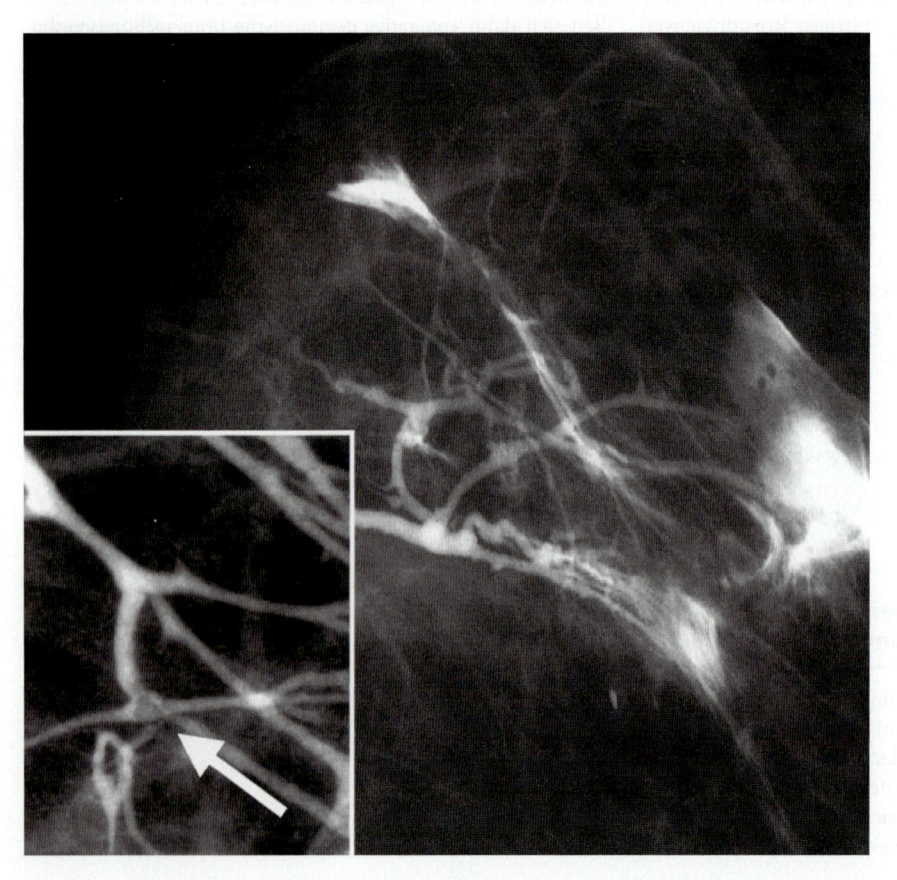

Abb. 30.2. Duktographie: Darstellung der Milchgänge durch Kontrastmittel mit Nachweis eines intraduktalen Papilloms in der Ausschnittsvergrößerung (Pfeil)

30.3.1 Fibrozystische Veränderungen

Lokalisation, Altersverteilung. Diese Veränderungen betreffen sowohl das Drüsengewebe als auch die bindegewebige Komponente der Mamma. Sie sind sehr häufig und finden sich hauptsächlich im gebärfähigen Alter, können aber auch in jedem anderen Alter auftreten. In den meisten Fällen werden typische Symptome – wie Zystenbildung, klein- bis grobknotige Drüsenverdichtungen, zumeist prämenstruelle Berührungsempfindlichkeit und Schmerzen – bemerkt. Die Zysten zeigen eine Größenzunahme und Schmerzempfindlichkeit kurz vor der Menstruation, da sie auf den hormonellen Zyklus reagieren. Die fibrozystischen Veränderungen können sowohl die gesamte Brust als auch lokalisierte Regionen, z. B. ein Segment, betreffen. Bei lokalisiertem Befall muss differenzialdiagnostisch ein Mammakarzinom mittels Biopsie ausgeschlossen werden.

> **Mikroskopisch können 4 Formen der fibrozystischen Veränderungen unterschieden werden:**
> - **Fibrose:** Bei dieser Veränderung überwiegt der bindegewebige Anteil. Die betroffenen Fibroseanteile der Brust tasten sich »gummiartig«, dicht und z. T. auch hart. In der Mammographie ist eine sichere differenzialdiagnostische Abgrenzung zu Veränderungen bei einem Mammakarzinom nicht möglich (Harris et al. 2000). Im Gegensatz zum Mammakarzinom verflüchtigen sich aber die durch eine Fibrose bedingten Verdichtungen durch lokale Kompression bei der Mammasono- oder -radiographie (»Wegdrücken des Tastbefundes«). Die Fibrose ist nicht mit einem erhöhten Mammakarzinomrisiko verbunden und bedarf keiner speziellen Behandlung.
> - **Zysten:** Zysten sind flüssigkeitsgefüllte Hohlräume, welche von Drüsenepithelzellen ausgekleidet sind. Kleine Zysten sind nur unter dem Mikroskop zu entdecken, während größere Zysten als verschiebliche, druckempfindliche, runde, glatt begrenzte Knoten zu tasten sind. In der Mammographie sind sie als glatt begrenzte, röntgendichte Rundschatten zu sehen, in der Mammasonographie als echoarmer Herdbefund mit glatten Grenzen und dorsaler Schallverstärkung. Durch die Punktion der Zyste wird sie drainiert, und die Zystenflüssigkeit kann zytologisch untersucht werden. Nach der Aspiration sind gutartige Zysten nicht mehr tastbar. Ist weiterhin ein Resttastbefund nachweisbar bzw. hat sich die Zyste wieder aufgefüllt, ist eine Brustbiopsie indiziert. Auf eine Reaspiration sollte verzichtet werden. Frauen mit einzelnen oder multiplen Zysten haben kein erhöhtes Mammakarzinomrisiko.
> - **Epitheliale Hyperplasie:** Bei der epithelialen Hyperplasie (Synonym: proliferative Brusterkrankung) liegt eine überschießende Proliferation der lobulären und duktalen Epithelzellen vor. Es wird zwischen der duktalen und der lobulären Hyperplasie unterschieden. Weiterhin erfolgt die histologische Klassifikation in die einfache (ohne Atypien) und die atypische Form:
>   - Die einfache Form der epithelialen Hyperplasie ist mit einem leicht erhöhten Mammakarzinomrisiko assoziiert (1,5- bis 2-fach erhöhtes Risiko im Vergleich zur Normalbevölkerung; Page u. Simpson 2000).
>   - Bei der atypischen Form hingegen ist das Mammakarzinomrisiko schon deutlich höher (4- bis 5-fach erhöhtes Risiko im Vergleich zur Normalbevölkerung; Page u. Simpson 2000). Eine von 10 Frauen mit dem Nachweis einer atypischen duktalen Hyperplasie wird im Laufe von 10 Jahren nach Diagnosestellung ein Mammakarzinom entwickeln (Page u. Simpson 2000). In 70 % der wegen einer gutartigen Brustdrüsenveränderung durchgeführten Biopsien wird sich keine epitheliale Hyperplasie nachweisen lassen, in 26 % eine einfache Form und nur in 4 % die atypische Form der epithelialen Hyperplasie.
> - **Adenose:** Die Adenose ist ein häufiger Befund bei Frauen mit fibrozystischen Veränderungen der Brust. Dabei handelt es sich um eine Vermehrung der Drüsenläppchen, was zu einem Überwiegen des Drüsenparenchyms gegenüber dem Bindegewebe führt. Wenn viele Drüsenläppchen eng beieinander liegen, resultiert ein inhomogener, druckdolenter Tastbefund (insbesondere in der 2. Zyklushälfte). Bei der sklerosierenden Adenose handelt es sich um eine Sonderform, bei der die vergrößerten Lobuli von einem narbenähnlichen Bindegewebe umgeben sind. Wenn die Areale der Adenose und sklerosierenden Adenose groß genug sind, findet sich ein suspekter Tastbefund, welcher sich nur schwer vom Mammakarzinom abgrenzen lässt. Erschwerend kommt hinzu, dass die Adenosebezirke zur Kalzifikation neigen und dies die Interpretation der Mammographie erschwert (Abb. 30.3). Daher ist zum sicheren Ausschluss eines Mammakarzinoms eine Biopsie notwendig (Jung et al. 2000). Einige Studien konnten ein leicht erhöhtes Mammakarzinomrisiko der von einer Adenose betroffenen Frauen nachweisen (1,5- bis 2-fach erhöhtes Risiko im Vergleich zur Normalbevölkerung; Page u. Simpson 2000).

> **Empfehlung**
>
> Frauen mit der Diagnose einer epithelialen Hyperplasie, insbesondere der atypischen Form, sollten aufgrund des erhöhten Mammakarzinomrisikos engmaschig klinisch untersucht (einschließlich Selbstuntersuchung) und jährlich mammographiert werden.

Symptomkontrolle. Obwohl in letzter Zeit viel über die unterschiedlichen Formen der fibrozystischen Brustdrüsenveränderungen publiziert wurde, ist weiterhin unbekannt, warum diese Veränderung bei einem Teil der Frauen zu Symptomen führt, bei dem anderen Teil aber nicht und was gegen diese Symptome unternommen werden kann. Bei schmerzhaften Zysten kann die Entlastung durch eine **Feinnadelbiopsie** zur Symtombesserung führen. Das Meiden von Koffein oder anderen Methylxan-

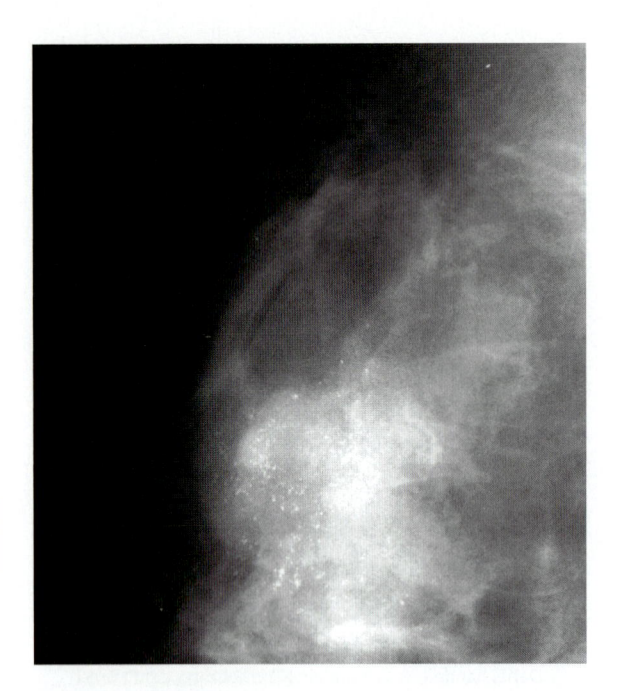

Abb. 30.3. Mammographie einer fibrozystischen Veränderung des Drüsenparanchyms – Sonderform Adenosis – mit zahlreichen Kalzifikationen im medio-lateral-obliquen Strahlengang (histologisch gesichert)

oder Phytotherapeutika –, welche im Einzelfall hilfreich sein können. Allen gemeinsam ist aber die fehlende wissenschaftlich belegte Wirksamkeit gegenüber einer Plazebobehandlung.

30.3.2 Fibroadenom

> **Definition**
>
> Fibroadenome sind gutartige Tumoren der Brust und bestehen aus Drüsengewebe und einem bindegewebigen Anteil. Sie treten hauptsächlich bei jungen Frauen zwischen dem 20. und 30. Lebensjahr auf, lassen sich aber auch in jedem sonstigen Alter entdecken. Sie können isoliert oder auch multipel vorkommen, ebenso schwankt die Größe.

Diagnostik. Mikrofibroadenome lassen sich nur mikroskopisch nachweisen, Fibroadenome können aber auch riesige Ausmaße annehmen (Abb. 30.4). Sie verdrängen das umliegende Gewebe und lassen sich bei der klinischen Untersuchung als scharf abgrenzbare, verschiebliche Knoten tasten. Sie können einfach über eine Feinnadelbiopsie oder eine Core-needle-Biopsie diagnostiziert werden.

thinen (in Kaffee, Tee, Schokolade, Softdrinks) soll zur Reduktion der Beschwerden führen. In wissenschaftlich angelegten Studien konnte dies allerdings nicht bestätigt werden. Ebenso konnte keine Wirkung der Einnahme von Diuretika in der 2. Zyklushälfte, oralen Antikonzeptiva, Danazol oder Bromocriptin auf die Symptomreduktion in prospektiv randomisierten Studien belegt werden. **Tamoxifen** scheint bei chronischen, schweren Mastalgien zu einer signifikanten Schmerzreduktion zu führen (Faiz u. Fentiman 2000). Es gibt noch weitere angewandte Therapieformen – wie z. B. Wärmebehandlung durch Fangopackungen, Lokaltherapien mit gestagenhaltigen Gelen

Therapie. Empfohlen wird die operative Entfernung bei Wachstumstendenz (auf jeden Fall Entfernung in der Postmenopause) oder Brustkonturveränderung. Insbesondere bei älteren Frauen zeigen Fibroadenome einen Wachstumsarrest oder sogar eine Verkleinerung, daher ist bei eindeutiger Diagnose in solchen Fällen auch ein konservatives Management gerechtfertigt. Dies trifft auch auf Frauen mit multiplen Fibroadenomen zu. Die vollständige Entfernung kann in diesem Fall zu kosmetischen Problemen und zu intramammärer Narbenbildung führen, was wiederum die Interpretation nachfolgender Mammographien erschwert. Durch die operative Entfernung des Fibroadenoms kann es zur Wachstumsstimulation kleiner Fibroadenome kommen, sodass es sich bei erneutem Fibroade-

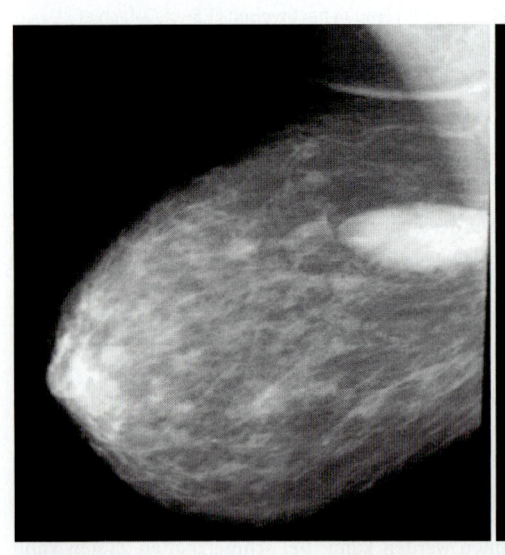

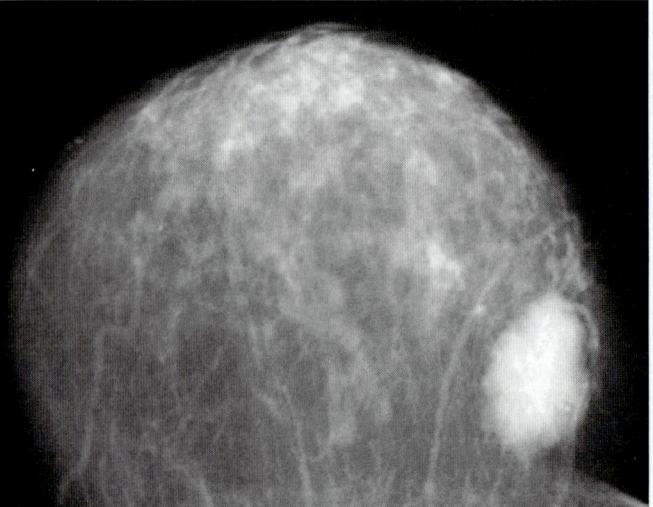

Abb. 30.4. Mammographische Darstellung eines Fibroadenoms im medio-lateral-obliquen und kraniokaudalen Strahlengang (histologisch gesichert)

nomnachweis nicht um ein Rezidiv, sondern um bereits bestehende, aber jetzt gewachsene Tumoren handelt.

> Bei konservativem Vorgehen ist eine engmaschige klinische und ultrasonographische Kontrolle wichtig.

30.3.3 Phylloides-Tumor

Definition

Dieser gutartige Tumortyp ist sehr selten und setzt sich wie das Fibroadenom sowohl aus Bindegewebe als auch aus Drüsenparenchym zusammen. Der Unterschied zum Fibroadenom besteht darin, dass der bindegewebige Anteil beim Phylloides-Tumor überwiegt.

Diagnostik. Die Zellen können zytologisch Merkmale einer Atypie (Kernvergrößerung, Hyperchromasie, Anisokaryose) aufweisen und werden histologisch als benigne, maligne oder als suspekt (»uncertain malignant potential«) klassifiziert. In früheren Nomenklaturen wurden die benignen und malignen Phylloides-Tumoren als Cystosarcoma phylloides zusammengefasst.

> Phylloides-Tumoren sind überwiegend gutartig, maligne Formen dieses Tumors besitzen das Potenzial zur Metastasierung.

Therapie. Die Behandlung der benignen Phylloides-Tumoren besteht in der kompletten Exzision mit einem Sicherheitssaum von 2 cm. Der maligne Phylloides-Tumor wird ebenfalls mit einem weiten Sicherheitssaum komplett entfernt, ggf. ist eine Mastektomie notwendig. Maligne Formen sprechen schlecht auf eine Hormontherapie an, die Erfolgsraten einer Chemo- oder Strahlentherapie sind ebenfalls gering.

30.3.4 Intraduktales Papillom

Definition

Intraduktale Papillome sind blumenkohlartige Epithelwucherungen des gangauskleidenden Epithels um einen fibrovaskulären Kern.

Diagnostik, Therapie. Die Papillome finden sich in großen Milchausführungsgängen in der Nähe der Brustwarze und können mit einem blutigen Brustwarzenausfluss verbunden sein. Sie lassen sich aber auch in kleineren Milchgängen nachweisen, dort dann meistens multipel und in Verbindung mit einer Epithelhyperplasie. Das blutige Brustwarzensekret sollte zytologisch untersucht werden. Typischerweise können größere papillär gelagerte Duktusepithelverbände nachgewiesen werden. Durch die radiologische Darstellung der Milchgänge mittels Kontrastmittel (Duktographie, ◘ Abb. 30.2) kann das intraduktale Papillom lokalisiert und mittels Exzisionsbiopsie entfernt werden.

30.3.5 Fettnekrose

Eine Fettnekrose kann nach einem Trauma der Brust entstehen. Dabei wird das Fettgewebe zerstört, und es resultiert die **Bildung einer Narbe** aus kollagenem Bindegewebe. Eine Fettnekrose kann sich auch nach Strahlentherapie oder Brustoperation bilden. Klinisch ist sie schwer von einem Mammakarzinom abzugrenzen. Es resultiert daher die Indikation zur Biopsie, um durch die histologische Untersuchung sicher ein Karzinom auszuschließen. Neben der Narbenbildung nach Trauma kann sich aus zerstörten Fettzellen auch eine **Ölzyste** bilden. Diese kann durch Feinnadelbiopsie punktiert werden, was gleichzeitig die Therapie darstellt.

30.3.6 Duktektasie

Definition

Bei der Duktektasie handelt es sich um eine Erweiterung der Milchgänge, sie tritt vermehrt bei Frauen nach dem 40. Lebensjahr auf.

Als Symptom findet sich ein dickflüssiger, bläulich-grüner **Ausfluss.** Die Brustwarze kann entzündlich verändert sein. Durch eine chronisch-unspezifische Entzündung um den Milchgang kann es zur **Narbenbildung** kommen, was einen suspekten Tastbefund hervorruft, welcher differenzialdiagnostisch nur schwer gegen ein Mammakarzinom abgegrenzt werden kann. Diagnostisch helfen die Mammographie und auch die sonographische Darstellung des erweiterten Milchgangs.

Standardtherapie der Duktektasie ist die Exzision, vereinzelt hilft auch eine konservative Therapie mit warmen Kompressen und Antibiotika.

30.3.7 Lipom

Definition

Ein Lipom ist ein abgekapselter, weicher Knoten aus reifen Fettgewebszellen. Nur wenn eine tatsächliche bindegewebige Kapsel angelegt ist, handelt es sich um ein Lipom, ansonsten um eine regionäre Ansammlung von Fettgewebszellen, welche sich als weiche Verdichtung hautnah tastet.

Das Lipom kann auch noch von anderen gutartigen Strukturen durchsetzt sein und wird dann entsprechend als Adenolipom, Fibrolipom oder Adenofibrolipom bezeichnet. **Klinisch** findet sich der typische Tastbefund, es besteht keine weitere Symptomatik, das Wachstum ist langsam, es resultiert kein erhöhtes Mammakarzinomrisiko (Harris et al. 2000).

Literatur

Faiz O, Fentiman IS (2000) Management of breast pain. Int J Clin Pract 54 (4): 228–232

Harris, Lippman, Morrow, Osborne (2000/2004) Diseases of the breast, 2nd edn. New York: Lippincott

Jung WH, Noh TW, Kim HJ, Kim DY, Lee HD, Oh KK (2000) Lobular carcinoma in situ in sclerosing adenosis. Yonsei Med J 41 (2): 293–297

Page DL, Anderson TJ (2000) Diagnostic histopathology of the breast, 2nd edn. Edinbourgh: Churchill Livingston

Page DL, Simpson JF (2000) Pathology of preinvasive and excellent-prognosis breast cancer. Curr Opin Oncol 12 (6): 526–531

Mammakarzinom

M. Kaufmann, G. von Minckwitz, A. Scharl und S. D. Costa

31.1	Biologie des Mammakarzinoms – 477	31.3	Adjuvante Therapie des Mammakarzinoms – 504
31.1.1	Geschichte der Pathogenese und der Ausbreitung des Mammakarzinoms – 477	31.3.1	Einleitung – 504
31.1.2	Metastasierung – 478	31.3.2	Validierung adjuvanter Therapieverfahren – 504
31.1.3	Thesen zur Pathogenese des Mammakarzinoms im historischen Wandel – 480	31.3.3	Adjuvante Hormonbehandlung – 507
31.1.4	Pathogenese aus heutiger Sicht – 481	31.3.4	Adjuvante Chemotherapie – 510
31.1.5	Risikofaktoren – 485	31.3.5	Adjuvante Strahlentherapie – 513
31.1.6	Stadieneinteilung des Mammakarzinoms – 488	31.3.6	Adjuvante Therapie in Sonderfällen – 513
31.1.7	Prognose- und prädiktive Faktoren – 488	31.3.7	Wahl des Zeitpunkts der adjuvanten Chemotherapie beim primär operablen Karzinom – 516
31.1.8	Zusammenfassung und Ausblick – 493	31.3.8	Konsensusempfehlungen zur adjuvanten Therapie – 517
31.2	Früherkennung und Prävention – 493	31.4	Therapie bei Metastasierung – 522
31.2.1	Brustkrebsfrüherkennung – 493	31.4.1	Einleitung – 522
31.2.2	Nachteile eines Brustkrebs-Screenings – 494	31.4.2	Lokoregionäre Rezidive – 522
31.2.3	Methoden – 494	31.4.3	Distante Metastasen – 524
31.2.4	Prävention – 498		Literatur – 529

31.1 Biologie des Mammakarzinoms

31.1.1 Geschichte der Pathogenese und der Ausbreitung des Mammakarzinoms

Das Mammakarzinom galt bis in die 1960er-Jahre als eine lokoregionäre Erkrankung, die in der Brust entsteht und primär in die Lymphbahnen der Axilla, des Mediastinums und parasternal entlang der A. mammaria interna metastasiert. Diese sog. **Halsted-Theorie** (Halsted 1894) hat die Behandlung des Mammakarzinoms 70 Jahre bestimmt (□ Tabelle 31.1).

Nach der Vorstellung von Halsted findet nicht nur die lokoregionale Ausbreitung, sondern auch die Fernmetastasierung per continuitatem statt. Dies diente ihm als Grundlage für die **Etablierung der radikalen Mastektomie**, die aus der Brustentfernung sowie Wegnahme beider Brustmuskeln und aller axillären Lymphknoten bestand. Als Weiterentwicklung der Halsted-Operation wurden ultraradikale Eingriffe mit Entfernung der supraklavikulären Lymphknoten, der Lymphknoten entlang der Gefäße der A. mammaria interna und durch Spaltung des Sternums auch der mediastinalen Lymphknoten eingeführt.

Während solche Operationen eine **hohe perioperative Mortalität** (13 %) aufwiesen, stellte man fest, dass einerseits die meisten entfernten Lymphknoten tumorfrei waren und andererseits die 10-Jahres-Überlebensrate relativ konstant blieb. Die meisten Patientinnen starben trotz radikaler Operationen infolge ihrer **Fernmetastasen**.

Fisher war der erste, der **Brustkrebs als systemische Erkrankung** definierte, bei der eine hämatogene Metastasierung sehr früh und nur bedingt abhängig vom axillären Lymphknotenbefall auftreten kann (Fisher 1979). Als Leiter der NSABP-Studiengruppe führte er zahlreiche prospektive, randomisierte **Studien** zur **adjuvanten systemischen Therapie** beim Mammakarzinom durch und konnte zeigen, dass diese Therapieform das Überleben der Patientinnen verlängert, auch wenn die operative Radikalität herabgesetzt wird. Gemeinsam mit Veronesi aus Mailand führte er die **brusterhaltende Operation** ein, die aus Quadrantektomie (später Segmentresektionen bzw. Tumorektomie), axillärer Lymphonodektomie und Bestrahlung der Restbrust bestand (Veronesi et al. 1981).

Allerdings führte die Sichtweise von Fisher dazu, dass die **Bedeutung** der **lokoregionalen Sanierung** (Operation plus Bestrahlung) in den Hintergrund geriet. Der Wert der lokoregionalen Therapie für das Überleben wird einerseits evident durch die niedrigere Mortalität der Fälle, die durch Screening im präklinischen Stadium entdeckt werden, und andererseits dadurch, dass größere Tumoren auch häufiger zu regionalen und Fernmetastasen führen. Ein weiteres Argument liefern Studien und Metaanalysen zur Wertigkeit der postoperativen Strahlentherapie nach Mastektomie, die ebenfalls zu einer Verlängerung des Gesamtüberlebens führt (▶ Abschn. 31.3: »Adjuvante Therapie«).

Die heute von den meisten Autoren akzeptierte Theorie zum **Brustkrebs als systemische Erkrankung mit lokaler Komponente** wurde 1987 von Harris und Hellman formuliert (Harris u. Hellman 1996).

Trotz der hier dargestellten Theorien bleiben noch zahlreiche Fragen offen. So ist die **Bedeutung der lokalen Radikalität der Tumorentfernung** (der Abstand zwischen Tumor und Exzisionsrand im Gesunden) bzw. der **axillären Lymphonodektomie** (Anzahl der zu entfernenden Lymphknoten) für das Überleben immer noch nicht geklärt. Außerdem stellt sich die

◻ **Tabelle 31.1.** Hypothesen der Tumorbiologie primärer Mammakarzinome. (Nach Harris u. Hellman 1996)

Halsted-Theorie	Fisher-Theorie	Harris und Hellman
Lokale Erkrankung	Systemische Erkrankung	Spektrumtheorie
Tumoren streuen in wohl definierten Bahnen und folgen dabei mechanischen Regeln	Es gibt kein regelrechtes Muster der Tumorzellstreuung	Bei den meisten Patientinnen geht der axilläre Lymphknotenbefall der Fernmetastasierung voraus
Tumorzellen folgen Lymphbahnen zu Lymphknoten, ihre direkte Ausbreitung rechtfertigt eine En-bloc-Entfernung	Tumorzellen blockieren Lymphbahnen durch Embolisationen und rechtfertigen damit die En-bloc-Entfernung	
Der positive Lymphknoten ist ein Indikator der Tumorstreuung und damit für die Erkrankung bestimmend	Der positive Lymphknoten ist ein Indikator einer Wirt-Tumor-Beziehung, welche die Entwicklung von Metastasen erlaubt und ist damit weniger ein Indikator für Fernmetastasen	Der positive Lymphknoten ist ein Indikator einer Wirt-Tumor-Beziehung und korreliert mit dem späteren Auftreten von Fernmetastasen
Regionale Lymphknoten sind Barrieren für Tumorzellpassagen	Regionale Lymphknoten sind als Barrieren der Tumorzellstreuung unwirksam	Regionale Lymphknoten sind als Barrieren der Tumorzellstreuung unwirksam, aber ihr Befall geht nicht immer mit einer Fernmetastasierung einher
Regionale Lymphknoten sind von anatomischer Relevanz	Regionale Lymphknoten sind von biologischer Wichtigkeit	Regionale Lymphknoten sind von anatomischer und biologischer Wichtigkeit
Blutgefäße sind von geringer Bedeutung für die Tumordissemination	Blutgefäße sind von großer Bedeutung für die Tumordissemination	Blutgefäße sind von großer Bedeutung für die Tumordissemination
Ein Tumor ist für seinen Wirt autonom	Komplexe Wirt-Tumor-Beziehungen sind wichtig für jede Erscheinungsform der Erkrankung	Komplexe Wirt-Tumor-Beziehungen sind wichtig für jede Erscheinungsform der Erkrankung
Ein operabler Brustkrebs ist eine lokoregionale Erkrankung	Ein operabler Brustkrebs ist eine systemische Erkrankung	Ein operabler Brustkrebs ist eine systemische Erkrankung, aber nicht in allen Fällen
Ausdehnung und Typ der Operation bestimmen über das weitere Befinden der Patientin	Unterschiedliche lokoregionale Therapien beeinflussen wahrscheinlich wenig das Überleben	Unterschiedliche lokoregionale Therapien beeinflussen wahrscheinlich wenig das Überleben, sind aber für manche Patientinnen von Bedeutung

Frage, ob systemische Therapien eine ungenügende operative bzw. strahlentherapeutische Radikalität wettmachen können. Die heute gültigen Empfehlungen, den Tumor »im Gesunden« und mindestens 10 axilläre Lymphknoten zu entfernen, sind durch keine validen Studien bis in das letzte Detail untermauert. Die Wahrscheinlichkeit, dass diese Fragen jemals geklärt werden, ist gering, da es angesichts existierender Indizien ethisch nicht vertretbar ist, Patientinnen im Rahmen von randomisierten Studien eine ungenügende lokale Therapie zuzumuten.

31.1.2 Metastasierung

Die Entstehung von Metastasen i. allg. und beim Mammakarzinom im Speziellen ist bis heute nicht vollständig aufgeschlüsselt. Ende des 19. Jahrhunderts wurde von Thiersch und Waldeyer die **mechanistische Theorie** der **Metastasierung** begründet, die besagt, dass Tumorzellen über Blut- und Lymphgefäße vom Primärtumor in andere Körperregionen gelangen und dort Tochtergeschwülste bilden (Thiersch 1865; Waldeyer 1872). Mitte des letzten Jahrhunderts fand die **Zirkulationstheorie** weite Verbreitung, nachdem Batson einen vierten Kreislauf unter Einbezug klappenloser Venen entlang der Wirbelsäule nachwies, der aus arteriovenösen Gefäßverbindungen bestand und der im Tierexperiment als Leitungsbahn für metastatische Aussaat genutzt werden kann (Batson 1967).

Keine der genannten Theorien vermag die **Organspezifität der Metastasierung** zu erklären, sodass heute das von Paget im Jahre 1889 erstmals veröffentlichte »**Soil and seed-Konzept**« (Erde und Samen) Gültigkeit besitzt, weil es durch molekularbiologische Phänomene der auto- und parakrinen Wachstumsregulation erklärbar erscheint (Paget 1889). Nach dieser Theorie können sich verstreute Tumorzellen (»seed«) erst dann zu Metastasen entwickeln, wenn sie einerseits ein günstiges Milieu (»soil«) vorfinden und andererseits die Fähigkeit besitzen, sich selbst und ihre Umgebung durch Wachstumsfaktoren zu stimulieren.

Eine biologische Grundlage wurde 2001 von Muller et al. geliefert, die in einem Mausmodell die Mechanismen der Chemotaxis aufschlüsselten. Mammakarzinomzellen exprimieren einen **chemotaktischen Rezeptor**, CXCR4 (»chemokine

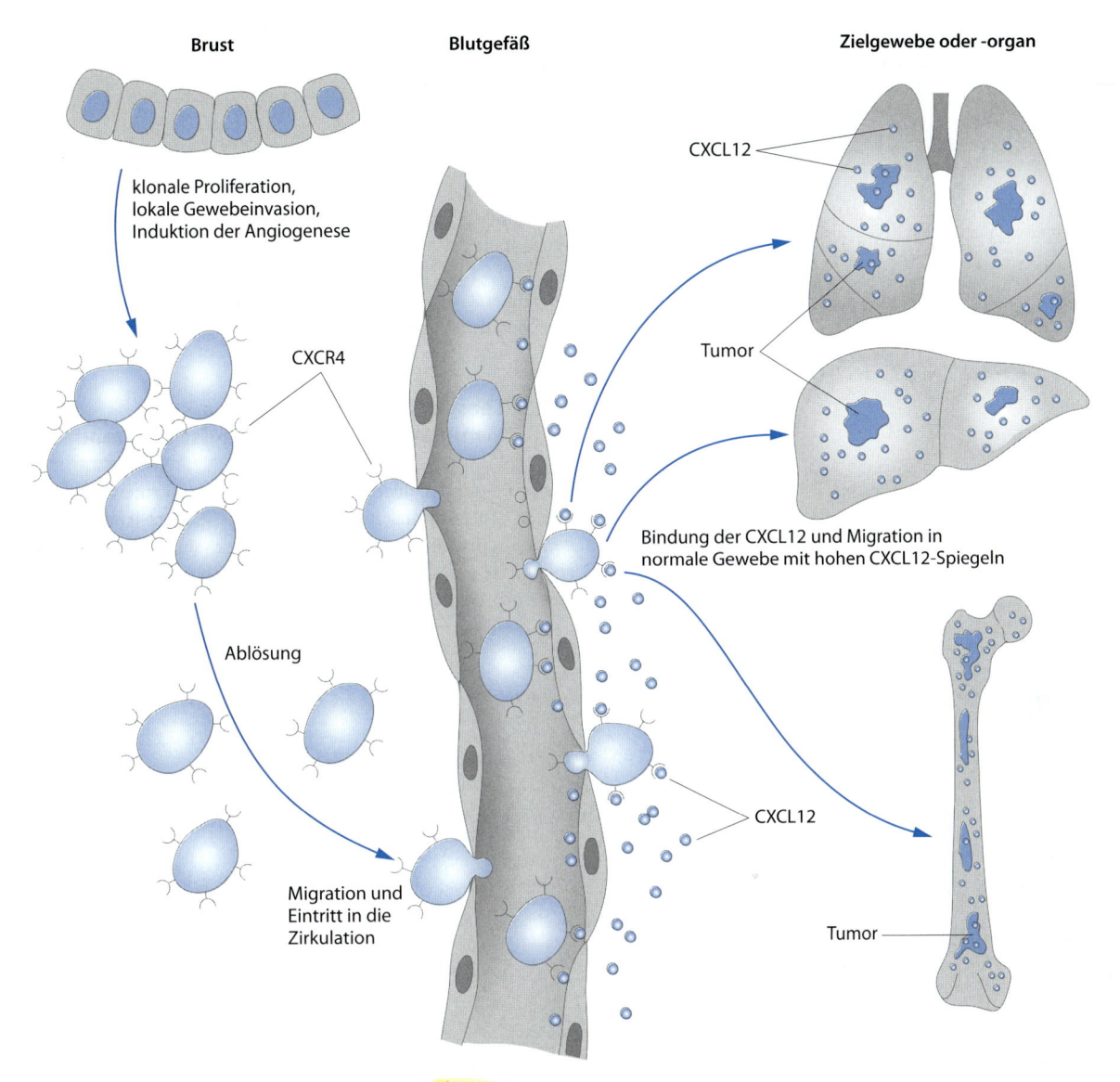

Abb. 31.1. Metastasierung des Mammakarzinoms – Chemokine bestimmen die Organspezifität bei der Metastasenbildung. Zu den invasiven Vorgängen beim Tumorzellwachstum gehört auch die Expression des CXC-Chemokinrezeptors (CXCR4). Tumorzellen lösen sich aus dem Zellverband und werden in die Blutbahn ausgespült. Nach Durchdringen der Gefäßwände bleiben Zellen in Organen haften, in denen Endothelzellen hohe Mengen an CXCR4-Liganden (CXCL12) exprimieren. Durch die Bindung von CXCL12 an den CXCR4-Rezeptor erlangen Tumorzellen die Fähigkeit, gesundes Gewebe zu befallen und dort zu proliferieren. Organe bzw. Gewebe mit wenig oder ohne CXCL12, wie z. B. die Niere, werden von Brustkrebszellen nicht befallen. (Mod. nach Muller et al. 2001)

receptor 4«), auf ihrer Oberfläche, den auch Leukozyten als Antwort auf entzündliche Signale ausbilden. Nach Eintritt in die Blutbahn werden die Zellen in kleinen Gefäßen verschiedener Organe dadurch arretiert, dass dort Endothelzellen den CXCR4-Liganden CXCL12 (auch SDF-1 oder »stromal derived factor 1«) exprimieren (◘ Abb. 31.1).

Am häufigsten metastasieren Mammakarzinome in **Knochen, Lunge und Leber** (jeweils ca. 70 %), gefolgt von vielen anderen Organen (◘ Tabellen 31.2 u. 31.3). Derartige Daten sind durch Obduktionen erhoben worden. Einschränkend muss jedoch betont werden, dass beim Mammakarzinom zuletzt 1978 solche Daten veröffentlicht worden sind, in einer Zeit, in der adjuvante Therapien noch nicht etabliert waren. Derartige Studien liefern zwar Informationen über den sog. natürlichen Verlauf des Mammakarzinoms, berücksichtigen jedoch nicht den Effekt systemischer Therapien.

> Nicht zuletzt aufgrund dieser Untersuchungen muss man davon ausgehen, dass der klinische bzw. paraklinische/apparative Nachweis einer Metastasenlokalisation mit einer Generalisierung des Mammakarzinoms gleichzusetzen ist. Daher haben nur solche Therapien Aussicht auf Erfolg, die systemisch wirksam sind, während lokale Therapien lediglich symptomatische Effekte aufweisen.

Eine Besonderheit stellen die **Knochenmetastasen** dar, deren Lokalisation unbedingt festgestellt werden muss, um Komplikationen – wie Frakturen oder Kompression des Rückenmarks – vorzubeugen.

Tabelle 31.2. Häufigkeit von Metastasen beim Mammakarzinom

Organ	Häufigkeit [%]
Lunge	71
Mediastinale Lymphknoten	60
Knochen	59
Leber	59
Pleura	46
Perikard	34
Gehirn	22
Nebennieren	22
Haut	21
Peritoneum	21
Nieren	12
Schilddrüse	9

Die **häufigsten Lokalisationen** sind:
- Becken (62 %),
- Wirbelsäule (59 %),
- Femur (54 %),
- Rippen (39 %),
- Schädelkalotte (35 %),
- Humerus (27 %) und
- Skapula (16 %).

Nur äußerst selten (ca. 1 % der Fälle) treten Metastasen in den Knochen der Arme, Hände, Unterschenkel und Füße auf.

31.1.3 Thesen zur Pathogenese des Mammakarzinoms im historischen Wandel

Basierend auf der Beobachtung, dass ältere (postmenopausale) Frauen mit Mammakarzinom länger als jüngere leben, stellte der deutsche Chirurg Schinzinger Ende des 19. Jahrhunderts die Hypothese auf, dass eine **Entfernung der Ovarien** therapeutisch eingesetzt werden könne. Er schrieb: »Ich habe mir deshalb die

Tabelle 31.3. Prozentuale Häufigkeit von Metastasen des Mammakarzinoms bei der Obduktion. (Mod. nach Haagensen 1986)

Organ	Autoren, Jahr der Publikation, Anzahl der Patientinnen			
	Sproul 1955 (n = 100)	Smulders 1960 (n = 71)	Denoix 1970 (n = 114)	Trauth 1974 (n = 116)
Lunge	69	72	57	71
Pleura	51	60	39	46
Mediastinale Lymphknoten	–	–	–	60
Herz	11	3	16	3
Perikard	19	31	16	34
Leber	65	62	48	59
Nebenniere	49	51	31	22
Niere	17	15	14	12
Milz	17	8	10	9
Pankreas	17	8	9	6
Darm	18	–	3	9
Peritoneum	13	10	–	21
Diaphragma	11	7	16	12
Peritoneale Lymphknoten	–	–	–	38
Retroperitoneale Lymphknoten	–	–	–	34
Ovarien	20	8	18	8
Uterus	15	4	11	4
Gehirn	22	13	–	22
Schilddrüse	24	31	15	9
Inguinale Lymphknoten	–	–	1	3
Knochen	71	65	70	59
Haut	30	35	–	21
Keine Metastasen	2	–	–	6

Frage gestellt, ob wir nicht die etwas unangenehme Aufgabe übernehmen könnten, die Damen rascher alt zu machen, und zwar dadurch, dass wir durch die Kastration die Brustdrüsen rascher atrophieren machen und den Krebsknoten die Möglichkeit geben, sich in dem schrumpfenden Gewebe abzukapseln«. Beatson war kurze Zeit danach der erste, der die Entfernung der Ovarien beim metastasierenden Mammakarzinom durchführte und über einen Rückgang der Metastasen berichtete (Beatson 1896).

Damit wurde zwar der empirische **Grundstein für die antihormonelle Therapie** gelegt, aber ein experimenteller Nachweis der zugrunde liegenden molekularen Mechanismen gelang erst mit der **Entdeckung der Rezeptoren** für Östrogen im Jahre 1971 und später für Progesteron in Mammakarzinombiopsien. Erstmals hatte man durch biochemische Methoden die Möglichkeit erlangt, subzelluläre Mechanismen aufzuschlüsseln, die als Erklärung für bekannte, wirksame therapeutische Maßnahmen – wie die Hormondeprivation durch Ovarektomie – dienten.

In den letzten 3 Jahrzehnten hat das Wissen über **Beschaffenheit und Wachstumsregulation des Mammakarzinoms** enorm zugenommen. Den Forschern standen Zellkulturen von Mammakarzinomen – die bekanntesten waren die MCF-7-Zelllinien – zur Verfügung, die es u. a. ermöglichten, Erkenntnisse über die Rezeptorstruktur, -funktion und deren Beeinflussbarkeit durch zahlreiche Substanzen zu gewinnen. Die späteren Nobelpreisträger Varmus und Bishop konnten durch ihre Untersuchungen der **Rous-Sarkomviren** einige Phänomene der virusbedingten Transformation von einer normalen zu einer malignen Zelle aufschlüsseln (Varmus et al. 1973). Die Arbeitsgruppe um De Larco konnte erstmals Tumorwachstumsfaktoren in viral transformierten Zellen nachweisen, wodurch eine Erklärung der autonomen Wachstumsregulation von Malignomzellen gefunden werden konnte (De Larco et al. 1980).

Heute wird davon ausgegangen, dass **Teilung und Wachstum von Mammakarzinomzellen** nicht nur durch endokrine Einflüsse (endogene, aber auch exogen zugeführte Hormone), sondern auch autokrin, juxtakrin und parakrin reguliert werden.

> **Definition**
>
> Unter »autokriner Wachstumsregulation« versteht man die Produktion von Peptiden durch Zellen, die in die Umgebung ausgeschieden werden und dieselbe Zelle, z. B. durch Bindung an spezifische Rezeptoren wie den Rezeptor des »epidermal growth factor« (EGF), stimulieren. Die »juxtakrine Wachstumsregulation« besteht aus der Synthese von Molekülen, die auf der Zelloberfläche exprimiert werden und durch Kontakt mit Rezeptoren benachbarter Zellen deren Wachstum beeinflussen. Als »parakrin« bezeichnet man Moleküle, die von einer Zelle hergestellt und in die Umgebung ausgeschieden werden, um in die Wachstumsregulation benachbarter Zellen einzugreifen.

Wenn man annimmt, dass derartige **Regulationsvorgänge** durch die Mammakarzinomzelle, aber zugleich auch durch Stromazellen bzw. Zellen anderer Organe gesteuert werden, kann man sowohl das autonome Zellwachstum als auch die Metastasierungsvorgänge teilweise erklären.

> Sowohl das Tumorwachstum als auch die Metastasierung kommen nur dann zustande, wenn in der Zelle und in ihrer Umgebung günstige Voraussetzungen durch genetische Veränderungen und demzufolge eine tumoreigene Expression von Proteinen geschaffen worden sind.

Trotz der Fortschritte und des immensen Einsatzes zahlreicher Forschungsgruppen haben bis heute nur einige wenige molekularbiologische Vorgänge eine echte **klinische Relevanz** erlangt. Über 100 Moleküle sind beschrieben worden, die mit der Prognose des Mammakarzinoms korrelieren. Eine etablierte klinische Bedeutung haben bislang nur **Steroidhormonrezeptoren** mit ihrer prognostischen und prädiktiven Vorhersagekraft sowie Onkogene vom Typ der Wachstumsfaktorrezeptoren (EGF-, Her-2/neu-Rezeptoren), deren Hemmung durch den Antikörper Trastuzumab (Herceptin) Eingang in die Therapie des Mammakarzinoms gefunden hat.

31.1.4 Pathogenese aus heutiger Sicht

Die **Ursache** des **Mammakarzinoms** gilt bis heute als unbekannt. Es scheint, wie die meisten anderen Malignome, als Folge einer Kaskade von **Veränderungen auf allen Regulationsebenen des Zellwachstums** und der **Zellproliferation** (DNA, RNA, Proteinsynthese, Proteinabbau) zu entstehen, die als Mehrschritt- (»multi-step«) Karzinogenese am besten beschrieben werden kann. Die **Hauptpfeiler der Mammakarzinogenese** sind

- Initiation,
- Promotion und
- Progression,

deren zugrunde liegende Mechanismen bislang nur bruchstückhaft verstanden werden.

Lediglich die **Ursache** der **familiären Mammakarzinome** (3–5 % der Fälle) scheint geklärt zu sein, die auf Mutationen bzw. Allelverluste der **BRCA-1-** bzw. **BRCA-2-Gene** (▶ Kap. 36) auf den **Chromosomen 13 und 17** zurückgeführt werden. Für die Mehrzahl der Mammakarzinome (sog. sporadische oder spontan aufgetretene Malignome) liegt eine Reihe von epidemiologischen Erkenntnissen vor, die im Zusammenhang mit der Ätiologie als Risikofaktoren von Bedeutung sind.

> Aus epidemiologischen Erhebungen kann man schließen, dass sich ein Mammakarzinom – zumindest in einigen Fällen – aus einer atypischen duktalen oder lobulären Hyperplasie (ADH, ALH) über ein Carcinoma in situ (LCIS, DCIS) entwickelt (◘ Abb. 31.2). Diese Annahme beruht auf dem sukzessiv erhöhten Risiko, innerhalb von 5 Jahren an einem Mammakarzinom zu erkranken, wenn eine ALH (Risiko von 5,1 %), ein LCIS (6,5 %) bzw. ein DCIS (7,2 %) vorliegen.

Östrogen. Eine zentrale Rolle spielt das Östrogen, welches in der Prämenopause hauptsächlich in den Ovarien und nach der Menopause an verschiedenen Orten gebildet wird (◘ Tabelle 31.4). Durch die Interaktion des Östrogens mit dem Östrogenrezeptor wird u. a. der Progesteronrezeptor induziert. Östrogen und Progesteron regulieren wachstumsfaktor- und zellzyklusassoziierte Gene, sodass sie als **Initiatoren und Promotoren** bei der Mammakarzinogenese fungieren. Es wird angenommen, dass das Phänomen der Entdifferenzierung mit einem Verlust an Östrogen- und Progesteronrezeptoren sowie einer Dysregulati-

Faktoren

Initiation
– Östrogen + Progesteron
– Zykline, zyklinabhängige Kinase

Promotion
– Wachstumsfaktoren: EGF, TGF-α
– Tumorsuppressorgene: p53, p27, etc. (Funktionsverlust)

Progression
Zunahme genetischer Imbalance

Dissemination
Soil-and-seed-Theorie
Wachsstumsfaktoren
Chemokine (Chemotaxis)

Stadien

- Normales Brustepithel
- Atypische duktale Hyperplasie, atypische lobuläre Hyperplasie
- Carcinoma lobulare in situ, Carcimoma ductale in situ
- Frühes invasives Karzinom (T < 1 cm, Grading 1)
- Invasives Karzinom (T > 1 cm, Grading 3)
- Manifeste Fernmetastasen (klinisch, paraklinisch)

Intervention

Reproduktionsfaktoren
Phytoöstrogene?
Ernährung?
Chemoprävention?

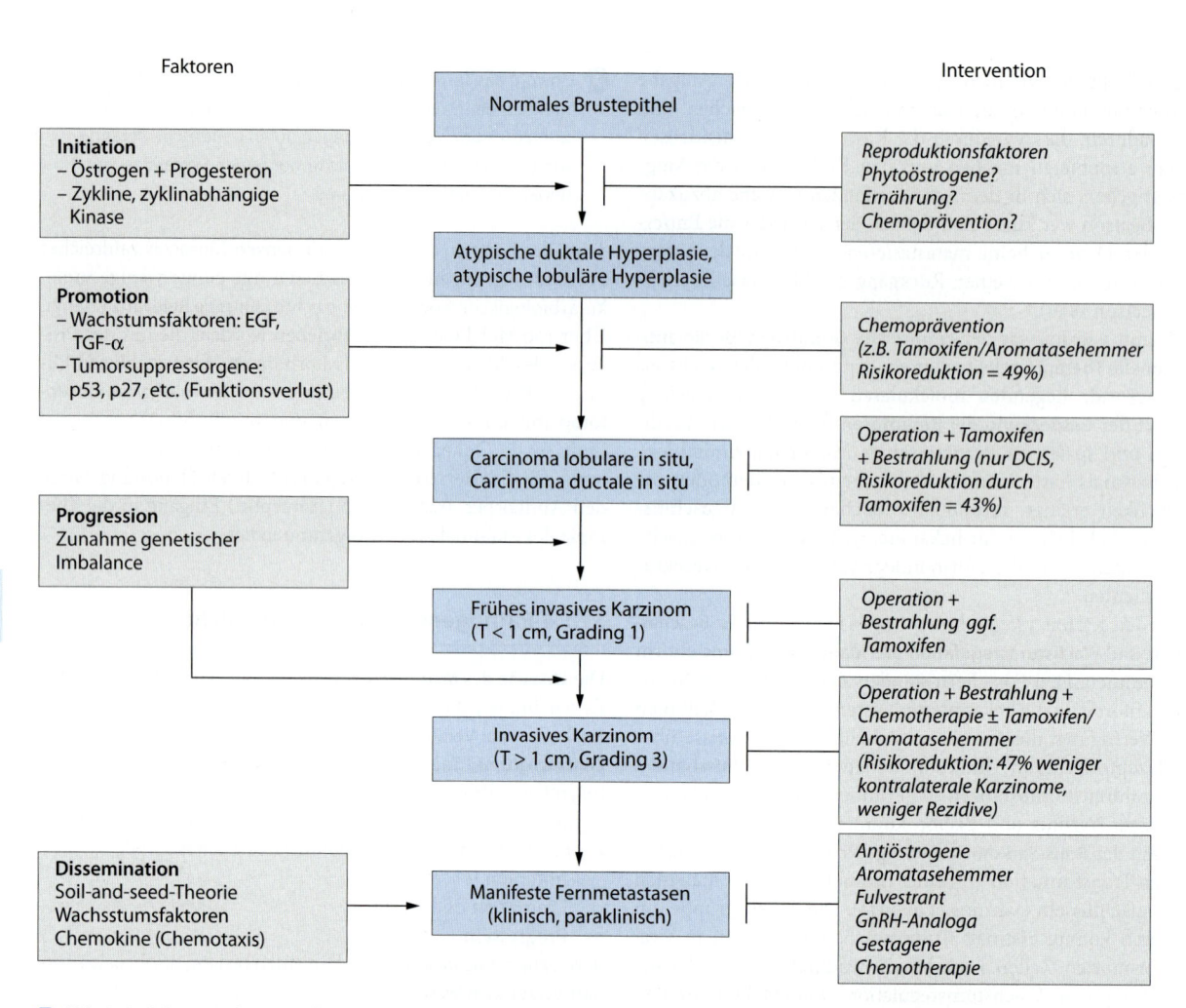

Chemoprävention
(z.B. Tamoxifen/Aromatasehemmer
Risikoreduktion = 49%)

Operation + Tamoxifen
+ Bestrahlung (nur DCIS,
Risikoreduktion durch
Tamoxifen = 43%)

Operation +
Bestrahlung ggf.
Tamoxifen

Operation + Bestrahlung +
Chemotherapie ± Tamoxifen/
Aromatasehemmer
(Risikoreduktion: 47% weniger
kontralaterale Karzinome,
weniger Rezidive)

Antiöstrogene
Aromatasehemmer
Fulvestrant
GnRH-Analoga
Gestagene
Chemotherapie

Abb. 31.2. Schematische Darstellung der Mammakarzinogenese – mögliche Ursachen und therapeutische Interventionen

Tabelle 31.4. Unterschiedliche Syntheseorte von Östrogen in der Prä- und Postmenopause

Prämenopausal	Postmenopausal
Tumor	Tumor
Ovarien	Haarfollikel
	Leber
	Fettgewebe
	Muskelgewebe

on zahlreicher Gene einhergeht, sodass im Endeffekt Mammakarzinomzellen entstehen, die sich in vielerlei Hinsicht messbar von den Ursprungszellen unterscheiden (Abb. 31.3).

Östrogenrezeptoren. Es gibt 2 strukturell verschiedene Formen von Östrogenrezeptoren (ER), nämlich ERα und ERβ, die Bindungsdomänen für Liganden und DNA aufweisen (Abb. 31.4). Nach Bindung der Liganden (z. B. von sog. SERM – »selective estrogen receptor modulator« – wie Tamoxifen, Raloxifen etc.) an ER entstehen Komplexe, die stimulierend oder inhibierend wirken können, je nachdem, ob zusätzliche Koaktivator- oder Korepressormoleküle an diese Komplexe andocken (Jordan 2001; Osborne 2005). Komplexe mit dem ERα wirken eher östrogenähnlich, während Komplexe mit ERβ eher antiöstrogene Effekte hervorrufen. Gegenwärtig wird vermutet, dass in verschiedenen Gewebearten eine der ER-Formen überwiegt bzw. dass unterschiedliche Mengen an Koaktivatoren/-inhibitoren vorhanden sind, was die unterschiedlichen Wirkungen von SERM, je nach Zielorgan, erklären würde.

Die **EGF-Rezeptoren** können als ein Prototyp für signalerkennende Rezeptoren angesehen werden. Generell bestehen sie aus
- einer extrazellulären Domäne mit der Bindungsstelle für Liganden,
- einer Transmembrandomäne und
- einer intrazellulären Domäne mit einem komplexen Signalübermittlungsapparat (Abb. 31.5).

Voraussetzung für die Funktion ist die Dimerisierung zweier Rezeptoren im Bereich der extrazellulären Domäne, nur so können Transkriptionsfaktoren in der Zelle aktiviert werden. Derzeit sind 4 EGF-Rezeptoren beschrieben: EGF-1-, Her-2/neu- (c-erbB2-), Her3- (c-erbB3-) und der Her4- (c-erbB4-) Rezeptor.

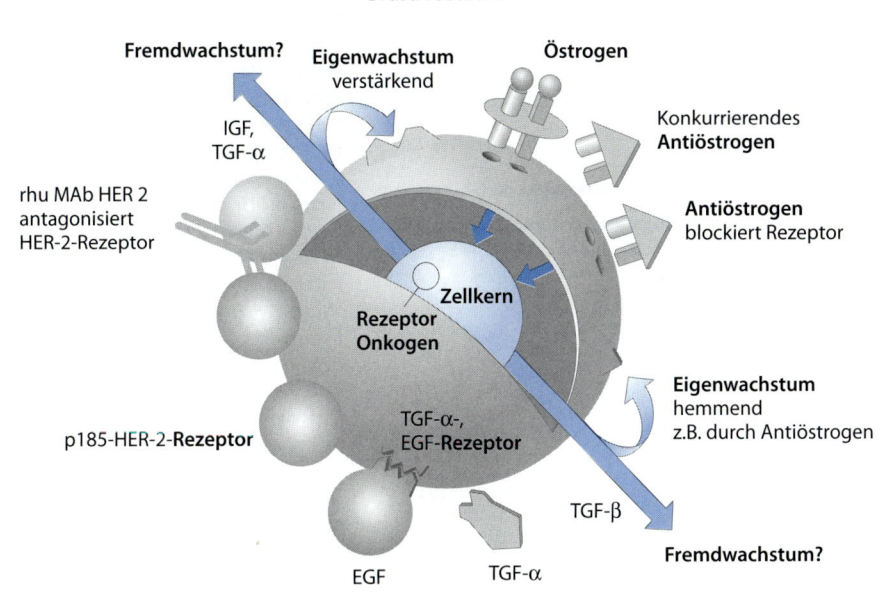

Abb. 31.3. Wachstumsregulation einer Brustkrebszelle – schematische Darstellung der Rolle parakriner, juxtakriner und autokriner Wachstumsfaktoren. IGF = »insulin-like growth factor«; TGF-α/β = »transforming growth factor α/β«; EGF = »epidermal growth factor«

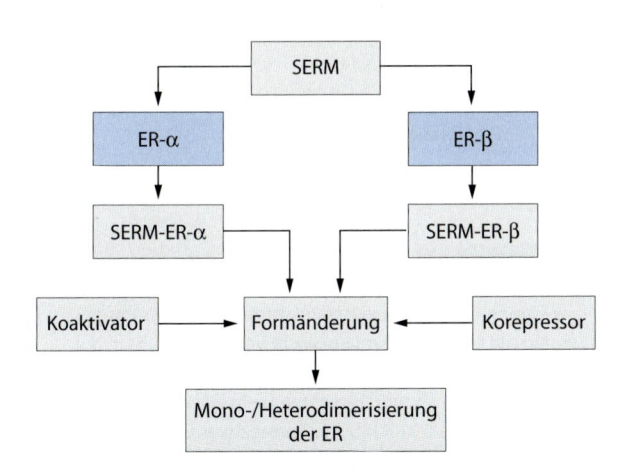

Abb. 31.4. Wirkungsweise der SERM in Abhängigkeit von Östrogenrezeptoren. (Mod. nach Jordan 2001). SERM = »selective estrogen receptor modulator«; ER = Östrogenrezeptor; AP-1 = Aktivatorprotein-1 (nukleärer Faktor); ERE = »estrogen response element«; fos/jun = Onkogene

soll allerdings den gegenwärtigen Wissensstand der komplexen Vorgänge dokumentieren. Die Einzelheiten wurden in einer hervorragenden Übersicht von der Arbeitsgruppe um Ullrich vom Max-Planck-Institut für Biochemie/Martinsried zusammengestellt (Prenzel et al. 2001).

Die Signalübermittlung setzt ein Zusammenwirken mehrerer Rezeptoren im Sinne eines Rezeptornetzwerkes voraus, das »**interreceptor cross-talks**« genannt wird. An diesem Netzwerk sind EGF-Rezeptoren, G-Proteine, Zytokine, Rezeptortyrosinkinasen und Integrine beteiligt, die zu einer Aktivierung der MAP (»mitogen activated protein«)-Kinase, Gentranskription und Zellproliferation führen.

> Für die Karzinogenese i. allg. und die Mammakarzinogenese im Speziellen spielen alle durch Signalübermittlung beeinflussbaren Größen eine wichtige Rolle:
> — Migration,
> — Gentranskription,
> — Progression im Zellzyklus,
> — Apoptose/Zellwachstum und
> — Zellteilung.

Die Interaktion zwischen 2 verschiedenen Rezeptoren wird **Heterodimerisierung** genannt. Beim Menschen besteht eine Präferenz für eine Heterodimerisierung mit Her-2/neu. Diese zeichnen sich durch eine besondere Stabilität aus, da sich der Ligand langsamer vom Rezeptorkomplex wieder ablöst. Dies führt zu einer verstärkten und verlängerten Signalgebung als z. B. bei einer Homodimerisierung von EGF-1.

Bei maligne transformierten Zellen besteht häufig eine **Überexpression von Her-2/neu** zu Ungunsten der Expression von EGF-1, sodass mehr Dimere mit Her-2/neu gebildet werden und ein stärkeres Transkriptionssignal resultiert. Dies erhöht letztendlich die Teilungsrate der Zelle.

In Abb. 31.5 sind die **Signalübermittlung durch EGF-Rezeptoren** und das entsprechende Netzwerk schematisch dargestellt. Die Beschreibung jedes einzelnen Proteins und seiner Funktion würde den Umfang dieses Kapitels sprengen, diese Darstellung

Die einzelnen Schritte jeder **Kaskade der Signalübermittlung** werden durch Proteinkinasen und Phosphorylierungsvorgänge reguliert, und – abhängig vom jeweiligen Substrat und dem eventuellen Einfluss von Störgrößen – entscheidet sich hier, welche der Einflussgrößen prädominiert. Die Proteinkinasen werden durch Proto-Onkogene kodiert. An jeder Stelle können Störungen, z. B. durch Mutationen, auftreten, die z. T. bereits heute in Tumorbiopsien nachweisbar sind.

Ob eine Zelle den Weg in Richtung Zellteilung oder zur Apoptose hin bestreitet, wird an **3 Kontrollpunkten im Zellzyklus** entschieden:
— G1 (Beginn der S-Phase),
— G2 (Beginn der Mitose) und
— Metaphase (Ende der Mitose).

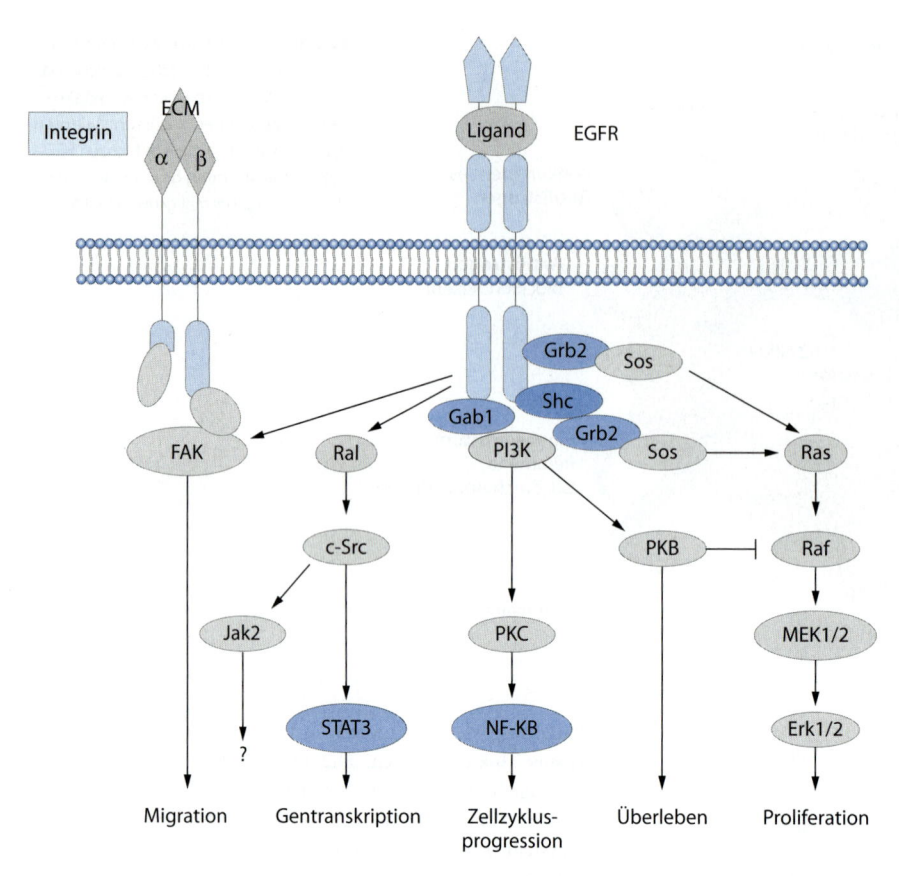

Abb. 31.5. Netzwerk der Signalübermittlung durch EGF-Rezeptoren und Integrin und daraus resultierendes Zellverhalten (Mod. nach Prenzel et al. 2001). EGF-R = Epidermal-growth factor-Rezeptor; ECM = extrazelluläre Matrix; FAK = Focal-adhesion-Kinase; Gab 1 = Adaptorprotein, vermittelt die Aktivierung von PI3K durch EGF-R; PKC = Proteinkinase C; PKB = Proteinkinase B; NF-KB = Transkriptionsfaktor; PI3K = Phosphatidylinositoltriphosphatkinase; Shc, Grb2 = Proteine, die von der EGF-R-Tyrosinkinase phosphoryliert werden; Sos = »exchange factor«, bindet an Grb2; Ras = G-Protein; Raf = Serin-/Threoninkinase; Ral=GTPase; c-Src = zytoplasmatische Tyrosinkinase; STAT3 = »signal transducer and activator of transcription«; Erk 1/2 = extrazellulär regulierte Kinasen

Eine **Schlüsselposition am G1-Kontrollpunkt** nehmen das Zyklin D1 und die zyklinabhängigen Kinasen Cdk4 und Cdk6 ein, die Komplexe bilden und durch Phosphorylierungsvorgänge aktiviert werden können und ihrerseits das Retinoblastomprotein durch Phosphorylierung inaktivieren (■ Abb. 31.6). Durch Mitogenentzug (z. B. Fehlen von Wachstumsfaktoren oder Zusatz von hemmenden Wachstumsfaktoren, wie TGF-β), durch Bindung an Inhibitoren der Cdk oder durch die Aktivität intakter Tumorsuppressorgene – wie p16, p21, p27 und p53 – werden die Zyklin-D1-Cdk-Komplexe inaktiviert und die Zellteilung dadurch verhindert.

Das **p53-Protein** spielt eine zentrale Rolle bei der zellulären Antwort auf zytotoxische Einwirkungen, indem es den Zellzyklus anhalten kann, bis der DNS-Schaden behoben ist oder, wenn der DNS-Schaden irreparabel ist, der programmierte Zelltod (Apoptose) eingeleitet wird. Der Verlust der p53-Funktion während der Tumorgenese kann zu einem außergewöhnlichen Zellwachstum, einem verlängerten Zellüberleben und einer genetischen Instabilität führen.

Zelluläre Faktoren, welche die Sensitivität für eine Apoptoseinduktion beeinflussen, können die **Resistenz von Tumorzellen gegenüber Zytostatika und Bestrahlung** modulieren. Mitglieder der bcl-2-Genfamilie spielen eine entscheidende Rolle bei der Regulierung der Apoptose. Sie können in Faktoren aufgeteilt werden, welche das Überleben einer Zelle (z. B. bcl-2, bcl-XL, mcl-1) und welche den Zelltod fördern (z. B. bax, bak, bcl-XS). Über die bcl-2-Genveränderung wurde erstmals bei Non-Hodgkin-Lymphomen berichtet, bei denen eine t(14,18)-Chromosomentranslokation zu ungewöhnlich hohen bcl-2-Genexpressionen führt.

> **Definition**
>
> Das humane bcl-2-Protein ist ein intrazelluläres Membranprotein mit einem Molekulargewicht von 24 kD. Es ist in der Kernmembran, dem endoplasmatischen Retikulum und in der äußeren Mitochondrienmembran nachweisbar. Eine bcl-2-Überexpression zeigt einen protektiven Effekt gegenüber diversen Stimuli, die einen Zelltod auslösen. Zum Beispiel konnte bei der akuten myeloischen Anämie gezeigt werden, dass eine bcl-2-Expression streng mit einer Resistenz gegenüber Zytostatika korreliert.

Das Zyklin-D1-Gen ist in 20 % der Mammakarzinome amplifiziert und das Zyklin-D1-Protein in ca. 50 % der Fälle überexprimiert. Die **Zyklin-D1-Expression** kann sowohl bei in-situ- als auch bei invasiven Mammakarzinomen, nicht jedoch bei nicht malignen Läsionen nachgewiesen werden. Die herausragende Bedeutung für die Entstehung des Mammakarzinoms leitet sich aber aus Versuchen mit transgenen Mäusen mit konstitutiver Zyklin-D1-Überexpression in den Brustdrüsen ab, die Mammakarzinome entwickeln und daran sterben. In einer 2001 veröffentlichten Arbeit konnten Yu und Mitarbeiter zeigen, dass der Verlust von Zyklin D1 in transgenen Mäusen die Entstehung von Mammakarzinomen durch Aktivierung der Onkogene ras und neu verhindern kann (Yu et al. 2001).

> Trotz der Komplexität der biologischen Vorgänge, die der Mammakarzinomentstehung zugrunde liegen, kristallisiert sich zunehmend die zentrale Rolle heraus, welche Östrogen und die

31.1 · Biologie des Mammakarzinoms

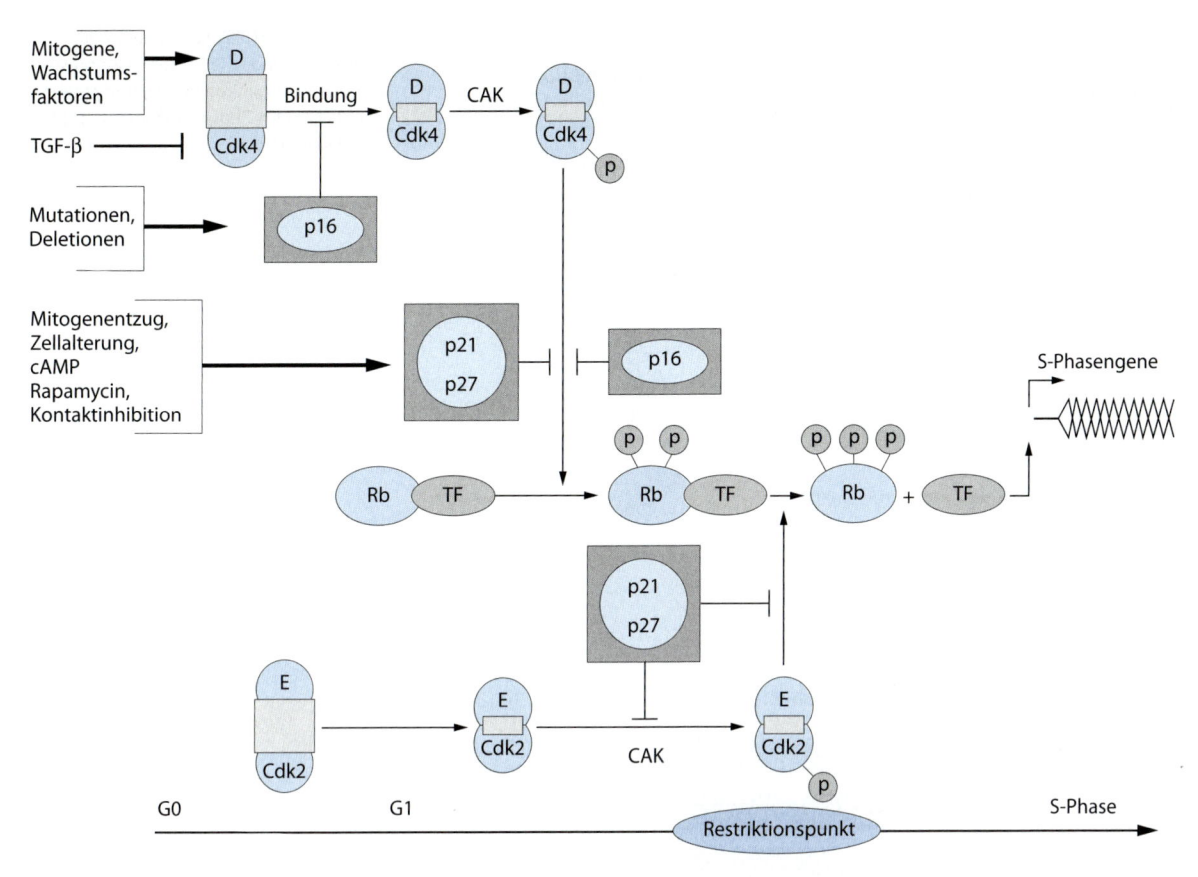

Abb. 31.6. Positive und negative Regulation des Zellzyklusübergangs G1/S durch Zykline, Inhibitoren der zyklinabhängigen Kinasen und Tumorsuppressorgene. D = Zyklin D1; Cdk2, Cdk4 = zyklinabhängige Kinasen (die ebenfalls an Zyklin D1 bindende Cdk6 ist nicht dargestellt); CAK = »Cdk-activating kinease«; Rb = Retinoblastomprotein; TF = Transkriptionsfaktoren, z. B. E2F; P = Phosphat; E = Zyklin E; p16, p21, p27 = Tumorsuppressorgenproteine

verschiedenen EGF-Rezeptoren spielen. Angesichts der Möglichkeiten therapeutischer Intervention durch Antiöstrogene, Antikörper gegen Her-2/neu und in Zukunft durch Hemmung von Tyrosinkinasen und den Einsatz von Oligonukleotiden gegen Zykline ist es heute bereits denkbar, dass aus der Kenntnis molekularbiologischer Vorgänge nicht nur spezifische Therapien, sondern auch präventive Maßnahmen erwachsen werden (Abb. 31.7).

31.1.5 Risikofaktoren

31.1.5.1 Demographische Risikofaktoren

> Von allen Risikofaktoren ist das Alter der wichtigste (Tabelle 31.5). Die Häufigkeit des Mammakarzinoms nimmt bis zum 40. Lebensjahr stetig zu, zwischen 40 und 50 Jahren wird die Zunahme geringer, um nach der Menopause erneut stärker anzusteigen (Ausnahme Japan, wo die Inzidenz in der Menopause nicht weiter zunimmt). Mit 70–75 Jahren wird ein Gipfel erreicht, wonach die Inzidenz abnimmt. Insgesamt erkrankt in den USA jede 8. Frau im Laufe ihres Lebens an einem Mammakarzinom, und dieses Risiko steigt sukzessive mit dem Alter (Abb. 31.8).

Das Mammakarzinom ist **bei Männern** eine Rarität (nur 0,6 % aller Mammakarzinome).

Ethnische bzw. Rassenunterschiede in der Mammakarzinominzidenz sind v. a. in den USA gefunden worden. Am häufigsten erkranken dort Angehörige der weißen Bevölkerung, gefolgt von Schwarzen, Japanerinnen, Chinesinnen und Frauen spanischer bzw. indianischer Herkunft (in abnehmender Reihenfolge). Die Ursachen für diese Unterschiede sind sehr komplex, weil i. d. R. die ethnischen Gruppen verschiedenen Umwelteinflüssen unterworfen sind bzw. unterschiedliche Lebens- und Ernährungsgewohnheiten haben. So steigt die Inzidenz des Mammakarzinoms bei aus Japan in die USA Eingewanderten in der 2. Generation an. In Brasilien wird sogar ein signifikanter Anstieg bei eingewanderten Japanerinnen in der 1. Generation berichtet.

Ein höherer **sozioökonomischer Status** ist mit einer erhöhten Inzidenz des Mammakarzinoms assoziiert, wobei berücksichtigt werden muss, dass dieser Risikofaktor stark von schichtspezifischen Reproduktions- und Ernährungsfaktoren beeinflusst wird. So wurden in Norwegen bei Frauen mit höherer schulischer Ausbildung eine frühere Menarche, eine spätere erste Schwangerschaft, weniger Kinder und eine häufigere Einnahme oraler Kontrazeptiva festgestellt.

31.1.5.2 Ernährungsfaktoren, Umwelt

Studien. Obwohl die Erfassung der Nahrungsbestandteile in der Bevölkerung über viele Jahre hinweg sehr schwierig

Kapitel 31 · Mammakarzinom

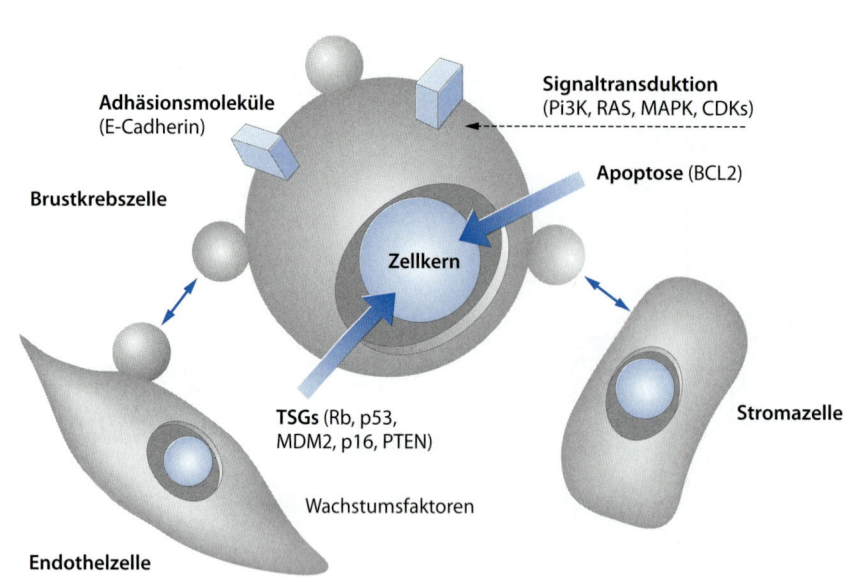

Adhäsionsmoleküle (E-Cadherin)

Signaltransduktion (Pi3K, RAS, MAPK, CDKs)

Apoptose (BCL2)

Brustkrebszelle

Zellkern

Stromazelle

TSGs (Rb, p53, MDM2, p16, PTEN)

Wachstumsfaktoren

Endothelzelle

Abb. 31.7. Molekulare Targets beim Mammakarzinom. TSG = Tumorsuppressorgene; MAPK = »mitogen activated protein kinase«; Pi3 K = Phosphatidylinositoltriphosphatkinase

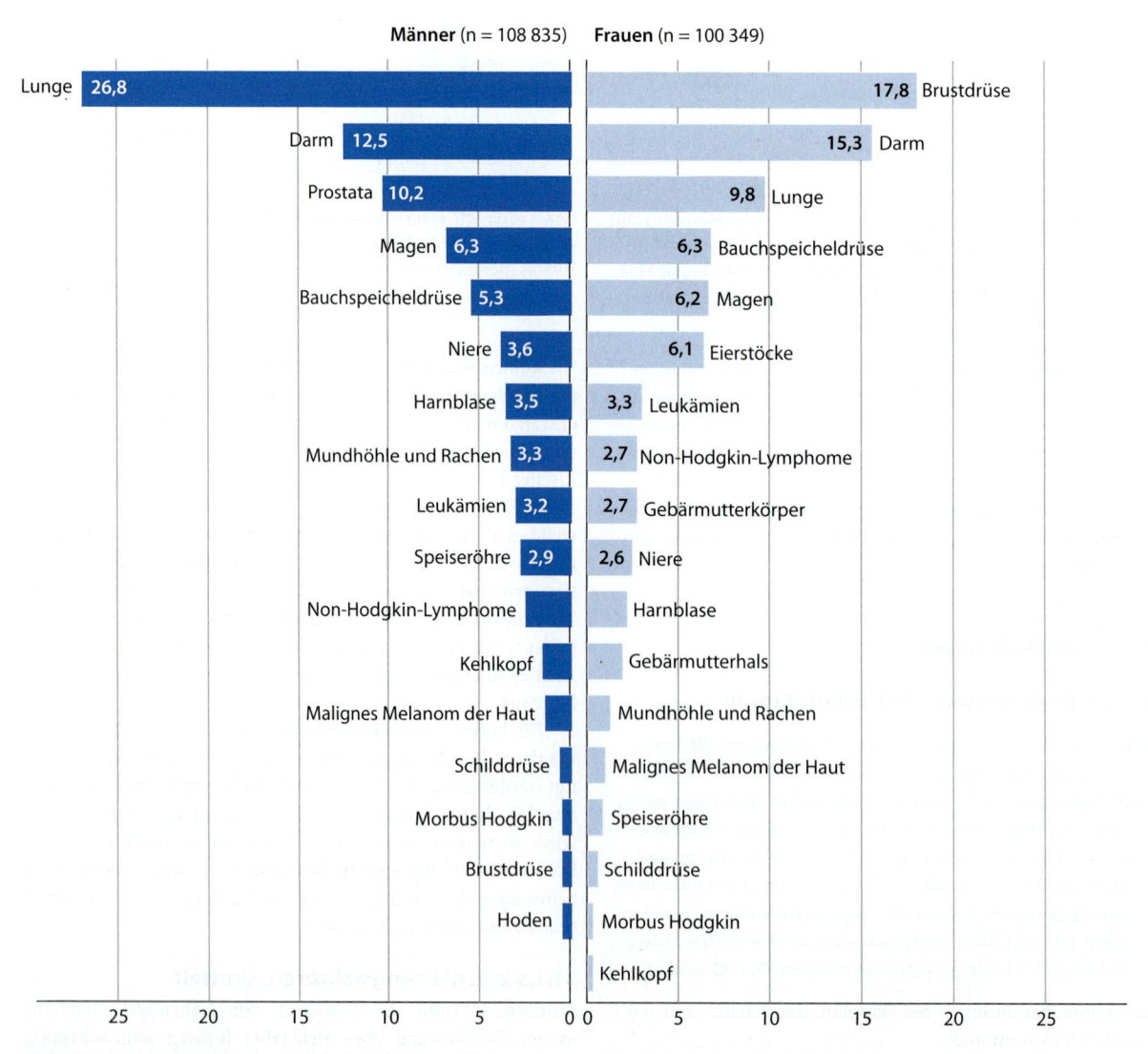

Männer (n = 108 835)

Lokalisation	%
Lunge	26,8
Darm	12,5
Prostata	10,2
Magen	6,3
Bauchspeicheldrüse	5,3
Niere	3,6
Harnblase	3,5
Mundhöhle und Rachen	3,3
Leukämien	3,2
Speiseröhre	2,9
Non-Hodgkin-Lymphome	
Kehlkopf	
Malignes Melanom der Haut	
Schilddrüse	
Morbus Hodgkin	
Brustdrüse	
Hoden	

Frauen (n = 100 349)

Lokalisation	%
Brustdrüse	17,8
Darm	15,3
Lunge	9,8
Bauchspeicheldrüse	6,3
Magen	6,2
Eierstöcke	6,1
Leukämien	3,3
Non-Hodgkin-Lymphome	2,7
Gebärmutterkörper	2,7
Niere	2,6
Harnblase	
Gebärmutterhals	
Mundhöhle und Rachen	
Malignes Melanom der Haut	
Speiseröhre	
Schilddrüse	
Morbus Hodgkin	
Kehlkopf	

Abb. 31.8. Krebsstatistik: prozentualer Anteil an der Zahl der Krebssterbefälle in Deutschland 2000. (Nach Robert-Koch-Institut 2004)

Tabelle 31.5. Risikofaktoren für die Entstehung eines Mammakarzinoms

Risikofaktoren	Risikoerhöhung gegenüber Normalkollektiv	Relatives Risiko
Alter	70 % > 50 Jahre	
Geschlecht	99,4 % Frauen; 0,6 % Männer	
Rasse *	Weiße > Schwarze > Japanerinnen > Chinesinnen > Südamerikanerinnen > Indianerinnen*	
Sozioökonomische Faktoren	Höherer sozioökonomischer Status	1,5–2,0
Genetik	Familiäre Häufung 3–5 %	
	Mutter mit Mammakarzinom < 40 Jahre	2,1
	Mutter mit Mammakarzinom 40–70 Jahre	1,5
	Schwester mit Mammakarzinom	2,3
	Schwester und Mutter mit Mammakarzinom	2,5
	Männer mit weiblichen Verwandten 1. Grades mit Mammakarzinom	1,8
Ernährung	Fettreiche Nahrung	1,12
	Alkohol > 24 g/Tag	1,4–1,7
Anthropometrie	Höheres Körpergewicht/Stammfett	
Reproduktive Faktoren	Frühe Menarche (< 12 Jahre)	2,0
	Späte Menopause (> 50 Jahre verglichen mit < 45 Jahre)	2,0
	Frühe ausgetragene Schwangerschaft (< 20 Jahre)	0,3
	Späte erste Schwangerschaft (> 35 Jahre)	1,5
Endogene Hormone	Prolaktin im Serum erhöht (?)	
	Progesteron im Serum erhöht (?)	
	Östrogen im Serum/Urin erhöht (?)	
Exogene Hormone	Orale Kontrazeptiva (?)	1,1
	Hormonsubstitution (?)	1,69–2,2
Bestrahlung	Radiotherapie in Kindheit und Pubertät	4,0
Benigne Brusterkrankungen	Proliferierende Mastopathie mit Atypien	4,0–8,0
Malignome in der Eigenanamnese	Ovarialkarzinom	2,0–3,0
	Endometriumkarzinom	1,3–2,0
Mammakarzinom in der Eigenanamnese	Carcinoma in situ	4,0–5,0
	Kontralateral bekanntes Mammakarzinom	5,0–10,0

* = rassische Unterschiede aus den USA

ist, haben in den letzten Jahren Epidemiologen versucht, die Bedeutung
- des Fettanteils in der Nahrung (gesättigte bzw. ungesättigte Fette),
- des Fleischkonsums,
- des Körpergewichts bzw. der Verteilung des Fettgewebes in Relation zur Körpergröße (sog. Body-mass-Index),
- des Alkoholkonsums und
- der Vitamine

zu eruieren. Die Beurteilung des Zusammenhangs zwischen Ernährung und dem Risiko, an einem Mammakarzinom zu erkranken, wird durch viele systematische Unzulänglichkeiten solcher Untersuchungen erschwert, die zwangsläufig nur einzelne Aspekte berücksichtigen, ohne jedoch Parameter wie Grundumsatz, Enzymaktivität sowie individueller Fett-, Glukose- und Proteinstoffwechsel, physische Aktivität u. a. mit einzubeziehen. Ein weiteres systematisches Problem bei der Beurteilung von Untersuchungen liegt im Studiendesign. Häufig führen prospektive Studien zu anderen Resultaten als retrospektive Untersuchungen.

Bei verschiedenen Nahrungsbestandteilen wird eine **Interaktion mit endogenen Hormonen** angenommen (Key u. Allen 2001):
- Alkohol erhöht die Konzentration des freien Östradiols im Serum,
- Phytoöstrogene interagieren mit dem Östrogenmetabolismus, wahrscheinlich über negative Feedback-Mechanismen,
- niedrig kalorische, eiweißarme Nahrung reduziert die Serumkonzentration des »insulin-like growth factor 1«, was zu einer Abnahme der Inzidenz führen kann.

Auch bei einer **Adipositas** werden erhöhte Östradiolkonzentrationen für die erhöhte Inzidenz des Mammakarzinoms verantwortlich gemacht.

Die Ergebnisse großer Studien sind widersprüchlich. Die meisten Untersuchungen konnten keinen eindeutigen Nachweis für den **Einfluss fettreicher Nahrung** auf die Entstehung des Mammakarzinoms erbringen. In einer Metaanalyse fassten Boyd et al. 23 Kohorten- und Fallkontrollstudien zusammen

(Boyd et al. 1993). Weder für Nahrungsfette (relatives Risiko, RR=1,12) noch für die Fleisch- (RR=1,18), Milch- (RR=1,17) oder Käsemenge (RR=1,17) in der Nahrung konnte ein entscheidend erhöhtes Risiko für ein Mammakarzinom nachgewiesen werden.

> Die bislang durchgeführten Untersuchungen zum Vitamingehalt der Nahrung konnten keinen Einfluss auf die Mammakarzinomentstehung nachweisen.

Wenn man die **Wertigkeit des Alkoholkonsums** als Risikofaktor für das Mammakarzinom betrachtet, müssen konkurrierende Parameter – wie der sozioökonomische Status, Ernährung und Körpergewicht – ebenfalls berücksichtigt werden. In einer Metaanalyse (4 Kohortenstudien) konnte gezeigt werden, dass das relative Risiko von Frauen, die täglich 24 g Alkohol trinken, im Vergleich zu Alkoholabstinenten erhöht war (1,4-fach in Fallkontrollstudien, 1,7-fach in Studien mit langen Beobachtungszeiten). Ein Dosis-Wirkungs-Effekt konnte bei postmenopausalen Frauen gezeigt werden (RR = 1,18–1,46 bei Alkoholkonsum < 15 g bis > 15 g täglich, verglichen mit Abstinenzlern), wobei hier auch ein Synergismus zwischen Alkohol und Östrogensubstitution bestand (RR = 1,8).

> **Cave**
> Die Analyse der publizierten Daten zeigt, dass noch viele Fragen offen bleiben. Daher wäre es voreilig, eine Alkoholabstinenz mit einer Risikoreduktion gleichzusetzen.

Als weitere Risikofaktoren für das Mammakarzinom sind **anthropometrische Größen** – wie Körpergewicht, -größe und Verteilung des Fettgewebes – in der Diskussion. Bei Frauen unter 50 Jahren fanden 3 Arbeitsgruppen eine Korrelation zwischen der Inzidenz des Mammakarzinoms und der Körpergröße. Das vermehrte Auftreten bei großen Frauen deutet möglicherweise auf die Rolle der Ernährung in Kindheit und Adoleszenz hin. Wenn das Körpergewicht zur Körpergröße in Relation gesetzt wurde (relatives Körpergewicht = Körpergewicht/Körpergröße), korrelierte das zunehmende relative Körpergewicht mit der Inzidenz des Mammakarzinoms bei postmenopausalen Frauen. Hierbei wird die Aromatisierung von Androstendion im peripheren Fettgewebe zu Östrogenen als Hypothese angeführt.

Die **Risikofaktoren mit ätiologischer Bedeutung** für die Entstehung eines Mammakarzinoms und das entsprechende relative Risiko im Vergleich zu Kontrollkollektiven sind in ◘ Tabelle 31.5 aufgeführt. Zwischen den einzelnen Faktoren besteht kein Synergismus, sodass das Addieren der einzelnen Faktoren für die Ermittlung des individuellen Risikos nicht zulässig ist.

Seit vielen Jahren sind **Umwelteinflüsse** als Risikofaktoren für die Brustkrebsentstehung in der Diskussion. Dabei gibt es einige Studien, die eine erhöhte Inzidenz bei Frauen zeigten, die in einer Umgebung mit hohen elektromagnetischen Feldern arbeiten bzw. nach Bestrahlungen wegen anderer Malignome in der Kindheit. Eine mögliche Rolle könnten auch Umweltgifte – wie Pestizide und Fungizide – spielen, die im Fettgewebe eingelagert werden und zur Entstehung von Östrogenen über die Aromatase führen können (Boyle u. Zheng 2001). Weitere Untersuchungen müssen durchgeführt werden, um die Wertigkeit der Umweltfaktoren für die Mammakarzinomentstehung zu klären.

31.1.6 Stadieneinteilung des Mammakarzinoms

Die klinische Einteilung der Mammakarzinome erfolgt entsprechend der FIGO- bzw. TNM-Klassifikation (Wittekind et al. 2002) und ist in den ◘ Tabellen 31.6 und 31.7 zusammenfassend dargestellt. Der anatomische Quadrant sollte festgehalten werden, fließt aber nicht in die Klassifikation mit ein. Eine histologische Sicherung der Diagnose ist erforderlich und wird als pTNM-Klassifikation angegeben.

31.1.7 Prognose- und prädiktive Faktoren

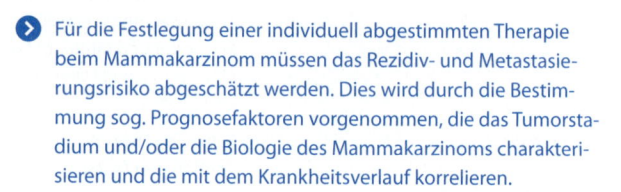

> Für die Festlegung einer individuell abgestimmten Therapie beim Mammakarzinom müssen das Rezidiv- und Metastasierungsrisiko abgeschätzt werden. Dies wird durch die Bestimmung sog. Prognosefaktoren vorgenommen, die das Tumorstadium und/oder die Biologie des Mammakarzinoms charakterisieren und die mit dem Krankheitsverlauf korrelieren.

In den letzten 2 Jahrzehnten sind zahlreiche klinische, pathologische, biochemische, zytogenetische und molekularbiologische Parameter nachgewiesen worden, die mit dem **Krankheitsverlauf** des Mammakarzinoms korrelieren. Während die wissenschaftliche Bedeutung dieser Faktoren unumstritten ist, haben nur einige klinische Relevanz erlangt.

> **Definition**
> Als prädiktive Faktoren werden diejenigen bezeichnet, die das Ansprechen auf eine bestimmte Therapie voraussagen.

Beispiele prädiktiver Faktoren sind die **Steroidhormonrezeptoren** und die **Her-2/neu-Rezeptorproteine**, welche das Ansprechen auf antiöstrogene Substanzen bzw. auf Antikörper wie Trastuzumab vorauszusagen vermögen. **Prädiktive Relevanz** für nachfolgende Therapien haben auch das Ansprechen und die Dauer des Ansprechens auf endokrine Therapien und/oder Chemotherapien.

31.1.7.1 Klinische Prognosefaktoren

Der Einfluss der **Tumorgröße** auf das Gesamtüberleben ist seit vielen Jahren bekannt. Eine Übersicht zeigt ◘ Tabelle 31.8. In der Studie von Fisher et al. (1969) an 2578 Patientinnen korrelierte die Tumorgröße mit der Prognose, aber es wurde festgestellt, dass Tumoren gleicher Größe die rezidivfreie Zeit und das Gesamtüberleben unterschiedlich beeinflussten. Die Autoren schlossen daraus, dass andere Faktoren für diese Unterschiede verantwortlich sein mussten, ohne sie näher zu definieren. Valagussa et al. konnten eine **Korrelation zwischen Tumorgröße und Überleben** lediglich bei nodalnegativen Patientinnen nachweisen, allerdings war das untersuchte Kollektiv relativ klein (n = 716; Valagussa et al. 1978).

> In einer Metaanalyse von Carter et al. konnte an 24 740 Patientinnen gezeigt werden, dass es zwischen Tumorgröße und Gesamtüberleben eine lineare Beziehung gibt, die unabhängig von der Anzahl der befallenen axillären Lymphknoten ist (Carter et al. 1989). Eine Übersicht zeigt ◘ Tabelle 31.9.

31.1 · Biologie des Mammakarzinoms

Tabelle 31.6. TNM-Klassifikation nach UICC-Kriterien. (Nach Wittekind et al. 2002)

UICC	Tumorausdehnung	
TX	Primärtumor kann nicht beurteilt werden	
T0	Kein Anhalt für Primärtumor	
Tis	Carcinoma in situ:	
Tis (DCIS)	Duktales Carcinoma in situ	
Tis (LCIS)	Lobuläres Carcinoma in situ	
Tis (Paget)	M. Paget der Mamille ohne nachweisbaren Tumor	
T1	Tumor 2 cm oder weniger in größter Ausdehnung	
	T1mic	Mikroinvasion 0,1 cm oder weniger in größter Ausdehnung
	T1a	Mehr als 0,1 cm, aber nicht mehr als 0,5 cm in größter Ausdehnung
	T1b	Mehr als 0,5 cm, aber nicht mehr als 1 cm in größter Ausdehnung
	T1c	Mehr als 1 cm, aber nicht mehr als 2 cm in größter Ausdehnung
T2	Tumor mehr als 2 cm, aber nicht mehr als 5 cm in größter Ausdehnung	
T3	Tumor mehr als 5 cm in größter Ausdehnung	
T4	Tumor jeder Größe mit direkter Ausdehnung auf Brustwand oder Haut, soweit unter T4a bis T4d beschrieben	
	T4a	Ausdehnung auf die Brustwand
	T4b	Ödem (einschließlich Apfelsinenhaut) oder Ulzeration der Brusthaut oder Satellitenknötchen der Haut der gleichen Brust
	T4c	Kriterien 4a und 4b gemeinsam
	T4d	Entzündliches (inflammatorisches) Karzinom
N – Regionäre Lymphknoten		
NX	Regionäre Lymphknoten können nicht beurteilt werden (z. B. vor klinischer Klassifikation bioptisch entfernt)	
N0	Keine regionären Lymphknotenmetastasen	
N1	Metastase(n) in beweglichen ipsilateralen axillären Lymphknoten (nachgewiesen durch Wächterlymphknotenuntersuchung)	
N2	Metastase(n) in ipsilateralen axillären Lymphknoten, untereinander oder an andere Strukturen fixiert oder in klinisch erkennbaren ipsilateralen Lymphknoten entlang der A. mammaria interna in *Abwesenheit* klinisch erkennbarer axillärer Lymphknotenmetastasen	
	N2a	Metastase(n) in ipsilateralen axillären Lymphknoten, untereinander oder an andere Strukturen fixiert
	N2b	Metastase(n) in klinisch erkennbaren ipsilateralen Lymphknoten entlang der A. mammaria interna in *Abwesenheit* klinisch erkennbarer axillärer Lymphknotenmetastasen (nachgewiesen durch Wächterlymphknotenuntersuchung)
N3	Metastase(n) in ipsilateralen infraklavikulären Lymphknoten mit *oder* ohne Beteiligung der axillären Lymphknoten oder in klinisch erkennbaren ipsilateralen Lymphknoten entlang der A. mammaria in Anwesenheit klinisch erkennbarer axillärer Lymphknotenmetastasen *oder* Metastasen in ipsilateralen supraklavikulären Lymphknoten mit oder ohne Beteiligung der axillären Lymphknoten oder der Lymphknoten entlang der A. mammaria interna	
N3a	Metastase(n) in ipsilateralen infraklavikulären Lymphknoten	
	N3b	Metastase(n) in ipsilateralen Lymphknoten entlang der A. mammaria in Anwesenheit axillärer Lymphknotenmetastasen (nachgewiesen durch Schildwächterlymphknotenuntersuchung)
	N3c	Metastase(n) in ipsilateralen supraklavikulären Lymphknoten
M – Fernmetastasen		
MX	Fernmetastasen können nicht beurteilt werden	
M0	Keine Fernmetastasen	
M1	Fernmetastasen	

◘ Tabelle 31.7. Stadiengruppierung nach FIGO- und UICC-Kriterien. (Nach Wittekind et al. 2002)

	Tumorgröße nach UICC	Lymphknoten	Metastasen
Stadium 0	Tis	N0	M0
Stadium I	T1a	No	M0
Stadium IIA	T0, T1a	N1	M0
	T2	N0	M0
Stadium IIB	T2	N1	M0
	T3	N0	M0
Stadium IIIA	T0, T1a	N2	M0
	T2	N2	M0
	T3	N1, N2	M0
Stadium IIIB	T4	N0, N1, N2	M0
Stadium IIIC	Jedes T	N3	M0
Stadium IV	Jedes T	Jedes N	M1

[a] T1 schließt T1 mic ein.

◘ Tabelle 31.8. Tumorgröße und Langzeitüberleben beim operablen Mammakarzinom. (Nach Yeh et al. 1991)

Arbeitsgruppe	Patientinnen (n)	Überleben (%) bezogen auf die Tumorgröße					
		2 cm		2–5 cm		>5 cm	
		5 Jahre	10 Jahre	5 Jahre	10 Jahre	5 Jahre	10 Jahre
Carter et al.	24740	91		80		63	
Schottenfeld et al.	304	92	79	71	57	55	40
Nemoto et al.	13384	62[a]		49[a]		34[a]	

[a] Krankheitsfreies Intervall.

◘ Tabelle 31.9. Axillärer Lymphknotenstatus und Langzeitüberleben beim operablen Mammakarzinom. (Nach Yeh et al. 1991)

Arbeitsgruppe	Überleben (%) bezogen auf den Lymphknotenstatus					
	Keine positiven LK		1–3 positive LK		4 positive LK	
	5 Jahre	10 Jahre	5 Jahre	10 Jahre	5 Jahre	10 Jahre
Moon et al.						
Milan	89 [81]	–	68 [53]	–	48 [31]	–
Royal Marsden	66 [69]	–	70 [51]	–	42 [32]	–
Anderson	–	–	91 [69]	–	53 [43]	–
Carter et al.	92	–	81	–	57	–
Valagussa et al.	88 [79]	83 [74]	69 [46]	54 [33]	42 [42]	26 [15]
Ariel	81	63	66	53	48	23
Fisher et al.	78	65	62	38	32	13

Bei nodalnegativen (d. h. axilläre Lymphknoten tumorfrei) Patientinnen beträgt das 5-Jahres-Überleben bei Tumoren < 2 cm 96,3 % und bei Tumoren zwischen 2 und 5 cm 82,2 %. Die statistisch signifikante lineare **Beziehung zwischen Tumorgröße und Gesamtüberleben** konnte sowohl bei nodalnegativen als auch bei nodalpositiven Patientinnen gezeigt werden (◘ Tabellen 31.8 und 31.9).

> Mit zunehmender Tumorgröße steigt auch die Wahrscheinlichkeit eines Befalls axillärer Lymphknoten und des Auftretens von Fernmetastasen in den ersten 2 Jahren. Nach einer Beobachtungszeit von 10 Jahren allerdings ist der Zusammenhang zwischen Tumorgröße und Fernmetastasierung nur noch gering. Von allen Prognoseparametern ist die Zahl der befallenen axillären Lymphknoten der aussagekräftigste Einzelfaktor beim Mammakarzinom.

Die **Prognose** ist schlechter, wenn die distalen Lymphknotenstationen (d. h. Level II und III) befallen sind. Die Wahrscheinlichkeit von Lymphknotenmetastasen in den distalen Stationen ist höher, wenn mehrere Lymphknoten befallen sind. Die Häufigkeit von sog. »**Skip-Metastasen**« (Metastasen ausschließlich im Level III) beträgt 3–4 %.

> Tumorgröße und Befall axillärer Lymphknoten gelten als unabhängige, additive Prognosefaktoren.

Große Feldstudien der letzten Jahre haben gezeigt, dass es Zusammenhänge zwischen dem **Alter der Patientin bei der Diagnose** und dem Krankheitsverlauf gibt. Das Alter ist also nicht nur ein Risiko-, sondern auch ein Prognosefaktor. Eine Untersuchung an 31 594 Patientinnen aus Norwegen, die zwischen 1955 und 1980 an einem Mammakarzinom erkrankten, zeigte, dass die Prognose am günstigsten in der Altersgruppe zwischen 35 und 49 Jahren ist, während Frauen unter 35 bzw. über 75 Jahren eine signifikant schlechtere Prognose aufweisen. Eine Auswertung des schwedischen Krebsregisters an 12 319 Patientinnen ergab, dass das Gesamtüberleben mit ansteigendem Alter ab 40 Jahren abnimmt. 20 Jahre nach der Primärdiagnose leben 51 % der Frauen zwischen 40 und 44 Jahren, 41 % zwischen 50 und 54 Jahren u. s. w. Dieser Trend gilt allerdings nicht für Patientinnen unter 40 Jahren, von denen nach 20 Jahren nur noch 44 % leben.

> Insgesamt treten bei Frauen unter 35 Jahren signifikant häufiger Lokalrezidive auf, und die Prognose gilt als ungünstiger als in anderen Altersgruppen. Aus diesem Grund gilt das Alter unter 35 Jahren als Hochrisikomerkmal, und bei diesen Patientinnen sollen gemäß allen Konsensusempfehlungen adjuvante Therapien durchgeführt werden (Kaufmann et al. 2001, 2005).

31.1.7.2 Morphologische Faktoren

Der **histologische Differenzierungsgrad (Grading)** von Mammakarzinomen ist ein Prognoseparameter, allerdings hängt seine Wertigkeit von der Erfahrung des Untersuchers und von dem verwendeten Beurteilungssystem ab. Die Morphologie der Zellkerne (»nuclear grading«) und das histologische Grading korrelieren signifikant mit der Prognose, v. a. wenn die Patientinnen nach dem Stadium der Erkrankung stratifiziert werden. Weitere prognoserelevante Faktoren sind der Einbruch in Lymph- bzw. Blutgefäße und die Tumornekrose.

Alle morphologischen Prognosefaktoren werden jedoch nur als **zusätzliche Parameter** in die **Therapieentscheidungen** einbezogen.

Der **immunhistochemische Nachweis** von **Tumorzellen** im **Knochenmark** bei Mammakarzinompatientinnen im klinischen Stadium M0 korreliert eindeutig mit einem früheren Auftreten von ossären und viszeralen Metastasen. Obwohl die Präsenz von epithelialen Tumorzellen im Knochenmark nicht generell einer Mikrometastasierung gleichgesetzt werden darf, weisen einige Ergebnisse darauf hin, dass es sich hierbei um einen neuen, wertvollen Prognoseparameter beim Mammakarzinom handeln könnte (Braun et al. 2000).

31.1.7.3 Steroidhormonrezeptoren (Östrogen- und Progesteronrezeptor)

> Der Gehalt an Östrogen- und Progesteronrezeptoren in Mammakarzinomen ist der erste molekularbiologisch bestimmte Faktor mit klinischer Relevanz.

Auf der letzten **Konsensuskonferenz** zur risikoadaptierten adjuvanten Therapie des Mammakarzinoms in St. Gallen 2005 (Goldhirsch et al. 2005; Kaufmann et al. 2005) wurde neben den Steroidhormonrezeptoren kein weiterer Prognosefaktor als für die Praxis relevant angesehen, obwohl derzeit weit über 100 Marker beim Brustkrebs diskutiert werden.

Sowohl beim primären als auch beim metastasierten Mammakarzinom ist die prognostische und prädiktive Aussage der Steroidrezeptoren gut belegt. Die **Abwesenheit des Östrogen- und Progesteronrezeptors** sagt ein **frühes Rezidiv** und eine **kürzere Überlebenszeit** voraus. Der **Nachweis der Rezeptoren** erhöht die Wahrscheinlichkeit für das Ansprechen einer endokrinen Therapie. Als Einzelfaktor scheint der Progesteronrezeptorgehalt der bessere Prognosefaktor und der Östrogenrezeptorgehalt der bessere prädiktive Faktor zu sein. Man geht aber davon aus, dass die Korrelation des Rezeptorstatus mit der Prognose das intrinsische Verhalten von Mammakarzinomen reflektiert. Rezeptorpositive Karzinome sind häufiger gut differenziert, diploid und weisen eine niedrigere S-Phasenfraktion auf als rezeptornegative Tumoren. Die prognostische Bedeutung steigt, wenn die Rezeptoren zusammen mit anderen Faktoren ermittelt werden.

> Für die prädiktive Bedeutung ist jedoch v. a. die Korrelation der beiden Steroidrezeptoren untereinander von Bedeutung. Sind beide nachweisbar, liegt die Remissionsrate auf eine Hormontherapie bei metastasierten Karzinomen bei 70 %, sind beide negativ, nur bei 15 %. Ist der Östrogenrezeptor nachweisbar und der Progesteronrezeptor nicht, ist die Remissionsrate mit 50 % etwas höher als im umgekehrten Fall.

Die Ergebnisse der einzelnen Forschungsgruppen sind oft unterschiedlich oder widersprüchlich, die Analysen retrospektiv und an kleinen, inhomogenen Kollektiven durchgeführt, sodass die Wertigkeit am besten anhand der **Metaanalyse der Early Breast Cancer Trialists' Collaborative Group** (1998, 2005) abzuleiten ist. Auch hier wird nur über 922 Patientinnen mit negativem Rezeptorstatus berichtet. Es findet sich eine nicht signifikante Verringerung von Rezidiven um 6 % (Standardabweichung: 11 %) und von Todesfällen um 3 % (Standardabweichung: 11 %) nach einer 5-jährigen postoperativen Therapie mit Tamoxifen. Bei 5869 Patientinnen mit positivem Östrogenrezeptorstatus konnten durch die Behandlung mit Tamoxifen das Rezidivrisiko um 50 % (Standardabweichung: 4 %) und das Todesrisiko um 28 % (Standardabweichung: 5 %) gesenkt werden. Durch die zusätzliche Einbeziehung des Progesteronrezeptors wurde keine bessere Prädiktion erzielt.

31.1.7.4 Proliferationsmarker

Die **Wachstumsfraktion oder auch proliferative Kapazität** ist für die Evolution des Mammakarzinoms von großer Bedeutung. Dies führte zur Entwicklung verschiedener Techniken für die Messung der Teilungsaktivität eines Tumors, u. a.

— der histologischen Bestimmung des Mitose-Index,
— der radiographischen Messung des Thymidine-labelling-Index,
— der Flow-zytometrischen Bestimmung der S-Phasenfraktion und
— dem immunhistochemischen Nachweis des Ki-67-Antigens.

Die benötigte Gewebemenge ist sehr gering, die immunhistochemische Färbung ist wenig aufwändig und kostengünstig.

Das **Ki-67-Antigen** findet sich im Nukleus nur bei proliferierenden Zellen (späte G1-, S-, M-, und G2-Phase des Zellzyklus). Der **monoklonale Antikörper MIB 1** wurde gegen ein Peptid eines rekombinanten Genfragments des Ki-67-Antigens hergestellt und ist besonders für paraffinisiertes Gewebe geeignet. Die **Ki-67-Färbung** korreliert direkt mit

— der Tumorgröße,
— dem Grading,
— der Gefäßinvasion und
— dem Lymphknotenstatus sowie
— invers mit dem Hormonrezeptorstatus.

Es findet sich sowohl eine Korrelation von Ki-67 und dem Mitose-Index als auch dem Thymidin-labelling-Index (Thor et al. 1999), aber nicht zur S-Phasenfraktion und dem Proliferating-cell-nuclear-Antigen. Unterschiedliche Antikörperspezifität und die untersucherabhängige Variationsbreite haben bisher einer Empfehlung als Routinemethode entgegengestanden.

In einer Studie beim nodalnegativen Mammakarzinom konnte bei 356 Patientinnen **Ki-67** neben der Topoisomerase IIα als unabhängiger Prognosefaktor für das Überleben gefunden werden (Rudolph et al. 1999). Selbst bei 172 T1N0M0-Karzinomen konnte mit einer erhöhten Ki-67-Expression ein Kollektiv mit höherem Risiko beschrieben werden (Thor et al. 1999). Schwierigkeiten bereiten allerdings nach wie vor die fehlende Standardisierung der Beurteilung des gefärbten Schnittes, die Heterogenität der Mammakarzinome und auch die hohe Interobserver-Variabilität.

31.1.7.5 Onkogene und Tumorsuppressorgene

Von zahlreichen bekannten Onkogenen haben diejenigen aus der EGF-Rezeptorfamilie die höchste klinische Bedeutung erlangt. Die Onkogenamplifikation bzw. Überexpression der **EGF-Rezeptoren** und des **Her-2/neu-Onkogens** korrelieren mit anderen ungünstigen Malignitätsfaktoren, wie z. B. einer schlechten Differenzierung, Aneuploidie, einer hohen Proliferationsrate und dem Fehlen von Hormonrezeptoren.

Primäre Mammakarzinome weisen in etwa 25 % (5–55 %) eine **Überexpression von Her-2/neu** auf. Es findet sich i. allg. keine Korrelation zum Alter, der Tumorgröße und dem Nodalstatus. In einer Vielzahl von Publikationen wurde die prognostische Aussage für den Nachweis einer Überexpression bei Mammakarzinompatientinnen untersucht. Bei nodalpositiven Karzinomen konnte bei 6 von 9 Studien in der multivariaten Analyse eine Verbindung von Her-2-Nachweis und ungünstiger Prognose gefunden werden. Bei nodalnegativen Karzinomen sind bisher nur 2 Arbeiten mit multifaktoriellen Analysen publiziert worden, die Her-2/neu als unabhängigen Prognosefaktor bestätigen (Übersicht über 22 600 Patientinnen aus 97 Studien bei Revillion et al. 1998).

In präliminären Arbeiten konnte bei Patientinnen mit einer Überexpression von Her-2/neu ein schlechteres Ansprechen auf eine Chemotherapie oder eine Hormontherapie gefunden werden. In einigen kleineren Studien wurde gezeigt, dass eine Her-2/neu-Überexpression oder -Amplifikation mit einer geringeren Ansprechrate und einer kürzeren Ansprechdauer einer First-line-Hormontherapie mit Tamoxifen im metastasierten Stadium einhergeht (Houston et al. 1999).

Weiterhin gibt es retrospektive Analysen zum **Effekt einer CMF-Chemotherapie**, welcher geringer ausgeprägt ist, wenn der Primärtumor Her-2/neu überexprimiert. Es wurde berichtet, dass bei Her-2/neu-positiven Tumoren mit einer Dosissteigerung von Doxorubicin eine Verbesserung der ungünstigen Ausgangssituation erreicht werden kann. Aufgrund des retrospektiven Charakters dieser Analysen und der unterschiedlichen Antikörper ist die Übertragung der Erkenntnisse in Form von Therapieempfehlungen in die klinische Routine noch nicht erlaubt.

p53-Mutationen und ein damit verbundener Funktionsverlust finden sich in annähernd der Hälfte aller Malignome und stellen den häufigsten bekannten Gendefekt humaner Karzinome dar. Das nicht funktionelle Protein akkumuliert in den Zellkernen und kann so immunhistochemisch nachgewiesen werden. In anderen Fällen wird das mutierte Protein von den Antikörpern nicht mehr erkannt, sodass sich keine Anfärbung der Tumorzellen finden lässt.

Bereits in vitro korreliert die Integrität des p53-Proteins mit einer erhöhten Strahlen- und Chemotherapiesensitivität. In verschiedenen Studien wurde der Zusammenhang zwischen p53-Nachweis und ungünstiger klinischer Prognose dargestellt. Bei 700 nodalnegativen Karzinomen konnte in 52 % eine Akkumulation von p53 nachgewiesen werden. Sowohl in der uni- als auch in der multivariaten Analyse war ein hoher p53-Immun-Score mit einem kurzen krankheitsfreien wie auch Gesamtüberleben korreliert. Diese Daten stehen in Übereinstimmung mit einer Studie an 316 Mammakarzinompatientinnen, bei denen die komplette Kodierungsregion des p53-Gens auf Chromosom 17 sequenziert wurde. Der Nachweis von Mutationen in den Regionen II und V war signifikant mit einer schlechteren Prognose korreliert. Die Autoren postulierten auch in diesen Fällen ein schlechtes Ansprechen einer Therapie mit Tamoxifen.

Die **Angaben zum prädiktiven Wert einer p53-Mutation** sind sehr unterschiedlich. Die CALGB bestimmte die p53-Mutationen retrospektiv bei 595 Patientinnen aus der Studie 8541 zur dosisintensivierten Therapie mit CAF. Es konnte, vergleichbar zu den Ergebnissen für Her-2/neu, eine Interaktion zwischen der Dosis des Doxorubicins und der p53-Proteinexpression nachgewiesen werden (Thor et al. 1998). Eine andere Arbeitsgruppe zeigte für p53-positive Tumoren, dass sie eher von einer langen Chemotherapie (> 10 Zyklen) als von einer kurzen profitierten (Tetu et al. 1998). In 2 Studien mit 329 bzw. 250 präoperativ behandelten Patientinnen konnte diese prädiktive Aussage jedoch nicht bestätigt werden (Rozan et al. 1998; von Minckwitz et al. 2000).

Die **Bedeutung von bcl-2** ist nicht endgültig geklärt. In mehreren Arbeiten konnte gezeigt werden, dass eine hohe Expression von bcl-2 v. a. in gut differenzierten, östrogenrezeptorpositiven Mammakarzinomen zu finden ist und mit einer günstigen Prognose korreliert. Dagegen wurde eine unterschiedliche Korrelation mit dem Ansprechen auf eine adjuvante Chemotherapie gefunden, z. B. keine Korrelation mit einer perioperativen Gabe von FAC, aber ein besseres Ansprechen bei bcl-2-positiven Tumoren auf CMF. Andere Autoren berichten über einen positiven prädiktiven Wert von bcl-2 bezüglich einer endokrinen Behandlung.

31.1.8 Zusammenfassung und Ausblick

Die Biologie des Mammakarzinoms wurde in den letzten Jahrzehnten mit epidemiologischen, klinischen und molekularbiologischen Methoden untersucht. Durch **epidemiologische Untersuchungen** konnten Risikofaktoren und Risikodeterminanten definiert werden, von denen
- das Alter,
- das Geschlecht,
- reproduktive Faktoren,
- eine familiäre Mammakarzinombelastung und
- Brusterkrankungen in der Eigenanamnese

die wichtigsten sind.

Die **Wertigkeit klinischer Parameter** – wie Tumorgröße, Befall der axillären Lymphknoten und Krankheitsverlauf – ist durch zahlreiche Langzeituntersuchungen gut dokumentiert, und sie haben zu den heute gültigen Theorien des Mammakarzinoms als systemische Erkrankung mit lokaler Komponente geführt. Auf diesen Erkenntnissen beruhen die heutigen Therapieempfehlungen, die aus kompletter (jedoch nicht radikaler) lokaler Sanierung mittels Operation und Nachbestrahlung sowie adjuvanter systemischer Therapie bestehen.

Durch die **Erforschung molekularbiologischer Vorgänge** ist es erstmals gelungen, die zentrale Rolle der EGF-Rezeptorfamilie bei der Entstehung des Mammakarzinoms zu definieren und daraus therapeutische Konsequenzen zu ziehen. Antikörper gegen den Her-2/neu-Rezeptor können bei 1/3 der Patientinnen spezifisch und erfolgreich eingesetzt werden. Die weitere Erforschung molekularer Mechanismen der Tumorsuppressorgene p53, bcl-2 und der Zellzyklusproteine, wie Zyklin D1, könnte bei der Erforschung der Chemoresistenz und auf der Suche nach Präventionsmaßnahmen zu entscheidenden Erkenntnissen führen.

Eine bessere Charakterisierung defekter Wachstumskontrollmechanismen bei Krebszellen könnte durch **Untersuchungen** der **differenziellen Expression** mittels **DNA-Array-Technologie** (Pegram et al. 2005; van't Veer et al. 2005) erreicht werden, wobei neue mögliche Angriffspunkte für therapeutische Interventionen definiert werden können. Dazu zählt auch eine mögliche Beeinflussung der Angiogenese (Schneider u. Miller 2005).

31.2 Früherkennung und Prävention

31.2.1 Brustkrebsfrüherkennung

> **Cave**
>
> In westlichen Ländern erkrankt heute jede 8.–10. Frau an einem Mammakarzinom (Tabelle 31.10). Nur früh erkannte und behandelte Karzinome sind heilbar.

In den westlichen Ländern wird in den letzten Jahrzehnten ein deutlicher Anstieg der Brustkrebshäufigkeit verzeichnet. Dennoch konnte gleichzeitig eine Abnahme der brustkrebsbedingten Mortalität für die USA und England dokumentiert werden (Peto et al. 2000; Jemal et al. 2004). Während sich die Mortalität zwischen 1970 und Mitte der 1980er-Jahre kaum änderte, sank sie bis Ende der 1990er-Jahre deutlich. Auch für Deutschland (Boyle 2005) lässt sich zwischen 1990 und 2000 eine Mortalitätsreduktion aufzeigen (Robert Koch-Institut 2005; Tabelle 31.11). Dabei ist unklar, ob für die Verbesserung des Überlebens in den einzelnen Ländern die Früherkennung, die verbesserte v. a. adjuvante Therapie oder beides verantwortlich ist.

Anerkannte **Screening-Methoden** zur Früherkennung des Mammakarzinoms sind
- die Mammographie,
- die klinische Brustuntersuchung und
- die Selbstuntersuchung der Brust.

Tabelle 31.10. Brustkrebsrisiko bei Frauen in den USA. (Nach National Cancer Institute)

Altersgruppe (Jahre)	Brustkrebsrisiko (%)
30–40	1 : 252
40–50	1 : 68
50–60	1 : 35
60–70	1 : 27
Lebenslang (–110)	1 : 8

Tabelle 31.11. Brustkrebsbedingte Mortalität je 100 000 Einwohner (altersstandardisierte Bevölkerung in Europa)

Jahr	Brustkrebsbedingte Mortalität je 100 000 Einwohner
1990	31,24
1992	31,87
1994	31,24
1996	31,69
1998	28,81
2000	28,35

Neuere Verfahren, wie die digitale Mammographie, die Ultraschalluntersuchung der Brust und die Kernspintomographie, müssen weiterhin als experimentelle Methoden angesehen werden. In Deutschland wird ein **Mammographie-Screening** trotz guter technischer und personeller Voraussetzung nach wie vor kontrovers diskutiert.

Ziele. Das Hauptziel der Brustkrebsfrüherkennung ist eine Reduktion der brustkrebsbedingten Morbidität und Mortalität. Zahlreiche Untersuchungen waren nicht in der Lage, Ersatzziele – sog. Surrogatmarker – zu etablieren, die nach einer kürzeren Beobachtungszeit erhoben werden können, sodass bei der Beurteilung von Screening-Methoden nach wie vor die Mortalität als zuverlässigstes Kriterium herangezogen wird.

Aufgabe des Screenings ist es, Frauen mit eindeutig normalem Brustbefund von Frauen mit abnormalen Befunden zu unterscheiden. Es geht dabei also darum, asymptomatische Frauen entsprechend ihrem Risiko für das Vorhandensein einer Brustkrebserkrankung einzustufen. Es ist nicht Ziel des Screenings, eine Brustkrebserkrankung zu diagnostizieren.

> **Kriterien einer guten Screening-Methode**
> - Die Risikoklassifikation sollte korrekt erfolgen, d. h. Frauen ohne präklinische Erkrankung sollten ein negatives Untersuchungsergebnis aufweisen (Spezifität) und Frauen mit einer möglichen Erkrankung ein positives Ergebnis (Sensitivität).
> - Der positive Vorhersagewert sollte hoch sein, d. h. Frauen mit einem positiven Untersuchungsergebnis sollten auch wirklich eine Brustkrebserkrankung aufweisen.
> - Die Methode sollte eine hohe Akzeptanz bei Frauen und Ärzten aufweisen.
> - Die Erkrankung muss häufig genug auftreten und ernsthaft genug sein, um den Aufwand eines Screenings zu rechtfertigen, und es muss eine effektive Behandlungsmethode zur Verfügung stehen.

31.2.2 Nachteile eines Brustkrebs-Screenings

Beim Einsatz einer Screening-Maßnahme muss man auch **negative Auswirkungen** für die Frau mit in die Beurteilung einbeziehen, denn es wird i. allg. gesunden Frauen angeboten. Die möglichen Vorteile des Screenings müssen deshalb gegenüber eventuellen Nachteilen eindeutig überwiegen.

> **Cave**
> Ein falsch-positiver Screeningbefund kann v. a. psychologische Nebeneffekte haben. Bei einem Mammographie-Screening im Alter zwischen 40 und 49 Jahren hat eine Frau ein 30 %iges Risiko, einen falsch-positiven Befund zu erhalten.

Auch wenn eine Krebserkrankung durch weitere Untersuchungen ausgeschlossen wurde, sind noch 3 Monate später Symptome – wie übermäßige Besorgnis und Angstzustände – vergleichbar mit einer **posttraumatischen Bewältigungsstörung** zu finden. Daneben versuchen viele Frauen, sich durch weitere Untersuchungen abzusichern. Es erfolgen unnötige Ultraschalluntersuchungen, Vergrößerungsaufnahmen und Biopsien, die das Risiko weiterer physischer und psychischer Morbidität bergen. Ein falsch-positiver Befund kann auch dazu führen, dass sich eine Frau als verändert oder als nicht ganz gesund ansieht. Dieses Phänomen wird als »**labeling**« bezeichnet.

> **Cave**
> Ein falsch-negativer Screening-Befund kann zu einer falschen Auffassung von Sicherheit führen. Später auftretende Tastbefunde oder andere Symptome werden eher ignoriert. Dieses Phänomen wird in einigen Studien als Grund für eine höhere Mortalität in der Screening-Gruppe herangezogen.

Die frühere Entdeckung einer Brustkrebserkrankung kann auch eine **Überdiagnose** darstellen, welche in einer Überbehandlung mündet. Aus Autopsiestudien geht hervor, dass bis zu 70 % aller Brustkrebserkrankungen nie klinisch manifest werden. Deshalb muss die Entdeckung von kleineren und nodalnegativen Mammakarzinomen nicht unbedingt eine Reduktion der Mortalität bewirken.

Spätfolge einer Mammographie kann die **Entstehung radiogener Karzinome** sein. So wurde für eine einmalige Dosis von 1 rad bei 1 Mio. Frauen im Alter von 30 Jahren und älter nach 10 Jahren eine Zunahme der Inzidenz von 3,5 Krebserkrankungen pro Jahr berechnet. Bei Frauen mit einer heterozygoten Mutation des Ataxia-teleangiectasia-Gens (ca. 1 % der Bevölkerung) muss von einem noch größeren karzinogenen Effekt ausgegangen werden, da diese Frauen besonders prädisponiert für eine radiogene Genschädigung sind.

31.2.3 Methoden

31.2.3.1 Klinische Brustuntersuchung und Brustselbstuntersuchung

Klinische Brustuntersuchung, Brustselbstuntersuchung und Mammographie sind **komplementäre Methoden**. Jede korrigiert das Ergebnis der anderen. Die klinische Brustuntersuchung kann insbesondere bei jüngeren Frauen zur Entdeckung von Brustknoten führen, die in der Mammographie nicht gesehen werden. Besonders unter ökonomischen Gesichtspunkten weisen die Palpationsuntersuchungen gegenüber der Mammographie Vorteile auf.

Der **Effekt** der **klinischen Brustuntersuchung** ist nur schwer abzuschätzen, da keine Studie zum Vergleich mit einer nicht untersuchten Kontrollgruppe durchgeführt wurde. Aus anderen Studien lässt sich indirekt ableiten, dass die Brustabtastung mit 50–67 % zu dem Wert einer kombinierten klinischen Brust- und Mammographieuntersuchung beiträgt.

> Die Brustabtastung kann die Zahl entdeckter Mammakarzinome um ca. 5–20 % erhöhen, wenn sie zusammen mit einer Mammographie eingesetzt wird.

Eine **Anleitung zur Brustselbstuntersuchung** ist in ▢ Tabelle 31.12 dargestellt. Die Anleitung bezieht sich auf die von MammaCare

Tabelle 31.12. Die MammaCare-Methode zur Brustselbstuntersuchung

MammaCare-Methode	Erklärung
Wann soll ich untersuchen?	Sie haben 12-mal im Jahr die Gelegenheit, Ihre Brust selbst zu untersuchen. Wenn Sie noch menstruieren, wählen Sie dafür den 3.–7. Tag nach Einsetzen der Menstruation. Falls Sie keine Menstruation mehr haben, suchen Sie sich einfach ein festes Datum im Monat aus, an das Sie sich leicht erinnern können (z. B. der 1. Tag des Monats).
Visuelle Untersuchung	Betrachtung der Brüste: Stellen oder setzen Sie sich vor einen Spiegel. Betrachten Sie Ihre Brüste zunächst mit an den Seiten herabhängenden Armen, danach mit angehobenen Armen. Dann stemmen Sie die Hände fest in die Hüfte und pressen, um die Brustmuskeln anzuspannen. Aus dieser Stellung lehnen Sie sich mit und ohne Anspannung nach vorne. Zum Schluss lehnen Sie sich mit und ohne angehobenen Arm zuerst zur einen, dann zur anderen Seite. Vergessen Sie nicht, dabei Ihre Brüste im Spiegel zu beobachten.
Worauf muss ich achten?	Größenveränderung Ihrer Brust: Achten Sie auf jede Veränderung der Brustgröße, denn krankhafte Veränderungen können eine Brust vergrößern oder verkleinern. Denken Sie jedoch daran, dass normalerweise eine Brust größer als die andere ist. – Form- und Hautveränderung der Brust: Wenn sich die glatten Konturen der Brust verformen oder die Hautoberfläche nach innen eingezogen wird, kann die Ursache in einer krankhaften Veränderung liegen. – Veränderung der Brustwarze: Die Brustwarze kann sich durch eine Krebserkrankung verändern. Sie kann ihre normale Richtung ändern oder sich nach innen ziehen, es können sich auch entzündliche Veränderungen um die Brustwarze zeigen und Absonderungen aus der Brustwarze austreten. – Hautveränderung: Brustkrebs kann die Haut verändern. Dies kann aussehen wie ein Hautausschlag oder eine verdickte, verhärtete Haut, auf der die Poren deutlich sichtbar sind, wie bei einer Orangenschale.
Untersuchen durch Tasten	Das Brustgewebe erstreckt sich über einen größeren Bereich, als Sie glauben.
Welchen Brustbereich soll ich untersuchen?	Es reicht, wie in Abb. 31.9b gut zu sehen ist, vom Schlüsselbein oben zur Brustumschlagfalte unten und vom Brustbein in der Mitte bis zur Seite an einer gedachten Linie, von der Mitte der Achselhöhle ausgehend.
Welche Fingerabschnitte wende ich zum Abtasten an?	Benutzen Sie am besten die 3 mittleren Finger. Die Fingerkuppen sollten flach auf der Brust aufgelegt werden.
Wie viel Brustgewebe soll ich jeweils beim Abtasten untersuchen?	Bei jeder Stelle sollten Sie anhalten und das Gebiet 3-mal kreisförmig, in der Größe eines 10-Cent-Stückes, mit unterschiedlichem Druck betasten.
Wie viel Druck soll ich anwenden?	Es ist wichtig, die Untersuchung in 3 Druckstärken durchzuführen, da die Knoten in verschiedenen Tiefen der Brust entstehen können und leicht wegzudrücken sind. Zunächst erfolgt die Untersuchung mit einer kreisenden Fingerbewegung und leichtem Druck. Der Druck sollte so leicht sein, dass nur die entsprechende Hautpartie bewegt wird, ohne dass das darunter befindliche Gewebe verschoben wird. Dann erfolgt eine kreisende Fingerbewegung unter mittelstarkem Druck. Die Fingerkuppen müssen dabei flach auf der Brust bleiben. Der Druck ist etwas stärker, sodass das darunter liegende Gewebe auch erfasst wird. Abschließend wird eine kreisende Bewegung unter starkem Druck durchgeführt. Drücken Sie so fest wie möglich in die Tiefe des Brustgewebes, es darf unangenehm, aber nicht schmerzhaft sein.
Welche Körperstellung ist für mich erforderlich, um meine Brüste zu untersuchen?	Die beste Körperstellung zur Untersuchung ist die liegende Position. In der normalen Rückenlage hängt ein Teil des Brustgewebes jeweils an der Seite herab. Aus diesem Grund ist dieser Brustbereich in der Rückenlage schwierig zu untersuchen. Um das Brustgewebe gleichmäßig über dem Brustkorb zu verteilen, müssen Sie sich seitwärts mit angewinkelten Beinen auf eine bequeme Unterlage legen. Dann drehen Sie Ihre Schulter wieder in Rückenlage, bis die obere Brust wieder auf dem Brustkorb schwimmt und die Brustwarze den höchsten Punkt bildet. So ist das Brustgewebe gleichmäßig verteilt und leicht zu ertasten.
Wie suche ich nach einem Knoten?	Sobald Sie sich in die liegende Position gebracht haben, können Sie mit dem Tasten anfangen. Beginnen Sie an der obersten Stelle der Achselhöhle, betasten Sie jedes Gebiet, wie oben beschrieben, mit kreisenden Bewegungen in 3 verschiedenen Stärken und verfolgen Sie dabei parallele Bahnen nach unten bzw. nach oben. Ein geringes Überschneiden der Bereiche ist dabei von Vorteil. Sobald Sie mit der Tastuntersuchung die Brustwarze erreicht haben, sollten Sie eine andere Liegeposition einnehmen. Halten Sie dabei die Brustwarze fest und drehen Sie sich flach auf den Rücken. Der Arm sollte in einem 90°-Winkel zur Seite gestreckt werden. Nun fahren Sie in bekannter Weise fort, die Brust in Bahnen zu untersuchen, bis Sie die Mitte des Brustbeins erreichen. Zum Schluss sollte der obere Grenzbereich der Brust zusätzlich untersucht werden. Beginnen Sie am Schlüsselbein und ziehen Sie in etwa 3–4 Bahnen nach unten (Abb. 31.9c).
Was soll ich tun, wenn ich etwas Ungewöhnliches entdecke?	Denken Sie daran, dass die meisten Brustknoten gutartig sind. Dennoch sollten Sie zunächst einmal dieselbe Region der anderen Brust untersuchen. Fühlt sich der Bereich ähnlich an, ist es ein gutes Zeichen, und es handelt sich wahrscheinlich um normales Brustgewebe. Ist keine Ähnlichkeit vorhanden oder sollten Sie irgendwelche Zweifel haben, markieren Sie die Stelle auf der Brust selbst oder auf einer aufgezeichneten Brust. Machen Sie möglichst bald einen Termin bei Ihrem Arzt und vergessen Sie nicht, bei der Terminabsprache zu sagen, dass Sie in der Brust etwas Ungewöhnliches entdeckt haben.

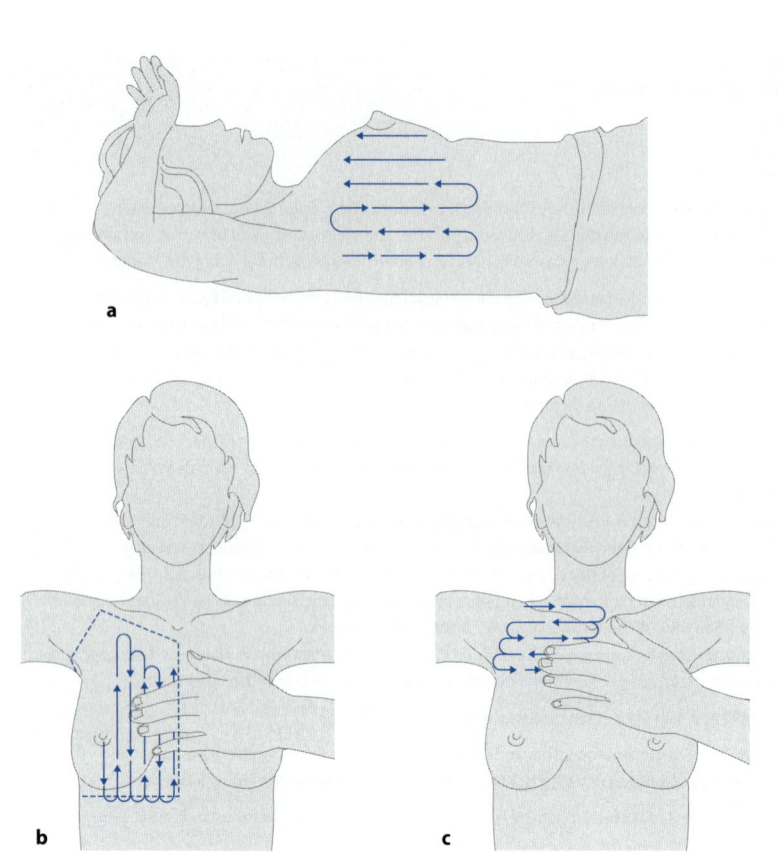

Abb. 31.9a–c. Untersuchung der Brust in Rückenlage (**a**) und im Stehen (**b**, **c**; gestrichelter Bereich Ausdehnung des Brustgewebes)

entwickelte Methode – ein Lernsystem mit einem Silikonmodell, mit dessen Hilfe Frauen die Tasttechnik sowie die Unterscheidung zwischen normaler Knotigkeit der Brust und Knoten erlernen können. Auch ohne Silikonmodell ist es möglich, sich die Selbstuntersuchung mit Hilfe der Abbildungen und Erläuterungen anzueignen (Abb. 31.9).

Bewertung. Die Brustselbstuntersuchung wird seit langem als Früherkennungsmethode empfohlen.

> **Cave**
>
> Die Selbstuntersuchung darf jedoch niemals als Ersatz für eine klinische Untersuchung oder eine Mammographie angesehen werden.

Die Qualität und Quantität ist sehr unterschiedlich. So praktizieren viele Frauen die Selbstuntersuchung nur sporadisch oder geben sie nach einiger Zeit wieder auf. Zudem ist die Zuverlässigkeit einer Befundweitergabe an einen Arzt nicht gesichert. In 3 größeren Studien konnte kein eindeutiger Screening-Effekt für eine Brustselbstuntersuchung nachgewiesen werden, wobei die Datenlage jedoch noch nicht als ausreichend angesehen wird.

> Die Brustselbstuntersuchung kann nur in geringem Ausmaß das Tumorstadium und die Tumorgröße zum Zeitpunkt der Diagnosestellung verringern. Auch dies ist jedoch nur dann gegeben, wenn die Frau wiederholt und sorgfältig in der Methode der Tastuntersuchung unterwiesen wird und sich der Arzt von der Qualität der Untersuchung bei Folgebesuchen vergewissert.

Neben der Selbstuntersuchung sollten die Frauen motiviert werden, ein eigenes **Risikoprofil** zu erstellen, das der behandelnde Arzt einsehen sollte. Gemeinsam mit der Patientin kann dann ein Fahrplan für die Vorsorgeuntersuchung erstellt werden. Ein Beispiel für einen Risikoprofilfragebogen zeigt Tabelle 31.13.

31.2.3.2 Mammographie-Screening bei Frauen zwischen 40 und 49 Jahren

Der Effekt eines Mammographie-Screenings bei jüngeren Frauen ist noch unklar. Die Brustkrebserkrankung weist in dieser Altersgruppe Besonderheiten auf, welche die Effektivität von Screening-Untersuchungen beeinflussen können (Olsen et al. 2005).

Die **Inzidenz** liegt in dieser Altersgruppe deutlich niedriger (nur ca. 1/5 aller Mammakarzinome werden vor dem 50. Lebensjahr entdeckt), dennoch stellt die Brustkrebserkrankung die **häufigste Todesursache** in diesem Lebensabschnitt dar. Eine höhere proliferative Aktivität und ein größerer Anteil an In-situ-Veränderungen könnten ebenfalls die Zuverlässigkeit turnusmäßiger Mammographien negativ beeinflussen. Zudem ist bei einem frühen Screening-Beginn mit einer höheren Gesamtstrahlenbelastung zu rechnen.

Mittlerweile liegen Daten von 8 prospektiv randomisierten, klinischen Untersuchungen (5 schwedische, eine amerikanische, eine kanadische und eine schottische) sowie Erfahrungen aus mehreren regionalen Screening-Programmen vor, die als Grundlage für **Standardempfehlungen** dienen können.

Anlässlich einer NIH-Konsensuskonferenz (1997) wurden zu 5 relevanten Fragen, die speziell das Mammographie-Screening in dieser Altersgruppe betreffen, Empfehlungen erarbeitet:

31.2 · Früherkennung und Prävention

☐ Tabelle 31.13. Persönlicher Risikotest Brustkrebs

Fragen	Antworten
1. Wie alt sind Sie?	Ich bin xx Jahre alt.
2. Wie alt waren Sie bei der ersten Menstruation?	Das Alter ist mir nicht bekannt. Ich war 7–11 Jahre alt. Ich war 12–13 Jahre alt. Ich war älter als 13 Jahre.
3. Wie alt waren Sie bei der Geburt des ersten Kindes?	Ich hatte keine Geburten. Bei der ersten Geburt war ich jünger als 20 Jahre. Bei der ersten Geburt war ich 20–24 Jahre alt. Bei der ersten Geburt war ich 25–30 Jahre alt. Bei der ersten Geburt war ich älter als 30 Jahre.
4. Wie viele der Angehörigen 1. Grades (Mutter oder Schwester) hatten Brustkrebs?	Das ist mir nicht bekannt. Keine Angehörige ist an Brustkrebs erkrankt. Eine Angehörige ist an Brustkrebs erkrankt. Mehr als eine Angehörige ist an Brustkrebs erkrankt.
5. Wurde bei Ihnen je eine Biopsie der Brust entnommen?	Dies ist mir nicht bekannt. Es wurde keine Biopsie durchgeführt. Es wurde mindestens eine Biopsie durchgeführt.
Die Fragen 5 b und 5 c sind nur auszufüllen, wenn mindestens eine Biopsie entnommen wurde.	
5 b. Wie viele Biopsien der Brust (positiv oder negativ) wurden bei Ihnen schon durchgeführt?	Es wurden xx Biopsien durchgeführt.
5 c. Zeigte mindestens eine der Biopsien eine Veränderung des Brustgewebes?	Dies ist mir nicht bekannt. Nein, es zeigte sich keine Veränderung des Brustgewebes. Ja, es zeigte sich eine Veränderung des Brustgewebes.

Kann die Mortalität durch ein Mammographie-Screening bei Frauen zwischen 40 und 49 Jahren gesenkt werden? Wie groß ist der Benefit? Gibt es hierbei Altersunterschiede? In dieser Altersgruppe weisen randomisierte Studien nach einer Beobachtungszeit von 7 Jahren keinen Unterschied zwischen Mammographie- und Kontrollgruppen bezüglich der Häufigkeit von Todesfällen aufgrund eines Mammakarzinoms auf. Es findet sich jedoch mit längerem Follow-up ein zunehmender Trend zugunsten der Mammographie. Die Senkung der Mortalität beträgt in einigen Studien bis zu 30 %, was eine Lebensverlängerung bei 2 von 1000 gescreenten Frauen bedeuten würde. Nach anderen Studien würde jedoch bei keiner Patientin eine Lebensverlängerung erreicht werden. Entsprechend den Ergebnissen von unkontrollierten Studien werden durch ein Screening Mammakarzinome in früheren Stadien diagnostiziert. Die Ergebnisse sind jedoch aus folgenden Gründen mit Vorsicht zu interpretieren:

- Viele Studien wurden nicht speziell für diese Altersgruppe geplant.
- Die Inzidenz an Mammakarzinomen verdoppelt sich im Alter zwischen 40 und 49 Jahren, sodass der Vorteil v. a. durch die älteren Frauen resultiert.
- Viele Frauen wurden auch nach dem 49. Lebensjahr weiter gescreent.
- Einige Frauen in der Screening-Gruppe lehnten die Mammographie ab.
- Einige Frauen in der Kontrollgruppe wurden mammographiert.
- Das Untersuchungsintervall von 2 Jahren in einigen Studien wird heute als zu lang angesehen.
- Die Technologie und die Qualitätssicherung haben sich seit 1963 deutlich verbessert.

Welche Risiken sind mit einem Screening in dieser Altersstufe verbunden?
- Falsch-negative Mammographien: Bei den jüngeren Frauen werden ca. 1/4 aller Mammakarzinome bei einem Screening übersehen (bei Frauen über 50 Jahren nur jedes 10. Karzinom).
- Falsch-positive Mammographien: Circa 10 % aller Mammographien sind auffällig und bedingen durchschnittlich 2 weitere Untersuchungen (Ultraschall, Feinnadelpunktion, Biopsie etc.). Nur bei jeder 8. Biopsie findet sich ein Karzinom.
- Psychosoziale Konsequenzen: Falsch-negative Befunde führen zu einer falschen Sicherheit, falsch- und richtig-positive Befunde bedeuten eine starke Belastung.
- Duktale In-situ- und Low-risk-Karzinome: Inwieweit eine vorzeitige Diagnose Einfluss auf die Prognose der Erkrankung hat, ist ungeklärt, bedeutet jedoch zusätzliche Monate der Krankheitsbewältigung.
- Strahlenbelastung: Schätzungen errechnen ein zusätzliches Mammakarzinom auf 10 000 Frauen bei jährlichen Mammographien ab dem 40. Lebensjahr. Da sich die Strahlenbelastung bei moderner Technik deutlich reduziert hat, kann das Risiko auch gegen Null gehen.

Gibt es andere Vorteile durch ein Mammographie-Screening?
- Ein Screening kann häufiger zur Diagnose von Frühstadien (DCIS; Stadium I) führen.
- Die Therapie eines DCIS kann evtl. die Entstehung eines invasiven Karzinoms verhindern.
- Kleine Mammakarzinome können weniger aggressiv therapiert werden.
- Es besteht die Möglichkeit, dass durch einen frühen Screening-Beginn die Compliance in späteren Jahren erhöht werden kann.

Wird der Stellenwert der Mammographie durch Risikofaktoren beeinflusst? In randomisierten Studien wurden Frauen mit hohem Mammakarzinomrisiko nicht gesondert untersucht. In unkontrollierten Studien finden sich für einige ethnische Gruppen wie auch bei familiärem Mammakarzinom höhere Detektionsraten und weniger falsch-positive Befunde.

Welche Fragestellungen sollten in Zukunft noch bearbeitet werden?
- Welches ist das optimale Untersuchungsintervall?
- Ist der Benefit der Mammographien abhängig vom Alter bei Beginn eines Screenings?
- Ist der Benefit der Mammographien abhängig vom Menopausenstatus?
- Wird die Sensitivität der Mammographie durch eine Hormonsubstitution beeinflusst?
- Kann bei familiärem Mammakarzinom eine Erkrankung durch die Strahlenbelastung induziert werden?
- Gibt es neue Methoden zum Mammakarzinom-Screening?
- Welchen Stellenwert haben die Selbst- und die Fremduntersuchung der Brust?
- Verhalten sich Karzinome, die nicht durch ein Screening entdeckt wurden, anders?
- Kann eine Datenbank mit allen verfügbaren Rohdaten der randomisierten Studien etabliert werden?

Da bei diesen sehr komplexen Fragestellungen sicherlich keine einheitliche Antwort möglich ist, wird jeder Frau eine sorgfältige **Abwägung ihrer individuellen Vor- und Nachteile** eines frühen Screening-Beginns angeraten. Hierfür sind ihr alle notwendigen und verfügbaren Informationen zugänglich zu machen. Entscheidet sie sich für ein Screening, sollte ihr der Zugang zu dieser Untersuchung organisatorisch und finanziell ermöglicht werden (Smith et al. 2004; Vahabi 2003).

> **Empfehlung**
>
> Aufgrund dieser derzeitigen Datenlage sind die Empfehlungen für Deutschland ebenfalls neu zu überdenken. Es wurde vorgeschlagen, auf die sog. Basismammographie im 35. Lebensjahr zu verzichten. Stattdessen sollte bei Frauen, die ein Mammographie-Screening wünschen, ab dem vollendeten 40. Lebensjahr jährlich eine Mammographie durchgeführt werden. Ab dem 50. Lebensjahr können bei nicht hormonell substituierten Frauen bei einem zu postulierenden langsameren Tumorwachstum auch Intervalle von 2 Jahren als ausreichend angesehen werden (von Minckwitz u. Kaufmann 1997).

Eine Übersicht randomisierter Mammographiestudien bei Frauen zwischen 40 und 50 Jahren findet sich in ◘ Tabelle 31.14.

31.2.4 Prävention

Eine **primäre Prävention** des Mammakarzinoms, d. h. die Ausschaltung potenziell krebserzeugender Einwirkungen, erscheint derzeit nur durch eine aktive Veränderung des Lebensstils möglich. Dies betrifft v. a.
- die Planung einer Schwangerschaft vor dem 30. Lebensjahr,
- eine kalorienrestriktive Diät zum Abbau von Übergewicht,
- Alkoholrestriktion und
- ausreichende sportliche Aktivität.

Als **sekundäre Prävention** sind medikamentöse Maßnahmen anzusehen, welche die Entwicklung einer manifesten Brustkrebserkrankung oder einer Vorstufe verhindern.

> Daten aus Studien zeigen, dass mit einer Hormontherapie eine effektive Prävention bei Frauen mit erhöhtem Risiko möglich ist (Cuzick et al. 2003).

31.2.4.1 Präventionsstudien mit selektiven Östrogenrezeptormodulatoren (SERM)

Tamoxifen. Die Annahme, dass das SERM Tamoxifen zur Prävention des Mammakarzinoms eingesetzt werden kann, basiert auf den Erfahrungen beim Einsatz dieses Medikaments in der palliativen, adjuvanten oder neoadjuvanten Situation. Tamoxifen weist allein oder zusammen mit einer Chemotherapie eindeutige Wirksamkeit beim fortgeschrittenen Mammakarzinom auf, es reduziert über das Behandlungsende hinaus die Häufigkeit von Rückfällen und verlängert das Überleben, wenn es postoperativ im Stadium I oder II eingesetzt wird, außerdem verringert es die Inzidenz kontralateraler Mammakarzinome um 47 %. Zudem kann es sicher und mit hoher Compliance eingesetzt werden, da es nur geringe Nebenwirkungen aufweist.

Diese Substanz schien somit alle Voraussetzungen zu erfüllen, um in **Präventionsstudien** erprobt zu werden. Derzeit liegen erste Ergebnisse aus randomisierten Studien vor (◘ Tabelle 31.15).

Alle 3 Studien verglichen prospektiv eine Kontrollgruppe mit einer Tamoxifen-Behandlungsgruppe (20 mg über 5 Jahre). Dennoch waren die Kollektive sehr unterschiedlich, was z. T. die entgegengesetzten Ergebnisse erklären kann.

Die **P 1-Studie** wurde mit 13 388 Frauen mit erhöhtem Mammakarzinomrisiko durchgeführt. Das Risiko war definiert als das einer über 60-jährigen Frau oder von Frauen im Alter zwischen 35 und 59 Jahren, welche ein vergleichbares oder höheres 5-Jahres-Brustkrebsrisiko aufwiesen. Die Studie wurde aufgrund einer hoch signifikanten ($p = 0{,}00001$) 45 %igen Verringerung des relativen Risikos für das Auftreten einer Brustkrebserkrankung in der Tamoxifen-Gruppe abgebrochen.

> Die Risikoreduktion war in allen Altersgruppen nachzuweisen (≤ 49 Jahre: 44 %, 50–59 Jahre: 51 %, mehr als 60 Jahre: 55 %). Tamoxifen konnte zudem das Risiko nicht invasiver Brustkrebserkrankungen um 50 % senken.

31.2 · Früherkennung und Prävention

Tabelle 31.14. Charakteristik der 8 randomisierten Mammographiestudien bei Frauen im Alter zwischen 40 und 50 Jahren. (Nach Smart et el. 1997)

Studie (Beginn im Jahr)	Alter [Jahre]	Anteil der Frauen jünger als 45 Jahre [%]	Anzahl der Teilnehmerinnen	Anzahl der Mammographien	Intervall [Monate]	Klinische Untersuchung	Mammographien in der Kontrollgruppe
HIP (1963)	40–50	50	14 432	2	12	+	–
Malmö (1976)	45–50	–	3 945	2 oder 1	21	–	–
Kopparberg (1977)	40–50	40	9 650	1	24	–	+
Ostergötland (1977)	40–50	40	10 219	1	24	–	–
Edinburgh (1979)	45–50	–	5 913	2,1	24	–	–
NBSS-1 (1980)	40–50	55	26 214	2	12	+	–
Stockholm (1981)	40–50	62	14 185	1	26	–	+
Gothenburg (1982)	40–50	52	11 821	2	18	–	+

Studie	Anzahl der Frauenjahre in der Screening-Gruppe	Anzahl der Frauenjahre in der Kontrollgruppe	Anzahl der Mammakarzinome in der Screening-Gruppe	Anzahl der Mammakarzinome in der Kontroll-Gruppe	RR (95 % CI) Kontrollgruppe
HIP	248 454	253 085	49	65	0,77 (0,53–1,11)
Malmö	46 000	47 000	8	16	0,51 (0,22–1,17)
Kopparberg	107 000	56 000	22	16	0,73 (0,37–1,41)
Ostergötland	104 000	106 000	23	23	1,02 (0,52–1,99)
Edinburgh	56 750	54 588	17	21	0,78 (0,46–1,51)
NBSS-1	173 474	173 488	38	28	1,36 (0,84–2,21)
Stockholm	107 000	64 000	20	12	1,04 (0,52–2,05)
Gothenburg	154 753	186 179	23	44	0,73 (0,27–1,97)
Metaanalyse	997 431	940 340	200	225	0,84 (0,69–1,02)
Metaanalyse ohne NBSS-1[a]	823 957	766 852	162	197	0,75 (0,62–0,95)

[a] Die kanadische Studie NBSS-1 ist vielfach aufgrund von Mängeln in Design und Durchführung in Frage gestellt worden und wird deshalb oft von Metaanalysen ausgeschlossen.

Tabelle 31.15. Vergleich der Teilnehmerinnen und der Ergebnisse der 3 Tamoxifen-Präventionsstudien. (Nach Smart et al. 1997; Cuzick et al. 2003)

Studie	Breast Cancer Prevention Trial – P1 (Fisher et al. 1998)	Royal Marsden Hospital Tamoxifen Prevention Trial (Powles et al. 1998)	Italian Randomised Trial Among Hysterectomised Women (Veronesi et al. 1998)	International Breast Cancer Intervention Trial I (IBIS I) (Cuzick et al. 2003)
Anzahl der Teilnehmerinnen	13388	2471	5408	7139
Risikodefinition	Älter als 60 Jahre 5-Jahres-Risiko > 1,66 Lobuläres Carcinoma in situ	Familienbelastung: Mindestens eine Angehörige 1. Grades unter 50 Jahren mit Mammakarzinom	Hysterektomie, keine familiäre Belastung	
Risiko	Erhöht (sporadisch)	Erhöht (familiär)	Normal bis niedrig	RR > 2-fach erhöht (8,6 % Ovarektomie)
Mediane Beobachtungszeit (Monate)	55	70	46	
Dauer der Tamoxifen-Einnahme (Jahre)	5	5	5	5
Hormonsubstitution	Nein	Bei 41 %	Bei 14 %	Bei 40 %
Anzahl der Mammakarzinome unter Einnahme von				
Tamoxifen	124	34	19 (6[a])	Gesamt 169
Placebo	244	36	22 (17[a])	
Anzahl der Mammakarzinome pro 1000 Frauenjahre unter Einnahme von				
Tamoxifen	3,6	4,7	2,1	33 % Reduktion der Brustkrebsfälle unter Tamoxifen-Einnahme
Placebo	6,6	5,0	2,3	

[a] Nur bei Frauen mit Hormonsubstitution (A. Decensi 2002).

Durch die Behandlung verringerte sich v. a. die **Inzidenz östrogenrezeptorpositiver Tumoren** um 69 %, es zeigte sich aber kein Effekt auf die Inzidenz östrogenrezeptornegativer Tumoren. Zum Zeitpunkt des Studienabbruchs konnte kein Überlebensvorteil für die mit Tamoxifen behandelten Frauen gefunden werden.

> **Cave**
>
> Als erwünschte Nebenwirkung zeigte sich, dass Tamoxifen Hüft-, Radius- und Wirbelsäulenfrakturen um 19 % reduzieren konnte, was annähernd statistische Signifikanz erreichte. Dagegen erhöhte sich das Risiko für ein Endometriumkarzinom bei postmenopausalen Frauen um den Faktor 2,53. Ebenso wurden mehr Apoplexe (RR 1,59), Lungenembolien (RR 3,01) und tiefe Beinvenenthrombosen (RR 1,6) unter der Tamoxifen-Behandlung beobachtet.

Die **englische Studie** (Royal Marsden Hospital Tamoxifen Prevention Trial) wurde zwar nur an 2471 Patientinnen zwischen 30 und 70 Jahren durchgeführt, weist aber bisher die längste Nachbeobachtungsphase (Median: 70 Monate) auf.

> Obwohl das Risikoprofil der teilnehmenden Frauen mit dem NSABP-Trial vergleichbar war, konnte sich keine Überlegenheit für die Tamoxifen-Behandlung finden.

Ein Grund hierfür könnte in der **Art der Risikoselektion** liegen. Diese basierte v. a. auf belastenden familiären Faktoren, sodass die Frauen häufiger Genmutationen von BRCA-1 oder BRCA-2 aufweisen dürften. Bei den BRCA-assoziierten Frauen treten jedoch i. d. R. hormonunabhängige Karzinome mit schlechter Differenzierung und hoher Proliferationsrate auf (Osin et al. 1998).

In die **italienischen Studien** wurden 5408 hysterektomierte Frauen im Alter von 35–70 Jahren aufgenommen. Nach 46 Monaten waren 19 Mammakarzinome im Tamoxifen-Arm und 22 Mammakarzinome im Kontrollarm diagnostiziert worden (p = 0,6).

Eine 4. Studie mit 7139 Frauen (**IBIS I**) lässt ebenfalls eine Risikoreduktion durch Tamoxifen erkennen. Bei allen Studien zeigt sich jedoch, dass v. a. östrogenrezeptorpositive Karzinome verhindert werden konnten.

Mit **Raloxifen**, einem anderen SERM, wurde ebenfalls eine Placebokontrollierte Studie durchgeführt, die **Multiple Outcome of Raloxifen Evaluation (MORE) Study** (Cummings et al. 1999). Es wurden 7704 postmenopausale Frauen bis 80 Jahre mit nachgewiesener Osteoporose mit 60 oder 120 mg Raloxifen oder Placebo behandelt. Hauptzielkriterium war das Auftreten von Frakturen, Nebenzielkriterium war die Inzidenz von Mammakarzinomen.

Ergebnisse von adjuvanten Therapiestudien mit Aromatasehemmern zeigen, dass im Vergleich zu Tamoxifen diese Medikamente häufiger kontralaterale Mammakarzinome verhindern können (ca. 70–80 % an östrogenrezeptorpositiven Mammakarzinomen; Cuzick 2005). Aus diesem Grund wird der Einsatz von Aromatasehemmern in neueren Studienkonzepten erprobt. Die derzeit laufende **IBIS II-Studie** vergleicht zum einen bei Mammakarzinomrisikofrauen Anastrazol (5 Jahre) vs. Placebo und bei Patientinnen mit DICS Tamoxifen (5 Jahre) mit Anastrazol (5 Jahre).

> Nach einer Beobachtungszeit von 40 Monaten wurden 13 Mammakarzinome in den Raloxifen-Armen und 27 im Placebo-Arm beobachtet (RR 0,24; p < 0,001). Auch Raloxifen verhindert fast ausschließlich rezeptorpositive Karzinome. Im Gegensatz zu Tamoxifen wurde keine Häufung von Endometriumkarzinomen beobachtet. Neueste Daten (CORE Trial) zeigen, dass Raloxifen mindestens so effektiv wie Tamoxifen ist (Martino et al. 2004).

Aufgrund dieser Daten hat das National Cancer Institute der USA Anfang 1999 eine Vergleichsstudie von Tamoxifen und Raloxifen initiiert, in die inzwischen ca. 21000 postmenopausale Frauen mit erhöhtem Mammakarzinomrisiko aufgenommen wurden: **Study on Tamoxifen and Raloxifen (STAR)**. Eine Übersicht der zitierten Studien findet sich in ☐ Tabelle 31.15.

31.2.4.2 Chemoprävention bei prämenopausalen Frauen mit familiärem Mammakarzinom oder BRCA-Mutation

Aus den oben angeführten Ergebnissen leitet sich ab, dass eine Chemoprävention mit SERM bei postmenopausalen Frauen mit geringer genetischer Belastung effektiv ist, dass jedoch bei **jüngeren Frauen mit familiärer Belastung** nach anderen Maßnahmen gesucht werden muss (Khoury-Collado u. Bombard 2004).

Aus epidemiologischen und genetischen Untersuchungen lässt sich errechnen, dass ca. 5 % alle Brustkrebserkrankungen durch Mutationen in hoch penetrierenden Genen verursacht sind und das Risiko für das Vorhandensein einer solchen Mutation stark ansteigt, wenn 2 oder mehr Brustkrebserkrankungen bei Frauen unter 50 Jahren in einer Familie aufgetreten sind.

Die Existenz eines dieser Gene, des Breast-cancer-1- oder **BRCA-1-Gens**, wurde 1990 durch die Korrelation zwischen früh entstehenden Brustkrebserkrankungen und einem Marker für eine Mutation auf dem langen Arm des Chromosoms 17 bestätigt. Unterstützt werden diese Ergebnisse durch eine große Studie an 214 Familien des Breast Cancer Linkage Consortium (BCLC), bei der sich dann zeigte, dass BRCA-1-Mutationen auch mit einem erhöhten Risiko für eine Ovarialkarzinomerkrankung einhergehen.

> Es wird angenommen, dass ca. 2–4 % aller Mammakarzinome bei BCRA-1-Mutationsträgerinnen entstehen und bei ca. einer von 800 Frauen eine Keimbahnmutation des BRCA-1-Genes nachweisbar ist.

Im Jahre 1994 konnte das **2. Brustkrebsgen BRCA-2** gefunden und anschließend geklont werden. Schätzungen ergeben, dass bis zu 90 % aller Familien mit 4 und mehr Mamma- und Ovarialkarzinomen eine Mutation einer der beiden Gene aufweisen. Genträgerinnen in diesen Familien haben ein sehr hohes Lebensrisiko für das Auftreten einer Brustkrebserkrankung, z. B. 51 % bei einem Alter von 50 Jahren und 85 % bei einem Alter von 70–80 Jahren (Ford et al. 1999).

Seit mehreren Jahren werden weltweit Daten über **Brustkrebsfamilien** zusammengetragen (in Deutschland z. B. im Förderprojekt der deutschen Krebshilfe »Familärer Brust- und Ovarialkrebs 2), um Trägerinnen dieser Gene zu identifizieren, v. a. aber, um den Frauen Möglichkeiten für eine frühe Diagnosestellung bzw. für eine Prävention von präinvasiven und malignen Brust- und Ovarialerkrankungen anzubieten.

Als **Frühnachweismethoden** des Brustkrebses stehen nach wie vor nur regelmäßige klinische, mammographische und sonographische Untersuchungen zur Verfügung. Die Wertigkeit der noch experimentellen Magnetresonanztomographie wird derzeit in mehreren großen internationalen Studien gesondert für diese Frauen untersucht.

Eine effektive Möglichkeit der Prävention stellt derzeit die **prophylaktische bilaterale Mastektomie** dar. Als Behandlung bei präinvasiven Läsionen eingesetzt, kann die Inzidenz invasiver Mammakarzinome auf < 1 % gesenkt werden. Jedoch ist der Effekt dieser Maßnahme bei Frauen mit erhöhtem genetischem Risiko nicht bewiesen. Hartmann et al. (1999) berichteten über eine 90 %ige Reduktion der Inzidenz invasiver Mammakarzinome, wenn dieses Operationsverfahren bei Frauen mit einem erhöhten familiären Risiko durchgeführt wurde. Der genetische Status dieser Frauen war jedoch unbekannt (◘ Tabelle 31.16).

Die **bilaterale Ovarektomie** bietet eine weitere Möglichkeit, das Risiko für die Entstehung eines Mammakarzinoms um 50 % zu reduzieren. Dieser Effekt scheint auch nicht von einer Hormonersatztherapie beeinflusst zu sein (Rebbeck et al. 1999). Für BRCA-1- oder -2-Trägerinnen konnten Kauff et al. (2002) einen präventiven Effekt nachweisen.

Die **physischen und psychischen Folgen** dieser Maßnahmen sind jedoch nur schwer in ihrem Ausmaß abzuschätzen, weshalb diese Wahl nur in seltenen Fällen vom Arzt und der Patientin getroffen wird. Bei der bekannten **Hormonabhängigkeit des Mammakarzinoms** erscheinen deshalb medikamentöse, endokrin manipulierende Maßnahmen ebenfalls erfolgversprechend und v. a. praktikabler.

Es stellt sich die Frage, inwieweit **Tamoxifen als Präventionsmaßnahme** auch für sehr junge Frauen mit genetischem Risiko geeignet ist. Wie oben erwähnt, ist das Risiko für ein Ovarialkarzinom bei BRCA-1- und BRCA-2-Mutationsträgerinnen erhöht. Hier könnte sich die für das Tamoxifen bekannte **Ovarialstimulation** mit Erhöhung des Plasmaöstradiolspiegels um das 3- bis 5-fache negativ auswirken. Obwohl diese Stimulation den Effekt des Tamoxifens bei prämenopausalen Mammakarzinompatientinnen wie auch bei Frauen mit hohem Risiko nicht beeinträchtigt und kein Anstieg in der Inzidenz von Ovarialkarzinomen in den adjuvanten Tamoxifen-Studien gefunden wurde, erscheint sie bei Frauen mit genetisch erhöhtem Risiko unerwünscht. Andererseits wird das erniedrigte Ovarialkarzinomrisiko bei Frauen nach oraler Kontrazeptivaeinnahme immer mit der Zahl unterdrückter Ovulationen korreliert und der Effekt darauf zurückgeführt.

> In verschiedenen Studien wurde gezeigt, dass sich in Mammakarzinomen von Frauen mit BRCA-1-Mutationen nur in einer geringen Rate Östrogenrezeptoren nachweisen lassen (Breast Cancer Linkage Consortium 1997).

Deshalb wurde der **Effekt prophylaktischer endokriner Maßnahmen** bisher in Frage gestellt. Aus neueren Studien ergeben sich jedoch Hinweise, dass diese Möglichkeit doch besteht. So fand sich eine signifikante Reduktion des Brustkrebsrisikos um ca. 50 % nach einer bilateralen Ovarektomie bei Frauen mit einer BRCA-1-Keimzellmutation (Rebbeck et al. 1999). Die **Risikoreduktion** wurde noch größer, wenn die Frauen über 5–10 Jahre (ca. 40 %) oder sogar über 10 Jahre (ca. 30 %) nachbeobachtet wurden.

> Außerdem wurde die Beobachtung gemacht, dass orale Antikonzeptiva das Ovarialkarzinomrisiko auch bei BRCA-1-Trägerinnen reduzieren, sodass hier der gleiche Mechanismus angenommen wird wie bei sporadischen Krebserkrankungen. Jernstrom et al. (1999) korrigierten eine frühere Analyse und berichten, dass das Mammakarzinomrisiko bei BRCA-1-Trägerinnen entgegengesetzt zur Normalbevölkerung mit zunehmender Parität zunimmt (◘ Tabelle 31.17).

31.2.4.3 GnRH-Agonisten

Gonadotropin-Releasing-Hormon- (GnRH-)Agonisten können reversibel die Ovarialfunktion bei prämenopausalen Frauen unterdrücken. Die Substanzen werden mittlerweile zur Behandlung des Mammakarzinoms und gutartiger hormonabhängiger Tumoren und im Rahmen der In-vitro-Fertilisation verwendet. Die neueren Präparate werden als Depot monatlich subkutan injiziert und führen nach einer initialen stimulatorischen Phase nach einigen Tagen zu einer ausgeprägten **Suppression von LH und FSH**. In ca. 90 % werden die Plasmaöstradiolspiegel auf postmenopausale Werte supprimiert, die Mittelwerte liegen geringfügig oberhalb derjenigen postmenopausaler oder ovarektomierter Frauen, wahrscheinlich aufgrund einer nicht ganz vollständigen Unterdrückung der Follikulogenese.

In Pilotstudien wurden bereits vor einiger Zeit der Einsatz einer **Kontrazeption mit GnRH-Analoga** und einer niedrig dosierten Hormonersatztherapie zur Kompensation der Östrogenentzugssymptomatik untersucht, um so das Mammakarzinomrisiko zu senken.

◘ **Tabelle 31.16.** Vergleich der bilateralen prophylaktischen Mastektomie und der bilateralen prophylaktischen Ovarektomie: retrospektive Fallkontrollstudien bei Frauen mit hoher familiärer Mammakarzinombelastung* oder nachgewiesener BCRA-Mutation**. (Nach Hartmann et al. 1999; Rebbeck et al. 1999)

	Prophylaktische Fälle*	Mastektomiekontrolle (Schwestern)	Prophylaktische Fälle**	Ovarektomiekontrolle (»matched pairs«)
Anzahl der Frauen	214	403	43	79
Häufigkeit von Mammakarzinomen [%]	1,4	38,7		
10-Jahres-Risiko			0,33	1

31.2 · Früherkennung und Prävention

Tabelle 31.17. Parität als Risikofaktor für die Entstehung eines frühen Mammakarzinoms bei Frauen mit nachgewiesener BRCA-1- oder -2-Mutation. (Nach Jernstrom et al. 1999)

	Mammakarzinomdiagnose vor oder im 40. Lebensjahr (n = 236)	Mammakarzinomdiagnose nach dem 40. Lebensjahr (n = 236)	p-Wert
Anzahl der Terminschwangerschaften	173	146	0,01
Mittlere Geburtenzahl/Frau	1,62	1,38	0,04

> Durch eine derartige endokrine Manipulation lässt sich eine Erniedrigung des Lebensrisikos für Brustkrebs um 50 % bei einer Applikation über 10 Jahre und von mehr als 70 % bei einer Applikation über 15 Jahre errechnen.

In einer weiteren Studie mit einem GnRH-Agonisten und einem Östrogen- und Progesteron-Add-back wurde eine **Reduktion der Strahlendichte** der Brust bei Mammographien beobachtet, was als Indikator für ein erniedrigtes Brustkrebsrisiko angesehen wird.

Vor kurzem wurden sehr aussagekräftige **Daten zum prophylaktischen Effekt der GnRH-Agonisten** berichtet. Diese wurden aus den Studien zum adjuvanten Einsatz von Goserelin bei prämenopausalen Patientinnen mit primärem Mammakarzinom gewonnen. In 2 Studien mit insgesamt ca. 3000 Patientinnen konnte gezeigt werden, dass sich nach einer **2-jährigen** Goserelin-Therapie die Rate kontralateraler Mammakarzinome um 50 % verringert (◘ Tabelle 31.18).

Die **Therapiedauer** in der adjuvanten Situation betrug in den meisten Studien 2 Jahre, aber in einer noch laufenden Untersuchung wird auch eine 5-jährige Applikation überprüft. Bei gutartigen gynäkologischen Erkrankungen, wie z. B. Myomen oder Endometriose, wird i. allg. nicht länger als 6 Monate mit GnRH-Analoga therapiert. Dennoch lässt sich bereits auch nach einer so kurzen Zeit eine Abnahme der Knochendichte nachweisen, weshalb bei einem prophylaktischen Einsatz der GnRH-Agonisten eine Add-back-Maßnahme notwendig erscheint.

In einer internationalen Arbeitsgruppe wurden deshalb verschiedene **Konzepte** erarbeitet, wie eine GnRH-Analogagabe zur Prävention bei prämenopausalen Frauen mit starker familiärer Belastung oder BRCA-Mutation eingesetzt werden kann. Bisher wurden **3 Möglichkeiten** in Betracht gezogen:
− Goserelin + Raloxifen,
− Goserelin + Tibolon sowie
− Goserelin + Ibandronat.

Im Rahmen von 3 Pilotstudien sollen diese **3 Kombinationstherapien** überprüft werden. Fragestellung ist zum einen die Toxizität der Behandlung, zum anderen aber auch die Compliance der Frauen, sich einem solchen Verfahren zu unterziehen. Die Kombination mit Raloxifen soll in Großbritannien, Kanada und Australien, die Kombination mit Tibolon in den Niederlanden und die Kombinaton mit Ibandronat in Deutschland durchgeführt werden.

> **Aufbau der geplanten deutschen Pilotstudie (GISS) zur Chemoprävention prämenopausaler Frauen mit hohem Mammakarzinomrisiko**
> − Patientinnenauswahl:
>   Prämenopausale Frauen mit hohem Risiko für ein Mammakarzinom oder nachgewiesener BRCA-Mutation,
> − Randomisation:
>   Nur Screening oder Goserelin 3,6 mg/Tag 1q29, 2 Jahre + Ibandronat 4-mal 2 mg i. v./Tag 1q85 + Screening.

Ibandronat. Ibandronat ist ein hoch aktives Bisphosphonat der 3. Generation, welches für die Behandlung einer tumorinduzierten Hyperkalzämie zugelassen ist. In aktuellen Phase-III-Studien wird der Einsatz bei Knochenmetastasen, Paget-Erkrankung und Osteoporose überprüft.

> Für eine prophylaktische Anwendung ist von besonderem Interesse, dass eine intravenöse Applikation von 2 mg Ibandronat alle 3 Monate ausreicht, um eine Osteoporose zu behandeln und ihr vorzubeugen.

Ibandronat ist zudem mit einem **günstigen Nebenwirkungsprofil** ausgestattet. In placebokontrollierten Studien konnte nur ein geringer, nicht signifikanter Anstieg von Knochenschmerzen, Muskelkrämpfen, Fieber und grippeähnlichen Symptomen

Tabelle 31.18. Auswirkungen einer adjuvanten Goserelin-Therapie auf die Häufigkeit kontralateraler Mammakarzinome

	Häufigkeit [%] in der Kontrollgruppe (keine Therapie oder CMF)	Häufigkeit [%] bei Goserelin-Therapie	Risikoreduktion
Nach Rutquist (1999)	4,4	2,4	0,60
Nach Jakesz (1999)	7,1	3,9[a]	0,60

[a] Goserelin + Tamoxifen

beobachtet werden. Eine 3-monatliche Gabe von Ibandronat erscheint deshalb ideal, der durch GnRH-Analoga induzierten Osteoporose vorzubeugen.

Nach der Analyse der Verträglichkeit aller 3 Pilotstudien ist eine **internationale Studie** mit ca. 3000 prämenopausalen Frauen zur Prävention mit dem bestverträglichen Regime geplant.

> Zusammenfassend kann festgehalten werden, dass es möglich erscheint, die Inzidenz auch von genetisch bedingten Mammakarzinomen durch endokrine Maßnahmen zu senken.

Schlussfolgerung. Als Alternative zu den die körperliche Integrität stark beeinträchtigenden operativen Maßnahmen stehen **GnRH-Analoga** zur Verfügung. Bisher konnte gezeigt werden, dass sie die mammographische Dichte der Brust bei prämenopausalen Frauen herabsetzen und bei adjuvantem Einsatz das Risiko kontralateraler Mammakarzinome verringern. Erste Pilotstudien zum präventiven Einsatz in Kombination mit osteoprotektiven Substanzen sind in der Planungsphase.

31.3 Adjuvante Therapie des Mammakarzinoms

31.3.1 Einleitung

Das primäre Mammakarzinom wird heute als eine primär systemische Erkrankung mit lokaler Komponente angesehen. Dies beruht auf der Erkenntnis, dass selbst kleinste (< 0,5 cm Durchmesser) invasive Karzinome nach radikaler Exzision und Bestrahlung im weiteren Verlauf eine **distante Metastasierung** entwickeln können. Zu erklären ist dies nur durch eine Streuung von Tumorzellen vor der Diagnosestellung (**primäre »Mikrometastasierung«**).

Lokale Therapiemaßnahmen, wie Operation und Bestrahlung, können diesen bereits stattgefundenen Prozess nicht mehr rückgängig machen. Es müssen deshalb systemische, d. h. **medikamentöse Therapien** (Kaufmann et al. 1996, 2002, 2005; Hamilton u. Hortobagyi 2005) in die Primärbehandlung mit einbezogen werden. Andererseits kann ein nicht ausreichend behandelter Primärtumor in der Brust, z. B. verbliebene Satellitentumoren, sekundär zu einer Mikrometastasierung führen. So erklärt es sich, dass auch die lokalen Behandlungen zu einer Senkung des Risikos für eine distante Metastasierung bzw. für einen tumorbedingten Todesfall führen. Alle Behandlungsoptionen des Mammakarzinoms müssen deshalb sowohl unter lokalen als auch systemischen Aspekten beurteilt werden.

> Das Mammakarzinom ist als eine **chronische Erkrankung** anzusehen.

Eine rezidivfreie Patientin mit nodalnegativem Mammakarzinom hat 5 Jahre nach Diagnosestellung noch ein **20 %iges Rezidivrisiko** für die kommenden 15 Jahre. Eine sichere Heilung der Erkrankung ist somit zu keinem Zeitpunkt gegeben. Dies ist die Grundlage für eine sog. erweiterte (»extended«) adjuvante endokrine Therapie. Das Risiko für einen Rückfall ist nur bedingt abhängig von der bereits überlebten Zeit. Die Angabe von 5-Jahres-Rezidiv- und -Überlebensraten sind für die Brustkrebserkrankung nicht aussagekräftig genug.

Adjuvante (postoperative) Therapie. Der Einsatz medikamentöser Behandlungsmethoden und der Strahlentherapie im Frühstadium der Erkrankung erfolgt adjuvant, d. h. vorbeugend. Hierbei ist das Ziel, bei einer mit klinischen oder bildgebenden Untersuchungen nachweisbar tumorfreien Patientin das Risiko für das Wiederauftreten der Erkrankung zu verringern.

31.3.2 Validierung adjuvanter Therapieverfahren

Der Effekt adjuvanter Therapien kann anhand von **Kaplan-Meier-Überlebenskurven** dargestellt werden. Aufgetragen wird der Anteil krankheitsfrei oder überhaupt überlebender Patientinnen über die Zeit nach Diagnosestellung. Beim Vergleich zweier Therapieverfahren wird jeweils eine Kurve pro Therapieverfahren dargestellt. Sind die Kurven deckungsgleich, besteht kein Unterschied zwischen den Therapien. Verläuft eine Kurve oberhalb der anderen, repräsentiert sie eine bessere Therapie.

Die **Fläche zwischen den beiden Kurven** beschreibt die Größe des Unterschieds. Häufig wird der Unterschied der Überlebenswahrscheinlichkeiten der beiden Therapien nach Ablauf einer bestimmten Zeit nach Diagnosestellung (z. B. 5 oder 10 Jahre) angegeben. Die Angabe kann absolut durch die Berechnung der Differenz der anteilig Überlebenden (**absolute Risikoreduktion**) oder relativ durch Berechnung des Quotienten zwischen der Differenz der anteilig Überlebenden und dem Anteil der mit der weniger effektiven Therapie Überlebenden (**relative Risikoreduktion**) erfolgen. Grundsätzlich sind 2 Interpretationen dieser Risikoreduktion möglich:

1. Es profitieren nur so wenige Patientinnen wie durch die absolute Risikoreduktion berechnet wird. Diese wären ohne die überlegene Therapie an der Erkrankung gestorben, sind aber durch die Therapie geheilt worden.
2. Es profitieren alle Patientinnen unterhalb der Kurve mit einer bestimmten Lebensverlängerung von der überlegenen Therapie. Ohne diese Therapie wären sie sämtlich etwas früher an der Erkrankung gestorben.

Bisher lässt sich keine der beiden Möglichkeiten ausschließen.

Die nur unvollständige Elimination dieses nur wahrscheinlichen Metastasierungsrisikos birgt erhebliche Probleme für die **Indikationsstellung** einer adjuvanten Therapie:

— Nicht alle Patientinnen werden in den Jahrzehnten nach der Primärbehandlung eine Metastasierung der Erkrankung erfahren oder erleben.
— Die Wahrscheinlichkeit der einzelnen Patientin für eine Heilung ist v. a. von der Risikokonstellation der Erkrankung abhängig und kann durch Prognosefaktoren näher bestimmt werden.
— Da Erkrankungsrückfälle über mehrere Dekaden hinweg beobachtet werden, beeinflusst aber auch die Lebenserwartung die Rückfallwahrscheinlichkeit. Je älter eine Patientin ist, umso wahrscheinlicher wird sie eine Metastasierung nicht mehr erleben.

Je geringer die Wahrscheinlichkeit für einen Erkrankungsrückfall ist, umso größer ist das Risiko, dass eine adjuvante Therapie unnötigerweise verabreicht wird.

Abbildung 31.10 zeigt den **Erkrankungsverlauf** von Brustkrebspatientinnen jeden Alters und jeden Risikos über 2 Dekaden. Der Anteil der Patientinnen unter der Kurve wird unnötigerweise mit einer adjuvanten Therapie behandelt.

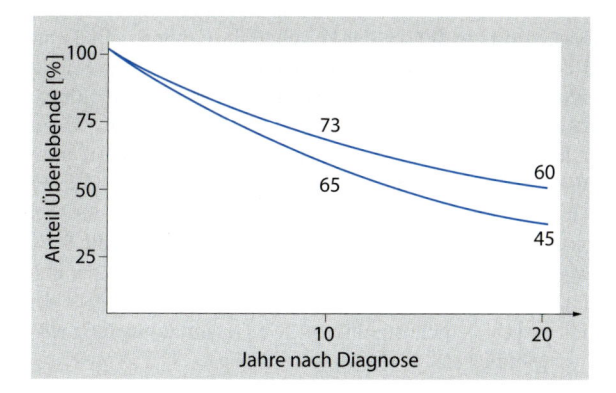

31.3 · Adjuvante Therapie des Mammakarzinoms

Abb. 31.10. Kaplan-Maier-Kurve zum Vergleich zweier adjuvanter Therapien. Die Patientinnen mit der überlegene Therapie sind durch die obere Kurve dargestellt. Nach 10 bzw. 20 Jahren leben durch die überlegene Therapie noch 65 % bzw. 45 %. Es ergibt sich somit eine absolute Risikoreduktion von 8 % nach 10 Jahren und von 15 % nach 20 Jahren. Die relative Risikoreduktion beträgt nach 10 Jahren 8/35 = 22,9 % und nach 20 Jahren 15/55 = 27,2 %

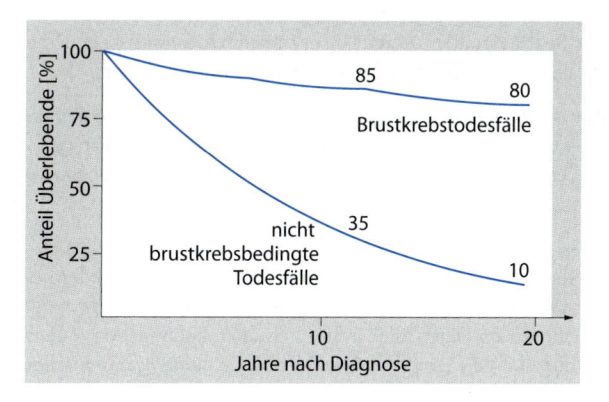

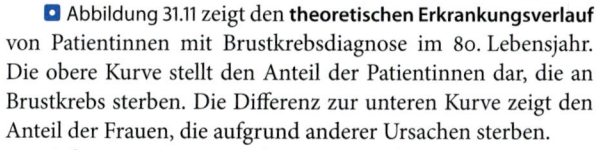

Abb. 31.11. Kaplan-Meier-Kurve zur Bestimmung der Wahrscheinlichkeit eines Erkrankungsrückfalls unter Berücksichtigung nicht brustkrebsbedingter Todesfälle

Abbildung 31.11 zeigt den **theoretischen Erkrankungsverlauf** von Patientinnen mit Brustkrebsdiagnose im 80. Lebensjahr. Die obere Kurve stellt den Anteil der Patientinnen dar, die an Brustkrebs sterben. Die Differenz zur unteren Kurve zeigt den Anteil der Frauen, die aufgrund anderer Ursachen sterben.

Viele Patientinnen werden im Verlauf eine **Metastasierung** erfahren, obwohl eine adjuvante Therapie durchgeführt wurde. Primär bestehende Resistenzen oder sekundär während der adjuvanten Therapie entstandene Resistenzen der Tumorzellen gegen die eingesetzten Medikamente werden hierfür verantwortlich gemacht.

> Mittels sog. prädiktiver Faktoren wird versucht, die Wahrscheinlichkeit eines Ansprechens auf eine bestimmte Therapie vorherzusagen. Der am besten bestätigte prädiktive Faktor ist der Östrogen- und Progesteronrezeptorgehalt des Brusttumors. Je höher die nachweisbare Expression der Rezeptoren ist, umso wahrscheinlicher ist die Wirksamkeit einer endokrinen Therapie.

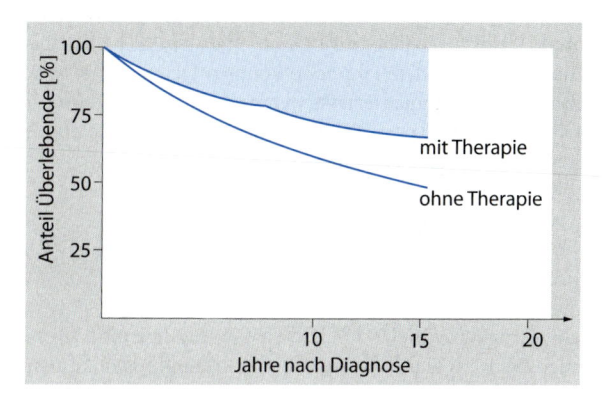

Abb. 31.12. Kaplan-Meier-Kurve zur Bestimmung des Effekts einer adjuvanten Therapie

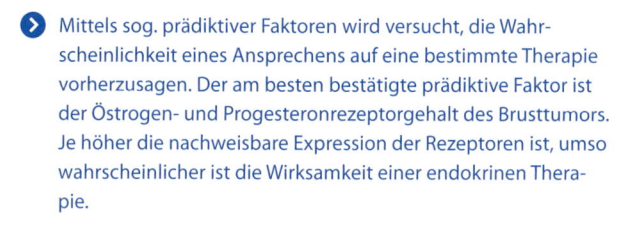

Abbildung 31.12 beschreibt den Verlauf von **nicht adjuvant behandelten Patientinnen** (untere Kurve) im Vergleich zu **adjuvant behandelten Frauen** (obere Kurve). Der Anteil von Patientinnen oberhalb der oberen Kurve ist trotz adjuvanter Therapie an der Brustkrebserkrankung gestorben.

Abbildung 31.13 beschreibt den **Effekt von Tamoxifen** bei Patientinnen mit östrogenrezeptorpositiven (obere Kurve) und mit östrogenrezeptornegativen Tumoren (mittlere Kurve) im Vergleich zu unbehandelten Frauen.

> Die adjuvante Hormongabe ist somit nur bei Patientinnen mit hormonrezeptorpositiven Tumoren sinnvoll.

Nebenwirkungen. Die adjuvante Therapie kann mit Nebenwirkungen einhergehen, welche auch den Tod der Patientin nach sich ziehen können:
- kardiale Früh- und Spättoxizität der Anthrazykline und der Strahlentherapie,
- Endometriumkarzinomentstehung durch Tamoxifen,
- Thrombembolierisiko verschiedener Therapiemodalitäten.

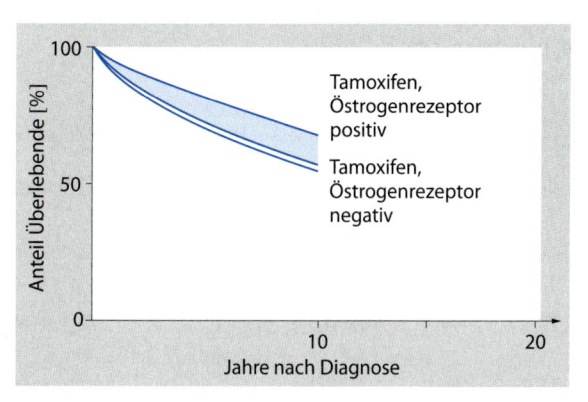

Abb. 31.13. Kaplan-Meier-Kurve zur Darstellung des Therapieeffekts (*mittlere Kurve*) im Vergleich zu einem unbehandelten Kollektiv (*untere Kurve*) und nebenwirkungsbedingter Todesfälle (*obere Kurve*) zur Berechnung des effektiven Therapiegewinns (*Fläche zwischen der oberen und der mittleren Kurve*). Nach 10 Jahren beträgt der effektive Therapiegewinn (absolute Risikoreduktion von 8 % abzüglich des Anteils therapiebedingter Todesfälle von 3 %) 5 %

Um den effektiven Gewinn einer adjuvanten Therapie zu errechnen, muss von der Zahl der durch die Therapie geretteten die Zahl der an therapiebedingten Nebenwirkungen gestorbenen Patientinnen abgezogen werden. Die Erfassung insbesondere der Spättoxizitäten ist aber bisher nur unvollständig gelungen, da sie eine sehr gründliche Nachbeobachtung erfordert.

> Um die z. T. sehr geringen Risikounterschiede mit ausreichender statistischer Sicherheit nachzuweisen, müssen die Zahlen beobachteter Patientinnen sehr groß und die Verlaufsbeobachtungen sehr lang sein.

Dies ist in vielen der durchgeführten Studien nicht der Fall. Deshalb haben sich Ende der 1970er-Jahre eine Vielzahl der Leiter adjuvanter Mammakarzinomstudien dahingehend geeinigt, die einzelnen Daten aller in ihren Studien behandelten Patientinnen zur Verfügung zu stellen und eine **gemeinsame Auswertung der Daten** zu ermöglichen.

Die **Early Breast Cancer Trialists' Collaborative Group (EBCTCG)** hat unter der Leitung des Statistikers Sir Richard Peto eine systematische Literaturrecherche durchgeführt, um alle Daten adjuvanter Therapiestudien (mit positiven und negativen Ergebnissen) für eine Metaanalyse zusammenzutragen (Early Breast Cancer Trialists' Collaborative Group 1996, 1998a, b). Bei der 5. Auswertung aus dem Jahr 2000 konnten Daten von 190 000 Frauen aus 290 Studien erfasst werden (5th Main Meeting of the Early Breast Cancer Trialists' Collaborative Group 2000). Untersuchte **Therapien** betreffen
— Tamoxifen,
— verschiedene Chemotherapien,
— die ovarielle Ablation und
— die Radiotherapie.

Nicht verfügbar für die Analyse sind 60 Studien mit 28 000 Frauen. Bei 33 % wurde ein Rezidiv der Erkrankung dokumentiert, 36 % der Patientinnen sind gestorben, hiervon 5 % nicht an der Brustkrebserkrankung selbst.

Die **Ergebnisse** dieser Metaanalysen werden sowohl als Kaplan-Meier-Kurve, aber auch als Graphik, aus der die Größe und die Ergebnisse einzelner Studien oder von Patientensubgruppen ablesbar sind, dargestellt.

Auswertung. In ◘ Abb. 31.14 korreliert die Größe der Quadrate mit der Größe des Patientenkollektivs. Liegt das Quadrat links des Mittelstrichs, ist das Studienergebnis zugunsten der Therapie A, liegt es rechts, ist es zugunsten der Therapie B zu bewerten. Je weiter das Quadrat von der Mittellinie entfernt ist, umso größer ist die Risikoreduktion durch die Therapie. Die horizontalen Linien beschreiben die 99 % Konfidenzintervalle des Therapieergebnisses. Je länger die Linie, umso größer ist die Standardabweichung und umso unsicherer ist das Ergebnis der Studie. Überschneidet die horizontale Linie die Mittellinie, ist das Studienergebnis nicht signifikant. Die Gesamtauswertung aller 5 Studien findet sich in der untersten Zeile.

> Weiterhin stellt sich die Frage, für wie relevant die beschriebenen Therapieeffekte von den Patientinnen selbst angesehen werden. Während der Arzt die Risiko-Nutzen-Analyse nur aus seiner Perspektive, nach Möglichkeit auf der Basis von objektiven Daten, bewerten kann, weicht die subjektive Einschätzung dieser Analyse von Patientinnenseite aus hiervon möglicherweise ab.

Goldhirsch et al. (1989) haben deshalb Patientinnen nach oder während der adjuvanten Therapie befragt, welches Ausmaß eine Verbesserung der Prognose haben muss, damit die Behandlung als sinnvoll erachtet wird. Über 90 % der Befragten erachteten eine **Verlängerung des Überlebens** von 15 % als ausreichend, um eine Behandlung mit 6 Zyklen CMF zu akzeptieren. Ein Überlebensvorteil von 1 % wurde noch von der Hälfte der Patientinnen als akzeptabel für diese Therapie angesehen. Gleiche Ergebnisse konnten auch für anthrazyklin-haltige Chemotherapien erhoben werden.

> Die subjektive Einschätzung der Patientinnen fällt somit trotz erst kürzlich erfahrener Nebenwirkungen viel positiver zugunsten der adjuvanten Therapie aus, als i. allg. aus ärztlicher Sicht angenommen.

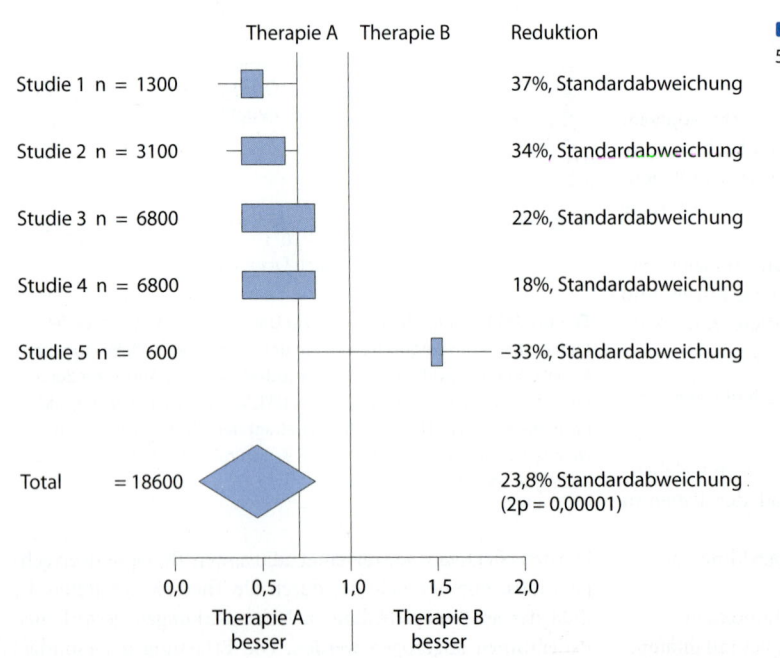

Studie	Therapie A / Therapie B	Reduktion
Studie 1 n = 1300		37%, Standardabweichung
Studie 2 n = 3100		34%, Standardabweichung
Studie 3 n = 6800		22%, Standardabweichung
Studie 4 n = 6800		18%, Standardabweichung
Studie 5 n = 600		–33%, Standardabweichung
Total = 18600		23,8% Standardabweichung (2p = 0,00001)

Skala: 0,0 — 0,5 — 1,0 — 1,5 — 2,0
Therapie A besser | Therapie B besser

◘ **Abb. 31.14.** Darstellung einer Metaanalyse mit 5 Studien (Forrest Plot)

> **Kriterien der Indikationsstellung zur adjuvanten Therapie bei einer individuellen Patientin (Kaufmann u. von Minckwitz 1996)**
> - Abschätzung des individuellen Risikos für Lokalrezidiv und Fernmetastasierung;
> - zu erwartende Effektivität einer adjuvanten Therapie entsprechend den Ergebnissen großer pospektiver randomisierter Studien und der Metaanalysedaten der Early Breast Cancer Trialists' Collaborative Group;
> - Abschätzung des individuellen Risikos der Patientin für therapieassoziierte Nebenwirkungen;
> - Präferenz der Patientin nach ausführlicher Aufklärung des zu erwartenden Nutzens und Gewinns bezüglich der Lebensverlängerung.

Hilfestellungen bieten hierbei die jetzt alle 2 Jahre aktualisierten Empfehlungen zur adjuvanten Therapie von Mammakarzinomen außerhalb von Studienbedingungen der Konsensuskonferenz in St. Gallen (Kaufmann et al. 2001; 2005; Goldhirsch et al. 2001; 2005) und die alle 10 Jahre aktualisierten Konsensusempfehlungen des National Institute of Health (NIH) der USA (Kaufmann u. von Minckwitz 2001). In Deutschland wird diese Aufgabe seit mehreren Jahren von der Organkommission »Mamma« der Arbeitsgemeinschaft Gynäkologische Onkologie übernommen (die aktuellen Empfehlungen 2005 sind unter www.ago-online.de zu finden). Die prognostische Einschätzung wird jedoch durch eine zunehmende Zahl zu berücksichtigender Faktoren und die immer länger werdenden, zu überblickenden Zeiträume erschwert. Als Entscheidungshilfe bieten sich hier, auch für den alltäglichen Gebrauch, Computerprogramme an, wie sie z. B. unter www.adjuvantonline.com im Internet verfügbar sind. Dieses Programm liefert Prognoseberechnungen sowohl im Fall des Verzichtes auf eine adjuvante Therapie als auch nach Durchführung unterschiedlicher Systemtherapien. Man kann folglich eine individuelle Abwägung von Nutzen und Belastung der einzelnen Behandlungen vornehmen.

Entscheidungshilfen dieser Art sollen die »kochbuchartige« Anwendung von Behandlungen verhindern und stellen eine wichtige Ergänzung zu den St.-Gallen-Empfehlungen dar. Berücksichtigt werden muss jedoch, dass die Grundlage dieser Programme amerikanische Patientendatenbanken sind und eine Validierung anhand deutscher Kollektive bisher aussteht.

31.3.3 Adjuvante Hormonbehandlung

31.3.3.1 Adjuvante Tamoxifen-Behandlung

Adjuvante **Therapiestudien mit Tamoxifen** nach Mammakarzinomoperation wurden mittlerweile mit 76 000 Patientinnen durchgeführt (Early Breast Cancer Trialists' Collaborative Group 1998a). Hauptfragestellungen betreffen
- die Therapiedauer,
- den Einfluss von Nodalstatus und Rezeptorgehalt des Tumors sowie
- die Kombination mit der Chemotherapie.

Folgende Erkenntnisse gelten heute, basierend auf der Metaanalyse, als gesichert:
- In einem Bereich von 20–40 mg Tamoxifen pro Tag lässt sich keine Dosis-Wirkungs-Beziehung nachweisen, weshalb die Gabe von 20 mg pro Tag zu empfehlen ist.
- Tamoxifen hat **keinen Effekt** (< 1 % Risikoreduktion) bei Patientinnen, deren Tumor weniger als 10 fmol Östrogenrezeptorprotein pro mg Zytosolprotein und Progesteronrezeptorprotein pro mg Zytosolprotein besitzt bzw. immunhistochemisch weniger als 10 % östrogen- und progesteronrezeptorpositive Tumorzellen aufweist. Bisher konnte auch kein günstiger Effekt bezüglich des Auftretens kontralateraler Karzinome nachgewiesen werden.
- Eine 5-jährige Behandlung als Standardtherapie ist einer 1- bis 2-jährigen oder keiner Tamoxifen-Behandlung überlegen.
- Bei östrogenrezeptorpositivem Tumor kann eine 5-jährige Tamoxifen-Behandlung das 5-, 10- und 15-Jahres-Rezidivrisiko um absolut 11,5 %, 13,4 % und 13,4 % reduzieren. Das relative Rezidivrisiko verringert sich insgesamt um 40,3 % (Standardabweichung: 3,2 %; p < 0,00001).
- Das 5-, 10- und 15-Jahres-Sterberisiko senkt sich um absolut 3,2 %, 7,4 % und 7,9 %. Das relative Sterberisiko verringert sich insgesamt um 30,7 %. Hierbei ist zu berücksichtigen, dass die meisten Patientinnen aus den Kontrollgruppen verspätet in der palliativen Situation Tamoxifen erhalten haben. Somit wird eine adjuvante mit einer palliativen Tamoxifen-Gabe verglichen, Ebenso kann das Risiko für ein kontralaterales Mammakarzinom um 28 % (Standardabweichung: 7,4 %) verringert werden.

> Der Effekt von Tamoxifen ist nicht vom Nodalstatus, dem Alter der Patientin, dem Menopausenstatus oder einer begleitenden Chemotherapie abhängig. Für prämenopausale Frauen wird nach wie vor Tamoxifen als die adjuvante endokrine Therapie der 1. Wahl angesehen.

Die **Todesrisikoreduktion** bei **nodalnegativen** Patientinnen beläuft sich auf **22 %** und bei **nodalpositiven** Patientinnen auf **26 %**. Bei Frauen unter 50 Jahren findet sich eine Risikoreduktion der Todesfälle von 24 %, bei Frauen zwischen 50 und 59 Jahren von 20 %, zwischen 60 und 69 Jahren von 27 % und bei Frauen über 70 Jahren von 26 %. Ohne kombinierte Chemotherapie erzielt Tamoxifen eine Risikoreduktion von 43 %, mit kombinierter Chemotherapie von 35 %.

> Der einzige reliable Prädiktor für das Tamoxifen-Ansprechen ist der Hormonrezeptorstatus.

Beim direkten **Vergleich von Tamoxifen mit einer Chemotherapie** ist die endokrine Therapie bei Frauen über 50 Jahren und bei östrogenrezeptorpositiven Tumoren der Chemotherapie signifikant überlegen (+25 % bzw. +19 %).

Tamoxifen führt nicht zu einer Erhöhung anderer Todesursachen. Die **Inzidenz von Endometriumkarzinomen** wird ca. von 0,1 % auf **0,2 %** erhöht. Ebenso verdoppelt sich die Rate fulminanter Lungenembolien durch eine Tamoxifen-Gabe.

Bisher zeigte eine **Tamoxifen-Behandlung über 5 Jahre hinaus keine weitere Verbesserung** der Prognose. Hierzu werden derzeit 2 große Studien (ATTOM und ATLAS) mit über 20 000 Patientinnen durchgeführt.

31.3.3.2 Adjuvante Aromatasehemmerbehandlung

Im klinischen Einsatz sind heute 3 Aromatasehemmer (Strasser-Weippl u. Goss 2005): Anastrozol und Letrozol als nichtsteroidale Substanzen und Exemestan als steroidaler Antiaromatasewirkstoff. Ihre Wirksamkeit gegenüber oder nach Tamoxifen hat sich bisher in der »upfront« Therapie (Anastrozol und Letrozol), in der »switching« (sequenziell) Therapie (Exemestan, Anastrozol) und in der sog. »extended« (erweiterten) Therapie herausgestellt (Abb. 31.15). Aromatasehemmer werden nur bei postmenopausalen Frauen mit hormonrezeptorpositiven Tumoren eingesetzt.

Zum Einsatz von Aromatasehemmern bei postmenopausalen Frauen wurden seit der letzten St.-Gallen-Konferenz mehrere sehr große neue Studien und weitere Auswertungen zu vorherigen Studien veröffentlicht (Tabellen 31.19). Mit den ATAC- und BIG-I-98-Studien liegen 2 große, prospektiv randomisierte Studien vor, in denen von Beginn an Aromatasehemmer mit Tamoxifen (jeweils über 5 Jahre verabreicht) verglichen wurden. Weitere 2 Studien (IES-031 und ABSCG-8/ARNO 95) untersuchten den Wechsel (»switch«) auf einen Aromatasehemmer nach einer 2- bis 3-jährigen Vorbehandlung mit Tamoxifen (Gesamttherapiedauer 5 Jahre). Als 3. Ansatz wurde in der MA-17-Studie ein 5-jähriger Einsatz von Aromatasehemmern (verlängert = »extended« adjuvant) nach vorheriger 5-jähriger Tamoxifentherapie untersucht. Alle 5 Studien verfügen bislang noch über recht kurze Beobachtungszeiträume. Sie können aber schon jetzt Vorteile zugunsten des Einsatzes eines Aromatasehemmers bezüglich eines geringeren Rezidivrisikos, jedoch nicht bezüglich eines geringeren Sterberisikos nachweisen.

In retrospektiven Subgruppenanalysen zeigte sich eine Überlegenheit der Aromatasehemmer gegenüber Tamoxifen v. a. in folgenden Situationen:
— Patientinnen ohne vorangegangene Chemotherapie mit nodalnegativem Mammakarzinom (ATAC-Studie),
— Patientinnen mit nodalnegativem Karzinom oder Grading I/II-Tumoren (ABCSG- und 8/ARNO 95-Studie),
— Patientinnen nach vorangegangener Chemotherapie mit nodalpositivem Mammakarzinom (BIG-I 98- und IES-Studie),

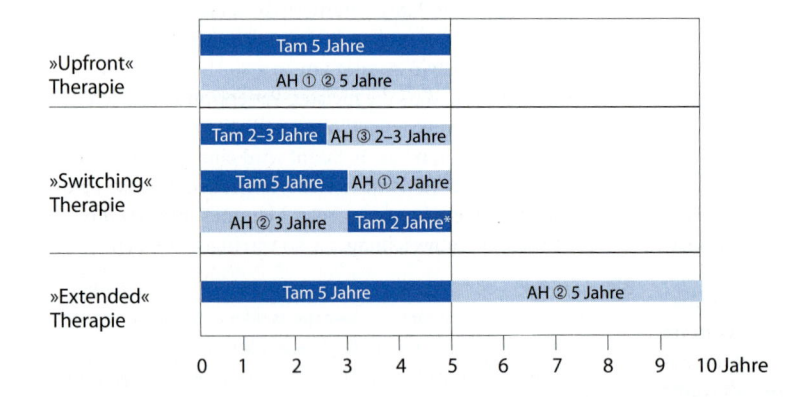

 Abb. 31.15. Therapieszenarien für den adjuvanten Einsatz von Aromatasehemmern in der Postmenopause bei hormonrezeptorpositiven Tumoren (* = noch keine Studienergebnisse vorhanden, Tam = Tamoxifen, AH = Aromatasehemmer: ① = Anastrozol, ② = Letrozol, ③ = Exemestan)

 Tabelle 31.19. Adjuvante Studien mit Aromatasehemmern bei postmenopausalen Frauen

Studie (Patientinnen)	Follow-up (Mon)	Design (AI)	DFS/EFS (HR)	OAS (HR)
ATAC (n = 6241[a]) Howell et al. 2004, 2005	68	Adjuvant »Upfront« (Anastrozol)	0,87 p = 0,01	0,97 p = 0,7
BIG 1–98 (n = 8028) Thuerlimann et al. 2005	36	Adjuvant »Upfront« (Letrozol)	0,81 p = 0,003	0,86 p = 0,16
IES 031 (n = 4742) Coombes et al. 2004	37	Sequenziell Adjuvant (Exemestan)	0,73 p = 0,0001	0,83 p = 0,08
ABCSG 8/ARNO 95 (n = 3224) Jakesz et al. 2004; Kaufmann et al. 2005	28	Sequenziell Adjuvant (Anastrozol)	0,60 p = 0,0009	0,76 p = 0,16
MA.17 (n = 5187) Goss et al. 2003, 2004	30	»Extended« Adjuvant (Letrozol)	0,57 p = 0,00008	0,76 p = 0,25

[a] 2 Therapie Arme (Tamoxifen vs. Anastrazol)
DFS = krankheitsfreies Überleben, EFS = ereignisfreies Überleben, OAS = Gesamtüberleben, HR = Harzard-Ratio.

– Patientinnen mit nodalpositivem Mammakarzinom (MA-17-Studie – hier auch Überlebensvorteil für Letrozol).

Aufgrund des retrospektiven Charakters dieser Untersuchungen ist die Zuverlässigkeit der Aussagen nur gering.

Grundsätzlich halten Experten den Einsatz von Aromatasehemmern im Rahmen der adjuvanten Therapie postmenopausaler Patientinnen mit rezeptorpositivem Mammakarzinom für sinnvoll (Winter et al. 2004; St. Gallen 2005). Am ehesten wurde ein Wechsel nach einer 2- bis 3-jährigen Tamoxifen-Behandlung empfohlen, auch wenn v. a. in der ATAC-Studie ein Nutzen von Aromatasehemmern v. a. in den ersten 2 Therapiejahren zu verzeichnen war. Eine verlängerte adjuvante Behandlung wurde dann als sinnvoll angesehen, wenn eine Hochrisikoerkrankungssituation vorlag. Aromatasehemmer werden von Experten am ehesten bei Tamoxifen-Unverträglichkeit, bei positivem Her-2-Status und bei einer Rezeptorkonstellation ER-positiv und PR-negativ eingesetzt. Die antihormonelle Therapie soll erst nach Beendigung einer Chemotherapie begonnen werden (sequenzielle Therapie).

Nebenwirkungen. Im Vergleich zu Tamoxifen sind die hier beobachteten Nebenwirkungen geringer. Aufgrund des Östrogenentzuges durch Aromatasehemmer werden bei postmenopausalen Frauen jedoch ganz andere Nebenwirkungen erwartet und beobachtet: Zunahme von Muskel- und Gelenkbeschwerden, kardiale Nebenwirkungen sowie Reduktion der Knochendichte mit vermehrten Frakturen. Daten zur Langzeittoxizität wie z. B. die Beeinflussung von kognitiven Fähigkeiten gibt es noch nicht.

Knochendichtemessungen als Screening und für Therapieempfehlungen. ASCO-Empfehlungen (Hillner et al. 2003) zum Screening der Knochendichte und damit zur Therapie von Patientinnen unter Aromatasehemmerbehandlung schließen folgende Faktoren mit ein:
– alle Frauen > 65 Jahre,
– alle Frauen 60–64 Jahre mit
   – positiver Familienanamnese,
   – Körpergewicht < 70 kg,
   – vorausgegangenen nicht traumatisch bedingten Frakturen,
   – anderen Risikofaktoren.

Die ◘ Abb. 31.16 zeigt das mögliche therapeutische Vorgehen entsprechend dem Knochendichte-Score (BMD) nach den ASCO-Empfehlungen.

31.3.3.3 Adjuvante ovarielle Ablation

Die Ausschaltung der ovariellen Funktion ist durch **3 Vorgehensweisen** möglich:
– die Bestrahlung (Radiomenolyse),
– die Operation (Ovarektomie) und
– die medikamentöse Kastration mittels GnRH-Analoga.

Die **Radiomenolyse** hat nie eine Bedeutung als adjuvante Behandlung erhalten. Dagegen konnten die Langzeitergebnisse älterer Studien, überwiegend aus den 1960er-Jahren, zur **Ovarektomie** in der letzten Metaanalyse der EBCTCG ausgewertet werden (Early Breast Cancer Trialists' Collaborative Group 1996, 2000). Annähernd 1300 Patientinnen unter 50 Jahre wurden in insgesamt 11 Studien aufgenommen. Mit einer Ovarektomie behandelte Frauen wiesen nach einer 15-jährigen Beobachtung eine 31 %ige Reduktion des Sterberisikos auf.

> Somit ist die Ovarektomie bei prämenopausalen Frauen als eine hoch effektive Therapie einzustufen.

Eine Bestimmung des Hormonrezeptorstatus war zu dieser Zeit noch nicht möglich, sodass keine Subgruppenanalysen möglich sind.

Keinen zusätzlichen positiven Effekt erzielt die Ovarektomie, wenn sie in **Kombination mit einer Chemotherapie** indiziert wird. Bei ca. 3600 Patientinnen wurde sogar eine diskret ungünstigere Prognose gefunden.

Mittlerweile liegen die ersten Ergebnisse mit dem **GnRH-Analogon Goserelin** im Vergleich zur Chemotherapie in der adjuvanten Behandlungssituation vor (Kaufmann et al. 2001). Goserelin wird alle 28 Tage als Depot subkutan in die Bauchwand injiziert. Die Behandlungsdauer beträgt je nach Studie 2–5 Jahre, z. T. wurde eine Kombinationstherapie mit Tamoxifen durchgeführt. Am häufigsten wurde die GnRH-Therapie mit einer CMF-Chemotherapie verglichen. Die Nachbeobachtung der annähernd 9000 Patientinnen ist noch als relativ kurz anzusehen, sodass die Resultate noch vorsichtig zu interpretieren sind. Folgende **Aussagen** lassen sich bei prämenopausalen Frauen aus den einzelnen Studien bereits ableiten:
– Eine GnRH-Therapie verbessert die Prognose im Vergleich zu keiner adjuvanten Therapie (ZIPP-Studie, Houghton et al. 2001).

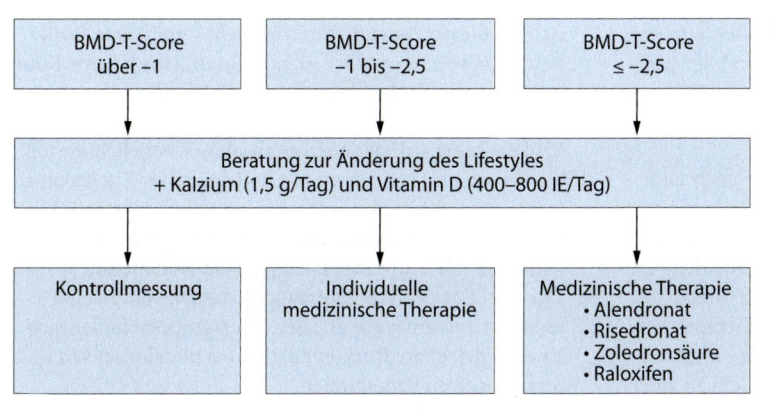

◘ **Abb. 31.16.** ASCO-Therapieempfehlungen zum Knochenverlust bei Brustkrebspatientinnen (* nicht empfohlen nach Tamoxifen oder zusammen mit Aromatasehemmern)

- Bei einem positivem Östrogenrezeptorstatus ist eine Behandlung mit Goserelin gleich effektiv wie eine Chemotherapie mit CMF (ZEBRA-Studie: Jonat et al. 2002; Kaufmann et al. 2003).
- Bei negativem Östrogenrezeptorstatus ist die medikamentöse Ablation der Chemotherapie unterlegen (ZEBRA; Jonat et al. 2002; Kaufmann et al. 2003).
- Die Kombination von Goserelin und Tamoxifen ist einer CMF-Chemotherapie bezüglich des Auftretens von regionären und distanten Rezidiven überlegen. Tendenziell findet sich eine Verbesserung der Überlebenschance (ABCSG-Studie, Jakesz et al. 1999), was inzwischen bestätigt wurde (Jakesz et al. 2002).
- Die Kombination von Goserelin und Chemotherapie ist nicht effektiver als eine alleinige Chemotherapie (ZIPP-Studie; Intergroup-Trial, Davidson et al. 1999).
- Goserelin kann die Rate kontralateraler Mammakarzinome um ca. 50 % reduzieren (ABCSG-Studie).

Bei einer rein endokrinen Behandlungsstrategie wird Tamoxifen in Kombination mit einer ovariellen Suppression am ehesten über einen Zeitraum von 2–3 Jahren für sinnvoll erachtet. Dies gilt besonders für eine nodalpositive Mammakarzinomerkrankung bei Frauen jünger als 35 Jahre. Eine lebenslange Ausschaltung der Ovarialfunktion wird nicht für vorteilhaft erachtet. Keine Übereinstimmung wird für den Einsatz von Aromataseinhibitoren in Kombination mit einer Ovarialsuppression im Fall einer Kontraindikation für Tamoxifen gefunden. Der Einsatz einer Chemotherapie wird in dieser Lebensphase bei hormonempfindlicher Erkrankung immer in Kombination mit einer sich anschließenden Tamoxifen-Behandlung empfohlen. Eine zusätzliche Ausschaltung der Ovarialfunktion nach Chemotherapie gilt als nicht ausreichend abgesichert.

Bisher wurde jedoch in keiner Studie die **GnRH-Therapie gegen eine Standardbehandlung** mit einer Kombination aus Chemotherapie und Tamoxifen, wie in den aktuellen Therapieempfehlungen angeführt, verglichen. Diese Fragestellung ergibt sich zwingend aus den Ergebnissen der ABCSG-Studie.

Nebenwirkungen. Die Nebenwirkungen der GnRH-Therapie treten im Vergleich zur Chemotherapie weniger akut auf, halten aber i. allg. über den gesamten Behandlungszeitraum an. Bei ca. 95 % aller Patientinnen kann mit Goserelin eine **Amenorrhö** erreicht werden. Diese bleibt bei 35 % der über 40-Jährigen auch nach Absetzen der über 2 Jahre durchgeführten Medikation bestehen. Bei jüngeren Frauen liegt die Rate permanenter Amenorrhöen unter 10 %. Im Vergleich dazu werden unter CMF über 60 % der Patientinnen amenorrhöisch, wobei die Rate im Verlauf der folgenden 5 Jahre auf über 80 % ansteigt. Somit sind 5 Jahre nach Diagnosestellung durch eine Chemotherapie 30 % mehr Frauen amenorrhöisch als nach Goserelin-Behandlung.

Parallel zur Inzidenz der Amenorrhö werden auch andere Symptome des Hormonentzugs beobachtet – wie Hitzewallungen, Scheidentrockenheit, Libidoverlust. Die **Knochendichte** nimmt während der GnRH-Behandlung kontinuierlich ab, sie nimmt aber nach Absetzen der Therapie auch wieder zu. Im Gegensatz dazu fällt auch nach einer Chemotherapie, v. a. nach chemotherapieinduzierter Amenorrhö, die Knochendichte langsam kontinuierlich ab, es kommt aber nicht zu einer Knochenregeneration. Nach ca. 3 Jahren verzeichnen chemotherapierte Patientinnen einen vergleichbaren Knochendichteverlust wie Patientinnen mit 2-jähriger Goserelin-Behandlung. Beim Vergleich der subjektiven Lebensqualität lässt sich 1 Jahr nach Therapiebeginn kein Unterschied zwischen den beiden Behandlungsansätzen mehr nachweisen.

31.3.4 Adjuvante Chemotherapie

Fragestellungen zur adjuvanten Chemotherapie betreffen heute v. a. **Polychemotherapien**, die über mehrere Monate verabreicht werden (Hamilton u. Hortobagyi 2005). Frühere Studien mit Einzelsubstanzen oder die alleinige perioperative Gabe haben keine überzeugenden Ergebnisse erbracht, sodass diese Vorgehensweisen verlassen wurden. Polychemotherapien werden v. a. dahingehend unterschieden,
- ob sie ein Anthrazyklin bzw. ein Taxan enthalten oder nicht,
- ob die Substanzen sequenziell oder kombiniert eingesetzt werden, und
- ob die Dosierung intensiviert, dosisdicht oder konventionell erfolgt.

Folgende **Erkenntnisse** gelten heute, basierend auf der Metaanalyse (Early Breast Cancer Trialists' Collaborative Group 1998b), als gesichert:
- Insgesamt 56 Studien zum Vergleich einer Polychemotherapie gegenüber keiner Chemotherapie mit insgesamt 28 000 Frauen und 10 000 beobachteten Todesfällen zeigen einen absoluten Überlebensvorteil von 4,4 % nach 10 Jahren und 3,7 % nach 15 Jahren durch die Gabe einer mehrmonatigen Polychemotherapie. Die relative Risikosenkung beträgt insgesamt 14,9 %.
- Die Polychemotherapie führt zu einer absoluten Senkung des Rezidivrisikos nach 10 Jahren um 6,4 % und nach 15 Jahren um 7,3 %. Die relative Risikoreduktion beträgt 23,7 %. Die Rezidivverringerung kann v. a. in den ersten 4 Jahren nach Therapie beobachtet werden, während der Überlebensvorteil in den ersten 10 Jahren entsteht und bis zum 15. Jahr persistiert.
- Das Alter ist ein prädiktiver Faktor für den Effekt der Polychemotherapie. Die größte Rezidivrisikoreduktion (−40 %) wird bei Frauen unter 40 Jahren erzielt und der geringste, aber noch signifikante Effekt (−16 %) bei Frauen zwischen 60 und 69 Jahren. Bisher sind nur 1180 Frauen über 70 Jahre in Studien zu dieser Fragestellung untersucht. Es zeigt sich bei diesen Patientinnen eine nicht signifikante Risikoreduktion von −14 %. Das Alter allein ist jedoch keine Kontraindikation für den Einsatz einer Chemotherapie.
- Aufgrund der unterschiedlichen zugrunde liegenden Risiken findet sich der höchste absolute Überlebensvorteil bei Frauen unter 50 Jahren mit nodalpositiver Erkrankung (+ 11,3 %), gefolgt von jungen Frauen mit nodalnegativer Erkrankung (+ 4,5 %) und von Frauen zwischen 50 und 69 Jahren mit + 3,1 %, unabhängig vom Nodalstatus.
- Der Effekt der Polychemotherapie ist nicht vom Lymphknotenstatus abhängig. In allen Altersgruppen finden sich eine vergleichbare Risikoreduktion bei nodalnegativen und nodalpositiven Patientinnen.

- Bei Frauen unter 50 Jahren ist der Polychemotherapieeffekt nicht abhängig vom Menopausenstatus, dem Rezeptorstatus und der zusätzlichen Gabe von Tamoxifen.
- Anthrazyklin-haltige Schemata weisen einen signifikant höheren Effekt auf als CMF. Die relative Risikoreduktion für Rezidive beträgt 10,8 % und für Todesfälle 15,7 %. Die absolute Risikoreduktion nach 10 Jahren beträgt 3,5 % bzw. 4,6 %. Der Vorteil der Anthrazykline ist sowohl bei nodalpositiven als auch bei nodalnegativen Karzinomen signifikant. Die Langzeittoxizität ist jedoch nicht ausreichend dokumentiert.
- Anthrazyklin-haltige Schemata in Kombination oder Sequenz mit Taxanen weisen einen signifikant höheren Effekt auf als eine Anthrazyklin-Kombination allein (Tabelle 31.20).
- Kontralaterale Mammakarzinome treten um −17 % (Standardabweichung: 8 %) seltener nach einer Chemotherapie auf, wohingegen eine nicht signifikante Erhöhung von hämatologischen Malignomen (+ 30 %; Standardabweichung: 35 %) zu beobachten ist.
- Die Zahl nicht brustkrebsbedingter Todesfälle wird durch die Polychemotherapie nicht erhöht. Vaskulär bedingte Todesfälle werden tendenziell etwas häufiger beobachtet (relatives Risiko: 1,13; Standardabweichung: 0,14), Neoplasien oder andere Gründe eher etwas seltener (relatives Risiko: 0,84; Standardabweichung: 0,13 bzw. relatives Risiko: 0,89; Standardabweichung: 0,12).

Taxane. Ergebnisse großer randomisierter Studien zum Einsatz der Taxane, Docetaxel und Paclitaxel bei Patientinnen mit nodalpositiven Mammakarzinomen zeigt die Tabelle 31.20. Sowohl durch die Kombination als auch durch eine Sequenz von Taxanen können signifikante Verbesserungen des rezidivfreien Überlebens und des Gesamtüberlebens erzielt werden. Lediglich die NSABP-B28-Studie kann diesen Vorteil nicht nachweisen. Als eine hierfür mögliche Erklärung wird häufig auf die simultan zur Chemotherapie durchgeführte Tamoxifen-Behandlung verwiesen. Der absolute Nutzen bezüglich eines 5-Jahres-Überlebens beträgt bis zu 7 %.

Bei Patientinnen mit endokrinunempfindlicher Erkrankung wird generell der adjuvante Einsatz einer Chemotherapie empfohlen. Eine Chemotherapie bei nodalpositiver Erkrankung soll über 6 Monate durchgeführt werden und stellt somit die sequenzielle Anthrazyklin-Taxan-Therapie etwas in den Vordergrund. Ein Start der Chemotherapie innerhalb von 4 Wochen nach der Operation wird befürwortet.

Hochdosischemotherapie. Über die Anwendung einer Hochdosistherapie mit autologer Knochenmarktransplantation oder peripherer Stammzellseparation liegen nur 2 kleinere und 3 größere prospektiv randomisierte Studien vor. Die beiden kleineren Studien mit weniger als 100 Patientinnen ergeben einen ungünstigeren Verlauf für die Hochdosistherapie. Eine der größeren Studien kann aufgrund des schwerwiegenden fehlerhaften Vorgehens des Studienleiters nicht berücksichtigt werden. Eine amerikanische Intergroup-Studie konnte bei 874 Patientinnen keinen signifikanten Unterschied zwischen einer Hochdosis- und einer dosisintensivierten Behandlung aufweisen.

Die Interpretation der Ergebnisse ist insbesondere durch eine ausgesprochen hohe Mortalität durch die Hochdosischemotherapie von 7,4 % erschwert, die v. a. aus weniger erfahrenen Zentren resultiert. Die skandinavische Studiengruppe verglich bei 525 Patientinnen die Hochdosistherapie mit einem »tailored« FEC, welches bis zum Erreichen einer bestimmten Myelotoxizität intraindividuell dosiseskaliert wurde. Nach median 29 Monaten schnitt die Hochdosistherapie tendenziell schlechter ab als das optimal dosierte FEC-Schema. Diese Daten sind aufgrund des insgesamt noch kurzen Beobachtungszeitraums vorsichtig zu interpretieren, auch weisen die angewandten Regimes einige Unterschiede zu heutigen Hochdosisschemata auf. Es lässt sich jedoch sicherlich hieraus ableiten, dass die erhoffte ausgeprägte Verbesserung der Prognose dieser Patientinnen durch die Hochdosistherapie nicht möglich ist.

Tabelle 31.20. Adjuvante Chemotherapie – Studien mit Taxanen bei nodalpositivem Mammakarzinom

Studie (Patientinnen)	Follow-up (Monate)	Design	Ergebnis: DFS (HR)	OAS (HR)	Absoluter Nutzen 5 Jahre OAS
CALBG 9344 (n = 3121) Henderson et al. 2003	69	AC vs. AC → T: 175 mg/m² KOF	p = 0,0018	p = 0,01	3 %
NSABP – B28 (n = 3060) Mamounas et al. 2003	65	AC vs. AC → T: 225 mg/m² KOF	p = 0,008	p = 0,46	0 %
BCIRG 001 (n = 1491) Martin et al. 2003	55	FAC vs. DAC	0,72 p = 0,001	0,7 p = 0,008	7 %
PACS 001 (n = 1999) Roche et al. 2004	60	FEC vs. FEC → D	0,83 p = 0,014	0,77 p = 0,017	4 %

A = Adriamycin, E = Epirubicin, C = Cyclophosphamid, F = Fluorouracil, T = Paclitaxel, D = Docetaxel, DFS = krankheitsfreies Überleben, OAS = Gesamtüberleben, HR = Hazard-Ratio

Auch Daten mit neueren Auswertungen lassen derzeit keine Indikation für einen aduvanten Therapieeinsatz erkennen.

Ergebnisse zu Studien im Vergleich konventioneller und dosisintensivierter bzw. dosisdichter Regimes stehen derzeit schon zur Verfügung. In 3 großen Studien der NSABP und der CALBG konnte weder durch eine Erhöhung der Dosisdichte durch Reduktion der Therapieintervalle noch durch eine Dosiseskalation durch Erhöhung der Einzeldosis eine höhere Wirksamkeit von Cyclophosphamid oder Doxorubicin gefunden werden. Scheinbare Verbesserungen der Therapieergebnisse durch eine Dosisintensivierung in anderen Studien resultieren darin, dass der Kontrollarm nicht normal, sondern unterdosiert war (von Minckwitz et al. 1998).

Eine Erhöhung der Dosisdichte, also eine Verkürzung der Zeitintervalle zwischen den Therapiezyklen, hat sich in 2 Studien [Intergroup-Studie C9741 (Citron et al. 2003), AGO-Studie (Möbus et al. 2004)] günstig auf den Verlauf (Überleben) ausgewirkt. Eine dosisdichte Therapie sollte aber entsprechend den Empfehlungen von St. Gallen (2005) derzeit nur in klinischen Studien durchgeführt werden.

> Häufig ist eine optimale Dosierung der Einzelsubstanzen in Kombinationsregimes aus Toxizitätsgründen nicht möglich. Durch die sequenzielle Verabreichung kann dieses Problem umgangen werden. Weitere Studien zum Vergleich von Kombinations- und Sequenzbehandlungen werden derzeit durchgeführt.

31.3.4.1 Information und Aufklärung der Patientin

> Eine Patientin kann nur dann die Entscheidung für oder gegen die Durchführung einer Chemotherapie fällen, wenn sie durch ein Aufklärungsgespräch über ihre momentane Erkrankungssituation, deren Prognose, Möglichkeiten der Behandlung sowie deren Effektivität und Nebenwirkungen informiert wurde.

Nur durch eine **realistische Aufklärung** gibt man der Patientin die faire Chance, die Entscheidung entsprechend ihren Bedürfnissen zu treffen.

Empfehlung
Es sollte jedoch vermieden werden, die zu erwartende Lebenszeit in Zahlen oder präzise Ansprechraten anzugeben, da diese für den Einzelfall nicht zutreffend sind. Bewährt haben sich qualitative oder relative Angaben zu anderen, der Patientin bekannten Umständen.

Vor allem zur Orientierung für den Arzt bezüglich der Risikoeinschätzung und eines möglichen »Therapienutzens« für die einzelne Patientin ist ein Computerprogramm (im Internet unter www.AdjuvantOnline.com) hilfreich.

Wenn der behandelnde Arzt die Durchführung einer zytostatischen Therapie für sinnvoll erachtet, sollte er die Patientin durch eine realistische **Hervorhebung der positiven Aspekte** zu dieser Therapie motivieren. Mögliche Nebenwirkungen sollten nicht verschwiegen, Ängste vor diesen Nebenwirkungen durch den Verweis auf effektive Supportivmaßnahmen genommen werden. Insbesondere der **Vergleich zu vorherigen Therapien** hilft der Patientin, die zu erwartende Belastung einzuschätzen. In Fällen, bei denen sich die Frau in ihrer Entscheidung unsicher ist, kann mit ihr auch ein Therapieversuch über 1–2 Zyklen vereinbart werden. Wird die Therapie dann gut vertragen und ist sie effektiv, ergibt sich die Compliance für die Fortsetzung von selbst.

Cave
Entscheidet sich eine Patientin nach einer solchen Aufklärung bewusst gegen die Therapie, ist dieser Entschluss zu respektieren, und es sollte gemeinsam nach alternativen Vorgehensweisen gesucht werden. Die Patientin darf durch die Ablehnung der Therapie keine Nachteile erfahren, d. h. sie darf nie den Eindruck erhalten, dass ihr die ärztliche Fürsorge entzogen wird.

Empfehlung
Die Indikationsstellung und der Inhalt des Aufklärungsgesprächs sind schriftlich festzuhalten. Hierbei ist insbesondere auf mögliche Nebenwirkungen und Komplikationen einzugehen. Das Einverständnis der Patientin zur Therapiedurchführung ist nach Möglichkeit durch Unterschrift zu dokumentieren, entsprechende Vordrucke sind erhältlich.

Bedeutung der Anamnese. Voraussetzung für die richtige Indikationsstellung zu einer Zytostatikatherapie (von Minckwitz et al. 1998) ist es, ein möglichst vollständiges Bild von der aktuellen Erkrankungssituation der Patientin zu haben. Hierzu gehört eine exakte Anamnese, welche insbesondere relevante Zweiterkrankungen – mit Funktionseinschränkungen des Herzens, der Nieren, der Leber etc. –, eine quantifizierte Angabe tumorbedingter Symptome (nach Möglichkeit mit WHO-Graduierung) und ggf. auch die Verträglichkeit vorangegangener Chemotherapien erfasst. In dem Gespräch sollten gleichzeitig auch die Vorstellung und die Erwartungen der Patientin selbst über die weitere Behandlung erkundet werden. Dies ist insbesondere in der fortgeschrittenen Erkrankungssituation von hohem Stellenwert, wenn es um die Abwägung einer maximalen gegen eine palliative Therapie geht.

Die durchzuführenden **diagnostischen Untersuchungen** sind in ihrem Ausmaß so zu wählen, dass sie eine Verlaufsevaluation der betroffenen Organe mit einer geeigneten Methode erlauben und dass der Befall anderer, häufig betroffener Organsysteme mit ausreichender Sicherheit ausgeschlossen werden kann. Der unreflektierte Einsatz diagnostischer Hilfsmittel bedeutet immer eine unnötige Belastung der Patientin und verursacht unnötige Kosten.

Entsprechend dem multimodalen Therapieansatz ist dann zu entscheiden, inwieweit eine chirurgische, strahlentherapeutische und/oder systemische **Therapie** indiziert ist.

31.3.4.2 Monitoring während einer zytostatischen Therapie

Empfehlung
Neben der exakten und kontinuierlichen Verlaufsdokumentation der Tumormanifestationen müssen während der Durchführung einer Chemotherapie die tumorbedingten Symptome, sämtliche Nebenwirkungen und deren Einfluss auf die Lebensqualität erfasst werden (von Minckwitz et al. 1998).

Der **Therapieeffekt** wird entsprechend den Richtlinien der WHO erfasst. In einer kurzen Anamnese sollte vor jeder Applikation nach Veränderungen der bestehenden Symptomatik, besonders auch nach neu aufgetretenen Beschwerden gefragt werden. Bei Verdacht auf Fortschreiten der Erkrankung bzw. Therapieresistenz sollte immer zuerst eine Diagnostik (klinische Untersuchung, bildgebende Verfahren, evtl. Tumormarkerbestimmung) erfolgen und notfalls die Gabe der Chemotherapie verschoben werden. Veränderungen der Symptomatik sind am besten zu erkennen, wenn Symptome nach WHO graduiert werden. Die **Schmerzintensität** lässt sich einfach anhand von Tafeln quantifizieren (z. B. visuelle Analogskala). Gleichzeitig ist der **Bedarf an Analgetika** zu erfragen und ggf. die Medikation zu optimieren. Zur **Erfassung der Nebenwirkungen** sollten zuerst möglichst offene Fragen gestellt werden, dann aber auch spezifisch nach typischen Toxizitäten des betreffenden Regimes.

Erfassung der Nebenwirkungen. Auch die Nebenwirkungen sollten nach WHO-Graden quantifiziert werden. Bewährt hat sich zudem ein Fragebogen, den die Patientin im Wartezimmer ausfüllen kann und der dann als Grundlage des Arztgesprächs dient (◘ Tabelle 31.21). Außerhalb von Studienbedingungen sind einige wenige **offene Fragen zur Erfassung der Lebensqualität** ausreichend, z. B.:
— Wie fühlen Sie sich?
— Können Sie ihrer alltäglichen Tätigkeit nachkommen?
— Wie stark fühlen Sie sich durch die Behandlung beeinträchtigt?

Labor- und apparative Untersuchungen. An Laboruntersuchungen sollte immer eine **Blutbildkontrolle in wöchentlichen Abständen** erfolgen. Bei stärker myelosuppressiven Therapieregimes ist eine Bestimmung der Neutrophilen zu empfehlen. Bei ambulanter Therapiedurchführung muss die Blutbildkontrolle mit schneller Befundung durch einen niedergelassenen Haus- oder Facharzt organisiert sein. Alle **3–4 Wochen** sollten die **Leber- und Nierenwerte** überprüft werden, um Funktionsstörungen, die sich auf die Elimination der Zytostatika negativ auswirken können, frühzeitig zu entdecken. Bei stark nephrotoxischen Substanzen, wie z. B. Cisplatin, sollte eine exaktere Nierenfunktionsbestimmung mittels der Kreatinin-Clearance erfolgen. Bei ossären Metastasen ist ergänzend die Kalziumkonzentration im Serum zu überprüfen. Weitere Untersuchungen richten sich nach dem Nebenwirkungsprofil der eingesetzten Medikamente und beinhalten eine **Kardioechographie** bzw. eine Ventrikuloszintigraphie bei kardiotoxischen Substanzen, eine **Audiometrie** bei ototoxischen Substanzen etc.

> **Empfehlung**
>
> Bei ausgeprägten objektiven (WHO-Grade III und IV) und bei subjektiv von der Patientin als sehr belastend empfundenen Nebenwirkungen ist eine Unterbrechung oder ein Abbruch der Therapie in Erwägung zu ziehen. Hierbei sollte insbesondere der bisherige Erfolg der Therapie als auch der noch zu erwartende Erfolg mit in die Entscheidung einbezogen werden. Steht das subjektive Empfinden der Nebenwirkungen im Vordergrund, sollte das weitere Vorgehen immer mit der Patientin zusammen beschlossen werden.

31.3.5 Adjuvante Strahlentherapie

Die Bestrahlung stellt einen **festen Bestandteil der Primärbehandlung** des Mammakarzinoms dar (Gerber et al. 2004). Eine brusterhaltende Operation kann nur durch die zusätzliche Bestrahlung des verbliebenen Drüsenkörpers eine zur Mastektomie vergleichbare lokale Sicherheit gewährleisten (◘ Tabelle 31.22).

Bei brusterhaltendem Vorgehen zeigt eine Metaanalyse von Peto (2004), dass durch die Bestrahlung der Restbrust nicht nur die Lokalrezidivrate, sondern unabhängig vom Nodalstatus nach 10–15 Jahren Follow-up auch ein Überlebensvorteil erzielt werden kann.

31.3.6 Adjuvante Therapie in Sonderfällen

31.3.6.1 Nodalnegative Karzinome mit niedrigem und mittlerem Risiko/durch Screening entdeckte Karzinome

Zur **Effektivitätsanalyse** stehen bisher keine Subgruppenanalysen aus randomisierten Studien zu nodalnegativen Karzinomen mit niedrigem oder mittlerem Risiko zur Verfügung. Dies ist v. a. dadurch bedingt, dass die Diagnosestellung aufgrund verbesserter Screening-Verfahren erst seit dem letzten Jahrzehnt häufiger erfolgt und lange Beobachtungszeiträume für die Detektion eines Therapieeffekts notwendig sind.

Über eine **größere Fallzahl** in prospektiv randomisierten Studien behandelter Patientinnen mit nodalnegativen Karzinomen berichtete erstmals die NSABP:
— In den NSABP-Studien B14 und B20 wurden ausschließlich nodalnegative, rezeptorpositive Tumoren eingeschlossen. Ohne eine adjuvante Therapie lebten nach 12 Jahren 54 % der Patientinnen krankheitsfrei. Durch die Gabe von Tamoxifen konnte die Rate auf 64 % erhöht und durch eine zusätzliche Chemotherapie auf 75 % gesteigert werden. Diese absolute Verbesserung von 21 % entspricht einer relativen Senkung des Rückfallrisikos von ca. 46 %.
— In einer retrospektiven Auswertung aller in den Studien der NSABP behandelten Patientinnen mit nodalnegativem, rezeptornegativem Tumor von 1 cm Durchmesser wurde versucht, den Effekt einer adjuvanten Chemotherapie bei diesen kleinen Tumoren zu bestimmen. Bei 234 Frauen konnte die Rate an nach 8 Jahren rezidivfrei Überlebenden von 81 % auf 90 % gesteigert werden, was wiederum einer Senkung des Rezidivrisikos um 47 % entspricht.
— Weiterhin wurden 1024 gleich große, nodalnegative Tumoren mit positivem Rezeptorstatus überhaupt nicht, mit Tamoxifen oder mit Tamoxifen und Chemotherapie adjuvant behandelt. Das rezidivfreie 8-Jahres-Überleben konnte hierbei von 86 % über 93 % auf 95 % gesteigert werden und das Gesamtüberleben von 90 % über 92 % auf 97 %. Somit wurde das Rezidivrisiko um 64 % und das Todesrisiko um 70 % reduziert.

> Aus diesen Daten lässt sich ableiten, dass ein **Therapieeffekt** sowohl von **Tamoxifen** als auch einer **Chemotherapie** (hier v. a. CMF) **auch bei diesen sehr frühen Stadien** vorhanden ist. Das Ausmaß könnte vergleichbar (oder sogar größer) als bei größeren Tumoren sein.

Tabelle 31.21. Patientenfragebogen zur Erfassung von Nebenwirkungen einer Chemotherapie. (Nach von Minckwitz et al. 1998b)

Sehr geehrte Patientin, zur besseren Erfassung der seit der letzten Chemotherapiegabe aufgetretenen Nebenwirkungen möchten wir Sie bitten, diesen Fragebogen auszufüllen. Bitte kreuzen Sie die Ihrer Meinung nach zutreffenden Felder an. Vielen Dank für Ihre Mitarbeit.

Name: _____ Vorname: _____ Datum: _____

Allgemeines Befinden	Normal	Leicht beeinträchtigt	Mäßig beeinträchtigt	Stark beeinträchtigt	Für die meiste Zeit bettlägerig
Übelkeit	Keine	< 2 Tage	2–5 Tage	5 Tage	Krankenhauseinweisung
Erbrechen					
Dauer	Kein	< 2 Tage	2–5 Tage	> 5 Tage	Krankenhauseinweisung
Häufigkeit pro Tag		1- bis 2-mal pro Tag	3- bis 5-mal pro Tag	Häufiger als 5-mal pro Tag	
Durchfall					
Dauer	Keiner	< 2 Tage	2–5 Tage	> 5 Tage	Krankenhauseinweisung
Häufigkeit pro Tag		1- bis 3-mal pro Tag	4- bis 7-mal pro Tag	8- bis 10-mal pro Tag	
Verstopfung	Keine	Leicht	Mäßig	Stark, aufgetriebener Leib	Krankenhauseinweisung
Appetit	Wie immer, gesteigert	< 2 Tage vermindert	2–5 Tage vermindert	> 5 Tage vermindert	Krankenhauseinweisung
Schmerzen mit/ohne Medikation	Keine	Gering	Mäßig	Stark	
Haarausfall	Keinen	Leicht	Mäßig	Vollständig	
Hautveränderungen	Normal	Gerötet	Schuppend, juckend	Nässend und schuppend	Krankenhauseinweisung
Finger- und Fußnägel	Normal	Leicht brüchig	Stark brüchig	1 Nagel abgelöst	Alle Nägel abgelöst
Mundschleimhaut	Normal	Gerötet, wund	Kleine Geschwüre	Nur flüssige Nahrungsaufnahme möglich	Krankenhauseinweisung
Augenschleimhaut	Normal	Leichte Rötung	Mäßige Rötung	Starke Rötung	Krankenhauseinweisung
Fieber	Kein	< 38°C	38–40°C	> 40°C	Krankenhauseinweisung
Infektionen	Keine	Wenn ja, welches Organ?			
Missempfindungen/Kribbeln	Kein	Leicht	Mäßig	Stark	Ohne Gefühl
Kraftminderung	Keine	Leicht	Mäßig	Stark	Lähmung
Gangunsicherheit	Keine	Leicht	Mäßig	Stark	Unmöglichkeit zu gehen
Weitere Beschwerden	(ggf. Rückseite verwenden)				

31.3 · Adjuvante Therapie des Mammakarzinoms

Tabelle 31.22. Zielvolumina und Indikationsstellung der postoperativen Bestrahlung bei primärem Mammakarzinom

Forderung	Zielvolumen	Operation	Kriterien
Soll	Restbrust	Brusterhaltende Therapie	Immer
Kann	Boost Tumorbett	Brusterhaltende Therapie	Optional
Kann	Axilla, evtl. supraklavikulär	Brusterhaltende Therapie, Ablatio	Optional bei > 3 positiven Lymphknoten
Kann	Retrosternal	Brusterhaltende Therapie, Ablatio	Optional bei > 5–10 positiven Lymphknoten
Soll	Brustwand	Ablatio	Primärtumor > 5 cm Pektoralisinfiltration/ Hautränder positiv

Bewertung des Therapieeffekts. Mit der Einschränkung des mit 8 Jahren eher kurzen Beobachtungszeitraums (s. oben) könnte angenommen werden, dass über 80 % der Patientinnen auch ohne Behandlung krankheitsfrei leben und 5–10 % trotz einer Behandlung ein Rezidiv erleiden. Dies subsumiert jedoch, dass der Therapieeffekt ausschließlich, aber dafür absolut nur bei wenigen Tumoren vorhanden ist.

Zieht man jedoch den Vergleich mit der Palliativsituation, ist das Therapieansprechen über ein sehr großes **Spektrum** fließend verteilt, d. h. ein Tumor spricht mehr, ein anderer Tumor weniger auf die Therapie an. Somit kann sich eine beobachtete Überlebensverlängerung durch eine adjuvante Behandlung auch durch das **Hinauszögern eines Rückfalls** bei sehr vielen Patientinnen (über einen Zeitraum von 20 Jahren bei bis zu 40 % aller nodalnegativen Frauen) ergeben. Dies gilt aber grundsätzlich für alle Stadien der frühen Brustkrebserkrankung. Mit zunehmendem Risiko nimmt nur der Anteil der unnötig Behandelten ab und der Anteil der umsonst Behandelten zu.

31.3.6.2 Lokal fortgeschrittene Mammakarzinome, Tumoren mit ungünstiger Brust-Tumor-Größenrelation

Die **Therapieziele beim Mammakarzinom** bestehen zum einen in der lokoregionären Kontrolle der befallenen Brust, der Brustwand und der Axilla, zum anderen in der Elimination von Mikrometastasen. Betrachtet man die zur Verfügung stehenden Therapiemodalitäten, so beziehen sich Operation und Bestrahlung hauptsächlich auf die lokoregionäre Kontrolle und die systemische Therapie auf beide Therapieziele.

Insofern ist es bei Erkrankungen, die eine **ausgeprägte lokoregionäre Kontrolle** benötigen, wenig sinnvoll, die systemische Therapie erst dann durchzuführen, wenn die größte Tumorlast bereits anderweitig behandelt wurde. Es erscheint vielmehr besser, die systemische Therapie voranzustellen (von Minckwitz et al. 1999).

> **Krankheitsbilder, die eine ausgeprägte lokoregionäre Kontrolle benötigen**
> - inflammatorische Karzinome (T4d);
> - lokoregionäre Karzinome im Stadium T4a–c;
> - ausgeprägter Befall der Axilla und supra-/infraklavikulärer Region (N2–3);
> - ungünstige Tumor-Brust-Größenrelation (T > 2 cm).

Studien. Honkoop et al. (1998) haben alle publizierten Studien zur präoperativen systemischen Therapie beim Mammakarzinom im Stadium T4 zusammengestellt. Beim lokal fortgeschrittenen Mammakarzinom wurde über 19 Studien und ca. 2000 Patientinnen berichtet. Alle Betroffenen hatten 3–4 Zyklen einer anthrazyklin-haltigen Chemotherapie in konventioneller Dosierung erhalten. Im Durchschnitt konnte eine Ansprechrate von 69 % erzielt werden. Die klinisch komplette Remissionsrate lag zwischen 6 und 20 %, das 5-Jahres-Überleben bei 48 %. Die Autoren konnten sämtlich keine erhöhte Komplikationsrate (insbesondere Infektionen) bei der Operation und bei der nachfolgenden Radiatio finden. Weiterhin wurden 11 Studien mit insgesamt 800 Patientinnen mit inflammatorischem Mammakarzinom gefunden. Die Zahl der Patientinnen pro Studie ist i. allg. relativ klein, sodass die Daten vorsichtig zu interpretieren sind. Auch diese Frauen hatten alle eine anthrazyklin-haltige Chemotherapie erhalten. Die Ansprechrate bei diesem Krankheitsbild lag bei 70 % und das 5-Jahres-Überleben bei 39 %.

In 6 weiteren Studien wurde die **Chemotherapie nicht in konventioneller Dosierung** eingesetzt, sondern dosisintensiviert mit einer Verkürzung des Intervalls auf 14 Tage. In den meisten Studien wurde zur Vermeidung einer höhergradigen Neutropenierate G-CSF appliziert. Bei den insgesamt 261 Patientinnen lag die Ansprechrate zwischen 84 und 100 %. Histologisch konnte bei 17–34 % kein vitaler Tumor mehr nachgewiesen werden, die 5-Jahres-Überlebensrate lag bei 72–75 %.

> Nach diesen insgesamt sehr positiven Ergebnissen ist die präoperative Chemotherapie beim lokal fortgeschrittenen Mammakarzinom als Standardvorgehen anzusehen.

31.3.7 Wahl des Zeitpunkts der adjuvanten Chemotherapie beim primär operablen Karzinom

Neoadjuvante postoperative primäre Chemotherapie. Hier handelt es sich um einen Paradigmenwechsel in der Therapie: **Vor** der **definitiven lokalen Therapie** wie Operation und Bestrahlung wird eine **systemische Therapie** eingesetzt (Kaufmann et al. 2003; Kaufmann 2005). Primäres Ziel einer neoadjuvanten Chemotherapie war es, häufiger brusterhaltende Operationen durchführen zu können (Chen et al. 2004). Entscheidend haben zum Erreichen dieses Ziels die Ergebnisse der NSABP B-18-

Studie beigetragen (Fisher et al. 1997, 2002). Sie sollen im Folgenden ausführlich dargestellt und diskutiert werden.

Annähernd 1600 Frauen mit primär operablem Mammakarzinom wurden prospektiv randomisiert entweder primär operiert und anschließend mit 4 Zyklen einer Adriamycin-Cyclophosphamid-Chemotherapie behandelt oder primär mit der gleichen Chemotherapie therapiert und erst danach operiert. Alle Frauen über 50 Jahre erhielten zusätzlich für 5 Jahre Tamoxifen.

Ergebnisse. Bei den präoperativ systemisch therapierten Patientinnen ließ sich nach der Chemotherapie palpatorisch in 80 % ein Tumorrückgang um mehr als 50 % dokumentieren und in 36 % der Tumor gar nicht mehr nachweisen. Angaben über bildgebende Methoden liegen hierzu nicht vor. Bei der histologischen Untersuchung konnte sich die klinische Komplettremission nur in 1/4 der Fälle bestätigen. Die Rate betrug somit 9 %. Bei nur 4 % der Patientinnen kam es zu einer Größenzunahme unter der Therapie.

Betrachtet man den histologischen Lymphknotenstatus zum Zeitpunkt der Operation in beiden Therapiegruppen, so waren im postoperativen Therapiearm 57 % nodalpositiv und im präoperativen Therapiearm nur 41 %. Daraus lässt sich ableiten, dass bei 16 % der Patientinnen der Lymphknotenstatus von positiv zu negativ verbessert werden konnte. Die **Remission des Primärtumors** geht jedoch nicht in allen Fällen mit dem Ansprechen der Lymphknoten einher. Bei Patientinnen mit klinisch kompletter Remission waren noch 33 % der Tumoren nodalpositiv, wenn sich histologisch noch invasive Tumorreste nachweisen ließen. Fanden sich nur noch In-situ-Reste, konnten noch in 12 % positive Lymphknoten gefunden werden. Der gleiche Prozentsatz fand sich auch bei Patientinnen mit histologischer Komplettremission.

> Somit ist davon auszugehen, dass die Lymphknotenmetastasen prinzipiell nicht so gut auf die Chemotherapie ansprechen. Inwieweit sich dies auf systemische Mikrometastasen übertragen lässt, ist aus diesen Daten nicht zu klären.

Die Studienergebnisse der NSABP-Studie wurden auch daraufhin untersucht, inwieweit sich das **Ansprechen auf die Chemotherapie** vorhersagen lässt. Es konnte gezeigt werden, dass insbesondere kleine Tumoren, nodalpositive Malignome und Neoplasien bei jüngeren Frauen gut angesprochen haben.

Mittlerweile ist ein Nachbeobachtungszeitraum von median 9 Jahren verfügbar. Generell lässt sich feststellen, dass das **Überleben der Patientinnen** in beiden Armen vollkommen identisch erscheint.

> Es kann somit gezeigt werden, dass die Punktion bzw. Stanzbiopsie des Tumors keine negative Auswirkung auf die Prognose hat.

Von Bedeutung war auch die Frage, inwieweit die **konventionellen Prognosefaktoren** ihre Gültigkeit auch nach Applikation einer präoperativen Chemotherapie behalten.

> In der Analyse der B-18-Daten zeigt sich, dass der wichtigste unabhängige Prognosefaktor das Ansprechen auf die präoperative Therapie ist. Im Cox-Regressionsmodell lässt sich nachweisen, dass insbesondere das krankheitsfreie Intervall hiervon stark abhängig ist.

Für das Überleben sind die Ergebnisse jedoch noch nicht signifikant. Weiterhin behalten auch die konventionellen Prognosefaktoren ihre Gültigkeit. Am zuverlässigsten ist wie bisher der **Lymphknotenstatus**. Es lässt sich aber auch für die initiale Tumorgröße und das Alter der Patientin eine signifikante Korrelation mit der Prognose finden.

> Ein weiteres sehr wichtiges Ergebnis ist die Erhöhung der Rate brusterhaltender Operationen durch die präoperative Therapie. Im primär operativ behandelten Therapiearm konnte in 60 % eine brusterhaltende Operation durchgeführt werden, wohingegen im präoperativen Chemotherapiearm die Rate bei 68 % lag.

Zudem mussten die behandelnden Ärzte vor Beginn jedweder Therapie eine **Operationsmethode vorschlagen**, sodass dies mit der definitiv durchgeführten Operation nachträglich verglichen werden konnte. Während vor der primären Operation in 66 % eine brusterhaltende Therapie vorgeschlagen wurde, war dies nur in 60 % definitiv möglich. Vor der Chemotherapie wurde in 65 % eine brusterhaltende Therapie vorgeschlagen, und dies war dann sogar in 67 % durchführbar.

Eine vielfach diskutierte Frage ist das **Risiko für lokoregionäre Rezidive**, insbesondere, wenn die Gewebeentnahme ein kleineres Areal umfasst als initial befallen war. Bisher wurde im Operationsarm in 6 % ein Lokalrezidiv festgestellt und im Chemotherapiearm in 8 %. Dieser Unterschied ist jedoch, zumindest zum jetzigen Zeitpunkt, noch nicht signifikant. Er zeigt aber, dass die Zahl der gewonnenen brusterhaltenden Therapien auf jeden Fall größer ist als die Zahl der Lokalrezidive. Es ließ sich aber auch zeigen, dass insbesondere diejenigen Frauen ein erhöhtes Lokalrezidivrisiko haben, welche initial einen großen Tumor (> 5 cm) hatten und bei denen initial eine Mastektomie vorgesehen war. Ebenfalls ist das Risiko kleiner, wenn die Chemotherapie zu einer kompletten Remission geführt hat, als wenn nur ein geringgradiges Ansprechen zu dokumentieren war.

Die neoadjuvante Chemotherapie wird heute als eine Option für alle Patientinnen angesehen, für die bereits nach Abschluss der Diagnostik sicher entschieden werden kann, dass eine Chemotherapie grundsätzlich notwendig ist. Rezidivfreies und Gesamtüberleben nach einer adjuvanten und neoadjuvanten Therapie sind identisch, durch die neoadjuvante Therapie kann aber die **Rate an brusterhaltenden Operationen (BET)** um durchschnittlich 10 % erhöht werden. Der Therapieeffekt kann bereits während der präoperativen Behandlung durch sonographische Verlaufskontrollen verfolgt werden. Anschließend kann durch eine histomorphologische Aufarbeitung des Operationspräparates die verbliebene Tumormenge exakt bestimmt werden. Je weniger Resttumor hierbei gefunden wird, umso günstiger ist das Langzeitüberleben der Patientinnen.

Die Chance auf eine histologisch bestätigte, komplette Remission (pCR) ist bei endokrinunempfindlichen Tumoren signifikant höher als bei hormonempfindlichen Karzinomen. Der neoadjuvante Therapieansatz stellt somit eine sehr gute Möglichkeit dar, zukünftig die systemische Therapie mehr auf die individuelle Patientin »maßzuschneidern«. Patientinnen mit bestehender Indikation zur Chemotherapie sollten deshalb sowohl über die Vor- und Nachteile einer konventionellen adjuvanten Chemotherapie wie auch der präoperativen Applikationsweise aufgeklärt werden. **Anthrazyklin-Taxan-basierte**

Chemotherapien werden aufgrund ihrer hohen lokalen Effektivität (BET und pCR-Rate) am häufigsten präoperativ eingesetzt.

> **Zusammenfassung: Neoadjuvante systemische Therapie**
> - Bei gleicher adjuvanter (postoperativer) und neoadjuvanter (präoperativer) Therapie sind rezidivfreies und Gesamtüberleben identisch, bei jedoch häufiger möglicher brusterhaltender Operation.
> - Eine komplette pathologische Remission (pCR) ist direkt mit einem längeren Überleben verbunden.
> - Endokrinunempfindliche Tumoren lassen signifikant häufiger eine pCR erkennen als endokrinempfindliche Tumoren.
> - Anthrazyklin-/Taxan-haltige Chemotherapien sind die effektivsten neoadjuvanten Schemata.
> - Bei postmenopausalen Frauen mit hormonempfindlichen Tumoren sind Aromatasehemmer im Vergleich zu Tamoxifen wirksamer.
> - Die optimale Dauer einer neoadjuvanten Therapie ist noch nicht bekannt, es werden wenigstens 4 Zyklen Chemotherapie und 3–4 Monate einer endokrinen Therapie empfohlen.
> - Neoadjuvante systemische Therapien können heute allen Patientinnen angeboten werden, die auch für eine adjuvante Therapie – unabhängig von der primären Tumorgröße – geeignet sind.
> - Eine Kombination von prä- und postoperativer Chemotherapie scheint wenig erfolgversprechend zu sein (Bear et al. 2004).
> - Neoadjuvante systemische Therapien sind geeignet, prädiktive Faktoren und neue Medikamente rasch zu entwickeln und zu etablieren.

31.3.8 Konsensusempfehlungen zur adjuvanten Therapie

Internationale Konsensusempfehlungen werden zum einen alle 10 Jahre vom **National Institute of Health** (NIH, Kaufmann u. von Minckwitz 2001) der USA als auch von einer jetzt alle 2 Jahre stattfindenden **Konferenz in St. Gallen** veröffentlicht (Goldhirsch et al. 2003, 2005). Die Mitglieder des NIH-Konsensus-Panels sind sämtlich nicht als Experten auf dem Gebiet des Mammakarzinoms tätig, sondern Onkologen mit Schwerpunkt auf anderen Tumorerkrankungen, Statistiker, Gesundheitswissenschaftler und eine selbst betroffene Richterin. Im Gegensatz hierzu besteht das Konsensus-Panel der St. Gallener Konferenz ausschließlich aus Medizinern und Statistikern, die als Experten auf dem Gebiet des Mammakarzinoms arbeiten. Im Folgenden sollen die aktuellen NIH-Empfehlungen aus dem Jahr 2000 und die neuesten Aspekte der St. Gallener Empfehlungen von 2005 zusammenfassend dargestellt werden.

31.3.8.1 Welche Faktoren sollen für die Auswahl einer adjuvanten Therapie benutzt werden?

Prognostische Faktoren sind zum Zeitpunkt der Diagnose verfügbar und betreffen den Verlauf der Erkrankung ohne zusätzliche Therapiemaßnahmen. **Prädiktive Faktoren** sind mit dem Grad des Ansprechens auf eine bestimmte Therapie assoziiert.

> Akzeptierte prognostische und prädiktive Faktoren:
> - Alter,
> - Tumorgröße,
> - axillärer Lymphknotenstatus,
> - histologischer Tumortyp,
> - standardisiertes pathologisches Grading,
> - Hormonrezeptorstatus (Tabelle 31.23),
> - Her-2/neu-Rezeptorstatus,
> - evtl. Nachweis einer Gefäßinvasion.

Neuere Faktoren können weiterhin nicht standardmäßig für Therapieentscheidungen herangezogen werden, da die Bestimmungsmethoden nicht ausreichend standardisiert sind und prospektiv erhobene Daten mit ausreichender statistischer Aussagekraft nicht in ausreichendem Maße zur Verfügung stehen.

31.3.8.2 Risikoklassifikation nach Nodalstatus

In der prognostisch sehr heterogenen Gruppe nodalnegativer Mammakarzinome wird von **unterschiedlichen Risiko-Nutzen-Konstellationen** ausgegangen. Heute wird im Gegensatz zu den St.-Gallen-Empfehlungen von 2003 eine eigene Gruppe von Patientinnen mit einem mittleren Risiko definiert (Tabelle 31.24). Es wird wieder eine Low-risk-Gruppe postuliert (nodalnegativ, Her-2/neu-negativ, östrogen- und/oder progesteronrezeptorpositiv, Tumorgröße nicht > 2 cm, Grading 1 und Alter über 35 Jahre), die eine Überlebensprognose annähernd derjenigen der Gesamtbevölkerung aufweist. Diese Gruppe zeigt jedoch ein deutlich erhöhtes Risiko für ein erneutes, z. B. kontralaterales Mammakarzinom. Hier sollten bei der postoperativen Behandlung besonders die präventiven Aspekte in den Vordergrund treten.

Tabelle 31.23. Prognostische und prädiktive Faktoren bei Mammakarzinomen (entsprechend der NIH-Konferenz 2000)

Akzeptierte Faktoren	Nicht anzuwendende Faktoren, die aber weiter untersucht werden sollen
Rasse	Her-2
Alter	p53
Tumorgröße	Histologischer Gefäßeinbruch
Axillärer Nodalstatus	Angiogenesefaktoren
Histologischer Tumortyp	Mikrometastasen in Lymphknoten oder Knochenmark
Pathologisches Grading	Mikro-Arrays
Hormonrezeptorstatus	Proteomics

□ **Tabelle 31.24.** Risikoeinteilung primärer Mammakarzinome nach der Konferenz von St. Gallen 2005. (Nach Goldhirsch et al. 2005; Kaufmann et al. 2005)

Risikogruppe	»Endocrine responsive«	»Endocrine non-responsive«
Low-risk-Gruppe	Nodalnegativ[a] und ER und/oder PR-positiv und pT < 2 cm, und G1 und Alter > 35 und keine Gefäßinvasion[b] und Her-2-negativ (alle Kriterien müssen erfüllt sein)	Nicht anwendbar
Intermediate-risk-Gruppe	Nodalnegativ ER- und/oder PR-positiv und mindestens ein Kriterium: pT > 2 cm pder G2–3 oder Alter < 35 Jahre oder Gefäßinvasion oder Her-2-positiv. Nodalpositiv (1–3) ohne Gefäßinvasion oder Her-2-negativ	Nicht zutreffend (ER- und PR-negativ)
High-risk-Gruppe	Nodalpositiv (> 4) oder 1–3 Nodalpositiv mit Gefäßinvasion[b] oder Her-2-positiv	Alle (ER- und PR-negativ)

[a] Die mittlerweile vorliegende Datenlage zur Sentinellymphknotentechnik gilt als aussagekräftig. Ein tumorfreier axillärer Sentinellymphknoten kann heute sicher ein Tumorstadium als »nodalnegativ, N0« bestätigen. Andererseits wird der (immunhistochemische) Nachweis einzelner Tumorzellen in einem Lymphknoten als prognostisch nicht relevant erachtet, sodass die Erkrankungen weiterhin als nodalnegativ eingestuft werden.
[b] Der Nachweis einer Gefäßinvasion wird nicht allgemein als erforderlich erachtet.

Bei der hiervon abzugrenzenden **2. Gruppe nodalnegativer Karzinome** mit mittlerem Risiko (□ Tabelle 31.24), die auch 1–3 nodalpositive Tumoren miteinschließen, fällt die Risiko-Nutzen-Analyse grundsätzlich zugunsten einer systemischen Therapie aus. Bei dieser Gruppe ist jedoch die Bilanz häufig nur bei einer moderaten Toxizität der Behandlung positiv.

Als **High-risk-Gruppe** gelten alle nodalpositiven Tumoren mit mehr als 3 befallenen Lymphknoten oder mit 1–3 befallenen Lymphknoten, aber positivem Her-2/neu-Nachweis oder mit Gefäßinvasion.

> Eine prognostische Einschätzung nodalpositiver Karzinome ist allein durch die Zahl der befallenen Lymphknoten ausreichend möglich.

31.3.8.3 Für welche Patientinnen sollen adjuvante Hormontherapien empfohlen werden?

Empfehlung

Eine adjuvante Hormontherapie sollte allen Frauen mit hormonrezeptorpositivem Tumor empfohlen werden, ungeachtet des Alters, des Menopausenstatus, der befallenen Lymphknoten oder der Tumorgröße.

Entscheidend für die Empfehlung einer Hormontherapie ist der immunhistochemisch bestimmte **Hormonrezeptornachweis**. Je ausgeprägter der Hormonrezeptornachweis ist, umso höher ist die Effektivität einer endokrinen Therapie anzunehmen. Ist dieser nicht möglich, sollte der Tumor, insbesondere bei postmenopausalen Patientinnen, als rezeptorpositiv angesehen werden. Die weniger häufigen Fälle, bei denen der Östrogenrezeptor negativ, aber der Progesteronrezeptor positiv ist, scheinen ebenfalls von einer Hormontherapie zu profitieren. Der Her-2/neu-Status beeinflusst heute die Indikationsstellung ebenfalls.

Bei Frauen mit einem niedrigen Risiko ist die Indikation individuell zu stellen. Hier muss man zwischen der Vorbeugung von Zweitmalignomen in der betroffenen oder der kontralateralen Brust und den möglichen Nebenwirkungen abwägen. Diese können Östogenmangelerscheinungen, v. a. bei prämenopausalen Frauen, oder venöse Thrombembolien und Endometriumveränderungen, v. a. bei postmenopausalen Frauen, sein.

Empfehlung

Die am häufigsten zur Anwendung kommende Hormontherapie, basierend auf über 30-jähriger Therapieerfahrung, besteht aus einer 5-jährigen Behandlung mit Tamoxifen in einer Dosis von täglich 20 mg. Die Vorteile der Tamoxifen-Behandlung überwiegen eindeutig gegenüber möglichen Nachteilen (Endometriumkarzinom, venöse Thrombembolien).
Bei postmenopausalen Frauen stellt die Behandlung mit Aromatasehemmern heute einen weiteren, neuen Standard dar (▶ Abschn. 31.3.3.2).

Um ein **Endometriumkarzinom** bei asymptomatischen Patientinnen zu entdecken, sind als Screening-Maßnahmen die Vaginalsonographie oder Endometriumbiopsien nicht geeignet. Weiterführende diagnostische und therapeutische Maßnahmen werden heute nur beim Auftreten von postmenopausalen Blutungen empfohlen.

Alternative Strategien bei prämenopausalen, hormonrezeptorpositiven Patientinnen sind die chirurgische oder medikamentöse **ovarielle Ablation**. Eine Ovarialablation ist gleich effektiv wie einige Chemotherapieregimes. Die Dauer einer Therapie mit GnRH-Agonisten sollte mindestens 2–3 Jahre betragen und in Kombination mit Tamoxifen erfolgen. Der Effekt einer alleinigen Chemotherapie bei hormonrezeptorpositiven Tumoren sehr junger Frauen ist ungenügend. Es existieren derzeit allerdings nicht genügend Daten, die die Kombination einer Ovarialablation mit einer Chemotherapie begründen.

> Eine Hormontherapie ist bei Frauen mit hormonrezeptornegativen Tumoren nicht indiziert, da bisher keine substanzielle Reduktion des Rezidivs bzw. kontralateraler Mammakarzinome gezeigt wurde.

31.3.8.4 Für welche Patientinnen sollen adjuvante Chemotherapien empfohlen werden? Welche Medikamente sollen eingesetzt werden, in welcher Dosis und mit welchem Schema?

> Eine Chemotherapie verbessert längerfristig das rezidivfreie und Gesamtüberleben von prä- und postmenopausalen Frauen bis zu 70 Jahren mit nodalpositiver und nodalnegativer Erkrankung. Es sollten 4–6 Zyklen (über 4–6 Monate) einer Polychemotherapie durchgeführt werden.

CMF, Anthrazykline, Taxane. Anthrazykline zeigen hierbei einen kleinen, aber statistisch signifikanten Vorteil gegenüber nicht anthrazyklin-haltigen Regimes (z. B. CMF; Bonnadonna et al. 1995). Bisher konnte keine exzessive kardiale Toxizität bei Frauen ohne vorbestehende kardiale Erkrankung beobachtet werden. Die Entscheidung für eine Anthrazyklin-Therapie sollte jedoch individuell unter Berücksichtigung potenzieller Überlebensverbesserung und spezifischer Bedenken gegenüber zusätzlicher Toxizität (z. B. Alopezie) gefällt werden. Die präoperative Gabe ist als gleich effektiv zu einer postoperativen Gabe einzustufen.

> **Empfehlung**
>
> Als Standardregime für die adjuvante Chemotherapie gelten 4 Zyklen Doxorubin (Epirubicin)/Cyclophosphamid (AC- bzw. EC-Schema) oder 6 Zyklen Cyclophosphamid/Methotrexat/5-FU (CMF; Bonnadonna et al. 1976). Gängige Dosierungen für AC- und EC-Schema sind 60 mg/m² Doxorubicin bzw. 90 mg/m² Epirubicin und 600 mg/m² Cyclophosphamid an Tag 1 alle 3 Wochen. Eine Reduktion dieser Dosierung birgt die Gefahr einer Unterdosierung und des Wirkungsverlusts. Zur Dosierung und Verabreichung von CMF wird von den meisten Autoren die Verabreichung an 2 Tagen (Tag 1 + 8) und die orale Gabe von Cyclophosphamid (100 mg/m² p. o. Tag 1–14) favorisiert, wobei die in Deutschland weit verbreitete Gabe (C: 500 mg/m², M: 40 mg/m², F: 600 mg/m² i. v. Tag 1 + 8 q28t) als gleichwertig betrachtet wird.
> Andere Schemata sind A(E)C – CMF für jeweils 3 Zyklen. Als weitere Standardregimes gelten 6 Zyklen von FE(A)C-Chemotherapien (z. B. FEC$_{100}$ nach Bonneterre et al. 2004; FEC$_{120}$ nach Levine et al. 1998). Taxane werden entweder in Kombination (TAC; T = Docetaxel 100 mg/m²) oder sequenziell nach AC oder FEC eingesetzt (AC – Paclitaxel 225 mg/m²; FEC – Docetaxel 100 mg/m²) vor allem bei nodal positiven Karzinomen eingesetzt.

> **Cave**
>
> Die endokrine Therapie mit Tamoxifen sollte erst nach Ende der Chemotherapie begonnen werden, da bisher kein Vorteil für die simultane Gabe gezeigt werden konnte, sie aber mit einer höheren Thrombembolierate einhergeht.

Dosisintensivierte Regimes (z. B. Hochdosistherapie mit Stammzellsupport) zeigen bisher keine überzeugende Evidenz für einen verbesserten Verlauf im Vergleich zu normal dosierten Polychemotherapien. Sie sollten deshalb außerhalb randomisierter Studien nicht eingesetzt werden. Dosisdichte Chemotherapien sollten derzeit nur in Studien gegeben werden.

Taxane. Ein Einsatz von Taxanen bei nodalnegativen Mammakarzinomen außerhalb klinischer Studien sollte ebenfalls nicht erfolgen. Ihr Einsatz ist bisher nur bei nodalpositiven Mammakarzinomen anerkannt (Tabelle 31.20).

> **Empfehlung**
>
> Patientinnen mit hormonrezeptorpositivem Tumor sollten zusätzlich zur Chemotherapie Tamoxifen erhalten.

Die **Wahl der Chemotherapie** kann derzeit noch nicht anhand bestimmter biologischer Faktoren erfolgen. Erste Berichte umfangreicher adjuvanter Therapiestudien bei Her-2/neu-positiven Tumoren zeigen bei der zusätzlichen Gabe von Trastuzumab zur Chemotherapie eine signifikante Verbesserung der Ergebnisse (Tabelle 31.25).

Bei Frauen mit **Tumoren unter 10 mm Durchmesser** sollte nach den NIH-Empfehlungen die Indikation individuell gestellt werden. Bei Patientinnen **mit tubulären oder muzinösen Karzinomen** zeigen retrospektive Studien ein günstiges Langzeitüberleben ohne die Notwendigkeit einer Chemotherapie. Bei Frauen **über 70 Jahren** kann die Rolle der adjuvanten Chemotherapie derzeit nicht exakt definiert werden, obwohl ein Überlebensvorteil wahrscheinlich erscheint. Die Indikation ist in Abwägung mit evtl. bestehenden Komorbiditäten oder wahrscheinlichen Nebenwirkungen zu stellen.

In den Tabellen 31.26 bis 31.29 werden die **2005 verfassten St. Gallener Empfehlungen** zur adjuvanten Therapie außerhalb von Studienbedingungen wiedergegeben. Diese weltweit geltenden Empfehlungen versuchen, die Vorgehensweisen und Möglichkeiten verschiedener Länder zu berücksichtigen und sind, im Vergleich zu den amerikanischen Empfehlungen, wesentlich detaillierter und jetzt aktualisiert.

Tabelle 31.26 zeigt als Übersicht, wie heute adjuvante systemische Therapien entsprechend definierten Risikokonstellationen und nach jeweiliger Hormonempfindlichkeit zunehmend »individueller« eingesetzt werden können. Die Wahl der Hormontherapie richtet sich dabei nach dem Menopausenstatus.

31.3.8.5 Für welche Patientinnen soll eine Radiotherapie nach Mastektomie empfohlen werden?

> Bei Frauen nach Mastektomie und erhöhtem Risiko für ein lokoregionäres Tumorrezidiv können die lokale Tumorkontrolle und die Überlebensrate durch eine Bestrahlung erhöht werden (Pierce 2005). Diese Hochrisikogruppe beinhaltet Patientinnen mit 4 oder mehr befallenen Lymphknoten oder einem fortgeschrittenen Primärtumor (Tumordurchmesser 5 cm oder größer, Befall der Haut oder der angrenzenden Muskulatur).

Die **Bestrahlung** sollte innerhalb der ersten 6 Monate nach der Operation erfolgen, sie darf nicht parallel zu einer Anthrazyklin- bzw. Taxan-Behandlung durchgeführt werden. I. allg. erfolgt zuerst die **systemische adjuvante Therapie**. Die Bestrahlung sollte mit moderner Technik zur Reduktion des bestrahlen

Tabelle 31.25. Adjuvante Therapie bei Her-2/neu-positiven Mammakarzinomen

Studie (Patientinnen)		Studienarm		DFS (HR) (p-value)	OAS (HR)	Kardiotoxizität
NSABP B31/NCCTG (n = 1679) Romond ASCO 2005	Kontrolle (gepoolt)	4x AC	Paclitaxel q21d Paclitaxel q7d x 12	1,00	1,00	0,6 %
	Exp. (gepoolt)	4x AC	Paclitaxel q21d H… x 52 Paclitaxel q7d x 12 H… x 52	0,48 p < 0,00001	0,67 p = 0,015	4,0 %
NCCTG-N 9831 (n = 2804) Perez ASCO 2005	Arm A	4x AC	Paclitaxel q7d x 12	1,00	1,00	0 %
	Arm B	4x AC	Paclitaxel q7d x 12 H… x 52	0,87 p = 0,2936 (A vs. B)	0,85	2,2 %
	Arm C	4x AC	Paclitaxel q7d x 12 H… x 52	0,55 p = 0,0005 (A vs. C)	0,67 p = 0,015	3,3 %
HERA (n = 5090) Piccart ASCO 2005	Observation	Standardchemotherapie	Keine Therapie	1,00	1,00	
		Standardchemotherapie	H… x 1 Jahr	0,54 p < 0,00001	0,76 p = 0,26	

A = Adriamycin, C = Cyclophosphamid, H = Herceptin, DFS = krankheitsfreies Überleben, OAS = Gesamtüberleben, HR = Harzard-Ratio.

Tabelle 31.26. Adjuvante systemische Therapiemöglichkeiten, Risikokonstellation und Hormonempfindlichkeit (Hormontherapie-Menopausenstatus-orientiert)

Risiko	Hormonempfindlich	Fraglich hormonempfindlich	Hormonunempfindlich
Gering	Hormontherapie (NIH)		Nicht möglich
Mittel	Hormontherapie allein oder Chemo-Hormon-Therapie	Chemo-Hormon-Therapie	Chemotherapie
Hoch	Chemo-Hormon-Therapie		Chemotherapie

Tabelle 31.27. Adjuvante systemische Therapieempfehlungen bei »low« und »intermediate« Risiko nach St. Gallen 2005

Risikogruppe	Therapie gemäß endokriner Ansprechbarkeit				
	»endocrine responsive«		»endocrine responsive« unsicher (»low level«, ER/PR, Her-2-positiv)		»endocrine non-responsive«
	Prämenopausal	Postmenopausal	Prämenopausal	Postmenopausal	Prä-/postmenopausal
Nodalnegativ, »low risk«	TAM oder nil oder bei KI OFS	TAM oder nil oder bei KI OFS	TAM oder nil oder bei KI OFS	TAM oder nil oder bei KI OFS	Nicht anwendbar
Nodalnegativ + Nodalpositiv, »intermediate risk«	TAM ± OFS oder CHT → TAM ± OFS oder TAM oder OFS (OSF falls KI gegen TAM)	TAM oder AI CHT → TAM oder CHT → AI	CHT → TAM ± OFS oder TAM ± OFS oder CHT allein	CHT → TAM CHT → AI	CHT: F(E)C, CMF A(E)(C) → CMF Taxane (nur N+)

KI = Kontraindikation, C = Chemotherapie, TAM = Tamoxifen, OAS = ovarielle Suppression, AI = Aromatasehemmer, C = Cyclophosphamid, M = Methotrexat, F = Fluorouracil, A = Adriamycin, E = Epirubicin.

Tabelle 31.28. Adjuvante systemische Therapieempfehlungen bei »high« Risiko

Risikogruppe	Therapie gemäß endokriner Ansprechbarkeit		»endocrine non-responsive«
	»endocrine responsive« unsicher		
	Prämenopausal	Postmenopausal	Prä-/postmenopausal
Nodalpositiv, »high risk«	CHT → TAM ± OFS	CHT → TAM oder CT → AI (»switch« auf Exemestan oder Anastrozol nach 2–3 Jahren TAM oder Letrozol nach 5 Jahren TAM)	CHT[a] (6 Monate): A(C) → CMF CA(E)F oder FECs Taxane (nur N+)

[a] Dosisdichte Therapie nur in Studien.
KI = Kontraindikation, C = Chemotherapie, TAM = Tamoxifen, OAS = ovarielle Suppression, AI = Aromatasehemmer, C = Cyclophosphamid, M = Methotrexat, F = Fluorouracil, A = Adriamycin, E = Epirubicin.

Tabelle 31.29. Indikationsstellung zur adjuvanten Chemo- und Hormontherapie bei Mammakarzinom nach den NIH-Empfehlungen 2000

Hormonrezeptorstatus	Chemotherapie[a]	Hormontherapie[a]
Negativ	Ja	Nein
Positiv	Ja	Ja

[a] = Individuelle Indikationsstellung bei Frauen mit Tumoren < 10 mm, Patientinnen über 70 Jahren, günstigen histologischen Subtypen

Herzvolumens und der großen Gefäße durchgeführt werden. Die in der Metaanalyse der Early Breast Cancer Trialists' Collaborative Group (EBCTCG) aufgewiesene Erhöhung an nicht brustkrebsbedingten Todesfällen ist v. a. vaskulärer Natur und wird auf eine höhere Strahlendosis der umliegenden Organe durch frühere Bestrahlungstechniken zurückgeführt.

31.3.8.6 Wie beeinflussen Nebenwirkungen und Lebensqualitätsaspekte die individuelle Therapieentscheidung?

Individuelle Entscheidung. Adjuvante Therapieentscheidungen werden durch die marginalen Unterschiede der Therapieergebnisse und der Risiko-Benefit-Profile, die akute Effekte mit Langzeitverläufen ausgleichen müssen, erschwert. In retrospektiven Studien wird berichtet, dass Frauen auch für eine 1- bis 2-prozentige Verbesserung der Überlebenswahrscheinlichkeit einer adjuvanten Therapie zustimmen. Eine eindeutige Verständigung über Vorteile und Risiken sind die Voraussetzung für eine informierte, gemeinsame Therapieentscheidung.

Akute Nebenwirkungen einer Chemotherapie (Übelkeit, Erbrechen, Mukositis, Alopezie, Neutropenie) treten in unterschiedlicher Stärke auf und bessern sich nach Therapieende. Psychischer Stress ist stärker bei toxischeren Chemotherapieregimes ausgeprägt und normalisiert sich erst 1–3 Jahre nach Abschluss der Therapie.

Die simultane **Kombination von Chemotherapie und Tamoxifen** geht mit einem erhöhten Risiko an Thromboembolien bei gleichzeitigem Verlust der Wirksamkeit der Chemotherapie einher. Eine prämature Menopause, Gewichtszunahme und Fatigue sind die häufigsten Langzeitprobleme einer adjuvanten Chemotherapie oder ovariellen Ablation bei jungen Frauen.

Häufigste **Nebenwirkungen von Tamoxifen** sind Hitzewallungen und vaginaler Ausfluss. Die Einnahme von Tamoxifen geht mit einem geringgradig erhöhten Risiko für Endometriumkarzinome, Lungenembolien und tiefe Beinvenenthrombosen einher, v. a. bei Frauen über 50 Jahren. Die Vorteile überwiegen jedoch bei weitem diese Nachteile.

Die ausführlichen Empfehlungen sind im Originaltext im Internet unter http://consensus.nih.gov und www.ago-online.org abrufbar.

31.3.8.7 Was sind vielversprechende neue Forschungsrichtungen der adjuvanten Therapie?

Generell ist mit ca. 3 % die Zahl der an Studien teilnehmenden Patientinnen zu gering. Sowohl die betroffenen Frauen als auch die behandelnden Ärzte sollten zur **Studienteilnahme** motiviert werden.

Das **Modell der präoperativen Chemo- oder Hormontherapie** wird heute als die optimale Möglichkeit angesehen,
- die Effektivität von Therapieregimes zu bestimmen und sie miteinander zu vergleichen,
- eine endokrine und/oder Chemoresistenz auszuschließen und
- durch die Erfassung des Ansprechens prädiktive Faktoren zu evaluieren.

Es herrscht Konsens darüber, dass der **präoperativen endokrinen und/oder Chemotherapie** eine hohe Priorität bei der Durchführung von Studien eingeräumt werden sollte. Nicht nur bei Patientinnen mit großen Tumoren, bei denen ansonsten eine Mastektomie indiziert wäre, kann mittels primärer Chemotherapie auch außerhalb von Studien versucht werden, durch

Tumorverkleinerung eine brusthaltende Therapie zu erreichen. Patientinnen, die Kandidatinnen für eine adjuvante (postoperative) Therapie sind, können heute auch neoadjuvant (präoperativ) behandelt werden.

31.4 Therapie bei Metastasierung

31.4.1 Einleitung

Bis auf wenige Ausnahmen kommt bei metastasierten Mammakarzinomen eine **medikamentöse, d. h. systemisch wirkende Therapie** zum Einsatz. Nur so kann man dem Aspekt der in diesem Stadium immer anzunehmenden **disseminierten Multiorgankrankung** gerecht werden. Lokale operative Therapien oder Bestrahlungen werden nur zur akuten Linderung einer ausgeprägten Symptomatik (z. B. Dekompressionsoperation bzw. Schmerzbestrahlung bei ausgeprägter Wirbelsäulenmetastasierung) und i. allg. zusätzlich zur systemischen Therapie indiziert.

> Da eine Heilung dieser fortgeschrittenen Erkrankung nach wie vor nicht möglich ist, sollte die Therapieentscheidung unter palliativen Gesichtspunkten getroffen werden, womit das primäre Therapieziel die Erhaltung der Lebensqualität darstellt.

Das **lokoregionäre Rezidiv** ist hiervon gesondert zu sehen, wobei der Übergang zur Metastasierung jedoch fließend ist.

> Je näher das Rezidiv zum ehemaligen Sitz des Primärtumors entstanden ist (z. B. das intramammäre Rezidiv), umso größer ist die Chance einer Heilbarkeit und umso mehr tritt die lokale Behandlung in den Vordergrund. Je größer jedoch die Distanz zum ehemaligen Primarius ist (z. B. das supra-/infraklavikuläre Rezidiv), umso geringer wird die Chance auf Heilbarkeit und umso mehr gewinnt die systemische Therapie an Bedeutung.

Den Übergang stellt der Befall supra-/infraklavikulärer Lymphknoten dar, was im Rahmen der Primärerkrankung derzeit als lokal fortgeschrittene Erkrankung (N3) eingestuft wird, als Rezidiv aber eher als Metastasen.

31.4.2 Lokoregionäre Rezidive

31.4.2.1 Intramammäres Rezidiv

> **Definition**
> Definiert ist das intramammäre Rezidiv als das Wiederauftreten eines Mammakarzinoms in dem verbliebenen Brustgewebe nach brusthaltender Operation.

Häufigkeit. Intramammäre Rezidive treten, in Abhängigkeit vom Risikoprofil der untersuchten Patientinnen, in 5–15 % (so z. B. bei einer Auswertung der Universität Heidelberg in 6,8 %) innerhalb von 5 Jahren nach brusthaltender Operation (BET) von Mammakarzinomen auf.

Der Einfluss des intramammären Rezidivs nach BET auf die Prognose der Erkrankung ist nicht abschließend geklärt. Geht man davon aus, dass es sich um einen nach der Operation verbliebenen Tumorrest oder einen nicht exzidierten distanten Fokus handelt, hat dieser, vergleichbar zum Primärtumor, erneut die Möglichkeit, vor Diagnosestellung Tumorzellen systemisch zu disseminieren. Somit müsste sich die Prognose der Patientin, nicht zuletzt aufgrund einer nicht ausreichenden Operation, mit der Diagnose des Lokalrezidivs verschlechtern. So lag in einer Untersuchung das 10-Jahres-Risiko für das Auftreten von distanten Metastasen bei Frauen mit brusthaltender Operation und mikroskopisch freien Exzisionsrändern bei 29 %, bei mikroskopisch befallenen Exzisionsrändern jedoch bei 60 % (Voogd et al. 2001).

Wurde die Brust jedoch in typischer Weise **bestrahlt** und sogar eine **adjuvante systemische Therapie** durchgeführt, ist beim Auftreten eines intramammären Rezidivs eine **biologisch aggressivere, therapieresistente Erkrankung** zu postulieren. Somit handelt es sich um eine Erkrankung mit per se **ungünstiger Prognose**, das Lokalrezidiv ist nur ein Hinweis hierfür. Eine radikalere Operation würde an dieser Situation nichts ändern, wie auch in vielen Studien zum Vergleich einer Mastektomie mit einer BET gezeigt wurde.

Prognose. Daten zur Prognose nach Lokalrezidiv können zwischen diesen beiden theoretischen Möglichkeiten nicht unterscheiden. Die 5-Jahres-Überlebensrate nach einem intramammären Rezidiv liegt bei ca. 68 % (Clemons et al. 2001). Sinn et al. (1998) haben an einem Kollektiv von 957 Patientinnen mit primärem Mammakarzinom folgende **Risikofaktoren** für das Auftreten eines **intramammären Rezidivs** gefunden:

- ausgedehnte oder prädominante In-situ-Komponente,
- Infiltration der Resektionsränder,
- lobulärer Tumortyp,
- positiver Lymphknotenstatus,
- niedrige Tumordifferenzierung sowie
- Nachweis einer Angioinvasion.

Beim Vorhandensein von 2 dieser Faktoren liegt das 5-Jahres-Rezidivrisiko bei über 20 %.

Die **Möglichkeit** einer **ungenügenden Tumorexstirpation** ist beim Vorhandensein einer der ersten 3 Faktoren gegeben. Die Bedeutung der operativen Radikalität bei Nachweis einer der letzten 3 Faktoren ist jedoch untergeordnet.

> Es ist deshalb davon auszugehen, dass beide Faktoren, sowohl eine ungenügende lokale Primärbehandlung als auch eine aggressivere Tumorerkrankung, als Ursachen für das Auftreten von intramammären Rezidiven anzunehmen sind. Diese Annahme ist von grundlegender Bedeutung für die Behandlung des intramammären Rezidivs und bildet die Basis für die Kombination von lokaler und systemischer Behandlung.

Therapie. Die operative Therapie kann zum einen in der erneuten Exstirpation des Tumors unter Erhaltung der Restbrust und zum anderen in der Ablatio simplex ohne oder mit Rekonstruktion der Brust bestehen. Die **Entscheidung zur Mastektomie** wird v. a. bei

- einer ungünstigen Tumor-Brust-Größenrelation,
- ungünstigem Sitz des Rezidivs im unteren, inneren Quadranten oder mamillennah und
- bei einem unbefriedigenden postoperativen und postradiogenen Zustand der Brust

getroffen werden. Eine **erneute brusthaltende Operation** kann eine Tumorkontrolle in 60–88 % erzielen (Dalberg et al. 1998).

Diese liegt höher bei einem rezidivfreien Intervall von länger als 5 Jahren (ca. 90 %) oder erneut tumorfreien Resektionsrändern (ca. 70 %). Das Risiko für ein 2. Rezidiv ist nach erneuter brusterhaltender Operation größer als nach einer Salvage-Mastektomie, jedoch scheint dies keinen Einfluss auf die Gesamtprognose zu haben (Clemons et al. 2001).

> **Empfehlung**
>
> An dem gewonnenen Tumorgewebe sollte eine Hormonrezeptordiagnostik erfolgen.

Ebenfalls gibt es keine aussagekräftigen, prospektiv randomisierten Studien zum Einsatz einer (evtl. erneuten) **systemischen Therapie**. Inwieweit der Begriff »adjuvant« für eine solche Indikation zutrifft, hängt von der Chance der Heilbarkeit des Rezidivs ab (s. oben). Lediglich in einer Studie wurden 167 Patientinnen über einen Zeitraum von 10 Jahren mit oder ohne Tamoxifen behandelt. Tamoxifen konnte zwar die 5-Jahres-Rezidivrate von 33 % auf 12 % verringern, hatte jedoch keinen Effekt auf das Auftreten distanter Metastasen bzw. auf das Überleben.

Neben der oben geführten Argumentation für eine kombinierte lokale und systemische Therapie können zur **Indikationsstellung einer Hormontherapie bei rezeptorpositivem Rezidiv** indirekt die Ergebnisse der Präventionsstudie P1 der NSABP herangezogen werden. So kann eine Tamoxifen-Behandlung mit einer präventiven Intention begründet werden. Ist das Lokalrezidiv unter Tamoxifen aufgetreten, kann wiederum nur die Übertragung von Studienergebnissen aus der metastasierten Situation erfolgen, die für die Gabe eines Aromatasehemmers der 3. Generation sprechen.

Noch schwieriger wird die Therapieentscheidung bei einem **rezeptornegativen Rezidiv**. Die Indikation für eine potenziell toxische Chemotherapie ohne Grundlage einer prospektiv randomisierten Studie kann nicht uneingeschränkt empfohlen werden. Bisherige Versuche, solche Studien durchzuführen, sind jedoch aufgrund mangelnder Rekrutierung nicht erfolgreich gewesen.

> Die Indikation für eine Chemotherapie ist somit in Abhängigkeit von dem individuellen Risiko und der Einstellung der Patientin zu stellen.

Das mediane **Überleben** nach einem 2. Lokalrezidiv liegt bei ca. 33 Monaten und bestätigt die damit verbundene therapieresistente aggressive Krebserkrankung.

31.4.2.2 Behandlung von Thoraxwandrezidiven

> **Definition**
>
> Thoraxwandrezidive sind definiert als das Wiederauftreten eines Mammakarzinoms im Bereich der Haut oder den Weichteilen der Brustwand im Bereich des ehemaligen Operationsgebiets bzw. Bestrahlungsfeldes nach Mastektomie (Abb. 31.17). Sie treten innerhalb von 10 Jahren nach der Operation mit einer Häufigkeit von ca. 12 % (7–15 %) auf (Voogd et al. 2001; Clemons et al. 2001).

Die **Prognose** des Thoraxwandrezidivs ist im Vergleich zum intramammären Rezidiv deutlich schlechter. Die 5-Jahres-Überlebensrate liegt nur bei ca. 35 %.

Thoraxwandrezdive gehen in 35 % mit simultan oder vorher aufgetretenen **distanten Metastasen** einher (bei intramammären Rezidiven ist dies nur in 10 % der Fall). In einer Zusammenfassung von 2746 Patientinnen im Stadium I oder II aus 3 Studien der German Breast Cancer Study Group (GBSG) fanden sich nach einer medianen Beobachtungszeit von 5,5 Jahren 287 lokoregionäre Rezidive als Ersteignis. Nach weiteren 3 Jahren trat bei annähernd 50 % eine erneute Progression der Erkrankung auf, und 1/3 der Patientinnen war gestorben.

Therapie. Kleinere, operable Befunde sollten primär exstirpiert werden. Falls die Thoraxwand noch nicht bestrahlt wurde, kann die Radiatio anschließend erfolgen. Mit einer Strahlendosis von mindestens 50 Gy kann eine Rezidivfreiheit in 75 % nach 5 Jahren und in 63 % nach 10 Jahren erzielt werden. Die kombinierte Behandlung ist der alleinigen Operation oder alleinigen Bestrahlung deutlich über legen (lokale Rückfallraten von 25 % gegenüber 62 % bzw. 83 %).

> **Cave**
>
> Nach einer Postmastektomiebestrahlung führt eine erneute Radiatio mit therapeutischer Dosis zu ausgedehnten Hautnekrosen und ist deshalb kontraindiziert.

Die Diskussion einer anschließenden **systemischen Therapie** ist ähnlich zu führen wie beim intramammären Rezidiv.

Handelt es sich um eine ausgedehnte Thoraxwandmetastasierung, sollte eine **histologische Sicherung mit Rezeptorbestimmung** mittels Punch- oder Tru-cut-Biopsie erfolgen. Zudem sollten durch **Staging-Untersuchungen** weitere distante Metastasen diagnostiziert und in die Therapieentscheidung einbezogen werden. Bei einem hohen Rezeptorgehalt, höherem Alter

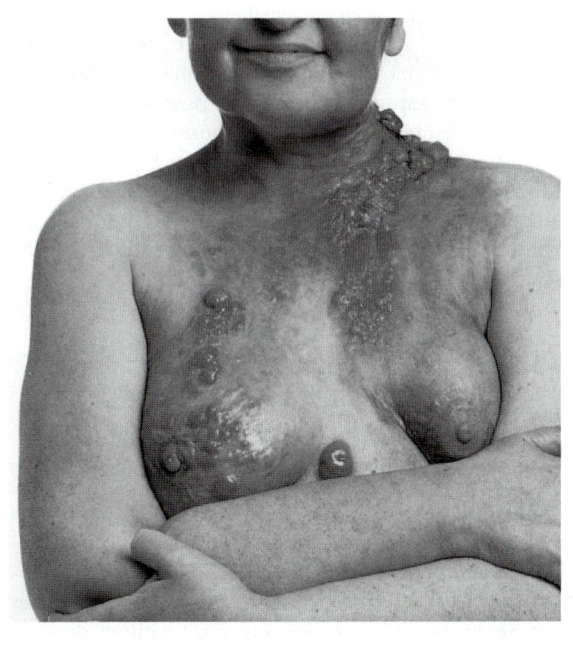

Abb. 31.17. Multiple Rezidive der Haut (▶ Farbteil)

der Patientin oder reduziertem Allgemein- oder Gesundheitszustand kann mit einer primären Hormontherapie, anderenfalls mit einer primären Chemotherapie, der Versuch unternommen werden, den Befund zu verkleinern und besser operabel zu machen.

Handelt es sich um eine **Erst- und Einzelmanifestation**, ist eine chirurgische Sanierung nach der systemischen Behandlung anzustreben, und es kann evtl. einer Ulzeration mit hohem Pflegeaufwand und deutlicher Beeinträchtigung der Lebensqualität vorgebeugt werden. Bei gleichzeitigem Vorliegen weiterer Organmanifestationen ist die Indikation größerer chirurgischer Eingriffe nur unter Vorbehalt zu stellen.

Die primäre Bestrahlung stellt eine Therapie 2. Wahl dar, welche nur bei eingeschränkter Operationsfähigkeit und nachgewiesener Chemotherapieresistenz eingesetzt werden soll.

31.4.2.3 Regionale Rezidive

> **Definition**
>
> Regionale Rezidive treten in den regionalen Lymphknoten (oder als subkutane Tumoren), in der Axilla, den supra-/infraklavikulären Gruben oder im Bereich der A. mammaria interna der initial betroffenen Seite auf.

Axilläre Rezidive können zu einer massiven Beeinträchtigung der Lebensqualität führen. Im Vordergrund stehen hierbei eine zunehmende **Elephantiasis** des Armes, welche nur partiell mit komplexer physikalischer Entstauungstherapie beeinflussbar ist, wie auch eine neurogene, durch Kompression verursachte und durch eine symptomatische Therapie schwer beeinflussbare **Schmerzsymptomatik**. Gelegentlich werden auch **Thrombosen** der V. axillaris im Vorfeld diagnostiziert.

Diagnostik. Besteht der Verdacht auf ein axilläres Rezidiv, sollte eine histologische Sicherung mittels Tru-cut- oder Feinnadelbiopsie erfolgen. Die supraklavikuläre Grube muss ebenfalls klinisch und sonographisch untersucht werden. Um die Region des Level III und damit die Operabilität ausreichend beurteilen zu können, sollte eine Computertomographie unter Einbezug der oberen Thoraxapertur erfolgen. Das Ausmaß des Lymphknotenbefalls bestimmt die weitere Prognose der Patientin.

Bei einem **isolierten Rezidiv** im Bereich des Level I und evtl. des Level II kann der Versuch einer kompletten operativen Entfernung unternommen werden. Bezüglich des Einsatzes einer systemischen Therapie kann auf die obigen Ausführungen verwiesen werden.

31.4.3 Distante Metastasen

> Mit der Diagnose distanter Metastasen ist definitiv eine Palliativsituation gegeben. Eine Heilung ist nicht mehr möglich.

Die mittlere Lebenserwartung lag, in Abhängigkeit von den betroffenen Organen, bei ca. 2 Jahren. In neueren, monozentrischen Auswertungen zeigt sich jedoch eine deutliche Verlängerung der Lebenserwartung, sodass zunehmend von einer **chronischen Krankheit** gesprochen wird. Ebenso nimmt die Zahl der Studien zu, die eine Lebensverlängerung durch systemische Therapien (Aromatasehemmer, Trastuzumab, Kombinationen von Taxanen mit Antimetaboliten) nachweisen.

> Nach wie vor bleibt die Erhaltung der Lebensqualität primäres Therapieziel, jedoch tritt die Verlängerung der Überlebenszeit zunehmend in den Vordergrund.

Um die mögliche **Einschränkung der Lebensqualität** durch tumorspezifische Symptome, aber auch durch therapiebedingte Toxizität zu erfassen, wurden verschiedene Scores, wie z. B. TWIST (Time without Symptoms and Toxicity) definiert, die dieses Therapieziel besser erfassen als die alleinige Angabe der Remissionsrate. Beim modifizierten Brunner-Score werden sowohl subjektive als auch objektive Befindlichkeit gegenüber dem progressionsfreien Intervall gewichtet.

Im Oktober 1998 wurde erstmals eine **Gesamtanalyse** von 31 510 Frauen mit metastasierten Mammakarzinomen, welche im Rahmen von randomisierten Studien therapiert wurden, publiziert (Fossati et al. 1998). Insgesamt 189 klinische Studien wurden nach 12 Fragestellungen bearbeitet. Es ergaben sich mehrere **Schlussfolgerungen**:

— Tamoxifen ist bei deutlich geringerer Toxizität gleich effektiv wie andere Hormontherapien (insbesondere Megestrolazetat, Medroxyprogesteronazetat, Aminoglutethimid, Toremifen, Ovarektomie).
— Tamoxifen in Kombination mit anderen Hormontherapien führt zu höheren Remissionsraten bei jedoch auch höherer Toxizität.
— Eine Behandlung mit Medroxyprogesteronazetat erzielt höhere Remissionsraten, ist aber mit mehr kardiovaskulären Nebenwirkungen belastet.
— Megestrolazetat erzielt keine besseren Remissionsraten als andere Hormontherapien sowie grenzwertig kürzere Überlebenszeiten.
— Aromatasehemmer der 1. und 2. Generation führten zu gleichen Ansprechraten wie andere Hormontherapien. Für die neueren Aromatasehemmer lässt sich evtl. ein Überlebensvorteil ableiten.
— Höher dosierte Hormontherapien (v. a. mit Medroxyprogesteronazetat und Megestrolazetat) erzielten höhere Remissionsraten bei jedoch gleichzeitig auch erhöhter Toxizität.
— Eine Kombination von Chemotherapie mit Hormontherapien resultiert in höheren Remissionsraten, jedoch keinem Überlebensvorteil im Vergleich zu einer alleinigen Chemotherapie.
— Niedriger dosierte oder kürzere Chemotherapieregimes erzielen, bei niedrigerer Toxizität, deutlich geringere Remissionsraten als die gleichen Regimes in normaler Dosierung. Gerade gut dosierte Polychemotherapien führen auch zu einem längeren Überleben.
— Beim Vergleich von CMF mit anderen Polychemotherapien zeigt sich ein diskreter Nachteil für CMF, welches aber wesentlich weniger toxisch ist.
— Eine Polychemotherapie führt zu höheren Ansprechraten und einem längeren Überleben als eine nicht anthrazyklinhaltige Monochemotherapie.
— Anthrazyklin-haltige Polychemotherapien erzielen höhere Ansprechraten, jedoch keine eindeutige Verlängerung des Überlebens im Vergleich zu nicht anthrazyklin-haltigen Chemotherapien. Der Einsatz von Anthrazyklinen

führt vermehrt zu gastrointestinalen und kardiologischen Nebenwirkungen bei gleichzeitig höhergradiger Alopezie.
- Epirubicin-haltige Regimes sind weniger toxisch (Leukopenie, Kardiomyopathie) und führen zu gleichen Remissionsraten wie Doxorubicin-haltige Schemata. Es zeigt sich jedoch ein signifikanter Überlebensvorteil für die Doxorubicin-Gabe.

Diese Analyse basiert, im Gegensatz zur Metaanalyse der Early Breast Cancer Trialists' Collaborative Group über die adjuvante Therapie von 133 000 Mammakarzinomen, nur auf den publizierten Daten und nicht auf den originalen Patientendaten, wodurch die **Wertigkeit der Ergebnisse** herabgesetzt wird. Zudem sind neuere Medikamente – wie Taxane, Aromatasehemmer der 3. Generation (Anastrazol, Exemestran, Letrazol), GnRH-Analoga, Capecitabine, Vinorelbine, Gemcitabine und Topoisomeraseinhibitoren – wie auch neuere Behandlungsansätze mit Target-orientierten Medikamenten (z. B. Trastuzumab, Herceptin) nicht in der Analyse berücksichtigt.

Daten zur **Lebensqualität**, dem ersten Therapieziel in dieser palliativen Situation, wurden in den meisten Studien nicht erfasst.

31.4.3.1 Allgemeines zur Hormontherapie

Die **Indikation** zur endokrinen Therapie ist nach wie vor dann zu stellen, wenn keine ausgeprägte Beschwerdesymptomatik oder ein Organausfall vorliegen oder in kürzester Zeit zu erwarten sind. Zusätzlich können folgende **Kriterien** herangezogen werden:
- langes krankheitsfreies Intervall,
- Weichteil- und/oder Knochenmetastasen, geringfügige viszerale Metastasen,
- geringe Tumormasse sowie
- Nachweis von Östrogen- und/oder Progesteronrezeptoren (Kaufmann u. von Minckwitz 1999).

Ziel sollte immer die Herauszögerung einer zytostatischen Therapie sein, sodass auch mehrere endokrine Schritte hintereinander folgen können. Eine Remission ist hierfür nicht dringend zu fordern, auch ein Krankheitsstillstand über einige Monate ist ausreichend (Hortobagyi 1998). Die entsprechende Therapiesequenz ist in Abb. 31.18 dargestellt, Dosierungsempfehlungen in Tabelle 31.30.

Die **Indikation für den Einsatz von Zytostatika** ist bei Frauen mit metastasiertem Mammakarzinom zu stellen, wenn die Erkrankung auf eine vorausgegangene Hormontherapie nicht anspricht/nicht angesprochen hat oder rasch progredient und lebensbedrohlich verläuft.

31.4.3.2 Antiöstrogene

Tamoxifen ist nach wie vor als die am besten überprüfte Substanz bei der Behandlung des Mammakarzinoms anzusehen. Eine höhere oder gleiche Wirksamkeit wie auch ein verändertes Toxizitätsprofil anderer Antiöstrogene (z. B. Toremifen: Fareston) im Vergleich mit Tamoxifen ist als nicht ausreichend abgesichert anzusehen. Für neue **SERM** (»selective estrogen receptor modulator«) wie z. B. Raloxifen (Evista) liegen derzeit nur Daten zur Prävention bei Frauen mit niedrigem Brustkrebsrisiko, jedoch nicht zur Behandlung in der metastasierten Situation, vor.

So genannte **reine Antiöstrogene**, z. B. Fulvestrant (Faslodex) (ICI 182780), binden mit 30-fach höherer Affinität als Tamoxifen am Östrogenrezeptor. Zudem greifen sie an den beiden Bindungsstellen AF 1 und AF 2 an und führt zur endgültigen Denaturierung des Östrogenrezeptormoleküls.

In 2 Studien wurde **Faslodex** (Howell 2002; Robertson 2003; Mauriac 2003) mit dem Aromastaseinhibitor Anastrozol bei insgesamt ca. 950 Patientinnen nach Tamoxifen-Behandlung verglichen. Es wurden keine signifikanten Unterschiede zwischen den beiden Behandlungsgruppen bei der ersten Auswertung gefunden. In der amerikanischen Studie wurden nur nachgewiesen rezeptorpositive Tumoren eingeschlossen, wobei sich zumindest ein Trend für eine höhere Remissionsrate, längere Zeit bis zur Progression und eine verlängerte Ansprechdauer für die Fulvestrant-Therapie ergab. Da alle Patientinnen bereits mit Tamoxifen vorbehandelt waren, sprechen die Ergebnisse gegen eine Kreuzresistenz (Vergote 2003) dieser beiden Antiöstrogene.

Typische **Nebenwirkungen** unter Fulvestrant sind Hitzewallungen, gastrointestinale Beschwerden und Thrombembolien.

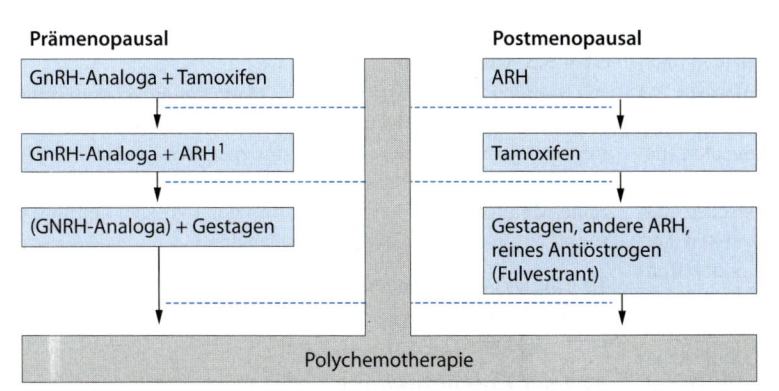

Abb. 31.18. Endokrine Therapiesequenz metastasierter Mammakarzinome außerhalb von Studienbedingungen. Postmenopausal erster Therapieschritt heute meist ARH[1]

Prämenopausal
- GnRH-Analoga + Tamoxifen
- GnRH-Analoga + ARH[1]
- (GNRH-Analoga) + Gestagen

Postmenopausal
- ARH
- Tamoxifen
- Gestagen, andere ARH, reines Antiöstrogen (Fulvestrant)

→ Polychemotherapie

ARH[1] = Aromatasehemmstoffe
↓ = erneuter endokriner Schritt, wenn nochmaliges Ansprechen möglich
----- = Umsetzen auf Chemotherapie, wenn Ansprechen auf endokrine Therapie eher nicht wahrscheinlich

Tabelle 31.30. Dosierungsempfehlungen für die [Therapie] metastasierter Mammakarzinome

Arzneistoff	Dosierung
SERM	
Tamoxifen	20–30 mg/d
Toremifen (Fareston)	60 mg/Tag p.[o.]
Faslodex	250 mg/4 W[ochen]
Aromatasehemmer	
Letrozol (Femara)	2,5 mg/Tag
Anastrozol (Arimidex)	1 mg/Tag p.[o.]
Exemestan (Aromasin)	25 mg/Tag p. o.
GnRH-Analoga	
Goserelin (Zoladex)	3,6 mg/4 Wochen s. c.
Leuprorelinazetat	3,57 mg/Monat i. m.
(Enantone-Gyn Monats-Depot)	oder s. c.
Gestagene	
Medroxyprogesteronazetat	250–500 mg/Tag p. o.
Megestrolazetat (Megestat)	160 mg/Tag p. o.

lich Ergebnisse einer Studie zum direkten Vergleich mit Tamoxifen berichtet werden (Paridaens et al. 2004).

> **Empfehlung**
>
> Kombinationsbehandlungen von Hormonen und einer Chemotherapie haben bislang nicht zu einer Verbesserung der Risiko-Nutzen-Relation geführt und sollten deshalb nicht praktiziert werden.

31.4.3.3 Aromataseinhibitoren

Aufgrund der **Neuentwicklung hoch selektiver Hemmstoffe** der Aromatase der 3. Generation mit deutlich verbessertem Nebenwirkungsprofil hat Aminoglutethimid heute keine Bedeutung mehr. Es werden **steroidale** (Exemestan: Aromasin) von **nichtsteroidalen** (Letrozol: Femara; Anastrozol: Arimidex) Aromatasehemmern unterschieden.

Wirkung. Sie hemmen direkt die Tumoraromatase und senken so die autochtone Östrogenproduktion im Tumor. Durch die orale Applikation sind sie auch den intramuskulär verabreichten Vertretern der 2. Generation (Formestan: Lentaron) überlegen. Beim Einsatz in der Second-line-Behandlung erscheint eine Verlängerung der Überlebenszeit möglich. Anastrozol, Exemestan und Letrozol wurden in randomisierten Studien gegenüber Megestrolazetat bei Patientinnen mit metastasiertem Mammakarzinom nach vorausgegangener Tamoxifen-Behandlung verglichen und konnten ihre Überlegenheit demonstrieren (Buzdar et al. 1998; Dombernowsky et al. 1998; Kaufmann et al. 2000). So führte Exemestan bei 769 Patientinnen zu einer signifikanten **Verlängerung** des **progressionsfreien Intervalls** wie auch des **Gesamtüberlebens**.

Ergebnisse eines direkten **Vergleichs mit Tamoxifen** liegen vor. **Anastrozol** wurde in einer amerikanischen Studie mit 353 Patientinnen und in einer überwiegend europäischen Studie mit 668 Patientinnen als erste Behandlung beim ersten Auftreten von Metastasen generiert (Nabholtz et al. 2000; Bonneterre et al. 2000). Während in der amerikanischen Studie ausschließlich rezeptorpositive Patientinnen eingeschlossen wurden und sich ein signifikanter Vorteil für Anastrozol bezüglich der Ansprechrate und des krankheitsfreien Überlebens fand, wurden in der anderen Untersuchung auch rezeptornegative Tumoren aufgenommen und kein Unterschied zwischen den Behandlungen gefunden.

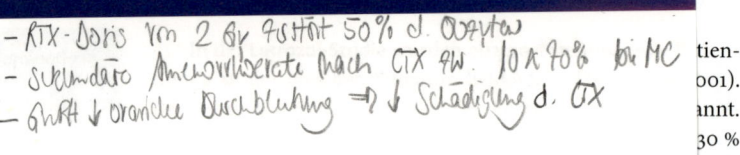

31.4.3.4 GnRH-Analoga

Aufgrund des Wirkmechanismus sind GnRH-Analoga **nur bei prämenopausalen Patientinnen** einzusetzen. Die endokrine Therapie bei diesen Frauen sollte heute primär aus einer **Kombination** von GnRH-Analogon und einem Antiöstrogen bestehen, da gezeigt werden konnte, dass diese einer sequenziellen Therapie überlegen ist (Metaanalyse: Klijn et al. 2001). Die weiteren endokrinen Therapieschritte sollten jedoch unter Beibehaltung der GnRH-Gabe durchgeführt werden, da von einer Wirksamkeit der Aromatasehemmer bei prämenopausalen Frauen nicht auszugehen ist.

> **Empfehlung**
>
> Für die Kombination von GnRH-Analoga mit einer Chemotherapie gibt es derzeit nicht genügend unterstützende Daten, sodass die Therapie mit GnRH-Analoga im Falle einer Zytostase zu beenden ist.

31.4.3.5 Gestagene

Als weiterer Therapieschritt kann **Medroxyprogesteronazetat** eingesetzt werden. Es handelt sich hierbei jedoch sicherlich nur um eine kleine Gruppe von Patientinnen, deren Krankheitsverlauf mehrere endokrine Schritte zulässt. Ein engmaschiges Therapie-Monitoring ist zu empfehlen, um den richtigen Zeitpunkt für eine Chemotherapie nicht zu verpassen.

▸ Eine wichtige Indikation für Gestagene stellt die Tumorkachexie im Finalstadium dar.

31.4.3.6 Chemotherapie

Die **Wahl der Zytostatika** richtet sich nach folgenden Faktoren (Kaufmann u. von Minckwitz 1999):
- Die Art der adjuvanten Vorbehandlung ist wahrscheinlich der entscheidendste Faktor. Eine Progression während

Beste Chancen von Anfang an – Herceptin first line

[handschriftliche Notiz: – BP Zoledronat zeigt adj. an risikoreichen Mastodon + ↑ krankheitsfreies Überleben (Phase-III-Studie ABCSG-12)]

Therapie ... kreuzresi... wenn das ... euter Ein... werden. Lokalisa... ubstanzen beeinflussen. So ist bei Patientinnen mit schnell fortschreitender Erkrankung und Leberbefall eine aggressive Chemotherapie eher indiziert als bei einer langsam fortschreitenden Knochenmetastasierung.

- Im höheren Alter sollten Zytostatika mit ausgeprägtem Nebenwirkungsspektrum nicht zum Einsatz kommen, während bei jüngeren Patientinnen eher aggressivere Schemata angewandt werden.
- Zunehmend wird der Her-2/neu-(c-erb-B2-)Status als therapieentscheidender Faktor herangezogen. Positive Patientinnen haben eine schlechtere Prognose und sollten eher mit Taxan-haltigen Regimes in Kombination mit Trastuzumab behandelt werden.

Wie oben bereits ausgeführt, kann auch durch die Gabe von aggressiveren Chemotherapien nur bedingt eine Lebensverlängerung erzielt werden. So liegt der absolute Überlebensgewinn einer **Polychemotherapie** im Vergleich zu einer Monotherapie nach 1 Jahr bei 9 %, nach 2 Jahren bei 5 % und nach 3 Jahren bei 3 %.

In neueren Studien konnten durch die Kombinationsbehandlung von Capecitabin oder Gemcitabin mit einem Taxan signifikant längere Überlebenszeiten erreicht werden als mit einer alleinigen Taxan-Behandlung (O'Shaughnessy et al. 2002; Albain et al. 2004). In der ersten Studie wurde eine mediane Überlebenszeit mit der Monotherapie von 11,3 auf 14,5 Monate mit einer Kombinationsbehandlung verlängert. Bei der anderen Studie konnte der Überlebensvorteil ohne Erhöhung der Toxizität erreicht werden.

> Eine Chemotherapie sollte immer nur entsprechend der ursprünglich veröffentlichten Dosierung eingesetzt werden, so lange sich nicht in prospektiv randomisierten Studien eine andere Dosierung als besser dargestellt hat. Insbesondere sind Unterdosierungen zu vermeiden, da dies häufig mit einem totalen Wirkungsverlust einhergeht. Bei ausgeprägten, nicht hämatologischen Nebenwirkungen ist eher ein Umsetzen der Chemotherapie als eine Dosisreduktion sinnvoll.

Wahl des Zytostatikums. In den meisten europäischen Ländern wird heute als First-line-Therapie ein Anthrazyklin- und/oder Taxan-haltiges Regime verabreicht.

Wenn bereits adjuvant eine CMF-Chemotherapie durchgeführt wurde, kommt als Monotherapie eine Behandlung mit einem Taxan, einem Anthrazyklin oder Vinorelbin in Frage. Als Polychemotherapien sind Kombinationen aus Taxan mit Anthrazyklin, Capecitabin oder Gemcitabin möglich. Bei mit Anthrazyklin adjuvant vorbehandelten Patientinnen wird ein anthrazyklin-haltiges Regime nur nach langem rezidivfreiem Intervall (z. B. > 1 Jahr) empfohlen.

Taxane (Docetaxel: Taxotere; Paclitaxel: Taxol) sind heute zu den wirksamsten Substanzen bei der Behandlung des Mammakarzinoms zu rechnen. So konnte für **Docetaxel** die Überlegenheit gegenüber Doxorubicin bei Patientinnen mit vorheriger Alkylanzienbehandlung gezeigt werden (Remissionsrate 48 % vs. 33 %, mediane Zeit bis zur Progression 26 vs. 21 Wochen; Chan et al. 1999). Docetaxel scheint bei einer 3-wöchentlichen Applikationsweise effektiver als Paclitaxel zu sein (Jones et al. 2003). Dagegen ist Paclitaxel wöchentlich verabreicht wirksamer als bei 3-wöchentlicher Applikation (Seidman et al. 2004).

> Obwohl bisher keine direkten Vergleiche verfügbar sind, erscheint Docetaxel die höchste Effektivität beim Mammakarzinom zu haben, ist jedoch mit nicht vernachlässigbaren Nebenwirkungen für die Patientin verbunden. Paclitaxel ist von der Durchführbarkeit her einfacher, erscheint jedoch auch vom Effekt her eher variabel.

Patientinnen, welche sowohl nach einem Anthrazyklin als auch nach einem Taxan einen **Rückfall** erleiden, stellen heute eine besondere Problemsituation dar. Bisher liegen nur sehr wenige Daten über die **Effektivität weiterer Chemotherapien** vor.

Ziel einer weiteren Therapie ist v. a. die Symptomlinderung (Knochenschmerzen, spinale Kompressionsbeschwerden, pathologische Frakturen, Dyspnoe und Leberausfallerscheinungen) bzw. deren Prophylaxe. Es ist davon auszugehen, dass mit einer Monotherapie eine Ansprechrate von 20–30 % erreichbar ist und mit einer mittleren Überlebenszeit von 6–12 Monaten zu rechnen ist.

Zum Einsatz kommen sollten v. a. **Monotherapien mit akzeptablem Toxizitätsprofil** – wie z. B. Capecitabin, Gemcitabin (Possinger et al. 1999), Vinorelbin, pegliposomales Doxorubicin. Aufgrund der unsicheren Therapiesituation sind v. a. experimentelle Therapieoptionen zu erwägen. Mit dem zunehmenden Einsatz der **Taxane** auch in der adjuvanten Therapiesituation ist davon auszugehen, dass diese Patientinnengruppen eher einen guten Allgemeinzustand, ausreichende Organreserve und eine bedeutende Lebenserwartung aufweisen werden, sodass auch hier vermehrt Kombinationstherapien mit den oben erwähnten Substanzen zum Einsatz kommen werden. Eine beispielhafte Therapiesequenz ist in ◘ Abb. 31.19 dargestellt.

31.4.3.7 Bisphosphonate

Bei **manifester Knochenmetastasierung** ist der Einsatz von Bisphosphonaten zusätzlich zu anderen spezifischen Therapien durch randomisierte Studien abgesichert (Bloomfield 1998).

> Die prophylaktische Gabe ohne Nachweis von Knochenmetastasen ist derzeit nur im Rahmen von Studien zu empfehlen.

Neuere Biphosphonate (Pondronat und Zoledronat) können in kürzerer Zeit infundiert und in kleinerer Tablettenform verabreicht werden als Clodronat. In mehreren Studien konnte zudem eine Überlegenheit dieser Medikamente der 2. Generation bezüglich einzelner Zielkriterien (Schmerzlinderung, Frakturrate) gegenüber Clodronat erzielt werden. Bisphosphonate stellen auch die Therapie der Wahl zur **Behandlung der tumorinduzierten Hyperkalzämie** dar.

31.4.3.8 Trastuzumab (Herceptin)

Hoffnungen werden zzt. insbesondere in die Anwendung von **Antikörpertherapien** gesetzt. Mit Trastuzumab (Herceptin) steht erstmalig ein tumorspezifischer Antikörper für die Behandlung des Mammakarzinoms zur Verfügung.

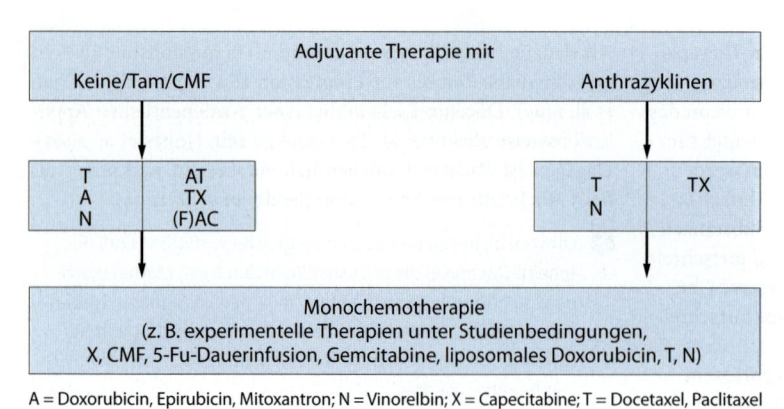

Abb. 31.19. Chemotherapiesequenz Her-2-negativer metastasierter Mammakarzinome außerhalb von Studienbedingungen

A = Doxorubicin, Epirubicin, Mitoxantron; N = Vinorelbin; X = Capecitabine; T = Docetaxel, Paclitaxel

> Der Nachweis des Onkogens Her-2/neu am Tumorgewebe ist mit einer ungünstigen Prognose und wahrscheinlich mit einer höheren Chemotherapiesensitivität verbunden (Lohrisch et al. 2001; Konecny et al. 2001).

Trastuzumab erreicht als Monotherapie Remissionsraten von 19 % bei mehr als einer chemotherapeutischen Vorbehandlung bis 34 % bei chemonegativen Patientinnen (Vogel et al. 2001). In 2 randomisierten Studien konnte gezeigt werden, dass die Gabe von Trastuzumab zusätzlich zu einer Taxan-haltigen Chemotherapie (Docetaxel und Paclitaxel) zu einer Verlängerung des Überlebens führt (Slamon et al. 2001; Extra et al. 2004).

> **Cave**
> Insbesondere in Kombination mit Doxorubicin wird eine ausgeprägte Kardiotoxizität beobachtet, weshalb diese Kombination nicht angewandt werden darf.

Die **Therapieindikation** ist an den immunhistochemischen Nachweis von Her-2 im Tumorgewebe gebunden. Nach neueren Studien ist die **Prädiktion eines Ansprechens** durch eine Fluoreszenz-in-situ-Hybridisierung (FISH) sicherer möglich und sollte, v. a. in unklaren Fällen, bevorzugt werden (Vogel et al. 2001).

Vielversprechende Kombinationen integrieren **Vincaalkaloide** (Vinorelbin) und **Platinanaloga**, welche sich im Zellversuch neben Docetaxel als synergistisch zum Herceptin-Effekt gezeigt haben. Insbesondere erscheint die Dreierkombination von einem Taxan, Platin und Trastuzumab von hoher Effektivität. Unklar ist, ob die Trastuzumab-Behandlung bei Progression fortgesetzt werden soll. Dies wird derzeit untersucht (TBP-Studie). Andere Target-orientierten Therapien waren bisher nicht erfolgreich, z. B. Gefitinib (Iressa; von Minckwitz et al. 2005).

31.4.3.9 Hochdosischemotherapie

In mehreren Phase-III-Studien konnte kein eindeutiger Vorteil dieses aggressiven Therapieansatzes gezeigt werden. Jedoch wird bei den wenigen Patientinnen mit kompletter Remission ein Langzeitüberleben berichtet.

31.4.3.10 Bestrahlung im Stadium der Metastasierung

Eine **Indikation zur Bestrahlung von Knochenmetastasen** besteht bei einer Frakturgefährdung oder bei mit nichtsteroidalen Antiphlogistika nicht kontrollierbarer **Schmerzsymptomatik**. Die Schmerzlinderung tritt ca. 1 Woche ab Bestrahlungsbeginn ein, und ein Ansprechen ist in 70–90 % der Fälle zu beobachten (Kretzler u. Molls 1997). Eine **Rekalzifizierung** lässt sich in 75 % nach ca. 2–3 Monaten beobachten. Je nach Lokalisation und Prognose der Erkrankung sind Dosierung und Fraktionierung (bis zu 5 Gy) individuell zu wählen. Je höher die Einzeldosis, umso schneller, aber auch kurzfristiger ist die Analgesie.

Bei ausgeprägter **Knochenmetastasierung** ist evtl. eine Therapie mit der Einmalgabe von Rhenium-186 HEDP möglich. Über eine Ansprechrate von 77 % und und eine kurze durchschnittliche Wirkungsdauer von 7 Monaten wird berichtet.

Bei operativ nicht sanierbarer **Haut- oder Weichteilmetastasierung** kann die Strahlentherapie evtl. den Krankheitsprozess aufhalten. Im Vordergrund steht die **Brachytherapie** (1-mal 10 Gy–3-mal 7 Gy), es besteht aber auch die Möglichkeit der Kombination aus Strahlentherapie und lokaler Hyperthermie und der Hoch-LET-Bestrahlung (z. B. Neutronen mit 3- bis 5-mal 2,0 Gy). Zielsetzung können die Verbesserung der Armbeweglichkeit, ein Rückgang von Armödemen oder Plexuskompressionssyndromen, Reduktion des nekrotischen Tumorzerfalls oder eine Schmerzlinderung sein.

Isolierte Hirnmetastasen sollten nach Möglichkeit primär operiert oder mit dem »γ-knife« entfernt werden (Li et al. 2004). Anschließend sollte, ebenso wie primär bei multiplen Hirnmetastasen, eine **Ganzhirnbestrahlung** erfolgen. Neuerdings wird aber auch der Einsatz von Zytostatika bei defekter Blut-Hirn-Schranke propagiert (Oberhoff et al. 2001). Die Bestrahlung wird von 30 Gy/2 Wochen bis 40 Gy/3–4 Wochen bei Einzeldosen von 2–3 Gy fraktioniert. Eine Erhöhung der Dosis um 10–15 Gy im Bereich solitärer oder klinisch besonders bedeutsamer Herde kann sinnvoll sein. Eine Symptombesserung tritt in ca. 60–70 % der Fälle ein. Gleichzeitig sollten eine hoch dosierte Kortison- sowie eine antiepileptische Therapie eingeleitet werden.

In seltenen Fällen kann bei **Lebermetastasen** und Kapselschmerz auch eine eher niedrig dosierte Strahlentherapie der Leber als Alternative erwogen werden.

31.4.3.11 Klinische Studien weiterhin dringend notwendig

Die Heterogenität der Erkrankung und die Vielfalt der Therapiemöglichkeiten bereiten große Schwierigkeiten in der Standardisierung der Therapie metastasierter Mammakarzinome

(Hamilton u. Hortobagyi 2005). Viele therapeutische Irrwege resultieren jedoch auch daraus, dass klinische Studien mit ungenügendem Design und v. a. **ungenügend großen Patientenzahlen** durchgeführt wurden.

> Für die Etablierung von therapeutischen Standards dürfen jedoch nur prospektive, randomisierte und durch andere Studien bestätigte Daten mit ausreichender Patientenzahl herangezogen werden.

Aufgrund ständig neu aufkommender Therapieansätze müssen etablierte **Standards regelmäßig** überprüft werden. Auch unter dem Gesichtspunkt einer sorgfältigen **Qualitätssicherung** ist deshalb jeder Arzt, der Patientinnen mit diesen Erkrankungen behandelt, verpflichtet, an solchen klinischen Studien aktiv teilzunehmen.

Literatur

Ahr A, Kahn T, Solbach C, Seiter T, Strelhardt K, Holtrich H, Kaufmann M (2002) Identification of high risk breast cancer patients by gene expression profiling. Lancet 359: 131–133

Albain KS, Nag S, Calderillo-Ruiz G, Global phase III study of gemcitabine plus paclitaxel (GT) vs. paclitaxel (T) as frontline therapy for metastatic breast cancer (MBC): First report of overall survival. Proc ASCO 22, 14S (Abstr 510)

Batson OV (1967) The vertebral system of veins as a means for cancer dissemination. Prog Clin Cancer 3: 1–18

Bear HD, Anderson S, Smith RE et al. (2004) A randomized trial comparing preoperative (preop) doxorubicin/cyclophosphamide (AC) to preop AC followed bei preop docetaxel (T) and to preop AC followed by postoperative (postop) T in patients (pts) with operable carcinoma of the breast: results of NSABP B-27. Breast Cancer Res Treat 88: 16 (Abstr)

Beatson GT (1896) On the treatment of inoperable cases of carcinoma of the mamma: suggestion for a new method of treatment, with illustrative cases. Lancet II (104): 162

Biganzoli B, Cufer T, Bruning P et al. (2000) Doxorubicin (A)/taxol (T) versus doxorubicin/cyclophosphamide (C) as first line chemotherapy in metastatic breast cancer (MBC): A phase III study. Proc ASCO 19: 282

Black MM, Speer FD (1957) Nuclear structure in cancer tissues. Surg Gynecol Obstet 105: 97–105

Bloom HJG, Richardson WW (1957) Histological grading and prognosis in breast cancer. A study of 1049 cases, of which 359 have been followed 15 years. Br J Cancer 11: 359–377

Bloomfield DJ (1998) Should bisphosphonates be part of the standard therapy of patients with multiple myeloma or bone metastases from other cancers? An evidence-based review. J Clin Oncol 16 (3): 1218–1225

Bonadonna G, Brusamolino E, Valagussa P et al. (1976) Combination chemotherapy as an adjuvant treatment in operable breast cancer. N Engl J med 294: 405–410

Bonadonna G, Valagussa P, Moliterni A et al. (1995) Adjuvant cyclophosphamide, methotrexate, and fluorouracil in node-positiv breast cancer: the results of 20 years of follow-up (see comments). N Engl J Med 332: 901–906

Bonneterre J, Thurlimann B, Robertson JF et al. (2000) Anastrozole versus tamoxifen as first-line therapy for advanced breast cancer in 668 postmenopausal women: results of the Tamoxifen or Arimidex Randomized Group Efficacy and Tolerability study. J Clin Oncol 18 (22): 3748–3757

Bonneterre J, Roche H, Kerbrat P et al. (2004) Long-term cardiac follow-up in relapse free patients after six courses of fluorouracil, epirubicin, and cyclophosphamide, with either 50 or 100 mg of epirubicin, as adjuvant therapy for node-positive breast cancer: French adjuvant study group. J Clin Oncol 22: 3070–3079

Boyd NF, Martin LJ, Noffel M, Lockwood GA, Trichler DL (1993) A meta-analysis of studies of dietary fat and breast cancer risk. Br J Cancer 68 (3): 627–636

Boyle P, Ferlay J (2005) Cancer incidence and mortality in Europe, 2004. Ann Oncol 16: 481–488

Boyle P, Zheng T (2001) Environmental features influencing the epidemiology of breast cancer. Breast 10 (S 3): 1–8

Braun S, Pantel K, Muller P et al. (2000). Cytokeratin-positive cells in the bone marrow and survival of patients with stage I, II, or III breast cancer. N Engl J Med 342 (8): 525–533

Breast Cancer Linkage Consortium (1997) Pathology of familial breast cancer: differences between breast cancers in carriers of BRCA1 or BRCA2 mutations and sporadic cases. Lancet 349 (9064): 1505–1510

Burkman RT, Tang M-TC, Malone KE et al. (2003) Findings from the National Institute of Child Health and Human Development. Women's Contraceptive and Reproductive Experiences Study. Fertil Steril 79: 844–851

Buzdar AU, Jonat W, Howell A et al. (1998) Anastrozole versus megestrol acetate in the treatment of postmenopausal women with advanced breast carcinoma: results of a survival update based on a combined analysis of data from two mature phase III trials. Arimidex Study Group. Cancer 83 (6): 1142–1152

Carmichael J (2001) UKCCCR trial of epirubicin and cyclophosphamide vs epirubicin and taxol in the first line treatment of women with metastatic breast cancer. Proc ASCO 20: 84

Carter CL, Jones DY, Schatzkin A, Brinton LA (1989) A prospective study of reproductive, familial and socioeconomic risk factors for breast cancer using NHANES I data. Public Health Rep 104 (1): 45–50

Chan S, Noel D, Pintér T et al. (1999) on behalf of the entire 303 study group. Prospective randomized trial of docetaxel versus doxorubicin in patients with metastatic breast cancer. J Clin Oncol 17: 2341–2354

Chen AM, Meric-Bernstam F, Hunt KK et al. (2004) Breast conservation after neoadjuvant chemotherapy: the MD Anderson cancer center experience. J Clin Oncol 22: 2303–2312

Citron ML, Berry DA, Cirrincione C et al. (2003) Randomized trial of dose-dense versus conventionally scheduled and sequential versus concurrent combination chemotherapy as postoperative adjuvant treatment of node-positive primary breast cancer: first report of Intergroup Trial C9741/Cancer and Leukemia Group B Trial 9741. J Clin Oncol 21: 1431–1439

Clemons M, Hamilton T, Goss P (2001) Does treatment at the time of locoregional failure of breast cancer alter prognosis? Cancer Treat Rev 27 (2): 83–97

Coombes RC, Hall E, Snowdon CF, Bliss JM (2004) The Intergroup Exemestane Study: a randomized trial in postmenopausal patients with early breast cancer who remain disease-free after two to three years of tamoxifen-updated survival analysis, SABCS 2004, No 3

Cummings SR, Eckert S, Krueger KA, Grady D et al. (1999) The effect of raloxifene on risk of breast cancer in postmenopausal women: results from the MORE randomized trial. Multiple Outcomes of Raloxifene Evaluation. JAMA 281 (23): 2189–2197

Cuzick J (2005) Aromatase inhibitors for breast cancer prevention. J Clin Oncol 23: 1636–1643

Cuzick J (1998) Continuation of the International Breast Cancer Intervention Study (IBIS). Eur J Cancer 34 (11): 1647–1648

Cuzick J, Powles T, Veronesi U et al. (2003) Overview of the main outcomes in breast cancer prevention trials. Lancet 361: 296–300

Dalberg K, Mattsson A, Sandelin K, Rutqvist LE (1998) Outcome of treatment for ipsilateral breast tumor recurrence in early-stage breast cancer. Breast Cancer Res Treat 49 (1): 69–78

Davidson N, O'Neill A, Vukov A, Osborne CK, Martino S, White D, Abeloff MD for ECOG, SWOG, and CALGB (1999) Effect of chemohormonal therapy in premenopausal, node+, receptor+ breast cancer. An Eastern Cooperative Oncology Group Phase III Intergroup trial (E51288, INT-0101). Proc ASCO 18: 67a

De Larco JE, Reynolds R, Carlberg K, Engle C, Todaro GJ (1980) Sarcoma growth factor from mouse sarcoma virus-transformed cells. Purification by binding and elution from epidermal growth factor receptor-rich cells. J Biol Chem 255 (8): 3685–3690

Dirix L, Piccart M, Lohrisch C et al. (2001) Efficacy of and tolerance to exemestane versus tamoxifen in 1st line hormone therapy of postmenopausal metastatic breast cancer patients: A European Organisation for the Research and Treatment of Cancer (EORTC Breast Group) phase II trial with Pharmacia and Upjohn. Proc ASCO 20: 114

Dombernowsky P, Smith I, Falkson G et al. (1998) Letrozole, a new oral aromatase inhibitor for advanced breast cancer: double-blind randomized trial showing a dose effect and improved efficacy and tolerability compared with megestrol acetate. J Clin Oncol 16 (2): 453–461

Early Breast Cancer Trialists' Collaborative Group (1996) Ovarian ablation in early breast cancer: overview of the randomised trials. Lancet 348: 1189–1196

Early Breast Cancer Trialists' Collaborative Group (EBCTCG) (1998a) Tamoxifen for early breast cancer: an overview of the randomised trials. Lancet 351: 1451–1467

Early Breast Cancer Trialists' Collaborative Group (EBCTCG) (1998b) Polychemotherapy for early breast cancer: an overview of the randomised trials. Lancet 352: 930–942

Early Breast Cancer Trialists' Collaborative Group (EBCTCG) (2000) Ovarian ablation for early breast cancer. Cochrane Database Syst Rev CD000485

Early Breast Cancer Trialists' Collaborative Group (EBCTC) (2005) Effects of chemotherapy for early breast cancer on recurrence and 15-year survival of the randomized trials. Lancet 365: 1687–1717

Extra JM, Cognetti F, Maraninchi D et al. (2004) Trastuzumab (Herceptin) plus docetaxel versus docetaxel alone as first-line treatment of Her2-positive metastatic breast cancer (MBC): results of a randomised multicentre trial (Abstr 239). Eur J Cancer 2: 125 (Suppl 3) 5th Main Meeting of the Early Breast Cancer Trialists' Collaborative Group, Oxford, September 2000

Fisher B (1979) Sounding board. Breast cancer management: alternatives to radical mastectomy. N Engl J Med 301 (6): 326–328

Fisher B, Slack NH, Bross ID (1969) Cancer of the breast: size of neoplasm and prognosis. Cancer 24 (5): 1071–1080

Fisher B, Slack N, Katrych D, Wolmark N (1975) Ten year follow-up results of patients with carcinoma of the breast in a co-operative clinical trial evaluating surgical adjuvant chemotherapy. Surg Gynecol Obstet 140 (4): 528–534

Fisher B, Brown A, Mamounas E et al. (1997) Effect of preoperative chemotherapy on local-regional disease in women with operablebreast cancer: Findings from National Surgical Adjuvant Breast and Bowel Project B-18. J Clin Oncol 15: 2483–2493

Fisher B, Costantino JP, Wickerham DL et al. (1998) Tamoxifen for prevention of breast cancer: report of the National Surgical Adjuvant Breast and Bowel Project P-1 Study. J Natl Cancer Inst 90 (18): 1371–1388

Fisher ER, Wang J, Bryant J et al. (2002) Pathobiology of preoperative chemotherapy: findings from the National Surgical Adjuvant Breast and Bowel (NSABP) protocol B-18. Cancer 95: 681–695

Ford D, Easton DF, Stratton M et al. (1999) Genetic heterogeneity and penetrance analysis of the BRCA1 and BRCA2 genes in breast cancer families. The Breast Cancer Linkage Consortium. Am J Hum Genet 62 (3): 676–689

Fossati R, Confalonieri C, Torri V et al. (1998) Cytotoxic and hormonal treatment for metastatic breast cancer: a systematic review of published randomisid trials involving 31 510 women. J Clin Oncol 16: 3439–3460

Gerber B, Semrau M et al. (2004)Stellenwert der Strahlentherapie in der Primärbehandlung des Mammakarzinoms. Dtsch Ärztebl 101: 2289–2298

Goldhirsch A, Gelber RD, Simes RJ, Glasziou P, Coates AS (1989) Costs and benefits of adjuvant therapy in breast cancer: a quality-adjusted survival analysis. J Clin Oncol 7 (1): 36–44

Goldhirsch A, Glick JH, Gelber RD, Coates AS, Senn HJ (2001) Meeting highlights: international consensus panel on the treatment of primary breast cancer. 7th International Conference on Adjuvant Therapy of Primary Breast Cancer. J Clin Oncol 19 (18): 3817–3827

Goldhirsch A, Glick JH, Belber RD et al. (2005) Meeting highlights: International expert consensus on the primary therapy of early breast cancer 2005. J Clin Oncol (in press)

Goldhirsch A, Wood WC, Gelber RD et al. (2003) Meeting highlights: updated international expert consensus on the primary therapy of early breast cancer. J Clin Oncol 21 (17): 3357–3365

Goss PE, Ingle JN, Martino S et al. (2003) A randomized trial of letrozole in postmenopausal women after five years of tamoxifen therapy for early-stage breast cancer. N Engl J Med 349: 1793–1802

Goss PE, Ingle JN, Martino S et al. (2004) Updated analysis of the NCIC CTG MA. 17 randomized placebo (P) controlled trial of letrozole (L) after five years of tamoxifen in postmenopausal women with early stage breast cancer. Proc ASCO No 847

Haagensen CD (1986) Diseases of the breast, 3rd edn. Philadelphia: Saunders

Halsted W (1894) The results of operations for cure of cancer of the breast performed at John Hopkins Hospital. Johns Hopkins Hosp Bull 4: 497–507

Hamilton A, Hortobagyi G (2005) Chemotherapy: What progress in the last 5 years? J Clin Oncol 23: 1760–1775

Hann LE, Kim CM, Gonen M et al. (2003) Sonohysterography compared with endometrial biopsy for evaluation of the endometrium in tamoxifen-treated women. J Ultrasound Med 22: 1173–1179

Harris JR, Hellman S (1996) Natural history of breast cancer. In: Harris JR, Lippman ME, Morrow M, Hellman S (eds) Diseases of the breast. Philadelphia: Lippincott-Raven

Hartmann LC, Schaid DJ, Woods JE et al. (1999) Efficacy of bilateral prophylactic mastectomy in women with a family history of breast cancer. N Engl J Med 340 (2): 77–84

Henderson IC, Berry DA, Demetri GD et al. for CALGB, ECOG, SWOG, and NCCTG (1998) Improved disease-free and overall survival from the addition of sequential paclitaxel but not from the escalation of doxorubicin dose level in the adjuvant chemotherapy of patients with node positive breast cancer. Proc ASCO 17: 390A

Henderson IC, Berry DA, Demetri GD et al. (2003) Improved outcomes from adding sequential paclitaxel but not from the escalation of doxorubicin dose in an adjuvant chemotherapy regimen for patients with node-positive primary breast cancer. J Clin Oncol 21 (6): 976–83

Hillner BE, Ingle JN, Chlebowski RT et al. (2003) ASCO 2003 update on the role of biphosphonates and bone health issues in women with breast cancer. J Clin Oncol 21: 4042–4057

Honkoop AH, Wagstaff J, Pinedo HM (1998) Management of stage III breast cancer. Oncology 55: 218–227

Hortobagyi GN (1998) Treatment of breast cancer. N Engl J Med 339: 974–984

Houghton J, Baum M, Rutqvist L, Nordensjkold B, Nicolucci A, Sawyer W (2001) The ZIPP trial of adjuvant zoladex in premenopausal patients with early breast cancer: An update at five years. Proc ASCO 19: 93a

Houston SJ, Plunkett TA, Barnes DM, Smith P, Rubens RD, Miles DW (1999) Overexpression of c-erbB2 is an independent marker of resistance to endocrine therapy in advanced breast cancer. Br J Cancer 79: 1220–1226

Howell A (2002) Fulvestrant, formerly ICI 182, 780 is as effective as anastrozole in postmenopausal women with advanced breast cancer progressing after prior endocrine treatment. J Clin Oncol 20: 3396–3403

Howell T on behalf of the ATAC Trialist' Group (2004) The ATAC trial in postmenopausal women with early breast cancer – updated efficacy results based on a median follow-up of 5 years. SABCS No 1

Howell A, Cuzick J, Baum M et al. (2005) Results of the ATAC (arimidex, tamoxifen, alone or in combination) trial after completion of 5 years adjuvant treatment for breast cancer, Lancet 365 (9453): 60–62

IBIS Investigators (eds) (2002) First results from the international breast cancer intervention study (ibis-i): a randomised prevention trial. IBIS Trial Centre, Cancer Research UK, London. Lancet 360: 817–824

Jackesz (1999) ASCO

Jakesz R, Hausmaninger H, Samonigg H (1999) Comparison of adjuvant therapy with tamoxifen and goserelin vs CMF in premenopausal stage I and II hormone-responsive breast cancer patients: four year results of ABCSG trial 5. Proc ASCO 18: 67a

Jakesz R, Hausmaninger H, Kubista E et al. (2002) Randomized adjuvant trial of tamoxifen and goserelin versus cyclophosphamide, methotrexate, and fluorouracil: evidence for the superiority of treatment with endocrine blockade in premenopausal patients with hormone-responsive breast cancer – Austrian Breast and Colorectal Cancer Study Group Trial 5. J Clin Oncol 20: 4621–4627

Jakesz R, Kaufmann M, Gnant M et al. on behalf of the ABCSG and GABG (2004) Benefits of switching postmenopausal women with hormone-sensitive early breast cancer to anastrozole after 2 years adjuvant tamoxifen: combined results from 3123 women enrolled in the ABCSG Trial 8 and the ARNO 95 Trial. SABCS No 2

Jemal A, Clegg LX, Ward E et al. (2004) Annual report to the nation on the status of cancer, 1975–2001, with a special feature regarding survival. Cancer 101: 3–27

Jernstrom H, Lerman C, Ghadirian P et al. (1999) Pregnancy and risk of early breast cancer in carriers of BRCA1 and BRCA2. Lancet 354 (9193): 1846–1850

Jonat W, Kaufmann M, Sauerbrei W et al. (2002) Goserelin versus cyclophosphamide, methotrexate, and fluorouracil as adjuvant therapy in premenopausal patients with node-positive breast cancer: The Zoladex Early Breast Cancer Research Association Study. J Clin Oncol 20: 4628–4635

Jones S, Erban J, Overmoyer B, Budd GT, Hutchins XL, Lower E, Laufman L, Sundaram S, Urba W, Olsen S, Meyers ML, Ravdin PM (2003) Randomized trial comparing docetaxel and paclitaxel in patients with metastatic breast cancer. Breast Cancer Res Treat 82 (Suppl 1) (Abstr 10)

Jordan VC (2001) Oestrogen receptors, growth factors and the control of breast cancer. The Breast 10 (S3): 27–35

Kauff ND, Satagopan JM, Robson ME et al. (2002) Risk reducing salpingo-oophorectomy in women with a BRCA-1 or BRCA-2 mutation. N Engl J Med 34: 1609–1615

Kaufmann M (2005) Preoperative (neoadjuvant) systemic treatment of breast cancer. Breast 14 (Suppl 1): S29

Kaufmann M, Loibl S (2005) Basiswissen Praxis. Mammakarzinom. 100 Fragen – 100 Antworten. Medizin und Wissen. München: Urban & Vogel

Kaufmann M, von Minckwitz G (1996) Das primäre Mammakarzinom. Vorschläge und aktuelle Aspekte zur adjuvanten systemischen Therapie. Dtsch Ärztebl 93: A-755–A-758

Kaufmann M, von Minckwitz G (1999) Systemische Therapie metastasierter Mammakarzinome. Dtsch Ärztebl 96: A-2509–A-2512

Kaufmann M, von Minckwitz G (2001) Bericht über die NIH Consensus Development Conference zur adjuvanten Therapie von Mammakarzinomen. Onkol 24: 190–192

Kaufmann M, Jonat W, von Minckwitz G (2005) Aktuelle Empfehlungen zur Therapie primärer Mammakarzinome. Dtsch Ärztebl (in press)

Kaufmann M, Jonat W, Kleeberg U et al. (1989) Goserelin, a depot gonadotropin-releasing hormone agonist in the treatment of premenopausal patients with metastatic breast cancer. German Zoladex Trial Group. J Clin Oncol 7: 1113–1119

Kaufmann M, Henderson IC, Enghofer E (1989) Consensus development in cancer therapy 1. Therapeutic management of metastatic breast cancer. Berlin New York: de Gruyter

Kaufmann M, Jonat W, Abel U (1993) Adjuvant randomized trials of doxorubicin/cyclophosphamide versus doxorubicin/cyclophosphamide/tamoxifen and CMF chemotherapy versus tamoxifen in woman with node-positive breast cancer. J Clin Oncol 11: 454–460

Kaufmann M, Maass H, Alt D, Schmidt CR (1996) Ein Jahrhundert endokrine Therapie des Mammakarzinoms. Berlin Heidelberg New York: Springer

Kaufmann M, Bajetta E, Dorix LY et al. (2000) Exemestane is superior to megestrol acetate after tamoxifen failure in postmenopausal women with advanced breast cancer: Results of a phase III randomized double-blind trial. J Clin Oncol 18: 1399–1411

Kaufmann M, von Minckwitz G for the German Adjuvant Breast Cancer Study Group (GABG) (2001a) The emerging role of hormonal ablation as adjuvant therapy in node+ and node− pre-/perimenopausal patients. Breast 10 (Suppl 3): 123–129

Kaufmann M, Jonat W, von Minckwitz G (2001b) Aktuelle Empfehlungen zur Therapie primärer Mammakarzinome. Dtsch Ärztebl 98 (33): A2121–A2123

Kaufmann M, Loibl S, Solbach C (2002) Ärztlicher Ratgeber Brustkrebs. Baierbrunn: Wort und Bild-Verlag

Kaufmann M, Jonat W, Blamey R et al. (2003) Survival analyses from the ZEBRA study (Zoladex) versus CMF in premenopausal women with node-positive breast cancer. Eur J Cancer 39: 1711–1717

Kaufmann M, von Minckwitz G, Smith R et al. (2003) International expert panel on the use of primary (preoperative) systematic treatment of operable breast cancer: review and recommendations. J Clin Oncol 21 (13): 2600–2608

Kaufmann M, Jakesz R, Gnant M et al. (2005) Benefits of switching postmenopausal women with hormone-sensitive early breast cancer to anastrozole after 2 years adjuvant tamoxifen: combined results from 3123 women enrolled in the ABCSG Trial 8 and the ARNO 95. Breast 14 (Suppl 1): P81

Kaufmann M, Jonat W, Eiermann W et al. (2005) Systemische Therapie operabler Mammakarzinome. 9. Int Konf St. Gallen. Zentralbl Gynäkol 4 (im Druck)

Key TJ, Allen NE (2001) Nutrition and breast cancer. Breast 10 (S 3): 9–13

Khoury-Collado F, Bombard A (2004) Hereditary breast and ovarian cancer: What the primary care physician should know. Obstet Gynecol Scand 59: 537–542

Klijn JG, Blamey RW, Boccardo F, Tominaga T, Duchateau L, Sylvester R (2001) Combined Hormone Agents Trialists' Group and the European Organization for Research and Treatment of Cancer. Combined tamoxifen and luteinizing hormone-releasing hormone (LHRH) agonist versus LHRH agonist alone in premenopausal advanced breast cancer: a meta-analysis of four randomized trials. J Clin Oncol 19 (2): 343–353

Konecny G, Thomssen C, Pegram M et al. (2001) Her-2/neu gene amplification and response to paclitaxel in patients with metastatic breast cancer. Proc ASCO 20: 88

Kretzler A, Molls M (1997) Grundlagen der Radiotherapiebehandlung ossärer Metastasen. In: Böttcher HD et al. (Hrsg) Klinik der Skelettmetastasen – Grundlagen, Diagnostik und Therapie. München: Zuckschwerdt

Levine MN, Bramwell VH, Pritchard KL et al. (1998) Randomized trial of intensive cyclophosphamide, epirubicin and fluorouracil chemotherapy compared with cyclophoshamide, methothrexat and fluorouracil in premenopausal women wiht node-positive breast cancer. J Clin Oncol 16: 2651–2658

Li N, Bellow J, Winer E (2004) CNS metastases in breast cancer. J Clin Oncol 22: 3608–3617

Lohrisch C, di Leo A, Piccart M (2001) Optimal adjuvant cytotoxic therapy for breast cancer. ASCO Educational Book: 61–70

Lück HJ, Thomssen C, Untch M et al. (2000) Multicentric phase III study in first line treatment of advanced metastatic breast cancer (ABC). Epirubicin/paclitaxel (ET) vs epirubicin/cyclophosphamide (EC). A study of the ago breast cancer group. Proc ASCO 19: 280

Mamounas EP (2000) Evaluating the use of paclitaxel following doxorubicin/cyclophosphamide in patients with breast cancer and positive axillary nodes. NIH Consensus Development Conference on adjuvant therapy for breast cancer. Bethesda

Mamounas EP, Bryant J, Lembersky BC et al. (2003) Paclitaxel (T) following doxorubicin/cyclophosphamide (AC) as adjuvant chemotherapy for node-positive breast cancer: Results from NSABP B-28. Proc ASCO No 12

Martin M, Pienkowski T, Mackey J et al. (2003) TAC improves disease free survival and overall survival over FAC in node-positive early breast cancer patients, BCIRG 001: 55 months follow-up. SABCS No 43

Martino S, Canley J, Barett-Connor E et al. (2004) Incidence of invasive breast cancer following 8 years of raloxifene therapy in postmenopausal women with osteoporosis: results from the Continuing Outcomes Relevant to Evista (CORE) trial. Proc Am Soc Clin Oncol 22: 14S

Mauriac L (2003) Fulvestrant (Faslodex TM) versus anastrozole for the treatment of advanced breast cancer in a subgroup of postmenopausal women with visceral an non-visceral metastases: combined results from two multicentre trials. Eur J Cancer 39: 1228–1233

McTiernann A, Kooperberg C, White E et al. (2003) Recreational physical activity and the risk of breast cancer in postmenopausal women: the women's health initiative cohort study. JAMA 290: 1331–1336

Möbus V, Untch M, Du Bois A et al. (2004) Dose-dense sequential chemotherapy with epirubicin (E), paclitaxel (T) and cyclophosphamide (C) (ETC) is superior to conventional dosed chemotherapy in high-risk breast cancer patients (? 4 + LN). First results of an AGO-trial. Proc ASCO 22

Muller A, Homey B, Soto H et al. (2001) Involvement of chemokine receptors in breast cancer metastasis. Nature 410 (6824): 50–56

Nabholtz JM, Buzdar A, Pollak M et al. (2000) Anastrozole is superior to tamoxifen as first-line therapy for advanced breast cancer in postmenopausal women: results of a North American multicenter randomized trial. Arimidex Study Group. J Clin Oncol 18 (22): 3758–3767

Nabholtz JM, Falkson G, Campos D et al. (1999) on behalf of the international TAX306 study group. A phase III trial comparing doxorubicin (A) and docetaxel (T) (AT) to doxorubicin and cyclophosphamide (AC) as first line chemotherapy for MBC. Proc ASCO 18: 485

Nabholtz JA, Paterson A, Dirix L et al. (2001) A Phase III randomized trial comparing docetaxel, doxorubicin and cyclophosphamide to FAC as first line chemotherapy for patients with metastatic breast cancer. Proc ASCO 20: 83

National Cancer Institute. U. S. Institutes of Health. www.cancer.gov

National Institutes of Health Consensus Development Statement (1997) Breast Cancer Screening for Women ages 40–49

Oberhoff C, Kieback DG, Wurstlein R et al. (2001) Topotecan chemotherapy in patients with breast cancer and brain metastases: results of a pilot study. Onkologie 24 (3): 256–260

Olsen AH, Njor SH, Vejborg I et al. (2005) Breast cancer mortality in Copenhagen after introduction of mammography screening: cohort study. BMJ 330: 220

Osborne CK, Schiff R (2005) Estrogen-receptor biology: continuing progress and therapeutic implications. J Clin Oncol 23: 1616–1622

O'Shaughnessy J, Miles D, Vukelja S et al. (2002) Superior survival with capecitabine plus docetaxel combination therapy in anthracycline-pretreated patients with advanced breast cancer: phase III trial results. J Clin Oncol 20: 2812–2823

Osin P, Gusterson BA, Philp E, Waller J, Bartek J, Peto J, Crook T (1998) Predicted anti-oestrogen restistance in BRCA-associated familial breast cancers. Eur j Cancer 34 (11): 1683–1686

Paget S (1889) The distribution of secondary growth in cancer of the breast. Lancet I: 571–573

Paridaens R, Therasse P, Dirix L et al. (2004) First line hormonal treatment (HT) for metastatic breast cancer (MBC) with exemestane (E) or tamoxifen (T) in postmenopausal patients (pts) – A randomized phase III trial of the EORTC Breast Group. Proc ASCO 22: 14S (Abstr 515)

Pegram MD, Pietras R, Bajamonde A et al. (2005) Targeted therapy: wave of the future. J Clin Oncol 23: 1776–1781

Peto R (2004) Meta-analysis on local therapy, P5. Plenary lecture at 2004 San Antonio Breast Cancer Symposium

Peto R, Boreham J, Clarke M et al. (2000) UK and USA breast cancer deaths down 25 % in year 2000 at ages 20–69 years. Lancet 335: 1822

Pienkowski T, Fumeleau P, Eiermann W et al. (2001) Taxotere, cisplatin and herceptin (TCH) in first line Her positive metastatic breast cancer patients. A phase II pilot study by the Breast Cancer International Research Group. Proc ASCO 20: 2030

Pierce LJ (2005) The use of radiotherapy after mastectomy: A review of the literature. J Clin Oncol 23: 1706–1717

Poirot C, Vacher-Lavenu MC, Helardot P et al. (2002) Human ovarian tissue cryopreservation: indications and feasibility. Hum Reprod 17: 1447–1452

Polednak AP (2003) Survival of lymph node-negative breast cancer patients in relation to number of lymph nodes examined. Ann Surg 237: 163–167

Possinger K, Kaufmann M, Coleman R et al. (1999) Phase II study of gemcitabine as fist line chemotherapy in patients with advanced or metastatic breast cancer. Anticancer Drugs 10: 155–162

Powles T, Eeles R, Ashley S, Easton D, Chang j, Dowsett M, Tidy A, Viggers J, Davey j (1998) Interim analysis of the incidence of breast cancer in the Royal Marsden Hospital tamoxifen randomised chemoprevention trial. Lanced 352 (9122): 98–101

Prenzel N, Fischer OM, Streit S, Hart S, Ullrich A (2001) The epidermal growth factor receptor family as a central element for cellular signal transduction and diversification. Endocrine-related Cancer 8: 11–31

Rebbeck TR, Ievin AM, Eisen A et al. (1999) Breast cancer risk after bilateral prophylactic oophorectomy in BRCA1 mutation carriers. J Natl Cancer Inst 91 (17): 1475–1459

Reid IR, Brown JP, Burckhardt P et al. (2002) Intravenous zoledronic acid in postmenopausal women with low bone mineral density. N Engl J Med 346: 653–661

Revillion F, Bonneterre J, Peyrat JP (1998) ERBB2 oncogene in human breast cancer and its clinical significance. Eur J Cancer 34: 791–808

Robert Koch-Institut (Hrsg) (2004) Krebs in Deutschland. Häufigkeiten und Trends, 4. Aufl. RKI, Berlin

Robert Koch-Institut Evaluation of cancer incidence in germany (2000). www.rki.de/krebs/krebs.html

Robertson JF (2003) Fulvestrant versus anastrozole for the treatment of advanced breast carcinoma in postmenopausal women: a prospective combined analysis of two multicenter trials. Cancer 98: 229–283

Roché H, Fumoleau P, Spielmann M, T et al. (2004) Five years analysis of the PACS 01 trial: 6 cycles of FEC100 vs 3 cycles FEC100 followed by 3 cycles of docetaxel for the adjuvant treatment of node-positive breast cancer. SABCS 2004 No 27

Rozan S, Vincent-Salomon A, Zafrani B et al. (1998) No significant predictive value of c-erbB-2 or p53 expression regarding sensitivity to primary chemotherapy or radiotherapy in breast cancer. Int J Cancer 79: 27–33

Rudolph P, Olsson H, Bonatz G, Ratjen V, Bolte H, Baldetorp B, Ferno M, Parwaresch R (1999) Correlation between p53, c-erbB-2, and topoisomerase II alpha expression, DNA ploidy, hormonal receptor status and proliferation in 356 node-negative breast carcinomas: prognostic implications. J Pathology 187: 207–216

San Antonio Breast Cancer Meeting 2000

Scharl A, Costa SD, von Minckwitz G, Kaufmann M (1998) Neuere Entwicklungen und operative Möglichkeiten bei der Behandlung von Brustkrebs. Forschung Frankfurt 4: 54–66

Schneider BP, Miller (2005) Angiogenesis of breast cancer. J Clin Oncol 23: 1782–1790

Seidmann AD, Berry D, Cirrincione C et al. (2004) CALGB 9840: Phase III study of weekly (W) paclitaxel (P) via 1-hour (h) infusion versus standard (S) 3 h infusion every third week in the treatment of metastatic breast cancer (MBC), with trastuzumab (T) for Her-2-positiv MBC and randomized for T in Her-2-normal MBC. Proc ASCO 22, 14S (Abstr 512)

Literatur

Sinn HP, Anton HW, Magener A, von Fournier D, Bastert G, Otto HF (1998) Extensive and predominant in situ component in breast carcinoma: their influence on treatment results after breast-conserving therapy. Eur J Cancer 34 (5): 646–653

Slamon DJ, Leyland-Jones B, Shak S et al. (2001) Use of chemotherapy plus a monoclonal antibody against Her-2 for metastatic breast cancer that overexpresses Her-2. N Engl J Med 344 (11): 783–792

Smart CR, Hendrick RE, Rutledge III JH, Smith RA (1997) Benefit of mammography screening in women ages 40–49; current evidences from randomized controlled trials. In: NIH Consensus Development Conference. Breast cancer screening for women ages 40–49. Abstr book: 83–90

Smith RA, Duffy SW et al. (2004) The randomized trials of breast cancer screening: what have we learned? Radiol Clin North Am 42: 793–806

Strasser-Weippl K, Goss PE (2005) Advances in adjuvant hormonal therapy for postmenopausal women. J Clin Oncol 23: 1751–1759

Thiersch C (1865) Der Epithelialkrebs namentlich der Haut. Leipzig: Engelmann

Thor AD, Berry DA, Budman DR et al. (1998) erbB-2, p53, and efficacy of adjuvant therapy in lymph node-positive breast cancer. J Natl Cancer Inst 90: 1346–1360

Thor AD, Liu S, Moore DH 2nd, Edgerton SM (1999) Comparison of mitotic index, in vitro bromodeoxyuridine labeling, and MIB-1 assays to quantitate proliferation in breast cancer. J Clin Oncol 17: 470–477

Thuerlimann B on behalf of the BIG 1-98 Collaborative Group (2005) Letrozole versus tamoxifen as adjuvant endocrine therapy for postmenopausal women receptor-positiv breast cancer. BIG 1-98: A prospective randomised double-blind phase III study. Breast 14 (Suppl 1): S4

Terry MB, Gammon MarilieD, Zhang FF et al. (2004) Association of frequency and duration of aspirin use and hormone receptor status with breast cancer risk. JAMA 291: 2433–2440

Tetu B, Brisson J, Plante V, Bernard P (1998) p53 and c-erbB-2 as markers of resistance to adjuvant chemotherapy in breast cancer. Mod Pathol 11: 823–830)

Vahabi M (2003) Breast cancer screening methods: a review of the evidence. Health Care Women Int 24: 773–793

Valagussa P, Bonadonna G, Veronesi U (1978) Patterns of relapse and survival following radical mastectomy. Cancer 41: 1170–1178

van't Veer LJ, Paik S, Hayes DF (2005) Gene expression profiiling of breast cancer: A new tumor marker. J Clin Oncol 23: 1631–1635

Varmus HE, Vogt PK, Bishop JM (1973) Integration of deoxyribonucleic acid specific for Rous sarcoma virus after infection of permissive and nonpermissive hosts. Proc Natl Acad Sci USA 70 (11): 3067–3071

Vergote I (2003) Postmenopausal women who progress on fulvestrant (»Faslodex«) remain sensitive to further endocrine therapy. Breast Cancer Res Treat 79: 207–11

Veronesi U, Rilke F, Luini A et al. (1987) Distribution of axillary lymph node metastases by level of invasion: An analysis of 539 cases. Cancer 59: 682–687

Veronesi U, Saccozzi R, Del Vecchio M et al. (1981) Comparing radical mastectomy with quadrantectomy, axillary dissection, and radiotherapy in patients with small cancers of the breast. N Engl J Med 305 (1): 6–11

Veronesi U, Maisonneuve P, Costa A, Sacchini V, Maltoni C, Robertson C, Rotmensz N, Boyle P (1998) Prevention of breast cancer with tamoxifen: preliminary findings from the Italian randomised trial among hysterectomised women. Italian Tamoxifen Prevention Study. Lancet 352 (9122): 93–97

Vogel C, Cobleigh M, Tripathy D, Mass R, Murphy M, Stewart SJ (2001) Superior outcomes with herceptin (trastuzumab) in fluorescence in situ hybridisation – selected patients. Proc ASCO 20: 86

von Minckwitz G, Kaufmann M (1997) Mammographie-Screening für Frauen zwischen 40 und 49. Dtsch Ärztebl 94 A: 1436–1438

von Minckwitz G, Costa SD, Kaufmann M (1998a) Hochdosis Chemotherapie beim Mammakarzinom. Schlusswort. Dtsch Ärztebl 95: B-674–B-677

von Minckwitz G, Costa SD, Kaufmann M (1998b) Allgemeine Chemotherapie In: Wulf KH, Schmidt-Mathiesen H (Hrsg) Klinik der Frauenheilkunde und Geburtshilfe. Allgemeine gynäkologische Onkologie, 4. Aufl. München: Urban & Schwarzenberg

von Minckwitz G, Costa SD, Eiermann W, Blohmer JU, Tulusan AH, Jackisch C, Kaufmann M (1999) Maximized reduction of primary breast tumor size using preoperative chemotherapy with adriamycin and docetaxel. J Clin Oncol 17: 1999–2005

von Minckwitz G, Sinn HP, Raab G, Blohmer JU, Graf E, Kaufmann M (2000) Evaluation of predictive factors in a randomized trial of preoperative dose-intensified adriamycin-docetaxel +/– tamoxifen in primary operable breast cancer. Breast Cancer Res Treat 64 (1): 303 (Abstr)

von Minckwitz G, Jonat W, Fasching P et al. (2005) Gefitinib in taxane-pretreated metastatic breast cancer. A multicenter phase II study on gefitinib in taxane- and anthracycline-pretreated metastatic breast cancer. Breast Cancer Res Treat 89: 165–172

Voogd AC, Nielsen M, Peterse JL et al. (2001) Danish Breast Cancer Cooperative Group. Breast Cancer Cooperative Group of the European Organization for Research and Treatment of Cancer. Differences in risk factors for local and distant recurrence after breast-conserving therapy or mastectomy for stage I and II breast cancer: pooled results of two large European randomized trials. J Clin Oncol 19 (6): 1688–1697

Waldeyer W (1872) Die Entwicklung der Carcinome. Virchows Arch Pathol Anat 55: 67–159

Wang J, Costantino JR, Tan-Chiu E et al. (2004) Lower-category benign breast disease and the risk of invasive breast cancer. Obstetr Gynecol Surv 59 (8): 590–592

Winer EP, Hudis C, Burstein HJ et al. (2004) American Society of Clinical Oncology Technology Assessment on the use of aromatase inhibitors as adjuvant therapy for postmenopausal women with hormone receptor-positive breast cancer: status report 2004. J Clin Oncol

Wittekind C, Meyer HJ, Bootz F (2002) TNM Klassifikation maligner Tumoren, 6. Aufl. (Hrsg UICC) Berlin Heidelberg New York: Springer

Yeh I, Fowble B, Vigione MJ et al. (1991) Pathologic assessment and pathologic prognostic factors in operable breast cancer. In: Fowble B, Goodman RL, Glick JH, Rosato EF (eds) Breast cancer treatment: a comprehensive guide to treatment. Mosby-Yearbook: St. Louis, p 171

Yu Q, Geng Y, Sicinski P (2001) Specific protection against breast cancers by cyclin D1 ablation. Nature 411: 1017–1021

VI

Onkologische Beratung und Nachsorge

32 Krebs und Hormone – 537
H. Kuhl

33 Tumornachsorge – 549
S. D. Costa, M. Kaufmann G. von Minckwitz, A. Scharl,, R. Kreienberg, W. Eiermann, F. Jänicke und M. Zimmermann

34 Schmerztherapie, Palliativmedizin und Hospizbetreuung bei gynäkologischen Malignomen – 557
M. Zimmermann, S. Djahansouzi, P. Dall und B. Lanzinger

35 Psychosoziale Onkologie in der Gynäkologie – 571
M. Keller

36 Genetische Beratung bei gynäkologischen Erkrankungen – 579
B. Prieshof und S. D. Cost

Krebs und Hormone

H. Kuhl

32.1	Einleitung – 537		32.4.2	Ovulationshemmer und Endometriumkarzinom – 543
32.2	Rolle der Hormone in der Karzinogenese – 537		32.4.3	Hormonsubstitution und Endometriumkarzinom – 544
32.3	Mammakarzinom – 538		32.5	Ovarialkarzinom – 544
32.3.1	Hormone und Ätiologie des Mammakarzinoms – 538		32.5.1	Hormone und Ätiologie des Ovarialkarzinoms – 544
32.3.2	Einfluss der Schwangerschaft auf die Entstehung des Mammakarzinoms – 539		32.5.2	Ovulationshemmer und Ovarialkarzinom – 545
32.3.3	Ovulationshemmer und Mammakarzinomrisiko – 540		32.5.3	Hormonsubstitution und Ovarialkarzinom – 545
32.3.4	Hormonsubstitution und Mammakarzinomrisiko – 540		32.6	Zervix- und Vulvakarzinom – 545
32.3.5	Gestagene und Mammakarzinomrisiko – 542		32.7	Andere Karzinome – 546
32.3.6	Hormonsubstitution nach behandeltem Mammakarzinom – 542		32.8	Zusammenfassung – 546
32.4	Endometriumkarzinom – 542			Literatur – 546
32.4.1	Hormone und Ätiologie des Endometriumkarzinoms – 543			

32.1 Einleitung

Die Zahl der Todesfälle wegen Brust- und Genitaltumoren ist zwischen 1970 und 1994 um 23 % angestiegen, sodass ihnen heute 29 % der Krebstodesfälle und 6,5 % aller Todesfälle zugeschrieben werden. Allerdings ist ihr Anteil an der Gesamtmortalität im Alter zwischen 35 und 60 Jahren weitaus höher. Die Sterberate aufgrund von gynäkologischen Karzinomen ist mit etwa 73 pro 100 000 Frauen jährlich seit vielen Jahren konstant. Dabei hat jedoch die Mortalität wegen Mammakarzinom im Zeitraum zwischen 1970 und 1994 um 16 % und die wegen Ovarialkarzinom um 9 % zugenommen, während die Sterberate wegen Endometrium- und Zervixkarzinom um 42 % und 46 % abgenommen hat. Deshalb entfallen 62 % der Todesfälle wegen gynäkologischer Malignome auf das Mammakarzinom (Scheuermann et al. 1997).

32.2 Rolle der Hormone in der Karzinogenese

Die Mechanismen, die dem Einfluss der Sexualhormone auf die Karzinomentwicklung zugrunde liegen, sind weitgehend unbekannt. Deshalb ist man zur Abschätzung der Risiken auf **epidemiologische Untersuchungen** angewiesen, die aufgrund der methodologischen Probleme häufig sehr widersprüchliche Resultate ergeben.

> Die epidemiologischen Studien lassen aber insgesamt den Schluss zu, dass Östrogene keine Tumoren induzieren, aber die Entwicklung bestimmter bestehender Neoplasien fördern können.

Östrogene. Anhand der Ergebnisse verschiedener Mutagenitätstests werden die Östrogene als mutagen oder nicht mutagen eingestuft (Kommission »Hormontoxikologie« der Deutschen Gesellschaft für Endokrinologie 2000). Eine tragende Rolle dieser Hormone wird darin gesehen, dass sie die Mitosen von östrogenabhängigen Zellen stimulieren und dadurch die Fixierung spontaner oder karzinogeninduzierter Mutationen erleichtern.

An dem mehrstufigen **Prozess der Karzinogenese** sind Mutationen beteiligt, die eine einzelne Zelle soweit verändern, dass deren Zellteilung außer Kontrolle gerät. Dabei führen die Mutationen zu einer zunehmenden Störung des intrazellulären Gleichgewichts zwischen wachstumsfördernden und -hemmenden Signalen und deren Kontrolle durch die Umgebung, sodass die programmierte Zelldifferenzierung sowie der Zelltod ausbleiben und die Zellteilung beschleunigt wird.

> Die beiden Sexualsteroide Östradiol und Progesteron beeinflussen nicht nur das Wachstum und die Entwicklung der weiblichen Sexualorgane, sondern spielen auch bei der Entstehung von Malignomen dieser Organe eine Rolle. Dabei schreibt man den Östrogenen einen proliferativen, den Gestagenen einen differenzierenden Effekt zu.

Die Existenz von **Östrogen- und Progesteronrezeptoren** ist die Voraussetzung für einen entsprechenden Einfluss auf die Proliferation, doch bedeutet sie nicht zwangsläufig die Hormonabhängigkeit eines Malignoms. Zumindest bei der Genese und Entwicklung des Mamma- und Endometriumkarzinoms gilt der mitogene Effekt der Östrogene als entscheidender Faktor. Auch wenn nicht genomische Interaktionen der Steroide mit der Zellmembran erhebliche intrazelluläre Auswirkungen haben, verläuft der **Einfluss der Östrogene und Gestagene** auf die Mitosen des Brustdrüsenepithels über genomische Mechanismen. Es gibt 2 unterschiedliche Östrogenrezeptoren (ER-α und ER-β), deren Bindungsaffinitäten sowie ihre Verteilung in den verschiedenen Geweben stark variieren (Kuiper et al. 1997). Die Aktivierung des Rezeptorproteins durch die Bindung des Östrogens führt zur Bildung eines dimeren Östrogenrezeptor-Östrogen-Komplexes, der an einen spezifischen Bereich der DNS, dem »hormone responsive element«, bindet und die Transkription (Synthese der mRNS) in Gang setzt, wobei andere aktivierende und reprimierende Faktoren regulierend eingreifen.

Inzwischen wurden in Mammakarzinomgeweben auch **Mutationen des Östrogenrezeptors** gefunden, wobei nicht klar ist, inwieweit diese zu einer veränderten Funktion oder Kontrolle durch Repressoren führen (Murphy et al. 1996).

Es gibt auch **2 Formen des Progesteronrezeptors**, den Progesteron-A- und -B-Rezeptor, deren Wirkungsmechanismen denen der Östrogenrezeptoren ähnelt. Die beiden Rezeptorformen können untereinander binden, wobei neben den A/A- und B/B-Homodimeren auch ein A/B-Heterodimer entsteht. Darüber hinaus wurde in einer Mammakarzinomzelllinie eine dritte Isoform des Progesteronrezeptors entdeckt.

> Die Heterogenität der Rezeptoren erlaubt die Induktion unterschiedlicher biologischer Reaktionen gegenüber Östrogenen, Antiöstrogenen, Gestagenen und Antigestagenen, sodass über unterschiedliche Proliferationsraten heterogene Subpopulationen von Karzinomzellen entstehen können. Auf diese Weise ist die Entwicklung steroidresistenter Karzinomzellen möglich.

An einem Modell mit Mammakarzinomzellen konnte gezeigt werden, dass die **östrogenabhängige Proliferation in der G1-Phase** mit einer von Östradiol induzierten Steigerung der Expression von Zyklin D1 beginnt. Innerhalb von 6–8 h erreicht der Zyklin-D1-CDK4-Komplex seine maximale Aktivität, die zu einer weitgehenden **Aufhebung der Hemmfunktion** des Tumorsuppressors pRB führt. Die Folge ist ein beschleunigter Übergang der Zelle in die S-Phase, sodass die G1-Phase auf 10 h verkürzt wird. Östradiol fördert auch den **Übertritt der Zellen aus der Ruhe- in die G1-Phase**, sodass der Anteil der Zellen in der S-Phase erheblich zunimmt. Der Angriffspunkt der Östrogene liegt in der frühen G1-Phase, unmittelbar nach der Mitosephase. Hier greifen auch die Antiöstrogene an und arretieren die Zelle in der G1-Phase.

Gestagene. Gestagene können den Zellzyklus sowohl beschleunigen als auch arretieren. Zunächst beschleunigen sie den Übergang der Zelle von der G1- in die S-Phase durch Überexpression von Zyklin D1. Dadurch wird die G1-Phase um 4–6 h kürzer als unter Östrogeneinfluss, sodass mehr Zellen in die S-Phase gelangen. Bleibt das Gestagen in den folgenden 24 h präsent, so wird die Zelle unmittelbar nach der Mitosephase in der folgenden frühen G1-Phase arretiert. Dabei kann man einen starken Rückgang der Zyklin-D1-CDK4-Aktivität in der folgenden G1-Phase und eine Zunahme des hemmenden (hypophosphorylierten) Tumorsuppressorproteins pRB beobachten

(Musgrove u. Sutherland 1997). Offensichtlich dient die primäre Beschleunigung des Zellzyklus durch Progesteron der Bereitstellung der DNS zur vollen Ausprägung des Differenzierungsprogramms.

An der östrogeninduzierten Steigerung der Zyklin-D1-Synthese sind zahlreiche **Wachstumsfaktoren** – wie EGF, TGF-α, TGF-β, PDGF und IGF-1 – beteiligt. Auch Gestagene haben einen stimulierenden Effekt, z. B. auf EGF und TGF-α.

32.3 Mammakarzinom

32.3.1 Hormone und Ätiologie des Mammakarzinoms

> Das Mammakarzinom ist die häufigste Krebserkrankung der Frau (▶ Abschn. 31.1).

Eine **erbliche Disposition** zum Mammakarzinom besteht bei etwa 5 % der Erkrankten, wobei in der Mehrzahl der Fälle Mutationen im BRCA-1- und BRCA-2-Gen (jeweils 2 % aller Fälle) als Ursache angenommen werden. Bei diesen Frauen, die auch häufig an einem Ovarialkarzinom erkranken, liegt das Risiko einer Brustkrebsdiagnose – meist vor dem 32. Lebensjahr – zwischen 70 und 90 %.

Die großen Variationen in der Inzidenz des Mammakarzinoms zwischen den einzelnen Ländern sowie der kontinuierliche Anstieg während der letzten 50 Jahre deuten auf **nicht genetische Einflüsse** hin. Es gibt eine Reihe von gesicherten und wahrscheinlichen **Risikofaktoren** (▶ Abschn. 31.1.5 »Biologie des Mammakarzinoms«) von denen einige einen Bezug zur Reproduktion bzw. zu den Sexualhormonen haben (◘ Tabelle 32.1).

> Das Risiko steigt mit der Dauer der ovariellen Aktivität (frühe Menarche und späte Menopause erhöhen das Risiko) und mit der Anwendung von Östrogenen und/oder Gestagenen (hormonale Kontrazeptiva, Hormonsubstitution), während eine frühe, voll ausgetragene Schwangerschaft schützt (Ausdifferenzierung der Epithelzellen).

Das erwiesene **hohe Risiko einer belasteten Eigen- oder Familienanamnese** ist mit dem Einfluss der genetischen Disposition zu erklären, während der Nutzen der sog. gesunden Lebensweise fraglich ist. Von dem zyklusabhängigen Turn-over der Brustepithelzellen sind jeweils nur etwa 1 % der Zellen betroffen. Das **Maximum der Mitoserate** tritt in der mittleren Lutealphase, das Minimum in der mittleren Follikelphase auf (◘ Abb. 32.1).

> Die höchste Mitoserate findet man in den intralobulären terminalen Duktuli.

Die **Apoptoserate** folgt einem ähnlichen Rhythmus mit einer zeitlichen Verschiebung um 3 Tage. Es gibt Hinweise darauf, dass die Apoptosen durch den **Abfall des Progesteronspiegels** eingeleitet werden. Die zyklusabhängigen Unterschiede sind bei jungen Frauen am größten und nehmen mit dem Alter ab. Diese Befunde deuten auf einen Zusammenhang zwischen hohen Serumspiegeln des Östradiols und Progesterons in der Lutealphase und den Maxima der Mitose und Apoptose hin. Allerdings werden die Sexualsteroide im Brustgewebe und v. a. im Mammakarzinomgewebe akkumuliert und erreichen loka-

32.3 · Mammakarzinom

Tabelle 32.1. Relative Risiken des Mammakarzinoms im Vergleich

Risiko		Häufigkeit
Gering	Hoch	
Männliches Geschlecht	Weibliches Geschlecht	1 : 100
Alter: 25 Jahre	Alter: 45 Jahre	1 : 20
Menopausealter: 42 Jahre	Menopausealter: 52 Jahre	1 : 2
Menarchealter: 14 Jahre	Menarchealter: 11 Jahre	1 : 1,3
Frauen mit Kindern	Frauen ohne Kinder	1 : 1,3
Erste Geburt mit 20 Jahren	Erste Geburt mit 35 Jahren	1 : 1,4
Keine Ovulationshemmer	Einnahme von Ovulationshemmern	1 : 1,1
Keine Hormonsubstitution	Langzeithormonsubstitution	1 : 1,3
Kein Alkoholkonsum	≥20 g Alkohol täglich	1 : 1,3
Körperliche Aktivität	Keine körperliche Aktivität	1 : 1,2
Keine Schichtarbeit	>30 Jahre Schichtarbeit	1 : 1,36

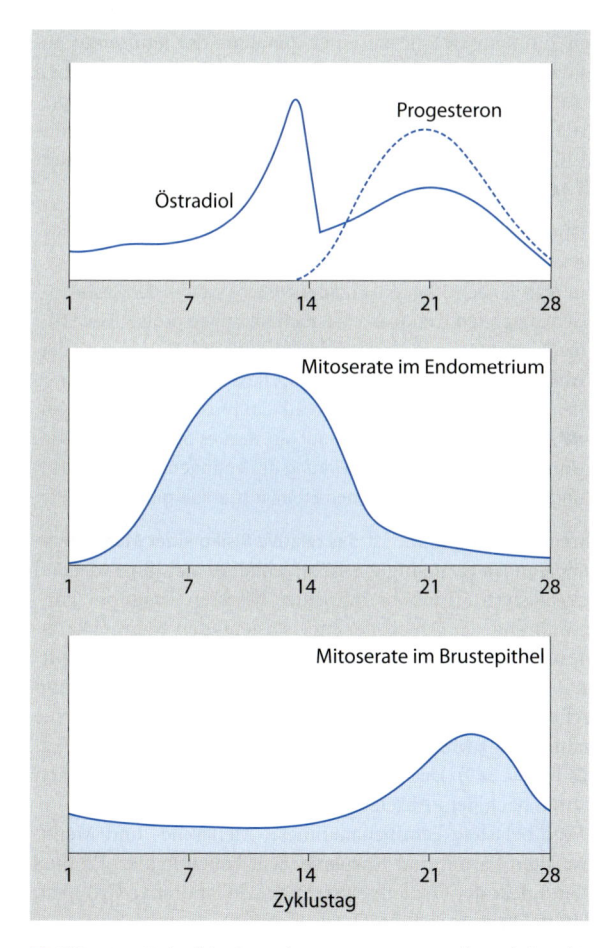

Abb. 32.1. Verlauf der Serumkonzentrationen von Östradiol und Progesteron sowie der Mitoseraten in Endometrium und Brustdrüsenepithel

le Konzentrationen, die weitaus höher sind als im Plasma. Im Brustdrüsenepithel ist der **Einfluss des Progesterons** für die Proliferation der alveolären Epithelzellen essenziell, während er für diejenige der duktalen Epithelzellen nicht notwendig ist.

Gestagene beeinflussen die lokale Aktivität verschiedener Enzyme im Brustdrüsengewebe, wie z. B. die 17-β-Hydroxysteroiddehydrogenase. Diese Enzyme oxidieren Östradiol zu Östron und reduzieren Östron zu Östradiol. Unter dem Einfluss von Progesteron, Norethisteron und Levonorgestrel, aber auch von IGF-1 wird die reduktive Aktivität stärker erhöht als die oxidative. Es gibt aber keinen Beweis dafür, dass Gestagene auf diesem Weg den lokalen Östrogeneinfluss im Brustdrüsengewebe in einer Weise reduzieren, dass sie protektiv wirken könnten.

Den **Östrogenrezeptor ERα und die Progesteronrezeptoren PRA und PRB** findet man ausschließlich in 15–30% der luminalen Epithelzellen, während der **Östrogenrezeptor ERβ** in den luminalen und Myoepithelzellen, den Fibroblasten und anderen Stromazellen exprimiert wird. Die Konzentration der Östrogenrezeptoren ist in der Follikelphase am höchsten und geht in der Lutealphase zurück, während die der Progesteronrezeptoren in der 2. Zyklushälfte sogar zunimmt. Im Gegensatz zum Endometrium reduzieren Gestagene zwar die Östrogenrezeptoren im Brustdrüsenepithel, nicht aber die Progesteronrezeptoren. Unter Östrogeneinfluss proliferieren alle Endometriumzellen, aber nur 1–3% der Zellen des Brustdrüsenepithels. Progesteron supprimiert die östrogeninduzierte Proliferation im Endometrium, verstärkt sie dagegen im alveolären Epithel. In der Brustdrüse weisen die proliferierenden Epithelzellen keine Östrogenrezeptoren auf, stehen jedoch in enger Nachbarschaft zu den Zellen mit Steroidrezeptoren, sodass eine parakrine Kontrolle der östrogeninduzierten Mitosen durch Wachstumsfaktoren anzunehmen ist.

32.3.2 Einfluss der Schwangerschaft auf die Entstehung des Mammakarzinoms

> In der Schwangerschaft findet eine enorme Zunahme des Einflusses der Östrogene und des Progesterons statt. Die Serumkonzentration des Östradiols steigt bis auf 20 ng/ml und die des Progesterons bis auf 150 ng/ml an, d. h. dass in der Schwangerschaft 100-fach bzw. 10-fach höhere Werte erreicht werden als in der Lutealphase.

Tabelle 32.2. Durchschnittliche prozentuale Verteilung der Lobulustypen (*Lob*) in der Brust von Parae und Nulliparae vor und nach der Menopause. (Nach Russo u. Russo 1997)

	Lob 1 [%]	Lob 2 [%]	Lob 3 [%]	Lob 4 [%]
Parae (Prämenopause)	5	18	76	2
Anteil proliferierender Zellen	0,9	0,2	0,1	–
Anteil der Zellen mit Östrogenrezeptoren	14,3	4,2	0,3	–
Anteil der Zellen mit Progesteronrezeptoren	12,9	7,0	1,5	0,2
Parae (Postmenopause)	86	12	2	–
Nulliparae (Prämenopause)	76	24	1	–
Anteil proliferierender Zellen	5,5	0,8	–	–
Anteil der Zellen mit Östrogenrezeptoren	10,5	4,3	–	–
Anteil der Zellen mit Progesteronrezeptoren	12,2	2,0	–	–
Nulliparae (Postmenopause)	76	24	–	–

Vorhergehende Schwangerschaften, die Diagnose während einer Schwangerschaft oder eine Schwangerschaft innerhalb von 5 Jahren nach einem behandelten Mammakarzinom haben keinen ungünstigen Einfluss auf die Prognose. Die vorliegenden epidemiologischen Daten lassen auf einen **protektiven Effekt** einer frühen ausgetragenen Schwangerschaft schließen, während Nulliparae unter einem höheren Mammakarzinomrisiko stehen.

Entwicklung der Brustdrüse. Mammakarzinome entwickeln sich meist aus den am wenigsten ausdifferenzierten lobulären Strukturen. Die Brustdrüse wird erst während einer Schwangerschaft voll ausdifferenziert, eine starke Verzweigung des Parenchyms bis zur vollständigen Ausbildung sekretorischer lobulärer Strukturen entsteht. Entsprechend der Größe, der Zellzahl und dem Aufbau aus Duktuli, Alveoli und Azini lassen sich **4 Lobulustypen (Lob)** unterscheiden, von denen Lob 1 der am wenigsten differenzierte, Lob 4 der am weitesten verzweigte und vollständig ausdifferenzierte Typ ist (Russo u. Russo 1997).

Während einer Schwangerschaft gehen Lob 1 und Lob 2 rasch in Lob 3 und im letzten Schwangerschaftsdrittel sowie während der Laktation in Lob 4 über, sind aber nach der Entbindung und dem Abstillen wieder einer Regression zu Lob 3 und Lob 2 unterworfen.

Nach der Menopause erfolgt eine weitere Regression zu Lob 1 (◘ Tabelle 32.2; Russo u. Russo 1997). Zwar erfolgt sowohl bei den Parae als auch bei den Nulliparae eine Zunahme der Lob 1, doch bleibt die schwangerschaftsbedingte Ausdifferenzierung in morphologischer und funktioneller Hinsicht erhalten. Die Lob 1 von Nulliparae haben ein aktiveres intralobuläres Stroma, einen höheren Anteil rezeptorpositiver Zellen sowie eine höhere proliferative Aktivität und sind dadurch vulnerabler (◘ Tabelle 32.2).

32.3.3 Ovulationshemmer und Mammakarzinomrisiko

Während in einem ovulatorischen Zyklus die höchste Mitoserate in der 3. und 4. Zykluswoche beobachtet wird, kommt es unter der Behandlung mit Ovulationshemmern bereits in der ersten Einnahmewoche zu einer **Zunahme der Mitoserate** auf etwa das Doppelte, während in den beiden folgenden Wochen kein Unterschied zur Lutealphase besteht. Gleichzeitig supprimiert die Gestagenkomponente den Östrogenrezeptor, während der Progesteronrezeptor im Brustepithel unverändert hoch exprimiert bleibt.

> Obwohl Ovulationshemmer das relative Risiko benigner Brusterkrankungen in Abhängigkeit von der Dauer der Einnahme (um 50 % nach 5 Jahren) und der Wirkungsstärke der Gestagenkomponente reduzieren, haben sie keinen protektiven Effekt hinsichtlich des Mammakarzinomrisikos. Die Reanalyse der weltweit vorhandenen Daten ergab, dass Ovulationshemmer einen vernachlässigbaren Einfluss auf das Brustkrebsrisiko haben (◘ Abb. 32.2). Dies deutet darauf hin, dass es praktisch keinen Unterschied zwischen der Wirkung des endogenen Östradiols und derjenigen des exogenen Ethinylöstradiols gibt.

Während der Einnahme ist **das relative Risiko einer Mammakarzinomdiagnose** geringfügig erhöht, wobei es sich überwiegend um lokalisierte Tumoren mit einer besseren Prognose handelt, während der Anteil der metastasierenden Mammakarzinome abnimmt. Eine 5-jährige Anwendung oraler Kontrazeptiva in der Altersgruppe von 20–24 Jahren hat in dem Zeitraum zwischen Einnahmebeginn und 10 Jahre nach Absetzen eine Zunahme um 3 Mammakarzinome pro 20 000 Frauen zur Folge (◘ Tabelle 32.3). Das leicht erhöhte Risiko geht innerhalb von 10 Jahren nach dem Absetzen wieder zurück.

Eine belastete Familienanamnese, Menarche- und Menopausenalter, Parität und Körpergewicht haben keinen Einfluss auf den Effekt der Ovulationshemmer (Collaborative Group on Hormonal Factors in Breast Cancer 1996).

32.3.4 Hormonsubstitution und Mammakarzinomrisiko

> Nach der heutigen Datenlage gilt es als gesichert, dass ein Östrogenmangel die Inzidenz des Mammakarzinoms um 2,8 %

32.3 · Mammakarzinom

Kumulative Zahl der Brustkrebsdiagnosen

- ● ohne Hormonbehandlung
- ○ mit Ovulationshemmern
- △ mit Hormonsubstitution

(y-Achse: pro 1000 Frauen; x-Achse: Jahre)

○○○○ Kontrazeption △△△△ Hormonersatztherapie

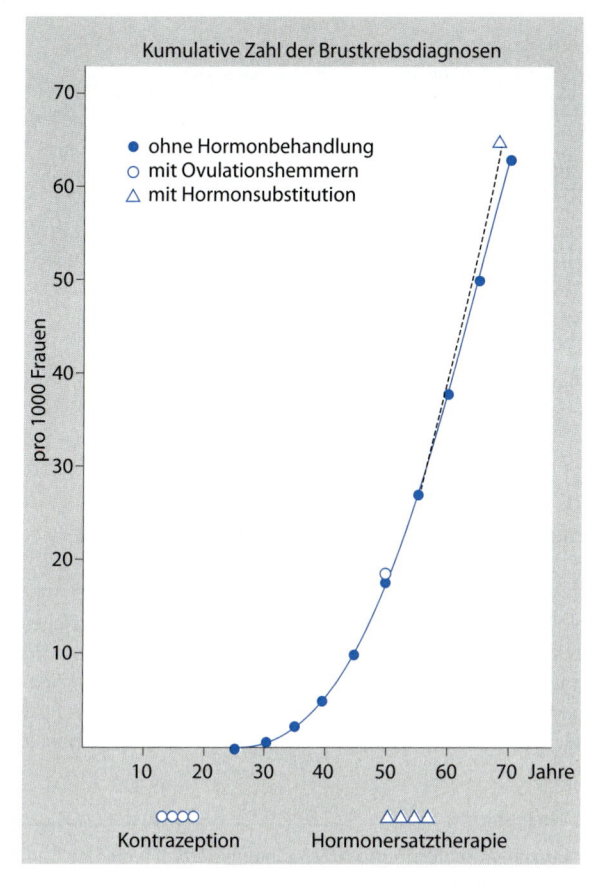

Abb. 32.2. Kumulative Zahl der Brustkrebsdiagnosen bei unbehandelten Frauen sowie bei Patientinnen, die 5 Jahre lang mit Ovulationshemmern (im Alter zwischen 25 und 29 Jahren) oder mit Östrogenen und Gestagenen zur Substitution (im Alter zwischen 50 und 55 Jahren) behandelt worden waren. (Nach Collaborative Group on Hormonal Factors in Breast Cancer 1996, 1997)

Die kumulative Zahl der Brustkrebsdiagnosen steigt von 18 pro 1000 Frauen im Alter von 50 Jahren auf 63 pro 1000 Frauen im Alter von 70 Jahren an, wenn **keine Hormonsubstitution** erfolgt (■ Abb. 32.2). Beginnt man bei 1000 Frauen im Alter von 50 Jahren mit der **Substitution**, so steigt die Zahl der Mammakarzinome in den folgenden 20 Jahren um 2 Fälle, wenn die Hormontherapie über 5 Jahre durchgeführt wurde, und um 6 Fälle, wenn die Substitution 10 Jahre lang erfolgte (■ Tabelle 32.4). Bei den unter Hormoneinfluss zusätzlich entdeckten Fällen handelt es sich um lokalisierte, weniger aggressive und nicht metastasierende Tumoren, sodass die Prognose günstiger ist und die Mortalität nicht zu-, sondern sogar abnimmt. Dies haben auch andere Untersuchungen ergeben (Harding et al. 1996; Willis et al. 1996). Nach **Absetzen der Behandlung** geht das leicht erhöhte Risiko innerhalb von 5 Jahren wieder zurück.

Die bisher vorliegenden Daten lassen den Schluss zu, dass die Behandlung mit Östrogenen das Brustkrebsrisiko nur geringfügig erhöht und dass die Zunahme des relativen Risikos unter der Hormonsubstitution um 20–30% in erster Linie dem zusätzlichen Gestagen zuzuschreiben ist (Bush et al. 2001; Birkhäuser et al. 2004). Dabei dürfte der ausgeprägte proliferative Effekt der Östrogen-Gestagen-Kombinationen zum Tragen kommen, der den einer reinen Östrogentherapie deutlich übertrifft (Hofseth et al. 1999). Man nimmt an, dass die Hormonbehandlung das Wachstum bestehender okkulter Brusttumoren stimuliert, die man bei 39% der Frauen im Alter von 40–50 Jahren gefunden hat (Black u. Welch 1993; Menard et al. 1998). Eine karzinogene/mutagene Wirkung der Hormone ist nahezu auszuschließen, da das erhöhte Risiko nach dem Absetzen rasch wieder zurückgeht. Die Risikoerhöhung durch die Hormonsubstitution bewegt sich in dem Bereich, der mit verschiedenen reproduktiven Gegebenheiten bzw. der Lebensweise verbunden ist (■ Tabelle 32.3, Birkhäuser et al. 2004).

Die Ergebnisse einer Beobachtungsstudie mit nahezu 1 Mio. Frauen sind wegen der großen Fehlerquote beim Screening und der kurzen Beobachtungszeit wenig aussagekräftig (»detection bias«). Bei Frauen, die schon langfristig mit Östrogen-Gestagen-Kombinationen behandelt worden waren, wurde beim 1. Screening das Mammakarzinom übersehen, sodass innerhalb eines Jahres die Zahl der entdeckten Mammakarzinome 3-mal so hoch war wie beim vorherigen Screening (Million Women Study Collaborators 2003; Birkhäuser et al. 2004). In der randomisierten, kontrollierten WHI-Studie war unter der Behandlung mit konju-

jährlich vermindert, während die Hormonsubstitution das Risiko um 2,3 % jährlich erhöht (Collaborative Group on Hormonal Factors in Breast Cancer 1997). Damit wird die Annahme bestätigt, dass die Dauer der ovariellen Aktivität bzw. des Östrogeneinflusses mit dem Mammakarzinomrisiko korreliert und dass eine frühe Menopause protektiv wirkt.

Tabelle 32.3. Zahl der diagnostizierten Mammakarzinome in dem Zeitraum zwischen Einnahmebeginn und 10 Jahre nach Absetzen von Ovulationshemmern (pro 10.000 Frauen). (Nach Collaborative Group on Hormonal Factors in Breast Cancer 1996)

Altersgruppe	Anzahl der Fälle (ohne orale Kontrazeption)	Anzahl der Fälle (mit oraler Kontrazeption)	Anzahl zusätzlicher Fälle (durch orale Kontrazeption bedingt)
16–19 Jahre	4,0	4,5	0,5
20–24 Jahre	16,0	17,5	1,5
25–29 Jahre	44,0	48,7	4,7
30–34 Jahre	100,0	110,0	10,0
35–39 Jahre	160,0	180,0	20,0
40–44 Jahre	230,0	260,0	30,0

◘ Tabelle 32.4. Kumulative Inzidenz des Mammakarzinoms pro 1000 Frauen bei Frauen mit oder ohne Hormonsubstitution in Abhängigkeit von der Therapiedauer (Therapiebeginn mit 50 Jahren). (Nach Collaborative Group on Hormonal Factors in Breast Cancer 1997)

Gesamtzahl der Mammakarzinomdiagnosen pro 1000 Frauen				
Alter [Jahre]	Ohne HRT	5 Jahre HRT	10 Jahre HRT	15 Jahre HRT
50	18			
55	27	28		
60	38	40	41	
65	50	52	56	57
70	63	65	69	75
75	77	79	83	89

HRT = Hormonersatztherapie

gierten Östrogenen und Medroxyprogesteronacetat nur bei denjenigen postmenopausalen Frauen eine Zunahme des relativen Risikos zu verzeichnen, die vor Beginn der Studie mit Hormonen vorbehandelt waren. Eine genauere Analyse dieser Daten ergab, dass dieser Effekt ein Artefakt darstellt, welches nicht auf eine erhöhte Zahl von Brustkrebsdiagnosen bei den mit Hormonen behandelten Frauen zurückzuführen ist, sondern auf eine extrem niedrige Inzidenz in der Placebogruppe – vermutlich infolge der Vorbehandlung (»selection bias«). Bei den Frauen, die vor Beginn der Studie nicht mit Hormonen behandelt worden waren, gab es keinen Unterschied zwischen Placebo und Hormonen (Chlebowski et al. 2003; Kuhl 2004). Für die Senkung des Mammakarzinomrisikos durch eine reine Östrogenbehandlung, die in der WHI-Studie gefunden wurde, gibt es derzeit keine Erklärung (The Women's Health Initiative Steering Committee 2004).

Von klinischer Bedeutung ist, dass in den meisten Studien die Mammakarzinome, die unter einer Hormontherapie entdeckt wurden, mit einer besseren Prognose und geringeren Mortalität verbunden waren (Willis et al. 1996).

32.3.5 Gestagene und Mammakarzinomrisiko

Während der wachstumsfördernde Effekt der Östrogene auf das normale und maligne Brustdrüsengewebe gesichert ist, wird der Einfluss der Gestagene kontrovers diskutiert. Aufgrund von Untersuchungen über den Zellzyklus von Mammakarzinomzelllinien wurde postuliert, dass die kontinuierliche zusätzliche Gestagengabe den **proliferativen Effekt der Östrogene hemmt** und dadurch vor der Entwicklung eines Mammakarzinoms schützt.

Eine solche Extrapolation von In-vitro-Ergebnissen auf Invivo-Verhältnisse ist unzulässig, da das Brustepithel in vivo aus phänotypisch unterschiedlichen Zelltypen besteht, die auf die gleichen Stimuli unterschiedlich reagieren. Darüber hinaus ist mit indirekten **Wirkungen der Sexualsteroide über die Stromazellen** zu rechnen (Musgrove u. Sutherland 1997). Auch die vorhandenen epidemiologischen Ergebnisse können diese Thesen nicht unterstützen.

> Weder die mehrjährige Anwendung von Depot-Gestagenen noch die langfristige Behandlung mit gestagenbetonten Ovulationshemmern konnten das Risiko des Mammakarzinoms senken (Kuhl 1998).

32.3.6 Hormonsubstitution nach behandeltem Mammakarzinom

Viele Mammakarzinompatientinnen leiden an klimakterischen Beschwerden und anderen Östrogenmangelsymptomen, die nicht durch eine Antiöstrogentherapie gelindert werden können. **Klimakterische Beschwerden** treten in etwa 1/3 der Fälle unter der Therapie mit Tamoxifen oder Aromatasehemmern auf.

> **Empfehlung**
>
> Bis zum Abschluss prospektiver randomisierter Studien ist eine definitive Stellungnahme nicht möglich, doch ist im Einzelfall nach 2-jährigem rezidivfreiem Intervall nach sorgfältiger gemeinsamer Nutzen-Risiko-Abwägung mit der Patientin eine kontinuierliche Hormonsubstitution mit einer Östrogen-Gestagen-Kombination möglich, sofern keine adjuvante Antiöstrogentherapie erfolgt. In letzterem Fall lassen sich klimakterische Beschwerden durch die zusätzliche Gabe eines Gestagens (z. B. 20 mg Medroxyprogesteronazetat oder 40 mg Megestrolazetat täglich) lindern.

Die Gestagengabe kann auch **zusätzlich zur Tamoxifen- bzw. Aromatasehemmertherapie** verabreicht werden. Es gibt allerdings keine Daten zur gegenseitigen (pharmakokinetischen bzw. pharmakodynamischen) Beeinflussung der Antiöstrogene und Gestagene, sodass derartige Kombinationstherapien erst nach Ausschöpfung anderer Therapieoptionen einzusetzen sind.

32.4 Endometriumkarzinom

Das Endometriumkarzinom gilt als das **häufigste Genitalmalignom** der Frau in den Industrienationen mit einer Inzidenz von 25/100 000 Frauen (Gambrell 1997; ► Kap. 24).

32.4.1 Hormone und Ätiologie des Endometriumkarzinoms

> Als Risikofaktoren für die Entwicklung eines Endometriumkarzinoms gelten Adipositas, Diabetes mellitus, Hypertonus, Störungen des endokrinen Systems und Kinderlosigkeit.

Östrogen- und Gestageneinfluss. Mit Ausnahme der Adipositas, die mit einer erhöhten Östrogenproduktion verbunden ist, sind die Zusammenhänge nicht geklärt. Das Risiko ist umso geringer, je früher die Menopause eintritt und je höher die Parität ist und wird durch Ovulationshemmer gesenkt. Es steigt mit dem Körpergewicht sowohl bei prä- als auch bei postmenopausalen Frauen. Bei adipösen jüngeren Frauen ist der anovulatorische Zustand (Progesteronmangel) ausschlaggebend, bei adipösen postmenopausalen Frauen die erhöhte Östrogenproduktion durch Aromatisierung von Androgenen im Fettgewebe. Eine längerfristige Östrogensubstitution ohne regelmäßige zusätzliche Gestagengabe erhöht ebenfalls das Risiko. Dies zeigt, dass das Risiko unter Östrogeneinfluss steigt und unter Gestageneinfluss abnimmt.

Die **zyklusabhängigen Veränderungen des Endometriums** werden im Wesentlichen von Östradiol und Progesteron gesteuert. Östrogene stimulieren die Proliferation, während Gestagene diesen Effekt hemmen und eine sekretorische Transformation des proliferierten Endometriums bewirken. Neben dem Epithel beeinflussen die Sexualsteroide auch das Stroma, die Gefäße und die extrazelluläre Matrix.

Östrogen- und Progesteronrezeptoren werden durch Östradiol induziert und sind deshalb während der Proliferationsphase in den Epithel- und Stromazellen vermehrt nachweisbar. In der Lutealphase nimmt die Anzahl der Östrogen- und Progesteronrezeptoren unter dem antagonistischen Einfluss des Progesterons in den Epithelzellen ab, während in den Stromazellen die Konzentration der Progesteronrezeptoren erhöht bleibt.

Mit dem Anstieg des Progesteronspiegels in der Lutealphase kommt es nicht nur zu einer **Hemmung der Proliferation des Epithels**, sondern zunächst auch zu einer **Abnahme der Mitoserate** im Stroma zwischen Tag 19 und 22. Zwischen Tag 23 und 28 beobachtet man jedoch eine erneute Zunahme der Proliferation der endometrialen Stromazellen, vermutlich ausgelöst durch das Progesteron. Diese Proliferation unterscheidet sich von der östrogenabhängigen insofern, dass sie die Zellen für die Differenzierung vorbereitet. Die östrogeninduzierten Mitosen werden dagegen von Gestagenen gehemmt, wobei u. a. der Östrogenrezeptor supprimiert wird.

Einige der Östrogen- und Gestagenwirkungen kommen unter der **Beteiligung von Wachstumsfaktoren und Zytokinen** zustande (z. B. EGF, TGF-β, VEGF, IGF-1, IGF-2, IGFBP).

In einem normalen Zyklus wird die **höchste Mitoserate des Endometriums** bereits in der mittleren Follikelphase bei Östradiolkonzentrationen von etwa 60 pg/ml erreicht. Bei sehr hohen Östradiolkonzentrationen nimmt sie wieder ab und ist auch bei Anwendung hoch wirksamer Östrogene, wie Ethinylöstradiol, niedriger.

> Die regelmäßige, 10–12 Tage dauernde Einwirkung des Progesterons in der Lutealphase hemmt die östrogenabhängige Proliferation und bewirkt eine vollständige Differenzierung, sodass diese Zellen nicht weiter proliferieren können. Dagegen führt eine längerfristige, nicht durch einen ausreichenden Gestageneinfluss antagonisierte Einwirkung eines Östrogens zu einer anhaltenden Proliferation des Endometriums, die wiederum bei vielen Frauen zur Hyperplasie führt.

Auch eine **regelmäßige Östrogenentzugsblutung** kann die Entwicklung einer Hyperplasie nicht verhindern, da die Abstoßung des Endometriums nie vollständig ist und das im Uterus verbleibende Endometriumgewebe weiter proliferieren kann, solange es nicht unter Gestageneinfluss differenziert wird.

> **Empfehlung**
>
> Aus diesem Grund ist bei Patientinnen, die längerfristig unter einem endogenen oder exogenen Östrogeneinfluss stehen, auf einen ausreichenden Gestageneffekt zu achten. Bei einer zusätzlichen Gestagenbehandlung ist von Bedeutung, dass die Gabe des Gestagens über mindestens 10 Tage pro Zyklus erfolgt, da die Dauer der Gestageneinwirkung wichtiger ist als die Dosis.

Eine längere östrogeninduzierte Proliferation kann sich über eine glandulär-zystische Hyperplasie zu einer adenomatösen bzw. komplexen atypischen Hyperplasie entwickeln, die als **Präkanzerose des Endometriumkarzinoms** gilt. Die Latenzzeit wird auf 2–3 Jahre geschätzt. Endometriumkarzinome, die sich aus einer östrogeninduzierten Hyperplasie entwickeln, sind besser differenziert, nicht invasiv und haben i. allg. eine günstigere Prognose als Karzinome eines atrophischen Endometriums. Die 5-Jahres-Überlebensrate für Patientinnen mit Endometriumkarzinom und -hyperplasie beträgt 96,5 %, für Patientinnen ohne Hyperplasie nur 73,3 % (Czernobilsky u. Lifschitz-Mercer 1997).

32.4.2 Ovulationshemmer und Endometriumkarzinom

> Die Anwendung oraler Kontrazeptiva bietet einen wirksamen Schutz vor der Entwicklung eines Endometriumkarzinoms, da auf diese Weise regelmäßig ein wirksames Gestagen zugeführt wird, welches die proliferative Wirkung der endogenen Östrogene und des Ethinylöstradiols auf das Endometrium blockiert.

Dadurch wird das Risiko des Endometriumkarzinoms um 50–60 % reduziert. Der Effekt ist umso stärker, je länger die Ovulationshemmer angewandt werden, sodass nach 10 Jahren das relative Risiko bei 0,2–0,3 liegt. Es korreliert mit der **Wirkungsstärke der Gestagenkomponente**, sodass bei Präparaten mit hohem Östrogenanteil und einem schwachen Gestagen der Schutzeffekt geringer ist oder ganz fehlt. Bei Einnahme von Ovulationshemmern mit niedriger Ethinylöstradioldosis und starker Gestagenkomponente ist das Risiko sehr gering.

> Der protektive Effekt kommt v. a. jenen Frauen zugute, die einem ständigen – nicht durch Progesteron antagonisierten – Östrogeneinfluss ausgesetzt sind (z. B. bei anovulatorischen Zyklen oder polyzystischen Ovarien). Die Protektion bleibt bis zu 15 Jahre nach Absetzen bestehen.

Der Schutzeffekt bezieht sich nicht nur auf die Anwendung von **Kombinationspräparaten**, mit denen an 21 Tagen des Zyklus ein Gestagen zugeführt wird, sondern auch auf die **2-Phasen-Präparate**, bei denen an 15 Tagen des Zyklus das Gestagen eingenommen wird.

Die Berichte aus den 1970-er Jahren über ein häufigeres Auftreten des Endometriumkarzinoms bezogen sich auf ein **Sequenzpräparat** mit hoher Östrogendosis und einem schwachen Gestagen, das nur über 5 Tage eingenommen wurde. Auch durch die Behandlung mit Depot-Gestagenen wird das Risiko eines Endometriumkarzinoms erheblich reduziert.

Der protektive Effekt der Ovulationshemmer erstreckt sich wahrscheinlich auch auf die seltener auftretenden **Adenoakanthome und adenosquamösen Endometriumkarzinome**, während die Inzidenz des Uterussarkoms nicht beeinflusst wird.

32.4.3 Hormonsubstitution und Endometriumkarzinom

> **Cave**
>
> Die Substitution mit Östrogenen (ohne Gestagenzusatz) erhöht das Risiko des Endometriumkarzinoms im Vergleich zu unbehandelten postmenopausalen Frauen insgesamt auf mehr als das Doppelte. Das Risiko steigt mit der Östrogendosis und der Therapiedauer an, wobei der Einnahmemodus (zyklisch oder kontinuierlich) keine Rolle spielt (Tabelle 32.5). Es ist noch 5 Jahre nach Absetzen der Östrogene erhöht.

Das **absolute Risiko des Endometriumkarzinoms** nimmt unter einer Östrogentherapie von 1–2 auf 4 pro 1000 Frauen pro Jahr zu. Die diagnostizierten Karzinome haben ein früheres Stadium und niedrigeres Grading, sind seltener invasiv und haben deshalb eine bessere Prognose.

> Durch die zusätzliche Gabe eines ausreichend dosierten Gestagens über mindestens 10 Tage pro Zyklus lässt sich die östrogeninduzierte Zunahme der Inzidenz des Endometriumkarzinoms verhindern (Pike et al. 1997; Persson et al. 1996). Wird das Gestagen jedoch nur über 7 Tage im Zyklus verabreicht, so bleibt das relative Risiko mit 1,9 erhöht.

Bei der kontinuierlichen kombinierten Therapie mit einem **Östrogen-Gestagen-Präparat** ist das Risiko des Endometriumkarzinoms nicht erhöht. Bei bereits vorhandenen okkulten Karzinomen ist jedoch nicht mit einem protektiven Effekt der Gestagene zu rechnen. Bei den Endometriumkarzinomen, die sich unter einer Tamoxifen-Therapie entwickeln, findet man größtenteils Hyperplasien mit stromalen Polypen.

Ausreichende Untersuchungen über die **Auswirkungen einer Hormonsubstitution** nach behandeltem Endometriumkarzinom fehlen. Die vorliegenden epidemiologischen Daten deuten darauf hin, dass eine Hormonsubstitution nach Behandlung eines Endometriumkarzinoms des Stadiums I sogar mit einer geringeren Rezidivrate und Mortalität verbunden ist als bei Patientinnen ohne Substitution.

Tabelle 32.5. Relatives Risiko für die Entwicklung eines Endometriumkarzinoms bei postmenopausalen Frauen, die mit Östrogenen allein behandelt werden

	Relatives Risiko
Alle behandelten Frauen	2,3
Zyklische Therapie	3,0
Kontinuierliche Therapie	2,9
0,3 mg konjugierte Östrogene	3,9
0,625 mg konjugierte Östrogene	3,4
1,25 mg konjugierte Östrogene	5,8
Therapiedauer < 1 Jahr	1,4
Therapiedauer 1–5 Jahre	2,8
Therapiedauer 5–10 Jahre	5,9
Therapiedauer > 10 Jahre	9,5
< 1 Jahr nach Absetzen	4,1
1–4 Jahre nach Absetzen	3,7
≥ 5 Jahre nach Absetzen	2,3
Stadium 0–I	4,2
Stadium II–IV	1,4
Nicht invasiv	6,2
Invasiv	3,8
Mortalität wegen Endometriumkarzinom	2,7

Empfehlung

Eine Hormontherapie nach behandeltem Endometriumkarzinom in frühem Stadium, der eine sorgfältige Nutzen-Risiko-Analyse zugrunde liegen muss, sollte frühestens nach 2 Jahren begonnen werden. Dabei ist eine Therapie mit Östrogen-Gestagen-Kombinationen vorzuziehen. Bei fortgeschritteneren Stadien kann eine Therapie mit reinen Gestagenpräparaten in Erwägung gezogen werden.

32.5 Ovarialkarzinom

32.5.1 Hormone und Ätiologie des Ovarialkarzinoms

Eine **Rolle endokriner Faktoren** bei der Entstehung des Ovarialkarzinoms darf angenommen werden, da Schwangerschaft und Laktation einen protektiven Effekt zu haben scheinen.

Das Ovarialkarzinom entwickelt sich im Oberflächenepithel. Die Ursache für Mitosen der ovariellen Epithelzellen ist die **Heilung der Ovulationswunde**. Möglicherweise stellt deshalb die Verhinderung von Ovulationen durch Schwangerschaften oder Ovulationshemmer eine protektive Maßnahme dar. Andererseits verringert Depo-Clinovir nicht das Risiko des Ovarialkarzinoms, obwohl es zuverlässig die Ovulation hemmt. Inwieweit die Gonadotropine über die Stimulation lokaler Wachstumsfaktoren eine Rolle spielen, ist ungeklärt.

32.5.2 Ovulationshemmer und Ovarialkarzinom

Die Behandlung mit oralen Kontrazeptiva hat keinen Einfluss auf die **Entwicklung benigner Teratome oder Kystadenome**, scheint aber das Auftreten der nicht invasiven **Borderline-Ovarialtumoren** zu reduzieren.

> Die Inzidenz des Ovarialkarzinoms wird durch Ovulationshemmer auf nahezu die Hälfte gesenkt. Dabei ist – mit Ausnahme der muzinösen Ovarialkarzinome – die Inzidenz aller wichtigen histologischen Subtypen reduziert. Der protektive Effekt korreliert mit der Einnahmedauer und bleibt auch nach Absetzen über mindestens 10 Jahre erhalten.

Die **Abnahme der Inzidenz** beträgt in den ersten 5 Einnahmejahren 10 % jährlich (Beral et al. 1999). Der protektive Effekt der oralen Kontrazeptiva ist dosisunabhängig, wie eine Fallkontrollstudie an über 2000 Frauen aus den USA zeigte (Ness et al. 2000). Der Vergleich älterer, höher dosierter Pillen mit den niedrig dosierten, neuen Präparaten ergab eine konstante Herabsetzung des Erkrankungsrisikos um 50 %.

> **Empfehlung**
>
> Es gibt keinen Hinweis auf einen Zusammenhang zwischen dem Wachstum des Ovarialtumors und der Existenz von Östrogen- und Progesteronrezeptoren im Tumorgewebe. Nach erfolgreich verlaufener Behandlung eines Ovarialtumors ist die Anwendung niedrig dosierter Kombinationspräparate möglich.

32.5.3 Hormonsubstitution und Ovarialkarzinom

Die vorliegenden epidemiologischen Daten lassen den Schluss zu, dass das Risiko des Ovarialkarzinoms durch eine Hormonsubstitution nicht erhöht wird. Der in einzelnen Studien gefundene protektive Effekt wird von der Mehrheit der Studien nicht bestätigt. Bei entsprechender Indikation besteht **keine Kontraindikation gegen eine Hormonsubstitution** nach behandeltem Ovarialkarzinom (Leidenberger, Strowitzki, Ortmann 2005).

32.6 Zervix- und Vulvakarzinom

Das Risiko der zervikalen intraepithelialen Neoplasie und des Zervixkarzinoms steigt mit der Zahl der Sexualpartner und ist bei frühem Beginn der sexuellen Aktivität und bei hoher Parität erhöht. Dabei spielen jedoch endokrine Faktoren wahrscheinlich nur eine untergeordnete Rolle; es sind in erster Linie **epidemiologische Risikofaktoren**, wie sexuelle Promiskuität mit häufigem Wechsel der Sexualpartner sowie ein niedriger sozioökonomischer Status, die für die Entstehung verantwortlich sind.

Eine wichtige kausale Rolle spielt die **HPV-Infektion** (▶ Abschn. 23.2.3.1; ◘ Tabelle 32.6).

Die Behandlung mit **oralen Kontrazeptiva** führt zu Proliferationen der endozervikalen Drüsen, die in erster Linie von der Gestagenkomponente ausgehen. Es gibt Hinweise darauf, dass die Inzidenz des Zervixkarzinoms und seiner Vorstadien mit der Dauer der Einnahme von Ovulationshemmern ansteigt. Da aber bei der Genese der zervikalen intraepithelialen Neoplasien das Sexualverhalten und v. a. die Infektion mit humanen Papillomaviren eine entscheidende Rolle spielen, ist ein kausaler Einfluss der kontrazeptiven Steroide fraglich.

Frauen, die orale Kontrazeptiva anwenden, stehen aufgrund ihres im Durchschnitt aktiveren Sexualverhaltens unter einem höheren Infektionsrisiko. Da bei Frauen, die HPV-negativ sind, selbst eine langjährige Behandlung mit Ovulationshemmern das Risiko des Zervixkarzinoms nicht erhöht, während es bei HPV-positiven Frauen verdreifacht ist (◘ Tabelle 32.6), ist eine **kausale Rolle der viralen Infektion** anzunehmen.

Weder das Risiko des Zervixkarzinoms noch das des Vulva- und Vaginalkarzinoms werden durch die Hormonsubstitution beeinflusst, während die Mortalität sogar reduziert zu sein scheint. Nach behandeltem Vulva- oder Zervixkarzinom spricht nichts gegen eine **Hormonsubstitution**. Bei hysterektomierten Patientinnen kann mit Östrogenen allein therapiert werden, ansonsten ist einer Östrogen-Gestagen-Kombination der Vorzug zu geben (Ortmann et al. 1997).

◘ **Tabelle 32.6.** Risikofaktoren für die Entwicklung zervikaler intraepithelialer Neoplasien, Einfluss der Infektion mit humanen Papillomaviren

	Relatives Risiko
Ohne orale Kontrazeptiva	1
Unter oraler Kontrazeption, HPV-negativ	1
Unter oraler Kontrazeption, HPV-positiv	6,5
1–9 Jahre orale Kontrazeption, HPV-negativ	0,8
1–9 Jahre orale Kontrazeption, HPV-positiv	3,0
> 10 Jahre orale Kontrazeption, HPV-negativ	0,9
> 10 Jahre orale Kontrazeption, HPV-positiv	8,9
Erster Koitus mit 24 Jahren	1,0
Erster Koitus mit 20 Jahren	3,1
Erster Koitus mit 16 Jahren	4,0
1 Sexualpartner	1,0
2 Sexualpartner	1,8
≥ 3 Sexualpartner	3,5
Bisher kein zytologischer Abstrich	1,0
Bisher 1 zytologischer Abstrich	0,5
Bisher 2 zytologische Abstriche	0,3

HPV = humane Papillomaviren

32.7 Andere Karzinome

Östrogen- und Progesteronrezeptoren sind in nahezu allen Geweben und Organen des Menschen nachgewiesen worden. Trotzdem haben die Sexualsteroide nur in bestimmten Bereichen einen Einfluss auf die Mitoserate. Deshalb bedeutet die Anwesenheit von Östrogen- oder Progesteronrezeptoren nicht zwangsläufig eine Hormonabhängigkeit des Karzinoms.

Die Hormonsubstitution senkt das **relative Risiko des Kolonkarzinoms** um etwa 30 %. Der zugrunde liegende Mechanismus ist unbekannt, doch könnte ein Zusammenhang mit der Verringerung der Durchblutung des Intestinaltrakts bestehen, da das Wachstum von Tumoren entscheidend von einer ausreichenden Blutversorgung abhängt.

Es gibt einen Zusammenhang zwischen Mammakarzinom und **Meningeom**: das Risiko eines Meningeoms sinkt nach der Menopause ab, insbesondere nach frühzeitiger Ovarektomie.

> **Cave**
> Patientinnen mit Mammakarzinom haben ein erhöhtes Risiko, an einem Meningeom zu erkranken und umgekehrt.

Ovulationshemmer können an der **Entstehung gutartiger Lebertumoren** beteiligt sein. Möglicherweise kann die langjährige Anwendung oraler Kontrazeptiva auch das **Risiko des Leberzellkarzinoms** erhöhen, wobei der Einfluss einer Hepatitis-B-Infektion schwer abzugrenzen ist. Dagegen ist eine Risikoerhöhung des Leberkrebses durch die Hormonsubstitution auszuschließen.

Die **pulmonale Lymphangiomyomatose** tritt nahezu ausschließlich bei Frauen im reproduktiven Alter auf. In einem Teil der Fälle lässt sich durch eine Ovarektomie und hoch dosierte Gestagentherapie oder durch eine massive Suppression der Ovarialfunktion mit einem GnRH-Analogon eine Besserung erzielen.

Das **Risiko maligner Melanome** wird weder durch orale Kontrazeptiva noch durch die Hormonsubstitution beeinflusst. Auch für **alle weiteren Karzinome** ist kein Einfluss der Sexualsteroide bekannt (Persson et al. 1996).

32.8 Zusammenfassung

Östrogene und Gestagene können die Entwicklung und das Wachstum bestimmter gynäkologischer Malignome beeinflussen. Dabei haben sie phasenspezifische Einflüsse auf den Zellzyklus. Östrogene stimulieren die Proliferation des Brustdrüsenepithels, während Gestagene nur diejenige des alveolären Epithels fördern und differenzierend wirken.

In einem ovulatorischen Zyklus wird die **höchste Mitoserate des Brustepithels** in der Mitte der Lutealphase beobachtet, während das Maximum der Apoptosen 3 Tage später folgt. In der Schwangerschaft erfolgt die volle Ausdifferenzierung der Lobuli. Östrogene fördern die Entwicklung des Mammakarzinoms. Deshalb wird das Brustkrebsrisiko durch eine vorzeitige Menopause reduziert und durch eine Hormonsubstitution leicht erhöht.

Die **Anwendung oraler Kontrazeptiva** hat nur eine geringfügige Risikoerhöhung zur Folge. Jedoch sind die zusätzlich unter der Behandlung mit Hormonen diagnostizierten Mammakarzinome in einem früheren Stadium weniger aggressiv und haben eine bessere Prognose.

Ein langfristiger kontinuierlicher oder zyklischer Einfluss von Östrogenen ohne Modulation durch ein Gestagen kann eine **Hyperplasie des Endometriums** verursachen, die mit einem erhöhten **Risiko eines Endometriumkarzinoms** verbunden ist. Die regelmäßige zusätzliche Applikation eines Gestagens über mindestens 10 Tage pro Zyklus reduziert das Risiko der Hyperplasie bzw. des Endometriumkarzinoms, wobei die Dauer der Einwirkung wichtiger ist als die Dosis. Ovulationshemmer senken das Risiko des Endometrium- und des Ovarialkarzinoms deutlich.

Eine Hormonsubstitution scheint keinen Einfluss auf die **Inzidenz des Ovarialkarzinoms** zu haben. Unter der Behandlung mit oralen Kontrazeptiva steigt die **Inzidenz des Zervixkarzinoms** an, doch ist dessen Genese von der Infektion mit dem humanen Papillomavirus abhängig. Möglicherweise hat die Gestagenkomponente einen fördernden Einfluss, doch wird das Risiko der zervikalen intraepithelialen Neoplasien durch regelmäßige zytologische Abstriche erheblich reduziert. Die Hormonsubstitution hat keinen Einfluss auf das **Vulva-, Vaginal- oder Zervixkarzinom**.

Vermutlich besteht ein Zusammenhang zwischen dem Auftreten des Mammakarzinoms und des **Meningeoms**. Orale Kontrazeptiva erhöhen möglicherweise das Risiko des sehr selten auftretenden **Leberzellkarzinoms**, doch ist dabei die Rolle einer Hepatitis-B-Infektion nicht geklärt. Die Hormonsubstitution scheint das Risiko des **Kolonkarzinoms** zu senken. Bei den meisten anderen Karzinomen ist ein Einfluss der Sexualsteroide auszuschließen, auch wenn sie Östrogen- und Progesteronrezeptoren enthalten.

Literatur

Al-Azzawi F, Alt J, Aso T et al. (2001) Hormone replacement therapy and cancer. Climacteric 4: 181–193

Beral V, Hermon C, Kay C, Hannaford P, Darby S, Reeves G (1999) Mortality associated with oral contraceptive use: 25 year follow up of cohort of 46,000 women from Royal College of General Practitioners' oral contraception study. Br Med J 318 (7176): 96–100

Birkhäuser M, Braendle W, Keller PJ, Kiesel L, Kuhl H, Neulen J (2004) Empfehlungen zur Substitution mit Estrogenen und Gestagenen im Klimakterium und in der Postmenopause. 31. Arbeitstreffen des »Zürcher Gesprächskreises« Oktober 2003. J Menopause 2: 28–36

Black WC, Welch HG (1993) Advances in diagnostic imaging and overestimations of disease prevalence and the benefits of therapy. N Engl J Med 328: 1237–1243

Bosch FX, Munoz N, de Sanjose S, Izarzugaza I, Gili M, Viladiu P et al. (1997) Risk factors for cervical cancer in Colombia and Spain. Int J Cancer 52: 750–758

Bush TL, Whiteman M, Flaws JA (2001) Hormone replacement therapy and breast cancer: a qualitative review. Obstet Gynecol 98: 498–508

Chlebowski RT, Hendrix SL, Langer RD et al. (2003) Influence of estrogen plus progestin on breast cancer and mammography in healthy postmenopausal women. The Women's Health Initiative randomized trial. JAMA 289: 3243–3253

Collaborative Group on Hormonal Factors in Breast Cancer (1996) Breast cancer and hormonal contraceptives: collaborative reanalysis of individual data on 53,297 women with breast cancer and 100,239 women without breast cancer from 54 epidemiological studies. Lancet 347: 1713–1727

Literatur

Collaborative Group on Hormonal Factors in Breast Cancer (1997) Breast cancer and hormone replacement therapy: collaborative reanalysis of data from 51 epidemiological studies of 52,705 women with breast cancer and 108,411 women without breast cancer. Lancet 350: 1047–1059

Czernobilsky B, Lifschitz-Mercer B (1997) Endometrial pathology. Curr Opin Obstet Gynecol 9: 52–56

Fuqua SA, Schiff R, Parra I, Moore JT, Mohsin SK, Osborne CK, Clark GM, Allred DC (2003) Estrogen receptor b protein in human breast cancer: correlation with clinical tumor parameters. Cancer Res 63: 2434–2439

Gambrell RD (1997) Strategies to reduce the incidence of endometrial cancer in postmenopausal women. Am J Obstet Gynecol 177: 1196–1207

Harding C, Knox WF, Faragher EB, Baildam A, Bundred NJ (1996) Hormone replacement therapy and tumor grade in breast cancer: prospective study in screening unit. Br Med J 312: 1646–1647

Hofseth LJ, Raafat AM, Osuch JR, Pathak DR, Slomski CA, Haslam SZ (1999) Hormone replacement therapy with estrogen or estrogen plus medroxyprogesterone acetate is associated with increased epithelial proliferation in the normal postmenopausal breast. J Clin Endocrinol Metab 84: 4559–4565

Kommission »Hormontoxikologie« der Deutschen Gesellschaft für Endokrinologie (2000) Karzinogene Eigenschaften von Estradiol-17β. Endokrinol Inf 24: 181–186

Kuhl H (1998) Hormonsubstitution und Mammakarzinomrisiko: Haben Gestagene einen protektiven Effekt? Frauenarzt 39

Kuhl H (2004) Is the elevated breast cancer risk observed in the WHI study an artifact? Climacteric 7: 319–322

Kuiper GGJM, Carlsson B, Grandien K, Enmark E, Häggblad J, Nilsson S, Gustafsson JA (1997) Comparison of the ligand binding specificity and transcript tissue distribution of estrogen receptors α and β. Endocrinology 138: 863–870

Leidenberger F, Strowitzki T, Ortmann O (Hrsg) (2005) Klinische Endokrinologie für Frauenärzte, 3. vollst. überarb. erw. Aufl. Berlin, Heidelberg, New York: Springer

Li CI, Malone KE, Porter PL et al. (2003) Relationship between long durations and different regimens of hormone therapy and risk of breast cancer. JAMA 289: 3254–3263

Menard S, Casalini P, Agresti R, Pilotti S, Balsari A (1998) Proliferation of breast carcinoma during menstrual phases. Lancet 352: 148–149

Million Women Study Collaborators (2003) Breast cancer and hormone-replacement therapy in the Million Women Study. Lancet 362: 419–427

Murphy LC, Wang M, Coutt A, Dotzlaw H (1996) Novel mutations in the estrogen receptor messenger RNA in human breast cancers. J Clin Endocrinol Metab 81: 1420–1427

Musgrove EA, Sutherland RL (1997) Steroidal control of cell proliferation in the breast and breast cancer. In: Wren BG (ed) Progress in the management of the menopause. New York: Parthenon: 194–202

Ness RB, Grisso JA, Klapper J, Schlesselman JJ, Silberzweig S, Vergona R, Morgan M, Wheeler JE (2000) Risk of ovarian cancer in relation to estrogen and progestin dose and use characteristics of oral contraceptives. SHARE Study Group. Steroid Hormones and Reproductions. Am J Epidemiol 152 (3): 233–241

Ortmann O, Diedrich K, Schulz KD (1997) Hormonelle Substitutionstherapie und gynäkologische Malignome. Frauenarzt 38: 1187–1194

Ortmann O, Beckmann MW, Diedrich K et al. (2001) Adjuvante Therapie des Mammakarzinoms. Frauenarzt 42, 408–412

Persson I, Yuen J, Bergqvist L, Schairer C (1996) Cancer incidence and mortality in women receiving estrogen and estrogen-progestin replacement therapy – long-term follow-up of a Swedisdh cohort. Int J Cancer 67: 327–332

Pike MC, Peters RK, Cozen V, Probst-Hensch N, Wan FJC, Mack M (1997) Estrogen-progestin replacement therapy and endometrial cancer. J Nat Cancer Inst 89: 1110–1116

Roger P, Sahla ME, Mäkelä S, Gustafsson JA, Baldet P, Rochefort H (2001) Decreased expression of estrogen receptor b protein in proliferative preinvasive mammary tumors. Cancer Res 61: 2537–2541

Russo J, Russo IH (1997) Role of hormones in human breast development: the menopausal breast. In: Wren BG (ed) Progress in the management of the Menopause. New York: Parthenon: 194–202

Scheuermann W, Rensing K, Schmid H, Wallwiener D, Bastert G (1997) Mortalität an bösartigen Brust- und Genitaltumoren bei Frauen in der Bundesrepublik Deutschland von 1970–1994. Geburtsh Frauenheilkd 57: 423–428

The Women's Health Initiative Steering Committee (2004) Effects of conjugated equine estrogen in postmenopausal women with hysterectomy. The Women's Health Initiative randomized controlled trial. JAMA 291: 1701–1712

Willis DB, Calle EE, Miracle-McMahill HL, Heath CW (1996) Estrogen replacement therapy and risk of fatal breast cancer in a prospective cohort of postmenopausal women in the United States. Cancer Causes Control 7: 449–457

33 Tumornachsorge

S. D. Costa, M. Kaufmann, G. von Minckwitz, A. Scharl, R. Kreienberg, W. Eiermann und F. Jänicke

33.1	Einleitung – 549
33.2	Dokumentation, Koordination und Information – 549
33.3	Allgemeine Aspekte der Nachsorge beim Mammakarzinom und anderen gynäkologischen Malignomen – 550
33.4	Spezielle Aspekte der Nachsorge – 550
33.4.1	Mammakarzinom – 550
33.4.2	Uterusmalignome (Zervixkarzinom, Endometriumkarzinom, Uterussarkome) – 553
33.4.3	Ovarialkarzinom – 554
33.4.4	Vulva- und Vaginalkarzinom – 554
33.4.5	Gestationsbedingte Trophoblasttumoren (GTE) – 555
	Literatur – 555

33.1 Einleitung

In den letzten 2 Jahrzehnten hat das **Konzept der Tumornachsorge** weltweit einen Wandel erfahren. Früher wurden alle Anstrengungen unternommen, um Rezidive bzw. Metastasen zum frühestmöglichen Zeitpunkt, am besten im subklinischen Stadium, zu entdecken. Dabei wurde ein hoher apparativer und laborchemischer Aufwand betrieben, weil man sich von der Vorstellung leiten ließ, dass kleine Metastasen auf jeden Fall besser therapierbar sind und eine Heilung auch in diesem Stadium das primäre Therapieziel sei.

Leider gelang es – bis auf wenige Ausnahmen (z. B. Chorionkarzinome) – nicht, gynäkologische Malignome im metastasierten Stadium mit den zur Verfügung stehenden Therapien dauerhaft zu heilen. Außerdem konnte in mehreren retrospektiven Analysen gezeigt werden, dass auch bei engmaschiger apparativer/laborchemischer Diagnostik die Rate an sog. **Intervallmetastasen** (d. h. Metastasen, die zwischen den Nachsorgeterminen festgestellt werden, weil sie zu Symptomen führen) sehr hoch ist.

> Aufgrund dieser Situation und unter Berücksichtigung der ungünstigen Kosten-Nutzen-Relation, die mit einer engmaschigen apparativen Nachsorge einhergeht, wird heute von den meisten Fachgesellschaften empfohlen, die apparative und laborchemische Routinediagnostik zurückhaltend (wenn überhaupt) einzusetzen und stattdessen eine ausführliche Anamnese und klinische Untersuchungen durchzuführen.

Schuld an diesem »Nachsorgedefätismus« ist einerseits die **unbefriedigende Datenlage** mit nur wenigen randomisierten Studien über einzelne Nachsorgebestandteile und andererseits die **enttäuschenden Ergebnisse von Therapien im metastasierenden Stadium** bei den meisten Malignomen. Ein Beispiel stellt die Erhöhung von Tumormarkerwerten bei asymptomatischen Patientinnen dar, die nachweislich oftmals 3–6 Monate der klinisch bzw. paraklinisch manifesten Erkrankung vorausgeht. Trotz der mangelhaften Sensitivität der meisten Tumormarker gibt es zahlreiche Patientinnen, bei denen diese tatsächlich auf eine beginnende, mittels konventioneller Diagnostik nicht feststellbare Metastasierung hinweisen. In diesem Kollektiv wurde mehrfach der Versuch unternommen, in Studien die sofortige Therapie mit einer Therapie zu vergleichen, die erst beim Metastasennachweis mit anderen diagnostischen Mitteln eingesetzt wird. Alle verfügbaren Studien sind mit technischen Mängeln bei der Durchführung behaftet, sodass die Validierung der Ergebnisse misslang.

Es ist heute vorstellbar, dass mit der **Verbesserung der Therapiemodalitäten** in Zukunft erneut der Versuch unternommen wird, Rezidive und Metastasen durch gezielten Einsatz moderner diagnostischer Mittel möglichst früh zu erfassen. Eine **Änderung des Vorgehens** sollte jedoch erst vorgenommen werden, wenn die »normalen« und die »intensiveren« Nachsorgekonzepte in randomisierter Form miteinander verglichen worden sind.

Im Folgenden werden die spezifischen Nachsorgeaspekte aus den vorangegangenen Kapiteln schematisch zur besseren Übersicht zusammengefasst. Es können nur **Empfehlungen** als Basis der zu fordernden Maßnahmen dargestellt werden. Abweichungen sind je nach Risikosituation oder den Wünschen und Bedürfnissen der Frau möglich und sinnvoll.

> Alle Patientinnen sollten nach Beendigung der Primärtherapie regelmäßige Nachsorgeuntersuchungen erhalten, die Teilnahme an klinischen Studien soll empfohlen und gefördert werden.

33.2 Dokumentation, Koordination und Information

> In Absprache mit der Patientin sollte die Nachsorge in der Verantwortlichkeit eines Arztes/einer Ärztin sein. Die gute Zusammenarbeit und gegenseitige Information zwischen niedergelassenen Ärzten und den die Primärtherapie durchführenden Institutionen ist für eine optimale Betreuung unentbehrlich. Sie gibt der Patientin Sicherheit, vermeidet Irritationen und Doppeluntersuchungen und reduziert dadurch Kosten.

Bei **Teilnahme der Patientinnen an Studien** muss der für die Nachsorge verantwortliche Arzt über die Studie (Design, »Studiennachsorge« etc.) informiert werden. Umgekehrt sollte der betreuende Arzt Informationen über die Ergebnisse der Nachsorge bei der Studienleitung unaufgefordert berichten.

Es ist wünschenswert, dass alle betreuenden Ärzte, insbesondere aber der für die Nachsorge verantwortliche, über die **Durchführung additiver Therapien** (Mistel etc.) informiert sind.

Darüber hinaus sollten die Patientinnen ermutigt werden, ihre **Krankenunterlagen** – einschließlich Informationen über additive Therapien – selbst in einer Akte zu führen und bei Nachsorge- und Untersuchungsterminen mitzubringen. Diese Akte sollte auch Informationen über Studien, an der die Frau teilnimmt, sowie eine Liste der sie im Zusammenhang mit der Krebskrankheit behandelnden Ärzte/Institutionen enthalten.

33.3 Allgemeine Aspekte der Nachsorge beim Mammakarzinom und anderen gynäkologischen Malignomen

Ziele der Nachsorge aller gynäkologischen Malignome
- Unterstützung, Beratung und psychoonkologische Betreuung;
- Entdeckung potenziell heilbarer Erkrankungen;
- Früherkennung von Lokalrezidiven;
- Erkennung von Karzinomen anderer Organe (Früherkennung/Vorsorge);
- Betreuung von Patientinnen, bei denen Metastasen auftreten;
- Kontrolle des klinischen Verlaufs der Erkrankung und Qualitätskontrolle.

Inhalte der Nachsorge
- ausführliche, krankheitsbezogene Anamnese;
- Besprechen von Ängsten, Problemen und Fragen;
- Unterweisung in der Selbstuntersuchung der Brust (sofern die Patientin dies durchführen möchte).

> Die Selbstuntersuchung der Brust hat nicht nur in der Früherkennung eines Mammakarzinomrezidivs eine Bedeutung, sondern auch beim Endometrium- und Ovarialkarzinom, da bei diesen Patientinnen Mammakarzinome häufiger auftreten.

Häufigkeit der Nachsorgeuntersuchungen unter Berücksichtigung der Bedürfnisse der individuellen Patientin
- in den ersten 1–3 Jahren nach Primärtherapie: alle 3 Monate;
- in den Jahren 4–5 nach Primärtherapie: alle 6 Monate;
- danach: jährlich.

> Die Patientinnen sollten darauf hingewiesen werden, bei neu aufgetretenen oder persistierenden Symptomen sofort den betreuenden Arzt aufzusuchen, unabhängig vom Termin der nächsten geplanten Nachsorge.
> Zu häufige Nachsorgetermine stellen für viele Patientinnen wegen ihrer Angst vor der Entdeckung eines Rezidivs eine große Belastung dar.

Bei jeder Patientin mit einer gynäkologischer Malignomanamnese sollte eine **komplette (gynäkologische) Untersuchung** im Rahmen der Nachsorge durchgeführt werden.

Nachsorgeuntersuchung
- Klinische Untersuchungen:
  - Mamma,
  - regionäre Lymphabflussgebiete (Axillae, supra-/infraklavikuläre Region, Leisten),
  - gynäkologische Untersuchung, inklusive Vorsorgezytologie wie bei Gesunden, mindestens jährlich,
  - Thorax,
  - Wirbelsäule,
  - Abdomen,
  - Lunge.
- Apparative Diagnostik:
- Mammographie (jährlich, unabhängig vom Alter beim Mammakarzinom, Beginn 1 Jahr nach Primärbehandlung; ab 40 Jahren bei den anderen Patientinnen).

Ansonsten ist die **Bestimmung des Körpergewichts** sinnvoll, eine weiterführende Diagnostik nur bei Symptomen.

33.4 Spezielle Aspekte der Nachsorge

Die **speziellen Aspekte der Nachsorge** bei den einzelnen gynäkologischen Malignomen und beim Mammakarzinom sind in ◘ Tabelle 33.1 dargestellt.

33.4.1 Mammakarzinom

Ausführliche **Übersichten** über die verfügbaren Daten zum Wert von Nachsorgemaßnahmen für Überleben und Lebensqualität geben die Empfehlungen der American Society of Clinical Oncology (1997) und die Canadian Task Force on Preventive Health Care (Temple et al. 1999).

Die Nachsorge ist **bei prä- und postmenopausalen Patientinnen** prinzipiell gleich. Unterschiede bestehen aber dahingehend, dass der Stellenwert der Sonographie bei prämenopausalen Frauen höher ist und auch wegen des gesteigerten Rezidivrisikos häufiger eingesetzt wird.

> Spezielles Ziel der Nachsorge beim Mammakarzinom ist die Erkennung einer kontralateralen Neoplasie.

Bei der **klinischen Untersuchung** sollte insbesondere auf Folgendes geachtet werden:
- regionäre Lymphabflussgebiete (Axillae, supra-/infraklavikuläre Region),
- Thorax,
- Wirbelsäule,

33.4 · Spezielle Aspekte der Nachsorge

Tabelle 33.1. Spezielle Aspekte der Nachsorge bei gynäkologischen Malignomen und beim Mammakarzinom

Malignom	Spezielle Nachsorgeziele	Nachsorgeintervalle	Inhalt der Nachsorge allgemein, klinische Untersuchung	Apparative Untersuchungen, Labordiagnostik	Spezielle Aspekte
Mammakarzinom	Erkennung einer kontralateralen Neoplasie	Jahr 1–3 nach Primärtherapie: alle 3 Monate	Regionäre LK (Axillae, supra-/infraklavikuläre Region)	Mammographie jährlich, unabhängig vom Alter (Beginn 1 Jahr nach Primärbehandlung)	Mammasonographie halbjährlich bis zum 6. Jahr (danach jährlich bei post-menopausalen Patientinnen, weiter halbjährlich bei prämenopausalen Frauen)
		Jahr 4–5 nach Primärtherapie: alle 6 Monate	Thorax		Vaginale Sonographie, bei Tamoxifen-Therapie fakultativ; histologische Abklärung bei Postmenopausenblutungen
		Ab 6. Jahr: jährlich	Wirbelsäule, Abdomen, Arm (Umfangdifferenz, Lymphödem)		
Uterusmalignome	Erkennung (operabler) Rezidive	Idem*	Abdomen	Kolposkopie	Hormonsubstitution: Östrogene problemlos bei Plattenepithelkarzinomen; bei Adenokarzinomen der Zervix und des Endometriums und bei Sarkomen ausschließlich Gestagene
	Therapiefolgen (Narben, Strahlenfolgen)		LK: Leisten, supraklavikulär; Vulva, Vagina, rektovaginale Palpation, Beine (Umfangdifferenz, Lymphödem)	Exfoliativzytologie der Vagina**, Ultraschall: transvaginal, Nieren, Leber; Mammographie jährlich	
Ovarialkarzinom	Lokalrezidive im kleinen Becken, andere Malignome (Mamma)	Idem	Abdomen, LK: Leisten, supraklavikulär; Vulva, Vagina, rektovaginale Palpation, Beine (Umfangdifferenz, Lymphödem), Lunge (Pleuraerguss)	Ultraschall: transvaginal, abdominal (Aszites), Leber, Nieren; Mammographie jährlich	Hormonsubstitution: strenge Indikation, feste Kombinationen
Vulva- und Vaginalkarzinom	Lokalrezidive, LK-Rezidive (Leisten)	Idem	LK: Leisten, supraklavikulär; Abdomen, Vulva, Vagina, rektovaginale Palpation, Beine (Umfangdifferenz, Lymphödem)	Kolposkopie Exfoliativzytologie der Vagina**	Hormonsubstitution: keine Kontraindikationen

Tabelle 33.1. (Fortsetzung)

Malignom	Spezielle Nachsorgeziele	Nachsorge-intervalle	Inhalt der Nachsorge allgemein, klinische Untersuchung	Apparative Untersuchungen, Labordiagnostik	Spezielle Aspekte
Chorionkarzinom	Früherkennung einer Revitalisierung von Trophoblastzellen, konsequente orale Kontrazeption für 1 Jahr nach Primärbehandlung	Idem***	Abdomen, Vulva, Vagina, rektovaginale Palpation, Lunge	Exfoliativzytologie, Ultraschalluntersuchung des Endometriums, Thoraxröntgenuntersuchung (jährlich); β-HCG-Kontrollen: 1.–3. Monat alle 2 Wochen, 3.–6. Monat alle 4 Wochen, 6.–12. Monat alle 2 Monate, 12.–36. Monat alle 6 Monate	Kontrazeption: orale Kontrazeption 1 Jahr nach Primärdiagnose (Beginn nach Normalisierung der β-HCG-Werte), Gravidität nach 2–3 Jahren Rezidivfreiheit

LK = Lymphknoten;
* = Ausnahme: Endometriumkarzinom im Stadium FIGO Ia (wegen der günstigen Prognose jährliche Nachsorgeuntersuchungen ausreichend);
** = nach primärer Strahlentherapie mit Belassen des Uterus auch Portio, intrazervikale Zytologie;
*** = zu Beginn häufigere β-HCG-Kontrollen, dabei keine komplette Nachsorgeuntersuchung.

- Abdomen,
- Lunge und
- Arm (Umfangdifferenz, Lymphödem).

Als **apparative Diagnostik** sind sinnvoll:
- Mammographie jährlich, unabhängig vom Alter (Beginn 1 Jahr nach Primärbehandlung) und
- Mammasonographie halbjährlich bis zum 6. Jahr (danach jährlich bei postmenopausalen Patientinnen, weiter halbjährlich bei prämenopausalen Patientinnen).

An sonstigen Untersuchungen empfehlen sich:
- vaginale Sonographie bei Tamoxifen-Therapie (fakultativ);
- histologische Abklärung bei Postmenopausenblutungen;
- Kernspintomographie: obwohl die Datenlage widersprüchlich ist, kann eine Kernspintomographie bei unklaren mammographischen/ultrasonographischen Befunden nach brusterhaltenden Operationen (Unterscheidung Narbe/Rezidiv) wahrscheinlich bei jungen Patientinnen (< 35 Jahren) mit strahlendichten Brüsten und nach Brustrekonstruktion wertvolle Zusatzinformationen liefern;
- weitere Diagnostik nur bei Symptomen.

Insbesondere sollten zum Zweck der Metastasensuche **nicht** routinemäßig zum Einsatz kommen:
- Thoraxröntgenuntersuchung,
- Knochenszintigraphie,
- Lebersonographie und
- Laboruntersuchungen, einschließlich Tumormarkerbestimmung (CEA und CA 15-3)

> Beim Mammakarzinom konnte in einer randomisierten Studie gezeigt werden, dass zwar durch halbjährliche Thoraxröntgenuntersuchungen und Knochenszintigraphien pulmonale und ossäre Metastasen früher entdeckt werden, aber das 5-Jahres-Überleben dadurch unbeeinflusst bleibt.

33.4.2 Uterusmalignome (Zervixkarzinom, Endometriumkarzinom, Uterussarkome)

Die Nachsorge ist in allen Altersgruppen gleich. Prinzipiell ist zu beachten, dass **therapiebedingte Nachwirkungen**, wie postoperative oder postradiogene Vernarbungen im kleinen Becken, die gleichen Symptome und Befunde zeigen können wie Karzinomrezidive. Etwa 90 % aller Rezidive treten in den ersten 2–3 Jahren nach Primärtherapie auf.

Besonderes Augenmerk muss auf **lokoregionäre Rezidive** im Bereich der Scheide und des kleinen Beckens gerichtet werden, da diese mit guten Erfolgsaussichten therapiert werden können. So liegt beispielsweise die 5-Jahres-Überlebensrate für die Scheidenrezidive bei ca. 40–50 %, für die pelvinen Rezidive bei ca. 5 %. Die Diagnose eines asymptomatischen, heilbaren Rezidivs ist jedoch selten.

> Ein besonders Ziel der Nachsorge beim uterinen Malignom stellt die Erkennung und Behandlung von Therapiefolgen und Komplikationen dar.

Spezifische **Therapiefolgen** bzw. **Früh- und Spätkomplikationen** können sein
- Blasenentleerungsstörungen,
- Lymphödeme der Beine,
- Proktitiden und
- eine Dyspareunie.

All diese Symptome, die teilweise über viele Monate oder gar dauerhaft bestehen können, stellen eine enorme **psychische Belastung** für die Patientin dar. Der betreuende Arzt hat die Aufgabe, nicht nur die Symptome zu behandeln, sondern sich auch der psychischen Probleme anzunehmen, was hohes Einfühlungsvermögen, aber auch eine besondere Schulung (z. B. in Gesprächstherapie) erfordert.

Bei der **klinischen Untersuchung** sollte auf Folgendes geachtet werden:
- Palpation des Abdomens, der Leisten und der supraklavikulären Lymphregionen (die Ultraschalluntersuchung palpatorisch suspekter Lymphknoten gilt als experimentell, in solchen Fällen sollte eine zytologische bzw. besser histologische Sicherung erfolgen),
- Inspektion des äußeren Genitales, Spekulumeinstellung, Beurteilung der Vagina einschließlich des Vaginalstumpfes,
- Exfoliativzytologie der Vagina, ggf. unter kolposkopischer Kontrolle (nach primärer Strahlentherapie Kolposkopie mit intrazervikaler Abstrichentnahme, wenn möglich – Zervixstrikturen treten häufig auf!),
- vaginale, rektale und rektovaginale Palpation,
- Auskultation der Lunge sowie
- Messung der Beinumfänge (vor allem, aber nicht ausschließlich nach erfolgter Lymphonodektomie bzw. nach Bestrahlung der Lymphabflussgebiete).

Die **apparative Diagnostik** sollte beinhalten:
- Vaginalsonographie und
- Sonographie der Nieren und der Leber.

Ansonsten ist die **Untersuchung der Mammae** wie bei Gesunden sinnvoll.

> **Cave**
>
> Insbesondere nicht routinemäßig sollten durchgeführt werden:
> - Thoraxröntgenuntersuchung und
> - Laboruntersuchungen, einschließlich Tumormarkerbestimmung (SCC, CA 125)
>
> zum Zweck der Metastasensuche.

Bei Rezidiv- bzw. Metastasenverdacht kann die **Bestimmung der Tumormarker** sinnvoll sein.

Eine **Hormonsubstitution** mit Östrogenen kann problemlos bei Plattenepithelkarzinomen durchgeführt werden. Bei Adenokarzinomen der Zervix und des Endometriums sollten ausschließlich Gestagene zur Anwendung kommen. Aufgrund einzelner Berichte über die Wirksamkeit der Antiöstrogene bei Uterussarkomen sollte auf eine östrogenhaltige Hormonsubstitution verzichtet werden.

Bei der hervorragenden Prognose des **Stadiums FIGO I des Endometriumkarzinoms** (60–70 % aller Fälle!) scheint der Verzicht auf ein festes Nachsorgeprogramm bei diesen Frauen gerechtfertigt (Shumsky et al. 1997). In diesen Fällen sollten die Patientinnen jedoch angehalten werden, eine jährliche Vor- bzw. Nachsorgeuntersuchung durchführen zu lassen.

33.4.3 Ovarialkarzinom

Nach Abschluss der operativen und adjuvanten chemotherapeutischen Maßnahmen richtet sich die **Art der Nachsorgeuntersuchungen** in erster Linie nach der Modalität der Primärtherapie, deren Sekundärfolgen sowie nach den Prognosefaktoren (Residualsituation, Differenzierungsgrad des Tumors, Alter).

Spezielle **Ziele** der Nachsorge beim Ovarialkarzinom sind:
- Früherkennung von Lokalrezidiven (am häufigsten Tumoren im kleinen Becken und Peritonealkarzinose mit Aszitesbildung),
- Erkennung von Karzinomen anderer Organe (Früherkennung/Vorsorge; häufiger: Mammakarzinome, insbesondere beim Vorliegen hereditärer Ovarialkarzinome) und
- Erkennung und Behandlung von Therapiefolgen sowie Komplikationen.

Die **klinische Untersuchung** beinhaltet:
- Palpation und Perkussion des Abdomens (Oberbauchrezidivtumor unterhalb des Rippenbogens, ausgehend vom Diaphragma bzw. großen Netz?),
- Palpation der Leisten und der supraklavikulären Lymphregionen,
- Inspektion des äußeren Genitales,
- Spekulumeinstellung zur Beurteilung der Vagina, einschließlich des Vaginalstumpfs,
- Exfoliativzytologie der Vagina,
- vaginale, rektale und rektovaginale Palpation,
- Perkussion und Auskultation der Lunge (Ausschluss eines Pleuraergusses) und
- Messung des Bauch- und der Beinumfänge (vor allem, aber nicht ausschließlich nach erfolgter Lymphonodektomie).

Zur **apparativen Diagnostik** gehören:
- Vaginal- und Abdominalsonographie (Ausschluss von Aszites bzw. Peritonealmetastasierung) sowie
- Sonographie der Nieren und der Leber.

Ansonsten ist die **Untersuchung der Mammae** wie bei Gesunden empfehlenswert.

> **Cave**
> Insbesondere nicht routinemäßig durchgeführt werden sollten:
> - Thoraxröntgenuntersuchung und
> - Laboruntersuchungen, einschließlich Tumormarker-Bestimmung (CA 125)
> zum Zweck der Metastasensuche.

Bei Rezidiv- bzw. Metastasenverdacht ist die **Bestimmung der Tumormarker** sinnvoll.

Bei bestehender Indikation kann eine **Hormonsubstitution** (am besten mit festen Östrogen-Gestagen-Kombinationen) angewendet werden.

33.4.4 Vulva- und Vaginalkarzinom

80 % der Rezidive treten in den ersten 2 Jahren auf. Die Mehrzahl sind **Lokalrezidive**, v. a. bei großen Primärtumoren und wenn primär Lymphknotenmetastasen nachgewiesen wurden.

Spezielle **Ziele** der Nachsorge beim Vulva- und Vaginalkarzinom sind:
- Früherkennung von Lokalrezidiven (Lokalrezidive an Vulva/Vagina treten häufiger auf, wenn die Resektion weniger als 2 cm im Gesunden erfolgte, Lymphknotenrezidive häufiger bei primärem Lymphknotenbefall der Leiste) sowie
- Erkennung und Behandlung von Therapiefolgen und Komplikationen.

Nach radikaler Vulvektomie (beim Vulva- und beim Vaginalkarzinom im unteren Drittel der Vagina) und auch nach partieller bzw. ausgedehnter Resektion der Vagina beim Vaginalkarzinom ist die **Kohabitationsfähigkeit** stark eingeschränkt, in einigen Fällen unmöglich. Durch die Entfernung der Klitoris ist eine fast 100%ige Unfähigkeit gegeben, einen Orgasmus zu erleben. In einem sehr behutsamen, mit viel Einfühlvermögen geführten Gespräch sollte die Ausprägung der **Dyspareunie** und deren Bedeutung für die Patientin eruiert werden. Da diese Therapiefolge zu großen familiären Problemen führen kann, ist im Einzelfall die Möglichkeit einer **Neovaginaoperation** zu besprechen. Solche Eingriffe sollten jedoch erst nach 1- bis 2-jähriger Rezidivfreiheit in Erwägung gezogen werden und die Patientin sollte diesbezüglich mit Zentren Kontakt aufnehmen, in denen die notwendige chirurgische Expertise vorhanden ist.

Inhalte der **klinischen Untersuchung** sind:
- Palpation und Perkussion des Abdomens,
- Palpation der Leisten und der supraklavikulären Lymphregionen,
- Inspektion des äußeren Genitale,
- Spekulumeinstellung zur Beurteilung der Vagina, einschließlich des Vaginalstumpfs,
- Exfoliativzytologie der Vagina unter kolposkopischer Kontrolle,
- vaginale, rektale und rektovaginale Palpation sowie
- Messung der Beinumfänge.

Routinemäßig ist keine **apparative Diagnostik** und keine **Tumormarkerbestimmung** indiziert.

Sonstige **sinnvolle Untersuchungen** sind:
- Untersuchung der Mammae wie bei Gesunden und
- bei Rezidiv- bzw. Metastasenverdacht evtl. eine Computertomographie der iliakalen und retroperitonealen Lymphabflussgebiete.

Gegen eine **Hormonsubstitution** (am besten mit festen Östrogenen-Gestagen-Kombinationen) bestehen keine speziellen Kontraindikationen.

33.4.5 Gestationsbedingte Trophoblasttumoren (GTE)

> Regelmäßige Nachuntersuchungen sind bei allen GTE von besonderer Bedeutung.

Die Mehrzahl der Rezidive tritt in den ersten 6 Monaten auf. Auch wenn histologisch eine Blasenmole vorgelegen hat, sollten regelmäßige β-HCG-Kontrollen, zuerst in 2- bis 3-wöchigen Intervallen und dann monatlich, für mindestens 1 Jahr durchgeführt werden, weil das Risiko einer Revitalisierung von Trophoblastzellen bzw. einer Malignisierung besteht.

> Jede Erhöhung der β-HCG-Werte legt den Verdacht auf ein Rezidiv oder auf ein Malignom nahe und sollte wie bei einer invasiven Mole bzw. beim Chorionkarzinom behandelt werden. Mindestens 1 Jahr lang sollten nach GTE Ovulationshemmer eingenommen werden, um eine Schwangerschaft mit HCG-Anstieg zu vermeiden.

Spezielle **Nachsorgeziele** beim Chorionkarzinom sind:
- Früherkennung der Revitalisierung von Trophoblastzellen bzw. der Malignisierung nach Blasenmole,
- Erkennung und Behandlung von Chemotherapiefolgen sowie
- konsequente Kontrazeption nach Primärbehandlung.

Inhalte der **klinischen Untersuchung** sind:
- Palpation und Perkussion des Abdomens,
- Inspektion des äußeren Genitale,
- Spekulumeinstellung,
- Exfoliativzytologie der Vagina unter kolposkopischer Kontrolle,
- vaginale, rektale und rektovaginale Palpation sowie
- Auskultation der Lunge.

An **apparativer und Labordiagnostik** sind sinnvoll:
- transvaginale Ultraschalluntersuchung mit Beurteilung des Endometriums,
- jährlich Thoraxröntgenuntersuchung, um etwaige subklinische pulmonale Metastasen zu erkennen (unklare Befunde sollten mittels Computertomographie des Thorax weiter abgeklärt werden), sowie
- β-HCG-Bestimmung (β-HCG besitzt eine 100 %ige Sensitivität für die Erkennung eines Rezidivs bzw. von Metastasen, β-HCG-Werte < 3 mIE/ml gelten als negativ, jedoch führen kleine Herde mit < 100 000 Zellen zu keinen durch die verfügbaren RIA-Kits messbaren Konzentrationserhöhungen im Serum).

Nach der Primärbehandlung von Chorionkarzinomen und Normalisierung der β-HCG-Werte werden vom US-amerikanischen National Cancer Institute folgende **Intervalle für die HCG-Bestimmung** empfohlen:
- 1.–3. Monat: alle 2 Wochen;
- 3.–6. Monat: alle 4 Wochen;
- 6.–12. Monat: alle 2 Monate;
- 12.–36. Monat: alle 6 Monate.

Ansonsten empfiehlt sich die **Untersuchung der Mammae** wie bei Gesunden.

Nach erfolgreicher Behandlung einer Blasenmole bestehen nach einem unauffälligen Kontrollverlauf von ca. 1 Jahr **keine Bedenken gegen eine Gravidität**. Dabei beträgt das Wiederholungsrisiko etwa 1–2 % nach einer Blasenmole und 28 %, nachdem bereits 2 Blasenmolen aufgetreten sind.

Beim **Chorionkarzinom** empfehlen die meisten Autoren, eine Rezidivfreiheit nach Chemotherapie von 2–3 Jahren abzuwarten, bevor eine **erneute Schwangerschaft** angestrebt wird. Die Fertilität wird weder von der Erkrankung selbst noch von der systemischen Therapie beeinträchtigt (Woolas et al. 1998). Kindliche Fehlbildungen nach vorausgegangener Chemotherapie sind zwar nicht bekannt, können jedoch nicht mit Sicherheit ausgeschlossen werden.

Empfehlung

Orale Kontrazeptiva sollten gegenüber den Intrauterinpessaren bei der Empfängnisverhütung nach GTE bevorzugt werden. Es empfiehlt sich, mit der oralen Kontrazeption erst nach Normalisierung der β-HCG-Werte zu beginnen, da ansonsten ein leicht erhöhtes Rezidivrisiko besteht.

Literatur

American Society of Clinical Oncology (1997) Recommended breast cancer surveillance guidelines. J Clin Oncol 15: 2149–2156

Clinical practice guidelines for the use of tumor markers in breast and colorectal cancer. Adopted on May 17, 1996 by the American Society of Clinical Oncology (1996) J Clin Oncol 14: 2843–2877

Höffken K (1997) Systemische Behandlung der Knochenmetastasen. In: Böttcher HD, Adamietz IA (Hrsg) Klink der Skelettmetastasen. München, Bern, Wien, New York: Zuckschwerdt: 46–51

Krause D, Aulbert E (1997) Onkologische Ergebnisse. In: Aulbert E, Zech D (Hrsg.) Lehrbuch der Palliativmedizin. Stuttgart: Schattauer: 99–114

Shumsky AG, Brasher PM, Stuart GC et al. (1997) Risk-specific follow-up for endometrial carcinoma patients Pelvic lymphadenectomy in the surgical treatment of endometrial cancer. Gynecol Oncol 65 (3): 379–382

Temple LK, Wang EE, McLeod RS (1999) Preventive health care, 1999 update: 3. Follow-up after breast cancer. Canadian Task Force on Preventive Health Care. CMAJ 161: 1001–1008

Woolas RP, Bower M, Newlands ES, Seckl M, Short D, Holden L (1998) Influence of chemotherapy for gestational trophoblastic disease on subsequent pregnancy outcome. Br J Obstet Gynaecol 105 (9): 1032–1035

Schmerztherapie, Palliativmedizin und Hospizbetreuung bei gynäkologischen Malignomen

M. Zimmermann, S. Djahansouzi, P. Dall und B. Lanzinger

34.1 Schmerztherapie – 557
34.1.1 Tumorbedingte Schmerzen – 557
34.1.2 Schmerzcharakter – 557
34.1.3 Nicht medikamentöse Therapie – 558
34.1.4 Medikamentöse Therapie nach dem WHO-Stufenschema – 558
34.1.5 Invasive anästhesiologische Verfahren – 561
34.1.6 Invasive neurochirurgische Verfahren – 561

34.2 Palliativmedizin – 561
34.2.1 Prinzipien der Palliation – 562
34.2.2 Erkennen der Palliativsituation – 562
34.2.3 Therapieziele – 563
34.2.4 Kausale Therapiestrategien – 564
34.2.5 Unspezifisch-palliative Therapie – 566
34.2.6 Besondere palliativmedizinische Situationen – 566
34.2.7 Terminalstadium – 567

34.3 Menschenwürdig leben bis zuletzt – 567
34.3.1 Die Botschaft der Hospizbewegung – 568
34.3.2 Zusammenarbeit des Hospizes mit der Ärzteschaft – 568
34.3.3 Forderungen an die Politik – die sozialen Sicherungssysteme auf dem Prüfstand – 569

Literatur – 569

34.1 Schmerztherapie

M. Zimmermann

Schmerzen sind bei gynäkologischen Krebserkrankungen ein häufig auftretendes Symptom. Diese kommen nicht erst oder ausschließlich in der Terminalphase vor. Bereits in frühen Stadien der Erkrankung können Schmerzen die **Lebensqualität** der Patientinnen stark einschränken. Anhand von Analysen zur Schmerzprävalenz verschiedener Tumorarten konnte gezeigt werden, dass in frühen Stadien 30–40 % der Patienten über Schmerzen berichten und in einem fortgeschrittenen Stadium 70–80 %.

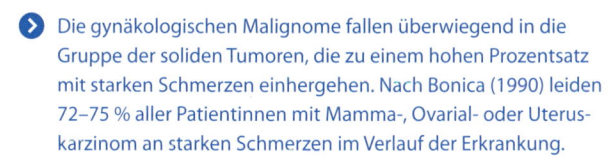

> Die gynäkologischen Malignome fallen überwiegend in die Gruppe der soliden Tumoren, die zu einem hohen Prozentsatz mit starken Schmerzen einhergehen. Nach Bonica (1990) leiden 72–75 % aller Patientinnen mit Mamma-, Ovarial- oder Uteruskarzinom an starken Schmerzen im Verlauf der Erkrankung.

34.1.1 Tumorbedingte Schmerzen

Beim **Mammakarzinom** treten Schmerzen in erster Linie im metastasierten Stadium auf. Die Metastasierung betrifft die einzelnen Organe in unterschiedlichem Maße. Für die Schmerzentstehung hat die ossäre Metastasierung die größte Bedeutung. Bei Befall der Wirbelkörper treten funktionellen Störungen auf, die zu zunehmenden Rückenschmerzen führen können. Durch Wirbelkörperfrakturen oder Sinterungen entstehen häufig zusätzliche Beschwerden infolge von Nervenkompression oder durch Verdrängung des Rückenmarks.

Im Bereich des **Plexus brachialis** kommt es beim Mammakarzinom häufig zu Infiltrationen. Diese führen im Verlauf der Erkrankung zu progredienten Druck- und Brennschmerzen sowie Kribbelparästhesien oder neuralgiformen Schmerzen.

Tritt eine **zerebrale Filialisierung** auf, so können durch Hirnmetastasen heftigste Kopfschmerzen entstehen.

Ovarialkarzinome breiten sich meist **intraperitoneal und lymphogen**, seltener hämatogen metastasierend aus. Zum Zeitpunkt der Diagnosestellung liegt bei mehr als 50 % der Patientinnen ein Befall der pelvinen Lymphknoten vor. Symptome wie Bauchschmerzen, Übelkeit, Völlegefühl oder Zunahme des Leibesumfangs treten erst bei fortgeschrittener Erkrankung auf.

Beim **Uterus- und Ovarialkarzinom** kommt es überwiegend durch das lokal verdrängende Wachstum der Tumoren zu abdominellen Schmerzen. Durch Infiltration des Plexus lumbosacralis treten starke Schmerzen im Bereich der Lendenwirbelsäule und der Beckenregion auf. Insbesondere beim Ovarialkarzinom können häufig ausgeprägte viszerale Schmerzen im Rahmen einer **Peritonealkarzinose** vorkommen.

Bei **Krebserkrankungen der Vagina oder Vulva** kommt es überwiegend zu lokal begrenztem Tumorwachstum. Hier werden durch die regionale Verdrängung Schmerzen verursacht, die mit Infiltration von Weichteilen, Nerven und Destruktionen am Knochen einhergehen.

34.1.2 Schmerzcharakter

Gynäkologische Malignome und ihre Metastasen weisen im Verlauf der Erkrankung sehr **unterschiedliche Schmerzqualitäten** auf.

Von großer Bedeutung sind die **Nozizeptorschmerzen**, die durch Prostaglandine ausgelöst werden. Prostaglandine entstehen durch Membranschädigung und Gewebezerstörung. Nozizeptoren kommen ubiquitär in der Haut, den Muskeln, inneren Organen und an den Knochen vor und vermitteln drückende, ziehende Schmerzen und Wundschmerzen.

Die Kompression von Spinalnerven führt zu **radikulären Schmerzen** mit segmentaler Ausstrahlung. Die Schmerzqualität wird als stechend und kribbelnd beschrieben.

Eine **Rückenmarkkompression** kann durch Zerstörung von Wirbelkörpern oder intraspinales Tumorwachstum ausgelöst werden. Hiermit sind starke stechende und einschießende, attackenförmig auftretende Schmerzen verbunden. In der Folge können neurologische Ausfälle und Paresen auftreten.

Durch tumorbedingte Kompression und **Infiltration von Blut- und Lymphgefäßen** können die Extremitäten massiv anschwellen und drückende, ziehende Schmerzen hervorrufen. Hiervon sind beim Mammakarzinom insbesondere die Arme betroffen.

34.1.3 Nicht medikamentöse Therapie

Zur speziellen Behandlung der Lymphödeme der Arme bei Patientinnen mit Mammakarzinom gehören physikalische Maßnahmen wie Lymphdrainage und Krankengymnastik, um die Schwellung der Arme zu vermindern und die Beweglichkeit zu erhöhen. Durch körperliche Aktivität wird der venöse Rückfluss verstärkt, was auch zu einem besseren Lymphabfluss führt und das Ausmaß der Lymphödeme verringert.

Elektrostimulationsverfahren, wie die transkutane elektrische Nervenstimulation (TENS), sind zur Behandlung von starken Tumorschmerzen unwirksam. Als adjuvantes Verfahren kann TENS jedoch bei muskuloskelettalen und neuropathischen Schmerzen erfolgreich sein. Die einzige absolute Kontraindikation besteht bei Patienten mit Herzschrittmacher.

Die **Akupunktur** ist ein geeignetes Verfahren, um funktionelle, reversible Erkrankungen zu behandeln. Solche Schmerzzustände treten auch bei Tumorpatienten aufgrund von vorbestehenden Krankheiten auf.

34.1.4 Medikamentöse Therapie nach dem WHO-Stufenschema

Die Weltgesundheitsorganisation hat 1986 **Empfehlungen zum Einsatz von Analgetika bei Tumorschmerzen** vorgestellt, die sich seither als sehr wirksam erwiesen haben. Hierbei werden **3 Gruppen von Analgetika**, nämlich
1. Nichtopioide,
2. schwache Opioide und
3. starke Opioide

systematisch eingesetzt. Das Grundprinzip besteht in der **regelmäßigen Einnahme** der Medikamente nach einem Zeitschema entsprechend den pharmakokinetischen Daten und in der Auswahl der Substanzen nach ihrer Wirkstärke.

Medikamente der WHO-Stufe I. In die erste WHO-Stufe gehören die Nichtopioidanalgetika. Typische Vertreter dieser Gruppe sind
- Paracetamol,
- Azetylsalizylsäure und andere saure Analgetika sowie
- Metamizol.

Die Analgetika dieser Gruppe können bei konsequenter Anwendung und ausreichender Dosierung eine sehr gute Analgesie bewirken (Tabelle 34.1). Dies betrifft insbesondere die analgetischen Säuren (ASS, Diclofenac) bei ossärer Metastasierung. Der **Wirkmechanismus** besteht in der Prostaglandinsynthesehemmung.

Tabelle 34.1. Auswahl von Nichtopioidanalgetika der WHO-Stufe I, Einzeldosierung und Dosierungsintervalle

Wirkstoff	Handelsname	Einzeldosis [mg/70 kg]	Wirkdauer [h]	Tagesdosis [mg]	Nebenwirkungen, Interaktionen
Paracetamol	Ben-u-ron	500–1000	4–6	4000	Leberschäden, toxische Wirkung bei bestehendem Leberschaden
Azetylsalizylsäure	Godamed, ASS, Aspirin	500–1000	4–6	4000	Gastrointestinale Nebenwirkungen, Gerinnungshemmung, Asthma, Nierenschäden; Kortison fördert die ulzerogene Wirkung
Ibuprofen	Imbun, Tabalon	400–600	4	2400	Wie bei Azetylsalizylsäure
Ibuprofen retard	Ibutad, Dolormin	600–800	8–12		Wie bei Azetylsalizylsäure
Diclofenac	Voltaren, Allvoran	50–100	8–12	150	Wie bei Azetylsalizylsäure
Piroxicam	Felden, Durapirox	10–20	38	20	Wie bei Azetylsalizylsäure
Naproxen	Proxen, Apranax	250–500	12	500–1000	Wie bei Azetylsalizylsäure
Celecoxib	Celebrex	200–400	12–24	400	Ödeme, Nierenschäden
Metamizol	Novalgin, Baralgin, Novaminsulfon	500–1000	4–6	4000	Agranulozytose, Blutdruckabfall, allergische Reaktion bei i. v. Gabe

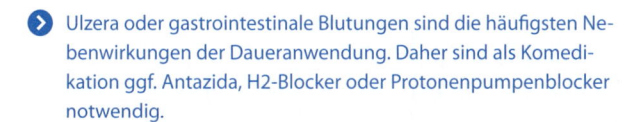

> Ulzera oder gastrointestinale Blutungen sind die häufigsten Nebenwirkungen der Daueranwendung. Daher sind als Komedikation ggf. Antazida, H2-Blocker oder Protonenpumpenblocker notwendig.

Neue **selektive COX-2-Hemmer** zeichnen sich durch eine nicht oder nur gering ausgeprägte ulzerogene Wirkung aus. Sie sind kontraindiziert bei koronarer Herzkrankheit. **Metamizol** hat eine geringe antiphlogistische Wirkung, ist jedoch hinsichtlich der antipyretischen, analgetischen und spasmolytischen Wirkung sehr effektiv. Zu den sehr seltenen Nebenwirkungen dieser Substanz zählt die Agranulozytose. Sie wird mit einer Inzidenz von 1 : 1 Mio angegeben.

Medikamente der WHO-Stufe II. Codein, Tramadol und Tilidin/Naloxon sind typische Vertreter der **schwachen Opioide**. Sie werden in der nicht retardierten Form in 4- bis 6-stündlichen Intervallen gegeben. Die retardierten Präparate können alle in 8- bis 12-stündlichen Intervallen verabreicht werden (Tabelle 34.2).

Cave

Für Patienten mit chronischen Schmerzen eignen sich die kurz wirksamen Präparate nicht, weil zu häufige Einnahmeintervalle z. B. die Nachtruhe stören und mögliche psychische Nebenwirkungen hervorgerufen werden.

Empfehlung

Bei der Auswahl der Präparate müssen die individuellen Vorerkrankungen berücksichtigt werden. So sollte ein Patient, der beispielsweise bereits an einer Obstipation leidet, eher Tilidin/Naloxon erhalten und kein Dihydrocodein, weil es eine Obstipation noch verstärkt.

Die Medikamte dieser Gruppe werden mit den Analgetika und Koanalgetika der WHO-Stufe I kombiniert.

WHO-Stufe III. Sind die schwachen Opioide nicht ausreichend wirksam, so werden sie unter Beibehaltung der Koanalgetika durch **starke Opioide** ersetzt. **Reine μ-Rezeptoragonisten** – wie Morphin, Oxycodon, Hydromorphin oder transdermales Fentanyl – haben eine starke analgetische Wirkung. **Partielle Agonisten** wie das Buprenorphin können auch zur Behandlung von Tumorschmerzen eingesetzt werden.

Empfehlung

Das Standardpräparat ist Morphin. Es ist in zahlreichen galenischen Formen (Tabelle 34.2) vorhanden, sodass nahezu alle Applikationswege hiermit genutzt werden können. Die Anfangsdosierungen liegen z. B. bei 2-mal 30 mg als Tagesdosis. Je nach Erfordernis kann die Dosis dann angepasst werden.

- **Oxycodon** zeichnet sich durch eine hohe Bioverfügbarkeit aus. Im Vergleich zu Morphin wird die Wirkstärke mit 2 angegeben. Es treten beim Abbau keine relevanten Mengen von analgetisch wirksamen Metaboliten auf, die bei nieren- und leberinsuffizienten Patienten kumulieren können. Die kinetischen Daten weisen auf einen raschen Wirkungseintritt bei einer Wirkdauer von 12 h hin. Die Wirkungen und Nebenwirkungen sind opioidspezifisch.
- **Hydromorphin** ist als Ampulle und als Retardtablette verfügbar. Es ist ebenfalls ein reiner μ-Agonist und wird in analgetisch unwirksame Metaboliten abgebaut.
- **Fentanyl** ist als transdermales System zur Therapie von Tumorschmerzen und für die Behandlung chronischer Schmerzen zugelassen. Patienten mit Passagebehinderungen im HNO-Bereich oder im Gastrointestinaltrakt profitieren insbesondere durch diese Applikationsform. Mit 72 h hat das Pflaster eine lange Wirkdauer. Es hat bei der ersten Anwendung eine Latenz von 8–12 h bis zum Wirkungseintritt und nach Entfernen durch das Depot in Haut und Fettgewebe einen Überhang von 16 h. Bei der Umstellung von Morphin auf transdermales Fentanyl sollte in den ersten 12 h die Morphingabe unverändert beibehalten werden.

Analgetische Begleitmedikation. Eine analgetische Begleitmedikation kann erforderlich werden, um **opioidbedingte Nebenwirkungen** zu vermeiden.

- Gegen **Übelkeit** hat sich der Einsatz von Metoclopramid (3-mal 20 Trpf.) oder Haloperidol (3-mal 5 Trpf.) bewährt. Die Wirkung wird über einen antiemetischen und prokinetischen Effekt ausgelöst. Eine zentrale antiemetische Wirkung hat Dimenhydrinat (3-mal 1 Supp./Tag).
- Zur **Obstipationsprophylaxe** werden fakultativ in der WHO-Stufe II und obligatorisch in der WHO-Stufe III Laxanzien eingesetzt. Hier stellt Laktulose als osmotisch wirksame Substanz das Mittel der Wahl dar. Weitere Laxanzien, die eingesetzt werden, sind Bisacodyl- und Sennapräparate, die irritativ wirksam sind. Klysmen können über ihre salinische Wirkung eine Obstipation beseitigen. Bei therapierefraktärer Situation kann orales Naloxon die opioidbedingte Darmträgheit aufheben.

Koanalgetika. Zu dieser Gruppe werden Medikamente gezählt, die von ihrer Zulassung her nicht zu den Analgetika gehören, die aber allein oder in Kombination mit anderen Substanzen eine Schmerzlinderung bewirken.

> Ihre Anwendung erfordert eine sorgfältige individuelle Auswahl der Substanz und eine exakte Dosisanpassung.

- **Antidepressiva** führen zu einer Verminderung des Schmerzerlebnisses, einer Schmerzdistanzierung, einer leichteren Verarbeitung und zur Steigerung der Opioidanalgesie. Die Dosierung der einzelnen Substanzen – wie Amitriptylin, Doxepin oder Clomipramin – liegt meistens deutlich unter derjenigen einer antidepressiven Therapie.
- **Neuroleptika** können in niedriger Dosis die Opioidwirkung steigern und die Schmerzschwelle anheben. Sie haben zusätzlich eine anxiolytische, antiemetische und antipsychotische Wirkung.
- **Antikonvulsiva** wirken neuralgiformen Schmerzen entgegen. In der Langzeitanwendung sollten Laborkontrollen durchgeführt und die Plasmaspiegel bestimmt werden.
- **Benzodiazepine** werden in der Schmerztherapie zur Anxiolyse, Sedierung und Muskelrelaxation eingesetzt.

Tabelle 34.2. Auswahl von Opioiden, die im WHO-Stufenschema angewandt werden, Einzeldosierung und Dosierungsintervalle

Wirkstoff-gruppe	Handelsname	WHO-Stufe	Orale Dosis [mg/70 kg]	Rektale Dosis [mg/70 kg]	I.v./transdermale Dosis [mg/70 kg]	i.m./s.c. Dosis [mg/70 kg]	Dosierungs-intervall [h]	Nebenwirkungen	Interaktionen, Bemerkungen
Opioidagonisten									
Tramadol	Tramal, Tramadura, Tramundin	II	50–100	100	50–100	50–100	4–6 h	Übelkeit (häufig dosisabhängig)	Benzodiazepine, Psychopharmaka
Tramadol retard	Tramal long, Tramundin retard	II	100–200				8–12	Übelkeit (häufig dosisabhängig), Atemdepression, Sedierung	
Dihydrocodein	DHC	II	60–120				8–12	Obstipation, Atemdepression, Sedierung	
Oxycodon	Oxygesic	III	10–20				12	Atemdepression, Müdigkeit, Obstipation	Wenig aktive Metaboliten
Morphin	Sevredol, MSR Capros, Kapanol, Morphin Merck, MST	III	10 30–60 (retard)	10–30	10–20	10–20	4–6 8–12	Atemdepression, Müdigkeit, Obstipation	Kumulation von Metaboliten bei Nieren-insuffizienz
Hydromorphin	Dilaudid Palladon	III	4, 8, 12		2	2	2–4 (s.c./i.v.) 12 (p.o.)	Atemdepression, Müdigkeit, Obstipation	Wie bei Morphin Keine aktiven Metaboliten
Fentanyl TTS (Pflaster)	Durogesic	III			25–100 µg/h		(48–)72	Müdigkeit, Atemdepression, Obstipation	Hepatische Ausscheidung der Metaboliten
Agonisten/Antagonisten									
Tilidin/Naloxon	Valoron N, Tilidin, Findol	II	50–100				4–6	Unruhe	Nicht mit µ-Agonisten kombinieren; kurze Wirkung
Tilidin/Naloxon retard	Valoron N retard	II	50–150				8–12	Müdigkeit	Nicht mit µ-Agonisten kombinieren
Buprenorphin	Temgesic	III	0,2–0,4		0,3	0,3	6–8 h	Müdigkeit, Obstipation	Nicht mit µ-Agonisten kombinieren

- **Kortikoide** wirken antiödematös und haben insbesondere an neurogenem Gewebe, wie z. B. bei Nervenkompression, einen positiven Einfluss.
- **Bisphosphonate** hemmen die Osteoklastenaktivität und können hierdurch dem Knochenabbau entgegenwirken. Bei kontinuierlichem Einsatz ist die Einsparung von Analgetika möglich (die systemische Therapie beim Mammakarzinom ist in ▶ Abschn. 31.3 beschrieben).

34.1.5 Invasive anästhesiologische Verfahren

Während der Chemotherapie können **Herpes-zoster-Infektionen** mit sehr schmerzhaften Neuralgien auftreten. Neben einer antiviralen Therapie kann die Neuralgie durch eine frühzeitige Behandlung mit Sympathikusblockaden besonders effektiv behandelt werden. In einer Untersuchung hinsichtlich der Chronifizierung konnten Wulf et al. (1991) zeigen, dass der Einsatz von **Sympathikusblockaden** innerhalb der ersten 4 Wochen mit wenigen Ausnahmen zu einer Schmerzfreiheit führt.

Ist es im Rahmen einer Mammaoperation oder im Zusammenhang mit einer Radiatio zu einer **Neuralgie** im Bereich des Armes oder des oberen Quadranten gekommen, so kann – unter Abwägung von Risiken und Nebenwirkungen – durch **Sympathikusblockaden** eine sehr effektive Schmerzlinderung erreicht werden. Hierdurch besteht die Möglichkeit, den Analgetikaverbrauch bei verbesserter Analgesie zu senken.

Wird durch die systemische medikamentöse Therapie keine ausreichende Linderung der Tumorschmerzen erreicht oder treten therapierefraktäre Nebenwirkungen auf, so können invasive Verfahren zur Schmerztherapie eingesetzt werden. Hierzu zählt die **kontinuierliche subkutane oder intravenöse Infusion** mittels Port. Durch elektrische oder mechanische Pumpen können die Opioide kontinuierlich zugeführt werden.

Bei starken Schmerzen in der unteren Körperhälfte stellt die **kontinuierliche rückenmarknahe Opioidapplikation** eine weitere Alternative dar. Hiermit lassen sich insbesondere Schmerzen durch Knochenmetastasen oder durch Nervenkompression gut lindern. Die Medikamente werden über einen Katheter entweder in den Epiduralraum oder direkt in den Spinalkanal gegeben.

34.1.6 Invasive neurochirurgische Verfahren

Invasive neurochirurgische Verfahren kommen in aller Regel nur in Betracht, wenn mit dem medikamentösen Vorgehen kein ausreichender Erfolg oder zu starke Nebenwirkungen verbunden sind.

> Mit den neurochirugischen Verfahren wird beabsichtigt, eine minimale Läsion im Nervensystem zu setzen, die eine maximale Schmerzreduktion bewirkt.

- Mit der **perkutanen Chordotomie** werden die schmerzleitenden Fasern des Tractus spinothalamicus im Vorderseitenstrang durchtrennt. Ihre Wirkung ist zeitlich begrenzt und in der Ausbreitung streng auf eine Seite limitiert.
- Die **DREZ-Läsion** (DREZ = »dorsal root entry zone«) ist ein weiteres Verfahren. Hierbei werden die Zellkörper der weiterführenden postsynaptischen Neurone des Hinterhorns zerstört.

34.2 Palliativmedizin

S. Djahansouzi und P. Dall

Das fortgeschrittene Stadium einer Tumorerkrankung ist Ausdruck der Tumorprogression. Hierunter versteht man eine mehr als 25% betragende Zunahme der Tumorgröße in einem oder mehreren Herden oder das Auftreten neuer Tumormanifestationen. Metastasen, Rezidive sowie lokales Fortschreiten eines Malignoms sind klinische Korrelate einer Tumorprogression. Im fortgeschrittenen Stadium ist in der Regel nur noch eine Therapie mit palliativer Zielsetzung möglich. Abgesehen von den Keimzell- und Trophoblasttumoren stellen **Fernmetastasen** stets eine Palliativsituation dar. Beim Lokalrezidiv ist in vielen Fällen nochmals eine Therapie mit kurativer Intention möglich, z. B. beim Restbrustrezidiv nach brusterhaltender Therapie wegen Mammakarzinom. Eine kombinierte Radio-/Chemotherapie ist ein anderer potenziell kurativer Ansatz bei Zervix- und Endometriumkarzinomen, die nicht die Beckenwand infiltrieren.

Während kurative Therapieansätze meist innerhalb vorgegebener Standardempfehlungen durchgeführt werden, ändert sich die Situation grundlegend in Fall einer Fernmetastasierung bzw. bei lokal fortgeschrittenen Rezidiven. Die fehlende Kurabilität im metastasierten Stadium und die drastische Vermin-

Tabelle 34.3. Mediane Überlebenszeit der wichtigsten gynäkologischen Malignome nach Rezidiv oder Metastasen

Tumor	Mediane Überlebenszeit (Monate)	5-Jahres-Überlebenszeit (%)
Mammakarzinom	<24	5
Mammakarzinom: Responder auf Therapie	<48	10
Ovarialkarzinom	<12	<10
Zervixkarzinom	<12	<20
Endometriumkarzinom	<12	10
Vulvakarzinom	<24	<10

derung der Lebenserwartung stellen den Palliativcharakter in den Vordergrund. ◘ Tabelle 34.3 zeigt die mediane Überlebenszeit nach Rezidiv oder Metastasierung der wichtigsten gynäkologischen Malignome.

Entscheidend für die Planung des weiteren Vorgehens im metastasierten oder lokal fortgeschrittenen Stadium ist die Beurteilung der Gesamtsituation unter Einbeziehung von **Prognose- und Prädiktivfaktoren**, wobei die Wertigkeit der verschiedenen Prognosefaktoren bei den einzelnen Tumorentitäten unterschiedlich ist.

34.2.1 Prinzipien der Palliation

> Der wichtigste Ansatz der Palliation ist die Verbesserung der Lebensqualität. Dies beinhaltet die Linderung der tumorassoziierten Symptome und im besten Fall auch die Prävention des Wiederauftretens der durch Tumorprogression bedingten Beschwerden.

Empfehlung

Interventionen wie Radiotherapie, Chirurgie oder Chemotherapie haben in der Palliativsituation keinen Einfluss auf das Überleben der Patientin und sollten erst angewendet werden, wenn eine signifikante Symptomatik auftritt.

Die palliative Therapie kann ferner zu einer Verlängerung der Überlebenszeit führen, was einerseits wünschenswert ist, jedoch sollte jede Therapie in Anbetracht der Nebenwirkungen und der Gesamtsituation für die Patientin abgewogen werden, z. B. scheint eine aggressive Chemotherapie wenig sinnvoll bei austherapierten Patienten mit fortgeschrittenem Malignom mit nur minimaler Aussicht auf Erfolg unter Berücksichtigung der Nebenwirkungen.

34.2.2 Erkennen der Palliativsituation

In vielen Fällen wird eine Tumorprogression außerhalb der vorgesehenen Nachsorgeintervalle aufgrund einer entsprechenden Symptomatik erkannt. Entscheidende Aufgabe des behandelnden Arztes ist es oftmals, aus anamnestischen Angaben und der entsprechenden Beschwerdesymptomatik die richtigen Schlüsse zu ziehen und rezidivsichere Maßnahmen einzuleiten. ◘ Tabelle 34.4 listet typische klinische Symptome auf, die auf eine Fernmetastasierung oder ein Lokalrezidiv hindeuten können.

Bei Verdacht auf ein Rezidiv bei gynäkologischen Malignomen wird ein **komplettes Staging** erforderlich. Durch die Stagingdiagnostik kann das Ausmaß des Tumorleidens relativ genau quantifiziert und im Fall von Fernmetastasierung oder fortgeschrittenem Lokalrezidiv eine individuell angepasste Palliativtherapie in Abhängigkeit von der Gesamtsituation erstellt werden.

Zu den tumorspezifischen Untersuchungen zählen die klinische Untersuchung sowie Zervix- bzw. Scheidenstumpfzytologie, Tumormarkerbestimmung, Mammographie und Sonographie. Die laborchemischen Untersuchungen umfassen die Transaminasen (ASAT, ALAT), γ-GT, Bilirubin, Kreatinin, Harnsäure, Harnstoff, Elektrolyte, BSG, Blutbild und Urinanalyse. Diese Untersuchungen erlauben es zumeist, verdächtige Befunde bzw. Rezidive in lokoregiären Bereich zu erkennen und sie nach der klinischen Abklärung der Therapie zuzuführen. Da Fernmetastasen den oben genannten Untersuchungen fast immer entgehen, sollte bei Symptomen die gezielte **Suche nach Fernmetastasen** erfolgen, u. a. durch Einsatz apparativer Suchmethoden wie Röntgen, Szintigraphie, Computer- und Kernspintomographie. Bei Lungenmetastasen ist die einschlägige Suchmethode die Thoraxröntgenaufnahme in 2 Ebenen, ggf. ergänzt durch Schichtaufnahmen. Hierdurch kommen Rundherde, Lymphangiosis carcinomatosa, Pleuraergüsse zum Vorschein. Solitäre Rundherde sind jedoch nicht gleichzusetzen mit Metastasen und können verschiedene Genesen haben. Rundherde sollten durch CT zuverlässig dargestellt und ggf. durch Punktion histologisch klassifiziert werden.

◘ **Tabelle 34.4.** Symptome die auf ein Tumorrezidiv bzw. Metastasen hinweisen können

Rezidiv/Metastasen	Häufige Symptomatik
Allgemein	Leistungsschwäche, Gewichtsverlust, Appetitlosigkeit, Schmerzen
Lokalrezidiv der Mamma	Armödem, Lymphstau, Parästhesien des Armes, neurologische Symptomatik, lokale Hautrötung, tastbare Knoten
ZNS	Kopfschmerzen, Übelkeit, Erbrechen, Krämpfe (»grand mal« oder »petit mal«), Wesensveränderung, neurologische Defizite, Parästhesien, Visusschwäche, Schwindel, Sprachstörung, Gleichgewichtsstörung
Pulmo	Dyspnoe, Hämatemesis, Reizhusten
Mediastinum	Heiserkeit (Rekurrensparese), obere Einflussstauung, Reizhusten
Leber	Ikterus, Aszites, Hepatosplenomegalie, Oberbauchschmerzen
Peritoneum	Bauchschmerzen, Obstipation, Erbrechen, Übelkeit, Durchfall, Appetitlosigkeit
Kleines Becken	Schmerzen, Hämaturie, Dysurie, Pollakisurie, Hämatochesie, vaginale Blutung, Obstipation, Durchfall
Knochen	Rückenschmerzen, Bewegungseinschränkung, Fraktur, rheumatische Symptome
Knochenmark	Anämie, Thrombozytopenie, Leukozytopenie

Tabelle 34.5. Besonderheiten und Ausbreitung bei Tumorprogression in fortgeschrittenen gynäkologischen Malignomen

Mammakarzinom	Ovarialkarzinom	Zervixkarzinom	Endometriumkarzinom	Vulvakarzinom
Lokoregionär nach Ablatio oder brusterhaltender Therapie, Axilla, kontralaterale Mamma, Armstauung, Metastasen im Knochen, Lunge, Leber, ZNS	Progredienz im kleinen Becken, Progredienz im Abdomen, Aszites, Leberbefall, Ileus, ableitende Harnwege, Metastasen der Pleura, Lunge, Knochen	Vaginalstumpf nach Operation, Zervix und Vagina nach Radiatio, Parametrien und Beckenwand, Blase/Rektum/Sigma, pelvine/paraaortale Lymphknoten, ableitende Harnwege, Metastasen in der Lunge, Leber, Knochen	Vaginalstumpf nach Operation, Intrakavitätrezidiv nach Radiatio, Urethralwulst, kleines Becken, pelvine/paraaortale Lymphknoten (selten inguinal), ableitende Harnwege, Metastasen in Lunge, Knochen, Leber	Vulva-/Vaginalbereich, inguinofemoraler Lymphknotenbereich, pelvine Lymphknoten, Lymphabflussstauung der unteren Extremität, sehr selten Metastasen in Lunge, Knochen, Leber, ZNS

Ein Pleuraerguss kann am besten durch Sonographie, weniger gut durch Röntgenuntersuchungen, und schließlich perkutorisch dargestellt werden. Eine Pleuritis carcinomatosa muss zytologisch oder histologisch gesichert werden, bevor man antineoplastische Therapiemaßnahmen ergreift.

Bei Knochenmetastasen und/oder verdächtigen Symptomen wie Hyperkalzämie (besonders bei osteoklastischen Metastasen), erhöhter alkalischer Phosphatase (besonders bei osteoblastischen Metastasen) ist eine Knochenszintigraphie als Suchmethode geeignet. Wegen der unspezifischen Befunde einer Szintigraphie in Bezug auf metastatische Herde sollte zusätzlich eine Röntgendiagnostik, eine CT- oder MRT-Untersuchung angeschlossen und ggf. eine Biopsie entnommen werden.

Die Sonographie ist ein etabliertes Suchverfahren zur Entdeckung von Lebermetastasen und Harnaufstau, die Transvaginalsonographie zur Entdeckung von Rezidiven im kleinen Becken und die Mammasonographie und Mammographie zur Entdeckung von kleinen, nicht palpablen Tumorrezidiven. Lebermetastasen sind von sehr unterschiedlicher Dichte und ab einer Größe von 1–1,5 cm mit großer Wahrscheinlichkeit identifizierbar. Bei unspezifischen Befunden des Sonogramms sollte in Zweifelsfall eine CT- oder MRT-Darstellung oder besser eine gezielte Punktion erfolgen. Bei Verdacht auf ZNS-Metastasen mit entsprechenden Symptomen sollte zur weiteren Diagnostik ein Schädel-CT oder -MRT durchgeführt werden.

Nach erfolgter Diagnostik kann dann in der Zusammenschau aller Befunde das Lokalrezidiv und/oder die Metastasen entsprechend ihrer Lokalisation in Lunge (PUL), Knochen (OSS), Leber (HEP), Hirn (BRA), Knochenmark (MAR), Pleura (PLE), Haut (SKI) und selten in anderen Organen (OTH) **dokumentiert und evaluiert** werden. Die spezifische Tumorausdehnung und die hieraus resultierende Komplikationen und Gefährdung in der Palliativsituation sind für die verschiedenen gynäkologischen Malignome in Tabelle 34.5 aufgelistet. Hieraus ergibt sich in Abhängigkeit von Metastasenregionen, klinischer Symptomatik und Allgemeinbefinden die Notwendigkeit und Dringlichkeit der palliativen Therapie.

34.2.3 Therapieziele

Das wichtigste Ziel im metastasierten oder lokal fortgeschrittenen Stadium ist eine auf die Patientin und ihren krankheitsbedingten Zustand abgestimmte Therapie.

> **Cave**
> Unter- und Übertherapien sollten vermieden werden, um eine unnötige Einschränkung der Lebensqualität zu vermeiden.

Die palliative Therapie wird in 2 Formen unterteilt:
— die kausal-palliative Therapie und
— die unspezifisch-palliative Therapie.

Die kausal-palliative Therapieform ist meistens eine onkologisch und organbezogene Therapie mit dem Ziel, durch tolerable Mittel eine längere Remission oder ggf. sogar Überlebenszeitverlängerung zu erreichen. Die Art der langfristig palliativen Therapie ist, in Abhängigkeit von Tumorart und Konstellation, zumeist innerhalb gewisser Standardempfehlungen vorgegeben.

> **Die wichtigsten kausal-palliativen Therapieansätze**
> — Systemische Chemotherapien/Hormontherapien.
> — Systemische Antikörpertherapien.
> — Gynäkologische Operationen.
> — Operation in Kombination mit Chemotherapie oder Radiatio.
> — Strahlentherapie, ggf. in Kombination mit Chemotherapie.
> — Bei Knochenmetastasen: Bestrahlung, Bisphosphonate, Calcitonin, Vitamin D.
> — Operative Teilresektion von Metastasen, ggf. Laserung von solitären Metastasen der Leber.
> — Vielfalt von bedingt wirksamen Maßnahmen jenseits der verwendeten Standardtherapien, z. B. intraarterielle Chemotherapie, Hyperthermie.

Der Erfolg dieser Therapieversuche ist im Einzelfall nicht vorhersehbar und z. T. auch mit erheblicher Einschränkung der Lebensqualität behaftet. Engmaschige Kontrollen des Therapieerfolges (z. B. nach 3 Zyklen Chemotherapie mit jeweils 3-wöchentlichem Intervall) verhindern die nutzlose Anwendung aggressiver und belastender Therapien. Des Weiteren hilft der Nachweis eines Tumoransprechens, die Patientinnen zur Fortführung der Therapie zu motivieren.

> Das Ansprechen einer Therapie ist selbst ein starkes Lebensqualitätskriterium.

Neben den kausal-palliativen Maßnahmen ist oft zusätzlich eine unspezifisch-palliative Therapie indiziert.

Unspezifisch-palliative Therapiemaßnahmen
- Analgesie entsprechend dem WHO-Stufenschema.
- Psychopharmaka: Antidepressiva (Amitryptilin, Doxepin, Imipramin, Maprotilin, Fluoxetin), Neuroleptika (Prometazin, Promazin, Thioridazin, Haloperidol), Tranquilanzien (Benzodiazepine, Lorazepam, Meprobamat).
- Bei Hirnfiliae: Glukokortikoide, ggf. Antiepileptika.
- Bei Tumoranämie oder Fatigue-Syndrom Gabe von Erythropoetin oder Blutkonserven.
- Behandlung tumorassoziierter paraneoplastischer Syndrome.
- Gestagene (MPA, Megestrolazetat) zur Appetitsteigerung, Befindlichkeitsverbesserung (psychisch und somatisch); analgetische Effekte.

Hingegen beinhaltet eine supportive Therapie alle Maßnahmen, die zur Verbesserung der Verträglichkeit kausaler Therapien dienen wie z. B. die antiemetische Therapie unter der Chemotherapie oder »granulocyte colony stimulating factor« (G-CSF) zur Therapie der Leukopenie.

Supportive Therapiemaßnahmen
- Antiemetische Therapie mit z. B. 5HT3-Antagonisten, Aprepitant.
- Hämatopoetische Wachstumsfaktoren wie z. B. G-CSF, Erythropoetin, Thrombopoetin.
- Blutprodukte (Erythrozyten, Thrombozyten, Knochenmarkstammzellen, Immunoglobuline, Gerinnungsfaktoren).
- Antimikrobielle Therapie bei neutropenischem Fieber.
- Behandlung der Schleimhauttoxizität (Mukositis, Obstipation, Diarrhö).
- Thromboembolieprophylaxe bei nicht mobilen Patientinnen oder venöser Abflussbehinderung durch Ödeme, Strikturen o. ä.
- Portimplantation.
- Prophylaxe spezieller Nebenwirkungen von Zytostatika, z. B. Mesna bei Cyclophosphamidtherapie, Diurese bei platinhaltigen Präparaten.

Das entscheidende Ziel in der Behandlung von Patientinnen im **Terminalstadium** ist die Erhaltung der Lebensqualität. Bei der Planung einer kausal-palliativen Therapie bedarf es einer großen onkologischen Erfahrung, um sowohl eine Unter- als auch eine Übertherapie zu vermeiden. Beide beeinflussen nicht nur die Lebenserwartung der Patientin, sondern auch die Lebensqualität erheblich. Aggressive Therapieschemata können nur bei Patientinnen mit entsprechender physiologischer Reserve durchgeführt werden. Im Terminalstadium gewinnen unspezifisch-palliative Maßnahmen zunehmend an Bedeutung.

34.2.4 Kausale Therapiestrategien

Zu den wichtigsten Säulen der kausal-palliativen Therapie gehören die Chirurgie, Radiotherapie und systemische Therapie. Das Prinzip der **palliativen Chirurgie** besteht in der raschen Linderung von Beschwerden, ohne jedoch eine komplette Tumorentfernung zu erzielen zu können. So kann ein tumorbedingter Harnaufstau zur Niereninsuffizienz mit resultierender Urämie führen, wobei eine Operation eine Abflussbehinderung durch den Tumor relativ rasch beseitigen kann. Methoden wie die Nephrostomie oder die Einlage von Ureteren-Stents dienen dem gleichen Zweck.

Ein weiterer Grund für palliative Chirurgie ist das Vorhandensein von pathologischen Frakturen, die bei langen Röhrenknochen oft eine Indikation für einen Fixateur interne darstellen. Auch prophylaktische höhergradige und destruierende Knochenmetastasen der Wirbelsäule können operativ stabilisiert werden. Die Darmobstruktion stellt ein besonders Problem bei Ovarialkarzinomen und posttherapeutischen Strikturen dar, ist aber der operativen Therapie im Sinne von Darmteilresektion, Umgehungsanastomosen oder Kolostomie oft gut zugänglich. Auch bei zerebralen Metastasen konnte durch Studien belegt werden, dass solitäre und zugängliche zerebrale Metastasen durch Operation mit nachfolgender Radiotherapie bessere Überlebensdaten zeigen. Bei Lokalrezidiv des Mammakarzinoms ist z. B. die operative Exzision des Tumors häufig die beste Methode der Tumorentfernung.

Ein weiterer bedeutsamer kausaler Therapieansatz ist die **Radiotherapie.** Die Radiotherapie stellt eine lokale Therapieform dar und wird oft in Ergänzung zur Operation zur Senkung der Rezidivrate eines Tumors eingesetzt. In der Palliativsituation dienen Strahlen jedoch nur zur lokalen Vermeidung von Komplikationen und Symptomen. Die wichtigsten Indikationen für diesen palliativen Therapieansatz bei gynäkologischen Malignomen stellen Knochenschmerzen, pathologische Frakturen, Kompression des Spinalkanals, periphere Nervenkompression, vaginale und uterine Blutungen, Hämaturie, Thoraxwandinfiltration, zerebrale Metastasen und lokal fortschreitender Tumor dar.

Die **systemische Therapie** hat den Vorteil der antitumoralen Wirkung im gesamten Organismus. Die Palliativtherapie kann aus einer **Chemotherapie, Hormontherapie oder anderen biologischen Substanzen** bestehen. Die wichtigsten gynäkologischen Malignome mit Ansprechen auf eine Chemotherapie sind Mamma-, Ovarial- und seltener Zervixkarzinom; hingegen sind Endometrium- und Vulvakarzinome weitgehend refraktär. Auch in der Chemotherapie muss zwischen palliativem und radikalem Ansatz unterschieden werden. Bei einer Patientin mit fortgeschrittener Erkrankung und begrenztem Überleben muss solch eine Intervention im Hinblick auf die zu erwartenden Nebenwirkungen abgewogen werden.

> **Die wichtigsten Indikationen für eine palliative Chemotherapie**
> - Symptome bedingt durch lokal fortgeschrittenen oder metastasierten Tumor.
> - Lokale Radiotherapie ist nicht möglich (entweder disseminierte Tumoraussaat oder ehemalige Radiotherapie).
> - Signifikante (>30%) zu erwartende »response rate«.
> - Allgemeinbefinden ist ausreichend, um die Chemotherapie und deren Toxizität zu tolerieren.
> - Akzeptable Toxizität.
> - Wunsch der Patientin.

Jedoch korreliert eine partielle Remission (Reduktion von >50% des Tumorvolumens) nicht immer mit einer verbesserten Lebensqualität und einer Abnahme der Beschwerdesymptomatik, sodass eine palliative Chemotherapie nach 2–3 Zyklen auf ihre Effektivität erneut evaluiert werden muss. Von besonderer Bedeutung ist die systemische endokrine Therapie, besonders beim Mammakarzinom, die nebenwirkungsarm ist und bei hormonrezeptorpositivem Tumor eine effektive Alternative darstellt. Des Weiteren ist heutzutage die Therapie mit dem monoklonalen Antikörper Trastuzumab bei Her2/neu-positiven Tumoren als palliative systemische Therapie gut etabliert.

Nachfolgend werden die spezifischen Palliativmaßnahmen anhand von einzelnen gynäkologischen Malignomen besprochen.

Mammakarzinom. Hier ist zum Zeitpunkt der Erstdiagnose in 5–15% der Fälle mit manifesten Metastasen zu rechnen. 40% der Frauen haben axillären Lymphknotenbefall und 24–30% mit lokalem Tumor weisen Rezidive auf. Lokoregionäre Rezidive sind im günstigsten Fall kleine Solitärrezidive, die evtl. brusterhaltend zu entfernen sind. Ungünstig sind multifokale oder multizentrische Rezidive, inflammatorische Rezidive und die Lymphangiosis der Haut. Große Rezidive sollten nach histologischer Sicherung mit ausreichendem Sicherheitssaum exzidiert oder durch Ablatio mammae und ggf. mit autologen Verschiebelappen versorgt werden. Das Thoraxwandrezidiv nach Ablatio muss durch bildgebende Verfahren weiter untersucht werden, in wieweit die Interkostalräume oder Pleura befallen sind. Falls möglich, sollte eine Tumorexzision mit anschließender Nachbestrahlung durchgeführt werden. In machen Fällen käme auch eine intraarterielle Chemotherapie in Betracht. Regionäre axilläre Rezidive sollten ebenfalls operativ entfernt werden. Eine Radiatio der Axilla ist aufgrund der hohen Morbidität nur in Ausnahmefällen sinnvoll.

Metastasen treten mit abnehmender Häufigkeit in Knochen, Lunge, Pleura, Leber und ZNS auf.

Das Spektrum **kausal-palliativer Ansätze** ist vielfältig. Als Therapiemöglichkeiten stehen aggressive und moderate Chemotherapieprotokolle oder Therapien mit Hormonen/Antihormonen oder Antikörpern (Herceptin) zur Verfügung. Die Therapie sollte individualisiert werden. Die Entscheidung zur Therapie sollte den Allgemeinzustand, das Alter, die Ansprechrate und die Therapiedringlichkeit berücksichtigen. Ferner müssen der Her2/neu-Status, der Östrogen- und Progesteronrezeptorstatus, die Metastasenlokalisation und die Symptomatik berücksichtigt werden (Tabelle 34.6).

Bei der Behandlung von **Knochenmetastasen** sollte in jedem Falle eine Bisphosphonattherapie durchgeführt werden. Schmerzhafte Knochenmetastasen sollten einer Radiatio zugeführt werden. Die Radiotherapie kann bei stabilitätsgefährdeten Destruktionen in Kombination mit stabilisierenden orthopädischen Maßnahmen (Stützkorsett) durchgeführt werden. Üblicherweise werden Strahlendosen von 30–40 Gy bei einer täglichen Fraktionierung von 2 Gy appliziert. Eine Besserung der Symptomatik tritt innerhalb von 2–3 Wochen ein. Eine Stabilisierung bzw. Rekalzifizierung des Knochens folgt innerhalb von 8–12 Wochen. Bei drohender Instabilität muss ggf. operativ stabilisiert werden.

Die **Hyperkalzämie** ist ein häufig vorkommendes paraneoplastisches Syndrom beim Mammakarzinom, insbesondere bei Vorliegen von Knochenfiliae oder Knochenmarkkarzinose. Ursache ist eine erhöhte Kalziumfreisetzung aus dem Knochen. Die klinische Symptomatik ist nicht spezifisch und äußert sich in Müdigkeit, Anorexie, Obstipation, Durst, Übelkeit und Muskelschwäche. Bei symptomatischen Patientinnen soll zuerst eine Rehydrierung mit 0,9% NaCl erfolgen. Bisphosphonate sind potente und nebenwirkungsarme Inhibitoren des Knochenabbaus. Intravenöse Gaben von Bisphosphonaten können effektiv zur Normalisierung des Serumkalziumspiegels eingesetzt werden.

Tabelle 34.6. Prognostisch wichtige Parameter bei Patientinnen mit metastasiertem Mammakarzinom

Kriterien	Günstig	Ungünstig
Freies Intervall	>2 Jahre	<2 Jahre
Metastasenlokalisation	Skelett, Haut, homolaterale Lymphknoten	ZNS, viszerale Metastasen
Beschwerden durch die Metastasen	Keine	Dyspnoe, starke Schmerzen, neurologische Ausfälle
Östrogen- und Progesteronrezeptor	Beide positiv	Beide negativ
Her2/neu	Keine Überexpression	Starke Überexpression (FISH)
Ansprechen auf Therapie	Ja	Nein

Multiple **Hirnmetastasen** sollten durch eine Ganzhirnbestrahlung in Kombination mit Kortikosteroiden behandelt werden. Solitärmetastasen sollten stereotaktisch gezielt bestrahlt (»γ-knife«) oder operiert werden. Wichtig ist, dass eine größere Metastase mit entsprechendem perifokalem Ödem zu Liquorzirkulationsstörung, Hydrozephalus und Visusverlust bis hin zur Einklemmung des Hirnstammes führen kann. Eine hoch dosierte Dexamethason-Gabe (24 mg i. v. alle 6 h) ist eine wesentliche Therapie für alle symptomatischen Hirnmetastasen.

Die operative Entfernung von solitären **Lungenmetastasen** ist beim Mammakarzinom nur bei längerem rezidivfreiem Intervall indiziert, jedoch können kleine solitäre Lebermetastasen durchaus operativ oder mit Radiothermoablation beseitigt werden.

Ovarialkarzinom. Rezidive eines Ovarialkarzinoms, d. h. Befunde, die nach vermeintlich radikalen Operationen neu auftreten, sollten, wenn möglich, operativ und sekundär chemotherapeutisch angegangen werden. Die Patientin profitiert jedoch nur dann von der Operation, wenn eine makroskopische R0-Resektion erreicht werden kann.

> Fernmetastasen sind eine Kontraindikation für eine Debulking-Operation.

Zur Komplettierung kann eine Reinduktionschemotherapie mit Carboplatin/Paclitaxel durchgeführt werden, falls dieses Regime nicht innerhalb der letzten 6 Monate benutzt wurde.

Eine Chemotherapie ist bei **nicht operablen Rezidiven** oder bei **Fernmetastasen** indiziert. Eine Salvage-Therapie beim **Frührezidiv** (d. h. innerhalb von 6 Monaten nach Operation) sollte mit nichtadjuvant eingesetzten Substanzen durchgeführt werden, meistens PEG-liposomales Doxorubicin, Hycamtin oder Gemcitabine.

Andere Therapieeinsätze beim fortgeschrittenen Ovarialkarzinom sind im Einzelfall die intraperitoneale Instillation von Radionukliden und intraperitoneale Gabe von Chemotherapeutika, insbesondere bei ausgeprägter Aszitesproduktion. Eine Sonderstellung nehmen Keimzelltumoren und Trophoblasterkrankungen ein, die auch beim Rezidiv oder im Stadium der Metastasierung potentiell kurativ behandelt werden können.

Hauptgrund für einen palliativ chirurgischen Eingriff stellt die (sub)akute intestinale Obstruktion dar.

Zervixkarzinom. Bei Patientinnen mit ausreichendem Allgemeinzustand können operative Therapieansätze wie z. B. Palliativoperationen, Exenterationen und/oder Strahlentherapie erfolgen. Beim **zentralen Rezidiv** wird die operative Therapie bevorzugt. Beim **Beckenwandrezidiv** kann eine Palliativoperation, kombiniert mit einer Strahlentherapie, zur vorübergehenden Symptomkontrolle sinnvoll sein. Eine systemische Chemotherapie kann bei fortgeschrittenen Fällen und Metastasen Remissionen erzielen. Eine simultane Hyperthermie kann zur verbesserten Wirkung von Zystostatika führen.

Endometriumkarzinom. Es kommen als palliative Maßnahmen operative sowie strahlentherapeutische Maßnahmen in Betracht. Wenn diese Maßnahmen nicht mehr sinnvoll einsetzbar sind, z. B. beim Vorliegen von Fernmetastasen, können zytostatische oder hormonelle Maßnahmen wie Platin- oder MPA-Gaben erfolgen.

Vulvakarzinom. Hier können **früh entdeckte Lokalrezidive** oft problemlos im Sinne einer kausal-palliativen Therapie operativ saniert werden. Auch **ausgedehntere Lokalrezidive** lassen sich durch Verschiebelappen gut beherrschen. Bei **größeren, inoperablen Rezidiven** mit Knocheninfiltrationen ist oft nur noch eine symptomatisch-palliative Therapie möglich. Dazu gehört eine perkutane Restbestrahlung, eine Radiatio der inguinofemoralen Region oder eine Operation zur Reduzierung vorhandener Schmerzzustände und fötid-putrider Absonderung. Eine intraarterielle oder zytostatische Chemotherapie mit 5-FU oder Cisplatin bzw. eine selektive Tumorgefäßembolisation kann in seltenen Fällen eingesetzt werden.

34.2.5 Unspezifisch-palliative Therapie

Bei fortgeschrittenem Leiden und reduziertem Allgemeinzustand im Terminalstadium ist nur noch eine unspezifisch-palliative Therapie indiziert.

> Die wichtigste Therapie in diesem Stadium ist die Schmerzbehandlung und Bekämpfung anderer Beschwerden wie Erbrechen, Obstipation, Atemnot und Angst etc. (▶ Abschn. 34.1).

Zu den unspezifisch-palliativen Therapien gehören aber auch Drainagen bei **rezidivierender Aszitesbildung**, z. B. beim Ovarialkarzinom, oder Pleurapunktionen bei größeren Ergüssen zur Reduzierung der damit verbundenen **pulmonalen Insuffizienz**. Rezidivierende Pleuraergüsse rechtfertigen eine Pleurodese, z. B. mit Talkum.

Um einer beginnenden Niereninsuffizienz bei **postrenalem Harnstau** entgegenzuwirken, kann die Anlage eines Doppel-J-Katheters in die Ureteren oder sogar eine Nephrostomie durchgeführt werden. Eine strenge Indikation ist geboten und sollte sich am Allgemeinzustand der Patientin orientieren.

Atemnot bei pulmonaler Metastasierung, v. a. bei Lymphangiosis carcinomatosa, ist ein besonders quälendes Ereignis. Sauerstoffzufuhr hilft nur vorübergehend in dieser Situation. Eine Sedierung ist oft sinnvoll und indiziert.

Die Betreuung eines Menschen im terminalen Stadium seines Tumorleidens ist besonders belastend für die **Familie**. Sie sollte in Kooperation mit dem Haus- und Facharzt sowie einer Pflegestation erfolgen. Ein Hospiz bietet in dieser Situation oft die professionellste Versorgungsmöglichkeit.

34.2.6 Besondere palliativmedizinische Situationen

Fatigue-Syndrom. Während in der kurativen und palliativen Tumortherapie innerhalb der letzten Jahre erhebliche Fortschritte erzielt werden konnten, blieb das Fatigue-Syndrom über lange Zeit weitgehend unbeachtet. Nach neueren Untersuchungen zum Einfluss verschiedener tumorassoziierter Symptome auf die Lebensqualität steht das Fatigue-Syndrom mit 60% an der 1. Stelle. Bei neueren Untersuchungen zeigen 70–80% der onkologischen Patientinnen im fortgeschrittenen Tumorstadium Anzeichen des Fatigue-Syndroms, davon 30–50% in ausgeprägter Form. Kennzeichen sind anhaltende körperliche und geistige **Erschöpfung**. Die Symptome sind vielfältig: ständige Müdigkeit, Leistungsschwäche, Antriebslosigkeit und Kurzatmigkeit.

Hauptursache des Fatigue-Syndroms ist die tumor- oder therapieassoziierte **Anämie**. In Fällen einer moderaten Anämie gilt daher eine supportive Therapie mit Erythropoetin als Mittel der 1. Wahl (Ziel-Hb >11,0 g/dl). In Fällen einer ausgeprägten Anämie und/oder erschöpfter Knochenmarkreserve besteht bei entsprechender Beschwerdesymptomatik eine Indikation zur Bluttransfusion. Weitere mögliche Prädiktoren eines Fatigue-Syndroms können eine **Hypokaliämie** oder **Hypoproteinämie** sein. Entsprechende Laboruntersuchungen sind bei Ausschluss einer Anämie indiziert. Nicht vergessen werden dürfen bei anamnestischer Angabe einer Fatigue-Symptomatik iatrogene Ursachen (z. B. eine Therapie mit Analgetika oder Psychopharmaka).

Krampfanfälle. Krampfanfälle bei Malignompatientinnen können mehrere Ursachen haben: der Tumor selbst oder metabolische Ungleichgewichte, Paraneoplasien, postradiogene Traumata, Hirninfarkte, chemotherapiebedingte Enzephalopathien oder ZNS-Infektionen. Der häufigste Grund ist die **Metastasierung**. Das Vorhandensein von Frontalläsionen korreliert mit frühen Krampfanfällen, wobei hemisphärische Metastasen oft für späte Krampfanfälle verantwortlich sind. Ein akuter Anfall wird mit Valium i.v. zumeist erfolgreich behandelt. Eine sekundärpräventive Therapie besteht in der Gabe von Phenytoin, wobei regelmäßig die Serumspiegel zu kontrollieren sind. Phenytoin hat den Vorteil einer sehr geringen sedativen Wirkung.

Neutropenie und Infektion. Eine Chemotherapie geht häufig mit einer Myelosuppression einher. Der Zeitpunkt des **Nadir** ist oft charakteristisch für eine bestimmte Chemotherapieklasse. Der Nadir tritt zwischen dem 6. und 14. Tag nach konventioneller Dosierung der klassischen Chemotherapieregimes auf. Alkylanzien variieren stärker im Nadirzeitpunkt. Die Komplikationen einer Myelosuppression sind bedingt durch den funktionellen Ausfall der entsprechenden Zellreihen. Die febrile Neutropenie ist charakteristisch durch Fieber >38,5°C oder 3 Messungen zwischen 38°C und 38,5°C in 24 h im Verlauf einer zytotoxischen Behandlung. Die Mortalität durch Infektion korreliert mit der Granulozytenzellzahl. Das Risiko ist gering bei Granulozyten >1000/μl, jedoch erheblich erhöht bei Werten von <500/μl.

Eine **febrile Neutropenie** wird antibiotisch behandelt. Die körperliche Untersuchung, eine Thoraxröntgenaufnahme, Blutkulturen, Urin- und Sputumanalyse tragen zur Identifizierung eines Infektionsfokus bei. Oft ist kein Fokus nachweisbar. Die febrile Neutropenie wird prognostisch in 2 Kategorien aufgeteilt. Die 1., meist ohne lokalisierbare Symptome, wird mit oralen Antibiotika wie z. B. Ciprofloxacin plus Amoxicillin ausreichend therapiert.

Die 2. Variante geht mit prolongierter Neutropenie und Zeichen einer Sepsis einher. Diese Patientinnen brauchen eine spezifische antibiogrammangepasste Antibiose. Bei Fieberpersistenz über 7 Tage ohne identifizierbare Ursache wird zusätzlich eine antifungale Therapie durchgeführt. Unterstützend wird eine Therapie mit »colony stimulating factor« (G-CSF) zur Erhöhung der funktionell wirksamen Granulozytenzahl im Blut durchgeführt (Dosis: 5 μg/kgKG/Tag s.c.). Andere Maßnahmen im Nadir beinhalten die Isolierung der Patienten in keimarmen Räumen sowie Mundschutz und Mundpflege.

Eine **Thrombozytopenie** ist akut bedrohlich bei Thrombozytenzahlen von <10.000/μl, bei Fieber <20.000/μl. Bei sehr niedrigen Thrombozytenwerten oder dem Nachweis petechialer Blutungen sollte die Gabe von Thrombozytenkonzentraten erfolgen. Bei Anämien <8 g/dl sollten Bluttransfusionen oder alternativ eine Erythropoetintherapie, je nach Dringlichkeit, erfolgen.

34.2.7 Terminalstadium

> **Definition**
>
> Im Terminalstadium ist die Lebenserwartung in der Regel kürzer als 3 Monate.

Die Progression eines Tumors führt letztlich entweder durch lokales Weiterwachsum bzw. durch Metastasen zur Insuffizienz von Nachbarorganen bzw. befallenen Organen. Nach Ausschöpfung aller Therapiemodalitäten bleibt den Therapeuten nur das Ziel, das Leiden palliativ so gut es geht zu lindern. Mit der Patientin sollte, soweit möglich, über die Situation und den nahenden Tod gesprochen werden. So bleibt der Patientin die Möglichkeit, in einem Patiententestament ihre Wünsche zu artikulieren.

34.3 Menschenwürdig leben bis zuletzt

B. Lanzinger

Sterben und Tod sind anthropologische Gegebenheiten und dem menschlichen Zugriff entzogen. Durch die Fortschritte in der Medizin und den Naturwissenschaften drohen sich diese Gegebenheiten jedoch zu verändern und den Zeitpunkt und die Form des Sterbens zu beeinflussen. In dem Maß, wie die Einflussmöglichkeiten auf die Lebenserwartung steigen, scheint auch die Fähigkeit des Menschen, Leid zu ertragen oder ansehen zu müssen, abzunehmen. Die Errungenschaften der modernen Medizin rufen neben zahlreichen Hoffnungen zunehmend auch Ängste vor einer ungewollten Praxis der sinnlosen Lebensverlängerung hervor. Der häufig geäußerte Wunsch nach einem möglichst schnellen Tod spiegelt diese Ängste vor Schmerzen, Verlust der Würde, Wehrlosigkeit, Hilflosigkeit und Ausgeliefertsein wider. Die Hospizbewegung hat es sich zur Aufgabe gemacht, die Würde des Menschen am Lebensende zu achten und zu schützen. Durch ihr Netzwerk der palliativmedizinischen und pflegerischen Behandlung im Verbund mit ehrenamtlicher menschlicher Begleitung gibt die Bürgerbewegung eine Antwort auf Forderungen nach Euthanasie und frühzeitiger Lebensbeendigung.

34.3.1 Die Botschaft der Hospizbewegung

Es gibt den Ansatz, die Hospizbewegung nicht nur als Sterbebegleitung, sondern als Botschaft der Lebenshilfe zu verstehen, die den Menschen ganzheitlich, d. h. in seiner psychischen, physischen, emotionalen und spirituellen Dimension in den Blick nimmt. So stehen nicht nur die körperlichen Bedürfnisse, insbesondere nach Schmerzfreiheit, sondern auch die Nöte und Gedanken des einzelnen Patienten im Mittelpunkt. Die Hospizarbeit baut dazu auf den Säulen der psychosozialen Betreuung und der spirituellen Begleitung sowie der palliativen Medizin und Pflege auf. Die »Für-Sorge« beschränkt sich dabei nicht auf den Patienten selbst, sondern umfasst auch die Begleitung seiner (trauernden) engsten Bezugspersonen.

Charakteristisch für die Hospizarbeit ist ihre Interdisziplinarität: Die ärztlich-palliativmedizinische Betreuung spielt ebenso eine Rolle wie die Arbeit professioneller Pflegekräfte, Seelsorger, Therapeuten und anderer beteiligter Berufsgruppen und nicht zuletzt der Einsatz ehrenamtlicher Helfer. Die Quintessenz der Hospizarbeit hat Cicely Saunders in einem Satz treffend formuliert: »Es geht nicht darum, dem Leben mehr Tage, sondern den Tagen mehr Leben zu geben.« So wird auf unnötige lebensverlängernde Maßnahmen zugunsten palliativmedizinischer Behandlung verzichtet. Konkret heißt das, dass es neben der Schmerzlinderung darum geht, dem Sterbenden Zeit und Zuwendung zu geben, ihn ernst zu nehmen und darauf zu hören, was der Einzelne in seiner letzten Lebensphase braucht.

34.3.2 Zusammenarbeit des Hospizes mit der Ärzteschaft

Wirtschaftliche und gesellschaftliche Errungenschaften bedingen mit ihrem Wandel der Familien- und Arbeitsstrukturen auch eine Verschiebung des Sterbeortes, weg von zu Hause in Alten- und Pflegeheime und Krankenhäuser. In diesem Kontext nimmt die Bedeutung der Ärzteschaft immer weiter zu. Die Bundesärztekammer hat diese Aufgabe erkannt und auf die veränderten Anforderungen mit der Überarbeitung ihrer Grundsätze zur ärztlichen Sterbebegleitung im Frühjahr 2004 reagiert. So besteht die Pflicht des Arztes zum Lebenserhalt nicht unter allen Umständen, d. h. es geht ausdrücklich nicht darum, das Leben eines leidenden Patienten mit Hilfe der Apparatemedizin unnötig zu verlängern, sondern das Augenmerk darauf zu richten, wo und in welcher Form ärztlicher Beistand sinnvoll ist.

> Die größte Aufgabe der Ärzte ist es, die Sorgen und Nöte der sterbenskranken Patienten ernst zu nehmen und die Wünsche, die sie in der konkreten Situation haben.

Auch die derzeitige Diskussion über die Patientenverfügung ist darin begründet, dass ein großer Teil unserer Gesellschaft Angst hat vor einer Übertherapierung durch die Intensivmedizin.

Gleichzeitig hat sich in den vergangenen Jahrzehnten ein Paradigmenwechsel in der Medizin durchgesetzt, der der sog. **Patientenautonomie den Vorrang vor dem Lebensschutz** einräumt. Auch diese Entwicklung geht zu Lasten der Ärzteschaft. Es bedarf einer großen Sensibilität und erfordert ein hohes Maß an Verantwortung, zu entscheiden, wie lange in Übereinstimmung mit dem ärztlichen Auftrag zum Lebenserhalt medizinische Maßnahme indiziert sind und wann es gilt, einen Menschen gehen zu lassen, der sich bereits im Sterben befindet. Aufgabe der Ärzte ist es dann, bei einem Menschen, dessen Krankheit irreversibel ist und trotz medizinischer Maßnahmen zum Tod führen wird, auf kurative Maßnahmen zugunsten der palliativen Behandlung zu verzichten. Basiskenntnisse in Palliativmedizin sollten daher in jeder ärztlichen Ausbildung – auch für spätere niedergelassene Hausärzte – verbindlich gemacht werden.

Eine **konstruktive Zusammenarbeit** der Hospizbewegung mit der Ärzteschaft betrifft zum einen die Klinikärzte: Wünschenswert wäre, dass sie den sterbenskranken Patienten aus der stationären Behandlung heraus für die ambulante Betreuung vorbereiten. Ihre Aufgabe besteht dabei konkret in der palliativmedizinischen Behandlung und Nachsorge. Es ist zunehmend wichtig, dass bereits aus dem stationären Bereich heraus die Beratung sowohl des Patienten als auch seiner Angehörigen übernommen wird und die Betroffenen so auf die Pflegezeit zu Hause vorbereitet werden. Gemeinsam mit einem ambulanten Hospizverein vor Ort und dessen hauptamtlicher Koordinationskraft sollte ein umfassendes Versorgungskonzept erarbeitet werden, das sich an den Wünschen des zu Betreuenden orientiert.

Ambulante Hospizvereine sind seit 2002, wie die **stationären Hospize** bereits seit 1997, mit dem § 39a SGB V in den Leistungskatalog der gesetzlichen Krankenkassen aufgenommen. Ihre Koordinationskraft vermittelt den betroffenen Familien alle nötigen Dienste aus dem medizinischen Bereich, soziale Dienste und Zuwendungen, Pflege und ehrenamtliche Helfer. Voraussetzung für den Erfolg dieses Netzwerkes ist es, dass sowohl Ärzte, die in Krankenhäusern, Alten- oder Pflegeheimen angestellt sind, als auch niedergelassene Hausärzte über das Vorhandensein des nächstgelegenen Hospizvereines informiert sind. In Zusammenarbeit mit der Deutschen Gesellschaft für Palliativmedizin (DGP) und anderen gibt die Bundesarbeitsgemeinschaft zur Förderung von ambulanten, teilstationären und stationären Hospizen und Palliativmedizin (BAG) daher jährlich einen **Hospiz- und Palliativführer** heraus, in dem neben Definitionen und Qualitätskriterien die Kontaktadressen der stationären und ambulanten Palliativ- und Hospizeinrichtungen in ganz Deutschland verzeichnet sind (www.hospiz.net/adressen/hospiz-palliativfuehrer.html).

Leider ist in der Vergangenheit noch öfter zu beobachten gewesen, dass es einzelnen Ärzten an Offenheit für den ganzheitlichen Ansatz der Hospizbewegung fehlt und Vorbehalte gegenüber der Palliativmedizin vorhanden sind. Bei niedergelassenen Ärzten, die als behandelnder Hausarzt häufig die ersten Ansprechpartner der betroffenen Familie sind, gibt es durchaus noch Mängel bei der Betreuung schwerstkranker und sterbender Patienten und mitunter eine äußerst geringe Bereitschaft, mit palliativmedizinischen Diensten oder palliativen Medizinern der Kliniken zusammenzuarbeiten. Diese Umstände erschweren eine Betreuung zu Hause. Häufig resultieren diese Mängel aus Unsicherheit, aber auch mangelnden Kenntnissen in der Schmerzmedizin. Hausärzte sind verstärkt gefragt, genügend Zeit für die Beratung der Betroffenen und ihrer Angehörigen aufzubringen und in Zusammenarbeit mit Klinikärzten unnötige Einweisungen zu vermeiden und gemeinsam die Nachsorge der Patienten vorzubereiten. Wünschenswert wäre, die Aus- und Weiterbildung so zu verbessern, dass jeder behandelnde Arzt auch im niedergelassenen Bereich in die Lage versetzt wird, die Rezeptierung für palliative Medizin vorzunehmen. Die palliativmedizinische **Grundkompetenz** muss dazu ebenso ausgebaut werden wie die Motivation zu entsprechenden **Weiterbildungen.** Hierzu könnten die ärztlichen Kreisverbände wertvolle Hilfe leisten.

34.3.3 Forderungen an die Politik – die sozialen Sicherungssysteme auf dem Prüfstand

Natürlich sind bestehende Defizite in der palliativmedizinischen Versorgung und der Integration der Hospizarbeit in das Gesundheitswesen nicht allein der Ärzteschaft zuzuschreiben. Zweifellos reicht die bisherige Verankerung der Hospizarbeit über den § 39a des SGB V nicht aus, um eine optimale Versorgung sterbender Patienten zu gewährleisten. Durch unterschiedliche Bestimmungen der gesetzlichen Kranken- und Pflegeversicherungen oder der Erfassung stationärer Hospize durch das Heimgesetz entstehen erhebliche **Reibungsverluste.** Die Mischfinanzierung aus Pflegeversicherung, Eigenanteil der Patienten und Spenden erfordert zudem einen hohen bürokratischen Aufwand. So müssen durch eine Harmonisierung der Gesetze größere Transparenz, ein Abbau der Bürokratie und damit grundlegend bessere Voraussetzungen geschaffen werden.

Sicherlich liegt ein Grund der mangelnden palliativmedizinischen Versorgung auch in ihrer schlechten **Vergütung.** Weder der große Zeitaufwand für die Beratung des Betroffenen und seiner Familie noch die Anamnese des Patienten können angemessen abgerechnet werden, sodass bei der steigenden Anzahl der Fälle eine Art Fließbandarbeit fast zwangsläufig wird. Eine Überarbeitung des § 39a Abs. 2 SGB V oder zumindest der Rahmenvereinbarungen mit den Kostenträgern zur Vergütung der palliativpflegerischen Beratung sollte hier auf Bundesebene angeregt werden. Insgesamt ist zu beobachten, dass die Finanzierung der ambulanten Hospizarbeit hinter dem in den Rahmenvereinbarungen vorgesehenen Fördervolumen weit zurück bleibt. Dies liegt teils an den zwischen den Ländern divergierenden Bestimmungen, teils an den überhöhten strukturellen Anforderung an (zumeist kleine) lokale Hospizgruppen. Eine bundesweite Schiedsstelle könnte hier Abhilfe schaffen.

Gemeinsam mit Vertretern der Wirtschaft ist darüber nachzudenken, ob für Deutschland eine gesetzliche Regelung nach dem Modell Österreichs möglich ist, das dem Arbeitnehmer einen gesetzlichen Anspruch auf unbezahlten Urlaub bis zu 6 Monaten zugesteht, wenn der Betreffende in diesem Zeitraum einen sterbenden Angehörigen begleitet. Sein Arbeitsplatz sowie der Renten- und Krankenversicherungsschutz bleiben während der Dauer der Begleitung erhalten. In Deutschland finden sich analoge Regelungen bislang nur für die Pflege eines schwerstkranken Kindes in § 45 Abs. 4 SGB V.

Defizite bestehen nicht nur in der Reputation des Hospizwesens, sondern letzten Endes ist ein grundlegendes Umdenken in der Gesellschaft gefordert.

> Sterben und Tod darf nicht länger tabuisiert werden, sondern – und dies ist auch eine Herausforderung an das ärztliche Selbstverständnis – muss als unverfügbarer Teil des Menschseins zurück in die Mitte der Gesellschaft geholt werden. Unsere Gesellschaft braucht kein standardisiertes Sterben, sondern mehr Menschlichkeit und Zuwendung und einen insgesamt anderen Umgang mit Leiden, Krankheit und Behinderung.

Literatur

Adamietz A, Beck D, Gralow I et al. (1999) Leitlinien zur Tumorschmerztherapie. Tumordiagn u Ther 20: 105–129

Aulbert E (1997) Palliative internistisch-onkologische Tumortherapie. In: Aulbert E, Zech D (Hrsg) Lehrbuch der Palliativmedizin. Stuttgart: Schattauer: 279–301

Bonica JJ (1990) Cancer Pain. In: Bonica JJ (ed) The Management of Pain. Philadelphia, London: Lea & Febinger: 400

Bundesarbeitsgemeinschaft zur Förderung von ambulanten, teilstationären und stationären Hospizen und Palliativmedizin (BAG) Hospiz- und Palliativführer. www.hospiz.net/adressen/hospiz-palliativfuehrer.html

Djahansouzi S, Dall P (2003) Besondere Probleme bei Tumorprogredienz und im Terminalstadium. In: Bender HG, Diedrich K, Künzel W (Hrsg) Spezielle gynäkologische Onkologie II, 4. Aufl. München: Urban & Fischer

Grond S, Zech D (1997) Systemische medikamentöse Schmerztherapie. In: Aulbert E, Zech D (Hrsg) Lehrbuch der Palliativmedizin. Stuttgart: Schattauer: 446–471

Harrison (2001) Principles of internal medicine, 15th edn. New York: McGraw-Hill

Höffken K (1997) Systemische Behandlung der Knochenmetastasen. In: Böttcher HD, Adamietz IA (Hrsg) Klink der Skelettmetastasen. München, Bern, Wien, New York: Zuckschwerdt: 46–51

Hoskin P (2003) Oncology for palliative medicine. Oxford: University Press

Krause D, Aulbert E (1997) Onkologische Ergebnisse. In: Aulbert E, Zech D (Hrsg.) Lehrbuch der Palliativmedizin. Stuttgart: Schattauer: 99–114

Larsen B, Macher-Hanselmann F (1996) Medikamentöse Behandlung von Tumorschmerzen. Internist 37: 425–440

Latasch L, Zimmermann M, Eberhard B, Jurna I (1997) Aufhebung einer morphininduzierten Obstipation durch orales Naloxon. Anaesthesist 46: 191–194

Leitsmann R (1999) Tumornachsorge in der Gynäkologie. Basel: Karger

Mutschler E (1996) Analgetika. In: Mutschler E (Hrsg) Arzneimittelwirkungen, 7. Aufl. Stuttgart: Wissenschaftliche Verlagsgesellschaft: 182–220

Radbruch L, Zech, D (1997) Gegenirritationsverfahren. In: Aulbert E, Zech D (Hrsg) Lehrbuch der Palliativmedizin. Stuttgart: Schattauer: 523–530

Schmidt-Matthiesen H, Bastert G, Wallwiener D (2002) Gynäkologische Onkologie. 7. Aufl. Stuttgart: Schattauer

Schumacher K (2000) Therapie maligner Tumoren. Stuttgart: Schattauer

Schug S, Zech D (1997) Prinzipien der Schmerztherapie. In: Aulbert E, Zech D (Hrsg) Lehrbuch der Palliativmedizin. Stuttgart: Schattauer: 427–430

Sorge J (1997) Epidemiologie, Klassifikation und Klinik von Krebsschmerzen. In: Aulbert E, Zech D (Hrsg) Lehrbuch der Palliativmedizin. Stuttgart: Schattauer: 430–435

Striebel HW (1999) Co-Medikation bei chronischen Tumorschmerzen. In: Striebel HW (Hrsg) Therapie chronischer Schmerzen, 3. Aufl. Stuttgart: Schattauer: 57–84

Strumpf M (2001) Krebsschmerz. In: Zenz M., Jurna I (Hrsg) Lehrbuch der Schmerztherapie, 3. Aufl. Stuttgart: WVG: 715–728

World Health Organisation (1996) Cancer Pain Relief, 2nd ed. Geneva: 12–38

Wulf H, Maier Ch, Schele H (1991 Die Behandlung von Zoster-Neuralgien. Anaesthesist 40: 523–592

Zimmermann M (1997) Epidural morphine and bupivacaine adminstration via a percutaneus (i. v.) catheter. The international Monitor 9 (3): 19

Psychosoziale Onkologie in der Gynäkologie

M. Keller

35.1 Einleitung – 571

35.2 Grundlagen der psychosozialen Onkologie – 571

35.3 Tumorerkrankung und Behandlung im subjektiven Krankheitserleben – 571

35.4 Krankheitsbewältigung – 573
35.4.1 Psychosoziale Aspekte bei Brustkrebserkrankungen – 573
35.4.2 Psychosoziale Aspekte bei gynäkologischen Tumoren – 574

35.5 Partner und Familie – 574

35.6 Psychosoziale Risikofaktoren und diagnostische Befunderhebung – 575

35.7 Psychosoziale Interventionen – 575
35.7.1 Basale psychosoziale Unterstützung durch behandelnde Ärzte – 575
35.7.2 Basale psychoonkologische Interventionen – 576

35.8 Die Situation der behandelnden Ärzte – 577

35.9 Perspektiven – 577

Literatur – 577

35.1 Einleitung

Psychosoziale Onkologie befasst sich mit seelischen und sozialen Aspekten von Tumorerkrankungen in allen Phasen der Diagnostik, Behandlung und Nachsorge. Zielgruppe sind v. a. Patientinnen, ihre Partner und Familien, im Weiteren auch Ärzte und Pflegekräfte, die nicht nur die wichtigsten Bezugspersonen für Tumorpatientinnen sind, sondern in der alltäglichen Konfrontation mit Angst, ungünstigen Krankheitsverläufen und Tod in hohem Maß beansprucht sind. Psychosoziale Onkologie versteht sich weniger als eigenständige Disziplin als die »Experten für das Seelische«. Als Teil des onkologischen Behandlungsteams ist sie auf kontinuierlichen Austausch, wechselseitiges Lernen und Akzeptanz durch alle an der Behandlung von Tumorpatientinnen beteiligten Disziplinen angewiesen, um dem Ziel näher zu kommen, dass Krebskranke dank verbesserter Behandlungsmöglichkeiten und gestiegener Heilungschancen nicht nur häufiger am Leben, sondern auch im Leben bleiben.

35.2 Grundlagen der psychosozialen Onkologie

In der wissenschaftlich fundierten Psychoonkologie wird von einigen empirisch gesicherten Grundannahmen ausgegangen.

> **Grundannahmen der psychosozialen Onkologie**
> – Krebs ist keine psychisch verursachte Erkrankung. Trotz anhaltend verbreiteter Überzeugungen in Bevölkerung und Populärpsychologie gibt es keine haltbaren Hinweise für die Annahme, dass sich Krebskranke a priori durch bestimmte Charaktermerkmale von Gesunden unterscheiden; die häufig postulierte Theorie einer ▼
> »Krebspersönlichkeit« ist empirisch nicht zu bestätigen. Ebenso konnte bisher nicht ausreichend belegt werden, dass psychische Belastungen, »Stress«, traumatische Lebensereignisse, gehäufte Verlusterfahrungen oder Depression als Auslöser bei der Entstehung von Krebserkrankungen eine Rolle spielen.
> – Menschen, die an Krebs erkranken, sind einer Vielzahl von psychischen und sozialen Anforderungen und Belastungen ausgesetzt. Die Prävalenz krankheitswertiger psychischer Störungen ist jedoch bei Krebspatienten nicht höher als in der Allgemeinbevölkerung.
> – Psychosoziale Interventionen zielen vorrangig darauf ab, die subjektive Lebensqualität Krebskranker zu erhalten und, soweit möglich, zu verbessern. Alle psychosozialen Maßnahmen haben daher zum Ziel, Patienten und ihre Angehörigen bestmöglich bei der Verarbeitung krankheitsbedingter Belastungen zu unterstützen und ihre eigenen Ressourcen und Fähigkeiten zu mobilisieren.

35.3 Tumorerkrankung und Behandlung im subjektiven Krankheitserleben

Tumorerkrankungen sind durch einige spezifische Merkmale charakterisiert, die bedeutsam für das subjektive Erleben der Patientinnen sind:
– Existenzielle Bedrohung und Verunsicherung durch eine potenziell lebensbedrohliche Krankheit.
– Alle Formen der Tumorbehandlung haben – vorübergehend oder anhaltend – belastende Beschwerden und funktionelle Beeinträchtigung zur Folge, mit Auswirkungen auf alle Lebensbereiche.

- Auch bei günstiger Prognose bleibt anhaltende Ungewissheit angesichts eines kaum vorhersagbaren Krankheitsverlaufs.

Wie eine Frau eine Krebserkrankung erlebt, ist individuell sehr unterschiedlich; je nach der aktuellen Lebenssituation, ihren sozialen Beziehungen und lebensgeschichtlichen Vorerfahrungen. Über diese individuellen Unterschiede hinaus lassen sich einige wiederkehrende Muster von subjektivem Erleben, emotionalen Reaktionen und phasenspezifischen Bewältigungsschritten beschreiben. Sie stehen in enger Beziehung mit dem Krankheits- und Behandlungsverlauf und werden hier orientierend dargestellt.

Ungeachtet deutlich verbesserter Heilungschancen wird die Diagnose »Krebs« im ersten Augenblick unweigerlich als »Sturz aus der normalen Wirklichkeit«, als unmittelbares »Todesurteil« aufgefasst. Auch einfühlsame Aufklärung kann dies nicht verhindern. Das Erleben im »Diagnoseschock«, ähnlich in allen weiteren Krisensituationen, ist geprägt von Bedrohung, Ohnmacht und Hilflosigkeit. Die charakteristische Sperrung des Denkens und Fühlens, die sich als innere Erstarrung, »Taubheit«, als Gefühl von Fremdheit und Unwirklichkeit äußert, ist als seelische Schutz- und Notfallreaktion zu verstehen. In dieser Ausnahmesituation sind, auch bei äußerlich ruhig und gefasst wirkenden Frauen, Aufmerksamkeit, Konzentration und Gedächtnis vorübergehend eingeschränkt – Patientinnen nehmen »alles wie durch einen dichten Nebel wahr«. Nur Bruchteile von Aufklärungsgesprächen werden behalten und erinnert, selektive Wahrnehmung kann zu Verzerrungen und Missverständnissen führen. Dies sollte im Gespräch berücksichtigt und die Informationsdosis angepasst werden. Wichtige Therapieentscheidungen sollten möglichst in einem weiteren Gespräch, unter Einbeziehung einer Bezugsperson, getroffen werden.

Meist geht der anfängliche Ausnahmezustand innerhalb kurzer Zeit in die Phase der **initialen Krankheitsverarbeitung** über, charakterisiert durch ausgeprägte Stimmungsschwankungen und wechselnde, oft widersprüchliche Gefühlszustände zwischen Euphorie und Verzweiflung. Den meisten Patientinnen ist kaum bewusst, dass sie »seelische Schwerstarbeit« bei der Verarbeitung einer Lebenskrise leisten, die scheinbar grundloses Weinen, Erschöpfung und bisher unbekannte emotionale Labilität verständlich sein lassen. Werden einschneidende Erlebnisse durch die Krebsdiagnose reaktiviert, kann es zu akuten Belastungsreaktionen kommen, die sich in Angstzuständen, Albträumen, Verzweiflung oder »kopfloser« Verwirrung äußern.

So unvermeidlich solches Krisenerleben ist, so wenig ist die Erfahrung einer lebensbedrohlichen Krankheit mit einer psychischen Störung zu verwechseln. Vielmehr kann die intensive emotionale Auseinandersetzung in der Initialphase die weitere Krankheitsbewältigung erleichtern. In einem schrittweisen Annäherungsprozess an die neue Wirklichkeit entwickeln Patientinnen gedankliche Kontrolle, Vertrauen in ärztliche Hilfe und die Zuversicht, dass es »irgendwie weitergeht«. In dieser Phase haben Information, die Suche nach kompetenten Behandlern einen hohen Stellenwert; sie tragen zu kognitiver Orientierung und damit zur Verringerung von Angst bei. Für Patientinnen ist es erleichternd zu erfahren, dass heftige emotionale Reaktionen der Extremsituation angemessen, nachvollziehbar und vorübergehend sind und dass sie diese Erfahrung mit vielen Frauen in ihrer Situation teilen.

Die meisten Patientinnen bewältigen **behandlungsbedingte Belastungen** infolge Operation, Chemo- und/oder Strahlentherapie mit großer Energie und Durchhaltevermögen, meist ohne sich bewusst zu sein, dass sie enorme Fähigkeiten und Ressourcen mobilisieren.

Charakteristisch für belastende Behandlungsphasen ist eine gewisse emotionale Abschottung, von Patientinnen gelegentlich als »seelische Tauchstation« beschrieben, mit weitgehender Angstfreiheit. Diese Reaktion ist als adaptive Bewältigung anzusehen und nicht mit Verleugnung zu verwechseln.

Konkrete Probleme und **Belastungen in der Akutphase** ergeben sich aus dem Ausmaß an körperlicher Beeinträchtigung und behandlungsbedingten Beschwerden. Viele Frauen belastet zusätzlich die Sorge um Partner und Familie. Zu den vermeidbaren Belastungen zählen unzureichende Kommunikation mit und zwischen den medizinischen Behandlern, widersprüchliche Informationen, lange Wartezeiten und fehlende Kontinuität in der medizinischen Betreuung.

Nach Beendigung der Primärtherapie kann es zu erneuten, unerwarteten Schwierigkeiten kommen. Verunsicherung, Angst oder Niedergeschlagenheit gegen Behandlungsende sind für Patientinnen oft unerwartet und kaum verständlich. Nachvollziehbar werden sie, wenn man sich vor Augen führt, dass die Sicherheit der onkologischen Therapie und auch das Bezugssystem der medizinischen Behandler verloren zu gehen droht. Frauen fühlen sich auf sich allein zurückgeworfen, unsicher, wie das Leben nach der Erkrankung weitergehen soll. Es ist meist entlastend für Patientinnen zu erfahren, dass diese vorübergehende Verunsicherung nachvollziehbar und keineswegs grundlos ist.

Ob und wann sich Patientinnen mit der subjektiven Bedeutung der Krebserkrankung für ihr weiteres Leben auseinandersetzen, ist individuell sehr verschieden. Während der Primärbehandlung bleibt dafür wenig Raum, die seelische Verarbeitung hinkt der körperlichen Gesundung hinterher. Seelische Auswirkungen der zurückliegenden Erlebnisse werden oft erst erkennbar, wenn das körperliche Überleben gesichert ist.

Entgegen der Erwartung stellt die Rückkehr in die Normalität des beruflichen und familiären Alltags eine **vulnerable Phase mit erhöhter Krisenanfälligkeit** dar. Mit unterschiedlich langer Latenz nach Therapieende können Störungen des psychischen Befindens auftreten, die sich entweder in Niedergeschlagenheit, Ängstlichkeit, häufiger als körperlich wahrgenommene Schwäche und Erschöpfung äußern. Dabei ist den Patientinnen der Bezug zur Krankheitserfahrung oft nicht zugänglich. Je geringer der explizit psychische Leidensdruck, umso größer das Risiko, dass depressive Anpassungsstörungen übersehen und unzureichend behandelt werden. Die Abgrenzung gegenüber einem Fatigue-Syndrom ist oft erst im zeitlichen Verlauf möglich. Neben einer sorgfältigen Abklärung möglicher körperlicher Ursachen sollten diese Beschwerden immer an eine verzögerte Reaktion auf die Krankheitserfahrung denken lassen.

Die Angst vor einem Rezidiv bzw. Fortschreiten der Erkrankung, als »**Progredienzangst**« bezeichnet, beschreiben Patientinnen als häufigstes Problem nach Behandlungsende, besonders vor anstehenden Nachsorgeuntersuchungen. Nur selten verursacht diese passagere Angst jedoch einen ausgeprägten Leidensdruck. Körperliche Beschwerden, die als alarmierend erlebt werden, weisen auf ein Angstäquivalent hin. Einige Frauen reagieren ausgesprochen wachsam auf körperliche Signale und scheinbar harmlose Beschwerden, die sie als Hinweis auf Krankheitsprogredienz interpretieren. Diese innere Alarmbereitschaft hat neben belastenden auch einen funktionalen Aspekt, nämlich als Versuch, Kontrolle zurückzugewinnen. Patientinnen sind sich ausreichend sicher, dass ihnen »nichts entgeht«, wenn sie in ihrem Körper »auf Patrouille gehen«. Verständlich ist dies angesichts der realen Ungewissheit über den weiteren Krankheitsverlauf wie auch vor dem Hintergrund, dass das Vertrauen in den Körper erschüttert ist, der unbemerkt eine Erkrankung entwickelt hat.

Kommt es zu **Rezidiv oder Metastasierung**, wiederholt sich in vieler Hinsicht das initiale Erleben, gefolgt von wechselhaften Phasen der Auseinandersetzung zwischen Verleugnung, Verzweiflung, Hoffnung und Zuversicht. Obwohl Krankheit und Therapie zunehmend Raum im Leben der Patientinnen beanspruchen, obwohl körperliches Befinden beeinträchtigt und Beschwerden häufig sind, gelingt es vielen Frauen, sich, zumindest vorübergehend, krankheitsfreie Freiräume zu verschaffen und eine Balance auf dem Grat zwischen Bedrohung und Todesangst einerseits, Zuversicht und Lebendigkeit andererseits zu erreichen. Professionelle ärztliche oder psychotherapeutische Unterstützung sollte in progredienten Krankheitsphasen verlässliche Kontinuität gewährleisten. Diejenigen Frauen können sie am besten nutzen, die Partner und Familie nicht mit ihren Nöten behelligen, ihre Umgebung weitgehend entlasten und Angst und Sorgen mit sich allein abmachen wollen. Dabei profitieren Patientinnen besonders von der weitgehend angstfreien Bereitschaft ihrer Behandler, sich mit den existenziellen Fragen von Sterben und Tod auseinanderzusetzen.

35.4 Krankheitsbewältigung

Ein allgemeingültiges Rezept für die »richtige« Krankheitsbewältigung kann es nicht geben. So, wie sich Menschen und wechselnde Anforderungen im Krankheitsverlauf unterscheiden, so verschieden sind die Formen der Auseinandersetzung und Bewältigung. Während aktive Auseinandersetzung und Informationssuche in der Initialphase angemessen sein können, erleichtern es Regression und Verleugnung, belastende Therapiephasen zu überstehen oder körperliche Beeinträchtigungen zu tolerieren. Anstelle einzelne Strategien der Krankheitsbewältigung zu favorisieren, ist es am günstigsten, wenn Patientinnen flexibel und situationsadäquat auf unterschiedliche Verarbeitungsmodi zurückgreifen können. Patientinnen sollten ermutigt werden, ihren eigenen Weg zu finden, wie sie mit ihrer Krankheit zurecht kommen, ohne sich dabei unter Erfolgsdruck zu setzen. Vorübergehende »Durchhänger«, Traurigkeit und Furcht begleiten unvermeidlich jeden Bewältigungsprozess, ohne das Rezidivrisiko zu erhöhen.

> Bei einer kritischen Bewertung der Ergebnisse seriöser Studien finden sich keine Hinweise für einen Einfluss der Art der Krankheitsbewältigung auf den somatischen Krankheitsverlauf.

Der vielfach postulierte Nutzen von »Kampfgeist« und »positivem Denken« ist empirisch weder in Bezug auf psychisches Befinden und Lebensqualität noch auf den somatischen Krankheitsverlauf zu bestätigen, ebenso wenig, wie »Kummer Metastasen wachsen lässt«. Für die Patientin bedeutet dies, dass sie weder »schuld« ist noch »nicht genug gekämpft« hat, wenn es doch zu einem Rezidiv oder Metastasen kommt.

35.4.1 Psychosoziale Aspekte bei Brustkrebserkrankungen

Spezifisch für Malignome der weiblichen Brust ist ihre zentrale Bedeutung für Körperbild und das Erleben von Selbstwert und weiblicher Integrität. Viele lebensgeschichtliche Assoziationen – weibliche Attraktivität, Sexualität, Schwangerschaft und Stillen der Kinder – stehen mit der Brust in Verbindung.

Diese individuellen Aspekte sind bei der Entscheidung für ein brusterhaltendes Vorgehen oder eine Ablatio zu berücksichtigen. Eine Reihe von Studien zeigt auf, dass Frauen nach einer Brustamputation Beeinträchtigungen von Körperselbstbild, dem Gefühl körperlicher Unversehrtheit und weiblicher Attraktivität erfahren, nicht nur kurzfristig, sondern bis zu 5 Jahre postoperativ. Dies hat Auswirkungen auf alle Lebensbereiche. Diese Folgen der Ablatio werden auch bei älteren Frauen (50–70 Jahre) beobachtet, Frauen in höherem Alter sind demnach nicht weniger vulnerabel gegenüber einer Veränderung ihres Köperselbstbilds als jüngere.

> **Empfehlung**
>
> Die Ablatio sollte daher auf die Fälle beschränkt bleiben, in denen sie medizinisch unumgänglich ist.

Unter den Bedingungen angemessener ärztlicher Begleitung und Unterstützung bei der Entscheidungsfindung können die meisten Frauen den Verlust der Brust ohne schwerwiegende psychische Konsequenzen verarbeiten. In der Entscheidungsphase sollte Zeitdruck möglichst vermieden werden und Frauen die Unterstützung zur Verfügung stehen, die sie für eine eigene Entscheidung benötigen. Dabei kann der Kontakt mit anderen Patientinnen eine entscheidende Hilfe darstellen. Den Frauen sollte zudem die Option rekonstruktiver Maßnahmen offen stehen.

Von den Folgen der Chemotherapie wird die Alopezie, wenn auch reversibel, von einigen Frauen als ausgesprochen belastend erlebt. Dass die Erkrankung »sichtbar« wird, erfahren einige Patientinnen als Stigmatisierung. Erfahrungen von Mitpatientinnen, die einen offensiven Umgang mit der Alopezie bevorzugen, können eine große Hilfe sein. Weitere Veränderungen betreffen v. a. bei prämenopausalen Frauen hormonelle Veränderungen infolge der Chemo- bzw. antihormonellen Therapie. Für viele Frauen ist es ausgesprochen quälend, wenn sie »im Sturzflug« in die Menopause kommen. Unter den belastend erlebten Begleiterscheinungen steht oft die Gewichtszunahme im Vordergrund, wobei es meist die Kumulation körperlicher Veränderungen ist, dass sich Patientinnen als entstellt erleben. Jüngere Frauen sind zudem mit den Folgen für Kinderwunsch und Familienplanung konfrontiert. Die vielfältigen Auswirkungen auf sexuelles Erleben und Funktionen, mit Libidoverlust, Scheidentrockenheit und daraus resultierender Beeinträchtigung der sexuellen Beziehung erleben viele der jüngeren Frauen als außerordentlich belastend.

Die gezielte Vorbereitung und eingehende Erörterung der wahrscheinlichen Therapiefolgen, möglichst immer zusammen mit dem Partner, sollte zum Standard jeder onkologischen Behandlung gehören und auch die eingehende Beratung über symptomatische Behandlungsmöglichkeiten beinhalten. Selbsthilfegruppen mit dem Potenzial für Information, Austausch und wechselseitige Unterstützung haben hierbei einen hohen Stellenwert, der die professionelle Unterstützung wirksam ergänzen kann.

35.4.2 Psychosoziale Aspekte bei gynäkologischen Tumoren

Jenseits vieler Unterschiede zwischen den einzelnen Tumorlokalisationen sind gynäkologische Tumoren durch einige gemeinsame Merkmale gekennzeichnet: Verlust bzw. Beeinträchtigung von Fertilität, von sexuellem Erleben und Funktionen, dem plötzlichen Beginn der Menopause. Dazu kommt eine anhaltende Stigmatisierung, mit einem häufigen Gefühl von Isolation, die das Erleben vieler, besonders junger Patientinnen charakterisiert. Anders als Brustkrebs sind die selteneren gynäkologischen Tumoren im öffentlichen Bewusstsein kaum repräsentiert. Vorurteile und Zuschreibungen, Ansteckungsängste und Stigmatisierung sind – wenn auch weitgehend tabuisiert – weiterhin wirksam. Die immer noch geläufige Bezeichnung »Unterleibskrebs« lässt die tabuisierten und schambesetzten Assoziationen erahnen.

Präoperativ ist die angemessene Vorbereitung mit der Antizipation des Verlusts von Organen und Funktionen entscheidend. Je mehr bereits präoperativ die Auseinandersetzung mit den erwartbaren Folgen und der individuellen Bedeutung im lebensgeschichtlichen Kontext möglich ist, umso besser gelingt die Bewältigung in Richtung eines neuen Identitätsgefühls, die es Frauen ermöglicht, ihre gesunden und unverletzt gebliebenen Anteile ausreichend wahrnehmen und besetzen zu können. Demgegenüber erschwert die Bagatellisierung von Operationsfolgen (»Ihre Gebärmutter brauchen Sie ja nicht mehr«) die Verarbeitung von Verlust und Veränderung. Bei irreversibler Infertilität als Krankheits- bzw. Behandlungsfolge sollten junge Frauen eingehend beraten und unterstützt werden.

Wenn mutilierende Eingriffe, mit Anlage von einem oder mehreren Stomata, notwendig sind, sollte systematisch eine psychologische Diagnostik und Beratung erfolgen mit dem Angebot unterstützender Begleitung bei der Verarbeitung der körperlichen Operationsfolgen. Ebenso sollte die systematische Einbeziehung des Partners Teil einer umfassenden Behandlung dieser Patientinnen sein.

Bei der Auseinandersetzung mit ungünstiger Prognose, Krankheitsprogredienz und begrenzter Lebenszeit, insbesondere bei Frauen mit Ovarialkarzinomen, bedarf es der Bereitschaft der medizinischen Behandler, sich mit der Besorgnis und den Ängsten der Patientinnen zu befassen. Bei hoher krankheitsbedingter Belastung sollte unterstützende psychotherapeutische Begleitung angeboten werden.

35.5 Partner und Familie

Unverkennbar hat in den letzten Jahren das Bewusstsein an Boden gewonnen, dass eine Krebserkrankung zwangsläufig die ganze Familie betrifft. Die Anliegen und Besorgnisse von Partner, Kindern und Familien werden jedoch noch nicht im wünschenswerten Umfang berücksichtigt. Die Notwendigkeit, Partner erkrankter Patientinnen mit einzubeziehen, ergibt sich aus ihrer Doppelrolle: Zum einen sind sie in der Einschätzung von Frauen die wichtigste Quelle emotionaler und praktischer Unterstützung, zum anderen sind sie selber mit Ängsten, der Besorgnis, die Partnerin zu verlieren, und dem Gefühl von Hilflosigkeit konfrontiert, die sie jedoch nur selten zum Ausdruck bringen. Folgen für Intimität und Sexualität in der Partnerschaft werden befürchtet, meistens ohne dass Partner oder Patientin diese Ängste von sich aus ansprechen.

Die angemessene Berücksichtigung der Krankheitsfolgen für die Paarbeziehung, ausdrücklich unter Einbeziehung von Intimität und Sexualität, sollten selbstverständlicher Bestandteil ärztlicher Gespräche werden, wann immer Tumorerkrankung oder Behandlung Veränderungen nach sich ziehen. Damit kann eine wirksame Entstigmatisierung und Entlastung des Paars erreicht werden, die wiederum eine gemeinsame Bewältigung von Krankheit und Behandlungsfolgen erleichtert. Die frühzeitige Miteinbeziehung des Partners kann der Entstehung schwerwiegender Beziehungsstörungen und Konflikte entgegenwirken, umso mehr, wenn das Paar in einer möglichst offenen Kommunikation die Bewältigung der Krankheitsfolgen zur gemeinsamen Aufgabe machen kann. Damit lassen sich Missverständnisse und Spannungen verringern, die in der Regel die Folge wechselseitiger Schonhaltung sind und umso schwerer umkehrbar werden, je mehr es unbeabsichtigt zu einer »Verschwörung des Schweigens« gekommen ist.

Wenn schwerwiegende Spannungen oder anhaltende Konflikte Paare oder Familien als Folge der Tumorerkrankung belasten, kann es, über die ärztliche Begleitung hinaus, notwendig sein, eine familienmedizinische bzw. familientherapeutische Beratung einzuleiten. Dabei hängt es entscheidend von der Einstellung und Ermutigung durch behandelnde Ärzte ab, ob Familien solche Angebote akzeptieren und für sich nutzen können. Familienorientierte Interventionen konzentrieren sich prinzipiell auf die krankheitsbedingten Veränderungen und Anforderungen an die Familie und fördern ihre Stärken und Fähigkeiten bei der gemeinsamen Bewältigung. Ziel ist es nicht, dysfunktionale Beziehungsmuster, Konflikte oder vermeintliche Defizite der Familie aufzudecken oder gar die Familie zu »therapieren«.

Eltern brauchen konkreten Rat und Ermutigung für die geeignete Aufklärung ihrer Kinder. Entgegen allen Vorbehalten haben Kinder aller Altersstufen ein untrügliches Gespür für Bedrohung, die sich ihnen atmosphärisch vermittelt und nicht verheimlicht werden kann. Werden sie, ihrer Alters- und Entwicklungsphase angemessen, aufgeklärt und an der Kommunikation beteiligt, entwickeln sie meist ihre eigenen Strategien der Auseinandersetzung und Verarbeitung. Psychosozialen Belastungsreaktionen und schwerwiegenden Störungen kann damit effektiv vorgebeugt werden.

35.6 Psychosoziale Risikofaktoren und diagnostische Befunderhebung

70–80 % aller Patientinnen mit Brustkrebs oder gynäkologischen Tumoren gelingt es, die Tumordiagnose und Behandlung mit Hilfe eigener Ressourcen und angemessener sozialer Unterstützung, ohne nachteilige Auswirkungen für ihr seelisches Befinden und soziale Funktionen zu verarbeiten. Sie können, bei günstigem Krankheitsverlauf, nach einer sehr variablen Zeitspanne der körperlichen und psychischen Rekonvaleszenz wieder ihren Platz im Leben einnehmen.

Etwa 20–30 % der Patientinnen entwickeln in unterschiedlichen Phasen der Erkrankung und Behandlung eine vorübergehende oder anhaltende Beeinträchtigung ihres psychischen Befindens, meist unter dem klinischen Bild einer Anpassungsstörung mit depressiver oder ängstlicher Symptomatik. Schwere psychische Störungen, z. B. die »major depression«, treten dagegen kaum häufiger auf als in der Bevölkerung. Dass Patientinnen mit schwerwiegenden Belastungsreaktionen zutreffend identifiziert werden, ist von besonderer Bedeutung, da nur ein kleinerer Teil von sich aus psychosoziale Unterstützung sucht.

> **Empfehlung**
>
> Da frühzeitige und gezielte psychotherapeutische Interventionen die schwerwiegende Chronifizierung verhindern und vermeidbares psychisches Leiden effektiv reduzieren können, sollte das psychische Befinden von Tumorpatientinnen systematisch evaluiert werden. Für eine orientierende Einschätzung eignet sich die Identifizierung von Risikofaktoren, die auf ein aktuell ungünstiges Verhältnis von Belastung und Ressourcen hinweisen.

Risikofaktoren ergeben sich zum einen aus dem Ausmaß der **konkreten krankheits- und behandlungsbedingten Belastungen**. Ungünstige Prognose, Rezidive und Progredienz, ausbleibender Therapieerfolg gehen ebenso mit höherer psychischer Belastung einher wie ausgeprägte körperliche Beeinträchtigung und Beschwerden.

Zu den **persönlichen Merkmalen** mit häufiger psychischer Belastung zählen junges Erkrankungsalter und unzureichende Unterstützung durch ein wenig tragfähiges soziales Umfeld. Vorbestehende psychische Belastungen oder Störungen und psychiatrische Vorerkrankungen, Abhängigkeit und Sucht erhöhen die Vulnerabilität für psychische Störungen, ebenso wie traumatische Lebensereignisse.

Vorerfahrungen mit schweren Erkrankungen in der Familie, insbesondere in Familien mit erblichem Brust-/Ovarialkrebs, sind mit einem höheren Risiko psychischer Störungen assoziiert, besonders, wenn es zu einer Reaktivierung von Krankheitserlebnissen oder Verlusten kommt.

Nicht selten werden persönliche bzw. lebensgeschichtliche Risikofaktoren erst bei Auftreten von Rezidiven oder Metastasen wirksam. Unter dem Einfluss wiederholter krankheitsbedingter Komplikationen oder ungünstiger Verläufe gelingt es den Patientinnen im Verlauf immer weniger, das psychische Gleichgewicht aufrecht zu erhalten.

Zur Identifizierung hoch belasteter Tumorpatienten steht eine Reihe von Screening-Fragebogen zur Selbsteinschätzung durch Patienten zur Verfügung (z. B. HADS, Hornheider Fragebogen, Fragebogen zur Belastung von Krebspatienten, FBK). Die diagnostische Treffsicherheit solcher Instrumente ist davon abhängig, dass angemessene Schwellenwerte, abgestimmt auf die jeweilige Patientenpopulation bzw. das Behandlungssetting, ermittelt werden. Annäherungsweise können stattdessen die allgemein empfohlenen Schwellenwerte angewendet werden. Da Screening-Instrumente keine klinische Diagnosestellung erlauben, ist bei anhaltend überschwelliger Belastung eine diagnostische Evaluation erforderlich, um das tatsächliche Ausmaß psychischer Beeinträchtigung, konkrete Belastungen und mögliche Auslösesituationen zu eruieren und mit der Patientin das weitere Vorgehen abzusprechen, z. B. Überweisung zu psychosozialer Beratung oder psychotherapeutischer Behandlung oder eine stationäre Rehabilitation.

Alternativ kann im Rahmen des ärztlichen Gesprächs ein Fremdeinschätzungsinstrument zur validen Erfassung des psychischen und körperlichen Befindens von Krebspatientinnen eingesetzt werden. Die psychoonkologische Basisdokumentation (PO-Bado) ermöglicht die Befunderhebung im Rahmen eines ärztlichen Gesprächs und ergibt anhand zentraler Kriterien einen guten Überblick über Belastungsausmaß, konkrete Probleme und Bedarf an weitergehender Abklärung oder Behandlung. Unterstützt wird die Befunderhebung durch Manual und Interviewleitfaden sowie durch ein Training zu Gesprächsführung und Beurteilung des Befindens von Tumorpatienten.

35.7 Psychosoziale Interventionen

Kern und unverzichtbare Basis aller psychosozialen Maßnahme mit an Krebs erkrankten Frauen ist die angemessene Begleitung durch ihre behandelnden Ärzte. Kontinuierliche Aufklärung innerhalb einer tragfähigen Arzt-Patient-Beziehung ist nicht durch Interventionen von Psychologen oder Psychosomatikern zu ersetzen. Die Mehrzahl der Frauen wünscht weit weniger eine professionelle psychoonkologische Mitbetreuung als vielmehr die kompetente, verständnisvolle und einfühlsame Begleitung durch ihre Ärzte.

> Ärzte sind als »Mitwisser« die wichtigsten Verbündeten im Kampf gegen die Krebserkrankung.

35.7.1 Basale psychosoziale Unterstützung durch behandelnde Ärzte

Angemessene Information durch behandelnde Ärzte, kontinuierliche Aufklärung und verständnisvolle Begleitung fördern nachweislich die Krankheitsbewältigung, so wie gemeinsam getroffene Therapieentscheidungen es Patientinnen erleichtern, mit den unvermeidbaren Belastungen durch Krebsdiagnose und Tumorbehandlung besser zurecht zu kommen.

Gynäkologen, die häufig in einer »Lotsenfunktion« die langfristige Betreuung von Tumorpatientinnen übernehmen, haben dabei die günstigsten Voraussetzungen für eine tragfähige Vertrauensbeziehung mit der Patientin.

Im selben Maß, in dem Patientinnen zunehmend »geteilte Verantwortung« aktiv einfordern, sind sie ihrerseits zunehmend bereit, sich selbst bestimmt und eigenverantwortlich an Therapieentscheidungen zu beteiligen. Dies setzt jedoch voraus, dass die unterschiedlichen, im Verlauf der Erkrankung variablen Informationsbedürfnisse der Patientin jeweils angemessen befriedigt werden.

Jedes Aufklärungsgespräch nach Diagnosestellung sollte eingehend auf unterschiedliche Therapieoptionen eingehen, einschließlich der Information über die Möglichkeit, eine zweite Meinung einzuholen. Umfassende Aufklärung beschränkt sich nicht auf körperliche Auswirkungen und Folgen der Tumorbehandlung, sondern beinhaltet auch die Vorbereitung auf unvermeidliche, in der Regel vorübergehende seelische Begleiterscheinungen, ebenso alle Veränderungen, die mit Körpererleben (Verlust von Brust, Uterus oder Ovarien, Alopezie, Gewichtszunahme, Libidoverlust) und sexuellen Funktionen und Zufriedenheit einhergehen.

Aufklärung erfordert einen kontinuierlichen Dialog, bei dem sich der Arzt zu vergewissern hat, wie Informationen bei der Patientin angekommen sind. Missverständnisse können etwa durch medizinische Fachbegriffe entstehen, die von der Patientin anders aufgefasst werden als vom Arzt beabsichtigt. Die Verwendung von statistischen Daten sollte möglichst vorsichtig erfolgen. Mittelwerte und Prozentzahlen erlauben nur in sehr begrenztem Umfang Rückschlüsse auf die individuelle Patientin und unterliegen zudem ausgeprägten, kaum vorhersagbaren interpretativen Schwankungen seitens der Patientin.

Patientinnen beziehen zunehmend Informationen aus dem Internet, deren Seriosität und Wertigkeit zu beurteilen ihnen in den wenigsten Fällen möglich ist. Hierbei brauchen sie die Bereitschaft ihrer Ärzte, diese Informationen mit ihnen zu diskutieren und zu bewerten.

Viele Ärzte beziehen bereits jetzt Partner und nahe Angehörige Krebskranker in die Aufklärung ein und beteiligen sie an Therapieentscheidungen. In Zukunft sollte es ein unverzichtbarer Bestandteil der Behandlung von Krebspatientinnen werden, dass mindestens ein beratendes Gespräch nach Diagnosestellung bzw. während der Behandlung zusammen mit dem Partner oder einem nahen Angehörigen der Wahl geführt wird.

Ungeachtet der weitgehenden Enttabuisierung von **Sexualität** in der Öffentlichkeit kostet es die meisten Patientinnen große Überwindung, diese Themen von sich aus anzusprechen. Dem häufig geäußerten Wunsch von Patientinnen entsprechend sollten die Auswirkungen von Krebserkrankung und Behandlung auf sexuelle Funktionen und Beziehung aktiv vom Arzt thematisiert werden. Jede gynäkologische Tumorerkrankung zieht ebenso wie Brustkrebs zwangsläufig Veränderungen für die Sexualität der Frau und die Paarbeziehung nach sich. Dies trifft nicht weniger für unvermeidliche Therapiefolgen – vorzeitige Menopause, Infertilität, reduziertes sexuelles Verlangen – zu, die aktiv vom Arzt anzusprechen sind. Verbunden mit Anregungen und Hilfen erleichtern sie es damit Patientinnen und ihren Partnern, mit diesen Veränderungen offen umzugehen und gemeinsam besser zurecht zu kommen.

Schließlich sollten Frauen eingehend über alle verfügbaren Möglichkeit der Rehabilitation, physikalischer Therapie, sozialrechtlicher Unterstützung (z. B. Haushaltshilfe) und psychosozialer Beratung informiert werden. Die Akzeptanz für diese Maßnahmen steigt in dem Maß, in dem sie der Patientin von ihrem Arzt als sinnvolle Ergänzung eines umfassenden Behandlungsplans nahe gebracht werden. Gleiches gilt auch für Selbsthilfegruppen.

35.7.2 Basale psychoonkologische Interventionen

Das Spektrum psychoonkologischer Interventionen umfasst edukative Maßnahmen, wie Information, psychosoziale Beratung, symptomorientierte Maßnahmen zur Reduktion krankheits- und therapiebedingter Beschwerden, Krisenintervention und kognitiv-behaviorale oder supportive Therapie von unterschiedlicher Dauer, ergänzt durch kreative Therapieverfahren.

So genannte »Breitbandinterventionen« – mit niedrigem psychologischem Anspruch – zielen auf häufige Probleme und Belastungen zu Beginn der Erkrankung ab und berücksichtigen das Bedürfnis vieler Patientinnen nach konkreten Orientierungshilfen und Handlungsanweisungen. Sie fördern eine aktive Haltung bei der Auseinandersetzung mit der Tumorerkrankung. In Form von Einzelberatung oder Gruppen werden sie meist während oder nach Beendigung der Primärbehandlung, zeitlich limitiert auf 3–12 Sitzungen, angeboten. Je nach therapeutischer Ausrichtung sind sie entweder thematisch strukturiert, als »Kurse« mit psychoeduktiven und verhaltensmodifizierenden Komponenten, oder sie orientieren sich, vorwiegend supportiv, mehr an individuellen Bedürfnissen der Patientinnen. Übungsorientierte Elemente, bei denen geeignete Formen der Krankheitsbewältigung und Problemlösungsstrategien erprobt werden, zielen darauf ab, die soziale und Handlungskompetenz zu erweitern, häufig werden sie ergänzt durch Entspannungsverfahren, geleitete Imagination oder körperliches Training.

In Gruppen haben der Austausch untereinander, die Erfahrung gemeinsamer Betroffenheit und gegenseitige Unterstützung einen hohen Stellenwert für Patienten. Ein pragmatisch-edukativer Einstieg erleichtert besonders denjenigen Patientinnen den Zugang, die explizit psychologischen Hilfen skeptisch gegenüberstehen.

Die evaluierten Interventionen belegen einhellig positive Effekte auf psychisches Befinden, wie Angst und Depressivität, hinsichtlich aktiver Bewältigungsstrategien, sozialer Aktivitäten und körperlicher Funktionen (z. B. Schlaf, Mobilität). Neuere Metaanalysen bestätigen die spezifische Wirksamkeit. Bis jetzt hat sich keiner der verschiedenen therapeutischen Ansätze als eindeutig überlegen erwiesen.

Niedrigschwellige Angebote sollten allen Patientinnen zur freiwilligen Inanspruchnahme zur Verfügung stehen. Sie können mit geringem Aufwand, z. B. als Wartezimmergruppen während Strahlen- und Chemotherapie, auch durch geschulte Pflegekräfte durchgeführt werden. Wichtig ist, dass sie den Patientinnen während der Tumortherapie zeitnah und mit geringem Aufwand zugänglich sind.

Darüber hinaus ist die gezielte Identifizierung von individuellen und krankheitsbedingten Risikofaktoren notwendig, die sich nachteilig auf seelisches Befinden und Lebensqualität krebskranker Frauen auswirken (▶ Abschn. 35.6).

> **Empfehlung**
>
> Anhaltende und schwere psychische Belastungen, meist unter dem Bild von Angst- bzw. depressiven und somatoformen Störungen, bedürfen der diagnostischen Evaluation. Diese Patientinnen profitieren von gezielten, an den aktuellen Problemen orientierten psychoonkologischen Interventionen, wobei unterschiedliche therapeutische Verfahren in ihrer Wirksamkeit vergleichbar sind.

Psychotherapeutische Interventionen orientieren sich einerseits an der subjektiven Bedeutung der Erkrankung für die Patientin vor dem Hintergrund ihrer lebensgeschichtlichen Erfahrungen, ohne dabei die äußere Realität der Krankheits- und behandlungsbedingten Belastung außer Acht zu lassen. Längerfristige psychotherapeutische Behandlung ist bei anhaltenden psychischen Belastungen bzw. Anpassungsstörungen indiziert, besonders in Fällen, bei denen die Krebserkrankung zu einer Reaktivierung früherer Belastungen, traumatischer Erfahrungen und Krisen geführt hat.

Unterschiedliche psychotherapeutische Verfahren sind effektiv bei hochbelasteten Krebskranken mit Anpassungsstörungen – wie übereinstimmende Ergebnisse mehrerer Studien belegen. Patienten profitieren von diesen Interventionen, unabhängig von Tumorlokalisation, Alter und Geschlecht. Sowohl Einzel- als auch Gruppentherapien, mit unterschiedlichen therapeutischen Ansätzen, verringern Angst, Depression und verbessern die Krankheitsbewältigung und soziale Beziehungen.

> **Empfehlung**
>
> In fortgeschrittenen Krankheitsstadien ist eine kontinuierliche supportive Begleitung der Patientinnen bei der Verarbeitung und Entlastung erforderlich, insbesondere, wenn sich das gesundheitliche Befinden kontinuierlich verschlechtert.

Selbsthilfegruppen haben wie auch geleitete Therapiegruppen einen hohen Stellenwert, wechselseitige Unterstützung und Austausch durch Mitpatientinnen sind kaum durch psychotherapeutische Professionelle zu ersetzen. Patientinnen berichten fast ausnahmslos von ausgesprochen bereichernden Erfahrungen. Allerdings setzt die Gruppenteilnahme ausreichende psychische Stabilität voraus; nicht geeignet ist sie für Patientinnen, denen es schwerfällt, sich ausreichend vom Schicksal der Mitpatientinnen abzugrenzen.

Während die Wirksamkeit auf die »Lebensqualität« von Tumorpatientinnen unbestritten ist, sind Auswirkungen psychoonkologischer Interventionen auf den somatischen Krankheitsverlauf fraglich und unbewiesen. Bei kritischer Bewertung der neueren Studienergebnisse findet sich kein Hinweis für Effekte in Form verlängerter Überlebenszeit oder geringerer Rezidivraten.

> Auch wenn nicht generell auszuschließen ist, dass eine kleine Gruppe von Respondern mit einem günstigeren Verlauf reagiert, erlaubt der aktuelle Stand des Wissens nicht die Behauptung, dass psychotherapeutische Maßnahmen den Verlauf einer Krebserkrankung nachweisbar beeinflussen können. Patientinnen sollten vor überhöhten Erwartungen an »Psychotherapie gegen den Krebs« geschützt werden, um zwangsläufige Enttäuschungen zu vermeiden.

35.8 Die Situation der behandelnden Ärzte

Die wiederholte Konfrontation mit existenziellen Schicksalsschlägen ihrer Patientinnen lässt auch erfahrene Ärzte nicht unberührt und erfordert geeignete Strategien, um das psychische Gleichgewicht aufrecht zu erhalten. Die Gratwanderung zwischen kompetenter Begleitung durch den Krankheitsprozess, verständnisvoller Anteilnahme am Erleben der Patientin und Beachtung der eigenen Belastungsgrenzen zählt zu den schwierigsten ärztlichen Aufgaben. Mit dem Ziel, die Belastung von Ärzten zu verringern und ihre ärztliche Handlungsfähigkeit aufrecht zu erhalten oder zu verbessern, haben Bemühungen im Vordergrund zu stehen, die ihre Arbeitsbelastung, und deren »psychische Tumorlast« auf ein erträgliches Maß reduzieren. Kollegiale Intervision ist ebenso notwendig und effektiv wie praktische Fortbildung in kommunikativer Kompetenz und psychoonkologischen Basiskenntnissen durch kompetente Experten.

35.9 Perspektiven

In den letzten Jahren haben eindrückliche Fortschritte dazu geführt, dass der psychosozialen Situation von Tumorpatientinnen zunehmend Beachtung geschenkt wird und sich Erkenntnisse zunehmend auch in onkologischen Behandlungsstandards niederschlagen. Ein Beispiel ist die Verankerung der psychosozialen Versorgung im »DMP Brustkrebs« und in den S3-Leitlinien »Brustkrebs« der Deutschen Krebsgesellschaft. Deutlich erkennbar wird angesichts des wachsenden Interesses an der Psychoonkologie, dass in der modernden Onkologie mit ihrer Spezialisierung und Technisierung die Patientinnen nur dann umfassend behandelt werden können, wenn neben körperlichen Aspekte auch ihre psychosozialen Bedürfnisse wahrgenommen werden und in der Behandlung Berücksichtigung finden.

Literatur

Albert US, Koller M., Lorenz W et al. (2004) Implementierung und Evaluation von Leitlinien auf nationaler Ebene: Entwicklung eines Konzepts für die Stufe-3-Leitlinie »Brustkrebs-Früherkennung in Deutschland«. Z Aerztl Fortbild Qual Gesundheitswes 98: 347–359

Deutsche Krankenhausgesellschaft: Disease Management Programm Brustkrebs, www.dkgev.de

Deutsche Krebsgesellschaft (Hrsg) (2005) Interdisziplinäre Leitlinie der Deutschen Krebsgesellschaft und der beteiligten medizinisch-wissenschaftlichen Fachgesellschaften »Diagnostik, Therapie und Nachsorge des Mammakarzinoms der Frau – Eine nationale S3 Leitlinie«. Zuckschwerdt, München

Herschbach P, Marten-Mittag B, Henrich G (2003) Revision und psychometrische Prüfung des Fragebogen zur Belastung von Krebskranken (FBK-R23). Z Med Psychol 12: 1–8

Herschbach, P, Brandl T, Knight L, Keller M (2004) Einheitliche Beschreibung des subjektiven Befindens von Krebspatienten: Entwicklung einer psychoonkologischen Basisdokumentation (PO-Bado). Dtsch Ärztebl 12: 799–802

Psychoonkologische Basisdokumentation (PO-Bado) www.po-bado.med.tu-muenchen.de

Strittmatter G, Mawick R, Tilkom M (2000) Entwicklung und klinischer Einsatz von Screening-Instrumenten zur Identifikation betreuungsbedürftiger Tumorpatienten. In: Bullinger M, Siegrist J, Ravens-Sieberer U (Hrsg) Lebensqualitätsforschung aus medizinpsychologischer und -soziologischer Perspektive. Jahrb Med Psychol 18: 59–75

Strittmatter G, Mawick R, Tilkorn M (2000) Development of the Hornheide Screening Instrument (HSI) for the identification of cancer patients in need of support. J Cancer Res Clin Oncol 126(Suppl): R36

Strittmatter G, Mawick R, Tilkorn M (2003) Hornheider Fragebogen. In: Schumacher J, Klaiberg A, Brähler E (Hrsg) Diagnostische Verfahren zu Lebensqualität und Wohlbefinden. Hogrefe, Göttingen Bern Toronto Seattle, S 164–169

Zigmond AS, Snaith RP (1983) The Hospital Anxiety and Depression Scale (HADS). Acta Psychiatr Scand 67: 361–370

Genetische Beratung bei gynäkologischen Erkrankungen

B. Prieshof und S. D. Costa

36.1 Einleitung – 579

36.2 Genetik der gynäkologischen Krebserkrankungen – 579
36.2.1 Mamma- und Ovarialkarzinom – 579
36.2.2 Zervixkarzinom – 583
36.2.3 Endometriumkarzinom – 583

36.3 Genetik gutartiger gynäkologischer Erkrankungen – 583
36.3.1 Endometriose – 583
36.3.2 Climacterium praecox – 583
36.3.3 Benigne Tumoren – 583

Literatur – 584

36.1 Einleitung

Die genetische Beratung und Diagnostik in der Gynäkologie hat den Zweck, **Risikokollektive** für erblich bedingte gynäkologische Krankheiten zu identifizieren und die Ratsuchenden einer effektiven, risikoadaptierten **Früherkennung** zuzuführen. Dies gilt besonders für Krebserkrankungen, weil hier Langzeitprognosen durch Entdeckung von Frühstadien verbessert werden können. Bei gutartigen gynäkologischen Krankheiten sind mögliche genetische Aspekte weniger von praktischer Bedeutung, weil das Leben der Patientinnen nicht bedroht wird und sich die Behandlung am klinischen Verlauf orientiert.

Treten Krankheiten familiär gehäuft auf, ist zunächst die Frage wichtig, ob es sich hierbei überhaupt um eine vererbte Disposition handelt. Es sind einige **Mutationen** bekannt, die für ganz bestimmte Krankheiten prädisponieren, z. B. führt das Vorliegen einer Mutation des BRCA-Genes 1 oder 2 (s. unten) bei einer Patientin zu einer Risikosteigerung für Brust- und Eierstockkrebs gegenüber der Normalbevölkerung. Andererseits können auch Umwelt- und sozioökonomische Faktoren sowie Verhaltensmuster innerhalb eines sozialen Umfelds die Ursachen einer familiären Häufung bestimmter Krankheiten sein.

> **Voraussetzungen für einen sinnvollen Einsatz der genetischen Diagnostik bei bekannten Mutationen**
> — Der Mutationsnachweis oder -ausschluss muss zuverlässig sein.
> — Eine Mutation muss mit einer erheblichen Risikosteigerung einhergehen.
> — Die Krankheit muss therapierbar sein.
> — Der Mutationsnachweis muss praktische Konsequenzen für die Früherkennung haben.
> — Der Nutzen der Früherkennung muss evident sein.
> — Die medizinische und psychologische Betreuung der Ratsuchenden muss gewährleistet sein.
> — Die Kosten der Analyse und der Konsequenzen müssen vertretbar sein.

36.2 Genetik der gynäkologischen Krebserkrankungen

Für das **Mamma- und Ovarialkarzinom** gibt es messbare Erbgutveränderungen, die für betroffene Mutationsträgerinnen ein höheres Erkrankungsrisiko zur Folge haben als für Nichtmutationsträgerinnen. Eine Reihe von bekannten Mutationen, die für verschiedene Krebsarten verantwortlich sind, zeigt ◘ Tabelle 36.1. Für andere Krebsleiden, die familiär gehäuft auftreten, sind die Mutationen nicht bekannt oder es sind andere, nicht genetische Faktoren, die eine Risikosteigerung bewirken (z. B. beim Zervix- und Endometriumkarzinom).

Für das **Vulva- und Vaginalkarzinom** wiederum wurden bisher weder eine familiäre Häufung noch eine mögliche genetische Ursache nachgewiesen.

36.2.1 Mamma- und Ovarialkarzinom

36.2.1.1 BRCA-Gene
Die beiden bekannten BRCA-Gene 1 und 2 (»breast cancer associated genes«) sind **Zellreifungs-, Reparatur- und Tumorsuppressorgene**. BRCA 1 ist auf dem langen Arm von Chromosom 17 lokalisiert, BRCA 2 auf dem langen Arm von Chromosom 13. Sie spielen eine wichtige Rolle bei der Differenzierung und Reifung von Zellen, insbesondere in der Embryonalzeit, aber v. a. auch bei der Reparatur von DNA-Schäden. Ihre genauen Funktionen sind bislang noch nicht bekannt.

> Ist eines der beiden Gene mutiert, kommt es bei der Proteinbiosynthese zum Kettenabbruch und damit zur Synthese nicht funktionsfähiger Reparaturproteine. Die Folge ist eine Prädisposition zu maligner Entartung von Zellen. Dies gilt mit überragender Häufigkeit für das Mamma- und das Ovarialkarzinom.

Aber auch **andere Karzinomerkrankungen** treten geringgradig **häufiger** auf, wie z. B.
— Prostatakarzinom,
— Kolorektalkarzinom,
— Pankreaskarzinom,
— hepatozelluläre Karzinom.

Tabelle 36.1. Vererbung und Mutationen bei benignen und malignen gynäkologischen Erkrankungen

	Familiäre Häufung	Hereditär	Mutation	Kommentar
Maligne Erkrankungen				
Mammakarzinom	Ja	5–10 %	BRCA 1 und 2 p53 PTEN	Li-Fraumeni-Syndrom Cowden-Syndrom
Ovarialkarzinom	Ja	5–10 %	BRCA 1 und 2	
Zervixkarzinom	Ja	Nein		Sozioökonomische Faktoren
Endometriumkarzinom	Ja	Unbekannt		
Vulva- und Vaginalkarzinom	Nein	Nein		
Gutartige Erkrankungen				
Endometriose	Ja	Unbekannt		
Climakterium praecox	Ja	Ja	Down-Syndrom, Fragiles-X-Syndrom	Exogene Faktoren
Myome	Ja	Unbekannt		
Benigne Mammatumoren, Fibroadenome	Nein			
Benigne Ovarialtumoren	Nein			

Es gibt in der Literatur auch Hinweise für eine statistische Häufung des Zervixkarzinoms (Casey 1997).

Die BRCA-Mutationen sind seit 1994 bekannt. Sie sind **autosomal dominant**, d. h. die Anlageträger sind praktisch immer heterozygot. Es wurden bisher mehr als 500 verschiedene krankheitsrelevante **Variationen** der BRCA-Mutationen identifiziert. Spontanmutationen sind selten, i. d. R. wird eine familieneigene Mutation über viele Generationen weitervererbt.

Die **Prävalenz** im nicht selektierten Patientenkollektiv beträgt ca. 1 : 1000 für BRCA 1 und auch für BRCA 2. Weltweit treten also beide Mutationen gleich oft auf, jedoch gibt es **regionale und ethnische Unterschiede**. So sind z. B. BRCA-1-Mutationen häufiger im angelsächsischen Raum und BRCA-2-Mutationen in Deutschland häufiger vertreten. BRCA-1-Mutationen sind auch besonders häufig bei Ashkenazi-Juden (Casey 1997; Peto et al. 1999).

Mutationen und Nachweismethoden. Die häufigsten BRCA-Mutationsarten sind **Frameshift-Mutationen** (71 %). Hierbei kommt es zum Verlust (Deletion) oder Einbau (Insertion) zusätzlicher Basenpaare. Bei BRCA-1-Mutationen sind z. B. 185delAG und 5382insC häufig, bei BRCA-2-Mutationen 6147delT. **Nonsense-Mutationen** mit einfachem Austausch eines Basenpaares machen ca. 10 % der Mutationen aus (Gould et al. 1997; Worsham et al. 1998). Die **Standardnachweismethoden** für BRCA-Mutationen sind die Sequenzierung der Gene und der Protein-Truncation-Test (PTT).

— Beim **PTT** wird getestet, ob es bei der Proteinbiosynthese zur Bildung normaler Eiweiße oder zum Kettenabbruch kommt. Mit dieser Methode kann unterschieden werden, ob es sich bei Veränderungen um sog. Polymorphismen handelt, die die Funktionen der Gene nicht beeinflussen, oder tatsächlich um krankheitsrelevante Mutationen.

— Der **PTT plus Sequenzierung** haben zusammen eine diagnostische Sicherheit von 90–95 % (Niederacher et al. 1998). Die komplette Sequenzierung ist zeitaufwändig und teuer.

— Neuere, schnellere Testverfahren, wie die **Chip-Technologie**, erreichen bislang noch nicht das gleiche Qualitätsniveau.

36.2.1.2 p53-Mutation (Li-Fraumeni-Syndrom)

Hierbei handelt es sich ebenfalls um ein Tumorsuppressorgen, es liegt auf Chromosom 17. Der Verlust seiner Funktion führt zu dem seltenen Li-Fraumeni-Syndrom, das mit **multiplen Neoplasien** assoziiert ist – z. B. Mammakarzinom, Leukämien, Sarkome (Hisada et al. 1998). Die Hälfte der Frauen mit einer solchen Mutation erkrankt bis zum 30. Lebensjahr am Mammakarzinom, 90 % bis zum 60. Lebensjahr. Die p53-Mutation ist insgesamt aber selten und nur für einen geringen Teil der hereditären Mammakarzinome verantwortlich. In 50 % der sporadischen Mammkarzinomfälle wiederum findet sich ein p53-Funktionsverlust in den Tumorzellen.

36.2.1.3 PTEN-Mutation (Cowden-Syndrom)

Beim Cowden-Syndrom oder »Syndrom der multiplen Hamarthome« handelt es sich um eine seltene, autosomal dominante Störung eines weiteren Tumorsuppressorgens auf dem langen Arm von Chromosoms 10 (p10 oder PTEN). Dieses Gen reguliert das Zellwachstum und die Apoptose. Ein Defekt führt zu einem gehäuften Auftreten von benignen und malignen Tumoren verschiedener Organe. Charakteristisch sind multiple Hamarthome in mehreren Organen. Die Betroffenen haben zudem ein erhöhtes Risiko für Schilddrüsen- und Mammakarzinome (Eng 1998). Auch diese Störung ist selten.

36.2.1.4 Bedeutung für die Betreuung von Patienten/-innen mit familiärer Belastung

> Während die übrigen Mutationen nur einen sehr geringen Teil der erblich bedingten Mammakarzinome verursachen, sind die BRCA-Mutationen für ca. 5–10 % aller Mammakarzinome verantwortlich.

Das Vorliegen einer heterozygoten BRCA-Mutation führt nicht nur zu einem besonders **hohen Lebenszeitrisiko**, an Brust- oder Eierstockkrebs zu erkranken (◘ Tabelle 36.2), sondern auch dazu, dass die Betroffenen im Durchschnitt **jünger erkranken**.

> Betroffene mit einer BRCA-Mutation haben ein ca. 5- bis 8-fach höheres Risiko für das Auftreten eines Mammakarzinoms gegenüber der Normalbevölkerung, beim Ovarialkarzinom ist das Risiko sogar 20- bis 50-fach gesteigert (Ford et al. 1998; Struewing et al. 1997; Easton et al. 1997)

Männer mit einer BRCA-2-Mutation haben ein ca. 6 %iges Lebenszeitrisiko für Brustkrebs (Gayther u. Ponder 1997).

36.2.1.5 Bei welchen Patienten/-innen sollte eine BRCA-Analyse durchgeführt werden?

> Erste Voraussetzung für die Analyse ist die Familienanamnese der Ratsuchenden.

Als Bedingung für die BRCA-Untersuchung gelten derzeit die **Kriterien des interdisziplinären Konsortiums der Deutschen Krebshilfe** (Bachmann et al. 1998). Sind diese Kriterien erfüllt, beträgt die Nachweiswahrscheinlichkeit einer BRCA-Mutation in der betreffenden Familie ca. 40–50 %.

Einschlusskriterien für die molekularbiologische Testung auf BRCA-1- und -2-Mutationen des Konsortiums »Familiärer Brust- und Eierstockkrebs« der Deutschen Krebshilfe
- mindestens 2 Familienangehörige an Mamma- oder Ovarialkarzinom erkrankt, mindestens eine Betroffene jünger als 50 Jahre bei der Erstdiagnose;
- mindestens 3 Angehörige mit Mammakarzinom, egal welchen Alters bei Erstdiagnose;
- eine Angehörige im Alter von 35 Jahren oder jünger an einem Mammakarzinom erkrankt;
- eine Angehörige mit beiderseitigem Mammakarzinom im Alter von 40 Jahren oder jünger;
- eine Angehörige mit Ovarialkarzinom im Alter von 40 Jahren oder jünger;
- ein männlicher Verwandter mit Mammakarzinom.

Mammakarzinome bei Männern und Ovarialkarzinome in der Familie machen einen Mutationsnachweis besonders wahrscheinlich. Umgekehrt liegt die Nachweiswahrscheinlichkeit unter 10 %, wenn die Betroffenen in der Familie beim Eintrittsalter der Erkrankung älter als 50 Jahre gewesen sind, selbst wenn 3 oder mehr Frauen in der Familie an Brustkrebs erkrankt waren.

Zweite notwendige Voraussetzung für eine BRCA-Analyse ist der **individuelle Wunsch** der Ratsuchenden. In der Regel sind die Frauen durch ihre Familiengeschichte beunruhigt und rechnen damit, eine erbliche Belastung zu haben. Die Beratung

◘ **Tabelle 36.2.** Kumulatives Lebenszeitrisiko für BRCA-Mutationsträger

	BRCA 1	BRCA 2
Weiblicher Brustkrebs	80 %	60 %
Ovarialkarzinom	30–50 %	20 %
Männlicher Brustkrebs	Erhöht	6 %

und Betreuung sollte interdisziplinär zwischen Gynäkologen, Humangenetiker und Psychosomatiker erfolgen.

Cave

Die Ratsuchende muss über die persönlichen, besonders die psychologischen Konsequenzen der Analyse aufgeklärt werden.

Die Beratung sollte nicht direktiv erfolgen, d. h. es sollte von den Beratern **keine Einflussnahme auf die Entscheidung** einer Frau für oder gegen die Testung erfolgen, es sei denn, die Berater halten eine Analyse in einem individuellen Fall für psychologisch bedenklich. Günstig ist es, wenn zwischen der interdisziplinären Beratung und der Ergebnismitteilung ausreichend Zeit verstreicht, damit die Ratsuchende die Konsequenzen der Testung reflektieren kann.

Jedoch beträgt die Übertragungswahrscheinlichkeit aufgrund des autosomal dominaten Erbmodus nur 50 %, wenn ein Elternteil Anlageträger/-in ist. Die BRCA-Analyse kann also durchaus auch der **Beruhigung einer Ratsuchenden** dienen, unabhängig davon, ob in der Familie eine Mutation gefunden wird oder nicht.

36.2.1.6 Pathologie des familiären Brust- und Eierstockkrebses

Die histologische Differenzierung des familiären Brustkrebses unterscheidet sich gelegentlich vom sporadischen Brustkrebs. So ist z. B. beim Vorliegen einer BRCA-Mutation das invasiv duktale Mammakarzinom seltener, wiederum das medulläre Mammakarzinom häufiger. Die klassischen Risikofaktoren sind häufiger ungünstig (Armes et al. 1998; Phillips 1998):
- Menopausenstatus – prämenstruell,
- Tumorgröße – größer,
- Hormonrezeptorstatus – negativ,
- Grading – undifferenziert (G3),
- Lymphknoten – häufiger befallen.

Deshalb muss beim BRCA-assoziierten Mammakarzinom von einer schlechteren Prognose ausgegangen werden. Bisherige Studienergebnisse zeigen aber, dass **stadienadaptiert** die Prognose gleich ist zum sporadischen Mammakarzinom. Eine BRCA-Mutation ist also kein unabhängiger Risikofaktor des Mammakarzinoms (Haffty et al. 2002).

Beim BRCA-assoziierten Ovarialkarzinom scheint die Prognose insgesamt etwas günstiger zu sein als beim sporadischen Ovarialkarzinom. Dies liegt möglicherweise an einer höheren Sensibilität für Chemotherapie (Boyd et al. 2000).

36.2.1.7 Klinische Betreuung der Ratsuchenden

Ziel von Früherkennung und Prävention ist es,
- die Inzidenz,
- die Morbidität und
- die Mortalität

von Brust- und Eierstockkrebs zu senken. Sie können die regelmäßigen Früherkennungsuntersuchungen jedoch nicht ersetzen (Schmutzler et al. 1999).

36.2.1.8 Primärprävention

Folgende Maßnahmen zur Senkung der Inzidenz von Brust- und Eierstockkrebs (Primärprävention) kommen in Betracht:
- operative Maßnahmen (wie prophylaktische Mastektomie und Adnexektomie),
- Chemoprävention – Näheres ist in ▶ Kap. 31 erläutert,
- hormonelle Kontrazeption,
- Tubensterilisation.

Prospektive und retrospektive Studien konnten zeigen, dass die **prophylaktische beidseitige Mastektomie** das Risiko einer BRCA-assoziierten Mammakarzinomerkrankung um über 90 % senkt. Der größte Nutzen ist zu erwarten bei der kompletten Mastektomie (unter Mitentfernung des Mamillen-Areola-Komplexes), die gegenüber der subkutanen Mastektomie als überlegen gilt, weil bei dieser Technik mehr Drüsengewebe (ca. 5–10 %) in situ verbleibt (Evans et al. 1999; Meijers-Heijboer et al.2001).

> **Cave**
>
> Allerdings handelt es sich bei der Mastektomie nicht nur um ein aufwändiges Verfahren mit mehreren Eingriffen für einen Wiederaufbau, sondern auch um einen schwerwiegenden mutilierenden Eingriff, der Körperbild und Psyche nachhaltig beeinflussen kann. Aus diesem Grund stellt die diesbezügliche Beratung eine äußerst schwierige Aufgabe für jeden Arzt dar.

Eine **prophylaktische Adnexektomie** senkt das Risiko einer Ovarialkarzinomerkrankung um 50–96 % (Rebbeck et al. 2002). Gründe dafür, dass eine Patientin dennoch erkrankt, sind das extraovarielle Ovarialkarzinom (5–8 % aller Ovarialkarzinome) und evtl. unvollständige Entfernung der Ovarien. Daher wird die komplette Adnexektomie unter Mitentfernung der Eileiter sowie Spülzytologie und eine sorgfältige Inspektion des gesamten Abdomens mit Peritonealprobeexzisionen empfohlen. Die Vorteile der Adnexektomie liegen darin, dass der Eingriff in der Regel laparoskopisch durchgeführt werden kann und im Gegensatz zur Mastektomie nicht entstellend ist. Darüber hinaus wird das Risiko sowohl für ein primäres Mammakarzinom als auch für ein Mammakarzinomrezidiv um über 50 % reduziert. Ein weiterer besonderer Vorteil der Adnexektomie liegt darin, dass offenbar dieser Schutzeffekt durch eine postoperative Hormonersatztherapie nicht aufgehoben wird (Rebbeck et al. 1999).

Der definitive Nutzen für die Patientin hinsichtlich der statistischen Lebensverlängerung durch prophylaktische Operationen ist abhängig von verschiedenen Faktoren.
- Erkrankungsrisiko: Frauen mit nachgewiesener BRCA-Mutation haben einen größeren Schutzeffekt zu erwarten als Frauen ohne BRCA-Mutation, die lediglich eine familiäre Belastung haben.
- Operationszeitpunkt: Je jünger die Patientin bei der Operation ist, desto größer ist der statistische Nutzen.
- Art des Vorgehens: Der größte Nutzen ist von der kombinierten Operation (Mastektomie und Adnexektomie) zu erwarten.

Es ist bekannt, dass **hormonelle Kontrazeption** über mehrere Jahre das Risiko einer Ovarialkarzinomerkrankung im nicht selektierten Patientenkollektiv um 50 % senkt. Dies gilt auch für Frauen mit familiärer Belastung oder BRCA-Mutation. Deshalb kann man diesen Frauen die hormonelle Kontrazeption empfehlen, insbesondere deshalb, weil die Pille keinen Einfluss auf das Brustkrebsrisiko hat. Ähnlich verhält es sich mit der **Tubensterilisation**: Frauen, die sich wegen abgeschlossener Familienplanung einer Tubensterilisation unterziehen, erkranken zu 50 % weniger an Eierstockkrebs. Dies gilt gleichermaßen für Frauen mit und ohne familiäres Risiko. Als Ursachen hierfür werden die verringerte Durchblutung der Ovarien, weniger aufsteigende Infektionen bzw. Endometriose und Senkung der Konzentration lokal zirkulierender Hormone diskutiert (Narod et al. 1998, 2001).

36.2.1.9 Sekundärprävention

Ziel der Sekundärprävention ist eine **verbesserte Früherkennung**. Weil die Langzeitprognosen von Mamma- und Ovarialkarzinomen stadienabhängig sind, erscheinen Maßnahmen zu besseren Erfassung von Frühstadien besonders sinnvoll, um Morbidität und Mortalität von Brust- und Eierstockkrebs zu senken. Solche Maßnahmen sind allerdings für das spezielle Risikokollektiv der Frauen mit familiärem Mamma- und/oder Eierstockkrebs noch nicht ausreichend validiert.

> **Empfohlenes Früherkennungsprogramm für Frauen mit einem erblichen Risiko für Brust- und Eierstockkrebs (Konsortium »Familiärer Brust- und Eierstockkrebs« der Deutschen Krebshilfe):**
> - regelmäßige (monatliche) Selbstuntersuchung der Brust nach ärztlicher Einweisung;
> - halbjährliche ärztliche Untersuchung;
> - halbjährliche Tastuntersuchung der Brust und der Eierstöcke;
> - halbjährliche Ultraschalluntersuchung der Brust und der Eierstöcke;
> - halbjährlich Tumormarkerbestimmung (CA-12–5);
> - jährliche Kernspintomographie der Brust vom 25.–65. Lebensjahr;
> - jährliche Mammographie der Brust ab dem 30. Lebensjahr.

> Weil die meisten Tumoren von Patientinnen selbst entdeckt werden, ist die Anleitung zur systematischen, regelmäßigen Selbstuntersuchung besonders wichtig.

Das **Mammographie-Screening** verbessert die Früherkennung bereits bei Frauen ohne ein erhöhtes Risiko. Daher werden regelmäßige Mammographien bei Frauen mit erblicher Belastung bereits vor der Menopause empfohlen, weil Patientinnen dieses Risikokollektivs häufig bereits vor den Wechseljahren erkranken. Die Wertigkeit der Mammographie ist allerdings umstritten, weil ihre Sensitivität bei prämenopausalen Patientinnen wegen des dichten Drüsenkörpers geringer ist als bei postmenopausalen. Die Mammasonographie ist zwar hinsichtlich der Erkennung solider Tumoren bei prämenopausalen Patientinnen der Mammographie überlegen, kann jedoch typische prämaligne oder maligne Anzeichen wie Mikrokalzifizikationen nicht aufspüren.

Erste Studien zeigen einen möglichen Nutzen der zusätzlichen **Kernspintomographie** zur effektiveren Früherkennung des Mammakarzinoms bei Frauen mit familiärer Mammakarzinombelastung (Kuhl et al. 2000). Daher ist auch diese Untersuchung Bestandteil des Projekts »Familiärer Brust- und Eierstockkrebs« der Deutschen Krebshilfe.

Für das **Ovarialkarzinom** gibt es bislang kein anerkanntes Screening. Wegen der erheblichen Risikosteigerung bei Patientinnen mit BRCA-Mutation (20- bis 50fach) werden neben der halbjährlichen gynäkolgischen Ultraschalluntersuchung des inneren Genitale sowie Tumormarkerbestimmungen (CA-12-5) empfohlen (Schmutzler et al. 2001).

36.2.1.10 Tertiärprävention

Zur Rezidivprophylaxe (Tertiärprävention) beim hereditären Mamma- oder Ovarialkarzinom gibt es bisher keine gesicherten Erkenntnisse. Prinzipiell erfolgt die Therapie des hereditären Mammakarzinoms wie beim sporadischen Mammakarzinom, z. B. eine brusterhaltende Operation. Es ist jedoch im Einzelfall zu prüfen, ob man die Behandlung mit Maßnahmen der Primärprävention kombiniert, d. h. der Patientin eine beidseitige Mastektomie und/oder eine prophylaktische Adnexektomie empfiehlt. Beim hereditären Ovarialkarzinom bleiben prophylaktische Operationen an der Brust aufgrund der allgemein schlechten Prognose FIGO IA-Stadien vorbehalten.

36.2.2 Zervixkarzinom

Das Zervixkarzinom ist ein Beispiel für die familiäre Häufung einer Krebserkrankung ohne erhebliche Risikosteigerung durch genetische Diposition (Hemmininki et al. 1999). Frauen, deren Mutter an einem Zervixkarzinom erkrankt war, haben statistisch ein 2-fach erhöhtes Risiko für ein Zervixkarzinom. Frauen mit BRCA-Mutationen haben ebenfalls ein statistisch höheres Risiko, aber das Zervixkarzinom gilt heute als **Folgeerscheinung einer chronischen HPV-Infektion**, die durch Geschlechtsverkehr erworben wird. Ausführliche Erläuterungen zu Früherkennung und Prävention des Zervixkarzinoms finden sich in ▶ Kap. 23.

36.2.3 Endometriumkarzinom

> Das Endometriumkarzinom ist inzwischen die häufigste gynäkologische Krebserkrankung. Ein bekannter exogener Risikofaktor ist die Behandlung mit Tamoxifen.

Es tritt **familiär gehäuft** auf, eine Frau mit einer erstgradig Verwandten mit Endometriumkarzinom hat ein 3-fach höheres Risiko, selbst einmal daran zu erkranken. Etwa 5 % der Endometriumkarzinome sollen genetisch bedingt sein (Gruber u. Thompson 1996).

Ein **molekularbiologisches Korrelat** ist bislang unbekannt, ein anerkanntes Screening gibt es nicht. Das Endometriumkarzinom hat eine insgesamt niedrige Mortalität. Deshalb bleiben bisher die Postmenopausenblutung sowie Blutungsunregelmäßigkeiten die wegweisenden Leitsymptome für die Frühdiagnostik.

36.3 Genetik gutartiger gynäkologischer Erkrankungen

36.3.1 Endometriose

Die Endometriose ist eine Erkrankung, die **familiär gehäuft** auftritt. Angehörige von Endometriosepatientinnen haben ein bis zu 7-fach höheres Risiko, selbst zu erkranken. Einen molekularbiologischen Mutationsnachweis gibt es bislang nicht, aber eine **genetische Ursache** wird vermutet (dos Reis et al. 1999). Es gäbe auch für eine Ratsuchende keinen prospektiven Nutzen einer solchen Kenntnis, denn die Behandlung der Endometriose orientiert sich am klinischen Verlauf hinsichtlich Menstruationsbeschwerden und unerfülltem Kinderwunsch. Im Vordergrund stehen also vielmehr die therapeutischen als die präventiven Konsequenzen.

36.3.2 Climacterium praecox

Das Climacterium praecox ist ebenfalls eine **familiär gehäufte Erscheinung**. Etwa 38 % der Frauen, die vorzeitig in die Menopause eintreten, berichten, dass ihre Mutter ebenfalls früh keine Menstruation mehr hatte.

Es sind **2 genetische Störungen** bekannt, die mit einem verfrühten Eintritt in die Wechseljahre einhergehen: das Down-Syndrom und das Fragile-X-Syndrom (Schupf et al. 1997; Marozzi et al. 2000).

> Jedoch überwiegen in ihrer Bedeutung die exogenen Faktoren, die einen frühen Eintritt der Menopause bedingen, z. B. Nikotinabusus (im Durchschnitt 5 Jahre), Lungenfunktionsstörungen oder niedriger sozioökonomischer Status (Nielsson et al. 1997).

36.3.3 Benigne Tumoren

Das **Syndrom der multiplen kutanen Leiomyome** ist eine seltene Erbkrankheit, die auch mit **Myomen des Uterus** assoziiert ist. Darüber hinaus gibt es in der Literatur zwar zahlreiche Hinweise auf eine familiäre Häufung von Myomen. Dies ist aber wegen der großen Zahl an asymptomatischen Myomen klinisch eher irrelevant, denn die Therapie des Uterus myomatosus orientiert sich maßgeblich an dem Beschwerdebild. **Fibroadenome** werden als Risikofaktoren für Brustkrebs diskutiert, jedoch gibt es keine Hinweise für eine echte familiäre Häufung, das Gleiche gilt für benigne Ovarialtumoren.

Literatur

Armes LE, Egan M, Southey MC, Dite GS, McCredie M, Giles GG, Hopper JL, Venter DJ (1998) The histologic phenotypes of breast carcinoma occurring before age 40 years in women with and without BRCA1 or BRCA2 germline mutations. Cancer 83: 2335–2345

Armstrong K, Schwartz JS, Randall T (2004) Hormone replacement therapy and life expectancy after prophylactic oophorectomy in women with BRCA1/2 mutations: a decision analysis. J Clin Oncol (United States), 22 (6): 1045–1054

Bachmann K-D, Bartram CR, Chang-Claude J, Fonatsch C, Propping P (Wissenschaftlicher Beirat der Bundesärztekammer; 1998) Richtlinien zur Diagnostik der genetischen Disposition für Krebserkrankungen. Dtsch Ärztebl 95: 1020–1027

Boyd J, Sonoda Y, Federici MG (2000) Clinicopathologic features of BRCA-linked and sporadic ovarian cancer. JAMA (United States), 283 (17): 2260–5

Casey G (1997) The BRCA1 and BRCA2 breast cancer genes. Curr Opinion Oncol 9: 88–93

dos Reis RM, de Sa MF, de Moura MD, Nogueira AA, Ribeiro JU, Ramos ES, Ferriani RA (1999) Familial risk among patients with endometriosis. J assist Reprod Genet 16 (9): 500–503

Easton DF, Steele L, Fields P et al. (1997) Cancer risks in two large breast cancer families linked to BRCA2 on chromosome 13q12–13. Am J Hum Genet 61 (1): 120–128

Eng C (1998) Genetics of Cowden syndrome: through the looking glass of oncology. Int J Oncol 12 (3): 701–710

Evans DGR, Anderson E, Lalloo F et al. (1999) Utilisation of prophylactic mastectomy in 10 European centres. Dis Markers 15: 148–151

Fisher B, Costantino JP, Wickerham DL et al. (1998) Tamoxifen for prevention of breast cancer: report of the National Surgical Adjuvant Breast and Bowel Project P-1 study. J Nat Cancer Inst 90 (18): 1371–1388

Ford D, Easton DF, Stratton M et al. (1998) Genetic heterogeneity and penetrance analysis of the BRCA1 and BRCA2 genes in breast cancer families. The Breast Cancer Linkage Consortium. Am J Hum Genet 62 (3): 676–689

Gayther SA, Ponder BA (1997) Mutations of the BRCA1 and BRCA2 genes and the possibilities for predictive testing. Mol Med Today 3 (4): 168–174

Gould RL, Lynch HT, Smith RA, McCarthy JF (1997) Cancer and genetics. Answering your patients questions. Huntington, New York: PRR Press

Grann VR, Panageas KS, Whang W, Antman KH, Neugut AI (1998) Decision analysis of prophylactic mastectomy and oophorectomy in BRCA1-positive or BRCA2-positive patients. J Clin Oncol 16 (3): 979–985

Gruber SB, Thompson (1996) A population-based study of endometrial cancer and familial risk in younger women. Cancer and Steroid Hormone Study Group. Cancer Epidemiol Biomarkers Prevent 5 (6): 411–417

Haffty B, Harrold E, Khan AJ (2002) Outcome of conservatively managed early-onset breast cancer by BRCA1/2 status. Lancet 359: 1471–1477

Hemmininki K, Dong C, Vaittinin P (1999) Familial risks in cervical cancer: is there a hereditary component? Int J Cancer 82 (6): 775–781

Hisada M, Garber JE, Fung CY, Fraumeni JF, Li FP (1998) Multiple primary cancers in families with Li-Fraumeni syndrome. J Nat Cancer Inst 90 (8): 606–611

Kuhl CK, Schmutzler RK, Leutner CC et al. (2000) Breast MR imaging screening in 192 women proved or suspected to be carriers of a breast cancer susceptibility gene: preliminary results. Radiology 215 (1): 267–279

Marozzi A, Vegetti W, Manfredini E et al. (2000) Association between idiopathic premature ovarian failure and fragile X premutation. Hum Reprod 15 (1): 197–202

Meijers-Heijboer (2001) Breast cancer after prophylactic bilateral mastectomy in women with a BRCA1 or BRCA2 mutation. N Engl J Med 345 No 3: 159–64

Meiser B, Butow P, Friedlander M et al. (2000) Intention to undergo prophylactic bilateral mastectomy in women at increased risk of developing hereditary breast cancer. J Clin Oncol 18 (11): 2250–2257

Narod SA, Risch H, Moshlehi R (1998) Oral contraceptives an the risk of hereditary ovarian cancer. Hereditary Ovarian Cancer Clinical Study Group. N Eng J Med 339 (7): 424–428

Narod SA, Sun P, Ghadirian P (2001) Tubal ligation and risk of ovarian cancer in carriers of BRCA1 or BRCA2 mutations: a case-control study. Lancet (England) 357 (9267): 1467–1470

Niederacher D, Kiechle M, Arnold N (1998) Molekular- und zytogenetische Techniken in der Onkologie. Gynäkologe 31: 1019–1032

Nielsson P, Moeller L, Koester A, Hollnagel H (1997) Social and biological predictors of early menopause: a model for premature aging 242 (4): 299–305

Peto J, Collins N, Barfoot R et al. (1999) Prevalence of BRCA1 and BRCA2 gene mutations in patients with early-onset breast cancer. J Nat Cancer Inst 91 (11): 943–949

Phillips KA (1998) Breast carcinoma in carriers of BRCA1 or BRCA2 mutations. Cancer 83: 2251–2254

Powles T, Eeles R, Ashley S et al. (1998) Interim analysis of the incidence of breast cancer in the Royal Marsden Hospital tamoxifen randomised chemoprevention trial. Lancet 352 (9122): 98–101

Rebbeck TR, Levin AM, Eisen A et al. (1999) Breast cancer risk after bilateral prophylactic oophorectomy in BRCA1 mutation carriers. J Natl Cancer Inst 91: 1475–1479

Rebbeck TR, Lynch HAT, Neuhausen SL (2002) Prophylactic oophorectomy in carriers of BRCA1 or BRCA2 mutations. N Engl J Med 346: 1616–1622

Schmutzler RK, Beckmann MW, Kiechle M (2001) Konsensuspapier: Empfohlene klinische Maßnahmen bei familiärer Belastung für Brust- und Eierstockkrebs 2001. Konsortium Familiärer Brust- und Eierstockkrebs der Deutschen Krebshilfe, Thomas-Mann-Str. 40, 353111 Bonn

Schmutzler RK, Kempe A, Kiechle M, Beckmann MW (1999) Gegenwärtiger Stand der klinischen Beratung und Betreuung von Frauen mit einer erblichen Disposition für das Mammakarzinom. Dtsch Med Wochenschr 124 (18): 563–566

Schrag D, Kuntz KM, Garber JE, Weeks JC (1997) Decision analysis – effects of prophylactic mastectomy and oophorectomy on life expectancy among women with BRCA1 or BRCA2 mutations. N Engl J Med 336 (20): 1465–1471

Schupf N, Zigman W, Kapell D, Lee JH, Kline J, Levin B (1997) Early menopause in women with Down´s syndrome. J Intellect Disabil Res 41 (Pt 3): 264–267

Struewing JP, Hartge P, Wacholder S et al. (1997) The risk of cancer associated with specific mutations of BRCA1 and BRCA2 among Ashkenazi Jews. N Engl J Med 336 (20): 1401–1408

Veronesi U, Maisonneuve P, Costa A et al. (1998) Prevention of breast cancer with tamoxifen: preliminary findings from the Italian randomised trial among hysterectomised women. Italian Tamoxifen Prevention Study. Lancet 352 (9122): 93–97

Worsham MJ, Nathanson SD, Pals G, Christopherson P, Strunk M, Wolman SR (1998) A new BRCA1 mutation in a Filipino woman with a family history of breast and ovarian cancer. Diag Mol Pathol 7 (3): 164–167

Operative Eingriffe

37 Allgemeines zu operativen Interventionen – 587
M. Kaufmann und D. H. Bremerich

38 Laparoskopische Operationen in der Gynäkologie – 595
R. Gätje und M. Kaufmann

39 Vulva – 601
M. Kaufmann

40 Vagina – 611
M. Kaufmann

41 Uterus – 619
M. Kaufmann

42 Adnexe – 635
M. Kaufmann

43 Mamma – 641
M. Kaufmann und A. Scharl

Allgemeines zu operativen Interventionen

M. Kaufmann und D. H. Bremerich

37.1	Einleitung – 587		37.4	Aufgabenteilung zwischen Operateur und Anästhesist – 590
37.2	Allgemeine Überlegungen und operative Entwicklungen – 588		37.5	Präoperative Untersuchungen – 591
37.2.1	Mammakarzinom – 588		37.5.1	Präoperative Laboruntersuchungen – 591
37.2.2	Vulvakarzinom – 589		37.6	Postoperative Versorgung – 593
37.2.3	Karzinome des Uterus (Zervix, Endometrium) und des Ovars – 590		37.7	Spezielle apparative Diagnostik – 593
37.2.4	Grundprinzipien der Operationen von Malignomen des kleinen Beckens – 590		37.7.1	Mamma – 593
			37.7.2	Genitaltumoren – 594
37.3	Aufklärung – 590			Literatur – 594

37.1 Einleitung

Es gibt keinen Zweifel daran, dass gerade auf dem Gebiet der Operation von Mamma- und Genitaltumoren der wichtigste **Prognosefaktor** für eine Patientin der Operateur ist. Die richtige Indikation (»Indikation ist Wissenschaft, Operation ist Handwerk«) sowie die Erfahrung und Geschicklichkeit eines Operateurs wie auch das gesamte Umfeld ermöglichen eine **individualisierte und stadiengerechte Operation**.

In den letzten Jahrzehnten konnte durch folgende Fakten gewissermaßen eine Durchbrechung der »Operationsebene« und damit **immer ausgedehntere Eingriffe** ermöglicht werden:
— Fortschritte in der Anästhesie sowie durch den Einsatz von Antibiotika und Antikoagulanzien;
— Staging-Operationen (v. a. Lymphknotenstationen);
— radikale bzw. organerhaltende Operationen (z. B. nach präoperativen, also primären Chemotherapien);
— plastisch-chirurgische Wiederherstellung.

Andererseits werden – ohne dass dies zu einer schlechteren Prognose führen darf – **organ- und funktionserhaltende Operationen** eingesetzt, welche zu einer Reduktion der operativen Radikalität führen. Beispiele dafür sind:
— fertilitätserhaltende bzw. -rekonstruktive Eingriffe (v. a. tuboovarielle Einheit, Uterus);
— gynäkologische Malignome (z. B. Vulva-, Uterus-, Ovarial- und Mammakarzinome);
— andere Eingriffe, z. B. bei Ovarialzysten, Myomen, Endometriose, Entzündungen, Sterilisation sowie Techniken zur sog. Sentinel-Lymphknotenentfernung in der Axilla bzw. im kleinen Becken.

> Grundsätzlich gilt, dass jede Operation zuerst bei anatomisch intakten, gesunden Strukturen beginnen muss. Für Operationen im kleinen Becken heißt das: »The only landmark in the small pelvis is the Ligamentum rotundum« (persönliche Mitteilung von R.E. Symmonds, Mayo Clinic, USA, 1983).

Operatives Spektrum. Das Spannungsfeld der operativen Kunst bewegt sich heute von radikalen bis ultraradikalen Operationen hin zu minimal invasiven Eingriffen (sog. »Schlüssellochoperation«), mit dem Ziel, organerhaltend vorzugehen, um das »innere« und äußere Erscheinungsbild einer Frau möglichst wenig zu tangieren. Solche minimal invasiven Eingriffe dürfen jedoch nicht zu Lasten der Prognose einer Patientin gehen. Gleichzeitig können sie aber zu immer kürzeren Liegezeiten führen und meist auch schon ambulant durchgeführt werden.

> **Cave**
>
> Mit Ausnahme der Identifikation von sog. Sentinel- (Wächter-)Lymphknoten bedeutet aber ein minimal invasives Vorgehen nicht gleichzeitig auch eine Minimalisierung der erforderlichen Radikalität. Dies zeigt sich z. B. bei Lymphonodektomien im Abdomen.

Bereits **etablierte endoskopische Operationsverfahren** in der Gynäkologie zeigt ◘ Tabelle 37.1. Zukünftig können weitere Indikationen bzw. Operationen endoskopisch evtl. möglich werden:
— Tubenanastomosierung,
— distale Tubenchirurgie,
— Entnahme von Ovarialgewebe für die Kryokonservierung zur Fertilitätserhaltung,
— intramurale Myomenukleationen sowie
— endoskopische pelvine und/oder paraaortale Lymphonodektomien.

Perspektiven. Entscheidend für die zukünftige Etablierung derartiger Verfahren werden allerdings noch geringere Komplikationsraten sowie kürzere Lernkurven der einzelnen Operateure und damit verbundene kürzere Operationszeiten sein. Hier können in Zukunft einerseits der Einsatz von sog. Operationsrobotern und andererseits die Übung am Operationssimulator mit realistischen Operationsverhältnissen ganz wesentlich beitragen (z. B. Lahystotrain).

Tabelle 37.1. Endoskopische und minimal invasive etablierte Operationen in der Gynäkologie

Organ/Lokalisation	Operation
Vagina	Kolposuspension nach Burch Sakrale Vaginopexie Neovagina nach Vecchietti
Uterus	Myomenukleation
Tube	Sterilisation (mittels Bikoagulation oder Teilresektion) Extrauteringravidität (EUG) Salpingolyse Salpingektomie
Ovar	Karzinomdiagnostik Ovariolyse Ovarteilresektion (z. B. für Kryokonservierung) Ovariolyse Entfernung gutartiger Ovarialtumoren (z. B. Zysten, Dermoid, Endometriom) Ovarektomie
Kleines Becken/Abdomen	Karzinomdiagnostik Entfernung oberflächlicher Endometrioseherde
Sonstiges	Adhäsiolyse Appendektomie Inguinale Herniotomie

> Für gynäkologisch-onkologische operative Eingriffe gilt grundsätzlich, dass jedes klinische Staging durch ein operatives und damit histologisches Staging verbessert werden muss.

Operative Eingriffe können entweder allein als **Staging-Verfahren** dienen, oder die Operation ermöglicht die definitive Diagnose bzw. bedeutet auch bereits die **definitive Therapie** (s. Operation von z. B. Mammatumoren). Inwieweit allerdings neben dem enormen prognostischen Wert einer Information über den Lymphknotenbefall bei Genitaltumoren gleichzeitig eine Lymphonodektomie auch eine Therapie dieser Malignome darstellt, ist noch offen. Hier liegt v. a. das Problem in der Frage, ob lokoregionäre Lymphknoten auch bei klinisch unauffälligen Lymphabflusswegen zu tangieren sind. Ergebnisse von sog. Sentinel-Lymphknotendarstellungen und deren histologische Aussagekraft sind zukünftig abzuwarten.

> Sowohl bei der operativen Therapie von Mamma- als auch von Genitaltumoren gilt in der Primärbehandlung das Postulat: »Der Tumor muss makroskopisch und v. a. mikroskopisch im Gesunden entfernt werden. Versäumnisse zu diesem Zeitpunkt lassen sich durch keine andere Maßnahme wieder wettmachen.«

Der operative Eingriff gibt **Informationen** über das Ausmaß einer Erkrankung (Staging), die histologische Struktur eines Tumors sowie eine Prognoseabschätzung. Leider besitzt man erst in beschränktem Umfang Informationen über **prädiktive Faktoren** mit Hilfe von Untersuchungen an entferntem Tumorgewebe.

37.2 Allgemeine Überlegungen und operative Entwicklungen

37.2.1 Mammakarzinom

Da das Mammakarzinom nach heutiger Auffassung in der Mehrzahl der Fälle eine »**chronische Systemerkrankung mit lokaler Metastasierung**« darstellt, ist die Entwicklung bis heute hin zu weniger aggressiven lokalen operativen Maßnahmen zu verstehen. Primäre Mammakarzinome sind meist sehr heterogen aufgebaut und durch eine frühe hämatogene Mikrometastasierung charakterisiert. Nach Ablösung der sog. **Halsted-Theorie** (»Das Mammakarzinom ist eine Lokalerkrankung und damit durch lokale Maßnahmen heilbar.«) durch die **Fisher-Theorie** (»Das Mammakarzinom ist meist eine Systemerkrankung.«) kamen in der 1970-er Jahren brusterhaltende Operationsverfahren und gleichzeitig zunehmend postoperative systemische Chemo- oder Hormontherapien zum Einsatz (Tabelle 37.2 und 37.3). Dies hat ganz entscheidend, trotz steigender Inzidenz, zu einem deutlichen **Rückgang der Mortalität** bei diesen Karzinomen geführt.

Heute kann man das Mammakarzinom als »**Systemerkrankung mit lokaler Komponente**« bezeichnen. Damit hat durch den primären (neoadjuvanten) präoperativen Einsatz einer systemischen Therapie mit nachfolgender lokaler Therapie, wie Operation und Bestrahlung, erneut ein **Paradigmenwechsel** stattgefunden.

Der **Rückgang operativer Radikalität** zeigt sich heute auch im Vorgehen bezüglich der axillären Lymphonodektomie (Tabelle 37.3). Erste Überlegungen werden hier angestellt, ob oder wann eine axilläre Lymphonodektomie erforderlich ist.

37.2 · Allgemeine Überlegungen und operative Entwicklungen

Tabelle 37.2. Zwei unterschiedliche Hypothesen der Tumorbiologie primärer Mammakarzinome

Halsted-Theorie	Fisher-Theorie
Tumoren streuen in wohl definierten Bahnen und folgen dabei mechanischen Regeln.	Es gibt kein regelrechtes Muster der Tumorzellstreuung.
Tumorzellen folgen Lymphbahnen zu Lymphknoten. Ihre direkte Ausbreitung rechtfertigt eine En-bloc-Entfernung.	Tumorzellen blockieren Lymphbahnen durch Embolisationen und rechtfertigen damit die En-bloc-Entfernung.
Der positive Lymphknoten ist ein Indikator der Tumorstreuung und damit für die Erkrankung bestimmend.	Der positive Lymphknoten ist ein Indikator einer Wirt-Tumor-Beziehung, welche die Entwicklung von Metastasen erlaubt und ist damit weniger ein Indikator für Fernmetastasen.
Regionale Lymphknoten sind Barrieren für Tumorzellpassagen.	Regionale Lymphknoten sind als Barrieren der Tumorzellstreuung unwirksam.
Regionale Lymphknoten sind von anatomischer Relevanz.	Regionale Lymphknoten sind von biologischer Wichtigkeit.
Die Blutgefäße sind von geringer Bedeutung für die Tumordissemination.	Die Blutgefäße sind von enorm wichtiger Bedeutung für die Tumordissemination.
Ein Tumor ist für seinen Wirt autonom.	Komplexe Wirt-Tumor-Beziehungen sind wichtig für jede Erscheinungsform der Erkrankung.
Ein operabler Brustkrebs ist eine lokoregionale Erkrankung.	Ein operabler Brustkrebs ist eine systemische Erkrankung.
Ausdehnung und Varianten der Operation bestimmen über das weitere Befinden der Patientin	Variationen von lokoregionalen Therapien sind wahrscheinlich wenig für das Überleben bestimmend.

Tabelle 37.3. Entwicklung von Therapiestrategien bei primären Mammakarzinomen

Zeitpunkt	Operatives Vorgehen	Medikamentöses Vorgehen
1960	Mammakarzinom ist als lokale Erkrankung anzusehen (Halsted-Theorie)	
1970	Versagen aggressiver lokaler Therapien (z. B. radikale Mastektomie)	Mammakarzinom ist meist eine systemische (chronische) Erkrankung (Fisher-Theorie)
1980	Rücknahme lokal aggressiver Therapien (Brusterhaltung: z. B. Quadrantenresektion, Segmentresektion, Tumorektomie)	Postoperative (adjuvante) systemische Therapien
1990	»Sentinel-lymph-node-Konzept«	Präoperative (»neoadjuvante«) systemische Therapie
>2005	Keine Operation der Axilla	Chemoprävention

Grundsätzliche Vor- und Nachteile einer axillären Lymphonodektomie bei primären Mammakarzinomen
- Vorteile
  - besseres Staging
  - lokale Kontrolle der Erkrankung
- Nachteile
  - Kein Einfluss auf Mortalität
  - Morbidität erhöht (Serome, Infektionen, Lymphödeme)
  - Andere Prognosefaktoren verfügbar (Operation ist nutzlos, falls Lymphknoten negativ)

37.2.2 Vulvakarzinom

Im Vordergrund stehen hier die **lokale Tumorausbreitung** sowie eine **lymphogene Metastasierung**. Eine hämatogene Streuung ist sehr selten und tritt dann meist nur bei Patientinnen mit mehr als 3 befallenen inguinalen Lymphknoten auf.

Wie bei vielen operativen individuellen Vorgehensweisen steht auch hier die **Entfernung des Tumors im Gesunden** im Vordergrund. Die operative Belastung ist bei den meisten Patientinnen gering, da das Peritoneum selbst bei einer pelvinen Lymphonodektomie nie eröffnet werden muss. Probleme bieten dann meist, v. a. bei älteren Patientinnen, postoperative Wundheilungsstörungen.

37.2.3 Karzinome des Uterus (Zervix, Endometrium) und des Ovars

Im Zentrum heutiger Diskussion steht einerseits das **Ausmaß der operativen Radikalität** einschließlich der Lymphonodektomie und andererseits aber auch der zusätzliche **adjuvante Einsatz lokaler Maßnahmen**, wie Strahlentherapie und eine lokale Chemoperfusion, bzw. **generelle systemische Therapien**.

37.2.4 Grundprinzipien der Operationen von Malignomen des kleinen Beckens

Entsprechend dem biologischen Verhalten dieser Karzinome mit vorwiegend lokaler, lymphogener und intraabdominaler Metastasierung erklärt sich das **operative Vorgehen** bzw. die Erweiterung der operativen Radikalität:

- Zugang über untere mediane Laparotomie mit Möglichkeit der Erweiterung nach oben, im Gegensatz zu horizontalen Schnittführungen (Abb. 37.1);
- Spülzytologie aus dem Douglas-Raum (bzw. zytologische Untersuchung des Aszites) und beiderseits aus den parakolischen Rinnen sowie subdiaphragmal (jeweils v. a. rechts);
- Inspektion
    - des gesamten Peritoneums,
    - der Bauchöhle,
    - der Beckenorgane,
    - der Adnexe,
    - des Uterus,
    - der pelvinen und paraaortalen Lymphknoten,
    - des gesamten Dünn- und Dickdarms,
    - des großen und kleinen Netzes,
    - der Leber und
    - des Zwerchfells.

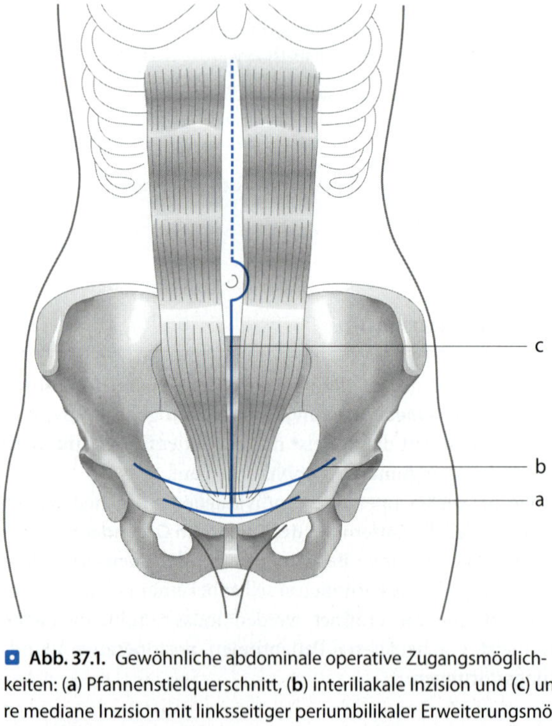

37.3 Aufklärung

Die **wichtigsten Voraussetzungen** (Shackelford u. Nelson 2003) für jeden operativen Eingriff sind:
- exakte Indikationsstellung,
- Beherrschung der Technik und, je nach Ausmaß des Eingriffs, die entsprechende Ausstattung eines operativen Bereichs sowie
- die adäquate ärztliche Aufklärung.

> Das Wohl oder der Wille der kranken Patientin gelten als oberstes Gesetz, wobei ihre Würde als unantastbar gilt und das Recht auf freie Entfaltung der Persönlichkeit gewährleistet sein muss. Jede Operation gilt als Körperverletzung. Eine Aufklärung muss die Diagnose, eine entsprechende Sicherungsaufklärung sowie auch eine Aufklärung über das Risiko beinhalten. Auch Behandlungsalternativen sind neben Risiken, unerwünschten Nebenwirkungen und Operationsfolgen zu erörtern. Die alleinige Verwendung von sog. Aufklärungsformularen ist nicht ausreichend.

Die Berücksichtigung der **persönlichen Situation** der Patientin und individuell vom Arzt vorzunehmende **Dokumentationen** sind erforderlich. Das **Selbstbestimmungsrecht** der Frau ist zu beachten. Die Behandlung von minderjährigen, willensunfähigen oder bewusstlosen Patientinnen hat besondere Bedeutung.

37.4 Aufgabenteilung zwischen Operateur und Anästhesist

> Grundsätzlich ist der Frauenarzt zuständig und verantwortlich für die Planung und Durchführung eines operativen Eingriffs. Der Anästhesist ist dagegen grundsätzlich für die Planung und Durchführung des Betäubungsverfahrens sowie die Überwachung und Aufrechterhaltung vitaler Funktionen verantwortlich.

Kooperation zwischen Frauenarzt und Anästhesist – Aufgaben und Verantwortung
- Frauenarzt
    - Indikationsstellung,
    - Zeitpunkt der Operation (wenn Kontraindikationen zum vorgesehenen Zeitpunkt bestehen, liegt die Entscheidung und Verantwortung über die Durchführung beim Frauenarzt),
    - Vorstellung der Patientin mit Unterlagen
    - Verantwortung für die operationsbedingte Lagerung

Abb. 37.1. Gewöhnliche abdominale operative Zugangsmöglichkeiten: (**a**) Pfannenstielquerschnitt, (**b**) interiliakale Inzision und (**c**) untere mediane Inzision mit linksseitiger periumbilikaler Erweiterungsmöglichkeit bis zum Xyphoid

- Anästhesist
    - Information über Kontraindikation oder erkennbare Risiken an Frauenarzt
    - präoperative Untersuchung der Patientin entsprechend Basisuntersuchungsprogramm,
    - Verantwortung für die Lagerung: zur Narkoseeinleitung und Überwachung bis zur operationsbedingten Lagerung, für intraoperative Lagerung der vom Anästhesisten benötigten Extremitäten, postoperative Umlagerung.

Sowohl Frauen- als auch Narkosearzt klären eine Patientin aus der Sicht ihrer Fachgebiete über die Art des Eingriffs und des Anästhesieverfahrens auf. Dabei ist die gegenseitige Abstimmung nötig. Meinungsverschiedenheiten über einen Eingriff, seine Voraussetzungen und mögliche Folgen sollten nicht vor der Patientin diskutiert werden.

Zur **Koordination** geplanter Eingriffe sollte ein vollständiger Operationsplan am frühen Nachmittag dem Anästhesisten übermittelt werden, damit während des Tagdienstes die erforderliche Prämedikation und entsprechende Voruntersuchungen erfolgen können.

37.5 Präoperative Untersuchungen

Präoperative Untersuchungen richten sich im Wesentlichen
— nach der Anamnese,
— Vorerkrankungen bzw. vorausgegangenen Operationen,
— dem derzeitigen präoperativen Allgemeinzustand und
— der feststehenden bzw. zu erwartenden intraoperativen Diagnose.

Die erforderlichen Untersuchungen sind abhängig von
— der Verdachtsdiagnose (bösartige Erkrankung, gutartiger oder entzündlicher Prozess),
— dem zu erwartenden Ausmaß des operativen Eingriffs sowie
— den anästhesiologischen Anforderungen.

> Bei der Abklärung von Prozessen im kleinen Becken spielt, trotz aller apparativer diagnostischer Möglichkeiten, die klinische, rektovaginale Untersuchung mit oder ohne Narkose die größte Rolle. Verständlicherweise ist das Ergebnis von der Erfahrung des Untersuchers abhängig.

Bei **Malignomen** ist insbesondere der Ausschluss von distanten Metastasen sinnvoll, da der Nachweis von Fernmetastasen eine relative bzw. absolute Kontraindikation für einen operativen Eingriff bedeuten kann.

Bei **geplanten Operationen an der Brust** sind beide Mammae im Stehen und im Liegen klinisch mit den entsprechenden Lymphabflussgebieten (Axilla, parasternal, supra- und infraklavikulär) zu untersuchen. Tastbare sowie nicht tastbare zu entfernende Areale sind bezüglich der Schnittführung im Stehen und im Liegen präoperativ anzuzeichnen.

Ergebnisse einer fraktionierten Kürettage bzw. die histopathologischen Befunde einer Konisation oder von Biopsien können **Anlass für weitere operative Eingriffe** sein.

37.5.1 Präoperative Laboruntersuchungen

Die ständig steigenden Kosten der Krankenhausbehandlung zwingen zu einem **überlegten Einsatz kostenrelevanter präoperativer Laboruntersuchungen**. In einer Untersuchung von Narr et al. (1991) wiesen nur 4 % aller Patienten (Risikogruppe I nach der American Society of Anesthesiologists) vor elektiven Eingriffen im Rahmen präoperativer Laborbestimmungen pathologische Werte auf, die allerdings größtenteils aufgrund einer detaillierten Anamnese vorauszusehen waren. In keinem Fall führten diese von der Norm abweichenden Laborparameter zu einer Verschiebung des operativen Eingriffs oder zu einer gesteigerten Inzidenz perioperativer Komplikationen, sodass routinemäßig durchgeführte Screening-Bestimmungen ohne erkennbaren Nutzen für den Patienten, aber mit erheblichen Kosten für die operative Abteilung heute kritisch überdacht werden müssen.

In der Gynäkologie dienen laborchemische Screening-Untersuchungen vor Anästhesie und Operation der **Identifizierung von Erkrankungen oder Organdysfunktionen**. Während bei asymptomatischen, jüngeren Patientinnen vor elektiven Operationen meist die genaue Anamnese und gewissenhafte körperliche Untersuchung die weitergehende Labordiagnostik vollständig ersetzt, ist – in Abhängigkeit vom Allgemeinzustand und dem Alter der Patientin, der geplanten Diagnostik oder operativen Therapie und des vorgesehenen Anästhesieverfahrens – ein differenziertes präoperatives Vorgehen notwendig.

In Anlehnung an die **5 Risikogruppen** (Tabelle 37.4) der American Society of Anesthesiologists (ASA-Gruppen), dem **Alter** der Patientin (< 40 Jahre) und in Anlehnung an die **Leitlinien** anästhesiologischer Voruntersuchungen der Deutschen Gesellschaft für Anästhesiologie und Intensivmedizin hat sich für Eingriffe mit zu erwartendem geringem Blutverlust (< 500 ml) – wie z. B. Mammaoperationen, Laserungen, Hysteroskopien, Konisationen, Abrasiones, Inkontinenzoperationen und Laparaskopien – folgende **präoperative Vorgehensweise** in prospektiven Untersuchungen als effektiv erwiesen:
— Die präoperativen Laboruntersuchungen dürfen **bis zu 12 Wochen** zurückliegen, wenn es zwischenzeitlich zu keiner Veränderung des Patientenbefindens gekommen ist. Aus wirtschaftlichen Gesichtspunkten und um eine Doppelbelastung der Patientin zu vermeiden, sollte ein erneutes Labor-Screening nur dann stattfinden, wenn das Krankheitsbild selbst in diesem Zeitraum den Gesundheitszustand der Patientin beeinträchtigt haben könnte (z. B. Menometrorrhagien, Einnahme von Laxanzien oder Diuretika).
— Bei der Eröffnung des Abdomens, komplexen gynäkologischen Eingriffen mit einem zu erwartenden größeren Blutverlust (> 500 ml) oder einem höheren Alter der Patientin (> 60 Jahre) sollte bei dem präoperativen Labor-Screening entsprechend den **Empfehlungen zu ASA-III-Patientinnen** vorgegangen werden. Bei diesen ist zusätzlich die Blutgruppenbestimmung und ggf. die Bereitstellung von blutgruppengleichen Erythrozytenkonzentraten und Frischplasma notwendig. Bei elektiven Eingriffen sollte der Patientin im Rahmen der Indikationsstellung zur Operation auch die Möglichkeit der präoperativen Eigenblutspende und der perioperativen fremdblutsparenden Maßnahmen (isovoläme und hypervoläme Hämodilution, »cell saver«) empfohlen werden.

Tabelle 37.4. Präoperative Bestimmung von Laborparametern in Abhängigkeit vom anästhesiologischen und operativen Risiko der Patientin vor elektiven Eingriffen in der Gynäkologie nach ASA (American Society of Anesthesiologists)

ASA-Klassifikation	Charakteristik	Laboruntersuchungen
I	Asymptomatischer, bis auf die zu operierende Erkrankung gesunder Patient	Keine
II	Leichte Allgemeinerkrankung ohne Leistungseinschränkung	Hämoglobin/Hämatokrit, Kalium, Blutzucker
III	Schwere Allgemeinerkrankung mit Leistungseinschränkung	Hämoglobin/Hämatokrit, Kalium, Natrium, Kalzium, Blutzucker, S-GOT, S-GPT, γGT, alkalische Phosphatase, Serumkreatinin, Serumharnstoff
IV	Schwere Allgemeinerkrankung, die mit oder ohne Operation das Leben des Patienten bedroht	Wie III
V	Moribund, Tod innerhalb von 24 h mit oder ohne Operation zu erwarten	Wie III

- Zusätzliche präoperative laborchemische Untersuchungen sind, je nach Begleiterkrankung und Zustand des Patientin sowie der geplanten Operation, gelegentlich in **konsiliarischer Absprache** notwendig (z. B. aktuelle Schilddrüsenwerte, Digitalisspiegel, kolloidosmotischer Druck, Gesamteiweiß, Hepatitisserologie).
- Bei der Mehrzahl der Eingriffe und bei zu erwartendem größerem Blutverlust erfolgt die **Bestimmung von Gerinnungsparametern** aus operativer Indikation auf Wunsch des Operateurs. Bei allen geplanten rückenmarknahen Regionalanästhesieverfahren (Spinalanästhesie, Periduralanästhesie) im Rahmen der postoperativen Schmerztherapie, bei denen es durch Ausbildung eines epiduralen oder spinalen Hämatoms zu einer Gefährdung der Patientin kommen kann, sollten routinemäßig die Gerinnungsparameter – Quick-Wert (exogenes Gerinnungssystem), partielle Thromboplastinzeit (PTT, endogenes Gerinnungssystem) und Thrombozytenzahl – bestimmt werden. Diese Gerinnungsparameter sollten nicht älter als 24 h sein. Bei entsprechenden Hinweisen auf funktionelle Störungen der Blutgerinnung oder einer chronischen Antikoagulanzientherapie ist im Einzelfall eine **weitergehende hämostaseologische Abklärung** erforderlich (z. B. Bestimmung des Anti-Faktor-Xa-Spiegels, Faktor VIII, Antithrombin III).

> Auch wenn schon präoperativ eine Low-dose-Heparinisierung über mehrere Tage durchgeführt wurde, sollte die Thrombozytenbestimmung zum Ausschluss der heparininduzierten Thrombozytopenie (HIT I und II) nicht älter als 6 h sein.

Cave

Eine Kontraindikation für rückenmarknahe Regionalanästhesieverfahren sind systemische Infektionen, Septikämien und Sepsis, sodass bei Infektionen oder erhöhter Temperatur unklarer Ursache zusätzlich die Bestimmung der Leukozytenzahl und des C-reaktiven Proteins empfohlen wird.

- Aufgrund der gewonnenen anamnestischen und klinischen Hinweise entscheidet sich auch, ob die Patientin einer **weiterreichenden apparativen Diagnostik** zugeführt werden sollte. Da bisher der wissenschaftliche Nachweis fehlt, dass präoperative Screening-Untersuchungen – wie EKG und Röntgenuntersuchung der Thoraxorgane – bei organgesunden Patientinnen jüngeren und mittleren Lebensalters eine Reduktion der perioperativen Morbidität oder Mortalität erbracht hätten, kann auf die routinemäßige Durchführung verzichtet werden. Bewährt hat sich das von Wilhelm u. Larsen (1997) empfohlene Vorgehen, bei Patientinnen ab dem 55. Lebensjahr routinemäßig präoperativ ein EKG durchzuführen. Weitere anästhesiologische Indikationen für ein präoperatives EKG sind eine koronare Herzkrankheit, auch bei Verdacht, eine Infarktanamnese, Herzrhythmusstörungen, andere Herz-Kreislauf-Erkrankungen (z. B. eine Herzinsuffizienz, Vitien oder eine Hypertonie), die Einnahme von Kardiaka oder potenziell kardiotoxischen Medikamenten (z. B. Zytostatika), eine Belastungsdyspnoe, unspezifische Thoraxschmerzen und wesentliche Störungen der Serumelektrolytwerte.
- Collen et al. (1970) konnten zeigen, dass bei 19,2 % der über 60-jährigen Patienten ein abnormer Befund in der Thoraxröntgenaufnahme festgestellt wurde, sodass diese Untersuchung auch erst ab einem Alter von über 60 Jahren notwendig erscheint. Da aufgrund des Thoraxröntgenbefundes jedoch in der Regel weder die Entscheidung zur Operation noch die Wahl des Anästhesieverfahrens beeinflusst werden, ist die routinemäßige Durchführung einer Thoraxröntgenaufnahme nach Ansicht von van Aken u. Rolf (1997) erst ab dem 75. Lebensjahr sinnvoll.
- Hat sich zwischenzeitlich keine Veränderung des Patientinnenbefindens eingestellt, dürfen beide Untersuchungen bis zu 1 Jahr zurückliegen.
- Bei Frauen der ASA-Risikogruppen III und IV sollten präoperativ – unabhängig von operativem Eingriff, Alter oder zu erwartendem Blutverlust – ein EKG und eine Thoraxröntgenaufnahme durchgeführt werden.

Es bestehen **keine verbindlichen Empfehlungen**, welche Laborparameter oder welche apparative Diagnostik präoperativ in der Gynäkologie zwingend bestimmt oder durchgeführt werden müssen.

> **Empfehlung**
>
> Grundsätzlich sollten Screening-Untersuchungen nur dann veranlasst werden, wenn die Anamnese und der Allgemeinzustand der Patientin, der Untersuchungsbefund oder der geplante Eingriff die Bestimmung und Durchführung rechtfertigen und sich aus der präoperativen Diagnostik eine klinische Konsequenz ergeben könnte.

Allerdings spielen im klinischen Alltag bei der Vorbereitung der Patientin zur Operation auch **andere Faktoren** – wie die allgemeine Arbeitserleichterung durch routinemäßige Arbeitsabläufe, medikolegale Aspekte und Kosten-Nutzen-Analysen standardisierter Untersuchungen – eine Rolle.

Zusammenfassend sollte die routinemäßige Durchführung präoperativ erhobener Laborparameter und apparativer Untersuchungsbefunde immer wieder einer **kritischen Prüfung** unterzogen werden: Das Ziel ist, perioperative Risiken der Patientin zu identifizieren und die Morbidität und Mortalität zu reduzieren, ohne durch die unselektive Anwendung von Screening-Profilen überflüssige Kosten im Gesundheitswesen zu verursachen.

37.6 Postoperative Versorgung

Die **wichtigsten Aspekte** der postoperativen Versorgung sind in Tabelle 37.5 dargestellt.

37.7 Spezielle apparative Diagnostik

37.7.1 Mamma

Neben der klinischen Untersuchung stellen Ergebnisse von **Mammographieaufnahmen in 2 Ebenen** noch die beste Diagnostik sowohl von tastbaren als auch nicht tastbaren Veränderungen (z. B. Mikrokalzifikationen) dar.

> **Empfehlung**
>
> Eine Mammographie sollte bei prämenopausalen Frauen am besten zwischen dem 8. und 16. Zyklustag bzw. bei postmenopausalen Frauen mit Hormonsubstitution ebenfalls während dieser Zeit durchgeführt werden.

Ultraschalluntersuchungen sind auf jeden Fall ergänzend zu fordern. Die Aussagemöglichkeit und Qualität hängt im Vergleich zur Mammographie aber noch in viel höherem Maße von der Erfahrung des jeweiligen Untersuchers ab.

Bei nicht tastbaren Befunden sind **präoperative Markierungen** (z. B. radiologische bzw. ultrasonographische Drahtmarkierung) erforderlich.

Tabelle 37.5. Postoperative Standardversorgung bei gynäkologischen Eingriffen

Operationstag	Dosierung	Arzneistoff/Therapie
Kleinere Eingriffe, z. B. Probeexzision aus der Mamma, Laparoskopie, Läser-Einsatz		
	1000 ml	Intofusin OP G
	500 ml	Ringer-Lösung
Große Eingriffe, z. B. Laparotomien		
	1000 ml	Intofusin OP G
	500 ml	Ringer-Lösung
	500 ml	NaCl 0,9 %
18 Uhr	400 IE	Liquemin-Perfusor
18 Uhr		Blutbild- und Elektrolytkontrolle
1. Postoperativer Tag		
Laparotomien	1000 ml	Intofusin OP G
	500 ml	NaCl 0,9 %
	500 ml	Ringer-Lösung
	500 ml	Glukose 5 %
Achtung: bei Diabetes statt Glukose 5 %	500 ml	Ringer-Lösung
10 Uhr	600 IE	Liquemin-Perfusor
		Blutbild- und Verbandskontrolle
Ab 2. postoperativem Tag	z. B. 0,3 ml = 7500 IE s. c.	Fraxiparin
Patientin nach Mammaablatio, Probeexzsision aus der Mamma oder Operation der Axilla		
Ab 1. postoperativem Tag	z. B. 0,3 ml = 7500 IE s. c.	Fraxiparin

Bei Sekretion aus der Brustwarze ist die **galaktographische Darstellung** des Milchgangs notwendig, intraoperativ lässt sich der Verlauf des Drüsengangs mit Hilfe der **Methylenblaufärbung** darstellen.

Nach heutigem Stand lassen **MRT-Untersuchungen** der Brust noch keine Vorteile erkennen. Ihre Bedeutung wird derzeit v. a. für Screening-Untersuchungen von sog. Risikofrauen (z. B. mit genetischer Belastung) untersucht.

37.7.2 Genitaltumoren

Die wichtigsten und einfachsten präoperativen Untersuchungen, z. B. vor Karzinomoperationen, sind die **Zysto- und Rektoskopie**. Der Verlauf des harnableitenden Systems, seine Normvarianten und pathologischen Veränderungen sind am einfachsten mittels einer **Infusionspyelographie** darstellbar, in Ausnahmefällen auch ultrasonographisch. Zur Beurteilung pathologischer Veränderungen im kleinen Becken bzw. im Mittel- und Oberbauch dienen **CT-Aufnahmen** bzw. **MRT-Darstellungen**. Im kleinen Becken scheinen wohl CT-Untersuchungen aussagekräftiger im Vergleich zu MRT-Verfahren. **Ultrasonographische Untersuchungen** des Ober-, Mittel- und Unterbauchs durch qualifizierte Untersucher sind bei gynäkologischen Erkrankungen wahrscheinlich am aussagekräftigsten. **Lymphographien** sind als präoperative diagnostische Verfahren derzeit nicht mehr erforderlich.

Zur Abklärung von Normvarianten des Uterus und von Uterusfehlbildungen (z. B. Septum) sowie zur makroskopischen Differenzierung von gutartigen (z. B. submuköse Myome) gegenüber bösartigen Veränderungen (Endometriumkarzinom) sind **hysteroskopische Untersuchungen** erforderlich.

Zur Abklärung unklarer Prozesse im kleinen Becken sollte eine **Laparoskopie** durchgeführt werden, dies kann auch allein zur Festlegung der Schnittführung bei der endgültigen Intervention sinnvoll sein.

Literatur

Averette HE, Lovecchio JL, Townsend PA, Sevin BU, Girtanner RE (1983) Retroperitoneal lymphatic involvement by ovarian carcinoma. In: Grundmann E (ed) Cancer compain, vol 7. Carcinoma of the ovary. Stuttgart, New York: Fischer

Bender HG (1991) Gynäkologische Onkologie. Stuttgart, New York: Thieme

Berek JS, Hacker NF (1994) Practical gynecologic oncology, 2nd edn. Baltimore: Williams and Wilkins

Bostwick III J (1983) Aesthetic and reconstructive breast surgery. St. Louis: Mosby

Burkardt E (1993) Surgical gynecologic oncology. Stuttgart, New York: Thieme

Collen MF, Feldmann R, Siegelaub AB, Crawford D (1970) Dollar cost per positive test for automated multiphasic screening. N Engl J Med 283: 459–463

FIGO (2001) Annual Report on the Results of Treatment in Gynecological Cancer, 24th Vol. J Epidemiol Biostat 6 (1)

Fisher B (1999) From Halsted to Prevention and beyond: Advances in the management of Breast Cancer during the twentieth century. Europ J Cancer 35 (14): 1963–1973

Geiger K (1999) Möglichkeiten der Rationalisierung in der perioperativen Phase aus der Sicht des Anästhesisten. Chirurg 70: 15–17

Gershenson DM, De Cherney AH, Curry SL (1993) Operative gynecology. Philadelphia: Saunders

Hayes DF (1995) Brustkrebs. Ein Farbatlas. Ullstein Mosby

Halsted WS (1907) The results of radical operations for the cure of carcinoma of the breast. Ann Surg 46 (1)

Harris JR, Lippman ME, Morrow M, Osborne CK (2004) Diseases of the breast. Philadelphia, New York: Lippincott-Raven

Hoskins WJ, Perez CA, Young RC (1992) Principles and practice of gynecologic oncology. Philadelphia: Lippincott

Hochuli E (1993) Perioperative Gynäkologie. Berlin: Springer

Hulka JF, Reich H (1994) Textbook of Laparoscopy, 2nd edn. Philadelphia: Saunders

Jatoi J, Kaufmann M, Petit JZ (2005) Atlas of breast surgery. Berlin, Heidelberg, New York: Springer

Jawny J (2000) Praxis der operativen Gynäkologie. Berlin: Springer

Käser O, Ikle FA (1960) Atlas der gynäkologischen Operationen. Stuttgart: Thieme

Käser O, Ikle FA, Hirsch HA (1983) Atlas der gynäkologischen Operationen. Stuttgart, New York: Thieme

Kaufmann M, Maass H, Alt D, Schmidt CR (1996) Ein Jahrhundert endokriner Therapie des Mammakarzinoms. Berlin: Springer

Kavanagh JJ, Singletary SE, Einhorn N, De Petrillo AD (1998) Cancer in women. New York: Blackwell Science

Knapstein PG, Friedberg V (1987) Plastische Chirurgie in der Gynäkologie. Stuttgart, New York: Thieme

Martius G (1989) Gynäkologische Operationen, 2. Aufl. Stuttgart, New York: Thieme

Narr BJ, Hansen TR, Warner MA (1991) Preoperative laboratory screening in healthy Mayo patients: cost-effective elimination of tests and unchanged outcomes. Mayo Clin Proc 66: 155–161

Nelson Jr JH (1977) Atlas of radical pelvic surgery, 2nd edn. Appleton-Century-Crofts

Schaefer G, Graber EA (1981) Complications in obstetrics and gynecologic surgery. Hagerstown: Harper and Row

Scharl A, Kaufmann M (1999) Sentinel-Lymphknotenbiopsie beim Mammakarzinom – Standard of Care für das nächste Jahrtausend? Geburtshilfe u Frauenheilkunde 59: 139–141

Schmidt-Matthiesen H, Bastert G, Wallwiener D (2002) Gynäkologische Onkologie. 7. Auflage. Schattauer Stuttgart, New York

Shackelford P, nelson K (2003) Preoperative assessment and risk reduction in gynecologic surgery patients. Obstet Gynecol Surv 58: 123–129

Sutton C, Diamond MP (1998) Endoscopic surgery for gynecologists, 2nd edn. London: Saunders

Van Aken H, Rolf N (1997) Die präoperative Evaluierung und Vorbereitung: Aus der Sicht des Anästhesisten. Anästhesist 46: 80–84

Webb MJ (1994) Manual of pelvic surgery. Berlin: Springer

Wilhelm W, Larsen R (1997) Präoperative Einschätzung für Narkosen. Anästhesist 46: 629–639

Laparoskopische Operationen in der Gynäkologie

R. Gätje und M. Kaufmann

38.1 Einleitung – 595
38.2 Myomenukleation – 596
38.3 Adnexeingriffe – 596
38.4 Tubenchirurgie – 597
38.5 Sterilisation – 597
38.6 Extrauteringravidität – 597
38.7 Laparoskopische Eingriffe in der Schwangerschaft – 598
38.8 Hysterektomie – 598
38.9 Gynäkologische Malignome – 598
Literatur – 599

38.1 Einleitung

> Der endoskopische Zugangsweg ist bei zahlreichen gynäkologischen Eingriffen seit vielen Jahren allgemein als der offenen Chirurgie gleichwertig oder überlegen anerkannt.

Der Vorteil der laparoskopischen Operationen liegt in der geringeren postoperativen Morbidität und schnelleren Rekonvaleszenz der Patientinnen. Seit dem Beginn der endoskopischen gynäkologischen Chirurgie konnten sich zunehmend mehr endoskopische Eingriffe als den offenen Techniken gleichwertig etablieren (◻ Tabelle 38.1).

Der Ersteinstich der Laparoskopie wird bei gynäkologischen Eingriffen i. d. R. in der unteren Nabelgrube über eine ca. 1 cm lange Hautinzision durchgeführt. Ob diese dabei längs und quer gesetzt wird, sollte sich nach der individuellen Anatomie und damit dem kosmetisch günstigsten Narbenbild richten. Die Längsinzision bietet die Möglichkeit der Erweiterung nach kaudal ohne größere kosmetische Nachteile. Eine lange Diskussion wird darüber geführt, welche der beiden Möglichkeiten – die offene Laparoskopie über eine Minilaparotomie oder geschlossene Laparoskopie (blinde Insertion der Verres-Nadel, Kontrolle der Lage, Anlage eines Pneumoperitoneums und die anschließende Insertion des Trokars) – die sicherste Methode

◻ **Tabelle 38.1.** Operativer Zugangsweg bei verschiedenen gynäkologischen Operationen

Eingriff	Laparoskopie	Laparotomie
Sterilitätsabklärung, diagnostischer Eingriff (benigne Erkrankungen)	Bevorzugt	Ausnahmefälle
Sterilisation	Bevorzugt	Ausnahmefälle, vaginaler Zugangsweg möglich
Extrauteringravidität	Bevorzugt	Ausnahmefälle
Zystenexstirpation	Bevorzugt	Ausnahmefälle
Adnexektomie (benigne Befunde)	Bevorzugt	Ausnahmefälle (extrem große Befunde, Adhäsionen, zweifelhafte Dignität
»Pelvic inflammatory disease«	Bevorzugt	Ausnahmefälle
Myomenukleation	Gut geeignet	Vorteile bei >10 cm und ungünstiger Lokalisation, geringe Rezidivraten, fraglich geringere Rupturrate
Hysterektomie	Längere Operationszeit, höhere Kosten und Komplikationsraten	Vaginale Hysterektomie am günstigsten
Tubenchirurgie (Fertilität)	Bevorzugt	Alternativ Mikrochirurgie
Kolposuspension nach Burch	Schlechtere Langzeitergebnisse	Standard
Sakrokolpopexie	Möglich	Standard
Endometriose	Bevorzugt	Möglich
Eingriffe bei schwerer Endometriose	Möglich	Möglich
Onkochirurgie	Lymphonodektomie möglich	Standard

ist. Zahlreiche Arbeiten konnten zeigen, dass die offene Laparoskopie verglichen mit der geschlossenen Laparoskopie keine geringere Komplikationsrate hat. Einige Untersuchungen fanden sogar höhere Komplikationsraten, allerdings scheint das Risiko für Gefäßverletzungen verringert zu sein. Die offene Laparoskopie kann aber hilfreich bzw. sicherer sein, wenn die sichere intraperitoneale Platzierung der Verres-Nadel nicht gelingt oder wenn mit Verwachsungen zwischen Darm und Bauchwand im Bereich der Insertion gerechnet werden muss. Die **intraperitoneale Lage** der Verres-Nadel bei der geschlossenen Laparoskopie kann mit Hilfe verschiedener »Sicherheitstests« überprüft werden:

- Instillation von ca. 5 ml 0,9%igem NaCl durch die Verres-Nadel ohne Widerstand, das sich anschließend nicht aspirieren lässt.
- Die Verres-Nadel lässt sich ohne Widerstand in der Bauchhöhle frei bewegen.
- Auftropfen von 1 Trf. 0,9%igem NaCl auf die Verres-Nadel, durch Elevation der Bauchdecke wird dieser in das Abdomen gesaugt
- Bei der CO_2-Insufflation sinkt der Druck durch Elevation der Bauchnadel.
- Bei der CO_2-Insufflation ist im Bereich des gesamten Abdomens nach wenigen hundert ml ein hypersonorer Klopfschall (Verschwinden der Leberdämpfung) nachweisbar.

Keiner dieser Tests kann die intraperitoneale Lage der Verres-Nadel mit Sicherheit beweisen. Nach eigenen Erfahrungen hat die Aufhebung der Leberdämpfung bei der Perkussion des Abdomens die höchste Genauigkeit.

Bei adipösen Bauchdecken kann die Anlage der Einstiche, insbesondere des Ersteinstiches, erschwert sein. Der Trokareinstichwinkel sollte der Dicke der Bauchdecke angepasst werden: Bei schlanken Patientinnen sollte ein 45°-Winkel (steilere Einstichwinkel erhöhen das Risiko von Komplikationen) und bei adipösen Patientinnen ein steilerer Winkel gewählt werden.

Die Häufigkeit von Komplikationen bei gynäkologisch-laparoskopischen Eingriffen hängt sowohl von der Komplexität des Eingriffes als auch der Anzahl der Voroperationen ab und reicht von etwa 0,5–1% für unkomplizierte Eingriffe bis ca. 10% für größere Operationen. Beim Ersteinstich stehen Darmverletzungen und Gefäßverletzungen im Vordergrund.

Verletzungen des Darmes oder des Harntraktes werden sehr häufig erst im postoperativen Verlauf erkannt.

38.2 Myomenukleation

Subseröse und intramurale Myome können auch bei enger Lagebeziehung zum Cavum uteri durch eine laparoskopische Myomenukleation entfernt werden. Die operative Technik der laparoskopischen Myomenukleation unterscheidet sich nicht wesentlich von der offenen Operation (◘ Abb. 38.1). Das Myom kann durch Morcellement aus dem Abdomen entfernt werden, dabei ist auf eine sorgfältige Bergung von Myombruchstücken zu achten. Die Uterusrupturrate scheint bei laparoskopischer Myomenukleation etwas höher zu liegen als nach Laparotomie (etwa 1%). Es kann spekuliert werden, ob die Raten sich durch Verbesserung der endoskopischen Nahttechniken in Zukunft angleichen werden. Die Rezidivraten liegen nach offener Myomenukleation geringer als nach endoskopischer Operation. Es kann vermutet werden, dass zu einem Myomkerne bei der offenen Operation besser erfasst werden können und zum anderen die vollständige Entfernung vorhandener Myome bei der offenen Operation leichter ist und damit häufiger durchgeführt wird verglichen mit der endoskopischen Technik.

38.3 Adnexeingriffe

Die meisten Adnexbefunde können laparoskopisch operiert werden. Die operativen Schritte unterscheiden sich dabei zwischen den offenen Operationen und der Laparoskopie wenig, wobei die Verwendung von Umstechungen/Ligaturen im Wesentlichen durch Koagulation und in geringerem Ausmaß durch die Verwendung von Clips ersetzt wird. Die Grenzen des Verfahrens liegen bei sehr großen Befunden (>10 cm), größeren soliden Ovarialbefunden (Bergung des Operationspräparates) und Befunden mit unsicherer Dignität. In diesen Fällen sollte eine Laparotomie erwogen werden.

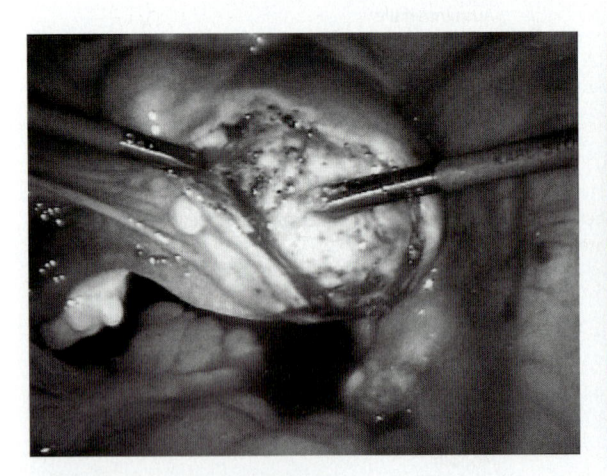

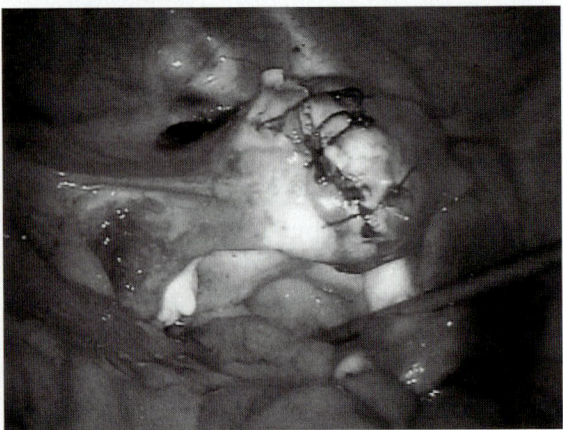

◘ **Abb 38.1.** Intramurales Fundusmyom, Myometrium oberhalb des Myoms ist gespalten, das Myom wird ausgeschält (*links*). Die Uterusinzision ist mit Einzelknopfnähten versorgt (*rechts*) (▶ Farbteil)

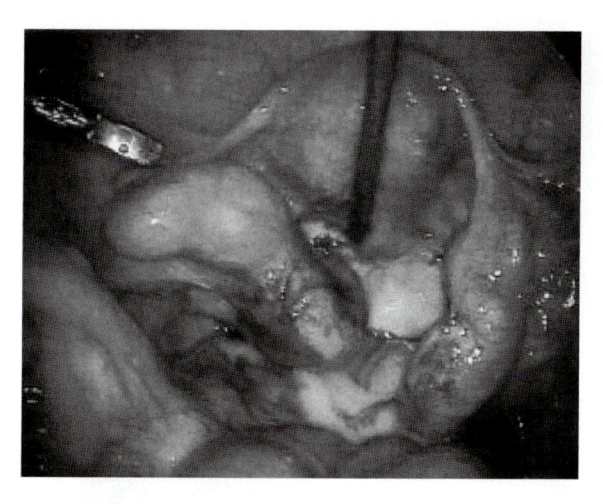

Abb 38.2. Laparoskopischer Situs bei Pyosalpinx beidseits. Nach laparoskopischer Salpingektomie beidseits wurden die Tuben mit einem Bergebeutel entfernt (▶ Farbteil)

Im Unterschied zu den offenen Operationen ist die Bergung von Operationspräparaten, die größer als der verwendete Trokardurchmesser von 10–15 mm sind, nur über technische Hilfsmittel möglich. Die Bergung eines Zystenbalges, Probenbiopsien u. ä. ist meist über die Trokare möglich. Präparate, die nur wenig größer als der größte Trokardurchmesser sind, wie z. B. normale Ovarien, kleine Myome und zystische Tumoren, werden über einen **Bergebeutel** geborgen. Dabei können zystische Befunde nach Einbringen in den Bergebeutel punktiert werden, vorzugsweise, nachdem die Öffnung des Bergebeutels vor die Bauchdecke luxiert wurde (◘ Abb. 38.2).

Die Bergebeutel sollten eine ausreichende Reißfestigkeit aufweisen. Myome können in der Bauchhöhle durch Morcellierung zerkleinert und so in Teilstücken über die Trokare entfernt werden. Solide Ovarialbefunde, die aufgrund ihrer Größe nicht durch Dilatation der Trokarinzisionen entfernt werden können, sollten nicht morcelliert werden, sondern in toto durch Erweiterung der Trokarinzision (z. B. suprasymphysär) geborgen werden.

38.4 Tubenchirurgie

Durch die Entwicklung in der laparoskopischen Chirurgie ist die klassische mikrochirurgische offene Tubenchirurgie zurückgedrängt worden. Refertilisierung, Tubenanastomosen, Adhäsiolyse, Fimbrioplastik und Salpingoneostomie können laparoskopisch in ähnlicher Technik und mit vergleichbaren Ergebnissen durchgeführt werden (◘ Abb. 38.3, 38.4). Nach mikrochirurgischer Refertilisierung liegen die Schwangerschaftsraten ebenso wie nach laparoskopischer Refertilisierung im Durchschnitt bei etwa 50%.

38.5 Sterilisation

Die Tubensterilisation wird am häufigsten über eine laparoskopische Tubenkoagulation ausgeführt. Dabei sollte die Tube im ihrem mittleren Anteil auf einer Länge von 1,5–2 cm mit einer bipolaren Koagulationszange für jeweils mehrere Sekunden und mit ausreichender Energieleistung (60–80 W) koaguliert werden. Monopolare Koagulationstechniken scheinen höhere Versagerraten zu haben. Die Verwendung von Clips zur Tubensterilisation führt, verglichen mit der Koagulation, zu einer kürzeren Zerstörung der Tubenwand, was in Fall einer Refertilisierung zu besseren Ergebnissen führt. Die 10-Jahres-Versagerrate nach Tubensterilisation liegt bei 0,9–1,8%.

38.6 Extrauteringravidität

98% der Extrauteringraviditäten sind im isthmischen oder ampullären Anteil des Eileiters lokalisiert. Bei Patientinnen mit bestehendem Kinderwunsch sollte nach Möglichkeit eine tubenerhaltende Operation angestrebt werden. Dazu wird die Tube antimesenterial im EUG-tragenden Segment inzidiert und das Schwangerschaftsmaterial durch Aquadissektion und/ oder Fassen mit einer atraumatischen Fasszange entfernt. Blutungen sollten mit einer schmalen bipolaren Koagulationszange gestillt werden. Die routinemäßige Injektion von vasokon-

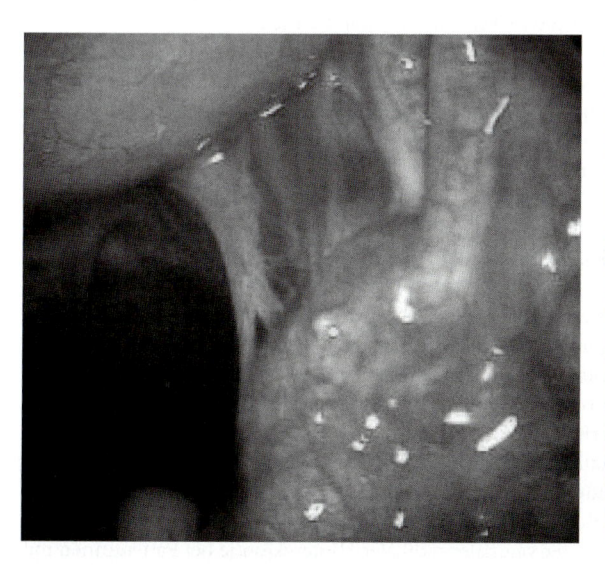

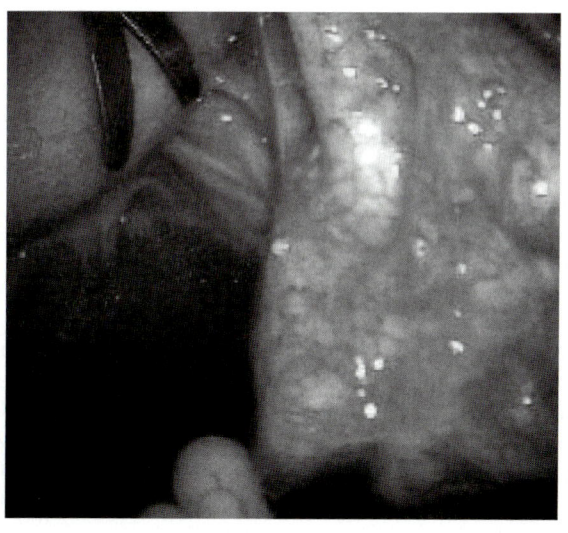

Abb 38.3. Verwachsungen zwischen rechtsseitiger Tube und Uterus (*links*). Laparoskopische Adhäsiolyse (*rechts*) (▶ Farbteil)

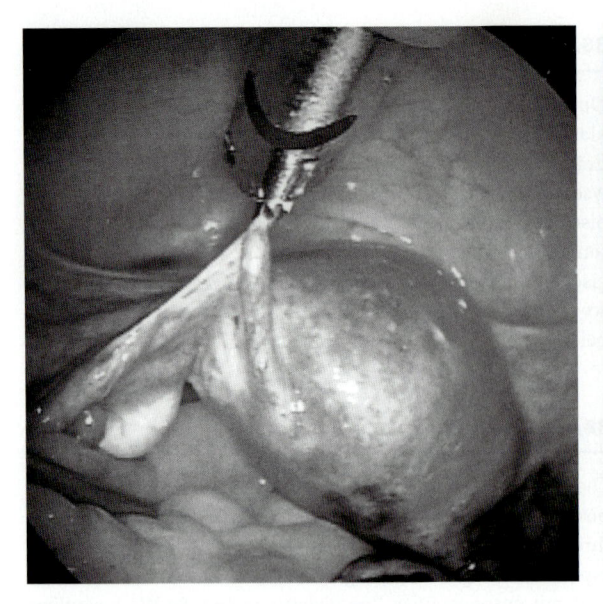

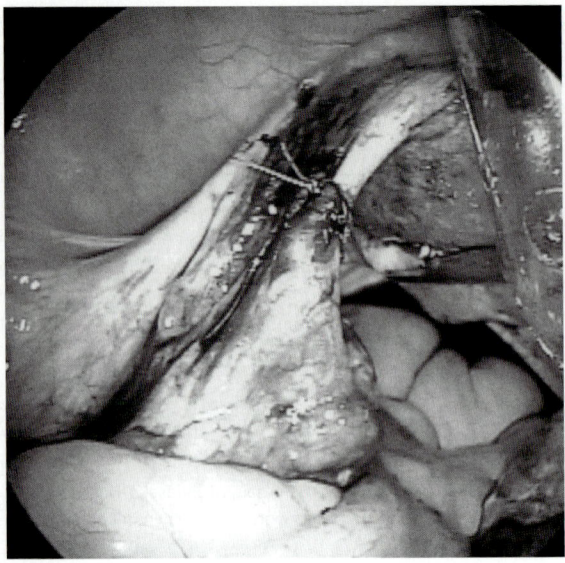

Abb 38.4. Proximaler Tubenstumpf nach Sterilisation (*links*). Nach laparoskopischer Tubenanastomose (*rechts*) (▶ Farbteil)

striktiven Medikamenten bringt – nach unserer Erfahrung – keinen Vorteil.

Rezidive in der gleichen Tube, ausgeprägte Tubenpathologie oder Blutungen können die Indikation für die Entfernung der Tube sein. Der Verschluss der Salpingotomie durch Naht bringt für die Tubenfunktion keinen Vorteil. Bei kurzstreckigen Befunden, bei denen aufgrund der lokalen Zerstörung der Tube ein vollständiger Erhalt der Tube nicht möglich ist, kann eine partielle Salpingektomie durchgeführt werden. Dabei muss aber bedacht werden, dass die verbleibenden Tubenanteile für eine Anastomose (ausreichende Länge) geeignet sein müssen und dass bei offener kontralateraler Tube eine EUG in dem fimbrientragenden Tubenanteil möglich ist. Eine Extrauteringravidität im interstitiellen Tubenanteil kann durch Injektion von Methotrexat (z. B. Gesamtdosis 30 mg, 25 mg/ml) behandelt werden. Kommt es darunter nicht zu einer ausreichenden Regression des Befundes, kann eine Keilexzision des Uterus vorgenommen werden.

38.7 Laparoskopische Eingriffe in der Schwangerschaft

Diese sind möglich. Das Risiko eines Abortes scheint gering zu sein, trotzdem sollte die Indikation wie bei jedem Eingriff in der Schwangerschaft streng gestellt werden. In einer Serie von 48 Patientinnen mit Adnexeingriffen in der Schwangerschaft kam es in einem Fall zum Abort. Bei zunehmender Schwangerschaftsdauer kann sich durch die zunehmende Uterusgröße das Risiko einer Uterusverletzung bei der geschlossenen Laparoskopie erhöhen, weshalb ab Mens 4 die offene Laparoskopie bevorzugt werden sollte. Auch der Eingriff selbst kann technisch erschwert sein.

38.8 Hysterektomie

Eine große Zahl von Arbeiten beschäftigt sich mit den Vorteilen der totalen laparoskopischen bzw. laparoskopisch assistierten Hysterektomie mit den konventionellen Operationstechniken. Die laparokopische Hysterektomie hat gegenüber der konventionellen abdominalen Hysterektomie den Vorteil der schnelleren Erholung der Patientinnen, während die Lebensqualität einige Monate postoperativ bei beiden Methoden gleich ist. Die Rate an Komplikationen ist bei der laparoskopischen Hysterektomie höher als bei abdominalen Hysterektomie. Die laparoskopisch assistierte vaginale Hysterektomie hat verglichen mit der klassischen vaginalen Hysterektomie keine Vorteile für die Lebensqualität der Patientin, den Nachteil der längeren Operationszeit, aber den Vorteil der besseren Beurteilung des Bauchraumes. Bei Patientinnen mit zusätzlich notwendigen Adnexeingriffen, Voroperation, Verwachsungen etc. kann die laparoskopisch assistierte Hysterektomie hilfreich sein.

Die suprazervikale Hysterektomie wird seit Zunahme der laparoskopischen Hysterektomien vermehrt durchgeführt. Durch Vermeidung der Zervixexstirpation vermindern sich die Operationszeit und die Rate an intraoperativen Komplikationen.

38.9 Gynäkologische Malignome

Während der Stellenwert der laparoskopischen Operationen bei gutartigen Adnexbefunden, der Extrauteringravidät, der Sterilitätsdiagnostik/Fertilitätschirurgie u. a. seit vielen Jahren unbestritten ist, ist die laparoskopische Onkochirurgie Gegenstand kritischer Diskussion. Trotz relativ hohen publizierten Fallzahlen gibt es keine randomisierten prospektiven Studien und nur wenige Fallkontrollstudien zu diesem Thema. Die berichteten Überlebens- und Rezidivraten nach laparoskopisch assistierter vaginaler radikaler Hysterektomie bei Patientinnen mit einem Zervixkarzinom scheinen denen nach abdominaler radi-

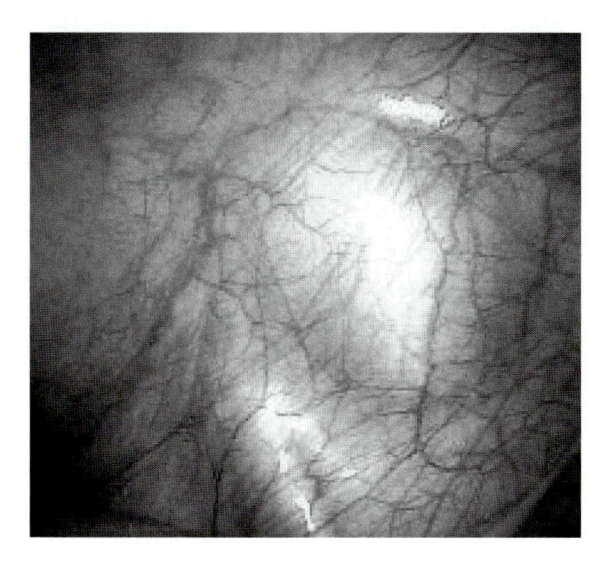

Abb 38.5. Vergrößerter Lymphkoten entlang der A. iliaca externa (▶ Farbteil)

kaler Hysterektomie gleich zu sein. Allerdings müssen diese Daten, da sie aus Fallkontrollstudien stammen und z. T. kurze Nachbeobachtungszeiten beschreiben, vorsichtig interpretiert werden.

Einige Arbeitsgruppen propagieren die diagnostische Laparoskopie als Staging-Operation vor einer geplanten radikalen Hysterektomie bei klinisch nicht sicher beurteilbarer Operabilität (◘ Abb. 38.5). Die Häufigkeit intraoperativer Komplikationen scheint in der Gruppe der laparoskopisch assistierten vaginalen radikalen Hysterektomie höher zu liegen verglichen mit den abdominalen radikalen Hysterektomien. Die Fallserien, die die laparoskopische Hysterektomie bzw. die vaginale Hysterektomie kombiniert mit laparoskopischem Staging beim Endometriumkarzinom untersuchen, zeigen ebenfalls keinen Unterschied in den Überlebens- und Rezidivraten zwischen dem laparoskopisch/laparoskopisch assistierten und dem klassischen abdominalen Vorgehen.

Das laparoskopische »Anoperieren« eines Ovarialkarzinoms sollte nach allgemeiner Meinung vermieden werden, auch wenn wenige Daten darüber vorliegen, inwieweit die Prognose einer Patientin dadurch beeinflusst wird. Es wird empfohlen, die Komplettierungsoperation in einer solchen Situation innerhalb von 1 Woche durchzuführen und das Gewebe um die Trokareinstiche chirurgisch zu entfernen, um das Risiko von Bauchdeckenmetastasen zu vermeiden. Bei Patientinnen mit niedrig malignen Ovarialkarzinomen (sog. Borderline-Tumoren) scheint sich die Prognose/Rezidivrate nach einer großen Fallstudie durch eine laparoskopische Operation nicht zu verschlechtern.

Bei einer laparoskopischen Operation ist die Rupturgefahr eines zystischen Befundes deutlich höher als bei einer Laparotomie. Bei Adnexbefunden, bei denen der Verdacht auf eine maligne Neoplasie besteht oder deren Dignität nicht sicher eingeschätzt werden kann, sollte eine laparoskopische Operation nur in begründeten Einzelfällen und nach entsprechender Aufklärung der Patientin erfolgen. Die Berücksichtigung der Sicherheitskautelen (Douglas-Zytologie, Vermeidung einer Zystenruptur, Entfernung des Tumors in toto, Vermeidung von Zellverschleppung bei der Bergung der Operationspräparates) muss gewährleistet sein.

Die Häufigkeit und Bedeutung von Bauchdeckenmetastasen an den Trokareinstichstellen wird in der Literatur kontrovers beurteilt. Die Angaben zum Auftreten subkutaner Metastasen nach laparoskopischen Eingriffen bei Patientinnen mit gynäkologischen Malignomen schwanken zwischen einer Häufigkeit von etwa 1% bis zu knapp 20% in kleineren Fallserien. In der überwiegenden Zahl der Fälle scheinen die Metastasen an den Trokareinstichen nicht isoliert aufzutreten, sondern Zeichen eines intraabdominalen Tumorrezidivs oder des Tumorprogresses zu sein.

Literatur

Abu-Rustum NR, Rhee EH, Chi DS, Sonoda Y, Gemignani M, Barakat RR (2004) Subcutaneous tumor implantation after laparoscopic procedures in women with malignant disease. Obstet Gynecol 103: 480–487

Ankardal M, Ekerydh A, Crafoord K, Milsim I, Stjerndahl JH, Engh ME (2004) A randomised trial comparing open Bruch colposuspension using sutures with laparoscopic colposuspension using mesh and staples in women with stress urinary incontinence. BJOG 111: 974–981

Barakat RR (2005) Laparoscopically assisted surgical staging for endometrial cancer. Int J Gynecol Cancer 15: 407

Chapron C, Pierre F, Querleu D, Dubuisson JB (2001) Complications of laparoscopy in gynecology. Gynecol Obstet Fertil 29: 605–612

Chapron C, Querleu D, Bruhat MA, Madelenat P, Fernandez H, Pierre F, Dubuisson JB (1998) Surgical complications of diagnostic and operative gynaecological laparoscopy: a series of 29,966 cases. Hum Reprod 13: 867–872

Chi DS, Abu-Rustum NR, Sonoda Y et al. (2004) Ten-year experience with laparoscopy on a gynecologic oncology service: analysis of risk factors for complications and conversion to laparotomy. Am J Obstet Gynecol 191: 1138–1145

Fauvet R, Boccata J, Dufournet C, Poncelet C, Darai E (2005) Laparoscopic management of borderline ovarian tumors: results of a French multicenter study. Ann Oncol 16: 403–410

Garry R, Fountain J, Brown J, manca A, Mason S, Sculpher M, Napp V, Bridgman S, Gray J, Lilford R (2004) Evaluate hysterectomy trial: a multicentre randomised trial comparing abdominal, vaginal and laparoscopic methods of hysterectomy. Health Technol Assess 8: 1–54

Jackson KS, Das N, Naik R, Lopes AD, Godfrey KA, Hatem MH, Monaghan JM (2004) Laparoscopically assisted radical vaginal hysterectomy vs. radical abdominal hysterectomy for cervical cancer: a match controlled study. Gynecol Oncol 95: 655–661

Jansen FW, Kolkman W, Bakkum EA, de Kroon CD, Trimbos-Kemper TC, Trimbos JB (2004) Complications of laparoscopy. An inquiry about closed- versus open-entry technique. Am J Obstet Gyencol 190: 634–638

Lecuru F, Dexfeux P, Camatte S, Bissery A, Robin F, Blanc V, Querleu D (2004) Stage I ovarian cancer. Comparison of laparscopy and laparotomy on staging and survival. Eur J Gynaecol Oncol 25: 571–576

Malur S, Possover M, Schneider A (2001) Laparoscopically assisted radical vaginal versus radical abdominal hysterectomy type II in patients with cervical cancer. Surg Endosc 15: 289–292

Mathevet P, Nessah K, Dargent D, Mellier G (2003) Laparoscopic management of adnexal masses in pregangy. A case series. Eur J Obstet Gynecol Reprod Biol 108: 217–222

Molloy D, Kaloo PD, Cooper M, Nguyen TV (2002) Laparoscopic entry. A literature review and analysis of techniques and complications of primary port entry. Aust N Z J Obstet Gynecol 42: 246–254

Munro MG (2004) Endometrial ablation with thermal ballon: the first 10 years. J Am Assoc Gynecol Laparosc 11: 8–22

Obermair A, Manolitsas TP, Leung Y, Hammond IG, McCartney AJ (2004) Total laparoscopic hysterectomy for endometrial cancer: patterns of recurrence and survival. Gynecol Oncol 92: 789–793

Pellcier A, Serra V (1988)Female sterilization using tubal coagulation. Adv Contracept Deliv Syst 4: 349–367

Popovic J, Sulovic V, Vucetic D (2005) Laparoscopy treatment of adnexal sterility. Clin Exp Obstet Gynecol 32: 31.34

Rafii A, Camatte S, Lelievre L, Darai E, Lecuru F (2005) Previous abdominal surgery and closet entry for gynaecological laparoscopy: a prospective study. BJOG 112: 100–102

Ramirez PT, Frumovitz M, Wolf JK, Levenback C (2004) Laparoscopic port-site metastases in patients with gynecological malignancies. Int J Gynecol Cancer 14: 1070–1077

Ramirez PT, Wolf JK, Levenback C (2003) Laparoscopic port-site metastases: etiology and prevention. Gynecol Oncol 91: 179–189

Ribeiro SC, Tormena RA, Giribela CG, Izzo CR, Sanos NC, Pinotti JA. Laparoscopic tubal anastomosis. Int J Gynaecol Obstet 84: 142–146

Steed H, Rosen B, Murphy J, lafranboise S, De Petrillo D, Covens A (2004) A comparison of laparoscopic-assisted radical vaginal hysterectomy and radical abdominal hysterectomy in the treatment of cervical cancer. Gynecol Oncol 93: 588–593

Trusell J, Guilbert E, Hedley A (2003) Sterilization failure, sterilization reversal, and pregnancy after sterilization reversal in Quebec. Obstet Gynecol 101: 677–684

Vulva

M. Kaufmann

39.1	Hautveränderungen der Vulva – 601	39.6	Vulvakarzinom – 603
39.2	Bartholin-Abszess/-Zyste – 601	39.6.1	Operation der vulvären intraepithelialen Neoplasie (VIN III) – 603
39.3	Condylomata acuminata – 601	39.6.2	Operation des invasiven Karzinoms – 603
39.4	Operation des Introitus bzw. von Hymenalstenosen – 601		Literatur – 605
39.5	Beschneidungen (»Female Genital Mutilation«) und operative Korrektur – 601		

39.1 Hautveränderungen der Vulva

Unklare Hautveränderungen müssen **histologisch** und nicht mit Hilfe zytologischer Abstriche abgeklärt werden. Dazu sollten pathologische Veränderungen wie auch Bereiche am Rande der Läsion mittels sog. **Punch-Biopsien** aus der Haut gestanzt werden (Abb. 39.1).

39.2 Bartholin-Abszess/-Zyste

Die zystischen Vergrößerungen von Bartholin-Gängen oder Abszesse einer solchen Zyste können inzidiert und drainiert bzw. es kann eine **Marsupialisation** durchgeführt werden: Die Inzision erfolgt auf der Innenseite des Introitus. Die Abszesswand wird nach außen an die Mukosa der Vagina und an die Haut des Introitus ausgestülpt und vernäht. Für einen ausreichenden Sekretabfluss ist zu sorgen. Ein **Hygieneabstrich** ist z. B. bei Verdacht auf Gonokokkeninfekt anzufertigen. Eine einfache Bartholin-Zyste kann exzidiert werden. Auf sorgfältige Blutstillung ist zu achten.

39.3 Condylomata acuminata

Condylomata acuminata im Bereich der Vulva, der Vagina oder perianal können heute am ehesten mittels CO_2-**Laser-Therapie** vaporisiert werden. Größere Areale werden exzidiert, am besten in Kombination mit dem Laser-Einsatz.

39.4 Operation des Introitus bzw. von Hymenalstenosen

Introitusstenosen werden gespalten und evtl. submukös liegende Narbenbereiche schonend exzidiert. Die Vaginalschleimhaut wird anschließend quer vernäht. Flächenhafte Veränderungen bzw. Stenosen können mittels einer Z-Plastik behandelt werden.

Hymenalatresien werden durch eine einfache **stern**förmige Inzision des Hymens behoben. Eventuell ist die Resektion einer Hymenalstenose erforderlich.

39.5 Beschneidungen (»Female Genital Mutilation«) und operative Korrektur

> Die »female genital mutilation« betrifft weltweit mehr als 130 Millionen Frauen. Durch Migration der Bevölkerung leben viele Frauen, die von dieser insbesondere in der Sahelzone verbreiteten rituellen Verstümmelung des Genitale betroffen sind, in Westeuropa.

In dem Verbreitungsgebiet der rituellen Beschneidung der Frau hat diese einen hohen **sozialen Stellenwert** und ist mit traditionellem Irrglauben verbunden.

> **Definition**
>
> Jede Entfernung von Gewebe im Bereich des äußeren Genitale, die nicht aus eindeutig medizinischen Gründen oder gesundheitlichem Vorteil vorgenommen wird, erfüllt die Definition der »female genital mutilation«.

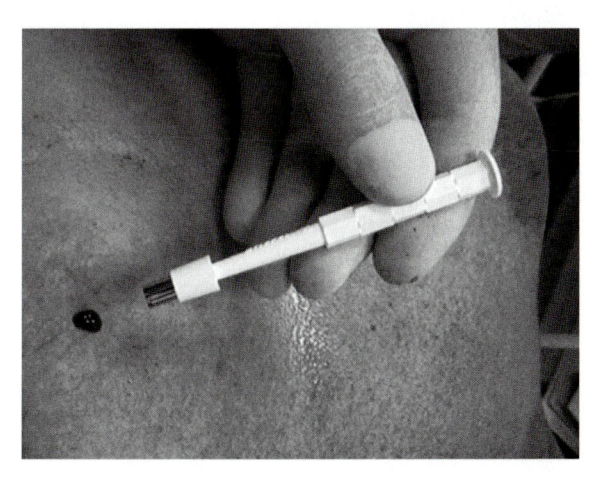

Abb. 39.1. Biopsiegerät für sog. Punch-Biopsien an der Haut (▶ Farbteil)

> Die Weltgesundheitsorganisation unterscheidet 4 Typen der rituellen Beschneidung:
> - Typ I: Entfernung von Klitoris und Präputium;
> - Typ II: Entfernung von Klitoris, Präputium und Labia minora;
> - Typ III (Infibulation): Entfernung von Klitoris, Präputium, Labia minora und teilweise der Labia majora;
> - Typ IV: andere Formen.

Die Beschneidung der Frau kann mit einer Vielzahl von **gesundheitlichen Folgen** physischer und psychischer Natur einhergehen. Während die akuten Komplikationen einer solchen, meist von nicht medizinisch geschulten Personen durchgeführten Beschneidung in Westeuropa kaum beobachtet bzw. behandelt werden müssen, werden Gynäkologen und Geburtshelfer, die Frauen entsprechender Herkunft behandeln, regelmäßig mit den vielfältigen **chronischen Komplikationsmöglichkeiten** der »female genital mutilation« konfrontiert. Nach einer Untersuchung von Momoh et al. (2001) leiden 86 % der Frauen mit einer Infibulation an chronischen körperlichen Komplikationen. Die physischen Folgen betreffen insbesondere den gynäkologischen, geburtshilflichen und urologischen Fachbereich:
- Dysmenorrhö,
- Dyspareunie,
- Narbenkeloide,
- Einschlusszysten,
- Hämatokolpos,
- Dysurie,
- verminderter Uroflow,
- rezidivierende Harnwegsinfektionen,
- Urininkontinenz sowie
- Harnabflussstörungen.

Die operativen Möglichkeiten zur Korrektur der »female genital mutilation« beschränken sich im Wesentlichen auf die Korrektur der Introitusstenose, Entfernung von Einschlusszysten und Korrektur einer Harnabflussstörung. Am häufigsten ist die operative Korrektur einer Introitusstenose erforderlich, die bei einer Typ II »female genital mutilation« durch mittige Spaltung der narbig vereinigten Reste der Labia minora erreicht werden kann (Abb. 39.2). Bei Frauen mit Typ-III-Beschneidungen muss, wenn der Gewebeverlust im Bereich der Vulva zu groß ist, auf Lappenplastiken zurückgegriffen werden.

In der Geburtshilfe können die narbigen Veränderungen, insbesondere nach Infibulation mit der extremen Verengung des Introitus, zu einem **Geburtshindernis** werden. Daher ist eine **Defibulation**, d. h. das Auseinandertrennen der mittig vereinigten Labien, vor einem angestrebten Spontanpartus unabdingbar, wie dies auch in den Ländern, in denen die rituelle Beschneidung der Frau üblich ist, durchgeführt wird. Ethisch problematisch ist dagegen unter Berücksichtigung der physischen Komplikationen die Frage einer Reinfibulation nach Geburt bei entsprechendem Wunsch der Patientin.

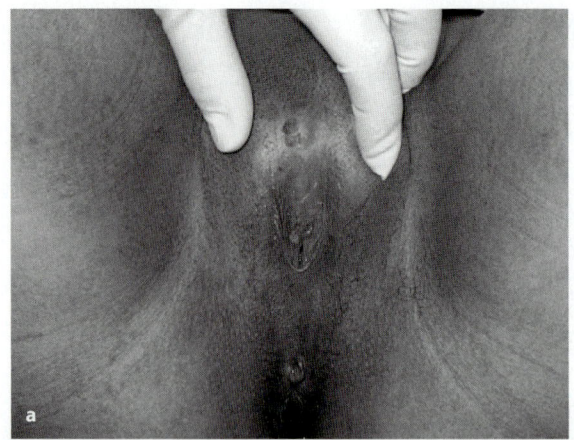

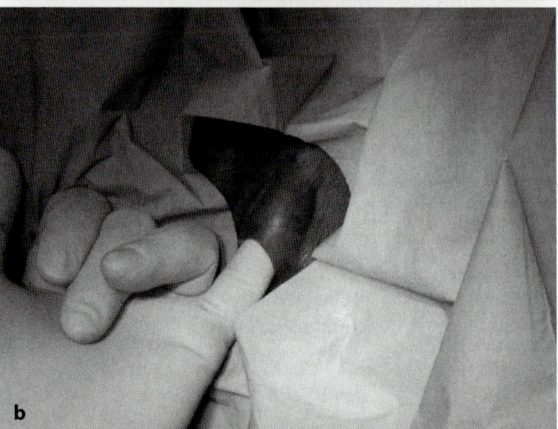

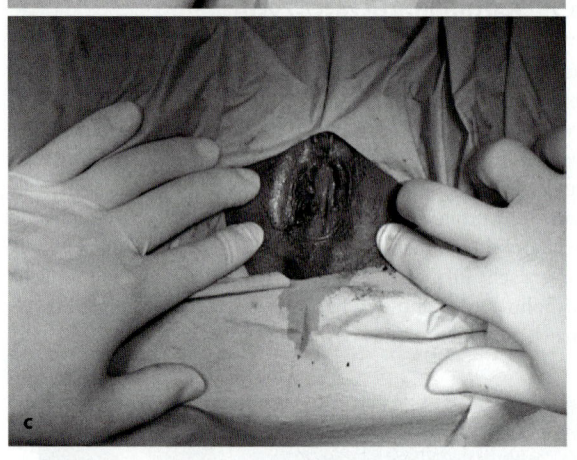

Abb. 39.2a–c. Genitale im Zustand nach »female genital mutilation« Typ II. **a** Vor Operation, **b** intraoperativer Situs vor Introituserweiterung, Spaltung der artifiziellen »Labiensynechie«, **c** Situs nach Introituserweiterung (► Farbteil)

39.6 Vulvakarzinom

Ausdehnung. Präinvasive Veränderungen, die makroskopisch sichtbar sind, korrelieren meist mit der histologischen Ausbreitung der Erkrankung. Ein M. Paget sowie Adenokarzinome überschreiten dagegen häufig die sichtbaren Veränderungen.

Oberflächenausdehnung und v. a. das Tiefenwachstum bestimmen das **Ausmaß des operativen Vorgehens**.

39.6.1 Operation der vulvären intraepithelialen Neoplasie (VIN III)

Die **Behandlung der VIN** wird kontrovers diskutiert, mit Empfehlung einer weiten Exzision (10 mm breite Manschette im Gesunden) bis hin zur Skinning-Vulvektomie, Rekonstruktion mit Spalthautlappen bzw. ortsständigen Verschiebe- oder Rotationshautlappenplastiken (Abb. 39.3 bis 39.5).

Nach histologischer Sicherstellung des präinvasiven Charakters kann evtl. die Zerstörung des Gewebes durch einen **CO2-Laser** vorgenommen werden. Die Möglichkeit der Destruktion in entsprechender Tiefe durch Laser-Technik muss sichergestellt sein.

39.6.2 Operation des invasiven Karzinoms

Die Ausbreitung des Vulvakarzinoms ist in ▶ Kap. 21 dargestellt. Entsprechend gestaltet sich das **operative Vorgehen**. Zu berücksichtigen sind
— die Ausdehnung (Stadium),
— der Zustand der verbleibenden Restvulva bezüglich sexueller Funktion und »body-image« sowie
— das Alter der Patientin.

> **Cave**
> Ziel sollte aber immer eine Entfernung des Malignoms im Gesunden sein, auch wenn es heute eine Vielzahl von Empfehlungen zum operativen Vorgehen gibt, welche nicht durch prospektive Analysen gesichert sind.

39.6.2.1 Operation des mikroinvasiven Karzinoms

Eine **Resektion 1 cm im Gesunden** ist bei einer Invasionstiefe des Tumors (> 2 cm Durchmesser) von < 1 mm ohne Lymphonodektomie sinnvoll. Bei allen Tumoren mit mehr als 1 mm Stromainvasion muss eine **inguinale femorale Lymphonodektomie** durchgeführt werden.

39.6.2.2 Operation des makroinvasiven Karzinoms

Stadium T1. Eine radikale lokale Exzision oder eine radikale Vulvektomie kann empfohlen werden. Die lokalen Exzisionsränder müssen 1 cm im Gesunden liegen. Diese Methode ist v. a. bei Veränderungen im Bereich der seitlichen oder hinteren Anteile der Vulva sinnvoll. Bei klitorisnaher Lokalisation ist ein individuelles Vorgehen mit eventueller Klitoriserhaltung möglich.

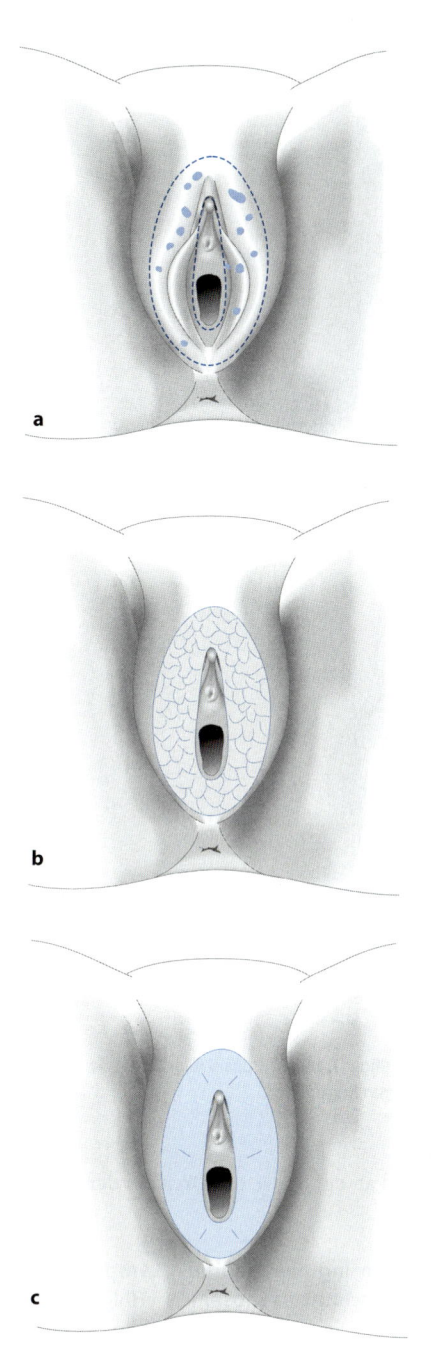

Abb. 39.3 a–c. Skinning-Vulvektomie. Die Hautinzision bzw. die Grenzen für die Laser-Vaporisation müssen alle makroskopisch (kolposkopisch) auffälligen Bezirke enthalten (**a**). Die Erhaltung subkutanen Gewebes ermöglicht sowohl den primären Wundverschluss als auch eine Spalthauttransplantation (bei der Laser-Vaporisation soll bis zu einer Tiefe von 3 mm abgetragen werden (**b**). Ergebnis nach Spalthauttransplantation (**c**).

Inguinofemorale Lymphknotenentfernung. Die Haut wird in Ellipsenform 1 cm unterhalb des Leistenbandes entfernt, die Schnittführung verläuft parallel zum Lig. inguinale. Die Inzision reicht durch das subkutane Gewebe bis zur oberflächlichen Faszie. Das Fett- und Lymphknotengewebe der Leiste wird bis 2 cm oberhalb des Leistenbandes und des Lymphknotengewebes medial der A. femoralis entfernt. Die

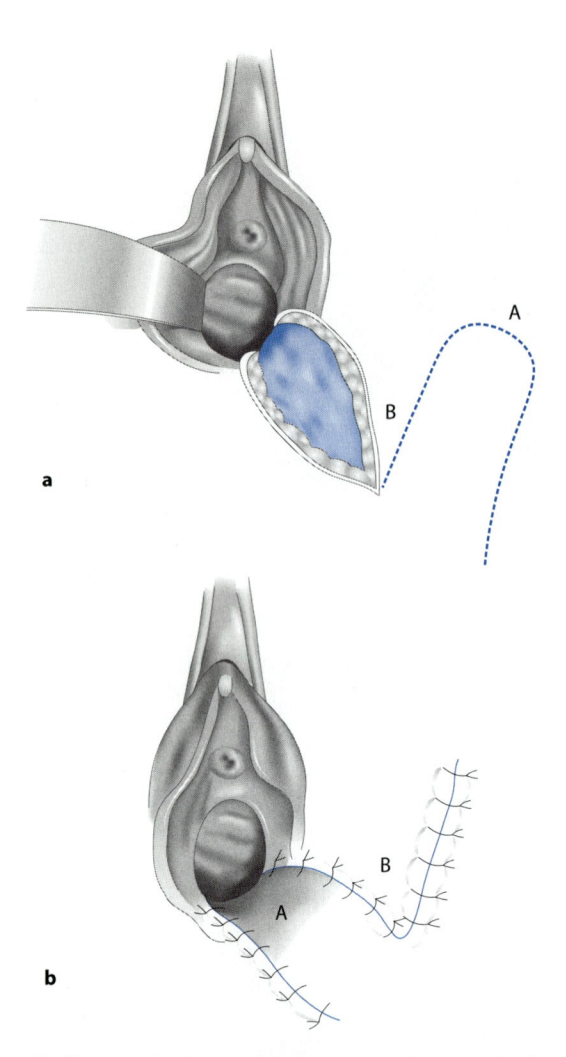

Abb. 39.4 a, b. Ortsständiger Transpositionslappen zur Deckung kleinerer Defekte der hinteren Kommissur

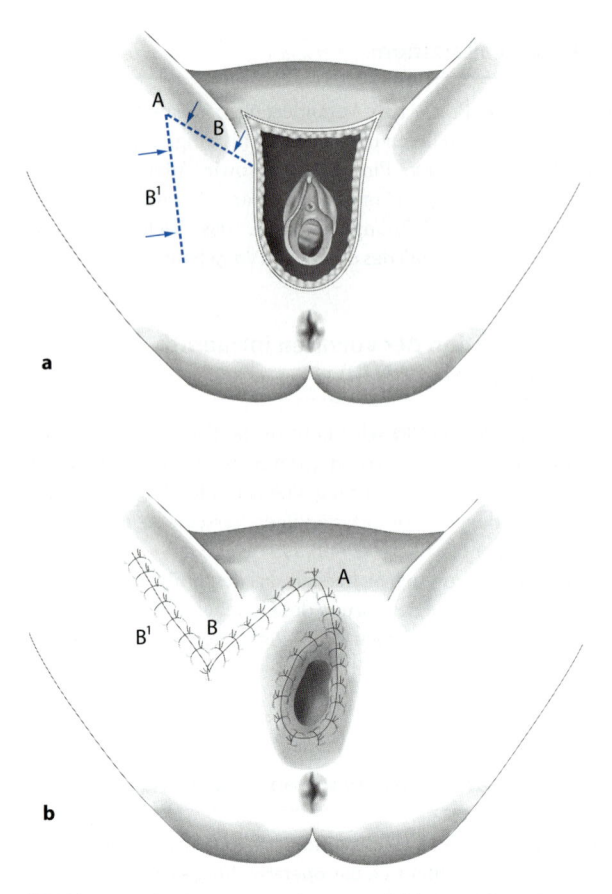

Abb. 39.5 a, b. Transpositionslappen nach lokaler größerer Exzision bzw. auch nach einfacher Vulvektomie zur Defektdeckung

V. saphena magna wird an der Spitze des Dreiecks der Femoralgefäße ligiert.

Vorgehen bei positiven inguinofemoralen Lymphknoten (intraoperative Schnellschnittdiagnose). Es erfolgt zusätzlich die extraperitoneale, pelvine, laterale sowie kontralaterale inguinofemorale Lymphonodektomie, falls primär nur eine einseitige ipsilaterale Lymphknotenentfernung durchgeführt wurde. Ein ipsilaterales Vorgehen ist bei strenger einseitiger Lokalisation sowie klinisch und ultrasonographisch negativen Lymphknoten möglich. Vor allem bei lateral und posterior gelegenen Tumoren ist eine ipsilaterale oder beidseitige separate inguinale Hautinzision möglich (Abb. 39.6).

39.6.2.3 Stadium-T2- und -T3-Tumoren

Es erfolgt die **radikale Vulvektomie** mit beiderseitiger inguinofemoraler Lymphonodektomie (möglichst En-bloc-Resektion; Abb. 39.7).

> **Vorgehen in besonderen Situationen**
> — inguinale Lymphknotenpakete (N2, N3): radikale inguinofemorale und pelvine Lymphonodektomie;
> — begrenzte Operabilität: palliative Primärtumorresektion ohne Lymphonodektomie, bei klinisch geeigneten T2- oder T3-Tumoren radikale Exzision im Gesunden (10 mm) und beiderseits separate inguinofemorale Lymphonodektomie;
> — Tumorsitz nahe der Vagina: partielle Entfernung der Scheide;
> — Tumorsitz nahe der Urethra: der äußere Teil der Urethra (= 1 cm) kann ohne Risiko einer Inkontinenz entfernt werden;
> — große T3- oder T4-Tumoren: bei Primärerkrankungen mit Befall der proximalen Urethra, der Blase, des Anus, des Rektums oder des Spatium rektovaginale kann eine adäquate Tumorentfernung nur durch eine pelvine Exenteration, kombiniert mit einer radikalen Vulvektomie und beiderseitiger inguinofemoraler und pelviner Lymphonodektomie, möglich sein;
> — Operation von Rezidiven: Lokalrezidive treten meist bei Patientinnen mit Primärtumoren von > 4 cm Durchmesser auf, eine erneute chirurgische Exzision mit Deckung des Defekts durch myokutane Lappenplastiken ist möglich.

39.6 · Vulvakarzinom

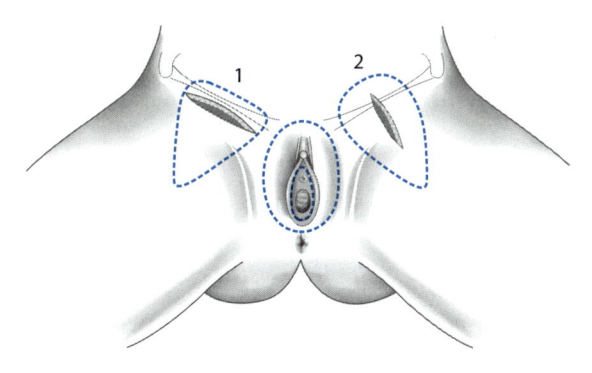

Abb. 39.6. Hautinzision einer einfachen Vulvektomie mit separaten inguinalen Inzisionen. (1) Inzision entlang des Leistenbandes. (2) Inzision längs über den großen Gefäßen

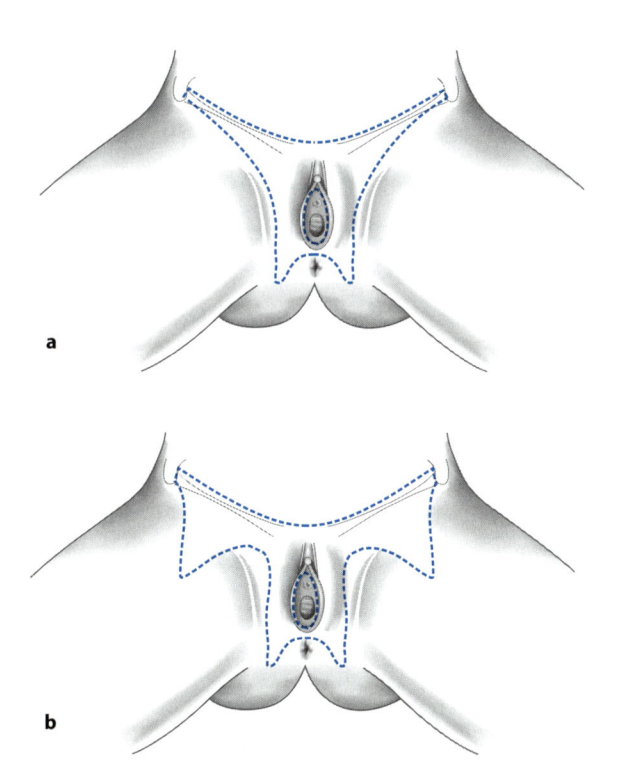

Abb. 39.7 a, b. Radikale En-bloc-Vulvektomie mit bilateraler Lymphonodektomie, **a** Standardinzision, **b** Butterfly-Inzision bei größeren Tumoren

39.6.2.4 Operationskomplikationen und -folgen

Hautnekrosen der inguinalen Inzision treten v. a. dann auf, wenn das gesamte subkutane Gewebe oberhalb der oberflächlichen Faszie entfernt wurde. Eine **Defektdeckung** mittels ipsilateralem oder beiderseitigem myokutanem Schwenklappen (M.-gracilis-Lappenplastik bzw. untere M.-rectus-abdominalis-Verschiebelappenplastik) ist möglich.

Neben **Wundheilungsstörungen und Infektion** im Bereich der Sekundärvulva bzw. inguinal sind Lymphödeme der Beine (Spätfolgen) und Sensibilitätsstörungen der Haut die häufigsten Komplikationen (bis zu 70 %). Bei etwa 10 % der Fälle erfordern eine Harnstressinkontinenz oder ein Genitalprolaps eine operative Korrektur. Sehr selten sind femorale Hernien aus dem Meatus am Mons pubis sowie Rektovaginalfisteln.

39.6.2.5 Deckung größerer Haut- und Volumendefekte

Je nach Größe des zu entfernenden Gewebes können nicht konventionell zu deckende Hautdefekte entstehen. Neben den klassischen Methoden, wie »Zugranulierenlassen« oder »Spalthautlappenplastiken«, bieten sich verschiedene **Muskel-Haut-Transpositionslappenplastiken** an. Diese können grundsätzlich auch als freies Transplantat angewandt werden. Bei Defekten der Leistenregion bzw. bei klitorisnahem Tumorsitz erfolgt die Defektdeckung mittels M.-tensor-fasciae-latae-Lappenplastik (Abb. 39.8) oder einer unteren queren bzw. longitudinalen M.-rectus-abdominis-Plastik (Abb. 39.9). Seitliche bzw. hintere Defekte lassen sich gut mit Hilfe einer M.-gracilis-Lappenplastik (Abb. 39.10) bzw. der weniger anfälligen M.-glutaeus-maximus-Lappenplastik (Abb. 39.11) decken. Tabelle 39.1 zeigt als Beispiel ein primär nicht ausreichendes operatives Vorgehen beim Vulvakarzinom einer jungen Patientin mit den dann erforderlichen radikalen Operationen (Abb. 39.12).

39.6.2.6 Sonderformen

Malignes Melanom der Vulva. Läsionen mit weniger als 1 mm Invasionstiefe können allein durch radikale lokale Exzision 1 cm im gesunden Gewebe entfernt werden. Eine En-bloc-Resektion mit regionären Lymphknoten ist bei größeren Infiltrationstiefen nötig, jedoch ohne pelvine Lymphonodektomie bei einer insgesamt schlechten Prognose.

Karzinom der Bartholin-Drüse. Meist wird eine radikale Vulvektomie mit bilateraler Lymphonodektomie bei Befall der Lymphknoten durchgeführt.

Adenokarzinome, Basalzellkarzinome, Sarkome. Es erfolgt die radikale lokale Exzision und, je nach Erfordernissen, eine Lymphonodektomie.

Abb. 39.8. Anatomie und Technik eines myokutanen Tensor-fasciae-latae- (TFL-)Schwenklappens (Blutversorgung über die A. circumflexa femoris lateralis, Pfeil)

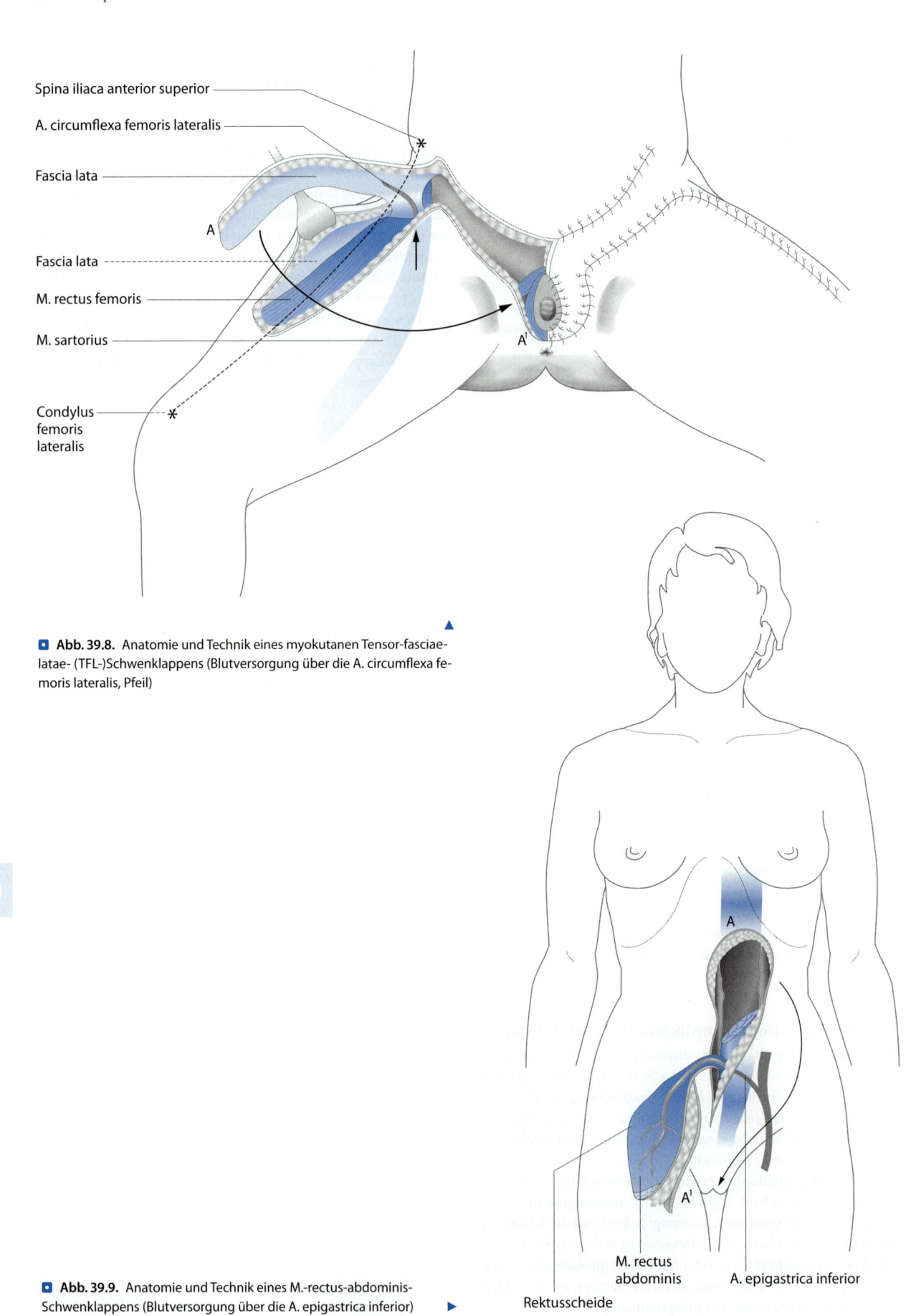

Abb. 39.9. Anatomie und Technik eines M.-rectus-abdominis-Schwenklappens (Blutversorgung über die A. epigastrica inferior)

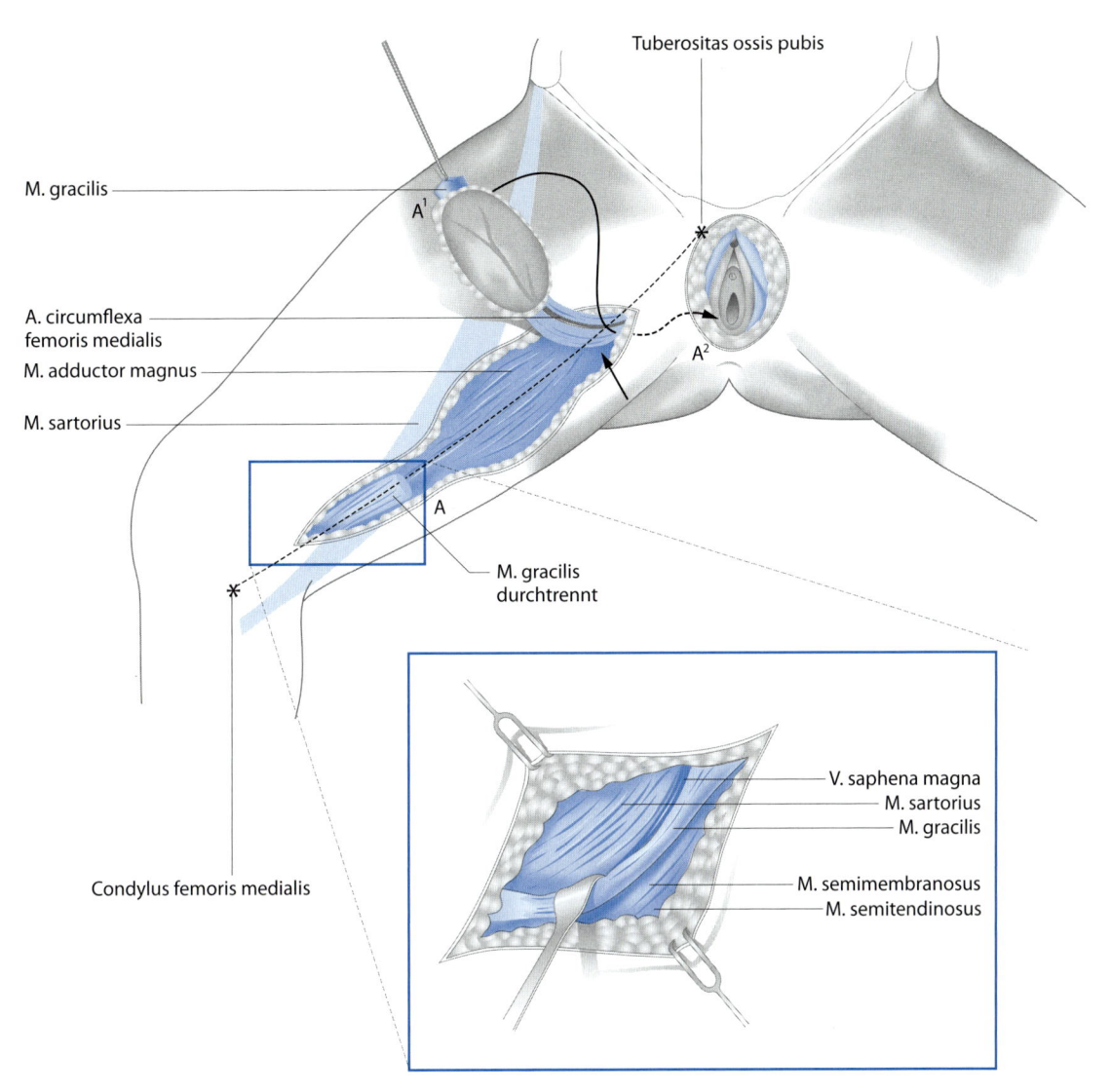

Abb. 39.10. Anatomie und Technik eines myokutanen M.-gracilis-Schwenklappens (Blutversorgung über die A. circumflexa femoris medialis, Pfeil)

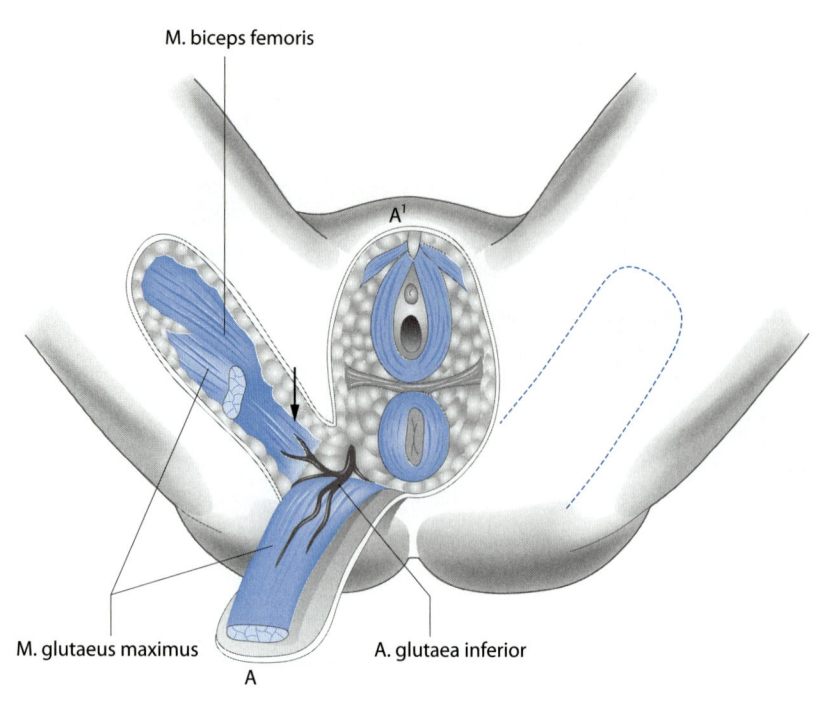

Abb. 39.11. Anatomie und Technik eines myokutanen M.-glutaeus-maximus-Schwenklappens (Blutversorgung über die A. glutaea inferior; Cave: die A. iliaca interna = A. hypogastrica darf nicht, z. B. bei einer Exenteration, ligiert werden)

Tabelle 39.1. Beispiel eines Krankheitsverlaufs bei nicht primärer radikaler Operation einer 33-jährigen Patientin mit Vulvakarzinom

Zeitpunkt	Diagnose und Verlauf
6/77	Klitoriskarzinom (T2 N–) Therapie: Resektion + Radiatio (Vulva: 60 Gy, Leisten: 50 Gy)
2/79	Erstes Rezidiv an der linken Labie
12/81	Zweites Rezidiv paraurethral rechts (Therapie: Resektion)
12/88	Drittes Rezidiv paraurethral links (Therapie: Resektion)
6/89	Viertes Rezidiv an der vorderen Kommissur und paraurethral (Therapie: Laser-Vaporisation, 2-malige Chemotherapie mit Cisplatin und 5-FU)
1/90	Fünftes Rezidiv an Introitus, Schambeinast und Urethra
2/90	Operative Sanierung: 1. Radikale Vulvektomie mit inguinaler Lymphonodektomie beiderseits 2. Pelvine extraperitoneale Lymphonodektomie beiderseits 3. Entfernung der Symphyse 4. Resektion der Urethra 5. Zystotomie (Double-J) 6. Bildung eines antirefluxiven Cock-Pouches (Nippelbildung), End-zu-End-Anastomose des Ileums 7. Myokutaner M.-gracilis-Schwenklappen rechts (postoperatives Bild: Abb. 39.10)

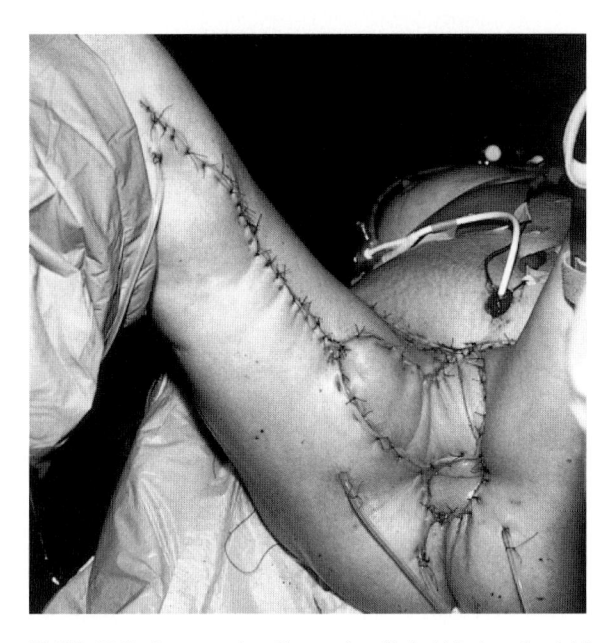

Abb. 39.12. Postoperativer Situs nach radikaler Vulvektomie mit bilateraler Lymphonodektomie, Defektdeckung mit rechtsseitigem M.-gracilis-Schwenklappen und Anlage eines Cock-Pouches zur Harnableitung (▸ Farbteil)

Literatur

Gaunt G, Good A, Stanhope CR (2003) Vestibulectomy for vulvar vestibulitis. J Reprod Med 48: 591–595

Momoh C, Ladhani S, Lochrie DP, Rymer J (2001) Female genital mutilation: Analysis of the first twelve months of a southeast London specialist clinic. Br J Obstet Gynaecol 108: 186–192

Nour NM (2004) Female genital cutting: clinical and cultural guidelines. Obstetr Gynecol Surv 59 (4): 272–279

Vagina

M. Kaufmann

40.1	Exzision eines Vaginalseptums – 611		40.5	Korrektur der Rektozele (Kolporrhaphia posterior, hintere Beckenbodenplastik) – 615
40.1.1	Transversales Septum – 611			
40.1.2	Longitudinales Septum (Vagina duplex) – 611		40.6	Operation eines alten Dammrisses 3. Grades – 615
40.2	Korrektur der Zystozele (Kolporrhaphia anterior, vordere Beckenbodenplastik) – 611		40.7	Neovagina – 615
40.3	Kolposuspensionsplastik – 611		40.8	Vaginalkarzinom – 616
40.3.1	Kolposuspensionsplastik nach Burch – 611		40.10	Korrektur von Urinfisteln – 616
40.3.2	Kolposuspensionsplastik mit TVT (»tension-free vaginal tape«) – 613		40.11	Korrektur von Darmfisteln – 616
40.3.3	Kolposuspensionsplastik mit transobturatorischem Tape (TOT) – 614			Literatur – 617
40.4	Korrektur der Enterozele – 614			

40.1 Exzision eines Vaginalseptums

40.1.1 Transversales Septum

> **Definition**
> Transversale Septen sind embryologische Residuen und treten etwa im oberen Drittel der Scheide auf.

Therapie. Das Septum kann zirkulär exzidiert, und der Defekt muss ohne Verkürzung der Scheide vernäht werden.

40.1.2 Longitudinales Septum (Vagina duplex)

Diese **Abnormalitäten des Müller-Ganges** können mit Abnormalitäten des harnableitenden Systems verbunden sein. Eine präoperative Diagnostik des Urogenitaltrakts ist deshalb erforderlich. Die operative Korrektur besteht in einer Exzision mit entsprechender Vernähung der Defekte.

40.2 Korrektur der Zystozele (Kolporrhaphia anterior, vordere Beckenbodenplastik)

Indikationen sind Stressinkontinenz, verbunden mit einem Prolaps, oder ein symptomatischer Prolaps.

> Die Korrektur einer Zystozele allein ist ungewöhnlich, da ein Prolaps der Vaginalvorderwand gewöhnlich mit einem Uterusprolaps und einem Deszensus des Vaginalstumpfes sowie einer Rektozele verbunden ist.

Vorgehen. Die Korrektur einer Zystozele wird gewöhnlich als Teil einer vaginalen Hysterektomie durchgeführt oder im Rahmen der Korrektur eines Prolapses bzw. eines Vaginalstumpfprolapses nach Hysterektomie.

Ziel der Operation ist es, die Zystozele zu verringern und die Fascia pubovesicalis der Zervixfaszie von Blase und Urethra zu verstärken. Bei falscher Präparation können Nekrosen und Urethrovaginalfisteln entstehen.

> **Cave**
> Eine zu ausgedehnte Entfernung der Vaginalmukosa muss, um eine Verkürzung der Vagina zu vermeiden, unterbleiben.

40.3 Kolposuspensionsplastik

40.3.1 Kolposuspensionsplastik nach Burch

Die Kolposuspension nach Burch wurde als **Modifikation der Operation nach Marshall-Marchetti-Krantz** entwickelt und hat ihren Hauptvorteil darin, dass die Komplikation der Ostitis ossis pubis vermieden wird. Mit Erfolgsraten bis zu 95 % ist die Kolposuspension nach Burch eine der anerkanntesten Inkontinenzoperationen (Abb. 40.1).

Unterschiede in den Operationsmethoden in den Platzierungen und Zugrichtungen der Nähte

- Operation nach Marshall-Marchetti-Krantz: je 2 Nähte lateral und distal entlang des Blasenhalses, Zugrichtung nach vorn zur Symphysenhinterwand mit Aufhängung am Periost der Symphyse;
- Operation nach Burch: je 2–3 Nähte lateral und distal des Blasenhalses, Zugrichtung eher seitlich zum Lig. ileopectineum (Cooper-Ligament), wo die Nähte aufgehängt werden.

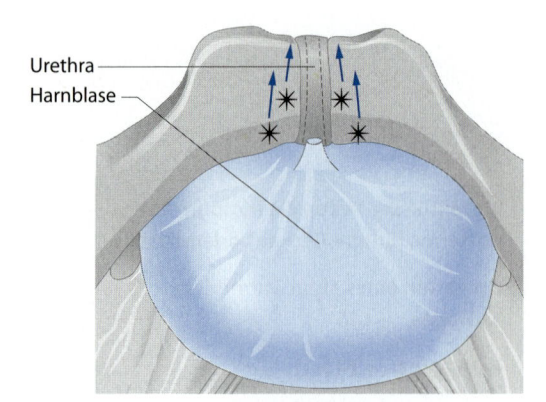

Operation nach Burch. Neben dem Zugang über Quer- oder Längsschnitt kann die Burch-Operation auch laparoskopisch durchgeführt werden. Die in der Literatur berichteten Erfolgsraten liegen aber unterhalb derjenigen des offene Zugangsweges. Die Operation wird in folgenden Schritten durchgeführt:

- präperitoneale, stumpfe Präparation des Cavum Retzii mit den Fingern oder einem Tupfer;
- Darstellung des vesikourethralen Übergangs, welcher durch einen unter Zug befindlichen Foley-Katheter markiert wird;
- stumpfe Präparation der Scheidenfaszie mit einem Tupfer (Präparation von lateral nach medial), wobei die Scheide durch das Einführen eines Fingers angehoben wird;
- links und rechts des Blasenhalses Legen von jeweils 2 nicht resorbierbaren Nähten durch die Scheidenfaszie, ca. 1 cm kaudal und lateral des vesikourethralen Übergangs;
- Auffüllen der Blase, z. B. mit physiologischer Kochsalzlösung plus Methylenblau, zum Ausschluss einer Blasenläsion;
- Darstellung der Cooper-Ligamente am Oberrand des oberen Schambeinastes und kräftiges Fassen mittels der durch die Scheidenfaszie gelegten nicht resorbierbaren Nähte;
- Elevation der Scheide durch Knüpfen der Nähte unter gleichzeitiger vaginaler, digitaler Kontrolle, dabei ist eine zu straffe Elevation zu vermeiden;
- Anlegen einer suprapubischen Blasendrainage;
- Verschluss der Bauchdecken, Einlage einer Drainage in das Cavum Retzii ist i. d. R. sinnvoll.

Komplikationen

Intraoperativ
- Verletzungen der Blase,
- Blutungen: während venöse Blutungen (paravesikal) i. d. R. nach Elevation der Scheide zum Stehen kommen, müssen arterielle Blutungen sorgfältig versorgt werden.

Postoperativ
- Harnblasenentleerungsstörung: passagere Harnblasenentleerungsstörungen werden nach der Kolposuspension nach Burch regelmäßig beobachtet, eine operative Revision ist bei ausbleibendem Erfolg konservativer Therapieoptionen i. d. R. erst nach ca. 6 Wochen angezeigt,

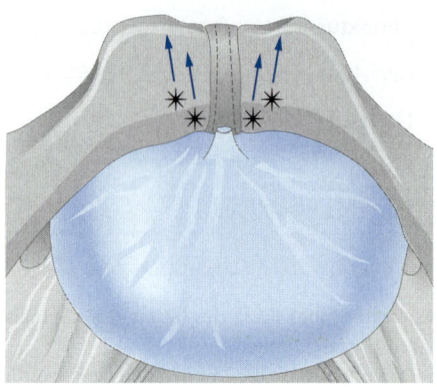

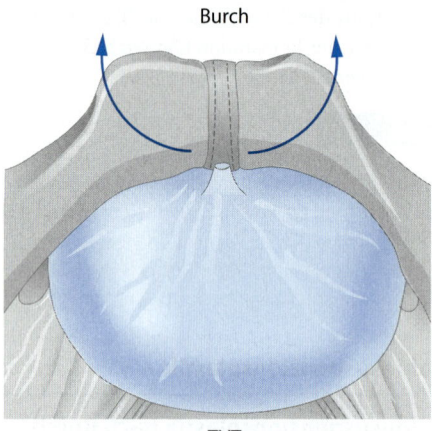

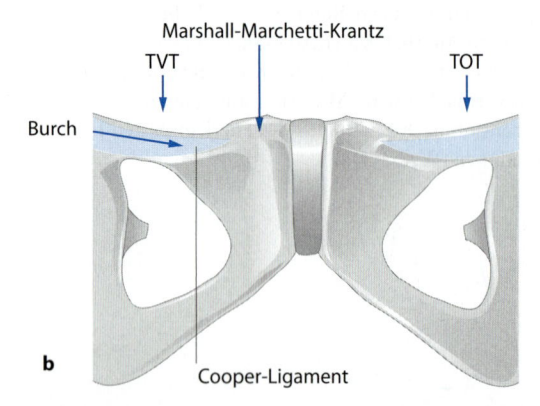

Abb. 40.1 a, b. Schematischer Vergleich von Platzierungen der Nähte und Zugrichtungen (a) und ihrer Aufhängung (b) bei verschiedenen abdominalen Plastiken und vaginoabdominaler Kolposuspensionsplastik

- Detrusorinstabilität,
- Rekto- und Enterozelenbildung,
- Hämatome,
- Abszesse,
- Fistelbildung sowie
- Abknickung der Ureteren.

40.3.2 Kolposuspensionsplastik mit TVT (»tension-free vaginal tape«)

Die TVT-Operation wurde erstmalig von Ulmsten et al. 1996 als **minimal invasive Inkontinenzoperation** mit einer Erfolgsrate von 91 % präsentiert und gilt als sehr vielversprechende Operationsmethode (Abb. 40.2), bisher sind aber nur wenig Daten über die Langzeiterfolgsraten (> 5 Jahre) publiziert, und Daten aus randomisierten Untersuchungen stehen nicht zur Verfügung. Der offensichtliche Vorteil der TVT-Operation liegt in der **raschen postoperativen Erholung** der Patientin. Das TVT wird typischerweise zur optimalen Justierung des Bandes in Lokalanästhesie eingelegt. Die Operation ist auch ohne Nachteil **in Regionalanästhesie** (Spinalanästhesie) möglich. Für die einzelnen Schritte des Eingriffs wird eine Operationszeit von etwa 20 min benötigt:

- Lokalanästhesie mit 120 ml verdünntem Lokalanästhetikum bzw. Aquadissektion des Cavum Retzii mit 120 ml physiologischer Kochsalzlösung bei entleerter Blase;
- Längsinzision der Scheidenhaut (1 cm) ca. 1 cm von der Urethraöffnung entfernt und Präparation der Scheidenhaut ca. 1 cm nach lateral;
- transurethrale Einlage eines Foley-Katheters, vollständiges Entleeren der Blase, mittels in den Foley-Katheter eingelegten Führungsstabs Abdrängen der Blase nach dorsal-kontralateral;
- einseitiges Legen des TVT von dorsal nach ventral durch Führen des Führungsspießes entlang der Symphysenhinterkante;
- Entfernung des Foley-Katheters und Zystoskopie zum Ausschluss einer Blasenverletzung;
- Wiederholung der letzten 3 Schritte zum Legen des TVT der anderen Seite;
- Durchziehen der Führungsspieße und Legen einer lockeren U-förmigen Schlinge unterhalb der Urethra;
- Anziehen der Schlinge, bis der Urinabgang aus der Urethra bei Hustenprovokation verringert ist, dabei kann z. B. eine Schere als Abstandhalter zwischen Band und Urethra eingelegt werden, um eine Überkorrektur zu vermeiden;
- Entfernen der Plastikschutzhülle, Resektion der überschüssigen Bandlänge, Wundverschluss, Entleerung der Blase.

Komplikationen

Die TVT-Operation verlangt einen erfahrenen Operateur, der die Versorgung folgender möglicher Komplikationen beherrscht:
- **Blasenläsionen**: In der Regel sind die Entfernung des Bandes und die Blasendrainage für einige Tage ausreichend;
- **Blutungen** aus dem Cavum Retzii;
- **Verletzungen der Beckenwandgefäße**.

In der postoperativen Phase muss nach bisherigen Erfahrungen mit folgenden Komplikationen gerechnet werden:
- Hämatome,
- Harnblasenentleerungsstörungen,
- Detrusorinstabilität,
- Irritation des N. obturatorius sowie
- Infektionen, Zystitis.

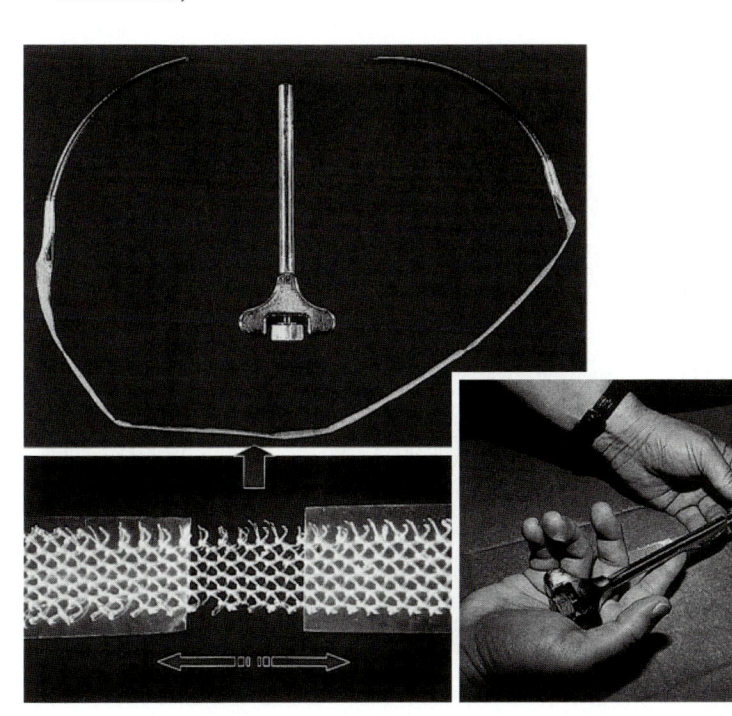

Abb 40.2. TVT-Operations-Set der Firma Gynecare. *Links oben*: Führungsspieß mit Schlinge und Plastiküberzug. *Links unten*: Vergrößerung des suburethral platzierten Schlingenanteils. *Rechts*: Führung des Spießes von dorsal nach ventral entlang der Symphysenhinterkante

40.3.3 Kolposuspensionsplastik mit transobturatorischem Tape (TOT)

Die transobturatorischen (TOT) Schlingen (Abb. 40.3) können in Lokal-, Regional- oder Allgemeinanästhesie gelegt werden. Die Lagerung der Patientin erfolgt in Steinschnittlage. Für die folgenden Operationsschritte wird eine Operationszeit von ca. 10 min benötigt:

- Inzision beidseits je 2 cm oberhalb der Urethra (ca. 5 mm);
- Inzision der Scheidenhaut (1 cm) ca. 1 cm proximal der Urethraöffnung und stumpfe Präparation der Scheidenhaut mit der Schere nach lateral;
- Einbringen des Applikators von der präparierten inneren Tasche nach außen bzw. umgekehrt je nach verwendetem Band der verschiedenen Hersteller;
- Durchziehen des Bandes, spannungsfreie Positionierung des Bandes;
- Abschneiden des überschüssigen Bandes lateral, ggf. Entfernen der Kunststoffhülle;
- Verschluss der Scheidenwunde;
- steriler Wundverband der lateralen Wunden.

Eine routinemäßige Zystoskopie ist nicht erforderlich. Die Blase sollte vor dem Eingriff entleert werden. Die Patientin sollte sich etwa 4 Wochen nach dem Eingriff körperlich schonen, um die Position des Bandes während der Einheilung zu gewährleisten.

Der Vorteil der Methode liegt in der geringen Verletzungsgefahr des Harntraktes, Gefäße und Nerven. Allerdings gibt es bisher nur sehr kurze Nachbeobachtungszeiten zu den Behandlungserfolgen und keine randomisierten Studien.

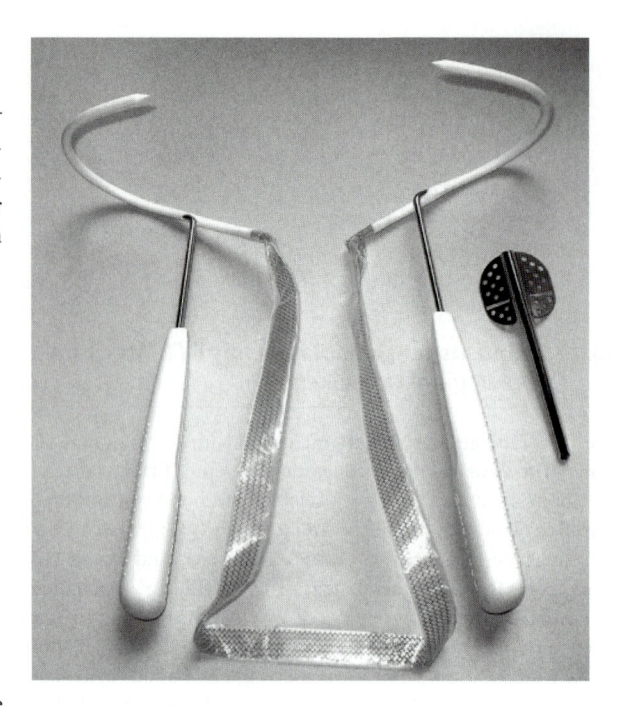

Abb. 40.3. TOT-Operations-Set der Firma Gynecare

Korrektur einer Enterozele bei vaginalem Zugang. Empfohlen wird die **sakrospinale Vaginofixation nach Amreich und Richter**: Nach vorderer und hinterer Kolpotomie wird die reponierte Vagina am Lig. sacrospinale (meist rechts) fixiert. Durch eine Tunnelung von der Kolpotomiewunde aus werden 2 am besten resorbierbare Nähte durch das Lig. sacrospinale gestochen und somit die Vagina nach oben gezogen.

> **Komplikationen**
>
> Als häufigste Komplikation gilt die Mitbeteiligung des N. obturatorius.

40.4 Korrektur der Enterozele

Prophylaktische Operationen sollen die Häufigkeit einer Enterozelenbildung nach einer vaginalen oder abdominalen Hysterektomie verringern:

- vaginale Prophylaxe: Exzision von überschüssigem Cul-de-sac-Peritoneum oder sog. hohes Peritonisieren des hinteren Peritoneums;
- abdominale Prophylaxe: Exzision von tiefem Cul-de-sac-Peritoneum oder Exzision der hinteren Ecken der Vaginalstumpfmukosa oder sog. Bänderaufnaht mit Fixieren der Ligg.-rotunda-Stümpfe am Vaginalstumpf oder Fixieren der Ligg. sacrouterina an der Mittellinie.

Korrektur der Enterozele. Es empfiehlt sich folgendes Vorgehen:

- Darstellen und Präparation des Peritonealsacks der Enterozele;
- Resektion;
- hohe Peritonealisierung;
- Resektion überschüssiger Vaginalwand und Korrektur entsprechend vorderer und hinterer Kolporrhapie.

Abbildung 40.4 zeigt bei einer 76-jährigen Frau, welche 10 Jahre ein Pessar getragen hatte, eine **Enterozele mit Vaginalkarzinom**, welches bereits auf den Dünndarm übergewachsen ist.

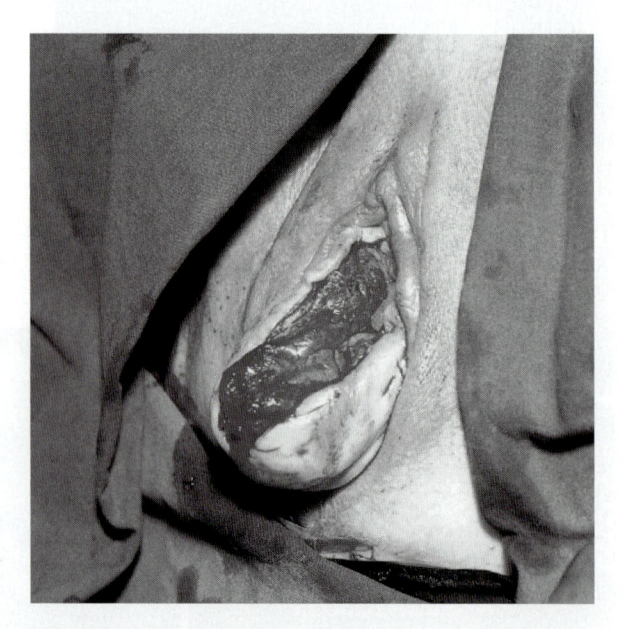

Abb. 40.4. Bild einer Enterozele mit Vaginalkarzinom (▶ Farbteil)

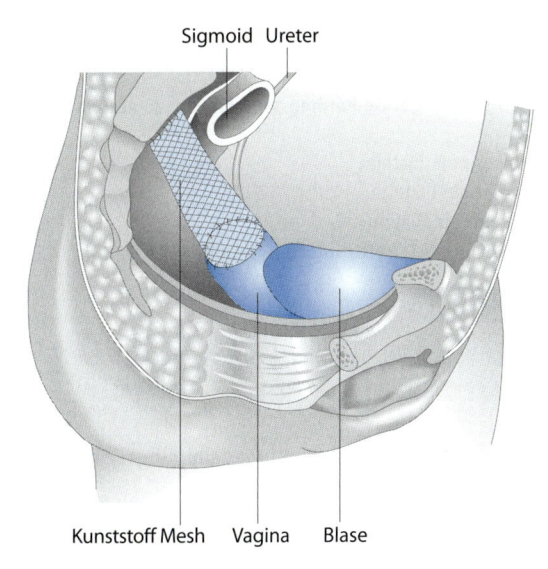

Abb. 40.5. Intraoperativer Situs mit Fixierung des Vaginalpols über Gore-Tex-Mesh am Os sacrum vor der Deckung mit Peritoneum

Korrektur einer Enterozele bei abdominalem Zugang. Um v. a. die Funktion der Vagina voll zu erhalten, ist ein abdominales Vorgehen mit Fixierung des Vaginalstumpfes extraperitoneal am Os sacrum (sogen. Promontorium-Fixation) mit Hilfe eines Teflon- oder besser Gore-Tex-Meshs sinnvoll (Abb. 40.5).

40.5 Korrektur der Rektozele (Kolporrhaphia posterior, hintere Beckenbodenplastik)

Als **Indikationen** gelten symptomatische Vorwölbungen der hinteren Vaginalwand und das digital notwendige Entleeren des Rektums aufgrund der Rektozele.

> Die Therapie erfolgt gewöhnlich in Kombination mit einer vaginalen Hysterektomie mit entsprechender Korrektur oder alleinige Korrektur eines Vaginalstumpfproplapses.

Operation. Die Operation schafft ein neues tragfähiges Septum rectovaginale des beidseitig zur Seite hin abgewichenen Bindegewebes und der Levatormuskulatur. Entsprechend werden nach Abpräparation der Scheidenwand nach transversaler Inzision nach seitlich das Diaphragma rectovaginale und der M. levator ani median vereinigt. Eine zusätzliche Stützung des Septum rectovaginale kann als Levatorfaszienplastik nach Shaw und O'Sullivan durch Vereinigung der Levatorfaszie in der Medianlinie erreicht werden.

40.6 Operation eines alten Dammrisses 3. Grades

Operatives Vorgehen. Vor allem hier kommt es darauf an, einzelne Gewebeschichten und die verschiedenen Strukturen zu präparieren und getrennt zu rekonstruieren. Nach Inzision der Vaginalwand (kammartig bzw. quer) erfolgen Präparation und Rekonstruktion der Rektumvorderwand, das Darstellen der Sphinktergruben sowie das Einstülpen durch submuköse Nähte zur Rekonstruktion der Rektumvorderwand. Die zurückgewichenen Enden des M. sphincter ani werden aus den Sphinktergruben hervorgezogen und mit 2 resorbierbaren Fäden vereinigt, nachdem zuvor das Septum rectovaginale ebenfalls vereinigt wurde. Zum Schluss werden die Scheidenhaut und der Darm rekonstruiert.

40.7 Neovagina

Zur **Behandlung einer Vaginalaplasie** stehen heute verschiedenste operative Verfahren zur Verfügung, welche in Methoden mit einem nur vaginalen Vorgehen und in Methoden mit kombiniertem abdominovaginalem Vorgehen unterschieden werden.

Operationen mit nur vaginalem Vorgehen:
- Vereinigung der Labia majora (»Williams-Scheide«);
- Auskleidung des Vaginalrohrs mit Eihäuten, Peritoneum oder Haut-Meshgraft (z. B. »McIndoe-Plastik«);
- Auskleidung des Vaginalrohrs mit gestieltem Haut-Muskel-Lappen (z. B. myokutaner M. gracilis-Flap).

Bei allen rekonstruktiven Maßnahmen ist auf einen spannungsfreien und mehrschichtigen Verschluss zu achten.

Operationen mit kombiniert abdominovaginalem Vorgehen:
- Peritonealscheide (Methode nach Davidov);
- Sigma-, Rektum-, Dünndarm-Scheide;
- myokutaner M.-rectus-abdominis-Lappen;
- Scheidenbildung durch operative Dehnung (Methode nach Vecchietti (Abb. 40.6); klassisches Vorgehen mittels Laparotomie oder laparoskopischer Technik); das laparoskopische Vorgehen zur Bildung einer neuen Invaginationsscheide (die Technik entspricht dem Vorgehen mittels Laparotomie, die einzelnen präparatorischen Schritte können endoskopisch durchgeführt werden) geschieht in folgenden operativen Schritten:
    - Aufsuchen des Blasenperitoneums am Übergang zum Uterusrudiment mit querer Spaltung;
    - Auseinanderdrängen von Blase und Rektum im Bereich des Spatium rectovesicale bis zum Introitus vaginae;
    - mit Hilfe einer geraden Aale wird vom Vaginalstumpf ein Zugfaden, an dem die sog. Dehnungsolive befestigt ist, in die Bauchhöhle eingebracht;
    - retroperitoneal wird der Faden mit einer gebogenen Aale extraperitoneal nach ventral, jeweils lateral vom Rektusmuskel, durch die Bauchhaut geleitet (gleichzeitige zystoskopische und laparoskopische Kontrolle);
    - beide Haltefäden werden in eine spezielle Bauchdeckenplatte über der Haut eingespannt, um so Druck auf das Vaginalgrübchen ausüben zu können.

Komplikationen

Intra- und postoperative Komplikationen
- Hämatom,
- Blasenverletzung,
- Ureterverletzung,
- Perforation des Vaginaldoms,
- Verletzung des Darmes sowie
- als Spätkomplikation ein Vaginalprolaps.

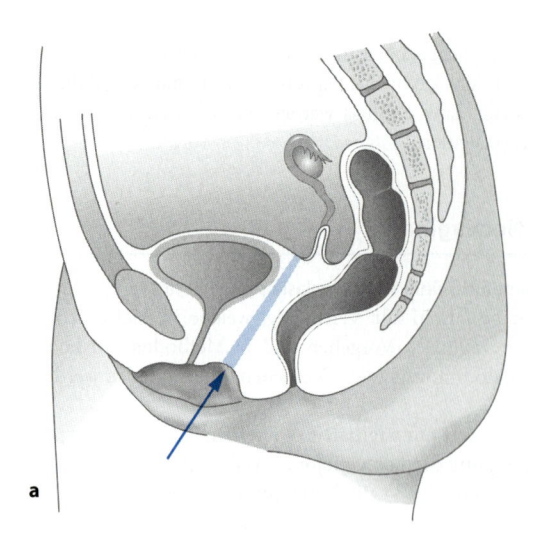

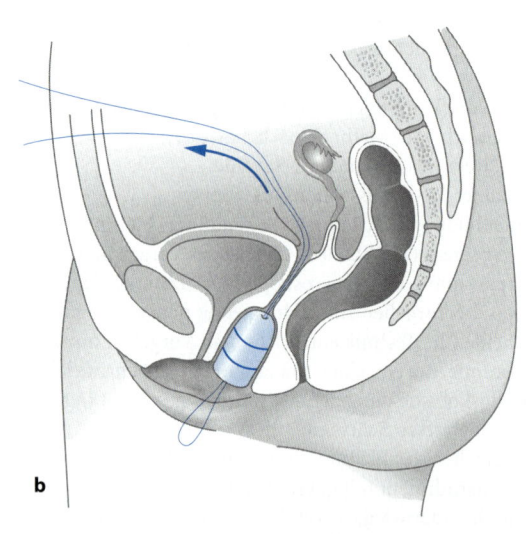

Abb. 40.6 a, b. Prinzip der Vecchietti-Operation: anatomischer Ausgangsbefund (durch Pfeil markiert), Zugrichtung der Dehnungsolive im Bereich der Vaginalgrube, eingelegtes Steckphantom mit extraperitoneal über Bauchdecken ausgeleiteten Haltefäden; durch tägliches Anspannen der beiden Fäden wird das Phantom kranialwärts gezogen, um eine Neovagina zu erzeugen

40.8 Vaginalkarzinom

Primäre Vaginalkarzinome finden sich in nur 1–2 % aller Malignome des weiblichen Genitale und stellen die größten **therapeutischen Probleme** dar. Aufgrund der engen anatomischen Beziehung der Scheide zu Blase, Harnröhre und Rektum sind operative Eingriffe schwierig und meist limitiert.

Im **Stadium I** mit Beschränkung der Erkrankung auf das hintere Scheidengewölbe wird – je nachdem, ob der Uterus noch in situ ist – eine radikale Hysterektomie und in jedem Fall eine partielle Entfernung der Scheide mit bilateraler pelviner Lymphonodektomie durchgeführt.

In **fortgeschrittenen Stadien** finden sich meist auch tumorbedingte rektovaginale oder vesikovaginale Fisteln, sodass eine primäre pelvine Exenteration operativ in Frage kommen kann.

40.10 Korrektur von Urinfisteln

Im Einzelnen sind folgende Formen von Fisteln zu unterscheiden:
— urethrovaginale Fisteln;
— vesikovaginale Fisteln;
— ureterovaginale Fisteln;
— vesikouterine und urethrouterine Fisteln.

> **Cave**
> Eine operative Korrektur sollte nicht vor 6 Wochen bzw. bei strahlenbedingten Fisteln nicht vor 6–12 Monaten erfolgen.

Kleine Fisteln heilen evtl. spontan, was allerdings nach der 10. Woche eigentlich nicht mehr vorkommt.

Grundsätzlich ist eine **Exzision der Fistel im Gesunden** zu fordern. Ein Verschluss kann mit verschiedenen Techniken und muss jeweils in mehrschichtigen Lagen erfolgen.

> Bei allen rekonstruktiven Maßnahmen ist auf eine spannungsfreie Korrektur zu achten.

Je nach Fistellokalisation ist ein **vaginaler oder transabdominaler Zugang** allein oder in Kombination erforderlich. Komplizierte und ausgedehnte Fälle sollten in jedem Fall vom Urologen mitoperiert werden.

> **Komplikationen**
>
> **Intraoperative Komplikationen**
> — weitere Fistelbildung,
> — Perforation der Blase,
> — Blutungen,
> — Ligatur des Ureters sowie
> — Devaskularisierung von Uretersegmenten.
>
> **Postoperative Komplikationen**
> — Infektionen,
> — Blutungen,
> — Fistelrezidive,
> — Urethra- bzw. Ureterstenosen sowie
> — Anastomosendefekte.

40.11 Korrektur von Darmfisteln

Folgende **Fistelformen** sind zu unterscheiden:
— rektovaginale Fisteln;
— sigmoidovaginale und sigmoidovesikale Fisteln;
— ileovaginale, ileoperineale und ileoabdominale Fisteln.

> **Cave**
> Eine Operation darf erst dann durchgeführt werden, wenn alle entzündlichen Erscheinungen im Fistelbezirk abgeheilt sind.

Bei **kleinen Fisteln** besteht eine gute Chance der Spontanheilung, wenn sie nicht in der Nähe des M. spincter ani externus liegen. Grundsätzlich werden v. a. kleine Fisteln im Gesunden umschnitten. Es gelten die gleichen Voraussetzungen und Bedingungen wie für die Behandlung von Urinfisteln.

Bei **großen Fisteln** ist es günstiger, z. B. bei Rektum-Scheiden-Fisteln, zur Entlastung 2–4 Wochen eine Kolostomie anzulegen. Die Heilungschancen bei **strahlenbedingten Fisteln** sind schlecht.

> Darmresektionen müssen sicher im Gesunden spannungsfrei erfolgen.

Komplikationen

Postoperative Komplikationen
- Sepsis ohne Anastomosendefekt,
- Ileus,
- Short-bowel-Syndrom,
- Hämatom,
- Infekt bei der Harnableitung sowie
- Notwendigkeit der suprapubischen Harnableitung.

Zum transurethralen Dauerkatheter ist die **suprapubische Harnableitung** heute eine echte Alternative mit vielen Anwendungsmöglichkeiten. Die Vorteile sind:
- geringeres Infektionsrisiko,
- fehlende Irritation der Harnröhre,
- einfachere Pflege sowie
- einfache Restharnmessung und einfaches Blasentraining.

Für den Einsatz stehen verschiedene **Einmalpunktions-Sets** (z. B. Zystofix, Supraflex) zur Verfügung.

Komplikationen

- Makrohämaturie,
- Darmläsionen und
- Infektionen.

Als **Kontraindikation** können gelten:
- Gerinnungsstörung,
- Schrumpfblase sowie
- Blasenkarzinom.

Literatur

Bombieri L, Freeman RM (2003) Do bladder neck position and amount of elevation influence the outcome of colposuspension? Int J Obstet Gynecol 110: 197–200

Burch JC (1968) Cooper's ligament urethrovesical suspension for stressincontinence. Nine years' experience – results, complications, technique. Am J Obstet Gynecol 100 (6): 764–774

Delorme E (2001) Transobturator urethral suspension: mini-invasive procedure in the treatment of stress urinary incontinence in woman. Prog Urol 11: 1306–1313

Gauwerky JFH, Reinhard B, Oppelt G, Bastert G, Kaufmann M (1997) Rekonstruktion der Vagina unter besonderer Berücksichtigung neuer endoskopischer Techniken. Gynäkologe 30: 507–514

Kearney R, DeLancey JOL (2003) Selecting suspension points and excising the vagina during michigan four-wall sacrospinous suspension. Obstet Gynecol 101: 325–330

Kölbl H, Petri E (2003) Evidenzbasierte Medizin in der weiblichen Stressinkontinenzchirurgie. Geburtsh Frauenheilkd 36: 524–528

Krantz KE (1985) Marshall-Marchetti-Krantz Procedure. In: Masterson BJ (ed) Manual of gynecologic surgery, 2nd edn. New York: Springer

Marshall VF, Marchetti AA, Krantz KE (1949) The correction of stress incontinence by simple vesicourethral suspension. Surg Gyn Obstet 88: 509–518

Murphy M, Heit MH, Fouts L et al. (2003) Effect of anesthesia on voiding function after a tension-free vaginal tape procedure. Obstet Gynecol 101: 666–670

Petri E, Kölbl H (2000) Spannungsfreie Vaginalschlinge (TVT). Eine kritische Standortanalyse. Frauenarzt 41 (8): 969–972

Ulmsten U, Henriksson L, Johnson P, Varhos G (1996) An ambulatory surgical procedure under local anesthesia for treatment of female urinary incontinence. Int Urogynecol J Pelvic Floor Dysfunct 7 (2): 81–86

Wang AC (2004) The techniques of trocar insertion and intraoperative urethrocystoscopy in tension-free vaginal taping: an experience of 600 cases. Acta Obstet Gynecol Scand 83: 293–298

Uterus

M. Kaufmann

41.1 Fraktionierte Kürettage – 619

41.2 Konisation – 619

41.3 Hysterektomie – 620
41.3.1 Vaginale Hysterektomie – 621
41.3.2 Abdominale Hysterektomie mit Adnexektomie – 621
41.3.3 Radikale Hysterektomie nach Wertheim-Meigs – 622
41.3.4 Exenterationen – 624

41.4 Operative Eingriffe bei Malignomen des Uterus – 624

41.4.1 Endometriumkarzinom – 624
41.4.2 Zervixkarzinom – 627

41.5 Myomenukleation – 629
41.5.1 Subseröse Myome – 630
41.5.2 Submuköse Myome – 630

41.6 Hysteroskopie – 630
41.6.1 Diagnostische Hysteroskopie – 630
41.6.2 Operative Hysteroskopie – 631

41.7 Uterusfehlbildungen – 633

Literatur – 633

41.1 Fraktionierte Kürettage

> **Definition**
> Bei einer fraktionierten Abrasio wird getrennt Gewebe von Zervix und Corpus uteri gewonnen. Es ist zwischen einer diagnostischen und einer therapeutischen Abrasio zu unterscheiden.

Vorgehen. Zunächst wird ohne Dilatation des Muttermundes mit einer kleinen, scharfen Kürette der Zervixkanal abradiert. Nach Dilatation des inneren Muttermundes erfolgt die Abrasio des Corpus uteri. Die Länge des Uterus ist durch eine Hysterometrie mit der Uterussonde festzustellen.

> Eine Kürettage ist keinesfalls ein harmloser Eingriff. Es muss präoperativ eine gynäkologische klinische Palpation erfolgen. Die häufigste Verletzung besteht in der Perforation im Bereich der Uterusvorderwand, beispielsweise bei einem retroflektierten Uterus, oder im Bereich des Fundus uteri. Zu schnelle bzw. zu weite Dilatationen der Zervix können zu Rissen und nachfolgender Insuffizienz führen. Bedrohliche Blutungen aus den Ästen der A. uterina sind möglich. Schädigungen des Endometriums mit späteren möglichen Endometriuminsuffizienzen sind bei stark traumatisierenden Ausschabungen möglich. Die Entstehung intrauteriner Synechien im Bereich des Zervixkanals und auch im Bereich des Corpus uteri können Folge einer Kürettage sein (posttraumatische intrauterine Adhäsionen, sog. Asherman-Syndrom).

41.2 Konisation

> Voraussetzungen für eine Konisation sind ein Abstrich mit anschließender Färbung nach Papanicolaou und eine kolposkopische Befundung. Vor Beginn der Operation muss eine Jodprobe das Ausmaß der oberflächlichen Veränderung markieren. Typ und Ausmaß eines Konus richten sich, neben der Größe der Läsion, nach Alter und evtl. zu berücksichtigendem Kinderwunsch der Patientin (◘ Abb. 41.1).

Vorbereitung. Nach Identifikation der Läsion wird die Portio mit 2 %igem Xylocain und 0,1 %igem Adrenalin bei 3 und 9 h umspritzt. Diese Vorbereitung dient zur Anästhesie und Hämostase. Eine lokale Anästhesie ist bei Allgemeinnarkose nicht erforderlich.

Transformationszone

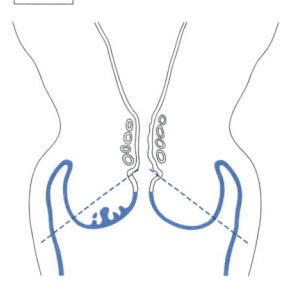

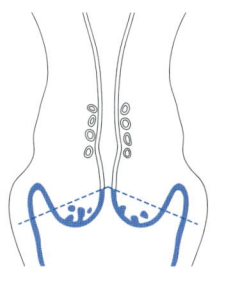

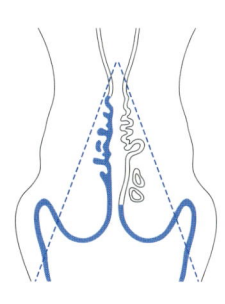

◘ **Abb. 41.1.** Operative Form eines Konus, entsprechend Transformationsfeld, in Abhängigkeit vom Alter der Patientin und Schwangerschaft. *Links:* gebärfähiges Alter ohne Schwangerschaft; *Mitte:* in der Schwangerschaft; *rechts:* postmenopausal

Messerkonisation. Ein Portiokegel mit Markierungsfaden wird bei 12 Uhr herausgeschnitten. Die Form des Kegels richtet sich nach der Lage des Transformationsfeldes der Patientin.

Elektroschlingen- bzw. Laser-Konisation. Eine Elektrokonisation, z. B. mit der Schlinge oder mit Hilfe einer Laser-Einrichtung, sollte nur vom Erfahrenen durchgeführt werden, sodass ein beurteilbarer Sicherheitsabstand im Gesunden von 3 mm vorliegt. Nach Entfernung des Konus erfolgt eine Kürettage des verbliebenen Zervikalkanals bzw. eine Nachkonisation mit einer kleineren Schlinge und anschließend die Kürettage des Corpus uteri.

Eine Konisation ist indiziert, wenn zytologisch der Verdacht auf eine **mittel- bis schwergradige Dysplasie** bzw. ein **Carcinoma in situ** besteht und die Läsion kolposkopisch im Zervikalkanal nicht eindeutig abgrenzbar ist. Auch bei vermutetem Mikrokarzinom kann eine Konisation durchgeführt werden, allerdings muss sichergestellt sein, dass die Entfernung der Läsion voraussichtlich im Gesunden gelingt. Außerdem müssen ab dem Stadium IA2 die pelvinen Lymphknoten entfernt werden.

> **Cave**
>
> Ab Stadium IB ist eine Konisation kontraindiziert, da sie eine umfassendere Therapie verzögern kann, insbesondere weil durch postoperative Entzündungsvorgänge weitere Operationen über ca. 6 Wochen zurückgestellt werden müssen.

Totale extrafasziale Hysterektomie. Als Alternative zur Konisation kann **im Stadium IA1** die einfache abdominale Hysterektomie durchgeführt werden. Im Stadium IA2 sollte sie, da in bis zu 8 % pelvine Lymphknoten befallen sind, mit der pelvinen Lymphonodektomie kombiniert werden. Bei dieser einfachen Form der abdominalen Hysterektomie wird die Cervix uteri komplett entfernt und evtl. eine schmale Scheidenmanschette mit reseziert. Die Ureteren werden bei dieser Operation nicht aus dem parametranen Gewebe freipräpariert. Die Parametrien werden unmittelbar lateral der Zervix abgetrennt und umstochen. Ureterläsionen und postoperative Entleerungsstörungen der Blase sind bei dieser Technik selten.

> **Komplikationen**
>
> Als häufigste Komplikation bei einer Konisation sind Blutungen (7.–14. Tag nach Konisation) möglich, welche auch eine operative Unterbindung von Gefäßen notwendig machen können. Weiterhin zu nennen sind Zervixstenosen mit Flüssigkeitsretention und seltener Infektionen.

41.3 Hysterektomie

Grundsätzlich ist zwischen einem **vaginalen und abdominalen Zugangsweg** (quere Inzision als Pfannenstielquerschnitt oder interiliakale Inzision bzw. mediane Laparotomie) zu unterscheiden. Die wichtigsten Indikationen für jeden Zugang zeigt Tabelle 41.1.

Bei unklaren Prozessen im kleinen Becken bzw. intraabdominal, Voroperationen, zu erwartenden Schwierigkeiten und sehr großen Tumoren des Uterus ist das **abdominale Vorgehen** dem vaginalen Zugang stets vorzuziehen. Nicht gerechtfertigter Ehrgeiz eines Operateurs darf hier nie die Auswahl der Operationsmethode bestimmen.

Intra- und extrafasziale Operation. Beim abdominalen Vorgehen ist grundsätzlich zwischen einer intrafaszialen und extrafaszialen Hysterektomie zu unterscheiden. Die intrafasziale Hysterektomie ist eigentlich dem extrafaszialen Vorgehen vorzuziehen. Ihre **Vorteile** sind:
- Erhaltung des parazervikalen Bandapparats und damit bessere Fixierung der Vagina und
- geringeres Risiko von Ureter- und Blasenverletzungen, v. a. bei erschwerten Bedingungen, wie Endometriose bzw. entzündlichen Prozessen.

Tabelle 41.1. Indikationen für eine vaginale oder abdominale Hysterektomie

Vaginale Hysterektomie	Abdominale Hysterektomie
Uterovaginaler Prolaps	Dysfunktionelle uterine Blutung, wenn vaginales Vorgehen nicht möglich oder kontraindiziert
Dysfunktionelle uterine Blutung	Endometriose, chronische pelvine Entzündungen
Schwere Dysmenorrhö mit Schmerzen im kleinen Becken	Schmerzsyndrom des kleinen Beckens
Symptomatische Myome	Gutartige Adnextumoren einer postmenopausalen Frau
Zervikale intraepitheliale Neoplasie	Symptomatischer Uterus myomatosus (submukös, intramural)
Atypische adenomatöse Hyperplasie und In-situ-Karzinom des Corpus uteri	Asymptomatische Myome > 10 cm Durchmesser
Wenn abdominales Vorgehen nicht sinnvoll, z. B. bei Adipositas permagna bei einem Endometriumkarzinom Grad I	Uterussarkom Korpuskarzinom Ovarialkarzinom Tubenkarzinom

41.3 · Hysterektomie

Während bei gutartigen Veränderungen die intrafasziale Technik das Vorgehen der Wahl ist, sollte die extrafasziale Methode gewählt werden, wenn die Operation aufgrund schwerer ausgedehnter Dysplasien eines Carcinoma in situ oder eines mikroinvasiven Karzinoms der Zervix bzw. bei Korpuskarzinomen vorgenommen wird. Die Vorteile liegen hier auf der Hand, da die Entfernung des oberen Drittels oder Viertels der Vagina möglich ist, wo Rezidive auftreten können, außerdem wird durch die Entfernung subseröser lymphatischer Geflechte der gesamten Zervix und evtl. des Corpus uteri die Drainage der Endozervix und des zervikalen Stromas verhindert.

41.3.1 Vaginale Hysterektomie

Das vaginale Entfernen des Uterus bedeutet für die Patientin eine **Verminderung der operativen Belastung**, verbunden mit einer zusätzlich kürzeren stationären Aufenthaltsdauer. Für das Operations-Team ist eine konzentrierte Assistenz mit entsprechender strenger systematischer Schulung Voraussetzung.

Die einzelnen **Operationsschritte** sind:
- zirkuläre Umschneidung der Portio mit vorderer Kolpotomie;
- Öffnung des Spatium vesicocervicale mit Blasenpräparation;
- hintere Kolpotomie mit Rektumpräparation;
- Absetzen der Parametrien beiderseits vom Uterus, dabei sicheres Fassen der Gefäßbündel der A. uterina;
- Eröffnen der Plicae peritoneae;
- Stürzen des Uterus;
- Absetzen der Adnexe vom Uterus;
- Versorgen des Peritoneums mittels Tabaksbeutelnaht bzw. 2 separaten seitlichen Nähten (Heaney-Naht);
- Versorgen der Scheidenwunden und Verschluss.

> Eine Indikation zur Adnexexstirpation sollte aufgrund des schwierigeren Zugangs sehr streng gestellt werden.

Vaginale Hysterektomie mit Morcellement. Ist es nicht möglich, den Uterus durch den geschaffenen vaginalen Zugang zu entfernen, kann eine Zerstückelung des Uterus (Morcellement) erfolgen. Nach Möglichkeit sollte dies aber vermieden und evtl. besser auf ein abdominales Vorgehen umgestiegen werden. Verschiedene Möglichkeiten für ein Morcellement sind gegeben:
- Zerstückelung des Corpus uteri nach Eröffnung des Peritoneums;
- Zerstückelung des Uterus nach Spaltung der vorderen und evtl. auch der hinteren Zervixwand;
- Hemisectio uteri.

Der Beginn des Morcellement sollte nach der Ligatur der Gefäße der A. uterina beiderseits erfolgen.

Komplikationen

Folgende intraoperative Komplikationen können auftreten:
- Blutungen, meist durch abgerutschte Klemmen und Ligaturen;
- Zystotomie und Enterotomie.

▼

Als mögliche postoperative Komplikationen sind zu nennen:
- Vaginalstumpfabszess (Auftreten seit perioperativer Antibiotikaprophylaxe selten);
- Blutungen;
- Ureterstenosen;
- Urinfisteln.

41.3.2 Abdominale Hysterektomie mit Adnexektomie

Die abdominale Exstirpation des Uterus erfolgt in folgenden **Schritten**:
- Elevation des Uterus;
- Darstellen und Absetzen der Adnexe vom Uterus (Lig. proprium ovarii und Lig. rotundum);
- Trennen des Blasenperitoneums von der vorderen Zervixwand;
- Darstellen und Absetzen der Gefäßbündel der A. uterina bis zum seitlichen Scheidengewölbe;
- Absetzen des Uterus aus dem Scheidengewölbe nach Distanzieren von Blase, Rektum und Ureteren, transvaginale Desinfektion;
- Versorgung der Scheidenwunde und evtl. Peritonealisierung.

Die abdominale Hysterektomie mit Adnexektomie wird wie im Folgenden beschrieben durchgeführt:
- Elevation des Uterus;
- Eröffnen des Retroperitonealraums nach Durchtrennen des Lig. rotundum;
- Identifikation des Ureters (visuell/palpatorisch);
- Absetzen des Lig. infundibulopelvicum (= Lig. suspensorium ovarii);
- die weiteren Schritte entsprechen den bei der abdominalen Hysterektomie beschriebenen.

41.3.2.1 Suprazervikale (subtotale) abdominale Hysterektomie

Eine suprazervikale (fälschlich »supravaginale«) Hysterektomie wird heute angeboten, weil sie zu weniger postoperativen Blasenkomplikationen und/oder zu geringeren sexuellen Funktionsstörungen führen soll (Gimbel et al. 2001). Hierzu gibt es einige gut durchgeführte randomisierte Studien, die eine totale mit einer suprazervikalen Hysterektomie verglichen haben (Thakar et al. 2002; Learman et al. 2003). Eine Überlegenheit konnte nicht gezeigt werden. Jedoch ist die abdominale einer laparoskopisch durchgeführten Hysterektomie überlegen (Ellström et al. 2003).

Komplikationen

Folgende intraoperative Komplikationen können auftreten:
- Uterotomie, z. B. bei Eröffnen des Abdomens;
- Verletzungen des Dünndarms bzw. des Rektosigmoids bei schweren Adhäsionen im Douglas-Raum;
- Zystotomie;

▼

- Ureterverletzungen (am häufigsten) im Bereich der Überkreuzungsstelle der A. iliaca communis und der Unterkreuzung der A. uterina sowie am Ureintritt in die Blase;
- Blutungen bei der Identifikation des Ureters und der A. uterina.

Folgende postoperative Komplikationen müssen beachtet werden:
- intraabdominale Blutung;
- vaginale Blutung;
- Urinstau mit Ureterobstruktion;
- Urinfistelbildung;
- distaler oder proximaler Tubenverschluss.

41.3.3 Radikale Hysterektomie nach Wertheim-Meigs

41.3.3.1 Geschichtlicher Überblick

Wertheim entwickelte als erster die abdominale Entfernung des Uterus beim Zervixkarzinom und veröffentlichte seine ersten Rezidivraten bei 500 Fällen. Die ursprünglich erweiterte radikale abdominale Hysterektomie wurde von Wertheim ohne Lymphknotenentfernung durchgeführt.

Erst **Taussig** führte dann 1943 die Entfernung der pelvinen Lymphknoten ein.

Meigs (1944) verfeinerte die Wertheim-Radikaloperation durch eine gründlichere pelvine Lymphonodektomie und berichtete 1951 über 100 Fälle. Die Wertheim-Meigs-Methode besteht darin, die A. uterina am Abgang der A. iliaca interna zu unterbinden und die Parametrien lateral des Ureters abzutragen.

Als weitere Modifikation gilt heute das **Verfahren nach Wertheim-Meigs-Okabayashi**, dessen Prinzip ist:
- die primäre pelvine Lymphonodektomie;
- die Darstellung der Fossa paravesicalis und pararectalis;
- dadurch eine sichere Absetzung der einzelnen Paragewebeanteile.

Eine Entfernung der Adnexe gehört aufgrund des Metastasierungsmusters beim Zervixkarzinom nicht zu dieser Operation.

Die Entfernung des Uterus beim Zervixkarzinom von vaginal propagierte **Schauta** um die Jahrhundertwende, was heute wieder versucht wird, nachdem die pelvine Lymphonodektomie laparoskopisch durchgeführt werden kann (kombiniert abdominovaginales Vorgehen).

Amreich (1941) verbesserte und erweiterte die Schauta-Operation.

Eine Erweiterung der Lymphknotenentfernung nach kranial ist die **paraaortale Lymphonodektomie**, welche als Sampling oder komplett bis zur V. renalis links empfohlen wird.

Brunschwig veröffentlichte 1948 das Vorgehen einer vorderen, hinteren oder kompletten Exenteration mit verschiedenen Möglichkeiten einer Harnableitung, welche heute in verschiedenen Varianten perfektioniert wurden (Mainz-Pouch ect.).

41.3.3.2 Typisierung von Hysterektomien

Eine entsprechende Übersicht von **5 Typen einer Hysterektomie**, je nach chirurgischer Radikalität, zeigt ◘ Tabelle 41.2. Im Wesentlichen unterscheiden sich die einzelnen Eingriffe hinsichtlich des Ausmaßes der Operation im Bereich des Parametriums zur Beckenwand hin. ◘ Abb. 41.2 veranschaulicht die **unterschiedliche Radikalität** einer Hysterektomie Typ I, II und III.

41.3.3.3 Operatives Vorgehen

Radikalität einer Hysterektomie Typ III. Die radikale Hysterektomie nach Wertheim-Meigs-Okabayashi entspricht bezüglich ihrer entsprechenden Indikation der Operation nach Wertheim-Meigs. Es wird üblicherweise zuerst die pelvine Lymphonodektomie beiderseits durchgeführt. Der therapeutische Nutzen einer sich anschließenden paraaortalen Lymphonodektomie ist derzeit noch nicht bewiesen. Ebenfalls zu den Methoden, welche sich noch in der Probe befinden und über deren therapeutische Sicherheit noch keine Daten zu erhalten sind, gehören die laparoskopische Lymphonodektomie sowie die vaginale radikale Hysterektomie nach Schauta.

Die **operativen Schritte** der radikalen Hysterektomie sind folgende:
- nach Darstellen und Medialisieren des Ureters Absetzen der Parametrien (Ligg. cardinalia = Webb-Ligamente) unmittelbar an der Beckenwand;
- Mobilisierung des Rektums und Absetzen der Ligg. sacrouterina;
- komplette Präparation des Ureters aus den Parametrien mit Eröffnung des Ureterdachs;
- Mobilisierung der Blase;
- Absetzen der Parakolpien;
- Absetzen der Vagina und Verschluss des Vaginalstumpfs.

Da bereits im Stadium IB und IIA in mehr als 10 % der Fälle parametrane Lymphknoten befallen sind, von denen etwa die Hälfte im lateralen, beckenwandnahen Teil der Parametrien lokalisiert sind, müsste ab Stadium IB die **radikalere Operation mit möglichst kompletter Resektion der Parametrien** empfohlen werden. Allerdings wurde für des Tumorstadium IB bzw. für die Stadien IB und IIA festgestellt, dass die Spätergebnisse der

◘ Tabelle 41.2. Übersicht von 5 Typen einer Hysterektomie

Typ	Definition
Typ I	Einfache extrafasziale Hysterektomie
Typ II	Radikale Hysterektomie mit Abtragung der Parametrien medial des Ureters
Typ III	Radikale Hysterektomie mit Abtragung der Parametrien lateral des Ureters
Typ IV	Erweiterte radikale Hysterektomie (hier werden das periurethrale Gewebe, die A. vesicalis superior und 3/4 der Scheide mit entfernt)
Typ V	Partielle Exenteration (hier werden Teile des distalen Ureters und Teile der Blase reseziert)

41.3 · Hysterektomie

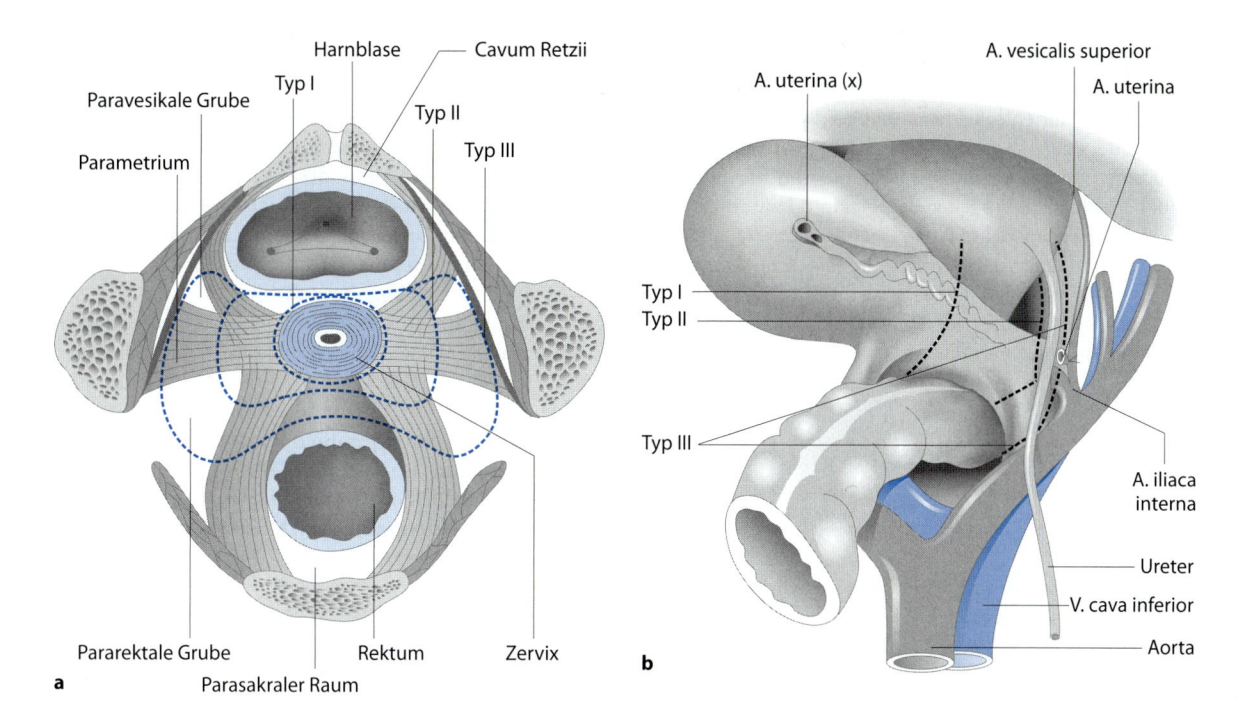

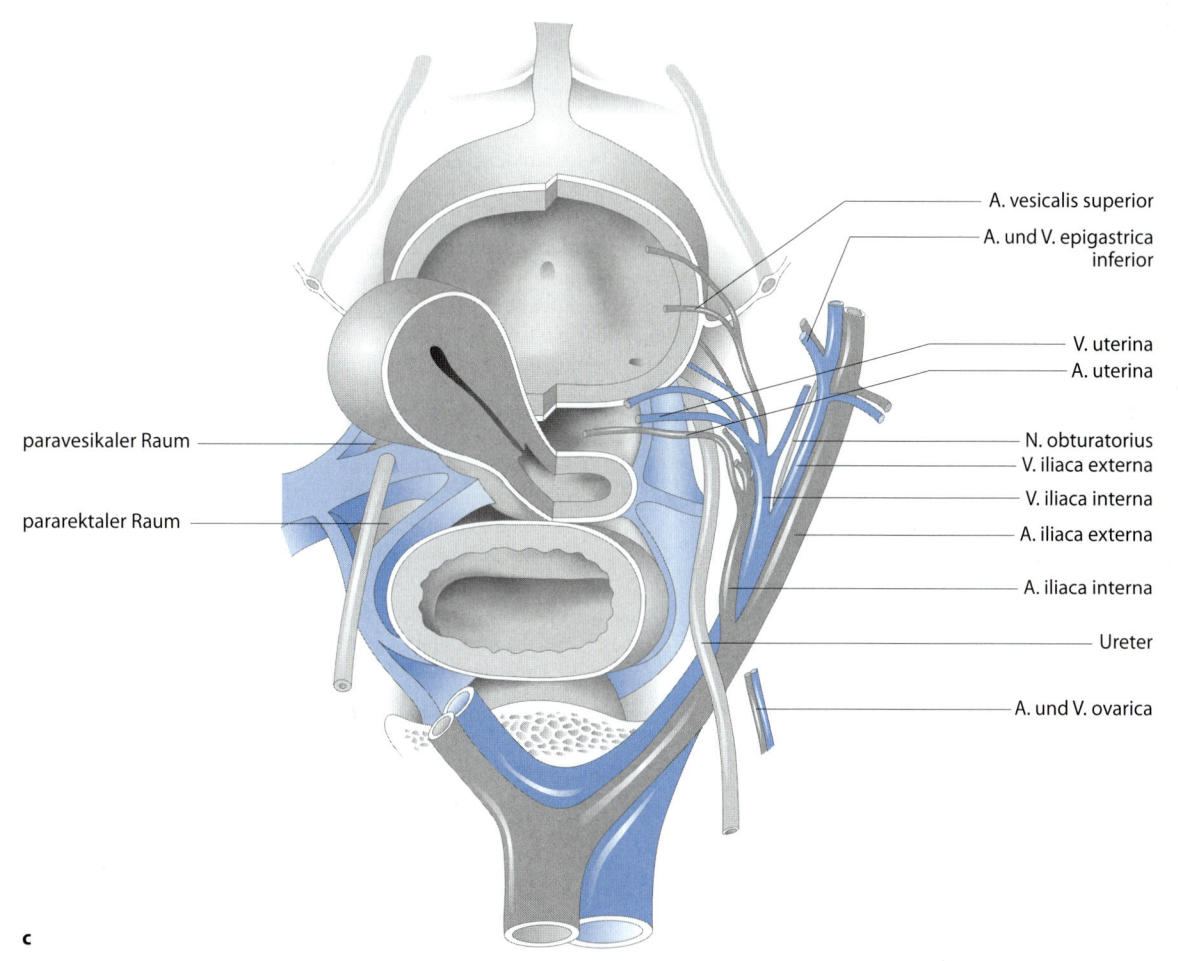

Abb. 41.2 a–c. Aufhängeapparat des Uterus, paravesikale und pararektale Gruben, zusammen mit den Resektionslinien einer Hysterektomie Typ I, II und III (Querschnitt; **a**). Seitenansicht mit Resektionslinien einer radikalen Hysterektomie Typ I, II und III nach Durchtrennung der A. uterina (**b**). Operationssitus beim Zervixkarzinom (**c**)

beiden Operationsverfahren gleichwertig waren, was Heilung und Rezidivhäufigkeit anbelangt, dass jedoch das eingeschränkt radikale Vorgehen mit entscheidend weniger Komplikationen behaftet war: Bei eingeschränkt radikalem Eingriff traten nur in 4 % Miktions- und Kohabitationsprobleme und nur in 2 % Fisteln auf, bei radikalem Vorgehen dagegen in 11 bzw. 10 %.

Die pelvine **Lymphonodektomie** sollte **ab Stadium IA2** durchgeführt werden und umfasst die Entfernung sämtlicher Lymphknoten und des Fettgewebes im Bereich der A. und V. obturatoria bis zum Beckenboden sowie medial und lateral der Aa. iliacae externae und communes.

> **Definition**
>
> Nach Festlegung der FIGO gilt die Lymphonodektomie dann als radikal, wenn mindestens 20 Lymphknoten entfernt wurden.

In einzelnen Studien wurden nach paraaortaler Lymphonodektomie im Stadium IIb erstaunlich hohe 5-Jahres-Überlebensraten von bis zu 85 % beschrieben, allerdings stehen die Ergebnisse prospektiv-randomisierter Studien bisher aus.

> **Empfehlung**
>
> Falls bei der Lymphonodektomie tumorhaltiges Lymphknotengewebe zurückbleibt, muss dieses mit radiologisch erkennbaren Clips markiert werden, um gezielt nachbestrahlen zu können.

Ergänzend soll noch angefügt werden, dass in einigen Zentren mit bisher guten Erfolgen damit begonnen wurde, anstelle der genannten abdominalen Operationsverfahren eine **radikale vaginale Hysterektomie** mit einer laparoskopischen Lymphonodektomie zu kombinieren. Eine abschließende Bewertung dieser neuen Vorgehensweise ist bisher nicht möglich.

> **Komplikationen**
>
> Folgende mögliche intraoperative Komplikationen sind zu bedenken:
> - Blutungen;
> - Enterotomie, z. B. bei Verwachsungen im Bereich des Rektosigmoids;
> - Zystotomie;
> - Verletzung bzw. Durchtrennen des Ureters.
>
> An postoperativen Komplikationen sind zu beachten:
> - Harnverhalt;
> - abdominale Blutung, v. a. im Bereich der Parametrien;
> - vaginale Blutung;
> - Abszess im kleinen Becken;
> - Obstruktion der Ureteren;
> - Urinfistel (Vesikovaginalfistel, Ureterenfistel).

41.3.4 Exenterationen

Indikation. Bei Patientinnen mit fortgeschrittenen, in die Blase oder das Rektum bzw. in beide fortgewachsenen Malignomen, welche jedoch noch auf das kleine Becken beschränkt sind, kann in kurativer Absicht eine Exenteration, d. h. eine Entfernung der Eingeweide des kleinen Beckens zusammen mit dem Tumor, vorgenommen werden.

Bei Befall der Blase kann dies als **vordere Exenteration** (◘ Abb. 41.3 a) bei Defekt des Rektums als **hintere Exenteration** (◘ Abb. 41.3 b) oder in Form einer totalen Exenteration als Kombination beider Eingriffe durchgeführt werden (◘ Abb. 41.3 c). Die jeweiligen Exzisionslinien zeigt ◘ Abb. 41.4.

Zur Auskleidung und Wiederherstellung des Beckenbodens stellt der Einsatz der **Omentum-majus-Plastik** die einfachste und sicherste Methode dar (◘ Abb. 41.5). Anwendung kann auch ein einfach bzw. doppelt gestielter deepithelisierter M.-rectus-abdominis-Lappen sein. Operationspräparate einer vorderen und hinteren Exenteration zeigen die ◘ Abb. 41.6 und 41.7.

Bei strenger Indikationsstellung können solche ultraradikalen Eingriffe zur **Verbesserung von Morbidität, Mortalität und Befindlichkeit** der Patientin beitragen. Dies ist heute möglich durch:
- einfache Wiederherstellung der Darmkontinuität, einschließlich tiefer Rektumanastomosen,
- verbesserte Stomatechnik und -versorgung,
- verbesserte Urinableitung (kontinente Ersatzblase),
- verbesserte lokale Defektdeckung und
- mögliche sexuelle Rehabilitation.

Bei jüngeren Patientinnen mit fortgeschrittenem, in die Blase bzw. das Rektum eingebrochenem, jedoch auf das kleine Becken beschränktem Zervixkarzinom ohne Infiltration der Beckenwände kann in kurativer Absicht eine Exenteration, d. h. eine Entfernung der Eingeweide des kleinen Beckens, vorgenommen werden. Dies kann je nach Befall als **vordere Exenteration** (Entfernung von Geschlechtsorganen und Blase) bzw. als **hintere Exenteration** (Entfernung der Geschlechtsorgane und des Enddarms) bzw. in Form einer **kompletten Exenteration** als Kombination beider Eingriffe durchgeführt werden.

> Voraussetzungen dieses ultraradikalen Eingriffs sind
> - die allgemeine Operabilität,
> - das Fehlen alternativer Therapiemöglichkeiten gleicher Wirksamkeit,
> - eine ausführliche Aufklärung über Risiken und Folgen dieser Operation und der notwendigen rekonstruierenden Zusatzeingriffe (Anus praeter, künstliche Harnableitung),
> - die gesicherte lokale Operabilität sowie
> - der Ausschluss von extrapelvinen Lymphknoten- und Fernmetastasen.

Die **5-Jahres-Überlebensraten** sind insgesamt beim Zervixkarzinom mit ca. 30 % für hintere Exenterationen jedoch günstiger im Vergleich zu Ergebnissen vorderer Exenterationen.

41.4 Operative Eingriffe bei Malignomen des Uterus

41.4.1 Endometriumkarzinom

41.4.1.1 Operation von Präkanzerosen

Ein operatives Vorgehen bei einer einfachen (glandulärzystischen) sowie komplexen (adenomatösen) Hyperplasie ist

41.4 · Operative Eingriffe bei Malignomen des Uterus

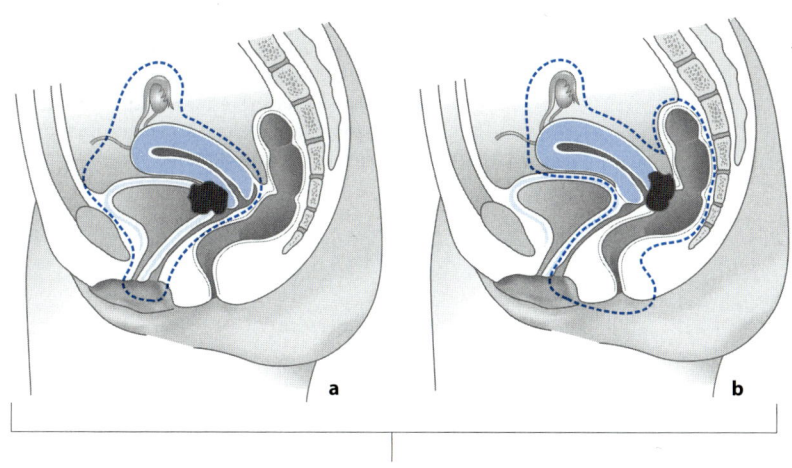

◘ **Abb. 41.3 a–c.** Vordere Exenteration mit Entfernung der Blase, des Tumors, der Scheide und des inneren Genitale (**a**). Hintere Exenteration mit Entfernung des Rektums, des Tumors, der Scheide und des inneren Genitale (**b**). Totale Exenteration, da der Tumor in die Blase und das Rektum eingebrochen ist (**c**)

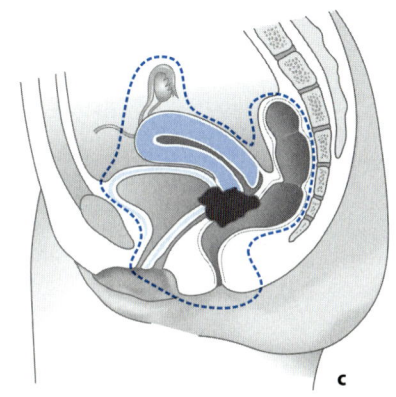

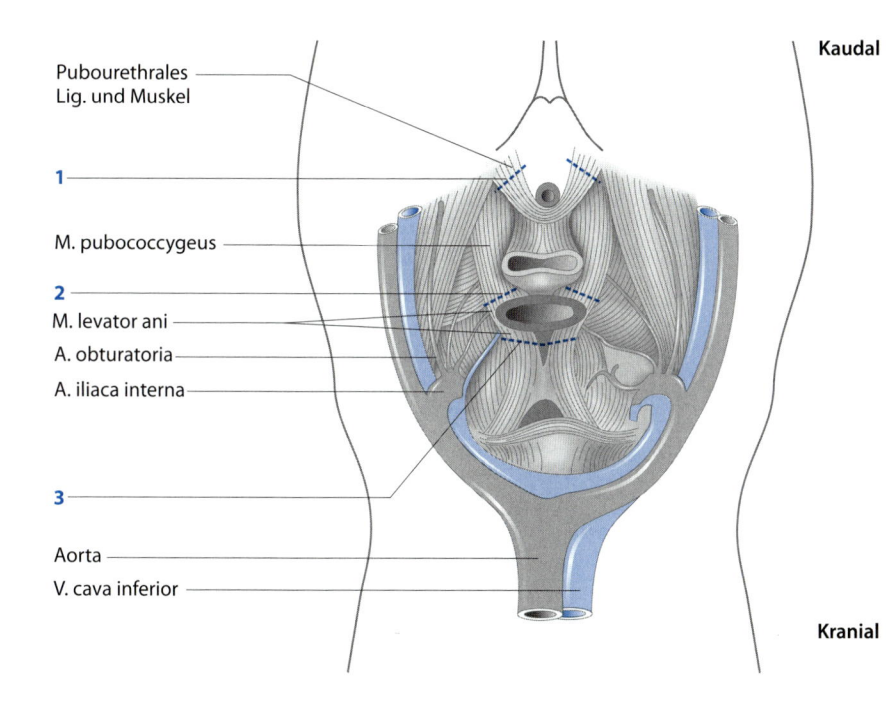

◘ **Abb. 41.4.** Aufsicht in das kleine Becken mit den Exzisionslinien durch den M. pubococcygeus für die vordere Exenteration (1) und durch den M. levator ani für die hintere bzw. totale Exenteration (2, 3)

v. a. **bei prämenopausalen Frauen** nicht erforderlich. **Bei peri- und postmenopausalen Frauen** ist eine Hysterektomie sinnvoll.

Bei einfachen Hyperplasien mit Zellatypien beträgt das **Karzinomrisiko** ca. 5–10 %. Dieses Risiko steigt auf ca. 30 % bei komplexen Hyperplasien mit Zellatypien. Eine vaginale oder abdominale Hysterektomie ohne oder mit Adnexen ist angezeigt (evtl. konservatives Vorgehen nach Hysteroskopie bei Frauen mit Kinderwunsch).

626   Kapitel 41 · Uterus

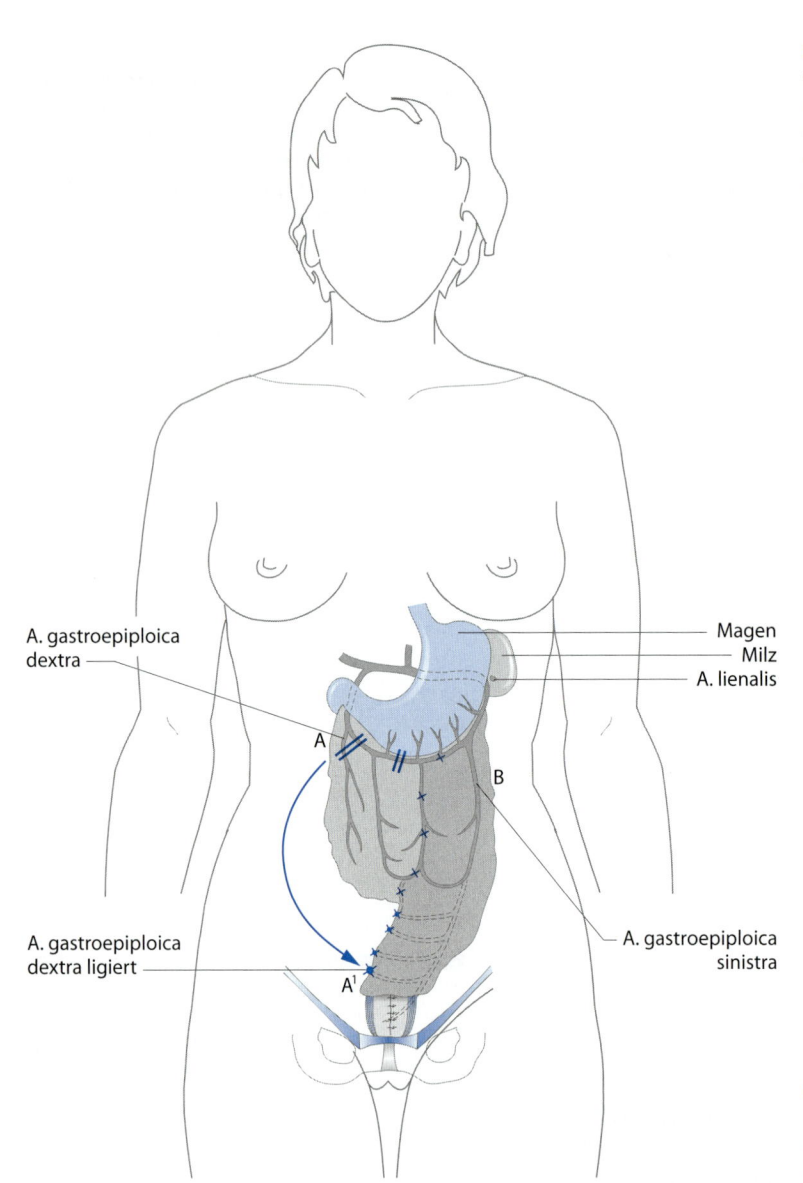

Abb. 41.5. Anatomische Situation zur Präparation einer linksseitig gestielten Omentum-majus-Plastik (ca. 14–36 cm lang) zur Auskleidung des Beckenbodens. *A* = ligierte rechte A. gastroepiploica (aus A. gastroduodenalis und A. mesenterica superior); *B* = linke A. gastroepiploica (aus A. lienalis)

- A. gastroepiploica dextra
- Magen
- Milz
- A. lienalis
- A. gastroepiploica dextra ligiert
- A. gastroepiploica sinistra

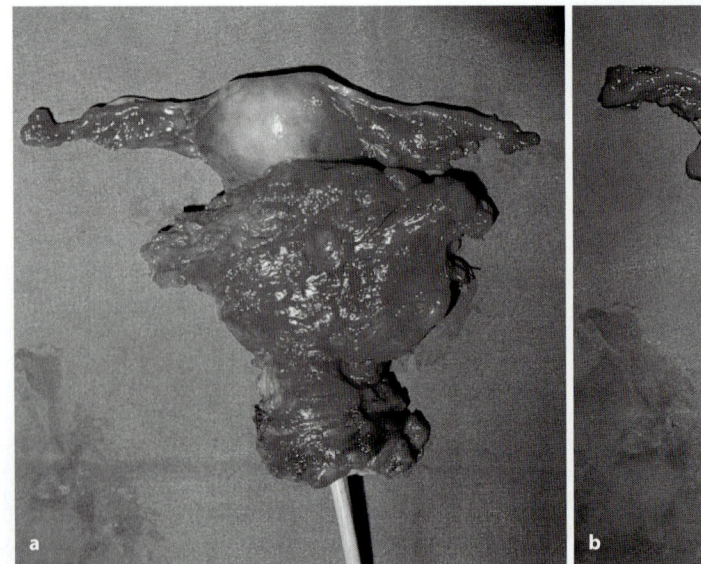

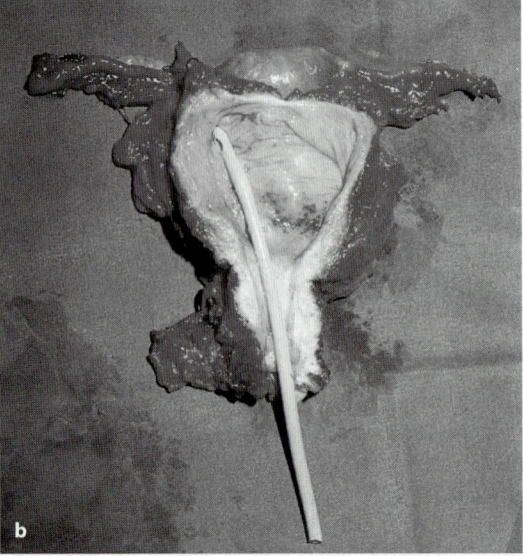

Abb. 41.6 a, b. Operationspräparat einer vorderen Exenteration. Vollständiges Präparat (**a**). Präparat mit aufgeschnittener Blase und sichtbarer Tumorinfiltration (**b**) (▶ Farbteil)

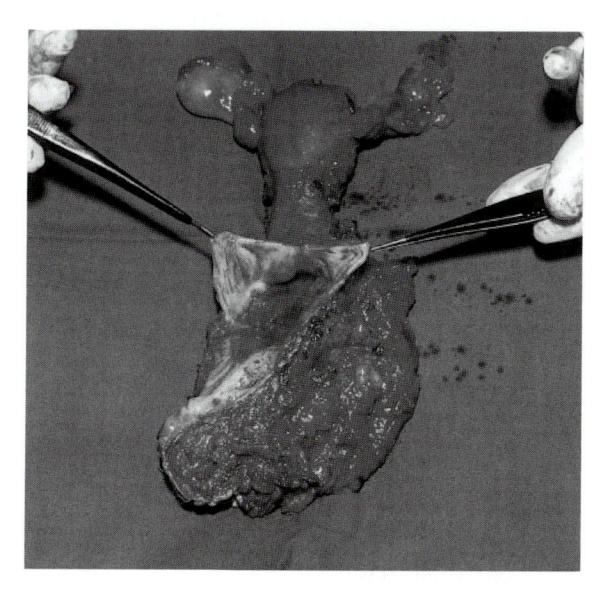

Abb. 41.7. Operationspräparat einer hinteren Exenteration mit Entfernung der eröffneten Scheide (▶ Farbteil)

41.4.1.2 Operation des Endometriumkarzinoms

Die operative Standardtherapie des Endometriumkarzinoms ist die **totale abdominale Hysterektomie** mit beiderseitiger Entfernung der Adnexe (Tuben und Ovarien). Diese Operation sollte immer möglich sein und angestrebt werden.

Stadium I A und I B. Eine abdominale Hysterektomie mit beiderseitiger Adnexektomie (Tuben + Ovarien) ist indiziert. Nur zusätzliche Risikofaktoren sollten die Indikation für eine pelvine Lymphonodektomie sein. Für die Stadien I und II ist heute die Entfernung einer Scheidenmanschette nicht mehr erforderlich.

Stadium I C. Eine abdominale Hysterektomie mit beiderseitiger Adnexektomie ist erforderlich, zusätzlich eine pelvine und, in Abhängigkeit von Risikofaktoren, eine zusätzlich paraaortale Lymphonodektomie.

Stadium II A und II B. Bei Befall der Zervix und dementsprechendem Ausbreitungsmuster wie beim Zervixkarzinom im Stadium IB ist eine erweiterte radikale Hysterektomie mit beiderseitiger Adnexektomie indiziert sowie eine pelvine und evtl., entsprechend den Risikofaktoren, eine paraaortale Lymphonodektomie.

> **Cave**
> Die Beteiligung der Zervix muss durch eine präoperative Biopsie und durch Hysteroskopie verifiziert werden, da eine endozervikale Kürettage häufig negativ ausfällt.

Für das Stadium II A wird anstelle der erweiterten radikalen Hysterektomie die einfache Hysterektomie diskutiert. Folgende Patientinnen mit Stadium I und okkultem Stadium II benötigen ein **chirurgisches Staging**:
- G3-Tumoren;
- G2-Tumoren > 2 cm im Durchmesser;
- adenosquamöse, Klarzell- oder papilläre seröse Karzinome;
- 50 % myometrale Invasion;
- zervikale Ausbreitung.

Intraoperativ muss durch **Schnellschnittuntersuchung** vom Pathologen Stellung zur Invasionstiefe des Karzinoms genommen werden. Eine weitere histologische Typisierung ist meist anlässlich einer präoperativ durchgeführten Abrasio möglich. Bei nur wenigen ausgewählten Patientinnen mit internistischen Risiken und v. a. ausgeprägter Adipositas stellt, aufgrund des enorm hohen Risikos, die abdominale Operation eine Gefährdung dar. Dennoch ist meist eine abdominale Hysterektomie angeraten.

> Neben der Entfernung des Uterus ist eine Entnahme der Adnexe aus zweierlei Gründen sinnvoll: häufige Mikrometastasierung bzw. Metastasierung und häufige Entwicklung von Ovarialkarzinomen.

Stadium III A (extrauterine, intraabdominelle Ausbreitung). Es wird eine abdominale Hysterektomie mit beiderseitiger Adnexektomie durchgeführt sowie eine pelvine und, je nach Risikosituation, evtl. paraaortale Lymphonodektomie und Omentektomie.

Stadium III B (vaginale Ausbreitung). Empfohlen wird die abdominale Hysterektomie, evtl. die erweiterte radikale Hysterektomie mit beiderseitiger Adnexektomie und, je nach lokaler Operabilität, partieller bzw. kompletter Kolpektomie sowie die pelvine und evtl. paraaortale Lymphonodektomie.

Stadium III C (Lymphknotenmetastasierung). Es wird eine abdominale Hysterektomie mit beiderseitiger Adnexektomie durchgeführt, mit pelviner und evtl., je nach Risikosituation, paraaortaler Lymphonodektomie.

Stadium IV A (Tumorausdehnung im kleinen Becken). Je nach Allgemeinzustand der Patientin und isoliertem Befall von Blase und/oder Rektum wird eine vordere oder hintere bzw. totale Exenteration vorgenommen. Eine isolierte paraaortale Lymphknotenmetastase stellt hier eine relative Kontraindikation dar.

> **Cave**
> Es darf keine primäre Operation bei parametraner Ausbreitung durchgeführt werden.

Stadium IV B (Fernmetastasen). Nur bei operabler Situation ist ein palliativer Eingriff, wie z. B. Hysterektomie bzw. Tumorreduktion oder intraperitoneale Tumorentfernung, sinnvoll.

41.4.2 Zervixkarzinom

> Zur Festlegung des genauen histopathologischen Stagings eines Zervixkarzinoms müssen diagnostische Biopsien bzw. eine Konisation vorausgehen. Das stadienabhängige operative Vorgehen ist in ▢ Tabelle 41.3 wiedergegeben.

Tabelle 41.3. Operatives Vorgehen beim invasiven Zervixkarzinom

Stadium	Histologischer Befund	Therapie
IA1	Frühe Stromainvasion (< 1 mm)	Konisation bzw. einfache Hysterektomie (Typ I)
IA2	1–3 mm Invasionstiefe, keine Lymph-/Gefäßinvasion	Konisation und einfache Hysterektomie (Typ I)
	Mit Lymph-/Gefäßinvasion	Hysterektomie Typ I oder II mit pelviner Lymphonodektomie
IB	3–5 mm Invasionstiefe	Hysterektomie Typ II mit pelviner Lymphonodektomie
	> 5 mm Invasionstiefe	Hysterektomie Typ III mit pelviner Lymphonodektomie und para-aortaler Lymphonodektomie

Der Typ und die Tiefenausdehnung richten sich in erster Linie nach der lokalen Situation und dem Alter der Patientin (▶ Kap. 23).

Eine **Konisation** ist bei folgenden Indikationen erforderlich:
- CIN II–III mit einer intrazervikalen Kürettage;
- kolposkopischer Verdacht einer großen Invasion, auch wenn kleine Knipsbiopsien nur CIN III ergeben, Nichteinsehbarkeit der Übergangszone;
- zytologischer Verdacht eines Adenokarzinoms in situ;
- Mikroinvasion bei einer Gewebeentnahme;
- 2° Diskrepanz bezüglich zytologischem und histologischem Befund.

> **Cave**
> Eine Elektrokonisation, z. B. mit der Schlinge oder mit Hilfe einer Laser-Einrichtung, sollte nur vom Erfahrenen durchgeführt werden, sodass ein beurteilbarer Sicherheitsabstand im Gesunden von 3 mm vorliegt.

41.4.2.1 Therapie des mikroinvasiven Karzinoms im Stadium I A

Zur Beurteilung dieser Frühveränderungen ist es notwendig, folgende **histopathologischen Informationen** zu erhalten:
- Invasionstiefe,
- Oberflächenausbreitung und
- Nachweis von Einbruch in Kapillaren/Lymphbahnen.

Frühe Stromainvasion. Hier ist bei einer maximalen Invasionstiefe von 1 mm eine Konisation mit Kürettage der Zervix, welche im Gesunden erfolgt sein muss, v. a. bei jungen Patientinnen mit Kinderwunsch, ausreichend. Alternativ ist eine einfache Hysterektomie sinnvoll.

Mikrokarzinom. Ein Mikrokarzinom hat definitionsgemäß eine Invasionstiefe von 3–5 mm sowie eine Oberflächenausbreitung bis 7 mm (1–3 mm Invasionstiefe). Bei 1–3 mm Invasionstiefe zeigt sich eine Wahrscheinlichkeit pelviner Lymphknotenmetastasen von weniger als 1 %, bei 3–5 mm Invasion von ca. 4%. Ein dissoziiertes, netzförmiges Tumorwachstum (Tumorvolumen > 400 mm³), Einbruch in Kapillaren und/oder Lymphbahnen oder nicht beurteilbarer Absetzungsrand sowie unsichere Bestimmung der Ausdehnung müssen als **ungünstiges Prognosekriterium** gelten. In ungünstigen Fällen ist eine Hysterektomie Typ II, evtl. mit pelviner Lymphknotenentfernung, erforderlich.

41.4.2.2 Operation im Stadium I B1,2 (invasives Karzinom)/II B

Im Mittelpunkt der Operation stehen heute die **Ausdehnung der Radikalität**, einschließlich der Mitnahme der Parametrien, und das Ausmaß der pelvinen und paraaortalen Lymphonodektomie.

Operative Standardtherapie ist hier die erweiterte radikale Hysterekomie (Typ III, Wertheim-Meigs-Operation), welche eine Entfernung der Eierstöcke nicht vorsieht. Im Stadium I B2 kann eine **primäre Chemotherapie** zur Volumenreduktion des Primärtumors sinnvoll sein. Das Stadium II A erfordert die Mitnahme eines größeren Scheidenabschnitts mit einem gewünschten Sicherheitsabstand vom Tumor > 2 cm (◘ Abb. 41.8).

Die **Prognose** und das Überleben einer Patientin nach radikaler Hysterektomie und pelviner Lymphonodektomie hängt von folgenden Faktoren ab:
- Tumorgröße (Volumen);

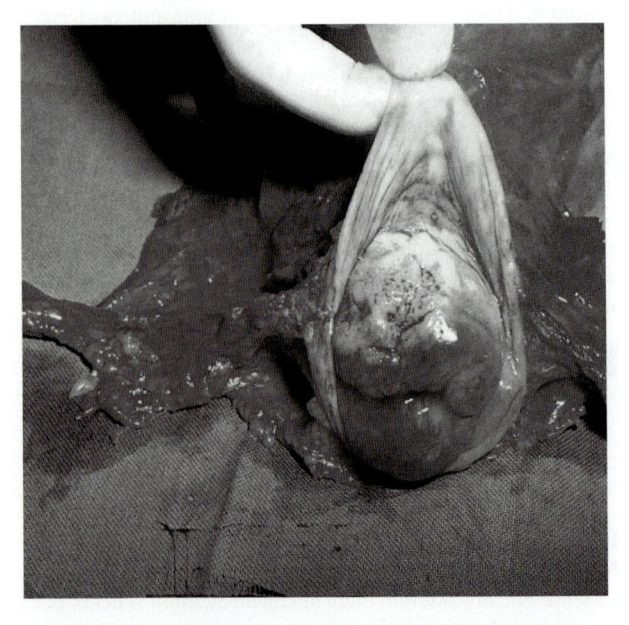

◘ **Abb. 41.8.** Aufsicht auf das Operationspräparat eines Zervixkarzinoms von 2 × 2,5 cm Größe, zwischen 11 und 2 Uhr, mit 3 cm großer Scheidenmanschette und rechtsseitigem Parametrium (▶ Farbteil)

41.5 · Myomenukleation

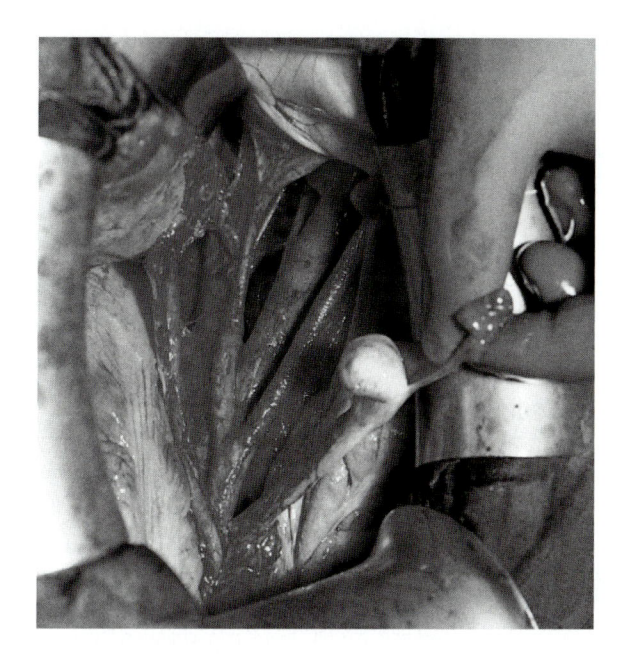

Abb. 41.9. Operationssitus bei Zustand nach einer pelvinen Lymphonodektomie rechts (▶ Farbteil)

- Lymphknotenstatus (pelvin, paraaortal bis V. renalis, Virchow-Drüse);
- Anzahl, Lokalisation und Größe der Metastasen;
- Befall der Parametrien;
- Tiefeninvasion;
- Vorhandensein von Lymph- und Blutgefäßinvasion.

Ein Beweis für die Effizienz der **paraaortalen Lymphonodektomie** fehlt noch. Dieses Vorgehen kann jedoch indiziert sein, wenn sich pelvin Lmphknoten intraoperativ im Schnellschnitt nachweisen lassen. Eine generelle Indikation aus therapeutischen Überlegungen kann für eine paraaortale Lymphonodektomie nicht gestellt werden. Ebenfalls sind derzeit keine Daten hinsichtlich eines sog. Lymphknoten-Samplings oder gar Informationen über den Nachweis eines Sentinel-Lymphknotens verfügbar.

> **Empfehlung**
>
> Bei einer komplett durchgeführten pelvinen Lymphonodektomie sollten mindestens 20 Lymphknoten entfernt werden. Entnommen werden die Lymphknoten und -bahnen um die A. iliaca communis, medial und lateral der A. iliaca externa, der A. iliaca interna, im Bereich der Fossa obturatoria sowie um die A. und V. obturatoria bis zum Beckenboden (◘ Abb. 41.9).

41.4.2.3 Therapie im Stadium II B

Operativ ausgerichtete Kliniken operieren dieses Stadium primär (**radikale Hysterektomie Typ IV**).

> **Komplikationen**
>
> Mit folgenden Operationskomplikationen bzw. -folgen muss gerechnet werden:
> - bei Konisation: Nachblutungen in ca. 2–3 %;
> - bei radikaler Hysterektomie:
>   - häufigste akute Komplikationen: Lymphzysten, erhöhter Blutverlust (durchschnittlich 0,8 l), febrile Morbidität (25–50 %), Lungenembolie (1–2 %), Urethrovaginalfistel (1–2 %), Vesikovaginalfistel (< 1 %) und Dünndarmileus (1 %),
>   - subakute Komplikationen: postoperative Blasendysfunktion, Lymphzysten, Sensibilitätsverlust der Haut am Oberschenkel und
>   - chronische Komplikationen: Hypotonie der Blase bis Atonie (1–3 %), Ureterstrikturen.

Gleichzeitige Chemo- und Strahlentherapie beim Zervixkarzinom. Bis heute sind Operationen oder Bestrahlungen als alleinige Standardtherapie des Zervixkarzinoms mit lokaler Ausdehnung (Zervix) oder lokoregional (im kleinen Becken) angesehen worden. Verschiedene Chemotherapien und Kombinationen mit Operation und Bestrahlung bzw. Bestrahlung allein erzielten ein verbessertes Gesamtüberleben sowohl beim operablen als auch beim fortgeschrittenen Zervixkarzinom. Diese neuen Therapiestrategien werden zukünftig sicher das therapeutische Konzept beeinflussen.

41.4.2.4 Therapie im Stadium III

Der Einsatz einer **primären systemischen Chemotherapie**, um bei an sich inoperablen Fällen eine Operationsebene zu schaffen, war bisher enttäuschend.

41.4.2.5 Operation im Stadium IV A (Ausbreitung auf Nachbarorgane im kleinen Becken)

Eine **primäre Exenteration** (vordere, hintere oder totale Exenteration) bei Befall der Blase, des Rektums oder von beiden Organen kann in Einzelfällen sinnvoll sein. Dabei haben grundsätzlich Patientinnen mit hinterer Exenteration eine günstigere Prognose im Vergleich zu einer Situation bei einer vorderen Exenteration.

41.4.2.6 Therapie des Rezidivzervixkarzinoms

In Einzelfällen kann, v. a. bei zentralen Rezidiven, eine **Exenteration** in Frage kommen. Wie auch bei Primäreingriffen ist eine strenge Indikationsstellung zu fordern. Die operative Entfernung von Rezidiven mit gleichzeitiger **intraoperativer Bestrahlung** ist weiter in Erprobung. Große Erwartungen werden in den Einsatz neuer und beim Zervixkarzinom wirksamer **Zytostatika** gesetzt.

41.5 Myomenukleation

Je nach Lage, Größe und Symptomen sind unterschiedliche **Vorgehensweisen und Zugangswege** zu wählen. ◘ Abb. 41.10 zeigt das Operationspräparat eines Uterus myomatosus mit Adnexen beiderseits. Leicht erkennbar sind alle **3 Formen der Myomlokalisation**: submukös, intramural und subserös.

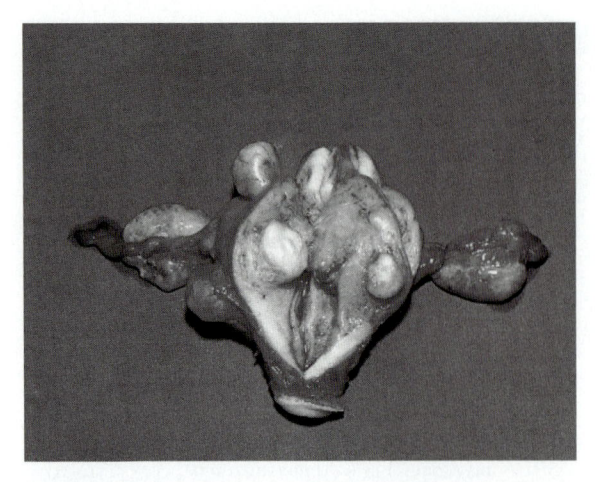

Abb. 41.10. Aufgeschnittenes Operationspräparat eines Uterus myomatosus mit submukösen, intramuralen und subserösen Myomen (▶ Farbteil)

> **Komplikationen**
>
> Folgende intraoperative Komplikationen müssen bedacht werden:
> – Blutungen;
> – Eröffnung des Cavum uteri;
> – je nach Myomsitz Blasen- und Ureterverletzungen.
>
> An postoperativen Komplikationen ist mit Blutungen zu rechnen.

Submuköse Myome können grundsätzlich hysteroskopisch entfernt werden, **subseröse** Myome, v. a. wenn sie gestielt sind, werden häufig einfach mittels Laparoskopie entfernt. Es wird zwischen **Myomabtragung** und **Myomenukleation** unterschieden.

41.5.1 Subseröse Myome

41.5.1.1 Myomabtragung

Es wird folgendermaßen operativ vorgegangen:
– Infiltration des Myomstiels mit vasokonstriktiver Substanz (z. B. Suprarenin, 1 : 100 verdünnt);
– elektrochirurgische Resektion des Myomstiels;
– Wundversorgung und Blutungskontrolle;
– wenn laparoskopisches Vorgehen gewählt wurde: Bergung des Myoms durch Arbeitskanal, bei großen Myomen in kleinen Portionen nach Morcellement.

41.5.1.2 Myomenukleation

Das operative Vorgehen geschieht folgendermaßen:
– Infiltration der Myomkapsel (Peritoneum viscerale mit vasokonstriktivem Medikament);
– elektrochirurgische Inzision der Myomkapsel;
– Anhaken und Ausschälen des Myoms – teils stumpf, teils scharf – aus der Myomkapsel;
– Abtragen des Myoms an der Basis;
– Wundverschluss mittels meist 2-schichtiger Naht der Kapsel (bei laparoskopischem Vorgehen mit Hilfe extrakorporaler Knotentechnik);
– Bergung des Myoms bei laparoskopischem Vorgehen in kleinen Portionen mit Hilfe eines Morcellements.

Je nach **Lokalisation** eines Myoms kann die Entfernung operationstechnisch leichter oder schwerer sein. Vor allem bei breit aufsitzenden, subserösen Myomen ist die Gefahr gegeben, dass das Cavum uteri mit eröffnet wird, was vermieden werden sollte.

> Eine exakte Dokumentation für evtl. folgende Schwangerschaften ist erforderlich.

41.5.2 Submuköse Myome

Submuköse Myome lassen sich, je nach Größe und bei geringer Tiefenausdehnung in das Myometrium, **hysteroskopisch** mit Hilfe einer Schneideschlinge elektrisch resezieren.

> **Cave**
>
> Die Indikation bei tief in das Myometrium reichenden Myomen ist sehr streng zu stellen, wobei zur Kontrolle eine Laparoskopie mit Beurteilung der Situation prä- und v. a. intraoperativ kontrolliert werden muss. Die Gefahr einer Perforation und v. a. unstillbarer Blutungen ist hier sehr groß.

41.6 Hysteroskopie

41.6.1 Diagnostische Hysteroskopie

Die Hysteroskopie kann sowohl in der diagnostischen Abklärung von Blutungsstörungen und Sterilität als auch für intrauterine Eingriffe eingesetzt werden. Nach Dilatation des Zervikalkanals – für diagnostische Eingriffe bis Hegar 5, für therapeutische Eingriffe bis Hegar 10 bzw. auch ohne Dilatation, v. a. bei Verwendung von sog. Minihysteroskopen – kann eine diagnostische Hysteroskopie ambulant durchgeführt werden.

Die Entfaltung des spaltförmigen Cavum uteri zu einen Hohlraum durch die druckgesteuerte Insufflation kann durch gasförmige (CO_2) oder flüssige Distensionsmedien erreicht werden. Die Verwendung von gasförmigen Distensionsmedien hat eine geringere diagnostische Sensitivität, da es bei Blutungen zu schlechteren Sichtverhältnissen kommt. Daher ist die Verwendung von flüssigen Distensionsmedien zu bevorzugen. Für diagnostische Eingriffe kann physiologische Kochsalzlösung verwendet, für therapeutische Eingriffe müssen bei Verwendung von monopolarem Strom elektrolytfreie Distensionsmedien (z. B. Purisole) verwendet werden. Die Flüssigkeitszufuhr kann entweder über eine Infusionspumpe oder eine Druckmanschette gesteuert werden.

Die Komplikationsrate der Hysteroskopie ist insgesamt gering und hängt von der Art des Eingriffes ab. Die diagnostische Hysteroskopie hat die geringste und die Adhäsiolyse intrauteriner Synechien die höchste Komplikationsrate (◘ Tabelle 41.4). Die Uterusperforation (bis 1,8%), Infektionen (bis 1%) und das »fluid overload syndrome« (0,2%) sind die am häufigsten beobachteten Komplikationen. Das Risiko des »fluid overload syndrome« kann durch Messung der Differenzmen-

Tabelle 41.4. Komplikationsraten bei der Hysteroskopie

Art des Eingriffs	Häufigkeit von Komplikationen (%)
Diagnostische Hysteroskopie	0,13
Therapeutische Hysteroskopie (gesamt)	0,95–2,7
Endometriumablation	0,81
Myomabtragung	0,75
Polypabtragung	0,38
Intrauterine Adhäsiolyse	4,48

ge des Distensionsmediums verringert bzw. vor Auftreten von Sekundärkomplikationen behandelt werden. Der intrauterine Druck sollte 100 mmHg nicht übersteigen. Mit den neuen bipolaren Resektionstechniken, die keine elektrolytfreien Distensionsmedien mehr benötigen, kann das Risiko hypoosmolarer Komplikationen (Verwirrheit, Hirnödem) vermieden werden.

Dass die diagnostische Hysteroskopie die Sicherheit bei der Abklärung von sonographischen Befunden, Blutungsstörungen, Postmenopausenblutungen u. a. erhöht, ist durch zahlreiche Untersuchungen belegt. Bei Patientinnen mit einem Endometriumkarzinom erhöht sich der Anteil positiver intraabdominaler Zytologien nach diagnostischer Hysteroskopie durch die mögliche Verschleppung von Zellen in die Bauchhöhle. Die Prognose scheint dadurch aber nicht verändert zu werden. Daher sollte auch bei Patientinnen mit einem Verdacht auf ein Endometriumkarzinom nicht auf den diagnostischen Zugewinn der Hysteroskopie verzichtet werden, da insbesondere die Beurteilbarkeit der Zervixbeteiligung verbessert wird.

In der Abklärung und Behandlung ungewollter Kinderlosigkeit oder rezivierender Aborte ist die Hysteroskopie ein unverzichtbares Instrument. Bei Patientinnen mit 2 oder mehr Aborten in der Vorgeschichte werden in bis zu 40% der Fälle intrauterine pathologische Befunde (Synechien, Myome, Septen) gefunden, deren operative Behandlung die Fertilität – durch zahlreiche Studien belegt – verbessert.

41.6.2 Operative Hysteroskopie

Für die operative Hysteroskopie muss die Cervix uteri etwa bis Hegar 10 aufgedehnt werden, um das Resektoskop einführen zu können. Die hysteroskopische Operation wird zu folgenden Zwecken eingesetzt: Elektroresektion submuköser Myome (▶ Abschn. 41.5), Endometriumablation, Resektion von Polypen (◻ Abb. 41.11), Septumresektionen (◻ Abb. 41.12), intrauterine Adhäsiolyse. Die operative Hysteroskopie sollte bei prämenstruellen Frauen i. d. R. in der frühen Proliferationsphase durchgeführt werden, da ein hoch aufgebautes Endometrium die Durchführung des Eingriffes erschweren kann.

Das Resektoskop sollte vorher komplett zusammengesetzt worden, der korrekte Aufbau und die Funktionsfähigkeit überprüft sein, da erfahrungsgemäß der technische Aufbau bei hysteroskopischen Operationen für einen Großteil der intraoperativen Schwierigkeiten verantwortlich ist. Es muss

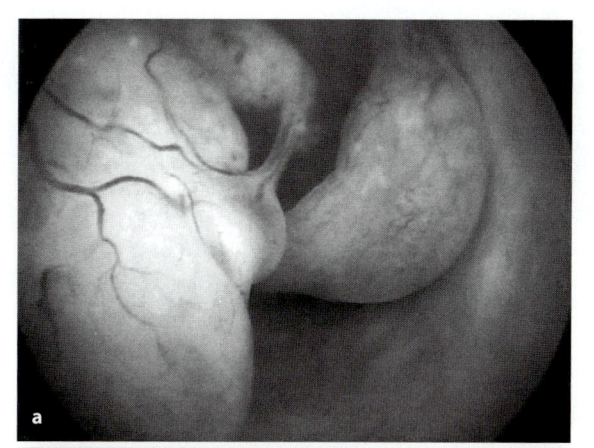

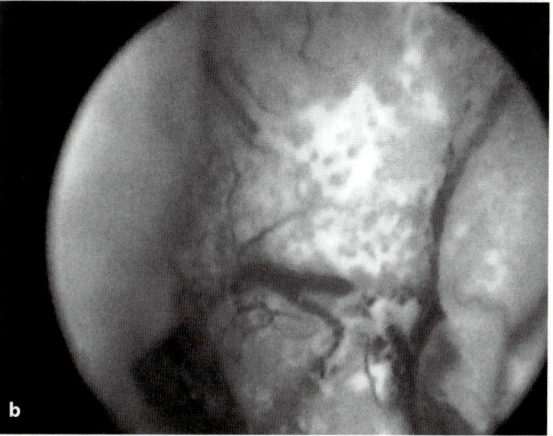

◻ **Abb. 41.11 a, b.** Hysteroskopisches Bild eines Polypen mit hochgradig glandulär-zystischer Hyperplasie und tubarer Metaplasie (a). Hysteroskopisches Bild eines malignitätsverdächtigen (atypische Vaskularisation, Nekrosen) Polypen des Cavum uteri; Histologie: invasives Adenokarzinom (b) (▶ Farbteil)

ausreichend Fluss des Distensionsmediums (Durchmesser des Zulaufschlauchs) und kontinuierlicher Druck (bis 100 mmHg) über eine Druckmanschette oder eine Infusionspumpe gewährleistet sein. Folgende Arbeitsinstrumente werden mit absteigender Häufigkeit benötigt: elektrische Schlinge, Haken und Rollerball. Die Funktionen einer Mikroschere können durch die elektrische Schlinge und den Haken komplett ersetzt werden. Auch der Einsatz einer hysteroskopischen Fasszange ist meist verzichtbar.

Fremdkörper und Polypen können bei günstiger Lokalisation meist auch ohne direkte Sicht mit einer konventionellen Zange gefasst und extrahiert werden. Polypen haben zudem eine geringe Rezidivrate, wenn sie mit der elektrischen Schlinge mit ihrem Stiel reseziert werden (◻ Abb. 41.13). Die Resektionen mit der elektrischen Schlinge sollten nur auf den Operator zu ausgeführt werden, da sonst das Risiko einer Perforation hoch ist.

Die hysteroskopische Abtragung **submuköser Myome** stellt ein Verfahren mit geringer postoperativer Morbidität dar. Die Myome werden mit der elektrischen Schlinge schichtweise abgetragen, bis das normale Myometrium erreicht ist. Bei partiellen intramuralen Myomen kann die Resektion, nachdem der intrakavitäre Anteil abgetragen wurde, dadurch erleichtert werden, dass durch passagere Druckreduktion der intramurale

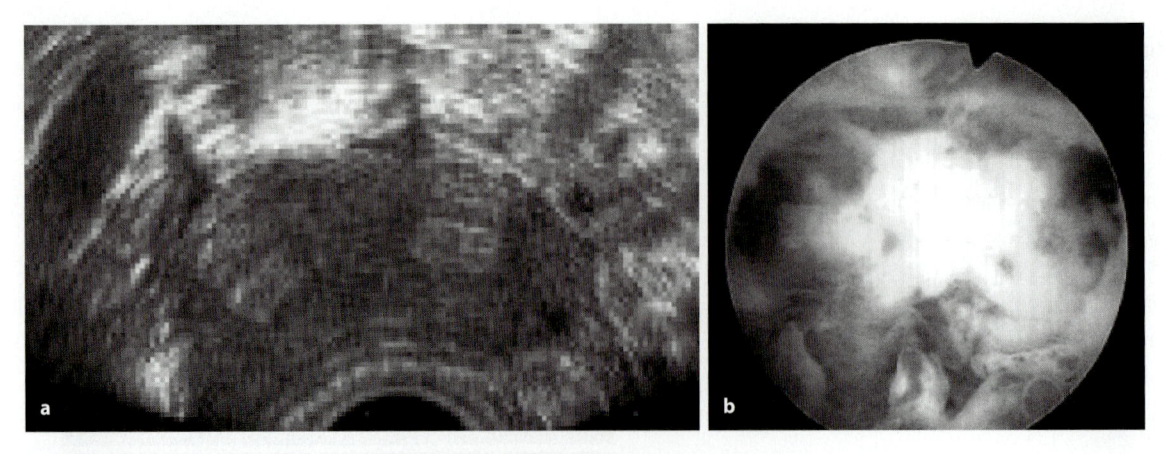

Abb. 41.12 a, b. Uterus subseptus. **a** Transvaginalsonographie, **b** hysteroskopisches Bild vor Septumresektion (▶ Farbteil)

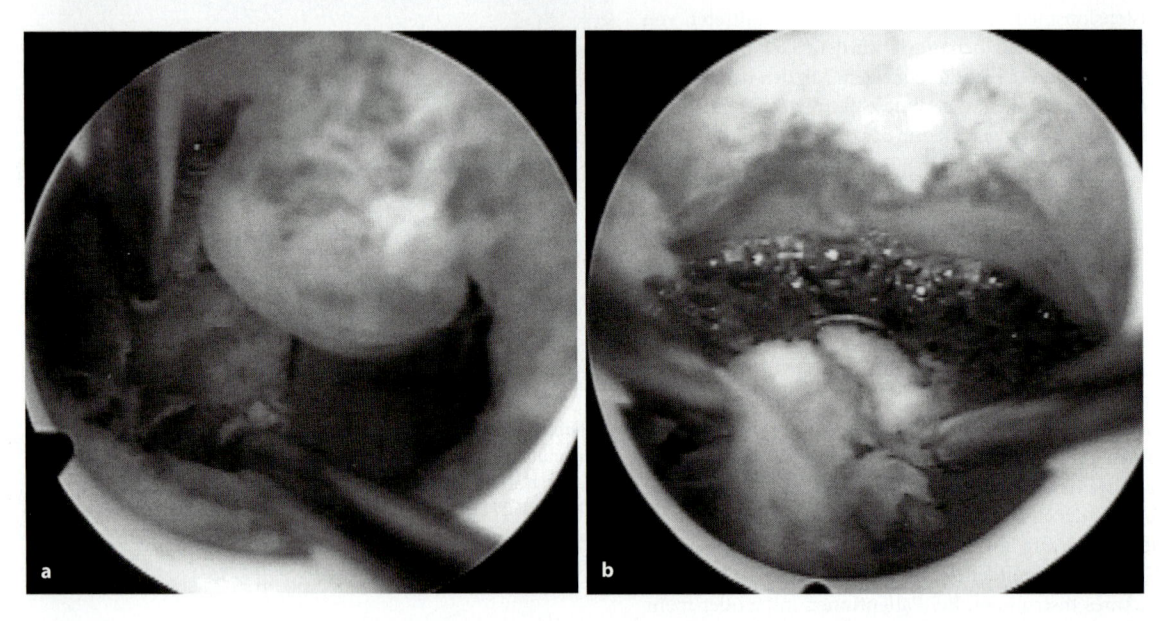

Abb. 41.13 a, b. Endometriumpolyp an der Uterusvorderwand (**a**), hysteroskopisches Bild der gleichen Patientin nach Polypabtragung (**b**) (▶ Farbteil)

Myomanteil in das Cavum uteri hervortritt. Eine Resektionsebene, die tiefer als wenige Millimeter unterhalb der Kavumgrenze liegt, sollte aufgrund steigender Komplikationsraten vermieden werden. Bei größeren Myomen und Myomen mit intramuralen Anteilen muss mit einer inkompletten Resektion und konsekutiv schlechteren Erfolgsraten gerechnet werden. Durch Vorbehandlung mit GnRH-Analoga kann das Risiko der inkompletten Resektion verringert werden, sodass bei größeren submukösen Myomen eine entsprechende Vorbehandlung erwogen werden sollte.

Die Abtragung von intrauterinen **Septen** wird über die Spaltung des Septums mit den elektrischen Haken, beginnend am zervixnahen Septumanteil bis zum Fundus, durchgeführt. Hierbei besteht die größte Gefahr darin, dass es zur Perforation im Bereich des Fundus kommt. Durch laparoskopische Kontrolle des hysteroskopischen Eingriffs kann diese Gefahr vermindert bzw. Sekundärkomplikationen (Darmverletzungen) vermieden werden.

Als Indikation für die **Endometriumablation** gelten primär therapieresistente Blutungsstörungen. Die klassischen hysteroskopischen Verfahren (Rollerball, Schlingenresektion) werden durch zahlreiche Thermoverfahren ergänzt. Die meisten Untersuchungen kommen zu dem Ergebnis, dass die verschiedenen Methoden in ihren Erfolgsraten vergleichbar sind mit jeweils etwa 90% Amenorrhö bzw. Besserung der Symptomatik. Bei Patientinnen mit einem Uterus myomatosus ist bei allen Verfahren mit einer geringeren Erfolgsrate von etwa 60–70% zu rechnen. Einige aktuelle Arbeiten kommen zu dem Schluss, dass die Thermoverfahren eine leichte Überlegenheit in den Risiken und Erfolgsraten hätten. In der Hand eines erfahrenen Operateurs ist die hysteroskopische Endomeriumablation aber den Thermoverfahren äquivalent.

Dem Einsatz der Thermoverfahren sollte stets eine diagnostische Hysteroskopie vorgeschaltet werden, um intrauterine pathologische Prozesse auszuschließen. Die Vorbehandlung mit GnRH-Analoga und andere hormonelle Therapien erhöhen durch Reduktion der Endometriumdicke die Erfolgsrate der Endometriumablation.

Für die hysteroskopische Endometriumablation wird unter Verwendung eines Operationshysteroskopes schichtweise mit der elektrischen Schlinge bis ins oberflächliche Myometrium abgetragen. Die Tubenecken sind häufig mit der Schlinge nicht ausreichend zu behandeln, daher ist hier eine Ergänzung mit dem Rollerball meist sinnvoll. Die komplette Endometriumablation mit dem Rollerball hat den Nachteil, dass eine ausreichende Tiefenwirkung der Koagulation schlechter kontrolliert werden kann. Bei Patientinnen mit Tubensterilisation sind nach Endometriumablation häufiger Unterbauchschmerzen zu beobachten. Eine Tubendilatation durch retrograde Menstruation aus verbliebenen Endometriumresten wird als Ursache diskutiert.

41.7 Uterusfehlbildungen

Metroplastik als operative Korrektur einer Uterusdoppelbildung. Die Vereinigung einer angeborenen uterinen Doppelbildung kann nach vorheriger genauer Diagnostik (meist auch mittels Laparoskopie) als Metroplastik im Bereich des Corpus uteri erfolgen. Ziel des Eingriffs ist es, die beiden Uterushöhlen durch die Entfernung des trennenden Septums zu vereinigen. Dabei muss darauf geachtet werden, so wenig Myometrium wie möglich zu opfern. Bei der Metroplastik nach Strassmann erfolgt eine quere Inzision im Bereich des Fundus uteri. Das Septum wird dann im Niveau der vorderen und hinteren Wand des jeweiligen Kavums abgetragen. Die Naht des Fundus uteri erfolgt nach intrauteriner Tamponade 2- oder 3-schichtig mit quer gestellten Einzelknopfnähten. Auf einen ausreichenden Abstand zu den Tuben ist beiderseits zu achten.

Literatur

Abdel-Fattah M, Barrington J, Yousef, Mostafa A (2004) Effect of total abdominal hysterectomy on pelvic floor function. Obstet Gynecol Surv 59 (4): 299–304

AGO. Leitlinie Zervixkarzinom (2000) Frauenarzt 41: 1121

Agostine A, Bretelle F, Cravello L et al. (2003) Vaginal hysterectomy in nulliparous women without prolapse: a prospective comparative study. Int J Obstet Gynecol 110: 515–518

Amreich I (1941) Operative Behandlung des Kollumkarzinoms. Geburtsh Frauenheilkd 3: 301

Beckmann MW, Ackermann S (2004) Diagnostik und Therapie des Zervixkarzinoms. Frauenarzt 45: 422–431

Brunschwig A (1948) Complete excision of pelvic viscera for advanced Carcinoma. Cancer 1: 117

Chang WC, Lin C-C (2003) A clinical pathway for laparoscopically assisted vaginal hysterectomy. J Reprod Med 48: 247–251

Cengiz B, Demirel LC, Dokmeci F et al. (2002) Bilateral salpingo-oophorectomy during vaginal hysterectomy in cases with nonprolapsed uterus: role of laparoscopy in a residency training program without much vaginal salpingo-oophorectomy experience. J Gynecol Surg 18: 87–93

Ellström MA, Astrom M, Moller A, Olsson JH, Hahlin M (2003) A randomized trial comparing changes in psychological well-being and sexuality after laparoscopic and abdominal hysterectomy. Acta Obstet Gynecol Scand 82 (9): 871–875

Gimbel H, Settnes A, Tabor A (2001) Hysterectomy on benign indication in Denmark 1988–1998. A register based on trend analysis. Acta Obstet Gynecol Scand 980: 267–272

Gimbel H, Zobbe V, Andersen BM et al. (2003) Randomized, controlled trial of total compared with subtotal hysterectomy with 1-year follow-up results. Br J Obstet Gynaecol 110: 1088–1098

Jansen FW, Vredevoogd CB, Van Ulzen K, Hermans J, Trimbos JB, Trimbos-Kemper TCM (2000) Complications of hysteroscopy: a prospective, multicenter study. Obstet Gynecol 96: 266–270

Johnson N, Khalili M, Hirschowitz L et al. (2003) Predicting residual disease after excision of cervical dysplasia. BJOG 110: 952–955

Kovac SR, Barhan S, Lister M et al. (2002) Guidelines for the selection of the route of hysterectomy: application in a resident clinic population. Am J Obstet Gynecol 187: 1521–1527

Lampel M, Fisch R Stein D, Schultz M, Hohenfellner R, Hohenfellner JW (1996) Continent diversion with the Mainz pouch. World J Urol 14 (2): 85–91

Learman L, Summit RL Jr, Varner R et al. (2003) A randomized comparison of total or supracervical hysterectomy: surgical complications and clinical outcomes. Obstet Gynecol 102: 453–462

Leitlinienkurzfassung (DKG/DGGG; 1998) Diagnostische und therapeutische Standards beim Endometriumkarzinom (ICD 182). Frauenarzt 39 (7): 1049–1054

Lethaby A, Hickey M (2002) Endometrial destruction techniques for heavy mestrual bleeding. Cochrane Database of Syst Rev 3: CD001501

Liepmann W (1912) Atlas der Operations-Anatomie und Operations-Pathologie der weiblichen Sexualorgane. Berlin: Hirschwald

Mall A, Shirk G, van Voorhis BJ (2003) Previous tubal ligation is a risk factor for hysterectomy after rollerball endometrial ablation. Obstet Gynecol Surv 58: 21–22

McPherson K, Metcalfe MA, Herbert A et al. (2004) Severe complications of hysterectomy: The VALUE Study. Obstet Gynecol Surv 59(9): 653–654

Meigs JV (1944) Carcinoma of the cervix – The Wertheim operation. Surg Gynecol Obstet 78: 195

Meigs JV (1951) Radical hysterectomy with bilateral pelvic lymph node dissection. A report of 100 patients operated on five or more years ago. Am J Obstet Gynecol 62: 854

Nazah I, Robin F, Jais JP et al. (2003) Comparison between bisection/morcellation and myometrial coring for reducing large uteri during vaginal hysterectomy or laparoscopically assisted vaginal hysterectomy: results of a randomized, prospective study. Acta Obstet Gynecol Scand 82: 1037–1042

Newman C, Finan MA (2003) Hysterectomy in women with vaginal stenosis. J Reprod Med 48: 672–676

Nieh PT (1997) The Kock pouch urinary reservoir. Urol Clin North Am 24 (4): 755–772

NIH Consensus Statement: Cervical Cancer. NIH Consensus Statement 14 (1): 1–38

Paschopoulos M, Kaponis A, Makrydimas G, Zikopoulos K, Alamanos Y, O'Donovan P, Parakevaidis E (2004) Selecting distending medium for out-patient hysteroscopy. Does it really matter? Hum Reprod 19: 2619–2625

Peipert J, Weitzen S, Cruickshank C et al. (2004) Risk factors for febrile morbidity after hysterectomy. Obstet Gynecol 103: 86–91

Propst AM, Liberman RF, Harlow BL, Ginsburg ES (2000) Complications of hysteroscopic surgery: predicting patients at risks. Obstet Gynecol 96: 517–520

Razavi MK, Hwang G, Jahed A et al. (2003) Abdominal myomectomy versus uterine fibroid embolization in the treatment of symptomatic uterine leiomyomas. Am J Roentgenol 180: 1571–1575

Okabayashi H (1921) Radical abdominal hysterectomy for cancer of the cervix uteri. Surg Gynecol Obstet 33: 335

Römer T, Straube W (1996) Hysteroskopischer Wegweiser für Gynäkologen. Berlin New York: De Gruyter

Sainz de la Cuesta R, Espinosa JA, Crespo E, Granizo JJ, Rivas F (2004) Does fluid hysteroscopy increase the stage or worsen the prognosis in patients with endometrial cancer? A randomised controlle trial. Eur J Gynecol Reprod Biol 115: 211–215

Schauta F (1908) Die erweiterte vaginale Totalexstirpation des Uterus bei Kollumkarzinom. Wien Leipzig: Verlag Josef Safar

Shankar M, Davidson A, Taub N, Habiba M (2004) Randomised comparison of distension media for outpatients hysteroscopy. BJOG 111: 57–62

Sowter MC, Lethaby A, Singla AA (2002) Pre-operative endometrial thinning agents before endometrial destruction for heavy menstrual bleeding. Cochrane Database of Syst Rev 3: CD001124

Spies JB, Cooper JM, Worthington-Kirsch R et al. (2004) Outcome of uterine embolization and hysterectomy for leiomyomas: results of a multicenter study. Obstet Gynecol Surv 59(12): 819–820

Taussig FJ (1943) Iliac lymphadenectomy for group II cancer of the cervix. Am J Obstet Gynecol 45: 733

Thakar R, Ayers S, Clarkson P et al. (2002) Outcome after total versus subtotal abdominal hysterectomy. N Eng J Med 347: 1318–1325

Valle RF, Sankpal R, Marlow JL, Cohen L (2002) Cervical stenois: a challenging clinical entity. J Gynecol Surg 18: 129–143

Ventolini G, Zhang M, Gruber J (2004) Hysteroscopy in the evaluation of patients with recurrent pregnancy loss: a cohort study in a primary care population. Surg Endosc 18: 1782–1784

Waggoner SE (2003) Cervical cancer. Lancet 631: 2217–2225

Webb MJ, Symmonds RE (1979) Wertheim hysterectomy: A reappraisal. Obstet Gynecol 54: 140–145

Wertheim E (1902) Ein neuer Beitrag zur Frage der Radikaloperation beim Uteruskrebs (6 Tafeln und 60 Abbildungen). Arch Gynäkol 65: 1

Wertheim E (1911) Die erweiterte abdominale Operation bei Carcinoma colli uteri (aufgrund von 500 Fällen). Wien

Adnexe

M. Kaufmann

42.1	Tuben – 635
42.1.1	Rekonstruktive Operationen – 635
42.1.2	Laparoskopische Tubensterilisation – 635
42.1.3	Salpingotomie oder Salpingektomie bei Tubargravidität – 635
42.2	Ovar – 636
42.2.1	Ovarialzystenpunktion und Zystostomie – 636
42.2.2	Ovarialzystenausschälung – 636
42.2.3	Ovarektomie (Oophorektomie) – 637
42.3	Operative Eingriffe bei Malignomen des Ovars und der Tube – 637
42.3.1	Besondere Situationen – 638
42.3.2	Sonderfälle – 639
42.4	Operation bei Rezidiven – 639
	Literatur – 639

42.1 Tuben

Hier sind sowohl **diagnostische Verfahren** (Chromolaparoskopie) als auch **rekonstruktive Operationen** und die **Entfernung** von Tube (Salpingektomie), Tube und Ovarien (Salpingoovarektomie, Adnexektomie) oder die Entfernung von Uterus, Tuben und Ovarien als Möglichkeiten gegeben.

42.1.1 Rekonstruktive Operationen

Zur **Wiederherstellung der Tubenfunktion** bei Sterilitätspatientinnen sind folgende Operationen möglich.
- Korrektur einer Tubenligatur bzw. der thermischen Zerstörung einer Tube;
- gestörter Ei-Pick-up und Transport aufgrund einer Obstruktion oder verminderter Tubenmotilität;
- distaler oder proximaler Tubenverschluss.

Folgende **Methoden** stehen zur Verfügung
- Salpingoovariolyse;
- Fimbrienplastik;
- Neosalpingostomie;
- Tubenanastomosierung.

Um möglichst gute Ergebnisse zu erzielen, muss die Mehrzahl dieser Eingriffe mit Hilfe eines **Operationsmikroskops** erfolgen. Inwieweit allerdings schon laparoskopische Verfahren mit z. B. verschiedenen Naht- und Klebetechniken für eine Tubenanastomisierung sinnvoll sind, bleibt noch offen.

42.1.2 Laparoskopische Tubensterilisation

Mit Hilfe der **bipolaren Koagulation** des Eileiters, welche im proximalen Drittel der Tube vorgenommen werden soll, liegen bisher die längsten Erfahrungen laparoskopischer Eingriffe vor (▶ Kap. 13).

> **Empfehlung**
>
> Aus forensischen Gründen ist eine Fotodokumentation ratsam.

Die wichtigste diagnostische Maßnahme zur Abklärung des Tubenfaktors im Rahmen einer Sterilitätsdiagnostik ist zur Zeit die **Chromopertubation**: Laparoskopisch wird die Durchgängigkeit beider Tuben überprüft, nachdem über einen Portio-Adapter (Schulz-Adapter) Methylenblaulösung in das Cavum uteri appliziert wurde. Bei einer freien Tubendurchgängigkeit tritt der Farbstoff über die Fimbrientrichter in die freie Bauchhöhle.

> **Komplikationen**
>
> Folgende postoperative Komplikationen können auftreten:
> - Blutungen und
> - Nekrosen im Bereich des Darms aufgrund unkontrollierbarer Kriechströme.

42.1.3 Salpingotomie oder Salpingektomie bei Tubargravidität

Über 90 % der Eileiterschwangerschaften können heute laparoskopisch operiert werden (◘ Abb. 42.1). Bei der **Salpingotomie** wird nach Injektion von gefäßkonstringierenden Medikamenten (Suprarenin, 1 : 100 verdünnt) bei einer stehenden Eileiterschwangerschaft eine antimesosalpingiale elektrochirurgische Inzision der Tubenwand vorgenommen. Anschließend erfolgt die Entfernung des Schwangerschaftsprodukts. Je nach Blutung wird die Längsinzision lediglich gespült bzw. genäht. Postoperative HCG-Kontrollen im Serum sind unbedingt erforderlich. Bei einem rupturierten und stark zerstörten Eileiter kann eine **Salpingektomie** als Therapie bzw. zur Rezidivprophylaxe erforderlich sein.

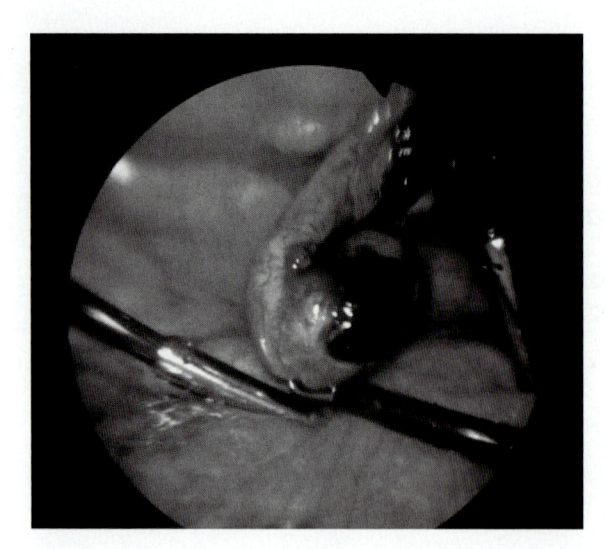

Abb. 42.1. Laparoskopisches Bild einer »stehenden« Extrauteringravidität im ampullären Teil der rechten Tube mit Austritt von Blut (▶ Farbteil)

42.2 Ovar

> Bei pathologischen Prozessen des Ovars sind sowohl Indikationsstellung für einen Eingriff als auch die Beherrschung der operativen Technik, einschließlich laparoskopischem Vorgehen, von entscheidender Bedeutung.

Indikationen für eine **Zystenentfernung des Ovars** sind:
— einfache persistierende Ovarialzyste;
— einfache Zysten > 6 cm Durchmesser;
— symptomatische Zysten.

Indikationen für eine **Entfernung der Ovarien** sind:
— große, gutartige Zyste/Zysten, wenn eine Ovarerhaltung oder Rekonstruktion nicht möglich ist;
— Torquierung eines Ovars mit Infarkten;
— Ovarialschwangerschaft;
— Tuboovarialabszess;
— Ovarialkarzinom im Stadium FIGO IA G1 mit Erhaltung des kontralateralen Ovars;
— zurückgebliebenes Restovar (»ovarian remnant syndrome«);
— Entfernung anlässlich einer Hysterektomie;
— Ovarektomie als Hormontherapie beim Mammakarzinom.

42.2.1 Ovarialzystenpunktion und Zystostomie

Eingriffe am Ovar werden heute in der Mehrzahl der Fälle **endoskopisch** durchgeführt: Eine Zyste wird punktiert, das Sekret zur zytologischen Untersuchung gegeben und meist eine Fenestrierung vorgenommen, wobei gleichzeitig die Zysteninnenwand bezüglich ihrer Dignität beurteilt werden kann.

42.2.2 Ovarialzystenausschälung

Laparoskopisches Vorgehen. Laparoskopisch kann nach Inzision der Kapsel des Ovars eine Zyste komplett ausgeschält werden. Eine erforderliche Blutstillung kann mit Hilfe der Bikoagulation oder verschiedenen Nahttechniken erfolgen. Zystisch solide (z. B. Dermoid; ◘ Abb. 42.2) oder solide Ovarialtumoren (z. B. Fibrom; ◘ Abb. 42.3) können mit Hilfe eines sog. Bergesacks ohne Kontamination des Abdomens oder der Bauchdecken, evtl. auch nach Verkleinerung im Bergesack, entfernt werden. Die technische Durchführbarkeit hängt von der Größe des Tumors und v. a. der Erfahrung und Geschicklichkeit des Operateurs ab.

Komplikationen		
Folgende intra- und postoperative Komplikationen können auftreten: — Blutungen bzw. Hämatome des Ovars und/oder des Peritoneums sowie — bei Malignomen Tumorzellverschleppung intraperitoneal und in die Bauchdecken bei evtl. Kontamination.		

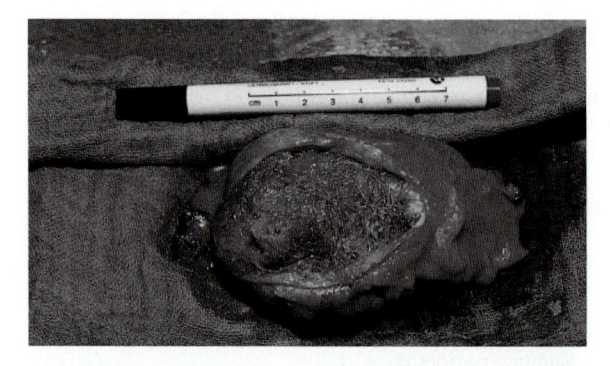

Abb. 42.2. Aufgeschnittenes Operationspräparat eines Dermoids mit Haaren und Talg (▶ Farbteil)

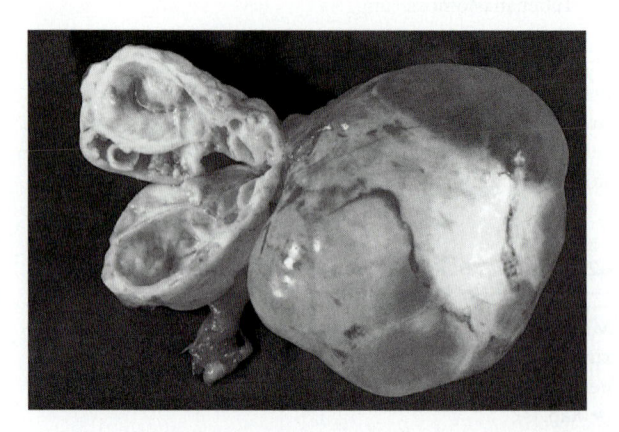

Abb. 42.3. Operationspräparat eines serösen Zystadenofibroms ohne Anhalt für Malignität (▶ Farbteil)

42.2.3 Ovarektomie (Oophorektomie)

Die Entfernung der Ovarien wird meist zusammen mit den Tuben als **Adnexektomie** durchgeführt. Auch dieser Eingriff lässt sich laparoskopisch durchführen:
- bipolare Koagulation des Lig. infundibulopelvicum und Durchtrennung;
- Durchtrennung von Mesosalpinx und Mesovar;
- bipolare Koagulation des Tubenabgangs und Absetzen der Tube vom Uterus;
- bipolare Koagulation des Lig. ovarii proprium und Durchtrennung;
- Bergung des Ovars bzw. des Ovarialtumors.

42.3 Operative Eingriffe bei Malignomen des Ovars und der Tube

Bei Verdacht oder zur weiteren Sicherung eines malignen Ovarialtumors kann eine **diagnostische Laparoskopie** vor eine mediane Laparotomie geschaltet sein. Die Operation sollte dann unter optimalen Bedingungen (ausreichende Erfahrung des Operateurs, optimale prä- und postoperative Betreuung) stattfinden.

> Ein auf die Adnexe beschränktes Tumorgeschehen muss immer intakt entfernt werden.

Vor Beginn der eigentlichen Operation sind die entsprechenden **Staging-Untersuchungen** vorzunehmen. Allerdings sind, da das Ovarialkarzinom vorwiegend intraabdominal metastasiert, auch bei makroskopisch normalen Befunden multiple **Biopsien** aus dem kleinen Becken (Plica vesicouterina und Plica rectouterina, Beckenwände beiderseits, Ligg. sacrouterina, Douglas-Raum) zu entnehmen. Weitere Biopsien im Mittel- und Oberbauch beinhalten
- Bauchwand,
- parakolische Rinnen beiderseits,
- großes Netz,
- Dünndarmmesenterium und
- Zwerchfellkuppeln.

Weiterhin werden folgende **Organe und Regionen** inspiziert und palpiert:
- Leber,
- Milz,
- Magen,
- großes und kleines Netz sowie
- retroperitoneal
  - Nieren,
  - Pankreas sowie
  - paraaortale und
  - pelvine Lymphknoten.

> Oberstes Prinzip bei malignen Adnextumoren wie auch bei sog. Borderline-Tumoren des Ovars ist die komplette makroskopische Tumorentfernung (◘ Abb. 42.4).

Verwachsungen im kleinen Becken bzw. im Mittel- und Oberbauch werden ebenfalls gesondert histologisch untersucht. Neben der Entfernung von Adnexen und Uterus kann dieses notwendige radikale operative Vorgehen auch mehrere Darm-

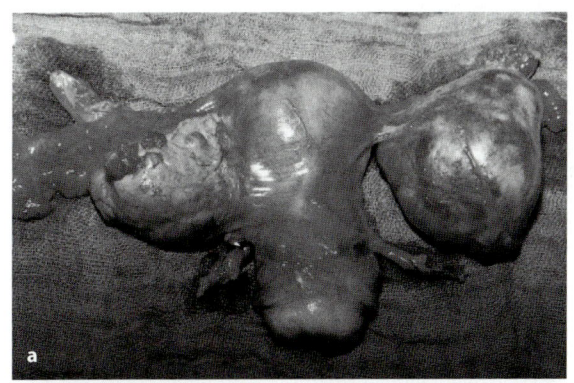

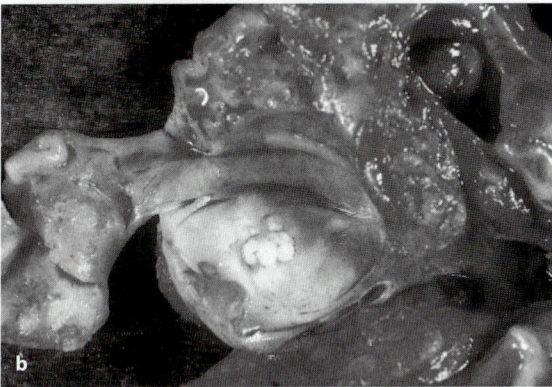

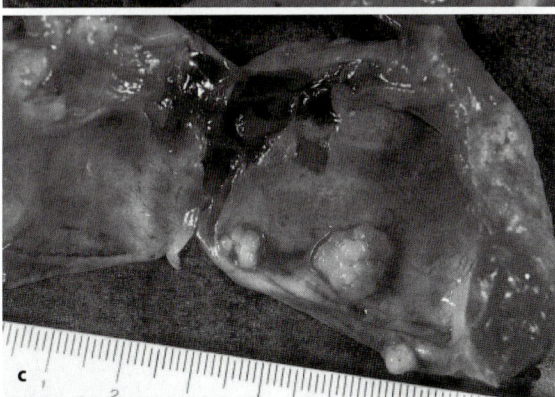

◘ **Abb. 42.4.** Operationspräparat von sog. Borderline-Tumoren des Ovars beiderseits (atypisch proliferierendes Zystadenofibrom, »high grade malignant potential tumor«). Uterus mit beiden Adnexen (**a**); aufgeschnittener zystischer Ovarialtumor beiderseits mit papillären Strukturen an der Innenwand (**b, c**) (▶ Farbteil)

resektionen sowie die Blasenteil-, Milz- oder Leberteilresektion erforderlich machen. Großes und kleines Netz werden ebenfalls entfernt.

Cave
Der therapeutische Effekt einer pelvinen oder gar paraaortalen Lymphonodektomie ist derzeit nicht bewiesen.

Zum **Staging** gehören auch eine pelvine und ggf. paraaortale Lymphonodektomie bzw. ein Sampling. Dieses Vorgehen ist jedoch bei einem klinischen Stadium IA nicht sinnvoll bzw. wenn bei ausgedehnter Tumoraussaat eine R0-Situation nicht

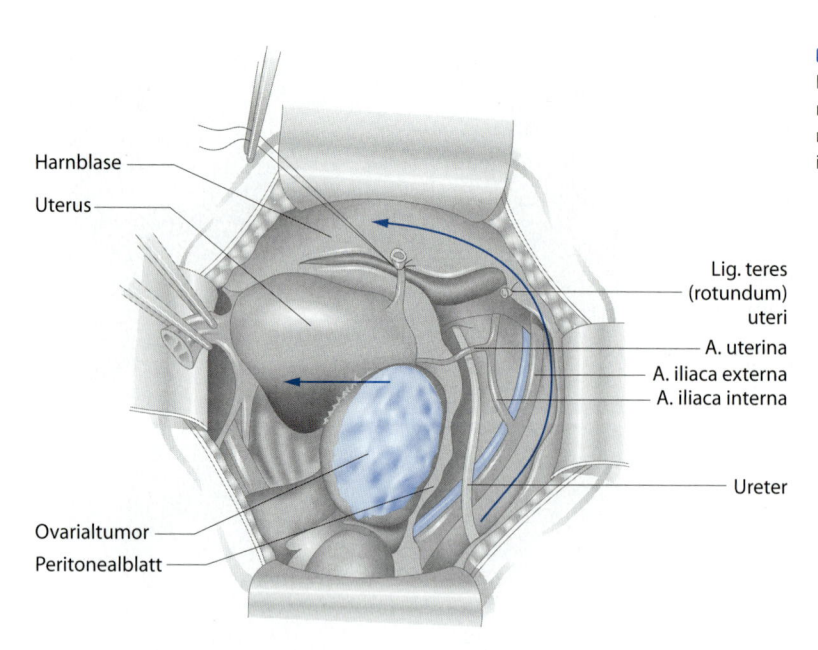

Abb 42.5. Pelvine Dissektion mit Entfernung des Peritoneums beim fortgeschrittenen Ovarialkarzinom: Mobilisierung des rechtsseitigen Ovarialtumors nach medial, Darstellung des Ureters und der iliakalen Gefäße

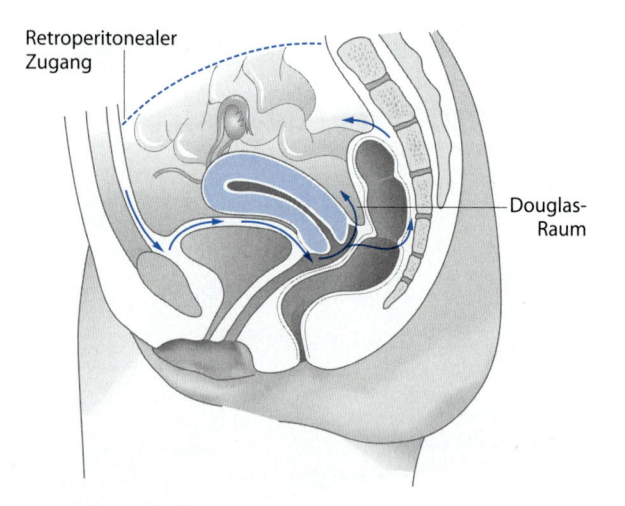

Abb. 42.6. En-bloc-Resektion eines tumorösen Konglomerats, bestehend aus innerem Genitale und Rektosigmoid. Mit Hilfe des retroperitonealen Zugangs ist eine komplette Entfernung auch ausgedehnter Konglomerattumoren unter Mitnahme des Rektosigmoids in nahezu allen Fällen möglich. Die *Pfeile* zeigen die retroperitoneal verlaufenden Resektionslinien

möglich ist. Bei einem einseitigen Tumorbefall des Ovars und günstiger Situation kann auf eine Gewebeentnahme kontralateral verzichtet werden.

> Staging-Maßnahmen mit multiplen Biopsien erübrigen sich, wenn makroskopisch das kleine Becken, Mittel- und Oberbauch befallen sind. Hier ist ein Tumor-Debulking bzw. das Anstreben einer R0-Situation am leichtesten möglich, wenn über einen retroperitonealen Zugang das gesamte Peritoneum mit erfasst wird (Abb. 42.5 bis 42.7).

Bei Darmresektionen ist meist eine End-zu-End-Anastomisierung möglich, dies gilt auch für die Mitbeteiligung des Rektums, wo tiefe Rektumanastomosen heute kein Problem mehr darstellen.

Operative Maßnahmen an harnableitenden Organen sind nur dann zu erzwingen, wenn eine Stenose vorliegt, welche die Funktion deutlich beeinflusst.

Ein **alleiniges Debulking** kann bei großen und funktionell störenden Situationen sinnvoll sein, was selbst für das Stadium IV gelten kann.

42.3.1 Besondere Situationen

Vorgehen bei sog. Borderline-Tumoren (»low bzw. High potential malignant tumors«). Die Radikalität des Vorgehens richtet sich hier nach dem Ausmaß der Beteilung des Peritoneums und v. a. danach, ob es sich um einen di- oder einen aneuploiden Tumor handelt. Bei aneuploiden Tumoren muss ein radikales operatives Vorgehen erfolgen, selbst bei mehrfach wiederholtem Auftreten.

Fertilitätserhaltende Operationen. Eine fertilitätserhaltende Operation mit Schonung des Uterus und der kontralateralen Adnexe ist möglich bei einem Tumorstadium FIGO IA G1 und evtl. im Stadium IB G1, da das Rezidivrisiko kontralateral unter 8 % liegt. Nach abgeschlossener Familienplanung ist es jedoch ratsam, die Komplettierung der Operation vorzunehmen. Ein unauffälliger Befund des Endometriums ist zu fordern.

> Mit Ausnahme von Patientinnen der Stadien IA G1 und evtl. 1B G1 ist eine postoperative Chemotherapie erforderlich.

Second-look-Operation. Derzeit wird in einer Second-look-Operation die bestmögliche Diagnostik mit histologischer Verifizierung zur Überprüfung des Resultats einer postoperativen Chemotherapie gesehen. Eigentlich kann nur so der Nachweis eines kompletten Ansprechens geführt werden. Da sich jedoch aus den Befunden meist keine therapeutischen Konsequenzen mehr ergeben, gehört eine Second-look-Laparotomie nicht mehr grundsätzlich zum operativen Standardprogramm und wird meist auch in klinischen Studien nicht mehr gefordert. Über die Wertigkeit der sog. Second-look-Laparoskopie

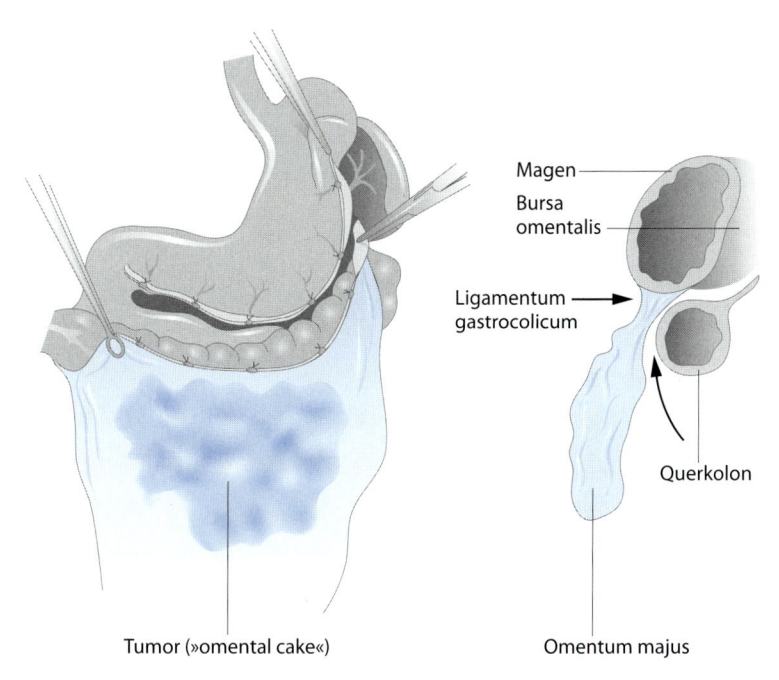

Abb. 42.7. Radikale infragastrische Omentektomie. Die Resektion auch von extensiv tumorös befallenem Omentum majus gelingt durch Resektion des Lig. gastrocolicum unter Schonung des Mesocolon transversum. Eine Infiltration des Querkolons liegt nur in seltenen Fällen vor. Die *linke* Abbildung zeigt eine extensive tumoröse Durchsetzung des Omentum majus (»Omental cake«). Die Resektionslinien sind auf der *rechten* Abbildung mit *Pfeilen* markiert

gibt es keine schlüssigen Daten. Zur schonenden und sicheren Diagnostik eines Rezidivs ist die Laparoskopie jedoch sinnvoll.

Intervalloperation. Unter einer Intervall- oder Interventionsoperation versteht man das operative Vorgehen nach histologischer Sicherung und dem primären Einsatz einer Chemotherapie (Induktionschemotherapie). Auch in den 1970-er Jahren war dieses Vorgehen bei »inoperablen« Tumoren nach einer Chemotherapie als Second-look-Laparotomie bezeichnet worden. Dennoch ist dieses Vorgehen erneut attraktiv und muss mit den heute zur Verfügung stehenden Möglichkeiten erneut in klinischen Studien überprüft werden.

Bis heute ist es völlig unklar, welche Therapieform den Fortschritt in der Behandlung des primären Ovarialkarzinoms ermöglichte, da etwa gleichzeitig ein radikales operatives Vorgehen sowie eine »radikale« Chemotherapie zum Einsatz kamen.

42.3.2 Sonderfälle

Granulosazelltumor. Bei operativ vollständiger Tumorentfernung kann fertilitätserhaltend vorgegangen werden. Zu beachten ist ein häufigeres Vorkommen von Korpuskarzinomen.

Maligne Keimzelltumoren. Das Auftreten ist meist primär einseitig. Es wird folgendermaßen operativ vorgegangen:
— Dysgerminom und malignes Teratom: radikale Entfernung des Tumors ohne kontralaterale Adnexexstirpation möglich;
— Dottersacktumor: Die Operation steht hier nicht im Vordergrund, da diese Tumoren außerordentlich rasch wachsen und äußerst maligne sind, jedoch auf Chemotherapie günstig ansprechen. Die Operation sollte so konservativ wie möglich sein. Die Fertilitätserhaltung ist ebenfalls möglich. Eine Chemotherapie ist immer erforderlich.

42.4 Operation bei Rezidiven

Es gelingt meist, isolierte **Rezidivtumoren** vollständig zu entfernen, dieses isolierte Auftreten ist jedoch selten. **Isolierte Lymphknotenrezidive** können ebenfalls gut operiert werden. Palliative chirurgische Maßnahmen sind bei Ileus indiziert.

Literatur

Cannistra SA (2004) Cancer of the ovary. N Engl J Med 351: 2519–2529
de Bois A, Lück HJ, Meier W et al. (2003) A randomized clinical trial of cisplatin/paclitaxel versus carboplatin/paclitaxel as first-line treatment of ovarian cancer. J Natl Cancer Inst 95: 1320–1329
Havrilesky LJ, Peterson BL, Dryden D et al. (2003) Predictors of clinical outcomes in the laparoscopic management of adnexal masses. Obstet Gynecol 102: 243–251
Ostrzenski A, Radolinski B, Ostrzenska KM (2003) A review of laparoscopic ureteral injury in pelvic surgery. Obstetr Gynecol Surv 58 (12): 794–799
Ozols RF (2002) Recurrent ovarian cancer: evidence based treatment. J Clin Oncol 20: 1161–63
Yazici G, Arslan M, Pata O et al. (2004) Ovarian function and vascular resistance after tubal sterilization. J Reprod Med 49: 379–383
Young RC (2003) Early stage ovarian cancer: To treat or not to trakt. J Natl Cancer Inst 95: 94–95

Mamma

M. Kaufmann und A. Scharl

43.1	Allgemeines – 641
43.2	Gewebegewinnung zur histologischen Diagnosestellung – 642
43.2.1	Operationen bei Tastbefunden – 642
43.2.2	Operationen bei nicht tastbaren Herdbefunden – 645
43.2.3	Sonderfälle – 648
43.3	Eingriffe bei gutartigen Befunden – 649
43.3.1	Gutartige Tumoren – 649
43.3.2	Mastitis – 649
43.3.3	Subkutane Mastektomie – 650
43.4	Operative Therapie des Mammakarzinoms – 650
43.4.1	Allgemeines – 650
43.4.2	Brusterhaltende Operationen – 652
43.4.3	Mastektomie – 656
43.4.4	Axilläre Lymphonodektomie – 657
43.4.5	Rolle der präoperativen (neoadjuvanten) Chemotherapie – 659
43.4.6	Primärer und sekundärer Wiederaufbau der Brust – 660
43.4.7	Vorgehen bei Sonderfällen – 665
43.4.8	Beratung der Patientinnen – 665
43.4.9	Offene Fragen – 666
43.5	Operative Therapie des duktalen Carcinoma in situ (DCIS) – 666
43.5.1	Diagnostik – 666
43.5.2	Therapieoptionen – 666
43.5.3	Rezidivraten – 667
43.5.4	Voraussetzungen der brusterhaltenden Operation – 667
43.5.5	Kontraindikationen der brusterhaltenden Operation – 667
43.6	Plastisch-ästhetische Operationen – 667
43.6.1	Augmentation – 668
43.6.2	Reduktionsplastik – 668
	Literatur – 670

43.1 Allgemeines

Exzisionen verdächtiger Befunde bei Operationen der Brust folgen den gleichen **Kriterien** hinsichtlich
- Sterilität,
- Schnittführung entlang der Hautspaltlinien,
- gewebeschonender Operationstechniken,
- Blutstillung und
- Wundverschluss

wie Operationen an anderen Organen.

> Besonders zu beachten ist aber die besondere Bedeutung der Brust für das Körpergefühl der Frau und ihre Sexualität.

Daher müssen hier besondere Anforderungen an die Operationstechnik gestellt werden, um eine optimale postoperative **Kosmetik und Symmetrie** zu erreichen. Als optimal muss dabei eine Operation gelten, welche ihr Ziel erreicht und dabei die Kosmetik möglichst wenig beeinträchtigt.

Cave

Keinesfalls sollten aber aufgrund kosmetischer Überlegungen suboptimale Resultate hinsichtlich der diagnostischen und therapeutischen Intentionen des Eingriffs in Kauf genommen werden. Dies gilt insbesondere für die Behandlung bösartiger Erkrankungen der Mammae.

Eingriffe an der Brust können aus folgenden **Indikationen** erfolgen:
- diagnostisch;
- therapeutisch;
- plastisch-ästhetisch.

Diagnostische Operationen dienen der Gewinnung von Gewebe zur histologischen Sicherung einer Diagnose bei Befunden, die durch nicht invasive Methoden nicht mit ausreichender Sicherheit als benigne eingeordnet werden können. Ergibt die histologische Untersuchung einen Befund, der komplett exzidiert werden muss (z. B. invasives oder In-situ-Karzinom), können sie therapeutischen Charakter gewinnen oder müssen von einer **therapeutischen Operation** gefolgt sein. **Plastisch-ästhetische Operationen** dienen der Korrektur von Brustform, -größe und -symmetrie, so z. B. bei Veränderungen, die körperliche Beschwerden verursachen (z. B. Makromastie), aus anderen Gründen, welche als Anomalien mit Krankheitswert einzuordnen sind (z. B. Mikromastie oder Anisomastie) oder bei Veränderungen, welche von der Patientin subjektiv als kosmetisch störend empfunden werden.

> Je geringer der medizinische Charakter der Operation ist und je stärker die ästhetischen Aspekte zunehmen, umso strengeren Anforderungen müssen Indikationsstellung und präoperative Aufklärung genügen (Übersicht bei Jatoi et al. 2005).

43.2 Gewebegewinnung zur histologischen Diagnosestellung

Eine Gewinnung von Gewebe zur histologischen Sicherung ist immer dann erforderlich, wenn ein **Herdbefund** in der Brust vorliegt, bei dem nicht mit ausreichender Sicherheit eine maligne Erkrankung ausgeschlossen werden kann. Dabei kann es sich handeln um
- einen tastbaren Knoten,
- eine suspekte Hautveränderung (Einziehung, Rötung, Ödem) oder
- eine in der Bildgebung (Ultraschall, Mammographie, Kernspintomographie) auffällige Veränderung.

43.2.1 Operationen bei Tastbefunden

43.2.1.1 Feinnadelpunktion

Die früher oft geübte Feinnadelbiopsie von soliden Tumoren der Brust wird nicht mehr sehr häufig durchgeführt und kann gänzlich **durch die Stanzbiopsie ersetzt** werden. Die für eine Beurteilung der Feinnadelbiopsate nötigen spezialisierten zytologischen Kenntnisse sind nur in wenigen Zentren in ausreichendem Maße vorhanden. Falsch-negative Befunde liegen bei mindestens 10 % vor. Die bei der Stanzbiopsie gewonnene Gewebemenge ist deutlich höher als bei einer Feinnadelbiopsie. Damit ist das Ergebnis der pathologischen Diagnostik aussagekräftiger, außerdem sind an Stanzbiopsien weitergehende **immunhistochemische Untersuchungen** zur biologischen Natur des Tumors möglich. Dies ist v. a. dann notwendig, wenn eine präoperative systemische Therapie geplant wird.

Als weitere Indikation für die Feinnadelbiopsie wird die **Punktion von Zysten** angegeben. Der Nachweis, ob es sich bei einem tastbaren Tumor um eine Zyste handelt und damit keine operative Exzision nötig ist, wird meist durch die Sonographie ermöglicht, sodass die Feinnadelpunktion zum Nachweis der zystischen Natur einer Läsion wohl nur selten erforderlich sein wird.

Der Wert der **zytologischen Abklärung** von Zystenpunktaten zum Ausschluss eines Malignoms ist fraglich. Zystische Karzinome machen weniger als 1 % aller Malignome der Brust aus. Diese Karzinome sind außerdem überwiegend auch mit anderen Methoden nachweisbar. Problematisch ist es aber, wenn nach Entleerung einer Zyste im Punktat zytologisch suspekte Zellen nachgewiesen werden. Für die in diesem Fall erforderliche Exzision zur Gewebegewinnung fehlt aber die Leitstruktur, um eine ausreichend sichere Lokalisation der Läsion zu ermöglichen. Wo soll biopsiert werden, wenn keine Läsion mehr nachweisbar ist?

Technik der Feinnadelpunktion. Verwendet werden Kanülen von 0,7–1,1 mm und eine 10- oder 20-ml-Spritze sowie sinnvollerweise ein Spritzenhalter, der eine einhändige Handhabung ermöglicht. Eine Anästhesie ist nicht erforderlich. Der tastbare Tumor wird bei der Punktion zwischen die Finger der zweiten Hand genommen. Bei sonographisch darstellbaren Veränderungen kann die Punktion auch ultraschallgesteuert erfolgen. Solide Tumoren werden unter Sog mehrfach fächerförmig durchstochen. Das i. d. R. nur geringe Aspiratvolumen verbleibt dabei meist in der Kanüle und wird auf einen Objektträger gespritzt, ausgestrichen und fixiert. Zysten werden angestochen und die Flüssigkeit aspiriert. Anschließend kann die Zyste für eine Pneumozystographie mit Luft gefüllt werden. Deren Wert ist ebenfalls sehr fraglich.

43.2.1.2 Hochgeschwindigkeitsstanzbiopsie

Ein klinisch suspekter Tastbefund muss histologisch abgeklärt werden, wenn er mittels bildgebender Verfahren nicht zweifelsfrei einer gutartigen Veränderung (z. B. Zyste) zugeordnet werden kann. Eine unauffällige Bildgebung schließt nicht aus, dass einem auffälligen Tastbefund ein Malignom zugrunde liegt. Daher ist in diesen Fällen die **histologische Sicherung** nötig. Diese kann durch eine Hochgeschwindigkeitsstanzbiopsie gelingen. Dabei wird unter Tast-, Ultraschall- oder Röntgenkontrolle eine Nadel in den Befund eingeführt, welche die Entnahme eines Gewebezylinders erlaubt (Abb. 43.1).

> **Cave**
>
> Die Sicherheit, dass die Stanzzylinder ein Karzinom richtig nachweisen, liegt allerdings deutlich unter 100 %. Daher sollten immer mehrere Zylinder gewonnen werden, um die Treffsicherheit zu erhöhen. Wichtig ist, das histologische Ergebnis der Stanze stets kritisch zu werten. Bei dringendem klinischem Verdacht auf ein Malignom kann nur der positive Befund, also die histologische Diagnose einer bösartigen Erkrankung, Sicherheit geben. Ein negativer Befund kann darauf zurückzuführen sein, dass das entscheidende Areal verfehlt wurde, und muss in allen Zweifelsfällen großzügig eine Exzision des Befunds nach sich ziehen.

Die **histologische Diagnosestellung** durch Stanzbiopsie erübrigt bei der operativen Therapie eines Malignoms die intraoperative histologische Sicherung durch Schnellschnittdiagnostik und erspart somit Operationszeit und Kosten. Für viele Patientinnen ist es belastend, ohne Diagnose in Narkose und Operation zu gehen. Diesen Nachteil kann die präoperative Histologie durch Stanzbiopsie beseitigen. In Kenntnis der Diagnose kann mit der Patientin auch das operative Vorgehen zielgerichteter besprochen werden. Aus diesen Gründen wird die präoperative histologische Sicherung gegenüber der intraoperativen Schnellschnittdiagnostik bevorzugt. Eine Stanzbiopsie ist weiterhin sinnvoll, um die **Indikation für eine präoperative Chemotherapie** zu stellen.

Technik der Stanzbiopsie. Am günstigsten werden wiederverwendbare automatische Biopsiepistolen eingesetzt, in welche Stanznadeln als Einmalartikel eingelegt werden. Die Stanznadeln sind etwa 2 mm dick und bestehen aus einer soliden Nadel und einer umgebenden geschliffenen Hohlnadel. Die solide Nadel weist nahe der Spitze eine etwa 2 cm lange Aussparung auf. Nach Lokalanästhesie wird diese Nadel unter Kontrolle der tastenden Hand oder unter Ultraschallsicht in die Läsion eingeführt. Wenn die Stanze richtig im Tumor positioniert wurde, wird der Schussmechanismus ausgelöst. Dadurch schnellt die Hohlnadel vor und trennt das in der Aussparung der soliden Nadel liegende Gewebe ab. Die durch Verwendung von Stanzpistolen gewährleistete hohe Geschwindigkeit des Stanzvorgangs verhindert, dass das zu gewinnende Gewebe ausweichen kann. Mit der Entfernung der Stanze wird das Gewebe gewonnen.

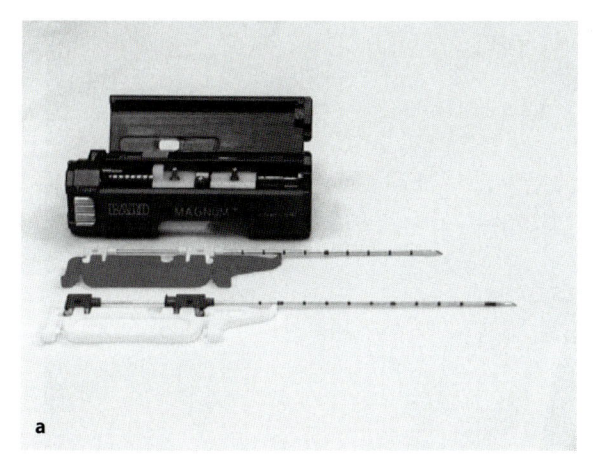

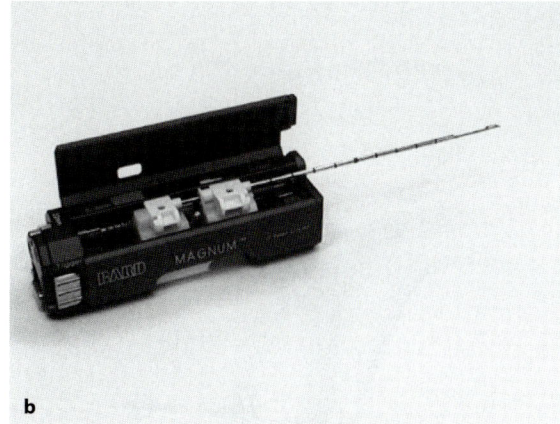

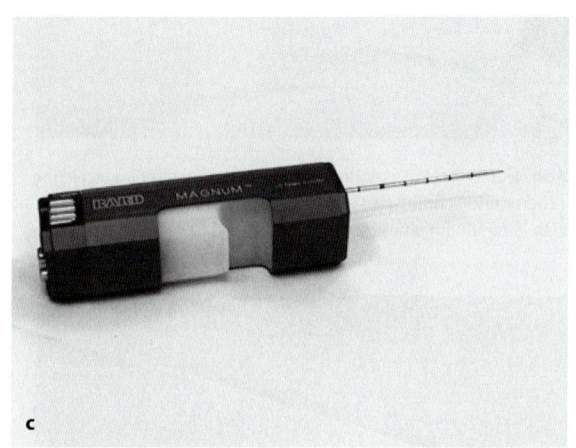

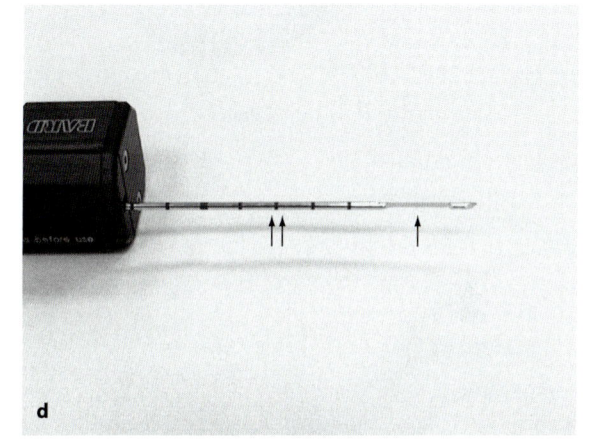

Abb. 43.1 a–d. Geöffneter Hochgeschwindigkeitsschussapparat mit Einmalnadeln (**a**); Einlegen einer Einmalnadel (**b**); der geschlossene Schussapparat ist gespannt und einsatzbereit, nach Platzierung der Nadel im Tumor wird die Hohlnadel abgeschossen (**c**); Aufbau der Nadel (**d**): Die Nadel besteht aus einem zentralen, soliden Anteil, der nahe der Spitze eine ca. 2 cm lange Aussparung aufweist (*Pfeil*). Der solide Nadelanteil wird von einer Hohlnadel umgeben (*Doppelpfeil*). Durch den Schussapparat wird diese Hohlnadel über den soliden Anteil nach vorn geschossen. Das in der Aussparung des soliden Nadelanteils gelegene Gewebe (*Pfeil*) wird dadurch abgetrennt und eingeschlossen, sodass es entfernt werden kann

Für weitere Gewebeproben wird die Prozedur wiederholt. Eine manuelle Kompression oder besser ein Kompressionsverband minimiert die Ausbildung von Hämatomen. Stärkere Blutungen oder Infektionen sind sehr selten (Meyer et al. 1999).

43.2.1.3 Offene Biopsie

In allen Fällen, in denen die Stanzbiopsie kein ausreichend zuverlässiges Ergebnis liefert, muss ein klinisch auffälliger Befund **in toto exzidiert** werden. Wann immer eine offene Biopsie unter dem auch nur mäßigen Verdacht eines Malignoms durchgeführt wird, sollte eine ausreichend großzügige Exzision erfolgen, welche die Entfernung des intakten Tumors innerhalb einer Manschette tumorfreien Brustgewebes ermöglicht.

Bei großen Tumoren und bei inoperablen Befunden wird vielfach eine **Inzisionsbiopsie** zur histologischen Sicherung empfohlen. Dabei wird nur ein Teil des Tumors entfernt. In nahezu allen Fällen kann dieses Ziel auch durch eine Stanzbiopsie erreicht werden.

Technik der offenen Biopsie. Bei einer offenen Biopsie ist eine **semizirkuläre Schnittführung** über dem Tumor am günstigsten (Abb. 43.2 und 43.3), ausgenommen bei Tumorsitz an der Quadrantengrenze in der unteren Brusthälfte oder im axillären Ausläufer der Brustdrüse. Hier liefern **radiäre Inzisionen** bessere kosmetische Ergebnisse.

> **Cave**
>
> Auch wenn eine periareoläre Schnittführung kosmetisch am günstigsten ist, sollte sie nur erfolgen, wenn sie auch den kürzesten Zugang zum Tumor gewährleistet. Eine davon ausgehende Untertunnelung der Haut, um weiter peripher gelegene Tumoren zu erreichen, ist bei Malignomverdacht obsolet und nur bei gutartigen Tumoren zulässig.

Eine weitere Möglichkeit bei brustwandnah gelegenen Tumoren in der unteren Brusthälfte ist der Zugang über eine Inzision in der Submammärfalte. Bei Sitz des Tumors unmittelbar unter der Dermis sollte eine Hautspindel mit exzidiert werden.

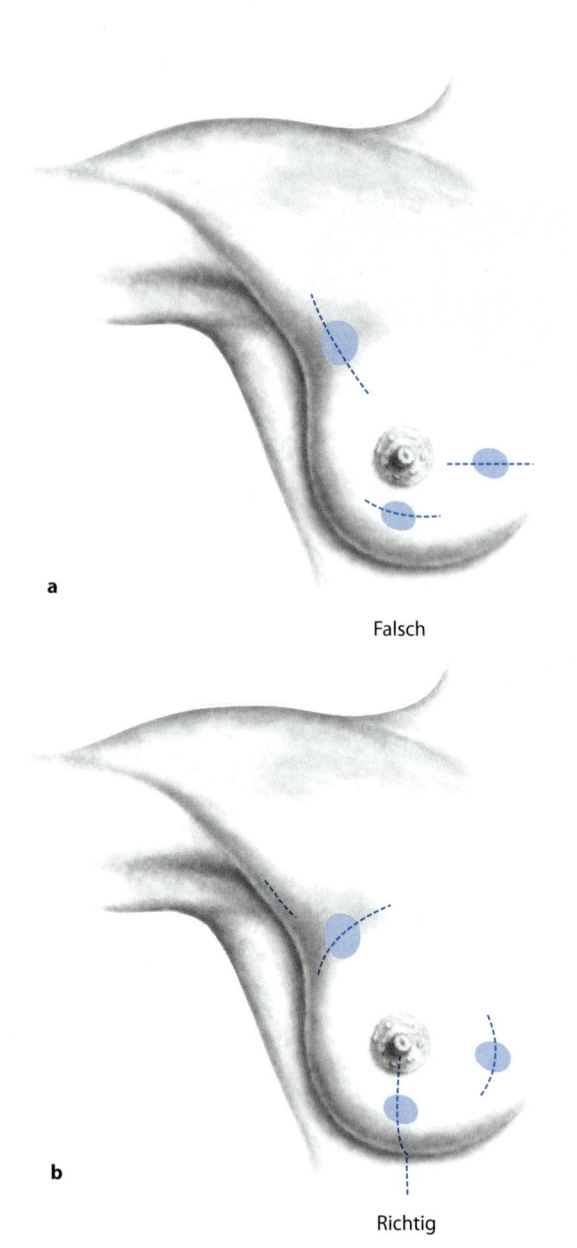

Abb. 43.2 a, b. Semizirkuläre Schnittführung bei offener Biopsie; schematische Darstellung von falscher (a) und richtiger (b) Schnittführung an der rechten Brust

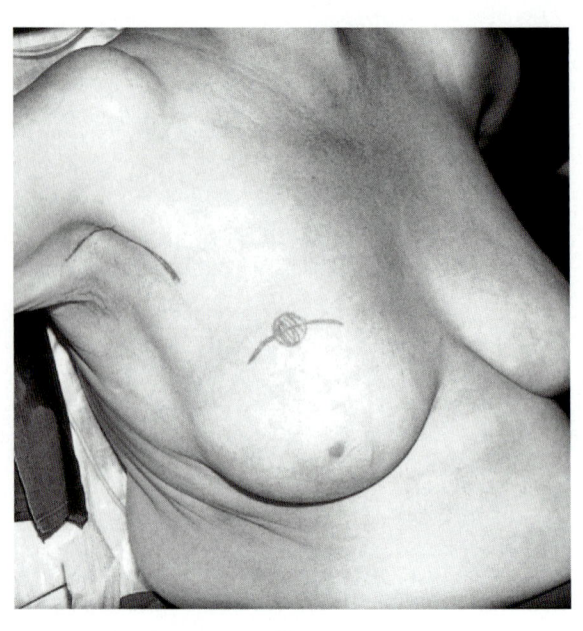

Abb. 43.3 Beispiel für markierte Schnittführung über angezeichnetem Tumor und Schnittführung in der Achselhöhle bei der in Narkose sitzenden Patientin für eine offene Biopsie (▶ Farbteil)

> **Cave**
>
> Der Tumor selbst sollte nicht mit einer Fasszange gefasst, sondern unter digitaler Kontrolle mit der Schere oder dem Skalpell in toto, innerhalb eines Saumes normalen Drüsengewebes exzidiert werden. Ein Aufbrechen des Tumors oder eine Exzision in mehreren Portionen ist zu vermeiden.

Idealerweise liegt der Tumor zentral im Exzidat (Abb. 43.4). Stets muss nach seiner Entfernung das Wundbett nach weiteren auffälligen Veränderungen ausgetastet werden.

Gewebevorbereitung. Das entfernte Gewebe muss so markiert werden, dass dem Pathologen eine sichere räumliche Orientierung möglich ist. Dies kann durch Fäden erfolgen oder durch Farben, die der histologischen Aufarbeitung widerstehen. Die histologische Beurteilung der Resektionsränder wird erleichtert, wenn die Oberfläche des Exzidats mit Tusche gefärbt wird. Sofern nicht bereits präoperativ eine histologische Diagnose vorliegt, kann bei einem Tastbefund intraoperativ eine **Schnellschnittdiagnostik** erfolgen. Wird dabei ein Malignom nachgewiesen, kann in gleicher Sitzung die stadiengerechte Karzinomoperation angeschlossen werden.

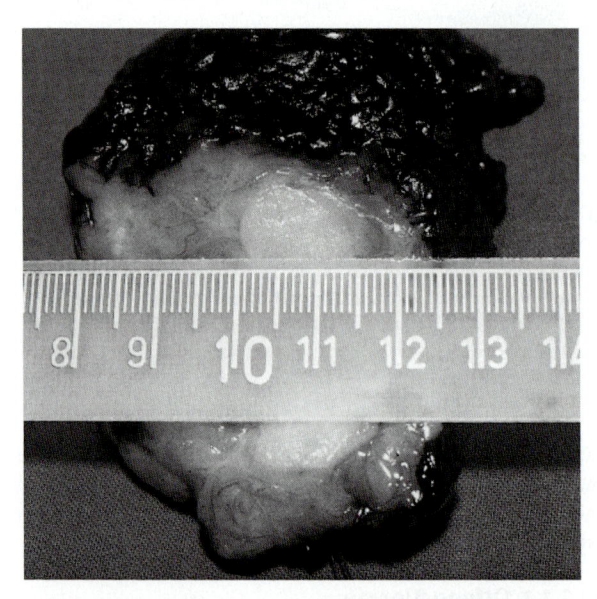

Abb. 43.4. Im Gesunden entferntes Mammakarzinom (zentral eingeschnitten); der Tumor liegt zentral im Exzidat und wird von normalem Parenchym umgeben, makroskopische Tumorgrößenmessung mit 2 senkrecht aufeinander stehenden Durchmessern, Tuschemarkierung der Oberfläche (▶ Farbteil)

Beurteilung durch den Pathologen. Eine Beurteilung der Resektionsränder ist im Schnellschnitt nicht sinnvoll. Wichtiger ist es, zu gewährleisten, dass bei der Operation die Exzision makroskopisch im Gesunden erfolgt. Hierfür ist das Einschneiden des Tumors nach der Exzision nötig. Von Seiten der Pathologen wird argumentiert, dass sie bei bereits eingeschnittenem Tumor nicht mehr beurteilen können, ob die Exzision im Gesunden erfolgte. Dieser Konflikt kann vermieden werden, indem immer eine Nachresektion an der Region der Exzisionshöhle durchgeführt wird, die mit dem Einschnitt in den Tumor korrespondiert. Bei tumorfreiem Nachresektat ist damit eine Resektion »in sano« gewährleistet. Alternativ kann die makroskopische Beurteilung des Tumors auch intraoperativ durch den Pathologen erfolgen, allerdings erfordert dies einen größeren Aufwand an Zeit und Logistik.

Wundverschluss. Bei kleineren Gewebedefekten kann die Wunde, evtl. nach Einlage einer Drainage, direkt geschlossen werden. Auch bei optimaler Blutstillung wird die Exzisionshöhle durch minimale Nachblutungen aufgefüllt. Durch die Resorption und den narbigen Ersatz des Hämatoms entstehen aber intramammäre Narben, welche die sonographische und mammographische Nachkontrolle erschweren. Deshalb sollte dieses Verfahren auf kleine Gewebedefekte beschränkt werden. Bei größeren Defekten würde eine direkte Adaptation der Wundränder zu kosmetisch ungünstigen Verziehungen des Drüsenkörpers führen. Deshalb sind hier intramammäre Verschiebelappen günstiger. Hierzu werden die um die Exzisionsstelle gelegenen Brustanteile von der Haut und vom M. pectoralis so weit mobilisiert, dass sie in den Defekt rotiert und adaptiert werden können. Diese Technik ist zwar aufwändiger, ermöglicht aber die weitgehende Wiederherstellung der Brustform und führt zu geringerer intramammärer Narbenbildung.

B-Plastik. Wenn zentrale Drüsensegmente und/oder die Mamille unter Erhalt der Brust entfernt werden sollen, wird ein günstiges Ergebnis mit der B-Plastik erreicht (Gauwerky et al. 1996; ◘ Abb. 43.5). Diese eignet sich auch, wenn durch die Exzision in den unteren Quadranten ein kosmetisch ungünstiger Gewebedefekt entsteht. Die Technik beruht auf einem intramammären Verschiebelappen. Sie dient zum Ersatz nach Exzision von zentralen Drüsenanteilen und Mamille.

Durchführung. Dabei wird unterhalb der Mamille eine zirkuläre Hautinsel gebildet, welche der Größe der Mamille entspricht. Von der Mamille zur Submammärfalte werden 2 sich nach kaudal annähernde radiäre Umschneidungslinien gebildet, welche die Hautinsel einschließen. Nach kaudal werden die Umschneidungslinien bogenförmig in der Submammärfalte nach lateral weitergeführt, wo sie schließlich zusammenlaufen. Zusammen mit der exzidierten Mamille bildet diese Umschneidungsfigur an der rechten Brust ein angedeutetes »B«. Die oberhalb und unterhalb der Hautinsel innerhalb der Umschneidungsfigur gelegene Dermis wird deepithelisiert. Die Hautinsel wird am darunter liegenden Parenchym gestielt und so weit mobilisiert, dass sie spannungsfrei in die Position des entfernten zentralen Drüsensegments und der Mamille geschwenkt werden kann. Parenchym und Haut des lateralen unteren Quadranten werden so weit mobilisiert, dass die Schnittränder des unteren Bogens des »B« spannungsfrei adaptiert werden können.

Bei der **Resektion eines Drüsenanteils der unteren Quadranten** erfolgt die Operation analog. Das im unteren »Bauch des B« gewonnene Gewebe wird benutzt, um den durch die Exzision resultierenden Gewebedefekt zu decken. Die B-Plastik resultiert im Endeffekt in einer **Verkleinerung und Straffung** der Brust.

Postoperativ wird der Drüsenkörper durch mit Schaumstoff oder Watte gepolsterte, stabilisierende Büstenhalter ruhiggestellt.

43.2.2 Operationen bei nicht tastbaren Herdbefunden

43.2.2.1 Stanzbiopsien

Mit zunehmendem Einsatz bildgebender Diagnostik bei klinisch unauffälligem Brustbefund werden immer häufiger suspekte oder unklare Befunde erhoben, die ausschließlich sonographisch oder mammographisch nachweisbar sind. Je verdächtiger eine solche Läsion ist, umso dringender ist die **Indikation zur histologischen Abklärung** zu stellen. Analog wie bei Tastbefunden kann diese durch Stanzbiopsien erfolgen.

Durchführung und Ergebnisse. Die Stanzen werden unter sonographischer Sicht oder stereotaktisch unter radiologischer Kontrolle durchgeführt. Die Sicherheit der Stanzbiopsien liegt bei etwa 90–95 % (Meyer et al 1999). Von 100 malignen Befunden werden also 5–10 Karzinome in der 1. Stanze verfehlt. Die Sicherheit der Diagnose steigt mit der Menge des entfernten Gewebes und damit mit zunehmender Zahl der Stanzen. Bei 145 mammographisch suspekten Läsionen (Mikrokalk und Weichteiltumoren) wurde die Zuverlässigkeit stereotaktischer Stanzbiopsien ermittelt: Die Verlässlichkeit einer einzigen Stanze lag bei 70 %. Mit der Entnahme von mindestens 6 Stanzzylindern stieg die Verlässlichkeit der Diagnose auf 92 % bei Mikrokalk und auf 99 % bei Weichteiltumoren.

> Auch hier gilt deshalb, dass negative histologische Befunde sehr kritisch zu werten sind und im Zweifelsfall die Indikation zur Exzisionsbiopsie gestellt werden soll.

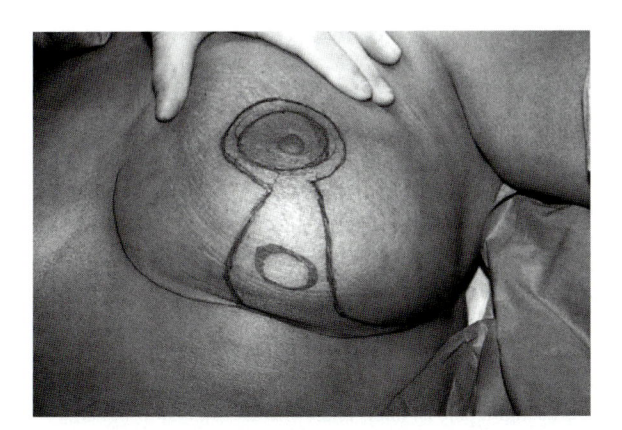

◘ **Abb. 43.5.** So genannte B-Plastik zur kosmetischen Wiederherstellung der Brustform nach Resektion des zentralen Drüsenstiels und der Mamille; in Narkose sitzende Patientin mit präoperativ angezeichneter Schnittführung und eingekreistem Primärtumorsitz (▶ Farbteil)

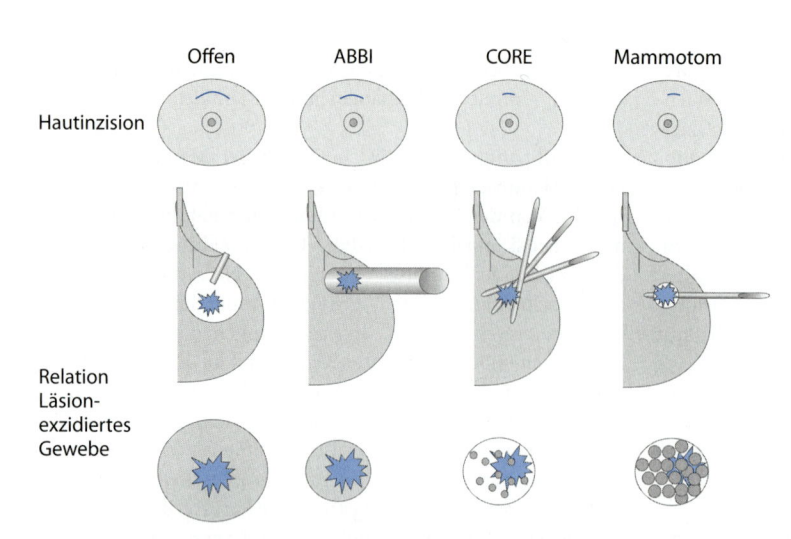

Abb. 43.6. Schematische Darstellung der unterschiedlichen Techniken der Gewebegewinnung zur histologischen Untersuchung: Bei der offenen Biopsie wird die gesamte Läsion mit einem Saum gesunden Gewebes entfernt; das ABBI-System entfernt einen großen Gewebezylinder, der einen großen Teil der Läsion enthält; bei der Stanzbiopsie (Core-Biopsie) werden ein oder mehrere Gewebezellen aus der Läsion entfernt; das Mammotom entfernt über eine einmal gelegte Nadel durch Drehen der Nadelöffnung zahlreiche Gewebezylinder aus der Läsion

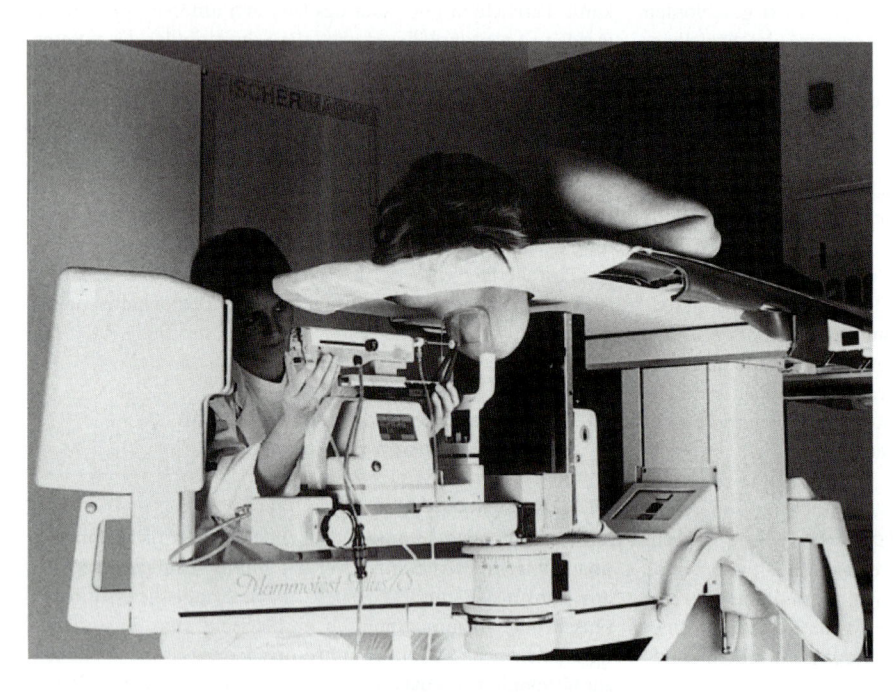

Abb. 43.7. Darstellung einer sog. Mammotom-Vakuumbiospieeinrichtung: Die Patientin liegt auf dem Röntgentisch mit nach unten hängender Brust. Diese wird in einer Mammographieeinheit fixiert. Nach stereotaktischer Lokalisation des Herdes wird die Biopsienadel positioniert. Bei liegender Nadel werden bis zu 40 Gewebezylinder entfernt

In den letzten Jahren werden zunehmend Verfahren eingesetzt, die stereotaktisch die Entfernung einer größeren Gewebemenge oder gar die komplette Entfernung des gesamten Herdes (v. a. Mikrokalk) anstreben. Dies wird ermöglicht, indem die **stereotaktische Operation** mit einer Stanze von mehreren Zentimetern Durchmesser erfolgt, durch die ein Gewebezylinder entfernt wird, der das Mikrokalkareal enthält (z. B. ABBI-System; Abb. 43.6).

Die Alternative dazu ist die **Vakuumstanzbiopsie** (Mammotom), bei der eine wenige Millimeter dicke Nadel stereotaktisch in die Brust eingeführt wird (Abb. 43.7). Die Nadel enthält eine seitliche Öffnung, in welche das anliegende Gewebe durch Vakuum gesogen und anschließend ausgestanzt wird (Abb. 43.8). Diese Prozedur wird bei liegender Nadel durch Drehen des Fensters 20- bis 40-mal wiederholt, sodass die sukzessive Exzsion eines 1–2 cm im Durchmesser großen Areals gelingt (Abb. 43.9 und 43.10). Die diagnostische Zuverlässigkeit dieser Technik soll nahezu 100 % betragen (Beck et al. 2000).

Die **Vorteile** dieser Verfahren liegen darin, dass die stereotaktische Steuerung eine recht zielgenaue Entfernung erlaubt und aufgrund der kleineren Hautinzisionen und kleineren entfernten Gewebemengen die Gefahr einer kosmetischen Beeinträchtigung geringer ist als bei der offenen Biopsie. Unter kosmetischen Gesichtspunkten bietet die Vakuumstanzbiopsie die größeren Vorteile.

> Beide Verfahren sind ausschließlich als diagnostische Eingriffe zu werten, bei Nachweis eines nicht invasiven oder invasiven Malignoms muss eine offene Nachexzision erfolgen.

Die **Vor- und Nachteile** der beiden Techniken untereinander und gegenüber der offenen Biopsie werden derzeit erarbeitet. Die Vakuumsaugbiopsie ist auch unter Ultraschallsicht möglich.

Technik der stereotaktischen Biopsie. Voraussetzung für die Probengewinnung aus einem mammographisch auffälligen Areal ist die Ermittlung der exakten, dreidimensionalen Posi-

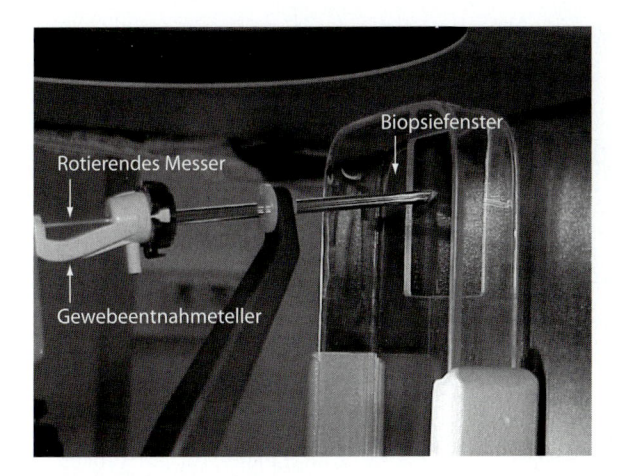

Abb. 43.8. Prinzip des Mammotoms: Die Mammotomnadel hat an der Spitze eine seitliche Öffnung, durch welche das angrenzende Gewebe durch Sog befördert wird. Durch ein innerhalb der Nadel rotierendes Messer wird dieses Gewebe ausgestanzt und dann in der Nadel transportiert, sodass es im Entnahmeteller entnommen werden kann

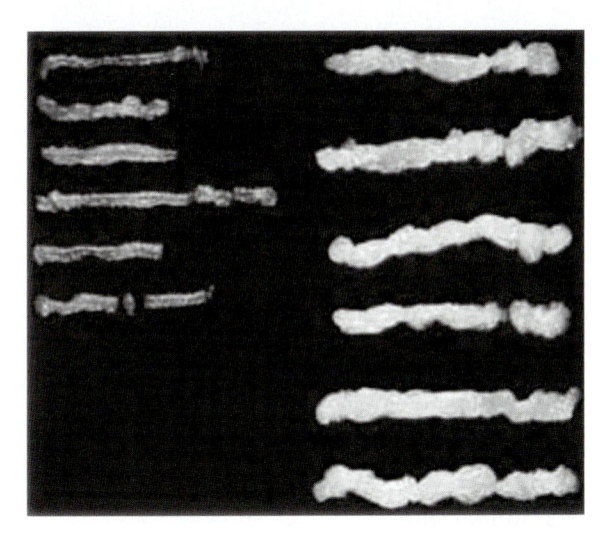

Abb. 43.9. Größenvergleich der durch Hochgeschwindigkeitsstanze und durch Mammotom gewonnenen Gewebezylinder (▶ Farbteil)

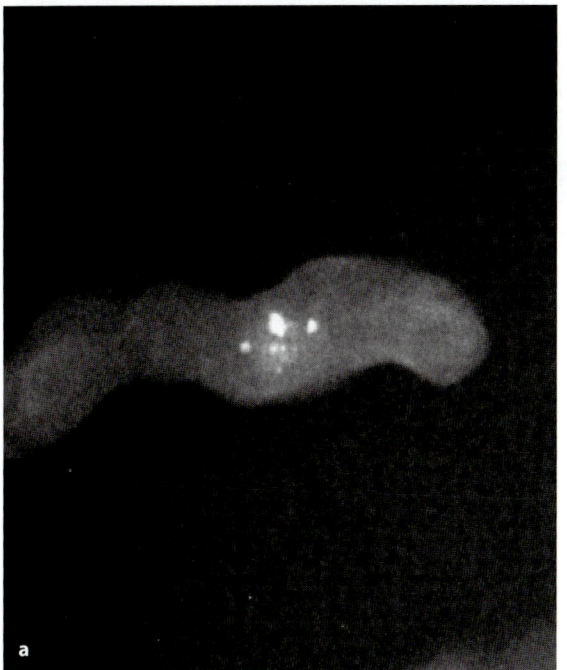

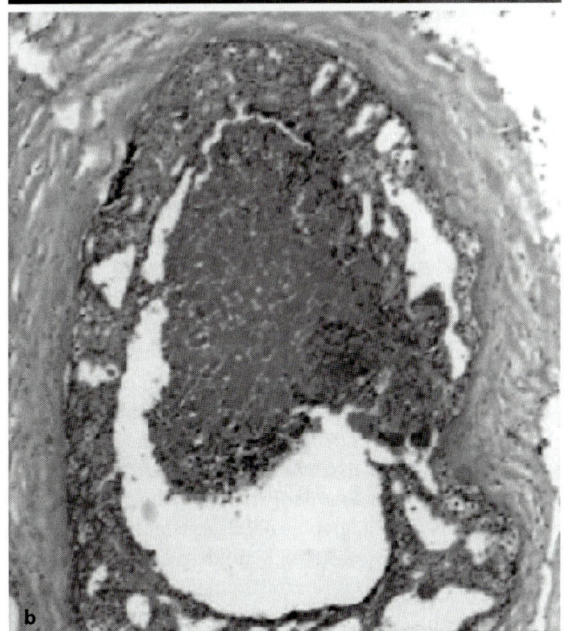

Abb. 43.10 a, b. Das Präparatradiogramm (**a**) eines Mammotom-Stanzzylinders zeigt eingeschlossenen Mikrokalk, der histologische Schnitt (**b**) dieses Zylinders lässt ein duktales Carcinoma in situ erkennen (▶ Farbteil)

tion des Herdes in der Brust. Dazu wird die betroffene Brust der sitzenden oder auf dem Bauch liegenden Patientin in einer Mammographieeinheit fixiert. Die Bestimmung der Position der Läsion in der fixierten Brust gelingt, indem 2 Mammographien im + 15° und − 15° aus der Nulllinie abweichenden Strahlengang durchgeführt werden (**Abb. 43.11**). Computerunterstützt wird daraus die Lage der Läsion errechnet. Diese Information wird an eine Zieleinrichtung weitergegeben, mit deren Hilfe die Läsion punktiert wird. Die Punktion kann mit Hochgeschwindigkeitsstanzen, aber auch mit Nadeln für die Vakuumsaugbiopsie oder mit Stanzzylindern für das ABBI-System erfolgen.

43.2.2.2 Offene Biopsie

Die **Indikation zur Operation** bei nicht tastbaren Befunden wird durch bildgebende Verfahren gestellt. Um zu gewährleisten, dass das suspekte Areal intraoperativ aufgefunden wird, muss sich der Operateur präoperativ genau über Lage und Ausmaß des Befundes orientieren. Bei suspekten Mikrokalzifikationen sind hierfür qualitativ hochwertige Mammogramme erforderlich, evtl. unter Zuhilfenahme von Zielaufnahmen und Vergrößerungen. Eine Besprechung mit demjenigen, der die Bildgebung angefertigt und beurteilt hat, ist oft hilfreich und muss in allen Fällen erfolgen, in denen sich der Operateur über die Befundung der Röntgenbilder unklar ist.

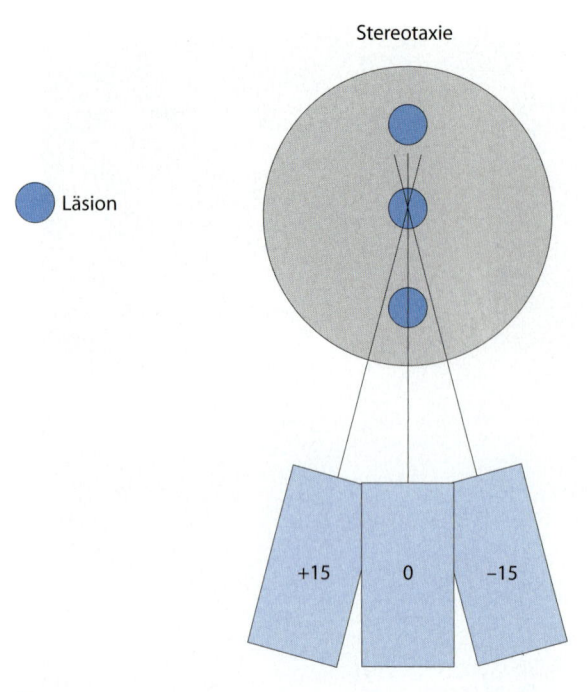

Abb. 43.11. Stereotaxie: Bei der 0°-Röntgenaufnahme kann die Position der Läsion in der Brust nicht eindeutig bestimmt werden. Durch 2 Aufnahmen, welche um jeweils 15° abweichen, lässt sich die Position der Läsion eindeutig festlegen

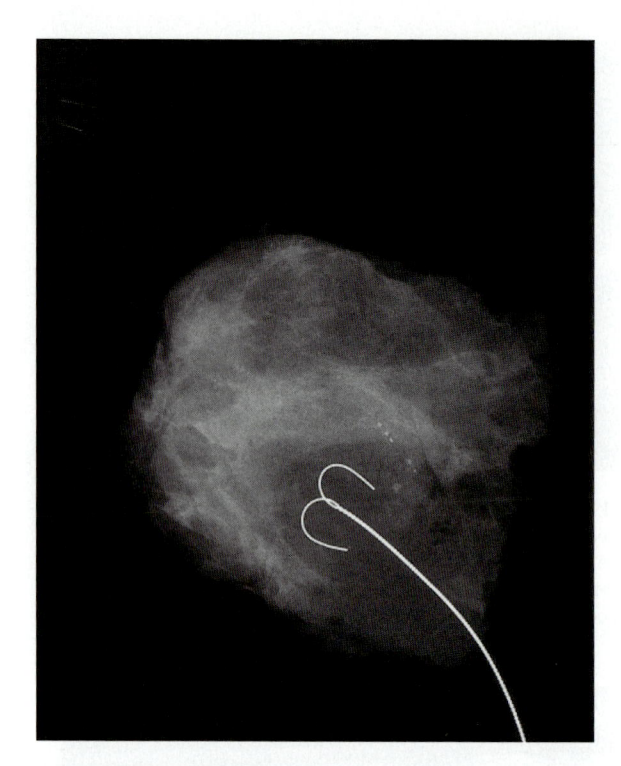

Abb. 43.12. Präparatradiographie nach radiologischer Drahtmarkierung. Das zu entfernende Mikrokalkareal ist zentral getroffen und entfernt

Technik der offenen Biopsie nicht tastbarer Befunde. Das intraoperative Auffinden eines nicht palpablen, suspekten Befunds wird durch die präoperative Markierung erleichtert oder erst möglich. Die Markierung erfolgt mit dem bildgebenden Verfahren, mit dem auch die Operationsindikation gestellt wurde. Dabei wird entweder ein Farbstoff oder ein Draht mit Widerhaken in die Veränderung oder zumindest nahe daran platziert. Bei radiologischer Markierung muss der Farbstoff mit Kontrastmittel gemischt sein, um die korrekte Positionierung nachzuweisen. Aus folgenden Gründen wird die Nadelmarkierung gegenüber der Farbstoffmethode bevorzugt:
- Bei der Präparatradiographie überlagert das kontrastgebende Injektat den gesuchten Befund, sodass gelegentlich nur die Entfernung des Kontrastmitteldepots, nicht aber direkt der Mikrokalk im Exzidat nachzuweisen ist.
- Weiterhin diffundiert Farbstoff mit zunehmendem Abstand zwischen Injektion und Operation, sodass diese beiden Prozeduren zeitlich nahe zusammen liegen müssen.

Die Schnittführung sollte, wie bei einem tastbaren Tumor, über dem zu entfernenden Gewebeareal gewählt und das Gewebe in einem Stück exzidiert werden.

> Postoperativ ist eine Markierung des exzidierten Gewebes notwendig, die eine eindeutige räumliche Zuordnung ermöglicht. Bei Mikrokalk muss das Exzidat einer Präparatradiographie unterzogen werden, um sicherzustellen, dass die auffälligen Befunde vollständig erfasst wurden (Abb. 43.12).

Diese vollständige Entfernung ist für die Etablierung der Diagnose auch deshalb erforderlich, weil sonst bei Nachweis eines DCIS das Vorhandensein einer invasiven Komponente nicht ausgeschlossen werden kann. Bei der **histologischen Aufarbeitung** sollte das Präparatradiogramm zu Rate gezogen werden, um sicherzustellen, dass alle mammographisch auffälligen Areale adäquat untersucht werden. Eine intraoperative Schnellschnittuntersuchung ist bei fehlendem Tastbefund ebensowenig sinnvoll wie die Entnahme von Gewebe zur biochemischen Rezeptoranalyse.

43.2.3 Sonderfälle

43.2.3.1 Retromammäre Biopsie

Diese ist **kosmetisch besonders günstig**, da die Hautwunde in der Submammärfalte liegt und das subkutane Fettgewebe geschont wird. Bei Malignomverdacht ist sie geeignet, wenn der Tumor nahe an der Brustwand und der Submammärfalte liegt. Bei benignen Befunden lassen sich auf diese Weise auch Tumoren im oberen äußeren Quadranten entfernen.

Technik. Die Operation beginnt mit einer ausreichend langen Inzision in der Brustumschlagfalte, die bei der stehenden Patientin eingezeichnet werden sollte. Der Drüsenkörper kann mit Finger oder Schere leicht vom M. pectoralis abgelöst werden. Der zu entfernende Befund wird dann mit Schere oder Skalpell aus dem Parenchym exzidiert.

43.2.3.2 Milchgangexzision

Eine **pathologische Sekretion der Brust** ist meist
- einseitig,
- serös,
- trüb,

- grünlich-grau,
- fleischwasserfarben bis blutig und
- tritt häufig nur aus einem Milchgang aus.

Hier ist eine **Galaktographie** erforderlich. Ist diese unauffällig, kann weiter beobachtet werden, bei pathologischen Veränderungen muss der Milchgang exstirpiert werden. Auch eine zytologische Untersuchung des Exzidats kann hilfreich sein, ein normaler Befund schließt aber kein Malignom aus.

Technik. Der sezernierende Milchgang wird unter Anheben der Mamille mit einer stumpfen Nadel sondiert und mit Farbstoff aufgefüllt (z. B. Indigokarmin), Haut und Subkutis werden periareolär inzidiert und vom Drüsenkörper abpräpariert. Der blau gefärbte Drüsengang wird unmittelbar hinter der Mamille abgesetzt und mit Fäden markiert. Der zugehörige Lobus wird dann möglichst bis zur Basis des Drüsenkörpers exzidiert.

Milchgangexstirpation nach Urban. Diese ist indiziert, wenn mehrere Drüsengänge in der Region hinter der Mamille verändert sind. Nach einem Periareolärschnitt werden die gesamte Areola und Mamille vom darunter liegenden Gewebe und den Milchgängen scharf abgetrennt. Das Milchgangsystem wird zirkulär umschnitten und exzidiert, der entstehende größere Gewebedefekt mit einem gestielten Parenchymlappen gedeckt.

43.2.3.3 Verdacht auf M. Paget

Bei ekzemartiger Veränderung des Mamillen-Areola-Komplexes ist eine kurzfristige **Lokalbehandlung** sinnvoll. Tritt aber nicht innerhalb von 1–2 Wochen eine eindeutige Besserung ein, ist eine **histologische Untersuchung** nötig. Dabei wird ein zitronenscheibenförmiges Exzidat aus Mamille und/oder Areola mit darunter liegendem Gewebe exzidiert. Kosmetische Gründe dürfen der für eine sichere Diagnose ausreichenden Gewebeentnahme nicht entgegenstehen.

43.2.3.4 Verdacht auf inflammatorisches Karzinom

> Bei nonpuerperaler Rötung der Brust muss immer an die Möglichkeit eines inflammatorischen Karzinoms gedacht werden.

Das inflammatorische Karzinom ist charakterisiert durch Rötung, Induration und Ödem (»peau d'orange«) sowie evtl. eine Vergrößerung der Brust (◨ Abb. 43.13). Ausgelöst werden diese Phänomene durch eine **dermale Lymphangiosis carcinomatosa**. Mammographie und Sonographie zeigen eine Verdickung der Haut und Verdichtung der Brust. Bei differenzialdiagnostischen Zweifeln ist eine kurzfristige Antibiotikabehandlung sinnvoll. Bei innerhalb von 2 Wochen ausbleibender Besserung ist die **histologische Abklärung** erforderlich. Diese erfolgt durch eine ausreichend große Inzisions- oder Stanzbiopsie. Da häufig bereits axilläre Lymphknotenmetastasen vorliegen, kann ein Lymphknoten entfernt werden.

43.2.3.5 Suspekte axilläre Lymphknotenvergrößerung

Hier wird die Brust zunächst mit **nicht invasiven Methoden** abgeklärt. Zeigt sich dabei kein Primärtumor, wird der Lymphknoten durch offene Biopsie entfernt.

43.3 Eingriffe bei gutartigen Befunden

43.3.1 Gutartige Tumoren

Gelegentlich ist es notwendig, Befunde aus der Brust zu entfernen, welche mit größter Wahrscheinlichkeit gutartig sind (z. B. Fibroadenome), etwa weil sie aufgrund ihrer Größe stören oder die Patientin durch den Tastbefund beunruhigt ist. Hier können **kosmetische Gesichtspunkte** weitaus stärker berücksichtigt werden als bei Malignomverdacht. Daher ist es erlaubt, die kosmetisch günstigste Inzision zu wählen, auch wenn sie nicht den kürzesten Weg zum Tumor gewährleistet und deswegen eine Untertunnelung der Haut nötig ist, um zum Tumor zu gelangen. Am vorteilhaftesten sind Periareolär-, Submammär- oder Axillärschnitte. Der Tumor wird teilweise freigelegt, mit einer Klemme gefasst und aus seinem Bett luxiert. Eine Manschette normalen Brustparenchyms muss nicht entnommen werden.

43.3.2 Mastitis

Wenn nach antibiotischer Therapie einer Mastitis eine **Abszessbildung** eingetreten ist, besteht die Indikation zu Inzision und Drainage. Hinweis für eine Abszedierung ist eine **Fluktuation** im Entzündungsgebiet. Diese im indurierten Gewebe festzustellen ist manchmal schwierig. Der Verdacht auf einen Abszess besteht, wenn trotz adäquater Antibiotikatherapie die Entzündungszeichen nicht zurückgehen. Die Sonographie ist hilfreich.

Vorgehen. Der Abszess wird über eine Inzision eröffnet, die direkt über dem Befund liegt. Die Schnittführung entspricht derjenigen bei einer Biopsie. In der unteren Brusthälfte kann die Inzision über einen Schnitt in der Submammärfalte erfolgen. Der Eiter wird abgelassen, mit dem Finger werden evtl. vor-

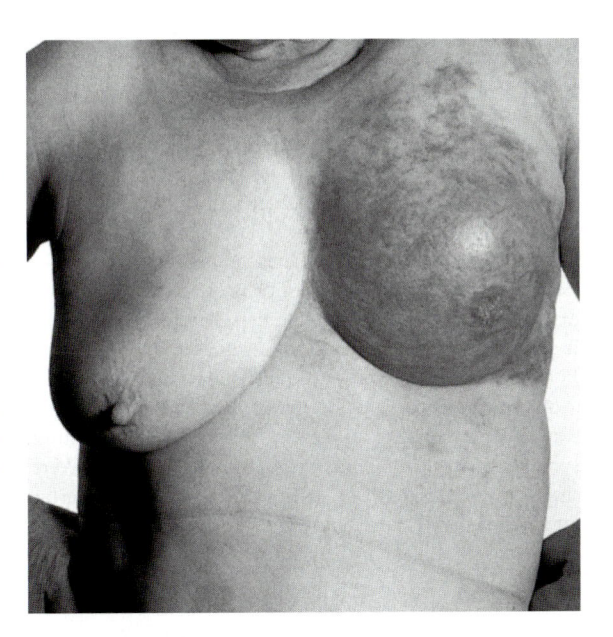

◨ **Abb. 43.13.** Patientin mit linksseitigem inflammatorischem Mammakarzinom; neben der Hautrötung und Einziehung des Mamillen-Areola-Komplexes fällt eine vermehrte Festigkeit der Brust mit Schrumpfung auf (▶ Farbteil)

handene Trennwände zu weiteren Abszesskammern vorsichtig eröffnet. Nekrotisches Material wird entfernt. Durch die Einlage einer Lasche wird das rasche Verkleben der Inzision verhindert. Eine Gegeninzision ist selten erforderlich. Über mehrere Tage erfolgt eine offene Wundbehandlung mit Spülungen.

Eine **systemische Antibiotikabehandlung** ist v. a. bei nonpuerperalen Abszessen sinnvoll. Im Gegensatz zur puerperalen Mastitis, bei der meist Staphylococcus aureus nachgewiesen wird, handelt es sich bei der nonpuerperaen Mastitis um eine **Mischinfektion** mit Beteiligung von Anaerobiern.

Während die puerperale Mastitis meist problemlos ausheilt, kommt es bei der nonpuerperalen Entzündung in bis zu 75 % zu Rezidiven. Daher wird zur **Rezidivprophylaxe** auch empfohlen, nach Abklingen der akuten Entzündungserscheinungen die gesamte Umgebung der Abszesshöhle zu exstirpieren. Die Haut um die primäre Abszessöffnung wird sichelförmig ausgeschnitten. Bei der nonpuerperalen Mastitis ist auch eine Gewebeentnahme zum histologischen Ausschluss eines Malignoms erforderlich.

Eine chronisch rezidivierende **Fistel** wird im Intervall sondiert und komplett exzidiert. Die Wunde wird offen behandelt und heilt sekundär.

43.3.3 Subkutane Mastektomie

Vorgehen. Bei dieser Operation wird, ausgehend von einem Submammärschnitt, das Mammaparenchym vom M. pectoralis, vom subkutanen Fettgewebe und von der Mamille gelöst. Der Hautmantel mit subkutanem Fettgewebe und Brustwarze bleibt erhalten. In den verbleibenden Hautsack wird eine Prothese eingelegt.

Eine subkutane Mastektomie kann in seltenen Fällen **therapieresistenter benigner Veränderungen**, meist als doppelseitige subkutane Mastektomie, indiziert sein (z. B. schwerste, knotige, schmerzhafte Mastopathie). Bei nicht invasiven und invasiven Neoplasien ist sie keine adäquate Therapie. Diese Operation lässt 10–15 % des Brustdrüsengewebes zurück und beseitigt daher nicht ausreichend das Risiko eines Lokalrezidivs. Der Hautmantel müsste notwendigerweise sehr dünn sein. Dies führt zu einem ungünstigen kosmetischen Ergebnis und hebt den als wesentlichen Vorteil angeführten Erhalt des Hautmantels und der Brustwarzen wieder auf. Der Eingriff wurde früher sehr optimistisch beurteilt und häufig ausgeführt. Unter rein kosmetischen Aspekten haben die Ergebnisse aber die Erwartungen selten erfüllt, unter onkologischen Gesichtspunkten gibt es für den Eingriff keine Indikation.

Bei hohem familiärem Brustkrebsrisiko, v. a. bei Mutationen der BRCA-Gene, wird die **prophylaktische Mastektomie** diskutiert. Als Alternative zu diesem radikalen Eingriff wurde die subkutane Mastektomie ins Spiel gebracht. Da sogar Wert und Indikation der prophylaktischen Mastektomie gegenwärtig unklar sind, ist die Rechtfertigung einer subkutanen Mastektomie unter dieser Indikation außerhalb von Studien derzeit nicht gegeben.

43.4 Operative Therapie des Mammakarzinoms

43.4.1 Allgemeines

Historisches. Viele Jahrhunderte lang wurde das Mammakarzinom vorwiegend operativ behandelt. Dies war die Konsequenz aus der **Einschätzung des Brustkrebses als lokale Erkrankung** der Brust, wie sie von den alten Ägyptern bis in unser Jahrhundert bestand (Tabelle 43.1). Basierend auf der Vorstellung, dass eine lokale Tumorerkrankung möglichst weit im Gesunden entfernt werden müsse, sowie den fortschreitenden operativen und anästhesiologischen Möglichkeiten und den Erkenntnissen über die lymphogene Metastasierung des Mammakarzinoms, machte **Halsted** Ende des 19. Jahrhunderts den Vorschlag einer radikalen Mastektomie. Dabei wird die Brust, einschließlich der Mm. pectorales und der axillären Lymphknoten, entfernt. Die unzureichenden Heilungsergebnisse versuchten andere Autoren in den 1960-er Jahren durch eine ultraradikale Operationstechnik zu verbessern, die über das Konzept von Halsted hinausging. Jedoch auch diese extreme Radikalität, die mit schweren Deformationen des Thorax und einer hohen Rate an Lymphödemen einherging und die Lebensqualität erheblich beeinträchtigte, führte nicht zu einer Verbesserung der Überlebenszeiten. Im Gegenteil ließen sich mit einem von **Patey** entwickelten, eingeschränkt radikalen Operationsverfahren, welches den M. pectoralis major beließ, vergleichbare Resultate erzielen.

Fisher zog aus der mangelnden Korrelation zwischen Operationsradikalität und Therapieerfolg die Konsequenz und postulierte, dass es sich beim Brustkrebs sehr früh um eine **chronische Systemerkrankung** handelt, der mit chirurgischen, also lokalen Maßnahmen allein nicht beizukommen ist. Bestätigt durch die Ergebnisse umfangreicher Studien, welche die operative Radikalität zunehmend reduzierten und die systemische Therapie ausweiteten, ist diese Einschätzung heute Allgemeingut.

> Man muss davon ausgehen, dass schon sehr kleine Tumoren Zellen in die Peripherie abgeben (Mikrometastasen), die nach einer unterschiedlich langen Schlafphase (»dormency«) Metastasen bilden können.

Mit dieser Erkenntnis verschoben sich logischerweise die **Schwerpunkte der Therapie**: Die operative Therapie erfuhr eine

Tabelle 43.1. Therapiewandel beim primären Mammakarzinom

Zeit	Ort	These
1600 v. Chr.	Ägypten	Brustkrebs ist eine lokale Erkrankung
180 n. Chr.	Galen	Brustkrebs ist eine innere Erkrankung (Säftetheorie)
1894 n. Chr.	Halsted	Brustkrebs ist eine lokale Erkrankung
1970 n. Chr.	Fisher	Brustkrebs ist meist eine chronische Systemerkrankung

43.4 · Operative Therapie des Mammakarzinoms

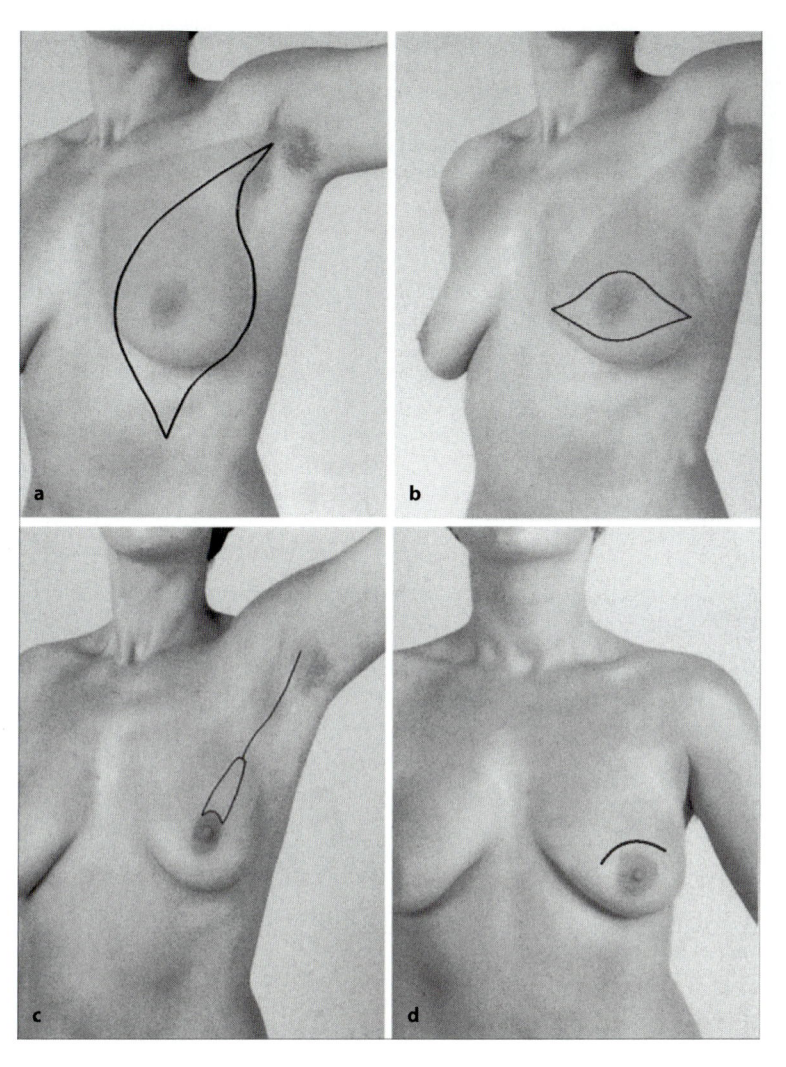

Abb. 43.14 a–d. Entwicklung des operativen Vorgehens beim primären Mammakarzinom mit zunehmender Reduktion des Ausmaßes des operativen Eingriffs. (**a**) Radikale Mastektomie. (**b**) Modifizierte radikale Mastektomie. (**c**) Quadrantenresektion. (**d**) Tumorektomie (▶ Farbteil)

zunehmende Reduktion der Radikalität, die gegenwärtig wohl noch nicht abgeschlossen ist. Andererseits wird die Indikation zu einer systemischen Therapie immer großzügiger gestellt und gegenwärtig nahezu allen Brustkrebspatientinnen angeboten. Außerdem werden zunehmend aggressivere Formen der systemischen Therapie vorgeschlagen und erprobt, bis hin zur Hochdosischemotherapie mit Stammzellersatz (Gale et. al. 2000).

> Heute gilt, dass nach Entfernung des Tumors im Gesunden und mit Bestrahlung der verbleibenden Restbrust die Mamma erhalten werden kann. Die brusterhaltende Therapie (BET) kann gegenwärtig bei 60–80 % der Brustkrebspatientinnen angewandt werden (◘ Abb. 43.14).

Allerdings werden der BET durch die Größe der Tumoren Grenzen gesetzt. Hier bietet die **präoperative systemische Therapie** die Chance, den Tumor zu verkleinern und damit eine BET zu ermöglichen (Fisher et al. 1998; v. Minckwitz et al. 1999; ◘ Abb. 43.15). Allerdings haben die histologischen Erkenntnisse über das Ausbreitungsmuster mancher Mammakarzinome gezeigt, dass zur Gewährleistung einer ausreichenden lokoregionären Tumorkontrolle gegenwärtig 20–40 % der Patientinnen auf eine Mastektomie nicht verzichtet werden kann.

In diesen Fällen ermöglichen **plastisch-chirurgische Operationen** mittels Gewebeexpander und alloplastischer Prothesen oder myokutaner Muskellappen eine kosmetisch zufriedenstellende Rekonstruktion der Brust.

Die Entwicklung der operativen Therapie des Mammakarzinoms ist in den ◘ Tabellen 43.2 und 43.3 wiedergegeben. Die heutigen **Ziele der operativen Therapie** des Mammakarzinoms bestehen in der Tumorentfernung im Gesunden. Die axilläre Lymphonodektomie dient in den meisten Fällen nur der Ermittlung des Tumorstadiums zur Planung einer systemischen Therapie. Ziel aktueller Untersuchungen ist es, diese operative Form des Stagings durch weniger invasive (Sentinel-Lymphknoten) oder nicht invasive Methoden (z. B. Nachweis von »Mikrometastasen« im Knochenmark) zu ersetzen (Veronesi et al. 1997a; Albertini et al. 1996; Diel et al. 1996).

> Die operative Therapiestrategie muss auf der Basis der Tumorparameter, des histopathologischen Stagings und der Bedürfnisse der Patientin individuell geplant werden.

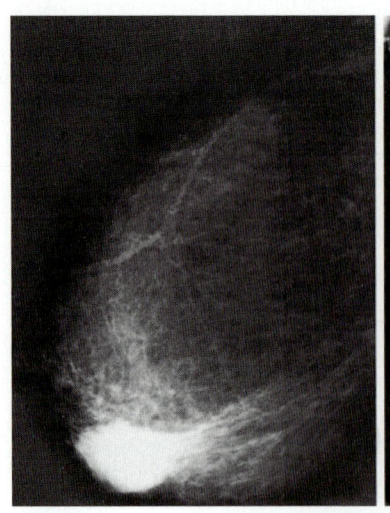

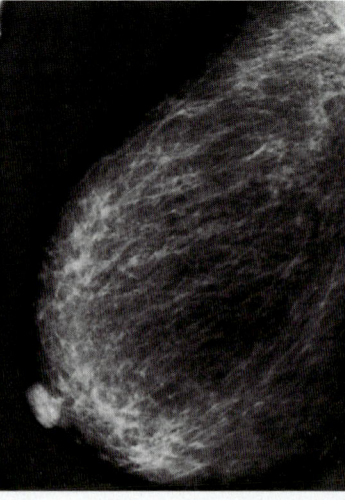

Abb. 43.15. Tumorgrößenvergleich vor primärer (präoperativer) systemischer Chemotherapie und nach Abschluss von 4 Zyklen präoperativer (»neoadjuvanter«) Chemotherapie; in der mediolateralen Mammographieaufnahme ist eine deutliche partielle Remission erkennbar

Tabelle 43.2. Operative Therapie des Mammakarzinoms

Zeit	Autor	Technik
1653	Scultetus	Brustamputation (mit Messer und Brenneisen)
1844	Pancost	En-bloc-Entfernung von Teilen der Brust mit Axilla
1894	Halsted	Radikale Mastektomie
1948	Patey	Modifizierte radikale Mastektomie
1948	McWriter	Mastektomie und Radiatio
1981	Veronesi	Brusterhaltung (QUART = Quadrantenresektion und Radiotherapie)

Tabelle 43.3. Primäres Mammakarzinom: Entwicklung von Therapiestrategien

1960	1970	1980	> 2000
Versagen aggressiver lokaler Therapien	Brusterhaltende Therapien (kleine Tumoren)	Primäre Chemotherapie: brusterhaltende Therapien auch bei großen Tumoren	Sentinel (»Wächter«-) Lymphknoten Verzicht auf Operation der Axilla
Mammakarzinom ist meist Systemerkrankung	Adjuvante systemische Therapie		Primäre Chemotherapie: Selektion von chemosensiblen Tumoren, um bessere Therapieergebnisse zu erzielen
Lebensqualität nach Mastektomie oft eingeschränkt	Brustrekonstruktion		

43.4.2 Brusterhaltende Operationen

Die **operative Primärbehandlung des Mammakarzinoms** hängt ab von
— Lokalisation und Größe des Tumors,
— Brustgröße,
— Patientinnenalter und
— den Wünschen der Patientin nach Brusterhaltung.

43.4.2.1 Definition

> **Definition**
>
> Unter einer brusterhaltenden Operation des Mammakarzinoms versteht man die Entfernung des Tumors zusammen mit einem Saum gesunden Brustgewebes unter Erhaltung eines natürlichen Aussehens der Brust.

Je nachdem, wie groß die Exzision ist, unterscheidet man folgende **Eingriffe**:

43.4 · Operative Therapie des Mammakarzinoms

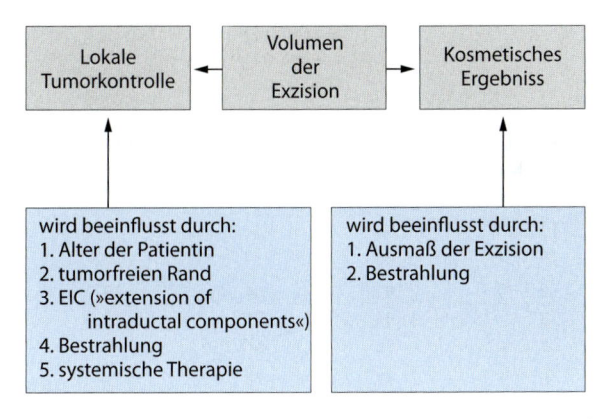

Abb. 43.16. Beziehung zwischen kosmetischem Ergebnis und lokaler Tumorkontrolle bei brusthaltendem operativem Vorgehen

Tabelle 43.4. Semiquantitative Darstellung von Lokalrezidiven in Abhängigkeit von lokalen Therapieverfahren beim primären Mammakarzinom. (Mod. u. a. nach Arriagada et al. 1996)

Operation ± RT	Lokalrezidive
Radikale Mastektomie	+
QUART	+
Segmentresektion + RT	++
TART	+++
Segmentresektion	++++
Quad	+++++
Tumorektomie	++++++

RT = Radiotherapie; QUART = Quadrantenresektion + Radiotherapie (± Boost); TART = Tumorektomie + Radiotherapie (± Boost); Quad = Quadrantenresektion.

- Tumorektomie;
- »wide excision«;
- Segmentresektion;
- Quandrantenresektion.

Das **Volumen des zu entfernenden Tumors**, zusammen mit dem umgebenden Gewebe, steht ganz im Mittelpunkt des operativen Vorgehens. Je kleiner der zu entfernende Tumor ist, umso besser wird das kosmetische Ergebnis, je größer der gesunde Saum um den Tumor, umso sicherer die lokale Tumorkontrolle. Weitere Faktoren, welche die lokale Tumorkontrolle und das kosmetische Ergebnis beeinflussen, zeigt Abb. 43.16.

Bei **brusthaltenden Operationstechniken** können heute zum Defektausgleich bzw. zur Defektdeckung einfache Verfahren ohne myokutane Lappenplastiken herangezogen werden.

Weder die brusthaltende Operation noch die Mastektomie schließen primär eine **axilläre Lymphonodektomie** ein, allerdings ist diese gegenwärtig, von wenigen Ausnahmen abgesehen, obligatorisch bei der Behandlung eines invasiven Karzinoms.

43.4.2.2 Prognose

Prospektive, randomisierte Langzeitstudien während der letzten 20 Jahre bei Patientinnen mit invasivem Karzinom zeigten, dass die erzielten Überlebensraten einer brusthaltenden Therapie (BET) mit Bestrahlung der Restbrust mit denen einer modifiziert radikalen Mastektomie vergleichbar sind und rechtfertigen damit das **brusthaltende Vorgehen** (z. B. Arriagada et al. 1996; Tabelle 43.4). Die Daten der wichtigsten Studien zeigt Tabelle 43.5.

> Prinzipiell können alle histologischen Typen des Mammakarzinoms brusthaltend behandelt werden.

Dabei bestimmen im Wesentlichen das Volumen des zu entfernenden Primärtumors mit dem umgebenden Brustgewebe und die Tatsache, ob eine Bestrahlung der Restbrust erfolgte, die Häufigkeit von **Lokalrezidiven** (Tabelle 43.4). Diese ist abhängig von der angewandten **operativen Technik** (Tumorektomie, Segmentresektion, Quadrantektomie etc.). Sie ist am geringsten bei ausgedehnter lokaler Resektion (Quadrantektomie) und am höchsten bei der Tumorektomie.

> Das Risiko des intramammären Rezidivs ist höher bei Patientinnen unter 35 Jahren. Eine adjuvante Chemo- oder Hormontherapie vermindert die Häufigkeit eines Lokalrezidivs in der Brust deutlich (Fisher et al. 1996).

Ergebnisse bezüglich der **Häufigkeit von Lokalrezidiven** aus großen randomisierten Studien, die in Europa und den USA in den 1970-er- und 1980-er-Jahren mit brusthaltenden Therapien durchgeführt wurden, gibt Tabelle 43.5 wieder.

4 prospektive randomisierte Studien untersuchten, inwiefern die **Radiatio der Restbrust** die Häufigkeit von Lokalrezidiven nach BET beeinflusst. Alle diese Studien zeigten eine höhere Lokalrezidivrate, wenn auf eine Bestrahlung der Brust verzichtet wurde. Es konnte keine Untergruppe identifiziert werden, die nicht von einer Bestrahlung profitierte. In der NSABP-B06-Studie verbesserte in der nodalnegativen Gruppe die Bestrahlung auch das metastasenfreie Überleben.

> Diese Ergebnisse machen deutlich, dass die Bestrahlung integraler Bestandteil eines brusthaltenden Vorgehens sein muss.

Bei einer Aufschlüsselung nach axillärem Lymphknotenbefall ergeben sich global gesehen folgende **Häufigkeiten lokoregionärer Rezidive**:
- nach Mastektomie: ca. 3–20 % bei negativem Lymphknotenstatus bzw. 15–30 % bei positivem Lymphknotenstatus;
- nach brusthaltenden Operationen: ca. 20 % intramammäre Rezidive mit und 40–50 % ohne Bestrahlung der Restbrust.

Der primäre Vorteil der brusthaltenden Operation ist die **Kosmetik** mit Erhaltung der Brust, ihr Nachteil ist die **Notwendigkeit einer Strahlentherapie**. Letztere ist nicht nur zeitaufwändig und kostspielig, v. a. wenn die Patientin weit von einer strahlentherapeutischen Einrichtung entfernt wohnt, sondern kann auch unangenehme Nebenwirkungen verursachen – wie Schmerzen, Hautpigmentierung, Schwellung und Fibrose der Brust sowie die Induktion eines Sekundärmalignoms.

● Tabelle 43.5. Zusammenfassung von Rezidivhäufigkeit und Überleben in prospektiven, randomisierten Studien zum Vergleich von Mastektomie vs. brusterhaltender Operation

Studie	Therapie	Patientenzahl	Follow-up [Jahre]	OS [%]	DFS [%]	LR [%]
Veronesi et al. 1990 (Mailand)	BET + RT	352	15	68	–	3,3
	Mast	349	15	66	–	2,3
Fisher et al. 1989 (NSABP B-06)	BET	636	8	83	64	39
	BET + RT	629	8	84	71	10
	Mast	590	8	82	67	8
Blichert-Toft et al. 1992 (Dänemark)	BET + RT	430	6	79	70	–
	Mast	429	6	82	66	–
Van Dongen et al. 1992 (EORTC)	BET + RT	426	8	60	–	11
	Mast	456	8	60	–	8
Jacobson et al. 1995 (NCI)	BET + RT +	121	10	77	72	5
	Mast	116	10	75	69	10
Arriagada et al. 1996 (Institut Gustave-Roussy)	BET + RT	88	15	73	55	9
	Mast	91	15	65	44	14

OS = Gesamtüberleben; DFS = krankheitsfreies Überleben; LR = Lokalrezidiv; BET = brusterhaltende Operation; RT = Radiotherapie; Mast = Mastektomie; NSABP = National Surgical Adjuvant Breast Project; NCI = National Cancer Institute; EORTC = European Organization for the Research and Treatment of Cancer

43.4.2.3 Strahlentherapie

Die Strahlentherapie der Brust besteht aus einer **perkutanen Bestrahlung der gesamten Mamma**. Einige der randomisierten Studien gaben zusätzlich einen Boost auf das Tumorbett, andere verzichteten darauf. Eine randomisierte Studie zeigte, dass ein Boost von 10 Gy auf das Tumorbett das Risiko eines frühen Lokalrezidivs von 4,5 auf 3,5 % gering vermindert.

43.4.2.4 Operative Technik

Die **empfohlenen Techniken** bei brusterhaltender Operation eines invasiven Karzinoms sind:
- lokale Exzision des Primärtumors mit histologisch gesicherten tumorfreien Absetzungsrändern sowie
- axilläre Lymphonodektomie (Level I und II ± III) mit mindestens 10 histologisch untersuchten Lymphknoten (● Abb. 43.17 bis 43.19).

Lokale Exzision. Das ausführliche Vorgehen wird in ▶ Abschn. 43.2.1.3 (»Offene Biopsie«) beschrieben. Unter **Resektion im Gesunden** versteht man das Fehlen maligner Zellen am Resektionsrand bei der mikroskopischen Untersuchung. Allerdings gibt es keine Klarheit darüber, wie groß der Saum tumorfreien Gewebes sein sollte, um zusammen mit der Nachbestrahlung der Brust ein optimales onkologisches Ergebnis zu erreichen. Bei der Operation ist die Exzision im Gesunden i. d. R. makroskopisch zu erkennen. Obwohl die **Schnellschnittuntersuchung** hilfreich für die orientierende Beurteilung von 1 oder 2 unklaren Regionen sein kann, wird eine detaillierte Analyse damit nicht erreicht, die für die suffiziente Beurteilung der Resektionsränder nötig ist.

Nachresektion. Sofern die Primäroperation keine Exzision im Gesunden erreicht hat, ist eine Nachresektion nötig. Dabei soll die ursprüngliche Inzision eröffnet und vom betroffenen Resektionsrand eine Gewebelamelle entfernt werden. Aufgrund der postoperativen Veränderungen im Operationsgebiet ist sowohl diese Nachresektion schwieriger als auch die anschließende histopathologische Beurteilung der Exzisionsränder unsicherer. Deshalb ist die beste Operation diejenige, bei der die Notwendigkeit einer Nachresektion möglichst zuverlässig vermieden

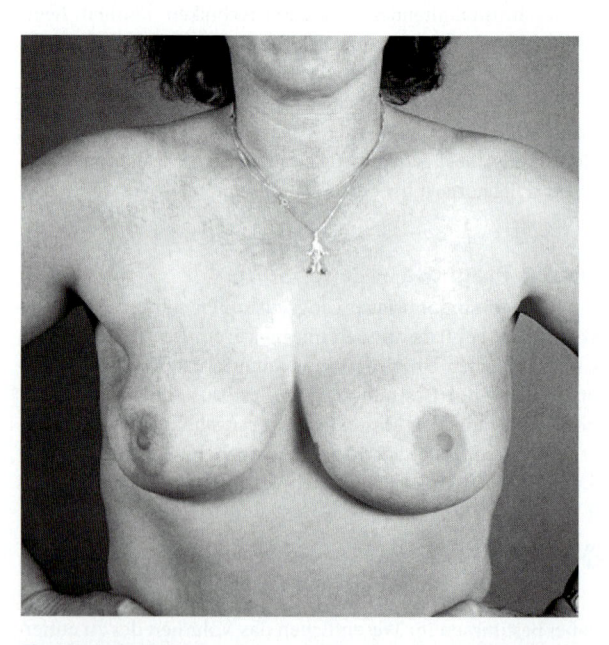

● Abb. 43.17. Patientin mit sequenziell aufgetretenem Mammakarzinom beiderseits (Primärtumorgröße beiderseits 2,5 cm, nodalpositiv, identische lokale Strahlentherapie), unterschiedliches operatives Vorgehen: auf der rechten Seite Quadrantenresektion vor 10 Jahren über radiäre Schnittführung und Verlängerung in die Achselhöhle, auf der linken Seite Segmentresektion über semizirkuläre Schnittführung über dem Tumor, ebenfalls oben außen mit separater Inzision in der Achselhöhle; unterschiedliches kosmetisches Ergebnis mit Verziehung des Mamillen-Areola-Komplexes rechts trotz intramammärer Lappenverschiebung (▶ Farbteil)

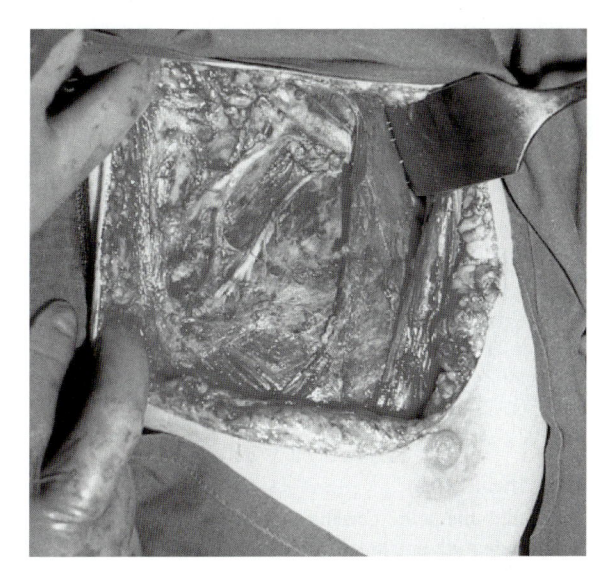

Abb. 43.18. Intraoperativer Situs der Patientin aus Abb. 43.17 bei Quadrantenresektion mit Erweiterung des axillären radiären Schnittes; dargestellt sind der M. pectoralis major und minor, der M. latissimus dorsi, die V. axillaris sowie der N. thoracicus longus und das thorakodorsale Gefäß-Nerven-Bündel (▶ Farbteil)

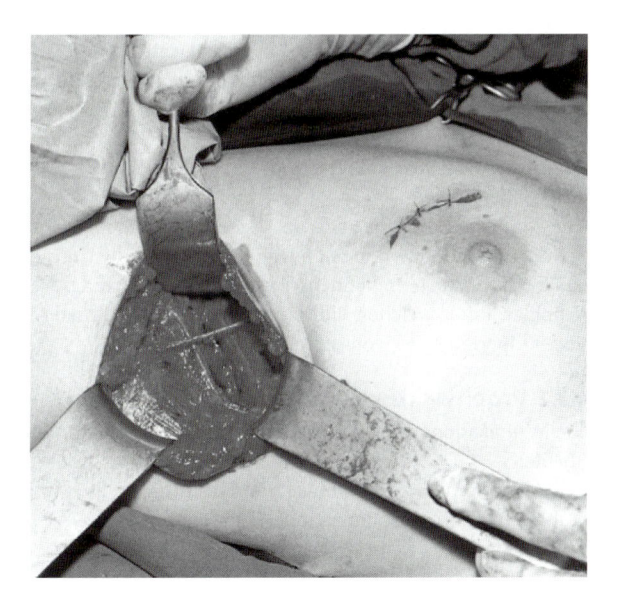

Abb. 43.19. Separate axiläre Schnittführung bei der Patientin aus Abb. 43.17 auf der rechten Seite mit Erhaltung eines Astes des N. intercostobrachialis (▶ Farbteil)

allen Fällen, in denen eine operative Entfernung des Tumors im Gesunden möglich ist und ausreichend Mammagewebe für ein befriedigendes kosmetisches Resultat zurückbleibt (Veronesi et al. 1995; Newman 2005).

In Abwesenheit von Kontraindikationen für ein brusterhaltendes Vorgehen kann die Wahl zwischen BET und Mastektomie aufgrund der speziellen Situation der Patientin und ihrer individuellen Wünsche erfolgen. Kosmetische Gesichtspunkte müssen allerdings hinter Aspekten der bestmöglichen und sichersten onkologischen Therapie zurückstehen. **Die Grundvoraussetzung der vollständigen operativen Entfernung** des Karzinomgewebes darf nie zugunsten ästhetisch befriedigender Ergebnisse vernachlässigt werden.

> Keine Kontraindikation gegen eine BET ist ein axillärer Lymphknotenbefall. Die Mastektomie lieferte bei nodalpositiven Tumoren keine besseren Überlebenszeiten als die brusterhaltende Therapie.

Auch das Vorhandensein von **Brustimplantaten nach Augmentation** verbietet keine brusterhaltende Therapie, sofern der Tumor im Gesunden zu entfernen ist. Die brusterhaltende Therapie zentral gelegener Läsionen hat keine schlechtere Prognose als bei anderen Lokalisationen. Unter Umständen kann die Entfernung der Mamille und der Areola nötig werden. Gute kosmetische Ergebnisse liefert hier die B-Plastik (Gauwerky et al. 1996).

43.4.2.6 Kontraindikationen

Kontraindikationen gegen eine BET sind
- diffuse und ausgedehnte malignitätsverdächtige Mikrokalzifikationen,
- multizentrische Karzinome,
- Unmöglichkeit der Operation »im Gesunden«,
- die Unmöglichkeit, auch mit einer Nachresektion tumorfreie Resektionsränder zu erreichen,
- schlechtes kosmetisches Ergebnis zu erwarten,
- Kontraindikation oder Ablehnung der Strahlentherapie durch die Patientin,
- »Therapieversager« bei präoperativer Chemotherapie sowie
- Wunsch der Patientin.

Makroskopisch tumorbefallene Resektionsränder sind mit einem erhöhten Lokalrezidivrisiko behaftet, und deshalb sollte in dieser Situation eine Nachresektion oder Mastektomie erfolgen. Unklarer ist die Situation, wenn die **Resektionsränder nur mikroskopisch tumorbefallen** sind. Es gibt Berichte, dass in dieser Situation das Lokalrezidivrisiko nicht vergrößert ist, aber es gibt hierüber keine einheitliche Meinung. Eine BET ist weiterhin bei einem **T4-Karzinom** nicht indiziert. Weitere Kontraindikationen sind Bedingungen, welche die Durchführung einer suffizienten Strahlentherapie der Brust verhindern, wie die Unmöglichkeit einer adäquaten Lagerung oder Kontraindikationen gegen eine Strahlentherapie. Ist ein schlechtes kosmetisches Ergebnis zu erwarten, z. B. wenn der Primärtumor in Relation zur Brustgröße zu groß ist, gilt dies ebenfalls als Kontraindikation.

> Damit lässt sich keine absolute maximale Tumorgröße definieren, bei der ein brusterhaltendes Operieren möglich ist.

Das **Volumen des zu entfernenden Primärtumors** bestimmt einerseits das kosmetische Ergebnis, andererseits auch die Wahr-

wird und eine ausgewogene Berücksichtigung des sekundären Zieles eines günstigen kosmetischen Ergebnisses erfolgt. Die Entfernung einer großen Menge gesunden Brustgewebes, wie bei einer Quadrantektomie, vermindert die Häufigkeit von Lokalrezidiven, verschlechtert allerdings das kosmetische Ergebnis und resultiert nicht in einer Reduktion der Raten an Fernmetastasen oder einer Verbesserung der Überlebensraten.

43.4.2.5 Indikationen
Die brusterhaltende Therapie mit axillärer Lymphonodektomie ist die **operative Standardtherapie** des Mammakarzinoms in

scheinlichkeit des Wiederauftretens eines Rezidivs in der verbliebenen Brust, obwohl diese Beziehung nicht in allen Studien gefunden wurde (z. B. Arriagada et al. 1996). Das Rezidivrisiko ist aber auch
- vom Alter der Patientin,
- dem minimalen Absetzungsrand,
- einer Lymphangiosis carcinomatosa und
- von der Ausdehnung nicht invasiver Anteile

abhängig (Arriagada et al. 1996; ◘ Abb. 43.16).

43.4.2.7 Relative Kontraindikationen

Als relative Kontraindikationen müssen ein **ausgedehntes intraduktales Karzinom** in und um den Primärtumor (»extensive intraductal carcinoma«; EIC: > 25 % des Tumorvolumens), eine ausgedehnte **intra- und peritumorale Lymphangiosis carcinomatosa** und ein Alter **jünger als 35–39 Jahre** genannt werden. Allerdings wurden erhöhte Rezidivraten bei ausgedehnten Arealen von intraduktalen Tumoranteilen v. a. in Studien gefunden, in denen die Tumorränder nicht ausreichend kontrolliert worden waren, während in Untersuchungen mit sorgfältig kontrollierten Resektionsrändern keine Beziehung zwischen der Häufigkeit von Lokalrezidiven und der intraduktalen Tumorkomponente gefunden wurde.

> Diese Daten sprechen dafür, dass ein EIC nicht zu einer Mastektomie zwingt, solange die Resektion im Gesunden sichergestellt und tumorfreie Resektionsränder nachgewiesen sind.

Es wurde vorgeschlagen, **Patientinnen ab 70 Jahre** ausschließlich hormonell zu behandeln und auf eine operative Therapie zu verzichten. Dies führte allerdings zu einer inakzeptabel hohen Rate an Lokalrezidiven und sollte deshalb außerhalb klinischer Studien nur bei den Patientinnen angewandt werden, die nicht operabel sind oder eine Operation ablehnen. Zur Zeit untersucht eine Studie, ob bei Patientinnen über 70 Jahren eine brusterhaltende Operation und Behandlung mit Tamoxifen ausreichen und auf eine Bestrahlung verzichtet werden kann.

43.4.3 Mastektomie

> **Definition**
>
> Unter Mastektomie wird heute die modifiziert radikale Mastektomie verstanden. Dabei wird die gesamte Brust – einschließlich des Mamillen-Areola-Komplexes, der Brusthaut (wetzsteinförmige, quer oder leicht schräg liegende Umschneidungsfigur; ◘ Abb. 43.20) und der Faszie des M. pectoralis major – entfernt. Die Mm. pectorales werden erhalten, allerdings erfolgt gelegentlich eine Resektion des M. pectoralis minor.

43.4.3.1 Indikation

Eine Mastektomie sollte gewählt werden, wenn die Patientin diese Methode nach entsprechender Aufklärung klar bevorzugt oder wenn **Kontraindikationen gegen eine BET** vorliegen. Bei invasivem Karzinom wird die Mastektomie, wie die BET, mit einer axillären Lymphonodektomie verbunden.

Die **Körperkontur** wird durch eine Mastektomie deutlich schwerer gestört als bei einer BET, und Störungen des Sexuallebens sind häufiger. Allerdings gibt es keine Belege dafür, dass Frauen nach BET weniger psychische Probleme und insgesamt eine bessere Lebensqualität haben als nach Mastektomie. In einer prospektiven, nicht randomisierten Studie gab es keinen Unterschied im Ausmaß von Angst und Depression bei mastektomierten im Vergleich zu brusterhaltend behandelten Frauen. Die Angst vor dem Krebs überwog die Angst vor dem Verlust der Brust.

Die Mastektomie stellt auch das sicherste **Salvage-Verfahren** für die meisten Patientinnen bei einem Lokalrezidiv (intramammär) nach brusterhaltendem Vorgehen dar. Allerdings ist noch unklar, unter welchen Umständen ein erneutes brusterhaltendes Operieren sinnvoll ist.

43.4.3.2 Prophylaktische Mastektomie

Mögliche **Indikationen** für eine prophylaktische Mastektomie sind heute:
- erhebliche familiäre Mammakarzinombelastung, v. a. mit Nachweis von Mutationen der Tumorsuppressorgene (BRCA 1/2);

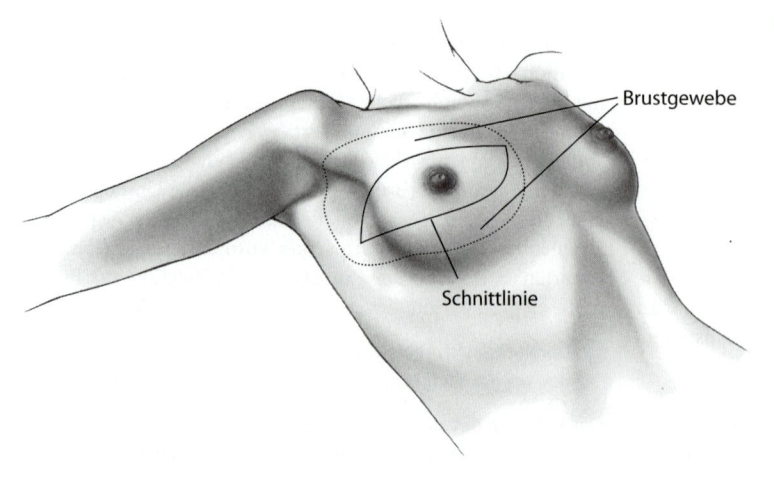

◘ **Abb. 43.20.** Umschneidungsfigur zur modifziert radikalen Mastektomie nach Patey. (Nach Jatoi et al. 2005)

- ausgedehnte (> 1 Quadrant) duktale In-situ-Karzinome (DCIS);
- kontralaterales Mammakarzinom;
- Notwendigkeit multipler Gewebeentnahmen in verschiedenen Quadranten.

Technik der modifiziert radikalen Mastektomie. Die Schnittführung ist wetzsteinförmig und kann horizontal oder in Schrägrichtung zur Axilla angelegt sein. Sie verläuft vom Sternum bis zur vorderen Axillarlinie. Die Haut und wenige Millimeter des subkutanen Fettgewebes werden nach medial bis zum Sternum, kaudal bis zum Ansatz des M. rectus und kranial bis nahe an die Klavikula vom darunter liegenden Fett- und Drüsengewebe abpräpariert. Es verbleibt nur so viel subkutanes Fettgewebe, um eine ausreichende Durchblutung der Hautlappen zu gewährleisten. Vor allem bei prämenopausalen Patientinnen reicht das Mammaparenchym zwischen den Cooper-Ligamenten bis zur Fascia superficialis. Um zu vermeiden, dass Brustparenchym in den Hautlappen verbleibt, sollten diese daher nicht dicker als etwa 4 mm sein. Von medial beginnend wird die Brust – einschließlich der Pektoralisfaszie – unter Zug nach lateral mit dem Skalpell vom M. pectoralis gelöst. Die Präparation nach lateral muss weit genug in Richtung Axilla erfolgen, um den axillären Ausläufer des Mammaparenchyms mit zu entfernen. Dies ist sicher gewährleistet, wenn lateral die Fasern des M. latissimus dorsi und kranial die V. axillaris sichtbar werden.

43.4.4 Axilläre Lymphonodektomie

43.4.4.1 Allgemeines

> Die operative Entfernung und histologische Untersuchung der axillären Lymphknoten ist Standard für Patientinnen mit invasivem Brustkrebs ohne Anhalt für Fernmetastasen. Sie ist Voraussetzung für die Beurteilung des Nodalstatus, des derzeit wichtigsten prognostischen und therapierelevanten Parameters. Auf der anderen Seite kann die axilläre Lymphonodektomie zu einer äußerst unangenehmen Spätmorbidität, dem Armödem, beitragen.

Zur **Einteilung** des Ausmaßes der chirurgischen Dissektion wird die Axilla in **3 Level** eingeteilt, die sich an den Rändern des M. pectoralis minor orientieren. **Level I** liegt lateral des lateralen Randes des M. pectoralis und stellt das lymphatische Hauptabflussgebiet dar. **Level II** befindet sich unterhalb des M. pectoralis minor und drainiert die Knoten der Gruppe I und teilweise die Brust direkt. Lymphknoten im **Level III** liegen medial des M. pectoralis minor in der Fossa infraclavicularis. Sie drainieren Knoten der Ebenen I und II, können aber auch direkten Abfluss aus kranialen Anteilen der Mamma erhalten. Während der Befall von Lymphknoten des Levels III bei Tumorfreiheit der Ebenen I und II selten ist, wird bei Befall von Level II in bis zu 25 % der Fälle keine Metastasierung in Lymphknoten der Gruppe I gefunden (Forster 1996). Die Operation der Level I und II erlaubt ein ausreichend genaues Staging bei 97 % der Patientinnen, während bei Beschränkung auf Level I bis zu 25 % falsch eingestuft werden.

Die axilläre Lymphonodektomie reduziert außerdem die **Rate axillärer Rezidive**. Letztere sind umso häufiger, je weniger Lymphknoten bei der axillären Lymphonodektomie entfernt wurden.

> Aufgrund dieser Daten wird für ein ausreichend genaues Staging die Dissektion der Level I und II gefordert, wobei mindestens 10 Lymphknoten entfernt werden sollen. Im Gegensatz zu einer Dissektion von Level III führt die Operation in Level I und II selten zu einem Lymphödem. Obwohl nicht ausgeschlossen werden kann, dass durch die axilläre Lymphonodektomie die Überlebensraten verbessert werden, ist dieser Effekt sehr gering.

Der **Verzicht auf eine axilläre Lymphonodektomie** sollte nur erfolgen, wenn das Risiko für einen Lymphknotenbefall sehr niedrig ist oder wenn der Lymphknotenstatus die Therapie nicht beeinflusst. Dies gilt für ein nicht invasives duktales Carcinoma in situ. Der Verzicht auf die Lymphonodektomie kann auch erwogen werden bei Patientinnen über 70 Jahren mit klinisch unauffälliger Axilla, bei denen als adjuvante Therapie Tamoxifen unabhängig vom Nodalstatus gegeben wird. Dieses Vorgehen wird gegenwärtig in einer randomisierten Studie überprüft (GABG-IV-G-Studie). Pro und Kontra einer axillären Lymphonodektomie zeigt Tabelle 43.6.

43.4.4.2 Komplikationen

Immerhin 1/3 aller Brustkrebspatientinnen mit axillärer Lymphonodektomie haben noch nach 2–5 Jahren **Beschwerden**, die auf die Axillaoperation zurückzuführen sind (Warmuth et al. 1998).

Komplikationen

Frühkomplikationen
- postoperative Infektion;
- Serombildung;
- Gefühlsstörungen;
- Schmerzen im Arm (Verletzung der Nn. intercostobrachiales).

Langzeitkomplikationen
- Bewegungseinschränkungen der Schulter;
- chronisches Lymphödem des Armes.

Das Ausmaß der Früh- und Spätkomplikationen ist abhängig vom Ausmaß der Operation.

Tabelle 43.6. Pro und Kontra einer axillären Lymphonodektomie beim Mammakarzinom

Pro	Kontra
Besseres Staging	Kein Effekt auf Mortalität
Klinischer Nodalstatus in ca. 25–30 % falsch-negativ	Morbidität nicht gering
Lichtmikroskopischer Nodalstatus in ca. 10–25 % falsch-negativ	Andere Prognosefaktoren
Lokale Kontrolle der Erkrankung	Operation ist nicht nötig bei negativem Nodalstatus

Technik der axillären Lymphonodektomie. Der Zugang zur axillären Lymphonodektomie erfolgt entweder im Rahmen der Ablatio mammae über die Brustwunde oder über einen separaten Schnitt in der Axilla. Letzterer kann längs, quer oder bogenförmig verlaufen. Das tiefe Blatt der Axillarfaszie wird am lateralen Rand des M. pectoralis minor eröffnet. Durch Spreizen mit der Schere wird die V. axillaris aufgesucht. Vom Unterrand der V. axillaris ausgehend wird das axilläre Lymphknoten- und Fettgewebe vom M. serratus anterior nach lateral und kaudal und von der Faszie des M. latissimus dorsi nach medial und kaudal abpräpariert. Die oberflächlichen ventralen Äste der Axillargefäße können durchtrennt werden. An der Thoraxwand trifft man auf den N. thoracicus longus, der in der Axillaspitze erscheint und auf dem M. serratus von kranial nach kaudal verläuft. Er ist gut zu tasten, wenn man mit dem Finger an der Thoraxwand entlang von dorsal nach ventral streicht. Etwa 2–3 cm lateral dieses Nervs tritt der N. thoracodorsalis unter der V. axillaris hervor. Er wird von den Vasa thoracodorsalia begleitet und läuft auf dem M. subscapularis schräg nach außen und unten in den M. latissimus dorsi.

> Diese Nerven- und Gefäßstrukturen sollten auf jeden Fall erhalten werden.

Ebenso erhaltenswert sind die sensiblen **Nn. intercostobrachiales**, sie werden aber bei der Axilladissektion häufig durchtrennt. Diese 2–3 dünnen und untereinander verbundenen Nerven treten zwischen den Bäuchen des M. serratus anterior aus, verlaufen quer durch die Axilla und versorgen die Haut der Axilla und der Innenseite des Oberarms. Nachdem das axilläre Lymphknoten- und Fettgewebe nach medial, dorsal und lateral isoliert wurde, hängt es nur noch an dem Fett und Lymphknoten führenden Strang, der die V. axillaris zwischen Thoraxwand und den Ansätzen der Mm. pectorales zur Klavikula begleitet. Der M. pectoralis minor wird mit einem Haken angehoben, sodass auch die hinter ihm zum Vorschein kommenden Lymphknoten des Levels II entfernt werden können. Die medial des M. pectoralis minor gelegenen infraklavikulären Lymphknoten des Levels III werden nur bei Befall des Levels II entfernt. Hierzu wird der M. pectoralis minor kräftig angehoben, nur selten ist es nötig, ihn am kranialen Ansatz abzutrennen.

Alternativen. Bei mehr als der Hälfte der Patientinnen finden sich keine befallenen axillären Lymphknoten, sodass der Eingriff rein diagnostischen Charakter hat. Halsted hat die bis heute gültige Theorie aufgestellt, dass die Lymphknotenmetastasierung des Mammakarzinoms zunächst in den ersten abführenden Lymphknoten des primären lymphatischen Abflussgebiets erfolgt. So genannte »**Skip-Metastasen**« sind in weniger als 3–8 % der Fälle zu erwarten (Tabelle 43.7). Gegenwärtig wird untersucht, ob die routinemäßige Lymphonodektomie durch die Exzision und histologische Untersuchung des »**sentinel node**« oder **Wächterlymphknotens** (SLN), des ersten Lymphknotens in der Abflussbahn des Karzinoms, ersetzt werden kann. Bei tumorfreiem SNL könnte dann auf die Axillaoperation verzichtet werden.

Zum **Konzept des SLN** wurde in ersten Studien gezeigt, dass es möglich ist, diesen Lymphknoten durch peritumorale oder intradermale Injektion mit technetiummarkierten Kolloiden oder mit Farbstoffen in 90–95 % der Patientinnen zu identifizieren. Diese vorläufigen Berichte wiesen 95–100 % **Konkordanz** zwischen der SLN-Biopsie und der kompletten axillären Lymphonodektomie auf (Veronesi et al. 1997a; Krag et al. 1998).

Eine 1998 publizierte Multizenterstudie bestätigt, dass die Beurteilung des SLN den Nodalstatus zuverlässig voraussagen kann. Allerdings zeigte sie auch, dass die **Technik der Darstellung und Sammlung des SLN** durchaus anspruchsvoll ist und dass die Erfolgsrate vom Operateur und von Patientencharakteristika abhängt (Krag et al. 1998): In dieser Untersuchung wurden von 11 in der Technik trainierten Operateuren die SLN bei 443 Mammakarzinompatientinnen nach peritumoraler Injektion von 99m-Technetiumkolloiden gesammelt. Insgesamt konnten SLN in 93 % identifiziert werden. Die Rate falsch-negativer Resultate (tumorfreier SLN bei nodalpositiver Axilla) betrug insgesamt 11 %. Es fand sich aber eine erhebliche Bandbreite falsch-negativer SLN von 0 % beim »besten« bis 28,6 % beim »schlechtesten« Operateur.

Inzwischen gibt es eine Vielzahl von Studien und Bestätigungen, dass eine SLN-Biopsie als Standardverfahren erlaubt ist. Strukturelle Voraussetzungen und eine ausreichende Erfahrung des Operateurs sind jedoch unbedingt erforderlich. Abb. 43.21 und 43.22 zeigen die Entnahme mit der Messsonde während einer Operation, Abb. 43.23 einen entfernten blau markierten SLN.

Indikationen und Kontraindikationen der SLN-Biopsie
- Indikationen
  unter Berücksichtigung des individuellen Risikos wie institutsinterne Falsch-negativ (FN-)Rate, axilläre Metastasierungswahrscheinlichkeit unter Einschluss von Tumorgröße, Grading, L-Situation
  - unifokales Mammakarzinom bis 2 cm;
  - klinisch keine palpablen Axillalymphknoten;
  - primäre Operation, sekundäre Operation bei Zustand nach Lumpektomie möglich.

Tabelle 43.7. Lokalisation des Wächterlymphknotens (»sentinel node«; SLN) in Bezug auf das Lymphknotenlevel

Studie	Anzahl Patientinnen	Level I [%]	Level II [%]	Level III [%]
Krag 1998	383	95,3	3,3	–
De Cicco 1998	108	90,7	8	0,9
Borgstein 1998	122	100	–	–

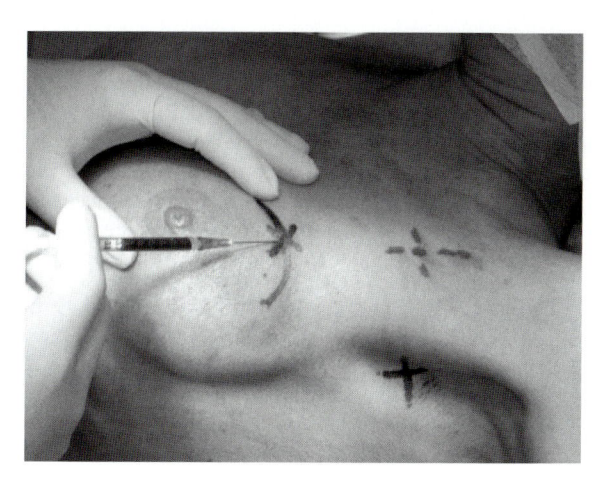

Abb. 43.21. Peritumorale Injektion von 1 ml Patentblau-Farbstoff zur Markierung des Sentinel-Lymphknotens (4 Quadranten). Nuklearmedizinische Markierung des SLN von ventral nach lateral (▶ Farbteil)

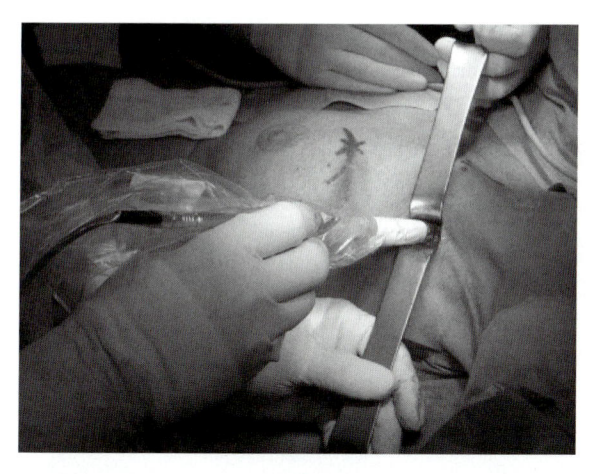

Abb. 43.22. Messsonde zur Entdeckung eines SLN während der Operation im unteren Anteil Level I der Axilla (▶ Farbteil)

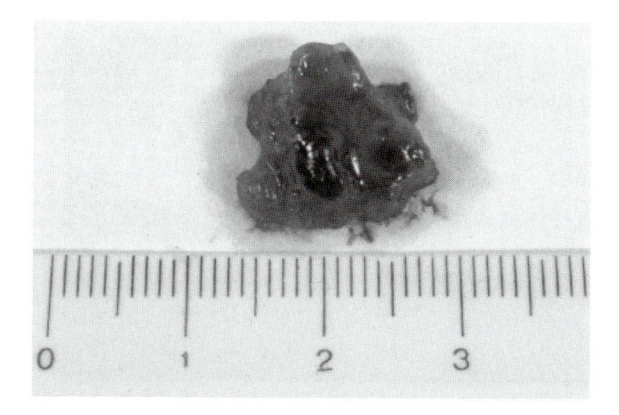

Abb. 43.23. Blau markierter SLN, der aufgrund der Radioaktivitätsmessung und Färbung über einen kleinen Schnitt aus der Axilla entnommen wurde (▶ Farbteil)

– Kontraindikationen
  – inflammatorisches Mammakarzinom
  – klinischer Verdacht auf fortgeschrittene Lymphknotenbeteiligung (empfohlen: Sonographie, wenn Lymphknotenarchitektur erhalten, SNL-Biopsie möglich);
  – ausgedehnte Voroperation an der Brust;
  – Voroperation an der Axilla;
  – Zweitkarzinom;
  – Schwangerschaft;
  – bekannte Tracer-Unverträglichkeit.

> Die Entfernung des SLN stellte bisher nicht den »standard of care« dar (McMasters et al. 1998). Heute gilt die SLN-Biopsie eines oder mehrerer detektierter Lymphknoten als sicher (Veronesi et al. 1999, 2003; Rody et al. 2004; Kühn et al. 2005; Kuerer u. Newman 2005). In den Händen Erfahrener ist dies auch nach einer neoadjuvanten Chemotherapie möglich (Mamounas et al. 2005).
> Falls eine axilläre Lymphonodektomie geplant ist oder bei positiven SLN gilt weiter die Forderung, dass mindestens 10 axilläre Lymphknoten für die komplette Beurteilung des Nodalstatus histologisch untersucht werden müssen.

43.4.5 Rolle der präoperativen (neoadjuvanten) Chemotherapie

Der operative Eingriff und die lokale Bestrahlung der Brust stellen keine Therapie der Systemerkrankung dar, sondern dienen der **lokalen Tumorkontrolle**. Eine postoperative, adjuvante, systemische Chemo- und/oder Hormontherapie verbessert das rezidivfreie und das Gesamtüberleben. Dies wurde durch eine Metaanalyse aller weltweit in Studien behandelten Frauen (ca. 120000) bewiesen. Allerdings kann sich der Effekt einer systemischen Therapie auch an einer lokoregionären Erkrankung zeigen.

Bei ca. 30 % der Mammakarzinome ist eine **maximale lokoregionäre Kontrolle** nötig, hierbei handelt es sich um:
– inflammatorische Karzinome (T4d),
– lokal fortgeschrittene Karzinome (T4a, b, c),
– ausgeprägten Axillabefall (N2) sowie
– ungünstige Tumor-Brust-Größenrelation (T2, 3).

Um einen **optimalen Effekt der Chemotherapie** und gleichzeitig verbesserte Voraussetzungen für einen operativen Eingriff zu erreichen, hat es sich als sinnvoll erwiesen, die Chemotherapie vor der Operation durchzuführen. Der Chemotherapie geht zur Sicherung der Diagnose eine Biopsie (Nadelbiopsie oder Inzisionsbiopsie) voraus, an der Histologie und Rezeptorstatus ermittelt werden.

Derzeit werden in Studien die **Indikationen und Erfolgsraten** einer präoperativen systemischen Therapie hinsichtlich Brusterhaltung und Überlebensraten sowie die optimalen Zytostatikakombinationen geprüft. Die bisher vorliegenden Daten sprechen dafür, dass die präoperative Chemotherapie ein sehr sicheres Behandlungskonzept ist und ein hilfreiches Mittel sein kann, um mehr Brustgewebe zu erhalten und dadurch die Lebensqualität einer Brustkrebspatientin zu verbessern, ohne die Effektivität der Behandlung zu kompromittieren.

43.4.6 Primärer und sekundärer Wiederaufbau der Brust

43.4.6.1 Allgemeines

Die Mastektomie bedeutet für die Patientin ein **psychisches Trauma** und eine **Einschränkung der Lebensqualität**, sodass den Frauen heute primäre oder sekundäre Brustrekonstruktionen mit Hilfe von Fremdmaterial oder Eigengewebe angeboten werden. Die Rekonstruktion kann unmittelbar nach der Mastektomie erfolgen oder sekundär nach einem Intervall, mit dem Ziel, die äußere Körperform wiederherzustellen.

> Plastische Operationsverfahren verschlechtern die Prognose der Erkrankung nicht, können allerdings – unabhängig vom gewählten Rekonstruktionsverfahren – in seltenen Fällen die Diagnose eines Lokalrezidivs erschweren und verzögern.

Plastische Operationen müssen z. T. **in mehreren Sitzungen** vollzogen werden. Die primäre, also in unmittelbarem Anschluss an die Ablatio in einer Sitzung erfolgende Rekonstruktion muss der Patientin angeboten werden und wird häufig eingesetzt. Eine sekundäre Rekonstruktion kann aber sinnvoll sein, wenn die Frau längere Zeit zur Entscheidungsfindung benötigt oder wenn absehbar ist, dass eine Bestrahlung der Thoraxwand im Rahmen der Primärbehandlung erforderlich wird (Übersicht bei Jatoi et al. 2005).

> **Cave**
>
> Die Indikation zu Rekonstruktion beruht ausschließlich auf dem Wunsch der Patientin, nicht des Operateurs.

Voraussetzungen für die primäre oder sekundäre Rekonstruktion sind, dass die Patientin ausreichend aufgeklärt und zur Rekonstruktion entschlossen ist und realistische Erwartungen hinsichtlich des kosmetischen Ergebnisses hat. Sie muss verstanden haben, dass mit den heute zur Verfügung stehenden Methoden zwar eine kosmetisch befriedigende Wiederherstellung der äußeren Körperform möglich ist, dass die biologischen und sensitiven Funktionen der Brust aber unwiederbringlich verloren sind.

Neben psychischen und ästhetischen müssen auch **orthopädische Aspekte** bedacht werden. Besonders bei großen Brüsten führt die einseitige Mastektomie zu einer Veränderung der Statik, welche orthopädische Beschwerden auslösen kann.

> **Rekonstruktive Maßnahmen**
> - Aufbau der Brustkontur mit adäquater Projektion und, wenn möglich, natürlich wirkender Ptosis;
> - Rekonstruktion eines der kontralateralen Brust in Form und Farbe möglichst ähnlichen Mamillen-Areola-Komplexes;
> - evtl. Angleichung der kontralateralen Brust in Größe und Form zur Optimierung der Symmetrie.

43.4.6.2 Expanderprothese

Häufigste, einfachste und die Patientinnen operativ am wenigsten belastende Methode ist die i. d. R. subpektorale Implantation einer Expanderprothese. Sie bietet sich bei ausreichender und gesunder Haut und nicht zu großer Brust an. Die Implantation des Expanders unter dem M. pectoralis major ist ein nur **kleiner zusätzlicher Eingriff**, bei dem keine weiteren Narben entstehen.

> **Definition**
>
> Expander sind Silikonbeutel, die über ein Ventil sukzessive über mehrere Wochen mit Kochsalz aufgefüllt werden (◘ Abb. 43.24 a).

Nach der so erfolgten sukzessiven Dehnung des Hautmantels wird der Expander in einer 2. Operation durch eine mit Silikon, Kochsalz oder anderen Substanzen gefüllte **Prothese** ersetzt, deren Mantel aus Silikon besteht (◘ Abb. 43.24 b und 43.25 a). Die zur Verfügung stehenden Implantate unterscheiden sich in
- Oberflächenstruktur (glattwandig, aufgeraut, mikrostrukturiert oder mit Polyurethan beschichtet),
- Form (rund, oval, elongiert),
- Profil (niedrig oder höher),

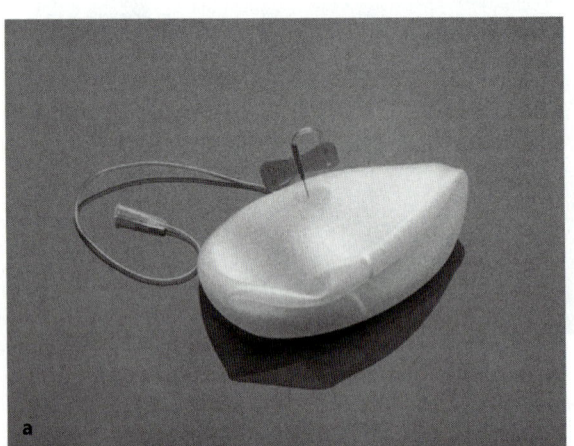

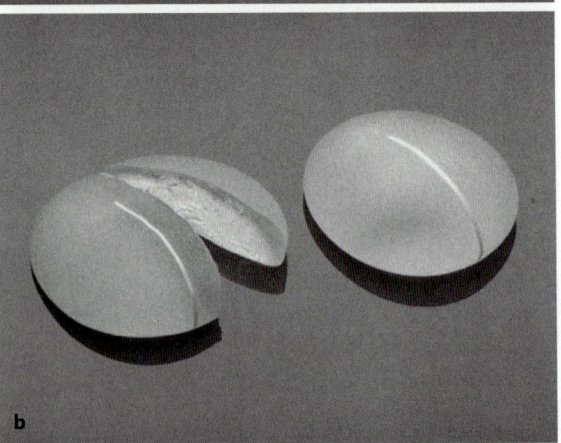

◘ **Abb. 43.24 a, b.** Brustrekonstruktion mit Implantat in 2 Phasen. **a** Skin-Expander (400 ml) für die 1. Phase. (**b**) Definitive Silikonprothese mit aufgerauter Oberfläche für die 2. Phase (links Prothese im Querschnitt) (▶ Farbteil)

43.4 · Operative Therapie des Mammakarzinoms

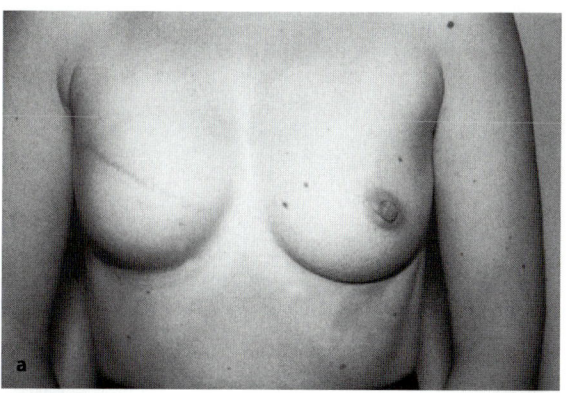

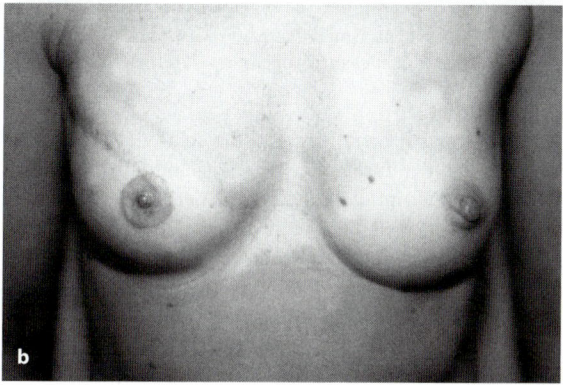

Abb. 43.25 a, b. Zustand nach modifiziert radikaler Mastektomie rechts. (a) Einlage eines sog. Skin-Expanders mit Auffüllreservoir; Resultat nach Ersatz des Expanders durch eine definitive Silikonprothese im Rahmen der 2. Phase der Rekonstruktion (b) Patientin nach Rekonstruktion des Mamillen-Areola-Komplexes durch freie Hauttransplantation mit zusätzlicher Tätowierung und ortsständiger Bildung der Brustwarze (rechts) (▶ Farbteil)

— Innenstruktur (einkammerig vorgefüllt, einkammerig mit Kochsalz auffüllbar, doppellumige Gel-/Kochsalzimplantate),
— Volumen (von ca. 100 ml an aufwärts) und
— Inhalt (Kochsalz, Silikon, hochvernetztes »schnittfestes« Silikon, Hydrogel).

> Aufgeraute Prothesen führen seltener zu den gefürchteten Kapselkontrakturen als glattwandige (3 % gegenüber 20–40 %).

Die **Mamillenrekonstruktion** und evtl. angleichende Operationen der kontralateralen Brust werden in weiteren, zeitlich versetzten Operationsschritten vorgenommen (◘ Abb. 43.25 b).

> Die Verwendung von Silkon ist entgegen früherer Meinung nicht mit einem zusätzlichen Risiko für die Patientin hinsichtlich der Entstehung von Malignomen oder Autoimmunerkrankungen verbunden (Brinton et al. 2000).

43.4.6.3 Autologes Gewebe

Eine zweite Möglichkeit des Brustaufbaus besteht in der Verwendung autologen Gewebes. Unter den vielen Möglichkeiten, körpereigenes Gewebe zur Rekonstruktion zu verwenden, haben sich die **myokutanen Lappenplastiken** in Form des gestielten Muskel-Haut-Lappens durchgesetzt. Dies sind operativ anspruchsvolle Verfahren, die besondere Erfahrung erfordern, um gute kosmetische Ergebnisse zu gewährleisten. Der operative Eingriff ist deutlich länger und komplikationsträchtiger als mit Implantaten, mit verzögerter postoperativer Erholung der Patientin und dem möglichen Bedarf an Blutkonserven. Die Verwendung von frei transplantierten Lappen mit Gefäßanastomosen sind die aufwändigsten und schwierigsten Lappenplastiken. Sie stehen als **Reservemethoden** zur Verfügung, wenn gestielte Lappen – z. B. wegen Narben, Bestrahlung oder erfolglosem Transpositionsversuch – nicht möglich sind, und bleiben Spezialisten vorbehalten.

43.4.6.4 Alloplastische und autologe Rekonstruktionstechniken

Auch eine Kombination von alloplastischen und autologen Rekonstruktionstechniken ist möglich. Die Brustkontur kann z. B. durch eine alloplastische Prothese erreicht werden, die durch einen M.-latissimus-dorsi-Lappen gedeckt wird. Dies ist dann notwendig, wenn durch das autologe Gewebe **kein ausreichendes Volumen zur Formung der Brust** zur Verfügung steht.

43.4.6.5 Auswahl des Verfahrens

> Für die jeweilige Patientin optimal ist das Verfahren, welches mit möglichst geringem operativem Aufwand das individuell günstigste Ergebnis erzielt.

Der **operative Aufwand** und die **Belastung für die Patientin** sind beim autologen Wiederaufbau größer als beim alloplastischen. Die Indikation zu dieser Technik ergibt sich insbesondere,
— wenn lokale Gegebenheiten, z. B. ein dünner und durch Radiatio geschädigter Hautmantel, die Verwendung von vitalem Gewebe erfordern,
— wenn weitreichende Gewebedefekte gedeckt werden müssen,
— wenn ein großes Brustvolumen geschaffen werden soll bei Patientinnen, die eine optimale Wiederherstellung der Brust wünschen und eine Operation der gesunden Brust zur Symmetrieoptimierung ablehnen, oder
— wenn die Patientin keine Implantation von alloplastischem Material wünscht.

43.4.6.6 Radiatio nach Rekonstruktion

> Die Brustrekonstruktion behindert nicht die Durchführung einer Strahlentherapie der Thoraxwand oder der regionalen Lymphabflussgebiete als adjuvante Therapie oder als Rezidivbehandlung und verschlechtert nicht den therapeutischen Erfolg dieser Therapiemodalität. Allerdings kann sich die Bestrahlung ungünstig auf das kosmetische Ergebnis auswirken und erhöht die Inzidenz von Kapselfibrose, Schmerzen und der Notwendigkeit zum Implantatwechsel.

Nach Brustaugmentation mit Silkonprothesen kann das **Erkennen früher Karzinome erschwert** sein, da das Brustparenchym durch das Implantat komprimiert und überlagert wird.

43.4.6.7 Technik der heterologen Rekonstruktion

Nach Ablatio wird ein für die Brustrekonstruktion ausreichender Hautmantel durch primäre oder sekundäre **Einlage eines Expanders** erreicht. Meist wird der Expander unter den M. pectoralis gelegt, da die bedeckende Gewebeschicht dadurch kräftiger ausfällt als bei epipektoraler Lage und die Rate an Kapselfibrosen vermindert ist. Hierfür werden, ausgehend von seinem lateralen Rand, der M. pectoralis und der ventrale Anteile des M. serratus anterior von der Thoraxwand abgelöst. Die submuskuläre Tasche muss bis mindestens 2 cm unter die vorgesehene Submammärfalte ausgebildet werden, um einer zu weit kranialen Lage des Expanders vorzubeugen. Dazu müssen der Ansatz des M. rectus an der unteren Hälfte des Sternums und über den Rippen abgelöst und auch die kranialen Anteile der Rektusfaszie unterminiert werden. Die so gebildete Tasche reicht kranial bis zur 2. Rippe, nach medial bis zum Sternum und nach lateral bis in die mittlere Axillarlinie.

Zur **Blutstillung** ist eine gute Beleuchtung mit einem Leuchtspatel oder dem Kaltlicht des Laparoskops erforderlich. Der Gewebeexpander wird im Verlauf von Wochen sukzessive mit Kochsalz aufgefüllt, bis das gewünschte Volumen erreicht ist. Das **Füllvolumen** des Expanders sollte das angestrebte Volumen der rekonstruierten Brust um 30–50 % übersteigen. Bei der submuskulären Einlage wird der Expander durch die Thoraxwandmuskulatur (M. pectoralis, M. serratus anterior, M. obliquus externus, Faszie des M. rectus abdominis) bedeckt.

Die subpektorale Einlage von Implantaten ist wesentlich einfacher und **weniger belastend als Lappenplastiken**. Die resultierende Brust kommt aber der natürlichen Brustform weniger nahe als das Ergebnis der Lappenplastiken. Sie ist häufig
— zu rund,
— mit zu starker Projektion,
— flacher Submammärfalte und
— fehlender Ptosis.

Sie fühlt sich häufig unnatürlich hart an, besonders bei dünnem Hautmantel kann die Prothesenhülle getastet werden. Weitere **Nachteile** sind
— Schmerzen bei der Expansion,
— mehrfache Sprechstundenbesuche zum Auffüllen,
— gelegentlich technische Probleme mit dem Auffüllventil oder
— Verletzungen der Expanderhülle beim Auffüllen.

Komplikationen
Postoperative Komplikationen — postoperative Hämatome (2–6 %) und Infektionen (1 %); — Prothesendislokation (v. a. nach kranial); — Kapselkontrakturen mit Schmerzen und Verhärtung sowie Deformierung der rekonstruierten Brust (je nach Oberflächenstruktur des Implantats zwischen 3 und 40 %); — Nekrosen der das Implantat bedeckenden Gewebeschichten mit Freiliegen der Prothese (◘ Abb. 43.26); — Rupturen der Impantathülle mit Austreten des Silikongels in das Gewebe.

43.4.6.8 Myokutane Lappen zur Mammarekonstruktion

Prinzip. Als Ersatz für die durch Mastektomie entfernte Haut und Brustdrüse werden gesunde Gewebe von weiter entfernten Körperregionen auf die Brustwand verlagert. Die Gefäßversorgung erfolgt über den unter der eingeschwenkten Haut liegenden Muskel, der zusammen mit Haut und Subkutangewebe mobilisiert und um die Eintrittsstelle der ihn versorgenden Gefäße geschwenkt werden kann (**Schwenklappen**). Alternativ können die zuführenden Gefäße auch durchtrennt und an neuer Stelle durch Gefäßanastomosen wieder an den Kreislauf angeschlossen werden (**freie Lappentransplantate**). Für die Brustrekonstruktion stehen als Schwenklappen zur Verfügung:
— M. rectus abdominis und
— M. latissimus dorsi.

Transverser M. rectus-abdominis-Muskellappen (TRAM-Lappen). Der M. rectus-abdominis-Lappen kann ein- oder doppelseitig gestielt sein. Einseitig gestielte Lappen erfolgen i. d. R. als transverse Lappen, wobei die Brust durch den kontralateralen Muskel mit darüber liegender Haut und Subkutangewebe rekonstruiert wird. Bei der Rekonstruktion großer Mammae mit entsprechend großem Haut- und Volumenbedarf können auch beide Mm. recti als gemeinsamer Lappen verwendet werden. Die Versorgung des Muskels erfolgt über die Vasa epigastricae superior et inferior. Durch die reichlichen Anastomosen bleiben sowohl der Muskel als auch die darüber liegenden Haut auch nach Absetzen des Muskels vom Mons pubis und der Unterbindung der inferioren Gefäße über die Vasa epigastricae superiores ausreichend durchblutet. Die Hautlappen (bis zu 15 cm × 30 cm groß) werden aus dem Unterbauch entnommen, am Muskel gestielt und um die Eintrittsstelle der Vasa epigastricae superiores in den Thoraxwanddefekt geschwenkt (◘ Abb. 43.27 und 43.28).

Indikation. Der TRAM-Lappen stellt ein großes Volumen körpereigenen Gewebes für die Rekonstruktion zur Verfügung, sodass keine heterologe Prothese benötigt wird, und liefert die kosmetisch günstigsten Ergebnisse. Er ist besonders geeignet bei leicht übergewichtigen Frauen, die eine große Brustrekonstruktion benötigen. Da der TRAM-Lappen mit einer Bauchdeckenplastik verbunden ist, kann dies bei adipösen Patientinnen einen zusätzlichen günstigen Effekt haben. Der Nachteil ist, dass es sich um einen großen, technisch anspruchsvollen operativen Eingriff handelt.

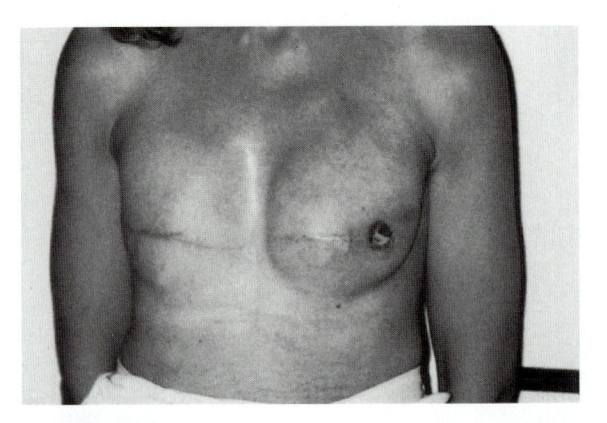

◘ **Abb. 43.26.** Zustand nach modifiziert radikaler Mastektomie beiderseits mit Hautnekrose über einer Silikonprothese links (▶ Farbteil)

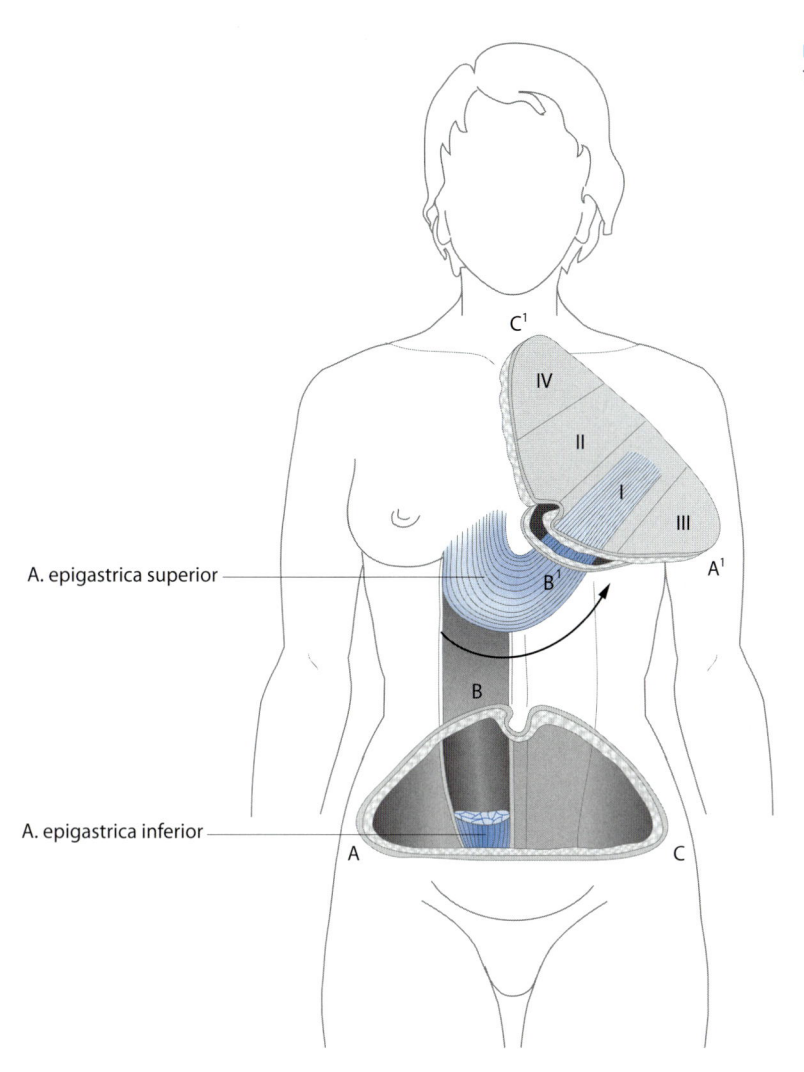

43.4 · Operative Therapie des Mammakarzinoms

A. epigastrica superior

A. epigastrica inferior

Abb. 43.27. Schematische Darstellung des TRAM-Lappens

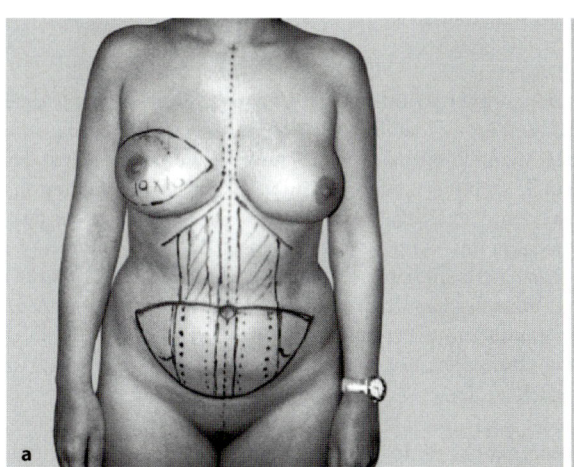

Abb. 43.28 a, b. Modifiziert radikale Mastektomie der rechten Mamma und Bildung eines doppelseitig gestielten transversalen M.-rectusabdominis-Lappens. (**b**) Postoperatives Ergebnis mit Narbe im Bereich des Unterbauchs, Zustand nach Rekonstruktion des Mamillen-Areola-Komplexes (▶ Farbteil)

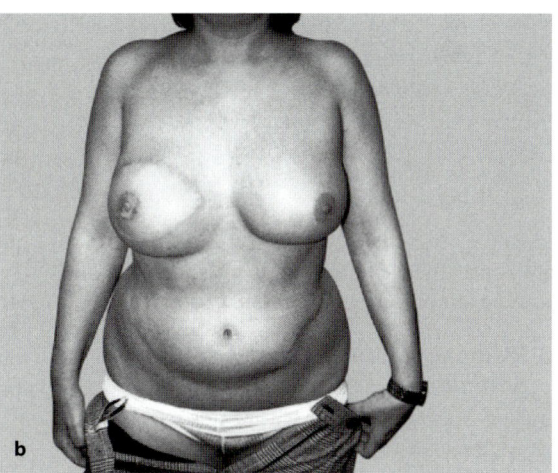

Komplikationen

Die Blutversorgung ist weniger günstig als beim M.-latissimus-dorsi-Lappen, deshalb treten Lappenkomplikationen mit partieller bis hin zu einer kompletten Nekrose, insbesondere bei Raucherinnen, in bis zu 30 % auf. Auch Fettnekrosen können vorkommen und zystische Formationen, Knoten oder auch umschriebene dichte Narbenstrukturen bilden. Bauchwanddefekte und Hernien werden v. a. beobachtet, wenn der Verschluss unter zu starker Spannung, insbesondere bei adipösen Patientinnen, erfolgt. In diesen Fällen ist die Verwendung von Kunststoffnetzen günstiger. Der Verlust der Muskelfunktion des M. rectus kann durch entsprechendes Training weitgehend kompensiert werden. Weitere Komplikationen sind Beinvenenthrombosen und Lungenembolien.

Kontraindikation. Nicht durchführbar ist der TRAM-Lappen bei Patientinnen mit Bauchoperationen per medianem Längsschnitt oder Pfannenstielquerschnitt, da durch diese Eingriffe die Vasa perforantes zerstört worden sein können.

43.4.6.9 M.-latissimus-dorsi-Lappen

Der M.-latissimus-dorsi-Lappen mobilisiert Haut vom Rücken, wird an den Vasa thoracodorsalia gestielt und um diesen Stiel in den Thoraxwanddefekt geschwenkt. Die Vasa thoracodorsalia gewährleisten eine **sehr gute Versorgung** des Lappens, welche auch nach Bestrahlung der Axilla erhalten bleibt. Je weiter kaudal und zur Wirbelsäule hin die Hautinsel entnommen wird, desto länger wird der Muskelstiel und umso größer wird die Beweglichkeit des Lappens. Der Rotationspunkt des Lappens ist die hintere Axillarfalte (◘ Abb. 43.29 und 43.30).

Komplikationen

Der M.-latissimus-dorsi-Lappen ist der zuverlässigste Lappen und liefert günstige ästhetische und funktionelle Ergebnisse. Partielle und vollständige Nekrosen kommen nur in 5 bzw. 1 % vor. Nachteilig sind die Narbe am Rücken sowie die intraoperative Umlagerung der Patientin. Auch liefert der Insellappen häufig kein ausreichendes Volumen für eine adäquate Rekonstruktion, sodass dann ein zusätzliches heterologes Implantat benötigt wird.

Kontraindikation. Nicht durchführbar ist der M.-latissimus-dorsi-Lappen nach Thorakotomien, da hierbei die Kontinuität des Muskels und seiner Blutversorgung zerstört wird.

43.4.6.10 Rekonstruktion des Mamillen-Areola-Komplexes

Ohne Mamillen-Areola-Komplex erscheint eine rekonstruierte Brust nicht natürlich, daher entscheiden sich die meisten Patientinnen für eine Rekonstruktion nach Wiederherstellung der Brustkontur. Die Mamillenrekonstruktion sollte erst nach **3–6 Monaten** erfolgen, wenn die Brust ihre endgültige Form angenommen hat. Die Position der Mamille sollte an der sitzenden oder stehenden Patientin so markiert werden, dass sie symmetrisch zur gesunden Seite zu liegen kommt.

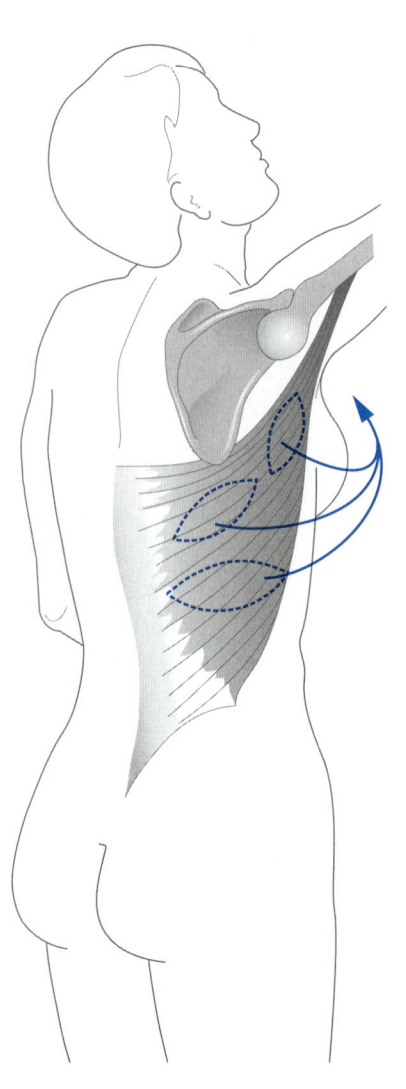

◘ **Abb. 43.29.** Schematische Darstellung des M.-latissimus-dorsi-Lappens (3 Schnittvarianten)

Mamillenrekonstruktion. Falls die Brust der Gegenseite eine genügend große Mamille aufweist, ist das »nipple-sharing« die beste Methode. Dabei werden entweder 4 mm der Spitze der Mamille amputiert, oder sie wird vertikal halbiert. Das gewonnene Mamillenteilstück wird als freies Transplantat auf der deepithelialisierten Akzeptorregion eingenäht. Falls kein »nipple-sharing« möglich oder gewünscht wird, kann aus ortsständiger Haut ein Läppchen gebildet und dadurch die Prominenz der Mamille simuliert werden (»skate flap«). Auch die Bildung durch Transplantation von Anteilen der Labia minora etc. ist möglich.

Areolarekonstruktion. Die Areola kann entweder durch Tätowierung der ortsständigen Haut rekonstruiert werden oder durch freie Vollhauttransplantate, die aus vermehrt pigmentierten Körperregionen (Innenseite der Oberschenkel, Vulva) stammen. Falls die Areola der Gegenseite groß genug ist, kann auch die kontralaterale Areola verkleinert und dadurch Haut zur Transplantation gewonnen werden. Die Transplantate werden auf die deepithelisierte Akzeptorregion aufgebracht und eingenäht.

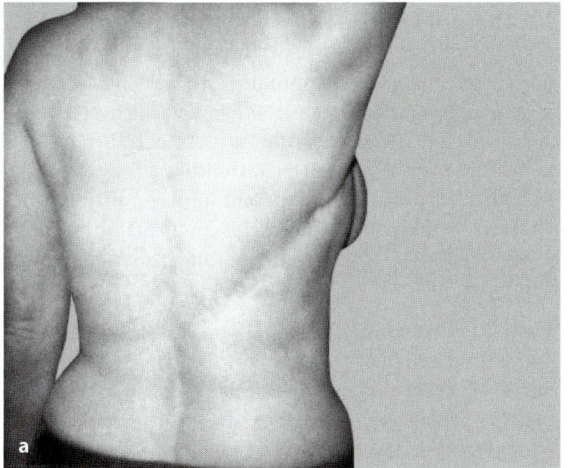

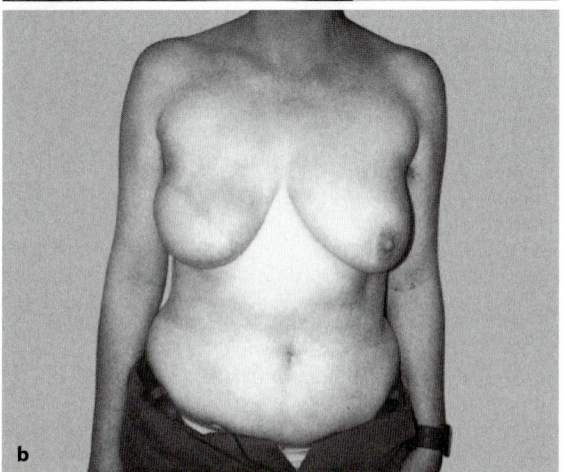

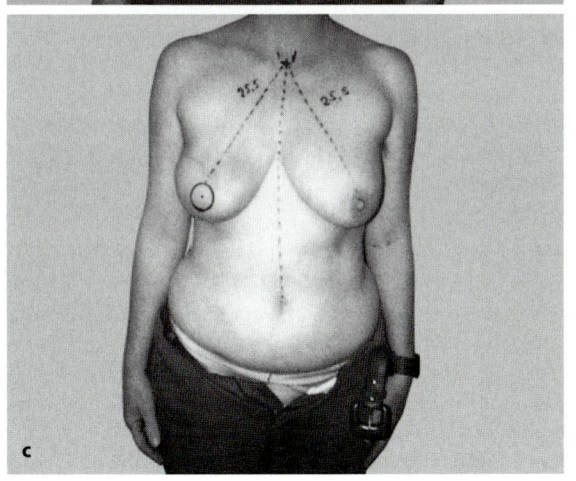

Abb. 43.30 a–c. Postoperative Situation nach M.-latissimus-dorsi-Lappenplastik mit quer gestellter Narbe. (**a**) Rückenansicht. (**b**) Rekonstruktion mittels Silikonprothese. (**c**) Präoperatives Markieren vor Rekonstruktion des Mamillen-Areola-Komplexes (▶ Farbteil)

43.4.6.11 Weitere operative Verfahren

Zur **Verbesserung des kosmetischen Ergebnisses** stehen eine Reihe weiterer operativer Verfahren zu Verfügung:
- »Reduktionsmastektomie« (mit einer Vielzahl von Varianten);
- hautsparende Mastektomie (ist keine Mastektomie!).

Bei einigen dieser Operationsmöglichkeiten wird allerdings die **Biologie primärer Mammakarzinome** wenig oder nicht berücksichtigt, da im Vordergrund v. a. das kosmetische Ergebnis als Wunsch der Patientin und noch häufiger als Wunsch des Operateurs steht. Ergebnisse prospektiver Studien, welche die onkologischen Zielkriterien im Vergleich zu konventionellen Operationsverfahren untersuchen, liegen für diese Verfahren bis heute nicht in ausreichendem Umfang vor.

Eine v. a. von kosmetisch orientierten Operateuren häufig geübte Praxis ist auch die **lokal großzügige Exzision des Tumors** im Sinne einer Quadrantenresektion oder Resektion noch größerer Anteile der Brust und Ersatz des Defekts durch **myokutane Lappenplastiken** unter Verzicht auf eine postoperative Bestrahlung. Allerdings ist weder der kosmetische Vorteil dieser Strategien noch v. a. deren Gleichwertigkeit unter onkologischen Gesichtspunkten gegenüber dem Standardvorgehen durch randomisierte Studien belegt.

43.4.7 Vorgehen bei Sonderfällen

Paget-Karzinom. Das Paget-Karzinom wird durch **Entfernung des zentralen Drüsensegments unter Mitnahme der Mamille** behandelt. Eine Resektion des meist retroareolär gelegenen intraduktalen Tumors im Gesunden ist die Voraussetzung für eine brusterhaltende Therapie. Hierfür eignet sich die B-Plastik. Bei invasiven Tumoranteilen ist eine Bestrahlung obligat.

Inflammatorisches Mammakarzinom. Das inflammatorische Mammakarzinom ist definiert durch eine **Lymphangiosis carcinomatosa der Kutis**. Es weist sehr früh Fernmetastasen auf und hat eine sehr ungünstige Prognose. Hier steht die systemische Therapie im Vordergrund. Diese verbessert auch die Operabilität und die Möglichkeit einer lokalen Exzision »in sano«. Daher erfolgt die Operation meist im Anschluss an eine systemische Chemotherapie.

Okkultes Mammakarzinom. Der **Nachweis von axillären Lymphknotenmetastasen**, die histologisch an ein Mammakarzinom denken lassen, ohne klinischen und apparativen Nachweis eines Primärtumors ist selten. In diesen Fällen erfolgen eine typische axilläre Lymphonodektomie und eine postoperative Radiatio der Brust. In Ermangelung eines Herdbefunds, der entfernt werden könnte, ist ein operativer Eingriff an der Brust sinnlos.

43.4.8 Beratung der Patientinnen

Die Festlegung eines durchdachten, den Bedürfnissen der individuellen Krebspatientin angepassten **Therapiekonzepts**, basierend auf den oben ausgeführten Grundlagen, ist für das Erzielen eines optimalen Therapieerfolgs entscheidend.

> Für eine bestmögliche Krankheitsverarbeitung und maximale Lebensqualität kommt aber der Beratung der Patientinnen über die Erkrankung und die Therapieoptionen eine gleichwertige, immense Bedeutung zu.

Das Ausmaß der **Depression** nach Brustkrebs – unabhängig davon, ob eine BET oder eine Mastektomie erfolgte – ist abhängig von der Qualität der Aufklärung und dem psychologischen Einfühlungsvermögen des Arztes bei der Erstbehandlung. Der Patientin sollte **ausreichend Zeit** gegeben werden, um vor der Operation die Informationen zu verarbeiten und zu einer Entscheidung über die für sie bestmögliche operative Therapie zu kommen.

43.4.9 Offene Fragen

Zukünftige Untersuchungen werden sich v. a. mit folgenden **Problemen** beschäftigen:
- minimal ausreichender chirurgischer Absetzungsrand,
- optimaler Therapiezeitpunkt, insbesondere für definitive Operationen nach einer primären Chemotherapie,
- Einfluss des Operationszeitpunkts auf die Prognose in Abhängigkeit von der Zyklusphase bei prämenopausalen Frauen sowie
- wann auf eine axilläre Lymphonodektomie zur Senkung der operationsbedingten Früh- und Spätmorbidität verzichtet werden darf.

Die entscheidenden **Qualitätskriterien** bei Brustkrebsoperationen werden auch zukünftig, neben einer lokalen und regionalen Tumorkontrolle, das metastasenfreie Überleben und das Gesamtüberleben sowie die Erhaltung der körperlichen Unversehrtheit bleiben.

43.5 Operative Therapie des duktalen Carcinoma in situ (DCIS)

43.5.1 Diagnostik

Die Diagnose eines DCIS wird **histologisch** gestellt, nachdem eine Exzision aus der Brust erfolgte (Abb. 43.10). Der **Anlass zur Operation** ist in etwa 2/3 der Fälle ein auffälliges Mammogramm, in 10 % klinische Verdachtsmomente – wie ein tastbarer Knoten, Sekretion oder Veränderungen im Sinne eines M. Paget der Mamille. Beides, klinische und mammographische Auffälligkeiten, finden sich bei ca. 15 % der Patientinnen. In 10 % wird ein DCIS als Zufallsbefund bei der Entfernung eines benignen Befunds festgestellt.

Die **Operation** an der Brust unterscheidet sich nicht von der eines invasiven Karzinoms.

> Wegen der Schwierigkeit der Diagnosestellung und der Notwendigkeit, evtl. kleine invasive Herde auszuschließen, sollte sich das chirurgische Management nicht auf eine Schnellschnittanalyse stützen.

Hormonrezeptoranalysen helfen nicht bei der **Subklassifikation** von DCIS und sind für die Therapie unerheblich. Außerdem besteht die Möglichkeit, dass in dem zur Rezeptoranalyse abgegebenen Gewebe eine Invasion vorliegt, die dann der histologischen Diagnose entgeht. Falls nötig, kann die Rezeptoranalyse immunhistochemisch erfolgen.

43.5.2 Therapieoptionen

Es gibt keine randomisierten Studien, die verschiedene operative Therapieoptionen bei vergleichbaren Fällen von DCIS verglichen hätten. Daher muss die Auswahl der Therapie aufgrund von **histopathologischen Charakteristika** erfolgen, die sich in Fallstudien als prognostisch relevant für das Auftreten eines Lokalrezidvs herausgestellt haben. Einer qualitativ hochwertigen histologischen Untersuchung kommt daher eine große Bedeutung zu.

> Die Behandlung sollte immer darauf abzielen, ein hohes Ausmaß an lokaler Kontrolle und damit ein geringes Rezidivrisiko mit der ersten Behandlung zu erreichen. Allerdings müssen dabei Aspekte der Kosmetik und der Lebensqualität der Patientin ausreichend berücksichtigt werden.

Obwohl in gewisser Weise die Therapieoptionen für ein DCIS mit denen für ein invasives Karzinom vergleichbar sind, gibt es wichtige **Unterschiede**. Die Auswahl der Therapie muss sich orientieren an
- dem karzinomfreien Überleben,
- dem Gesamtüberleben,
- der Rate an Rezidiven,
- der Morbidität und
- der Lebensqualität.

Als **Therapieoptionen** (Cuzick 2003) stehen zur Verfügung:
- Mastektomie,
- brusterhaltende Operation (Entfernung im Gesunden) ohne Bestrahlung sowie
- brusterhaltende Operation (Entfernung im Gesunden) mit Bestrahlung.

> **Cave**
>
> Eine subkutane Mastektomie ist keine adäquate Therapie. Diese Operation lässt 10–15 % des Brustdrüsengewebes zurück und beseitigt daher nicht ausreichend das Risiko eines Lokalrezidvs.

Axilläre Lymphonodektomie. Die axilläre Lymphonodektomie gehört nicht zur Behandlung des DCIS. Zwar werden bei DCIS in 1–2 % Lymphknotenmetastasen beschrieben, was am ehesten auf das Übersehen einer Invasion zurückzuführen ist, aber die Morbidität der Lymphonodektomie rechtfertigt bei dem im Fall einer sorgfältigen histologischen Diagnostik sehr geringen Risiko eines Lymphknotenbefalls diesen Eingriff nicht. Ein eingeschränktes »Lymphknoten-Sampling« in Form einer axillären Lymphonodektomie des Levels I kann bei sehr ausgedehnten Arealen eines DCIS (> 4 cm) diskutiert werden, da hierbei die Gefahr größer ist, dass invasive Herde bei der histologischen Aufarbeitung übersehen wurden.

Mastektomie vs. brusterhaltende Operation. Bisher war die gängige Therapie des DCIS die Mastektomie. Es gibt keine randomisierten Studien, die bei Patientinnen mit DCIS die brusterhaltende Operation (BET) mit der Mastektomie vergleichen. Aber die vorliegenden Berichte über Patientinnen mit DCIS nach Mastektomie und nach BET weisen vergleichbare Überlebensraten auf, deshalb kann die BET als vertretbare Alternative zur Mastektomie gelten.

> Die Gesamtüberlebensrate ist mit beiden Operationsverfahren gut, die 10-Jahres-Überlebensraten nach Mastektomie liegen bei 98–100 %, die 8-Jahres-Überlebensraten nach BET mit Bestrahlung bei 95–100 % (Fisher et al. 1998).

43.5.3 Rezidivraten

Die Rezidivraten nach BET und nach Mastektomie sind unterschiedlich: **Nach Mastektomie** treten weniger als 2 % Rezidive auf, **nach BET** werden Raten von 9–21 % innerhalb von 10 Jahren berichtet. Etwa die Hälfte der Rezidive nach brusterhaltender Therapie von DCIS sind invasive Karzinome. Eine **Salvage-Therapie von Lokalrezidiven** durch Mastektomie ist möglich, die Überlebensrate bleibt ausgezeichnet und ist mit der nach Mastektomie vergleichbar.

Eine **Bestrahlung der Brust** vermindert die Rezidivrate nach BET beträchtlich: In der NSABP-B-17-Studie wurden 818 Frauen nach brusterhaltender Therapie von DCIS mit tumorfreien Resektionsrändern randomisiert in eine Gruppe mit postoperativer Bestrahlung der Brust (50 Gy) und in eine Gruppe ohne Bestrahlung unterteilt. Insgesamt 80 % der DCIS waren durch Mammographie entdeckt worden, 70 % der Tumoren waren kleiner als 1 cm. In der bestrahlten Patientinnengruppe war das rezidivfreie Überleben nach 8 Jahren besser, was ausschließlich auf eine verminderte Rezidivrate in der bestrahlten Brust zurückzuführen war. Die Rate an DCIS-Rezidiven verringerte sich von 13,4 auf 8,2 %, die Rate invasiver Karzinome fiel von 13,4 auf 3,9 % (Fisher et al. 1998). Bezogen auf die mammographischen Charakterisitka profitierten alle Gruppen von der Bestrahlung.

Innerhalb der NSABP-B-17-Studie wurde auch untersucht, inwiefern **pathologisch-anatomische Charakteristika** prognostisch relevant für die Rezidivraten sind. Nur das Fehlen tumorfreier Resektionsränder und das Vorhandensein einer mäßigen bis starken Komedonekrose waren unabhängige Faktoren für eine erhöhte ipsilaterale Rezidivrate. Aber auch bei diesen Fällen war die Rezidivrate nach lokaler Exzision und Bestrahlung nicht wesentlich höher.

43.5.4 Voraussetzungen der brusterhaltenden Operation

> Gestützt auf diese Daten erscheint die brusterhaltende Operation des lokalisierten DCIS, unabhängig von pathologisch-anatomischen Kriterien, mit Resektion im Gesunden und postoperativer Bestrahlung der Brust eine vertretbare Alternative zur Mastektomie.

Allerdings muss sichergestellt sein, dass die **Läsion im Gesunden entfernt** ist. Bei mammographisch aufgrund von Mikrokalk entdeckten DCIS muss im Zweifelsfall postoperativ die Mammographie wiederholt werden, um sicher zu sein, dass alle suspekten Verkalkungen entfernt sind. Sofern Reste von Mikrokalk verblieben sind, muss eine **Nachresektion** erfolgen. Bei histologisch bis in die Resektionsränder reichendem DCIS muss ebenfalls zumindest eine Nachresektion durchgeführt werden, die dann tumorfreie Resektionsränder aufweisen muss, anderenfalls ist die Mastektomie indiziert.

43.5.5 Kontraindikationen der brusterhaltenden Operation

Eine BET ist gegenwärtig **kontraindiziert** bei:
— multizentrischem DCIS;
— ausgedehntem multifokalem DCIS, dessen Resektion im Gesunden zu einem unbefriedigenden kosmetischen Resultat führen würde;
— DCIS und diffusen suspekten Mikrokalzifikationen in der Brust;
— DCIS, welches nicht im Gesunden reseziert werden kann;
— Wunsch der Patientin nach Mastektomie.

Der Stellenwert pathologisch-anatomischer **Grading-Systeme** und **Prognoseindikatoren**, die Läsionen mit hohem Rezidivrisiko von solchen mit niedrigem Risiko unterscheiden könnten, ist gegenwärtig noch unklar. Diese Einteilung würde es ermöglichen, je nach Risikosituation Patientinnen für eine postoperative Bestrahlung nach BET zu selektionieren und bei Frauen mit geringem Rezidivrisiko auf eine Bestrahlung zu verzichten. Mehrere Prognoseindizes wurden retrospektiv getestet, aber bisher konnte noch keine Empfehlung erarbeitet werden. Am häufigsten verwendet wird gegenwärtig die Van-Nuys-Klassifikation. Diese basiert auf der Berücksichtigung des tumorfreien Resektionsrandes, zusammen mit histologischen Kriterien (Silverstein et al. 1996). Da ein Vorteil der Bestrahlung auch bei Low-risk-Läsionen gesehen wurde, sollte der Verzicht auf die postoperative Radiatio gut überlegt werden.

> Die empfohlene Therapie für DCIS ist die BET mit Radiatio oder, bei Kontraindikationen für eine BET, die Mastektomie. Eine axilläre Lymphonodektomie ist nicht indiziert.

43.6 Plastisch-ästhetische Operationen

Die **Indikationen** für plastisch-ästhetische Operationen weisen eine große Bandbreite auf – von eindeutig medizinischen Gründen bis zu rein subjektiv-kosmetischen Aspekten.

Cave

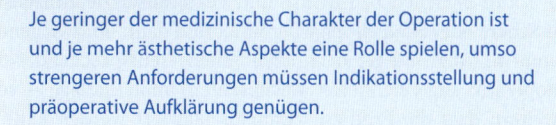

Je geringer der medizinische Charakter der Operation ist und je mehr ästhetische Aspekte eine Rolle spielen, umso strengeren Anforderungen müssen Indikationsstellung und präoperative Aufklärung genügen.

Weiterhin sollte bei diesen Operationen die **Kostenübernahme** im Vorfeld geklärt werden. Es empfiehlt sich, sofern der medizinische Aspekt im Vordergrund steht, präoperativ um eine Kostenübernahme durch die Krankenkassen zu ersuchen. In vielen Fällen wird eine Beurteilung durch den medizinischen Dienst der Krankenkassen erfolgen. Erfolgt die Operation unter ästhetischen Gesichtspunkten, wird eine Kostenübernahme durch die Krankenkassen nicht erfolgen, und die Patientin muss die Kosten selbst tragen.

Von praktischer Bedeutung für den Frauenarzt sind in erster Linie Indikationen, bei denen medizinische Gesichtspunkte im Vordergrund stehen. Auf die besonderen Aspekte der rein ästhetischen Chirurgie wird daher hier nicht eingegangen. Die häufigsten **Gründe für plastische Korrekturen** sind:
- Makromastien,
- Anisomastien,
- Mikromastien sowie
- Ptosen.

43.6.1 Augmentation

Einseitig oder beidseitig zu kleine Mammae können durch subpektorale oder epipektorale **Einlage von Implantaten** vergrößert werden. Meist wird die epipektorale Lage gewählt. Wegen des geringeren Risikos einer Kapselkontraktur werden meist Implantate mit aufgerauter Oberfläche verwendet. Die Größe der Implantate muss Körpergröße und Brustform der Patientin und der Hautverfügbarkeit angepasst werden. Keinesfalls sollten die Implantate zu groß gewählt werden, sie liegen meist bei etwa 200–250 ml (Abb. 43.31).

Technik der Augmentation. Der **Zugangsweg** kann durch einen Schnitt lateral in der Axilla, im Bereich der Unterbrustlinie oder perimamillär erfolgen. Der Zugang über die Axilla hat den Vorteil, kosmetisch sehr versteckt zu liegen. Allerdings besteht dabei die Gefahr, dass die Implantathöhle primär nicht weit genug nach kaudal präpariert wird oder die Prothese sekundär nach kranial disloziert. Der perimamilläre Zugang ist nur angezeigt, wenn gleichzeitig eine Straffung der Haut oder eine Korrektur der Mamillenposition nötig wird. Hier ist die Operationsnarbe am deutlichsten sichtbar. Die submammäre, etwa 4 cm lange Inzision bietet den leichtesten Zugang.

Vorbereitung. Präoperativ wird an der stehenden Patientin die Submammärlinie angezeichnet. Um ein möglichst symmetrisches Ergebnis zu erreichen, sollte jetzt die Distanz zwischen Brustwarze und Inzision genau ausgemessen und die Lage des Implantats skizziert werden. Beim submammären Zugang wird die Inzision etwas oberhalb der Submammärfalte gelegt. Die Distanz zwischen Mamillenunterrand und der Submammärfalte der augmentierten Brust sollte etwa dem halben Durchmesser der Implantatbasis entsprechen.

Bei der **submammären (präpektoralen) Implantation** wird der Raum zwischen Brustdrüse und Pektoralisfaszie zunächst mit Schere oder Skalpell scharf eröffnet und dann überwiegend stumpf mit dem Finger nach allen Seiten – entsprechend der präoperativ angezeichneten gewünschten Implantatlage – so erweitert, dass die Prothese zwanglos platziert werden kann. Eine sorgfältige Homöostase beugt Komplikationen vor. Bevor das endgültige Implantat eingelegt wird, kann mit »Probierprothesen« unterschiedlicher Größe die kosmetisch günstigste Implantatgröße ermittelt werden. Der Wundverschluss erfolgt nach Einlage einer Wunddrainage mehrschichtig.

Die **subpektorale Einlage** bietet bei der Augmentation keinen entscheidenden Vorteil, ist schwieriger und langwieriger und wird daher selten angewandt. Hier wird die Prothesentasche zwischen Thoraxwand und der Thoraxmuskulatur gebildet.

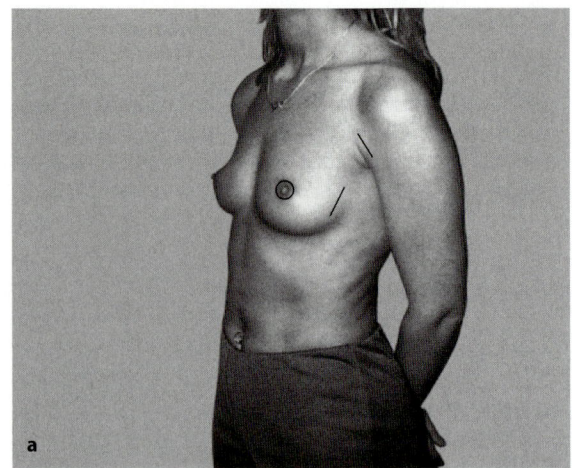

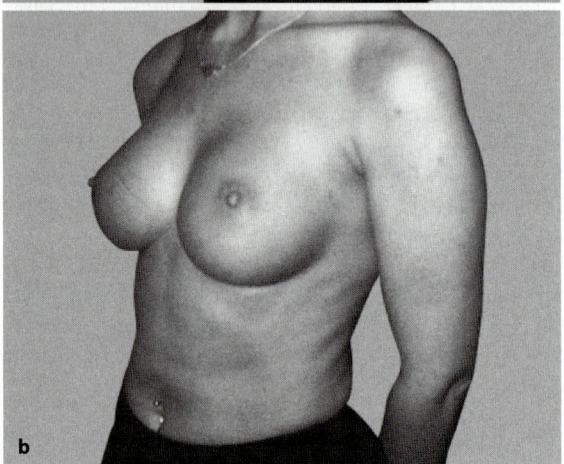

Abb. 43.31 a, b. Patientin mit nach subjektivem Empfinden zu kleinen Mammae. (**a**) Präoperativ. (**b**) Augmentation durch präpektorale Implantation von mit 200 ml Kochsalzlösung gefüllten Prothesen (▶ Farbteil)

> **Komplikationen**
>
> Die Komplikationen der Augmentation sind ähnlich wie bei der Brustrekonstruktion mittels Implantaten.

43.6.2 Reduktionsplastik

Große, hyperplastische Brüste können aufgrund ihres Gewichts erhebliche **statische Beschwerden** verursachen. Häufig werden von den Patientinnen Rücken- und Nackenschmerzen angegeben. Die Haltung ist geprägt durch
- hängende Schultern,
- eine verstärkte Brustkyphose und
- muskuläre Verspannungen.

Die Patientinnen klagen über Behinderungen beim Sport durch die übergroßen Mammae. Häufig leiden sie auch unter dem kosmetischen Erscheinungsbild und haben Probleme mit Konfektionsgrößen.

Vor der operativen Verkleinerung der Mammae sollte bei diesen Patientinnen eine **Gewichtsreduktion** angestrebt werden.

Nehmen die Frauen nach der Operation deutlich an Gewicht ab, kann es zu einer unerwünschten weiteren Verkleinerung der Brust kommen.

Vorbereitung. Präoperativ sollte eine klinische, mammographische und evtl. sonographische Untersuchung der Brust zum Ausschluss eines Malignoms erfolgen. Vielfach wird empfohlen, präoperativ eine Eigenblutspende vorzunehmen. Bei der relativ seltenen Notwendigkeit einer Transfusion und dem hohen logistischen Aufwand einer Eigenblutspende kann darauf jedoch i. d. R. verzichtet werden. Die Patientin sollte keine gerinnungshemmenden Medikamente einnehmen.

Operationsprinzip. Für die Reduktionsplastik gibt es **mehrere Operationsverfahren**. Ihr Prinzip besteht in einer Stielung der Mamille über das retromamilläre Brustparenchym. Dieser Stiel soll die Gefäßversorgung der Brustwarze gewährleisten. Das Volumen des Brustparenchyms wird reduziert und der Hautmantel verkleinert. Es resultiert eine ringförmige Narbe um die Areola sowie kaudal davon anschließend in Form eines auf dem Kopf stehenden T (◘ Abb. 43.32). Die Reduktionsplastik führt gleichzeitig zu einer Straffung der Brüste. In Ausnahmefällen, wenn die Blutversorgung über den retromamillären Drüsenstiel unzureichend erscheint, kann die Mamille auch frei transplantiert werden.

Operatives Vorgehen. Die Operation beginnt mit dem Anzeichnen der neuen Position der Mamille und der Umschneidungsfigur an der stehenden Patientin. Die neue Position der Mamille sollte etwa 20–23 cm vom Jugulum entfernt sein und auf der Verbindungslinie zwischen Medioklavikularlinie und Brustwarze liegen. Die Verbindungslinien zwischen Brustwarzen beider Seiten und dem Jugulum sollten ein gleichseitiges Dreieck ergeben und der Unterrand der Areola etwa auf der Höhe der Submammärfalte liegen. Auf diese Weise liegt der Mamillen-Areola-Komplex exakt auf Höhe der Mitte der Oberarme. Von der neuen Position der Mamille ausgehend wird die Umschneidungsfigur der seitlichen Hautlappen eingezeichnet. Sie bilden etwa einen rechten Winkel und sind 8–9 cm lang. Wenn man davon die noch auszuschneidende Mamille abzieht, ergibt sich daraus ein nach der Operation resultierender Abstand des Areolaunterrands von der Submammärfalte von 5–6 cm. Dann wird die Submammärfalte eingezeichnet. Die Verbindungslinie zwischen dem kaudalen Ende der seitlichen Hautlappen und den Enden der Submammärfalte vervollständigt die Umschneidungsfigur.

> Dabei ist darauf zu achten, dass die seitlichen Hautlappen lang genug sind, um sich in der Submammärfalte zu treffen.

Je nach Technik wird die innerhalb der Umschneidungsfigur liegende Haut teilweise entfernt und teilweise deepithelisiert. Die seitlichen Hautlappen werden so weit vom Mammaparenchym abpräpariert, dass sie ausreichend mobil sind. Nun wird das Mammaparenchym teilweise reseziert. Die Mamille wird über das retromamilläre Parenchym gestielt, um eine ausreichende Versorgung zu gewährleisten. In der Technik der Stielung der Mamille liegen die wesentlichen Unterschiede der verschiedenen Verfahren. Nachdem das gewünschte Resektionsvolumen erreicht ist, werden die Hautränder provisorisch adaptiert. Nun sind Korrekturen möglich, um ein optimales kosmetisches und symmetrisches Ergebnis zu erreichen. Schließlich wird die neue Mamillenposition mittels eines Ringes angezeichnet und ausgeschnitten. Der Durchmesser der Mamille liegt meist zwischen 4 und 5 cm. Die Mamille wird in die neue Position geschwenkt. Nach Einlage von Wunddrainagen werden die Wunden 2-schichtig verschlossen. Postoperativ stellen ein Stütz-BH oder Bandagen die Mammae ruhig und fixieren die gewünschte Brustform.

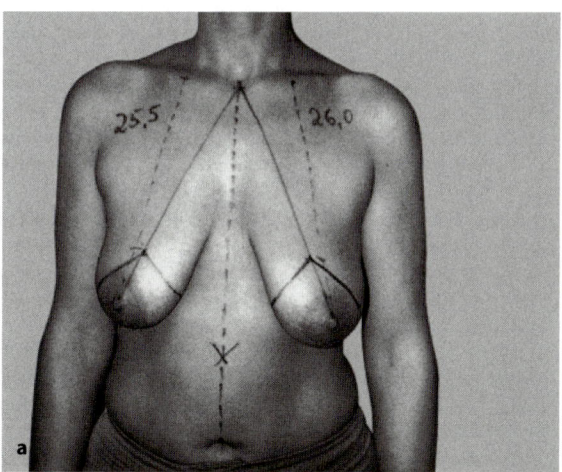

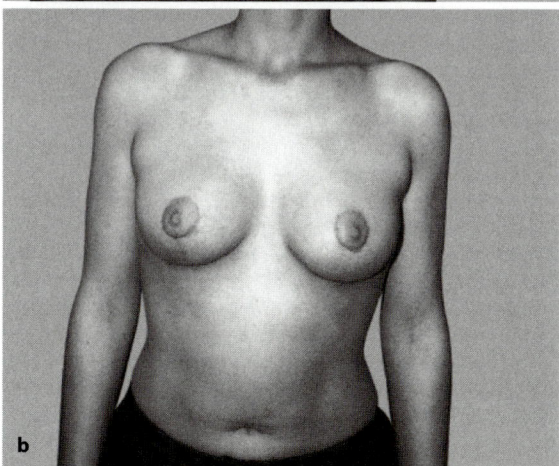

◘ **Abb. 43.32 a, b.** Patientin mit Brustasymmetrie und Ptose sowie Wunsch nach Reduktion beider Brüste. (**a**) Präoperatives Anzeichnen der geplanten Schnittführungen. (**b**) Postoperatives Ergebnis mit Lifting und Reduktionsplastik beiderseits; zentrale Mamillenstielung (▶ Farbteil)

Komplikationen	
– Hämatome (2–7 %);	
– Infektionen (3–5 %);	
– überschießende Narbenbildungen (breite Narben resultieren in 13–51 %, Keloide sind seltener);	
– Wundheilungsstörungen, v. a. durch lokalisierte Hautnekrosen bei Durchblutungsstörungen (v. a. bei Raucherinnen), sie treten v. a. am unteren Ende der vertikalen Naht auf und wenn die Haut unter Spannung steht (13–15 %);	

- Fettgewebsnekrosen mit Zystenbildung (2–9 %) und postoperativer Deformierung der Brust;
- Sensibilitätsstörungen der Brusthaut und v. a. der Mamille (geringgradig: bis zu 50 %, stärker ausgeprägt: 7–16 %);
- partielle oder komplette Nekrose der Mamille (0,5–7 %).

Reduktionsplastiken bieten sich auch an zur Korrektur von Asymmetrien der Brüste, evtl. in Kombination mit Augmentationsoperationen.

Literatur

Albertini JJ, Lyman GH, Cox C et al. (1996) Lymphatic mapping and sentinel node biopsy in the patient with breast cancer. Journal of the American Medical Association 276: 1818–1822

Arriagada R, Lê MG, Rochard F, Contesso G (1996) Conservative treatment versus mastectomy in early breast cancer: patterns of failure with 15 years of follow-up data. Institut Gustave-Roussy Breast Cancer Group. J Clin Oncol 14: 1558–1564

Beck RM, Gotz L, Heywang-Kobrunner SH (2000) Stereotaxic vacuum core breast biopsy – experience of 560 patients. Swiss Surg 6: 108–110

Blichert-Toft M, Rose C, Andersen JA, Overgaard M, Axelsson CK, Andersen KW, Mouridsen HT (1992) Danish randomized trial comparing breast conservation therapy with mastectomy: six years of life-table analysis. Journal of the National Cancer Institute Monograph 11: 19–25

Borgstein PJ, Pijpers R, comans EF et al. (1998) Sentinel lymph node biopsy in breast cancer: guidlines and pitfalls of lymphoscintigraphy and gamma probe detection. J Am coll Surg 186: 275–283

Brinton LA, Lubin JH, Burich MC, Colton T, Brown SL, Hoover RN (2000) Breast Cancer Following Augmentation Mammoplasty (United States). Cancer Causes and Control 11: 819–827

Cuzick J (2003) Treatment of DCIS-results from clinical trials. Surg Oncol 12: 213–219

Dall P, Hanstein B, Mosny DS (2000) Automatisierte Mammabiopsietechniken bei mammographisch suspekten, klinisch okkulten Befunden. Gynäkologe 33: 309–313

De Cicco C, Cremonesi M, Luini A et al. (1998) Lymphoscintigraphy and radiogiuded biopsy of the sentinel axillary node in breast cancer. Eur J Nucl Med 39: 2080–2084

Diel IJ, Kaufmann M, Costa SD (1996) Micrometastatic breast cancer cells in bone marrow at primary surgery: prognostic value in comparison with nodal status. J Natl Cancer Inst 88 (22): 1652–1658

Early Breast Cancer Trialists' Collaborative Group (1998) Tamoxifen for early breast cancer: an overview of the randomised trials. Lancet 351: 1451–1467

Fisher B, Brown A, Mamounas E (1997) Effect of preoperative chemotherapy on local-regional disease in women with operable breast cancer: findings from National Surgical Adjuvant Breast and Bowel Project B-18. Journal of Clinical Oncology 15 (7): 2483–2493

Fisher B, Dignam J, Mamounas EP et al. (1996) Sequential methotrexate and fluorouracil for the treatment of node-negative breast cancer patients with estrogen receptor-negative tumors: eight-year results from National Surgical Adjuvant Breast and Bowel Project (NSABP) B-13 and first report of findings from NSABP B-19 comparing methotrexate and fluorouracil with conventional cyclophosphamide, methotrexate, and fluouracil. J Clin Oncol 14: 1982–1992

Fisher B, Dignam J, Wolmark N et al. (1998) Lumpectomy and radiation therapy for the treatment of intraductal breast cancer: findings from the National Surgical Adjuvant Breast and Bowel Project B-17. Journal of Clinical Oncology 16 (2): 441–452

Fisher B, Redmond C, Poisson R, Margolese R, Wolmark N, Wickerham L, Fisher E, Deutsch M, Caplan R, Pilch Y (1989) Eight-year results of a randomized clinical trial comparing total mastectomy and lumpectomy with or without irradiation in the treatment of breast cancer. N Engl J Med 320: 822–828

Foster RS Jr (1996) Biologic and clinical significance of lymphatic metastases in breast cancer. Surg Oncol Clin 5: 79–104

Gale RP, Park RE, Dubois R et al. (2000) Delphi-panel analysis of appropriateness of high-dose chemotherapy and blood cell or bone marrow autotransplants in women with breast cancer. Clin Transplant 14: 32–41

Gauwerky JFH, Costa S, Kaufmann M (1996) Technik der Tumorektomie bei zentraler Mammakarzinomlokalisation. Geburtsh Frauenheilk 56: 600–607

Honkoop AH, Wagstaff J, Pinedo HM (1998) Management of stage III breast cancer. Oncology 55: 218–227

Jacobson JA, Danforth DN, Cowan KH et al. (1995) Ten-year results of a comparison of conservation with mastectomy in the treatment of stage I and II breast cancer. New England Journal of Medicine 332 (14): 907–911

Jatoi J, Kaufmann M, Petit JZ (2005) Atlas of breast surgery. Berlin, Heidelberg, New York: Springer

Kaufmann M (1997) Mastektomie versus brusterhaltende Operationen. In: Künzel W, Kirschbaum M (Hrsg) Gießener Gynäkologische Fortbildung 1997. Berlin: Springer: 204–207

Kühn T, Bembenek A, Bucheis et al. (2003) Sentinel-Node-Biopsie beim Mammakarzinom – interdisziplinärabgestimmter Konsensus für eine qualitätsgesicherte Anwendung in der klinischen Routine. Frauenarzt 44: 1311–1371

Kühn T, Bembenek A, Decker T, Munz DL, Saufter-Bihl ML, Untch M, Wallwiener D (2005) Consensus Committee of the German Society of Senology, A concept for the clinical implementation of sentinel lymph node biopsy in patients with breast carcinoma with special regard to quality assurance, Cancer 103: 451–561

Krag D, Weaver D, Ashikaga T et al. (1998) The Sentinel Node in Breast Cancer – A Multicenter Validation Study. New Engl J Med 339: 941–946

Kroman N, Holtveg H, Wohlfahrt J et al. (2004) Effect of breast-conserving therapy versus radical mastectomy on prognosis for young women with breast carcinoma. Obstetr Gynecol Surv 59 (9): 348–349

Kuerer HM, Newman A (2005) Lymphatic mapping and sentinel lymph node biopsy for breast cancer: Developments and resolving controversies. J Clin Oncol 23: 1698–1705

Mamounas EP, Brown A, Andersen S et al. (2005) Sentinal node biopsy after neoadjuvant chemotherapy in breast cancer: Results from National Surgical Adjuvant Breast and Bowel Project Protocol B-27. J Clin Oncol 23: 2694–-2702

McMasters KM, Giuliano AE, Ross MI et al. (1998) Sentinel-Lymph-Node Biopsy for Breast Cancer – Not Yet the Standard of Care. New Engl J Med 339: 990–995

Meyer JE, Smith DIN, Lester SC et al. (1999) Large-Core Needle Biopsy of Nonpalpable Breast Lesions. JAMA 281: 1638–1641

Newman A, Kuerer HM (2005) Advances in breast conservation therapy. J Clin Oncol 23: 1685–1697

Rody A, Solbach C, Kaufmann M (2004) Sentinel lymph node beim Mammakarzinom. Chirurg 75: 767–773

Scharl A, Kaufmann M (1999) Sentinel – Lymphknotenbiopsie beim Mammakarzinom – Standard of live für das nächste Jahrhundert? Geburtshilfe und Frauenheilkunde 59: 139–141

Silverstein MJ, Lagios MD, Craig PH et al. (1996) A prognostic index for ductal carcinoma in situ of the breast. Cancer 77 (11): 2267–2274

Solin LJ, Kurtz J, Fourquet A et al. (1996) Fifteen-year results of breast-conserving surgery and definitive breast irradiation for the treatment of ductal carcinoma in situ of the breast. J Clin Oncol 14: 754–763

van Dongen JA, Bartelink H, Fentiman IS et al. (1992) Randomized clinical trial to assess the value of breast-conserving therapy in stage I and II

Literatur

breast cancer, EORTC 10801 trial. Journal of the National Cancer Institute Monograph 11: 15–18

Veronesi U, Banfi A, Salvadori B et al. (1990) Breast conservation is the treatment of choice in small breast cancer: long-term results of a randomized trial. European Journal of Cancer 26(6): 668–670, 1990.

Veronesi U, Salvadori B, Luini A et al. (1995) Breast conservation is a safe method in patients with small cancer of the breast. Long-term results of three randomised trials on 1973 patients. Eur J Cancer 31A: 1574–1579

Veronesi U, Paganelli G, Galimberti V et al. (1997a) Sentinel-node biopsy to avoid axillary dissection in breast cancer with clinically negative lymph-nodes. Lancet 349 (9069): 1864–1867

Veronesi U, Paganelli G, Galimberti V et al. (1997b) Sentinel-node biopsy to avoid axillary dissection in breast cancer with clinically negative lymph-nodes. Lancet 349: 1864–1867

Veronesi U, Paganelli G, Vitale G et al. (1999) Sentinel lymph node biopsy and axillary dissection in breast cancer: results in a large series. J Natl Cancer Inst 91: 368–373

Veronesi U, Paganelli G, Vitale G et al. (2003) A randomized comparison of sentinel-node biopsy with routine axillary dissection in breast cancer. N Engl J Med 349: 546–553

von Minckwitz G, Costa SD, Eiermann W, Blohmer JU, Tulusan AH, Jackisch C, Kaufmann M (1999) Maximized reduction of primary breast tumor size using preoperative chemotherapy with doxorubicin and docetaxel. J Clin Oncol 17: 1999–2005

Warmuth MA, Bowen G, Prosnitz LR, Chu L, Broadwater G, Peterson B, Leight G, Winer EP (1998) Complications of Axillary Lymph Node Dissection for Carcinoma of the Breast: A Report Based on a Patient Survey. Cancer 83: 1362–1368

Wittekind CH, Meyer HJ, Bootz F (2002) TNM Klassifikation maligner Tumoren, 6. Aufl. Berlin, Heidelberg, New York: Springer

Notfälle

44 Gynäkologische Notfalldiagnostik – 675
J. Süß

45 Allgemeine Notfalltherapie in der Gynäkologie – 689
J. Süß

46 Psychiatrische Notfälle und Forensik in der Gynäkologie – 695
J. Süß

Gynäkologische Notfalldiagnostik

J. Süß

44.1	Einleitung – 675		44.6	Akutes Abdomen – 682
44.2	Anamnese – 676		44.7	Extragenitale Ursachen akuter abdominaler Beschwerden – 683
44.2.1	Fluor – 676			
44.2.2	Vaginale Blutung – 677		44.8	Gynäkologische Operationen als Ursache einer Notfallsituation – 685
44.2.3	Abdominalschmerz/akutes Abdomen – 677			
44.3	Befunderhebung – 677		44.9	Schock – 687
44.3.1	Klinische Untersuchung – 677		44.9.1	Volumenmangelschock – 687
44.3.2	Ultraschalluntersuchung (TVS und TAS) – 679		44.9.2	Septischer Schock – 687
44.3.3	Labor – 679		44.9.3	Toxisches Schocksyndrom (TSS) – 687
44.3.4	Sonstige Untersuchungen – 679			Literatur – 688
44.4	Genitale Blutung als Leitsymptom – 679			
44.5	Abdominaler Schmerz als Leitsymptom – 680			

44.1 Einleitung

In den USA – für Deutschland fehlt entsprechendes Zahlenmaterial – suchen Frauen mit folgenden **gynäkologischen Diagnosen** eine Notfalleinrichtung auf:
- »pelvic inflammatory disease« (PID; 24,0 %),
- Infektionen des unteren Genitaltrakts (23,4 %),
- Menstruationsbeschwerden (12,0 %) sowie
- nicht entzündliche Adnexerkrankungen (12,0 %, davon 4,3 % EUG).

Dabei waren Konsultationen von Frauen im Alter von 15–24 Jahren mehr als doppelt so häufig wie von Frauen im Alter von 25–44 Jahren. Bezogen auf Genitalinfektionen waren jüngere Farbige deutlich überrepräsentiert (Curtis et al. 1998).

Gynäkologische Notfalldiagnosen
- Abortus (imminens, incipiens, incompletus; »missed abortion«);
- Bartholin-Abszess;
- Zervixkarzinom;
- Korpuskarzinom;
- Endometriose;
- Endometritis;
- EUG;
- Fitz-Hugh-Curtis-Syndrom (PID + Perihepatitis);
- Hämatometra;
- Menarche;
- Missbrauch, kindlicher;
- Myomerweichung (Nekrotisierung);
- Ovulationsblutung;
- ovarielles Hyperstimulationssyndrom (OHS);
- Ovarialzyste (rupturiert, stielgedreht);
- »pelvic congestion syndrome«;
- »pelvic inflammatory disease« (PID);
- Pelveoperitonitis;
- Pfählungsverletzung;
- Polyp (in statu nascendi);
- Pyosalpinx;
- Tuboovarialabszess;
- Vergewaltigung.

Nicht gynäkologische Notfalldiagnosen
- Appendizitis;
- akuter Harnverhalt;
- Blasenverletzung;
- Blutung, postoperativ;
- Chemotherapie (Infektion);
- Darmverletzung;
- Hämatom;
- Hydronephrose;
- Hyperventilation;
- Ileus, paralytisch/mechanisch
- tiefe Beinvenenthrombose (Thrombembolie);
- toxisches Schocksymptom;
- Urämie;
- Ureterverletzung
- Zystitis.

Für dieses Kapitel wird der **Terminus** »**Notfall**« weiter gefasst als die Definition »akuter, lebensbedrohlicher Zustand durch Störung der Vitalfunktion oder Gefahr plötzlich eintretender, irreversibler Organschädigung infolge Trauma, akuter Erkrankung oder Vergiftung« (Pschyrembel 1998). Hier werden Erkrankungen subsummiert, welche Frauen aufgrund der **massiven**

Beschwerden außerhalb der normalen Sprechzeiten zu Patientinnen werden lassen, wie z. B. der Bartholin-Abszess.

> Für den Arzt resultiert das Problem, schnell und sicher unterscheiden zu müssen, ob ein lebensbedrohlicher Notfall oder ein bedrohlich erscheinendes Beschwerdebild ohne Lebensgefahr vorliegt (Distler u. Riehn 2005).

Im Folgenden werden Algorithmen zur sicheren Abklärung von Notfällen dargestellt. Die in Frage kommenden Differenzialdiagnosen werden möglichst getrennt als nicht gynäkologische und gynäkologische Notfälle betrachtet.

44.2 Anamnese

> »Die wichtigsten Hinweise ergeben sich immer aus der Anamnese der Patientin oder den Angaben der Angehörigen, soweit der Arzt sie dazu beitragen lässt« (Jeffcoate 1975).

Die Kunst, eine **kurze, aber dennoch aussagekräftige Befragung** bei einer sich in einer Ausnahmesituation befindenden Patientin und/oder deren Angehörigen durchzuführen, kann man sich nur durch Wissen und Erfahrung aneignen. Bereits während der Kontaktaufnahme zur Patientin wird die Vertrauensbasis für die notwendigen gynäkologischen Untersuchungen hergestellt. Hierbei sind einige **Grundregeln** zu beachten, an denen sich ärztliches Handeln zu orientieren hat:
- Empathie,
- emotionale Wärme und
- Selbstkontrolle (Ruhe und Zeit; ▶ Kap. 46: »Psychiatrische Notfälle«).

Die Anamnese gibt oft **entscheidende Hinweise** auf die zugrunde liegende Erkrankung. Dabei ist zu beachten, dass differenzialdiagnostisch auch Erkrankungen nicht gynäkologischer Art in Betracht gezogen werden müssen. Eine fundierte Anamnese spart dabei unnötige Untersuchungen und kostbare Zeit für die adäquate Therapie. In manchen Fällen wird man jedoch erst durch konsequenten Einsatz invasiver Methoden zur Diagnose gelangen, wie folgender Fall belegt:

Falldarstellung

Eine 42-Jährige (III. Gravida, I. Para, Zustand nach 2-maliger Abruptio) stellt sich am Wochenende notfallmäßig in der Klinik vor. Sie befindet sich in der 22. Schwangerschaftswoche und klagt über seit einem Tag bestehende, akut aufgetretene, jetzt zunehmende Schmerzen im rechten Unter- bzw. Mittelbauch. Die klinische Untersuchung ergibt eine lokale Abwehrspannung in dieser Region, im Ultraschall findet sich eine zeitgerecht entwickelte, unauffällige Schwangerschaft. Unter dem Punctum maximum der Schmerzen zeigt sich sonographisch ein ca. 5 cm großer, inhomogener Tumor, der dem Uterus aufzusitzen scheint. Der konsiliarisch hinzugezogene Chirurg äußert den Verdacht auf eine abszedierende Appendizitis. Bei der am selben Tag durchgeführten Laparatomie finden sich ein unauffälliger Appendix und ebensolche Adnexe. An der rechten Uterusvorderwand imponiert ein stielgedrehtes subseröses Myom. ▼

Dieses wird abgesetzt und die Abtragungsstelle durch Ligatur versorgt, danach erfolgt der Bauchdeckenverschluss in üblicher Weise. Es folgen ein unauffälliger postoperativer und Schwangerschaftsverlauf mit spontaner Entbindung.

Empfehlung

Je bedrohlicher sich die Situation darstellt, desto zielgerichteter muss die Gewinnung von Informationen erfolgen.

Dabei müssen immer **3 mögliche Sachverhalte** überprüft werden:
- Besteht bereits Lebensgefahr (▶ Abschn. 44.9: »Schock«)?
- Gibt es Anhaltspunkte für Gewalttaten an Minderjährigen (sexueller Missbrauch) oder Vergewaltigung (▶ Kap. 46: »Psychiatrische Notfälle«)?
- Können die Beschwerden iatrogen verursacht sein (▶ Abschn. 44.8: »Gynäkologische Operationen als Ursache einer Notfallsituation«)?

Erst danach erfolgt die Abklärung der **3 gynäkologischen Leitsymptome**:
- Fluor,
- genitale (vaginale) Blutung und
- Abdominalschmerz/akutes Abdomen.

44.2.1 Fluor

> Fluor kann als Leitsymptom bei einer ausgedehnten (von vaginal nach abdominal aszendierenden) Infektion – einer »pelvic inflammatory disease« (PID) – auftreten.

Bei **vaginalem Ausfluss** ist nach Farbe, Menge, Konsistenz und Geruch zu fragen. Eine Vulvovaginitis mit Fluor und Juckreiz bei jungen Mädchen lässt an das (unabsichtliche) Einführen eines Fremdkörpers in die Scheide denken (**Cave:** sexueller Missbrauch).

Durch die direkte Verbindung des weiblichen Abdomens zur Außenwelt kommt den **aszendierenden chronischen Genitalinfektionen** (mit Vulvovaginitis, Zervizitis, Endometritis, Salpingitis, Adnexitis und Peritonitis) bei sexuell aktiven Frauen eine entscheidende Bedeutung zu. Übel riechender, rezidivierender Fluor, der zusammen mit gleich bleibenden, zunächst häufig einseitigen, später beiderseitigen Unterbauchschmerzen mit Verschlechterung durch Wärmeapplikation (Wärmflasche!) auftritt, spricht für eine intraabdominelle Beteiligung, eine »**pelvic inflammatory disease« (PID)**.

Zusätzliche Informationen gibt eine mögliche **Korrelation zum Menstruationszyklus**. Reichlich klarer, nicht riechender Fluor, der in der Zyklusmitte auftritt, spricht für einen – von der Frau als krankhaft wahrgenommenen – normalen Ausfluss, der durch Östrogenstimulation zustande kommt. Die rezidivierende **Soorkolpitis** tritt meistens vor der Regelblutung auf, sie findet sich gehäuft bei Einnahme oraler Kontrazeptiva und imponiert durch reichlich weißlich-käsigen, modrigen Fluor. Ausfluss nach Auftreten der Regelblutung – reichlich, grüngelblich, schaumig und mit fötidem Geruch – spricht für eine **Trichomonadenkolpitis**. Dagegen muss bei wenig braunblutigem, wässrig-fauligem Ausfluss immer nach einem **Malignom** (Zervix- oder Korpuskarzinom) gefahndet werden. Außerdem sollte nach liegendem IUP – Juckreiz mit Fluor spricht für eine **Endometritis** – und evtl. verloren gegangenem Tampon gefragt werden (**Cave**: Entwicklung eines toxischen Schocksyndroms).

44.2.2 Vaginale Blutung

> Bei der geschlechtsreifen Frau muss in jedem Fall mit Hilfe zuverlässiger Bestimmungsmethoden (Schwangerschaftstest und Ultraschall) das Vorliegen einer Schwangerschaft (auch in Form eines Aborts oder einer EUG) ausgeschlossen werden. Zudem ist nach den angewandten Kontrazeptionsmethoden zu fragen.

Die **Menstruationsanamnese** ist von besonderer Bedeutung. Häufigkeit, Dauer und Stärke der Blutungen sowie die dabei auftretenden Beschwerden müssen berücksichtigt werden. Das Datum der letzten normalen Monatsblutung ist häufig ein guter diagnostischer Ausgangspunkt. Bei längerer Amenorrhö ist so auf eine gestörte Frühschwangerschaft zu schließen. Intermittierende, überregelstarke Blutungen mit Koagelabgang und krampfartigen Unterbauchschmerzen sprechen für einen Abortus incipiens oder Abortus (in)completus, während weniger starke, kontinuierliche Blutungen mehr auf einen Tubarabort hinweisen. Die verhaltene Fehlgeburt – »missed abortion« – verursacht meist nur leichte Schmierblutungen und – im Gegensatz zur Endometritis – kaum Schmerzen.

Häufig führt ein **Tubarabort ohne Amenorrhö** zur Fehldiagnose »hormonell bedingte Zwischenblutung«, wie sie bei jüngeren Frauen, Trägerinnen von IUPs und bei hormonaler Antikonzeption (Einnahme der »Pille«) auftreten kann. Eine Blutung mit Juckreiz und nach Kratzen spricht für eine **Vulvovaginitis**. Dysmenorrhö (klassischerweise mit prämenstruellen Schmerzen) und Meno-/Metrorrhagien weisen auf eine **Endometriose** hin. Eine Kontaktblutung nach Geschlechtsverkehr kann Hinweis auf ein blutendes **Ektropium (Portioektopie)**, einen Zervikalpolyp oder – bei älteren Frauen – ein Zervixkarzinom sein.

> Bei Auftreten einer postmenopausalen Blutung ist immer ein Zervix- oder Korpuskarzinom auszuschließen. Im fortgeschrittenen Stadium tritt auch bei extragenitalen Karzinomen eine vaginale Blutung auf. Beim Blasenkarzinom ist gleichzeitiger Urinabgang und beim durchgebrochenen Rektumkarzinom eine gleichzeitige Blutung aus dem Enddarm charakteristisch.

44.2.3 Abdominalschmerz/akutes Abdomen

> Schmerzen, die primär oberhalb der Interspinalebene auftreten, sprechen für nicht gynäkologische Ursachen, Schmerzen unterhalb dieser Ebene werden – mit Ausnahme der Zystitis – normalerweise von den Genitalorganen hervorgerufen.

Vom **Uterus** ausgehende Schmerzen werden diffus im Bereich des Hypogastriums und in die Innenseite der beiden Oberschenkel ausstrahlend angegeben, während adnexbedingter Dolor rechts und/oder links direkt über dem Leistenband lokalisiert wird.

Erkrankungen im kleinen Becken, z. B. eine ausgedehnte **Endometriose**, gehen oft mit Beschwerden im Bereich des Kreuzbeins einher. Plötzlicher, messerstichartiger Schmerz im rechten oder linken Unterbauch zur Zyklusmitte ist Hinweis auf eine **Ovulation** (Follikelruptur) oder bei längerer Amenorrhö auf eine **EUG mit Tubarruptur**.

Nach ruckartiger Bewegung auftretender, plötzlicher, messerstichartiger, einseitiger Schmerz ist charakteristisch für eine **Stieldrehung**, z. B. eines Ovarialtumors, einer Adnexe oder eines Uterusmyoms. Dumpfe, einseitige und krampfartige Schmerzen über Tage und Wochen mit Schmerzen vor einer Blutung sprechen für einen **Tubarabort**.

Dagegen ist gleichbleibend dumpfer, zu Beginn meist einseitiger, später beiderseitiger Schmerz im Unterbauch unterhalb der Interspinalebene, mit verstärktem Fluor im Anschluss an die Menstruation, mit Blutungsatypien (Hypermenorrhö und Schmierblutung), mit Fieber und Übelkeit einhergehend und erst nach mehrtägigen Unterbauchbeschwerden auftretend, charakteristisch für eine **PID**. Im gesamten Abdomen sich ausbreitender Dauerschmerz mit Appetitlosigkeit, Übelkeit und Erbrechen, Diarrhö und Dysurie, mit lage- und bewegungsabhängigem Schmerz (Schonhaltung!) sowie Schulterschmerz ist charakteristisch für die Reizung des parietalen Peritoneums (**akutes Abdomen**).

44.3 Befunderhebung

> Vor jeder notfallmäßigen Befunderhebung erfolgt zunächst immer die Kontrolle der Vitalparameter auf Schocksymptomatik (Messen von Blutdruck, Puls, Atemfrequenz und Fieber sowie Inspektion auf Schweißausbrüche und Schüttelfrost).

44.3.1 Klinische Untersuchung

Inspektion. Im Bereich der **Vulva** ist auf Blutungen und Abschürfungen zu achten, die auf eine Verletzung hinweisen können. Bei Schwellungen mit Rötungen ist an Entzündungen (Follikulitis, Bartholin-Abszess) zu denken. Auch die Inspektion der **Vagina** zielt auf die Entdeckung von Entzündungen – die bei Kindern z. B. auch durch Fremdkörper oder sexuellen Missbrauch bedingt sein können – und Verletzungen (Pfählungstrauma). Zusätzlich muss auf Scheideninhalt – wie Blut, Schleim oder Fremdkörper – geachtet werden.

Bei der Spekulumuntersuchung muss die **Zervix** beurteilt werden: Aussehen und Blutung – die Hinweise auf Erosion, Ektropium, Polyp in statu nascendi oder Karzinomkrater sein können – sind ebenso charakteristische Befunde wie Fluor (PID) und Öffnung des Zervixkanals (Abortus completus/incompletus).

Beim **Abdomen** ist auf atemabhängige Bewegungen der Bauchdecke als Zeichen einer diffusen peritonealen Reizung und Auftreibung als Hinweis auf Luft, Aszites oder Blut im Bauch zu achten. Operationsnarben, z. B. bei Zustand nach Appendektomie, können erster Hinweis auf einen mechanischen Ileus durch Adhäsionen sein.

Palpation. Durch die **bimanuelle abdominovaginale Untersuchung** (bei Virgo intacta abdominorektal) werden zunächst Größe und Konsistenz des **Uterus** beurteilt: Hier können bei Vergrößerung und Auflockerung erste Hinweise auf eine Schwangerschaft (Rarität: Uterussarkom), bei kartoffelsackartigem Tastgefühl auf einen Uterus myomatosus gefunden werden. Ein Portioschiebeschmerz mit seitlichem Wackelschmerz spricht für Zervizitis oder Parametritis, zusätzlicher Uterusstauchungsschmerz tritt bei Adnexitis, »pelvic congestion syndrome« und Allen-Masters-Syndrom auf. Portioschiebeschmerz und schmerzhafter Uterus mit Kantenschmerz liefern Hinweise auf eine Entzündung (Endometritis mit peritonealer Reizung).

Schmerzhafte **Adnexe** können Hinweis auf eine Salpingitis sein, eine Vergrößerung hingegen kann viele Ursachen haben: Neben Ovarialzysten, Tuboovarialabszess und Ovarialkarzinom kann nach IVF-Behandlung auch ein ovarielles Hyperstimulationssyndrom vorliegen. Im Douglas-Raum kann Flüssigkeit auf Ruptur einer Ovarialzyste, einen Tuboovarialabszess oder eine PID hinweisen, während eine Resistenz ein Zeichen für einen Tumor oder eine Endometriose sein kann (Abb. 44.1).

> **Cave**
>
> Nicht vergessen werden darf, dass eine palpable Induration der Parametrien bei der bimanuellen rektovaginalen Untersuchung Hinweis auf ein Zervixkarzinom oder eine Endometriose sein kann.

Besondere Aufmerksamkeit verdient die Untersuchung des **Abdomens**. Sind **Darmgeräusche** vorhanden? Falls ja, könnte es sich bei Zustand nach Operation um einen mechanischen Ileus, falls nein, um einen paralytischen Ileus handeln. Bei Auftreibung des Abdomens muss an **Flüssigkeit** (massive Blutung bei EUG oder Aszites bei malignen Erkrankungen) gedacht werden. Abwehrspannung und Loslassschmerz sprechen für einen akuten intraabdominellen Prozess. Druckschmerz über dem

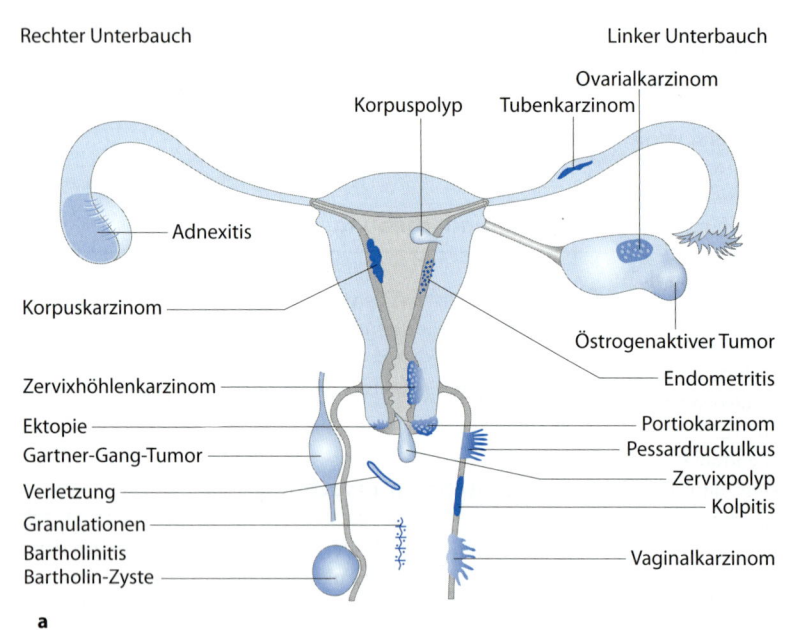

Abb. 44.1. Ursachen pathologischer Resistenzen im rechten bzw. linken Unterbauch und Ursachen für genitale Blutungen (**a**). Pathologische Resistenzen und irreguläre Blutungen durch Myome (**b**)

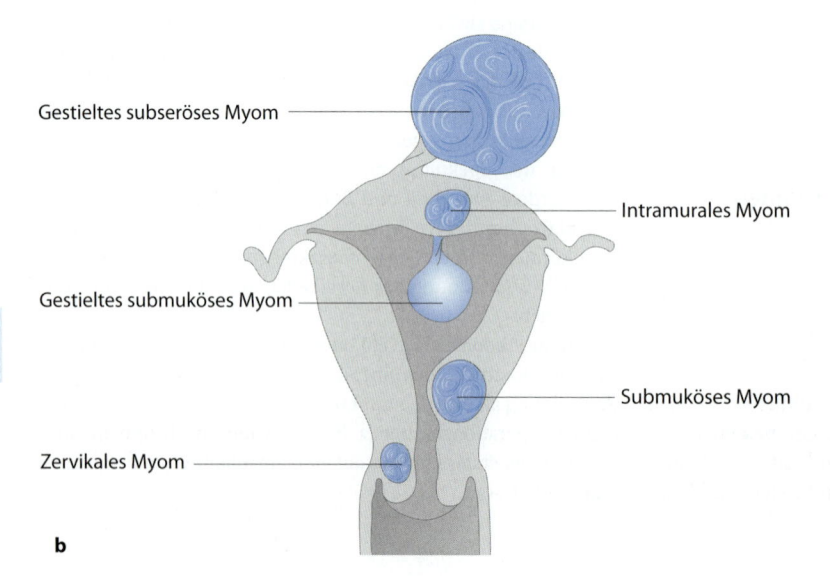

(vergrößerten) Uterus kann auf einen Abort, über einer Adnexe (mit tastbaren Tumor) auf eine EUG oder einen Tuboovarialabszess hinweisen. **Loslassschmerz** kann bei intraabdomineller Blutung, einer großen Ovarialzyste oder beim Tuboovarialabszess auftreten. Eine akute Pelveoperitonitis imponiert durch Schonhaltung, Abwehrspannung, positives Psoaszeichen und Auftreten von Schulterschmerzen als Hinweis auf eine Peritonealreizung (in ca. 10 % bei EUG).

44.3.2 Ultraschalluntersuchung (TVS und TAS)

Die **transvaginale Sonographie (TVS)** und die **transabdominale Sonographie (TAS)** sind bei allen unklaren Abdominalprozessen schnelle, zuverlässige und aussagekräftige Untersuchungsmethoden und deshalb routinemäßig zur differenzialdiagnostischen Abklärung durchzuführen.

> **Empfehlung**
>
> Zunächst muss man sich vergewissern, ob Uterus und Ovarien vorhanden sind. Danach ist zu klären, ob sich Blut in der Scheide (Hämatokolpos, z. B. bei nicht perforiertem Hymen), im Uterus (Hämatometra), in der Tube (Hämatosalpinx) oder im Bauchraum (Hämatoperitoneum) befindet. Gleichzeitig ist nach Flüssigkeit (Aszites, Pus oder Blut) im Douglas-Raum (rupturierte Ovarialzyste oder PID) und Adnextumor (Ovarialzyste, Stieldrehung, Hyperstimulationssyndrom, PCO-Syndrom, Stein-Leventhal-Syndrom, Ovarialkarzinom) zu fahnden.

> Um ausgedehnte Prozesse (z. B. Ovarialkarzinome mit Peritonealkarzinose) nicht zu übersehen, sollte immer auch eine transabdominale Sonographie (TAS) durchgeführt werden!

Unübertroffen ist die **Aussagekraft der TVS** zur Sicherung der Differenzialdiagnose einer intakten oder gestörten intrauterinen Frühschwangerschaft oder der EUG. Dabei kann in der Frühschwangerschaft die bei einer EUG vorhandene Deziduareaktion mit einer intrauterinen Fruchtblase verwechselt werden. Deshalb muss man immer den »Doppelring« (außen Dezidua, innen Fruchtblase) der meist exzentrisch im Endometrium eingenisteten Gravidität sichtbar machen!

44.3.3 Labor

Zum unverzichtbaren minimalen **Notfalllabor** gehören folgende Blutanalysen:
– Hämoglobin (Hb),
– Hämatokrit (Hkt),
– Leukozyten,
– CRP und
– Blutgerinnung (Quick, PTT).

Falls nicht bekannt, muss die **Blutgruppe** mit Rhesusfaktor und Antikörperstatus bestimmt werden.

> Im gebärfähigen Alter ist immer ein (quantitativer) β-HCG-Test durchzuführen.

In der Frühschwangerschaft kommt es normalerweise zu einer Verdoppelung des β-HCG-Titers alle 2–3 Tage, er ist bei Serienbestimmungen alle 48 h mindestens um 2/3 höher. Es ist wichtig zu beachten, dass manchmal erst die Verlaufskontrolle Klarheit bringt.

Abstriche und Kulturen. Bei Verdacht auf Entzündungen sind Abstriche abzunehmen und Kulturen anzulegen. Als besondere Keime sind Chlamydien und Gonokokken (Zervizitis) zu beachten.

44.3.4 Sonstige Untersuchungen

Folgende ergänzende Untersuchungen können sinnvoll sein:
– Röntgenuntersuchung des Abdomens im Stehen/Liegen (Luftsichel bei Ruptur eines Hohlorgans im Bauchraum) sowie
– i. v.-Pyelogramm (Pyelonephritis, Steine bei Kolik).

Computertomographie (CT) oder Magnetresonanztomographie (MRT) bringen – außer bei ausgewählten Spezialfragen – normalerweise keinen zusätzlichen Informationsgewinn in der Notfallabklärung.

> **Cave**
>
> Vor allen Röntgenuntersuchungen ist eine intrauterine Schwangerschaft auszuschließen.

44.4 Genitale Blutung als Leitsymptom

Durch **Spekulumeinstellung** muss die genitale Blutungsquelle lokalisiert werden. Bei älteren Frauen ist zu klären, ob tatsächlich eine vaginale Blutung vorliegt. Bei einer genitalen Blutung
– mit Urinabgang besteht Verdacht auf eine Blasen-Scheiden-Fistel oder ein Blasenkarzinom,
– mit Stuhlabgang besteht Verdacht auf eine Rektum-Scheiden-Fistel oder ein Rektumkarzinom.

Bei Frauen im gebärfähigen Alter muss man sich zunächst durch Anamnese oder Untersuchung des Abdomens davon überzeugen, ob eine **Schwangerschaft** besteht.

> **Cave**
>
> Im 2. und 3. Trimenon ist auf die Abtastung des Muttermundes als Erstuntersuchung zu verzichten, da bei einer Placenta praevia lebensbedrohliche Blutungen für Mutter und Kind provoziert werden können. Hier sollte man zunächst durch Ultraschall (TAS und TVS) die Blutungsquelle abklären.

Im 1. Trimenon (Mutterpass) oder **bei positivem Schwangerschaftstest** ist durch Spekulumeinstellung die Blutungsquelle zu lokalisieren. Bei starker Blutung aus einem geöffneten Zervikalkanal, kleinem Uterus und nicht druckempfindlichen Adnexen ist an einen **Abortus (in)completus** zu denken. Ist dagegen der Zervikalkanal geschlossen, eine Adnexe aufgetrieben, teigig verdickt, druckempfindlich und die Blutung nur moderat, spricht dies für eine **extrauterine Gravidität (EUG)**. Bei einer »missed abortion« findet sich lediglich eine leichte Schmierblutung. Falls keine Voruntersuchungen dokumentiert sind (kein Mutterpass vorhanden), ist die Unterscheidung schwierig, ob eine Frühestgravidität mit noch nicht sichtbarer Herzaktion oder eine »missed abortion« vorliegt.

> **Empfehlung**
>
> In der Frühschwangerschaft liefert die TVS oft die entscheidenden Hinweise für die richtige Differenzialdiagnose zwischen intakter/gestörter Intrauteringravidität (»missed abortion«), Abortus (in)completus und EUG. Dagegen führt bei quantitativem Schwangerschaftstest (mit Werten entsprechend etwa der 4.–5. Schwangerschaftswoche) bei unauffälliger TVS oft nur der klinische Verlauf (mit entsprechenden Kontrollen) zur richtigen Diagnose!

Besteht keine Schwangerschaft, ist also der **Schwangerschaftstest negativ**, muss man nach dem **Menstruationszyklus** fragen. Bei erhaltenem Zyklus mit starker Blutung ist an submuköse Uterusmyome, Uteruspolypen – auch in statu nascendi – zu denken. Ist der Zyklus hingegen irregulär (Schmierblutungen, Meno-/Metrorrhagie und Dysmenorrhö), muss man zunächst eine Endometriose (klassischerweise mit prämenstruellen Schmerzen) oder eine »pelvic inflammatory disease« (PID) in Betracht ziehen. Aber auch maligne Erkrankungen – wie Vulva-, Vaginal-, Zervix- und Korpuskarzinom – können solche Blutungen verursachen.

Mögliche Ursachen bzw. Diagnosen bei genitaler Blutung sind in ■ Abb. 44.1 und ■ Tabelle 44.1 dargestellt.

44.5 Abdominaler Schmerz als Leitsymptom

> **Cave**
>
> Eine Schmerzmittelgabe im Krankenhaus sollte – im Gegensatz zur ambulanten Erstversorgung – erst erfolgen, wenn durch die Befunderhebung die Diagnose feststeht. Aus Angst vor möglicher Symptom- und damit Diagnoseverschleierung darf der Patientin aber nicht eine adäquate Schmerztherapie vorenthalten werden!

> Wichtig ist die Klärung der Entstehungsgeschichte und der Lokalisation. Das Punctum maximum des Schmerzes ist meist auch dessen Entstehungsort (■ Abb. 44.2; ■ Tabelle 44.2; Distler u. Riehn 2005).

Von entscheidender Bedeutung ist die **Schmerzqualität**. Hier sind der viszerale und der somatische Schmerz voneinander zu unterscheiden:

– **viszerale Schmerzen**:
  – Bauchorgane (Hohlorgane – wie z. B. Uterus, Tube, Magen, Galle, Niere, Darm etc.) und viszerales Peritoneum werden vom vegetativen Nervensystem versorgt.
  – Die Schmerzen sind wellenförmig, krampfartig, bohrend und meist wenig lokalisierbar in der Mitte des Abdomens.
  – Bei einem Verschluss treten kolikartige Schmerzen auf, bei Perforation akuter Vernichtungsschmerz mit anschließend schmerzarmem Intervall und später diffusem Dauerschmerz.
– **somatische Schmerzen**:
  – Parenchymatöse Organe (z. B. Leber, Pankreas, Milz), Bauchwand, parietales Peritoneum und Mesenterialan-

■ **Tabelle 44.1.** Mögliche Diagnosen bei genitaler Blutung, nach Lokalisation

Lokalisation	Diagnose
Vulva/Vagina	Missbrauch/Vergewaltigung, Pfählungstrauma, Fremdkörper, Entzündung (Vulvovaginitis), Tumor (Vulva- oder Vaginalkarzinom, Metastase)
Uterus	
Zervix	Zervizitis, Zervixpolyp, polypöse Ektopie, Zervixkarzinom, Myom in statu nascendi, aszendierende Genitalinfektion (PID)
Korpus	Korpuskarzinom, Endometriumpolyp, Polyposis uteri, Endometritis, Endometriose, Uterus myomatosus, Pyometra, Uterussarkom
Abbruchblutung	Neugeborene, EUG, Hormonersatztherapie, Menarche, Pubertas praecox, Schwangerschaftskomplikationen (Abortus completus/incompletus, »missed abortion«, Trophoblastenerkrankungen, EUG)
Dysfunktionelle Blutung	Entzugs-, Mittel-, Durchbruchblutung, Corpus-luteum-Insuffizienz, anovulatorische Blutung
Hypermenorrhö	Endometritis, Uterus myomatosus, verzögerte Endometriumabstoßung, Medikamenteneinnahme (z. B. Macumar)
Dysmenorrhö	Endometriose
Menorrhagie	Endometritis, Adnexitis, Uterus myomatosus
Metrorrhagie	Submuköses Myom, Adenomyose, hormonbildender Ovarialtumor
Adnexe (Ovar und Tube)	Hormonbildender Ovarialtumor mit Hyperandrogenämie (PCO- oder Stein-Leventhal-Syndrom), Tubenkarzinom

44.5 · Abdominaler Schmerz als Leitsymptom

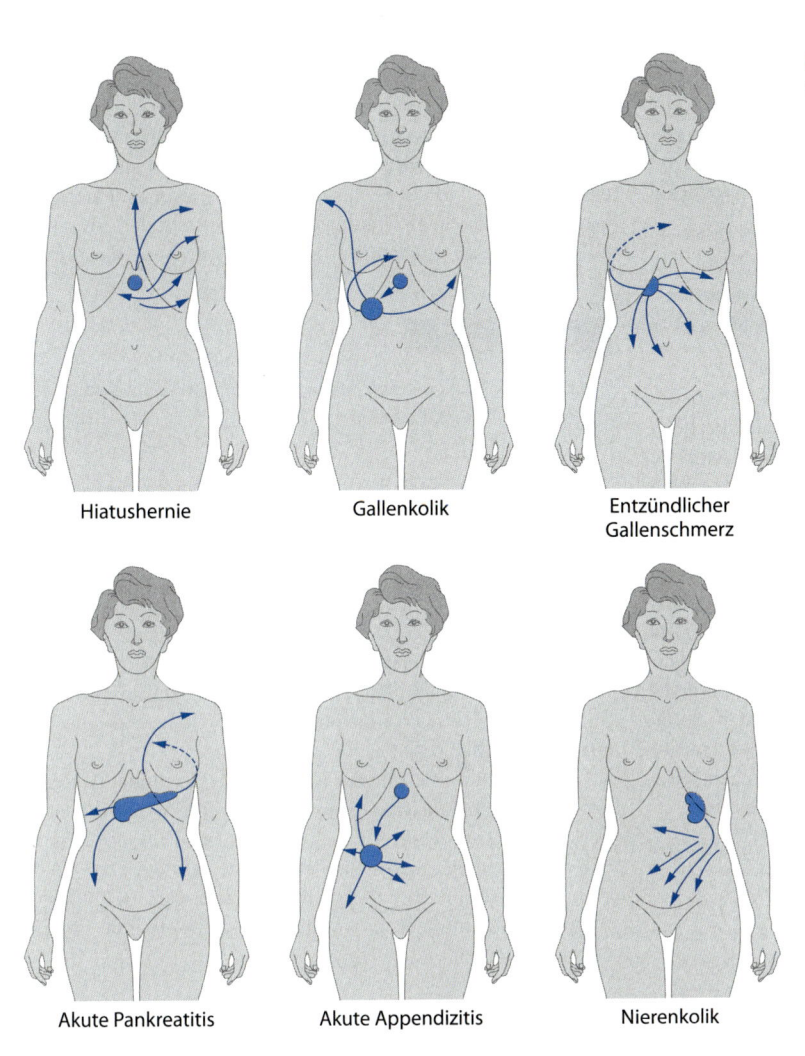

Abb. 44.2. Schmerztopographie bei verschiedenen abdominellen Krankheitszuständen

Hiatushernie   Gallenkolik   Entzündlicher Gallenschmerz

Akute Pankreatitis   Akute Appendizitis   Nierenkolik

Tabelle 44.2. Mögliche Diagnosen bei Abdominalschmerzen, nach Lokalisation

Lokalisation	Diagnose
Vulva/Vagina	Missbrauch/Vergewaltigung, Pfählungstrauma, Vulvovaginitis, Follikulitis, Bartholin-Abszess, nicht perforiertes Hymen
Uterus	Aszendierende Infektion (Zervizitis, Endometritis), Abortus (imminens, incipiens, completus, incompletus; »missed abortion«, Überdehnung der Mutterbänder, Zervixkarzinom, Korpuskarzinom, Endometriumkarzinom, Endometriose, Hämatometra), Myom (infiziert, -erweichung, stielgedreht), Polyp (in statu nascendi), Uterusfehlbildung (zusätzliches Uterushorn)
Adnexe (Ovar und Tube)	Aszendierende Infektion (Adnexitis, Pyosalpinx, Tuboovarialabszess), Extrauteringravidität (EUG), Ovulationsblutung (Follikelruptur/-sprung), ovarielles Hyperstimulationssyndrom (OHS), Ovarialzyste (rupturiert, stielgedreht)
Abdomen (extragenital)	»pelvic inflammatory disease« (PID): Parametritis, Peritonitis, Pelveoperitonitis; Allen-Masters-Syndrom, Endometriose, »pelvic congestion syndrome«, postoperativ (Verletzung an Darm, Blase, Ureter, großen Blutgefäßen)

satz werden durch das zentrale Nervensystem innerviert.
– Der Dolor ist eher dumpf, selten schneidend, meist als gleich bleibender und kontinuierlicher Dauerschmerz und besser lokalisierbar, häufig um den Nabel herum.

– Es besteht Bewegungsabhängigkeit und Besserung bei Schonhaltung (Reizung des parietalen Peritoneums imponiert durch Lage- und Bewegungsabhängigkeit und Schonhaltung mit angezogenen Knien!).

- Charakteristisch sind Schmerzausstrahlung, Periodizität, Abhängigkeit von körperlicher Aktivität und Nahrungsaufnahme sowie die Beeinträchtigung von Wasserlassen und Darmtätigkeit. Gleichzeitig bestehen Nausea, Erbrechen, Diarrhö, Dysurie und Appetitlosigkeit, also Zeichen des »akuten Abdomens«.

> Bei einem pathologisch veränderten Hohlorgan wird der Schmerz zunächst viszeral empfunden. Erst nach Übergreifen auf das lokale Peritoneum entsteht ein somatischer Schmerz am Ort der Reizung.

Für die **differenzialdiagnostische Abklärung von Unterbauchschmerzen** sind folgende Überlegungen wichtig: Gleichbleibend dumpfe somatische Schmerzen oberhalb und lateral der Interspinalebene sind normalerweise nicht durch gynäkologische Erkrankungen verursacht. Schmerzen unterhalb der Interspinalebene in der Mitte weisen – außer der Harnblase – auf den Uterus als Ausgangspunkt hin. Bei zusätzlicher **Dysmenorrhö** (mit Schmerz im Douglas-Raum) ist an eine Endometriose, bei **Hypermenorrhö** an eine Endometritis bzw. Myomerweichung und bei **Schmierblutung** an einen Abortus (in)completus zu denken. Ein Portioschiebeschmerz weist auf Entzündungen, wie Zervizitis und Parametritis, hin. Schmerzen unterhalb der Interspinalebene, häufig einseitig oder auch beidseits lateral auftretend, mit druckempfindlichem Adnex(tumor) sind charakteristisch für Salpingitis, Adnexitis und Tuboovarialabszess.

Krampfartige viszerale Schmerzen, die plötzlich messerstichartig einseitig auftreten, weisen bei Zyklusmitte auf eine Ovulation oder Adnexitis hin. Nach einer abrupten Bewegung kann eine Ovarialzyste rupturieren oder eine stielgedrehte Adnexe vorliegen. Falls diese Beschwerden vor einer Blutung oder nach einem Trauma auftreten, spricht dies für einen Tubarabort, eine Tubarruptur oder eine extrauterine Gravidität (EUG).

Cave
Primär gynäkologische Erkrankungen können sekundär zu extragenitalen Erkrankungen führen.

Als Beispiel sei hier die »**pelvic inflammatory disease**« (PID) genannt, die auch zu einer Perihepatitis führen kann (Fitz-Hugh-Curtis-Syndrom). Auch eine **Endometriose** kann sowohl im Uterus-/Adnexbereich als auch im gesamten Abdomen auftreten. Ein ausgedehntes **Zervixkarzinom** kann im »Symptomfeld untere Extremität« zu Ummauerung mit Stauung und Thromboseneigung (tiefe Beinvenenthrombose) sowie Neuralgie führen. Im »Symptomfeld Niere« führt dies zu Stauung, Infektion mit Hydronephrose, Pyelonephritis und Pyelonephrose bis hin zur Urämie (Abb. 44.3).

Bei Verschlimmerung der Krankheitsbilder findet sich eine lokale oder generalisierte **Peritonitis**, die klinisch durch Bauchdeckenspannung (»harter Bauch«) imponiert. Falls sich zusätzlich Blut oder Flüssigkeit im Bauchraum befindet (z. B. EUG oder PID), können Schulterschmerzen auftreten. Bei weiterer Aggravierung mündet das klinische Beschwerdebild in das »akute Abdomen«.

44.6 Akutes Abdomen

Das Abdomen, insbesondere die Urogenitalorgane (Blase, Ureter, Niere, Uterus, Tuben und Ovarien) sowie die gastrointestinalen Organe (Magen, Dünndarm, Leber, Gallenblase, Pankreas, Appendix und Dickdarm), sind – egal ob intra- oder extraperitoneal gelegen – zusammen mit dem viszeralen und parietalen Peritoneum als **funktionelle Einheit** aufzufassen.

> Unabhängig vom Primärereignis rücken deshalb relativ bald Komplikationen, wie generalisierte Peritonitis und paralytischer Ileus, in den Mittelpunkt. Schnelles Handeln ist sowohl für die Diagnostik als auch die Therapie notwendig!

Definition
Das »akute Abdomen« ist als akut ablaufende Erkrankung mit stark schmerzbetonter Bauchsymptomatik unter Funktionsverlust von Intestinalorganen (Tonus und Peristaltik) und Peritonealreizung definiert.

Das **klinische Erscheinungsbild** des »akuten Abdomens« ist charakterisiert durch
- plötzlichen Beginn mit starken Bauchbeschwerden (Abwehrspannung mit bretthartem Bauch),
- Störung der Darmmotorik (Ileus) und der Miktion (Harnverhalt) sowie

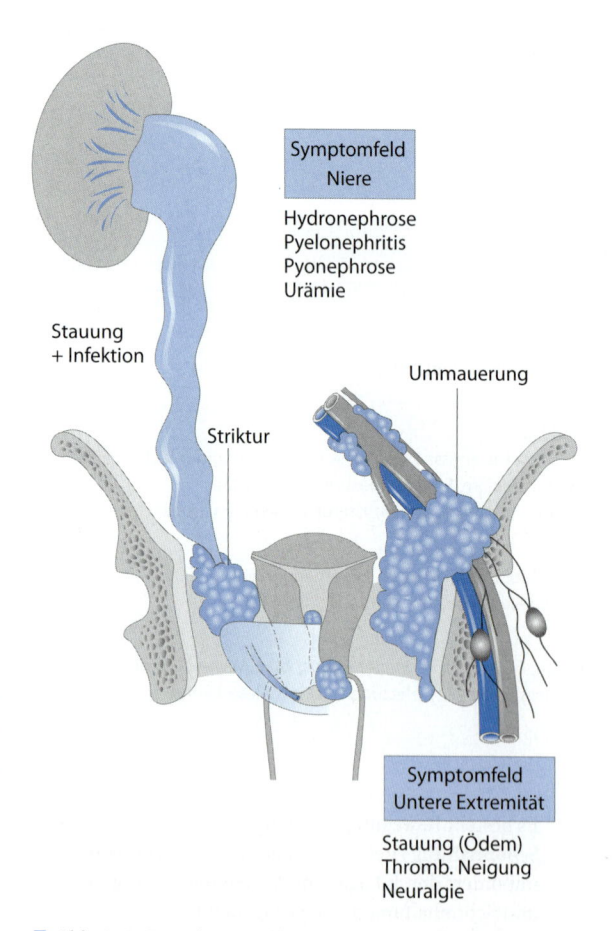

Abb. 44.3. Typische Komplikationen beim Zervixkarzinom

Tabelle 44.3. Gynäkologische Erkrankungen bei »akutem Abdomen«. (Mod. nach Cilotti et al. 1992; n = 105)

Ursache des »akuten Abdomens«	Häufigkeit (%)
EUG	22
Saktosalpinx oder Tuboovarialabszess	17
Torsion oder Blutung aus Ovarialzyste	12
Ovarielle Hyperstimulation	10
Torsion eines gestielten Uterusmyoms	7
Blutung aus Corpus luteum	6
Nicht perforiertes Hymen	3
Kein pathologischer Befund (Untersuchung + klinische Kontrollen)	23

— starker Beeinträchtigung des Allgemeinzustands mit Übelkeit, Brechreiz und Erbrechen bis hin zum Schock.

Aus Tabelle 44.3 wird ersichtlich, welche gynäkologischen Erkrankungen mit welcher **Häufigkeit** zum klinischen Bild des »akuten Abdomens« führen.

> Da ein großer Teil dieser Ursachen lebensbedrohliche Bedeutung hat und schnelle therapeutische Maßnahmen verlangt, ist die schnelle Differenzialdiagnostik von entscheidender Wichtigkeit, v. a. wegen der unterschiedlichen Therapie (Abb. 44.4 u. 44.5)!

Überlegungen zur differenzialdiagnostischen Abklärung eines »akuten Abdomens«

1. Gibt es Anzeichen einer aszendierenden Infektion mit den Leitsymptomen Fluor und Fieber? Falls zusätzlich eine (gestörte) Schwangerschaft besteht, ist ein febriler septischer Abort oder eine (rupturierte) infizierte alte EUG wahrscheinlich. Falls keine Schwangerschaft vorliegt, ist an eine (Pyo-)salpingitis oder einen rupturierten Tuboovarialabszess im Rahmen einer »pelvic inflammatory disease« (PID) zu denken. Aber auch zerfallende Zervix-, Korpus- oder Ovarialkarzinome wie auch ein infiziertes Uterusmyom können zu einer ausgedehnten Infektion im Bauchraum führen.
2. Kann eine Flüssigkeitsansammlung oder Blutung in der Bauchhöhle vorliegen? Bei zusätzlich bestehender Schwangerschaft ist an eine EUG oder Tubarabort/-ruptur zu denken. Falls keine Schwangerschaft besteht, muss abgeklärt werden, ob eine Ovulationsblutung, eine große rupturierte Ovarialzyste oder die Perforation eines Zervix-, Korpus- oder Ovarialkarzinoms vorliegt. Bei jungen Mädchen kann auch eine Hymenalatresie mit retrograder Menstruation (Hämatokolpos/-metra/-salpinx) vorhanden sein. Bei Zustand nach in-vitro-Fertilisation (IVF) sollte immer an ein ovarielles Hyperstimulationssyndrom gedacht werden.
3. Kann eine Stieldrehung eines intraabdominellen Tumors vorliegen? Hier kommen zystische Ovarialtumoren, eine ausgedehnte Hydrosalpinx oder gestielte Uterusmyome in Frage.
4. Besteht Zustand nach einer Bauchoperation? Ursache für die Beschwerden können Blutung, Verletzung und Perforation von Abdominalorganen (Uterus, Blase, Ureter, Darm, große Gefäße) sein (▶ Abschn. 44.9: »Gynäkologische Operationen als Ursache einer Notfallsituation«).

> Grundsätzlich ist bei geschlechtsreifen Frauen (besonders zu Beginn und am Ende der Reproduktionsphase) immer zu klären, ob eine Schwangerschaft besteht.

44.7 Extragenitale Ursachen akuter abdominaler Beschwerden

Es gibt eine **Vielzahl von Erkrankungen** aus den unterschiedlichsten Fachbereichen (Chirurgie, Urologie, Innere Medizin), die bei abdominalen Beschwerden in Betracht gezogen werden müssen. Aufgrund der Anamnese und des klinischen Befundes sollte an die folgenden **Differenzialdiagnosen** gedacht werden:

— Akute, intermittierende Schmerzen, die in die Flanken ausstrahlen und mit Dysurie einhergehen, sprechen für Pyelitis, Urolithiasis und Pyelonephritis.
— Druckschmerz einseitig, seitlich kranial in der Beckenwand spricht hingegen für eine Beckenvenenthrombose.
— Mittelständiger Schmerz unterhalb der Interspinalebene, der mit Dysurie auftritt, weist auf einen Harnwegsinfekt mit Zystitis hin.
— Schmerz im Douglas-Raum tritt bei Entzündungen im kleinen Becken, wie Appendizitis und Sigmadivertikulitis, auf.
  – Die klassische Appendizitis imponiert durch Schmerzen rechts oberhalb des McBurney-Punktes mit Loslassschmerz (Druck und Entlastung links, Schmerzangabe rechts).
  – Die Sigmadivertikulitis erscheint mit Dauerschmerzen im linken Unterbauch, evtl. auch mit schmerzhaftem Stuhlgang.
— Krampfartige Schmerzen mit innerer Unruhe und Umherlaufen (Kolik!) können vom Darm, der Harnblase oder dem Ureter verursacht werden.
— Eine Schmerzangabe oberhalb der Interspinalebene um den Nabel herum spricht für Darmtenesmen oder eine Appendizitis, vom Nabel ringförmig in die Flanken ausstrahlend für eine Pankreatitis.
— Postprandialer Schmerz findet sich besonders bei Magenerkrankungen, wie chronischer Gastritis oder Ulkus.
— Blähungen und Stuhlverhalt, evtl. mit Erbrechen, weisen auf einen Ileus hin. Hier ist zu unterscheiden zwischen paralytischem (Totenstille im Darm) und mechanischem (Hyperperistaltik) Ileus.

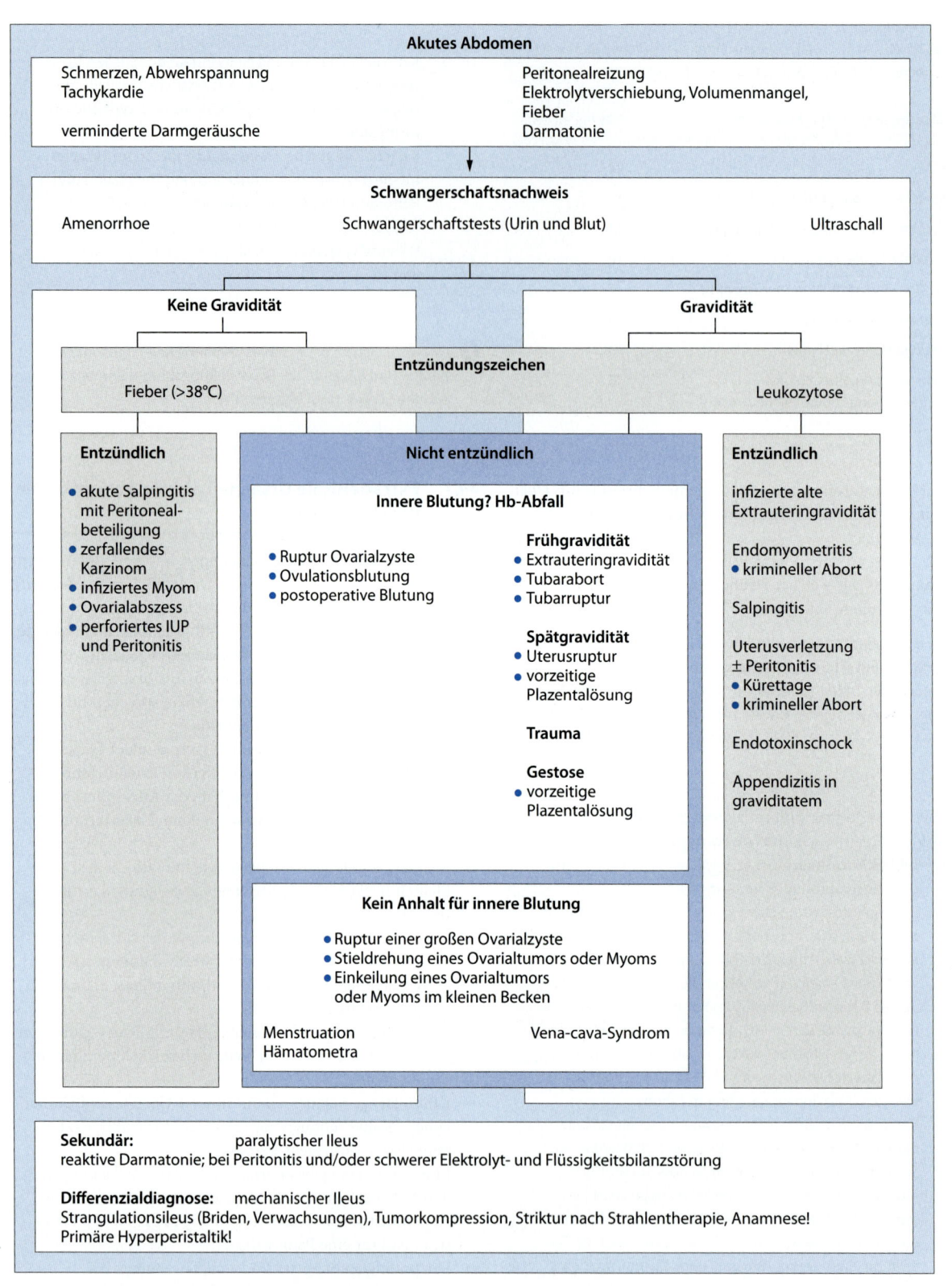

Akutes Abdomen

Schmerzen, Abwehrspannung	Peritonealreizung
Tachykardie	Elektrolytverschiebung, Volumenmangel, Fieber
verminderte Darmgeräusche	Darmatonie

↓

Schwangerschaftsnachweis

Amenorrhoe — Schwangerschaftstests (Urin und Blut) — Ultraschall

Keine Gravidität | **Gravidität**

Entzündungszeichen
Fieber (>38°C) — Leukozytose

Entzündlich
- akute Salpingitis mit Peritonealbeteiligung
- zerfallendes Karzinom
- infiziertes Myom
- Ovarialabszess
- perforiertes IUP und Peritonitis

Nicht entzündlich

Innere Blutung? Hb-Abfall

- Ruptur Ovarialzyste
- Ovulationsblutung
- postoperative Blutung

Frühgravidität
- Extrauteringravidität
- Tubarabort
- Tubarruptur

Spätgravidität
- Uterusruptur
- vorzeitige Plazentalösung

Trauma

Gestose
- vorzeitige Plazentalösung

Kein Anhalt für innere Blutung
- Ruptur einer großen Ovarialzyste
- Stieldrehung eines Ovarialtumors oder Myoms
- Einkeilung eines Ovarialtumors oder Myoms im kleinen Becken

Menstruation — Vena-cava-Syndrom
Hämatometra

Entzündlich

infizierte alte Extrauteringravidität

Endomyometritis
- krimineller Abort

Salpingitis

Uterusverletzung ± Peritonitis
- Kürettage
- krimineller Abort

Endotoxinschock

Appendizitis in graviditatem

Sekundär: paralytischer Ileus
reaktive Darmatonie; bei Peritonitis und/oder schwerer Elektrolyt- und Flüssigkeitsbilanzstörung

Differenzialdiagnose: mechanischer Ileus
Strangulationsileus (Briden, Verwachsungen), Tumorkompression, Striktur nach Strahlentherapie, Anamnese! Primäre Hyperperistaltik!

Abb. 44.4. Differenzialdiagnose des akuten Abdomens

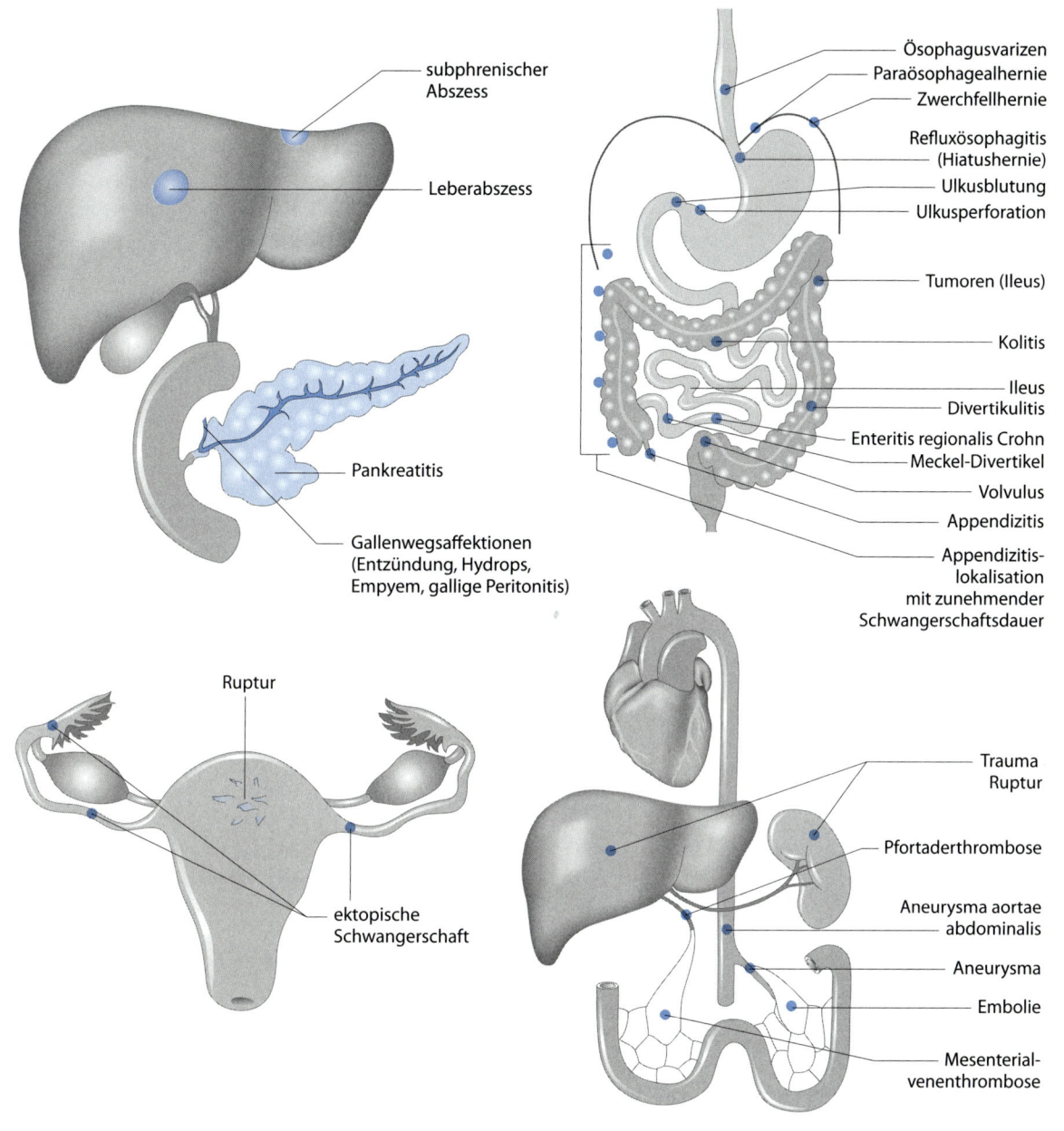

Abb. 44.5. Akutes Abdomen: Übersicht der Primärursachen

Aus ◘ Tabelle 44.4 wird die **Lokalisation** der extragenitalen Ursachen ersichtlich.

44.8 Gynäkologische Operationen als Ursache einer Notfallsituation

Bei keiner Operation lassen sich die mit dem chirurgischen Eingriff verbundenen Komplikationen vollständig ausschließen. Aus der Literatur gibt es Angaben über das **prozentuale Vorkommen von typischen allgemeinen Komplikationen** bei gynäkologischen Standardoperationen. Besonders aufschlussreich ist noch immer eine Studie, in der über 55 000 postoperative Verläufe aus 85 deutschen Kliniken unterschiedlichster Kategorie verfolgt wurden (Stark 1987; Beck u. Bender 1996):

— Ein unauffälliger Verlauf fand sich in 95,64 % der Fälle.
— In 4,36 % traten Komplikationen auf, die in 0,60 % eine Verlegung auf die Intensivstation notwendig machten.
— In 0,25 % starb die operierte Frau.

Eine **Verletzung** der Blase fand sich in 0,35 %, des Darmes in 0,21 %, des Ureters in 0,10 % und eines großen Gefäßes in 0,09 % der Fälle. Eine **Zweitoperation** wegen Blutungen war in 0,65 %, eine Re-Laparatomie wegen Ileus in 0,13 % und wegen Peritonitis in 0,07 % notwendig. Eine **Fistelbildung** wurde in 0,11 % beobachtet. **Heilungsstörungen** traten in 1,68 %, **Thrombosen** in 0,14 % und **Lungenembolien** in 0,16 % auf.

In ◘ Tabelle 44.5 sind die Komplikationsraten bei gynäkologischen Standardoperationen aufgelistet. Eine der häufigsten Spätfolgen gynäkologischer Eingriffe ist der Dünndarmileus,

◻ **Tabelle 44.4.** Lokalisation extragenitaler Ursachen für Abdominalschmerzen. (Mod. nach Martius et al. 1994)

Rechts	Oberbauch	Links
Cholezystitis/Cholezystolithiasis*		Hiatushernie
Hepatitis*		Endokarditis* (+ Splenomegalie)
Magenulkus/Duodenalulkus		Ulkusperforation
Retrozökale Appendizitis*	Gastritis*	Pankreatitis*
Pankreaskopfentzündung*	Pankreatitis*	Herzinfarkt
Pleuritis		Pleuritis
	Nabelgegend	
Harnwegsinfekt*	Akute Appendizitis*	Harnwegsinfekt*
Pyelonephritis*	Epigastrische Hernie	Pyelonephritis*
	Akute Enterokolitis	
	Mechanischer Ileus	
	Mesenterialvenenthrombose	
	Unterbauch	
Appendizitis*		Ureterstein
Ureterstein		Kolondivertikulose
Enteritis regionalis		Colon irritabile
	Suprasymphysär	
(M. Crohn)	Harnverhalt	Divertikulitis*
	Zystitis*	

Zusatz: Abszess im Douglas-Raum.
* = evtl. plus Fieber.

◻ **Tabelle 44.5.** Komplikationsraten bei gynäkologischen Standardoperationen. (Mod. nach Beck u. Bender 1996)

Eingriff	Komplikationsrate [%]
Abdominale Hysterektomie + Adnektomie (pathologische Adnexe)	9,4
Abdominale Hysterektomie + Adnektomie (normale Adnexe)	9,1
Vaginale Hysterektomie + Adnektomie (pathologische Adnexe) mit Scheidenraffung	8,4
Vaginale Hysterektomie + Adnektomie (normale Adnexe) mit Scheidenraffung	7,7
Vaginale Hysterektomie + Adnektomie (pathologische Adnexe)	6,6
Abdominale Hysterektomie	6,5
Vaginale Hysterektomie + Scheidenraffung	6,1
Adnektomie (pathologische Adnexe)	5,9
Scheidenraffung	5,5
Mastektomie/Sectio caesarea	5,2

meist hervorgerufen durch Adhäsionen. Bisher hat sich kein zur Adhäsionsprophylaxe zugelassenes Material in Studien beweisen können. Hinzu kommt der Kostenaspekt (Al-Jarondi et al. 2004).

Für laparoskopische Eingriffe – ausgenommen Pelviskopie mit Tubenligatur oder Koagulation – ist die Datenlage noch unsicher. Eine amerikanische Erhebung gibt aber interessante Hinweise:

— Die häufigsten Komplikationen sind Gefäß- und Darmverletzungen.
— Die meisten Verletzungen treten beim Einführen des Trokars auf.
— Klassische und offene Laparoskopie zeigen keine signifikanten Unterschiede in der Komplikationsrate.
— Die Erfahrung des Chirurgen ist der wichtigste Faktor der Risikoreduktion.
— Bei Verletzungen von Gefäßen wenden frühzeiges Erkennen, zügiges Umsteigen auf Längslaparotomie und rechtzeitiges Hinzuziehen eines Gefäßchirurgen fatalere Folgen ab (Baggis 2003; Chapron et al. 2004).
— In 0,6 % trat eine Bauchdeckenverletzung, in 0,47 % eine Darm-, in 0,24 % eine Blasen-, ebenfalls in 0,24 % eine Gefäß- und in 0,1 % eine Ureterverletzung auf. Eine neue Publikation (Ostrzenski et al. 2003) spricht sogar von 3,5 % Ureterläsionen.

Die Größenordnung dieser Komplikationsraten wird auch durch andere Untersuchungen bestätigt (z. B. Smith 2000).

Als besonders risikoreich erwies sich in dieser amerikanischen Studie die **laparaskopisch assistierte vaginale Hysterektomie (LAVH)**. Hier lagen das Verletzungsrisiko und die Blutungsrate bei 12,5 %. Sonst traten nur in 1,9 % der Fälle operative Komplikationen auf, in insgesamt 4,7 % aller Laparaskopien war eine anschließende Laparatomie notwendig (Mirhashemi et al. 1998).

In der internationalen VALUE-Studie (McPherson et al. 2004) wird über 1295 (3,5 %) größere operative und 383 (1 %) postoperative Komplikationen bei 37 295 Hysterektomien (67 % abdominal, 30 % vaginal, 3 % laparoskopisch assistiert vaginal) berichtet. Die Mortalitätsrate betrug 0,38/1000 Fälle.

Bei der **Hysteroskopie** treten als Komplikationen uterine und intraperitoneale Blutungen sowie intraperitoneale Verletzungen und Flüssigkeitsprobleme (TUR-Syndrom) auf (Smith 2000).

Ein weiterer zu berücksichtigender Aspekt bei Operationen als Ursache einer Notfallsituation ist die Tatsache, dass zunehmend gynäkologische Eingriffe bei Frauen im höheren Alter indiziert sind. Hier können eine strenge Indikationsstellung, erfahrene Chirurgen, eine gezielte anästhesiologische Vorbereitung und die großzügige postoperative Intensivversorgung das Risiko der Morbidität und Mortalität erheblich senken (Parker et al. 2004).

44.9 Schock

> **Definition**
>
> Schock ist ein akut bis subakut einsetzendes, fortschreitendes generalisiertes Kreislaufversagen, gekennzeichnet durch die Störung der Mikrozirkulation. Die Zentralisation ist als der wesentliche Kompensationsvorgang eines Organismus im Schock aufzufassen. Schock bedeutet höchste Lebensgefahr und muss zügig und gezielt behandelt werden.

Der Frauenarzt wird besonders mit 3 Schockformen konfrontiert: Volumenmangelschock, septischer Schock und toxisches Schocksyndrom.

44.9.1 Volumenmangelschock

> Der Schockindex (Puls/systolischer Blutdruck > 1,0) ist ein unzuverlässiger Parameter.

Die beiden **Leitsymptome** sind **Blässe und Hypotonie**. Daneben findet man auch Tachykardie, meist Tachypnoe, evtl. Störung des Bewusstseins, blasse, kalte, feuchte Haut, evtl. mit Mamorierung, Zyanose (Lippen, Nagelbett, Konjunktiva) sowie Unruhe und Kältezittern.

Bei protrahiertem Schock tritt eine **Verbrauchskoagulopathie**, eine sog. disseminierte intravasale Koagulopathie (DIC), auf.

Ursachen für den Volumenmangel sind innere oder äußere Blutungen. Aber auch bei starkem Erbrechen, Durchfällen, Peritonitis und Ileus tritt ein ausgeprägter Volumenmangel auf.

44.9.2 Septischer Schock

Die beiden **Leitsymptome** sind **Fieber und Hypotonie**. Zusätzlich finden sich Schüttelfrost, Übelkeit und Erbrechen sowie Durchfall.

In der frühen Phase ist die Haut warm, die Patientin schwitzt, das Bewusstsein ist klar. **In der späten Phase** finden sich eine kalte, blasse und feuchte Haut, Oligurie sowie Fieber und Schüttelfrost.

> Der irreversible septische Schock ist gekennzeichnet durch Azidose, Anurie und Koma.

Entscheidend sind Lokalisation und Bekämpfung der Infektionsquelle. **Bei intraabdominellen Infektionen** finden sich meist gramnegative, endotoxinproduzierende Keime.

Prädisponierende Faktoren zur Entwicklung einer Sepsis sind

- das Alter (> 50 % der Erkrankten sind älter als 60 Jahre),
- ausgedehnte Operationen,
- Immunsuppression (z. B. Chemotherapie bei Malignom),
- Diabetes mellitus,
- Herzinsuffizienz,
- Urämie und
- lang andauernde invasive intensivmedizinische Maßnahmen, wie Gefäß- und Urinkatheter sowie Intubation.

Aber **auch intraabdominelle Prozesse** – wie tuboovarialer Abszess, infizierter oder septischer Abort, verbliebenes IUP und intraoperative Verletzung des Darmes – führen zum septischen Schock.

44.9.3 Toxisches Schocksyndrom (TSS)

Die beiden **Leitsymptome** sind **Fieber und Exanthem**. Plötzlich, aus völliger Gesundheit heraus, innerhalb von Stunden entwickelt sich das TSS.

> Charakteristisch ist plötzlich einsetzendes hohes Fieber > 39 °C mit ausgeprägter, oft therapierefraktärer Hypotonie.

Innerhalb von 24 h entwickeln sich ein diffuses, feinfleckiges **Exanthem** und eine ausgeprägte Hyperämie der Schleimhäute, insbesondere der Konjunktiva, des Oropharynx und der Vagina. Das scharlachähnliche, stammbetonte, makulopapulöse Erythem geht nach 5–14 Tagen in ein schuppendes Exanthem auf der Haut der Handflächen und Fußsohlen über (Desquamation der palmaren und plantaren Haut 1–2 Wochen nach Beginn). Zusätzlich finden sich Orthostase, Kopfschmerzen, Erbrechen, wässriger Durchfall, Abdominalschmerz, Myalgien, Desorientiertheit und Bewusstseinstrübung.

Es sind v. a. **Frauen im gebärfähigem Alter** betroffen. Daneben tritt das TSS auch bei älteren Frauen, immunsupprimierenden Erkrankungen, Diabetes mellitus, hämatologischen Erkrankungen und HIV-Infektion auf. Die **Gesamtinzidenz** des menstruellen und nicht menstruellen TSS wird derzeit auf 1–3/100 000 Frauen geschätzt.

> **Cave**
>
> Bei einer Besiedelung der Vagina mit »toxic shock syndrome toxin-1« (TSST-1) produzierenden Staphylococcus-aureus-Stämmen (grampositive Keime), womit in 1–5 % zu rechnen ist, besteht die Gefahr schwerster Komplikationen bei der Menstruation. Als Infektionsquellen kommen z. B. Tampons mit Absorption großer Mengen von TSST-1 in Frage. Die Betroffenen sind schwerstkrank, es droht Multiorganversagen (Leber, Lunge, Niere) mit tödlichen Komplikationen. Mögliche Differenzialdiagnosen sind Meningokokkenmeningitis, Mumps etc.

Literatur

Baggis MS (2003) Analysis of 31 cases of major vessel injury associated with gynecologic laparoscopy operations. Obstetr Gynecol Surv 58 (10): 656–658

Bauer N (1997) Gynäkologische Notfälle. In: v. Hintzenstern U (Hrsg) Notarzt-Leitfaden, 2. überarb. Aufl. Ulm, Stuttgart, Jena Lübeck: Gustav Fischer

Beck L (Hrsg.; 1979) Intra- und postoperative Komplikationen in der Gynäkologie. Stuttgart: Thieme

Beck L, Bender HG (Hrsg.; 1996) Intra- und postoperative Komplikationen in der Gynäkologie und Geburtshilfe. Stuttgart, New York: Thieme

Bröckelmann J (1989) Akut-Entscheidungen in Gynäkologie und Geburtshilfe. Stuttgart, New York: Thieme

Burnett LS (1988) Gynecologic causes of the acute abdomen. Surg Clin North Am 68: 385–398

Chapron C, Dubuisson JB, Pansini V et al. (2004) Surgical management of deeply infiltrating endometriosis: an update. Ann NY Acad Sci 1034: 326–337

Cilotti A, Weiss C et al. (1992) L'ecografia nelle urgenze ginecologiche. Radiol Med 83: 630–635

Cohen AW (1987) Notfälle in Gynäkologie und Geburtshilfe. Bücherei des Frauenarztes, Bd. 24. Stuttgart: Enke

Curtis KM, Hillis SD et al (1998) Visits to emergency departments for gynecologic disorders in the United States, 1992–1994. Obstet Gynec 91: 1007–1012

Distler W, Riehn A (2005) Notfälle in Gynäkologie und Geburtshilfe, 2. Aufl. Berlin, Heidelberg, New York: Springer

Estroff JA (1997) Emergency obstetrics and gynecologic ultrasound. Radiol Clinics of North America 35: 921–957

Feige A, Rempen A, Würfel W, Caffier H, Jawny J (1997) Frauenheilkunde. München, Wien, Baltimore: Urban & Schwarzenberg.

Friedman E, Borten M, Chapin DS (Hrsg) (1991) Diagnostische und therapeutische Entscheidungen in der Gynäkologie. Stuttgart: Enke

Gilling-Smith C, Panay N, Wadsworth J, Beard RW, Touquet R (1995) Management of women presenting to the accident and emergency department with lower abdominal pain. Ann R Coll Surg Engl 77: 193–197

Goerke K, Steller J, Valet A (Hrsg) (1997): Klinikleitfaden Gynäkologie und Geburtshilfe. Ulm, Stuttgart, Jena, Lübeck: Fischer

Jeffcoate Sir N (1975) Principles of gynaecology. London: Butterworth

Kaakaji Y, Nghiem HV et al. (2000) Sonography of obstetric and gynecologic emergencies: Part II, Gynecologic emergencies. Am J Roentgenol 174: 651–656

Martius G, Breckwoldt M, Pfleiderer A (Hrgs.; 1994) Lehrbuch der Gynäkologie und Geburtshilfe. Stuttgart, New York: Thieme

McPherson K, Metcalfe MA, Herbert A et al. (2004) Severe complications of hysterectomy. The VALUE Study. Br J Obstet Gynecol 111: 688–694

Mirhashemi R, Harlow BL et al. (1998) Predicting risk of complications with gynecologic laparoscopic surgery. Obstet Gynecol 92: 327–331

Moore L, Wilson SR (1994) Ultrasonography in obstetric and gynecologic emergencies. Radiol Clin North Am 32: 1005–1022

Müller H, Friese K (1999) Postoperative Infektionen und Sepsis. Gynäkologe 32: 518–528

Nadel E, Talbot-Stern J (1997) Obstetric and gynecologic emergencies. Emerg Med Clin North Am 15: 389–397

Ostrzenski A, Radolinski B, Ostrzenska KM (2003) A review of laparoscopic ureteral injury in pelvic surgery. Obstetr Gynecol Surv 58 (12): 794–799

Pschyrembel (1998) Klinisches Wörterbuch, 258, neu bearb. Aufl. Berlin, New York: de Gruyter

Rabe Th (1992) Memorix Spezial: Gynäkologie. Edition medizin. Weinheim: VCH

Schmidt-Matthiesen H (1985) Gynäkologie und Geburtshilfe. Stuttgart, New York: Schattauer

Shackelford P, Nelson K (2003) Preoperative assessment and risk reduction in gynecologic surgery patients. Obstet Gynecol Surv 58: 123–129

Smith ARB (2000) Post-operative complications following minimal access surgery. Baillières Clin Obstetr Gynaecol 14: 123–132

Stark G (1987) Qualitätssicherung in der operativen Gynäkologie. Arch Gynecol Obstet 242: 42–47

Stone IK (1999) Atlas of obstetric and gynecologic emergencies. Obstet Gynec Clinics North America 26: 505–529

Volm T, Möbus V, Kreienberg K (1999) Infektionen unter Chemotherapie. Gynäkologe 32: 529–539

Allgemeine Notfalltherapie in der Gynäkologie

J. Süß

45.1 Akuter Harnverhalt – 689

45.2 Akute Atemnot – 689

45.3 Schockbehandlung – 691
45.3.1 Einheitliches Therapiekonzept bei allen Schockformen – 691
45.3.2 Volumenmangelschock – 691
45.3.3 Anaphylaktischer Schock – 692
45.3.4 Septischer Schock – 692
45.3.5 Toxisches Schocksyndrom (TSS) – 693

45.4 Kardiopulmonale Reanimation – 693

45.5 Konservatives Vorgehen bei gynäkologischen Erkrankungen – 694

45.6 Operative Therapie bei gynäkologischen Erkrankungen – 694

45.7 Notfallmedikamente – 694

Literatur – 694

45.1 Akuter Harnverhalt

Empfehlung

Die Harnblase wird normalerweise durch transurethralen Einmal- oder Dauerkatheter entleert. Die suprapubische Punktion sollte nur dann durchgeführt werden, wenn eine Urethraobstruktion vorliegt. Bei Ablassen größerer Urinmengen und länger andauerndem Harnverhalt besteht aufgrund des plötzlichen Druckabfalls in der Blase die Gefahr einer Blutung ex vacuo. Deswegen sollte die Harnblase – in der sich bis zu 3 l Urin befinden können – fraktioniert in Portionen zu jeweils 300–400 ml entleert werden. Die Urinausscheidung muss bilanziert werden!

Wichtigste Differenzialdiagnose ist die **Blasentamponade**. Besteht anamnestisch eine länger anhaltende Makrohämaturie, muss sonographisch eine tumorverdächtige Raumforderung der Blase ausgeschlossen werden. Bei diagnostiziertem **Blasentumor** ist die suprapubische Punktion kontraindiziert.

45.2 Akute Atemnot

Bei ausgeprägter Dyspnoe und Tachypnoe, ebenso wie bei Schnappatmung oder gar Atemstillstand muss parallel zur Basisdiagnostik die **Soforttherapie** eingeleitet werden, da diese Formen des respiratorischen Notfalls mit akuter **Lebensgefahr** verbunden sind.

Empfehlung

Vorgehen bei akuter Atemnot (in Klammern die jeweilige Verdachtsdiagnose):
1. Blutdruck und Puls messen: niedrig (Schock), hoch (hypertensive Krise);
2. Auskultation: ohrnahe Rasselgeräusche (Pneumonie), feuchte Rasselgeräusche (Lungenödem), Spastik und verlängertes Exspirium (Asthma bronchiale);
3. Hochlagerung des Oberkörpers (außer beim Schock, dann Schocklagerung);
4. Sauerstoffgabe (z. B. 4–6 l Flow/min über Nasensonde);
5. i. v. Zugang legen und Notfalllabor (Blutgruppe, Kreuzblut, kleines Blutbild – Hb, Hkt, Thrombozyten, Elektrolyte, Gerinnung – Quick, PTT) abnehmen;
6. Medikamentengabe, je nach Verdachtsdiagnose (◘ Tabelle 45.1);
7. EKG schreiben (Angina pectoris, Herzinfarkt, Lungenembolie).

Angina pectoris. Bei Angina pectoris empfiehlt sich folgendes Vorgehen:
— Bettruhe,
— Sedierung mit Diazepam (z. B. Valium) 5 mg,
— Nitroglycerin-Spray (z. B. Nitrolingual) 2–3 Hübe.

Cave
Eine Schmerzlinderung innerhalb von 5 min spricht für Angina pectoris, sonst besteht der Verdacht auf einen Myokardinfarkt.

Asthma bronchiale. Die Therapie wird wie im Folgenden beschrieben durchgeführt:
— Prednisolonstoß (z. B. Solu-Decortin H) 100–250 mg i. v. oder
— gleiche Menge Methylprednisolon (z. B. Urbason),
— ggf. nach 4 h mit 50 mg wiederholen,
— Theophyllin (z. B. Euphyllin) 100–200 mg über 5 min als Bolus.

Herzinfarkt. Es kommt folgende medikamentöse Therapie zum Einsatz:
— ASS (z. B. Aspisol) 250 mg i. v. oder 1/2 Tbl. ASS 500 mg (z. B. Aspirin) per os,
— Sedierung mit Diazepam (z. B. Valium) 5–10 mg,
— Schmerzbekämpfung mit Opioiden, wie Morphin (z. B. Morphin Merck) 10–20 mg i. v..

Tabelle 45.1. Notfallmedikamente zur Verwendung in der Gynäkologie

Handelsname	Wirkstoff	Indikation	Dosierung	Cave
Aspisol	Azetylsalizylsäure (ASS)	Akuter Myokardinfarkt (Thrombozytenaggregationshemmer), Analgetikum bei Migräneanfall, Antipyretikum	250–500 mg als Thrombozytenaggregationshemmer, 1000 mg als Analgetikum	Magenblutung, Bronchospasmus
Suprarenin	Adrenalin	Reanimation, anaphylaktischer Schock, Status asthmaticus, kardiogener Schock	1 Amp. (1 mg) i. v. zur Reanimation, 1 ml einer auf 10 ml (mit NaCl 0,9 %) verdünnten Lösung bei anaphylaktischem Schock und Status asthmaticus	Tachykardie, Extrasystolie, Kammerflimmern, Hypertonie, Angina pectoris, Angstzustand, Tremor
Adalat	Nifedipin	Hypertonie	5–10 mg sublingual, ggf. Wiederholung nach 15 min	Reflextachykardie, Flush, Kopfschmerzen, Blutdruckabfall; kontraindiziert bei instabiler Angina pectoris und akutem Herzinfarkt
Buscopan	Butylscopolamin	Koliken von Darm-, Gallen-, Harnwegen	1 Amp. (20 mg) i. v., ggf. Wiederholung bis zu einem wesentlichen Anstieg der Herzfrequenz möglich	Tachykardie, Akkommodationsstörungen, trockener Mund; bei Blasenentleerungsstörungen vorsichtig dosieren
Solu-Decortin H/Urbason	Prednisolon/Methylprednisolon	Anaphylaktoide Reaktion, Asthmaanfall	Je nach Schweregrad der Symptomatik 250–1000 mg i. v.	Erbrechen möglich
Euphyllin	Theophyllin	Schwerer Asthmaanfall, chronische Bronchitis	350 mg i. v, sehr langsam	Übelkeit, Erbrechen, Tremor, Tachykardie, Extrasystolie, zentrale Erregung
Haldol	Haloperidol	Akute Psychosen, Unruhezustände, Erregungszustände, Hyperkinesien	5–10 mg langsam i. v., bei älteren Patientinnen initial nur 2,5 mg	Dyskinesien (Schluck- und Schlundkrämpfe, kloßige Sprache, dystone Bewegungen) – Antidot bei Frühdyskinesien: Biperiden (z. B. Akineton,) 5 mg i. v.–, Hypotonie, AV-Block, große therapeutische Breite
Heparin-Na Braun	Heparin	Lungenembolie, arterieller und venöser Gefäßverschluss, Herzinfarkt, Thromboseprophylaxe	Bolus 5000–10 000 IE, danach 20–30 IE/KG/24 h	Heparinallergie, Blutungen, heparininduzierte Thrombozytopenie (HIT), anaphylaktoide Reaktion
Lasix	Furosemid	Herzinsuffizienz, Hypertonie, Lungenödem	Initial 20–40 mg, ggf. Wiederholung	Kollapsneigung, Hypotonie, auf volle Blase achten, in Infusionslösungen nicht mit anderen Medikamenten kombinieren
Morphin Merck	Morphin	Stärkste Schmerzzustände, insbesondere bei Herzinfarkt und Lungenödem	Mit 0,9 % NaCl auf 10 ml verdünnen und Boli à 2 mg langsam i. v. (5–10 mg)	Atemdepression, Auslösung allergischer Reaktionen, Vagusstimulation, Sedierung, Übelkeit und Erbrechen
Nitrolingual	Glycerolnitrat	Angina pectoris, Myokardinfarkt, Herzinsuffizienz, Lungenödem, hypertensiver Notfall mit kardialen Symptomen	1 Kps. (0,8 mg) sublingual, ggf. nach 5–10 min wiederholen; oder Spray: 3 Hübe à 0,4 mg, ggf. nach 15 min wiederholen	Kopfschmerzen, Blutdruckabfall (engmaschig kontrollieren), Reflextachykardie
Valium	Diazepam	Krampfanfälle, akute Angst-, Spannungs-, Erregungs- und Unruhezustände, Entzugssyndrome	5–10 mg langsam i. v. (immer individuell nach Wirkung)	Atemdepression, gelegentlich paradoxe Reaktionen bei älteren Patientinnen, große therapeutische Breite

Hypertensive Krise. Im Fall einer hypertensiven Krise wird Nifedipin (z. B. Adalat) in einer Dosierung von 10–20 mg verabreicht, nach 10–20 min kann bei Bedarf diese Dosis wiederholt appliziert werden. Man lässt die Patientin die Kapsel zerbeißen und mit Flüssigkeit schlucken.

Lungenembolie. Es wird wie im Folgenden beschrieben vorgegangen:
- Bettruhe,
- Sedierung mit Diazepam (z. B. Valium) 5 mg i. v.,
- Schmerzbekämpfung mit Opioiden, wie Morphin (z. B. Morphin Merck) 10–20 mg i. v.,
- Heparin (z. B. Heparin-Braun Na) als Bolus 10 000 IE, danach Vollheparinisierung (ca. 30 000 IE Heparin pro 24 h).

Lungenödem. Bei einem Lungenödem werden 2–3 Hübe Glyceroltrinitrat (z. B. Nitrolingual) sublingual verabreicht sowie Furosemid (z. B. Lasix) in einer Dosierung von 20–40 mg i. v.

Pneumonie. Bei der Behandlung der Pneumonie muss Folgendes beachtet werden:
- ausreichende Flüssigkeitszufuhr (Fieber!),
- Wadenwickel,
- Bettruhe,
- Paracetamol (z. B. Ben-u-ron) 3-mal 1000 mg supp.,
- Antibiose mit Cephalosporinen (z. B. Zinacef),
- Thromboseprophylaxe (z. B. Mono-Embolex) s. c.

Hyperventilationstetanie. Sie ist eine **Ausschlussdiagnose**. Die Betroffenen werden zu bewusstem, langsamem Atmen aufgefordert (Bio-Feedback, beschrieben wie in ▶ Abschn. 46.3). Bei Bedarf empfiehlt sich die Gabe von Diazepam (z. B. Valium) in einer Dosierung von 5–10 mg i. v.

> **Cave**
>
> Die Rückatmung von CO_2 aus Tüten kann bei der Patientin Panik- und Angstzustände auslösen (besser: Bio-Feedback)!

45.3 Schockbehandlung

Die **3 elementaren Komponenten** – Blutvolumen, Vasotonus und kardiale Pumpleistung – bieten sowohl für das Verständnis der pathophysiologischen Zusammenhänge als auch für eine orientierende Diagnostik und pragmatische Therapie ein ausgezeichnetes Modell. Pathophysiologie und therapeutische Interventionen sind in ◘ Abb. 45.1 dargestellt.

45.3.1 Einheitliches Therapiekonzept bei allen Schockformen

Es wird folgendermaßen vorgegangen:
- Schocklagerung, d. h. Beine ca. 30° anheben und geeignete Gegenstände unterlegen bzw. Trage/Bett in Kopftieflage bringen; Ausnahme: bei kardialer Insuffizienz und Lungenödem wird der Oberkörper erhöht gelagert;
- Sicherung der Atemwege und Beatmung über Nasensonde (kontinuierliche O_2-zufuhr von 4–6 l/min Flow);
- Mindestens 2 großlumige, venöse Zugänge legen;
- Notfalllabor: Blutgruppe, Kreuzblut, kleines Blutbild (Hb, Hkt, Thrombozyten), Elektrolyte, Gerinnung (Quick, PTT);
- großzügige (Ausnahme: kardiogener Schock und Lungenödem!) Flüssigkeitszufuhr, z. B. mit einer Kombination aus 500–1000 ml kolloidaler Lösung (z. B. HÄS 6 %) und 1500–2000 ml kristalloider Lösung (z. B. Ringer-Lösung);
- Schmerzbekämpfung mit Opioiden, wie Morphin (z. B. Morphin Merck) 10–20 mg i. v. und Sedierung mit Diazepam (z. B. Valium) 2–10 mg i. v.

45.3.2 Volumenmangelschock

> Besonders wichtig ist die Anlage von mehreren großlumigen i. v. Zugängen, damit eine massive Volumensubstitution durchgeführt werden kann. Bei Verlust von mehr als 25 % des Gesamtvolumens (entsprechend ca. 1,2 l Blut) ist mit deutlichen Schockzeichen zu rechnen.

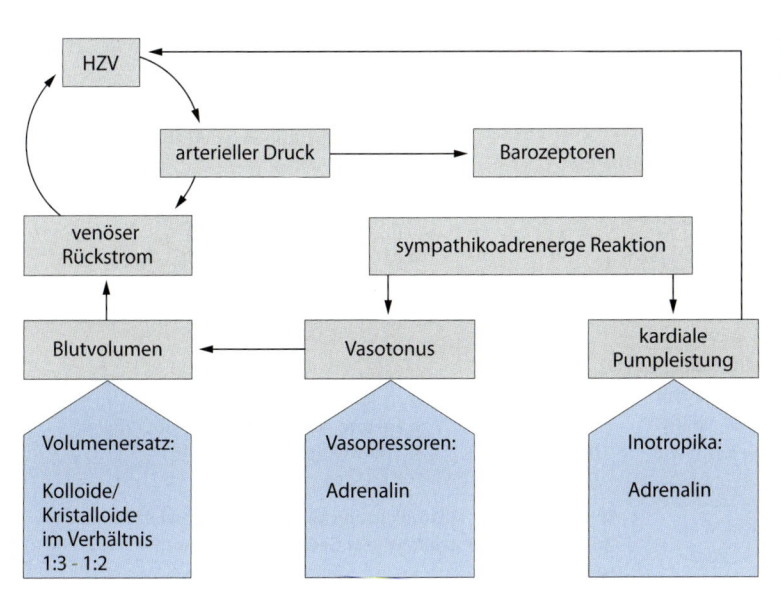

◘ **Abb. 45.1.** Pathophysiologie und therapeutische Interventionen beim Schock. HZV = Herzzeitvolumen. (Nach Ellinger et al. 1998)

> **Empfehlung**
>
> Pro Liter Blutverlust müssen 1–2 l kolloidaler Lösung (z. B. HAES) oder 3–4 l (!) kristalloider Lösung (z. B. Ringer-Lösung) infundiert werden. Am besten ist eine Kombination von einem Anteil kolloidaler Lösung zu 2–3 Anteilen kristalloider Lösung. Der Volumeneffekt beträgt bei 6 %-iger HAES 100 %, bei 10 %-iger HAES 140 % und bei Ringer-Lösung nur 25 %.

Es muss rechtzeitig für die Bereitstellung von **Blutkonserven**, d. h. Erythrozytenkonzentraten (z. B. 2 gekreuzt, 2 bereit) gesorgt werden. Bis zu einem Blutverlust von 25 % kann mit Blutersatzmitteln (kolloidaler und kristalloider Lösung) gearbeitet, ab 25 % geschätztem Blutverlust müssen Erythrozytenkonzentrate gegeben werden. Die entsprechende **Faustregel lautet:**

1 Konzentrat erhöht den Hb-Wert um 1 g/dl.

> **Cave**
>
> Es besteht die Gefahr der Verschleierung durch den Verdünnungseffekt (ersichtlich am niedrigen Hämatokrit).

Gegebenenfalls müssen eine **Narkose, Intubation und Reanimation** eingeleitet werden. Nach Möglichkeit erfolgt eine notwendige Operation erst, wenn der Kreislauf stabilisiert ist.

45.3.3 Anaphylaktischer Schock

Als erstes ist es wichtig, eine eventuelle **Injektion oder Infusion sofort zu unterbrechen**. Die Kanüle wird jedoch in der Vene belassen bzw. venöse Zugänge neu angelegt.

> **Empfehlung**
>
> Medikamentöse Sofortmaßnahmen (mod. nach Roter Liste 2001):
> - sofort: Epinephrin = Adrenalin (z. B. Suprarenin) i. v.;
> - nach Verdünnen von 1 ml der handelsüblichen Epinephrin-Lösung (1:1000) mit 9 ml NaCl 0,9 % auf 10 ml oder unter Verwendung einer 10-ml-Epinephrin-Fertigspritze (z. B. Adrenalin 1:10 000) wird zunächst 1 ml (= 0,1 ml Epinephrin) unter Puls- und Blutdruckkontrolle langsam injiziert (Cave: Herzrhythmusstörungen).
> - Die Epinephrin-Gabe kann ggf. nach 10 min wiederholt werden.

Auf die Sofortmaßnahmen folgt die intravenöse **Volumensubstitution**, z. B. 500–1000 ml Plasmaexpander (z. B. HÄS 6 %) und 1500–2000 ml Vollelektrolytlösung (z. B. Ringer-Lösung) im Verhältnis 1 : 2–1 : 3. Anschließend werden Glukokortikoide i. v. verabreicht, z. B. 250–1000 mg Prednisolon (z. B. Solu Decortin H) oder die äquivalente Menge eines Derivats, wie Methylprednisolon (z. B. Urbason). Die Glukokortikoidgabe kann wiederholt werden.

> Besonders gefährlich – weil oft zu spät diagnostiziert und außerhalb einer intensivmedizinischen Betreuung nur unzureichend behandelbar – sind der septische Schock und das toxische Schocksyndrom, die im Folgenden erläutert werden.

45.3.4 Septischer Schock

Entwickelt sich aus einer Bakteriämie eine Sepsis, liegt gegenwärtig die Mortalität bei 20–30 %. Im Fall eines septischen Schocks sterben noch immer über 60 % der Patienten. Am Beginn einer jeden therapeutischen Intervention muss die **Beseitigung und Sanierung des Fokus** stehen. Auch der frühzeitigen und effektiven antibakteriellen Therapie kommt eine entscheidende Bedeutung zu. Abhängig von der Eintrittspforte dominieren grampositive (Gefäßkatheter, Haut- und Weichteilinfektionen, Pneumonien) oder gramnegative Erreger (Harnwegsinfektionen, intraabdominelle Infektion). Die Störung der Mikrozirkulation – mit Entwicklung einer **disseminierten intravasalen Gerinnung** (DIC; ◘ Abb. 45.2) – fördert die Ausbildung des septischen Circulus vitiosus (Müller u. Friese 1999).

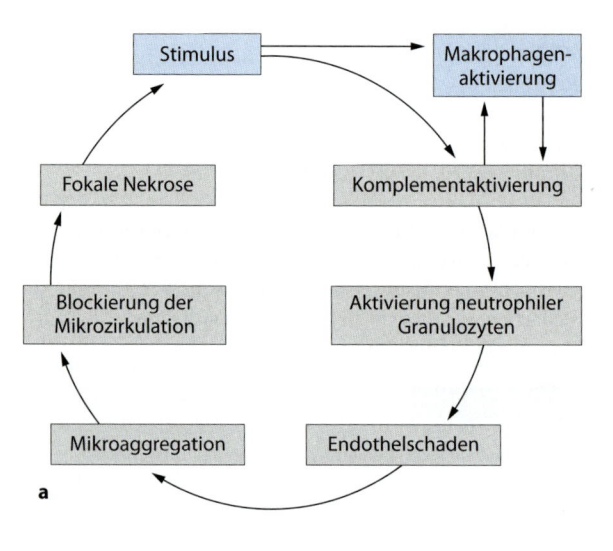

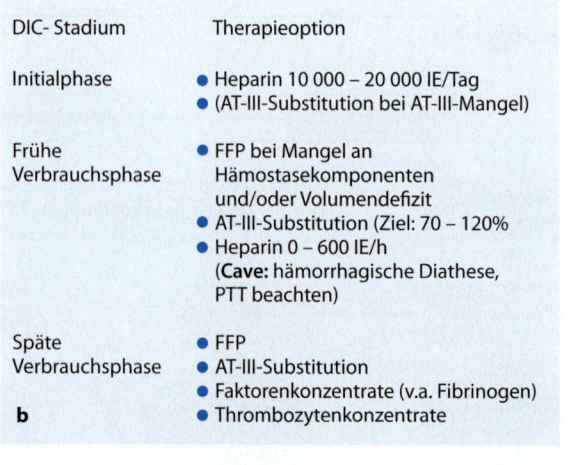

DIC-Stadium	Therapieoption
Initialphase	• Heparin 10 000 – 20 000 IE/Tag • (AT-III-Substitution bei AT-III-Mangel)
Frühe Verbrauchsphase	• FFP bei Mangel an Hämostasekomponenten und/oder Volumendefizit • AT-III-Substitution (Ziel: 70 – 120%) • Heparin 0 – 600 IE/h (**Cave:** hämorrhagische Diathese, PTT beachten)
Späte Verbrauchsphase	• FFP • AT-III-Substitution • Faktorenkonzentrate (v.a. Fibrinogen) • Thrombozytenkonzentrate

◘ **Abb. 45.2 a, b.** Mikrozirkulation (a) und therapeutisches Vorgehen (b) bei disseminierter intravasaler Gerinnung (DIC). (Nach Müller u. Friese 1999)

45.3.5 Toxisches Schocksyndrom (TSS)

Das TSS stellt ein **lebensbedrohliches Krankheitsbild** dar, welches eine sofortige Therapie notwendig macht. Die Betroffenen sollten dabei zunächst immer intensivmedizinisch betreut werden, da ein Multiorganversagen droht. Im Vordergrund stehen
- die adäquate Oxygenierung,
- die Aufrechterhaltung der Herzleistung und
- die Stabilisierung der Gerinnungssituation.

Wichtig ist die **Identifikation und Sanierung der Infektionsquelle**. Unerlässlich ist die umgehende suffiziente antibiotische Therapie mit β-Laktamase-stabilem Penicillin, wie Oxacillin (z. B. Stapenor) oder Flucloxacillin (z. B. Staphylex), bei Penicillinallergie Erythromycin (z. B. Erythrocin) oder Clindamycin (z. B. Sobelin). Auch Cotrimoxazol (z. B. Bactrim) hat eine zuverlässige Wirkung, als Reservepräparat steht Vancomycin (z. B. Vancomycin Lederle) zu Verfügung (Beichert 1999).

45.4 Kardiopulmonale Reanimation

> **Empfehlung**
>
> Die Wiederbelebung bei Atem- und Kreislaufstillstand erfolgt nach der ABCD-Regel:
>
> A Atemwege freimachen, Entfernung von Fremdkörpern aus dem Mund-Rachen-Bereich, Kopf überstrecken und Unterkiefer nach vorn und oben ziehen (Esmarch-Handgriff; Abb. 45.3);
>
> B Beatmung: Maskenbeatmung mit Ambu-Beutel und 100 % Sauerstoff;
>
> C Z(C)irkulation: präkordialer Faustschlag und Herzdruckmassage, flache Lagerung auf hartem Untergrund, Druckpunkt im unteren Sternumdrittel mit 80/min (Abb. 45.4);
>
> D Drugs (Medikamente): venösen Zugang legen, Adrenalin (1 Amp. Suprarenin mit 9 ml NaCl 0,9 % verdünnen) oder 10 ml Adrenalin-Fertigspritze.

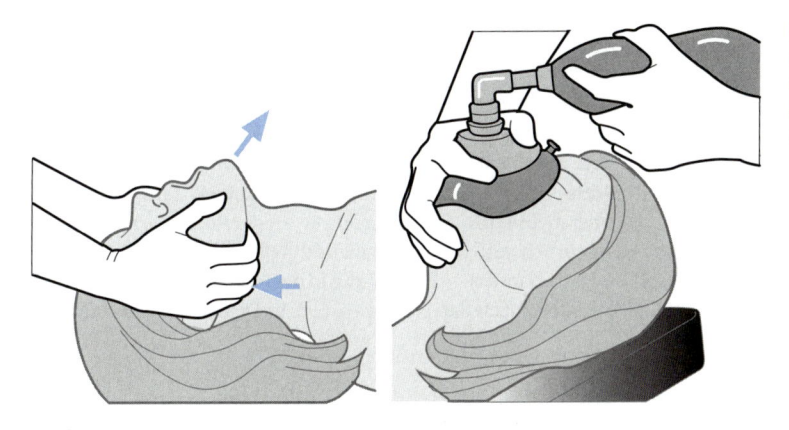

Abb. 45.3. Esmarch-Handgriff und Maskenbeatmung. Die Maske wird mit Daumen und Zeigefinger über Mund und Nase gepresst, der Kopf mit den verbleibenden Fingern in reklinierter Position fixiert (C-Griff)

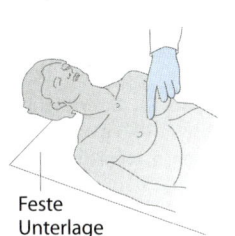

Abb. 45.4. Herzdruckmassage

Feste Unterlage

Sternumspitze aufsuchen | 2 Querfinger nach oben | Handballen darüber auf das Sternum aufsetzen

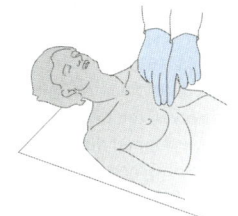

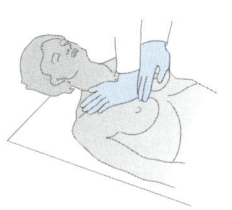

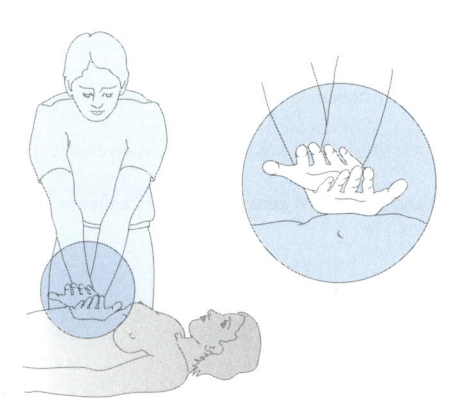

Nur der Handballen berührt das Sternum | Arme gestreckt

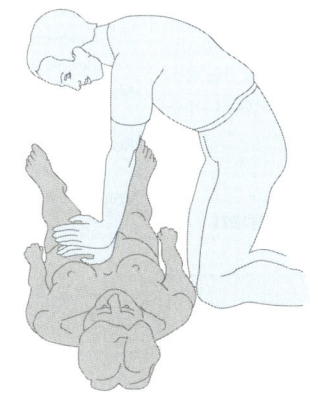

Bei allen Formen des Herz-Kreislauf-Stillstandes ist folgendes beschriebene Vorgehen sinnvoll: Volumenersatz (primär durch Schocklagerung), danach großzügige Gabe von Kristalloiden (z. B. 1500–2000 ml Ringer-Lösung) oder kolloidalen Lösungen (z. B. 500–1000 ml HÄS).

> **Cave**
>
> Keine großzügige Volumengabe bei Lungenödem!

45.5 Konservatives Vorgehen bei gynäkologischen Erkrankungen

> Gynäkologische Notfalltherapie heißt nicht automatisch Operation!

Bei allen Herz-Kreislauf-stabilen, unklaren Situationen sollte zunächst zugewartet werden, da hier oft der **klinische Verlauf** zur Klärung führt. Klassisches Beispiel ist die Unterscheidung zwischen Frühestschwangerschaft und »missed abortion«. Die Mehrzahl der – z. T. äußerst schmerzhaften – **genitalen und abdominalen Infektionen**, inklusive der unkomplizierten »pelvic inflammatory disease« (PID) ist zunächst durch die i. v. Gabe von Flüssigkeit und Antibiotika (evtl. in Kombination mit Spasmolytika) zu behandeln.

Bei **Genitalblutungen** nach außen (ex utero), die verdächtig auf ein Zervix- oder Korpuskarzinom sind, kann es sinnvoll sein, zunächst Material für die histologische Untersuchung (spontan abgegangenes Material oder Strichkürettage) zu gewinnen und das Ergebnis abzuwarten, um dann den Umfang der Operation planen zu können bzw. der Patientin eine Zweitoperation zu ersparen. Bis dahin kann – auch bei relativ starken Blutungen – eine straffe **Vaginaltamponade** (mit gleichzeitig gelegtem Dauerkatheter!) die Wartezeit überbrücken. Diese Maßnahme empfiehlt sich auch kurzzeitig bei alten, gebrechlichen Frauen als symptomatische Ersttherapie.

Auch beim **septischen Abort** mit extremer Gefahr der Uterusperforation bei der instrumentellen Nachtastung erscheint zunächst ein konservatives Vorgehen mit i. v. Antibiose angezeigt.

Selbst bei **Diagnose eines »akuten Abdomens«** hängt es von der jeweiligen Differenzialdiagnose ab, ob ein operatives Vorgehen notwendig ist. So wäre es sicher fatal, ein ovarielles Hyperstimulationssyndrom – statt mit einem üblichen Infusionsschema – operativ anzugehen. Aus einer italienischen Studie ist ersichtlich, dass gynäkologische Erkrankungen mit der klinischen Diagnose »akutes Abdomen« nur in 58 % sofort operiert wurden (Cilotti et al. 1992).

45.6 Operative Therapie bei gynäkologischen Erkrankungen

> Bei allen unklaren Tumoren und/oder Flüssigkeitsansammlungen (Aszites, Pus, Blut) im Abdomen ist die operative Klärung für eine effektive Diagnostik und Therapie unverzichtbar.

> Wenn möglich, sollte die Laparoskopie der Laparotomie vorgezogen werden.

Die Marsupialisation stellt bei dem schmerzhaften **Bartholin-Abszess** eine wirkungsvolle Therapie dar.

Klassische Indikationen für die instrumentelle Nachräumung sind der **Abortus (in)completus** und die »missed abortion«.

Unklare uterine Blutungen sind durch Hysteroskopie und fraktionierte Abrasio abzuklären und durch Entfernung der Blutungsquelle (z. B. Polypen) kausal zu therapieren.

Bei **Tumoren** im Abdomen – z. B. Tuboovarialabszessen, großen Ovarialzysten und extrauteriner Gravidität (EUG) – ist die diagnostische Laparoskopie mit der Möglichkeit der minimal invasiven Chirurgie (MIC) und evtl. anschließender Laparotomie die Methode der Wahl. Auch Flüssigkeitsansammlungen im Abdomen – wie Aszites, Pus oder Blut – müssen so abgeklärt und kausal behandelt werden.

45.7 Notfallmedikamente

Die in ◘ Tabelle 45.1 vorgestellte Auswahl kann nur als Beispiel dienen, da sie den Bedürfnissen und Kenntnissen des Anwenders angepasst sein muss. Nur die **Kenntnis und Erfahrung des Arztes** machen das jeweilige Medikament zum wirksamen Therapeutikum. Die aufgeführte Präparateliste erhebt keinen Anspruch auf Vollständigkeit und stellt nur eine – für den Frauenarzt adaptierte – Liste häufig in der Notfallmedizin verwendeter Substanzen dar. Näheres s. z. B. in Distler u. Riehn (2005).

Literatur

Beichert M (1999) Toxisches Schocksyndrom. Gynäkologe 32: 552–556
Cilotti A, Weiss C et al. (1992) L´ecografia nelle urgenze ginecologiche. Radiol Med 83: 630–635
Cohen SB, Weisz B, Seidman DS, Mashiach S, Lidor AL, Goldenberg M (2001) Accuracy of the preoperative diagnosis in 100 emergency laparoscopies performed due to acute abdomen in nonpregnant women. J Am Assoc Gynecol Laparosc 8: 92–94
Dick WF, Lemburg P, Schuster HP (2001) Aktuelle Notfallmedizin in der Praxis. Handbuch zu Notfällen und Notfallsituationen in der Praxis und Klinik. Balingen: Splitta
Distler W, Riehn A (2005) Notfälle in Gynäkologie und Geburtshilfe, 2. Aufl. Berlin, Heidelberg, New York: Springer
Ellinger K, Osswald PM, Stange K (Hrsg) 1998) Fachkundenachweis Rettungsdienst. Begleitbuch zum bundeseinheitlichen Kursus, 2. Aufl. Berlin, Heidelberg, New York: Springer
Müller H, Friese K (1999) Postoperative Infektionen und Sepsis. Gynäkologe 32: 518–528
Rote Liste Service GmbH (Hrsg; 2001) Rote Liste 2001. Aulendorf: Editio Cantor
Volm T, Möbus V, Kreienberg K (1999) Infektionen unter Chemotherapie. Gynäkologe 32: 529–539

Psychiatrische Notfälle und Forensik in der Gynäkologie

J. Süß

46.1	Einleitung – 695	46.5	Suizidalität – 702
46.2	Leitsymptome beim psychiatrischen Notfall – 695	46.5.1	Selbstmord bei Kindern und Heranwachsenden – 703
46.2.1	Bewusstseinsstörung und Störung der Vigilanz (Wachheit) – 696	46.6	Strategien der Notfalltherapie – 704
46.2.2	Gestörte Orientierung und Merkfähigkeit bei klarem Bewusstsein – 698	46.6.1	Ärztliches Gespräch, supportive/stützende Psychotherapie – 706
46.2.3	Abnormer Antrieb und gestörte Motorik – 698	46.6.2	Notfallmedikamente – 707
46.2.4	Gestörter Realitätsbezug bei bewusstseinsklarem Zustand – 698	46.7	Forensische Medizin in der Gynäkologie – 707
		46.7.1	Sexueller Missbrauch von Minderjährigen – 707
46.3	Angst/Panikattacke – 699	46.7.2	Vergewaltigung – 710
46.4	Depression – 701		Literatur – 712

46.1 Einleitung

Frauen in akuter Seelennot wenden sich häufig an ihre Frauenärzte. Diese müssen sich der seelischen Not ihrer Patientinnen unmittelbar stellen – und können im entscheidenden Augenblick selten auf ausreichende **psychotherapeutische Fachkompetenz** zurückgreifen. Unter Fachleuten sind diagnostische und therapeutische Ansätze oft umstritten. Samuel Shem, Autor des Romans »House of God« und Professor für Psychiatrie, hat diese Situation in seinen **Gesetzen** der (fiktiven) Psychiatrischen Klinik von »Mount Misery« persifliert:
1. In der Psychiatrie gibt es keine Gesetze.
2. Bei einem psychiatrischen Notfall muss man als erstes seinen eigenen Geisteszustand prüfen.
3. In der Psychiatrie kommt erst die Behandlung und dann die Diagnose.

Die folgende Zusammenstellung versteht sich als **Orientierungshilfe** und soll im Dschungel auffälliger psychiatrischer Erscheinungen als hilfreicher Lotse dienen. Es wird versucht, mit möglichst wenig Fachterminologie und lediglich themenzentrierter Hintergrundinformation auszukommen. Es wird auf die einschlägige Fachliteratur verwiesen, u. a. auf Diestler u. Riehn (2005).
Mit welchen **psychiatrischen Krankheitsbildern** werden Frauenärzte in Deutschland konfrontiert? Mehr als der Hälfte psychisch auffälliger Patientinnen einer gynäkologischen Abteilung leidet an einer ausgeprägten affektiven Symptomatik bei meist reaktiver depressiver Verstimmung, weniger häufig findet sich eine Angstsymptomatik. Hauptauslöser ist dabei die Feststellung eines operationsbedürftigen Mammakarzinoms.
Wenn eine Lebenskrise – wie z. B. Depression oder Angstattacke – zum akuten psychiatrischen Notfall eskaliert, ist dies meist Folge einer ungewohnten äußeren Belastung (dem »Auslöser«), welcher die üblichen Lebensbewältigungsverfahren (»Coping«) überfordert, sowie einer nachfolgenden Phase misslingender Problemlösung. Die seelischen und körperlichen Kräfte erschöpfen sich. Die Phasen der **Eskalation von der Krise zum Notfall und Krankheit** (◻ Abb. 46.1) werden im nachfolgenden Fall verdeutlicht:

> **Falldarstellung**
>
> Eine im Anschluss an eine dramatische Trennung seit längerer Zeit depressive Frau befreundet sich mit einem Mann, sodass sie neue Hoffnung zu schöpfen beginnt. Aus Sicht ihrer Freundinnen hat sie wieder gute Laune und wirkt unternehmungslustig. Vor einem Wochenende, an welchem sie mit dem neuen Freund in die Berge verreisen möchte, sagt dieser telefonisch wegen Krankheit ab. Die Frau deutet dies als Vorwand für eine Trennung und nimmt sich unmittelbar nach dem Telefonanruf durch einen Sprung aus dem Fenster das Leben (Rupp 1996).

46.2 Leitsymptome beim psychiatrischen Notfall

> Entgegen dem sonst anerkannten Konzept »Vor die Therapie haben die Götter den Schweiß der Diagnose gesetzt« erfordert ein Notfall eine sofortige, am akuten Symptom orientierte, gezielte Therapie, um eine Gefahr für die Gesundheit der Patientin und evtl. auch anderer Personen abzuwenden.

Die korrekte **Differenzialdiagnose** ist daher Sache der Nachbehandlung und nicht der Notfallintervention. Dabei ist zunächst nach Symptomen zu fahnden, die eine stationäre Betreuung der Patientin notwendig machen und eine sofortige Einweisung

Die Phasen der Eskalation von der Krise zu Notfall und Krankheit

1. Phase:
Die Belastung: Angespanntheit, Nervosität
Wahrnehmungs-, Erlebnis- und Aktivitätsintensivierung.
Intensivierte Problemlösungsversuche nach gelerntem Muster unter Einbezug äußerer Impulse.
Verstärkte Beanspruchung von Mitmenschen oder zunehmende eigene Aktivität.
Seelische und körperliche Missempfindungen.

↓

2. Phase:
Die Krise: Alarmierung, seelische Krise
Einengung der Wahrnehmung, der Gefühle, des Denkens, Versteifung auf bestimmte bevorzugte Problemlösungsstrategien:
Aktivierung lebensgeschichtlich früher Bewältigungstechniken mit Abhängigkeits- (Regression), Rückzugs- (Depression) oder Aggressions- (Projektion) verhalten.
Beginnende Patientenrolle oder soziale Isolierung oder Polarisierung im sozialen Umfeld.

↓

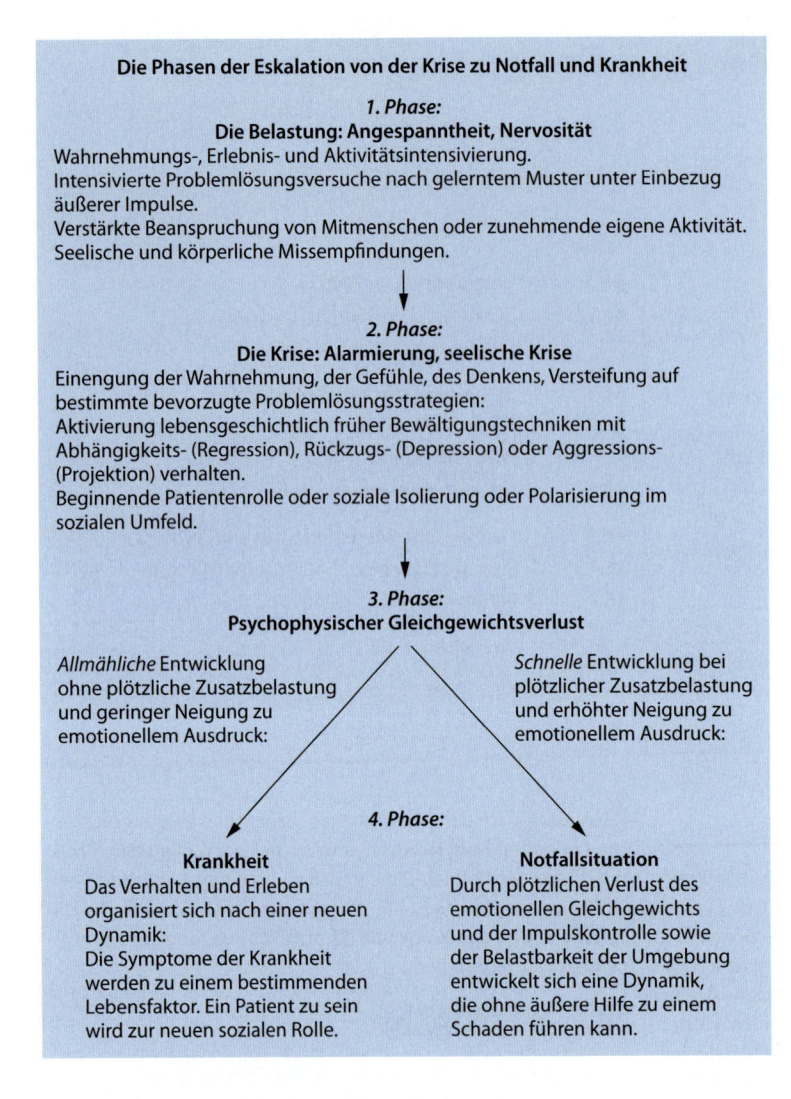

3. Phase:
Psychophysischer Gleichgewichtsverlust

Allmähliche Entwicklung ohne plötzliche Zusatzbelastung und geringer Neigung zu emotionellem Ausdruck:

Schnelle Entwicklung bei plötzlicher Zusatzbelastung und erhöhter Neigung zu emotionellem Ausdruck:

4. Phase:

Krankheit
Das Verhalten und Erleben organisiert sich nach einer neuen Dynamik:
Die Symptome der Krankheit werden zu einem bestimmenden Lebensfaktor. Ein Patient zu sein wird zur neuen sozialen Rolle.

Notfallsituation
Durch plötzlichen Verlust des emotionellen Gleichgewichts und der Impulskontrolle sowie der Belastbarkeit der Umgebung entwickelt sich eine Dynamik, die ohne äußere Hilfe zu einem Schaden führen kann.

Abb. 46.1. Die Phasen der Eskalation von der Krise zu Notfall und Krankheit

erfordern. Vier **notfallpsychiatrische Leitsymptom(komplexe)** verdienen hierbei besondere Beachtung (Tabelle 46.1):
— Bewusstseinsstörung und Störung der Vigilanz (Wachheit);
— gestörte Orientierung und Merkfähigkeit bei klarem Bewusstsein;
— abnormer Antrieb und gestörte Motorik;
— gestörter Realitätsbezug bei bewusstseinsklarem Zustand.

46.2.1 Bewusstseinsstörung und Störung der Vigilanz (Wachheit)

Die **Somnolenz** ist durch abnorme Schläfrigkeit bei erhaltener akustischer Weckreaktion (Augenöffnen und spontane Zuwendung) gekennzeichnet. Bei geöffneten Augen lösen optische Reize, wie z. B. helles Licht oder das rasche Heranführen der Hand des Untersuchers bis vor die Augen (Drohbewegung), den Lidschluss aus.

Im **Sopor** fehlen spontane Bewegungen. Auf Anruf erfolgt eine kurzzeitige Orientierungsreaktion. Die Patientin wendet zunächst die Augen, dann den Kopf der Geräuschquelle zu. Schmerzreize werden mit adäquaten Abwehrbewegungen beantwortet.

Während im beginnenden **Koma** keine Reaktion auf optische oder akustische Stimuli zu beobachten ist, kommt es zu undifferenzierten Abwehrbewegungen auf sensible Reize. Im tiefen Koma bleibt jegliche Reaktion, auch auf wiederholte Schmerzreize, aus.

Neben diesen **quantitativen** Störungen des Bewusstseins gibt es auch **qualitative** Störungen:
— Unter **Bewusstseinstrübung** versteht man die mangelnde Klarheit des Erlebens im Eigenbereich oder der Umwelt. Der Zusammenhang des Erlebens geht verloren, das Bewusstsein ist wie zerstückelt.
— **Bewusstseineinengung** ist die Fokussierung auf ein bestimmtes Erleben, meist verbunden mit verminderter Ansprechbarkeit auf Außenreize. Das Erleben ist insgesamt traumhaft verändert.
— Bei der **Bewusstseinsverschiebung** kommt es zum Gefühl der Intensitäts- und Helligkeitssteigerung, Räume werden als tiefer und größer erlebt, das Bewusstsein scheint erweitert.

Ätiologie. Vigilanzstörungen (quantitative und qualitative Bewusstseinsstörungen) entstehen v. a. bei traumatischen, tumorösen, vaskulären und entzündlichen Hirnprozessen, die

46.2 · Leitsymptome beim psychiatrischen Notfall

Tabelle 46.1. Psychiatrische Symptomenkomplexe. (Mod. nach Möller et al. 1996)

Symptom	Manisch	Depressiv	Angst	Paranoid/Halluzinatorisch Ich-Störung	Erregung	Delir	Stupor
Bewusstsein	Klar	Klar	Mitunter getrübt	Klar	Oft getrübt	Getrübt	Klar
Antrieb	Erregung	Hemmung	Erregung	Oft Erregung	Erregung	Erregung	Sperrung
Orientierung	Erhalten	Erhalten	Mitunter gestört	Erhalten	Oft gestört	Meist gestört	Erhalten
Gedächtnis	Erhalten	Erhalten	Erhalten	Erhalten	Oft Erinnerungslücken	Erhalten	Erinnerungslücken
Wahrnehmung	Normal	Normal	Illusionäre Verkennung	Akustische Halluzination	Sinnestäuschung	Optische Halluzination	Normal
Denken	Ideenflucht, Größenideen	Denkhemmung, depressive Ideen	Verfolgungsideen	Beeinträchtigungsideen	Oft gestört, Zerfahrenheit, Inkohärenz	Wahnideen	Oft gehemmt
Stimmung	Gehoben	Gedrückt	Ängstlich	Misstrauisch	Gehoben	Meist gespannt	Gleichgültig
Affektlage	Heiter			Gespannt	Zornig	Ängstlich	Gespannt

mit intrakraniellem Druckanstieg und Hirnstammkompression verbunden sind. Weitere Ursachen sind
- Intoxikationen (Kohlenmonoxid-/-dioxid-, Alkohol-, Arzneimittelintoxikation u. a.) oder
- Stoffwechselerkrankungen (diabetisches/ketoazidotisches, urämisches, hepatisches Koma u. a.).

> Bei stark verminderter Weckbarkeit bzw. zunehmender Schläfrigkeit besteht deshalb – unabhängig von weiteren Beurteilungsfaktoren – die Indikation für eine sofortige intensivmedizinische Betreuung (internistischer oder neurologischer Notfall).

Cave

Keinesfalls darf ein Psychopharmakon appliziert werden!

46.2.2 Gestörte Orientierung und Merkfähigkeit bei klarem Bewusstsein

Orientierung. Man muss sich einen Überblick darüber verschaffen, ob die Patientin zeitlich und örtlich orientiert ist. Dazu dienen Fragen wie »Welches Datum/Jahr/Jahreszeit haben wir?« oder »Wo/In welcher Einrichtung befinden wir uns?« Die situative Orientiertheit und die zur eigenen Person werden mit Fragen festgestellt wie z. B. »Welchen Beruf (Hinweis auf den Arztkittel) habe ich?«, »Wie alt sind Sie?« oder »Welchen Beruf haben/hatten Sie?«

Merkfähigkeit (Kurzzeitgedächtnis). Durch das Vorsprechen von 7 einstelligen Zahlen und das Nennen von 3 Gegenständen, die nach einem 10-minütigen Gespräch wieder abgefragt werden, lässt sich die Merkfähigkeit testen. Das Altgedächtnis wird durch das Abfragen von wichtigen biographischen Daten – wie Geburt der Kinder, Heirat, Scheidung, Beruf – getestet.

> Gestörte Orientierung und Merkfähigkeit bei klarem Bewusstsein sind meist Hinweis auf eine eher chronische hirnorganische Beeinträchtigung. Bei erstmalig diagnostizierten Störungen ergibt sich sofortiger Handlungsbedarf zu sorgfältiger körperlicher Abklärung und deshalb meist eine Klinikeinweisung.

46.2.3 Abnormer Antrieb und gestörte Motorik

Definition

Unter einem abnormen Antrieb mit gestörter Motorik versteht man körperliche und seelische Unruhe. Diese kann einhergehen mit Antriebssteigerung, übertrieben ausgelassener Stimmung, Heiterkeit, Zuversicht (Euphorie) und übermäßigem Rededrang (Logorrhö). Aber auch das Gegenteil ist möglich. Hier fällt eine Antriebshemmung mit Wortkargheit bis Nichtreden (Mutismus) und sogar Fehlen des Antriebs (Stupor) auf.

Diagnostik. Antrieb und Motorik werden z. B. mit folgenden Fragen getestet: »Gehen Ihnen derzeit alltägliche Dinge schwer von der Hand?«, »Sind Sie derzeit besonders unternehmungslustig?« oder »Fühlen Sie sich innerlich unruhig?«

Abnormer Antrieb und gestörte Motorik kommen **bei vielfältigen psychischen Erkrankungen** vor, wie z. B. bei
- chronisch-organischem Psychosyndromen,
- Manie (Stimmung und Antrieb über Euphorie hinaus gesteigert),
- Depression sowie
- Schizophrenie (vielgestaltiges, charakteristisches, psychopathologisches Querschnittsbild mit
  - Plus-Symptomatik:
    – Wahn,
    – Halluzinationen,
    – formale Denkstörungen sowie
    – psychomotorische Symptome und
  - Minus-Symptomatik:
    – Antriebsmangel,
    – Sprachverarmung,
    – affektive Verarmung,
    – Verlangsamung des Denkens,
    – sozialer Rückzug,
    – Apathie sowie
    – Autismus).

Meist sind abnormer Antrieb und gestörte Motorik jedoch Hinweis auf eine **Intoxikation**, einen **Alkohol- oder Drogenentzug** (Delir: akute organische Psychose mit Desorientiertheit, Verkennung der Umgebung und Unruhe) oder auf eine **Überstimulation** im Rahmen verminderter seelischer Belastbarkeit (Hyperventilation, Panikattacke, Nervenzusammenbruch).

> Außer bei »normalen, unkomplizierten« Rauschzuständen besteht die eine Indikation für biologisch-medizinische Notfallhilfe, d. h. ständige Überwachung durch eine zuverlässige Bezugsperson oder Einweisung in eine psychiatrische Klinik.

46.2.4 Gestörter Realitätsbezug bei bewusstseinsklarem Zustand

Wahrnehmung. Akustische Halluzinationen mit dialogischen, befehlenden oder kommentierenden Stimmen werden durch Fragen eruiert wie »Hören Sie manchmal jemanden sprechen, obwohl niemand im Raum ist?« Dagegen sind optische Halluzinationen mit Sätzen wie »Haben Sie Personen und Gegenstände gesehen, die andere nicht sehen konnten?« zu erfragen. Sinnestäuschungen im Bereich der Körperwahrnehmung (Zönästhesie) lassen sich mit folgender Frage feststellen: »Gehen in Ihrem Körper merkwürdige Dinge vor?«

> Die Abgrenzung zur Illusion ist in diesem Zusammenhang wichtig: Bei der illusionären Verkennung wird etwas wirklich Gegenständliches für etwas anderes gehalten, während bei der gestörten Wahrnehmung eine Sinnestäuschung ohne entsprechenden Sinnesreiz vorliegt (Trugwahrnehmung).

Denken. Hier sind zunächst **formale Denkstörungen** aufzudecken. Die Patientin formuliert ihre Gedanken verlangsamt, umständlich, eingeengt und perversativ, d. h. sie wiederholt gleiche Denkinhalte und bleibt an vorherigen Worten haften (gebetsmühlenartiges Erzählen). In ausgeprägten Stö-

rungen macht sich eine **Ideenflucht** mit Inkohärenz (= Zerfahrenheit: sprunghafter, dissoziierter Gedankengang, bei dem die logischen und assoziativen Verknüpfungen fehlen) und Neologismen (Wortneubildungen) bemerkbar. Diese sind mit Fragen zu eruieren wie
- »Drängen sich Ihnen zu viele Gedanken auf?«
- »Haben Sie das Gefühl, dass Ihr Gedanke öfter einfach abhanden kommt oder abgerissen ist?« oder
- »Haben Sie das Gefühl, dass sich in Ihrem Denken etwas verändert hat?«

Davon zu trennen sind **inhaltliche Denkstörungen**, wie sie beim Wahn mit Wahneinfall, Wahnwahrnehmung und Wahnstimmung vorkommen. Diese sind mit Fragen zu klären wie
- »Haben Sie das Gefühl über besondere Fähigkeiten zu verfügen?«
- »Meinen Sie, dass bestimmte Menschen etwas gegen Sie haben?« oder
- »Sind z. B. Ansagen im Fernsehen oder Radio für Sie persönlich bestimmt?«

Bei **gestörtem Realitätsbezug** mit bewusstseinsklarem Zustand werden Sachverhalte, Bedeutungen und Beziehungen teilweise auf skurrile und gar wahnhafte Weise verkannt, ohne dass die Patientin einer Korrektur ihrer verschrobenen Wahrnehmung zugänglich wäre. Dies ist meist Hinweis auf eine **psychotische Erkrankung**, die eine psychiatrische Klinikeinweisung notwendig macht.

> **Cave**
> Die Schizophrenie als »Chamäleon« in der Psychiatrie kann sich hinter allen aufgeführten Symptomen verbergen!

46.3 Angst/Panikattacke

> **Definition**
> Angst, aus dem lateinischen Ausdruck für »Enge« (angor, angustus) abgeleitet, ist eine seelisch-körperliche Reaktionsweise auf bedrohlich erscheinende Situationen.

Angst ist somit ein **natürlicher Schutzmechanismus**. Anlass ist z. B. eine tatsächliche oder vorgestellte Gefahr für Gesundheit, Leben oder persönliche Integrität, jedoch auch unerwartete Trennung oder Zurückweisung und schwere, unentscheidbare Konflikte. Bestimmte **äußere Auslöser**, jedoch auch innere Vorstellungen, können dieses Gefühl in Gang setzen. In Abb. 46.2 sind typische psychische und körperliche Symptome der Angst zusammengestellt, die sich zu einem Teufelskreis schließen (Abb. 46.3).

Panik. Panik ist die Steigerungsform der Angst, mit heftigen körperlichen Reaktionen und dramatischem Verhalten. Akut bricht ein inneres Gleichgewicht zusammen. Panik tritt meist anfallsweise auf und ist mit ausgeprägten körperlichen Symptomen verbunden (Panikattacke). Dabei setzen die Beschwerden ganz plötzlich ein und steigern sich innerhalb einiger Minuten zu einem Höhepunkt. In fast allen Fällen kommt es zu Tachykardie, Hitzewallungen, Beklemmungsgefühlen und Zittern (Abb. 46.4).

Die **Dauer einer Panikattacke** ist sehr unterschiedlich. Meist dauert sie 10–30 min. Typischerweise entwickelt sich nach und nach eine ausgeprägte Erwartungsangst (»Angst vor der Angst«). Häufig steht die kardiale Symptomatik ganz im Vordergrund des Erlebens, deshalb wurde diese Angststörung

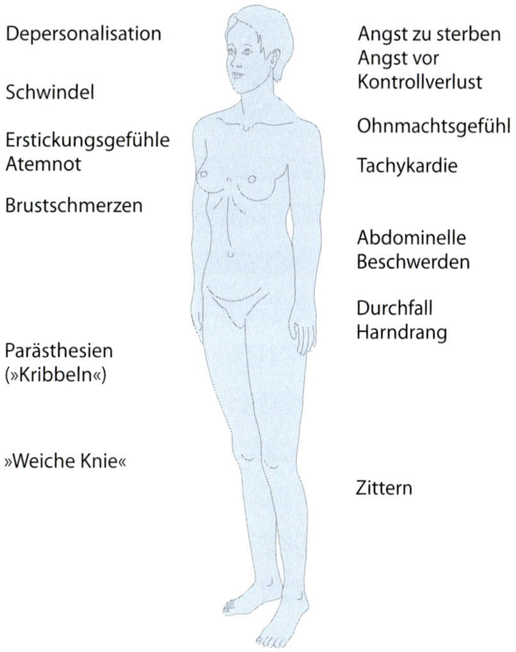

Abb. 46.2. Typische psychische und körperliche Symptome der Angst

Depersonalisation
Schwindel
Erstickungsgefühle
Atemnot
Brustschmerzen
Parästhesien (»Kribbeln«)
»Weiche Knie«

Angst zu sterben
Angst vor Kontrollverlust
Ohnmachtsgefühl
Tachykardie
Abdominelle Beschwerden
Durchfall
Harndrang
Zittern

> Der Teufelskreis der Angst: Wahrnehmung einer körperlichen Veränderung → Interpretation dieser Wahrnehmung als Anzeichen einer körperlichen Gefahr → Angst → vermehrte Selbstbeobachtung → vermehrte Wahrnehmung anderer, vorerst noch diskreter körperlicher Veränderungen → Interpretation als akute gesundheitliche Gefährdung → beginnende Panik führt zu charakteristischen körperlichen Veränderungen (Beschleunigung von Puls, Veränderungen der Atmung bis zur Hyperventilation und Brustbeschwerden,* der Mund wird trocken, vermehrtes Schwitzen etc.) → Interpretation dieser Symptome als Bestätigung einer drohenden Gesundheitskatastrophe → die Panik steigert sich, der Teufelskreis schließt sich.
>
> * Diese Schmerzen sind Muskelbeschwerden wegen der verstärkten Atemarbeit

Abb. 46.3. Der Teufelskreis der Angst

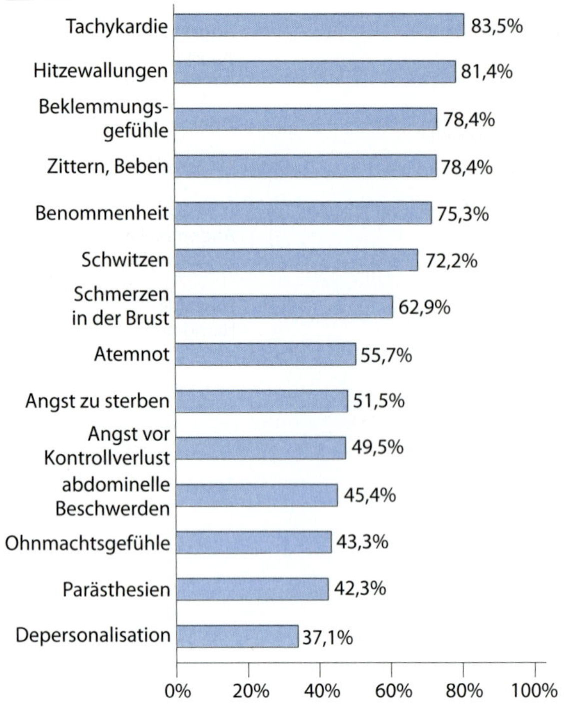

Abb. 46.4. Häufigste Symptome einer Panikattacke

- Tachykardie: 83,5%
- Hitzewallungen: 81,4%
- Beklemmungsgefühle: 78,4%
- Zittern, Beben: 78,4%
- Benommenheit: 75,3%
- Schwitzen: 72,2%
- Schmerzen in der Brust: 62,9%
- Atemnot: 55,7%
- Angst zu sterben: 51,5%
- Angst vor Kontrollverlust: 49,5%
- abdominelle Beschwerden: 45,4%
- Ohnmachtsgefühle: 43,3%
- Parästhesien: 42,3%
- Depersonalisation: 37,1%

früher auch als Herzphobie oder Herzangstsyndrom bezeichnet.

> Es wird angenommen, dass in Deutschland ca. 11 % aller Frauen irgendwann in ihrem Leben einmal eine Panikattacke erleben (Möller et al. 1996).

Angst/Panik, Brustschmerz und Hilfsstrategie
- Angst und Brustschmerz, der nicht auf eine Herzerkrankung verdächtig ist.
  - Syndrom mit mehreren charakteristischen Körperwahrnehmungen:
    - Atemnot/Beklemmung (»Ich habe ein Engegefühl in der Luftröhre«),
    - Benommenheit/Ohnmachtsgefühl, (»mir wird schwarz vor den Augen«, »mir ist ganz schwindlig«),
    - Heftige oder beschleunigte Herzschläge (»schnelle und harte Herzschläge«, »mein Herz rast«),
    - Zittern oder Beben,
    - Übelkeit/Bauchbeschwerden,
    - Gefühl der Selbstentfremdung oder des Wirklichkeitsverlustes (»ich sehe nur noch wie aus einem Tunnel«, »ich beginne unscharf zu sehen«, »es ist, als ob die Helligkeit schwanken würde«),
    - Schwitzen, Hitzewallungen oder Kälteschauer (»ich zittere und friere«),
    - Taubheit/Kribbelgefühle (»Kribbeln v. a. in der linken Hand«),
    - Schmerzen oder Unwohlsein in der Brust (»ein Stechen auf der linken Brustseite«),
    - Gefühl des beginnenden Kontrollverlustes (»ich spüre mich nicht mehr richtig«, »ich verliere die Selbstkontrolle und schwebe ab«),
  - Diese Wahrnehmungen werden katastrophal interpretiert, wie:
    »ich muss ersticken«, »ich kann nicht mehr richtig einatmen«, »mein Herz zerspringt«, »mein Herz versagt«, »ich habe ein Herzstechen in der linken Brustseite«, »ich habe Angst, dass ich sterben muss«, »ich habe Angst, verrückt zu werden«.
  - Beschwerden sind plötzlich ausgelöst durch einen tiefen Atemzug, durch eine Bewegung mit dem Rücken oder durch seelischen Stress.
  - Zusätzlich Depression/Erpressung/allgemeine Nervosität und Vermeidungsverhalten (z. B. wegen Platzangst).
- Falls die geschilderte Störung diesem Beschwerdebild entspricht und erstmals aufgetreten ist, muss eine körperliche Abklärung folgen.
- Falls die geschilderte Störung diesem Beschwerdebild entspricht und schon wiederholt aufgetreten ist, wobei eine körperliche Erkrankung ausgeschlossen werden konnte, handelt es sich mit großer Wahrscheinlichkeit um eine Panikattacke.

Das folgende **Fallbeispiel** soll die Symptomatik verdeutlichen.

Falldarstellung

»Plötzlich bekomme ich Angst, nicht mehr zu können. Ich verspüre eine Schwäche im Bauch, bekomme dann keine Luft mehr und habe einen Kloß im Hals. Ich habe das Gefühl, am ganzen Körper zu zittern und lasse alles fallen, was ich in den Händen habe. In diesen Augenblicken empfinde ich eine totale Existenzbedrohung. Es gelingt mir nicht, dagegen anzuarbeiten. Aus Angst vor diesen Zuständen leide ich in letzter Zeit unter ständigen Verkrampfungen, Übelkeit und Magenbeschwerden, unter einem Spannungsgefühl im Kopf und seelischer Abgespanntheit. Nachdem dieser Zustand einmal in meinem Gästezimmer aufgetreten ist, ist es mir nun unmöglich, dieses Zimmer zu betreten« (Möller et al. 1996).

Cave

Bei Häufungen von Panikattacken darf eine steigende Suizidgefahr nicht übersehen werden!

Eine Sonderform ist das **Hyperventilationssyndrom**. Das Atemmuster variiert von frequenter, tiefer, stöhnender Respiration bis hin zu andauernder, deutlich schneller, tiefer Atmung. Die Patientin neigt dazu, sich über Angstgefühle zu beklagen,

drückt ihre Besorgnis bezüglich kardialer Störungen aus und ist sich überraschend selten ihrer Hyperventilation bewusst. Äußerungen wie »ich bekomme nicht genug Luft« oder »ich ersticke« sind charakteristisch. Es können
- tetanische Zustände,
- periorale und akrale Parästhesien,
- Schwindelgefühle und
- kurz andauernde Bewusstseinsverluste auftreten.

Die genannten Symptome können auch bei Gesunden durch freiwillige Hyperventilation reproduziert werden. Als Therapieansatz gilt die Beruhigung der Patientin sowie das Aufsetzen einer Papiertüte über dem Mund, damit das abgeatmete Kohlendioxid wiederholt eingeatmet werden kann. Eine bessere Alternative ist jedoch die Sofortbehandlung der Panikattacke durch Bio-Feedback (▶ Abschn. 45.2, »Hyperventilationstetanie«).

Prinzip des Bio-Feedbacks. Die Patientin wird angeleitet, ihr Vegetativum während der Attacke durch bestimmte Maßnahmen aktiv zu kontrollieren. Sie soll sich hinlegen und die Beine anziehen. Die Körperwahrnehmungen der Frau müssen beachtet werden (»manchmal setzt ein Herzschlag aus«). Der Patientin sollte vermittelt werden, dass ihre Ängste gut nachvollziehbar sind. Durch präzise und verständliche Information werden die katastrophalen Interpretationen der Körperwahrnehmung entkräftet, die Aufmerksamkeit auf die Atmung gelenkt: »Ich zeige Ihnen nun, wie Sie mit Ihrer Atmung Ihre Angst beeinflussen können, was Sie tun müssen, um weniger Angst zu empfinden.« Ein Wechsel von der Brustatmung auf die Bauchatmung wird angeregt. Zunächst legt man dazu die eigene oder die Hand der Patientin auf deren Bauch. Sobald sie mit dem Bauch atmet, bewegt sich die Hand auf und ab (positives Bio-Feedback). Versuchsweise kann man den Atem anhalten lassen (positive Rückkopplung in Form von Anerkennung), dann gegen Lippenbremse ausatmen lassen. Eine Variante besteht darin, beim Ausatmen langsam zählen oder summen zu lassen.

> **Empfehlung**
> Die Patientin ist über den Teufelskreis aufzuklären und anzuleiten, zukünftig bei analogen Situationen ebenso zu verfahren.

46.4 Depression

Leitsymptome der Depression (aus dem Lateinischen »deprimere«: herunter-/niederdrücken) sind depressive Verstimmung, Hemmung von Antrieb und Denken sowie Schlafstörungen.

Das **Ausmaß** kann von leicht gedrückter Stimmung bis zum schwermütigen, scheinbar ausweglosen, versteinerten Nichtsmehr-fühlen-Können reichen. Häufig vorzufindende **Symptome** sind
- Antriebshemmung,
- Interessen- und Initiativeverlust,
- Entscheidungsunfähigkeit,
- Angst,
- Hoffnungslosigkeit,
- innere Unruhe,
- Denkhemmung,
- Grübeln und
- Schlafstörungen.

Der Depressive sieht sich selbst und die ihn umgebende Welt negativ, »grau in grau«, häufig kommt es zum sozialen Rückzug.

> **Cave**
> Es besteht ein ausgeprägtes Suizidrisiko. Insgesamt 15 % der Patienten mit schwerer depressiver Störung begehen Suizid, 20–60 % depressiver Kranker weisen Suizidversuche in ihrer Krankengeschichte auf, 40–80 % leiden während einer Depression an Suizidideen.

Ein Teil der Depressiven kann aufgrund des Erscheinungsbildes – mit ernstem Gesichtsausdruck, erstarrter Mimik und Gestik, gesenktem Blick, leiser und zögernder Stimme – verhältnismäßig leicht erkannt werden.

> **Falldarstellung**
> Eine 48-jährige Mutter zweier Kinder betritt zögernd, mit mattem Gang das Sprechzimmer. Ihre Mimik ist ernst, von der Umgebung unberührt. Stockend und mühsam berichtet sie, sie fühle sich stimmungsmäßig leer, wie versteinert, sie empfinde nichts mehr, nicht einmal mehr Traurigkeit. Es fehle ihr die Kraft und der Antrieb, auch nur das Nötigste im Haushalt zu tun, obwohl sie ständig dagegen anzukämpfen versuche. Obwohl sie unendlich müde sei, habe sie seit Wochen nicht mehr durchgeschlafen, die frühen Morgenstunden brächten die schlimmsten, grauenvollsten Stunden ihres Lebens mit sich: Erwachend aus qualvollen Angstträumen beschleiche sie entsetzliche Furcht vor dem langen, langen Tag mit seinen unendlichen Minuten, in denen sich alles nur noch zum Schlimmeren wenden würde. Das Aufstehen, das Heben der Beine aus dem Bett, bedeute eine Qual für sie.
> Obwohl sie körperlich gesund sei, fühle sie sich wie abgeschlagen, sei appetitlos, verspüre einen Druck über der Brust und im Kopf, die Kehle sei wie zugeschnürt. Das Denken trete auf der Stelle, sie könne kaum noch Zeitung lesen, habe an nichts mehr Interesse, falle in Grübeln über Vergangenes. Sie habe das Gefühl, überflüssig zu sein, sie sei für ihre Familie nur noch Ballast. Die Besorgtheit der Angehörigen mache alles noch schlimmer, weil sie sich deshalb immer mehr Schuldgefühle wegen ihres Versagens machen müsse (Möller et al. 1996).

Diagnostik. Bei Verdacht auf Depression helfen folgende Fragen weiter:
- »Können Sie sich noch freuen?«
- »Haben Sie Schlafstörungen?«
- »Hat Ihr Appetit nachgelassen?«
- »Sind Sie interessen-, schwung- oder kraftlos?«
- »Machen Sie sich häufig Selbstvorwürfe?«
- »Sind Sie in letzter Zeit oft unschlüssig?«
- »Haben Sie körperliche Beschwerden (Schmerzen)?«
- »Meinen Sie, Ihr Leben sei sinn- und hoffnungslos?«

Tabelle 46.2. Psychosomatische Symptome bei larvierter Depression

Organsystem	Beschwerden
Kopf	Kopfdruck, Helmgefühl, Druck über den Augen, Nacken- und Hinterkopfschmerz, Schwindelerscheinungen
Rücken	Zervikal-Schulter-Syndrom, Kreuzschmerzen, vorwiegend bei Frauen
Respiratorisches System	Atemkorsett, Lufthunger, Engegefühl, Globusgefühl
Herz	Druck und Stechen in der Herzgegend, Herzjagen, Herzstolpern, Gefühl des Zugeschnürtseins in der Brust
Magen-Darm-Trakt	Appetitmangel, Übelkeit, Würge- und Trockenheitsgefühl im Hals, Sodbrennen, krampf- und druckartige Schmerzen, Verstopfung, Durchfall, Völlegefühl
Unterleib	Zyklusstörungen, Krampf- und Druckschmerzen im kleinen Becken, Bauchschmerzen, Reizblase

In anderen Fällen ist dies sehr viel schwieriger, da nicht psychische Symptome, sondern nur körperliche Beschwerden geschildert werden (larvierte Depression). In Tabelle 46.2 sind die wichtigsten körperlichen Beschwerden bei lavierter Depression zusammengefasst.

Die **reaktive Depression** (depressive Reaktion) wird durch ein akutes psychisches Trauma (z. B. Todesfall, Entwurzelung, Scheidung, schwere Krankheit) ausgelöst, folgt unmittelbar dem auslösenden Erlebnis und ist inhaltlich um dieses zentriert.

Besonders bei **Altersdepressionen**, die durch eine ausgeprägte negative Wahrnehmung der eigenen Person, der Umwelt und der Zukunft gekennzeichnet ist (kognitive Triade), kann die Abgrenzung zur beginnenden Demenz schwierig sein. Während Depressive ihre Defizite deutlich herausstellen, in Selbstanklage und evtl. Schuldgefühle verfallen und »Weiß-nicht«-Antworten typisch sind, versucht die demente Patientin, ihre Defizite zu verbergen, leidet unter Orientierungs- und Gedächtnisstörungen und gibt annähernd richtige Antworten auf die gestellten Fragen.

46.5 Suizidalität

Etwa 90 % aller Patienten, die sich das Leben nehmen, sind **psychisch krank**. Mehr als 2/3 davon sind »endogen« depressiv (!), 15 % betreiben Alkohol- oder Drogenmissbrauch, 15 % litten unter psychischen Störungen mit grundlegendem Wandel des eigenen Erlebens und des Außenbezugs (Psychosen).

> In Deutschland liegt die Inzidenz bei 15/100 000 Einwohner, Verhältnis männlich : weiblich 3 : 1. 10–15 Selbstmordversuche stehen einem vollendeten Suizid gegenüber. Damit sterben mehr Menschen durch Suizid als durch Verkehrsunfälle. Der Selbstmord ist somit die dritthäufigste Todesursache in Deutschland (Gleixner et al. 2000/2001).

Das **Prädispositionsalter** liegt zwischen 15 und 45 Jahren, ein zweiter Gipfel findet sich bei über 70-Jährigen. Besonders gefährdete **Risikogruppen** sind
- weibliche Teenager,
- Singles und
- Menschen, die durch Trennung, Scheidung und Tod den Partner verloren haben.

Prophylaxe gegen Selbstmord stellt eine sichere und fundierte Beziehung dar.

Auch Menschen mit **starkem beruflichem Engagement**, z. B. Ärztinnen (4-mal höher als Vergleichsgruppe) und unter den Fachärzten Psychiater (!), sind besonders selbstmordgefährdet. Auch Individuen, die **Sekten** mit charismatischen Führern oder Gruppen mit Weltuntergangsglauben (Massensuizide!) verfallen, bringen sich gehäuft selbst um. Eine starke Bindung an eine seriöse Glaubensgemeinschaft schützt vor Selbstmord.

Cave

Selbstmordgefährdete – v. a. Menschen unter besonderem Erfolgsdruck – werden durch Verhaltensänderungen auffällig: Der imperative Wunsch nach Ruhe, Pause, Veränderung und Unterbrechung im Leben kann erster Ausdruck eines Todeswunsches sein und somit auf einen drohenden Suizid hinweisen!

Definition

Man unterscheidet Todeswunsch sowie Suizidgedanke, -absicht und -versuch. Der Suizid (Selbsttötung) ist als absichtliche Selbstschädigung mit tödlichem Ausgang definiert. Mit dem Begriff Parasuizid wird eine Handlung mit nicht tödlichem Ausgang definiert, bei dem ein Mensch sich absichtlich Verletzungen zufügt oder ein Medikament/eine Droge außerhalb der anerkannten Dosierungen einnimmt (im klinischen Alltag auch oft als Suizidversuch bezeichnet).

Akute Verzweiflung (»Nervenzusammenbruch«). Im Zusammenhang mit einem außergewöhnlich belastenden Erlebnis kann die heftige seelische Erschütterung nach einem Moment scheinbarer Betäubung in dramatisch wechselnder Form Ausdruck finden: massive Angst, Wut, Ärger, jedoch auch panische Betriebsamkeit oder völliger Rückzug sind mögliche Reaktionen.

46.5 · Suizidalität

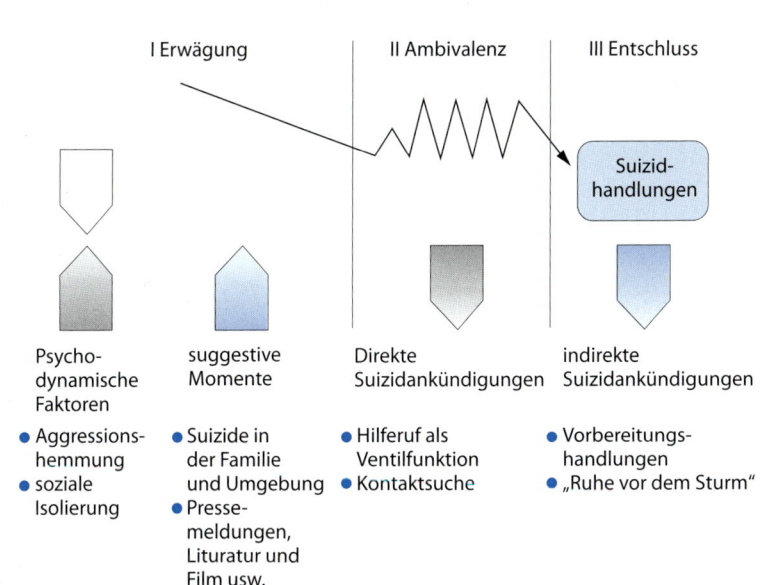

Abb. 46.5. Stadienhafter Ablauf der suizidalen Krise

- I Erwägung
- II Ambivalenz
- III Entschluss
- Suizidhandlungen

Psychodynamische Faktoren
- Aggressionshemmung
- soziale Isolierung

suggestive Momente
- Suizide in der Familie und Umgebung
- Pressemeldungen, Lituratur und Film usw.

Direkte Suizidankündigungen
- Hilferuf als Ventilfunktion
- Kontaktsuche

indirekte Suizidankündigungen
- Vorbereitungshandlungen
- „Ruhe vor dem Sturm"

Definition

Ringel definierte bereits 1953 ein präsuizidales Syndrom mit
- zunehmender Einengung,
- passivem Rückzug,
- Schuldgefühlen,
- Aggressionsstau mit Fremdaggressionshemmung und gleichzeitiger Autoaggression sowie
- Einengung der Gedanken auf Suizid und Suizidphantasien mit Suizidankündigung.

Lebensgefährliche Verzweiflung kann in Suizidalität übergehen, wenn zusätzlich ein Gefühl der Aussichtslosigkeit, eine energische Entschlossenheit und das Wegfallen von inneren und äußeren Hemmnissen gegenüber einem solchen endgültigen Schritt hinzukommen. Viele nehmen sich im Verborgenen das Leben oder tarnen ihre Selbsttötung als Unfall.

Parasuizide und auch Suizide können kurzschlussartig durchgeführt werden, häufig jedoch sind sie längerfristig geplant, das gilt insbesonders für Suizide. Diese längerfristige Entwicklung zeigt einen stadienhaften Ablauf der suizidalen Krise (◘ Abb. 46.5).

> Etwa 75 % der Suizidhandlungen werden angekündigt (jeder 6. hinterlässt eine Mitteilung), bis zur Hälfte der Suizidenten suchen innerhalb der letzten 4 Wochen einen Arzt auf, 25 % in der letzten Woche vor der Suizidhandlung!

Oft wird nur über eine psychische Verstimmung oder – wie z. B. im Fall der larvierten Depression – sogar nur über körperliche Beschwerden geklagt. Die **diagnostische Beurteilung der Suizidalität** ist daher eine besonders schwierige Aufgabe. Für Unerfahrene sind der in ◘ Tabelle 46.3. dargestellte Fragenkatalog sowie folgende Risikoliste hilfreich:
- **Leitsymptome** sind alle Handlungen, die unmittelbar lebensbedrohlich sein können, dazu gehören insbesondere sog. harte Methoden (Erhängen, Erschießen, Sprung aus der Höhe, Erstechen, Legen/Werfen auf Bahnschienen), ferner sog. weiche Methoden (Einnahme von Tabletten, Schnittverletzungen – nicht hingegen automutilative Handlungen – und Einatmen von Gas) sowie Suiziddrohungen.
- Nach **Suizidplänen** ist offen und direkt zu fragen. Zentrale Punkte der Exploration sind das Herausarbeiten des Anlasses (Verlust, Kränkung, Dauerbelastung) sowie der konkreten Vorbereitungen (Selbstmordvorbereitungen mit Tötungsart). Zudem sollte – bereits mit therapeutischer Perspektive – danach gefragt werden, was die Betroffene bisher davon abgehalten hat, Selbstmord zu begehen.
- Der Notfallhelfer hat sich nach seiner Intervention davon zu überzeugen, dass **keine akute Suizidalität** mehr besteht. Unterschiedlich wird in diesem Zusammenhang der sog. »Suizidpakt« bewertet, bei dem man dem Patienten das Versprechen abnimmt, bis zum Zeitpunkt des nächsten Arztkontaktes keine weiteren suizidalen Handlungen vorzunehmen (Möller et al. 1996).
- Bei **Verdacht auf weiter bestehende Selbstgefährdung** ist die Klinikeinweisung zum Zweck einer stationären Kriseninterventio durchzuführen. Die Überweisung soll mit einem schriftlichen Bericht erfolgen, zur Not auch gegen den Willen des Patienten. Rechtliche Grundlage sind die Landesunterbringungsgesetze (PsychKG), die Unterbringung für Patienten, die eine Gefahr für sich selbst (akute Suizidgefahr) oder andere darstellen, regeln. Antrag auf Unterbringung ist beim jeweils zuständigen Amtsrichter zu stellen (◘ Abb. 46.6).

46.5.1 Selbstmord bei Kindern und Heranwachsenden

> Auch im Alter zwischen 15 und 24 Jahren beträgt die Inzidenz 12,3 : 100 000 (Verhältnis männlich : weiblich 4 : 1), damit ist auch in dieser Altersgruppe der Suizid die dritthäufigste Todesursache. Sogar im Alter von 5–14 Jahren lässt sich eine Selbstmordrate von 0,5 : 100 000 feststellen, wobei vollendete Suizide unter 12 Jahren extrem selten sind.

◻ **Tabelle 46.3.** Fragenkatalog zur Abschätzung der Suizidalität. Je mehr Fragen im Sinne der angegebenen Antwort beantwortet werden, desto höher muss das Suizidrisiko eingeschätzt werden.

Frage	Antwort im Sinne erhöhter Suizidalität
Haben Sie in letzter Zeit daran denken müssen sich das Leben zu nehmen?	Ja
Häufig?	Ja
Haben Sie auch daran denken müssen, ohne es zu wollen? Haben sich Selbstmordgedanken aufgedrängt?	Ja
Haben Sie konkrete Ideen, wie Sie es machen würden?	Ja
Haben Sie Vorbereitungen getroffen?	Ja
Haben Sie schon zu jemandem über Ihre Selbstmordabsichten gesprochen?	Ja
Haben Sie einmal einen Selbstmordversuch unternommen?	Ja
Hat sich in Ihrer Familie oder Ihrem Freundes- und Bekanntenkreis schon jemand das Leben genommen?	Ja
Halten Sie Ihre Situation für aussichts- und hoffnungslos?	Ja
Fällt es Ihnen schwer, an etwas anderes als an Ihre Probleme zu denken?	Ja
Haben Sie in letzter Zeit weniger Kontakte zu Ihren Verwandten, Bekannten und Freunden?	Ja
Haben Sie noch Interesse daran, was in Ihrem Beruf und in Ihrer Umgebung vorgeht?	Nein
Interessieren Sie sich noch für Ihre Hobbys?	Nein
Haben Sie jemanden, mit dem Sie offen und vertraulich über Ihre Probleme sprechen können?	Nein
Wohnen Sie in einer Wohngemeinschaft mit Familienmitgliedern oder Bekannten?	Nein
Fühlen Sie sich unter starken familiären oder beruflichen Verpflichtungen stehend?	Nein
Fühlen Sie sich in einer religiösen bzw. weltanschaulichen Gemeinschaft verwurzelt?	Nein

Folgende **Anzeichen** können auf Selbstmordgedanken hinweisen:
- Änderung der Ess- und Schlafgewohnheiten,
- Rückzug von Freunden sowie familiären und normalen Aktivitäten,
- Gewalttätigkeit,
- rebellisches Verhalten oder Weglaufen,
- ungewohnte Vernachlässigung der persönlichen Erscheinung,
- Konsum von Drogen und Alkohol,
- andauernde Langeweile,
- Konzentrationsschwierigkeiten oder Nachlassen der schulischen Leistungen sowie
- häufiges Klagen über körperliche Symptome, die mit Gefühlen wie Magenschmerzen, Kopfschmerzen oder Müdigkeit zusammenhängen.

> **Cave**
> Äußerungen wie »ich mache euch nicht mehr lange Schwierigkeiten«, »es hat alles keinen Sinn«, »ich wäre lieber nie geboren worden« oder »am liebsten möchte ich ins Bett gehen und nie wieder aufwachen« müssen ernst genommen werden!

Der **Frauenarzt** hat hier eine besonders verantwortungsvolle Aufgabe. Junge Mädchen und Frauen aus dem Suizidrisikokollektiv – Teenager (z. B. mit Blutungsproblemen, Fragen zur Verhütung, sexuellen Problemen), Singles, (ungewollt) Schwangere in instabilen Beziehungen – sind seine Patientinnen. Dabei kann er womöglich der erste und einzige ärztliche Ansprechpartner sein.

46.6 Strategien der Notfalltherapie

In der Notfallpsychiatrie ergeben sich folgende **3 unterschiedliche Situationen**:

1. Die **Krisenintervention**, welche bei der gewöhnlichen »Alltagskrise« beginnt, sich aber bis zu schweren seelischen Fehlreaktionen und Fehlentwicklungen erstreckt: Es lassen sich hier 2 Gruppen von Krisenanlässen unterscheiden: Krisen, die aus Veränderungen der Lebensumstände entstehen – wie Verlassen des Elternhauses, Abtreibung, Heirat, Geburt eines Kindes, Wohnungswechsel, Arbeitslosigkeit, Aus-dem-Haus-Gehen der Kinder (»empty nest syndrome«), Klimakterium und Pensionierung –, andererseits Krisen, die auf unvorhergesehene Ereignisse folgen, dazu gehören intrauteriner Fruchttod, Geburt eines behinderten Kindes, plötzlicher Tod eines nahe stehenden Menschen (auch: »sudden infant death«), Krankheit, Invalidität, Untreue, Trennung, Scheidung, Kündigung, soziale Niederlagen und äußere Katastrophen. Für die Krisenintervention ist es wichtig, in einem ersten Schritt die Situation zu entschärfen, Ruhe zu bewahren und evtl. entschlossen einzugreifen. Der nächste Schritt besteht darin, sich Klarheit zu verschaffen, zuzuhören, Fragen zu stellen. Erst als dritter Schritt wird es wichtig, Maßnahmen zu ergreifen, z. B. Hilfe von außen zu organisieren, dafür zu sorgen, dass die Betroffene in den nächsten Stunden nicht allein gelassen wird, oder auch ein Medikament zu verabreichen.
2. Die **Suizidprophylaxe**, bei welcher oft ein besonders schnelles Eingreifen erforderlich ist: Die Beurteilung des Suizidrisikos gehört zweifellos zu den verantwortungsvollsten Aufgaben und belasten jeden Arzt, der mit Selbstmordgefährdeten zu tun hat. In der Praxis zeigt sich, dass man sich bei der Abschätzung der Suizidalität v. a. auf die Zuordnung zu Risikogruppen, die Beurteilung der suizi-

46.6 · Strategien der Notfalltherapie

Formular »Klinikeinweisung«

An Klinik:

Stempel Einweiser:

Name.. Vorname..................................

Geb.-Dat. ....

Adresse...

Einweisende Person ....

Datum .... Uhrzeit .... Einsatzort ....

1. **Hauptproblem:** Einweisungsanlass, Selbst- und Fremdgefährdung mit wichtigsten Informationen/Befunden (bitte konkret beschreiben)
2. **Übrige Probleme:** Psychosozial und körperlich
3. **Notfallanlass:** Kurze Vorgeschichte zu 1.
4. **Situation vor Ort:** Gefährdungselemente, Wohnung, Umfeld
5. **Medikamente:** Was, warum, wie, wann, wieviel?
6. **Getroffene Maßnahmen:** Zwangsmaßnahme?
7. **Vorgeschlagene Maßnahmen:** Abklärung, Behördliches
8. **Bezugspersonen:** Angehörige, Therapeut (mit Telefonnummer)
9. **Diverses**

Zu. 1.:

Antrag auf Unterbringung in einem psychiatrischen Krankenhaus
Ärztliche Bescheinigung
(zur Vorlage bei der zuständigen Polizeibehörde)

Herr/Frau .... geb. am ...., wohnh. ....
wurde heute von uns psychiatrisch untersucht.
Er/Sie hat die Wahnvorstellung, dass ihm/ihr der Nachbar nach dem Leben trachtet. Um diese vermeintliche Verfolgung abzuwehren, hat er/sie seine/ihre Wohnung verbarrikadiert und den Nachbarn mehrmals mit dem Messer bedroht. Heute Nachmittag hat er/sie die Wohnungstür des Nachbarn mit dem Beil einzuschlagen versucht. Herr/Frau .... ist demnach als psychisch krank und fremdgefährlich zu betrachten. Die ärztlichen Voraussetzungen für die Unterbringung nach dem Unterbringungsgesetz sind nach ärztlichem Dafürhalten gegeben. Die sofortige Unterbringung in einer geschlossenen Abteilung ist zwingend notwendig.

Abb. 46.6. Formular für Zwangseinweisung und Muster für einen Antrag auf Unterbringung nach dem Unterbringungsgesetz

dalen Entwicklung – insbesondere Erkennen des präsuizidalen Syndroms – und konkreten Suizidankündigungen stützen kann. In der akuten Situation ist es meist möglich, mit der Patientin ins Gespräch zu kommen und mehr über die Hintergründe zu erfahren. Es gilt, im Gespräch eine Vertrauensbasis aufzubauen. Dazu ist es unabdingbar, die Betroffene und ihre Situation ernst zu nehmen. Dies kann vermittelt werden, indem man sich ausreichend Zeit nimmt und geduldig zuhört. Zur Weiterbehandlung ist oft die Einweisung in eine psychiatrische Fachklinik sinnvoll.

3. Der **psychiatrische Notfall im engeren Sinn**: Dies umfasst Erregungs- und Verwirrtheitszustände sowie stuporöse Zustandsbilder. Auch bei Erregten ist es in jedem Fall nötig, ins Gespräch zu kommen. In der akuten Situation ist es sehr wichtig, beruhigend auf die Betroffene einzuwirken. Das geschieht mit dem gesamten Verhalten und mit den Worten (»talk down«) des Arztes und kann bei der Betroffenen eine erste psychische Entspannung im Sinne einer Katharsis herbeiführen. Oft ist es aber nicht möglich, mit derartigen Patientinnen in Kontakt zu kommen, sodass es notwendig wird, die Betroffene medikamentös ruhig zu stellen. Da nie ein Schädeltrauma auszuschließen ist, sollte auf Morphin verzichtet werden, v. a. deswegen, weil die so Behandelten über längere Zeit tief bewusstlos sind und zudem die Pupillen nur schwer beurteilbar werden können. Bei dringend notwendiger Sedierung sollte Haloperidol (z. B. Haldol) gegeben werden. Nur wenn neben der Erregung auch Angst im Vordergrund steht, sollte Diazepam (z. B. Valium) verwendet werden.

Bei Delir und Verwirrtheit handelt es sich um einen akuten, oft vital bedrohlichen Zustand, der in aller Regel einer stationären Behandlung bedarf. Als Notfallmedikament kann ambulant Haloperidol angewendet werden. Bei stuporösen Krankheitsbildern darf kein Psychopharmakon verabreicht, sondern es muss eine sofortige intensivmedizinische Betreuung eingeleitet werden.

Die Wirkungsmechanismen der beiden **tragenden Säulen der Notfalltherapie** – das ärztliche Gespräch und Notfallmedikamente – werden nachfolgend dargestellt.

46.6.1 Ärztliches Gespräch, supportive/stützende Psychotherapie

Es gilt, sich seelisch auf eine Notfallintervention vorzubereiten. Das Erstellen eines provisorischen Handlungsplans mit Alternativszenarien und einem Worst-case-Szenario hat sich bewährt. Auch in der Notlage lässt sich so methodisch überlegt – und damit professionell – vorgehen! Ziel ist es, sich über die eigenen **Kräfte und Mittel** klarzuwerden, um genügend Spielraum (v. a. Zeit!) für das Unerwartete zu haben und um gelassen vorgehen zu können, ohne sich zu überfordern. Eine misslungene Notfallintervention kann selbst zum Notfall geraten. Nachfolgend sind **Empfehlungen für die Gesprächsintervention** dargestellt:

— Der Helfer kann allmählich Stellung zu den geäußerten Gefühlen nehmen, indem er ausdrücklich Verständnis zeigt, dass jemand angesichts des geschilderten Erlebnisses aufgewühlt/erregt/verängstigt/misstrauisch ist, ohne dabei zu den geäußerten Inhalten oder hergestellten Ursache-Wirkungs-Beziehungen der Betroffenen einen wertenden Kommentar abzugeben, beispielsweise: »Ich verstehe jetzt, dass Sie dieses Erlebnis aufgewühlt hat und Sie deshalb wütend geworden/verzweifelt sind«. Bei sehr heftigen Traumatisierungen (Opfer von Verbrechen, schweren Unfällen etc.) ist unmittelbare Anteilnahme angezeigt, ohne jedoch die Distanz zu verlieren.
— Dann kann anerkennend vermerkt werden, dass die Betroffene/die Angehörigen gewagt haben, Hilfe von außen zu holen: »Ich finde, es ist ein Zeichen von Mut und Entschlossenheit, dass sie die Notlage erkannt und gewagt haben, Hilfe von außen zu holen, damit machen Sie einen wertvollen Schritt auf der Suche nach einer neuen, noch unbekannten Lösung«. Einfache lösungsorientierte, konkrete, auch banale Veränderungsabsichten sind sofort anzuerkennen und aufzugreifen.
— Generalisierende Schlussfolgerungen sind hingegen zu unterbrechen, damit die Patientinnen angeregt werden, den realen Stellenwert einer seelischen Verletzung wahrzunehmen.
— Bei chaotischer Interaktion muss darauf geachtet werden, die Kontrolle über den Gesprächsablauf zu behalten. Einfache und wichtige Fragen sollen beantwortet werden. Angesprochene sollen ausreden können. Wenn dies nicht möglich ist, soll der Gesprächsrahmen vereinfacht werden. Störende Personen werden höflich aus dem Raum gebeten, indem man ihnen z. B. einen einfachen Handlungsauftrag gibt. Wenn die Patienten selbst stören (z. B. wenn sie psychotisch oder angetrunken sind), kann man sich kurz von gesprächsfähigen Angehörigen ins Bild setzen lassen.
— Bei offensichtlich wirrem, auffälligem oder ausuferndem Gesprächsinhalt muss der Dialog sofort taktvoll, aber bestimmt eingegrenzt oder gar abgeschlossen und zum nächsten Interventionsschritt übergegangen werden. Auf keinen Fall darf sich der Helfer auf verbale Auseinandersetzungen einlassen oder Diskussionen führen.
— Äußerungen von Wut oder Ärger gegenüber Anderen sind ohne Parteinahme verständnisvoll aufzunehmen, jedoch nicht zu verstärken.
— Verletzende oder gar provozierende Äußerungen gegenüber Anwesenden sowie Selbstbeschuldigungen sind taktvoll zu unterbrechen.
— In offensichtlich gefährlichen Situationen sind sofort schützende Handlungen (Ambulanz, Polizei, Herbeirufen von Nachbarn etc.) einzuleiten und nicht lange Abklärungen durchzuführen. Das »Gespräch« besteht dann darin, dass der Notfallhelfer fortlaufend erklärt, was er gerade tut oder unmittelbar tun wird.

Zum **Instrumentarium der Selbsthilfe zum Schutz vor emotionaler Verstrickung** gehören:
— klare Definition der Aufgabenstellung und Eingrenzung des Auftrags,
— Erweiterung des eigenen Spielraums durch zeitliche Entlastung,
— Moratorium (mal eine Pause einlegen, mal einfach zuhören und nichts sagen),
— Einholen einer zweiten Meinung (»second opinion«),
— Delegation einer Teilverantwortung, z. B. in einer Konfrontationssituation einen Kollegen hinzuziehen,

- Organisation von unterstützenden Diensten (Polizei, Ambulanztransporte organisieren),
- räumliche und seelische Distanz erhöhen sowie
- Situationsänderung herbeiführen (Änderung des Settings), z. B. Blutdruckmessung etc.

Das **ärztliche Gespräch** ist Grundlage der Arzt-Patient-Beziehung und sollte von folgenden **3 Leitlinien** geprägt sein:
1. Empathie (einfühlendes Verstehen): Die innere Welt der Patientin mit ihrer Bedeutung und Gefühlen, so wie sie erlebt, wahrnehmen und zu verstehen versuchen;
2. emotionale Wärme (Zuwendung): grundsätzlich positive Einstellung, unabhängig von dem Verhalten der Patientin;
3. Selbstkontrolle (Ruhe und Zeit): Kontrolle der eigenen Emotionen (Diskussionen sind prinzipiell zu vermeiden) ist notwendig, um die Situation zu beherrschen und zu entspannen.

Die **methodische Notfallintervention** ist gegenüber der Reaktion nach »gesundem Menschenverstand« zu bevorzugen. Das Eingrenzen der seelischen Verletzung sowie das Bestätigen der verbliebenen Kraft haben Vorrang gegenüber dem Aufdecken von inneren Konflikten. Das Vermeiden von zusätzlichen Schäden und eine lösungsorientierte Vorgehensweise sind wichtiger als Ursachenforschung. Die Konzentration auf das Hier und Heute hat – gegenüber Vergangenem und Zukünftigem – Priorität. Oberstes Gebot ist, Ruhe zu bewahren und sich ausreichend Zeit zu nehmen, Sicherheit zu vermitteln und Ruhe auszustrahlen!

Eine spürbare **Verringerung von Anspannung, Angst und Hoffnungslosigkeit** sollten am Ende des Erstgesprächs stehen. Im besten Fall erlangt die Betroffene auch ein wenig Vertrauen in ihre Selbstheilungskräfte!

46.6.2 Notfallmedikamente

Für Notfallmedikamente gelten folgende **Anforderungen**:
- einfach zu handhaben,
- geringe Toxizität,
- wenig ungünstige Interaktionen (v. a. mit Drogen und Alkohol),
- gute Wirksamkeit,
- wenig Nebenwirkungen und
- gute Haltbarkeit.

Es sollen Medikamente verwendet werden, die dem Verwender vertraut sind. Die nachfolgende Vorgehensweise ist deshalb an den Frauenarzt ohne Spezialkenntnisse adaptiert und kommt mit lediglich 2 Präparaten aus: Diazepam (z. B. Valium) und Haloperidol (z. B. Haldol).

> **Empfehlung**
>
> Bei psychotischen und erregten alkoholisierten Patientinnen wird Haldol verabreicht, aber kein Valium (drohende Atemdepression). Valium ist wirksam bei akuten epileptischen Anfällen (in 15 % bei Alkoholentzugsdelir).

Eine Empfehlung für die psychiatrischen Medikamente des Notfallkoffers wird in Tabelle 45.1 gegeben.

46.7 Forensische Medizin in der Gynäkologie

46.7.1 Sexueller Missbrauch von Minderjährigen

Inzidenz. In Deutschland wird die Dunkelziffer auf ca. 90 % bei 15 000 angezeigten Fällen pro Jahr geschätzt. In ca. 60 % handelt es sich um innerfamiliären Inzest, in der Hälfte davon durch Väter, in ca. 30% um Bekannte und nur in 6–8 % um Fremdtäter. Bei Mädchen scheint die Prävalenz bei 15–25 % zu liegen. In 50–60 % beginnt der Missbrauch im Vorschulalter, sogar Säuglinge werden missbraucht. Der sexuelle Missbrauch dauert in ca. 70 % mehr als 2 Jahre, in ca. 40 % 2–4 Jahre und in ca. 20 % mehr als 5 Jahre an.

Häufigster **Tatort** ist die Opfer- bzw. Täterwohnung, häufigster Tatzeitpunkt der Abend oder die Nacht. Nicht selten werden von einem Täter mehrere Kinder missbraucht. Die Täter sind keine »perversen Irren« oder »geisteskranke Zombies«, sondern ganz »normale«, sozial angepasste, meist unauffällige Menschen aus allen sozialen Schichten und Berufsgruppen (Herrmann 1998).

Bei sexuellem Missbrauch fehlen üblicherweise gröbere körperliche **Verletzungen**. Nur 10 % weisen körperliche Spuren der Gewalt auf (Peschers 2000). Zu den **Missbrauchshandlungen** gehören, neben Genital-, Oral- und Analverkehr, Manipulationen am Genitale und den Brüsten (»Hands-on-Kontakte«), anale oder vaginale Penetration mit Fingern oder einem Gegenstand, Berührungen des Kindes mit dem Genitale des Erwachsenen, Masturbieren und Exhibieren vor dem Kind sowie Aufnahmen oder Vorführung von sexuell explizitem Material (»Hands-off-Taten«). Entscheidend ist die Absicht des Erwachsenen, sich einem Kind zu nähern, um sich sexuell zu erregen oder zu befriedigen!

Die **Durchführung medizinischer Untersuchungen** bei Kindern erfordert (Herrmann 1998)
- ein hohes Maß an Sensibilität und Einfühlungsvermögen bezüglich kindlicher Ängste, um eine erneute Traumatisierung zu vermeiden, sowie die Fähigkeit, dem Kind in altersgemäßer Sprache die mit der Untersuchung verbundenen Abläufe zu erklären und vertraut zu machen;
- viel Zeit und Ruhe, die Vorbereitung des Kindes dauert i. d. R. wesentlich länger als die Untersuchung selbst, die üblichen gynäkologischen Routineuntersuchungen (Spekulum und bimanuell) werden nicht durchgeführt, es darf niemals Zwang ausgeübt werden;
- als wichtigsten Aspekt, dem betroffenen Kind seine körperliche Unversehrtheit, Intaktheit und Normalität zu versichern.

Oft bestehen beim Kind ungeheure **irrationale Ängste und Phantasien** (»mein Körper ist verletzt, kaputt, zerstört, krank, eklig, stinkt, meine Organe verfaulen«). Deshalb muss dem betroffenen Kind unbedingt seine körperliche Intaktheit und Normalität versichert werden. Das kann zur Wiederherstellung eines positiven Körperselbstbildes führen und dadurch die Bewältigung des Missbrauchs einleiten, wirkt somit unmittelbar primär therapeutisch.

> Die Versicherung der körperlichen Intaktheit erfolgt auch bei positiven medizinischen Befunden, da die enorme Heilfähigkeit anogenitalen Gewebes zur Prognose einer vollständigen Heilung der zugefügten Verletzungen berechtigt.

Diagnostik. Eltern und Kind sollten getrennt voneinander befragt werden! Erste Hinweise für sexuellen Missbrauch können unklare Abdominalschmerzen, psychosomale Symptome, sekundäres Betteinnässen und Einkoten, Essstörungen und Schlafprobleme sein. Genitale und anale Verletzungen und das Vorliegen sexuell übertragbarer Erkrankungen sollten jedoch zu der Verdachtsdiagnose eines sexuellen Missbrauchs führen. Infektionen im Vulvabereich – wie Vulvovaginitis, sexuell übertragene Erkrankungen (v. a. Infektion mit Chlamydia trachomatis und Condylomata accuminata) – perineale Traumata und bestehende Schwangerschaft können diesen Verdacht erhärten. Nur eingeschränkte Bedeutung haben hier anale Blutungen mit Defäkationsschmerz, Dysurie und Obstipation.

Die **Untersuchung** der Kinder sollte in Froschhaltung auf der Mutter oder Begleitperson, bei älteren Mädchen evtl. auch in Knie-Ellbogen-Lage analog dem Vierfüßlerstand erfolgen. Bei der Inspektion der Vulva ist sowohl auf akute Läsionen – wie Rötung, Schwellung, Abschürfung, Bisswunden und Kratzspuren – zu achten, ebenso muss aber auch nach chronischen Veränderungen – wie Hämatomen, Narben, Einrissen am Introitus (besonders bei 3 und 9 Uhr in Steinschnittlagerung), Fissuren sowie intravaginalen oder analen Fremdkörpern – gefahndet werden. Besondere Aufmerksamkeit muss auf die **Untersuchung des Hymens** verwandt werden. Auf Weite und/oder Einrisse ist zu achten.

Cave

Ein unverletztes Hymen, das weich und dehnbar (östrogenisiert) ist, beweist nicht, dass kein Geschlechtsverkehr mit Penetration stattgefunden hat.

Bei erfolgter Penetration findet sich jedoch meist ein defloriertes Hymen. Für chronischen Missbrauch sprechen vernarbtes oder gerundetes Hymen sowie eine abnormale Pigmentation im Vulvabereich.

Normale Hymenöffnung in Abhängigkeit vom Lebensalter
- bis 7 Jahre: 0,5 cm;
- bis 10 Jahre: 0,7 cm;
- ab 10 Jahre: 1,0 cm.

Ein Hymendurchmesser von über 1,5 cm vor der Pubertät gilt auf jeden Fall als erweitert.

Bei der Untersuchung der Vulva ist auch ein Augenmerk auf den **Anus** zu richten. Hier wird auf die Weite (Klaffen des Sphinkters) und den Analsphinktertonus (schlaff) sowie auf Schleimhauteinrisse, anale Blutungen, kutane Hautanhängsel im Anusbereich (Condylomata), Narben und Pigmentierungen geachtet.

Eine durch die Spreizung der Gesäßhälften hervorgerufene, nach anfänglicher Kontraktion des M. sphincter ani externus innerhalb von 30 s bis wenigen Minuten zu beobachtende Dilatation von externem und internem Sphinktermuskel, durch die die Rektumschleimhaut einsehbar wird, heißt »positiver analer Dilatationsreflex«. Diesem ist aber – aufgrund der fehlenden physiologischen und ätiologischen Klärung – keine entscheidende Bedeutung beizumessen!

Empfehlung

Immer sollten vaginale, rektale und orale Abstriche auf Spermien mit Lufttrocknung gewonnen sowie die Schamhaare ausgekämmt werden, um Haare des Täters zu gewinnen.

Wichtig ist die gründliche **Dokumentation** der Angaben der Eltern und der Verletzungen des Kindes (Sofortbild- oder Digitalkamera; Skizzen). Wenn der Verdacht auf körperlichen und/oder sexuellen Missbrauch vorliegt, muss er auch dokumentiert werden! **Standardsatz** am Ende einer medizinischen Stellungnahme bei unauffälligem Befund sollte immer sein: »Das Fehlen körperlicher Symptome schließt die Möglichkeit des sexuellen Missbrauchs in keinster Weise aus.«

Obwohl für ein spezifisches »sexuelles Missbrauchssyndrom« keine ausreichende empirische Basis besteht, ist die Tat per se traumatisierend und hat z. T. **gravierende unmittelbare und Langzeitfolgen**, die u. a. von
- dem Grad der Gewaltanwendung,
- der Art und der Invasivität des Missbrauchs,
- dem Grad der Nähe zwischen Opfer und Täter und
- der Reaktion auf die Aufdeckung

bestimmt werden (Flattern 1999). Häufig beobachtet man langfristig eine gestörte Identitätsentwicklung und Sexualität sowie Beziehungsunfähigkeit und seelische Erkrankungen. Mögliche Schäden nach sexuellem Missbrauch, gegliedert nach Störung und Alter, sind in Tabelle 46.4 zusammengefasst.

> Kinder erfinden nur selten Geschichten über sexuelle Kontakte zu Erwachsenen. Sie sind meist sehr glaubwürdige Zeugen. Zentrales Moment ist der enorme Geheimhaltungsdruck (u. a. durch Drohungen des Täters) und das Abhängigkeitsverhältnis zwischen Täter und Opfer. Es besteht ein starker Loyalitätskonflikt, da die Kinder den Täter gleichzeitig lieben und fürchten. Daher sind nonverbale, indirekte Hinweise und Verhaltensauffälligkeiten oft die einzige Diagnosemöglichkeit.

Rechtliche Grundlagen. In begründeten Fällen kann der Arzt nach § 34 StGB Anzeige erstatten. Bei unsicherer Beweislage kann auch – ohne Einschaltung der Kriminalpolizei – lediglich Meldung beim Jugendamt erfolgen. Nach § 176 StGB sind alle sexuellen Handlungen an oder vor einem Kind unter 14 Jahren sowie alle sexuellen Handlungen, die jemand an sich von einem Kind vornehmen lässt, verboten. Ebenfalls strafbar ist die Konfrontation mit pornographischem Material. Rechtlich verantwortliche Personen (d. h. ab 14 Jahren) können bestraft werden, wobei der Strafrahmen mit Geldstrafen beginnt und bei einer Freiheitsstrafe von 10 Jahren bei sexuellem Missbrauch von Kindern und bei 5 Jahren bei sexuellem Missbrauch von Schutzbefohlenen endet.

Das wichtigste Ziel ist die **Unterbrechung des sexuellen Missbrauchs**. Es besteht aber in Deutschland keine Anzeigepflicht! **Strafanzeige** kann, muss aber nicht (Schweigepflicht!) gestellt

Tabelle 46.4. Mögliche Schäden nach Missbrauch, gegliedert nach Störungsdimension und Altersspezifik

	Psychosexuelle Symptome	Psychosomatische Symptome	Erlebnis- und Verhaltensauffälligkeiten
Kleinkinder	Altersunangemessenes provokatives sexuelles Spiel und Verhalten	Enuresis Enkropesis Schlaf- und Essstörungen	Sprachregression Tics Nägelknabbern Furcht mit Anklammerungsverhalten
Schulkinder	Exzessive Masturbation Aggressives sexuelles Verhalten	Kopfschmerzen Schlafstörungen Genital- und Abdominalbeschwerden Alpträume	Angst, Verstörtheit Depressionen Mutismus Selbstdestruktionen Aggressionen Regression oder Pseudoreife Weglaufen Schulversagen Sozialer Rückzug
Adoleszente	Hemmung oder Blockierung der Sexualentwicklung Enthemmung Funktionelle Sexualstörungen	Nahrungsverweigerung Schwindelgefühle Genital- und Abdominalbeschwerden	Isolation und Rückzugsverhalten Verwahrlosung Hysterische Reaktionen Dissoziatives Verhalten

werden. Ist die Anzeige bei der Polizei aber eingegangen, muss diese dem Verdacht nachgehen. Da es sich um ein »Offizialdelikt« handelt, kann die Anzeige zu einem späteren Zeitpunkt nicht mehr zurückgezogen werden.

Die **Umgebung eines Missbrauchsopfers** reagiert hilflos, ungläubig, panisch oder aggressiv auf den Verdacht oder eine Aufdeckung. Das Kind unternimmt oft viele vergebliche Versuche, seine Not auf nonverbaler oder symbolischer Ebene mitzuteilen, ohne das Geheimnis zu verraten. Gerade Mütter missbrauchter Kinder haben in dieser Beziehung oft Wahrnehmungsprobleme, u. a. deshalb, weil sie überzufällig häufig selbst Missbrauchsopfer waren. Die Aufdeckung löst eine enorme Krise sowie Ratlosigkeit und Panik bei allen Beteiligten aus – leider zu häufig auch bei den beteiligten professionellen Helfern.

> **Cave**
> Die Intervention bei sexuellem Missbrauch muss gut überlegt und durchdacht sein – niemals überstürzt handeln oder sofort Anzeige erstatten. Die Folgen für das Kind können katastrophal sein!

Vorgehen. Fast alle Opfer werden schon länger missbraucht und sind »adaptiert«. Es besteht sehr selten sofortiger Handlungsbedarf, auch wenn das für die Helfer schwer zu ertragen ist. Es ist kontraindiziert, primär den Eltern gegenüber den Verdacht auf sexuellen Missbrauch zu äußern! Sollte der Täter aus dem engeren Familienkreis kommen, wird i. d. R. daraufhin das Kind psychisch so massiv unter Druck gesetzt, dass jede weitere Äußerung oder Aufdeckung unterbleibt. Das Kind kann nicht mehr geschützt werden.

> Es ist immer eine Vernetzung und Koordination verschiedener Berufsgruppen nötig (»multiprofessionelle Kooperation«), damit Kinderschutz, rechtliche Maßnahmen und Therapie integriert und nicht gegeneinander ausgespielt werden (Herrmann 1998).

Intervention und Management bei sexuellem Kindesmissbrauch
- Um Panik und Orientierungslosigkeit im Krisenfall zu vermeiden, ist es wichtig, sich im Vorfeld über das professionelle Netz in seiner Stadt/Kreis/Bezirk zu informieren. Wen kann man im Bedarfsfall hinzuziehen (Kinderschutzbund, Beratungsstellen, Jugendamt o. a.)?
- Im Gegensatz zum körperlichen Missbrauch sind die Eltern primär nicht mit dem Verdacht zu konfrontieren! Der Alleingang eines Einzelnen ist niemals sinnvoll! Es empfiehlt sich eine Koordination der Schritte, am besten in Fallkonferenzen:
  - Welche Institutionen (Personen) werden eingeschaltet?
  - Wer spricht mit dem Kind, wer mit den Eltern, wer konfrontiert den Täter?
- Nach der Aufdeckung ist keine Zeit mehr – es muss dann schnell gehandelt werden! Das Aufdeckungsgespräch durch einen Erfahrenen mit dem Kind und dessen Vertrauensperson induziert die Familienkrise. Wichtig ist das Etablieren von Fakten vor der gesamten Familie, um das Familiengeheimnis zu durchbrechen! Anderenfalls besteht die Gefahr massiver sekundärer Verleugnung oder sogar der Rücknahme von Geständnissen. Möglichst unmittelbar danach sollte als letzter Schritt der Krisenintervention als Überleitung zur Therapie das Familiengespräch erfolgen (Herrmann 1998).

Für Gewalttaten an Minderjährigen (körperlicher und sexueller Missbrauch) sowie Vergewaltigung von Frauen gilt im überwiegenden Fall der **Tatort Familie** – es trifft Frauen, Mädchen und Kleinkinder (Peschers 2000).

46.7.2 Vergewaltigung

Frauenärzte haben täglich – auch wenn sie es oft nicht ahnen – mit Patientinnen zu tun, die Opfer sexueller Gewalt geworden sind. Sie sollten den Frauen daher **aktiv Unterstützung** anbieten, d. h. in der Sprechstunde bei Verdacht das Thema »Vergewaltigung« auch ansprechen! Jede 5. Frau beantwortete in einer Umfrage in Deutschland die Frage »Wurden Sie schon einmal zu sexuellen Aktivitäten gezwungen, die Sie nicht durchführen wollten?« mit »Ja« (Peschers 2000).

Rechtliche Definition. Juristisch werden **Straftaten gegen die »sexuelle Selbstbestimmung«** nach §§ 174–184 StGB verfolgt. Seit 01. Juli 1997 wird im § 177 StGB »sexuelle Nötigung und Vergewaltigung« neu definiert. Auch die Vergewaltigung in der Ehe ist jetzt ein Vergehen, das mit Freiheitsstrafe nicht unter 2 Jahren geahndet wird. Zusätzlich werden sämtliche Formen des Eindringens – der Oral- und der Analverkehr ebenso wie das Einbringen von Gegenständen – unter dem Begriff der Vergewaltigung subsummiert. Strafverstärkend wirkt, wenn die Tat unter Beteiligung mehrerer Personen begangen wird. Falls die Opfer unter (Waffen-)gewalt körperlich schwer misshandelt oder in Todesgefahr gebracht werden, sind Freiheitsstrafen nicht unter 5 Jahren auszusprechen. Neben der Gewaltandrohung ist auch das Ausnutzen einer Lage, in der das Opfer der Einwirkung des Täters schutzlos ausgeliefert ist, unter Strafe gestellt. Damit spielt es nun keine Rolle mehr, ob die vergewaltigte Frau Widerstand leistet oder nicht.

> Wenn eine Frau vergewaltigt wird, ist es wahrscheinlich, dass sie den Täter kennt (66 %), er in der gleichen Gegend wohnt (82 %), die Vergewaltigung in seiner oder ihrer Wohnung geschieht (56 %), der Täter ein »normaler« Mann ist (90 %) und kein psychisch Kranker, die Vergewaltigung geplant war (82 %) und der Täter zusätzlich Gewalt in irgendeiner Form anwendet (85 %). Knapp 70 % der betroffenen Frauen und Mädchen erstatten binnen 24 h Anzeige, bei den anderen dauert es zum Teil Jahre, bis sie diesen Schritt wagen (Anonymus 1996). Dem Opfer sollte zur sofortigen Anzeige geraten werden, um die Fahndung nach dem Täter möglichst schnell einzuleiten.

Ein Vergewaltigungsopfer sollte sofort, möglichst in Begleitung einer ihr vertrauten Person und am besten durch eine Gynäkologin, untersucht und behandelt werden. Die **ärztliche Untersuchung und Behandlung** dient der Spurensicherung, Abklärung innerer Verletzungen, Infektionsvorbeugung sowie Verhinderung einer Schwangerschaft.

> **Empfehlung**
>
> Wichtig ist neben der Erstbehandlung körperlicher und seelischer Schäden eine möglichst umfassende Befunderhebung und Dokumentation. Damit kann der vergewaltigten Frau bei juristischen Auseinandersetzungen geholfen und die Peinlichkeit von Wiederholungsbefragungen und -untersuchungen erspart werden.

Soll der behandelnde Arzt später vor Gericht als **Sachverständiger** aussagen, muss er zuvor durch die Patientin von der Schweigepflicht entbunden werden (Goerke et al. 1997).

46.7.2.1 Anamnese

Zu Gesprächsbeginn muss der vergewaltigten Frau immer erläutert werden, was – von der Anamnese bis zur Untersuchung – auf sie zukommt und der Sinn jeder Maßnahme erklärt werden. Eine **intensive Aufklärung der Patientin** über Sinn und Zweck jedes Untersuchungsschritts ist angesichts der besonderen Situation unerlässlich.

Gynäkologische Anamnese. Zunächst sollten Fragen zu
- gynäkologischer Entwicklung,
- Menarche,
- Regelblutung (Regelmäßigkeit, Dauer, Schmerzhaftigkeit),
- evtl. Menopause,
- Schwangerschaften,
- Aborten,
- Geburten (Komplikationen?),
- gynäkologischen Beschwerden,
- Erkrankungen,
- Verletzungen oder Eingriffen und
- Methoden der Kontrazeption

gestellt werden. Wann erfolgte die letzte gynäkologische Untersuchung? Bei Verdacht auf Vergewaltigung muss auch nach dem letzten freiwilligen Geschlechtsverkehr gefragt werden und ob dabei ein Kondom benutzt wurde.

Sachbezogene Anamnese. Hat die Kriminalpolizei schon vorher die Umstände der Tat in Erfahrung gebracht, sollte sich der Untersucher auf das Notwendige beschränken! Wichtig ist es dabei, eine Vorstellung vom genauen Tatablauf zu erhalten (z. B. vollzogene Kohabitation mit/ohne Gegenwehr, Samenerguss, oraler Verkehr, Benutzen von Gegenständen, die eingeführt wurden). Falls dies nicht geschehen ist, sollte der Sachverhalt – ohne in zahlreiche und/oder unwesentliche Details auszuufern – so dargestellt werden, dass dabei die »7 goldenen Ws« beantwortet werden können. Am besten lässt man die Patientin frei erzählen, was ihr widerfahren ist und lenkt dabei das Gespräch durch einzelne Zwischenfragen.

> **Die »7 goldenen Ws« (nach Schäfer 1996)**
> 1. Wer war an der Tat beteiligt (Einzeltäter oder mehrere)?
> 2. Was ist geschehen?
>   - Sexuelle Handlungen welcher Art?
>   - Vollendeter oder versuchter Geschlechtsverkehr?
>   - Anal-, Oralverkehr?
>   - Erfolgte eine Ejakulation?
>   - Körperliche Misshandlungen, Bedrohung?
> 3. Wo ist die Tat geschehen?
>   - In einer Wohnung?
>   - Im Freien?
>   - In einem Fahrzeug?
>   - Wechsel des Tatorts?
> 4. Womit wurde die Tat ausgeführt?
>   - Waffen oder Fesselungswerkzeuge?
>   - Gegenstände, die in Körperöffnungen eingeführt wurden?
>   - Mögliche Spuren an diesen Gegenständen (falls möglich, asservieren!)?
> ▼

5. Wie ging der Täter vor?
   - Überfallartig?
   - Erschleichen des Vertrauens?
   - Einschüchterung?
   - Todesangst?
6. Wann fand die Tat statt und wie lange hat sie gedauert?
7. Warum hat der Täter vom Opfer abgelassen (Gegenwehr des Opfers, Störung durch Fremde etc.)?

46.7.2.2 Vorgehen bei der Untersuchung

Cave

Die Patientin darf sich nicht duschen oder waschen, es muss erklärt werden, warum (Spurensicherung). Kleidung, Wäsche und Bettwäsche etc. werden in sauberen Plastiktüten asserviert.

Ganzkörperuntersuchung. Zur exakten Beurteilung muss eine vollständige Untersuchung des gesamten Körpers vorgenommen werden. Dabei ist es nützlich, wenn man sich eine **Reihenfolge der zu untersuchenden Regionen** einprägt, z. B.: Kopf, Gesicht, Hals, Schultern, Brust, Rücken, Arme, Hände, Bauch, Gesäß, Hüften, Beine, Füße. Pathologische Befunde, wie Hämatome, sollten **photographisch** (möglichst Sofortbild- oder besser Digitalkamera) mit Maßstab/Lineal dokumentiert werden. Dies ist besonders wichtig, da bei Gericht häufig nicht die Kohabitation bestritten wird, der Täter aber behauptet, es habe sich um einen freiwilligen Sexualakt gehandelt.

Zur Bestimmung des **Alters von Hämatomen** gelten folgende Anhaltspunkte:
- gelblich (ca. 4 Tage),
- grünlich (ca. 7 Tage),
- abblassend (ca. 14 Tage).

Schriftlich dokumentiert werden zusätzlich auch Normalbefunde. Besonders geachtet wird auf **Auffälligkeiten**, wie
- Hämatome, v. a. an den Innenseiten von Oberarmen und Oberschenkeln sowie am Hals, z. T. auch – bei Gegenwehr – an den Unterarmen ulnarseitig (Schätzung des Alters s. oben);
- Würge- und Strangulationsmale: Schürfungen im Halsbereich, petechiale Blutungen an Konjunktiven und Augenlidern (verschwinden z. T. innerhalb von 24 h);
- Sturzverletzungen;
- Doppelstriemen auf der Haut (entstehen bei Peitschen- und Stockhieben);
- Hautkratzer, z. T. vom Herunterreißen der Kleidungsstücke (Unterbauch und Brust).

Empfehlung

Untersuchung der Mundhöhle (Oralverkehr?) nicht vergessen.

Genitale und rektale Untersuchung. Dokumentiert werden Rötungen, Schürfungen im Bereich der Labien und Introitus, Zeichen einer frischen Defloration und anormale Befunde im Bereich von Anus und Rektum.

> Nach einer Vergewaltigung sind Verletzungen am äußeren Genitale eher selten, da das Opfer, z. B. bei massiver Gewaltandrohung, keine Gegenwehr leisten konnte. Tatsächlich finden sich nur bei ca. 10 % körperliche Verletzungen.

Insbesondere ist zu achten auf:
- Kohabitationsverletzung (Defloration?),
- Sicherung von Sperma (aus den möglicherweise betroffenen Körperöffnungen Mund, Scheide, Rektum sind Abstriche zu entnehmen. Diese sind wichtige Spurenträger, da die Erstellung eines genetischen Fingerabdrucks aus Sperma-DNA möglich ist),
- sexuell übertragbare Infektionen (»sexually transmitted diseases«; STD),
- bakterieller Vaginalabstrich aus dem hinteren Scheidengewölbe (3 % sexuell übertragene Erkrankungen, z. B. Infektion mit Chlamydia trachomatis) und Blutabnahme für Lues-, Gonorrhö- und HIV-Serologie,
- Sichern von Täterhaaren (Auskämmen der Schamhaare des Opfers, um Haare des Täters sicherzustellen), Sicherung von Vergleichshaar (Kopf- und Schamhaar) der Patientin sowie
- reflektorische Analdilatation, Analfissuren, Schwellungen, Fremdmaterial.

Etwa 1 % der Frauen werden nach einer Vergewaltigung schwanger! Deshalb sollte ein **Schwangerschaftstest** zum Ausschluss einer bestehenden Gravidität durchgeführt und ein Privatrezept für die Postkoitalpille (Tetragynon, Duofen) ausgestellt werden. Alternativ kann bis zu 5 Tage nach ungeschütztem Verkehr ein Intrauterinpessar eingelegt werden, um die Nidation eines möglicherweise befruchteten Eies zu verhindern. Die Abruptio nach Vergewaltigung ist aus sog. »kriminologischer Indikation« nach § 218 StGB in den ersten 12 Wochen nach der Empfängnis straffrei. Der HIV-Test sollte nach 3 Monaten wiederholt werden.

Inhalt eines Untersuchungs- und Spurensicherungssets »Sexualdelikte« (Bestückungsvorschlag nach Schäfer 1996)
- Dokumentationsbogen, Körperschema,
- Einmalunterlage (OP-Tuch),
- Tüten für Haare oder ähnliche Spuren,
- Kunststoffröhrchen mit Stopfen zur Aufnahme von Spurenmaterial,
- Abstrichstieltupfer in Kunststoffröhrchen,
- Objektträgerbehälter mit je 2 Objektträgern für Ausstriche,
- Einmalkamm zum Auskämmen der Schamhaare sowie
- Klebeetiketten.

46.7.2.3 Therapeutische Hilfe

Um Vergewaltigungsopfern adäquat helfen zu können, muss man die Reaktionen der Betroffen auf diese Tat kennen. Dabei lassen sich **3 unterschiedliche Phasen der Tatbewältigung** unterscheiden:

1. **Phase der Desorientierung:** Unmittelbar nach der Tat befinden sich die Frauen in einem psychischen Ausnahmezustand – die einen brechen weinend zusammen (30 %), andere wirken überkontrolliert, als habe sich nichts ereignet (40 %). Andere zeigen eine paradoxe Reaktion und erscheinen stupurös, schroff und kaum ansprechbar (30 %). Dies sind extreme Arten, mit einem Zustand völliger seelischer Überforderung umzugehen. Die Opfer fühlen sich entfremdet von anderen Menschen, erleben alles um sich herum, aber auch ihr eigenes Verhalten, als merkwürdig irreal – so als gehöre das ganze Geschehen nicht zu ihnen, als hätte es nichts mit ihnen zu tun. Gleichzeitig sind sie emotional außerordentlich irritierbar und fühlen sich immer wieder überschwemmt von Angst, Verzweiflung, Wut, Scham und Ekel.
2. **Phase der Pseudoanpassung:** Einige Wochen nach der Tat tritt eine Phase der Beruhigung ein, in der die Frau zu ihrem alten Gleichgewicht zurückgefunden zu haben scheint. In dieser Phase versucht sie, alles, was mit der Vergewaltigung zu tun hat, möglichst von sich fernzuhalten, nicht mehr an die Vergewaltigung zu denken, und sie will auch nicht mehr daran erinnert werden. Man gewinnt hier leicht den Eindruck, das Opfer versuche das schlimme Erlebnis zu verdrängen, ohne es wirklich verarbeitet zu haben.
3. **Phase der Bewältigung:** Erst lange Zeit später, oft Jahre danach (manche Frauen sind nie dazu fähig), verspürt dann die Frau ein deutliches Bedürfnis, sich noch einmal mit der Vergewaltigung auseinanderzusetzen. Jetzt erst beginnt die eigentliche Verarbeitung, wobei bestimmte Erinnerungen an die Tat zu dieser Auseinandersetzung anregen. In dieser Phase werden die Frauen – darin besteht die Tragik vieler Vergewaltigungsopfer – häufig von ihrer Umwelt enttäuscht, weil es für Nicht-Betroffene schwer zu verstehen ist, dass ein Ereignis, das doch so lange zurückliegt, die Opfer noch so intensiv beschäftigen kann.

Eine Vergewaltigung bedeutet ein **Trauma**, das mit Ängsten, Depression, Suizid(versuch), psychosomatischen Beschwerden, sexuellen Problemen und Beziehungsschwierigkeiten einhergeht. In der Akutsituation bietet der **Notruf der Frauenhäuser** neben der Vermittlung von Übernachtungsmöglichkeiten auch psychische Betreuung.

Literatur

Anonymus (1996) Let's talk about ... In: Katholische Arbeiter- und Arbeiterinnenjugend Österreichs (Hrsg) Körper, Sexualität & Selbstbewußtsein. Wien (http://netburger.at/aie/ docs/geschlechterrollen/vergewaltigt/)

Cicha A (2000) Psychiatrischer Notfallkoffer enthält zwei Medikamente und Zigaretten. Ärzte-online-Zeitung. Update: 17.01.2001 Medica aktuell (http://aerztezeitung.de/ docs/2000/11/23/2m0601.asp)

Deutsche Gesellschaft für Kinder- und Jugendpsychiatrie und Psychotherapie et al. (Hrsg; 2000) Leitlinien zur Diagnostik und Therapie von psychischen Störungen im Säuglings-, Kindes- und Jugendalter (AWMF-Leitlinienregister-Nr. 028/031). Köln: Deutscher Ärzte-Verlag

Distler W, Riehn A (2005) Notfälle in Gynäkologie und Geburtshilfe, 2. Aufl. Berlin, Heidelberg, New York: Springer

Flattern G (1999) AWMF online – Leitlinie Posttraumatische Belastungsstörung (AWMF-Leitlinienregister-Nr. 051/010). Leitlinien Psychotherapeutische Medizin und Psychosomatik. www.uni-duesseldorf.de/WWW/AWMF/ll/psytm010. htm

Gaebel W, Klimke A (1995) Psychiatrische Notfälle und Krisen in der Frauenheilkunde. Gynäkologe 28: 403–411

Gleixner C, Müller M, Wirth S (2000/2001) Neurologie und Psychiatrie. Breisach/Rh: Medizinische Verlags- und Informationsdienste

Goerke K, Steller J, Valet A (Hrsg; 1997) Klinikleitfaden Gynäkologie und Geburtshilfe. Ulm, Stuttgart, Jena, Lübeck: Fischer

Herrmann B: Medizinische Diagnostik bei sexuellem Kindesmißbrauch. Unveröffentlichtes Manuskript, 2. ergänzte Aufl. (http://home.t-online-de/home/B.Herrmann/medizin.htm)

Lorke B, Ehlert M (1988) Zur Psychodynamik der traumatischen Reaktion. Psyche 42: 502–532

Maaß E (1997) Kindesmißhandlung und sexueller Mißbrauch. Via medici 5 (http./www.thieme.de/viamedici/arbeit/aerztliches_handeln/kindesmisshandlung.html)

Möller HJ, Laux G, Deister A (1996) Duale Reihe Psychiatrie. Stuttgart: Hippokrates

Peschers U (2000) Tatort Familie – es trifft Frauen, Mädchen und Kleinkinder. Ärzte-online-Zeitung. Update 24.01.2001 (http://aerztezeitung.de/docs/2000/07/19/132a2103.asp)

Rupp M (1996) Notfall Seele. Stuttgart, New York: Thieme und Mainz: Grünewald

Schäfer AT (1996) Untersuchung und Spurensicherung bei Sexualdelikten. Bücherei des Frauenarztes, Bd 51. Stuttgart: Enke

Gynäkologische Sprechstunde

47　Gynäkologische Praxis　– 715
K. König, R. Gätje, J. Süß, A. Scharl und T. Bareiter

48　Apparative Diagnostik　– 733
R. Gätje, C. Sohn, A. Scharf, J. Heinrich, S. Zangos, V. Jacobi, C. Menzel, T. Diebold und J. Vogl

49　Labor　– 761
R. Gätje

50　Naturheilverfahren in der Gynäkologie　– 765
W. F. Jungi

Gynäkologische Praxis

K. König, R. Gätje, J. Süß, A. Scharl und T. Bareiter

47.1	Anamnese – 715		47.6	Kinder- und Jugendgynäkologie – 724
47.2	Untersuchungen – 717		47.6.1	Einleitung – 724
47.2.1	Gynäkologische Untersuchung – 717		47.6.2	Kinder- und jugendgynäkologische Sprechstunde – 724
47.2.2	Ultraschalluntersuchung – 718		47.6.3	Erkrankungen in der Kindheit – 726
47.2.3	Zusätzliche Untersuchungen – 718		47.6.4	Vulvovaginitis – 726
47.2.4	Untersuchung der Mammae – 719		47.6.5	Labiensynechie – 728
47.3	Befunddokumentation – 720		47.6.6	Lichen sclerosus – 729
47.4	Abrechnung – 720		47.6.7	Sexueller Missbrauch – 729
47.4.1	EBM 2000plus – 721		47.6.8	Adoleszenz – 731
47.5	Ärztliches Aufklärungsgespräch – 721			Literatur – 731

47.1 Anamnese

Die Erhebung der Anamnese (griechisch: Erinnerung) bildet die **Grundlage für die Diagnosestellung** und damit für die Behandlung einer Patientin. In vielen Fällen lässt sich durch eine sorgfältige Anamnese bereits die richtige **Verdachtsdiagnose** stellen und durch die weiteren Untersuchungen effizient bestätigen.

Patientinnen, die eine gynäkologische Praxis oder Sprechstunde aufsuchen, lassen sich in **2 Gruppen** einteilen:
1. Patientinnen, die eine Kontroll- bzw. Krebsfrüherkennungsuntersuchung wünschen, und
2. Patientinnen, die den Arzt aufgrund von Beschwerden und Problemen aufsuchen.

> Bei der Erhebung der Anamnese unterscheiden sich beide Gruppen aber nicht – in jedem Fall sollte diese sorgfältig erhoben werden, da auch bei der ersten Patientinnengruppe nicht selten Beschwerden vorhanden sind, die jedoch nicht von der Frau angesprochen werden. Als Beispiel seien hier Inkontinenz oder Probleme im Sexualleben genannt.

Strukturierung der Anamnese. Die akute Anamnese, d. h. die momentanen Beschwerden oder der Grund des Arztbesuchs, sollten immer am Anfang der Anamneseerhebung stehen. Dabei sollte die Patientin ausreichend Gelegenheit haben, ihre Beschwerden zu schildern. Nachfragen sollten verständlich formuliert sowie präzise und offen gestellt werden. Menstruationsanamnese sowie Fragen nach Schwangerschaften, Kontrazeption bzw. Kinderwunsch, Vita sexualis, Miktion und Defäkation sind neben der allgemeinen Anamnese, die gynäkologische und nicht gynäkologische Erkrankungen/Operationen, Allergien, Medikamenteneinnahme etc. erfragt, selbstverständlich. Die Familienanamnese kann wichtige Informationen zu spezifischen Risiken der Patientin liefern, z. B. Karzinomhäufigkeit oder thromboembolische Ereignisse. Die soziale Anamnese wird häufig nicht erhoben, ist aber ein wichtiger Bestandteil für das Verständnis der Patientin und kann vielfach ein wichtiger Faktor für Krankheitsursache oder Therapie sein.

> **Empfehlung**
>
> Weicht die Patientin bestimmten Fragen aus oder umgeht sie bestimmte Themenkomplexe, empfiehlt es sich, diese zunächst ruhen zu lassen und zu einem späteren Zeitpunkt – nach Festigung der Arzt-Patientin-Beziehung, wieder aufzunehmen.

Anamnesebögen, die der Patientin zur Beantwortung ausgehändigt werden, können Hilfe und insbesondere eine Zeitersparnis bei Routinefragen – wie Menarche, letzte Menstruation, Medikamenteneinnahme – bedeuten (Abb. 47.1). Sie dürfen aber keinesfalls die Anamneseerhebung durch den behandelnden Arzt ersetzen, da diese die Basis des Vertrauensverhältnisses bildet. Auch für den Arzt kann die Verwendung eines standardisierten Bogens als Unterstützung der Anamneseerhebung und zur Erleichterung der Dokumentation sinnvoll sein.

Sehr geehrte Patientin,

wir begrüßen Sie in unserer Praxis und bedanken uns für das Vertrauen, Ihre Behandlung übernehmen zu dürfen. Zur Erleichterung bitten wir Sie, uns in Ruhe ein paar Fragen zu beantworten, die für Ihre Behandlung wesentlich sind. Bitte haben Sie auch Verständnis dafür, wenn unvorhergesehene Wartezeiten entstehen, da Notfälle immer wieder vorkommen können. Auch Sie könnten einmal davon betroffen sein. Sie können dann noch etwas spazieren gehen, etwas einkaufen oder in Ruhe eine Zeitschrift lesen. In Zukunft können Sie auch vorher anrufen, ob und um wie viel sich der Termin verschiebt.

1. Was haben Sie heute für Beschwerden?
   _____
2. Name des Frauen-/Hausarztes und Anschrift
   _____
3. Rauchen Sie?
   ☐ nein
   ☐ ja
4. Haben Sie Allergien auf Medikamente?
   ☐ nein
   ☐ ja
   ☐ wenn ja, welche? _____
5. Wie groß sind Sie? _____
6. Mit wie viel Jahren hatten Sie die erste Blutung?
   _____
7. Ist die Menstruation regelmäßig?
   ☐ nein
   ☐ ja
   ☐ ____ Tage Abstand vom 1.-Tag der Blutung bis zum nächsten 1.-Tag.
   ☐ ____ Tage Dauer der Blutung
   ☐ Bestehen Zwischenblutungen oder eine Vorblutung?
   ☐ wenn ja, an welchen Zyklustagen und von welcher Dauer? _____
8. Nehmen Sie die Pille?
   ☐ nein
   ☐ ja
   ☐ wenn ja, welche? _____
9. Liegt eine Spirale?
   ☐ nein
   ☐ ja
   ☐ wenn ja, welche und seit wann?
   _____

10. Anzahl und Zeitpunkt von Fehlgeburten bzw. Schwangerschaftsunterbrechungen
    _____
11. Geburten _____
    ☐ Anzahl _____
    ☐ wann? _____
    ☐ davon Kaiserschnitte, Zangengeburten, Saugglockengeburten _____
12. Operationen
    ☐ wann? _____
    ☐ welche? _____
13. Erkrankungen
    ☐ Herz
    ☐ Lunge
    ☐ Leber
    ☐ Nieren
    ☐ Blutdruck
    ☐ Zuckerkrankheit
    ☐ andere _____
14. Brustkrebs bei Mutter, Mutter der Mutter, Schwester der Mutter, eigener Schwester?
    _____
15. Nehmen Sie Dauermedikamente?
    ☐ wenn ja, welche? _____
    ☐ Hormonpräparate, wenn ja, welche?
    _____
16. Letzte Untersuchung beim Frauenarzt?
    _____
17. Letzte Krebsvorsorgeuntersuchung?
    _____
18. Erster Tag der letzten Periodenblutung?
    _____

Vielen Dank für Ihre Mitarbeit.

Abb. 47.1. Anamnesebogen zur Beantwortung durch die Patientin

47.2 Untersuchungen

47.2.1 Gynäkologische Untersuchung

Untersuchungsreihenfolge bei der gynäkologischen Untersuchung
1. Inspektion und Palpation von Abdomen und Leisten,
2. Inspektion der Vulva,
3. Spekulumeinstellung mit Inspektion der Vagina und der Portio,
   - Kolposkopie,
   - Entnahme zytologischer Abstriche,
   - ggf. Entnahme bakteriologischer Abstriche, Nativpräparat etc.,
   - Essigprobe (Kolposkopie),
   - Jodprobe (Kolposkopie),
4. vaginale bimanuelle Tastuntersuchung,
5. rektale/rektovaginale bimanuelle Tastuntersuchung.

Die gynäkologische Untersuchung sollte möglichst in Anwesenheit einer weiteren Person durchgeführt werden. Die Patientin wird in Steinschnittlage gelagert, wobei eine für die Frau bequeme und entspannte Lage mit Vermeidung einer Abwehrlordose die Untersuchung erleichtert. Die Blase sollte, mit Ausnahme der Untersuchung bei Harninkontinenzbeschwerden, vor der Untersuchung entleert werden.

Die Untersuchung beginnt mit **Inspektion und Palpation des Abdomen und der Leisten**:
- Abdomen eingesunken?
- Bauchraum aufgetrieben?
- Ernährungszustand?
- Bauchdecke weich?
- Resistenzen oder Raumforderungen tastbar?
- Nierenlager dolent?
- Lymphome tastbar?

Wenn möglich, sollte dies von der Seite aus erfolgen, um mit diesem ersten Untersuchungsschritt in der für die Patientin häufig schambehafteten Lage Vertrauen aufbauen zu können.

Als nächster Schritt folgt dann die **Inspektion des äußeren Genitale**:
- Schambehaarung (Tanner-Stadien)?
- Hinweise auf Hautveränderungen (Entzündungen, Condylomata acuminata, Lichen sklerosus, VIN)?
- Hymenalsaum intakt?
- Vulvaspalt geschlossen?
- Deszensus?

Für die **Spekulumeinstellung**, die sich der Inspektion der Vulva anschließt, stehen entweder geteilte oder einteilige Spekula zur Verfügung. Einteilige Spekula ermöglichen die Entnahme von Abstrichen etc. ohne Hilfsperson, dagegen sind geteilte Spekula bei erschwerten Untersuchungsbedingungen – wie Deszensus mit Zysto- und Rektozelenbildung oder auch verengtem Introitus – besser geeignet.

> **Empfehlung**
>
> Die Spekula sollten angewärmt sowie in der Größe individuell für die Patientin gewählt sein und in Richtung des Vulvaspalts mit Gleitmittel über den Damm eingeführt werden, damit die Untersuchung die Frau möglichst wenig beeinträchtigt.

Die Spekulumeinstellung ermöglicht die Inspektion von Vagina und Portio (Deszensus, Entzündung, Ulzera, Fluor, Blutung, Ektopie, Leukoplakie, Polypen) und die Entnahme von Sekret und Abstrichen für zytologische und bakteriologische Untersuchungen.

Der **zytologische Abstrich** ist getrennt von der Portio mit einem Watteträger und aus dem Zervikalkanal entweder mit einem Watteträger oder – insbesondere bei engen anatomischen Verhältnissen – geeigneter mit einem Cytobrush zu entnehmen. Die Watteträger werden auf Objektträger abgerollt, wobei die korrekte Technik für die Qualität der zytologischen Untersuchung wichtig ist, und anschließend sofort fixiert (Eintauchen in Isopropylalkohol oder Fixierspray).

Zur **vollständigen Inspektion der Vagina** muss das Spekulum gedreht werden. Dabei ist darauf zu achten, dass kein Druck auf die schmerzempfindlichen ventralen Vaginalanteile ausgeübt und keine Schleimhautfalten eingeklemmt werden.

Die **Kolposkopie** verbessert durch die 6- bis 40-fache Vergrößerung unter optimalen Lichtverhältnissen die Beurteilung der Portio und auch der Vagina. Leukoplakien, Erythroplakien, Punktierungen, Mosaike und atypische Gefäßmuster können hierbei auf Zellveränderungen hinweisen. Durch 2- bis 3-%ige Essigsäure werden die **Oberflächenveränderungen** besser sichtbar. Das normale Plattenepithel von Vagina und Portio enthält Glykogen und verfärbt sich durch die Jodprobe braun, jodnegative Areale weisen auf Epithelanomalien hin (Zylinderepithel ist jodnegativ).

Besteht der Verdacht auf eine Infektion der Vagina oder ein auffälliger Fluor, kann ein Tropfen des **Vaginalsekrets** entnommen, mit physiologischer Kochsalzlösung auf einen Objektträger aufgebracht und nach Eindeckeln im Phasenkontrastmikroskop beurteilt werden. Durch Färben des Präparats mit **Methylenblau** wird die Beurteilung erleichtert. Im **Direktpräparat** können die Keimflora (Döderlein-Bakterien, Mischflora etc.), Pilzinfektionen, Trichomonaden, bakterielle Infektionen, Leukozyten und die Vaginalepithelzellen beurteilt werden. Letztgenannte Untersuchung kann auch zur Beurteilung des Östrogenstatus, z. B. bei Amenorrhö, verwendet werden. Durch **Zusatz von 10-%igem KOH** wird zum einen durch den typischen fischartigen Geruch die Diagnose einer Aminkolpitis, zum anderen durch Lyse der Vaginalepithelien die Diagnose einer Soorkolpitis erleichtert. Wird in der Zyklusmitte **Zervikalsekret** entnommen, können beim Postkoitaltest unter dem Phasenkontrastmikroskop Spermien nachgewiesen werden.

An die Spekulumeinstellung schließt sich die **bimanuelle Tastuntersuchung** an, bei der bei entsprechender Weite der Scheide und des Scheideneingags 2 Finger (Zeige- und Mittelfinger) der »inneren« Hand über den Damm in die Scheide eingeführt werden. Zunächst werden sowohl die Vagina als auch der Beckenboden abgetastet und anschließend durch Mithilfe der »äußeren« Hand Uterus und Adnexe beurteilt, u. a.:

- Lage der Portio und der Uterus?
- Größe des Uterus?
- äußere Form und Mobilität des Uterus?
- Ovarien tastbar?
- Tumor?
- Schmerzen?

> Die bimanuelle Tastuntersuchung wird durch Abwehrspannung oder adipöse Bauchdecken stark erschwert. Daher ist es wichtig, bei der Einführung der Finger der inneren Hand vorsichtig vorzugehen, um der Patientin keine Missempfindungen zu bereiten (Spreizen der kleinen Schamlippen, Einführen über den Damm, kein Druck auf Klitoris oder Urethra).

Bei der **rektalen Untersuchung** wird das Einführen des untersuchenden Fingers durch Pressen und damit reflektorische Entspannung des Sphinkters erleichtert.

> **Empfehlung**
> Die rektale Untersuchung sollte stets »angekündigt« werden, damit die Patientin nicht durch die ihr i. d. R. unangenehme Prozedur überrascht wird.

Die Untersuchung ermöglicht bei retroflektiertem Uterus und Adnexbefund eine bessere Beurteilung und das Erkennen rektaler Tumoren oder auch Hämorrhoiden. Insbesondere die Beurteilung der Parametrien ist nur durch die rektovaginale Untersuchung einwandfrei möglich, bei der jeweils ein untersuchender Finger in der Vagina und im Rektum liegt.

Die gynäkologische Untersuchung ist bei der erwachsenen Frau auch **bei intaktem Hymen** – i. d. R. unter Verwendung entsprechend schmaler Spekula – wie oben beschrieben möglich. Erscheint die vaginale bimanuelle Tastuntersuchung schwierig oder hat die Patientin Angst vor der Verletzung des Hymens, kann sie durch die rektale Untersuchung ersetzt werden.

Die **Untersuchung eines Kindes** sollte mit der allgemeinen Untersuchung und der Bewertung sekundärer Geschlechtsmerkmale (Tanner-Stadien) beginnen. Die Lagerung von Schulkindern kann auf dem gynäkologischen Stuhl erfolgen, Säuglinge und Kleinkinder werden meist zweckmäßiger auf einer Liege bzw. in Knie-Ellbogen-Position untersucht. Eine Inspektion des äußeren Genitale, Entnahme von Abstrichen und eine Ultraschalluntersuchung bei gefüllter Blase sind i. d. R. auch bei ängstlichen Mädchen möglich. Spekulumeinstellung (Kinderspekula, Nasenspekulum) und rektale Tastuntersuchung sind auch bei Kleinkindern normalerweise durchführbar. Die Angst und das resultierende »Zappeln« würden aber häufig die Untersuchung erschweren und eine Schmerz- bzw. Verletzungsgefahr beinhalten, sodass bei entsprechend streng gestellter Indikation für eine Spekulumeinstellung häufig eine Narkose angebracht ist. Ist eine Spekulumeinstellung nicht möglich, kann ein Vaginoskop zur Beurteilung der Vagina und der Portio verwendet werden.

47.2.2 Ultraschalluntersuchung

Mit Hilfe der **Vaginalsonographie** (Ultraschallfrequenzen zwischen 5 und 7,5 MHz) kann das kleine Becken in hohen Auflösungen beurteilt werden. Dieses Verfahren hat insbesondere bei der Erfassung von Ovarialbefunden und Veränderungen des Endometriums eine wesentlich höhere Sensitivität als die bimanuelle Tastuntersuchung.

> **Cave**
> Allerdings hat sich die Vaginalsonographie als Screening-Methode zur Früherkennung von Ovarial- und Korpuskarzinomen aufgrund der geringen Spezifität, d. h. der Zahl falsch-positiver Untersuchungsbefunde bzw. der hohen Rate an gutartigen Veränderungen, nicht durchsetzen können, sodass die Ultraschalluntersuchung des kleinen Beckens kein Bestandteil der Krebsvorsorgeuntersuchung ist.

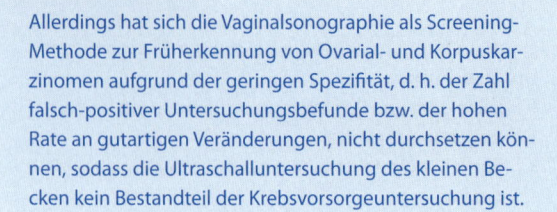

Bei einem auffälligen oder unklaren Tastbefund oder bei entsprechender klinischer Symptomatik ist eine **ergänzende Ultraschalluntersuchung** aber sinnvoll.

> **Empfehlung**
> Bei Verdacht auf einen Ovarialprozess sollte zusätzlich eine abdominelle Ultraschalluntersuchung (möglichst mit voller Blase) durchgeführt werden, da größere Ovarialtumoren häufig kranial der Eindringtiefe der Vaginalsonde lokalisiert sind.

47.2.3 Zusätzliche Untersuchungen

Eine Reihe weiterer Untersuchungsmethoden können bzw. sollten in der gynäkologischen Praxis durchgeführt werden. Blutdruck- und Gewichtsmessung beispielsweise sollten in jeder Praxis bzw. Sprechstunde möglich sein. Sie sind sowohl bei Krebsvorsorgeuntersuchungen als auch z. B. bei der Betreuung von Karzinompatientinnen häufig eine sinnvolle Ergänzung der gynäkologischen Untersuchung.

Zystoskopie. Die Zystoskpie kann mit geringem technischem Aufwand auch in der gynäkologischen Praxis durchgeführt werden und ist bei Verdacht auf Urge-Inkontinenz (Entzündung, Tumor, Steinleiden) oder Blasenfisteln bzw. bei Karzinompatientinnen (Ausschluss einer Tumorinfiltration) sinnvoll einzusetzen.

Rektoskopie. Wie die Zystoskopie, kann auch eine Rektoskopie mit geringer Vorbereitung (Klysma) und geringem technischem Aufwand in der Praxis durchgeführt werden. Mit Hilfe dieser Untersuchung können die Infiltration eines gynäkologischen Tumors, Rektumtumoren oder auch Hämorrhoiden festgestellt bzw. ausgeschlossen werden.

Urethrozystometrie, Urethraldruckmessung, Uro-Flow. Die Methoden zur Abklärung einer Harninkontinenz mit simultanen Druckmessungen in Harnblase, Urethra und Rektum erfordern einen hohen zeitlichen und technischen Aufwand und eine spezielle Ausbildung. Ziel dieser Untersuchungen sind Abklärung und Quantifizierung der Blasenfunktionsstörung, damit eine Therapie eingeleitet werden kann.

Hysterosalpingokontrastsonographie und Sonohysterographie. Durch Einlage eines geblockten Katheters in das untere Uterinsegment können durch Injektion von physiologischer Kochsalzlösung bzw. von Ultraschallkontrastmittel (Echovist) das Cavum uteri bzw. die Tuben dargestellt werden. Zur Erkennung von intrakavitären Befunden hat die Sonohysterographie die gleiche Sensitivität wie die Hysteroskopie. Die Hysterosalpingokontrastsonographie zur Überprüfung der Tubendurchgängigkeit weist eine Übereinstimmung mit der laparoskopischen Prüfung der Tubendurchgängigkeit von 90 % auf, wenn die Eileiter bei der Hysterosalpingokontrastsonographie durchgängig, und von 70 %, wenn sie verschlossen erscheinen. Die Platzierung des Ultraschallkatheters verlangt die gleichen technischen Voraussetzungen wie die Einlage eines Intrauterinpessars, wobei die Portio aufgrund des dünnen und flexiblen Katheters i. d. R. nicht angehakt und der Zervikalkanal nicht sondiert werden muss.

Probebiopsie. Von Veränderungen der Vulva, der Vagina und der Portio können durch Pouch-Biopsie oder mit einer Biopsiezange auch in der Praxis in den meisten Fällen Proben für eine histologische Untersuchung gewonnen werden. An der Vulva sollte stets eine Lokalanästhesie vor der Probenentnahme erfolgen.

Krebsfrüherkennung. Die Krebsfrüherkennung wird jeder Frau mit dem 20. Lebensjahr als Leistung der Krankenkasse angeboten und wird auf einem speziellen Untersuchungsbogen dokumentiert.

> **Inhalte der Krebsfrüherkennungsuntersuchung in der neuesten Fassung (am 1.1.2004 in Kraft getreten)**
> - Ab dem Alter von 20 Jahren:
>   – Anamnese,
>   – Inspektion der Vulva,
>   – Spekulumeinstellung,
>   – zytologischer Abstrich,
>   – bimanuelle Tastuntersuchung,
> - Ab dem Alter von 30 Jahren zusätzlich:
>   – Inspektion der Haut,
>   – Untersuchung der Mammae und der regionären Lymphknoten,
>   – Anleitung zur Selbstuntersuchung der Brust.
> - Ab dem Alter von 50 Jahren zusätzlich:
>   – rektale Untersuchung,
>   – Stuhluntersuchung auf okkultes Blut,
>   – Früherkennung von Krebserkrankungen der Brust (Mammographie-Screening) ab dem Alter von 50 Jahren bis zum Ende des 70. Lebensjahres.
> - Früherkennungsuntersuchungen auf kolorektales Karzinom:
>   – ab dem Alter von 55 Jahren kann die Frau im Abstand von mindestens 10 Jahren bis zu 2 Koloskopien durchführen lassen.

Zusätzlich werden von vielen Gynäkologen noch routinemäßig Urinuntersuchung und vaginale Sonographieuntersuchungen angeboten, die Kolposkopie ist fakultativ in der Früherkennungsuntersuchung enthalten.

47.2.4 Untersuchung der Mammae

Aufgrund der Häufigkeit des Mammakarzinoms (etwa jede 10. Frau erkrankt im Laufe ihres Lebens daran) kommt der Untersuchung der Brustdrüse eine besondere Bedeutung zu. Der günstigste Zeitpunkt für die Untersuchung liegt bei der menstruierenden Frau in der 1. Zyklushälfte. Der Oberkörper sollte komplett entkleidet werden. Die Untersuchung beginnt mit der **Inspektion** bei in die Hüften gestützten Armen, erhobenen Armen und vorgebeugtem Oberkörper. Dabei ist auf
- die Symmetrie,
- Konturveränderungen,
- eingeschränkte Mobilität,
- Hautveränderungen,
- Abflachungen des Niveaus sowie
- Einziehung und Veränderungen der Mamille

zu achten. Bei der **Palpation** wird die Brustdrüse auf Resistenzen in allen Quadranten abgetastet. Die Untersuchung wird häufig bei der stehenden oder sitzenden Patientin durchgeführt. Nach Möglichkeit sollte die Palpation der Brustdrüse zusätzlich im Liegen vorgenommen werden, da insbesondere Tumoren in den unteren Quadranten bei der stehenden/sitzenden Patientin schwieriger zu ertasten sind. Sorgfältig sollte überprüft werden, ob sich auf Druck Sekret aus der Mamille entleert, auf entsprechende Nachfrage können die meisten Patientinnen hier auch entsprechende Angaben machen. Anschließend werden bei hängendem bzw. durch den Untersucher gehaltenem Arm die Achselhöhlen sowie die infra- und supraklavikulären Gruben nach **Lymphomen** abgetastet.

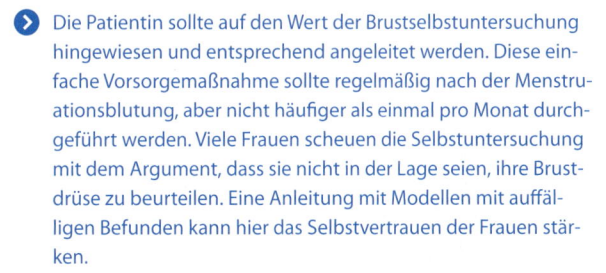

> Die Patientin sollte auf den Wert der Brustselbstuntersuchung hingewiesen und entsprechend angeleitet werden. Diese einfache Vorsorgemaßnahme sollte regelmäßig nach der Menstruationsblutung, aber nicht häufiger als einmal pro Monat durchgeführt werden. Viele Frauen scheuen die Selbstuntersuchung mit dem Argument, dass sie nicht in der Lage seien, ihre Brustdrüse zu beurteilen. Eine Anleitung mit Modellen mit auffälligen Befunden kann hier das Selbstvertrauen der Frauen stärken.

Mammographie. Die Mammographie sollte bei allen Patientinnen mit auffälligem Tastbefund und erhöhtem Mammakarzinomrisiko durchgeführt werden. Im Gegensatz zur Palpation und Sonographie können mit der Mammographie auch In-situ-Karzinome durch Mikroverkalkungen erfasst werden. Derzeit laufen in der Bundesrepublik Untersuchungen zum allgemeinen Mammographie-Screening.

Mammasonographie. Die Mammasonographie ist als Zusatzmethode und nicht als Ersatz der Mammographie zu verstehen. Gerade bei jungen Frauen, dichtem Drüsenkörper und Mastopathie eignet sich die Mammasonographie zur Abklärung von Befunden. Ein weiterer Vorteil liegt in der möglichen Differenzierung von zystischen und soliden Befunden.

Galaktographie. Bei der Galaktographie werden sezernierende Milchgänge sondiert und mit Kontrastmittel aufgefüllt, um Gangabbrüche, Milchgangpapillome usw. darzustellen. Diese Untersuchung ist bei einseitiger Sekretabsonderung aus der Mamille zu erwägen.

Kernspintomographie (MRT). Die Kernspintomograhie der Mamma ist als Ergänzungmethode bei unklaren Befunden, wie z. B. Verdacht auf Lokalrezidiv bei Zustand nach Mammakarzinom, anzusehen. Aufgrund der geringen Spezifität ist die MRT der Mamma zur Zeit keine Routinetechnik.

Sekretzytologie. Eine zytologische Untersuchung des Sekrets sollte bei jeder pathologischen Sekretion der Mamma durchgeführt werden.

Feinnadelpunktion. Die Feinnadelpunktion solider Herdbefunde ist im Wesentlichen durch die Stanzbiopsie, die eine histologische Untersuchung ermöglicht, ersetzt worden. Die Punktion von Zysten mit zytologischer Untersuchung des Sekrets ist nur in seltenen Fällen sinnvoll.

Stanzbiopsie. Die Gewinnung von Stanzzylindern zur histologischen Untersuchung kann bei größeren Tastbefunden unter palpatorischer, bei kleineren oder sonographisch nachgewiesenen Befunden unter ultrasonographischer Kontrolle erfolgen.

47.3 Befunddokumentation

> Die sorgfältige und vollständige Dokumentation der Untersuchungen, Befunde und Therapien gehört zu den ärztlichen Pflichten und ist nicht zuletzt aus forensischen Gründen unabdingbar.

Die **Befunddokumentation** sollte auch nach längerer Zeit und fremden Ärzten erlauben, die Untersuchungen und Therapie eines Patienten nachzuvollziehen. Sie kann handschriftlich oder mit Hilfe eines Computers erfolgen. Insbesondere in Kliniken werden Untersuchungsbefunde, Diagnosen und Prozeduren über entsprechende Programme erfasst, sodass z. B. Arztbriefe assistiert aus den erfassten Untersuchungsergebnissen, wie histologischen Befunden und erfassten Prozeduren, erstellt und vom Arzt nur noch überarbeitet werden müssen. Ob handschriftlich oder computergestützt, schematische Dokumentationshilfen (Stempel bzw. Felder für die einzelnen Untersuchungen – wie z. B. gynäkologische Standarduntersuchung, Brustuntersuchung, Ultraschall) erleichtern die vollständige Dokumentation.

> **Beispiel Befunddokumentation**
> - Untersuchungsbefund
>   - äußeres Genitale: unauffällig,
>   - Vagina: glatt, Fluor albus,
>   - Portio: Ektopie,
>   - Kolposkopie: originär,
>   - Zytologie: abgenommen,
>   - Phasenkontrastmikroskopie: normale Scheidenflora,
>   - Uterus: normal groß, Adnexe und Parametrien beidseitig frei,
>   - rektal: kein pathologischer Befund,
>   - Mammae: beidseitig weich, kein Knoten, Axillae beidseitig fei.

47.4 Abrechnung

Zwischen Arzt und Patient besteht ein Behandlungsvertrag. Die ärztliche Dienstleistung verpflichtet den Patienten zur **Zahlung der vereinbarten Vergütung** (§ 611 Abs. 1 BGB). Wenn die Vergütung nicht durch die Sozialversicherung abgedeckt wird, richtet sie sich nach der **Gebührenordnung für Ärzte** (GOÄ). Diese wird von der Bundesregierung mit Zustimmung des Bundesrates erlassen.

Die Ärzte können danach kein Honorar frei vereinbaren, sondern sind an die geltende Gebührenordnung für Ärzte gebunden, unterschiedlich können nur die Steigerungsraten der einzelnen Leistungen gestellt werden, wobei der Gesetzgeber einen **festen Punktwert** für jede einzelne Leistung vorgibt. Dieser Punktwert ist in Euro angegeben. Der einfache Gebührensatz errechnet sich aus Punkte × 0,0582873 EUR.

> **Beispiel, wie es in der Erläuterung zur Gebührenberechnung zur GOÄ 96 beschrieben wird, umgerechnet in Euro**
> - Das Leistungsverzeichnis der GOÄ enthält für jede Leistung
>   1. die Punktzahl als das wertmäßige Verhältnis der abrechnungsfähigen Leistung zueinander und
>   2. den auf der Punktwertbasis von 5,82873 Cent ermittelten einfachen Gebührensatz.
> - Die Beratung nach Nr. 1 ist mit 80 Punkten bewertet. Ausgehend von dem in § 5 Abs. 1 genannten Punktwert von 5,82873 Cent ergibt sich der Einfachsatz aus der Multiplikation
> (80 × 5,82873)/100 oder 80 × 0,0582873 = 4,66 (Euro).
> - Von diesem Einfachsatz aus kann unter bestimmten Voraussetzungen mit einem Faktor weiter gerechnet werden, um das tatsächliche Honorar festzulegen, z. B. 4,66 Euro × 1,5 = 6,99 Euro
> oder entsprechend mit jedem anderen Faktor innerhalb des Gebührenrahmens.
> - Eine andere mögliche Berechnungsart ergibt sich aus der Multiplikation der Punktzahl mit dem vereinbarten Multiplikator und dem Punktwert von 5,82873 Cent, z. B. (80 × 1,5 × 5,82873)/100 oder 80 × 1,5 × 0,0582873 = 6,99 Euro.

Als **Vergütungen** stehen dem Arzt Gebühren, Entschädigungen und Ersatz von Auslagen zu.

Gebühren. Gebühren werden nur für selbstständige ärztliche Leistungen berechnet, die der Arzt selbst erbracht hat oder die unter seiner Aufsicht nach fachlicher Weisung erbracht wurden (eigene Leistungen). Mit den Gebühren sind die Praxiskosten, einschließlich der Kosten für den Sprechstundenbedarf sowie die Kosten für die Anwendung von Instrumenten und Apparaten, abgegolten. Das Überschreiten des Regelhöchstsatzes ist für jede einzelne Leistung schriftlich zu begründen. Unzulässig ist aber eine Vereinbarung dahingehend, dass der Patient auf die Arztrechnung nur den Betrag zu zahlen hat, der von der privaten Krankenversicherung, der Beihilfe oder einem sonstigen Kostenträger tatsächlich erstattet wird. In diesen Fällen begeht der Patient deswegen einen Betrug im Sinne von § 263 StGB gegenüber dem Kostenträger, weil er einen Erstattungsbetrag fordert und erhält, der ihm in dieser Höhe nicht zusteht. Dabei kann sich der Arzt wegen Beihilfe (§ 27 StGB 9) oder Anstiftung (§ 26 StGB) zum Betrug strafbar machen.

Entschädigungen. Als Entschädigung für Besuche erhält der Arzt Wegegeld und Reiseentschädigung, hierdurch sind Zeitversäumnisse und die durch den Besuch bedingten Mehrkosten abgegolten.

Ersatz von Auslagen. Berechnet werden können die am Patienten gebrauchten Arznei- und Verbandmittel sowie Versand- und Portokosten.

Die oben gemachten Ausführungen gelten für **Privatpatienten oder Selbstzahler**. Bei »**Kassenpatienten**« wird die Vergütung in §§ 85,87 SGB V geregelt. Grundsätzlich gilt: »Die Krankenversicherung als Solidargemeinschaft hat die Aufgabe, die Gesundheit der Versicherten zu erhalten, wiederherzustellen oder ihren Gesundheitszustand zu bessern.« Die Krankenversicherung ist in folgende **Kassenarten** gegliedert:

- allgemeine Ortskrankenkassen,
- Betriebskrankenkassen,
- Innungskrankenkasse,
- Seekasse,
- landwirtschaftliche Krankenkassen,
- die Bundesknappschaft als Träger der knappschaftlichen Krankenversicherung und
- die Ersatzkassen.

Die Ärzte, die Kassenpatienten behandeln, wurden früher in den Verträgen als Kassenärzte bezeichnet, heute spricht man von **Vertragsärzten**. Die vertragsärztliche Versorgung gliedert sich in die hausärztliche und in die fachärztliche Versorgung. Der Trend geht dahin, ein **Primärarztsystem** aufzubauen, in dem der Primärarzt, der Hausarzt, erste Anlaufstelle der Patienten ist und dann selbst entscheidet, ob eine Weiterleitung zu einem Facharzt notwendig ist.

Die Kassenärztlichen Vereinigungen und die Kassenärztliche Bundesvereinigung haben den **Sicherstellungsauftrag** wahrzunehmen, d. h. die ärztliche Versorgung zu garantieren, auf der anderen Seite die Rechte der Vertragsärzte gegenüber den Krankenkassen zu vertreten.

Den Versicherten wird die **freie Arztwahl** unter den Vertragsärzten garantiert. Die Zahl der erbrachten Leistungen beeinflusst bei gedeckeltem Honorarvolumen der ausgeschütteten Krankenkassengelder den Punktwert und damit die Bezahlung der erbrachten Leistungen.

47.4.1 EBM 2000plus

Zum 1. April 2005 wurde nach langer Vorbereitung der neue EBM 2000plus (»Einheitlicher Bewertungsmaßstab«) zur Abrechnung der Leistungen der gesetzlich krankenversicherten Patientinnen und Patienten bundesweit eingeführt. Die bisher 4-stelligen Gebührenordnungspositionen wurden durch 5-stellige ersetzt.

Die Gesamtzahl der GOPs wurde reduziert. Der angestrebte Punktwert von 5,11 Cent/Punkt wurde nicht erreicht, da von den

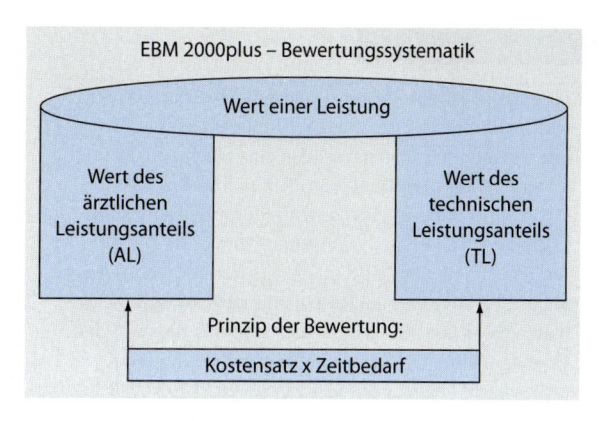

Abb. 47.2. Komplizierte Rechenvorgänge auf einen einfachen Nenner gebracht: die Bewertungssystematik des EBM 2000plus. (Aus: KBV 2004)

Kassen kein zusätzliches Geld mit der Gebührenordnung geliefert wurde. Dies wäre aber notwendig, um die wirtschaftliche Berechnung einer Leistung in die Tat umzusetzen. Jede Landes-KV erstellt einen Honorarverteilungsmaßstab, wobei jetzt die Krankenkassen mitbeteiligt sind. So wird in Deutschland in der einzelnen KVen um den aktuellen Punktwert gefeilscht und bei Nichteinigung das Schiedsamt angerufen. Ein Großteil der Leistungen wird im gesetzlich vorgeschriebenen Regelleistungsvolumen (RLV) mengenmäßig begrenzt und abgestaffelt bezahlt.

Zusammengefasst bringt eine neue Gebührenordnung mit betriebswirtschaftlicher Kalkulation erst dann etwas, wenn auch das entsprechende Geld vorhanden ist, um den angestrebten Punktwert von 5,11 Cent zur Auszahlung zu bringen.

Mit dem EBM 2000plus verfolgt die Kassenärztliche Bundesvereinigung das Ziel, das Morbiditätsrisiko an die Krankenkassen zurückzugeben und wieder zu einer angemessenen Vergütung der ärztlichen Leistungen zu kommen. Ändern wird sich vielleicht in einigen Jahren die Situation, wenn das Morbiditätsrisiko zu den Krankenkassen zurückkommt und die Budgetierung beendet wird. Bis dahin haben wir es weiterhin mit einer Mangelverwaltung zu tun, da nur ein Teil der ärztlichen Leistungen angemessen bezahlt wird (Abb. 47.2).

47.5 Ärztliches Aufklärungsgespräch

1. **Warum muss aufgeklärt werden? (Rechtsgrundlagen)**
   Da der Gesetzgeber die Einzelheiten nicht geregelt hat, geht die höchstrichterliche Rechtssprechung, insbesondere die Referenzurteile der Oberlandesgerichte (OLG) und des Bundesgerichtshofs (BGH), in die Anforderungen an die ärztliche Aufklärungspflicht ein (AHRS; Kullmann et al. 1997).

> **Falldarstellung**
>
> Bei einer 46-jährige Patientin mit Unterleibsbeschwerden wird ein doppeltfaustgroßes Uterusmyom diagnostiziert. Der behandelnde Chefarzt schlägt eine Myomenukleation vor. Während der Operation stellt sich heraus, dass das Myom nicht ohne den Uterus entfernt werden kann. Der Chefarzt entschließt sich zur Hysterektomie. Die Patientin war von ihm darüber nicht aufgeklärt worden, weil er dies angesichts des Alters der Patientin für nicht notwendig gehalten hatte. Das BGH kam zu dem Ergebnis, dass sich der Operateur **einer fahrlässigen Körperverletzung** schuldig gemacht hat. AZ 4 StR 525/57 vom 28.11.1957 in BGH-St 11, 111 (114 f.). Mit dem »Myomurteil« stellt der BGH – basierend auf einer ähnlichen Entscheidung des Reichsgerichts von 1894 (!) – insbesondere auf das im Grundgesetz Artikel 2 geschützte Recht auf »freie Entfaltung und körperliche Unversehrtheit« ab:

»Zwar ist es sein (des Arztes) vornehmstes Recht und seine wesentliche Pflicht, den kranken Menschen nach Möglichkeit von seinem Leiden zu heilen. Dieses Recht und diese Pflicht finden aber in dem grundsätzlichen freien Selbstbestimmungsrecht des Menschen über seinen Körper ihre Grenze. Es wäre ein rechtswidriger Eingriff in die Freiheit und Würde der menschlichen Persönlichkeit, wenn ein Arzt – und sei es auch aus medizinisch berechtigten Gründen – eigenmächtig und selbstherrlich eine folgenschwere Operation bei einem Kranken, dessen Meinung rechtzeitig eingeholt werden kann, ohne dessen vorherige Billigung vornähme.«

> Nach aktueller Rechtssprechung erfüllt jede invasive ärztliche Maßnahme den – auch unter Juristen umstrittenen – Tatbestand einer Körperverletzung nach § 229 StGB (bis zu 3 Jahre Gefängnisstrafe möglich!). Die Körperverletzung des Arztes ist – im Gegensatz zu der eines Messerstechers – nur dann nicht strafbar, wenn sie durch eine rechtswirksame Einwilligung des Patienten gedeckt ist.

Die Aufklärungspflicht ist durch die »Empfehlungen zur Aufklärung der Krankenhauspatienten über vorgesehene ärztliche Maßnahmen« der Deutschen Krankenhausgesellschaft (DKG) und der Bundesärztekammer (BÄK) geregelt. Diese verstehen sich als Hinweise zur praktischen Anwendung des § 7 Selbstbestimmungsrecht und § 8 Aufklärungspflicht der ärztlichen (Muster-) berufsordnung:

»Der Einwilligung hat grundsätzlich die erforderliche Aufklärung im persönlichen Gespräch vorauszugehen.«

2. **Wer klärt auf? (Zuständigkeit)**
Das Aufklärungsgespräch muss durch den Arzt erfolgen. Es darf nicht an nichtärztliches Personal delegiert werden. Der Arzt, der eine ärztliche Untersuchungs-/Behandlungsmaßnahme durchführt, muss dann nicht mehr aufklären, wenn die Aufklärung (arbeitsteilig) bereits durch einen Kollegen erfolgte. Er ist dann jedoch verpflichtet, sich hierüber Gewissheit zu verschaffen. Grundsätzlich sollte der Arzt das Aufklärungsgespräch durchführen, der den geplanten Eingriff/die geplante Untersuchung vornimmt. Mit erkennbar nicht/nicht mehr einwilligungsfähigen Patienten kann kein rechtswirksames Aufklärungsgespräch geführt werden.

3. **Wer muss aufgeklärt werden? (Adressat)**
Grundsätzlich muss der zu untersuchende/operierende Patient aufgeklärt werden. Die »Aufklärung der Angehörigen« anstatt des Patienten ist juristisch in keinem Fall ausreichend. Ausnahme hiervon bilden Sorgeberechtigte von Kindern bis zum 14. Lebensjahr. Wenn beide Elternteile das Sorgerecht haben, muss sich der Arzt bei großen Operationen mit »schwirigen wie weitreichenden und erheblichen Risiken« sogar »Gewissheit« über das Einverständnis eines nicht erschienenen Elternteils verschaffen. Bei Patienten zwischen 14 und 18 Jahren hängt die Wirksamkeit der Aufklärung im Einzelfall von der individuellen Verstandesreife, der körperlichen Entwicklung ab, nämlich davon, ob der Heranwachsende die »Tragweite des ärztlichen Eingriffes für Körper, Beruf und Lebensglück« ermessen kann. Ist dies nicht der Fall, sind die Eltern unter Einbeziehung des Jugendlichen aufzuklären. Verstoßen die Eltern mit ihrer Einwilligungsverweigerung erheblich gegen das Wohl des Kindes, kann die Genehmigung des Vormundschaftsgerichts die elterliche Einwilligung ersetzen (OLG Celle, Beschluss vom 21.02.1994, NJW 1955, 792) Es ist ärztliche Behandlungspflicht, sich auch ausländischen oder sonst sprachunkundigen Patienten verständlich zu machen. Der »Dolmetscher« – es reicht ein im Hause tätiger Mitarbeiter (**Cave:** Schweigepflicht!) oder Familienangehöriger – hat auf dem Aufklärungsbogen »mitzuunterzeichnen« und durch Unterschrift zu bestätigen, wahrheitsgemäß und gewissenhaft in die fremde Sprache übertragen zu haben. Bei Patienten mit Betreuung (§ 1902 BGB) ist der Betreuer Adressat des Aufklärungsgespräches. Bei Patienten ohne Betreuer sind keinesfalls die Angehörigen »automatisch« deren gesetzliche Vertreter. Bei aufschiebbaren Eingriffen ist beim Vormundschaftsgericht eine Bestellung eines Betreuers in die Wege zu leiten.

4. **Worüber muss aufgeklärt werden? (Umfang)**
Aufklärungspflicht besteht grundsätzlich bei allen elektiven, invasiven diagnostischen und therapeutischen Untersuchungen, ebenso bei operativen Eingriffen und anderen, mit Risiken behafteten Maßnahmen.

> Im einzelnen werden voneinander unterschieden:
> - Befund/Diagnoseaufklärung: Nur wer weiß, an welcher Erkrankung er leidet, kann in eine bestimmte medizinische Maßnahme einwilligen oder sie ablehnen.
> - Therapeutische/Sicherungsaufklärung: Nur wer weiß, wann was mit ihm geschieht und wie er selbst durch sein Verhalten den Behandlungserfolg dauerhaft sichert, kann in Maßnahmen wirksam einwilligen oder sie ablehnen.
> - Risiko/Eingriffsaufklärung: Nur wer die Risiken einer Maßnahme bzw. deren Alternativen hinsichtlich Art, Umfang, Häufigkeit und Folgen kennt, kann wirksam einwilligen oder ablehnen.

Der Patient ist über eingriffsspezifische Risiken, d. h. mit der geplanten Maßnahme zusammenhängende Risiken zu informieren, z. B. Uterusperforation bei Abrasio. Prinzipiell gilt dabei der Grundsatz: »Je höher das Risiko, desto eher muss darüber aufgeklärt werden.«

> Unabhängig von der Häufigkeit (Komplikationsdichte) muss aufgeklärt werden, wenn die Komplikation eine gravierende Be-

einträchtigung der weiteren Lebensführung darstellt, z. B. mögliche Hysterektomie nach Uterusperforation. Oder: Über das Risiko von HIV und Aids bei einer Fremdbluttransfusion muss aufgeklärt werden, obwohl die Wahrscheinlichkeit in Deutschland lediglich bei ca. 1 : 1–3 Mio. liegt. Ebenfalls muss der Arzt individuelle persönliche Gegebenheiten des Patienten berücksichtigen. Eine Stimmbandschädigung hat z. B. für eine Sängerin eine andere Bedeutung als für eine Büroangestellte.

Stehen mehrere wissenschaftlich anerkannte Methoden mit unterschiedlichen Risiken oder unterschiedlichen Erfolgsaussichten zur Wahl, so muss das Gespräch die Aufklärung über diese alternativen Methoden, deren Vorzüge sowie deren Risiken erfassen. Eine gesteigerte Informationspflicht trifft den Arzt im Rahmen der »therapeutischen/Sicherungsaufklärung« und bei ambulanten Eingriffen. Hier muss über mögliche, auf den Patienten zukommende postoperative Risiken und Verhaltensweisen informiert werden. Besonders hoch ist die Anforderung bei kosmetischen Operationen (BGH-Urteil vom 06.11.1990, MedR 1991, 85): »Je weniger vital indiziert ein Eingriff ist, desto höher sind die Anforderungen an die Aufklärung.«

Falldarstellung

Mittlerweile steht der Vorwurf der fehlerhaften Aufklärung bzw. Diagnostik bei Mammakarzinom bei Gynäkologen (außer der Geburtshilfe) mit Abstand an 1. Stelle der Schadensansprüche. Wurde der Auftrag zur Mammographie durch einen hauptbehandelnden Gynäkologen veranlasst – der schriftliche Befund des Radiologen genügt (Vertrauensgrundsatz) – muss der Frauenarzt die Patientin über einen pathologischen Befund informieren. Er darf sich nicht darauf verlassen, dass dies der Radiologe tut. Wenn eine Patientin nicht zum vorgesehen Termin erscheint, hat der Gynäkologe sie – je nach Dringlichkeit und am besten schriftlich – an den Kontrolltermin zu erinnern. Für die Zukunft wird die S3-Leitlinie (vorgestellt im Frauenarzt 6/2002) in der forensischen Aufarbeitung einschlägiger Fälle eine gewichtige Rolle spielen (Ratzel 2003).

Fragenkatalog für Patienten mit Inhalten des Aufklärungsgesprächs

1. Wer wird mich behandeln?
2. Was wird an meinem Körper gemacht?
3. Wie notwendig ist die Untersuchung, Behandlung, Operation?
4. Wie geht sie vor sich?
5. Muss sie wirklich durchgeführt werden?
6. Wie groß ist die Chance, dass meine Beschwerden gelindert werden oder die Krankheit geheilt werden kann?
7. Mit welchen Risiken oder Nebenwirkungen muss ich rechnen?
8. Gibt es Alternativen?
9. Wie hoch sind die Gefahren, wenn ich nicht einwillige?
10. Welche Konsequenzen hat ein Untersuchungsergebnis für mein weiteres Leben?
11. Hat die Aufklärung persönlich stattgefunden, war sie verständlich, und habe ich alle Informationen verstanden?
12. Habe ich ausreichend Zeit, die zu treffende Entscheidung zu überdenken und evtl. eine Zweitmeinung einzuholen?

Tipps:
- Ein Notizzettel mit allen Ihren Fragen kann Ihnen helfen, nichts Wichtiges zu vergessen. Nehmen Sie sich ggf. eine Vertrauensperson zur Unterstützung bzw. als Zeugen zum Aufklärungsgespräch mit.
- Wenn Sie ein Aufklärungsformular unterschreiben und damit Ihre Einwilligung zu einer Maßnahme geben, ist es wichtig, sich eine Kopie mit Datum, Uhrzeit und Quittierung aushändigen zu lassen.

Abb. 47.3. Fragenkatalog für Patienten mit Inhalten des Aufklärungsgesprächs. (Nach BAGP)

Der Patientin kann zur Unterstützung ein Fragenkatalog an die Hand gegeben werden, ein Beispiel ist in Abb. 47.3 gezeigt.

5. **Wann muss aufgeklärt werden (Zeitpunkt)**
   Nachdem bei planbaren Eingriffen das Aufklärungsgespräch bereits zum Zeitpunkt der Vereinbarung des Operationstermins geschuldet sein sollte, wird, wenn möglich, bei allen elektiven Eingriffen bereits bei der Indikationsstellung bzw. beim ersten Patientenkontakt zumindest der Aufklärungsbogen, datiert und unterzeichnet vom gesprächsführenden Arzt (auch wenn die Aufklärung weit im Vorfeld in der Sprechstunde stattfindet) ausgehändigt. Die (2. Stufe der) Aufklärung muss spätestens am Vortag (Ausnahme Anästhesie: Vorabend!) des geplanten Eingriffs/Untersuchung erfolgen (Stufenkonzept). Bei ambulanten Eingriffen ist eine Aufklärung am Tag des Eingriffs selbst zulässig. Nach Rechtssprechung kann sich der Patient nicht mehr frei entscheiden, wenn die Aufklärung vor dem OP, im Untersuchungsraum oder nach bereits verabreichter Prämedikation erfolgt – oder der stationär aufgenommene Patient bereits auf dem Operationsplan steht.

   Bei Notfällen kann im Extremfall eine Aufklärung ganz entfallen, wenn die Dringlichkeit des ärztlichen Handelns im Vordergrund steht (»mutmaßlicher Wille des Patienten mit Geschäftsführung ohne Auftrag«). Das Vorliegen eines objektiv erkennbaren Notfalls muss aber aus der ärztlichen Dokumentation ersichtlich sein.

6. **Wie soll aufgeklärt werden? (Dokumentation)**
   Die Aufklärung des Patienten muss individuell in einem ärztlichen Aufklärungsgespräch erfolgen. Aus Beweisgründen ist bei der Dokumentation des Gesprächs neben der »Bearbeitung« der Perimed/Diomed-Bögen mit Skizzenzeichnungen, Unterstreichungen, Markierungen im/am Text, Zusatz von patientenspezifischen Risiken darauf zu achten, dass diese vom Patienten/Arzt leserlich ausgefüllt und unterzeichnet sowie mit Datum und Uhrzeit (am besten mit Dauer des Gesprächs) versehen werden. Besonders wichtig ist die Dokumentation der Uhrzeit bei der

Tabelle 47.1. Risk-Management-Projekt: »Ärztliche Aufklärung vor Eingriffen« (Teilauswertung mit n=407 Patienten). (Mod. nach Schrappe 2004)

	Fehler bei ärztlicher Aufklärung	Häufigkeit (%)
1.	Aufklärungsdatum nicht angegeben	3
2.	Nicht auffindbare Aufklärungsbögen	5
3.	Patient nicht identifizierbar	22
4.	Arzt nicht mit Namen und Unterschrift identifizierbar	35
5.	Nicht erwähnte Risiken aus Risikokatalog	60
6.	Diagnose nicht genannt	68
7.	Keine Skizzen angebracht	77
8.	Behandlungsalternativen nicht genannt	84
9.	Konsequenzen der Behandlungsverweigerung nicht genannt	99

Beachte: Keinen Einfluss auf die Qualität der Aufklärung hatten Geschlecht des Arztes und des Patienten, Muttersprache des Patienten (»ausländisch klingender Name«), Versicherung des Patienten (Kasse oder privat), Wochentag der Aufklärung und Ausbildungsstand des aufklärenden Arztes.

Aufklärung vor ambulanten Operationen am Tag des Eingriffs. Nur so gelingt der Nachweis, dass das Aufklärungsgespräch entsprechend den Vorgaben der Rechtssprechung in ausreichender Zeit dem Eingriff am Patienten vorausging. Im Gegensatz zum Behandlungsfehler (»Kunstfehler«) trägt der Arzt die Beweislast für die lege artis durchgeführte Aufklärung (BGH-Urteil vom 28. Februar 1984 Az: VI ZR 70/82, VersR 1984, S. 539). Immer mehr werden die Aufklärungsversäumnisse zum Trojanischen Pferd für nichtbeweisbare Behandlungsfehler (Tabelle 47.1).

Empfehlung

Klärt der Arzt den Patienten nicht, falsch oder unzureichend auf, wird er vom Strafgericht wegen fahrlässiger Körperverletzung, ggf. fahrlässiger Tötung bestraft, auch wenn die Verschlimmerung des Leidens oder gar der Tod des Patienten als schicksalhaft eingestuft werden muss und kein ärztlicher Behandlungsfehler begangen wurde.

47.6 Kinder- und Jugendgynäkologie

47.6.1 Einleitung

Die Kinder- und Jugendgynäkologie ist noch immer ein Stiefkind in den Fachgebieten Gynäkologie und Pädiatrie. Die Vorstellung eines jungen Mädchens in der gynäkologischen Sprechstunde ist eher selten. Umso wichtiger ist es, die relevanten Krankheitsbilder zu kennen. Meist haben die jungen Patientinnen schon eine Arztodyssee in verschiedenen Fachbereichen hinter sich. Dementsprechend dankbar sind sie und ihre Mütter für eine kompetente Beratung und Behandlung.

Das Kapitel Kinder- und Jugendgynäkologie in diesem Buch konzentriert sich auf die häufigsten Krankheitsbilder: Die maßgeblichen Probleme der Vorpubertät umfassen Veränderungen des äußeren Genitales. In der Pubertät stehen Menstruation, juvenile Zyklusstörungen und Kontrazeptionswunsch im Vordergrund.

Patientinnen mit komplexeren oder selteneren Krankheitsbildern sollten in einer kinder- und jugendgynäkologischen Sondersprechstunde vorgestellt werden. Das Angebot von Sondersprechstunden in Deutschland kann unter der Internetseite www.kindergynaekologie.de abgerufen werden.

47.6.2 Kinder- und jugendgynäkologische Sprechstunde

Der erste Besuch beim Frauenarzt stellt sowohl für kleine Mädchen als auch für Jugendliche ein äußerst aufregendes Ereignis dar. Das Verhalten der Mädchen ist sehr unterschiedlich und reicht von neugieriger Unbekümmertheit bis zur angstbesetzten Ablehnung. Das Verhalten hängt stark von der Vorbereitung des Arztbesuches durch die Eltern ab: Hilfreich für die angstfreie Untersuchung sind schon im Vorfeld mit dem Kind zu Hause geführte Gespräche über die Harmlosigkeit des Besuches, in denen dem Mädchen je nach Alter schon spielerisch die Untersuchungsmethoden erklärt werden. Maßgeblich beeinflussen natürlich auch Erfahrungen des Mädchens mit bereits durchgeführten Untersuchungen die Einstellung zu einer erneuten klinischen Exploration. Deshalb gilt:

> Der erste und wichtigste Punkt ist: Das Vertrauen der jungen Patientin muss gewonnen werden.

Dazu sollten schon im Vorfeld einige organisatorische Punkte beachtet werden:
- Der Zeitaufwand übersteigt die bei der Untersuchung Erwachsener veranschlagten 10 min. Dies sollte bei der Organisation einer Kindersprechstunde berücksichtigt werden. Lange Wartezeiten verlängern die Phase des »Vertrauen-Schaffens« immens.
- Vor allem für Jugendliche ist es angenehmer, im Wartebereich nur von Jugendlichen umgeben zu sein. Dies baut Hemmschwellen ab und schafft Offenheit auch dem Arzt gegenüber.

Beide Punkte lassen sich am einfachsten organisieren, wenn 2–3 Stunden/Woche eine ausschließliche Kinder- und Jugendsprechstunde nachmittags außerhalb der Erwachsenensprechstunde angeboten wird. Hierzu kann das Wartezimmer mit Spielsachen und Jugendzeitschriften kind- und jugendgerecht ausgestattet werden. Auch Aufklärungsmaterial für Jugendliche wird als zwangloses Angebot in einer Auslage im Wartezimmer gerne angenommen.

47.6.2.1 Anamnese

Auch in der Kindergynäkologie stellt die ausführliche Anamnese die Grundlage für das weitere diagnostische und therapeutische Vorgehen dar. Inhaltlich unterscheidet sie sich nicht von der allgemeinen gynäkologischen Anamnese. Dennoch sind Besonderheiten zu beachten.

Die meisten Mädchen werden von der Mutter in die Sprechstunde begleitet. Die Mutter ist je nach Alter des Mädchens eine wichtige Schutz- und Vertrauensperson oder auch möglicher Hemmfaktor für das offene Arzt-Patienten-Gespräch. Je nach Einschätzung der Situation sollte die Bezugsperson mit in den Ablauf einbezogen werden. So ist sie bei kleinen Kindern eine wichtige Hilfe für die Anamneseerhebung. Bei Jugendlichen dagegen ist es, v. a. bei überprotektiven Müttern, ratsam, sie mit freundlichen Worten ins Wartezimmer zu bitten. Anschließend sollte nach erfolgter Anamnese und Untersuchung jedoch eine kurze, mit der jugendlichen Patientin abgesprochene, Information der Mutter erfolgen.

47.6.2.2 Untersuchungen

Benötigte Instrumente
- Liege: sehr ängstliche Kleinkinder lassen sich einfacher auf der Liege untersuchen;
- gynäkologischer Stuhl: ist im Untersuchungszimmer nur ein gynäkologischer Stuhl verfügbar, kann sich bei der Untersuchung die Mutter auf den Stuhl setzen und das Kind auf den Schoß nehmen;
- kurze Einmalblasenkatheter (8 und 14 Charr);
- Watteträger, Objektträger und Fixationsmedium zur Anfertigung eines zytologischen Abstriches;
- zusätzlich Deckgläschen, Kalilauge, Methylenblau, 0,9 % NaCl zur Anfertigung eines Nativpräparates;
- Abstrichröhrchen für bakteriologische Kulturen;
- Phasenkontrastmikroskop;
- Kolposkop;
- Vaginoskope in verschiedenen Größen;
- Kinderspekula;
- gut einstellbares Licht (am besten eignet sich hier ein Fiberglaslichtkabel mit Lichtquelle);
- kleine PE-Zangen und kleine Extraktionzangen zur Entfernung von Fremdkörpern in der Vagina;
- kleine Vergrößerungshandspiegel;
- kleine Plüschtiere, ggf. anatomisch korrekt nachgebildete Puppen.

Gynäkologische Untersuchung in der Kindheit. Die **Inspektion der Mammae** als harmlose und absolut schmerzfreie Untersuchung bietet sich als »warm-up« an. Das Mädchen kann sich zunächst daran gewöhnen, berührt zu werden, und ist anschließend häufig offener, wenn es um das Besprechen einer Untersuchung des Genitales geht. Der Entwicklungsstand nach Tanner (▶ Abb. 7.1) ist bei jeder kindergynäkologischen Untersuchung zu dokumentieren und mit dem realen Alter zu korrelieren.

In der Kindheit, d. h. in der hormonellen Ruhephase, sind v. a. Befunde des äußeren Genitales zu beurteilen. Aus diesem Grund stellt die **Inspektion von Vulva, Vestibulum und Hymenalsaum** die wichtigste kindergynäkologische Untersuchung dar.

Am einfachsten lässt sich das äußere Genitale beurteilen, wenn sich das Mädchen in einer steilen Steinschnittlage befindet. Bei ängstlichen unkooperativen Kindern erleichtert oft das Erläutern der Untersuchung mit kindgerechten und familiengebräuchlichen Begriffen den Zugang. In den seltensten Familien werden Bezeichnungen wie Scheide oder Schamlippen verwendet. Meist werden umschreibende Begriffe wie z. B. »Schnecken«, »Pipi« etc. benutzt. Erkundigen Sie sich bei der Mutter nach diesen Begriffen, das Kind versteht die Erklärungen des Arztes dann am besten. Eine weitere Möglichkeit, Kinder zur Kooperation zu motivieren, ist, ihnen einen Handspiegel anzubieten. So können sie die Untersuchung »live« mitbeobachten.

Definition
- Separation: Spreizen der großen Labien, damit Darstellung der kleinen Labien und des Vestibulums.
- Traktion: Bei der Separation leichter Zug nach dorsal zur Entfaltung des Vestibulums und Darstellung des Hymenalsaums, ggf. auch Beurteilung der kaudalen Vagina.

Unter **Separation und Traktion** lassen sich Vulva, Vestibulum, Hymen und kaudale Vagina gut einsehen. Anhand der evtl. vorhandenen Schambehaarung lässt sich der Entwicklungsstand nach Tanner (▶ Abb. 7.2) festlegen. Zur näheren Beurteilung von unklaren Hymenalbefunden bieten sich Watteträger oder kleinlumige Einmalkatheter an. Eine weitere einfache Möglichkeit, unklare Befunde des Hymens zu evaluieren, ist die Inspektion unter Traktion und Separation im **Knie-Ellbogen-Lage**. Dadurch entfaltet sich der Hymen und lässt sich sehr gut einsehen.

Zur Bewertung und Einstufung des erhobenen Befundes in die Kategorien physiologischer Zustand, harmlose Normvariante, abnormer Befund und Fehlbildung benötigt der untersuchende Arzt die nötige Fachkenntnis. Entwicklungsanomalien und Fehlbildungen sind in ▶ Kap. 4 detailliert beschrieben.

Die **rektale Untersuchung** zur Beurteilung des kleinen Beckens und zum Ausschluss pathologischer Resistenzen ist ein wichtiger Bestandteil der kindergynäkologischen Untersuchung. Vor allem bei Verdacht auf einen vaginalen Fremdkörper stellt die rektale Untersuchung eine sehr sensitive Methode dar. Zeitgleich lässt sich durch eine sanfte rektale anuswärts gerichtete Bewegung des Fingers der vaginale Fremdkörper häufig luxieren.

Selten und nur bei entsprechender Indikation sollte eine **Vaginoskopie** durchgeführt werden.

Indikationen für eine Vaginoskopie
- Unklare vaginale Blutung,
- chronische/rezidivierende Vulvovaginitis,
- Verdacht auf schweres Trauma,
- Verdacht auf Neoplasma,
- kongenitale Anomalien.

Mit der Vaginoskopie lässt sich die kraniale Vagina und die Portio beurteilen. Häufig kann die Vaginoskopie ohne Sedierung durchgeführt werden, bei ängstlichen und unkooperativen Kindern sollte jedoch großzügig zu einer kurzen Schlummernarkose geraten werden. Hierzu liegt das Kind wie bei der Inspektion in Steinschnittlage. Unter Separation wird das Vaginoskop mit dem Führungsstab und angeschlossener Lichtquelle in die

Vagina eingeführt. Nach Entfernen des Führungsstabes kann die Portio beurteilt werden, ggf. kann eine Entnahme von bakteriologischen und zytologischen Abstrichen, das Anfertigen eines Nativabstriches, die Entnahme einer Knipsbiopsie und die Beurteilung der Vagina unter Rückzug des Vaginoskopes erfolgen.

Die **Ultraschalluntersuchung** ist eine wichtige Zusatzuntersuchung bei den meisten kindergynäkologischen Krankheitsbildern. Sie lässt sich bei allen Kindern völlig schmerzlos anwenden. Die wichtigste Vorraussetzung für eine gut interpretierbare **transabdominale Sonographie** mit einem 5-MHz-Sektor-Schallkopf ist die prall gefüllte Harnblase. Der Uterus lässt sich in jedem Alter darstellen. Sehr selten dagegen lassen sich in der hormonellen Ruhephase die Ovarien einsehen. Erst in der Pubertät verändern sie sich in Größe und Echogenität und lassen sich dann transabdominal in der Ovarialnische darstellen. Die **transrektale Sonographie** mit der Vaginalsonde stellt bei präpubertalen Mädchen eine gute Alternative zur transvaginalen Sonographie dar. Sie liefert eine der vaginalen Sonographie vergleichbare Qualität des Schallbildes und wird von vielen Mädchen nach ausführlicher Erläuterung geduldet. Die **transvaginale Sonographie** ist bei aufgeschlossenen Mädchen nach Eintritt der Pubertät und dehnbarem Hymen möglich.

Gynäkologische Untersuchung in der Adoleszenz. Prinzipiell unterscheidet sich die gynäkologische Untersuchung in der Adoleszenz nicht wesentlich von der Untersuchung einer erwachsenen Frau. Dem untersuchenden Arzt sollte jedoch bewusst sein, dass der erste Kontakt mit dem Frauenarzt maßgeblich das weitere Verhalten bezüglich des späteren Wahrnehmens von Vorsorgeangeboten im gynäkologischen Bereich beeinflusst. Deshalb kommt dem Gynäkologen hier eine große Verantwortung zu. Beim Erstbesuch sollte der Jugendlichen ausreichend Zeit für Fragen zugestanden werden. Eine ausführliche Aufklärung über die verschiedenen Untersuchungsschritte und das Demonstrieren der benutzten Utensilien bauen Ängste ab.

Mit der **Inspektion und Palpation der Mammae** zu beginnen hat sich auch bei Jugendlichen bewährt (s. oben). In jedem Falle sollten die Tanner-Stadien erhoben und dokumentiert werden. Für die **Einstellung von Portio und Vagina** bieten sich je nach Weite des Hymenalsaums kleine Spekula oder auch Vaginoskope an. Die **Palpation** des Uterus und der Adnexregion sollte mit einem Finger erfolgen, wobei je nach anatomischen Gegebenheiten per vaginam oder rektal getastet werden kann. Die **sonographische Untersuchung** ist v. a. in der Pubertät und Adoleszenz auch bei Beschwerdefreiheit zu befürworten. Dadurch, dass die Mädchen ihre Organe auf dem Bildschirm sehen können, werden physiologische und anatomische Verhältnisse besser verstanden.

47.6.3 Erkrankungen in der Kindheit

Die vier häufigsten Diagnosen in der kindergynäkologischen Sprechstunde sind: Vulvovaginitis, Labiensynechie, Lichen sclerosus, Verdacht auf sexuellen Missbrauch.

47.6.4 Vulvovaginitis

47.6.4.1 Allgemeine Grundlagen

> **Definition**
>
> Die Vulvovaginitis ist eine Entzündungsreaktion der Vulva und/oder Vagina als Antwort auf einen Reiz.

Das klinische Erscheinungsbild und die Ursachen einer Vulvovaginitis in der Kindheit unterscheiden sich deutlich von denen der erwachsenen Frau. Grund hierfür ist der fehlende Östrogeneinfluss und der somit höhere pH-Wert des Vaginalepithels im Vergleich zum pH-Wert der Lactobacillus-besiedelten Vagina der Erwachsenen. Dementsprechend wird die physiologische Standortflora der Vagina in der Kindheit von anderen Keimen gestellt. Eine ganze Reihe von aeroben und anaeroben Keimen, aber auch Pilzarten lassen sich bei asymptomatischen Kindern nachweisen.

> **Normale Vaginalflora bei Kindern**
> - Staphylococcus epidermidis,
> - Lactobacillus,
> - hämolysierende Streptokokken,
> - nichthämolysierende Streptokokken,
> - Escherichia coli,
> - Peptokokken,
> - Peptostreptokokken,
> - Clostridien,
> - Bacteroides spp.,
> - Selten: Candida spp.

47.6.4.2 Diagnostik

Anamnese. Bei der Anamnese sollte auf die Erfassung möglicher prädisponierender Faktoren eingegangen werden.

> **Prädisponierender Faktoren der Vulvovaginitis**
> - Anatomische Faktoren
>   - Adipositas,
>   - kleine Labia minora.
> - Pathophysiologische Faktoren
>   - gastrointestinale Infektion,
>   - Infektion des Respirationstrakt,
>   - Diabetes mellitus,
>   - HIV,
>   - dermatologische Erkrankung.
> - Verhalten
>   - extensive oder auch nachlässige Intimhygiene,
>   - Abwischen auf der Toilette «von hinten nach vorn",
>   - extensive Masturbation,
>   - Synthetische Unterwäsche.

Die Symptome einer Vulvovaginitis (◘ Tabelle 47.2) stellen sich vielfältig dar. Es gibt kein spezifisches Leitsymptom für die Vulvovaginitis. Während manche Kinder nur über ein Symptom

Tabelle 47.2. Häufigkeit der Symptome der Vulvovaginitis

Prävalenz (%)	Symptom
53–88	Fluor
33	Rötung
32	Juckreiz
12–15	Vulväre Dysurie
1–9	Vaginale Blutung
8	Unangenehmer Geruch
1–4	Schmerz

klagen, zeigen andere eine ganze Reihe von gleichzeitig bestehenden Beschwerden.

Klinische Untersuchung und Sonographie. Die wichtigste Untersuchungsmaßnahme ist die Inspektion des äußeren Genitales unter Separation und Traktion. Dabei sollte ein Nativabstrich und ggf. eine bakteriologische Kultur entnommen werden. Die rektale Untersuchung dient dem Ausschluss eines vaginalen Fremdkörpers, ebenso die transabdominale Ultraschalluntersuchung bei gefüllter Harnblase. Selten, vor allem bei Therapieversagen, rezidivierenden Vulvovaginitiden und chronischer Vulvovaginitis sollte eine Vaginoskopie zum sicheren Ausschluss eines vaginalen Fremdkörpers erfolgen.

47.6.4.3 Klassifikation und Therapie

Je nach Erscheinungsform, Anamnese und bakteriologischem Ergebnis lassen sich 4 Formen der Vulvovaginitis klassifizieren: unspezifische und spezifische Vulvovaginitis, vaginaler Fremdkörper, Begleitsymptom einer systemischen Erkrankung.

Unspezifische Vulvovaginitis. Die unspezifische Vulvovaginitis ist mit 50–80 % die häufigste Form. Eine Reihe von Untersuchungen haben in bakteriologischen Kulturen bei klinisch eindeutiger Vulvovaginitis unterschiedliche prädominierende Keime identifiziert.

> **Prädominierende Keime bei Vulvovaginitis**
> - E. coli,
> - Streptokokken der Gruppe A,
> - Streptococcus pyogenes,
> - Enterokokken,
> - Staphylococcus epidermidis,
> - Hämophilus spp.,
> - Ureaplasma urealyticum,
> - Bacteroides spp.,
> - Peptostreptokokken.

Vergleicht man dieses Keimspektrum mit dem Keimspektrum asymptomatischer Mädchen, wird man feststellen, dass sie nahezu identisch sind. Am ehesten ist als Ursache der unspezifischen Vulvovaginitis ein Ungleichgewicht der physiologischen Standortflora anzunehmen. Dementsprechend zielt die Therapie der akuten unspezifischen Vulvovaginitis zunächst auf die Verbesserung der Intimhygiene ab. Darunter versteht man zum einen die Erläuterung des »korrekten« Toilettengangs: das Abwischen »von vorn nach hinten«, das Urinieren mit gespreizten Schenkeln, um einen vaginalen Reflux zu vermeiden, und die Verwendung von unparfümiertem Toilettenpapier, zum anderen die Verwendung von unparfümierten, pH-neutralen Seifen für die Intimhygiene und das Vermeiden von enger Synthetikwäsche.

Sitzbäder in warmem Wasser oder mit Zusätzen wie z. B. Kaliumpermanganat-Lösung 1%, Betaisadona, Eichenrinden- oder Kamillenextrakt durchbrechen meist den Circulus vitiosus aus Jucken und Kratzen.

Spricht die Entzündung innerhalb von 2–3 Tagen nicht eindeutig auf die konservative Therapie an, kann eine antibiotische Therapie erwogen werden. Meist wird in Abhängigkeit vom mikrobiologischen Ergebnis und dem Schweregrad der Entzündung die antibiogrammgerechte orale Antibiose für 7–10 Tage verabreicht und zeigt rasche Erfolge. Die Kombination von oraler und vaginaler antibiotischer Therapie wurde in einer aktuellen Arbeit als sehr effektiv eingestuft.

Bei prädominierendem Juckreiz kann ein kurzzeitig angewendetes topisches Steroid rasch Linderung schaffen. Zur Verfügung stehen hierzu Salben mit 1 % Hydrokortison oder 0,025 % Triamcinolon.

Bei rezidivierender Vulvovaginitis kann nach erneut erfolgter Untersuchung und unauffälliger Vaginoskopie (obligat!) eine Langzeitantibiose für 8 Wochen erfolgen. Hierzu wird ein antibiogrammgerechtes Antibiotikum in Minimaldosis abends verabreicht. Zusätzlich beschleunigt die lokale Anwendung von niedrig dosierten Estriol-Salben für 7–10 Tage die Heilung und kann die chronische Entzündung unterbinden.

Spezifische Vulvovaginitis. Die spezifische Vulvovaginitis wird häufig im Zusammenhang mit Infektionserkrankungen anderer Organsysteme beobachtet (Tabelle 47.3). Im Vordergrund bei der diagnostischen Abklärung steht der kulturelle Nachweis der Keime. Eine orale antibiotische Therapie nach Antibiogramm für 7–10 Tage ist indiziert, bei der Candida-Infektion erfolgt die Therapie lokal. Eine Rezeptur von Kinderapplikatoren ist notwendig.

Der Oxyurenbefall ist eine häufige Ursache für die spezifische Vulvovaginitis im Kindesalter. Er tritt immer wieder endemisch in Kindergärten und Schulen auf. Oxyuren (Enterobius vermicularis) sind 1 cm lange, dünne weiße Würmer, die sich eigentlich im Darm befinden und v. a. nachts zum Anus wandern, um dort ihre Eier abzulegen. Von dort gelangen sie ebenfalls zur Vulva und verursachen neben dem pathognomonischen analen Juckreiz auch vulvovaginalen Juckreiz. Über Verschleppung von Darmkeimen kommt es zur zusätzlichen bakteriellen Infektion. Der Nachweis der Oxyureneier kann sehr einfach über den morgendlichen analen Tesafilmtest erfolgen. Die Würmer können nur im Juckreizanfall nachts perianal per Blitzlicht dargestellt werden. Die Therapie erfolgt mit Mebendazol als Einmalgabe und Wiederholung nach 14 Tagen. Eine Therapie der sekundären bakteriellen Infektion ist meist nicht angezeigt.

Vaginaler Fremdkörper. Häufig rezidivierende oder therapieresistente Vulvovaginitiden lassen sich nicht selten auf einen vagi-

Tabelle 47.3. Infektionserkrankungen, die im Zusammenhang mit der spezifischen Vulvovaginitis stehen

Primäre Erkrankung	Übertragung	Klinik	Keimspektrum
Infekt des oberen Respirationstraktes	Hämatogen und/oder Autoinokulation	Ausgeprägte Vulvitis	β-hämolysierende Streptokokken der Gruppe A
		Starker Fluor	Streptokokkus pneumoniae
		Abszesse	Hämophilus influenzae
		Blutungen	Moraxella catarrhalis
			Neisseria meningitidis
Gastrointestinaler Infekt	Schmierinfektion	Massiver Fluor	Shigella spp.
		Blutung	Yersinia enterocolitica
	Candida-Infektionen nach Antibiotikatherapie	Weißliche Beläge	Candida spp.
		Juckreiz	
		Brennen	

nalen Fremdkörper zurückführen. Eine leichte vaginale Blutung ist dabei häufig, meist besteht ein übelriechender Fluor. Obligat muss deshalb in diesen Fällen eine Vaginoskopie durchgeführt werden, ein mikrobiologischer Abstrich sollte entnommen werden. Therapeutisch steht die Extraktion des Fremdkörpers bei der rektalen Untersuchung (s. oben) oder im Rahmen der Vaginoskopie im Vordergrund. Anschließend sollten je nach Befund eine orale Antibiose und eine lokale Therapie erfolgen.

Vulvovaginitis als Begleiterkrankung systemischer Erkrankungen. Virale und bakterielle Kinderkrankheiten wie Varizellen, Masern, Röteln, Scharlach und Diphterie können im Rahmen der akuten Infektion mit Exanthembildung die Vulva mit einbeziehen. Selten können im Rahmen einer Leukämie nekrotische ulzerative Läsionen der Vulva, Vagina und Urethra entstehen. Fisteln und Ulzerationen im Bereich der Vulva lassen sich manchmal im Zusammenhang mit einem M. Crohn feststellen. Die Therapie besteht in erster Linie in der Behandlung der Primärerkrankung. Allgemeine lokale Maßnahmen lindern die Beschwerden und fördern die Abheilung.

Physiologischer Fluor. Der Vollständigkeit halber sei hier noch kurz der physiologische Fluor erwähnt. Er tritt in der Neugeborenenphase und in der Pubertät auf und ist charakterisiert durch einen klaren Fluor. Klinisch lassen sich keine Entzündungszeichen darstellen. Die Differenzierung wird dadurch etwas erschwert, dass nach Abtrocknen des Fluors weißliche Beläge entstehen und sich sekundär superinfizieren können. Die »Therapie« beschränkt sich auf die Aufklärung der Mütter über die Harmlosigkeit des Befundes.

47.6.5 Labiensynechie

Die Labiensynechie ist meist eine harmlose Verklebung der kleinen Labien. Häufig bleibt dabei eine kleine, meist anterior gelegene stecknadelkopfgroße Öffnung als einziger Zugangsweg zur Vagina. Die Veränderung lässt sich von einer Hymenalatresie zum einen durch die Darstellung einer minimal durchscheinenden bläulichen Raphe zwischen den kleinen Labien und zum anderen durch die Demarkationslinie zwischen Klitoris und den kleinen Labien unterscheiden (Abb. 47.4). Als Ursache werden zum einen der lokale Östrogenmangel und zum anderen chronische Entzündungsreaktionen angenommen.

Im Mittelpunkt steht die ausführliche Aufklärung der Mutter: Häufig lösen sich solche Verklebungen spontan spätestens nach Einsetzen der Pubertät. Eine Indikation zur Intervention ist der behinderte Harnabfluss und die resultierende rezidivierende Zystitis. Die Therapie besteht dann in einer lokalen Anwendung von Estriol-Salben ausschließlich auf den Bereich der Verklebung. Meist zeigt sich im Verlauf von 10–14 Tagen eine konsekutive Öffnung. Länger als 14 Tage sollte die lokale Hormontherapie nicht angewandt werden. Eine anschließende Behandlung mit fetthaltigen Pflegecremes kann in manchen Fällen das rasche Rezidiv verhindern.

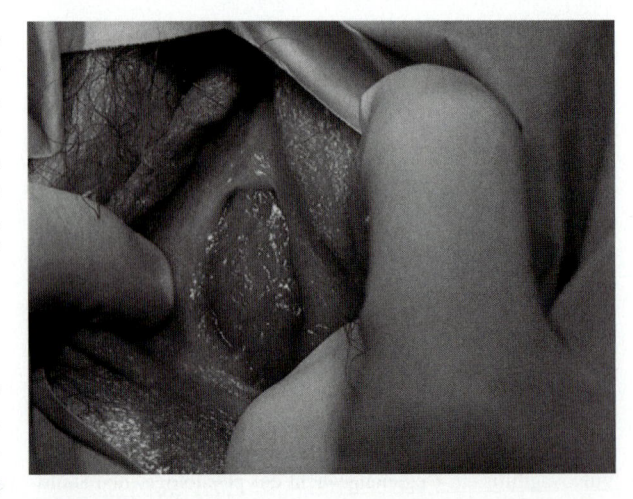

Abb. 47.4. Hymenalatresie bei einer Adoleszenten (▶ Farbteil)

47.6.6 Lichen sclerosus

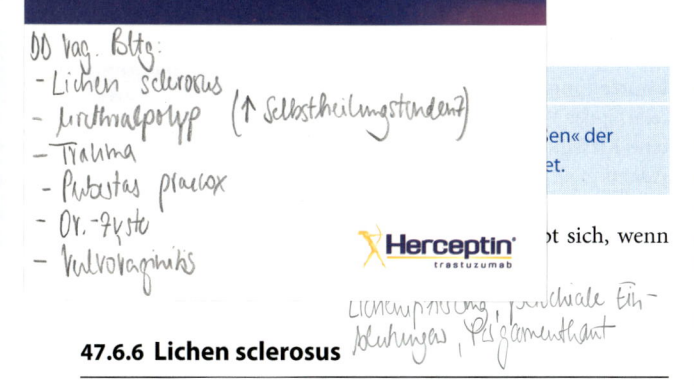

Der Lichen sclerosus ist eine dermatologische Erkrankung, die den gesamten Körper bei beiden Geschlechtern in allen Altersstufen betreffen kann. Im gynäkologischen Fachgebiet ist der Lichen bei postmenopausalen Frauen allseits bekannt (▶ Abschn. 21.2.2). Die Symptome sind Pruritus, Schmerz und v. a. in der Kindheit häufig prädominierend Ekchymosen mit minimalen Blutungen. Dies ist der Grund, weshalb diese Kinder häufig mit der Verdachtsdiagnose des sexuellen Missbrauchs in der Kindersprechstunde vorgestellt werden.

Die Therapie der Wahl besteht in der lokalen Behandlung mit hochpotenten Kortikosteroiden. Häufig reicht eine Behandlungsdauer von 4 Wochen aus, um die Symptome verschwinden zu lassen und in manchen Fällen das vollständige Abheilen der Herde zu induzieren. Die Kortikosteroidtherapie sollte ausgeschlichen werden, am besten ersetzt man die Steroidsalbe konsekutiv durch eine fetthaltige Pflegecreme. Die Prognose des Lichen sclerosus in der Kindheit ist gut. Meist heilt er in der Pubertät aus. Ein vermehrtes Auftreten von dysplastischen Nävi und malignen Melanomen wurde in Einzelberichten beschrieben. Es besteht auch eine leichte Erhöhung des Risikos für ein Plattenepithelkarzinom der Vulva.

47.6.7 Sexueller Missbrauch

> **Definition**
> Kontakt oder Interaktion zwischen einem Kind und einem Erwachsenen, wenn das Kind zur sexuellen Stimulation des Erwachsenen oder einer dritten Person benutzt wird. Sexueller Missbrauch kann auch durch eine minderjährige Person ausgeübt werden, wenn diese Person deutlich älter ist als das Opfer oder sich in einer eindeutigen Situation der Macht oder Kontrolle über das Opfer befindet.

47.6.7.1 Inzidenz

Die Angaben zur Inzidenz des sexuellen Missbrauchs sind in verschiedenen Quellen sehr unterschiedlich. Dies ist wahrscheinlich auf unterschiedliche verwendete Definitionen des sexuellen Missbrauchs zurückzuführen: So reichen die Angaben von 45 pro 100.000 bis zu 38 %! Die einzige auf Deutschland bezogene Angabe stammt aus der Kriminalstatistik des Bundeskriminalamtes: 544 Personen wurden im Jahr 2003 rechtskräftig wegen sexuellen Missbrauchs Minderjähriger verurteilt. Der Übergriff erfolgt meist durch bekannte Personen aus dem Familien- und/oder Bekanntenkreis, wobei der Erstübergriff meist zwischen dem 8. und 12. Lebensjahr stattfindet.

47.6.7.2 Initialwirkungen des sexuellen Missbrauchs

Initialwirkungen des sexuellen Missbrauchs subsumieren zum einen psychische und psychosomatische Symptome und zum anderen physische Veränderungen. Zu den psychischen Symptomen gehören: Emotionale Reaktionen wie erhöhte Ängstlichkeit, Phobien, Alpträume, Schuld- und Schamgefühle, autoaggressives Verhalten, sexualisiertes Verhalten sowie Auffälligkeiten im Sozialverhalten. Weiter kann man häufig psychosomatische Erscheinungen wie Schluckbeschwerden, Übelkeit und Kloßgefühl im Hals beobachten, desgleichen regressives Verhalten im Sinne einer Enkopresis, Enuresis oder Rückschritte in der Sprachentwicklung. Im Mittelpunkt der gynäkologischen Aufgaben in diesem Zusammenhang stehen die physischen Befunde. Wichtig bei Fällen des sexuellen Missbrauchs ist die enge Zusammenarbeit von Psychologen, Sozialarbeitern und Gynäkologen.

47.6.7.3 Befunderhebung und Beweissicherung

Sollte bereits vor der Vorstellung beim Gynäkologen ein Psychologe hinzugezogen worden sein, ist es vorteilhaft, diesen bei der Anamneseerhebung und Untersuchung mit einzubeziehen.

Anamnese. Sie spielt die wichtigste Rolle in der Diagnosestellung.

> Ein unauffälliger Untersuchungsbefund schließt einen erfolgten Missbrauch nicht aus! Nur in ca. 30 % der Fälle mit erfolgtem Missbrauch finden sich bei der Untersuchung körperliche Spuren.

Wichtig bei der Anamneseerhebung ist die sensible Befragung der jungen Patientin durch offene Fragen. Zunächst sollte das Mädchen in eigenen Worten das Erlebte beschreiben, dazu sind anatomiegenaue Puppen eine gute Hilfe. Ergänzende Erläuterungen der begleitenden Bezugspersonen sind in dieser Phase freundlich zu unterbinden, denn nicht selten werden Kinder im Rahmen von Scheidungsauseinandersetzungen benutzt und durch Suggestivfragen zur Aussage von verdrehten Tatsachen gedrängt. Die wortgetreue Dokumentation erleichtert dem Untersucher, die eigene Interpretation des Gesagten zu vermeiden.

Körperliche Untersuchung. Im Mittelpunkt der Untersuchung und der Beweissicherung steht der Schutz des Kindes: Die Traumatisierung durch Mehrfachuntersuchungen, mehrfache Befragung und Untersuchungen gegen den Willen des Kindes sind unbedingt zu unterlassen! Aus diesem Grund sollte eine Untersuchung, falls möglich, durch erfahrene Fachpersonen erfolgen. Eine sofortige Untersuchung ist nur indiziert, wenn der Übergriff innerhalb der vergangenen 72 h stattgefunden hat. Liegt das Ereignis länger zurück oder handelt es sich um den Verdacht des chronischen Missbrauchs, steht ausreichend Zeit zur Verfügung, das Kind zunächst einer psychologischen Evaluation zuzuführen. In diesem Fall sollte die Anamneseerhebung von Psychologen durchgeführt werden.

Abfolge der körperlichen Untersuchung
- Zunächst erfolgt eine ausführliche allgemeine **körperliche Untersuchung** mit Dokumentation aller auffälligen Befunde wie Kratzer, Hämatome etc., aber auch des Ernährungs- und Pflegezustands.
- Anschließend sollte die **genitoanale Inspektion** nach ausführlicher Erklärung in entspannter Atmosphäre erfolgen. Bei Jugendlichen wird eine Spekulumeinstellung angeschlossen.
  - Analog zum Vorgehen bei Vergewaltigungen erwachsener Frauen werden je nach angegebener Art des Übergriffs bakteriologische und genetische (Spermien/Seminalflüssigkeit) Abstriche von Vulva, Vagina, rektal und/oder oral entnommen. Gegebenenfalls kann die Anfertigung eines Nativabstriches sinnvoll sein.
  - Unter Zuhilfenahme eines **Kolposkops** wird die Untersuchung in Rückenlage unter Separation und Traktion durchgeführt. Dabei werden hintere Kommissur, Introitus, Hymen, Urethra, distale Vagina beurteilt und alle erhobenen Befunde sorgfältig dokumentiert.
  - Die **Knie-Ellbogen-Lage** (Abb. 47.5) eignet sich zur Inspektion des Anus und zur weiteren Evaluation unklarer Hymenalbefunde. Veränderungen des dorsalen Hymenalsaums werden in Rückenlage häufig überschätzt, durch die Entfaltung des Hymens in Knie-Ellbogen-Lage relativiert sich dies. Nur Hymenalbefunde, die sich in Knie-Ellbogen-Lage reproduzieren lassen, können als aussagekräftige Befunde bewertet werden.
- Das Vorhandensein eines Analdehnungsreflexes sollte dokumentiert werden.
- Die **Vaginoskopie** ist nur bei Verletzungen des Genitales und bei Vorliegen der klassischen Indikationen durchzuführen.

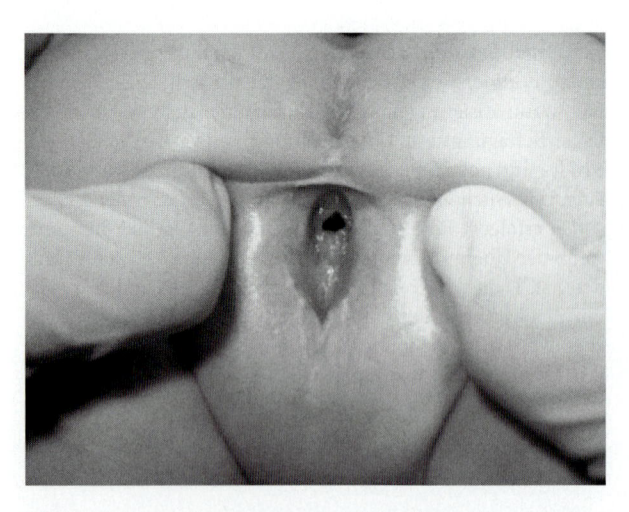

Abb. 47.5. Darstellung des Hymens in Knie-Ellbogen-Lage (▶ Farbteil)

Beurteilung der erhobenen Befunde. Hilfreich für die Beurteilung der Wahrscheinlichkeit eines erfolgten Missbrauches ist eine Klassifikation der erhobenen Befunde in 4 Gruppen nach Adams et al. (2000).

Klassifikation der erhobenen Befunde
- **Gruppe 1: Normalbefunde und Normvarianten**
  - Ein isoliertes kongenitales Fehlen des Hymens gibt es nicht!
  - Hymen anularis, semilunaris,
  - Hymen altus, septus, mikroperforatus,
  - Hymenalanhängsel,
  - Hymenkonvexitäten («bumps"),
  - Konkavitäten des Hymens oberhalb der Linie 3–9 Uhr,
  - perianale Anhängsel in der Mittellinie 6–12 Uhr,
  - periurethrale/-hymenale Bänder.
- **Gruppe 2: Unspezifische Befunde**
  - Erythem, Ödem, Schürfungen,
  - unspezifischer Fluor vaginalis,
  - Blutung,
  - verstärkte Gefäßzeichnung,
  - Verletzlichkeit der hinteren Kommissur (**Cave:** Traktion!),
  - Labiensynechie,
  - eingerollter Hymen,
  - Analfissuren (Obstipation?),
  - Analdilatation (mit Stuhl in der Ampulle),
  - verstärkte perianale Venenzeichnung,
  - Herpes simplex I/II,
  - anogenitale Condylomata accuminata (Abb. 47.6).
- **Gruppe 3: Stark verdächtige Befunde**
  - akutes Erythem, Schürfung, Ödem ohne Unfallanamnese,
  - Konkavität des Hymens nicht bis zur Basis reichend,
  - 3–9-Uhr-Linie in Knie-Ellbogen-Lage,
  - Narbe an der hinteren Kommissur oder perianal,
  - Synechien ohne Unfallanamnese,
  - unmittelbare Dilatation des Anus in Knie-Ellbogen-Lage ohne Stuhl in der Ampulle (Enkopresis, chronische Obstipation),
  - falls nicht perinatal erworben: positive Chlamydienkultur, Trichomoniasis.
- **Gruppe 4: Beweisende Befunde**
  - frischer Hymenaleinriss,
  - Hymenalblutung,
  - Konkavität des Hymens bis zur Basis reichend,
  - Fehlen des dorsalen Hymenalsaums,
  - perianale Einrisse bis zum M. sphincter ani externus,
  - Nachweis von Spermien, saurer Phosphatase,
  - falls nicht perinatal erworben: Gonokokken, Lues, HIV.

Weitere Untersuchungen und Interventionen. Bei Adoleszenten darf der **Schwangerschaftstest** und ggf. die **postkoitale**

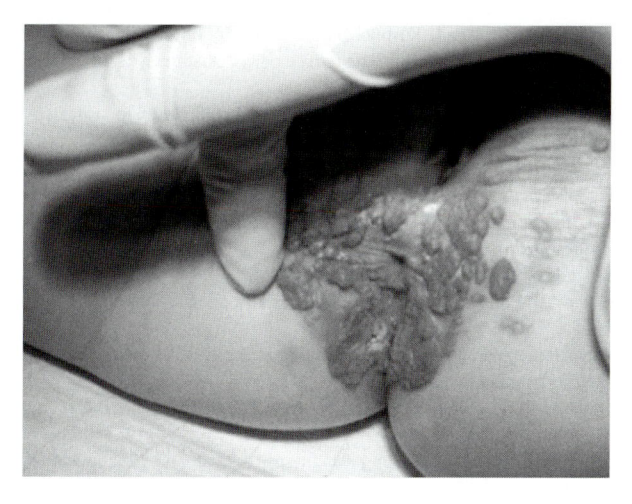

Abb. 47.6. Massiver Befall mit Condylomata accuminata (▶ Farbteil)

Kontrazeption nicht vergessen werden. Je nach Angaben zum Täter kann eine prophylaktische antibiotische Behandlung bzw. die **HIV-Postexpositionsprophylaxe** sinnvoll sein.

Darüber hinaus ist eine Zusammenarbeit mit Opferberatungsstellen, Kinderschutzgruppen und dem Jugendamt sehr sinnvoll. Über eine indizierte **psychologische Betreuung** und Therapie des Opfers ist zu entscheiden.

47.6.7.4 Langzeitprognose

Sexueller Missbrauch bei Kindern und Jugendlichen kann eine Vielzahl von Langzeitfolgen bis in das **Erwachsenenalter** verursachen. Unterschiedliche Faktoren beeinflussen das Ausmaß und die Ausprägung der Schädigung durch die Übergriffe. So werden häufiger und lang anhaltender Missbrauch, Einsatz von Gewalt, orale, vaginale oder anale Penetration, emotional sehr nahe stehender Täter, eine dysfunktionale Familie und die Reviktimisierung durch andere Täter als Faktoren mit konsekutiver starker Symptombelastung eingestuft. Als Langzeitfolge werden z. B. die posttraumatische Belastungsstörung, emotionale und kognitive Störungen, Schlaf-, Ess-, und sexuelle Störungen, die Unfähigkeit zum interpersonellen Beziehungsaufbau, Bewusstseinsveränderungen (Erinnerungslücken, multiple Persönlichkeitsstörung) und Persönlichkeitsstörungen (v. a. die Borderline-Persönlichkeit) genannt.

47.6.8 Adoleszenz

Gynäkologische Probleme in der Adoleszenz. In der Adoleszenz stehen maßgeblich endokrinologische Problematiken im Vordergrund. So werden Jugendliche häufig zur Abklärung einer primären Amenorrhö, eines neu auftretenden Hirsutismus oder juvenilen Blutungsstörungen überwiesen.

Die Differenzialdiagnosen und deren Therapie werden in den ▶ Kapiteln 4, 7, 10 und 11 beschrieben.

Primäre Prävention in der Adoleszenz. Die Zahl der ungewollten Schwangerschaften bei Jugendlichen unter 18 Jahren stieg in den Jahren 1996–2004 um 66,3 % von 4.724 Abbrüchen auf 7.854 (Statistisches Bundesamt). Dies ist zum einen auf die immer früher einsetzende Menarche und damit Geschlechtsreife der Mädchen zurückzuführen. Zum anderen spielt die Pseudoaufgeklärtheit unserer Jugendlichen eine deutlich wichtigere Rolle. Zwar stehen den Jugendlichen verschiedenste Medien zur Verfügung, um sich Informationen über Verhütung und auch sexuell übertragbare Erkrankungen zu organisieren, trotzdem ist das konkrete Wissen meist mangelhaft.

Nicht nur die Anzahl ungewollter Schwangerschaften steigt deutlich an. In einer Prävalenzbeobachtung der ÄGGF (Ärztliche Gesellschaft zur Gesundheitsförderung der Frau) wurde eine deutliche Zunahme der sexuell übertragbaren Erkrankungen festgestellt. In diesem Zusammenhang stehen nicht nur systemische Viruserkrankungen wie HIV und Hepatitis und Folgen bakterieller Infektionen wie Verwachsungen und Sterilität im Vordergrund. Das Risiko der Entwicklung prämaligner Erkrankungen im Sinne eines CIN, VIN oder VAIN im frühen Erwachsenenalter steht ebenso zur Diskussion.

In diesem Zusammenhang wird klar, dass eine jugendgerechte Aufklärung im Rahmen von Jugendsprechstunden in Kliniken und Praxen die einzige Möglichkeit darstellt, eine effektive primäre Prävention zu betreiben. Im Rahmen solcher Angebote können Jugendliche zum einen alle notwendigen Informationen zum Thema Verhütung erhalten. Zum anderen besteht aber auch die Möglichkeit, die Mädchen in ihre Verantwortung für ihren eigenen Körper einzuführen: Eine einfühlsame erste gynäkologischen Untersuchung wird Hemmschwellen abbauen und es ermöglichen, den Jugendlichen die Notwendigkeit der Teilnahme an den empfohlenen Vorsorgeprogrammen verständlich zu machen. Es gibt mittlerweile mehrere Ansätze, diese Aufklärungsarbeit in die Tat umzusetzen: So unterstützt die ÄGGF den schulischen Sexualkundeunterricht mit gynäkologischer Kompetenz. Weiter wird derzeit im Rahmen der »Initiative Mädchensprechstunde« für die Erweiterung des Angebots um eine Mädchensprechstunde bei niedergelassenen Frauenärzten geworben.

Ein in Österreich sehr erfolgreiches Konzept, die First-Love-Sprechstunde, wurde auch in Deutschland aufgenommen. Es besteht in der Einrichtung von Jugendsprechstunden in Kliniken großer Städte, das betreuende Team besteht aus Psychologen und Gynäkologen. In mehreren Städten Deutschlands werden derzeit die Eröffnung solcher Ambulanzen geplant.

Nähere Informationen erhalten Sie auf den Internetseiten www.kindergynaekologie.de und www.aeggf.de.

Literatur

Adams JA (1999) Medical evaluation of suspected child sexual abuse: it´s time for standardized training, referral centers, and routine peer review. Arch Pediatr Adolesc Med 153 (11): 1121–1122

Adams JA (2001) Evaluating children for possible sexual abuse. Am Fam Physician 1; 63 (5): 843–846

Adams JA (2001) Evolution of a classification scale: medical evaluation of suspected child sexual abuse. Child Maltreat 6 (1): 31–36

Adams JA, Knudson S (1996) Genital findings in adolescent girls referred for suspected sexual abuse. Arch Pediatr Adolesc Med 150 (8): 850–857

Adams JA, Girardin B, Faugno D (2000) Signs of genital trauma in adolescent rape victims examined acutely J Pediatr Adolesc Gynecol 13 (2): 88

Adams JA, Girardin B, Faugno D (2001) Adolescent sexual assault: documentation of acute injuries using photo-colposcopy. J Pediatr Adolesc Gynecol 14 (4): 175–180

Adams JA, Harper K, Knudson S, Revilla J (1996) Examination findings in legally confirmed child sexual abuse: it´s normal to be normal. Pediatrics 97 (1): 148

Adams JA, Botash AS, Kellogg N (2004) Differences in hymenal morphology between adolescent girls with and without a history of consensual sexual intercourse. Arch Pediatr Adolesc Med 158 (3): 280–285

BAGP (Hrsg) Informationen der BundesArbeitsGemeinschaft der PatientInnenstellen und -Initiativen: BAGP-Info 4: Die ärztliche Aufklärung

BÄK (Hrsg) (1990) Empfehlungen der Bundesärztekammer zur Patientenaufklärung (Empfehlungen zu § 1a der Berufsordnung für die deutschen Ärzte). Dtsch Ärztebl 87

Benedet JL, Matisic JPB (2004) An analysis of 84,244 patients from the british colombia cytology-colposcopy program. Gynecol Oncol 92: 127–134

Brinkmann, E. und Hoffman, S (2003) Handbuch sexuelle Gewalt, 1. Aufl. Moers: n

Browne A, Finkelhor D (1986) Impact of child sexual abuse: a review of the research. Psychol Bull 99 (1): 66–77

Creatsas G, Hassan E, Deligeoroglou E, Charalambidis V (1999) Combined oral and vaginal treatment of severe vulvovaginitis during childhood. J Pediatr Adolesc Gynecol. 12 (1): 23–25

de Kroon CD, de Bock GH et al. (2003) Saline contrast hysterosonography in abnormal uterine bleeding: a systematic review and meta-analysis. BJOG 110: 938–947

Deligeoroglou E, Salakos N, Makrakis E, Chassiakos D, Hassan EA, Christopoulos P (2004) Infections of the lower female tract in childhood and adolscence. Clin Exp Obstet Gynecol 31 (3): 175–178

Deutsche Krankenhausgesellschaft DKG (2003) Empfehlungen zur Aufklärung der Krankenhauspatienten über vorgesehene ärztliche Maßnahmen, 4. Aufl. Düsseldorf: DKG

De Waal, Hölzel, Jänicke, Keßler, Lohe, Mahl, Sauer, Strigl – Tumorzentrum München (1997) Diagnostik

de Wolf CJM (Hrsg; 1992) Europäische Leitlinien für die Qualitätssicherung bei Mammographiereihenuntersuchung. Europa gegen den Krebs

Emans SJ, Goldstein DP (1980) The gynecologic examination of the prepubertal child with vulvovaginitis: Use of the knee-chest position. Pediatrics 65: 758

Gaffikin L, Lauterbach M, Blumenthal PD (2003) Performance of visual inspection with acetic acid for cervical cancer screening: a qualitative summary of evidence to date. Obstetr Gynecol Surv 58 (8): 543–550

Gerstner GJ et al. (1982) Vaginal organisms in prepubertal children with and without vulvovaginitis: A vaginoscopic study. Arch Gynecol 231: 247–252

Hammerschlag MR et al. (1978) Anaerobic microflora of the vagina in children. Am J Obstet Gynecol 131: 853

Hess R, Krimmel L (1996) Gebührenverzeichnis für Ärzte (GOÄ)

Hölzel, Mahl, Sauer, Schmidt, Ulrich – Tumorzentrum München (1997) Nachsorge

Jones R (1996) Childhood vulvovaginitis a vaginal discharge in general practice. Family Pract 13: 369–372

Kassenärztliche Bundesvereinigung KBV (2004) EBM 2000plus – Eine Investition in die Zukunft. Sonderpublikation der KBV zur Einführung des EBM 2000plus zum 1. April 2004

Koumantakis EE, Hassan EA, Deligdeoroglou EK, Creatsas GK (1997) Vulvovaginitis during childhood ans adolescence. J Pediatr Adolsc Gynecol 10 (1): 39–43

Kullmann HJ, Bischoff R, Dressler W-D, Pauge B (Hrsg) (1997) AHRS: Arzthaftpflicht-Rechtsprechung. Grundwerk Teil II – Entscheidungen ab 01.10.1993. Band 1. Loseblatt-System mit Ergänzungslieferungen (aktuell 2003). Berlin: Erich Schmidt

Lichtenberg ES (2004) Complications of osmotic dilators. Obstetr Gynecol Surv 59 (7): 528–536

Lindheim SR, Adsuar N, Kushner D et al. (2003) Sonohysterography: a valuable tool in evaluating the female pelvis. Obstetr Gynecol Surv 58 (11): 770–784

Massad LS, Collins YC (2003) Using history and colposcopy to select women for endocervical curettage: results from 2,287 cases. J Reprod Med 48: 1–6

Paradise JE et al. (1982) Vulvovaginitis in premenarchal girls: Clinical features and diagnostic evaluation. Pediatrics 70: 193

Paradise JE, Willis ED: (1985) Probability of vaginal foreign body with genital complains. Am J Dis Child 139: 472–476

Pierce AM, Hart CA (1991) Vulvovaginitis: Causes and management. Arch Dis Child 67: 509–511

Ratzel R (2003) Fehlerhafte Aufklärung bzw. Diagnostik bei Mamma-Karzinomen. nnn

Sanfilippo M, Dewhurst L (2001) Pediatric and adolescent gynecology, 2nd edn. Philadelphia: n

Schrappe M (2004) Vorlesung Patientensicherheit und Risikomanagement. WS 2003/2004 (www.schrappe.com/ms/lehre.html)

Shaw E, Sellors J, Kaczorowski J (2003) Prospective evaluation of colposcopic features in predicting cervical intraepithelial neoplasia: degree of acetowhite change most important. J Low Gen Tract Dis 7: 6–10

SGB V: Handbuch Sozialgesetzbuch, V: Malter A, Ratzel R, König K, Thaele M: Krankenversicherung

Starr NB (1996) Labial adhesions in childhood. J Pediatr Health Care 10 (1): 26–27

Statistisches Bundesamt (www.destatis.de/themen/d/thm_gesundheit.php)

von Minckwitz G, Kaufmann M (1997) Mammographie-Screening für Frauen zwischen 40 und 49. Dtsch Ärztebl 94: B-1142–B1144

Weißauer W, Ulsenheimer K (Hrsg) (n) DIOmed Dokumentation Information Organisation Medizin

Wolf AS, Esser-Mittag J (2002) Kinder- und Jugendgynäkologie, Atlas und Leitfaden für die Praxis, 2. Aufl. Stuttgart: n

Zeiguer NJ, Muchinik GR et al. (1993) Vulvovagintis in argentinian children: Evaluation of determinant pathogens Adolesc Pediatr Gynecol 6: 25–31

Apparative Diagnostik

R. Gätje, C. Sohn, A. Scharf, J. Heinrich, S. Zangos, V. Jacobi, C. Menzel, T. Diebold und J. Vogl

48.1	Einleitung – 733		48.5.2	Positronen-Emissions-Tomographie (PET) – 747
48.2	Möglichkeiten und Grenzen der bildgebenden Verfahren – 734		48.6	Röntgen- und MR-Mammographie in der Brustdiagnostik – 748
48.3	Gynäkologische Sonographie des kleinen Beckens – 734		48.6.1	Röntgenmammographie – 748
			48.6.2	MR-Mammographie – 749
48.3.1	Transvaginale Sonographie – 734		48.7	Mammasonographie – 753
48.3.2	Transabdominale Sonographie – 735		48.7.1	Normale Sonoanatomie – 754
48.3.3	Indikationen – 735		48.7.2	Sonographisches Bild der Brust in unterschiedlichen Lebensabschnitten – 754
48.3.4	Endometrium – 735			
48.3.5	Myometrium – 737		48.7.3	Herdbefund – 755
48.3.6	Cervix uteri – 737		48.7.4	Mammakarzinom – 756
48.3.7	Uterusfehlbildungen – 737		48.7.5	Gutartige Läsionen – 756
48.3.8	Sonographie bei liegendem Intrauterinpessar – 738		48.8	Sonographie der Axilla – 757
48.3.9	Adnexe – 738		48.9	Sonographie in der Nachsorge – 758
48.4	Kolposkopie – 743		48.10	Dopplersonographie der Mamma – 758
48.4.1	Entwicklung und Stellenwert in der Dysplasiebehandlung – 743			Literatur – 758
48.4.2	Praktische Anwendung der Kolposkopie – 743			
48.5	Andere bildgebende Verfahren – 746			
48.5.1	Magnetresonanztomographie (MRT) und Computertomographie (CT) – 746			

48.1 Einleitung

Die bildgebenden Verfahren nehmen in der gynäkologischen Diagnostik eine **zentrale Stelle** ein. Grundsätzlich stehen **4 Methoden** zur Verfügung:
- Ultraschall;
- Röntgendiagnostik;
- Magnetresonanztomographie (MRT);
- Positronen-Emissions-Tomographie (PET).

> Von diesen 4 Verfahren ist der Ultraschall als die wichtigste Methode anzusehen.

Nutzung der einzelnen Verfahren
- native Röntgendiagnostik als Mammographie zur Darstellung pathologischer Prozesse der Brust;
- Computertomographie, insbesondere zur Abklärung von Tumorerkrankungen;
- Ultraschall in Form von Vaginal- und Abdominalsonographie zur Darstellung des inneren Genitale, Mammasonographie zur Darstellung von pathologischen Prozessen der Brust und der Lymphabflusswege;
- Magnetresonanztomographie zur Darstellung der Brust (z. B. Rezidivdiagnostik) und des inneren Genitale bei Tumorerkrankungen.
- Hysterosalpingographie zur Darstellung des Cavum uteri und der Tubendurchgängigkeit (ist allerdings durch die Hysterosonographie und die Hysterosalpingokonstrastsonographie in den Hintergrund getreten);

Die Verfahren unterscheiden sich nicht nur in der Möglichkeit und Zuverlässigkeit der Darstellung pathologischer Prozesse in den jeweiligen Organsystemen, sondern auch deutlich durch die dabei anfallenden Kosten, was in heutiger Zeit ein wichtiges Thema ist. Aus diesem Gründen sollte die **Auswahl für den Einsatz des jeweiligen Verfahrens** mit gezielter Fragestellung erfolgen.

48.2 Möglichkeiten und Grenzen der bildgebenden Verfahren

Möglichkeiten. Ein bildgebendes Verfahren kann die anatomischen Strukturen, Störungen der normalen Anatomie bzw. Raumforderungen darstellen und in ihrer Ursache, Dignität etc. einschätzen helfen. Es ist aber grundsätzlich nicht geeignet, die histologische Diagnose zu stellen.

Grenzen. Jedes bildgebende Verfahren hat in der Darstellung pathologischer Veränderungen Grenzen, die durch die technischen Vorraussetzungen bedingt sind. So gilt für den Ultraschall beispielsweise, dass er nur dort im Gewebe reflektiert wird, wo ein Impedanzsprung an Grenzflächen, an denen 2 Gewebe unterschiedlicher Dichte aneinander treffen, entsteht. Diese Dichteunterschiede sind jedoch nicht bei allen Veränderungen obligat vorhanden. So kann beispielsweise ein Mammakarzinom, das in seiner Gewebedichte die gleichen Eigenschaften aufweist wie das umliegende Gewebe, sonographisch nicht dargestellt werden.

Von den 4 oben aufgeführten Verfahren – Röntgendiagnostik, Kernspintomographie, Ultraschall, PET – wird die Sonographie in aller Regel vom gynäkologisch tätigen Arzt selbst durchgeführt. Röntgendiagnostik und Kernspintomographie sind mit Ausnahme der Mammographie die Domäne des Radiologen. Aus diesem Grund soll im vorliegenden Kapitel die Ultraschalldiagnostik des inneren Genitale und der Brust ausführlicher behandelt und über MRT und PET ein kurzer Überblick gegeben werden.

48.3 Gynäkologische Sonographie des kleinen Beckens

In allen Lehrbüchern steht – und dies ist im Grundsatz sicherlich auch zu unterstreichen –, dass die klinische Untersuchung an erster Stelle steht. Die Sonographie kann aber die klinische Untersuchung in vielen Punkten ergänzen und ist in anderen deutlich überlegen. So kann z. B. durch den Ultraschall – im Gegensatz zur bimanuellen Palpation – das **Endometrium beurteilt** werden (Abb. 48.1). Zahlreiche Befunde entziehen sich der klinischen Untersuchung durch konstitutionelle Faktoren, wie Adipositas, Abwehrspannung oder durch ihre geringe Größe.

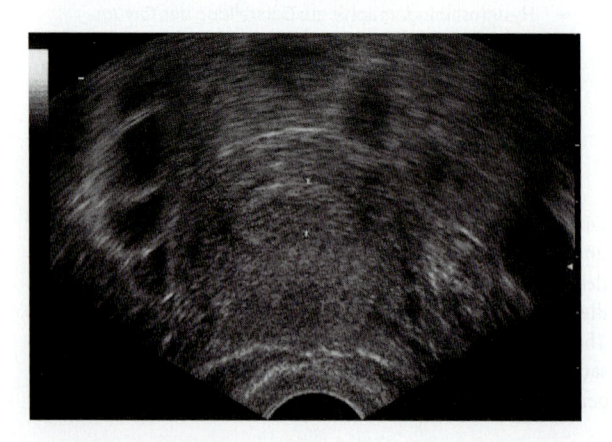

Abb. 48.1. Normales Endometrium im Querschnitt

48.3.1 Transvaginale Sonographie

Für die Vaginalsonographie können im Gegensatz zur Transabdominalsonographie höhere Frequenzen verwendet werden. Auf der einen Seite wird dadurch eine **höhere Auflösung** erreicht, auf der anderen Seite ist die **Eindringtiefe** geringer.

> **Empfehlung**
>
> Zumindest bei großen Befunden und wenn klinisch der Verdacht auf einen pathologischen Prozess im kleinen Becken besteht, der bei der Transvaginalsonographie nicht bestätigt werden kann, sollte die Diagnostik durch einen transabdominalen Ultraschall ergänzt werden.

Große Befunde (die Grenze liegt etwa bei 10–15 cm) sind in bestimmten Aspekten von transabdominal leichter zu beurteilen. Größere mobile Adnextumoren befinden sich sogar häufig außerhalb der Eindringtiefe der Transvaginalsonographie. Folgende **technischen Voraussetzungen** haben sich als günstig erwiesen:

- die Verwendung einer Endfire-Sonde, bei der die Schallwellen von der Spitze der Sonde abgestrahlt werden;
- für die Transvaginalsonographie werden i. d. R. Frequenzen zwischen 5 und 7,5 MHz verwendet;
- der optimale Abstrahlwinkel liegt zwischen 120 und 140° (beträgt der Abstrahlwinkel weniger als 90°, kann z. B. der Uterus i. d. R. nicht mehr vollständig auf einem Schnittbild dargestellt werden);
- die gerade Vaginalsonde hat Vorteile bei der Untersuchung auf der Untersuchungsliege, dagegen kann der Sondentyp, bei dem das Handstück gegen den übrigen Schaft abgewinkelt ist, Vorteile bei der Untersuchung auf dem gynäkologischen Stuhl bieten.

Ein ergänzendes diagnostisches Verfahren ist die **farbkodierte Dopplersonographie**, die auch in der Vaginalsonographie eingesetzt werden kann. Das **Prinzip** beim Color-flow-imaging-Verfahren ist sehr einfach: Blutpartikel, die sich im Ultraschall bewegen, werden zeit- und positionsgerecht farbkodiert. Auf die Sonde zu fließende Partikel werden rot dargestellt, von der Sonde weg fließende blau. Die Farben werden umso heller, je schneller die Partikel fließen. Die farbkodierte Dopplersonographie, kombiniert mit der dopplersonographischen Messung der Gefäßwiderstände, wird häufig zur Einordnung sonographisch auffälliger Befunde, wie z. B. eines Ovarialtumors, hinzugezogen.

48.3.1.1 Untersuchungstechnik

Der **Applikatorschutz** (i. d. R. werden Kondome verwendet) muss mit ausreichend Ultraschallgel gefüllt werden. Er wird vorsichtig über den Vaginalschallkopf gestülpt und mit dem Daumen fixiert. Ein **Gleitmittel**, z. B. Ultraschallgel, sollte auf den Applikatorschutz aufgetragen werden, bevor die Sonde über den Damm in die Vagina eingeführt wird. Der Vaginalschallkopf wird am besten im vorderen Scheidengewölbe platziert.

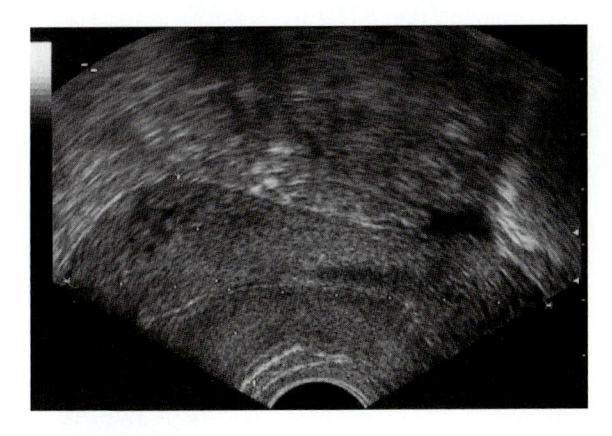

Abb. 48.2. Uterus im Längsschnitt

Empfehlung

Die vaginalsonographische Untersuchung sollte immer mit entleerter Harnblase durchgeführt werden, sonst können störende Wiederholungsartefakte im Bereich der zu untersuchenden Organstrukturen verursacht werden.

Die Vaginalsonographie beginnt bereits mit dem **Einführen des Schallkopfs**. Dabei zeigt der Monitor, wie sich die Vagina entfaltet und die Organstrukturen auf den Schallkopf zukommen. Wird die Untersuchung auf der Liege durchgeführt, ist es mitunter günstig, ein Kissen unter das Gesäß der Patientin zu legen oder sie beide Fäuste unter das Gesäß schieben zu lassen.

Die vaginalsonographische **Untersuchung des inneren Genitale** beginnt im **medianen Sagittalschnitt**, durch den i. d. R. bereits der Uterus im Längsschnitt beurteilt werden kann (Abb. 48.2). Ist der **Uterus** anteflektiert, kann man durch Kippen des Ultraschallkopfs im Bereich der Spitze nach ventral bzw. durch Absenken des Griffs nach dorsal die Gebärmutter optimal darstellen. Ist der Uterus retroflektiert, wird der Schallkopf entgegengesetzt bewegt: Der Griff wird nach oben geführt und entsprechend die Spitze nach unten bzw. dorsal abgesenkt.

Durch Schwenken der Sonde und damit der Schnittebene nach lateral werden die **Adnexe** dargestellt. Die Beckenwandgefäße können dabei als Leitstruktur zur Auffindung der Ovarien dienen. In der Schnittführung, in der die Beckenwandgefäße im Längsschnitt erfasst werden, sind i. d. R. auch die Ovarien darstellbar, wobei es bei der postmenopausalen Patientin als Normalbefund gilt, wenn die Ovarien nicht sichtbar gemacht werden können. Durch Drehen des Schallkopfs um 90° können die **Organe des kleinen Becken**s in Frontalschnitten dargestellt werden. Dadurch wird insbesondere bei pathologischen Befunden die Beurteilung verbessert, sodass zu empfehlen ist, die Vaginalsonographie sowohl in Sagittal- als auch in Frontalschnitten durchzuführen.

48.3.2 Transabdominale Sonographie

Für die transabdominelle Ultraschalluntersuchung des kleinen Beckens werden **Konvexschallköpfe** von 3,5–5 MHz verwendet.

Empfehlung

Die transabdominale Sonographie des inneren Genitale wird mit gefüllter Harnblase als Schallfenster durchgeführt. Dabei sollte der Fundus der gefüllten Harnblase über den Fundus uteri (bei normaler Uterusgröße) reichen. Der Uterus stellt sich dann in der Medianlinie hinter der Harnblase, die Ovarien i. d. R. direkt links und rechts vom Uterus dar.

Die transabdominale Ultraschalluntersuchung wird im **Sagittal- und Koronarschnitt** durchgeführt. Die Beurteilung des sonographischen Bildes des inneren Genitale unterscheidet sich zwischen transvaginaler und transabdominaler Sonographie nicht, die Auflösung ist bei der Transabdominalsonographie allerdings schlechter und die Beurteilung des Befundes damit schwieriger.

Empfehlung

Daher sollte, wenn möglich, die Transabdominalsonographie durch eine transvaginale Untersuchung ergänzt werden. Vorteile bietet die Transabdominalsonographie bei großen Tumoren und in der Beurteilung der Lagebeziehung der dargestellten Organe bzw. pathologischen Befunde.

48.3.3 Indikationen

Die sonographische Untersuchung des Beckens ist in vielen Situationen eine sinnvolle **Ergänzung zur klinischen Untersuchung**. Bei auffälligen oder unklaren Tastbefunden, bei Symptomen wie Blutungsstörungen oder auch Unterbauchschmerzen kann die Sonographie die klinische Verdachtsdiagnose bestätigen oder zur Diagnosefindung beitragen. Umstritten dagegen ist die **Screening-Sonographie** im Rahmen der Vorsorgeuntersuchung, da die Studiendaten sowohl für das Ovarial- als auch das Endometriumkarzinom keine ausreichende Effektivität zeigen konnten. Die hohe Zahl pathologischer Befunde, bezogen auf die Zahl der erkannten Karzinome (geringe Spezifität), mindert die Wertigkeit der Sonographie als Screening-Methode.

Einsatzbereiche. Die Sonographie wird regelmäßig in der Nachsorge von Tumorpatientinnen und der Vorsorge von Frauen mit einem erhöhten Karzinomrisiko eingesetzt. Unbestritten ist ihre Rolle in der Überwachung der Fertilitätsbehandlung und der Schwangerschaft.

48.3.4 Endometrium

Das sonographische Bild des Endometriums ist **in der Prämenopause** wesentlich durch die **Zyklusphase** bestimmt. Man unterscheidet sonographisch zwischen
— dem Proliferationstyp,
— dem mittzyklischen Endometrium und
— dem Endometrium der Sekretionphase.

> **Empfehlung**
>
> Bei prämenopausalen Patientinnen sollte die sonographische Untersuchung des Endometriums in der 1. Zyklushälfte erfolgen. Im sekretorisch umgewandelten Gewebe werden pathologische Veränderungen mit einer geringeren Sensitivität erfasst.

Darstellung des Endometriums bei der prämenopausalen Frau:
- Proliferationstyp: Das Endometrium ist echoreicher als das Myometrium, ein zartes Mittelecho kann gesehen werden. Dieser Typ wird nach der Menstruation bis zur frühen Proliferationszeit gefunden (Abb. 48.3).
- Mittzyklischer oder Periovulationstyp: Das echoarme Endometrium grenzt sich durch einen deutlichen echogenen Randsaum vom Myometrium ab. Das Mittelecho ist scharf durchgezogen. Zum Zeitpunkt der Ovulation verschwinden das Mittelecho und die gute Abgrenzbarkeit gegen das Myometrium.
- Sekretionstyp I: Das Endometrium wird vom myometralen Übergang nach innen zunehmend echogen, das Mittelcho verschwindet allmählich.
- Sekretionstyp II: Das Endometrium erscheint jetzt nahezu homogen und echoreich.

Nach der Menopause stellt sich das normale Endometrium als dünner, echogener Streifen mit i. d. R. weniger als 5 mm doppelter Endometriumhöhe dar. Neben der Höhe spielen die Homogenität und die Abgrenzung zum Myometrium, wie auch bei der prämenopausalen Frau, für die Beurteilung eine große Rolle (Abb. 48.4 bis 48.6). Die **Endometrium-Myometrium-Grenze** sollte glatt, die Binnenstruktur homogen sein. Eine **Darstellung des Kavumspalts** als Mittelecho ist bei starker Endometriumabflachung nur selten möglich.

> Bisweilen kann bei sonographisch atrophem Endometrium eine intrakavitäre Flüssigkeitsansammlung mit einer anterior-posterioren Ausdehnung von wenigen Millimetern beobachtet werden. Eine solche minimale Serometra ist, wenn das Endometrium selbst flach und gegen Kavum und Myometrium glatt abgegrenzt ist, nicht als pathologisch einzustufen.

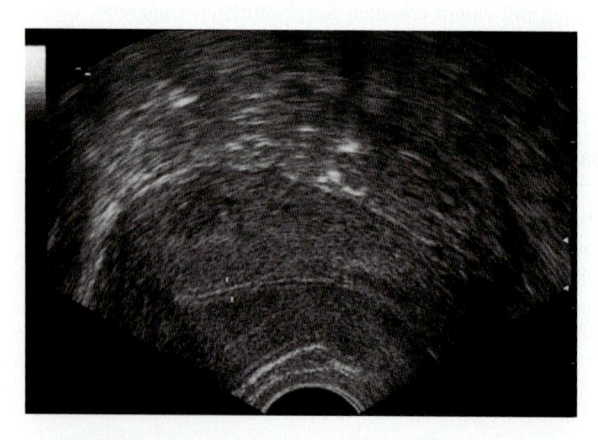

Abb. 48.3. Endometrium – frühe Proliferationsphase

Abb. 48.4. Endometrium unter Tamoxifen-Therapie, postmenopausal

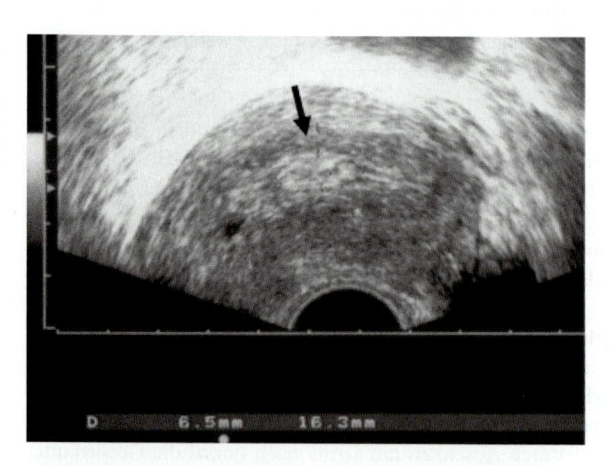

Abb. 48.5. Endometriumpolyp in der Proliferationsphase

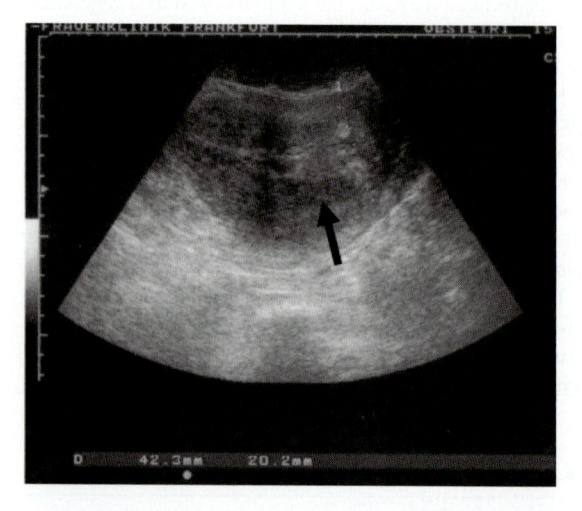

Abb. 48.6. Endometriumkarzinom (Pfeil Infiltration des Myometriums)

In der Literatur wird teilweise eine **Endometriumhöhe** (in doppelter Dicke bei der nicht hormonsubstituierten postmenopausalen Patientin) von größer als 5 mm, teilweise erst eine Höhe von größer als 8 mm, als pathologisch angesehen. Sonographische Screening-Untersuchungen zur Früherkennung des Endometriumkarzinoms, bei denen die Endometriumhöhe stets ein entscheidendes Kriterium ist, weisen eine geringe Spezifität auf.

In vielen Fällen ist ein **verbreitertes Endometrium** durch gutartige Veränderungen bedingt. In einer sonographischen Screening-Studie erhielten 27 % aller untersuchten Frauen wegen einer Endometriumdicke von > 4 mm eine Endometriumbiopsie, von diesen hatten nur 1 % tatsächlich ein Endometriumkarzinom (Vuento et al. 1999). Eine retrospektive Analyse von Gerber et al. (2001) zeigt keinen Unterschied in der Prognose von Patientinnen, deren Endometriumkarzinom ohne klinische Symptomatik durch eine auffällige Sonographie entdeckt wurde, und von Patientinnen, die sich bei Auftreten einer Postmenopausenblutung innerhalb von 8 Wochen in Behandlung begeben hatten.

> Eine Endometriumhöhe < 5 mm schließt ein Karzinom nicht aus, wobei dann allerdings meistens die Abgrenzung oder die Struktur des Endometriums auffällig ist. Bei klinischer Symptomatik (Postmenopausenblutung) ist daher der Verzicht auf eine histologische Untersuchung, begründet durch ein sonographisch flaches Endometrium, als kritisch zu betrachten.

Unter der Therapie mit Tamoxifen zeigt sich häufig sonographisch das Bild einer zystischen Endometriumhyperplasie. Histologisch entspricht dies aber oft einem atrophischen Endometrium mit Tamoxifen-induzierten Veränderungen des subendometrialen Myometriums. Da nur bei pathologischen Blutungen die weitere Diagnostik sinnvoll ist, wird **ein Screening des Endometriums unter Tamoxifen-Therapie nicht empfohlen**.

Bei auffälliger Endometriumsonographie können mit Hilfe der **Hysterosonographie**, bei der das Cavum uteri über einen Katheter mit physiologischer Kochsalzlösung kontrastiert wird, insbesondere Polypen oder submuköse Myome gegen Endometriumhyperplasien und -karzinome abgegrenzt werden (Laifer-Narin et al. 1999). Die Sensitivität der Sonohysterographie ist vergleichbar mit derjenigen der Hysteroskopie.

Grundsätzlich gilt, dass im sonographischen Bild nicht sicher zwischen benignen und malignen Veränderungen unterschieden werden kann. Es gibt jedoch gewisse **Kriterien**, die eher für benigne oder eher für maligne Befunde sprechen. So lässt eine unscharfe bzw. unregelmäßige Abgrenzung gegen Myometrium und Kavum einen **malignen Befund** erwarten. Die Infiltration des Myometriums durch ein Endometriumkarzinom kann mit Hilfe der Transvaginalsonographie mit hoher Sensitivität (88 %) und Spezifität (83 %) erkannt werden (Fishman et al. 2000). Nach den Untersuchungen von Zarbo et al. (2000) hat die Sonographie sogar eine bessere Sensitivität und Spezifität bei dieser Fragestellung als die Magnetresonanztomographie.

48.3.5 Myometrium

> Das Myom ist die häufigste sonographische Veränderung des Myometriums (Abb. 48.7).

Die Sonographie ist ideal geeignet, **Größe und Lokalisation eines Myoms** zu beurteilen und den Verlauf aufzuzeigen. Die Mehrzahl der Myome tritt im Korpusbereich auf. Sie sind meist echoärmer als das normale Myometrium, können aber – insbesondere durch degenerative Veränderungen, Verkalkungen oder Nekrosen – ein sehr variables sonographisches Bild ergeben. **Subseröse gestielte Myome** müssen differenzialdiagnostisch gegen Ovarialtumoren und **submuköse Myome** gegen Endometriumpolypen abgegrenzt werden. Maligne Tumoren des Myometriums sind extrem seltene Befunde und lassen sich mit sonographischen Kriterien nicht von gutartigen Myomen abgrenzen.

> Hinweis auf das Vorliegen eines Leiomyosarkoms ist das rasche Wachstum, insbesondere in der Postmenopause.

48.3.6 Cervix uteri

Zur Beurteilung der Zervix wird der Vaginalschallkopf im vorderen Vaginalgewölbe platziert und etwas nach dorsal gekippt, evtl. auch etwas zurückgezogen. Auf diese Weise zeigt sich im sonographischen Bild die Zervix relativ deutlich. Es stellen sich häufig **Ovula Nabothi** als zystische Raumforderungen dar, sie dürfen nicht als pathologische Veränderungen fehlgedeutet werden.

Der Verdacht auf ein **Zervixkarzinom** wird i. d. R. durch klinische Untersuchung und/oder zytologischen Abstrich gestellt. Ab dem Stadium IB kann in vielen Fällen ein Zervixkarzinom aber auch sonographisch dargestellt werden. Eine Infiltration der Parametrien ist sonographisch kaum zu beurteilen, bei fortgeschrittenen Befunden kann allerdings bereits sonographisch der Verdacht auf eine Infiltration der Blase gestellt werden.

48.3.7 Uterusfehlbildungen

In der Embryonalentwicklung kommt es zur **Fusion der Müller-Gänge**. Störungen dieser Fusion bzw. der Resorption des Sep-

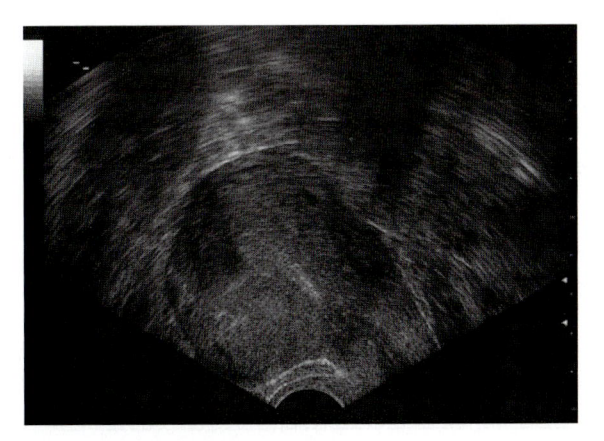

Abb. 48.7. Uterusvorderwandmyom

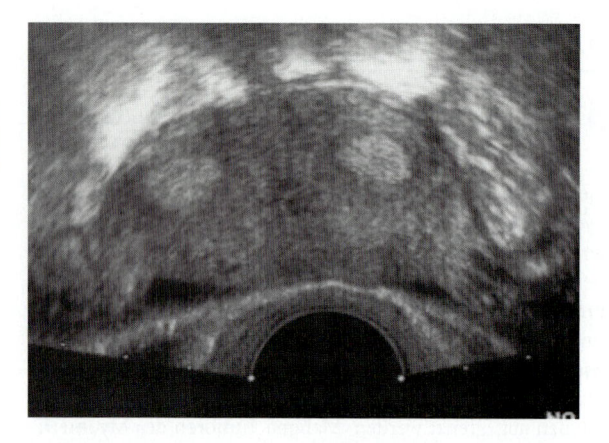

Abb. 48.8. Uterus subseptus, Sekretionsphase

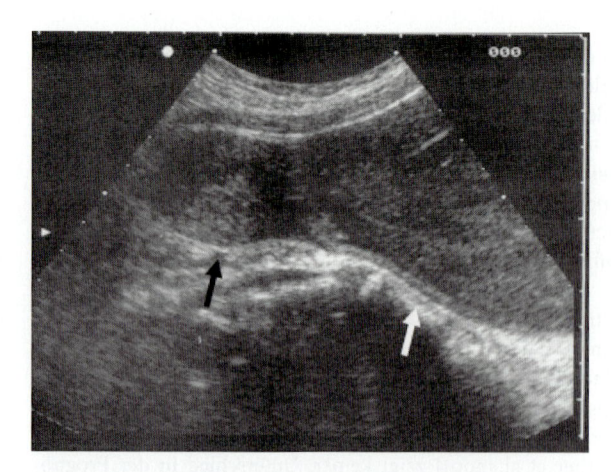

Abb. 48.9. Der Hämatokolpos bei Hymenalatresie imponiert als echoarmer Unterbauchtumor. Die klinische Untersuchung ermöglicht die Diagnose (schwarzer Pfeil: Uterus, weißer Pfeil: Hämatokolpos)

tums der verschmolzenen Gänge resultieren in Fehlbildungen des Uterus und der Vagina. Während die Doppelfehlbildungen der Vagina und der Portio durch eine Spekulumeinstellung diagnostiziert werden können, lassen sich Uterusfehlbildungen – wie Uterus didelphys, Uterus bicornis und Uterus subseptus – gut mit Hilfe des Ultraschalles darstellen (Abb. 48.8).

> **Empfehlung**
>
> Diese Untersuchungen sollten in der 2. Zyklushälfte bzw. mit aufgebautem, echoreichem Endometrium durchgeführt werden, da so die Kavumverhältnisse besser beurteilt werden können als mit dem flachen, echoarmen Endometrium der Proliferationsphase.

Die Fehlbildungen des Uterus lassen sich i. d. R. von **transabdominal** mit gefüllter Harnblase besser beurteilen als mit der Transvaginalsonograhie. Hier werden, insbesondere wenn die Untersuchung nur im Sagittalschnitt und nicht ergänzend in den Transversalebenen durchgeführt wird, Uterusdoppelfehlbildungen leicht übersehen.

Nicht kommunizierende Doppelfehlbildungen, wie z. B. Uterus unicornis mit rudimentärem Horn, können – insbesondere, bei Ausbildung von Hämatometra, -kolpos oder -salpinx – eine exakte ultrasonographische Diagnose erschweren (Abb. 48.9). Gerade in solche Fällen ist die Einbeziehung der klinischen Untersuchungsergebnisse von großer Bedeutung.

48.3.8 Sonographie bei liegendem Intrauterinpessar

Die sonographische Kontrolle der Position eines Intrauterinpessars hat sich von allen denkbaren Methoden am besten bewährt (Abb. 48.10), da das Cavum uteri einfach und schnell einstellbar ist. Bei der **Lagebeurteilung** ist die Position zum Fundus uteri entscheidend.

> **Empfehlung**
>
> Als Faustregel gilt: Der Abstand des IUPs zum Uterusfundus sollte nicht mehr als 15–20 mm betragen.

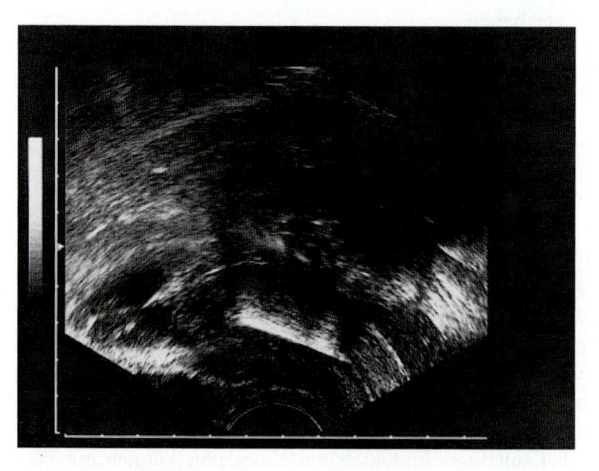

Abb. 48.10. IUP

Wenn sich das **Endometrium gut darstellen** lässt, muss nicht zwingend der IUP-Fundus-Abstand beurteilt werden. In diesem Fall kann direkt im sonograhischen Bild gesehen werden, ob das IUP mit dem fundalen Teil des Cavum uteri abschließt. Die **klassischen Intrauterinpessare** (z. B. Kupfer-T, Multi-Load, Lippes-Loop) stellen sich im Ultraschall echoreich dar und sind so einfach zu lokalisieren. Die **gestagenhaltigen neueren Spiralen** (Mirena) erscheinen sonographisch isodens und sind daher schwer zu lokalisieren. Ihre Lage lässt sich meistens aber über das Schallauslöschungsphänomen ausmachen.

48.3.9 Adnexe

48.3.9.1 Die zyklischen Veränderungen im Ovar

Das sonographische Bild der Ovarien wird in der **Prämenopause** durch die zyklischen Veränderungen mit Follikelreifung, Ovulation und Bildung des Corpus luteum bestimmt. In der frühen **Follikelphase** können meisten etwa 5 antrale **Follikel** gesehen werden. Am 8. Tag wird der dominante Follikel sonographisch erkannt, er wächst ca. 2–3 mm pro Tag und erreicht eine durchschnittliche Größe von 20–25 mm und maximal 29 mm.

Manchmal kann der **Cumulus oophorus** als 1 mm große, randständige, zystische oder echoarme Struktur gesehen werden. Die nicht dominanten Follikel werden nur selten größer als 11 mm. Das **Corpus luteum** (25–40 mm) stellt sich häufig als zystischer Befund mit breitem, gut durchblutetem Rand dar. Zentral können durch Einblutungen wabige oder homogene Binnenechos beobachtet werden. Das Corpus luteum verschwindet spätestens 3 Tage nach Einsetzen der Menstruation (Dill-Macky u. Atri 2000; Abb. 48.11 bis Abb. 48.13).

48.3.9.2 PCO-Syndrom

Die sonographische Diagnose eines PCO-Syndroms fordert 12 oder mehr Follikel von 2–9 mm Durchmesser oder ein Ovarialvolumen von mehr als 10 ml. Die erhöhte Echogenität des ovariellen Stromas ist typisch für das PCO-Syndrom, für die Diagnosestellung aber nicht mehr gefordert. Die kleinen Zysten können entweder verteilt im Ovar oder aufgereiht in der subkapsulären Zone liegen (Abb. 48.14).

> **Cave**
>
> Das sonographische Bild eines PCO-Syndroms bieten nicht selten auch Patientinnen, bei denen keine entsprechenden klinischen Symptome vorliegen.

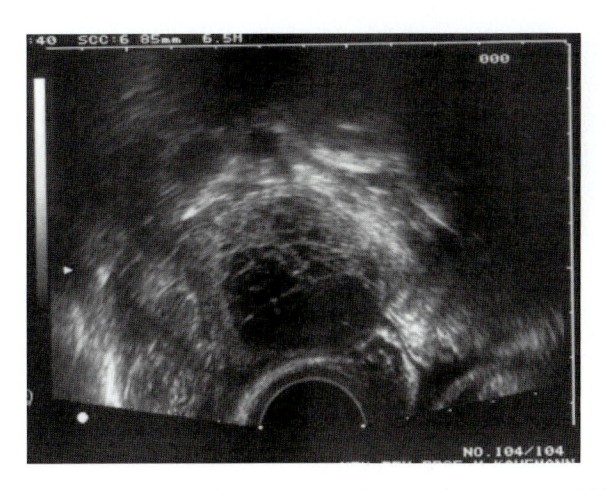

Abb. 48.13. Corpus-luteum-Zyste mit dem typischen netzartigen Bild der frischen Einblutung

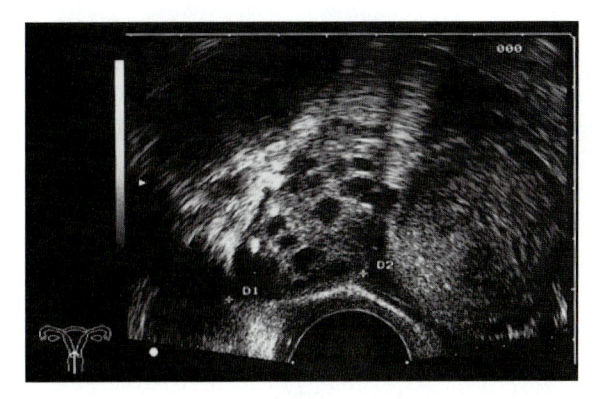

Abb. 48.14. Minimal vergrößertes Ovar bei PCO

48.3.9.3 Tuben

Die Tuben sind sonographisch schlecht darstellbar, sodass sie sich i. d. R. der Beurteilung entziehen. Mit Hilfe der **Hysterosalpingokonstrastsonographie** (HyCoSy) lassen sich die Tuben, insbesondere ihre Durchgängigkeit, sonographisch darstellen. Bei der HyCoSy wird nach intrakavitärer Einlage eines geblockten Katheters Kontrastmittel in das Cavum uteri injiziert, welches sich dann bei durchgängigen Tuben im Tubenverlauf und schließlich im Douglas-Raum darstellen lässt (Abb. 48.15). Diese Methode hat, verglichen mit dem »golden standard« der laparoskopischen Chromopertubation, eine Vorhersagewert von 91 bzw. 63 % für die Tubendurchgängigkeit bzw. den -verschluss (Holz et al. 1997).

Die **Hydrosalpinx** ist sonographisch in vielen Fällen differenzialdiagostisch nur schwer von einem zystischen Ovarialtumor abzugrenzen (Abb. 48.16). Sie stellt sich sonographisch als mehrkammeriger, zystischer Tumor mit unregelmäßigen Septen und papillären Auflagerungen dar. Die isolierte Darstellung des ipsilateralen Ovars und inkomplette Septierungen sind differenzialdiagnostische Hinweise auf eine Hydrosalpinx. Der Fimbrientrichter ist i. d. R. nach innen geschlagen und imponiert im Ultraschall als wandständige, papilläre Auflagerung mit Durchblutung und kann so einen verdächtigen Ovarialtumor vortäuschen. Hat die Patientin freie Flüssigkeit im Bereich der Tube, kann diese sonographisch dargestellt werden, insbe-

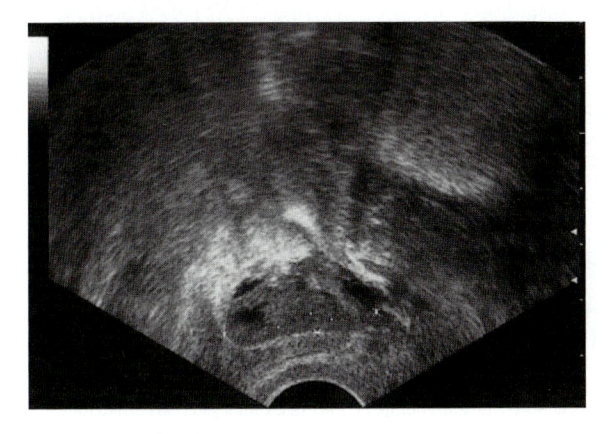

Abb. 48.11. Unauffälliges Ovar

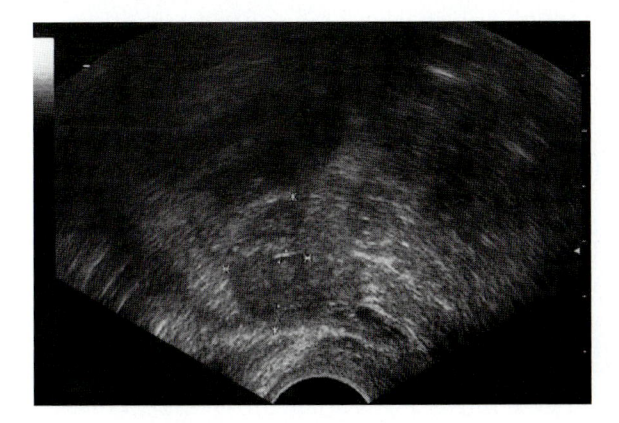

Abb. 48.12. Perimenopausales Ovar

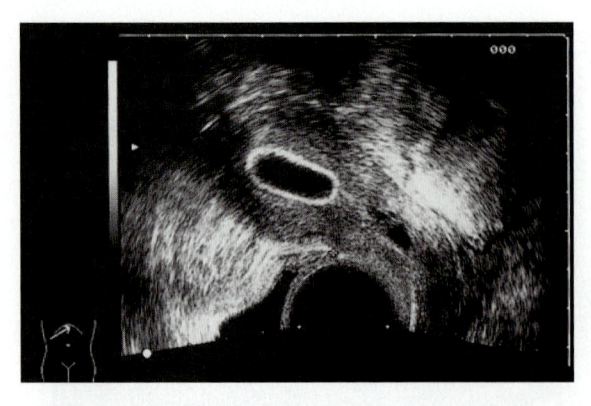

Abb. 48.15. Zur Kontrastmittelsonographie eingeführter Katheter mit intrakavitärer Blockung

Empfehlung

Funktionelle Ovarialzysten (Abb. 48.17) bilden sich in einem hohen Prozentsatz spontan zurück. Daher sollten Ovarialbefunde bei prämenopausalen Patientinnen engmaschig sonographisch kontrolliert werden, wenn nicht klinische Kontraindikationen – wie z. B. Schmerzen, sehr große Befunde und der dringende Verdacht auf ein Neoplasma – die operative Intervention indizieren.

48.3.9.5 Paraovarialzysten/Paratubarzysten

Zystische Befunde, die sich aus dem Wolff-, dem Müller-Gang oder mesothelialen Einschlusszysten ableiten, sind bei Laparoskopien bzw. Laparotomien häufig. Sonographisch werden diese Befunde aufgrund einer geringen Größe von meistens < 1 cm wesentlich seltener diagnostisiert. Aufgrund dieser meist geringen Größe und der Darstellung als echoleere, glatt begrenzte, dünnwandige Zysten werden sie selten **als Tumor fehlgedeutet** (Abb. 48.18). Kann das Ovar selbst nicht dargestellt werden, so wird möglicherweise irrtümlich eine Ovarialzyste diagnostiziert.

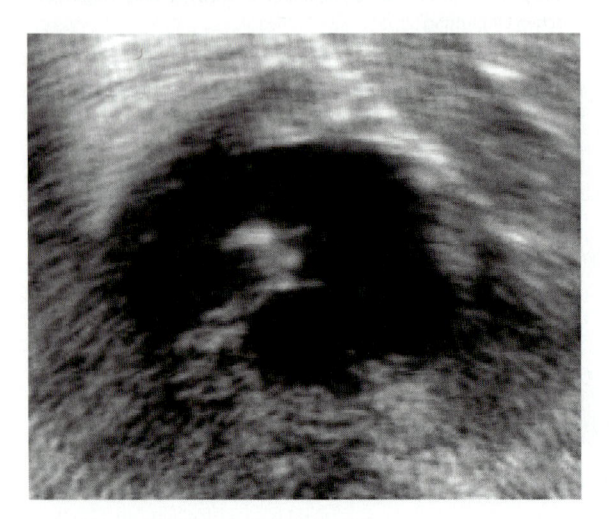

Abb. 48.16. Hydrosalpinx mit typischer hornartiger Form

sondere der Fimbrientrichter kann dann als flottierende echoarme Raumforderung imponieren.

48.3.9.4 Funktionelle Ovarialzysten

> Die größte Zahl der sonographisch diagnostisierten Raumforderungen des Ovars bei prämenopausalen Frauen ist funktioneller Natur. Die Kenntnis des sonographischen Bildes dieser Befunde ist also Basis jeder Beurteilung eines Ovarialtumors.

Follikelzysten stellen sich als einkammerige, echoleere Zysten mit einer Größe von bis zu etwa 8 cm mit einer dünnen Wand dar. **Luteinzysten** haben häufig eine dickere Wand und durch Einblutungen ein komplexes und vielfältiges Binnenecho. Die Einblutungen können solide Tumoranteile vortäuschen. Der Farbdoppler hilft hier in der Differenzierung zwischen echten, soliden (und damit durchbluteten) Raumforderung und hämorrhagischen Befunden.

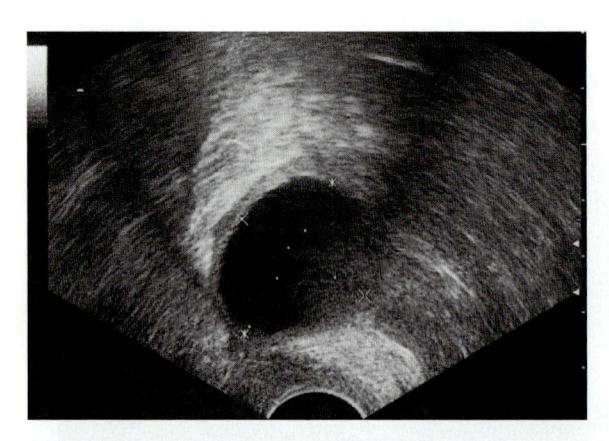

Abb. 48.17. Einkammerige echoleere Ovarialzyste. Das Risiko für einen malignen Tumor ist bei einem Durchmesser von <5 cm sehr klein

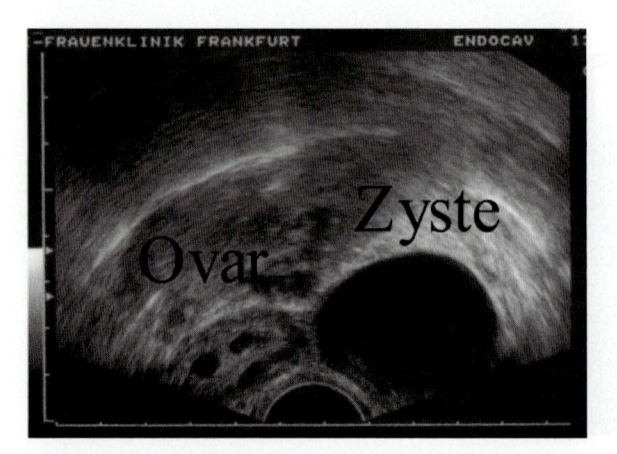

Abb. 48.18. Paraovarialzyste

48.3.9.6 Ovarialtumoren

Nach **sonographischen Kriterien** werden zystische und solide und unter den zystischen die ein- und mehrkammerigen Ovarialtumoren unterschieden (Abb. 48.19, 48.20). Neubildungen des Ovars können auch gemischt als zystisch-solide (überwiegend zystisch; Abb. 48.21) oder solid-zystische (überwiegend solide) Raumforderung imponieren.

Eine **Einordnung der Ovarialtumoren**, d. h. Zuordnung des sonomorphologischen Bildes zum histologischen Befund, ist sehr schwierig. Es gibt zwar eine Korrelation zwischen bestimmten sonographischen Kriterien und bestimmten Tumoren, aber eine sichere Bestimmung der Histologie anhand einer Ultraschalluntersuchung ist **nicht möglich**.

> Die Kenntnis der klinischen Symtpomatik, des klinischen Untersuchungsbefundes, der laborchemischen Untersuchungsergebnisse und der Anamnese der Patientin sind wesentliche Hilfen bei der Erstellung der richtigen Verdachtsdiagnose.

In die **sonomorphologische Beurteilung eines Ovarialtumors** gehen folgende Kriterien ein:
- ein- oder mehrkammerig,

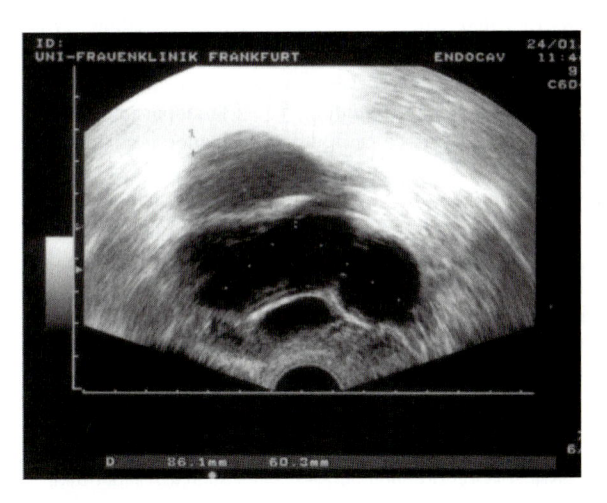

Abb. 48.19. Seröses Zystadenom

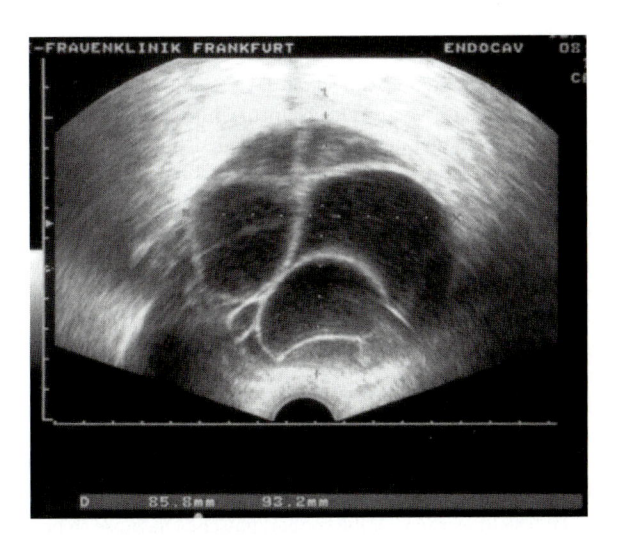

Abb. 48.20. Borderline-Tumor des Ovars

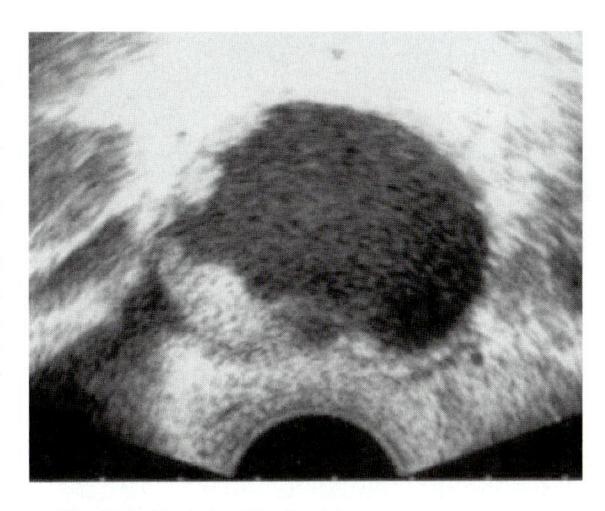

Abb. 48.21. Zystisch-solider Ovarialtumor

- Wanddicke,
- Wandbegrenzung,
- Dicke der Septen,
- Regelmäßigkeit der Septen,
- Wandstruktur (papilläre Auflagerung),
- Binnenechos (homogen, inhomogen),
- Schallschatten/Schallverstärkung und
- Aszites.

In der Literatur sind mehrere **sonographische Scores** beschrieben, die die Einordnung einer Raumforderung der Adnexe erleichtern sollen (Aslam et al. 2000; Merz et al. 1998; Ferrazzi et al. 1997). Untersuchungen konnten aber auch zeigen, dass ein erfahrener Untersucher in 98 % der Fälle die richtige Zuordnung »benigner oder maligner Tumor« getroffen hat (Merz et al. 1998).

Während die ersten Arbeiten eine hohe **Sensitivität und Spezifität** dopplersonographischer Parameter in der Differenzierung benigner und maligner Ovarialtumoren zeigten, kann dies durch die meisten neueren Studien nicht bestätigt werden. Allerdings muss der Nachweis von Gefäßen mit einem RI (»resistance index«) < 0,5 bei postmenopausalen Patientinnen als verdächtig eingestuft werden. Bei prämenopausalen Frauen können niedrige Gefäßwiderstände auch in funktionellen Ovarialbefunden gefunden werden.

Die **Effizienz des sonographischen Ovarialkarzinom-Screenings** ist ähnlich wie das sonographische Screening des Endometriumkarzinoms durch Studien noch nicht endgültig belegt. Allerdings schließen van Nagell et al. (2000) aus ihrer Studie an 14 469 Frauen, dass ein jährliches Ultraschall-Screening sowohl das Erkennen eines Ovarialkarzinoms in einem früheren Erkrankungsstadium als auch die krankheitsbedingte Mortalität senkt.

48.3.9.7 Endometriose

Während die peritonealen Endometrioseläsionen mit Hilfe des Ultraschalls nicht dargestellt werden können, zeigen sich **Endometriosezysten** sonographisch typischerweise als echoarme, zystische Raumforderungen mit homogenen Binnenechos. Das sonographische Bild von Endometriomen kann aber deutlich variieren: Gerade bei »älteren« Befunden können inhomogene

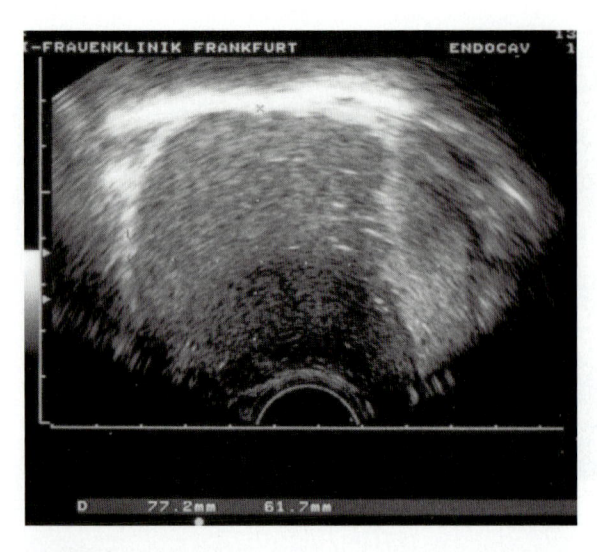

Abb. 48.22. Dermoid

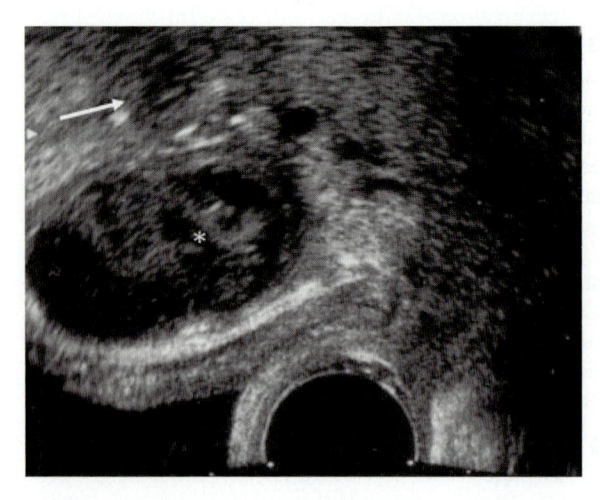

Abb. 48.24. Abszess (*Stern*) zwischen Uterus (*Pfeil*) und Blase

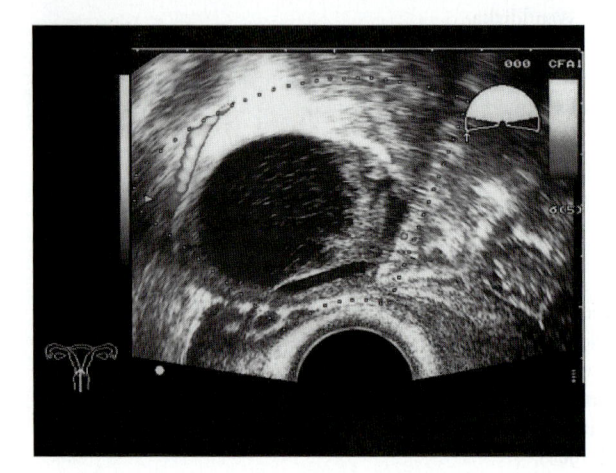

Abb. 48.23. Durchblutungsdiagnostik bei Dermoid (▶ Farbteil)

Binnenechos mit echoreicheren und echoärmeren Anteilen beobachtet werden. Auf diese Weise kann das sonographische Bild eines Dermoids (Abb. 48.22, Abb. 48.23) oder auch eines Ovarialneoplasmas nachgeahmt werden. In einigen Endometriosezysten kann, wie auch in Dermoidzysten, das Phänomen der **Sedimentation mit Flüssigkeitsspiegel** beobachtet werden.

48.3.9.8 Entzündliche Adnexbefunde

Bei der **akuten, unkomplizierten Entzündung der Adnexe** ist das sonographische Bild nur wenig gegenüber dem Normalbefund verändert: In vielen Fällen kann freie Flüssigkeit beobachtet werden, deren Volumen aber selten wesentlich oberhalb der Variabilität der Flüssigkeitsmenge während des Zyklus liegt. In der Literatur wird beschrieben, dass bei einer akuten Adnexitis stets eine **Verdickung der Tube** (> 5 mm) zu beobachten ist (Timor-Tritsch et al. 1998).

Als Folge einer Adnexitis kann sich eine **Hydrosalpinx** entwickeln, die differenzialdiagnostisch Schwierigkeiten bei der Abgrenzung gegenüber echten Neubildungen des Ovars bereiten kann (s. oben). Ein **Tuboovarialabszess** ist sonographisch durch einen mehrkammerigen, dickwandigen, zystischen Tumor mit relativ echoreichen Binnenechos und hoher Durchblutung gekennzeichnet (Abb. 48.24). Unter Berücksichtigung der klinischen Symptome, des Untersuchungsbefundes und der laborchemischen Untersuchungen gibt es meistens wenig Schwierigkeiten mit der korrekten Diagnosestellung. Vom sonographischen Bild sind zystische Teratome oder maligne Neubildungen als **Differenzialdiagnose** zu nennen.

Verwachsungen mit Bildung von Pseudoperitonealzysten sind sonographisch schwierig korrekt einzuordnen und werden häufig als Neubildung des Ovars gedeutet, da sie sich als mehrkammerige Adnextumoren mit durchblutetem solidem Anteil, nämlich dem Ovar, welches seinerseits das Bild durch funktionelle Befunde komplexer machen kann, darstellen. Die richtige Diagnose wird dann zum einem durch Kenntnis der Anamnese und zum anderen durch sonographische Kontrolluntersuchungen (zyklische Veränderung im Bereich des Ovars) erleichtert.

48.3.9.9 Extrauteringravidität

> Etwa 97 % der Extrauteringraviditäten finden sich in der Tube, die übrigen Lokalisationen – wie Ovarial-, zervikale und Abdominalgravdität – sind sehr selten. Insoweit beschäftigt sich die sonographische Diagnostik der Extrauteringravidität hauptsächlich mit der Tubargravidität.

Die **intakte intrauterine Gravidität** lässt sich i. d. R. ab der 5. Schwangerschaftswoche und ab einem Chorionhöhlendurchmesser von 2 mm im Endometrium darstellen. Liegt eine intakte intrauterine Gravidität vor, so ist bei einer Konzentration des humanen Choriongonadotropins von > 1000 IE/ml die sonographische Darstellbarkeit zu erwarten. Unter einer Konzentration von 500 IE/ml ist der sonographische Nachweis nicht zu erwarten.

Die **Darstellung der extrauterinen Gravidität** ist gegenüber der intrauterinen Schwangerschaft erschwert, zum einem dadurch, dass häufig eine gestörte Gravidität vorliegt, zum anderen, dass sich das extrauterine Gestationsprodukt durch umgebenden Strukturen – insbesondere den Darm (Abb. 48.25) – schlechter abgrenzt. Kann die Extrauteringravidität mit einer Chorionhöhle, einem Dottersack oder auch mit einer Embryonalanlage dargestellt werden, ist die sonographische Diagnose sicher. Schwieriger ist die Beurteilung bei Nachweis des sog. »adne-

48.4 · Kolposkopie

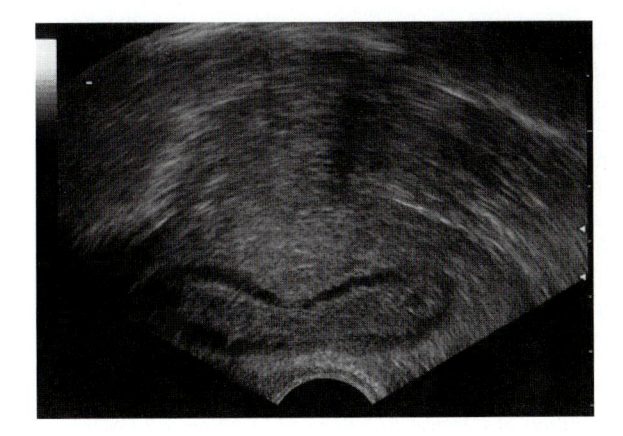

Abb. 48.25. Peristaltischer Tumor: Darm!

xal ring«, einer echoarmen Ringstruktur von meistens ca. 2 cm Durchmesser mit zentralem zystischem Areal, da hier differenzialdiagnostisch ein zystisches Corpus luteum in Betracht gezogen werden muss.

> **Empfehlung**
>
> Der »adnexal ring« einer Tubargravidität hat i. d. R. eine etwas größere Echogenität als das Ovar, während das Corpus luteum die gleiche oder eine geringere Echogenität aufweist (Frates et al. 2001). Bei Nachweis eines »adnexal ring« muss versucht werden, diesen durch Darstellung des Befundes in 2 Ebenen vom Ovar abzugrenzen.

Durch die Bildung von Hämatomen, Blutkoageln oder einer Hämatosalpinx kann die Extrauteringravidität auch als **echoarme Raumforderung** im Adnexbereich neben dem ipsilateralen Ovar imponieren. Die Spezifität der sonographischen Diagnose beträgt in diesen Fällen noch 92 – 99 % (Levine 2000). Die Spezifität des Nachweises von freier Flüssigkeit ist geringer. Wenn diese jedoch echoreich ist (Hinweis auf Hämatoperitoneum), steigt die Spezifität aber auf 96 % an (Levine 2000).

> **Cave**
>
> Da bei bis zu 1/3 der Fälle die Extrauteringravidität sonographisch nicht dargestellt werden kann, darf die negative Ultraschalluntersuchung nicht als Ausschluss gewertet werden.

48.4 Kolposkopie

48.4.1 Entwicklung und Stellenwert in der Dysplasiebehandlung

> **Definition**
>
> Kolposkopie ist die in 3 Stufen oder stufenlos (Zoom) mit 7, 5- bis 30-facher Vergrößerung durchgeführte binokulare lupenoptische Oberflächenbetrachtung der Haut und Schleimhaut an Cervix uteri, Vagina, Vulva und Perianalregion.

Das Kolposkop ist grundsätzlich auch in anderen Körperregionen, z. B. an der Mamille oder in der Urologie (Peniskopie), sinnvoll anzuwenden. Die binokulare stereoskopische Untersuchung ist eine Grundforderung, da die Beurteilung von Niveaudifferenzen ein wichtiges Befundkriterium ist.

Ursprünglich von Hans Hinselmann (1925) vorwiegend an der Portio uteri eingesetzt, ermöglichte die Kolposkopie eine **differenzierte Beurteilung physiologischer Veränderungen und deren Abgrenzung vom Gebärmutterhalskrebs** einschließlich seiner Vorstufen. Im Gegensatz zu der in Deutschland bei jeder Erstuntersuchung empfohlenen Anwendung der Kolposkopie wird die Methode in den meisten westeuropäischen Ländern und den USA selektiv bei auffälligen zytologischen Befunden in einer Spezialsprechstunde angewendet. In neuerer Zeit kommt mit den Erkenntnissen der Virusätiologie des humanen Papillomavirus und der molekularen Onkogenese ein weiterer Parameter hinzu, der sinnvoll in ein diagnostisches Gesamtkonzept eingefügt werden muss. Die Kolposkopie erfährt in diesem Zusammenhang eine weitere Aufwertung, da jeder Nachweis eines persistierenden **Hochrisiko-HPV-Befundes** eine Lokalisation und Einschätzung des ungefähren Schweregrades erfordert.

48.4.2 Praktische Anwendung der Kolposkopie

Der kolposkopische Untersuchungsgang sollte in der angegebenen Reihenfolge eingehalten werden.

> **Kolposkopischer Untersuchungsablauf**
>
> - Säubern der Portio mit trockenem Tupfer (Probenentnahmen für Bakteriologie, Virologie etc.)
> - Kolposkopie ohne und mit Grünfilter zur besseren Darstellung von Gefäßen
> - Zytologischer Abstrich, getrennt von der Ektozervix und aus dem Zervikalkanal (Zellspatel, Zellbürste, Watteträger)
> - Essigsäureprobe (obligat bei jeder Untersuchung: 3 % Essigsäure an der Portio, 5 % an der Vulva)
> - Bilddokumentation (Foto, digitale, analoge Bildverarbeitung, Videoclip)
> - Toluidinblauprobe (fakultative Kernvitalfärbung zur Darstellung veränderter Kern-Plasma-Relationen, bevorzugt an der Vulva)

- **Jodprobe** mit Lugol-Lösung obligat bei Operationen an der Portio (**Cave:** Jodallergie)
- Sondenversuch mit Knopfsonde (nach Chrobak) bei Verdacht auf Invasion
- Gezielte Biopsie vom Punctum maximum (»major-change«) einer Läsion

Zu den wichtigsten **Kriterien der kolposkopischen Beurteilung** zählen:
- Ausdehnung atypischer Epithelbezirke (allgemein gilt: Je größer die atypischen Areale, desto höher der CIN-Grad),
- Farbton (Weißfärbung vor Essigeinwirkung entspricht einer Keratose oder mykotischen Belägen, stärkere allgemeine oder fleckförmige Rotfärbung durch vermehrte Vaskularisation bei Entzündung),
- Durchsichtigkeit des Epithels (verstärkt bei Atrophie, vermindert unter Östrogeneinfluss),
- Vulnerabilität als Zeichen fragiler atypischer Gefäße bei CIN und Invasionsverdacht,
- Schärfe der Epithelabgrenzung nach Essig und Jodeinwirkung (allgemein gilt: je schärfer die Grenzen, desto höher der CIN-Grad)
- Geschwindigkeit, Intensität und Dauer einer Weißfärbung nach Essig (je stärker ausgeprägt, desto höher der CIN-Grad),
- Gefäßmuster (regulär, irregulär bei CIN und Invasion, Interkapillardistanz verbreitert bei CIN und Karzinom),
- Niveaudifferenzen (grobes Mosaik, grobe Punktierung, Randwallbildung als Zeichen einer Frühinvasion).

Die Kolposkopie ist eine dynamische Methode. Fallen bei wiederholten kolposkopischen Untersuchungen veränderte Grenzen abnormer Epithelbezirke auf, so ist eher von einem progressiven Wachstum auszugehen als bei über längere Beobachtungszeiträume unveränderten abnormen Arealen (Bilddokumentation). Reaktionen des Epithels unter Einwirkung von Essigsäre (3–5 %) und Jod sind zwar nicht spezifisch, lassen aber doch das dysplastische Epithel oft erst erkennen. Essigsäure bewirkt Veränderungen am Chromatin der Zellkerne und kennzeichnet damit eine veränderte Kern-Plasma-Relation. Auf diese Weise können auch unreife Metaplasiezellen oder entzündliche Zellansammlungen im Epithel eine leichte Weißfärbung zeigen. Geschwindigkeit, Intensität und Dauer der Weißfärbung erlauben Rückschlüsse auf den Grad der Atypie. Jod färbt glykogenhaltige, ausgereifte Epithelzellen braun. CIN-Areale sind in Abhängigkeit vom Schweregrad jodnegativ bis jodhell. Eine geringere Anfärbung mit Jod besteht auch bei nicht ausgereiften Metaplasiezellen.

Nomenklatur und **Klassifikation der Befunde** orientieren sich an den internationalen Empfehlungen der International Federation of Cervical Pathology and Colposcopy (Walker et al. 2003; Abb. 48.26). Die IFCPC-Klassifikation beinhaltet folgende Unterteilung der Transformationszone:
- T1: Der Grenzbereich von Zylinder- und Plattenepithel ist auf der Ektozervix vollständig einzusehen.
- T2: Die Transformationszone ist nach Spreizung des äußeren Muttermundes in der Endozervix vollständig einzusehen.
- T3: Die Transformationszone ist in der Endozervix nicht vollständig einzusehen.

Diese Unterteilung bietet für Therapieentscheidungen Vorteile. So ist bei einer T3 und CIN immer eine resektive Therapie geboten. Die bipotenten Reservezellen befinden sich am Übergang vom endozervikalen Zylinderepithel zum ektozervikalen Plattenepithel. Sie sind im physiologischen Regenerationsprozess Ausgangszellen für beide Epithelien und gleichzeitig krebssensible Ausgangszellen des dysplastischen Epithels. Unter dem Einfluss der Steroidhormone zwischen Pubertät und Menopause und besonders während einer Schwangerschaft ektropioniert sich diese Grenzzone auf die Ektozervix und zieht sich nach der Menopause in die Endozervix zurück (▶ Abschn. 23.2.1.1). In dieser Situation ist die Kolposkopie überfordert, wenn es auch unter Verwendung eines Zervixspreizers nicht gelingt, den Grenzbereich einzusehen.

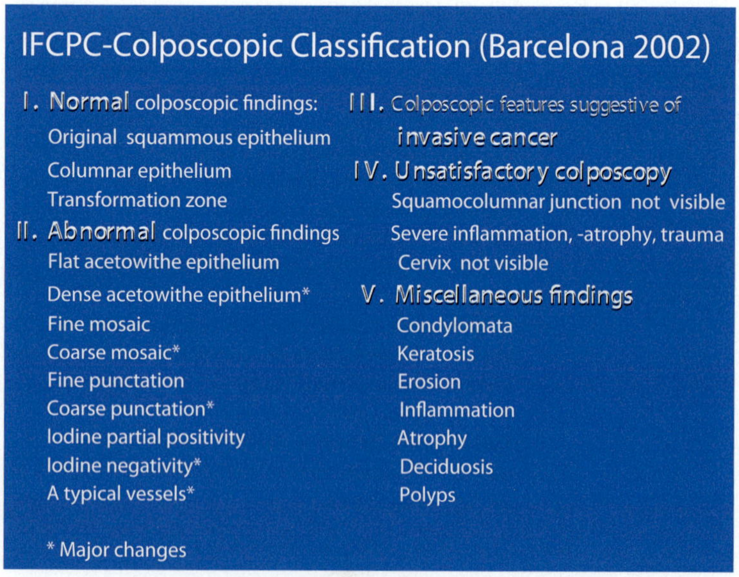

Abb. 48.26. IFCPC-Klassifikation kolposkopischer Befunde

IFCPC-Colposcopic Classification (Barcelona 2002)

I. **Normal** colposcopic findings:
  Original squamous epithelium
  Columnar epithelium
  Transformation zone

II. **Abnormal** colposcopic findings
  Flat acetowithe epithelium
  Dense acetowithe epithelium*
  Fine mosaic
  Coarse mosaic*
  Fine punctation
  Coarse punctation*
  Iodine partial positivity
  Iodine negativity*
  A typical vessels*

III. Colposcopic features suggestive of invasive cancer

IV. Unsatisfactory colposcopy
  Squamocolumnar junction not visible
  Severe inflammation, -atrophy, trauma
  Cervix not visible

V. Miscellaneous findings
  Condylomata
  Keratosis
  Erosion
  Inflammation
  Atrophy
  Deciduosis
  Polyps

* Major changes

Nomenklatur und Klassifikation kolposkopischer Befunde haben seit Hinselmann bis in die Gegenwart zu widersprüchlichen Auffassungen und Missverständnissen v. a. mit den Morphologen geführt und dadurch der Verbreitung der Kolposkopie geschadet. Für die klinische Praxis ist die Methode überfordert, eine histomorphologische Diagnostik vorwegzunehmen. Die Aufgabe besteht vielmehr darin, im einsehbaren Bereich des Epithels eine **Unterscheidung nach den 4 Befundgruppen** vorzunehmen:

- normal (physiologisch und regenerativ),
- abnorm-unverdächtig (»minor change«),
- abnorm-verdächtig (»major change«) und
- Verdacht auf Invasion.

Das entspricht den Vorgaben einer praktischen **Differenzierung der Präkanzerosen** in die 2 Gruppen »low grade squamous intraepithelial lesion« (LGSIL) und »high grade squamous intraepithelial lesion« (HGSIL), wie sie in den USA favorisiert wird (Bethesda 2001). Die dabei möglichen Überschneidungen von regenerativ-physiologischen Epithelien und CIN 1 in der Gruppe der LGSIL sind selbst bei größeren Untersuchungsintervallen für eine Karzinomentwicklung nicht relevant und können in Übereinstimmung mit anderen Befunden (Zytologie, HPV-Typisierung) in der Regel nach den üblichen Screening-Intervallen (1 Jahr) ausreichend sicher betreut werden. Dagegen besteht bei den hochgradig verdächtigen und kolposkopischen Befunden mit Verdacht auf Invasion auch unabhängig von anderen Untersuchungsergebnissen eine direkte Veranlassung zur histologischen Abklärung durch gezielte Biopsie.

Eine weitere obligate Anwendung der Kolposkopie leitet sich aus den **Empfehlungen einer eingeschränkt radikalen Therapie** der zervikalen oder vulvären intraepithelialen Neoplasien durch Oberflächendestruktion oder gezielte Resektion ab (Wright et a. 2001). Vollständig auf der Ektozervix einsehbare persistierende Läsionen der Klasse CIN 1–2 können nach Entnahme einer Targetbiopsie in gleicher Sitzung destruiert werden (See-and-treat-Konzept). Endozervikale Atypien (glanduläre intraepitheliale Neoplasie und Adenocarcinoma in situ) sowie CIN-3-Läsionen werden reseziert. Dabei kann die Resektion ektozervikal auf höhergradige CIN-Areale (»major change«) beschränkt werden. Zusätzlich werden ektozervikal verbleibende geringgradige Veränderungen gezielt mit dem Laser vaporisiert oder elektrochirurgisch destruiert (Abb. 48.27).

Die Kolposkopie ermöglicht auch **Metrik und Lokalisation eines frühinvasiven Zervixkarzinoms.** Unter Ausschluss von morphologischen Zusatzkriterien wird eine eingeschränkt radikale Therapie mit Erhalt der Fertilität durch Konisation, LLETZ oder Trachelektomie ohne oder mit endoskopischer pelviner Lymphadenektomie mit ausreichender Sicherheit für die Patientin möglich (Abb. 48.28).

Zur **Befunddokumentation** sind von der handschriftlichen Skizze über die konventionelle Kolpophotographie bis zur digitalen Bildspeicherung im PC alle Methoden geeignet. Eindeutige kolposkopische Befunddokumentationen gewinnen im Zusammenhang mit Schadensklagen an Bedeutung.

Zusammenfassend ist die Kolposkopie in Kombination mit der Zytologie und selektiven HPV-Typisierung geeignet, bessere Ergebnisse im primären, unbedingt aber sekundären Screening zu erzielen. Als übereinstimmend obligat gilt die Anwendung zur Abklärung unklarer und suspekter Zytologie- und

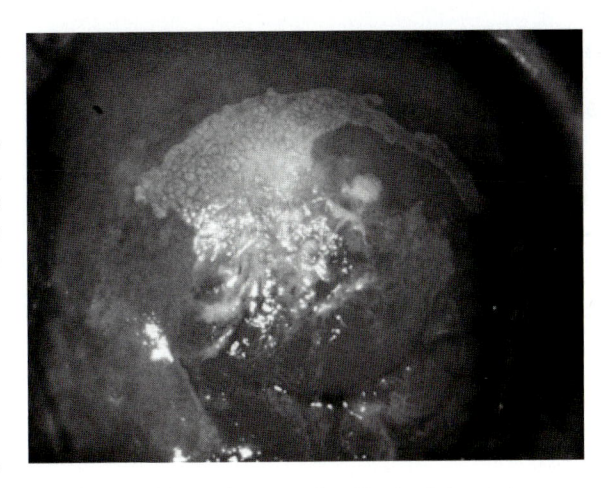

Abb. 48.27. Bizarr geformtes essigweißes Areal eines zarten regulären Mosaiks an der vorderen Muttermundlippe (histologisch CIN 1–2). Dieser Befund könnte nach flacher Loop-Exzision bei 12 Uhr (Target-Biopsie) durch anschließende Laser- oder HF-Destruktion der essigweißen Mosaikbezirke einschließlich des zungenförmigen Ausläufers definitiv behandelt werden (▶ Farbteil)

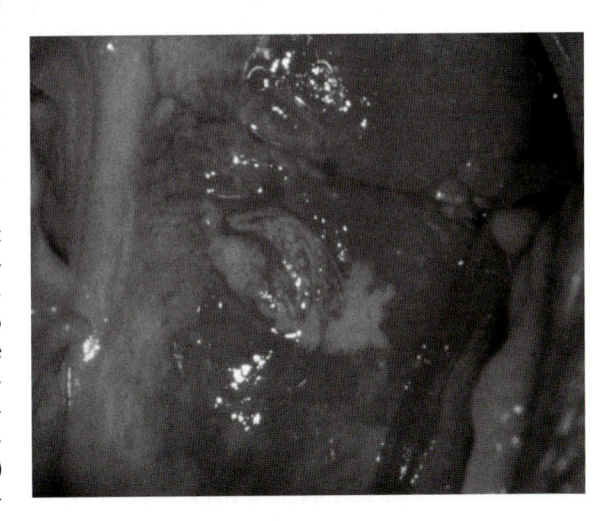

Abb. 48.28. Umschriebener Bezirk eines hochgradig abnormen (»major change«) kolposkopischen Befundes mit grobem Mosaik, stark essigweißer Reaktion, atypischen Gefäßen, Niveaudifferenz und Vulnerabilität an der hinteren Muttermundlippe (histologisch: CIN 3 mit Frühinvasion). Dieser Befund wäre für eine lokale Resektion geeignet (▶ Farbteil)

High-risk-HPV-Befunde sowie bei therapeutischen Eingriffen an Zervix, Vulva und Vagina. Mit diesen international anerkannten Indikationen für die Kolposkopie sollte die Methode auch in Deutschland wieder ihren festen Platz in Vorlesungsplänen, Lehrbüchern und Weiterbildungsordnungen der Bundesländer, sowie in der klinische Praxis erhalten.

48.5 Andere bildgebende Verfahren

48.5.1 Magnetresonanztomographie (MRT) und Computertomographie (CT)

Bei der Bildgebung des weiblichen Beckens stellt weiterhin der transvaginale Ultraschall (TVUS) die Methode der 1. Wahl dar.

> **Empfehlung**
>
> Der Ultraschall erlaubt in vielen Fällen eine sichere Diagnostik von Tumoren des weiblichen Beckens, jedoch sollte bei unklaren Befunden schnell eine weitere Diagnostik mit Schnittbildverfahren erfolgen (◘ Tabelle 48.1).

Aber auch die MRT (MRT) und die Computertomographie (CT) liefern wichtige zusätzliche Informationen bei der Beurteilung von benignen und malignen Tumoren des weiblichen Beckens (Riccio et al. 1990) und gewinnen zunehmend an Bedeutung. Hierbei sind die CT- und MRT-Untersuchung im Vergleich zum Ultraschall weniger untersucherabhängig, und die Bilder können in einer standardisierten und reproduzierbaren Form akquiriert werden. Durch den hohen Weichteilkontrast der MRT und der Möglichkeit der multiplanaren Schichtführung ist eine **sichere Beurteilung der zonalen Anatomie des Uterus** möglich (Mitchell et al. 1990; Brown et al. 1991).

> Aus diesem Grunde liefert die MRT bei der Diagnostik von benignen und malignen Erkrankung des Uterus in den meisten Fällen bessere Ergebnisse als die CT. Die CT zeigt sich aufgrund des schlechten Weichteilkontrastes insuffizient für das lokale Tumor-Staging und sollte nur bei fortgeschrittenen Tumorstadien zur Anwendung kommen.

Die Zeichen der **Adenomyose** sind im Ultraschall sehr subtil und können leicht fehlgedeutet werden (Reinhold et al. 1999; Bazot et al. 2002). Zur Verbesserung der diagnostischen Sicherheit eignet sich insbesondere die MRT, die eine exzellente Weichteildifferenzierung des Uterus bietet. Studien haben gezeigt, dass mit der MRT eine Sensitivität und Spezifität von 86–100 % erreicht werden kann (Reinhold et al. 1999; ◘ Abb. 48.29).

Bei Malignomen des Uterus bietet die MRT eine **gute Basis für eine Therapieentscheidung**. Hierbei richtet sich die Stadieneinteilung nach der FIGO-Klassifikation (Murase et al. 1999; Vogl et al. 2003). Die kontrastmittelverstärkte MRT zeigt bei der präoperativen Beurteilung des Befalls des Myometriums beim Endometriumkarzinom signifikant bessere Ergebnisse als der Ultraschall, die CT und die native MRT. Hierbei stellt die MRT die einzige Technik dar, bei der neben dem Nachweis einer Infiltration des Myometriums auch ein Befall der Zervix, ein Vorhandensein von Lymphknoten oder peritonealen Metastasen sicher beurteilt werden kann (Vogl et al. 2003; Chaudhry et al. 2003; ◘ Abb. 48.30).

Beim **Staging des Zervixkarzinoms** ist die native MRT der CT überlegen und zeigt vergleichbare Ergebnisse zur klinischen Untersuchung (Manfredi et al. 2004). Durch die zusätzliche Gabe von Kontrastmittel sind die Ergebnisse der MRT der klinischen Untersuchung sogar überlegen, da eine sichere Beurteilung einer parametrialen Infiltration erfolgen kann. Hierdurch können sogar durch die Verwendung der kostenintensiven MRT im Vergleich zu anderen invasiven diagnostischen Verfahren Kosten reduziert werden (Michniewicz u. Oellinger 2001;

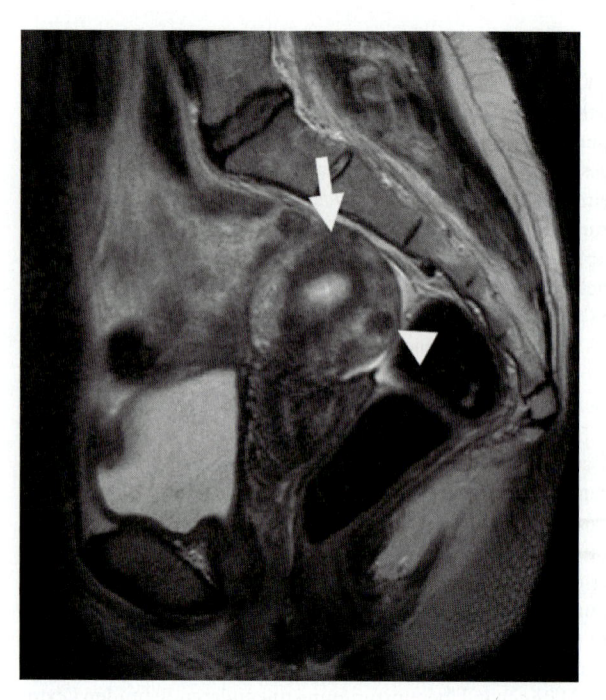

◘ **Abb. 48.29.** Patientin mit symptomatischer Endometriose. In der MRT-Untersuchung auch Veränderungen im Bereich des Uterus mit Dokumentation einer Retroflexio uteri, einer Verbreiterung der Übergangszone als Zeichen einer Adenomyose (*Pfeil*) und Nachweis eines intramuralen Myoms (*Pfeilspitze*)

◘ **Tabelle 48.1.** Bildgebende Verfahren zur Beurteilung verschiedener gynäkologischer Erkrankungen des Becken

Erkrankung	Primäre Bildgebung	Weiterführende Bildgebung
Endometriumkarzinom	TVUS/TAUS	MRT
Zervixkarzinom	MRT	
Myome/Adenomyose	TVUS/TAUS	MRT
Ovarialkarzinom	TVUS/TAUS	CT/MRT
Raumforderung der Adnexe	TVUS/TAUS	MRT
Tumorrezidiv	MRT	

(TVUS transvaginaler Ultraschall, TAUS transabdominaler Ultraschall, MRT Magnetresonanztomographie, CT Computertomographie)

48.5 · Andere bildgebende Verfahren

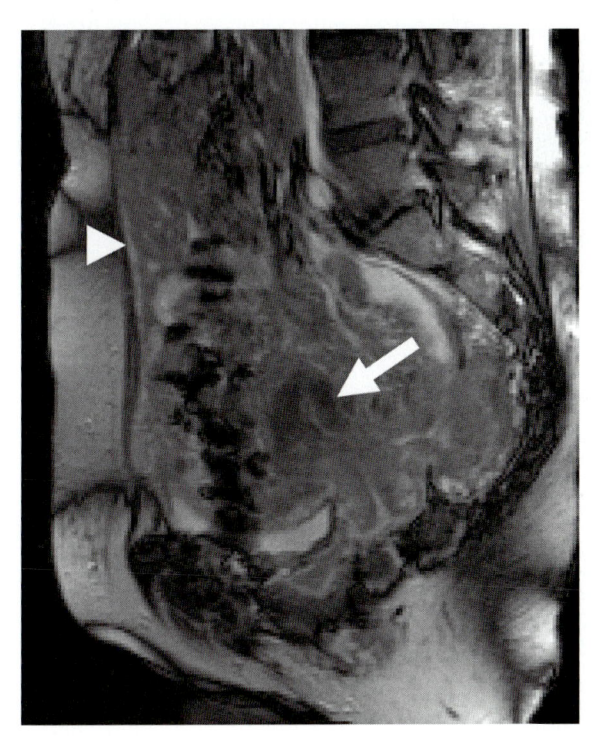

Abb. 48.30. Nachweis eines Endometriumkarzinoms (*Pfeil*) in der MRT mit diffuser peritonealer Metastasierung (*Pfeilspitze*) und malignem Aszites als Zeichen einer ausgedehnten Tumormanifestation.

Hardesty et al. 2001). Der Ultraschall und die CT sind beim Nachweis eines Tumorrezidivs und bei der Differenzierung zwischen Narbengewebe und Tumor der MRT unterlegen. Durch die Analyse der Kontrastmittelanreicherung in der MRT kann hier eine sichere Differenzierung erfolgen.

Tumoren des weiblichen Beckens können zwar auch mittels Ultraschall diagnostiziert werden (Vogl et al. 2003; Kinkel et al. 1997), jedoch ist hier der Ultraschall bei großen Tumoren aufgrund des eingeschränkten Untersuchungsfeldes gegenüber den Schnittbildverfahren unterlegen.

> Mittels MRT gelingt eine sichere Differenzierung von gynäkologischen Tumoren gegenüber Tumoren des gastrointestinalen Systems oder des Harntraktes (Murase et al. 1999). Auch ist bei Raumforderungen der Adnexe eine sichere Differenzierung von Dermoiden, Ovarialfibromen und Malignomen möglich.

48.5.2 Positronen-Emissions-Tomographie (PET)

Die Positronen-Emissions-Tomographie (PET) stellt ein modernes Verfahren zur **Ausbreitungsdiagnostik in der Onkologie** dar, das den radioaktiven Zerfall von sog. Positronenstrahlern zur **Tumorlokalisation** ausnutzt. Diese Isotope weisen oft nur eine relativ kurze Halbwertszeit auf, wodurch der Einsatz der PET mit nicht unerheblichem logistischem Aufwand verbunden ist. Das in der onkologischen Routinediagnostik am häufigsten eingesetzte Radiopharmakon ist die 18F-Fluorodesoxyglukose (FDG). Diese Substanz macht sich ein metabolismusabhängiges, intrazelluläres »trapping« eines modifizierten Glukoseanalogons zur Bildgebung zu Nutze, und sie ist auch für das Indikationsgebiet der **Mammakarzinome** umfassend evaluiert.

Die FDG-Aufnahme im Primarius ist abhängig von einer Reihe von Faktoren, die u. a. wesentlich geprägt sind vom histologischen Typ, der Proliferationsrate, dem Ausmaß intratumoraler anaerober Glykolyse sowie – in Konsequenz – von der Tumorgröße selbst. Knapp gefasst sinkt die Sensitivität der FDG-PET bei Karzinomen von weniger als 1–2 cm Durchmesser rapide ab. Dabei lassen sich lobuläre Karzinome deutlich schlechter nachweisen als duktale Karzinome. Falsch-positive Befunde sind selten. Fibroadenome und entzündliche Prozesse können aber erhöhte Stoffwechselraten aufweisen und so differenzialdiagnostische Schwierigkeiten verursachen. Zum Nachweis eines kleinen Primarius bzw. Ausschluss eines Mammakarzinoms erscheint die Methode in der Routine daher ungeeignet.

Aus ähnlichen Gründen ist auch die Aussagekraft der PET zum Ausschluss einer **lokoregionären Lymphknotenbeteiligung** nur begrenzt. Die bislang publizierten Daten sprechen zwar für eine **Überlegenheit der PET gegenüber CT und MRT,** doch auch mit der PET lassen sich Mikrometastasen mehrheitlich nicht nachweisen. Allerdings kann in dieser Fragestellung durch die PET bei etwa 1/3 aller Patientinnen mit wichtigen Zusatzinformationen auch vor geplanter Axillarvision gerechnet werden, da durch sie alternativ auch schwieriger beurteilbare Lymphknotenregionen, z. B. im axillären Level III oder retrosternale Lymphknoten, dargestellt werden.

In Kombination mit der **Sentinel-Lymphknoten-(SLN)-Diagnostik** kommt die PET in letzter Zeit häufiger zum Einsatz. Hierbei geht man davon aus, mit der PET zunächst einen relevanten Tumorbefall lokoregionärer Lymphknoten auszuschließen, um dann mittels SLN etwaige Mikrometastasen ebenfalls zuverlässig zu erfassen. Dieses Konzept kann die Morbidität der klassischen Ausbreitungsdiagnostik erheblich reduzieren.

Eine große Stärke der PET ist ihre Möglichkeit einer **Ganzkörperdiagnostik** im Rahmen einer einzelnen Untersuchung (Abb. 48.31). Dies macht sowohl im Primär- als auch im Re-Staging bzw. Follow-up nicht nur die Beurteilung von Mammae und lokoregionären Lymphknoten mit der Frage nach Befall oder Rezidiv, sondern auch die Diagnose von Fernmetastasen möglich. Hier kann die PET mehrheitlich bereits bei geringfügig erhöhten Tumormarkern das Korrelat darstellen.

> **Empfehlung**
>
> Aus diesem Grund sollte in jedem Einzelfall auch überlegt werden, ob nicht die PET vor einer CT bzw. MRT eingesetzt werden sollte, um anschließend ggf. die morphologische Schnittbildgebung gezielter einsetzen zu können.

Der Einsatz der PET bei den übrigen gynäkologischen Malignomen ist für die Ovarialkarzinome am besten evaluiert. Auch hier liegen die Stärken der Methode vorwiegend in der **Rezidiverkennung** (z. B. einer Peritonealkarzinose), die bereits bei an der oberen Normgrenze liegenden, also noch normalen Tumormarkern **recht zuverlässig** gelingt.

Ein wichtiges, künftig wahrscheinlich dominierendes Indikationsgebiet stellt auch das **Monitoring der Therapie** metastasierter Mamma- und Ovarialkarzinome dar. Dies gilt insbesondere für die Effektivitätsbeurteilung einer (neo-)adjuvanten Chemotherapie, für die in mehreren Untersuchungen gezeigt

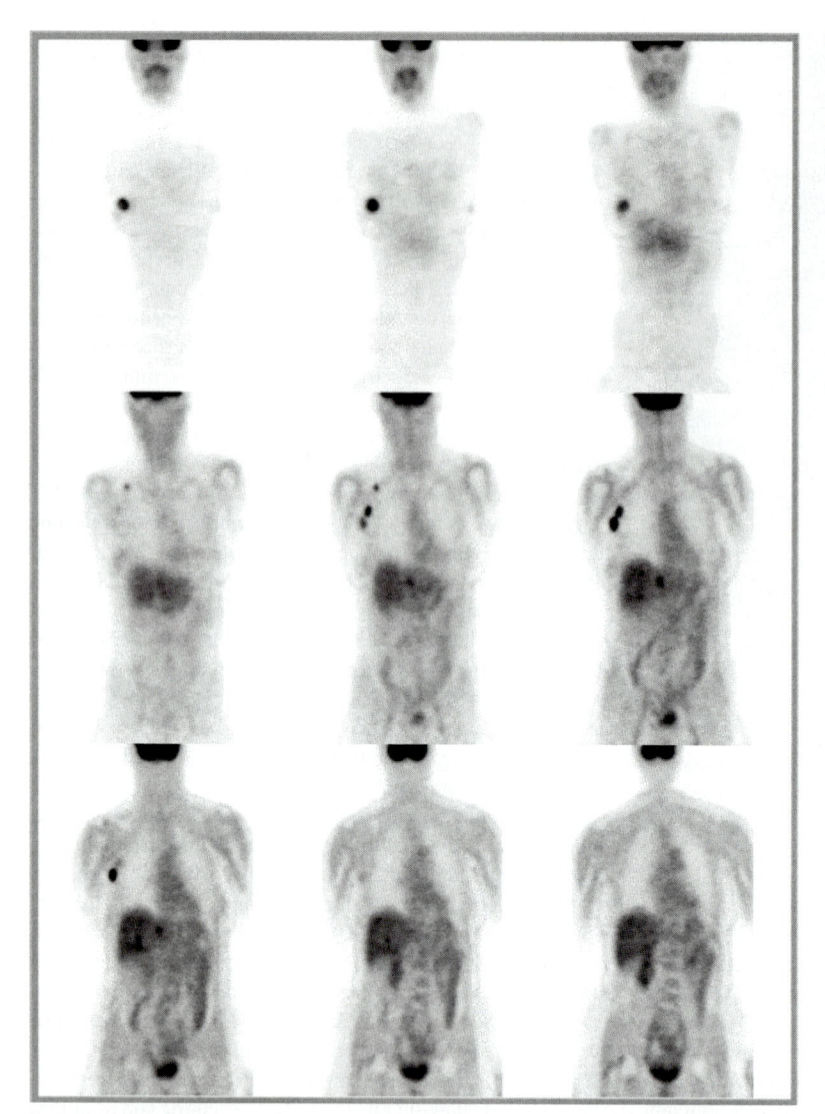

Abb. 48.31. FDG-PET-Sequenz koronaler Schnitte durch den Korpus mit Darstellung des zentral nekrotischen Primarius eines Mammakarzinoms rechts (*obere Reihe*), einer Kette lokoregionaler Lymphknotenfiliae (*mittlere Reihe*) sowie von 3 Leberfiliae (*untere Reihe*)

werden konnte, dass das krankheitsfreie Überleben und auch das Gesamtüberleben gut mit der initialen PET-Response auf die Chemotherapie korreliert.

> Insgesamt kann die PET den Therapieeffekt frühzeitiger als alternative Verfahren, laut einigen Studien schon nach dem 1. Zyklus, prognostizieren. Insofern stellt sich hier nicht nur ein wichtiges Indikationsgebiet dar, es deutet sich auch der regelhafte Einsatz der PET zur Beurteilung neuer Therapeutika an.

48.6 Röntgen- und MR-Mammographie in der Brustdiagnostik

48.6.1 Röntgenmammographie

Historie. Nach der Entdeckung der X-Strahlen durch den Würzburger Professor Conrad Röntgen beim Experimentieren mit Kathodenstrahlröhren im Jahr 1895 wurden bereits 1 Jahr später erste medizinische Aufnahmen angefertigt (Thorax, Hand, Magen) und sogar schon erste Angiographien realisiert. Nachdem Röntgen im Jahr 1901 mit dem Nobelpreis ausgezeichnet worden war, sollte es noch bis 1927 dauern, bis von Otto Kleinschmidt die erste Mammographie und 1930 von Emil Ries die erste Milchgangdarstellung angefertigt wurde. Im Jahr 1962 wurde von Robert Egan (USA) bereits die Wertigkeit der Mammographie als Screening-Untersuchung diskutiert, nachdem 1951 von Raul Leborgne der Zusammenhang zwischen Mikrokalzifikationen und dem Vorhandensein von Brustkrebs erkannt wurde.

In den Folgejahren war die Weiterentwicklung und v. a. der Einsatz der Mammographie bestimmt von den Bemühungen, die anfänglich relativ hohe Strahlendosis zu minimieren und dabei den Informationsgehalt zu optimieren. Hierbei sind als Stichworte die Einführung der »Raster-Mammographie«, der neuen Anoden- und Filtermaterialien und der hochempfindlichen Film-Folien-Kombinationen zu nennen. In diesem Sinn ist in jüngster Vergangenheit die Einführung der **digitalen Mammographie** zu sehen, wobei hier auch Bestrebungen zur Verbesserung der Archivierungs- und Befundungsvorgänge eine entscheidende Rolle gespielt haben.

Indikationsstellung, Anwendungsgebiete. Generell gilt es, streng zu trennen zwischen der diagnostischen – auch »kurativen« – Mammographie und der Screening-Mammographie. Bei der **diagnostischen Mammographie** wird die Aufnahme angefertigt aufgrund eines Tastbefunds und/oder eines Sonographiebefundes zum Zweck der Klassifikation des Befundes sowie zur Festlegung des weiteren Procederes. Die Inzidenz des Mammakarzinoms in diesem Patientenkollektiv ist weitaus höher (ca. 6-mal) als bei der Durchschnittsbevölkerung. Daher werden alle Verfahren, also in der Regel Palpation, Mammographie und Sonographie, primär eingesetzt und bei unklaren oder suspekten Befunden eine sonographisch gesteuerte Stanzbiopsie oder aber eine weitere bildgebende Aufarbeitung mittels MRT angeschlossen.

Hingegen kommt die **Screening-Mammographie** ausschließlich bei symptomfreien Frauen der Altersgruppe 50–69 Jahre (in USA/Skandinavien 40–69) zur Anwendung, und zwar ohne zusätzliche Sonographie oder Palpation, vielfach sogar ohne Anwesenheit eines Arztes in der Screening-Einheit. Dieses Vorgehen ist dadurch gerechtfertigt, dass im europäischen Ausland und in den USA mittlerweile weitgehend unumstritten ist, dass sich durch eine qualitätsgesicherte Mammographie ohne zusätzliche Verfahren eine hochsignifikante Reduktion der Sterblichkeit an Brustkrebs erreichen lässt.

In Schweden wurde die Screening-Mammographie in den frühen 1980er-Jahren eingeführt, und es konnte eine **Reduktion der Mortalität** an Brustkrebs um 40 % nachgewiesen werden. Derartige evidenzbasierte Daten liegen für kein anderes Verfahren vor. Werden bei einer Frau, die sich einer Screening-Mammographie unterzogen hat, auffällige Befunde erhoben, wird sie einer weiteren Abklärung zugeführt. Um die Kosten für die Allgemeinheit möglichst gering zu halten, dürfen nach erfolgter Doppelbefundung maximal 7 % der Gesamtzahl zum »assessment« einbestellt werden, um eine weitere Abklärung mittels Sonographie, Vergrößerungsmammographie und bioptischen Verfahren vorzunehmen. Diese Auflagen sind nur einzuhalten, wenn ein sehr hohes Können bei den Befundern vorliegt.

Durchführung. Für eine hohe Bildqualität bei der Mammographie ist eine suffiziente Kompression der Brust (ca. 8–14 N) sowie eine korrekte Positionierung der Brust unerlässlich. Die Beurteilung der Qualität erfolgt sinnvollerweise nach den **PGMI-Kriterien** (Abb. 48.32):

PGMI-Klassifikation
- Kriterien
    - P = perfekt,
    - G = gut,
    - M = moderat,
    - I = technisch iadäquat.
- Qualitätsstandards für PGMI
    - 75 % der Aufnahmen zu P oder G,
    - 97 % der Aufnahmen zu P + G + M,
    - 3 % der Aufnahmen technisch inadäquat.

Befundung. Die Befundung mammographischer Aufnahmen erfolgt sinnvollerweise nach den 6 Kategorien der **BI-RADS-Klassifikation**, wobei jede Kategorie ein bestimmtes Procedere impliziert (Details bei Bohm-Velez 2000, sowie www.acr.org).

BI-RADS-Klassifikation
- BI-RADS I: keine Herdbefunde, keine Verkalkungen.
- BI-RADS II: Eindeutig benigne Herdbefunde bzw. Verkalkungen.
- BI-RADS III: Höchstwahrscheinlich benigne Befunde, Kontrolle 6 Monate später.
- BI-RADS IV: Suspekte Befunde, minimalinvasive Biopsie empfohlen.
- BI-RADS V: Hochsuspekte Befunde, dringender Verdacht auf Mammakarzinom.
- BI-RADS VI: Gesichertes Mammakarzinom.

Die Bildbeispiele zeigen:
- Digitale Mammographie beidseits, Nachweis eines BI-RADS V-Befundes rechts oben außen (Abb. 48.33).
- Digitale Mammographie rechts, Nachweis von BI-RADS IV/II-Befunden rechts (Abb. 48.34).

48.6.2 MR-Mammographie

Historie. Auch in der Historie der MR-Tomographie sind Naturwissenschaftler mit einem Nobelpreis ausgezeichnet worden. Purcell und Bloch entdeckten 1946 unabhängig voneinander das Phänomen der Kernspinresonanz und wurden 1952 hierfür mit dem Nobelpreis ausgezeichnet. Erst 1977 wurde dann von Damadian das erste Schnittbild eines Menschen mittels MRT angefertigt. In der Folge wurde dann Paul Lauterbur 1993 für seine Weiterentwicklung des Verfahrens mit dem Nobelpreis für Medizin geehrt. Die Anfänge der MR-Untersuchung der Mamma gehen auf die frühen 1980er-Jahre zurück, wobei anfänglich sowohl der Weg einer hochauflösenden, statischen Technik als auch derjenige der heute etablierten »dynamischen« MR-Untersuchung der Brust nach Kontrastmittelgabe evaluiert wurde.

Indikationsstellung, Anwendungsgebiete. Die **Standardindikationen** für die MR-Untersuchung der Mamma sind:

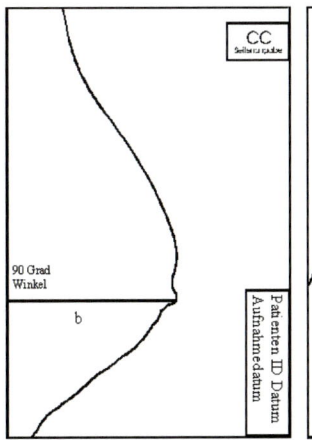

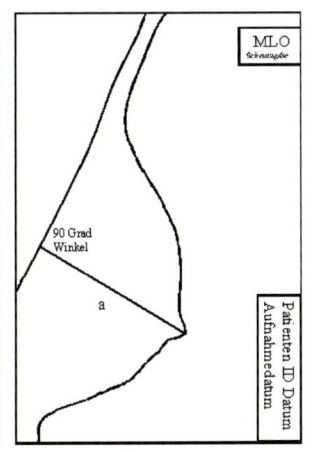

 Abb. 48.32. Beurteilung der Qualität von Mammographieaufnahmen nach den PGMI-Kriterien

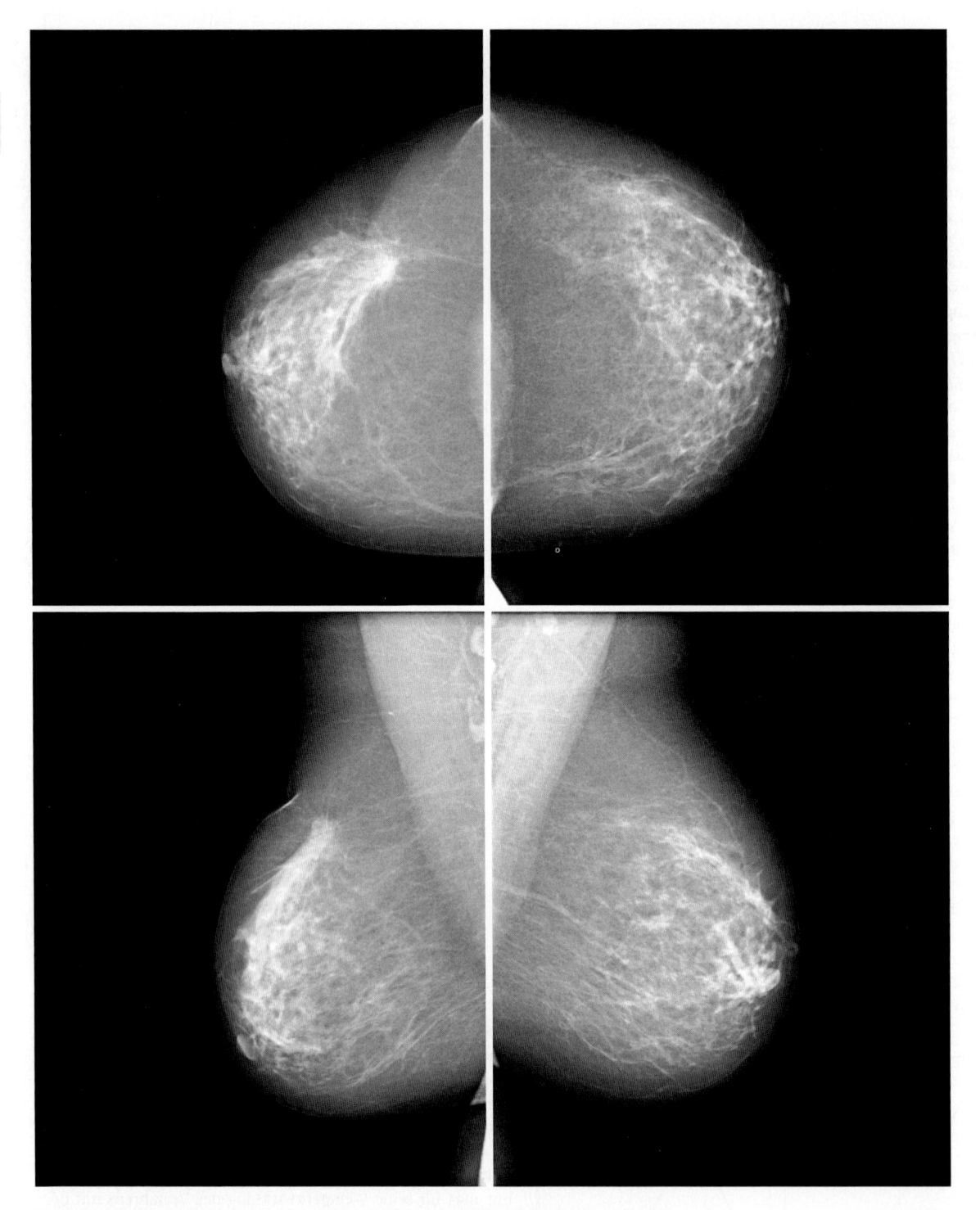

Abb. 48.33. Digitale Mammographie beidseits, Nachweis eines BI-RADS V-Befundes rechts oben außen

- Ausschluss von Mammakarzinomrezidiven bei stattgehabtem Mammakarzinom und sonographisch und mammographisch unklarem Befund,
- bei Frauen nach Implantateinbringung aus kosmetischen oder onkologischen Gründen zur Frage eines Mammakarzinoms oder nach einem Implantatdefekt,
- bei Patientinnen mit einer Metastasierung bei unbekanntem Primarius (CUP-Syndrom),
- bei Patientinnen mit nachgewiesenem Mammakarzinom und dem Verdacht auf ein multifokales/-zentrisches oder ein kontralaterales Mammakarzinom,
- erweiterte Früherkennungsuntersuchung bei Frauen mit Genmutationen (Empfehlung der Deutschen Krebshilfe, BRCA 1/2-Projekt).

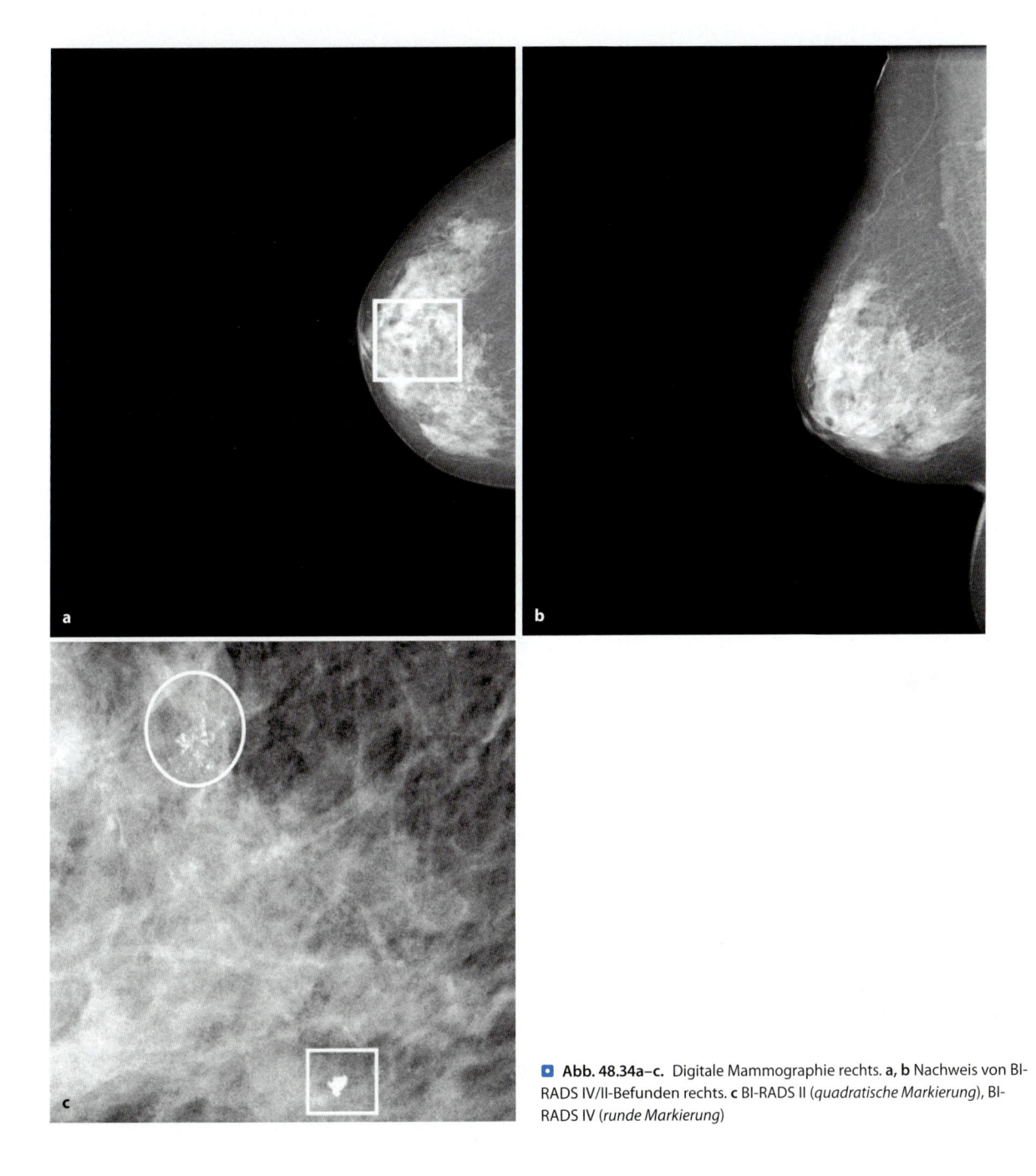

48.6 · Röntgen- und MR-Mammographie in der Brustdiagnostik

Abb. 48.34a–c. Digitale Mammographie rechts. **a, b** Nachweis von BI-RADS IV/II-Befunden rechts. **c** BI-RADS II (*quadratische Markierung*), BI-RADS IV (*runde Markierung*)

Erweiterte Indikationen für die MR-Mammographie in Einzelfällen sind:
- bei Frauen mit mammographisch und sonographisch nicht oder eingeschränkt zu beurteilender Brust,
- bei Frauen mit einem mammographischen und/oder sonographischen Befund ohne Möglichkeit einer Stanzbiopsie aufgrund zu geringer Größe oder nicht möglicher Zuordnung in der »zweiten Ebene«,
- bei Frauen mit stattfindender neoadjuvanter Chemotherapie zum präoperativen Nachweis der Größe, Beschaffenheit und Lokalisation eines ggf. vorhandenen Resttumors,
- bei Frauen zur präoperativen Drahtmarkierung im Fall einer klinisch/sonographisch/mammographisch kompletten Remission.

Durchführung. Bei der MR-Untersuchung der Brust liegt die Frau auf dem Bauch, sodass die Brüste in eine spezielle **Empfangsspule ohne wesentliche Kompression positioniert** werden können. Lediglich eine geringe Fixation der Brust mit einem Kompressorium ist sinnvoll, um die Bewegung der Brüste durch die Atmung zu verhindern. Eine mammographieähnliche Kompression ist kontraindiziert, da die Perfusion der Brust mit dem **Kontrastmittel** behindert würde und die Ergebnisse verfälscht würden. Mittels einer speziellen Sequenz werden ca. 40–60 Schichten der Brüste bei einer Schichtdicke von maximal 2,5 mm einmal vor und mindestens 5-mal nach intravenöser Kontrastmittelapplikation angefertigt. Zusätzlich werden bei der MR-Untersuchung der Mamma noch wassergewichtete Sequenzen zum Nachweis von Zysten und fettgewichtete Sequenzen zum

Tabelle 48.2. Auswertekriterien des »Göttingen-Score« nach U. Fischer

Initialer Signalanstieg	<50 %: 0 Punkte	50–100 %: 1 Punkt	>100 %: 2 Punkte
Postinitiales Signalverhalten	Weiterer Anstieg: 0 Punkte	Plateau: 1 Punkt	Auswaschphänomen: 2 Punkte
Begrenzung	Scharf begrenzt: 0 Punkte.	Unscharf: 1 Punkte	
Form	Rund, ovalär, lobulär: 0 Punkte	Linear, dentritisch, stellär: 1 Punkt	
Verteilung der Kontrastmittelaufnahme	Homogen: 0 Punkte	Inhomogen: 1 Punkte	Ringförmig: 2 Punkte

Tabelle 48.3. Auswertung des »Göttingen-Score«

Punkte nach dem »Göttingen-Score«	Kategorie nach BI-RADS	Bewertung	Konsequenz
0–1	I	Sicher benigne	keine
2	II	Wahrscheinlich benigne	Ggf Kontrolle
3	III	Unklar	Unklar
4–5	IV	Wahrscheinlich maligne	Histologie
6–8	V	Sicher maligne	Histologie

Nachweis von Lymphknoten angefertigt. Nach Beendigung der Untersuchung werden Subtraktionen erzeugt, um die kontrastmittelanreichernden Areale zu verdeutlichen.

Auswertung, Interpretation. Bei der Auswertung der MR-Mammographie werden zum einen morphologische Kriterien wie bei der Röntgenmammographie herangezogen, zum anderen wird analysiert, welche Areale der Brüste zu welchen Zeitpunkt wie viel Kontrastmittel aufgenommen haben (»Göttingen-Score«, Tabelle 48.2). Hierzu werden »Zeit-Intensitäts-Kurven« angefertigt, die eine objektivere Auswertung als die rein visuelle Beurteilung ermöglichen. Von besonderer Bedeutung sind bei diesen Kurven der initiale Signalverlauf während der 1. Sequenz sowie das Signalverhalten im Anschluss. Maligne Läsionen sind hier durch einen schnellen und hochgradigen initialen Anstieg mit einem anschließenden Auswaschphänomen charakterisiert, während benigne Läsionen eher langsam und stetig anreichern.

Wird dieses Auswerteschema verwendet, resultiert ein »Summenscore« (Tabelle 48.3), der analog zur BI-RADS-Klassifikation aufgebaut ist und die abschließende Diagnose ergibt. Fischer et al. untersuchten unter Verwendung dieses Punkte-Scores 463 präoperative Patientinnen mit insgesamt 143 benignen und 405 malignen Läsionen und erhielten die in Tabelle 48.4 dargestellten Werte für die verschiedenen Verfahren. Die Bildbeispiele zeigen:

- MR-Mammographie: Nachweis eines Mammakarzinoms links, 3 Uhr in einer Subtraktionsaufnahme (Abb. 48.35),
- charakteristische Kurve bei Malignom (Abb. 48.36),
- MR-gesteuerte Biopsie: Prä-/Postaufnahme (Abb. 48.37).

Tabelle 48.4. Evaluation des »Göttingen-Score«. (Nach Fischer et al. 1999)

	Sensitivität (%)	Spezifität (%)
Klinische Untersuchung	58	76
Mammographie	86	32
Sonographie	75	80
MRT	93	65

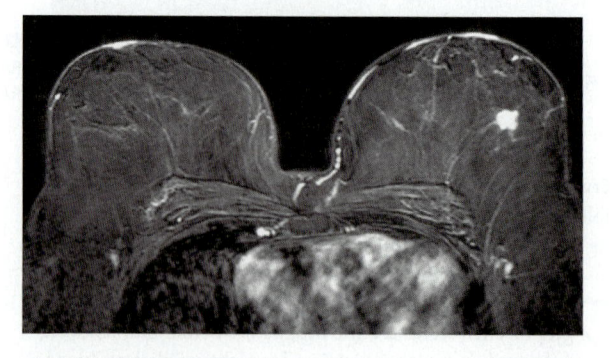

Abb. 48.35. MR-Mammographie: Nachweis eines Mammakarzinoms links, 3 Uhr in einer Subtraktionsaufnahme

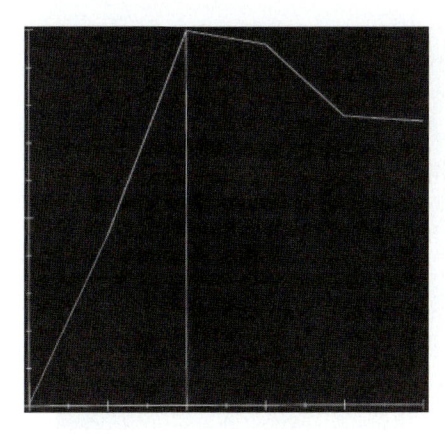

Abb. 48.36. MR-Mammographie: charakteristische Kurve bei Malignom

48.7 Mammasonographie

Einsatzbereiche. Die Mammasonographie ist als bildgebendes Verfahren nicht mehr aus der Diagnostik der Brust wegzudenken. Dabei gewinnt sie gegenüber der Mammographie zwar zunehmend an Wichtigkeit, wird diese jedoch nie ersetzen und ist als **additives Verfahren** zu werten. So ist die Mammasonographie einerseits beim dichten Drüsenkörper der prämenopausalen Frau, insbesondere bei mastopathischen Veränderungen, das wichtigste Verfahren, da es hier gelingt, den dichten Drüsenkörper »transparent« zu machen, dies trifft zunehmend auch für die postmenopausale Frau zu, die mit Hormonen behandelt wird. Andererseits entgeht der wichtige Befund des gruppierten Mikrokalks der sonographischen Untersuchung.

Technische Voraussetzungen. Für die Mammasonographie sollte ein elektronischer Linearschallkopf mit mindestens 7,5 Mhz mit variablen und oberflächennahen Fokussierungsmöglichkeiten, Zoom-Einrichtung und einer Bildwiederholungsrate von mindestens 15 Bildern/s verwendet werden. Die **farbkodierte Blutflussdarstellung** bietet zusätzliche differenzialdiagnostische Möglichkeiten. Eine Vorlaufstrecke ist bei heutiger moderner Technologie nicht mehr erforderlich und erscheint sogar eher hinderlich.

Indikationen.

> Eine Mammasonographie sollte bei jedem palpablen Befund oder bei entzündlichen Veränderungen der Mamma bzw. der Axilla, in der Nachsorge des Mammakarzinoms sowie bei Sekretion aus der Mamille durchgeführt werden.

Jeder mammographisch oder kernspintomographisch **suspekte Befund** sollte zusätzlich sonographisch beurteilt werden. Selbstverständlich sollte auch die sonographische und evtl. mammographische Untersuchung der Brust vor geplanten plastischen Operationen sein. Die Mammasonographie ist darüber hinaus zur Verlaufskontrolle von sonographisch darstellbaren, aber nicht extirpationsbedürftigen Befunden geeignet.

Durchführung.

> Der Mammasonographie sollte immer die klinische Untersuchung der Brust vorangestellt werden.

Die Mammasonographie erfolgt grundsätzlich an beiden Brüsten und beiden Axillae. Es wird folgendes **Vorgehen** empfohlen:
— Die Patientin legt sich rücklings auf die Untersuchungsliege und nimmt beide Hände hinter oder über den Kopf.
— Die Ellbogen liegen entspannt auf der Untersuchungsliege.
— Es sollte eine ausreichende Gelmenge über der gesamten Brust verteilt werden.
— Der Schallkopf wird in Längsschnittführung oben innen etwa in Höhe des 2. Interkostalraums parasternal aufgesetzt und von diesem Punkt nach lateral bis zum Erreichen des M. latissimus dorsi verschoben.
— Es ist immer darauf zu achten, dass der Schallkopf mit relativ viel Druck und senkrecht zur Haut geführt wird. Dadurch kann gleichzeitig gewissermaßen palpiert werden.
— Anschließend wird der Schallkopf nun um eine halbe Breite nach kaudal verschoben und so zurück bis zum Sternum geführt.
— Dieses mäanderförmige Verschieben des Schallkopfs wird so lange fortgeführt, bis die gesamte Brust systematisch erfasst ist.
— Nun wird der Schallkopf von der Mamille aus zur Axilla geführt, dort dient der M. pectoralis major, der bis zur Bildmitte reichen sollte, als Leitschiene.

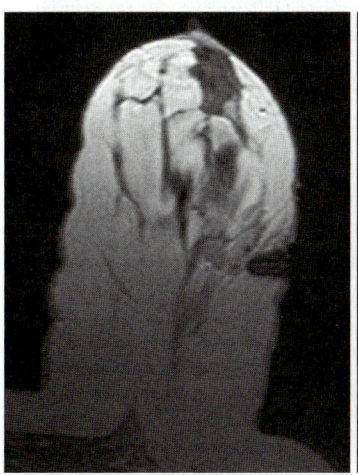

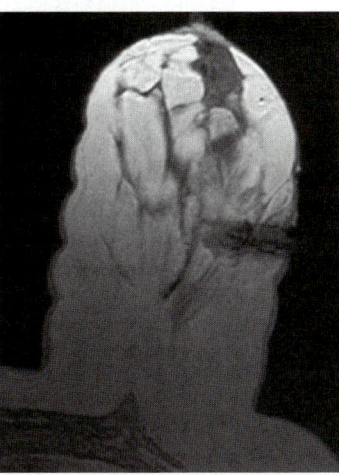

Abb. 48.37. Prä- und Postaufnahme einer MR-gesteuerten Biopsie der Brust

- Sobald die V. und die A. axillaris erreicht sind, wird der Schallkopf nach lateral verschoben und dann nach kaudal zurück zur Mamille geführt.
- Da sich häufig retromamillär Schallschatten ergeben und daher diese Region im beschriebenen Untersuchungsvorgang nicht sicher beurteilbar ist, erfolgt noch die Untersuchung der Retromamillärregion durch eine kreisförmige Führung des Schallkopfs um die Mamille, bei der dieser in Richtung der Retroareolarregion gekippt wird.

48.7.1 Normale Sonoanatomie

Die **Haut** stellt sich sonographisch als echoreiches Band unmittelbar unter dem Schallkopf dar, darunter folgt das **subkutane Fettgewebe** als echoarme Zone zwischen Haut und Drüsenkörper. Die **Cooper-Ligamente** bilden sich als echoreiche Linien ab, die den Drüsenkörper netzförmig bis zur Haut durchziehen. Sie können an Überkreuzungsstellen Schallschatten werfen, diese lösen sich durch Druck mit dem Schallkopf meist auf. Der **Drüsenkörper** ist echoreich und wird von den Milchgängen, die sich als schmale und manchmal zystisch erweiterte echoarme »Bänder« darstellen, durchzogen. Echoarmes Fettgewebe kann im Drüsenkörper liegen und muss dann differenzialdiagnostisch gegen Raumforderungen abgegrenzt werden. Die **Muskelfaszie** stellt sich als echoreiches Band und die darunter liegende **Brustmuskulatur** mit der typischen Muskelfiederung dar. Die **Rippen** imponieren, je nach Schnittführung, meist als ovalärer Bezirk (Abb. 48.38).

48.7.2 Sonographisches Bild der Brust in unterschiedlichen Lebensabschnitten

Das sonographische Bild der Mamma variiert, wie auch das pathologisch-anatomische, in den verschiedenen Lebensabschnitten der Frau, bedingt durch den **hormonellen Einfluss**. Bei der Beurteilung sind Kenntnisse dieser Veränderungen unabdingbar:
- **Kindheit:** praktisch kein Drüsengewebe auszumachen, echoarmer homogener Befund;
- **Jugend:** nach der Menarche setzt die Bildung der 15–20 Drüsenlappen mit 30–80 Drüsenläppchen ein, die sich sonographisch jedoch nicht unterscheiden lassen, das sonographische Bild ist relativ homogen und echodicht, das subkutane und retromammäre Fettgewebe schmal;
- **geschlechtreife Frau:** ab dem 3. Lebensjahrzehnt wird zunehmend Fettgewebe nachweisbar: ca. 30 % Fettgewebe (echoarm), ca. 50 % Bindegewebe (echoreich) und 10–35 % Parenchymanteil (echogen), erweiterte Milchgänge können relativ häufig gefunden werden (Abb. 48.39);
- **Schwangerschaft:** Prominenz des Drüsenparenchyms, Rückgang von Binde- und Fettgewebe, das sonographische Bild wird inhomogen und mitunter schwer beurteilbar;
- **Laktation:** deutliche Erweiterung der Milchgänge und viele echoarme Areale vor dem Stillen, was eine schwierige Abgrenzung gegen die meist echoarmen Herdbefunde bewirkt;
- **Perimenopause** und **Senium:** zunehmende Atrophie der Drüsenanteile, die durch Binde- und Fettgewebe ersetzt

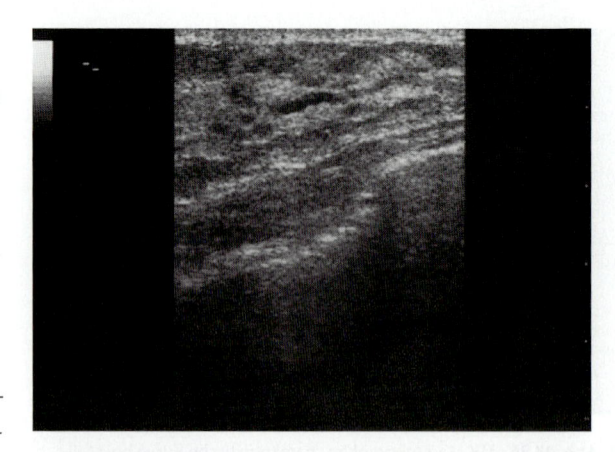

Abb. 48.38. Normale Sonoanatomie der Brust

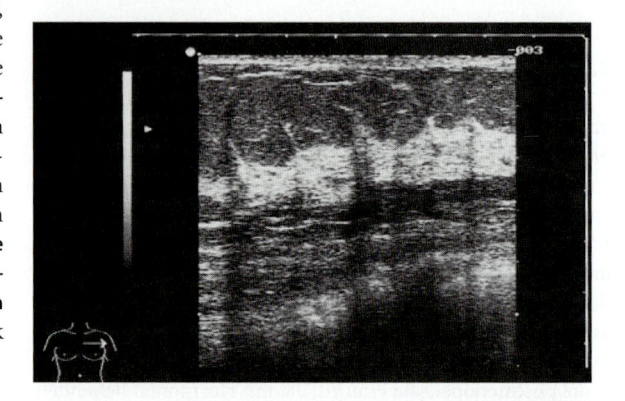

Abb. 48.39. Drüsenkörper der geschlechtsreifen Frau

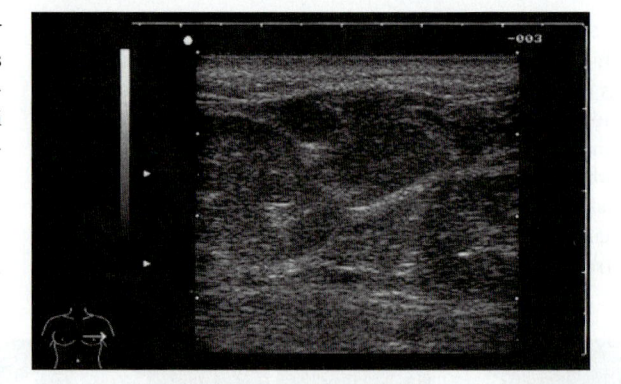

Abb. 48.40. Brustparenchym perimenopausal

werden, die Cooper-Ligamente erscheinen verdickt und prominent, das Bild wird »dunkler«, da die echoärmeren Anteile (Fettgewebe) überwiegen, Zysten sind in der hormonellen Übergangsphase häufig (Abb. 48.40).

48.7.3 Herdbefund

> **Definition**
>
> Mit dem Begriff »Herdbefund« ist in der Mammasonographie ein Tumor gemeint, der sich in 2 Ebenen darstellen lässt und sich vom übrigen Brustgewebe unterscheidet, er ist abgrenzbar und umschrieben.

Es existieren zahlreiche Kriterien zur Beschreibung eines Herdbefundes. Jedes einzelne Kriterium ist sowohl bei benignen als auch bei malignen Befunden zu finden, und so ist aus der Vielzahl dieser Kriterien die sonographische Einschätzung vorzunehmen. Im Folgenden sollen diese Kriterien erläutert und beschrieben werden. Eine gewissen **Größe** ist die Voraussetzung dafür, dass diese Kriterien angewendet werden können. So hat ein **5 mm** großes Karzinom für das Auge erkennbar in aller Regel eine runde Form, die senkrechte Tumorachse, die ein wichtiges Kriterium bei der Beurteilung darstellt, bildet sich meist erst jenseits einer Größe von 1 cm aus! Somit wird die Einordnung kleinster Befunde, die jedoch zunehmend sonographisch gefunden werden, schwierig bis unmöglich.

> **Kriterien zur Beurteilung eines Herdbefundes**
>
> - Echogenität des Tumorzentrums: Die Echogenität reicht von echoleer über echoarm bis echoreich. Die meisten Herdbefunde, ob maligne oder benigne, sind echoarm bis echoleer. Nur die Fibrose und einige wenige Karzinome sind echoreich. So gilt: Nahezu alle Herdbefunde sind echoarm und deswegen im echoreichen Drüsengewebe auffindbar. Ein signifikanter Unterschied zwischen benigne und maligne existiert nicht.
> - Binnenechos: Dies sind Strukturen, die sich gegen die überwiegende Echogenität innerhalb von Herdbefunden abgrenzen – und somit meist echoreich sind. Ein signifikanter Unterschied zwischen der Häufigkeit von Binnenstrukturen maligner oder benigner Befunde existiert nicht. Fibroadenome zeigen meist homogene, zarte, echoreiche Binnenstrukturen, Zysten können randständige Binnenstrukturen haben, die Anlass zu Vorsicht geben, grobe Binnenstrukturen können auf Malignome hinweisen.
> - Tumorachse: Man kann eine horizontale Achse – parallel zur Schallkopfauflage – und eine senkrechte Achse – in Richtung des Ultraschallstrahlengangs – unterscheiden. Die meisten Karzinome bilden ab einer gewissen Tumorgröße eine senkrechte Achse aus, während benigne und verdrängend wachsende Tumoren sich horizontal ausbreiten, entsprechend der Architektur der Brustdrüse. Allerdings kann bei muzinösen und medullären Karzinomen seltener auch ein horizontales Wachstum gefunden werden.
> - Randsaum: Dieser bezeichnet die unmittelbare Umgebung und den Rand des Tumors. Der Randsaum ist häufig schmal beim benignen Befund, ein abrupter und ausgeprägter Impedanzsprung ist typisch für Zysten und Fibroadenome. Der breite Randsaum zeigt dagegen beim Karzinom die Reaktion der Umgebung auf diesen Befund und kann ein Korrelat zu Lymphozytenwall und umgebendem Ödem sein. Der Randsaum beim Malignom ist oft echoreich. Dieses Kriterium ist von großer Bedeutung in der sonographischen Einschätzung eines Befundes.
> - Lateraler Randschatten: Wahrscheinlich kommt es durch Beugung am Tumorrand zu einer Änderung der Schallrichtung, dadurch erscheint der Bereich hinter dem Tumorrand ohne Echos. Der beiderseitige schmale Randschatten ist ein typisches Zeichen für einen benignen Befund, da die Oberfläche des Tumors relativ glatt sein muss, um dieses Phänomen hervorzurufen. Etwa 97 % aller Karzinome und nur 37 % aller benignen Tumoren haben keine beidseitigen schmalen Randschatten. Einseitige oder auch beidseitige, jedoch breite Randschatten können aber auch bei Malignomen vorkommen.
> - Dorsales Schallverhalten: Typisch für ein Karzinom ist die Schallauslöschung oder Abschwächung, es können jedoch selten auch Schallverstärkungen vorkommen. Typisch für die Zyste ist die Schallverstärkung (erst ab einer gewissen Größe der Zyste beobachtbar).
> - Komprimierbarkeit: Dieses Phänomen kann durch unterschiedliche Druckausübung auf den Befund untersucht werden, was jedoch nicht immer ganz einfach ist, da der Tumor unter dem Schallkopf wegrutschen kann. Dann ist er gut verschieblich, was für dessen Benignität spricht. Komprimierbarkeit und Verschieblichkeit sind sehr sichere Zeichen der Benignität, wobei eine Zyste natürlich nicht komprimierbar ist, sondern aufgrund der Kompression ihre Form verändert.
> - Veränderung der Umgebungsarchitektur: Es wird untersucht, ob die Architektur unterbrochen wird, also Strukturen vor dem Tumor enden, um danach weiterzuverlaufen – wie häufig beim Karzinom –, und ob das umgebende Gewebe sogar zu diesem Befund hingezogen wird – wie ebenfalls häufig beim Karzinom. Demgegenüber wachsen gutartige Befunde verdrängend und verschieben die Umgebung.

> Zusammenfassend kann man feststellen, dass die folgenden sonographischen Kriterien am ehesten für ein Malignom sprechen:
> - breiter und gezackter Randsaum;
> - Veränderung der Umgebung;
> - fehlende Komprimierbarkeit;
> - senkrechte Tumorachse.

Dabei ist zu beachten, dass alle diese Kriterien an eine Tumorgröße von mindestens 5 – 10 mm gebunden sind.

48.7.4 Mammakarzinom

> Es gibt kein typisches Bild des Karzinoms, das eindeutig auf seine Histologie hinweist.

Trotzdem zeigen bestimmte histologische Typen mitunter bestimmte sonographische Besonderheiten. So ist von den **invasiv-lobulären Karzinomen** bekannt, dass sich diese sowohl mammographisch als auch sonographisch vielfach schwer identifizieren lassen.

Bei **medullären und muzinösen Karzinomen** können die glatte Begrenzung und der schmale, echoreiche Randsaum die Differenzialdiagnose gegen ein Fibroadenom erschweren. Dorsal zeigt sich häufig eine Schallverstärkung. Im Gegensatz zum Fibroadenom sind die Binnenstrukturen jedoch meist echoleer oder inhomogen, der Befund ist nicht komprimierbar (Abb. 48.41). Da eine Abgrenzung gegen ein Fibroadenom häufig nur aus der Wachstumsgeschwindigkeit erfolgen kann, empfiehlt es sich, jedes vermeintliche Fibroadenom zunächst engmaschig zu kontrollieren.

Da sonographisch zwischen den intraduktalen Strukturen eines **Papilloms** und eines Karzinoms nicht unterschieden werden kann, gilt jede intraduktale solide Struktur als verdächtig.

Der maligne **Phylloidestumor** befällt vornehmlich junge Frauen und fällt bereits klinisch durch seine extreme Wachstumsgeschwindigkeit auf. Sonographisch ist dieser Befund einem Fibroadenom ähnlich (s. unten), lediglich die Wachstumsgeschwindigkeit und meist die primäre Größe bei Erstdiagnose sind deutlich größer.

48.7.5 Gutartige Läsionen

Mastopathie und Zysten. Das typische **sonographische Bild der Mastopathie** ist unruhig und wabig (Abb. 48.42). Ob ein Befund noch als unauffällig eingestuft oder bereits als Mastopathie gewertet wird, hängt bei der sonographischen Diagnostik meist vom subjektiven Urteil des Untersuchers ab.

> Typisch für die Mastopathie sind der dichte Drüsenkörper, die Duktektasien und die Zysten. Mastopathische Areale können dabei im Ultraschallbild differenzialdiagnostisch schwer abgrenzbar gegen ein Karzinom sein.

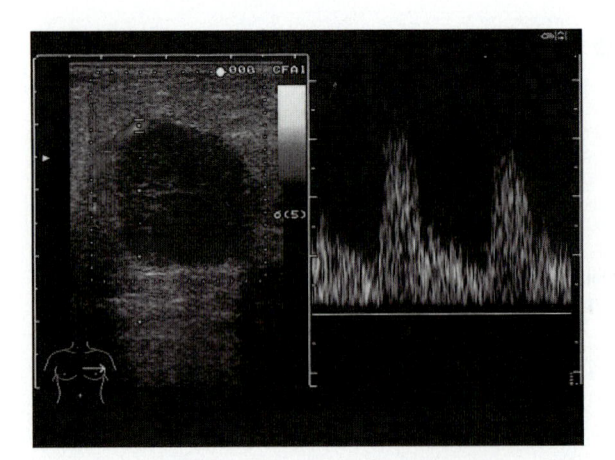

Abb. 48.41. Medulläres Mammakarzinom (▶ Farbteil)

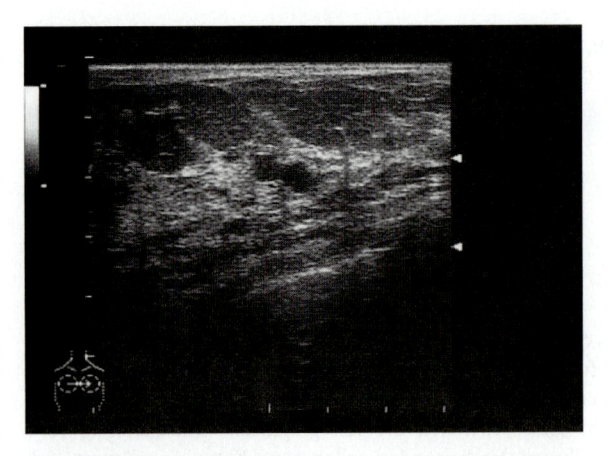

Abb. 48.42. Mastopathie

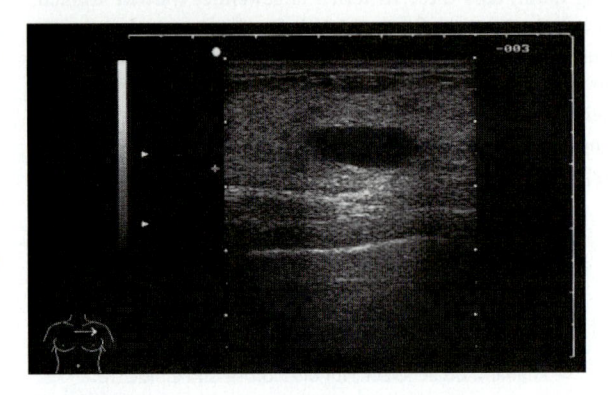

Abb. 48.43. Zyste bei Mastopathie

Die typische **Zyste** ist echoleer, zeigt einen schmalen Randsaum, hat eine horizontale Achse und unterbricht die Architektur nicht (Abb. 48.43). Das wichtigste Zeichen ist die dorsale Schallverstärkung. Binnenstrukturen in Zysten erhöhen das Risiko eines malignen Befundes (Abb. 48.44).

Cave
Die Indikation zur Punktion einer Zyste mit Binnenstrukturen sollte streng gestellt werden, da im Falle eines auffälligen zytologischen Ergebnisses die entleerte Zyste möglicherweise nicht mehr auffindbar ist.

Fibroadenome. Die **sonographische Abgrenzung gegen ein medulläres oder muzinöses Karzinom** ist mitunter unmöglich. Die Größe der Fibroadenome übersteigt selten 2 – 3 cm. Sie sind glatt begrenzt, haben einen schmalen Randsaum, die Tumorachse ist horizontal, die Binnenstrukturen sind homogen, meist ist das dorsale Schallverhalten indifferent, d. h. weder Abschwächung noch Verstärkung des Echos. Häufig ist ein beiderseitiger schmaler Randschatten zu finden. Es ist schwach komprimierbar und verschieblich. Die Umgebungsarchitektur ist unbeeinflusst bei dem verdrängend wachsenden Befund (Abb. 48.45).

Lipome. Es handelt sich meist um einen **gut abgrenzbaren Befund** mit allen Kriterien der Benignität – wie schmaler Randsaum, horizontale Ausbreitungsrichtung, Komprimierbar-

48.8 · Sonographie der Axilla

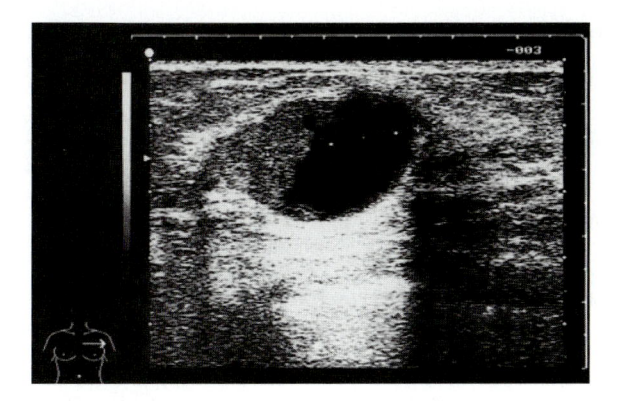

Abb. 48.44. Zyste mit solidem Anteil. Verdacht auf malignen Tumor

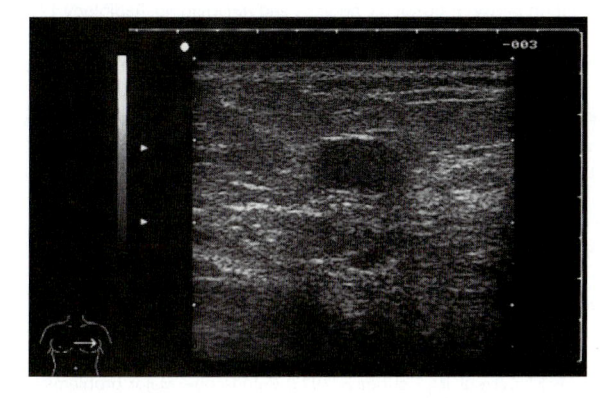

Abb. 48.45. Fibroadenom der Mamma

keit etc. Da er sonographsich dem im Drüsenkörper vorkommenden Fettgewebe entspricht, kann dieser Befund mitunter leicht übersehen werden.

Intraduktale und intrazystische Papillome. Sie stellen sich als **solide Befunde** in erweiterten Drüsengängen oder als Zysten dar und sind sonographisch gegen einen malignen Befund nicht abzugrenzen.

Postoperative Veränderungen. Granulome und Fettgewebsnekrosen können alle Kriterien maligner Befunde imitieren.

— **Empfehlung** —

Die Dopplersonographie kann in der Beurteilung solcher Läsionen hilfreich sein: Eine fehlende Durchblutung vermindert die Wahrscheinlichkeit einer malignen Läsion, kann diese aber nicht sicher ausschließen.

In der Beurteilung von **narbigen, postoperativen Veränderungen** der Mamma sind die Kenntnisse der Anamnese und insbesondere die Einbeziehung der Voruntersuchungen wichtig. So ist z. B. ein unregelmäßig begrenzter echoarmer Herdbefund 3 Monate nach brusterhaltender Therapie eines Mammakarzinoms mit sicherer Resektion in sano bei der ersten sonographischen posteropativen Untersuchung als wenig verdächtig einzuordnen. Tritt ein solcher Herdbefund jedoch nach mehreren unauffälligen sonographischen Untersuchungen auf, ist

die Bewertung anders. Im Zweifel ist eine histologische Klärung anzustreben.

Entzündliche Brusterkrankungen. Abszesse sind typischerweise von deutlich inhomogener Struktur, mit zentralem, echoarmem Anteil. Umschriebene entzündliche Herde können echoreich erscheinen, die Milchgänge deutlich erweitert sein.

— **Empfehlung** —

Nach Abklingen der akuten Entzündung sind, je nach Lebensalter der Patientin, sonographische bzw. zusätzlich mammographische Untersuchungen zum Ausschluss eines Maligmons angezeigt.

48.8 Sonographie der Axilla

> Die Axillasonographie gehört obligat zur Mammasonographie. Dabei ist auf 2 Dinge zu achten: zum einen auf akzessorisches Brustdrüsengewebe und zum anderen auf Lymphknoten.

Als mediale **Leitschiene** gilt der Rand des M. pectoralis major, als laterale der M. latissimus dorsi und als kraniale die V. und A. axillaris. Somit ist dieser relativ kleine Bereich klar umschrieben.

> Die Diagnostik von akzessorischem Drüsengewebe ist besonders wichtig, da es zur Entartung neigen kann.

Die **Lymphknotendiagnostik** hat dagegen eher untergeordnete Bedeutung, da sich mit einiger Übung fast immer Lymphknoten nachweisen lassen, diese aber hinsichtlich ihrer Dignität sonographisch nicht sicher einzuschätzen sind. Trotzdem gilt, dass folgende **Kriterien für die Malignität eines Lymphknotens** sprechen:
- runde Form,
- Aufhebung der typischen Mark-Rinden-Architektur und
- mehrere und verbackene Lymphknoten (Abb. 48.46).

Problematisch ist der **Nachweis eines suspekten Lymphknotens ohne einen pathologischen Befund** in der Brust. In diesem Fall

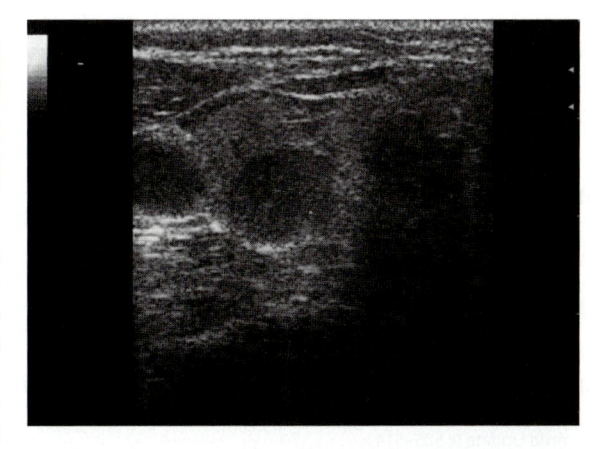

Abb. 48.46. Metastatische axilläre Lymphknoten bei Mammakarzinom

ist eine weitergehende Diagnostik bzw. die histologische Abklärung angezeigt.

48.9 Sonographie in der Nachsorge

Meist dauert es 1–2 Jahre, bis die Brust nach Operation und Bestrahlung ihr endgültiges **postoperatives »sonographisches Aussehen«** erreicht hat. Diese Kenntnis ist wichtig, um im Gefolge eine Narbe gegen ein Rezidiv abzugrenzen. Im Fall einer Prothesenimplantation oder einer Ablatio ist der Ultraschall die beste Methode, ein Rezidiv auszuschließen oder nachzuweisen. Bei brusterhaltender Therapie ist die Sonographie – wie in der Primärdiagnostik – komplementär zur Mammographie einzusetzen, sie wird jedoch häufiger und somit in kürzeren Abständen durchgeführt.

Auch die **supraklavikuläre und die parasternale Region** sollten in die sonographische Nachsorge mit eingeschlossen werden.

> Es gibt kein typisches Bild des Rezidivs. Es kann alle Kriterien des Karzinoms erfüllen, jedoch auch relativ gut abgrenzbar sein und somit eher benigne Kriterien aufweisen. Deswegen gilt, dass jeder neu auftretende Befund rezidivverdächtig ist.

48.10 Dopplersonographie der Mamma

> Die Durchblutungsdiagnostik der Brusttumoren ist keine etablierte Methode! Sie hat sicherlich im Einzelfall Bedeutung, kann jedoch das Management der Mammatumoren nicht sicher beeinflussen.

Die **Durchblutungsdiagnostik** kann im Einzelfall Vorteile bringen: Ist ein Befund im B-Bild mit allen Kriterien als benigne einzustufen und keine oder nur geringe Durchblutung nachgewiesen, so ist die Wahrscheinlichkeit, dass der Befund benigne ist, sehr hoch und ein abwartendes Verhalten durchaus angezeigt. Trotz fehlenden Nachweises einer Durchblutung kann ein maligner Tumor vorliegen (Birdwell et al. 1997; Giuseppetti et al. 1998).

Auch in der **Nachsorge** kann die Durchblutungsdiagnostik einen Nutzen bringen: Die Narbe weist in geeigneter Farbtechnik keinen Blutfluss auf, während dieser im Rezidiv häufig nachweisbar ist. In der Durchblutungsdiagnostik der Mamma sollte die Angiofarbtechnik, mit der auch langsame Flussgeschwindigkeiten von 0,2 mm/s nachgewiesen werden können, angewandt werden.

Literatur

Anderson M, Jordan J, Morse A, Sharp F (1992) A text and atlas of integrated colposcopy. London, New York: Chapman & Hall
Aslam N, Banerjee S, Carr JV, Savvas M, Hooper R, Jurkovic D (2000) Prospective evaluation of logistic regression models for the diagnosis of ovarian cancer. Obstet Gynaecol 96: 75–80
Balen AH, Laven JS, Tan SL, Dewailly D (2003) Ultrasound assessment of the polycystic ovary: international consensus definition. Human Reprod Update 9: 505–514
Bauer H (1998) Farbatlas der Kolposkopie, 5. Aufl. Stuttgart: Schattauer
Bazot M, Darai E, Rouger J, Detchev R, Cortez A, Uzan S (2002) Limitations of transvaginal sonography for the diagnosis of adenomyosis, with histopathological correlation. Ultrasound Obstet Gynecol 20: 605–611
Bazot M, Detchev R, Cortez A, Uzan S, Darai E (2003) Massive ovarian edema revealing gastric carcinoma: a case report. Gynecol Oncol 91: 648–650
Birdwell RL, Ikeda DM, Jeffrey SS, Jeffrey RB jr (1997) Preliminary experience with power Doppler imaging of solid breast masses. Am J Roentgenol 169: 703–707
Bohm-Velez M, Mendelson E, Bree R et al. (2000) Ovarian cancer screening. American College of Radiology. ACR appropriateness criteria. Radiology 215 Suppl: 861–871
Boss E, Massuger L, Pop L et al. (2001) Post-radiotherapy contrast enhancement changes in fast dynamic MRI of cervical carcinoma. J Magn Reson Imaging 13: 600–606
Brown HK, Stoll BS, Nicosia SV et al. (1991) Uterine junctional zone: correlation between histologic findings and MR imaging. Radiology 179: 409–413
Burghardt F, Pickl H, Girardi F (1998) Colposcopy and cervical pathology, textbook and atlas. Stuttgart: Thieme
Cartier R (1974) Atlas d´Endoscopie, colposcopie. Paris: Laboratoires Roussel 1974
Chaudhry S, Reinhold C, Guermazi A, Khalili I, Maheshwari S (2003) Benign and malignant diseases of the endometrium. Top Magn Reson Imaging 14: 339–357
Coppleson M, Pixley E, Reid B (1971) Colposcopy, a scientific and practical approach to the cervix in health and disease. Springfield: Thomas
Deutsche Tagungen für Zervixpathologie und Kolposkopie (2004) Hamburg: OmniMed Verlag. Sonderheft gyn-Praktische Gynäkologie 9: 5–118
Dexeus SJ, Carrera JM, Coupez F (1973) Colposcopy. Major problems in obstetrics and gynecology. Philadelphia, London, Toronto: Saunders
Dill-Macky MJ, Atri M (2000) Ovarian sonography. In: Callen E (ed) Ultrasonography in obstetrics and gynecology. Philadelphia: WB Saunders: 857–896
Ebner F, Kressel HY, Mintz MC et al. (1988) Tumor recurrence versus fibrosis in the female pelvis: differentiation with MR imaging at 1.5 T. Radiology 166: 333–340
Ferrazzi E, Zanetta G, Dordoni D, Berlanda N, Mezzopane R, Lisson AA, Lissoni G (1997) Transvaginal ultrasonographic characterization of ovarian masses, comparison of five scoring systems in a multicenter study. Ultrasound Obstet Gynecol 10: 192–197
Fischer U, Kopka I, Grabbe E (1999) Effect of preoperative Contrast-enhanced MR-Imaging on the therapeutic Approach. Radiology 213: 881–888
Fishman A, Altaras M, Bernheim J, Cohen I, Beyth Y, Tepper R (2000) The value of transvaginal sonography in the preoperative assessment of myometrial invasion in high and low grade endometrial cancer and in comparison to frozen section in grade 1 disease. Eur J Gynaecol Oncol 21: 128–130
Follen M, Levenback C, Iyer R et al. (2003) Imaging in cervical cancer. Cancer 98: 2028–2038
Frates MC, Viweswaran A, Laing FC (2001) Comparison of tubal ring and corpus luteum echogenicities: a useful differentiating characteristic. J Ultrasound Med 20: 27–31
Frei KA, Kinkel K, Bonel HM, Lu Y, Zaloudek C, Hricak H (2000) Prediction of deep myometrial invasion in patients with endometrial cancer: clinical utility of contrast-enhanced MR imaging – a meta-analysis and Bayesian analysis. Radiology 216: 444–449
Gerber B, Krause A, Müller H, Reimer T, Kulz T, Kundt G, Friese K (2001) Ultrasonographic detection of asymptomatic endometrial cancer in postmenopausal patients offers no prognostic advantage over symptomatic disease discovered by uterina bleeding. Eur J Cancer 37: 64–71

Literatur

Giuseppetti GM, Baldassarre S, Marconi E (1998) Color Doppler sonopgraphy. Eur J Radiol 27 (Suppl 2): S254–258

Gross GE, Barrasso R (1997) Human papilloma virus infection, a clinical atlas. Berlin, Wiesbaden: Ullstein Mosby

Guinet C, Ghossain MA, Buy JN et al. (1995) Mature cystic teratomas of the ovary: CT and MR findings. Eur J Radiol 20: 137–143

Hamm B, Kubik-Huch R, Fleige B (1999) MR imaging and CT of the female pelvis: radiologic-pathologic correlation. Eur Radiol 9: 3–15

Hardesty L, Sumkin J, Hakim C, Johns C, Nath M (2001) The ability of helical CT to preoperatively stage endometrial carcinoma. Am J Roentgenol 176: 603–606

Hardesty L, Sumkin J, Nath M et al. (2000) Use of preoperative MR imaging in the management of endometrial carcinoma: cost analysis. Radiology 215: 45–49

Hatch K (1998) Handbook of colposcopy. Diagnosis and treatment of lower genital tract neoplasia and HPV infections. Boston: Little Brown

Heller D, Hricak H (2000) Cost-effectiveness of new technologies for staging endometrial cancer. Eur Radiol 10 Suppl 3: S381–385

Hinselmann H (1925) Verbesserung der Inspektionsmöglichkeiten von Vulva, Vagina und Portio. Münchener Med Wochenschr 1733

Holz K, Becker R, Schumann R (1997) Ultrasound in the investigation of tubal patency. A meta-analysis of three comparative studies of Echovist-200 including 1007 women. Zentralbl Gynäkol 119: 366–373

Jeong YY, Kang HK, Chung TW, Seo JJ, Park JG (2003) Uterine cervical carcinoma after therapy: CT and MR imaging findings. Radiographics 23: 969–981; discussion 981

Kesic V (2000) Kolposkopija, Zavod za udzbenike i nastavna sredstva. Beograd

Kinkel K, Ariche M, Tardivon AA et al. (1997) Differentiation between recurrent tumor and benign conditions after treatment of gynecologic pelvic carcinoma: value of dynamic contrast-enhanced subtraction MR imaging. Radiology 204: 55–63

Kinkel K, Kaji Y, Yu KK et al. (1999) Radiologic staging in patients with endometrial cancer: a meta-analysis. Radiology 212: 711–718

Kinkel K, Hricak H, Lu Y, Tsuda K, Filly RA (2000) US characterization of ovarian masses: a meta-analysis. Radiology 217: 803–811

Kolstad P, Stafl A (1983) Atlas der Kolposkopie. Stuttgart: Enke

Laifer-Narin SL, Ragavendra N, Lu DS, Sayre J, Perella RR, Grant EG (1999) Transvaginal saline hysterosonography: characterisrics distinguishing malignant and various benign conditions. Am J Roentgenol 172: 1513–1520

Levine D (2000) Ectopic pregnancy. In : Callen E (ed) Ultrasonography on obstetrics and gynecology. Philadelphia: WB Saunders: 912–934

Manfredi R, Mirk P, Maresca G et al. (2004) Local-regional staging of endometrial carcinoma: role of MR imaging in surgical planning [in process citation]. Radiology 231: 372–378

Merz E, Weber G, Bahlmann F, Kiesslich R (1998) A new sonomorphologic scoring system (Mainz score) for the assessment of ovarian tumors using transvaginal ultrasonography. Part I: A comparison between the scoring-system and the assessment by an experienced sonographer. Ultraschall Med 19: 99–107

Michniewicz K, Oellinger J (2001) Diagnostic imaging in invasive cervical carcinoma: MRI, CT, and ultrasonography. Zentralbl Gynaekol 123: 222–228

Mitchell DG, Schonholz L, Hilpert PL, Pennell RG, Blum L, Rifkin MD (1990) Zones of the uterus: discrepancy between US and MR images. Radiology 174: 827–831

Outwater EK, Siegelman ES, Hunt JL (2001) Ovarian teratomas: tumor types and imaging characteristics. Radiographics 21: 475–490

Reinhold C, Tafazoli F, Mehio A et al. (1999) Uterine adenomyosis: endovaginal US and MR imaging features with histopathologic correlation. Radiographics 19 Spec No: S147–160

Riccio TJ, Adams HG, Munzing DE, Mattrey RF (1990) Magnetic resonance imaging as an adjunct to sonography in the evaluation of the female pelvis. Magn Reson Imaging 8: 699–704

Seidl S (1998) Praxis der Kolposkopie. München: Marseille

Soutter WP (1993) A practical guide to colposcopy. Oxford University Press: Oxford

Szklaruk J, Tamm E, Choi H, Varavithya V (2003) MR imaging of common and uncommon large pelvic masses. Radiographics 23: 403–424

Timor-Tritsch IE, Lerner JP, Monteagudo A, Murphy KE, Heller DS (1998) Transvaginal sonographic markers of tubal inflammatory disease. Ultrasound Obstet Gynecol 12: 56–66

Togashi K (2003) Ovarian cancer: the clinical role of US, CT, and MRI. Eur Radiol 13 Suppl 4: L87–104

Van Nagell JR, DePriest PD, Reedy MB, Gallion HH, Ueland FR, Pavlik EJ, Kryscio RJ (2000) The efficacy of transvaginal sonographic screening in asymptomatic women at risk for ovarian cancer. Gynaecol Oncol 77: 350–356

Vuento MH, Perhonen JP, Makinen JI, Tyrkko JE, Laippala PJ, Gronroos M, Salmi TA (1999) Screening for endometrial cancer in asymptomatic postmenopausal women with conventional and colour Doppler sonography. Br J Obstet Gynaecol 106: 14–20

Walker P et al. (2003) international terminology of colposcopy: an update report from the International Federation for Cervical Pathology and Colposcopy. Am Coll Obstet Gynecol. New York: Elsevier Science, 101: 175–177

Wright T et al. (2002) Consensus guidelines for the management of women with cervical cytological abnormalities. J Am Med Assoc 287: 2120–2140

Zarbo G, Caruso G, Caruso S, Mangano U, Zarbo R (2000) Endometrial cancer: preoperative evaluation of myometrial infiltration, magnetic resonance imaging versus transvaginal ultrasonography. Eur J Gynaecol Oncol 21: 95–97

Labor

R. Gätje

49.1 Gynäkologische Praxis – 761

49.2 Laboruntersuchungen in der gynäkologischen Onkologie – 762

49.3 Laboruntersuchungen in der gynäkologischen Endokrinologie – 763

Literatur – 763

49.1 Gynäkologische Praxis

Laboruntersuchungen sind eine **wichtige Unterstützung** bei der Bestätigung einer klinischen Diagnose bzw. zum Ausschluss von Differenzialdiagnosen. Daher sollten die Ergebnisse der in der Gynäkologie relevanten Laboruntersuchungen innerhalb von längstens 24 h auch im ambulanten Bereich vorliegen.

Eine **Urinuntersuchung**, die
- Proteinkonzentration,
- Nitritnachweis,
- Gehalt an Erythrozyten bzw. Hämoglobin,
- Leukozytenzahl,
- Bakterienzahl,
- Glukosenachweis und
- pH-Bestimmung

umfassen sollte, ist bei Patientinnen mit dem klinischen Verdacht auf eine Harnwegsinfektion, aber auch bei unklaren Unterbauchschmerzen oder zum Ausschluss der Beteiligung des Harntrakts bei Adnexitis sinnvoll. Zumindest bei rezidivierenden Harnwegsinfekten sollte vor Beginn einer antibiotischen Behandlung eine **Urinkultur** zur Keimdifferenzierung angelegt werden. Bei Trichomonadeninfektion der Vagina empfiehlt es sich, eine Beteiligung des Harntrakts durch eine Untersuchung des Urinsediments auszuschließen.

> Gerade bei Frauen ist die korrekte Gewinnung des Urins (Mittelstrahltechnik) zur Beurteilung des Befundes sehr wichtig, da es sonst durch Kontamination mit Vaginalsekret zur Verfälschung des Ergebnisses kommen kann (Bakteriurie, Leukozyturie, Hämaturie, Proteinurie). Die Patientinnen sollten daher vor jeder Urinprobe über die korrekte Probengewinnung belehrt werden. Zweifelhafte Mittelstrahlurinbefunde können durch eine Katheterurinentnahme geklärt werden.

Das **C-reaktive Protein (CRP)** bildet ein gutes diagnostisches Werkzeug bei Patientinnen mit Verdacht auf entzündliche Prozesse im kleinen Becken. Das CRP ist ein »Akute-Phase-Protein«, das bei Entzündungen, aber auch z. B. durch Tumoren erhöht sein kann. Bei lokalisierten Entzündungen, wie z. B. der Zystitis oder Kolpitis, ist das CRP i. d. R. nicht erhöht. Es kann auch zur Therapieverlaufskontrolle genutzt werden.

Die **Bestimmung der Leukozytenzahl** kann, wie das CRP, bei Verdacht auf Entzündungen genutzt werden. Dieser Parameter ist bei bakteriellen oder viralen Infekten, aber auch bei körperlicher Belastung, Stressreaktionen, Schwangerschaft, Autoimmunerkrankungen, Tumoren oder durch Medikamenteneinnahme erhöht.

Die **Bestimmung des Hämoglobinwerts und der Erythrozytenzahl** kann in der gynäkologischen Praxis außer bei Schwangeren auch bei Patientinnen mit Hypermenorrhö, Menometrorrhagien etc. sinnvoll sein, um die klinische Bedeutung der Blutungsstörungen abzuschätzen. Die verstärkten uterinen Blutungen mit Ausbildung einer Anämie sind häufig mit einem Eisenmangel vergesellschaftet.

Wird als Ursache für **Blutungsstörungen** keine hormonelle oder organische Ursache, wie z. B. Uterus myomatosus, sondern eine hämorrhagische Diathese vermutet, so sollte eine Abklärung, die über die Bestimmung der Thrombozytenzahl und eine Gerinnungsanalyse mit Messung der PTT und der TPZ hinausgeht, spezialisierten Internisten überlassen werden. (▶ Kap. 16)

Liegt eine **Anämie** vor, kann die Bestimmung des mittleren korpuskulären Volumens und des Hämoglobingehalts für die differenzialdiagnostische Abklärung der Ursache wichtig sein. Als Beispiel: Bei Eisenmangelanämie durch verstärkte uterine Blutungen sind MCV und MCH erniedrigt, bei Anämie durch Folsäuremangel, z. B. in der Schwangerschaft, sind MCV und MCH erhöht.

Die quantitative und qualitative **Bestimmung des humanen Choriongonadotropins** sind elementarer Bestandteil der gynäkologischen Praxis. Die heutigen sensitiven Schwangerschaftstests zum HCG-Nachweis im Urin werden schon 2 Tage vor der zu erwartenden Menstruationsblutung positiv. Im Serum kann das humane Choriongonadotropin (HCG-Nachweis ab 5–10 IE/l) bereits 9–10 Tage nach der Konzeption nachgewiesen werden. Bei allen Patientinnen im reproduktionsfähigen Alter mit Blutungsstörungen oder Unterbauchbeschwerden sollte eine Schwangerschaft ausgeschlossen werden.

Durch **serielle qualitative HCG-Bestimmungen** kann bei Verdacht auf einen Abort die Intaktheit der Schwangerschaft nachgewiesen bzw. ausgeschlossen werden.

> **Cave**
>
> Der normale bzw. abnorme HCG-Verlauf gibt allerdings keinen Hinweis auf die intra- oder extrauterine Lokalisation der Schwangerschaft. Wird ab einem bestimmten HCG-Wert (> 1000 IE/ml) sonographisch keine intrauterine Gravidität nachgewiesen, ist der dringende Verdacht auf eine Extrauteringravidität gegeben, andererseits kann bei einem sehr niedrigen Wert auch bei einer intakten intrauterinen Schwangerschaft kein sonographischer Nachweis erwartet werden.

Für den Nachweis bakterieller und viraler Erkrankungen sollten in der gynäkologischen Praxis **Abstriche bzw. Transportmedien** für folgende Keime zur Verfügung stehen:
- Bakterien,
- Pilze,
- Chlamydien,
- Mykoplasmen,
- Gonokokken,
- Herpes und
- humane Papillomaviren.

In vielen Fällen einer unkomplizierten Kolpitis kann durch eine **mikroskopische Untersuchung** des Fluors im Nativpräparat nach Färbung mit Methylenblau bereits die Diagnose durch der Nachweis z. B. von Sprosspilzen, Trichomonaden oder »clue cells« gestellt werden.

> Nach der Probengewinnung ist eine sachgemäße Lagerung von entscheidender Bedeutung, da Laborwerte durch falsche oder zu lange Lagerung des Probenmaterials verändert werden können.

EDTA-Blut für hämatologische Untersuchungen sollte nach Entnahme durch mehrfaches Kippen der Monovette gut durchmischt und dann bei + 4 °C gelagert werden. Erythrozyten, Hämoglobin, Hämatokrit und Leukozytenzahl können dann nach bis zu 3 Tagen Lagerungszeit bestimmt werden. Die Thrombozytenbestimmung sollte allerdings innerhalb von 2–4 h nach Entnahme erfolgen, da die Plättchenzahl mit der Lagerungszeit abnimmt.

Zitratblut und Plasma für Gerinnungsuntersuchungen sind bei Raumtemperatur zu lagern. Im Allgemeinen sollten Gerinnungsanalysen innerhalb von 4 h nach der Probenentnahme erfolgen. Am kritischsten ist die Bestimmung der PTT, während TPZ, Fibrinogen, AT III und D-Dimere noch bis zu 10 h nach Entnahme bestimmt werden können.

Serum und Heparinplasma sollten innerhalb 1 h nach Blutentnahme von den korpuskulären Anteilen des Blutes getrennt werden. Durch Lagerung von Vollblut bei + 4° C wird Kalium aus den Erythrozyten freigesetzt, bei Zimmertemperatur Glukose durch die Zellen verbraucht. Serum und Heparinplasma können 3 Tage bei + 4° C gelagert werden.

> **Cave**
> Durch lange Lagerung und insbesondere Wärmeeinwirkung kann die HCG-Konzentration in Serumproben abnehmen.

Die **Aufarbeitung von Urinproben** sollte innerhalb von 4 h erfolgen. Vor allem bei Urinkulturen ist die korrekte Lagerung der Proben bei + 4 °C bis zum Transport in das Labor wichtig, da es sonst zu fälschlich hohen Werten der Bakterienkonzentration kommen kann.

49.2 Laboruntersuchungen in der gynäkologischen Onkologie

Tumormarker. In der Früherkennung gynäkologischer Malignome oder Diagnostik auffälliger Befunde haben Laboruntersuchungen bzw. die Bestimmung der Tumormarker kaum einen Stellenwert, entgegen der Erwartungen bei Einführung dieser Parameter. Eine Ausnahme bilden die Tumormarker in der differenzialdiagnostischen Einordnung sonographisch oder palpatorisch auffälliger Adnexbefunde. So ist z. B. bei einem erhöhten CA-125-Wert bei einer postmenopausalen Patientin und einem auffälligen Adnexbefund der dringende Verdacht auf ein Ovarialkarzinom gegeben.

Im Übrigen haben die Tumormarker
- CA 15–3 für das Mammakarzinom,
- CA 125 für das Endometrium- und Ovarialkarzinom,
- SCC für die Plattenepithelkarzinome von Zervix, Vagina und Vulva,
- HCG für die Chorionkarzinome,
- AFP für die endodermalen Sinuszelltumoren und
- evtl. CA 19–9 für die muzinösen Ovarialkarzinome

nur in der **Therapieverlaufskontrolle** eine Bedeutung und sollten daher bei Verdacht auf einen malignen Tumor vor Therapiebeginn, also i. d. R. präoperativ, bestimmt werden.

> Ein negativer Tumormarkerbefund schließt einen malignen Tumor nicht aus.

In jedem Fall sollte bis zum endgültigen Vorliegen der Histologie bei Patientinnen mit einem Tumorverdacht eine Serumprobe für eventuelle Nachuntersuchungen eingefroren werden. Die Bestimmung von Tumormarkern bei den Nachuntersuchungen nach abgeschlossener Therapie (Nachsorge) ist bei asymptomatischen Frauen nicht sinnvoll.

Bei Patientinnen unter **Chemotherapie** müssen regelmäßig hämatologische Untersuchungen mit Bestimmung der Leukozyten-, Erythrozyten- und Thrombozytenzahl durchgeführt werden, um eine Gefährdung durch eine Knochenmarkdepression rechtzeitig zu erkennen. Bei entsprechenden klinischen Hinweisen kann vor einem Chemotherapiezyklus die Bestimmung von **Nierenwerten** (Kreatinin, Harnstoff) und **Leberwerten** (Transaminasen, Bilirubin) sinnvoll sein, um bei bestehenden Einschränkungen der Nieren- oder Leberfunktion eine Dosisanpassung vornehmen zu können.

Bei Patientinnen mit bekannter **ossärer Metastasierung** kann es zu einer therapiewürdigen Hyperkalzämie kommen, daher sollte die Kalziumkonzentration bei diesen Frauen überprüft werden. Die Konzentration der **alkalischen Phosphatase** (AP) im Serum ist die Summe der verschiedenen Isoenzyme aus den Knochen, der Leber, den Gallengängen, dem Darm und ggf. der Plazenta. Bei Patientinnen mit ossärer Metastasierung kann eine erhöhte AP vorhanden sein.

In der Leberdiagnostik sind die Transaminasen (GPT, GOT, γGT) wichtige Zeichen für eine **Schädigung der Leberzellen**, wobei die γGT der empfindlichste Indikator für Störungen der Leber und des Gallensystems ist.

> Erhöhte Transaminasen und schließlich erhöhte Bilirubinwerte sind bei onkologischen Patientinnen häufig das laborchemische Korrelat einer hepatischen Metastasierung.

Bei malignen Tumoren im Bereich des kleinen Beckens kann es durch Affektion der Ureter zu einer **Harnstauung** und konsekutiv zu einem **Nierenversagen** kommen. Bei erhöhten Kreatinin- und Harnstoffwerten muss daher bei onkologischen Patientinnen ein postrenales Nierenversagen ausgeschlossen werden.

Vor Beginn der Primärtherapie eines gynäkologischen Malignoms wird i. d. R. eine umfangreiche Laboruntersuchung mit
- kleinem Blutbild,
- Gerinnungsanalyse,
- Elektrolyten,
- Leber- und Nierenwerten sowie
- Tumormarkern

durchgeführt. Dies ergibt sich häufig schon aus der stationären Aufnahme. Bei prämenopausalen Frauen sollte stets auch an den Ausschluss einer Schwangerschaft gedacht werden. In der Nachsorge von Patientinnen mit gynäkologischen Malignomen sind aber nur solche Laboruntersuchungen sinnvoll, die sich an den Symptomen orientieren.

49.3 Laboruntersuchungen in der gynäkologischen Endokrinologie

Die Laboruntersuchungen in der gynäkologischen Endokrinologie bilden ein sehr umfangreiches Themengebiet. An dieser Stelle können daher nur einige Gesichtspunkte besprochen werden, die einzelnen möglichen Laboruntersuchungen und Funktionstests sind der entsprechenden Speziallliteratur zu entnehmen. Viele Untersuchungen werden vom nicht spezialisierten Gynäkologen durchgeführt, vielfach ist aber eine **Abklärung von problematischen Fällen** in entsprechend spezialisierten Zentren/Praxen sinnvoll.

Die **Basis einer gynäkologisch-endokrinologischen Laboruntersuchung** sollten die sorgfältige Anamnese und eine klinische Befunderhebung mit dem Stellen einer Verdachtsdiagnose sein. Laboruntersuchungen können durch klinische Parameter überflüssig bzw. gezielter und effektiver eingesetzt werden. Als Beispiel sei die hormonelle Abklärung bei Sterilität genannt: Bei unauffälliger biphasischer Basaltemperaturkurve können aufwändige Laboruntersuchungen hinfällig werden.

Die Hormonbasisdiagnostik (Zyklustag 3–7) bei Patientinnen mit unerfülltem Kinderwunsch sollte folgende Parameter umfassen: LH, FSH, Prolaktin, DHEAS, SHBG, Testosteron, freies Testosteron, TSH, fT3, fT4. Für die Lutealphasenkontrolle sollten alle 3–5 Tage, jedoch mindestens 2-mal in der Lutealphase LH, Östradiol und Progesteron bestimmt werden. Zur Bestimmung des Menopausenstatus reicht die Bestimmung von Östradiol und FSH.

Das **Syndrom der polyzystischen Ovarien (PCO-Syndrom)** ist durch die klinische Symptomtrias Oligo-/Amenorrhö, Hirsutismus und Adipositas gekennzeichnet und ein häufiges Krankheitsbild in der gynäkologisch-endokrinologischen Praxis. Das sonographische Bild der meist vergrößerten Ovarien mit den perlschnurartig aufgereihten Follikeln und dem echoreichen Ovarialstroma reicht für die Diagnosesicherung eines PCO-Syndroms allein nicht aus. Die Serumkonzentrationen von Testosteron, Androstendion, SHBG und insbesondere LH und FSH können die Verdachtsdiagnose bestätigen. Bei den meisten Patientinnen sind die Serumkonzentrationen der Androgene erhöht, der LH/FSH-Quotient liegt bei > 2. Da die verantwortliche Störung der Östrogensynthese im Ovar oder (und) in der Nebennierenrinde lokalisiert sein kann, ist ein Dexamethason-Hemmtest zur Unterscheidung von ovariellen und adrenalen Ursachen sinnvoll. Für die weiteren möglichen bzw. sinnvollen Laboruntersuchungen in der gynäkologischen Endokrinologie sei auf die ▶ Kap. 11 und 12 verwiesen.

Die endokrinologischen Laboruntersuchungen können durch eine Vielzahl von Parametern beeinflusst werden, sodass zur sinnvollen Interpretation der Ergebnisse eine **genaue Anamnese bzw. Fragestellung** bekannt sein sollte. Es ist u. a. zum einem die Abhängigkeit vieler Laborparameter vom menstruellen Zyklus und zum anderen der zirkadiane Rhythmus anderer Hormone, wie der Steroide der Nebennierenrinde und des Prolaktins, zu beachten. Insbesondere die Prolaktinkonzentration kann durch äußere Einflüsse, wie z. B. Medikamenteneinnahme oder auch Untersuchung der Mammae, verändert sein.

Literatur

Göretzlehner G, Lauritzen C (1995) Praktische Hormontherapie in der Gynäkologie. Berlin: De Gruyter

Herold G (1998) Innere Medizin. Herold, Köln

Schmidt-Matthiesen H, Hepp H (1997) Gynäkologie und Geburtshilfe. Stuttgart: Schattauer

Naturheilverfahren in der Gynäkologie

W. F. Jungi

50.1	Einleitung – 765		50.6.1	Ernährungsumstellung, Vitamine, Spurenelemente – 767
50.2	Begriffe und Charakteristika – 765		50.6.2	Pflanzenpräparate, insbesondere Mistel – 768
50.3	Methodenübersicht – 766		50.6.3	Traditionelle chinesische Medizin – 768
50.4	Verbreitung von Naturheilverfahren generell, in der Gynäkologie und speziell in der gynäkologischen Onkologie – 766		50.6.4	Homöopathie – 768
			50.6.5	Prämenstruelles Syndrom, Dysmenorrhö – 769
			50.6.6	Menopause – 769
50.5	Motive zur Anwendung von Naturheilverfahren – 767		50.7	Wirksamkeitsnachweis, Risiken – 769
			50.8	Schlussfolgerungen und Empfehlungen – 769
50.6	Beispiele häufig angewendeter Naturheilverfahren – 767			Literatur – 770

50.1 Einleitung

Die Verbreitung naturheilkundlicher Methoden hat in den letzten Jahren in den meisten Ländern kontinuierlich zugenommen, so auch in der Frauenheilkunde. Offensichtlich fühlen sich viele Patientinnen von der Behandlung, wie sie in gynäkologischen Kliniken und Praxen vermittelt wird, nicht ausreichend versorgt. Ärzte haben diese Entwicklung nur zum Teil und nicht ausreichend wahrgenommen, um die Bedürfnisse ihrer Patientinnen angemessen zu befriedigen. Absicht dieses Kapitels ist es, Frauenärzten eine kurze Übersicht über die heute am häufigsten verlangten und angewendeten naturheilkundlichen Methoden generell und in der Gynäkologie im Speziellen zu geben, die dazu führenden Gründe zu beleuchten und Ratschläge für das Vorgehen und Verhalten aus der Sicht eines dem wissenschaftlichen Denken verpflichteten Arztes zu geben.

50.2 Begriffe und Charakteristika

Der Begriff »Naturheilverfahren« impliziert einerseits, dass es sich um natürliche – im Gegensatz zu unnatürlichen, künstlichen, technischen – und andererseits auf Heilung ausgerichtete Methoden handeln soll. Tatsächlich sind die unzähligen oft unter diesem Titel zusammengefassten Methoden sehr heterogen und keineswegs stets natürlicher Art und Herkunft. Häufig werden dafür auch Begriffe wie biologisch, ganzheitlich bzw. holistisch, von Kritikern unkonventionell, besonders, unorthodox verwendet. Sie sollen die »Schulmedizin« ergänzen oder ersetzen, d. h. sie werden komplementär/additiv oder/und alternativ verwendet. Eine scharfe Trennung zwischen diesen beiden Einsatzvarianten ist nicht immer möglich (Cassileth 1998). Es ist aber zu betonen, dass die große Mehrzahl der Naturheilverfahren **zusätzlich** zu anderen Methoden eingesetzt wird.

> **Charakteristika komplementärer und alternativer Krebsbehandlungsmethoden**
> - ungenügende präklinische und klinische Prüfung, keine bezüglich Wirksamkeit bzw. Nebenwirkungen auswertbaren Unterlagen, keine vergleichenden Studien;
> - universale Indikation, therapeutisch und prophylaktisch, bei Krebs und anderen chronischen Erkrankungen;
> - Postulierung genereller Unschädlichkeit, Ungiftigkeit;
> - zu hohe Versprechungen, falsche Hoffnungen;
> - oft Verhaftung in autistisch-undiszipliniertem Denken;
> - Propagierung in Massenmedien oft unter Druck der Öffentlichkeit;
> - Keine Publikation in »peer-reviewed journals«, Propagierung via Massenmedien.

Von diesen Charakteristika ist die ungenügende Prüfung bezüglich Wirksamkeit und Verträglichkeit sicher die wichtigste und entscheidende. Alle medizinischen Methoden haben sich heute einer Qualitätsbeurteilung bezüglich ihrer Evidenz zu stellen.

> **Richtlinien zur Qualitätsbeurteilung der wissenschaftlichen Evidenz von medizinischen Maßnahmen und Klassifikation von Interventionsempfehlungen (Canadian Task Force on the Periodic Health Examination)**
> - Qualitätsbeurteilung der Evidenz einer Maßnahme:
>   - I Evidenz aufgrund mindestens einer adäquat randomisierten kontrollierten Studie;
>   - II-1 Evidenz aufgrund einer kontrollierten, nicht randomisierten Studie mit adäquatem Design;

II-2 Evidenz aufgrund von Kohortenstudie oder Fallkontrollstudie mit adäquatem Design, nach Möglichkeit von mehreren Forschungszentren oder Forschungsgruppen durchgeführt;

II-3 Evidenz aufgrund von Vergleichsstudien, die Populationen in verschiedenen Zeitabschnitten oder an verschiedenen Orten mit oder ohne Intervention vergleichen;

III Meinungen von respektierten Experten, gemäß klinischer Erfahrung, beschreibender Studien oder Berichten von Expertengremien.

Naturheilkundliche Methoden erreichen nur vereinzelt Grad I, selten Grad II, weit überwiegend aber Grad III. Sie müssen also weiterhin als Methoden unbewiesener Wirksamkeit bezeichnet werden, was ihre Attraktivität für Patientinnen und medizinisches Personal aber nicht mindert. Unverständlich ist dagegen, dass die Arzneimittelzulassungsbehörden in verschiedenen Ländern naturheilkundliche Methoden anders beurteilen als solche der wissenschaftlichen Medizin und beispielsweise Medikamente ohne Erfüllung der Kriterien Wirksamkeit, Zweckmäßigkeit und Wirtschaftlichkeit (wie in der Schweizerischen Gesetzgebung gefordert) zulassen.

> Bei aller Skepsis und Kritik aus Sicht der Schulmedizin kann festgehalten werden, dass die meisten naturheilkundlichen Methoden offensichtlich harmlos sind und überwiegend komplementär, supportiv angewendet werden. Sie geben einer Patientin die Möglichkeit, selbst etwas zur Behandlung beizutragen (»coping«).

50.3 Methodenübersicht

Unter dem Etikett Naturheilverfahren können unzählige Methoden aufgelistet werden, und ständig kommen neue dazu (Bettschart et al. 1996; Ernst 2001; Federspiel u. Herbst 1996; Müller-Jahncke u. Reichling 1996).

Komplementäre und alternative Therapiemethoden, Übersicht und Beispiele
- autonome medizinische Konzepte oder Systeme:
  - anthroposophische Medizin;
  - Homöopathie, Homotoxikologie, Spagyrik;
  - asiatische Medizin: traditionelle chinesische Medizin;
    indische Medizin, Ayurveda;
    tibetische Medizin;
    japanische Medizin;
  - Neuraltherapie;
- Diätetik:
  - Vollwertkost;
  - spezielle Diäten, z. B. gegen Krebs, Makrobiotik;
  - Heilfasten;
  - Supplementation von Vitaminen, Spurenelementen, Mineralien;
  - orthomolekulare Medizin, Dr. Rath;
- pflanzliche Präparate:
  - Apotheke Gottes;
  - Hildegard-Medizin;
  - Alfred Vogel, Pfr. Künzle, Sebastian Kneipp u. a.;
  - traditionelle Phytotherapeutika (wie Arnika, Baldrian, Aloe, Weißdorn usw.);
  - Mistelpräparate;
  - neue ungenügend geprüfte Präparate (wie Ukrain, Eleutherokokk, PC-SPES u. a.);
- tierische Produkte:
  - Frischzellen, zytoplasmatische Therapie, Thymus, autologe und allogene »Immuntherapien«;
  - Haifischknorpel;
- ausleitende Verfahren;
  - Schröpfen, Bauscheidt, Aderlass, Darmreinigung;
- physikalische Methoden:
  - Massagen;
  - Wirbelsäulenmanipulation, Osteopathie, Kraniosakraltherapie;
  - bioelektrische Methoden, Magnetfelder, Radiästhesie u. a.;
  - Aromatherapie;
  - Edelsteintherapie;
- psychologische Methoden:
  - Biofeedback, autogenes Training, Meditation;
  - Handauflegen, Gesundbeten, Geistheilung;
  - Hypnose;
  - Qi Gong/Tai Chi;
- energetische Therapien:
  - Akupunktur, Akupressur;
  - Shiatsu;
  - Reiki;
  - Kinesiologie;
  - Fußreflexzonenmassage.

Jede Einteilung ist willkürlich, wie auch die in der Übersicht gegebene. Zu beachten ist, dass viele dieser Methoden auch auf besonderen, ebenso unbewiesenen Vorstellungen über die Entstehung und den Verlauf der betreffenden Krankheiten und entsprechenden Nachweismethoden beruhen (Jungi 1995). Auf unbewiesene diagnostische Methoden wird hier nicht eingegangen.

50.4 Verbreitung von Naturheilverfahren generell, in der Gynäkologie und speziell in der gynäkologischen Onkologie

Naturheilverfahren werden besonders dann eingesetzt, wenn entweder die notwendige »schulmedizinische« Behandlung besonders nebenwirkungsreich und einschneidend ist und/oder die Erkrankung eine ungünstige Prognose aufweist. Es überrascht daher nicht, dass unkonventionelle Behandlungsmethoden v. a. bei Patienten mit bösartigen Tumoren,

Aids und anderen meist unheilbaren Krankheiten gesucht und angewendet werden. Dies belegen die Ergebnisse zahlreicher Befragungen von Patienten aus verschiedenen Ländern. Umfangreiches Datenmaterial liegt v. a. aus dem Gebiet der Onkologie vor (Burstein et al. 1999; Cassileth et al. 2000; Navo et al. 2004; Schönekaes et al. 2003; Weis u. Bartsch 1998). Die großen Unterschiede in der Inanspruchnahme komplementärer und alternativer Methoden durch Krebspatienten sind auf Unterschiede im befragten Kollektiv (Art und Stadium des Malignoms, Behandlungssituation) und in der Art der Befragung zu suchen. Man kann heute mit Sicherheit annehmen, dass mehr als die Hälfte aller Krebspatienten eine zusätzliche Methode anwendet oder mindestens ernsthaft in Erwägung zieht und ausprobiert.

Vergleichbare Daten liegen für Patienten mit Aids und degenerativen neurologischen Erkrankungen vor. Dagegen sind in der Literatur praktisch keine Angaben zum Konsum komplementärer und alternativen Methoden in einem gemischten, aber definierten gynäkologischen Patientengut zu finden. Da praktisch aus allen Befragungen hervorgeht, dass Frauen, insbesondere jüngere Frauen mit höherem Bildungsgrad, vermehrt solche Methoden anwenden im Vergleich zu Männern oder älteren Personen, ist anzunehmen, dass wohl rund die Hälfte aller gynäkologischen Patientinnen Unterstützung durch naturheilkundliche Methoden sucht. Auch kulturelle, sprachliche und sogar politische Faktoren spielen eine Rolle, wie die rasch zunehmende Verbreitung komplementärer und alternativer Behandlungsmethoden nach dem Fall der Mauer in den neuen Bundesländern beweist.

50.5 Motive zur Anwendung von Naturheilverfahren

Tabelle 50.1 stellt stichwortartig die häufigsten Gründe für die Anwendung komplementärer und alternativer Methoden durch Arzt/Ärztin oder Patient/Patientin zusammen. Aus Sicht der Patientinnen besteht das Bedürfnis, einen eigenen Beitrag zur Genesung oder zur Verbesserung der Lebensqualität zu leisten, an erster Stelle, wie verschiedene Umfragen beweisen. Eine ernste, möglicherweise lebensbedrohende Erkrankung, wie es in erster Linie ein Krebsleiden darstellt, lässt viele Patientinnen innehalten und überlegen, wie sie selbst ihre Lebensweise zum Besseren verändern könnten. Viele versuchen in dieser Situation, sich gesünder, natürlicher zu ernähren und nehmen zusätzliche Vitamine und Spurenelemente ein, v. a. um ihre Abwehr zu stärken.

Lebensbedrohende, unheilbare Krankheiten lösen Angst und Verzweiflung aus, was oft zu unverständlichen, gelegentlich panischen Reaktionen und Hinwendung zu offensichtlich unsinnigen Behandlungsmethoden führt, die man sonst nie in Betracht ziehen würde. In dieser Situation greift man nach dem »letzten Strohhalm« und hofft auf ein Wunder. Ob die Anwendung komplementärer Methoden durch Krebspatientinnen ein Marker für größere psychosoziale Probleme und schlechtere Lebensqualität darstellt, ist umstritten (Burstein et al. 1999; Cassileth u. Deng 2004; Söllner et al. 2000; Weis u. Bartsch 1998). Nager sieht den Hauptgrund in Versäumnissen im nichtwissenschaftlichen, irrationalen, emotionalen, spirituellen und kommunikativen Bereich (Nager 1992).

Tabelle 50.1. Gründe für Anwendung komplementärer und alternativer Methoden

	Dafür	Dagegen
Arzt	Überzeugung	Fehlender Glaube
	Erfahrung	Mystisch
	Hilflosigkeit	Unwissenschaftlich
	Ganzheitlich	Ungeprüft/unbewiesen
	Bindung Patient	Konkurrenz
	Finanzieller Gewinn	Kosten
Patient	Eigener Beitrag	Schlechtes Gewissen
	Angst	Skepsis
	Alles versuchen	Einschränkung
	Abwehr stärken	Mühe
	Toxizität mildern	Kosten
	Natur	
	Seele	
	Hoffnung	
	Wunder	

Ärzte wenden sich in den letzten Jahren zunehmend komplementären Behandlungsmethoden, insbesondere der Homöopathie, der anthroposophischen Medizin und der traditionellen chinesischen Medizin zu und lassen sich entsprechend weiterbilden. In allen deutschsprachigen Ländern bestehen dafür entsprechende offizielle Titel, die die Kostenübernahme durch die Krankenversicherer gewährleisten. Wenn ein Arzt über eine Ausbildung und Erfahrung in den entsprechenden Methoden verfügt, ist dagegen nichts einzuwenden, auch wenn es fragwürdig erscheint, neben Methoden gesicherter Evidenz andere ungenügend geprüfte Verfahren anzuwenden. Von besonderer Bedeutung ist die Tatsache, dass Naturheilkunde auch von unzähligen nichtärztlichen Therapeuten praktiziert wird.

50.6 Beispiele häufig angewendeter Naturheilverfahren

Von den zahlreichen naturheilkundlichen Behandlungsmethoden (s. oben) können hier nur 4 kurz beispielhaft und summarisch dargestellt werden. Anschließend werden zwei Indikationen in der Frauenheilkunde besprochen, bei denen besonders häufig komplementäre medizinische Methoden eingesetzt werden. Für alle Einzelheiten und die nicht erwähnten Methoden muss auf die weiterführende Literatur verwiesen werden.

50.6.1 Ernährungsumstellung, Vitamine, Spurenelemente

Zweifellos entspricht die heutige Ernährungsweise breiter Bevölkerungsschichten nicht anerkannten Prinzipien einer gesunden Ernährung. Es ist daher zu begrüßen, wenn sich Patienten im Fall einer Erkrankung bemühen, ihre Ernährung zu verändern im Sinne einer geordneten, maßvollen, vorwiegend ovolaktovegetabilen Ernährung mit viel Gemüse, Salat und

Früchten inklusive Ballaststoffen. Extreme Diätformen, wie die höheren Stufen der Makrobiotik und Hungerkuren, sind potenziell schädlich und daher abzulehnen.

Falls die erwähnten Prinzipien gesunder Ernährung befolgt werden, besteht grundsätzlich kein Bedarf an zusätzlichen Vitaminen oder Spurenelementen. Verschiedene Untersuchungen zeigen aber eine Unterversorgung an fettlöslichen Vitaminen, Vitamin B_{12} und Eisen bei jungen Frauen, die extrem auf ihre Linie achten. Epidemiologisch nachgewiesen ist eine inverse Korrelation zwischen Selengehalt der Nahrung und Inzidenz verschiedener epithelialer Neoplasien. Der Nahrungsgehalt an Selen ist in unseren deutschsprachigen Ländern grenzwertig. Ob aber eine zusätzliche Selenzufuhr in unseren Breitengraden notwendig ist, ist umstritten.

Die bisher einzige größere publizierte prospektiv-randomisierte Studie aus den Vereinigten Staaten, die die Verhinderung von Hautkrebsrezidiven durch Selenzufuhr zum Ziel hatte, zeigte als Nebeneffekt eine markante Reduktion des Auftretens von Prostata-, Dickdarm- und Lungentumoren, nicht aber von Brustkrebs. Multivitaminpräparate, evtl. ergänzt durch Spurenelemente, sind aber, von Exzessen abgesehen, unschädlich und möglicherweise hilfreich.

Den vollmundigen Versprechungen gewisser »Vitaminapostel« wie Dr. Matthias Rath ist dagegen kein Glaube zu schenken (Rath 2002). Seine Präparate sind nicht in Studien geprüft und daher in keinem deutschsprachigen Land als Heilmittel oder Nahrungsergänzungsmittel registriert.

Eine – ggf. hochdosierte – Vitaminzusatztherapie kann sich auch negativ auswirken, wie die Erfahrungen in der finnischen Raucherstudie mit α-Tocopherol/β-Karotin gezeigt haben. In dieser Studie traten mit Vitamin E signifikant weniger Prostatakarzinome auf. Die Ergebnisse laufender Interventionsstudien müssen abgewartet werden, bevor generell Selen, Vitamin E oder andere Substanzen empfohlen werden können.

50.6.2 Pflanzenpräparate, insbesondere Mistel

Tatsächlich bietet uns die Natur einen reichen Schatz hilfreicher Substanzen, deren Evidenz zur Krankheitsprophylaxe oder -therapie unterschiedlich gesichert ist. Viele unserer besten Medikamente sind natürlicher Herkunft. Nicht gegen jede Krankheit ist aber ein Kraut gewachsen, wie es beispielsweise Maria Treben in ihrer »Apotheke Gottes« oder die Apologeten der Hildegard-Medizin behaupten. Gewisse Pflanzenpräparate können auch ungünstige bis gefährliche Nebenwirkungen haben, wie die Beispiele von Aristolochia, Johanniskraut und Pestwurz beweisen (Ernst 1998; Jungi u. Gysling 2003). Die Patientinnen betrachten solche Präparate oft nicht als eigentliche Heilmittel und verschweigen sie ihren Ärzten gegenüber.

Die anthroposophische Medizin hat in den letzten Jahren zunehmende Verbreitung und Anerkennung gefunden, insbesondere die anthroposophische Tumortherapie, in deren Zentrum die verschiedenen Mistelpräparate stehen. Die Prinzipien einer geordneten Lebensführung mit gesunder Ernährung, künstlerischer Betätigung etc., wie sie von der anthroposophischen Medizin vertreten werden, sind positiv zu werten. Die anthroposophisch orientierten Heilmittelhersteller bieten eine Fülle von wertvollen, geprüften Naturpräparaten an.

Dagegen ist der Beitrag der Mistelpräparate, insbesondere des häufigst verwendeten Markenpräparats Iscador, in der Krebstherapie noch nicht gesichert, im Gegensatz zu den zu weit gehenden Behauptungen in verschiedenen neueren Publikationen (Beuth 2001; Edler 2003; Gabius u. Gabius 1999; Grossarth-Maticek et al. 2001; Heyni et al. 1998; Jungi 1994; Kienle u. Kiene 2003; Klejinen u. Knipschild 1994; Münstedt 2003; Schumacher et al. 2003). Während zumindest Hinweise auf eine Verbesserung der Lebensqualität und Verminderung von Nebenwirkungen anderer Therapien vorliegen, ist die behauptete Verlängerung der Überlebenszeit und direkte klinisch relevante **tumorhemmende Wirkung der kommerziell erhältlichen Mistelpräparate noch nicht bewiesen.** Die Behandlungsstudien mit Iscador, deren Resultate in für eine wissenschaftliche Beurteilung ausreichender Form publiziert wurden, haben meist Mängel, die eine definitive Beurteilung noch nicht zulassen. Dies trifft insbesondere für neuere Metaanalysen bzw. retrolektive epidemiologische Kohortenstudien zu (Schneider u. Bock 2002).

50.6.3 Traditionelle chinesische Medizin

Akupunktur und andere Methoden der traditionellen chinesischen Medizin haben derzeit großen Zuspruch und werden auch von vielen Ärzten in ihr Behandlungsangebot aufgenommen, nicht selten ohne die dafür notwendige Ausbildung. Die zusammenfassenden Analysen von Ernst und seinen Mitarbeitern beweisen, dass die Evidenz für Akupunktur und andere Methoden der traditionellen chinesischen Medizin nur für wenige Indikationen – Schmerzen und Übelkeit – genügend, für viele andere wie Asthma, Rückenschmerzen, Sucht, Migräne u. a. aber noch unklar ist (Ernst 2001). Akupunktur und andere Methoden werden häufig in der Geburtshilfe zur Schmerzlinderung und Erleichterung der Geburt eingesetzt, aufgrund vieler Berichte offensichtlich mit gutem Erfolg. Wirklich aussagekräftige kontrollierte Studien liegen allerdings nicht vor (Ernst 2001; Murphy 1998; Ramey u. Sampson 2001; Schuler 1993).

50.6.4 Homöopathie

Auch mehr als 200 Jahre nach ihrer Erfindung durch Samuel Hahnemann ist der Wirksamkeitsnachweis homöopathischer Behandlung nach wie vor ungenügend bis fehlend. Eine Metaanalyse aller homöopathischen Placebo-kontrollierten randomisierten Studien ergab eine Überlegenheit der homöopathischen Behandlung mit Faktor 2,45 gegenüber Placebo (Linde et al. 1997). Diese Schlussfolgerung ist umstritten. Ähnliche Analysen homöopathischer Medikamente durch Ernst und seine Gruppe ergaben keine überzeugenden Beweise ihrer Wirksamkeit. Evidenz liegt für gewisse allergische Erkrankungen (Heuschnupfen) und Befindlichkeitsstörungen ohne eigentlichen Krankheitswert vor. Es ist aber unbestreitbar, dass **viele Patienten** von einer homöopathischen Behandlung, allein oder als Zusatz **profitieren,** was auf einen erheblichen Placebo-Anteil hinweist (Ernst 2001; Linde et al. 1997).

Dittmar et al. (1998) beschreiben in ihrem Lehrbuch umfassend in Klinik und Praxis eingesetzte Naturheilverfahren in der Frauenheilkunde und Geburtshilfe. Die Indikationsstellungen und Vorschläge sind aber recht unkritisch und basieren in erster

Linie auf Erfahrung, nicht auf durch Studien bewiesener Evidenz. Die guten Erfahrungen beinhalten wohl einen beträchtlichen Placebo-Effekt. Ernst hat in seinem sehr lesenswerten Führer durch die komplementäre und alternative Medizin die Wirksamkeit dieser Methoden in den beiden häufigsten Indikationsgebieten der Frauenheilkunde kritisch gewertet (Ernst 2001).

50.6.5 Prämenstruelles Syndrom, Dysmenorrhö

In verschiedenen Studien weisen Phytotherapeutika, v. a. Nachtkerzenöl, von den Supplementen Kalzium und Vitamin B_6, akzeptable Evidenz auf, während die Evidenz für die vielen anderen empfohlenen und häufig angewendeten Medikamente (Mönchspfeffer, Ginkgo, Johanniskraut etc.) und Methoden, inkl. Homöopathie, Fußreflexzonentherapie und Wirbelsäulenmanipulation, noch ungenügend ist. Immerhin liegen für diese Indikation Ergebnisse verschiedener doppelblinder, Placebokontrollierter randomisierter Studien vor. Dies gilt auch für die Dysmenorrhö, für die von Dittmar Kamille, Melisse, Gänsefingerkraut, Kümmel, Schafgarbe, Frauenmantel und verschiedene Homöopathika empfohlen werden.

50.6.6 Menopause

Von den pflanzlichen Heilmitteln kommen hier v. a. solche mit phytoöstrogener Wirkung zur Anwendung, inkl. Soja. Häufig eingesetzt werden Extrakte aus Nachtkerze, Traubensilberkerze und Mönchspfeffer, aber auch Johanniskraut, Grüntee, Brennnessel und das chinesische Dong Quai – neben vielen physikalischen, psychologischen und nutritiven Methoden. Die meisten dieser Methoden haben sich im Alltag bewährt, auch wenn für sie noch keine gesicherte Evidenz besteht. Nachdem die möglichen fatalen Folgen einer unkritischen Hormonsubstitution in der Menopause klar geworden sind, ist es verständlich, dass viele Frauen eine solche ablehnen und sich natürlichen Methoden zuwenden.

50.7 Wirksamkeitsnachweis, Risiken

Alle diagnostischen und therapeutischen Methoden, die mit dem Anspruch auf eine Besserung oder Heilung von Gesundheitsstörungen oder Krankheiten angeboten werden, haben sich den gleichen Beurteilungskriterien zu stellen. Eine Prüfung und Zulassung »besonderer« Methoden nach »besonderen« Kriterien, wie sie leider in einzelnen Ländern gesetzlich möglich ist und praktiziert wird, ist abzulehnen. Gerade in der heutigen Zeit mit kritischer Einstellung zur überbordenden und immer teurer werdenden Medizin ist eine kritische Prüfung aller Methoden nach den Grundsätzen der Evidence Based Medicine zu fordern. Dies gilt sowohl für alternativ wie komplementär empfohlene Verfahren. Wie Sommer und andere gezeigt haben, führt die zunehmende Anwendung unkonventioneller Behandlungsmethoden nicht zu einer Senkung, sondern zur **Steigerung der Gesundheitskosten** (Sommer et al. 1994).

Die Vertreter der Naturheilverfahren und anderer komplementärer Methoden sind häufig aus finanziellen und anderen Gründen nicht in der Lage, die notwendigen klinischen Prüfungen nach wissenschaftlich anerkannten Kriterien durchzuführen. Es ist daher Aufgabe der Schul- bzw. Hochschulmedizin, hier Unterstützung zu bieten zur Durchführung der notwendigen Untersuchungen, anstatt wie bisher häufig alles Unkonventionelle a priori abzulehnen und oft sogar lächerlich zu machen.

> Das Fehlen des Wirksamkeitsnachweis ist nicht gleichzusetzen mit Unwirksamkeit.

In den letzten Jahren sind dazu verschiedene Ansätze geschaffen worden, z. B. durch Ernst an der University of Exeter (Ernst 2001), oder durch Linde und Melchart in München (Linde et al. 1997).

Wie erwähnt sind die meisten Naturheilverfahren ungefährlich und harmlos, auch wenn dies nicht in Studien geprüft und bewiesen wurde. Dies trifft nicht zu für gewisse Phytotherapeutika (Ernst 1998, 2001; Federspiel u. Herbst 1996; Jungi u. Gysling 2003; Münstedt 2003), hochdosiertes Vitamin A u. a. Auch Akupunktur hat eine dokumentierte Komplikationsrate.

> Das größte Risiko ist, durch Anwendung unwirksamer komplementärer Verfahren eine echte Behandlungschance zu verpassen.

50.8 Schlussfolgerungen und Empfehlungen

Nicht nur die gynäkologischen Patientinnen verlangen immer mehr nach natürlichen Heilmethoden, nicht nur in der Frauenheilkunde. Wenn auch Klarheit darüber herrscht, dass in erster Linie für meist harmlose Gesundheitsstörungen echte Alternativen im naturheilkundlichen Bereich liegen, ist der Beitrag dieser Methoden in der Zusatztherapie, zur Verbesserung der Lebensqualität usw. bei ernsthaften Erkrankungen noch nicht definiert. Offensichtlich profitieren viele Patientinnen von der zusätzlichen Anwendung solcher Methoden, fühlen sich dadurch gestärkt und führen tatsächlich ein gesünderes Leben. Wichtig ist, dass eine solche Zusatzbehandlung im Einverständnis und mit Kenntnis mit dem behandelnden Arzt erfolgt. Dieses Thema muss von dem Arzt in jedem Fall angesprochen werden, und den Patientinnen sollen sinnvolle Ratschläge in dieser Hinsicht erteilt werden (Eisenberg 1987; Weiger et al. 2002). In erster Linie geht es um Beratung und Instruktion für eine gesündere Ernährung, zusätzliche Vitamine oder Spurenelemente sowie andere pflanzliche Präparate. Auch einer zusätzlichen Misteltherapie im Fall einer Krebserkrankung kann zugestimmt werden, wenn die Weiterführung der notwendigen Tumorbehandlung gewährleistet ist.

Wie verschiedene Umfragen gezeigt haben, vermissen viele Patientinnen die notwendige **Zuwendung und Zeit** ihres Arztes, um ihre Probleme besprechen zu können. In diesem Bereich kann und muss mehr geleistet werden! Ein offenes längeres Gespräch mit der Patientin und ihrem Umfeld macht oft teure Zusatztherapien überflüssig. Jeder **Arzt sollte Kenntnis** von den häufigsten komplementären Methoden **haben,** auch wenn er sie selbst nicht anwendet, und eine Patientin ggf. an kompetente Informationsstellen wie den Krebsinformationsdienst des Deutschen Krebsforschungszentrums oder an das Krebstelefon der Krebsliga Schweiz verweisen (Bettschart et al. 1996; Cassileth 1998; Ernst 2001; Federspiel u. Herbst 1996; Münstedt 2003; Weiger et al. 2002; Weis u. Bartsch 1998).

Literatur

Bettschart R, Glaeske G et al. (1996) Bittere Naturmedizin. Köln: Kiepenheuer & Witsch
Beuth J (2001) Komplementäre Maßnahmen in der Onkologie-update 2001. Dtsch Z Onkol 33: 45–50
Burstein H.J, Gelber S et al. (1999) Use of alternative medicine by women with early-stage breast cancer. New Engl J Med 340: 1733–1739
Cassileth B.R (1998) The alternative medicine handbook. New York London: Norton
Cassileth BR, Deng G (2004) Complementary and alternative therapies for cancer. Oncologist 9: 80–89
Cassileth BR, Schraub S et al. (2000) Alternative medicine use worldwide. Cancer 91: 1390–1393
Dittmar FW, Loch E-G, Wiesenauer M (Hrsg) (1998) Naturheilverfahren in der Frauenheilkunde und Geburtshilfe, 2. Aufl. Stuttgart: Hippokrates
Edler L (2003) Chemotherapie mit komplementärer Misteltherapie: wie evident ist ihre Wirksamkeit wirklich? Internist Prax 43: 895–984
Eisenberg D.M (1987) Advising patients who seek alternative medical therapies. Ann Intern Med 127: 61–69
Ernst E (1998) Harmless herbs? Am J Med 104: 171–178
Ernst E (2001) The desktop guide to complementary and alternative medicine. Edinburgh: Mosby
Ernst E (2001) Praxis Naturheilverfahren. Berlin Heidelberg New York: Springer
Federspiel K, Herbst V (1996) Die andere Medizin. Berlin: Stiftung Warentest
Gabius S, Gabius H-J (1999) Immunmodulierende Misteltherapie durch Lektinstandardisierung : Ein zweischneidiges Schwert? Versich Med 51: 128–136
Grossarth-Maticek R et al (2001) Verlängerung der Überlebenszeit von Krebs-Patienten unter Misteltherapie (Iscador) Schweiz Z GanzheitsMed 13: 217–225
Heilmann V (2002) Therapiemethoden mit nicht bewiesener Wirksamkeit. In: Kreienberg R, Volm T, Möbus V, Alt D (Hrsg) Management des Mammakarzinoms, 2. Aufl. Berlin Heidelberg New York: Springer
Heiny B.M et al. (1998) Lebensqualitätsstabilisierung durch Mistellektin 1 normierten Extrakt beim fortgeschrittenen kolorektalen Karzinom Onkologe (Suppl 1) 4: 35–39
Jungi WF (1994) Naturstoffe in der gynäkologischen Onkologie. Gynäkologe 27: 381–396
Jungi WF (1995) Alternative Therapieverfahren in der Onkologie. Klinik der Gegenwart XII, 5, 21–32. München Wien Baltimore: Urban & Schwarzenberg
Jungi WF (2004) Stellenwert der Komplementärmedizin bei der Behandlung Schwerkranker. Praxis 93: 219–24
Jungi WF, Gysling E (2003) Probleme der Phytotherapie. Pharmakritik 25: 1–4
Kienle GS, Kiene H (2003) Die Mistel in der Onkologie. Stuttgart: Schattauer
Klejinen J, Knipschild P (1994) Mistletoe treatment for cancer, review of controlled trials in humans. Phytomedicine 1: 255–260
Linde K, Clausius N et al (1997) Are the clinical effects of homeopathy placebo effects? A meta analysis of placebo-controlled trials. Lancet 350: 834–843
Müller-Jahncke W-D, Reichling J (Hrsg) (1996) Arzneimittel der besonderen Therapierichtungen. Heidelberg: Haug
Münstedt K (Hg.) (2003) Ratgeber unkonventionelle Krebstherapien. Landsberg/Lech: Ecomed
Murphy DA (1998) Alternative therapies for nausea and vomiting of pregnancy. Obstet Gynaecol 91: 149–515
Nager F (1992) Das Spannungsfeld zwischen Schulmedizin und Alternativmedizin. Schweiz Z Ganzheitsmed 4: 3–6
Navo MA Phan J et al. (2004) An assessment of the utilization of complementary and alternative medication in women with gynaecologic or breast malignancies. J Clin Oncol 22: 671–677
Ramey WD, Sampson W (2001) Review of the evidence for the clinical efficacy of human acupuncture. Sci Rev Altern Med 5: 195–202
Rath M (2002) Durchbruch der Zellforschung im Kampf gegen den Krebs, 2. Aufl. Almelo: MR Publishing
Schneider B, Bock PR (2002) Epidemiologische Kohortenstudien. Schweiz Z Ganzheitsmed 14: 400–403
Schönekaes K, Micke O et al. (2003) Anwendung komplementärer/alternativer Therapiemaßnahmen bei Patientinnen mit Brustkrebs Forsch. Komplementärmed Klass Naturheilkd 10: 304–308
Schuler W (1993) Akupunktur in Geburtshilfe und Frauenheilkunde. Gyn Praxis 16: 7–15 und 621–630; 17: 5–17 und 219–227
Schumacher K, Schneider B et al. (2003) Postoperative komplementäre Therapie des primären Mammakarzinoms mit lektinnormiertem Mistelextrakt – eine epidemiologische, kontrollierte multizentrische, retrolektive Kohortenstudie. Dtsch Z Onkol 34: 1–9
Seibel M (2003) Complementary and alternative medicine and women´s health: time to catch up! Obstetr Gynecol Surv 58 (3): 149–51
Söllner W et al. (2000) Use of complementary and alternative medicine is not associated with perceived distress or poor compliance with standard treatment but with active coping behavior. Cancer 89: 873–880
Sommer J.H, Bürgi M (1994) Gesundheitsökonomische Analyse der Wirkung des Angebots komplementärmedizinischer Leistungen der Krankenkassen. Schweiz Med Z (Suppl 62): 13–17
U.K. Government Response to the House of Lords Select Committee on Science and Technology's Report on Complementary and Alternative Medicine (2001) London
Weiger WA et al. (2002) Advising patients who seek complementary and alternative medical therapies for cancer. Ann Intern Med 137: 889–903
Weis J, Bartsch HH (1998) Complementary medicine in cancer patients: Demand, patients attitudes and psychological beliefs. Onkologie 21: 144–149

Sexualmedizin und Psychosomatik

51 Die Physiologie der Sexualität – 773
W. Eicher

52 Sexuelle Funktionsstörungen – 779
W. Eicher

53 Sexuelle Zwischenstufen, Geschlechtsidentität und Transsexualismus – 789
W. Eicher

54 Andere psychosomatische Krankheitsbilder – 793
W. Eicher

Die Physiologie der Sexualität

W. Eicher

51.1 Einleitung – 773

51.2 Sexualphysiologie – 773
51.2.1 Sexuelle Erregbarkeit – 774
51.2.2 Geschlechtstrieb – 774
51.2.3 Orgasmus – 774
51.2.4 Sexuelle Befriedigung – 774
51.2.5 Sexuelle Reaktion – 774

Literatur – 777

51.1 Einleitung

Sexualmedizin und Psychosomatik sind Teilgebiete der Frauenheilkunde wie Endokrinologie und Onkologie. Sie sind Bestandteil frauenärztlicher Tätigkeit, haben aber interdisziplinäre Wurzeln, sodass **spezifische Kenntnisse und Fertigkeiten** in der Weiterbildung erworben werden müssen (Eicher 1980). Der hierzu Sensibilisierte macht täglich seine Erfahrungen in der gynäkologischen Praxis.

Zur **Weiterbildung** gehört der Erwerb der Kenntnisse über
- die Physiologie der Sexualität,
- sexuelle Funktion und Dysfunktion sowie
- die Psychodynamik.

Sexualmedizin ist Psychosomatik im eigentlichen Sinne des Wortes, nämlich ein Wechselspiel oder Regelkreis psychologischer und somatischer Faktoren. Deshalb sollen beide Gebiete zusammen besprochen werden.

Erst im 19. Jahrhundert bildeten sich Ansätze zu einer wissenschaftlichen Betrachtung der Sexualität, v. a. durch Ärzte. Durch weitere Beobachtung der Zusammenhänge von Sexualität und Krankheit und Erforschung der sexuellen Funktion entstand der **Begriff der Sexualmedizin** (Eicher 1991b).

> **Definition**
>
> Gegenstand der Sexualmedizin sind die Sexualität des Menschen und ihre Störungen. Dieses Fachgebiet beschäftigt sich mit der Erkennung, Behandlung, Prävention und Rehabilitation von Störungen, welche die sexuellen Funktionen, das sexuelle und/oder partnerschaftliche Erleben und Verhalten, auch in Folge von Erkrankungen und/oder deren Behandlung, sowie die geschlechtliche Identität betreffen und/oder mit sexuellen Traumatisierungen verbunden sind. Sexualmedizin berücksichtigt hinsichtlich Genese, Diagnostik und Behandlung sexueller Störungen sowohl die Erkenntnisse und Verfahren der somatologischen als auch der psychologischen und sozialwissenschaftlichen Disziplinen (Sigusch 1996).

Instrumente zur Behandlung sexueller Störungen und psychosomatischer Probleme in der Frauenheilkunde sind
- die Sexualanamnese,
- die Sexualberatung und
- die konfliktzentrierte Gesprächstherapie (Eicher 1977, 1980, 1991a).

Viele Gynäkologen streben **Zusatzbezeichnungen**, wie psychosomatische Grundversorgung oder Psychotherapie, an. Weiterbildungskurse für Sexualmedizin werden angeboten.

In der Frauenheilkunde spielen **sexuelle Fragen** eine besondere Rolle bei der Empfängnisverhütung und bei der Schwangerschaft, im Klimakterium und postmenopausal sowie im Zusammenhang mit gynäkologischen Operationen und ganz direkt als sexuelle Funktionsstörungen. Sie werden als inkongruente Geschlechtsidentität bei Intersexualität und Transsexualismus oder als Funktionsstörungen bei Fehlbildungen im Genitalbereich an den Frauenarzt herangetragen.

Andere psychosomatische Störungen, die sich in Unterleibsschmerzen oder Blutungsstörungen manifestieren, können mit sexuellen Problemen verbunden sein und als **indirekte Sexualstörung** interpretiert werden. Eine häufige Problematik ist die psychogene Amenorrhö.

> **Cave**
>
> Ein nicht unerheblicher Teil chronischer Unterleibsschmerzen sind psychosomatisch erklärbar.

51.2 Sexualphysiologie

Die Sexualität dient primär der **Forterhaltung der Art** und basiert auf der Zweigeschlechtigkeit. Heterosexualität ist die Hauptachse menschlicher Existenz. Die Sexualität existiert jedoch auch jenseits der Zweigeschlechtigkeit. Sexuelle Lust kann auch apersonal oder auf gleichgeschlechtliche Partner ausgerichtet sein und mit sexueller Befriedigung erlebt werden.

Sexuelle Lust und Befriedigung sind Faktoren, die wesentlich zum **Wohlempfinden** und zur **Gesundheit** beitragen. In der Regel spielt die Fortpflanzung der Frau nur für wenige Jahre ihres Lebens eine wichtige Rolle – eine Zeitspanne, die auch noch wesentlich kürzer ist als die eigentliche Zeit der Gebärfähigkeit. Sexuelle Lust gibt es sowohl beim Kind als auch im hohen Alter (Eicher 1994, 1996a). Wesentliche **Kriterien der Sexualität** sind:
- Erregbarkeit,
- Libido (Verlangen),
- Orgasmus und
- Befriedigung.

51.2.1 Sexuelle Erregbarkeit

Sexuelle Erregbarkeit besteht bereits beim Säugling. Anzeichen von **Lustempfindungen** können bei beiden Geschlechtern beobachtet werden und hängen mit der Berührung der Genitalorgane zusammen. Erektionen beim Säugling sind bekannt. Diese Empfindungen können später zum Wiederholungsdrang oder Verlangen nach Selbstbefriedigung (Masturbation, Ipsation, Onanie) führen und sind normal in der sexuellen Entwicklung.

Erogene Zonen sind Orte der Erregbarkeit und Quellen sexueller Lustgefühle, die individuell sehr unterschiedlich ausgeprägt sein können und bei der Frau breiter gestreut und differenzierter sind als beim Mann:
- gesamter Genitalbereich mit Klitoris,
- kleine Labien,
- große Labien,
- Scheideneingang,
- suburethrale Zone (sog. Gräfenberg-Spot),
- Uterus,
- Brustwarzen,
- Nabel,
- Achselhöhlen,
- Hals,
- Nackenbereich,
- Lippen,
- Ohrläppchen …

Die sexuelle Erregbarkeit wird durch Erfahrungen und Erziehung moduliert und ist die Grundlage zur Orgasmusfähigkeit.

51.2.2 Geschlechtstrieb

Der Geschlechtstrieb (Libido) ist ein biologischer **Schlüssel zur Fortpflanzung**. Beim Tier ist die Brunft hormongesteuert. Beim Menschen scheint die Ovulation nicht mehr triebabhängig zu sein, und für das Sexualverhalten der Frau lassen sich nur noch schwer und nur rudimentäre Beziehungen zum hormonellen Zyklus nachweisen. Immerhin ist ein das sexuelle Verlangen dämpfender Effekt des Gelbkörperhormons, welches zur Behandlung verschiedener gynäkologischer Erkrankungen genutzt wird, auffällig. Androgene besitzen eine anregende Wirkung.

Das sexuelle Verlangen, das Korrelat des Sexualtriebs, wird beim Menschen entscheidend durch **psychosoziale Faktoren** überlagert und bestimmt. Die Stärke des Geschlechtstriebs hängt wahrscheinlich primär eher von dessen Training und Erfahrung in der Kindheit als von genetischen Faktoren ab. Sie wird vom Sozialisationsprozess mit bestimmt. Je häufiger von Kindheit an sexuelle Erlebnisse sind, je mehr sie von der Umwelt akzeptiert werden, desto stärker wird die sexuelle Ansprechbarkeit ausgeprägt sein. Je stärker in der Erfahrung eines Menschen sexuelle Aktivität und sexuelle Erlebnisse verbunden sind mit sexueller Lust, Befriedigung, Entspannung, aber auch mit Akzeptiertwerden, Zuwendung, Zuneigung, Geborgenheit und Wertschätzung, desto größer wird nach den Lerngesetzen (Gesetze der sekundären Motivation) das sexuelle Verlangen.

51.2.3 Orgasmus

> **Definition**
>
> Ein Orgasmus ist der Höhepunkt der sexuellen Erregtheit und Anspannung, die sich explosionsartig entlädt und ein angenehmes Glücksgefühl entstehen lässt, welches sich in Entspannung auflöst. Es handelt sich hierbei um einen Gipfel und Kulminationspunkt bei einer sexuellen Reaktion, der nicht immer erreicht wird.

Jeder Mensch ist potenziell zum Orgasmus fähig. Dieser wird **unterschiedlich empfunden** und erlebt und deshalb auch unterschiedlich lokalisiert (Eicher 1993). Beim Mann geht er i. d. R. (nicht immer) mit einer Ejakulation einher. Bei der Frau laufen Zusammenziehungen (Kontraktionen, Zuckungen) im Bereich der Scheide ab, die aber weder von jeder Frau und noch viel weniger von jedem Mann als solche empfunden werden – gleich wie, wo und von wem der Orgasmus ausgelöst wurde. Der Orgasmus kann dabei ganz anders und an anderer Stelle erlebt werden.

Außer der Kontraktion in der Scheide gibt es andere **Muskelkontraktionen** im Bereich der Nachbarorgane (Blasen- und Analschließmuskel) und im Bereich der übrigen Muskulatur, wie Arme und Beine, sowie Muskelbewegungen der Mimik, die mit dem Orgasmus einhergehen (Masters u. Johnson 1970). Auch laufen regelmäßig Wehen in der Gebärmutter ab (durch Oxytozinausschüttung). Es kann zudem zu einer weiblichen Ejakulation aus dem Bereich der paraurethralen Drüsen (Prostataanalogon) kommen (Gräfenberg 1950, 1953).

51.2.4 Sexuelle Befriedigung

Sexuelle Befriedigung besteht i. d. R. **nach einem Orgasmus**. Nicht jeder Orgasmus schafft jedoch sexuelle Befriedigung. Auf der anderen Seite gibt es auch eine Befriedigung ohne Orgasmus. Mit zunehmendem Alter wird beim Koitus häufiger kein Orgasmus erreicht. Dennoch kann ein Gefühl der Befriedigung entstehen, welches aus der Intimität des Zusammenseins resultiert.

51.2.5 Sexuelle Reaktion

Grundlegende Erkenntnisse haben die Untersuchungen von Masters und Johnson zur sexuellen Reaktion gebracht (Masters u. Johnson 1970; Eicher 1994, 1996a). Ihr Buch »Human sexual response« ist als Basislektüre jedem Arzt empfohlen. Danach verläuft die sexuelle Reaktion in **4 Phasen** (◘ Abb. 51.1):
1. Erregungsphase;
2. Plateauphase;
3. Orgasmusphase;
4. Auflösungsphase.

Der **zyklische Ablauf** gilt gleichermaßen für Mann und Frau. Hierbei spielen sich insbesondere in den Genitalorganen, aber auch am übrigen Körper spezifische physiologische Veränderungen ab. Die **3 wesentlichen Vorgänge** sind:

51.2 · Sexualphysiologie

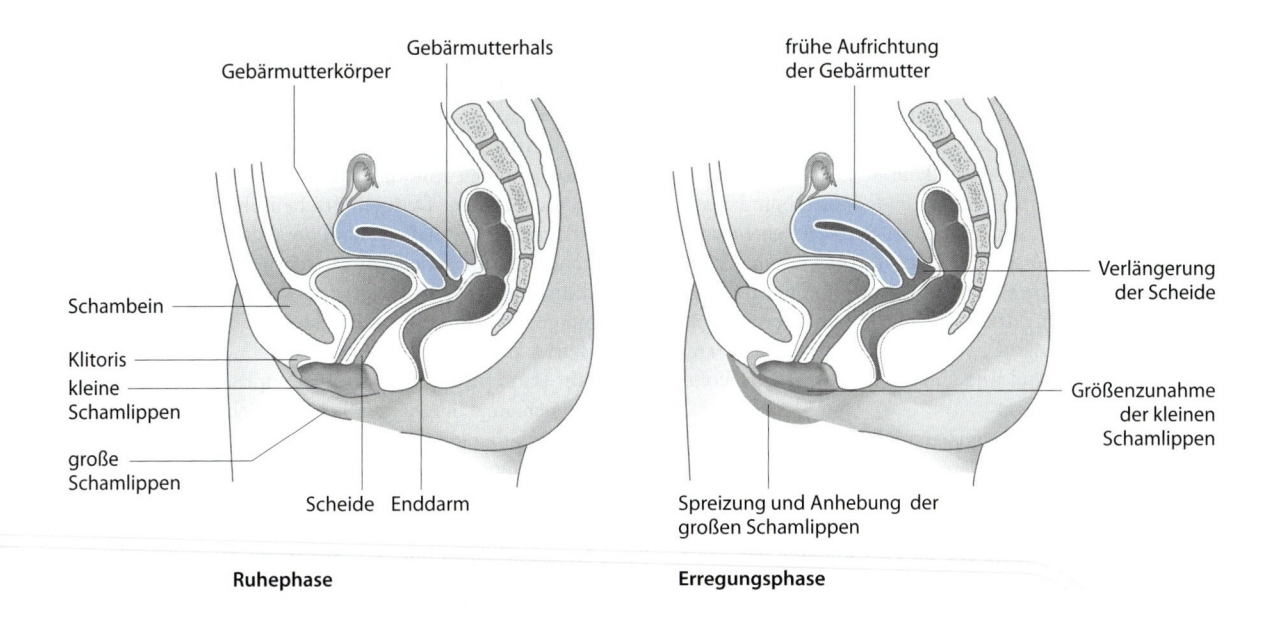

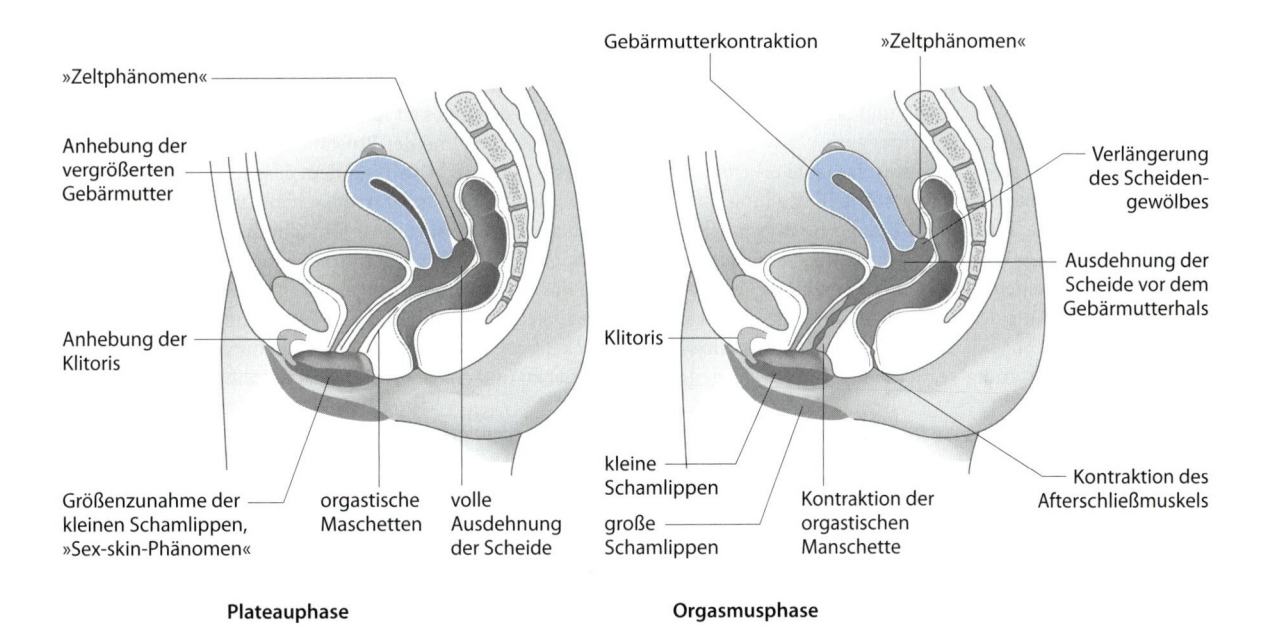

Abb. 51.1. Die Phasen der sexuellen Reaktion an den weiblichen Genitalorganen. (Nach Masters u. Johnson 1970)

— **Vasokongestion:** eine vermehrte Durchblutung mit Anschwellung verschiedener Körperteile durch Blutfüllung und Wiederauflösung;
— **Lubrikation:** eine Befeuchtung im Genitalbereich mit Entstehung von Gleitflüssigkeit durch die vermehrte Durchblutung und Produktion von Drüsensekreten;
— **Kontraktionen und Myotonie:** muskuläre Zuckungen und Muskelanspannungen, welche die gesamte Muskulatur betreffen können, und spezielle Veränderungen an den Genitalorganen, bei der Frau das Zeltphänomen im Scheidengewölbe oder die Zuckungen in der sich um die Scheide bildenden Manschette beim Orgasmus.

51.2.5.1 Erregungsphase

Das erste Zeichen einer körperlichen Reaktion der Frau auf sexuelle Reize ist die Befeuchtung der Scheide (**Lubrikation**). Sie erfolgt als Durchtritt einer klaren Flüssigkeit (Transsudation) aus den Blutgefäßnetzen (perivaginaler Plexus) um die Scheidenhaut und bildet dort Tröpfchen, die zu einem die ganze Scheide bedeckenden Film verschmelzen. Masters und Johnson nannten diesen Vorgang »**sweating phenomenon**« (Schwitzphänomen). Das Ausbleiben dieser Befeuchtung verhindert die Gleitfähigkeit der Scheide und führt zu einer Behinderung der Kohabitation.

Die **verstärke Durchblutung** des äußeren Drittels der Scheide bewirkt eine Verdickung der Schamlippen. Die vermehrte

Blutfüllung der Klitoris läuft i. d. R. ohne eine äußerlich feststellbare Gesamtvergrößerung ab. Durch Anschwellen der kleinen Labien und des Präputiums wirkt die Klitoris sogar retrahiert.

Am Ende der Erregungsphase kommt es zur **Aufrichtung der Gebärmutter**. Gebärmutterhals und Muttermund werden nach oben gehoben, sodass eine zeltartige Höhle entsteht (**Zeltphänomen**). Das Herausheben des Uterus entsteht durch Zusammenziehen von parakolpanen Muskelbündeln und der Ligg. sacrouterina (Mm. retractores uteri). Normalerweise ist die Gebärmutter birnengroß, vergrößert sich von der Erregungsphase an zunehmend und kann im Orgasmus ihr Volumen verdoppelt haben.

Durch unwillkürliche **Zusammenziehung von Muskelfasern in der Brustwarze** kommt es zu deren Erektion. Durch vermehrte Blutfüllung nimmt die Größe zu, wobei in der Plateauphase die Füllung des Warzenhofs die aufgerichtete Mamille teilweise wieder verdecken kann. Die Größenzunahme der Brust unter dem Einfluss sexueller Erregung ist bei Frauen, die gestillt haben, durch den verbesserten venösen Abfluss bedingt geringer (Masters u. Johnson 1970).

Aufgrund sexueller Erregung kann der sog. »**sex flush**« (Hautrötung) beobachtet werden, dessen Ausmaß und Verteilungsmuster bei verschiedenen Menschen unterschiedlich ist. Klassischerweise erscheint die Rötung in der späten Plateauphase im Dreieck unter dem Brustbein und dehnt sich über die Brust und evtl. über den gesamten Körper aus.

Beim Mann ist die **Erektion des Penis** das erste erkennbare Zeichen der Erregungsphase. Eine ungestörte Blutfüllung spielt dabei die wichtigste Rolle. Penis und Körpergröße stehen in keiner direkten Verbindung. Wegen der Anpassungsfähigkeit der Scheide ist auch bei kleinem Penis die Kohabitationsfähigkeit vorhanden. Bei Einführung des Gliedes wird die Erektion durch den Berührungsreiz der Scheide deutlich gesteigert. Deshalb ist auch bei anfangs unvollständig versteiftem Penis ein befriedigender Koitus möglich.

In der Erregungsphase tritt eine Runzelung und Verdickung des Skrotums durch Muskelkontraktionen ein. Durch unwillkürliche Kontraktion des M. cremaster kommt es zur **Anhebung des Hodens**, was eine Voraussetzung für die ungestörte Ejakulation ist. Kurz vor Erreichen der Orgasmusphase zeigen die Hoden eine Größenzunahme von bis zu 50 % (Masters u. Johnson 1970).

51.2.5.2 Plateauphase

Im unteren Scheidendrittel entsteht in der Plateauphase ein angeschwollener Zylinder zum Umfassen des Penisschafts. Diese **manschettenförmige Verdickung** kommt durch eine Auffüllung der schwammartigen Schwellkörper um den Scheideneingang mit Blut und durch das Anschwellen der kleinen Labien zustande. Bei Frauen, die noch nicht geboren haben, weichen die großen Schamlippen auseinander und geben den Scheideneingang frei. Dies lässt sich bei Frauen, die schon geboren haben, nicht mehr beobachten, da derselbe durch die vorausgegangene Geburt erweitert ist.

An den kleinen Schamlippen findet sich eine spezifische Verfärbung in der Plateauphase, welche von Masters und Johnson (1970) als »**sex skin**« bezeichnet wurde. Die kleinen Labien verändern ihre Farbe von rosa zu einem hellen Rot, das sich um den Scheideneingang herum ausbreitet. Meist ist davon auch die Vorhaut über der Klitoris betroffen. Das Sex-skin-Phänomen ist typisch für den nahenden Orgasmus.

Die **Klitoris** wird durch ihre beiden Schenkel, die zum Schambein ziehen, und durch ein Halteband sowie durch Muskelfasern, die in den Klitorisschaft einstrahlen, in der Plateauphase zurückgezogen. Dadurch erscheint sie vor dem Orgasmus verkleinert. Die **Befeuchtung der Scheide** nimmt in der Plateauphase normalerweise nicht mehr zu. Der **Uterus** steigert durch Zunahme der Vasokongestion weiter sein Volumen, die vollständige Aufrichtungsreaktion ist erst kurz vor dem Orgasmus erreicht.

Beim Mann schwillt in der Plateauphase der Kranz der Eichel weiter an. Eine gelegentlich zu beobachtende rötlichbläuliche **Verfärbung der Glans** entspricht dem »sex skin« der kleinen Schamlippen.

51.2.5.3 Orgasmusphase

Beim Orgasmus treten um die orgastische Manschette herum regelmäßig wiederkehrende **Kontraktionen** im Sinne von kurz aufeinanderfolgenden ringförmigen Zusammenziehungen auf. Diese sind elektronisch messbar, werden jedoch nicht immer verspürt. Über die in der Gebärmutter ablaufenden Wehen durch Oxytozinausschüttung und die sog. weibliche Ejakulation wurde schon berichtet.

Der **männliche Orgasmus** läuft in 2 Stadien ab:
- Zunächst kommt es zu Kontraktionen der Samenleiter, der Samenbläschen und der Prostata. Das Sekret der Vorsteherdrüse vermischt sich mit dem ausgetretenen Inhalt der Samenleiter und der Samenbläschen. Die Austreibung des Samens in die Harnröhre erfolgt durch deren unwillkürliche Ausdehnung im Zusammenhang mit dem Anschwellen des die Harnröhre umgebenden Schwellkörpers.
- Im 2. Stadium wird durch eine Zusammenziehung der Beckenbodenmuskulatur der Samen durch die Harnröhre getrieben und ejakuliert (Masters u. Johnson 1970).

> **Cave**
>
> Mit dem Orgasmus geht eine Erhöhung des Blutdrucks und der Atemfrequenz sowie eine Pulsbeschleunigung einher. Dies kann bei geschädigtem Herz zu einer problematischen Kreislaufbelastung werden.

51.2.5.4 Auflösungsphase

Die durch die Vasokongestion angeschwollenen Organe bilden sich nach dem Orgasmus auf ihre ursprüngliche Größe durch **Auflösung der vermehrten Blutfülle** zurück:
- Das Abschwellen der **großen Schamlippen** erfolgt rasch. Bei Frauen, die variköse Erweiterungen der Blutgefäße aufweisen, gestaltet sich dieser Vorgang langsamer.
- Die spezifische Verfärbung der **kleinen Schamlippen** geht zurück, sie nehmen ihr ursprüngliches Aussehen wieder an.
- Die **Klitoris** nimmt ihre ursprüngliche Lage wieder ein.
- Die Blutfülle um das **untere Scheidendrittel** nimmt rasch ab.
- Die aufgerichtete **Gebärmutter** fällt wieder in ihre ursprüngliche Ruhelage in das kleine Becken. Dadurch wird der Muttermund in die für das Sperma vorgebildete

Mulde, in den sog. »Spermien-Pool« (Masters u. Johnson 1970) eingetaucht.
- Bei Frauen, die noch nicht geboren haben, ist der **äußere Muttermund** geöffnet, und es vergehen 20–30 min, bis er sich wieder schließt. Dieses Phänomen wird bei Frauen, die schon Kinder haben, nicht mehr beobachtet.

Die ursprüngliche **Größe der Gebärmutter** wird bei Frauen, die noch nicht geboren haben, 10 min nach dem Orgasmus, bei Frauen mit Kindern 10–20 min nach dem Orgasmus erreicht. Kommt es zu keinem Orgasmus, ist die Vergrößerung der Gebärmutter häufig noch 30–60 min nach Beendigung der sexuellen Reizung zu beobachten.

Literatur

Eicher W (1977) Die sexuelle Erlebnisfähigkeit und die Sexualstörungen der Frau, 1. Aufl. Stuttgart, New York: Fischer
Eicher W (1980) Sexualmedizin in der Praxis. Ein kurzes Handbuch. Stuttgart, New York: Fischer
Eicher W (1991a) Sexuelle Störungen. In: Martius G (Hrsg) Therapie in Geburtshilfe und Gynäkologie, Bd II. Stuttgart, New York: Thieme: 228–237
Eicher W (1991b) Geschichte der Sexologie in Deutschland bis zum heutigen Stand. In: Eicher W, Vogt HJ, Herms V (Hrsg) Praktische Sexualmedizin 90. Wiesbaden: Verlag Medical Tribune: 286–317
Eicher W (1993) Weiblicher Orgasmus. Gynäkologe 26: 177–183
Eicher W (1994) Der Orgasmus der Frau. München: Piper
Eicher W (1996a) Zur Physiologie der weiblichen Sexualität. In: Wulf KH, Schmidt-Matthiesen H (Hrsg) Klinik der Frauenheilkunde und Geburtshilfe, Bd II, 3. Aufl. Berlin, Heidelberg, New York: Springer: 15–26
Eicher W (1996b) Möglichkeiten und Grenzen geschlechtskorrigierender Eingriffe. In: Wulf KH, Schmidt-Matthiesen H (Hrsg) Klinik der Frauenheilkunde und Geburtshilfe, Bd II, 3.Aufl. Berlin, Heidelberg, New York: Springer: 72–87
Gräfenberg E (1950) The role of urethra in female orgasm. Intern J Sexol 3: 145–148
Gräfenberg E (1953) The role of urethra during orgasm. In: Pillay AP, Ellis A(eds) Sex, society and the individual. Bombay: Int J Sexol Publ
Masters WH, Johnson VE (1970) Die sexuelle Reaktion. Reinbeck: Rowolt
Sigusch V (1996) Sexuelle Störungen und ihre Behandlungen, 2. Aufl. Stuttgart, New York: Thieme

Sexuelle Funktionsstörungen

W. Eicher

52.1	Einleitung – 779	
52.2	Libidostörungen – 779	
52.3	Orgasmusstörungen – 780	
52.3.1	Verhaltensfehler und Hemmungen – 780	
52.3.2	Tiefere seelische Konflikte – 781	
52.3.3	Geburtstraumatische Defekte – 781	
52.4	Algopareunie (Kohabitationsschmerzen) – 781	
52.5	Vaginismus – 782	
52.6	Indirekte Sexualstörungen – 783	
52.7	Therapie sexueller Funktionsstörungen – 783	
52.7.1	Sexualanamnese – 783	
52.7.2	Konfliktzentrierte Gesprächstherapie – 783	
52.7.3	Sexualberatung – 783	
52.7.4	Therapie der Libidostörungen – 784	
52.7.5	Therapie von Orgasmusstörungen – 784	
52.7.6	Therapie des Vaginismus – 785	
52.8	Sexualverhalten in bestimmten Lebensphasen – 785	
52.8.1	Schwangerschaft – 785	
52.8.2	Empfängnisverhütung – 786	
52.8.3	Klimakterium und Menopause – 786	
52.8.4	Sexualität nach gynäkologischen Operationen – 786	
	Literatur – 787	

52.1 Einleitung

Eine breite interdisziplinäre Darstellung der Behandlung sexueller Störungen findet sich bei Sigusch (2001) sowie Baier et al. (2004). Für den Frauenarzt hat sich eine **symptomorientierte Einteilung** mit entsprechendem Vorgehen in der Therapie bewährt.

Die **Parameter der sexuellen Funktion** bei der Frau sind (Eicher 1977, 1980, 1995):
— sexuelle Appetenz (Libido),
— Orgasmusfähigkeit und
— intravaginale Kohabitationsfähigkeit.

Daraus lassen sich direkt **sexuelle Dysfunktionen** ableiten, deren Diagnose für die Therapie wichtig ist:
— Libidostörungen,
— Orgasmusstörungen,
— Vaginismus,
— Algopareunie und
— polysymptomatische Dysfunktionen.

Früher wurden diese Störungen mit dem Begriff »Frigidität« bezeichnet. Dies bedeutet »Gefühlskälte der Frau«. Der Ausdruck ist über Generationen abwertend und verletzend gebraucht worden und wird deshalb nicht mehr benutzt. Er trifft auch keine der sexuellen Störungen im Kern, denn eine Frau, die nicht zum Orgasmus kommt, muss überhaupt nicht gefühlskalt sein und kann sehr wohl sexuell reagieren oder ein starkes sexuelles Verlangen haben. Wenn ein solches nicht existiert, mag dies gegenüber einem bestimmten Partner nicht vorhanden sein oder gegenüber dem Mann generell, wohl aber in einer anderen Situation, oder die Orgasmusfähigkeit kann bei der Selbstbefriedigung erhalten sein. In allen Fällen handelt es sich also nicht um eine Gefühlskälte.

52.2 Libidostörungen

Der Geschlechtstrieb – synonym: Sexualtrieb, Libido, sexuelles Verlangen oder sexuelle Appetenz – ist dem Menschen angeboren und beinhaltet das Bedürfnis nach Befriedigung. Ein primär fehlendes sexuelles Interesse, die Alibidimie, ist äußerst selten. Häufiger handelt es sich um eine Libidoverminderung bzw. um einen **Libidoverlust**, welcher sekundär auftritt.

> **Ursachen**
> — psychogene Ursachen (unbewusste Abwehr und Ängste):
>   – sexuelle Abstumpfung mit dem selben Partner,
>   – sexuelle Deviation und
>   – Depression;
> — organische Ursachen:
>   – chronische Kohabitationsschmerzen,
>   – konsumierende Erkrankungen,
>   – Hypophysen- und Hirntumoren,
>   – nach Schädel-Hirn-Trauma,
>   – Hypotonie und Schwächezustände sowie
>   – Hormonmangel;
> — Arzneimittel:
>   – Antihypertensiva,
>   – Sedativa,
>   – Tranquilizer,
>   – hormonelle Kontrazeption und
>   – Gestagentherapie.

> Bei vielen Frauen, die über Libidostörungen klagen, handelt es sich um eine Abwehr.

Die **Abwehr** kann gegenüber
- der Sexualität allgemein,
- jedem männlichen Individuum,
- dem speziellen Partner oder
- der speziellen Lebenssituation

bestehen. Der Libidoverlust ist in dem Fall ein Abwehrmechanismus der gestörten Persönlichkeit. Die Sexualität kann früher in der Kindheit mit Attributen wie »schlecht«, »schmutzig« oder »sündhaft« verbunden worden sein, sodass sich dabei **Ekel** einstellt. Eine Frau, die Identitätsprobleme hat, kann Aggressionen gegenüber dem Mann entwickeln, den sie in überlegener Position sieht. Dies erklärt die **sexuelle Abwehr gegen den Mann** in Form einer Libidostörung und mangelnder Hingabefähigkeit als koitale Anorgasmie – jedenfalls in heterosexueller Beziehung –, wohingegen das sexuelle Verlangen mit einer lesbischen Partnerin nicht gestört sein muss.

Um einen Abwehrmechanismus gegenüber einem speziellen Partner kann es sich auch handeln, wenn die **Partnerschaft aus anderen Gründen gestört** ist, z. B.:
- unterschiedliche Interessen,
- Partnerunverträglichkeit, die sich im Laufe der Ehe herausstellt sowie
- trinkende oder schlagende Partner.

Auch in **speziellen Lebenssituationen** kann ein Libidoverlust als Abwehrmechanismus auftreten, z. B. beim Überforderungssyndrom oder als Erschöpfungsdepression. Ein weiteres Phänomen für das Ausmaß des sexuellen Verlangens ist das der Verstärkung durch einen neuen Partner und der psychischen Ermüdung oder sexuellen Abstumpfung mit einem Dauerpartner. Es ist nicht ungewöhnlich, dass ein Partner nach einer Abschwächung der Libido mit einem neuen Sexualpartner eine normale oder gar verstärkte Libido entwickelt.

Unter **sexueller Deviation** versteht man z. B. lesbisches Verhalten. Hier ist der Trieb auf das gleiche Geschlecht gerichtet, was zur Folge haben kann, dass bei der Frau gegenüber dem Mann kein sexuelles Interesse besteht, was jedoch bei Bisexuellen nicht der Fall ist.

> Eine häufige und wichtige Ursache des Libidoverlustes ist die Depression. Diese kann reaktiv auf die Lebensumstände sein oder aber endogen entstehen, wie dies in bestimmten Lebensphasen auch gehäuft auftritt, z. B. im Klimakterium. Die Depression geht mit Müdigkeit, Abgeschlagenheit, Schlafstörungen und Antriebsverlust und eben auch mit einem Libidoverlust regelmäßig einher.

Organische Erkrankungen als Ursache für einen Libidoverlust sind eher selten. Dass bei chronischen Kohabitationsschmerzen, gleich welcher Ursache sie sind, auch das sexuelle Verlangen nachlässt, ist einleuchtend. Schwere Erkrankungen führen zu Erschöpfungszuständen, bei denen auch das sexuelle Interesse erliegt. Auch bei Schwächezuständen mit extrem niedrigem Blutdruck und Müdigkeit ist keine Energie für sexuelle Aktivitäten vorhanden. Hypophysen- und Hirntumoren sind selten und gehen auch mit anderen Beschwerden – z. B. mit Blutungsstörungen, Kopfschmerzen und Sehstörungen – einher.

Unter den **Arzneimitteln** haben die Blutdrucksenker und Beruhigungsmittel auf das sexuelle Verlangen einen negativen Effekt. Bei der hormonalen Empfängnisverhütung, speziell bei der Pille, scheinen die psychologischen Faktoren die Hormonwirkung zu überwiegen. Bei der Langzeitbehandlung mit Gelbkörperhormonen wird nicht selten eine Libidoverminderung beobachtet, die sich nach Absetzen der Therapie wieder normalisiert.

Ein von Zwängen befreites Sexualverhalten verbessert die sexuelle Erlebnisfähigkeit für beide Partner. Bei einem Teil der Menschen gelingt jedoch die **Trennung des Sexual- vom Reproduktionsverhalten** nicht oder nur vorübergehend ohne Probleme, da die Möglichkeit einer Schwangerschaft bei diesen Menschen zumindest unbewusst im Sexualverhalten integriert ist, was dann zur Ursache für Unverträglichkeiten und Nebenwirkungen wird, z. B. für den Libidoverlust, der in manchen Fällen erst nach Monaten oder Jahren auftritt.

52.3 Orgasmusstörungen

Jeder Mensch kann grundsätzlich zum Orgasmus kommen (Eicher 1993a, 1994a) Die **Orgasmusfähigkeit** besteht bei Mann und Frau. Sie ist bei der Frau störanfälliger.

Die **Anorgasmie** kann primär, sekundär oder situativ bestehen. Diese Differenzierung ist aus der Sexualanamnese zu erfahren.

> **Definition**
>
> Primäre Anorgasmie bedeutet, dass die Frau noch nie einen Orgasmus erlebt hat (selten), sekundär, dass sie nicht mehr orgasmusfähig ist. Situative Anorgasmie heisst, dass die Frau beim intravaginalen Koitus nicht zum Orgasmus kommt, wohl aber durch Masturbation oder durch manuelle Stimulierung durch den Partner. Situativ bedeutet auch, dass sie mit einem Partner nicht zum Orgasmus kommt, wohl aber mit einem anderen Partner oder mit einer Partnerin oder nicht in ihrer Wohnung, wohl aber im Urlaub.

Die wichtigsten **Ursachen** der Anorgasmie sind:
- Verhaltensfehler,
- Hemmungen,
- Angst vor Ich-Verlust und
- geburtstraumatische Defekte.

52.3.1 Verhaltensfehler und Hemmungen

Partnerprobleme. In vielen Fällen bleibt die Frau unbefriedigt, weil der Mann sich nicht bemüht, sie während des Vorspiels ausreichend zu erregen, um nach Einführen des Penis mit Hilfe der koitalen Bewegungen zum Orgasmus zu kommen. Für viele Frauen sind die koitalen Bewegungen zu kurz, d. h. der Mann kommt zu früh zum Orgasmus, bevor die Frau zum Höhepunkt gelangt. Dieses Problem wird verstärkt, wenn es sich um einen Partner handelt, der seinen Orgasmus und Samenerguss frühzeitig, d. h. direkt nach dem Einführen oder vorzeitig, d. h. schon vor dem Einführen, hat. Für den vor- oder frühzeitigen Orgasmus (früher fälschlicherweise Ejaculatio praecox) des Mannes gibt es spezifische Behandlungen.

Angst blockiert den Erregungsprozess und den gesamten Ablauf der sexuellen Antwort auf den verschiedenen Stufen. Häufige Ängste sind Furcht vor einer Schwangerschaft bei unsicherer Empfängnisverhütung oder vor einer Infektion (Geschlechtskrankheit). Weitere Ängste, die Hemmungen bewirken, sind Nachbarn oder Kinder bzw. Eltern in der Wohnung. Auch das schlechte Gewissen, eine Sünde zu begehen, kann die Orgasmusfähigkeit behindern (ekklesiogene Sexualstörung). Eine restriktive Erziehung, die Sexualität als schlecht oder sündhaft oder vor der Ehe als verboten darstellt, baut Hürden zum Orgasmus auf. Ein anderer Faktor ist sexueller Leistungszwang, der in vielen Fällen den Orgasmus verhindert.

52.3.2 Tiefere seelische Konflikte

Anorgasmie wird durch **mangelnde Hingabefähigkeit** verursacht. Psychologisch gesehen handelt es sich um Angst vor einem Ich-Verlust. Siegmund Freud (1923, 1933) hat für das, was die Gesamtpersönlichkeit ausmacht, **3 Instanzen** beschrieben:
1. Ich,
2. Über-Ich (Gewissen) und
3. Es (Triebe).

Um den Orgasmus zu erleben, muss sich das Ich verlieren und aufgeben können und sich an die aufwallenden Triebe aus dem Es, die Lust, hingeben. Nur im **Ich-Verlust** gelingt der Orgasmus. Die Störung kommt vom Über-Ich, dem Gewissen, welches durch übernommene Wertvorstellungen erzogen wurde. Die Frau kann sich nicht gehen lassen, aus Angst vor einem Ich-Verlust.

Wenn sich die Frau in einer **Identitätskrise** befindet und sich gegen die ihr von der Gesellschaft und/oder vom Mann zugeschriebene Rolle aktiv oder passiv auflehnt, können Vertrauen und Liebe zum Partner untergraben werden und verloren gehen. Die Frau verspürt Ärger gegen ihren Partner. Offene oder versteckte aggressive Tendenzen bewirken nun die mangelnde Hingabefähigkeit und Angst vor der zum Orgasmus notwendigen Ich-Regression. Die Folge ist eine Anorgasmie bei Koitus mit dem Mann. Die Anorgasmie wird zum unbewussten Mechanismus der Selbstverteidigung. Sie erhält in diesem Fall das bedrohte oder unterdrückte Ich.

52.3.3 Geburtstraumatische Defekte

Anatomie. Die die Scheide umschließenden Beckenbodenmuskeln sind am Orgasmus beteiligt. Die beiden **Levatorschenkel** umfassen die Vagina gabelförmig, entspringen am Steißbein und münden am Schambein (M. puborectalis). Ein Teil zieht zur Vagina (M. pubovaginalis). Davor liegt der **M. bulbocavernosus**, der ringförmig den Scheideneingang umschließt, am Damm entspringt und gemeinsam in ein Gewebeblatt einmündet, welches die Klitoris umhüllt. Dadurch kommt es beim Geschlechtsverkehr zu einem indirekten rhythmischen Zug an der Klitoris, da der Penis den Schwellkörpermuskel auseinander drängt und daran reibt. Spezielle **Nervenrezeptoren für die sexuelle Reaktion** sind im M. pubococcygeus beschrieben. Ein gut ausgeprägter und funktionsfähiger Muskel ist günstig für den Orgasmus. Sein Training kann die Orgasmusfähigkeit verbessern (Kegel 1952).

Die Geburt überdehnt diese Muskeln. Auch ohne äußere Risse kann es zu inneren **Zerreißungen und Muskeldefekten** kommen, die eine schlaffe Vagina zurücklassen, welche die Orgasmusfähigkeit beeinträchtigen kann. Mit intravaginaler Druckmessung konnte gezeigt werden, dass Frauen mit gestörter oder schwacher Orgasmusfähigkeit häufiger eine geringere Kontraktionsfähigkeit aufweisen.

Am Ende der Plateauphase kommt es zur zeltförmigen Ausweitung des Scheidengewölbes. Liegt gleichzeitig bei der Frau, die schon Kinder geboren hat, ein relativ weiter Scheideneingang und/oder ein Defekt des Levatormuskels vor, so kann es sowohl beim Mann als auch bei der Frau zum **Gefühl des verlorenen Penis** kommen, welches im Abbruch der Erregung mit Anorgasmie endet. In der Regel verhindert das Gefühl, dass etwas nicht stimmt und dass man nichts mehr fühlt, den weiteren physiologischen Ablauf der sexuellen Reaktion (Lostpenis-Syndrom).

52.4 Algopareunie (Kohabitationsschmerzen)

> **Definition**
>
> Schmerzhafte Missempfindungen während und nach der Kohabitation sind vom Vaginismus abzutrennen und werden als Algopareunie bezeichnet. Aus dem englischen Sprachraum kommt der Begriff der Dyspareunie, was mehr bedeuten kann als Kohabitationsschmerzen und eher eine polysymptomatische Dysfunktion darstellt.

Für Kohabitationsschmerzen, die beim intravaginalen Koitus auftreten, gibt es eine **Vielzahl organischer Ursachen**, die einer sorgfältigen gynäkologischen Untersuchung nicht entgehen dürfen und organisch therapiert werden können. Die **Einteilung** orientiert sich am besten nach der Lokalisation.

> **Einteilung der Kohabitationsschmerzen**
> – Vulva:
>   – Vulvitis,
>   – Soor,
>   – Trichomonadeninfektion,
>   – Erythrasma,
>   – Herpes genitalis,
>   – Atrophie,
>   – Lichen sclerosus et atrophicans,
>   – Lichen ruber,
>   – Narbendamm (Dammriss, Episiotomie) und
>   – »salivary vulvitis«;
> – Introitus:
>   – Bartholinitis,
>   – Bartholin-Abszess,
>   – Bartholin-Zyste,
>   – urethrale und suburethrale Tumoren (Endometriose),
>   – Urethritis,
>   – Paraurethralzyste,
>   – Divertikel,
>   – Hymen septus persistens,

- rigider Hymen,
- Vaginalaplasie
- Introitusstenose (Fehlbildung, Schrumpfung, postoperativ);
- Vagina:
  - Soor- und Trichomonadenkolpitis,
  - Koli- und Enterokokkenkolpitis,
  - Aminkolpitis,
  - unspezifische Kolpitis (Empfindlichkeit gegen lokale Kontrazeption, allergische Reaktionen),
  - Östrogenmangelkolpitis,
  - Vaginaltumor (Glomustumor, spitze Kondylome),
  - Vaginalseptum,
  - iatrogene Stenosen nach Plastik,
  - Scheidenverletzung unter der Geburt,
  - Vaginalobliteration
  - angeborene partielle oder totale Vaginalatresie;
- Uterus und Bandapparat:
  - Retroflextio uteri fixata
  - Parametritis;
- Adnexe und Peritonealraum:
  - pelvine Varikozele,
  - akute Adnexitis,
  - chronische Adnexitis mit Adhäsionen,
  - Adhäsionen nach Entzündungen und Operationen,
  - in den Douglas-Raum prolabierende Ovarien (bei Retroflexio),
  - Ovarialtumoren
  - andere Tumoren im Douglas-Raum;
- Blasen- und Darmerkrankungen:
  - Zystitis,
  - Blasensteine,
  - Blasentumoren,
  - Rektumkarzinom,
  - Perisigmoiditis
  - Divertikulitis;
- Endometriose.

Psychogene Kohabitationsschmerzen beruhen entweder auf mangelnder Lubrikation durch Erregungsblockierung, Ängsten oder fehlendem sexuellem Interesse oder auch auf Verkrampfungen.

> Immer wieder können Kohabitationsschmerzen aufgrund organischer Erkrankungen durch Neurotisierung weiter anhalten, nachdem es zur Abheilung der somatischen Erkrankung gekommen ist. Wenn somatogene oder psychogene oder durch beides verursachte Kohabitationsschmerzen persistieren, kann es zum Libidoverlust und schließlich zur Anorgasmie kommen und eine polysymptomatische sexuelle Dysfunktion entstehen.

52.5 Vaginismus

Definition

Der Vaginismus unterscheidet sich von den als Algopareunie bezeichneten Kohabitationsschmerzen dadurch, dass die intravaginale Kohabitation i. d. R. nicht möglich ist.

Walthard (1909) hat den Vaginismus als einen psychischen Abwehrreflex erkannt und beschrieben und als richtige Behandlung die **Psychotherapie** gefordert. Bei der ausgeprägten Form kann die Frau primär nicht gynäkologisch untersucht werden, da sie sich völlig verkrampft. Beim **Versuch der Untersuchung** klemmt sie die Beine zusammen, hebt das Gesäß und verkrampft sich (Eicher 1980). Untersuchungen und Dehnungen in Narkose, Inzisionen und Erweiterung des Scheideneingangs sowie Hymenektomien sind ohne Erfolg. Frauen, die »ante portas« oder durch Insemination schwanger wurden, haben **nach der Geburt** i. d. R. weiter einen Vaginismus.

Auswirkungen auf die Partnerschaft. Es finden sich Paare, die über viele Jahre verheiratet sind, bevor sie wegen des Vaginismus zum Arzt gehen. Grund für die Konsultation ist bisweilen familiärer Druck wegen der ausbleibenden Kinder. Sexuelle Beziehungen finden statt, i. d. R. als Koitus »ante portas«. Beim Mann kommt es häufiger sekundär zu Erektionsstörungen. Er hat auch gehäuft einen Orgasmus praecox (früher fälschlich als Ejaculatio praecox bezeichnet). Die Orgasmusfähigkeit bei der Frau ist beim Vaginismus primär erhalten, nur verhindert häufig die Angst während des Sexualakts, bei dem es nicht gelingt, den Penis einzuführen, dass die Frau zum Orgasmus kommt. Das Syndrom ist auch unter den Begriff der »unvollzogenen Ehe« beschrieben oder als »Virginität in der Ehe« (Friedmann 1963).

Der Vaginismus besteht in der überwiegenden Mehrzahl der Fälle primär, kann aber auch erst sekundär auftreten. Der **sekundäre Vaginismus** beruht auf einer totalen Verkrampfung aufgrund unangenehmer Erlebnisse im Genitalbereich (Eicher 1992). Der **primäre Vaginismus** hat tiefere seelische Wurzeln. Häufiger besteht dabei eine Sexualangst, die durch einen sexuell repressiven Erziehungsstil, insbesondere auch durch religiösen Einfluss, anerzogen wurde. Dabei ist die Sexualität tabuisiert, das Empfinden sexueller Lust mit Schuldgefühlen beladen und als schlecht oder schmutzig bewertet.

Friedmann (1963) hat **3 Frauentypen** beschrieben und sie mit Brunhilde, Dornröschen und der Bienenkönigin verglichen:
- Bei **Brunhilde** handelt es sich um einen Konflikt zwischen Liebe und Aggression gegenüber dem Mann, also um einen Identitätskonflikt. Sie kann sich dem Mann nicht hingeben und will erobert werden, schraubt aber dabei die Forderung so hoch, dass er versagen muss. Im übertragenen Sinn kastriert sie ihn dadurch, dass ihm die Eroberung bei ihr nicht gelingt. In der Tat finden sich als Partner häufig Männer, die nach kurzer Zeit Erektionsstörungen entwickeln.
- **Dornröschen** ist nach der Mythologie einem Zauberschlaf verfallen. Die Sexualität ruht, der Genitalbereich ist aus dem Bewusstsein verdrängt. Diese Frauen neigen dazu, ihre Vagina für einen Penis viel zu eng zu halten und

fürchten sich vor Verletzungen durch den Geschlechtsverkehr.
- Die **Bienenkönigin** kommt zum Frauenarzt und bittet ihn, sie mit dem Sperma ihres Mannes künstlich zu befruchten, da sie keine Kohabitationen will. Sie meint, diese seien für sie unangenehm und deshalb nicht durchführbar. Im übertragenen Sinne ist für sie der Mann eine Drohne.

Die Typisierung trifft für viele Fälle zu. Bei dem restlichen Teil handelt es sich beim Vaginismus um ein hysterisches Syndrom, mit dem sich die Frau ausagiert (Eicher 1992).

52.6 Indirekte Sexualstörungen

Hinter **gynäkologischen Symptomen** – wie Unterleibsschmerzen, Blutungsstörungen, Juckreiz und Fluor – sowie Miktionsbeschwerden, für die bei der gynäkologischen Untersuchung kein organisches Korrelat gefunden wird, können sich sexuelle Probleme verbergen, sodass sie als indirekte Sexualstörung aufzufassen sind. Hinweise gibt die Sexualanamnese.

52.7 Therapie sexueller Funktionsstörungen

52.7.1 Sexualanamnese

Das **Instrument zur differenzierten Diagnostik** ist die Sexualanamnese. Mit ihr gelingt gleichzeitig der Einstieg in die Sexualberatung oder konfliktzentrierte Gesprächstherapie.

> **Definition**
>
> Bei der Sexualanamnese handelt es sich um eine erweiterte gynäkologische Anamnese, wobei die einzelnen Parameter – wie Menstruation, Schwangerschaft, sexuelle Funktionsstörung – vom Erlebnisbereich her besprochen und im Sinne einer biografischen Anamnese durch die Bereiche Partnerschaft, Kontaktfähigkeit, Familie und das Persönlichkeitsbild ergänzt werden.

Dabei lässt sich der organische Bereich vom seelischen nicht trennen, weshalb es sich um **Psychosomatik** im eigentlichen Sinn des Wortes handelt.

> **Sexualanamnese**
> - primäres Beschwerdebild,
> - Menstruation,
> - geschlechtsspezifische Entwicklung in der Pubertät und Adoleszenz,
> - Schwangerschaft,
> - Kontrazeption,
> - Sexual- und Allgemeinerziehung,
> - Selbstbefriedigung,
> - Kindheitserlebnisse,
> - elterliche Familie,
> - Kontaktfähigkeit (Freunde, Schule und Beruf),
> - Rolle als Frau und Mutter,
> - Partnerschaft,
> - Kohabitationen (Kohabitarche, Frequenz, Praktiken),
> - Sexualstörungen,
> - sexuelle Appetenz,
> - Orgasmusfähigkeit,
> - intravaginale Kohabitationsfähigkeit,
> - Persönlichkeitsbild,
> - psychiatrische Erkrankungen,
> - gynäkologische Erkrankungen sowie
> - gynäkologischer Befund.

52.7.2 Konfliktzentrierte Gesprächstherapie

Bei der Besprechung der einzelnen Parameter zur Sexualanamnese werden **Konflikte** sichtbar, die vom Therapeuten bearbeitet werden. Der Erfolg hängt vom Vertrauen der Patientin und dem Einfühlungsvermögen (Empathie) des Arztes ab. Die Anamnese lässt sich häufig nicht in einem Gespräch vollständig erheben, was der therapeutischen Wirkung eher förderlich ist, da so aufscheinende Konflikte gleich bearbeitet werden können und von Anfang an Fokaltherapie betrieben werden kann.

Der **Prozess der Verbalisierung** spielt bei der konfliktzentrierten Gesprächspsychotherapie eine Schlüsselrolle. Durch die wiederholte Bearbeitung der Konflikte (Fokaltherapie) kommt es zu einer veränderten Einstellung der Patientin zu ihrer Umwelt. Das Ziel ist eine **Ich-Stärkung**, welche ein konfliktfreieres Verhältnis und mehr innere und äußere Sicherheit gegenüber der sozialen Umwelt erlaubt.

Der **Therapeut** wird zur Person, an der die Patientin eine Nachreifung vollziehen kann. Durch die Stärkung der Persönlichkeit treten Ängste und neurotisches Verhalten in den Hintergrund. Die Frau wird fähig, ihre Störung zu überwinden. Ihr Selbstbewusstsein muss so weit gekräftigt werden, dass eine Entscheidung, die nach der Erkenntnis oder Selbstinterpretation oder durch Deutung notwendig wird, getroffen werden kann. Wenn bei den Gesprächen die einzelnen kausalen Faktoren für die funktionellen Sexualstörungen gefunden sind und fokal bearbeitet werden, so ergeben sich **emotionale Antworten** – wie Zustimmung, Einverständnis und Ablehnung bis hin zur Empörung im Sinne von Übertragung und Widerstand.

> Die konfliktzentrierte Gesprächspsychotherapie hat sich bei allen sexuellen Dysfunktionen – also Libido- und Orgasmusstörungen, Algopareunie (Kohabitationsschmerzen) und Vaginismus – sowie bei indirekten Sexualstörungen (z. B. sekundäre Amenorrhö, Abwehrblutung, Pelvipathie) bewährt, soweit keine organischen Ursachen für die Störungen gefunden wurden und wenn die sexuelle Dysfunktion nicht Symptom einer psychiatrischen Erkrankung (Depression, phobisches Syndrom oder Psychopathie) ist.

52.7.3 Sexualberatung

Im Einzelfall genügen auch die **Besprechung und Aufklärung** über die sexuelle Funktion, Hinweise und Bestärkung zur Masturbation, Beratung über die Vorteile spezieller Positionen, über die Notwendigkeit präkoitaler Stimulierung und die Besprechung negativer Faktoren – wie Leistungsdruck, Erwartungsangst und Hemmungen. Ratschläge für die hausärztliche Praxis finden sich bei Aresin (1992). Übende Verfahren nach Masters und Johnson werden zum Abbau der Erwartungsangst empfohlen (▶ Abschn. 52.7.5).

52.7.4 Therapie der Libidostörungen

Die **Gesprächstherapie** ist konfliktzentriert auf die psychogenen Ursachen, die in der Sexualanamnese erscheinen. **Organische Ursachen** müssen somatisch behandelt und **Medikamente**, falls diese ursächlich in Frage kommen, möglicherweise gewechselt werden. Tritt der Libidoverlust als Begleitsymptom einer **Depression** auf, muss diese erkannt und weiter behandelt werden.

Medikamente. Im Einzelfall kann im Postklimakterium ein Androgen bei der Substitutionstherapie (z. B. Estratest) hilfreich sein, was aber wegen der Gefahr von Virilisierungserscheinungen nicht langfristig erfolgen sollte. Allein mit hormoneller Substitution in der Postmenopause (Östradiol oder Östradiol/Norethisteron) kann in einem beachtlichen Prozentsatz bei Sexualstörungen und speziell auch bei Libidoverlust eine Besserung erzielt werden (Eicher u. Mück 1996). Die postmenopausale Substitution mit dem 19-Nortestosteronabkömmling Tibolon zeigt neben einer östrogenen und gestagenen eine androgene Wirkung und führt nicht selten zu einer Antriebs- und Libidosteigerung. Auch im früheren Alter kann durch Verabreichung von Androgenen im Einzelfall eine Libidosteigerung erreicht werden (Risiko: tiefer werdende Stimme und Hirsutismus).

Bei der **hormonalen Kontrazeption** (»Pille«) handelt es sich um ein vielschichtiges Problem. Einen Libidoverlust gibt es nicht nur unter Verwendung der Pille, sondern auch beim IUP oder der Sterilisation, jedoch deutlich seltener. Wenn nicht psychologische Faktoren, wie das für die Mehrzahl der Fälle gilt, im Vordergrund stehen, wird der Wechsel der kontrazeptiven Methode eine Änderung bringen (Versuch, vom gestagenbetonten Einphasenpräparat auf eine Sequenztherapie zu wechseln).

Die wichtigsten **psychosozialen Faktoren**, die einer Gesprächstherapie zugänglich sind, bestehen in Partnerproblemen oder in der Tatsache, dass es nicht allen Menschen dauerhaft bzw. nur passager gelingt, das Sexual- vom Reproduktionsverhalten zu trennen.

52.7.5 Therapie von Orgasmusstörungen

Nach Klärung, ob es sich um eine primäre, sekundäre oder nur situative Anorgasmie handelt, ist in vielen Fällen eine **Sexualberatung** erfolgreich (Eicher 1993a u. 1994a).

Altersabhängigkeit. Besonders bei jungen Frauen ist die Orgasmusfähigkeit beim intravaginalen Koitus häufiger noch nicht gegeben und unterliegt einem Lernprozess. Nach den Untersuchungen von Kinsey nimmt die Orgasmusfähigkeit im Laufe vieler Jahre parallel zur sexuellen Erfahrung zu.

Bei vielen Paaren wird die **präkoitale Stimulierung** erogener Zonen nicht ausreichend gepflegt. Eine präkoitale Stimulierung bis in die Plateauphase kann zum Orgasmuserlebnis während des Koitus führen. Eine weit verbreitete, falsche Vorstellung ist die des **simultanen Orgasmus**. Ein solcher ist eher die Ausnahme und nicht »natürlich«.

Bei Frauen, die unter keinen Umständen einen Orgasmus erlebt haben, liegt i. d. R. eine starke **Hemmung** und Ausklammerung der Sexualität vor, die mit Schuldgefühlen, Ängsten oder auch der Empfindung einhergeht, dass es sich bei der Sexualität um etwas Schlechtes handelt. Es müssen deshalb im Gespräch zunächst Hemmungen und falsche Vorstellungen abgebaut werden (**konfliktzentrierte Gesprächspsychotherapie**). Dann wird der Patientin empfohlen, den Orgasmus über die Selbstbefriedigung kennen zu lernen. Hier muss darauf hingewiesen werden, dass die Selbstbefriedigung auch nach den Untersuchungen von Kinsey im Gegensatz zu den Vermutungen von Freud keine schädliche, sondern eine günstige Wirkung auf die Orgasmusfähigkeit hat.

Die **Empfehlung der Selbstbefriedigung** zur Therapie der primären Anorgasmie ist ein Instrument der Sexualberatung. Die Befriedigung über die Klitoris ist die natürlichste und schnellste Methode, um Empfindungen in der Vagina zu wecken. Eine Ablenkung von Ängsten durch erotische Phantasien, welche zunächst von manchen Frauen als unnatürlich schuldhaft abgelehnt werden, ist ein weiterer therapeutischer Schritt. Nach dem Abbau von Hemmungen kann der Patientin auch im Einzelfall ein Vibrator empfohlen werden.

Zu einer Änderung starrer Kommunikationsmuster müssen beide Partner angeregt werden, um offen über **Bedürfnisse und Vorlieben** beim Sexualakt sprechen zu können, wobei die speziellen Bedürfnisse der Frau erfasst werden müssen. In vielen Fällen verbessert auch eine veränderte Einstellung der Frau zu sexueller Aktivität und Initiative die Möglichkeiten sexueller Befriedigung, wenn sie vorher ihre Rolle in der Passivität gesehen hat.

Angelerntes Verhalten kann wieder verlernt werden. Neurotisches Verhalten wird in angsterzeugenden Situationen erworben. Angstreaktionen können unterdrückt werden durch das gleichzeitige Hervorrufen anderer Reaktionen, welche physiologisch der Angst entgegenwirken. Hierauf basiert das **Konzept des Abbaus von Erwartungsangst**, wie dies von Masters und Johnson beschrieben wurde. Bei diesem übenden Verfahren wird ein sog. »sensate focus« geschaffen, ein angstfreies Milieu hergestellt. Zusätzlich sollen Störfaktoren – wie beengende Wohnraumverhältnisse, die Schwiegermutter im Haus oder andere Drucksituationen – beseitigt werden. Um dieses angstfreie Milieu zu schaffen, wird bei der Therapie zunächst der Vollzug des Koitus untersagt, da er mit Versagensangst besetzt ist. Beide Partner stimulieren sich durch Streicheln angenehmer erogener Zonen, wodurch das sexuelle Interesse gesteigert und die Erwartungsangst vor dem Koitus abgebaut wird. Hierbei kommt es auch zu einer gegenseitigen Exploration und Erweiterung der Kenntnisse über die sensitiven Zonen des Partners. Die Erregung nimmt zu, da der angstbesetzte Koitus und die Versagensangst ausgeschlossen sind. Diese übenden Verfahren sind jedoch nur sinnvoll und erfolgversprechend, wenn es gleichzeitig zu einer Konfliktaufhellung und Bearbeitung gekommen ist.

52.7.6 Therapie des Vaginismus

Das **Behandlungskonzept** ist 2-gleisig. Es basiert
- auf dem zur konfliktzentrierten Gesprächstherapie erweiterten ärztlichen Gespräch und
- auf dem Abbau des Abwehrreflexes durch Gewöhnung mit Hilfe des Vertrauens und der suggestiven Wirkung des Arztes (Walthard 1909; Friedmann 1963; Eicher 1980, 1992, 1995)

Bei der **konfliktzentrierten Gesprächstherapie** des Vaginismus gilt dasselbe wie für andere Sexualstörungen. Das 2. Gleis beruht auf der Erkenntnis, dass angelerntes Verhalten wieder verlernt werden kann. So soll die Patientin vor dem mit Erwartungsangst besetzten Koitus kennen lernen, dass sie nicht eng ist. Dies kann durch eine **gynäkologische Untersuchung** eingeleitet werden, wobei zu betonen ist, dass diese nie erzwungen oder auch nur gegen Widerstand erfolgen darf. Sie wird möglich, wenn der Arzt durch Gespräche das volle Vertrauen der Patientin erworben hat, und erleichtert durch suggestive Überzeugungskraft. Durch eine geschickte, schmerzlose gynäkologische Untersuchung soll der Frau der verlorene »Mut zu sich selbst« wieder zurückgegeben werden (Mayer 1938).

Durchführung der Untersuchung. Der Patientin wird am besten erklärt, dass zunächst nur eine Einstellung mit Kinderspekula – und zwar mit Spiegeln, mit denen auch ein 3-jähriges Kind untersucht werden kann – vorgenommen wird. Dabei wird die Frau aufgefordert, nach unten zu drücken, also die Bauchpresse zu betätigen, wodurch die Beckenbodenmuskulatur erschlafft. Dann kann zur Entfaltung der Scheide auf Graf-Spiegel übergegangen werden. In weiteren Untersuchungen kommen dann die nächst größeren Spekula zur Anwendung, ohne jedoch in der ersten Sitzung mehr als 2 verschiedene Größen zu benutzen. Nachdem der nächst größere Spiegel eingesetzt werden konnte und die Scheide entfaltet ist, kann der Patientin nach Herausnahme das Spekulum mit dem Hinweis auf die schmerzlose Dehnungsmöglichkeit der Scheide gezeigt werden. Kann nach mehreren Untersuchungen danach ein mittelgroßes Spekulum eingeführt werden, wird dieses am besten mit dem Hinweis auf die Größe des Penis demonstriert. Danach gelingt auch i. d. R. die manuelle Palpation ohne Beschwerden.

Einbeziehung des Partners. Wenn man sich sicher ist, dass die Scheide mühelos entfaltet werden kann, wirkt es sich häufig günstig aus, den Partner zur Untersuchung hinzuzuziehen, um ihm die Dilatation gleichfalls zu zeigen, besonders wenn er möglicherweise erst aus Angst reaktiv an Erektionsstörungen leidet. Dann sollte auch bei ihm eine Gesprächstherapie erfolgen. Kommt man auf diese Weise nicht zum Ziel, gibt man der Patientin ein Spekulum mit nach Hause, welches sie anwärmt und unter Verwendung lubrizierender Creme sich selbst in die Scheide einführen und danach entfalten soll, um sich so an die Dehnungsfähigkeit zu gewöhnen.

Selbstexploration. Häufig wird der Patientin schon beim ersten Gespräch empfohlen, sich selbst zu explorieren und mit dem eigenen Finger die Sensibilität und Dehnungsfähigkeit der Scheide festzustellen, was von den Frauen meist nicht selbstständig versucht und auch aufgrund von Hemmungen primär abgelehnt wird. In dem Fall ist es wichtig, eben diese Hemmungen vorher durch Gespräche abzubauen. Hilfreich kann nach entsprechender Vorbereitung, d. h. nach Gesprächstherapie und erfolgreicher Selbstexploration, die Verordnung von Vaginaldilatatoren sein (Amielle Vaginaltrainer-Set).

Wesentliche Punkte für das **praktische Vorgehen** sind:
- Zuerst muss das Vertrauen zum Arzt hergestellt sein.
- Dann müssen Arzt und Patientin überzeugt sein, dass sie zur Behandlung bereit ist. Nicht selten ist die Motivation nur vordergründig und muss mit der Patientin erarbeitet werden. Bei fehlender Einsicht ist ein Behandlungsversuch zwecklos. Besonders wenig motiviert sind Frauen vom sog. Bienenköniginnentyp, weil sie eigentlich gar keine sexuellen Beziehungen mit ihrem Lebenspartner wünschen.
- Als drittes muss die Patientin zu Beginn der Therapie verstehen, dass sie selbst aktiv sein muss, um ihren Abwehrreflex abzubauen, und dass es nicht der Arzt ist, von dem sie passiv etwas empfängt. Der erste aktive Schritt ist die Selbstexploration.

Schwieriger und weniger erfolgversprechend ist die **Therapie bei hysterisch agierenden Frauen**, bei denen der Vaginismus lediglich ein Ausdruckssymptom unter anderen ihrer hysterischen Persönlichkeit darstellt.

> Für die große Mehrzahl ist die Prognose bei den manchmal schon viele Jahre verheirateten Paaren ausgesprochen günstig.

Manche Fälle erfordern viel Geduld vom Therapeuten. Die sog. **Therapieversager** zeigen sich nach 2–5 Gesprächen, wonach dann entweder die Patientin oder der Arzt die Therapie abbricht. Der **Therapieerfolg**, der bei Kinderwunsch häufig durch eine Schwangerschaft unterstrichen wird, liegt bei 90 %, i. d. R. reichen 5–10 Sitzungen.

52.8 Sexualverhalten in bestimmten Lebensphasen

52.8.1 Schwangerschaft

Die Mehrzahl der Frauen zeigt während der Schwangerschaft eine leichte und stetige **Abnahme der sexuellen Aktivitäten** aufgrund einer Libidoverminderung.

> Beim Orgasmus laufen im Uterus regelmäßig Wehen ab, verursacht durch die Oxytozinausschüttung. In den letzten 3 Monaten der Schwangerschaft neigt die Gebärmutter dazu, beim Orgasmus anstelle regelmäßiger rhythmischer Zusammenziehungen eine dauerhafte Kontraktion (Wehe) im Sinne eines tonischen Spasmus zu produzieren. Eine dabei auftretende fetale Bradykardie ist unbedenklich, soweit keine Mangelsituation infolge einer Plazentainsuffizienz vorliegt.

Wehen. Wehen, die durch Masturbation ausgelöst werden, können heftiger sein als die, die bei der Kohabitation entstehen. Bei wiederholten Fehlgeburten und bei drohender Zervixinsuffizienz können zusätzlich beim Koitus ausgelöste Wehen schädlich sein und die Ausstoßung anregen. Auch bei Frauen mit Frühgeburtsrisiko können Kohabitationen ungünstig sein.

Einige Frauen leiden **nach der Geburt** unter trockener Scheide, haben Schmerzen bei der Kohabitation und kommen nicht mehr zum Orgasmus. Beim Stillen kommt es zu einer hyperprolaktinämisch bedingten Suppression der Ovarialfunktion, wobei das Scheidenepithel niedrig aufgebaut und die **Lubrikation vermindert** ist. Abhilfe kann das Einführen von Östriol-Creme in die Scheide bringen. Soweit keine schlecht verheilte, narbige Episiotomie vorliegt, ist auch an eine **Neurotisierung** und Verkrampfung durch das Erlebnis der Geburt mit nachhaltiger Störung der sexuellen Erlebnisfähigkeit zu denken.

52.8.2 Empfängnisverhütung

Durch eine sog. sichere Kontrazeption wird die Angst vor einer Schwangerschaft genommen, und es kann zur Befreiung von hemmenden Faktoren kommen, die die sexuelle Erlebnisfähigkeit bisher negativ beeinflusst haben. Es tritt dabei jedoch keine »copulation explosion« auf. Vielmehr ist in vielen Fällen auf Dauer eine **Verminderung der Libido** festzustellen. Hormonelle Faktoren (Gestagene) bei der Pille werden diskutiert. Die Ursachen sind jedoch vielschichtig, wobei die psychosozialen Beziehungen eine größere Bedeutung haben (Libidoverlust, Pillenmüdigkeit).

Machte man zunächst hormonelle Faktoren für **depressive Reaktionen** unter der Pille verantwortlich, fand man schließlich, dass diese auch bei Verwendung eines IUP auftreten können, allerdings signifikant seltener. Bei der Sterilisation wird eine Libidoverminderung nur noch in 5 % beobachtet, während die psychischen Nebenwirkungen in den früheren Jahrzehnten wesentlich höher angegeben wurden.

> Der Nachteil der sicheren Kontrazeption ist, dass manchen Menschen die Trennung des Sexual- vom Reproduktionsverhalten – d. h. Sexualität ohne die Möglichkeit, Kinder zu zeugen – nicht oder nur vorübergehend ohne Probleme gelingt, weil dadurch Spannung verloren geht. Dies ist eine der psychologischen Ursachen für Unverträglichkeit und Nebenwirkungen, besonders für den Libidoverlust, der in manchen Fällen erst nach Monaten oder Jahren auftritt.

52.8.3 Klimakterium und Menopause

Der postmenopausale Hormonausfall führt langfristig zu einer **Rückbildung der Geschlechtsorgane** und häufig kurz- und mittelfristig zu **Störungen der sexuellen Funktion**. »Rückbildung« bedeutet in diesem Zusammenhang ein Kleinerwerden des Uterus und der Vagina sowie der äußeren Genitalorgane mit verminderter Durchblutung und Verletzlichkeit der Häute und Schleimhäute im Genitalbereich.

Durch **Östrogenmangel** wird das Vaginalepithel nicht mehr bis in die Superfizialzellschicht aufgebaut. Indem es auf der basalen und parabasalen Stufe bleibt, wird kein Glykogen mehr bereitgestellt, wodurch die Döderlein-Flora weicht und der Selbstreinigungsmechanismus durch das saure Milieu der Milchsäurebakterien verloren geht. Die Eubiosis weicht einer Dysbiosis, die zusammen mit der Austrocknung eine Verletzlichkeit hervorruft, die zur Östrogenmangelkolpitis führt. Durch den Östrogenmangel kommt es weiter zu einer **Lubricatio deficiens**. Häufige Symptome sind die trockene Scheide und die mangelnde Befeuchtung während der sexuellen Reaktion selbst.

Daraus folgen Kohabitationsschmerzen, worunter dann wieder sowohl das sexuelle Verlangen und die Libido als auch die Orgasmusfähigkeit leiden. Neben Kohabitationsschmerzen entstehen Ausfluss, Brennen, Stechen und Juckreiz sowie postkoitale Dysurie und Infektion des Urogenitaltrakts nach Kohabitationen, da das Blasenepithel ebenfalls unter dem Hormondefizit empfindlich wird.

Durch den Hormonmangel ist die **Vasokongestion** bei der sexuellen Reaktion vermindert. Die Blutgefäße im Genitalbereich bilden sich zurück und sklerosieren im Zusammenhang mit der generellen Atrophie. Durch die Rückbildung der perivaginalen Gefäßplexus wird direkt die Lubrikation negativ beeinflusst.

Jeder einzelne Faktor kann einen **Circulus vitiosus** auslösen, der schließlich zum Verlust des sexuellen Interesses und der Orgasmusfähigkeit und schlussendlich zum Einstellen sexueller Beziehungen führt. Dopplersonographische Untersuchungen an der A. uterina und im übrigen Genitalbereich haben gezeigt, dass durch Östrogentherapie eine mangelhafte Durchblutung wieder normalisiert werden und das Durchflussvolumen im Bereich der A. uterina verdoppelt werden kann (Hillard et al. 1992; Sarrel 1990).

> Durch eine Östrogentherapie kann fast in der Hälfte der Fälle bei Libido- und Orgasmusschwierigkeiten und bei Kohabitationsschmerzen in 2/3 der Fälle eine Besserung erzielt werden (Eicher u. Mück 1996).

Das Auftreten sexueller Störungen ist ein **multifaktorielles Geschehen**. Dies trifft besonders für den Libidoverlust und die Orgasmusfähigkeit zu, die dem Erlebnisbereich angehören und durch die äußeren psychosozialen Umstände wesentlich beeinflusst werden. Diese äußeren Einflüsse sind besonders in der Umstellungsphase des Klimakteriums und in der daran anschließenden Postmenopause gravierend. Probleme der zwischenmenschlichen Interaktion mit dem Partner fließen hier ebenso ein wie die soziale Stellung der Frau im Beruf und ihre Aufgaben in der Familie und Partnerschaft.

Die Psychosomatik spricht vom »**Zeitalter des Verlusts**«, welcher verarbeitet werden muss, und vom »**Syndrom des leeren Nestes**«, wenn die Aufgabenstellung der Frau dadurch verändert wird, dass die Kinder aus dem Haus sind und der Mann sich aus seinem beruflichen Engagement löst oder in eine Alterskrise gerät. Deshalb ist die Problematik nur biopsychosozial zu verstehen und psychosomatisch im eigentlichen Sinn des Wortes, d. h. untrennbar sowohl psychisch als auch somatisch.

52.8.4 Sexualität nach gynäkologischen Operationen

Bedeutung des Uterus. Der Uterus ist für die Frau allgemein zu allen Zeiten, zumindest über einen großen Lebensabschnitt, ein zentrales Organ, welches seine Funktion durch die Menstruation nach außen manifestiert und insbesondere nach Schwangerschaften in einer hohen Wertigkeit erlebt wird, die von der Frau häufig nicht vergessen wird. Hieraus erklären sich **psychische Komplikationen nach Hysterektomie** und ein Teil der Beschwerden des sog. Posthysterektomiesyndroms.

Eingriffe an den Genitalorganen sind mit **Angst** besetzt. Durch die Operation wird die Funktion vorübergehend ausgeschaltet und i. d. R. vorübergehend negativ beeinflusst. Die Hysterektomie erlaubt jedoch ein weiteres Sexualleben ohne die Möglichkeit der Fortpflanzung, wobei die Kohabitationsfähigkeit und das sexuelle Interesse (Libido und Orgasmusfähigkeit) i. d. R. nicht negativ und bei einem Teil der Frauen sogar positiv verändert werden (Eicher 1993b). Dies haben gynäkologische Nachuntersuchungen in großer Zahl gezeigt (Eicher 1994b).

> **Cave**
>
> Entscheidend sind präoperatives Aufklärungs- und postoperatives Entlassungsgespräch, wobei die sexuelle Funktion, das sexuelle Interesse, der Orgasmus und der Koitus angesprochen werden müssen. Dies soll auch bei den Nachuntersuchungen erörtert werden. So lassen sich nachhaltige und chronifizierende sexuelle Störungen weitgehend vermeiden.

Prädisponierend für das **Posthysterektomiesyndrom** ist v. a. eine präexistente Psychopathologie (Pelvipathie, Libidodysfunktion, hysterisches oder neurotisches Verhalten, Depressionen, psychosomatische Störungen und soziale Probleme mit Partner und Beruf). In solchen Fällen werden die Beschwerden auf den operativen Eingriff projiziert.

Organische Beschwerden können durch inadäquate Technik bei Verkürzung der Scheide sowie durch Verengungen bei der Kolporrhaphie oder bei postoperativen Entzündungen entstehen.

Bei behandelten **Zervixkarzinomen** sind psychosomatische Komplikationen mit Libido- und Orgasmusstörungen häufiger, was sich aus der Angst vor der Zukunft durch die Krebserkrankung und die Erschütterung der Persönlichkeit erklärt (Eicher 1999).

Beim **Mammakarzinom** sind durch die Möglichkeit, heute bei der Mehrzahl der Frauen brusterhaltend zu operieren, postoperative sexuelle Störungen seltener geworden.

> **Cave**
>
> Kaum ein anderer Eingriff als die Mastektomie beeinträchtigt den Erlebnisbereich so tiefgreifend und nachhaltig. Dies haben Nachuntersuchungen an mastektomierten Frauen gezeigt.

Die Brust ist in ihrer Bedeutung primär als **Sexualorgan** und sekundär als **Stillorgan** tief integriert im Körperbild der Frau, sodass es durch die Mastektomie zu schweren Körperbildstörungen und häufiger Beeinträchtigung des Sexualverhaltens kommt. Die Möglichkeit der Rekonstruktion und die Wiederaufbauplastik führen zu einer Reduzierung der schweren Störungen.

Literatur

Aresin L (1992) Sexualberatung durch den Hausarzt. Stuttgart, New York: Fischer
Baier KM, Bosinski HAG, Loewit K (2004) Sexualmedizin, 2. Aufl. München: Urban & Fischer
Eicher W (1977) Die sexuelle Erlebnisfähigkeit und die Sexualstörungen der Frau, 2. Aufl. Stuttgart, New York: Fischer
Eicher W (1980) Sexualmedizin in der Praxis. Ein kurzes Handbuch. Stuttgart, New York: Fischer
Eicher W (1992) Kohabitationsschmerzen und Vaginismus. Münchener Med Wochenschr 134: 456–458
Eicher W (1993a) Weiblicher Orgasmus. Gynäkologe 26: 177–183
Eicher W (1993b) Zur Frage der sexuellen Funktion und sexuelle Störungen nach Hysterektomie. Geburtsh Frauenheilkd 53: 519–524
Eicher W (1994a) Der Orgasmus der Frau. München: Piper
Eicher W (1994b) Hysterektomie und Sexualität. Eine Standortbestimmung. Sexualmedizin 16: 144–148 u. 176–180
Eicher W (1995) Sexualmedizin in der Frauenheilkunde. Frauenarzt 36: 575–580
Eicher W (1999) Vita sexualis bleibt erhalten. Gynäkologische Operationen und Sexualität. Sexualmedizin 21: 6–13
Eicher W, Mück AO (1996) Die Behandlung östrogenmangelinduzierter Sexualstörungen. Gynäkol Geburtshilfl Rundsch 36: 83–89
Freud S (1923) Das Ich und das Es. Studienausgabe 1973, Bd III, Psychologie des Unbewussten. Frankfurt: Fischer
Freud S (1933) Neue Folge der Vorlesung zur Einführung in die Psychoanalyse. Studienausgabe 1971, Bd I. Frankfurt: Fischer
Friedmann LJ (1963) Virginität in der Ehe. Stuttgart, Bern: Huber, Klett
Hillard TC, Bourne TH, Whitehead MI, Crayford TB, Collins WP, Campbell S (1992) Differential effects of transdermal estradiol and sequential progestagens on impetance to flow within the uterine arteries of postmenopausal women. Fertil Steril 58: 959–963
Kegel HH (1952) Sexual function of the pubococcygeus muscle. West Surg Obstet Gynecol 60: 521–524
Mayer A (1938) Die Konstitution in der Geburtshilfe und Gynäkologie. Stuttgart: Enke: 51–52
Sarrel PM (1990) Sexuality and menopause. Obstet Gynecol 75: 265–305
Sigusch V (2001) Sexuelle Störungen und ihre Behandlungen, 3. überarbeitee und erweiterte Aufl. Stuttgart, New York: Thieme
Walthard M (1909) Psychogene Ätiologie und Psychotherapie des Vaginismus. Münchener Med Wochenschr 56: 1998–2000

Sexuelle Zwischenstufen, Geschlechtsidentität und Transsexualismus

W. Eicher

53.1 Intersexualität – 789

53.2 Transsexualität – 789

Literatur – 791

53.1 Intersexualität

Hirschfeld (1923) prägte den Begriff der sexuellen Zwischenstufen.

> **Definition**
>
> Intersexualität bedeutet fehlerhafte Geschlechtsentwicklung, morphologisch oder psychisch, d. h. mit somatischen Fehlbildungen und/oder Störungen der Geschlechtsidentität.

Die **Einteilung** richtet sich nach den Ursachen (Eicher 1980 u. 1995a).

> **Einteilung der Intersexualität**
> - Morphologische Intersexualität:
>   1. anormale Geschlechtschromosomenkonstellation mit Störungen der Gonadendiffenzierung:
>   - Klinefelter-Syndrom (XXY, XYY, XX-Männer),
>   - Triplo-Frauen (XXX),
>   - Turner-Syndrom (meist XO),
>   - reine »Gonadendysgenesie«, Swyer-Syndrom (46XY) sowie
>   - echter Hermaphrodismus (XX, XY oder Mosaik) mit Hoden und Eierstockgewebe;
>   2. weibliche Pseudohermaphroditen (chromosomal und gonadal weiblich):
>   - AGS (adrenogenitales Syndrom) sowie
>   - diaplazentare Virilisierung;
>   3. männliche Pseudohermaphroditen (chromosomal und gonadal männlich):
>   - testikuläre Feminisierung (Androgeninsensitivitätssyndrom) und
>   - 5-α-Reduktasemangelsyndrom;
>   4. schwere Fehlbildungen der Gonadukte, Mayer-Rokitansky-Küster-Syndrom.
> - Psychische Intersexualität:
>   1. Transposition der Geschlechtsidentität:
>   - partiell (Homosexuelle),
>   - passager (Transvestiten) sowie
>   - dauerhaft und total (Transsexuelle).

Die Formen der morphologischen Intersexualität sind durch das psychosoziale **Stigma der Sterilität und/oder der Behinderung der sexuellen Funktion** behaftet. Dies erfordert eine möglichst weitgehende Rehabilitation, d. h. Angleichung an die gewünschte und nur partiell erfüllbare Geschlechterrolle. Hierzu wird auf weiterführende detaillierte Literatur über die Möglichkeiten und Grenzen geschlechtskorrigierender Eingriffe verwiesen (Eicher 1996b) und auf ▶ Kap. 10 dieses Buches.

Operative Eingriffe. Überwiegend handelt es sich um Korrekturen bei Scheidenfehlbildungen und Scheidenaplasie durch die Schaffung einer Neovagina sowie um die Klitorisreduzierung und Eröffnung der Vagina bei Androgenisierungserscheinungen und um Gonadenexstirpation bei testikulärer Feminisierung und echter Gonadendysgenesie. Bei der echten Gonadendysgenesie (Swyer-Syndrom: 46XY) soll der Uterus erhalten und zyklisch substituiert werden. Eine Frau mit XY-Gonadendysgenesie hat nach Implantation zweier Embryonen erfolgreich Zwillinge ausgetragen.

53.2 Transsexualität

> **Definition**
>
> Transsexuelle sind Menschen, die sich im falschen Körper wähnen, deren körperliches Erscheinungsbild eindeutig männlich ist und die sich als Frau empfinden oder die umgekehrt körperlich eindeutig weiblich sind und die sich als Mann empfinden.

Hinweise auf transsexuelle Menschen finden sich schon im Altertum bei Herodot und in vielen Kulturen und Gesellschaften, bei Indianern und Asiaten ebenso wie im Abendland, also **ubiquitär** (Eicher 1992). Der Begriff des Transsexualismus entstand erst im 20. Jahrhundert. Hirschfeld (1923) sprach zum ersten Mal von seelischem Transsexualismus. Auf Benjamin (1953) ist die Abgrenzung zum Transvestitismus zurückzuführen. Er begründete mit seinem Buch »The transsexual phenomenon« (1966) das Verständnis der Transsexualität als nosologische Entität und **behandlungswürdige Krankheit**.

In zunehmendem Maße wird der **Frauenarzt in seiner Praxis und in der Klinik mit der Behandlung** von Transsexuellen konfrontiert. Zum einen geht es um die hormonelle Therapie, zum anderen um die chirurgische Angleichung bei Frau-zu-Mann-

und Mann-zu-Frau-Transsexuellen. Die operierten Mann-zu-Frau-Transsexuellen kommen zu regelmäßigen gynäkologischen Nachuntersuchungen (Eicher 1995a, b).

> Von zentraler Bedeutung ist die Herausarbeitung der Geschlechtsidentität, dem Bewusstsein, Mann oder Frau zu sein. Hierbei handelt es sich um eine tiefe Gewissheit, die biologisch begründet ist und durch Übernahme von Rollenbildern geprägt wird.

Die in der Kindheit gefestigte **Geschlechtsidentität** ist nach unserem heutigen Wissen i. d. R. irreversibel. Eine psychotherapeutische Anpassung an das morphologische Körperbild ist beim echten Transsexuellen nicht möglich. Für das Verständnis der Transsexualität ist das **Konzept der Transposition der Geschlechtsidentität** von Money (1978) wertvoll. Danach ist der Transsexualismus durch eine dauerhafte und totale Transposition der Geschlechtsidentität definiert. Wesentlich ist eine differenzialdiagnostische Abklärung, die durch einen in der Transsexualität erfahrenen Fachmann (Psychiater, Psychologe) erfolgt. Weiterführende Literatur zu Störungen der Geschlechtsidentität bei Hartmann u. Becker (2000).

> **Cave**
>
> Erkannt und abgegrenzt werden müssen Transvestitismus, effeminierte (verweiblichte) Homosexualität, Lesbianismus, Adoleszenzkonflikte und Psychosen mit transsexueller Symptomatik (Sigusch 1994).

Die Diagnose des Transsexualismus muss **gutachterlich gesichert** werden, was eine mindestens 1-jährige Betreuung voraussetzt, wobei die total und irreversibel transponierte Geschlechtsidentität als Indikation zur hormonellen und chirurgischen Angleichung bestätigt wird. Diese mindestens 1-jährige Betreuung, in der auch der sog. **Alltagstest** (Real-life-Test) stattfinden soll, in dem der Rollenwechsel gelebt wird, ist zentraler Bestandteil (Standard) der ärztlichen Behandlung des Transsexualismus vor der Operation.

In der Praxis hat sich folgendes **Vorgehen** standardmäßig bewährt:
— körperliche Untersuchung,
— biografische Anamnese,
— Begutachtung,
— Alltagstest,
— hormonelle Vorbehandlung,
— Transformationsoperation,
— Nachsorge,
— hormonelle Dauersubstitution und
— Personenstandsänderung.

Durch **hormonelle Selbstmedikation** wird die Begutachtung erschwert, die Diagnostik verzögert und die präoperative Phase eher verlängert. Bei effeminierten Transvestiten oder Homosexuellen, die als solche nicht erkannt wurden, gestaltet sich die operative Führung und postoperative Phase schwierig und komplikationsreich, i. d. R. mit miserablem Ergebnis.

> **Cave**
>
> Deshalb soll die hormonelle Behandlung nur nach Vorliegen einer gutachterlichen Indikation zur Transformation durchgeführt werden.

Die **hormonelle Vorbehandlung** soll mindestens ein halbes Jahr vor der Operation durchgeführt werden, damit es zur entsprechenden Vermännlichung bzw. Verweiblichung gekommen ist. Ein Transsexueller wird über die Veränderung erfreut sein, ein unsicherer Kandidat beunruhigt werden. Außerdem muss die Verträglichkeit der lebenslangen Substitution vor Entfernung der Keimdrüsen sichergestellt sein.

> **Ziele der Hormonbehandlung (Eicher 1996b)**
> — Frau-zu-Mann-Behandlung (Vermännlichung):
>   – männliche Haarverteilung,
>   – Zunahme der Muskelmasse,
>   – Stimmbruch und
>   – Amenorrhö.
> — Mann-zu-Frau-Behandlung (Verweiblichung):
>   – weibliche Fettverteilung,
>   – weiche Haut,
>   – Gynäkomastie,
>   – Hodenatrophie und
>   – Potenzverlust (Erektion/Ejakulation).

Um einen männlichen Werten entsprechenden **Testosteronspiegel** im Blut zu erreichen und über 2–3 Wochen aufrechtzuerhalten, werden in diesem Intervall 250 mg Testoviron-Depot i. m. verabreicht. Eine schnellere Vermännlichung wird durch höhere Dosen nicht erreicht, da die Wirkung durch die Zahl der Androgenrezeptoren bestimmt wird. Höhere Dosen führen lediglich zur Leberbelastung. Als **Komplikation** wird die Verstärkung oder Ausprägung einer Akne beobachtet. Alternativ ist eine orale Behandlung mit Andriol (2-mal 2 Kaps.) möglich.

Die Verweiblichung kann durch **Ethinylöstradiol-Injektionen** in 2-wöchentlichem Abstand erreicht werden (z. B. Östradiol Depot Jena-Pharm 20 mg). Eine Verweiblichung gelingt auch mit oraler täglicher Östrogentherapie oder mit dem transdermalen System (Estraderm TTS 100). Die beste Compliance zeigt die Implantation eines Östrogenstylus unter die Haut, welche halbjährlich durchgeführt wird (Östradiol implant 75 mg). Zur Reduktion der männlichen Behaarung wird **Androcur** eingesetzt. Dies bewirkt eine relative Verminderung, macht aber eine Epilation nicht überflüssig. Als Gestagen wirkt es zusätzlich positiv auf die Brustentwicklung (Gynäkomastie).

> Die hormonelle Substitituion ist nach der Operation (Kastration) lebenslang notwendig.

> **Ziele der Transformationsoperationen Frau-zu-Mann**
> - Mammatransformation,
> - Kolpohysterektomie mit Exstirpation der Adnexe, möglichst von vaginal,
> - Hodensurrogate und Penoide sind im Experimentierstadium.

Bezüglich der **Techniken** wird auf weiterführende Literatur verwiesen (Eicher 1992).

> **Ziele der Transformationsoperation Mann-zu-Frau (Eicher 1995a, 1996a, b)**
> - Kastration durch Exstirpation der Hoden und Nebenhoden sowie des Samenstrangs,
> - Penisschaftresektion,
> - Schaffung einer Neovagina, die durch die invaginierte Penishaut ausgekleidet wird,
> - Schaffung einer weiblichen Harnröhrenmündung,
> - Formung einer Vulva mit großen und kleinen Labien sowie einer Klitoris sowie
> - Prothesenaugmentation bei ausbleibender Gynäkomastie.

Operativer Standard bei Mann-zu-Frau-Transsexuellen sollte eine **funktionsfähige Neovagina** sein, d. h. sie muss ausreichend tief und weit sein. Dies wird am besten durch die **Technik der invertierten Penishaut** erreicht: Nach Spaltung in der Rhaphe des Skrotums werden die Hoden exstirpiert und die Samenstränge am Anulus inguinalis externus abgesetzt. Dann wird das Centrum tendineum in der Mittellinie dargestellt und mit dem Zeigefinger auf jeder Seite in das lockere Bindegewebe unterhalb des M. transversus perinei profundus in den Raum zwischen Rektum und Spatium urogenitale nach pararektal bis zur Prostata eingedrungen. Anschließend erfolgt die Durchtrennung des Centrum tendineum und des M. urethrorectalis sowie der Denonvilliers-Faszie und das weitere Abpräparieren von Rektum und Blase bis in das Spatium praeperitoneale (Douglas-Raum).

Im Folgenden werden das Aushülsen der Penishaut, die an der Bauchhaut verbleibt, und die Resektion sämtlicher Corpora cavernosa und des Bulbus-urethrae-Schwellkörpers vorgenommen. Die Penishaut wird umgestülpt (invertiert), in die freipräparierte Höhle zwischen Rektum und Blase invaginiert und am oberen prospektiven Scheidenpol mit Situationsnähten fixiert. Abschließend erfolgt die Bildung von kleinen und großen Labien sowie die freie Retransplantation der Glans-penis-Spitze als Klitoris. Für weitere Details der Transformationsoperation wird auf weiterführende Literatur verwiesen (Eicher 1992).

Nach dem Transsexuellengesetz in Deutschland kann ohne Operation eine sog. **kleine Lösung mit Vornamensänderung** juristisch angestrebt werden. Nach Transformationsoperation, durch die eine dauerhafte Fortpflanzungsunfähigkeit hergestellt und mit der eine weitestgehende Angleichung an das erstrebte Geschlecht erreicht wird, und wenn mit an Sicherheit grenzender Wahrscheinlichkeit anzunehmen ist, dass sich die Geschlechtsidentität nicht mehr ändern wird, kann die **Personenstandsänderung** durchgeführt werden.

Bei sorgfältiger Vorbereitung und Selektion der Patienten wird der Eingriff nicht bereut und führt zu einer **seelischen Stabilisierung** und deutlichen Verbesserung der Lebensumstände der Betroffenen.

Literatur

Becker S, Bosinsky AG, Clement U et al. (1997) Standards der Behandlung und Begutachtung von Transsexuellen. Z Sexualforsch 10: 147–156
Benjamin H (1953) Transvestism and Transsexualism. Int J Sexol 7: 12–14
Benjamin H (1966) The transsexual phenomenom. New York: Juliar Press
Eicher W (1980) Sexualmedizin in der Praxis. Ein kurzes Handbuch. Stuttgart, New York: Fischer
Eicher W (1992) Transsexualismus: Möglichkeiten und Grenzen der Geschlechtsumwandlung, 2. Aufl. Stuttgart, New York: Fischer
Eicher W (1995a) Operative Therapie bei intersexuellem weiblichen Genitale und bei Transsexualismus. Gynäkologe 28: 40–47
Eicher W (1995b) Transsexualität – Standards of Care. Zentralbl Gynäkol 117; 61–66
Eicher W (1995c) Sexualmedizin in der Frauenheilkunde. Frauenarzt 36: 575–580
Eicher W (1996a) Möglichkeiten und Grenzen geschlechtskorrigierender Eingriffe. In: Wulf KH, Schmidt-Matthiesen H (Hrsg) Klinik der Frauenheilkunde und Geburtshilfe, Bd II, 3. Aufl.: 72–87
Eicher W (1996b) Hormonbehandlung bei Transsexuellen. In: Clement U, Senf W (Hrsg) Transsexualität: Behandlung und Begutachtung. Stuttgart, New York: Schattauer: 54–57
Eicher W (1996c) Transformationsoperationen. In: Clement U, Senf W (Hsrg) Transsexualität: Behandlung und Begutachtung. Stuttgart, New York: Schattauer: 58–63
Hartmann U, Becke H (2000) Störungen der Geschlechtsidentität. Berlin, Heidelberg, New York: Springer
Hirschfeld M (1923) Die intersexuelle Konstitution. In: Hirschfeld M (Hrsg) Jahrbuch der sexuellen Zwischenstufen. Stuttgart: Puttmann: 5–27
Money J (1978) Transposition of gender identity. In: Money J Vol. 5, Kap. 72, S. 924
Musaph H (Hrsg.) Handbook of sexology. New York: Elsevier
Sigusch V (1994) Leitsymptome transsexueller Entwicklungen. Dtsch Ärztebl 91: 37–40

54 Andere psychosomatische Krankheitsbilder

W. Eicher

54.1   Einleitung – 793

54.2   Psychosomatische Unterleibsschmerzen – 793
54.2.1   Vorgeschobene Symptome – 793
54.2.2   Hysteriformes akutes Abdomen – 793
54.2.3   Pelvipathie – 794
54.2.4   Chronisch-rezidivierende Adnexitis – 794

54.3   Fluor genitalis, Pruritus – 795

54.4   Psychogene Blutungsstörungen – 795
54.4.1   Dysmenorrhö und prämenstruelles Syndrom – 795
54.4.2   Amenorrhö, Anorrhexie, Bulimie, Scheinschwangerschaft – 796
54.4.3   Metrorrhagie, Schreckblutung, Abwehrblutung – 797

54.5   Psychosomatische Faktoren der Sterilität und Schwangerschaft – 797
54.5.1   Sterilität – 797
54.5.2   Schwangerschaftserbrechen – 798
54.5.3   Erregungshypertonie und EPH-Gestose – 798
54.5.4   Abort, Frühgeburtsbestrebungen und Schwangerschaftsabbruch – 798

Literatur – 799

54.1 Einleitung

Bei einer Vielzahl gynäkologischer Symptome kann eine **psychogene Ätiologie** vermutet werden, z. B. bei
- Zyklus- und Blutungsstörungen,
- chronischen Unterleibsschmerzen,
- Pruritus vulvae,
- Vulvodynie und
- Fluorbeschwerden.

Der Vaginismus hat immer eine psychogene Ätiologie, genauso wie die Notstandsamenorrhö oder die Schreckblutung und die eingebildete Schwangerschaft. Häufig ist die psychogene Ätiologie bei chronisch funktionellen Unterleibsschmerzen und übermäßigen klimakterischen Beschwerden. Aber auch Sterilität und Mastodynie können psychogene Wurzeln haben.

54.2 Psychosomatische Unterleibsschmerzen

54.2.1 Vorgeschobene Symptome

Das Symptom »Unterleibsschmerzen« wird in diesen Fällen nur als **Aufhänger** benutzt. Die Frauen klagen über
- Unterleibsschmerzen,
- Nervosität,
- Rücken- bzw. Kreuzschmerzen,
- stechende Schmerzen,
- Ziehen und Stechen im Unterleib,
- Unterleibskrämpfe,
- Brennen in der Scheide,
- Eierstockentzündung sowie
- Kohabitationsschmerzen.

Diese Beschwerden sind nur vorgeschoben. Die Frau erwartet bewusst oder unbewusst, dass sie sich über ihre **sexuelle Unzufriedenheit** aussprechen kann, wobei eine Störung ihrer sexuellen Erlebnisfähigkeit vorliegt, die nach der Einteilung der sexuellen Dysfunktionen über die Sexualanamnese erfahren oder therapiert werden kann. Gelegentlich lassen jedoch auch eine **Karzinophobie** oder die **Furcht vor einer unerwünschten Schwangerschaft** Schmerzen vortäuschen.

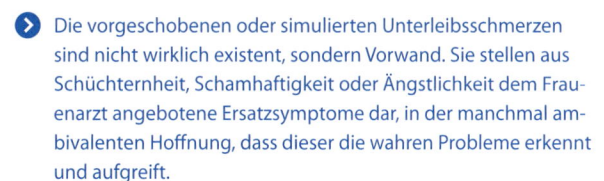

> Die vorgeschobenen oder simulierten Unterleibsschmerzen sind nicht wirklich existent, sondern Vorwand. Sie stellen aus Schüchternheit, Schamhaftigkeit oder Ängstlichkeit dem Frauenarzt angebotene Ersatzsymptome dar, in der manchmal ambivalenten Hoffnung, dass dieser die wahren Probleme erkennt und aufgreift.

54.2.2 Hysteriformes akutes Abdomen

Die hysterischen Erscheinungen, die von Charcot 1892 als »arc de cercle« beschrieben wurden, äußern sich heute besonders in der Gynäkologie als akutes Abdomen mit
- Schmerzen,
- Störungen der Darmperistaltik,
- Erbrechen,
- Herz- und Kreislaufreaktionen sowie
- schwerstem Krankheitsgefühl.

Wie bei einer Perforation, kann über einen **Vernichtungsschmerz** berichtet werden. Die Patientin ist unruhig, gekrümmt, flach atmend, kollabiert, klagt über diffuse Schmerzen und hat eine »défense musculaire«.

Differenzialdiagnostisch müssen
- Extrauterinschwangerschaft,
- Pankreatitis,
- Ureterkolik,
- perforierte Appendizitis,
- Pelveoperitonitis,

- Gallenkolik und
- Magenperforation

ausgeschlossen werden.

Solche Frauen werden häufig **in den frühen Morgenstunden** in die Frauenklinik eingewiesen. Die akute Symptomatik tritt gegen Ende eines gesellschaftlichen Ereignisses auf, während einer Party, nach einem Kegelabend, vor Antritt einer Dienstreise oder vor einem entscheidenden öffentlichen Auftritt des Ehemanns oder wenn der Mann spät nach Hause kommt. Dies unterstreicht den **demonstrativen Charakter**. Bei einer entsprechenden Persönlichkeitsstruktur handelt es sich um einen Protest gegen die Lebenssituation. Die **Konfliktsituation** scheint relativ oberflächlich. Gelegentlich manifestiert sie die Ablehnung eines auffälligen soziopathologischen oder lieblosen Verhaltens des Partners. In manchen Fällen ist die laparoskopische Abklärung des akuten Abdomens unvermeidlich. In anderen Fällen ist am nächsten Morgen die akute Symptomatik verschwunden.

54.2.3 Pelvipathie

Die **Pelvipathia nervosa** ist die Krankheit mit den vielen Namen. **Synonyme** sind:
- Pelvipathia vegetativa oder spastica,
- Parametropathia spastica,
- neurovegetative Störungen im kleinen Becken,
- »pelvic congestion syndrome« oder
- »pelvic pain«.

Die Frauen klagen über chronische, ereignisunabhängige **Unterleibsschmerzen**. Organische Veränderungen im Sinne entzündlicher Zeichen, Adhäsionen oder tumoröser Veränderungen lassen sich nicht finden. Pathognomonisch ist die **Druckschmerzhaftigkeit des Beckenrings** bei der Palpation. Häufig werden auch extragenitale Symptome der vegetativen Dystonie – wie Müdigkeit, Kopfschmerzen, kalte Füße, Nervosität und Kreislaufstörungen – geklagt. Es finden sich auch Kombinationen mit Fluor- oder Kohabitationsbeschwerden.

> **Cave**
>
> Bei einem Drittel der Fälle von Pelvipathie liegen schwere neurotische Störungen vor – wie Konversionssyndrome, hysterische Charaktere und Zwangsneurosen.

In anderen Fällen bestehen eine **allgemeine Versagenshaltung** oder **Konflikte** – wie unerfüllbarer Kinderwunsch, Furcht vor Gravidität, Partnerkonflikte oder reaktive Erschöpfungsdepressionen. Es sei hier besonders auf das **Überlastungssyndrom** hingewiesen. Abdominelle Schmerzen finden sich auch häufig bei der Depression.

Bei nicht gelöster Vasokongestion kann es zu chronischen Zuständen der passiven Stauung im kleinen Becken kommen, was dann zu dem von Taylor 1949 beschriebenen sog. »**pelvic congestion syndrome**« führt. Dies soll durch fehlende sexuelle Spannungsreduktion gefördert werden.

Die **Ursachen der Pelvipathie** liegen sicher vielfach, jedoch keineswegs ausschließlich im Bereich der Sexualität. Die **Diagnose** sollte durch eine Laparoskopie gesichert werden, um nicht beim durchaus negativen Palpationsbefund organische Ursachen – wie z. B. das Allen-Masters-Syndrom, eine Varikosis pelvinae und andere sonst nicht erfassbare Läsionen – zu übersehen (▶ Kap. 20).

Auch **kleine organische Schmerzursachen** können übersteigert erlebt werden, wobei der organisch verursachte Schmerz zunächst ein unkonditionierter Stimulus ist, auf den ein 2. Stimulus trifft, z. B. das Verhaltensmuster der Umgebung, die Antipathie gegenüber dem Ehepartner oder ein ähnliches Problem. Wenn die organische Läsion schließlich verschwunden ist, kann in einer Wiederholungssituation der 2. Stimulus, das emotionale Problem allein, weiter wirken und Schmerzen verursachen.

> **Falldarstellung**
>
> Eine Frau, die sich übernommen hat, indem sie sich mit ihrem Mann ein eigenes Haus gebaut hat, arbeiten geht, um die Schulden mit abzuverdienen und noch 3 Kinder zu versorgen hat, kommt mit chronischen, ereignisunabhängigen Unterleibsschmerzen im Sinne einer Pelvipathie und einem Libidoverlust zum Frauenarzt. Die Gesprächstherapie wird die Ursachen aufdecken, aber an der sozialen Situation nichts verändern. Die Patientin wird weder ihr Haus verkaufen, noch aufhören zu arbeiten. Ihre Kinder fordern sie weiter.
>
> Die Pelvipathie ist das Ergebnis der seelischen Verarbeitung der Existenzkrise und wird als Symptom persistieren, und vielleicht kommt es dann zur Symptomverschiebung, womit kein Gewinn erreicht wäre. Dennoch hilft der Frau das verständnisvolle Gespräch, wenn sie sich angenommen fühlt.

54.2.4 Chronisch-rezidivierende Adnexitis

Die **generativen Funktionen** – wie Menstruation, Kohabitation und Schwangerschaft – stellen eine natürliche Disposition für Erkrankungen dar: auf der einen Seite für aszendierende Infektionen und auf der anderen Seite für Körperbildstörungen und psychosomatische Erkrankungen. Hinreichend bekannt ist, dass man sich ein Magengeschwür (mit und ohne Helicobacter-Infektion) »anärgern« kann. Während auch die Reaktivierung der Lungentuberkulose unter besonderer psychischer Belastung auf der Hand liegt, ist dies für den gynäkologischen Bereich weniger bekannt.

Hier eröffnet die psychogene Übersekretion der Zervix die Möglichkeit zu **sekundärer Inflammation**. Auch für die **Adnexitiden** sind psychosomatische Zusammenhänge bekannt. Nach der akuten Infektion mit einem virulenten Keim, also einer primär somatischen Störung, verbleibt ein Locus minoris resistentiae. Bei verminderter Resistenz durch seelische Konflikte kommt es zu Folgeentzündungen. Bei der »Unterkühlung« der Genitalorgane liegt häufig eine **emotionale Unterkühlung** vor, wobei die kalte Umwelt, das Alleinsein, das Verlorensein, das Unterdrücktsein, also die fehlende Wärme und Geborgenheit in kausaler Beziehung zur Erkrankung stehen.

Bei der **chronischen Adnexitis** mit nun fehlenden Entzündungsreaktionen kommt es in einem freien Intervall zur Reaktivierung. Der eitrige Inhalt eines Konglomerats war im Laufe der

Zeit frei von pyogenen Bakterien geworden. Nach jahrelanger Latenz kam es »ohne erkennbaren Anlass« zu einer plötzlichen Exazerbation mit lebensbedrohlichem Zustand. Untersucht man solche rezidivierenden Adnexitiden, findet man bei 2/3 der Patientinnen eine erhöhte **neurotische Tendenz**. Im Interview zeigen sich häufig Konfliktsituationen, die in zeitlicher Korrelation mit dem Aufflackern stehen, z. B. extreme häusliche Belastungen, Doppelbelastung durch Beruf und Haushalt, schlechte Partnerschaft, Leistungsdruck und andere Drucksituationen. In der Belastungssituation wird die Adaptation verfehlt. Es kommt zur **Flucht aus der Drucksituation** durch die Somatisierung (Eicher 1979).

> Aus diesem Grund ist eine ambulante oder auch nur kurze stationäre Behandlung selten erfolgreich. Durch längere stationäre Behandlungen oder Kuren kann es zu einer Befreiung von sekundär seelischen Auswirkungen auf die Partnerschaft und Vita sexualis kommen. Bleibt der Konflikt jedoch bestehen und ändert sich nichts an der psychosozialen Situation, treten immer wieder Rezidive auf.

54.3 Fluor genitalis, Pruritus

Ein hartnäckiger Fluor genitalis bedeutet nicht selten eine **psychogene Funktionsstörung** im Sinne einer Übersekretion. In der Regel sind mehrere erfolglose Behandlungen mit Salben, Ovula, Tabletten, Scheidenspülungen und evtl. Portioverschorfungen sowie endlose »Pilzbehandlungen« vorausgegangen.

Zum **psychogenen Ausfluss** kann es durch Übersekretion der Zervix oder Scheidentranssudation bei Erregung kommen. Auch eine vermehrte Ausschüttung der Bartholin-Drüsen wird diskutiert, und erst sekundär entstehen dann Veränderungen des Scheidenmilieus in der Mikrobiologie. Der Fluor stellt entweder ein organneurotisches Syndrom dar oder ist Ausdruck von allgemeiner Nervosität. Manchmal hat er Ausdruckscharakter. Vorübergehende emotionelle Erregbarkeit, reaktive Eheschwierigkeiten, Stresssituationen am Arbeitsplatz, generell jeder Dysstress kann Ausfluss bewirken (Eicher 1979). Die Fluorbeschwerden werden häufig hypochondrisch im Sinne einer Karzinophobie oder Venerophobie überbewertet. Gelegentlich stellen sie auch nur ein vorgeschobenes Symptom dar.

> **Empfehlung**
>
> Beim Pruritus vulvae in der Geschlechtsreife müssen organische Ursachen – wie Vulvitis, Kraurosis vulvae, Diabetes mellitus, Ekzem, Krätze, Milben oder Filzläuse – sorgfältig ausgeschlossen werden.

Schließlich bleibt die **Vermutung einer psychogenen Ätiologie**. Der Juckreiz kann anfallsweise auftreten oder auch chronisch sein und so heftig werden, dass die Patientin dem Bedürfnis zu kratzen nicht widerstehen kann, was dann zu Abschürfungen und Sekundärinfektionen führt. In ihrer Verzweiflung über die Heftigkeit des Juckreizes kann die Patientin Selbstmordgedanken entwickeln. Gelegentlich verbirgt sich hinter dem Symptom ein Selbstbefriedigungskomplex, wobei im Jucken die Qualitätsdifferenz von der lustvollen Empfindung bis zur Qual fließend ist. Die Frau wird so von dem Juckreiz in Form des Reibens zu einer Art larvierter Ipsation ohne Gewissenszwang genötigt. Der Körper zwingt sie zu dem Verhalten, zu dem sie infolge ihrer anerzogenen Vorurteile nicht in der Lage war. Häufig manifestiert sich jedoch allgemein ein **Wunsch nach Beachtung und Zuneigung** durch das Symptom. So handelt es sich immer wieder um ein hysterisches Ausdruckssymptom.

> **Falldarstellung**
>
> Eine 28-jährige Patientin befindet sich seit 8 Jahren wegen therapieresistentem rezidivierendem Pruritus in Behandlung. Das Symptom war 3 Wochen nach einem Schwangerschaftsabbruch, welcher v. a. auf Betreiben des Mannes erfolgte, aufgetreten. Nach dem Schwangerschaftsabbruch heiratete die Patientin diesen Partner, der sich auch weiterhin keine Kinder wünschte. Nach 4 Jahren kam es zur Scheidung der Ehe, wonach der Juckreiz sistierte. Die Patientin baute eine erneute Partnerschaft mit einem 3 Jahre jüngeren Partner auf. Dieser befand sich noch in der Ausbildung und war für die nächsten 5 Jahre nicht bereit, eine Familie mit Kindern aufzubauen, wobei der Juckreiz wieder einsetzte.

54.4 Psychogene Blutungsstörungen

54.4.1 Dysmenorrhö und prämenstruelles Syndrom

> **Definition**
>
> Der Terminus »Dysmenorrhö« bezeichnet einen Symptomenkomplex, der im Zusammenhang mit der Menstruation regelmäßig auftreten kann und dessen hervorstechendes Merkmal der Schmerz ist (Algomenorrhö).

Je nach gradueller Ausprägung kann die **Algomenorrhö begleitet** sein von Übelkeit, Erbrechen, Migräne und anderen vegetativen Symptomen bis hin zum schweren Krankheitsgefühl, welches Bettlägerigkeit und Arbeitsunfähigkeit bedingen kann. Sind die Schmerzen krampfartig, spricht man von **Menstruationskoliken**, die auch von Kreislaufstörungen begleitet sein können. Da die Beschwerden gehäuft bei Jugendlichen zu finden sind, kann dies immer wieder zu periodischen Beurlaubungen von der Schule führen.

Im Gegensatz zu den organisch erworbenen, sekundären Algomenorrhöen treten die Beschwerden **mit der Menarche oder erst einige Monate danach** auf. Im 2. Fall lässt sich dies damit erklären, dass die ersten Zyklen anovulatorisch waren. Interessanterweise beobachtet man Dysmenorrhöen nur selten ohne Ovulationen. Tiefenpsychologisch kommt in den Menstruationsschmerzen ein **Rollenfindungskonflikt** zum Ausdruck. Nach Mayer (1938) handelt es sich um einen Erwartungsschmerz im Sinne eines bedingten Reflexes.

Bezeichnenderweise spricht der Volksmund von »Unwohlsein«. Man findet eine **familiäre Prädisposition** und kann von familiärer Dysmenorrhö sprechen, in dem Sinn, dass monatliche Schmerzen als Verhaltensweise von der Mutter auf die Tochter weitergegeben werden.

Der **Behandlungserfolg mit Ovulationshemmern** ist hoch, aber bei tiefer liegender psychogener Ätiologie nur vorübergehend oder nicht gegeben. Beim oberflächlichen Konflikt kommt es zur Nachreifung im Sinne einer Bahnung durch die Pille. Wenn dadurch ein Anreiz entsteht, wird die sexuelle Entwicklung und damit eine Rollenfindung erleichtert. Der Rollenfindungskonflikt kann aber bei ungünstiger Partnerkonstellation verschlimmert werden, wodurch eine Verstärkung der Symptomatik erfolgt.

Beim **prämenstruellen Syndrom** bestehen einige Tage vor Eintritt der Periode drückende und ziehende Schmerzen sowie ein Spannungsgefühl im Unterleib und in den Brüsten, Kopfschmerzen, Dysphorie, Depressionen und andere neurovegetative Erscheinungen. Die Symptomatik ist hormonell verursacht, aber häufig **psychogen überlagert**. Die herannahende Menstruation erinnert die Frau an ihre Fraulichkeit, an die Möglichkeit der Mutterschaft und ihre Geschlechtlichkeit. Liegen bei diesen 3 Faktoren Konflikte vor, so können sie im prämenstruellen Syndrom somatisiert werden.

Endokrinologisch werden gelegentlich erhöhte Prolaktinwerte gefunden. Die Prolaktinbildung selbst ist jedoch stark von seelischen Faktoren abhängig, wie dies von der Scheinschwangerschaft (mit Hyperprolaktinämie und Laktation) bekannt ist. So gibt es stressinduzierte Hyperprolaktinämien.

54.4.2 Amenorrhö, Anorrhexie, Bulimie, Scheinschwangerschaft

Nach Ausschluss von Schwangerschaft und Menopause ist die Mehrzahl der **Amenorrhöen psychogener Natur**. Bei psychogenen, primären Amenorrhöen handelt es sich um eine tiefer liegende Störung in der psychosexuellen Reifung und in der Identitätsfindung. Die Rolle der Frau, insbesondere das vorgelebte **Beispiel der Mutter**, will von dem Mädchen nicht übernommen werden. Die Mutter ist für das Mädchen bewusst oder unbewusst nicht akzeptabel. Sie ist entweder durch ihre zu schwache Persönlichkeit gegenüber dem dominierenden oder autoritären Vater nicht annehmbar, oder sie wird durch ihre überstarke, repressiv wirkende Struktur im Vergleich mit einem viel annehmbareren Vater abgelehnt. In beiden Fällen kann es dazu kommen, dass das Mädchen nach der männlichen Rolle strebt.

Diese Problematik der **Ablehnung der vorgelebten Geschlechterrolle** oder eine dadurch hervorgerufene Ambivalenz kann nach bereits erfolgter Spontanmenstruation zur sekundären Amenorrhö führen. Ein bisher unterschwelliger latenter Rollenkonflikt kann sich als **sekundäre Amenorrhö** somatisieren, wenn es in der Pubertät des Mädchens zur Scheidung der Eltern kommt und die bislang unbewusst empfundene Dysharmonie der Eltern durch die Trennung offen die Reaktion des Mädchens herausfordert.

> Auch im späteren Alter findet man bei sekundären psychogenen Amenorrhöen häufiger emotionale Konfliktsituationen, die bewusstseinsnah und relativ leicht durchschaubar sind und vom Gynäkologen aufgedeckt werden können.

Von Elert (1952) stammt der Begriff der **Notstandsamenorrhö**. Hierunter fallen die sog. Kriegs-, Flucht- und Lageramenorrhöen. Die Frauen wurden auf der Flucht und im Konzentrationslager amenorrhoisch. Nach Aufnahme in ein Internat bleibt die Periode weg (Internatsamenorrhö). Unter Prüfungsstress und Leistungsdruck bleibt die Periode aus (Prüfungsamenorrhö). Studentinnen, die in traditionellen männlichen Studienfächern eingeschrieben sind, haben gehäuft Amenorrhöen (Rollenkonflikt). Eine allgemeine Überforderungssituation kann ebenfalls zur Amenorrhö führen.

Die **Anorrhexia nervosa** als Magersucht und in Verbindung mit Bulimie ist zweifellos die ernsteste Form, in der es zur **Verweigerung der Übernahme einer Erwachsenenrolle** kommt. Magersucht ist verweigertes Leben. Die Suche nach Autonomie erfolgt unter gestörter eigener Körperwahrnehmung. Angst vor Gewichtszunahme führt zur Nahrungsverweigerung. Das Nichtessen gibt ein Gefühl der Autonomie und Reinheit, Einzigartigkeit und Macht. So gesehen stärkt die Essstörung zunächst das Selbstständigkeitsempfinden, sie ist ein **Ausweichverhalten**.

Bei der **Bulimie** werden in Heißhungerattacken in kürzester Zeit große Mengen Nahrung aufgenommen. Um einer Gewichtszunahme zu entgehen, folgen herbeigeführtes Erbrechen, Abführmittelmissbrauch und rigorose Diät (z. B. Zitronensaftdiät). Bei der Anorrhexie gibt es bulimische und bei der Bulimie anorrhektische Episoden. Frauen mit Anorrhexie sind besonders uneinsichtig für das Krankheitsgeschehen, und die größte Schwierigkeit liegt in der Motivierung zur Therapie. Diese besteht in einer möglichst frühzeitigen Psychotherapie unter Einbeziehung der Familie und evtl. klinischer psychosomatischer und verhaltenstherapeutischer Behandlung.

> Es gibt abortive Fälle, die nicht unbedingt einer Therapie zugeführt werden müssen, z. B. der Twiggy-Typ, der sich eine Modefigur zum Ideal gesetzt hat und sie imitiert. Sie sollten aber mindestens in ärztlicher Kontrolle beobachtet werden, bevor ein Abkippen in die schwere Form erfolgt.

Die **Verabreichung der Pille** bei der Anorrhexie, z. B. zur Osteoporoseprophylaxe, kann problematisch sein, da sich die Frauen zum Bluten »gezwungen« fühlen. Hierbei kann es dann zu schweren Symptomverschiebungen kommen.

Eine Sonderform der psychogen Amenorrhö ist die **Scheinschwangerschaft** oder »grossesse nerveuse«. Unter dem Namen »Pseudokyesis« wurde sie als das älteste Krankheitsbild der psychosomatischen Gynäkologie von Hippokrates beschrieben.

Die **Amenorrhö** ist psychodynamisch 3-fach erklärbar:
1. Sie kann die Folge einer Angst vor Schwangerschaft sein.
2. Sie kann Folge eines intensiven Wunsches nach einer Schwangerschaft sein.
3. Sie kann ein hysterisches Ausdruckssymptom sein.

Abortive Formen sind recht häufig. Es sind solche Fälle, bei denen meist nach unregelmäßigem, seltenem Geschlechtsverkehr aus Angst die Periode einige Zeit überfällig ist, oder solche, bei denen als Folge einer erwarteten Schwangerschaft aufgrund einer endokrinologischen Behandlung wegen Kinderwunsch die Periode ausbleibt. In anderen Fällen dauert die Amenorrhö bis zum vermeintlichen Geburtstermin an. Die Frauen essen meistens für 2 und werden adipös. Der Leibesumfang nimmt zu, in ausgeprägten Fällen wie bei einer echten Schwangerschaft. Dann treten auch **Schwangerschaftsstriae** auf.

Symptomatik. Auffällig ist die Sorgfalt, mit der die Frauen Babywäsche kaufen, Kinderwagen und andere Dinge, die nach der Geburt notwendig sind, organisieren. Sie spüren Kindsbewegungen, welche durch Darmperistaltik erklärbar sind. Die Uterusgröße ist bei bimanueller Untersuchung nicht sicher festzustellen. Es bestehen sogar häufig eine Linea fusca und eine Pigmentierung der Brustwarzen sowie Laktation und Milcheinschuss. Dieser ist auf einen erhöhten Prolaktinspiegel zurückzuführen. Die Prolaktinfreisetzung ist sehr von psychologischen Faktoren abhängig. So steigert das Saugen des Säuglings an der Brustwarze die Milchabsonderung. Auch bei der Stimulierung der weiblichen Brust beim Sexualakt durch den Partner erfolgt eine Prolaktinausschüttung.

54.4.3 Metrorrhagie, Schreckblutung, Abwehrblutung

Psychogene Blutungen können entweder **Hormonabbruchblutungen** sein oder werden über die vegetativnervöse Bahn **vasomotorisch ausgelöst**. So kann unabhängig vom Funktionszustand, selbst bei senilatrophischer Schleimhaut, nach heftiger Emotion – z. B. Explosion, Todesnachricht, Vergewaltigung oder Todesurteil – eine sog. Schreckblutung auftreten. Ihre Stärke und Dauer ist abhängig vom anatomischen Substrat.

Die **verschiedensten Anlässe** kommen als Auslöser psychogener Blutungen in Frage: Heirat, Scheidung, Stellenwechsel, neue Liebesbeziehung oder Zurückweisung und die Heirat des ehemaligen Partners mit einer anderen Frau.

Solche Blutungen können auch als **Hyperpolymenorrhöen** bestehen bleiben. Motive, die eine psychogene Blutung auslösen können, haben häufig sexuellen Charakter – wie Scham, sexuelle Zurückweisung, Verlust des Partners, Ablehnung der Kohabitation. Eine Reihe von sog. **Kontaktblutungen** (Blutungen, die bei oder nach dem Verkehr auftreten) sind Abwehrblutungen, die durch einen Befund an der Portio oder in der Gebärmutter nicht erklärt werden können. In vielen Fällen gehen nach negativer Zytologie eine Elektrokoagulation, Konisation oder Abrasio voraus, mit Persistenz der Kontaktblutung bei Wiederaufnahme des Geschlechtsverkehrs. In einigen wenigen Fällen kommt es dann nicht mehr zu Blutungen, aber zu einer Symptomverschiebung in Form einer Anorgasmie oder Libidoverlust (Erklärung einer Patientin: »Seitdem ich ausgebrannt bin, bin ich kalt wie ein Fisch«).

Psychologisch gesehen handelt es sich in allen Fällen um eine **Abwehr**, die häufig mit **Kohabitationsschmerzen** kombiniert ist. Eine indirekte Ablehnung des Partners oder der Lebenssituation verbirgt sich hinter der sog. **Abwehrblutung**, die als indirekte Sexualstörung aufgefasst wird. Möglicher auslösender Konflikt ist eine als erzwungen empfundene Empfängnisverhütung bei vom Partner abgelehntem Kinderwunsch. Abwehrblutungen treten auch auf nach Schwangerschaftsabbruch, der auf das Betreiben des Partners realisiert wurde und zu dem die Frau eine ambivalente Haltung zeigte. Die Konflikte liegen i. d. R. relativ oberflächlich, sodass mit **konfliktzentrierter Gesprächstherapie** Symptomfreiheit erreicht werden kann.

54.5 Psychosomatische Faktoren der Sterilität und Schwangerschaft

54.5.1 Sterilität

In der bislang größten Studie über die Psychosomatik der sterilen Ehe von Stauber (1988) hatten 28,3 % der sterilen Ehen keine somatischen Ursachen und wurden zur Gruppe der »**funktionellen Sterilität**« gerechnet. Zum großen Teil wurden diese Frauen ohne somatische Behandlung, oft nach Urlaub oder längerer Behandlungspause, schwanger. Bei allen Frauen, die zur Sterilitätsbehandlung kamen, trat die Schwangerschaft in 50 % spontan und unabhängig von irgendwelchen Eingriffen im Beobachtungszeitraum ein. Insgesamt 22,7 % der Graviditäten wurden während der Diagnostik (Zyklusbeobachtungen, Tubendiagnostik) registriert. Bezogen auf alle Kinderwunschpaare bedeutet dies, dass relativ wenige durch somatisch-therapeutische Interventionen zu einer Schwangerschaft geführt wurden.

Die durchschnittliche **Sterilitätspatientin** schätzte sich stark depressiv ein und empfand sich eher narzisstisch. Die Neigung zur depressiven Stimmung lässt sich als narzisstische Kränkung des versagten Kinderwunsches verstehen. Gerade in der Gruppe der 30- bis 35-jährigen Frauen war die Depressivität am ausgeprägtesten. Hieraus lässt sich auch eine **übersteigerte Behandlungsbereitschaft** als »Torschlusspanik« ablesen.

Die **Ambivalenz im Kinderwunsch** ist eine Ursache der psychogenen Sterilität. Bei Notlage oder bei einer Entscheidung für den erlernten Beruf ist der Konflikt relativ oberflächlich und für die Patientin einsehbar. Liegen Ängste vor der Schwangerschaft oder der Geburt oder vor einem geschädigten Kind vor, so ist die ausbleibende Schwangerschaft für die Patientin zunächst wenig einsehbar. Noch schwieriger wiegt die Situation, wenn eine tiefe Ambivalenz vorliegt.

Gelegentlich wird ein direktes **Erzwingenwollen der Schwangerschaft** beobachtet, wobei die Patientin jedoch in ihrer Persönlichkeitsstruktur unreif und infantil wirkt. In anderen Fällen handelt es sich um Teilretardierungen, wobei starke Insuffizienzgefühle gegenüber der Rolle als Frau und Mutter überwiegen, in wieder anderen Fällen liegen offenkundige Partnerprobleme vor.

> Es wurde immer wieder berichtet, dass vorher kinderlose Paare eigene Kinder bekamen, nachdem sie ein Kind adoptiert hatten, vermutlich weil sie dadurch eine bessere Einstellung zur Elternschaft gewonnen und eine Nachreifung vollzogen haben.

Die **ätiologischen Mechanismen** für die psychogene Sterilität liegen einmal in der Anovulation, wobei das Großhirn über eine Störung der hypothalamisch-hypophysären Achse die Follikelreifung beeinflusst. Die Ovulation kann auch durch Hyperprolaktinämie verhindert werden. Eine **Hyperprolaktinämie** kann kurzfristig bei akutem Stress auftreten, aber auch dauerhaft bei länger anhaltendem Dysstress, Überforderungssituationen, Depressionen und Erregungszuständen. Als weitere psychogen bedingte Sterilitätsursache wird eine gestörte Peristaltik der Tuben mit **Tubenspasmen** diskutiert.

Eine längere, konsequent durchgeführte Sterilitätsbehandlung, insbesondere die genaue Terminierung des Koitus, führt nicht selten zum **Libidoverlust** und sekundärer Anorgasmie, wenn die Kohabitation nur noch zweckgebunden im Sinne einer Schwängerung erfolgt. Die daraus resultierende Frustration mündet in eine depressive Verstimmung.

> **Cave**
>
> Die Anwendung psychotherapeutischer Kurzverfahren bei psychogener Sterilität ist nicht ganz unproblematisch. In Einzelfällen wurde unter der Therapie in relativ kurzer Zeit das Auftreten einer Schwangerschaft beobachtet. Spätere Nachuntersuchungen zeigten dann, dass es sich psychodynamisch bei der Sterilität um einen biologisch sinnvollen Abwehrmechanismus gehandelt hatte, dass es aber durch die Therapie nur zu einer passageren Kompensierung der Konfliktsituation gekommen war: In Wirklichkeit wurde ein schwelender Partnerkonflikt zugedeckt, welcher später wieder aufgebrochen ist. Eine Scheidung war nun durch das inzwischen geborene Kind kompliziert. Deshalb sollen nach Fikentscher (1970) bei Sterilitätsberatung alle Faktoren erfasst werden, die im Zusammenleben der Partner einer Fertilität zu- oder abträglich sein können.

Es gibt Frauen, die glauben, durch eine Schwangerschaft ihre **Partnerschaft retten** zu können. In anderen Fällen liegen sogar wegen Kinderlosigkeit Scheidungsdrohungen vom Ehepartner vor. Ziel und Aufgabe der Beratung ist es, diesen Frauen zu helfen, ihre Partnerschaft realistischer einzuschätzen und ihnen aufzuzeigen, dass erst nach Harmonisierung derselben eine Schwangerschaft sinnvoll wäre. Die Kinderlosigkeit ist in diesem Fall nicht selten die Folge unbewusster Abwehr in dieser Situation.

54.5.2 Schwangerschaftserbrechen

Die Übelkeit und das Erbrechen werden einem relativ **hohen β-HCG-Spiegel** zugeschrieben, obwohl dies keineswegs bewiesen ist. Es gibt primitive Gesellschaften, in denen das Schwangerschaftserbrechen unbekannt ist. Die Frucht wird in den ersten 3 Monaten der Schwangerschaft noch apersonal und gewissermaßen als Fremdkörper erlebt. Dies fällt mit der Zeit des Schwangerschaftserbrechens zusammen. Allmählich bildet sich eine **Beziehung zur Schwangerschaftsfrucht** heraus, und der Fetus wird nun als Kind, und zwar als eigenes Kind erlebt, zu dem eine echte Beziehung entsteht.

Mit der **Bezugsfindung zum Kind** wird im 3. Monat das Schwangerschaftserbrechen überwunden und tritt bei weiteren Graviditäten nicht mehr auf. In manchen Fällen kann diese Nachreifung ausbleiben, und die Störungen treten bei weiteren Schwangerschaften erneut auf. Wenn in der Mehrzahl der Fälle die Beschwerden im 4. Monat überwunden sind, wird dies psychodynamisch als **Friedensschluss mit dem fremden Feten** oder der fremden, veränderten Situation interpretiert, in einigen Fällen wohl auch als Waffenstillstand.

Seltener dauert die **Hyperemesis bis zum Ende der Schwangerschaft** an. In vielen Fällen dürfte das Schwangerschaftserbrechen die Ablehnung einer Lebenssituation bedeuten, in der sich die Frau befindet, und wäre also Ausdruck der in Dissonanz mit der Gesellschaft befindlichen Frau bzw. Zeichen einer direkten Ablehnung der Schwangerschaft oder des Partners. Eine auffällige Häufung der Dysmenorrhö in der Anamnese von Hyperemesispatientinnen wurde beobachtet. Bei der psychogenen Dysmenorrhö lässt sich nicht selten ein **Rollenfindungskonflikt** finden.

54.5.3 Erregungshypertonie und EPH-Gestose

> **Definition**
>
> Stress ist eine biologische Antwort des Körpers auf Reize, die physikalisch oder chemisch, jedoch auch psychischer Art sein können. Zu letzterem gehört die im psychosozialen Umfeld stehende Schwangerschaft.

Krankheitswert kommt dem **Dysstress** zu, wenn die Adaptationsfähigkeit des Körpers überfordert wird. Psychologisch steht im Vordergrund die Situation des Sich-nicht-wehren-Könnens oder des Unterdrücktwerdens, sei es in der Realität oder in der Phantasie. Soziale Notsituationen, partnerschaftliche Konflikte und Probleme mit der Schwangerschaft sind die **psychischen Faktoren**. Das Gefühl, die Schwangerschaft allein tragen zu müssen, sämtliche Verantwortung aufgebürdet zu bekommen, bringt die Frau in einen Zustand des Unter-Druck-Seins, aus dem – wie nach dem Dampfkesselprinzip – als Somatisierung die Erregungshypertonie entsteht (Eicher 1979).

54.5.4 Abort, Frühgeburtsbestrebungen und Schwangerschaftsabbruch

> Aufgrund von Schreckerlebnissen – wie z. B. Verlust eines Partners, sei es durch Tod oder durch ein Zerwürfnis – werden immer wieder Blutungen in der Frühschwangerschaft beobachtet, welche in einem Abort enden.

Ähnliche Erlebnisse können auch **vorzeitige Wehen** auslösen und die Geburt in Gang kommen lassen. Nicht allein der akute Anlass, sondern auch chronischer Druck kann zu vorzeitigen Wehen führen. Psychosoziale Faktoren scheinen also bei vorzeitigen Wehen und damit bei der Frühgeburt eine wichtige Rolle zu spielen.

Beim **Schwangerschaftsabbruch** findet sich häufig eine Situation, in der die Frau nicht bereit ist, in dem bestehenden psychosozialen Rahmen eine Schwangerschaft auszutragen und ein Kind zu gebären. Dies hängt wieder ganz speziell von der Persönlichkeitsstruktur der Frau und deren Erziehung einerseits und mit der psychosozialen Verflechtung und wirtschaftlichen Situation zusammen. Wesentlich ist auch die Einstellung des Partners.

Im Zusammenhang mit einem Schwangerschaftsabbruch kann es zu **Störungen in der seelischen Verarbeitung** kommen. So können Depressionen und schwere Schuldgefühle die Folge sein, aber auch psychosomatische Beschwerden, welche das Herz-Kreislauf-System betreffen. Auch sexuelle Funktionsstörungen können auftreten. Ob diese jedoch in diesem Zusammenhang häufiger sind als nach einer unerwünschten ausgetragenen Schwangerschaft, die die Frau in Nöte bringt, darf bezweifelt werden.

> **Cave**
>
> Die frühzeitige demonstrative sonographische Darstellung des Embryos fördert eindeutig die positive Motivation zum Kind und kann auf der anderen Seite bei danach erfolgendem Abbruch die Verarbeitung des Eingriffs für die Frau erschweren.

Zur Psychosomatik in der Gynäkologie und Geburtshilfe wird auf weiterführende Literatur verwiesen (Neuhaus 2000; Neises u. Ditz 2000) und auf die Beiträge der Jahrestagungen der Deutschen Gesellschaft für Psychosomatische Geburtshilfe und Gynäkologie, zuletzt von Wollmann-Wohlleben et al. (2004).

Literatur

Charcot JM (1892) Leçons du Mardi à la Salpétrière. La Bataille, Paris

Ehlert R (1952) Zur Genese der Notstandsamenorrhö. Geburtsh Frauenheilkd 12: 193–195

Eicher W (1979) Psychosomatische Aspekte in der Gynäkologie. In: Uexküll TV (Hrsg) Lehrbuch der psychosomatischen Medizin. München, Wien, Baltimore: Urban und Schwarzenberg: 707–727

Mayer A (1938) Die Konstitution in der Geburtshilfe und Gynäkologie. Stuttgart: Enke: 51–52

Neises M, Ditz S (2000) Psychosomatische Grundversorgung in der Frauenheilkunde. Stuttgart, New York: Thieme

Neuhaus W (2000) Psychosomatik in Gynäkologie und Geburtshilfe. Stuttgart, New York: Thieme

Stauber M (1988) Psychosomatik in der sterilen Ehe. Berlin: Grosse

Taylor HC (1949) Vascular congestion and hyperemia. Am J Obstet Gynecol 57: 211–217, 637–653, 654–668

Wollmann-Wohlleben V, Knieling J, Nagel-Brotzler A (2004) Psychosomatische Gynäkologie und Geburtshilfe. Gießen: Psychosozial-Verlag

Qualitätsmanagement in Klinik und Praxis, Rechtsvorschriften, Bewerbung und Karriereplanung

55 Qualitäts-Management in Klinik und Praxis:
»Kobra, übernehmen Sie« oder »Mission: Impossible. Im geheimen Auftrag«? – 803
J. Süß

56 Rechtsvorschriften in der Gynäkologie – 835
R. Ratzel

57 Bewerbung und Karriereplanung in der Medizin – 843
S. Costa

Qualitäts-Management in Klinik und Praxis:
»Kobra, übernehmen Sie« oder »Mission: Impossible. Im geheimen Auftrag«?

J. Süß

55.1	Einleitung – 803	55.5.4	Erfassen von Kernprozessen und Standardisierung – 819
55.2	Was ist (gute) Qualität? – 804	55.5.5	Qualitäts-Teams zur Prozess- und Schnittstellenverbesserung – 821
55.3	Was ist Management? – 808		
55.3.1	Verschiedene Management-Konzepte – 808	55.5.6	Verfahrensanweisungen, Leitlinien und Standards – 821
55.3.2	Wie wird man/frau Führungskraft (Manager)? – 809	55.5.7	Entwicklung von Qualitätskriterien – 822
55.3.3	Kommunikation und Motivation – 810	55.5.8	Evaluierung – 822
55.3.4	Effektive Selbstführung für Führungskräfte (Manager) – 811	55.5.9	Dokumentation im QM- und Organisationshandbuch – 823
55.3.5	Woran erkennt man einen guten Entscheidungsfindungsprozess? – 813	55.5.10	Kontinuierliche Verbesserung (KVP) – 824
55.4	Was ist Qualitäts-Management im Gesundheitswesen? – 813	55.6	Warum macht Qualitäts-Management im Gesundheitswesen Sinn? – 825
55.4.1	Formulierung von Qualitätszielen – 815	55.6.1	Gesetzliche Grundlagen für Vertragsärzte und Krankenhäuser – 825
55.4.2	Führung durch die Verantwortlichen – 815	55.6.2	Einführung der DRG für Krankenhäuser – 828
55.4.3	Projektgruppen und kontinuierlicher Verbesserungsprozess (KVP) – 815	55.7	Blick in die Zukunft: »Krankenhaus 2015 – Wege aus dem Paragraphendschungel« (die Andersen-Studie 2000) – 830
55.5	Wie wird Qualitäts-Management in Klinik und Praxis eingeführt? – 818		Literatur – 833
55.5.1	Vorbereitungs- und Informationsphase – 819		Hilfreiche Internet-Adressen – 834
55.5.2	Aufnahme des Ist-Zustands – 819		
55.5.3	Projektentwicklung – 819		

55.1 Einleitung

»Das eigene Vorbild ist nicht eine Möglichkeit, andere zu führen, sondern die einzige.« *Albert Schweitzer.*

»Alle Sorge hat ein Ende, wenn wir einen festen Entschluss gefasst haben.« *Cicero.*

»Die Zukunft ist meist schon da, bevor wir ihr gewachsen sind.« *John Steinbeck.*

Laut Statistischem Bundesamt (Pressemitteilung vom 24.04.2003) arbeitet jeder 10. Deutsche im Gesundheitswesen, 2001 wurden dafür 11 % des Bruttoinlandprodukts (BIP) aufgewendet. Das entspricht 225,9 Mrd. Euro – davon rund 57 % durch die gesetzlichen Krankenkassen – oder 2740 Euro pro Kopf und wird in Europa nur durch die Schweiz übertroffen.

Doch Prof. Dr. med. Dr. sc. Karl Lauterbach, der allgegenwärtige Berater der Bundesgesundheitsministerin Ulla Schmidt, Direktor des Instituts für Gesundheitsökonomie und Klinische Epidemiologie (IGKE) der Universität Köln und Aufsichtsratsmitglied der hochprofitablen Rhön-Klinik-AG, Bad Neustadt a. S., Thüringen, sieht dafür keine adäquate Gegenleistung: »Wir bezahlen einen Mercedes und bekommen einen VW-Golf.«

Immer wieder mahnt der Kritiker der existierenden Selbstverwaltung (»das Kartell der KVs ist ein Anachronismus und verhindert Reformen«) die im europäischen Vergleich fehlende Qualität an: »Es wird langfristig nur helfen, den Wettbewerb in Richtung auf mehr Qualität zu richten. Dabei müssen Rosinenpickerei, Bürokratie und Zweiklassenmedizin vermieden werden. Der Qualitätswettbewerb muss unbedingt auch erreichen, dass Ärzte durch bessere Qualität besser verdienen können, sodass sie nicht auf suspekte Nebengeschäfte wie z. B. IGel-Leistungen oder auf Hamsterradmedizin angewiesen sind.«

In Zukunft soll nach Vorstellungen der Gesundheitspolitiker QM flächendeckend und sektorübergreifend in ambulanten, stationären und Reha-Einrichtungen etabliert werden.

Nachfolgend werden einige grundlegende **An- und Einsichten zum Qualitäts-Management in Klinik und Praxis** dargestellt. Bereits mit dem Inhalt einzelner Schlagwörter – wie »Prozesssteuerung«, »Risk-Management«, »Kontinuierliche-Verbesserung-Prozess (KVP)« und »evidence-based medicine« (EbM; nicht zu verwechseln mit dem einheitlichen Bewertungsmaßstab – EBM – der niedergelassen Kollegen) könnte man Seminare füllen. Für eine weitergehende Vertiefung empfehlen sich die von den Landesärztekammern angebotenen Weiterbildungen, die sich mit QM beschäftigen und/oder Einblick in die unten angegebenen Internet-Seiten. Zudem gibt es Zeitschriften, die sich eingehend mit dieser Thematik beschäftigen – wie z. B. »f & w – führen und wirtschaften im Krankenhaus«, »Das Krankenhaus«, »Die Krankenhaus-Umschau«, »Management & Krankenhaus« und »Zeitschrift für ärztliche Fortbildung und Qualitätssicherung (ZaeFQ)«, ein Organ der »Arbeitsgemeinschaft der wissenschaftlichen medizinischen Fachgesellschaften (AWMF)«.

55.2 Was ist (gute) Qualität?

»Good quality does not necessarily mean high quality. It means a predictable degree of uniformity. And dependability at low cost with a quality suitable for the market.« *Dr. W. Edward Demling.*

»Über Qualität lässt sich trefflich streiten. Aber eins steht fest: Der Wurm muss dem Fisch schmecken, nicht dem Angler.« *Helmut Thoma, österreichischer RTL-Chef und Filmemacher.*

»Qualität kommt von Qual.« *Wolf Schneider, Leiter der Henri-Nannen-Journalistenschule*

Prinzipiell kann man zwischen »primären, den Dingen zukommende Qualität« – vereinfacht: **objektive Qualität** – und »sekundären, nur in der Wahrnehmung existierenden Qualität« – auch **subjektive Qualität** genannt – unterscheiden. Doch schon Aristoteles führte aus, dass letztlich alle Qualitäten subjektiver Natur sind, da ihre Eigenschaften durch unsere Wahrnehmung mitgeprägt sind.

> Als Voraussetzung für die Betrachtung von Qualität sind daher Begriffsbestimmungen in Form von Normen, Standards oder Konsensformulierungen zwingend erforderlich.

Erste Hilfe zur **Begriffsbestimmung der »Qualität«** bieten Definitionen von nationalen und internationalen Normierungsinstituten. Nach ISO EN DIN 8402 ist »Qualität (…) die Gesamtheit von Eigenschaften eines Produkts oder einer Dienstleistung, die sich auf die Eignung zur Erfüllung festgelegter oder vorausgesagter Erfordernisse bezieht. Die Erfordernisse werden durch den Kunden festgelegt oder vorausgesagt.«

Im Bereich der Industriegüterproduktion und die Dienstleistungsbetrieben mag diese Festlegung hinreichend genau sein, die **Beurteilung medizinischer Dienstleistungen** aber ist wesentlich komplizierter. Dies beruht zum einen auf der subjektiven Definition der Begriffe »Gesundheit« (WHO-Definition: vollkommenes Wohlbefinden bezüglich körperlicher, geistiger und sozialer Hinsicht) oder »Krankheit« und auf der Motivation der Bedürfnisbefriedigung (primärer und sekundärer Krankheitsgewinn möglich):

- Die Vorgaben des Patienten sind weniger präzise als die eines Kunden.
- Das erwartete Ausmaß an Heilung ist in Prozent kaum anzugeben.
- Die subjektive Patientenzufriedenheit ist nur schwer messbar.
- Der Verlauf und das Ergebnis einer Behandlung sind nicht nach rein mechanistischen Kriterien vorhersehbar und beurteilbar.

Entsprechend unscharf und gewunden fallen die **Definitionsversuche zur Qualität in der medizinischen Versorgung** aus. Das US Office of Technology Assessment definierte Qualität als »den Grad der Wahrscheinlichkeit, dass die Behandlung zu den von den Patienten gewünschten Resultaten führen wird und unter Berücksichtigung des aktuellen medizinischen Wissens das Risiko der unerwünschten Nebeneffekte minimalisiert.«

> Qualität ist also nicht absolut definiert, sondern in Abhängigkeit von einer – vom Kunden = Patienten – formulierten Zielvorgabe zu sehen. Was heute fortschrittlich und von »hoher Qualität« ist, könnte bereits morgen »Standard« sein und möglicherweise übermorgen den dann geltenden Anforderungen an Qualität nicht mehr genügen:

»Die Leitlinie von heute ist der Irrtum von morgen.«
Frank Ulrich Montgomery (Vorsitzender des Marburger Bundes).

Der **Begriff »Kunde«** setzt voraus, dass der Patient frei entscheiden kann, wo und wann er eine Leistung in Anspruch nehmen kann, z. B. gilt dies für Frauen, die Kliniken zu einer kosmetischen Operation aufsuchen wollen. Die Problematik, inwieweit diese Kundenforderungen medizinisch sinnvoll sind und vom behandelnden Arzt mitgetragen werden können, soll hier nur angedeutet werden.

Somit ist ein bewusstloser Notfallpatient per definitionem primär kein Kunde des behandelnden Krankenhauses, wird dies aber nach Rekonvaleszenz. Weitere **externe Kunden** sind außerdem z. B. in einer Arztpraxis Angehörige, zuweisende Ärzte, Apotheken, Kostenträger (wie Krankenkassen und Versicherungen), Physiotherapeuten und Pharmareferenten. **Interner Kunde** ist jeder, der von einer anderen Einheit eine Leistung erhält, z. B. im Krankenhaus – aus der Sicht eines Oberarztes der Frauenklinik – die konsilanfordernde medizinische Abteilung, nicht ärztliches Personal, der OP, das Labor, die Röntgenabteilung, der ratsuchende Assistenzarzt der eigenen Abteilung, die Verwaltung etc.

Cave

Wichtige Meinungsbildner sind neben den Patienten, den Besuchern, den niedergelassenen Ein- bzw. Zuweisern insbesonders auch das eigene Raumpflegepersonal!

Das Gesundheitssystem ist ein **personenbezogenes Dienstleistungsunternehmen**. Es wird oft eine Unterteilung des Begriffs in »Struktur-, Prozess- und Ergebnisqualität« getroffen (Abb. 55.1).

55.2 · Was ist (gute) Qualität?

Erlebnisqualität (subjektiv, emotional)	Messqualität (beweisbar, sachlich)

Qualität in der Arztpraxis/Ambulanz

Präsentationsqualität oder Erlebnisqualität persönliche Kompetenz/Service

Strukturqualität +	**Prozessqualität** =	**Ergebnisqualität (Ziele)**
Beispiele: Ausstattung Apparate Räumlichkeiten Modernität Qualifikation des Teams finanzielle Mittel	Beispiele: korrekte Diagnostik Therapiequalität Effektivität der Abläufe Verfügbarkeit von Akten Organisationsablauf Wartezeiten	Beispiele: vermeidbare Komplikationen Beschwerde-Management Heilungsdauer und Erfolg Sicherheit der Diagnose Lebensqualität Patientenzufriedenheit
Rahmenbedingungen +	Handlungsabläufe =	Behandlungsresultat: Erfolge/Misserfolge/Emotionen

Qualitäts-Management-System

☐ **Abb. 55.1.** Erlebnisqualität und Messqualität (Struktur-, Prozess- und Ergebnisqualität). (Nach Wölker 2000)

Definition

Strukturqualität beschreibt die Voraussetzungen, die zum Erbringen einer Leistung notwendig sind, z. B. medizinisches Personal, medizinische Geräte, Ausstattung der Funktionsdiagnostik, verkehrstechnische Lage. Prozessqualität umfasst alle diagnostischen und therapeutischen Maßnahmen, insbesondere das »Wie« der Durchführung und die Kommunikation der einzelnen Abteilungen. Das Kernstück der Bemühungen bildet die »Ergebnisqualität«, wofür das Erleben und das Urteil des Patienten die wichtigsten Größen darstellen.

Deshalb wird versucht, mit Hilfe von **Qualitätsindikatoren** (▶ Abschn. 55.5.7) – diese bezeichnen ein Merkmal, das einen Qualitätsaspekt aus Struktur, Prozess oder Ergebnis quantitativ beschreibt – die Patientenzufriedenheit zu erfassen. Dem TQM-System liegt ein erweiterter Qualitätsbegriff zugrunde, der zusätzlich klinische Qualität, Servicequalität und Preis-Leistungs-Qualität erfasst.

> Externe QS-Programme beschäftigten sich bisher meist mit Struktur- und Prozessqualität, die sich relativ leicht erfassen lassen. Die Ergebnisqualität, besonders die der Langzeitergebnisse, wird – wenn überhaupt – bisher nur unzureichend erfasst.

Es gibt **objektive** (Messung von Kriterien und Standards) und **subjektive** (Beurteilung des Patienten) **Qualität**. Wenn die wahrgenommene Leistung der erwarteten – das hat manchmal nichts mit der tatsächlich erbrachten Leistung zu tun – nicht entspricht, resultieren beim Kunden Frustrationen.

> Oftmals hat für den Patienten die Service- und Erlebnisqualität einen wesentlich höheren Stellenwert als die Qualität der medizinische Leistung. Patientenbedürfnisse müssen erfüllt werden, Nichterfüllung führt zur Kränkung. Patientenwünsche und -bedürfnisse (☐ Abb. 55.2) können erfüllt werden, Nichterfüllung führt zu Enttäuschung. Merke: Nicht-Qualität kostet Patienten (☐ Abb. 55.3). Beachte hier die 3/11er-Regel (☐ Abb. 55.4):

Wenn der Patient zufrieden ist, erzählt er dies bis zu 3 Menschen weiter, wenn er unzufrieden ist, erfahren dies bis zu 20 Menschen. Merke: Nicht-Qualität kostet Zeit und Geld!

Beispiele für das Entstehen von Folgekosten
- Wartezeit der Assistenzärzte vor der Chefarztvisite,
- Suchen nach der Patientenakte,
- Doppeluntersuchung wegen unklarer Fragestellungen oder wegen mangelhafter Informationsweiterleitung/ Kommunikation,
- Warten im OP, bis das gesamte OP-Team da ist,
- weggeworfenes Patientenessen,
- Wartezeit vor den Untersuchungen (Patient/Mitarbeiter),
- Warten »mit dem Bett« vor dem Aufzug,
- Wegwerfen/Aussortieren von Medikamenten,
- Mitarbeiter, der wegen mangelhafter Führung »innerlich gekündigt« hat,
- Verwalten einer »Patientenwarteschlange« vor der stationären Aufnahme,
- ein mit der Behandlung seines Ehepartners unzufriedener Angehöriger (wenn nicht richtig behandelt wird, gehen wichtige »Folgeaufträge« verloren, zentrale Bedeutung für ein Krankenhaus haben hier die Frauenheilkunde und die Urologie),
- ungenutzte oder schlecht ausgelastete Medizingeräte und Räume,
- doppelte und x-fache Eingabe von Daten in die EDV,
- unzufriedener Patient, der das Krankenhaus beim einweisenden Kollegen »schlecht macht«.

(Nach: MediText, Krankenhausberatung).

In der Medizin gilt die **10-er-Regel der Fehlerkosten**, d. h. jeder Fehler, der in einer späteren Phase als zu seinem Entstehungszeitpunkt aufgedeckt und behoben wird, nimmt in seiner

Bedürfnisse des Patienten im Krankenhaus

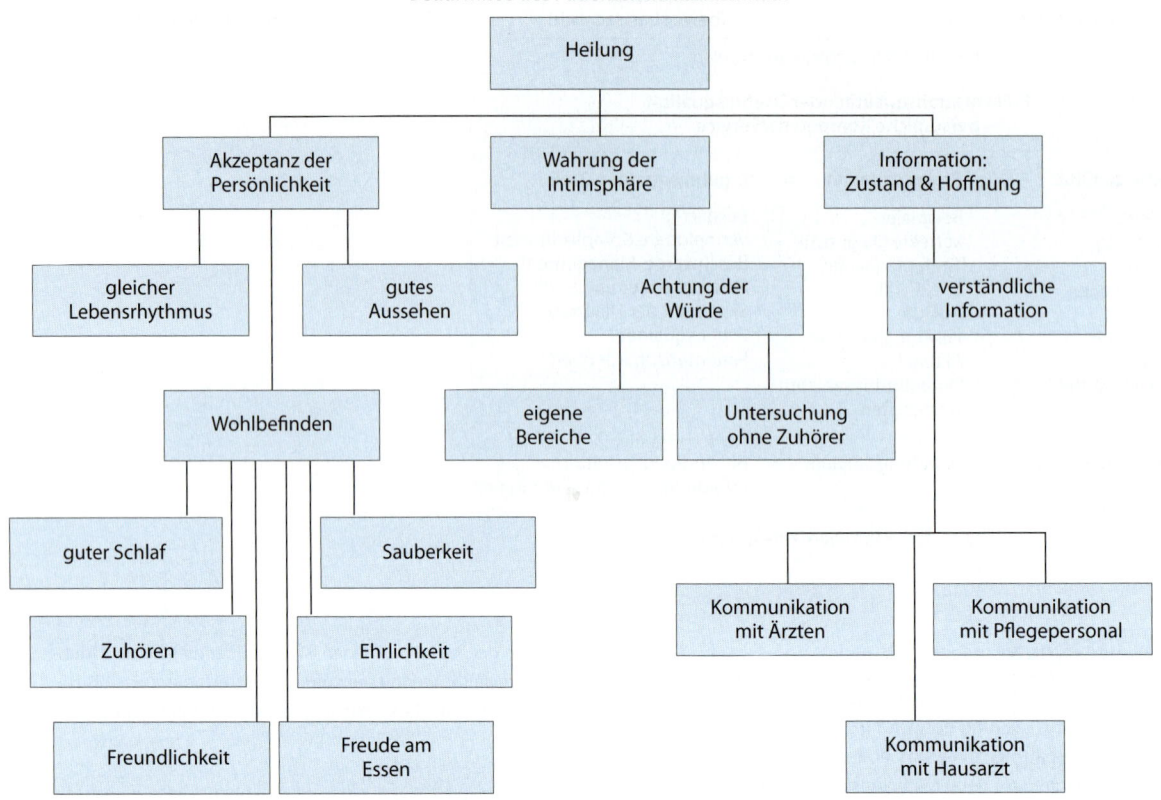

- Heilung
  - Akzeptanz der Persönlichkeit
    - gleicher Lebensrhythmus
    - gutes Aussehen
    - Wohlbefinden
      - guter Schlaf
      - Sauberkeit
      - Zuhören
      - Ehrlichkeit
      - Freundlichkeit
      - Freude am Essen
  - Wahrung der Intimsphäre
    - Achtung der Würde
      - eigene Bereiche
      - Untersuchung ohne Zuhörer
  - Information: Zustand & Hoffnung
    - verständliche Information
      - Kommunikation mit Ärzten
      - Kommunikation mit Pflegepersonal
      - Kommunikation mit Hausarzt

Abb. 55.2. Bedürfnisse des Patienten im Krankenhaus. (Nach MediText)

Sie kennen mich.

Ich bin ein netter Patient. Ich beklage mich nie. In der Aufnahme warte ich geduldig, wenn sich die Schwestern über den letzten Urlaub unterhalten und sich keinen Deut darum kümmern, ob ich Schmerzen habe.

Manchmal wird jemand, der nach mir gekommen ist, zuerst untersucht. Aber ich sage kein Wort. Auf der Station nehme ich auf meine Mitmenschen Rücksicht. Wenn mich ein mürrischer Arzt untersucht, der brummig und überheblich wird, weil ich, bevor ich unterschreibe, noch meine Fragen beantwortet haben möchte, bleibe ich höflich und zuvorkommend. Nie kritisiere ich. Es würde mir nicht im Traum einfallen, wie andere Patienten öffentlich eine Szene zu machen, das ist albern.

Ich bin ein netter Patient!

Ich will Ihnen aber auch sagen, was ich noch bin. Ich bin der Patient, der nie wieder zurückkommt. Das ist meine kleine Rache dafür, dass man mich herumschubst. Gewiss, auf diese Weise kann ich meine Ärger nicht gleich Luft machen, aber auf lange Sicht ist das eine viel tödlichere Rache.

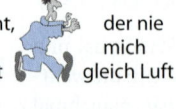

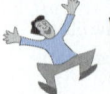

Wer zuletzt lacht, lacht am besten, sagt man.
Ich lache, wenn ich sehe, wie Sie wie Verrückte Geld für Werbung ausgeben, um mich zurückzuholen.

Dabei hätten Sie mich von Anfang an mit ein paar netten Worten und einem freundlichen Lächeln behalten können.

Abb. 55.3. Sie kennen mich. Ich bin ein netter Patient! (Nach MediText)

55.2 · Was ist (gute) Qualität?

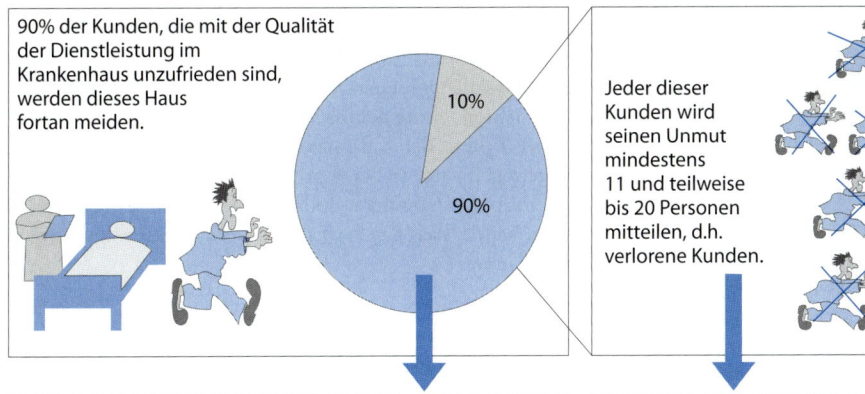

90% der Kunden, die mit der Qualität der Dienstleistung im Krankenhaus unzufrieden sind, werden dieses Haus fortan meiden.

10% / 90%

Jeder dieser Kunden wird seinen Unmut mindestens 11 und teilweise bis 20 Personen mitteilen, d.h. verlorene Kunden.

Nur 4% der unzufriedenen Kunden beschweren sich.

96% sagen nichts und sind eine „Zeitbombe".

Jeder Fehler über dem akzeptierten Durchschnitt der Marktführer verursacht einen Rückgang der Bettenbelegung um mindestens 3–4%. Ein in der Presse berichteter Schadensfall bedeutet 9% weniger Belegung im nächsten Jahr.

Abb. 55.4. Folgen mangelnder Qualität/ein unzufriedener Kunde. (Nach MediText)

kostenverursachenden Auswirkung um den Faktor 10 zu! Beim Führen und Motivieren hat ein Wertewandel von »Leistung um jeden Preis« zu »Leistung hat ihren Preis« stattgefunden.

> Wenn man sich nur um die Kosten kümmert, sinkt die Qualität. Kümmert man sich aber um die Qualität, können die Kosten sinken. Qualität ist: das Richtige (Effektivität) gleich richtig (Effizienz) tun.

»It is not enough to do the thing right; it is also necessary to do the right thing.«

Definition

Unter dem Begriff »Qualitätssicherung« fasst man alle Instrumente im Fertigungs- oder Dienstleistungsprozess zusammen, die geeignet sind, die Beschaffenheit von Gütern und Dienstleistungen zur Erfüllung der in sie gesetzten funktionalen Erwartung zu stabilisieren oder zu verbessern. Qualitätskontrollen, Qualitätsüberwachung und Qualitätsüberprüfung – gemeinsam mit Qualitätsplanung und Qualitätslenkung – sind mithin als Methoden eines übergeordneten Qualitätssystems im Rahmen eines Qualitäts-Managements zu verstehen.

> Allgemein anerkannt sind die Verdienste des Ungarn Ignaz Semmelweis (1818–1865) um die Aufdeckung der Ursache des Kindbettfiebers mit konsekutiver Begründung der medizinischen Hygiene (Einführung der Händedesinfektion, Mai 1847). Die wesentlichen Schritte lassen sich wie folgt systematisieren:
> 1. Idee, Problem (hohe Sterblichkeit der Wöchnerinnen in seiner Abteilung);
> 2. Richtigkeitsüberprüfung (Studium von Statistiken der Sterblichkeitsrate in österreichischen und englischen Krankenhäusern);
> 3. Beobachtung, Ursachenfindung;
> 4. Arbeitshypothese (die Verkeimung und – als Überträger der »zersetzenden Stoffe« – die verunreinigten Hände der Ärzte und Studenten);
> 5. Folgerung und Konsequenz mit Erstellen eines Lösungsansatzes (Waschung mit Chlorkalk vor jeder Untersuchung);
> 6. Wirksamkeit überprüfen (in der Statistik deutlicher Rückgang der Wöchnerinnensterblichkeit);
> 7. kontinuierliche Beobachtung (Wiederaufflammen der Sterblichkeit zeigte Zusammenhang mit Nichteinhalten der Hygieneregeln).

Exakt dieses von Semmelweis praktizierte Vorgehen gilt heute als Basis für den organisatorischen Ablauf eines Qualitätssicherungsprogramms, bekannt unter der Bezeichnung »Paradigma der Qualitätssicherung« (QS).

Qualität und QS sind **konsensusabhängig**, es gibt weder einheitliche Verfahren noch einheitliche Maßstäbe. QS erwächst aus der gezielten, kritischen Selbstbeobachtung und dient zur Problemlösung, ist also kein Selbstzweck.

Basis- und Verlaufsdokumentation sind per se keine QS, sie dienen – wie statistische Verfahren – lediglich als Grundlagen. Wesentliche Voraussetzungen für QS-Programme sind **Problemerkennung und Zieldefinition**, kennzeichnende Merkmale – neben dem Ergebnis – hieraus abgeleitete **Folgerungen und Konsequenzen**. QS-Programme bedürfen ständiger, kritischer Überwachung!

Die 10 Thesen der Ärzteschaft
zur medizinischen Qualitätssicherung (QS) und Qualitätsverbesserung (beschlossen vom 96. deutschen Ärztetag 1993, betont und bekräftigt vom 101. deutschen Ärztetag 1998)
– QS ist seit jeher eine der ärztlichen Berufsausübung immanente gemeinschaftliche Aufgabe der Ärzteschaft.

- QS umfasst alle Bereiche ärztlicher Berufsausübung und muss im Sinne eines QS-Managements in gleicher Weise in allen Versorgungsbereichen durchgeführt werden.
- QS dient ausschließlich der Sicherung und Verbesserung der Patientenversorgung und ist daher kein Selbstzweck.
- QS bedient sich problemadäquater Methoden.
- QS bedarf bei uneingeschränkter Wahrung des Patientengeheimnisses des Vertrauensschutzes. Dabei gilt der Grundsatz: Selbstkontrolle vor Fremdkontrolle.
- QS setzt valide Daten und enge Kooperation aller Beteiligten voraus.
- QS ist nicht vorrangig Forschung, sondern ein zielorientierter, innovativer, fortdauernder und interdisziplinärer Prozess in allen medizinischen Versorgungsbereichen. Sie bedient sich wissenschaftlicher Methoden zur Entwicklung und Evaluation geeigneter Maßnahmen zur Anwendung in Praxis und Klinik.
- QS darf nicht mit Maßnahmen zur Verbesserung der Wirtschaftlichkeit im Gesundheitswesen verwechselt werden, auch wenn mit den Methoden der QS eine Verbesserung der Wirtschaftlichkeit erreicht werden kann.
- QS bedarf angemessener personeller und organisatorischer Strukturen. Diese sind mit Kosten verbunden.
- Für den finanziellen Mehraufwand, der den Teilnehmern an QS-Maßnahmen entsteht, sind zusätzliche notwendige Finanzierungsmittel bereitzustellen. Dies ist durch die Erhöhung der betreffenden Budgets durch den Gesetzgeber zu regeln.

> Qualität muss nicht nur gemessen und überprüft werden, sondern alle Maßnahmen müssen letztlich zu einer Verbesserung der Qualität führen!

Beachtenswert ist das **Konzept der Tracer- (Spurgeber-)Diagnosen** durch Untersuchung standardisierter anonymisierter Datensätze (z. B. gynäkologische Operationen): externe QS, bei der von einem exemplarisch ausgewählten Krankheitsbild auf andere erbrachte Leistungen geschlossen wird (Ansatz des pars pro toto).

55.3 Was ist Management?

»Es ist die Führung, die Unternehmensqualität macht oder verhindert. Die neuen Ziele schnellerer Zeiten lassen sich nur mit hoch flexiblen, selbstbewussten Menschen erreichen – nicht mit zögerlichen Ja-Sagern.« *Prof. Dr. Gertrud Höhler, Unternehmensberaterin.*

»Das erste Kamel in der Karawane hält alle auf, und das letzte Kamel bezieht die Prügel.«

»Management ist die Kunst, die Verantwortung für Entscheidungen zu tragen, die man selbst am liebsten gar nicht treffen möchte.«

Nach einer in den 1920er-Jahren von Nikolai Dmitrijewitsch Kondratieff (1892–1938) entwickelten Theorie lassen sich **wirtschaftliche Veränderungen in langen Zyklen** darstellen. In den 1990er-Jahren wurde demnach der 5. Zyklus eingeläutet: Es ist der erste Zyklus, der von immateriellen Größen, wie Information, getragen wird. Dabei wurde mit dem Internet – einer Verschmelzung von Computer und Telefon – ein völlig neues Medium geschaffen, dass das Privat- und Berufsleben völlig revolutioniert (hat).

> Wissen ist Macht – Kommunikation ist Erfolg. Erfolgreich wird in Zukunft derjenige sein, der im »Netzwerk des Wissens« zielgerichtet, produktiv und kreativ mit Informationen umgehen kann.

Diese Entwicklung findet ihren Niederschlag auch in den **Management-Konzepten**. Das »Change-Management« – auch als »Chance-Management« zu begreifen – zielt auf planmäßige, mittel- bis langfristig wirksame Veränderung von Verhaltensmustern und Fähigkeiten, um zielgerecht Prozesse und Kommunikationsstrukturen zu optimieren. Dafür ist die ganzheitliche Betrachtungsweise der jeweiligen Organisation notwendig.

55.3.1 Verschiedene Management-Konzepte

»Die Bewegung des QM ist deshalb oft in Verruf geraten, weil sie die falschen Personen zur Unterstützung hatte – die »Non-Leaders«. Wenn »Non-Leaders« versuchen, QM einzuführen, scheitern sie erstens daran, dass sie nicht genau wissen, was zu tun ist, und zweitens haben sie Angst vor dem harten Teil der Arbeit – der Realisation. QM einzuführen verlangt eine ausgeprägte Führungskultur (Leadership-Engine).« *Nach Noel M. Tichy, amerikanischer Unternehmensberater*

Definition

»Learning organization« bedeutet Mitarbeiterentwicklung (insbesondere Problemlösungs- und Teamfähigkeit) und Mitarbeiteraktivierung. »Continous improvement« meint die kontinuierliche Qualitäts- und Produktivitätssteigerung durch Kunden-, Mitarbeiter- und Prozessorientierung. »Total quality management« ist »business excellence« durch ganzheitliche Qualitätsorientierung und Kulturwandel.

Daniel Goedervert, belgischer Top-Manager und ehemaliges Vorstandsmitglied der Volkswagen-AG, hat dargelegt, wie ein solches Management funktionieren muss: »Management ist die Kunst, Verantwortung zu tragen, persönliche Risiken einzugehen und andere Menschen zu führen, und zwar nicht kraft der eigenen hierarchischen Position, sondern kraft der überzeugenden und täglich neu zu beweisenden Leistung. Insofern kann es sich nur um eine **Autorität** handeln, die dem persönlichen Charisma entspringt, verbunden mit dem richtigen Gefühl für die jeweilige Entscheidungssituation.« Nachfolgend wird etwas pointiert dargelegt, was Management nicht ist, nämlich Management by …
- Helikopter: über allem schweben, von Zeit zu Zeit auf den Boden kommen, viel Staub aufwirbeln und dann verschwinden;

55.3 · Was ist Management?

- Blue-Jeans, Wrangler: an den wichtigsten Stellen sitzen die größten Nieten;
- Känguru: große Sprünge mit leerem Beutel machen;
- Krokodil, Nilpferd: sich mit großem Maul mühsam über Wasser halten.

Doch welches **Anforderungsprofil und Auftreten** muss ein Manager haben? Hier wird – auch in einer etwas ironisch gemeinten **Definition** – ganz schnell klar, dass es sich wohl um eine »eierlegende Woll-Milch-Sau« handeln muss: »Er ist eine hoch qualifizierte, überzeugend wirkende Führungskraft. Er ist aber auch jederzeit höflich und loyal gegenüber seinen Untergebenen. Er hat profundes Fachwissen und ausgeprägten Intellekt. Er spricht aber auch die Sprache des Durchschnittsmitarbeiters. Er denkt realistisch, sachlich und schnörkellos. Er hat aber auch Kreativität, Phantasie und visionären Weitblick. Er kann glanzvoll repräsentieren. Er hat aber auch ein durch und durch gesundes Familienleben. Er teilt seine Kräfte zweckmäßig ein. Er ist aber auch jederzeit zu Höchstleistungen fähig. Er kann die Zukunft vorhersagen. Er kann aber auch die Vergangenheit auslöschen. Er kann Berge versetzen. Er kann sie aber auch stehen lassen.«

Der Erfolg von Veränderungen hängt maßgeblich von der Fähigkeit einer Organisation ab, ihre Mitarbeiter in einen paradigmatischen Veränderungsprozess zu integrieren. Die entscheidenden **Qualitäten der Führungskraft** (= eines Managers) sind:

- Mission (Zweck/die Aufgabe – »Was wollen wir?«), Vision (Wertevorstellungen/Wunschbild – »Wohin wollen wir uns verändern?«) und Strategien (»Wie wir den Weg dorthin umsetzen«) klar vor Augen zu haben,
- dem Mitarbeiter zu kommunizieren,
- durch eigenes Vorbild zu führen und
- ein »Wir-Gefühl«, die Corporate identity (einheitliche Erscheinungsform als Ausdruck einer gleichen Gesinnung), zu vermitteln.

Außerdem gilt: »structure second, long-run strategy first« – und nicht vice versa!

Dazu ist es **notwendig**,

- das Bewusstsein für Veränderungsbedarf zu schaffen,
- der Mission (Beispiele aus der Werbung: »Wir machen den Weg frei«, »Mit Sicherheit ein guter Partner«, »Wir können alles, außer Hochdeutsch«, »Entdecke die Möglichkeiten«, »More than a bank«, »Die Zukunft des Automobils«) verpflichtet, visionär zu führen und Strategien zu entwickeln, diese den Mitarbeitern zu kommunizieren,
- kurzfristig sichtbare Erfolge zu planen,
- prozessorientierte Steuerung zu betreiben,
- Erfolge zu konsolidieren sowie
- Veränderungen zu institutionalisieren und damit letztlich die neuen Verhaltensweisen zu kultivieren.

»Wenn Du ein Schiff bauen willst, dann trommle nicht Männer zusammen, um Holz zu beschaffen, Aufgaben zu vergeben und die Arbeit einzuteilen, sondern lehre die Männer die Sehnsucht nach dem weiten endlosen Meer.« *Antoine de Saint-Exupéry, französischer Schriftsteller (1900–1944).*

Und der bekannte amerikanische Unternehmensberater Tom Peters führt diese Metapher weiter aus: »Die Vision und das, was der Manager täglich tut, um sie entschlossen zu verwirklichen, stellen das Steuerruder dar, welches das Boot auf Kurs hält und verhindert, dass die Mitarbeiter in den Wogen der Veränderung vom Kurs abkommen.«

Schon Seneca erkannte: »Wenn der Mensch nicht weiß, welchen Hafen er anlaufen soll, ist kein Wind der richtige. Es gibt keine günstigen Winde für jene, die nicht wissen, wohin sie segeln wollen.«

55.3.2 Wie wird man/frau Führungskraft (Manager)?

»Der Doktortitel ist das größte Hindernis auf dem Weg ins Top-Management, verrät er doch, dass der Träger desselben seine Jugend mit nutzlosen Dingen vergeudet hat.«

»Fachwissen ist absolut erforderlich für den Low-Manager. Halbwegs erforderlich für den Middle-Manager, wie auch alles andere Wissen absolut entbehrlich für den Top-Manager.«

»Die unfähigsten Arbeiter werden systematisch dorthin versetzt, wo sie den geringsten Schaden anrichten können: ins Management.« *Scott Adams, Das »Dilbert Prinzip«*

Aus der Untersuchung von hierarchischen Strukturen hat der kanadische Pädagoge Dr. Laurence J. Peter (1919–1990) bereits 1969 erkannt, dass man – wie häufig bleibt ungewiss – nur durch **Unfähigkeit** in einem Unternehmen an die Spitze stoßen kann: Die Beförderung wegen guter Leistung erfolgt bis zu einem Punkt, wo man nicht mehr befördert wird, da die Leistung nicht erbracht wird und man letztlich schon eine Stufe zu hoch gekommen ist: »Das nach ihm benannte Peter-Prinzip besagt: »In einer Hierarchie neigt jeder Beschäftigte dazu, bis zu seiner Stufe der Unfähigkeit aufzusteigen«, und die anfallende Arbeit wird von den Mitarbeitern erledigt, die ihre Stufe der Inkompetenz noch nicht erreicht haben.

Das **Phänomen des Peter-Prozesses** lässt sich auch auf die Medizin übertragen. Ein Assistenzarzt, der gut operieren kann, muss kein guter Oberarzt werden. Ein guter Oberarzt muss ebenso wenig ein guter Chefarzt werden usw.

Im Gegensatz zu Wirtschaftsunternehmen spielt der **Titel** oder das **Fachwissen** im Medizinbetrieb aber eine nicht zu unterschätzende Rolle: Welcher Patient würde sich nicht von einem renommierten Professor behandeln lassen? So gilt die unten aufgeführte **Definition** im medizinischen Bereich nur mit Einschränkungen.

> **Definition**
>
> Was macht ein Manager (eine Führungskraft)?
> - Er/Sie ist frei von Inhalten (gilt nur eingeschränkt in der Medizin).
> - Er/Sie muss dafür sorgen (schafft die Rahmenbedingungen dafür), dass
>   - das Ziel erreicht wird (fehlerfreie Qualität),
>   - das Budget nicht überschritten wird (kostengünstig) und
>   - die Zeit eingehalten wird (rechtzeitig). ▼

> Cave: Management ist eine Führungsaufgabe und deshalb prinzipiell – von der Krankenhausleitung – nicht delegierbar oder gar durch das Anstellen von Beratungsfirmen »out-sourcebar«. Es gilt ein strenger Top-down-Ansatz, d. h. der Praxisleiter oder Klinikchef muss selbst mit gutem Beispiel vorangehen (Leitwolfprinzip).

Es genügt heute nicht mehr, eine Führungskraft zu sein, es sind **Führungspersönlichkeiten** gefragt, die nicht nach Sach- bzw. Fachkompetenz auszuwählen sind, sondern v. a. nach menschlicher Sozialkompetenz. Dazu gehören:
- moralische Integrität,
- Glaubwürdigkeit,
- Geradlinigkeit und menschliche Kompetenz,
- Authentizität (so leben, wie man ist),
- Bescheidenheit,
- Zuhören können sowie
- Respekt vor allen Mitarbeitern (egal, ob Putzfrau oder Promovierter).

Führen heißt, Leistung zu fordern und Vertrauen in die Mitarbeiter zu setzen, dass diese Herausforderung angenommen und gemeistert wird:

> »Ich werde den anderen ermutigen. Ich gebe ihm das Gefühl, dass er seine Fehler spielend leicht verbessern kann und dass das, was ich von ihm erwarte, gar nicht so schwierig ist.« *Dale Carnegie.*

Führungskräfte haben die Aufgabe, Kenntnisse und Fähigkeiten ihrer Mitarbeiter herauszufinden und diesen den Freiraum zur Nutzung zu gewährleisten. Führen heißt: Miteinander reden – die Mitarbeiter »mitkommen« lassen, zu-trauen und ver-trauen.

Auf die Frage, was für ihn »Führung« heißt, hat ein bekannter, erfolgreicher schwäbischer Unternehmer geantwortet: »Ich kann machen was ich will, meine Mitarbeiter machen mir eh' alles nach.« **Führen durch Vorbild** heißt, ebenso sparsam, ebenso freundlich, ebenso pünktlich und ebenso menschlich zu sein, wie man es von den Mitarbeitern erwartet. Meist sind es die kleinen Gesten, die große Wirkung entfalten. Ziel jedes QM ist es, geschehene Fehler zu einer nachhaltigen Verbesserung zu nutzen. Dies setzt voraus, dass Mitarbeiter Vertrauen haben, Fehler zuzugeben, ohne Repressalien erwarten zu müssen. Dieser Mut und der Wille zur Verhaltensänderung wachsen und »gedeihen« dann am ehesten, wenn auch die Führungskraft bereit ist, Fehler zuzugeben und zu zeigen, dass auch sie sich ändern will und kann.

> Der richtige Umgang mit Mitarbeiten ist also von zentraler Bedeutung! Spitzenleistungen sind nur mit kreativen, selbstbewussten und kooperativen Menschen zu erreichen. Dafür müssen Führungskräfte Visionen schaffen, zielgerichtet Entscheidungen treffen, Bedürfnisse erkennen und Engagement mobilisieren. Selbstverantwortlich handelnde Mitarbeiter sind das wichtigste Kapital im Unternehmen, denn sie realisieren (oder blockieren) die Veränderungen. Das bedeutet u. a., dass Führungskräfte bereit sein müssen, Kompetenz und Verantwortung für die Umsetzung von Prozessen an Mitarbeiter abzugeben – Betroffene zu Beteiligten machen –, und dass auch das eigene Tun unter konstruktiver Kritik steht.

55.3.3 Kommunikation und Motivation

> »Nur wer selbst brennt, kann auch bei anderen ein Feuer anzünden.«

Kommunikation und Motivation sind im Zusammenspiel von Management und Mitarbeitern 2 zentrale Säulen für den Unternehmenserfolg – Loben in der Öffentlichkeit und konstruktive Kritik (Tadel) im Vieraugengespräch.

55.3.3.1 Kommunikation

> »Wer ganz oben sein will, muss unbedingt wissen, wie man Körpersprache, Sitzordnung, Versprecher, rhetorische Tricks und Verhandlungsführung zum eigenen Vorteil nutzt. Wer das auf Seminaren immer wieder eingeübt hat, glaubt schließlich selbst, dass er das beherrscht und gewinnt so eine ungeahnte Sicherheit des Auftretens.«

Beim **Sprechen** geht es also nie ausschließlich um den Inhalt des Gesagten, Thema sind auch immer alle anderen Komponenten. Kommunikation stellt einen zentralen Bestandteil des QM dar. Adäquate Gesprächsführung ist ein unabdingbares Instrument, v. a. in der Einführungsphase (Motivation und Kooperation der Mitarbeiter).

> **Modell der Wirkungsweise von Sprache (TALK)**
> - **T**atsachen, Informationen, Inhalte vermitteln;
> - **A**usdrucksverhalten, Präsentation und Darstellung;
> - **L**enkung, Manipulation;
> - **K**ontakt, Beziehung, Vertrauen.

> **Kommunikation**
> - »Gesagt« heißt nicht »gehört«.
> - »Gehört« heißt nicht »verstanden«.
> - »Verstanden« heißt nicht »einverstanden«.
> - »Einverstanden« heißt nicht »behalten«.
> - »Behalten« heißt nicht »angewandt«.
> - »Angewandt« heißt nicht »beibehalten«.

> **Kommunikationskonzept**
> - »Wozu machen wir das?« = strategische Ebene (Ziele des Unternehmens);
> - »Wie machen wir das?« = operative Ebene (aufgabenbezogen: was, wann zu tun ist und wer es tut, »Wir-Gefühl«).

55.3.3.2 Motivation

> »Wenn ich mir überlege, warum ich morgens aufstehe, dann eigentlich nicht, weil ich Geld verdienen muss, sondern weil ich hoffe, dass an irgendeiner Ecke jemand steht und sagt: »das hast du gut gemacht«.« *Zitat einer Führungskraft.*

55.3 · Was ist Management?

In der »**Maslow-Bedürfnispyramide**« werden in steigender Bedeutung die menschlichen Grundbedürfnisse zusammengefasst:
1. physiologische Ebene, entspricht Essen und Trinken;
2. Sicherheitsbedürfnis;
3. soziale Bedürfnisse – wie Freundschaft, Liebe, Akzeptanz;
4. Wertschätzungsbedürfnis – wie Achtung, Respekt, Anerkennung – sowie
5. als Spitze Selbstverwirklichung, Entfaltung der eigenen Fähigkeiten. (Nach MediText, Krankenhausberatung).

> **Was Motivationsinstrumente taugen (in absteigender Reihenfolge der Wichtigkeit)**
> 1. klarere strategische Vorgaben;
> 2. stärkere Einbindung in den Informationsprozess;
> 3. mehr Mitwirkung bei der Projektplanung;
> 4. weniger Organisationsbürokratie;
> 5. größere Offenheit für externe Ideen;
> 6. weniger Routineaufgaben;
> 7. mehr Fort- und Weiterbildung;
> 8. mehr Aufstiegsmöglichkeiten;
> 9. bessere Bezahlung.

Mit einer gemeinsamen Zielsetzung und einem gleichgerichteten Weg geht es uns bei Erreichen des Zieles beiden gut (◘ Abb. 55.5)!

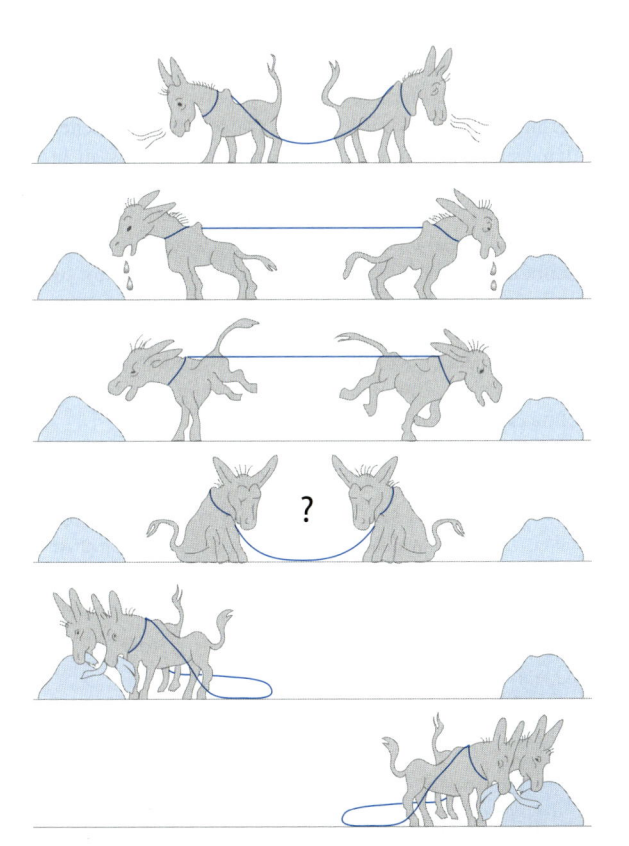

◘ **Abb. 55.5.** Motivation heißt: Eine gemeinsame Zielsetzung, ein gleichgerichteter Weg, bei Erreichen des Zieles geht es uns beiden gut. (Nach MediText)

> **Die 7 Ps der positiven und negativen Motivation**
> — positiv:
>   – Profit,
>   – Prestige,
>   – »pleasure« und
>   – »pride«;
> — negativ:
>   – »Pain«,
>   – »Punishment« und
>   – »Power«.

Eine Faustregel besagt, dass in einem durchschnittlichen Unternehmen rund 1/3 der Mitarbeiter motiviert – davon 1/3 kreativ – und 1/3 indifferent sind sowie 1/3 innerlich gekündigt hat (»freizeitorientiertes Schonverhalten bei der Arbeit«).

Als besonders demotivierend wird das **Fehlen individueller Freiräume** wahrgenommen. Der »Erfolg« ist dann, dass die entsprechenden Energien am Arbeitsplatz vorbei in die Privatsphäre geleitet werden. Alle empirischen Untersuchungen der letzten 10 Jahre weisen darauf hin, dass dies keine Faulheit, Müdigkeit oder mangelnde Leistungsbereitschaft darstellt, sondern gleichsam eine »sinnvolle« Anpassung an beengte Arbeitsverhältnisse (= Herausforderung an die Personalpolitik). Daraus ergibt sich das strategische **Führungsziel**: Schaffen von Freiräumen, um den Mitarbeitern wieder die Möglichkeit zur Leistungserbringung zu geben. Nur in einer transparenten, kommunikativen und offenen Atmosphäre wachsen Vertrauen, Identifikation und Zusammenhörigkeitsgefühl – entscheidende Faktoren für Motivation, Leistungsbereitschaft und Verantwortungsbewusstsein der Mitarbeiter.

55.3.4 Effektive Selbstführung für Führungskräfte (Manager)

»If you don't know where to go, any road will take you there.«

»Jemand, der dich kritisiert, weist dich auf einen verborgenen Schatz hin.«

»Behandle die Menschen, als wären sie, was sie sein sollten, und du wirst ihnen helfen, zu werden, was sie sein können.«   *Johann Wolfgang von Goethe.*

1. **Pro-aktiv** zu sein bedeutet: Verantwortung für sein Leben zu übernehmen – zu agieren, statt zu reagieren. Die Ausdrücke »Ich muss« oder »Ich kann nicht« deuten auf eine reaktive Verhaltensweise hin; stattdessen Formulierungen wählen wie: »Ich will (nicht)« oder »Ich wähle«.
2. Wir können uns entscheiden, ob wir die **Gestalter unseres Lebens** sein wollen oder umsetzen, was die Umstände, fremde Terminkalender oder alte Gewohnheiten uns vorgeben. Das Ziel vor Augen haben bedeutet, eine persönliche Lebensaussage für sich zu formulieren. Diese Aufgabe lässt sich nicht an einem Tag erledigen. Sie verlangt eine tiefe Innensicht und Selbstbeobachtung sowie Kontinuität und Konsequenz.

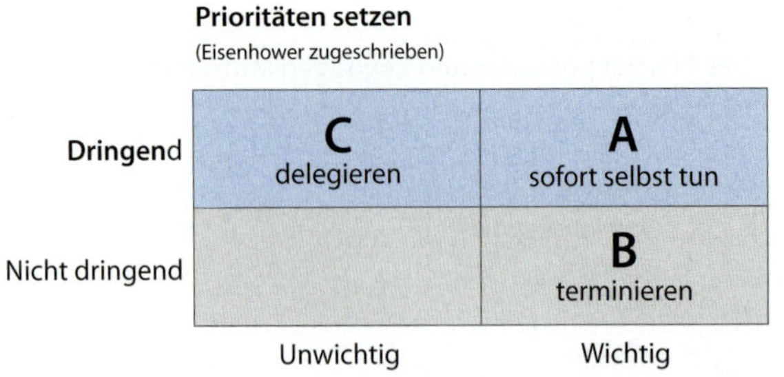

Prioritäten setzen
(Eisenhower zugeschrieben)

	Unwichtig	Wichtig
Dringend	C delegieren	A sofort selbst tun
Nicht dringend		B terminieren

Abb. 55.6. Werden Sie Herr Ihrer Zeit: Prioritäten setzen. (Nach Q4 – Qualität im Gesundheitswesen GmbH)

3. Der effektive **Umgang mit Zeit** ist eine wichtige Fähigkeit für persönliches Management. Es ist das Organisieren und Agieren rund um Prioritäten (Abb. 55.6). Alle Aufgaben lassen sich nach Dringlichkeit und Wichtigkeit einteilen. »Dringend« heißt, etwas bedarf sofortiger Aufmerksamkeit. »Wichtig« hat mit Ergebnissen zu tun. Eine Aktivität ist dann wichtig, wenn sie mich dem Erreichen meiner Lebensaussage und den daraus abgeleiteten Zielen näher bringt.
4. Effektive Führung und Kooperation beruhen auf der Schaffung einer **Vertrauensbasis**. Denken Sie im Win-win-Konzept, d. h. beide Partner beziehen Vorteile aus einer Interaktion. Pflegen Sie Ihre Beziehungen, sie sind das Fundament, Leistungs- und Partnerschaftsvereinbarungen geben Win-win eine Definition und Richtung. Richten Sie Ihre Prozesse darauf hin aus. Betrachten Sie das Problem von einem anderen Standpunkt aus und versuchen Sie, die Bedürfnisse des anderen zu verstehen.
5. Durch empathisches Zuhören kann eine **vertrauensvolle Atmosphäre** geschaffen werden, die erst eine Zusammenarbeit ermöglicht. Wiederholen Sie die Mitteilung der anderen Person in Ihren eigenen Worten und beschreiben Sie die Gefühle, die dahinter stehen (Spiegeln der Information). Wertschätzendes Kommunizieren braucht Zeit. Das Korrigieren von Missverständnissen oder das Leben mit Problemen erfordert demgegenüber einen wesentlich höheren Aufwand.
6. In **Veränderungsprozessen** gibt es immer treibende und hemmende Kräfte. Eine Beteiligung der hemmenden Personen an der Problematik vermittelt ihnen das Gefühl, dass es auch ihr Problem ist. Dann werden sie einen wichtigen Beitrag zur Lösung beisteuern. Durch Synergie – das bedeutet, das Ganze ist größer als die Summe seiner Teile – lassen sich Probleme gemeinsam kreativ lösen.
7. Die kontinuierliche und konsequente Erneuerung und Anwendung der Prinzipien 1–6 sind Inhalt des 7. Prinzips. Die größte Einzelinvestition, die wir im Leben vornehmen können, ist, in uns selbst zu investieren. Damit erhalten und bauen wir unsere eigenen **Kapazitäten und Kompetenzen** aus.

Das »**Johari-window-model**« – nach den Erfindern Joseph Luft und Harry Ingham benannt – vergleicht das Verhalten in zwischenmenschlichen Beziehungen mit einem – durch ein Fensterkreuz – 4-geteilten Fenster (Abb. 55.7):
1. Quadrant 1 (oben links) – als »open area« bezeichnet – umfasst unsere Einstellungen, Verhalten, Motivationen, Werte, Lebensauffassung, die einem selbst und den anderen bekannt sind. Je größer dieser Quadrant, desto mehr realitätsbezogen ist dieser Mensch und umso mehr liegen die Fähigkeiten und Bedürfnisse dieser Person ihr selbst und anderen offen.
2. Quadrant 2 (oben rechts) – »blind area« – ist der Bereich, der einem selbst unbekannt, aber offen für andere ist. Zum Beispiel kann ein Mensch einen ausgeprägten Drang haben, eine Versammlung zu dominieren. Dies kann für die anderen offensichtlich sein, für ihn selbst hingegen nicht. Dieser Quadrant ist meist größer, als man selbst denkt!
3. Quadrant 3 (unten links) – »hidden (private) area« – ist uns selbst bekannt, aber anderen verschlossen, weil die betreffende Person diesen Bereich bewusst vor anderen verbirgt. Die Quadranten 1 und 3 lassen sich unterscheiden, wenn man 1 als sichtbares Verhalten und 3 als (nicht offenbarte) Motivation für dieses Verhalten auffasst.
4. Quadrant 4 (unten rechts) – »unknown area« – bezeichnet den Bereich, der einem selbst und der Umgebung unbekannt ist. Dieser Quadrant offenbart sich einem selbst und anderen, wenn neues Verhalten oder Motivationen sichtbar werden. Zum Beispiel kann man in einer Notsituation feststellen, dass man ruhig und effektiv handeln kann. Die Anlage dazu war immer vorhanden, konnte aber bislang – ohne Notsituation – nie sichtbar werden.

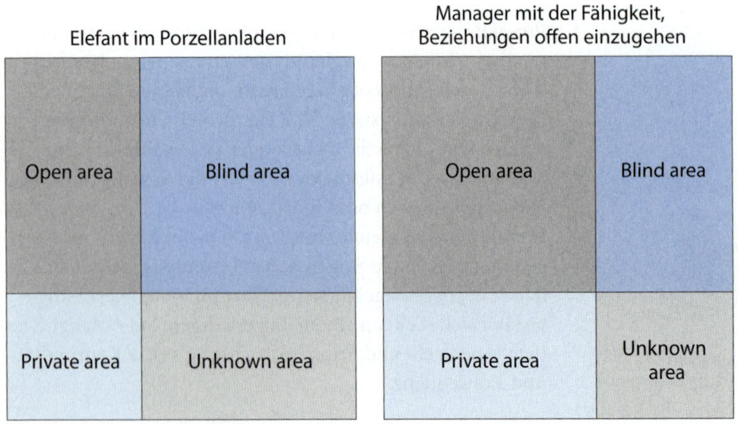

Elefant im Porzellanladen

Open area	Blind area
Private area	Unknown area

Manager mit der Fähigkeit, Beziehungen offen einzugehen

Open area	Blind area
Private area	Unknown area

Abb. 55.7. Beispiele für das »Johari-window-model«: Manager mit der Fähigkeit, Beziehungen offen einzugehen; »Elefant im Porzellanladen«

Aufgrund der unterschiedlichen Größe der Quadranten lassen sich **verschiedene Typen** charakterisieren. Menschen verletzen Andere – wissentlich oder unwissentlich – dadurch, dass sie über die »blind spots« des Gegenübers kritisch Rückkopplung geben. Das Feedback kann als eine Kugel abgefeuert werden – in der Absicht, zu verletzen oder die Schutzwand zu durchlöchern, um Licht ins Dunkel zu bringen. Beide Menschen – Sender und Empfänger – können nur dann die Information sinnvoll nutzen, wenn sie in der »open area« ihrer Beziehungen operieren.

55.3.5 Woran erkennt man einen guten Entscheidungsfindungsprozess?

Zunächst muss man sich einen Überblick über alle möglichen Ziele und damit verbundenen Konsequenzen verschaffen. Dadurch erfolgt eine gründliche Überprüfung einer großen Bandbreite von alternativen Handlungsweisen ebenso wie eine sorgfältige Abwägung der Kosten und Risiken von positiven wie negativen Konsequenzen aus der Entscheidung für eine bestimmte Alternative. Dies ist mit einer intensiven Suche nach neuen Informationen zur Bewertung jeder alternativen Handlung verbunden. Diese Informationen müssen unabhängig davon, ob sie die zunächst favorisierte Handlungsweise unterstützen, berücksichtigt werden. Bevor eine endgültige Wahl getroffen wird, muss eine wiederholte Untersuchung positiver und negativer Konsequenzen der bekannten Alternativen, einschließlich der ursprünglich nicht in Betracht gezogenen, durchgeführt und eine unvoreingenommene Einschätzung vorgenommen werden. Genaue Pläne für die Durchführung – einschließlich Notfallpläne für bekannte und unvorhergesehene Komplikationen – sind zu erstellen.

Die 4 Möglichkeiten der Entscheidungsfindung. Ist der Weg wirklich das Ziel (Abb. 55.8)? Ein **Beispiel aus der Filmgeschichte:** The making of…

Sowohl der Regisseur (damals durchschnittlich 4 Filme pro Jahr!) als auch die 3 Hauptdarsteller waren 2. Wahl. Bei Produktionsbeginn 1942 war die von 7 Drehbuchautoren verfasste Allerwelts-Story – Mann trifft Frau, Mann verliert Frau, Mann bekommt Frau wieder, Mann gibt Frau für höhere Ziele auf – nicht fertig, manche Seiten wurden erst am Drehtag geliefert. Die Hauptdarstellerin wusste bis zum Schluss dieser Dreiecksgeschichte nicht, mit welchem Mann sie ins Flugzeug steigt. Dazu bekam sie die Regieanweisung: »Play it in between«. Der Film wurde in nur 59 Tagen abgedreht, »das« Klavierstück war ursprünglich nicht vorgesehen und die Schlussszene wurde 3 Wochen nach Drehschluss geschrieben, sodass die letzte Einstellung nachgedreht werden musste.

Ja, dies ist die Entstehungsgeschichte von »Casablanca« mit Ingrid Bergmann, Humphrey Bogart und Paul Henreid unter der Regie von Michael Curtiz. Dieser legendäre Oscar-prämierte Kultfilm, der alle Zutaten eines »B-Movies« aufweist, wurde vom American Film Institute 1998 - hinter »Citizen Kane« von Orsen Wells – zum zweitbesten amerikanischen Film aller Zeiten gewählt.

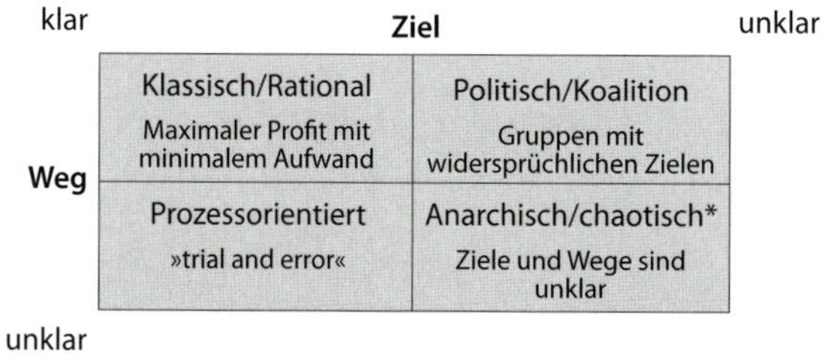

> **Die »Fünf Säulen der Weisheit« (nach Prof. Ursula M Staudinger, Universität Dresden, NN 17./18.01.2004)**
> - Der Weise weiß um die grundlegenden Probleme des Lebens und um die Verstrickungen. Er kennt die Natur, die Grundlagen zwischenmenschlichen Umgangs, gesellschaftliche Normen und weiß, wann man sich darüber hinwegsetzen muss (**1. Wissen um die Zusammenhänge**).
> - Der Weise kann Wichtiges von Unwichtigem unterscheiden. Er besitzt Managementstrategien, um sein Leben zu meistern und mit seiner Zeit sinnvoll umzugehen. Er kann sich von eigenen Motiven und Sehnsüchten stark distanzieren und wird so zum klugen Ratgeber für andere (**2. Wissen um sinnvolle Strategien**).
> - Der Weise weiß, dass verschiedene Menschen z. B. in verschiedenen Kulturen oder zu verschiedenen Zeiten unterschiedliche Werte haben. Trotzdem wird er seinen kleinen Kanon eher universeller Werte (z. B. Toleranz, Nächstenliebe) nicht aus den Augen verlieren (**3. Wissen um relative Werte**).
> - Der Weise sieht Personen und Ereignisse nie isoliert, sondern immer im Bezug zu den Rahmenbedingungen. Er weiß, dass sich Probleme anders darstellen, je nachdem, ob sie Familie oder Arbeitswelt betreffen – und auch abhängig vom Alter (**4. Wissen um die Bedingungen**).
> - Den Weisen zeichnet aus, dass er sich mit seiner eigenen Endlichkeit genauso auseinandersetzt wie mit der Tatsache, dass zum Leben auch immer ein Stück Ungewissheit gehört. Wir wissen nie, was die Zukunft bringt. Er meistert den Balanceakt zwischen seiner Ungewissheit und der Notwendigkeit, trotzdem handlungsfähig zu bleiben (**5. Wissen um die Ungewissheit**).

55.4 Was ist Qualitäts-Management im Gesundheitswesen?

»Wir übten mit aller Macht, aber immer, wenn wir begannen, zusammengeschweißt zu werden, wurden wir umorganisiert. Ich habe später im Leben gelernt, dass wir oft versuchen, neuen Verhältnissen durch Umorganisieren zu begegnen. Es ist eine phantastische Methode! Sie erzeugt die Illusion des Fortschritts, wobei sie gleichzeitig Verwirrung schafft, die Effektivität mindert und demoralisierend wirkt.« *Gaius Petronius, römischer Politiker, gest. 66 n. Chr.*

	Ziel	
	klar	unklar
Weg klar	Klassisch/Rational Maximaler Profit mit minimalem Aufwand	Politisch/Koalition Gruppen mit widersprüchlichen Zielen
Weg unklar	Prozessorientiert »trial and error«	Anarchisch/chaotisch* Ziele und Wege sind unklar

Abb. 55.8. Die 4 Möglichkeiten der Entscheidungsfindung

»Der Fisch fängt bekanntlich vom Kopf her an zu stinken.«

QM ist wie Sex: Man kann darüber hören, lesen, andere ansehen usw., aber man muss es einmal erlebt haben, damit man mitreden kann. Es ist schwer, QM zu beschreiben!

> **Definition**
>
> »Das Qualitäts-Management umfasst alle Tätigkeiten des Managements, mit denen die Qualitätspolitik, die Qualitätsziele und die Verantwortungen festgelegt sowie diese durch Qualitätsplanung, Qualitätskontrolle, Qualitätssicherung und Qualitätsverbesserung verwirklicht werden.« DIN EN ISO 9004.
> Qualitätsmanagement (QM) in Klinik und Praxis ist eine Management-Methode, welche auf die Mitwirkung aller Mitarbeiter gestützt die Qualität in den Mittelpunkt ihrer Bemühungen stellt und kontinuierlich bestrebt ist, die Bedürfnisse von Patienten, Mitarbeitern, Angehörigen und ärztlichen Kollegen zu berücksichtigen.

In der **Arztpraxis** wurden schon immer qualitätssichernde Maßnahmen (z. B. Organisation, Marketing und Bestellsystem) durchgeführt, aber nicht systematisch erfasst und patienten- und problemorientiert beurteilt. QM in der Arztpraxis beschreibt die Summe aller Anstrengungen zur Verbesserung der erwünschten Qualität (◘ Abb. 55.9).

Im **Krankenhaus** steht QM für ein langfristiges Führungsmodell, das alle Qualitätskomponenten der direkten und indirekten Patientenversorgung durch kontinuierliche Verbesserung unter Mitwirkung aller Krankenhausbeschäftigten und unter sparsamer Verwendung von Ressourcen gewährleistet.

QM vermeidet den »Reparaturbetrieb«, indem es Prozesse so steuert, dass Fehler erst gar nicht entstehen, d. h. Qualität muss entwickelt und produziert und darf nicht erst herbeikontrolliert und -repariert werden. QM kann man daher auch als **Prozess-Management plus Qualitätssicherung** oder durch das Schlagwort umfassendes = totales QM charakterisieren.

Noch zur Prüfkultur der 1980er-Jahre (Qualitätssicherung) rückte in den 1990er-Jahren die Prozesskultur (Qualitäts-Management) in den Vordergrund. Darüber hinaus soll eine **Änderung der Verhaltenskultur** erreicht werden (»total quality management = TQM«).

> Die größten Defizite bestehen im Gesundheitswesen im suffizienten Management.

> **TQM im ambulanten und stationären Bereich des Gesundheitswesens**
> 1. Patienten- (=Kunden-)orientierung;
> 2. Einbeziehung aller Mitarbeiter und Geschäftsprozesse;
> 3. kontinuierlicher Verbesserungsprozess (KVP);
> 4. was (umfassende Qualität) mache ich wie (Management, Organisation)?

In der **Versorgung von Patienten** beinhaltet dies die Definition von der anzustrebenden Qualität, ein patientenorientiertes Umdenken der Mitarbeiter, die Zusammenarbeit aller Berufsgruppen, die sich als ein Team begreifen. Dazu ist die Optimierung von Prozessen, das Streben nach Fehlerfreiheit (denke an Murphys Gesetz: »was schief gehen kann, geht schief«) und der Wille zur kontinuierlichen Verbesserung notwendig. Das Tun aller muss nach innen und nach außen transparent sein. Drei Themenkreisen kommt dabei besondere Bedeutung zu:
1. Formulierung von Qualitätszielen;
2. Führung durch die Verantwortlichen;
3. Projektgruppen und kontinuierlicher Verbesserungsprozess (KVP).

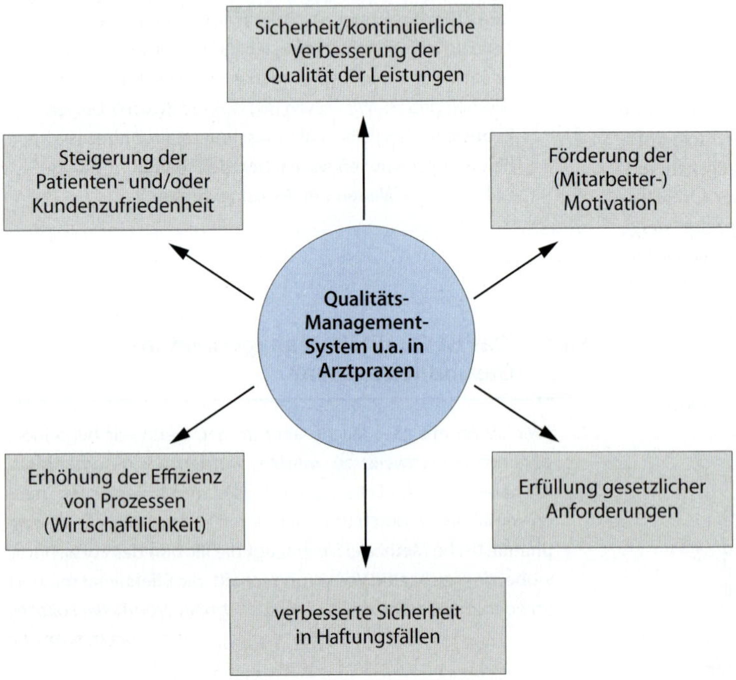

◘ **Abb. 55.9.** Qualitäts-Management-System u. a. in Arztpraxen. (Nach BLÄK)

Qualitäts-Management-System u.a. in Arztpraxen:
- Sicherheit/kontinuierliche Verbesserung der Qualität der Leistungen
- Steigerung der Patienten- und/oder Kundenzufriedenheit
- Förderung der (Mitarbeiter-)Motivation
- Erhöhung der Effizienz von Prozessen (Wirtschaftlichkeit)
- Erfüllung gesetzlicher Anforderungen
- verbesserte Sicherheit in Haftungsfällen

55.4.1 Formulierung von Qualitätszielen

> **Definition**
>
> Ziele sind Maßstäbe, an denen zukünftiges Handeln gemessen wird. Sie werden benötigt, um sagen zu können, wie gut oder wie schlecht bestimmte Aktionen in ihrem Verlauf sind.

Qualitätsziele
- »besser als andere«: Wir streben nach Verbesserungen des bestehenden Zustands. Das Erreichte ist für uns die Grundlage für weitere Maßnahmen. Der Prozess unserer Bemühungen um ständige Qualitätsverbesserung ist deshalb ohne Ende (Bench-marking und KVP-Prozess).
- »Fit for job«: Wir haben zum Ziel, durch konsequente, kontinuierliche und geplante Weiterbildung medizinisch, technisch, kommunikativ und qualitativ immer auf dem neuesten Stand zu sein.
- Null-Fehler-Garantie: Ursachen von Fehlern und Verschwendung jeder Art werden wir konsequent beseitigen, denn Vorbeugen geht vor Nachbessern.
- Kundenorientierung: Zur Stärkung der Patientenbindung werden wir die bewussten und unbewussten Wünsche unserer Patienten systematisch abfragen sowie Spielregeln für die Zusammenarbeit und eine darauf ausgerichtete Marketing-Strategie erarbeiten.
- Wirtschaftliches Ergebnis: Wir wollen die Nachfrage durch unsere Hauptzielgruppe weiter ausbauen und stabile Umsatzzahlen erreichen. (Nach: Wölker 2000).

55.4.2 Führung durch die Verantwortlichen

Führungskräfte müssen ihren Mitarbeitern **QM vorleben** – QM muss von oben nach unten herab gesteuert werden (Top-down-Ansatz), aber von unten aufgebaut werden (Bottom-up-Ansatz) – daher sind die Mitarbeiter in diesem Prozess unglaublich wichtig. Führen im QM verfolgt deshalb folgende **Ziele**:
1. Mitarbeiter zu Mitdenkern machen, d. h. sie von Betroffenen zu Beteiligten machen;
2. Eigenverantwortlichkeit der Mitarbeiter durch Übertragung von Handlungskompetenz stärken; d. h. Verantwortung kann nur übernehmen, wer auch die Kompetenz zum Handeln besitzt;
3. Stärken der Eigenverantwortlichkeit im Sinne von »Selbstkontrolle geht vor Fremdkontrolle« (Kontrolle im Prozessablauf und nicht erst bei der Endabnahme);
4. Problemlösungskompetenz der Mitarbeiter dadurch nutzen, dass die Entscheidungen dorthin zurück verlagert werden, wo das meiste Sachwissen steckt;
5. abteilungs- und hierarchieübergreifende Problemlösungen fördern, um die Arbeitsabläufe »rund um den Patienten« zu optimieren, d. h. durch Team-Arbeit (Projektgruppen) die Abteilungsegoismen überwinden und gemeinsame Lösungen finden und praktizieren;
6. Schaffen des Gemeinschaftsgefühls = Identifikation: Jeder ist wichtig, Jeder trägt mit seiner Arbeit zur »Qualität« für den Patienten bei. (Nach: MediText, Krankenhausberatung).

55.4.3 Projektgruppen und kontinuierlicher Verbesserungsprozess (KVP)

55.4.3.1 Projektgruppe

»Qualität ist nur mit sorgfältig ausgebildeten Arbeitskräften zu gewährleisten.« *Nino Cerutti, italienischer Modedesigner.*

»Und wenn Du nicht mehr weiter weißt, gründe einen Arbeitskreis!«

> **Falldarstellung**
>
> TEAM = Toll, ein anderer macht's! Es waren 4 Leute in einem Team – namens Jedermann, Jemand, Irgendwer und Niemand. Es musste eine dringende Aufgabe erledigt werden, und Jedermann wurde gebeten, es zu tun. Jedermann war sicher, dass es Jemand machen würde. Irgendwer hätte es tun können, aber Niemand tat es. Jemand wurde wütend, weil es Jedermanns Pflicht gewesen wäre. Jedermann dachte, dass es Irgendwer machen würde. Aber Niemand bemerkte, dass sich nicht Jedermann darum kümmern würde. Es endete damit, dass Jedermann Irgendwen beschimpfte, weil Niemand tat, was Jedermann hätte tun können.

Um die permanente **Anpassung an sich ändernde Kundenanforderungen** vornehmen zu können, ist ein Denken in Prozessen, die sich an der Erfüllung der Kundeninteressen ausrichten, erforderlich.

Generell können alle Arbeitsabläufe als Prozesse betrachtet werden, denn sie bestehen aus **Eingaben** (Material, Informationen), **Tätigkeiten** (Verfahren) und **Ergebnissen** (Dienstleistung, Information): »Satz von in Wechselwirkung stehenden Mitteln und Tätigkeiten, die Eingaben in Ergebnisse umgestalten« (DIN EN ISO 8402).

Das Prozess-Management muss **Antworten auf folgende Fragen** geben:
- Sind die Krankenhausziele auf die sich verändernden Kundenanforderungen und -wünsche ausgerichtet?
- Haben wir überhaupt Zielsetzungen?
- Sind die Prozesse geeignet, diese Ziele zu erreichen?
- Sind die Prozesse effektiv (wirksam) und effizient (Wirksamkeit durch minimalen Ressourcen-Einsatz)?
- Sind die Mitarbeiter ausreichend qualifiziert?
- Stehen ausreichend Mittel zu Verfügung?

> Die Beantwortung der Kernfrage »Was hindert mich, meine Arbeit fehlerfrei, pünktlich und kostengünstig auszuführen?« erfolgt mit der Antwort »z. B. traditionelle Abteilungsgrenzen und Egoismen«.

Das Prozess-Management erfordert deshalb das **Denken in Zusammenhängen** mit Verständnis für die Abläufe in allen Bereichen, insbesondere vor- und nachgelagerten Abteilungen, das Erkennen von Verknüpfungen mit Fehlermechanismen und ihre Ursachen (Schnittstellenproblematik!) sowie deren Auswirkungen auf die Funktion/Folgen beim Kunden. Das setzt die **Fähigkeit zu »vernetztem« Denken und Handeln** voraus und benötigt umfassende Information und Rückinformation. Dies führt letztlich zur Erhöhung von Qualität und Produktivität. Als besonders geeignet haben sich hier Projektgruppen erwiesen.

> **Definition**
>
> Projektgruppen sind Kleingruppen, die aus 6–9 Personen bestehen und auf freiwilliger Basis zusammenkommen, um mit einem Moderator Probleme ihres Arbeitsbereichs zu bearbeiten. Sie bestehen meist aus Vertretern aller vom Problem betroffenen Berufsgruppen (Abb. 55.10). In der Praxis führt das normalerweise zu den besten Ergebnissen. Die Projektgruppen arbeiten entsprechend dem Paradigma eines QS-Prozesses (Plan-do-check-act-Zyklus = PDCA-Zyklus; Abb. 55.11 und 55.12).

Projektgruppenarbeit lässt sich in **4 verschiedene Phasen** einteilen:
1. neue Gruppen müssen geführt werden (»forming«);
2. Hochschlagen der Wogen, Konkurrenz mit Moderator = Gruppenführer (»storming«): unterstützende und führende Tätigkeit des Moderators, anstrengendste Phase;
3. normierende Phase, d. h. die Spielregeln sind bekannt, die Arbeit funktioniert; Moderator eher sekundierend (»Norming«);
4. wenig Eingreifen notwendig, starke Zurückhaltung des Moderators (»performing«).

Für die Projektziele gilt die **SMART-Regel**:
- »**s**pecific«: selbstdefiniert, spezifisch und konkret;
- »**m**easurable«: messbar;
- »**a**ppropriate«: attraktiv, angemessen, adäquat;
- »**r**ealistic«: realistisch;
- »**t**imely«: terminiert, absehbar, in der gesetzten Zeit erreichbar.

> **Falldarstellung**
>
> **PDCA-Zyklus nach Edward Deming (1900–1993):**
> Der Heimwerker – Do it yourself
> Wir wollen ein Bild aufhängen (»plan«). Dazu nehmen wir einen Werkzeugkasten mit Hammer, Nagel und Wasserwaage in das Zimmer, bringen den Nagel an der Wand an und hängen das Bild auf (»do«). Wir bemerken, dass das Bild schief ist (»check«) und korrigieren es mittels Wasserwaage solange, bis es gerade hängt (»act«).
> Nach Andrea Brandts, persönliche Mitteilung

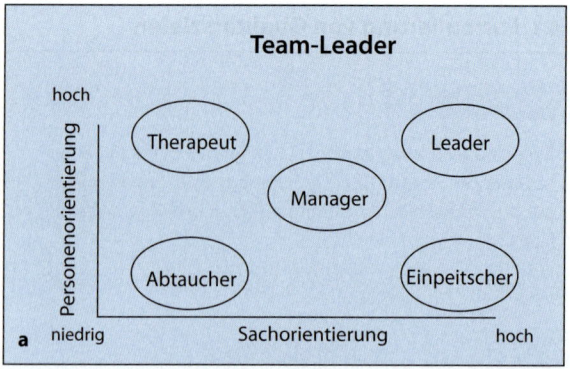

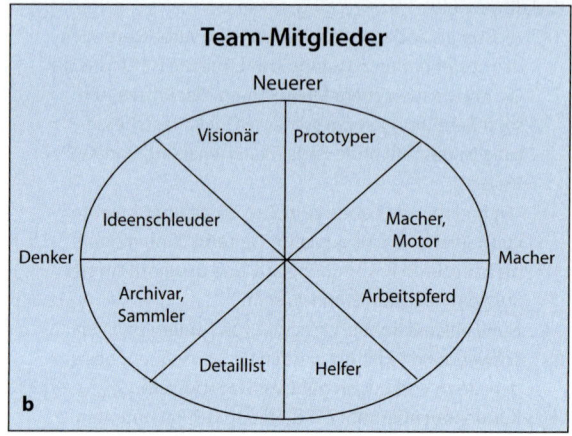

Abb. 55.10a, b. Team-Leader und Team-Mitglieder von Projektgruppen

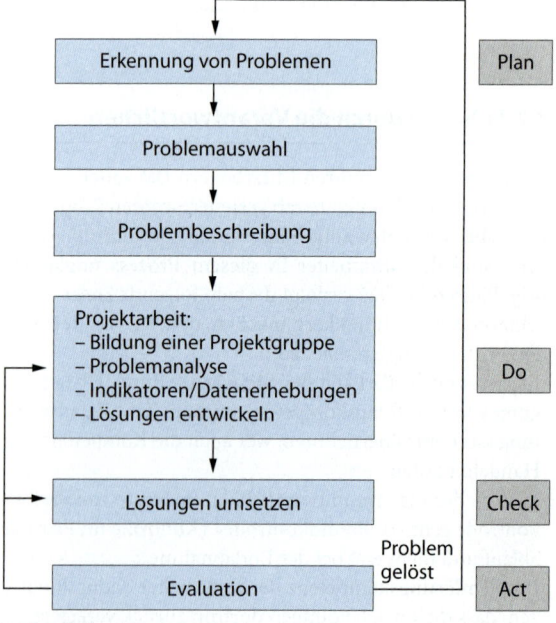

Abb. 55.11. Paradigma der Qualitätssicherung: PDCA-Zyklus. (Nach KMS)

55.4 · Was ist Qualitäts-Management im Gesundheitswesen?

5 Arbeitsschritte im Qualitäts-Team

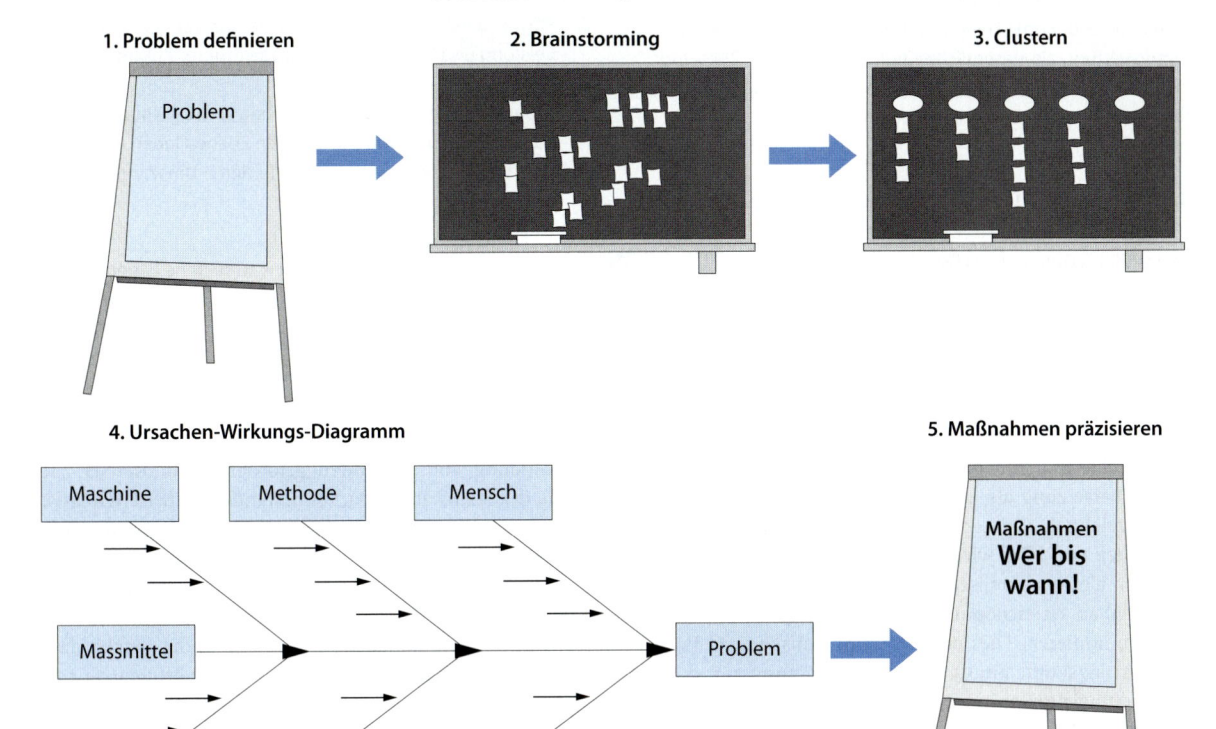

1. Problem definieren
2. Brainstorming
3. Clustern
4. Ursachen-Wirkungs-Diagramm (Maschine, Methode, Mensch, Massmittel, Material, Richtlinien, Management → Problem)
5. Maßnahmen präzisieren (Maßnahmen Wer bis wann!)

◘ **Abb. 55.12.** 5 Arbeitsschritte im Qualitäts-Team. (Nach QKB)

Definition

Pareto-Prinzip: Vilfredo Pareto (1848–1923), italienischer Wirtschaftswissenschaftler und Soziologe, untersuchte die Verteilung des Volksvermögens in Italien und fand heraus, dass ca. 80 % im Besitz von 20 % der Familien konzentriert ist. Joseph M. Juran (geb. 1904), einer der amerikanischen Nestoren des QM, formulierte dieses Prinzip in den 1930 er-Jahren allgemeiner und benannte es nach Vilfredo Pareto. Das Pareto-Prinzip (auch 80-20-Prinzip genannt) besagt allgemein, dass 20 % aller möglichen Ursachen 80 % der gesamten Wirkungen erreichen (z. B. verursachen 20 % aller Patienten 80 % aller Kosten, 20 % der möglichen Fehler 80 % aller Qualitätsmängel etc).

Parkinson-Gesetz: Arbeit lässt sich wie Gummi ausdehnen, um die Zeit auszufüllen. Arbeit gewinnt an Bedeutung und Schwierigkeiten, je mehr Zeit man auf sie verwenden darf. Cyril Northcote Parkinson (britischer Historiker, 1909–1993) wurde bekannt durch seine Regeln über die eigendynamische Entwicklung bürokratischer Verwaltung in Unternehmen zu aufgeblähten Apparaten, die sich zunehmend mit sich selbst beschäftigen, ineffizient arbeiten und an ihrer eigenen Kompliziertheit zusammenzubrechen drohen.

55.4.3.2 Authentische Information

»In bunten Bildern wenig Klarheit, viel Irrtum und ein Fünkchen Wahrheit, so wird der beste Trank gebraut, der alle Welt erquickt und auferbaut.« *Johann Wolfgang von Goethe, Faust.*

Bisher orientiert sich das Management im Wesentlichen an finanziellen Größen und übt darüber auf Führungskräfte und Mitarbeiter Druck aus. Wenn jedoch zukünftig die Kreativität und Problemlösungsfähigkeit der selbstverantwortlich handelnden Mitarbeiter genutzt werden sollen, dann muss ein **visuelles Management** geschaffen werden:

1. Keine Folie mit Daten, kein Vortrag oder Buch ist so aussagekräftig wie die Konfrontation mit den Problemen vor Ort (realer Ort).
2. Vor Ort können sich die Führungskräfte selbst ein konkretes Bild mit allen 5 Ms (Mensch, Maschine, Material, Messmethode, Mitwelt) machen. Für von Ferne diagnostizierte Probleme werden häufig die falschen Lösungen gefunden (reale Sache).
3. Beim Betrachten der realen Sache am realen Ort besteht die Möglichkeit, diejenigen genauestens zu befragen und deren Wissen zu nutzen, die von dem Problem direkt betroffen sind. Diese Personen kennen häufig sowohl die Ursachen des Problems als auch die entsprechenden Lösungsalternativen (reales Wissen).

> Visuelles Management ist dann gelungen, wenn selbst ein Außenstehender, der über keinerlei Informationen über das Unternehmen verfügt, die wesentlichen Aufgaben, Abläufe, Ziele und Probleme des jeweiligen Teams sowie dessen Beziehungen zu anderen Unternehmensbereichen erkennen kann.

55.4.3.3 Kontinuierlicher Verbesserungsprozess (KVP)

»Der Feind des Guten ist das Bessere.«

»Live is motion.« »Stillstand bedeutet Rückschritt.«

Der japanische Begriff »**Kaizen**« bedeutet »das Gute verbessern« oder »Veränderung zum Besseren«, womit die Forderung nach einem ständigen Verbesserungsprozess zum Ausdruck gebracht wird. Mit gleicher inhaltlicher Bedeutung wird »Kaizen« in der deutschen Übersetzung als **kontinuierlicher Verbesserungsprozess (KVP)** bezeichnet.

Im Rahmen von KVP wird die Kreativität der Mitarbeiter im Sinne der Unternehmensziele stimuliert und koordiniert, um den Anteil an **Wertschöpfung zu erhöhen** und Verschwendungen zu minimieren. Dies erfordert eine konsequente Präsenz der Führungskräfte am Ort der Wertschöpfung, um dort den Verbesserungsprozess in Gang zu setzen, nachhaltig zu stimulieren und zu stabilisieren.

Dies erfordert jedoch einen ganz anderen Umgang von Führungskräften mit den Mitarbeitern: »(...) Menschen, die jahrelang auf Anpassung, Gehorsam und Unterwürfigkeit konditioniert wurden, verbietet eine aus dieser Erfahrung erworbene Klugheit, sich ohne Mehrfachvergewisserung auf Veränderungen einzulassen.« Einfach formuliert wird dies in der Erkenntnis: »Gehe nicht zum Fürst, wenn du nicht gerufen wirst.« Wichtig ist eine **Änderung der Unternehmenskultur**, der Gesamtheit der traditionell gewachsenen Normen in einem Unternehmen. Dies wird am besten durch die Mitarbeitersicht in einem südwestdeutschen Erfolgsunternehmen charakterisiert: »I halt mei Gosch, i schaff bei Bosch.« Stattdessen gelten bei eben genanntem Unternehmen die neuen »Spielregeln«.

CIP-Grundsätze bei Bosch (CIP = »continuous improvement process« = KVP)

1. Wir streben stets nach Verbesserungen des bestehenden Zustands. Das Erreichte ist Grundlage für weitere Maßnahmen. Der Prozess der ständigen Verbesserung ist deshalb ohne Ende.
2. Was Qualität ist, bestimmt der Kunde. Seine Anforderungen wollen wir zu 100 % erfüllen. Das gilt auch für interne Kunden.
3. Jeder ist für die Qualität seiner Arbeit selbst verantwortlich.
4. Ursachen von Fehlern und Verschwendung jeder Art wollen wir konsequent beseitigen. Vorbeugen ist besser als Nachbessern.
5. Wir beziehen alle Mitarbeiter in Ideenfindung, Planung und Problemlösung ein.
6. Partnerschaftliches Verhalten sowie Anerkennen von Leistung und Erfolg sind Grundlage unserer Zusammenarbeit.
7. Jeder ist aufgefordert, seinen Beitrag zum CIP-Prozess zu leisten. Führungskräfte auf allen Ebenen leben die CIP-Grundsätze vor und sorgen für deren Umsetzung.

> Zufriedene Mitarbeiter = gute Arbeit = zufriedene Patienten. Die »weichen« Faktoren machen Qualität (Führungskultur, Klima, Fortbildungsmöglichkeiten, Freizeit) – und weniger das Geld.

Der KVP ist keine Methode, sondern eine (**Geschäftsführungs-)philosophie**, deren Umsetzung im betrieblichen Alltag durch die Anwendung von Methoden gefördert wird. Bereits zur Erhaltung des Status quo bedarf es beständiger Anstrengungen. Wenn diese nicht unternommen werden, ist der Niedergang unvermeidlich.

Eine der wichtigsten Leitlinien im KVP ist, in »**Zahlen, Daten und Fakten (ZDF)**« zu sprechen und auf Mutmaßungen zu verzichten. Ist dies nicht gewährleistet, so besteht die Gefahr, dass der Versuch, den betrieblichen KVP in Gang zu bringen, nur zu Frustration bei allen Beteiligten führt. Daher ist es unverzichtbar, ein wirksames **Kennzahlensystem** aufzubauen.

Die hierfür erforderliche hohe Dokumentationsqualität kann ohne qualifizierte EDV-Systeme, welche aus der Flut des »medical data warehouse« die wichtigen herausfiltert, kaum sichergestellt werden: »Wir ersticken in Daten und hungern nach Informationen.« (Seufert et al. 2000). »**Data warehouse**« ist ein neuer Begriff für betriebliche Auswertungssysteme, die es erlauben sollen, in einfacher Form Auswertungen für Führungsaufgaben auf allen Ebenen zu erhalten.

Definition

Eine boshafte Definition von Informations-Management: Spezialform des Managements, dessen Aufgabe es ist, den Computer allumfassend einzusetzen; brauchbares Mittel, um durch einen Wust von Zahlen und Tabellen den gesunden Menschenverstand endgültig außer Kraft zu setzen.

55.5 Wie wird Qualitäts-Management in Klinik und Praxis eingeführt?

»Derjenige, der sagt ‚es geht nicht', soll denjenigen nicht stören, der es gerade tut«. *Altrömische Regel.*

»Es ist einfacher, eine Organisation zu zerschlagen und neu aufzubauen, als sie zu verändern.« *Tom Peters, US-amerikanischer Management-Berater.*

Falldarstellung

Ein abschreckendes Beispiel zu Beginn. Nicht selten herrscht in den Köpfen von Klinikdirektorien folgende Vorstellung: Wir stellen einen QM neu ein, setzen ihn auf eine Stabsstelle und geben ihm den Auftrag »Meier, bauen Sie ein Qualitätssystem auf« oder in neuhochdeutsch »Meier, implementieren Sie – am besten kostenneutral – ein Qualitäts-Management und – das hätte ich beinahe vergessen – sorgen Sie dafür, dass wir in ca. einem Jahr nach DIN ISO KTQ/proCumCert etc. zertifiziert werden«. Diese Aufgabe ist unlösbar in mehrerlei Hinsicht. Erstens müssen zunächst die Chefs auf diesen Ansatz eingeschworen werden (Top-down-Ansatz: QM ist Chefsache). Der QM braucht die Kompetenz und die Entscheidungsgewalt, auch unangenehme Maßnahmen durchziehen zu können! Zweitens benötigt Meier zeitliche/personelle und finanzielle Ressourcen (Qualität kostet zunächst einmal Geld). Drittens sagt eine Zertifizierung nichts über gelebte Management-Kultur aus, besonders wenn die benötigten Vorschriften von Dritten – sprich Beratungsprofis – erstellt werden. Spätestens bei der nicht erteilten Rezertifizierung fällt man damit buchstäblich auf die …

Die Schritte der Qualifikation im Rahmen des Curriculums Qualitätssicherung sind in ◻ Tabelle 55.1 dargestellt.

55.5.1 Vorbereitungs- und Informationsphase

»Der Zwilling von Veränderung heißt Widerstand!«

Die Führung (Praxisleiter oder Klinikleitung) muss auf QM eingeschworen sein. Am besten verpflichtet sie sich schriftlich, QM zu leben und umzusetzen (**Top-down-Ansatz**). Falls einige Klinikchefs nicht mitziehen, muss überlegt werden, ob man die **»biologische Lösung«** = **Ruhestand** abwarten kann. Alle anderen müssen an einem Strang ziehen!

Diese Phase ist für alle Mitarbeiter entscheidend, denn QM beinhaltet auch viele **Widerstände** – wie Angst vor Veränderung, Machtverlust, Rationalisierung, Dokumentationsflut, Transparenz, Einkommenseinbußen usw. Daher sollte diese Phase behutsam und motivierend ablaufen. Es ist ratsam, sich Hilfe von außen für diese »Kick-off-Veranstaltung« zu holen. Rechnen Sie mit mehreren Veranstaltungen! Hilfreich kann auch die Entwicklung eines »Leitbilds« sein, das aber nicht aus leeren Worthülsen bestehen darf.

55.5.2 Aufnahme des Ist-Zustands

»Jede Schwachstelle ist ein Schatz, den man heben muss.«
H. K. Selbmann

Dies ist eigentlich die schwierigste Phase, weil man immer das Gefühl hat, bei Null anzufangen. Aber auch hier kann Hilfe eine großartige Motivation sein, da Sie auf einmal feststellen, wie viel QM Sie schon immer – ohne es zu wissen – gemacht haben. Hilfreich ist auch eine **Risk-management-Analyse**, welche auf Schwachstellen bei Geräten, der Einweisung, bei Aufklärung und Dokumentation sowie bei Standards und Abläufen inner- und außerhalb der Routineuntersuchungen und -gutachten hinweist.

55.5.3 Projektentwicklung

»Kleine Taten, die man ausführt, sind besser als große, die man plant.«   *Georg Marshall*

Suchen Sie sich am Anfang **kleine Projekte** aus, wo Sie Veränderungen herbeiführen wollen: »an army does not capture all hills at once.« Lassen Sie zunächst Dinge wie z. B. Wartezeiten im OP oder im Wartezimmer liegen und verfolgen Sie kleinere, erfolgversprechende Projekte, wie z. B. rechtzeitiges Schreiben von Arztbriefen, sauberes Labor und rechtzeitige Personaleinteilung. Es müssen Projekte sein, die einen Erfolg versprechen und wenige Schnittstellen zu anderen Abteilungen oder Arbeitsprozessen haben. Für Projektziele gilt die SMART-Regel. Beachte hierbei das Pareto-Prinzip und das Parkinson-Gesetz!

55.5.4 Erfassen von Kernprozessen und Standardisierung

Sie lernen bereits während der Aufnahme des Ist-Zustands, welche Prozesse in Ihrem System ablaufen und wie sie ineinander greifen. Hierzu können Sie z. B. mit **Diagrammen** arbeiten, um zu verdeutlichen, wie beispielsweise bestimmtes Personal verschiedene Tätigkeiten durchführt. Es müssen nun die Kernprozesse der Abteilung erfasst und die Abläufe dort dokumentiert und standardisiert werden.

> **Die 4 Grundprozesse der Patientenversorgung**
> 1. Aufnahme;
> 2. Diagnostik;
> 3. Therapie;
> 4. Entlassung.

Für den **Einsatz von Checklisten** analog den »Gebetsbüchern« aus der Luft- und Raumfahrt gibt es gute Gründe:
- Sicherung von Qualitätsstandards,
- Zeit- und Kostenersparnis,
- Sicherung von Know-how,
- Dokumentation bei Rechtsstreitigkeiten und Regressansprüchen,
- Steigerung der Effektivität,
- kontinuierliche Verbesserung der Arbeitsabläufe,
- Trainingsinstrument für neue Mitarbeiter (bessere Einarbeitung),
- Wettbewerbsvorteil sowie
- rasche Beseitigung von Schwachstellen und dadurch höhere Patientenzufriedenheit.

Für die Behandlung der Kunden mit Hilfe von »clinical pathways« lassen sich die Vorzüge im **KISS-Prinzip** zusammenfassen:
- Kosten werden gesenkt.
- Information vermeidet Doppeluntersuchungen.

Tabelle 55.1. Stufen des Curriculums Qualitätssicherung

Basiswissen	Fachqualifikation	Zusatzqualifikation
Zielgruppen		
Ärzte in der Weiterbildung, Medizinstudenten	Ärzte in der Weiterbildung	Ärzte in der Weiterbildung, Chef- und Oberärzte
Voraussetzungen		
Medizinstudium	1-jährige Weiterbildung	5-jährige Berufserfahrung oder abgeschlossene Weiterbildung
	Kurs Stufe I	Kurse Stufe I und II
Ausbildungsziele		
Vermittlung von Basiswissen	Vermittlung von Kenntnissen, Anwendungsbereichen und Fertigkeiten des Qualitäts-Managements	Vermittlung von Kompetenz und Verantwortlichkeit für Qualitäts-Management im eigenen beruflichen Wirkungsbereich
Schärfung von Verständnis für Qualitäts-Management im Gesundheitswesen	Vertiefung des QM-Verständnisses	
Funktionen des Absolventen		
In einem Qualitäts-Team/-Projekt mitwirken	Qualitäts-Management-Beauftragten (QMB) unterstützen, Qualitäts-Management-System ausgestalten, Qualitäts-Teams/-zirkel moderieren	Qualitäts-Management-System (QMS) konzipieren und initiieren, QMS pflegen, Qualitäts-Teams/-zirkel gründen und anleiten, QM-Handbuch erstellen und audiztieren, Qualitäts-Management-Beauftragter (QMB)
Dauer und Art		
Ca. 40 h, bevorzugt innerhalb einer Woche, durchgängig; Kurse, Seminare	Ca. 80 h; Kurse, Seminare; Projektarbeit, Szenario	Ca. 80 h kumulativ; Kurse, Seminare; Projektarbeit
Inhalte		
Basiswissen	Intensivierung der Themen aus Block I	Führungs- und Kommunikationstechniken
Definition, Ziele und Umfeld von Qualitätssicherung und -Management	Qualitäts- und Management-Werkzeuge	Qualitäts-Management aus der Perspektive verschiedener Beteiligter in der Gesundheitsversorgung
Qualitätsbewusstsein	Basiswissen Ökonomie, Statistik und juristische Implikationen	Auditorentraining
Qualitäts-Management als integratives Element	Moderationstraining	Vermittlung von Methoden
	Projekt-Management	Evaluation
Kursabschluss		
Kolloquium	Lösung eines Szenarios/Kolloquium	Präsentation eigener Projekte/Szenario
Qualifizierungsnachweis (Teilnahmebescheinigung)	Qualifizierungsnachweis (Teilnahmebescheinigung)	Qualifizierungsnachweis (Teilnahmebescheinigung) Abschluss des Curriculums Zusatzbezeichnung »Ärztliches Qualitäts-Management« Zertifikat

- Sicherheit für junge Kollegen.
- Standards erhöhen Effizienz und Qualität und damit die Patientenzufriedenheit.

55.5.5 Qualitäts-Teams zur Prozess- und Schnittstellenverbesserung

Sie lernen während der Kernprozessanalyse zügig die schwierigen Bereiche oder Grauzonen kennen. Wie bei anderen Dienstleistern im Gesundheitswesen auch, sind gerade in der **Frauenheilkunde** Schnittstellen zur Anästhesie, zu OP-Schwestern, zu Labors, zur Intensivstation und zur Blutbank sehr wichtig.

> **Die drei KOs der Schnittstellen**
> 1. Koordination;
> 2. Kooperation;
> 3. Kommunikation (Ziel: Schnitt- zu Nahtstellen machen).

55.5.6 Verfahrensanweisungen, Leitlinien und Standards

»So gleichen die in den letzten Jahren kurzfristig und manchmal hektisch zustande gekommenen mehreren hundert Leitlinien der Fachgesellschaften und ihrer ad hoc gebildeten Expertengruppen mehr dem redaktionell verdichteten Inhalt von Lehrbüchern und Erfahrungssätzen eines tradierten Konsens als wirklicher Standardisierung mit gesicherter Wissensbasis.«   *E. Buchborn (1997)*

▶ Nach Richtlinien (Wertigkeit und Verbindlichkeit eines Standards) muss man sich richten. Von Leitlinien sollte man sich leiten lassen (entsprechen den Guidelines in den USA). Empfehlungen kann man befolgen.

Im Idealfall sind die Leitlinien in einem für die Einrichtung speziell geschriebenen **Manual** festgehalten und integriert. Dies bedeutet sehr viel Arbeit, aber auch eine große Hilfe bei der Einführung eines QM-Systems. Hier muss kritisch die Praxis der Erstellung von Leitlinien etc. beleuchtet werden. Selbst die so hoch gelobten **Konsensus-Meetings**, z. B. Mammakarzinombehandlung St. Gallen, werden zumeist in der qualitativ schlechtesten Möglichkeit erstellt – boshaft auch »Gobsatt-« oder »Bogsatt-Technik« = »good/bad old boys/guys sitting around the table« genannt.

Neben diesen Experten- bzw. Konsensuskonferenzen gibt es die **Delphi-Technik**. Dies ist eine interaktive Umfragemethode, bei der das kontrollierte Feedback und die Befragung einander unbekannter, anonymisierter Teilnehmer charakteristisch sind. Der Ablauf ist folgender:
1. Einholen anonymisierter Meinungen von Experten mit Hilfe eines Fragebogens oder eines Interviews;
2. Durchführen mehrerer Befragungsrunden, wobei nach jeder Runde die eingetroffenen Antworten zusammengefasst und den Befragten erneut zur Begutachtung zugeschickt werden – so kommt es zur systematischen Modifikation und Kritik der zusammengefassten anonymen Antworten;
3. Abschluss des Verfahrens bei Konvergenz der Meinungen.

Das Guideline International Network (G-I-N) wurde 2002 zu dem Zweck gegründet, die Arbeit an klinischen Leitlinien im internationalen Rahmen zu koordinieren und zu vernetzen. Die deutsche Beteiligung wird durch das Ärztliche Zentrum für Qualität in der Medizin (ÄZQ) in Köln, einer gemeinsamen Einrichtung der Bundesärztekammer (BÄK) und der Kassenärztlichen Bundesvereinigung (KBV) dargestellt. Die Arbeitsgemeinschaft Wissenschaftlich Medizinischer Fachgesellschaften (AWMF), Düsseldorf, und die Ärztekammer Berlin sind ebenfalls Gründungsmitglieder. Besser sind die AWMF-Leitlinien. Einen anderen Ansatz verfolgen die Leitlinien in der »evidence-based medicine« (EbM).

55.5.6.1 Einteilung von Empfehlungsklassen (Grad A–C) evidenzbasierter Leitlinien
- A ist belegt durch schlüssige Literatur guter Qualität, die mindestens eine randomisierte, kontrollierte Studie enthält.
- B ist belegt durch gut durchgeführte, nicht randomisierte, klinische Studien.
- C ist belegt durch Berichte und Meinungen von Expertenkreisen oder klinischer Erfahrung anerkannter Autoritäten und weist auf das Fehlen direkt anwendbarer klinischer Studien guter Qualität hin.

Die **EbM**, die einfach bessere, da beleggestützte Medizin, ist der gewissenhafte, ausdrückliche und vernünftige Gebrauch der gegenwärtig besten, externen, wissenschaftlichen Evidenz für Entscheidungen in der medizinischen Versorgung. Sie gehört zu den momentan viel diskutierten Mechanismen, um Qualität zu gewährleisten und indirekt dadurch Kosten zu senken:

»Manche fürchten auch, dass die EbM von Einkäufern von Gesundheitsleistungen und von Managern »gekidnappt« wird, um die Kosten der Krankenversicherung zu reduzieren. Das wäre nicht nur ein Missbrauch des Konzepts, sondern auch ein fundamentales Missverständnis der finanziellen Konsequenzen: Ärzte, die EbM praktizieren, werden die effektivsten Verfahren identifizieren und anwenden, um die Lebensqualität und -dauer der Patienten zu maximieren. Das könnte zu einer Erhöhung statt zu einer Reduktion der Kosten führen.«   *David L. Sackett et al. (1997)*

Der britische Epidemiologe Cochrane zeigte bereits 1972, dass für wichtige Entscheidungsprozesse im Gesundheitswesen häufig nur unzureichende Untersuchungsergebnisse vorhanden sind bzw. die Fachkräfte, Patienten, Forscher und politischen Entscheidungsträger von einer unüberschaubaren Menge an Informationen überflutet werden. Die **Cochrane Collaborations** versuchen, durch das Verfassen, Aktualisieren und Verbreiten von Übersichtsarbeiten diesen Missstand zu beseitigen. Das Logo der Cochrane Collaborations hat übrigens direkten Bezug zur Frauenheilkunde: 2 »C« umrahmen die Graphik der Metaanalyse eines systematischen Reviews über die Wirksamkeit von Kortikosteroiden zur Reduktion von Komplikationen bei Frühgeburt.

55.5.7 Entwicklung von Qualitätskriterien

Im Mittelpunkt aller Untersuchungen zur Qualität der erbrachten Leistungen stehen die **Beurteilungsinstrumente**. Damit kann man zwischen guter und schlechter Qualität (Ziel erreicht oder nicht erreicht) unterscheiden.

> **Definition**
>
> Kriterien sind etablierte Merkmale/Eigenschaften der Struktur, des Prozesses oder der Ergebnisse einer Behandlung, die entscheidenden Einfluss auf die Beurteilung der Qualität haben.

Die Kriterien müssen – ebenso wie die Indikatoren – nach der **RUMBA-Regel** erstellt werden:
- »**r**elevant« für den zu analysierenden Bereich und das Ziel;
- »**u**nderstandable«: verständlich, einleuchtend (für Dritte);
- »**m**easurable«: messbar (in Zahlen ausdrückbar);
- »**b**ehaviour oriented«: durch Verhalten veränderbar;
- »**a**chievable/attainable«: erreichbar, machbar.

> **Definition**
>
> Indikatoren sind – im Unterschied zu Kriterien – Hinweise auf die Qualität, wenn auf eine vollständige Erfassung der Qualitätsmerkmale mit Kriterien und Leitlinien verzichtet wird. Indikatoren zeichnen sich durch Verdichten, Vereinfachen, Weglassen, Konzentration, Einkochen aus – Kunst der Indikatorenentwicklung: »Je dicker der Sirup sein soll, desto länger muss man einkochen«.

Qualitätsindikatoren sind Hilfsgrößen, welche die Qualität einer Einheit durch Zahlen bzw. Zahlenverhältnisse indirekt abbilden. Man könnte sie auch als qualitätsbezogene Kennzahlen bezeichnen. Qualitätsindikatoren sind den Qualitätsdimensionen entsprechend ergebnis-, prozess- und/oder strukturbezogen. Die Validität wird dabei durch Sensitivität, Spezifität und Reliabilität bestimmt. Die Auswahl geeigneter Qualitätsindikatoren ist »a never-ending search«, da sie von Zeit zu Zeit aktualisiert, eliminiert oder neu definiert werden müssen, um dem aktuellen Stand der medizinischen Versorgung zu entsprechen.

> **Beispiele für interessante diagnosen(un)abhängige Indikatoren**
> - Output-Kriterien/-Indikatoren:
>   1. Wartezeit stationärer Patienten vor elektivem Eingriff,
>   2. Wartezeit für Notfallpatienten,
>   3. Wartezeit auf Arztbriefe (E-Mail!),
>   4. Verschiebung geplanter Eingriffe (Nüchternzustand) und
>   5. Umgang mit Reklamationen (Beschwerde-Management);
> - diagnoseunabhängige Kriterien/Indikatoren:
>   1. nicht geplante Rehospitalisationen innerhalb von 4 Wochen,
>   2. nicht geplante Reinterventionen,
>   3. Verletzungen während des Klinikaufenthalts,
>   4. Anästhesiekomplikationen/perioperative Beschwerden,
>   5. Dekubitus,
>   6. nosokomiale Infekte und
>   7. Umgang mit verwirrten Patienten.

> **Empfehlung**
>
> In Zukunft nicht als Ziel vorgeben, »die Patienten nicht lange warten zu lassen«, sondern den angestrebten Zustand eindeutig, verständlich, mit Zeitangaben, in der Sprache der Mitarbeiter formulieren: »Bis 31. 12. 2006 wird die durchschnittliche Wartezeit bis Behandlungsbeginn durch den Arzt für einen einbestellten Patienten auf 15 min gesenkt.«

> Ziele müssen messbar sein, also kann »Einstellung zur Arbeit ändern, positiv denken etc.« kein erreichbares Ziel sein!

Wichtig sind hier auch **Patientenbefragungen**. Allerdings sollten bei einer Patientenzufriedenheitsmessung Fragen im Reporting-System verwendet werden. Die herkömmlichen Fragebögen mit Rating-Fragen bringen kaum neue Erkenntnisse, da die »Zufriedenheitsrate« normalerweise sehr hoch ist und die Unterschiede nur sehr marginal sind.

> **Definition**
>
> Report-Fragen = wahrgenommene Leistung, Rating-Fragen = erwartete Leistung.

> Befragungen an einem bestimmten Tag in einer Einrichtung (Stichtagsbefragung) und Befragungen ehemaliger, bereits entlassener Patienten liefern erstaunlicherweise identische Ergebnisse. Erstere haben den Vorteil besserer Rücklaufquoten und sparen zusätzlich Portokosten.

55.5.8 Evaluierung

»Es ist die Pflicht jeden Arztes, … fortwährend mit ängstlicher Sorgfalt zu prüfen, ob die von ihm angewandten Methoden die erwarteten Erfolge bringen, ob die von anderen empfohlenen solche für sich haben … Jeder Arzt soll Statistiker sein, jeder Arzt soll Buch führen über Erfolge und Nichterfolge, an allen Orten sollten statistische Vereine der Ärzte zur gegenseitigen Ergänzung der Kräfte bestehen.«   *Carl A. Wunderlich (1851)*

»We must formulate some method of hospital report showing as nearly as possible what are the results of the treatment obtained at different institutions. This report must be made out and published by each hospital in a uniform manner, so that comparison will be possible. With such a report as a starting-point, those interested can begin to ask questions as to management and efficiency.« *Ernest A. Codman (1914)*

Der Begriff »**Evaluation**« wird mit »Bewertung« übersetzt. Zentrale Aufgabe der Evaluation besteht darin, die Auswirkungen einer Maßnahme zu erfassen und zu analysieren, um darzustellen, inwieweit die Maßnahme tatsächlich die Auswirkungen hat, die als Ziele angestrebt wurden (Zielkontrolle). Evaluation ist also die Analyse und Bewertung eines Sachverhalts, u. a. als Begleitforschung einer Innovation. In diesem Fall ist Evaluation **Effizienz- und Erfolgskontrolle** eines in Erprobung befindlichen Modells. Evaluation wird auch in der Planung angewendet, zum Zweck der Beurteilung der Stringenz der Zielvorstellungen und der zu deren Verwirklichung beabsichtigten Maßnahmen. Bei der Analyse eines gegebenen Faktums ist Evaluation die Einschätzung der Wirkungsweise, Wirksamkeit und Wirkungszusammenhänge.

Diese kann mittels Statistiken erstellt werden, wenn z. B. eine Leistungsdokumentation mit Hilfe von automatisierten Protokollen erfolgt. Weitere **Evaluierungsmethoden** hinsichtlich Patienten- und Mitarbeiterzufriedenheit sind Befragungen. Diese sollten mit Hilfe von Fragebögen anonymisiert durchgeführt werden. Gerade bei kleinen Abteilungen ist hier Hilfe von außen gefordert, um verwertbare Ergebnisse zu erhalten.

> Ein leistungsfähiges System zur Erfassung der relevanten personellen, medizinischen und wirtschaftlichen Daten ist eine unabdingbare Grundvoraussetzung für QM. Die erbrachten medizinischen Leistungen müssen nachvollziehbar, beleg- und bezifferbar sein.

55.5.9 Dokumentation im QM- und Organisationshandbuch

Dies ist eine schwierige und große Aufgabe. Es gibt dabei einige Eckdaten, die hilfreich sein können. Spätestens jetzt stellt sich die Frage, ob man eine **Zertifizierung** anstrebt (DIN ISO, KTQ; beachte: 1/3 aller Krankenhäuser ist konfessionell – pro-CumCert hat sich für KTQ entschieden) oder Selbstbewertung nach EFQM (keine Zertifizierung möglich). Entsprechend der Forderungen der Zertifizierungs- oder Audit-Modelle sollten die Handbücher verfasst werden.

Qualitäts-Management-Systeme. Die bekanntesten Systeme sind die DIN-EN-ISO-Norm sowie das europäische EFQM-Modell. Tabelle 55.2 fasst die Stärken und Schwächen, auch des kürzlich in Deutschland entwickelten KTQ-Verfahrens, zusammen. In diesem Zusammenhang muss darauf hingewiesen werden, dass im Ausland bereits teilweise jahrzehntelange

Tabelle 55.2. Stärken und Schwächen verschiedener QM-Systeme

	Stärken	Schwächen
DIN EN ISO	Standardisierung Internationale Erfahrungen Hoher Bekanntheitsgrad Erwiesene Wettbewerbsvorteile Zielt primär auf Struktur- und Prozessqualität	Keine speziellen Instrumente für Gesundheitsinstitutionen Kommerzielle Zertifizierung Kein Peer-review-Verfahren Hoher Beratungsaufwand Zielt nicht auf Ergebnisqualität und Angemessenheit medizinischer Leistungen Kosten-Nutzen-Relation fraglich
EFQM-Modell	Hohe Akzeptanz durch Selbstbewertung Zunehmende Erfahrungen im Gesundheitsbereich Zielt auf Ergebnisqualität im Managementbereich ab Relativ kostengünstig	Unzureichende Standardisierung Zielt nicht auf medizinische Ergebnisqualität und Angemessenheit der Leistungen Kosten-Nutzen-Relation nicht evaluiert
KTQ	Aktuelle Innovation im deutschen Gesundheitssystem Speziell für Gesundheitsinstitutionen Peer-review-Verfahren In Abstimmung mit Kostenträgern entwickelt (VdAK) Non-profit-Zertifizierung	Zielt primär auf den stationären Bereich Zielt nicht obligatorisch auf medizinische Ergebnisqualität Kosten-Nutzen-Relation nicht evaluiert KTQ Untermenge von Joint-Commission-Verfahren
JCAHO	Speziell für Gesundheitsinstitutionen Peer-review-Verfahren Weltweit umfangreichstes Zertifizierungssystem Große Vielfalt Über 50-jährige Erfahrung Internationale Reputation Ausgefeiltes Indikatorenprogramm (ORYX)	Muss an deutsche Verhältnisse adaptiert werden

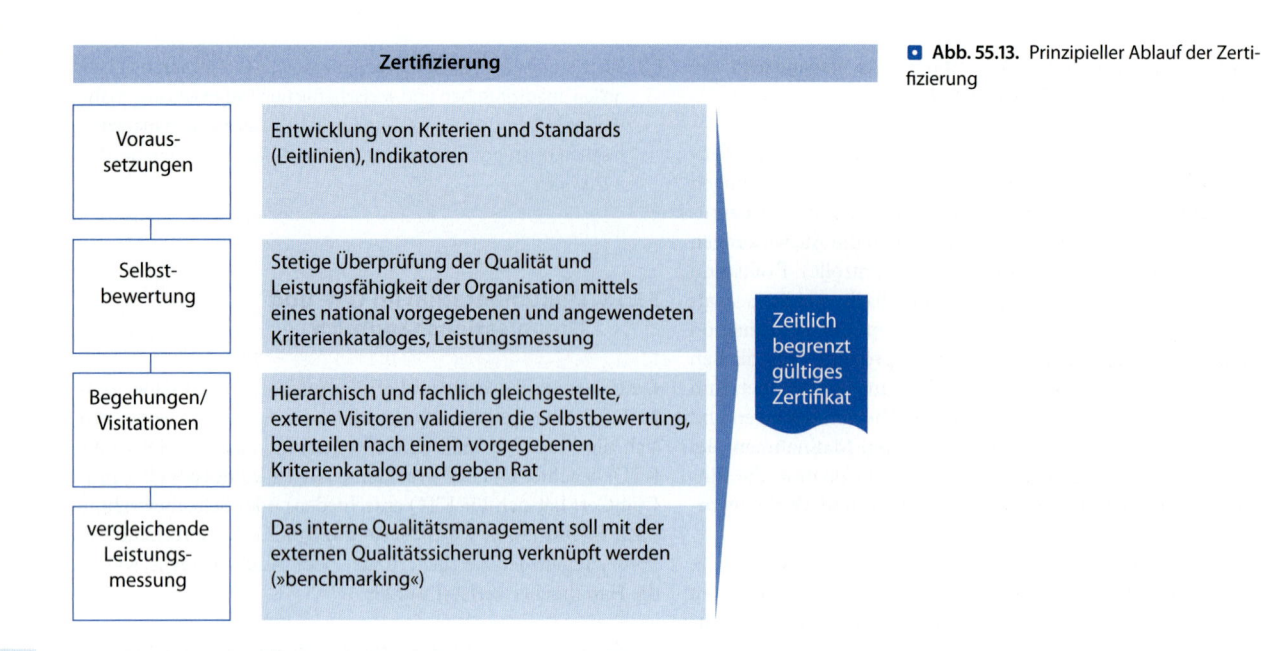

Abb. 55.13. Prinzipieller Ablauf der Zertifizierung

Zertifizierung

- **Voraussetzungen**: Entwicklung von Kriterien und Standards (Leitlinien), Indikatoren
- **Selbstbewertung**: Stetige Überprüfung der Qualität und Leistungsfähigkeit der Organisation mittels eines national vorgegebenen und angewendeten Kriterienkataloges, Leistungsmessung
- **Begehungen/Visitationen**: Hierarchisch und fachlich gleichgestellte, externe Visitoren validieren die Selbstbewertung, beurteilen nach einem vorgegebenen Kriterienkatalog und geben Rat
- **vergleichende Leistungsmessung**: Das interne Qualitätsmanagement soll mit der externen Qualitätssicherung verknüpft werden (»benchmarking«)

→ Zeitlich begrenzt gültiges Zertifikat

Erfahrung mit entsprechenden QM-Systemen und Darlegungsverfahren im Gesundheitswesen existieren. Dies betrifft insbesondere das Programm der Joint Commission (JCAHO).

Zertifizierung. Durch die Zertifizierung bestätigt ein unabhängiger Dritter (Zertifizierungsstelle), dass ein Zustand einer vorgegebenen Norm oder einer Richtlinie entspricht (»Wo haben Sie was wie geregelt? Don't tell me, just show me!«). Die Zertifizierer selbst müssen eine formelle Kompetenz aufweisen, d. h. akkreditiert sein (in den USA werden die Begriffe »Zertifizierung« und »Akkreditierung« synonym verwendet). Es wird – zu einem bestimmten Zeitpunkt – die Konformität mit festgelegten Forderungen (Spezifikationen) bestätigt. Dies dient der **Rechtssicherheit** und dem Vertrauen in der Beziehung zwischen Lieferant und Kunden. Dies wird durch eine externe Prüfung (Assessment) durch speziell ausgebildete Fachleute (Auditoren) in einer Überprüfung = Audit festgestellt.

Die Zertifizierung ist keine aktive Leistung der Klinik oder Praxis, nur die amtliche Anerkennung darüber, dass das eingeführte QM-System der gewählten Normvorgabe entspricht. Sie stellt keine Bewertung der Qualität der medizinischen Leistung dar – sie bewertet lediglich die **Struktur** und die **Funktionalität** des internen Organisations- und Kontrollsystems. Es wird gewissermaßen der »Weg« zertifiziert, das »Ziel« muss der Zertifizierte selbst definieren. ◘ Abb. 55.13 zeigt den prinzipiellen Ablauf der Zertifizierung.

Nur ein **Zertifikat** erwerben zu wollen, führt empirisch nicht zu einer stabilen internen (Ablauf-)Verbesserung einer Organisation. Viele Akkreditierungs-/Zertifizierungs-/QM-Darlegungsverfahren konkurrieren weltweit – auch in Deutschland – um die Gunst der Kunden, nun auch im Gesundheitswesen.

Jede intensive Anwendung (irgend-)eines QM-Systems führt zu **kontinuierlichen Verbesserungsprozessen** (der Weg ist das Ziel).

> Die Zertifizierung ist nicht das Ende des QM, sondern nur ein erstrebenswerter Zwischenschritt.

55.5.10 Kontinuierliche Verbesserung (KVP)

»Der Feind des Guten ist das Bessere.«

»Jedes System neigt zunächst zur Leistungsausweitung, dann zur Optimierung.«

»Nichts ist beständiger als der Wandel.« *Heraklit (500 v. Chr.)*

Entsprechend dem **PDCA-Zyklus** kann man immer wieder Prozesse einer Fehleranalyse, Planungsphase für Verbesserung, Durchführung der Verbesserungsmaßnahmen und Evaluationsphase mit weiterer Verbesserung unterziehen. So unterliegt der Betrieb konstanter Verbesserung.

> **Definition**
>
> Technik = bessere rationale Grundlagen (»evidence-based medicine«), Tugend = kontinuierliche Selbstbewertung (z. B. EFQM oder KTQ).

Für die Einführung eines QM-Systems im Gesundheitswesen gibt es also einige wichtige **Prinzipien**:
- Orientierung am Patienten (der Patient als Kunde),
- ganzheitlicher Ansatz,
- Verantwortung der Führung,
- Wirtschaftlichkeit,
- Prozessorientierung,
- Mitarbeiterorientierung,
- Zielorientierung und Flexibilität,
- Null-Fehler-Ansatz sowie
- kontinuierlicher Verbesserungsprozess (KVP) nach dem PDCA-Zyklus.

Eine Weisheit der Dakota-Indianer sagt: »Wenn du entdeckst, dass du ein totes Pferd reitest, steig ab!« Doch im Gesundheitswesen versuchen wir oft andere **Strategien**:
1. Wir wechseln den Reiter.

2. Wir gründen einen Arbeitskreis.
3. Wir ändern die Kriterien, die besagen, ob ein Pferd tot ist.
4. Wir besuchen andere Orte, um zu sehen, wie man dort tote Pferde reitet.
5. Wir machen eine Studie.
6. Wir überarbeiten die Leistungsbedingungen.
7. Wir richten eine unabhängige Kostenstelle ein.

55.6 Warum macht Qualitäts-Management im Gesundheitswesen Sinn?

Es gibt 3 **Leitthesen**:
1. Keine externe Qualitätssicherung ohne internes Qualitäts-Management.
2. Eine staatlich verordnete Qualitätssicherung führt ohne Preisorientierung nicht zu mehr Effizienz in der medizinischen Versorgung.
3. Qualitäts-Management ist Voraussetzung für ein leistungsgerechtes Versorgungs- und Vergütungssystem.

»Jene Krankenhäuser, die sich nicht an Verfahren zu QS und QM beteiligen, müssen aus der Versorgung ausscheiden.« *Erwin Jordan, Staatssekretär, BMG (1999)*

»Im Leben gibt es keine Lösungen, es gibt nur Kräfte, die in Bewegung sind: Man muss sie erzeugen, und die Lösungen werden folgen.« *Antoine de St. Exupéry*

Dafür gibt es – für manchen wohl verblüffend – 2 einfache **Erklärungen**. Erstens ist QM für die Krankenhäuser gesetzlich vorgeschrieben, und zweitens zwingt die Einführung des DRG die Krankenhäuser gerade dazu, flankierende Maßnahmen zur Sicherung der Qualität – zu der von jeher auch die niedergelassenen Vertragsärzte gesetzlich verpflichtet sind – einzuführen. QM soll zur Rationalisierung (Vermeidung nicht oder wenig nutzbringender medizinischer Leistungen), Steigerung der Effizienz und Leistungsfähigkeit (Erweiterung des Spektrums der angebotenen medizinischen Leistungen) führen und – im Idealfall – gleichzeitig Rationierung (Vorenthalten von medizinisch notwendigen Leistungen) durch Einhalten bestimmter Mindeststandards verhindern.

55.6.1 Gesetzliche Grundlagen für Vertragsärzte und Krankenhäuser

— »Einer für alle« – GemBA (Mehrheitsentscheidung) als sektorenübergreifendes Gremium und Rechtsnachfolger der ehemaligen Bundesausschüsse, des Koordinierungsausschusses (Einstimmigkeit) und des Ausschusses Krankenhaus (www.gemeinsamer-bundesausschuss.de, www.g-ba.de).
— Institut für Qualität und Wirtschaftlichkeit im Gesundheitswesen (IQWiG), das als fachlich unabhängiges wissenschaftliches Institut von den Trägerverbänden des Gemeinsamen Bundesausschusses als Stiftung errichtet wird.

Kommentar der Kassenärztlichen Bundesvereinigung (KBV) zu Versorgungszentren – Krankenhäusern – GemBA:

»Jedem zugelassenen Leistungserbringer eröffnet das Gesetz die Möglichkeit, Träger eines medizinischen Versorgungszentrums zu werden … Diese Regelung ermöglicht finanzstarken Partnern von außerhalb der vertragsärztlichen Versorgung, insbesondere Krankenhäusern, mit den heute noch weit verbreiteten Einzelpraxen in ernste Konkurrenz zu treten. Versorgungszentren bieten damit Vernetzungsmodelle auch mit der stationären Versorgung … Zum anderen eröffnet das Gesetz Krankenhäusern über den Bereich ambulante Operationen hinaus neue Möglichkeiten zur Teilnahme an der ambulanten Versorgung, entweder durch Einzelverträge mit Krankenkassen für gesetzlich definierte Indikationen (§ 116b SGB V), durch Beteiligung an DMPs oder durch institutionelle Zulassung im Falle einer vertragsärztlichen Unterversorgung (§ 116a SGB V).

Mit dieser Zentralisierung von Aufgaben, die bisher in einer Vielzahl von Ausschüssen bearbeitet wurden, ist der gemeinsame Bundesausschuss zukünftig das entscheidende, wichtigste Gremium für die Ausgestaltung der ambulanten und stationären medizinischen Versorgung der gesetzlich Krankenversicherten.

Damit ist das Institut für Qualität und Wirtschaftlichkeit zukünftig die entscheidende inhaltliche Bewertungsinstanz im Bereich der GKV«.

55.6.1.1 SGB V – GMG (GKV-Moderinisierungsgesetz vom 14. November 2003)

SGB V: Was ist neu?
1. Ergebnisindikatoren aus der externen vergleichenden Qualitätssicherung (§ 135a Absatz 2 Satz 1).
2. Mindestmengen für planbare Leistungen je Arzt oder Krankenhaus (§ 137 Absatz 1 Satz 3).
3. Veröffentlichung von struktuierten Qualitätsberichten der Krankenhäuser ab 2005 im Abstand von 2 Jahren im Internet (§ 137 Absatz 1 Satz 6).

GMG: Was ist neu?
1. Abschaffung des Koordinierungausschusses (§ 137e), stattdessen Einrichtung eines Gemeinsamen Bundesausschusses (GemBa § 91).
2. Zulassung neuer Leistungerbringer: medizinische Versorgungszentren (§ 95).
3. Einrichtung eines »Instituts für Qualität und Wirtschaftlichkeit im Gesundheitswesen« als nachgeordnete Behörde des Bundesministeriums für Gesundheit und Soziale Sicherung (§ 139a).

Was muss das QM leisten?
1. Fokussieren des QM auf die Schnittstellen Aufnahme und Entlassung, insbesonders die Bereiche »stationär/ambulant« und »elektiv/notfallmäßig«.
2. Zusammenführen von Behandlungspfaden und nationalen Leitlinien.
3. Verwendung von Qualitätsindikatoren aus den administrativen Informationssystemen und Etablieren von neuen für die Ergebnisqualität (Entlassungsstatus und Spätergebnisse).

§ 91 Gemeinsamer Bundesausschuss
(1) Die Kassenärztlichen Bundesvereinigungen, die Deutsche Krankenhausgesellschaft, die Bundesverbände der Krankenkas-

sen, die Bundesknappschaft und die Verbände der Ersatzkassen bilden einen Gemeinsamen Bundesausschuss. Der Gemeinsame Bundesausschuss ist rechtsfähig.

(2) Der Gemeinsame Bundesausschuss besteht aus einem unparteiischen Vorsitzenden, zwei weiteren unparteiischen Mitgliedern, vier Vertretern der Kassenärztlichen Bundesvereinigung, einem Vertreter der Kassenzahnärztlichen Bundesvereinigung, vier Vertretern der Deutschen Krankenhausgesellschaft, drei Vertretern der Ortskrankenkassen, zwei Vertretern der Ersatzkassen, je einem Vertreter der Betriebskrankenkassen, der Innungskrankenkasse, der landwirtschaftlichen Krankenkassen und der Knappschaftlichen Krankenversicherung…

(3) Der Gemeinsame Bundesausschuss beschließt
1. eine Verfahrensordnung, in der er insbesondere methodische Anforderungen an die wisenschaftliche sektorenübergreifende Bewertung des Nutzens, der Notwendigkeit und der Wirtschaftlichkeit von Maßnahmen als Grundlage für Beschlüsse sowie Anforderungen an den Nachweis der fachlichen Unabhängigkeit von Sachverständigen und das Verfahren der Anhörung zu den jeweiligen Richtlinien, insbesondere die Feststellung der anzuhörenden Stellen, die Art und Weise der Anhörung und deren Auswertung, regelt,
2. eine Geschäftsordnung …

§ 95 Teilnahme an der vertragärztlichen Versorgung

(1) An der vertragsärztlichen Versorgung nehmen zugelassene Ärzte und zugelassene medizinische Versorgungszentren sowie ermächtigte Ärzte und ermächtigte ärztlich geleitete Einrichtungen teil. Medizinische Versorgungszentren sind fachübergreifend ärztlich geleitete Einrichtungen, in denen Ärzte, die in das Arztregister nach Absatz 2 Satz 3 Nr. 1 eingetragen sind, als Angestellte oder Vertragsärzte tätig sind. Die medizinischen Versorgungszentren können sich aller zulässigen Organisationsformen bedienen; sie können von den Leistungserbringern, die auf Grund von Zulassung, Ermächtigung oder Vertrag an der medizinischen Versorgung der Versicherten teilnehmen, gegründet werden.

§ 135a Verpflichtung zur Qualitätssicherung

(1) Die Leistungserbringer sind zur Sicherung und Weiterentwicklung der Qualität der von ihnen erbrachten Leistungen verpflichtet. Die Leistungen müssen dem jeweiligen Stand der wissenschaftlichen Erkenntnisse entsprechen und in der fachlich gebotenen Qualität erbracht werden.

(2) Vertragsärzte, medizinische Versorgungszentren, zugelassene Krankenhäuser, Erbringer von Vorsorgeleistungen oder Rehabilitationsmaßnahmen und Einrichtungen … sind … verpflichtet,
1. sich an einrichtungsübergreifenden Maßnahmen der Qualitätssicherung zu beteiligen, die insbesondere zum Ziel haben, die Ergebnisqualität zu verbessern und
2. einrichtungsintern ein Qualitätsmanagement einzuführen und weiterzuentwickeln.

§ 136 Förderung der Qualität durch die Kassenärztlichen Vereinigungen

(1) Die Kassenärztlichen Vereinigungen haben Maßnahmen zur Förderung der Qualität der vertragsärztlichen Versorgung durchzuführen. Die Ziele und Ergebnisse dieser Qualitätssicherungsmaßnahmen sind von den Kassenärztlichen Vereinigungen zu dokumentieren und jährlich zu veröffentlichen.

§ 136a Qualitätssicherung in der vertragsärztlichen Versorgung

Der Gemeinsame Bundesausschuss bestimmt für die vertragsärztliche Versorgung durch Richtlinie nach § 92
1. die verpflichtenden Maßnahmen der Qualitätssicherung nach § 135a Absatz 2 sowie die grundsätzlichen Anforderungen an ein einrichtungsinternes Qualitätsmanagement und
2. Kriterien für die indikationsbezogene Notwendigkeit und Qualität der durchgeführten diagnostischen und therapeutischen Leistungen, insbesondere aufwändiger medizintechnischer Leistungen.

Vor der Entscheidung des Gemeinsamen Bundesausschusses über die Richtlinien ist der Bundesärztekammer und der Deutschen Krankenhausgesellschaft Gelegenheit zur Stellungnahme zu geben.

§ 137 Qualitätssicherung bei zugelassenen Krankenhäusern

(1) Der Gemeinsame Bundesausschuss beschließt unter Beteiligung des Verbandes der privaten Krankenversicherung, der Bundesärztekammer sowie der Berufsorganisationen der Krankenpflegeberufe Maßnahmen der Qualitätssicherung für nach § 108 zugelassene Krankenhäuser einheitlich für alle Patienten. Dabei sind die Erfordernisse einer sektor- und berufsgruppenübergreifenden Versorgung angemessen zu berücksichtigen. Die Beschlüsse nach Satz 1 regeln insbesondere
1. die verpflichtenden Maßnahmen der Qualitätssicherung nach § 135a Absatz 2 sowie die grundsätzlichen Anforderungen an ein einrichtungsinternes Qualitätsmanagement,
2. Kriterien für die indikationsbezogene Notwendigkeit und Qualität der im Rahmen der Krankenhausbehandlung durchgeführten diagnostischen und therapeutischen Leistungen, insbesonders aufwändiger medizintechnischer Leistungen; dabei sind auch Mindestanforderungen an die Strukturqualität einschließlich im Abstand von fünf Jahren zu erfüllender Fortbildungspflichten der Fachärzte und an die Ergebnisqualität festzulegen,
3. einen Katalog planbarer Leistungen… bei denen die Qualität des Behandlungsergebnisses in besonderem Maße von der Menge der erbrachten Leistungen abhängig ist, Mindestmengen für die jeweiligen Leistungen je Arzt oder Krankenhaus und Ausnahmetatbestände,
4. Grundsätze zur Einholung von Zweitmeinungen vor Eingriffen,
5. Vergütungsabschläge für zugelassene Krankenhäuser, die ihre Verpflichtung zur Qualitätssicherung nicht einhalten und
6. Inhalt und Umfang eines im Abstand von zwei Jahren zu veröffentlichenden strukturierten Qualitätsberichts der zugelassenen Krankenhäuser… Der Bericht hat auch Art und Anzahl der Leistungen des Krankenhauses auszuweisen. Er ist über den in der Vereinbarung festgelegten Empfängerkreis hinaus von den Landesverbänden der Krankenkassen und den Verbänden der Krankenkassen und den Verbänden der Ersatzkas-

sen im Internet zu veröffentlichen. Der Bericht ist erstmals im Jahr 2005 für das Jahr 2004 zu erstellen.
Wenn die nach Satz 3 Nr. 3 erforderlichen Mindestmenge bei planbaren Leistungen voraussichtlich nicht erreicht wird, dürfen ab dem Jahr 2004 entsprechende Leistungen nicht erbracht werden …
(2) Die Beschlüsse nach Absatz 1 sind für zugelassene Krankenhäuser unmittelbar verbindlich. Sie haben Vorrang vor Verträgen …

§ 137c Bewertung von Untersuchungs- und Behandlungsmethoden im Krankenhaus

(1) Der Gemeinsame Bundesausschluss nach § 91 überprüft auf Antrag eines Spitzenverbandes der Krankenkassen, der Deutschen Krankenhausgesellschaft oder eines Bundesverbandes der Krankenhausträger Untersuchungs- und Behandlungsmethoden, die zu Lasten der gesetzlichen Krankenkassen im Rahmen einer Krankenhausbehandlung angewandt werden oder angewandt werden sollen, daraufhin, ob sie für eine ausreichende, zweckmäßige und wirtschaftliche Versorgung der Versicherten unter Berücksichtigung des allgemein anerkannten Standes der medizinischen Erkenntnisse erforderlich sind. Ergibt die Überprüfung, dass die Methode nicht den Kriterien nach Satz 1 entspricht, erlässt der Gemeinsame Bundesausschuss eine entsprechende Richtlinie.

§ 137e Koordinierungsausschuss (aufgehoben)

§ 137f Strukturierte Behandlungsprogramme bei chronischen Krankheiten

(1) Der Gemeinsame Bundesausschuss nach § 91 empfiehlt dem Bundesministerium für Gesundheit und Soziale Sicherung für die Abgrenzung der Versichertengruppen … geeignete chronische Krankheiten, für die strukturierte Behandlungsprogramme entwickelt werden sollen, die den Behandlungsablauf und die Qualität der medizinischen Versorgung chronisch Kranker verbessern. Bei der Auswahl der zu empfehlenden chronischen Krankheiten sind insbesondere die folgenden Kriterien zu berücksichtigen:
1. Zahl der von der Krankheit betroffenen Versicherten,
2. Möglichkeiten zur Verbesserung der Qualität der Versorgung,
3. Verfügbarkeit von evidenzbasierten Leitlinien,
4. sektorenübergreifender Behandlungsbedarf,
5. Beeinflussbarkeit des Krankheitsverlaufs durch Eigeninitiative des Versicherten und
6. hoher finanzieller Aufwand der Behandlung.

(2) Der Gemeinsame Bundesausschuss nach § 91 empfiehlt dem Bundesministerium für Gesundheit und Soziale Sicherung… Anforderungen an die Ausgestaltung von Behandlungsprogrammen nach Absatz 1. Zu benennen sind insbesondere die
1. Behandlung nach dem aktuellen Stand der medizinischen Wissenschaft unter Berücksichtigung von evidenzbasierten Leitlinien oder nach der jeweils besten, verfügbaren Evidenz sowie unter Berücksichtigung des jeweiligen Versorgungssektors,
2. durchzuführenden Qualitätssicherungsmaßnahmen,
3. Voraussetzungen und Verfahren für die Einschreibung des Versicherten in ein Programm, einschließlich der Dauer der Teilnahme,
4. Schulungen der Leistungserbringer und der Versicherten,
5. Dokumentation und
6. Bewertung der Wirksamkeit und der Kosten (Evaluation) und die zeitlichen Abstände zwischen den Evaluationen eines Programms sowie die Dauer seiner Zulassung nach § 137g.

(3) Das Bundesministerium für Gesundheit und Soziale Sicherung gibt dem Gemeinsamen Ausschuss nach Satz 1 bekannt, für welche chronischen Krankheiten nach Absatz 1 die Anforderungen zu empfehlen sind; die Empfehlung ist unverzüglich nach dieser Bekanntgabe vorzulegen.

§ 137 g Zulassung strukturierter Behandlungsprogramme

§ 139a Institut für Qualität und Wirtschaftlichkeit im Gesundheitswesen

(1) Der Gemeinsame Bundesausschuss nach § 91 gründet ein fachlich unabhängiges, rechtsfähiges, wissenschaftliches Institut für Qualität und Wirtschaftlichkeit im Gesundheitswesen und ist dessen Träger. Hierzu kann eine Stiftung des privaten Rechts errichtet werden.

(2) Die Bestallung der Institutsleitung…

(3) Das Institut wird zu Fragen von grundsätzlicher Bedeutung für die Qualität und Wirtschaftlichkeit der im Rahmen der gesetzlichen Krankenversicherung erbrachten Leistungen insbesonders auf folgenden Gebieten tätig:
1. Recherche, Darstellung und Bewertung des aktuellen, medizinischen Wissenstandes zu diagnostischen und therapeutischen Verfahren bei ausgewählten Krankheiten,
2. Erstellung von wissenschaftlichen Ausarbeitungen, Gutachten und Stellungnahmen zu Fragen der Qualität und Wirtschaftlichkeit der im Rahmen der gesetzlichen Krankenversicherung erbrachten Leistungen unter Berücksichtigung alters-, geschlechts- und lebenslagenspezifischer Besonderheiten,
3. Bewertung evidenzbasierter Leitlinien für die epidemiologisch wichtigsten Krankheiten,
4. Abgabe von Empfehlungen zu Disease-Management-Programmen,
5. Bewertung des Nutzens von Arzneimitteln,
6. Bereitstellung von für alle Bürgerinnen und Bürger verständlichen allgemeinen Informationen zur Qualität und Effizienz in der Gesundheitsversorgung.

§ 140a Integrative Versorgung
§ 140b Verträge zu integrierten Versorgungsformen
§ 140c Vergütung

§ 140d Anschubfinanzierung, Bereinigung

(1) Zur Förderung der integrierten Versorgung hat jede Krankenkasse in den Jahren 2004 bis 2006 jeweils Mittel bis 1 vom Hundert von der nach § 85 Absatz 2 an die Kassenärztliche Vereinigung zu entrichtenden Gesamtvergütung sowie von den Rechnungen der einzelnen Krankenhäuser für voll- und teilstationäre Versorgung einzubehalten … Die nach Satz 1 einbehaltenen Mittel sind ausschließlich zur Finanzierung der nach § 140c Absatz 1 Satz 1 vereinbarten Vergütungen zu verwenden.

55.6.1.2 DMP-Programme

Der Gesetzgeber hatte mit der 4. Änderungsverordnung zum Risikostrukturausgleich (4. RSAV-ÄndV) vom 27. Juni 2002 – mit Inkrafttreten der Verordnung am 01. Juli 2002 – die Voraussetzungen zur Einführung von strukturierten Behandlungsprogrammen (DMP) geschaffen.

Die Deutsche Krankenhausgesellschaft (DKG) und die Spitzenverbände der gesetzlichen Krankenkassen (GKV) haben am 15. April 2003 eine Gemeinsame Empfehlung zu Disease-Management-Programmen (DMP) für Brustkrebs unterzeichnet. Darin empfehlen sie, das Behandlungsgeschehen bei Brustkrebsbehandlungen im Rahmen der Chronikerprogramme möglichst am Krankenhaus zu konzentrieren.

§ 28b Anforderungen an die Behandlung nach evidenzbasierten Leitlinien
(§ 137f Absatz 2 Satz 2 Nr. 1 des SGB V)

§ 28c Anforderungen an Qualitätssicherungsmaßnahmen
(§ 137f Absatz 2 Satz 2 Nr. 2 des SGB V)

§ 28d Anforderungen an Voraussetzungen und Verfahren der Einschreibung der Versicherten in ein strukturiertes Behandlungsprogramm einschließlich der Dauer der Teilnahme
(§ 137f Absatz 2 Satz 2 Nr. 3 des SGV V)

§ 28e Anforderungen an die Schulung der Versicherten und der Leistungserbringer
(§ 137f Absatz 2 Satz 2 Nr. 4 des SGV V)

§ 28f Anforderungen an die Dokumentation
(§ 137f Absatz 2 Satz 2 Nr. 5 des SGB V)

§ 28g Anforderungen an die Evaluation eines strukturierten Behandlungsprogramms, die zeitlichen Abstände zwischen den Evaluationen und die Dauer der Zulassung eines Programms
(§ 137f Absatz 2 Satz 2 Nr. 6 des SGB V)

Anlage 3 (zu §§ 28b bis 28 g)
Anforderungen an strukturierte Behandlungsprogramme für Brustkrebs
Anlage 4 a und b
Bundeseinheitliche Dokumentation

55.6.2 Einführung der DRG für Krankenhäuser

Paradigmawechsel: DRG als Instrument der Umverteilung.

»Für die Krankenhäuser ergibt sich 2004 eine finanziell gefährliche Situation, wie sie in den Jahren davor nie bestanden hat. Dies ergibt sich aus der Addition unterschiedlicher Komponenten: Schere zwischen der Veränderungsrate und den Personalkostensteigerungen, Budgetabzug wegen der integrierten Versorgung, Umsetzung des EuGH-Urteils (Übergangsfrist bis einschließlich 2005), Abschaffung des AIP. Aus allem zusammen erwächst eine ernste Bedrohung. Dabei sind die Auswirkungen der DRG-Einführung noch nicht berücksichtigt. Als weitere Belastung ist der sich anbahnende Zusammenbruch der Investitionsfinanzierung... zu nennen.« *Rüdiger Strehl, Vorsitzender des Verbandes der Universitäts-Klinika (Oktober 2003)*

»Die Patienten, die früher nur zwei, drei Tage geblieben sind, werden tendenziell nicht mehr stationär behandelt, sondern teilstationär, etwa in Tageskliniken. Dadurch werden Betten frei. Die Krankenhäuser müssen versuchen, diese irgendwie zu füllen oder zu schließen. Beides ist teuer, denn sie müssen investieren, um so Patienten anzulocken – oder sie müssen Prozesse ändern. Wer das nicht kann, den wird es erwischen.« *Eugen Münch, Vorstandsvorsitzender der Rhön-Klinikum AG*

Das Institut für das Entgeltsystem im Krankenhaus gGmbH in Siegburg (InEK) legte am 19.12.2003 nähere Einzelheiten zur Vorgehensweise bei der Kalkulation der DRG-Fallpauschalen sowie zu den Kosten- und Leistungsprofilen der einzelnen DRG-Fallpauschalen offen. Es entstand daraus der G(erman)-DRG-Fallpauschalen-Katalog 2004. Das Grundprinzip dabei ist einfach: Jedes Krankenhaus erhält – unabhängig von seinen tatsächlichen Selbstkosten – für jeden Patienten einer Fallgruppe den gleichen Preis. Ziel der Umstellung ist nicht in erster Linie, Ausgaben zu reduzieren, sondern leistungsgerechte Budgets neu zu verteilen. Es soll »Gewinner« und »Verlierer« geben.

Gewinn = Einnahmen(Festpreis)–Ausgaben (Selbstkosten).

Falls der erzielte Preis die Selbstkosten nicht deckt, kann nur Kostensenkung oder Leistungseinstellung vorgenommen werden. Falls der Preis deutlich höher ist als die Selbstkosten, empfiehlt sich eine Leistungsausweitung, z. B. auch durch Übernahme von Patienten aus unrentablen Krankenhäusern. Langfristig werden sich – nach dem Ausscheiden von unrentablen Einrichtungen – die Ausgaben für die gesetzliche Krankenversicherung durch Senkung der Durchschnittskosten reduzieren.

DRG-Zeitplan.

Der im Fallpauschalengesetz festgelegte DRG-Einführungsprozess sieht einen Übergang bis 2007 vor. Den Zeitplan zeigt ◘ Abb. 55.14. In den Jahren 2003 (Optionsmodell) und 2004 (verpflichtend) sind die einzelnen Fallpauschalen lediglich Verrechnungseinheiten in den zwischen Krankenkassen und Kliniken vereinbarten Jahresbudgets. In dieser Phase erhalten die Krankenhäuser weiterhin unterschiedliche Vergütungen für vergleichbare Leistungen.

2005 beginnt die »Konvergenzphase«. Bis 2006 werden die Vergütungen für festgelegte Behandlungsfälle schrittweise vereinheitlicht. Ab 2007 bezahlen die Krankenkassen endgültig landesweit gleiche Preise für Leistungen. Dann erhalten z. B. alle Krankenhäuser in einem Bundesland die gleiche Vergütung für eine Hysterektomie. Das Leistungsspektrum der Krankenhäuser wird in einem Katalog von 600–800 Abrechnungspositionen abgebildet, der dann bundesweit gilt.

Ab 1.1.2004 werden Diagnosen nach der ICD-GM 2004 verschlüsselt (»German Modification« der WHO-Version der ICD-10, gültig ab 2004). Sie löst die im ambulanten Bereich benutzte ICD-10-SGB-V 1.2 und die im stationären Bereich verwendete ICD-10-SGB-V 2.0 ab. Gleichzeitig werden die bisherigen zwei Versionen 3.1 und 4.0 des ICD-10-Diagnosenthesaurus (IDT) durch den wesentlich erweiterten IDT 2004 ersetzt. Somit benutzen Vertrags- und Krankenhausärzte wieder dieselbe ICD-10-Version – haben eine gleiche Basis für Klinik und Praxis.

Für die G-DRG-Abrechnung ab dem 1.1.2004 (ebenso wie für die Dokumentation der Qualitätssicherung nach § 135 SGB V) dürfen ausschließlich OPS-Kodes aus dem amtlichen Katalog OPS 301 Version 2004, veröffentlicht am 15.08.2003 durch das Deutsche Institut für Medizinische Dokumentation und Information – DIMDI Köln (es gibt auch einen nicht offiziellen Schlüssel des Erweiterungsteils), übermittelt werden.

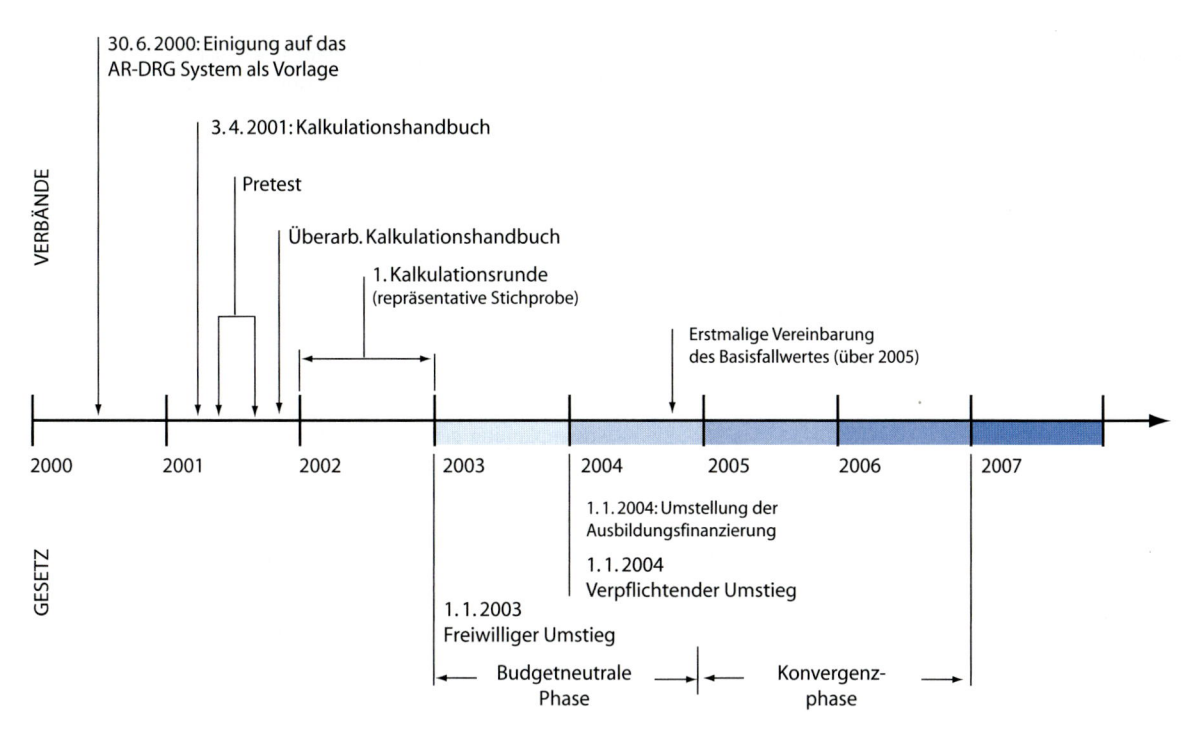

55.6 · Warum macht Qualitäts-Management im Gesundheitswesen Sinn?

Abb. 55.14. Zeitplan für die schrittweise Umstellung der DRG für Krankenhäuser. (Nach Prof. Dr. Michael Simon, Ev. Fachhochschule Hannover)

Investitionen im Krankenhausbereich. Investitionen sind das Instrument der strategischen Krankenhausführung. Sie sind unverzichtbar, um die expansiv wachsenden Betriebskosten in Schach zu halten. Die Investitionskosten – ca. 10–20 % der Gesamtkosten – bestimmen 80–85 % der laufenden Kosten. Da die Akutkrankenhäuser bei den Investitionskosten permanent und zunehmend unterfinanziert sind, unterbleiben vielfach notwendige Erneuerungs-, Erhaltungs- und Erweiterungsinvestitionen mit der Folge, dass dadurch die laufenden Betriebskosten zu Lasten der Kostenträger ständig steigen.

Die Finanzierungssysteme sind zudem »kongenial« miteinander verbunden und nicht aufeinander abstimmt. Die Finanzierung im ambulanten Bereich erfolgt über kombinierte Vergütungselemente aus Einzel- und Komplexhonorarelementen, die neue Krankenhausgebührenordnung über diagnosebezogene Komplexpauschalen, und die Rehabilitationsleistungen werden monistisch und nach tagesgleichen Pflegesätzen finanziert.

Während sich in der Krankenhauswirtschaft eine Unternehmenskonzentration, Fusionen und Übernahmen sowie Betriebsaufgaben abzeichnen, sind die meisten börsennotierten Klinikkonzerne und die als GmbH geführten privaten Klinikkettenbetriebe im Markt gut etabliert. Sie verfügen zumeist über eine kostenoptimale Betriebgröße, profitieren von den Synergieeffekten eines meistens regionalisierten Klinikmanagements, eines straffen Controllings und auf dem Know-how von branchenerfahrenen Managern aufbauenden Betriebsführungsstils, der auch unkonventionelle Wege zulässt. Sie folgen oftmals dem Aldi-Prinzip.

55.6.2.1 Strategische Leistungsplanung und betriebswirtschaftliche Führungsinstrumente

Das Pauschalierungssystem wird mittel- und langfristig zu **Verschiebungen im Leistungsspektrum der Krankenhäuser** führen, wenn es konsequent umgesetzt wird. Überlebensnotwendig ist daher die Analyse des Dienstleistungsangebots unter den beiden Gesichtspunkten: »Wer sind unsere Kunden heute und morgen?« und »Was wollen unsere Kunden?«.

> Daher gilt es für die Krankenhäuser, die eigenen Stärken und Schwächen und die Chancen und Risiken des Marktes rechtzeitig zu erkennen und sich darauf einzustellen. Nur so können langfristig die Existenz des Krankenhauses gesichert und die Position im Krankenhausmarkt gefestigt werden. Fortschrittliche Krankenhäuser werden mit einer Ergänzung der fachgebietsbezogenen Organisation durch Therapie-Teams und Team-Modelle experimentieren.

Die bisher überwiegend pflegesatz- und kostenstellenorientierte Sichtweise wird abgelöst von einer **fallbezogenen und kostenstellenübergreifenden Sichtweise**. Idealerweise wird die Kostenrechnung zu einer Kostenträgerrechnung und Prozesskostenrechnung ausgebaut. Mit einer Kostenträgerrechnung können Einzelkosten pro Patient beobachtet und nach entsprechender Aufbereitung den DRG gegenübergestellt werden (Case-Management).

Integrative Versorgung – Überwindung der Sektorgrenzen. Der Sachverständigenrat hat 2003 Ziele und Ansatzpunkte einer integrierten Versorgung benannt. Diese soll die Qualität verbessern und ggf. Kosten senken. Im Hinblick auf eine bessere Kooperation und Koordination zwischen den einzelnen Versorgungsbereichen und Berufsgruppen liegen im deutschen Gesundheitswesen noch beachtliche Verbesserungsmöglichkeiten.

> »Die Fachärzte geraten durch die Integrationsversorgung (§ 140a ff. SGB V) und die Expansionswünsche der Krankenhäuser in Richtung übergreifender Gesundheitszentren zunehmend unter Druck. Für sie stellt sich die Existenzfrage v. a. darin, ob sie weiter als risikotragende niedergelassene Fachärzte selbstständig bleiben wollen oder sich aber vermehrt in stationären und klinikambulatorischen Einheiten und in Krankenhäusern anstellen lassen wollen oder vertraglich binden – mit allen daraus resultierenden Konsequenzen.«

> Vermehrt Erlöspotenziale außerhalb des gedeckelten sektoralen Budgets finden und erschließen – kundenorientierter Dienstleister sein.

»Wir sind gewillt, das eine Prozent zurückzuverdienen«, betonte der Hauptgeschäftsführer der DKG, Jörg Robbers. Die Integrative Versorgung sei ein »Megainstrument«, weil ihre Finanzierung gesichert sei. 680 Mio. Euro stünden jährlich bis einschließlich 2006 auf diese Weise zu Verfügung …

Dass mit der Integrierten Versorgung nicht nur ein Verdrängungswettbewerb zwischen Krankenhäusern, sondern v. a. zwischen Krankenhäusern und niedergelassenen Fachärzten beginnt, ist für den neu gewählten Präsidenten der DKG Pföhler keine Frage: »Dieser Prozess ist politisch gewollt.« Die Rolle der Kliniken als Anbieter von ambulanten Leistungen müsse erst von den Kassen akzeptiert werden.

Beispiel für integrierte Versorung. Eine Behandlung in Krankenhäusern mit hohem Operationsaufkommen führt zu einer Senkung des Mortalitätsrisikos. Der Effekt zeigt sich konstant über alle Stadien der Krebserkrankung. Konkret bedeutet das, Frauen überleben – unabhängig von der Therapie – signifikant länger, wenn sie von einem Arzt betreut wurden, der mehr als 30 Patientinnen mit Mammakarzinom pro Jahr behandelt.

Das Gesamtüberleben steigt mit der Spezialisierung der Ärzte. Begründet wird dieser Effekt mit größerer operativer Erfahrung sowie der Anwendung einer optimierten adjuvanten Therapie, die in interdisziplinären Zentren individualisierter durchgeführt werden kann. Somit spielt auch die Interdisziplinarität für den Überlebensvorteil eine wesentliche Rolle.

Ein interdisziplinäres Brustzentrum sollte die Durchführung aller Interventionen ermöglichen. Die Schaffung eines umfassenden Qualitätsmanagements- und Zertifizierungssystems soll die Arbeit der Zentren unterstützen. die Deutsche Krebsgesellschaft (DKG) hat in einem aufwändigen interdisziplinären Verfahren gemeinsam mit der Deutschen Gesellschaft für Senologie (DGS) die Kriterien für Brustzentren (BZ) festgelegt, die das Qualitätssiegel der DKG erhalten wollen. Laut der »European Society of Mastology« (EUSOMA) sollte auf 330.000 Frauen ein Brustzentrum kommen (Brucker et al. 20039.

55.6.2.2 Qualitäts-Management und Prozesssteuerung

> »Das Krankenhaus ist noch immer wie ein mittelalterlicher Handwerksbetrieb organisiert.«

Mit Einführung des neuen Abrechnungssystems wird der wirtschaftliche Aspekt der Patientenversorgung stärker betont. Hiermit ist tendenziell die **Gefahr einer Qualitätsminderung** der Behandlung verbunden – Stichwort: »englische (blutige) Entlassung«. Daher ist es unbedingt notwendig, qualitätssichernde Maßnahmen flankierend einzuführen.

Die dem Gedankengut des Qualitäts-Managements entstammenden **Ansprüche nach Prozess- und Kundenorientierung** sind auch beim Trimmen der Organisation im DRG-Umfeld hilfreich. Die Kundenorientierung verhilft zu einer neuen Sichtweise, denn sie betrifft ja auch das Miteinander der Mitarbeiter. Überlegungen zur »evidence based medicine« (EbM) werden ihren Niederschlag nicht nur in Zertifizierungsverfahren finden. Sie hilft maßgeblich beim Aufbau von einrichtungsinternen Leitlinien, die wiederum Grundlage für eine Entgelt- und Kostenplanung sein werden. Letztendlich werden zukünftige Zertifizierungsverfahren (KTQ) nach einer Verknüpfung zwischen dem Abrechnungssystem und dem Qualitäts-Management fragen.

Leitlinien und Standards sichern die Abläufe, garantieren eine anzustrebende Qualität und vermeiden unverhältnismäßige Kosten. Das Denken in Prozessen (anstatt in Funktionen oder in Berufsgruppen) stellt einen Paradigmawechsel im Krankenhaus dar. Nachfolgend sind Veränderungen der Hierarchie, d. h. der Aufbauorganisation wahrscheinlich. Das braucht allerdings Zeit.

> Notwendig wird das QM-System durch den Versorgungsauftrag und die Gesetzesvorgabe, den Patientenanspruch, den Qualitätsnachweis, die Organisationsentwicklung neuer Versorgungsstrukturen (Stichwort: integrative Versorgung ambulant/stationär), den härter werdenden Wettbewerb sowie Haftungs- und Schadenersatzansprüche (Stichwort: Risk-Management).

55.6.2.3 Vorteile eines QM-Systems

- Wettbewerbsvorteil im Gesundheitsmarkt;
- nachgewiesene Qualitätsfähigkeit, Erkennen von Potenzialen (Nischen), Darstellung der Arbeit nach außen, Vergleich mit anderen (Benchmarking);
- Wirtschaftlichkeit;
- klare Abläufe, beherrschte Prozesse, weniger Fehler, Kostensenkung;
- Motivation der Beschäftigten (Abb. 55.15);
- bessere Kommunikation und Information, gutes Arbeitsklima (»work hard, have fun«), Optimierung der Versorgungsabläufe;
- Vertrauen der Patienten;
- gleichmäßige Versorgungsqualität, rationelle und zielgerichtete Diagnostik, Minimierung der Komplikationen;
- Sicherheit und Transparenz;
- mögliche Entlastung vom Verschuldungsvorwurf;
- interne Kontrollsysteme zur Bewertung der eigenen Arbeit.

55.7 Blick in die Zukunft: »Krankenhaus 2015 – Wege aus dem Paragraphendschungel« (die Andersen-Studie 2000)

> »Die Botschaft hör ich wohl, allein mir fehlt der Glaube.«
> *Johann Wolfang von Goethe*

55.7 · Blick in die Zukunft: »Krankenhaus 2015 – Wege aus dem Paragraphendschungel«

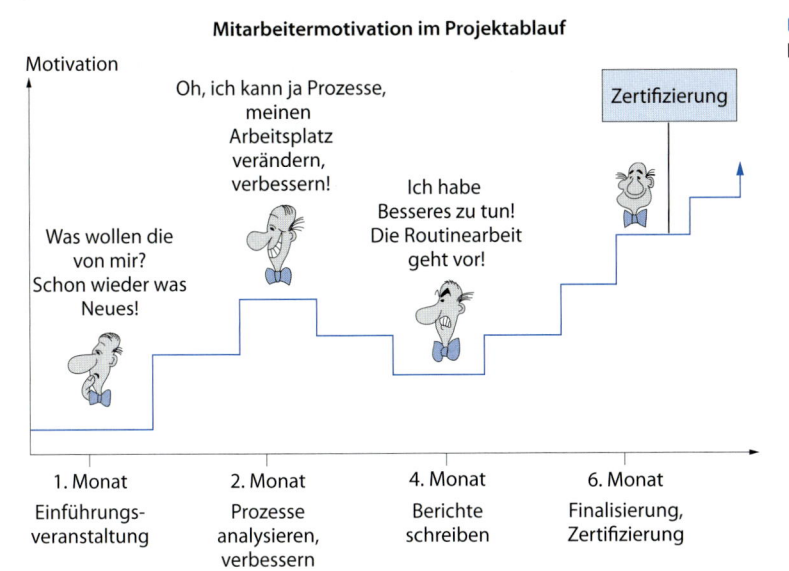

Abb. 55.15. Mitarbeitermotivation im Projektablauf. (Nach QKB)

»Es ist nicht genug zu wissen, man muss es auch anwenden. Es ist nicht genug, zu wollen man muss es auch tun.« *Johann Wolfgang von Goethe.*

»Die meiste Zeit geht dadurch verloren, dass man nicht zu Ende denkt.« *Alfred Herrhausen.*

Unter Mitarbeit von 27 Experten aus allen Bereichen des Gesundheitswesens – Krankenhausdirektoren, leitende und freie Ärzte, Medizintechniker, Vertreter der Pharmaindustrie und von gesetzlicher wie privater Krankenversicherung – entwirft die viel diskutierte »provokative« Studie ein »**Horrorszenario**«, das – laut deutscher Krankenhausgesellschaft – »populäre Irrtümer« übernimmt, mit »spektakulären« Prognosen und »methodisch fragwürdigen« Instrumenten über die Zukunft des deutschen Gesundheitswesens spekuliert.

Ausgehend von einem zentralen Versorgungsbereich – dem Krankenhaus – hat die renommierte Unternehmensberatung **Arthur Anderson Consulting** eine von der Dresdner Bank geförderte und im Jahre 2000 veröffentlichte Untersuchung durchgeführt, in der wesentliche Einflussfaktoren im gesamten deutschen Gesundheitswesen erfasst und – in Szenariotechnik – auf das Jahr 2015 projiziert wurden: »Die Szenarioanalyse ist ein Werkzeug zur Zukunftsanalyse. Ein Szenario ist eine vorwärts geschriebene Geschichte, die eine angenommene Lage beschreibt. Aus der Vergangenheit und der Gegenwart versucht man, mit systematischen und logischen Schritten mögliche Zukunftsbilder zu entwickeln.« Dadurch hat sich ein »**plausibles Zukunftsbild**« entwickelt, in dem bei einigen Teilaspekten alternative Entwicklungen mit ähnlicher Wahrscheinlichkeit dargestellt sind.

Demnach werden von den heute 2258 Krankenhäusern nur noch rund 1700 bestehen bleiben, v. a. Häuser mit privaten und gemeinnützigen Trägern. Die Zahl der öffentlichen Krankenhäuser wird von 790 auf 600 Häuser zurückgehen: »Die öffentlich-rechtlichen Krankenhäuser müssen am schnellsten reagieren. Sie sollten zukunftsträchtige Strategien entwickeln oder alte Strategien überprüfen und ggf. anpassen.« Es kommt zu massiven **Fusionswellen** und zur Bildung von – an der Börse notierten 5–7 **Klinikketten**. Für die privaten Träger wird ein Anstieg von 390 auf 600 Einrichtungen prognostiziert. Etwa 30–40 % der Betten fallen weg, der Aufenthalt wird auf durchschnittlich 3–5 Tage sinken.

Die überlebenden Kliniken werden ihr Angebot weiter differenzieren, es wird »**Aldi-Kliniken für Arme**« und »**ökologische Reformhäuser**« geben. Wer den teuren Anbieter wählt, muss tiefer in die eigene Tasche greifen, die Eigenbeteiligung wird von 7 auf ca. 30 % steigen. Die gesetzliche Krankenversicherung wird abgelöst durch ein **privat finanziertes System** von Grundversicherung und unterschiedlichen Zusatzversicherungen. Ähnlich wie bei der Autoversicherung kann der Patient zwischen »Voll- und Teilkasko« wählen. Der Leistungskatalog wird in freien Vertragsverhandlungen festgelegt, es wird in Pflicht, Voll- und Teilversicherung unterschieden. Dabei wird die Grundversorgung unter dem heutigen Niveau liegen: »Die Krankenversicherungen managen effizient den Einkaufsbereich. Die Leistungen der verschiedenen Krankenhäuser sind transparent.«

Der Patient wird, durch Internet und andere Informationsquellen, dem Arzt bestens informiert gegenübertreten und bei banalen Erkrankungen sich **online kurzschließen**. Der Arzt hat Zugriff auf die zentral gespeicherten Patientendaten und schickt das Rezept ebenfalls online an eine der – von einigen wenigen Apothekenketten dominierten – Niederlassungen. Die Kassen kaufen eigenverantwortlich am Markt qualitativ definierte diagnostische und therapeutische Leistungen ein. Der Staat wird seine dominierende und lenkende Rolle im System aufgeben und sich auf die Schaffung von Rahmenbedingungen und Qualitätssteuerung beschränken.

Ausgelöst durch den zunehmend freien Wettbewerb und das Einkaufs-/Verkaufs-Management der Krankenversicherungen ist der **Kampf um den Patienten** entbrannt. Größte Bedeutung bekommen die neuen **Informationstechnologien**, die völlig neue Strukturen und Prozesse determinieren. Abteilungsbezogenes weicht prozessorientiertem Handeln, in dem der Patient Teil des Prozesses ist und dabei bedarfsorientiert im Mittelpunkt steht. Es gilt Fragen zu beantworten, wie z. B.:
– Wie richte ich in meinem Krankenhaus die Patientenprozesse aus?

- Wie kann ich sicherstellen, dass mittel- und langfristig ausreichend Patienten/Nachfrage vorhanden sind?
- Wie muss mein Personal ausgebildet sein, damit eine moderne Prozessorganisation möglich ist?
- Welche Steuerungsinstrumente werden benötigt?

Intern wie extern etablieren sich funktionierende **Netzwerke notwendiger Dienstleistungsbereiche**. Der virtuelle Arzt ist Realität: Während der Behandlung bzw. des Eingriffs ist online der Spezialist zugeschaltet. Es ist mit vielfältigen Kooperationen von Leistungserbringern zu rechnen. Dazu werden nicht nur ambulante Einrichtungen, Praxen und Therapeuten, sondern auch Krankenversicherer, Forschungseinrichtungen sowie die zuliefernde Industrie gehören.

Privatisierung und Deregulierung sind also die Visionen, bei der in Zukunft »**Versorgungsaktiengesellschaften**« und »**Gesundheitsnetze**« die Gewinner sein werden. Bei ersteren vereinigt ein Unternehmen ein komplettes Versorgungsangebot unter einem Dach, bei den Netzwerken arbeiten unterschiedliche, eigenständige Leistungserbringer zusammen: Der ärztlichen und pflegerischen Leistung ist eine noch größere Bedeutung zugekommen. Die Krankenversicherungen sind längst dazu übergegangen, die Leistung der Krankenhäuser nach objektiven Gesichtspunkten (»evidence based medicine«, z. B. Einhalten von Leitlinien) zu messen und danach ihr Einkaufsverhalten auszurichten.

Ebenso ist die **Leistungsfähigkeit** in jeglicher Hinsicht das Entscheidungskriterium des Patienten für ein Krankenhaus geworden. Die Ärzte haben sich an den »neuen« Patienten gewöhnt, der insbesondere durch die Möglichkeiten des Internets hervorragend informiert ist. Die Ausbildung der Ärzte und des Pflegepersonals wird völlig neu ausgerichtet. Der Spezialisierungsgrad nimmt zu. Betriebswirtschaftliches Know-how gehört zur Standardausbildung. Für Angestellte, die in wenig innovativen Krankenhäusern arbeiten, bleibt auf die Dauer nur der Arbeitsplatzwechsel, um an der Entwicklung teilzuhaben.

Die zukünftige Entwicklung und die sich daraus ergebenen Notwendigkeiten sind in den ▢ Abb. 55.16 bis 55.18 dargestellt.

»Love, change or leave it.«

»Mancher lernt zu leiden, ohne zu klagen, mancher zu klagen, ohne zu leiden, und mancher klagt leider, ohne zu lernen.«

Abkürzungen

QKB:	Qualität im Krankenhaus Beratungsgesellschaft mbH
Q4:	Qualität im Gesundheitswesen GmbH
KMS:	KMS-Qualitätsmanagement

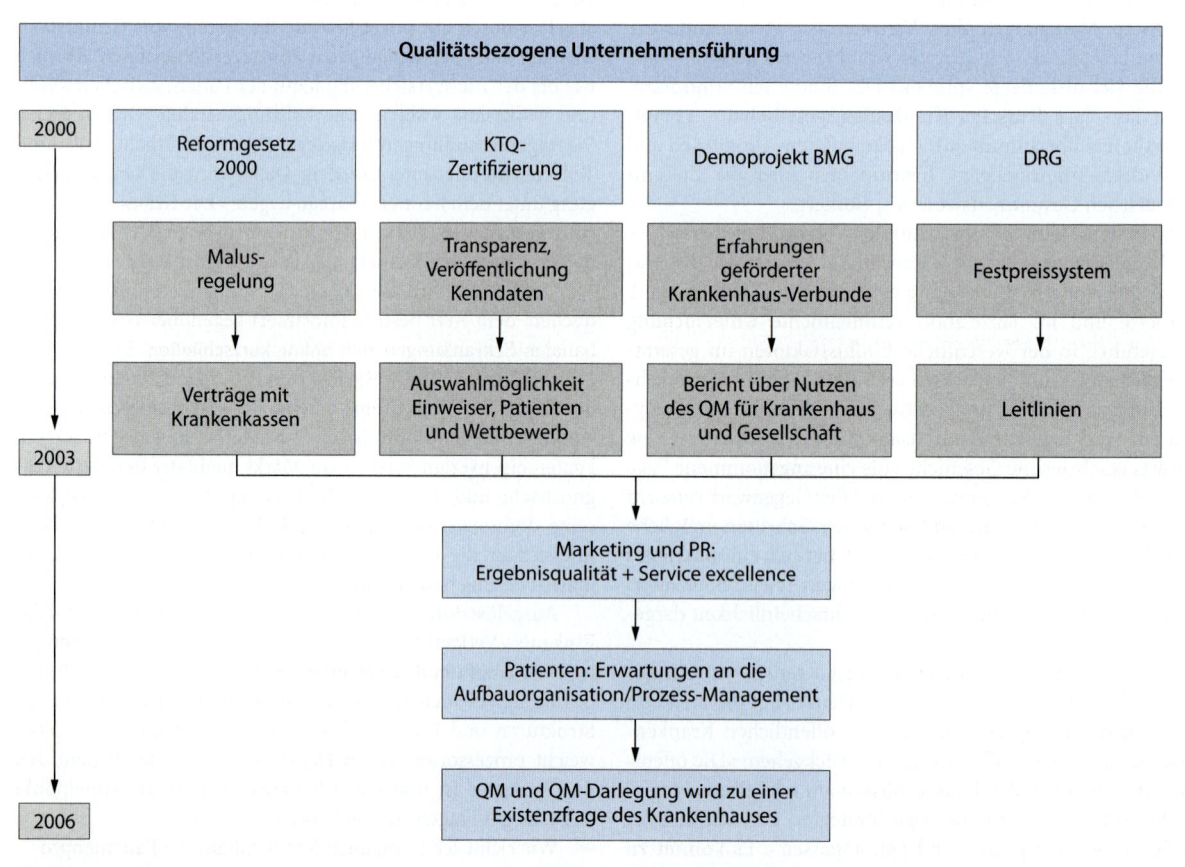

▢ **Abb. 55.16.** Qualitätsbezogene Unternehmensführung. (Nach QKB)

Literatur

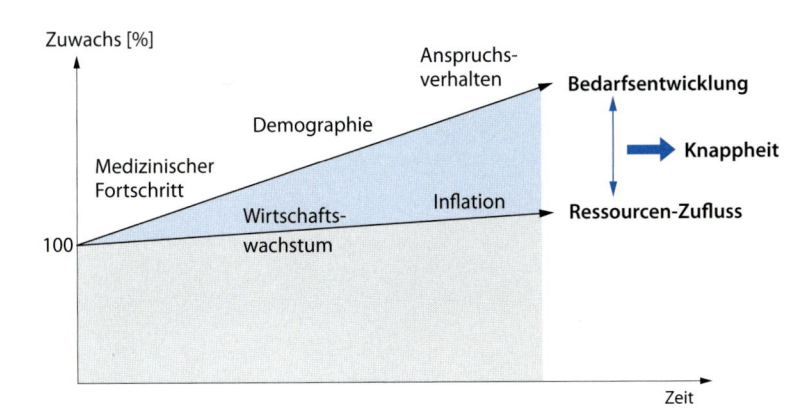

Abb. 55.17. Das ökonomische Fundamentalproblem der Gesundheitsversorgung. (Nach BLÄK)

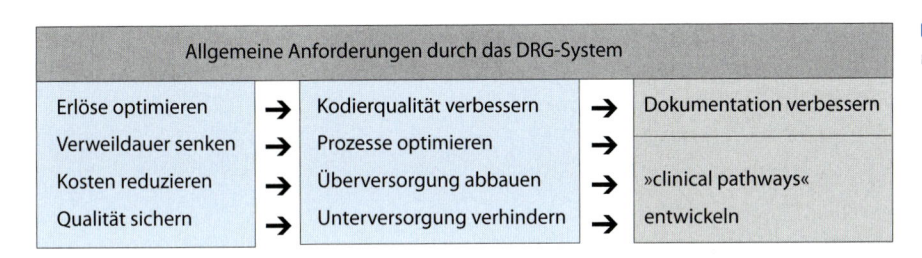

Abb. 55.18. Allgemeine Anforderungen durch das DRG-System

Literatur

Ament-Rambow C (1996) Mitarbeiterorientierung: Unzufriedenes Personal leistet keine gute Qualität! Führen und Motivieren – Stärken der Eigenverantwortung und Abflachung der Hierarchien. Krankenhaus Umschau 65: 29–34

Ament-Rambow C (1998) Prozeßmanagement – Schlüssel zur Kostensenkung im Krankenhaus. Die meisten Probleme entstehen an den Schnittstellen. Krankenhaus Umschau 67: 810–819

Ament-Rambow C (1999) Wer sich beschwert, meint es gut. Beschwerdemanagement im Krankenhaus als Chance für Verbesserung. Krankenhaus Umschau 68: 248–253

Antes G (1998) Die Cochrane Collaboration. Ein wichtiger Baustein für Evidence-based Medicine. Berliner Ärzte 3: 17–18

Bähr K, Ellinger K (2001) Ablaufoptimierung im OP-Bereich durch Implementierung eines Qualitätszirkels. Anästh Intensivmed 42: 6–88

Bender HG, Schwenzer T, Weyergraf HJ, Wallwiener D (Hrsg) (2000) Operative Gynäkologie. Qualitätssicherung inklusive Kommentierung der amtlichen Gebührenordnung für Ärzte (GOÄ). Z Geburtsh Frauenheilkd (Suppl 53)

Berg D (2000) Qualitätssicherung in der Perinatologie und operativen Gynäkologie – quo vadis? Frauenarzt 41: 572–576

BLÄK, Bayerische Landesärztekammer, München

Brucker C, Krainick U, Bamberg M et al. (2003) Brustzentren. Rationale, funktionelles Konzept, Definition und Zertifizierung. Gynäkologe 36: 862–877

Buchborn E (1997) Dtsch Ärztebl 12: 412 ff

Bundesärztekammer (1998) Leitfaden: Qualitätsmanagement im deutschen Krankenhaus, 2. Aufl. München, Bern, Wien, New York: Zuckschwerdt

Clade H (2000) Evidenzbasierte Patientenversorgung. Ein rationales Entscheidungsinstrument. Dtsch Ärztebl 97: A3316–A3320

Gerlach FM, Beyer M, Szecsenyi J, Fischer GC (1998) Leitlinien in Klinik und Praxis. Dtsch Ärztebl 95: A1014–A1021

Jung K (2000) »Wenn Sie Visionen haben, gehen Sie zum Arzt!« Mabuse 123: 24–28

KMS, Competence-Center Qualitätsmanagement, Städt. Krankenhaus München-Schwabing

Kohn LT, Corrigan JM, Donaldson MS (eds) (1999) To err is human. Building a safer health system. Washington, DC: National Academy Press

Kostka C, Kostka S (1999) Der Kontinuierliche Verbesserungsprozeß und seine Methoden. Pocket Power 22. München, Wien: Carl Hanser

Kostka C, Mönch A (2001) Change-Management. Pocket Power 27. München, Wien: Carl Hanser

Kugler C, Misselwitz B, Geraedts M (1998) Qualitätssicherung in der Frauenheilkunde – Ein Beitrag zum Benchmarking in der stationären Versorgung. Manag Krankenhaus 11: 36

Kupka MS, Seufert R, Tutschek B, Goerke K (2000) Aktuelle Aufgaben der Informationsverarbeitung in der Frauenheilkunde. Zentralbl Gynäkol 122: 1-5

Kupka MS, Tutschek B, Dorn C, Richter O (2000) Leitlinien-Publikation im Internet. Zentralbl Gynäkol 122: 635–640

Kunz R, Fritsche L, Neumayer H-H (1998) Das Richtige richtig machen. Warum wir Evidence-based-Medicine brauchen. Berliner Ärzte 3: 11–16

Lauterbach KW, Reinauer H., Sitter H., Thomeczek C (2001) Das Leitlinien-Manual – Entwicklung und Implementierung von Leitlinien in der Medizin. AWMF/ÄZQ (Hrsg)

Leape LL, Berwick DM (2000) Editorials: safe health care: are we up to it. Br Med J 320: 725–726

Lorenz W, Ollenschläger G, Geraedts M et al. (2000) Qualitätssicherung in der gynäkologischen Endoskopie. Gynäkologe 33: 213–219

Lühmann D, Raspe H (1998) Prioritäten setzen. Einfluß der Evidence-based Medicine auf die Versorgungspolitik. Berliner Ärzte 3: 19–20

MediText, Krankenhausberatung www.meditext.de

Misselwitz B, Geraedts M, Kugler C (2000) Validierung der operativ-gynäkologischen Qualitätsindikatoren mit Daten der Regelversorgung. Geburth Frauenheilkd 60 (Suppl): 57

QKB, Qualität im Krankenhaus Beratungsgesellschaft mbH, Hameln

Q4 – Qualitätsmanagement im Gesundheitswesen GmbH, Grünwald

Rochell B, Roeder N (2001) DRG-gerechte Dokumentation. Leistungstransparenz oder Datenfriedhof. Dtsch Ärztebl 98: A967–A971

Rühle J, Amelung K-C (2001) OP-Management: »Der Erfolgsfaktor für die Zukunft«. KMA: 30–33

Sackett DL, Rosenberg WM, Muir Gray J et al. (1996) Evidence-based medicine: What it is and what it isn't. Br Med J 312: 71–72, Editorial

Salfeld R, Wettke J (Hrgs; 2001) Die Zukunft des deutschen Gesundheitswesens. Berlin, Heidelberg, New York: Springer

Selbmann HK (1998d) Was ist eher da – Arztbrief oder Patient? Krankenhaus-Umschau Spezial 67: 22–24
Selbmann HK (2000b) DIN ISO, EFQM, KTQ und andere Verfahren zur Qualitätsbewertung – eine Übersicht. Krankenhaus 8: 626–630
Seufert R, Woernle F, Brockerhoff P, Knapstein PG (2000) Die Integration qualitätssichernder Prozeduren in medizinische Dokumentationssysteme – vom Qualitätsindikator zur verbesserten medizinischen Qualität. Zentralbl Gynäkol 122: 602–606
Simon M, ev. Fachhochschule Hannover, Hannover
Teichmann W, Trill R (2001) DRG-Coaching. Die Umsetzung des neuen Konzeptes erfordert große Anstrengungen. KU-Spezial 18: 2–7
Wölker Th (2000) Qualitätsmanagement in der Arztpraxis. Neu-Isenburg: Ärzte Zeitung Verlagsgesellschaft, http://der-arzt-und-sein-team.de

Hilfreiche Internet-Adressen

- http://www.ahrq.gov
- http://www.ama-assn.org
- http://www.aezq.de
- http://www.awmf-leitlinien.de
- http://www.blaek.de
- http://www.bmgesundheit.de
- www.bmj.com; gesamtes Heft vom 18. März 2000 zum Thema: »Error in Medicine« mit Beiträgen von Helmreich, Nolan und Reason
- www.bundesgesetzblatt.de
- http://www.bundesaerztekammer.de
- http://www.cochrane.org
- www.destatis.de
- http://www.dgn.de
- http://www.dgq.de
- http://www.dimdi.de
- http://www.dkgev.de
- http://www.efqm.org
- www.equam.org
- www.g-ba.de = www.gemeinsamer-bundesausschuss.de
- www.g-drg.de
- www.gemeinsamer-bundesausschuss.de = www.g-ba.de
- www.g-i-n.net
- http://www.jcaho.com
- http://www.KBV.de
- http://www.ktq.de
- www.mydrg.de
- http://www.procum-cert.de
- www.qualitaetsinitiative.de/qi-literaturliste.pdf; Zentrum für Qualitätsmanagement im Gesundheitswesen. Einrichtung der Ärztekammer Niedersachsen. 16 Seiten Informationen rund um QM: Literaturliste und Internetadressen (die Top-Informationsquelle)
- http://www.quality.de
- www.sanacare.ch
- www.svr-gesundheit.de; Gutachten 2003 des Sachverständigenrates: Finanzierung, Nutzerorientierung und Qualität (Lang- und Kurzfassung)
- http://www.vdak.de

Rechtsvorschriften in der Gynäkologie

R. Ratzel

56.1 Verordnung von Kontrazeptiva an Minderjährige – 835

56.2 Reproduktionsmedizin – 835

56.3 Schwangerschaftsabbruch – 838

56.4 Sterilisation – 840

56.5 Lebendgeburt, Totgeburt, Fehlgeburt – 842

Internetadressen – 842

56.1 Verordnung von Kontrazeptiva an Minderjährige[1]

1.1. 1975 hatte die Bundesärztekammer noch Leitsätze aufgestellt, wonach unter 16-Jährigen prinzipiell keine oralen Kontrazeptiva verordnet werden sollten; bei 16- bis 18-Jährigen sollte dies nur mit Zustimmung der Eltern geschehen. 1984 wurde diese restriktive Haltung aufgegeben[2]. Die Bejahung der Verordnungsfähigkeit sagt jedoch noch nichts über die Einwilligungsfähigkeit des jungen Mädchens aus. Wie jede Verordnung hochwirksamer Medikamente, die entscheidend in die Körperfunktionen eingreifen, bedarf die Verordnung von Kontrazeptiva der vorherigen Aufklärung über Wirkweise, Anwendung, Alternativen u. a. Für Jugendliche oder gar bei »Erstanwenderinnen« gilt dies erst recht. Nur aufgrund eines derartigen Gesprächs ist überhaupt eine wirksame Einwilligung denkbar.

Eine wirksame Einwilligung setzt die Einwilligungsfähigkeit des betroffenen Mädchens voraus. Diesbezüglich half man sich mit einer Faustformel; danach wird man bei 16- bis 18-jährigen jungen Frauen in aller Regel die Einsichtsfähigkeit zugrunde legen, bei 14- bis 16-Jährigen sei dies von Fall zu Fall möglich. Bei unter 14-Jährigen könne eine derartige Verordnung allerdings nur mit Zustimmung der Eltern erfolgen, wobei die Zustimmung eines Elternteils (in aller Regel der Mutter) ausreiche, wenn das Einverständnis des anderen nicht anwesenden Elternteils vermutet werden könne[3].

1.2. Im Hinblick auf die unter 14-jährigen Mädchen ist diese Faustregel mit guten Argumenten kritisiert worden. Anders als bei der Volljährigkeit handle es sich bei der Frage der Einsichtsfähigkeit eines jungen Mädchens in die Problematik der Kontrazeption nicht um ein Ereignis, das in der Nacht zum 14. Geburtstag eintrete, sondern um eine kontinuierliche Entwicklung. Habe z. B. ein 13-jähriges Mädchen altersmäßig einen überdurchschnittlichen Reifegrad, könne auch in einem derartigen (Einzel-)fall die Einsichtsfähigkeit vorliegen[4].

Zur eigenen Absicherung sollte der Frauenarzt den subjektiven Eindruck von der fortgeschrittenen Entwicklung des Mädchens dokumentieren. Grundsätzlich steht auch das minderjährige Mädchen unter dem Schutz der ärztlichen Schweigepflicht. Der Arzt darf sich daher selbst dann nicht den Eltern offenbaren, wenn er nach dem Gespräch mit dem Mädchen dessen Einwilligungsfähigkeit verneinen sollte[5]. Ruft z. B. eine Mutter an, darf normalerweise nicht einmal die Tatsache des Arztbesuchs an sich genannt werden. Etwas anderes gilt nach den Grundsätzen des rechtfertigenden Notstandes nur dann, wenn ohne die Information der Eltern eine akute schwerwiegende Gefährdung des Mädchens drohen würde, die nur durch den Bruch des Arztgeheimnisses zu beseitigen ist. Selbst in diesen (Ausnahme-)fällen soll der Arzt zuvor versuchen, das Einverständnis des Mädchens zu erhalten.

56.2 Reproduktionsmedizin

2.1. D IV Nr. 15 MBO (Musterberufsordnung) lautet:
In-vitro-Fertilisation (IVF)[6], Embryotransfer

(1) Die künstliche Befruchtung einer Eizelle außerhalb des Mutterleibes und die anschließende Einführung des Embryos in die Gebärmutter oder die Einführung von Gameten oder Embryonen in den Eileiter der genetischen Mutter sind als Maßnahme zur Behandlung der Sterilität ärztliche Tätigkeiten und nur nach Maßgabe des § 13 zulässig. Die Verwendung fremder Eizellen (Eizellenspende) ist bei Einsatz dieser Verfahren verboten.

(2) Ein Arzt kann nicht verpflichtet werden, an einer In-vitro-Fertilisation oder einem Embryotransfer mitzuwirken.

Der materielle Gehalt der Norm erschöpft sich weitgehend in dem Querverweis auf § 13 und damit die bisherigen Richtlinien als Empfehlung im Rahmen der Berufsordnung. Die übrigen Aussagen sind heute durch das Embryonenschutzgesetz weitgehend überlagert. Wichtige Fragen zur hormonellen Stimulation und zur Insemination sind ohnehin nicht angesprochen. Hierzu finden sich Einzelregelungen im SBG V

---

[1] Siehe hierzu AG Medizinrecht in der DGGG, Stellungnahme zu Rechtsfragen bei der Behandlung Minderjähriger, FRAUENARZT 2003, 1109, 1113.
[2] Hinweise des wissenschaftlichen Beirats der BÄK, DÄ 1984, 3170
[3] BGH, NJW 1988, 2946
[4] Die früher z. T. geäußerte Auffassung, die Verordnung von Kontrazeptiva an unter 14-jährige stelle eine Beihilfe zum sexuellen Missbrauch dar, lässt sich heute nicht mehr aufrecht erhalten.

[5] A. Laufs, Fortpflanzungsmedizin und Arztrecht, S. 116.
[6] Hinweis: IVF/ET-Richtlinien gemäß § 13, zuletzt veröffentlicht DÄ 1998 (C), 2230 ff. (Heft 50).

(§ 121 a)[7] und den dazugehörigen Richtlinien sowie der bislang ergangenen Rechtsprechung. Eine Gesamtkonzeption bleibt einem noch zu schaffenden Fortpflanzungsmedizingesetz vorbehalten. Wichtig ist allerdings nach wie vor der formale Gehalt der Norm, d. h. die Anzeigepflicht und das Weigerungsrecht.

Die Kompetenz der Kammern zum Erlass derartiger Normen wird vom Bundesverwaltungsgericht bejaht[8]. Die im Anhang zur Berufsordnung abgedruckten Richtlinien befassen sich mit den berufsrechtlichen Voraussetzungen, medizinischen Indikationen und Kontraindikationen, den fachlichen, personellen und technischen Voraussetzungen sowie den sozialen Rahmenbedingungen. Ferner enthalten die Richtlinien Querverweise auf Bestimmungen des Embryonenschutzgesetzes, z. B. die Beschränkung der Übertragung von 3 Embryonen und die Ersatzmutterschaft. Die Richtlinien sind mit einem ausführlichen Kommentar (allerdings ohne Rechtsnormqualität) versehen. In einem gesonderten Anhang wird die Beschränkung der in den Richtlinien angesprochenen Methoden auf die Anwendung bei Ehepaaren unter Hinweis auf das Kindeswohl eingehend begründet.

Ausnahmen von der Beschränkung auf Ehepaare sind nur nach vorheriger Anrufung der Ethikkommission zulässig[9]. Nach dem insoweit eindeutigen Richtlinientext muss diese Ausnahmegenehmigung nicht nur bei echten heterologen Verfahren (also unter Verwendung von Spendersamen) eingeholt werden, sondern auch bei Anwendung der Methode im quasi-homologen System (also in einer nicht ehelichen Lebensgemeinschaft). Hier gehen die Richtlinien über die Vorgaben des Embryonenschutzgesetzes hinaus, das die Ehe nicht als Zulässigkeitsvoraussetzung für die Verfahren präjudiziert. Schließlich sind bei quasi-homologen Methoden soziale und genetische Elternschaft deckungsgleich.

Die Gegenposition[10] hält den Arzt im Hinblick auf die Prognose einer auf Dauer angelegten Partnerschaft für überfordert, wenn diese Festigkeit nicht durch eine bestehende Ehe nach außen dokumentiert sei. Wer die gesetzlichen Nachteile der Ehe ausschließen wolle, könne auch nicht die gesetzlichen Vorteile der Ehe für sich beanspruchen. Im Ergebnis dürfte einer Beschränkung der in Rede stehenden Methoden auf Ehepaare in der Satzung einer Landesärztekammer die Rechtsgrundlage fehlen. Eine Ermächtigung im Rahmen der Heilberufe-Kammergesetze ist nicht vorhanden. Sie schließt nicht dem Kammerrecht unterworfene Bürger von zulässigen und im Einzelfall notwendigen Behandlungsmaßnahmen aus. Dies führt zur Rechtswidrigkeit und damit, weil Satzungsrecht, zur Nichtigkeit der Norm.

Soweit die Richtlinien aber Vorgaben zur Struktur des Teams, der Qualifikation des Arbeitsgruppenleiters, sachliche Voraussetzungen und Dokumentationspflichten machen, ist dies als Teil der Qualitätssicherung durch entsprechende Normen in den Heilberufe-Kammergesetzen der Länder gedeckt. Die Beschränkung der zu transferierenden 2-Pro-Nuclei-Zellen (synonym imprägnierte Eizellen, Eizellen im Vorkernstadium) oder Embryonen auf maximal 3 ist als bloße Wiederholung der Vorgaben des EschG (§ 1 Abs. 1 Nr. 3) nicht zu beanstanden. Das gleiche gilt für die Empfehlung in Nr. 4.1, bei unter 35-jährigen Frauen sogar nur 2 Eizellen zu befruchten und zu transferieren. Zum einen handelt es sich ausdrücklich nur um eine Empfehlung; zum anderen ist das Ziel, die Vermeidung höhergradiger Mehrlingsschwangerschaften, aus medizinischer Indikation gerechtfertigt, auch wenn als Folge hiervon die Schwangerschaftsrate sinkt. Ein entgegenstehendes Interesse der Frau auf Ausschöpfung der nach dem EschG zulässigen Höchstzahl ist ausdrücklich berücksichtigt, sodass auch unter dem Gesichtspunkt der Drittbetroffenheit keine überzeugenden Einwände gegen diese Regelung vorgebracht werden können.

Gemäß Ziff. 4.2 der Richtlinien (s. auch Ziff. 4 der am 1.10.1990 in Kraft getretenen vertragsärztlichen Richtlinien) ist die Kryokonservierung von Vorkernstadien prinzipiell zulässig. Die Kryokonservierung von Embryonen soll nur ausnahmsweise zulässig sein, wenn die im Behandlungszyklus vorgesehene Übertragung aus medizinischen Gründen nicht möglich ist. Die in der bisherigen Fassung der Richtlinien enthaltene Meldepflicht der Kryokonservierung von Vorkernstadien gegenüber der zentralen Kommission der Bundesärztekammer ist in der 1993 überarbeiteten Fassung nicht mehr enthalten. Das Embryonenschutzgesetz schreibt die Zulässigkeit der Kryokonservierung von 2-PN-Zellen in § 9 Nr. 3 EschG ausdrücklich fest.

2.2. Strafgesetzlich ist die gespaltene Vaterschaft ebensowenig verboten wie die künstliche Befruchtung in nichtehelichen Lebensgemeinschaften, da das Embryonenschutzgesetz die Ehe nicht als Zulässigkeitsvoraussetzung für die IVF präjudiziert und damit nicht den berufsrechtlichen Richtlinien folgte. Diese lassen zwar Ausnahmen von der Beschränkung der Sterilitätsbehandlungsmethoden auf Ehepaare nach vorheriger Anrufung der Ethikkommission zu. Dieser Ausnahmegenehmigung bedarf es aber nicht nur bei echten heterologen Verfahren (also unter Verwendung von Spendersamen), sondern auch im »quasi-homologen« System, d. h. in einer nichtehelichen Lebensgemeinschaft[11]. Die Kriterien für den Ausnahmefall sind unscharf und stellen den Arzt vor eine schwierige, wenn nicht gar unmögliche prognostische Aufgabe. Selbstverständlich hat das Wohl des gewünschten Kindes Vorrang unter allen Abwägungskriterien, zu denen die Ernsthaftigkeit und die Dringlichkeit des Kinderwunsches sowie die Stabilität der Partnerschaft der Wuscheltern gehören. Es sind dies Gesichtspunkte, die der Arzt im Rahmen der Indikation ohnehin abwägen wird. Entscheidend ist aber, dass eine Beschränkung der Methode durch Satzungsrecht einer Ärztekammer einer gesetzlichen Grundlage entbehrt. Sie ist nichtig.

2.3. Verboten ist allerdings die geteilte Mutterschaft (§ 1 Abs. 1 Nr. 2, 6 und 7 EschG), während die geteilte Vaterschaft zweifellos erlaubt ist – ein offensichtlicher Widerspruch, der keinen

---

[7] Für Streitigkeiten wegen § 121 a SBG V ist der Rechtsweg zu den Sozialgerichten auch dann gegeben, wenn die Genehmigung von der Ärztekammer erteilt wird, BSG, Beschl. v. 16. 8. 2000-B 6 SF 1/00 R.
[8] BVerwG, NJW 1992, 1577; gegen VG Stuttgart, MedR 1990, 359.
[9] In einigen Landesärztekammerbereichen, so z. B. Bayern, wird von der Pflicht zur vorherigen Anrufung der Kommission neuerdings Abstand genommen.
[10] R. Keller, H.-L. Günther, P. Kaiser, Kommentar zum Embryonenschutzgesetz, S. 91, 92, Kohlhammer, 1992.

[11] Einige Landesärztekammern, so z. B. Bayern, rücken von dem Genehmigungserfordernis ab.

Sinn macht[12]. Daneben gibt es weitere eindeutige Verbotsfälle, wie etwa die Post-mortem-Insemination. Darauf gerichtete Verträge sind nichtig. Gemäß § 4 Abs. 1 Nr. 3 EschG wird mit Freiheitsstrafe bis zu 3 Jahren oder mit Geldstrafe bestraft, wer wissentlich eine Eizelle mit dem Samen eines Mannes nach dessen Tod künstlich befruchtet. Eine strafbare Körperverletzung trotz Einwilligung der Frau könnte im Übrigen dann angenommen werden, wenn man die Einwilligung zu einer derartigen Befruchtung außerhalb einer bestehenden Partnerschaft als sittenwidrig einstuft (§ 228 StGB).

Betrachtet man sich das Schutzgut »Kindeswohl«, das Anlass für das Verbot der Post-mortem-Befruchtung gewesen ist, ist es durchaus möglich, derartige Einwilligungen als »sittenwidrig« (z. B. auch bei lesbischen Frauen) zu qualifizieren. Allerdings spielen hier sehr starke weltanschauliche Grundpositionen eine Rolle, sodass man sich vor vorschnellen Festlegungen hüten sollte.

Die Gegenmeinung könnte sich u. U. auf die neuen gesetzlichen Regelungen zur Gleichstellung gleichgeschlechtlicher Partnerschaften berufen. Jenseits des Strafrechts untersagen die Richtlinien zur Durchführung der assistierten Reproduktion die Anwendung dieser Methoden bei alleinstehenden Frauen und in gleichgeschlechtlichen Beziehungen (Nr. 3.2.3 der Richtlinien). Auch insoweit greift jedoch der Einwand der fehlenden Kompetenz des Satzungsgebers. Die Richtlinien beziehen sich im Übrigen nicht auf »normale« intrauterine Inseminationen.

Käme man zu dem Ergebnis, dass eine derartige Insemination weder straf- noch berufsrechtlich verboten ist, sind die Dokumentationspflichten im Hinblick auf Herkunft, Namen und Aufklärung des Samenspenders besonders sorgfältig zu beachten (s. unten). Denn es liegt auf der Hand, dass dem späteren Kind von Anfang an nur ein Elternteil zur Verfügung stehen soll, was bei dessen Tod oder Vermögensverfall erhebliche finanzielle Konsequenzen nach sich ziehen kann. Hat hier der Arzt nicht durch eine entsprechende Dokumentation dauerhaft sichergestellt, dass dieses Kind mögliche Ansprüche gegen seinen natürlichen Vater verfolgen kann, sind Regressansprüche denkbar.

2.4. Anders als bei den reproduktionsmedizinischen Methoden, die Gegenstand der Richtlinien sind, versteht man unter einer heterologen Insemination nur solche Verfahren, bei denen soziale und genetische Vaterschaft auseinander fallen. Die Insemination bei nichtverheirateten Paaren ohne Verwendung von Spendersamen wird als quasi-homologe Insemination bezeichnet und der homologen Insemination gleichgestellt. Im Gegensatz zu den 1950er- und 1960er-Jahren wird die heterologe Insemination heute nicht mehr als schlechthin sittenwidrig und damit unzulässig angesehen[13]. Dennoch stößt sie nach wie vor weitgehend auf Ablehnung. Sofern die rechtlichen Rahmenbedingungen beachtet werden, unterliegt sie jedoch keinem standesrechtlichen oder gesetzlichen Verdikt.

2.5. Problematisch ist die bei heterologen Verfahren häufig erklärte Anonymitätszusage[14]. In anderen Ländern (z. B. Holland, Frankreich, USA etc.) ist die anonyme Samenspende gang und gäbe. Zweifellos vereinfacht sie die Rekrutierung entsprechender Spender.

Die Frage bezüglich der Anonymitätszusage zu Gunsten des Spenders im Hinblick auf das Paar bzw. das zu zeugende Kind stellt sich im Übrigen nicht nur bei der anonymen (Einzel-)samenspende, sondern auch beim Verwenden eines »Samencocktails«, der eine Zurückverfolgung der genetischen Abstammung zumindest außerordentlich erschwert bzw. gänzlich unmöglich machen kann. Nach überwiegender Auffassung ist die anonyme heterologe Insemination, d. h. eine dem Spender gegebene Anonymitätszusage, die ja letztlich ursächlich für seine Einwilligung gewesen ist, rechtswidrig[15], daraufhin gerichtete Verträge mithin nichtig (mit entsprechenden Folgen für das Honorar).

2.6. Das Bundesverfassungsgericht[16] hat der Kenntnis der genetischen Abstammung, und damit dem Wissen um die eigene Individualität, Verfassungsrang zuerkannt[17].

Das Bundesverfassungsgericht vertrat die Ansicht, das nichteheliche Kind habe ein Recht auf Kenntnis des leiblichen Vaters (sofern er feststellbar ist), da es gemäß Art. 6 Abs. 5 GG dem ehelichen Kind soweit als möglich gleichgestellt werden solle. Nur wenn das Kind seinen Vater kenne, könne es in eine persönliche Beziehung zu ihm treten oder auch unterhalts- und erbrechtliche Ansprüche durchsetzen. Die Eltern eines nichtehelichen Kindes hätten daher im Regelfall ihre Interessen denjenigen des Kindes unterzuordnen, denn sie hätten die Existenz des Kindes und seine Nichtehelichkeit letztlich zu vertreten. In der anderen Entscheidung führt das Bundesverfassungsgericht aus, dass auch das pro forma eheliche volljährige Kind das Recht haben müsse, die Klärung seiner Abstammung herbeizuführen. Die Kenntnis der eigenen Abstammung sei wesentlicher Bestandteil des Individualisierungsprozesses und falle daher unter den Schutz des allgemeinen Persönlichkeitsrechts[18].

Später hat das Bundesverfassungsgericht diese Entscheidungen allerdings insoweit relativiert[19], als der Anspruch des

---

[12] M. Ludwig, W. Küpker, K. Dietrich, Transfer von zusätzlichen Embryonen und Eizellspende, Frauenarzt 2000, 938 ff.

[13] H.-L. Günther u. a., Behandlungsgrundsätze der donogenen Insemination, 1996 verabschiedete Stellungnahme des Arbeitskreises für donogene Insemination e.V.

[14] D. Naumann, Vereitlung des Rechts auf Kenntnis der eigenen Abstammung bei künstlicher Insemination, ZRP 1999, 142 ff. mit Hinweisen auf Regelung in anderen Ländern. Einigermaßen gelungen ist die österreichische Regelung.

[15] MünchKomm – D. Mutschler, § 1593, Rz. 21 a.

[16] BVerfG, NJW 1988, 3010; 1989, 891; dazu auch C. Enders, Das Recht auf Kenntnis der eigenen Abstammung NJW 1989, 881 ff.

[17] In dem einen Fall wollte ein nichteheliches Kind seine Mutter verpflichtet wissen, ihm den Namen seines leiblichen Vaters zu nennen (die Mutter lebte im Zeitpunkt der Konzeption in einer monogamen Beziehung); in der anderen Entscheidung ging es darum, inwieweit ein volljähriges Kind innerhalb einer bestehenden Ehe seine Ehelichkeit anfechten kann, ohne dass die besonderen Zulässigkeitsvoraussetzungen des § 1596 BGB gegeben waren.

[18] I. v. Münch, P. Kunik, Kommentar zum GG, Art. 1 Rz. 36 Stichwort; künstliche Befruchtung; R. Keller u. a., Einführung Ziff. V B Rz. 15; dagegen wohl eher H. Narr, M. Rehborn, Arzt, Patient, Krankenhaus, 2. Aufl. S. 249 sowie W. Uhlenbruck in: A. Laufs, Handbuch des Arztrechts, § 39, Rz. 78.

[19] BVerfG, NJW 1997, 1769, ebenso OLG Hamm, FamRZ 1991, 1229; LG Essen, FamRZ 1994, 1347; LG Stuttgart NJW 1992, 2897; AG Rastatt, FamRZ 1996, 1299.

Kindes immer mit dem Persönlichkeitsrecht der Mutter abgewogen werden müsse. Den Gerichten stehe dabei ein breiter Entscheidungsspielraum zu[20].

2.7. Die Verwendung von »Samencocktails« ist aber unter keinem rechtlichen Gesichtspunkt zu rechtfertigen; sie stellt eine vorsätzliche Vereitelung der genuinen Rechte des Kindes dar[21], ohne dass demgegenüber höherrangige schützenswerte Interessen der Eltern oder des Spenders zu erkennen sind. Die Verletzung der Anonymitätszusage gegenüber dem Spender ist nicht unproblematisch. Natürlich stellt der Bruch der Anonymitätszusage eine Verletzung der ärztlichen Schweigepflicht dar; diese Verletzung ist jedoch i. d. R. gerechtfertigt, da die Anonymitätszusage als solche rechtswidrig (s. oben), d. h. der Informationsanspruch des Kindes vorrangig ist.

Führt die Offenbarung des Spendernamens gegenüber dem Kind zur Geltendmachung von Unterhaltsansprüchen u. a. gegen den leiblichen Vater, sind Regressansprüche durch diesen gegenüber dem Arzt dann denkbar, wenn der Arzt nicht auf die fehlende Bindungswirkung der Anonymitätszusage hingewiesen und auch das nach wie vor bestehende Ehelichkeitsanfechtungs- und Informationsrecht des Kindes nachweisbar erwähnt hatte. Werden derartige Ansprüche erhoben, stellt sich zwangsläufig die Frage, inwieweit sie ggf. durch die Berufshaftpflicht abgedeckt sind. Mit guten Gründen lässt sich die Auffassung vertreten, der Versicherer könne sich hier auf seine Leistungsfreiheit berufen, da bedingter Vorsatz anzunehmen ist. Der Arzt weiß, dass die Anonymitätszusage in erster Linie dazu dient, Spender zu motivieren. Sichert er dem Spender dabei dennoch Anonymität zu, nimmt er damit billigend in Kauf, diese Anonymitätszusage später einmal brechen zu müssen, schon um nicht selbst von dem Kind als »Ersatzschuldner« in Anspruch genommen zu werden[22].

2.8. Schon nach geltendem Berufsrecht (§ 10 MBO) ist der Arzt verpflichtet, die maßgeblichen Fakten der jeweiligen Behandlung zu dokumentieren; hierzu gehört selbstverständlich auch die Person des genetischen Vaters. Die standesrechtliche Dokumentationspflicht ist für die hier in Rede stehenden Fälle jedoch unzureichend, da die Aufbewahrungspflicht in der Regel nur 10 Jahre beträgt; der Informationsanspruch des Kindes wird aber – sofern er überhaupt erhoben wird – in aller Regel erst nach Erreichen der Volljährigkeitsgrenze geltend gemacht. Aus diesem Grund wird man eine über die standesrechtliche Aufbewahrungspflicht hinausgehende nebenvertragliche Obliegenheit für eine weitergehende Aufbewahrungspflicht ernsthaft diskutieren müssen.

56.3 Schwangerschaftsabbruch

3.1. Gemäß § 218 a Abs. 1 StGB ist schon der Tatbestand des § 218 StGB nicht erfüllt, wenn der Schwangerschaftsabbruch auf Verlangen der Frau innerhalb einer Frist von 12 Wochen seit Empfängnis von einem Arzt vorgenommen wird und die Frau die Bescheinigung einer nach dem Schwangerschaftskonfliktgesetz (SchKG) zugelassenen Beratungsstelle vorlegt, aus der hervorgeht, dass sie sich mindestens 3 Tage vor dem Eingriff hat beraten lassen. Damit ist jedenfalls innerhalb der 12-Wochen-Frist der Übergang vom früheren Indikationsmodell zum Beratungsmodell vollzogen. Voraussetzung ist neben der Einhaltung der Frist das ausdrückliche Verlangen der Frau; ein bloßes »Geschehenlassen«, z. B. auf Druck Dritter reicht nach dem Gesetz nicht. Die Frage der Überprüfung derartiger Vorgaben dürfte auf einem anderen Blatt stehen. Der Abbruch muss durch einen Arzt mit deutscher Approbation durchgeführt werden. Eine Erlaubnis nach § 10 BÄO würde nicht ausreichen.

3.2. Gegenüber der früheren Regelung ist die sog. »embryopathische« Indikation entfallen. Sie wurde in die medizinisch-soziale Indikation integriert (http://bundesrecht.juris.de/bundesrecht/stgb/gesamt.pdf). Wie bei der früheren embryopathischen Indikation auch wird also nicht primär auf die befürchtete Fehlbildung oder Erkrankung des Feten abgestellt, sondern auf die Zumutbarkeit für die Mutter. In der Praxis ist dieser Gesichtspunkt nicht immer in dieser Schärfe erkannt worden. Die Aufnahme des Problems in die medizinisch-psychiatrische Indikation verdeutlicht die Problematik. Der die Indikation beurteilende Arzt sollte daher diesen Gesichtspunkt besonders prüfen und entsprechend begründen. In Zweifelsfällen kann sich die Hinzuziehung eines Psychiaters oder entsprechend fortgebildeten psychosomatisch versierten Arztes empfehlen. Im Übrigen erfolgt die Beurteilung der Schwere der Gefahr und die Beurteilung der Unausweichlichkeit des Schwangerschaftsabbruchs nach ärztlicher Erkenntnis. Nachdem sehr viele subjektive Elemente in diese Entscheidung einfließen können, beschränkt sich die gerichtliche Überprüfung auf die Frage der Vertretbarkeit des ärztlichen Meinungsbildungsprozesses[23].

3.3. Eine Frist zur Durchführung dieses gerechtfertigten Schwangerschaftsabbruchs sieht die gesetzliche Regelung nicht vor. Theoretisch wird daher der Abbruch bis zum Ende der Schwangerschaft für möglich gehalten[24]. Nicht schon jede Möglichkeit einer Frühgeburt lasse die Indikation entfallen. Lediglich gegen Ende der Schwangerschaft sei der Zumutbarkeitsaspekt im Hinblick auf die Frau besonders kritisch zu hinterfragen. Dies wird insbesondere dann deutlich, wenn z. B. bei einem geplanten Abbruch aus medizinischer Indikation ein lebensfähiges (und was ja immer schamhaft verschwiegen wird) lebenswilliges Kind auf dem Operationstisch liegt. Unzulässig dürfte der Eingriff jedenfalls dann sein, wenn etwa bei medizinisch-somatischer Indikation mittels Kaiserschnitt oder Geburtseinleitung ein lebensfähiges Kind geboren werden kann, dem bei sachgerechter medizinischer Betreuung eine hinreichend sichere Prognose bezüglich seiner Entwicklungsmöglichkeiten gestellt wird[25].

Wesentlich schwieriger ist diese Frage im Fall einer medizinisch-psychiatrischen Indikation zu beurteilen. Hier gewinnt die doppelte Zumutbarkeitsprüfung im Rahmen des § 218 a Abs. 2 StGB besondere Bedeutung, nachdem das Gesetz auch die Berücksichtigung der künftigen Lebensumstände verlangt.

---

[20] Zur Vollstreckbarkeit des Anspruchs durch Zwangsgeld gem. § 888 ZPO siehe OLG Hamm, NJW 2001, 1870.
[21] D. Naumann, ZRP 1999, 142 ff.
[22] Hierzu auch D. Coester-Waltjen, Gutachten zum 56. Dtsch. Juristentag 1986, B 68, 69.
[23] BGHSt 38, 156; BVerfGE 88, 327.
[24] A. Eser, in: A. Schönke, H. Schröder, § 218 a Rz. 42.
[25] Zur Lebenserhaltungspflicht im Falle des „Erlanger Baby's", R. Beckmann, MedR 1993, 121 (umstritten).

Es ist also zu prüfen, ob der Schwangeren die Fortsetzung der Schwangerschaft und das »Haben« des Kindes zugemutet werden kann. Ist das zweite Kriterium nicht zu klären, kann es an einer rechtfertigenden Indikation fehlen.

3.4. Die kriminologische Indikation (§ 218 a Abs. 3 StGB) erfasst Abbrüche nach einer Vergewaltigung (Frist: 12 Wochen nach Empfängnis). Aufgrund dieser Indikation durchgeführte Abbrüche sind nicht rechtswidrig. Wie bei der medizinischen Indikation auch existiert also diesbezüglich eine Leistungspflicht der gesetzlichen Krankenversicherung. Ebenso ist auch hier für die Feststellung die ärztliche Erkenntnis maßgeblich. Dabei muss der Arzt die der Bedeutung des Eingriffs angemessenen, ihm möglichen und nach ärztlichem Standesrecht gebotenen Wege der Aufklärung nutzen. Er braucht sich allerdings nicht als Ermittlungsbehörde zu betätigen und an andere Personen und Einrichtungen heranzutreten, als dies sonst zu seiner ärztlichen Meinungsbildung geschieht. Die Begründung des Gesetzesantrags nennt als primäres Erkenntnismittel das Gespräch mit der Patientin. Die früher vorgesehene Beratung bei einer anerkannten Beratungsstelle im Sinne des SchwKG entfällt.

3.5. Sowohl bei der medizinischen als auch der kriminologischen Indikation muss dem abbrechenden Arzt die Indikation eines anderen Arztes vorliegen. Die Indikation bindet den abbrechenden Arzt jedoch nicht. Er ist zu einer eigenen Beurteilung verpflichtet. Dies gilt umso mehr, wenn er den die Indikation stellenden Arzt nicht – oder auch umgekehrt – zu gut in einem bestimmten Sinn kennt. In § 218 c StGB sind Verhaltensanforderungen an den den Abbruch vornehmenden Arzt aufgeführt, soweit sie strafrechtliche Relevanz besitzen und nicht im Berufsrecht geregelt werden können. Danach macht sich ein Arzt strafbar, wenn er eine Schwangerschaft abbricht, ohne der Frau Gelegenheit gegeben zu haben, ihm die Gründe für ihr Verlangen nach Abbruch der Schwangerschaft darzulegen, ohne die Schwangere über die Bedeutung des Eingriffs, insbesondere über Ablauf, Folgen, Risiken, mögliche physische und psychische Auswirkungen, ärztlich beraten zu haben oder ohne sich zuvor (außer den Fällen der medizinischen Indikation) aufgrund ärztlicher Untersuchung von der Dauer der Schwangerschaft überzeugt zu haben oder als Arzt im Rahmen der Schwangerenkonfliktberatung, entweder in einer anerkannten Beratungsstelle oder selbst als anerkannter Berater, beraten zu haben.

Eine Personenidentität von anerkanntem Berater und abbrechendem Arzt ist unzulässig. Die Vorschrift dient der strafrechtlichen Absicherung der vom BVerfG benannten besonderen ärztlichen Berufspflichten[26]. Ob ihr in der Praxis – abgesehen vom Missverhältnis zur Fristenlösung mit Beratungspflicht – größere Bedeutung zukommt, mag bezweifelt werden. Einige der vom BVerfG genannten »essentials«, wie etwa das Verschweigen des Geschlechts des Kindes, wurden erst gar nicht aufgenommen, weil es in Deutschland keinen Regelungsbedarf gebe[27].

Aufklärung und Beratung, die einem Schwangerschaftsabbruch vorausgehen, müssen den Besonderheiten des Schwangerschaftsabbruchs genügen. Sie müssen über die sonstigen Anforderungen, die an Aufklärung (z. B. Risikoaufklärung) und Beratung gestellt werden, hinausgehen. So muss der Arzt den Schwangerschaftskonflikt, in dem die Frau steht, im Rahmen ärztlicher Erkenntnismöglichkeiten eingehend mit der Frau erörtern, prüfen und beurteilen. § 218 c Ziff. 1 StGB spricht nur von »Gelegenheit geben«. Die Frau kann nicht gezwungen werden, ihre Beweggründe zu nennen. Insofern unterscheidet sich die Situation nicht von dem Gespräch in der Beratungsstelle.

Während die Bescheinigung über – den Versuch – der Beratung aber dennoch »ohne weiteres« ausgestellt werden kann, wird der Arzt seiner eigenen Urteilsbildung nicht enthoben. Eine Billigung der Beweggründe der Schwangeren ist damit nicht verbunden. Der Arzt muss allerdings prüfen, ob die Schwangere den Abbruch innerlich bejaht oder von außen gedrängt wird. Insbesondere soll der Arzt die Frau auf die Tragweite des Eingriffs (Zerstörung von Leben) und eventuelle psychische Folgen des Schwangerschaftsabbruchs hinweisen. Er soll die Schwangere jedoch nicht unnötig verängstigen, sodass Forderungen, der Schwangeren müsse vor dem Abbruch mittels Ultraschall das ungeborene Kind gezeigt werden, jeglicher Grundlage entbehren. Am Ende des Gesprächs sollte der Arzt der Schwangeren die für seine Entscheidung maßgeblichen Gründe mitteilen.

3.6. Der Arzt hat zu prüfen, ob die Frau sich von einer anerkannten Beratungsstelle beraten lassen hat und ob die Überlegungsfrist von 3 vollen Kalendertagen zwischen Beratung und Schwangerschaftsabbruch eingehalten ist. Er hat sorgfältig die bisherige Dauer der Schwangerschaft festzustellen, wobei er sich hierzu ausnahmsweise nicht auf die Angaben der Schwangeren verlassen darf; vielmehr ist das exakte Schwangerschaftsalter soweit als möglich durch Sonographie festzustellen. Der Arzt muss den Inhalt des Gesprächs mit der Schwangeren in seinen wesentlichen Punkten dokumentieren; diese Dokumentation sollte nach dem Willen des BVerfG über die üblichen eingriffsspezifischen Angaben hinausgehen, da es nicht nur um die Einwilligung in den operativen Eingriff, sondern auch um die erweiterten Aufklärungs- und Beratungspflichten gehe[28].

3.7. Wie bisher auch, darf kein Arzt[29] gezwungen werden, bei einem Schwangerschaftsabbruch (mit Ausnahme des medizinischen vital indizierten Schwangerschaftsabbruchs) teilzunehmen. Aus seiner Weigerung dürfen ihm keine beruflichen Nachteile erwachsen. Die ärztliche Unabhängigkeit soll gerade in diesem Bereich uneingeschränkt erhalten werden. Dem liegt die Vorstellung zugrunde, dass der Arzt nicht zum bloßen »Abbruchwerkzeug« werden dürfe, sondern, ebenso wie die Schwangere, eine eigenverantwortliche Entscheidung zu treffen habe. Die Weigerung, an einem Schwangerschaftsabbruch teilzunehmen, muss nicht begründet werden. Sie darf nur nicht offensichtlich missbräuchlich sein (etwa bei Verlangen nach einer unzulässigen Vergütung). Auch im Rahmen der Weiterbildung darf keine Teilnahme an Schwangerschaftsabbrüchen verlangt werden[30].

---

26 BVerfGE 88, 293.
27 Siehe aber Art. 18 Abs. 2 Bay Kammer-G mit einer entsprechenden Regelung, nachdem der Bundesgesetzgeber insoweit das Urteil des Bundesverfassungsgerichts nicht umgesetzt hat.
28 BVerfGE 88, 291.
29 Und auch kein Dritter – »niemand« –, z. B. Anästhesist oder Operationspersonal.
30 BVerfGE 88, 294.

Das Weigerungsrecht ist nur bei der strengen medizinischen Indikation ausgeschlossen, wenn anderenfalls eine nicht abwendbare Gefahr des Todes oder einer schweren Gesundheitsbeschädigung der Frau zu befürchten ist (§ 12 Abs. 2 SchKG). Weigert sich der Arzt in diesen Fällen trotzdem, kann er wegen unterlassener Hilfeleistung, Körperverletzung und je nach Sachverhalt auch Tötungsdelikten zur Verantwortung gezogen werden. Das Weigerungsrecht ist arbeitsvertraglich prinzipiell nicht abdingbar[31]. Allerdings darf eine Gemeinde in der Ausschreibung für die Positions des Chefarztes der Städtischen Frauenklinik die Bereitschaft zur Durchführung indizierter Schwangerschaftsabbrüche voraussetzen[32].

3.8. Inhalt, Durchführung und Struktur der Schwangerschaftskonfliktberatung bzw. der Beratungsstellen ist in §§ 5–10 des neuen Gesetzes (SchKG) detailliert aufgeführt. Gemäß § 5 ist die nach § 219 des Strafgesetzbuches notwendige Beratung ergebnisoffen zu führen. Sie geht von der Verantwortung der Frau aus. Die Beratung soll ermutigen und Verständnis wecken, nicht belehren oder bevormunden. Sie dient dem Schutz des ungeborenen Lebens. Im Ergebnis ist mit dieser Formulierung sichergestellt, dass die Frau nicht »gegängelt« werden soll. Die Beratung umfasst das Eintreten in eine Konfliktberatung; dazu wird erwartet, dass die schwangere Frau der sie beratenden Person die Gründe mitteilt, deretwegen sie einen Abbruch der Schwangerschaft erwägt. Der Beratungscharakter schließt aus, dass die Gesprächs- und Mitwirkungsbereitschaft der schwangeren Frau erzwungen wird. Jede nach Sachlage erforderliche medizinische, soziale und juristische Information ist ebenso darzulegen wie die Rechtsansprüche von Mutter und Kind und mögliche praktische Hilfen, insbesondere solche, die die Fortsetzung der Schwangerschaft und die Lage von Mutter und Kind erleichtern.

3.9. Das Angebot, die schwangere Frau bei der Geltendmachung von Ansprüchen, bei der Wohnungssuche, bei der Suche nach einer Betreuungsmöglichkeit für das Kind und bei der Fortsetzung der Ausbildung zu unterstützen, sowie das Angebot einer Nachbetreuung sollen ebenfalls Gegenstand der Beratung sein. Die Beratung unterrichtet auf Wunsch der Schwangeren auch über Möglichkeiten, ungewollte Schwangerschaften zu vermeiden. Eine ratsuchende Schwangere ist unverzüglich zu beraten. Die Schwangere kann auf ihren Wunsch gegenüber der sie beratenden Person anonym bleiben. Soweit erforderlich, sind zur Beratung im Einvernehmen mit der Schwangeren andere, insbesondere ärztlich, fachärztlich, psychologisch, sozialpädagogisch, sozialarbeiterisch oder juristisch ausgebildete Fachkräfte, Fachkräfte mit besonderer Erfahrung in der Frühförderung behinderter Kinder und andere Personen, insbesondere der Erzeuger sowie nahe Angehörige, hinzuzuziehen. Die Beratung ist für die Schwangere und die nach Abs. 3 Nr. 3 hinzugezogenen Personen unentgeltlich.

3.10. Die Beratungsstelle hat nach Abschluss der Beratung der Schwangeren eine mit Namen und Datum versehene Bescheinigung darüber auszustellen, dass eine Beratung stattgefunden hat. Hält die beratende Person nach dem Beratungsgespräch eine Fortsetzung dieses Gesprächs für notwendig, soll dies unverzüglich erfolgen. Die Ausstellung einer Beratungsbescheinigung darf nicht verweigert werden, wenn durch eine Fortsetzung des Beratungsgesprächs die Beachtung der in § 218 a Abs. 1 StGB vorgesehenen Fristen unmöglich werden können.

56.4 Sterilisation

4.1. Die freiwillige, irreversible Kontrazeption ist in der Bundesrepublik Deutschland nicht von einer staatlichen Genehmigung abhängig (anders noch in der früheren DDR, Fachärztekommission). Über die Frage der Zulässigkeit einer sog. »Gefälligkeitssterilisation« sowie einer ggf. maßgeblichen Altersgrenze besteht jedoch sowohl im medizinischen wie im juristischen Schrifttum Streit; so haben sich die Deutschen Ärztetage 1970 und 1976 dafür ausgesprochen, die Sterilisation nur aus medizinischen, genetischen oder schwerwiegenden sozialen Gründen zuzulassen. Im Prinzip handelt es sich um ein Indikationenmodell, wie es teilweise aus dem Bereich des Schwangerschaftabbruchs bekannt ist. Die evangelische Kirche teilt diesen Standpunkt mit gewissen Vorbehalten bei der sozialen Indikation. Die katholische Kirche hingegen lehnt jegliche Sterilisation im Grundsatz ab. Die berufsrechtliche Bedeutung des früher in der Berufsordnung enthaltenen Indikationenmodells war gering. Durch die Rechtssprechung (s. unten) hatte es seinen Regelungsgehalt weitgehend verloren. In konfessionellen Häusern spielt dieser Richtungsstreit jedoch in Verbindung mit jeweils zu beachtenden religiösen Geboten noch eine gewisse (letztlich arbeitsrechtliche) Rolle.

Wegen der eher geringen berufsrechtlichen Relevanz hat der 100. Deutsche Ärztetag 1997 im Rahmen der Novellierung der Musterberufsordnung das Indikationenmodell (§ 8 MBO alt) ersatzlos gestrichen. Die Rechtssprechung[33] geht heute trotz konstruktiv verschiedener Ansätze überwiegend von einer allgemeinen Zulässigkeit der freiwilligen Sterilisation aus, auch wenn sie »nur« auf dem ernsthaft vorgetragenen Wunsch des Patienten beruht und keine der eingangs beschriebenen Indikationen im engeren Sinn vorliegt. Danach sind derartige Eingriffe zulässig, wenn der Patient rechtzeitig vor dem Eingriff hierin persönlich einwilligt. Eine Strafvorschrift, die die freiwillige Sterilisation mit Strafe bedrohe, gebe es nach Aufhebung von § 226 b StGB durch Art. 1 des Kontrollratsgesetzes Nr. 11 vom 30.11.1946 nicht mehr. Diese Gesetzeslücke könne nur durch den Gesetzgeber geschlossen werden, was bis zum heutigen Tage nicht geschehen ist. Diese Auffassung ist zum Teil heftigen Angriffen aus der Literatur ausgesetzt, ohne dass sich diese eher kritischen Stimmen im Ergebnis durchgesetzt hätten.

4.2. Gerade aufgrund der von der Rechtssprechung zugelassenen »Gefälligkeitssterilisation« gewinnt die Frage nach einer Altersgrenze, ab der eine Sterilisation vorgenommen werden darf, besonderes Gewicht. Fest steht lediglich, dass seit Inkrafttreten des Betreuungsgesetzes am 1.1.1992 eine Sterilisation von Minderjährigen grundsätzlich und ausnahmslos unzulässig ist (§ 1631 c BGB); d. h. unter 18-jährige Patienten dürfen auch in den seltenen Fällen, in denen man vor dem 1.1.1992 einen steri-

---

[31] BVerfGE 88, 294.
[32] BVerwG, NJW 1992, 773.
[33] BGHSt 20, 81, NJW 1976, 1790, Fall „Dr. Dorn", ebenso die Rechtslage in der Schweiz, wo die Ärzteschaft diese Auffassung teilt, Rehberg, S. 330, in: Honsell (Hrsg.), Handbuch des Schweizer Arztrechts 1994

lisierenden Eingriff noch für zulässig hielt, nicht mehr entsprechend operiert werden.

4.3. Manche Autoren sehen eine grundsätzliche Urteils- und damit auch Einwilligungsfähigkeit im Hinblick auf die Tragweite der Entscheidung in Anlehnung an eine Altersgrenze im Kastrationsgesetz erst ab 25 Jahren aufwärts als gegeben an. Auch der insofern nie Gesetz gewordene Entwurf des 5. Strafrechts-Reformgesetzes in der ersten Hälfte der 1970er-Jahre sah eine ausdrückliche Freigabe der Sterilisation ohne jegliche Indikation erst bei über 25-Jährigen Personen vor (wie z. B. § 90 Abs. 2 des österreichischen StGB seit 1975). In manchen Kliniken gibt es Anweisungen, gewisse Altersgrenzen nicht zu unterschreiten (z. B. 30 bzw. 35 Jahre). Ob diese standardisierten Vorgaben einer individuellen Einzelfallprüfung in genügender Weise Rechnung tragen, kann dahingestellt bleiben; die Praxis und die Rechtssprechung haben derartige Altersgrenzen nämlich nicht aufgegriffen. Maßgeblich ist, ob dem Arzt die Entscheidung des Patienten nach entsprechender Beratung und Aufklärung aus dessen Sicht nachvollziehbar erscheint. Der BGH (1976 aaO):

»Wo es um die Selbstbestimmung und Eigenverantwortung geht, muss die Rangordnung in der Motivation zunächst der Einzelpersönlichkeit überlassen bleiben; dies gilt umso mehr, als dem Arzt nicht zugemutet werden kann, den Gründen für den Entschluss im einzelnen nachzugehen und sie auf ihre Berechtigung zu überprüfen.«

Das bedeutet, dass bei abgeschlossener Familienplanung bzw. rational vorgetragenem Verzicht auf weiteren Kinderwunsch der Entscheidung des Patienten in aller Regel Vorrang vor gesellschaftlichen Wertungen einzuräumen ist. Auf der anderen Seite bedeutet »freiwillige« Sterilisation auch »selbstbestimmte« Sterilisation. Sind dem Arzt Umstände bekannt, die eine Beeinflussung des Patienten durch Dritte (Ehepartner, Arbeitgeber etc.) befürchten lassen, soll er den Eingriff im Zweifel nicht vornehmen. Das Gleiche gilt für den Fall, dass der Arzt den Eindruck gewinnt, die z. B. junge Patientin (i. d. R. betrifft dieses Problem derzeit Frauen) übersehe die Folgen ihrer Entscheidung nicht: Ein Indiz hierfür kann darin gesehen werden, dass die Patientin eine Methode bevorzugt, die eine Refertilisierung relativ einfach erscheinen lassen könnte. Hier kann es am »Ultima-ratio-Willen« der Patientin fehlen. Nachdem kein Arzt im Übrigen zur Teil- oder Vornahme einer Sterilisation aus nichtmedizinischer Indikation gezwungen werden kann, können einem Arzt aus der Ablehnung derartiger Eingriffe auch keine Nachteile rechtlicher Art erwachsen.

Eine besonders eingehende Prüfung des Sterilisationswunsches ist schließlich dann geboten, wenn dieser Wunsch erstmals unter der Geburt, im Wochenbett oder direkt nach einem Schwangerschaftsabbruch geäußert wird. Hier muss der Arzt die besondere Situation der Patientin miteinbeziehen und im Zweifel den Eingriff nicht durchführen. Ist die geplante Sterilisation jedoch im Konsens während der Schwangerschaft zwischen Arzt und Patientin verabredet, bestehen diese Bedenken selbstverständlich nicht in gleicher Weise.

Die Einwilligung des Ehegatten ist keine Zulässigkeitsvoraussetzung für den Eingriff. Alte Aufklärungsmerkblätter, die diesen Passus bei Frauen noch enthalten, verstoßen gegen Art. 3 GG und sollten aus dem Verkehr gezogen werden. Der Arzt sollte beim Gespräch mit dem Patienten nicht den Eindruck erwecken, als sei die Frage der Zulässigkeit des Eingriffs an die Zustimmung des Ehegatten geknüpft; entsprechende Hinweise in gynäkologischen Standardwerken (!) sind heute aus rechtlicher Sicht nicht mehr vertretbar. Selbstverständlich ist es allerdings guter ärztlicher Brauch, diese Frage zu erörtern; und schließlich steht es dem Arzt frei, **seine** Entscheidung, den Eingriff durchzuführen, von einer entsprechenden Antwort abhängig zu machen.

4.4. Mit Wirkung zum 1.1.1992 ist das Betreuungsgesetz in Kraft getreten. Das Gesetz setzt sich zum Ziel, die Rechtsstellung psychisch Kranker und körperlich, geistig oder seelisch behinderter Menschen durch eine grundlegende Reform des Rechts der Vormundschaft und Pflegschaft über Volljährige und die Gebrechlichkeitspflegschaft durch ein neues Rechtsinstitut der Betreuung zu ersetzen. Für die Sterilisation geistig behinderter Volljähriger sieht § 1905 BGB folgende Regelung vor:

(1) Besteht der ärztliche Eingriff in einer Sterilisation des Betreuten, in die dieser nicht einwilligen kann, so kann der Betreuer nur einwilligen, wenn
   1. die Sterilisation dem Willen des Betreuten nicht widerspricht,
   2. der Betreute auf Dauer einwilligungsunfähig bleiben wird,
   3. anzunehmen ist, dass es ohne die Sterilisation zu einer Schwangerschaft kommen würde,
   4. infolge dieser Schwangerschaft eine Gefahr für das Leben oder die Gefahr einer schwerwiegenden Beeinträchtigung des körperlichen oder seelischen Gesundheitszustandes der Schwangeren zu erwarten wäre, die nicht auf zumutbare Weise abgewendet werden könnte, und
   5. die Schwangerschaft nicht durch andere zumutbare Mittel verhindert werden kann.
(2) Die Einwilligung bedarf der Genehmigung des Vormundschaftsgerichts. Die Sterilisation darf erst 2 Wochen nach Wirksamkeit durchgeführt werden.

Wirksam wird die Entscheidung aber erst mit Bekanntgabe an den Betreuer. Der Arzt muss den Betreuer also vor dem Eingriff nach dem Zustellungsdatum der Entscheidung fragen. Legt einer der Verfahrensbeteiligten gegen die Entscheidung des Vormundschaftsgerichts Beschwerde ein, kann das zuständige Gericht die Vollziehung der Genehmigung aussetzen. Auf Drängen des Bundesrats wurde die Bestimmung aufgenommen, bei der Sterilisation müsse stets der Methode der Vorzug gegeben werden, die eine Refertilisierung zulasse; das ist nicht ganz unproblematisch. Sind doch gerade diese Methoden in mancher Hinsicht etwas unsicherer. Damit könnte aber wiederum der Zweck des Ultima-ratio-Eingriffs, nämlich die dauerhafte Unfruchtbarmachung, vereitelt werden. Dennoch hat der Gesetzgeber diese Entscheidung getroffen.

Für die Sterilisation muss stets ein besonderer Betreuer bestellt werden, die Einwilligung des allgemein bestellten Betreuers reicht nicht aus. Eine Zwangssterilisation gegen den natürlichen Willen des Betreuten ist regelmäßig unzulässig. Es gilt das Subsidiaritätsprinzip im Hinblick auf andere kontrazeptive Maßnahmen. Vorsorgliche Sterilisationen sind ausgeschlossen.

Im Hinblick auf die dem geistig Behinderten abzuwendende drohende Gefährdung gemäß § 1905 Abs. 1 Nr. 4 BGB (s. oben) nennt die Regierungsbegründung körperliche Gefahren (Gebärmutterkrebs, chronisch entzündete Restniere) oder psychische Ursachen (Selbstmordgefahr aufgrund schwerer Depressionen). Ferner werden Fälle schwerer Herz- und Kreislauferkrankungen oder schwere depressive Fehlentwicklungen genannt. Schließlich lässt sich aus der Begründung entnehmen, dass auch das mit der Trennung von dem Kind verbundene Leid (im Fall fehlender Fähigkeit der Ausübung sozialer Elternschaft) eine Gefährdung im Sinne von § 1905 Abs. 1 Nr. 4 BGB sein kann.

Vor der Sterilisation müssen mindestens 2 Sachverständigengutachten zu insgesamt 5 Gesichtspunkten (medizinische, psychologische, soziale, sonderpädagogische und sexualpädagogische) von Gerichts wegen eingeholt werden (§ 69 d Abs. 3 Nr. 3 FGG). Die Sachverständigen müssen die Patientin zeitnah und persönlich (nicht delegationsfähig!) befragen bzw. untersuchen (§ 69 d Abs. 3 Nr. 4 FGG). Die Gutachter dürfen mit den die Sterilisation ausführenden Ärzten nicht personengleich sein. Das Ergebnis der Begutachtung muss in einem Schlussgespräch vor Gericht mit den Beteiligten erörtert werden.

Es ist eindringlich davor zu warnen, dieses von manchen als zu formalistisch empfundene Instrumentarium des Betreuungsgesetzes dadurch zu umgehen, dass man die natürliche und rechtliche Einsichtsfähigkeit des Patienten zu großzügig unterstellt, um ihn aus dem Anwendungsbereich des Gesetzes »hinauszudefinieren«. Die Ärzteschaft sollte vielmehr die klaren Verfahrensanweisungen als Hilfestellung verstehen, bei diesen schwierigen Fällen auch in nach außen begründbarer Weise Entscheidungen zu treffen, ohne mit dem Makel, der diesen Eingriffen manchmal in der Vergangenheit anhaftete, belegt zu werden.

56.5 Lebendgeburt, Totgeburt, Fehlgeburt

5.1. Nach den Vorschriften des Personenstandsgesetzes sind zu unterscheiden: Lebend-, Tot- und Fehlgeburt (§ 64 PStG). Der Begriff »Frühgeburt« ist rechtlich nicht definiert. Hier handelt es sich um einen medizinischen Begriff (lt. WHO Geburt zwischen 22. Woche und Ende der 37. Woche post menstruationem) als Sonderfall der Lebendgeburt.

5.2. Lebendgeburt. Ist bei einem neugeborenen Kind eines der drei Merkmale des Lebens (Herzschlag, Pulsation der Nabelschnur, natürliche Lungenatmung) auch nur kurzzeitig vorhanden, so handelt es sich ohne Rücksicht auf Körperlänge und Körpergewicht um eine Lebendgeburt, die spätestens am nächsten Werktag dem Standesamt zu melden ist. Eine Lebendgeburt ist im Geburtenbuch einzutragen. Stirbt ein Lebendgeborenes auch nur kurze Zeit später, so ist der Tod mit Leichenschauschein zu melden und im Sterbebuch einzutragen.

5.3. Totgeburt. Weist eine vom Mutterleib getrennte Leibesfrucht keines der genannten Merkmale des Lebens auf und beträgt das Gewicht mindestens 500 g, so handelt es sich um eine Totgeburt. Totgeburten sind spätestens am folgenden Werktag als solche zu melden und im Sterbebuch (nicht im Geburtenbuch) einzutragen. Sie müssen bestattet werden.

5.4. Fehlgeburt. Beträgt das Gewicht weniger als 500 g, so handelt es sich bei fehlenden Lebenszeichen um eine Fehlgeburt. Eine Fehlgeburt wird in den Personenstandsbüchern nicht beurkundet und ist deshalb auch nicht anzuzeigen (§ 29 III Satz 2 Personenstandsverordnung).

5.5. Eine andere Frage ist die der Beseitigung von Fehl- und Totgeburten. Im Gegensatz zum Personenstandsrecht ist das Bestattungsrecht Länderrecht und in den Bundesländern unterschiedlich geregelt. In Bayern gilt Art. 6 des Bestattungsgesetzes vom 24.9.1970. Nach dieser Vorschrift gelten für Lebendgeburten, die später sterben, die gleichen Vorschriften im Hinblick auf Leichenschau, Leichenschauschein und Bestattung wie sonst. Für eine Totgeburt – ein neugeborenes Kind, das keine Zeichen des Lebens zeigt und mindestens 500 g wiegt – gelten die Vorschriften des Leichenschaugesetzes analog. Auch hier ist ein Leichenschauschein erforderlich und die Bestattung vorzunehmen.

5.6. Jede Leibesfrucht, die nach der Geburt mit Hilfe intensivmedizinischer Maßnahmen am Leben erhalten wird, ist unabhängig vom Körpergewicht eine Lebendgeburt und somit nach Eintritt des Todes gemäß den Vorschriften des Bestattungsgesetzes zu behandeln. Somit ist in diesen Fällen nach Eintritt des Todes der Tod zu bescheinigen und zu melden und gemäß den Vorschriften des Bestattungsgesetzes eine Bestattung vorzunehmen. Erreicht das totgeborene oder unter der Geburt gestorbene Kind nicht dieses Gewicht, kann diese Fehlgeburt in Bayern, sofern die Verantwortlichen dies wünschen, ebenfalls bestattet werden[34].

Besteht kein Bestattungswunsch, muss die Fehlgeburt vom Verfügungsberechtigten, oder wenn ein solcher nicht feststellbar ist, vom Inhaber des Gewahrsams (z. B. Krankenhausleitung) unverzüglich in schicklicher und gesundheitlich unbedenklicher Weise beseitigt werden, soweit und solange die Leibesfrucht nicht medizinischen oder wissenschaftlichen Zwecken dienen soll oder als Beweismittel von Bedeutung ist[35].

Internetadressen

http://bundesrecht.juris.de/bundesrecht/eschg (Embryonenschutzgesetz)
http://bundesrecht.juris.de/bundesrecht/stgb/gesamt.pdf (§ 218 f. Schwangerschaftsabbruch S 90)

---

[34] Früher war dies oft nur unter Schwierigkeiten und dem Entgegenkommen der kommunalen Friedhofseinrichtungen möglich. Aufwendungen, die Eltern für die Bestattung einer Fehlgeburt entstehen, sind im übrigen nicht beihilfefähig, BVerwG, NJW 1991, 2362.

[35] Zu Fragen der Sektion s. Laufs 1991, Rz. 268 ff.; Einwilligung auch durch vorformulierte Klausel in Krankenhausaufnahmebedingung möglich, BGH, NJW 1990, 2313; Empfehlungen der DGMR zu Rechtsfragen der Obduktion, MedR 1991, 76).

57 Bewerbung und Karriereplanung in der Medizin

S. Costa

57.1	Einleitung – 843	57.3.1	Während des Studiums – 847
57.2	Voraussetzungen für die Stellensuche – 843	57.3.2	Während der Facharztausbildung – 848
57.2.1	Eigene Ziele definieren und verfolgen – 843	57.3.3	Während der akademischen Laufbahn – 848
57.2.2	Einsatz, Flexibilität und Mobilität – 844	57.4	Bewerbungsunterlagen – 849
57.2.3	Das »richtige« Krankenhaus – 844	57.5	Bewerbungsgespräch – 850
57.2.4	Der richtige Chef – 845	57.5.1	Auftreten – 850
57.2.5	Stellenwechsel während der Ausbildung – 846	57.5.2	Kleidung – 850
57.2.6	Stellenwechsel nach abgeschlossener Ausbildung – 846	57.5.3	Antworten, aber auch Fragen – 851
		57.5.4	Abschied – 851
57.3	Verbesserung der Chancen für die gewünschte Stelle – 847	57.6	Schlusswort – 852

57.1 Einleitung

Kann und soll eine Karriere in der Medizin geplant werden und wenn ja, wie? Was ist wichtig, welche Vorleistungen erhöhen die Chancen, die erwünschte Arbeitsstelle zu bekommen? Wie erfährt man, ob die Stelle, das Krankenhaus, die medizinische Leitung so sind, dass sich eine Bewerbung auch lohnt? Und schließlich, welche Unterlagen soll die Bewerbungsmappe enthalten und wie soll man sich vorstellen? All das sind Fragen, die ich in diesem kurzen Kapitel – ohne Anspruch auf Vollständigkeit, sozusagen als Einstieg oder Anregung – versuchen möchte, zu beantworten.

57.2 Voraussetzungen für die Stellensuche

57.2.1 Eigene Ziele definieren und verfolgen

Wenn Sie die erste oder die nächste Arbeitsstelle ins Auge fassen, ist es das wichtigste, dass Sie sich über Ihre kurz-, mittel- und langfristigen Pläne im Klaren sind. Sie müssen also nicht nur ein, sondern **drei klare Ziele** im Visier haben. Es ist nicht falsch und auch nicht hinderlich, dass man z. B. mit 26 Jahren noch nicht genau sagen kann, ob man eine Krankenhauskarriere oder die Arbeit als Niedergelassener in einer Praxis anstrebt. Das erwartet niemand von Ihnen, auch nicht diejenigen, die beim ersten Bewerbungsgespräch vor Ihnen sitzen. Im Gegenteil, wenn Sie sich mittel- und langfristig mehrere Wege offen halten, ist das ein Vorteil, der Sie in eine unabhängigere Lage versetzen kann. Mit »mehrere Wege offen halten« ist allerdings die innere Haltung gemeint, die nicht unbedingt Inhalt des ersten Bewerbungsgespräches sein soll.

Das **nächste Ziel** müssen Sie klar und deutlich vor Augen haben, und Sie müssen allen das Gefühl übermitteln, es mit allen Ihnen zur Verfügung stehenden Mitteln auch erreichen zu wollen. Und das gilt nicht nur für die erste, sondern für alle Bewerbungen.

Je nach Ausbildungsstand gibt es folgende Ziele:

- Facharztausbildung beginnen oder vervollständigen,
- Zusatzausbildung, Supraspezialisierung,
- Leitungsfunktion (Ober-, Chefarzt),
- medizinische Position in der Verwaltung, im Management,
- Forschungstätigkeit,
- Tätigkeit in der Industrie.

Wenn man sich ein klares Ziel gesetzt hat, ist der nächste Schritt die Vermittlung seines Wunsches. Dies geschieht durch das Bewerbungsschreiben (▶ Abschn. 57.4) und im Gespräch (▶ Abschn. 57.5), wenn es dazu kommt.

Wenn Sie Ihr Ziel definiert und eine Klinik ausgesucht haben, sollten Sie auch nach außen hin demonstrieren, dass Sie die Stelle haben wollen. Seien Sie freundlich, aber bestimmt; ein stückweit Hartnäckigkeit schadet nicht.

Während einer Famulatur fiel einem jungen Studenten bei einem Gang durch das Krankenhaus eine Tür mit der Aufschrift »Forschungslabor« und darunter der Name eines Professors auf. Ein Mann ging an ihm vorbei und fragte ihn, wonach er denn suche. Der Student sagte, er möchte mehr über dieses Forschungslabor wissen und wolle den Professor sprechen. Der andere erwiderte, er sei selbst der Professor, und er habe am nächsten Morgen Zeit für ihn. Das Gespräch fand statt, und der Student erfuhr, dass in jenem Labor endokrinologische Grundlagenforschung durchgeführt wurde. »Das finde ich sehr interessant, und ich könnte mir vorstellen, hier zu arbeiten«, sagte der Student. Der Professor antwortete: »Lassen Sie sich einen gut gemeinten Rat von mir geben. Forschung ist ein frustrierendes Geschäft, man arbeitet viel, hat es mit Misserfolgen zu tun und verdient wenig Geld. Machen Sie lieber ‚eine Bude' auf (gemeint war eine Praxis) und verdienen Sie lieber Geld, anstatt sich in der Forschung graue Haare wachsen zu lassen.«

In den darauffolgenden Monaten meldete sich der Student immer wieder bei jenem Professor, berichtete ihm von seinem Studium und seiner Promotionsarbeit. Ein Jahr später bewarb er sich um eine Stelle als wissenschaftlicher Assistent im besagten Labor mit den Worten: »Hiermit teile ich Ihnen mit, dass ich Ihren Rat, eine Bude aufzumachen, nicht befolgen werde und bewerbe mich um eine Arbeitsstelle in Ihrem Labor!« Er bekam die Stelle innerhalb von 2 Wochen und arbeitete dort 3 Jahre sehr erfolgreich (das war zugleich die Grundlage für seine weitere, bedeutende wissenschaftliche Laufbahn).

Sie können daraus ersehen, dass Sie beständig und durchaus »hartnäckig« sein sollten, wenn Sie unbedingt eine Stelle haben möchten – Sie haben nichts zu verlieren. Der künftige Arbeitgeber wird wissen, dass diese Hartnäckigkeit durchaus mit der späteren Arbeitseinstellung korreliert.

> Formulieren Sie für sich klare kurz-, mittel- und langfristige Ausbildungs- und Berufsziele. Das nächste Ziel sollte für Sie absolut feststehen und als solches bei einer Bewerbung betont werden. Die anderen Ziele können jederzeit einer neuen Situation angepasst werden – und müssen wiederum niemandem außer Ihnen selbst bekannt sein; sie können zu gegebener Zeit kundgetan werden. Seien Sie zielstrebig und bestimmt, ja ein stückweit hartnäckig bei Ihrer Bewerbung, und zeigen Sie, dass Sie die Stelle »unbedingt haben wollen«. Diese Einstellung vom Anfang an weist den künftigen Arbeitgeber darauf hin, dass Sie auch bei der Arbeit zielstrebig sein werden.

57.2.2 Einsatz, Flexibilität und Mobilität

Einsatz. Wer den Arztberuf ernst nimmt, sollte sich darüber im Klaren sein, dass die ersten (und ehrlich gesagt auch die folgenden …) Jahre durch mehr als 8 Stunden Dienst täglich gekennzeichnet sein werden, weil man vieles erst nach dem offiziellen Dienstschluss lernt, und weil man erst nach Feierabend Zeit findet, wichtige Gespräche mit Patienten, ihren Angehörigen, aber auch mit Kollegen zu führen. Notfälle treten nicht unbedingt in der Regelarbeitszeit auf, und der Umgang damit gibt uns die Sicherheit, die wir »Erfahrung« nennen. Auch für wissenschaftliche Tätigkeiten ist häufig erst nach 16.00 Uhr Zeit.

Es gibt neuerdings europäische Gerichtsbeschlüsse, die 38,5- oder 35- oder wie auch immer begrenzte Wochenarbeitszeit einzuhalten. Ich plädiere hier nicht für das Arbeiten »bis zum Umfallen«, das zur verantwortungslosen Übermüdung der Ärzte führt, sondern beschreibe eine Realität, auf die sich einstellen muss, wer Arzt werden will. Einsatzbereitschaft zeigt sich selbstverständlich nicht ausschließlich in den Stunden, die man im Krankenhaus verbringt, sondern in der Bereitschaft, mehr zu tun als nur das Notwendigste.

Flexibilität. Die Flexibilität ist eine weitere wichtige Voraussetzung für die neue Arbeitsstelle. Beispiele sind die Bereitschaft, neue Arbeitszeitmodelle zu akzeptieren, für begrenzte Zeiten in Schichten zu arbeiten oder Auslandsaufenthalte zu absolvieren. Außerdem werden oftmals, v. a. an Universitätskliniken, sog. Drittmittelstellen angeboten, die an Forschungsprojekte gekoppelt sind und die sowohl wissenschaftliches als auch klinisches Arbeiten beinhalten. Finanzielle Nachteile bergen solche Stellen in der Regel nicht (manchmal entstehen geringfügige Nachteile für die spätere Rente), und sie eignen sich sicherlich für den Beginn einer universitären Karriere. Wenn das Ihr mittel- oder langfristiges Ziel ist, profitiert nicht nur der Projektleiter, sondern auch Sie!

Einer jungen Kollegin wurde an einer Universitäts-Frauenklinik eine Schwangerschaftsvertretung für 10 Monate angeboten. Auf ihre Frage hin, was denn »danach« sei, sagte man ihr beim Bewerbungsgespräch, dass sie im Falle ihrer Bewährung eine Weiterbildungsstelle erhalten werde, weil man bereits absehen könne, dass gegen Ende des Jahres freie Stellen zur Verfügung stünden. Kurz vor Arbeitsbeginn sagte sie ab und begründete ihren Entschluss damit, dass sie an einem kleineren Krankenhaus eine Ausbildungsstelle für 5 Jahre erhalten habe. 3 Monate später erschien eine Stellenanzeige der Universitätsklinik und sie bewarb sich erneut, weil sie bemerkt hatte, dass die Arbeit in der kleineren Klinik, ohne Forschung und ohne Lehre, ihr keine Freude machte. Sie wurde abgewiesen, und zwar aufgrund der offensichtlich fehlenden Flexibilität.

Mobilität. Motivation und Einsatzwille sind eng an Mobilität gekoppelt. Wer der Arbeit und seiner Ausbildung bzw. seinem Weiterkommen einen hohen Stellenwert einräumt, nimmt auch einen Ortswechsel in Kauf. Der Ort, an dem das Krankenhaus angesiedelt ist, spielt zwar eine gewisse Rolle, sollte aber zweitrangig sein, wenn es um die eigene Ausbildung geht. Es ist sicherlich sinnvoller, das Krankenhaus nach Qualitätskriterien wie Profil, Ausbildungsmöglichkeiten, Renomee etc. auszusuchen anstatt daran zu denken, dass die Berge, das Meer oder Freunde und Familie in der Nähe sind. Von einem leistungswilligen Menschen wird erwartet, dass er hauptsächlich die eigene Ausbildung im Auge hat und etwas lernen will, was sein ganzes Leben prägen soll. Sie sollten in einem Bewerbungsgespräch stets betonen, dass die Stelle selbst, nicht die Gestaltung der Freizeit, der Grund für Ihre Wahl ist – man wird Sie nicht einstellen, damit Sie möglichst viel Skilaufen oder Surfen.

> Denken Sie daran, dass man von Ihnen viel Einsatz erwartet. Demonstrieren Sie Ihre Flexibilität, indem Sie bereit sind, zeitlich begrenzte Stellen anzunehmen – meistens wird man Sie weiter beschäftigen, wenn Sie gut arbeiten. Ein Mehrjahresvertrag ist keine Garantie dafür, dass Sie auch bei fehlendem Einsatz Ihre Zeit »absitzen« werden. Flexibilität heißt auch, dass man vorübergehend neue Arbeitszeitmodelle akzeptiert (z. B. Schichtdienst). Setzen Sie das Krankenhaus und nicht die Umgebung oder den Freizeitwert in den Vordergrund Ihrer Stellensuche.

57.2.3 Das »richtige« Krankenhaus

Die Wahl des Krankenhauses für den ersten bzw. nächsten Abschnitt der Ausbildung ist **eine der schwierigsten Entscheidungen** im Arztberuf. Es gibt keine stichhaltigen »Ranglisten« von Krankenhäusern – wenn man von untauglichen Versuchen mancher Wochenzeitschriften absieht.

Die besten Informationen darüber, welches Krankenhaus das geeignete ist, erhält man, wenn man selbst in einem Krankenhaus eine Zeit lang tätig war – durch Aushilfstätigkeiten wie Nachtdienste, Praktika, Famulaturen oder Hospitationen. Möglicherweise sollten Sie dort promovieren, wo Sie sich später vorstellen können zu arbeiten.

Man kann aber auch Kollegen ansprechen, z. B. niedergelassene Ärzte, die mit einem Krankenhaus zusammenarbeiten und die fast immer über viele Informationen über die dortige Ausbildung und Atmosphäre verfügen. Die in der Klinik tätigen Ärzte werden nur selten objektiv berichten, denn gegenüber

Fremden – und als solcher treten Sie als Bewerber auf – kann man nicht ganz offen über die eigene Arbeitsstätte berichten. Wer keine Kontakte zu niedergelassenen Ärzten hat, kann sich nur indirekte Informationen über Fortbildungsangebote, über Veröffentlichungen in Fachzeitschriften bzw. über die Homepage der Klinik beschaffen. Wenn Sie hier mit einer antiquierten Homepage konfrontiert werden, die zuletzt vor Monaten oder gar Jahren aktualisiert wurde, dann sehen Sie die gewaltigen Defizite des Krankenhauses in diesem Punkt und möglicherweise im Umgang mit allem Neuen.

Im Studium bekommt man einen Eindruck von allen Kliniken der Universität, manchen akademischen Lehrkrankenhäusern, in denen Kurse stattfinden, oder von den Krankenhäusern, in denen man famuliert. Sie sollten Ihre praktischen Einsätze gezielt dort absolvieren, wo Sie evtl. später arbeiten möchten, denn Ihre Einstellungschancen sind ungleich höher als für gänzlich unbekannte Bewerber. Mehr als die Hälfte der Neueinstellungen rekrutieren Verantwortliche heute aus Studierenden, die sie von Famulaturen kennen. Umgekehrt können Sie genug Eindrücke über eine bestimmte Abteilung während einer Famulatur sammeln, um für sich selbst die Entscheidung dagegen zu fällen.

Letztendlich werden aber viele Entscheidungen auch »aus dem Bauch heraus« gefällt, indem sich viele Eindrücke zu einem Entschluss vereinen: das Haus, die Umgebung, die Kollegen, der Chef, das Ausbildungsprofil, all das führt zu dem Eindruck, das sei »das richtige Krankenhaus«.

> Die Wahl des für Sie richtigen Krankenhauses beruht auf persönlichen Eindrücken, auf dem Ruf in der Region und im Land, dem Ruf des Chefs, dem klinischen und wissenschaftlichen Profil, der Umgebung etc. Hilfreich können die Darstellung der Klinik im Internet (Homepage), insbesondere deren Aktualität, aber auch Publikationen der Klinik sein. Der beste Eindruck ist aber derjenige, der auf eigener Erfahrung beruht, den man als Student während Famulaturen und Praktika und später, als Arzt, durch Gespräche mit Kollegen, durch den Besuch von Fortbildungsveranstaltungen und auch durch Aussagen von Patienten gewinnen kann. Sammeln Sie möglichst viele Informationen, bevor Sie sich für eine Klink entscheiden.

57.2.4 Der richtige Chef

Der Chef einer Klinik oder einer Abteilung spielt eine wesentliche Rolle bei der Stellenwahl. Der Leiter prägt mit seinem fachlichen Profil und seiner Persönlichkeit die Abteilung – in diesem Punkt unterscheidet sich der Ärzteberuf nicht von anderen Berufen. Außerdem ist der Führungsstil und die Bereitschaft, an Ärzte- und Studentenausbildung selbst teilzunehmen bzw. der von ihm definierte Stellenwert der Ausbildung für die Mitarbeiter von großer Bedeutung für Sie.

Die Art der Zusammenarbeit und der Umgang miteinander wird größtenteils durch den Leiter der Klinik geprägt. In den meisten Kliniken »pflegt« man einen autoritären Führungsstil, modernere Führungsarten setzen sich nur allmählich durch. In chirurgischen Fächern und in Fächern, in denen man es mit Notfällen zu tun hat, sind die leitenden Personen gewöhnt, rasch klinische Entscheidungen zu fällen und die Verantwortung für diese Entscheidungen allein zu übernehmen. Das ist bis zu einem gewissen Punkt nachvollziehbar, denn bei einer Blutung oder bei gegebener Intubationsindikation kann man nicht diskutieren und »demokratisch abstimmen …« Diese Art überträgt sich aber oftmals auf den Umgang mit den Mitarbeitern, sodass vielerorts eher der Eindruck einer Armee als derjenige eines modernen Unternehmens entsteht – es wird »angeordnet«, »befohlen«, und man erwartet die Ausführung der Anweisungen und nicht die Diskussion darüber.

Dieser Führungsstil ist obsolet und kontraproduktiv. Vielerorts ist man bemüht, die Führungspersonen, Chefs und Oberärzte zu schulen und Strategien zu entwickeln, um neue, moderne Führungsstrukturen zu etablieren. Aber das ist heute in den bundesdeutschen Krankenhäusern noch Zukunftsmusik.

Also dürfen Sie zwar hoffen, in einer der moderner geführten Abteilungen eine Arbeitsstelle zu bekommen, realistischerweise sollten Sie sich jedoch auf einen eher autoritären, direktiven Führungsstil einstellen. Aber auch wenn ein Chef die Klinik autoritär führt, gibt es zahlreiche Spielarten des Umgangs mit den Mitarbeitern. Entscheidend ist, wie der Chef auf einen selbst wirkt, wie man seine gesamte Art empfindet. »Der Ton macht die Musik« ist ein sehr wichtiger Satz, auch bei der Beurteilung eines Chefarztes. Wichtig ist auch, wie er sich in Extremsituationen, bei Notfällen oder im Operationssaal verhält sowie sein Umgang mit Patienten. Denn jeder von uns verzeiht verbale Ausrutscher oder einen gelegentlichen lauten Ton in einer Grenzsituation – nicht jedoch Entgleisungen im Umgang mit Patienten.

Für Sie selbst ist es von großer Bedeutung, die fachlichen Stärken eines Chefs herauszufinden und ob Sie sich gerade auf diesem Gebiet besondere Fähigkeiten aneignen möchten. Man kann davon ausgehen, dass in einem für die Qualität der Endoskopie bekannten Krankenhaus viele Patienten endoskopische Eingriffe vornehmen lassen. Auf diesem Gebiet wird man also Hervorragendes sehen und lernen, während andere Aspekte vielleicht nicht auf gleichem Niveau bzw. mit gleicher Intensität betrieben werden.

Informationen über die ärztliche Leitung kann man von Kollegen bekommen; auch hier sind niedergelassene Ärzte aus der Region eine gute Informationsquelle. Das Leistungsspektrum eines Chefs kann man anhand seiner Publikationen abschätzen (Internet, Medienpräsenz).

Letztendlich spielt jedoch die eigene Interaktion mit dem Chefarzt die entscheidende Rolle – einen Eindruck gewinnt man beim Bewerbungsgespräch. Wenn Ihnen die Atmosphäre des Bewerbungsgespräches gefällt und Sie mit einem positiven Eindruck den Raum verlassen, haben Sie einen ersten Eindruck gewonnen. »You never get a second chance for the first impression« … Das gilt für Sie selbst, aber auch für Ihr Gegenüber.

Denken Sie unbedingt daran, dass Sie sich eigentlich für eine Zusammenarbeit über viele Jahre zu entscheiden haben – auch wenn Sie sich in eine Klinik nicht als »Gefangener« begeben. Aber der erste Eindruck sollte so sein, dass Sie sich auf die Zusammenarbeit freuen. Wenn Sie nach dem Gespräch Zweifel haben, suchen Sie lieber eine andere Stelle …

> Versuchen Sie unbedingt, möglichst viele Informationen über Ihren künftigen Chef zu sammeln, um für sich selbst entscheiden zu können, ob Sie mit ihm zusammenarbeiten wollen. Der Einfluss eines Chefs ist so groß, dass man ihn möglichst genau

unter die Lupe nehmen sollte, bevor man unter seiner Leitung arbeitet! Informationen darüber können Sie am besten selbst sammeln, indem Sie dort ein Praktikum oder eine Hospitation absolvieren. Auch niedergelassene Ärzte aus der Region können Ihnen Informationen geben. Außerdem ist das Leistungsspektrum eines Chefarztes am besten in seinen Publikationen und auf der Homepage der Klinik abgebildet.

57.2.5 Stellenwechsel während der Ausbildung

Vor 100 Jahren, in der Zeit, als die deutsche Medizin weltweit als eine der besten galt, war es undenkbar, dass jemand seine gesamte Ausbildung an einem einzigen Ort durchläuft. Man musste bestimmte Abschnitte seiner Ausbildung bei berühmten Ärzten absolvieren, um ein gutes Curriculum vitae vorweisen zu können.

Vor 30–40 Jahren setzte eine Änderung ein. Ein junger Arzt, der während seiner Facharztausbildung die Stelle wechselte, wurde als »nicht angepasst«, »schwierig« eingestuft. Es galt als »unschicklich«, wenn man nach 3-4 Jahren Facharztausbildung die Stelle wechselte, und es wurde fast immer vermutet, dass der Wechselnde Persönlichkeitsdefizite aufweist. Die Chefs empfanden (und viele von ihnen tun das bis heute) es als eine persönliche Beleidigung, wenn man es wagte, aus fachlichen Gründen zu einem anderen Chef zu wechseln. Das hat etwas mit einer Einstellung zu tun, die ich das »Leonardo-da-Vinci-Syndrom« nenne. Viele Chefärzte sind davon überzeugt, dass sie alles können und dass die Assistenten »alles« am besten unter ihrer Anleitung erlernen können. Zur Verteidigung der Chefs muss angeführt werden, dass die Umgebung dies von ihm auch erwartet.

Natürlich sind nun die Chefärzte nicht allein schuld daran, dass Assistenzärzte an ihren Stellen »kleben« und an einen Stellenwechsel nur selten denken. Die prekäre Stellensituation der letzten Jahrzehnte war einer der Gründe dafür, nicht unbedingt eine echte Auswahl zu haben. Ob es so etwas wie »Zeitgeist« bei der Einstellung der Ärzte gab bzw. gibt, ob persönliche, familiäre Gründe oder die Freizeit in den letzten Jahrzehnten mehr gezählt haben als früher, vermag ich nicht zu beurteilen. Tatsache ist jedoch, dass nur selten während der Ausbildung gewechselt wurde, um eine bestimmte Fertigkeit in einem anderen Krankenhaus zu erlernen, und dass diese Entwicklung nicht unbedingt leistungsfördernd war.

Eine neue Tendenz zeichnet sich seit einiger Zeit ab. Es werden zunehmend Ärzte gesucht, die keine Anfänger mehr sind und die sofort verantwortlich eingesetzt werden können. Das ist eine Chance für Ärzte, die etwas Neues erfahren und spezielle Kenntnisse bereits während der Ausbildung, aber auch nach der Facharztausbildung erwerben wollen. Ein derartiger Wechsel ist per se sinnvoll – auch wenn man einfach nur eine andere Klinik kennen lernen will. Ein Beispiel aus Gynäkologie und Geburtshilfe: Wenn man einige Jahre in einer Klinik mit ausgeprägtem geburtshilflichem Profil, also vielen Geburten, verbracht hat und hier über eine große Erfahrung verfügt, macht es durchaus Sinn, in eine Klinik zu wechseln, in der viel und gut operiert wird. Die mitgebrachte geburtshilfliche Erfahrung wird es einem erleichtern, während der Nachtdienste alle möglichen Situationen zu meistern, und man kann sich in der neuen Klinik zusätzlich Operationstechniken aneignen, die in der ersten mit hoher Wahrscheinlichkeit nicht oder nicht in dem Maße durchgeführt worden sind.

Dabei sollten Sie sich stets vergegenwärtigen, dass mitgebrachte Erfahrung einen Vor- und keinen Nachteil darstellt. Damit haben Sie von vornherein eine gute Verhandlungsbasis bei der Bewerbung, denn Sie haben etwas vorzuweisen!

> Ein Klinikwechsel während der Ausbildung kann sinnvoll sein, v. a. wenn die Kliniken unterschiedliche Profile aufweisen. Ein Chef, der sich als allwissend betrachtet, wird es nicht begrüßen, wenn Sie seine Klinik verlassen – erwarten Sie hier also nicht zu viel Verständnis. Behalten Sie Ihr eigentliches Ziel, nämlich die gute, ja beste Ausbildung im Auge, dann fahren Sie am besten.

57.2.6 Stellenwechsel nach abgeschlossener Ausbildung

Wenn Sie Ihre Facharztausbildung erfolgreich absolviert haben, ist es oftmals notwendig, sich nach etwas Neuem umzuschauen. Denn in den meisten Krankenhäusern wird niemand länger als primär vereinbart beschäftigt, es sei denn, man will dem Arzt eine dauerhafte Anstellung anbieten. Die Gesetzeslage besagt, dass im Fall einer Vertragsverlängerung Anspruch auf eine unbefristete Anstellung besteht. Solche Verträge werden von Arbeitgebern nur ungern abgeschlossen. Die Gründe hierfür sind vielfältig:

- Unbefristete Verträge geben zwar dem Arzt Sicherheit, diese kann aber dazu führen, dass sein Engagement nachlässt.
- Fachärzte/Oberärzte/ältere Ärzte sind für den Arbeitgeber teurer als junge Kollegen, die ihre Ausbildung beginnen.
- Eine gewisse Dynamik, ein gelegentlicher Wechsel bei den Mitarbeitern ist für jede Abteilung vorteilhaft, denn jeder bringt etwas mit, fachlich und auch persönlich.
- Eine Klinik, in der viele Ärzte mit unbefristeten Verträgen tätig sind, ist für einen neuen Chef nicht besonders attraktiv. Dieser kann Ärzte mit Spezialkenntnissen nicht mitbringen, und Profiländerungen sind nur schwer durchsetzbar.

Nach der Facharztausbildung gibt es grundsätzlich die Möglichkeit, weiter im Krankenhaus tätig zu sein oder sich in einer Praxis niederzulassen. In diesem Rahmen wird nicht auf die Tätigkeit in einer Praxis, in der man mit anderen Kollegen zusammenarbeitet (Praxisgemeinschaft, Gemeinschaftspraxis, Medizinisches Versorgungszentrum etc.) eingegangen.

In der Regel strebt man nach der Facharztausbildung in Gynäkologie und Geburtshilfe entweder eine **spezielle Ausbildung** (operative Gynäkologie, gynäkologische Onkologie, Endokrinologie und Reproduktionsmedizin oder spezielle Geburtshilfe und Pränatalmedizin) oder eine **Oberarztposition** an.

Die Suche nach einer geeigneten Stelle folgt den gleichen Kriterien wie in ▶ Abschn. 52.2.5. Gegenüber einem Berufsanfänger hat man den Vorteil, dass man viele Kollegen kennt, Fortbildungsveranstaltungen besucht hat, auf denen Kliniken sich vorstellen, und auch an Kongressen teilgenommen hat, bei denen Kollegen die Arbeit in den jeweiligen Kliniken dargestellt haben. »Man kennt sich in der Szene aus«, sozusagen.

Sie haben nun eine abgeschlossene Facharztausbildung vorzuweisen, müssen aber auch bei dieser Bewerbung zeigen, dass Sie einsatzfreudig, flexibel und mobil sind. Man erwartet von Ihnen, dass Sie genau wissen, was Sie wollen. Insofern sollten Sie Ihr nächstes Ziel klar und deutlich formulieren – spezielle Weiterbildung, Supraspezialisierung oder Führungsposition.

> Der Klinikwechsel nach der Ausbildung ist häufig notwendig, weil die erste Arbeitsstelle fast immer auf den Abschnitt »Facharztausbildung« begrenzt ist. Das nächste berufliche Ziel sollten Sie deutlich vor Augen haben. Sammeln Sie möglichst viele Informationen über das Profil der Klinik, damit sichergestellt ist, dass Sie Ihre Vorstellungen verwirklichen können. Denken Sie stets daran, dass Sie Einiges anzubieten haben – Erfahrung, Ausbildung etc. –, das Sie zur Sprache bringen sollten. Dadurch stärken Sie Ihre Verhandlungsposition.

57.3 Verbesserung der Chancen für die gewünschte Stelle

57.3.1 Während des Studiums

Während des Studiums hat man in der Regel alle Hände voll zu tun, um den Anforderungen zu genügen, um Vorlesungen, Seminare, Praktika zu besuchen, Klausuren und Prüfungen zu bestehen. In der vorlesungsfreien Zeit sind im klinischen Abschnitt Famulaturen zu absolvieren. Reicht es denn nicht aus, das vorgeschriebene Pensum hinter sich zu bringen, die Approbation als Arzt zu erlangen, um dann eine Arbeitsstelle zu bekommen? Die Antwort ist »ein klares Tja …« Eigentlich haben Sie ganz gute Chancen, nach abgeschlossenem Studium eine Arbeit zu finden. Aber reicht Ihnen das? Durch »Dienst nach Vorschrift« während des Studiums können Sie irgendeine Arbeitsstelle, irgendwo, in irgendeinem Krankenhaus bekommen, keine Frage. Derzeit gibt es viele offene Arbeitsstellen für Ärzte. Wenn Sie hingegen Ihre Chancen verbessern und in die Lage versetzt sein wollen, wählen zu können bzw. Ihre Karriere selbst zu gestalten, dann müssen Sie einige Dinge beachten:

- Im Studium:
  - gute Prüfungsergebnisse (Noten),
  - Promotionsarbeit (abgeschlossen),
  - Famulaturen (Inland, Ausland),
  - Mitarbeit im Krankenhaus (z. B. Nachtdienste), Praxis (Hospitationen),
  - Zeugnisse und Empfehlungsschreiben*,
  - soziales Engagement,
  - Teamfähigkeit (Mitarbeit in Organisationen, studentischen Kommissionen an der Universität, Sport),
  - andere Ausbildung (z. B. Krankenpflege, Management).
- in der Facharztausbildung:
  - Leistungskatalog (v. a. Operationen, Geburten, spezielle Ultraschalluntersuchungen),
  - Zeugnisse und Empfehlungsschreiben*,
  - spezielle Kurse (Ultraschall, Operationen),
  - Fortbildungsbesuche,
  - Kongressbeiträge, Publikationen,
  - Didaktik (Studierenden-, Krankenpflegerausbildung),
  - Zusatzausbildung (Chirurgie, innere Medizin, Pädiatrie, Neonatologie, Labor, Biochemie/Biologie).

Anmerkung*: Standardzeugnisse und -empfehlungsschreiben sind weder informativ noch hilfreich! Diese Schreiben sollten persönlich, auf Sie abgestimmt sein und nicht ausschließlich aus Floskeln bestehen. Außer den Leistungen, die Sie erbracht haben, sollten auch Angaben über Ihre Persönlichkeit, Ihr Verhalten gegenüber Mitarbeitern, Kollegen und Vorgesetzten enthalten sein. Ein qualifiziertes Zeugnis enthält Aussagen über ein überdurchschnittliches Engagement, Anteilnahme gegenüber Patienten in existenziellen Nöten, ausgeprägte Kollegialität, Hilfsbereitschaft usw. Konkrete Beispiele sind ebenfalls hilfreich.

Selbstverständlich hat ein Bewerber eine bessere Ausgangsposition, wenn er gute **Prüfungsergebnisse** vorweist. »Nicht jeder Einser-Student wird ein guter Arzt«. Leider ist aber der Umkehrschluss falsch, dass jeder Student mit schlechten Noten auf jeden Fall ein guter Arzt wird … Gute Noten, v. a. bei den Prüfungen im klinischen Abschnitt des Studiums, sind von Vorteil und werden auf jeden Fall bei der Durchsicht der Bewerbungsunterlagen bewertet. Wenn Sie im Physikum nicht gut abgeschnitten haben, ist das kein Beinbruch – vorausgesetzt, dass Ihre Prüfungsergebnisse später gut oder sogar sehr gut sind.

Während des Studiums haben Sie die Möglichkeit, eine **Promotionsarbeit** zu beginnen, die Sie dann abschließen, möglichst im Anschluss an Ihr Staatsexamen. Der Titel eines Dr. med. gehört zu unserem Selbstverständnis, und eine solche Arbeit ist ein Beweis dafür, dass man sich mit einer Thematik wissenschaftlich auseinandersetzen kann. Man lernt dabei, eine Fragestellung experimentell anzugehen und die medizinische Literatur zu sortieren und zu beurteilen. Sie können zwar als Arzt tätig zu sein, auch wenn Sie keinen Doktortitel besitzen, aber eine Stelle in einer universitären Einrichtung wird Ihnen mit ziemlicher Sicherheit verwehrt bleiben. Die Promotionsarbeit sollte abgeschlossen sein, bevor Sie eine neue (erste) Stelle antreten. Ihr Arbeitgeber will, dass Sie sich voll einsetzen und nicht, dass Sie sich Zeit für Ihre Dissertation nehmen.

Famulaturen an großen, renommierten Kliniken werden höher bewertet als solche in kleineren Häusern oder Praxen. Zwar ist eine persönliche Betreuung in kleineren Einrichtungen oftmals wahrscheinlicher, und der Famulus arbeitet vielseitiger, aber Zeugnisse aus großen Zentren zählen nun einmal mehr. Auslandsfamulaturen werden immer als Zeichen für Mobilität und Flexibilität gewertet. Der Kandidat beherrscht eine Fremdsprache und ist bereit, in anderen Ländern, Kulturen etc. tätig zu sein. Die verschiedenen Länder werden jedoch bei der Beurteilung unterschiedlich eingestuft. Eigentlich sind alle Auslandsaufenthalte sinnvoll, auch im deutschsprachigen Ausland in Österreich oder der Schweiz – denn entgegen gängiger Vorstellung ist in diesen Ländern vieles anders als in Deutschland. Ein Auslandsaufenthalt stellt eine Horizonterweiterung dar, man lernt dazu und relativiert das, was man zu Hause oftmals als Zwangsläufigkeit angesehen hatte. Es gibt zahlreiche Stipendien und Partnerschaften an jeder Universität – ein Gespräch mit dem akademischen Auslandsamt lohnt sich immer.

Es ist hilfreich, wenn man demonstrieren kann, dass man teamfähig ist. Hinweise darauf liefern Aktivitäten in Vereinen, Sport, kirchlichen Organisationen (z. B. Jugendarbeit). Wenn

Sie in Hilfsorganisationen wie dem Deutschen Roten Kreuz, bei den Samaritern, Johannitern etc. aktiv waren und sind, gilt das nicht nur als Nachweis für Ihre **Teamfähigkeit,** sondern dass Sie auch »zupacken können« und sich in Ihrer Freizeit sozial engagieren.

Eine Bereicherung Ihrer Bewerbung ist z. B. eine **zusätzliche Ausbildung** in der Krankenpflege, in einem medizinisch-technischen oder kaufmännischen Beruf, die Sie möglicherweise während der Wartezeit auf Ihren Studienplatz absolviert haben oder weil Sie nicht sicher waren, dass Sie Medizin studieren wollen. Ein häufiger Fehler bei Bewerbungen ist, derartige Ausbildungen fast entschuldigend zu erwähnen, anstatt sie positiv darzustellen: »Ich kenne ‚die andere Seite', die Arbeit in der Pflege, weil ich diese Ausbildung gemacht habe«.

57.3.2 Während der Facharztausbildung

Während der Facharztausbildung eignet man sich Fertigkeiten in Geburtshilfe und Gynäkologie an. In großen Kliniken gibt es Abteilungsstrukturen, und man verbringt jeweils mehrere Monate auf den verschiedenen Stationen. In kleineren Kliniken gibt es keine solchen Strukturen, und man wird in kurzer Zeit mit den wichtigsten Tätigkeiten vertraut, um im Nachtdienst möglichst selbstständig arbeiten zu können.

Beide Systeme haben Vor- und Nachteile, aber eines haben sie gemeinsam: der Auszubildende muss immer dafür sorgen, dass er den von der Ärztekammer vorgegebenen Tätigkeitskatalog erfüllt – sonst ist die Zulassung zur Facharztprüfung verzögert oder gar gefährdet. In Deutschland ist es üblich, dass man erst am Ende der Ausbildungszeit die eigenen Leistungen zusammenzählt, indem man in den Operations-, Kreißsaal- und Ultraschallbüchern den Leistungsnachweis dokumentiert: Strichlisten sind hier noch die Realität. Alle Leistungen in einer Excel-Tabelle aufzuführen und diese jederzeit verfügbar zu haben gewährleistet eine zeitnahe eigene **Dokumentation,** gerechte Leistungsverteilung und genaue Erfüllung der Ausbildungsvorgaben.

Besondere Kenntnisse und Fertigkeiten kann man während der Ausbildungszeit auch außerhalb der eigenen Klinik erwerben, indem man Kongresse, Symposien, Seminare und spezielle Kurse besucht. Sinnvoll ist es, v. a. Kurse zu besuchen, die mit einem Zertifikat bescheinigt werden. Allerdings haben etliche Firmen und auch Kollegen die Kurse als einträgliche Einnahmequelle entdeckt, und die meisten Kurse sind sehr kostspielig. Man kann nur davor warnen, viel Geld für Wochenendkurse auszugeben – eine Kosten-Nutzen-Analyse fällt in der Regel nur für die Organisatoren günstig aus. Es ist sicherlich sinnvoller und günstiger, bei ausgewiesenen Spezialisten über eine längere Zeit zu hospitieren, um die eigene Ausbildung zu ergänzen. Man lernt dadurch nicht nur spezielle Dinge, sondern erhält auch Einblick in andere Organisationsstrukturen. Am Ende einer solchen Hospitation ist darauf zu achten, dass die eigene Leistung dokumentiert und vom Ausbilder zertifiziert wird.

Während der Facharztausbildung erhält man die Möglichkeit, Studierende und Krankenpfleger zu **unterrichten.** Auch diese Tätigkeit stellt einen Pluspunkt bei einer erneuten Bewerbung dar, auch sie muss dokumentiert werden.

Wenn Sie **Vorträge bei Kongressen** oder Fortbildungsveranstaltungen halten oder gar **Publikationen** verfassen, sollten diese ebenfalls dokumentiert werden. Jeder neuer Arbeitgeber legt Wert auf die Darstellung der Klinik nach außen und freut sich, einen Mitarbeiter einzustellen, der Erfahrungen auf diesem Gebiet hat. Außerdem ist eine kontinuierliche wissenschaftliche Aktivität, die bereits während der Facharztausbildung beginnt, unabdingbare Voraussetzung für jede wissenschaftliche Karriere. Die wissenschaftliche Tätigkeit wird v. a in Universitätskliniken gefordert und gefördert. Sie ist aber nicht ausschließlich den Universitätskliniken vorbehalten, Beispiele gibt es genug. Die Mitarbeit an Projekten und die Durchführung experimenteller Arbeiten zeigt, dass man über eine wissenschaftliche Denkweise verfügt, dass man innovative Konzepte in den klinischen Alltag umzusetzen vermag. Wenn Sie sich überlegen, nach einer fundierten klinischen Ausbildung in einer nicht universitären Einrichtung doch eine universitäre Karriere anzugehen, müssen Sie die wissenschaftliche Tätigkeit nachweisen.

Man muss jedoch eines deutlich zur Sprache bringen. Es ist immer leichter, von einer Universitätsklinik in eine nicht universitäre Einrichtung zu wechseln, als umgekehrt! Die Gründe mögen sein, dass in Universitätskliniken das größte Spektrum an Erkrankungen behandelt wird und die Ausbildung sehr breit gefächert ist. Sie wird oftmals von Kollegen durchgeführt, die über eine Supraspezialisierung verfügen, die sich klinisch und wissenschaftlich mit einer speziellen Fragestellung beschäftigen und darin ausgewiesene Experten sind. Durch die breite Ausbildung gewinnt man zwar nicht so viel klinische Routine wie in nicht universitären Häusern, was sich dadurch bemerkbar macht, dass bestimmte Leistungen weniger häufig durchgeführt werden – weniger Geburten, weniger Laparoskopien oder Hysterektomien. Aber diese Fertigkeiten kann man nachholen, wenn man über eine gute Basisausbildung verfügt. Umgekehrt geht man davon aus, dass jemand, der über einen langen Zeitraum die gleichen Routinetätigkeiten durchgeführt hat, zwar diese gut beherrscht, aber den Umgang mit anderen Dingen, v. a. im wissenschaftlichen Bereich, nicht beherrscht.

57.3.3 Während der akademischen Laufbahn

Die akademische Laufbahn in der Gynäkologie und Geburtshilfe basiert wie in anderen Disziplinen auf zwei Säulen: Studentenausbildung/-unterricht und wissenschaftlicher Tätigkeit. Mit diesen zwei Tätigkeitsfeldern werden Sie sehr früh, bereits zu Beginn Ihre Facharztausbildung, konfrontiert, und Sie müssen sie zusätzlich zu Ihrer klinischen Arbeit bewerkstelligen.

Wissenschaftler kümmern sich um ihre Projekte, deren Ergebnisse in Form von Publikationen veröffentlicht werden. Außerdem werden Vorträge auf Kongressen, Symposien und Fortbildungsveranstaltungen gehalten, die genauso wie die schriftlichen Publikationen die wissenschaftliche Aktivität dokumentieren sollen. Wie man publiziert bzw. Vorträge hält, soll nicht Inhalt dieses Kapitels sein. Wenn Sie bezüglich Ihrer Karriere keine rechtzeitige Planung vorgenommen wird, kann es Ihnen passieren, dass Sie trotz eines sehr guten Projektes, wertvoller Publikationen und anerkannter Vorträge mit Hürden der Bürokratie konfrontiert werden, die Sie vorher nicht bedacht haben.

Es lohnt sich allemal, sozusagen »mittendrin«, also während Ihrer wissenschaftlichen Aktivität, einen Blick in die Regularien der medizinischen Fakultät zu werfen, um so zu erfahren, welche Voraussetzungen Sie erfüllen müssen, um beispielsweise das Habilitationsverfahren eröffnen zu lassen. Sie werden z. B. dort erfahren, dass Sie während der gesamten Zeit Ihrer Aktivität hätten Studentenunterricht halten sollen, denn es geht ja um »die Lehrbefugnis«. Daher sollten Sie unbedingt dokumentieren, welche Kurse, Praktika und Vorlesungen Sie gehalten haben, und zwar fortlaufend. Bestehen Sie bei Ihrem Chef auch darauf, dass Sie am Unterricht beteiligt werden – derartigem Engagement wird von Seiten der Chefs immer stattgegeben, und die Arbeit mit Studierenden bereitet in der Regel viel Freude.

Des Weiteren sollten Sie auch rechtzeitig in Erfahrung bringen, welche Publikationen bei der Evaluation Ihrer wissenschaftlichen Leistung herangezogen werden und welche nicht. Bei den meisten Fakultäten zählen nur Publikationen in »peer-reviewed journals«, also in Zeitschriften, die nachgewiesenermaßen ein Gutachtenverfahren besitzen. Dies ist in den jeweiligen »Richtlinien für Autoren« vermerkt. Derartige Zeitschriften sind in Abhängigkeit von verschiedenen Kriterien (wie oft Arbeiten aus dieser Zeitschrift von anderen zitiert werden, usw.) auch mit einem sog. »impact factor« (IF) versehen. Englischsprachige Zeitschriften und Zeitschriften, die ein breites Publikum erreichen, haben i. d. R. einen höheren IF als solche, die nur für wenige Spezialisten vorgesehen sind (Beispiel: Gynäkologische Zeitschriften erreichen maximal einen IF von 3–4, solche, die sich gleichermaßen an Grundlagenwissenschaftler und Kliniker richten, 20 oder mehr).

Ein weiterer, wichtiger Punkt ist, an welcher Stelle Sie als Autor/Koautor aufgeführt werden. An einigen Fakultäten »zählen« nur Arbeiten, bei denen Sie als Erst- oder Letztautor (sog. »senior author«) fungieren, obwohl wir alle wissen, welche Arbeit investiert werden muss, um auf Platz 2 oder 3 in einer guten Publikation aufgeführt zu werden.

Die **Lehrleistung und die Publikationen** sind sine qua non, wenn es um die Habilitation geht. Danach gibt es einerseits die Möglichkeit, eine universitäre Karriere, also einen Lehrstuhl an einer Universität, oder andererseits eine klinische Karriere – Oberarzt, Chefarzt – anzustreben. Beide Positionen, unabhängig davon, ob man eine Forschergruppe, eine Abteilung oder eine Klinik leiten möchte, bedeuten, dass man die Fähigkeit besitzt, zu organisieren und zu führen.

Sicherlich werden in Ihrem Zeugnis, das Sie bei Bewerbungen stets vorlegen, Ihre **Führungsqualitäten** bescheinigt. Das ist aber nur die Meinung Ihres Chefs, der Sie unterstützt. Viele Berufungskommissionen wollen jedoch einen Nachweis sehen, dass Sie sich mit der Führungsproblematik auseinandergesetzt haben und über eine entsprechende Ausbildung verfügen. Daher sollten Sie unbedingt Führungskurse/-seminare besuchen und die Nachweise vorlegen.

Als Oberarzt in Frankfurt erfuhr ich eines Tages, dass die Klinikumsleitung wünscht, dass ich an einem Führungsseminar teilnehme. Das Seminar sollte eine Woche lang dauern und in einem Gebäude fernab von der Klinik stattfinden. Mein erster Gedanke war: »Oh Gott, Rollenspiele, Selbstfindungsgruppe, Psychoterror!« Es fiel mir äußerst schwer, zuzustimmen. Dort angekommen stellte ich fest, dass außer mir bei über 20 Teilnehmern nur noch zwei Ärzte anwesend waren – ansonsten Stationsschwestern, Leute aus der Verwaltung, aus Instituten. Während jener Woche habe ich das erste Mal erfahren, welche Führungsstile es gibt, wie man mit Konfliktsituationen umgeht, wie man zwischen Teamproblemen und persönlichen Befindlichkeiten unterscheidet, welcher Einsatz und gedankliche Beschäftigung benötigt werden, um als Führungsperson erfolgreich zu sein.

Ich musste feststellen, dass der Pflegedienst in Organisation und Führung uns Ärzten meilenweit überlegen ist, weil er sich seit vielen Jahren mit derartigen Problemen beschäftigt und fortbildet. Die dort gelernten Dinge habe ich in der Folgezeit durch weitere Kurse vertieft und bin heute der festen Überzeugung, dass es nicht ausreicht, führen zu wollen – man muss es auch lernen, um es zu können!

Außer mit der Führung sollten Sie sich auch mit Kliniksmanagement, mithin Qualitätsmanagement, beschäftigen und eine solche Ausbildung durch Seminar-/Kursbesuche absolvieren. Von einem modernen Chefarzt wird verlangt, dass er auch **Managementqualitäten** besitzt und die Organisation sowie die wirtschaftliche Führung der Klinik nach solchen Kriterien aufbaut.

Ein Kollege aus einer anderen Klinik suchte mich neulich auf und bat mich, ihn bei seiner Bewerbung zu unterstützen. Seinen Bewerbungsunterlagen und dem Gespräch konnte ich entnehmen, dass er eine hervorragende wissenschaftliche Aktivität vorweist und über eine große klinische Erfahrung verfügt. In seiner Bewerbungsmappe war aber kein einziger Nachweis über Managementkurse oder Führungsseminare. Ich fragte ihn, was er denn über Qualitätsmanagement und Führung wisse, und sagte ihm, dass er auf eine solche Frage vorbereitet sein soll. Er antwortete mir, wie aus der Kanone geschossen: »Ich nehme einen Kollegen mit, der sich darum kümmern wird«. Auf mich – und ich denke, auch auf eine mögliche Berufungskommission – machte diese Antwort den Eindruck, dass er einerseits keine Ahnung davon hat und andererseits, dass es ihn auch nicht interessiert.

> Wenn Sie selbst weder Führungs- noch Managementseminare besucht haben, sollten Sie dies unbedingt nachholen. Ihr Wunsch, diesen Bereich zu delegieren, jedoch ohne selbst eine Anleitung geben zu können, wird von den Berufungskommissionen nicht sonderlich geschätzt. Ihre Chancen, berufen zu werden, sind dadurch gemindert – trotz herausragender anderweitiger Qualifikationen.

57.4 Bewerbungsunterlagen

Ihre Bewerbungsmappe sollte ein Anschreiben, einen tabellarischen Lebenslauf und alle Nachweise und Zeugnisse enthalten. Sie sollten darauf achten, dem Leser eine möglichst gute Übersicht vorzulegen, damit er bestimmte Dinge auch schnell findet.

Das **Anschreiben** sollte kurz sein – maximal eine Seite reicht völlig aus. Dieses Schreiben wird immer durchgelesen, während die Zeugnisse und Prüfungsnachweise zumeist überflogen werden. Lassen Sie dieses Schreiben von jemandem gegenlesen, der Erfahrung hat und zu dem Sie Vertrauen haben.

> **Gliederung des Anschreibens einer Bewerbung**
> - Persönliche Anrede:
>   - Sehr wichtiger, nicht immer beachteter Punkt. Ein Serienbrief wird fast automatisch beiseite gelegt. Die Anrede sollte lauten: »Sehr geehrter Herr Professor X« oder »Sehr geehrter Herr Chefarzt Y«. Weitere Titel (PD, Dr. etc.) gehören nicht in diese Zeile, sie sind aber unter der Adresse unbedingt aufzuführen.
> - Grund für die Bewerbung:
>   - Das Schreiben sollte mit dem Satz beginnen: »hiermit bewerbe ich mich um die ausgeschriebene Stelle als …/eine Ausbildungsstelle, Oberarztstelle«. Schreiben Sie kurz, weshalb Sie die Klinik ausgesucht haben, z. B. weil Sie sich besonders für einen Schwerpunkt der Klinik interessieren.
>   - Vermeiden Sie jede Anbiederung (»Ihr überregionaler Ruf hat auch mich ereilt …«) – sie kommt nicht gut an.
> - Hinweis auf die Unterlagen:
>   - Als nächsten Satz sollten Sie auf die Bewerbungsmappe hinweisen, alles Weitere kann der Leser hier erfahren.
>   - Sie lösen nur Verärgerung aus, wenn Sie nur das Anschreiben mit der Aufforderung verschicken: »Wenn Sie meinen, dass ich meine Bewerbungsunterlagen schicken soll, lassen Sie es mich wissen …«.
> - Abschluss des Schreibens:
>   - Beenden Sie das Anschreiben mit dem Satz: »Über ein Vorstellungsgespräch bei Ihnen würde ich mich besonders freuen.«
>   - Verwenden Sie die Standardgrußformel: »Mit freundlichen Grüßen« und unterschreiben Sie den Brief. Alle anderen Grußformeln sind entweder veraltet (»Mit vorzüglicher Hochachtung«), kühl (»Hochachtungsvoll«) oder komisch (»Ergebenst Ihr«).

Die Bewerbungsmappe sollte als erstes einen **tabellarischen Lebenslauf** enthalten. Dort sind die Adresse, Geburtsdatum/-ort, schulische Ausbildung, Studium, beruflicher Werdegang in chronologischer Abfolge aufzuführen. Prüfungsnoten können, müssen nicht aufgeführt werden – sie sind ja in den Prüfungsnachweisen enthalten. Wenn Sie eine Pause eingelegt haben, erklären Sie, was Sie in der Zeit gemacht haben. Am Ende des Lebenslaufes sollten Sie etwas zu Ihren Hobbys schreiben (nicht zu viele, macht keinen besonders guten Eindruck) und ggf. eine Publikationsliste beifügen. Jeder Lebenslauf sollte handschriftlich unterschrieben sein.

Fügen Sie dann alle Unterlagen bei, am besten ebenfalls in chronologischer Reihenfolge. Beglaubigte Kopien sind sinnvoll, aber bei der Bewerbung nicht unbedingt notwendig – Sie werden sie jedoch ohnehin brauchen, wenn Sie eingestellt werden.

57.5 Bewerbungsgespräch

57.5.1 Auftreten

Bewerbungsgespräche sind ziemlich stressig. Die Aufregung vor und zu Beginn eines Bewerbungsgespräches ist völlig normal. Es ist wie eine Prüfung, bei der vieles auf dem Spiel steht. Es gibt auch kein allgemeingültiges Rezept gegen Ängste und Stress, jeder geht damit anders um. Aber: Auch diejenigen, die vor Ihnen sitzen, haben sich schon mal beworben – wahrscheinlich viel häufiger als Sie selbst – und wissen, »wie es ist«. Ihre Gesprächspartner werden i. allg. um Ihre Aufregung wissen und sie respektieren und berücksichtigen. Zu Beginn eines solchen Gespräches werden sie versuchen, Ihnen die Angst zu nehmen und eine normale Gesprächsatmosphäre zu schaffen.

Vergegenwärtigen Sie sich Folgendes: Ihre Gesprächspartner haben Sie eingeladen, weil Sie glauben, dass Sie für diese Arbeitsstelle in Frage kommen, und wollen Sie kennen lernen. »Pro-forma-Einladungen« gibt es nicht, schon aus dem Grund, weil niemand für so etwas Zeit hat. Also haben Sie von vornherein gute Chancen, die Stelle zu bekommen.

Denken Sie auch daran, dass Sie durchaus während des Gespräches feststellen können, dass Sie die Leute Ihnen gegenüber aus irgendeinem Grund nicht mögen – der erste Eindruck ist wichtig, und zwar für alle Beteiligten. Insofern kommt es nicht ausschließlich auf Ihr Auftreten an, sondern auch darauf, wie sich die Einladenden präsentieren. Es ist also ein Gespräch und keine Prüfung, bei der einer die Fragen stellt und der andere zu antworten hat!

Das Allerwichtigste ist, dass Sie ehrlich und offen antworten. Geben Sie sich so, wie Sie sind, versuchen Sie nicht, vorgefertigte oder gar auswendig gelernte Antworten zu geben – seien Sie Sie selbst! Es ist nicht das Ziel dieses Gespräches, jemandem etwas vorzumachen.

57.5.2 Kleidung

Das Erscheinungsbild eines Menschen ist ein Signal nach außen, die Kleider gehören unbedingt zur Körpersprache, man teilt etwas mit, wenn man so oder anders angezogen ist, wenn die Kleidungsstücke zueinander passen oder nicht, wenn man gepflegt oder lässig erscheinen möchte.

Es existiert keine Uniform für ein Vorstellungsgespräch. Trotzdem gibt es bestimmte Regeln, die allgemeingültig sind und die man einhalten sollte. Sie sollten besonders auffällige Kleidung vermeiden. Ihr Gegenüber würde nur abgelenkt und bräuchte Zeit, um sich an Ihr Erscheinungsbild zu gewöhnen. Wenn Sie anziehen, was man als »unauffällig«, »normal« oder »einfach gepflegt« bezeichnet, machen Sie nichts Falsches. Bei Männern ist die Kleiderwahl mangels Alternativen einfach: Anzug oder Jakett mit farblich dazu passender Hose, Hemd und evtl. Krawatte. Das Einzige, was ich mir erlaube, Frauen zu raten, ist, dass sie alles meiden sollten, was als aufreizend oder schrill bezeichnet wird. Ziehen Sie etwas an, was Sie selbst mögen und womit Sie sich wohl fühlen. Letztendlich können Sie den Geschmack der Kommission nicht kennen und auch nicht beeinflussen. Es ist selbstverständlich, dass die Kleidung sauber und gepflegt ist. Mehr oder weniger bewusst wird sofort eine

Verbindung zwischen schmutziger, zerknitterter, ungepflegter Kleidung und Hygiene im Krankenhaus hergestellt.

57.5.3 Antworten, aber auch Fragen

Die Bewerbungsgespräche beginnen fast immer mit der Vorstellung der Anwesenden, gefolgt von einleitenden Worten, die zu einer Auflockerung der Situation beitragen sollen:
- »Wie war die Fahrt?«
- »Wie sind Sie hergefahren, hatten Sie Staus auf der Strecke?«
- »Vielen Dank, dass Sie unserer Einladung zu diesem Gespräch gefolgt sind!«

Erst nach dieser Einleitung wird auf Ihre Bewerbungsunterlagen Bezug genommen und Fragen gestellt, auf die Sie vorbereitet sein sollten – warum Ihre Ergebnisse bei einer der Prüfungen nicht gut waren oder Ihre Promotionsarbeit nicht abgeschlossen ist. Sie sollten die Gründe ehrlich nennen. Fast kein Mensch hat immer nur tolle Prüfungen abgelegt, ein kleiner Knick in der Karriere ist nie ein Problem, wichtig ist es, aus derartigen Problemen die richtigen Schlüsse zu ziehen.

Im Gespräch sollten Sie deutlich zwei Dinge ansprechen, die im Übrigen Ihr Gegenüber auch fragen wird:
- Was wollen Sie werden? Hier dürfen Sie nicht zögern und sollten die Antwort parat halten. Mögliche (richtige) Antworten sind:
  - »Ich möchte Frauenarzt werden, weil mich dieses Fach besonders fasziniert«. Natürlich kann eine kurze Beschreibung folgen, was Sie dazu bewegt hat, diese Disziplin auszuwählen (Komplexität des Faches, operatives Fach, Geburtshilfe, Onkologie etc.).
  - »Ich möchte meine Facharztausbildung unter Ihrer Leitung vervollständigen«. Wenn Sie eine Oberarztstelle annehmen oder eine spezielle Ausbildung vervollständigen wollen, dann sollte diese in der Klinik als Schwerpunkt ausgewiesen sein.
- Warum haben Sie dieses Krankenhaus/diese Klinik gewählt?
  - Die richtige Antwort ist relativ einfach, interessanterweise jedoch den meisten unbekannt: »Ich weiß, dass dieses (also Facharztausbildung, spezielle Fachkunde, Schwerpunkt etc.) an der von Ihnen geleiteten Klinik als Schwerpunkt gilt«. Sie sollten also betonen, dass Sie sich über die Klinik und die Klinikleitung informiert und dabei das Gefühl gewonnen haben, das sei das Richtige für Sie. Hier könnte es passieren, dass Sie darüber befragt werden, wie Sie an Informationen gekommen sind. Seien Sie ehrlich und offen, es ist keine Schande, auf Bekannte, Freunde oder Eltern, auf Internet, Literaturrecherchen zurückzugreifen oder nach einem Kongressbesuch, bei dem jemand aus der Klinik aufgetreten ist, einen Entschluss zu fassen. Sie haben sich informiert, und das ist gut so!
  - Völlig unpassend ist es, persönliche Dinge anzuführen, um die Wahl einer Klinik zu begründen: »Mein Mann hat hier eine Stelle angetreten« oder »Meine Eltern wohnen in der Nähe und können sich um die Kinder kümmern« oder »Der Freizeitwert der Stadt ist hoch«. Auf Verständnis oder gar Mitleid wird dies beim Gesprächspartner nicht stoßen. Sollten Sie selbst einmal Personalverantwortung haben, werden Sie auch niemanden einstellen wollen, der nur wegen der Nähe der Skipiste oder quasi notgedrungen bzw. zufällig bei Ihnen arbeiten möchte.

Die weiteren Fragen ergeben sich aus Ihren Antworten und aus Ihren Unterlagen.

Vermeiden Sie auf jeden Fall, Negatives über eine frühere Arbeitsstelle zu sagen! Auch wenn es eine Qual war, dort zu arbeiten, sollten Sie jene Erfahrung nicht beim ersten Gespräch preis geben. Wenn Sie als Anfänger behaupten, dass die früheren Kollegen/Vorgesetzte »keine Ahnung von der Medizin« haben, wird das einen sehr schlechten Eindruck hinterlassen – denn man weiß, dass Sie das gar nicht beurteilen können! Außerdem denkt jeder, dass Sie das Gleiche über die neue Klinik erzählen würden, sobald sich die Gelegenheit bietet. Es könnte auch sein, dass man Ihnen diesbezüglich eine Falle stellt: »Wie war es dort, zu arbeiten?« oder »Wie benimmt sich X oder Y gegenüber seinen Mitarbeitern?« Seien Sie auch dann zurückhaltend und geben Sie für den Stellenwechsel nur fachliche Gründe an, auch wenn Sie sich noch so gern an Ihrem früheren Arbeitgeber rächen würden.

Fast immer werden auch Sie gebeten, **Fragen** zu stellen: »Was möchten Sie über uns wissen?« oder »Was erwarten Sie von uns?«. Darauf sollten Sie vorbereitet sein und tatsächlich die Fragen stellen, die Sie beschäftigen. Es wäre allerdings nicht besonders geschickt, wenn Sie als erstes die Frage nach der Regelung der Überstunden oder nach dem Urlaub stellen. Wenn Sie Ihre erste Stelle nach dem Studium anstreben, könnte eine (gute) Frage sein, wie die Ausbildung geregelt ist, wann man die erste Geburt machen kann, wann die erste Operation, oder, in einer Universitätsklinik, ob man auch die Möglichkeit hat, zu forschen, ob es Forschungslaboratorien gibt etc. Sie sollten auch darum bitten, die Klinik zu sehen, damit Sie sich einen persönlichen Eindruck von den Räumlichkeiten, Ausstattung machen können. Wenn Sie bereits über Erfahrung verfügen oder gar eine Facharztausbildung abgeschlossen haben, sollten Sie spezielle Fragen zur Anzahl der Geburten, der Operationen, spezieller Operationstechniken stellen. Schließlich werden diese Statistiken nicht unbedingt immer veröffentlicht, und sie sind allemal interessant. Eine gute und wichtige Frage kann auch diejenige nach den Entwicklungszielen der Klinik sein, nach den Dingen, die man in naher Zukunft ausbauen will.

57.5.4 Abschied

Nach dem Gespräch bzw. dem Besuch der Klinik sollten Sie sich vom Leiter der Klinik verabschieden und fragen, wann Sie mit einer Antwort rechnen können. Wenn Sie einen guten Eindruck gewonnen haben, können Sie das zur Sprache bringen: »Das alles hat mir sehr gut gefallen, ich würde sehr gerne bei Ihnen arbeiten« oder »Vielen Dank für das gute Gespräch«. Wichtig ist es auf jeden Fall, eine Telefonnummer zu hinterlassen, unter der Sie erreichbar sind. Wenn man Ihnen einen Benachrichtigungstermin nennt und dieser verstrichen ist, rufen Sie unbedingt selbst an – Sie zeigen, dass Sie Interesse haben. Wenn Sie dann etwa einen abschlägigen Bescheid bekommen, wissen Sie gleich, woran Sie sind und machen sich keine falschen Hoffnungen.

57.6 Schlusswort

Die in diesem Kapitel aufgeführten Aspekte der Karriereplanung und Bewerbung um eine Arztstelle sind vielfältig und können hier nicht ausführlicher behandelt werden. Meine Absicht war, Sie für diese Thematik zu sensibilisieren und Ihnen einige Tipps zu geben.

Obwohl wir alle viel lernen und später im Beruf viel arbeiten, kümmern wir uns zu wenig um die echte Planung unserer Karriere, orientieren uns an Vorbildern, die wir aber nicht kopieren können. Sie sind anders als wir selbst und haben ihren Weg unter anderen Umständen und in einer anderen Zeit beschritten. Es lohnt, sich gelegentlich gezielt Gedanken über die eigene Karriere zu machen, und ist auch der Mühe wert, das eine oder das andere Buch darüber zu lesen. Es gibt auch Beratungsstellen in der Universität, in der Sie kompetente Gesprächspartner finden werden.

Es zahlt sich ebenfalls aus, möglichst viele Informationen über eine Klinik und ihre Leitung einzuholen, bevor man beschließt, sich dort zu bewerben. Erst wenn man das Gefühl hat, diese spezielle Stelle tatsächlich zu wollen, sollte die Bewerbung auf den Weg gebracht werden.

Wir nehmen oft fälschlicherweise an, dass es eigentlich ausreicht, unsere Unterlagen zu verschicken, um eine Stelle zu bekommen. Es genügt nicht, zu wissen, welche Leistungen Sie vollbracht haben, diese müssen auch in einer bestimmten Form präsentiert werden – bei der Zusammenstellung der Mappe, im Bewerbungsgespräch. Sie sollten sich also bemühen, sich »möglichst gut zu verkaufen«.

Das vorliegende Kapitel sollte also nur als Anregung verstanden werden – den Rest müssen Sie komplettieren, denn es geht um einen sehr wichtigen Aspekt Ihres Lebens, zu dem ich Ihnen alles Gute wünsche.

Anhang

A1 Leit(d)linie und Algorithmen – 855
R. Gruber, J. Krieg und J. Süß

A2 Normalwerte – 865
E. Siebzehnrübl

A3 Medikamente – 869
E. Siebzehnrübl, G. von Minckwitz, H. Kuhl und R. Gätje

A4 Wichtige Adressen – 887
A. Zimpelmann und G. von Minckwitz

Leit(d)linie und Algorithmen

R. Gruber, J. Krieg, J. Süß

Die **Ärztliche Zentralstelle Qualitätssicherung** (**ÄZQ**, www.aezq.de) hat das **Deutsche Leitlinien-Bewertungs-Instrument** (**DELBI**, www.delbi.de) erarbeitet. Dieses berücksichtigt neben den deutschen Grundlagen die internationalen Vorgaben zur Vereinheitlichung der Erstellung und Bewertung der methodischen Qualität von Leitlinien. DELBI entspricht daher im Wesentlichen dem **AGREE-Instrument** (»**Appraisal of Guidelines Research & Evaluation**, www.agreecollaboration.com)«.

Die Leitlinien der Wissenschaftlichen Medizinischen Fachgesellschaften (**AWMF**, www.awmf-leitlinien.de) werden in einem **dreistufigen Prozess entwickelt**:

Entwicklung der Leitlinien der Wissenschaftlichen Medizinischen Fachgesellschaften

- 1. Stufe = Entwicklungsstufe 1: Expertengruppe = S1:
  Eine repräsentativ zusammengesetzte Expertengruppe einer medizinischen Fachgesellschaft erarbeitet im informellen Konsens eine Empfehlung, die vom Vorstand verabschiedet wird.
- 2. Stufe = Entwicklungsstufe 2: Formale Evidence-Recherche = S2**e**
  oder formale Konsensfindung = S2**k**:
  Leitlinien werden aus formal bewerteten (»evidence level«) Aussagen der wissenschaftlichen Literatur entwickelt (**e**) **oder** in einem bewährten formalen Konsensusverfahren (nominaler Gruppenprozess, Konsenskonferenz oder Delphi-Konferenz) beraten und verabschiedet (**k**).
- 3. Stufe = Entwicklungsstufe 3 = S3-Leitlinie:
  S2-Leitlinie, erweitert um **5 Elemente der systematischen Leitlinienentwicklung**:
  a. Logik: Klare Darstellung eines spezifischen Problems, konditionale (Wenn-dann-)Logik mit definitiven Lösungen (Problemlösungspfad mit **klinischen Algorithmen**).
  b. Konsens: Sozialpsychologischer Prozess mit verfahrensabhängigem Ergebnis; setzt Kenntnis der Methodik, Transparenz und Beteiligung der von der Leitlinie betroffenen Fachgebiete, Berufsgruppen und Patienten voraus.
  c. EbM: Systematische Recherche, Beurteilung und Verwendung gegenwärtiger Forschungsresultate, Klassifizierung von Studien und Empfehlungen.
  d. E-Analyse: Es werden formalistische Methoden wie systematische Entscheidungsanalysen mit E-Bäumen mit »erwarteten Nutzen-« und »Kosten-Effektivitäts-Analysen« eingesetzt.

▼

e. »Outcome«: Aufgrund des objektiv durch den Arzt erhobenen Gesundheitsstatus und der Selbstbeurteilung der Lebensqualität durch den Patienten wird der Wert einer Maßnahme ermittelt (**klinische Relevanz**).

> Die Bewertung vorliegender Studienergebnisse hinsichtlich ihrer Relevanz für die ärztliche Entscheidung im Einzelfall ist das zentrale Problem, das sich nicht durch die schematische Anwendung von Tabellen mit »Evidenzgraden« lösen lässt.

Deshalb empfiehlt die AWMF dringend, diese Form der **EbM** in der 3. Entwicklungsstufe von Leitlinien **nur als ein Element neben den 4 anderen** (a–e) zu begreifen. Eine (**ideale**) S3-Leitlinie sollte bestimmten Qualitätskriterien genügen: Die verfügbaren wissenschaftlichen Erkenntnisse und Erfahrungen müssen korrekt interpretiert werden, sodass die Nutzung der Leitlinie als Hilfe zur Entscheidungsfindung zu der beabsichtigten Verbesserung in Diagnostik und/oder Therapie führt (**Validität/Gültigkeit**). Unter gleichen klinischen Umständen sollte jeder Arzt die Leitlinie gleich oder sehr ähnlich als Hilfe zur Entscheidungsfindung nutzen (**Reliabilität/Zuverlässigkeit**). Bei gleichen verfügbaren wissenschaftlichen Erkenntnissen und Erfahrungen sollte eine weitere unabhängige Expertengruppe zu gleichen Empfehlungen kommen (**Reproduzierbarkeit**).

Alle Schlüsseldisziplinen sollten ihren Beitrag zur Entwicklung der Leitlinie geleistet haben (**repräsentative Entwicklung**). Die Zielgruppe, für die wissenschaftliche Erkenntnisse und Erfahrungen verfügbar sind, ist definiert (**klinische Anwendbarkeit**). Die Leitlinie nennt Ausnahmefälle und zeigt auf, wie die Bedürfnisse der Patienten in die Entscheidungsfindung einzubeziehen sind (**klinische Flexibilität**). Die Leitlinien benutzen präzise Definitionen, eine eindeutige Sprache und benutzerfreundliche Formate (**Klarheit**). Sie machen Angaben über die Teilnehmer an der Entwicklung, die Annahmen und Methoden und verknüpfen die ausgesprochenen Empfehlungen mit den verfügbaren wissenschaftlichen Erkenntnissen und Erfahrungen (**genaue Dokumentation**). Sie enthalten Angaben darüber, wann und wie sie überprüft werden (**planmäßige Überprüfung**). Sie zeigen Verfahren auf, mit denen die Akzeptanz der Empfehlungen in der Praxis ermittelt werden kann (**Überprüfung der Anwendung**). Sie sollen zur Verbesserung der medizinischen Versorgung bei akzeptablen Kosten führen (**Kosten-Nutzen-Verhältnis**).

Das **diagnostische Vorgehen** orientiert sich an einem **algorithmischen System**, das sich – je nach Ausbildung und Erfahrung des Untersuchers mehr oder minder – klar als strukturiertes **Ablaufdiagramm** mit einem **logischen Entscheidungsbaum: wenn (nicht) – dann (nicht)** darstellt. Die beiden Endpunkte bilden das »Trial and error-Verfahren« vs. die »Kochbuchmedizin«.

> **Definition**
>
> Unter Algorithmus versteht man eine Sammlung von Regeln, durch deren schrittweises Befolgen eine vorgegebene Aufgabe gelöst werden kann: z. B. ist ein Kochrezept ein Algorithmus, wenn alle Teilaufgaben definiert sind. Es muss z. B. klar erkennbar sein, wie lange und wie oft gerührt werden muss, um von einem definierten Start (notwendige Backzutaten und verwendete Küchengeräte) zu einem definierten Ende (fertiger Kuchen) zu gelangen. In der EDV verwendet man Algorithmen häufig, um Daten zu sortieren, z. B. verwendet Google Algorithmen, um die Suchergebnisse zu generieren.

Die Standardelemente zur Darstellung klinischer Algorithmen sind in ◘ Abb. A1.1 gezeigt (AWMF-Leitlinie für Leitlinien 2000). Leitlinien können in Textform, als Tabellen, klinische Algorithmen und als Kombination dieser Elemente dargestellt werden. Die nachfolgenden **klinischen Algorithmen zur Diagnostik** verstehen sich als Entscheidungshilfen, die keineswegs dogmatisch aufzufassen sind.

- primäre Amenorrhö (◘ Abb. A1.2),
- sekundäre Amenorrhö (◘ Abb. A1.3),
- chronischer Abdominalschmerz (◘ Abb. A1.4),
- Beckenboden, Deszenzus (◘ Abb. A1.5),
- Beckenboden, Inkontinenz (◘ Abb. A1.6),
- Hirsutismus (◘ Abb. A1.7),
- Verdacht auf Mammatumor (◘ Abb. A1.8),
- Therapie bei Brustkrebs in der Schwangerschaft (◘ Abb. A1.9).

Zum synoptischen Algorithmus der urogynäkologischen Diagnostik. In den beiden ◘ Abb. A1.5 und A1.6 wird die **Informationsvielfalt** – z. B. Unterscheidung zwischen Inkontinenz und/oder Deszensus sowie Schweregrad der Beschwerden – dargestellt. Von links oben nach unten werden die **einzelnen Untersuchungsschritte** dargelegt. Die einzelnen **anatomischen Kompartimente** sind von links – mit dem vorderen Beckenboden-Kompartiment beginnend – nach rechts aufgeführt. Dadurch können die **verschiedenen theoretischen Erklärungsmodelle der Inkontinenz** (Transmissionstheorie, Hängemattenhypothese und die integrale Theorie) aufgenommen werden.

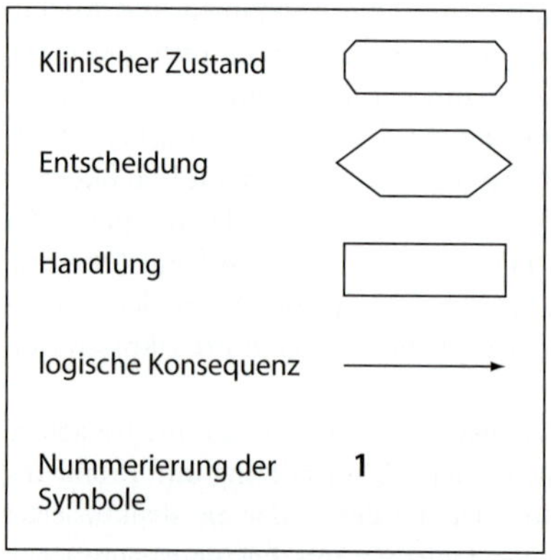

Die **Bedeutung** der **Einflussgrößen** (Häufigkeit und Gewichtung) ist anhand der **Größendarstellung** ersichtlich. Nach Art eines **Rechenschiebers** führt diese auch als animierte Version erhältliche **Synopsis** in Richtung einer **Diagnose**. Dieses Vorgehen erlaubt eine kausal schlüssige Therapieempfehlung.

Literatur

Appraisal of Guidelines Research & Evaluation (AGREE) www.agreecollaboration.com
Ärztliche Zentralstelle Qualitätssicherung (ÄZQ) www.aezq.de
Deutsche Leitlinien-Bewertungs-Instrument (DELBI) www.delbi.de
Leitlinien der Wissenschaftlichen Medizinischen Fachgesellschaften (AWMF) www.awmf-leitlinien.de
Loibl S, v. Minckwitz G, Gwyn K (2005) Breast cancer during pregnancy – International recommendation from an expert meeting. Cancer (in press).

◘ **Abb. A1.1.** Standardelemente zur Darstellung Klinischer Algorithmen. (Aus: AWMF-Leitlinie für Leitlinien 2000)

A1 · Leit(d)linie und Algorithmen

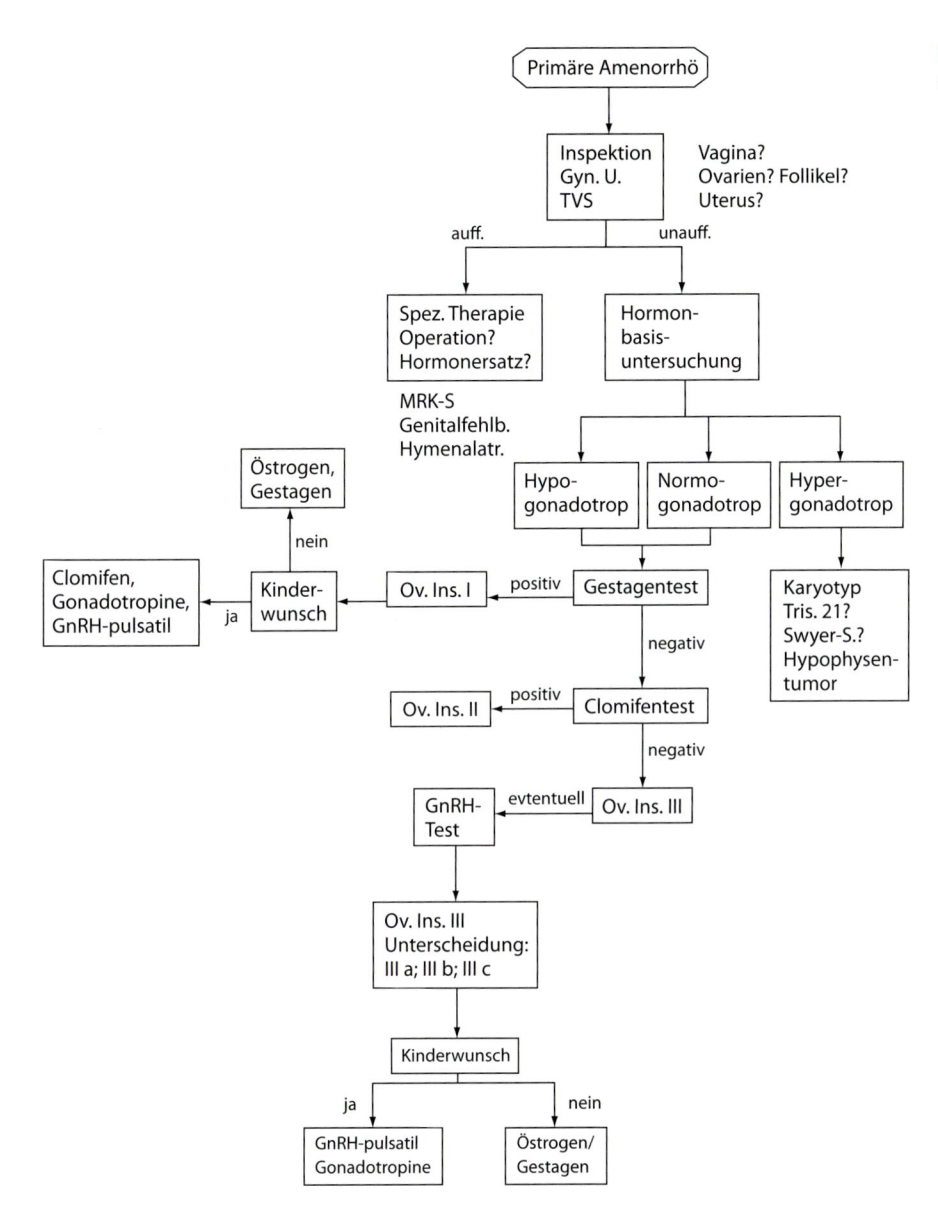

```
                        Primäre Amenorrhö
                               │
                               ▼
                         Inspektion      Vagina?
                         Gyn. U.         Ovarien? Follikel?
                         TVS             Uterus?
                    auff. ┴ unauff.
           ┌───────────────┴───────────────┐
           ▼                               ▼
    Spez. Therapie                   Hormon-
    Operation?                       basis-
    Hormonersatz?                    untersuchung
                                         │
    MRK-S                ┌───────────────┼───────────────┐
    Genitalfehlb.        ▼               ▼               ▼
    Hymenalatr.      Hypo-           Normo-          Hyper-
                     gonadotrop      gonadotrop      gonadotrop
                                                         │
    Östrogen,                                            ▼
    Gestagen                                         Karyotyp
       ▲                                             Tris. 21?
    nein│          positiv                           Swyer-S.?
  Kinder- ◄── Ov. Ins. I ◄── Gestagentest           Hypophysen-
  wunsch                          │                  tumor
    │ja                       negativ
    ▼                             ▼
  Clomifen,     positiv
  Gonadotropine, ◄── Ov. Ins. II ◄── Clomifentest
  GnRH-pulsatil                          │
                                     negativ
                      eventuell         ▼
                 GnRH- ◄────────── Ov. Ins. III
                 Test
                   │
                   ▼
                 Ov. Ins. III
                 Unterscheidung:
                 III a; III b; III c
                   │
                   ▼
                 Kinderwunsch
              ja ┴ nein
         ┌───────┴───────┐
         ▼               ▼
    GnRH-pulsatil    Östrogen/
    Gonadotropine    Gestagen
```

○ **Abb. A1.2.** Klinischer Algorithmus zur Diagnose primäre Amenorrhö

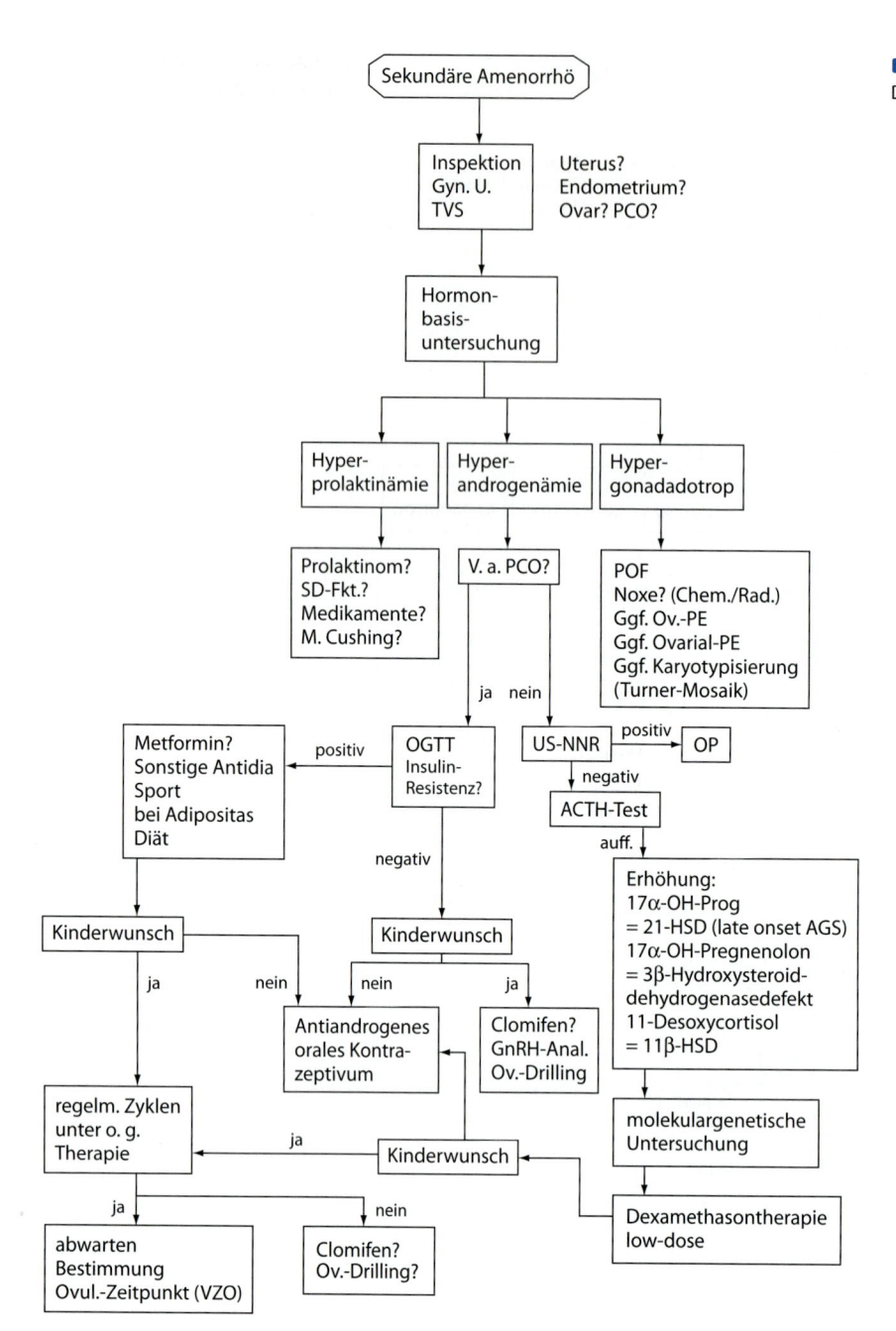

◻ **Abb. A1.3.** Klinischer Algorithmus zur Diagnose sekundäre Amenorrhö

```
Sekundäre Amenorrhö
        │
        ▼
   Inspektion       Uterus?
   Gyn. U.          Endometrium?
   TVS              Ovar? PCO?
        │
        ▼
   Hormon-
   basis-
   untersuchung
        │
   ┌────┼────┐
   ▼    ▼    ▼
Hyper-  Hyper-  Hyper-
prolaktin-  androgen-  gonadadotrop
ämie    ämie
   │    │       │
   ▼    ▼       ▼
Prolaktinom?  V. a. PCO?   POF
SD-Fkt.?                   Noxe? (Chem./Rad.)
Medikamente?               Ggf. Ov.-PE
M. Cushing?                Ggf. Ovarial-PE
                           Ggf. Karyotypisierung
                           (Turner-Mosaik)
```

- Hyperandrogenämie → V. a. PCO? → ja / nein
- ja → OGTT Insulin-Resistenz?
  - positiv → Metformin? Sonstige Antidia Sport bei Adipositas Diät
  - negativ → Kinderwunsch
- nein → US-NNR
  - positiv → OP
  - negativ → ACTH-Test
    - auff. → Erhöhung:
      - 17α-OH-Prog = 21-HSD (late onset AGS)
      - 17α-OH-Pregnenolon = 3β-Hydroxysteroid-dehydrogenasedefekt
      - 11-Desoxycortisol = 11β-HSD
      - → molekulargenetische Untersuchung → Dexamethasontherapie low-dose

Metformin-Zweig: Kinderwunsch
- ja → regelm. Zyklen unter o. g. Therapie
  - ja → abwarten, Bestimmung Ovul.-Zeitpunkt (VZO)
  - nein → Clomifen? Ov.-Drilling?
- nein → Antiandrogenes orales Kontrazeptivum

Hyperandrogenämie-Zweig: Kinderwunsch
- nein → Antiandrogenes orales Kontrazeptivum
- ja → Clomifen? GnRH-Anal. Ov.-Drilling

Dexamethasontherapie → Kinderwunsch → ja → regelm. Zyklen unter o. g. Therapie

A1 · Leit(d)linie und Algorithmen

Abb. A1.4. Klinischer Algorithmus zur Diagnose chronischer Abdominalschmerz

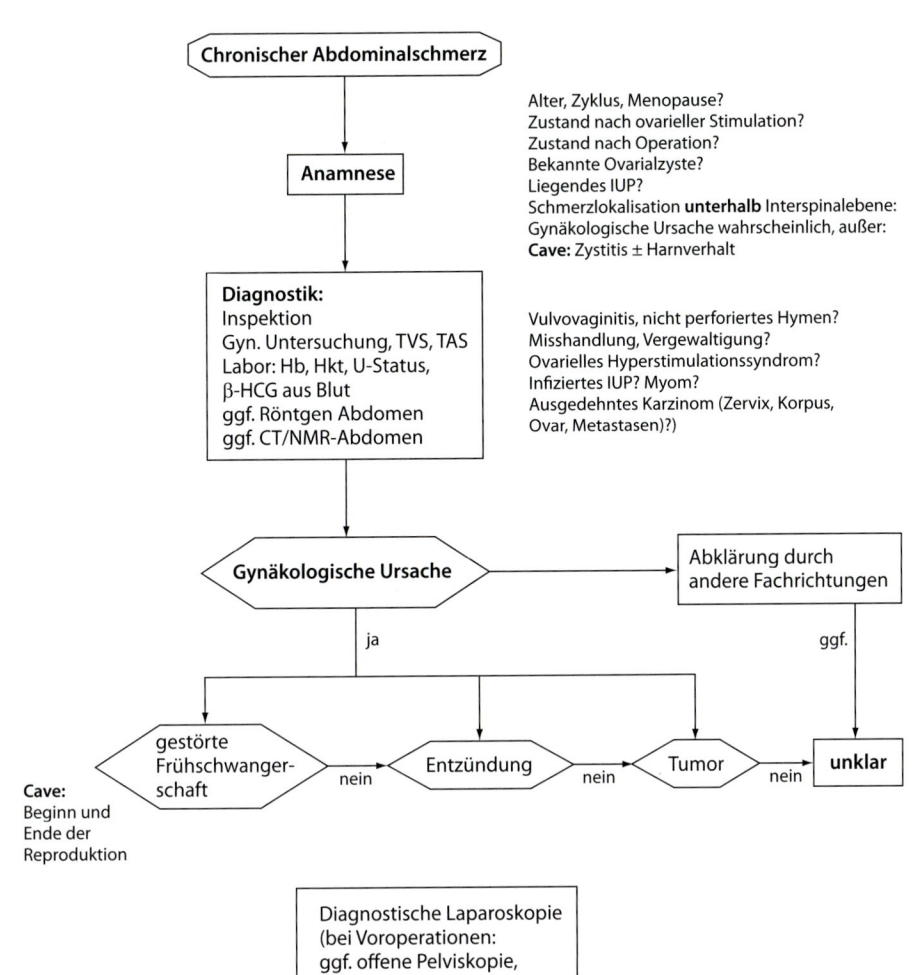

```
Chronischer Abdominalschmerz
            │
            ▼
        Anamnese          Alter, Zyklus, Menopause?
                          Zustand nach ovarieller Stimulation?
                          Zustand nach Operation?
                          Bekannte Ovarialzyste?
                          Liegendes IUP?
                          Schmerzlokalisation unterhalb Interspinalebene:
                          Gynäkologische Ursache wahrscheinlich, außer:
                          Cave: Zystitis ± Harnverhalt
            │
            ▼
   Diagnostik:            Vulvovaginitis, nicht perforiertes Hymen?
   Inspektion             Misshandlung, Vergewaltigung?
   Gyn. Untersuchung,     Ovarielles Hyperstimulationssyndrom?
   TVS, TAS               Infiziertes IUP? Myom?
   Labor: Hb, Hkt,        Ausgedehntes Karzinom (Zervix, Korpus,
   U-Status,              Ovar, Metastasen)?)
   β-HCG aus Blut
   ggf. Röntgen Abdomen
   ggf. CT/NMR-Abdomen
            │
            ▼
   Gynäkologische Ursache ─────────▶ Abklärung durch
                                     andere Fachrichtungen
            │ ja                              │ ggf.
            ▼                                 ▼
```

Cave: Beginn und Ende der Reproduktion

gestörte Frühschwangerschaft → nein → Entzündung → nein → Tumor → nein → unklar

Diagnostische Laparoskopie
(bei Voroperationen:
ggf. offene Pelviskopie,
primäre Lapartomie)

Beckenbodendiagnostik

Deszensus

Anamnese → Fremdkörpergefühl, Erschwerte Miktion, Obstipation, Völlegefühl Schwere, Unterleibsschmerzen

Klinische Untersuchung → Zystozele, Descensus vaginae / Prolaps uteri, Restharn, Rekto-/Entero-/Douglasozele

Verstrichene Rugae

Kompartmentdiagnostik → Deczensus der vorderen Vaginalwand, Muskuläre Beckenbodenschwäche, Bindegewebsschwäche, Deszensus hintere Vaginalwand, Insuffizienz des hinteren Bandapparates, Entleerungsstörung

Lateraler Deszensus des Beckenbodens

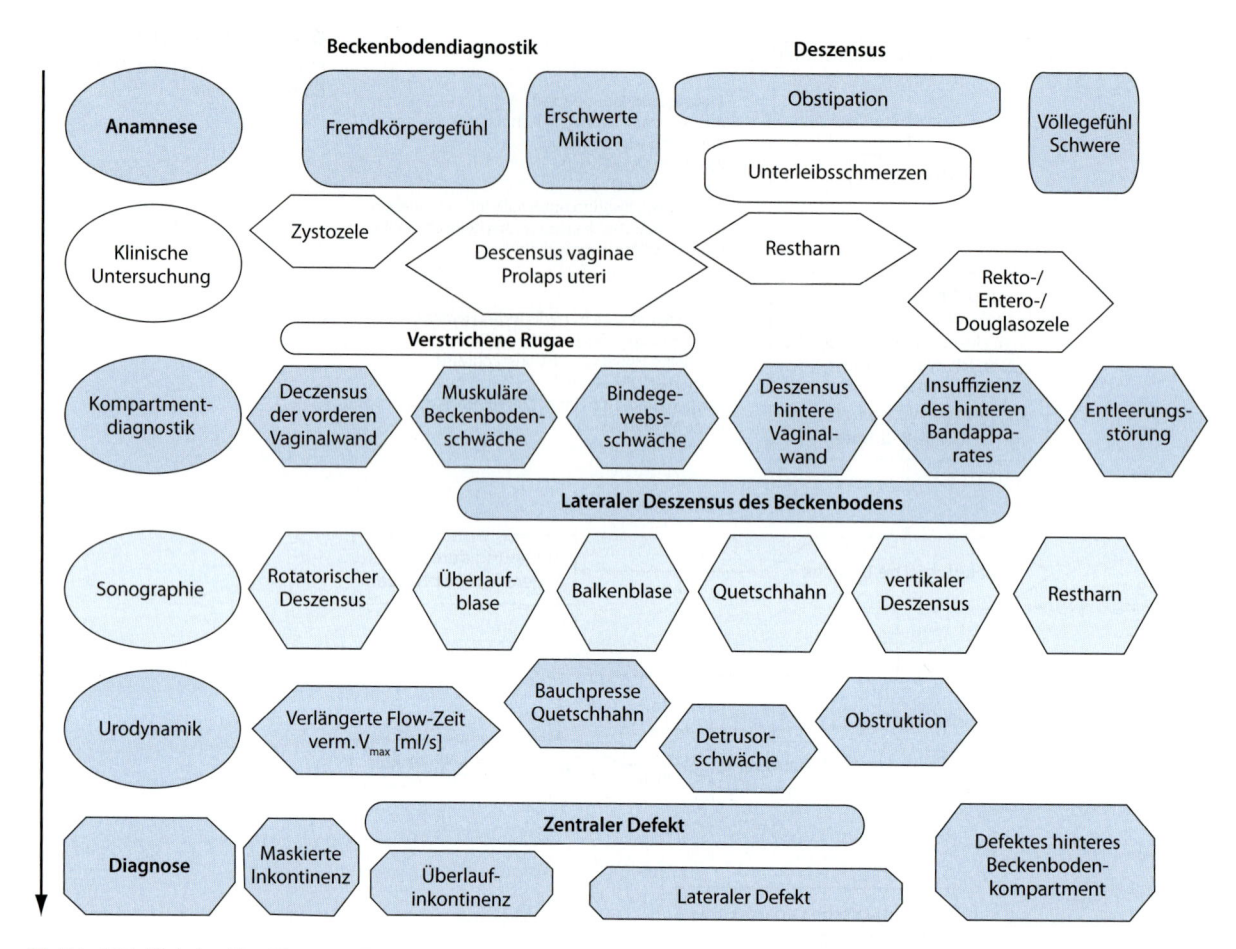

Sonographie → Rotatorischer Deszensus, Überlaufblase, Balkenblase, Quetschhahn, vertikaler Deszensus, Restharn

Urodynamik → Verlängerte Flow-Zeit verm. V_{max} [ml/s], Bauchpresse Quetschhahn, Detrusorschwäche, Obstruktion

Zentraler Defekt

Diagnose → Maskierte Inkontinenz, Überlaufinkontinenz, Lateraler Defekt, Defektes hinteres Beckenbodenkompartment

Abb. A1.5. Klinischer Algorithmus zur Diagnose Deszensus

A1 · Leit(d)linie und Algorithmen

Beckenbodendiagnostik　　　Inkontinenz

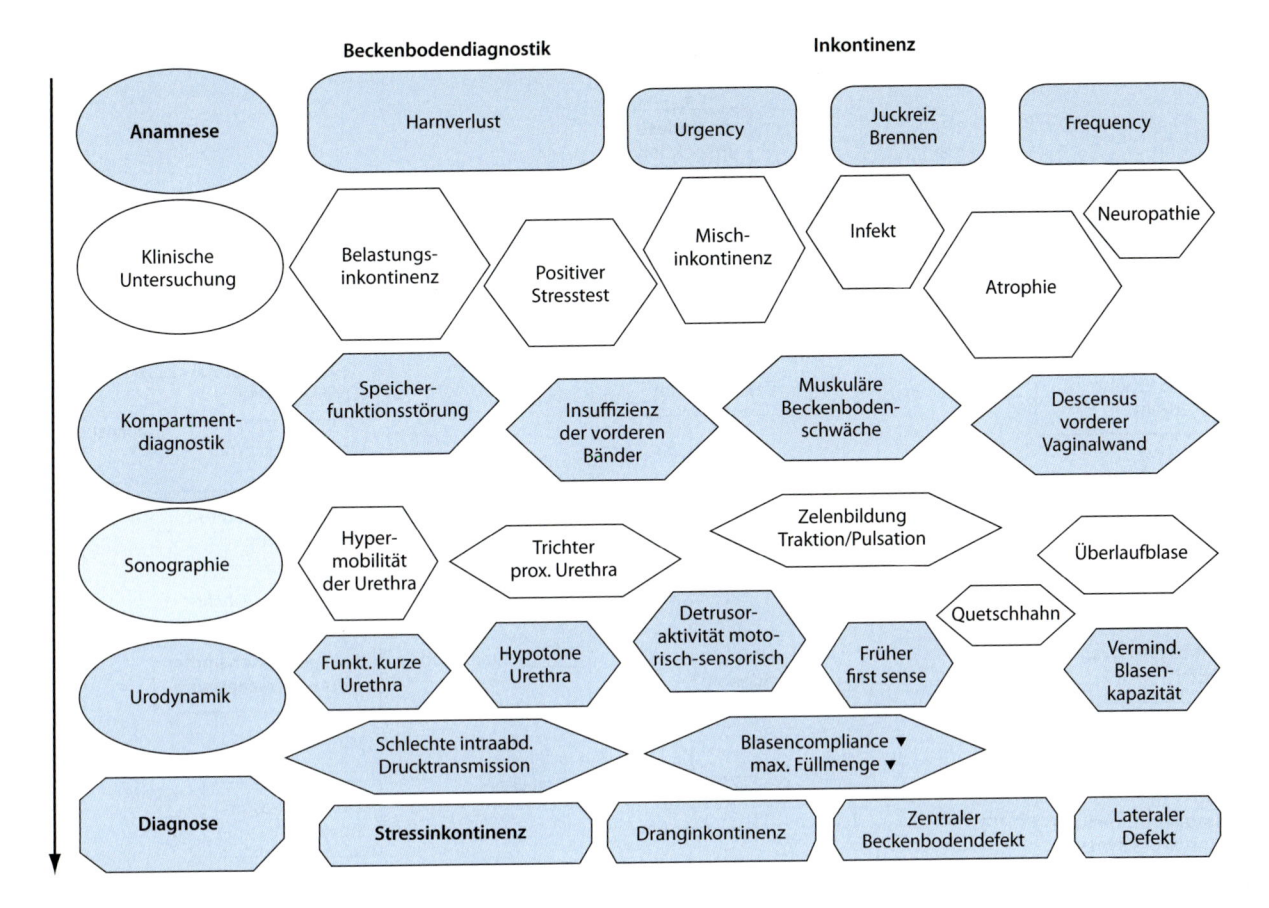

Anamnese — Harnverlust　　Urgency　　Juckreiz Brennen　　Frequency

Klinische Untersuchung — Belastungsinkontinenz — Positiver Stresstest — Mischinkontinenz — Infekt — Atrophie — Neuropathie

Kompartmentdiagnostik — Speicherfunktionsstörung — Insuffizienz der vorderen Bänder — Muskuläre Beckenbodenschwäche — Descensus vorderer Vaginalwand

Sonographie — Hypermobilität der Urethra — Trichter prox. Urethra — Zelenbildung Traktion/Pulsation — Überlaufblase

Urodynamik — Funkt. kurze Urethra — Hypotone Urethra — Detrusoraktivität motorisch-sensorisch — Früher first sense — Quetschhahn — Vermind. Blasenkapazität

Schlechte intraabd. Drucktransmission — Blasencompliance ▼ max. Füllmenge ▼

Diagnose — **Stressinkontinenz** — Dranginkontinenz — Zentraler Beckenbodendefekt — Lateraler Defekt

Abb. A1.6. Klinischer Algorithmus zur Diagnose Inkontinenz

Hirsutismus

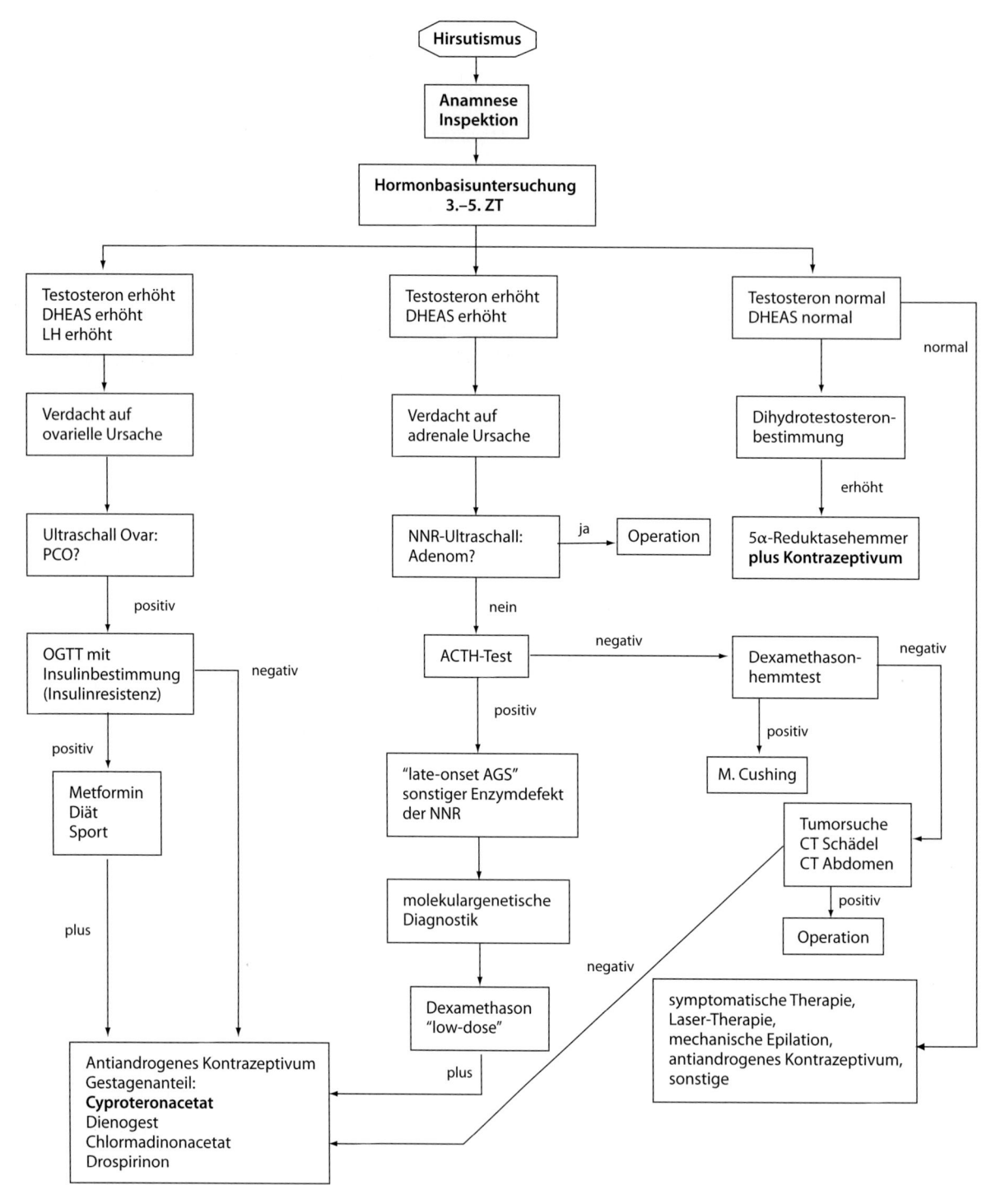

Anamnese Inspektion

Hormonbasisuntersuchung 3.–5. ZT

Testosteron erhöht, DHEAS erhöht, LH erhöht
→ Verdacht auf ovarielle Ursache
→ Ultraschall Ovar: PCO?
→ positiv → OGTT mit Insulinbestimmung (Insulinresistenz)
→ positiv → Metformin, Diät, Sport
→ negativ → Antiandrogenes Kontrazeptivum
→ plus → Antiandrogenes Kontrazeptivum

Testosteron erhöht, DHEAS erhöht
→ Verdacht auf adrenale Ursache
→ NNR-Ultraschall: Adenom?
- ja → Operation
- nein → ACTH-Test
  - positiv → "late-onset AGS" sonstiger Enzymdefekt der NNR → molekulargenetische Diagnostik → Dexamethason "low-dose" → plus Antiandrogenes Kontrazeptivum
  - negativ → Dexamethason-hemmtest
    - positiv → M. Cushing
    - negativ → Tumorsuche CT Schädel CT Abdomen
      - positiv → Operation
      - negativ → symptomatische Therapie

Testosteron normal, DHEAS normal
→ Dihydrotestosteronbestimmung
- erhöht → 5α-Reduktasehemmer **plus Kontrazeptivum**
- normal → symptomatische Therapie, Laser-Therapie, mechanische Epilation, antiandrogenes Kontrazeptivum, sonstige

Antiandrogenes Kontrazeptivum Gestagenanteil:
Cyproteronacetat
Dienogest
Chlormadinonacetat
Drospirinon

◘ **Abb. A1.7.** Klinischer Algorithmus zur Diagnose Hirsutismus

A1 · Leit(d)linie und Algorithmen

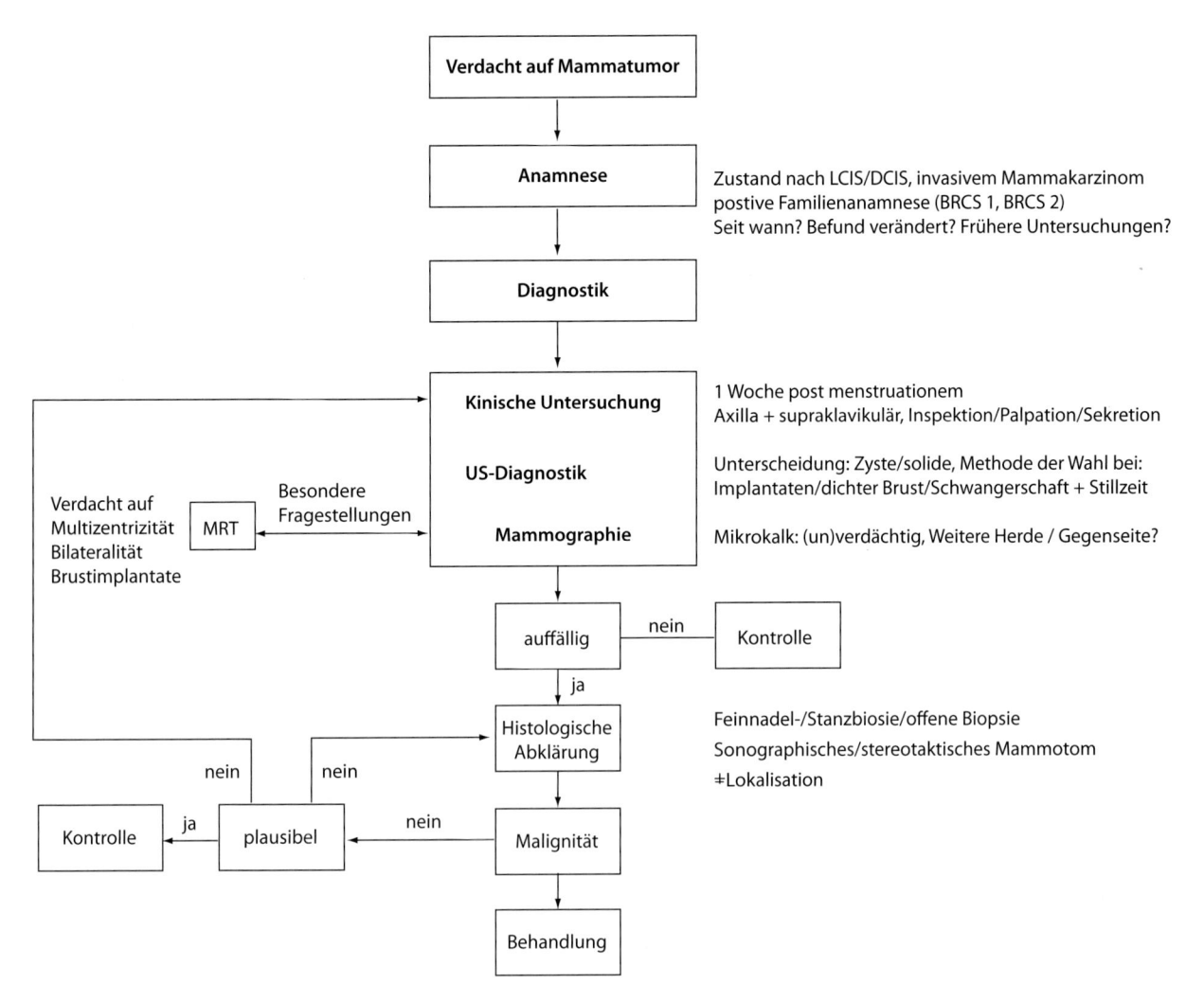

```
                    ┌─────────────────────────┐
                    │ Verdacht auf Mammatumor │
                    └───────────┬─────────────┘
                                ↓
                    ┌─────────────────────────┐      Zustand nach LCIS/DCIS, invasivem Mammakarzinom
                    │        Anamnese         │      postive Familienanamnese (BRCS 1, BRCS 2)
                    └───────────┬─────────────┘      Seit wann? Befund verändert? Frühere Untersuchungen?
                                ↓
                    ┌─────────────────────────┐
                    │       Diagnostik        │
                    └───────────┬─────────────┘
                                ↓
                    ┌─────────────────────────┐      1 Woche post menstruationem
                 →  │   Kinische Untersuchung │      Axilla + supraklavikulär, Inspektion/Palpation/Sekretion
                    │                         │
                    │                         │      Unterscheidung: Zyste/solide, Methode der Wahl bei:
  Verdacht auf     Besondere                  │      Implantaten/dichter Brust/Schwangerschaft + Stillzeit
  Multizentrizität ─Fragestellungen─[MRT]→   US-Diagnostik
  Bilateralität                               │
  Brustimplantate                             │      Mikrokalk: (un)verdächtig, Weitere Herde / Gegenseite?
                    │     Mammographie        │
                    └───────────┬─────────────┘
                                ↓
                           ┌─────────┐   nein   ┌──────────┐
                           │auffällig├─────────→│ Kontrolle│
                           └────┬────┘          └──────────┘
                                │ ja
                                ↓                  Feinnadel-/Stanzbiosie/offene Biopsie
                      ┌──────────────────┐         Sonographisches/stereotaktisches Mammotom
                      │   Histologische  │         ±Lokalisation
                      │     Abklärung    │
                      └──────────────────┘
              nein          nein
                ↑             ↑
  ┌──────────┐ ja ┌─────────┐ nein ┌──────────┐
  │ Kontrolle│←───│plausibel│←─────│Malignität│
  └──────────┘    └─────────┘      └────┬─────┘
                                        ↓
                                 ┌──────────────┐
                                 │  Behandlung  │
                                 └──────────────┘
```

Abb. A1.8. Klinischer Algorithmus zur Diagnose Verdacht auf Mammatumor

a

Gesicherte histologische Diagnose vor der 12.–14. Gestationswoche
↓
Entscheidung, die Schwangerschaft fortzusetzen
↓
Operabilität

- **Ja:**
  - Zuwarten, bis 12.–14. SSW vollendet ist
  - Primäre systemische Therapie
  - Chirurgische Therapie (kann bis nach der Geburt verschoben werden)
  - Geburt
- **Nein:**
  - Patientin und Chirurg legen Zeitpunkt der Operation fest
  - Chirurgische Therapie
  - Adjuvante systemische Therapie (wenn indiziert)
  - Geburt

→ Radiotherapie (wenn indiziert)
→ Hormonelle Therapie (wenn indiziert)

b

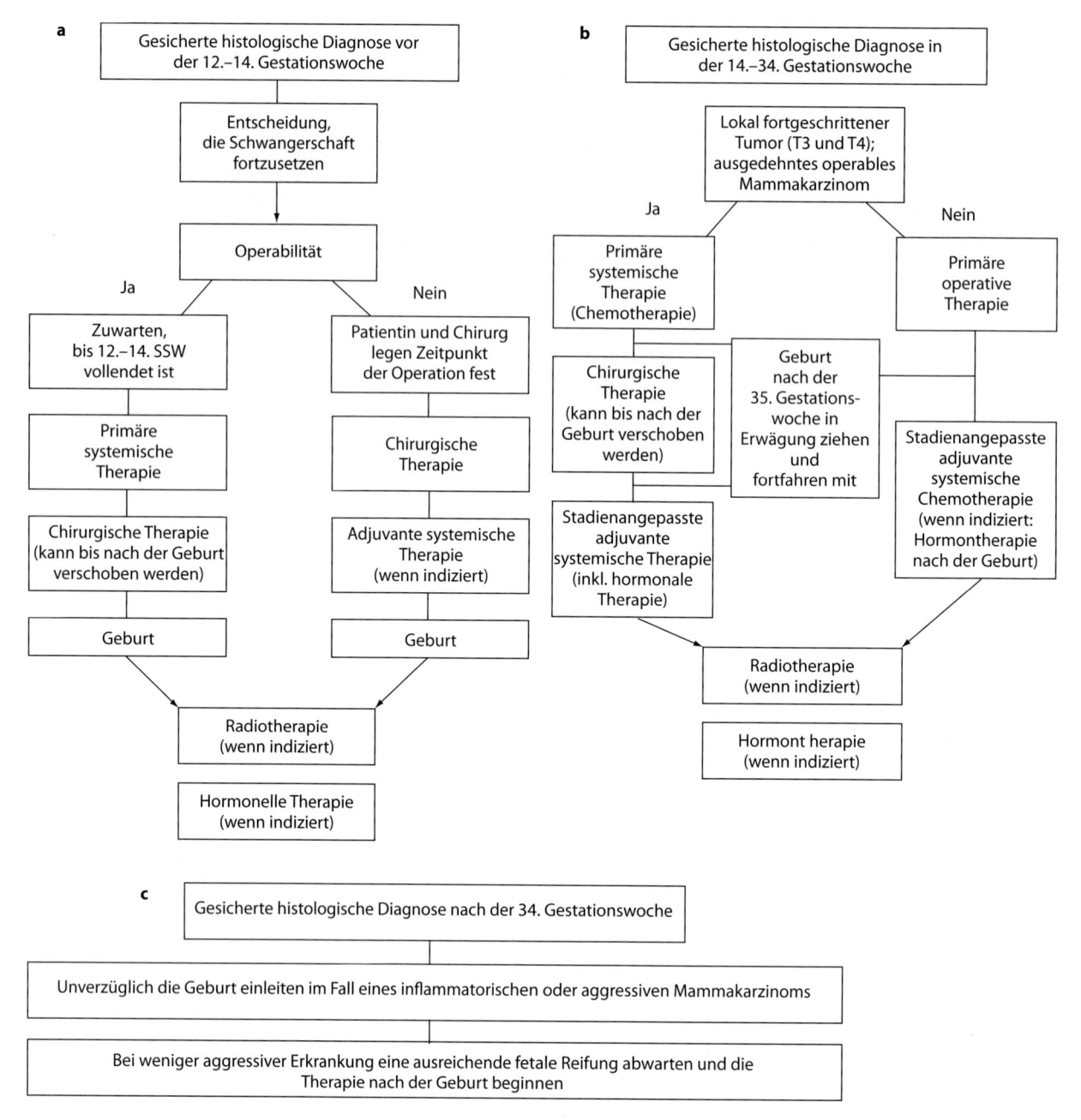

Gesicherte histologische Diagnose in der 14.–34. Gestationswoche
↓
Lokal fortgeschrittener Tumor (T3 und T4); ausgedehntes operables Mammakarzinom

- **Ja:**
  - Primäre systemische Therapie (Chemotherapie)
  - Chirurgische Therapie (kann bis nach der Geburt verschoben werden)
  - Stadienangepasste adjuvante systemische Therapie (inkl. hormonale Therapie)
- **Nein:**
  - Primäre operative Therapie
  - Stadienangepasste adjuvante systemische Chemotherapie (wenn indiziert: Hormontherapie nach der Geburt)

Geburt nach der 35. Gestationswoche in Erwägung ziehen und fortfahren mit

→ Radiotherapie (wenn indiziert)
→ Hormontherapie (wenn indiziert)

c

Gesicherte histologische Diagnose nach der 34. Gestationswoche
↓
Unverzüglich die Geburt einleiten im Fall eines inflammatorischen oder aggressiven Mammakarzinoms
↓
Bei weniger aggressiver Erkrankung eine ausreichende fetale Reifung abwarten und die Therapie nach der Geburt beginnen

◻ **Abb. A1.9a–c.** Klinischer Algorithmus zur Therapie bei Brustkrebs in der Schwangerschaft. Gesicherte histologische Diagnose vor der 12.–14. (**a**), in der 12.–34 (**b**) und nach der 34. Gestationswoche (**b**). (Nach Loibl et al., 2005)

Normalwerte

E. Siebzehnrübl

Die Auflistung in ◘ Tabelle A2.1 ist alphabetisch sortiert, soweit dies sinnvoll erscheint. Die Normalwerte entsprechen weit verbreiteten Standards für Erwachsene, jedoch müssen selbstverständlich die Normalwerte des eigenen Labors Beachtung finden.

◘ **Tabelle A2.1.** Normalwerte: Hormone, Blutbild, Gerinnung, klinische Chemie und Tumormarker

Name	Bezeichnung	Einheit	Wert	Bemerkung
Hormone				
Adrenocorticotropes Hormon	ACTH	pg/ml	0–80	
Dehydroepiandrostendion-Sulfat	DHEAS	ng/ml	110–610	Präpubertär
			350–4300	Prämenopausal
			230–1170	Schwanger
			110–610	Postmenopausal
Estradiol	E2	pg/ml	30–120	Follikelphaase
			150–450	Zyklusmitte
			30–120	Lutealphase
			10–35	Postmenopause
Follikelstimulierendes Hormon	FSH	mE/ml	3–12	Follikelphase
			6–25	Zyklusmitte
			2–12	Lutealphase
			30–120	Postmenopause
Humanes Choriongonadotropin	HCG	IU/l od. mIE/ml	<5,0	Außerhalb einer Schwangerschaft
Luteinisierendes Hormon	LH	mE/ml	0,5–18	Follikelphase
			15–80	Zyklusmitte
			0,5–18	Lutealphase
			16–64	Postmenopause
Progesteron	Prog	ng/ml	<0,3	Follikelphase
			0,3–1,5	Zyklusmitte
			>10	Lutealphase
			<0,3	Postmenopause
17-α-OH-Progesteron	17-α-OHP	pg/ml	100–3300	Follikelphase
			1000–4000	Lutealphase
			100–500	Postmenopause
Prolaktin	PRL	ng/ml	<25	Unstimuliert
Testosteron	T	ng/ml	0,2–1,0	Prämenopausal
			0,08–0,35	Postmenopausal

◘ **Tabelle A2.1.** (Fortsetzung)

Name	Bezeichnung	Einheit	Wert	Bemerkung
Freies Testosteron	fT	pg/ml	0,6–3,5	Prämenopausal
			0,2–3,0	Postmenopausal
Thyroideastimulierendes Hormon	TSH (basal)	µE/ml	0,3–4,5	
Trijodthyronin	T3	ng/ml	0,8–2,0	
Tetrajodthyronin	T4	ug/dl	4,5–12,5	
Freies Trijodthyronin	fT3	pg/ml	2,3–4,2	
Freies Tetrajodthyronin	fT4	ng/dl	0,8–1,8	
Blutbild				
Erythrozyten	Ery	/pl	3,8–5,2	
Hämatokrit	Hkt	%	36–46	
Hämoglobin	Hb	g/dl	12–16	
Leukozyten	Leukos	/nl	4,8–11	
Mittlere korpuskuläre Hämoglobinkonzentration	MCHC	g/dl	32–36	
Mittleres korpuskuläres Hämoglobin	MCH	pg	26–34	
Mittleres korpuskuläres Volumen	MCV	fl	80–99	
Thrombozyten	Thrombos	/nl	150–400	
Gerinnung				
Fibrinogen	Fibr	mg/dl	200–400	
Partielle Thromboplastinzeit	PTT	s	30–45	
Thrombinzeit (3 E/ml)	TZ	s	<24	
Thromboplastinzeit	Quick	%	70–100	
Klinische Chemie				
Albumin quant.	Alb	g/dl	3,5–5,0	
Alkalische Phosphatase	AP	U/l	<160	
Anorganisches Phosphat	Phos	mg/dl	2,3–4,3	
Bilirubin quant.	Bili	mg/dl	<1,4	
Kalzium	Ca	mmol/l	2,15–2,55	
Chlorid	Cl	mmol/l	96–108	
Cholesterin	Chol	mg/dl	<200	
C-reaktives Protein	CRP	mg/dl	<0,8	
Eisen	Fe	µg/dl	37–145	
Gesamteiweiß	TP	g/dl	6,6–8,7	
GGT	GGT	U/l	<18	
Glukose	Glu	mg/dl	55–115	
GOT	GOT	U/l	<16	
GPT	GPT	U/l	<17	
Harnsäure	HS	mg/dl	<5,7	
Harnstoff	HST	mg/dl	5–50	
Kalium	K	mmol/l	3,5–5,1	
Kreatinin	Krea	mg/dl	0,52–0,9	

◼ **Tabelle A2.1.** (Fortsetzung)

Name	Bezeichnung	Einheit	Wert	Bemerkung
LDH	LDH	U/l	<240	
Natrium	Na	mmol/l	135–145	
Triglyceride	Tri	mg/dl	<200	
Tumormarker				
Cancer Antigen 125	CA-125	U/ml	–35	
Cancer Antigen 15–3	CA-15/3	U/ml	–25	
Cancer Antigen 19–9	CA-19–9	U/ml	–35	
Carcinoembryonales Antigen	CEA	ng/ml	–3	
Humanes Choriongonadotropin	(β)-HCG	mIE/ml	<5	
Neuronenspezifische Enolase	NSE	ng/ml	–20	
»Squamous cell carcinoma antigen«	SCC	ng/ml	–1	

A3

Medikamente

E. Siebzehnrübl, G. von Minckwitz, H. Kuhl und R. Gätje

A3.1	Endokrinologika – 869		A3.2.3	Medikamente zur Therapie der Urge-Inkontinenz – 869
A3.1.1	Hormonelle Kontrazeptiva – 869			
A3.1.2	Hormonersatztherapie – 869		A3.3	Onkologika – 869
A3.1.3	Sterilitätstherapie – 869		A3.3.1	Endokrine Substanzen – 869
A3.2	Urologika – 869		A3.3.2	Alkylanzien – 869
A3.2.1	Medikamente zur Therapie von Harnblasenentleerungsstörungen – 869		A3.3.3	Platinanaloga – 869
			A3.3.4	Antimetaboliten – 884
A3.2.2	Medikamente zur Therapie der Stressinkontinenz – 869		A3.3.5	Topoisomerasehemmer – 884
			A3.3.6	Spindelgifte – 884

Alle hier aufgeführten Aufstellungen erheben keinen Anspruch auf Vollständigkeit und sind nicht als Empfehlungen der Autoren zu sehen.

A3.1 Endokrinologika

A3.1.1 Hormonelle Kontrazeptiva

Die Auflistung in ◘ Tabelle A3.1 ist alphabetisch sortiert und enthält mit Stand April 2005 die zur hormonellen Kontrazeption verwendeten Präparate mit den in Deutschland üblichen Markennamen und den Therapiekosten pro Monat bei Verwendung der jeweils größten in den Apotheken erhältlichen Packungsgrößen. Trotz sorgfältiger Recherche erhebt diese Aufstellung keinen Anspruch auf Vollständigkeit. Die Nennung von Präparaten in dieser Liste bedeutet keine Empfehlung des Autors.

A3.1.2 Hormonersatztherapie

Die Auflistung in ◘ Tabelle A3.2 zur Hormonersatztherapie – international gebräuchlich ist der Terminus Hormontherapie (HT) bzw. »hormone replacement therapy« (HRT) – ist ebenfalls alphabetisch sortiert. Für die Berechung der Therapiekosten wurde jeweils die größte für die Endverbraucherin erhältliche Verpackung sowie die vom Hersteller angegebene Dosierung pro Tag bzw. pro Monat verwendet. Bei Östrogenpräparaten müssen ggf. noch die Kosten für das notwendige Gestagen berücksichtigt werden.

A3.1.3 Sterilitätstherapie

Die Auflistung in ◘ Tabelle A3.3 ist alphabetisch sortiert und enthält mit Stand August 2001 die zur Sterilitätstherapie verwendeten Präparate mit den in Deutschland üblichen Markennamen und den Therapiekosten für je 10 Ampullen oder für die angegebene Anzahl Dosierungen der Medikamente.

A3.2 Urologika

A3.2.1 Medikamente zur Therapie von Harnblasenentleerungsstörungen

Diese Medikamente zeigt ◘ Tabelle A3.4.

A3.2.2 Medikamente zur Therapie der Stressinkontinenz

Diese Medikamente zeigt ◘ Tabelle A3.5.

A3.2.3 Medikamente zur Therapie der Urge-Inkontinenz

Diese Medikamente zeigt ◘ Tabelle A3.6.

A3.3 Onkologika

Zystostatika und manche endokrine Substanzen werden meist nach Therapieprotokollen verabreicht. Die Dosierung wird auf die Körperoberfläche in m² (KO u. m²) berechnet und variiert je nach Studienprotokoll, Allgemeinzustand und Laborwerten der Patientin.

A3.3.1 Endokrine Substanzen

◘ Tabelle A3.7 zeigt eine Übersicht über die endokrinen Substanzen, die geeignet sind zur Behandlung von gynäkologischen Malignomen bzw. dem Mammakarzinom.

A3.3.2 Alkylanzien

◘ Tabelle A3.8 zeigt eine Übersicht über die wesentlichen Merkmale von Alkylanzien.

Tabelle A3.1. Hormonelle Kontrazeptiva (Abkürzungen: *EE* Ehinylestradiol, *DG* Desogestrel, *LG* Levonorgestrel)

Päparat	Gruppe	Östrogendosis	Gestagendosis	Kosten/Monat	Hersteller
28mini	Minipille		0,03 mg LG	6,68 €	Jenapharm
Belara	Kombinationspräparate	30 µg EE	2 mg Chlormadinonacetat	7,64 €	Grünenthal
Bella HEXAL 35	Kombinationspräparate	25 µg EE	2 mg Cyproteronacetat	6,44 €	Hexal
Biviol	Zweiphasenpräparate	40–30 µg EE	0,025–0,125 mg DG	7,99 €	Nourypharma
Cerazette	Minipille		0,075 mg DG	8,83 €	Organon
Cilest	Kombinationspräparate	35 µg EE	0,25 mg Norgestimat	5,06 €	Janssen-Cilag
Conceplan M	Kombinationspräparate	30 µg EE	0,5 mg Norethisteron	5,96 €	Grünenthal
Depo-Clinovir	Gestagen/Depot		150 mg MPA	9,65 €	Pharmacia
Desmin 20	Kombinationspräparate	20 µg EE	0,15 mg DG	6,54 €	Grünenthal
Desmin 30	Kombinationspräparate	30 µg EE	0,15 mg DG	6,54 €	Grünenthal
Diane 35	Kombinationspräparate	35 µg EE	2 mg Cyproteronacetat	8,93 €	Schering
duofem 750 Mikrogramm	Postkoitalkontrazeption		750 µg LG	16,43 €	Hexal
Eve 20	Kombinationspräparate	20 µg EE	0,5 mg Norethisteron	8,21 €	Grünenthal
Evra	Transdermal/Kombi	20 µg EE	150 µg Norgestimat	12,81 €	Janssen-Cilag
Femigoa	Kombinationspräparate	30 µg EE	0,125 mg LG	5,56 €	Wyeth
Femovan	Kombinationspräparate	30 µg EE	0,075 mg Gestoden	9,12 €	Schering
Femranette mikro	Kombinationspräparate	30 µg EE	0,15 mg LG	7,59 €	Lederle
Gestamenstrol N	Kombinationspräparate	50 µg Mestranol	2 mg Chlormadinonacetat	9,79 €	Hermal
Gravistat 125	Kombinationspräparate	50 µg EE	0,125 mg LG	8,35 €	Jenapharm
Implanon	Gestagen/Depot		68 mg Etonogestrel	5,38 €	Nourypharma
Juliette	Kombinationspräparate	35 µg EE	2 mg Cyproteronacetat	7,16 €	Merck dura
Lamuna 20	Kombinationspräparate	20 µg EE	0,15 mg Desogestrel	6,89 €	Hexal
Lamuna 30	Kombinationspräparate	30 µg EE	0,15 mg Desogestrel	6,89 €	Hexal
Leios	Kombinationspräparate	20 µg EE	0,1 mg LG	7,47 €	Wyeth
Levogynon	Postkoitalkontrazeption		750 µg LG	17,34 €	Schering
Lovelle	Kombinationspräparate	20 µg EE	0,15 mg DG	7,99 €	Organon
Lyn-ratiopharm-Sequenz	Zweiphasenpräparate	50 µg EE	2,5 mg Lynestrenol	5,36 €	ratiopharm
Marvelon	Kombinationspräparate	30 µg EE	0,15 mg DG	8,33 €	Organon
28 mini	Minipille		0,03 mg LG	6,68 €	Jenapharm

Tabelle A3.1. (Fortsetzung)

Päparat	Gruppe	Östrogendosis	Gestagendosis	Kosten/Monat	Hersteller
Microgynon	Kombinationspräparate	30 µg EE	0,15 mg LG	5,09 €	Schering
Microlut	Minipille		0,03 mg LG	9,30 €	Schering
Mikro-30 Wyeth	Minipille		0,03 mg LG	13,25 €	Wyeth
Minisiston	Kombinationspräparate	30 µg EE	0,125 mg LG	5,08 €	Jenapharm
Minulet	Kombinationspräparate	30 µg EE	0,075 mg Gestoden	12,42 €	Wyeth
Miranova	Kombinationspräparate	20 µg EE	0,1 mg LG	9,07 €	Schering
MonoStep	Kombinationspräparate	30 µg EE	0,125 mg LG	6,71 €	Asche
Neo-Eunomin	Zweiphasenpräparate	50 µg EE	1–2 mg Chlormadinonacetat	8,76 €	Grünenthal
Nora-ratiopharm	Kombinationspräparate	30 µg EE	0,5 mg Norethisteronacetat	11,75 €	ratiopharm
Noristerat	Depot		200 mg Norethisteronenantat	9,65 €	Schering
NovaStep	Dreiphasenpräparate	30–75–30 µg EE	0,05–0,075–0,125 mg LG	7,66 €	Asche
Novial	Dreiphasenpräparate	35–33–30 µg EE	0,05–0,1–0,15 mg Desogestrel	6,16 €	Organon
NuvaRing	Vaginal/Kombi	15 µg EE	120 µg Etonogestrel	13,33 €	Organon
Oviol 22	Zweiphasenpräparate	50 µg EE	(0)–0,125 mg DG	10,00 €	Nourypharma
Oviol 28	Kombinationspräparate, Sequenz	50 µg EE	(0)–0,125 mg DG	11,32 €	Nourypharma
Ovoresta M	Kombinationspräparate	37,5 µg EE	0,75 mg Lynestriol	13,30 €	Organon
Petibelle	Kombinationspräparate	30 µg EE	3 mg Drospirenon	9,10 €	Jenapharm
Pramino	Dreiphasenpräparate	35 µg EE	0,18–0,215–0,25 mg Norgestimat	9,60 €	Janssen-Cilag
Synphasec	Dreiphasenpräparate	35 µg EE	0,5–1,0–0,5 mg Norethisteron	5,96 €	Grünenthal
Triette	Dreiphasenpräparate	30–40–30 µg EE	0,05–0,075–0,125 mg LG	7,66 €	Stada
Trigoa	Dreiphasenpräparate	30–40–30 µg EE	0,05–0,075–0,125 mg LG	5,56 €	Wyeth
TriNovum	Dreiphasenpräparate	35 µg EE	0,5–0,75–1,0 mg Norethisteron	9,10 €	Janssen-Cilag
Triquilar	Dreiphasenpräparate	30–40–30 µg EE	0,05–0,075–0,125 mg LG	7,92 €	Schering
Trisiston	Dreiphasenpräparate	30–40–30 µg EE	0,05–0,075–0,125 mg LG	6,90 €	Jenapharm
Valette	Kombinationspräparate	30 µg EE	2 mg Dienogest	7,64 €	Jenapharm
Yasmin	Kombinationspräparate	30 µg EE	3 mg Drospirenon	9,10 €	Schering

Tabelle A3.2. Medikamente zur Hormonersatztherapie (Abkürzungen: *E* Estriol, *E2* Estradiol, *EV* Estradiolvalerat, *MPA* Methroxiprogesteronacetat)

Präparat	Applikation	Gruppe	Hormon	Kosten/Monat	Hersteller
Activelle	Oral	Kombinationspräparat/kontinuierliche Einnahme	1 mg E2+0,5 mg Norethisteronacetat	10,63 €	Novo Nordisk
Aerodiol	Nasal	Östrogenmonopräparat	150 μg E2/Sprühstoß	15,04 €	Servier Deutschland
Andriol Testocaps	Oral	Androgen/mono	40 mg Testosteronundecanoat	44,23 €	Organon
Angeliq	Oral	Kombinationspräparat/zyklische Einnahme	1 mg E2+2 mg Drospirenon	19,60 €	Schering
Chlormadimon 2 mg	Oral	Gestagenmonopräparat	Chlormadimon 2 mg	3,70 €	Jenapharm
Climen	Oral	Kombinationspräparat/zyklische Einnahme	11× 2 mg EV/10× 2 mg EV + 1 mg Cyproteronacetat	9,83 €	Schering
Climodien	Oral	Kombinationspräparat/kontinuierliche Einnahme	2 mg EV + 2 mg Dienogest	11,41 €	Schering
Climopax 0,625/2,5 mg	Oral	Kombinationspräparat/kontinuierliche Einnahme	0,625 mg konjugierte Östrogene + 2,5 mg MPA	9,47 €	Wyeth
Climopax 0,625/5 mg	Oral	Kombinationspräparat/kontinuierliche Einnahme	0,625 mg konjugierte Östrogene + 5 mg MPA	9,85 €	Wyeth
Climopax cyclo 0,625/5 mg	Oral	Kombinationspräparat/zyklische Einnahme	14× 0,625 mg konjugierte Östrogene/ 14× 0,625 mg konjugierte Östrogene + 5 mg MPA	9,47 €	Wyeth
Clinofem 2,5	Oral	Gestagenmonopräparat	2,5 mg MPA	6,02 €	Pharmacia
Clinofem 5	Oral	Gestagenmonopräparat	5 mg MPA	10,02 €	Pharmacia
Clinofem 10	Oral	Gestagenmonopräparat	10 mg MPA	18,03 €	Pharmacia
Clionara 2 mg/1 mg	Oral	Kombinationspräparat/zyklische Einnahme	2 mg E2+1 mg NETA	9,13 €	Kade/Besins
Crinone 8%	Vaginal	Progesteronmonopräparat	90 mg Progesteron	13,09 €	Serono
Cutanum 50	Perkutan	Östrogenmonopräparat	50 μg E2	10,27 €	Jenapharm
Cutanum 100	Perkutan	Östrogenmonopräparat	100 μg E2	13,30 €	Jenapharm
Cyclo-Menorette	Oral	Kombinationspräparat/zyklische Einnahme	11× 1 mg EV + 2 mg E/10× 1 mg EV + 2 mg E + 0,25 mg Levonorgestrel	10,58 €	Wyeth
Cyclo-Östrogynal	Oral	Kombinationspräparat/zyklische Einnahme	11× 1 mg EV + 2 mg E/10× 1 mg EV + 2 mg E + 0,25 mg Levonorgestrel	8,71 €	Asche
Cyclo-Progynova	Oral	Kombinationspräparat/zyklische Einnahme	11× 2 mg EV/10× 2 mg EV + 0,15 mg Norgestrel	9,07 €	Schering

Tabelle A3.2. (Fortsetzung)

Präparat	Applikation	Gruppe	Hormon	Kosten/Monat	Hersteller
Cyclosa	Oral	Kombinationspräparat/zyklische Einnahme	7× 50 µg Ethinylestradiol/15× 50 µg Ethinylestradiol + 0,125 mg Desogestrel	10,11 €	Nourypharma
Dermestril-Septem 25	Perkutan	Östrogenmonopräparat	25 µg E2	7,06 €	Opfermann
Dermestril-Septem 50	Perkutan	Östrogenmonopräparat	50 µg E2	8,84 €	Opfermann
Dermestril-Septem 75	Perkutan	Östrogenmonopräparat	75 µg E2	10,06 €	Opfermann
Dermestril 100	Perkutan	Östrogenmonopräparat	100 µg E2	13,33 €	Opfermann
Duphaston 10 mg	Oral	Gestagenmonopräparat	10 mg Dydrogesteron	10,03 €	Solvay Arzneimittel
Estrabeta 25	Perkutan	Östrogenmonopräparat	25 µg E2	6,74 €	betapharm
Estrabeta 50	Perkutan	Östrogenmonopräparat	50 µg E2	8,48 €	betapharm
Estrabeta 100	Perkutan	Östrogenmonopräparat	100 µg E2	10,32 €	betapharm
Estraderm TTS 25	Perkutan	Östrogenmonopräparat	25 µg E2	8,34 €	Novartis Pharma
Estraderm TTS 50	Perkutan	Östrogenmonopräparat	50 µg EV	10,27 €	Novartis Pharma
Estraderm TTS 100	Perkutan	Östrogenmonopräparat	100 µg EV	13,30 €	Novartis Pharma
Estradiol 2 mg Jenapharm	Oral	Östrogenmonopräparat	2 mg EV	6,49 €	Jenapharm
Estradiol 4 mg Jenapharm	Oral	Östrogenmonopräparat	4 mg EV	8,83 €	Jenapharm
Estradiol Depot 10 mg Jenapharm	i.m.	Östrogenmonopräparat/Depot	10 mg EV	6,89 €	Jenapharm
Estradot 37,5	Perkutan	Östrogenmonopräparat	37,5 µg E2	9,43 €	Novartis Pharma
Estradot 50	Perkutan	Östrogenmonopräparat	50 µg E2	10,27 €	Novartis Pharma
Estradot 75	Perkutan	Östrogenmonopräparat	75 µg E2	12,08 €	Novartis Pharma
Estradot 100	Perkutan	Östrogenmonopräparat	100 µg E2	13,30 €	Novartis Pharma
Estrafemol	Oral	Kombinationspräparat/kontinuierliche Einnahme	1 mg EV/1,25 mg EV + 5 mg MPA	9,72 €	Henning Berlin/Sanofi-Systelabo
Estragest TTS	Perkutan	Kombinationspräparat/kontinuierliche Einnahme	25 µg E2+125 µg Norethisteronacetat	9,98 €	Novartis Pharma
Estragest TTS	Perkutan	Kombinationspräparat/kontinuierliche Einnahme	25 µg E2+125 µg Norethisteronacetat	9,98 €	Novartis Pharma
Estralis sequi 50/250	Perkutan	Kombinationspräparat/kontinuierliche Einnahme	50 µg E2/50 µg E2+250 µg NETA	10,74 €	Novartis
Estramon 25	Perkutan	Östrogenmonopräparat	25 µg E2	6,74 €	Hexal
Estramon 50	Perkutan	Östrogenmonopräparat	50 µg E2	8,48 €	Hexal

Tabelle A3.2. (Fortsetzung)

Präparat	Applikation	Gruppe	Hormon	Kosten/Monat	Hersteller
Estramon 100	Perkutan	Östrogenmonopräparat	100 µg E2	10,32 €	Hexal
Estramon Uno 50	Perkutan	Östrogenmonopräparat	50 µg E2	7,98 €	Hexal
Estramon Uno 75	Perkutan	Östrogenmonopräparat	75 µg E2	9,40 €	Hexal
Estramon Uno 100	Perkutan	Östrogenmonopräparat	100 µg E2	9,46 €	Hexal
Estreva Gel 0,1%	Perkutan	Östrogenmonopräparat	0,5 mg E2	10,65 €	Solvay
Estrifam	Oral	Östrogenmonopräparat	2 mg E2	7,44 €	Novo Nordisk
Estrifam 1 mg	Oral	Östrogenmonopräparat	1 mg E2	5,67 €	Novo Nordisk
Estrifam forte	Oral	Östrogenmonopräparat	4 mg E2	10,31 €	Novo Nordisk
Estring	Vaginal	Östrogenmonopräparat	7,5 µg E2	17,38 €	Pharmacia
Estriol 2 mg Jenapharm	Oral	Östrogenmonopräparat	2 mg E	7,53 €	Jenapharm
Estriol Ovulum Jenapharm	Vaginal	Östrogenmonopräparat	0,5 mg E	20,19 €	Jenapharm
Estronorm 1 mg	Oral	Östrogenmonopräparat	1 mg E2	5,24 €	Jenapharm
Estronorm 2 mg	Oral	Östrogenmonopräparat	2 mg E2	6,26 €	Jenapharm
Evista	Oral	Antiöstrogen (SERM)	60 mg Raloxifen	41,40 €	Lilly
Fem 7 –50 µg	Perkutan	Östrogenmonopräparat	50µg E2	8,89 €	Merck
Fem 7 –75 µg	Perkutan	Östrogenmonopräparat	75 µg E2	12,08	Merck
Fem 7 –100 µg	Perkutan	Östrogenmonopräparat	100 µg E2	11,85	Merck
Fem 7 Combi	Perkutan	Kombinationspräparat/kontinuierliche Einnahme	50 µg E2/50 µg E2+10 µg Levonorgestrel	10,74 €	Merck
Femoston 1/10 mg	Oral	Kombinationspräparat/zyklische Einnahme	14× 1 mg E2/14× 1 mg E2 + 10 mg Dydrogesteron	10,19 €	Solvay Arzneimittel
Femoston 2/10 mg	Oral	Kombinationspräparat/zyklische Einnahme	14× 2 mg E2/14× 2 mg E2 + 10 mg Dydrogesteron	10,47 €	Solvay Arzneimittel
Femoston conti 1/5 mg	Oral	Kombinationspräparat/kontinuierliche Einnahme	1 mg E2+5 mg Dydrogesteron	10,45 €	Solvay Arzneimittel
Femoston mono 2 mg	Oral	Östrogenmonopräparat	2 mg E2	7,44 €	Solvay Arzneimittel
Gestakadin	Oral	Gestagenmonopräparat	1 mg Norethisteronacetat	2,07 €	Kade
Gianda	Oral	Kombinationspräparat/zyklische Einnahme	12× 1 mg EV/14× 1,25 mg EV + 5 mg MPA	9,06 €	Grünenthal
Gynamon	Oral	Kombinationspräparat/zyklische Einnahme	16× 2 mg E2/12× 2 mg E2+1 mg Norethisteron	8,54 €	Jenapharm

A3 · Medikamente

Tabelle A3.2. (Fortsetzung)

Präparat	Applikation	Gruppe	Hormon	Kosten/Monat	Hersteller
Gynodian Depot	i.m.	Estro/Andro/Depot	4 mg EV + 200 mg Prasteronenantat	10,25 €	Schering
Gynokadin	Oral	Östrogenmonopräparat	2 mg EV	5,17 €	Kade
Gynokadin Gel	Perkutan/Gel	Östrogenmonopräparat	0,6 mg E2/Hub	10,27 €	Kade/Besins
Gynokadin Dosiergel	Perkutan/Gel	Östrogenmonopräparat	1,2 mg/d	10,65 €	Kade/Besins
GynPolar Gel 0,5	Perkutan/Gel	Estradiol	0,5 mg E2	8,70 €	Orion Pharma
GynPolar Gel 1,0	Perkutan/Gel	Estradiol	1,0 mg E2	9,47 €	Orion Pharma
Indivina 1 mg/2,5 mg Tbl.	Oral	Kombinationspräparat/kontinuierliche Einnahme	1 mg EV + 2,5 mg MPA	10,64 €	Grünenthal
Indivina 1 mg/5 mg Tbl.	Oral	Kombinationspräparat/kontinuierliche Einnahme	1 mg EV + 5 mg MPA	10,64 €	Grünenthal
Indivina 2 mg/5 mg Tbl.	Oral	Kombinationspräparat/kontinuierliche Einnahme	2 mg EV + 5 mg MPA	10,64 €	Grünenthal
Klimonorm	Oral	Kombinationspräparat/zyklische Einnahme	9× 2 mg EV/12× 2 mg EV + 0,15 mg Levonorgestrel	8,79 €	Jenapharm
Kliogest N	Oral	Kombinationspräparat/kontinuierliche Einnahme	2 mg E2+1 mg Norethisteronacetat	10,63 €	Novo Nordisk
Lafamme 2/2 mg	Oral	Kombinationspräparat/kont	2 mg EV + 2 mg Dienogest	11,41 €	Jenapharm
Liviella	Oral	Gestagenmonopräparat	2,5 mg Tibolon	28,38 €	Organon/Nourypharma
Mericomb 1 mg	Oral	Kombinationspräparat/zyklische Einnahme	16× 1 mg EV/12× 1 mg EV + 1 mg Norethisteron	8,54 €	Novartis Pharma
Mericomb 2 mg	Oral	Kombinationspräparat/zyklische Einnahme	16× 2 mg EV/12× 2 mg EV + 1 mg Norethisteron	8,54 €	Novartis Pharma
Merigest	Oral	Kombinationspräparat/kontinuierliche Einnahme	2 mg EV + 0,7 mg Norethisteronacetat	9,95 €	Novartis Pharma
Merimono 1 mg	Oral	Östrogenmonopräparat	1 mg EV	5,27 €	Novartis Pharma
Merimono 2 mg	Oral	Östrogenmonopräparat	2 mg EV	6,70 €	Novartis Pharma
MPA GYN 5	Oral	Gestagenmonopräparat	5 mg MPA	7,58 €	Hexal
Norethisteron 1 mg Jenapharm	Oral	Gestagenmonopräparat	1 mg Norethisteronacetat	3,89 €	Jenapharm
Norethisteron 5 mg Jenapharm	Oral	Gestagenmonopräparat	5 mg Norethisteronacetat	6,52 €	Jenapharm
Novofem	Oral	Kombi/zyklische Einnahme	1 mg E/1 mg E + 1 mg Norethisteronacetat	9,72 €	Novo Nordisk
Oekolp-Creme	Vaginal	Östrogenmonopräparat	1 mg Estriol	4,92 €	Kade

Tabelle A3.2. (Fortsetzung)

Präparat	Applikation	Gruppe	Hormon	Kosten/Monat	Hersteller
Oekolp forte Ovula	Vaginal	Östrogenmonopräparat	0,5 mg E	4,59 €	Kade
Oekolp Ovula	Vaginal	Östrogenmonopräparat	30 µg E	4,20 €	Kade
Oekolp-Tabletten 2 mg	Oral	Östrogenmonopräparat	2 mg E	7,78 €	Kade
Ortho-Gynest Vaginalcreme	Vaginal	Östrogenmonopräparat	0,5 mg Estriol	10,27 €	Janssen-Cilag
Ortho-Gynest Vaginalzäpfchen	Vaginal	Östrogenmonopräparat	0,5 mg E	16,55 €	Janssen-Cilag
Osmil	Oral	Kombinationspräparat/zyklische Einnahme	16× 2 mg E2/12× 2 mg E2+5 mg MPA	9,69 €	Opfermann
Östronara	Oral	Kombinationspräparat/zyklische Einnahme	16× 2 mg EV/12× 2 mg EV + 0,075 mg Levonorgestrel	9,77 €	Asche
Ovestin Ovula	Vaginal	Östrogenmonopräparat	0,5 mg E	7,84 €	Organon
Ovestin 1 mg Tbl.	Oral	Östrogenmonopräparat	1,0 mg Esitriol	7,76 €	Organon
Ovestin Creme 1 mg	Oral	Östrogenmonopräparat	1 mg E	1,18 €	Organon
Presomen 28 compositum 0,3/5 mg	Oral	Kombinationspräparat/zyklische Einnahme	10× 0,3 mg konjugierte Östrogene/11× 0,3 mg konjugierte Östrogene + 5 mg Medrogeston	8,15 €	Solvay Arzneimittel
Presomen 0,6/5 mg compositum	Oral	Östrogenmonopräparat	10× 0,6 mg konjugierte Östrogene/11× 0,6 mg konjugierte Östrogene + 5 mg Medrogeston	8,91 €	Solvay Arzneimittel
Presomen 28 0,6/5 mg compositum	Oral	Kombinationspräparat/zyklische Einnahme	14× 0,6 mg konjugierte Östrogene/14× 0,6 mg konjugierte Östrogene + 5 mg Medrogeston	9,16 €	Solvay Arzneimittel
Presomen 1,25/5 mg compositum	Oral	Östrogenmonopräparat	1,25 mg konjugierte Östrogene/1,25 mg konjugierte Östrogene + 5 mg Medrogeston	10,92 €	Solvay Arzneimittel
Primolut-Nor-5	Oral	Gestagenmonopräparat	5 mg Norethisteronacetat	10,61 €	Schering
Procyclo	Oral	Kombinationspräparat/zyklische Einnahme	11× 2 mg EV/10× 2 mg EV + 10 mg MPA	10,00 €	Organon
Progynova 21 mite	Oral	Östrogenmonopräparat	1 mg EV	5,01 €	Schering
Progynova Tropfen	Oral	Östrogenmonopräparat	2 mg/20 gtt EV	13,69 €	Schering
Prothil 5 mg	Oral	Gestagenmonopräparat	5 mg Medrogeston	5,83 €	Solvay Arzneimittel
Sandrena 0,5 mg	Perkutan/Gel	Östrogenmonopräparat	0,5 mg E2	9,42 €	Organon
Sandrena 1,0 mg	Perkutan/Gel	Östrogenmonopräparat	1,0 mg E2	10,26 €	Organon

A3 · Medikamente

Tabelle A3.2. (Fortsetzung)

Präparat	Applikation	Gruppe	Hormon	Kosten/Monat	Hersteller
Gynodian Depot	i.m.	Estro/Andro/Depot	4 mg EV + 200 mg Prasteronenantat	10,25 €	Schering
Gynokadin	Oral	Östrogenmonopräparat	2 mg EV	5,17 €	Kade
Gynokadin Gel	Perkutan/Gel	Östrogenmonopräparat	0,6 mg E2/Hub	10,27 €	Kade/Besins
Gynokadin Dosiergel	Perkutan/Gel	Östrogenmonopräparat	1,2 mg/d	10,65 €	Kade/Besins
GynPolar Gel 0,5	Perkutan/Gel	Estradiol	0,5 mg E2	8,70 €	Orion Pharma
GynPolar Gel 1,0	Perkutan/Gel	Estradiol	1,0 mg E2	9,47 €	Orion Pharma
Indivina 1 mg/2,5 mg Tbl.	Oral	Kombinationspräparat/kontinuierliche Einnahme	1 mg EV + 2,5 mg MPA	10,64 €	Grünenthal
Indivina 1 mg/5 mg Tbl.	Oral	Kombinationspräparat/kontinuierliche Einnahme	1 mg EV + 5 mg MPA	10,64 €	Grünenthal
Indivina 2 mg/5 mg Tbl.	Oral	Kombinationspräparat/kontinuierliche Einnahme	2 mg EV + 5 mg MPA	10,64 €	Grünenthal
Klimonorm	Oral	Kombinationspräparat/zyklische Einnahme	9× 2 mg EV/12× 2 mg EV + 0,15 mg Levonorgestrel	8,79 €	Jenapharm
Kliogest N	Oral	Kombinationspräparat/kontinuierliche Einnahme	2 mg E2+1 mg Norethisteronacetat	10,63 €	Novo Nordisk
Lafamme 2/2 mg	Oral	Kombinationspräparat/kont	2 mg EV + 2 mg Dienogest	11,41 €	Jenapharm
Liviella	Oral	Gestagenmonopräparat	2,5 mg Tibolon	28,38 €	Organon/Nourypharma
Mericomb 1 mg	Oral	Kombinationspräparat/zyklische Einnahme	16× 1 mg EV/12× 1 mg EV + 1 mg Norethisteron	8,54 €	Novartis Pharma
Mericomb 2 mg	Oral	Kombinationspräparat/zyklische Einnahme	16× 2 mg EV/12× 2 mg EV + 1 mg Norethisteron	8,54 €	Novartis Pharma
Merigest	Oral	Kombinationspräparat/kontinuierliche Einnahme	2 mg EV + 0,7 mg Norethisteronacetat	9,95 €	Novartis Pharma
Merimono 1 mg	Oral	Östrogenmonopräparat	1 mg EV	5,27 €	Novartis Pharma
Merimono 2 mg	Oral	Östrogenmonopräparat	2 mg EV	6,70 €	Novartis Pharma
MPA GYN 5	Oral	Gestagenmonopräparat	5 mg MPA	7,58 €	Hexal
Norethisteron 1 mg Jenapharm	Oral	Gestagenmonopräparat	1 mg Norethisteronacetat	3,89 €	Jenapharm
Norethisteron 5 mg Jenapharm	Oral	Gestagenmonopräparat	5 mg Norethisteronacetat	6,52 €	Jenapharm
Novofem	Oral	Kombi/zyklische Einnahme	1 mg E/1 mg E + 1 mg Norethisteronacetat	9,72 €	Novo Nordisk
Oekolp-Creme	Vaginal	Östrogenmonopräparat	1 mg Estriol	4,92 €	Kade

Tabelle A3.2. (Fortsetzung)

Präparat	Applikation	Gruppe	Hormon	Kosten/Monat	Hersteller
Oekolp forte Ovula	Vaginal	Östrogenmonopräparat	0,5 mg E	4,59 €	Kade
Oekolp Ovula	Vaginal	Östrogenmonopräparat	30 μg E	4,20 €	Kade
Oekolp-Tabletten 2 mg	Oral	Östrogenmonopräparat	2 mg E	7,78 €	Kade
Ortho-Gynest Vaginalcreme	Vaginal	Östrogenmonopräparat	0,5 mg Estriol	10,27 €	Janssen-Cilag
Ortho-Gynest Vaginalzäpfchen	Vaginal	Östrogenmonopräparat	0,5 mg E	16,55 €	Janssen-Cilag
Osmil	Oral	Kombinationspräparat/zyklische Einnahme	16× 2 mg E2/12× 2 mg E2+5 mg MPA	9,69 €	Opfermann
Östronara	Oral	Kombinationspräparat/zyklische Einnahme	16× 2 mg EV/12× 2 mg EV + 0,075 mg Levonorgestrel	9,77 €	Asche
Ovestin Ovula	Vaginal	Östrogenmonopräparat	0,5 mg E	7,84 €	Organon
Ovestin 1 mg Tbl.	Oral	Östrogenmonopräparat	1,0 mg Esitriol	7,76 €	Organon
Ovestin Creme 1 mg	Oral	Östrogenmonopräparat	1 mg E	1,18 €	Organon
Presomen 28 compositum 0,3/5 mg	Oral	Kombinationspräparat/zyklische Einnahme	10× 0,3 mg konjugierte Östrogene/11× 0,3 mg konjugierte Östrogene + 5 mg Medrogeston	8,15 €	Solvay Arzneimittel
Presomen 0,6/5 mg compositum	Oral	Östrogenmonopräparat	10× 0,6 mg konjugierte Östrogene/11× 0,6 mg konjugierte Östrogene + 5 mg Medrogeston	8,91 €	Solvay Arzneimittel
Presomen 28 0,6/5 mg compositum	Oral	Kombinationspräparat/zyklische Einnahme	14× 0,6 mg konjugierte Östrogene/14× 0,6 mg konjugierte Östrogene + 5 mg Medrogeston	9,16 €	Solvay Arzneimittel
Presomen 1,25/5 mg compositum	Oral	Östrogenmonopräparat	1,25 mg konjugierte Östrogene/1,25 mg konjugierte Östrogene + 5 mg Medrogeston	10,92 €	Solvay Arzneimittel
Primolut-Nor-5	Oral	Gestagenmonopräparat	5 mg Norethisteronacetat	10,61 €	Schering
Procyclo	Oral	Kombinationspräparat/zyklische Einnahme	11× 2 mg EV/10× 2 mg EV + 10 mg MPA	10,00 €	Organon
Progynova 21 mite	Oral	Östrogenmonopräparat	1 mg EV	5,01 €	Schering
Progynova Tropfen	Oral	Östrogenmonopräparat	2 mg/20 gtt EV	13,69 €	Schering
Prothil 5 mg	Oral	Gestagenmonopräparat	5 mg Medrogeston	5,83 €	Solvay Arzneimittel
Sandrena 0,5 mg	Perkutan/Gel	Östrogenmonopräparat	0,5 mg E2	9,42 €	Organon
Sandrena 1,0 mg	Perkutan/Gel	Östrogenmonopräparat	1,0 mg E2	10,26 €	Organon

Tabelle A3.2. (Fortsetzung)

Präparat	Applikation	Gruppe	Hormon	Kosten/Monat	Hersteller
Sisare Gel mono 0,5 mg	Perkutan/Gel	Östrogenmonopräparat	0,5 mg E2	9,42 €	Nourypharma
Sisare Gel mono 1,0 mg	Perkutan/Gel	Östrogenmonopräparat	1,0 mg E2	10,26 €	Nourypharma
Sisare 28 Tage Tabletten	Oral	Kombinationspräparat/zyklische Einnahme	14× 2 mg EV/14× 2 mg EV + 10 mg MPA	10,00 €	Organon
Sisare Tabletten	Oral	Kombinationspräparat/zyklische Einnahme	11× 2 mg EV/10× 2 mg EV + 10 mg MPA	10,00 €	Organon
Sovel	Oral	Gestagenmonopräparat	1 mg Norethisteronacetat	3,78 €	Novartis Pharma
Synapause E	Oral	Östrogenmonopräparat	1 mg E	6,25 €	Nourypharma
Tradelia 25	Perkutan	Östrogenmonopräparat	25 µg E2	8,32 €	Wolff
Tradelia 50	Perkutan	Östrogenmonopräparat	50 µg E2	10,27 €	Wolff
Tradelia 100	Perkutan	Östrogenmonopräparat	100 µg E2	13,30 €	Wolff
Tradelia seven 50	Perkutan	Östrogenmonopräparat	50 µg E2	8,84 €	Wolff
Tradelia seven 75	Perkutan	Östrogenmonopräparat	75 µg E2	10,07 €	Wolff
Trisequens	Oral	Kombinationspräparat/zyklische Einnahme	10× 2 mg E2/12× 2 mg E2+1 mg Norethisteronacetat/6× 1 mg E2	10,74 €	Novo Nordisk
Trisequens forte	Oral	Kombinationspräparat/zyklische Einnahme	10× 4 mg E2/12× 4 mg E2+1 mg Norethisteronacetat/6× 1 mg E2	13,82 €	Novo Nordisk
Utrogest	Oral/vaginal	Gestagenmonopräparat	100 mg Progesteron	10,85 €	Kade/Besins
Vagifem	Vaginal	Östrogenmonopräparat	25 µg E2	12,68 €	Novo Nordisk
Vitrena Tabletten	Oral	Kombinationspräparat/zykl	2 mg EV/2 mg EV + 10 mg MPA/1 mg EV	9,58 €	Orion Pharma

Tabelle A3.3. Medikamente zur Sterilitätstherapie (Abkürzungen: *EV* Estradiolvalerat, *FSH* Folliculotropin = Follikel stimulierendes Hormon, *recFSH* rekombinant = gentechnologisch hergestelltes FSH, *HCG* humanes Chorion-Gonadotropin, *HMG* humanes Menopausen-Gonadotropin, *OH-P-Caproat* Hydroxyprogesteroncaproat)

Präparat	Applikation	Gruppe	Hormon	Kosten	Hersteller/Vertrieb	Bemerkung
Cetrotide 0,25 mg	s.c.	Downregulierung	Cetrorelix	49,00 €	Serono	1 Amp.
Cetrotide 0,25 mg	s.c.	Downregulierung	Cetrorelix	343,02 €	Serono	7 Amp.
Cetrotide 3 mg	s.c.	Downregulierung	Cetrorelix	343,02 €	Serono	1 Amp.
Choragon 1500	i.m.	Lutealsupport	HCG	21,88 €	Ferring	3 Amp.
Choragon 5000	i.m.	Ovulationsinduktion	HCG	34,96 €	Ferring	3 Amp.
Clomhexal 50	Oral	Stimulation	Clomifen	20,54 €	Hexal	10 Tbl.
Clomifen GALEN	Oral	Stimulation	Clomifen	20,50 €	Galenpharma	10 Tbl.
Clomifen-ratiopharm	Oral	Stimulation	Clomifen	20,54 €	ratiopharm	10 Tbl.
Crinone 8%	Vaginal	Lutealsupport	Progesteron	39,28 €	Serono	6 Appl.
Crinone 8%	Vaginal	Lutealsupport	Progesteron	82,26 €	Serono	15 Appl.
Decapeptyl Gyn	s.c./i.m.	Downregulierung	Triptorelin	212,42 €	Ferring	1 Fertigspritze
Enantone Gyn Monats-Depot	i.m.	Downregulierung	Leuprorelin	193,95 €	Takeda	1 Inj. Flasche + Lösungsmittel
Estradiol 10 mg Depot	i.m.	Lutealsupport	Estradiol	17,23 €	Jenapharm	5 Amp.
Gonal F 75 I.E.	s.c.	Stimulation	recFSH	50,14 €	Serono	1 Durchstechfl.
Gonal F 75 I.E.	s.c.	Stimulation	recFSH	218,60 €	Serono	5 Durchstechfl.
Gonal F 300 I.E.	s.c.	Stimulation	recFSH	176,76 €	Serono	1 Injektor
Gonal F 450 I.E.	s.c.	Stimulation	recFSH	260,43 €	Serono	1 Durchstechfl.
Gonal F 450 I.E.	s.c.	Stimulation	recFSH	260,43 €	Serono	1 Injektor
Gonal F 900 I.E.	s.c.	Stimulation	recFSH	511,49 €	Serono	1 Injektor
Gonal F 1050 I.E.	s.c.	Stimulation	recFSH	595,17 €	Serono	15 Einwegspritzen
Lutrelef 0,8 mg	s.c./i.v.	Stimulation	GnRH	207,11 €	Ferring	1 Zyklomat-Pulse-Set
Lutrelef 3,2 mg	s.c./i.v.	Stimulation	GnRH	524,99 €	Ferring	1 Zyklomat-Pulse-Set
Luveris	s.c.	Stimulation	recLH	89,99 €	Serono	3 Durchstechfl.
Luveris	s.c.	Stimulation	recLH	300,01 €	Serono	10 Durchstechfl.
Menogon HP	s.c./i.m.	Stimulation	HMG, hochgereinigt	166,32 €	Ferring	5 Amp.
Menogon HP	s.c./i.m.	Stimulation	HMG, hochgereinigt	278,96 €	Ferring	10 Amp.
Orgalutran 0,25 mg/0,5 ml	s.c.	Downregulierung	Ganirelix	61,13 €	Organon	1 Fertigspritze
Orgalutran 0,25 mg/0,5 ml	s.c.	Downregulierung	Ganirelix	222,09 €	Organon	5 Fertigspritzen

Tabelle A3.3. (Fortsetzung)

Präparat	Applikation	Gruppe	Hormon	Kosten	Hersteller/Vertrieb	Bemerkung
Ovitrelle 250	s.c.	Ovulationsinduktion	recHCG	49,45 €	Serono	1 Fertigspritze
Predalon 500 I.E.	i.m.	Lutealsupport	HCG	29,92 €	Organon	10 Amp.
Predalon 5000 I.E.	i.m.	Ovulationsinduktion	HCG	34,96 €	Organon	3 Amp.
Progesteron Depot	i.m.	Lutealsupport	250 mg OH-P-caproat	32,65 €	Jenapharm	5 Amp.
Proluton Depot	i.m.	Lutealsupport	250 mg OH-P-caproat	42,83 €	Schering	5 Amp.
Puregon 50 I.E./0,5 ml	s.c.	Stimulation	recFSH	144,73 €	Organon	5 Durchstechfl.
Puregon 50 I.E./0,5 ml	s.c.	Stimulation	recFSH	280,07 €	Organon	10 Durchstechfl.
Puregon 75 I.E./0,5 ml	s.c.	Stimulation	recFSH	212,41 €	Organon	5 Durchstechfl.
Puregon 75 I.E./0,5 ml	s.c.	Stimulation	recFSH	371,77 €	Organon	10 Durchstechfl.
Puregon 100 I.E./0,5 ml	s.c./i.m.	Stimulation	recFSH	280,07 €	Organon	5 Durchstechfl.
Puregon 100 I.E./0,5 ml	s.c./i.m.	Stimulation	recFSH	480,97 €	Organon	10 Durchstechfl.
Puregon 150 I.E./0,5 ml	s.c./i.m.	Stimulation	recFSH	415,40 €	Organon	5 Durchstechfl.
Puregon 200 I.E./0,5 ml	s.c./i.m.	Stimulation	recFSH	550,74 €	Organon	5 Durchstechfl.
Puregon 200 I.E./0,5 ml	s.c./i.m.	Stimulation	recFSH	1030,82 €	Organon	10 Durchstechfl.
Puregon 300 I.E./0,36 ml	s.c.	Stimulation	recFSH	155,09 €	Organon	1 Patrone
Puregon 600 I.E./0,72 ml	s.c.	Stimulation	recFSH	300,79 €	Organon	1 Patrone
Puregon Pen				69,01 €	Organon	Pen für Patronen
Suprecur	nasal	Downregulierung	Buserelin	144,36 €	Aventis Pharma	2 Dosiersprays
Synarela	nasal	Downregulierung	Goserelin	170,67 €	Pfizer	1 Dosierspray
Utrogest	Vaginal/oral	Lutealsupport	Progesteron	32,55 €	Kade/Besins	90 Kaps.
Zoladex-Gyn	s.c.	Downregulierung	Goserelin	193,95 €	Astra Zeneca	1 Fertiginjektor

Tabelle A3.4. Medikamente zur Therapie von Harnblasenentleerungsstörungen

Medikament	Applikation	Dosierung	Nebenwirkungen	Kontraindikationen
Cholinergika				
Bethanecholchlorid (Myocholine)	oral	25–50 mg bis 4-mal tgl.	Übelkeit, Erbrechen, Hypersalivation, Schweißausbrüche, Bradykardie, Diarrhö, Bronchospasmen, Muskelschwäche	Asthma bronchiale, Thyreotoxikose, Ulcus ventriculi, Bradykardie, Hypotonie, Herzinsuffizienz, frischer Myokardinfarkt
Distigmin (Ubretid)	oral	1- bis 2-mal 5 mg		
	i.m.	0,5 mg		
Pyridostigmin (Mestinon, Kalymin)	oral	3- bis 4-mal 30–60 mg		
	i.m., s.c.	3- bis 4-mal 1–2 mg		
α-Rezeptorenblocker				
α_1- und α_2-Rezeptorenblocker Phenoxybenzamin (Dibenzyran)	oral	bis 60 mg/d auf 2–3 Einzeldosen	Schwindel, Benommenheit, Hypotonie, Tachykardie, Miosis, Mundtrockenheit, Übelkeit, Erbrechen, Schwellung der Nasenschleimhaut	Koronarsklerose, Zerebralsklerose, Myokardinfarkt, Herzinsuffizienz, Niereninsuffizienz
α_1-Rezeptorenblocker Prazosin (Minipress, Duramipress)	oral	einschleichen bis max. 12 mg/d auf 2–3 Einzeldosen	Orthostatische Regulationsstörungen, Schwindel, Übelkeit, Erbrechen, Mundtrockenheit, Wasserretention	Herzinsuffizienz
Antispastika				
Benzodiazepin Diazepam	z. B. oral	2–4-mal 5 mg, dann 1–2-mal 5 mg	Müdigkeit, Muskelschwäche, Kopfschmerzen, Verwirrtheit, Schwindel, paradoxe Reaktionen, Abhängigkeit, Mundtrockenheit, Sehstörungen, Anstieg der Leberwerte, Blutdruckabfall, Atemdepression	Abhängigkeit, akutes Engwinkelglaukom, Myasthenia gravis, Ataxie, schwere Leberschäden, respiratorische Insuffizienz, Schlafapnoe
Benzodiazepin Chlordiazepoxid (Librium, Multum, Radepur)	oral	z. B. 3-mal 10 mg		
Bacloven (Lioresal, Lebic, Baclofen)	oral	3-mal 5 bis 3-mal 25 mg einschleichen	Mattigkeit, Tremor, Übelkeit, Erbrechen, Hypothonie	Zentrale Anfallsleiden, Nierenfunktionsstörung, Leberschäden, Ulzera, psychotische Zustände, Verwirrtheit
Dantrolen (Dantamacrin)	oral	2-mal 25 bis 4-mal 50 mg	Müdigkeit, Übelkeit, Erbrechen, Schwindel, Schwäche, Lebertoxizität	Lebererkrankungen, eingeschränkte Lungenfunktion, Herzmuskelschaden

Tabelle A3.5. Medikamente zur Therapie der Stressinkontinenz

Medikament	Applikation	Dosierung	Bemerkungen
Östrogene	Hormonpräparate ▶ Abschn. A3.1 »Endokrinologika«		
α_1-Adrenergikum Midodrin (Glutron)	oral	3-mal 5 mg 7,5 mg bis max. 20 mg auf 2–3 Einzeldosen	Präparat zugelassen zur Behandlung der Hypotonie, Beeinflussung der leichten Stressinkontinenz
Serotonin- und Noradrenalin-Reuptake-Hemmer Duloxetin (Yentreve)	oral	2-mal 40 mg (einschleichende Dosierung!)	*Nebenwirkungen:* Übelkeit, Müdigkeit, Schwindel, Tremor, Kopfschmerzen, Mundtrockenheit, unscharfes Sehen, Obstipation, Schlaflosigkeit, Appetitlosigkeit, Durst, Angst, Nervosität, Libidoverlust, Anorgasmie *Kontraindikationen:* Epilepsie, Manie, bipolare psychiatrische Erkrankungen, gleichzeitige Einnahme von Antidepressiva, MAO-Hemmern, CYP1A2-Hemmern oder zentral wirksamen Medikamenten, schwere Leber- und Nierenerkrankungen
Imipramin	oral	25–100 mg/d	Einsetzbar in der Behandlung der Mischinkontinenz (parasympatholytische und α-sympathomimetische Wirkung)

◘ **Tabelle A3.6.** Medikamente zur Therapie der Urge-Inkontinenz

Medikament	Applikation	Dosierung	Nebenwirkungen	Kontraindikationen
Östrogene	Hormonpräparate ▶ Abschn. A3.1 »Endokrinologika«			
Anticholinergika – Muskarinrezeptorantagonisten				
Tolterodin (Detrusitol, Detrusitol retard)	oral	2-mal 2 mg	Trockenheit von Mund, Augen und Nase, Übelkeit, Obstipation, Bauchschmerzen, Dyspepsie, verschwommenes Sehen, Tachykardie, Arrhythmie	Harnverhalt, schwere Magen-Darm-Erkrankungen, Myasthenia gravis, unbehandeltes Glaukom, gleichzeitige Behandlung mit CYP3A4-Hemmern (z. B. Ketoconazol, Ritovanir), schwere Leber- und Nierenerkrankungen, Tachyarrhythmie
Solifenacin (Vesikur)	oral	5 mg bis maximal 10 mg, 1-mal/d		
Oxybutynin (z. B. Cystonorm, Dridase, Oxyb, Oxybugamma, Oxybutin Hosten, Oxymedin, Ryol, Spasyt)	oral	3-mal 2,5–5 mg		
Propiverin (Mictonorm, Mictonetten)	oral	3-mal 15 mg		
Butylscopolamin (z. B. Buscopan)	oral	3-mal 10 bis 5-mal 20 mg		
Trospium (Spasmex, Spasmolyt, Spasmo-Urgenin, Trospi, Spasmo-Rhoival)	rektal/oral	30–45 mg auf 3 Einzeldosen		
Atropin (Dysurgal N, Noxenur)	oral	1,5–3 mg auf 3 Einzeldosen		
Myotropes Spasmolytikum Flavoxat (Spasuret)	oral	3- bis 4-mal 200 mg		
β_2-Adrenergikum Clenbuterol (Spriopent, Contraspasmin)	oral	1- bis 2-mal 0,02 mg	Tachykardie, Hypertonie, Angina pectoris, Tremor, Unruhegefühl, Blutzuckeranstieg	Hyperthyreose, Kardiomyopathie, Glaukom, koronare Herzkrankheit, Tachykardie, Diabetes mellitus
Terbutalin (z. B. Bricanyl)	oral	2-mal 7,5 mg		

Tabelle A3.7. Onkologika: endokrine Substanzen

Medikament	Dosierung	Interaktionen	Nebenwirkungen
SERM		Östrogene, Thrombozytenaggregationshemmer, Antikoagulanzien (sorgfältige Überwachung des Gerinnungsstatus)	Hitzewallungen, Gewichtszunahme, Thrombozytopenien, Ovarialzysten, Endometriumhyperplasie/-karzinom
Tamoxifen	20 mg/Tag p. o.		
Toremifen (Fareston)	60 mg/Tag p. o.		
Fulvestrant (Faslodex)	250 mg/4 Wochen i. m.		
Aromatasehemmer		Östrogene	Hitzewallungen, klimakterische Symptome, Magen-Darm-Beschwerden, Hautausschlag
Letrozol (Femara)	2,5 mg/Tag p. o.		
Anastrozol (Arimidex)	1 mg/Tag p. o.		
Exemestan (Aromasin)	25 mg/Tag p. o.		
GnRH-Analoga		Östrogene	Hitzewallungen, Gewichtszunahme, Stimmungsschwankungen, Dyspareunie, Kopfschmerzen
Goserelin (Zoladex)	3,6 mg/ 4 Wochen s. c.		
Leuprorelinacetat (Enantone-Gyn Monats-Depot)	3,57 mg/Monat i. m. oder s. c.		
Gestagene		Barbiturate, Antiepileptika, Breitbandantibiotika, Antidiabetika	Gewichtszunahme, Hitzewallungen, Diabetesverschlechterung, Thrombembolien, Flüssigkeitsretention
Medroxyprogesteronazetat	250–500 mg/Tag p. o.		
Megestrolazetat (Megestat)	160 mg/Tag p. o.		

Tabelle A3.8. Onkologika: Übersicht wesentlicher Merkmale von Alkylanzien

Medikament	Dosierung	Besondere Vorkehrungen	Interaktionen	Nebenwirkungen
Cyclophosphamid (Cyclophosphamid biosyn, Cyclostin, Endoxan)	In Kombination 600–1000 mg/m^2 als Kurzinfusion	Gute Hydrierung, Uroprotektion mit Mesna	Barbiturate (Enzyminduktion) und Cimetidin	Leukopenie, Zystitis, Alopezie, verzögerte Emesis
Ifosfamid (Holoxan)	1,2–2,4 g/m^2 Tag 1–5 als Monotherapie	Uroprotektion mit Mesna	Enzyminduktion	Hämorrhagische Zystitis, Leukopenie, Alopezie
Mitomycin C (Mitomycin Medac)	10–20 mg/m^2	Sichere i. v. Applikation	Keine	Panmyelosuppression sowie mikroangiopathische, hämolytische Anämie
Treosulfan (Ovastat)	7–9 g/m^2 als Mono-, 5 g/m^2 als Kombinationstherapie	Keine	Keine	Myelosuppression, seltener Alopezie, Induktion einer ALL

Tabelle A3.9. Onkologika: Übersicht wesentlicher Merkmale von Platinanaloga

Medikament	Dosierung	Besondere Vorkehrungen	Interaktionen	Nebenwirkungen
Carboplatin (Carboplat)	300–360 mg/m² alle 3–4 Wochen, besser nach AUC	Dosisreduktion bei Niereninsuffizienz	Keine	Thrombozytopenie, Übelkeit, Alopezie
Cisplatin (Cisplatin-Asta Medica, Cisplatin-Medac, Cisplatin-R.P., Platiblastin, Platinex)	50–100 mg/m² alle 3 Wochen	Hydrierung, Audiometrie, evtl. zusätzliche Gabe von D-Mannitol	Paclitaxel, Mitomycin, Bleomycin, Natriumthiosulfat, Mesna	Nephrotoxizität, Neurotoxizität, Ototoxizität, Erbrechen, Alopezie

A3.3.3 Platinanaloga

Tabelle A3.9 zeigt eine Übersicht über die wesentlichen Merkmale von Platinanaloga.

A3.3.4 Antimetaboliten

Tabelle A3.10 zeigt eine Übersicht über die wesentlichen Merkmale von Antimetaboliten.

A3.3.5 Topoisomerasehemmer

Tabelle A3.11 zeigt eine Übersicht über die wesentlichen Merkmale von Topoisomerasehemmern.

A3.3.6 Spindelgifte

Tabelle A3.12 zeigt eine Übersicht über die wesentlichen Merkmale von Spindelgifte.

Tabelle A3.10. Onkologika: Übersicht wesentlicher Merkmale von Antimetaboliten

Medikament	Dosierung	Besondere Vorkehrungen	Interaktionen	Nebenwirkungen
Capecitabin (Xeloda)	2000–2500 mg/m² p. o. Tag 1–14 q22		Methotrexat, Leucovorin	Myelosuppression, Hand-Fuß-Syndrom (keine Alopezie)
5-Fluorouracil (Fluorouracil-biosyn, Flourouracil-R.P., Flourouracil-Roche, Fluorblastin, 5-FU Lederle)	500–600 mg/m² in der Kombinationstherapie	Keine	Methotrexat, Leucovorin	Myelosuppression, Alopezie, Nagelveränderungen
Gemcitabin (Gemzar)	800–1000 mg/m² Tag 1, 8, 15 q29	Infusionsdauer 30 min	Cisplatin, Bestrahlung	Myelosuppression, Bauchkrämpfe, Ödeme (keine Alopezie)
Methotrexat (Methotrexat-biosyn, Methorexat-Lederle, Methotrexat-HC Medac, Methotrexat-R.P.)	In gynäkologischer Onkologie 40–60 mg/m²	bei hohen Dosen Leucovorin-Rescue, Dosisreduktion bei Niereninsuffizienz	Warfarin, 5-Fluorouracil	Leukopenie, Mukositis, Durchfälle

A3 · Medikamente

Tabelle A3.11. Onkologika: Übersicht wesentlicher Merkmale von Topoisomerasehemmern

Medikament	Dosierung	Besondere Vorkehrungen	Interaktionen	Nebenwirkungen
Doxorubicin (Adriblastin, Doxorubicin R.P.)	50–80 mg/m² Monotherapie 30–60 mg/m² Polychemotherapie	Sichere i. v. Applikation, Kardiotoxizität, Dosisreduktion bei Leberfunktionsstörungen	Interferone, H_2-Antihistaminika	Leukopenie, Kardiomyopathie, Gewebetoxizität, Alopezie, Erbrechen, Mukositis
Liposomales Doxorubicin (Caelyx)	50 mg/m²	Kardiotoxizität, Dosisreduktion bei Leberfunktionsstörungen		Palmoplantare Erythrodysästhesie (PPE), Stomatitis
Epirubicin (Farmorubicin)	90–120 mg/m² alle 3 Wochen	Sichere i. v. Applikation, Kardiotoxizität, Dosisreduktion bei Leberfunktionsstörungen	Interferone, H_2-Antihistaminika	Leukopenie, Kardiomyopathie, Gewebetoxizität, Alopezie, Erbrechen, Mukositis
Etoposid (Vepesid)	50–100 mg/m² Monotherapie 120–150 mg/m² Tag 1, 3, 5	Infusionsdauer > 30 min		Myelotoxizität, Alopezie, Erbrechen
Topotecan (Hycantim)	1,5 mg/m² Tag 1–5	Dosisreduktion bei Niereninsuffizienz	Radiosensibilisierung	Myelotoxizität, Übelkeit/Erbrechen, Alopezie, Kardiotoxizität

Tabelle A3.12. Onkologika: Übersicht wesentlicher Merkmale von Spindelgiften

Medikament	Dosierung	Besondere Vorkehrungen	Interaktionen	Nebenwirkungen
Docetaxel (Taxotere)	75–100 mg/m² alle 3 Wochen 35 mg/m²/Woche	Prämedikation, Leberfunktionsstörungen	Zytostatika (Enzyminduktion)	Neutropenie, Asthenie, Flüssigkeitsretention, Hypersensitivitätsreaktion, Hautveränderungen, Nagelveränderungen, Alopezie, periphere Neuropathie
Paclitaxel (Taxol)	135–250 mg/m² alle 3 Wochen 80 mg/m²/Woche	Prämedikation	Zytostatika (Enzyminduktion)	Neutropenie, Hypersensitivitätsreaktion, Neuropathie, Bradyarrhythmien, Alopezie
Vinblastin (Velbe, Vinblastin R.P.)	3,7–18,5 mg/m²/Woche	Sichere i. v. Applikation, Dosisreduktion bei Leberfunktionsstörungen	Sichere i. v. Applikation, Dosisreduktion bei Leberfunktionsstörungen	Myelotoxizität, Alopezie, Neurotoxizität, Mukositis
Vincristin (Vincristin-biosyn, Vincristin-Bristol, Vincristin-Liquid, Vincristinsulfat R.P.)	1,4 mg/m²/Woche	Sichere i. v. Applikation, Dosisreduktion bei Leberfunktionsstörungen	Erythromycin	Neurotoxizität, Obstipation, ADH-Erhöhung (Syndrom der inadäquaten ADH-Sekretion)
Vindesin (Eldesin)	2 mg/m²/Woche	Sichere i. v. Applikation, Dosisreduktion bei Leberfunktionsstörungen	Sichere i. v. Applikation, Dosisreduktion bei Leberfunktionsstörungen	Myelotoxizität, Alopezie, Neurotoxizität
Vinorelbin (Navelbine)	30 mg/m²/Woche	Sichere i. v. Applikation, Dosisreduktion bei Leberfunktionsstörungen	Sichere i. v. Applikation, Dosisreduktion bei Leberfunktionsstörungen	Neutropenie, Neurotoxizität, Erbrechen, Obstipation

Wichtige Adressen

A. Zimpelmann und G. von Minckwitz

Die Adressen sind alphabetisch nach Suchkriterien geordnet.

Ärztekammern

Bundesärztekammer	http://www.bundesaerztekammer.de	Arbeitsgemeinschaft der deutschen Ärztekammern, Herbert-Lewin-Platz 1, 10623 Berlin, E-Mail: info@baek.de, Tel.: 030/400456-0, Fax: 030/400456-388
Landesärztekammer Baden-Württemberg	http://www.aerztekammer-bw.de	Jahnstraße 40, 70597 Stuttgart, E-Mail: info@laek-bw.de, Tel.: 0711/769890, Fax: 0711/7698950
Bayrische Landesärztekammer	http://www.blaek.de	Mühlbaurstraße 16, 81677 München, E-Mail: bleak@blaek.de, Tel.: 089/41471-0, Fax: 089/4147280
Ärztekammer Berlin	http://www.aerztekammer-berlin.de	Friedrichstraße 16, 10969 Berlin, E-Mail: kammer@aekb.de, Tel.: 030/408060, Fax: 030/40806-3499
Landesärztekammer Brandenburg	http://www.laekb.de	Dreifertstraße 12, 03044 Cottbus, E-Mail: post@laekb.de, Tel.: 0355/780100, Fax: 0355/7801036
Ärztekammer Bremen	http://www.aekhb.de	Schwachhauser Heerstraße 30, 28209 Bremen, E-Mail: info@aekhb.de, Tel.: 0421/3404200, Fax: 0421/3404208
Ärztekammer Hamburg	http://www.aerztekammer-hamburg.de	Humboldtstraße 56, 22083 Hamburg, E-Mail: aekhh@aerztekammer-hamburg.de, Tel.: 040/22802596, Fax: 040/2209980
Landesärztekammer Hessen	http://www.laekh.de	Im Vogelsgesang 3, 60488 Frankfurt, E-Mail: laek.hessen@laekh.de, Tel.: 069/97 67 20, Fax: 069/97 67 21 28
Ärztekammer Mecklenburg-Vorpommern	http://www.aek-mv.de	August-Bebel-Straße 9a, 18055 Rostock, E-Mail: info@aek-mv.de, Tel.: 0381/492800, Fax: 0381/49280-80
Ärztekammer Niedersachsen	http://www.aekn.de	Berliner Allee 20, 30175 Hannover, E-Mail: info@aekn.de, Tel.: 0511/38002, Fax: 0511/3802240
Ärztekammer Nordrhein	http://www.aekno.de	Tersteegenstraße 9, 40474 Düsseldorf, E-Mail: aerztekammer@aekno.de, Tel.: 0211/43020, Fax: 0211/4302200
Landesärztekammer Rheinland-Pfalz	http://www.laek-rlp.de	Deutschhausplatz 3, 55116 Mainz, E-Mail: kammer@laek-rlp.de, Tel.: 06131/288220, Fax: 06131/2882288
Ärztekammer des Saarlandes	http://www.aerztekammer-saarland.de	Faktoreistraße 4, 66111 Saarbrücken, E-Mail: info-aeks@aeksaar.de, Tel.: 0681/40030, Fax: 0681/4003340
Sächsische Landesärztekammer	http://www.slaek.de	Schützenhöhe 16–18, 01099 Dresden, E-Mail: Dresden@slaek.de, Tel.: 0351/82670, Fax: 0351/8267412
Ärztekammer Sachsen-Anhalt	http://www.aeksa.de	Doctor-Eisenbart-Ring 2, 39120 Magdeburg, E-Mail: info.aeksa@dgn.de, Tel.: 0391/60546, Fax: 0391/6054700
Ärztekammer Schleswig-Holstein	http://www.aeksh.de	Bismarckallee 8–12, 23795 Bad Segeberg, E-Mail: aerztekammer@aeksh.org, Tel.: 04551/8030, Fax: 04551/803180
Landesärztekammer Thüringen	http://www.laek-thueringen.de	Im Semmicht 33, 07751 Jena, E-Mail: post@laek-thueringen.de, Tel.: 03641/6140, Fax: 03641/614169
Ärztekammer Westfalen-Lippe	http://www.aekwl.de	Gartenstraße 210–214, 48147 Münster, E-Mail: posteingang@aekwl.de, Tel.: 0251/9290, Fax: 0251/9292999

Arztsuche

Kassenärztliche Bundesvereinigung	http://www.kbv.de >*Patienten*	Herbert-Lewin-Platz 2, 10623 Berlin, E-Mail: online-redaktion@kbv.de, Tel.: 030/4005-0, Fax: 030/4005-1093

Brustzentren

Deutsche Gesellschaft für Senologie	http://www.senologie.org	Geschäftsstelle, Postfach 30 42 49, 10757 Berlin, E-Mail: mail@senologie.org, Tel.: 030/8507474-0, Fax: 030/85079827

Buchrecherche

Springer-Verlag	http://www.springer.com
Lehmann Buchhandlung	http://www.lob.de
Amazon	http://www.amazon.de
Thieme-Verlag	http://www.thieme.de
Urban + Fischer-Verlag	http://www.germany.elsevier.com
Elsevier	http://www.elsevier.de/
Mosby	http://www.mosby.com
Saunders	http://www.us.elsevierhealth.com
Lippincott	http://www.lww.com

Fachgesellschaften und Arbeitsgemeinschaften

Deutsche Gesellschaft für Gynäkologie und Geburtshilfe	http://www.dggg.de	Geschäftsstelle, Robert-Koch-Platz 7, 10115 Berlin, E-Mail: info@dggg.de, Tel.: 030/5148833, Fax: 030/51488344
Berufsverband der Frauenärzte e. V.	http://www.bvf.de	Postfach 20 03 63, 80003 München, E-Mail: bvf@bvf.de, Tel.: 089/244466-0, Fax: 089/244466-100
Bundesverband Reproduktionsmedizinischer Zentren Deutschlands e. V.	http://www.repromed.de	Geschäftsstelle, Dudweilerstraße 58, 66111 Saarbrücken, E-Mail: brz@repromed.de, Tel.: 0681/373551, Fax: 0681/373539
Deutsche Menopause Gesellschaft	http://www.menopause-gesellschaft.de	
Deutsche Gesellschaft für Senologie	http://www.senologie.org	Geschäftsstelle, Postfach 30 42 49, 10757 Berlin, E-Mail: mail@senologie.org, Tel.: 030/8507474-0, Fax: 030/85079827
Arbeitsgemeinschaft Gynäkologische Onkologie e. V.	http://www.ago-online.org	Geschäftsstelle, Hainbuchenstraße 47, 82024 Taufkirchen, E-Mail: ago-muc@onlinehome.de, Tel.: 089/61208899, Fax: 089/66611648
Deutsche Krebsgesellschaft	http://www.deutsche-krebsgesellschaft.de	Geschäftsstelle, Steinlestraße 6, 60596 Frankfurt, E-Mail: Service@krebsgesellschaft.de, Tel.: 069/630096-0, Fax: 069/630096-66
European Association of Gynaecologists and Obstetricians (EAGO)	http://www.obgyn.net/eago/eago/htm	
European Organisation for Research and Treatment of Cancer (EORTC)	http://www.eortc.be	Av. E. Mounier 83, Box 11, 1200 Brussels, Belgium, E-Mail: Eortc@eortc.be, Tel.: +32 27741611, Fax: +3227723545
European Society Gynecological Oncology (ESGO)	http://www.esgo.org	
American Society of Clinical Oncology	http://www.asco.org	American Society of Clinical Oncology, Headquarters, 1900 Duke Street, Suite 200, Alexandria, VA 22314, USA, E-Mail: asco@asco.org, Tel.: +170/32990150, Fax: +170/32991044
Society of Gynecologic Oncologists	http://www.sgo.org	
International Federation of Gynecology and Obstetrics (FIGO)	http://www.figo.org	

Gynäkologische Krankheitsbilder

Deutsches IVF-Register	http://www.ivf-register.de	
IVF.com Georgia Reproductive Specialists	http://www.ivf.com	Aktuelles zu IVF
Deutsche Kontinez Gesellschaft	http://www.kontinenz-gesellschaft.de/	
Tumorzentrum München	http://www.krebsinfo.de	
Disease Management Mammakarzinom	http://www.mammakarzinom.de	Alles über das Mammakarzinom
»Brustkrebs vorbeugen« German Breast Group (GBG)	http://www.brustkrebsvorbeugen.de	
Breast Cancer Online	http://www.bco.org	Zugang erforderlich; Alles über das Mammakarzinom
EndometriosisZone	http://www.endozone.net	Diagnostik und Behandlung der Endometriose
EndometrioseNet	http://www.endometriose.net	Aktuelles, Diagnostik und Behandlung der Endometriose für Patientinnen und Ärzte

Institute der Herausgeber

Klinik für Gynäkologie und Geburtshilfe, Johann Wolfgang Goethe-Universität Frankfurt	http://www.kgu.de/zfg	Theodor-Stern-Kai 7, 60596 Frankfurt (Prof. M. Kaufmann)
Universitätsfrauenklinik, Otto-von-Guericke-Universität Magdeburg	http://www.med.uni-magdeburg.de/fme/ufk/	Gerhart-Hauptmann-Straße 35, 39108 Magdeburg (Prof. S. Costa)
Frauenklinik, Klinikum St. Marien Amberg	http://www.klinik-stmarien.de >Ärztliche Versorgung >Frauenklinik	Mariahilfbergweg 5–7, 92211 Amberg (Prof. A. Scharl)

Kongresse und Fortbildungen

Kongresskalender des Springer-Verlags (»Der Gynäkologe«)	http://cme.springer.de/pages/DisplayContent.do?wid=141319	
Kongresskalender	http://medizin.spitta.biz >Kongresse	
Fachzeitschrift Frauenarzt	http://www.frauenarzt.de	*Passwort im aktuellen Heft des »Frauenarzt«*

Leitlinien

Deutsche Gesellschaft für Gynäkologie und Geburtshilfe	http://www.dgggg.de	Geschäftsstelle, Robert-Koch-Platz 7, 10115 Berlin, E-Mail: info@dggg.de, Tel.: 030/5148833, Fax: 030/51488344
Arbeitsgemeinschaft der wissenschaftlichen medizinischen Fachgesellschaften	http://www.awmf-online.de >Leitliniendatenbank >Stichwortsuche	
Arbeitsgemeinschaft Gynäkologische Onkologie (AGO)	http://www.ago-online.org	Geschäftsstelle, Hainbuchenstr. 47, 2024 Taufkirchen, Tel. 089/61208899, Fax: 089/66611648, E-Mail: ago-muc@online-home.de
Deutsche Krebsgesellschaft	http://www.deutsche-krebsgesellschaft.de	Geschäftsstelle, Steinlestraße 6, 60596 Frankfurt, E-Mail: Service@krebsgesellschaft.de, Tel.: 069/630096-0, Fax: 069/630096-66

Literaturrecherche

PubMed (NCBI – National Library of Medicine)	http://www.pubmed.com	*Kostenloser Zugang zu Medline*
Amedeo – The Medical Literature Guide	http://www.amedeo.com	
Adjuvantonline	http://www.adjuvantonline.com	*Registrierung erforderlich*
Deutsches Institut für medizinische Dokumentation und Information DIMDI	http://www.dimdi.de	
Medscape	http://www.medscape.com	*Registrierung erforderlich*

Patientenseiten

Plattform zur Suche von Selbsthilfegruppen nach unterschiedlichen Suchkriterien wie Region oder Problematik	http://www.nakos.de	
Inkanet	http://www.inkanet.de	
Krebsinformationsdienst	http://www.krebsinformation.de	Deutsches Krebsforschungszentrum, Im Neuenheimer Feld 280, 69120 Heidelberg, E-Mail: krebsinformation@dkfz.de, Tel.: 06221/410121
Aktion Bewusstsein für Brustkrebs e. V.	http://www.brust-bewusst.de	Dr. D. Alt, Untere Kippstraße 21, 69198 Schriesheim, E-Mail: info@brust-bewusst.de, E-Mail privat: Dr.D.Alt@t-online.de, Tel.: 06220/91 26 33, Fax: 06220/91 26 79
Frauenselbsthilfe nach Krebs e. V.	http://www.frauenselbsthilfe.de	B6, 10/11, 68159 Mannheim, E-Mail: kontakt@frauenselbsthilfe.de, Tel.: 0621/24434, Fax: 0621/154877
»Brustkrebs vorbeugen« German Breast Group (GBG)	http://www.brustkrebsvorbeugen.de	
Deutsche Krebshilfe	http://www.krebshilfe.de	Thomas-Mann-Straße 40, 53111 Bonn, E-Mail: deutsche@krebshilfe.de, Tel.: 0228/729900, Fax: 0228/272990-11
Gyn!de	http://www.gyn.de	Alles über Gynäkologie
Wunschkind e. V.	http://www.wunschkind.de	Fehrbellinerstraße 92, 10119 Berlin, E-Mail: wunschkind@directbox.com, Tel. und Fax: 0180/5002166
EndometrioseNet	http://www.endometriose.net	Aktuelles, Diagnostik und Behandlung der Endometriose für Patientinnen und Ärzte
Deutsche Kontinenz Gesellschaft	http://www.kontinenz-gesellschaft.de/	
Selbsthilfeverband-Inkontinenz e. V.	http://www.selbsthilfeverband-inkontinenz.org/svi_suite/index.php	
Praxis für systemische Beratung und Therapie	http://www.pthorn.de	Petra Thorn, Langener Straße 37, 64546 Mörfelden, E-Mail: thornpetra@aol.com, Tel.: 06105/22629, Fax: 06105/22629
Obgyn.net	http://www.obgyn.net	*Aktuelles aus dem Fachbereich für Ärzte, Patienten, Industrie*
U.S. Department of Health and Human Services; a service of the National Health Information Center	http://www.healthfinder.gov	Relevante medizinische Informationen, auch über Therapiebereiche mit nicht bewiesener Wirksamkeit

Studien

Arbeitsgemeinschaft Gynäkologische Onkologie	http://www.ago-online.org	
German Breast Group	http://www.germanbreastgroup.de	Schleussnerstraße 42, 63263 Neu-Isenburg, E-Mail: info@german-breastgroup.de, Tel.: 06102/79874–0, Fax: 06102/79874-40

Über eine Seite der Deutschen Krebsgesellschaft	http://www.studien.de	
Nord-Ostdeutsche Gesellschaft für Gynäkologische Onkologie	http://www.noggo.de	
Studienportal der DGGG	http://www.dggg-studien.de	
Mammakarzinom und Schwangerschaft	http://www.germanbreastgroup.de/pregnancy	

Tumorzentren

Arbeitsgemeinschaft Deutscher Tumorzentren e. V.	http://www.tumorzentren.de	

Weiterbildungsordnung

Über die Seiten der einzelnen Landesärztekammern (s. oben), z. B. Landesärztekammer Hessen	http://www.laekh.de	

Wissenschaftliche Institute

Deutsches Krebsforschungszentrum	http://www.dkfz.de	
Helmholtz-Forschungsgruppe	http://www.helmholtz.de	
Fraunhofer Gesellschaft	http://www.fraunhofer.de	
Max-Planck-Institut	http://www.max-planck.de	

Zeitschriften/Fachliteratur

Der Gynäkologe	http://www.dergynaekologe.de	
Frauenarzt	http://www.frauenarzt.de	
Zentralblatt für Gynäkologie und Geburtshilfe	http://www.thieme.de/Fz/zblgyn	
Geburtshilfe und Frauenheilkunde	http://www.thieme.de/Fz/gebfra/	
Deutsches Ärzteblatt	http://www.aerzteblatt.de	
Gynäkologische Praxis	http://www.marseille-verlag.com	
New England Journal of Medicine	http://www.content.nejm.org	
Lancet	http://www.thelancet.com	
Journal of Clinical Oncology	http://www.jco.org	
American Journal of Obstetrics and Gynecology	http://www.mosby.com/ajog	
FertiMagazine	http://www.fertimagazine.com	
Rote Liste	http://www.rote-liste.de	*Registrierung erforderlich*

Farbteil

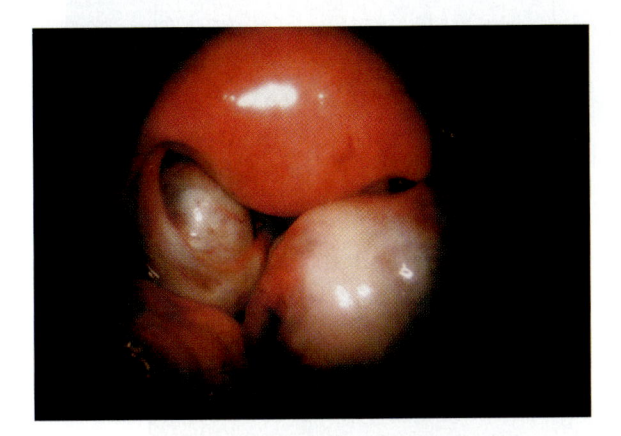

Abb. 17.2. Endometriosezysten in beiden Ovarien

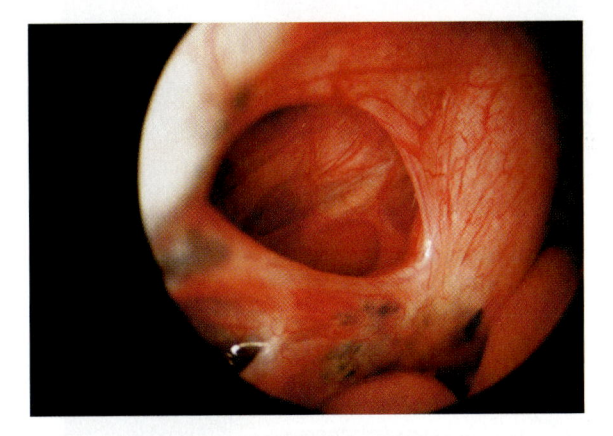

Abb. 17.5. So genanntes Allen-Masters-Syndrom (durch geburtstraumatische Schädigung der Gebärmutterbänder bedingte Schmerzen, Dysmenorrhö, Dyspareunie, Pollakisurie, Rektumtenesmen und allgemeine Schwäche) auf dem Boden einer Endometriose

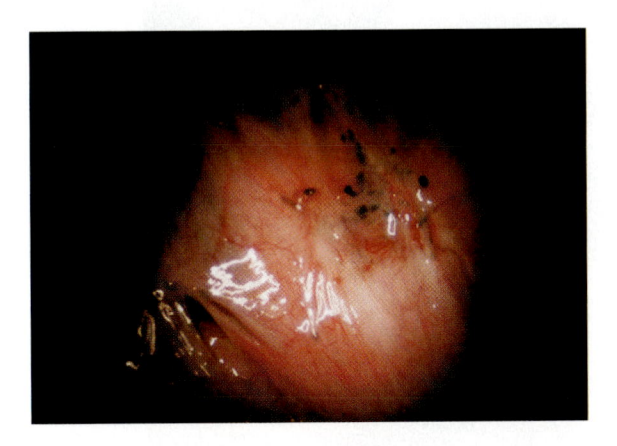

Abb. 17.3. Typische schwarzpulverartige Endometrioseherde

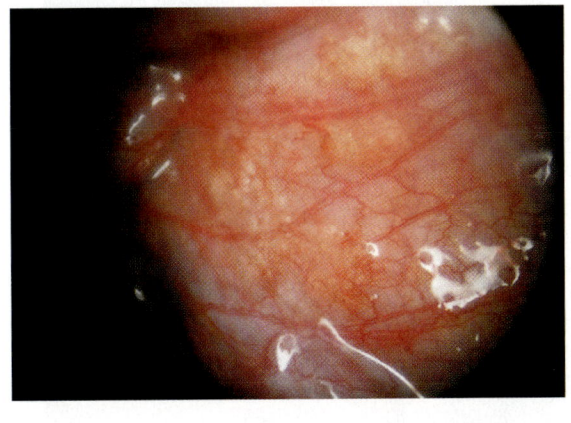

Abb. 17.6. Helle, aktive Endometrioseherde im Bereich der Blase

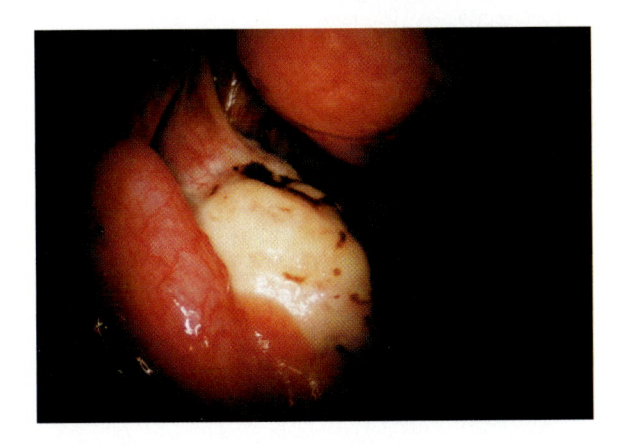

Abb. 17.4. Endometriose des Ovars

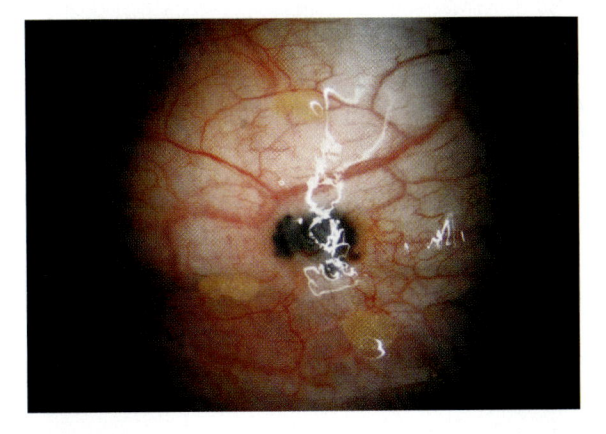

Abb. 17.7. Dunkle, ältere Endometrioseherde im Bereich der Blase

894   Farbteil

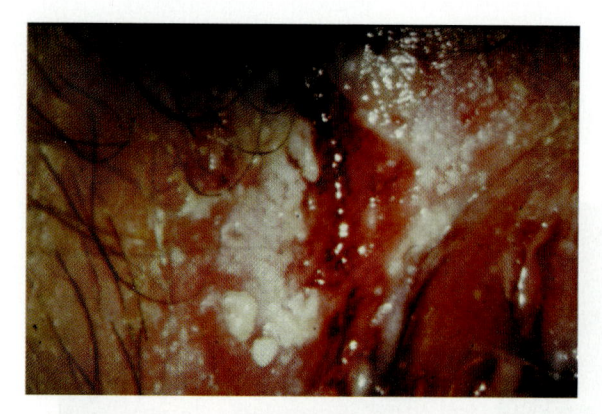

◘ **Abb. 18.1.** Vulväre Candida-Infektion mit weißen Belägen und ausgeprägter Hautläsion. (Aus Friese et al. 2003)

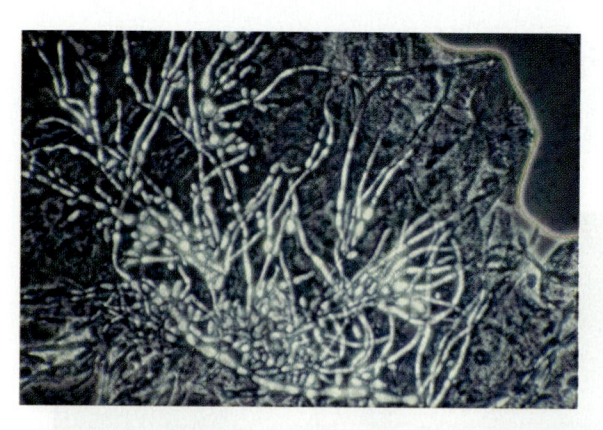

◘ **Abb. 18.2.** Keimschläuche im Nativpräparat bei vaginaler Candidainfektion (Aus Friese et al. 2003)

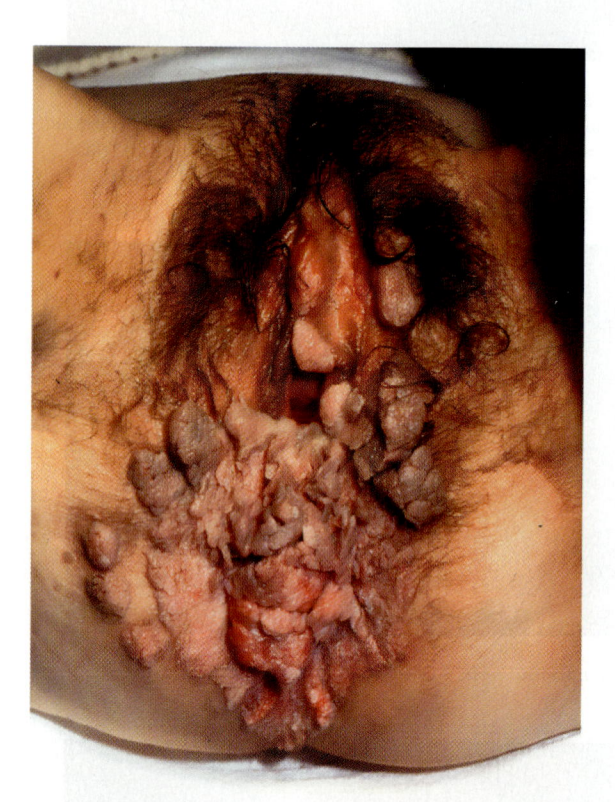

◘ **Abb. 18.3.** Ausgeprägter vulvärer und perianaler Befall mit Condylomata acuminata

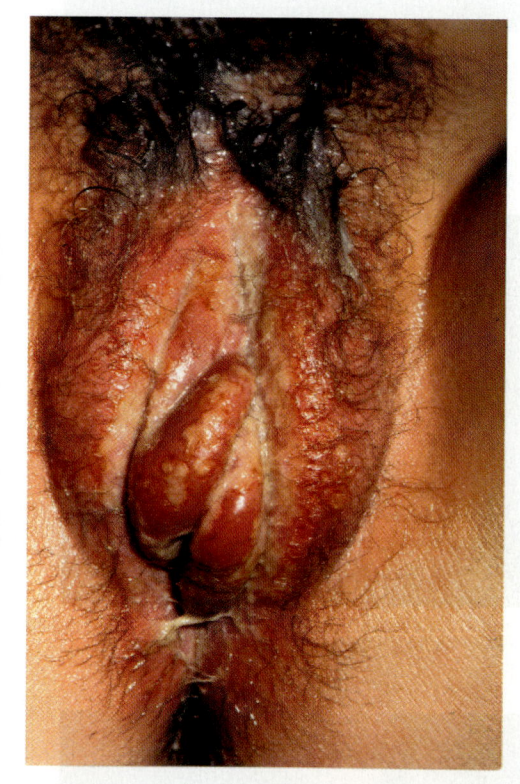

◘ **Abb. 18.4.** Herpes genitalis; bei ausgeprägtem Fluor genitalis finden sich flächenhaft seröse Bläschen, z. T. schon in Krustenbildung. Die Labien sind beiderseits ausgeprägt ödematös verändert und stark gerötet.

Farbteil

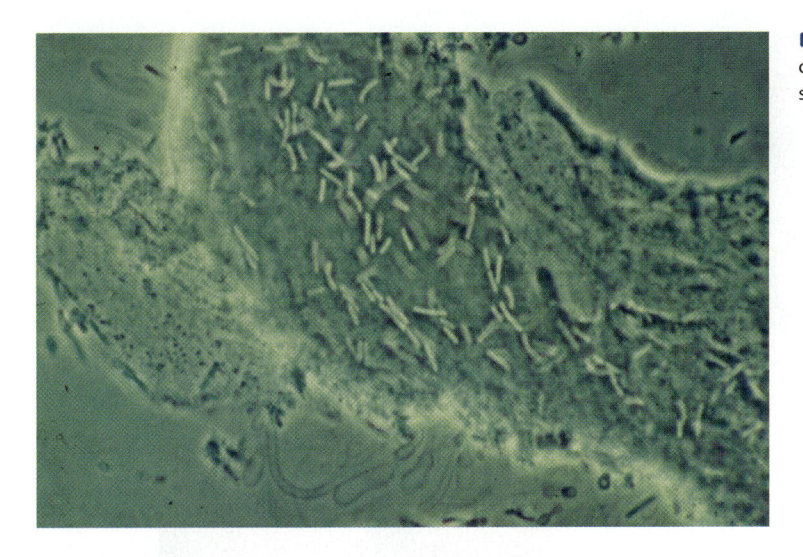

◘ **Abb. 18.5.** Clue cells mit aufsitzenden kleinen Stäbchen im Nativpräparat bei der Phasenkontrastmikroskopie (Aus Friese et al. 2003)

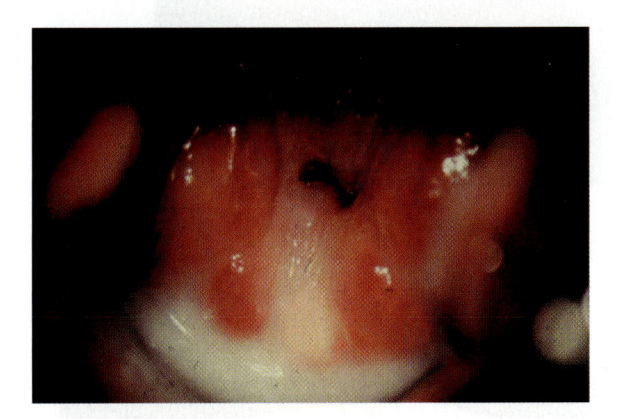

◘ **Abb. 18.8.** Chlamydienzervizitis. (Aus Friese et al. 2003)

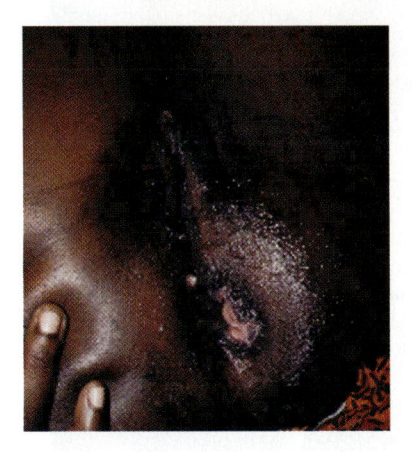

◘ **Abb. 18.9.** Ausgeprägte Lymphogranulomatose mit perianaler Abszessbildung

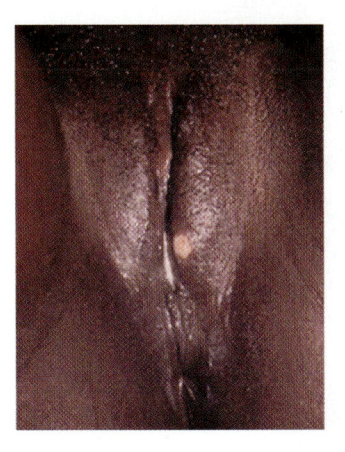

◘ **Abb. 18.10.** Klinisches Erscheinungsbild der Lues im Stadium I; an der linken großen Labie findet sich ein scharf begrenztes, derbes, schmerzloses Ulkus (Ulcus durum), ggf. mit einem vergrößerten inguinalen Lymphknoten

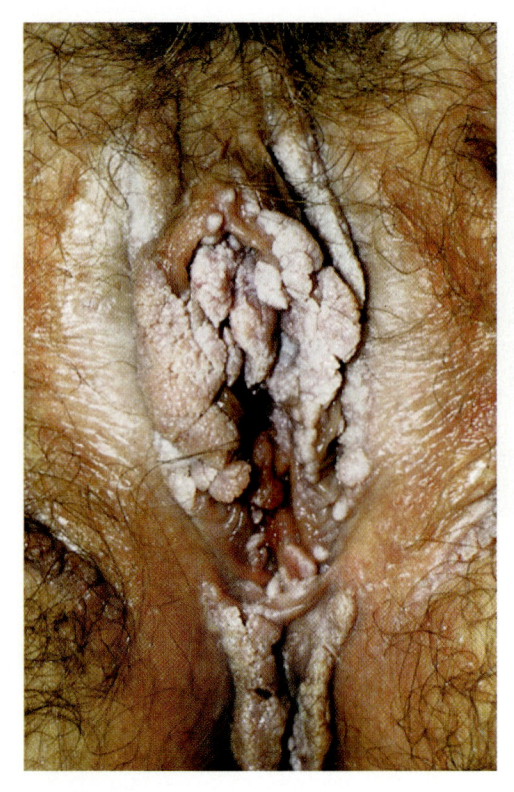

◘ **Abb. 21.1.** Gemischte Vulvadystrophie mit hyperplastischen und atrophischen (Lichen sclerosus) Bereichen

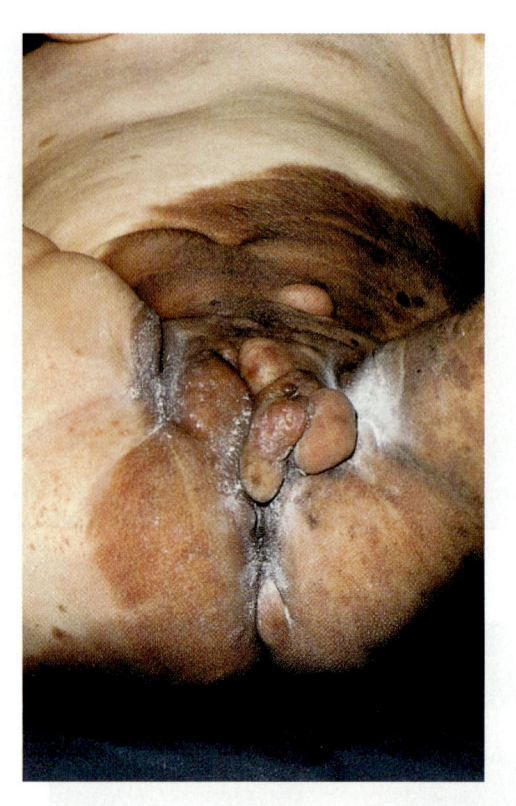

◘ **Abb. 21.2.** Melanom – ausgedehnter Befall der Vulva, der Gluteal- und der Perianalregion mit Übergang auf die Haut oberhalb der Symphyse und am Unterbauch

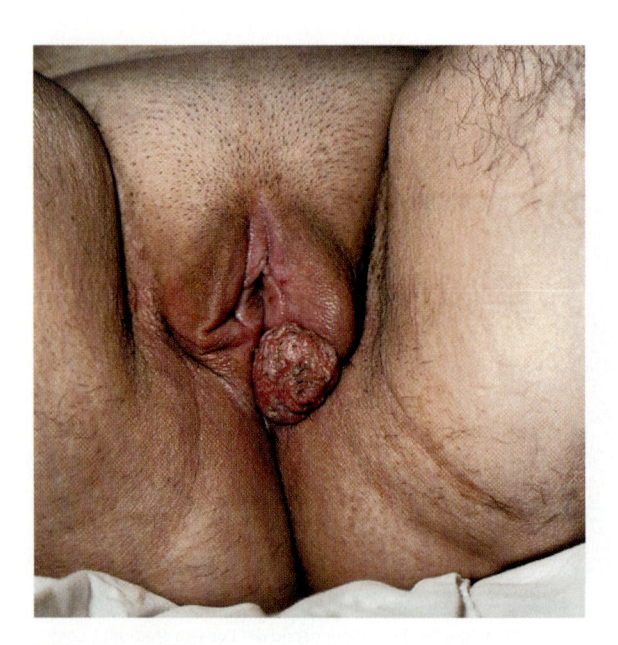

◘ **Abb. 21.3.** Vulvakarzinom mit Befall der großen Labie links

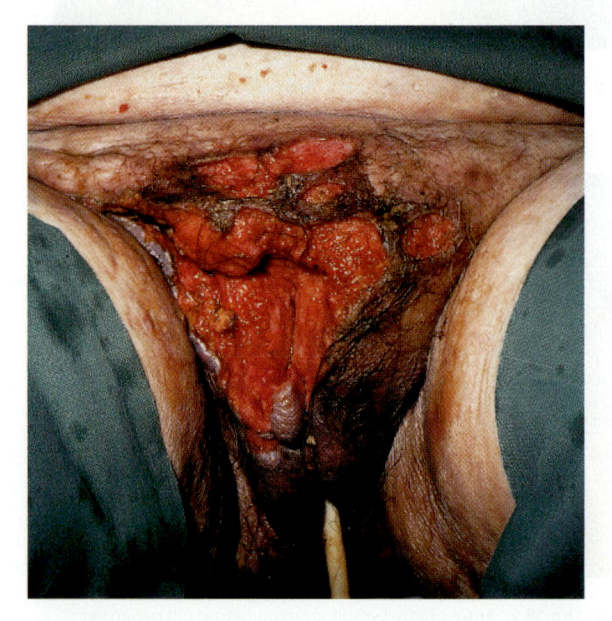

◘ **Abb. 21.4.** Verschlepptes Vulvakarzinom, ausgehend von der Klitoris (sog. Klitoriskarzinom, wird wie das Vulvakarzinom behandelt)

Farbteil

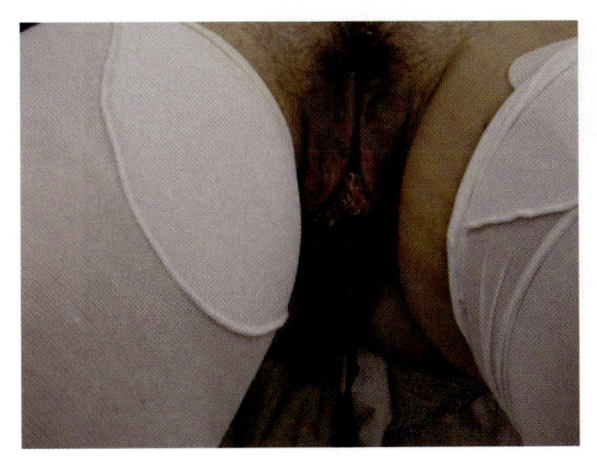

◘ **Abb. 24.4.** Transzervikal ausgestoßenes nekrotisches Myom (ca. 6 Wochen nach Myomembolisation). Postoperativer Verlauf nach vaginaler Myomabtragung unkompliziert

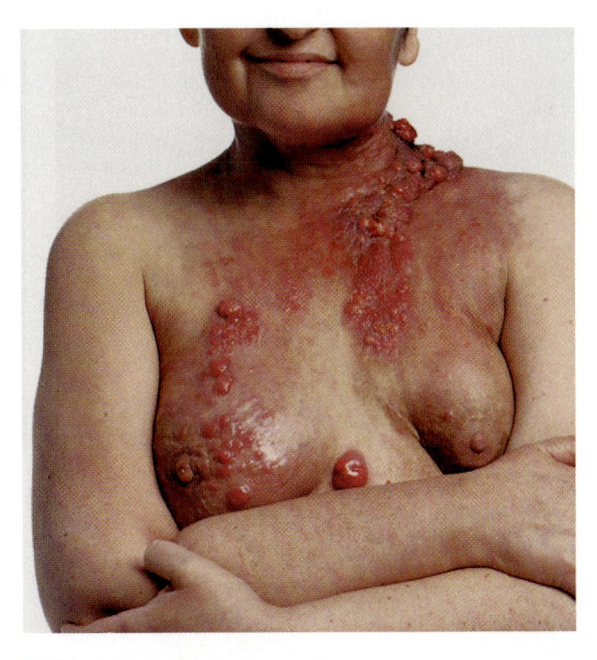

◘ **Abb. 31.17.** Multiple Rezidive der Haut

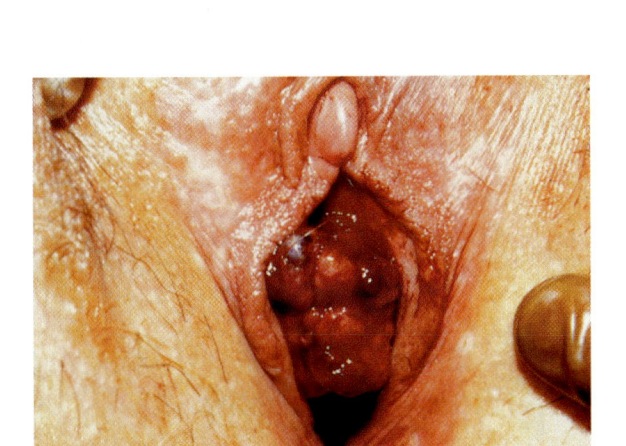

◘ **Abb. 25.1.** Sarcoma botryoides bei einem 9-jährigen Mädchen

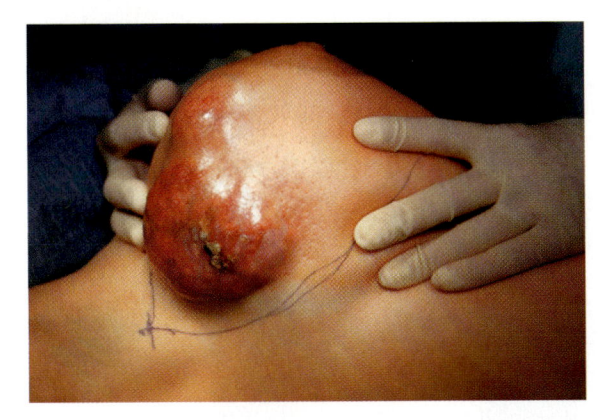

◘ **Abb. 25.2.** Exulzeriertes und hämorrhagisch infarziertes Cystosarcoma phylloides

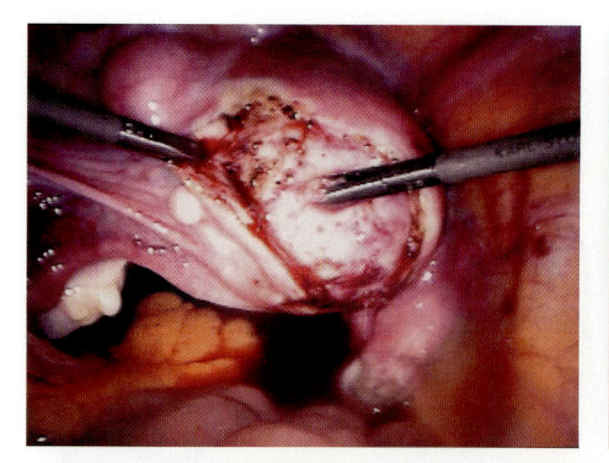

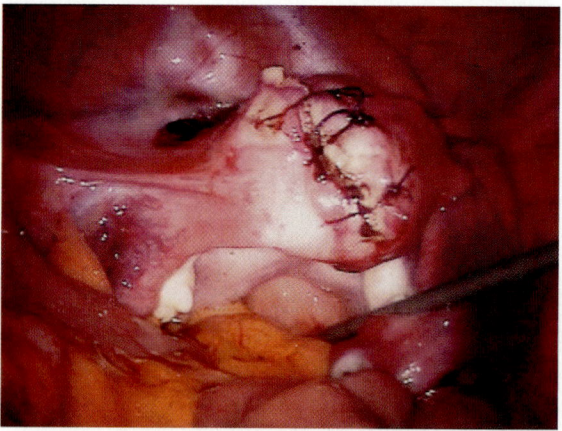

◘ **Abb 38.1.** Intramurales Fundusmyom, Myometrium oberhalb des Myoms ist gespalten, das Myom wird ausgeschält (*links*). Die Uterusinzision ist mit Einzelknopfnähten versorgt (*rechts*)

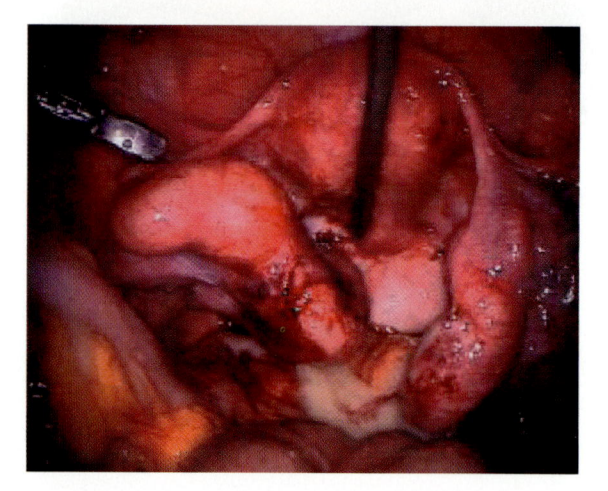

◘ **Abb 38.2.** Laparoskopischer Situs bei Pyosalpinx beidseits. Nach laparoskopischer Salpingektomie beidseits wurden die Tuben mit einem Bergebeutel entfernt

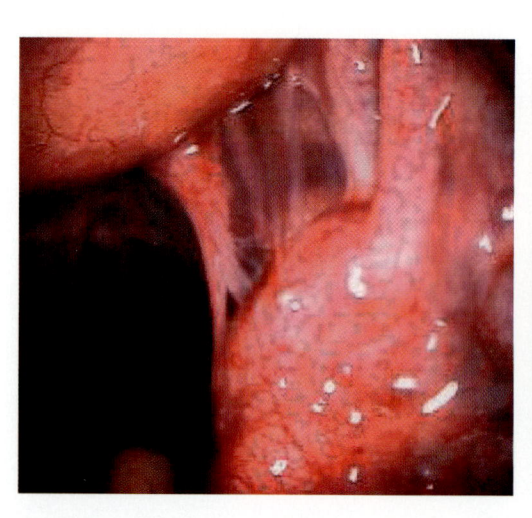

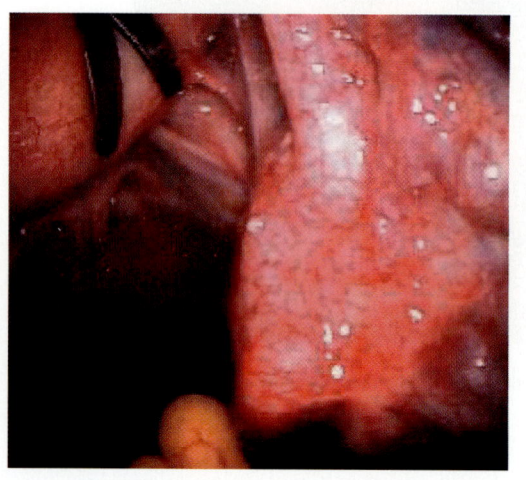

◘ **Abb 38.3.** Verwachsungen zwischen rechtsseitiger Tube und Uterus (*links*). Laparoskopische Adhäsiolyse (*rechts*)

Farbteil

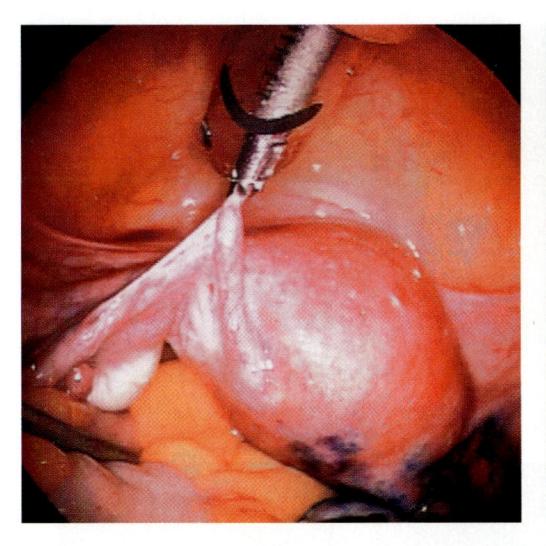

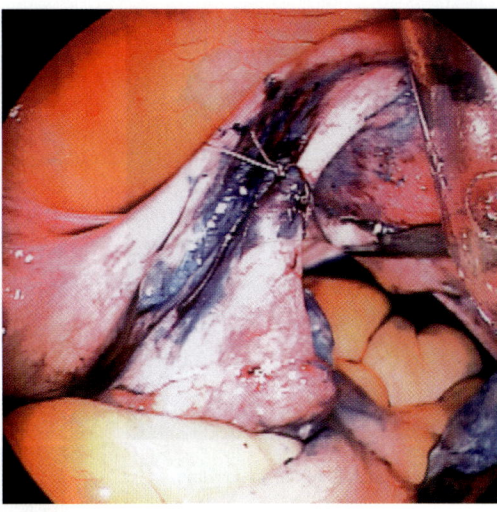

Abb 38.4. Proximaler Tubenstumpf nach Sterilisation (*links*). Nach laparoskopischer Tubenanastomose (*rechts*)

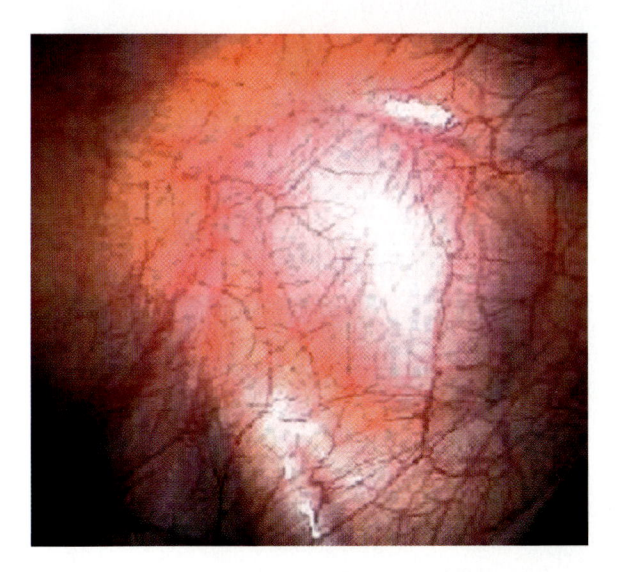

Abb 38.5. Vergrößerter Lymphknoten entlang der A. iliaca externa

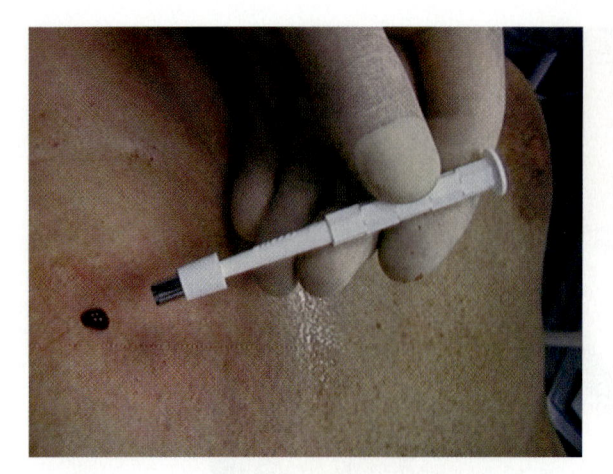

Abb. 39.1. Biopsiegerät für sog. Punch-Biopsien an der Haut

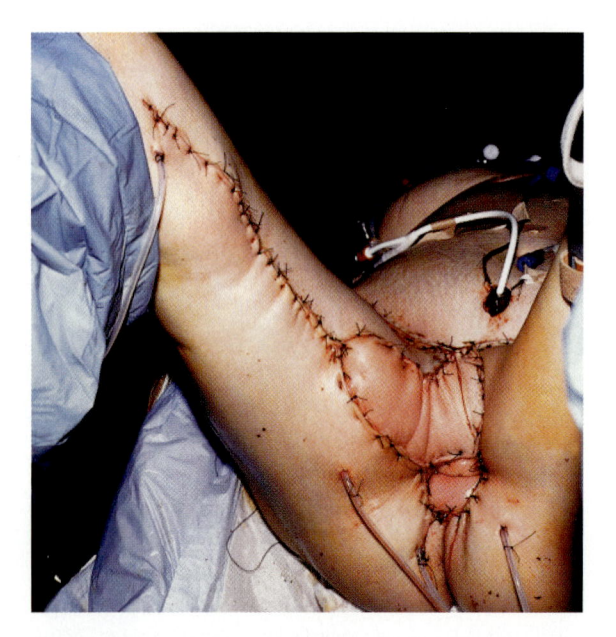

Abb. 39.12. Postoperativer Situs nach radikaler Vulvektomie mit bilateraler Lymphonodektomie, Defektdeckung mit rechtsseitigem M.-gracilis-Schwenklappen und Anlage eines Cock-Pouches zur Harnableitung

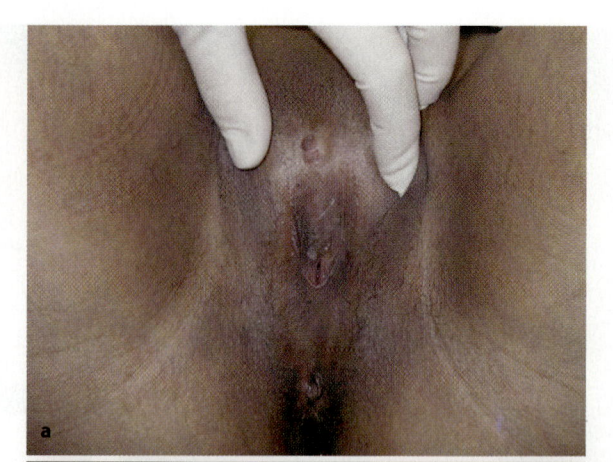

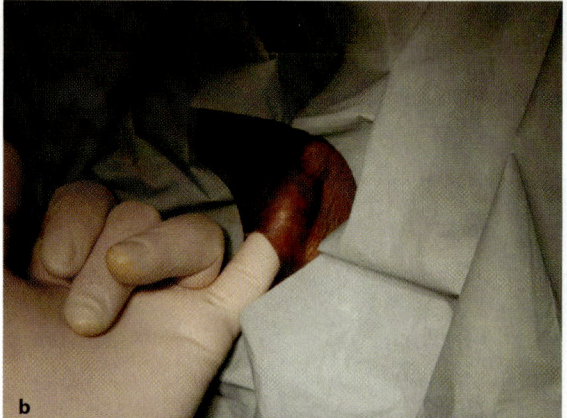

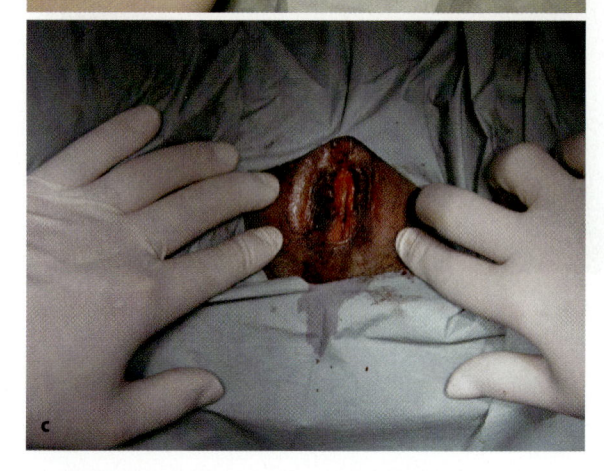

Abb. 39.2a–c. Genitale im Zustand nach »female genital mutilation« Typ II. **a** Vor Operation, **b** intraoperativer Situs vor Introituserweiterung, Spaltung der artifiziellen »Labiensynechie«, **c** Situs nach Introituserweiterung

Farbteil

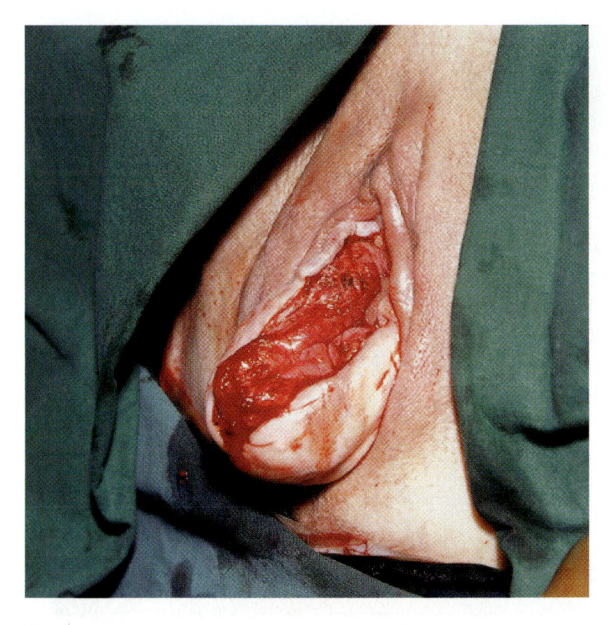

◘ **Abb. 40.4.** Bild einer Enterozele mit Vaginalkarzinom

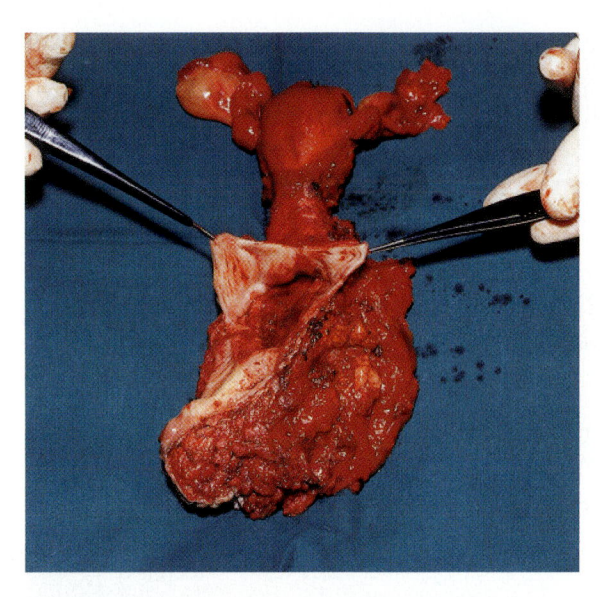

◘ **Abb. 41.7.** Operationspräparat einer hinteren Exenteration mit Entfernung der eröffneten Scheide

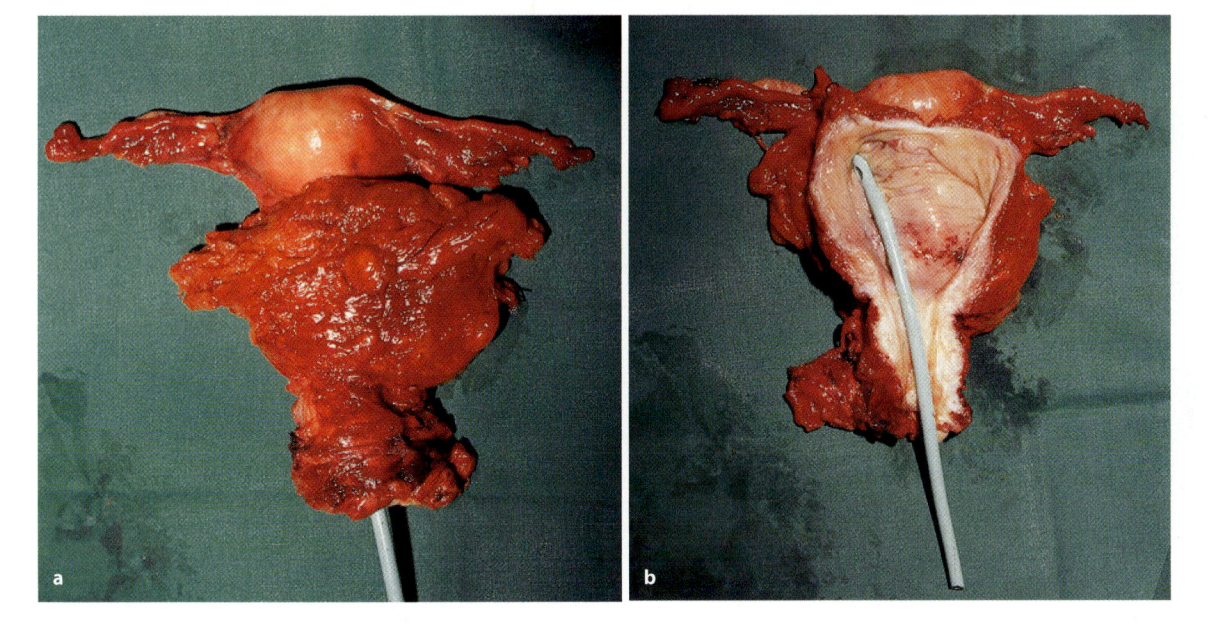

◘ **Abb. 41.6 a, b.** Operationspräparat einer vorderen Exenteration. Vollständiges Präparat (**a**). Präparat mit aufgeschnittener Blase und sichtbarer Tumorinfiltration (**b**)

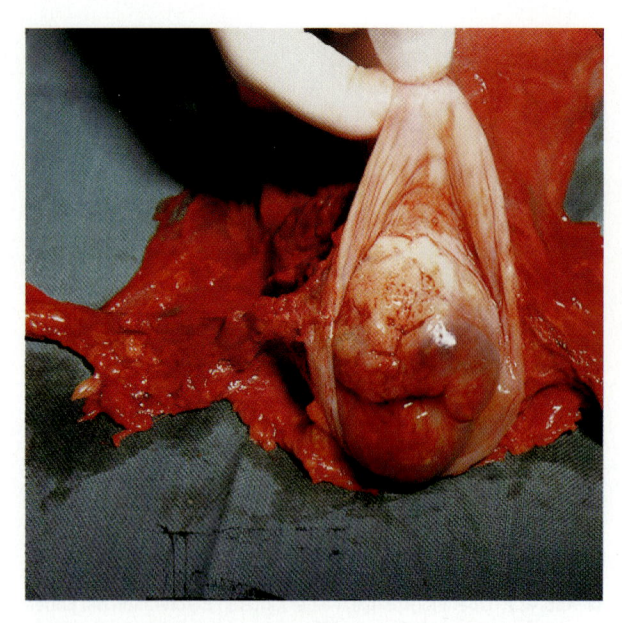

Abb. 41.8. Aufsicht auf das Operationspräparat eines Zervixkarzinoms (von 2 × 2,5 cm Größe, zwischen 11 und 2 Uhr) mit 3 cm großer Scheidenmanschette und rechtsseitigem Parametrium

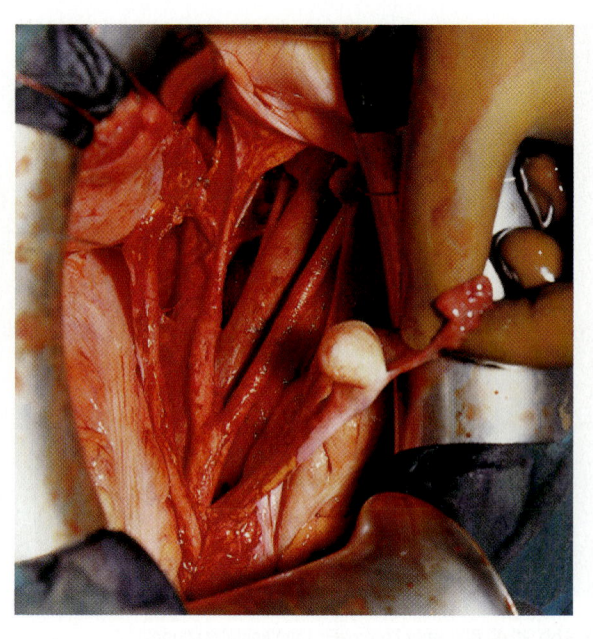

Abb. 41.9. Operationssitus bei Zustand nach einer pelvinen Lymphonodektomie rechts

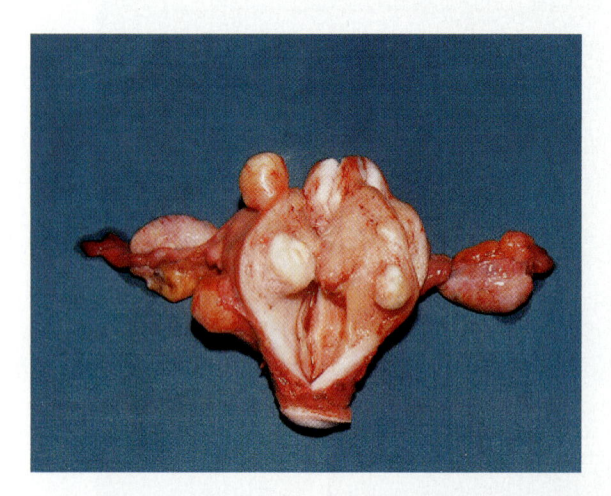

Abb. 41.10. Aufgeschnittenes Operationspräparat eines Uterus myomatosus mit submukösen, intramuralen und subserösen Myomen

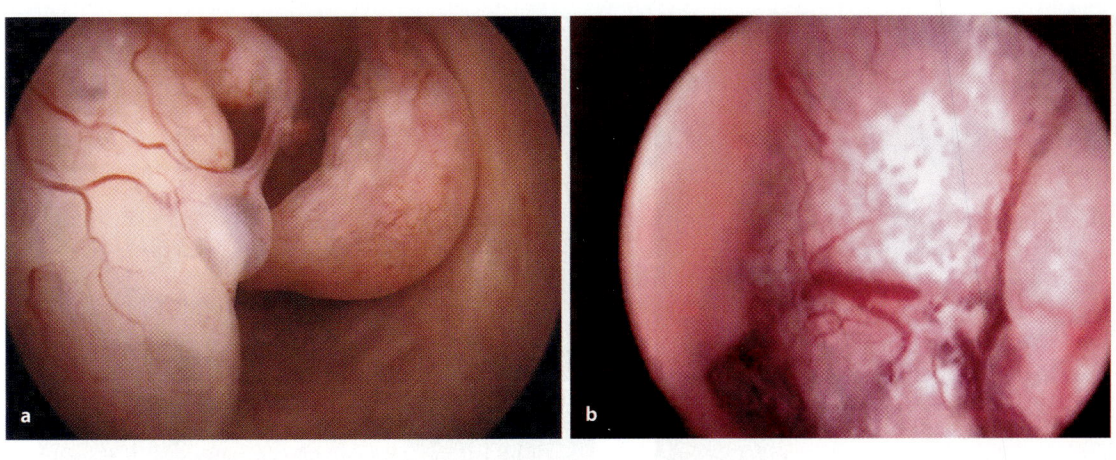

Abb. 41.11 a, b. Hysteroskopisches Bild eines Polypen mit hochgradig glandulär-zystischer Hyperplasie und tubarer Metaplasie (**a**). Hysteroskopisches Bild eines malignitätsverdächtigen (atypische Vaskularisation, Nekrosen) Polypen des Cavum uteri; Histologie: invasives Adenokarzinom (**b**)

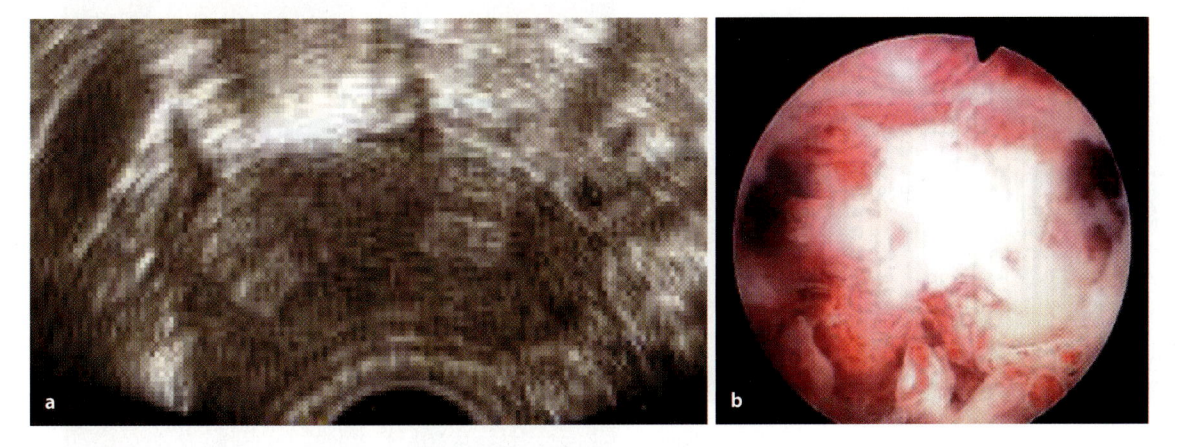

Abb. 41.12 a, b. Uterus subseptus. **a** Transvaginalsonographie, **b** hysteroskopisches Bild vor Septumresektion

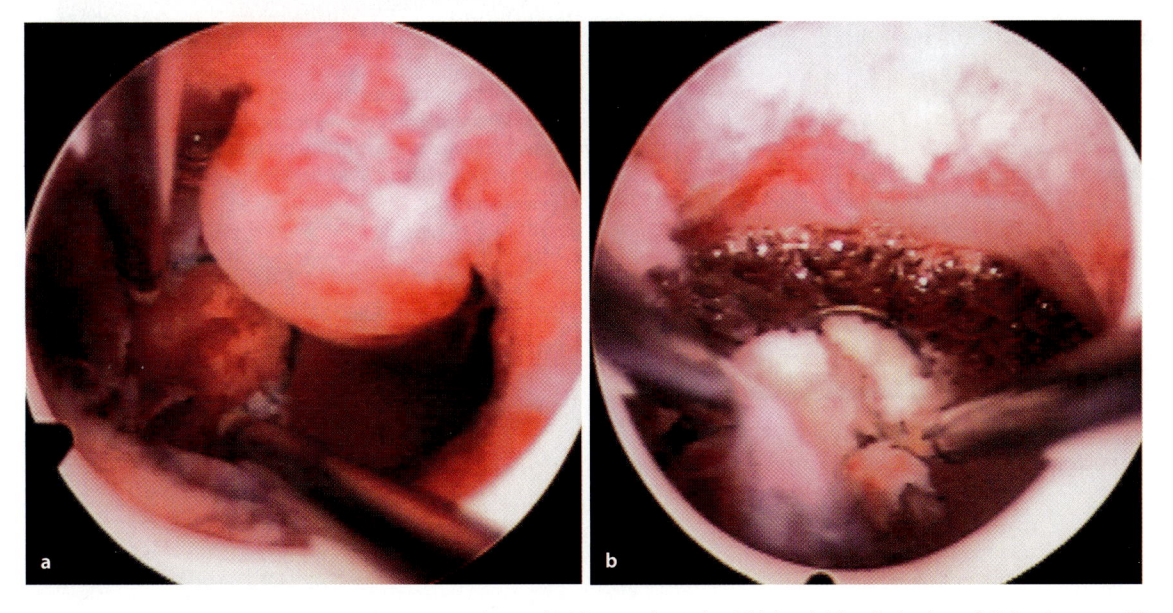

Abb. 41.13 a, b. Endometriumpolyp an der Uterusvorderwand (**a**), hysteroskopisches Bild der gleichen Patientin nach Polypabtragung (**b**)

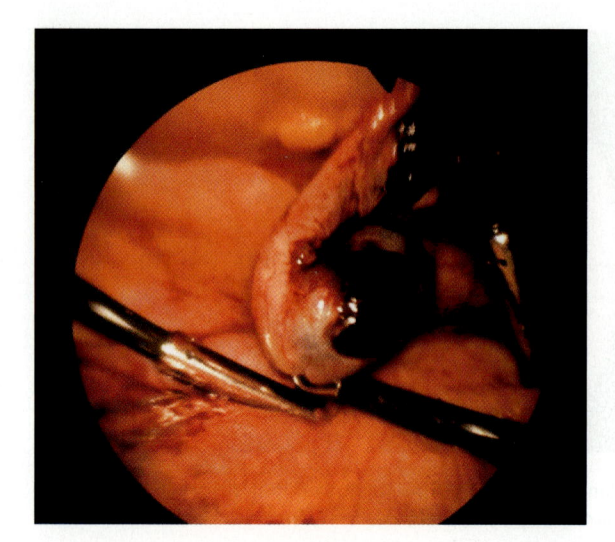

Abb. 42.1. Laparoskopisches Bild einer »stehenden« Extrauteringravidität im ampullären Teil der rechten Tube mit Austritt von Blut

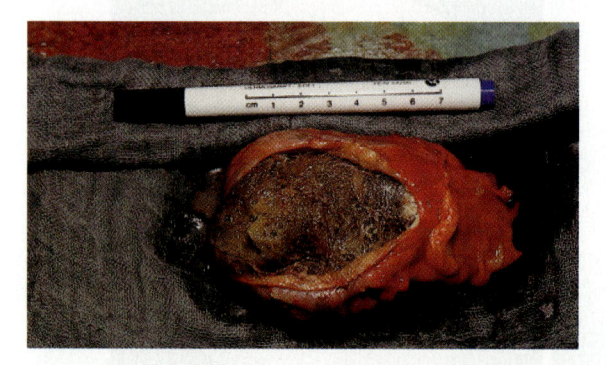

Abb. 42.2. Aufgeschnittenes Operationspräparat eines Dermoids mit Haaren und Talg

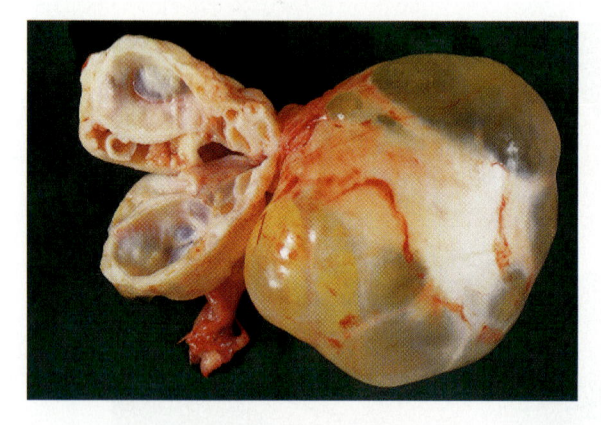

Abb. 42.3. Operationspräparat eines serösen Zystadenofibroms ohne Anhalt für Malignität

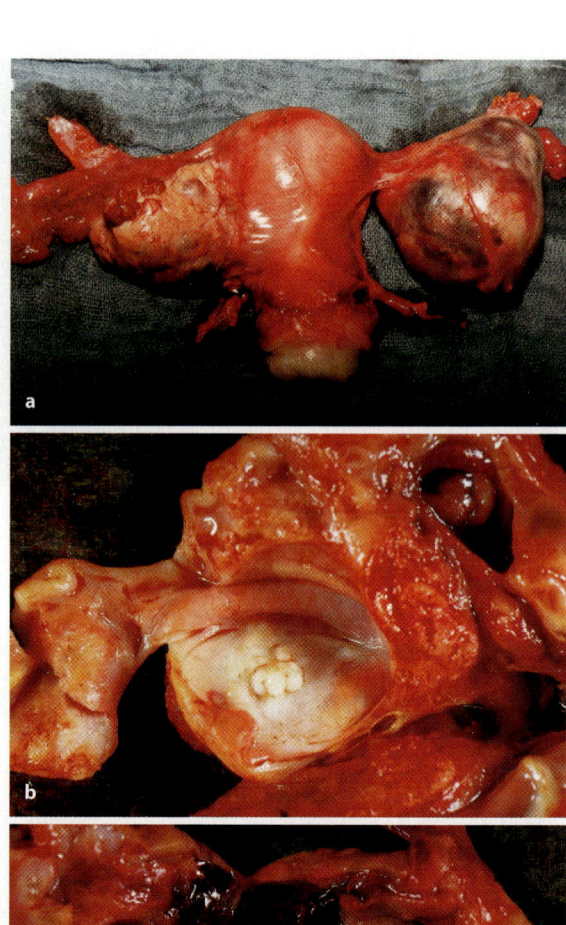

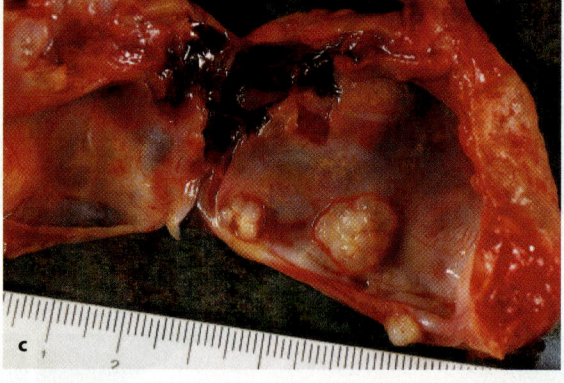

Abb. 42.4. Operationspräparat von sog. Borderline-Tumoren des Ovars beiderseits (atypisch proliferierendes Zystadenofibrom, »high grade malignant potential tumor«). Uterus mit beiden Adnexen (**a**); aufgeschnittener zystischer Ovarialtumor beiderseits mit papillären Strukturen an der Innenwand (**b, c**)

Farbteil

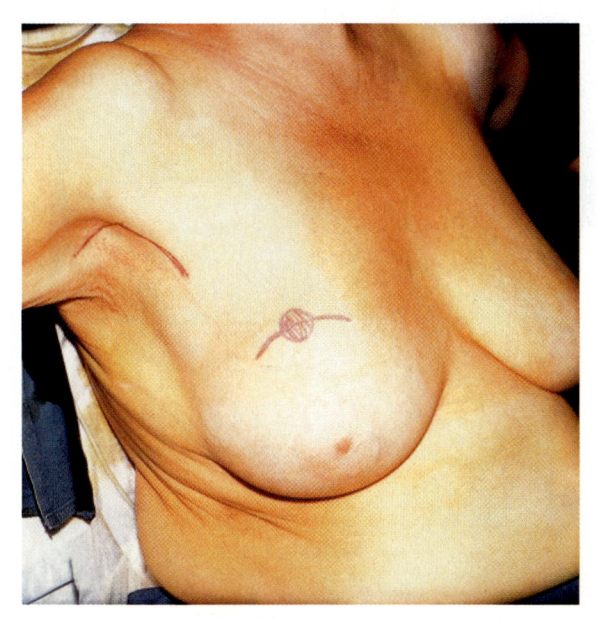

◘ **Abb. 43.3** Beispiel für markierte Schnittführung über angezeichnetem Tumor und Schnittführung in der Achselhöhle bei der in Narkose sitzenden Patientin für eine offene Biopsie

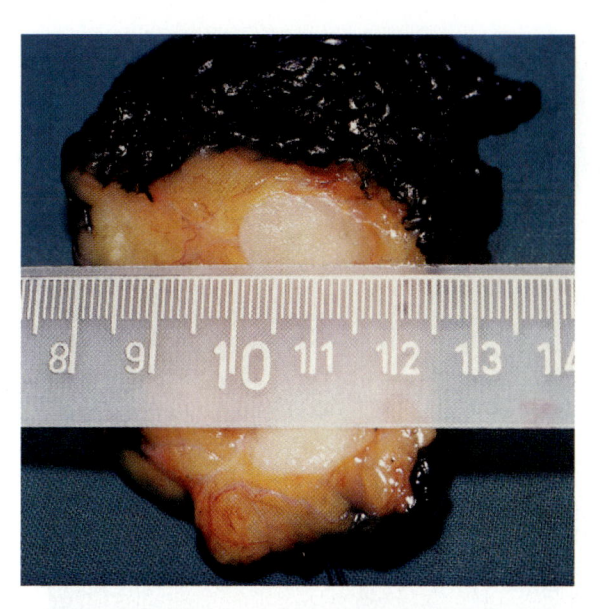

◘ **Abb. 43.4.** Im Gesunden entferntes Mammakarzinom (zentral eingeschnitten); der Tumor liegt zentral im Exzidat und wird von normalem Parenchym umgeben, makroskopische Tumorgrößenmessung mit 2 senkrecht aufeinander stehenden Durchmessern, Tuschemarkierung der Oberfläche

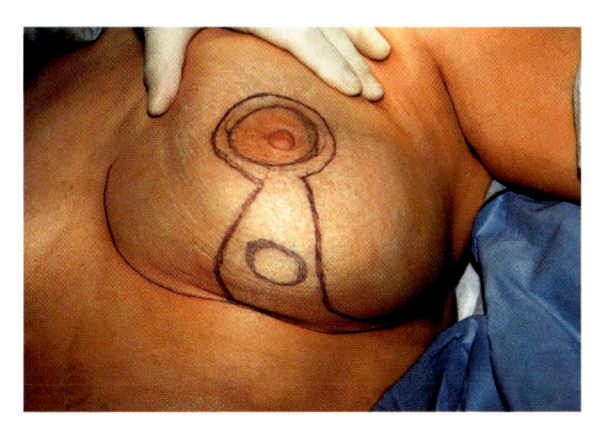

◘ **Abb. 43.5.** So genannte B-Plastik zur kosmetischen Wiederherstellung der Brustform nach Resektion des zentralen Drüsenstiels und der Mamille; in Narkose sitzende Patientin mit präoperativ angezeichneter Schnittführung und eingekreistem Primärtumorsitz

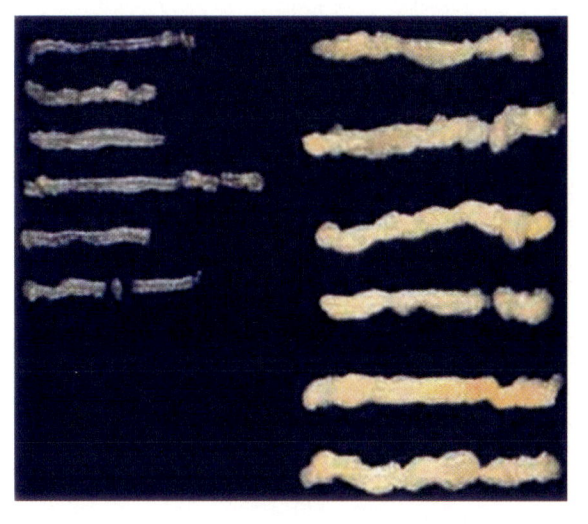

◘ **Abb. 43.9.** Größenvergleich der durch Hochgeschwindigkeitsstanze und durch Mammotom gewonnenen Gewebezylinder

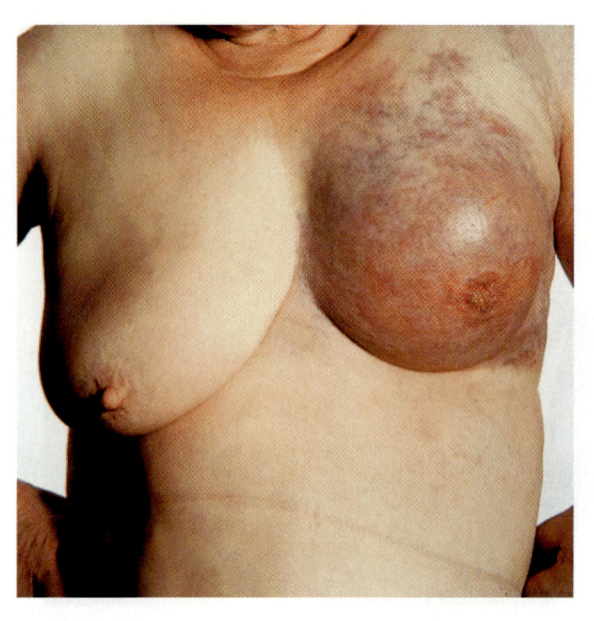

Abb. 43.13. Patientin mit linksseitigem inflammatorischem Mammakarzinom; neben der Hautrötung und Einziehung des Mamillen-Areola-Komplexes fällt eine vermehrte Festigkeit der Brust mit Schrumpfung auf

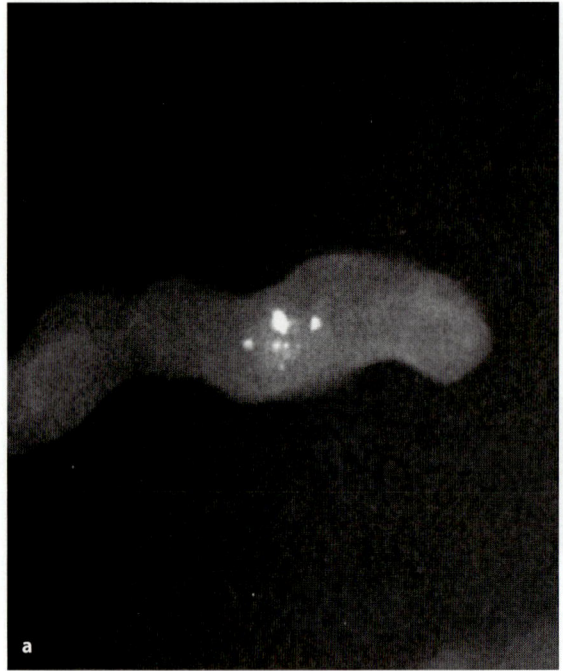

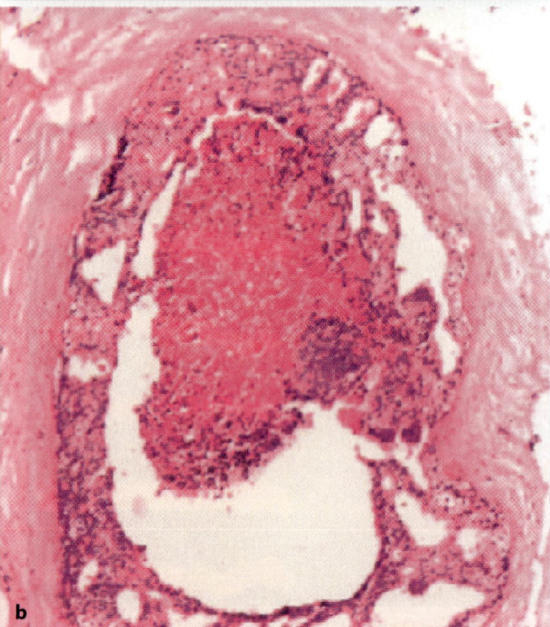

Abb. 43.10 a, b. Das Präparatradiogramm (**a**) eines Mammotom-Stanzzylinders zeigt eingeschlossenen Mikrokalk, der histologische Schnitt (**b**) dieses Zylinders lässt ein duktales Carcinoma in situ erkennen

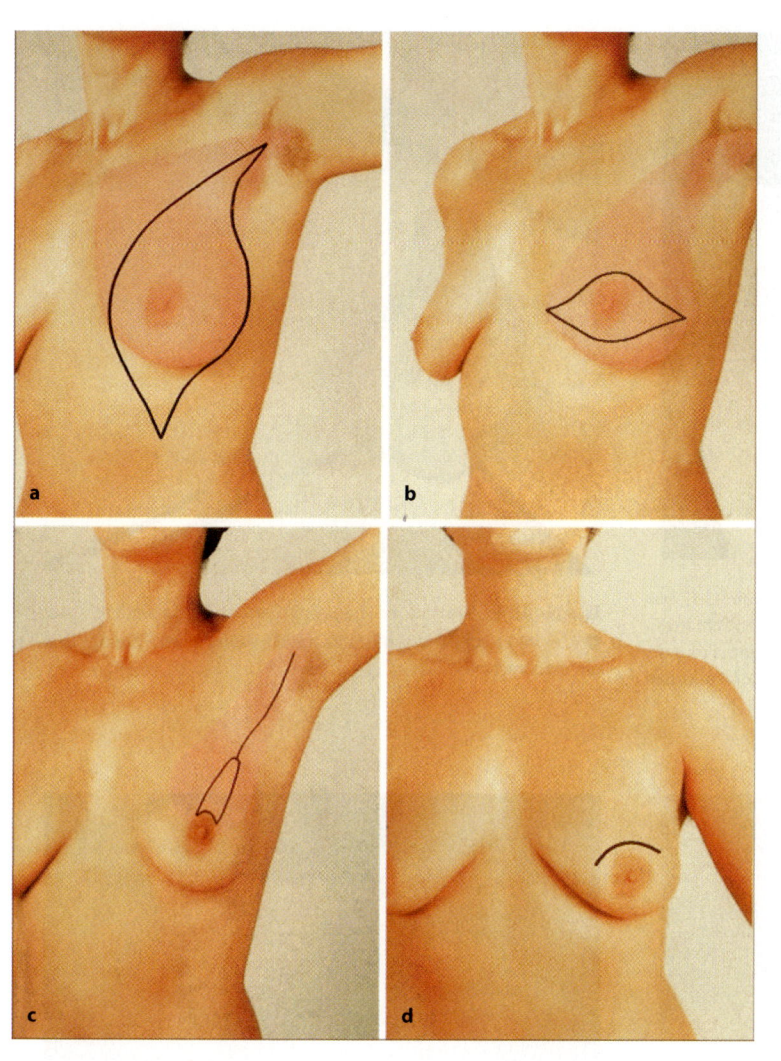

Abb. 43.14 a–d. Entwicklung des operativen Vorgehens beim primären Mammakarzinom mit zunehmender Reduktion des Ausmaßes des operativen Eingriffs. (**a**) Radikale Mastektomie. (**b**) Modifizierte radikale Mastektomie. (**c**) Quadrantenresektion. (**d**) Tumorektomie

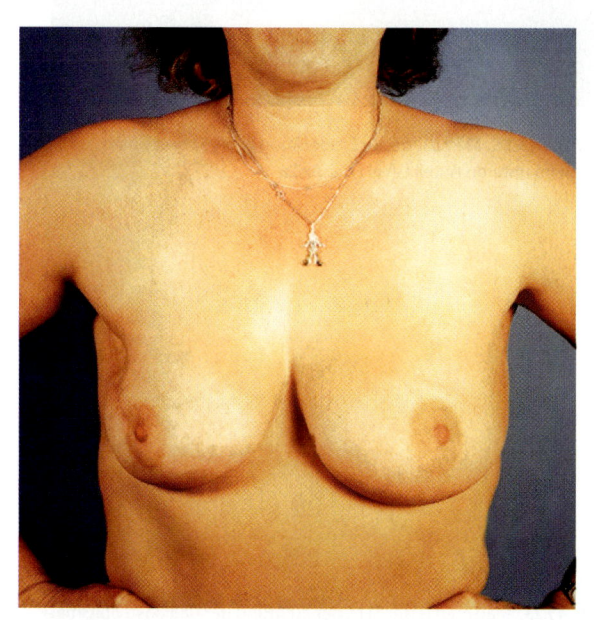

Abb. 43.17. Patientin mit sequenziell aufgetretenem Mammakarzinom beiderseits (Primärtumorgröße beiderseits 2,5 cm, nodalpositiv, identische lokale Strahlentherapie), unterschiedliches operatives Vorgehen: auf der rechten Seite Quadrantenresektion vor 10 Jahren über radiäre Schnittführung und Verlängerung in die Achselhöhle, auf der linken Seite Segmentresektion über semizirkuläre Schnittführung über dem Tumor, ebenfalls oben außen mit separater Inzision in der Achselhöhle; unterschiedliches kosmetisches Ergebnis mit Verziehung des Mamillen-Areola-Komplexes rechts trotz intramammärer Lappenverschiebung

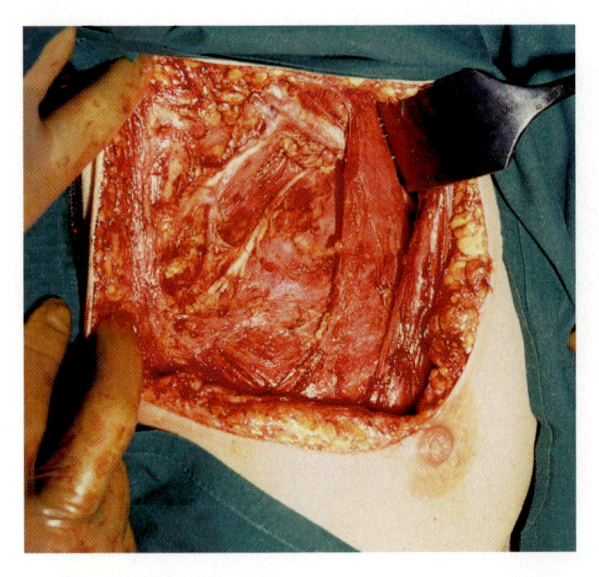

◘ **Abb. 43.18.** Intraoperativer Situs der Patientin aus ◘ Abb. 43.17 bei Quadrantenresektion mit Erweiterung des axillären radiären Schnittes; dargestellt sind der M. pectoralis major und minor, der M. latissimus dorsi, die V. axillaris sowie der N. thoracicus longus und das thorakodorsale Gefäß-Nerven-Bündel

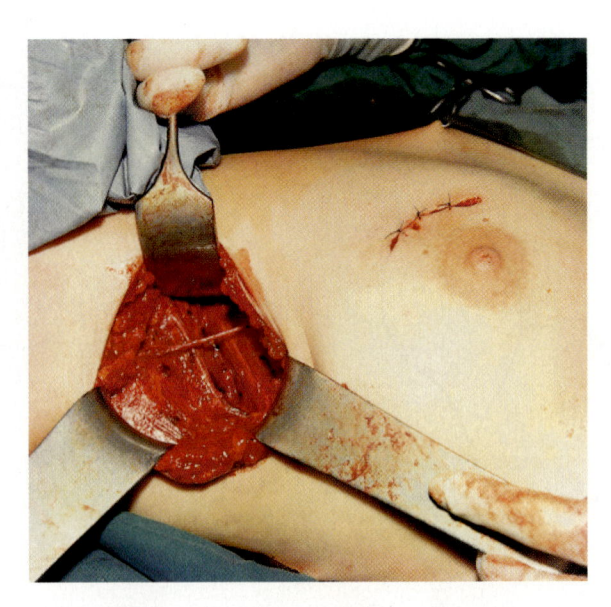

◘ **Abb. 43.19.** Separate axilläre Schnittführung bei der Patientin aus ◘ Abb. 43.17 auf der rechten Seite mit Erhaltung eines Astes des N. intercostobrachialis

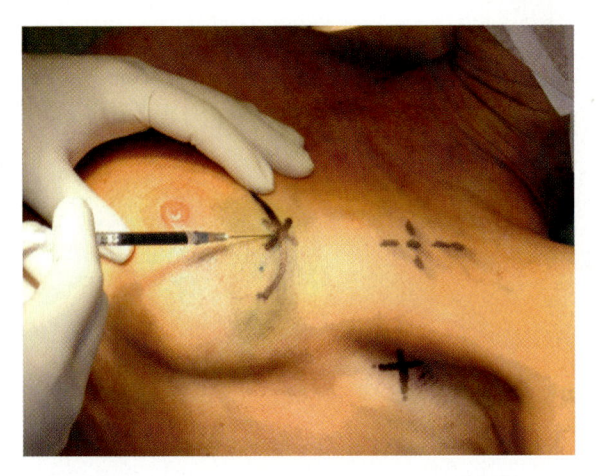

◘ **Abb. 43.21.** Peritumorale Injektion von 1 ml Patentblau-Farbstoff zur Markierung des Sentinel-Lymphknotens (4 Quadranten). Nuklearmedizinische Markierung des SLN von ventral nach lateral

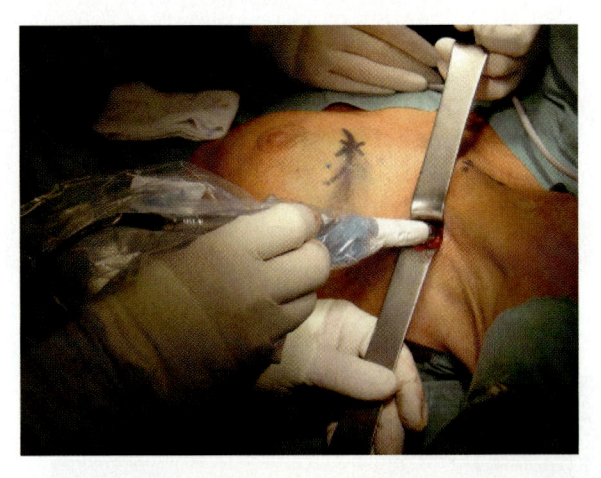

◘ **Abb. 43.22.** Messsonde zur Entdeckung eines SLN während der Operation im unteren Anteil Level I der Axilla

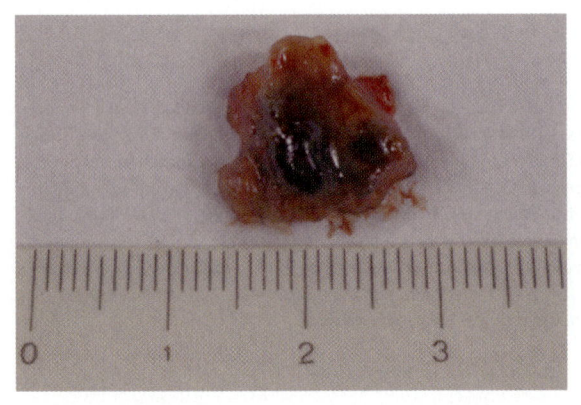

◀
◘ **Abb. 43.23.** Blau markierter SLN, der aufgrund der Radioaktivitätsmessung und Färbung über einen kleinen Schnitt aus der Axilla entnommen wurde

Farbteil

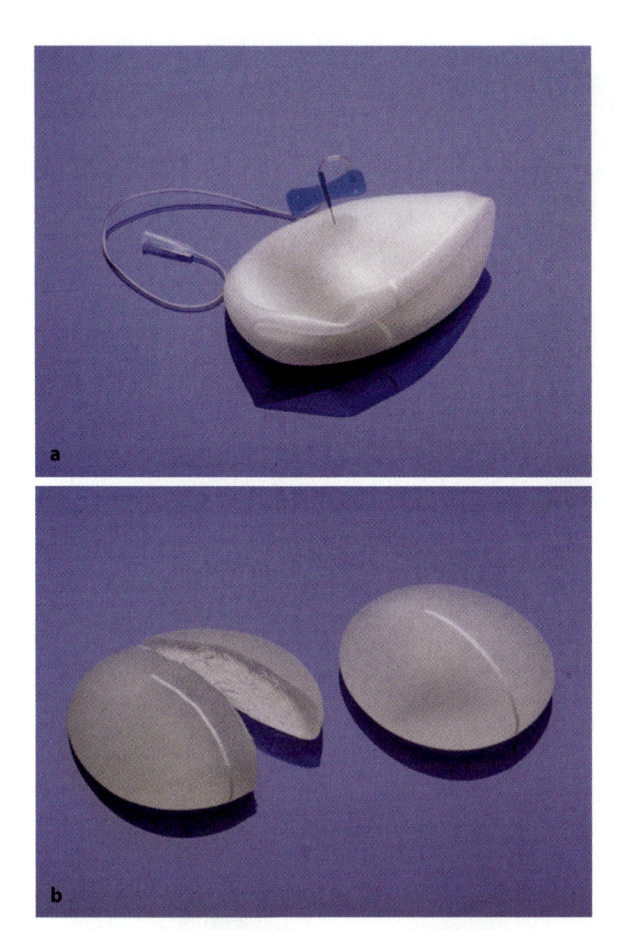

◘ **Abb. 43.24 a, b.** Brustrekonstruktion mit Implantat in 2 Phasen. **a** Skin-Expander (400 ml) für die 1. Phase. (**b**) Definitive Silikonprothese mit aufgerauter Oberfläche für die 2. Phase (links Prothese im Querschnitt)

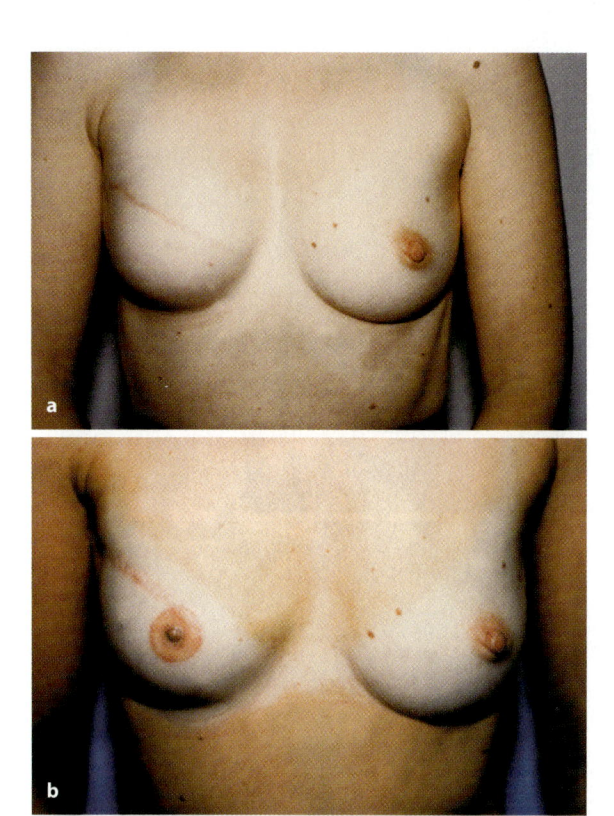

◘ **Abb. 43.25 a, b.** Zustand nach modifiziert radikaler Mastektomie rechts. (**a**) Einlage eines sog. Skin-Expanders mit Auffüllreservoir; Resultat nach Ersatz des Expanders durch eine definitive Silikonprothese im Rahmen der 2. Phase der Rekonstruktion (**b**) Patientin nach Rekonstruktion des Mamillen-Areola-Komplexes durch freie Hauttransplantation mit zusätzlicher Tätowierung und ortsständiger Bildung der Brustwarze (rechts)

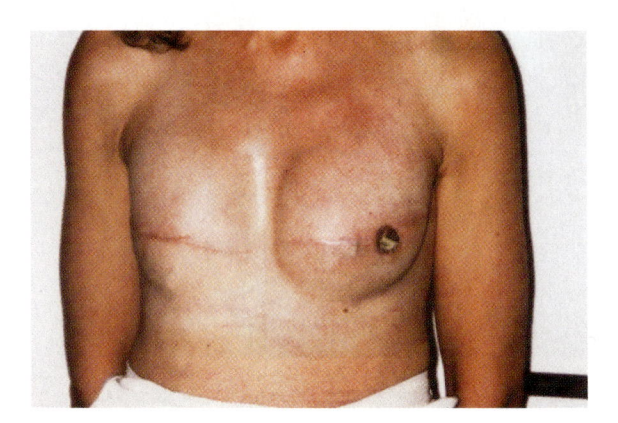

◘ **Abb. 43.26.** Zustand nach modifiziert radikaler Mastektomie beiderseits mit Hautnekrose über einer Silikonprothese links

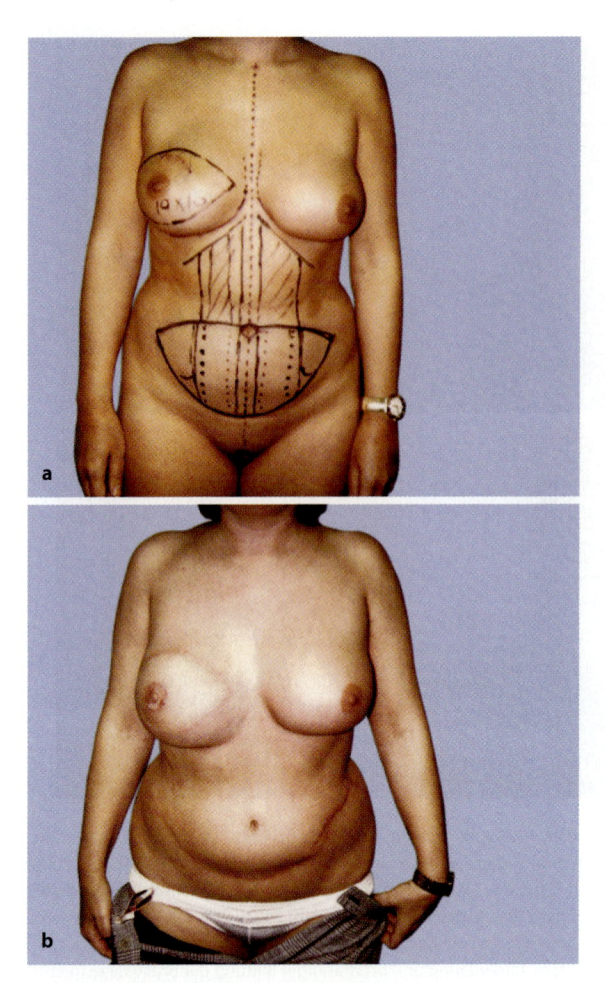

Abb. 43.28 a, b. Modifiziert radikale Mastektomie der rechten Mamma und Bildung eines doppelseitig gestielten transversalen M.-rectus-abdominis-Lappens. (**b**) Postoperatives Ergebnis mit Narbe im Bereich des Unterbauchs, Zustand nach Rekonstruktion des Mamillen-Areola-Komplexes

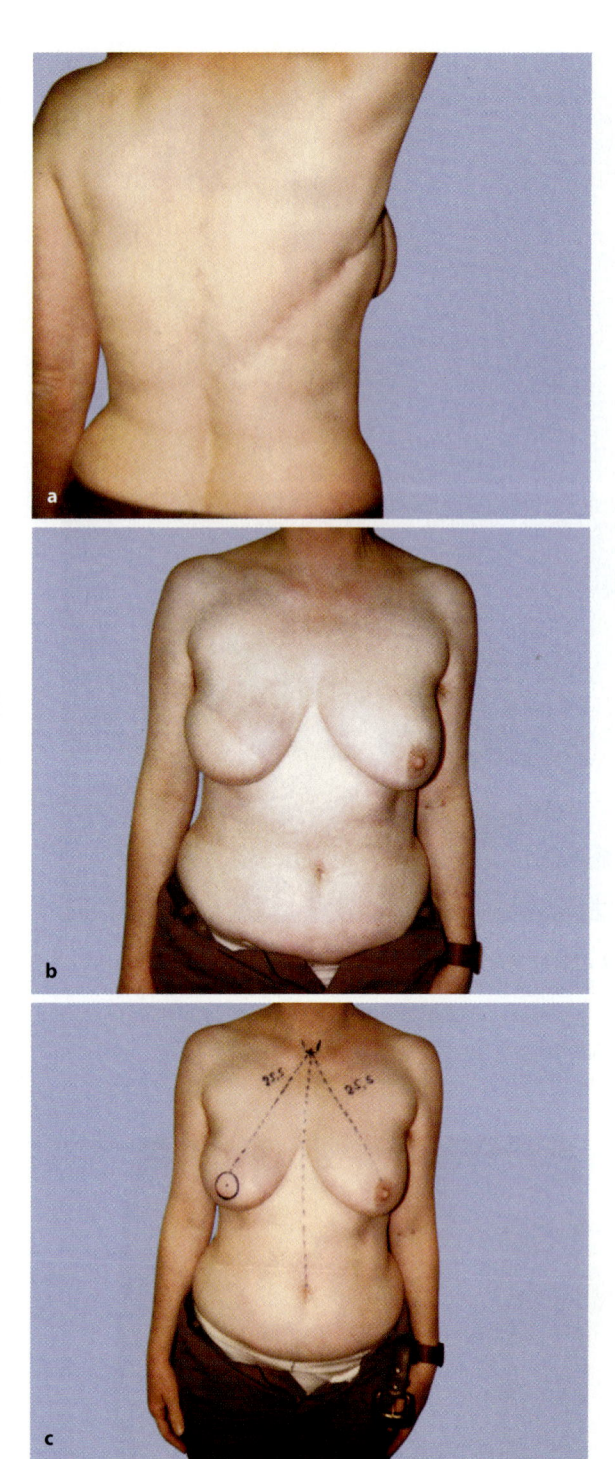

Abb. 43.30 a–c. Postoperative Situation nach M.-latissimus-dorsi-Lappenplastik mit quer gestellter Narbe. (**a**) Rückenansicht. (**b**) Rekonstruktion mittels Silikonprothese. (**c**) Präoperatives Markieren vor Rekonstruktion des Mamillen-Areola-Komplexes

Farbteil

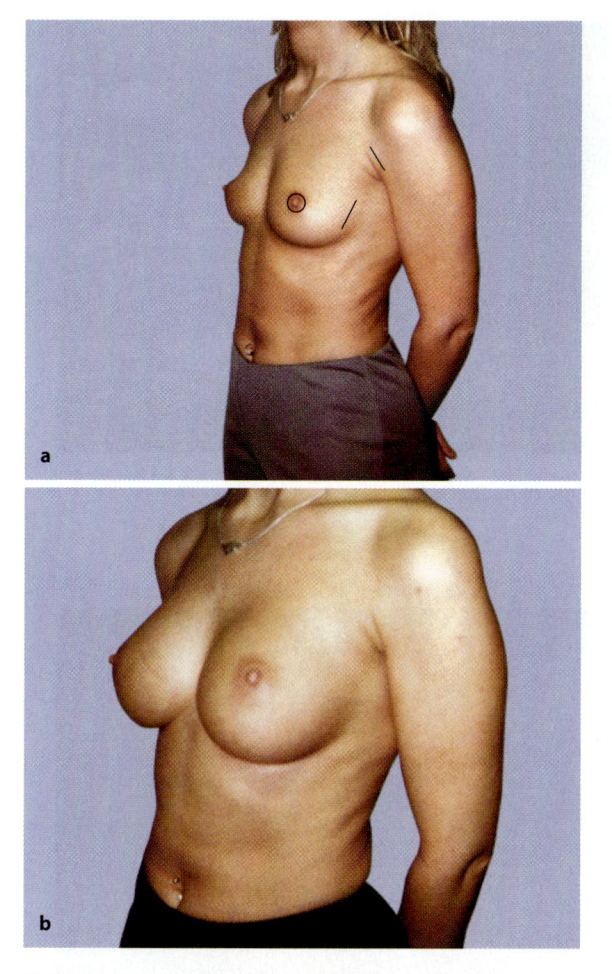

Abb. 43.31 a, b. Patientin mit nach subjektivem Empfinden zu kleinen Mammae. (**a**) Präoperativ. (**b**) Augmentation durch präpektorale Implantation von mit 200 ml Kochsalzlösung gefüllten Prothesen

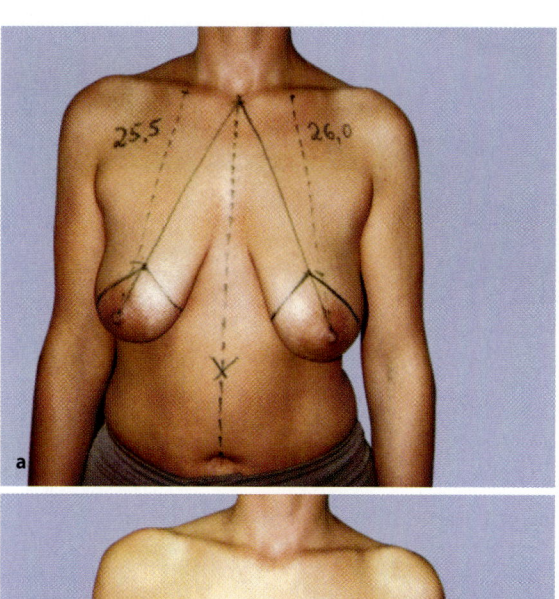

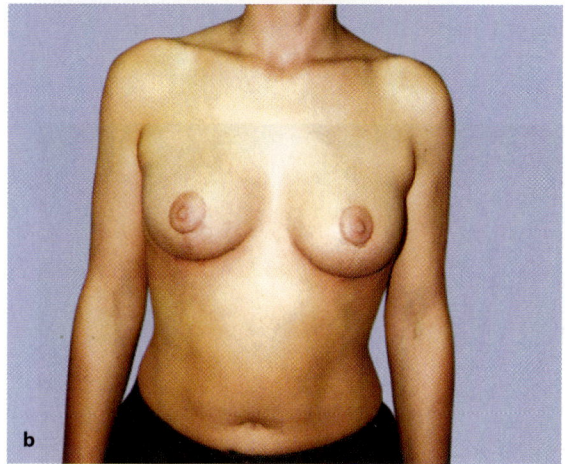

Abb. 43.32 a, b. Patientin mit Brustasymmetrie und Ptose sowie Wunsch nach Reduktion beider Brüste. (**a**) Präoperatives Anzeichnen der geplanten Schnittführungen. (**b**) Postoperatives Ergebnis mit Lifting und Reduktionsplastik beiderseits; zentrale Mamillenstielung

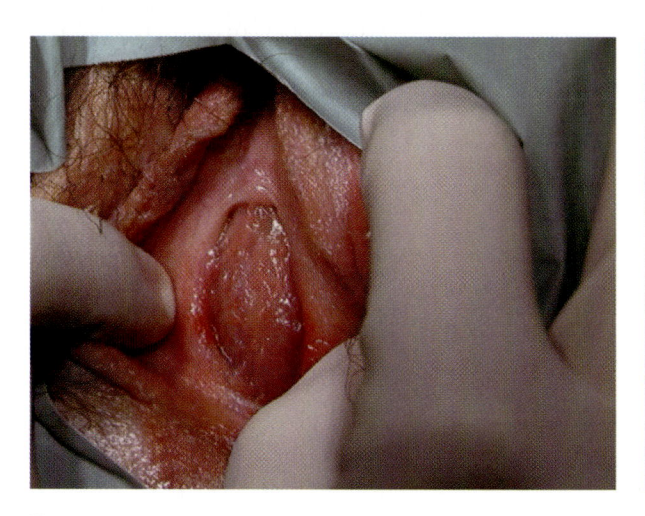

Abb. 47.4. Hymenalatresie bei einer Adoleszenten

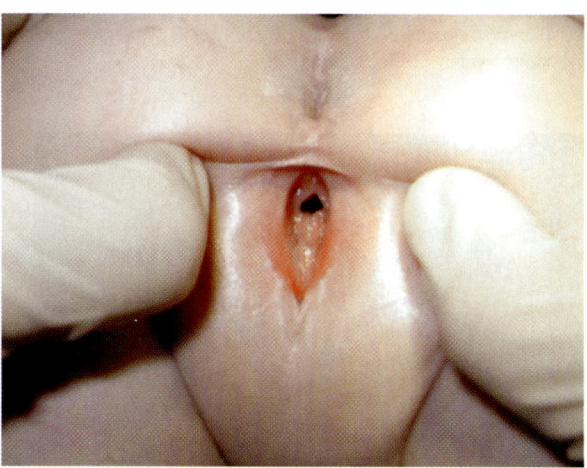

Abb. 47.5. Darstellung des Hymens in Knie-Ellbogen-Lage

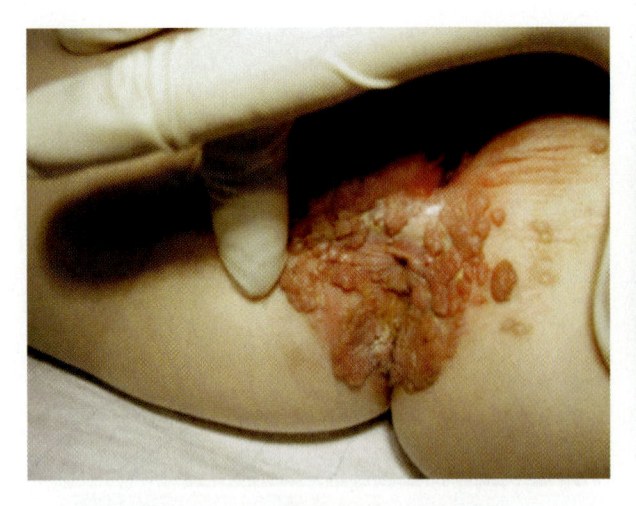

Abb. 47.6. Massiver Befall mit Condylomata acuminata

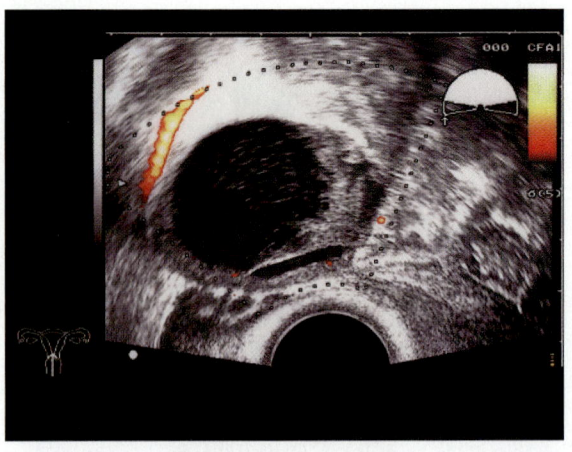

Abb. 48.23. Durchblutungsdiagnostik bei Dermoid

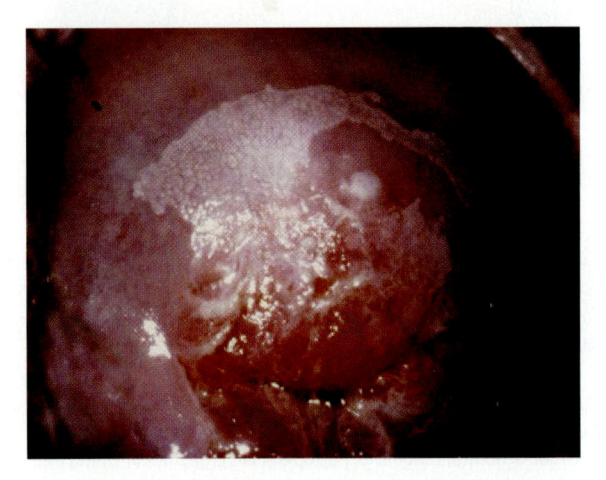

Abb. 48.27. Bizarr geformtes essigweißes Areal eines zarten regulären Mosaiks an der vorderen Muttermundlippe (histologisch CIN 1–2). Dieser Befund könnte nach flacher Loop-Exzision bei 12 Uhr (Target-Biopsie) durch anschließende Laser- oder HF-Destruktion der essigweißen Mosaikbezirke einschließlich des zungenförmigen Ausläufers definitiv behandelt werden

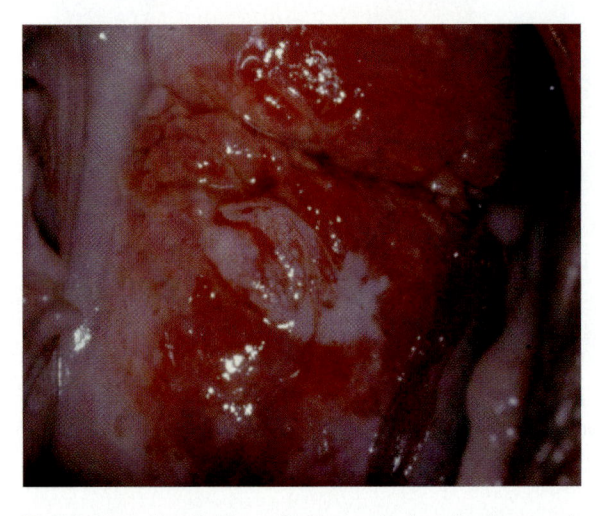

Abb. 48.28. Umschriebener Bezirk eines hochgradig abnormen (»major change«) kolposkopischen Befundes mit grobem Mosaik, stark essigweißer Reaktion, atypischen Gefäßen, Niveaudifferenz und Vulnerabilität an der hinteren Muttermundlippe (histologisch: CIN 3 mit Frühinvasion). Dieser Befund wäre für eine lokale Resektion geeignet

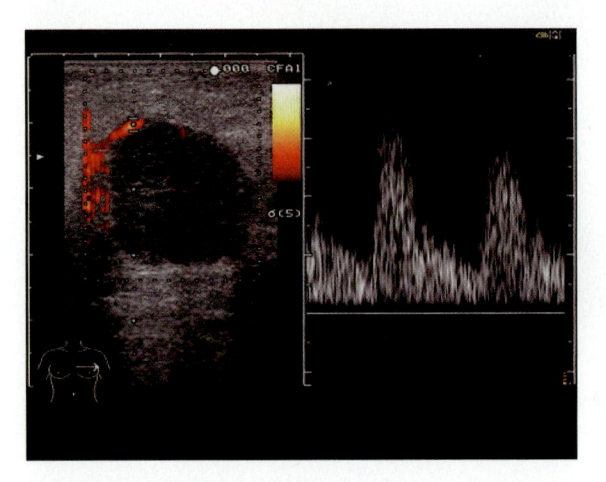

Abb. 48.41. Medulläres Mammakarzinom

Stichwortverzeichnis

A

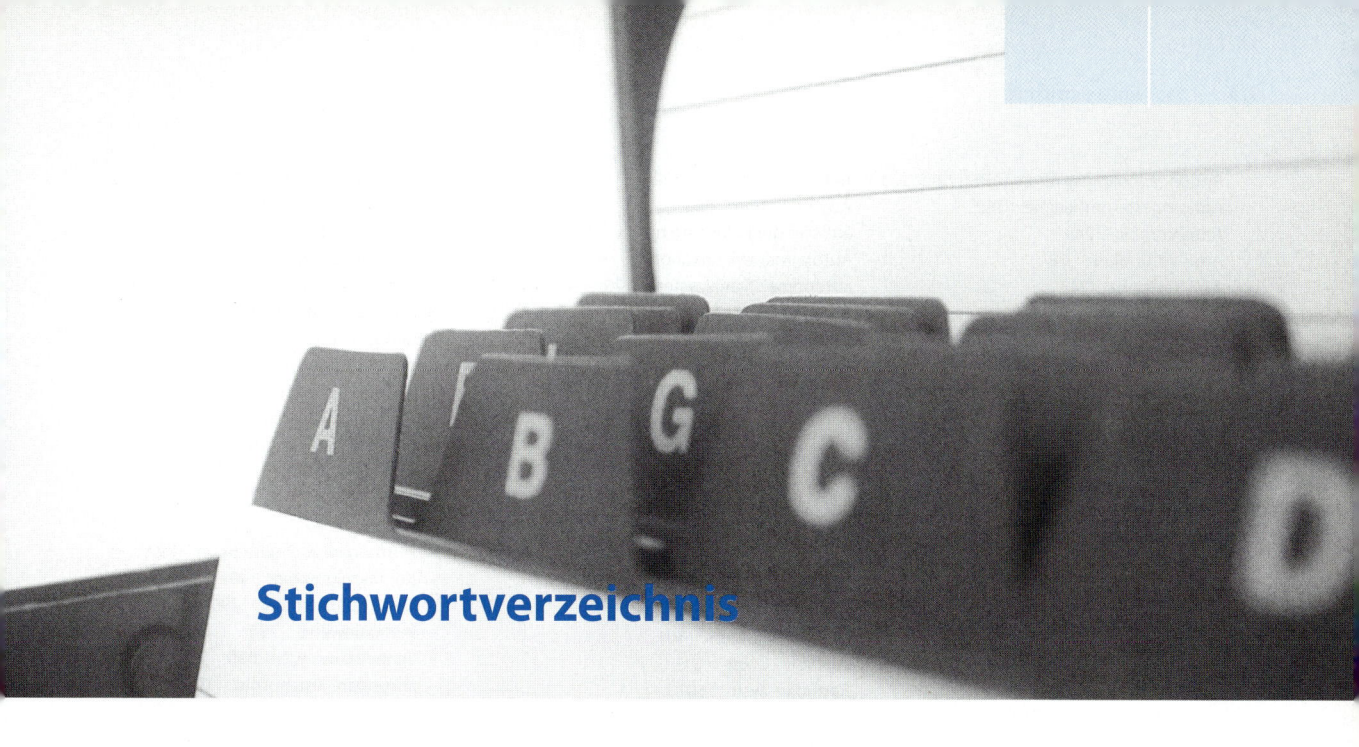

A. epigastrica inferior 14
A. epigastrica superior 14, 623
A. ovarica 8, 623
A. uterina 6, 9, 623
ABCSG-Studie 508
Abdomen, akutes 682ff
– Differenzialdiagnose 683
– Endometriose 677
– EUG 677
– Follikelruptur 677
– Stieldrehung 677
Abdomen, hysteriformes akutes
– Differenzialdiagnostik 793
– Vernichtungsschmerz 793
– abdominaler Schmerz 680, 681
Abdominalgravidität 299
Abort 26, 798
– vorzeitige Wehen 798
Abortneigung
– Myome 360
Abrasio, fraktionierte
– Asherman-Syndrom 619
– Endometriumkarzinom 377, 378
– Perforation 619
– Ureterverletzung 622
absolute Fettmasse 55
Acetylsalicylsäure (ASS) 247, 558
ACTH-Kurztest 136
Add-back-Therapie 267
Adenohypophyse 39
Adenokarzinom 327
Adenokarzinom der Cervix 350
Adenomyosis uteri (Adenomyomatose, s. Endometriosis genitalis interna) 259, 355, 356
– MRT 746
ADH 41
Adhäsionen 305
Adhäsionsmoleküle 486
Adipositas 487
Adjuvante Aromatasehemmerbehandlung 508
adjuvante Chemotherapie
– Mammakarzinom 510, 517, 519

– Ovarialkarzinom 429
adjuvante Hormonbehandlung 507
adjuvante Therapie 504, 505, 510, 517
– Indikationsstellung 504, 507
– Konsensusempfehlung 507, 517
– National Institute of Health (NIH) 507, 517
– Sonderfälle 513
– St. Gallen 507, 517
Adnexe 405
Adnexektomie 582
Adnexektomie, prophylaktische 582
Adnexitis 278, 306
Adnexitis, chronisch-rezidivierende
– psychosomatische Zusammenhänge 794
Adoleszenz
– First-Love-Sprechstunde 731
– HIV 731
– prämaligne Erkrankung 731
Adoption 163
Adrenarche 56
Adrenogenitales Syndrom (AGS) 157, 158
Afterloading-Technik
– Endometriumkarzinom 382
AFP (a-Fetoprotein) 411, 412
Agenesie
– doppelseitige 24
– einseitige 24
AGS (Adrenogenitales Syndrom)
– Hormonparameter 158
– Klinik 158
– Pathophysiologie 157
– Therapie 158
Aktivin 44
Akupunktur 558
Aldosteron 30
Algopareunie 781
Algorithmen 856
Alkohol 488
Alkylanzien 883
Allen-Masters-Syndrom 263
Alopezie 428
Altersstruktur 195
Alzheimer-Erkrankung, kognitive Funktion 91
Amastie 31

Amazie 31
Amenorrhö 127, 140, 146, 510, 796
– Anorexie 796
– hypergonadotrope 64
– hypothalamische 170
– primäre 25, 43, 64, 68, 124
– sekundäre 64, 68, 124
American Society for Reproductive Medicine 259
Aminkolpitis 275
Amreich-Richter-Operation 221, 224
– Sakrospinale Vaginofixation 614
Anabolika 87
Analgetika 513
Analmembran 23, 27
Anamnese 676, 724
Anamnesebogen 716
Anamneseerhebung
– akute Anamnese 715
– allgemeine Anamnese 715
– Familienanamnese 715
– Routinefragen 715
– soziale Anamnese 715
anaphylaktischer Schock 692
Anatomie, Beckenboden 213
Androblastom 410
Androgene 42
Androgenisierung
– Symptome 151
Androgenisierungserscheinungen 150, 154
Androgenresistenzsyndrom 114
Androstendion 43, 56, 66, 149
Angina pectoris 689
Angst 699
Anisomastie 34
Anorektalkanal 23
Anorexie 796
Anorgasmie 780
anovulatorische Zyklen 62, 65
Anthrazykline 511, 519, 527
Antiandrogene 115, 152
Antimetabolit 884
Antiöstrogene (s. a. Tamoxifen) 525
Antiphospholipidantikörper 93

Antiphospholipidsyndrom (APS) 249
Antiprogesterontherapie 362
Antithrombin 249
Anus vestibularis 28
APC-Resistenz 248
Aplasia 24
– uterovaginalis 25
– vaginae 29
Apoptose 483, 486
Apoptoserate 538
Arbeitsstelle
– Ausbildungsziele 844
– Berufsziele 844
– Chefarzt 845
– Wahl des Krankenhauses 844
– Ziele 843
Arcus tendineus 4
Aredyld-Syndrom 31
Arias-Stella-Phänomen 59
Amreich und Richter, Operation
– sakrospinale Vaginofixation 614
Aromatase 43
Aromatasehemmer 508, 526, 883
– Gestagengabe 542
– Nebenwirkungen 509
– postmenopausale Frauen 508
Areolarekonstruktion 664
Aromatasehemmer (Aromataseinhibitoren)
– nichtsteroidale 526
– steroidale 526
ARNO 95-Studie 508
ASA-Gruppen 591
ASCO-Therapieempfehlungen
– Knochenverlust, Mammakarzinom 509
Assistierte Fertilisation 165
Assistierte Reproduktion 165
Asthenozoospermie 169
Asthma bronchiale 689
ATAC-Studie 508
Atemnot, akute 689
Athelie 30, 31
Atherosklerose 76, 90
Atresia 24
– ani 27, 28
– cervicis 25
– uteri 25
– vaginae 25
Atrophie 85, 86
– Brust 70
– Haut 71
– Schleimhäute 71
– Uterus 70
– Vagina 70
– Vulva 70
– Zervix 70
– Vaginalepithel 84
Aufklärung 512
Aufklärungsgespräch
– ambulante Eingriffe 723
– Aufklärung der Angehörigen 722
– ausländische oder sonst sprachunkundige Patienten 722
– Fragenkatalog 723
– Kinder 722
– kosmetische Operation 723
– Patienten mit Betreuung 722

Aufklärungspflicht 722
Augmentation 668
äußeres genitales Geschlecht 106
Autoimmunerkrankungen 139
autonome Ovarialzysten 120
AWMF (Arbeitsgemeinschaft wissenschaftlicher Fachgesellschaften) 855
Axillasonographie 757
Azetylsalizylsäure 247, 821, 558
Azini 13
Azoospermie 164, 169

B

β-Endorphine 40
bakterielle Kolpitis 275, 277
bakterielle Vulvitis 274
Bartholin-Abszess 601
Bartholin-Drüse 3, 5
Bartholin-Zyste 601
Bartholinitis 275
Basaltemperatur 39
Basaltemperaturkurve 40, 67
– anovulatorischer Zyklus 132
– Corpus-luteum-Insuffizienz 132
– normaler Verlauf 131
– verkürzte Lutealphase 133
bcl-2 493
bcl-2-Genfamilie 484
Beckenniere 27
Beckenboden 5, 213
– -Hernie 211
Beckenbodentraining 234
Befunddokumentation 720
Bench marking 815
benigne Brustdrüsenveränderung 471
Beschneidung der Frau 601
– Defibulation 602
– Geburtshindernis 602
BET (brusterhaltende Therapie) 516, 522, 652ff, 666
Bethesda-System 342, 343
Bewerbungsunterlagen
– Anschreiben 849
BI-RADS-Klassifikation 749
BIG-I 98-Studie 508
bimanuelle Tastuntersuchung 717, 718
Biofeedbacktechnik 238
Biopsie 344
Biopsie, offene 643, 647
– Schnittführung 644
Biopsie, retromammäre 648
Bisphosphonate 88, 527
Blase
– Ektopie/Ekstrophie 27
Blasenentleerungsstörungen 241
Blasenmole 438, 442ff
– Diagnostik 439
– komplette 438
– partielle 438
– Risikofaktoren 438
– Symptome 439
Blasenverletzungen 242
Blastozyste 57, 177
Blutung, vaginale
– Abortus 677

– Amenorrhö 677
– Kontaktblutung 677
– Korpuskarzinom 677
– Tubarabort 677
– Zervixkarzinom 677
Blutung, dysfunktionelle 71, 128
Blutung, Postmenopause 93, 94
Blutungsstörungen 124, 279
– Endometriumablation 632
– Uterus myomatosus 359
Blutungsstörung, psychogene 795
– Abwehrblutungen 797
– Anorrhexia nervosa 796
– Bulimie 796
– Hormonabbruchblutungen 797
– Kontaktblutungen 797
– Ovulationshemmer 796
– Prolaktinwerte 796
– Scheinschwangerschaft 796
– sekundäre Amenorrhö 796
Blutungstypanomalien 128
Blutungstypen 126
BMD-T-Score 509
Borderline-Tumor
– fertilitätserhaltende Operation 638
– Intervalloperation 639
– Interventionsoperation 639
– Operation bei Rezidiven 639
– paraaortale Lymphonodektomie 637
– pelvine Lymphonodektomie 637
– second-look-Laparoskopie 638
– second-look-Operation 638
– Sonographie 741
– Tumor-Debulking 638
B-Plastik 645
Brachymenorrhö 124, 128
Brachytherapie
– Endometriumkarzinom 382
BRCA 1/2 418, 481, 501, 579
BRCA-Analyse
– Beratung 581
– Einschlusskriterien 581
– Früherkennungsprogramm 582
BRCA-Mutation
– Prävalenz 580
– prophylaktische Mastektomie 656
Brenner-Tumor 407, 408
Bromocriptin 147
Brust
– Entwicklung 47
– hormonelle Steuerung 47
– Östrogene 48
– Progesteron 48
– Prolaktin 48
– Proliferation 47
– Wachstumsfaktoren 48
– zyklische Veränderungen 48
Brust-Tumor-Größenrelation 515
Brustanlagen 30
Brustdrüsenepithel 539
brusterhaltende Operation (BET) 516, 522, 652ff, 666
Brustkrebs
– -früherkennung 493ff
– -mortalität 493
– -risiko 493, 541

Sachwortverzeichnis

– -Screening 494
Brustselbstuntersuchung 494
Brustzentrum 830
Bulimie 796
Burch-Operation 219
– Komplikationen 612

C

Candida 271
Carboplatin 387
Carcinoma ductale in situ (DCIS) 482, 666
Carcinoma in situ
– Cervix 331
Carcinoma lobulare in situ (LCIS) 482
CA 125 261
– Cervixkarzinom 345
– Endometriumkarzinom 378
– Ovarialkarzinom 414, 420
Case management 829
Centrum tendineum perinei 5
Cervixkarzinom, Blutungen
– notfallmäßige Kontaktbestrahlung 350
Cervixkarzinom, invasives
– Aufarbeitung, histopathologisch 338
– CA-125 345
– CEA 345
– Computertomographie 345
– Einteilung 337
– FIGO-Klassifikation 335
– Kernspintomographie 345
– Lymphographie 345
– Metastasierung, hämatogen 335
– Metastasierung, lymphogen 335
– Mikrokarzinom 628
– PET 345
– Prognosefaktoren 338
– Risikofaktoren 332ff
– Stadieneinteilung 336
– Staging-Laparoskopie 345
– Staging-Laparotomie 345
– Symptome 339
– Tumormarker SCC 345
– Ultraschall 345
– Untersuchungsmethoden zur klinischen Stadieneinteilung 336
– Vorsorgeuntersuchung 339
Cervixkarzinom, klinisch manifestes
– Beckenwandrezidiv 348
– Bestrahlung 347
– Operation 347
– Ovarialmetastasen 347
– Therapie, Stadium IB 348
– Therapie, Stadium IIB 348
– Therapie, Stadium III 348
– Therapie, Stadium IV 348
Cervixkarzinom, Nebenwirkungen der Therapie
– Blasen-Scheiden-Fisteln 351
– Lymphödeme 351
– Bestrahlung 351
– postoperative 350
– Rektum-Scheiden-Fisteln 351
– Ureter-Scheiden-Fisteln 351
Cervixkarzinom nach einfacher Hysterektomie 350
Cervixmyom 329

Cervixpolyp 329
Cervixstumpfkarzinom 350
Cervix uteri - intraepitheliale, invasive Neoplasie (CIN)
– Carcinoma in situ (CIS) 331
– CIN I 330
– CIN II 330
– CIN III 331
– Dysplasie 330
Cervixzytologie
– atypical squamous cells of undetermined significance (ASCUS) 343
– Bethesda-System 343
– Dünnschichtzytologie 341
– high grade squamous intraepithelial lesion (HGSIL) 343
– HPV-Veränderungen 343
– low grade squamous intraepithelial lesion (LGSIL) 343
– Münchner Schema 342
– praktische Durchführung 340
– Zuverlässigkeit 340
– zytologische Nomenklatur 342
Chancen, Verbesserung
– akademische Laufbahn 848
– Bewerbungsgespräch 850
– Facharztausbildung 848
– Famulaturen 847
– Lebenslauf 850
– Promotionsarbeit 847
– Prüfungsergebnisse 847
– Standardempfehlungsschreiben 847
– Standardzeugnisse 847
Checklisten 819
Chemotherapie 510, 514, 521, 526
– dosisintensivierte, Hochdosischemotherapie 431
– Fragebogen, Nebenwirkungen 514
– Infektion 567
– intraperitoneale Chemotherapie 430
– Neoadjuvante Induktionschemotherapie 429
– Neutropenie 567
– palliative 565
– primäre (adjuvante) Chemotherapie 429
– Thrombozytopenie 567
Chemotherapie, präoperative (neoadjuvante) 659
– Indikation 642
Chemotherapie – Cervixkarzinom
– adjuvante Chemotherapie 349
– adjuvante Radiochemotherapie 350
– neoadjuvante Chemotherapie 349
– palliative Chemotherapie 350
Chirurgie, palliative
– Nephrostomie 564
– pathologische Frakturen 564
Chlamydia trachomatis 280, 282
Chlamydien 278
Chlormadinonazetat 152, 154
Chordotomie, perkutane 561
Chorionkarzinom 442
– Histologie 438
– Pathologie 438
Chromopertubation 168, 262, 635
Chromosomenanomalien 64

chronic pelvic pain syndrome (CPPS) 303ff
Chronische Entzündung 306
Chronisches Unterbauchschmerzsyndrom 303ff
CIN (zervikale intraepitheliale Neoplasie) 330ff
Climacterium praecox 61, 62, 63, 64
– Diagnose 68
– genetische Störung 583
– Ursachen 64
clinical pathways 819
Clomifen 171, 172
Clomiphentest 137
clue-cells 275
CMF 519, 527
CO_2-Laser-Therapie 314, 316, 601
Cochrane 821
Coitus interruptus 197
Condylomata acuminata 272, 601, 731
Cooper-Ligament 13, 16, 612
Corpus albicans 44
Corpus luteum 44
– -Insuffizienz 45, 160
– -Zyste 739
Corpus rubrum 45
Cowden-Syndrom
– PTEN-Mutation 580
COX-2-Hemmer 559
CRF (»corticotropin releasing factor«) 38
CRP (C-reaktives Protein) 761
Cumulus oophorus 44
– Sonographie 739
CUP-Syndrom 750
Curriculum Qualitätssicherung 820
Cyclophosphamid 512
Cyproteronazetat 152, 154
Cytobrush 340, 717

D

Dammriss, 3. Grades
– Operation 615
Danazol 265
Darmfistel
– Operation 616
Dauerblutung, azyklische 124, 128
DCIS (Carcinoma ductale in situ) 482
– axilläre Lymphonodektomie 666
– Bestrahlung der Brust 667
– BET 666
– Lokalrezidive 667
– Mastektomie 666
DELBI 855
Delphi-Technik 821
Demenz 74
Depression 701
Dermoid 636
– Ovarektomie 637
– Staging-Untersuchungen 637
Descensus 212
– Defäkationsstörung 216
– Elevationstest 218
– Harnentleerungsstörung 216
– Harninkontinenz 216
– Levatortest 218
– Quetschhahnphänomen 216
– Schweregrad 215

- Symptomatik 216
- Untersuchung 217
Dexamethasonhemmtest 135
Dezidua 59
DHEAS 56, 66, 149, 763
Diabetes insipidus 41
Diabetes mellitus 91
Diaphragma pelvis 4, 7, 213
Diaphragmaplastik 221
Diaphragma urogenitale 4, 213
Diclofenac 558
Dienogest 154
Dienstleistung, medizinische 804
Differenzierungsfehlbildungen 24
DIG (disseminierte intravasale Gerinnung) 246
Dihydrotestosteron 21, 42, 43, 149
DIN EN ISO 823
DMP-Programm 828
Dopamin 40, 144, 145
Dopaminagonisten 147
Doppelbildungen 26
Dopplersonographie
- farbkodierte 734
- Mamma 758
- transvaginale, Ovarialtumoren 414
Dosisdichte 512
Douglas-Zele 212
Doxorubicin 512
Dranginkontinenz 228, 237
Dreimonatsspritze 202
DREZ (dorsal root entry zone) 561
DRG 828
- Anforderungen 833
- Andersen-Studie 2000 830
- betriebswirtschaftliche Führungsinstrumente 829
- integrative Versorgung 829
- Investitionen 829
- Prozesssteuerung 830
- Qualitäts-Management 830
Dranginkontinenz 228
Drospirenon 101, 154
Duale Röntgenabsorptiometrie (DXA) 73
Ductus deferens 23
Dünnschichtzytologie 341
Dysfunktion, sexuelle 779
Dysgenesie 24
Dysgerminom 411, 413
Dysmenorrhö 305, 357, 795
- pflanzliche Heilmittel 769
Dyspareunie 85, 781
Dysplasie 24
Dysplasiesprechstunde 313
Dystrophie, atrophische 85
- Vulva 313

E

Early Breast Cancer Trialists' Collaborative Group (EBCTCG) 506
EbM (evicence-based medicine) 804, 821
EBM 2000plus
- Gebührenordnungsposition 721
- Honorarverteilungsmaßstab 721
- Regelleistungsvolumen (RLV) 721
echter Hermaphroditismus 110

EDTA-Blut 762
EFQM-Modell 823
EGF-Rezeptoren 485, 492
- c-erbB2- 482
- EGF-1- 482
- Her-2-/neu- 482
Eisenmangel
- Serumferritinspiegel 359
Elektrostimulation 234, 239
Elektrostimulationsverfahren 558
Elongatio colli uteri 215
Embryologie
- Mamma 29
- Urogenitalsystem 21
- embryonales Rhabdomyosarkom (Sarcoma botyroides) 398
Embryonenschutzgesetz 166, 835
Empty-follicle-Syndrom 160
empty sella 147
Endokrinologie, gynäkologische
- DHEAS 56, 66, 763
- FSH 37, 43, 64, 763
- fT3 763
- fT4 763
- Hormonbasisdiagnostik 763
- LH 37, 45, 763
- PCO-Syndrom 763
- Prolaktin 763
- SHBG 763
- Testosteron 763
- TSH 763
Endometriom 258
Endometriose 257, 305
- Diagnose 261
- Dysmenorrhö 260
- Funktion der Ovarien 264
- genetische Ursachen 583
- hormonelle Substitution 269
- Hormontherapie 92, 264
- Immunsystem 256
- Klassifikation 259
- Laparoskopie 262
- Leitsymptom 260
- maligne Entartung 258
- operative Therapie 267
- Sonographie 741
- späte Lutealphase 262
Endometriosezysten 265
Endometriosis extragenitalis 259
Endometriosis genitalis externa 259
Endometriosis genitalis interna (Adenomyosis uteri, Adenomyomatosis) 259, 356
Endometritis 279
Endometrium
- Basalzone 55
- Compacta 55
- Desquamationsphase 58
- Frühphase der Schwangerschaft 59
- intermediär 55
- Proliferationsphase 55, 58
- Sekretionsphase 55, 58
Endometriumablation 632
Endometriumbiopsie 137
Endometriumdicke
- Vaginalsonographie 377
Endometriumhyperplasie 71, 369

- Entartungsrisiko 370
- Östrogensubstitution 93
- Therapie 370
Endometriumkarzinom 94, 368ff, 518, 566, 583
- Aromatisierung von Androgenen 543
- Chemotherapie 384, 387
- chirurgisches Staging 380, 383, 627
- CT-Untersuchung 378
- Diagnosesicherung 377
- Differenzierungsgrad 372, 374
- Endometriumhyperplasie 93
- Epidemiologie 368
- ethnische Faktoren 368
- Fernmetastasen 386
- Form 373
- histologischer Zelltyp 374
- Histopathologie 371
- HNPCC 371
- Hormontherapie 384, 544
- Kernspintomographie 378
- Kinderwunsch 379
- Kollektivmerkmale 368, 369
- Myometriuminfiltration 374, 375, 383
- Myometriuminvasion 377
- MRT 746
- Nachsorge 385
- orale Kontrazeptiva 543
- Östradiol 543
- Östrogenentzugsblutung 543
- Östrogenexposition 369
- Östrogensubstitution 93, 543
- p53-Proteinüberexpression 376
- Pathogenese 369
- Präkanzerosen 624
- Primärtherapie 379
- Progesteron 543
- Prognose 380
- Prognosefaktor 373, 374, 375
- Rezidive 386
- Rezidivrisiko 383
- Risikofaktoren 369
- Schnellschnittuntersuchung 627
- Screening-Methode 370, 376
- Stadieneinteilung 373
- Steroidhormonrezeptor 376
- Strahlentherapie 381, 382, 383, 384
- Symptome 376
- Tamoxifen 371
- totale abdominale Hysterektomie 627
- Tumormarker 378
- Vaginalsonographie 377
- Zervixbefall 375
Endomyometritis 279
Endothelzelle 486
Enterozele 212, 215, 614
Entscheidungsfindungsprozess 813
Entscheidungshilfen 507
Entwicklungsstörungen 31ff
EPH-Gestose 798
Epidemiologie
- CIN 331
- invasives Cervixkarzinom 331
- GTE 437
- HPV-Infektion 331
- Sarkome 391

Sachwortverzeichnis

- Vaginalkarzinom 323
- Vulvakarzinom 317
epidermal growth factor (EGF) 481
Epilepsie
- Hormontherapie 92
Epispadie 27
Epoophoron 23
Ergebnisqualität 805
Ernährung
- Selengehalt 768
Erregungshypertonie 798
EUG (Extrauteringravidität) 278, 287, 636
- HCG-Persistenz 299
- Laparoskopie 291
- Symptomatik 288
Eumenorrhö 124
Evaluierung 822
evidence-based medicine (EbM) 804, 821
Evidenz, wissenschaftliche 765
Exenteration
- hintere 624
- komplette 624
- Omentum-majus-Plastik 624
- vordere 624
»extended« Therapie 508
Extrauteringravidität 278, 287, 636
- exspektatives Vorgehen 296
- medikamentöse Therapie 293
- Sonographie 742

F

Faktor-V-Leiden-Mutation 248
familiärer Brustkrebs (s. a. BRCA1/2) 481, 579, 581
familiärer Eierstockkrebs (s. a. BRCA1/2) 418, 579, 581
Fascia pectoralis 13, 16
Faslodex 525
Fatigue-Syndrom 566
- Anämie 567
FEC-Schema 511
Feedback 39
Fehlbildungen 24
- Enddarm 27
- Genitale 24
- Harnleiter 28
- Harnorgane 27
- Mamma 31
- Nieren 28
Feigwarzen 272
Feinnadelpunktion 720
female genital mutilation 601
- Folgen 602
Fentanyl 559
Fernmetastasen 489
Fertilität 67, 299
Fertilitätsreserve 177, 178
Fettstoffwechsel 75, 90
- Lebererkrankungen 92
Fibroadenom 33
fibrozystische Brustdrüsenveränderung 474, 756, 757
- Adenose 473
- Diagnostik 474
- epitheliale Hyperplasie 473

- Fibrose 473
- Therapie 474
- Zysten 473
FIGO-Klassifikation
- Vulvakarzinom 317
- Zervixkarzinom 335
FIGO-Kriterien 490
Fimbrientrichter 58
Fistel 242, 382
Flare-Protokoll 178
Fleischer-Syndrom 32
fluid overload syndrome 630
Fluor 676
- Endometritis 677
- Malignom 677
- pelvic inflammatory disease (PID) 676
- sexueller Missbrauch 676
- Soorkolpitis 676
- Trichomonadenkolpitis 676
Fluor genitalis
- psychogener Ausfluss 795
Fluoride 88
Follikel 42
- -atresie 43, 44
- dominant 44
- -flüssigkeit 44, 45
- Graaf- 44
- -phase 42, 44, 45
- -reifung 42
- primär 42, 43
- sekundär 43, 44
- tertiär 44
Follikelpersistenz 71
Follikelpunktion 175
- Operationsrisiko 185
Follikelruptur 159
Follikelzyste 406
Follistatin 44
Folsäure 167
Forrest Plot 506
Fortpflanzung 57
Fossa ischiorectalis 5
fraktionierte Kürettage 619
Frameshift-Mutation 580
Fremdkörper, vaginaler 727
Frigidität 779
Frühgeburtsbestrebung
- Schwangerschaftsabbruch 798
- vorzeitige Wehen 798
FSH 37, 43, 64, 65
- Gipfel 45
- Serumkonzentrationen 40
Fulvestrant 525
»funktionelle« Sterilität
- ätiologische Mechanismen 797
- Hyperprolaktinämie 797
- Tubenspasmen 797
Funktion, sexuelle, Parameter 779
funktionelle Ovarialzyste 740

G

Galaktographie 649, 719
Galaktorrhö 145
- Duktographie 472
- zytologische Untersuchung 472

Gartner-Zyste 23, 24
Gebühren 720
Gebührenordnung für Ärzte (GOÄ) 720
Geburt 214
Gelbkörper 44, 45
- Luteolyse 45
genetische Diagnostik 579ff
genetisches (chromosomales) Geschlecht 106
Genitalfehlbildungen
- angeborene 24
- operative Korrektur 27
Genitalhöcker 23
Genitalorgane
- externe 23
Genitaltuberkulose 281
Genitalwülste 23
Genotyp 25
Gerinnungsstörung
- Hemmkörperhämophilie 247
- v.-Willebrand-Syndrom 247
Geschlechtsdetermination 106
Geschlechtsidentität, Geschlechtsrolle 106
Geschlechtsmerkmale
- sekundäre 53
Geschlechtsreife 53
Gespräch, ärztliches
- Empathie 707
- Notfallmedikamente 707
- Selbstkontrolle 707
- Zuwendung 707
Gestagene 93, 526, 883
- Drospirenon 101
- Endometriumkarzinom 386, 387
- Nortestosteronderivate 101
- Pharmakologie 96, 100
- Progesteron 100
- Progesteronderivate 101
- Strukturformeln 100
- Tibolon 101
- Wirkung 200
Gestagentest 136
Gestagentherapie
- Myome 361
gestationsbedingte Trophoblasterkrankung (GTE)
- Blasenmole 437ff
- Chorionkarzinom 437ff
Gestrinon 362
GHRF (»growth hormone releasing factor«) 38
GnRH
- Agonisten 38
- Amplitude 38
- flare up 38
- pulsatile Freisetzung 38, 59, 140
GnRH-Analoga 266, 362, 502, 509, 526, 883
- Addback-Therapie 363
- Endometriumkarzinom 386, 387
- Osteoporose 362, 363
- Uterus myomatosus 362
GnRH-Pulsatilität 140
GnRH-Pumpe 170
GnRH-Test 134
GnRH-Therapie 361, 363, 509
Gonadales Geschlecht 106
Gonade 22, 23
Gonadendysgenesien 105

Gonadotropine 39, 64
- FSH 41
- LH 41
gonadotropinresistentes Ovarsyndrom 64
Gonorrhö 275, 282
- Meldepflicht 281
Graaf-Follikel 44
Grading
Mammakarzinom 491
Vulvakarzinom 317
Granuloma inguinale 283
Granulosazellen 41, 42, 43, 44, 45
- luteinisierte 45
Granulosazelltumor 409, 432
Gravidität
- ektope 290
- interstitielle 298
- intramurale 297
GTE (gestationsbedingte Trophoblasterkrankung) 437ff
- β-HCG 440
- Klassifikation 441
- molekularbiologische Untersuchungen 440
- Prognose 445
- Stadieneinteilung 441
- Therapie 442
GKV-Modernisierungsgesetz (GMG) 825
gynäkologische Operationen
- Inzidenz 253
- Thrombosen 253

H

H-Y-Antigen 106, 113, 115
habituelle Abortneigung 249
Hämatokolpos 25, 26, 738
Hämatometra 25, 26
Hämatosalpinx 25, 26
Hand-Fuß-Syndrom 428
Harnblase 23
Harnblasendehnung 239
Harninkontinenz 227
Harnleiterverletzungen 242
Harnröhrendivertikel 244
Harnröhrenenge 244
Harnverhalt, akuter
- Blasentamponade 689
- Blutung ex vacuo 689
- Uretherobstruktion 689
Harnwegsinfektion 240
- Therapie 241
HCG 45, 289, 761
hCG-Test 116
Her-2/neu 483, 488, 492, 528
Her-2-Rezeptor 483
HERA 520
Herceptin
- FISH 528
hereditäre Thrombophilie 248
Hermaphroditismus 110
Hernie, Beckenboden 211
Herpes-simplex-Virus-Typ-2 273
Herpes genitalis 273
Herz-, Kreislauferkrankungen 75
Herzdruckmassage 693
Herzinfarkt 689

Hexenmilch 31
Hiatus urogenitalis 213
high-risk, Mammakarzinom 521
hintere Plastik 222, 613
- Beckenboden 615
Hirsutismus 66, 152, 153
Hitzewallungen 69
HIV-Infektion 284
HMG-Test 137
Hochdosischemotherapie 511, 528
Hochgeschwindigkeitsstanze 647
hormonal-overlap-Syndrom 119
Hormonanalysen 67
Hormonbasisdiagnostik 168, 763
hormonbildende Ovarialtumoren 120
hormonempfindlich, Mammakarzinom 520
Hormonparameter 156
Hormonsubstitution (s. a. Hormontherapie) 500
- Endometriumkarzinom 384, 544
- Kolonkarzinomrisiko 546
- Mammakarzinomrisiko 541
- Ovarialkarzinom 544
- Uterus myomatosus 362
- Vulvakarzinom 545
- Zervixkarzinom 545
Hormontherapie 77, 87, 89, 90, 91
- ältere Frauen 83
- Alternativen 81
- Alzheimer-Erkrankung 91
- Atrophische Erscheinungen 84
- Augen 86
- Auswahl der Therapie 81
- Blutungen 95
- Brustkrebs 91
- Diagnostik 78
- Dosierung 84, 94
- Empfehlungen 77
- Gestagenmonotherapie 81
- Glukosestoffwechsel 91
- Gynäkologische Karzinome 91
- Harntrakt 85
- Haut, Schleimhäute 85
- Hormonauswahl 77
- Hormonbestimmungen 79
- Indikationen 77, 78
- Individuelle Dosisfindung 80
- Inkontinenz 85
- Intervallmäßige Gestagengabe 83
- Kardiovaskuläre Erkrankungen 88
- Klimakterium 83
- Klinische Wirkungen 83
- Kontinuierliche Kombinationstherapie 82
- Kontinuierliche Therapie 82
- Kontraindikationen 77, 80, 92
- Langzyklus 82
- Nebenwirkungen 77
- Nutzen-Risiko-Analyse 80
- Östrogenmonotherapie 81
- Psyche 84
- Risiken 95, 96
- Sequenzielle Gestagengabe 82
- Tamoxifen 91
- Therapieabbruch 80
- Tibolon 83
- topische Applikation 85

- Unerwünschte Wirkungen 93
- Venöse thromboembolische Erkrankungen 95
- Vorteile 96
- Zusätzliche Androgengabe 83
- Zyklische Therapie 82
Hormonunempfindlich, Mammakarzinom 520
Hospizarbeit
- Ambulante Hospizvereine 568
- Interdisziplinarität 568
Hospizbewegung 567
HPV (Humane Papillomaviren) 330
- Ernährung 333
- hormonelle Kontrazeptiva 333
- Immunsuppression 333
- Rauchen 333
- sexuell übertragene Erkrankungen 333
- Vererbung 333
- Verhütungsmethoden 333
HPV-Hybridisierung
- Hybrid-capture-Methode 343
HPV-Infektion 272
- latente 334
- neoplastische Umwandlung 334
- onkogene Potenz 334
- produktiv 334
- Transformationszone 334
HPV – zelluläre Effekte 333
- Papovaviren 334
- Transformation zur Tumorzelle 334
- zytopathischer Effekt 334
Hufeisenniere 27
Humane Papillomaviren (HPV)
- Einflüsse des männlichen Partners 332
- gynäkologischer, geburtshilflicher Faktor 332
- HPV-Nachweis 332
- Polymerasekettenreaktion 332
- soziokulturelle Faktoren 332
HSV (Herpes-simplex-Virus) 273
humanes Plazentalaktogen 48
Hydro-, Mukokolpos 25
Hydromorphin 559
Hydrosalpinx 739
Hydroxylase
- P450c-17 112
Hydroxyprogesteronderivate 265
- 17-β- 265
Hydroxysteroiddehydrogenase 112
Hydroxysteroidoxidoreduktase 113
Hymen 3
- occlusivus 25
- septus seu duplice perforatus 26
Hymenalatresie 25, 601, 728
- Hämatokolpos 738
Hyperandrogenämie 149, 150, 152, 154, 156
- adrenale 151
- ovarielle 151, 153
- Tests 151
Hyperinsulinämie 156
Hyperkalzämie 563, 565
Hyperlipoproteinämie 90
Hypermastie 32
Hypermenorrhö 124, 128, 357
- Eisenmangelanämie 357

Sachwortverzeichnis

- Serumferritinspiegel 359
Hyperplasie
- atypische duktale 482
- atypische lobuläre 482
- Endometrium 370
Hyperprolaktinämie 41, 143, 145, 146, 147, 148
- Medikamenteneinnahme 144
Hyperthecosis ovarii 154
Hyperthelie 32
Hyperthermie
- Endometriumkarzinom 385
- Strahlentherapie 385
Hypertonie
- Hormontherapie 89
Hyperventilationssyndrom 700, 701
- Bio-Feedback 691
Hypogonadismus
- hypergonadotroper 138
Hypomenorrhö 124, 128
hypophysäres Überlappungssyndrom 119
hypophysäres Pfortadersystem 37
Hypophyse 37, 59
- Anatomie 39
- Hormone 39
- Regulation 39
Hypophysenhinterlappen 41
Hypophysenvorderlappen 41
Hypopituitarismus 142
Hypospadie 27
Hypothalamus 59
- Anatomie 37
- Hormone 38
- Regulation 38
hypotone Urethra 235
Hysterektomie 220, 367
- abdominale 379, 620
- Endometriumkarzinom 631
- endoskopische 364
- extrafasziale 620
- Indikationen 620
- intrafasziale 620
- Komplikationen 624
- Kosten 366
- Laparoskopie 598
LAVH (laparoskopisch assistierte Hysterektomie) 687
- Morbiditätsraten 366
- Morcellement 621
- operative 631
- paraaortale Lymphonodektomie 622
- pelvine Lymphonodektomie 622
- radikale (Wertheim-Meigs) 62
- suprazervikale abdominale 621
- Typisierung 622
- Ureterverletzungen 622
- vaginale 363, 620, 621
- Vaginalstumpfabszess 621
Hysterosalpingographie 733
Hysterosalpingokontrastsonographie 168, 718, 719, 739
Hysteroskopie 365
- Blutungsstörungen 630
- diagnostische 630
- Distensionsmedien 630
- Endometriumkarzinom 378

- fluid overload syndrome 630
- Flüssigkeitsdefizit 366
- Fremdkörper 631
- Kontraindikationen 366
- Polypen 631
- Resektoskop 631
- Sterilität 630
- Uterus myomatosus 365

I

IBIS II-Studie 501
ICSI 164, 183
- Fehlbildungsrate 189
- genetische Beratung 190
- genetische Risiken 184, 189
IES-Studie 508
IGF-Bindungsproteine 44
Imiquimod 273
Immuntherapie 432
Implanon 202
Implantat 668
Impotentia coeundi 180
Impotentia generandi 180
Inflammatorisches Karzinom 649
Infertilität 164
Infibulation 602
Information, Patientin 512
In-vitro-Fertilisation (IVF) 165
- Baby-take-home-Rate 176
- biochemische Schwangerschaft 177
- Blastozystentransfer 177
- Einzeldosisprotokoll 180
- Embryotransfer 176
- Fertilisation 175
- Flare-Protokoll 178
- Follikelpunktion 175
- Indikationsstellung 515
- kontrollierte ovarielle Hyperstimulation 178
- kurzes Protokoll 178
- Kryokonservierung 177
- langes Protokoll 178
- Luteal phase 179
- Mehrfachdosisprotokoll 180
- Schwangerschaftsraten 176
- Selbstselektion 177
- Spermienaufbereitung 175
- Superovulation 178
- ultrakurzes Protokoll 178
- Vorkerne 176
Inhibin 40, 44
Inkontinenz
- Bonney-, Marshall- oder Mayo-Probe 230
- Lageveränderungen 219
- Stressinkontinenz 85, 228
- Therapie 236
- Untersuchung 229
- Urge(Drang)-Inkontinenz 85, 228
- Voroperation 234
- extraurethrale 228, 239
Inkontinenzoperationen 219
- Burch 611
Inneres Genitale 106
Insemination
- donogene 182
- heterologe 182

- homologe 182
Insulin 30
Insulinresistenz 91, 156, 171
Integrierte Versorgung 829
intermediate-Risiko 520
Intersexualität 109, 112
- morphologische Intersexualität 789
- operative Eingriffe 789
- praktisches Vorgehen 116
- psychische Intersexualität 789
Interventionen, psychosoziale 571
Intervision, kollegiale 577
intramammäres Rezidiv
- Therapie 522
Intrauterine Insemination 181
Intrauterinpessar (IUP) 195, 204
- songraphische Kontrolle 738
Intrauterinspirale 287
intravasale Gerinnung (DIG) 246
Intrazytoplasmatische Spermieninjektion (ICSI) 165, 182
- Technik 183
Introitussonographie 233
Introitusstenose 601
Irritable-bowel-Syndrom 307
ISO EN DIN 8402
- Qualität 804
Isolierte Hirnmetastasen 528
IVF-Register 191

J

Jarisch-Herxheimer-Reaktion 284
Johari-window-model 812

K

Kallmann-Syndrom 140
Kalzitonin 88
Kalzium, Osseinpräparate 87
Kandidiasis 275
- Partnermitbehandlung 272
Kaplan-Meier-Kurve 504, 505
Kardiopulmonale Reanimation 693
Kardiovaskuläre Erkrankungen 88, 89
Karriere 843
Karzinogenese
- ER-α 538
- ER-β 538
- Gestagene 538
- Mitoserate 538
- Mutationen 538
- Östradiol 537
- Östrogene 537
- Östrogenrezeptoren 538
- Progesteron 538
- Progesteron-A-Rezeptor 538
- Progesteron-B-Rezeptor 538
- Sexualhormone 537
Karzinom, frühinvasives Cervixkarzinom, Therapie
- Stadium IA1 346
- Stadium IA2 346
Karzinom, inflammatorisches 649
Karzinom, klarzelliges 327
Karzinom der Bartholin-Drüse 605

Kastration 204
Keimzellen 44
Keimzelltumoren 410, 433
– maligne 432
Kelly-Stoeckel-Nähte 221
Keratoconjunctivitis sicca 71
Kernspintomographie (MRT) 720
Ki-67- 492
Kinderwunsch 163, 164
– -behandlung 165, 170
kindliche Mamma 31
Klimakterisches Syndrom
– Ätiologie 68
– Dauer 69
– larviertes 84
– nichthormonelle Therapie 84
– Symptomatik 68, 69
– vasomotorische Symptome 84
Klimakterium 63, 64
– Androgene 66
– Atrophie 70
– Beschwerden 61
– endokrine Veränderungen 64
– Folgen 61, 62
– FSH 65
– Gonadotropine 65
– Hormondiagnostik 67
– Östrogene 65
– psychiatrische und neurologische Erkrankungen 74
– psychische Symptome 74
– sekundäre Amenorrhö 67
– Serumkonzentration FSH, LH, Östradiol, Progesteron 65
– Sexualität 74
– Verlauf 69
– ZNS 74
– Zyklusstörungen 61
– Zytologie 67
Klimakterium, Postmenopause
– Metabolisches Syndrom 76
Klimakterium praecox 61ff
Klimakterium, Prämenopause
– Fertilität 67
Klinische Studien 528
Klitoris 3, 23
Kloake 22, 23, 27
Kloakenmembran 23
Knochenalter 55
Knochenentwicklung 55
Knochenmasse 72
Knochenmetastasen 479, 480
– Bisphosphonattherapie 565
Knochenmetastasierung 527, 528
Knochenverlust 509
Kohabitationsschmerzen 781, 797
Kolostrum 48
Kolpitis, bakterielle
– clue cells 275
Kolpohysterektomie 222
Kolporrhaphia anterior 221, 611
Kolporrhaphia posterior 222, 615
Kolposkopie 344, 717, 743ff
– Befundgruppen 745
– Betrachtung, nativ 344
– CIN 1 745

– CIN 2 745
– CIN 3 745
– Dysplasiebehandlung 743
– Essigsäurelösung 344
– frühinvasives Zervixkarzinom 745
– Gebärmutterhalskrebs 743
– humaner Papillomavirus 743
– IFCPC-Klassifikation 744
– Kriterien, kolposkopische Beurteilung 744
– Schiller-Jodlösung 344
– Trachelektomie 745
Kolposuspensionsplastik 234
– Burch 611
– transobturatorische (TOT) Schlinge 614
– tension-free vaginal tape (TVT) 613
komplementäre Therapiemethoden 765, 766
komplette Remission (pCR) 516
Kondom 195, 204
Kongenitale Syphilis 285
Konisation 344, 619
– Elektroschlingen-Konisation 620
– Indikation 628
– Komplikationen 344
– Laser-Konisation 344, 620
– LEEP 344
– LLETZ 344
– Messerkonisation 344, 620
– Nebenwirkung 344
– Sturmdorf-Nähte 344
konjugierte Östrogene 99ff
Konsensusempfehlungen St. Gallen 2005
– adjuvante Therapie 517
Kontaktblutungen 278, 797
kontinuierlicher Verbesserungsprozess (KVP) 804, 818, 824
Kontrazeption 195ff
– Barrieremethoden 203
– Billings-Methode 199
– Computertestsysteme 199
– Dreimonatsspritze 202
– Implanon 202
– Intrauterinpessar 204
– Kalendermethode 198
– Langzyklus 203
– Mann 206
– NuvaRing 203
– Orale Kontrazeptiva 199
– Stillen 199
– symptothermale Methode 199
– Temperaturmethode 198
– transdermales Pflaster 203
– Zervixschleim-Methode 199
Kontrazeptionsmethoden 196
Kontrazeptiva
– Einwilligungsfähigkeit 835
– Verordnung an Minderjährige 835
– Verordnung 835
kontrollierte ovarielle Hyperstimulation
– antagonistische GnRH-Analoga 179
kontrollierte ovarielle Stimulation
– Flare-Protokoll 178
– Langes Protokoll 178
Konzeption 59
koronare Herzerkrankung 90, 91
Körperzusammensetzung 55
Korpusmyom 355

– Ultraschalldiagnostik 358
Korpuspolyp 356
– Diagnostik 355
– fraktionierte Kürettage 355
– Postmenopause 355
Kortikosteroide 315
Krankheitsverarbeitung 572
– Alopezie 573
– Breitbandinterventionen 576
– Brustamputation 573
– Menopause 573
– Screening-Fragebogen 575
– somatischer Krankheitsverlauf 573
Krebsbehandlungsmethoden, komplementäre 765
Krebserkrankung
– Aufklärungsgespräch 576
– Diagnoseschock 572
– Krisenanfälligkeit 572
– Risikofaktoren, psychosoziale 575
– Sexualität 574, 576
– Stress 571
Krebsfrüherkennung 719
Krebspersönlichkeit 571
Krebsstatistik 486
Krise, hypertensive 691
Krukenberg-Tumor 411
Kunde 804
– -(n)orientierung 818, 829, 830
Kryokonservierung 177
– Eizellen im Vorkernstadium 177
– Gesundheit der Kinder 190
– Ovargewebe 177
Kürettage, fraktionierte
– Ashermann-Syndrom 619
– Endometriumkarzinom 378
– Perforation 619
– Uterussonde 619

L

Labia majora 3, 23
Labia minora 3, 23
Labiensynechie
– Therapie 728
Labioskrotalfalte 24
Laboruntersuchung
– CRP 761
– EDTA-Blut 762
– Extrauteringravidität (EUG), HCG-Verlauf 761
– Hämoglobinwert 761
– humanes Choriongonadotropin (HCG) 45, 289, 761
– Leukozytenzahl 761
– Urinkultur 761
– Urinuntersuchung 761
– Zitratblut 762
Laktation 42, 47, 48, 49
Laktulose 217
Längenwachstum
– Hormonelle Steuerung 54
– Jungen 54
– Mädchen 54
Langes Protokoll 178
Langzeitkontrazeptiva 202

Langzyklus 82
Laparoskopie 595
– Adnexeingriffe 596
– Bergebeutel 597
– Extrauteringravidität 597
– gynäkologische Malignome 598
– Hysterektomie 598
– Lage der Verres-Nadel 596
– Myomenukleation 596
– Ovarialkarzinom 427
– Schwangerschaft 598
– Staging-Operation 599
– Sterilisation 597
Laparotomie 590
Lappen, myokutaner 662
Lasertherapie 316, 601
– Laservaporisation 315
lateraler Defekt 213
LAVH (laparoskopisch assistierte Hysterektomie) 687
LCIS (Carcinoma lobulare in situ) 482
Lebensqualität 513
Lebermetastase 528, 563
Leiomyom 356, 583
– histologisches Kennzeichen 357
– mitotische Aktivität 356
– Ultraschalldiagnostik 358
Leiomyosarkom 356, 395
– Altersverteilung 356
Leitlinien 821, 830, 855
– Richtlinien 821
– Standards 821, 830
Levatorfaszienplastik
– Shaw und O'Sullivan 615
Levatorspalt 4
Level I-III 13, 17, 657
LH 37
– Gipfel 45
– präovulatorisch 45
– Rezeptoren 41
– Serumkonzentrationen 40
LH-Sekretionsmuster
– erwachsene Frau 59
– Kindheit 59
– Pubertät 59
Li-Fraumeni-Syndrom 580
Libido 60, 74
Libidoverlust
– Abwehr 780
– Arzneimittel 780
– Empfängnisverhütung 786
– organische Erkrankungen 780
– Partnerschaft 780
– spezielle Lebenssituationen 780
– Therapie 784
– Ursachen 779
Lichen sclerosus 85, 314
– Ätiologie 315
– Differenzialdiagnostik 315
– Prognose 729
– Symptome 729
– Therapie 315, 729
Lig. infundibulopelvicum (suspensorium ovarii) 6, 7
Lig. inguinale 3, 4, 5
Lig. latum uteri 23

Lig. proprium ovarii 6, 7
Lig. rotundum (Lig. teres uteri) 7
Lig. sacrospinale 4
Lig. sacrouterinim 7
Lig. teres (rotundum) uteri 6, 7
Ligg. cardinalia (Parametrium) 213
limbisches System 60
Lipidprofil 75
Lobuli 13, 47
Lokalrezidiv
– Cervixkarzinom 351
– Mammakarzinom 522, 653
lokale Östrogentherapie 82
lokoregionäre Kontrolle 515
lokoregionäres Rezidiv
– axilläres 657
– Beckenwandrezidiv 352
– Cervixkarzinom 351
– intramammäres 522
– Mammakarzinom 522, 653
– Thoraxwand 523
low-risk, Mammakarzinom 520
Lubricatio deficiens 70, 786
Lubrikation 775
Lues 283
LUNA 308
Lungenembolie 691
Lungenödem 691
Lupus erythematodes 93
Lutealphase 44, 45
Luteinized-unruptured-follicle-Syndrom (LUF) 159
Lymphknotenentfernung, inguinofemorale 603
Lymphknotenstatus 516
Lymphknotenstatus, axillärer 490
Lymphogranuloma venereum 282
Lymphonodektomie
– axilläre 589, 657, 666
– Endometriumkarzinom 379

M

M.-rectus-abdominis-Lappen 663
M. bulbospongiosus 4, 5
M. coccygeus 4
M. latissimus dorsi 13, 16
M. levator ani 4, 213
M. pectoralis major 16
M. pectoralis minor 16
M. sphincter ani 4
M. Alzheimer 74
M. Paget 649
MA-17-Studie 509
Magnetresonanztomographie (MRT) 359, 746
Malignes Melanom
– Vagina 327
– Vulva 605
– Mamillenrekonstruktion 664
Mamma
– aberrata 32
– accessoria 32
– Abszess 649
– Androgenwirkung 30
– Antiandrogeneffekt 30
– Augmentation 668

– B-Plastik 645
– Core-Biopsie 646
– Defektbildungen 31
– Duktektasie 475
– Embryologie 29
– Entwicklung 47
– Entwicklungsstörungen 31
– experimentelle Morphologie 30
– Exzisionen 641
– Fehlbildungen 30
– Galaktographie 649, 719
– Hautveränderung 642
– Herdbefund 642
– hormonale Stimulatoren 30
– hormonelle Steuerung 47
– Hypoplasien 31, 34
– Implantate 668
– intraduktales Papillom 475
– Inzisionsbiopsie 643
– Knoten 642
– Lipom 475
– Mammotom 646
– Milchgangexstirpation nach Urban 649
– Morphologische Embryologie 29
– Östrogene 30, 31, 48
– postnatale Entwicklung 31
– Präparatradiographie 648
– Progesteron 31, 48
– Prolaktin 48
– Reduktionsplastik 668
– Rezidivprophylaxe 650
– Schnellschnittdiagnostik 644
– sensible Phase 30
– Sexualdimorphismus 30
– Stanzbiopsie 642
– stereotaktische Operation 646
– Überschussbildungen 32
– Vakuumstanzbiopsie 646
– Wachstumsfaktoren 48
– zyklische Veränderungen 48
– Zysten 642
Mammaasymmetrie
– Klassifizierung 34
MammaCare-Methode 495
Mammahypoplasie 32
Mammakarzinom 33
– adjuvante Hormontherapie 498, 505, 518, 524
– Adjuvante Strahlentherapie 513
– adjuvante Therapie 510, 517, 519, 520
– Anthrazyklin 511
– Areolarekonstruktion 664
– Aromatase 518
– Aromatasehemmer 524
– Augmentation 655
– Axilla 657
– axillärer Lymphknotenstatus 490
– axilläre Lymphonodektomie 653, 657, 666
– axilläre Rezidive 657
– bcl-2 493
– Bestrahlung 519, 528
– bilaterale Ovarektomie 502, 509, 518
– Biphosphonate 527
– BRCA-assoziiertes 501, 581
– brusterhaltende Operation (BET) 652, 655
– Brustimplantate 655

Sachwortverzeichnis

Mammakarzinom
- Chemoprävention 503
- Chemotherapie 510, 524
- DCIS 482, 666
- dosisintensiviertes Regime 519
- EGF-Rezeptor 482, 485, 492
- endokrine Therapiesequenz 525
- Expander 660
- GnRH-Agonisten 502
- GnRH-Analoga 526
- Grading 491
- Halsted 650
- Her-2/neu-Onkogen 492
- Her-2/neu-positiv 520
- HERA 520
- Herceptin 528
- high-risk-Gruppe 518, 521
- Hirnmetastasen 566
- Hochdosistherapie 511
- Ibandronat 503
- inflammatorisches Mammakarzinom 665
- Inspektion 719
- intermediate-risk-Gruppe 518
- Ki-67-Antigen 492
- klimakterische Beschwerden 542
- Knochenmark 491
- Knochenmetastasen 479, 480, 565
- LCIS (Carcinoma lobulare in situ) 482
- Level I-III 657
- Lobulustypen 540
- Lokalrezidiv 653
- lokoregionäres Rezidiv 516, 522ff
- low-risk-Gruppe 518
- Lungenmetastasen 566
- Lymphknotenstatus 516
- Lymphödem 657
- Lymphom 719
- M.-latissimus-dorsi-Lappen 664
- M. rectus abdominis 662
- Mamillen-Areola-Komplex 664
- Mamillenrekonstruktion 661, 664
- Mastektomie 651
- Mastektomie, prophylaktische bilaterale 502
- Medroxyprogesteronazetat 524
- Metastasen 524
- Metastasierung, distante 504
- Mikrometastasierung 504, 650
- modifizierte radikale Mastektomie 651
- Monitoring zytostatische Therapie 513
- myokutane Lappenplastik 661
- National Institute of Health (NIH) 517
- neoadjuvante Therapie 517
- nipple-sharing 664
- Nn. intercostobrachiales 658
- nodalnegatives 513
- okkultes 665
- operative Radikalität 588
- operative Standardtherapie 655
- Östrogenmangelsymptome 542
- Östrogenrezeptor 491
- ovarielle Ablation 502, 509, 518
- p53-Mutation 492
- Paget-Karzinom 665
- Palpation 719
- Patey 650
- peau d'orange 649
- prädiktive Faktoren 488, 505
- präoperative Chemotherapie 521
- präoperative Hormontherapie 521
- präoperative Therapie 516
- Prävention 498, 502
- Progesteronrezeptor 491
- Prognosefaktoren 488, 516
- Prognose nach Lokalrezidiv 522
- psychosoziale Aspekte 573
- Quadrantenresektion 651
- Radiatio der Restbrust 521, 653
- Rezidiv 522, 524
- Risikofaktoren 485
- Risikoklassifikation 517
- Salvage-Verfahren 656
- Schnellschnittuntersuchung 654
- Schwangerschaft 539
- Sentinel-Lymphknoten (sentinel node, SLN) 651, 658
- skate flap 664
- Skip-Metastasen 658
- St. Gallen 517, 519ff
- Strahlentherapie 653
- Tamoxifen 507, 518, 524
- Taxane 511
- Therapieziele 515
- Thoraxwandrezidiv 523, 565
- TNM-Klassifikation 490
- TRAM-Lappen 662
- Trastuzumab (Herceptin) 528, 565
- Tumorektomie 651
- Tumorgröße 488, 490
- Tumorsuppressor pRB 538
- Ursache 481
- Wächterlymphknoten 658
- Wiederaufbau 660
- Zyklin D1 538

Mammakarzinom, familiäres 501
Mammakarzinom, hereditäres
- BRCA 418, 481, 501, 579, 581
- p53-Mutation 580
- PTEN-Mutation 580

Mammakarzinom, inflammatorisches 515
Mammakarzinom, kontralaterales 511
Mammakarzinomrisiko
- Gestagene 542
- Hormontherapie 541
- Ovulationshemmer 540

Mammasonographie 719
- Durchführung 753
- Einsatzbereiche 753
- entzündliche Brusterkrankungen 757
- gutartige Läsionen 756
- Herdbefund 755
- hormonelle Einflüsse 754
- Indikationen 753
- Mammakarzinom 756
- normale Sonoanatomie 754
- postoperative Veränderungen 757
- technische Voraussetzungen 753
- Zyste 756, 757

Mammographie 493, 593, 719
- BIRADS-Klassifikation 749
- diagnostische 749
- Durchführung 749
- PGMI-Klassifikation 749

Mammographie, digitale 748
Mammographie-Screening 494, 496, 497, 582, 749
Mammographiestudie 499
Mammasarkom 402
Mammotom-Vakuumbiospie 646
Management
- Entscheidungsfindungsprozess 813
- Kommunikationskonzept 810
- -Konzepte 808

Manchester-Operation 223
männliche Infertilität
- intrauterine Insemination 181
- medikamentöse Therapie 180

MAR-Test 169
Markierung, präoperative 648
Marsupialisation 601
Mastektomie 656
- modifiziert radikale 657
- prophylaktische 582, 656
- radikale 477
- subkutane 650

Mastitis nonpuerperalis 467
Mastitis puerperalis 649
- Abszess 466
- Abszessdrainage 649
- Eintrittspforte 465
- Initialsymptom 466
- Inkubationszeit 466
- Prophylaxe 466
- Therapie 467
- Übertragung 465

Mayer-Rokitansky-Küster-Hauser-Syndrom 25
McCune-Albright-Syndrom 120
Medroxyprogesteronazetat 264
Megestrolazetat 524
Meigs-Syndrom 410
Menarche 53, 55
Menopause 62, 65
- Alter 63
- Androgene 66
- androgenetische Erscheinungen 71
- Atrophie 70
- Brust 70
- endokrine Veränderungen 64
- Fettstoffwechsel 75
- FSH 65
- Gelenke, Muskeln 71
- Gonadotropine 65
- Harntrakt 70
- Hautveränderungen 71
- Herz-, Kreislauferkrankungen 75
- Östrogene 65
- Phytoöstrogene 769
- Schleimhäute 71
- Ursachen 61, 64
- Uterus 70
- Vagina 70
- Vulva 70
- Zervix 70

Menopausebewertungsskala 79
Menorrhagie 124, 129, 359
Menstrualzyklus 55
Menstruation 56
MESA 164, 182

Sachwortverzeichnis

Mesoderm
- intermediär 22
- paraxial 22
- parietal 22
- viszeral 22
Metabolisches Syndrom 76
Metamizol 558
Metaplasietheorie nach Meyer 255, 256
Metastasierung
- Therapie 522
Metastasierung, hepatische 762
Metastasierung, ossäre
- alkalische Phospatase 762
- GOT 762
- GPT 762
- γGT 762
Metformin
- Sterilitätsbehandlung 173
Methotrexat 294
Metoclopramidtest 134, 135
Metroplastik 26, 28, 633
Metrorrhagie 124, 130, 797
- Uterus myomatosus 357, 359
MIF (Müller'scher inhibitorischer Faktor) 22
Mikrochirurgie 174
Mikrokalzifikation 471
Mikromastie 31
Mikropille 199, 200
Miktionsprotokoll 238
Milchgangexzision 648
Milchleiste 29, 30, 32, 47
Milchstreifen 29, 33
Million Women Study 541
Minipille 200
Missbrauch, sexueller 707, 729ff
- § 34 StGB 708
- Anus 708
- Hands-off-Taten 707
- Hands-on-Kontakte 707
- Hymen 708, 730
- Kinder 707
- Langzeitfolgen 708
- physischer Befund 729
- psychosomatische Erscheinungen 729
- sexuell übertragbare Erkrankungen 708
- Strafanzeige 708
- Symptome 729
Mistel 770
Mitoserate 538, 540, 543, 546
Mittelblutung 124, 127
Mittelstrahlurin 240
M. ischiocavernosus 5
M. pectoralis major 13
M. pectoralis minor 13
M. Paget 649
Molimina menstrualia 25, 26
Monitoring, zytostatische Therapie 512
- Laboruntersuchung 513
- Untersuchung 513
Monochemotherapie 528
Monosomie X 106
Morcellement 621
Morphin 559
Mortalität, brustkrebsbedingte 493
Motivation 810
- Mitarbeiter 831

MR-Mammographie 751
- Auswertung 752
- BI-RADS-Klassifikation 752
- Durchführung 751
- Göttingen Score 752
- Indikationsstellung 749
MRT
- Adenomyose 746
- Anatomie 746
- Malignome 746
- Staging 746
Mukokolpos 25
Mukometra 25
Müller-Gang 21ff
Müller-Hügel 23, 25, 26
Müller-Mischtumor 407, 408
Müller-Strukturen 21
Müller-Zyste 24
Müller'scher inhibitorischer Faktor (MIF) 21
Multiple Sklerose 92
Myolyse 364, 366
Myom (s. a. Leiomyom) 306, 358
- -abtragung 630
- -enukleation 630
- GnRH-Analoga 632
- Hysteroskopie 365
- hysteroskopische Abtragung 631
- intramurales 629
- -koagulation 364
- Laparoskopie 596
- Resektionsebene 632
- Schwangerschaft 367
- Sektio 367
- Septen 632
- Sonographie 358, 737
- submuköses 629, 631
- subseröses 629
- Ultraschallmorphologie 358
Myomektomie 363, 364
Myomembolisation 364
- Kinderwunsch 365
- Langzeitergebnisse 365
- Postembolisationssyndrom 365
Myomenukleation 596, 630
- Myoma in statu nascendi 359
Myomkoagulation 364

N

N. intercostobrachialis 655
N. pudendus 4, 5
N. thoracicus longus 13, 18
N. thoracodorsalis 18
Nachniere 22, 23
Nachsorge (s. Tumornachsorge) 554, 555
- Hormonsubstitution 351
- lokoregionäres Rezidiv 351
Nachtkerzenöl 769
Nadelsuspension 234
Naturheilverfahren
- Ernährung 768
- evidence-based medicine 765, 769
- Homöopathie 768
- Inanspruchnahme 767
- Krebspatienten 767
- Mistel 768

- Motive 767
- Pflanzenpräparate 768
- Placebo-Effekt 769
- Qualitätsbeurteilung 765
- Therapiemethoden 766
- traditionelle Chinesische Medizin 768
Nebenwirkungen, Chemotherapie 514
negative Rückkoppelung 59
Neisseria gonorrhoeae 280
neoadjuvante Chemotherapie 515, 516
- Induktionschemotherapie 429
Neoplasie, vulväre intraepitheliale
- Operation 603
Neoplasie, zervikale intraepitheliale (CIN)
- Therapie 346
- Verlauf und Prognose 335
Neovagina 25, 29, 789
- Einsatz von Pelveoperitoneum 29
- Haut-Muskel-Lappen 615
- McIndoe-Plastik 615
- Meshgraft-Technik 29
- Vecchetti 29
- Verwendung von Darmanteilen 29
- Williams-Scheide 615
nephrogener Strang 22
Neurektomie, präsakrale 308
neurogene Blase 228
Neurohypophyse 39, 41
Neurophysin 41
Neutropenie 567
Nierenaplasie 27
NIH-Empfehlungen 2000 521
Nonpuerperale Mastidis 467
Nonsense-Mutation 580
Normozoospermie 169
Nortestosteronderivate 101
- 19-Nortestosteronderivate 265
Notfall, psychiatrischer 695
- Angst 699
- Delir 698
- Depression 701
- emotionale Verstrickung 706
- Eskalation 696
- Euphorie 698
- Halluzination 698
- Hyperventilationssyndrom 700
- Koma 696
- Krise 696
- Krisenintervention 704
- larvierte Depression 702
- Mutismus 698
- Nervenzusammenbruch 702
- Panikattacke 699
- Schizophrenie 699
- Somnolenz 696
- Sopor 696
- Stupor 698
- sudden infant death 704
- Suizidalität 702
- Suizidprophylaxe 704
- Vigilanzstörung 696
Notfälle
- akutes Abdomen 677
- Anamnese 676
- Fluor 676
- vaginale Blutung 677

Notfallkontrazeption 201
Notfalllabor
- β-HCG-Test 679
Notfallmedikamente 690, 694
Notstandsamenorrhö 796

O

OAT-Syndrom 169
OHSS (ovarielles Hyperstimulationssyndrom)
- Klassifikation 186
- Stieldrehung 187
- Thromboembolische Komplikationen 185ff
Oligomenorrhö 124, 126
Oligozoospermie 169
Omentum-majus-Plastik 626
onkogenes Risiko
- Komplikationen 185
Oogenese 42
Oozytenretention 160
Oozytentransport
- Hormonelle Steuerung 58
- Transport 58
Operation
- Aufklärung 590
- EKG 592
- Grundprinzipien 590
- präoperative Untersuchungen 591
Operation, endoskopische 587, 588
Operation, diagnostische 641
Operationskomplikationen
- Fistelbildung 685
- laparoskopisch assistierte vaginale Hysterektomie (LAVH) 687
- Lungenembolie 685
- Thrombose 685
- TUR-Syndrom 687
- Verletzung der Blase 685
- Verletzung des Darmes 685
Opioide 559
orale Kontrazeption 195, 199, 252
- Dreistufenpräparate 200
- Einstufenpräparate 200
- Kombinationspräparate 200
- Mehrphasenpräparate 200
- Minipille 200
- Mortalität 202
- Mortalitätsrisiko 201
- Nikotinabusus 202
- »Pille danach« 201
- positive Effekte 201
- Zweiphasenpräparate 200
- Zweistufenpräparate 200
orale Kontrazeptiva (s. orale Kontrazeption)
Orgasmus
- weibliche Ejakulation 774
Orgasmusstörung
- Angst 780
- Anorgasmie 780
- geburtstraumatische Defekte 781
- Sigmund Freud 781
- Therapie 784
Osteoblasten 72
Osteodensitometrie 73
Osteoklasten 72
Osteopenie 71

Osteoporose 61, 71
- alternative Therapien 87
- bildgebende Verfahren 73
- Diagnose 72
- Laborwerte 73
- Risikofaktoren 73
- Therapie 86
Östradiol 42, 43, 66
- Serumkonzentrationen 40
Östrogene 31, 39, 42, 43, 53, 58, 66, 234, 481, 487
- Applikationsformen 96
- Atherosklerose 90
- Fettstoffwechsel 75
- Herz-, Kreislauferkrankungen 75
- intraanasale Applikation 99
- intramuskuläre Applikation 99
- Klimakterium 73
- konjugierte 99
- orale Applikation 98
- Osteoporose 86
- Pharmakologie 96
- Psyche, ZNS 73
- Struktur 96
- Strukturformeln 97
- subkutane Gabe 99
- Syntheseorte 482
- transdermale Applikation 98
- vaginale Applikation 99
- Wirkung 96
- Wirkungsstärke 97
Östrogen-Gestagen-Test 136
Östrogenmangel 62, 70
- Fettstoffwechsel 75
- kardiovaskuläre Erkrankungen 75
- Metabolisches Syndrom 76
- ZNS 74
Östrogenmonotherapie
- Endometriumkarzinomrisiko 369
Östrogenrezeptoren 48, 482, 491
Östrogenspiegelerhöhung 369
Östrogensubstitution (s. Hormontherapie) 77ff
Östron 42, 66
Otosklerose 92
Ovar
- Anatomie 42
- Androgensynthese 43
- Hormone 42
- Östrogensynthese 43
- Progesteronsynthese 42
- Ovarialzystenausschälung 636
- Ovarialzystenpunktion 636
- Regulation 42
Ovarialfunktion 39
- Basisdiagnostik 133
- Funktionstests 134
- hormonelle Steuerung 37
- Hormonstatus 131
- Tests 130
Ovarialgravidität 298
Ovarialinsuffizienz 124
- hyperandrogenämische 149
- hyperprolaktinämische 143
- hypophysäre 141, 142
- hypothalamische 139, 140

- primäre 117, 138
- sekundäre 38, 117
- tertiäre 117
- Untersuchungsgang 125
- WHO-Klassifikation 125
Ovarialkarzinom
- Adnektomie, beidseitig 422
- Ausbreitung 421
- BRCA-1/2 418
- BRCA-assoziiert 581
- Chemotherapie 427, 428
- Chirurgie, minimal invasive 427
- Darmeingriffe 423
- Depo-Clinovir 544
- endokrine Faktoren 544
- Frührezidiv 566
- Granulosazelltumor 432
- hormonelle Kontrazeption 582
- Hormontherapie 431, 545
- Hysterektomie 422
- Immuntherapie 432
- Intervalloperation 424
- Komplettierung 424
- Lymphonodektomie 423
- maligne Keimstrangtumoren 432
- maligne Keimzelltumoren 432
- Nachsorge 434, 435
- Omentektomie 423
- Operation 420
- orale Kontrazeptiva 545
- organerhaltende Operation 427
- palliative Operation 426
- Peritonektomie 423
- Prognosefaktoren 419
- Rehabilitation 434
- Rezidiv 430
- Rezidivoperation 426
- Risikofaktoren 418
- Second-look-Operation 425
- Spülzytologie 422
- Stadieneinteilung 418, 419
- Strahlentherapie 431
- Tubensterilisation 582
- Tumormarker 414
- Tumorprogression 430
- Überlebenswahrscheinlichkeit 424
- Überlebenszeit 425
Ovarialsarkom 398
Ovarialtumoren
- Androblastom 410
- Ätiologie 417
- Borderline-Tumor 409
- Brenner-Tumor 409
- Computertomographie 414
- Diagnostik 411
- Differenzialdiagnose 415
- Dysgerminom 411
- Einteilung 406, 407
- endometrioider Ovarialtumor 408
- epithelialer Ovarialtumor 407
- Fibrom 410
- Früherkennung 415
- Granuosazelltumor 409
- Inzidenz 417
- Keimzelltumor 410
- Kernspintomographie 414

Sachwortverzeichnis

- klinische Untersuchung 413
- Lipidzelltumor 410
- Management 416
- Meigs-Syndrom 410
- muzinöser Ovarialtumor 408
- Screening 415
- Seröser Ovarialtumor 408
- Stromatumor 409
- Symptomatik 412
- Teratom 411
- Thekom 410
- transvaginale Dopplersonographie 414
- Ultraschall 413

Ovarialzyklus 37

Ovarialzyste
- Histologie 405
- Morphologie 406
- Ovarialstromahyperplasie 407
- Ovarialstromaödem 407

Ovarian-remnant-Syndrom 306
Ovarektomie, bilaterale 502, 637
Ovarielles Hyperstimulationssyndrom (OHSS) 180, 185
Ovulation 37, 44, 45, 56, 58
- Zeitpunkt 198

Ovulationshemmer
- Endometriumkarzinom 543
- Leberzellkarzinom 546
- Lymphangiomyomatose, pulmonale 546
- Mammakarzinomrisiko 540
- Mitoserate 540
- Ovarialkarzinom 545

Oxycodon 559
Oxytozin 39, 41, 42, 49

P

P450scc 111
p53 492
p53-Protein 484
Paarsterilität
- Ursachen 164

Paget-Karzinom 665
Palliation
- Lebensqualität 562
- Therapieansätze 563
- Übertherapie 563

Palliativmedizin
- Atemnot 567
- Krampfanfälle 567
- postrenaler Harnstau 566

Palpation
- Abwehrspannung 678
- Kantenschmerz 678
- Loslassschmerz 678
- Uterusstauchungsschmerz 678

Panikattacke 699ff
Papanicolaou, Zellabstrich 340, 342
Paracetamol 558
Parametrien 6, 7, 623
Parathormon 88
Paravaginale Kolpopexie 221
Pareto-Prinzip 817
Paroophoron 23
Partialprolaps 212
Partnerbehandlung 276, 277

Partnertherapie 282
Patientenautonomie 568
Patientenverfügung 568
PCO-Syndrom (PCOS) 153, 154, 170
- assistierte Reproduktion 173
- Clomifen 173
- Gonadotropine 172
- Folgen 156
- HCG 172
- Klinik 156
- Laboruntersuchungen 763
- laparoscopic ovarian drilling 173
- Metformin 173
- operative Verfahren 173
- oraler Glukosetoleranztest 171
- Pathophysiologie 155
- Sonographie 739
- Therapie 157

Pectoralisfaszie 13, 16
Pearl-Index 196
Pelvic-congestion-Syndrom 306
Pelvic Inflammatory Disease (PID) 278, 279, 676

Pelvipathie
- Allen-Masters-Syndrom 794
- Synonyme 794
- Ursachen 794
- Varikosis pelvinae 794

Perimenopause 61
Perinealsonographie 218, 233
Perineum 23
periodische Enthaltsamkeit 197
- Basaltemperaturmethode 198
- Billings-Methode 198
- Kalendermethode 198
- symptothermale Methode 198

Periodenblutung 56
perioperatives Thromboserisiko 253
Peritonealscheide
- Methode nach Davidov 615

Periteonealzytologie 422
periurethrale Injektion 234, 236
perkutane Strahlentherapie 382
Personenstandsgesetz
- Bestattungsrecht 842
- Fehlgeburt 842
- Lebendgeburt 842
- Totgeburt 842

PESA 164
Pessare 220
PET (Positronen-Emissions-Tomographie) 747
- Effektivbeurteilung, (neo-)adjuvante Chemotherapie 747
- Lymphknotenbeteiligung 747
- Mammakarzinom 747
- Ovarialkarzinom 747
- Sentinel-Lymphknoten-(SLN) 747
- Tumorlokalisation 747

Pflegekind 163
Phänotyp 25
Phylloide Tumoren 402, 403, 475
Phytoöstrogene 769
PID
- Portioschiebeschmerz 280
»Pille danach« 201
Plasmaproteinbindung 98

Platinanaloga 884
Plattenepithelhyperplasie, Vulva
- Ätiologie 314
- Diagnostik 314
- Differenzialdiagnose 314
- Punch-Biopsie 314
- Symptomatik 314
- Therapie 314

Plattenepithelkarzinom, Vagina 324
Plazentarer Aromatasemangel 116
Pleuritis carcinomatosa 563
PMS (prämensturelles Syndrom) 146, 796
Pneumonie 691
Poland-Syndrom 31, 32
Polychemotherapie 510, 527
Polymastie 32, 33
Polymenorrhö 124, 126
Polyneuropathische Sensibilitätsstörungen (s. Hand-Fuß-Syndrom) 428
Polysomie X 107

Polythelia
- areolaris 32
- completa 32
- mamillaris 32
- pilosa 32

Polythelie 31, 32, 33
Polyzystisches Ovarsyndrom (PCO-Syndrom) 153, 154, 170
Porphyria cutanea tarda 92
Port 541
Portiokappe 204
Posthysterektomiesyndrom 787
postkoitale Kontrazeption 201
Postmastektomiebestrahlung 523

Postmenopause 62, 63
- Diagnose 68
- Fertilität 67
- FSH 65
- Gonadotropine 65
- Hormondiagnostik 67
- metabolisches Syndrom 76
- Östrogene 65
- Sexualität 74
- Zytologie 67

Postmenopausenblutung 368
postoperative Bestrahlung 515
postoperative Standardversorgung 593
postoperatives Thromboserisiko 253
prädiktive Faktoren, Mammakarzinom 505, 517

Präkanzerose
- Vulva 315, 316
- Zervix 745

Prämenopause 62
prämenstruelles Syndrom 146
präoperative Untersuchungen 591
Präparatradiogramm 647
Präventionsstudie 498
Pregnenolon 42
primäre Keimstränge 22
primäre Senkung 214
Primärfollikel 22, 43
Primordiale Keimzellen 42
Progesteron 30, 31, 39, 42, 53, 56, 58, 100, 289
- Serumkonzentrationen 40

Progesteronderivate 101

Progesteronrezeptor 48, 491
prognostische Faktoren 517
Projektgruppe
– TEAM 815
Prolaktin 30, 40, 41, 48, 49, 53, 145
Prolaktinhemmtest 135
Prolaktinom 146
– Schwangerschaft 149
Prolaktinrezeptoren 48
Prolaktinsynthese
– Physiologie 41
Prolaps 216
prophylaktische Adnexektomie 582
prophylaktische bilaterale Mastektomie 502, 582, 656
Promontorium-Fixation 615
Prostaglandine 56, 295
Prostata 23
Prostazyklinwirkung
– Endometrium 129
Protein-Truncation-Test (PTT) 580
Proteinkinasen 483
Protein C 248
Protein S 249
Proto-Onkogene 483
Prozess-Management 814, 815
Prozessqualität 805
Pseudogestationssack 290
Pseudohermaphroditismus
– femininus 110, 115
– Hormontests 116
– masculinus 111
Pseudopubertas praecox 119
Psychosoziale Interventionen 575
Psychosoziale Onkologie 571ff
Psychosoziale Risikofaktoren 575
PTEN-Mutation 580
Pterygium colli 106
Pubarche 53
Pubertas praecox 53, 118, 120
Pubertas praecox vera 118, 119
Pubertas tarda 53
– Diagnoseschema 117
Pubertät 31, 53, 55, 56, 59
pulsatile Freisetzung 38, 59, 140
Pulsionszystozele 236
Punch-Biopsie 315, 316
Punkte-Scores von Scott u. Smith 176

Q

Qualität
– Basis-, Verlaufsdokumentation 807
– Begriffsbestimmung 804
– Dienstleistungsunternehmen 804
– Qualitätsindikatoren (-kriterien) 805, 822
– Qualitätssicherung 807
Struktur-, Prozess-, Ergebnisqualität 804
Qualitätsziele 815
Qualitäts-Management 804, 813, 818
– Erfassen von Kernprozessen 819
– gesetzliche Grundlagen 825
– Information 819
– Projektentwicklung 819
– Prozesssteuerung 830
– Standardisierung 819

– total quality management (TQM) 814
– Vorbereitung 819
Qualitätssicherung 807
Quandrantenresektion 653

R

radikale Mastektomie 427
radikale Vulvektomie 319
Radiochemotherapie
– Cervix 350
– Vulva 320
Radiomenolyse 509
Radiotherapie (s. Strahlentherapie) 564
– Vaginalkarzinom 326
Raloxifen 87, 92, 501
Reaktion, sexuelle
– 4 Phasen 774
– Aufrichtung der Gebärmutter 776
– Größe der Gebärmutter 777
– Lubrikation 775
– Masters und Johnson 776
– sex flush 776
Reanimation, kardiopulmonale 693
Reduktionsplastik 668
5-α-Reduktasemangel 114
Refertilisierung 597
Reflexinkontinenz 228, 239
Regelkreis Hypothalamus – Hypophyse – Ovar
– Erwachsenenalter 59
– Pubertät 59
– Transmittersubstanzen 59
Regionalanästhesie
– Gerinnungsparameter 592
Regionäre Lymphknoten 489
Regulation der Fortpflanzung 59
Reifenstein-Syndrom 110, 114
reine Gonadendysgenesie 108
Reizblase 70
rektale Untersuchung 718
– Kind 725
Rektoskopie 718
Rektozele 212, 215, 615
relativer Fettanteil 55
Remission des Primärtumors 516
Reproduktion 37
Reproduktionsmedizin
– Anonymitätszusage 837
– Beschränkung auf Ehepaare 836
– heterologes Verfahren 836
– IVF/ET-Richtlinien 835
– Kindeswohl 836
– Kryokonservierung 836
– quasi-homologes System 836
– Samencocktail 837
– Spendersamen 836
Residual-ovary-Syndrom 306
Retroflexio uteri 306
retrograde Menstruation 255
revised AFS-Klassifikation (rAFS-Klassifikation) 259
Rezeptoren 481
Rezidivhäufigkeit 654
rezidivierende Herpes-genitalis-Infektion 274
rezidivierende vulvovaginale Kandidiasis 272

Rhabdomyosarkom, embryonales (Sarcoma botryoides) 398, 400
rheumatoide Arthritis 92
Richtlinien 821
Risikoeinteilung, Mammakarzinom 518
Risikoklassifikation nach Nodalstatus 517
Risikoreduktion 504
Risikotest Brustkrebs 497
Risk-Management 804
– Analyse 819
Röntgenmammographie 748
– diagnostische 749
– PGMI-Kriterien 749
– Screening-Mammographie 749
rotatorischer Deszensus 212
Rückenschmerzen 216
Rückkoppelungsmechanismus 39, 42, 44

S

Sakrokolpopexie 223
sakrospinale Fixation 221
sakrospinale Kolpopexie 224
Salpingektomie 291, 292, 294
Salpingitis 287
Salpingitis isthmica nodosa 259
Salpingotomie 291
Sarcoma botryoides 398, 400
Sarkom
– Abrasio 394
– Blutung 394
– Chemotherapieschemata 401
– Embryonales Rhabdomyosarkom (Sarcoma botryoides) 398
– Epidemiologie 391
– Grad der Malignität 392
– Größenwachstum 394
– Hormonrezeptoren 398
– Klassifikation 392
– Lokalrezidiv 402
– Mammasarkom 402, 403
– Morphologie 392
– Nachsorge 402
– Ovarialsarkom 398
– prädisponierende Faktoren 394
– Therapie 398
– Uterussarkom 394, 398
– Vaginalsarkom 397
– Vulvasarkom 397
Saugreflex 49
Scheidenbildung nach Vecchietti
– laparoskopische Technik 615
Scheidendiaphragma 195, 204
Scheinschwangerschaft 796
Schlafstörungen 69
Schlaganfallrisiko 89
Schlingenoperation 236
Schlingenplastiken 234
Schmerz, abdominaler
– Punctum maximum 680
– somatisch 680
– Symptomfeld Niere 682
– Symptomfeld untere Extremität 682
– viszeral 680
Schmerztherapie
– Antidepressiva 559

Sachwortverzeichnis

- Antikonvulsiva 559
- Benzodiazepine 559
- Bisphosphonate 561
- Kortikoide 561
- Mammakarzinom 557
- Neuroleptika 559
- Nozizeptorschmerzen 557
- Obstipationsprophylaxe 559
- Ovarialkarzinom 557
- Uteruskarzinom 557
- WHO-Stufen-Schema 558ff

Schmierblutung
- postmenstruelle 127
- prämenstruelle 127

Schnellschnittuntersuchung
- Endometriumkarzinom 627
- Mamma 403, 644, 654
- Ovar 411

Schock, anaphylaktischer
- Epinephrin-Gabe 692

Schock, septischer 687
- disseminierte intravasale Gerinnung 692

Schocksyndrom, toxisches (TSS)
- Erythem 687
- Multiorganversagen 693

Schokoladenzyste 258

Schwangerschaft, Karzinom
- Abortrate 448
- adjuvante Chemotherapie 451
- Ann-Arbor-System 458
- brusterhaltende Operation 451
- Chemotherapie 448
- Durchschnittsalter 450
- fertilitätserhaltende Operation 456
- Früh-, Mangelgeburten 448
- Inzidenz 447
- Kernspintomographie 450
- Krebserkrankungen 447
- Lebenserwartung 452
- Mammographie 450
- Operation 448
- operative Entbindung 454
- Prognose 451
- Radikaloperation 455
- Risiko der Teratogenität 451
- Sectio caesarea 454
- Strahlen- und Chemotherapie 458
- Strahlenexposition 451
- Strahlentherapie 449

Schwangerschaftsabbruch
- Beratungsmodell 838
- Indikationsmodell 838
- kriminologische Indikation 838
- medizinisch-psychische Indikation 838
- vorzeitige Wehen 798
- Weigerungsrecht 839

Schwangerschaftserbrechen
- Bezugsfindung zum Kind 798
- β-HCG-Spiegel 798

Schwangerschaftskonfliktberatung 840

Schwangerschaftsraten
- Mikrochirurgie 175

Schwenklappen
- M.-glutaeus-maximus 608
- M.-gracilis 607
- M. latissimus dorsi 664
- M.-rectus-abdominis 606
- Tensor-fasciae-latae (TFL) 606
- Transverser M. rectus-abdominis (TRAM) 662, 663

Screening 494, 497
- Ovarialkarzinom 415
- Mammographie 494, 496

Screening-Methode 493

Screening-Sonographie
- Endometrium 376, 735
- Nachsorge 735
- Vorsorge 735

Second-look-Operation (SLO) 425, 638
Segmentresektion 291, 653
Sekretzytologie 720
Sekundäre Geschlechtsmerkmale 106
sekundäre Senkung 214
Selbsthilfegruppen 577
Selbstuntersuchung 496
Selektive Östrogenrezeptormodulatoren (s. SERM)
- Tamoxifen 87

Sekundärfollikel 43, 44
Selen 770
Senium 62
Sentinel Lymphknoten (SLN, Wächterlymphknoten) 651, 658
Septenbildung 27
Septierungen 26
Septumdissektion
- hysteroskopische 27

Septum urogenitale 27
Septum urorectale 23
SERM 96, 483, 498, 525, 526, 883
serös papilläres Karzinom, Uterus 372
Sexualanamnese 783
Sexualität 74
- Klimakterium 786
- Menopause 786
- nach gynäkologischen Operationen 786

Sexualmedizin
- Gesprächstherapie 773
- psychogene Amenorrhö 773
- psychosomatische Störungen 773
- Sexualanamnese 773
- Sexualberatung 773

Sexualpartner 283
Sexualsteroide 54
sexueller Missbrauch 307, 707ff, 729ff
sexuelle Reaktion 774
SHBG 150
SHBG-Androgenresistenztest 116
Sheehan-Syndrom 141
SIADH 42
Signaltransduktion 486
Signalübermittlung 484
signifikante Bakteriurie 240
Sinus urogenitalis 23
SKAT 181
Skinning-Vulvektomie 317, 603
Skip-Metastasen 658
SLN (sentinel lymph node) 651, 658, 659
SLN-Biopsie 658
Somatostatin 38
Sonographie
- Adnexbefunde, entzündliche 742
- Adnexe 738
- Cervix uteri 737
- Endometrium 734, 736
- Endometriose 741
- Extrauteringravidität 679, 742
- Intrauterinpessar 738
- Myometrium 737
- Ovarialtumoren 741
- Ovarialzyste 740
- Paraovarialzyste 740
- Paratubarzyste 740
- PCO-Syndrom 739
- transabdominal 679
- transvaginal 679
- Tuben 739
- Uterusfehlbildungen 737

Sonographie, Axilla
- Kriterien für die Malignität eines Lymphknotens 757

Sonographie, Nachsorge 758
Soorkolpitis 676
Spekulumeinstellung 717
Spermatozoen
- Selektion 57, 58
- Transport 57
- Zervixkrypten 58

Spermatozoentransport 57
Spermien 58
Spermienabstrich 708
Spermienaufbereitung
- Dichtegradient 175
- Glaswollfiltration 175
- Swim-up-Verfahren 176

Spermiogramm 169
Sphinkterinkompetenz 227
Spina ischiadica 4
Spindelgift 884, 885
Spironolacton 152
Spotting
- postmenstruelles 124, 127
- prämenstruelles 124, 127

Spülzytologie 376, 383, 422, 590
St. Gallener Empfehlungen 2005 517, 519ff
Staging (Stadieneinteilung)
- Endometriumkarzinom 373, 379, 627
- GTE 441
- Mammakarzinom 488, 489
- Ovarialkarzinom 407, 419, 637
- Sarkome 392
- Vaginalkarzinom 324
- Vulvakarzinom 317

Staging-Operation
- Endometriumkarzinom 380

Standardversorgung, postoperative 593
Stanzbiopsie 642, 645, 720
Stellenwechsel 846
Stenose 306
Sterbebegleitung 567, 568
stereotaktische Stanzbiopsie 645, 646
Sterilisation 204ff
- Altersgrenze 840
- bipolare Koagulation 635
- Betreuungsgesetz 840
- Gefälligkeitssterilisation 840
- Indikationsmodell 840
- laparoskopische 597

- Ultima-ratio-Wille 840
Sterilität 163, 164, 278
- funktionelle 797
- idiopathische 165, 184
- immunologische 165
- männliche 165
- Mikrochirurgie 174
- ovarielle 165
- tubare 165, 173, 174
- Ursachen 164
- uterine 165
- zervikal 165
Sterilität, primäre 164
- Myom 360
Sterilität, sekundäre 164
Sterilitätsbehandlung 163, 287
- Anamnese 167
- anovulatorischer Faktor 170
- antagonistische GnRH-Analoga 179
- basaler Hormonstatus 168
- Clomifen 172
- Diagnostik 166
- Diagnostik bei der Frau 168
- Diagnostik beim Mann 169
- Einzeldosisprotokoll 180
- Ektope Gravidität 188
- Erfolgsraten 191
- Erstgespräch 167
- Extrauterine Gravidität 188
- Familienstruktur 191
- Fehlbildungsrate 190
- Flare-Protokoll 178
- Follikelpunktion 175
- Frühabort 188
- FSH 172
- Geburt 187
- Glukokortikoide 173
- GnRH-Agonisten 178
- GnRH-Analoga 178
- Gonadotropine 172
- HCG 172
- HMG 172
- hypogonadotroper Hypogonadismus 170
- hypothalamisch-hypophysäre Dysfunktion 170
- In-vitro-Fertilisation (IVF) 175
- Komplikationen 185
- Kostenübernahme 166
- Kryokonservierung 177
- langes Protokoll 178
- Mehrfachdosisprotokoll 180
- Mehrlingsschwangerschaften 188
- metabolisches Syndrom 171
- Metformin 173
- Mikrochirurgie 174
- ovarielle Stimulation 177
- PCO-Syndrom 170, 172
- postnatale Entwicklung 190
- Präeklampsie 190
- psychosoziale Faktoren 797
- Rechtliche Grundlagen 166
- Schwangerschaft 187, 188, 190
- Schwangerschaftsraten 165
- selektiver Fetozid 188
- Step-down-Stimulation 172
- Step-up-Stimulation 172

- Tubenfunktion 168
- überzählige Embryonen 166
- Zervikalmukus 168
Sterilitätspatientin 261
Steroidhormonrezeptoren 481, 488
Stilltechnik 466
Strahlenproktitis 382
Strahlentherapie 654
- Endometriumkarzinom 382, 386
- Ovarialkarzinom 431
- perkutane 382
- Scheidenrezidiv 386
- Schwangerschaft 449
- Teletherapie 326
- Vaginalkarzinom 326
Strahlentherapie, postoperative
- adjuvante Bestrahlung der paraaortalen Lymphknoten 349
- Nebenwirkungen 349
Strahlentherapie, primäre - Cervixkarzinom
- Afterloading-Verfahren 349, 382
- Brachytherapie 349
- perkutane Hochvoltbestrahlung 349
Stranggonaden 105
Streak-Gonaden 105
Stressinkontinenz 70, 221, 228
Strontium 88
Strukturqualität 805
Studien mit Taxanen 511
Study on Tamoxifen and Raloxifen (STAR) 501
Subfertilität
- männlich 164
Suizidalität 702
Superovulation 178
suprapubischer Katheter 242
Switching-Therapie 508
Swyer-Syndrom 34, 108, 110, 115
Sympathikusblockaden 561
Synchronisation der Follikelreifung 179
Syndrom, prämenstruelles
- familiäre Prädisposition 795
- Menstruationskoliken 795
- Rollenfindungskonflikt 795
Syndrom der polyzystischen Ovarien (s. PCOS)
- Clomifen 171
Syphilis (Lues) 283

T

T4-Karzinom 655
Tamoxifen 87, 498, 507, 513, 518, 521, 524, 525
- Endometriumkarzinom 371, 386
- Gestagengabe 542
- Nebenwirkungen 521
- Wirksamkeit 387
Tamoxifen-Präventionsstudie 500
Tanner-Stadien 53
- Brustentwicklung 54
- Schamhaarentwicklung 54
Tape, transobturatorisches (TOT) 614
Taxane 511, 519, 527
- Taxol 387, 428
Technik, operative 654
TENS 558

tension-free vaginal tape (TVT)
- Komplikationen 613
Teratom 411, 431
Teratozoospermie 169
Terminalstadium 564, 567
- Atemnot 566
- Krampfanfälle 567
- postrenaler Harnstau 566
Tertiärfollikel 44
TESE 164, 182
Testikuläre Dysgenesie 109
Testikuläre Feminisierung 25, 110, 113
Testikuläre Insensitivität 110, 113
Testosteron 21, 42, 66, 149
Testosteronbiosynthese
- Störungen 111
Theka interna 45
Thekazellen 41, 42, 43
Thelarche 53
Therapie – Vulvakarzinom
- Bestrahlung 319
- Lokalrezidivrate 319
- Lymphonodektomie, pelvine, extraperitoneale 319
- Teilvulvektomie 319
- Vulvektomie 319
Therapie, brusterhaltende 651
Therapie, präoperative systemische 651
Therapieeffekt 505
Therapiestrategien, Entwicklung 652
Therapiestudie 519
Thoraxwandrezidiv
- Therapie 523
Thromboembolische Erkrankungen 92
Thrombose 248
Thromboseprophylaxe 252
Thromboserisiko 250
Thrombozytopathie 247
Thrombozytopenie 246
Tibolon 83, 87, 101
- Uterus myomatosus 362
TNM-Klassifikation 489
- Vaginalkarzinom 325
- Vulvakarzinom 317
Topoisomerasehemmer 428, 884, 885
TOT 235
Totalprolaps 212
Toxisches Schocksyndrom 687, 693
TQM (Total quality management)-System 808, 814
Trachelektomie 745
TRAM-Lappen 662
transabdominaler Ultraschall 734, 735
Transformationszone 330
Transplantationstheorie nach Sampson 255
Transsexualität 120
- chirurgische Angleichung 789
- Diagnose 790
- Geschlechtsidentität 790
- hormonelle Therapie 789
- Ziele der Hormonbehandlung 790
- Ziele der Transformationsoperationen 791
transvaginale Sonographie (s. Vaginalsonographie) 734ff
Trastuzumab (Herceptin) 527, 528
Treitz-Band 12

Sachwortverzeichnis

Treponema pallidum 283
TRH (thyreotropin releasing hormone) 38
TRH-Test 134, 135
Trichloressigsäure 273
Trichomonadenkolpitis 277, 676
Trichomoniasis 275, 277
Trigonum vesicae 19
Trophoblasterkrankung (s. GTE) 437
Tubargravidität
– Salpingektomie 635
– Salpingotomie 635
Tuben 23
Tubenfaktor 168
Tubenfunktionsstörungen
– Diagnostik 173
– Mikrochirurgische Optionen 173
– Therapie 173
Tubensterilisation 597
– bipolare Koagulation 635
– laparoskopische 635
Tuberkulose 281
Tuboovarialabszess 280
Tumorausdehnung 489
Tumorektomie 653
Tumorgröße 490
Tumormarker
– AFP 762
– CA 125 762
– CA 15-3 762
– CA 19-9 762
– HCG 762
– SCC 762
Tumornachsorge
– Chorionkarzinom 555
– gestationsbedingte Trophoblasttumoren 555
– Häufigkeit 550
– Inhalte 550
– Intervallmetastasen 549
– Mammkarzinom 550
– Ovarialkarzinom 554
– Studien 549
– Tumormarker 554
– Uterusmalignom 553
– Vaginalkarzinom 554
– Vulvakarzinom 554
– Ziele 550
Turner-Syndrom 34, 105ff
TVT (tension-free vaginal tape) 234, 235, 613
TVT-O 235

U

Überlaufinkontinenz 228, 239
Überstimulationssyndrom (s. OHSS) 185ff
UICC-Kriterien 489, 490
Ullrich-Turner-Syndrom 105ff
– Hormonelle Behandlung 108
– Symptome 107
– Therapie 107
Ultraschalluntersuchung 679, 734ff
– transabdominale Sonographie 726
– transrektale Sonographie 726
– transvaginale Sonographie 726
Unfruchtbarkeit 164
Unterbauchschmerzen 357

Unterleibsschmerzen, psychosomatische
– Symptome 793
Untersuchung, gynäkologische
– bimanuelle Tastuntersuchung 717
– Inspektion der Vagina 717
– Kolposkopie 717
– Narkose 718
– rektale Untersuchung 718
– Spekulumeinstellung 717
– Steinschnittlage 717
– zytologischer Abstrich 717
Untersuchung, gynäkologische – Kind
– Inspektion Mammae 725
– Inspektion Hymenalsaum 725
– Inspektion Vestibulum 725
– Inspektion Vulva 725
– Knie-Ellbogen-Lage 718, 725
– rektale Untersuchung 725
– Tanner 725
– Vaginoskopie 725
Upfront-Therapie 508
Urachuszysten 27
Ureter 6, 7, 8
Ureterdoppelanlage 27
Urethra 5
– Pars membranacea 23
Urethraldruckprofilmessung 230
Urethralsyndrom 70, 228, 244
Urethro-Zystozele 212
Urethrozystoskopie 231
Urge-Inkontinenz 70, 237
Urinfistel
– Komplikationen 616
– operative Korrektur 616
Urkeimzellen 22
Urniere 23
Urnierengang (Wolff-Gang) 22, 23
Urodynamik 230
Uroflowmetrie 230
Urogenitalleiste 23
Urogenitalmembran 23
Urogenitaltraktatrophie 70
Uterovaginalkanal 23
Uterus
– arcuatus 26, 28
– bicornis 28
– bicornis bicollis 26
– didelphys 26
– duplex 26, 28
– septus 26
– subseptus 26, 738
Uterusaplasie 25
Uterus bicornis rudimentarius solidus 25
Uterusfehlbildung
– Metroplastik 633
– Sonographie 737
– Strassmann 633
Uteruslage 209
Uterusmyom (s. Uterus myomatosus) 356
Uterus myomatosus 368, 377
– Altersverteilung 356
– Differenzialdiagnose 357, 358
– Epidemiologie 356
– GnRH-Analoga 362
– GnRH-Therapie 361
– histologische Diagnosen 356

– Hormon(ersatz)therapie 92, 359, 361
– Hysterektomie 361
– hysteroskopische Myomresektion 366
– Infertilität 361
– Inzidenz 356
– medikamentöse Therapie 360
– Operation 359
– Östrogenrezeptorgehalt 357
– Pathogenese/Ätiologie 357
– Schwangerschaft 363, 367
– Sektio 367
– Sonographie 737
– Sterilität/Infertilität 360, 361
– Therapie 359, 361, 363
– Therapieindikation 360
Uterusprolaps 209
Uterussarkom 395, 396
Uterus unicornis 24

V

Vagina
– longitudinales Septum 611
– subsepta 26
– transversales Septum 611
Vagina duplex 611
Vaginaefixatio sacrospinalis 224
Vaginalaplasie 25
– Behandlung 615
vaginale Hysterektomie 363, 620, 621
vaginale intraepitheliale Neoplasie (VAIN) 323, 324
vaginale Kontaktbestrahlung 382
Vaginalkarzinom 616
– 5-Jahres-Überlebensrate 327
– Altersverteilung 323
– Ausbreitung 324
– Diagnostik 324
– Epidemiologie 323
– FIGO-Einteilung 325
– Inzidenz 323
– Nachsorge 327
– Operation nach Wertheim 326
– prädisponierender Faktor 323
– Prognose 327
– Radiotherapie 326
– Stellenwert der Chemotherapie 325
– Symptome 324
– Therapie 325
– Therapie des Rezidivs 326
– UICC-Einteilung 325
– VAIN 324
– Verschorfungsbestrahlung 326
Vaginalmelanom 327
Vaginalprolaps 224
Vaginalseptum
– Exzision 611
Vaginalsarkom 327
Vaginalsonographie
– Endometrium 718
– Endometriumdicke 377
– farbkodierte Dopplersonographie 734
– Ovarialbefund 413, 718
– technische Voraussetzungen 734
Vaginalzysten 24

Vaginismus
- Frauentypen 782
- primärer Vaginismus 782
- Psychotherapie 782
- sekundärer Vaginismus 782
- Therapie 785
Vaginitis, atrophische 70
Vaginofixation, sakrospinale nach Amreich und Richter
- Komplikationen 614
Vaginoskopie 725
VAIN (vaginale intraepitheliale Neoplasie) 323, 324
- Therapie 325
Vakuumstanzbiopsie 646
Vanishing-testes-Syndrom 115
Varicosis pelvis 306
vasomotorische Symptomatik, Klimakterium 62, 69
Vasopressin 39, 41
Vecchietti 615
Verbrauchskoagulopathie 246
Verfahren, bildgebende
- Grenzen 734
Vergewaltigung
- Abruptio 711
- Infektionsvorbeugung 710
- kriminologische Indikation 711
- Schwangerschaftstest 711
- Sperma-DNA 711
- Spurensicherung 710
- Verletzungen am äußeren Genitale 711
Verlagerungszystozele 213
vertikaler Deszensus 213
Vestibulum vaginae 23
Viagra 181
VIN (vulväre intraepitheliale Neoplasie)
- Condylomata acuminata 316
- Diagnostik 316
- Erythroplasie Queyrat 316
- histologische Klassifikation 316
- Inzidenz 315
- M. Bowen 316
- M. Paget 316
- Melanom 316
- Operation, VIN III 603
- Sonderformen des Carcinoma in situ 316
- Therapie 316
Virilisierung 112, 154
Vitamin D 88
Vitamin E 768
Volumenmangelschock 687
- Erythrozytenkonzentrat 692
- Volumensubstitution 691
vordere Plastik 234, 611
Vorkerne 176
Vorniere
- Vornierengang 22
Vorsorgeuntersuchung
- Abstrich, zytologischer 340
- Papanicolaou 340
- Untersuchung, vaginal 340
Vulva
- Punch-Biopsien 601
Vulva-Karzinom 319, 566, 589

- Chemotherapie, simultane Radiochemotherapie 320
- Defektdeckung 605
- Diagnose 318
- FIGO-Staging 317
- EORTC-Studie 320
- Fernmetastasen 318
- Inzidenz 317
- kontralaterale Abklatschtumoren 318
- lokale Exzision 603
- Laservaporisation 315, 317
- Lymphknotenbefall 317
- mikroinvasives Karzinom 603
- Mikrokarzinom 317
- Morbidität 320
- Nachsorge 320
- Operation 603
- Prognose 321
- Rezidiv 321
- Stadieneinteilung 318
- Strahlensensibilität 320
- Therapie 316
- TNM-Klassifikation 317
- Tumormarker 318
- Zystorektoskopie 318
Vulvadystrophie
- atrophische Areale 315
- Entartungsrisiko 315
- hyperplastische 315
Vulvakarzinom
- Ursache 317
Vulvapräkanzerose
- Altersgipfel 313
- Carcinoma in situ 313
- Dystrophie 313
- Latenzphase 313
- Nomenklatur 313
- Vulvasarkom 397
- vulväre intraepitheliale Neoplasie (VIN) 313
vulväre intraepitheliale Neoplasie (VIN) 313, 315
Vulvektomie 317, 603
- Defektdeckung 605
- Transpositionslappen 604
Vulvovaginitis, Begleiterkrankung systemischer Erkrankungen
- Therapie 728
Vulvovaginitis, spezifische
- Oxyurenbefall 727
- Therapie 727
Vulvovaginitis, unspezifische 727
- Therapie 727
Vulvovaginitis, Kindheit
- pH-Wert 726

W

Wachstumshormon 54
Wachstumskurve 54
Wachstumsschub 54
Wächterlymphknoten (sentinel lymph node) 651, 658
Wächterlymphknotenuntersuchung 489
Wertheim-(Meigs)-Operation 326, 348, 622, 628

- Komplikationen 351
WHI-Studie 252
WHO-Stufenschema 558
wide excision 653
Wolff-Gang 21ff
Wundverschluss 645

X

XX-Dysgenesie 109
XX-Gonadendysgenesie 108
XY-Gonadendysgenesie (s. Swyer-Syndrom) 108

Z

Zeitmanagement 812
Zellproliferation 483
zelluläres Geschlecht 106
Zertifizierung
- kontinuierliche Verbesserung (KVP) 824
- Qualitäts-Management-Systeme 823
zervikale intraepitheliale Neoplasie
- endokrine Faktoren 545
- orale Kontrazeptiva 545
Zervikalgravidität 297
Zervix 213
Zervixkarzinom (s. Cervixkarzinom) 627
- Beckenwandrezidiv 566
- familiäre Häufung 583
- frühe Stromainvasion 628
- intraoperative Bestrahlung 629
- Komplikationen 629
- Konisation 628
- Mikrokarzinom 628
- Nebenwirkungen, Therapie 350, 351
- primäre Chemotherapie 628
- primäre Exenteration 629
- primäre systemische Chemotherapie 629
- radikale Hysterektomie 629
- Staging 746
- Staging-Operation 599
- Wertheim-Meigs-Operation 628
- zentrales Rezidiv 566
Zervixmyom 358
Zervixschleim
- Östrogeneinfluss 58
- Progesteroneinfluss 58
Zervizitis 278
Zitratblut 762
Zygote 58
Zyklin-D1-Expression 484
Zyklus 44
- Anovulatorisch 63
- Lutealphasendefekt 63
- Ovulatorisch 63
Zyklusstörung 124
Zyklustempostörung 124
Zystenniere 27
Zystitis, atrophische 85
Zystometrie 230
Zystoskopie 718
Zystostomie 636
Zystozele 211, 215
- Operation 611
Zytologie 340, 342, 717
Zytostatika 526